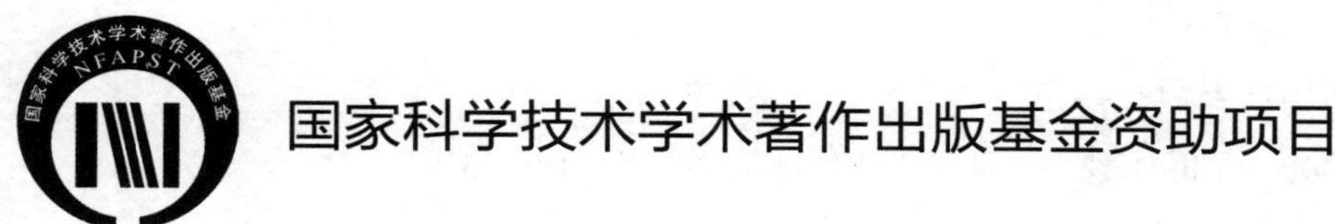

国家科学技术学术著作出版基金资助项目

医学动物实验技术

主　编　魏　泓

副主编　高　翔　刘　宇　谭　毅　王靖宇
　　　　王　勇　文　灿　杨　凌　曾　林

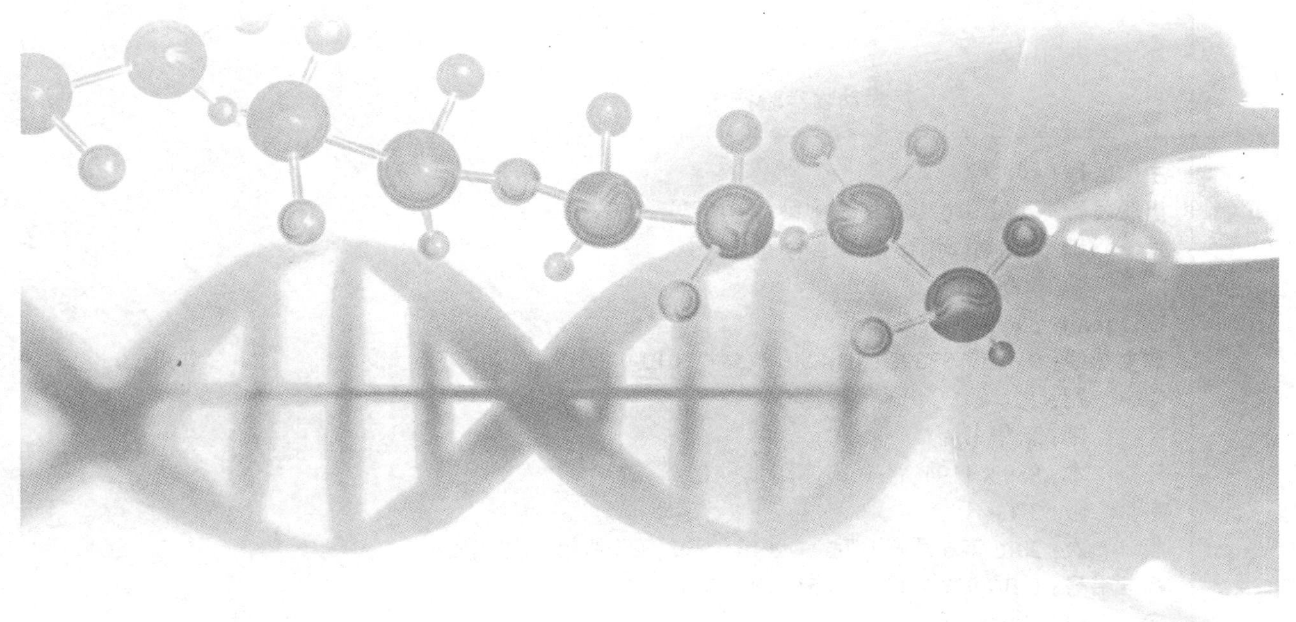

人民卫生出版社

图书在版编目（CIP）数据

医学动物实验技术 / 魏泓主编．—北京：人民卫生出版社，2016

ISBN 978-7-117-22051-4

Ⅰ. ①医… Ⅱ. ①魏… Ⅲ. ①医用实验动物 Ⅳ. ①R-332

中国版本图书馆 CIP 数据核字（2016）第 022213 号

人卫智网	**www.ipmph.com**	**医学教育、学术、考试、健康，购书智慧智能综合服务平台**
人卫官网	**www.pmph.com**	**人卫官方资讯发布平台**

医学动物实验技术

主　　编：魏　泓
出版发行：人民卫生出版社（中继线 010-59780011）
地　　址：北京市朝阳区潘家园南里 19 号
邮　　编：100021
E - mail：pmph @ pmph.com
购书热线：010-59787592　010-59787584　010-65264830
印　　刷：北京铭成印刷有限公司
经　　销：新华书店
开　　本：889 × 1194　1/16　　**印张**：101
字　　数：3200 千字
版　　次：2016 年 6 月第 1 版　　2016 年 6 月第 1 版第 1 次印刷
标准书号：ISBN 978-7-117-22051-4/R · 22052
定　　价：470.00 元

编　者（以姓氏汉语拼音为序）

安礼友　南京师范大学
敖　慧　成都中医药大学
白雪源　解放军总医院
鲍玉洲　河南省眼科研究所
卞修武　第三军医大学西南医院
曹春伟　中国科学院动物研究所
曹云山　南京大学
岑彦艳　第三军医大学
陈　兵　第三军医大学西南医院
陈　莉　中国医学科学院阜外医院
陈　凌　第三军医大学大坪医院
陈飞兰　重庆医科大学
陈维倩　南京大学
陈压西　重庆医科大学
陈振文　首都医科大学
程　茜　重庆医科大学
程　志　重庆医科大学
崔　静　解放军总医院
崔　艳　第三军医大学
代解杰　中国医学科学院医学生物研究所
戴方伟　浙江省医学科学院
邓　锋　重庆医科大学附属口腔医院
邓武权　第三军医大学西南医院
董佩佩　大连医科大学
杜福良　南京师范大学
段　军　西南大学
段　平　第三军医大学西南医院
樊娜娜　中国科学院广州生物医药与健康研究院
范文平　中国药品食品检定研究院
方　祥　华南农业大学
房中则　中国科学院大连化学物理研究所
冯　华　第三军医大学西南医院
冯　萍　重庆医科大学附属第一医院，四川大学
高　翔　南京大学模式动物研究所
葛广波　中国科学院大连化学物理研究所
葛良鹏　重庆市畜牧科学院
顾　江　第三军医大学
关云涛　中国农业科学院哈尔滨兽医研究所
桂　芹　第三军医大学西南医院
郭维维　中国人民解放军总医院
郭光金　第三军医大学
郭科男　第三军医大学
郭润发　中国科学院动物研究所
郭诗翔　第三军医大学西南医院
郭亚楠　重庆医科大学
海　棠　中国科学院动物研究所
韩新美　重庆市合川区人民医院
何　畏　第三军医大学西南医院
贺争鸣　中国药品生物制品检定所
侯　洁　大连医科大学
侯天勇　第三军医大学西南医院
胡　边　南京大学模式动物研究所
胡　荣　第三军医大学西南医院
胡　樱　复旦大学
胡剑辉　中国中元国际工程公司
胡胜利　第三军医大学西南医院
华子瑜　重庆医科大学附属儿童医院
黄　宏　第三军医大学大坪医院
黄复生　第三军医大学
黄行许　南京大学模式动物研究所
黄惠哲　重庆医科大学附属第二医院
黄文祥　重庆医科大学附属第一医院
姜　曼　南京大学模式动物研究所
蒋登金　第三军医大学
蒋天伦　第三军医大学西南医院
孔庆然　东北农业大学
匡德宣　中国医学科学院医学生物研究所
赖国旗　重庆医科大学
兰阳军　第三军医大学
雷　艳　第三军医大学
李　芳　重庆医科大学附属儿童医院
李　慧　北京大学
李　健　第三军医大学
李　娟　南京农业大学
李　娟　北京唯尚立德生物科技有限公司
李　奎　第三军医大学大坪医院
李　力　第三军医大学大坪医院
李　谧　四川大学华西医院

李　瑞　华南农业大学
李彩霞　解放军第四二五医院
李福兵　成都军区昆明总医院
李桂清　第三军医大学
李红霞　四川大学华西临床医学院
李晋涛　第三军医大学
李军帅　重庆医科大学附属儿童医院
李俊男　重庆医科大学附属第一医院
李亮平　暨南大学第一附属医院
李禄全　重庆医科大学附属儿童医院
李文龙　军事医学科学院
李文霞　第三军医大学
李欣刚　中国科学院北京基因组学研究所
李玉艳　第三军医大学西南医院
李运成　第三军医大学新桥医院
梁　鑫　成都虹桥专利事务所
梁思成　中国科学院大连化学物理研究所
廖明阳　军事医学科学院毒物药物研究所
廖荣霞　第三军医大学
廖振林　华南农业大学
刘　勇　第三军医大学西南医院
刘　宇　第三军医大学
刘宝英　中山市人民医院
刘昌峨　北京军区总医院
刘恩岐　西安交通大学
刘继明　北京唯尚立德生物科技有限公司
刘开云　第三军医大学
刘世超　东北农业大学
刘运宏　四川大学华西医院
刘智伟　华南农业大学
刘忠华　东北农业大学
陆　毅　重庆医科大学附属第二医院
罗富良　中国医学科学院阜外医院
罗高兴　第三军医大学西南医院
吕小岩　四川大学华西医院
马华智　军事医学科学院毒物药物研究所
牛　荣　第三军医大学
欧阳振　中国科学院广州生物医药与健康研究院
彭　成　成都中医药大学
齐　心　南京大学模式动物研究所
钱　鑫　中国医学科学院阜外医院
钱桂生　第三军医大学新桥医院
乔艳宁　南京大学模式动物研究所
秦　伟　第三军医大学西南医院
曲连东　中国农业科学院哈尔滨兽医研究所
冉　曦　第三军医大学
冉新泽　第三军医大学
萨晓婴　浙江省医学科学院
商海涛　第三军医大学
邵　枫　解放军总医院
沈　斌　南京医科大学
沈　彬　南京医科大学
沈幼棠　北京大学
慎　慧　中国医学科学院阜外医院
石　丹　深圳市儿童医院
宋　菲　解放军总医院
宋大宇　成都军区峨眉疗养院
宋利璞　中国科学院北京基因组学研究所
宋玉然　中国科学院动物研究所
孙安阳　上海健康医学院
孙嘉康　中国医学科学院阜外医院
谭　毅　重庆医科大学
谭睿陟　四川医科大学
唐　安　南京大学模式动物研究所
唐　跃　中国医学科学院阜外医院
唐　欢　重庆中国三峡博物馆
唐艺宸　第三军医大学西南医院
王　珏　北京大学
王　亮　大连医科大学
王　佩　南京大学模式动物研究所
王　一　第三军医大学西南医院
王　颖　中国科学院动物研究所
王　勇　第三军医大学
王艾平　第三军医大学
王晨浩　南京大学模式动物研究所
王凤英　第三军医大学大坪医院
王关嵩　第三军医大学新桥医院
王贵君　同恒源专利部
王槐志　第三军医大学西南医院
王加强　东北农业大学
王健宇　东北农业大学
王靖宇　大连医科大学
王露露　第三军医大学
王青秀　军事医学科学院毒物药物研究所
王全军　军事医学科学院毒物药物研究所
王世春　第三军医大学西南医院
王绪敏　中国科学院北京基因组学研究所
王雅婷　重启医科大学附属儿童医院

韦　红　重庆医科大学附属儿童医院
魏　泓　第三军医大学
文　灿　第三军医大学
吴　军　第三军医大学西南医院
吴纯启　军事医学科学院
吴敬敬　中国科学院大连化学物理研究所
伍津津　第三军医大学大坪医院
伍亚舟　第三军医大学
武海东　第三军医大学
席建忠　北京大学
夏　放　成都生物制品研究所
肖凤莲　第三军医大学大坪医院
谢　飞　第三军医大学
谢雅芳　中国人民解放军总医院
辛小娟　重庆医科大学附属第一医院
解炳腾　东北农业大学
徐海伟　第三军医大学西南医院
徐静悦　南京大学模式动物研究所
徐永清　成都军区昆明总医院
许建中　第三军医大学西南医院
许学军　第三军医大学西南医院
薛　非　美国 Renova Life 公司
严向炜　中国中元国际工程公司
杨　斐　复旦大学
杨　澜　兰诺生物技术无锡有限公司
杨　凌　中国科学院大连化学物理研究所
杨保华　军事医学科学院毒物药物研究所
杨东山　中国科学院广州生物医药与健康研究院
姚　倩　中国科学院动物研究所
姚小红　第三军医大学西南医院
叶　菲　中国医学科学院
尹　珍　重庆医科大学附属第一医院
尹洪金　第三军医大学新桥医院
尹志勇　第三军医大学大坪医院
余成浩　成都中医药大学
余汇洋　第三军医大学
余加林　重庆医科大学附属儿童医院
鱼　达　浙江大学附属第一医院
俞丽丽　第三军医大学大坪医院
袁　静　重庆警察学院
袁发焕　第三军医大学新桥医院
曾　俊　第三军医大学西南医院
曾　林　军事医学科学院
詹小青　第三军医大学
曾本华　第三军医大学
曾　苏　浙江大学
张　健　第三军医大学
张　倩　重庆医科大学
张　琴　同恒源专利部
张　岩　北京大学
张　翼　重庆医科大学附属口腔医院
张　宇　东北农业大学
张　军　南京医科大学
张朝斌　第三军医大学西南医院
张函榘　北京大学
张甜甜　中国中元国际工程公司
张晓静　华南农业大学
张晓琳　中国医学科学院
张秀琴　北京大学
张延延　中国科学院大连化学物理研究所
张亦静　中国中元国际工程公司
赵　辉　第三军医大学大坪医院
赵　蕾　重庆医科大学
赵　侠　中国中元国际工程公司
赵建国　中国科学院动物研究所
赵荣之　同恒源专利部
赵四海　西安交通大学
赵　雅　西安市第一医院
钟　娟　中国科学院广州生物医药与健康研究院
周　红　第三军医大学
周　琪　中国科学院动物研究所
周　钦　重庆医科大学
周　玥　南京大学模式动物研究所
周晓杨　第三军医大学
朱志立　第三军医大学
庄峰峰　北京唯尚立德生物科技有限公司
邹　文　四川大学
邹庆剑　中国科学院广州生物医药与健康研究院
左　锦　中国中元国际工程公司

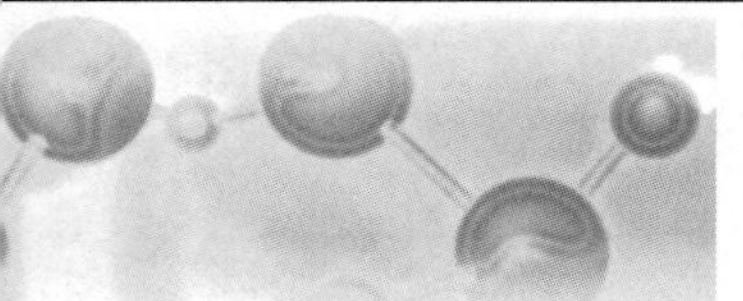

前　言

医学研究可分为分子、细胞、动物、人体研究四个层次。实验动物学之所以能够存在与发展，根本在于其作为实验及工具学科，能够为日新月异的医学生物学不断提供新模型、新技术、新方法，以优质的动物及其精确的实验技术支撑生命科学不断进步及取得突破。动物实验技术根植于医学生物学研究的需要、提升、拉动，不断积累、不断扩展、不断精深，已经形成系统技术方法体系。实验动物学本质上就是技术方法学。构筑动物实验技术方法学体系，满足医学生物学动物实验技术需求，是《医学动物实验技术》编著的基本目的。为此，本书力求形成如下特点：

1. 努力构建完整的动物实验技术方法学体系，使本书成为动物实验技术的系统集成综合解决方案。内容包括：动物实验室设计、配置、认证、管理；动物实验基本技术、遗传工程动物与无菌动物模型制备技术、表型分析技术；各种动物模型制备、医药产品研发及检定中的动物实验技术；动物实验的生物信息分析、常规统计分析；动物实验专利申报及论文规范；动物实验数据库、基础数据、法规、重要机构信息。力求全面性、系统性，努力构建动物实验的技术方法学体系。

2. 强化学科交叉的动物实验技术薄弱环节内容，力求技术内容创新。将动物实验室设计、配置、认证、管理融为一体，工程、设备、规范、管理等多学科多专业交叉；将动物实验基本技术、核心技术、表型分析技术、各种动物模型制备技术融为一体，实验动物学科与医学生物学科交叉融合；将药品医疗器械研发、评价与生产中的动物实验检定技术交叉融合；将生物信息学与动物实验、专利申报与动物实验交叉融合。

3. 强调技术性、弱化知识性，少写理论，多写方法；强化技术方法的可操作性、精确性、实用性、科学性、先进性。本书定位为技术类工具书，是方法、是操作，将精确性及可操作视为其生命。

4. 强调著书，避免编书。从事一线工作的顶级权威专家学者著述自身最熟悉、最专长、最富有研究积累的技术内容。每篇、每章、每节、甚至每个模型或方法，均从同行中挑选专家编著，力求著述内容的先进性、实用性、准确性、权威性。

5. 关注读者广泛性及需求多样性。针对动物实验的各领域、多层次、多方面需求，力求全面满足各方面读者需要，形成广泛的读者面。本书读者群针对医学、药学、生物学领域涉及动物实验的大专院校、研究机构、产品评价检定机构、医药产品生产厂家、工程设备设计建设管理机构的各层次各方面人员，包括一线技术人员、学生、教师、研究人员、管理人员、工程技术人员等，努力拓展读者面。

本书经过长达 6 年的编写，得以最终成书，首先感谢人民卫生出版社的委托、总体策划及编辑工作！感谢国家科学技术学术著作出版基金资助，更要感谢 75 家单位的 179 位作者。他们在自身教学、科研及工作任务极其繁重的情况下，不计名利，不辞辛劳，精心写作，在此谨向他们致以崇高的敬意！感谢王正国院士、夏咸柱院士、孟安明院士对本书的推荐及支持。

由于编者对技术工具类著作的编写缺乏经验及水平限制，书中不足之处在所难免，动物实验新技术、新方法的不断涌现也是本书内容难以满足医学生物学研究不断提高的要求，恳请读者批评指正，以便再版中改正。我们将把本书的不断修正、完善及成为动物实验首选必备工具书作为一生的奋斗目标！

魏　泓

2015 年 12 月于重庆

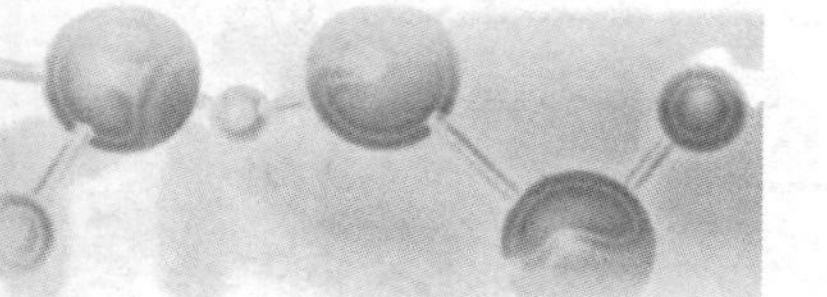

目　录

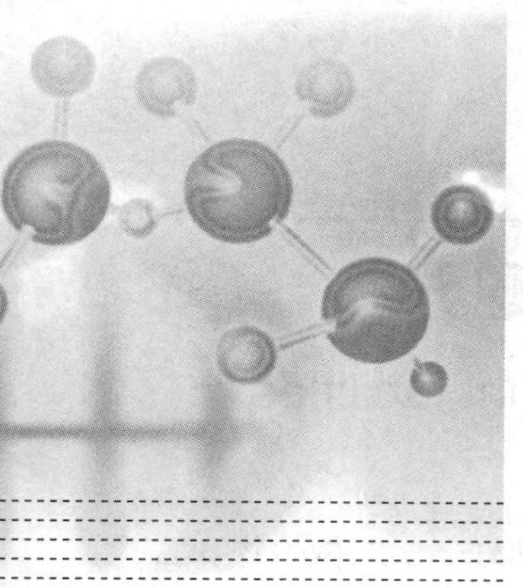

第一篇

动物实验室设计及设备配置

Part 1 The design methods and the equipment options for laboratory animal facilities

实验动物是“活的试剂”，是生命科学、医学和药学等诸多领域的科研基础（动物、设备、试剂、信息）之首。我国常规实验动物种源主要引自国外，由大学、科研机构、企业进行专业化生产供应，基本满足了我国生命科学研究领域的需求。如何继续利用已有资源，并不断引进新实验动物种系，通过不同方式扩大资源种类，成为实验动物设施（the laboratory animal facilities）的基本任务和发展方向。实验动物设施发展至今，其标准化、规范化、国际化和多样化趋势已经初见雏形。实验动物的饲养环境设施是动物质量的直接影响因素，实验动物标准化建设一直是实验动物学科发展的重点。设施的标准化成为控制实验动物微生物、寄生虫、饲料质量等方面标准的最基础的解决途径之一。其为实验动物质量的提高和品种品系的丰富，满足实验的可控性、再现性、可比较性的功能需求提供了最基本的保障。

我国实验动物有关法规规定的发展也推动着实验动物设施的发展，自 1988 年国务院批准《实验动物管理条例》至今，已有《实验动物质量管理办法（试行）》，《关于善待实验动物的指导性意见》等多部中央或地方性法规出台，此类法规多从监管、检测等角度规范了实验动物设施需保障的基本条件。现行的具体针对实验动物设施的规范有《病原微生物实验室生物安全管理条例》，GB50447—2008《实验动物设施建筑规范》，GB14925—2010《实验动物环境及设施》，GB19489—2008《实验室生物安全通用要求》，GB50346—2011《生物安全实验室建筑技术规范》等，其从建筑及公用工程角度解释了如何将实验动物环境建设成满足国家规定的规范化、标准化的设施。

伴随着实验动物行业国际交流的加快，我国新建、改建实验动物设施除了满足国内规范，往往同时要兼顾其他国家的相关规定和指导意见，例如：国际实验动物管理评估及认证协会（AAALAC 认证），《欧盟指南——用于实验和其他科学研究的动物福利要求》《欧盟议会和理事会官方意见——用于科研用途的实验动物的保护要求（20100922）》等，国家或民间组织的相关标准和指南。国外发达国家环境设施起步早，积累了大量实践，它们重视从规划、设计、建设、验收和日常监督等方面综合评估，制定了体系完整、细致入微的若干相关标准和指南。相比较而言，我国的实验动物建筑规范往往缺乏针对我国环境特点等的基础研究数据及动态环境指标研究。也由于设施设备的发展不均衡，监管体系标准化尚未健全等客观因素制约，导致国内实验动物建筑标准对具体设施，除法规层面上的要求外，其指导性受到局限。

普通的动物实验设施按照实验动物设施从事的基本活动可分为 3 大类：①商品性实验动物的饲养；②用于安全性和毒理实验；③生物医学研究和开发。这些实验动物设施项目均属于常规实验动物设施，目前国内已建成并投入运行的工程实例较多，法规对这类设施要求具体明确。本篇第一章主要对普通动物实验室设计进行系统论述。

此外，生物安全型实验动物设施由于建设项目较少，特别是高级别生物安全型实验动物设施目前我国已建成并运行的工程实例极少，使得设计这类设施缺乏相关经验。设计时往往只能通过对国外已有设施的考察研究进行揣摩，并在满足我国国情和法律规范的基础上进行效仿和必要的创新。本篇第二章通过对以往工程实例的剖析和回顾，由公用工程工程师归纳并总结了各专业的设计要点和一些对工艺要求实现途径的解析，希望对相关工程设计人员和管理人员有所帮助。

第一章　普通动物实验室设计及设备配置

Chapter 1　The methods for general laboratory animal facilities

环境条件对动物机体的繁殖、遗传、生理和病理都有极大影响。环境条件包括居住、气候、微生物和营养等。动物实验室设计最重要的内容就是满足实验动物所需的环境温度、湿度、气流速度、照明、噪声、氨浓度以及笼具架等方面的要求。

动物设施的建设是一个复杂的系统工程。按照空气净化的控制级别，实验动物环境(the environments for laboratory animal)分为普通环境、屏障环境和隔离环境；按照设施的使用功能，分为实验动物生产设施、实验动物实验设施和实验动物特殊实验设施。而由于设施级别和使用功能的不同，实验动物设施的布局和采用的设备也有很大差异。本章对各类实验动物设施的设计，包括工艺、建筑、结构、给排水、电气、弱电自控以及配套设备进行了较为详细的论述。

第一节　基本原则

Section 1　Basic principles

实验动物设施的建设必须从下面5项原则出发，在科学上、伦理上及经济上进行全面综合协调。

(一) 明确饲养实验动物的目的

实验动物设施是用于繁殖生产还是用于实验研究必须十分清楚。动物种类不同，饲养室面积，地面、墙壁、吊顶的构造，空调条件以及饲养的器具、实验设备都是不同的。

(二) 维持动物舒适的生存环境

实验动物舒适的生存环境，不仅是社会进步的体现，同时也符合动物实验本身的要求。实验过程中，应该尽量减少因各种环境因素(温度、湿度、气流和空气洁净度等)导致动物生理上的异常，继而影响到动物实验结果的状况发生。除需要保障饲养室的环境外，饲养笼盒内的微小环境也需要得到重视。

(三) 维持实验人员舒适的工作

适宜的实验室温湿度、气味、照度能够为实验提供舒适的工作环境。饲养、实验人员的劳动保护需要有效的空气调节措施和检测方法。同时，随着动物设施内的实验多样化和部分研究安全性等不可预测等因素的增加，使得现在新建改建的实验动物设施环境必须根据使用人员和有关专家的意见首先进行风险评估，从而确定空调系统的设计方式。

(四) 防止实验动物设施影响周围的环境

应防止动物实验室散发的灰尘、毛发、气味、噪声等扩散到设施以外。因此，对于污水、污物和动物尸体等的处理方式都必须有充分的防污染措施。

(五) 设施的运行应该是节能和经济的

实验动物设施内，空调每天24小时全年运行，特别是用于屏障、隔离环境这些有洁净度、温湿度要求的洁净空调，能耗十分可观。同时，饲养设备的消毒灭菌等都要消耗大量能源，因此有效的节能措施是必要的。

第二节 立项、规划与总平面布局

Section 2 Planning with the total plane layout

一、原则

实验动物设施在规划和立项时,除应遵循上面的几项基本原则之外,还应从规划阶段开始就需对以下要求进行充分考虑。

(一) 选址

1. 应避开污染源。

2. 宜选在环境空气质量及自然条件较好的区域。

3. 宜远离有严重空气污染、震动或噪声的区域。若不能远离上述区域,则应布置在当地最大频率风向的上风侧或全年最小频率风向的下风侧。

4. 应远离易燃、易爆物品的生产和储存区,并远离高压线路及其设施。

(二) 总平面

1. 设施的出入口不宜少于 2 处,人员出入口不宜兼做动物尸体和废物出口。

2. 废弃物暂存处宜设置于隐蔽处。

3. 周围不应种植影响实验动物生活环境的植物。

二、场地的规划

上述为原则性要求,除了自然条件的原因外,新建动物设施同时应该考虑动物设施用地已有的市政及园区所能提供的电力、热力等能源供应条件。

在建实验动物设施的时候,场地的准备是必需的,为此,要注意以下几点。因为场地若选在市区或邻近市区的情况下,与选在其他地方(新开发园区等)需要注意的事项是不同的,所以将两者分开叙述。

(一) 位于市区和市政条件充分的场地

实验动物设施会产生一定的污水、污物和废气,因此在选址中需要考虑实验动物设施对环境造成的污染,选在居住区或商业区容易造成纠纷,选在闹市区,有粉尘、噪声、电磁等有害因素对设施造成影响,应该避免选择这些地方。但实际工程中,以科研院所为例,实验动物设施只是其科研大楼中的几层或者很少一部分,设施和周围环境之间在物理空间上不能做到完全分隔,这时候就要从空气调节,废物排放,运行管理的合理性等层面进行高效管理。特别是新建项目,在立项之初就需要考虑到动物设施不同于一般科研实验建筑运行的巨大能耗及动力源等问题,以便立项之初,在环境评价、预算申报、站房容量、场地等方面估计充分。

(二) 市区以外的场地

与市区不同,新建园区很可能没有完备的市政条件,例如,不是所有园区都能保障有市政热源,由于动物设施往往全年 24 小时运行,在空调冷热源的选择上就需要更加慎重,如果只能考虑用电加热、电加湿,很可能造成“建得起、用不起”的尴尬局面。那么即使设计参照的标准再高,施工的质量再好,后期的运营管理再完善,从经济角度考虑也存在着极大的不合理性。

此外,动物设施内的上下水设施应特殊考虑,净化区内的给水管道及其配件有特殊要求;排水宜考虑单独设置化粪池,且与其他生活排水分开。因动物排水中有动物皮毛、粪便等杂物,为防止阻塞排水管道,实验动物排水管径需比一般民用管径大,在屏障环境内的地漏必须为密闭地漏。

为了防止动物疾病的发生,在选址条件上,市区以外的场地还需考虑以下几点:选择周边没有家畜、家禽和其他动物饲养设施的地方。对于饲养犬的设施,为了防止丝虫感染,希望选在没有媒介蚊栖息,要选在作为中间宿主的昆虫少,可以控制的地方。

第三节 动物实验室建筑构造及装修标准

Section 3 Building construction and decoration standard of animal laboratory

一、建筑构造

动物实验室的楼面均布荷载一般参考经验值为 $4kN/m^2$，但此荷载通常无法满足大型洗消设备（隧道式洗笼机、高压灭菌器、大型传递舱等）的需求，大型设备所在楼板区域通常需要特殊考虑。此外，建筑顶板的承载能力应考虑公用工程管道及吊顶的重量。

实验动物设施的建筑装饰，包括墙、地面、吊顶、门窗等维护结构，对于有空气洁净度和压差梯度要求的屏障、无菌区域，还包含这些区域的密封，以及各种管线、照明灯具、净化空调设备、工艺设备等与建筑的结合部位缝隙的密封措施。

混凝土后浇带和变形缝尽量不设置在有洁净度要求的区域。

设施内各公用工程管道水平及垂直穿越楼板、墙体的现象非常常见。在楼板采用混凝土现浇结构时，一般结构中的预埋件和直径大于 300mm 的穿墙、穿楼板的洞口，必须在设计和施工中要予以充分考虑。

湿式饲养方式的动物实验室应考虑楼面防水做法，如果采用排水明沟，则需考虑垫层的厚度对结构荷载的影响。

二、内墙壁

墙壁表面要光滑而不易开裂，要采用能耐水、耐消毒剂、耐磨、耐冲击的材料和相应的施工方法，必须有效防止微生物滋生。在笼架搬用过程或者推车经过的地方易出现设备撞击墙面和突出的墙角的现象，这时可采用防撞栏杆等措施避免墙面受损。

（一）砌块墙

使用砌块墙的区域需对墙面进行特殊装饰。如果房间湿度较大，或者需要反复冲洗，多采用釉面砖作为面层装饰材料。这在国内已建成的，特别是在房间需冲水的大动物饲养间内被广泛采用。

面砖勾缝材料和施工方法应符合设计要求，并符合相关国家产品标准、工程技术标准及国家环保污染控制等规定。选材和施工质量需严格控制。理论上来说，面砖接缝处一旦脏了容易造成微生物繁殖，也容易开裂，不适合在有洁净度要求的饲养间使用。

采用加气混凝土砌块墙配合高档墙面涂料的组合，是国内外动物实验室普遍采用的做法。此类墙面涂料的使用需要优良的材料和专业规范的施工工艺双重保障。完成后的墙体具备外观平整，无刺激性气味，表面强度高，不宜开裂、防水、具备良好的抗化学 / 熏蒸腐蚀、防水等优质特性。

（二）彩色夹芯钢板

彩色夹芯钢板由彩涂钢板与夹芯材料复合而成，为常规洁净室装饰建材，可大幅降低建筑结构承重。当然在某些范围内轻质隔墙是不宜采用的，例如大动物实验设施，洗消间等。

使用彩钢板作为实验动物设施围护结构时，根据彩钢板自身特性需做两方面考虑：

1. 钢板自身厚度　有严格压力控制的房间内墙需要有一定刚度，变形会影响房间压力控制和气密性，钢板厚度不应小于 0.5mm。

2. 夹芯材料　主要功能是起到保温隔热功能，常用的夹芯材料有：硅钙板、岩棉、玻璃纤维棉、纸蜂窝、铝蜂窝等。

采用彩钢板做隔墙的房间，吊顶通常也采用彩钢板。

有压力控制的房间，所有彩钢板围护结构均应作缝隙的密封处理。正压区域的缝隙密封在室内壁板的正压面，而负压区域的缝隙密封应在室外壁板正压面，如果室外密封存在困难，则应在缝内嵌入密封条挤紧，然后在室内面涂密封胶。在洁净区内，配管穿墙的地方为了达到微生物控制要求，必须要采取有效穿墙密封。在设施验收中，屏障环境设施净化区内不宜有排水立管穿过。

三、地面

（一）特殊要求

地面建材需具备防潮、不耐化学腐蚀、耐压、平坦光滑等功能要求。对于潮湿或经常冲水的饲养间地面还应做防水、防潮处理，这类房间地面应采用耐动物排泄物及其他动物产生或脱落物质污染的建材，并能耐受消毒剂和热水。设置排水明沟或地漏的房间，排水坡度不应小于 1.5%。

排水明沟的设置利于有组织排水，并且在国外的动物设施中也应用得比较广泛。但排水明沟会增加地面垫层厚度，在结构计算时需考虑此因素。

设置排水沟的地面和其他需冲水地面，应注意与其他公用工程站房之间的位置关系。例如《民用建筑电气设计规范》JGJ-16-2008 中指出："变配电所选择不应设在厕所、浴室、厨房或其他经常积水场所的正下方，且不宜与上述场所贴邻"。虽然规范中没有明确指出"经常冲洗导致地面积水的动物饲养场所"，但在动物设施设计规划时就需要非常注意避免违反这些强制性条文。若布局确实局限，在设计时就要考虑有效的防水措施，甚至在建筑构造上采取措施规避风险。

（二）地坪种类

地面材料一般可分为成品地坪，涂料地坪两大类。若想确保地面达到一定的要求，选用结合点少、一体成型的建材和正确优质的施工方法两者缺一不可。

1. 成品地坪　应用最广泛的是聚氯乙烯（PVC）卷材和橡胶卷材面。

2. 涂料地坪　应用最广泛的是环氧类地坪，还有聚氨酯、丙烯酸类等。

实验动物设施内部的地面与墙面无死角，应用弧形接脚，柔性材料地面使用时，应延伸到墙面以上形成圆角与墙面平齐。需经常冲刷的地面，地面材料在墙面上延伸高度应大于 150mm。

四、吊顶

国家标准 GB 50447—2008 中除对屏障环境设施内生产、实验区室内净高有不宜低于 2.4m 的要求外，对普通环境没有明确的规定。从节能的角度考虑，在满足工艺要求的情况下，当然是越低越节能，但考虑到实验动物设施内工作、实验人员的心理健康，维持 2.4m 或者以上的吊顶高度是很有必要的。同时，技术层的高度也必须保证，由于较高的换气次数造成较大的风管直径及排水管等原因，一般要求建筑的层高必须在 4.2m 以上。所以在改造项目中，除荷载之外，建筑的层高成为其改造难度大小一个很重要的衡量标志。

因为要消毒，必须选用具有耐消毒剂、耐水的材料和施工方法。热水冲洗时，需要有耐热性。

选用吊顶的施工方法时，为防止吊顶上普通环境的污物从吊顶缝隙进入房间，吊顶面层必须有严格的密封措施，还应考虑保持吊顶空间里的清洁。

为了便于检修，吊顶通常具备一定的强度，作为可上人吊顶，最好铺设马道，确保不会因空调设备和人的荷载引起变形，同时要确保各种管线穿过天花板之处的密封措施。

五、窗

除了特别要求自然采光和通风的地方，饲养室不宜设外窗。从动物福利的角度上来考虑，在室内饲养的实验动物最好能得到自然光照，而且最好是可开启外窗。但是如果考虑到国家规范而且考虑到现在日益严重的环境问题，除了室外散养的或者活动场里的动物，其他需保证一定的洁净程度，特别是饲养 SPF 级别动物的饲养室不宜有外窗。

外窗也是照度和室温分布不匀的原因之一，并增大了空调负荷。特别是饲养室比一般房间的绝对湿度要大，外窗在冬季容易结露。采用中间设百叶的双层窗，可从技术上解决这个问题，但是价格昂贵。

在房间之间或者房间与走廊之间设内窗时，房间和走廊的照明时间长短不一，必须设置遮光装置。

从操作管理上，走廊宜设外窗的居多。

灵长类动物作为较特殊的一类实验动物,无论饲养在普通环境还是屏障环境,其生理特点决定其饲养间,特别是繁育间宜采用自然光,这在国家标准中没有明确规定,但在欧盟实验动物福利明确指出。猴饲养区域的窗户的可开启扇上应设有防止其逃跑的栅栏或金属网。

六、门

饲养室的门,要能经受反复消毒和清洗,不宜积灰,最好选用金属制的光面门,表面涂层耐热及耐化学腐蚀或不锈钢光面门,向内开启。门的宽度和高度要能让所使用的笼架和器具等容易通过。从操作和密封性角度考虑,门最好不要太大。除非有很明确的特殊要求,最大的单扇门不宜大于 1100mm。

饲养室的门最好有防踢板(踢脚板)。门上要有观察窗,无需太大,避免走廊里的光照影响到房间。

大动物手术室的门,可参考人手术室的门,在手术人准备间、动物准备间、手术室之间的门考虑采用自动门。

饲养室之外的饲养区中,各房间门的结构、制造上以饲养室为准。为了防止漏水和排水到处流,要在饲养区内的门下设门槛,但不能造成搬运车出入的不便。

第四节 动物实验室平面布局

Section 4 The layout plans for laboratory animal

一、平面规划

一般情况下,实验动物设施只要场地条件许可,最好是单层或低层。这是因为低层建筑在功能上竖向交通少,为保证电梯等垂直行动路线上的洁净度存在的问题较少。由于规范对于功能布局限制因素较少,从设计角度来讲也较轻松。

但是在国内用地面积趋于紧张的实际情况下,很多设施使用方希望其设置在地下室,或者设置在高层科研楼的顶层或中间层。这样的规划表面上节约用地,但往往给设计带来很大的难度,最后的平面设计由于规范等的限制因素被分割和破坏。

动物设施设置在地下室可以使得地面以上的空间整洁干净,也可以作为其他用途。但如果设置动物设施的位置正好在人防区域,动物设施往往要被人防和防火分区分割,这种分割不仅体现在工艺平面上,往往还有穿越人防分区和防火分区的管线,导致增加没有工艺功能的疏散通道,疏散楼梯间,防火门等。在满足防火分区,人防分区的基础上,同时还必须兼顾工艺平面、空调系统的布局分区合理,对设计提出了很高的要求,即使是有经验的工程师也很难做到利益最大化。此外,如果洗消等设备需要考虑其运输和安装途径,可能需要考虑预留设备吊装孔。

如果动物设施设置在高层,动物气味向上散发,对以下楼层理论上可以减少气味的影响,这样设计也减少了排风井道的长度。但此类建筑中的动物实验设施往往作为高层建筑的很小一部分,整个建筑的层高、荷载、电梯楼梯间等布局往往没有给动物实验区的布局提供便利。高层建筑防火分区面积较小,而且如果是屏障环境的实验动物设施不应设置自动喷淋灭火系统,这对布局构成客观限制。此外,电梯的数量和布局在满足消防需求的同时,必须满足动物设施的人流、物流分开设置的要求。还有大型洗消设备的进入也是问题,如果货梯轿厢的尺寸和荷载不能满足要求,洗消设备又必须整体运输,就需要考虑设备吊装。同时由于所在楼层的均布荷载往往不能满足设备安装需要,需要局部加固,这在主体施工前就必须确定。

以上这些说明在设计之前,投资方、使用方必须对所建实验动物设施规划布局要有清楚的认识。最好是在项目设计前,实验动物设施使用方、建设方、设计方都能尽早介入。这样的优势在于如果实验动物的专家对建筑和设备方面了解的比较生疏,三方在设计之初可以拟订较明确的设计任务书,指导高效的设计工作。而事实上,设计进度延误,往往是因为在设计前期三方没有很好地沟通,造成设计任务不明确或者多次被推翻,返工造成的。设计方和建设方的经验是十分重要的。

施工队伍的选择也十分重要，设计的标准再高，细节再精致，没有好的施工团队来实现也是于事无补。选择具有资质并且有过类似设施建造经验的施工方是建造好的设施不可或缺的环节，他们在以往工程中积累的实际经验往往可以减少投资方和设计方很多不必要的损失和麻烦。

在安装了饲养架或笼子的工作状态下，必须测定温度、湿度、气流、风速、细菌、粉尘以及震动、噪声、检查设施的性能。即使不在运行状态下，也要对这些参数作定期测定。当进行了长期的连续运行后，因为会发生金属的腐蚀，或因自控装置的故障使动物室内温湿度失灵，过滤器堵塞，给排水和蒸汽系统等出现故障，必须制定日常的和定期的维护和修理手册，以便及时对设施故障进行维修。

二、平面布置设计

(一) 动物实验室设计通用模块

单走廊型是实验动物生产、实验的布局方法中，一种使可利用空间最大化的做法。缺点也很明显：人流、物流、污物流不可避免地产生交叉。这种设计对动物设施的运营管理提出较高要求。

双走廊型是一种常用的实验动物屏障设施的做法。将清洁走廊和污染走廊分开，分设在饲养室两侧的形式，在微生物控制方面有其优点。但是对布局造成限制，使得有效利用面积减小。

三走廊型是一种比较理想化的设计概念，人员、动物、物品由专门的通道进入，可有效避免交叉流向。如果长期大量饲养动物，这种设施设计可以更为可靠地避免污染，但是空间利用率低、设施运营相对费用高等成为了限制这种设施发展的瓶颈。

通常情况下，单走廊型实验室用于动物实验，双走廊型实验室用于动物生产，因为面积利用率低，很少采用三走廊型实验室。

从节能角度考虑，屏障及以上洁净要求的动物实验室、饲养室最好利用走廊作为建筑外墙和饲养室之间的“缓冲”，这样能使得饲养间空调负荷减小，运行温度更好控制。如果动物房沿建筑外墙设置，不仅外墙要作有效的隔热处理，在要求的范围内实现均匀的温度分布能量消耗大，还要防止出现结露(要注意饲养室的空调是 24 小时运行)。

(二) 动物实验、实验动物设施和研究部门的关系

建设时，动物饲养场所和同部门的研究室、实验室的位置关系从使用便利的角度考虑，应尽可能靠近，但从相互间影响，外部污染、臭味、噪声等角度考虑，应相对独立。在平面布置上，可以将两者分别设在完全独立的建筑物内，或同层不同区域，具体情况应需综合考虑场地的状况、设施规模、研究的特性等考虑之后决定。

(三) 动物饲养实验区和其辅助部门的布置和区分

在整个设施中，较合理的动物实验区与所必需的辅助区(内容见后面的设施的组成)的面积比在 1∶1 或 1∶1 以下。这在实际工程设计中已经得到了验证。

辅助操作部门等要划分到何种程度，应视其设施规模、目的决定。

从避免空调、卫生、电气等机械设备的震动和噪声，是否将机械设备室独立设于动物设施的另一建筑物内，要从项目的整体组成内容，场地、周围环境等进行充分讨论。另外，在饲养水生动物时，因为与哺乳动物的饲养方式不同，必须作不同的考虑。

三、设施的组成

设施通常由下面几部分组成。

(一) 动物饲养区

由繁殖、生产和饲养、观察的房间组成。

(二) 动物实验区

靠近或邻近饲养室布置，原则上要和动物饲养区分开。在此进行外科手术、解剖、术后护理，X 线诊断、实验药物的配制，病原体、生物、危险药物的操作实验等。

实验做完后，活的动物返回到饲养室的部门要尽可能接近动物饲养区并力求避免交叉污染。要跟解

剖室中处理之后没有动物返回的区域分开设置。

（三）动物接收与运输区

对运入的动物进行检查、检疫，保持适当观察期间的区域。由接收室、检疫室、检查室（附设有为了检疫在此饲养、观察的房间）组成。

常见的无特定病原体啮齿类动物的接收流程包括：拆箱、检疫（隔离包等层流工作站）、更换清洁笼具。这就要求接受区域内设有相应功能的区域如：层流工作站、清洁笼具的存储区域等。接收大型动物时需要在接收区内对其进行清洗。接受区域内设立的几间动物房，主要用于在确定动物健康状态前临时的、隔离饲养。

（四）物品运入、储存区

为满足笼架等的循环使用，通常在消毒前室和消毒后室设置双扉设备，如高压灭菌器、渡槽、传递窗（舱）等满足屏障及清洁级动物房的饲料、垫料、设备等进入的需要。

少量实验用物品也可在实验人员更衣邻近处设置传递窗等方式传入。

（五）废弃物处理区

一般包含污物库、尸体库、化粪池、污水处理设备等。

1. 固体废物　尸体库根据动物尸体的存量、处理周期确定，可采用 -18℃冰柜或者 -18℃拼装冷库。可与解剖间邻近设置。

污物库一般用来存放需要经过专业部门处理的固体废物，如果存在放射性等其他危险物品，需严格管理。

所有尸体及废弃物需经有资质的专业公司运走处理。

2. 污水处理　大型实验动物设施的生产区和实验区排水宜单独设置化粪池。

实验动物生产设施和实验设施的排水宜与其他生活排水分开设置。

（六）库房

一般包含饲料库、笼架具库、垫料库、污物库、尸体库等。根据饲养动物的不同会有不同的组合。

饲料、垫料的存储库应保持房间的清洁、干燥，控制好室内的温、湿度，注意防蛀。一般来说，饲料库至少应存放满足 1~2 周用量的饲料。饲料一般不能直接放在地面上，必须有存放的相应货架。如果动物实验室的规模较大，最好能建造多个小型饲料库，将不同的饲料分类储存。

（七）管理办公区

是各种办公管理的地方，包括实验人员办公会议，运营工作管理人员休息办公、淋浴室、卫生间等。

（八）清洗、消毒、灭菌区（洗消区域）

洗消区域与动物饲养区的交通应当便利，如果存在垂直交通需要，则清洗区域应邻近交通核设置。清洗区域的设备和人员操作产生的噪声较大，清洗区域若与动物实验室较近，应考虑采取减噪措施。

一般来说，洗消区可以分为消毒前室和消毒后室。两部分用墙体隔开。消毒前室温度和湿度均较高，应注意通风换气的问题，而且消毒前室工作人员较密集，应考虑设置外窗，增加工作的舒适度。空间上消毒前室需考虑：未洗消的设备存放；人员操作：打开笼盒、取出污染的垫料等前处理区域、人工洗刷的洗刷区等；工作人员衣物清洗烘干区域等；清洗消毒设备放置、操作、检修空间等，确保流程顺畅，空间大小位置规划合理。消毒后室则需考虑洗消后设备的接收、清洁物品的暂存等。如果动物饮用水采用饮水瓶，还需考虑动物饮用水罐瓶的区域。

需要特别指出的是：清洗设备的尺寸、生产能力各个厂家均有不同，耗电、水、蒸汽等用量也有差异。选择什么样的设备对消毒前室的布局会有很大影响，因此在规划早期就应确定清洗设备的型号和数量。选用人工洗消还是设备洗消需要结合实际运营能力、投入成本和人工成本比较等一系列因素确定。

（九）动力站房等

包括变配电站，空调机房、冷换站房、给水制备间等。

（十）其他

包括走廊（清洁、污染、一般）玄关、楼梯、电梯等。

第五节　配套工艺设备选型

Section 5　The selection process of a complete set of equipment

实验动物饲养的辅助设施和设备主要包括：①物料清洗、灭菌、传递设备；②人员出入所需设备；③动物饲养、运输设备；④饮水设备和灭菌设备。

一、物料清洗、灭菌、传递设备

笼架循环利用首先要经过清洗，之后灭菌方能再次使用。

物品进出洁净区通常有 3 种方式，高压灭菌器、渡槽、传递窗（舱）。这些设备通常安装在消毒前室和消毒后室的隔墙处，设备安装应综合考虑设备检修和操作空间，房间高度至少为 2.9m，国外指南建议做到 3.3m 以上。

（一）洗笼机

应用自动化的洗笼设备代替人工可以提高工作效率，降低人工成本，随着现代动物设施规模越来越大，已成为一种发展趋势。自动化的洗笼设备目前主要分为柜式和隧道式两类。

1. 柜式洗笼机　柜式洗笼机设备具备多种型号，可清洗各类实验动物笼架。有些型号可以使用专用笼架对笼盒进行清洗。柜式洗笼机发展较为成熟，结构简单，易于操作。在设计时需要预留设备基础。

2. 隧道式洗笼机　隧道式洗笼机主要针对笼盒的清洗，可以一次进行清洗、烘干的全套操作，而且用户可以根据自己的需要加减相应的功能段来满足个性化需要。

隧道式洗笼机一般不需预留基础，但是通常设备需要场地、电量、水量、蒸汽量较大。这在设施设计时要预留充分设备需要的公用工程耗量。

（二）高压灭菌器

安装在物料进入洁净区的通道内，主要用于饲料、垫料、笼具、敷料、器械、器皿等的灭菌及无害化处理。其主体跨过屏障墙，设有两个门，一个开启在非洁净空间内，另一个门开启在洁净（或相对洁净）控制区内，灭菌后的物料可从中取出使用。

（三）渡槽

不耐高温高压的物料，可经渡槽进入洁净区。渡槽是内盛消毒药液的水槽，跨在非洁净区与洁净区之间。不耐高温高压的物料、器械从非洁净区一侧放入，浸泡消毒后从洁净区取出使用。

（四）传递窗（传递柜、传递舱）

跨过非洁净区与洁净区的金属箱，内装紫外线灯，开有两个互锁的门，不耐高温高压也不能水浸的物料从非洁净区一侧门放入，开启紫外线灯消毒后，从洁净区侧的门取出。

动物进出清洁区的方式根据动物的大小、清洁级别等略有区别。

小型动物也可以和物品一样通过传递窗（传递柜、传递舱）进入清洁区，大动物根据具体要求经过洗浴、检疫，隔离观察后进入清洁区。

二、人员进入

风淋室　洁净室内，在动态情况下，细菌和尘埃的最大发生源是操作者，当操作者进入洁净室之前，可在风淋室用洁净空气流吹淋其衣服表面附着的尘埃颗粒。

三、动物饲养、运输设备

（一）笼具和笼架

在笼外的环境符合质量控制标准的情况下，饲养动物小环境的质量很大程度上取决于笼具、笼架的情况。笼具要求能对动物提供足够的活动空间，通风和采光良好；坚固耐用，里面的动物不会逃逸，外面的动物不会闯进;操作方便,便于消毒、清洗和储运。

笼架是承托笼具的支架,使笼具的放置合理,有些还设有动物粪便自动冲洗器和自动饮水器。要注意笼具和笼架的匹配,方便移动和清洗消毒。

(二) 独立通风笼架(individually ventilated cages,IVC)和隔离器

IVC 带有空气净化装置和通风系统,置于普通房间内,可用于 SPF 级动物饲养、繁殖和观察等。层流架根据实验的需要也有正压、负压之分。IVC 无需辅助设备,可独立运转,适合于小型和短期的使用。该设备可以控制空气净化指标和通风指标,而其他环境指标(如温度、湿度等)要由设施内加以控制,所以使用有较大的局限性。

隔离器是保持罩内环境的全密封装置。其环境指标由罩外设备控制,用于无菌动物的隔离器是正压装置,用于感染动物实验则采用负压隔离器。

(三) 运输笼

SPF 级动物运输笼具带有空气过滤通风系统和控制温度、湿度的装置,运输车辆也装有各种环境指标的控制系统,形成一个可移动的实验动物饲养设施。

四、饮水设备

动物饲养用的饮水设备,一般采用饮水瓶、饮水盆和自动饮水器。

(严向炜　张甜甜)

第六节　采暖、空调、通风及空气净化系统

Section 6　The system of heating, air conditioning, ventilation and air purification

动物实验室对于环境的要求取决于实验室的级别。按照实验室的环境设施分类,动物实验室分为普通环境、屏障环境和隔离环境 3 个级别。普通动物实验室的环境应满足舒适性,并控制实验室内氨浓度。屏障和隔离动物实验室除上述要求外,还需要保证洁净度、房间压差和最大日温差。因此,屏障和隔离动物实验室的暖通空调系统具有生物洁净空调系统的特性。

一、动物实验室通风空调特点

(一) 采用全新风通风空调系统

一般动物实验室饲养的动物密度较大,空气中含有氨气、硫化氢等臭味气体。采用全新风直流式通风空调系统,才能保证动物实验室空气中的氨浓度不超标,保证实验动物的健康。

(二) 风量大

除了普通动物实验室,洁净动物(SPF 级动物和无菌动物)实验室都要求洁净的屏障或隔离环境。为了保证必要的空气洁净度,必须满足一定的换气次数。

(三) 空调负荷大

洁净动物实验室由于采用全新风直流式空调系统,且换气次数大,必然导致空调负荷大大高于一般舒适性空调系统。

(四) 通风空调系统控制要求高

为保证动物实验结果的准确性,洁净动物实验室往往需要全年基本恒定的环境条件,甚至一天中的温度波动也要小于 4℃。这就要求空调系统必须自动控制,根据外界气象条件、室内动物数量,及时调整空调通风系统的风量和冷、热量,使实验室环境参数的变化保持在规范允许的范围内。

(五) 排风需要处理后排放

动物实验室排风中含有氨、硫化氢等臭味气体,直接排放会对实验室周围环境产生不利影响,需要对排风处理至达到规范允许的浓度后才能排放到大气中。

（六）通风空调机房面积大

由于动物实验室通风量大，空调负荷大，风管尺寸大，设备体积大、数量多，使得通风空调设备机房和安装占用面积较大。

（七）建造和维护费用高

动物实验室的通风空调设备密闭性高，处理要求多，并且需要一定数量的备用，其造价必然较高。而系统除设备检修期外，往往需要常年 24 小时不间断运转，运行能耗远高于一般通风系统和舒适性空调系统。空调系统常占动物实验设施总造价的 1/3 以上，运转耗能可达整体设施的 4/5。

二、动物实验室环境要求

我国标准《实验动物环境及设施》（GB14925—2010）对于实验动物生产间和动物实验间环境条件的规定分别见表 1-1-1 和表 1-1-2。由于各省市还分别具有自己的地方规范，因此建造动物实验室时还应对比国家标准与地方标准的异同，并按照其中更严格的标准执行，如表 1-1-3。

表 1-1-1 实验动物生产设施的环境指标

项目		指标						
		小鼠、大鼠、豚鼠、地鼠			犬、猴、猫、兔、小型猪			鸡
		普通环境	屏障环境	隔离环境	普通环境	屏障环境	隔离环境	屏障环境
温度，℃		18~29	20~26		16~26	20~26		16~28
最大日温差，℃		4	4		4	4		4
相对湿度，%		40~70						
最小换气次数，h^{-1}		8	15	20	8	15	20	—
动物笼具处气流速度，m/s		≤0.20						
与相通房间的最小静压差，Pa		—	10	50	—	10	50	10
空气洁净度，级		—	7	—	—	7	—	7
沉降菌最大平均浓度，个 /0.5h. Φ90mm 平皿		—	3	无检出	—	3	无检出	3
氨浓度指标，mg/m^3		≤14						
噪声，dB（A）		≤60						
照度，lx	最低工作照度	150						
	动物照度	15~20			100~200			5~10
昼夜明暗交替时间，h		12/12 或 10/14						

注：1. 表中氨浓度指标为有实验动物时的指标。
2. 普通环境的温度、湿度和换气次数指标为参考值，可根据实际需要适当选用。
3. 隔离环境与所在房间的最小静压差应满足设备的要求。
4. 隔离环境的空气洁净度等级根据设备的要求确定参数

表 1-1-2 动物实验设施的环境指标

项目	指标						
	小鼠、大鼠、豚鼠、地鼠			犬、猴、猫、兔、小型猪			鸡
	普通环境	屏障环境	隔离环境	普通环境	屏障环境	隔离环境	隔离环境
温度，℃	19~26	20~26		16~26	20~26		16~26
最大日温差，℃	4	4		4	4		4
相对湿度，%	40~70						
最小换气次数，h^{-1}	8	15	—	8	15	—	—
动物笼具处气流速度，m/s	≤0.2						

续表

项目		指标						
		小鼠、大鼠、豚鼠、地鼠			犬、猴、猫、兔、小型猪			鸡
		普通环境	屏障环境	隔离环境	普通环境	屏障环境	隔离环境	隔离环境
与相通房间的最小静压差，Pa		—	10	50	—	10	50	50
空气洁净度，级		—	7	—	—	7	—	—
沉降菌最大平均浓度，个 /0.5h. Φ90mm 平皿		—	3	无检出	—	3	无检出	无检出
氨浓度指标，mg/m^3		≤14						
噪声，dB（A）		≤60						
照度，lx	最低工作照度	150						
	动物照度	15~20			100~200			5~10
昼夜明暗交替时间，h		12/12 或 10/14						

注：1. 表中氨浓度指标为有实验动物时的指标。

2. 普通环境的温度、湿度和换气次数指标为参考值，可根据实际需要适当选用。

3. 隔离环境与所在房间的最小静压差应满足设备的要求。

4. 隔离环境的空气洁净度等级根据设备的要求确定参数

表 1-1-3　屏障环境辅助实验区的环境指标

房间名称	洁净度级别	最小换气次数（h^{-1}）	与室外方向上相通房间的最小压差（Pa）	温度（℃）	相对湿度（%）	噪声 dB（A）	最低照度（lx）
洁物储存室	7	15	10	18~28	30~70	≤60	150
无害化消毒室	7 或 8	15 或 10	10	18~28	—	≤60	150
洁净走廊	7	15	10	18~28	30~70	≤60	150
污物走廊	7 或 8	15 或 10	10	18~28	—	≤60	150
缓冲间	7 或 8	15 或 10	10	18~28	—	≤60	150
二更	7	15	10	18~28	—	≤60	150
清洗消毒室	—	4	—	18~28	—	≤60	150
淋浴室	—	4	—	18~28	—	≤60	100
一更(脱、穿普通衣、工作服)	—	—	—	18~28	—	≤60	100

注：1. 实验动物生产设施的待发室、检疫观察室和隔离观察室主要技术指标应符合表 1-1-1 的规定。

2. 动物实验设施的待发室、检疫室和隔离观察室主要技术指标应符合表 1-1-2 的规定。

3. 正压屏障环境的单走廊设施应保证动物生产区、动物实验区压力最高。正压屏障环境的双走廊或多走廊设施应保证洁净走廊的压力高于动物生产区、动物实验区；动物生产区、动物实验区的压力最高污物走廊

三、采暖

（一）适用范围

除了普通动物实验室外，洁净动物实验室均不允许设置采暖系统。

（二）系统形式

采暖系统最好采用上供上回，实验室内采暖管道架空敷设，避免难以维修的地沟敷设。

（三）采暖系统控制与调节

应在散热器上安装自动温控阀实现分室温控。采暖系统宜采用质调节与量调节相结合的调控方式。

（四）注意事项

动物实验室宜设置散热器采暖系统。由于实验室内常常设有排水沟，不宜采用地面辐射供暖系统。

采暖热媒宜采用低温热水，避免烫伤大型散养动物，也便于室温调节。

宜采用耐腐蚀、易清洗的散热器，如铸铁柱形散热器，能够耐受氨等弱酸性腐蚀；同时便于用水冲洗。

水管阀门宜设于高位，自动放气阀设于实验室外，避免阀门泄漏时烫伤动物。

四、空调

(一) 空调系统计算

1. 负荷计算　空调负荷除了包括围护结构和新风负荷外，还应计入人员、动物、实验设备、照明负荷。

2. 风量计算　新风量应同时满足动物需氧量、除臭风量、保障洁净度和所需压差。

3. 压差计算　压差需满足对大气环境和邻室压力梯度要求。

(二) 空调系统形式

动物实验室大多采用单风道、定风量、全空气直流式空调系统。当一个空调系统服务多间实验室且有不同使用要求时，也可以采用变风量空调系统。

(三) 空气净化

普通动物实验室宜在空调机组中设置初、中效两级空气过滤器；洁净动物实验宜在空调机组中设置初效、中效、亚高效三级空气过滤器，在送风口设置高效空气过滤器。所有空气过滤器应采用纤维型材质，见图 1-1-1。

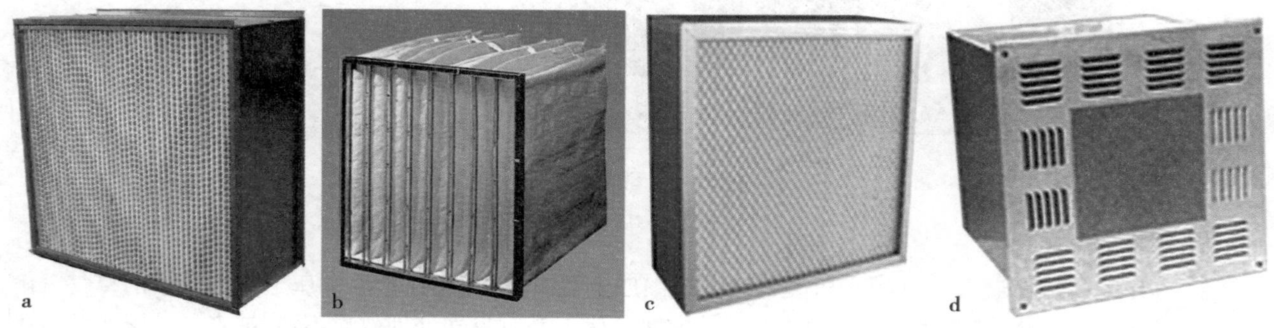

图 1-1-1　纤维型空气过滤器

a. 初效过滤器；b. 中效过滤器；c. 亚高效过滤器；d. 带扩散孔板的高效过滤器风口

(四) 气流组织

动物实验室的气流组织应保证在室内形成均匀的温度场、速度场和最小温度梯度。

普通动物实验室和屏障环境的洁净动物实验室的气流组织一般为乱流。屏障环境的空气洁净度达到 7 级（10 000 级），小动物实验室通常为房间顶部送风，下部四角或底部排风；大动物实验室通常为房间顶部送风，顶部或中部回风。隔离环境的洁净动物实验室，气流组织往往可以在饲养笼架或隔离器中形成垂直层流或水平层流，洁净度达到 5 级（100 级）。

五、通风

(一) 排风量

普通动物实验室的排风量一般为 8~10/h 换气。洁净动物实验室的排风量应根据空调新风量和房间压力梯度，通过计算确定。

(二) 排风处理

由于动物实验室排风含有恶臭气体，建造于城市的动物实验室，其排风必须处理后排放。常用的排风处理方法有：活性炭吸附、酸雾净化塔吸收、高压静电分解和 UV 光解净化几种。

1. 活性炭吸附装置　活性炭吸附是利用其很大的表面积，以及炭粒中更细小的孔——毛细管，使气体附着集中于固体表面。

普通活性炭的吸附是物理吸附，改性活性炭还具有化学吸附。因此活性炭的吸附性既取决于孔隙结构，又取决于化学组成。活性炭吸附装置见图 1-1-2。

2. 酸雾净化塔　酸雾净化塔是废气处理工程中常用的净化设备。有“立式”及“卧式”两种形式，多为玻璃钢材质，内装填料。采用碱液中和吸收排风中的酸性气体，适用于氨、硫化氢、胺类等恶臭物质的除臭处理。若过滤面积足够，气液比选用合理，化学反应完善，吸收净化效率可达 95%；排放口臭气排放浓度 <10ppm。酸雾净化塔的和风机水泵通常由供货商配套提供。酸雾净化塔见图 1-1-3。

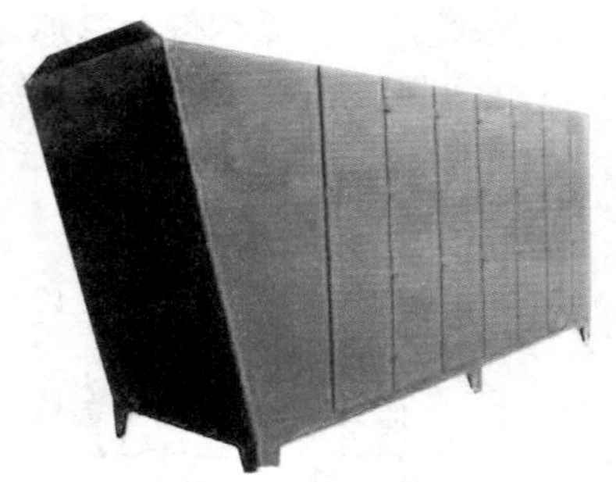

图 1-1-2　活性炭处理装置

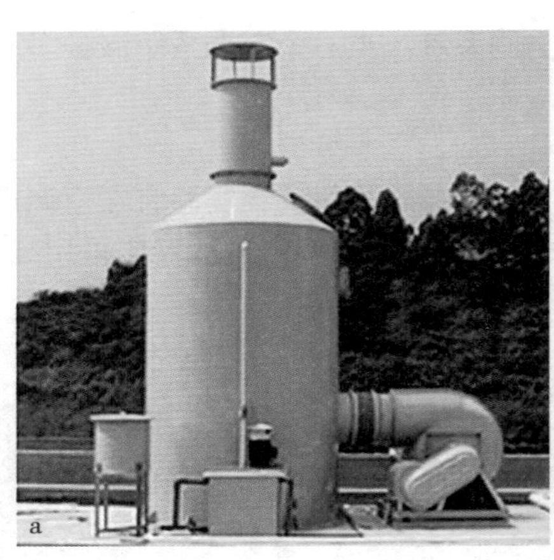

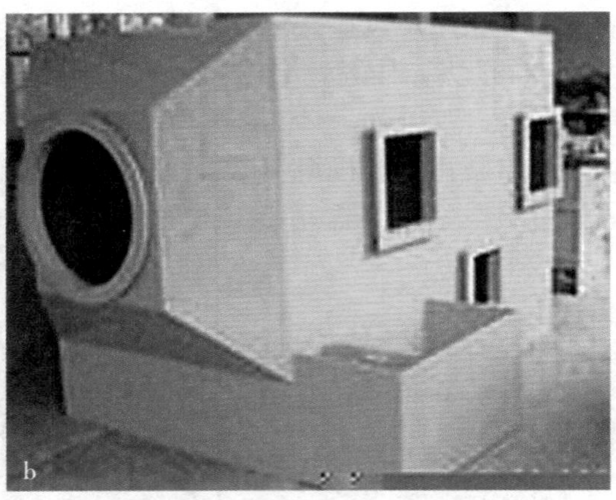

图 1-1-3　酸雾净化塔

a. 立式；b. 卧式

3. 高压静电分解装置　利用高压静电使排风中产生氧离子基团，在常温常压下将排风中的臭气分解成 CO_2、H_2O 和 H_2SO_4 或是部分氧化的化合。该方法的优点是对臭气处理效果不错，缺点是缺乏实际应用的定量分析数据报告，投资较高、运营成本直接受到“电晕”灯管寿命和更换空气预过滤器的频度等因素的影响。需要注意的是，反应产物 H_2SO_4 会对通风管道产生腐蚀。高压静电分解装置见图 1-1-4。

4. UV 光解装置　高能高臭氧 UV 紫外线光束照射恶臭气体物质分子键，裂解氨、硫化氢的分子键，使其呈游离状态的原子。

5. 同时，高能高臭氧 UV 紫外线光束分解空气中的氧分子产生游离氧，即活性氧，因游离氧所携正负电子不平衡，所以需与氧分子结合，进而生成臭氧；$UV+O_2 \rightarrow O-+O^*$（活性氧）$O+O_2 \rightarrow O_3$（臭氧），臭氧与呈游离状态污染物质原子聚合，生成新的无害或低害物质，如 CO_2、H_2O 等。UV 光解装置见图 1-1-5。

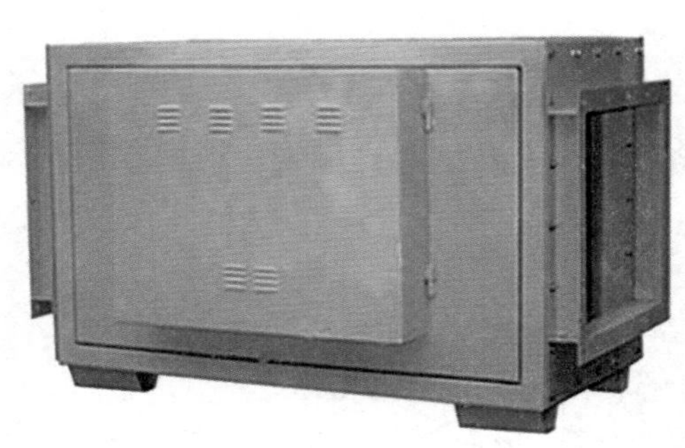

图 1-1-4　高压静电分解装置

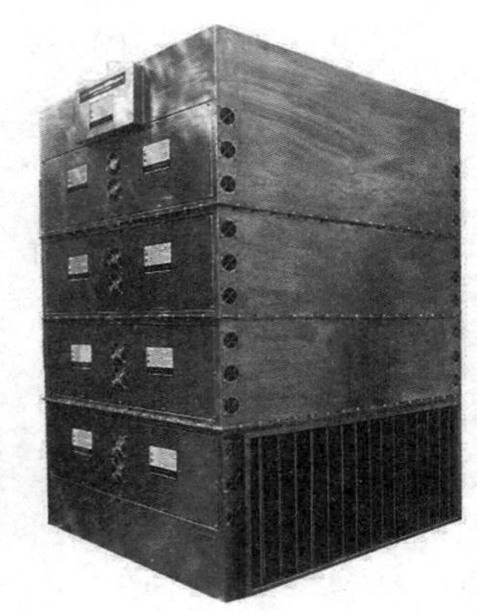

图 1-1-5　UV 光解恶臭气体净化设备

（三）排放

处理后的动物实验室排风仍然需要高空排放。排风口宜高出实验室屋面3m。

六、通风空调系统控制与调节

动物实验室通风空调系统自动控制是保证实验室安全、合理、节能运行的关键。自控系统应完整、可靠、调节迅速、控制精确。自控内容主要包括：温、湿度控制，房间压力梯度控制，空调通风系统运行模式和运行工况转换控制，系统启、停顺序及连锁控制，送、排风机变频调速控制，故障时备用风机自动投入控制等。

（赵霞）

第七节　给排水系统

Section 7　The water supply and drainage system

一、动物饮水

（一）动物饮水的水质

实验动物的饲养环境分普通环境、屏障环境和隔离环境。普通实验动物饮水应符合GB5749—2006《生活饮用水卫生标准》的要求。屏障和隔离环境内饲养的实验动物饮用水须经灭菌处理。原卫生部颁布的《医学实验动物管理实施细则》中要求“屏障系统内动物饮用水为酸化灭菌水”，北京市实验动物管理办公室颁布的《北京市实验动物使用许可证验收规则》中要求“清洁级以上动物饮用灭菌水”。

目前动物实验室灭菌水处理的核心工艺有两种：反渗透纯水制造工艺和超滤净水制造工艺。两种工艺各有优缺点，设计时应根据原水的水质选择合适的水处理工艺，并合理组合各项处理设备，保证在长期的运行中达到水质稳定、可靠、节能。如果实验动物采用饮水瓶饮水的方式，瓶装水经高温高压灭菌后饮用。如需饮用酸化水，则饮水中加盐酸调pH到2.5~3.0。

（二）动物饮水的水量和饮水方式

在动物实验室饲养的动物分大、中、小型动物。大型动物如：犬、猪、猴、羊、牛、马等；中型动物如：兔子、鸡等；小型动物如：小鼠、大鼠、豚鼠等。动物饮水的方法很多，如用水槽、龙头、水碗、瓶、啜头等，动物饮水水量详见表1-1-4。

表1-1-4　动物饮水水量

名称	每日每只饮水量	名称	每日每只饮水量
猕猴	200~950（450）ml	猫	100~200ml
马	19~45.4L	兔	60~140ml
牛	38~53L	豚鼠	85~150ml
猪	3.8~5.7L	大鼠	20~45ml
山羊	1~4L	小鼠	4~7ml
绵羊	0.5~1.4L	鸡	100~300ml
犬	25~35ml		

大型动物要消耗大量饮水，常使用可以自动分发的、能自清洗无弯管的饮水器，见图1-1-6。水碗及其他各种送到动物围栏内的设备，都要能够承受动物的破坏。水碗可以安装在水管、墙壁或地板上，设计时应考虑啜头或龙头的更换，软管的高度和长度也应该可以调节，以满足不同种动物的需要。同时要注意在围栏中水碗的朝向，要考虑围栏开关的方向、动物的朝向、动物排泄和气流的方向。大动物直饮水，一般由自来水经紫外线消毒后供给。

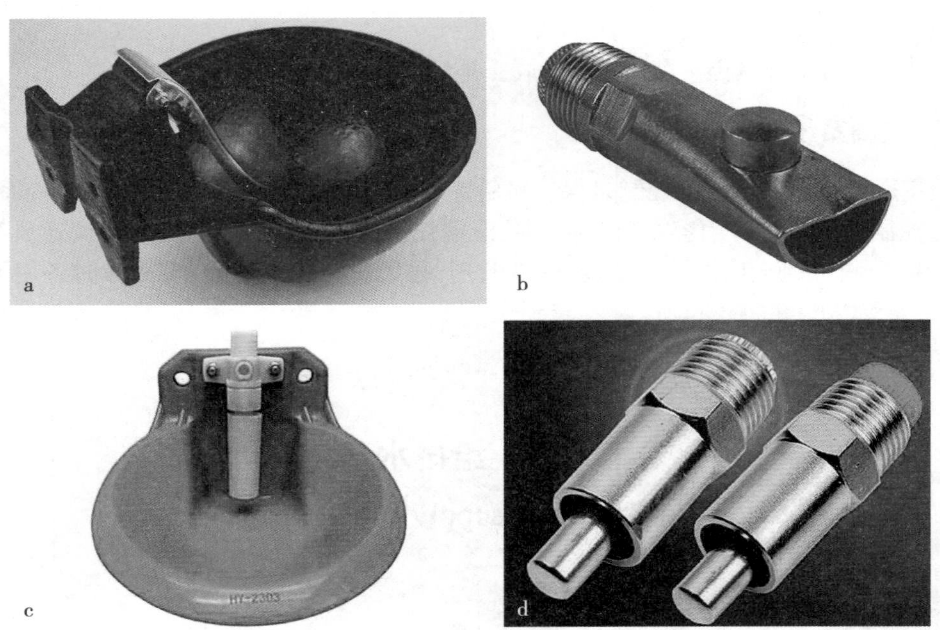

图 1-1-6 动物饮水器具

a. 牛用铸铁碗式；b. 猪用水嘴；c. 小猪用水嘴；d. 猴、犬、猪通用水嘴

对于小型动物，可以有 3 种基本的方法供水。一是通过附在笼架上面的水带和啜头；二是直饮水管网统一供水；三是简易的饮水瓶，手工灌满水后把瓶子和啜头放置在笼架上，见图 1-1-7。

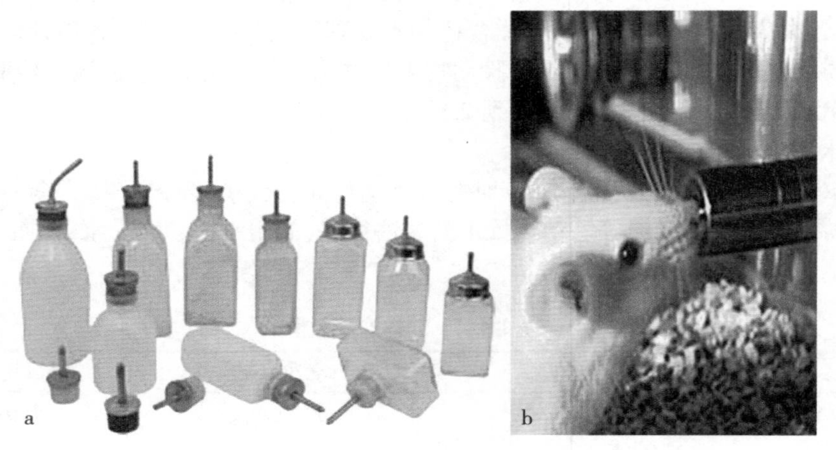

图 1-1-7 动物饮水器具

a. 饮水瓶；b. 直饮水系统

饮水瓶一般采用无毒塑料瓶身，瓶上有一个金属嘴，嘴上套有一个金属外壳及橡胶塞。金属嘴多为不锈钢，前端圆滑，便于动物对吸。瓶塞的外壳多为铝皮，是为了防止动物啃咬，因啮齿类动物及兔常有这种行为。胶塞一般为绿色，无毒。

二、实验动物和实验人员的淋浴

大动物进入实验室，设计时根据实验工艺的要求确定是否需要淋浴，淋浴用水为普通自来水，动物淋浴后用吹风机烘干毛发。实验人员进 SPF 实验室之前，根据实验工艺的要求确定是否需要淋浴，进 SPF 饲养室的实验人员通常应淋浴，淋浴用水为普通自来水。

三、动物房的冲洗

清洁级、SPF 级小动物房一般为干养,不用冲洗,如需冲洗则需要确保一定水质,至少为灭菌水。大、中型动物房应设冲洗设施,每间动物房设一个冲洗龙头,冲洗龙头旁配冲洗卷盘和冲洗水枪。有的动物笼架如兔笼,在其上方有一个水箱,水箱提供笼架内动物的饮水和笼架的冲洗用水。

(张亦静)

第八节 电气与自动控制系统

Section 8 The electric and automatic control system

一、电气系统

电力系统的规划首先考虑满足实验动物设施使用的可靠性,即设施的运行应满足规范规定或者使用需求的负荷标准。这对实验动物的生存、健康,对防止致病因子的扩散具有至关重要的作用。

本节不再赘述如何实现常规的电气工程设计特点,只针对实验动物设施对电气设计的特殊需求。

(一) 负荷标准

根据《实验动物设施建筑技术规范》GB50447—2008 规定,屏障环境设施的动物生产区(动物实验区)用电负荷不宜低于二级。但通常设计时,均考虑 2 路以上供电,对于超大规模实验动物设施或有动物育种要求的场所,其保证环境的空调系统供电尤为重要,一般要求 24 小时连续供电。因此,电气设计通常考虑设置柴油发电机组作为备用电源,规模较小时也可采用 EPS 作为备用电源。

备用柴油发电机组主要供实验区空调送排风系统设备、动物照明、弱电控制系统等重要实验保证负荷用电。柴油发电机一般需配备储油罐,储油量按≥24~48 小时确定。

(二) 低压配电系统

普通动物实验室原则上为末端单电源供电,大实验室可按每间实验室设一个配电箱,小实验室可几间实验室设一个配电箱,配电箱可设在实验室门口处的外墙上。

对于屏障环境或隔离环境的生产区(实验区),宜设置专用配电柜,配电柜宜设置在辅助区。屏障环境内的配电柜、配电盘、控制开关等应采用暗装,与墙体间采取可靠的密封措施。

实验动物设施的配电管线应采用金属管敷设,穿过墙和楼板的电线应加套管,套管内用不收缩、不燃烧的材料密封。

(三) 照明配电系统

1. 照度标准　常规的实验动物设施相关房间普遍应用的照度标准见表 1-1-5。

表 1-1-5 常规实验动物设施相关房间普遍应用的照度标准

序号	类别	最低照度标准值
1	动物生产及实验区工作照度	150lx
2	动物生产及实验区动物照度	大鼠、小鼠、豚鼠 15~20lx 兔、猴、犬 100~200lx
3	动物辅助生产及实验区	淋浴、一更 100lx 缓冲、二更、洁污走廊 150lx 洁物储存室 150lx 消毒室 150lx

2. 照明灯具　普通动物实验室可采用电子镇流器配三基色荧光灯管;屏障环境设施净化区内的照明灯具,应采用密闭洁净灯。照明灯具宜吸顶安装;当嵌入暗装时,其安装缝隙应采用可靠密封措施,防止昆

虫、灰尘等进入。灯罩应采用不易破损、透光好的材料。

在湿度较大的房间如消毒前室，水生、两栖生物饲育室等，采用防水密闭灯具，吸顶安装。

3. 照明控制　动物照明昼夜调光交替时间 12/12 小时，由智能时间可编程控制开关控制。

对于照度要求较低的小型实验动物（如鼠、鸡等），设施内应设置照度可调的光源。

（四）其他要求

应考虑设计足够多的电源插座。

如果有特殊仪器或者进口仪器设备，则在设计时应考虑此类特殊配电和需求。

二、自动控制系统

（一）出入口控制系统

为了保证屏障设施生产区（实验区）洁净度以及对进出人员进行授权管理。屏障环境生产区（实验区）宜设置出入口控制系统。一般在屏障设施生产区（实验区）出入口宜采用刷卡（或刷卡与密码键盘双重识别方式）进出，通过信息卡的方式对进出该部位的人员进行管理。缓冲间的门，采取互锁措施。当出现紧急情况时，所有设置互锁功能的门应处于可开启状态。

（二）通信系统

屏障环境设施净化区的内外应有可靠的通信方式。一般屏障环境设施生产区（实验区）内设置有线电话点及网络信息点。

（三）视频安防监控系统

屏障环境设施生产区（实验区）内宜设必要的摄像监控装置。一般在屏障环境设施生产区（实验区）设置彩色球型一体化摄像机，摄像机宜选用红外敏感摄像机配红外灯，便于实时监视动物活动情况。走廊及其他部位设置彩色固定式摄像机，对监视区域进行安全监控及管理。摄像机宜采用高清摄像机，显示设备选型应满足现场要求和使用要求，清晰度应不低于摄像机的清晰度，宜高出 100TVL。监控室宜在屏障环境设施生产区（实验区）辅助区设置，摄像机宜采用数字录像记录。

（四）自动控制系统

自控控制系统应遵循经济、安全、可靠、节能的原则，操作应简单明了。系统应为全开放式系统，在满足工程高度智能化和系统资源共享技术要求的同时，又要满足系统升级换代、系统扩展和可替换性的要求。

屏障环境设施生产区（实验区）净化空调系统控制要求如下。

1. 屏障环境设施生产区（实验区）的净化空调系统的配电应设置自动和手动控制。

2. 送、排风机连锁控制　有正压要求的实验动物设施，送风先于排风开启，后于排风机关闭。有负压要求的实验动物设施，排风先于送风开启，后于送风机关闭。当空调机组设置电加热装置时，应设置空调系统的电加热与送风机连锁，并应设无风断电、超温断电保护及报警装置。

3. 系统送、排风机状态监测　屏障环境设施生产区（动物实验区）的送、排风机应设置正常运转的指示，风机发生故障时应能报警，相应的备用风机应能自动或手动投入运行。

4. 控制区域温湿度控制及检测　根据送风温度及室内温度自动控制冷 / 热水阀开度；根据送风湿度及室内湿度自动控制加湿阀开度；夏季根据室内温度和湿度同时控制冷水阀开度和电加热器开 / 关，以达到夏季除湿的要求。

5. 压差控制与监视　通过调节房间送、排风量的平衡，达到维持房间压力梯度的目的。送、排风系统根据送、排风系统压力，通过调节送、排风机的频率改变送、排风量，以达到节省能源的目的。屏障环境设施动物生产区的房间和与其相通房间之间，以及不同净化级别房间之间设置压差显示装置，并远传至中控室，便于就地及远程监视。当压差梯度超过设定范围时，在就地及控制室发出声光报警。

6. 过滤器堵塞监视及报警　对于初效、中效及高效过滤器，通过检测过滤器两侧压差，超过设定值时报警。

（胡剑辉　左锦）

参考文献

[1] 中国科学技术协会，中国实验动物学会 .2008-2009 实验动物学学科发展报告[R]. 北京：中国科学技术出版社，2009：6-25.

[2] 中国建筑科学研究院 . 实验动物设施建筑技术规范，GB50447—2008 [S]. 北京：中国建筑工业出版社，2008.

[3] 方喜业，邢瑞昌，贺争鸣 . 实验动物质量控制[M]. 北京：中国标准出版社，2008：740-750.

[4] 民用建筑电气设计规范 JGJ16-2008 [S]. 北京：中国建筑工业出版社，2008：25.

[5] EUROGUIDE On the accommodation and care of animals used for experimental and other scientific purposes. London：Royal Society of Medicine Press Ltd.，2007.

[6] Jack R. Hessler，Noel D.M.Lehner. Planning and Designing Research Animal Facilities [M]. New York：Academic Press，2008.

[7] 黄家声，谭锦春 . 实验室设计与建设指南[M]. 北京：中国水利水电出版社，2011：166.

[8] 全国实验动物标准化技术委员会 . 实验动物环境及设施，GB 14925—2010 [S]. 北京：中国标准出版社，2010.

（刘宇　整理编辑）

第二章　生物安全动物实验室的设计与设备配置

Chapter 2　the methods for the Animal Biosafety Laboratories（ABSL）

生物安全实验室(biosafety laboratories)适用于动、植物生物病原体的临床检验、培养分离、纯化鉴定，以及各种生物因子的基础研究、诊断和防治用药品和试剂的应用性研究等工作。生物安全实验室建设需要通过规范的实验室设计。同时，实验设备的安装配置、个人防护装备的正确使用，标准化的工作操作程序和管理规程等，都是确保操作生物危险因子的工作人员不受实验对象的伤害，确保环境不受其污染，确保实验因子保持原有本性的条件。

2003 年的“非典”(国际上称之为 SARS)，和 2005 年至今几乎每年都会发生的禽流感，是我国近年来发生的大规模、大范围的人畜共患疫情，为我国人类和动物疾病预防与控制敲响了警钟，也将提高国家生物安全领域的研究和实验水平提到战略高度。

动物生物安全实验室的设施设计不同于普通生物安全实验室，有其独特的问题。在一般实验室，危害的产生是由工作人员失误或设备故障引起的，对动物实验室而言，动物自身的活动也能产生新的危害，如动物活动产生的气溶胶或通过抓咬可使动物管理和实验人员受到外伤和感染，这就需要在设施设计和动物实验设备选用时进行周密与细致的考虑。并且，在设计和建造动物生物安全实验室时，还应该考虑减少人流和物流交叉污染的危险。本章重点介绍高级别动物生物安全实验室的布局考虑与设备配置。

第一节　规划与布局

Section 1　The planning and layout for biosafety laboratory

一、确定实验室类型

按国标要求，生物安全实验室分为 4 个级别，分别为一、二、三、四级生物安全实验室，其中三、四级生物安全实验室为高级别生物安全实验室。对应不同的实验类型确定不同的实验室类型，是高级别生物安全实验室设计首先要考虑的问题。

二、实验室布局

生物安全实验室选址、内部布局除满足国家相关部门标准和要求外，应充分考虑生物安全的特殊要求，必要时，应事先征询消防主管部门的建议。实验室的安全保卫应符合国家相关部门对该类设施的安全管理规定和要求，具体要求及措施如下。

生物安全实验室的合理布局应使工作人员工作方便，并满足实验室生物安全的需要。设计生物安全实验室，首先必须作相关的实验危险性评估，根据危险性定位实验室生物安全水平，通过对病原微生物种类、用量、实验方法、是否进行动物实验进行风险性评估来确定合适的实验室类型，而且在设计前期要与使用者进行充分的沟通，详细了解他们的工作习惯，操作过程，如设计动物生物安全实验室，还需要了解动物实验室内饲养动物的生理特点和生活习性。在确保生物安全前提下尽量简化工艺流程，方便工作，节能环保。

合理规划实验室布局，很重要的一点就是要确定各种要素的流动方式，包括人员、动物、物品。每种要素在不同的区域可以被定义为洁净的、可能被污染的或确定被污染的。因此，在每个区域的设计中需要分别考虑采用不同的应对措施，保证所有的要素离开实验区域时都是干净的，详见表 1-2-1。

表 1-2-1　动物生物安全实验室的布局与工艺要求

项目	ABSL-1	ABSL-2	ABSL-3 中的 a 和 b1 类	ABSL-3 中的 b2 类	ABSL-4
限制出入	√	√	√	√	√
授权进入		√	√	√	√
双人工作制		√	√	√	√
门上贴生物危害警告标志		√	√	√	√
带双面互锁缓冲间		√	√	√	√
气密性要求				√	√
建筑物内设高压灭菌器					
邻近区域内设蒸汽不外排高压灭菌器		√			
采用生物安全型双扉高压灭菌器灭菌			√	√	√
更衣		√	√	√	√
淋浴			√	√	√
化学淋浴					√
实验区气流由外向内单向流动		√	√	√	√
送风经初、中、高效过滤			√	√	√
排风经高效过滤并可以在原位对排风 HEPA 过滤器进行消毒灭菌和检漏			√	√	√
排风经双高效过滤					√
防护区内排水要经过专用灭菌系统处理			√	√	√
生命维持系统 + 正压防护服					√

注：1. ABSL-2 实验室动物饲养应在安全隔离装置内从事可能产生有害气溶胶的活动；排气应经 HEPA 过滤器的过滤后排出。当不能满足时，应使用 HEPA 过滤器过滤动物饲养间排出的气体。

2. ABSL-3 中的 b2 类动物饲养间，应根据风险评估的结果，确定其排出的气体是否需要经过两级 HEPA 过滤器的过滤后排出。

高级别动物生物安全实验室剖面布局通常采用 3~5 层竖向功能分区的结构形式。顶部为高效空气过滤器和空调设备层（1~2 层），中间层为实验室生物安全防护区，一层底部为活毒废水处理间和活毒废水管道夹层（1~2 层），详见图 1-2-1 和图 1-2-2。

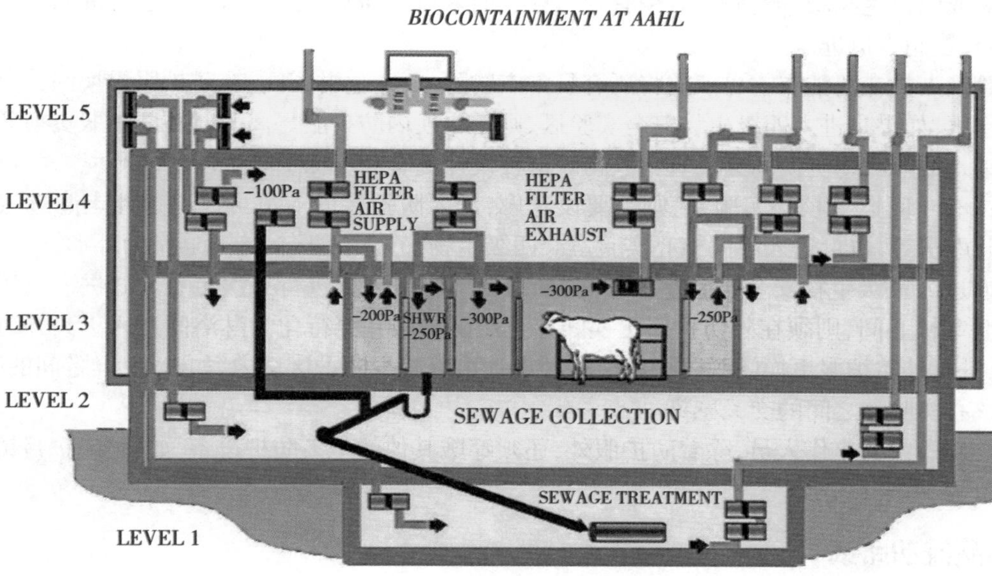

图 1-2-1　澳大利亚动物健康实验室剖面示意图

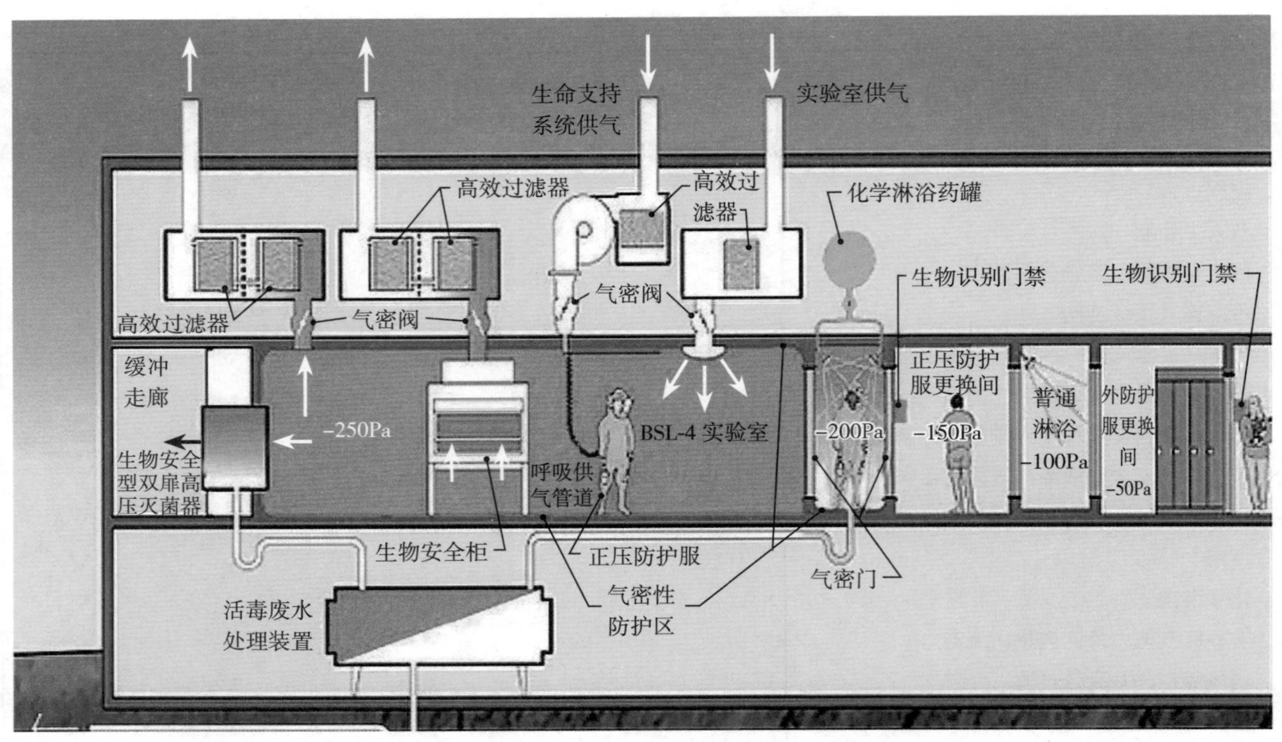

图 1-2-2 加拿大人类及动物健康中心实验室剖面图

国内生物安全实验室通常为一层。实验室通常不设排水管道，实验废水收集经高压灭菌器灭菌送出。实验室送、排风为上送下排，送风像洁净室一样采用高效过滤风口，排风高效过滤器放在排风口位置。高效空气过滤器和风管布置在实验室的吊顶内，空间狭小，不便于维修。

三、人员进出路线

所有可能进出实验区域的人员包括：实验人员、后勤人员、设备维护人员、管理人员及外来人员（包括物品运送人员及访问人员），根据不同人员不同时间的授权可以进入不同区域，不同区域入口处设置人员或自动监控措施以保证实验室安全。

进入三级或四级生物安全实验区必须有相对独立的入口。通常在此入口处设登记准入、授权进入、自动监视等措施，控制人员进入。

进入实验区人员在清洁衣物更换间将所有日常衣物除去，穿过淋浴间，在防护服更换间穿上防护区内专用洁净工作服，如果是进入四级生物安全实验区，则需更换内防护服。离开时在防护服更换间脱去防护服，淋浴，再进入洁净衣物更换间穿上日常衣物。这种设计更有利于保护防护区外的环境。

实验区内有 1 间以上核心实验室，则需要设走廊，进入防护区的人员可以通过此走廊进入实验辅助区，如准备间、库房等，也可进入不同核心实验室。四级生物安全实验区内走廊通常为环形。

通过缓冲进入三级生物安全实验室核心间，如需要可在缓冲再进行一次更衣。如进入正压服型四级生物安全实验室核心间，则须在外防护服更换间穿正压防护服并穿行化学淋浴间进入。离开时须先进行化学淋浴，再进入外防护服更换间脱防护服。这种设计可以减少防护区域内，如走廊、准备间的感染可能，并能防止各核心实验室之间的交叉感染。

进入核心实验室的工作人员，除着防护服外，还须穿戴其他的个人防护设备，如手套、护目镜、面具、头部面部保护罩等。

四、物品流动路线

生物安全实验室需要的物品主要为实验耗材、样品、试剂、实验人员防护服等，动物生物安全实验室还有动物饲料、垫料、笼盒、动物实验解剖用具(含尖锐物品)等。物品流动路线根据不同的要求可采取以下不同的方式。

(一) 进出物品可在防护区走廊交叉

适用于 ABSL-3 中 a 类或 b1 类实验室,及 ABSL-4 实验室。

洁净物品通过双扉高压灭菌器、传递窗送入防护区内走廊,再分别通过传递窗或随人带入各核心实验室。ABSL-3 实验室污染物品在各核心实验室经过表面灭菌后传递至走廊打包,再通过生物安全型双扉高压灭菌器灭菌后传出。ASBL-4 实验室污染物品需通过实验室内设置的生物安全型灭菌器灭菌后传出。

洁净工作服或内防护服灭菌后送至防护区外洗衣间清洗后,再经过高压灭菌送入防护服更换间。

尽可能不使用尖锐器具。所有能够进行处理的尖锐物品都应该直接置于密封、抗刺戳,且能够进行处理的容器中,该容器还要在明显的地方贴上相应的警示标签。

大型设备,如动物笼架具、生物安全柜等,通过设备出入口进入实验防护区,BSL-3 和 ABSL-3 中 a 类或 b1 类实验室设备出入口可为单门,ABSL-3 中 b2 类实验室和 BSL-4 及 ABSL-4 实验室设备出入口必须为气锁。需要运出时必须先在实验室内消毒,再通过设备出入口送出。大型设备进出时,所要进入或退出的核心实验室都是实验进行完毕并已经过消毒的房间。

(二) 进出物品单向流动,无交叉

适用于 ABSL-3 中 b2 类实验室有多个核心间。

洁净物品通过双扉高压灭菌器、传递窗送入防护区内走廊,再分别通过传递窗或随人带入各核心实验室。污染物品通过污染走廊送至解剖间,通过解剖间的双扉高压灭菌器灭菌后传出。

此方案物品在防护区内单向流动,清洁段与污染段完全分开,避免各核心间交叉污染。

五、实验动物进入、饲养、解剖及尸体处理

动物生物安全实验室的动物流动路线是以动物进入实验室为起点,以动物尸体处理为终点。采用隔离器饲养的小动物生物安全实验室,可共用防护区走廊作为进出通道,但实验完毕经解剖的小动物必须经过高压灭菌才可拿出。ABSL-3 中 b2 类实验室自起点至终点,动物按单方向移动,无交叉往复。如果同一个实验区既有大动物饲养间又有小动物饲养间,则宜按动物单向流动设计。

动物入口为动物进入实验区的一个交接整理场所。SPF 级小动物在动物入口房间内拆除外包装后,再通过传递窗送入实验区;普通级大动物在此处清洗并烘干。

缓冲间是将实验控制区与外部环境分隔开的房间,在 ABSL-3 中的 b2 类实验室和 ABSL-4 实验室,通常在此房间出入口设两道气密门。动物由此入口通过一道气密门进入缓冲间,动物进入后将其关闭,再由控制区内人员打开另一道气密门,将动物带入防护区内走廊。

具有多间核心动物实验室需设防护区内走廊,防护区内走廊是动物进入各动物实验室的交通道路。通过这条走廊,动物可分别进入不同实验室。大动物实验室走廊内设大动物控制栏(门),用于限定大动物行进位置和方向。

动物饲养间为污染区,感染的小动物和中等动物(如犬、猴)须饲养在负压隔离通风笼架或隔离器内;大动物(牛、马)为开放式饲养,动物饲养区与人员工作区以足够高度、强度的围栏分隔,进行接种、取血等动物实验操作或近距离观察时,由动物保定装置限制动物活动,并根据不同级别的动物实验采用不同防护装备进行个人保护。

ABSL-3 中 b2 类实验室如果有多个动物实验室,则须在解剖间与动物饲养间之间设共用的污染走廊。各动物房至污染走廊及污染走廊至解剖间的门宜为气密门。走廊内设大动物控制栏(门),用于限定大动物行进位置和方向。走廊顶部可设电动葫芦,方便运送已死亡的大动物。污染走廊的压力低于动物房,高于解剖间。

活的动物要在解剖间实施安乐死,如有大动物,解剖间内须设动物限制栏,以满足注射、取样、处死等工作需求。小动物或中等动物解剖须在生物安全柜或负压解剖台上进行,大动物解剖可采用普通升降式解剖台。解剖间顶部宜设电动葫芦输送动物尸体。解剖间内宜设冰柜或冷冻室暂存动物尸体。

动物尸体根据尸体大小、处理量，可采用生物安全型双扉高压灭菌器、组织处理器等不同方式处理，但均需验证证明其通过有效的灭菌后，方可拿出。

在实验室入口位置处设置正压缓冲或一更作为一个压力隔断，洁净的空气压向内外两侧，保证了内外环境气流不相互交叉。

为保证实验室气流定向流动并且更容易控制，实验室相邻区域根据不同要求设置 10~25Pa 压差，通常三级大动物生物安全实验室和四级生物安全实验室的压力梯度为 –25Pa。

第二节　配套工艺设备选型

Section 2　The selection process of a complete set of equipment

生物安全实验室一般实施两级屏障。生物安全实验室操作者和被操作对象之间的隔离为一级屏障，一级屏障主要包括各级生物安全柜、动物隔离器和个人防护装备等。生物安全柜、隔离器、IVC、解剖台等设备的运行通常与实验室的系统相关联，是第一道、也是最关键的安全屏障。

一、生物安全柜

生物安全柜（biological safety cabinets，BSCs）是为操作原代培养物、菌毒株以及诊断性标本等具有感染性的实验材料时，用来保护操作者本人、实验室环境以及实验材料，使其避免暴露于上述操作过程中可能产生的感染性气溶胶和溅出物而设计的。当操作液体或半流体，例如摇动、倾注、搅拌，或将液体滴加到固体表面上或另一种液体中时，均有可能产生气溶胶。在对琼脂板划线接种、用吸管接种细胞培养瓶、采用多道加样器将感染性试剂的混悬液转移到微量培养板中、对感染性物质进行匀浆及涡旋振荡、对感染性液体进行离心以及进行动物操作时，这些实验室操作都可能产生感染性气溶胶。由于肉眼无法看到直径小于 5μm 的气溶胶以及直径为 5~100μm 的微小液滴，因此实验室工作人员通常意识不到有这样大小的颗粒在生成，并可能吸入或交叉污染工作台面的其他材料。已经表明，正确使用生物安全柜可以有效减少由于气溶胶暴露所造成的实验室感染以及培养物交叉污染。生物安全柜同时也能保护环境，见表 1-2-2 生物安全类型。

表 1-2-2　不同保护类型及生物安全柜的选择

保护类型	生物安全柜的选择
个体防护，针对危险度 1~3 级微生物	Ⅰ级、Ⅱ级、Ⅲ级生物安全柜
个体防护，针对危险度 4 级微生物	手套箱型实验室Ⅲ级生物安全柜
个体防护，针对危险度 4 级微生物，防护服型实验室	Ⅰ级、Ⅱ级生物安全柜
实验对象保护	Ⅱ级生物安全柜，柜内气流是层流的Ⅲ级生物安全柜
少量挥发性放射性核素 / 化学品的防护	Ⅱ级 B1 型生物安全柜，外排风式Ⅱ级 A2 型生物安全柜
挥发性放射性核素 / 化学品的防护	Ⅰ级、Ⅱ级 B2 型、Ⅲ级生物安全柜

二、动物设备

动物隔离器或负压隔离通风笼架（图 1-2-3）：ABSL-2 及以上级别实验室中，小动物必须饲养在动物隔离器或负压独立通风笼架中，隔离器排风均通过 HEPA 过滤后排放。

（1）负压换笼机：小动物饲养过程中更换笼具用，换笼机柜内为负压，排风均通过 HEPA 过滤后排放。

（2）负压解剖台：负压解剖台的柜内气压应为负压，且应有一定的定向气流。负压解剖台排水管道预留下水接口或安装废水收集容器。

气溶胶感染装置能使动物重复地暴露在污染或感染环境中。机器内部为负压环境，排风通过自带

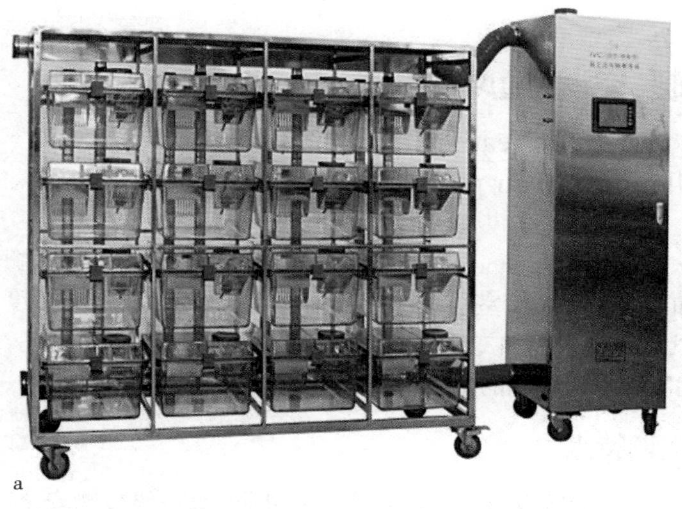
a

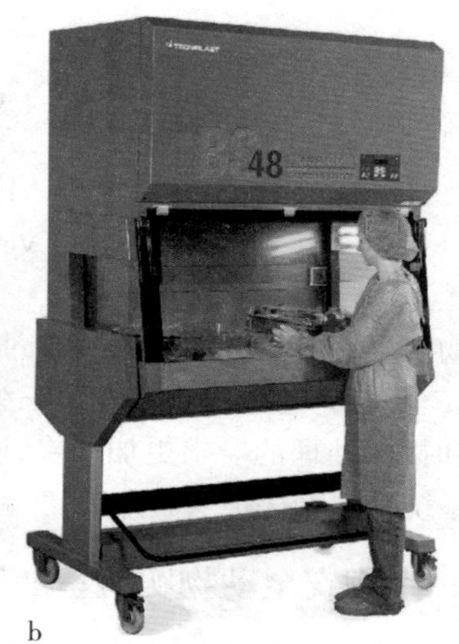
b

图 1-2-3　动物设备
a. 负压独立通风笼架；b. 负压换笼机

HEPA 过滤器过滤后排放。

三、生物安全型双扉高压灭菌器

双扉高压灭菌器用于防护区向辅助工作区的物品传递，对物品表面和内部均具有可靠的杀菌作用，ABSL-3 的双扉高压灭菌器 2 个气密门应分别开在防护区和辅助工作区，ABSL-4 的双扉高压灭菌器 2 个气密门分别开在核心实验室和防护区。

四、生命支持系统及正压防护服

随着生物技术的发展，许多新型微生物检测仪器的出现、基因工程技术的普及、分子生物学理论的发展，对病原研究已达到分子水平的层次，大型尖端仪器使用越来越普及；加之为鉴定病原、检验疫苗的效能，必须建立动物模型，进行活体动物实验，动物解剖分析。这些工作一般需要在较大的工作空间和开放的状态下进行，为保护实验人员的安全，实验人员必须穿着个体防护正压服。这种方式为研究人员开展活体病原研究提供了更大的自由活动空间，操作各类新型设备仪器更为方便，能进一步提高工作效率。

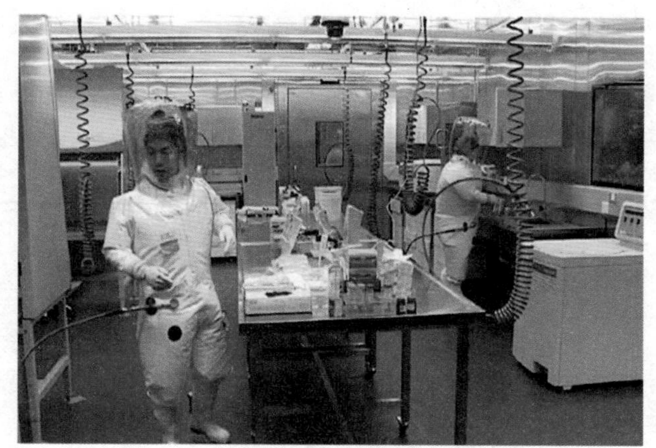

图 1-2-4　正压防护服及供气

由于科学技术的进步，正压服及供气系统的可靠性提高，实验室密封技术、污染控制技术的成熟，正压服性的生物安全实验室因具有使用方便灵活、安全可靠而被逐步采纳。国际上新建成的生物安全四级实验室多采用正压服型的生物安全实验室，见图 1-2-4。

生命支持系统是为核心实验室的工作人员提供呼吸用气源的专用设备，主要包括压缩空气制备，过滤处理、气体分析、制冷、加热及安全警报等环节。其提供的气源中一氧化碳的浓度小于 10ppm，二氧化碳的浓度小于 150ppm，并且供气源的温度、湿度、压力及气体流速可控。呼吸空气由不锈钢管道送到各实验室，可根据需要通过柔性管道与正压服相连。正压防护服由双面 PVC 布料组成，供气由一个可旋转的阀门控制。防护服内通过供气管道可以送气至手臂，腿部和面部。

（严向炜　张甜甜）

第三节　采暖、空调、通风及空气净化系统

Section 3　The system of heating, air conditioning, ventilation and air purification

生物安全动物实验室（animal biology security laboratory）比动物实验室的危险性相对更高，尤其是高等级生物安全动物实验室（生物安全三级和四级动物实验室）。因此，通风空调系统对邻室压力梯度、系统控制精度和排风处理的要求更加严格，通风空调设备更加专用，同时需要增加生物安全防护措施。总之，通风空调系统承担着保护实验人员、实验动物和生态环境的重要责任。

一、生物安全动物实验室通风空调特点

生物安全一级和二级动物实验室通风空调的特点基本与动物实验室相同，高等级生物安全动物实验室（生物安全三级和四级动物实验室）除了具有上述特点外，还具备以下特性。

(一) 气流组织

生物安全核心实验室必须形成定向气流，新风从实验室生物安全风险低的区域流向生物安全风险高的区域，再由排风系统捕集。

(二) 压力梯度

从生物安全非防护区至生物安全核心实验室必须逐级形成严格的空气压力梯度，保证气流总是从风险低的区域流向风险高的区域。

(三) 排风严格处理

高等级生物安全动物实验室的排风，必须经过一级或两级高效空气过滤器净化后，才能排放。

(四) 生物安全动物实验室环境要求

生物安全动物实验室应同时满足《实验动物环境与设施》（GB14925—2010）的有关要求，见表 1-2-3。

表 1-2-3　生物安全动物实验室环境参数

项目	国际兽医协会标准	中国标准
新风量	100%	100%
温度范围（℃）	18~26	18~25
相对湿度范围（%）	35~65	30~60
风速（m/s）	<0.25	<0.25
换气次数（h^{-1}）	6~25	12~15

二、采暖

只有生物安全一级动物实验室允许设置采暖系统，其他级别的生物安全动物实验室都不允许。生物安全一级动物实验室与普通动物实验室采暖系统要求相同。

三、空调

(一) 新风入口

新风入口应采取有效的防雨措施，设置防止室外昆虫和动物进入的安全防护网。新风口应远离排风口。新风入口下沿距室外地面应在 2.5m 以上。建议对建筑物整体进行数字流场模拟计算，以确保新风入口不受排风的影响。

（二）空调负荷

生物安全动物实验室空调净化系统的空调负荷，除了像舒适性空调应计算的围护结构、人体、照明、新风负荷外，还应充分考虑生物安全柜、离心机、CO_2培养箱、摇床、冰箱、高压灭菌锅、真空泵、紧急冲洗池等专用设备的冷、热、湿和污染负荷。生物安全动物实验室还应考虑动物本身及其排泄物的冷、热、湿和污染负荷。

（三）洁净度

一级和二级生物安全动物实验室应采用全新风空调系统，新风设置初效、中效两级空气过滤器；三级和四级生物安全动物实验室则必须采用全新风直流式的净化空调系统。该系统应设置初、中、高效三级空气过滤器，保证防护设施的静态洁净度达到7级和8级。送风末端应采用《高效空气过滤器》（GB13554）中的B类或B类以上高效过滤器。

（四）排风

排风系统是保证生物安全动物实验室安全、维持防护设施负压的核心措施。排风系统必须保证在任何情况下防护设施内部不致出现瞬时正压，所有排放气体均经无害化处理后排放。

1. 排风必须与送风连锁，排风先于送风开启，后于送风关闭。

2. 对生物安全动物实验室的排风量必须进行详细的设计计算。总排风量应包括围护结构漏风量、生物安全柜、动物隔离器、离心机和真空泵等设备的排风量等。

3. 生物安全动物实验室必须设置室内排风口，不得只利用生物安全柜或其他负压隔离装置作为房间排风出口。

4. 生物安全柜的排风既可以采用独立管道，也可以与生物安全动物实验室房间的排风管道兼用。但生物安全柜的排风管接入房间的排风管之前应设高效过滤器。

5. 排风系统应能保证生物安全柜内相对于其所在房间为负压，Ⅱ级B1、B2和Ⅲ级生物安全柜的排风必须直接与排风系统相连。生物安全柜与排风系统的连接方式见表1-2-4。

表1-2-4 生物安全柜与排风系统的连接

分级		工作口进风速度（m/s）	循环风比例（%）	排风比例（%）	与排风系统的连接方式
Ⅰ级		0.38	0	100	密闭连接
Ⅱ级	A1	0.38~0.50	70	30	可排到房间或设置局部排风罩
	A2	0.50	70	30	可设置排风罩或密闭连接
	B1	0.50	30	70	密闭连接
	B2	0.50	0	100	密闭连接
Ⅲ级		—	0	100	密闭连接

6. 三级和四级生物安全动物实验室的排风必须经过高效过滤器后排放。四级生物安全动物实验室和有特殊要求的三级生物安全动物实验室的排风必须经过两级高效过滤器后排放。高效过滤器的效率不应低于《高效空气过滤器》GB13554中的B类。

7. 排风气密阀和管道上的传感器必须位于排风高效过滤器下游。

8. 输送未经处理排风的管道必须处于负压段，其长度应尽可能缩短；排风管应根据需要设置消毒剂喷口。第一级排风高效过滤器应安装于实验室外并尽量靠近防护设施。

9. 排风管道的正压段不应穿越房间，排风机宜设于室外排风口附近。

10. 三级和四级生物安全动物实验室的排风系统应该采用双风机互为备用，当一台发生故障时，另一台可以自动投入运行。

11. 三级和四级生物安全动物实验室排风高效过滤器的安装应具备现场检漏的条件。如果现场不具备检漏的条件，则应采用专用的排风高效过滤装置。过滤器位置与排风口结构应易于对过滤器进行就地消毒和密闭更换。

12. 排风口的位置应高出所在建筑物顶部 2.5m 以上。排风宜以大于 12m/s 风速高空排放，且排放口顶部不应设风帽以避免阻碍气流扩散。

13. 三级和四级生物安全动物实验室的排风管道应采用耐腐蚀、不吸水的材料制作，建议排风高效过滤器上游的排风管采用不锈钢焊接，下游的排风管采用镀锌钢板制作。

14. 在排风高效过滤器和排风机之间，应设置气密阀；排风口考虑防虫措施。

四、袋进袋出高效过滤（BIBO）单元

（一）袋进袋出高效过滤单元应用

国外已建成的三级和四级生物安全动物实验室，送、排风系统所用的高效过滤器几乎都采用单元式，安装于防护区外的管道层或设备层。加拿大的人与动物健康研究中心和澳大利亚动物健康实验室的高效过滤器单元如图 1-2-5 所示。

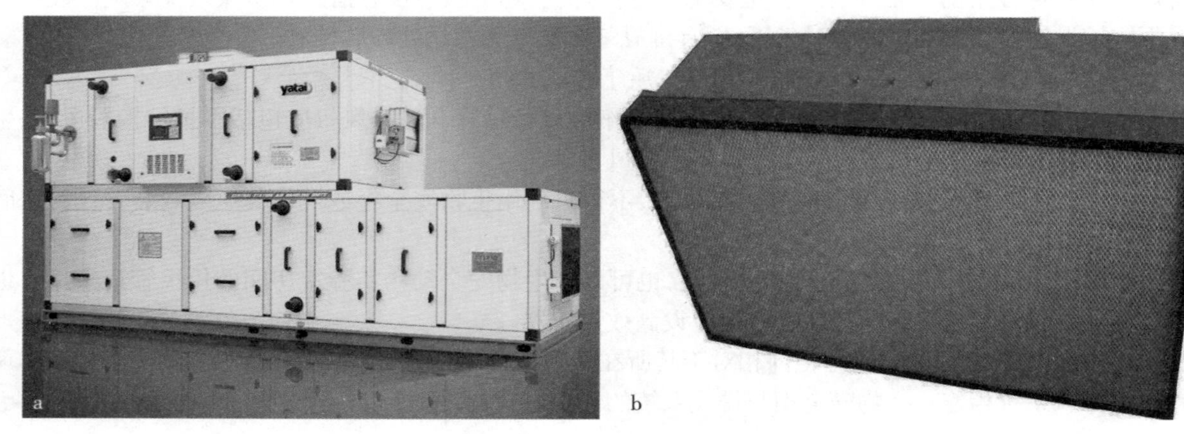

图 1-2-5　高效过滤单元

a. 加拿大人与动物健康研究中心高效过滤器单元；b. 澳大利亚动物健康实验室高效过滤器单元

加拿大人与动物健康研究中心所用的高效过滤器单元又被称为袋进袋出型高效过滤箱。袋进袋出型高效过滤箱（BIBO，即 big in-big out filter housings）是一种由一个或数个单元组合而成的高效过滤设备，进、出风口配有密闭（手动、气动或电动）风阀，具备现场人工检测或自动在线检测装置，可以在带有危险物质的旧过滤器不经消毒的情况下更换过滤器，不会出现污染环境和维修人员的危险。主要应用于含有毒性、生物性、放射性或致癌物等危险物质的气溶胶处理。

（二）袋进袋出高效过滤单元构成

单元的箱体采用不锈钢板焊接而成，箱体耐压达 2540~3810Pa，某些品牌的产品按照美国 ASME NQA-1 标准制造。箱体上有一次成形的安装袋进袋出用法兰的龙骨，法兰上套装 0.2mm 厚的加厚 PVC 塑料袋。高效过滤器与箱体之间采用凝胶体液槽密封。

最初的过滤器安装时，PVC 袋子就套在特殊设计的法兰更换口上，并封在门里。更换过滤器时，工作人员打开门，将双手伸进袋子上的手套里，松开过滤器的固定装置，使脏过滤器滑入袋中，然后封紧袋子并连同过滤器一起剪下。把装有新过滤器的袋子再套在法兰口上，取下原来残余的袋口，放入新袋子的小袖袋里，剪下小袖袋，密闭好剪口，再把新袋子卷好，把门套上并压紧，即完成了整个更换过程。因所有脏过滤器和新过滤器的 3/4 用这种方式通过袋子，因此，命名为袋进袋出（BIBO）。在更换过滤器时，PVC 袋子不仅保证安全防护系统仍然处于密封状态，还要把更换下来的脏过滤器密闭封装。

根据用户的需要，还可以选配预过滤段、高效过滤段和化学（活性炭）过滤段、分子过滤段、测试段或气体冷却段。无论箱体内安装的是哪种类型的过滤器，都是采用同样的方式进行更换。

BIBO 单元既可以是不同功能段串联安装以满足对气体的处理要求，也可以是相同功能段并联安装以满足处理风量的要求。

只有新的过滤器与箱体结构完全密封并在线检漏合格后，过滤器更换才算完成。

国外某品牌号称新一代过滤技术——先进的生物防护系统（ABS型）袋进袋出过滤器，如图1-2-6所示。

过滤器箱体采用高标准不锈钢焊接，其压力衰减测试结果和密封表面生物及微生物泄漏量，能够满足全世界最严格的标准要求。其安全门设有一圈环框，框内充注无定型硅胶，保证每个过滤器更换后门框四周的绝对密封，既适用于袋进袋出过滤器，也适用于非袋进袋出过滤器。

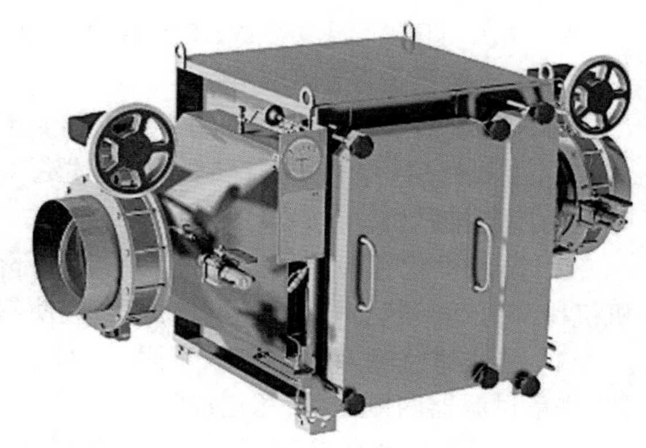

图1-2-6　袋进袋出高效过滤单元

（三）袋进袋出高效过滤单元性能

大风量袋进袋出过滤器参数详见表1-2-5。

表1-2-5　大风量袋进袋出过滤器参数

项目	数据	初阻
最大风量	4075m^3/h	250Pa
额定风量	1700m^3/h	93Pa
过滤风速	0.7m/min（1700m^3/h）	
使用寿命率	3.9	
重量（单个过滤器）	13.6kg	

注：使用寿命率表示与常规高效过滤器处理1700m3/h风量相比使用寿命的增加率

五、通风空调系统控制与监测

自动控制系统是生物安全实验室安全运行的保障，通过对生物安全实验室气流组织、空调通风系统的设备和部件进行连续、精确、稳定、可靠的控制和监测，来满足生物安全实验所需的安全、压力梯度和环境条件的要求。生物安全实验室一般采用直接数字控制系统（direct digital controller，DDC）。

（一）空调送风系统控制和监测

空调送风系统需要控制和监测的主要内容如下。

1. 空调送风机启、停和连锁控制　系统启动时排风机先开启，间隔一定时间后再启动空调送风机；系统关机时先关闭送风机，间隔一定时间后再停止排风机。火灾时，与消防系统连锁，停止送风。

2. 送风机状态检测　监测送风机电气部分运行状态及故障报警，检测送风机进出口压差，确定送风机机械部分运转状态。累计运行时间。设有备用风机时，应使两台风机均衡运行，一台发生故障时，另一台自动投入。

3. 送风温度控制及监测　设定温度，设定冬、夏季转换，设定点可调；根据送风温度与设定值之差，以比例模式控制冷热水盘管的供水阀开度；监测并设定盘管表面温度，温度过低时报警，冬季时设定供水阀最小开度，即以维持盘管不冻结的最小流量。通常生物安全实验室全新风空调机组供水阀最小开度要比舒适性新风机组供水阀最小开度大。

4. 送风湿度控制及监测　设定湿度，设定点可调；夏季通过调整冷盘管的水阀开度控制除湿量，冬季通过调整加湿机控制加湿量，实现室内湿度控制。

5. 过滤器监测及报警　设定阻力，对于初效和中效过滤器，测量过滤器两侧压差，超过设定值时报警。

6. 送风静压测量及控制　设定风管静压，通过安装在送风管适当位置（常在离风机2/3处）上的压力传感器测量送风静压，在保持该点静压一定值的前提下，调节风机受电频率来改变空调系统送风量。

7. 监测　室外新风温度，送风温、湿度，室内温、湿度和氨浓度，冷热盘管温度，室内压力，风机状态，过滤器状态。

8. 报警、记录　送风温、湿度超限，室内温、湿度和压力超限，过滤器阻力超限和风机故障。

9. 显示、打印　温度参数，湿度参数，压力参数，设定值及测量状态。

（二）排风系统控制和监测

排风系统需要控制和监测的主要内容如下：

1. 排风机启、停和连锁控制　与前述送风机相同。同时，排风机应设手动控制装置，在自控系统故障时手动控制排风机。

2. 排风机状态检测　监测排风机电气部分运行状态及故障报警，检测排风机进出口压差，确定排风机机械部分运转状态。累计运行时间。应使两台风机均衡运行，一台发生故障时，另一台自动投入。

3. 过滤器监测及报警　设定阻力，对于一、二级高效过滤器，包括可能设有的预过滤器和化学过滤器，测量过滤器两侧压差，超过设定值时报警。

4. 排风静压测量及控制　设定风管静压，通过安装在排风管适当位置（常在离风机 2/3 处）上的压力传感器测量排风静压，在保持该点静压一定值的前提下，调节风机受电频率来改变系统排风量。

5. 生物安全柜排风控制　通常是控制面风速。对于Ⅱ级生物安全柜的控制方法有：定风量控制、双稳态控制、变风量控制（面风速控制）和自适应控制。通常采用面风速控制。对Ⅲ级生物安全柜应设紧急排风控制。

（三）压差控制

压差控制通常有以下 3 种方法：

1. 纯压差控制法　设定压差，测量被控房间和参照区域的压差，与设定点比较后，控制器通过电动风量调节阀对送风量或排风量进行控制，从而达到要求的压差。

2. 余风量控制法　实验室的送风量与排风量之间保持一定的风量差（余风量），风量差产生对应的压差，控制系统实时测量风量（送、排风量）变化，通过调节送风量或排风量，达到风量的动态平衡，使送、排风量之间保持恒定的风量差，从而维持恒定的压差。

3. 混合系统　纯压差控制和余风量控制结合的控制系统。以余风量控制作为基本控制方法，同时加入压差传感器和控制器对余风量进行设定。

六、生物安全防护措施

二级至四级生物安全动物实验室通风空调系统生物安全防护措施主要体现在以下方面：

（一）系统形式

污染区和半污染区只能设置全空气通风空调系统，不允许安装散热器、分体空调，不可使用电风扇。必须使用独立的直流式送、排风系统。

（二）压力梯度

防护设施必须普遍相对于周围环境呈负压，建议实验室各区气压相对于大气压力为：清洁区为 0，半污染区为（−25±10）Pa，污染区为（−50±10）Pa。

（三）密闭性

所有穿越安全防护区的设备和管道必须在防护屏障处用不收缩密封胶进行密封。大管道宜在穿越处采用专用套管，小管道宜在穿越处采用集束套管。采取送、排风管上安装与自控系统连锁的快速响应阀或适当位置设高效过滤器等防倒灌措施。

（四）压力控制

在排风设备出现故障的时候，送风与排风应连锁以避免压力超标。排风高效过滤器箱体的设计必须能够承受其工作压力，不得出现结构变形。

（五）设备冗余

送风机推荐备用，排风机必须备用。排风高效过滤器也应考虑一定比例的备用。

（六）高效过滤器安装与消毒

高效过滤器应尽可能置于离源头近的地方，以使潜在污染管道的长度缩至最小。四级生物安全动物实验室排风必须通过两级高效过滤器后排放，排风不得扩散到工作区域和新风入口。

在送风和排风总管处应安装气密型风阀，必要时可完全关闭以进行室内或风管化学熏蒸或循环消毒灭菌。

排风用高效过滤器箱体必须具有隔离消毒方式。高效过滤器箱体的设计必须保证过滤器更换前能够消毒。或者，过滤器能够在一个密封的初级容器（例如：袋进袋出高效过滤单元）中移走，再进行消毒和（或）焚化销毁。

送、排风系统中各级过滤器应采用一次抛弃型，更换下来的高效过滤器及其附件应立即进行消毒或焚烧。

（赵霞）

第四节 给排水系统

Section 4 The water supply and drainage system

一、概述

为了便于阐述，生物安全实验室给排水系统分为给水系统、消防系统、排水系统、活毒废水处理四方面进行介绍。

三级和四级生物安全实验室给水干管应设在辅助工作区。

三级和四级生物安全实验室的防护区的给水管路应设置防止倒流污染的装置，条件允许时可由断流水箱供水。

1. 三级生物安全实验室和四级生物安全实验室供水管道应设置管道倒流防止器或是其他有效的防止倒流污染的装置，并且这些装置应设置在辅助工作区。

2. 三级生物安全实验室和四级生物安全实验室的防护区给水管路的用水点处应设止回阀。

实验室系统的给水管路应涂上区别于一般水管的黄色等醒目的颜色，并挂上“禁止饮用”标志牌，同时注明管道内流体的种类、用途、流向等。

生物安全实验室应根据需要设洗手装置。三级生物安全实验室和四级生物安全实验室的洗手装置宜设在污染区和半污染区的出口处，二级～四级生物安全实验室的洗手盆龙头应采用脚踏式或感应式。

三级和四级生物安全实验室应设洗眼器或紧急冲洗给水装置。

室内给水管材应采用不锈钢管、铜管或无毒塑料管。管道宜采用焊接、快装接口连接。

二、给水系统

生物安全实验室根据实验工艺的要求一般分为防护区和辅助工作区，进入防护区的给水管道应设置独立的给水系统。辅助工作区用水，一般包括生活用水和清洗用水，所有实验器材（如玻璃器皿、手术器具等）在使用前，均需在中央清洗单元完成清洗和灭菌。来自防护区的需重复使用的实验器材，在离开防护区之前，必须在防护区内完成相应消毒处理，再送到中央清洗单元进行清洗灭菌。

一级、二级生物安全实验室防护区的给水干管可采用倒流防止器等防污隔断设施。高级别生物安全实验室防护区给水由室外给水经软水器处理后进断流水箱（给水管应与断流水箱非连接供水），再经紫外线消毒器消毒，由水泵变频加压供至各用水点。

（一）防护区给水系统

1. 生物安全实验室（区）给水系统 实验室（区）用水一般为淋浴（化学淋浴）、洗手盆、洗眼器、实验盆、高压灭菌器、实验设备、动物房及解剖间冲洗等用水。如果实验室区域内还有供实验人员使用的卫生间，还需要为卫生间供水。

2. 生物安全实验室（区）纯水系统 实验室用纯水涉及下述多方面：分析试剂及药品配制稀释用水；生物化、电化学等研究用水；微生物、生物培养发酵用水；细胞培养用水；生物工程培养基用水；有机物分析用水；总有机碳（TOC）分析用水；高精密光学镜片冲洗用水；各种医疗用生化仪、分析仪用水；生理、病理、毒理学实验用水；环境、环保实验分析用水；PCR 应用及分析用水；高分子实验用水等。

生物安全实验室纯水用水量小，无菌、无热原性的要求，比注射用水水质要求低，产品水储存及输送无温度要求（常温即可），管路相对不复杂。生物安全问题是系统设计的核心问题。实验室纯水供给系统必须是单向不可逆的只送不回系统。任何一个用水点的回流都将给整个系统甚至设施和环境造成传染病原体污染的巨大风险。系统设计应考虑下述措施。

原水应与城市自来水管网隔断，避免污染城市生活水管网。系统终端用水点必须设止回阀，避免出现系统污染。中央清洗单元应设在清洁区。

大型实验室用的纯水制备宜设在清洁区，采用集中式管道供水，以防止设备受到病原体污染和设备消毒的困难；小型实验室用纯水可采用小型高纯水设备制备后就地使用，或用容器配送至防护区使用。

管道供水宜采用抗腐蚀性能较强的不锈钢 316L 管材设计管道系统，管道的设计和安装应避免死角、盲管。管道连接用焊接或快装接头，避免丝扣连接。

3. 实验室（区）动物饮水系统　本处不再赘述，详见本篇第一章第五节相关内容。

（二）给水系统技术要求

实验室给水设备的安装必须为实验室安全运行、清洁和维护提供充足的空间。应尽可能地避免管线暴露在外和有积尘。三级生物安全实验室和四级生物安全实验室的给水管道应涂上区别于一般水管的醒目颜色。实验室给水设备的安装设计应注意以下几点：

1. 实验室内各类给水排水的干管，应敷设在技术夹层和管道井中。干管系统不应设置清扫口、放空口和取样口。需要消毒的管道以及易燃、易爆和有毒物料的管道宜明设。

2. 各类管道不宜穿越与其无关的区域。

3. 实验室（区）各类管道上的阀门、管件材料应与管道材料相适应。所用的阀门、管件除满足工艺要求外，应便于拆洗、检修。

4. 实验室(区)各类管道均应明确标识流体的种类及流向，可采用挂牌的方法注明管道内流体的种类、用途、流向等。

5. 实验室(区)的管道保温层表面必须整齐、光洁，不得有颗粒性物质脱落，并宜用金属(最好是不锈钢)外壳保护。

6. 排水管如果选用塑料管，应设相应的阻火装置；有毒介质排放管应有过滤装置；通向室外的管道应设防止空气倒灌的装置。

（三）给水管道穿墙、楼板做法

给水干管一般敷设在实验室上层的技术夹层内，正对实验室用水点的位置向下穿楼板或吊顶布置竖向支管，实验室穿板的做法要求简便、洁净、密封及耐久。Ⅰ型不锈钢管穿楼板做法可用于实验室洗手盆、实验设备等给水。Ⅱ型不锈钢管穿楼板做法可用于实验室纯水给水管道、气体管道。此方法适用于低级别生物安全实验室。套管做法见图 1-2-7。

对于高级别生物安全实验室，特别是大动物实验室，管道穿楼板的密闭性要求更加严格，穿一个实验室楼板的多根管道应集合在一起实施，做法见图 1-2-8。

目前，国内外高级别生物安全实验室穿墙或楼板的管道密封常采用密封元件来实现，图 1-2-9 中的圆环为密封元件，建筑结构主体施工时将密封元件的不锈钢环预埋在楼板或侧墙里，故在设计时应明确密封元件的位置、标高及密封元件的型号尺寸。密封元件目前由于是进口管件，故价格较高。

三、消防系统

1. 在生物安全实验室中引起火灾的通常原因包括：超负荷用电；电器保养不良，例如电缆的绝缘层破旧或损坏；供气管或电线过长；仪器设备在不使用时未关闭电源；使用不是专为实验室环境设计的仪器设备；明火；供气管老化锈蚀；易燃、易爆品处理、保存不当；不相容化学品没有正确隔离；在易燃物品和蒸气附近有能产生火花的设备；通风系统不当或不充分。

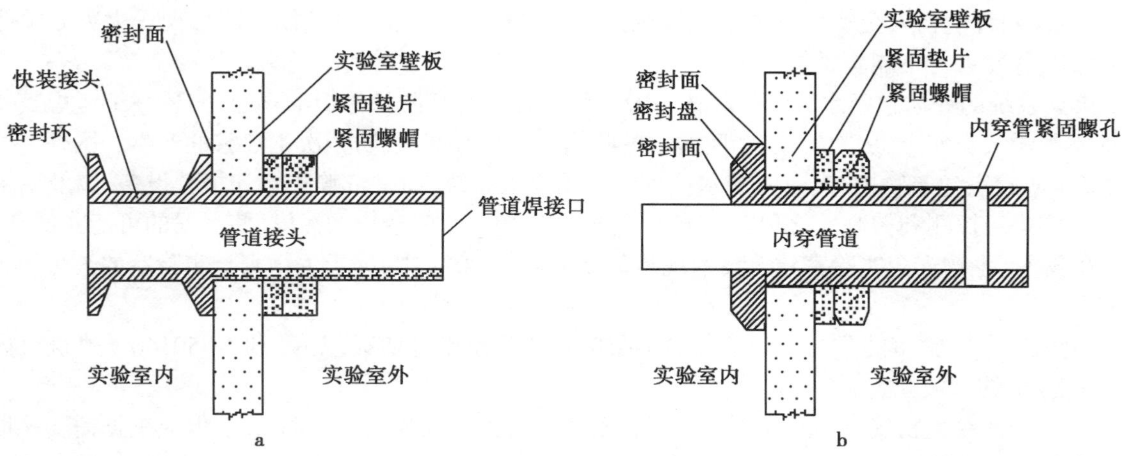

图 1-2-7　单管穿楼板做法

a. Ⅰ型不锈钢管穿楼板做法；b. Ⅱ型不锈钢管穿楼板做法

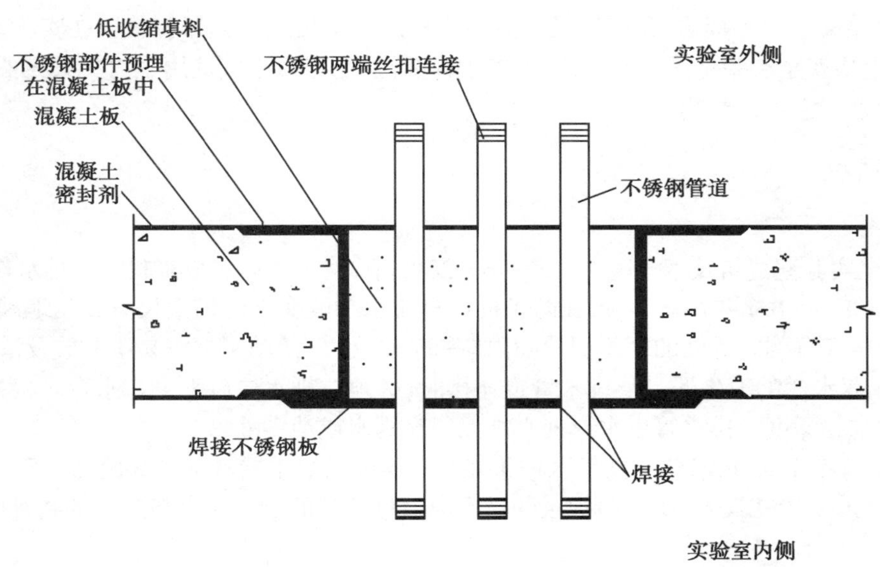

图 1-2-8　多管穿楼板做法

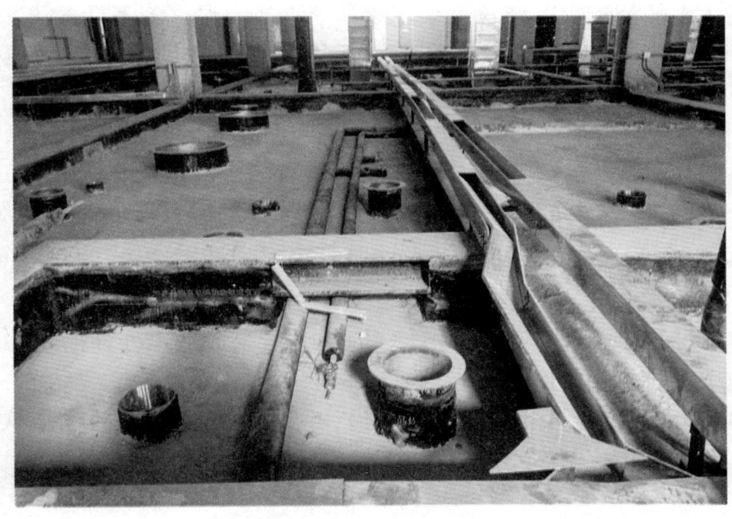

图 1-2-9　某工程穿楼板处安装的密封预埋件

2. 三级、四级生物安全实验室的消防原则是应首先保证人员能尽快脱离危险，现场火灾必须能从外部进行控制，并使火灾不能蔓延。

3. 灭火系统的介质包括水、水雾、气体以及泡沫。在具有高防护等级的场合，需要仔细考虑其使用情况，确保不影响人员安全、房间气压、消防排水的收集和处理等情况，防止次生灾害的产生。国外一些大动物生物安全实验室建筑物内，没有安装水或气体自动灭火系统，而是依赖传感和报警设备，以及手提式灭火器，对火灾进行探测和控制。这种方法节省了开支，避免了水流造成的污染、使泄漏的可能降低到最小。

4. 在我国《生物安全实验室建筑技术规范》GB50346—2011 中，关于生物安全实验室的消防作了如下要求。

(1) 生物安全实验室的防火设计应符合 GB50016《建筑设计防火规范》和 GB50140《建筑灭火器配置设计规范》中的有关规定。

(2) 三级和四级生物安全实验室不应设置自动喷水灭火系统和机械排烟系统，但应根据需要采取其他灭火措施，如灭火器等。

对于生物安全实验室的消防而言，应该建立“以防为主”的观念，防消结合。最好由地方消防队协助对实验室成员进行火灾发生时的应急行动和如何使用消防器材等方面的消防培训。在每个房间、走廊以及过道中应设置显著的火警标志、说明以及紧急通道标志。手提式灭火器应放置在实验室明显且方便取用的位置，对于生物安全实验室灭火器的选用，特别需要注意的是，不宜选用干粉类灭火器，否则会对实验室的 HEPA 过滤器产生不良影响。

四、排水系统

(一) 概述

在《生物安全实验室建筑技术规范》GB50346—2011 中，关于生物安全实验室的排水作了如下要求：

1. BSL-3/ABSL-3、BSL-4/ABSL-4 可在防护区内有排水功能要求的地面设置密闭地漏，其他地方不宜设地漏。大动物房和解剖间等处的密闭型地漏内应带活动网框，活动网框应易于取放及清理。

2. 构造内无存水弯的卫生器具与排水管道连接时，必须在排水口以下设存水弯。根据压差要求设置存水弯和地漏的水封深度。排水管道水封处必须保证充满水或消毒液。

3. BSL-3/ABSL-3、BSL-4/ABSL-4 防护区内不在同一房间的卫生器具不应共用存水弯。

4. BSL-3/ABSL-3、BSL-4/ABSL-4 防护区的排水应通过专门的管道收集至独立的装置中进行消毒灭菌处理。

5. BSL-3/ABSL-3、BSL-4/ABSL-4 防护区的各实验单元应设独立的排水管，并应安装阀门。

6. 活毒废水处理装置宜设在最低处，便于污水收集和检修。

7. ABSL-2 防护区污水的消毒灭菌装置可采用化学消毒或高温灭菌消毒方式。BSL-3/ABSL-3、BSL-4/ABSL-4 防护区污水的消毒灭菌装置应采用高温灭菌消毒方式。应对消毒灭菌效果进行监测，以确保排放前达到有关排放标准。

8. 高温序批式灭菌处理设备应有废水均匀灭菌措施、固液分离装置、过压保护装置、清洗消毒措施、冷却措施，以保护环境与人员的安全。应明确处理的温度、压力、时间对被灭菌微生物有效。

9. 生物安全实验室排水系统上的通气管口应单独设置，不得接入空调通风系统的排风管道。BSL-3/ABSL-3、BSL-4/ABSL-4 通气管口应设高效过滤器或其他可靠的消毒装置，同时应使通气管口四周的通风良好。

10. BSL-3/ABSL-3、BSL-4/ABSL-4 辅助工作区的排水，应采取适当处理措施并进行监测，以确保排放到市政管网之前达到排放要求。

11. BSL-3/ABSL-3、BSL-4/ABSL-4 排水管线宜明设，并与墙壁保持一定距离，便于检查维修。

总之，生物安全实验室排水系统是最关键的系统之一，科学合理的排水系统是实验室安全运行的重要保证。

（二）排水系统技术要求

1. 大动物实验室的排水含有动物粪便、尿液、血液、水、毛发和骨渣等固体物质。在选择管材的时候，必须按照下列标准进行评估：耐热、耐化学物质、耐压、耐火、对排水管道穿越区域的人员没有危害、方便操作、焊接或机械连接、管道负荷、震动方面的要求。

2. 排水管材的选择高度依赖于生物安全实验室的消毒方式和使用的消毒剂。由于含氯消毒剂腐蚀性强，为保证排水系统的长期安全运行，很多实验室采用了强化纤维塑料、聚丙烯、氯化聚氯乙烯（CPVC）等排水管材，它们可用于多数消毒剂，但其耐热性不如金属，如 316L 不锈钢。304 不锈钢可能会因氯或其他腐蚀性强的消毒剂产生的针孔而发生早期腐蚀。

3. 实验室排水管道应明设，最好采用加厚 316L 不锈钢等耐腐蚀材料，并进行焊接探伤检测，使用中要谨防泄漏，避免造成污染。

4. 实验室排水也可采用带有透明套管的双层排水管道，双层排水管是为防止实验室排出的废水外漏而设计的专用排水管。在长时间使用中即使内层管道出现漏点，渗漏液体也会沿外层管流至灭菌罐进行杀菌消毒处理，避免外漏废液污染环境。如果采用双层排水管，必须考虑到主管道发生故障的风险和后果，必须确保检漏装置安全可靠，以便及早发现问题。因此，采用双层排水管，会增加排水管防护风险的管理，建议在埋地敷设时采用，架空管中采用会占用更大的空间，会受到其他管道和设备的约束。同时还需要考虑以下问题，如：内外管道的压力测试、加满水后的负荷测试、外管道的气体散逸、外管道的液体散逸、外管道的高效过滤器、检漏 - 连续监控和单点监控、活毒废水管的检漏监控设备、管道的连接。其中一些内容在排水管采用单管时同样需要考虑。一旦发现排水管道渗漏，应立即采取安全措施及时处理。

5. 排水管道穿实验室楼板处及排水管与实验盆排水栓连接处必须进行严格的密封处理，实验盆排水栓宜设置滤网，以防废弃物进入排水管沉积后堵塞管道。每个排水点下均应设置存水弯，存水弯设置于实验室下管道夹层，保证其深度不小于 50mm，具体数值要按所在实验室的压力差逐个计算，且不能干涸。

实验室(区)排水设备的排出口以下部位必须设水封装置。排水竖管不宜穿过实验室(区)，若必须穿过，竖管上不得设置检查口。

每个排水系统均应设置通气管，以使管内压力平衡。通气管口必须加装可靠的消毒装置。选用的 HEPA 过滤器应能耐水耐高温，并且能进行现场消毒和检测。HEPA 过滤器安装的位置应便于维护人员操作，管道与 HEPA 过滤器应该垂直对齐，如果管道中有冷凝水的话，应保证冷凝水能顺管道流至处理设备。

6. 实验室应分区设置独立的排水管系统并接至地下室消毒灭菌罐，还应考虑管道系统整体的（物理的、化学的）消毒灭菌措施，并留有可密封的取样口加以验证。

（三）排水系统的维护

给排水系统维护人员一般情况不要进入防护区。必须进入时，需得到实验室负责人的同意，安排合适的时间，采取安全防护措施进入。原则上维修人员应在管道系统完成消毒灭菌后，方可进行维修；若需抢修或应急处理时，维修人员须根据污染物风险评估穿上相应级别的防护服。所有维修工具及器材用后均须进行消毒灭菌，废弃材料可在高压灭菌后进行处理或焚烧。

五、活毒废水处理

（一）概述

生物安全实验室用于对已知的、变种的、新的、未知的病毒和菌种做深入研究，实验产生的废液含有相应的病毒和菌种，排放前必须进行严格的消毒灭菌处理。

三级、四级生物安全实验室产生的废液通常含有高危险度感染性微生物。如不对排放的废液进行严格的消毒灭菌处理，它们将污染水资源、恶化生态环境、引发传染病流行，严重危害人类健康。

（二）活毒废水来源及控制原则

1. 实验室废液的来源　生物安全实验室实验排水包括致病菌的培养物、料液和洗涤水，血液样品以及其他诊断检测样品，重组 DNA 废弃物，废弃的病理样品等。

实验动物排水包括动物的尿、粪、解剖废液、笼具、垫料等的洗涤废水及冲洗房间水。

淋浴或化学淋浴排水。

2. 实验室产生的废液污染控制原则

(1) 对于实验室产生的废水,应尽快消毒灭菌,严防污染扩散。

(2) 加强污染源管理。对生物安全实验室动物产生的排泄物(粪便、尿等)必须采用特殊的消毒灭菌处理设备。污水处理系统应根据实际情况,定期进行全系统消毒灭菌。

(三) 活毒废水处理措施

国内外已成功研发出了废液处理的化学药剂和热力消毒灭菌设备。根据不同的对象和要求,采用不同的方法对废液进行处理。

1. 化学药剂法处理 消毒药剂的种类及其选择:化学消毒药剂按其杀菌强弱可分为灭菌剂、消毒剂、抑菌剂。灭菌剂能杀灭细菌芽胞、病毒和一般病原菌。消毒剂指不能杀灭细菌芽胞的一般消毒剂。抑菌剂指不能杀灭病原细菌,但能抑制细菌生长繁殖的消毒剂。

按化学性质不同,消毒剂可分为氧化性消毒剂和非氧化性消毒剂。氧化性消毒剂主要指有较氧化性的消毒剂(如含氯消毒剂、过氧化物类消毒剂),非氧化消毒剂主要指季铵盐类消毒剂。

药剂配制:所有化学药剂的配制均要求用塑料容器和塑料工具。

投药技术:废水消毒原则上要采用相关发生器、虹吸投药法或高位槽投药法。也可以在废水入口处直接投加。投放液氯用加氯机,投放二氧化氯用二氧化氯发生器,投放次氯酸钠用次氯酸钠发生器或液体药剂,投放臭氧用臭氧发生器,投放过氧化氢用过氧化氢发生器。

药剂使用防护技术:配制和使用消毒药物时,需要穿工作服、戴口罩和橡胶手套,高危生物安全实验室内须穿防护服,以防止消毒剂或废液对操作人员产生危害。

2. 物理法处理 生物安全实验室热力法废液处理系统是通过高温高压的方式对废液进行消毒灭菌处理,目的是使废液在尽可能短的时间内得到处理,避免引起污染扩散。

目前国际上流行的活毒废水热力法处理主要有两种方式:连续式和序批式。所谓序批式处理就是指对于废水处理而言,废水的收集过程是连续的,而处理过程是批量式的。而连续式顾名思义是不间断地处理废水,不会囤积废水。

(1) 连续式活毒废水处理:有物理热力法处理及化学药剂法和物理热力法混合处理两种方式,物理热力法处理中的连续式活毒废水处理详见图 1-2-10。

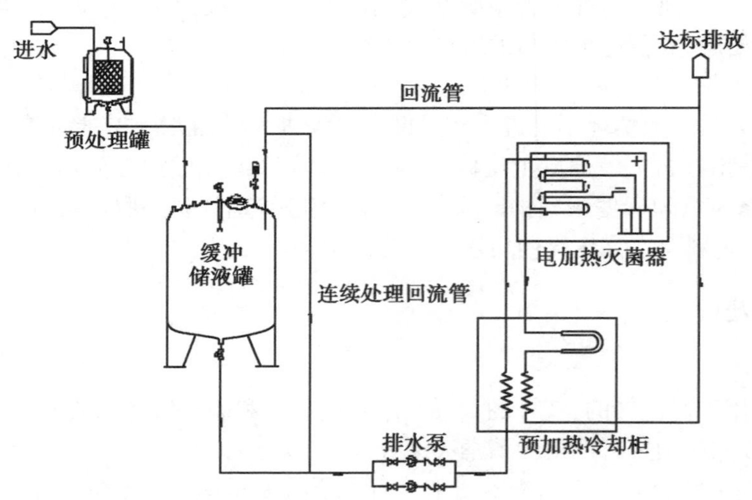

图 1-2-10 连续式活毒废水处理流程图(物理热力法处理)

实验室的活毒废水经单独的管道汇集后,从废液入口进入缓冲储液罐,产生的废气经过高效过滤器除菌后从透气管排出。当液面达到一定高度时,废液出口阀门自动打开,同时启动流速控制泵或(一用一备)。将废液以设定流速压入预加热 / 冷却柜进行预加热处理,之后进入电加热灭菌器,在灭菌器内废液通过电加热灭菌盘管进行高温灭菌。已灭菌的废液再进入预加热/冷却柜经缓冲管后进行冷却，冷却后的废液通过排污口排出。如需二次处理，则通过回流管回流至储液罐，或直接进行再次连续处理。预加热/冷却柜是通过热交换器，使已灭菌的高温废液对进入的待处理废液通过热交换器进行预加热，同时自己得到冷却，以节约能源。

也可根据需要，混合使用化学药剂法和物理热力法进行处理，见图 1-2-11。

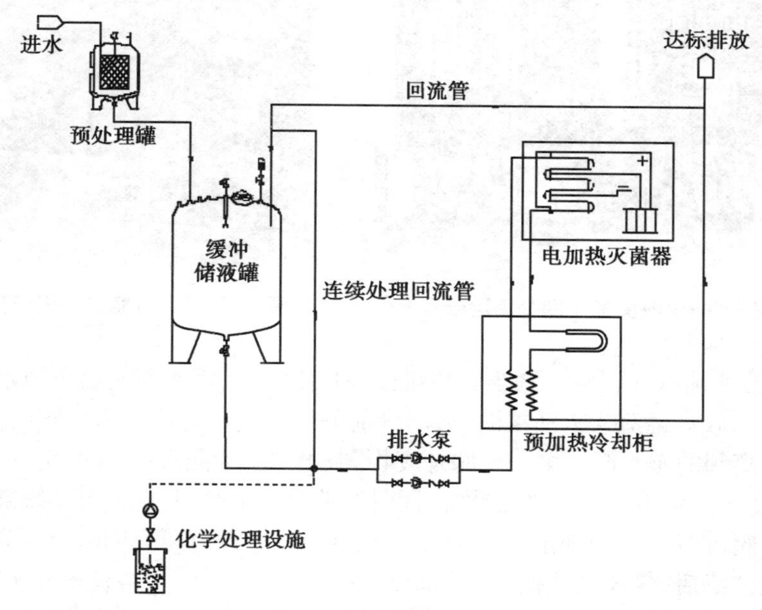

图 1-2-11 连续式活毒排水处理流程图（化学药剂法和物理热力法混合处理）

1）工艺特点（连续式活毒废水处理具有的优点）：①安全性高：不使用压力罐，没有安全阀，不存在安全阀泄漏的可能。在火灾、地震等意外发生时，没有大量囤积的废水外泄。②体积小：可不间断处理废水，不会囤积废水。③应变能力强：可以精确调节温度而不用更换设备，适合实验变化。④节能：热交换效率高，且不需使用专门的冷却装置。采用电加热的方式，不需蒸汽，所以不会产生冷凝水。⑤系统除垢能力强：设备在每个循环末，或由于"黏稠物"堆积造成流量变小时，可进行自动除垢。

2）设备简介：活毒废水处理设备的核心装置是热交换器，设计上采用完全焊接的单管道热交换器。由于是完全焊接的，所以无法拆卸，保证了设备的安全运行。同时单管道的构造使得废水在管道中始终是沿一个方向流动，如果管道阻塞，流速就会下降，此时设备会自动启动清洁程序。热交换器管道接口采用旋转熔接，如果采用传统手工焊接，难以保证接口处的管道内壁光滑，内壁的不平滑会造成管壁粘留杂质，甚至造成阻塞。而旋转熔接能够保证较好的光滑度和强度，能够防止泄漏且有助于管道清洗。

在整套工艺设备中需要设置阀门，普通的蝶阀或球阀内部都有转动结构，关闭时废水会留在小孔或缝隙内，无法清洗，会造成污染。所以设计上选用隔膜阀，因为阀体和转动轴之间没有密封圈，因此不会存在液体滞留和泄漏的风险。

设备的感温装置是安装在一个保护套中，探头与废水没有直接接触，避免了污染。

全套设备全部采用的是 SAF2507 钢材。SAF2507 合金是由 25% 铬，4% 钼和 7% 的镍构成。它具有较强的抗氯化物、抗酸腐蚀的特性，以及较高的导热性和较低的热膨胀系数。此外，SAF2507 的焊接性很好，可以通过专门的设备进行焊接。

⑵ 序批式活毒废水处理：生物安全实验室的活毒废水多采用两种序批式废水处理（EDS）方案。

方案一是一个收集管 + 两个灭活罐的废水处理系统，方案二是三个灭活罐的废水处理系统，详见图 1-2-12 和图 1-2-13。

1）方案一：一个收集管 + 两个灭活罐的废水处理系统，工作步骤如下：①废水进入收集罐，压力由排气管路释放到 HEPA 过滤器。②当收集罐液面达到向灭活罐排放液位时（收集罐共有 4 档液位：空、向灭

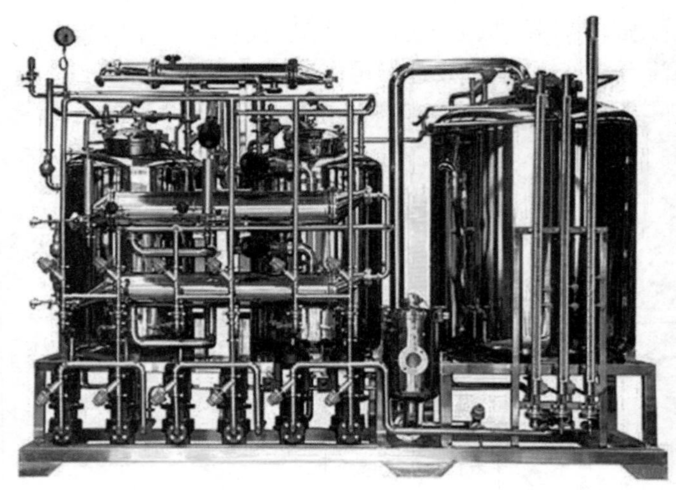

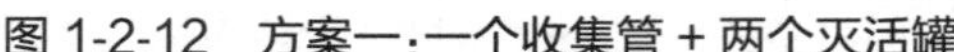

图 1-2-12 方案一：一个收集管 + 两个灭活罐

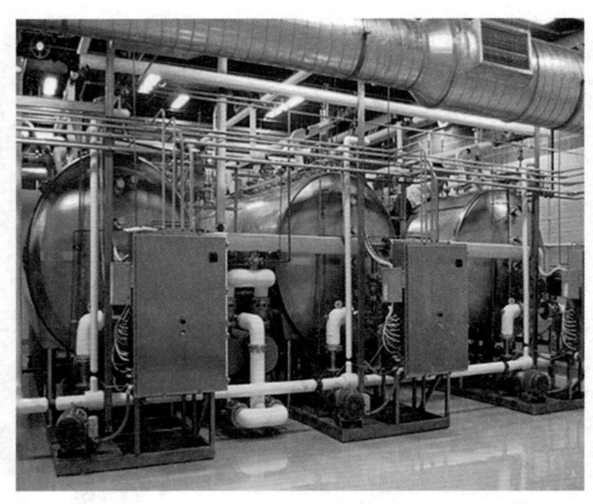

图 1-2-13 方案二：三个灭活罐的废水处理系统

活罐排放、满、溢流)，废水流入灭活罐。③当收集罐彻底排空之后，清水喷头喷出清水冲洗罐体，阻止沉积腐败产生。④当废水从收集罐流入灭活罐时，灭活罐前的管道上设有两道水平阀门，具有防止堵塞功能，目的是保护灭活罐隔离阀的密封圈。第一个阀是废物阀，第二个为隔离阀(关键)。废液流入灭活罐后，先关闭第一个阀门，然后用清水喷入管道进行冲洗，同时冲洗第二个阀门，保证灭活罐隔离阀的密封圈，冲洗干净后再关闭第二个阀，打开第一个阀门。这保证了灭活过程中没有压力回流至收集罐，甚至回流至上方管路。⑤当灭活罐被注满后，气体被置换入收集罐，(一个排空时另一个被注满)，这样几乎没有或只有很少的气体会进入排气口过滤器，过滤器只在收集罐被注满时起作用。⑥灭活罐关闭(包括进液口、排气口过滤器)后，蒸汽进入盘管，加热到预设的温度(100~1500℃)。灭活罐的温度一旦达到预设温度，系统开始灭活。灭活罐内的温度保持一致并持续一段时间，罐内不存在任何温度梯度。⑦当灭活完成后，排水阀门打开(为保证绝对安全，设有一对阀门)，容器开始通过一个喷淋冷却器控制排水，以保证排水温度低于预设温度(一般为 500℃)，水通过罐内压力排到排水管道或者指定的位置。⑧排完之后，灭活罐被冷水漂洗一次，重新排空，用于下一个处理循环。对于任何组成部分或者 EDS 系统，都可以提供配套的蒸汽消毒或化学消毒系统。⑨非常重要的是，收集罐和灭活罐喷淋过程中，这些位于罐内的排水阀和旁管的喷淋同样重要，一定要保证系统关闭之前这些阀门不管打开还是关闭都没有任何碎片残留。在收集罐流入下一批污水之前，置于罐上的真空开关球阀调整仓内至正常压力。

2) 方案二：三个灭活罐的废水处理系统，工作步骤如下：①废水进入第一个灭活罐，压力经 HEPA 过滤器释放到房间内。②当第一个灭活罐液面达到灭活的液位时，与其相连的管道上的阀门关闭，同时第二个灭活罐前管道上的阀门打开，进行废水收集。③灭活罐的工作原理同方案一。

那么我们如何选择设计方案呢？就以上两套方案我们进行比较：从占用空间来看，一个收集罐 + 两个灭活罐所需的空间最小；三个收集灭活罐占用空间稍大。从初次投资来，二者的费用差不多。从使用角度来看，三个收集灭活罐：一个收集废水，一个灭活处理，另外一个备用。使用时较第一个方案灵活、安全，特别是四级生物安全实验室建议采用此方案。三级生物安全实验室既可采用一个收集罐 + 一个灭活罐，也可采用两个灭活罐的设计方案，设计时为节省投资，可不设备用罐。

活毒废水处理系统(EDS)具有以下突出的特点：

(1) 罐体的维修门带有吊柱，开关简单，便于维修人员进出检测和清洁，且能方便地检测和替换蒸汽盘管。维修门的两个密封圈之间配有气体压力监测装置，保证任何状态下均可监测门的密闭状况。

(2) 罐体采用蒸汽盘管的加热方式，替代了夹套式或者蒸汽直接加热的方式。水垢只会在盘管上产生，系统通过监测结垢情况，需要除垢时发出指令。干热加热盘管，待盘管温度升高到 1500℃以上后，直接喷淋冷水，由于热膨胀系数的差异，水垢从线圈上脱落，冲水即可排出。同时盘管式的加热方式使得罐体内部热扰动更加迅速，能够在短时间实现温度的一致，几乎没有热层析现象，罐体温度一致。而且一个新的蒸汽盘管卷可以在5分钟内完成安装。保证了系统的安全运行,且便于维护、管理。罐体加热方式的比较见表1-2-6。

表1-2-6　罐体加热方式的比较

加热方式	优缺点
内部蒸汽盘管式	安静,高效,无震动,罐内焊接口不产生涂层腐蚀斑(无涂层)。寿命最长,易于修理维护,能够重复利用蒸汽等热媒及化学试剂
蒸汽直接加热方式	噪声大,设备会剧烈震动,但是高效,无涂层损蚀,需要巨大的罐体,灭活液体以及化学试剂不可重复利用。热损耗量最高
夹套式	夹套内外由于热膨胀不一致,在罐体上产生较大的压力,容易造成焊接口凹陷,焊点易损蚀,加热和制冷效率低,寿命比前两种方案都要短

(3) 灭活罐中具有防止罐体堵塞的过滤篮,能够沿导轨移动,用来过滤大的固体。实验中产生的固体,一部分在灭活过程中被溶解或打碎(人或者动物的粪便、卫生纸、毛发等),变成纸浆淤泥之后通过滤网。另一部分保留在篮框中(动物骨渣、拖把线,动物玩具,羽毛等)直至被清理。根据日常废水中固体颗粒的多少来选择清空过滤篮的时间间隔。一般情况下仅需要一年清空一次。过滤篮配备有报警探测器,能够自动检测过滤篮中固体量,并适时报警,方便清空(图1-2-14)。

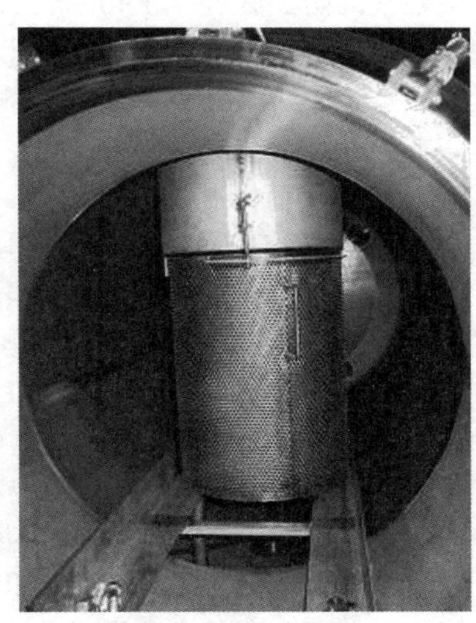

图1-2-14　过滤篮框

(4) 系统具有独特的Drywell孢子验活装置,包括多项性能检测参数,通过模拟罐内湿热灭菌过程来安全方便地验证EDS系统的生物安全性。在灭活罐一端的中间位置有孢子验活装置,它突出于罐体内部,通过不锈钢内壁传递罐内流体的热量;同时通过加湿模拟罐体内湿度。在Drywell实际温度比罐体内温度低10℃的情况下,如果孢子带经过孵化后不能检测出活的细胞,说明该EDS系统通过了生物验证。Drywell孢子验活装置代替了不准确的、危险的在线空气压力监测装置。

(5) 安全可靠。加工过程中,ASME认证的焊接工程师保证焊接达到制药级标准,使用寿命长,避免腐蚀。无冷点,包括所有的螺丝,均可承受灭菌温度。无树状分叉,在污水处理的每一个循环都保证安全。

(6) 尽量节能节水,静音喷淋制冷器很好地体现了这一点。静音喷淋制冷器不使用泵,没有移动部件,仅仅冷却灭活后的高温液体,罐体的热量可用于下次循环,节省能量。使用非常少量的可以循环利用的水即可保证灭活后高温液体冷却至设定温度。

(7) 在合理的设计制造工艺流程下,灭活罐永远不会爆炸。即使爆炸了,所有的液体都早已在高温高压下完全灭活。灭活罐通过配备卸压阀、感应器、防爆碟片等配件,应对压力过大可能带来的爆炸。将防爆卸压阀连接到带有过滤器的压力容器中的做法,从生物安全角度来讲,既耗资巨大又完全没有必要。

(8) 提供的蒸汽配套系统对罐体、管路进行消毒净化,可以安全快捷地维护EDS系统。

(9) 采用先进的GE Fanuc控制系统(也可以根据客户需要采用Siemens、ABB、Mitsubishi系统)。根据客户的反馈意见推荐使用GE系统,操作方便,在windows界面下运行,无需安装操作软件,经过授权的操作者即可登录服务器进行操作。不同安全级别的密码进入不同的界面,进行在线诊断、程序控制。也可以进行现场操作,根据安全情况发送警报邮件到操作者的手机、计算机上。内置PLC和闪存,这样保证了实验记录、系统运行信息不仅保存在闪存上,并且保存在系统外部的独立计算机上,确保实验数据存储安全。

连续式活毒废水处理和序批式活毒废水处理的方法都是可行的,有各自的特点。在世界上不同的BSL-3、BSL-4实验室都有工程实例,例如法国里昂的BSL-4实验室活毒废水处理采用的是连续式,美国的某BSL-4实验室活毒废水处理采用的是序批式,澳洲的某BSL-4实验室活毒排水处理既采用了连续式也采用了序批式，备有两套处理系统，可以互相切换使用。可根据业主的投资情况、活毒废水处理间的占地面积、高温灭菌的热源采用蒸汽还是电加热、活毒废水是否需要预处理工艺等不同情况，选定合理的处理工艺。

（张亦静）

第五节　电气与自动控制系统

Section 5　The electric and automatic control system

服务于生物安全实验室的配电首先应保证其可靠性。此外，应设专用配电箱，专用配电箱应设在该实验室的防护区外。生物安全实验室应设有足够多数量的固定电源插座，照明与插座由不同的支路供电。照明分支回路均为单相三线配出。重要设备应单独回路配电，且应设置漏电保护装置。

本节不再赘述如何实现常规的电气工程设计特点，只针对生物安全实验动物设施对电气设计的特殊需求。

（一）负荷标准

生物安全实验室必须保证用电的可靠性。

二级生物安全实验室的用电负荷不宜低于二级。如果停电对设施内饲养的动物、实验设备等影响较大，应至少满足二回路供电，供电变压器也宜选用两台。

动物生物安全三级实验室（ABSL-3）中的 a 类和 b1 类实验室应按一级负荷供电，当按一级负荷供电有困难时，应采用一个独立供电电源，且特别重要的负荷设置应急电源；应急电源采用不间断电源的方式时，不间断电源的供电时间不应小于 30 分钟。应急电源采用不间断电源加自备发电机的方式时，不间断电源应能确保自备发电设备启动前的电力供应。

ABSL-3 中的 b2 类实验室和四级生物安全实验室必须按一级负荷供电，特别重要的负荷应同时设置不间断电源和自备发电设备作为应急电源，不间断电源应能确保自备发电设备启动前的电力供应。

ABSL-3 及 ABSL-4 实验室中特别重要的负荷主要为：生物安全柜、动物隔离器和气密门充气系统、实验室送排风系统、生命维持系统、化学淋浴系统、消防系统、消毒灭菌设备、冷冻、冷藏设备、照明系统、应急照明、疏散照明、出入控制系统、防护区供水系统、自动报警监控系统及重要的计算机系统等。

（二）低压配电系统

生物安全实验室应设置专用配电箱，三级和四级生物安全实验室的专用配电箱应设在该实验室的防护区外。

一般三级和四级生物安全实验室均会在其上方设置设备夹层，实验室配电箱一般安装在设备夹层内。配电线路通过专用密封盒子配线至实验室上方或壁装的线槽内，之后沿线槽配电至各用电点。进入实验室内的电线管穿线后，管口应采用无腐蚀、不起尘和不燃材料封闭。

三级和四级生物安全实验室每套送排风系统均单独设置配电箱，其配电箱可安装在对应空调机房内。

三级和四级实验室防护区内灯具、开关、插座等所有在墙壁、顶板需要安装的电气元件，其结构及安装应符合所在区域的密闭性要求。

三级和四级生物安全实验室 UPS 不间断电源均带旁路检修开关，以保证检修时电源正常供电。四级生物安全实验室 UPS 电源一般采用双 CPU 控制器，电池容量应有冗余。

三级和四级生物安全实验室的重要设备均采用一对一单独放射式配电的方式，如：生物安全柜、动物笼、动物视频监控、实验室照明、气密门等。

（三）照明配电系统

1. 照度标准　生物安全实验动物设施相关房间普遍应用的照度标准如表 1-2-7 所示。动物设施部分照度标准同本篇第一章第八节。

表 1-2-7　室内照明的最低要求（单位：lx）

序号	类别	参考平面及其高度	照度标准值（lx）
1	三、四级实验室	0.75m 水平面	350
2	二级实验室	手术台	300

2. 照明方式　ABSL-3 及 ABSL-4 动物生物安全实验室内设持续供电时间不少于 30 分钟的应急照明，并设置紧急发光疏散指示标志。

其他房间照明要求参考本篇第一章第八节普通实验动物设施照明。

3. 照明光源及灯具选择　三级和四级生物安全实验室内照明灯具采用吸顶式密闭洁净灯具，并具有防水功能。动物室照明灯具为吸顶式密闭洁净灯具，采用智能调光系统。实验室的入口设置实验室工作状态的文字或灯光讯号显示。实验室、缓冲、更衣间等处设紫外线灯。

实验室灯具平行于实验台安装。

4. 照明控制　动物照明昼夜调光交替时间 12/12 小时，由智能时间可编程控制开关控制。

对于照度要求较低的小型实验动物（如鼠、鸡等）设施内，应设置照度可调的光源。

三级和四级生物安全实验室的入口和主实验室缓冲间入口处应设置主实验室工作状态的显示装置。

5. 照明线路的敷设　生物安全实验室配电管线采用金属管敷设，穿过墙和楼板的电线管加套管，套管内用不收缩、不燃烧材料密封。进入实验室内的电线管穿线后，管口应采用无腐蚀、不起尘和不燃材料封闭。

第六节　自动控制系统

Section 6　The automatic control system

一、安全防范系统

生物安全实验室属于高风险对象的防护区域，在四级生物安全实验室的建筑周围应设置安全防范系统，在三级和四级生物安全实验室应设置出入口控制系统和视频安全防范监控系统。

1. 出入口控制系统

(1) 进入三级和四级生物安全实验室的门应有出入口控制系统，应保证只有获得授权的人员才能进入实验室。

(2) 三级和四级生物安全实验室防护区内的缓冲间、化学淋浴间等房间的门应采取互锁措施。

(3) 三级和四级生物安全实验室应在互锁门附近设置紧急手动解除互锁开关。中控系统应具有解除所有门或指定门互锁的功能。

2. 视频安全防范监控系统　三级和四级生物安全实验室应设置摄像监控装置。生物安全实验室内选用彩色球型一体化摄像机，动物实验室除室内屋顶设置一个彩色球型一体化摄像机进行总体监视外，动物笼架处设置彩色固定式摄像机，所有动物实验室摄像机选用红外敏感摄像机配红外灯。走廊及其他部位设置彩色固定式摄像机，对监视区域进行安全监控及管理。摄像机应有足够的分辨率，显示设备选型应满足现场要求和使用要求，清晰度应不低于摄像机的清晰度，宜高出 100TVL。监控室在生物安全室的防护区外尽量就近设置，可实时监视并录制生物安全实验室活动情况和生物安全实验室周围情况。摄像机应采用数字录像记录，影像存储介质应有足够的数据存储容量。

二、通信系统

三级和四级生物安全实验室防护区内应设置必要的通信设备。实验室防护区内应设置向外部传输资料和数据的传真机、网络计算机等电子设备。三级和四级生物安全实验室内与实验室外应设有内部电话，在生物安全区物品传递窗内外与监控室、动物入口内外与监控室宜设置内部对讲系统，内部对讲系统宜采用向内通话受控、向外通话非受控的选择性通话方式。

三、自动控制系统

自动控制系统应可以实时监控、记录与存储三级和四级生物安全实验室防护区内有控制要求的参数、关键设施设备的运行状态；应能监控、记录和存储故障的现象、发生时间和持续时间；应可以随时查看历史记录。中央控制系统的信号采集间隔时间应不超过 1 分钟，各参数应易于区别和识别。自动控制系统关键部件应有冗余。

三级和四级生物安全实验室生物安全净化空调系统控制要求如下：

1. 自动控制系统应能保证各房间之间定向流方向的正确及压差的稳定。

2. 系统连锁控制　送、排风机连锁控制，启动实验室通风系统时，应先启动实验室排风，后启动实验室送风；关停时，应先关闭生物安全柜等安全隔离装置和排风支管密闭阀，再关实验室送风及密闭阀，后关实验室排风及密闭阀。当空调机组设置电加热装置时，应设置电加热器与送风机连锁控制，无风断电、超温断电保护。

3. 系统送、排风机状态监测　三级和四级生物安全实验室应设送排风系统正常运转的标志，当排风系统运转不正常时应能报警。备用排风机组应能自动投入运行，同时应发出报警信号。系统启动和停机过程应采取措施，防止实验室内负压值超出围护结构和有关设备的安全范围。

4. 控制区域温湿度控制　根据送风温度及室内温度自动控制冷 / 热水阀开度；根据送风湿度及室内湿度自动控制加湿阀开度；夏季根据室内温度和湿度同时控制冷水阀开度和电加热器开 / 关，以达到夏季除湿的要求。

5. 过滤器堵塞监视及报警　对于初效、中效及高效过滤器，通过检测过滤器两侧压差，超过设定值时报警。

6. 生物安全实验室压力梯度控制　采用余风量控制作为基本控制方法，同时加入压差传感器和控制器对余风量控制系统的余风量进行设定的方法，通过调节房间送、排风量，以保证实验室送、排风比及房间压力梯度。四级生物安全实验室防护区室内外压差传感器采样管应配备与排风高效过滤器过滤效率相当的过滤装置。

7. 生物安全实验室工作状态文字显示及声光报警装置　三级和四级生物安全实验室的入口和主实验室缓冲间入口处应设置主实验室工作状态的显示装置，在生物安全实验室内人员方便看到的地方及实验室外设置声光报警器。报警信号应按重要参数和一般参数报警。重要参数报警应为声光报警和显示报警，一般参数报警应为显示报警。实验室核心工作间内应设置紧急报警按钮，在紧急情况下，可及时向控制中心发出紧急报警，以便控制系统优先应急响应。

8. 三级和四级生物安全实验室的空调通风设备应能自动和手动控制，应急手动应有优先控制全，且应具有硬件连锁功能。

9. 消毒工况控制　在送、排风风道上设置密闭阀，当系统正常工作时，密闭阀处于开启状态，当需要对实验室进行消毒时，在计算机上进入消毒工况，关闭密闭阀即可。在系统启动和关闭时，密闭阀自动打开或关闭，这样就避免了由于工作人员偶然的失误忘记开关密闭阀，造成系统故障。

10. 在有负压控制要求的房间入口的显著位置，安装显示房间负压状况的压力显示装置和控制区间提示。

（胡剑辉　左锦）

参考文献

[1] 中国建筑科学研究院 . 实验动物设施建筑技术规范，GB50447—2008 [S]. 北京：中国建筑工业出版社，2008.

[2] 方喜业，邢瑞昌，贺争鸣 . 实验动物质量控制[M]. 北京：中国标准出版社，2008：740-750.

[3] 民用建筑电气设计规范 JGJ16-2008 [S]. 北京:中国建筑工业出版社,2008:25.
[4] EUROGUIDE On the accommodation and care of animals used for experimental and other scientific purposes. Federation of European Laboratory Animal Science Associations, 2007, 25-27.
[5] Planning and Designing Research Animal Facilities [M]. Academic Press, 2009: 187-374.ISBN: 978-0-12-369517-8.
[6] 全国实验动物标准化技术委员会 . 实验动物环境及设施,GB 14925—2010 [S]. 北京:中国标准出版社,2010.
[7] 梅自力 . 现代建筑空调技术丛书 - 医疗建筑空调设计[M]. 北京:中国建筑工业出版社,1991:182.
[8] 中元国际工程设计研究院 . 建筑工程设计实例丛书 - 暖通空调设计 50 例[M]. 北京:机械工业出版社,2004:305-309.
[9] 中国建筑科学研究院 . 生物安全实验室建筑技术规范,GB50346—2011 [S]. 北京:中国建筑工业出版社,2012:14-15.
[10] 中国合格评定国家认可中心,国家质量监督检验检疫总局科技司,中国疾病预防控制中心,等 . 实验室生物安全通用要求 . GB19489—2008 [S]. 北京:中国标准出版社,2009:6-48.
[11] 李顺 . 袋进袋出过滤器的特点与使用[J]. 洁净与空调技术,2008,57(1):46-48.
[12] 国际兽医生物安全工作组 . 中国动物疫病预防控制中心组译 . [M] 兽医生物安全设施——设计与建造手册 . 北京:中国农业出版社,2007:366.

（刘宇　整理编辑）

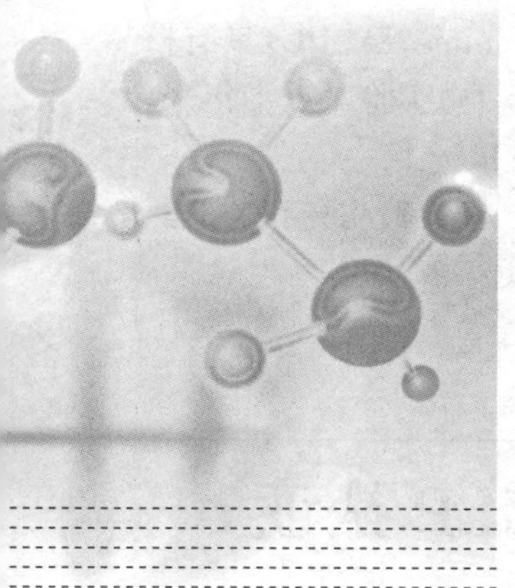

第二篇

动物实验室认证与规范运行

Part 2 Animal laboratory accreditations and standardized operations

认证是指认证机构证明产品、服务、管理体系符合相关技术规范强制性技术要求或者标准的合格评定活动。我国实验室的认可及认证已涉及众多行业和领域。实验动物是经人工饲育，对其携带的微生物实行控制，遗传背景明确或来源清楚，用于科学研究、教学、生产、检定以及其他科学实验的动物。实验动物是有生命的精密仪器，在生命科学领域具有不可替代的作用。实验动物的质量与实验动物环境条件的规范越来越被重视，因此，与动物实验室有关的认证已越来越普及，这极大地促进了我国实验动物的标准化和动物实验的规范化。主要体现在：

1. 建立相对完整的实验动物法制化管理的有关规定和标准。1988 年我国颁布《实验动物管理条例》，之后分别陆续颁布《实验动物质量管理办法》和《实验动物许可证管理办法》，极大地促进了我国实验动物工作的法制化和规范化建设，尤其是《实验动物许可证管理办法》是实验动物质量管理的核心法规性文件，通过认证制度，为从事实验动物工作的单位和个人设置准入门槛，有力保证了实验动物机构的规范化发展。

2. 与动物实验有关领域实验室认证与规范化取得长足进步。

在药物毒理学和安全性评价、生物安全、动物感染模型等实验室，我国已普遍采用认可与认证制度。除相应的法律和法规外，与实验动物有关的专业规范和国家标准得到落实和实施。最典型的是在药物临床前安全性评价中，我国已广泛实施良好实验室规范（good laboratory practice，GLP）认证制度。药物临床前安全性评价主要是研究和评价各种药物进入机体后所产生的毒性反应、毒性反应的剂量、量 - 毒关系和时 - 毒关系，判断毒作用的靶器官及中毒作用机制，是药物最终进入市场的关键环节。为实现药物临床前安全性评价与国际接轨，保障人类用药安全，我国从 2003 年开始，在药物安全性评价研究中，按照《药物非临床研究质量管理规范》的要求，实施 GLP 认证制度，至目前全国已有 50 多家 GLP 实验室。绝大多数 GLP 评价项目均以实验动物为材料和模型，因此实验动物的标准化和动物实验的规范化是 GLP 认证的基本内容之一。GLP 认证规范要求应具备设计合理，配置得当的实验动物设施，包括动物饲料、垫料、笼具的存放设施与质量检测；环境条件可控并与实验动物级别相符；实验动物管理和使用的一系列标准操作规程等。

3. 实验动物伦理学和福利保护意识不断提高，越来越多的机构自愿接受实验动物福利的国际认证。在满足科学研究需要，保证实验结果科学可靠的前提下，在实验动物领域应努力体现人类的道德伦理价值，这一观念已被越来越多的实验动物科技工作者所接受。国际实验动物评估和认证协会（association for assessment and accreditation of laboratory animal care，international，AAALAC）成立于 1965 年，是美国一家民间、非营利的国际认证机构。按照相应标准，对认证单位的组织机构、人员职责、兽医学护理和预防医学、实验动物的饲养和管理、设施条件等方面进行评估和认证，以达到在研究过程中维护动物福利、保障人员安全的目的。AAALAC 认证已成为实验动物质量、福利和生物安全的象征，是国际前沿生物医学研究的质量标志，并成为参与国际交流、科研合作和竞争的重要基础条件。在 AAALAC 认证设施中，由兽医、科技人员、非机构成员等组成的实验动物管理委员会（institutional animal care and use committee，IACUC）具有核心的管理职能。美国 FDA 和欧盟等国家都强力推荐在 AAALAC 认证的实验室开展动物实验。近十年来，我国已有近 40 家机构通过 AAALAC 认证。

本篇就 AAALAC 认证（AAALAC accreditation）和 GLP 认证（GLP certification）中与实验动物有关的具体内容，生物安全动物实验室的规范化要求及实验动物伦理福利的具体内涵进行阐述。

第一章　动物实验室的 AAALAC 认证和 GLP 认证

Chapter 1　GLP certification and AAALAC accreditation in animal experiment lab

国际实验动物评估和认证协会（AAALAC）是一个国际认证机构，主要致力于实验动物管理与使用的评估和认证，目前，AAALAC 认证已成为参与国际交流、科研合作和竞争的重要基础条件。为了规范实验动物管理与使用，保证实验动物质量、福利和生物安全，并对实验动物管理与使用进行有效监督，本章从 AAALAC 认证的认证依据及主要内容、认证过程、认证结果以及 AAALAC 认证后的监督管理等方面对 AAALAC 认证进行全面系统的介绍，从而为从事实验动物管理与使用工作的相关人员提供参考。

AAALAC（Association for Assessment and Accreditation of Laboratory Animal Care，International）即国际实验动物评估和认证协会，是一家民间、非营利的国际认证机构，主要致力于实验动物管理与使用的评估和认证。AAALAC 认证是实验动物质量、福利和生物安全水准的象征，也是国际前沿生物医学研究的质量标志，并已经成为参与国际交流、科研合作和竞争的重要基础条件。

AAALAC 以《实验动物管理和使用指南》、《研究和教学用农业动物管理与使用指南》和《保护用于实验和其他科学目的脊椎动物的欧洲协定》3 个文件作为 AAALAC 认证的主要参考标准，对于美国以外的国家和地区的申请机构，AAALAC 则充分考虑当地法规和惯例。AAALAC 认证评估动物管理和使用计划的各方面，申请 AAALAC 认证包括内部审查和外部审查两个阶段。内部审查即自查是由申请单位来界定和主导。在这一过程中，研究机构建立"计划描述"以对动物管理与使用计划的各方面进行描述。外部审查是由 AAALAC 专家进行的一种同行评审，AAALAC 评审人员审查"计划描述"，对申请机构进行现场考察并起草考察报告。

取得 AAALAC 认证的实验动物管理与使用计划主要接受三方面的管理。首先，研究机构所在国家或地区的政府部门从法律法规的层面为实验动物管理与使用提供了规范并对其进行管理；其次，AAALAC 认证后，研究机构有明确的责任对动物研究相关事宜进行全面而有重点的自我监督和管理；另外，与行政部门、经费机构和认证机构之间的互动也是对计划进行监督管理不可或缺的一部分。AAALAC 认证后的监督主要有"动物管理与使用计划的监督"和"动物使用方案批准后的监督"（PAM）两种监督方式。IACUC 的检查和半年审查主要倾向于设施和执行的文件证明，PAM 倾向于关注动物管理和使用的程序和项目，将观察到的程序与已获批准方案和标准操作规程进行比较，并对方案的遵守提出一个彻底的评估，两者相互补充，进而对实验动物相关项目进行督导。

本章主要参考实验动物管理和使用指南、AAALAC 官方网站、动物实验伦理审查实用指南等，重点对 AAALAC 认证的依据、内容、过程和实验动物管理与使用的监督管理进行介绍，以供实验动物管理与使用相关人员参考。

第一节　AAALAC 认证

Section 1　AAALAC accreditation

AAALAC（Association for Assessment and Accreditation of Laboratory Animal Care，International）即国际实验动物评估和认证协会，于 1965 年成立于美国，是一家民间、非营利的国际认证机构。

AAALAC 主要致力于实验动物管理与使用的评估和认证，以达到在研究过程中维护动物福利、保障人员安全的目的。目前，AAALAC 认证已成为实验动物质量、福利和生物安全的象征，是国际前沿生物医学研究的质量标志，并成为参与国际交流、科研合作和竞争的重要基础条件。鉴于此，为了保证动物实验的质量并推动科研的发展，美国食品药品监督管理局（FDA）和欧盟强力推荐在有 AAALAC 认证的实验室开展动物实验。同时，世界 500 强医药巨头联合申明，他们医药产品的动物实验都将在 AAALAC 认证的单位完成，因而与之相关的全球生物医药单位纷纷加入申请 AAALAC 认证的行列。目前，全球已有 850 多家制药和生物技术公司、大学、医院和其他研究机构获得了 AAALAC 认证，这些机构自愿取得 AAALAC 认证，严格遵守实验动物管理与使用的相关标准，为实验动物领域树立了楷模。

一、认证依据及主要内容

（一）认证依据

首先，AAALAC 充分考虑申请机构所处国家或地区的法规和惯例，希望已取得认证的单位遵守该国或该地区涉及实验动物管理与使用的所有法规和政府规章。在此基础上，AAALAC 依据其理事会推荐认定的动物管理与使用相关标准对申请机构进行审核。其次，AAALAC 本身并不制定有关实验动物管理与使用的标准，在 AAALAC 成立后将近 50 年的时间里，AAALAC 一直将《实验动物管理和使用指南》（guide for the care and use of laboratory animals）（NRC，最新版于 2011 年出版）作为主要参考标准，同时 AAALAC 还将若干资料作为参考指南。随着众多来自美国以外的研究机构申请 AAALAC 认证，以及越来越多的农业动物被用于科学研究，AAALAC 对《用于研究和教学农业动物管理与使用指南》（guide for the care and use of agricultural animals in the research and teaching）（Ag Guide）和欧洲理事会颁布的《保护用于实验和其他科学目的脊椎动物的欧洲协定》（European convention for the protection for vertebrate animals used for experimental and other scientific purposes）（ETS 123）进行了正式的评估并在认证过程中予以采纳，在过去的十年，它们在认证过程中的作用日益凸显。2010—2011 年，相关方面对 Guide、Ag Guide 和 ETS 123 进行了修订，AAALAC 对新版的内容进行了审查和分析，以确定他们在 AAALAC 认证过程中的作用，AAALAC 已于 2011 年正式采用上述 3 个文件作为主要认证标准。针对 AAALAC 认证过程中可能出现的特定问题，AAALAC 理事会批准修改了关于认证的规则，以第 8 版 Guide 作为建立特殊认证标准的基本指南，AAALAC 可依据现行指令、国际协定和指南等，因地制宜地制定相关标准。

Guide、Ag Guide 和 ETS 123 都是认证的主要参考标准，由于受法律和出资机构的制约，申请机构需要从中选择最为合适的参考标准。ETS 123 的应用范围局限于欧洲理事会自愿签认这一协定的成员国，因此它在美国及其他国家或地区的 AAALAC 认证中不是主导标准。如果研究机构资金来自美国公共健康卫生服务部门的组织机构，则实验动物管理与使用计划要符合 Guide 的规定。如果研究机构没有义务遵守 Guide 和 ETS 123，那么研究机构可以从 3 个主要标准中选择，并在“计划描述”（2011 年版的 Program Description）中说明这一选择如何有助于完成研究机构的科研任务，以及执行相应的实验动物管理与使用计划将产生何种结果，能否令人满意。当 AAALAC 认证委员会执行认证审查时，会查阅相关先例，审查研究机构的决策产生过程并评估执行结果，如果对结果不满意，委员会将给予建议，以协助研究机构建立健全令人满意的实验动物管理与使用计划；将农业动物作为研究对象时，如果没有相关法律或出资机构的限制，同样要对标准进行选择。AAALAC 认为研究机构选择最佳标准时，要兼顾科研自身的要求和动物福利。

3 个主要标准在内容和细节上得到了很大的扩充，它们几乎体现了实验动物管理和使用计划在各方面所取得的进步，同时，AAALAC 正努力协调并在全球认证工作中推行“绩效标准”。为了不给 AAALAC 认证机构保持认证带来过多障碍和负担，AAALAC 宣布将 Guide（2011 年版）中新增加的“must”条款即强制性条款，作为临时的改进建议，为期 1 年，这期间，如果没有进一步的修订，那么将正式视其为强制性条款，并可能对研究机构的认证状态产生影响。唯一例外的是，重要设备更换的过渡期将延长至 3 年（16 英寸高的兔笼和非人灵长类笼具）（至 2014 年 9 月），但是，如果为了达到认证标准而需要更新的笼具数量较大，那么研究机构可以延期完成更新，但要向 AAALAC 提交实施计划和最后期限。同时，AAALAC 发展了（增加或修改）6 项立场声明（PS）和 18 个频繁提问的问题（FAQ）以反映 2011 年版 Guide 的改变，它们将帮助取得认证的和即将申请认证的机构深刻理解 AAALAC 新认证标准的应用。目前，大多数取得 AAALAC 认证的单位已经以一种与新指南兼容的方式运行，应该可以在短时间内取得平稳过渡。

（二）认证的主要内容

AAALAC 认证的审查范围包括评估实验动物管理和使用计划的各方面。根据 AAALAC 的定义，实验动物管理和使用计划是机构在研究、教育、测试或饲养中涉及实验动物管理和使用的各种程序和总体表现，主要包括（但不局限于）：

1. 实验动物管理与使用计划　包含研究机构内所有对动物的健康和福利有直接影响的活动，如动物及兽医护理、政策和规程、人员和计划的管理及监督、职业健康与安全、IACUC 功能以及动物设施的设计和运行管理。

2. 动物环境、饲养及其管理　动物设施的合理营造和管理对于维护动物福利，保证工作人员的健康和安全以及保证科研数据、教学或测试的品质都是至关重要的。完善的管理计划可以为不同物种（品种或品系）的动物提供合理的环境和栖居场所，并考虑动物生理及行为需要，使其可以顺利生长、发育成熟及繁殖，从而保证动物的健康和福利。

3. 兽医护理　兽医护理是动物管理与使用计划的基础部分。兽医的首要职责是提供兽医护理并监督研究、实验、教学和生产过程中的动物福利。完善的兽医护理包括对以下各项的有效管理：①动物采购和运输；②预防医学（包括隔离检疫、动物生物安全和监测）；③临床疾病、伤残或相关健康问题；④与研究方案相关的疾病、伤残或其他后遗症的管理；⑤外科和手术期间护理；⑥疼痛和痛苦控制；⑦麻醉和镇痛；⑧安乐死术。

4. 实验动物设施的总体规划　设施的规划、设计和建造以及完善的管理，是保证良好的动物管理与使用的关键要素，有利于其高效、经济和安全的营运。

二、AAALAC 认证的过程

认证过程包括细致而广泛的内部审查和外部审查。内部审查即自查，由申请单位来界定和主导，在这一过程中，研究机构完成“计划描述”（program description），涉及动物管理与使用计划的各方面，例如，政策、动物饲养和管理、兽医护理和设施等。“计划描述”应在规定的日期前提交给 AAALAC。

外部审查是由 AAALAC 的专家进行的一种同行评审。AAALAC 评审人员（AAALAC 认证委员会委员及其顾问专家）审查“计划描述”，对申请机构进行现场考察并起草考察报告。考察报告由区域性的 AAALAC 认证委员会集体审查、讨论并决定申请单位的认证状态。如果申请单位存在不足，认证委员将以信件的形式通知申请单位并针对不足进行详细的说明。申请单位将在规定时间内进行整改，如果能达到要求，认证委员会将给予其认证。整个认证过程严格遵守保密原则。

与国内其他的认证审查不同，AAALAC 审查重视通过同行专家的审查发现问题，向申请单位解释界定问题的依据，介绍最新的观念和实践，并说明 AAALAC 的期望即整改后应达成的目标。当发现缺陷时，AAALAC 虽然不会告知申请单位如何进行整改，但会提供相应信息来促进改善，使申请单位的整体水平得以提高。获得 AAALAC 认证后，研究机构必须每年提交一份年度报告。

（一）AAALAC 计划状态评估

AAALAC 还可提供“计划状态评估”（program status evaluation，PSE），该评估是完全保密的同行评审，对申请单位动物管理与使用的各方面进行评估，各机构在申请 AAALAC 认证之前，可以此作为预考核。

PSE 将对机构的计划是否满足 AAALAC 的期望以及存在的差距作出评判，其评判依据是 Guide、Ag Guide、ETS123、研究机构所在国家或地区的法规和惯例以及其他被广泛采用的参考资源。该评估可帮助研究机构在正式申请前对认证程序和现场认证考察团队的期望有更好的理解，它还会指出现场考察团队和 AAALAC 认证委员会可能提请注意并认为需要改进才能获得认证的领域。

PSE 虽然有别于 AAALAC 的正式认证，但程序相似。申请单位从 AAALAC 办公室或 AAALAC 网站获得申请资料，包括“认证申请”表，“计划描述”的指导说明和 AAALAC 认证委员会用于评估、认证动物管理与使用计划的关键性文件。完成“计划描述”是申请机构对其动物管理与使用计划进行全面描述的过程，申请机构将在“计划描述”中做深入细致的自我评估，弄清优势和弱点，从而提高对动物福利问题的认识。完成“计划描述”后，申请机构向 AAALAC 办公室提交申请材料。

AAALAC 办事处评审过申请材料后，将安排现场评估。评估团队由兽医学、实验动物科学或动物研究方面的专家组成，他们均致力于在科研中对动物的人道主义照顾和使用。

现场评审结束后，申请机构会收到一份详尽的书面报告，该报告将标明需要改进才能符合 AAALAC 期望的领域，以及其他需要修改以便进一步完善动物管理和使用计划的领域，同时还会就完善不足提出可行性建议。

（二）AAALAC 认证过程

AAALAC 接受所有将实验动物用于教学、科研或测试机构的申请，并予以评估，若其在实验动物管理和使用方面能达到高标准，即授予认证。

1. 下载表格　申请机构可以直接从 AAALAC 网站下载申请资料，或直接联系 AAALAC 办公室获得。申请材料包括“认证申请”表格、指导申请机构准备“计划描述”的说明、“计划描述”、AAALAC 的背景材料和认证程序、标准或指南文件[例如，Guide，Ag Guide，ETS 123 和（或）其他适用法规、文件]、该委员会用来评估动物管理与使用计划的其他材料（称为“参考材料”）清单。

2. 编写与提交“计划描述”　申请机构的“计划描述”应包括以下详细信息：动物管理与使用计划，动物环境、饲养及其管理，兽医护理，实验动物设施等。编写“计划描述”的过程可视为内部评审，可帮助申请机构查找并解决不足。提交申请材料后，申请机构将会收到 AAALAC 办事处确认收到申请材料的通知，随后，AAALAC 办事处的工作人员将审查申请机构的申请，以安排认证。申请机构缴纳申请费用后，AAALAC 办事处将指派 2 名或 2 名以上 AAALAC 代表（通常为 1 名认证委员和 1~2 名顾问专家）组成实地考察队以审查申请机构的动物管理和使用计划。在提交申请时，申请方可就现场考察时间和考查团队的人员组成（如专业领域、工作单位性质、语言能力等）提出适当的建议。如果对 AAALAC 拟指派的人员有异议，可提请更换。

3. 现场考察　AAALAC 考察队将会全面审查申请机构的申请和“计划描述”。现场考察前，现场考察队将与申请机构的代表一起讨论认证程序并逐页审查“计划描述”，现场考察队将提出具体问题并要求予以说明或索要补充文件。然后，现场考察队将在申请机构人员陪同下现场考察，并要求申请机构提供相关信息。

在现场考察队审查计划文件并对观察结果进行讨论后，举行考察情况简介会，介绍他们此次考察所发现的问题和得出的判断，其间申请方可就相关问题进行说明并在规定的时间内上交“现场评估后交流报告”。随后，现场考察报告将上传到 AAALAC 认证委员会的内部网站供指定的委员审阅和质询。

4. 认证评审过程　认证委员会委员审查、讨论申请机构的申请资料和现场考察报告，并由认证委员会开会作出最终决定。其间，参加现场考察的 AAALAC 委员会委员将就申请机构的动物管理与使用计划以及观察结果进行陈述，根据随后的讨论起草一封说明认证状态的信函。申请机构应在会后的 4~8 周内收到有关认证的正式通知。如果某些领域完善后才能符合认证标准，AAALAC 将在信函中明确列出需要改进的领域并给申请机构一定时间以采取相应补救措施。

以上 4 个过程即 AAALAC 认证的全过程。获得 AAALAC 认证之后，研究机构必须每年提交一份年度报告，该报告提供主要在职人员变动信息，并解释本年度对动物管理与使用计划所做的任何更改。如需保持认证资格，取得认证后每 3 年都将进行一次 AAALAC 复审，程序与以上描述相同。

三、AAALAC 认证结果

对于首次申请的单位,认证结果分为 4 种,即完全认证(full accreditation)、有条件的认证(accreditation with condition)、临时认证(provisional status,可长达 24 个月)、不予认证(withhold accreditation)。前两种情况授予“认证牌”。如果研究机构取得有条件的认证,那么要在本年年度报告中对 AAALAC 要求进行的改进措施进行说明,由认证委员会裁决,以确定研究机构能否取得完全认证。当不予认证时,AAALAC 将会提供上诉的机会。

对于已取得 AAALAC 认证的单位,再认证则有以下 5 种可能的结果:连续的完全认证(continued full accreditation)、有条件的认证(conditional accreditation)、延迟认证(deferred accreditation,2 个月)、暂定临时认证(probation,可长达 12 个月)、撤销认证(revoke accreditation)等。前 4 种情况都保留“认证牌”,但是只有第一种是完全认证。如果取得有条件的认证,那么机构要在本年年度报告中对 AAALAC 要求进行的改进措施进行说明,由认证委员会裁决,以确定机构能否取得完全认证。如果机构不能改进 AAALAC 认证委员会所要求的相关内容,那么研究机构的认证资格将暂定临时认证,研究机构需要在规定时间内将 AAALAC 认证委员会强制执行的内容完成,否则将会被取消认证。一旦取消认证,AAALAC 允许机构对这一决定提起上诉,但上诉期间仍保留其认证资格,如果上诉失败,认证将被正式取消。另外,如果理由充分,AAALAC 可随时撤销认证。

在作出暂停、撤销或不予认证的任何决定前,AAALAC 会书面通知该单位委员会拟议的决定和根据。该申请单位可以提供反驳该决定的书面证据或论据,此外还可书面申请口头听证。

申请单位在申请认证的同时要缴纳一定的费用。所有取得 AAALAC 认证的研究机构还需支付一定的年度费用,费用拖欠超过 12 个月的单位可能被撤销认证资格。

第二节 AAALAC 认证后的监督管理

Section 2 The supervision and management after AAALAC accreditation

一、AAALAC 认证后的管理

(一) 动物管理与使用计划的管理

取得 AAALAC 认证的实验动物管理与使用计划主要接受三方面的管理。首先,研究机构所在国家或地区的政府部门从法律法规的层面为实验动物管理与使用提供了规范并对其进行管理,包括(但不限于):环境卫生、健康、劳动力和安全的通行标准。其次,AAALAC 认证后,研究机构有明确的责任对动物研究相关事宜进行全面而有重点的自我监督管理。机构负责人(IO)、主治兽医(AV)和动物管理与使用委员会(IACUC)应有效地发挥领导作用,他们彼此紧密合作,为动物使用者提供支持并对其进行监督管理。IO 负责调配资源并确保动物管理与使用计划的目标和机构的使命一致,AV 和 IACUC 以及其他相关人员应清楚且定期将计划的需求向 IO 反映;AV 对机构内所有动物的健康和福利负责。机构必须赋予主治兽医足够的权威,包括有权接触所有的动物和资源以便于提供兽医护理,为确保计划遵守认证标准的要求,AV 还要监督计划的其他方面,例如,动物饲养及管理;IACUC 或类似的监督机构,受其单位的委托和授权,具体负责评估和监督计划的组成部分和动物设施。除此之外,与行政部门、经费机构和认证机构之间的互动也是对计划进行监督管理不可或缺的一部分。

(二) 人员管理

1. 培训和教育 研究机构有义务为员工培训创造条件,所有参加动物管理与使用计划的人员都必须经过充分的教育、培训并(或)了解实验动物科学的基本原理以保证高质量的科学研究和动物福利,IACUC 对培训方案进行监督以评价其有效性。接受培训和教育的人员有兽医、动物饲养管理人员、研究小组成员、IACUC 成员等。

(1) 兽医必须受过相应培训，具备一定经验和专业技术，能对机构内使用的动物健康和福利进行评价。另外，兽医必须经过培训并具备动物设施管理的相关经验，才能为计划实施提供指导。

(2) 动物饲养管理人员包括不同的专业技术人员，如动物饲养员、管理员、兽医技术员等。他们应接受适当的培训和教育，机构应为其提供正式的和(或)在职训练，以利于计划的有效开展，并确保人性化的饲养管理和动物使用。

(3) 研究机构应该为课题负责人、实验负责人、技术员、博士后、学生和访问学者等研究小组成员提供适当的教育和培训，以确保他们熟知实验中特殊的操作以及所使用的动物品系。培训内容包括：动物饲养管理与使用的法律法规、IACUC 功能、动物使用的伦理和 3R 原则、与动物使用有关问题的汇报、员工职业健康和安全问题、动物操作处理、无菌外科手术、麻醉和镇静、安乐死等。

(4) IACUC 成员机构有责任对 IACUC 成员进行培训，以确保其了解 IACUC 的工作和职责。培训内容主要包括：向新成员介绍机构的计划、相关法律法规、指导方针和政策、动物设施、动物实验室和计划审核程序等，以增强其对动物管理与使用的理解。

2. 员工的职业健康和安全　每个机构都应建立一个职业健康和安全计划(OHSP)以作为动物管理与使用计划的一个重要组成部分。OHSP 必须与国际、国家和地方法规一致，并以致力于创建和维持一个安全、健康的工作环境为目标。OHSP 的性质和规模由动物设施、研究方向、危险性与所用动物品种和品系来决定。

除以上两点外，研究机构还应将具有危害性的刑事事件考虑进去，如人员骚扰和攻击、设施非法侵入、纵火以及对实验动物、研究人员、设备和设施、生物医学研究的恶意伤害和破坏等。同时，研究机构必须建立调查和汇报动物福利相关事件的制度，确保员工了解对相关事件进行汇报的重要性，并为保护动物福利尽到责任。

二、AAALAC 认证后的监督

AAALAC 认证后，研究机构有明确的责任对动物研究相关事宜进行全面而有重点的监督和管理，主要有"动物管理与使用计划的监督"和"动物使用方案批准后的监督(PAM)"两种监督方式。

(一) 动物管理与使用计划的监督

研究机构取得认证后，机构内的动物管理与使用委员会(IACUC)或类似的监督机构，受单位的委托和授权，具体执行这些自我监管任务。

IACUC 成员包括：

1. 1 名兽医，取得兽医学位或已获得资格认证，或在实验动物科学和医学方面或在机构所使用物种的使用方面接受过培训并具有经验。

2. 至少 1 名在实验动物相关的科研方面具有实践经验的科研人员。

3. 至少 1 名没有科研背景的成员，可来自机构内部或机构外部。

4. 至少 1 名关注动物管理与使用的公众代表。

IACUC 的职责是负责计划的监督和日常评估。根据 Guide 所述，IACUC 负责监督和评定整个动物管理与使用计划及其各项内容。IACUC 应该对提交的研究方案或正在研究项目的重大修订予以审查，以确保其符合相关法律法规、相关指南文件和参考资料等的要求。另外，IACUC 应该至少每 6 个月对研究机构的动物管理与使用计划进行审查，并对动物设施(包括动物实验区域)以及动物管理与使用情况进行检查，IACUC 作为机构负责人的咨询顾问，将通过半年检查，以监督者的身份向机构负责人提交动物管理与使用的检查报告，并就研究机构的动物实验计划、设施或者人员培训等相关事宜向机构负责人提出建议。被授权时，针对机构动物管理与使用事务，若有民众提出抱怨或由研究机构内部员工检举违规事件时，IACUC 将予以调查。当计划执行与 IACUC 审查通过的计划内容有偏差时，IACUC 有权终止该动物计划。

(二) 动物使用方案批准后的监督

虽然研究机构有关动物管理与使用方案的各方面都必须经过评估，但是 IACUC 经常把这些任务作为半年审查的一部分来执行。对于大多数的研究方案，仅使用半年一次的审查是不够的，因此将动物使用方案批准后监督（PAM）发展成为研究机构是增强 IACUC 监督能力的一种辅助措施。PAM 是一种几乎利用所有监督措施对已批准方案进行监督的方法，既确保了动物福利，也有利于优化实验操作。PAM 包括持续的动物使用方案评审，实验室检查（可在对设施进行常规检查时进行，也可单独进行），兽医或 IACUC 对某些程序有选择地进行观察，由动物饲养管理人员、兽医和 IACUC 成员对动物进行观察，外部管理部门的检查和评估。IACUC、兽医、动物饲养管理人员以及政策合规监督人员均可执行 PAM，该过程注重更具同事氛围的工作环境、高质量的研究、合理的动物护理以及研究者和 IACUC 间的交流，有效的 PAM 是通过思想意识的改变促进了动物管理的改善和实践与标准的一致性，因此这一过程也发挥了一定的教育功能。

尽管 PAM 和 IACUC 半年一次的审查是完全分开的，但是它们的目的（和实际过程）是相同且相互支持的。IACUC 的检查和半年审查主要倾向于设施和执行的文件证明，期间将会对设施、环境、笼器具、制冷、受法律管制的药物和记录保存等进行检查。IACUC 检查和半年审查的过程是必需的、专注的、例行的，尤其是审查按照约定涉及实验室参观时，通常情况下，时间太少不能对已批准方案的过程和结果进行审查，有时甚至没有机会对正在进行的研究进行检查。例如，IACUC 很少关注啮齿类动物外科手术的过程，更不会去关注准备阶段、采取的手术方法和手术后的康复过程。PAM 和 IACUC 检查同样的实验室，PAM 更倾向于关注动物管理和使用的程序与项目，能花费时间去检查实验的各方面，把观察到的程序跟已经批准的方案和标准操作规程进行比较，并对方案的遵守提出一个完全的评估，进而对实验动物相关项目进行督导。汽车的制造和使用为 IACUC 半年审查和 PAM 的关系提供了类比：IACUC 的半年审查是厂房里已完成产品的质量保证，而 PAM 是道路测试，是测试产品可行性的真正测验。

IACUC 的计划监督以及 PAM 是互相补充的，它们通过发现处于较低风险水平的问题，并在其对方案产生影响之前将其解决，从而一起为研究的完整性、科学性提供坚实的保障。

（李慧　王大鹏　田永路）

第三节　GLP 认证中的动物实验规范

Section 3　The specification of GLP certification

药物（主要是指各类新药）临床前安全性评价主要是研究和评价各种药物通过不同途径进入机体后所产生的毒性反应、产生毒性反应的最小剂量、严重中毒剂量 / 或最小致死剂量、毒性反应的起始时间和结束时间，从而判断其量 - 毒关系和时 - 毒关系；通过一系列生理、生化和病理指标测试，分析判断毒作用的靶器官、中毒性质和可能的作用机制。为了药物临床前安全性资料数据可靠、结论可信，实验过程中遵从良好实验室规范（GLP）的要求，按照药物临床前安全性评价指导原则开展实验，确保实验动物的福利和提高实验人员的质量控制水平。本节从总体考虑、实验原理和要求、实验设计、具体的操作步骤、主要的关注点或注意事项、实验结果的解释与分析、最新进展等方面，全面系统地介绍了临床前安全性评价实验中的急性毒性试验、长期毒性试验、遗传毒性试验、生殖毒性试验、致癌性试验、特殊毒性试验、毒物代谢动力学试验和安全性药理学试验；并简要描述了化学药物免疫毒性试验、生物技术药物免疫原性试验的要求，以供从事药物毒理学和药物临床前安全性评价研究相关人员参考。

药物毒理学（drug toxicology）是研究药物可能对机体造成的毒作用、作用机制及防治对策的一门科学；分为药物的描述毒理学、机制毒理学和管理毒理学 3 个分支，其中描述毒理学就是指药物的临床前和临床安全性评价。

药物（主要是指各类新药）临床前安全性评价主要是研究和评价各种药物通过不同途径进入机体后所产生的毒性反应、产生毒性反应的最小剂量、严重中毒剂量 / 或最小致死剂量、毒性反应的起始时间和结束时间，从而判断其量 - 毒关系和时 - 毒关系；通过一系列生理、生化和病理指标测试，分析判断毒作用的靶器官、中毒性质和可能作用机制，为申报临床试验提供实验依据和在临床出现毒副作用时采取有效的相应防治措施。在药物毒理学和药物安全性评价研究中，动物实验发挥着极其重要的作用。我国新药审批办法规定，任何一种药物和制剂在推荐临床试用前必须进行动物毒性试验。当然，新药临床前安全性评价研究中也包括某些并非以动物为实验系统的评价项目，如 Ames 试验、哺乳动物细胞染色体畸变试验、Herg 细胞 Q-T 间期评价试验、体外溶血试验等，均不在本节的论述范围之列。

在开展新药临床前安全性评价动物实验的过程中，需要符合以下几方面的基本要求。

（一）遵从良好实验室规范（GLP）的要求

GLP 是开展药物临床前安全性评价研究首先需要遵从的质量管理规范，在 GLP 条件下获得的药物临床前安全性资料才能保证数据可靠、结论可信。因为在 GLP 条件下，每项实验都按规范要求实施并由质量保证部门对所研究项目的全过程进行监督与核查，从而保证了实验资料的科学性、可靠性和真实性。我国于 2007 年 1 月 1 日起已明确规定我国创新药物必须在符合 GLP 规范的实验室进行临床前安全性评价研究。

（二）按照药物临床前安全性评价指导原则开展实验

20 世纪 90 年代初，由美国、欧盟和日本三大地区的药物管理当局与制药企业共同发起的"人用药物注册技术要求的国际协调会议（ICH）"，旨在协调对药物研究技术要求的国际统一，缩短研究与开发周期，节约资源，造福全世界。主要内容包括对毒理学试验要求的协调，内容涉及急性毒性试验、长期毒性试验、遗传毒性试验、生殖毒性试验、致癌性试验和毒物动力学试验等。这一系列协调文件反映了当今药物毒理学的发展现状，对于指导药物临床前安全性评价研究具有重大的指导意义。

我国食品药品监督管理总局（CFDA）根据 ICH 文件内容，并与我国具体要求相结合，制定了一系列有关药物临床前安全性评价研究指导原则，使我国药物临床前安全性评价研究达到了一个新的水平。

（三）确保实验动物的福利

新药临床前安全性评价动物实验的研究报告需要用于新药申报过程中风险评估和审核，并受到药政管理部门的监管；与此同时，研究过程中的动物福利问题不仅要反映整个社会对动物保护的要求和呼声，而且也直接影响到实验的质量、结果与解释。故此，开展新药临床前安全性评价动物实验时，既需要遵循 GLP 的要求，又需要确保实验动物的福利；GLP 实验室因此要积极开展 GLP 认证和动物福利认证（如 AAALAC 认证等）。

（四）提高实验人员的质量控制水平

GLP 规范要求，由质量保证部门（QAU）负责检查或审核新药临床前安全性评价动物实验的过程和报告，以确保研究的质量和 GLP 依从性；但是，也需要确保参与 GLP 研究项目的全体人员自觉地实行研究过程的全程质量控制（QC）。QA 的目的在于独立地检查，以确保质量体系内各项过程符合要求，其度量指标为检查报告。质量管理程序的目标是将过程的持续完善、具体化。QA 和 QC 的目标虽然相同，但达到目的的手段则各不相同。QC 涉及由工作环境所限定的、与操作对错有关的一系列标准和限制。相反，QA 则主要与目标有关，其职责是限定何种操作是可以接受的。

在本章中，对于根据 GLP 规范要求、ICH 文件内容，并结合我国 CFDA 颁布的药物临床前安全性评价一系列指导原则，所指定的药物临床前安全性评价中各类动物实验的方法就不再展开叙述，具体内容将在"第十篇　药品医疗器械评价及检定动物实验技术""第一章　药物安全性评价动物实验方法"中详细介绍。

（吴纯启　廖明阳）

参考文献

[1] Christian E Newcomer. The Evolution and Adoption of Standards Used by AAALAC[J]. Journal of the American Association for Laboratory Animal Science，2012，3(51)：293-297.

[2] National research council of the national academies. Guide for the Care and Use of Laboratory Animals [M].Washington，D.C：The National Academies Press，2011.

[3] 贺争鸣，李根平，李冠民，等 . 实验动物福利与动物实验科学[M]. 北京：科学出版社，2011.

[4] Jerald Silverman，Mark A Suckow，Sreekant Murthy.The IACUC Handbook [M]. Boca Raton：CRC Press，2006.

（刘昌峨　曾林　整理编辑）

第二章　动物实验伦理福利

Chapter 2　Animal Experimental Ethics and welfare

动物实验是推动生命科学发展不可或缺的重要研究方法。动物与人存在差别，以及诸多因素影响动物实验结果的这种客观现实，使我们必须清楚地认识和正确利用动物实验结果，以确保动物实验的研究意义和动物实验结果的应用价值。动物实验替代方法（alternative method to animal experiment）是在满足动物福利和生命科学发展双重目的基础上的科学研究方法，是科学实验技术的重要组成部分。开展相关研究并运用其研究成果已成为动物实验科学的一个重要发展趋势。

动物实验科学和动物保护主义在一定程度上存在着不可避免的冲突。从目前和今后一个很长的发展时期来看，动物实验还将是人类生命科学研究不可或缺的技术手段。因此，积极开展动物实验替代方法的研究，减少实验动物的使用量，采取必要的措施，避免或减轻给实验动物造成的痛苦，是我们科技工作者应该积极面对的一个科学问题。本章介绍了动物实验替代方法的基本内容和相关技术，提出了开展动物实验应遵守的基本原则，以及保障实验动物福利的关注点。

第一节　动物实验的“双刃剑”效果

Section 1　The“double-edged sword” effect of animal experiments

通过动物实验，获取人类社会发展所需要的知识，凸显动物实验这一科学研究手段对经济发展、社会进步和人类健康所发挥的支撑和引导作用。但是，由于动物和动物实验本身存在的客观缺陷，以及各种外界因素的影响，其某种程度上的“误导”作用也不容忽视。如何正确选择动物和使用动物实验，全面客观地分析动物实验结果，是我们借助动物实验开展研究活动之前应该考虑的问题之一。

一、动物实验的不可替代性

动物实验是以实验动物为载体进行科学实验，研究实验动物的生物学特性、动物实验技术、动物实验过程中实验动物的反应以及发生发展规律，从而获取新知识、发现新规律的科学实践活动。

回顾生命科学的发展史，不难发现，许多具有里程碑意义的研究成果都与动物实验科学有着密切关系。1960 年，美国 Jackson 研究所的研究员 George Snell 使用近亲品系小鼠研究肿瘤移植，观察其接收或排斥现象，由此发现组织相容性基因（后改名为主要组织相容性复合体），而后医学界发现人类存在类似的基因。1980 年，Snell 博士因此成果获得诺贝尔奖。免疫缺陷小鼠（裸鼠和 SCID 小鼠）的发现和实验研究的展开，为研究人类肿瘤的发病机制、抗肿瘤药物的筛选与治疗效果的观察以及肿瘤免疫学研究起到了极大的推动作用，从而使该领域的研究有了突飞猛进的革命性发现。1996 年 7 月 5 日，英国罗斯林研究所利用体细胞克隆技术，成功的克隆出羊“多莉”。体细胞作为供体细胞进行细胞核移植研究的成功，使 20 世纪生物学领域的突破性成功之一，在理论上能够具有重要意义。在 21 世纪基因组科学研究中，基因工程小鼠替代人体作为实验对象，在揭示基因组编码的种种 RNA 和蛋白质是以何种方式相互整合来执行细胞生长、发育和分化功能，以致形成整个人体形态、生理和行为等表型特征方面占有特别重要的地位和具有特殊的医学和生物学意义。

可以这样说，对生命科学的不断探索为动物实验提供了丰富的内容和发展空间，而动物实验的不断进步又为解开众多生命之谜、推动生命科学的深入发展提供了支撑条件和研究手段。动物实验已成为了解人类自身、征服疾病、保护环境和推动社会进步和经济发展的重要手段之一。作为生命科学研究的载体，动物实验在生命科学发展中的地位及所发挥的重要作用将是其他手段不可替代的。

二、动物实验的局限性

动物与人存在差别，将动物实验结果外推（extrapolation）到人类具有一定的风险。目前还没有哪种理论能够证明这种外推法具有完全的有效性。动物实验中观察到的一些明显与人体反应不同的现象，可能因多种因素而起，也是客观存在。研究人员应该对这些影响因素有所了解，并通过科学的设计，尽可能多地减少存在的差异性，提高动物实验的研究意义和动物实验结果的应用价值。

动物实验这一研究形式的出现，从一开始就与生命现象的探索紧密相关。在人类与疾病抗争的过程中，包括探索疾病的发生机制、寻求治疗方法、研究与评价药物的有效性和安全性时，往往要依赖于各种动物实验。可以说，生物医学的每一次重大发展与进步，都离不开动物实验，动物实验技术发挥着其他实验技术所不可替代的独特作用。但我们应该认识到，动物实验不是“全能型技术”，通过动物实验所获得的结果也存在不全面或偏差的弱点，动物实验技术也需要不断地改进和完善。动物实验所表现出的局限性主要有以下几方面。

（一）动物实验的阶段性

任何动物实验都带有鲜明和特指的目的性。为了说明一个科学问题，往往需要选择多种动物、多次动物实验，从不同层面和不同角度进行探索，因此，对每一次动物实验来讲，目的极为明确而有限。从为说明某一现象而开展的多种动物、多次实验的完整系统看，其中一次实验仅是逐步接近目标这一过程中的一个点，数据具有相对的全面性和绝对的“缺陷性”，结论具有一定的局限性，所以，我们在进行数据分析并通过分析下结论的时候，应给予特别的注意。

（二）动物实验技术发展的阶段性

为获得实验动物正常生理指标或测定某种药物是否对动物生理参数产生影响，往往需要对动物实施固定和麻醉。在这种非正常状态下，各项数据偏离正常值是不可避免的。随着实验科学的发展和新型设备的涌现，利用遥测技术测定实验动物生物学特性已成为现实。遥测技术在动物实验中的应用，不需对动物进行麻醉和固定，使科技人员能够在动物正常生活条件下获取各项指标，以及药物对动物生物节律作用的真实可靠的数据。

另外，在人体用药安全评价的生殖试验指南内容方面，美国、英国、加拿大、欧共体委员会（EEC）和经济合作与发展组织（OECD）等国家和国际组织对农药、医药、食品添加剂和环境化学物等的Ⅰ、Ⅱ、Ⅲ期动物生殖毒性试验方案均存在不同点，这也恰恰说明动物实验需要不断探索和完善，说明动物实验技术的发展具有明显的阶段性特点。

从动物实验方法学的角度看，目前我们所能利用的技术手段还很有限。方法适用程度的提高，操作技术的改进以及相关仪器设备的更新，将会推动动物实验走向完善，使动物实验结果的准确性和可靠性得以保证。

（三）科技人员知识水平的欠缺

我们常说，实验动物是人类的替身，为我们人类的健康作出牺牲。但说到底，动物不是我们人类，仅是替身而已。由于动物不能像人类一样表达它所承载的信息，因此，动物在实验的过程中所感受的“内在波动”和所发生的“外在变化”，以及同一实验中不同个体出现的不同表现和同一个体的多种表现而涵盖的诸多信息，都需要科技人员去领悟和分析，由此得出的结论正确与否，则与对知识的把握和实际经验有直接的关系。由于经验所限或对新问题探索所需要的知识不足，往往导致人们通过动物实验所获得的信息因这些人为因素或经验误差造成一定的不全面，甚至产生偏差和误导。虽然这不能算是动物实验技术自身的缺点，但因行为主体对动物实验复杂性的处理能力所限而导致的偏差和误导常常是不可避免的。

（四）动物实验的系统偏差

影响动物实验过程和动物实验结果的因素很多，包括动物自身因素和动物以外其他因素两大类。如果这两类因素不予控制，动物实验将产生诸多“杂音”。

1. 动物因素　动物因种属、品系、年龄、性别、生理状态和健康状态的不同，而对同一实验处理产生不同的生物学反应，表现出不同的临床体征。例如，不同品系的动物遗传基础不同，特性各异，不同品种（品系）动物用于同一实验或同一品种（品系）动物用于不同实验，会得到不同的实验结果。在重组（汉逊酵母）基因乙肝疫苗效力实验中，H-2q 单倍型小鼠 ED_{50} 应答比 H-2d 单倍型小鼠高 3.2 倍，表明 H-2d 单倍型对汉逊酵母乙肝抗原同样应答敏感。含有 H-2q 型基因的概率在 50% 以上时，显示有很强的免疫应答反应，当 H-2q 型基因的概率低于 50% 时则显示很弱的免疫应答。

当携带或感染病原微生物的动物用于实验时会产生诸多"杂音"，其结果会出现很大的偏差。如健康动物对药物的耐受量要大于有病动物，家兔感染球虫后会使肝脏上有很多球虫囊，导致肝功能的改变，影响对实验结果的判断。

2. 环境因素　环境因素的不稳定会通过改变动物生物学表现而影响动物实验结果。气候因素（如温度）、理化因素（如照明）、营养因素和居住因素（如笼具）等都可直接作用于动物，引起动物正常表现型的异常而影响正常反应型的出现，使结果出现偏差。

3. 营养因素　实验动物的生长、发育、繁殖、增强体质和抗病能力等一切生命活动物不依赖饲料营养，同一品种不同生理阶段对各种营养的需求也不一致。营养缺乏或过剩都可直接造成动物的反应性变化，引起代谢紊乱，必然将动物实验引入歧途，动物实验结果出现偏差。

4. 技术因素　动物实验技术是指动物实验过程中人为施加给动物的所有操作活动。涉及环节很多，规范操作技术是确保动物实验顺利进行和动物实验结果准确性的前提和基础。实验人员粗暴对待动物，不规范的捉拿、固定、注射、给药和手术过程，都会引起动物的应激反应，使机体内分泌系统和循环系统功能以及代谢功能发生改变，由此产生实验误差。

5. 仪器因素　根据动物实验的要求配备性能稳定、符合实验要求的自动化仪器设备，是现代生物医学研究中动物实验的显著特点。但仪器不稳定、没有定期校准、违规使用操作，或实验器械消毒不彻底，"功能配套化"程度低等，都会使动物实验结果走偏。

6. 福利因素　这是一种非物质性、但又是一种重要并对动物实验结果产生潜移默化的因素。科技人员思想上对动物福利的了解，在实际操作中对优化技术的掌握，以及对动物应具有的条件满足度等，都直接影响着动物实验结果的准确性。无法想象在一个福利很差的条件下能够保证动物实验结果的可靠性。

第二节　动物保护与动物实验的社会认知

Section 2　The social cognition of animal protection and animal experiment

动物实验推动生命活动本质研究、保证人类健康和经济发展的重要科学方法。可以预言，在将来相当长的时期内，动物实验还将伴随人类社会的发展而存在。但是如何在利用实验动物开展研究的同时，关注和维护动物福利，将动物保护、动物福利与伦理作为科研活动的一个组成部分全面考虑，从提升动物福利、保障健康的角度确保动物实验科学水平的提高，是我们科技工作者的任务之一。

一、动物保护和实验动物相关法规

（一）动物权

动物权（animal rights）的提出与社会发展程度和人们的传统观念、伦理道德、宗教、文化习俗及心理因素等有着密切的关系。

1976 年，澳大利亚哲学家彼得·辛格（Peter Singer）在《动物解放》一书中首次提出了动物权的概念，倡导"物种平等"观点。认为人类不应该为了获取自身的利益或者以动物不能表达自己的意愿而对动物采取歧视的看法和行为。并在"残暴的动物实验"一章中列举了许多他们认为是残暴的、可以避免的、或者说没有任何意义的动物实验，甚至把"动物权"与"种族主义和性别歧视"等同看待。他们认为："无论如何，即使动物实验对人类的益处真有说服力，用动物做实验引发的道德问题也不能因而变得正当。人与动物的权益必须平等考虑，追求知识的权利不能超越生命的神圣性。"基于他们的观点，在生物医学等领域开展的动物实验都是侵犯“动物权”。

在 20 世纪 80 年代早期，美国思想家瑞根（T. Regan）发展了“动物权”概念，提出每一个有意识的动物（个体或物种）均具有“内在价值”。这个内在价值源于动物自身生活的意识体验和这个体验对动物的重要性。动物的“内在价值”与对人类是否有其价值无关，也不涉及人类对动物所持有的态度。对每个动物给予同等权利是捍卫它们内在价值的体现，由此也赋予了它们的道德地位。显而易见，动物和人类拥有同等权利意味着他们都应拥有抵抗死亡、痛苦和其他伤害的同等保护的权利。Regan 认为所有使用动物的人均在一定程度上剥夺了动物的权利，基于这一点，他坚决反对在科研中使用动物，无论这个研究将会给人类带来多大利益。

（二）动物保护

动物保护是人类对所在环境及自身命运进行深层次的思考之后提出的一个重要课题。随着经济的发展和社会进步，动物保护的观念在人们的思想和生活中得以体现，它是保护生物多样性、环境生态平衡以及人类生存的需要，也是社会进步的表现。从这样一个意义上讲，动物保护似乎是不可而喻的。动物保护作为一个独特的研究领域，其内容涉及动物学、生态学、畜牧学、动物行为学、兽医学、公共卫生学等多门学科，同时还涉及法学、伦理学及社会学等领域。

动物保护主要涉及两方面的内容：一是对濒危动物物种和种群的保存，以维持生态平衡；二是对动物个体生命的保护和保健，使动物免受伤害或疾病的折磨。在这里我们则着重讨论为了科学目的而开展的动物实验中对动物保护的问题。

（三）实验动物相关法规

1. 国外相关法规　国外相关法规大致可以分为国际法和国家法两类。国际法（包括国际条约和公约）是各个国家和组织之间的协议，主体是国家或国际组织。制定条约的目的是确立一定的国际权利、义务和关系，缔约国家和组织要受到条约的约束。国家法是指由各国政府制定的，旨在保护和合理利用本国动物，并具有法律强有力的规则和制度的总称。目前，国际实验动物界的立法焦点主要是围绕着保障动物福利和满足科学研究对高质量实验动物的需求这两个不同方面进行的。

(1) 国际法：在保证科学发展的基础上维护实验动物的福利，在实验研究中善待实验动物，已引起某些国际组织的高度关注，并制定出法规条文，以此来约束各签约国的行为。如，1986 年，欧洲议会通过了《保护在实验中或为达到其他科学目的使用脊椎动物的欧共体条例（86/609/EEC）》，该条例依据各成员国动物保护法律、条例或管理条款，制定出能使各国接受和执行的条款，以避免影响共同市场的建立和运作，减少因非技术壁垒而造成的国际贸易障碍。该条例规定：应为实验动物提供有益于健康和安乐的生活环境、饲料、饮水和照料；如果有其他合理、科学的非动物实验方法可以使用，并且能够获得所要实验结果的时候，就不应该再利用动物进行实验；如果一个动物实验必须进行时，这时就要仔细考虑选择哪一种类的动物，选择使用动物数量最少的实验方案，包括使用神经生理最不敏感的低等动物，选择在实验过程中给动物造成最小疼痛、痛苦和压抑以及最短伤害时间，同时也能获得令人满意的实验结果的实验方法等。

1982 年，WHO 和国际实验动物科学理事会根据双方合作计划与协议，共同起草了《实验动物饲养与管理指南》。该指南包含了实验动物和动物实验诸多方面的要求，对实验动物保护和福利也进行了详细的阐述。指南指出，以科学研究为目的使用动物时，必须坚持负责任的、合乎道德地使用动物这一基本原则；科学家和技术人员应知道如何设计一个好的实验，了解所用动物品种的基本生物学特性和营养需要；最大限度地减轻动物的痛苦，使用动物进行任何科学研究都必须遵循 3R 原则等。

(2) 国家法

1) 美国：美国立法以加强实验动物的管理，一个明显的特点就是由技术上的严格要求转向善待动物的仁慈化管理，提倡关注实验动物福利，爱护实验动物，严禁粗暴对待和虐待实验动物，并且通过采取各种措施，利用各种方式，如遵循 3R 原则，开展动物实验替代方法研究等。

1963 年，由美国国立卫生研究院出版了《实验动物饲养管理和使用指南》，经 1965、1968、1972、1985 和 1996 年五次修订。《指南》的内容包括研究机构的政策和职责，动物环境、饲养与管理，兽医护理和总体布局等。要求每所研究机构应成立“研究机构动物管理和使用委员会”（IACUC），负责监督和审查有关动物实验计划、操作程序和设施条件，以保证符合本《指南》的要求。使用较少侵害性的操作措施、离体器官、细胞或组织培养物或计算机模拟等替代实验动物；应选择适宜镇痛剂或麻醉剂，最大限度地满足临床和人道方面的要求；在研究结束时，应采用安乐死术处置动物等。

除此之外，涉及动物实验福利伦理和 3R 的管理法规还有：《动物福利法》、《关于在测试、科研和培训中脊椎动物的管理和使用原则》、《人道主义饲养和使用实验动物的公共卫生方针》等。

2）英国：英国是世界上动物福利法立法最早的国家，也是最早提出动物实验 3R 原则的国家。

1986 年，英国制定了以实验动物为核心内容的《动物（科学程序）法令》，这是英国第一部规范动物实验的法律，目的在于：建立一个动物实验的管理体系，规范在科学研究中使用动物的行为，以减轻对实验动物的伤害程度。其中规定：实验基地必须获得执照，必须有考虑动物福利的提议和记录；实验方案应事先获得批准，处死动物应采用人道的方法；实验人员必须拥有执照，无证人员进行实验将视为违法行为，承担相应的法律责任。

在《动物保护法案》(1954) 中规定，实施动物手术而没有使用麻醉剂以消除疼痛的，该手术将视为不合法和不人道的，主要负责人应承担相应的法律责任。

3）加拿大：在动物实验管理方面，加拿大是通过由科学界、政府机构和人道主义协会等机构联合组成的加拿大动物管理委员会（Canadian council on animal care，CCAC）建立管理系统，实现对实验动物使用情况的管理和监督，这是在动物实验管理方面与其他国家的不同点。

CCAC 成立后，提出一系列实验动物管理原则，如《实验用动物管理和使用指南》、《加拿大动物管理委员会准则：研究、教学和检验中选择恰当的动物实验终点》、《动物研究伦理》和《青年科学会有关在科研课题中使用活体脊椎动物条例》等。其中规定：研究人员有义务遵守人道主义原则，避免动物遭受不必要的痛苦和伤害；如不能避免，应尽量减少其强度、缩短其时间；应采用安乐死术方法使动物快速丧失知觉等。动物实验应遵守 3R 原则，选择仁慈终点结束实验，减轻动物所承受的痛苦。

4）日本：1980 年，日本总理府发布了《实验动物饲养及保管基准》；1987 年，日本文部省下发了《关于大学等使用实验动物的注意事项》；1996 年，日本总理府发布了《动物处理方法规则》和《动物安乐死规则》。关于动物实验方面，要求成立动物实验委员会，负责审查动物实验计划和实施方案。强调尊重动物生命，科学地进行动物实验。尽可能选择非动物的方法进行研究；在不影响实验结果的情况下，应使用麻醉剂，尽可能减少动物痛苦。在实验结束时、或动物生病不能救治而陷于痛苦时、或实验终止而继续饲养会极大增加经济负担时，应采用安乐死术处死动物。

2006 年，日本教育、体育、科学技术部和卫生部、劳动与福利部联合发布实施了《动物试验基本方针》，要求在教育、检验、研究、生物制品生产或其他科学目的方面使用实验动物时，应考虑使用替代方法，在保证上述活动完成的条件下，要尽可能地使用少量动物。使用动物时，应该采用不引起动物疼痛或压抑的方法。在动物使用之后不能康复时，必须立即采用引起动物最小疼痛方法处置动物。

5）其他：关注实验动物福利以及科学研究领域中动物实验伦理问题，各国都根据自己的国情和科学发展需要，制定了形式各异但内容却大同小异的法律法规或规章条例，以规范实验动物的使用。见表 2-2-1。要求在此不再赘述。

表 2-2-1　有关国家对实验动物或动物实验的法律法规

国家	发布情况
澳大利亚	1969 年，由国家健康和医学研究委员会、联邦科学和工业研究组织、澳大利亚和新西兰农业资源管理委员会、澳大利亚研究委员会、澳大利亚大学副校长联合会共同起草了《实验动物管理与使用法规》。该文件历经 1979 年、1982 年、1985 年、1989 年和 1997 年修订（第 6 版）
德国	1972 年，由德联邦消费保护、饮食和农业部发布了《动物保护法》（注：包含对动物实验的要求），分别于 1986 年、1987 年、2001 年修订
新西兰	1999 年，制定了《动物福利法》；9 章 202 条
泰国	由国家研究委员会制定《动物实验伦理准则与指南》、《动物使用的伦理指南监控》

续表

国家	发布情况
菲律宾	1992 年，发布了《菲律宾实验动物管理与使用指南》；2002 年，由菲律宾实验动物资源发展和标准化委员会组织对其进行了修订
韩国	1991 年，韩国农业部发布了《动物保护法》，对研究中的动物实验提出要求
荷兰	1977 年，发布了《动物实验法》，1996 年，荷兰议会下院讨论通过了该法的修订计划

此外，印度、芬兰、捷克、奥地利、比利时、法国、希腊、爱尔兰、意大利、挪威、波兰、葡萄牙、斯洛文尼亚、瑞典、瑞士等国家都制定有不同形式的法律法规来规范动物实验，以期保护实验动物福利，减少因科学研究而进行的实验操作对动物造成伤害。

2. 我国相关行政法规和部门规章

(1)《实验动物管理条例》：1988 年，经国务院批准、由国家科学技术委员会发布实施，这是我国第一部实验动物管理法规。该《条例》共 8 章 35 条，从管理模式、实验动物饲育管理、检疫与传染病控制、实验动物应用、进出口管理、实验动物工作人员以及奖惩等方面明确了国家管理准则，标志着我国实验动物管理工作开始纳入法制化管理轨道。

在《条例》的第十三条、第十四条、第十五条中，分别对实验动物的饲料、饮水和垫料质量作出规定，以保证实验动物福利。第二十九条中要求“从事实验动物工作的人员对实验动物必须爱护，不得戏弄或虐待。”

(2)《对待实验动物的指导性意见》：2006 年 9 月，由国家科技部发布的《关于善待实验动物的指导性意见》，共 6 章 30 条。在总则中，要求“实验动物生产单位及使用单位应设立实验动物管理委员会(或实验动物道德委员会、实验动物伦理委员会等)”，制定管理制度、开展人员培训、保证相关条件符合善待实验动物的要求等；在动物实验方面，要求减少因实验处置引起的疼痛、开展动物实验替代方法的研究、实施有效的麻醉、温和保定、实施安乐死、选择“仁慈终点”、慎用灵长类动物等。在相关保障措施方面，要求动物实验在经动物道德委员会批准后方可实施。

该指导性意见是我国第一部专门针对实验动物福利和动物实验伦理的规范性管理文件，表明我国科技管理部门和科技界对该问题的高度关注。

(3)《国家科技计划实施中科研不端行为处理办法(试行)》：2006 年，国家科学技术部发布了该“处理办法”。在本办法所列出的 6 种不端行为中，包括“违反实验动物保护规范”。将实施实验动物保护规范的行为提升至加强国家科技计划实施中的科研诚信建设这样一个高度，足以说明国家科技管理机构对实验动物工作的重视，说明规范在使用实验动物进行科学研究中的行为，不再是一个简单的技术层面问题，而是科技人员在实际工作中对待科研诚信的一种具体体现。

除此之外，1997 年，国家科学技术委员会第一次完整地将 3R 写进《关于“九五”期间实验动物发展的若干意见》这一政府文件；2001 年，在《科研条件建设“十五”发展纲要》中明确提出“推动建立与国际接轨的动物福利保障制度”。所有这些对推动我国实验动物福利研究和 3R 研究与应用，规范动物实验研究中的科学行为，无疑起到了重要作用。

(4)《北京市实验动物管理条例和配套文件》：北京市实验动物管理条例(以下简称《条例》)经修订(2004 年 12 月 2 日北京市第十二届人民代表大会常务委员会第十七次会议修订)后，凸显对实验动物福利伦理的重视。第二十六条强调“从事动物实验的人员应当遵循替代、减少和优化的原则进行实验设计，使用正确的方法处理实验动物”。

为贯彻实施《条例》，维护实验动物福利，规范动物实验伦理审查工作，制定了《北京市实验动物福利伦理审查指南》，其中强调：在北京地区和单位两个层面上成立实验动物福利伦理委员会；提出了开展福利伦理审查的基本原则和通过福利伦理审查的基本要求。

(5)《湖北省实验动物管理条例》：2005 年 7 月 29 日，湖北省第十届人民代表大会常务委员会第十六次会议通过了《湖北省实验动物管理条例》(以下简称《条例》)。该《条例》第二十九条明确规定：“从事实验动物工作的单位和个人，应当关爱实验动物，维护动物福利，不得戏弄、虐待实验动物。在符合科学原则的前提下，尽量减少动物使用量，减轻被处置动物的痛苦。鼓励开展动物实验替代方法的研究与应用”。

(6)《云南省实验动物管理条例》：2007 年 7 月 27 日，云南省第十届人大常委会第三十次会议审议通过了《云南省实验动物管理条例》(以下简称《条例》)。该《条例》第二十七条明确规定：“从事实验动物工作的单位或者个人，应当善待实验动物，维护动物福利，不得戏弄、虐待实验动物，尽量减少动物使用量，减轻实验动物的痛苦。鼓励开展动物实验替代、优化方法的研究与应用。不再使用的实验动物活体，应当采取痛苦最少的方式进行妥善处置”。

(7)《黑龙江省实验动物管理条例》：2008 年 10 月 17 日，黑龙江省第十一届人大常委会第六次会议审议通过了《黑龙江省实验动物管理条例》(以下简称《条例》)。《条例》第五条规定：“动物实验设计和实验活动应当遵循替代、减少和优化的原则。从事实验动物工作的单位和人员应当善待实验动物，维护实验动物福利，减轻实验动物痛苦。对不使用的实验动物活体，应当采取尽量减轻痛苦的方式进行妥善处理”。

(8)《广东省实验动物管理条例》：2010 年 6 月 2 日，广东省第十一届人大常委会第十九次会议审议通过了《广东省实验动物管理条例》(以下简称《条例》)。《条例》第二十九条规定：“从事实验动物工作的人员在生产、使用和运输过程中应当维护实验动物福利，关爱实验动物，不得虐待实验动物”。第三十一条要求“从事实验动物生产、使用的单位和个人，在开展动物实验项目时，应当制定保证实验动物福利、符合实验动物伦理要求的实验方案；有条件的应当设立实验动物福利伦理组织，对实验方案进行审查，对实验过程进行监督管理”。

另外，我国台湾地区制定了《动物保护法》(1998 年)和《动物保护法施行细则》(2000 年)，提出“使用动物进行科学应用，应尽量减少数目，并以使动物产生最少痛苦及伤害之方式为之”。“实验动物经科学应用后，除有科学应用上之需要，应待其完全恢复生理功能后，始得再进行科学应用”。香港制定了《防止残酷对待动物条例》(1999 年)，规定了有关残酷对待动物的罚则。

(9) 其他：除了上面提及的《实验动物管理条例》外，我国还发布了《实验动物质量管理办法》、《实验动物许可证管理办法(试行)》、《实验动物种子管理办法》等管理性文件。虽然在这些文件中没有动物福利伦理的字样，但某些条款在客观上起到了维护动物福利，推动实验动物福利伦理工作发展的作用。

为进一步加强科学研究工作基本行为规范的建设，树立良好的学风，2002 年 6 月 20 日，中国科学院上海生命科学研究院出台了《中国科学院上海生命科学研究院科学研究行为规范条例(试行)》。强调在活体动物实验中，不应给实验动物造成不必要的痛苦或不适。研究报告或论文中必须明确麻醉和手术的过程，手术后护理，包括麻醉剂的名称、剂量及给药途径和补充麻醉的剂量和给药途径。科研人员应保证采取适当的措施防止动物在实验的全过程中遭受不必要的痛苦。动物在实验后处死的过程也应当描述。采用离体器官、组织或培养细胞的实验必须描述对供体动物麻醉、处死的过程。

二、动物实验与动物保护之间的争论

(一) 动物实验的重要性

动物实验是生命科学研究不可缺少的手段和方法。动物实验在揭开生命本质和起源之迷、保证人类健康和推动整个生命科学发展方面发挥了重要的作用，与我们的生活息息相关。没有动物实验的生命科学可以说是不可思议的。随着社会和科学技术的进步，对动物实验的要求将会越来越高。

动物实验的重要性体现在以下两方面：

1. 动物实验是推动科学研究发展的重要手段　动物实验是以动物为载体，在特定的条件下进行特定的处理，以得到预期的目的和结果的过程。在科学史上，摩尔根利用具不同遗传性状的果蝇作为研究遗传规律的实验材料，证明了遗传学中的连锁现象。现代科学家可以应用转基因或克隆技术，从分子水平上了解和揭示某些生命现象的本质。应该看到，现代科学家所进行的动物实验，在研究内容的深度和广度上已有了很大的发展。比如对于大脑的记忆和思维过程的研究，在无法直接从人体大脑皮质进行测试获得相应数据之前，动物是最佳的研究工具和对象。激素是调节人类各种功能的重要物质，人体从生长发育到衰老死亡，都有激素的作用。但是，激素在血液中的含量很低，而且它们之间的作用是复杂的，体外研究技术并不能完全说明激素在活的有机体内相互作用的真实情况。因此,在一个相当长的时间内,动物实验仍是研究激素性质和作用机制的不可替代的方法。人类基因组测序的完成,标志着基因功能研究的开始。说明单个基因的作用以及不同基因之间的相互作用,必须而且也只能通过动物实验的手段来加以说明。动物实验在生命科学尤其在生物学、医学等领域的发展中起到了至关重要的作用。可以毫不夸张地说,如果没有动物实验这一科学的研究方法和手段,至今我们可能对生命现象的本质仍一无所知。

对于经过几百万年、甚至更长岁月进化过程的人类和其他动物的生命现象而言,现代科学已经揭示的仅是其中很少的一部分,许多生命现象对于我们来说仍是未知数,等待我们去回答。随着科学研究的不断深入,也会有一些新的问题不断出现,甚至原来认为已被认知的现象被重新否定,需要利用更新的知识和实验手段去解释,而这一切都离不开动物实验这一手段。动物实验将在生命科学的革命中,以新的面貌和姿态显示出更为重要的作用。在今后漫长的揭示生命现象本质的征途上,动物实验就向大海中的航船,将载着我们向最终目的地不断迈进。如果说将来的动物实验会有所不同的话,那就是科学家将以更加科学的方法和手段合理进行动物实验,并本着理性和人道的态度对待实验动物和进行动物实验。

21世纪是生命科学的世纪,生物高科技将成为这个时代的研究热点、竞争焦点和新的知识经济增长点。相信作为生命科学研究的基础和重要支撑条件,实验动物科学和动物实验研究水平将对整个生命科学各领域的发展产生重大影响。

2. 动物实验与人类生存和日常生活密不可分　动物实验作为一种有效的测试和检验手段,对我们现今社会发展和生活的各方面有着深刻的影响。

(1) 在医学研究领域中的应用:动物实验与医学、药学和生物学等领域研究关系密切。探索人类疾病发生、发展、转归、治疗机制以及预防控制,都需要通过动物实验加以阐明和证实。了解衰老的原因和机制以达到延缓衰老过程和老年医学的研究方面,也都离不开动物实验。

(2) 在药学研究领域中的应用:药品是一种特殊的商品,在新药研制方面有着一整套严格措施和管理办法。在新药的研发和药品生产、质量检定方面,动物实验起着非常重要的作用。新的药品必须以动物实验进行严格的药效学测试和安全性评价,只有充分证明对人体安全可靠后,方能得到有关部门的批准投入生产。在药品的正常生产过程中,也要以动物实验进行效力实验和致热原的检验,以确保人民用药安全有效。

(3) 在农业科学领域中的应用:对农业上大量使用的化肥和农药的残毒分析检测都离不开动物实验。安全性评价在农药的研究开发中占有重要位置,要求必须使用高质量的实验动物进行三致试验。在兽医学和畜牧业方面,疫苗制备和鉴定、兽药的安全性试验、畜禽营养学、遗传育种学、畜禽繁殖学、各种疾病的预防、控制和治疗等方面的研究都是建立在动物实验的基础上的,保证了畜牧业的健康发展和肉、奶、蛋等畜产品的安全性。

(4) 在轻工、化工领域中的应用:食品、生活日常用品、各种化妆品、皮毛及化学纤维等,都需要通过动物实验进行安全性评价。证明对人体无急、慢性毒副作用,方能进行生产和供应市场。

(5) 在环境保护方面的应用:利用动物实验来监测放射性物质、噪声、光辐射、化肥、农药、汽车尾气、各种生物毒素、家庭装饰材料等各种因素对人类生活环境造成的污染,已成为不可或缺的技术手段。

(6) 在国际贸易中的应用:在进出口商品的检验、检疫中,许多商品的质量检验都规定必须进行动物实验。

(二) 在动物实验中关注福利伦理问题

世界上一些动物保护组织和个人持极端的观点,反对进行动物实验。他们认为,动物实验是非人道的做法,主张取消动物实验,这样才能达到保护动物的目的。事实上这种观点是片面的,从本质上讲,并不能有效保护动物。为了科学发展和人类社会进步,利用动物进行科学研究得到绝大多数人的肯定。但如何选择实验动物,在不影响研究目的的前提下,维护动物福利,实施动物实验伦理审查,减轻或避免给动物造成的与实验目的无关的痛苦,则是从事动物实验研究的科技人员应该认真考虑的问题。

在科学研究中,动物保护的最好做法是尽可能不用或尽可能少用动物进行实验。但我们说,动物实验在生命科学研究中占有其他手段不可替代的重要地位,在目前以及今后很长的历史时期内(或者说永远),生物医学研究还离不开动物实验这一科学手段。如果说将来动物实验与现在有所不同的话,那就是科技人员将在遵循“减少、替代和优化”3R 原则的基础上善待实验动物，积极寻找替代方法，科学合理地利用动物进行实验。

动物实验替代方法（alternative methods to animal experiment，3R）研究是在科学研究领域，采用科学的方法研究动物福利，在符合科学目的的前提下，通过采用更为合理的手段，兼顾科学目的和动物福利两方面的科学实践活动。动物实验与动物实验替代方法的关系主要体现在以下两方面。

1. 动物实验是动物实验替代方法的研究领域　为科学发展而进行的动物实验是动物实验替代方法的研究领域。纵观生命科学发展史，展望 21 世纪生命科学的发展，我们清楚地看到实验动物是生命科学发展的基础和重要支撑条件，也不难看出动物实验这一科学研究手段对科学技术发展所起到的不可或缺性。应用动物实验这一科学研究手段，我们可以寻找出疾病的病因以及有效的药物和治疗办法；应用动物实验这一科学检验技术，我们可以验证与我们生活息息相关的产品质量和安全性。但我们也应该看到由于动物实验，给实验动物也造成了伤害。因此，对我们从事实验动物工作和使用实验动物进行科学研究的人员来讲，充分利用 3R 技术这一改善和提高实验动物福利的科学手段，利用替代性材料和手段进行科学研究和相关生物技术制品的生产，减少实验动物的使用量；科学合理地设计实验，减少动物实验的次数或减少实验动物的使用量；优化试验程序，降低或避免对动物福利造成的损害，将是我们科技人员的一项任重而道远的任务。在遵循 3R 原则的基础上善待实验动物，寻找替代方法，科学合理地利用动物进行实验，这也将是将来动物实验与现在的最大不同点。

2. 动物实验替代方法的研究与应用促进了动物实验的完善与发展　3R 研究的目的不是否定和取消现有的动物实验，而是动物实验的一种补充与完善。通过 3R 的研究，提高动物实验的规范化程度和科学化水平，从而保证动物实验结果的可靠性和准确性。特别是在科技飞速发展和知识更新加快的时代，当在动物实验仍是揭示某些科学现象和本质不可缺少的研究手段的时候，3R 研究无疑为其作用的发挥开创了一个新领域和新的思维方式。

从目前研究和应用看，许多事实都清楚地表明，3R 研究不仅可以达到优化实验程序、通过替代降低实验成本，更重要的是通过对 3R 研究，进一步开拓了人们的研究思路，使动物实验这一研究手段更加完善、科学，最终达到推动科学发展的目的。

第三节　动物实验替代方法的概念、研究内容与相关技术

Section 3　The concept，research content and technology of alternative method to animal experiment

动物实验替代方法是兼顾动物福利而同时满足科学发展需要的一种科学实验方法，它使动物实验的科学性得到提升与完善，是更为科学的研究手段。科学研究离不开动物实验，科学实验更需要动物实验替代方法。了解动物实验替代方法的内涵和研究内容，掌握动物实验替代方法相关技术，才能实现动物实验替代方法研究的科学发展，实现动物实验的科学替代。

一、概念

（一）减少（reduction）

在遵循科学原则的基础上，通过合理的实验设计，使用比原方案少的实验动物获取同样多的试验数据；或使用一定数量的动物获得比原方案更多的试验数据的科学方法。

（二）替代（replacement）

使用没有知觉的实验材料代替活体动物，或使用低等动物替代高等动物进行实验，并获得相同实验结果的科学方法。

（三）优化（refinement）

通过改进和完善实验程序，避免、减少或减轻给动物造成的疼痛和不安，或为动物提供适宜的生活条

件，以保证动物健康和康乐，保证动物实验结果的可靠性和提高实验动物福利的科学方法。

二、研究内容

（一）动物实验的“减少性研究”

对一个实验来讲，动物使用量应是能达到实验目的的最小数量，绝不能以节省时间或为了操作方便以及其他不科学的原因（如动物实验支出过大）为理由，使用超过能获取有意义的实验结果所需要的最少动物数量。要达到这一目的，实验前的实验方案合理设计和实验结束后的实验数据统计学分析都是非常必要的。但也不能单纯为了达到减少动物使用数量而采取违反科学原则的做法。

（二）动物实验的“替代性研究”

对于认识和评价某个特定领域的替代方法是否有应用价值，存在不同观点。①在生物医学的许多领域中，应用体外方法不仅能够获得与动物实验所提供的相同信息，而且还能提供最佳的科学途径以解决某些难题。②替代方法仅可作为动物研究的补充，有助于减少动物使用量和改进以后的工作，但不可能完全取代动物实验。在替代方法的应用方面还需要注意的是，在基础性研究、教学示范、医药、化学试剂和化妆品的安全检测、有害环境和危险物品的检测等领域之间毕竟存在着差距，在应用替代方法时应具体考虑。特别是在法定的检验工作中，如果非动物实验（体外试验）要作为动物实验的替代方法被采纳的话，必须经过严格的验证，并由管理部门将其写入检定规程后才能在法定检验中使用。有关这方面的内容参见本章第四节。

（三）动物实验的“优化性研究”

优化包括诸多内容，总体说来是一个规范化和福利化的过程。在实验动物生产管理中，保证动物笼具有足够的空间和不断改善动物设施环境条件，以满足动物正常表达各种生物学特性；在动物实验中，由具有资格的技术人员按照规范的程序实施实验操作，实验中必要时尽可能地采用麻醉术，以减少因实验处理给动物造成的疼痛等。就生命科学发展历史和研究发展趋势来看，全面取代动物实验是不可能的，但是科技人员有义务也有责任去开展动物实验技术的优化研究，减少动物因实验所承受的痛苦。

三、相关技术

（一）“减少”技术

1. 已有研究数据的利用　获得科学数据的来源有很多，包括数据库、科学期刊、专业书籍、专题论文集、综述性文章、专题报告、参考手册、引文索引和数据参考书等。在一些专业网站和数据库里，可以查阅到大量与动物实验和替代方法有关的文献资料，可以满足从事不同研究的科技人员的需要。

2. 实验数据的统计分析　运用统计学方法对动物实验数据（包括计量资料和计数资料）进行分析，可以了解动物实验结果的可信度和科学性，以确定是否需要做补充实验，实验结果是否可以被应用。如果实验结果有统计学意义，可减少盲目性的重复实验，避免实验动物资源的浪费。

3. 替代方法的使用　应用包括离体的组织器官和组织细胞培养、化学物理方法、分子生物学方法、微生物学方法和免疫学方法以及各种先进的技术方法，可以达到减少动物使用的目的。利用体外方法代替动物实验或使用低等动物替代高等动物的实验方法，需经过严格验证后方可应用。

4. 动物的重复使用　国外把动物的重复使用看作是对动物生命的尊重（因前一次实验结束后未处死动物，延长了动物生命），但在实际操作过程中，须从法律、伦理、科学与管理等方面给予明确说明。只有这样，研究中实验动物的重复使用才被认为是合理可行的，动物的重复使用可以减少科研工作中动物的使用量。

5. 选择高质量的动物　实验动物质量直接影响实验结果，必须按照标准化要求选用遗传质量和微生物质量合格的实验动物。发生遗传污染的实验动物就更无法取得可靠的实验结果，微生物状况不仅是影响实验动物健康的重要因素，也是实验能否成功、取得的实验数据是否可靠的重要影响因素。

6. 制定标准操作规程（SOP），提高动物实验成功率　实验中每一操作步骤都对最终的实验结果产生直接的影响。因此，对任何实验来说，制定并在实验进行中严格执行 SOP 是实验人员应给予高度重视的问题。

制定SOP时,在实验允许的前提下,还应对实验动物福利给予充分考虑,满足动物的各种正常生理需求,避免给动物造成疼痛、痛苦和抑郁等不良刺激,保证实验结果的准确性、科学性,提高动物实验的成功率,避免因动物实验重复而导致动物使用量的无谓增加。

7. 加强协作研究,提高动物的利用率　通过有效的组织,加强不同检测实验室或研究组之间的协作,以达到利用较少的动物获取大量数据来说明动物实验的目的。比如,在小型猪质量研究工作中,协调不同的研究组,利用同一小型猪群体获取不同的实验材料,以开展病毒、细菌、寄生虫和遗传的检测,避免各自采样需要大量动物的弊端。在药品安全评价试验中,这方面的事例还有很多。

(二)“替代”技术

1. 体外培养技术　体外培养包括器官培养、组织培养和细胞培养。长期以来,科学家把细胞培养看作动物实验最有希望的替代载体。用细胞替代动物进行有关实验,更容易对实验条件实施控制,减少影响因素,结果解释比较容易,使实验简单化。但值得注意的是,生命活动在一个简单系统中发生的反应并不全部与整体动物中某一组织器官的反应性相同,因而这种简单化也可能成为它的一个弱点,对此应该有足够的认识,这也是将从实验中获得的数据外推到人类的一个很大的障碍。

2. 利用低等生物　在某些情况下使用低等生物,如细菌、真菌、昆虫、软体动物或水生动物,可以减少高等动物的使用量。如斑马鱼繁殖能力强,受精是在体外进行,受精后24小时内胚胎就已长出主要的组织器官,胚胎透明,便于观察其发育状况。因此,斑马鱼不仅成为发育生物学研究的重要模式动物之一,而且也愈来愈多地被用于环境污染监测和药物安全性评价。酵母已被广泛用做特异性基因的表达载体。如果这个特异性基因是抗体片段或疫苗抗原的编码,通过这种分子生物学技术可以替代常规抗体制备和疫苗生产的方法,减少动物的使用量。

3. 单克隆抗体(McAb)的研究　McAb不仅解决了多克隆抗体非特异性的问题,而且显著地减少了为获得足够量的抗体需要免疫大量的动物。但随之而来的问题是,在McAb制备时仍需要一定数量的动物,特别是小鼠。目前,多数欧洲国家(如荷兰、瑞典、英国)已经发布了有关McAb生产指南,规定除极个别情况外,限制使用动物进行McAb的生产。为解决这一问题,目前已有多种体外技术可被利用。例如,培养杂交瘤细胞的体外发酵系统和中空纤维系统。通过体外系统的改进,现已大批量生产McAb。如何提高产量和McAb的效价,则是科学家进一步研究的课题。

4. 生物物理或生物化学替代方法的研究　利用一些物理和化学的方法作为替代性方法来替代动物实验,在生物医学研究中已有应用,在菌苗生产过程中,应用亲和层析技术检测毒素和类毒素,这种方法不仅特异性好、快速,而且可以定性定量。由于整个系统为程序控制,使得重复性好。它与小鼠中和实验的结果相关性非常显著。

5. 数学模型和计算机模拟　通过对化合物结构与它们可能具有的生物学活性两者之间关系的研究,利用计算机定向设计出新的化合物,或有目的地寻找那些最能与作用受体互补的结构基团,大大缩短新药研制开发的周期。利用这一知识,还可以预知许多新型化合物的生物学活性,包括它们的毒性,或通过研究使它们的分子结构发生微小变化而改变药物的作用效果,减少盲目进行大量化合物筛选的动物实验,从而大大减少实验动物的使用量。

科学家根据许多生命活动过程可以用数学公式来表达这一原理,利用计算机建立起许多生理生化、病理和毒理过程的数学模型,如以生理学为基础的药动学数学模型,根据有机体的各项生理参数、药物的化学特性和它的代谢潜力,对一种药物在体内的吸收、分布、代谢和排泄作出预测,利用这种方法可以预测药物可能作用的靶组织以及对这些靶组织可能发挥的药效和产生的毒性,从而替代大量的动物实验初期筛选过程。

6. 转基因动物的研究与应用　在医药学研究领域,由于转基因动物的应用大大减少了动物使用量,如携带有脊髓灰质炎病毒受体的转基因小鼠(TgPVR)替代灵长类动物,进行脊髓灰质炎病毒疫苗的神经毒试验,解决了灵长类动物来源困难、动物标准化程度低和使用管理方面隐含的一系列问题。需要注意转基因动物制作和应用引发的实验动物福利和伦理问题。

7. 人类"自体模型" 利用人体或来源于人体的组织进行试验可避免种间差异带来的结果外推问题,如在热原质检测方面,应用人血体外试验来替代家兔体内试验和细菌内毒素实验,可以解决由于家兔质量而造成的实验结果不稳定以及细菌内毒素实验检测范围窄的问题。在人类可以出现的某些反应,如头晕、情绪的变化等在动物即检查不到,或出现的频率极低以至于无法检测到,某些实验探索可以通过志愿者在一定程度上解决这些问题。

8. "部分替代"思路和技术的实施 在整个研究过程中的某一阶段或某一步骤中使用替代方法,在获得实验数据的基础上,再决定随之要做的动物实验是否进行,以及如果要进行的话,是使用动物还是使用其他替代模型。这种研究思路可以推动替代方法在更大的范围内得到使用,避免了因不能全部替代动物实验而使替代方法被放弃的尴尬局面。

9. 其他替代方法 在教学演示方面,从屠宰场获取牛的眼角膜,可作为一种体外眼刺激试验的替代物,替代常规毒性实验中 Draize 兔眼刺激性实验,减少动物使用量。

利用遥测技术对自由活动的动物多个参数进行不间断的测定,实验数据客观准确,不需要杀死动物,待动物测定完成后还可用于其他试验,使动物的使用量减少。

通过免疫鸡,从卵黄液中提取的抗体(IgY)可标记 FITC、HRP 和 Biotin 等,用于免疫学实验。这种方法不仅可以获得大量的抗体,而且还可减轻常规免疫方法给动物造成的痛苦,减少动物的用量。

(三)"优化"技术

"优化"技术的研究是相关因素不断变化和完善程度逐步递进的交替发展过程。研究内容涉及实验动物生产和使用两方面,总体说来优化是一个科学化、规范化和标准化的过程。

1. 实验方案的优化

(1) 实验的确立与获准:在实施动物实验前必须具有充分的科学根据,确定和证明该实验的意义和必要性。动物实验方案需经过动物实验伦理审查委员会的批准后才能得以实施。如果没有令人信服的理由,也不允许重复进行相似的动物实验。

(2) 实验动物的选择与使用:在实验的必要性确立之后,首先应根据实验目的和要求选择适宜的实验动物。基本原则是:①与人体结构、功能、代谢及疾病特征要尽可能相似;②性状稳定;③反应特征明显;④效应指标易于监测;⑤易于获得;⑥便于饲养管理和实验操作;⑦经济;⑧最好有实验数据积累或已有相似使用基础的实验动物。

(3) 造模方法和动物模型选择:动物模型的制作方式和技术越来越多,用现代生物学技术制造的动物模型具有独特的生物学特性,各种特异性强的动物模型(如基因突变模型、转基因模型、基因敲除模型等)比一般模型更具有针对性。这一点在动物实验方案的设计中应给予特别考虑。

(4) 研究设计与统计分析:在实施一项动物实验研究之前,必须要对研究的内容、方法和步骤进行科学、全面的设计,应遵循"对照"、"重复"和"随机"三个基本原则,以使动物实验研究得以顺利进行。科学合理的研究设计以及对结果的统计学分析既可减少动物的使用量,又可获得准确的实验结果。

2. 实验指标的优化 实验指标的选取应该尽量全面。实验动物是活的生命体,其生理功能和生理反应是随时间变化的一个复杂过程,单一的测量指标无法说明复杂的变化。因此,应尽可能全面地将实验过程中动物的变化记录下来,包括体重、饮食、活动异常等变化。同时,采样时间、采样部位、采样方式也应予以固定。

3. 实验技术的优化

(1) 麻醉技术:麻醉可以减轻动物在实验过程中所承受的痛苦。麻醉剂、麻醉剂量和麻醉方式选取不当,都会造成麻醉和整个实验成败。研究动物(年龄、体重、性别、生理、健康状况等)因素、环境(温度、湿度、空气的流速、洁净度等)因素和药物因素对麻醉效果的影响,选用适宜的麻醉药,以提高麻醉质量。研究麻醉中可能出现的意外和处理措施,避免因麻醉导致的动物死亡。同时,还要避免因麻醉本身及其不良反应对观察指标和试验结果的影响。

(2) 实验操作技术:实验人员应经过培训,熟练掌握动物的抓取、注射、取样、测量、剖检等操作技术。在实验前对实验犬进行反复训练,并给予抚摸关怀,实验时动物则主动配合。相反,有些技术人员必须将挣扎不止的动物捆住才能完成取样操作。不言而喻,在这两种情况下动物的痛苦和紧张程度是完全不同的,所取得的实验结果也肯定不同。

(3) 仁慈终点:仁慈终点(humane endpoint)作为一种减轻动物疼痛和痛苦的优化方法,可供科研人员选择。科研人员通过实际观察或利用录像等手段,将实验中动物的一些外在表现记录下来,经过分析发现,这些外在表现是按照一个固定的模式向着一个方向的有序发展过程。那么,在不影响实验结果判定的前提下,"人为"地确定某一个点(或阶段)及时终止实验,既可缩短实验时间,也可减轻实验后期动物所要承受的痛苦。"人为"选择的这一点(或阶段)就称为仁慈终点。仁慈终点可以作为终止实验或开始适当治疗的一种指示,采用安乐死术处死动物或开始治疗。

(4) 实验环境条件的优化:实验环境条件(温度、湿度、噪声、氨浓度、照明度、笼器具的材料和大小、饲料、饮水、垫料、实验用具等)对实验动物以及实验结果的影响是不可忽视的重要因素,各国在这些方面都有明确具体的规定。特别是在一些长期实验或动物行为学研究中,还要充分考虑动物生理和心理上的需求。

(5) 安乐死术:在实验结束时,实施安乐死术以减轻动物死亡前所承受的疼痛和痛苦也是优化的研究内容。其基本原则是:不影响实验结果的准确性和对结果的分析;动物死亡过程尽可能短;所采用的方法具有可行性。实验前应该对安乐死术的方式给予确定,以便对在实验过程中死亡的动物和实验结束时需要处死的动物实施安乐死术。

第四节 开展动物实验应遵循的基本原则

Section 4 The basic principles of conducting animal experiments

动物实验是科学研究、产品质量检验、教学工作等不可缺少的基本方法。但是动物实验并非一个随心所欲的简单过程,了解实验动物生物学特性和动物实验特点、了解动物实验的程序和步骤,经过精心的设计和充分准备,以及对动物实验过程中可能出现的各种问题有足够的认识和应对措施,才能对实验结果进行正确的评估和描述,才可能获得科学的动物实验结果。

一、开展动物实验应遵循的基本原则

(一) 需要性原则

动物实验是生命科学研究不可或缺的技术手段和方法。动物实验在揭示生命本质、保证人体健康以及满足人们生活需求方面发挥着重要作用。与此同时,科学家在科学研究活动中应该对动物实验的必要性和需要性予以考虑。动物实验是否必须进行?有无其他方法可以替代动物实验同样可以说明科学问题?如果有其他合理、科学的非动物实验方法可以使用,并且能够获得所要的实验结果,就不应该再利用动物进行实验。这是研究者开展动物实验应遵循的基本原则之一。

(二) 科学性原则

当动物实验必须进行时,需要在动物实验之前对影响动物实验的因素进行全面分析,科学、合理地设计动物实验,以减少实验误差,最大限度地获得丰富而可靠的数据,提高工作效率,避免人力和物力的浪费。动物实验的科学性原则主要体现在以下几方面。

1. 动物实验方案 科学的动物实验方案,包括:设立对照组,消除或减少非实验因素的干扰所造成的误差;研究对象随机分配给对照组和实验组,减少实验者主观因素或其他偏性误差对实验结果的影响;除了处理因素不同之外,对照组和实验组的非处理因素保持均衡一致;同一处理要设置多个样本,以降低实验误差和增强代表性,提高实验结果的精确度;尽量选择客观性强的观察指标,以减少主观片面性干扰等。

2. 应用合格的实验动物 实验动物作为载体,对动物实验结果产生直接影响。实验动物的选择应注意动物的种属、品系、年龄、体重、性别、生理状况和健康情况等。其中应对遗传因素和健康因素给予高度重视。不同品种、同一品种不同品系的动物遗传背景不同,对同一实验处理产生的生物学反应截然不同。

3. 对实验环境进行控制　动物对实验处理的生物学反应，在一定程度上受实验所处环境因素的影响。为使动物能对实验处理作出正确反应，或保证同一类型不同批次的动物实验结果一致，应对实验环境的气候因素（温度、湿度、气流、风速等）、理化因素（噪声、照明、有害气体等）、居住因素（设施、笼具、垫料）以及生物因素（微生物、寄生虫、遗传等）进行有效控制，尽量减少环境因素对实验的影响。

4. 满足动物对营养的需求　保证动物所需要的营养供给是维持动物健康和提高动物实验结果准确性的重要因素。营养主要包括饲料和饮水两方面。营养缺乏的饲料可改变动物的生理生化指标以及生理状态，影响动物的生物学反应功能；动物缺水或长期饮水不足，引起代谢紊乱，降低免疫力和抗病力，对动物健康造成严重危害。所有这些都会直接影响动物实验结果的准确性。

5. 对仪器和用品的要求　根据动物实验的需要配备相应的仪器，并应校准；严格按照使用说明书进行操作。各种实验器械要消毒，配套。应尽可能使用现代化、自动化的仪器设备，减少对动物造成的伤害；利用先进的仪器设备，通过使用有限的动物以获取更多的实验数据，减少动物实验次数和动物使用量。随着科学技术的发展，先进的科学仪器设备在动物实验研究中的应用，有助于我们在更深的层面上了解各种生命现象的本质。

（三）3R 原则

在动物实验中，应对动物福利和动物实验伦理审查予以重视。尽管各国文化背景和宗教信仰的不同，人们对待动物的态度千差万别，但是以科学研究为目的使用动物时，都应遵循 3R 原则，包括减少科学研究活动中动物的使用量；探索能够达到相同目的或获得相同结果的动物实验替代方法；采用一切可行的技术和手段，使动物免受实验所造成的痛苦、不安和疼痛或（和）改善生活环境，从而提高动物生存质量的优化方法。

二、确保基本原则实现的措施

（一）加强动物实验管理工作

为贯彻落实有关实验动物管理条例和管理办法，规范动物实验工作，保证结果科学可靠，有必要加强地方和单位两个层面的管理。①根据各地方制定的实验动物管理条例和许可证管理办法以及相关的实施细则，以不同形式开展定期和不定期的监督检查，查找存在的问题，提出整改要求，并以适宜的方式进行通报，强化和提升管理工作的公信度和威信；对存在的问题进行归纳分析总结，组织相关培训，使动物实验及相关人员了解有关规定，提高实验操作技术水平。②充分发挥单位实验动物管理机构的作用，切实保证动物实验环境的合格和稳定运行，配备满足要求的技术人员和仪器设备，严禁以各种借口使用不合格的实验动物，杜绝违反规范要求的动物实验方法，鼓励技术人员开展动物实验替代方法的研究与应用，爱护实验动物，自觉维护动物福利，推进动物实验管理水平和技术水平的持续改进和提升。

（二）开展动物实验伦理审查

根据《关于善待实验动物的指导性意见》和有关规定，实验动物使用单位应建立动物实验福利伦理审查机构，制定动物福利伦理的审查程序和审查原则，对本单位科研活动中某项工作是否需要开展动物实验；必须进行的动物实验所使用动物的质量等级和数量、饲养管理条件和使用操作是否会给动物造成痛苦和伤害等问题进行讨论和审查，以保证动物实验设施条件状况能够满足动物健康和舒适，饲养管理措施能使动物得到科学和周到的照料，动物实验中操作人员能够按照规范要求进行操作，并尽可能减少给动物带来不必要的痛苦和伤害。

（三）科技人员的专业学习和技术培训

对制订动物实验计划和进行实际操作的科技工作者而言，他们工作中的任何失误或不予重视都将使动物实验的科学性以及动物福利与伦理审查等工作成为空话。因此，科技人员有必要经过相关的学习和培训，增强有关法律意识和职业道德，增强保护和爱护动物的责任感和动物实验伦理观念，掌握专业知识和专业技能。

动物实验人员应该学习和了解我国对实验动物和动物实验的有关规定，比如：实验动物国家标准、《实验动物质量管理办法》、《关于善待实验动物的指导性意见》、各地方发布的实验动物管理条例等。在《国家科技计划实施中科研不端行为处理办法(试行)》中,将 “违反实验动物保护规范”列为6种不端行为之一。将实施实验动物保护规范的行为提升至加强国家科技计划实施中的科研诚信建设这样一个高度,足以说明国家科技管理机构对实验动物工作的重视,说明规范使用实验动物的行为不再是一个简单的技术层面问题,而是科技人员在实际工作中对待科研诚信的一种具体体现。

动物实验要求按照良好实验室操作规范(GLP)和标准操作规程(SOP)进行。这些要求对实验动物、实验室条件、研究人员的业务素质、技术水平和操作方法都有明确的要求。另外,实施具体操作的科技人员对实验动物福利的影响几乎是无处不在,学习和了解3R原则的内容,关注动物福利和伦理审查工作,掌握相关技术,避免、减少或减轻动物因人类科研活动所承受的痛苦都是非常必要的。因此,动物实验人员必须接受实验动物学知识和动物实验技术等相关培训,通过考核后持证上岗。

(贺争鸣)

第五节 实验动物福利管理和质量认证

Section 5 Assessment and accreditation of laboratory animal care

一、机构的实验动物福利管理体系

与实验动物和动物实验相关的机构都应该建立专门的部门审查和管理实验动物的使用情况,以保证动物福利,提高实验结果的稳定性和可靠性。

机构的实验动物福利管理体系涉及机构的“实验动物管理和使用委员会(Institutional Animal Care and Use Committee,IACUC)”、兽医体系、职业卫生和安全(OHS)体系、人员培训体系、动物饲养管理体系等。

(一) 实验动物管理和使用委员会

机构负责人应该任命一个“实验动物管理和使用委员会”,由其监督和评定机构的动物管理和使用情况。我国国家科学技术部在2006年发布的《关于善待实验动物的指导性意见》中明确规定,涉及动物实验的机构应设立实验动物管理委员会或实验动物伦理委员会。

IACUC应由具有博士学位或具有实践经验的兽医、具有丰富动物实验经验的专家、机构内的非动物实验参与人员、机构外的公众人物代表组成,其成员一般为5~7名,由IACUC主任主持日常工作。IACUC的主要职责如下:

1. 审查机构内将要进行的各项动物实验方案。审查时重点关注申请使用动物的理由和目的;申请的动物种类和数量;是否体现了“3R”原则;参与实验操作人员的资历及培训情况;动物饲养管理条件;镇静、镇痛和麻醉措施是否正确;所做实验是否是不必要的重复实验;实验人员工作环境的安全情况;手术操作的实施及手术后的护理是否合理以及安乐死术是否合适等。

2. 每半年检查一次所有动物实验设施及动物饲养环境管理情况,保证动物得到相应的生理福利、环境福利、卫生福利、行为福利等。

3. 帮助纠正和改进实验动物使用过程中出现的各种问题,对人员进行相关培训。

4. 评价机构实验动物管理和使用情况,每半年评价一次,形成半年报告及年度报告,提交给机构负责人。

(二) 兽医体系

机构中的兽医是保证实验动物福利的主体。兽医分为主兽医(attending veterinarian)和一般兽医,主兽医将全面负责机构内实验动物的健康和福利状况。

兽医的职责主要包括以下几方面:

1. 审查机构内将要进行的各项动物实验方案 机构的主兽医(attending veterinarian)应是IACUC成员,参加审查机构内将要进行的各项动物实验方案。

2. 承担实验动物的运输、接收、检疫工作 无论是在本地还是外地购买实验动物,兽医都应参与动物运输、接收和检疫过程。首先应制订运输计划和具体方案，对运输笼具的卫生、饮水供应、温度、通风等情况进行了解，客观评价实验动物在运输过程中的福利待遇；接收时核对动物信息，了解动物整体情况；接收后对动物进行适应性观察和常规检疫，对异常动物进行诊治，为实验提供符合要求的动物。

3. 参与实验动物的饲养管理，配合实验动物饲养和管理部门为动物营造一个舒适温馨的居住环境　首先保证动物得到可口的饲料和充足的饮水，在保证饲养场所的温度、湿度、压力梯度、光照、通风、噪声等指标符合要求的前提下，使每只动物有足够的居住空间，并为其提供玩具、音乐、电视等，使其生活更加丰富；在放置动物笼具时要让动物能看见对方、听到同类的声音、闻到同类的气味，以增加动物之间的交流；兽医还应该利用观察动物的机会与动物进行交流，包括抚摩动物、给动物理毛、与动物对话等。

4. 配合实验操作过程　参与对动物的保定、麻醉等过程，必要时对动物进行镇静、镇痛处理，在手术过程中监护、术后护理动物，最大限度地减轻动物在试验过程中所受到的痛苦和伤害。

5. 合理处置实验结束后的剩余动物　对剩余小动物及时实施安乐死，健康无害的大动物及时放归种群。

6. 对参与动物实验的人员进行相关培训　向实验人员和饲养人员介绍动物的习性、常见疾病及处理方法等。

（三）职业卫生和安全（OHS）管理

动物是由人来饲养管理和使用的，所以人员工作场所的职业卫生和安全管理与保证动物福利有着密切关系。

职业卫生与安全的管理内容取决于设施状况、动物种类、实验类型等。其管理原则是：安全第一，预防为主。职业卫生与安全管理的内容主要有以下几方面。

1. 有害因素的识别　动物实验中的有害因素主要来源于实验动物和受试物质等，可分为生物性、化学性和物理性有害因素。各种主要有害因素及预防措施见表2-2-2。

2. 危害评价　职业卫生与安全管理者应该具备评价有害因素和制定相应防护措施的能力，根据有害因素的危害程度、暴露强度、暴露时间和频率、人员敏感性等制定职业卫生与安全管理计划。

3. 危害控制　针对动物实验中可能出现的职业危害因素，机构职业卫生与安全管理者应开展以下工作。

(1) 培训工作人员，使其了解工作环境中的危害因素：机构中从事动物实验的人员应经过培训并获得上岗证，上岗人员均具备实验动物和动物实验的相关知识，掌握所接触动物的特性、习性、饲养管理及操作要点等，在具有一定职业危害条件下工作的实验室工作人员进行选择性接种，包括破伤风、狂犬病及乙肝疫苗。

(2) 注意个人卫生和防护：工作人员进行动物实验操作时必须穿戴工作衣、帽，换工作鞋。在不同微生物等级控制的动物房应穿戴相应的工作衣、帽、鞋。凡进行对人有危害的动物实验，如人畜共患病、传染病、放射性、致癌性、致死性的实验，都要有针对性的切实可靠的防护措施。在各个试验区域均应放置急救箱，紧急冲淋洗眼器等。

常见的职业危害因素防护措施见表2-2-2。

表2-2-2　常见有害因素及预防措施

性质	来源	防护措施
生物性	弓形虫、狂犬病、痢疾阿米巴、弯曲杆菌属和志贺杆菌、疱疹病毒B、结核杆菌、破伤风杆菌等病源微生物	1. 做好个人防护，避免直接暴露于病原体。 2. 暴露于病原体后及时采取冲洗、清创、疫苗注射等应急措施
化学性	清洁剂、杀虫剂、麻醉药品和精神药品、阳性对照药品、受试物质等	1. 做好个人防护，避免直接暴露于有害化学物质。 2. 加强对有害物质的管理，配备有针对性的防护措施
物理性	动物咬伤、抓伤、高压水和水蒸气、触电、紫外线辐射、噪声等	1. 做好个人防护，避免直接暴露于有害因素。 2. 加强对有害因素的管理，配备有针对性的防护措施

机构应具有职业卫生与安全管理的应急预案，以应对各种突发事件，并最大限度地预防和减少职业安全事件的发生。

(四) 实验动物设施

实验动物饲养设施环境的好坏直接影响动物的舒适和安全，所以，良好的动物实验设施是保证动物福利的基础，也是保障人员职业卫生安全的必要条件。

1. 设施的空间布局　设施的空间应根据机构的工作性质进行合理布局，保证使用方便、安全，动物正常的生理和行为活动、社交活动不受限制。

根据空间的用途，可以分为以下几部分：①动物接收、检疫区；②动物隔离和治疗室；③动物饲养间和笼舍；④饲料、垫料、笼具等储藏室；⑤外科手术室；⑥清洗区域；⑦污物存放区域；⑧监控区域等。

2. 温度和湿度　各区域的温度和湿度应符合当地实验动物管理委员会规定的标准。推荐用于常用实验动物的干球计温度见表 2-2-3，相对湿度允许范围为 30%~70%。

表 2-2-3　推荐用于常用实验动物的干球计温度

动物	干球计温度	
	℃	F
小鼠、大鼠、仓鼠、豚鼠	20~26	68~79
兔	16~22	61~72
猫、犬、非人灵长类	18~29	64~84
农畜和禽类	16~27	61~81

3. 通风　各区域的通风符合当地实验动物管理委员会规定的标准。推荐新鲜空气更换次数为 10~15 次 / 小时。

4. 动力和照明　供电系统应当安全并有备用或后备电源。应当使用定时照明系统，以保证均匀的昼明夜暗的光照周期；灯管和灯座应安装保护罩，以保障动物和人身安全；电源插座等应封装，以防虫害藏匿。

5. 噪声　各区域的噪声水平应符合当地实验动物管理委员会规定的标准。选用隔音效果好的材料建造动物房，慎重选择可能产生噪声的设备的安装位置。

(五) 人员培训

所有参与动物饲养管理和动物实验的人员都要经过严格的理论与技术培训，取得上岗资质。

培训方式主要有外部培训和内部培训。外部培训主要包括继续教育课程学习和参加与实验动物和动物实验相关的地方性和全国性会议；内部培训主要包括岗前培训、在岗培训等。

1. 对动物饲养管理人员的培训　动物饲养员是与动物接触最密切的人员之一。饲养员的工作质量直接关系到动物的健康状况、动物实验结果以及实验动物管理部门的工作效率。

饲养员在动物饲养管理中的基本工作职责如下：

(1) 接收、编号入室动物；

(2) 负责动物饲养区域的清洁卫生，笼具更换和清洗工作；

(3) 负责实验动物的饲喂和环境丰富工作；

(4) 观察动物健康状况，核对每笼动物信息卡片与笼内动物是否一致，发现异常动物应继续观察，及时报告实验人员和实验负责人，并如实填写观察记录；

(5) 负责动物设施中卫兵动物的饲养，和环境丰富，定期采集样本用于检测；

(6) 协助实验技术人员进行实验操作，完成动物抓取、固定、被毛等工作；

(7) 在与动物的密切接触中给动物捋毛，抚摸动物，与动物进行语言和情感交流；

(8) 及时向实验负责人或相关人员报告实验中发生的可能影响实验结果和动物福利的情况。

机构应该对所有参与动物饲养管理工作的人员进行相关的培训和考核，取得上岗合格证后准予上岗。

2. 对动物实验技术人员的培训　责任心强，技术精湛的实验技术人员能够在保证实验数据准确可靠的前提下最大限度地减少动物的痛苦，是保证动物福利的关键因素。

实验技术人员在动物实验中的基本工作职责如下：

(1) 实验开始前熟悉实验方案，为实验作好充分准备；

(2) 对动物进行经口灌胃、静脉注射、皮下注射、皮内注射、肌内注射、腹腔注射及其他特定途径的给药操作；

(3) 采集实验动物的生物样品如血、粪、尿、组织液等；

(4) 实验动物一般状况的观察及体重、体温、摄食(水)量等的测定；

(5) 实验动物的麻醉、安乐死、大体解剖、脏器的采集、称重等；

(6) 手术及其他特殊操作；

(7) 在与动物密切接触的实验操作中给动物捋毛，抚摸动物，与动物进行语言和情感交流；

(8) 试验结束后及时清洁和整理实验现场；

(9) 及时向实验负责人或相关人员报告实验中发生的可能影响实验结果和动物福利的情况。

根据实验技术人员的具体职责，机构应该对其进行相关的培训和考核，取得相应技能的上岗合格证。

3. 对机构中其他人员的培训　机构中所有人员，特别是与活体动物接触的人员都应接受动物福利和职业安全相关的培训，了解动物福利的基本知识和自己工作岗位上涉及保证动物福利和职业安全的工作内容，使自己的工作符合机构动物福利管理的要求。机构中任何人员发现影响动物福利的因素，都有责任及时向 IACUC 报告。

二、实验动物福利质量认证

随着实验动物繁育技术和动物实验水平的提高，实验动物福利越来越受到重视。实验动物福利管理水平需要专业机构用一套专业的标准来评估。国际实验动物饲养管理评估认证委员会(association for assessment and accreditation of laboratory animal care international，AAALAC)就是目前国际公认的一个评价实验动物福利管理水平的机构。

AAALAC 认证对全世界所有团体、机构和组织开放。

(一) AAALAC 简介

AAALAC 是设立在美国的一个非营利的组织机构。其宗旨是促进在利用实验动物进行教学科研过程中高质量地管理、使用动物并保证动物福利。

(二) AAALAC 发展历史

1961 年，一组兽医在芝加哥成立了动物管理小组(animal care panel)。

1963 年，《实验动物饲养管理和使用手册》(the guide for the care and use of laboratory animal)出版。

1965 年，在伊利诺伊州成立了“American Association for the Accreditation of Laboratory Animal Care”，即“美国实验动物管理水平鉴定协会”。

1996 年，这个独立的组织更名为“Association for the Assessment and Accreditation of Laboratory Animal Care International”，即“国际实验动物饲养管理评估认证委员会”。

(三) AAALAC 认证情况

全世界所有生产和使用动物进行科学研究、教学、检测的机构，无论是国有的还是私营的科研院所、社团或公司，都可以申请AAALAC认证，涉及的动物包括传统实验动物、农业养殖动物、野生动物、水生动物、无脊椎动物等。

目前全世界已有 30 多个国家的 850 多家繁殖及使用动物的研究机构和实验室获得 AAALAC 认证，截至 2013 年 4 月，我国获得 AAALAC 认证的单位有 45 家，具体情况见表 2-2-4。

(四) 通过 AAALAC 认证的意义

1. 质量的象征　通过了 AAALAC 认证，表明机构正在认真、科学、人道地管理和使用实验动物，是全世界认可的质量标准。

表 2-2-4　我国通过 AAALAC 认证的机构分布情况

城市	通过机构数	城市	通过机构数
上海	11	苏州	2
北京	10	沈阳	1
南京	4	乌鲁木齐	1
广州	4	香港	1
昆明	2	武汉	1
南宁	2	成都	1
杭州	2	天津	1
海口	2		

2. 研究结果可靠性的保证　高质量的动物饲养管理和使用体系，能够严格地控制动物试验的实施过程，保证研究结果的可靠性。

3. 吸引人才和投资　具有高质量的动物饲养管理和使用体系的机构，能够更好地吸引人才和投资。

4. 树立良好的机构形象　通过了 AAALAC 认证的机构，给公众作出了忠实的承诺，保证在试验过程中善待实验动物，愿意承担起爱护动物的社会责任，树立了机构在公众中的良好形象。

5. 获准科研项目　很多国际组织都强烈倾向于将科研项目资助给通过了 AAALAC 认证的机构，所以，通过了 AAALAC 认证，对机构争取生命科学和医药领域里涉及动物实验的国际间项目合作、创建全面符合国际标准的技术服务平台都具有重大意义。

（五）申请 AAALAC 认证的流程

1. 机构准备申请 AAALAC 认证以前，应首先登录 AAALAC 网站（http://www.aaalac.org）了解 AAALAC 认证规则。

2. 从网站下载申报所需填写的表格（program description，PD）并根据机构的实际情况如实填写。

3. 向 AAALAC 认证委员会提交 AAALAC 认证申请表和 PD。

4. AAALAC 认证委员会审查申报资料后，选派 1 名或多名国际 AAALAC 认证委员会成员和 1 名或多名特别顾问、专家成员组成的现场评估小组到申请机构进行现场检查，写出现场检查报告。

5. AAALAC 认证委员会审查申请单位的相关材料和专家现场检查报告，决定申请机构的认证状态，包括通过、整改、不通过几种情况。

6. 申报机构如果接到不通过认证的通知后，可以补充材料进行上诉，在 AAALAC 认证委员会会议上听证，如果对结果不服，还可以向高一级的机构提起上诉。

7. AAALAC 将对通过认证的机构颁发证书，机构每年向 AAALAC 提交年度报告，报告机构实验动物使用和饲养管理情况。

8. AAALAC 每 3 年对通过认证的机构进行 1 次现场复查。

（李宏霞）

参考文献

[1] 贺争鸣，李根平．试论我国实验动物质量监测网络建设与发展策略[J]．实验动物与比较医学，2009，(6)：137-141.
[2] 方喜业，邢瑞昌，贺争鸣．实验动物质量控制[M]．北京：中国标准出版社，2008：1317-1322.
[3] 孙靖．实验动物学基础[M]．北京：北京科学技术出版社，2005：1-19.
[4] 贺争鸣，李冠民．动物实验替代方法概论[M]．北京：学苑出版社，2003：25-59.
[5] 王禄增，王捷，于海英．动物暨实验动物福利学法规进展[M]．沈阳：辽宁民族出版社，2004：1-8.
[6] 贺争鸣，尚昌连，王禄增，等．关注和提高实验动物福利[J]．中国比较医学杂志，2004，14(6)：381-383.
[7] 贺争鸣，邢瑞昌，方喜业．论实验动物福利、动物实验与动物实验替代方法[J]．实验动物科学与管理，2005，22(1)：61-

64.
[8] 贺争鸣,邢瑞昌.浅谈我国开展动物实验替代方法研究的保障措施[J].实验动物科学与管理,2005,22(2):61-64.
[9] 贺争鸣,李冠民.动物实验替代方法概论[M].北京:学苑出版社,2003:25-59.
[10] 贺争鸣,李根平,李冠民,等.实验动物福利与动物实验科学[M]北京:科学出版社,2011:637-657.
[11] 贺争鸣,王矩.人类疾病动物模型技术规范研究与应用[M].沈阳:辽宁大学出版社,2008:118-120.
[12] 李学勇.实验动物设施运行管理指南[M].北京:科学出版社,2008:1-7.
[13] 葛蓓蕾,金树兴,邢金山.影响实验动物福利的因素及改善措施[J].实验动物科学,2008,25(4):73-75.
[14] 王艳蓉,孙淑华,杨旭.实验动物的环境与福利[J].中国比较医学杂志,2009,19(2):79-82.
[15] 中华人民共和国科学技术部.关于善待实验动物的指导性意见.2006.
[16]《实验动物饲养管理和使用指南》修订委员会,美国实验动物研究所,美国国家科学院学术研究委员会,等.实验动物饲养管理和使用指南[M].第8版.王建飞,周艳,刘吉宏,等译.上海:上海科学技术出版社,2012.
[17] National Research Council of the National Academies, Guide for the care and use of Laboratory Animals. 8th ed.Washington, D.C.: The National Academies Press, 2002.
[18] http://www.aaalac.org, 2013

（刘昌峨　曾林　整理编辑）

第三章　生物安全动物实验室的规范运行

Chapter 3　Normative Operation of Laboratory Animals

实验动物是人类的替身，借助于实验动物，可以开展有关生命科学的研究，但是动物实验也存在生物安全的危险，这种生物安全的危险来自实验动物本身所携带的人畜共患病感染和实验室获得性疾病感染。动物实验室是一个独特的工作环境，存在造成室内或周围人员感染传染病的危险。本章从概述、生物安全实验室分级、动物实验有关的生物危害因素及控制措施等三方面介绍如何规范运行动物实验室。

第一节　概　　述

Section 1　Summary

生命科学的许多研究领域都依赖于实验动物，借助于实验动物，可以开展有关生命现象及其本质的研究。动物实验，可以对化学药物和生物制品进行安全和效果评价；可以用作人类和动物疾病的模型，研究许多疾病的发生、发展及其结构和功能上的变化，探索和评估诊疗方法；实验动物还可作为人类的替身，在军事医学和航天科学中发挥作用，提供实验数据；实验动物也是器官移植研究领域中不可代替的模型，甚至可能是异种器官移植的组织或器官提供者。因此，若没有优质的动物实验，虽有优秀的科研人员，精密的仪器，也根本无法准确、全面、多方位、多层次地了解和回答生命科学，特别是生物医学的许多基本问题。

动物实验也存在生物安全的危险，这种生物安全的危险来自实验动物本身所携带的人畜共患病感染和实验室获得性疾病感染。

动物实验室是一个独特的工作环境，可能造成室内或周围人员感染传染病的危险。在微生物学发展史中有大量实验室内感染传染病的报道。根据最近苏格兰爱丁堡大学的研究人员马克·伍尔豪斯报道，目前有 1407 种病原体能使人受到感染，其中包括病毒、细菌、寄生虫、原生动物以及真菌。在这些病原体中，有 58% 来自动物。科学家认为有 177 种病原体是“新出现的”或“再次出现的”。其中，大多数病原体不会导致传染病的暴发。

专家担心禽流感可能是一个例外。H5N1 高致病性禽流感病毒近年来在世界范围内进一步扩散，已重新激起人们对禽流感暴发的恐惧。这种病毒已从亚洲传播至欧洲和非洲。据 WHO 统计显示，3 年来全球共有 174 人感染了 H5N1 病毒，其中 94 人死亡，但尚未发现病毒在人与人之间传播。

文献资料报道，每年都会有一种或两种新型病原体和已有的多种病原体的变体感染人类。从长远看这样的发展速度似乎是无法忍受的，因为这意味着人们面临着被疾病大肆侵害的危险。

1941 年，在美国有 74 人被实验室相关性布鲁杆菌感染（Meyer Eddie 报告）。1949 年美国发表了一篇实验室相关性感染调查报告（Sulkin 和 Pike）总结了 222 例病毒性感染，其中至少有 1/3 的病例感染与患病动物和病理组织处理方式有关。

1951 年，根据 5000 名实验人员的问卷调查结果，Sulkin 和 Pike 发现 1342 个病例中只有 1/3 曾被报道过。其中布鲁杆菌病是最常见的实验室相关性感染，它与结核、土拉菌病、伤寒和链球菌感染一起，占细菌性感染的 72%，占病原性传染病的 31%，总病死率达 3%；其中只有 16% 的病例是由有记录的事故引起，大部分则与用口吸取毒液以及注射器和针头的使用有关。

上述调查到 1965 年时，新增加了 641 例病例；到 1976 年，增加到了 3821 例病例。布鲁杆菌病、伤寒、土拉菌病、结核、肝炎以及委内瑞拉马脑炎是最常见的感染性疾病。这些病例中只有不到 20% 的病例与已知的事故有关。80% 以上病例的发病与接触传染性气溶胶（infectious aerosol）有关。

1967 年，Hanson 等报道了 428 例实验室相关性虫媒病毒感染。在某些情况下，某一特定虫媒病毒在人体中引起疾病的能力，是通过在实验人员中引起意外感染而首先被鉴定出来的。接触传染性气溶胶被认为是最常见的感染原因。

1974 年，Skinhol 发表的一篇调查报告表明，Danish 临床化学实验室工作人员的肝炎发生率[2.3 例 /(1000 人 / 年)]比一般人群高出 7 倍。1976 年，Harrington 和 Shannon 的调查结果表明，英国医学实验室人员比一般人群感染结核的危险高 5 倍。乙型肝炎和志贺菌痢疾也是常见的职业传染病。也就是说，乙型肝炎、志贺菌痢疾和结核是英国最常见的职业相关性感染。

国内尽管未找到详细资料，但据笔者所知，在 20 世纪 50—60 年代，也存在实验室相关性感染。例如，从事布鲁杆病的科研人员，感染动物（牛、羊）饲养管理人员，甚至个别的科研辅助人员（打字员）有多人感染了实验室相关性布鲁杆菌病。

上述报道都提示，实验室人员受其处理的病原体感染的危险高于一般人群，但与所记录的实验室相关性感染的发生情况相比，传染病实验室人员并未对社区构成真正意义上的威胁。例如，1947—1973 年，美国疾病预防和控制中心记载了 109 例实验室相关性感染，但没有其家庭成员或社区接触者发生二次感染的报道。美国国立动物疾病中心也有类似报道，1960—1975 年，发生了 18 例实验室相关性病例，均未引起实验室和非实验室接触人员的二次感染。为什么会出现这样的结果？这跟世界各国大力发展生物医学、防护生物危害、阻止微生物实验室感染，从而推出各种先进防护设备，制定严格的规章制度等有关。

世界各国（地区）制定的生物安全指导方针如下。

美国疾病预防和控制中心（CDC）和国家健康研究所（NIH）早在 20 世纪中期就制定了生物安全指导方针，并在其出版物——Biosafety in Microbiological and Biomedical Laboratories（BMBL）4th ed“微生物和生物医学实验室的生物安全性”（Biosafety in Microbiological and Biomedical Laboratories）（1999 年修订版）上做了详细介绍，根据“生物安全实验室的等级”，分别对建筑设施、空调设备以及各级别的必需防护设施和具体的操作规程分别给予明确的定义和指导。

世界卫生组织（WHO）制定的实验室生物安全手册（Laboratory Biosafety Manual）（2004 年第 3 版），规定的生物安全指导方针更加详细和明确，分别从建筑、通风、进出方式、灭菌设施和生物安全柜的使用等方面作出规定，以适应不同生物安全级别的要求。

宾夕法尼亚州立大学（1979 年）制定了 Biohazards control and procedures manual（生物危害控制和操作处理手册），该手册提供多种信息，包括对学生、教职工的保护，受到潜在生物危害因子威胁的环境和设施等。手册内所罗列的控制措施对突发事件和防火等做了详细的说明，目的是要提供充足的安全手册。

Laboratory safety monograph a supplement to the NIH guidelines for recombinant DNA research U. S. Department of Health，Education，and Welfare.1979。该专论针对重组 DNA 研究中应采取的防护措施提出了建设性意见，主要对实验室操作技术、防护设施、特殊设计、职责和责任等进行阐述，帮助科研机构、主要负责人、健康安全专家选择并使用合理的物理防护措施。同时对实验室安全、专家意见和在诊断研究实验室中安全处理传染性病原体的经验都加以说明。该专论不仅适用于重组 DNA 的研究，并且同时适用于对具有危害性有机物体的研究。

Proposed biosafety guidelines for microbiological and biomedical laboratories U. S. department of Health and Human Services，Public Health Service，Center Disease Control office of biosafety Atlanta，Georgia30333(1984 年)。该指导方针描述了在实际操作中可能会遇到的 4 种生物安全级别（biological safety classification），并对不同安全级别下对个人和群体的防护及包括感染源存在的环境活动加以说明。每个安全级别的说明，都包括了实验室操作、安全设施、为教学作的设计、对人有感染性的各种本土及外来微生物的诊断和研究活动。

动物感染实验使用规范（台湾）。该规范以美国疾病预防和控制中心（center for disease control and prevention，CDC）和国家卫生研究院（national institute of health，NIH）出版的“微生物及生物医学实验室生物安全规范”（biosafety control in microbiological and biomedical laboratory）为依据，再加以部分修改而成。

实践证实，生物安全水平 1-4 级所规定的、在实验室和动物室中进行病原体处理的操作、程序和设施方面的要求必须认真做好。尽管未见实验室相关性感染的报道，但严格遵守这些指南，确实有助于为实验室人员和周围社区接触者建立一个更健康、更安全的环境。本书提供的原则仅作为最低防泄漏安全指南；为了进一步降低实验室相关感染的潜在危险，在实际工作中，还必须根据各实验室的具体情况加以调整。

我国也制定和颁布了各种生物安全防护条例和法规。

《病原微生物实验室生物安全管理条例》(中华人民共和国国务院令第 242 号)是我国制定的第一个具有指导性和法律效力的病原微生物安全方面的法规。它的重要意义在于：指导实验室生物安全，要求相关实验室必须按国家相关标准进行实验活动；有利于生物安全的规范管理，真正实现对实验室感染的控制和减少实验室事故的发生；标志着我国病原微生物实验室的管理工作步入了法制管理轨道；对我国预防生物威胁和提高处理应急公共卫生突发事件的能力建设具有现实和深远的意义。

中华人民共和国国家标准《实验室生物安全通用要求》(laboratories—general requirement for biosafety)(GB19489—2008)规定了实验室生物安全管理和实验室的建设原则，同时还规定了生物安全级别、实验室设施设备的配置、个人防护和实验室安全行为的要求。原卫生部行业标准《微生物和生物医学实验室生物安全通用准则》(general biosafety standard for microbiological and biomedical laboratories)(WS233—2002)。该标准规定了微生物和生物医学实验室生物安全防护的基本原则、实验室的分级、各级实验室的基本要求，适用于疾病预防控制机构、医疗保健、科研机构。

《兽医实验室生物安全管理规范》(veterinary laboratory biosafety guidelines) (2003 年)。该规范规定了兽医实验室生物安全防护的基本原则、实验室的分级、各级实验室的基本要求和管理，适用于对各级兽医实验室的建设、使用和管理。

《实验动物环境及设施》(laboratory animal-requirements of housing facilities) (GB12945—2001)。该标准规定了实验动物繁育、生产及实验环境条件和设施的技术要求及检测方法，同时规定垫料、饮水和笼具的要求。该标准同样适用于实验场所的环境条件及设施设计、施工、工程验收及经常性监督管理。

农业部制定了《高致病性动物病原微生物实验室生物安全管理审批办法》(2005 年)。该办法根据《病原微生物实验室生物安全管理条例》(中华人民共和国国务院令第 242 号)制定，适用于高致病性动物病原微生物实验室资格、实验活动和运输的审批。

农业部颁布了《动物病原微生物分类名录》(2005 年)。该名录根据《病原微生物实验室生物安全管理条例》的规定，将动物病原微生物分为 4 类。

农业部颁布了《致病性动物病原微生物菌(毒)种或者标本运输包装规范》(2005 年)。根据《病原微生物实验室生物安全管理条例》和《高致病性病原微生物实验室生物安全管理审批办法》制定，在内包装、外包装、包装要求、民用航空运输特殊要求等 4 方面都作以严格要求。

《生物安全实验室建筑技术规范》(architectual and technical code for biosafety laboratories) (GB50346—2004)。该规范规定了生物安全实验室建筑平面、装修和结构的技术要求；实验室的基本技术指标要求；对作为规范核心内容的空气调节和空气净化部分，则详尽地规定了气流组织、系统构成及系统构建和材料的选择方案、构造和设计要求。还规定了生物安全实验室的给水排水、气体供应、配电、自动控制和消防设施的配置原则；最后对施工、检测和验收的原则、方法做了必要的规定。

第二节 生物安全实验室分级

Section 2 The classification of biosafety laboratory

我国主要根据对所操作生物因子采取的防护措施，将实验室生物安全防护水平分为一级、二级、三级和四级，一级防护水平最低，四级防护水平最高。依据中华人民共和国国家标准《实验室生物安全通用要求》(GB19489—2008)规定：

生物安全防护水平为一级的实验室适用于操作在通常情况下不会引起人类或者动物疾病的微生物；

生物安全防护水平为二级的实验室适用于操作能够引起人类或者动物疾病，但一般情况下对人、动物或者环境不构成严重危害，传播风险有限，实验室感染后很少引起严重疾病，并且具备有效治疗和预防措施的微生物；

生物安全防护水平为三级的实验室适用于操作能够引起人类或者动物严重疾病，比较容易直接或者间接在人与人、动物与人、动物与动物间传播的微生物；

生物安全防护水平为四级的实验室适用于操作能够引起人类或者动物非常严重疾病的微生物，以及我国尚未发现或者已经宣布消灭的微生物。

以 BSL-1、BSL-2、BSL-3、BSL-4（bio-safety level，BSL）表示仅从事体外操作的实验室的相应生物安全防护水平。以 ABSL-1、ABSL-2、ABSL-3、ABSL-4（animal bio-safety level，ABSL）表示包括从事动物活体操作的实验室的相应生物安全防护水平。

同时该标准根据实验活动的差异、采用的个体防护装备和基础隔离设施的不同，将实验室分为以下情况：

1. 操作通常认为非经空气传播致病性生物因子的实验室。
2. 可有效利用安全隔离装置（如：生物安全柜）操作常规量经空气传播致病性生物因子的实验室。
3. 能有效利用安全隔离装置操作常规量经空气传播致病性生物因子的实验室。
4. 利用具有生命支持系统的正压服操作常规量经空气传播致病性生物因子的实验室。

在确定进行实验时，应根据危险度评估结果将微生物因子归入某一生物安全水平。当通过危险度评估确立适当的生物安全水平时，要考虑危险度等级以及其他一些因素。例如，归入危险度 2 级的微生物因子，在进行安全工作时通常需要二级生物安全水平的设施、仪器、操作和规程。但是，如果特定实验会产生高浓度的气溶胶时，则应将实验送到三级生物安全实验室内进行，因为三级生物安全实验室对实验产生的气溶胶能更好地进行保护，所以更适于提供所必需的生物安全防护。因此，在确定所从事特定工作的生物安全水平时，应根据危险度评估结果来进行专业判断，而不应单纯根据使用病原体的危险度等级来机械地确定所需的实验室生物安全水平。

一、基础实验室—生物安全一级实验室

生物安全一级实验室适用于具有以下特征的生物因子的操作：在通常情况下不会引起人类或者动物疾病的细菌、真菌、病毒和寄生虫等微生物，并且对实验室工作人员和环境的潜在危害性最小。

（一）对工作人员的要求

进入 BSL-1 实验室的工作人员要通过实验室操作程序培训，并由一位受过微生物学及相关科学一般培训的实验室工作人员监督管理。

（二）设施和设备要求

1. 实验室的门应有可视窗并可锁闭，门锁及门的开启方向应不妨碍室内人员逃生。
2. 应设洗手池，宜设置在靠近实验室的出口处。
3. 在实验室门口处应设存衣或挂衣装置，可将个人服装与实验室工作服分开放置。
4. 实验室的墙壁、天花板和地面应易清洁、不渗水、耐化学品和消毒灭菌剂的腐蚀。地面应平整、防滑，不应铺设地毯。
5. 实验室台柜和座椅等应稳固，边角应圆滑。
6. 实验室台柜等和其摆放应便于清洁，实验台面应防水、耐腐蚀、耐热和坚固。
7. 实验室应有足够的空间和台柜等摆放实验室设备和物品。
8. 应根据工作性质和流程合理摆放实验室设备、台柜、物品等，避免相互干扰、交叉污染，并应不妨碍逃生和急救。
9. 实验室可以利用自然通风。如果采用机械通风，应避免交叉污染。
10. 如果有可开启的窗户，应安装可防蚊虫的纱窗。
11. 实验室内应避免不必要的反光和强光。
12. 若操作刺激或腐蚀性物质，应在 30m 内设洗眼装置，必要时应设紧急喷淋装置。
13. 若操作有毒、刺激性、放射性挥发物质，应在风险评估的基础上，配备适当的负压排风柜。

14. 若使用高毒性、放射性等物质，应配备相应的安全设施、设备和个体防护装备，应符合国家、地方的相关规定和要求。

15. 若使用高压气体和可燃气体，应有安全措施，应符合国家、地方的相关规定和要求。

16. 应设应急照明装置。

17. 应有足够的电力供应。

18. 应有足够的固定电源插座，避免多台设备使用共同的电源插座。应有可靠的接地系统，应在关键节点安装漏电保护装置或监测报警装置。

19. 供水和排水管道系统应不渗漏，下水应有防回流设计。

20. 应配备适用的应急器材，如消防器材、意外事故处理器材、急救器材等。

21. 应配备适用的通信设备。

22. 必要时，应配备适当的消毒灭菌设备。

二、基础实验室—生物安全二级实验室

生物安全防护水平为二级的实验室适用于操作能够引起人类或者动物疾病，但一般情况下对人、动物或者环境不构成严重危害，传播风险有限，实验室感染后很少引起严重疾病，并且具备有效治疗和预防措施的微生物。

（一）对工作人员的要求

进入 BSL-2 实验室操作致病性流感病毒的实验室工作人员要经过特殊培训，并且在资深工作人员的指导下工作。

（二）设施和设备要求

1. 适用时，应符合生物安全一级实验室的相关要求。

2. 实验室主入口的门、放置生物安全柜实验间的门应可自动关闭；实验室主入口的门应有进入控制措施。

3. 实验室工作区域外应有存放备用物品的条件。

4. 应在实验室工作区配备洗眼装置。

5. 应在实验室或其所在的建筑内配备高压蒸汽灭菌器或其他适当的消毒灭菌设备，所配备的消毒灭菌设备应以风险评估为依据。

6. 应在操作病原微生物样本的实验间内配备生物安全柜。

7. 应按产品的设计要求安装和使用生物安全柜。如果生物安全柜的排风在室内循环，室内应具备通风换气的条件；如果使用需要管道排风的生物安全柜，应通过独立于建筑物其他公共通风系统的管道排出。

8. 应有可靠的电力供应。必要时，重要设备如培养箱、生物安全柜、冰箱等应配置备用电源。

三、防护实验室—生物安全三级实验室

生物安全防护水平为三级的实验室适用于操作能够引起人类或者动物严重疾病，比较容易直接或者间接在人与人、动物与人、动物与动物间传播的微生物。

（一）对工作人员的要求

实验人员应在处理致病性的和可能使人致死的病原方面受过专业训练，并由对该病原工作有经验的、有资格的科学工作者监督。

（二）设施和设备要求

1. 平面布局

(1) 实验室应明确区分辅助工作区和防护区，应在建筑物中自成隔离区或为独立建筑物，应有出入控制。

(2) 防护区中直接从事高风险操作的工作间为核心工作间，人员应通过缓冲间进入核心工作间。

(3) 适用于操作通常认为非经空气传播致病性生物因子的实验室辅助工作区应至少包括监控室和清洁衣物更换间;防护区应至少包括缓冲间(可兼作脱防护服间)及核心工作间。

(4) 适用于可有效利用安全隔离装置(如:生物安全柜)操作常规量经空气传播致病性生物因子的实验室辅助工作区应至少包括监控室、清洁衣物更换间和淋浴间;防护区应至少包括防护服更换间、缓冲间及核心工作间。

(5) 适用于可有效利用安全隔离装置(如:生物安全柜)操作常规量经空气传播致病性生物因子的实验室核心工作间不宜直接与其他公共区域相邻。

(6) 如果安装传递窗,其结构承压力及密闭性应符合所在区域的要求,并具备对传递窗内物品进行消毒灭菌的条件。必要时,应设置具备送排风或自净化功能的传递窗,排风应经 HEPA 过滤器过滤后排出。

2. 围护结构

(1) 围护结构(包括墙体)应符合国家对该类建筑的抗震要求和防火要求。

(2) 天花板、地板、墙间的交角应易清洁和消毒灭菌。

(3) 实验室防护区内围护结构的所有缝隙和贯穿处的接缝都应可靠密封。

(4) 实验室防护区内围护结构的内表面应光滑、耐腐蚀、防水,以易于清洁和消毒灭菌。

(5) 实验室防护区内的地面应防渗漏、完整、光洁、防滑、耐腐蚀、不起尘。

(6) 实验室内所有的门应可自动关闭,需要时,应设观察窗;门的开启方向不应妨碍逃生。

(7) 实验室内所有窗户应为密闭窗,玻璃应耐撞击、防破碎。

(8) 实验室及设备间的高度应满足设备的安装要求,应有维修和清洁空间。

(9) 在通风空调系统正常运行状态下,采用烟雾测试等目视方法检查实验室防护区内围护结构的严密性时,所有缝隙应无可见泄漏(参见附录 3)。

3. 通风空调系统

(1) 应安装独立的实验室送排风系统,应确保在实验室运行时气流由低风险区向高风险区流动,同时确保实验室空气只能通过 HEPA 过滤器过滤后经专用的排风管道排出。

(2) 实验室防护区房间内送风口和排风口的布置应符合定向气流的原则,利于减少房间内的涡流和气流死角;送排风应不影响其他设备(如:Ⅱ级生物安全柜)的正常功能。

(3) 不得循环使用实验室防护区排出的空气。

(4) 应按产品的设计要求安装生物安全柜和其排风管道,可以将生物安全柜排出的空气排入实验室的排风管道系统。

(5) 实验室的送风应经过 HEPA 过滤器过滤,宜同时安装初效和中效过滤器。

(6) 实验室的外部排风口应设置在主导风的下风向(相对于送风口),与送风口的直线距离应大于12m,应至少高出本实验室所在建筑的顶部 2m,应有防风、防雨、防鼠、防虫设计,但不应影响气体向上空排放。

(7) HEPA 过滤器的安装位置应尽可能靠近送风管道在实验室内的送风口端和排风管道在实验室内的排风口端。

(8) 应可以在原位对排风 HEPA 过滤器进行消毒灭菌和检漏。

(9) 如在实验室防护区外使用高效过滤器单元,其结构应牢固,应能承受 2500Pa 的压力;高效过滤器单元的整体密封性应达到在关闭所有通路并维持腔室内的温度在设计范围上限的条件下,若使空气压力维持在 1000Pa 时,腔室内每分钟泄漏的空气量应不超过腔室净容积的 0.1%。

(10) 应在实验室防护区送风和排风管道的关键节点安装生物型密闭阀,必要时可完全关闭。应在实验室送风和排风总管道的关键节点安装生物型密闭阀,必要时可完全关闭。

(11) 生物型密闭阀与实验室防护区相通的送风管道和排风管道应牢固、易消毒灭菌、耐腐蚀、抗老化,宜使用不锈钢管道;管道的密封性应达到在关闭所有通路并维持管道内的温度在设计范围上限的条件下,若使空气压力维持在 500Pa 时,管道内每分钟泄漏的空气量应不超过管道内净容积的 0.2%。

(12) 应有备用排风机。应尽可能减少排风机后排风管道正压段的长度,该段管道不应穿过其他房间。

(13) 不应在实验室防护区内安装分体空调。

4. 供水与供气系统

(1) 应在实验室防护区内的实验间的靠近出口处设置非手动洗手设施；如果实验室不具备供水条件，则应设非手动手消毒灭菌装置。

(2) 应在实验室的给水与市政给水系统之间设防回流装置。

(3) 进出实验室的液体和气体管道系统应牢固、不渗漏、防锈、耐压、耐温(冷或热)、耐腐蚀。应有足够的空间清洁、维护和维修实验室内暴露的管道，应在关键节点安装截止阀、防回流装置或 HEPA 过滤器等。

(4) 如果有供气(液)罐等，应放在实验室防护区外易更换和维护的位置，安装牢固，不应将不相容的气体或液体放在一起。

(5) 如果有真空装置，应有防止真空装置的内部被污染的措施；不应将真空装置安装在实验场所之外。

5. 污物处理及消毒灭菌系统

(1) 应在实验室防护区内设置生物安全型高压蒸汽灭菌器。宜安装专用的双扉高压灭菌器，其主体应安装在易维护的位置，与围护结构的连接之处应可靠密封。

(2) 对实验室防护区内不能高压灭菌的物品应有其他消毒灭菌措施。

(3) 高压蒸汽灭菌器的安装位置不应影响生物安全柜等安全隔离装置的气流。

(4) 如果设置传递物品的渡槽，应使用强度符合要求的耐腐蚀性材料，并方便更换消毒灭菌液。

(5) 淋浴间或缓冲间的地面液体收集系统应有防液体回流的装置。

(6) 实验室防护区内如果有下水系统，应与建筑物的下水系统完全隔离；下水应直接通向本实验室专用的消毒灭菌系统。

(7) 所有下水管道应有足够的倾斜度和排量，确保管道内不存水；管道的关键节点应按需要安装防回流装置、存水弯(深度应适用于空气压差的变化)或密闭阀门等；下水系统应符合相应的耐压、耐热、耐化学腐蚀的要求，安装牢固，无泄漏，便于维护、清洁和检查。

(8) 应使用可靠的方式处理处置污水(包括污物)，并应对消毒灭菌效果进行监测，以确保达到排放要求。

(9) 应在风险评估的基础上，适当处理实验室辅助区的污水，并应监测，以确保排放到市政管网之前达到排放要求。

(10) 可以在实验室内安装紫外线消毒灯或其他适用的消毒灭菌装置。

(11) 应具备对实验室防护区及与其直接相通的管道进行消毒灭菌的条件。

(12) 应具备对实验室设备和安全隔离装置(包括与其直接相通的管道)进行消毒灭菌的条件。

(13) 应在实验室防护区内的关键部位配备便携的局部消毒灭菌装置(如：消毒喷雾器等)，并备有足够的适用消毒灭菌剂。

6. 电力供应系统

(1) 电力供应应满足实验室的所有用电要求，并应有冗余。

(2) 生物安全柜、送风机和排风机、照明、自控系统、监视和报警系统等应配备不间断备用电源，电力供应应至少维持 30 分钟。

(3) 应在安全的位置设置专用配电箱。

7. 照明系统

(1) 实验室核心工作间的照度应不低于 350lx，其他区域的照度应不低于 200lx，宜采用吸顶式防水洁净照明灯。

(2) 应避免过强的光线和光反射。

(3) 应设不少于 30 分钟的应急照明系统。

8. 自控、监视与报警系统

(1) 进入实验室的门应有门禁系统，应保证只有获得授权的人员才能进入实验室。

(2) 需要时，应可立即解除实验室门的互锁；应在互锁门的附近设置紧急手动解除互锁开关。

(3) 核心工作间的缓冲间入口处应有指示核心工作间工作状态的装置(如：文字显示或指示灯)，必要时,应同时设置限制进入核心工作间的连锁机制。

(4) 启动实验室通风系统时,应先启动实验室排风,后启动实验室送风;关停时,应先关闭生物安全柜等安全隔离装置和排风支管密闭阀,再关实验室送风及密闭阀,后关实验室排风及密闭阀。

(5) 当排风系统出现故障时,应有机制避免实验室出现正压和影响定向气流。

(6) 当送风系统出现故障时,应有机制避免实验室内的负压影响实验室人员的安全、影响生物安全柜等安全隔离装置的正常功能和围护结构的完整性。

(7) 应通过对可能造成实验室压力波动的设备和装置实行连锁控制等措施,确保生物安全柜、负压排风柜(罩)等局部排风设备与实验室送排风系统之间的压力关系和必要的稳定性,并应在启动、运行和关停过程中保持有序的压力梯度。

(8) 应设装置连续监测送排风系统 HEPA 过滤器的阻力,需要时,及时更换 HEPA 过滤器。

(9) 应在有负压控制要求的房间入口的显著位置,安装显示房间负压状况的压力显示装置和控制区间提示。

(10) 中央控制系统应可以实时监控、记录和存储实验室防护区内有控制要求的参数、关键设施设备的运行状态;应能监控、记录和存储故障的现象、发生时间和持续时间;应可以随时查看历史记录。

(11) 中央控制系统的信号采集间隔时间应不超过 1 分钟,各参数应易于区分和识别。

(12) 中央控制系统应能对所有故障和控制指标进行报警,报警应区分一般报警和紧急报警。

(13) 紧急报警应为声光同时报警,应可以向实验室内外人员同时发出紧急警报;应在实验室核心工作间内设置紧急报警按钮。

(14) 应在实验室的关键部位设置监视器,需要时,可实时监视并录制实验室活动情况和实验室周围情况。监视设备应有足够的分辨率,影像存储介质应有足够的数据存储容量。

9. 实验室通信系统

(1) 实验室防护区内应设置向外部传输资料和数据的传真机或其他电子设备。

(2) 监控室和实验室内应安装语音通信系统。如果安装对讲系统,宜采用向内通话受控、向外通话非受控的选择性通话方式。

(3) 通信系统的复杂性应与实验室的规模和复杂程度相适应。

10. 参数要求

(1) 实验室的围护结构应能承受送风机或排风机异常时导致的空气压力载荷。

(2) 适用于操作通常认为非经空气传播致病性生物因子的实验室核心工作间的气压(负压)与室外大气压的压差值应不小于 30Pa,与相邻区域的压差(负压)应不小于 10Pa;适用于 4.4.2 的实验室的核心工作间的气压(负压)与室外大气压的压差值应不小于 40Pa,与相邻区域的压差(负压)应不小于 15Pa。

(3) 实验室防护区各房间的最小换气次数应不小于 12 次 / 小时。

(4) 实验室的温度宜控制在 18~26℃。

(5) 正常情况下,实验室的相对湿度宜控制在 30%~70%;消毒状态下,实验室的相对湿度应能满足消毒灭菌的技术要求。

(6) 在安全柜开启情况下,核心工作间的噪声应不大于 68dB(A)。

(7) 实验室防护区的静态洁净度应不低于 8 级水平。

四、最高防护实验室—生物安全四级实验室

生物安全防护水平为四级的实验室适用于操作能够引起人类或者动物非常严重疾病的微生物,以及我国尚未发现或者已经宣布消灭的微生物。实验室主任严格控制进入实验室。设施应在独立的建筑物内;或在建筑物的一个控制区内,但和建筑物内的其他区域完全隔离。应制定、实施特殊设施操作手册。

(一) 对工作人员的要求

实验室工作人员应在处理特别危险的传染源方面受过特殊和全面的训练,应了解标准和特殊操作中一级和二级防护的作用、防护设备、实验室设计性能。实验由在有关病原方面受过训练并有工作经验的有

资格的科学工作者监督。

（二）设施和设备要求

1. 适用时，应符合生物安全三级实验室的要求。

2. 实验室应建造在独立的建筑物内或建筑物中独立的隔离区域内。应有严格限制进入实验室的门禁措施，应记录进入人员的个人资料、进出时间、授权活动区域等信息；对与实验室运行相关的关键区域也应有严格和可靠的安保措施，避免非授权进入。

3. 实验室的辅助工作区应至少包括监控室和清洁衣物更换间。适用于4.4.2的实验室防护区应至少包括防护走廊、内防护服更换间、淋浴间、外防护服更换间和核心工作间，外防护服更换间应为气锁。

4. 适用于利用具有生命支持系统的正压服操作常规量经空气传播致病性生物因子的实验室的防护区应包括防护走廊、内防护服更换间、淋浴间、外防护服更换间、化学淋浴间和核心工作间。化学淋浴间应为气锁，具备对专用防护服或传递物品的表面进行清洁和消毒灭菌的条件，具备使用生命支持供气系统的条件。

5. 实验室防护区的围护结构应尽量远离建筑外墙；实验室的核心工作间应尽可能设置在防护区的中部。

6. 应在实验室的核心工作间内配备生物安全型高压灭菌器；如果配备双扉高压灭菌器，其主体所在房间的室内气压应为负压，并应设在实验室防护区内易更换和维护的位置。

7. 如果安装传递窗，其结构承压力及密闭性应符合所在区域的要求；需要时，应配备符合气锁要求的并具备消毒灭菌条件的传递窗。

8. 实验室防护区围护结构的气密性应达到在关闭受测房间所有通路并维持房间内的温度在设计范围上限的条件下，当房间内的空气压力上升到500Pa后，20分钟内自然衰减的气压小于250Pa。

9. 利用具有生命支持系统的正压服操作常规量经空气传播致病性生物因子的实验室应同时配备紧急支援气罐，紧急支援气罐的供气时间应不少于60分钟/人。

10. 生命支持供气系统应有自动启动的不间断备用电源供应，供电时间应不少于60分钟。

11. 供呼吸使用的气体的压力、流量、含氧量、温度、湿度、有害物质的含量等应符合职业安全的要求。

12. 生命支持系统应具备必要的报警装置。

13. 实验室防护区内所有区域的室内气压应为负压，实验室核心工作间的气压（负压）与室外大气压的压差值应不小于60Pa，与相邻区域的压差（负压）应不小于25Pa。

14. 适用于可有效利用安全隔离装置（如：生物安全柜）操作常规量经空气传播致病性生物因子的实验室，应在Ⅲ级生物安全柜或相当的安全隔离装置内操作致病性生物因子；同时应具备与安全隔离装置配套的物品传递设备以及生物安全型高压蒸汽灭菌器。

15. 实验室的排风应经过两级HEPA过滤器处理后排放。

16. 应可以在原位对送风HEPA过滤器进行消毒灭菌和检漏。

17. 实验室防护区内所有需要运出实验室的物品或其包装的表面应经过可靠消毒灭菌。

18. 化学淋浴消毒灭菌装置应在无电力供应的情况下仍可以使用，消毒灭菌剂储存器的容量应满足所有情况下对消毒灭菌剂使用量的需求。

（曲连东　关云涛）

第三节　与动物实验有关的生物危害因素及控制措施

Section 3　Biological hazards associated with animal testing factors and control measures

将实验动物应用于微生物感染实验时，为确保实验对象不对人和动物造成生物伤害，确保周围环境不受其污染，应充分了解感染动物对相关人员及周边环境的潜在危害，在感染动物的使用和管理、动物实验设施的使用管理及感染动物废弃物处理和尸体剖检等方面，应使用个体防护装置、严格遵守标准化的工作及操作程序和规程等方面所采取的综合防护措施。

一、人畜共患病的危害因素

人畜共患病是指人类和脊椎动物之间自然传播的疾病和感染。传播途径可通过人与患病动物的直接接触，或经由动物媒介和污染病原的空气、水和食品。历史上，人畜共患病曾多次流行，给人类造成巨大损失，例如鼠疫、黄热病等。多数实验动物常见的传染性疾病，人类通常都是不易感的，但也有例外的情况。如很多情况下，动物并没有表现为发病，但其携带的病原体可能引起人的致死性感染。另一方面，健康动物体内常在微生物有可能引起人类机体的严重紊乱。所以，在工作过程中接触实验动物或感染动物，必须对于可能出现的结果产生警惕，以把感染的危险降到最低。目前的实验动物均为经过质量检测的等级实验动物，但也应该警惕一些实验动物容易携带的人畜共患病，以及被动物咬伤或抓伤而引起的过敏反应。应该意识到实验动物（如小鼠、兔、豚鼠、仓鼠和猫）是许多人畜共患病的源泉。

（一）啮齿动物及兔类

与啮齿动物有关并应引起重视的疾病有：弓形虫病、绦虫感染、鼠咬热、淋巴细胞性脉络丛脑膜炎、沙门菌、癣以及皮肤真菌病、钩端螺旋体病、汉坦病毒和腺鼠疫等。

（二）犬和猫

除了在实验研究过程中接触的病原外，犬和猫的健康状况和背景如果不清楚，必须考虑它们所带病原体的真实情况。由于这些动物容易携带包括狂犬病在内的几种严重的人畜共患病，对这些动物必须要小心照料和有良好的判断力。除狂犬病外，猫可能感染弓形体，如果传染给怀孕早期的孕妇，会引起胎儿的感染。另外，犬和猫的咬伤、抓伤和引起的过敏反应比较普遍。通常情况下，这些动物都接种狂犬病疫苗，但也会存在由于观察期短，动物并未表现出典型的临床症状时，会给接触的人带来危险。所以，所有接触犬和猫的动物护理人员都应该接种狂犬病疫苗。处理感染犬的粪或皮毛的时候，来源于犬的肠道蛔虫、钩虫以及蠕虫、疥螨对于人都构成了潜在的危害。癣，一种猫的常见皮肤真菌病很容易传染给人。猫抓病(猫抓热)是一种能引起被抓部位皮肤丘疹、颈后淋巴结节炎为特征的人畜共患病。

（三）农用动物

目前来说，牛、猪、羊等农用动物来源经常比较分散，没有完整的健康信息和免疫史资料，这就要求有必要采取适当的处理措施：特别对那些可以传染给人的疾病要进行隔离检疫。与这些动物相关的典型传染病是隐孢子虫病和鹦鹉热。鹦鹉热是由立克次体、鹦鹉热衣原体、伯纳特柯克斯体引起的人的一种严重传染病。那些饮用了未彻底消毒牛奶的人，或接触了屠宰好的奶牛、绵羊、山羊新鲜组织的工人，经常感染而发病。病原体多分布于绵羊胎膜上，是引起实验室工作人员引发鹦鹉热流行的主要原因。对这些实验动物应做血清学检测。接触这些动物的人应该佩带手套、面具和防护服。隐孢子虫（原生动物）寄生在反刍动物的粪便中，当接触这些农用动物的时候，应该小心避免与尿液、粪便接触和被咬、被抓、舔及扭伤。猪丹毒可能传染给人并引发局部皮肤的严重感染，处理有诊断损伤（皮肤钻石斑）的猪要小心。在与感染了传染性羊疮或羊痘疮或水泡性口炎的绵羊或山羊接触后，人手上就会出现相似的不太严重的皮肤损伤。狂犬病对于奶牛、马之类的大动物也是一种威胁。所以工作时与奶牛、马接触的人应该进行提前免疫预防。

（四）野生动物和不常用的实验动物

一些尚未驯化的动物有时被用于研究当中，如雪貂、负鼠、麝鼠和多种两栖、爬行动物，这类动物应放在带有特殊安全说明的隔离器中。鸟类能传播如鹦鹉热、禽结核之类疾病，只有经过特殊检查检疫过的鸟类才能用于实验室或教学示范。兔能构成吸血蝙蝠的一种威胁，因此，与他们接触的人建议进行提前免疫预防。在海龟和其他爬行及两栖动物体内经常携带沙门菌，所以接触爬行及两栖动物时应该戴手套，实验完毕后应洗手。

二、动物实验室内病原体感染的发生因素

（一）动物感染实验

1. 意外伤害　在接触感染动物时，虽然有个人防护措施，但是很可能会遇到与之相关的意外伤害，如

实验动物的咬伤、抓伤、踢伤等。技术人员对所从事的动物处理工作应受过专门培训并具有一定的经验，还应熟悉每种动物的特殊危害。应使技术人员熟知实验可能带来的危害，并对其提供适当的工作场所、工作服装及仪器设备。

2. 外伤　万一实验人员被动物抓伤或咬伤，应对伤口进行急救处理，并必须立即报告主管人员，以决定是否需要进一步的治疗。在每个动物实验室，负责动物的主管人员有责任保证急救箱的供应，并应保持有适当的库存。急救箱的位置应该设有明显的标志，使用设备的全体人员都应知道他们的位置。工作人员应采取特殊的防护措施以防止被动物抓伤或咬伤。

3. 化学药品　认真、小心地使用各种化学药品，熟知它们的特性并遵照安全操作方法，就可以避免由化学药品造成的损伤。在评定药品时应注意药物的名称、物理状态(固态、液态或气态)、毒性(急性或慢性；口服、吸入或皮肤吸收)、最大允许浓度及临床症状和治疗方法等。另外，还应熟知的化学药品的其他特点有：蒸气密度；与水的溶解度；与其他化学药品的可配伍性；易燃性及贮存条件的要求。需要注意的是，如果操作不正规，一些常规使用的化学药品，可能与实验用的化学药品一样危险，其差别经常仅在于其纯度或等级之不同。在使用诸如用于笼具洗刷机的工业去垢剂、清洁剂和强力消毒剂等这类普通化学药品时，始终应小心。这些药品不能与动物饲料同室贮存。用作麻醉剂或用于安乐死术的挥发性药液及其他有毒而易挥发的物品应贮存在一个冷而通风良好、无阳光直射的场所。

4. 辐射和紫外线的防护　放射性物质有着特殊的危害。接触这些物质的技术人员应了解各种放射性物质的特性，熟悉正确的安全操作技术及原卫生部颁发的《放射卫生防护基本标注》(GB4792-1984)和国家环保局颁发的《辐射防护规定》(GB8703-1988)有关规程。同位素处理过的动物可随排泄物排除放射性物质，因此，排泄物必须在经批准的方式下予以处置，这种动物也用同样处置。应保存从实验开始到最终处置这种动物的完整记录。眼和皮肤是接触紫外线的最关键部位，尤其眼可受到严重的伤害。如果使用紫外线灯，应警告工作人员有关紫外线的危险，并应供应安全眼镜，紫外线光源应有明显标志。

（二）感染途径

实验感染的发生是多种因素综合作用的结果，除了人为因素、社会因素外，致病微生物的特性，人对致病微生物的易感性，实验环境条件和实验操作方法，是构成实验感染的四大主要因素。

病原微生物入侵生物机体，并在一定的部位定居、生长繁殖，从而引起机体一系列病理反应，这个过程称为感染。动物感染病原微生物后会有不同的临床表现，从完全没有临床症状到明显的临床症状，甚至死亡，这种现象是病原的致病性、毒力与宿主特性综合作用的结果。病原微生物的侵犯与机体的抵抗是一种错综复杂的过程，受到多方面的影响，因此在感染过程中表现出多种形式或类型。

根据感染过程中，病原微生物的来源、病原微生物的种类、感染后的临床症状、机体发生感染的部位、感染表现的表现程度、机体的病死率、感染病程的长短等，可以将感染分为以下 8 种类型：①外源性和内源性感染；②单纯感染、混合感染和继发感染；③显性感染和隐性感染；④局部感染和全身感染；⑤典型感染和非典型感染；⑥良性感染和恶性感染；⑦最急性、急性、亚急性和慢性感染；⑧病毒的持续性感染和慢病毒感染。

感染类型都是从某个侧面或某种角度进行分类，各种类型都是相对的，它们之间相互联系或重叠交叉。

自从微生物学诞生以来，国内外在实验操作中出现病原微生物感染事故屡见不鲜。实验室感染是一个过程，该过程包括病原体逸散、传播和侵入三个途径进入人体，进入人体的病原体能否形成感染，决定于下列因素：①病原体的毒力和侵蚀力；②进入病原体的数量；③机体的免疫状态及易感性；

实验室感染链中，感染途径是重要的一环，了解可能的感染途径，就能够找到阻断感染的有效方法。常见的实验室感染途径主要有以下几方面：①吸入含病原体的气溶胶引起感染。各种实验操作步骤，如混合、搅拌、研磨、捣碎和接种均可产生气溶胶。气溶胶进入空气后，一部分降落于物体表面，另一部分蒸发，剩下直径≤5μm 的液滴核仍悬浮于空气中。这些含有致病菌的液滴核经呼吸道进入人的肺泡而感染。除结核分枝杆菌这类典型的气载性传播病原菌外，在自然条件下有些非气载性病原菌，也可以在实验室条件下发生空气传播的感染。例如，操作严重污染或大容量的液体，可以导致吸入过量的细菌，增加发生感染的可能性。②摄入病原体。能造成经口摄入病原体的操作或事故包括：以口吸吸管，液体溅洒入口、在实验室吃东西、饮水和吸烟，将污染的物品(如铅笔)或手指放入口腔中(如咬指甲)等。据有关材料报道，其中 13% 的实验室相关性感染都与用口吸吸管有关。③意外接种。见于被污染的针尖刺伤，被刀片或碎玻璃片割伤，动物或昆虫咬伤或抓伤。据有关材料报道，其中由于针刺和切割造成的实验室感染占所有实验室相关性感染的 25% 和 15.9%。④由皮下或黏膜透入。完整的皮肤是抵制病原菌的有效屏障。一旦皮肤损伤，就为病原菌提供了侵入点。这种暴露途径是不容忽视的，特别是血液和皮肤的接触。Levy 等发现，血液和皮肤的接触，在实验室工作人员中每天可发生 2~10 次。由皮下或黏膜透入的实验室相关性感染包括：含病原体的液体溢出或溅洒在皮肤或眼、鼻腔和口腔黏膜上，皮肤或黏膜接触污染的表面或污染物，以及通过由手到脸的动作造成传播（如戴眼镜等）。与实验室获得性感染有关的暴露途径见表 2-3-1，实验室相关感染疾病的病原微生物和感染途径见表 2-3-2。

表 2-3-1　与实验室获得性感染有关的暴露途径

感染途径	实验室活动和（或）事故
吸入	产生气溶胶的步骤
	离心
	溢出和溅出
	混合，搅拌，研磨和捣碎
	超声处理
	分离封闭液体的两个表面（打开）
摄入	用嘴吸吸管
	溅入口中
	吃、喝、吸烟，把手指放入口中
渗漏污染物（标签、钢笔）	
接种	针刺
	切割（如刀片或碎玻璃）
经皮肤和黏膜	溢出和溅出
	与污染的表面和物品接触
	手与口间活动传播

表 2-3-2　实验室相关感染疾病的病原微生物和感染途径

感染途径 病原微生物	黏膜接触	吸入	食入	接触动物
细菌				
炭疽杆菌	~①	~		~
百日咳杆菌	~	~		
疏螺旋体属	~			~
布鲁杆菌	~	~		~
弯曲杆菌	~		~	~
衣原体属	~	~		
伯纳特立克次体	~	~		~
土拉夫朗西斯菌	~	~	~	~
钩端螺旋体	~	~	~	
结核分枝杆菌	~	~		
类鼻疽假单胞菌		~		
立克次体属	~	~		~
伤寒流感菌	~		~	
沙门菌属其他菌	~			
梅毒螺旋体	~	~	~	
霍乱弧菌	~		~	~
弧菌属其他菌	~		~	~
鼠疫杆菌	~	~		

续表

病原微生物 \ 感染途径	黏膜接触	吸入	食入	接触动物
病毒				~
汉坦病毒	~	~	~	~
肝炎病毒(乙肝和丙肝)	~			
单纯疱疹病毒	~			
猴疱疹病毒	~			~
人类免疫缺陷病毒	~			
拉沙病毒	~	~	~	~
淋巴细胞性脉络丛脑膜病毒	~	~	~	~
马尔堡病毒	~			
埃博拉病毒	~			~
细小病毒属		~		
狂犬病毒	~	~		~
委内瑞拉马脑炎病毒	~	~		~
水泡性口炎病毒	~	~		~
真菌				
皮炎芽生菌	~	?②		
厌酷球孢子菌	~	~		
新型隐球菌	~	?		~
芽膜组织胞浆菌	~	~		
分枝孢菌	~			~
皮真菌				~
寄生虫				
利什曼(原)虫属	~			~
疟原虫属	~			
鼠弓形虫	~		~	~
锥虫属	~	~		

注:①表示感染;②表示有待于进一步研究;引自《生物安全柜应用指南》

值得注意的是,实验室内发生寄生虫感染的病例已经引起生物医学研究人员的重视。从事科研、临床检验以及为患者提供护理服务的护理人员都有可能因无意的微小创伤引发寄生虫感染,即便那些意识到微小创伤的工作人员也未必能确定该创伤是否会引起寄生虫感染以及感染的虫种是什么。据有关材料报道,1924 年至今实验室意外微创伤引起的相关性寄生虫感染 199 例,其中利什曼原虫感染 12 例,疟原虫感染 34 例,刚地弓形虫感染 47 例,克氏锥虫感染 65 例,罗德西亚锥虫感染 6 例,冈比亚锥虫感染 2 例,贾第鞭毛虫感染 2 例,等孢子球虫感染 3 例,隐孢子虫感染 16 例,另外还有 8~9 例肝片形吸虫和日本血吸虫感染病例。而巴贝西虫、肉孢子虫等引起的实验室感染未见公开报道。

Herwaidt 把微创伤引起的实验室相关性寄生虫感染的途径分为两类:非肠道感染和肠道感染。据有关材料报道,在 105 例原虫感染中,能清晰地忆起意外微创伤或能够肯定感染途径的病例中有 47 例是非肠道感染。其他感染途径有:黏膜接触传播如阿米巴,血源性传播如福氏耐格里原虫,经食入卵囊传播的如弓形虫、肉孢子虫属;感染动物的腹腔渗出液飞溅到眼里引起感染;鼻腔吸入雾化的感染物引起感染;也可以是通过媒介蚊虫的叮咬而进行传播,如巴贝西虫属、利什曼原虫等。实验室相关性的寄生虫感染与自然界中寄生虫感染的途径有所不同,主要表现在:①感染途径多样性。据有关材料报道,弓形虫感染的 47 个病例中有 18 例经过食入卵囊而引起感染,胃肠外创伤、黏膜的创伤和无意识的创伤而引起的感染也很常见。在利什曼原虫感染的病例中除了白蛉叮咬而引起传播外,也可以通过意外的针刺伤或以往存在的皮肤微损伤以及血液传播而引起感染。②感染途径的不可预见性。已经明确的感染途径有限,而更多的感染途径是未知的。据有关材料报道,在164例原虫感染的病例中,105例是血原虫或组织原虫感染的,患者能够回忆起自己是偶然创伤引起的感染或自己可能被感染的途径,还有小部分患者无法断定其感染途径。

三、动物设施与管理

动物生物安全实验室(以下简称动物实验室)是一种特殊的通过人工或自然感染进行动物感染实验的实验室。从一般原理来看,动物实验室的生物安全水平与一般进行传染性病原微生物实验研究的微生物学实验室标准(实验设施,实验设备,技术规范和操作要求)基本相似,相差无几,共性之处不再赘述。应该看到,动物生物安全实验室具有许多不同的特点,要引起高度重视。在一般微生物学实验室里生物危害的造成和出现,多半是由于实验人员操作失误、不良实验技术和试验仪器使用处理不当造成的;而动物实验室生物危害的造成和出现则要复杂,严重得多,第一,动物性气溶胶(animal aerosol)的产生。感染动物在观察饲养期间,它们在呼吸、排泄、抓咬、挣扎、逃逸、跳跃时,在更换垫料、饲料,进行感染接种(特别是鼻腔内接种)时,在尸体剖检、病理组织、排泄物的处理等过程中会大量产生传播危害性极大的动物性气溶胶。因此,对气溶胶的生物安全防护,应当是动物实验室建设中的核心。为此2004年国家颁布的国标(GB50346—2004生物安全实验室建筑技术规范)规定:对于饲养动物的三级生物安全实验室(ABSL-3)主实验室,其相对于大气的最小负压不得小于-50Pa或更低,其中尸体剖检室为-55Pa或更低。动物四级生物安全实验室(ABSL-4)主实验室,相对于大气的最小负压不应小于-60Pa或更低。第二,实验动物,特别是实验用动物(experimental animals)本身可能患有能感染人的人畜共患病(zoonotic disease)。第三,实验动物感染可引发实验室相关感染病(laboratory acquired illnesses)。这就要求动物实验室无论在操作技术规范的制定,个人安全防护设备的设置,以及实验室设施的设计和建设上,都有很大的特点和特殊的要求。第一种危害要用实验室设施(二级隔离)来防范,通过静态隔离(负压梯度)、动态隔离和排风处理(HEPA过滤)等措施,把产生的动物性气溶胶牢牢地控制在污染区内,确保不向外境扩散。第二、三种危害,则要用安全防护设备(一级隔离)和其他个人防护设备(personnel protective equipments,PPEs)来防止病原微生物对实验人员的感染。

为此,动物实验室负责人在选择和使用动物生物安全实验水平标准时:

第一要确实落实和确认:①动物安全设施,实验技术操作规范和实验动物的管理质量,必须符合国家规定的标准和法规;②用于进行实验的动物品种、品系,必须进行精心的选择。

第二要编写和制定:职业健康和安全保证规划,确保实验人员和动物护理,饲养人员的身心健康。

第三要熟悉和确保:①用于传染病和非传染病研究实验的动物实验设施,其建设地点要和动物生产、检疫、感染动物观察室分开。②要仔细考虑实验室内人员、物品、供应设备、动物运输的行走路线,尽量消除或减少产生交叉污染的危险性。经验证明,在设施平面布局上采用双走廊(清洁、污染)型式,对减少交叉污染最为有利。③应根据动物的种类、品种、品系,体型大小,生活习性,实验目的等,选择具有相应生物安全防护水平的,专用于实验动物,并符合国家相应标准的生物安全柜(BSCS),以及动物饲养、动物实验、清洗去污、灭菌消毒等设施和设备。④实验室建筑应确保,实验动物不能逃逸,非实验室动物(如昆虫、野鼠等)不能进入。⑤实验室规划设计时应详细考虑:平面布局、功能划分、进出通道控制和人员、物品行动路线的安排,所有这些要求皆应符合实验所用动物的需要。⑥动物室排出空气不能再循环使用,动物室内含有气溶胶的污染空气应经过HEPA滤过后方能向外排放。⑦动物实验室的环境指标应符合GB14925—2001实验动物环境和设施的规定。

动物实验可分为4个动物实验生物安全水平:其分类主要依据①病原体的病原性;②病原体的传播方式及宿主范围;③是否具备有效预防措施(如疫苗);④是否具备有效治疗方法(如抗生素)及其他措施。对人类健康危害愈大,所需生物安全水平愈高。

每一动物实验生物安全水平皆包含四项配合措施:①标准微生物学操作规范;②特殊操作规范;③安全设备(一级隔离);④实验室设施(二级隔离)。根据不同水平有不同的处理方式,水平愈高,其所需四项配合措施则愈严格。

(一) 动物设施——动物生物安全一级

一级动物实验生物安全水平实验室适于从事已知不会对健康成人造成危害的,但对实验室工作人员和环境可能有微弱危害的病原微生物实验操作工作。一级动物实验生物安全水平实验室不需要特殊的一级、二级隔离设备和设施。动物实验室与建筑物中的一般通道隔开。实验可在实验台上操作,不要求使用专用的隔离设备。实验人员要通过与该室有关的专业培训,并由有经验的微生物学或有关学科培训的科研人员监督管理。

1. 设施设备要求

(1) 动物饲养间应与建筑物内的其他区域隔离。

(2) 动物饲养间的门应有可视窗,向里开;打开的门应能够自动关闭,需要时,可以锁上。

(3) 动物饲养间的工作表面应防水和易于消毒灭菌。

(4) 不宜安装窗户。如果安装窗户,所有窗户应密闭;需要时,窗户外部应装防护网。

(5) 围护结构的强度应与所饲养的动物种类相适应。

(6) 如果有地面液体收集系统,应设防液体回流装置,存水弯应有足够的深度。

(7) 不得循环使用动物实验室排出的空气。

(8) 应设置洗手池或手部清洁装置,宜设置在出口处。

(9) 宜将动物饲养间的室内气压控制为负压。

(10) 应可以对动物笼具清洗和消毒灭菌。

(11) 应设置实验动物饲养笼具或护栏,除考虑安全要求外,还应考虑对动物福利的要求。

(12) 动物尸体及相关废物的处置设施和设备应符合国家相关规定的要求。

2. 标准微生物学操作规范

(1) 应根据国标规定内容制定出应对紧急情况出现时的处理对策,处理方法和处置规则。

(2) 只允许那些从事项目规划和进行实验操作的人员进入实验室,进入实验室之前实验室负责人要详细告知工作人员实验的潜在危害性,并指令他们熟悉掌握各种安全保护措施。

(3) 要制订适当的医学监督计划。

(4) 要制定规范性的安全手册,工作人员要了解室内存在特殊危害性。在实验操作和样品处理过程中,要严格遵守安全手册中的所有规定程序。

(5) 进食、饮水、吸烟、处理隐形眼镜片、使用化妆品、储存食物等,一定要在指定的规划区内进行,决不允许在动物实验室或微生物学实验室内进行。

(6) 所有操作人员均应仔细小心,使气溶胶或溅射物的产生降至最低限度。

(7) 在使用感染材料或有感染材料溅出,散落之后,工作表面要进行严格消毒、清拭。

(8) 动物实验室内产生的所有污染废物(动物组织、尸体、污染的垫料等)要放入带有密封盖的容器内,运出室外,在远离实验室的地方进行处理。处理方法要根据污染程度危害大小,按地方或国家要求的规定进行处理。危害较大者建议应用燃烧法处理。

(9) 受污染的锐利物品,如针头、注射器、载物片、吸液管、毛细管和手术刀必须采取严格的安全处理方法。制定适当的处理规程。

(10) 人员在处理完感染材料和动物之后,摘掉手套离开动物实验室之前,都要洗手。

(11) 进行传染性病原体实验时,要在动物实验室进口门上悬挂"生物危害标志卡"。在标志卡上注明实验负责人员姓名、电话号码,并详细注明进入动物实验室的特殊要求(如:需要进行免疫接种,戴上呼吸保护器等)。

(12) 要有行之有效的控制昆虫和啮齿动物的措施。

(二) 动物设施——动物生物安全二级

动物生物安全二级水平实验室适用于对人及环境有中度危害的微生物实验工作。与一级生物安全水平相比,其不同点在于:①工作人员要经过操作病原微生物的专门培训,并由能胜任的专业人员进行指导和管理;②工作时限制外人进入实验室;③某些产生传染性气溶胶或溅出物的工作要在生物安全柜或其他物理隔离设备内进行;④对污染的锐器采取高度防护措施;⑤要注意有些感染是通过消化道、皮肤和黏膜造成的,在操作上要特别注意。

ABSL-2是在ABSL-1的操作规范、处理方法、安全设备和实验室要求的基础上建立起来的。产生气溶胶的操作程序,要在生物安全柜内进行。门保持关闭,门上悬挂公害标志牌,有害污染废弃物要和一般废弃物分开放置。

1. 设施设备要求

(1) 适用时,应符合动物生物安全一级防护水平的要求。

(2) 动物饲养间应在出入口处设置缓冲间。

(3) 应设置非手动洗手池或手部清洁装置,宜设置在出口处。

(4) 应在邻近区域配备高压蒸汽灭菌器。

(5) 适用时,应在安全隔离装置内从事可能产生有害气溶胶的活动;排气应经HEPA过滤器的过滤后排出。

(6) 应将动物饲养间的室内气压控制为负压,气体应直接排放到其所在的建筑物外。

(7) 应根据风险评估的结果,确定是否需要使用HEPA过滤器过滤动物饲养间排出的气体。

(8) 当不能满足(5)时,应使用HEPA过滤器过滤动物饲养间排出的气体。

(9) 实验室的外部排风口应至少高出本实验室所在建筑的顶部2m,应有防风、防雨、防鼠、防虫设计,但不应影响气体向上空排放。

(10) 污水(包括污物)应消毒灭菌处理,并应对消毒灭菌效果进行监测,以确保达到排放要求。

2. 标准微生物学操作规范

(1) 动物实验室主任必须制定动物管理操作和进入动物实验室应遵循的规章、程序和方法。为处理紧急事故,还应制定应对意外事故的规章,对策和处理办法。

(2) 限制进入动物实验室人员的数量,越少越好。在实验工作进行之前,实验室负责人要告知进行操作和辅助工作人员,实验室内可能发生和存在的潜在生物危害。

(3) 实验室应制定适当的医学监督和监测方案。所有工作人员,对其正在进行实验的病原微生物或潜在感染的疾病(如乙型肝炎、结核等),应接受及时的免疫接种和必要的检测试验。

(4) 在工作区内不允许饮食、吸烟、处理隐形眼镜片和使用化妆品。食物储藏只能在指定的区域内,不允许在动物实验室或处理室内存放。

(5) 操作应仔细小心,使气溶胶和溅射物产生减至最低限度。

(6) 处理与传染物有关的工作结束后,特别是当传染物明显溢出,溅出或受传染材料污染后,实验室设备和工作台面应用有效消毒剂进行常规的除污消毒。然后再送去修理或维护保养。

(7) 对全部传染性样品都要进行详细收集,明确标注,稳妥运输和仔细处理,以杜绝有害病原体向外界传播。从动物实验室收集到的所有废弃物包括动物组织、尸体、污染垫料、没吃完的饲料、锐器和其他废物,都要放在一个密封、有盖的容器内,然后按规定进行严格处理。装废料的容器表面在倒出废料之前要消毒。如废料进行燃烧处理,处理前废料要进行高压灭菌。

(8) 制定处理锐器的安全措施包括:①针头和注射器或其他锐利器材严格限制在动物实验室内使用,只在无可替代的器材时才能使用,如非肠道注射药物,静脉切开放血,抽取实验动物体液,以及从有隔膜的瓶子里吸出液体等。②只能用固定针头或一次性注射器,注射或抽取感染性材料。使用过的一次性针头不要弄弯,截断,损坏,应重新套上保护套管,从注射器上取下。在抛弃之前,不要用手接触。换言之,它们必须小心地放置在方便、穿不透的用来存放锐器的盒子里。不能抛弃的锐器必须放在专用的硬容器内,在转移到消毒区之前,最好先进行高压灭菌。③不要用手直接处理破碎的玻璃制品,要用刷子、簸箕、夹子或镊子等工具。装有污染针头、锐器和破碎玻璃的容器,根据规定,在丢弃之前要消毒。④培养物、组织或体液标本在收集、处理、加工、贮存、运输期间要放在防漏的容器里。尽量用塑料制品,不用玻璃制品。

(9) 在处理完培养物和动物,脱掉手套之后,离开实验室之前,要洗手。

(10) 在进行有传染病原体实验的动物实验室入口处,要悬挂注明“有危害”的警告标牌。危险警告标志牌上要标明现用的传染病原体,实验室负责人姓名和电话号码,以及其他特殊要求(包括进入动物实验室要免疫预防注射,佩戴呼吸面罩等)。

(11) 有效控制蚊蝇及啮齿类动物。

3. 特殊操作规范

(1) 要编制生物安全手册。要向有关人员告知实验的特殊危险并要求他们阅读和遵循相关规范和程序。实验室人员要接受培训,内容为与工作有关的潜在危险,防止暴露的必要措施和评定暴露感染的程序。人员每年要接受上述内容的新培训,或根据程序或政策的变化另外进行培训。培训记录要妥善保存。

(2) 实验室负责人要限制进入实验室的人员。在一般情况下,微生物实验室或动物实验室内不允许易被感染或感染后可能会有非常危险的人员进入。实验室负责人根据具体情况,确定哪些人可以进入实验室或在其中工作。

(3) 实验室应制定相应规则和程序,只允许那些了解潜在生物危险并符合进行特殊实验规定(如免疫)的人员进入实验室或动物实验室。

(4) 实验室内应穿外衣、长服、工作服或制服,离开实验室到非实验区(休息室、图书室、办公室)时,应脱下防护服,或罩上未在实验室内用过的清洁外衣。

(5) 进行实验无关的动物不允许放在实验室内。

(6) 发生明显感染性材料的溢出和其他事故时要及时报告实验室主任,并立即进行危险评估、监督处理,并保存记录。

(三) 动物设施——动物生物安全三级

ABSL-3 级实验室,供处理三级危险度病原体使用,主要适用于通过吸入气溶胶可引起严重致死性疾病的病原体实验的研究工作。

ABSL-3 级实验室的实验人员要接受在处理病原体和可能致死性微生物方面的专门培训,并由具有从事上述工作经验的专家进行监督管理。传染性材料的所有操作都要在生物安全柜或其他物理防护设备内进行,工作人员要穿适当的防护服,并配备相应的个人防护装备(PPE)。ABSL-3 级实验设施要经过专业设计和建造。

ABSL-3 级实验室是在 ABSL-2 的标准操作规范,处理技术、隔离设备和实验室建设基础上建立起来的。

实验室与建筑物内一般通过通道分开。进入实验室要通过前室(anteroom)或气闸。实验室废弃物在处理之前要进行消毒灭菌,为此要在室内设置一台高压灭菌器。另外还要设置一台不用手操纵的洗手器。定向空气流应稳定地流向实验室。所有传染物的操作处理工作一定要在生物安全柜内进行。

1. 设施设备要求

(1) 适用时,应符合动物生物安全二级防护水平的要求。

(2) 应在实验室防护区内设淋浴间,需要时,应设置强制淋浴装置。

(3) 动物饲养间属于核心工作间,如果有入口和出口,均应设置缓冲间。

(4) 动物饲养间应尽可能设在整个实验室的中心部位,不应直接与其他公共区域相邻。

(5) 适用于操作通常认为非经空气传播致病性生物因子的实验室的防护区应至少包括淋浴间、防护服更换间、缓冲间及核心工作间。 当不能有效利用安全隔离装置饲养动物时,应根据进一步的风险评估确定实验室的生物安全防护要求。

(6) 适用于不能有效利用安全隔离装置操作常规量经空气传播致病性生物因子的实验室的动物饲养间的缓冲间应为气锁,并具备对动物饲养间的防护服或传递物品的表面进行消毒灭菌的条件。

(7) 适用于不能有效利用安全隔离装置操作常规量经空气传播致病性生物因子的实验室的动物饲养间,应有严格限制进入动物饲养间的门禁措施(如:个人密码和生物学识别技术等)。

(8) 动物饲养间内应安装监视设备和通信设备。

(9) 动物饲养间内应配备便携式局部消毒灭菌装置(如:消毒喷雾器等),并应备有足够的适用消毒灭菌剂。

(10) 应有装置和技术对动物尸体和废物进行可靠消毒灭菌。

(11) 应有装置和技术对动物笼具进行清洁和可靠消毒灭菌。

(12) 需要时，应有装置和技术对所有物品或其包装的表面在运出动物饲养间前进行清洁和可靠消毒灭菌。

(13) 应在风险评估的基础上，适当处理防护区内淋浴间的污水，并应对灭菌效果进行监测，以确保达到排放要求。

(14) 适用于不能有效利用安全隔离装置操作常规量经空气传播致病性生物因子的实验室的动物饲养间，应根据风险评估的结果，确定其排出的气体是否需要经过两级 HEPA 过滤器的过滤后排出。

(15) 适用于不能有效利用安全隔离装置操作常规量经空气传播致病性生物因子的实验室的动物饲养间，应可以在原位对送风 HEPA 过滤器进行消毒灭菌和检漏。

(16) 适用于操作通常认为非经空气传播致病性生物因子的实验室和可有效利用安全隔离装置(如:生物安全柜)操作常规量经空气传播致病性生物因子的实验室的动物饲养间的气压(负压)与室外大气压的压差值应不小于 60Pa，与相邻区域的压差(负压)应不小于 15Pa。

(17) 适用于不能有效利用安全隔离装置操作常规量经空气传播致病性生物因子的实验室的动物饲养间的气压(负压)与室外大气压的压差值应不小于 80Pa，与相邻区域的压差(负压)应不小于 25Pa。

(18) 适用于不能有效利用安全隔离装置操作常规量经空气传播致病性生物因子的实验室的动物饲养间及其缓冲间的气密性应达到在关闭受测房间所有通路并维持房间内的温度在设计范围上限的条件下，若使空气压力维持在 250Pa 时，房间内每小时泄漏的空气量应不超过受测房间净容积的 10%。

(19) 在适用于不能有效利用安全隔离装置操作常规量经空气传播致病性生物因子的实验室的动物饲养间从事可传染人的病原微生物活动时，应根据进一步的风险评估确定实验室的生物安全防护要求；适用时，应经过相关主管部门的批准。

2. 标准微生物学操作规范

(1) 除由室主任主持制定应对紧急情况的标准规程、处理方法和应对条例外，如有需要，还可以根据国家标准规定和要求，另行制定一些特殊的规章制度和技术处理方案。

(2) 室主任有权决定进入动物实验室工作人员的数量，原则是越少越好。对实验过程中必须进入动物实验室执行计划和后勤供应人员，室主任应负责告知他们实验具有的潜在危险性。

(3) 动物实验室应制定适当的医学监督项目，在 ABSL-3 级动物实验室内工作的人员应进行合适的免疫预防接种。针对进行实验中的病原体和可能潜在的疾病，还应进行医学检查和预防(如，乙肝疫苗接种，结核皮肤试验)，如有必要，也可以应用血清学监测方法进行检查。一般来说，免疫力降低或存在免疫缺陷的人，有可能受到感染。因此实验室或动物实验室不允许有传染易感或传染对其异常危险的人在场。实验室主任要负责审核并决定什么人可以进入动物实验室或在动物实验室内工作。监护医生应对所有人员进行检查，并作出准确的评估。

(4) 制定生物安全手册，要对工作人员详细说明工作的特殊危险性，要求他们学习和遵守生物安全手册中规定的所有规范和操作细则。

(5) 在工作区内不允许饮食、吸烟、处理隐形镜片和使用化妆品。戴隐形镜片的人在动物实验室内还应戴护目镜或面罩。食品应贮存在工作区外指定的食品柜内或冰箱中。

(6) 要认真仔细履行所有程序，尽量减少生成气溶胶和溅射物。

(7) 与传染物有关的工作完成后，特别是传染物显性溢出、溅洒或产生其他污染后，实验室设备和工作表面应用适当的除污剂进行例行的除污工作。污染的设备必须先按当地、国家或行业规定的规程除污，然后再送去修理或做维护保养。或者在设备移走前，先按当地、国家或行业规定的规定包装，再运输。要使用生物安全柜中专门用于无孔工作表面清拭的带塑料衬底纸巾，进行清洁工作。

(8) 从动物实验室运出的所有废物(包括动物组织、尸体、污染垫料、没有用过的饲料、锐器和其他废弃的动物组织)都要装在密封带盖的容器内运出，并根据地方和国家要求和规定进行严格处理。更危险的废弃物要用焚化法处理。在倒出废物之前密封容器的外表面要进行灭菌消毒。

(9) 对受污染的锐利物品，包括针头、注射器、载物片、吸液管、毛细管和手术刀必须采取高度预防措施。实验室内要限制使用针头和注射器或其他锐利的仪器，只在无其他替代物时才可使用，如肠道外注射、静脉切开或从实验动物或隔膜瓶内抽取液体时。应尽可能用塑料器皿代替玻璃器皿。

(10) 吸取传染物时，只能用针头锁定的注射器或一次性注射器针头(即，针头与注射器是一个整体)。用过的一次性针头不得折弯、剪切、破裂、翻新。从一次性注射器中除掉针头，不得用手处理。一次性针头必须仔细放在位置方便、专用于处理锐利物品的结实容器中。非一次性的锐利物品必须放在硬壁容器中，运输到处理区进行除污，最好用高压消毒器除污。

(11) 必要时应使用能够再次封包针头，无针头系统和其他安全器件注射器。

(12) 不得用手直接搬运破损的玻璃器皿。必须用机械手段，如刷子和簸箕，夹钳或钳状物搬运。装污染针头、锐利设备和破损玻璃的容器，要按当地、国家的规定先除污，再做处理。

(13) 工作人员在处理完细胞培养物，感染动物，脱去手套之后，离开实验室之前要洗手。

(14) 如动物实验室中或保护容器中有传染物或受感染的动物，要在实验室和动物实验室门上贴上带有通用生物危险符号的危险报警标志。危险报警标志要标明传染媒介名称，实验室主管或其他主管的姓名和电话号码，并应指明进入实验室需要遵循的特殊要求，如免疫接种、戴呼吸器或其他个人保护措施。

(15) 对所有传染样品，要进行仔细收集，准确标记，安全运输和严格处理，以便隔离和防止病原体向外界扩散。

(16) 动物实验室人员要接受培训，内容为与工作有关的潜在危险，防止暴露的必要预防措施和暴露评定程序。工作人员每年要接受上述内容的新培训，或根据程序或政策的变化增加必要的培训。

(17) 动物实验室主管要保证，在进行 ABSL-3 的生物实验时，所有操作人员都要精通标准微生物操作规范和操作技术要求，都要熟练掌握实验室设施的操作方法和作业要求。在培训计划中最好要包括曾经有处理人体病原体和细胞培养的经验。工作人员要经由实验室主管或其他精通微生物安全规范和技术的科学工作者制定的特殊培训。

(18) 要有行之有效的控制昆虫和啮齿动物的计划。

3. 特殊操作规范

(1) 动物笼具，在取出垫料和清洗之前要经高压灭菌，或用常规方法消毒灭菌。然后按地方或国家规定要求进行处理。从实验室、动物室运出的设备要进行维修和保养者，也应在包装和运输之前进行消毒。

(2) 溢出的传染物要由专业人员或接受过浓缩传染物培训并配有适当装备的人员进行除污、隔离和清洁。出现传染物显性暴露的溢出事故要立即向实验室主管报告。同时要进行医学评定、监视和处理，并保留书面记录。

(3) 所有从动物实验室运出的废物在焚烧或其他方法处理前，要用高压消毒器进行除污消毒。在靠近实验室外部的地方进行除污的材料，要放在防渗的容器中密闭运离实验室。在远离实验室的地方进行除污的材料，要按当地、国家规定的规程包装好，再从设施内运出。

(4) 与实验无关的材料(例如，动物、植物)不允许放在动物室内。

4. 动物设施——动物生物安全四级实验室 ABSL-4 实验室供从事气溶胶传播感染和高度危险致病微生物的研究工作。与四级危险度(我国为一级)微生物具有相近或一致抗原关系的微生物也要在这一生物安全水平实验室内操作，获得足够数据后，方可确定在这一生物安全水平连续工作或在较低水平的实验室内操作。实验室工作人员在处理极为有害的感染性致病微生物方面要经过特殊和全面的培训。要了解安全标准和特殊操作规程，要熟悉一级和二级防护隔离设备的功能以及实验室设计的特点。实验要由经过培训，对这些微生物有经验的，具有法定资格的科学家来监督管理。实验室主管要严格控制进入实验室的人员。实验室是独立的建筑物或是建筑物内的隔离区。要制定和执行一整套特殊的实验室安全工作细则。

在实验室内，所有操作都要在Ⅲ级生物安全柜内进行。也可以联合使用Ⅱ级生物安全柜和正压工作服。ABSL-4 实验室对防止微生物扩散到环境中有特殊的工程和设计要求。

ABSL-4 是在 ABSL-3 标准操作规程，特殊操作规程，隔离安全设备和实验室设施要求水平的基础上建立起来的。

(1) 设施设备要求

1) 适用时,应符合动物生物安全三级防护水平的要求。

2) 淋浴间应设置强制淋浴装置。

3) 动物饲养间的缓冲间应为气锁。

4) 应有严格限制进入动物饲养间的门禁措施。

5) 动物饲养间的气压(负压)与室外大气压的压差值应不小于100Pa;与相邻区域的压差(负压)应不小于25Pa。

6) 动物饲养间及其缓冲间的气密性应达到在关闭受测房间所有通路并维持房间内的温度在设计范围上限的条件下,当房间内的空气压力上升到500Pa后,20分钟内自然衰减的气压小于250Pa。

7) 应有装置和技术对所有物品或其包装的表面在运出动物饲养间前进行清洁和可靠消毒灭菌。

(2) 标准微生物学操作规范

1) 除由实验室主管为应对紧急情况制定的标准规程、管理条例和应对方法外,如有需要,还可以根据国家标准的规定和要求制定一些特殊的规章制度和技术处理规程。

2) 只有那些按计划或工作目的需要在实验室内进行实验的人员才有权进入实验室。免疫力降低或免疫缺陷者因有受传染的危险,不能进入实验室。实验室主管负责审核并决定什么人可以进入实验室或在实验室内工作。实验室主管、生物危险控制官员或负责设施保安的人员应监督实验室人员的进、出。进入前,要告知他们潜在的危险性并进行适当的安全保卫工作,以确保其安全。受权进入的人员要遵循进、出的指示和程序。

3) 动物实验室应针对所有工作人员制定适当的健康保健和医学监督项目,包括:适当的免疫预防接种,采集血清,建立感染后危害评估和处理协商机构以及潜在危害预防措施。

4) 设置自动锁定的安全门来限制进入实验室人员。工作人员要严格执行进、出规则和进、出程序,要在工作时间表上签字,以表明每个人进出的时间。

5) 要收集贮存所有实验室和其他有危险人员的血清基准样品。血清样本要依处理的病原微生物或实验室的功能而定期收集添加。确定血清监测计划时,要考虑对有关病原微生物抗体的评定方法。计划中要规定每种样品收集间隔期,进行血清样品的检测程序,以及试验的最终结果。并将检测结果告知受检人员。

6) 在工作区内不允许饮食、吸烟、处理隐形镜片和使用化妆品。戴隐形镜片的人在实验室内还应戴护目镜或面罩。食品应贮存在工作区外指定的食品储藏柜内或冰箱内。

7) 如实验室中或动物实验室内有传染物或受感染的动物,要在入口门悬挂生物危险警报标志。危险警报标志要标明病原微生物名称,实验室主管或其他主管的姓名、电话号码,并指明进入实验室需遵循的特殊要求(如需要免疫接种或戴呼吸器)。

8) 实验室主管负责监督在ABSL-4实验室内进行的实验工作,所有人员都要精通微生物操作和技术要求规范,精通实验室设施的特殊技术规范和作业要求。其中包括处理人的病原体和细胞培养的经验。工作人员须经过实验室主管或精通微生物安全规范和技术的科学工作者制订的特定的培训计划的培训。

9) 所有操作都要仔细进行,尽量减少产生气溶胶或溅出污染物。

10) 在与传染有关的工作完成后,特别是当传染物显性溢出、溅出或受传染材料污染时,实验设备和工作表面应立即进行严格的消毒。污染的设备应先消毒,然后再送去修理或维护保养。

11) 溢出的传染物要由专业人员或接受过浓缩传染物培训的人员来进行处理、保护和消毒。污染物溢出,并明显造成传染材料污染或其他偶发事故发生后,应立即向室主管报告,并对发生的事故提出医学评价,事故处理方案和适当的治疗方法。写出的报告要妥善保存。

12) 所有废弃物(包括动物组织、尸体、污染的垫料、吃剩下的饲料),其他要处理的物品,应清洗的工作服,要放在双门高压灭菌器内消毒(高压灭菌器安装在二级隔离围护结构的外墙上)。消毒后的废弃物要用燃烧法处理。

13) 对受污染的锐利物品,包括针头、注射器、载物片、吸液管、毛细管和手术刀必须采取高度防范措施。动物室内要限制针头和注射器或其他锐利仪器的使用，只有缺乏其他替代物才可使用，如肠道外注射、静脉切开术或从实验室动物或隔膜瓶中抽取液体。尽可能用塑料器皿代替玻璃器皿。

14）吸取传染物时只能用针头锁定的注射器或一次性注射器（即，针头与注射器是一个整体）。用过的一次性针头不得折弯、剪切、破裂、翻新、不能用手从一次性注射器中除掉或处理污染物。处理的污染物要谨慎地放到专门用于处理锐利物品的容器中。非一次性锐利物品必须放在硬壁容器中，运输到处理区消毒，最好用高压灭菌器灭菌。

15）必要时应使用能够再次封包针头，无针头系统和其他安全性注射器。

16）不得用手直接触动或搬运破损的玻璃器皿。必须使用机械手段，如刷子、簸箕、或其他钳状工具。装污染针头、锐利器具和破损玻璃的容器要按规程先消毒，再处理。

17）从Ⅲ级生物安全柜或四级生物安全实验室取出的、处于有生命或健存状态的生物材料时，先要将其转移到一个防破裂的密封性一次容器中，然后再密闭于防破裂的、密封性二次容器中，再通过化学消毒浸槽、熏蒸室或专门设计的气闸运出实验室。

18）实验室内不允许存放与正在进行的实验无关的物品（如植物、动物和衣服）。

19）实验室和动物实验室工作人员要接受与工作相关的危害评估，防止感染，预防方法和感染评价程序的培训。工作人员每年应定期学习程序已修改的内容或规则，并接受因程序内容修改所必需的额外培训。

20）笼具在取出垫料和清洗之前，必须经过高压灭菌器或其他方法进行灭菌消毒。

21）指派看管感染动物的工作人员最好是两人。根据危害评估：应在实验中使用隔离笼具，动物麻醉后作实验，或其他适当的预防措施，以减少工作人员出现接触感染的危险性。

（3）特殊操作规范

1）设置必要的监控装置，控制设施的出入口。如设置24小时监测设备和出入动物实验室的检查系统。

2）工作人员只有通过更衣室和淋浴室才能进入和离开实验室，每次离开实验室都要淋浴。只有在发生事故时，实验室的工作人员才能通过气锁进出实验室。

工作人员要在外更衣室脱下便衣并存放在那里。要给进入实验室的工作人员提供和使用全套的实验室服装，包括外衣、裤子，内衣，连衣裤工作服、鞋和手套等。当离开实验室，进入淋浴室之前，工作人员要在内更衣室脱去实验室工作服。脏衣服在清洗之前要高压灭菌消毒。

3）在生物安全柜实验室进行操作的工作人员要在外更衣室脱掉便衣，并把便衣留在该处。进入设施内的所有人员都要穿戴全套实验室工作服，包括内衣、裤子、内裤、背心或衬衣、连体服、鞋和手套等。离开生物安全柜实验室后，进入淋浴室前，要在内更衣室脱掉实验室工作服。弄污的衣物要先高压消毒，再送去洗涤。

4）在防护服实验室进行操作的工作人员要通过更衣区和消毒区，进入防护服实验室。进、出防护服实验室的内、外更衣室中间通过淋浴室隔开。当离开防护服实验室时，防护服表面要进行消毒，为此应另设一个化学消毒淋浴室，专用于防护服表面消毒。

5）运进设施内的供应品和材料要通过双门高压灭菌器、熏蒸室或气闸送入。气闸每次使用之间要消毒。高压灭菌器、熏蒸室的内、外门要相互联锁。外门安全锁定后，设施中的人员再打开内门取出材料。材料带入设施后把这些门安全锁定。

6）要建立报告 - 监视系统，报告实验室的事故和暴露情况，工作人员缺勤情况和实验室相关疾病的医学监视情况。要有书面记录。本系统另一重要任务是，对疑似和患有实验室相关疾病的人员进行检疫、隔离和医疗护理。

（曲连东　关云涛）

参考文献

[1] 动物感染实验使用规范（台湾）.

[2] 中华人民共和国国务院．病原微生物实验室生物安全管理条例[国务院令第 424 号],北京:中华人民共和国国务院,2004-11-12.
[3] 实验室生物安全通用要求(Laboratories—general requirement for biosafety)(GB19489—2008).
[4] 中华人民共和国卫生部．微生物和生物医学实验室生物安全通用准则 WS 233—2002.
[5] 中华人民共和国农业部．兽医实验室生物安全管理规范[302 号公告],北京:中华人民共和国农业部,2003-10-15.
[6] 实验动物环境及设施(Laboratory animal-Requirements of housing facilities)GB12945-2001.
[7] 中华人民共和国农业部．高致病性动物病原微生物实验室生物安全管理审批办法,2005-06-20.
[8] 病原微生物实验室生物安全管理条例．中华人民共和国国务院令,第 424 号,2004-11-12.
[9] 中华人民共和国农业部．动物病原微生物分类名录,2005-06-27.
[10] 中华人民共和国农业部．高致病性动物病原微生物菌(毒)种或者样本运输包装规范．
[11] 生物安全实验室建筑技术规范(Architectural and Technical code for biosafety Laboratories)GB50346—2004.
[12] 彭红,李全录,高翀．农业系统实验动物使用中的生物安全控制[J]实验动物科学与管理,2005,22(1):33-34
[13] 美国疾病控制中心实验室生物安全级别标准生物安全三级(BSL-3)2004-1-17http://www.17web.com/info/netnews2/viewdetial.asp?id=4347
[14] 美国疾病控制中心实验室生物安全级别标准生物安全四级(BSL-4)2004-1-17http://www.17web.com/info/netnews2/viewdetial.asp?id=4347
[15] 如何建立生物安全实验室 http://www.ebiotrade.com/emgzf/gene news 200042/gen24.htm
[16] David G. Baker. Natural Pathogens of Laboratory Animals:Their Effects on Research. American Society for Microbiology,2003.
[17] 李海山,梁崇礼,张红祥．实验动物环境学[M]. 昆明:云南科技出版社,2002.
[18] 许钟麟．生物学安全设施与 21 世纪[J]. 洁净与空调技术,2003,(2):1-2.
[19] 黄霞．微生物危害和动物安全防护实验室环境控制[J]. 洁净与空调技术,2002(3):21-24
[20] Hankenson F C,Johnson NA,Weigler BJ,et al. Overview:zoonoses of occupational health importance in contemporary laboratory animal research. Comp Med,2003,53(6):579-601.

(刘昌峨　曾林　整理编辑)

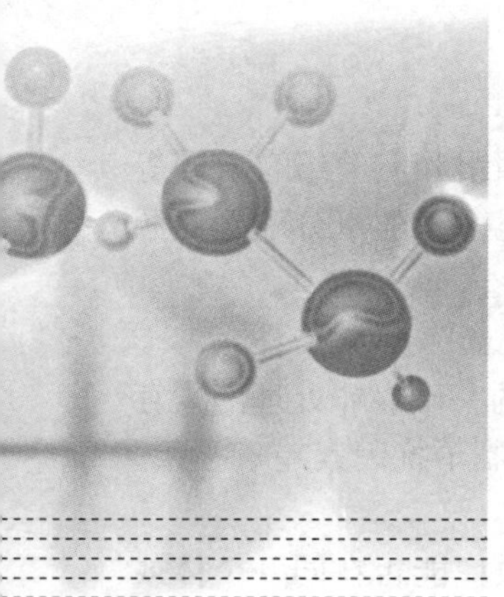

第三篇

动物实验基本技术

Part 3　Principal technologies of animal experiments

动物实验(animal experiments)是医学科学研究的重要手段和基本途径之一。动物实验基本技术分为常规动物实验技术以及动物实验外科技术两大类,涵盖了大多数动物实验所需的技术操作。实验动物是活的仪器和试剂,动物实验操作必须遵循动物福利和伦理的相关要求,为此,实验人员应掌握这些技术的原理、方法和操作规范,从而正确应用和实施。

第一章　常规动物实验技术与方法

Chapter 1　Conventional techniques and methods of animal experiments

常规动物实验技术,是指捕捉、保定、个体标识、给药、采血、安乐死等内容,主要涉及非手术性的实验操作。大多数常规动物实验技术是在动物意识清醒、感觉完备的状态下实施的,因此必须特别注意控制这些操作对动物的应激,保护动物免受不必要的伤害,同时避免由此引起的背景性干扰影响实验结果。

常规动物实验技术是各类动物实验的通用技术,但依据不同种属动物的生物学特性,建立了不同的方法和操作。其中,标准化实验动物由于具有明确的生物学特性和广为应用的优势,其实验技术与方法更加成熟、完善。本章系统介绍动物实验设计的基本原则和方法,以及各类常用实验动物的常规实验技术和方法。

第一节　动物实验设计

Section 1　Designing of animal experiments

动物实验设计(designing of animal experiments)是动物实验的灵魂,良好的设计能确保动物真实反映实验处理的效应,而将非处理因素的干扰降至最低。实验方法和技术决定了实验处理因素,是动物实验设计的精髓。动物实验设计应确立明确的研究目标,并在对研究内容和实验动物基础知识融会贯通的前提下进行,还须掌握必要的统计学原理。

一、设计原则

（一）对照性原则

在实验中应设立可与实验组比较用于消除各种非处理因素影响的对照组，对照组和实验组有着同等重要的意义，没有对照的实验结果是缺乏说服力的。设立对照的正确方法是把研究对象随机分配到对照组和实验组。

（二）一致性原则

实验中，实验组和对照组的非处理因素应保证一致，这是处理因素具有可比性的基础。非处理因素存在于动物、仪器、试剂、操作人员、环境等各方面，可以通过设计来消除干扰因素或控制干扰因素趋于一致。

（三）重复性原则

同一处理（一组）应设置多个样本例数，使用足够的样本数来观察处理因素的效应能否在同一个体或不同个体中稳定地重复出来。重复的主要作用是估计实验误差，提高实验结果的真实性和可靠性。虽然样本数越大越能够真实反映整体的状况，但实际的研究不允许无限扩大样本含量，运用统计学方法，可以确定获得理想统计效率的最小样本，从而既能够降低实验误差，又有利于控制实验成本。不同组的样本数可以相等或不等，样本数相等时，统计检验效率最高。动物实验中的参考样本数见表 3-1-1。

表 3-1-1　动物实验的参考样本数

	每组样本数	
	计量资料	计数资料
小鼠，大鼠，蛙，鱼	≥10	≥30
豚鼠，家兔	≥8	≥20
犬，猫，猪，羊	≥6	≥20

（四）随机性原则

实验分组应按照机遇均等的原则来进行，其目的是降低主观因素和其他偏性因素造成的实验误差。随机分组最好的方法是借助随机数字，可参照随机数字表，或通过电子计算器、计算机产生随机数字，也可采用编号卡片抽签法等。

（五）客观性原则

确定实验观察指标时，应尽量选择客观性指标，少用带有主观成分的指标，定量指标比定性指标更客观，也更精确和灵敏，主观性指标容易受到判断人员经验、意愿和生理因素等的干扰。分析实验结果时，必须采用科学的方法筛选数据、推理结果，而不能以主观意愿随意取舍数据、改动结果。

二、设计方法

（一）实验组别设计

实验处理因素是决定设计方法的关键，这是指为研究目的而施加给动物的外部措施和物质，对单因素实验（一种处理因素）和多因素实验（2 种及以上处理因素）需要采用不同的实验组别设计，当一种处理因素包含多个水平或等级时，如一种药物的不同浓度给药，相应地也有不同实验组别设计。

1. 自身对照设计　是指在同一动物身上观察实验处理前后某个观察指标的变化，或观察接受处理与不接受处理的相关部位组织的不同变化的设计，前一种情况如观察动物用药前后的变化，后一种情况如使动物一侧肢体实验性骨折，另一侧正常肢体作为对照。该设计有利于消除动物个体间的差异，但不适用于在同一个体上反复多次进行实验和观察的情况，是单因素实验的一个特例。

2. 配对设计　在实验前将动物按性别、体重或其他有关因素加以配对，以各因素基本相同的 2 个动物为一对，然后将这对动物随机分配于两组中，这样的设计可减少个体差异，同窝动物或者一卵双生动物往往用于配对设计，适用于仅有 2 个组（其中 1 个是对照组）的单因素动物实验。

3. 随机区组设计 是配对设计的扩大,又称配伍设计。将全部动物按体重、性别及其他有关因素分成若干组,每组中动物的体质条件相似,数量则与拟划分的组数相等,称为一个区组,然后将每个区组中的每只动物随机分配到各个实验组或对照组,这种设计可以减少个体差异,并适用于有多个组的动物实验。

4. 完全随机设计 是将每个动物随机分配到各组,完全随机设计的操作和统计都较简单,但在样本数较少时难以保证组间的一致性。

5. 多因素实验设计 同时分析多种因素的效应,需要采用行列表设计、正交设计等较为复杂的设计方法。

(二)对照组的设置

对照组是进行统计检验的“基准”,是否正确设置对照组在很大程度上决定了对实验结果的科学解释,实验中常设的对照组有以下几种。

1. 空白对照 对照组不给予任何实验处理因素,其状况反映了实验动物的“本底”。空白对照组是确定许多观察指标基准值的重要依据,如血糖、血浆总蛋白等血液生化指标。对于一些与时间有关的自发生理改变,如实验期间体重的增长、白细胞计数在一天内规律性的波动等,空白对照提供的信息在正确鉴别实验处理效应时非常重要。自身对照设计中,处理前的个体或者未接受处理的观察部位也可看作空白对照。

2. 实验对照 对照组不给予实验处理,但给予和实验处理相同的条件,如假手术对照使动物经历和实验处理组完全相同的手术过程,包括麻醉、打开体腔、缝合等,但不进行结扎、切除、埋植等实验处理,用于鉴别处理条件(手术过程)对处理效应的干扰。随着对动物应激生物学的深入认识,一些以往被认为“刺激性很小或无”的常规实验操作如灌胃、注射、短时保定对动物正常生理状态的影响也逐渐被发现,因此需要通过设立相应的实验对照来鉴别操作过程对实验处理效应的干扰。

3. 标准对照 用现有的标准方法或已知确切效果的常规方法作为对照,分为阴性对照(阴性结果)和阳性对照(阳性结果)。在新药的药效学研究中,往往采用已知确切疗效的药物或能引起标准反应的物质作为阳性对照,采用确定无效的物质或药物作为阴性对照,通过比较了解新药的疗效和特点。

4. 溶媒对照 当给予动物的受试物质含有可能对动物产生影响的溶媒时,应设不含受试物质的溶媒对照,以鉴别溶媒的潜在效应。

5. 历史对照和正常值对照 以本实验室或其他实验室过去的研究结果为对照,或以获得公认、被公布为“正常值”的结果作为对照,可以节省对照动物,但必须十分谨慎,由于不同实验室的研究条件不同,以其他实验室的结果作为对照的可靠性很低,即便是自己实验室以往的研究结果,也可能因为和当前实验的条件有所差别而降低参考价值,这些条件包括从动物到试剂、设备、人员、气候、时间等一系列因素。已公布的实验动物“正常值”如没有注明测定的各项条件如方法、试剂、动物等,则几乎没有可比性,由于目前大多数实验动物“正常值”范围都很宽而注释不详,参考价值通常都很低。

(三)预实验

预实验是指在正式实验前开展的初步实验,其目的是检查各项准备工作是否完善,验证实验方法和步骤是否可行,测试实验指标是否稳定可靠,初步了解实验结果和预期结果间的差距,从而为正式实验提供补充、修正的经验和线索。预实验使用的动物数量可以比正式实验少,但实验方法和观察指标应和正式实验相同。预实验有助于提高正式实验的成功率,减少盲目实验造成的资源浪费,并积累相关经验,是动物实验中不可缺少的重要环节,但预实验的结果不可归入正式实验的最后结果中一并分析。

三、设计内容

(一)实验动物的选择

对实验动物的选择包括种属、品种、品系、性别、规格[年龄和(或)体重]等基本内容,有时,研究还对动物的生理状态作出特殊规定,如使用妊娠动物、临产动物等,如果使用的是标准化的实验动物,还要确定动物的生物学净化等级。选择动物的一般程序是首先需确定种属、品种、品系,然后考虑性别、规格、生理状态、净化等级等具体要求。选择实验动物应遵循实验动物应用准则。

1. 实验动物应用准则 生命科学研究中,对实验动物的应用必须遵循科学(science)、伦理(ethic)和经济(economy)三个准则,简称“实验动物应用的SEE准则”。动物实验研究必须在SEE准则的指导下,对构成动物实验的一系列研究因素如动物、材料与方法、实验技术、设备与环境等进行正确选择和配置。

(1) 科学准则:实验动物科学准则(science criterion of laboratory animals)是指整个动物实验的方案设计和实施过程必须符合科学规律,具体到动物、方法、技术、环境等要素都必须与实验目的匹配,这是确定动物实验方案时最基本的准则。科学准则不仅涵盖了选择动物时的相似性原则、特殊性原则、标准化原则,而且包括了对动物数量、性别、年龄、体重、生理状态等一般要求的考虑,对实验的昼夜、季节、周期、分组、对照、观察指标的确定,动物的饲育环境、营养供给、质量控制,以及动物实验中饲育管理、实验技术、观察方法的选择与实践等方面的全面内容。

动物实验中,动物、方法、技术和环境构成了密切关联的整体,除了选择符合实验目的动物之外,与动物和实验目的相匹配的研究方法,与动物及操作人员相匹配的技术、与动物和实验要求相匹配的环境等都是实验成功必不可少的部分。在明确研究目的后,各项研究要素和条件与之匹配程度越高,实验的成功率就越高。执行科学准则的意义在于为整个研究奠定科学的基础,确保研究结果的准确性、可靠性、重复性,前提是透彻理解研究目的,并且掌握相关匹配所要求的背景知识。

(2) 伦理准则:实验动物伦理准则(ethic criterion of laboratory animals)是指人道地使用实验动物,这是科学研究者必备的基本素质。动物实验研究必须遵循“健康、快乐、有益”的实验动物福利3H宗旨,在科学研究和尊重生命的天平上取得最佳平衡,为此,研究者应关注动物在研究中遭受的痛苦和不适,充分运用各项动物实验知识和技术,尽量避免对动物不必要的伤害,如适当地使用药物免除动物的疼痛和紧张,掌握并熟练实施规范的动物操作技术,为动物提供合适的环境和护理、实验前充分评估对动物身心的伤害程度并确定应对办法等,研究许可的情况下,用低等生物替代高等动物,用非生命研究手段替代活体动物研究均是伦理准则的体现。

在动物实验中体现人道主义有着科学和人文的双重涵义。从科学的角度,动物在得到人道对待时,对实验因素的反应受到的干扰更小,从而更趋近真实状况,研究结果的可信度就高;从人文的角度,懂得善待动物的人更懂得尊重生命和自然,这是人类文明发展的方向。

(3) 经济准则:实验动物经济准则(economy criterion of laboratory animals)是指动物实验的设计和实施均应体现对资源的节约与合理利用。如药物长期毒性研究中的非啮齿类动物通常可用犬或者猴,由于猴的来源稀少且饲育难度大,维持成本高,犬则来源较广泛,饲育也相对容易得多,因此当研究允许时,使用犬可减少人力、能源和材料的消耗,并有助于保护猴这一物种。

经济准则也体现在时间上,通过对动物和方法等的选择缩短研究周期,有利于加快研发进程,并减少较长研究周期中各种不确定因素对研究的干扰,如避孕药的研究周期和动物妊娠期密切相关,使用妊娠期较短的动物可以缩短避孕药研究周期,加快药物研发进程。

在确保研究质量的前提下,选择来源充足、易于饲养的动物,选择简单明了的方法,选择实验周期较短的方案,选择成熟的、对设备依赖性低的技术,选择能耗低的设备等,都是经济准则的体现。

2. 动物遗传背景的选择 对实验动物遗传背景的选择是指对种属、品种、品系的选择,和实验目的匹配是选择的首要原则,也是科学准则的体现,匹配时主要考虑相似性、特殊性、动物寿命和标准化程度等方面,匹配与否直接关系到研究的成败。其次,考虑在不影响研究效果的前提下选择更符合人道和更经济的动物。如实验可能造成非研究需要的剧烈疼痛时,考虑采用对疼痛敏感性较差的动物;当两种动物都可用于同一研究而不会产生差异很大的结果时,就应使用来源更广泛的那种动物。

(1) 按相似性匹配:相似性是指实验动物和目标动物(譬如人)在结构、功能、反应特征上相似。大多数动物实验的目的是通过受试动物的反应预测处理因素对目标动物的作用,因此实验结果通常都要外推到目标动物身上,当两者的相似程度越高,则结果外推的准确率也越大,相似性常常是选择动物时首先考虑的因素。按相似性匹配主要考虑解剖和组织结构、生理反应、代谢过程、疾病特征等方面。

人处于进化树的最高端,总体上,动物的进化程度越高,和人类的整体相似度就越大,如猕猴、猩猩等非人灵长类动物在生物学、行为学上有大量和人类相似的特征,对特定实验因素的反应相近,人类的一些传染性疾病如结核等只能在非人灵长类动物中进行实验性感染研究，在转基因乙肝小鼠研究成功前，狒狒是唯一的人类乙肝动物模型，意识、行为和基础神经研究中仍大量使用和人类有最近亲缘关系的非人灵长类动物。但有些时候，进化程度不高的动物可能在某些特定方面具有和人类的高度相似，如猪的皮肤和人类皮肤的组织结构相似，体表毛发的疏密、表皮厚薄也类似，而不似猴那般多毛，猪的上皮修复再生性与人相似，烧伤后内分泌与代谢的改变也近似，所以比猴更适合用于人类烧伤的研究。用啮齿类、兔等动物制作的疾病动物模型尽管在进化上远低于非人灵长类，但这些动物局部所反映出的与人类相似的疾病过程和临床表现与这些疾病的研究要求相符，正是由于大量利用局部相似性，人类才可能使用各种实验动物开展广泛的研究。

自然选择形成的动物和人类的相似度有限，为此在种的基础上根据特定需求培育了不同品种和品系的实验动物，如封闭群、近交系、杂交 F1 代，系统杂交动物及来源于各种背景品系的突变动物和转基因动物。这些动物具有人为创造或保留的和人类相似的特性，从而丰富了人们选择动物的来源。封闭群动物具有和人类群体相似的遗传异质性，适合人类遗传研究、药物筛选和毒性试验，近交系、杂交 F1 代，系统杂交动物、突变动物和转基因动物很多都是人类疾病的动物模型，可以再现某些人类疾病的特征，成为研究这些疾病的理想材料。

（2）按特殊性匹配：特殊性是指实验动物特有的结构、功能和反应，这些特性和目标动物有很大差异，甚至是目标动物所不具备的，但运用这些特性可以简化研究工作，提高实验成功率等。

一些动物特殊的身体构造可为实验研究带来许多便利，如长爪沙鼠的脑底动脉环后交通支缺损，不能构成 Willis 动脉环，因而在脑缺血研究中可方便地进行自身对照；犬的甲状旁腺位置固定且位于甲状腺表面，适合于甲状旁腺摘除术相关研究；豚鼠的胸腺全部位于颈部，容易手术摘除，在研究胸腺功能时十分有用；家兔胸腔中的纵隔将胸腔分为左、右不相通的两部分，在需要开胸的研究中如果不损坏纵隔，可以不使用呼吸机。

使用对实验因素敏感性高的动物能够更好地达到实验目的，如家兔易产生发热反应，且发热典型、恒定，很适合用于发热、解热和热原检查等与体温相关的研究；大鼠的垂体-肾上腺功能发达，应激反应灵敏，常用于机体应激反应研究；大鼠踝关节对致炎因子很敏感，故适合多发性关节炎的研究。

动物的特殊反应往往成为研究的有利条件，如兔和猫是典型的刺激性排卵动物，适合于抑制排卵的避孕药研究；豚鼠体内不能合成维生素 C，必须从食物中摄取，通过控制饮食中维生素 C 的含量就可进行相应缺乏症的研究；大鼠的肝脏具有强大的再生能力，切除 60%~70% 肝叶仍可再生，适合肝外科的研究。

（3）寿命的匹配：实验动物的寿命必须比研究周期长，才能观察到实验的终点，这对于一些长期实验研究如慢性毒性实验特别重要。对所需寿命的估计应不小于实验周期加上能用于实验的动物最小年龄（或日龄）。常用实验动物寿命见表 3-1-2。

表 3-1-2 常用实验动物寿命

动物	一般寿命（年）	动物	一般寿命（年）
猕猴	20	豚鼠	6~7
犬	15	大鼠	2~3
猫	10	小鼠	2~3
家兔	7~8	猪	16

（4）不同种属的标准化程度：标准化的实验动物具有明确的遗传背景和微生物学背景，依赖于成熟的营养控制和饲养环境控制技术，其来源清楚，背景资料齐全，健康状况明确，是实验动物中的“标准件”，应用标准化的实验动物，不仅有利于排除来自实验动物自身和环境的各类研究干扰因子（准确性要求），也有利于研究结果的横向和纵向比较（重复性要求）。条件允许时，应选用已经标准化的实验动物种属开展实验。目前，我国的标准化实验动物有大鼠、小鼠、豚鼠、兔、地鼠、犬和猴，其中，大鼠和小鼠的标准化程度最高，对犬、猴等动物的应用还存在标准化动物和非标动物并存的情况，在一些地区已经确立了实验用猪的

地方标准,实验用猫目前还没有标准。

3. 动物性别的选择　选用和目标动物相同的性别,即性别一致,是性别匹配的基本要求。计划生育研究中,通常能够明确该研究针对男性或者女性,从而选择相应性别的动物;肿瘤研究中,子宫癌、卵巢癌等研究必定采用雌性动物。但多数研究的目标动物包括两性,此时需要根据实验反应的性别差异和研究的具体情况来决定使用何种性别的实验动物。

当已知处理效应无性别差异而研究对性别要求又没有明确规定时,通常优先选用雄性动物,这是考虑到雌性动物在性周期不同阶段以及妊娠、授乳等特殊生理状态下的机体反应性有较大改变,可能干扰研究;当实验反应的性别差异仅体现在量的方面,如骨髓微核试验中雄性小鼠比雌性小鼠对诱导微核更敏感,则使用雄性,而如果已知性别导致实验反应有质的差别,则应同时采用两种性别;如需发现和分别确定实验刺激对 2 种性别的不同作用,如不同的 LD_{50},通常应同时使用 2 种性别动物且数量相等;如果已知某个性别的特殊反应对研究可能造成干扰时,就应回避这个性别,例如对动物神经内分泌的研究需要避免雌性动物性周期导致的激素水平波动,可以仅用雄性动物进行研究。

4. 动物年龄的选择　研究中,使用和目标动物一致的年龄以获得最可靠的结果。当一项研究的预期外推对象没有特定年龄规定时,如多数药物都可针对各年龄段的人群,则使用性成熟的青壮年动物,实践证明如此选择能够满足大多数研究的需求。对于研究周期较长的实验,可适当使用幼龄动物,以确保观察到实验的终点。

年龄匹配的依据在于,不同年龄个体的生物学差异不仅体现在解剖生理特征上,如外观、解剖结构、腺体重量等,也体现在各种生物学功能上,如生长速度、发育水平、成熟度、脏器功能和衰老程度等,并由此导致对同一实验刺激的不同反应。幼龄动物解毒系统多发育不完全,如 2 周龄以上的家兔肝脏才具备解毒功能,并且在 4 周龄后才能达到成年兔水平,而大鼠的葡萄糖醛酸转移酶约在出生后 30 天达到成年大鼠水平,老龄动物解毒功能则发生退化,因此不同年龄对毒物的敏感性一般顺序是幼年 > 老年 > 成年,大鼠或小鼠对乙烷、汽油、二氯乙烷的敏感性从大到小的顺序均为幼年 > 老年 > 成年。

由于不同种属的动物有着不同的寿命和发育特点,在不同种属间的"年龄一致"是指两者间的年龄对应,即生物学时间上的"同步",而非天文学时间上的"相等"。如小鼠的一般寿命为 2.5 年,而人类的寿命约 70 年,那么 1 只 2 岁多小鼠对实验的反应可能是 1 个 70 岁的人类才会发生的。由于不同种属在生命各个阶段发育速度不一致,也不能简单地将两种动物按寿命进行等距对应以推算"一致"的年龄,否则,按照 16 岁的犬相当于 80 岁的人来推论,就会出现 1 岁的犬相当于 5 岁的人的结论,事实上 1 岁的犬对应 15 岁的人类。所以除了寿命之外,年龄对应还必须考虑不同种属的年龄阶段对应,实质上是动物在各年龄阶段的生长发育特点对应。

犬和人类的年龄对应关系见表 3-1-3。

表 3-1-3　犬和人类的年龄对应

	年龄对应(岁)															
犬	1	2	3	4	5	6	7	8	9	10	11	12	13	14	15	16
人	15	24	28	34	36	40	44	48	52	56	60	64	68	72	76	80

图 3-1-1　显示了人和常用实验动物在年龄及生命周期上的对应关系。

5. 动物体重的选择　体重选择本质上是年龄选择。体重是一个和年龄有一定相关性的生物量。要获得实验动物的确切年龄,就必须准确记录每个动物的出生日期,这在规模化生产的实验动物尤其是大鼠、小鼠、地鼠等小动物中是不现实的,但在特定情况下可以通过动物的体重推算其年龄,从而简化年龄匹配。

由于遗传因素确定后,体重和年龄的对应关系主要受到营养状况和饲养条件的影响,而标准化的实验动物具有较为均一的遗传背景、标准化的营养控制和饲养条件,其体重和年龄间的对应关系较为恒定,尤其在对数生长期具有良好的对应,因此可以根据每个品种、品系的生长曲线,将年龄选择转换为较为简单的体重选择。但对于出生日期不详、遗传背景不清、饲养条件不统一的动物则不能作同样转换。

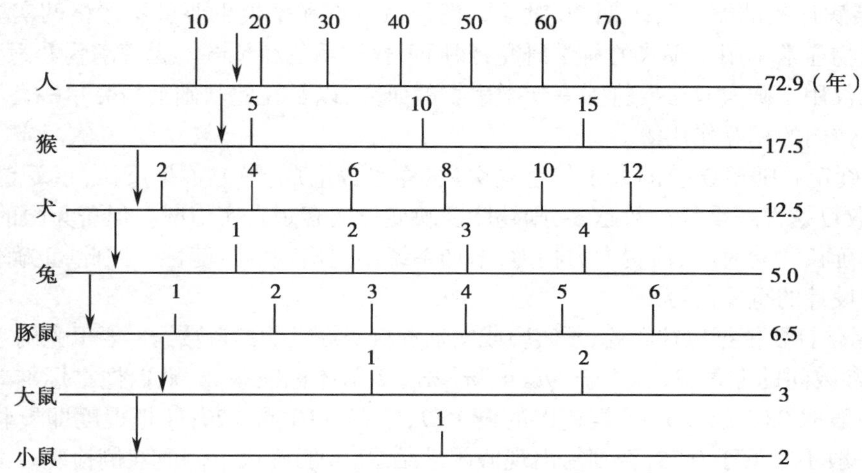

图 3-1-1 人与实验动物的年龄和生命周期对应关系

图注：↓表示动物的成年时间

此外，同一实验中，动物的体重应尽可能一致，体重的组内差异通常不得超过 10%。

6. 动物生理状态的选择　对于生理状态的匹配采用等同原则，即根据研究所针对的生理状态选择具有相同状态的动物。实验动物特殊生理状态主要指妊娠、授乳等，处于特殊生理状态中的动物各项功能和反应都与常态动物有很大差别，因此研究中如没有明确规定，应使用未曾交配的性成熟动物，避免特殊生理状态的干扰。

7. 动物净化等级的选择　不同的生物学净化等级意味着不同的微生物学和寄生虫学背景，净化等级越高，则相应的背景干扰越小，对于标准化的实验动物，可以通过选择生物学净化等级来限定实验动物的微生物学、寄生虫学背景，从而满足实验研究的相关需求。根据我国的实验动物国家标准（GB 14922.1—2001，GB 14922.2—2001），将实验动物按生物学净化程度分为普通级动物、清洁级动物、无特定病原体（SPF）动物、无菌动物 4 个级别（表 3-1-4），其中清洁动物是根据我国国情而建立的一个级别。在其他一些国家，则分为普通级动物、SPF 动物、悉生动物和无菌动物 4 个等级，其 SPF 动物应排除的微生物和寄生虫与我国的清洁级动物和 SPF 动物均不同，从控制的严格程度而言，介于我国的清洁级动物和 SPF 动物之间。

表 3-1-4 我国实验动物的生物学净化等级

	普通级动物	清洁级动物	无特定病原体动物	无菌动物
大鼠		√	√	√
小鼠		√	√	√
豚鼠	√	√	√	√
兔	√	√	√	√
地鼠	√	√	√	√
犬	√		√	
猴	√		√	

对净化等级的选择应当从实验目的出发，而非越高越好，因为许多微生物和机体存在共生关系，是机体维持健康和正常功能所必需的。在我国，目前无特定病原体（SPF）动物和清洁动物是最常用的两个等级。SPF 动物由于排除了人畜共患病、动物烈性传染病、隐性感染和潜伏感染、条件致病的病原而被称作"真正的健康无病模型"，适用于大多数科学研究，尤其在中期或长期的研究、一些免疫学研究及生物制品的生产和器官移植中，使用 SPF 动物可避免大部分条件致病病原感染以及隐性感染、潜伏感染的干扰；清洁级动

物也被称作"无疾病症状的模型",短期的、对动物携带微生物和寄生虫要求不严格的实验可以使用清洁级动物;普通级动物通常不用于正式的科学研究,而用于教学示范和预试。无菌动物和悉生动物则是一类超常的生态模型,仅用于确实有必要排除一切微生物的研究,以及在此基础上研究单一菌种对生物体的作用,或 2 种菌种在体内的相互作用等。

8. 样本量的确定　随机误差的大小与重复次数(样本含量)的平方根呈反比,重复越多,抽样误差越小。样本所含的数目越大或重复次数越多,则越能反映变异的客观真实情况。但若无限的增加样本含量,将加大实验规模,延长实验时间,浪费人力物力,增加系统误差出现的可能性。因此,正确估计一个实验的观察例数,是实验设计的重要内容。

进行样本含量估计要依据以往经验、预实验或文献资料所提供的参考数据。要事先确定的内容有:①所比较的两个总体参数间的差值 δ,如 $\delta=\mu_1-\mu_2$ 或 $\pi_1-\pi_2$;②总体标准差 σ,常以样本标准差 S 估计;③Ⅰ类错误的概率 α,一般取 0.05 或 0.01;Ⅱ类错误的概率 β,常取 0.10 或 0.20;④把握度即检验效能 1-β,通常取 0.80 或 0.90,一般不宜低于 0.75,否则易出现假阴性结果;⑤明确取单侧或双侧检验。α、1-β 和 δ 需要根据专业要求,由研究者规定。

设计样本含量应以各组例数相等为前提,估计样本含量可通过查表(统计学家根据有关计算公式编制的样本含量便查表),也可以通过公式计算,下面介绍假设检验中常用的几种样本含量估计方法。

(1) 样本均数与总体均数(或配对)比较

方法 1:按式计算:

$$n=[(\mu_\alpha+\mu_\beta)S/\delta]^2$$

式中:n 为所需样本含量,S 为总体标准差的估计值,δ 为容许误差,μ_α 和 μ_β 由 t 界值表($\upsilon=\infty$)查得,μ_α 有单侧和双侧之分,μ_β 只取单侧值。

方法 2:直接查配对比较(t 检验)时所需样本例数表(统计学书籍附表),此表也可用于样本均数与总体均数比较的样本含量估计。

例 3-1-1　用某药治疗矽肺患者,估计可增加尿矽排出量,其标准差为 2.5mg/dl,若要求以 α=0.05,β=0.10 的概率,能辨别出尿矽排出量平均增加 1mg/dl,问需用多少矽肺患者做实验?

本例:δ=1,S=2.5,单侧 α=0.05,$u_{0.05}$=1.645,β=0.10,$u_{0.10}$=1.282,代入公式,得

$$n=[(1.645+1.282)\times2.5/1]^2=53.5,\text{取 }54$$

再以尝试法 n=54,υ=54-1=53,查 t 界值表,得单侧 $t_{0.05,53}$=1.674。

$$n=[(1.674+1.282)\times2.5/1]^2=54.6,\text{取 }55$$

即趋于稳定。

查配对比较(t 检验)时所需样本含量表,单侧 α=0.05,β=0.1,δ/σ=1/2.5=0.4,得 n=55。与计算结果相同。故可认为需治疗 55 例矽肺患者。即以 55 例进行实验,如该药确能增加尿矽排出量,则有 90%(即 1-β)的把握可得出有差别的结论。

(2) 两样本均数比较

方法 1:按式计算

$$n=2\cdot[((\mu_\alpha+\mu_\beta)S/\delta)]^2$$

式中:n 为每个样本所需例数,通常设计两样本例数相等,以提高统计效率;S 为两总体标准差的估计值,一般假设其相等;δ 为两均数的差值,μ_α 和 μ_β 的意义同前。

方法 2:直接查两样本均数比较(t 检验)时所需样本例数表。

例 3-1-2　比较两种催眠药效果,服甲药后平均入睡时间为 40 分钟,服乙药后平均入睡时间为 25 分钟,两药入睡时间合并标准差 Sc 为 30 分钟,若使两药差别具有统计学意义(α=0.05,β=0.10),正式实验需要多少只实验猕猴?

本例:δ=40−25=15 分钟,Sc=30 分钟,双侧 α=0.05,$u_{0.05}$=1.960,β=0.10,$u_{0.10}$=1.282。代入公式,得

$$n=2\times[(1.960+1.282)\times30/15]^2=84\text{(只)}$$

查两样本均数比较(t 检验)时所需样本例数表,双侧 α=0.05,1−β=0.90,δ/S=15/30=0.5,得 n=84(只)。

与计算结果相同。

按上述公式算得的 n 是基于正态近似原理，一般较查表法（基于 t 检验原理）结果偏少 1~2 例，有人主张对上述结果再加 1~2 例作为校正。

(3) 两样本率比较

方法 1：按式计算：

$$n=(\mu_\alpha+\mu_\beta)^2\times2\times p\times q/(p_1-p_2)^2$$

式中：n 为两样本分别所需例数，p_1 和 p_2 分别为两总体率的估计值，p 为两样本合并率，$p=(p_1+p_2)/2$，q 为 $(1-p)$，μ_α 和 μ_β 意义同前。

方法 2：直接查两样本率比较时所需样本例数表，单侧查两样本率比较时所需样本例数（单侧）表，双侧查两样本率比较时所需样本例数（双侧）表。

例 3-1-3 某研究者为研究甲、乙两药治疗冠心病效应的差异大小，初步得出甲药显效率为 67%，乙药显效率为 39%，问若使两药疗效差别有显著性，$\alpha=0.05$，$\beta=0.1$，正式实验时每组需要观察多少只具有该人类疾病的动物模型？

本例：$p_1=0.67$，$p_2=0.39$，$p=(0.67+0.39)/2=0.53$，双侧 $u_{0.05}=1.960$，单侧 $u_{0.10}=1.282$，代入公式，得

$$n=(1.960+1.282)^2\times2\times0.53\times0.47/(0.67-0.39)^2=67\text{ 只}$$

（二）实验条件的配置

实验条件是为动物实验研究目的专门匹配的除动物以外的各项环境条件的总和，对于保障实验的顺利进行、实验结果的科学性可靠性至关重要。实验中动物的生活环境完全由人类控制，实验的环境条件不仅是动物实验过程中动物赖以生存的要素，也是人类控制研究质量的关键。实验结果，即动物对实验处理的反应在遗传性决定之后，主要受到环境因素的影响，且在数量性状上受环境的影响很大，环境标准化是动物实验标准化的重要内容，为此实验的环境和饲养条件必须与实验目的以及动物正确匹配。

1. 实验设施环境　我国实验动物国家标准中，将动物实验设施的环境分为普通环境、屏障环境、隔离环境 3 类，不同的环境对应不同净化等级实验动物的饲养和实验观察，见表 3-1-5。

表 3-1-5　不同环境类型和动物净化等级的匹配

环境类型	对应动物等级	推荐饲养目的
普通环境	普通级动物	普通级动物繁殖和实验
屏障环境	清洁级动物，无特定病原体（SPF）动物	清洁级动物繁殖和实验，无特定病原体（SPF）动物大群繁殖和实验
隔离环境	无特定病原体（SPF）动物，悉生动物，无菌动物	无特定病原体（SPF）动物保种，悉生动物和无菌动物的保种、繁殖与实验

高净化等级的动物不能在"低等级"的环境内进行实验待养，如清洁动物不能饲养在普通环境中，悉生动物不能饲养在屏障环境和普通环境中，否则该动物将被视作自动降级至该环境中的最低等级，如无特定病原体动物饲养于普通环境中，就应算普通动物。降级不仅导致了培育高等级动物所耗资源的浪费，违背实验动物使用的"经济准则"，而且由于低等级的环境中存在更多致病微生物，高净化等级的动物往往缺乏对其的免疫力而更容易感染发病，引起生物安全问题。但进行短期的、急性的、无需动物存活的实验时，由于在较低等级环境中短暂停留一般不会对实验造成明显干扰，也不会给动物的健康和福利带来显著影响和严重后遗症，则可以在较低等的环境中开展高等级动物的实验，其有利之处是节约开支和能源并适度简化工作。

净化等级较低的动物可以饲养在较高等级的环境中，但其净化等级不会随环境类型而改变，普通动物饲养在隔离环境中仍是普通动物，这样做会提高实验成本并且造成资源浪费，同样违背实验动物使用的"经济准则"，如无特别需要一般不提倡。

屏障环境和隔离环境都可用于无特定病原体动物的实验，一般的实验可以在屏障环境中开展，研究中需要保种或对环境中微生物控制极其严格，如要求达到无菌水平，应选择隔离环境。

屏障环境和隔离环境都对应一种以上动物净化等级，但隔离环境是由彼此独立的隔离装置实现的，每个隔离装置内仅容纳一种等级的动物，而屏障环境却是由配置各种屏障的建筑设施实现，仅仅采用"相互独立的房间"无法避免空气和物品的交叉污染，因此在屏障设施内应只饲养清洁级动物或者SPF动物，如果必须将两种级别的动物同时饲养在一个设施内，则必须应用更有效的物理屏蔽如具有独立通风系统的饲养观察设备，以及采取可防交叉污染的措施分别供应两种级别动物饲养和实验所需物品如饲料、垫料、饮水等，确保SPF动物的生活环境及其接触到的一切物品都不会受到清洁级动物的影响，否则和清洁级动物共同饲养在屏障设施内的SPF动物只能降级作为清洁级动物使用。

2. 饲养微环境　动物实验中，对动物进行直接操作的时间很少，大多数时间用作实验观察，饲养条件作为实验处理以外的因素，极大影响着实验中动物的生存质量和福利状况。有些实验对饲养条件有着特殊要求，如限量采食、单笼饲养等。一般情况下，应参照有关国家标准和不同动物的饲养规范，根据动物福利的原则匹配饲养条件。

(1) 笼具：笼具的匹配包括笼具选择和使用。笼具主要是根据不同动物的行为习性、生活习惯设计的，体现在高度、宽度、深度、配件等要素上，应使用和动物种类匹配的标准化笼具，如小鼠笼、犬笼等，匹配不恰当可能会造成动物行动受限、身体损伤、死亡或逃逸。笼具的材质应便于实验观察和操作，如透明的PVC笼盒很容易从外部观察动物状况而不会惊扰动物；同时考虑外界环境对笼内环境的影响，如金属栅栏笼也很容易观察动物，但其内部环境如温度、光照、通风都容易受到笼外环境的影响。

笼具的底部大致有实地和网底两种形式，前者便于动物行走、趴伏，有利于笼内的保温，不过需要使用垫料，后者可容动物排泄物自然落下，无需垫料，但容易导致动物足部劳损等问题，局部保温性能也较差，通常实验采用实地笼，但当实验需要观察动物排泄物或阴栓之类的实验指标，或需要排除垫料粉尘对呼吸道的潜在影响、垫料或者粪便被动物采食的可能等，网底笼是更合适的选择。托盘式网底笼采用可单独取出的托盘接纳动物的排泄物，但积聚的排泄物会使空气中臭气物质浓度以及湿度增高，为此可以在托盘中放入吸附性较好的垫料。冲水式的网底笼下有可冲洗的水槽，能够及时除去动物的排泄物，由于用水量大，且会造成较高的相对湿度，通常用于普通级动物的实验中。

选择普通笼具还是净化笼具应结合实验环境的要求，如需防范空气的交叉污染时，可采用净化笼具。代谢笼是专门用于观察测定动物代谢状况的笼具，设计上更多考虑实验观察和样品收集的需求，不宜用作常规饲养。笼具需要进行正确的装配，避免笼盒笼盖和配件"张冠李戴"而影响使用效果，定期清洗和灭菌是笼具使用的基本要求，高压蒸汽灭菌是最理想的灭菌方式，不耐高温的笼具可采取消毒液浸泡等措施。

(2) 垫料：在选择垫料时，首先考虑是否使用垫料，其次是垫料的种类，最后是垫料的灭菌。

用于各类笼具的垫料可根据材质和大小进行分类分级，各种材质和规格都有不同特性，如对臭气的吸附性能、吸湿性能、保温性能、柔软度、黏附性、结团性、动物喜好度等，目前国内最常用的是木质刨花垫料，其具有优良的吸湿保温和吸附性能，并且比较柔软蓬松，适合动物钻越，选用适当的形状和规格则不容易黏附在动物眼、生殖器外周等体表部位，但木质刨花容易产生粉尘，可能干扰呼吸道相关研究，使用前应除尘。此外，需要注意木质刨花材质的安全性，芳香性软质木料如红松、白松、红杉等来源的垫料可释放挥发性碳氢化合物，干扰肝微粒体酶系并具有其他毒性，对药动学、毒动学研究有明显干扰，还可能影响动物繁殖，应避免使用。玉米芯垫料解决了粉尘问题，目前较多用于独立通风净化笼具，但其吸附、吸湿、保温性能以及价格因素制约了其大量推广。其他用于笼具的垫料材质还有纸质的、蒲草的等。干草是常用于圈舍的垫料，一般不需另外加工。

垫料都应消毒、灭菌后提供给动物，以去除其中混杂的寄生虫、野生动物排泄物等有毒有害因素，一般采用预真空的高压蒸汽灭菌，商品化的灭菌垫料有高压灭菌和辐射灭菌的，可直接使用，适合缺乏相应灭菌条件的实验室。

(3) 饲养方式：实验动物饲养方式有笼养和圈养，绝大多数实验都采用笼养方式，猪和羊有时会圈养。由于受到笼子大小的限制，体型中等或较大的实验动物笼养时活动空间狭小，其运动量减少，当实验周期较长时，需要适当给予到笼外运动的机会，如笼养的犬可安排每天定时出笼活动。

(4) 饲养密度：根据最小饲养单元(笼、圈、室)中的动物数量，可将饲养密度分为单独饲养、成对饲养和群饲(3只以上)，确定饲养密度需要考虑笼具或圈舍的大小、实验分组、动物的群居特性、实验观察要求等。多数实验动物都是群居动物，3~5只的群饲是最常用的饲养密度。确定每笼或每圈内饲养动物数的主要依据是确保动物最小生活空间，可以参考国家标准以及笼具生产商提供的建议饲养数量。单独饲养是一种比较特殊的饲养密度，严格的单独饲养应是动物处于无法与其他动物交流的状态，常在需要排除动物相互干扰的研究中使用，如一些手术后的观察等，有的动物如小鼠具有较强的群居需求，较长时间单独饲养容易导致精神异常，相比之下，大鼠较能耐受单独饲养，但也会出现更加警觉的表现，对雌性大鼠通常推荐采用群养方式。猫是个例外，由于猫的独立性很强，一般都采用单独饲养。成对饲养适应以1∶1进行繁殖实验的研究需要，一般情况下不考虑。

(5) 社会环境：饲养密度和动物所处的社会环境有着密切联系。成对饲养或群饲时，大多数啮齿类、犬以及猴等都能迅速形成一定的社会等级，由于社会地位和关系会对动物的身心带来特定影响，由此造成群体中每个动物在行为和实验反应中的一定差异。同性别动物成对饲养时，其中1只动物处于主导或优势地位，而另一只则处于从属或劣势地位，有时容易引发动物的争斗或导致两者反应差异增加。群居动物的单独饲养可能造成生长发育和心理等方面的问题。在动物实验中，社会环境是一种较隐蔽的干扰因素，研究中应尽可能为动物提供与其天性相符的社会环境。

3. 饲喂条件

(1) 饲料种类和给饲器具：采用天然原料加工而成的各种动物全价营养颗粒饲料是动物实验中的最佳选择，从营养学角度，标准化的全价营养配合饲料具有全面均衡的营养成分，如豚鼠和兔的饲料中含有较高比例的粗纤维以适应其草食动物的生理需求；从物理性状角度，其具有良好的适口性以及符合动物采食习惯的形状，如大鼠、小鼠的饲料具有适合其啃咬的硬度和颗粒形状，颗粒饲料也便于储存和饲喂，并能防止动物挑食。

目前，大鼠、小鼠、豚鼠、地鼠、兔、犬和猴的配合饲料营养成分均可参照国家标准，由于成分和卫生状况难以控制，不提倡自制饲料用于实验期间动物的常规饲养。大鼠和小鼠的全价营养颗粒饲料商品化生产供应已很成熟，犬也有商品化的全价颗粒饲料，豚鼠、地鼠和兔在使用商品化颗粒饲料的同时，通常还需要补充新鲜的青绿饲料以维持健康，猴需要在饲料之外补充水果、果汁等，新鲜的青绿饲料、水果可以提供丰富的维生素C和纤维素，从而满足动物对营养素的特殊需求(如猴、豚鼠需要额外补充维生素C)以及完成动物在摄食中的天性如咀嚼。实验用猪和羊尚无饲料标准，可以参考养殖业的要求。猫的实验动物化程度较差，为便于实验中的饲料品质控制，可使用各品牌市售猫粮，但不宜经常更换品牌和种类。

清洁级以上动物应使用灭菌饲料。目前商品化的实验动物饲料按灭菌处理分为高温灭菌和辐射灭菌两种，前者饲喂前须进行预真空高压蒸汽灭菌，后者已经过辐射灭菌可直接饲喂，因此更适合缺乏高温高压灭菌条件的实验室。如实验需要自行配制饲料时，也应注意饲料的清洁卫生与动物等级和实验环境匹配。

颗粒饲料通常采用和笼具配套的饲料槽供给，有的与笼盖连成一体，犬和猫常用饲料盆。对容器的要求是能防饲料被动物污染或浪费。需要精确控制营养成分的实验中，可用经提纯精炼的原料或直接使用纯净化合物配制饲料，通常配制成液体饲料、凝胶饲料或者粉状饲料，并使用适合其物理性状的特殊给饲器具。

(2) 饮水种类和给水器具：普通动物可直接供给清洁的自来水，清洁级以上动物则需供给灭菌的清洁自来水或者纯化水，pH3.0~3.5的酸化水可用于清洁级以上动物，但可能干扰动物的生理生化测定结果。

实验动物常用的给水器具主要包括水瓶、水盆、管道供水系统。对给水器具的要求包括能够保持饮水的清洁、便于观察水量的消耗、无泄漏或泼洒、便于清洁消毒又不易破损等。带吸管(水嘴)的透明塑料水瓶适合大多数实验，此种水瓶可用于全部种类的饮水，并且动物很容易学会从水嘴中吮吸，但需要选择合适的大小(容量)。水瓶的容量以一次灌装(4/5瓶)能满足动物3天左右的饮水需求为宜，这是基于水瓶更换工作量以及瓶内水质变化而确定的，大鼠、小鼠的水瓶常用250ml和500ml的规格，许多笼器具配备专门匹配的水瓶，简化了对水瓶的选择。灭菌自来水通常连水带瓶一起灭菌(灌装后灭菌)使用，无需灭菌的自来水和纯化水可在清洗消毒后的空水瓶中灌装后直接供给动物饮用。管道式供水需要建立专门的供水系统，目前多用于纯化水，将饮水通过管道直接接入动物笼舍，可免去换水以及对容器的清洗、消毒、灭菌等工作，在饮水头安装水量监控装置还可监测动物的饮水量。水盆中的水容易受到外界环境的污染，也容易泼洒，正逐渐被淘汰，可用于无法通过吮吸饮水的动物。

(3) 饲喂方式：饲喂方式的选择需要兼顾动物的采食习惯和实验的规定。饮水的供给通常没有时间和量的限制，应随时向动物提供充足的饮水。在饲料的给予中，无特别规定时，大鼠、小鼠、豚鼠、地鼠都采用不定量、不限时的自由采食，一次性给予动物可维持 2~3 天的饲料和饮水并每天观察、添加或更换即可。兔、犬、猫一般采用定时定量的饲喂方式。

（三）实验类型、方法和技术的确定

1. 急性实验和慢性实验　急性实验和慢性实验是两种完全不同而互为补充的实验类型。急性实验用时短，对实验中各种因素较易从质和量两方面实现控制，人力和物力耗费少，成本较低，但动物处于失常的生理状态，其反应不能说明在生理条件下的功能与活动规律。慢性实验中的动物处于比较接近正常的生活状态，能够保持机体与外界环境的统一性，不过费时费力，成本较高，而且对实验因素的控制难度也较大。采用急性实验还是慢性实验，应根据具体的实验要求来确定。

2. 实验方法和技术的选择与优化　动物实验方法和技术决定了对动物的直接操作，研究者依靠这些方法和技术施行实验处理与获取观察指标。同一实验方法可能采用不同的技术来实现。对实验方法和技术的选择应遵循动物实验的 3Rs 原则，尽可能应用 3Rs 的方法和技术。

根据应用范围，可将动物实验技术大致分为两大类：常规实验技术和特殊实验技术。捕捉、保定、个体标识、一般途径给药（受试物）、常规生物样品采集、处死等是几乎每个动物实验中都会用到的常规实验技术，各种手术、特殊途径的给药和特殊生物样品的采集则属于特殊实验技术范畴。尽管动物实验技术种类繁多，且永远随着研究的需要而发展，但每项技术都有各自的应用目的和范围，这便是技术选择的主要依据。当有多项技术均可以达到同样目的时，必须进一步考虑动物的种属和个体状况，结合实验具体要求和操作人员的实际水平选择最适宜的技术，在此前提下，还应当考虑技术的优化，以便在顺利完成实验研究的基础上，将该操作对动物的损伤和应激降至最低。

实验技术的优化有两层涵义：用更优化的新技术代替原技术，或者改进原有技术使之更有效率、对动物损伤更小。对实验操作人员而言，前者意味着对优化技术的选择，后者则意味着改良应用。新技术的开发和验证由专门的实验室进行并需要大量投入。目前，尽管各类非接触式测定技术的研究如火如荼，但许多尚未能推广，在研究中不得贸然使用缺乏验证或验证不可靠的新技术。对实验技术的改进通常是一些值得推广的个人或实验室经验，如从小鼠尾部进行微量采血时，由于持续时间较短，通常仅对尾部固定便可操作，就不必使用全身固定装置，减轻对小鼠的心理刺激；用软布遮蔽一些动物的眼睛可帮助其在实验操作中保持安静和镇定，从而减少对其躯体的限制。可以将这些改良技术进一步标准化，以提高推广利用价值。

（四）实验的季节昼夜和周期

在确定实验开展的季节、昼夜和实验周期时，除了研究本身特点和需求外，动物的生物节律也是需要考虑的重要因素。动物的许多生物学功能随季节、昼夜或其他因素如节气等呈现有规律的变化，如巴比妥钠对大鼠的麻醉潜伏期和麻醉维持时间在春秋两季有明显的不同，家兔、犬和小鼠的放射敏感性都随季节而变化，许多基础生理指标如体温、血糖、外周白细胞计数、基础代谢率、神经内分泌等都有明显的昼夜节律，在实验周期跨季度时，或者需要在一天中不同时间进行实验观察和指标测定时，均需要鉴别和防止生物节律的干扰作用。

实验周期的确定还和动物寿命有关，由于不同实验动物寿命不同，同样的实验周期在寿命较短的动物和寿命较长的动物中具有不同意义，如进行为期 1 年的长期毒性实验，在大鼠（寿命约 2.5 年）涵盖了一生的大部分生命阶段，但在犬（寿命约 15 年）则只能反映一个特定阶段的情况。

四、实验结果的解释和外推策略

对动物实验结果的解释和外推是动物实验研究的最后一个环节。动物实验是一种间接测试手段，存

在不可避免的局限性，对动物实验结果的解释应当建立在统计推断和该研究的生物学意义的基础上，外推则需要正确分析不同实验动物之间以及实验动物和目标动物之间由于遗传和环境等因素不同所导致的各种差异。

（一）来自种属差异的局限性

由于动物和人类存在着种属差异，有时动物实验并不能使人类预见特定处理的潜在效应，如人类和实验动物对同种药物的敏感性可能存在量甚至质的不同，动物实验无法反映人体用药的效果和毒害作用。曾有人对 19 种人类摄入会致癌的化合物采用大鼠和小鼠进行研究，发现如果采用现行标准用量，则只有 7 种能引起小鼠和大鼠的癌症。例如，酞谷酰胺可引起人的先天性肢体缺损，但除了兔和一些非人灵长类，大多数种类的实验动物都不会发展成如同人那样的肢体缺损。提高心输出量的药物 Milrinone 经诱发性心力衰竭大鼠证明可提高存活率，但对严重慢性心力衰竭的患者却增加了约 30% 的病死率。实验动物为近现代人类癌症和肿瘤的研究提供了大量线索，但癌症具有明显的种属特异性，对动物实验结果的解释必须结合对癌症患者的临床观察以及临床试验结果，充分利用来源于患者的线索。

使用不同种属的动物进行同一项研究时，不同种属动物之间的差异可能使实验结果的解释更加困难。1988 年，《自然》杂志报道的使用大鼠和小鼠同时测试 214 种化合物致癌性，其反应的一致性仅为 70%，而啮齿类和人类的相关性比大鼠和小鼠之间更低，但使用多个种属研究同一个问题却有利于发现种属差异对研究的潜在误导效应，从而避免单一种属研究结果外推带来的风险。所以在新药安全性评价研究中通常要求同时使用 2 种以上且种属差异大的动物。

（二）来自环境差异的局限性

环境因素是决定生物体演出型的另一个关键因素，实验动物的生活环境相对稳定并受到高度的人工控制，人类所面对的环境中不可控因素则比实验动物多得多，随时可能面临巨大的环境变化，人类还具有多样的生活方式和习惯，一名患者的转归情况可能受到不良生活习惯如吸烟、酗酒、过度疲劳或者不良情绪、突发事件的打击等影响，这些都无法在动物实验中一一复制出来并一次解决。此外，动物实验中许多没有被鉴别出来的干扰因素（实验误差）也会对结果的分析产生一定程度的混淆甚至误导。

（三）来自实验动物自身的局限性

动物实验可以观察到体征（sign），但没有症状（symptom）。大多数实验动物无法表达其主观感受，因此无法从动物实验获得类似于患者主诉的资料，一些反映于主观感觉的毒性效应如疼痛、疲乏、头晕、目眩、耳鸣等在动物实验中难以发现。此外，一个实验组群中通常采用规格一致的动物，但将结果外推及人时，人群的健康状况、年龄、种族等却千变万化，这些因素都难以通过动物实验再现，因而也不是动物实验能够解决的问题。

（杨斐　胡樱）

第二节　动物实验管理技术

Section 2　Animal experiment Management Technology

动物实验管理技术（animal experiment Management Technology）覆盖了从动物进入实验室到实验结束离开实验室全过程，包括对动物来源、验收入室、实验期间饲养照料等内容，应与动物的生物学特性和实验应用密切配合，是保障实验期间动物的生活质量以及保障动物实验顺利进行必不可少的。

一、动物的来源

使用标准化的实验动物开展研究，是保障动物实验结果科学、可靠的关键。随着实验动物生产和使用的分离以及实验动物商品化供应逐渐成熟，研究者应向持有实验动物生产许可证或具有相应资质的实验动物生产供应单位购买标准化实验动物，以确保动物质量。订购动物时，应根据实验设计并结合动物生长规律进行预订，预定时须将动物的种、系、日龄、体重、性别、数量等规格写清楚。

二、动物的接收和验收

接收和验收外来动物进入实验室，是动物实验正式开始后的第一个步骤。无论是从其他设施运来的动物，还是从本设施其他饲养室转移过来的动物，都需要执行接收和验收程序，其目的是“验明正身”，包括对动物种系、数量、性别、规格（年龄 / 体重）、净化等级等信息的核对，并对动物的包装进行检查，确认其与动物净化等级匹配且无破损和其他可疑之处。

接收和验收必须在动物抵达后的第一时间进行，因为在将动物从一处设施转运至另一处设施时，动物暂时处于不利的生活环境中，包括运输笼箱的新异环境、断水断食、通风换气效率低等，在这样环境中所处的时间越长，动物健康所受的影响越大，对实验研究的潜在干扰也越大。由于强烈的应激效应，一些动物甚至可能在运输途中或到达实验室等待接收的期间死亡。对于需要饲养在屏障环境中的动物，应在将动物连同包装一起送入屏障设施后，才能开启包装查看动物。

对于每批购入动物，都应验看所附的质量合格证明，动物的遗传背景资料、动物微生物检查资料及动物年龄和健康等方面的资料。此外，购买犬、猴等动物时，应向售出单位索要该批动物的免疫和（或）检疫证明；购买非人灵长类动物时，还应办理相应的使用许可手续。如果从外地购买动物，应考虑运输中的各种因素对实验动物的影响，并查看运输检疫证明；从国外引进实验动物时，必须到动物进口检疫局办理相关手续，隔离检疫期较长（2 个月），应充分考虑时间对动物的影响。

对动物包装的验收应注意，若是购入或领取清洁级以上的实验动物，应采用带有空气过滤膜的无菌运输罐或带过滤帽的笼、盒运输，并严格检查其密封状况。

开箱查看动物的健康状况以外观为主。主要内容包括：①皮毛：有无光泽、出血、干燥；②眼：有无眼屎、流泪、白内障、角膜损伤等；③耳：有无外伤、耳壳曲折、中耳炎等；④四肢：有无弯曲、脱臼、外伤、关节炎；⑤肛门：有无下痢、血便、脱肛等。

三、动物的检疫、观察和适应

任何来源的实验动物，在通过验收进入实验室后都不能立即开展实验研究，而必须经过一定期限的检疫或者健康观察，以及适应性饲养，这是为了消除动物的运输应激，帮助动物适应实验室环境，并且及时发现动物潜在的疾病和其他健康问题。为防范疾病的传播，检疫、观察和适应需要在专门的隔离区域内开展。

（一）清洁级及以上的动物

清洁级以上的标准化实验动物具有比较清晰的微生物背景，排除了大多数已知的对人和动物危害大的致病微生物和寄生虫，在应用前通常无需检疫，而采用 3~14 天的健康观察和适应性饲养，期间为动物提供和日后饲养一致或相近的环境条件与护理，观察并记录动物的恢复和适应情况，重点在于观察动物在经历运输和生活环境改变后的应激反应消除情况，这些应激可能导致动物脱水、食欲下降、性情改变等，并可能诱发潜在疾病。啮齿类动物的健康观察适应期限至少 3 天，可以针对应激状态适时采用各类干预措施，并根据观察结果适当延长。

（二）普通级及以下的动物

普通级动物仅排除了人畜共患病的病原和动物烈性传染病病原，非标准化的动物可能携带各种对人类和动物具有巨大危害的病原，然而有些研究必须使用这样的动物，如普通级的犬和非标准化的猕猴，为了防范疾病的传播，必须对引进的动物进行隔离检疫，同时作必要的临床检查和免疫接种。对普通级的标准化实验动物和来源于养殖场的动物，如犬、猴、猪、羊等，需要隔离检疫，了解其免疫接种的情况，并进行必要的临床检验和免疫。普通级豚鼠和兔的检疫期一般为 7 天，检疫的主要目的是观察有无潜在疾病的应激性暴发，以及适应性饲养。检疫期间做好各项观察记录，必要时进行兽医诊断。

普通级犬的检疫期一般为 30 天，本地来源、背景清楚者可缩短至 7~14 天，异地来源、背景清楚者可缩短至 14~21 天。检疫期间建立检疫档案，登记动物来源、性别、齿列、体重和特征，观察神情和食欲，有无呕吐，粪便形态，姿势和步态是否异常，眼是否红肿，角膜是否浑浊或有脓性分泌物，鼻端是否干燥，有无浆液性或脓性分泌物，口内是否流涎，是否吞咽困难，皮肤有无皮疹，痂皮和溃烂，肛门周围是否清洁，有无炎症和溃疡,雄性生殖器有无溃烂或脓性分泌,雌性阴部有无脓性分泌物或发情状态。驱除体内外寄生虫,注射狂犬疫苗、犬瘟热疫苗、犬细小病毒疫苗,或核对免疫记录,检查血清抗体滴度。

普通级猕猴的检疫期一般为60天,本地来源、背景清楚者可缩短至14天,异地来源、背景清楚者可缩短至30天。检疫期间建立检疫档案,登记动物来源、性别、齿列、体重和特征,外观检查包括体表、口唇溃疡、伤残,触诊淋巴结是否肿大,进行粪便细菌培养,实验室检查肝功能、血常规、结核菌素试验(OT皮试)、X线胸透,B病毒感染情况,并驱除体内外寄生虫。

野外捕获的动物如猴、猫等,由于无从获知其微生物学背景,应进行严格的临床检验和免疫接种,发现人畜共患病或动物传染病应立即淘汰。检疫和健康观察同时也是适应的过程,因此需要为动物提供近似于实验环境的生活环境和日常照料。

四、动物的随机分组

实验开始前,对动物进行分组应尽量保证随机性,确保每个动物有均等的机会分配于任何一个实验组,从而避免分组的人为因素干扰研究结果。

随机分组的方法很多,如抽签、拈阄等形式,但最好的方法是使用随机数字表或计算器。随机数字表上所有数字是按随机抽样原理编制的,表中任何一个数字出现在任何一个地方都是完全随机的。计算器内随机数字键所显示的随机数也是根据同样原理贮入的。

随机数字表使用简便,假设从某群体中要抽10个个体作为样本,那么,可以先闭目用铅笔在随机数字表上定一点,假定落在第16行17列的数字76上,那么可以向上(向下、向左、向右),依次找42、22、98、14、76、52、86、76,把包括76在内的这10个号的个体按号作为样本,来作为研究总体的依据。

(一)将实验动物随机分成两组

设有小鼠14只,试用随机数字表将其分成两组。先将小鼠依次编为1、2、3…14号,然后任意从随机数字表的某一行某一数字开始抄录14个数,编排如下。

动物标号:1 2 3 4 5 6 7 8 9 10 11 12 13 14

随机数字:16 22 77 94 39 49 54 43 54 82 17 37 93 23

归组:B B A B A A B A B B A A A A

现令单数代表A组,双数代表B组,结果列入A组的动物8只,列入B组的动物有6只,如果使两组相等,须将A组减少1只,划入B组。应把哪一只小鼠划入B组,仍可用随机数字表,在上述抄录的14个数字后面再抄录一个数字78,此数以8除之,因为归入A组的小鼠有8只,得余数6。于是把第6个A(即编写为第12号的小鼠)划入B组。经过这样的调整,两组小鼠的分配如下:

A组:3 5 6 8 11 13 14

B组:1 2 4 12 7 9 10

(二)将实验动物随机分成三组

设有动物15只,随机等分成A、B、C三组。将动物编号后,按上述方法,从随机数字表抄录15个数,将各数一律以3除之,并以余数1、2、3代表A、B、C,结果归入A组的动物6只,归入B组的动物4只,归入C组的动物5只,即:

动物编号:1 2 3 4 5 6 7 8 9 10 11 12 13 14 15

动物数目:18 62 40 19 12 40 83 95 34 19 44 91 69 3 30

除2后的余数:3 2 1 1 3 1 2 2 1 1 2 1 3 3 3

归组:C B A A C A B B A A B A C C C

要使三组的动物数相等,须把原归A组的6只动物中1只改编到B组去。可从随机数字表中继续按斜角线抄录一个数字,得60,以6除之(相当于余数为6),就可以把第6个A(即12)动物改编为B组。调整后各组的动物编号如下:

A组:3 4 6 9 10

B组:2 7 8 11 12

C组:1　5　13　14　15

(三) 每组一只动物时的分组方法

设有A、B、C、D、E、F代表动物6只兔,试用完全随机法将每只分为一组。

从随机数字表上用铅笔任指一点,若为第21行第17列的33,则从33向左抄录6个数字,然后分别以6、5、4、3、2、1除之。凡除不尽的,即将余数写下。除尽的,写余数时即将其除数写下。如下:

随机数字:33　46　9　52　68　7

除数:6　5　4　3　2　1

余数:3　1　1　1　2　1

随机排列:C　A　B　D　F　E

上列第1个随机数字余数为3,意即将6个字母中列在第3位的字母C写在该数下,第2个数的余数为1,即在剩下的5个字母列在第1位的A写在该数字下面,依此类推。6个字母相应号代表的兔随机排列结果见上表最后一行。

五、日常饲喂技术

饲料和水的给予是实验中最频繁的动物日常管理,除了遵照既定的饲喂方式外,还需注意如下细节:

为了能给动物提供适量饮水和饲料,宜在实验前粗略测定最小饲养单元(如每笼)的饲料和饮水消耗量,结合动物每日消耗量的参考数据确定实验中给饲的量。

采用颗粒饲料自由采食时,一次给予的饲料量不宜超过动物3天的摄食量,并应每天观察饲料消耗情况是否正常,饲料有否污染变质,3天后将剩余饲料全部撤除,重新给予新鲜的饲料。

颗粒饲料定时定量饲喂时,一次给予的饲料量以动物能够全部吃完为宜。

采用饮水瓶供水时,灌装量通常为容量的2/3~4/5,每天都应观察饮水消耗情况是否正常,饮水有无污染或变质,并在余水量达到容量1/5~1/3时更换水瓶,不得往原水瓶中续水。此外,为了确保水质新鲜,至少每3天应连瓶更换新鲜的水。

应经常检查水瓶和管道供水的水嘴出水情况,及时纠正漏水和堵塞现象。

六、笼具、笼舍的卫生管理

实验中,应根据动物排泄物数量定期清理笼舍、更换垫料、清洗和消毒笼具,为动物提供清洁卫生的小环境。小动物在采用垫料的笼养方式下,应定期全部更换笼具和垫料,而不采用单独更换垫料的方式,更换的频度视垫料被排泄物污染的程度而定,通常饲养密度较小时垫料可维持较长时间,但如糖尿病动物模型等特殊的动物由于排泄量大,需要缩短更换间隔,有时甚至2~3天就必须更换。频繁地更换垫料和笼具对动物的应激会在一定程度上干扰实验观察,应根据研究的需要和动物实际情况确定更换频度,对笼舍的打扫也是如此。

给饲容器、给水容器都应定期清洗和消毒灭菌,屏障设施和隔离设施中有关笼器具都是集中清洗和灭菌,动物饮水的管道系统则定期消毒并监测水质。开放设施中可以在每次使用后清洗并消毒,水瓶、水盆等用消毒液浸泡后以清水除去残留消毒液可直接使用,盛放饲料的容器则应晾干后使用。

七、常用实验动物的日常管理

(一) 大鼠和小鼠

大鼠和小鼠是两种目前最常用的标准化实验动物,且已经取消了普通级,必须饲养在屏障设施或者隔离设施内,无论是对动物木身质量的监控还是其饲料、垫料、笼器具配套方面都比较成熟和完善。实验无特殊要求时,大鼠和小鼠均采用自由采食的饲喂方式,饲喂灭菌的全价颗粒饲料和饮水,为确保饲料和饮水的新鲜,应至少每2~3天更换一次饲料和饮水,采用常规的笼具饲养时一般每周换笼一次,适宜的饲养密度小鼠为3~6只/笼,大鼠为3~5只/笼,除非进行繁殖实验,否则必须雌、雄分笼饲养。

(二) 豚鼠

豚鼠采用笼(盒)饲养时以每笼(盒)5只为宜,雌雄分开饲养,若用地池饲养可根据面积确定密度,一般不超过10只;采用符合国家标准的配方全价颗粒豚鼠饲料时每天加料1次,如自行配制饲料,应注意豚鼠对粗纤维的需求和消化率较高的特点(38.2%)。每天更换1次新鲜饮水;豚鼠不能合成维生素C,必须靠饮食来补充。根据豚鼠的体重每天加喂维生素C,可加在饮水中以控制维生素C缺乏症的发生;豚鼠垫料最好使用消毒的干草,有发霉变质的草应及时剔除,每周更换垫料2次,术后应勤换垫料和环境消毒,防止感染。水冲式笼养,每天冲粪便不少于3次;饮水具、食具每天清洗消毒1次。豚鼠胆小易惊,应特别注意保持饲养室安静。

(三) 地鼠

因地鼠饲料含蛋白量高于小鼠,更易引起发霉变质,应及时清理食剩的饲料,以免引起肠炎。每天换清洁饮水,还可每天适当喂一些新鲜清洁的蔬菜。地鼠牙齿尖利,应特别注意防止逃匿。地鼠的发育和繁殖对温湿度、氨浓度特别是对湿度更为敏感;地鼠垫料一般使用碎刨花,每周更换1~2次。

(四) 兔

兔的群居性较差,在实验过程中应单笼饲养,防止打斗咬伤;应控制兔的采食量,避免摄食过多引起肠胃炎,一般成年兔150g/d;用自动饮水器应每天检查饮水装置,以防漏水和管道阻塞,应根据需要给予适量饮用水,并及时更换饮水瓶;粪便每天冲洗2次(如果是自动冲水架,应每天检查自动冲水的运行情况),及时清洗尿碱。

(五) 犬

实验期间犬应该单笼饲养和管理,如采用群饲应注意避免相互之间咬伤和交配。药理、毒理实验可采用网上饲养,使动物能与粪便分开,以利于防疫和实验。犬每天都应在活动场地运动2次,每次1小时;成年犬每天喂食2次,幼犬可以再加喂1次,每次喂食要保证新鲜和全价营养,喂后及时取出食具(连同食剩食物),洗刷干净。慢性实验研究的犬必须做好调教工作,使其服从口令,调教工作中注意循序渐进,达到安全的目的。

(六) 猕猴

应提供舒适的居住环境,小的生活环境主要包括笼具,笼具材质为不锈钢。笼具的空间足够大,可以让动物自由地躺、卧、转身、站立,甚至玩耍的物品,并有一定的活动空间。大的生活环境主要指饲育室内的温度、湿度、空气质量、照明、噪声等,这些指标均要达到国家标准。有条件的话,还可以为实验动物专门设置定时自动播放的背景轻音乐、录像等,尽可能符合及满足自然生态环境。在动物实验前有必要对每只动物进行必要的训练,如饲养及实验人员与动物的熟悉程度、各种实验操作(麻醉、采血、给药、注射等)的奖赏性训练,使动物能够配合实验人员的操作,以减少动物应激所带来的实验误差,也符合动物福利要求。

(七) 猪

猪一般为圈养,根据面积大小每圈1~10头,雌雄分开。单笼饲养便于实验操作、观察,但不利于活动及饲养。无论采用什么方式,每天都要让猪在活动场地运动2次,每次1小时。饲料为粉型或固型,每日给饲料2次,给料量为猪体重的3%左右,如果是仔猪或孕猪、种公猪则应加量,每次喂食完毕应及时取出食具洗净。每天保证新鲜足量的水,特别是夏季。

(八) 猫

实验用猫以单笼饲养为宜。每天饲喂2次,饲料配制成半熟料,也可用颗粒料。饮水可选用自动饮水或使用瓶饮水,饮水瓶应每天更换2次新鲜饮水;笼养时应每天更换笼具底托盘,及时清洗干净,室内每周消毒2次,笼具每天消毒1次,保持实验室干净、清洁。食具每次喂完及时取出清洗干净。每天消毒1次。自动饮水器应每天检查其饮水管道、饮水嘴等是否畅通。设施要每天清扫,每个月喷雾消毒3次,避免使用酚类消毒剂,因酚类易引起中毒。猫喜爱清洁干燥的环境,故应保持清洁干燥。

(九) 鸡、鸽

实验期间的饲养密度鸡为每笼1~10只,鸽每笼5~30只,单笼饲养便于观察和实验。鸡和鸽一般用饮水器饮水，每天饲喂 2 次。每天加饲料 2 次，更换食具 1 次，更换笼底粪便收集器 1 次。

第三节　实验动物的捉取和保定技术

Section 3　Animal crawling and fixing technologies

实验动物的捉取和保定（animal crawling and fixing technologies）是对动物实施各项操作的前提。捉动物时首先要防范动物攻击和逃脱，其次应采用合适的方法，避免对被捉动物及其周边动物造成伤害。徒手保定适用于日常饲育和无特殊保定要求的实验操作，保定时间较短；如需较长时间的特殊体位保定，可采用各种专门的保定器械。

一、大鼠的抓取和保定

（一）大鼠的徒手抓取

大鼠通常性情温顺，较易捉取和操作。捉取体重小于 200g 的大鼠时，可抓握大鼠尾根将其提起，抓住其颈背部的皮肤也可轻松将大鼠提出，但捉取体重大于 200g 的大鼠时，宜一手抓颈背部皮肤，一手抓鼠尾，以免局部受力过重，仅抓尾部时在大鼠剧烈挣扎下尾部皮肤极易撕脱。捉取新生乳大鼠时以手指肚挟住其腹部两侧即可，捉取离乳前的大鼠时，可张开虎口将其全部握于掌心。大鼠尾部皮肤易撕脱，忌抓着鼠尾长时间倒提大鼠或只捏尾尖，捉取性情暴躁的大鼠应戴防护手套，但一般无需使用，因防护手套粗糙生硬使大鼠紧张，而手部的温度和柔软感觉有利于安抚大鼠的情绪。

（二）大鼠徒手保定

保定的手法常因保定目的不同而不同。徒手保定体重小于 200g（4~5 周龄）的大鼠可以单手操作，将其颈背部的大部分皮肤抓握在掌心，使其头部和四肢不能自由活动；对于体重较大的大鼠常需双手操作，以一手拇指和示指捏住耳后颈部皮肤，其余三指和掌心相对抓住前背部的皮肤，可控制大鼠的头部和前肢，另一手抓住大鼠下腹部、后肢或者尾根，或者使大鼠后肢站立于支撑物如桌面、笼盖上以便支撑其体重；将大鼠颈部夹在示指和中指之间，拇指和无名指分别环绕大鼠腋下，有利于保定大鼠的头部并迫使其张口。

各种徒手捉取和保定大鼠的手法见图 3-1-2。

（三）大鼠的器械保定

大鼠保定器（又称固定器）多呈一端封闭的圆筒状，根据实验目的和动物的个体大小选用合适规格和种类，让动物自行钻入固定器内并关闭入口，使其不能退出即可。此种保定时动物呈蜷伏姿势，尾部露出，常用于尾静脉注射、采血等操作，见图 3-1-3。

二、小鼠的抓取和保定

（一）徒手抓取小鼠

小鼠行动比大鼠敏捷，行走时尾部呈水平伸直，以手指捏住小鼠尾根至尾中段的部位即可将小鼠提起。当小鼠贴壁行走时尾部紧贴笼盒内壁，不易抓到鼠尾，可使用头部裹有橡皮的镊子夹住鼠尾根部（靠近肛门），对于极具攻击性的小鼠也可采用此法。采用抓鼠尾的方式时切忌抓尾尖以及长时间倒提小鼠。乳小鼠尾部短小柔嫩不便抓，捉取 7 日龄内的乳小鼠可用头部裹有橡皮的镊子轻轻夹住小鼠颈后的皮肤将其提出，或以手指肚挟住小鼠腹部两侧，7 日龄以上的小鼠可以将其扣于掌心捉取，离乳前后的小鼠善跳跃，捉拿时宜部分打开笼盖，防止动物跳出。

（二）徒手保定小鼠

徒手保定小鼠时，以拇指和示指捏住小鼠耳后颈背部皮肤，并将鼠尾夹在小指和无名指中，如小鼠个体较大或挣扎强烈，可多抓住其背部的皮肤。

各种捉取和徒手保定小鼠的方法见图 3-1-4。

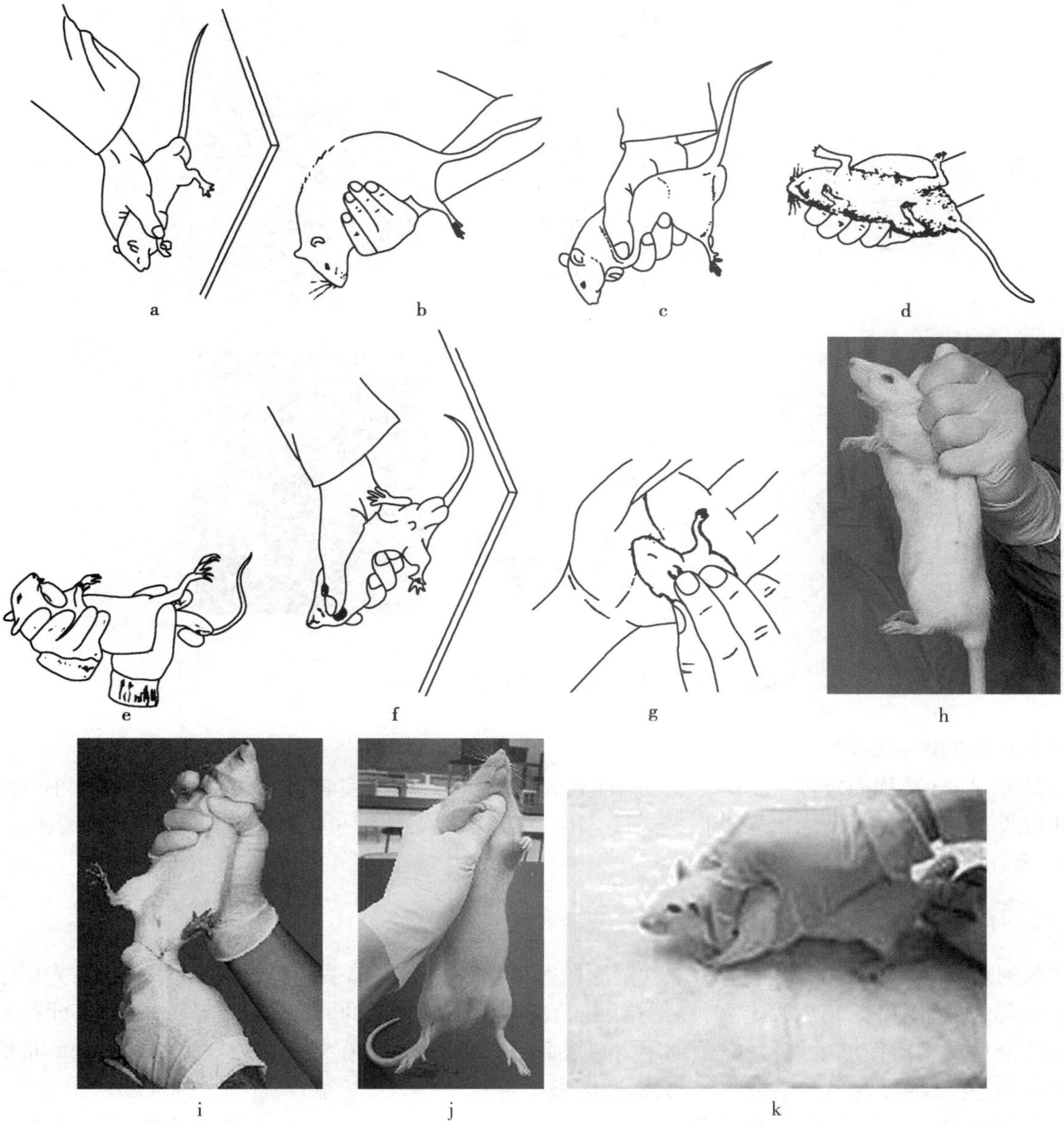

图 3-1-2　徒手捉取和保定大鼠的手法

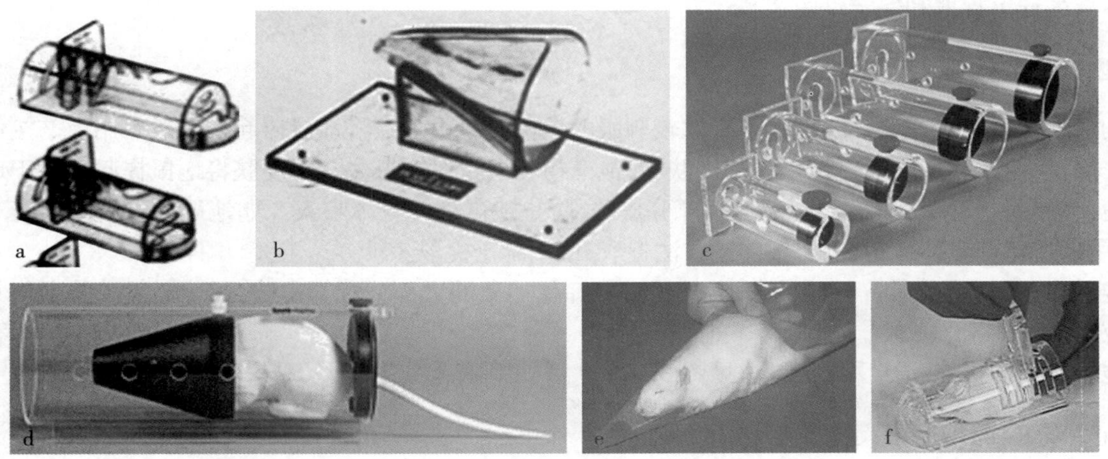

图 3-1-3　各种大鼠、小鼠固定器

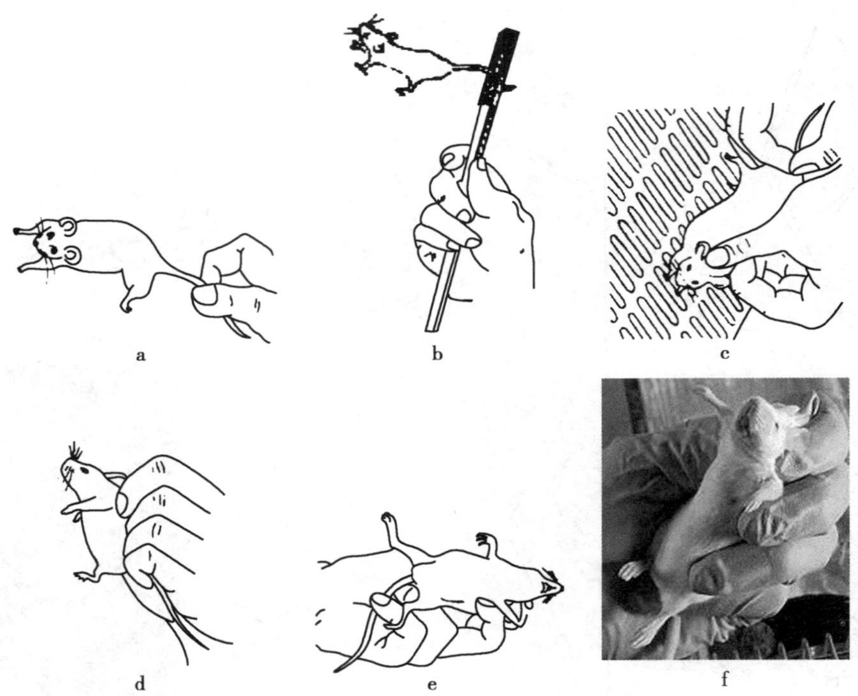

图 3-1-4　捉取和徒手保定小鼠的手法

(三) 小鼠的器械保定

小鼠保定器(又称固定器)的形状和用法都和大鼠的类似,根据实验目的和动物的个体大小选用合适规格和种类,让动物自行钻入固定器内并关闭入口,使其不能退出即可。此种保定时动物呈蜷伏姿势,尾部露出,常用于尾静脉注射、采血等操作。

三、豚鼠的抓取和保定

豚鼠的攻击性小于大鼠和小鼠,捉取幼龄豚鼠时可双手捧起或单手托起,捉取成年豚鼠时先以手掌扣住豚鼠背部,张开虎口抓其肩胛上方,以拇指和四肢围绕豚鼠肩部和胸部将其提起,另一手随即托起臀部使豚鼠的全身重量落在该手上,忌在颈部用力造成豚鼠窒息,也不能在胃部用力压迫豚鼠的胃。捉取妊娠豚鼠时以一手托住胸部,另一手托住腹部,应防豚鼠受惊和受外力压迫流产。

徒手保定时,一手抓住豚鼠的肩部,两指在前肢前方,两指在前肢后方,夹住两前肢,另一手抓住豚鼠的后肢并展开,可仰面保定豚鼠,也可使豚鼠站立于另一手上,或操作者用双腿将豚鼠后肢夹住亦可保定。

豚鼠的徒手捉取和保定见图 3-1-5。

四、地鼠的抓取和保定

幼龄地鼠可单手虎口环绕捉取。捉取较驯服的地鼠时双手合拢将地鼠捧起。一般先用手掌按住地鼠使其安静,用拇指和示指抓住地鼠颈部皮肤,其他三指和拇指对应抓住背部皮肤将地鼠提起。由于地鼠皮肤松弛,应尽量抓住其颈背、肩胛部的大部分皮肤,防止地鼠翻转身体咬人。如地鼠处于高度紧张不易捉取,可用软布将其全部覆盖住后,按前述方法捉取,或用罐子捉取。

徒手保定时,将地鼠按压在手掌下,然后五指抓住地鼠的大部分背部皮肤,通过抓紧皮肤牵制其头部和四肢的活动。

地鼠不同的捉取和徒手保定方法见图 3-1-6。

五、兔的抓取和保定

捉兔时,一手从兔头前部将一对兔耳轻压于手掌内,使兔卧伏不动,用另一手抓住颈背部的被毛和皮

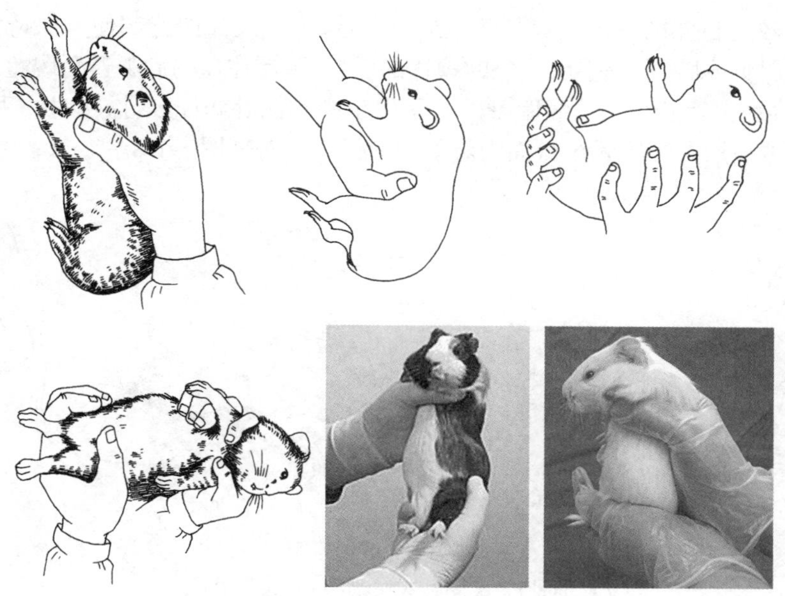

图 3-1-5　豚鼠的徒手保定

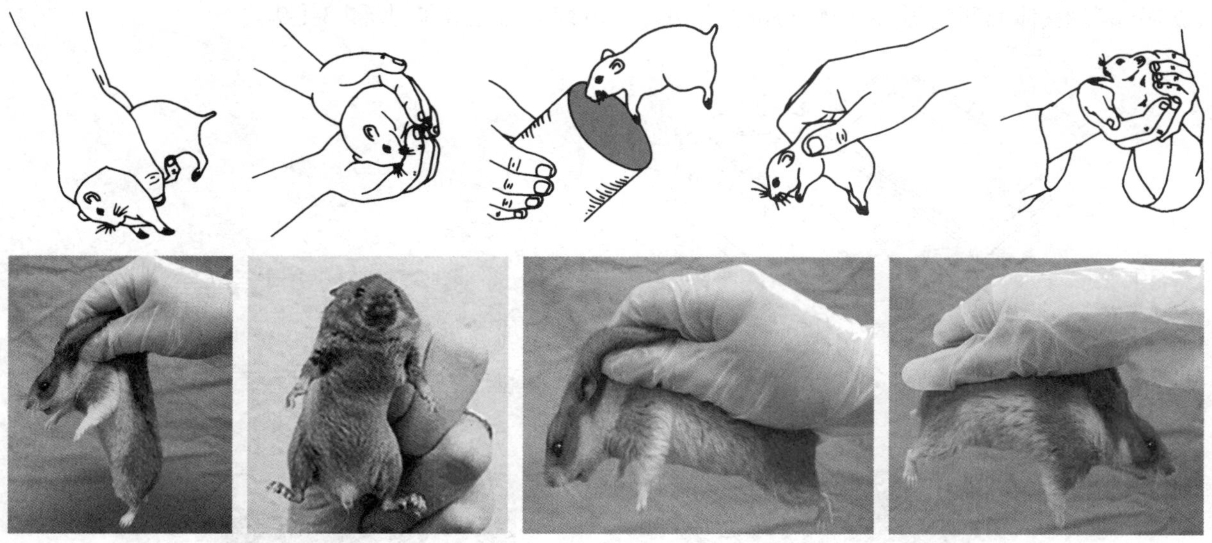

图 3-1-6　捉取和保定地鼠的手法

肤，再将压住兔耳的手换到兔的腹部将其托起。或一手抓着兔颈背部的被毛和皮肤，另一手托住兔的臀部，使兔的全身重量落到托住臀部的手上。兔一般不咬人，但具有锐利的爪子和强有力的后腿，应防被抓和被踢，1kg 以下的幼兔可抓背部皮肤提起。严禁提兔耳和兔后腿。各种捉取的方法见图 3-1-7。

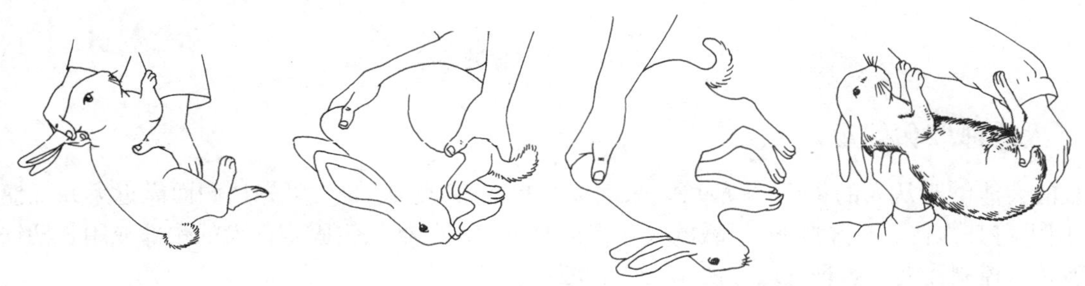

图 3-1-7　捉取兔的手法

徒手保定兔时，较为自然的保定姿势是蹲伏或者趴伏，需按住兔的背部使其保持安静，或可将兔抱于怀中，使其头部钻入肘下或腋下，一手压住兔的颈背部，另一手握住兔的后腿避免踢蹬，当兔头钻于腋下无法看见周围环境时容易保持安静。使兔躺卧的徒手保定则有侧卧和仰卧，操作时一手抓住兔颈背部的皮毛，另一手抓住兔的两后肢并牢牢置于台面上。不同的保定手法见图 3-1-8。

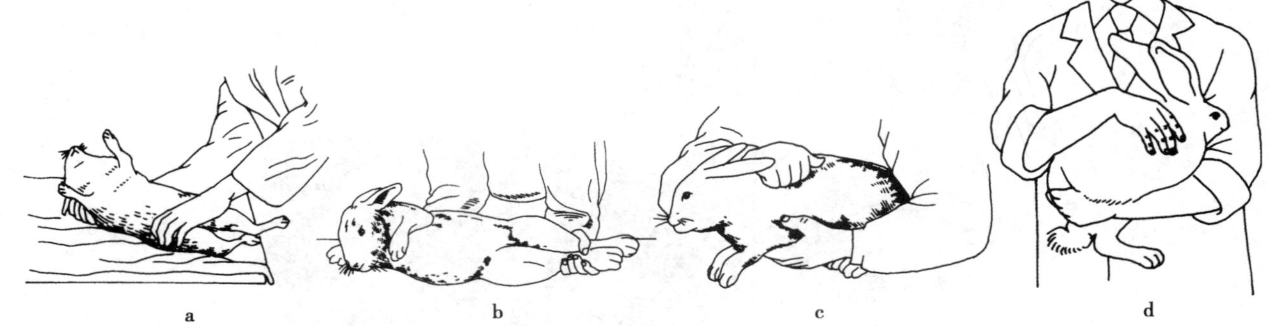

图 3-1-8　兔的徒手保定
a. 仰卧式；b. 侧卧式；c. 趴伏式；d. 蹲伏式

采用器械保定时，盒式的兔保定架最为常用，可将兔的头部和尾部露出，此种保定常用于兔耳静脉注射、微循环观察、体温测定等，采用软布包裹兔身也有较好的保定效果，见图 3-1-9。

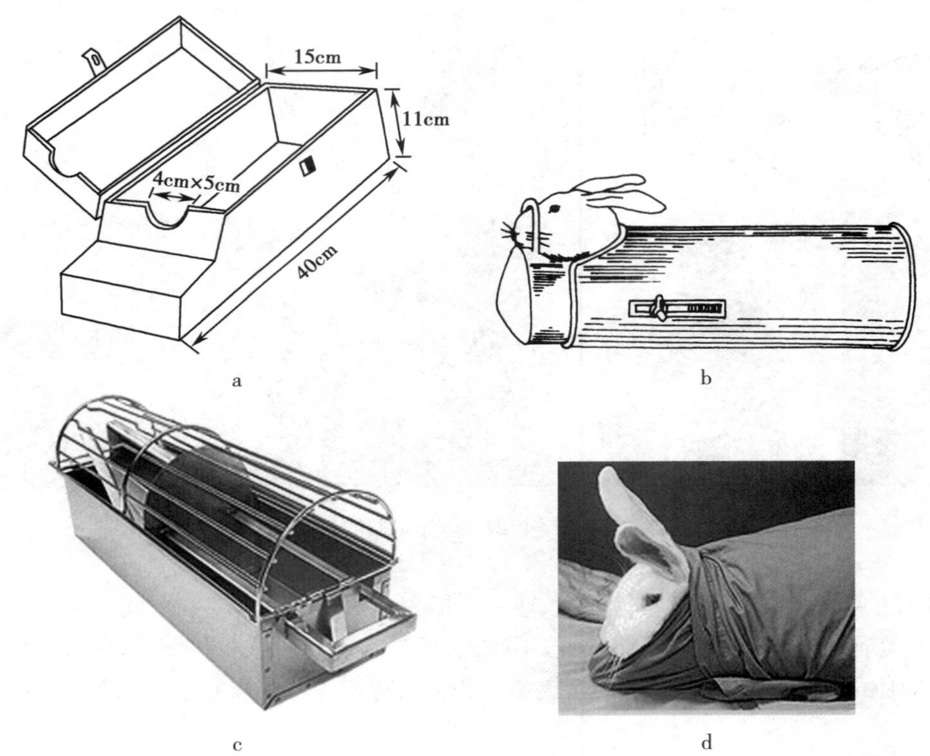

图 3-1-9　兔的器械保定

六、犬的抓取和保定

驯服的犬能够听从人的指挥，一般可唤来而无需捉取，如要捉取时，可先从侧面靠近犬并抚摸其颈背部皮毛，用手将其抱住。未经驯服、调教的犬在捉取时可使用长柄铁钳固定住犬的颈部或用长柄铁钩勾住颈部的项圈以控制住犬。各种捉取方法见图 3-1-10。

徒手保定仅适用于驯服的犬，根据保定目的采用不同的姿势，常见的保定手法见图 3-1-11。

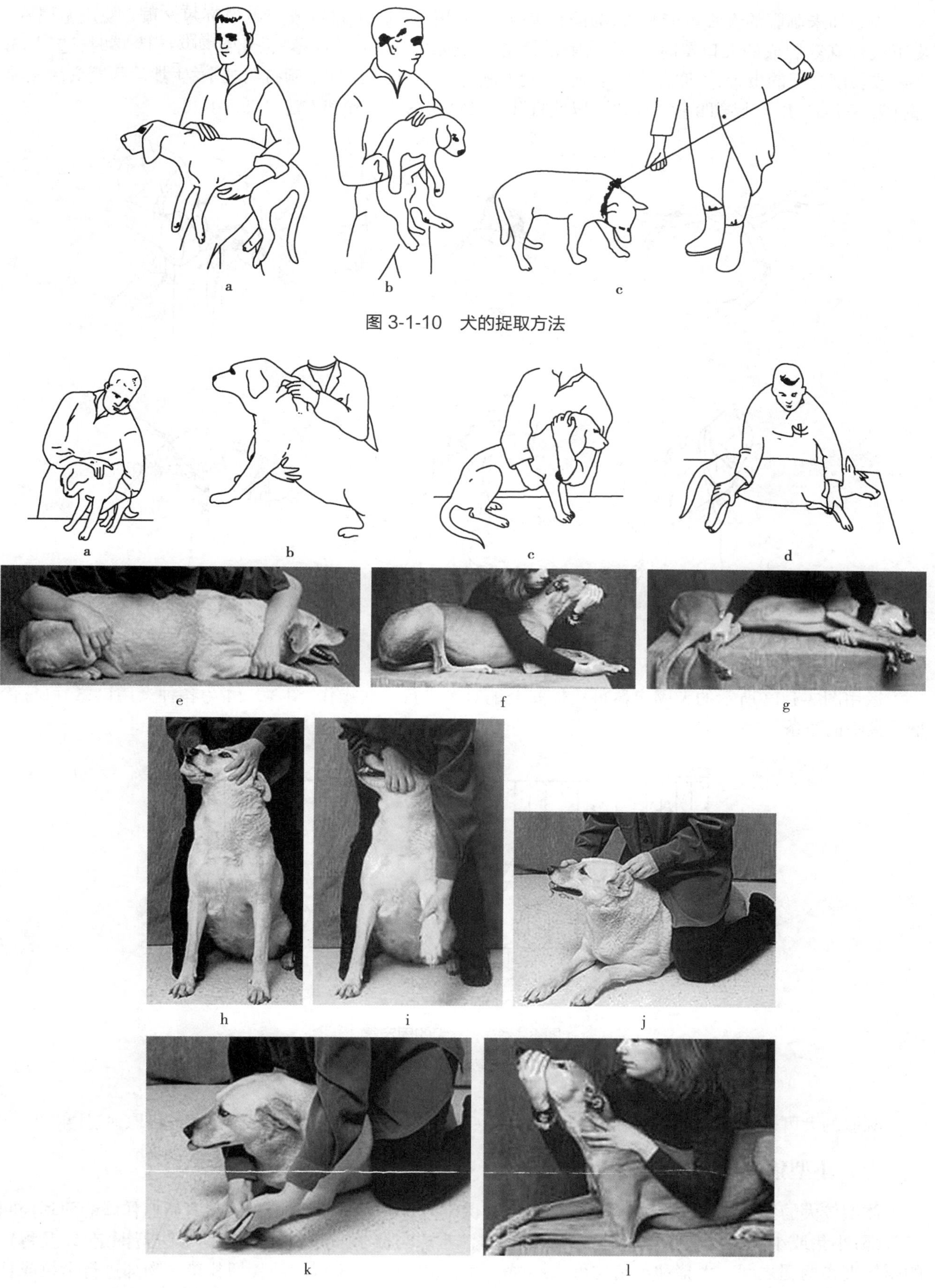

图 3-1-10　犬的捉取方法

图 3-1-11　犬的徒手保定手法

驯服和未驯服的犬都可能咬人，为防止犬咬，应采用专用的犬口罩或用束带束缚犬嘴。使用金属网、皮革或棉麻等制成的犬口罩时，应将其附带打结于耳后颈部以防止脱落，采用束带束缚犬嘴时，选用1m左右或长度合适的束带，先兜住犬的下颌，绕到上颌打一个结，再绕回下颌打第二个结，然后引至头后颈项部打第三个结，并系上第四个结（活结）以便打开。犬嘴的捆扎步骤和方法见图3-1-12。

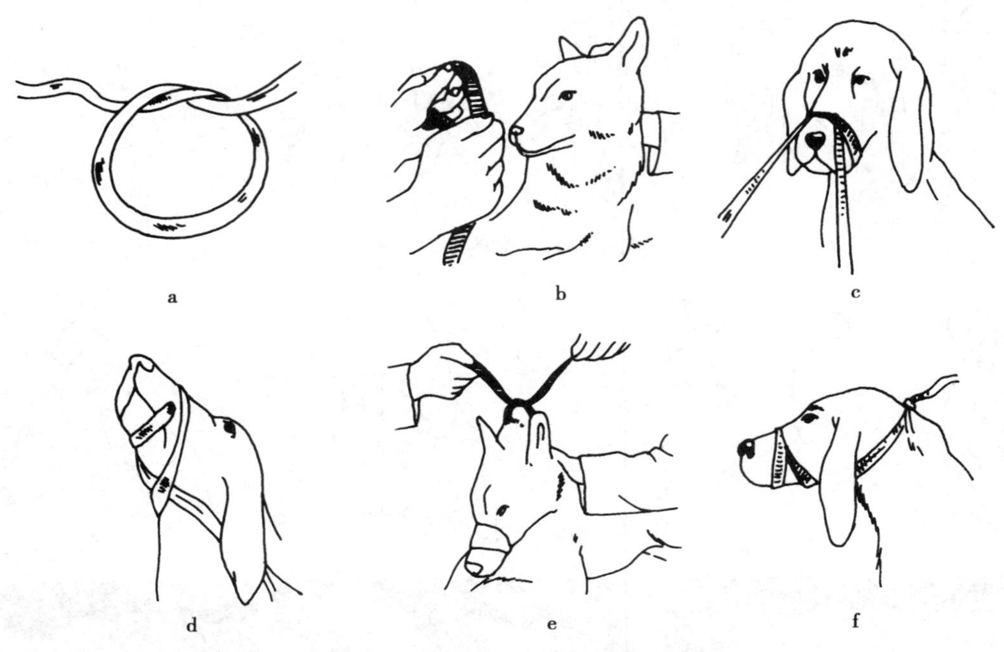

图3-1-12　犬嘴捆扎步骤和方法

运用图3-1-13所示的犬固定器可比较安全地对犬进行一些操作，图3-1-14为各种犬用口罩，可替代捆扎犬嘴的布条。

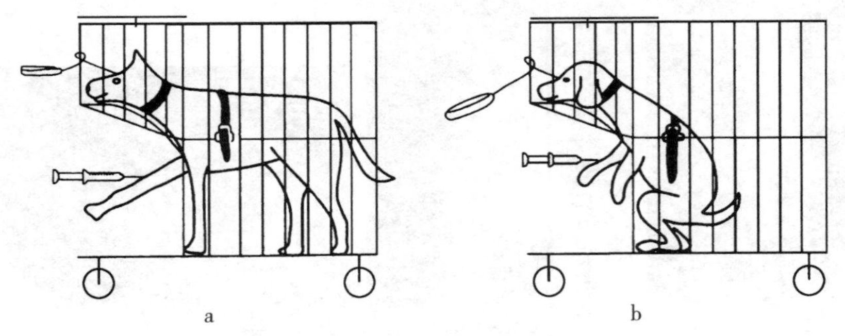

图3-1-13　犬的固定器

a. 大型犬；b. 小型犬

驯服的犬可采用悬吊式保定架进行保定，如图3-1-15，如此保定下可进行体检、灌胃、取血、注射等。

七、小型猪的抓取和保定

体型较大的猪可采用食物引诱其到指定地点，保定时一般需要助手配合，可从背后抓住猪的两耳控制猪头部；小猪或小型猪可采用双手抱住其胸部的方法捉取与徒手保定，或提起两后肢进行保定，以及将猪的躯体夹在两腿之间。大猪和小猪均可采用绳套可辅助保定，但不得用绳套捆扎猪鼻吻部进行牵拉或悬吊。各种保定方法见图3-1-16。

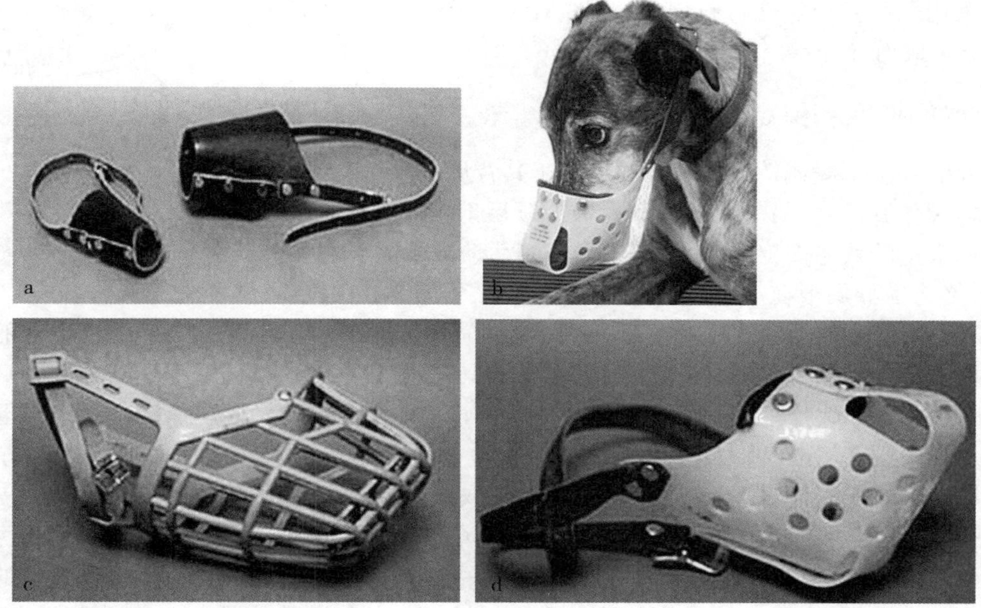

图 3-1-14　犬的口罩

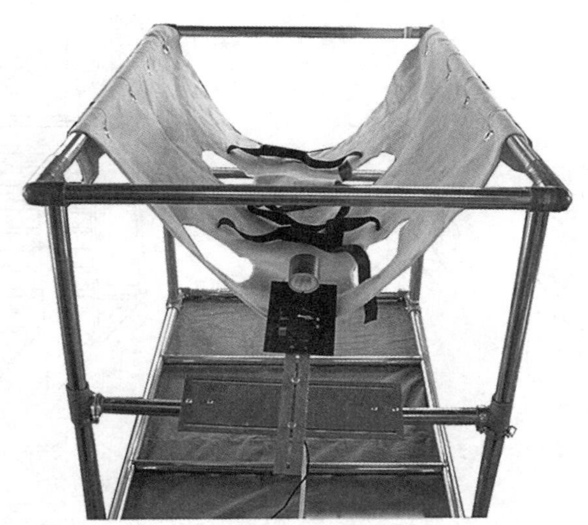

图 3-1-15　悬吊式保定架

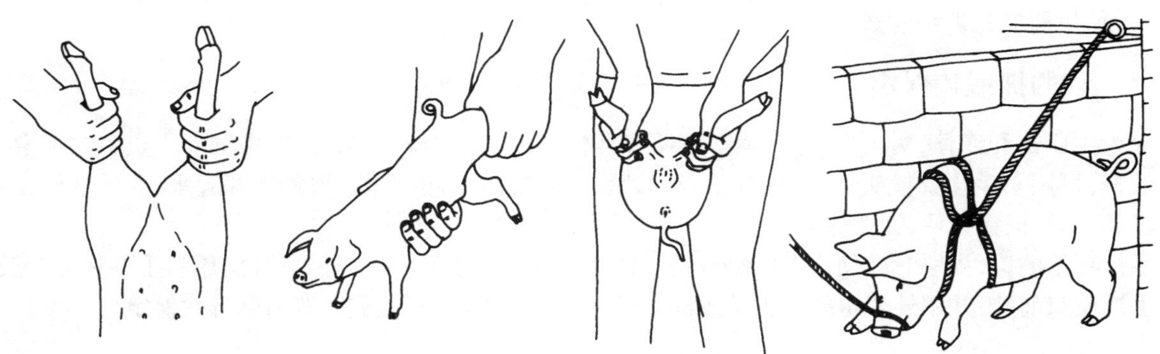

图 3-1-16　猪的保定

猪还可采用悬吊式保定架进行保定，如图 3-1-17 所示，如此保定下可进行体检、灌胃、取血、注射等。

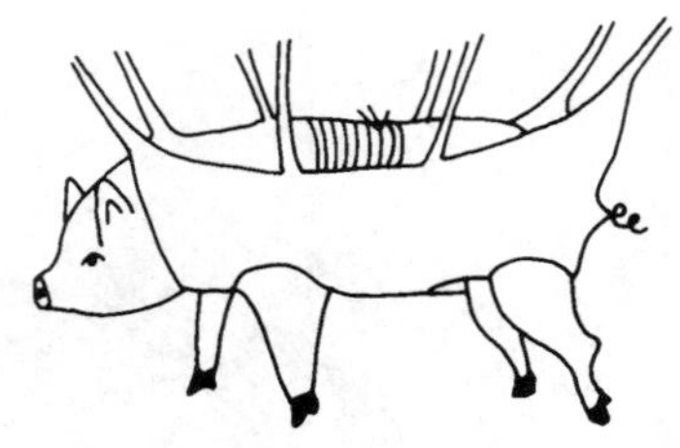

图 3-1-17 悬吊式保定

八、猕猴的抓取和保定

捉取猕猴的方法是握住猕猴的双臂并反剪于其背后，徒手保定时一手在猕猴背后抓握住其双臂，另一手抓住其后肢或颈后部皮肤，见图 3-1-18。在安装有活动板壁的猴笼内捉取时，可采用猴笼的活动板壁逐步缩小猕猴活动空间，最终将猕猴局限在一定的小空间内后捉取，见图 3-1-19；捉取佩戴颈链的猕猴时可通过抽紧颈链将猕猴牵引并限制在笼边后捉取，如欲捉取大笼或室内散养的猕猴，可采用网罩由上而下罩住猕猴后捉取，网罩是用尼龙绳编织成的网袋，网孔直径以不超过 3cm 为宜，网口系在直径 50cm 大小的钢筋圈上（钢筋直径约 1cm），捕猴网连有 1.5cm 长的木柄。捕捉时动作要迅速准确，不要损伤头部及其他要害部位。猴入网后，将圈网按在地上，紧紧压住猴头部或抓住颈后部（以防回头咬人），再将猴双前肢向后背于猴的身后，捉住后将猴由网中取出，在捕捉凶猛的雄猴时应戴上防护皮手套，并由 2~3 个人紧密配合。若要捕捉猴园（开放式群养）的猴子，首选用食物将动物引入日常喂料的房内，迅速用铁线将房门关闭，然后工作人员进入房内用捕猴网方法捕捉动物。为了避免捕捉时动物过分的情绪刺激，也可采用麻醉的方法，即将猴夹在前后笼壁之间，对动物四肢任何一处的肌肉，进行常规消毒后肌内注射盐酸氯胺酮，剂量为 2~10mg/kg，5~10 分钟进入麻醉状态后，再将猴捉出笼外。

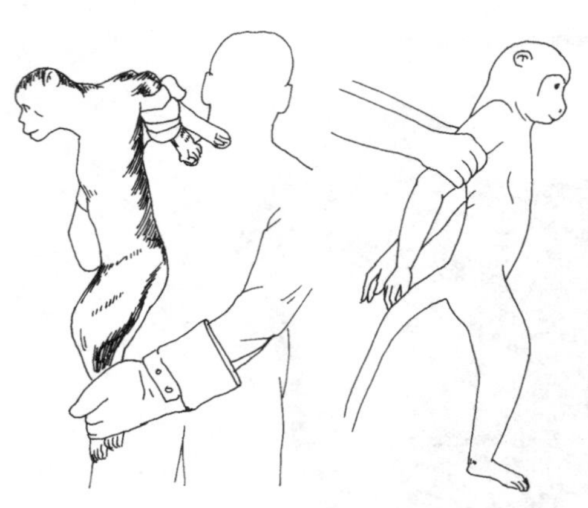

图 3-1-18 徒手捉取和保定猕猴

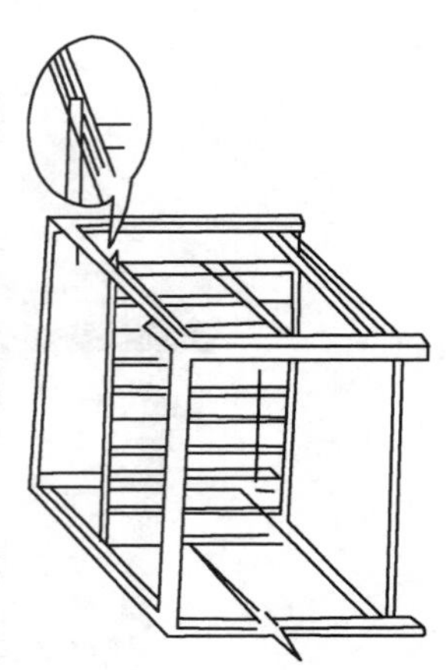

图 3-1-19 带推拉式夹门的猴笼

坐式保定器又称猴椅，可用于清醒猕猴的保定。猴椅基本上是由头枷和坐椅构成，坐椅可升降，头枷可固定猴头部。固定椅外型与尺寸的大小可根据猴脖子的粗细作调整，固定后猴的头部与身体以枷板分开，四肢分别用软的固定带固定，操作者可避免被咬伤和抓伤，枷板同时又是工作台，可置放器械等，如图 3-1-20。使用前应先训练猕猴。

九、猫的抓取和保定

猫天生胆怯和谨慎，对陌生人、环境多疑不安。但它易与饲养人员亲近，可由饲养人员直接抓取。猫体重较轻，可用右手边抚摸头部，边移到颈背部，紧紧抓住颈背侧的皮肤，把猫半提起来，左手从侧面伸到猫的腹部下面，把猫托住，如图 3-1-21。

性情狂暴的猫，捉取时必须用保定袋或网。操作者戴革制手套，从网外到网内，用右手捉住后双肢，顺势左手抓住双前肢，并用外臂压住猫头及颈部。机械保定基本同兔，但猫一般需麻醉后保定。

十、蟾蜍的抓取与保定

当给蟾蜍换笼或作其他处理时，用网来捕捉是最好的方式。一手拿网将蟾蜍从水中捞起，另一只手捂

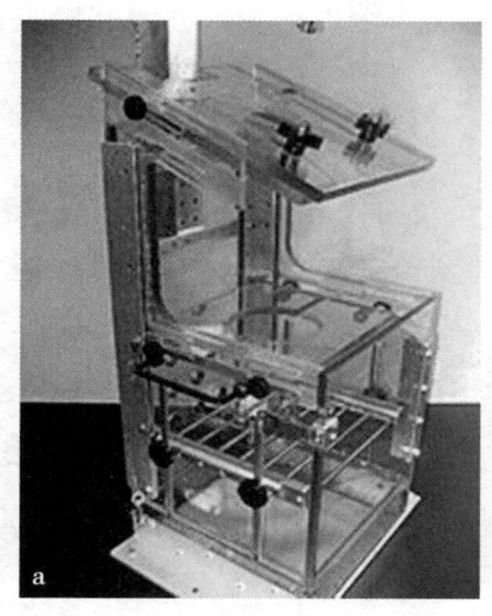

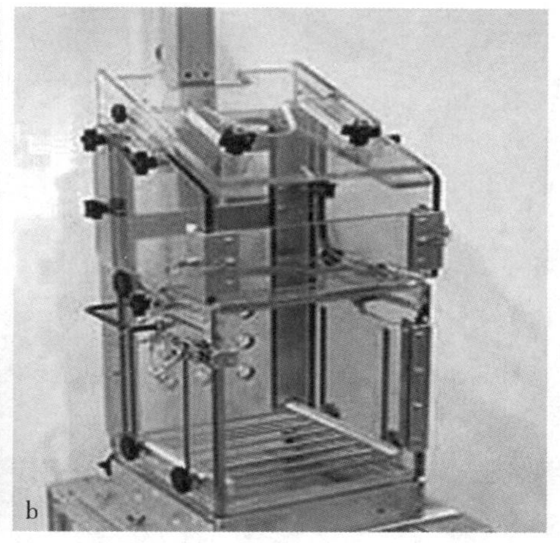

图 3-1-20　坐式猴保定器

住网口，防止蟾蜍从网口跳脱。使用网捕还可以避免伤害蟾蜍皮肤的黏膜层。

保定蟾蜍时，将蟾蜍的头朝向固定着的手腕，用掌心托住蟾蜍身体，手指分开，使它骑在示指上（图 3-1-22）。如果蟾蜍不安、躁动，就用另一只手辅助固定。如果长时间固定，需要保持蟾蜍身体湿润。

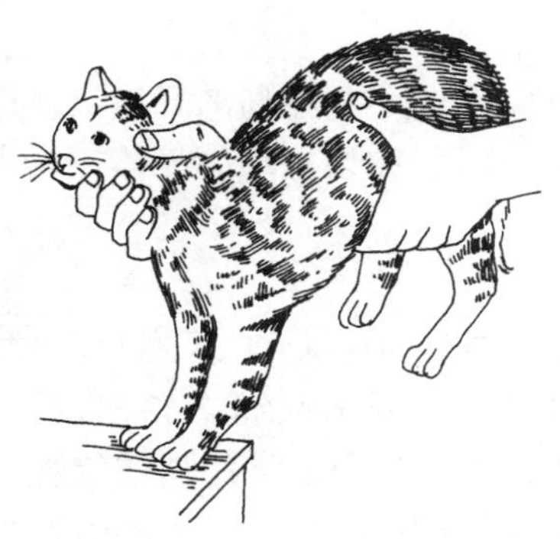

图 3-1-21　猫的徒手保定

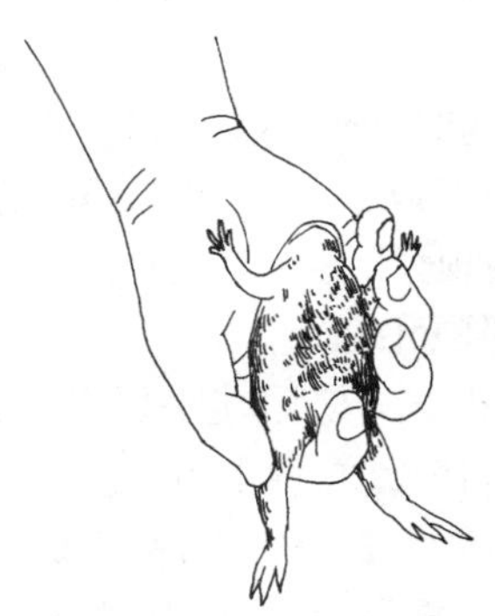

图 3-1-22　蟾蜍徒手保定

十一、羊的抓取和保定

绵羊是群居动物，胆小，敏感。当受到刺激时它们会本能地聚拢在一起奔跑；山羊的体重、力量不是很大，攻击性也不强，可以采取相同的方式抓取和固定。

抓羊时应先将目标羊从羊群中分离出来，赶到羊圈的边角处。抓取者缓慢接近羊，一只手托住羊的下颚将羊头抬起，另一只手按住羊的身体后外侧。抓取者用膝盖顶住羊的肩胛侧面，将其固定在墙角成站立姿势（图 3-1-23）。抓取羔羊时，应一只手臂环抱其后侧驱赶，另一只手托起其胸部。

还有另一种常用的方法被称作 Tipping 保定。抓取者位于羊的后侧，将羊的前肢抬起，使其臀部贴地承重，使羊的背部贴靠抓取者的双腿。因为这种方式能够使绵羊的后肢被自身体重控制，所以对抓取者的力量要求比较低。抓取者位于绵羊的左侧，左手托起羊的下颚，拇指控制其上腭。右手按于羊的右髋部。此时羊会向右侧回头，抓取者则顺势使羊坐于地面，背部贴靠于抓取者的腿正面。然后抓住羊的前肢使其前肢成站立姿势（图 3-1-24）。

十二、鸟类的抓取和保定

鸟的种类繁多，体型和习性差别很大。在现场操作时，一定要了解鸟的习性，针对不同情况采用稳妥而又果断的方法，下面简述不同体型鸟的固定。

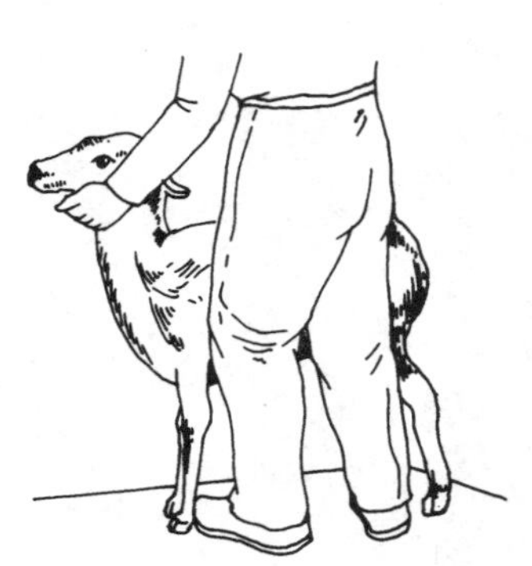

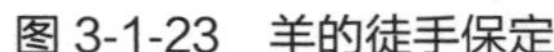

图 3-1-23 羊的徒手保定

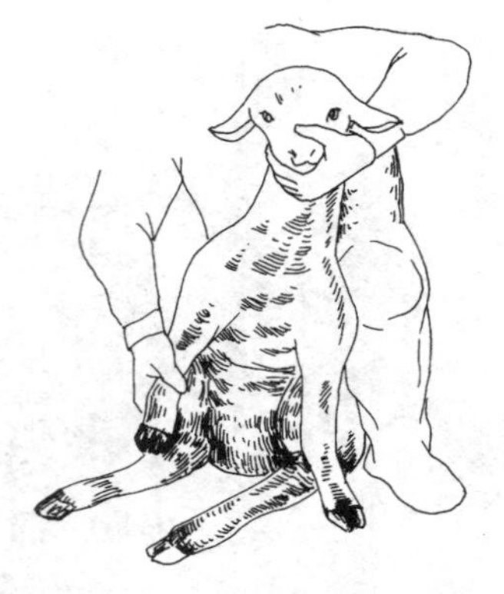

图 3-1-24 羊的 Tipping 保定

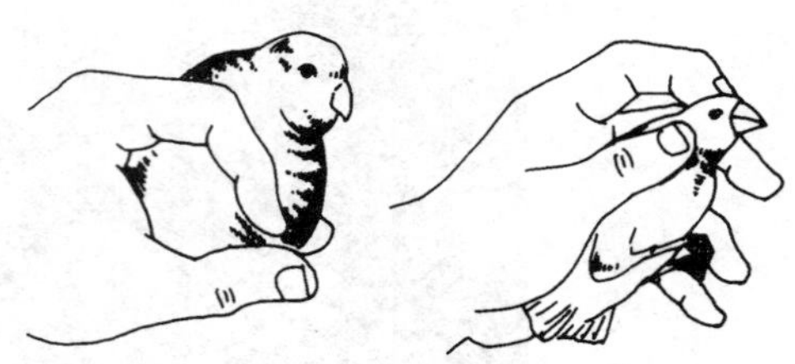

图 3-1-25 小型鸟类的保定手法

(一) 小型鸟类的抓取和保定

小型鸟类的抓取可以单手握持,以示指、拇指及中指圈成三角,固定其头部,避免鸟乱啄及挣扎,并以无名指、小指将鸟的身躯环握在掌中,一般 100g 以下的鸟都可采用这种方法(图 3-1-25)。

(二) 中型鸟类的抓取和保定

100~500g 的鸟类,如鹦鹉类等,可以单手环握其身躯包含双翅,将双脚自示指与中指间,或中指、无名指间穿出夹握,可有效操作。对于有攻击性的鸟,则可用左手控制其头部,右手协助抓住其双翅和双脚固定(图 3-1-26)。

对于中小型鸟,抓鸟时一般不主张戴手套,但是在检查前不要让鸟离开笼具。抓取时切记不要抓得太紧。因为中小型鸟的肺脏很小,呼吸主要靠气囊的辅助作用,如果把鸟的身体抓得太紧,气囊不能充气,就会出现因窒息而死亡的现象。

(三) 大型鸟类的抓取和保定

超过 500g 以上的鸟类不易用徒手保定。由于无法同时固定头颈、双翅及双脚,因此可用大毛巾或布环将双脚和翅膀同时包住,或整个将鸟包覆后,再将要检查或操作的部分移出,可减少因操作固定不当引起的伤害。但此法对长颈长脚的鸟儿要注意,应使其肢体收回到正常蹲踞的位置。但包覆的操作时间如果太久,容易造成肢端血液循环不良,发生坏死。若包覆不当,在挣扎时可能引发骨折。也可以给鸟戴上眼罩或头罩,可以改善恐慌,减少挣扎的发生。同时以塑胶软管套住长喙,可防止攻击操作人员。眼罩、头罩可以用小布袋剪出口鼻的位置后代用。然后右手夹持鸟胸部躯体和双翅,左手握住其双脚(图 3-1-27)。

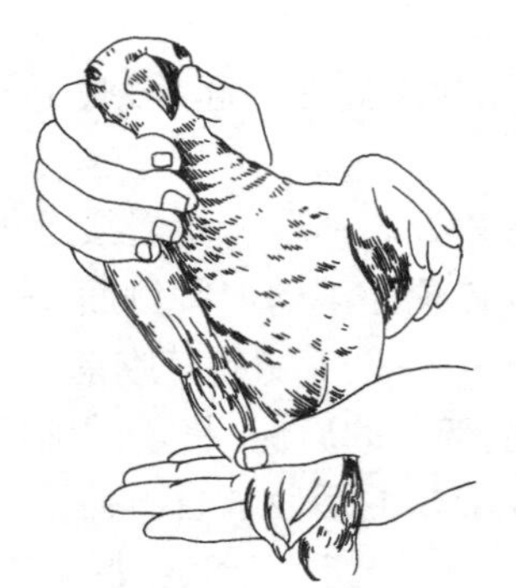

图 3-1-26 中型鸟类的保定手法

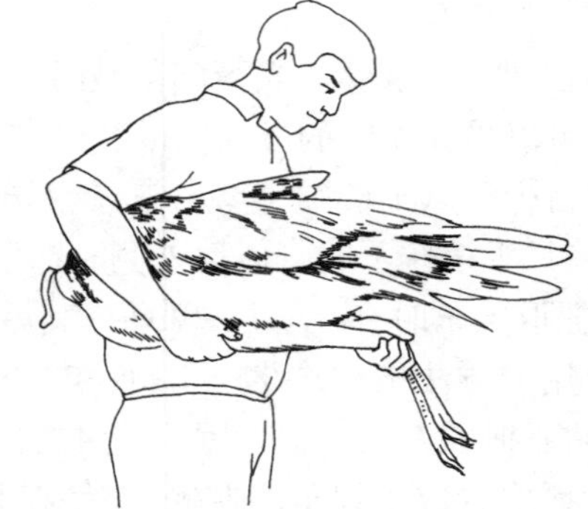

图 3-1-27 大型鸟类保定手法

十三、麻醉状态下的动物保定

麻醉后保定常用于各种手术操作,保定的要求是充分暴露手术部位,保定器械通常由可用作手术台面的平面以及相应的可固定四肢、头部或躯体其他部位的附件组成。

保定时，将动物麻醉后，以细绳、胶布或橡皮筋将四肢牵引展开并固定，可以采取俯卧、仰卧、侧卧等体位保定，必要时以门齿牵引钩或牵引绳扣住上门齿或用类似部件对头部进行固定，见图 3-1-28 和图 3-1-29。

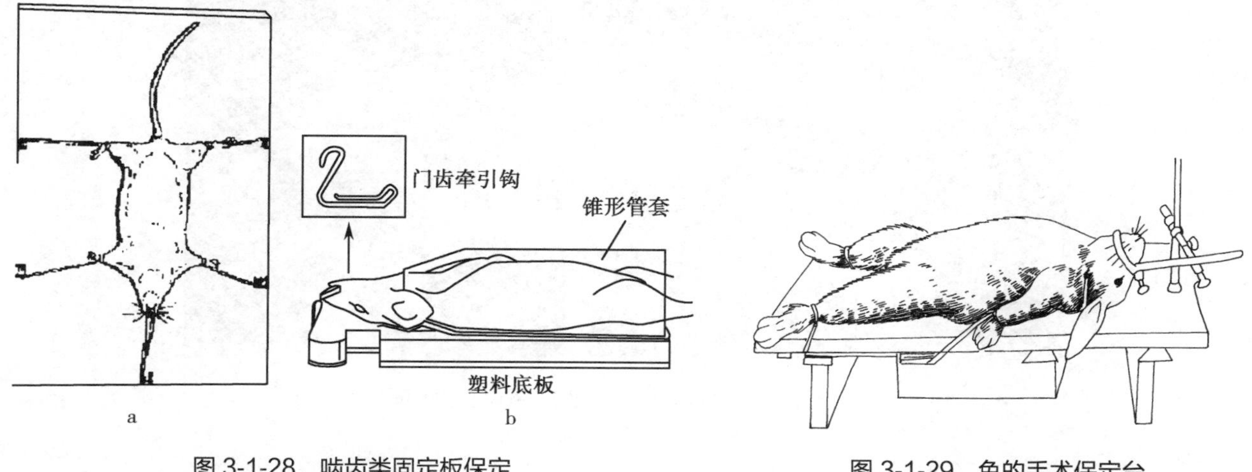

图 3-1-28　啮齿类固定板保定

a. 正面观；b. 侧面观

图 3-1-29　兔的手术保定台

第四节　实验动物性别鉴别技术

Section 4　Sex identification technology

对动物按性别分笼分组、动物验收、配种等均需鉴别动物的性别，基本方法是通过外生殖器形态特征进行鉴别。

一、大鼠和小鼠的性别鉴别

性成熟大鼠和小鼠的性别主要通过肛门和外生殖器之间的距离与特征来鉴别。雌鼠的肛门和阴道之间距离较近，且呈现一无毛带区；雄鼠的肛门和阴茎间的距离大致是雌性的 2 倍，该处可见明显的阴囊并且长有被毛(图 3-1-30)，如将大鼠头向上提起，常可见到阴囊内有睾丸。此外，经产并授乳过的雌鼠腹部常可见明显的乳头。

从被毛基本长全(约 12 日龄)至性成熟前(约 35 日龄)的大鼠和小鼠，雄性的性征不明显，而雌性的乳头常被被毛覆盖，因此主要依靠肛门和外生殖器间的距离来鉴别，雄鼠该距离大约是雌鼠的 2 倍。由于雄性大鼠睾丸在 3 周龄时可下降到阴囊，故将其头部提起可见到阴囊内的睾丸。

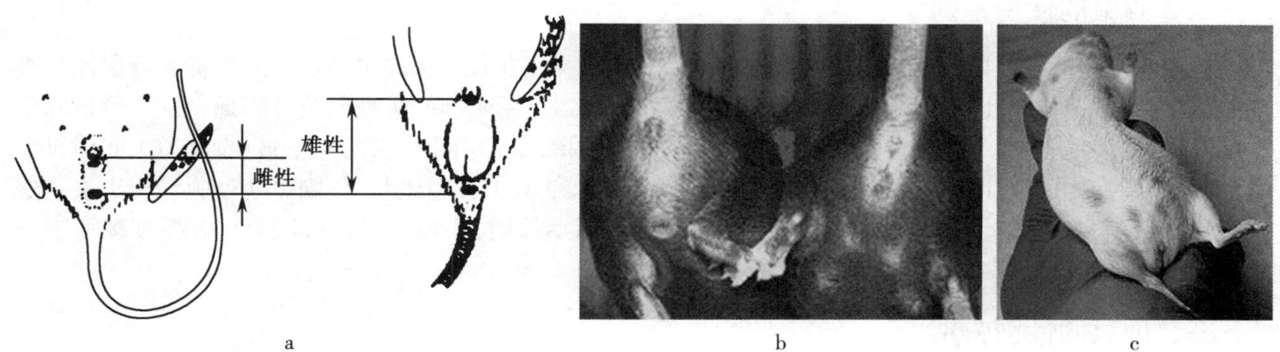

图 3-1-30　成年大鼠和小鼠外生殖器特征

b. 雄性，雌性；c. 雌性

5~12 日龄的大鼠和小鼠性别可以通过腹部的乳头来鉴别，由于被毛尚未长全，可见雌鼠的乳头非常明显地排列于腹部两侧，而雄鼠则没有，在白化大鼠和小鼠该特征非常明显（图 3-1-31）。

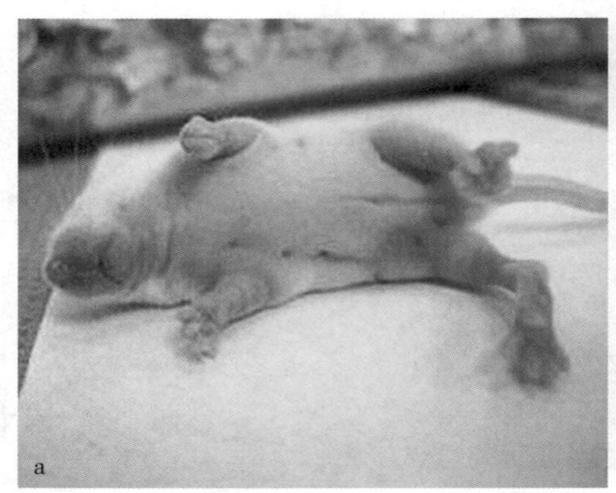

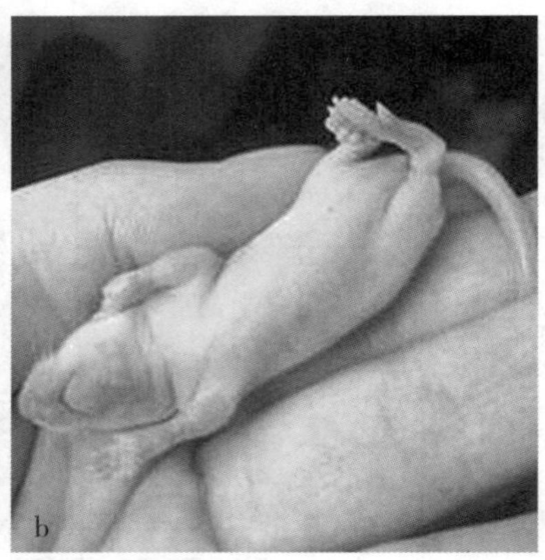

图 3-1-31 根据乳头鉴别 8 日龄小鼠的性别

a. 雌性（乳头清晰可见）；b. 雄性

5 日龄以内的大鼠和小鼠也是依据肛门和外生殖器间的距离来鉴别，雄鼠该距离大约是雌性的 2 倍，但由于个体小，该距离差别不明显，且雌鼠和雄鼠的外生殖器均表现为微小的突起，外形特征相似，故往往需要将 2 个性别同时比较才能判断，见图 3-1-32。

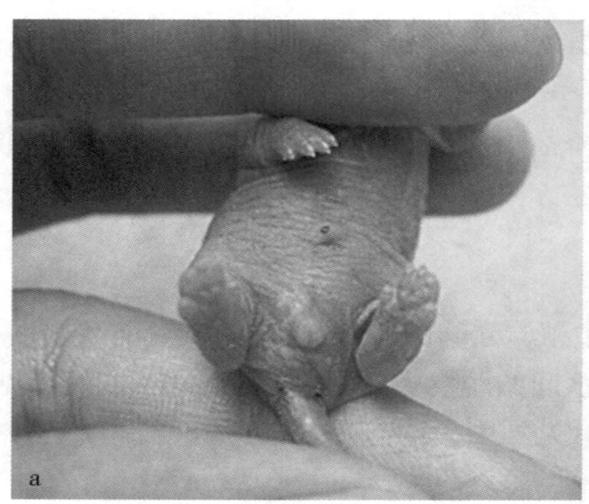

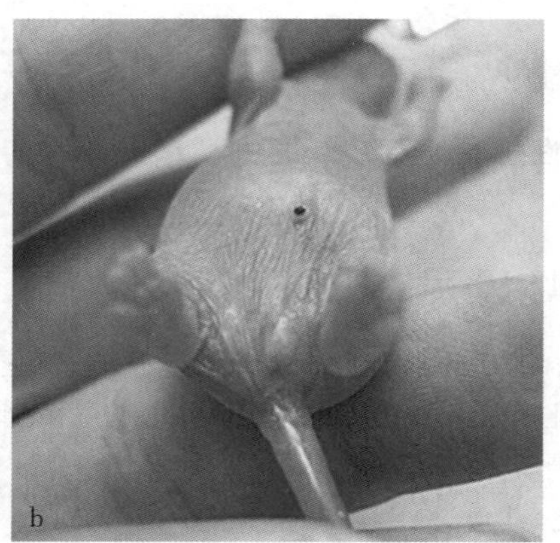

图 3-1-32 新生小鼠外生殖器特征

a. 雄性；b. 雌性

二、豚鼠的性别鉴别

鉴别豚鼠的性别可以观察尿道口和肛门间的特征以及采用指压生殖嵴的方法。一手抓起豚鼠使其腹部向上，另一手拇指轻压迫会阴部，其余四肢置于臀部，观察有无阴茎的出现以及外阴部特征。雌性豚鼠在肛门和尿道口间可见一浅“U”形（或“V”形、“Y”形）皱褶，这是由阴道关闭膜形成的，阴道关闭膜仅在发情和分娩时张开，平时关闭，如以拇指和示指压迫生殖嵴使其上方轻微张开，则可使该膜显现出来。雄性豚鼠的肛门和尿道口间没有裂缝或皱褶，指压可使其阴茎伸展，雄性豚鼠还可以根据触摸到睾丸来判断，而雌性豚鼠可通过察见乳头判断，见图 3-1-33。

三、地鼠的性别鉴别

性成熟地鼠的性别主要通过外生殖器和肛门的距离鉴别，雄鼠从阴茎到肛门的距离比雌鼠外阴部到肛门间距长，并有明显的睾丸和阴茎，此外体成熟后雌鼠的腰部明显比雄鼠膨胀，两性的体形有明显区别

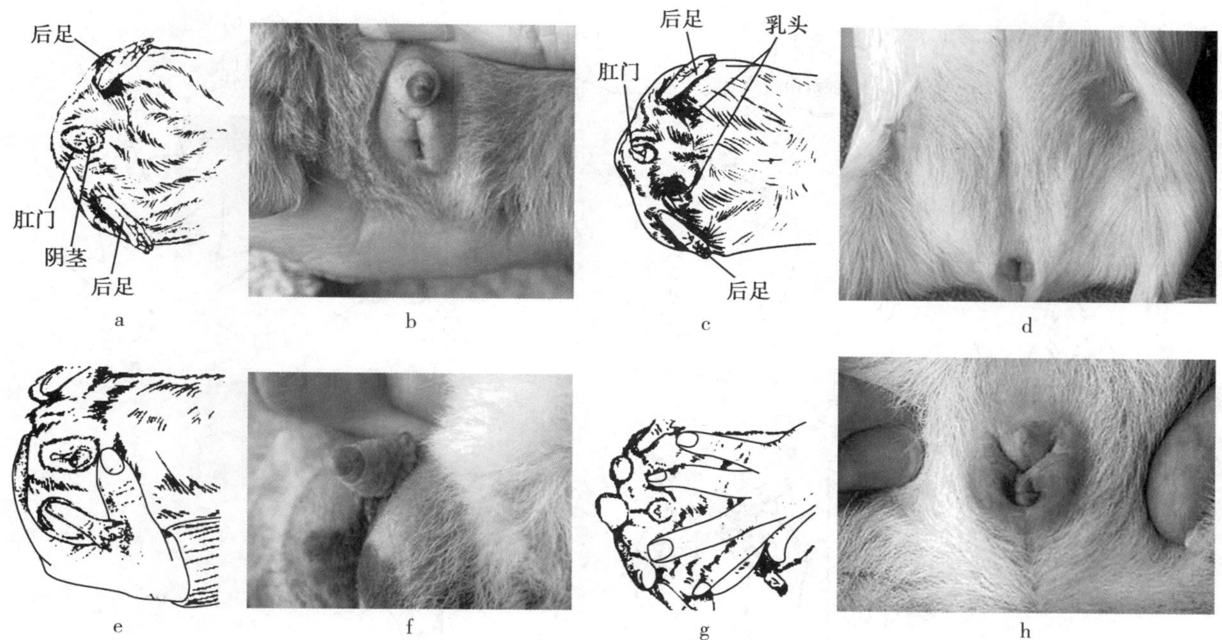

图 3-1-33　成年豚鼠的性别鉴别

a、b. 雄性；c、d. 雌性；e、f. 手指压迫使豚鼠阴茎突出；g、h. 示雌性豚鼠的阴道关闭膜

(图 3-1-34)。新生幼鼠体形和外生殖器外形特征不明显，但雄鼠的阴茎突起比雌鼠的阴核突起大，并且距离肛门也比雌鼠远。

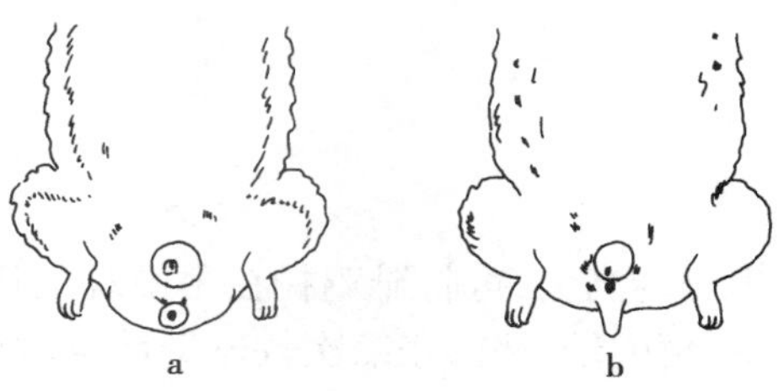

图 3-1-34　地鼠外生殖器特征

a. 雄性；b. 雌性

四、兔的性别鉴别

成年兔(3 月龄以上)一般通过有无阴囊鉴别性别。鉴别新生仔兔性别时需观察其阴部孔洞形状和距离肛门的远近，雌兔孔洞为扁形，大小和肛门相同，距肛门较近，雄兔孔洞圆形略小于肛门，且距肛门较远。鉴别开眼仔兔和幼兔的性别时，用左手抓住耳后颈部，右手中指和示指夹住兔尾，拇指轻按生殖器上方，生殖器孔口呈“O”形且下为圆柱体者是雄兔，生殖器孔口呈“V”形，下端裂缝延伸至肛门的是雌兔，见图 3-1-35。

五、犬的性别鉴别

成年的雄性犬睾丸下降至阴囊中，阴囊悬于会阴部下方，阴茎由耻骨下缘朝腹部方向延伸，至后腹壁开口，而雌性犬的尿生殖道开口于肛门下方，两性极易鉴别。新生的犬可由肛门至生殖器距离来区分性别。

六、猪的性别鉴别

幼年、育成和成年的猪均可根据外生殖器形态特征来鉴别，雄性具有阴茎，而雌性具有阴蒂。

七、猕猴的性别鉴别

鉴别成年猕猴性别最可靠的方法是触摸其阴囊内有无睾丸。此外，可观察尿道开口位置，雌猴具有较大的阴蒂，其腹侧形成沟状通向尿道口，雄性的尿道开口在阴茎头上。

八、雏鸡的性别鉴别

1. 肛门鉴别法　首先看肛门的张缩情况，一般雄雏的肛门括约肌比雌雏发达，挛缩能力强。因此，在

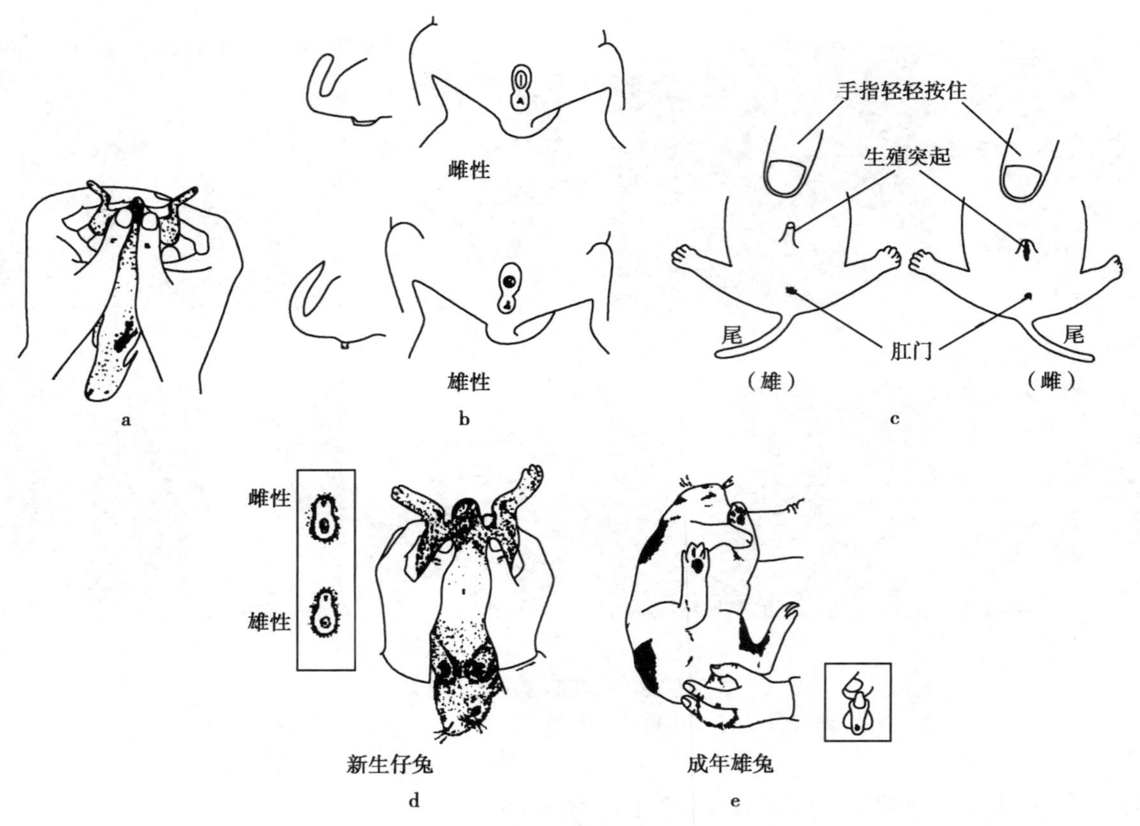

图 3-1-35　兔的性别鉴别

a、b、c. 幼兔；d. 新生仔兔；e. 成年雄兔

出雏的当天，可将雏鸡托在手中观察其肛门的张缩情况，如果闪动恰恰而有力，为雄雏；而闪动一阵、停一阵、再闪动一阵，张缩次数较少且慢，为雌雏。

2. 羽毛鉴别法　主要根据翅、尾羽生长的快慢来鉴别，雏毛换生新羽毛，一般雌的比雄的早，在孵出的第 4 天左右，如果雏鸡的胸部和肩尖处已有新毛长出的是雌雏；若在出壳后 7 天以后才见其胸部和肩尖处有新毛的，则是雄雏。

3. 动作鉴别法　总的来说，动物雄性要比雌性活泼，活动力强，悍勇好斗；雌性比较温驯懦弱。因此，一般强雏多雄，弱雏多雌；眼暴有光为雄；柔弱温文为雌；动作锐敏为雄，动作迟缓为雌；举步大为雄，步调小为雌；鸣声粗浊多为雄，鸣声细悦多为雌。

4. 外形鉴别法　雄雏一般头较大，个子粗，眼圆形，眼睛突出，嘴长而尖，呈钩状；雌雏头较小，体较轻，眼椭圆形，嘴短而圆，细小平直。来航鸡发育较快，雌雄翅尾羽都出得早，较难识别，一般在 15 日龄左右，可根据冠子的发育状况鉴别。

5. 小鸡的科学饲养　小鸡从出壳到 60 日龄左右叫雏鸡，这段时间的培育亦称育雏。

第五节　实验动物年龄、日龄判断技术

Section 5　Animal age judging technology

标准化的实验动物由于有完善的繁殖管理，可以通过确切记载的出生日期来推算其年龄、日龄。在不能确定动物的出生日期时，可以根据动物外观形态、牙齿生长更替、体重等方面的增龄性变化大致判断其年龄 / 日龄。一般而言，青年动物通常被毛光亮紧密，眼神明亮，行动敏捷，牙齿洁白整齐，老年动物则呈现各种衰老特征，如被毛蓬乱无光，眼神黯淡，行动迟缓，牙齿发黄残缺等。

一、大鼠、小鼠、地鼠的日龄判断

大鼠、小鼠和地鼠出生时尚未发育完全，在哺乳期内其外观形态随着发育而呈现明显的变化，是这一时期日龄判断的重要依据，尤其在出生后早期对于回顾性判断动物出生日期十分有用。表 3-1-6 汇总了大鼠、小鼠和地鼠在哺乳期内生长发育的特征性变化。

表 3-1-6 小鼠、大鼠和地鼠在哺乳期内的外观和行为特征

<table>
<tr><th>日龄</th><th>小鼠</th><th>大鼠</th><th>地鼠</th></tr>
<tr><td>0</td><td rowspan="3">周身无毛，皮肤赤红，两眼不睁，耳郭与皮肤粘连，头大尾短，生后即可发声，有触觉、味觉和嗅觉，对刺激有反应，出生 1~2 小时开奶</td><td rowspan="2">全身红色，无毛，两眼紧闭，耳郭粘连</td><td rowspan="2">具 2 对门齿，周身无毛，两眼不睁，耳与皮肤粘连</td></tr>
<tr><td>1</td></tr>
<tr><td>2</td><td rowspan="2">2.5~3.5 天耳朵张开并耸立</td><td>胡须生出</td></tr>
<tr><td>3</td><td></td><td>绒毛生出，肉眼可见</td></tr>
<tr><td>4</td><td rowspan="2">两耳张开</td><td></td><td>耳朵打开</td></tr>
<tr><td>5</td><td></td><td></td></tr>
<tr><td>6</td><td></td><td></td><td>开始采食柔软食物</td></tr>
<tr><td>7</td><td>能爬行，被毛逐渐浓密丰富</td><td></td><td></td></tr>
<tr><td>8</td><td>长出下门齿</td><td rowspan="3">长出门齿</td><td>开始出窝</td></tr>
<tr><td>9</td><td></td><td></td></tr>
<tr><td>10</td><td>有听觉</td><td></td></tr>
<tr><td>11</td><td rowspan="2">开眼</td><td></td><td>第一对臼齿长出</td></tr>
<tr><td>12</td><td></td><td>全身被毛密生</td></tr>
<tr><td>13</td><td>可爬出窝，开始觅食，学习饮水</td><td rowspan="2">开眼</td><td>开眼</td></tr>
<tr><td>14</td><td>上门齿长出</td><td>阴道开口</td></tr>
<tr><td>15</td><td>被毛长齐</td><td></td><td></td></tr>
<tr><td>16</td><td rowspan="6"></td><td>被毛长齐</td><td>被毛长齐</td></tr>
<tr><td>17</td><td>长出第一臼齿</td><td rowspan="5"></td></tr>
<tr><td>18</td><td></td></tr>
<tr><td>19</td><td></td></tr>
<tr><td>20</td><td></td></tr>
<tr><td>21</td><td>长出第二臼齿</td></tr>
</table>

图 3-1-36 至图 3-1-38 显示了大鼠、小鼠和地鼠初生时及哺乳期生长发育的外观特征。

在动物的体重达到平台期以前，体重的增加和年龄相关，对于标准化程度较高的实验动物品种或品系，此时可以利用生长曲线从体重粗略推算动物的大致年龄(图 3-1-39)，但由于来自不同种群的同一种(系)动物在饲养管理操作上存在差异，如种群规模、保种方式、哺乳数等，此法仅作参考。

二、豚鼠的日龄判断

豚鼠为晚成型动物，和大鼠、小鼠以及地鼠不同，出生时已周身被毛，两耳竖立，两眼睁开，有视力，有门齿，生后 1 小时可走动，数小时可采食软料；4~5 日龄时能够采食颗粒和块状饲料，15 日龄时体重比出生时增加约 1 倍，至 25 日龄时体重约为出生重的 3 倍。

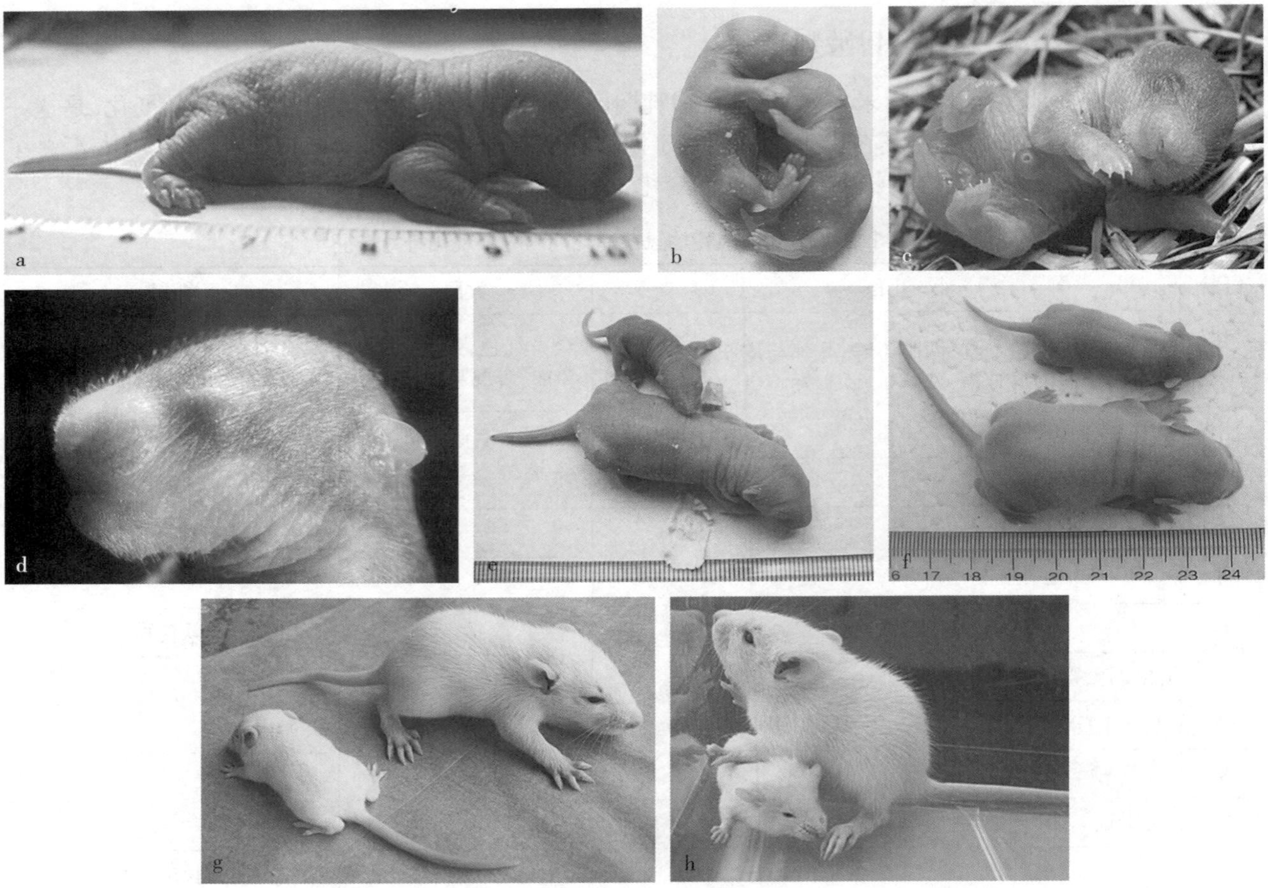

图 3-1-36 大鼠、小鼠和地鼠幼仔特征

a. 新生大鼠；b. 新生小鼠；c. 新生地鼠；d. 眼睑未开；e.3 日龄大鼠和 1 日龄小鼠；f. 7 日龄大鼠和 5 日龄小鼠；g. 13 日龄大鼠和 11 日龄小鼠；h. 17 日龄大鼠和 15 日龄小鼠

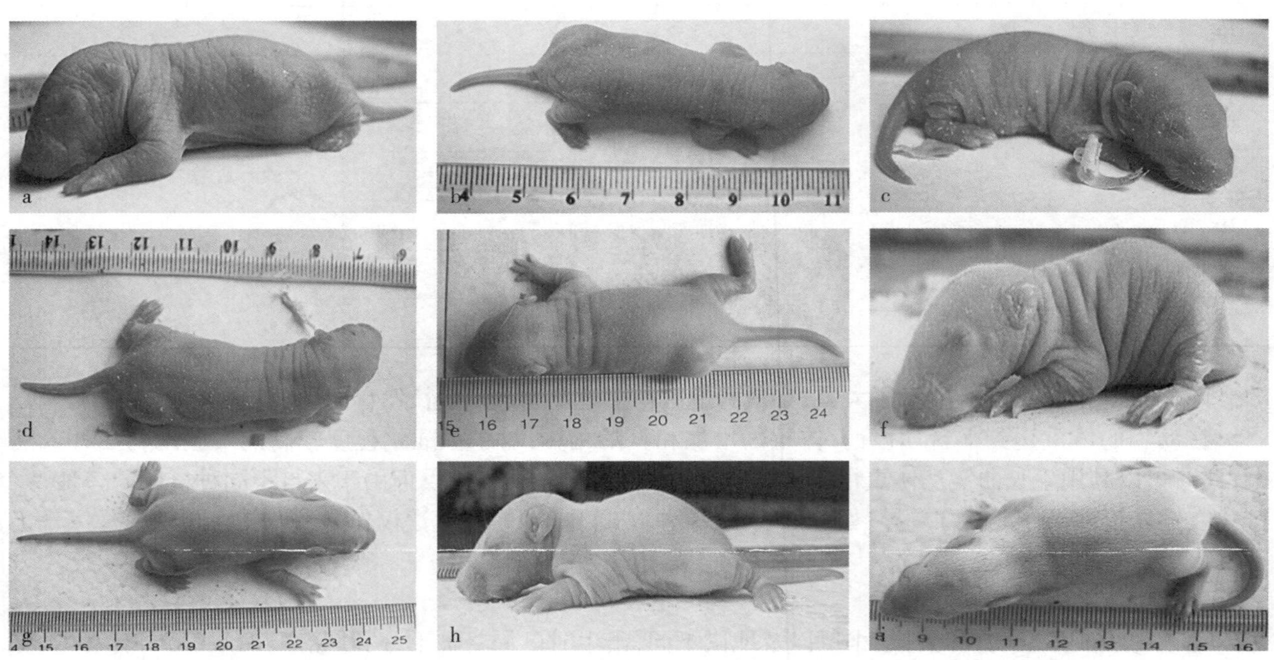

图 3-1-37 大鼠在哺乳期内的生长发育过程

a、b. 1 日龄；c、d. 3 日龄；e、f. 5 日龄；g、h. 7 日龄；i. 9 日龄

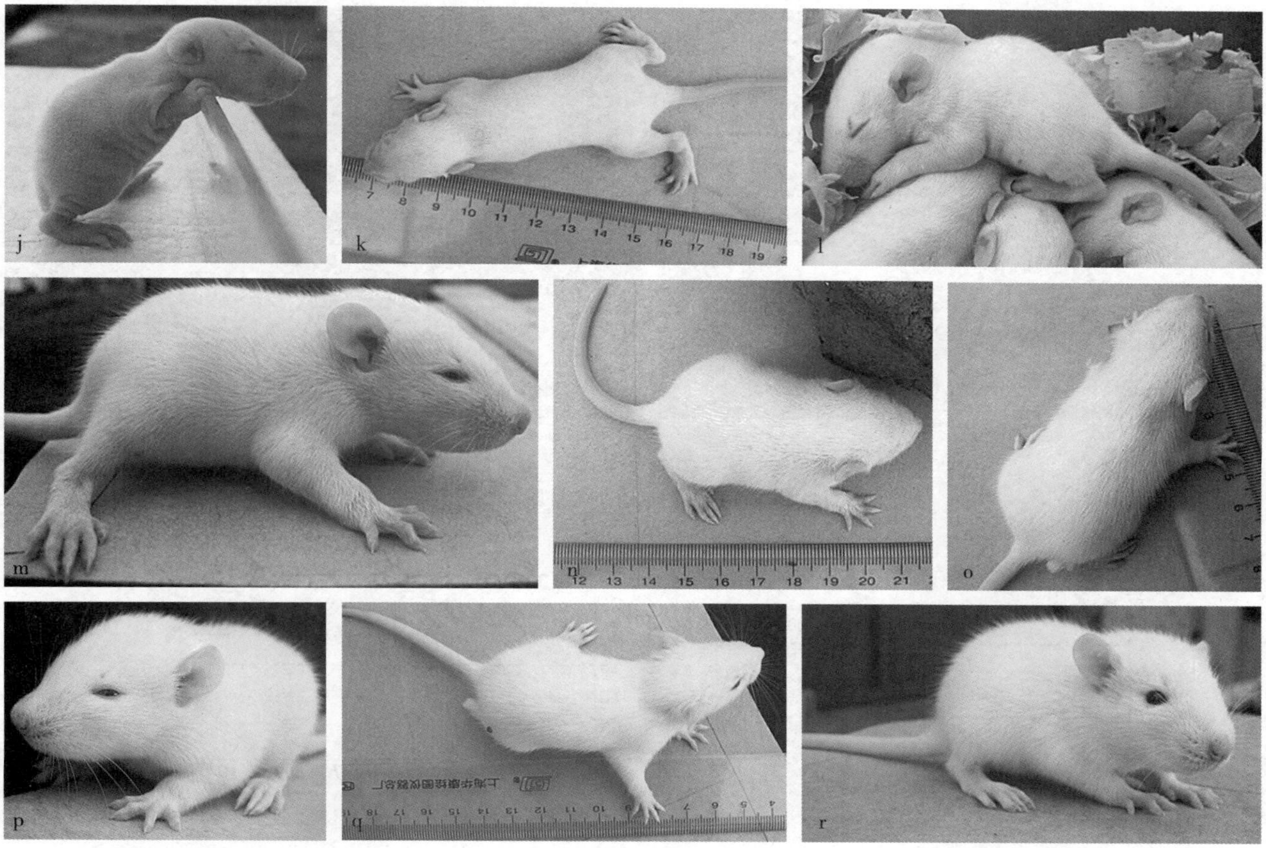

图 3-1-37 续

j. 9 日龄；k、l. 11 日龄；m、n. 13 日龄；o、p. 15 日龄；q、r. 17 日龄

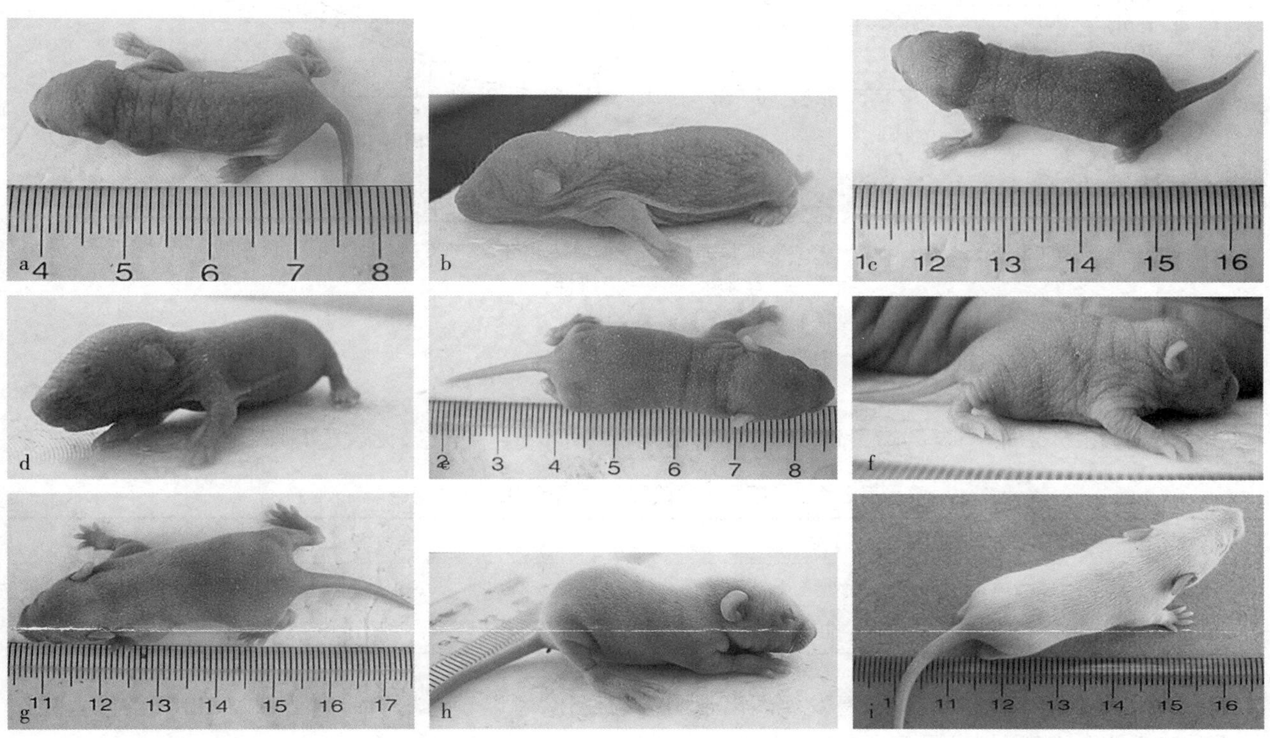

图 3-1-38　小鼠在哺乳期内的生长发育过程

a、b. 1 日龄；c、d. 3 日龄；e、f. 5 日龄；g、h. 7 日龄；i. 9 日龄

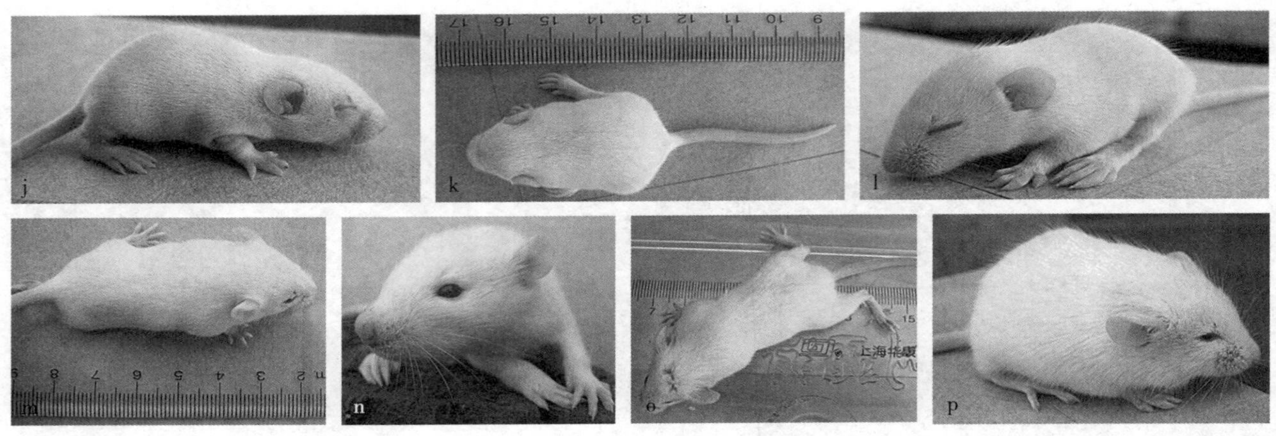

图 3-1-38 续

j. 9 日龄；k、l. 11 日龄；m、n. 13 日龄；o、p. 15 日龄

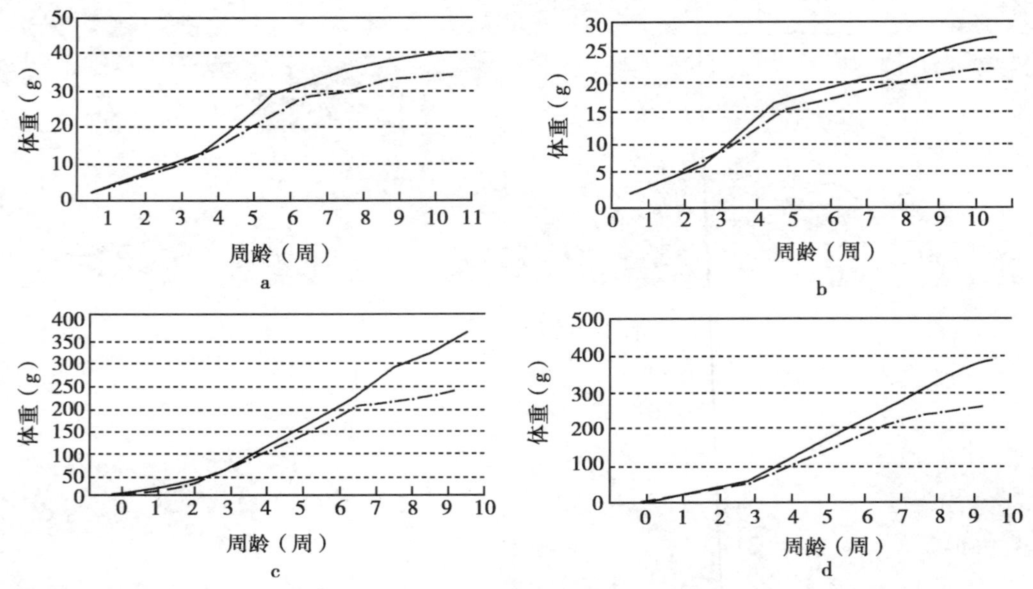

图 3-1-39 常用近交系和封闭群大鼠、小鼠生长曲线

a. KM 小鼠生长曲线；b. BALB/c-6J 小鼠生长曲线；c. Wistar 大鼠生长曲线；d. SD 大鼠生长曲线

（——为雄性，—·—·— 为雌性）

三、兔的日龄判断

兔的门齿和爪具有明显的增龄性变化特点，是判断年龄的重要依据，见表 3-1-7。

表 3-1-7 不同年龄阶段兔的门齿和趾爪的特点

年龄阶段	门齿	趾爪
青年	门齿洁白，短小，排列整齐	趾爪较短、直、平，隐藏于足部被毛中
老年	门齿暗黄，厚而长，排列不齐，有时破损	趾爪较短，常露出于足部被毛外，且爪尖钩曲

30 日龄内的仔兔外形特征随着发育而出现明显的变化，可以较为精确地判断日龄，30 日龄以上通过体重和换毛大致判断月龄，见表 3-1-8。

表 3-1-8　兔在不同日龄的外观特征

日龄	外观特征
0	全身裸露无毛，眼睛紧闭，耳闭塞无孔，脚趾相连，不能自由活动
1	
2	
3	全身开始长毛，脚趾分开
4	
5	
6	耳根部出现小孔与外界相通
7	
10	睁眼，出巢，开始尝试饲料
11	
12	
21	可正常采食饲料
30	被毛长全，体重为初生的 10 倍
100	第一次脱换乳毛，即小换毛
130~190 天	第二次换毛即大换毛，结束即成年

四、犬、猪和猕猴的年龄判断

犬、猪和猕猴的牙齿更替和磨损具有明显的增龄性特征，是判断年龄的主要依据。通过体重大致推算年龄时，由于这 3 种动物标准化程度低，须首先绘制出该品种在标准饲养状态下的生长曲线作为基准。

犬的年龄主要以牙齿的生长情况、磨损程度、外形颜色等情况综合判定。仔犬在出生后十几天即开始生出乳齿，2 个月以后开始由门齿→犬齿→臼齿顺序逐渐更换为恒齿，8~10 个月牙齿换齐。但犬齿需要 1 岁半以后才能长坚实。饲养场饲养的品种犬，可以根据记录明确了解年龄，而收购的杂种犬就无法知道确切年龄。实际中，可根据犬齿更换和磨损情况，估计犬的年龄，见表 3-1-9。

表 3-1-9　犬年龄与牙齿特点

年龄	牙齿更换和磨牙情况
2 个月以下	仅有乳牙(白、细、尖)
2~4 个月	更换门牙
4~6 个月	更换犬牙(白，牙尖圆钝)
6~10 个月	更换臼牙
1 岁	牙长齐，洁白光亮，门牙有尖突
2 岁	下门齿尖突部分磨平
3 岁	上、下门齿尖突大部分磨平
4~5 岁	上、下门齿开始磨损呈微斜面，并发黄
6~8 岁	门齿磨成齿根，犬齿发黄、磨损
9~10 岁	唇部、胡须发白
10 岁以上	门齿磨损，犬齿不齐全，牙根黄，唇边胡须全白

注：摘自吴晓青主编的《动物实验基本操作技术手册》

猕猴年龄与体重具有一定关系。一般猕猴的体重随年龄的增长而增加，但并非随年龄平均地增加，而是有一定的周期性。在性成熟期，体重增加较快，尤其是同年龄的猕猴，雄性猴比雌性猴的体重增加要快，约多重 0.50kg。当达到一定年龄时（一般雄猴 8~10 岁，雌猴 6~8 岁），体重增加不明显或不增加。猕猴年龄与体重的关系见表 3-1-10。

表 3-1-10　猕猴年龄与体重的关系

年龄（Age）	体重（kg）	年龄（Age）	体重（kg）
初生	0.32~0.55	4 岁	4.50~5.50
3 个月	0.60~0.75	5 岁	5.50~6.80
5 个月	1.08~1.50	6 岁	6.00~7.63
1 岁	1.35~2.08	7 岁	6.45~8.30
2 岁	2.80~3.30	8 岁	7.00~9.15
3 岁	3.50~4.60		

注：摘自吴晓青主编的《动物实验基本操作技术手册》

猕猴的年龄与牙齿也具有一定的关系。猕猴的牙齿生长与脱落有一定规律，可根据这些规律判断猕猴的年龄，主要是依据牙齿的生长、脱落和磨损的情况而定，见表 3-1-11。在 10 岁前误差不大，10 岁以后误差较大。

表 3-1-11　猕猴年龄与牙齿生长的关系

年龄（age）	牙齿生长（dental growth）
初生	一般无齿，少数长出 2 颗门齿
1 个月	生长快的猕猴 36 天就可长出 8 颗门齿
2 个月	上颌犬齿刚冒尖
3 个月	上颌第 1 臼齿生、第 1 前臼同时冒尖
4 个月	下颌犬齿、第 1 前臼长出
4~5 个月	下颌第 2 前臼全部长出
5~6 个月	乳齿全部长齐
14~16 个月	下颌右侧第 1 臼齿先长，下颌左侧第 1 臼后长
17~18 个月	第 1 臼齿生长情况各不相同
19~31 个月	第 1 臼齿长齐
32~41 个月	换中门齿、侧门齿（次序变化大），换犬齿，长出第 2 臼齿
42~43 个月	换下颌侧门齿、中门齿，第 2 臼齿全部长出，换第 1 前臼齿
44~56 个月	换第 2 前臼齿，换犬齿
19~31 个月	下颌第 3 臼齿长出
32~41 个月	上颌第 3 臼齿长出，至此全部恒齿长齐

注：摘自吴晓青主编的《动物实验基本操作技术手册》

第六节　实验动物的个体标识技术

Section 6　Individual animal identification technology

在生产和实验中，为区别动物的不同个体或不同组别，需采用相应的动物标识方法，理想的标识方法必须符合标记明确易辨认，对动物损伤小且操作简单的基本原则，可能的情况下尽量不采取将标记做在动物身上的方法。群养的动物可以按其特有毛色、花纹进行识别，如猴、犬常通过照片和文字记录其外表和毛色特征，单笼饲养的动物可在笼上挂牌标注。当这些方法不能满足实验要求时，可采用以下方法对动物进行标记。

一、非损伤性标识技术

(一) 染色法

染色标识是用化学染色剂在动物体表明显部位涂染的方法，操作简便，对动物损伤小，是实验室最常用的方法，适用于白色或浅色的动物，尤其适合小动物，白色或者浅色无花纹的小鼠、大鼠、豚鼠、兔均可采用。由于染色标记可自行褪色，长期实验中需要定期复染。染色标记也可因为动物间的摩擦、舔毛、尿液或水浸渍、被毛脱落等原因而破坏，因此需要经常检查，及时复染。此外，需注意动物会试图舔干被染的被毛，因此摄入少量染色液，可能对动物的健康和实验观察有潜在影响，如可以看到摄入苦味酸的小鼠血清颜色变深。

1. 标识规则 10以内的编号可使用一种染色液在不同部位涂染，100以内的编号需使用两种不同颜色的染色液进行涂染，一种颜色代表十位数，另一种颜色代表个位数。涂染规则如图3-1-40所示。

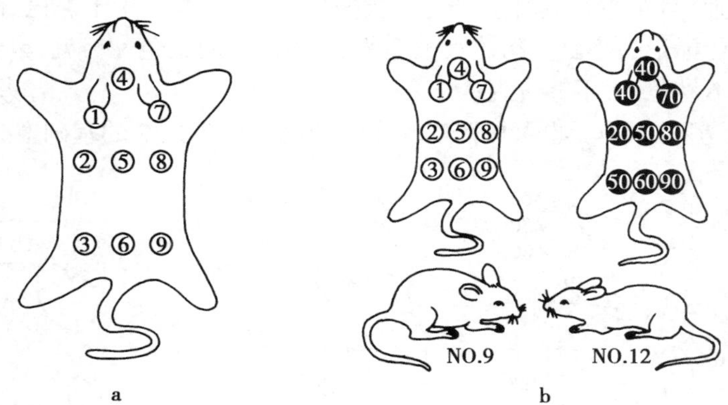

图 3-1-40 染色编号规则

a. 一种颜色的染色编号；b. 两种颜色的染色编号

2. 染色操作 用毛笔(或以镊子裹上棉花代替)蘸取适量染色液，逆毛涂刷。由于动物被毛生长有一定方向，逆毛涂刷可将被毛从毛根至毛尖全部染色，顺毛时仅在毛尖染色且染色液容易到处流淌。染色后待被毛稍干再放开动物。

如无染色液，也可用油性记号笔进行临时性标记，大鼠和小鼠可在尾部用不同的比划代表数字(图3-1-41)，该标记仅维持2~3天。兔和豚鼠可在耳部皮肤直接书写编号。

3. 常用染色液 3%~5% 苦味酸溶液，涂染成黄色；将苦味酸溶于无水乙醇制成饱和苦味酸乙醇溶液，乙醇易挥发，染色时可避免染色液流淌。

2% 硝酸银溶液，涂染成咖啡色，涂后需光照10分钟。

0.5% 中性红或品红溶液，涂染成红色。

煤焦油乙醇溶液，涂染成黑色。

龙胆紫溶液，涂染成紫色。

(二) 剪毛法

剪毛标识是在动物体表相应部位剪去被毛的标识方法，操作简便，不损伤动物，标记也容易辨识。但由于动物的被毛不断长出而使标记逐渐消失，因此只适合短期研究。小鼠、大鼠、豚鼠之类的小型啮齿类可按单色涂染标记的规则剪毛，犬、兔等大、中型动物还可用剪毛刀在动物体侧或背部剪出号码。

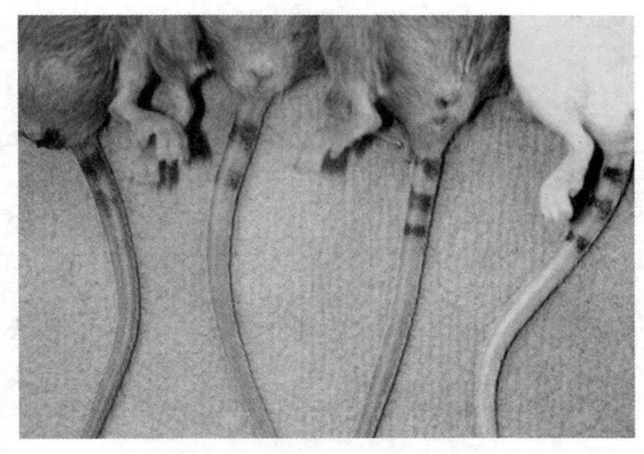

图 3-1-41 鼠尾涂染编号

(三) 挂牌法

挂牌标识是让动物佩戴印有编号的号牌进行标识的方法,号牌法不受动物毛色的影响,但多用于体型较大和佩戴项圈的实验动物如犬、兔等。可将号码牌固定在动物的项圈上,或者干脆在颈圈上印编号。号牌材质可为塑料、金属(不锈钢或者铝质)等,应不生锈且不易损坏。禽类的编号可以采用挂腿圈法,首先将号码冲压在圆形或方形金属牌上,金属牌常用不生锈的铝板制成,或者可使用市售的打好号码和记号的铝制牌。然后将金属薄片固定在拴腿的皮带圈上,将此圈固定在动物的腿的上部。

二、损伤性标识技术

(一) 耳标法

耳标即在动物的耳郭上所做的个体标识,其中耳孔标识是用专用的耳部打孔机在动物耳部打孔的标识方法,耳缺标识是用剪刀在耳缘剪出缺口的标识方法,动物的编号由耳孔或者耳缺的位置和数量来表示。该方法所作标记可终身保持,清晰且容易辨认,不受动物毛色的限制,但操作时会引起动物的疼痛以及造成一定程度的损伤,也可能会影响耳静脉注射之类的实验操作。由于小鼠耳壳大而薄,容易操作,打孔或者剪耳后几乎不出血,且很少在其耳上进行实验操作,故该方法常用于黑色、棕色小鼠以及裸鼠等不能使用剪毛或者染色进行标记的小鼠。猪体表被毛稀疏,不能采用染色和剪毛,也常用此法进行标识。耳孔或耳缺标记的缺点是不易记忆,不够直观。

1. 标识规则　可参考图 3-1-42,也可按照实验实际情况在表 3-1-12 的基础上进行变通。

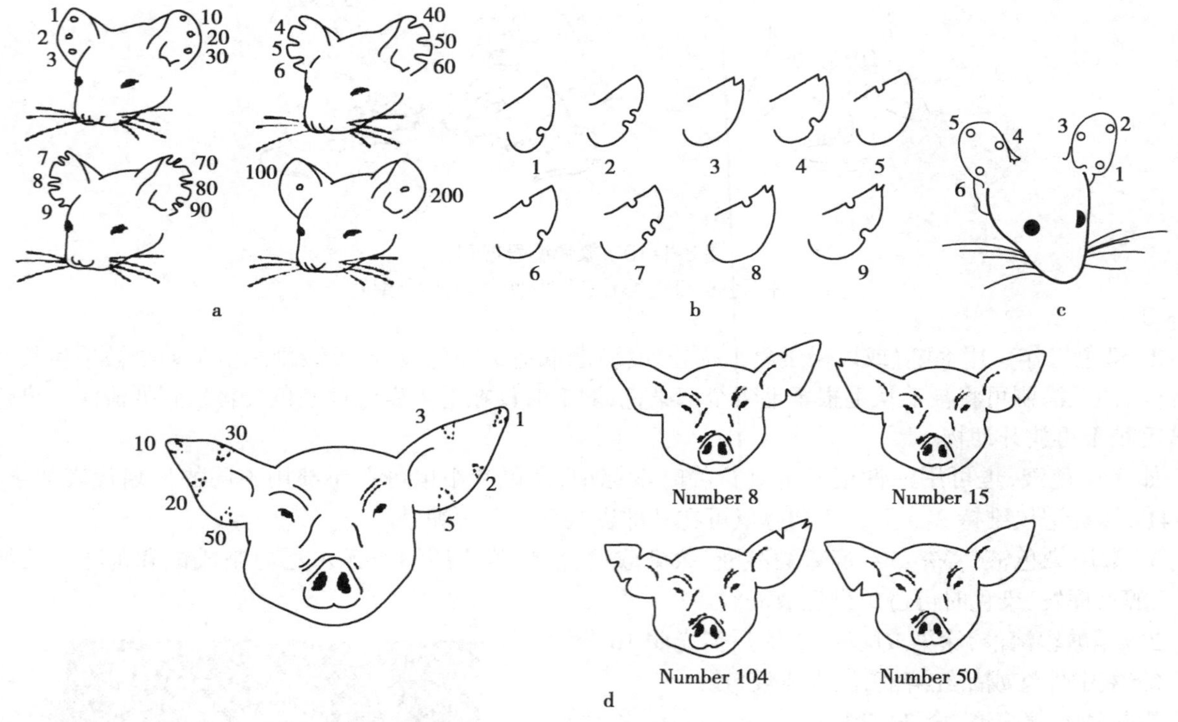

图 3-1-42　耳孔或耳缺标识规则

表 3-1-12　耳孔或耳缺编号规则举例

编号	耳孔	耳缺	编号	耳孔	耳缺
1	双耳无孔	左前缺	5	右耳双孔	左前、后缺
2	左耳 1 孔	左后缺	6	——	右前、后缺
3	右耳 1 孔	右前缺	7	——	左前缺,右前缺
4	左耳双孔	右后缺	8	——	左后缺,右后缺

2. 标记操作　见图 3-1-43。打孔或剪耳时可适当进行局部麻醉以减轻对动物的刺激，做好标记部位的消毒和止血，将滑石粉涂抹在伤口上可防止伤口愈合标记消失。

此外，对于体型较小的动物如啮齿类，有时也将号牌悬挂在耳上，如图 3-1-44。挂号牌的过程视方法的不同而对动物产生不同程度的损伤，且动物可能因不适而设法自行去除号牌，耳部悬挂标签也可能妨碍动物的日常活动与交流。

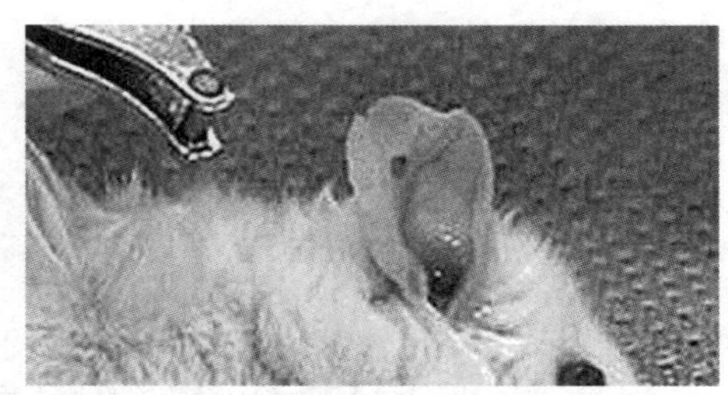

图 3-1-43　鼠耳打孔器和打孔操作

(二) 刺染法

刺染（tattoo）标识是在表皮针刺后涂以颜料，使其渗入皮下形成永久的记号，根据使用工具和操作方法的不同又称为刺号、刺青、打号、刺印、针刺等。刺染适用于各种毛色的动物，并且能够用于幼龄小鼠标记而取代剪趾法。

1. 标记部位　大鼠、小鼠和豚鼠等小动物，可在尾部、耳部或四肢皮肤裸露处进行标记，仅刺出记号即可，兔和耳朵比较大的犬可在耳部标记，可以使用刺号钳刺出号码再染色，猴可在胸部裸露皮肤处标记。

2. 标记操作　见图 3-1-45 和图 3-1-46。针刺时应避开大血管，预先对皮肤消毒，将表皮刺出血即可，不能刺入太深，刺后将染料涂抹于表皮，待染料渗入后再擦干净皮肤。

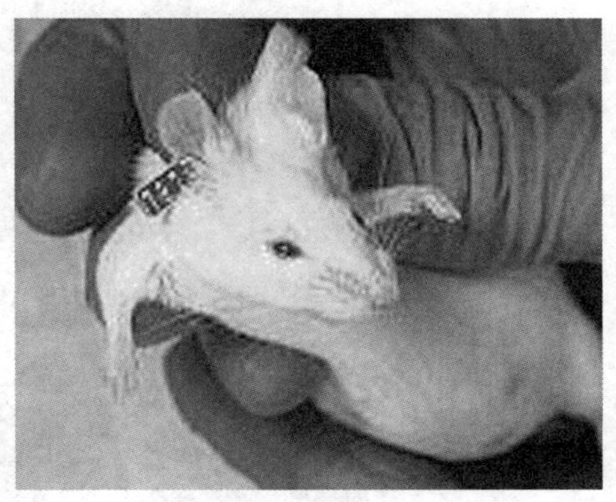

图 3-1-44　小鼠的耳标

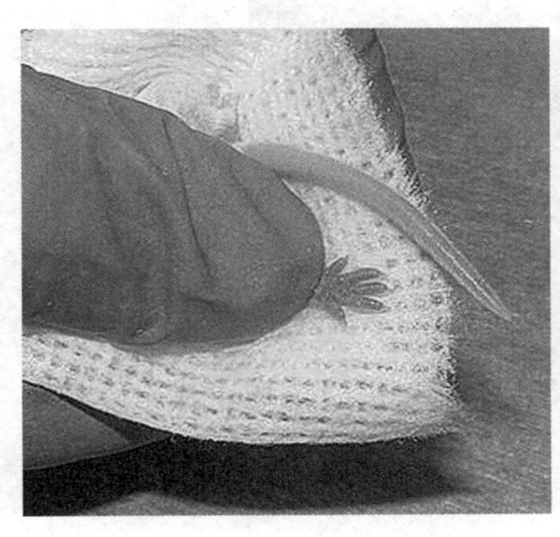
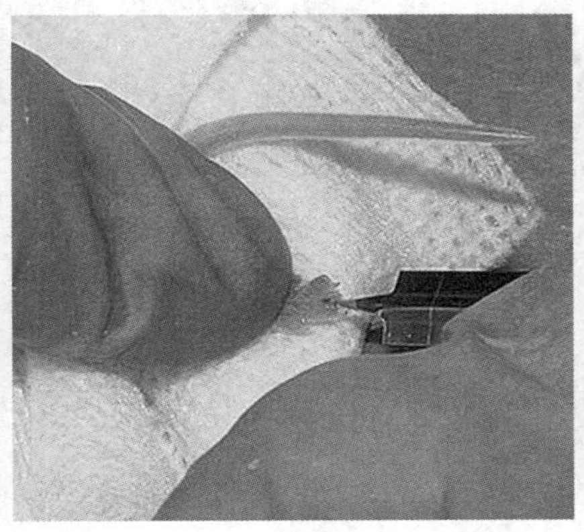
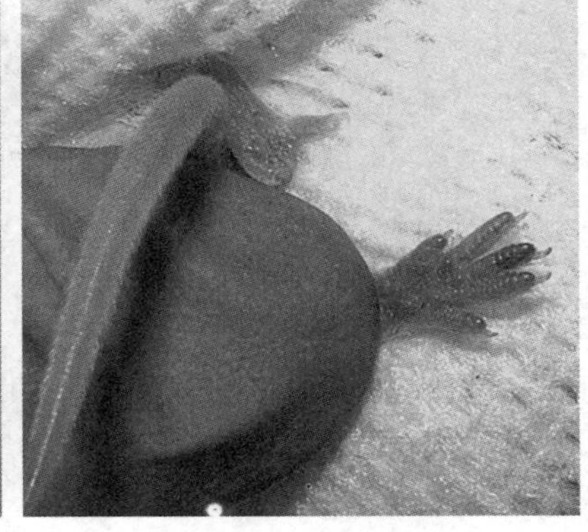

图 3-1-45　幼龄大鼠脚趾刺染

(三) 剪趾法

剪趾标识是剪去动物特定脚趾第一趾节，使之形成永久缺失而成为个体标志（图 3-1-47）。由于剪趾对动物福利影响较大，故非不得已不推荐使用，且只限于初生或幼龄动物。剪趾法目前多用于转基因小鼠的个体识别，因转基因小鼠在出生后需逐个进行基因型鉴定，但此时被毛尚未长出，耳壳也不够大，不能进行染色标记和耳孔 / 耳缺标记。对小鼠剪趾应在 14 日龄以内进行，在 1 周龄内剪趾无需麻醉，但出生第 2 周实施应进行麻醉。剪趾可以在不同毛色小鼠进行，如剪趾得当，标记可留存终身。剪趾时需合理掌握脚趾剪去的程度，剪趾过少，脚趾愈合后标记不易辨认，剪趾过多则容易使动物失血过多。剪趾标记的同时，可以将剪下的脚趾用于基因型鉴定，从而不用再从尾尖切取组织，减少了对动物的损伤。剪趾后应注意止血。

(四) 电子芯片法

电子芯片法是在动物皮下埋植电子芯片进行永久标识的方法（图 3-1-48）。每个微芯片具有独一无二的编号，工作人员通过专用的便携式微芯片扫描仪读出芯片上的信息进行识别，由于微芯片可以携带大量

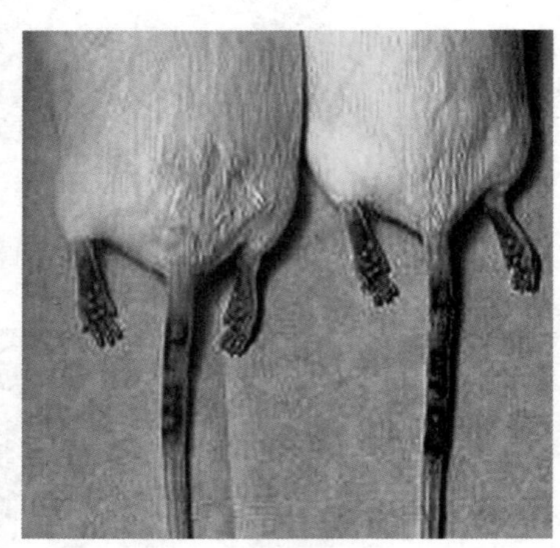

图 3-1-46　成年小鼠尾部刺染

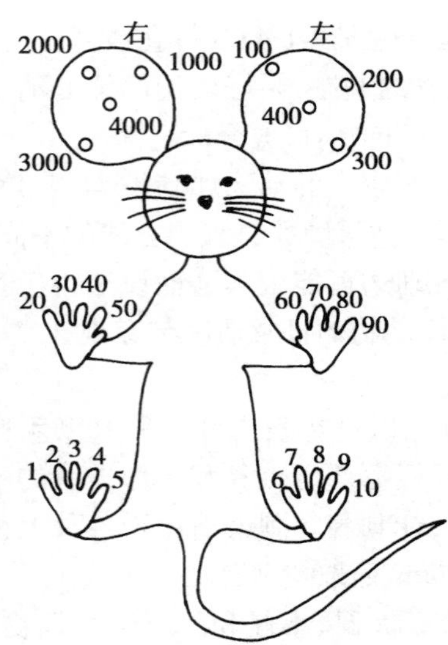

图 3-1-47　小鼠剪趾法标记

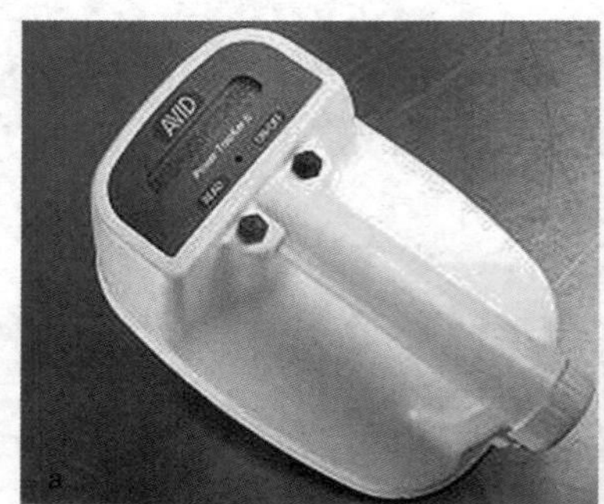

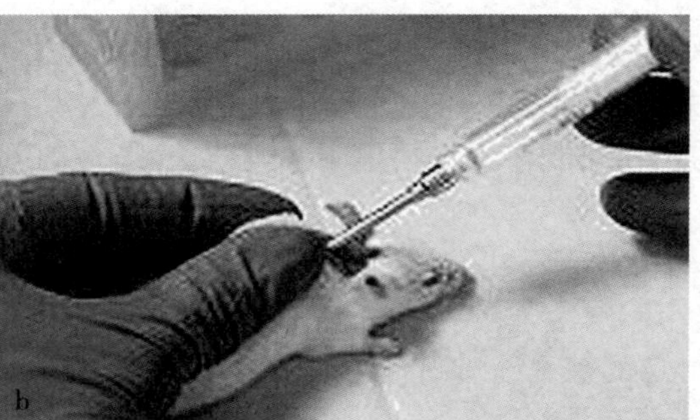

图 3-1-48　微芯片埋植标识

a. 微芯片阅读器；b. 注射法皮下埋植

信息，可以将该动物的有关信息如来源、遗传背景、出生日期等都载入芯片。目前芯片法由于成本较高而尚未普及，仅用于猕猴等价值高的实验动物。

（杨斐　胡樱　代解杰　匡德宣　陈振文）

第七节　实验动物的被毛去除技术

Section 7　Animal hair removal technique

除了裸鼠之类被毛稀少、无毛的动物，实验动物大多具有丰富的被毛，手术、皮内注射、皮下注射等操作中被毛会影响操作和观察，常用以下方法去除：

一、拔毛法

拔毛法是直接用拇指和示指拔除被毛，适用于被毛稀疏且短小的部位，如大鼠和小鼠皮下注射，兔和豚鼠耳缘静脉注射或取血之前。

二、剪毛法

剪毛法是用剪刀直接剪去被毛。操作时先将动物保定，待剪毛部位向上，为防剪下的被毛飞扬，可用蘸有水的纱布浸湿被毛,以毛剪贴着动物的皮肤,垂直于被毛生长方向从毛根处剪下被毛,一般先粗剪,后精剪,剪毛时不能用手提着被毛,否则该处皮肤受到牵引容易被剪破。剪下的毛应集中放在一容器内,防止到处飞扬。

三、剃毛法

剃毛法是使用剃刀剃除被毛,常用于较大动物外科手术前。先以温肥皂水将被毛充分润湿,用毛剪先逆着被毛生长方向剪短被毛,再用剃刀顺被毛生长方向从根部剃除,如采用电动剃毛刀可以逆着被毛生长方向操作。

四、化学脱毛法

化学脱毛法是采用化学脱毛剂将动物的被毛去除。常用于大动物手术前或者观察动物局部血液循环的研究。此法可彻底除去动物被毛,使皮肤清楚显露,不过一段时间后被毛可再生,由于脱毛剂对皮肤有一定刺激作用,通常需在实验前 24 小时进行脱毛,并按需要在皮肤上涂上润肤霜或油。

(一) 常用脱毛剂

适用于犬等大型动物的脱毛剂配方为:硫化钠 10g,生石灰 15g,溶于 100ml 水中。

适用于兔和啮齿类动物的脱毛剂的配方为:

硫化钠 3g,肥皂粉 1g,淀粉 7g,加适量水调成软膏状。

硫化钠 8g,淀粉 7g,糖 4g,甘油 5g,硼砂 1g,加水 75ml,配制成糊状。

硫化钠 8g,溶于 100ml 水中,配制成无色溶液。

硫化钡 50g,氧化锌 25g,淀粉 25g,加水适量调成糊状。

硫化钡 35g,面粉或玉米粉 3g,滑石粉 35g,水 100ml,调成糊状。

(二) 脱毛操作

先将脱毛部位的被毛剪短,用棉球蘸适量脱毛剂涂布于该区域,经 2~3 分钟后轻轻擦去脱毛剂连同被毛,并用温水(或蘸有温水的棉球)清洗以除去剩余脱毛剂和被毛,擦干皮肤。大鼠和小鼠如不剪短被毛,则相应增加脱毛剂用量和作用时间。在脱毛剂作用下,动物皮肤变得脆弱,因此禁止用力擦脱毛区的皮肤。

(杨斐　胡樱)

第八节　实验动物的麻醉技术

Section 8　Animal anesthetic technique

适当的麻醉有助于消除或减轻实验过程中动物的疼痛和不适感觉,使动物在实验中服从操作,确保实验顺利进行,也保障了动物和操作者的安全。

一、动物实验的麻醉类型

动物实验中,麻醉可按效果分为全身麻醉和局部麻醉两大类型。全身麻醉时,动物出现暂时性的中枢神经系统抑制,意识丧失,全身不感疼痛,肌肉松弛,反射抑制等。麻醉的深度和麻醉药物的血药浓度有关,许多手术均要求对动物进行全身麻醉,以减少动物的挣扎,保持安静,并减轻手术操作对动物造成的应激(疼痛,恐惧等);局部麻醉时,动物仍保持清醒,只是操作局部的痛觉暂时丧失或迟钝,以便实验观察和操作,对重要器官功能干扰较小,麻醉并发症少,并减轻实验中动物局部的疼痛不适以及由此引起的不良情绪,适用于大、中型动物各种短时间内的实验。由于麻醉尤其是全身麻醉时动物处于非常生理状态,对动物的健康和研究具有潜在影响,因此应根据不同的研究目的和要求以及动物的特点选择全身麻醉或局部麻醉,如对啮齿类动物通常实施全身麻醉,而犬等体型较大且在一定程度上能服从调教的动物在某些研究中进行局部麻醉即可顺利操作。此外,研究中需要观察循环和呼吸系统时通常应使用清醒动物,以免麻醉状态影响实验结果，若必须对动物麻醉，则应注意麻醉深度对实验结果的潜在干扰。

二、动物实验常用麻醉方法

麻醉方法是指麻醉剂的给药方法，视麻醉药物特性和麻醉目的而不同，如应用挥发性麻醉药物进行全身麻醉时使用吸入麻醉或者气管内插管法，应用非挥发性药物进行全身或者局部麻醉时使用注射麻醉、喷雾麻醉、涂布麻醉等。

(一) 吸入麻醉

是让动物自主吸入麻醉蒸气或气体以达到全身麻醉目的，应用于挥发性麻醉剂，常用麻醉箱（anesthetic chambers）来实现，适合于对较难固定的小动物进行麻醉诱导。最简易的麻醉箱可以是一个诸如玻璃烧杯的器皿，容器中放置浸泡了挥发性液态麻醉药物的棉花或者纱布，待药物挥发麻醉蒸气充满容器，将动物投入容器内即可(图 3-1-49)。此种方式虽简便，但动物可能直接接触麻醉剂而引起不适，即便采用铁丝网等将动物和浸润了麻醉剂的棉球隔开，由于麻醉蒸气浓度难以控制，常发生麻醉过浅或者过深，并且也很难避免麻醉蒸气对环境的污染和对操作人员的危害。通过麻醉机向麻醉箱内提供一定浓度的麻醉药蒸气即可解决上述问题。采用适当的麻醉回路（anesthetic circuits）能够保证动物安全地吸入麻醉蒸气以及废气的安全排放。

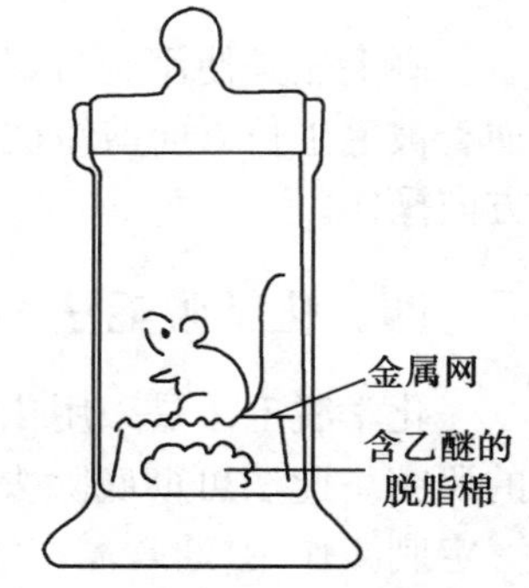

图 3-1-49 小鼠的麻醉诱导

采用此种方式完成诱导后，需将动物提出麻醉箱进行实验，在实验过程中为了维持动物的麻醉状态，就需采用麻醉面罩给动物继续吸入麻醉蒸气。可以用小烧杯内置一块浸有麻醉剂的棉球，放在动物口鼻处代替麻醉面罩(图 3-1-50)，当药物即将挥发尽，动物开始苏醒时再加入麻醉剂，或将麻醉机接到麻醉面罩上使用。

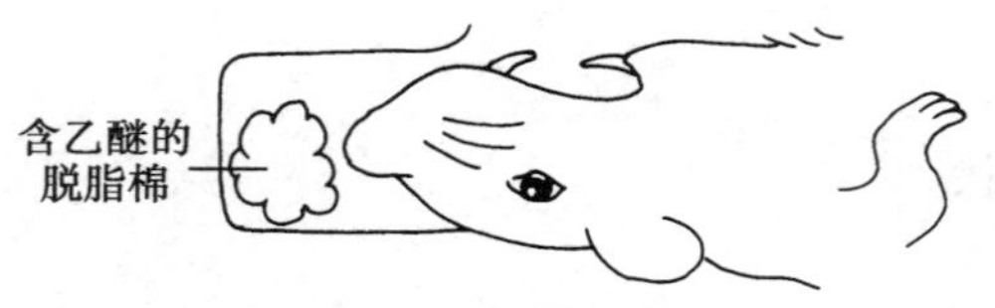

图 3-1-50 小鼠的麻醉维持

(二) 气管内插管麻醉

气管内插管麻醉是通过在气管内插管建立人工气道，输入麻醉气体达到全身麻醉的目的，适用于挥发性麻醉剂。气管插管前应了解动物咽喉部的结构，特别是软腭和会厌的解剖关系，选择合适的气管导管（管径、长度）以及喉镜，动物应进行麻醉诱导至消除咳嗽和吞咽反射，必要时应至浅麻醉状态。

1. 啮齿类的气管内插管　大鼠和豚鼠的气管内插管常需要使用特制的喉镜或耳镜帮助观察喉部的状况，使大鼠或豚鼠侧卧，将舌头从一侧口角拉出，通过喉镜或耳镜观察其喉部并插入导管；小鼠、地鼠由于个体小，插管较困难。

2. 兔的气管内插管　兔的喉部很难看见，如需直视喉部插管，应准备适当的喉镜或耳镜，但可以采用另一种方法而无需直视喉部，即使兔侧卧，抓紧并伸展头部，将头部上提至前肢刚好触及台面，此时可将导管从舌面上轻柔推进至喉部，并从导管的后端辨听呼吸音，如呼吸音强或者导管（聚乙烯材质）内壁有呼出气体的冷凝雾，提示导管接近喉部，此时在兔呼气时将导管轻柔推进即可，否则应退出导管重新进行，该方法适用于体重大于 3kg 的兔，但不能向声带喷洒局部麻醉剂防止喉痉挛。

3. 犬的气管内插管　使犬侧卧，由助手尽量将犬的下颌拉开，拉出舌头，喉镜在舌面上向喉部推进，由于喉部通常被会厌盖住，使用喉镜片末端向上轻提软骨可使会厌前移暴露喉部，此时可使用局部麻醉剂防止喉痉挛，待喉部充分暴露后，将导管插入气管内。

4. 猪的气管内插管　暴露猪的喉部较困难，操作时使动物仰卧保定，充分伸展头颈部，拉出舌头时注意避免舌头被牙齿损伤，尤其是雄性猪的犬牙，使喉镜在舌面上向喉部推进，必要时用导管内的导丝末端向下推软腭，进而和会厌分开，到达喉部时喷洒局部麻醉剂（利多卡因），拔出导丝后，导管继续前进，此时常遇到喉壁的阻挡，可微退导管，旋转 90°后重新推进。该过程可能反复多次直至导管推进时无阻力感，如强行推进则可能导致严重的喉部损伤、出血以及继发窒息。

(三) 注射麻醉

适用于各类非挥发性麻醉药物，应根据麻醉目的、药物的特性和动物特性选择相应的注射途径。

1. 全身麻醉的注射途径　最常用的是静脉注射，体型较小的动物如啮齿类（大鼠、小鼠、豚鼠、地鼠）由于静脉注射实施困难，多采用腹腔注射，部分药物可进行皮下或肌内注射。

静脉注射麻醉药物必须控制药物注入速度，宜缓慢，同时观察动物的麻醉程度，包括肌肉的紧张性、角膜反射和对皮肤刺激的反应，当这些活动明显减弱或消失时应立即停止注射。静脉注射时通常先注入用药量的 2/3，视动物的麻醉程度注入余下的部分或全部药液。如需持续静脉输注，使用注射泵可更好地控制药物注入速度。如动物在注射时无法保持安静，则需要先行吸入麻醉诱导。

腹腔注射麻醉适用于一次性给药，操作简单易行，常用于啮齿类和兔。操作要点同腹腔注射给药。为了避免麻醉过深，一般也先注射计算药液总量的 2/3，如动物已达到所需的麻醉深度，则不必再注射余下的药液，否则应视动物的麻醉深度适当追加注射。

2. 局部麻醉的注射途径

(1) 区域阻滞麻醉：是在麻醉区域的四周和底部注射麻醉药物，阻断痛觉向中枢传导。

(2) 神经干(丛)阻滞麻醉：是在神经干(丛)周围注射麻醉药物，阻滞其传导，使其所支配的区域无痛觉。

(3) 椎管内麻醉：是向椎管内注射麻醉药物，阻止脊神经的传导，使其所支配区域痛觉丧失。根据麻醉药物注射的不同部位，可分为蛛网膜下腔麻醉、硬脊膜外腔麻醉、骶管麻醉等，常用于大型实验动物如猪、羊等。

(四) 其他麻醉方法

利用局部麻醉剂的组织穿透作用，将药物应用于组织表面，使药物透过黏膜，阻滞浅表神经末梢而达到麻醉目的。如药液点眼，鼻内涂敷，咽喉气管内喷雾，尿道灌注等，常用于鼻腔、口腔黏膜、眼结膜、尿道等部位的手术，这些方法均属于表面麻醉范畴。

三、常用麻醉药物及其用法

(一) 全身麻醉药物

用于实验动物全身麻醉的药物可按物理性质分为挥发性和非挥发性两类，挥发性麻醉剂以吸入方式给药，非挥发性麻醉剂以各种注射方式给药。选择适当的全身麻醉药物，在满足研究要求的前提下，还需考虑麻醉效果的种属差异、麻醉药物的体内代谢对研究的干扰、麻醉实施的可操作性等因素。

1. 挥发性麻醉剂　实验动物常用的挥发性麻醉剂主要有乙醚、氟烷、甲氧氟烷、异氟烷、恩氟烷、氧化亚氮等。

(1) 乙醚

作用特点：乙醚（ether）是一种安全范围较大的挥发性麻醉剂，即使过量使用也很少发生死亡，且对肝、肾毒性小。使用乙醚麻醉的诱导时间和复苏时间均较短，在吸入气体中乙醚蒸气浓度达 15% 容积时，10 分钟左右就可产生外科麻醉效应，麻醉深度容易掌握，麻醉动物肌松完全。乙醚麻醉对交感 - 肾上腺髓质系统有兴奋效应，吸入乙醚可促使儿茶酚胺释放，使心率加快，心输出量增多，脾脏收缩，血压正常或稍升高。此效应可抵消麻醉药物对心脏的抑制，所以麻醉过程中可维持正常血压，还能使气管平滑肌舒张，胃肠平滑肌张力降低，蠕动减弱。乙醚麻醉比较适用于短时手术或实验操作中的动物麻醉，并且较多用于大鼠和小鼠，但不适用于鸡的麻醉。使用方便，对设备要求不高，开放式、半开放式、封闭式吸入均可。

注意事项：乙醚麻醉诱导期动物常出现较明显的兴奋现象，可在麻醉前 20~30 分钟给予吗啡使动物镇静。乙醚对呼吸道黏膜和结膜有强烈刺激性，可引起咳嗽并使呼吸道黏液和唾液分泌增多，偶尔导致喉痉挛，通过神经反射还可扰乱呼吸、血压和心脏的活动。为减少气管和唾液腺分泌物，降低动物气道阻塞的危险，可于麻醉前 20~30 分钟给予阿托品等抗胆碱能药。当动物突然吸入高浓度的乙醚，由于对上呼吸道黏膜的强烈刺激，通过迷走神经的反射作用，有时会引起呼吸暂停。乙醚也具有较高的胃肠道刺激性，随唾液进入消化道可引起呕吐。吸入乙醚导致儿茶酚胺释放可使血糖中度升高并伴有其他代谢改变。乙醚可促进抗利尿激素的分泌，使尿量减少；还兼有箭毒样作用，能抑制神经 - 肌肉接头的传递，这些效应可能干扰实验。乙醚还可诱发动物既有呼吸系统慢性疾病的急性发作，特别是在兔和啮齿类。此外，乙醚易燃易爆，使用中应注意防火，在光、空气作用下易分解生成乙醛及过氧化物而具有强烈的毒性，因此不能开瓶后久置，超过24小时即不宜再用，否则会增强对黏膜的刺激作用。使用乙醚麻醉还应防止操作人员吸入而影响健康。

麻醉技术参数

诱导浓度：10%~20%。

维持浓度：4%~5%。

麻醉效能（大鼠MAC）：3.2（麻醉效能以最小肺泡气浓度MAC反映，是指钳夹动物脚趾50%动物不发生痛反应时肺泡麻醉药的浓度，MAC越大，则麻醉效能越小）。

(2) 氟烷

作用特点：氟烷（halothane）是卤族吸入麻醉药的代表，在兽医临床使用较普遍，其麻醉诱导和苏醒均较快（1~3分钟），不过长时深麻醉后苏醒还是较慢。氟烷无刺激性，多数动物接受性良好，麻醉性比乙醚强很多，肌松虽不够理想，但足以满足一般实验要求。氟烷不可燃不易爆，但挥发性大，必须由标准挥发罐给药以控制吸入浓度，避免浓度过高而致命。与乙醚混合使用可减轻两者副作用并增强效力。

注意事项：氟烷对心血管系统有抑制作用，麻醉动物可出现心动徐缓，同时外周血管扩张，在外科手术中容易引起中度低血压。对呼吸系统也有剂量依赖性抑制，较深麻醉时潮气量减少，支气管扩张使呼吸道阻力减小而加大解剖死腔，二氧化碳蓄积发生呼吸性酸中毒。反复应用可致肝损伤，并使肾血流量减少，肾功能下降。氟烷在强光下分解。因氟烷价格昂贵，应使用封闭式吸入以减少浪费。

麻醉技术参数

诱导浓度：4%~5%。

维持浓度：1%~2%。

麻醉效能（大鼠MAC）：0.95。

(3) 甲氧氟烷

作用特点：甲氧氟烷（methoxyflurane）是一种无刺激的强效吸入麻醉剂，具有一定的术后镇痛作用，麻醉诱导慢，应用于大动物时最好用于麻醉维持而不适合作为麻醉诱导，但在麻醉箱中诱导小动物很安全，其蒸气浓度低可减少麻醉过量危险，尤其适合新生动物麻醉的诱导和维持。和氟烷相比，相同麻醉深度对动物呼吸和心血管系统抑制较轻。

注意事项：当长时间麻醉时，甲氧氟烷在体内代谢产生的氟化铁可能会损伤肾。

麻醉技术参数

诱导浓度：3%。

维持浓度：0.4%~1%。

麻醉效能（大鼠MAC）：0.22。

(4) 恩氟烷

作用特点：恩氟烷（enflurane）的麻醉诱导和苏醒较快，有利于简便、迅速地调节麻醉深度，无刺激性，不良反应类似氟烷，但效力较氟烷和异氟烷弱。恩氟烷吸入后大多通过肺清除，很少在体内经肝代谢，故对肝脏微粒体酶系统的诱导很小。

注意事项：高浓度可使犬呼吸抑制，呼吸频率和潮气量均减少，二氧化碳分压升高，血压和pH下降，5%及更高浓度吸入可使动物长时间屏气，对心肺功能影响比异氟烷稍大。

麻醉技术参数

诱导浓度：3%~5%。

维持浓度：1%~3%。

(5) 异氟烷

作用特点：异氟烷（isoflurane）是恩氟烷的同分异构体，其麻醉诱导快且平稳，苏醒也快，并且动物复苏状况良好，能简便、迅速地调节麻醉深度。异氟烷对黏膜无刺激性，动物吸入不会引起强烈反抗，对心血管抑制轻,其生化转化率比恩氟烷低,几乎完全由肺清除,对肝脏微粒体酶系统的诱导很小,因此对药动学试验和毒理试验的干扰最小。肌松效果良好。

注意事项:对呼吸系统的抑制强于氟烷,可影响通气量,其刺激性异味可引起兔诱导时屏气,但在多数其他动物未见此现象。

麻醉技术参数

诱导浓度:4%。

维持浓度:1.5%~3%。

麻醉效能(大鼠 MAC):1.38。

(6) 氧化亚氮

作用特点:氧化亚氮(methoxyflurane)又称笑气,是气态全麻药的代表,毒性小,镇痛作用好,动物恢复快。吸入的氧化亚氮主要溶解在血浆里,不与血红蛋白结合。动物吸入后大脑皮层很快受到抑制,意识丧失,随之丘脑和小脑也受到抑制,如果不发生缺氧则延髓中枢不受抑制,各种反射不消失。挥发性麻醉剂中,氧化亚氮对动物心血管和呼吸系统抑制最小,但麻醉效能很低,单用仅为浅麻醉,肌松不佳,其主要应用价值在于与其他吸入麻醉药合用并降低后者使用浓度,从而降低麻醉对心血管和呼吸的抑制。

注意事项:氧化亚氮的麻醉效能低,故不能单独产生麻醉作用,甚至不能使某些动物意识丧失,氧化亚氮常和氧气以 50:50 或 60:40 的比例混合使用,作为麻醉蒸气的载体。由于长时间吸入氧化亚氮的动物在麻醉完毕停止供气后容易发生弥散性缺氧,即此时溶解在血液中的氧化亚氮由于分压差而大量排出到肺,致使肺泡内氧气浓度被冲淡,故麻醉结束后应给动物吸入 100% 的氧气 3~5 分钟以减轻缺氧状况。

麻醉技术参数

麻醉效能(大鼠 MAC):250。

2. 非挥发性麻醉剂 实验动物常用的非挥发性麻醉剂有巴比妥类、氯胺酮、水合氯醛、乌拉坦等,常采用静脉注射或腹腔注射给药,有时也可采用皮下注射或肌内注射,用法和用量见表 3-1-13。

表 3-1-13 实验动物常用注射全身麻醉剂的使用及效果

麻醉药物	动物	浓度	剂量(mg/kg)	给药途径	麻醉效果(麻醉时间 min/ 睡眠时间 min)
戊巴比妥	小鼠	6mg/ml	40~50	腹腔注射	制动、麻醉 20~40/120~180
	大鼠	30mg/ml	40~50	腹腔注射	浅麻醉 15~60/120~240
	豚鼠	1%~3%	37	腹腔注射	外科麻醉,易致死 60~90/240~300
	地鼠	1%~3%	50~90	腹腔注射	制动、麻醉 30~60/120~180
	兔	30mg/ml	30~45	静脉注射	浅麻醉 20~30/60~120
	犬	1%~3%	20~30	静脉注射	外科麻醉 30~40/60~240
	猪	1%~3%	20~30	静脉注射	外科麻醉 20~30/60~120
	猴	1%~3%	25~35	静脉注射	外科麻醉 30~60/60~120
硫喷妥钠	小鼠	2.5%	30~40	静脉注射	外科麻醉 5min
	大鼠	1.25%	30	静脉注射	外科麻醉 10/15
	兔	1.25%	30	静脉注射	外科麻醉 5~10/10~15
	犬	1.25% 或 2.5%	10~20	静脉注射	外科麻醉 5~10/20~30
	猪	1%~5%	6~9	静脉注射	外科麻醉 5~10/10~20
	猴	1%~5%	15~20	静脉注射	外科麻醉 5~10/10~15
氯胺酮	小鼠	1%	80~100	腹腔注射	外科麻醉,需配合塞拉嗪使用 20~30/60~120
	大鼠	3.75%	75~100	腹腔注射	外科麻醉,需配合塞拉嗪使用 20~30/120~240
	豚鼠	2%	40	腹腔注射	外科麻醉,需配合塞拉嗪使用 30/90~120

续表

麻醉药物	动物	浓度	剂量(mg/kg)	给药途径	麻醉效果（麻醉时间 min/ 睡眠时间 min）
	地鼠	5%~10%	200	腹腔注射	外科麻醉，需配合塞拉嗪使用 30~60/90~150
	兔	1%	10	静脉注射	外科麻醉，需配合塞拉嗪使用 20~30/60~90
	犬	1%	5	静脉注射	外科麻醉，需配合塞拉嗪使用 30~60/60~120
	猴	5%~10%	10	肌内注射	外科麻醉，需配合塞拉嗪使用 30~40/60~120
水合氯醛	大鼠	5%	400	腹腔注射	浅外科麻醉 120~180min
乌拉坦	大鼠	20%	1000~1500	腹腔注射	外科麻醉（360~480/ 持续）
	豚鼠	20%	1500	腹腔注射	外科麻醉（300~480/ 持续）
	地鼠	20%	1000~2000	腹腔注射	外科麻醉（360~480/ 持续）
	兔	20%	1000~2000	静脉注射	外科麻醉（360~480/ 持续）
	犬	20%	1000	静脉注射	外科麻醉（360~480/ 持续）

（1）硫喷妥钠

作用特点：硫喷妥钠（thiopentone）属于速效巴比妥类药物，一次给药麻醉维持时间通常在 15~30 分钟，且麻醉诱导和苏醒均较快。硫喷妥钠麻醉诱导平稳，便于用作追加剂量，可分多次注射以满足长时手术的需要，采用静脉滴注方式给药可维持较长麻醉时间并且对动物安全。对胃肠道无副作用。

注意事项：麻醉维持时间和麻醉深度与注射速度有关，快速注入时麻醉深度较深但维持时间较短。肌松不佳，多用于全麻诱导或与其他药物合用。对呼吸和循环均有一定的抑制作用，常引起动物喉头痉挛，减缓注射速度可缓解，且不宜和吗啡合用。水溶液不稳定，宜现配现用。

使用方法：常用浓度 1%~5%。多采用静脉注射给药，以 0.2ml/s 速度推住。对腹膜刺激较大，故不宜使用腹腔注射。

（2）巴比妥钠

作用特点：巴比妥钠（barbital sodium）属于中效巴比妥类药物，是最常用的一种动物麻醉剂。巴比妥钠具有较大的安全范围和较小的毒性，麻醉诱导快，维持时间较长，适用于时间较长的手术操作。不影响血糖水平，适合需要观察血糖指标的实验。

注意事项：全麻剂量下对呼吸和血压有一定抑制作用。由于主要在肝脏代谢转化，不适用于需要观察肝功能的实验或者肝病动物模型研究。

使用方法：用于腹腔注射和静脉注射均可。常用浓度 6%~10%，多以生理盐水配制。

（3）戊巴比妥

作用特点：戊巴比妥（pentobarbital）属中效巴比妥类药物，麻醉诱导较快，一次给药可维持 2~4 小时的麻醉状态，适合一般实验的需求，对循环和呼吸系统无显著抑制，常用其钠盐（戊巴比妥钠，thioethamyl）。

注意事项：以达到外科麻醉的剂量应用于啮齿类小动物时常易导致死亡，宜将剂量调整至达到浅麻醉状态，随后使用吸入麻醉剂达到完全麻醉状态。对较大的外科手术镇痛作用差。主要经肝脏代谢，对肝微粒体酶有明显诱导作用。

使用方法：常用浓度 1%~3%，以生理盐水配制，常需加温促进溶解，配制后较稳定，可于常温下放置 1~2 个月。静脉或腹腔注射均可。

（4）苯巴比妥钠

作用特点：苯巴比妥钠（phenobarbital sodium）属于长效巴比妥类药物，应用方便且作用持久，在普通麻醉用量情况下对于动物呼吸、血压和其他功能无明显影响。

注意事项：麻醉苏醒时间较长，且麻醉监护较复杂，多用于无需动物存活的研究。

使用方法：常用 5% 溶液，静脉注射和腹腔注射均可，但腹腔注射时在静脉注射用量基础上增加

10%~15%。通常在实验前 0.5~1 小时给药。

(5) 氯胺酮

作用特点：氯胺酮(ketamine)属分离性麻醉剂，盐酸氯胺酮是其中最常用的一种。分离性麻醉剂抑制大脑中枢的丘脑 - 新皮质系统，镇痛作用较强，但可兴奋中枢某些部位，虽能显示镇静作用，但动物受惊扰后能觉醒并表现有意识反应，呈现“心神和外界环境分离”的状态。氯胺酮麻醉剂注射后很快使动物进入浅睡眠状态，但不引起中枢神经系统深度抑制，所以，麻醉的安全性相对较高，是一种镇痛麻醉剂。多用于大型灵长类动物的镇静，也常用于对猫和猪的制动，在犬和啮齿类麻醉中也有较多应用，根据剂量不同产生镇静、催眠到麻醉效果，可用于化学保定、基础麻醉、全身麻醉等。氯胺酮麻醉时动物眼睛仍睁开，各种反射包括眨眼反射正常，能保持正常充分的呼吸。对肝、肾未见不良影响。

注意事项：给药后可增加唾液腺、气管支气管腺的分泌。对犬等大型动物呼吸抑制不明显，但对啮齿类可严重抑制呼吸，且对兔和啮齿类的镇痛效果与麻醉效果均不够可靠，对其他动物单独使用也有骨骼肌紧张、咽喉反射消失过迟等现象。兴奋循环系统，导致心率加快，血压升高。麻醉恢复期有发生痉挛的倾向，并以兴奋、定向力障碍和产生幻觉为特征，将动物置于安静、昏暗和无惊扰的环境中有利于平稳恢复。能透过胎盘屏障，故慎用于妊娠动物。容易出现依赖性。

使用方法：静脉注射常用 1% 浓度，肌内注射和腹腔注射常用 5%~10% 浓度，需应用抗胆碱能药物减轻唾液和气管内的分泌。可与地西泮合用以消除动物骨骼肌紧张和咽喉反射消失过迟的缺点。

(6) 水合氯醛

作用特点：水合氯醛(chloral hydrate)麻醉维持时间较长，一般为数小时，但麻醉深度较浅，是一种良好的镇静催眠药物。一般应用时对延髓中枢无影响，但对呼吸有一定抑制作用，大剂量应用时抑制延髓呼吸中枢和血管运动中枢，出现呼吸抑制和血压降低，并抑制心肌代谢(非迷走的影响)和引起心动徐缓(迷走的影响)。常用于不要求动物存活的刺激较轻的手术操作。

注意事项：麻醉剂量和中毒剂量接近，安全范围小。动物苏醒中常有激惹现象。兔和啮齿类用后常有肌肉紧张。镇痛效果差。对皮肤和黏膜有较强刺激，如静脉注射时漏出到皮下可引起炎症。

使用方法：可使用口服、静脉注射、直肠灌注等方式给药。口服或灌肠应配成浓度为 1%~3% 的糊状，以减轻对黏膜的刺激，以生理盐水配制溶液的浓度不超过 10%，醇溶液不超过 5%，否则可溶血而使动物发生血尿。

(7) 乌拉坦

作用特点：乌拉坦(urethane)即氨基甲酸乙酯，作为注射麻醉剂其安全范围大，作用温和持久，有效麻醉时间可达 6~10 小时，适用于多种实验动物，尤其是兔和啮齿类。在深度麻醉时对呼吸和循环均无明显抑制，可维持正常血压和呼吸。

注意事项：麻醉后恢复期较长，故多用于无需动物存活的研究。全程使用乌拉坦麻醉应注意给动物保温。由于具有致癌性，应避免长期接触，并可能影响肿瘤相关研究。

使用方法：可采用多种给药途径和方式。常配制成 20% 的溶液静脉注射给药，或腹腔注射、肌内注射，对犬、猫、兔也可采用直肠灌注或皮下注射给药。

(8) 氯醛糖

作用特点：氯醛糖(chloralose)安全范围大。可实现长达 8~10 小时的轻度麻醉。对心血管和呼吸系统的抑制轻微，对植物性神经中枢的功能无明显抑制作用，可增强脊髓反射活动。

注意事项：镇痛作用差。麻醉诱导和苏醒时间长，且伴有不自主兴奋。单独应用于动物时常可见自发性肌肉活动。

使用方法：常用于长时的致死性手术。可与乌拉坦合用以防止自发性肌肉活动。

3. 全身麻醉药物的体内代谢　一些全身麻醉药物经机体代谢而破坏，该过程激活肝脏的微粒体酶系统，从而对动物的正常生理生化过程造成影响，尤其是干扰新药或化合物的体内试验，因此必须事先明确所用麻醉药物在体内的代谢途径及其可能的影响，并尽量使用生物转化率低的药物。挥发性麻醉药物中的异氟烷在体内几乎不经过生物转化，而完全由肺清除，乙醚和氟烷大部分经肝脏代谢，麻醉后肝脏微粒体酶系统被显著诱导，恩氟烷大部分通过肺清除，很少经肝脏代谢，对微粒体酶系统诱导较小。非挥发性麻醉药物中，戊巴比妥钠可明显诱导微粒体酶系统，盐酸氯胺酮长期使用后也具有一定诱导作用而减弱以后注入药物的效应。

（二）局部麻醉药物

局部麻醉药直接作用于局部神经组织，通过阻碍神经冲动的传导达到局部麻醉的效果。根据麻醉的部位和药物特性，可采用注射（区域阻滞麻醉、神经干 / 丛阻滞麻醉、局部浸润麻醉、椎管内注射麻醉）、点滴（眼）、涂抹（鼻腔）、喷雾（气管、咽喉）、灌注（尿道）等方式给药。

1. 普鲁卡因　普鲁卡因（procaine）是无刺激的快速局部麻醉剂。毒性小，麻醉起效快，但对皮肤和黏膜穿透力较弱，需经注射给药，常用于区域阻滞麻醉、局部浸润麻醉，椎管内麻醉。注射后 1~3 分钟产生麻醉作用并维持 30~45 分钟。普鲁卡因容易从局部被吸收入血致药效丧失，故常在每 100ml 溶液中加入 0.2~0.5ml 浓度为 0.1% 的肾上腺素以延长麻醉时间（1~2 小时）。当大量普鲁卡因被吸收入机体后，表现出中枢神经系统先兴奋后抑制，这种作用可用巴比妥类药物预防。

2. 利多卡因　穿透力和麻醉效力约比普鲁卡因强 2 倍，作用时间也相应更长，常用于表面、浸润、传导麻醉和硬膜外麻醉，多用 1%~2% 溶液作为大动物神经干阻滞麻醉，也可用 0.25%~0.5% 溶液作局部浸润麻醉。

3. 丁卡因　化学结构和普鲁卡因相似，但能穿透黏膜，作用迅速，局部麻醉作用比普鲁卡因强 10 倍，经机体吸收后毒性也相应增强。给药后 1~3 分钟起效，可维持 60~90 分钟。

（三）麻醉配合用药

麻醉配合用药是一些配合麻醉药物使用而使麻醉过程更安全、更顺利，并有助于减轻动物痛苦和紧张情绪的药物，主要有抗胆碱能药、镇痛药、安定和镇静药以及麻醉拮抗药物。前 3 类通常在麻醉前使用，麻醉药物的拮抗剂可在麻醉中以及麻醉后使用，用于纠正麻醉过深或者促进动物复苏。这些药物主要具有以下作用：

Ⅰ　减少恐惧和忧虑，镇静作用，减少麻醉诱导前的应激；

Ⅱ　减少全麻用药量，从而减少药物副作用；

Ⅲ　使麻醉诱导更平稳；

Ⅳ　使麻醉苏醒更平稳；

Ⅴ　减少唾液和支气管分泌物，保障气道通畅；

Ⅵ　阻断迷走神经反射，该反射可由气管插管和手术操作引起心跳减慢；

Ⅶ　减少术前疼痛，减轻术后早期疼痛；

1. 抗胆碱能药

(1) 阿托品：可减少气管和唾液腺分泌物，减少气道阻塞的危险；保护心脏免受气管插管、手术操作特别是内脏操作引起的迷走神经抑制，纠正某些阿片类药物如芬太尼引起的心跳减慢。其副作用是心跳加快，故在心跳加快时不能应用，在可能引起窦性心动过速的情况下如心脏手术中慎用。在反刍动物由于不能完全阻断唾液腺分泌而使分泌物更加黏稠。某些品种的兔由于具有阿托品酯酶而能很快代谢阿托品，使其药效难以预料。

(2) 格隆溴铵：格隆溴铵（glycopyrrolate）可减少气管和唾液腺分泌物，保护心脏免受迷走抑制。其作用时间比阿托品长，在兔和啮齿类中应用不受阿托品酯酶的影响，不通过血脑屏障。其副作用是可使心跳加速，不过在一些种类动物中的作用不如阿托品明显。

2. 安定药和镇静药　安定药产生平静的效应而不导致镇静，大剂量应用下可致共济失调和抑制，但动物容易被唤醒，特别是疼痛刺激时。镇静药产生嗜睡效应，明显减轻动物的恐惧和忧虑情绪。两类药的药理作用多有重叠。

(1) 吩噻嗪类：吩噻嗪类（phenothiazines）包括氯丙嗪（chlorpromazine）、乙酰丙嗪（acepromazine）、丙嗪（promazine）。可产生镇静效应，强化麻醉药物、催眠药物和麻醉性镇痛药物的作用，减少达到外科麻醉的用药量，其镇静作用能维持至麻醉后而使麻醉复苏更平稳。副作用是导致外周血管舒张引起中度的低血压，抑制体温调节中枢而可能出现中度的体温过低状况。正常动物能够耐受这些副作用，但在循环容量不足的动物如脱水动物和失血动物可引起较严重后果。这类药物无镇痛作用，但可强化阿片类镇痛药的作用。

(2) 丁酰苯类：丁酰苯类（butyrophenones）包括氟哌利多（droperidol）、氟阿尼酮（fluanisone）、阿扎哌隆（azaperone），前两者是神经安定复方中的成分。丁酰苯类作用类似于吩噻嗪类，但药效更强，其引起低血压的效应则比吩噻嗪小。

(3) 苯二氮䓬类：苯二氮䓬类（benzodiazepines）包括地西泮（diazepine）和咪达唑仑（midazolam）。具有强效安定和镇静作用，但效应的种属差异很大，对兔和啮齿类的镇静作用很强，而对犬和猫等则反而使动物轻度兴奋并出现定向力障碍。可强化麻醉剂和麻醉性镇痛剂的效应，并具有良好的骨骼肌松弛作用，但是单独使用在某些情况下可产生痛觉过敏效应（hyperalgesic effect），如镇痛不完善时疼痛加剧，需合用有效的镇痛剂。其特异性拮抗剂是氟马泽尼（flumazenil）。

(4) α_2- 肾上腺素能激动类镇静剂：α_2- 肾上腺素能激动类镇静剂（α_2-adrenergic agonist tranquillizers）包括甲苯噻嗪（xylazine）和美托咪定（medetomidine），是强效镇静剂，对有些动物还具有催眠作用，镇痛效应具有种属差异，但在多数动物可产生轻度到中度的镇痛，能强化多数麻醉药物。大剂量应用时可产生心血管和呼吸抑制。在实验中，甲苯噻嗪和氯胺酮合用可产生外科麻醉效果，在小鼠和大鼠两者联合使用具有显著利尿作用。在多种动物，美托咪定能产生完全无运动的强镇静作用。

3. 麻醉性镇痛药　包括吗啡（morphine）、哌替啶（pethidine）、丁丙诺啡（buprenorphine）、美沙酮（methadone）、芬太尼（fentanyl）等多种，可产生中度镇静和深度镇痛，实现术前镇痛并减少麻醉药物用量，还可减轻术后疼痛程度，但某些动物术前应用会引起运动增多和兴奋，大剂量应用时可能产生呼吸抑制，对犬和灵长类应用时可能引起呕吐。

4. 神经肌肉阻滞剂　又称骨骼肌松弛剂（肌松剂），直接影响神经肌肉接头递质 - 受体效应，可对骨骼肌产生麻痹作用，使其失去原有张力。动物进行机械通气(呼吸机)时，常用神经肌肉阻滞剂消除自主呼吸，以利于气管内插管的实施和机械通气稳定。暴露术野时应用神经肌肉阻滞剂可减弱骨骼肌张力，减轻手术操作对周围组织的损伤。神经肌肉阻滞剂也常用作化学保定。

常用的神经肌肉阻滞剂有去极化和非去极化两类。去极化类以琥珀胆碱为代表，其作用与神经肌肉接头处的正常递质类似，但产生持续去极化，可以阻滞肌肉再收缩，因此在达到骨骼肌完全麻痹前会产生广泛、无规律的肌肉束颤动。非去极化类阻滞剂又称竞争性阻滞剂，此类药物通过与乙酰胆碱竞争神经肌肉接头的受体而发挥作用，在产生效应前不引起肌肉纤维的自发性收缩，其作用可通过加大乙酰胆碱浓度逆转，常用加拉碘铵（三碘季铵酚），其拮抗药物是新斯的明。

神经肌肉阻滞剂常通过静脉给药，最常用的是琥珀胆碱。在动物意识清醒的情况下，神经肌肉阻滞剂可能会阻碍动物对疼痛的反应性运动，故常与全麻药物合用。由于兔和啮齿类对这类药物较较敏感，用后长时间不能恢复自主呼吸，需注意术后监护，而筒箭毒碱可促使组胺释放，犬对此十分敏感，用后常导致血压明显下降。

四、麻醉前的动物准备

(一) 健康检查

麻醉可使具有内源性感染的动物发病率和病死率升高，如引起慢性呼吸系统疾病的急性发作。因此若研究无特定要求，应确保动物在麻醉前健康良好，无临床疾病和症状。在麻醉诱导实施前，可对动物进行大体外观和活动的观察，麻醉前数天监测动物的摄食量、饮水量和体重非常重要，可以提示外观检查无法发现的健康线索，同时为麻醉恢复期的监测提供对照。

(二) 禁食

麻醉前禁食是为了保持胃的排空状态，预防麻醉时的呕吐和胃内容物反流，在反刍动物还可减轻瘤胃臌气和胃胀气，在小动物也有助于减轻肠胀气。犬、猫、灵长类和猪在麻醉前一般禁食 8~12 小时，兔和啮齿类动物在麻醉诱导中通常不会发生呕吐，故麻醉前通常无需禁食，但豚鼠会将食物留在咽部，从而可能在麻醉诱导时吐出，为此可禁食6~8小时。

禁食会造成动物营养和能量摄入不足，在代谢旺盛的小动物如啮齿类，较长时间的禁食可明显降低其体力，降低血糖水平，由于术后疼痛和手术应激以及麻醉恢复期的存在抑制了动物的摄食活动，如合并术前禁食，很可能造成严重的代谢紊乱，危害动物的健康与安全，也导致对实验结果的背景性干扰。此外，小鼠、大鼠等夜行性动物的采食多在夜间，白天几乎不进食，胃常处于排空状态，在此基础上禁食可能导致体力衰弱而产生严重的并发症。不过在进行胃肠道手术前，所有动物均应禁食。为了避免兔和啮齿类的食粪癖影响禁食效果，应采用单笼饲养并采用粪便可自行漏下的网底饲养笼，防止其吞食自己的粪便或相互吞食粪便。

禁食的同时应持续供水，直到麻醉前1小时撤除，由于麻醉和手术过程动物容易脱水，因此应注意水分的补充。

（三）驯化

应激状态可升高麻醉的风险，为降低麻醉的操作应激，应使动物尽早适应实验环境。急性实验中，动物应至少提前4天到位，以便消除运输应激引起的代谢和神经内分泌水平的改变，也便于进行摄食和生长的监测与评估。慢性实验中，动物一直生活于实验室内，因此无需进行额外的适应，但应注意保持日常饲育环境和实验环境的一致性，降低环境变化对动物的刺激。

犬、猫、猴等动物通常能够和人建立良好的合作关系，利用该特点进行适当驯化，可减少麻醉诱导和苏醒中过度紧张的状况，兔和啮齿类动物则可以通过定期接触如抚摸等使动物提高对实验操作的适应性，使麻醉诱导更安全和顺利。

五、实验动物麻醉监护

（一）麻醉深度判定

全身麻醉时，动物的中枢神经系统受到抑制，呼吸、循环和代谢等生理功能有不同程度改变，抑制过深时对动物生理状态干扰大甚至容易导致死亡，过浅则动物容易苏醒，麻醉深度监测是全身麻醉中的重要技术。临床上描述全麻深度，是以乙醚吸入产生的临床表现为依据，主要从呼吸、眼球、瞳孔、血压、肌肉紧张程度等变化来判断，见表3-1-14。

表3-1-14　不同麻醉深度下的动物表现

观察项目	浅麻醉	中度麻醉	深度麻醉
呼吸方式	不规则，有痛反射呼吸数可增加	规则的胸腹式呼吸，呼吸数和换气量减少，血压心搏数一定	腹式/横膈膜呼吸，换气量明显减少，心搏数减少，血压下降
循环系统表现	血压下降，由痛反射可致心搏数增加		
眼的表现	有眼球运动、眼睑反射、对光反射，眼球向内下方，瞳孔收缩，结膜露出，流泪	眼球位置在中央或靠近中央，眼睑反射迟钝，对光反射亦迟钝，瞳孔稍大	眼睑反射、对光反射、角膜反射消失，瞳孔散大，角膜干燥
口腔反射	咽下、咽喉头反射尚有	无	无
肌松弛	有	腹肌明显	腹肌异常运动
其他	流涎，出汗，分泌多，排便，排尿	内脏牵引引起的迷走神经反射，收缩反射消失	

由于实验动物种属差异的存在，根据上述指标对实验动物麻醉分期较困难，且这些指标还会因手术中的刺激、血气变化、酸碱失衡、失血等因素受到干扰。为此，根据实验动物全麻由浅入深的特点将麻醉过程大致分为4期，见表3-1-15。

表 3-1-15 实验动物麻醉分期

麻醉分期	临床表现
诱导期	主动动作和体表及咽喉反射存在，呼吸和心率加快
浅外科期	对非疼痛刺激无肢体动作反应，钳夹趾间组织能引起缩肢(趾蹼反射)，呼吸规则，以胸式呼吸为主，兔和鼠已有中等程度肌肉松弛，但偶见无意识四肢突然回缩，犬的肌肉尚保持一定紧张，眼睑和角膜反射存在
深外科期	犬的趾蹼反射消失，兔和鼠可有轻微反应，呼吸频率和通气量均有所下降，但在缺氧初期或二氧化碳蓄积时呼吸仍可增强，呼吸方式渐以腹式为主，犬肌肉松弛中等，兔和鼠完全松弛，眼睑反射消失，角膜反射微弱，本期严重刺激均不引起有害反射
过深期	一切反射消失，呼吸微弱甚至停止，心跳由快弱逐渐变慢最后停止

为便于实际应用，对全麻深度进一步细分，如表 3-1-16 所示。

表 3-1-16 实验动物在不同全麻深度下的表现

全麻深度	表现特点
镇静(轻度，中度和重度)	活动减少甚至完全不动，但容易唤醒，对疼痛刺激有反应
制动	不动，对疼痛刺激有反应
亚麻醉	对疼痛刺激反应轻
浅麻醉	不动，意识丧失，但对外科小手术刺激有反应
中度麻醉	对多数外科手术如剖腹等无反应，但对刺激大的手术如骨科手术有反应
深麻醉	对所有外科手术均无反应

(二) 体位监护

使麻醉中的动物保持合适的体位，不仅要满足实验操作(如手术)的要求，也要避免干扰动物躯体系统的功能，特别应注意使头和颈部保持舒展，以免舌或者软腭阻塞喉部。捆扎保定动物四肢时，应避免牵拉力度过大导致四肢张力过高干扰呼吸运动，捆扎宜适度宽松，以免引起四肢组织损伤和水肿。用弹性绷带包扎腹部时需避免干扰横膈运动、阻碍腰背部及腹部内脏静脉回流。在使用了气管内插管的研究中，如需改变动物体位，特别应防止气管导管的脱落或扭结。

(三) 呼吸监护

一些麻醉药物可能抑制动物的自主呼吸，一些实验操作如气管内插管或分离颈部神经、血管等可引起反射性呼吸抑制，因此必须进行呼吸监测以及时发现动物呼吸功能的异常改变。常用的呼吸功能监测指标及其意义如下：

呼吸频率：监测呼吸频率的变化，发现呼吸暂停。

潮气量：评价呼吸幅度。

每分钟通气量：评价呼吸幅度。

脉搏血氧饱和度：监测缺氧状况，及时发现低氧血症(可由呼吸抑制、气道阻塞或麻醉设备故障引起)。

潮气末二氧化碳浓度：反映肺泡内气体的二氧化碳浓度，浓度异常可由呼吸抑制或设备原因导致吸入新鲜空气不足引起。

血气分析：反映肺内气体交换状况。

机械通气是控制麻醉动物呼吸的重要手段，实现机械通气的设备即呼吸机，其原理是使气道内保持间歇正压从而控制动物肺部通气状况。潮气量和呼吸频率是机械通气的两个重要参数，选择呼吸机时最重要的依据是呼吸机最小潮气量适用于所研究的动物，使用时需选择合适的呼吸频率，通常略低于动物清醒状态下的静息呼吸频率。常见的实验动物机械通气潮气量一般设为 10~15ml/kg，呼吸频率设置参见表 3-1-17。

表 3-1-17 常见实验动物机械通气频率

动物	通气频率(次 / 分)	动物	通气频率(次 / 分)
大鼠	60~100	猪、犬(<20kg)	15~25
小鼠、地鼠	80~100	猪、犬(>20kg)	10~15
豚鼠	50~80	猴(>5kg)	20~30
兔(1~5kg)	25~50		

(四) 体温监护

长时麻醉中,动物的体温控制机制受到抑制导致体温降低,可影响多项生理功能、降低动物术后存活率、延长麻醉后恢复时间,如低体温使挥发性麻醉剂效能相应增加而延长苏醒时间,是麻醉死亡的常见原因,小型实验动物因单位体重体表面积较大,丢失热量快,更容易出现体温过低现象,如小鼠麻醉后 10~15 分钟体温可降低 10℃,此外,术前备皮时去除动物保暖的被毛、使用冷的消毒剂、术中内脏暴露、静脉注入冷的液体等均可使动物体温降低,故麻醉中需进行体温监护,实施适当保温和加温。

保温是指采取一定的措施减少动物热量丢失,如以棉毛织物、泡沫等隔热材料包裹动物,在大鼠和小鼠由于尾部是其主要散热器官,保温时应将尾部也包裹起来。加热是指采用一定措施升高动物体温以弥补麻醉和操作中的热量丢失,常用恒温加热毯或者加热灯,应控制加热幅度,防止温度过高,一般不能超过 40℃,或使用具有温控功能的动物手术台。

实验中常通过监测动物直肠温度获取其深部体温,但当温度探头正好置于粪便中时会降低探头对体温的反应的灵敏度,为此可在食管内放置探头,为避免上呼吸道呼吸气体的冷却作用,应将探头放入食管较深处。测量体表温度也具有一定价值,由于健康的麻醉动物外周体温和中心体位间差值常在 2~3℃,故差值增大提示外周动脉收缩,应查找可能原因并予以纠正。

(五) 心血管系统监护

大多数麻醉药物对心血管系统有抑制作用,过量使用常引起心率和心肌收缩力下降,导致心力衰竭,此外还可能发生心律失常,高碳酸血症、低血容量也可引起心力衰竭,严重低体温(中心体温近 25℃)可引发心脏停搏。常用心电图(ECG)监测心脏电生理活动,对于心率较快(超过 250 次 / 分)的小型实验动物,应使用专门的心电图仪以确保测量准确。电极放置位置在啮齿类为左、右前肢和右后肢,较大的动物可将电极粘贴于皮肤。血压的监测主要包括体循环动脉压和中心静脉压,根据实验条件选择有创或无创血压测量仪。

(六) 体液循环监护

由于体液丢失而导致的低血容量是实验动物手术中液体失衡的主要问题。引起术中体液丢失的原因有失血、呼吸蒸发、内脏暴露挥发等,手术中的失血是逐渐发展的,难以精确估计血容量的减少,如血液渗入外科切口、体内腔隙、外科敷料等的丢失量都无法计算。低血容量是引起心力衰竭的首要原因,一个健康的清醒动物可耐受快速丢失循环血量的上限是 10%,超过 15%~20% 即可能出现低血容量和失血性休克。麻醉中,许多维持心血管稳定的生理机制被抑制,因此低于这个范围的失血也可能产生严重后果。

当动物丢失血量超过循环血量 20%~25% 时应立即补充全血,所需血液可从同种动物身上取得,以减少输血反应,使用同一供体的血液比使用多个供体血液引起输血反应的危险性小,使用同品系啮齿类动物时更加安全,全血补充速度按每 30~60 分钟补充全血容量的 10%。失血不严重或体液丢失较少时,可通过输入扩容剂或晶体盐溶液来纠正,晶体盐溶液输入量为估计失血量的 3~5 倍,因为这些晶体液进入体内后在细胞外液重新分布,而不像血液、血浆或代血浆那样长时间保留在循环系统内。常规以 10ml/(kg·h)的量输入 0.9% 氯化钠溶液,小型动物静脉内输液有困难时,可采用腹腔内注入加热的 0.1% 氯化钠溶液补充术中失血,皮下注射 0.18% 氯化钠和 4% 右旋糖酐补充术中失水和预期术后缺水,补液量为 10~15ml/kg,但这些方法由于吸收较慢而不能立即纠正心力衰竭。

(七) 眼角膜保护

全身麻醉状态下动物的眼保护性反射通常都会消失,眼角膜因此易干燥或受到其他损伤,应用小块胶布将眼睑粘住使之闭合,或者使用油性眼膏。

六、过量麻醉的急救

实验或手术过程中，由于过量麻醉可导致一些可见的临床表现，应及时采取复苏和抢救。

（一）呼吸停止

可出现在麻醉的任何一期。如兴奋期，呼吸停止具有反射性质。在深度麻醉期，呼吸停止是由于延髓麻醉的结果，或由于麻醉剂中毒时组织中血养过少所致。

1. 临床症状　呼吸停止的临床主要表现是胸廓呼吸运动停止，黏膜发绀，角膜反射消失或极低，瞳孔散大等。呼吸停止的初期，可见呼吸浅表、频数不等而且间歇。

2. 治疗方法　必须立即停止供给麻醉药，先打开动物口腔，拉出舌头到口角外，应用5%CO_2和60%O_2的混合气体间歇性人工呼吸，同时注射温热葡萄糖溶液、呼吸兴奋剂、心脏急救药。

3. 呼吸兴奋药　此类药物作用于中枢神经系统，对抗因麻醉过量引起的中枢性呼吸抑制，常用的有尼可刹米、戊四氮、贝美格等。

(1) 尼可刹米：又名可拉明，为人工合成品。直接兴奋呼吸中枢，安全范围较大，适合于各种原因引起的中枢性呼吸衰竭。每次用量0.25~0.5g，静脉注射。大剂量使用可致血压升高、心悸、心律失常、肌颤等。

(2) 戊四氮：戊四氮为延髓兴奋药，能兴奋呼吸及血管运动中枢，对抗巴比妥类及氯丙嗪等药物过量所致的中枢性呼吸衰竭。每次用量0.1g静脉注射或心内注射。可以重复使用，但大剂量可导致惊厥。

(3) 贝美格：贝美格与戊四氮相似，作用较短，安全范围较戊四氮广。主要对抗巴比妥类和水合氯醛中毒。每次用量50mg，静脉缓慢注射。过量使用可引起肌肉抽搐和惊厥。

（二）心跳停止

在吸入麻醉时，麻醉初期出现的反射性心跳停止，通常是由于剂量过大的原因。还有一种情况，就是手术后麻醉剂所致的心脏急性变形，心力急剧衰竭所致。

1. 临床症状　呼吸和脉搏突然消失，黏膜发绀。心跳停止的到来可能无预兆。

2. 治疗方法　心跳停止应迅速采取心脏按压，即用掌心（小动物用指心）在心脏区有节奏地敲击胸壁，其频率相当于该动物正常心脏收缩次数。同时，注射心脏抢救药。

3. 心脏抢救药

(1) 肾上腺素：肾上腺素用于提高心肌应急性，增强心肌收缩力，加快心率，增加心脏排血量。用于心搏骤停急救，每次0.5~1mg，静脉注射，心内或气管内注射。肾上腺素也有一定的复跳作用，用于治疗窦性心动过缓、室颤等。氟烷麻醉中毒时禁用。

(2) 碳酸氢钠：碳酸氢钠是纠正急性代谢性酸中毒的主要药物。首次给药用5%碳酸氢钠按1~2ml/kg注射。对于心脏停搏的动物，可于首次注射肾上腺素以后立即静脉给药，因为酸中毒的心肌对儿茶酚胺反应不良。

七、麻醉复苏

麻醉复苏期的处理是麻醉技术自然而必要的延续，处理不当延迟动物的麻醉苏醒时间，将加剧和延长麻醉及手术导致的代谢紊乱，甚至可致动物死亡，为此需向实验要求存活的动物提供适当的复苏环境和护理。

（一）术后疼痛的干预

有效缓解动物术后疼痛是术后麻醉复苏期处理的重要内容。术后疼痛可明显影响动物水和食物的摄入，减少动物的活动，胸部和腹部疼痛还可导致通气功能下降而发生低氧血症和高碳酸血症，增加动物的痛苦并延长恢复时间。应对能够反映动物疼痛的生理变量进行监测和评估，并使用适当的镇痛药物干预。术后镇痛药常有非甾体类抗炎药和阿片类镇痛药（麻醉性镇痛药），有时也可应用局部麻醉药阻滞疼痛部位的感觉传导。

1. 非甾体类抗炎药　主要有阿司匹林（aspirin）等。最大的不良反应是胃肠道功能的紊乱，特别是溃疡性出血、肾毒性及干扰血小板功能，但只在长时间应用后发生，术后2~3天内使用几乎无上述表现，但某些药物具有显著的胎儿致畸作用。阿司匹林糖衣片剂用于缓解轻度疼痛，对于骨骼肌痛最有效，而对内脏疼痛效果最差，对乙酰氨基酚（paracetamol）的片剂和混悬液宜广泛用于实验动物，但可引起猫中毒而禁用于猫。氟尼辛（flunixin）用于犬的术后镇痛效果甚佳，广泛用于大型动物如牛和马，其注射液和口服液均有应用。卡洛芬（carprofen）可有效缓解犬和大鼠的术后疼痛，对其他动物也有明显作用，口服和注射剂型均可。萘普生（naproxen）用于缓解犬的中度疼痛，常以片剂或混悬液口服给药。

2. 阿片类止痛剂或麻醉性镇痛剂　阿片类制剂已广泛用于动物，用于缓解术后疼痛时对心血管系统的影响较小，但用于平衡麻醉时由于用量增大，可能发生心动过缓。吗啡等大剂量应用或快速静脉注射还可导致组胺释放引起外周血管舒张，引发严重低血压。阿片类药物用于麻醉前可诱发犬和灵长类动物的呕吐，但术后用药则较少发生。

吗啡在多数动物中作用持续 2~4 小时，容易成瘾；，芬太尼在多数动物中的作用时间小于 30 分钟，用于术后镇痛应采取持续注射给药；阿芬太尼比芬太尼起效快但作用时间更短，更多用于术中的即时镇痛；丁丙诺啡（buprenorphine）的作用时间较长，为 6~12 小时。

3. 术后镇痛药的给药方式　反复注射镇痛药不仅增加护理的难度，且对动物尤其是小动物会带来额外痛苦，因此最理想的办法是口服。由于通过向饲料或饮水中投入镇痛药可能受到动物在术后摄食、饮水减少的限制，且饲料和饮水的药物化也会提高费用，可将药物掺入可食用明胶丸，在术前训练动物采食不含药的明胶丸，术后动物即能通过该方式主动服食镇痛药，并且明胶丸中含有较高的水分，能够有效防止动物术后脱水。

（二）复苏环境

用于麻醉动物复苏的环境应有柔和但充分的照明以便观察动物，需要配备高强度照明设备供必要时使用。室内保持温暖和安静，由于此时动物的体温调节处于抑制状态，应给予略高于日常饲养的温度，成年动物维持在 27~36℃，苏醒后可降至 25℃，幼年动物应维持在 35~37℃，苏醒后仍应维持在 35℃，可在室温（21~25℃）的基础上应用加热灯、电热垫等，并应继续对动物进行体温监测。

小动物一般可置于日常饲养的笼中，并放置在柔软、保温、不会黏附于动物天然孔腔和手术伤口的垫料上，但不能使用木屑、刨花等作为垫料，这些材料容易黏附在动物的眼、鼻、嘴和伤口上，也容易被吸入引起窒息；有些刨花虽不至于被吸入，但质地硬而粗糙。采用纸巾可以解决上述问题，但动物在苏醒过程中会把纸巾推到一边，最终直接躺在笼底面上，体表还可能被粪尿污染。一般采用毛巾、毯子或者合成的专用衬垫，以及不会黏附于伤口的碎纸。兔和豚鼠在复苏中应置于具有平坦底面的塑料盒或硬纸盒中，而不能放在金属网底或栅条底的笼内。

（三）复苏期间常见状况的处理

1. 呕吐和反流的处理　麻醉期间吞咽反射和咳嗽反射都受到抑制，在复苏期间逐渐恢复。对气管内插管的动物，在出现自主吞咽或咳嗽时可以拔去插管。

呕吐和胃内容物反流常发生于麻醉的诱导期或苏醒期，动物一旦吸入胃内容物可引起呼吸道梗阻、窒息甚至死亡，是一个潜在的严重问题。一旦发生呕吐，则应立即将动物头部置于低位，用吸引装置吸出口腔和喉部的呕吐物，可采用大口径导管和 50ml 空注射器制作简易的吸引器。如动物吸入呕吐物发生呼吸窘迫，则应立即输氧并进行通气，给予广谱抗生素，静脉注射皮质醇等。

2. 呼吸抑制的处理　麻醉引起的呼吸抑制常持续到术后，抑制程度可能还有所加重但不易被察觉，直至发生严重的高碳酸血症和低氧血症，因此宜持续监测动物的呼吸功能，主要是脉搏氧饱和度。如存在明显呼吸抑制，可使用呼吸兴奋剂并进行吸氧治疗，对于放在孵箱中复苏的小动物，可向孵箱内持续供氧，而大动物可用普通吸氧导管固定于鼻前。

3. 脱水的处理　术后液体摄入量减少导致脱水，将严重影响动物苏醒，多数动物 24 小时的液体需要量为 40~80ml/kg，呕吐、腹泻或非正常体液丢失会增加该需要量。麻醉复苏期间应监测动物摄水量以预测脱水程度，严重脱水时皮肤弹性丧失，大动物可见黏膜干燥。此外，脱水也常反映于术后动物体重下降，通过术前和术后动物体重的变化可以为术后补液量提供较好的线索。动物意识完全恢复时可通过口服补充液体，这也是最理想的补液方式，如无法执行，可通过皮下注射或腹腔注射的方式补充（表 3-1-18）。

表 3-1-18 各种动物经皮下或腹腔内注射液体补充量

动物(体重)	皮下注射(ml)	腹腔内注射(ml)	动物(体重)	皮下注射(ml)	腹腔内注射(ml)
大鼠(200g)	5	5	地鼠(100g)	3	3
小鼠(30g)	1~2	2	兔(3kg)	30~50	50
豚鼠(1kg)	10~20	20	猴(500g)	5~10	10~15

4. 排泄问题的处理 尿量减少可能是由脱水、尿道损伤或疼痛引起,如果膀胱充盈而动物不排尿,应进行导尿。动物不排便首先应考虑术前禁食的原因,其次可能是疼痛抑制了排便反应,特别是腹部手术后疼痛和抑制肠蠕动,也可能是麻痹性肠梗阻,必要时应进行灌肠帮助动物排便。

5. 感染控制 采用无菌技术可最大限度地降低术后动物感染风险,加之有些动物对伤口感染抵抗力强,术后往往不再应用抗生素预防感染,但动物的伤口几乎不可避免地被粪尿污染,因此预防性地使用抗生素可在一定程度上减少感染概率,但需注意抗生素对一些实验动物有特殊的毒性。

第九节 实验动物的给药技术
Section 9 Drug delivery technology

给药是各类比较医学动物实验和生物检定中的重要操作,实验动物给药技术主要包括给药剂量和给药量的确定、给药途径和方法的选择以及给药操作。

一、给药前的准备工作

(一) 确定给药剂量

给药剂量是指单位体重所给予药物(或受试物)的量,通常按 mg/kg 或 g/kg 计算。药物的药效和毒性大多有剂量依赖关系,达到同样作用的给药剂量又因动物种属、年龄和给药途径而不同。

1. 种属 各种动物对同种药物的反应性大多存在种属差异,这和药物在不同动物体内不同的代谢途径及代谢率等因素有关。动物实验中,常需在不同种属动物之间(或人类和动物之间)进行给药剂量的换算,即根据一种动物的已知剂量计算出另一种动物的等效剂量。

(1) 按种属估算:一般情况下,对于同种药物,动物的耐受性大于人类,因此给药剂量通常也大于人类,如以人的剂量为 1,则大鼠和小鼠的剂量为 25~50,豚鼠和兔的剂量为 15~20,犬和猫的剂量则为 5~10,此法适用于对剂量设置要求较粗略的研究。

(2) 按体表面积换算:药物的体重剂量(mg/kg)只在(1%±20%)的体重变化范围内有效,当动物体重相差很大时,采用体表面积剂量(mg/m^2)更为确切。由于体表面积的计算较为复杂,常参照表 3-1-19 进行不同种属间等效剂量的折算。

表 3-1-19 人和常用实验动物间体表面积的比值

B \ A	小鼠(20g)	大鼠(200g)	豚鼠(400g)	兔(1.5kg)	犬(12kg)	猴(4.0kg)	人(70kg)
小鼠(20g)	1.0	7.0	12.25	27.8	124.2	64.1	387.9
大鼠(200g)	0.14	1.0	1.74	3.9	17.8	9.2	56.0
豚鼠(400g)	0.08	0.57	1.0	2.25	4.2	5.2	31.5
兔(1.5kg)	0.04	0.25	0.44	1.0	4.5	2.4	14.2
犬(12kg)	0.008	0.06	0.10	0.22	1.0	0.52	8.1
猴(2.0kg)	0.016	0.11	0.19	0.42	1.9	1.0	6.1
人(70kg)	0.0026	0.018	0.031	0.07	0.82	0.16	1.0

表 3-1-19 的数据为 A 动物体表面积相对于 B 动物的比值，表中动物的体重为研究时的标准体重。已知 B 动物剂量，求 A 动物的等效剂量，计算方法为：A 动物剂量 = 比值 ×B 动物剂量 ×B 动物体重 /A 动物体重。如，假设某种药物大鼠剂量为 100mg/kg，则犬的剂量为 17.8×100×0.2/12=29.67mg/kg。

(3) 按体型系数换算：按表 3-1-20 所列体型系数和计算公式，可直接计算不同种类任何体重动物的剂量。

表 3-1-20 人和常用实验动物的体型系数

动物种属	小鼠	大鼠	豚鼠	兔	犬	猴	人
R(体型系数)	0.059	0.09	0.099	0.093	0.104	0.111	0.1

注：有些资料中动物体型系数为本表中的 1000 倍，不影响药物剂量的折算

$$体重剂量(mg/kg)\ d_B=d_A\cdot\frac{R_B}{R_A}\cdot\frac{(W_A)^{1/3}}{W_B}$$

注：d_B 为欲求的 B 动物体重剂量，d_A 为已知的 A 动物体重剂量，W_A 和 W_B 分别是 A、B 两种动物体重，R_A 和 R_B 分别是 A、B 两种动物的体型系数。

2. 动物年龄（日龄） 大多数药物或毒物通过肝脏的微粒体酶系统进行生物转化，幼龄动物的微粒体酶系统尚未发育完善，功能不全，故对药物的敏感性通常较强，给药剂量一般应小于成年动物。

3. 给药途径 从不同的途径给药时，药物的代谢途径和速率可能不同，由此影响动物的反应性。如以口服剂量为 100，则灌肠的剂量应为 100~200，皮下注射剂量为 30~50，肌内注射剂量为 25~30，静脉注射剂量为 25。

（二）确定给药量

给药量是指一次或多次给予一个动物的药物（或受试物，以下同）总量，和给药剂量是两个不同的给药参数。给药量是给药剂量和动物体重的乘积，给药剂量是确定给药量的依据。大多数情况下药物以液体剂型给予，则给药量表示给药的体积（volume），以 ml 为单位，若为固体或膏体则以 g 为单位。在实际应用中为便于计算，以液体剂型给药时，常按剂量和药物配制浓度折算出单位体重给药量，例如“大鼠给药量 1ml/100g”，须和给药剂量（mg/kg 或 g/kg）相区别。

给药前须知晓动物在某种给药途径下能够耐受的最大给药量，尤其是液态药物的给予，只有确定了给药量（容量）才能确定药物的配制浓度。给药量过大多危及动物健康甚至生命，也可使药物不能充分发挥药效，如灌胃容量超过胃的负荷时药物快速通过胃进入小肠，或导致食物反流、胃扩张甚至破裂，静脉注射量过大容易引起心力衰竭和肺水肿。通常静脉注射量宜小于体重的 1/100，皮下注射、肌内注射和腹腔内注射的容量不宜超过体重的 1/40。

（三）选择给药途径和方法

实验动物的给药途径主要有经消化道给药、经呼吸道给药、经表皮或黏膜渗透给药、血管内给药、经组织（肌内，皮内）给药、腹腔给药和一些特殊部位给药等。确定了给药途径后，再视不同的给药途径采用不同的方法，有注射、涂抹、吸入等。给药途径的选择需要考虑动物种属、对药物吸收和分布的要求、药物性质、给药量等因素。

不同的给药途径下，由于药物进入体内和转化、排出的机制不同，导致药物的吸收途径、吸收速率、分布范围和代谢差异很大。如经消化道给药（实验动物常用灌胃或者口服）时，药物可能被消化酶破坏而失去作用。注射给药是最常用的一大类给药方法，包括多种注射途径，其中，血管内给药时药物直接进入血液循环，可在最短时间内分布到全身，并减少其他途径给药时药物在吸收过程中的各种变化，静脉注射和静脉滴注是最常用的血管内给药；腹腔内注射时药物通过腹膜吸收并进入血液循环，由于吸收面积大，速率也较快，仅次于血管内注射；皮下注射和肌内注射时，药物均通过微血管吸收，但肌内注射的药物吸收速率比皮下注射更快。不同注射给药途径下药物吸收速率由快至慢依次为：静脉注射 > 腹腔内注射 > 肌内注射 > 皮下注射。

通常根据给药目的并兼顾药物的性质来确定给药途径。静脉注射多用于需要迅速发生药效但不宜口服(经消化道),或者药液刺激性较强而不适于其他注射途径的药物;静脉滴注常用于迅速起效但需缓慢持续给药,如补充体内水分、营养、维持电解质平衡、维持麻醉等;腹腔内注射同样用于需要迅速起效的药物,但不适用于具有较大刺激性的药物;皮下注射多用于治疗性给药和预防接种,期待药物迅速起效但药物不能或不宜经口服(消化道)给予时采用;当药物的刺激性较强、用药量较大不适于皮下注射,或者要求更迅速的效果,则采用肌内注射;皮内注射是将药液注入表皮与真皮之间,主要用于过敏试验观察局部反应、局部麻醉的前期步骤。

不同种属的实验动物其解剖结构不同,在某种程度上限制了给药途径的选择,如在小鼠、大鼠等啮齿类动物,由于血管内注射难度较大且操作复杂,常以腹腔内注射代替,需注意药物的吸收速度略慢于血管内注射。给药途径也受制于药物的性质,刺激性大的药物通常进行肌内注射以减小对机体的刺激,并可将刺激局限在一定范围内。

给药途径和给药量有密切关系,如血管内注射和腹腔内注射的量可稍大,但肌内、皮内注射的量通常很小,灌胃给药则必须在动物胃容量负荷内并尽量不影响动物的正常食欲。通过消化道给药时,由于多数动物不能像人类一样主动吞服药物,而很少采用口服的方法,多用强饲和灌胃,如药物具有较高的稳定性并且不会严重破坏饲料或者饮水的口感时,可以将药物掺入饲料或饮水中使动物自行摄取(掺食),但这种方法很难控制动物的摄入量,且饲料中掺入药物的总量不得超过饲料的 5%。其他的给药途径和方法多和人类似。表 3-1-21 总结了常用的实验动物给药途径及其在实施中需要注意的问题。

表 3-1-21 实验动物常用给药途径及其注意事项

给药途径	注意事项
经口给药	胃容量负荷,禁食,药物温度
皮下注射	药物吸收速度和程度,不使用弗氏佐剂
腹腔内给药	药物注入肠道,腹膜炎,注射液温度,多次给药时少用
肌内注射	疼痛,伤及神经,局部炎症,药物吸收速度,多次给药时避免在同一部位,每日肌内注射部位不超过 2 个
静脉注射	分为快速注射、缓慢注射和输液(滴注),注射速度和容积,持续时间,注射液温度,快速注射要求药物和血液有相容性且黏度不太高,输液则当单次给药体积占循环血容量的 10% 时,给药时间不低于 2 小时
皮内注射	给药体积

(四) 选择给药器材

大多数给药都需借助合适的器材或者器械,如灌胃时需采用灌胃针(管),有的动物还需要开口器,吸入给药需要特定的吸入装置,各种注射给药需要选用合适的注射器等,采用不合适的给药器材 / 器械往往导致给药失败,其中最常见且较复杂的是各种注射器和注射针头的选择。

实验动物常用的注射器规格有 1、2、5、10、20、30、50、100ml 等,针头的常用型号有 4.5、5、5.5、6、6.5、7、8、9 等。为减少注射带给动物的疼痛,应尽量选择细小的针头(表 3-1-22),为精确控制注射量,应选择容量最接近注射量的注射器。

表 3-1-22 实验动物注射给药推荐针头规格

种属	静脉注射	腹腔内注射	肌内注射	皮下注射
小鼠	<25G(5 号)	<23G(6 号)	<25G(5 号)	<23G(6 号)
大鼠	<23G(6 号)	<23G(6 号)	<23G(6 号)	<21G(7 号)
金黄地鼠	<25G(5 号)	<23G(6 号)	<24G(5.5 号)	<21G(7 号)
豚鼠	<27G(4 号)	<23G(6 号)	<24G(5 号)	<20G(8 号)
兔	<21G(7 号)	<21G(7 号)	<23G(6 号)	<21G(7 号)
犬	<21G(7 号)	<21G(7 号)	<21G(7 号)	<20G(8 号)

注:动物均为实验常用规格

(五) 受试药物的配制

给药前通常需将受试药物配制为合适的浓度和剂型。配制受试药物所用的溶剂、助溶剂、赋形剂应无毒,不与受试药物发生化学反应,不改变受试药物的理化性质和生物活性。常将受试药物配制成以下剂型。

1. 水溶液　最常用的剂型,凡能够溶于水的药物尽量用水溶液,如蒸馏水或生理盐水。水溶液可用于各种途径给药,但静脉注射药物必须用生理盐水配制,如有少量沉淀可加热促进溶解。

2. 油溶液　挥发油、甾体化合物等不溶于水但溶于油的药物可将其溶于植物油中,如精制的花生油,橄榄油,玉米油,芝麻油等。油剂可口服,肌内注射和皮下注射。

3. 混悬液　对于不能溶解于水或油的药物,可配制成混悬液。配制时现将药物置研钵中研磨达 80 目以上,逐步加入少量助悬剂,反复研磨至所需浓度。混悬液仅用于口服或腹腔内注射,使用前须搅拌均匀。常用助悬剂有 1%~2% 羧甲基纤维素钠,1%~2% 西黄芪胶浆剂,35% 阿拉伯胶,5% 可溶性淀粉等。

4. 乳剂　又称乳浊剂,适用于配制溶于油而不溶于水的物质。配制时将药物置研钵中,加入少量乳化剂以单一方向研磨,然后缓慢加入水搅拌均匀,常用乳化剂有吐温 80、吐温 60、聚乙二醇等,乳剂可注射给药。

5. 有机溶剂　不溶于水和油,但能溶于某些有机溶剂的物质,可先溶于 95% 乙醇或丙酮,再用生理盐水稀释,乙醇最高浓度不超过 2%,丙酮最高浓度不超过 5%。

二、经口给药

(一) 灌胃

灌胃给药是通过特制的灌胃器将药物经口腔、食管直接送入胃中,该方法可准确控制给药量和时间。

1. 大鼠、小鼠和地鼠的灌胃技术　灌胃是大鼠和小鼠经口给药的主要途径,适用于液体药物,固体药物可制成液体后给药,也可采用特制的胶囊灌胃针。液体药物参考给药量:大鼠每次宜 1ml/100g 以内,最大不超过 4ml/100g;小鼠每次宜 0.1ml/10g 以内,最大不超过 0.5ml/10g;地鼠每次宜 0.1ml/10g 以内,最大不超过 0.4ml/10g。

灌胃时应由操作者亲自徒手保定动物,否则难以安全操作。使动物头部向上,头向后仰令口腔和食管呈直线,前肢伸开且不能够到嘴部,从一侧口角(门齿和臼齿间的空缺处)插入灌胃针,如灌胃针前端折弯,弯势应同食管的生理弯曲一致。沿着上腭推至喉头,在此处以针头轻压舌根,并迫使动物抬头令灌胃针前端顺利进入食管,再沿食管缓慢推进,当灌胃针前端抵达贲门位置时缓慢推出药物,见图 3-1-51。

为掌握合适的进针深度,可在插入灌胃针前以灌胃针在动物体侧丈量口角至最后肋骨间的距离,此距离即为灌胃针进入的参考深度。进针和推出药物时,应确保动物安静并随时注意其反应,如保定不到位或将灌胃针误插入气管,动物会剧烈挣扎,一旦药液进入气管则会剧烈呛咳,遇此情形都应拔出灌胃针,并使动物恢复平静后再开始操作。

由于大鼠、小鼠和地鼠白天很少进食,白天灌胃前通常无需禁食,但上午灌胃应在 9 点以后,以便动物胃部排空。

灌胃器械由灌胃针和灌胃器组成。灌胃器常采用塑料注射器,灌胃针为一前端膨大呈光滑球状的长针,膨大的前端和防止进针时刺破口腔和食管。大鼠灌胃针长度通常为 6~8cm,直径 1~2mm,后接 2~10ml 的注射器使用;小鼠灌胃针长度 2~3cm,直径 0.9~1.5mm,后接 1~2ml 注射器;地鼠灌胃针长度 4~4.5cm,后接 1~5ml 注射器。

2. 豚鼠的灌胃技术　灌胃时,徒手保定豚鼠,在豚鼠口中放入开口器,将灌胃管前端从开口器中小孔送入豚鼠口腔并插入食管约 5cm,回抽灌胃管另一端的注射器,确认无气泡后推出药液,药物注入完毕后再推入适量生理盐水,将管内残留药液冲出以确保给药量准确。豚鼠灌胃器由豚鼠开口器、胃管、注射器组成,豚鼠灌胃手法参见图 3-1-52,参考给药量:每次 16~20ml/kg。

3. 兔的灌胃技术　由助手将兔以自然蹲伏或直立保定,操作者将开口器横放于兔上下颌间,固定于舌上,采用 14 号导尿管为灌胃管,经开口器中央孔进入口腔,沿上腭插入食管 15~18cm,插管顺利时兔不挣扎,将灌胃管外端浸入水中,如有气泡逸出提示胃管插入肺内,应拔出重新插入,确认灌胃管进入胃中可

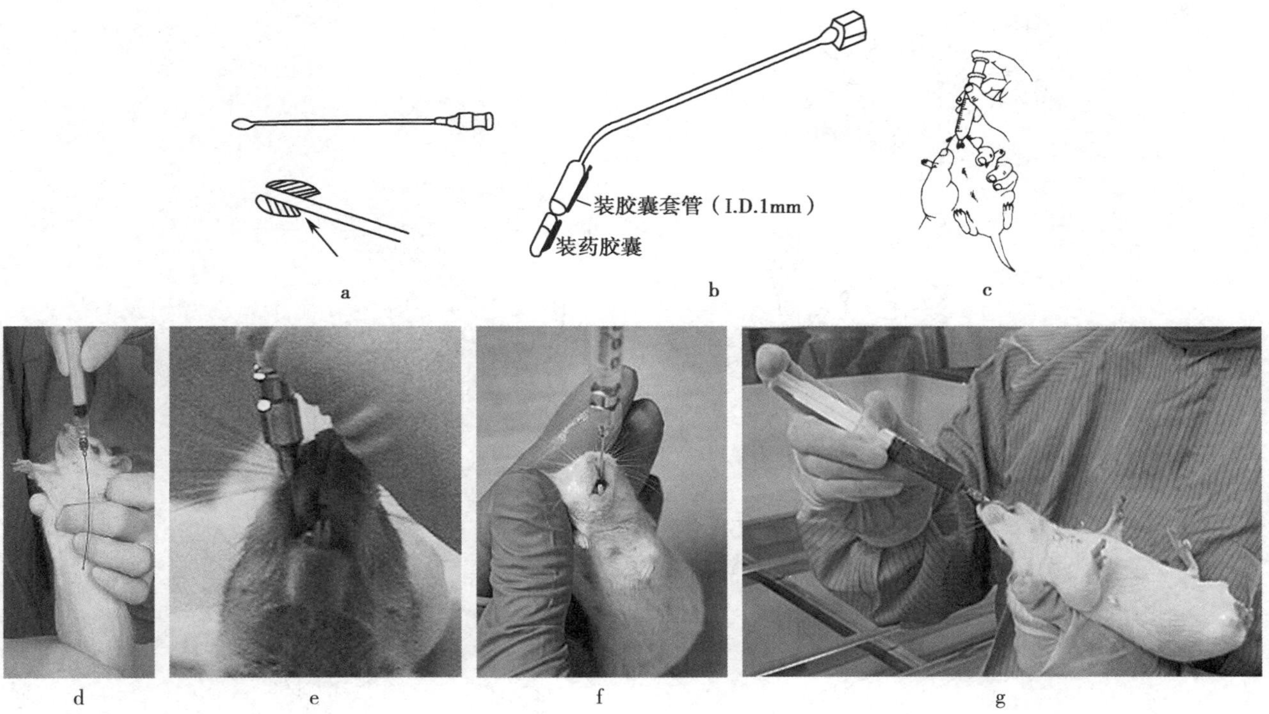

图 3-1-51　大鼠、小鼠的灌胃手法和器械

a. 大鼠、小鼠液体灌胃针；b. 胶囊灌胃针；c. 大鼠、小鼠灌胃手法；d. 测量进针深度；e. 口角进针；f. 垂直体位给药；g. 仰卧体位给药

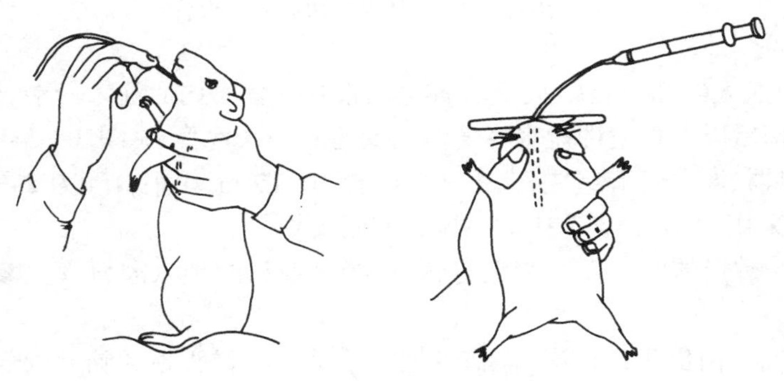

图 3-1-52　豚鼠的灌胃

注入药液，完毕后再注入适量生理盐水或清水将管中残留药液冲入兔胃内，捏闭灌胃管外口抽出，取下开口器（图 3-1-53）。单人操作可将兔保定于专用保定盒内，一手虎口卡住并固定兔嘴，另一手持灌胃管由唇裂（避开门齿）插入兔口中，给药同上。

兔的灌胃器常由胃管（14 号导尿管），注射器，兔用开口器组成。参考给药量：每次宜 10ml/kg，最大不超过 15ml/kg。一次最大灌胃量 80~150ml。

4. 犬的灌胃技术　对犬给予液体药物可采用灌胃。参考给药量：每次宜 5ml/kg 以内，最多 15ml/kg，需注意一次灌胃超过 200ml 容易引起恶心呕吐。

灌胃时，使犬蹲坐并安静，将开口器置于犬上、下门牙间，并用绳固定，持灌胃管经开口器插入口腔，沿咽后壁进入食管深约 20cm（视犬体大小），将外口浸没于水中检查是否有气泡逸出，确认胃管正确进入食管后注入药液，管进深较浅时注入药物可见犬有吞咽动作，给药后以适量生理盐水将管内剩余药液冲入食管；如犬温顺驯服可不使用开口器时，将犬于固定架上固定头部，绑好嘴部，一手抓住犬嘴，一手持灌胃管，右手中指将犬嘴角轻翻开，摸到最后一对大臼齿，中指固定于该臼齿后一空隙内，拇指和示指将灌胃管由

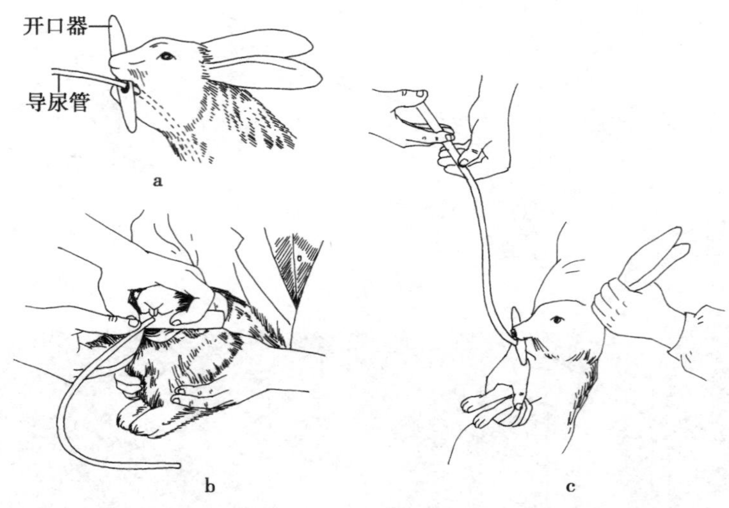

图 3-1-53 兔的灌胃

a. 放置兔开口器；b. 经开口器送入导管；c. 向导管内注入药物

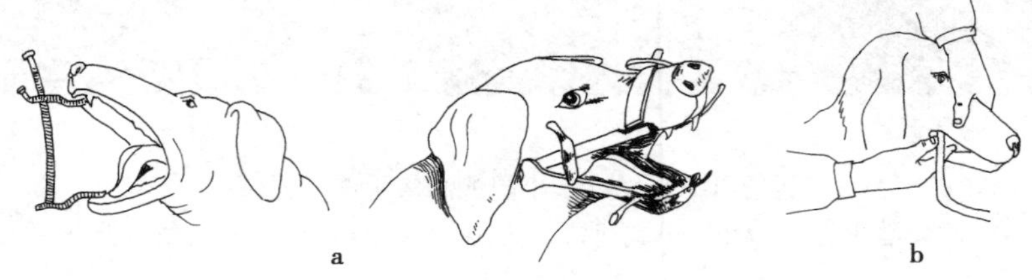

图 3-1-54 犬的灌胃

a. 犬用开口器；b. 从犬口角插入灌胃管

此处插入并顺食管方向送入约 20cm 深，同上检查确认胃管在食管内后注入药液，管进深较浅时注入药物可见犬有吞咽动作，给药后以适量生理盐水将管内剩余药液冲入食管，见图 3-1-54。

犬灌胃器械由开口器、灌胃管等组成，犬用开口器长 10~15cm，粗细合嘴为 2~3cm，灌胃管通入的小孔直径 0.5~1cm。灌胃管采用粗细、长度适中的导尿管或胶皮管。

5. 猕猴灌胃技术　猕猴的灌胃需采用灌胃管，可经鼻或口腔插入灌胃管。参考给药量：每次宜 5ml/kg，最多 15ml/kg。

经口腔插入灌胃管时，由助手保定猴，操作者把左手掌贴在猴头顶和脑后的部位，拇指和示指压迫猴左右面颊使其上下颌咬合处松开（或使用猕猴开口器），将灌胃管沿上腭送入食管，确认灌胃管没有误入气管（将管外口浸没于水中无气泡冒出）后从管外口注入药液，给药后以生理盐水将管中剩余药液冲入猕猴食管。

经鼻插入（鼻饲）灌胃管时，灌胃管外事先涂液体石蜡润滑，由助手保定猕猴，操作者托起猴下颌使其嘴紧闭且头部不能自由转动，由鼻孔插入灌胃管进入食管，应注意勿插入气管。其他操作同经口灌胃。

猕猴用鼻饲管外径 1.5mm，经口灌胃管外径 5~7mm，必要时配合猕猴开口器使用。

6. 小型猪灌胃技术　小型猪的灌胃需采用开口器和灌胃管，操作可参考犬。给药量每次宜 10ml/kg 以内，最多 15ml/kg。

7. 禽类灌胃技术　给鸽、鸡等经口灌胃给药，可由助手将其身体用毛巾裹住固定好。实验者用左手将动物头向后拉，使其颈部倾斜，用左手拇指和示指将动物嘴撬开，其他 3 个手指固定好动物头部，右手取带有灌胃针头的注射器，将灌胃针头由动物舌后插入食管。不要像其他动物灌胃时插得过深，如动物不挣扎，插针头又很顺利，即可将药液经口或食管上端灌入胃内，灌入速度要慢。

（二）经口投喂

经口投喂的方法适用于固体药物如片剂、丸剂、胶囊等的给药。由于动物不会主动吞下药物，应根据动物的特性采用合适的手法迫使动物服用。

1. 豚鼠经口投喂技术　将豚鼠放在实验台上，一手从背部向头部握紧豚鼠，以拇指和示指压迫左右口角迫使豚鼠张口，将药物用镊子夹住放到豚鼠舌根处，使豚鼠闭口而自行吞下。事先如湿润豚鼠口腔可便于药物咽下，给药后需检查豚鼠是否将药物留在口腔内。

2. 兔经口投喂技术　将兔夹于腋下保定，露出头部，以拇指和示指压迫左右口角迫使兔张口，将药物用长镊夹住放到兔舌根处，闭合口腔让兔自行吞下，兔可能会将药物留在口腔并用舌头顶出，给药后应检查确认兔将药物吞下，事先湿润兔的口腔可使兔便于咽下药物。

3. 犬经口投喂技术　对犬以片剂、丸剂、胶囊给药常用经口投入，操作简便，一般无需特殊器械，适合驯服的犬。给药时由助手使犬蹲坐，操作者一手置于犬的上颌，拇指和示指从犬嘴两边伸入口腔迫使犬张嘴，并将犬上颌向上抬使犬口鼻向上，另一手拇指和示指夹住药片，无名指和中指将犬的下颌向下压，此时可直视喉咙，手指将药物送入犬舌根，随后合起上下颌并抚摸犬的喉部帮助下咽，可感觉到犬的吞咽动作。给药前先以水湿润口腔内部可使药物容易咽下。操作步骤见图 3-1-55。

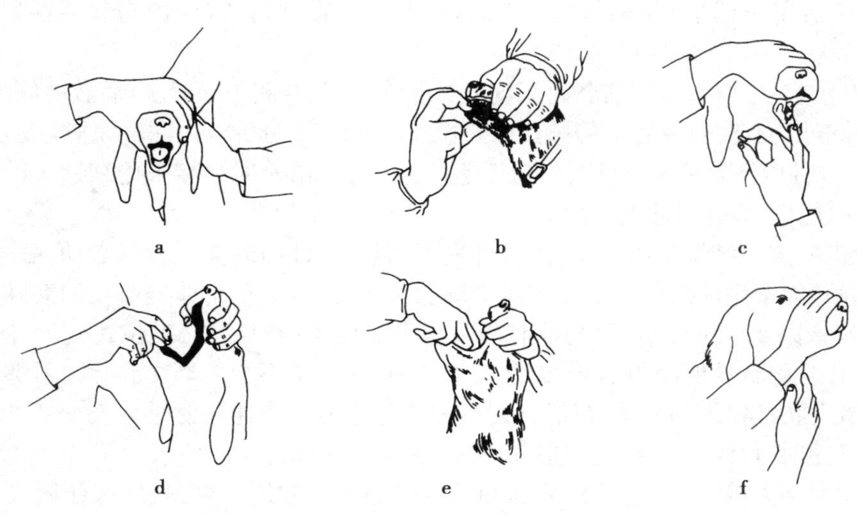

图 3-1-55　犬的经口投喂给药操作步骤

4. 猕猴经口投喂技术　由助手保定猴，操作者把左手掌贴在猴头顶和脑后的部位，拇指和示指压迫猴左右面颊使其上下颌咬合处松开，用长镊将药物送入舌根处，迅速抽回长镊，把猴子下颌向上一推使其闭合，让猴自行咽下。

三、注射给药

注射给药是一类应用最广泛的给药技术，有多种注射途径，实验中应按药物特性、给药目的、动物解剖生理特点等进行合理选择。

(一) 静脉注射

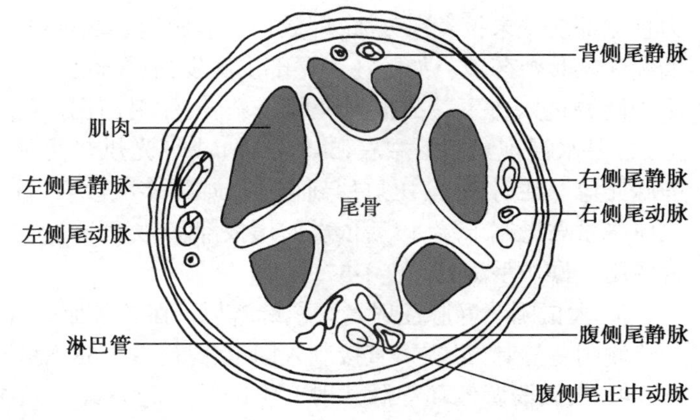

图 3-1-56　大鼠、小鼠尾部血管分布

1. 注射部位、器材和参数　对大鼠和小鼠而言，尾侧静脉注射是静脉注射的主要途径。大鼠和小鼠的尾侧静脉分布于尾部两侧，位置浅表容易固定(图 3-1-56)。大鼠注射常选择尾下 1/5 处，距尾尖 3~4mm，小鼠注射常选尾下 1/4 处，此处皮肤较薄，血管即位于皮下，容易进针。此外，大鼠还可从阴茎静脉、舌下静脉、浅背侧跖静脉注射给药。大鼠舌下静脉位于舌下中线两边，非常清晰容易操作；大鼠阴茎静脉位于阴茎背侧皮下，血管粗大且位置浅表易于定位进针；大鼠足背皮下的

趾静脉也十分明显。对大鼠从舌下静脉和阴茎静脉注射需要麻醉大鼠。地鼠的静脉注射常采用股静脉、颈静脉和前肢头静脉进行，多数时候需要麻醉动物并切开皮肤直视静脉。快速注射时（1 分钟以内注射完毕），适宜给药量均为 5ml/kg 以下，给药速度小于 3ml/min；缓慢注射时（5~10 分钟内注射完毕），大鼠每次给药不超过 20ml/kg，小鼠每次不超过 25ml/kg，给药速度不超过 1ml/min。由于大鼠、小鼠和地鼠的静脉总体较细，静脉注射尽量选用细针头，以减轻对血管壁的损伤并有利于血管壁修复，减少注射后出血，小鼠和地鼠所用注射针头为 5 号或更小，大鼠注射针头为 6 号或更小，视静脉的粗细而选择。注射器规格通常为 0.25~1ml，以便控制注射速度。

豚鼠的静脉注射常于耳缘静脉和外侧趾静脉进行，豚鼠耳壳大而薄，血管分布较丰富，且透过表皮清晰可见，但较纤细；豚鼠的足背趾静脉较明显，分为外侧趾静脉和内侧趾静脉，外侧趾静脉较粗大适合静脉注射。快速注射时，每次一般不超过 0.5ml，最大不超过 2ml。尽量选用细针头以减轻对血管壁的损伤。常用 4 号针头，1~2ml 注射器。

兔的耳壳较大，血管明显，容易固定和操作，从耳缘静脉注射是兔最常用的静脉内给药途径。快速注射时（1 分钟以内注射完毕），适宜给药量均为 2ml/kg 以下；缓慢注射时（5~10 分钟内注射完毕），每次不超过 10ml/kg。注射器械常用 7 号以内针头，2~5ml 注射器。

静脉注射在犬较容易进行，多取前肢内侧皮下头静脉、后肢外侧小隐静脉、后肢内侧大隐静脉、前肢内侧正中静脉和颈外静脉，有时可在舌下静脉注射。快速注射时（1 分钟以内注射完毕），每次 2.5ml/kg 以下；缓慢注射时（5~10 分钟内注射完毕），每次给药不超过 5ml/kg。给药时尽量采用细针头以减小对血管壁的损伤，常用 7 号以内规格，拔针后注意止血。

猪的皮肤厚且韧，皮下结缔组织丰富，血管外露不明显，且注射时血管较易滑动，静脉注射难度较大，耳缘静脉和前腔静脉为常用注射途径。猪的耳缘静脉位于耳壳皮下，是体表可见的静脉，可直视下注射，适用于体型较大的猪以及少量注射；猪的前腔静脉粗大而位置相对固定，但位置较深，注射时不可见，适用于体型较小、从耳缘静脉注射困难的猪，以及大量注射，缺点是不能像耳缘静脉注射那样直视操作。尽量采用能够穿透猪皮肤且较细的针头，静脉注射后需压迫止血。快速注射时（1 分钟以内注射完毕），每次 2.5ml/kg 以下；缓慢注射时（5~10 分钟内注射完毕），每次给药不超过 5ml/kg。

猕猴的静脉注射和人较类似，前肢桡静脉和后肢隐静脉为常用注射途径，操作同犬。快速注射时（1 分钟以内注射完毕），每次 2ml/kg 以下。

2. 大鼠、小鼠的尾侧静脉注射　使用可以留出尾部的固定器进行保定，将鼠尾拧转 90°使一侧尾静脉朝上，用酒精棉消毒皮肤，以左手拇指和示指夹住鼠尾阻止血液回流，无名指和小指夹住鼠尾末梢，中指托起鼠尾，可见尾静脉，使针眼（针尖斜面）向上，针头和尾静脉夹角小于 30°刺入静脉并推出少量药液，如推注无阻力且尾部皮肤未见发白鼓胀，即放松对静脉近心端压迫，继续注入其余药液。如随注射尾部皮肤发白，尾部膨胀，则为药物进入皮下。欲提高静脉可见度，注射前用乙醇擦拭，温水浸泡（（37℃左右，5~8 分钟）或灯光烘热可使静脉充盈。注射完毕，压迫片刻止血。如需多次注射，首次应尽量靠近尾末端，以后依次向尾根部移动，两静脉交替使用。操作手法见图 3-1-57。

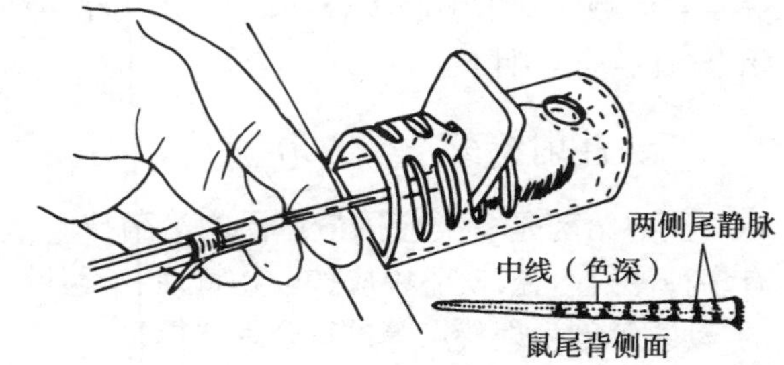

图 3-1-57　大鼠、小鼠的尾侧静脉注射

3. 大鼠阴茎静脉注射　大鼠麻醉后仰卧或侧卧位保定，翻开包皮，以手指垫纱布拉出阴茎，即见粗大的背侧阴茎静脉，沿皮下直接刺入即可，见图 3-1-58，此处血液不易凝固，拔针后须注意止血。

4. 大鼠浅背侧趾静脉注射　由助手保定大鼠，一手抓住大鼠颈背部使其仰卧，一手拇指和示指夹住大鼠后肢大腿部迫使足背趾静脉怒张，同时中指和无名指夹住动物尾部，操作者以酒精棉消毒注射部位后进行注射，见图 3-1-59 和图 3-1-60。拔针后压迫以止血。

5. 大鼠舌下静脉注射　将大鼠麻醉后仰卧位保定，用细绳扣住上门齿固定头部并迫使大鼠嘴张开，以包裹棉花或纱布的镊子牵拉出大鼠的舌头，在舌面下垫以小块纱布，找到舌下静脉，针眼向上平行向心

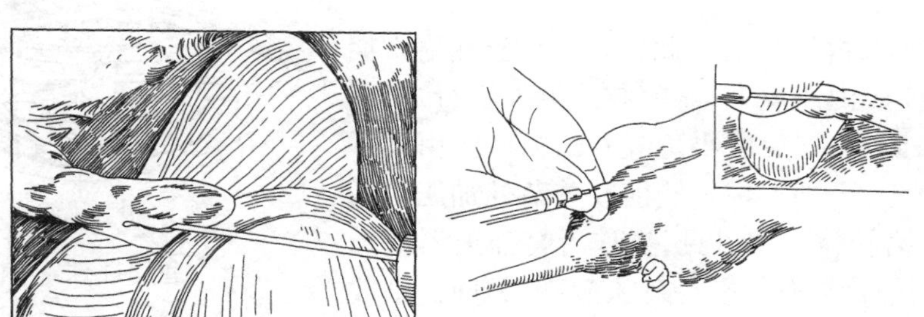

图 3-1-58 大鼠阴茎静脉注射

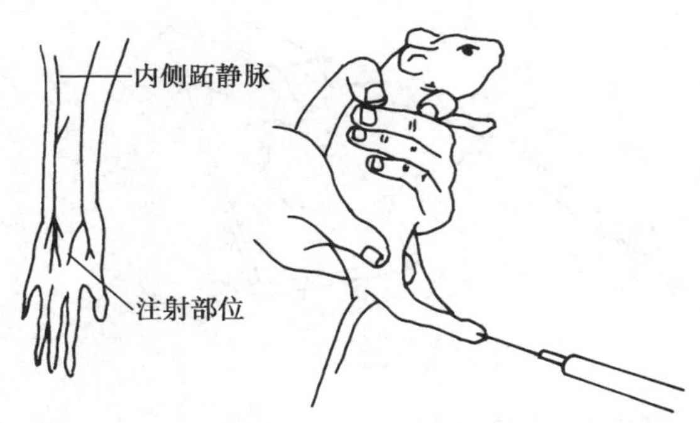

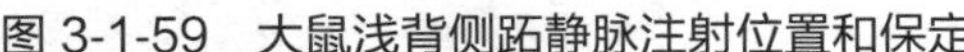

图 3-1-59 大鼠浅背侧跖静脉注射位置和保定

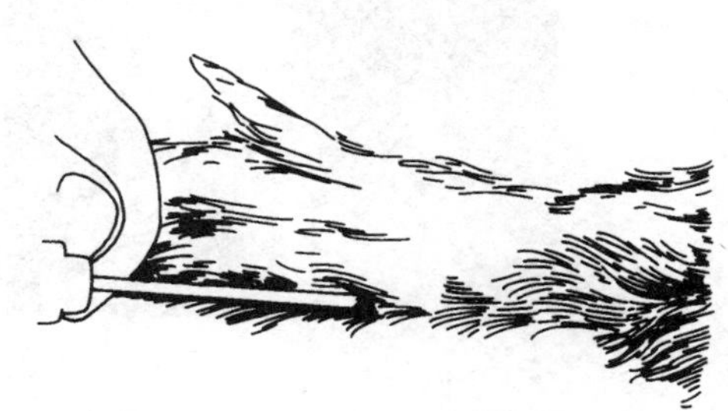

图 3-1-60 大鼠浅背侧跖静脉注射

刺入静脉，透过静脉壁直视针尖进入静脉内后，进行注射，见图 3-1-61。拔出针头后，以合适大小的干棉球填塞在舌下止血。

6. 豚鼠耳缘静脉注射 由助手一手按住豚鼠腰部保定豚鼠，另一手拇指和示指夹住耳翼并压住豚鼠头部，操作者拔去注射部位被毛，并用酒精棉擦拭耳边缘静脉，用手指轻弹或搓揉耳部使静脉充盈显现，以左手示指和中指夹住静脉近心端，拇指和小指夹住耳边缘，无名指垫于耳下，右手持注射器从静脉末端顺血流方向平行静脉刺入 1cm，针头内见回血后，放松对耳根处血管的压迫，缓缓注入药物，拔针后以棉球压迫针眼数分钟止血，见图 3-1-62。

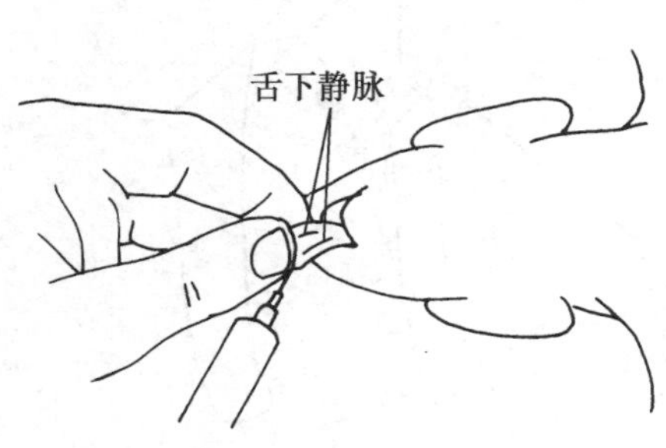

图 3-1-61 大鼠舌下静脉注射

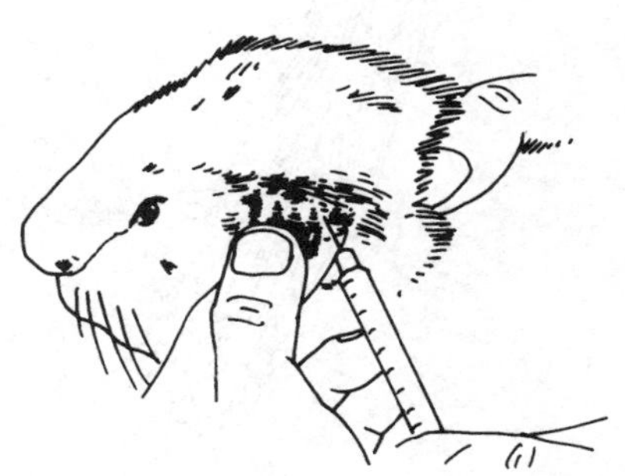

图 3-1-62 豚鼠耳缘静脉注射

7. 豚鼠外侧跖静脉注射 由助手保定豚鼠，操作者从后膝关节抓住豚鼠肢体，压迫静脉，使腿伸展，剪去注射部位被毛，酒精棉擦拭后见粗大的外侧跖静脉，以向心方向平行刺入血管注射。

8. 兔耳缘静脉注射 快速注射时可由助手保定兔，缓慢注射时需使用兔固定器以维持较长时间保定。拔去注射部位被毛并以酒精棉擦拭，用左手示指和中指夹住静脉近心端，拇指绷紧静脉远心端，无名指和小指垫于耳下，右手轻弹或揉搓兔耳，使静脉充分充盈显现，针头沿血流方向平行刺入静脉，推出少量药物，推注无阻力且皮肤未发白隆起，可继续注入其余药液，拔出针头后以棉球压迫针眼止血，见

图 3-1-63 和图 3-1-64。

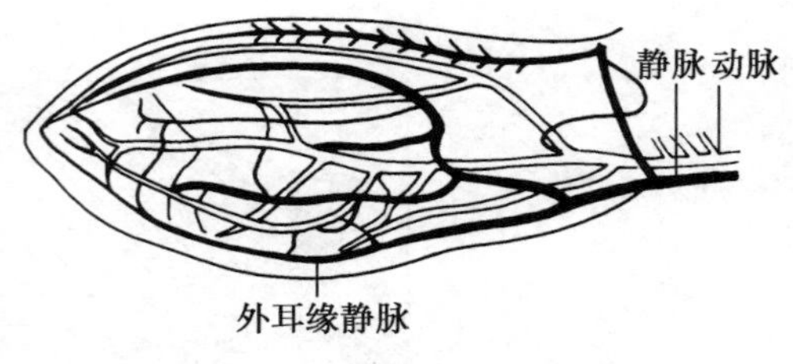

图 3-1-63 家兔耳缘静脉

9. 犬前肢内侧皮下头静脉注射 此处是犬静脉注射常用的部位。该静脉位于前肢内侧皮下，靠前肢内侧外缘行走（图 3-1-65），较容易从体表固定，比后肢小隐静脉略粗。犬由助手保定，将手臂搭在犬背上，手则握住一侧前肢关节处加压阻断血液回流（图 3-1-66），使静脉充盈可见，操作者持注射器使针头先向血管旁刺入皮下，后与血管平行刺入静脉，见回血则放松对静脉近心端的压迫，并使针尖顺血管推进少许，固定好针头注入药物，注射中妥善固定静脉以防滑脱，针头刺入不可过深。

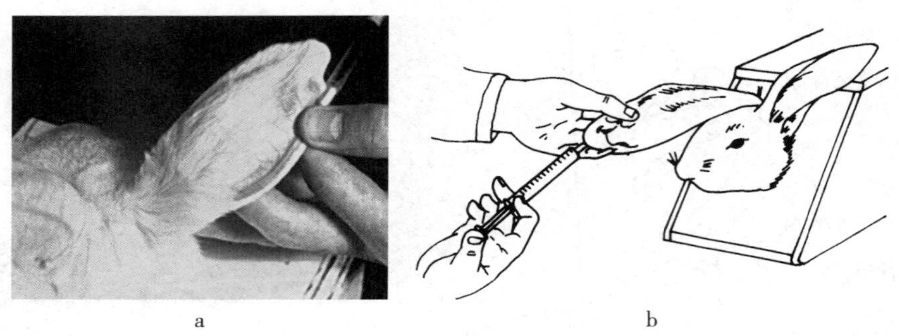

图 3-1-64 兔耳缘静脉注射

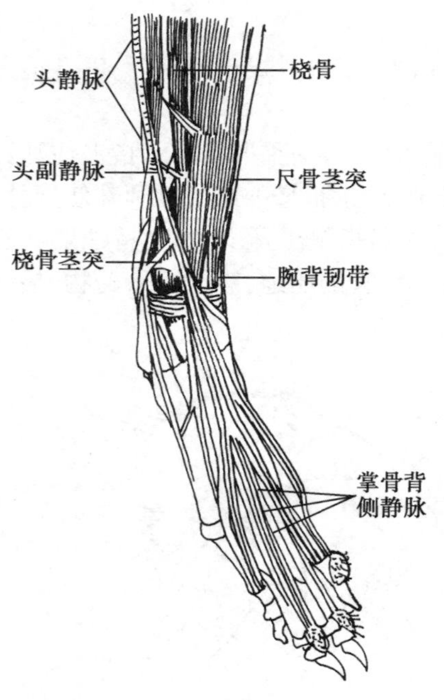

图 3-1-65 犬前肢内侧头静脉

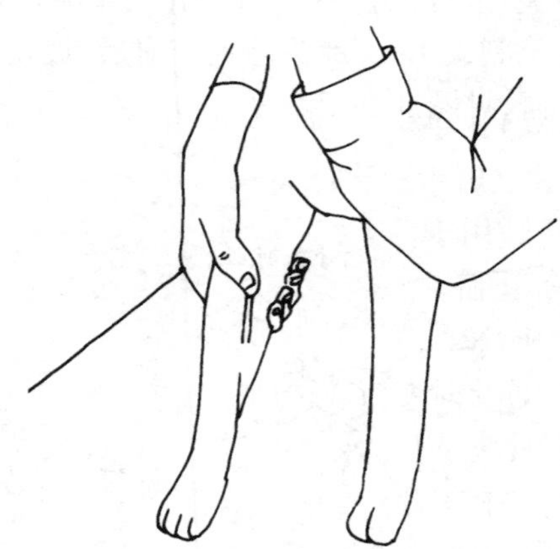
图 3-1-66 前肢内侧皮下头静脉注射的保定

10. 犬后肢外侧小隐静脉注射 此静脉位于后肢胫部下 1/3 的外侧浅表皮下，由前侧方向后行走，是犬静脉注射较常用的部位（图 3-1-67）。操作时由助手将犬侧卧保定，剪去注射部位被毛，于股部绑扎止血带或由助手握紧股部，阻止血液回流可见此静脉，针头先向血管旁皮下刺入，再平行于血管刺入静脉，见回血则放松对静脉近心端的压迫，并使针尖顺血管推进少许，固定好针头注入药物，因此静脉浅表易滑，应妥善固定静脉，且针头刺入不可深。

11. 犬后肢内侧大隐静脉注射 和小隐静脉一样属于浅层静脉，位于后肢内侧皮下，正中位置，向上

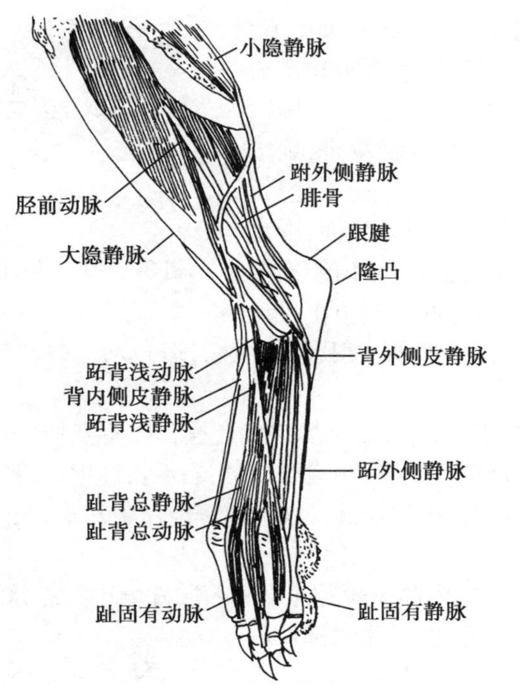

图 3-1-67　犬后肢外侧小隐静脉

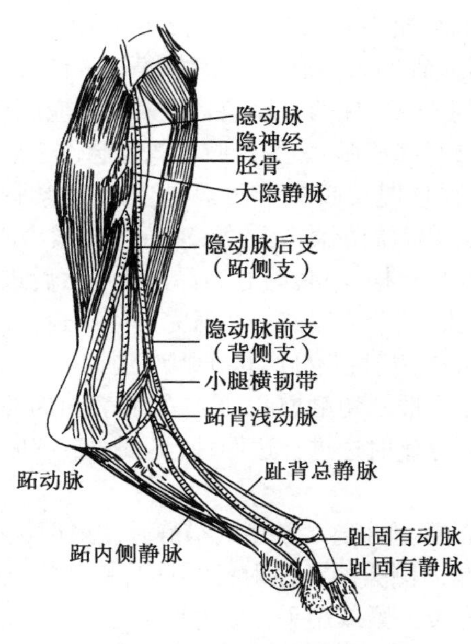

图 3-1-68　犬后肢内侧大隐静脉

延伸至股中部归于股静脉(图 3-1-68)。注射操作同小隐静脉。

12. 犬前肢内侧正中静脉注射　此静脉在前肢内侧皮下，正中位置，向上延伸至肱静脉，位置偏深(图 3-1-69)，有时需要切开皮肤直视静脉进行注射。

13. 犬颈外静脉注射　由助手保定犬，操作者左手大拇指压迫颈外静脉入胸部位的皮肤使静脉怒张，将注射针头向着头部方向刺入静脉，针头见回血即可注射，如无则前后略抽动针头，仍无回血应另选部位。

14. 犬舌下小静脉注射　将犬麻醉后四肢固定于手术台，打开犬嘴，用舌钳拉出舌头并翻向背侧，可见很多舌下小静脉，选择较粗的静脉用于注射，尽量用细针头，注射后以棉球压迫或止血海绵等止血。

15. 犬耳缘静脉注射　由助手保定猪的头部，用乙醇用力擦拭及轻弹猪耳，必要时可用胶管等压迫耳根阻断血液回流，使静脉清晰显露，针头从耳壳远端静脉分叉处前刺入皮下，再刺入静脉分叉处，平行刺入静脉注射药液，见图 3-1-70。注射时如针头未入静脉或药液漏出，可见到注射局部表皮发白皮下臌胀，且药液推注阻力很大，应停止注射后重新刺入。

16. 小型猪前腔静脉注射　将猪仰卧保定(需用槽架)，使前肢屈曲，肩胛位置下移，头部后仰，尽量拉伸颈部皮肤和皮下组织，于颈右侧第一肋骨凹窝处消毒，左手拇指压在凹窝处，另四指置于对侧，从拇指旁进针，穿过皮肤后指向对侧肩胛骨角，感觉针尖进入血管，如同刺破厚纸的感觉，并见到回血后注入药液。

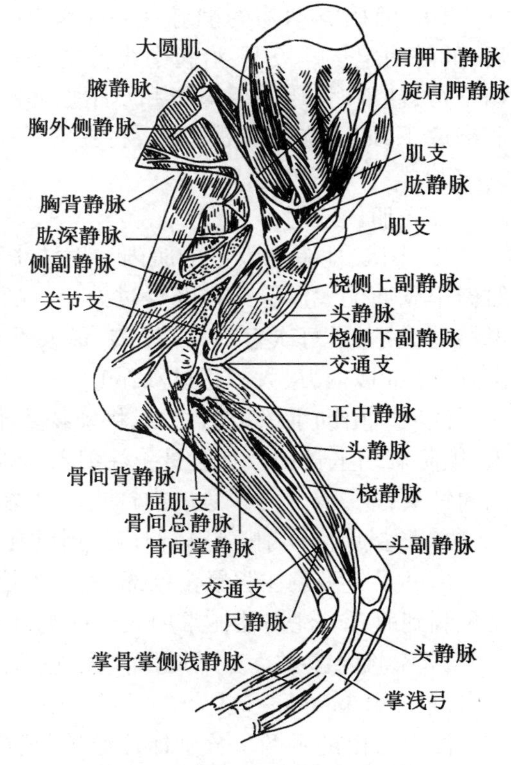

图 3-1-69　犬前肢内侧正中静脉

17. 灵长类动物静脉注射

(1) 前肢头静脉注射：猴的头静脉行走于前肢臂下段至前臂上段之间的一段位置浅表，操作时将猴的前肢拉出笼外固定，表面局部剪毛消毒（先用碘酊棉球消毒静脉外表皮毛，再以 75% 乙醇棉球拭去碘酊），用胶皮带捆紧（或用手捏紧）前肢近端造成血液回流障碍，使头静脉怒张显露，从静脉的远心端将注射针头沿静脉回流方向平行血管刺入静脉，回抽注射器，如有回血，即可放开橡皮带，确定无误即可固定针头，注药或输液。注射完毕应压迫止血。

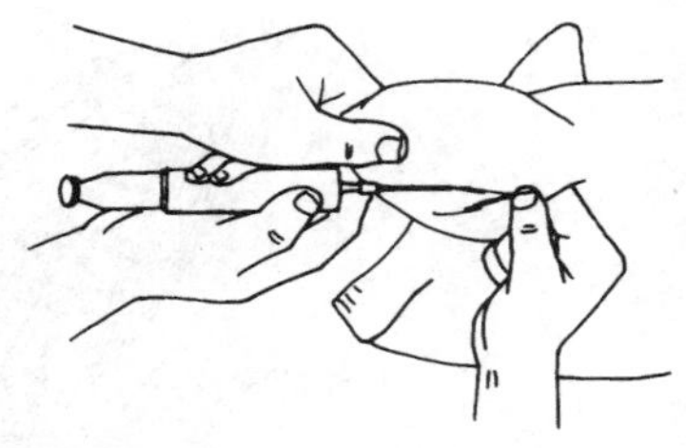

图 3-1-70 猪的耳静脉注射

(2) 后肢小隐静脉：猴的后肢小隐静脉位于后肢的小腿近端后面，腘窝下方内侧。操作时用胶皮带捆紧（或用手捏紧腘窝上方大腿部小隐静脉）即怒张显露，表面局部剪毛消毒，穿刺时绷紧小隐静脉附近皮肤防止滑动（该处皮下组织疏松，小隐静脉容易滑动），然后进行穿刺，回抽注射器有回血，即可放开橡皮带，确定无误即可固定针头，注药或输液。注射完毕应压迫止血。

(3) 股静脉注射：股静脉位于腹股沟韧带下方的股三角内，股动脉内侧。操作时将猴仰卧位固定于手术台上，用手在股三角触摸股动脉搏动，表面局部剪毛消毒，左手触摸股动脉，右手持注射器沿股动脉内侧穿刺股静脉，穿刺时边进针边回抽，见到血液即固定针头，推注药液。注射完毕应压迫止血，压迫时间较其他方法长。

18. 猫的静脉注射 常用的猫静脉注射部位有：前肢内侧头静脉注射和后肢外侧小隐静脉注射。

(1) 前肢内侧头静脉注射：注射前，将动物侧卧固定、剪去注射部位的被毛，用胶皮带扎紧或用手抓紧静脉近心端，使血管扩张，从静脉远心端水平刺入注射药液。

(2) 后肢外侧小隐静脉注射：注射前准备同前肢内侧头静脉注射。

19. 两栖类动物的静脉注射 蛙（或蟾蜍）：将蛙或蟾蜍脑脊髓破坏后，仰卧固定于蛙板上，沿腹中线稍左剪开腹肌，可见到腹静脉贴着腹壁肌肉下行，注射时，用左手拇指和示指捏住腹壁肌肉，稍向外拉，中指在腹壁肌肉底下顶起，右手持注射器，将注射针头沿血管平行方向刺入即可（图 3-1-71）。

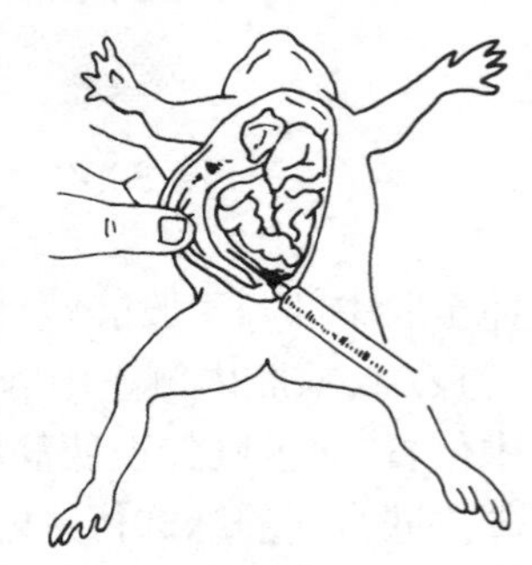

图 3-1-71 蟾蜍静脉注射

（二）肌内注射

1. 小鼠、地鼠和大鼠的肌内注射 小型啮齿类的肌肉都较薄，较少采用肌内注射，如需注射，应选择肌肉丰满而无大血管或神经经过处，大鼠和地鼠常选股四头肌和臀肌，小鼠选股四头肌，见图 3-1-72。参考给药量：大鼠每次宜 0.1ml 以内，最大不超过 0.2ml；小鼠每次宜 0.05ml 以内，最大不超过 0.1ml，地鼠每次宜 0.1ml 以内，最大不超过 0.2ml。

注射时由助手保定动物，或将动物置于合适的固定器内，露出注射部位，捏住该处肌肉垂直并迅速刺入，须防刺伤坐骨神经和股骨。注射器械常用 0.25~1ml 的注射器，大鼠采用 6 号以内针头，小鼠采用 5 号以内针头，地鼠采用 5.5 号以内针头。见图 3-1-72。

2. 豚鼠肌内注射 豚鼠肌内注射常在股四头肌进行。参考给药量：每次 0.3ml 以内。

由助手一手蒙住豚鼠头颈部，另一手拉出豚鼠后肢并固定，操作者捏起注射部位肌肉，针头垂直刺入，避免刺到股骨。注射器械常用 5 号针头，1ml 注射器。

3. 兔肌内注射 兔后肢肌肉发达，肌内注射多选用臀部和大腿后侧肌肉。给药量每次宜 0.25ml/kg 以内，最多 0.5ml/kg。

注射时由助手两手分别抓住兔的前肢和后肢，使兔伏于操作台面，操作者将臀部注射部位被毛剪去，使注射针与肌肉呈 60°刺入肌肉中，针头无回血可注射。单人操作时，将兔头向后，尾向前夹于腋下，确保兔的头部夹在腋下，并抓紧兔的两后肢，另一手持注射器垂直刺入兔的臀部肌肉（图 3-1-73）。注射器械常用 6 号针头，2~5ml 注射器。

4. 犬肌内注射 犬的肌内注射多于臀部或大腿部肌肉进行，由助手使犬自然站立并保持安静，针头以 60°刺入肌肉，回抽无血即可注入药物，注射后轻轻按摩注射部位帮助药物吸收。注射针头常用 7 号以内规格。给药量每次宜 0.25ml/kg 以内，最多 0.5ml/kg。

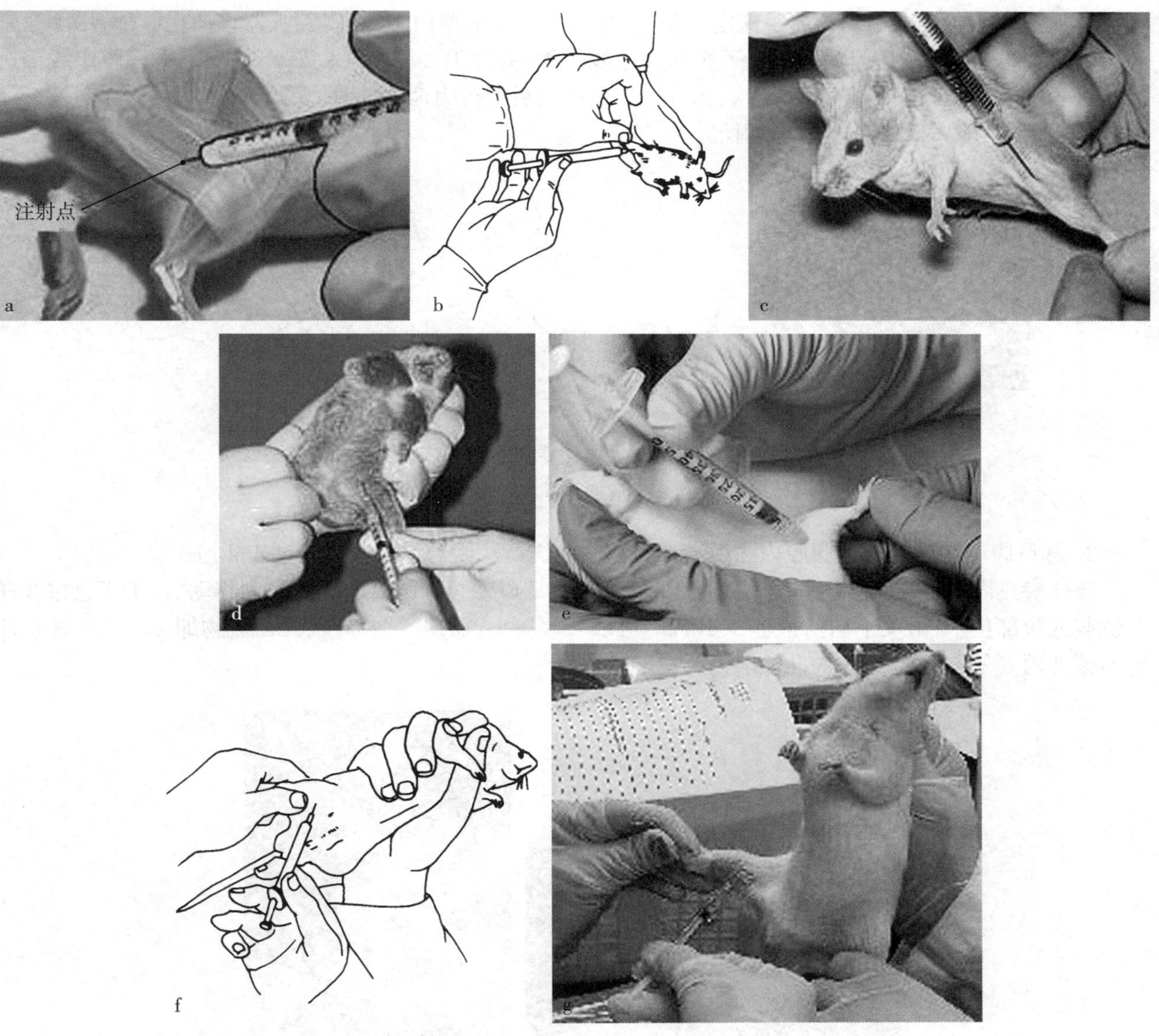

图 3-1-72　大鼠、小鼠和地鼠的肌内注射

a. 股部肌内注射位置；b、c. 小鼠肌内注射；d. 地鼠肌内注射；e、f、g. 大鼠肌内注射

5. 小型猪肌内注射　猪肌肉丰满肥厚，肌内注射较容易进行，常选臀部肌肉注射。操作时由助手将猪适当保定，或者用食物转移猪的注意力。小型猪一次给药量宜 0.25ml/kg，最多不超过 0.5ml/kg。

6. 猕猴肌内注射　猕猴肌内注射多采用前肢肱二头肌和臀部肌肉。操作时，由助手以合适的姿势保定猕猴，操作者将针头与肌肉成 60°角迅速刺入肌肉内，回抽无血即可注射，注射后轻揉该处以帮助药液吸收。给药量每次宜 0.25ml/kg 以内，最多 0.5ml/kg。

图 3-1-73　兔肌内注射时的保定手法

（三）腹腔注射

1. 小鼠、大鼠和地鼠的腹腔注射　腹腔注射是小型啮齿类常用的给药途径，药物可经腹膜吸收进入全身循环，多用来替代静脉注射，但刺激性药物不能从腹腔内注入，否则容易引起腹膜炎及其他严重并发症，多次给药也可能引起腹膜炎而不适合采用腹腔内注射。注射位置常选动物下腹部。给药量大鼠每次宜 1ml/100g 以内，最大不超过 2ml/100g；小鼠每次宜 0.2ml/10g 以内，最大不超过 0.8ml/10g；地鼠每次宜 0.2ml/10g 以内，最大不超过 0.3ml/10g。

注射操作参见图 3-1-74。徒手保定动物，腹部朝上且头部略向下，使腹腔脏器移向上腹部，用手抓紧大鼠背部皮肤可使腹部皮肤紧绷，于下腹部腹中线一侧（旁开 1~2mm）刺入皮下，在皮下平行腹中线推进针头 3~5mm，再以 45°角向腹腔内刺入，当针尖通过腹肌后抵抗力消失，回抽无回流物，缓缓注入药液。注射器械常用 6 号以内针头，1~5ml 注射器。

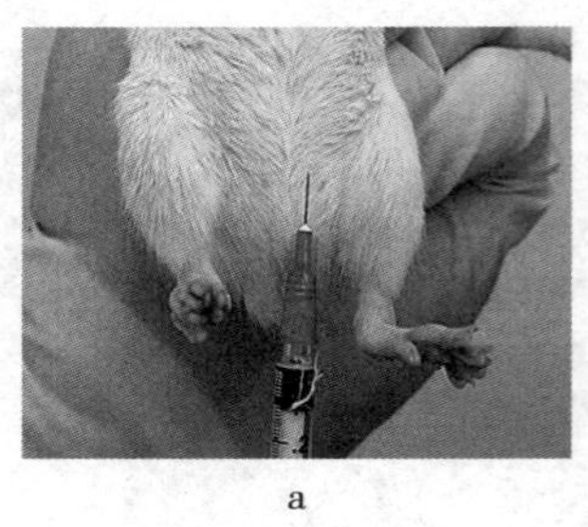
a

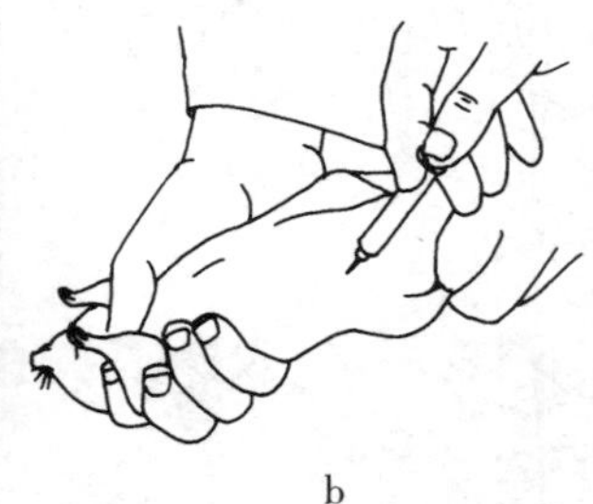
b

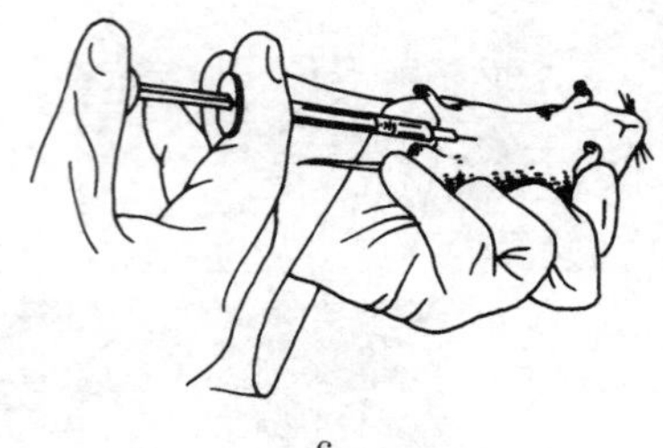
c

图 3-1-74　大鼠、小鼠的腹腔内注射
a. 注射位置；b. 大鼠腹腔内注射；c. 小鼠腹腔内注射

2. 豚鼠腹腔注射　豚鼠腹腔内注射于下腹部一侧进行。给药量每次不超过 4ml。

操作参见图 3-1-75。腹面朝上保定豚鼠，使头部略低以便腹腔脏器向膈肌方向移动，针头于腹中线任一侧刺入腹部皮下，沿皮下向前推进 5~10mm，再以 45°斜刺入腹腔，回抽针头无回流物即可注入药液。注射器械常用 6 号以内针头，2~5ml 注射器。

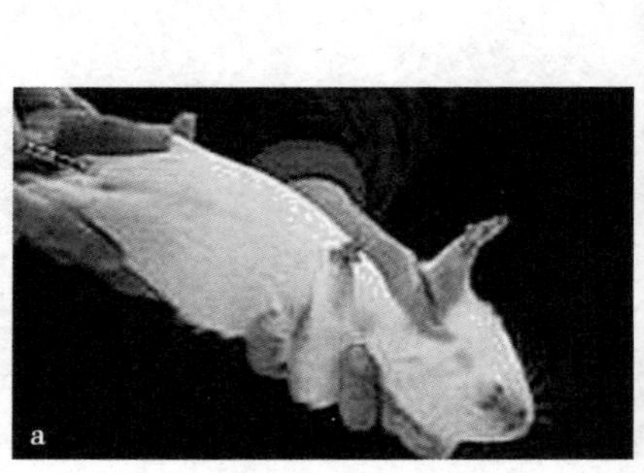
a

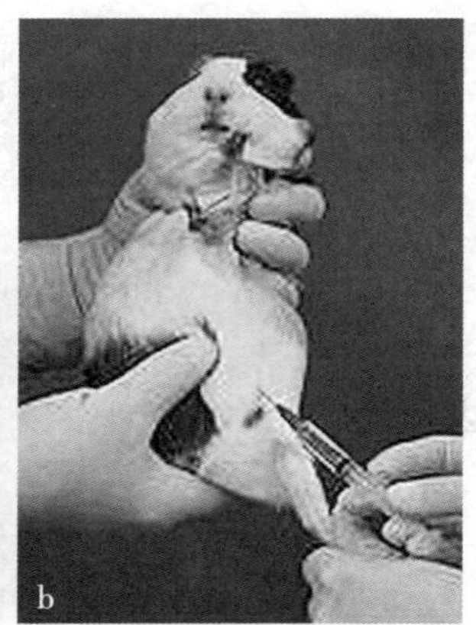
b

图 3-1-75　豚鼠腹腔内注射

3. 兔腹腔注射　兔腹腔内注射的进针部位为后腹部腹白线两侧 1cm 处。给药量每次宜 5ml/kg 以内，最多 20ml/kg。

注射时由助手取仰卧位保定兔，可将兔置于操作台面上，头部低于腹部可使腹腔脏器向膈肌方向移动，避免针头刺入。先使注射针头向头部方向刺入皮下并平行于皮肤推进 5~10mm，再以 45°斜刺入腹腔，穿过腹肌注入药物。注射器械常用 7 号以内针头，2~5ml 注射器。

4. 犬腹腔注射　犬的腹腔内注射部位为脐后腹白线一侧 1~2cm 处。操作时由助手保定犬使之腹部向上，针头垂直刺入腹腔，回抽无物即可注射。注射针头常用 7 号以内规格。给药量每次宜 1ml/kg 以内，最多 20ml/kg。

5. 小型猪腹腔注射　猪腹腔内注射部位在肚脐至两腰角的三角区内，距腹白线 4~5cm 处进针。操作同犬，给药量每次宜 1ml/kg 以内，最多不超过 20ml/kg。

（四）皮下注射

1. 小鼠、大鼠和地鼠的皮下注射　皮下注射在大鼠和小鼠为经常采用的给药途径，大鼠常选择左侧下腹部或后腿皮肤处进行，小鼠、地鼠以及个体较小的大鼠常选用颈背部皮肤，腋下注射常用于接种肿瘤。

给药量大鼠每次宜 0.5ml 以内，最大不超过 1ml；小鼠每次宜 0.1ml 以内，最大不超过 0.3ml；地鼠每次宜 0.1ml 以内，最大不超过 0.4ml。

注射操作参见图 3-1-76。可由操作者或助手徒手保定动物，以酒精棉消毒注射部位皮肤，将皮肤略提起以形成一个皮下空隙，注射针刺入皮下后沿皮肤推进 5~10mm，若针头可轻松地左右摆动，表明针头在皮下，轻轻抽吸无回流物，则可缓缓注入药物。注射后缓慢拔出注射针，并需按压针刺部位片刻以防药液外漏。注射器械常用 1~2ml 的注射器，小鼠采用 6 号以内的针头，大鼠和地鼠采用 7 号以内针头。

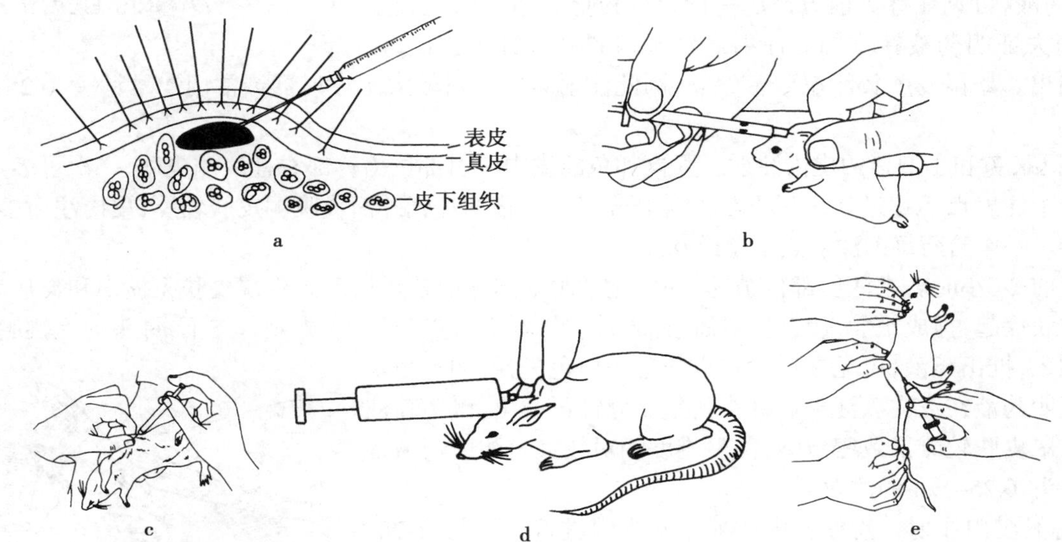

图 3-1-76　大鼠、小鼠的皮下注射

a. 皮下注射示意；b. 小鼠颈部皮下注射；c. 大鼠腹侧皮下注射；d. 大鼠颈部皮下注射；e. 大鼠背部皮下注射

2. 豚鼠皮下注射　豚鼠皮下注射一般在大腿内侧进行，也可在背部、肩部、颈部等皮下脂肪少的部位进行。药量每次一般不超过 2.5ml。

注射时由助手保定豚鼠，操作者提起注射部位皮肤使皮下形成空隙，将注射针刺入皮下后沿皮肤推进 5~10mm，若针头可轻松地左右摆动，表明针头在皮下，轻轻抽吸无回流物，则可注入药物，拔出针头后按压针刺部位并轻揉片刻，以防药液外漏和促进药液吸收。注射器械常用 8 号以内针头，1~2ml 注射器。

3. 兔皮下注射　兔的皮下注射常于背部和腿部皮下进行。给药量每次宜 1ml/kg 以内，最多不超过 2ml/kg。

注射时，用一手拇指和中指将注射部位皮肤捏起形成皱褶，再以示指将皱褶顶端向下压形成三角形皮下空隙，针头垂直刺入该空隙后放松皱褶，确认针头在皮下（针头可自由摆动）即注射。注射器械常用 7 号以内针头，1~5ml 注射器。

4. 犬皮下注射　犬的皮下注射常于颈部和背部皮下进行，操作时由助手使犬保持安静，将注射针直接刺入这些部位皮下即可。注射针头常选 8 号以内规格。给药量每次宜 1ml/kg 以内，最多 2ml/kg。

5. 小型猪皮下注射　常于耳根部皮下进行，仔猪还可在股内皮下注射，直接将药物注入皮下结缔组织即可。给药量每次宜 1ml/kg 以内，最多 2ml/kg。

6. 猕猴皮下注射　猕猴的颈后、腰背部皮肤松弛，可大量注射，上眼睑、大腿内侧上 1/3 处以及臂内侧也可注射。给药量每次宜 2ml/kg 以内，最多 5ml/kg，视给药部位皮肤松弛度而定。通常一次注射 1~3ml。

操作时，于注射部位用拇指和中指将皮肤捏成皱褶，以示指压扁皱褶顶端形成三角形皮下空隙，针头刺入该空隙后放松皱褶，确认针头在皮下（针头可左右摆动）时进行注射，注射后留针片刻以防药液漏出。注射器械常用 6 号针头，2~5ml 注射器。

（五）皮内注射

1. 小鼠、大鼠和地鼠的皮内注射　皮内注射主要用于评估免疫、炎症或者过敏反应，大鼠、小鼠、地鼠均选择背部脊柱两侧皮肤进行。给药量大鼠和地鼠每次每点不超过 0.1ml，小鼠每次每点不超过 0.05ml，多点注射时，两点之间应有适当间隔，一般为 1cm。

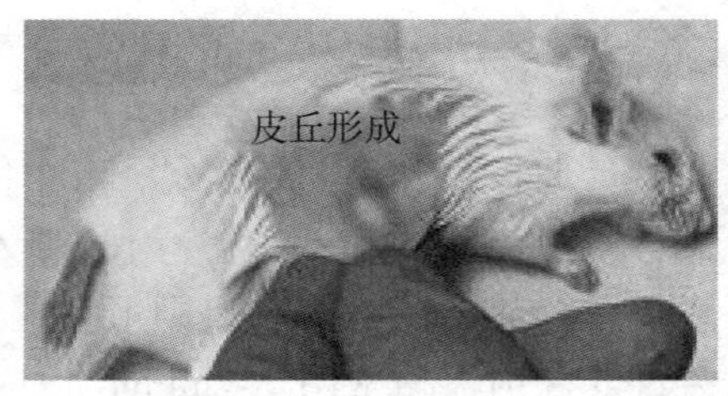

图 3-1-77 皮内注射后皮丘形成

于注射前 24 小时以脱毛或剃毛法去除注射部位的被毛。以酒精棉消毒皮肤，用拇指和示指将皮肤捏起成皱襞，使针尖斜面（针眼）向上，针头与皮肤呈 20°先刺入皮下，针头向上挑起进入皮内再稍刺入，推出药液，可见在针尖前方鼓起一白色皮丘（图 3-1-77），皮丘如不很快消失证明药液在皮内。注射后针头留置 5 分钟再拔出，以免药液漏出。雄鼠皮肤较雌鼠致密致敏，因此注射难度相对较大。注射器械常用 4 号针头，0.25~1ml 的注射器。

2. 豚鼠、兔和小型猪的皮内注射 豚鼠和兔的皮内注射部位为背部脊柱两侧皮肤，一次可多点注射，但每次每个注射点不超过 0.1ml，两点间隔 1cm 以上。猪的耳壳外面或腹侧皮肤较厚，皮内注射多在这些部位进行。一次给药每个注射点不超过 0.2m。

注射前 24 小时剪去注射部位被毛，并用化学脱毛剂除净残留被毛。检视皮肤无损伤和炎症后，将注射部位皮肤提起，捏成皱襞，使针尖斜面（针眼）向上，针头与皮肤呈 20°先刺入皮下，针头向上挑起进入皮内再稍刺入，推出药液，可见在针尖前方鼓起一白色皮丘，如不很快消失则证明药液在皮内。注射后针头留置 5 分钟再拔出，以免药液漏出。雄鼠皮肤较雌鼠致密致敏，注射难度相对较大。注射器械常用 4 号针头，0.25~1ml 的注射器。

3. 猕猴皮内注射 猕猴皮内注射于眼皮内进行，见图 3-1-78。注射前需将猕猴麻醉。参考给药量为每次 0.05~0.1ml。

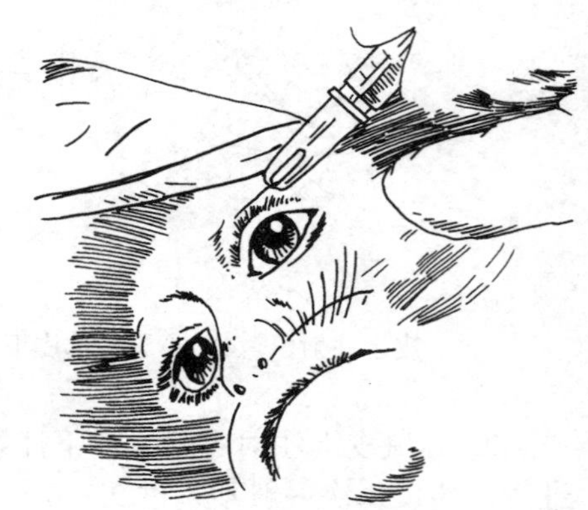

图 3-1-78 猴眼皮内注射结核菌素

（六）特殊注射途径

1. 脑内注射 将药物直接注入脑内常用于微生物学研究，如病原体脑内接种，多用于小鼠、豚鼠、兔，也在小型猪和犬进行。小鼠由于头骨较薄容易刺透，可直接进针，给药量每次不超过 0.02~0.03ml；豚鼠头骨较厚和硬，脑内注射需在颅骨钻孔进行。给药量每次不超过 0.02~0.03ml。

（1）小鼠：将动物轻度麻醉（或不麻醉），徒手保定动物，且一手拇指和示指抓住动物两耳后的头皮固定头部，使注射针头和额顶颅骨呈 45°角，在中线外侧 2mm 处刺入，小鼠头骨较薄容易刺透，可直接从额部正中刺入，针尖刺入深度约 2mm 即可注射，为防刺入过深，可使用塑料管或橡皮套在针头上，使针尖仅露出 2mm。注射器械常用 5 号以内针头，0.25~1ml 注射器。

（2）豚鼠：在两耳连线及两眼连线的中间偏一侧，即两眼窝上缘连线偏中线颅骨部位剪毛，消毒皮肤，把皮肤向一侧拉紧，用手术刀切开 1~2mm 皮肤，用穿颅钢针在头盖骨注射部位打孔，以注射针垂直刺入 5mm 左右，缓慢注入药物，注射速度宜缓慢以免颅内压急骤升高。注射完毕，涂碘酒消毒，放松额部皮肤，使其恢复原位，遮蔽头盖骨的小孔。给药器械常用手术刀，穿颅钢针，4 号针头，0.25~1ml 注射器。

（3）兔：兔的脑内注射常在额部正中进行，一次注射 0.2~0.3ml，需先用钢针穿透颅骨，再用注射针头刺入，操作同豚鼠。

（4）犬：犬的脑内注射常在额部正中进行，需先用钢针穿透颅骨，再用注射针头刺入，操作同豚鼠。

（5）小型猪：小型猪的脑内注射进针点为前额两眼连线中央。注射时将猪浅麻醉，于距额中线 1~2cm 处先切开皮肤，再用电钻钻孔，针头直接刺入注射药物，完毕后注射部位需缝合并消毒。

2. 脚掌内注射 即向动物脚掌皮下注射，常用于小型啮齿类动物。注射液中不能使用弗氏完全佐剂，否则会使脚掌严重肿胀，溃烂甚至坏死。给药量每次不超过 0.25ml。

大鼠、小鼠、地鼠、豚鼠都用前爪取食，故脚掌注射仅限于后肢，且只能在一侧注射，不得同时注射两侧后脚掌以免影响动物正常行走（图 3-1-79）。注射前将脚掌洗净消毒，将针尖刺入脚底皮下 5mm，推出药液。

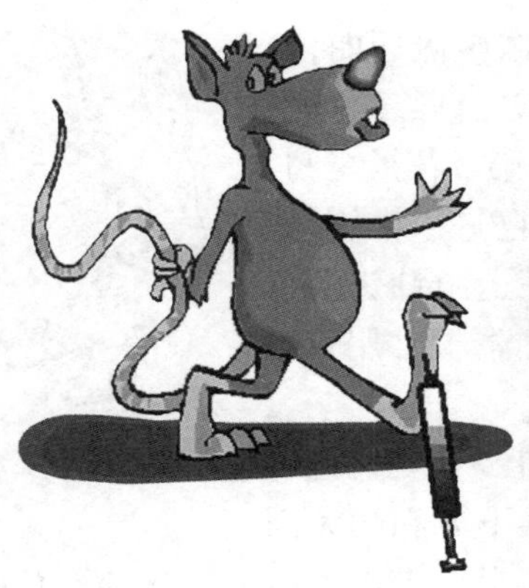

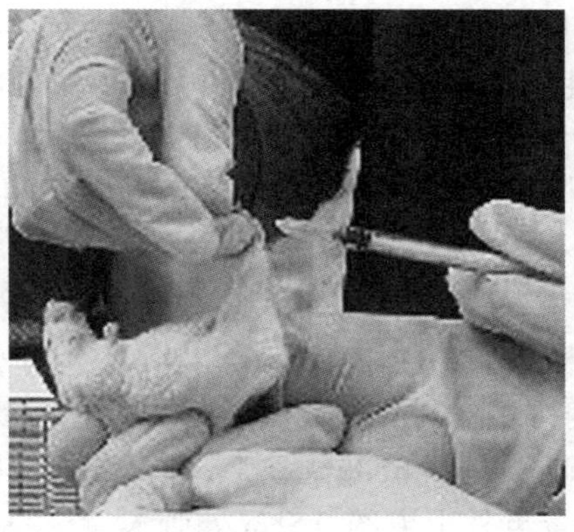

图 3-1-79 小鼠脚掌内注射

注射器械常用 4 号针头，0.25ml 注射器。

3. 角膜内注射 角膜内注射多用豚鼠或兔进行。注射时，由助手保定动物，在眼角滴入麻醉剂（常用 2% 盐酸可卡因），约 5 分钟后起效。将麻醉动物平卧桌面，侧眼向上，由助手保定，操作者持注射器，针尖由眼角巩膜连接处的眼球顶部斜刺入约 3mm 深，因眼球转动，此时角膜可能转到下眼睑内，可待眼球恢复原状后再刺入，推出药物，见药液在角膜上形成直径 2~3mm 浑浊区，拔出针头无需任何处理。参考给药量：每次不超过 5μl。

4. 淋巴结、淋巴囊内注射 豚鼠和兔的腘淋巴结明显而较固定，常用于注射，给药量每次不超过 0.2ml。注射时，由助手保定动物，将其后肢翻向背侧，操作者一手将后肢膝关节握于手掌内，在膝关节背侧弯曲窝内，用拇指和示指触摸固定腘窝淋巴结，消毒注射部位后针头直接刺入淋巴结注射，当药液注入时固定淋巴结的拇指和示指可感觉到淋巴结肿胀。注射器械常用 6 号针头，0.25~1ml 注射器。

蛙及蟾蜍皮下有数个淋巴囊，注入药物甚易吸收。故淋巴囊注射常作为蛙类的给药途径。一般可注入颌下、胸、腹及大腿等淋巴囊内。由于蛙皮肤薄，缺乏弹性，如果用注射针刺入，抽针后药液易自动从注射处流出。因此，注射胸淋巴囊时，应从口角入口腔底部刺入肌层再进入皮下，针尖在进入胸淋巴囊后再注射。注射腹淋巴囊时，针尖从胸淋巴囊刺入，进入腹淋巴囊再注射；或注射时将针头从蛙大腿上端刺入，经大腿肌层入腹壁肌层，再进入腹壁皮下，即进入淋巴囊，然后注入药液。注射大腿淋巴囊时，针尖从下腿皮肤进入，通过膝关节进入大腿淋巴囊。腹部淋巴囊和头背淋巴囊常作为蛙类的给药途径。一般多选用腹部淋巴囊给药。一次最大注射量为 1ml。蛙全身分布为咽、胸、背、腹侧、腹、大腿和脚等 7 个淋巴囊（图 3-1-80）。

5. 椎管内注射 椎管内给药是较特殊的给药途径，常用于麻醉，在兔、犬等动物中有时用。给药量每次 0.5~1ml。

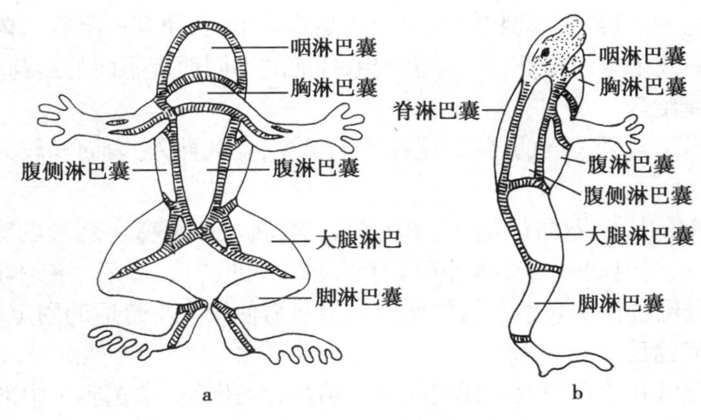

图 3-1-80 蛙全身淋巴囊分布

a. 正面观；b. 侧面观

以兔为例，将兔麻醉并取自然俯卧保定，尽量使尾向腹侧屈曲，剪去第7腰椎周围被毛，3%碘酊消毒，干后再以75%乙醇消毒，用腰椎穿刺针头(6号注射针)插入第7腰椎间隙，即第7腰椎和第1荐椎之间，当针头到达椎管内蛛网膜下腔，可见兔后肢颤动即证明已进入椎管，如未刺中，无需拔出针头，以针尖不离脊柱中线为原则，稍退出针头换个方向再次刺入，确认刺入后，固定好针头注入药物。注射器械常用6号针头，0.25~1ml注射器，见图3-1-81。

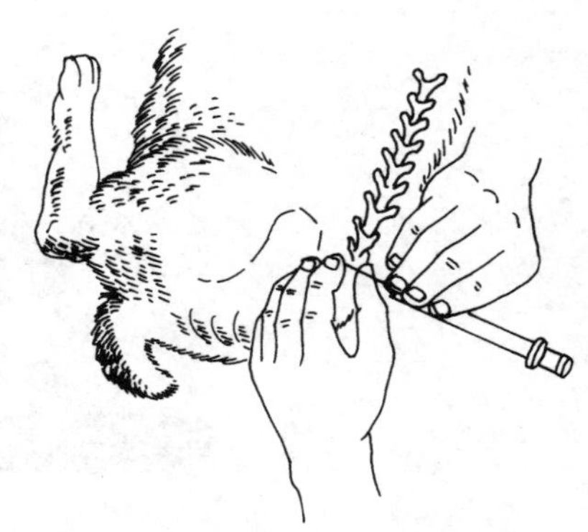

图3-1-81　兔椎管内注射

6. 关节腔内注射　关节腔内给药属于特殊给药途径。以兔为例，将其麻醉后仰卧保定，剪去关节部位被毛，消毒，左手从下方和两旁固定关节，在髌韧带附着点外上方约0.5cm处刺入，针头从上前方向下后方倾斜进针，直至针头阻力减小，然后针稍后退，垂直推进到关节腔内，针头进入关节腔时可有刺破薄膜的感觉。

7. 小脑延髓池注射　此种给药都是在动物麻醉的情况下进行的，而且常在大动物如犬等进行，啮齿类等小动物很少采用。

以犬为例，将犬麻醉后使其头部尽量向胸部屈曲，左手触摸到第一颈椎上方凹陷即枕骨大孔为穿刺点，持连接注射器的穿刺针(7号针头，将针尖磨钝)由凹陷正中平行于犬嘴方向刺入(图3-1-82)，深度不超过2cm，进入延髓池后可感到针头无阻力，且可听见轻微的“咔嚓”声，注射器内可见清亮的脑脊液回流，先按注入药物的体积抽出相当体积的脑脊液，以保持脑脊髓腔内原有的压力，一般抽出2~3ml，然后注入药液。须防进针偏刺伤及两侧脑膜皱襞上的根静脉引起出血，过深容易损毁延髓生命中枢，或刺破第四脑室顶上的脉络丛而引起颅内出血。

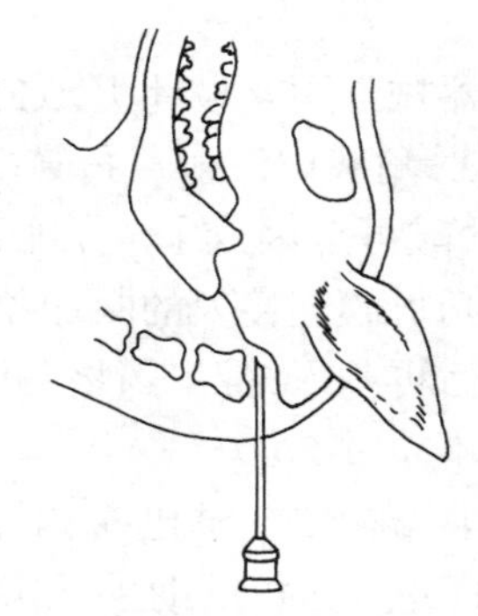

图3-1-82　犬小脑延髓池注射

8. 椎动脉注射　给兔椎动脉注射时，先麻醉动物，在其剑突上6cm处自胸骨左缘向外作横切口4~5cm，分束切断胸大肌、胸小肌，找出锁骨下静脉双线结扎，于两线间剪断静脉。分离出锁骨下动脉，沿其走向分离出内乳动脉、椎动脉、颈深支、肌皮支。分别结扎锁骨下动脉分支及其近心端。于椎动脉上方结扎锁骨下动脉远心端，在结扎前选择适当位置(靠近肌皮支处为宜)剪一小口，插一腰穿刺针直至椎动脉分支前，结扎，固定，给药。

给犬和猫椎动脉注射时，可不必开胸。在颈下部切口处找出右总动脉，向下追踪到锁骨下动脉，结扎其上覆盖的颈外静脉，在其向内转弯处向下分离，可见发自锁骨下动脉的右侧椎动脉向上经肌层进入椎体腔内，插管给药。

四、透皮给药

透皮给药是利用药物的渗透性在动物体表皮肤或黏膜处给药，使其被吸收入体，多用于观察药物对皮肤的作用和经表皮吸收的效果等。根据动物体表被毛特征的不同而有不同的给药方式。

(一) 大鼠和小鼠浸尾给药

大鼠和小鼠均有相当于自身长度的尾部，尾部被毛稀少，皮肤裸露，表面积较大，适用于透皮吸收液态药物的给药。

将动物置于留出尾部的固定器内保定，洗净尾部表皮，将尾放入盛有药液的容器内，尾部的3/4浸没在药液中，见图3-1-83。浸泡时间一般2~6小时，对于易挥发的药物，可采用液体石蜡覆盖液面或软木塞封住试管口减少挥发。浸尾过程中观察动物的反应。给药需使用大小合适的固定器，盛放药液的试管。

(二) 豚鼠和兔的透皮给药

透皮吸收的药物在豚鼠和兔可用浸皮或皮肤涂抹给药，给药部位常选躯干中部脊柱两侧背部皮肤，每侧可给药面积根据动物个体大小不同而异，一般2~2.5cm^2。

1. 浸皮给药　给药前24小时用脱毛剂去除给药部位被毛。给药前检查脱毛部位应无伤痕或皮肤异常，将豚鼠保定，脱毛区向上，在脱毛区覆一钟形玻璃罩，罩底以凡士林、胶布封闭固定，向罩内注入药物，封闭上口。

2. 皮肤涂布　给药前 24 小时用脱毛剂去除给药部位被毛。给药前检查脱毛部位应无伤痕或皮肤异常，将药物直接涂抹于表皮。

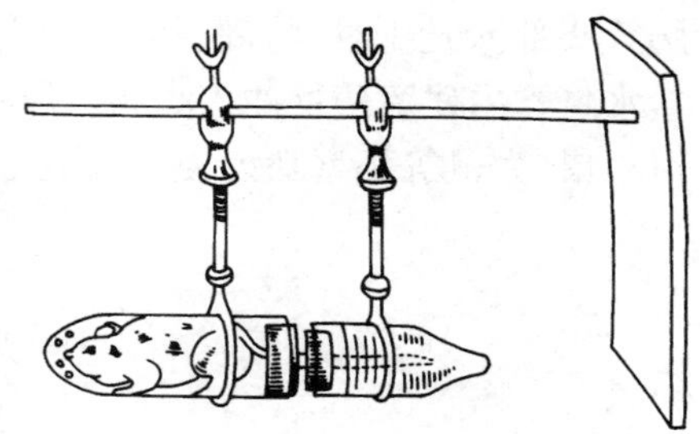

图 3-1-83　大鼠、小鼠的浸尾给药

（三）滴鼻给药

滴鼻适用于经鼻腔黏膜吸收的药物。给药量每次不超过 0.05~0.1ml。

徒手保定动物，使其鼻孔向上，将药液逐滴滴于一侧鼻孔口，让动物吸入，操作时掌握动物的呼吸节奏，在吸入时滴药，如动物发生呛咳时应将动物倒置，擦去鼻孔外的液体，重新给药。给药可使用微量移液器或小滴管，前者更有利于控制药液量。

（四）颊囊接触给药

颊囊黏膜接触给药是地鼠特有的给药途径，地鼠的颊囊黏膜常用于口腔黏膜刺激实验。

操作时适当麻醉或保定动物，将在药液中浸湿的棉球放入颊囊内，随后给动物戴上项圈，直至达到规定的药物接触时间后取出棉球。给药前应让动物预先适应项圈并调整项圈的松紧度，一般需提前 7 天让动物佩戴并适应项圈。给药常用直径 <5mm 的棉球和宽 3~4mm 的项圈。

五、吸入给药

吸入给药是采用动式或静式吸入给药装置进行呼吸道给药，使动物主动吸入药物蒸气。

（一）静式吸入给药

将动物置于可密闭容器（染毒瓶），容器内悬挂滤纸，将挥发性药物滴在滤纸上，密封容器，使动物自然吸入，见图 3-1-84。大鼠肺通气量约 25L/h，小鼠肺通气量约 2.5L/h，根据所需给药时间和动物的肺通气量计算出所需容器的容积。该方法受到容器大小的限制，且药物蒸气 / 气体浓度无法精确控制。

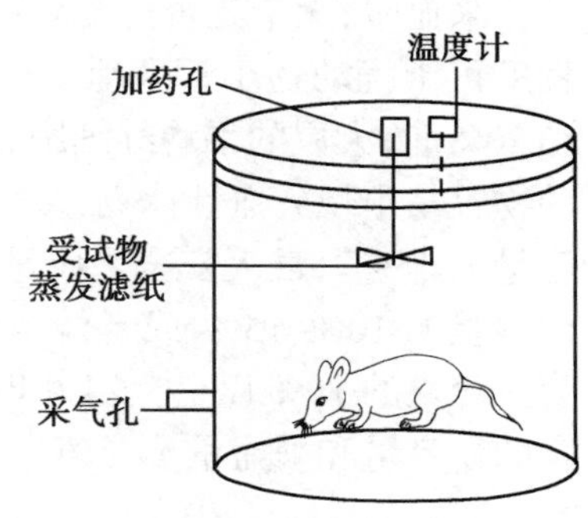

图 3-1-84　静式吸入给药示意图

（二）动式吸入给药

将动物置于专用吸入给药装置，通入药物蒸气 / 气体，可精确给药。见图 3-1-85 和图 3-1-86。

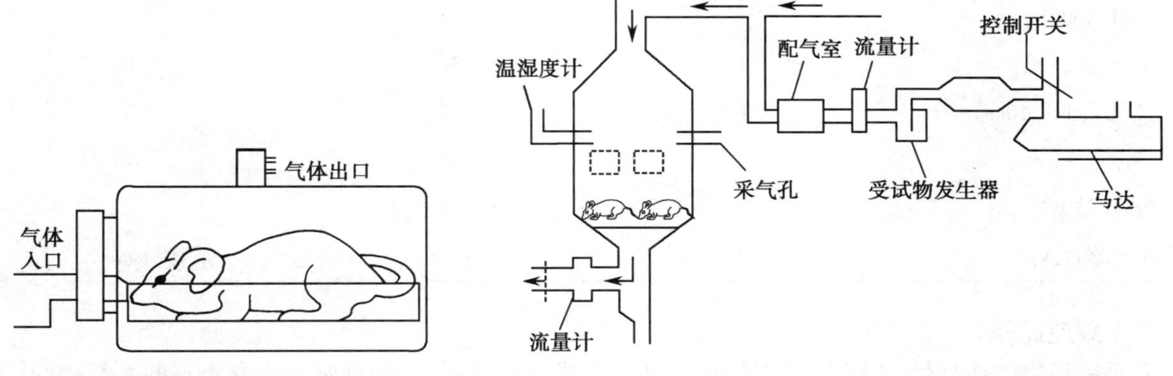

图 3-1-85　动式吸入给药示意图

图 3-1-86　动式吸入装置示意图

六、灌肠给药

即直肠内给药，多用于观察药物对直肠黏膜的刺激性，可用于多种动物。以兔为例，由助手保定兔使其蹲卧于实验台，将兔头部和前肢夹于腋下，一手拉起兔尾，露出肛门，用另一手握住兔后肢，操作者在灌肠管头部涂凡士林，将灌肠管由肛门插入深 7~9cm，灌肠管外端接上注射器注入药物，给药后适量用生理盐水将管内残留药物冲入直肠，且在肛门内保留片刻拔出。灌肠常用器材为 14 号导尿管或灌肠用胶皮管。对小鼠、大鼠等小型啮齿类动物进行灌肠，可使用灌胃针头。

第十节 实验动物的采血

Section 10 Blood collection

血液样品是动物实验中最普遍的生物样品，对实验动物采血时主要考虑采血量、采血频度、采血途径、血样品质以及采血对动物健康、福利的影响和对研究的背景性干扰。

一、采血前的准备工作

(一) 采血量

采血量可根据动物的循环血容量计算。实验动物的循环血容量占体重的 6%~8%，幼龄动物血液总量较老龄动物大，体重相同时瘦弱动物血液总量较肥胖动物大。由于部分血液将始终滞留在组织中，最大可采血量小于动物的循环血容量。

采血时，无论是否需要动物存活，都应考虑失血对动物本身和各项研究数据采集的影响。失血达一定程度可干扰动物正常生理以致威胁其健康，同时使有关实验测定值偏离正常范围，如取血达血容量 15% 和 20% 时，大鼠的平均红细胞容量和红细胞分布宽度恢复到正常值需 29 天以上。快速失血达 15% 以上时，动物容易出现失血性休克，多次少量采血则不容易出现类似的急性失血效应，通常推荐单次采血≤循环血容量的 15%。最大安全采血量指一次采血不会引起动物死亡或者严重威胁其健康的采血量上限，通常为血容量的 10%~15%，或者体重的 1%；最小致死采血量是指一次采血可引起动物死亡的最小采血量，通常为血容量的 20% 以上。24 小时内多次采血时，需将采血量合并计算以估计动物失血的后果。常用实验动物的血容量和采血量参考值见表 3-1-23。

表 3-1-23 实验动物循环血容量和推荐采血量

动物	血容量(ml)	最大安全采血量(ml)	最小致死采血量(ml)
小鼠(25g)	1.8	0.3	0.4
大鼠(250g)	16	2.4	3.2
豚鼠(400g)	25	3.8	5
家兔(4kg)	224	34	45
犬(Beagle)(10kg)	850	127	170
猕猴(5kg)	325	49	65
狨猴(350g)	25	3.5	5
小型猪(15kg)	975	146	195

(二) 采血途径

采血途径决定血样性质，不同来源的血样其化学成分区别很大，如动脉血含有丰富的氧气，静脉血含有较多机体代谢产物。研究血液中的激素、细胞因子水平、测定常规血液生化等常采用静脉血，研究毒物对肺功能的影响、血液酸碱平衡、水盐代谢紊乱时必须采取动脉血；测定血液学常规时因用血量极少，多采集毛细血管血。实验动物的一些特殊采血途径所采得的血样性质如下：

眼眶动静脉采血 - 摘除眼球(大鼠，小鼠)：眶动脉和眶静脉的混合血。

断尾采血(大鼠、小鼠、猪)：毛细血管血或尾部动静脉混合血。

断头采血：颈部动脉静脉的混合血。

心脏穿刺采血：从心室采得的是动脉血，从心房采得的是静脉血。

指尖采血（猕猴）：毛细血管血。

有些采血途径需要麻醉动物或对动物有较大副作用、较严重的后遗症，可能给研究带来明显的干扰，以及严重影响动物福利，特别是在需要重复采血时，因此这些采血途径仅限于在没有其他替代途径时使用。如，啮齿类的推荐采血途径为尾侧静脉、舌下静脉和跗外侧静脉（隐静脉），在要求动物存活的研究中，从眼球后采血仅限于在无法采用其他途径时；从心脏采血仅在要求同时处死动物时应用，并在动物麻醉状态下进行。

（三）采血量和采血途径的关系

采血量和采血途径有关。同一部位采血时动脉血流速度快，可较相邻静脉采得更多血液；采血途径 / 部位还取决于动物的种属，大鼠和小鼠尾部较长且被毛稀疏、皮肤较薄，皮下血管浅表，常用于采血；豚鼠、兔和猪均有较大且薄的耳，耳静脉和动脉容易固定和操作，多从耳部采血；从少量采血部位采血不致死；从中量采血部位采血超过临界量时动物可能死亡；从大量采血部位采血多为致死性（表 3-1-24）。

表 3-1-24 实验动物常用采血途径和采血量

采血量	部位	动物	采血量	部位	动物
少量	尾侧静脉	大鼠，小鼠		颈静脉	犬、兔
	耳缘静脉	兔，犬，猪		心脏	豚鼠、大鼠、小鼠
	眼底静脉丛 / 窦	兔，大鼠，小鼠		断头	大鼠、小鼠
	舌下静脉	犬	大量	股动脉	犬、猴、兔
中量	后肢外侧皮下小隐静脉	犬、猴		颈动脉	犬、猴、兔
	前肢内侧皮下头静脉	犬、猴		心脏	犬、猴、兔
	耳中央动脉	兔		摘眼球动静脉	大鼠、小鼠

（四）采血准备事项

采血前首先应明确研究对血样的具体要求，为静脉血、动脉血或者动静脉混合血，血样总量，采血后是否需要动物存活等；其次应清楚所用动物的采血途径、各种途径的采血量、该动物的最大安全采血量、最小致死采血量等，以选择适当采血方法。其他注意事项如下：

采血场所照明条件良好。

采血时室温应保持在夏季 25~28℃，冬季 15~20℃。

采血前应对采血部位进行消毒。

选择合适的采血器具（刀片、采血针头、注射器、试管、毛细管等）并确保无菌干燥，在同一血管部位少量频繁采血应选较细针头，大量单次（或两次采血间隔较长）采血应选择较粗针头。

若需抗凝全血，在注射器或试管内预先加入抗凝剂。

在同一条静脉上多次采血，采血部位应从远心端逐渐移向近心端，以免受到前次采血对静脉损伤的影响。

进行中等量的采血时，如需动物存活，应事先测定动物体重以准确估计动物的安全采血量，持续放血 5~10 分钟时应观察动物反应。

（五）采血动物的护理方案

希望动物在采血后存活，甚至继续用于研究时，须做好采血后动物的护理，避免发生贫血或其他采血后遗症，观察动物的黏膜或者皮肤是否苍白、呼吸是否急促、是否有精神萎靡、四肢无力和体温偏低等体征可判断，必要时进行血液生理常规的监测，同时密切注意动物是否有外伤、感染、情绪烦躁等。

一次或 24 小时内采血量少于动物总血容量的 1%，采血可以每天进行，但应着重监测采血应激、麻醉剂的作用、采血部位的局部损伤或并发感染对动物健康和福利的影响。

一次或 24 小时内采血量达动物总血容量的 2% 时，应在采血后立即补液以保持血容量的稳定，通常在采血后从静脉缓慢滴注 2 倍于失血量的生理盐水，不能进行静脉输液时，也可采取腹腔注射或皮下注射。

以最大安全采血量一次性采取血液后，动物的血容量通常在 24 小时可恢复，但红细胞和网织红细胞的恢复约需要 2 周，故至少 2 周后才可再次采血。

当一次采取相当于动物总血容量 15%~20% 的血液时，可致动物血糖降低，血浆肾上腺素、去甲肾上腺素和糖皮质激素升高。

当一次采取相当于动物总血容量 20%~25% 的血液时，动物可出现血压下降、重要器官血氧含量下降、心输出量减少以致失血性休克，也可见肌肉无力、精神萎靡、四肢发凉。

根据不同采血量，可参照表 3-1-25 设置动物的恢复期。

表 3-1-25　采血量和动物所需恢复期

	采血量占循环血容量比例	恢复期		采血量占循环血容量比例	恢复期
单次采血	7.5%	1 周	多次采血	7.5%	1 周
	15%	2 周		10%~15%	2 周
	15%	4 周		20%	3 周

二、从尾部采血

具有较长尾部的动物可以从尾部血管采少量血液，而对机体损伤很小，目前主要用于大鼠、小鼠和小型猪。

（一）从大鼠尾部采血

从大鼠尾部采血可不麻醉。大鼠尾侧静脉位于尾部两侧皮下，位置浅表，容易定位和操作，是少量采血的常用部位，其深部为尾动脉。大鼠尾尖处血管形成毛细血管网，剪去部分尾尖亦可采得少量血。从尾部采血常用作血液常规检查、制作血液涂片、血糖测定等。

1. 大鼠尾侧静脉采血（切割或穿刺）　从尾侧静脉采血可用针刺尾静脉、切割尾静脉的方法，大鼠尾部皮肤较厚且不透明，尾静脉常不清晰，尾表皮高度角化呈鳞片状，针刺难度较高，切割相对容易。欲提高静脉可见度，采血前用乙醇、二甲苯擦拭，温水浸泡（37℃左右 5~8 分钟），必要时揭去部分表皮鳞片。采血后按压伤口片刻即止血。如需多次采血，从尾尖至尾根依次处理，左右静脉交替。尾侧静脉适合频繁采血，共可采 10 余次，为避免采血伤口的影响，两次采血间隔至少 1cm。

切割静脉采血时，将大鼠保定留出尾部，拧转 90°使一侧尾静脉向上，在尾下端 1/4 处以刀片垂直切开表皮和静脉，即可见暗红色静脉血涌出在切口处聚集呈半球状，直接用毛细管吸取即可，或在切割处皮肤事先涂抹凡士林，切割后让切口朝下，血液自行淌下，在下方以试管收集（图 3-1-87），使血液直接沿管壁进入试管。采血后压迫止血。如切割过深伤及尾动脉，则有鲜红色动脉血快速流出，且无法在尾部表面聚集

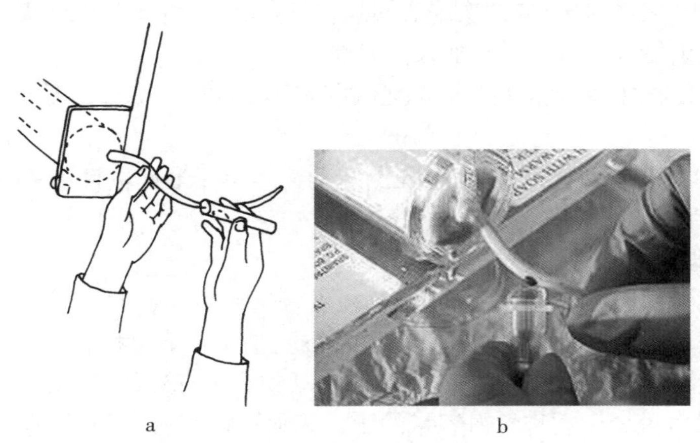

图 3-1-87　大鼠、小鼠的尾静脉切割采血（试管收集）

而直接淌下，止血需时较长。

穿刺静脉采血时同法保定，水平拉直尾部，在尾下端 1/4 处持采血针以下倾 30°向心刺入皮下，目视下平行刺入尾静脉，待血液从针内缓慢滴出，下置试管收集，或针刺后拔出，让血液自穿刺处自行涌出而用毛细管收集。由于伤口小而血液凝固快，需稍按摩尾部（尾根至尾尖）将静脉内血液驱赶出来。参考采血量：每次 0.1~0.2ml。

2. 大鼠尾尖采血（断尾） 同法保定大鼠，剪去大鼠尾尖 0.5~1mm 组织，用手由尾根至尾尖按摩使血液流出，通常较缓慢呈滴状，可吸取或用试管、玻片收集。断尾仅限于尾尖 5mm 以内，适合短时间内（24 小时以内）频繁采血，因可将伤口处血凝块除去收集血液而无需再次切除尾尖。连续切除尾尖最多不能超过 5mm，且不适合老龄动物。

参考采血量：每次 0.1~0.2ml。

（二）从小鼠尾部采血

小鼠尾部皮肤薄，皮肤角化形成的鳞片细小，尾静脉位置浅表，清晰且容易辨认，是少量采血的常用部位，多用切割法，小鼠尾末端动脉和静脉间形成丰富的毛细血管网，剪去尾尖可获得少量血液。从尾部采血无需麻醉，血样常用作血液常规检查、制作血液涂片、血糖测定等。

1. 小鼠尾静脉采血（切割或穿刺法） 尾侧静脉切割或针刺均可采血，尾下端 1/3~1/4 处皮肤较薄，静脉清晰，是最佳操作部位。欲提高静脉可见度，采血前用乙醇、二甲苯擦拭，温水浸泡((37℃左右 5~8 分钟）或灯光烘热使静脉充盈。采血后按压伤口片刻即止血。如需多次采血，从尾尖至尾根依次处理，左右静脉交替，可采 10 余次，为避免采血伤口的影响，两次采血间隔至少 0.6cm。

切割静脉采血时，将小鼠保定并留出尾部，拧转 90°使一侧尾静脉向上，在尾下端 1/3~1/4 处以刀片垂直切开表皮和静脉，即可见血液涌出，在切割处聚集呈半球状，直接用毛细管吸取即可，或让切口朝下，血液自行淌下，在下方以试管收集，使血液直接沿试管壁进入试管。小鼠血液凝固速度快，如血液留出较慢，容易凝固而无法采血，此时可以手指从尾根至尾尖轻轻推挤帮助血液流出。小鼠尾后半部组织细弱娇嫩，切割时应掌握力量和速度，避免用力过大将尾切断，切割过深伤及静脉深部的动脉时可见鲜红的动脉血快速流出，影响采血效果。

针刺静脉采血时同法保定，水平拉直尾部，在尾下端 1/3~1/4 处持采血针以下倾 30°向心刺入皮下，目视下平行刺入尾静脉，血液可从针内缓慢滴出，下置试管收集。也可针刺后拔出，让血液自穿刺处自行涌出而用毛细管收集。为帮助血液流出，宜用手指由尾根至尾尖轻轻推压，将静脉内血液驱赶出来。

2. 小鼠尾尖采血（断尾法） 采用断尾法从小鼠尾尖采血的操作和注意事项同大鼠，每次仅剪去尾尖 0.5~1mm 组织，且断尾仅限于尾尖 5mm 以内。

参考采血量：每次 0.05~0.1ml。

（三）从猪尾部采血

猪尾血管主要是正中尾动脉及其两侧的两支正中尾静脉，其他为分布于尾部的血管分支和毛细血管。猪的正中尾动脉由正中荐骨动脉延伸而来，静脉与之伴行，3 支血管都位于荐骨肌形成的细沟内，由于新生仔猪的尾总是歪向一边，血管未必都在尾中央。从尾根起的 10~20cm 内血管的直径变化不大。尾部采血可剪去少量尾尖组织（断尾法），或以注射器穿刺采取。

尾部穿刺采血时猪可不保定，用饲料引诱猪并分散其注意力，采血者从猪背后接近猪提起尾部，触摸到第 6-7 尾椎（约距尾根 15cm）椎体中央凹陷处，如难以确认血管沟时可从尾根部腹面触摸以分辨，尾根部腹面脂肪较多，不宜进针。将采血针头对着尾以 20°从上向下一次刺入，见回血即可采集，刺入角度宜低且刺入宜深，便于固定针头。如针头抵血管壁而不出血，可轻轻晃动猪尾以调整。使猪侧卧可同法采血。采血后压迫止血，针尖可能刺入尾动脉，此时须按压较长时间。与耳静脉采血相比，猪尾采血量相当，但无法直视血管进针，不过很少出现溶血，保定容易且安全。

三、从眼部采血

眼部血管丰富，小型啮齿类动物如大鼠和小鼠可从眼部较轻易、反复地采集血样，但其对动物眼部的损伤应引起重视。尤其是穿刺引流采血技术曾被广泛使用，但目前已发现越来越多的(潜在)不良反应，包括：①眼球后出血引起血肿和眼压过高，使动物疼痛；②压迫眼部或来源于血肿的压力导致角膜溃疡、角膜炎、角膜翳；③视神经和其他眼窝内结构损伤所致视力下降和失明；④采血所用的毛细管引起眼眶脆骨骨折和神经损伤，伴随玻璃体液丢失的眼球自身穿通伤等。为避免或减轻以上不良反应，要求技术娴熟，采血时须避免损伤角膜，不得持采血器在眼窝内上下左右移动刺探。为使球结膜修复以及动物失血后恢复，同侧再次采血至少间隔2周。但在恢复期，动物仍可能经历采血引起的不适。

(一) 从大鼠眼部采血

从大鼠眼部采血均需麻醉。大鼠眼眶下静脉形成静脉丛，以采血针刺过球结膜割破静脉丛可进行引流采血，采血后球结膜自行修复，故可反复采血，适合少量多次采血，常用于生物化学项目的检验。如摘除眼球造成开放性创伤，可采取眼眶动脉静脉混合血，所混入的组织液比断头采血少。摘眼球法采血对大鼠虽不致死，但出于动物福利考虑，不提倡用于存活性研究。

1. 大鼠眼球后静脉丛采血(穿刺引流)　将动物浅麻醉(乙醚)，或用眼科麻醉剂作局部麻醉，侧眼向上保定，一手拇指及示指轻轻压迫动物的颈部两侧，使眶下静脉丛充血(眼球外凸)。另一手持采血针(前端为锐利斜口、内径0.5~1.0mm的硬质玻璃毛细管)，使与鼠面颊成45°的夹角，由眼内角向喉头方向刺入，采血器前端斜面先向眼球，刺入后再转180°使斜面背对眼球，边旋转边刺入4~5mm，利用毛细管的锐利边缘割破静脉丛，可见血液进入毛细管，即稍退出毛细管前端，利用虹吸现象使血液充满毛细管，如推进至感到有阻力但仍未见血液，则可能因为毛细管阻止了血液的流出，应停止推进，边旋转将针退出0.1~0.5mm，血液可自然流入毛细管中，见图3-1-88。当得到所需的血量后，即除去加于颈部的压力，同时将采血器拔出，眼部出血立刻停止，用拇指和示指帮助闭合眼睑并用纱布或棉球按压片刻可止血。参考采血量：每次0.5~1.0ml。

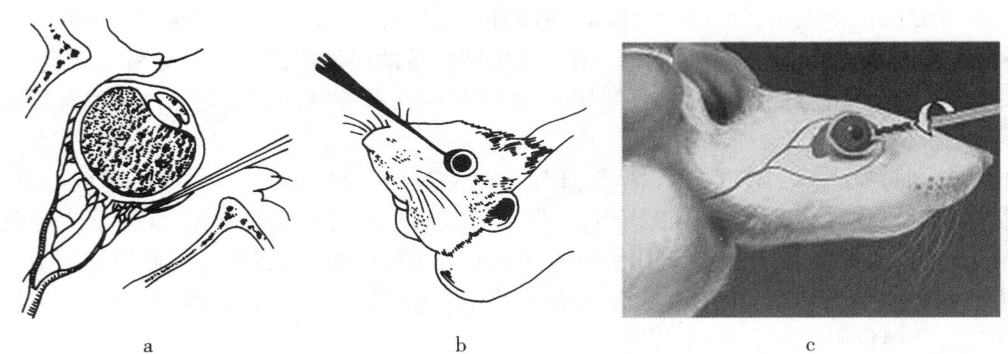

图3-1-88　大鼠眼眶静脉丛采血

a. 采血管前端抵达部位；b. 采血管的刺入方式；c. 拈转采血管

2. 大鼠眼眶动静脉采血(摘眼球)　此法采血通常不会致大鼠死亡，但出于动物福利的考虑，本法仅适用于无需动物存活的采血。将动物浅麻醉(乙醚)，或用眼科麻醉剂作局部麻醉，侧眼向上保定，一手拇指及示指轻轻压迫动物的颈部两侧，使眼球充血外凸，持眼科弯镊迅速夹住眼球根部摘除眼球，将大鼠头向下提起，用试管在下方收集自行从眼窝内流出的血液即可，必要时用镊子扩大创口以及及时去除眼窝内的凝块，适度按压胸腔可帮助心脏搏动，促使血液流出。收集血液时应使血液贴试管壁进入试管，血液流经被毛容易溶血。当一侧经摘眼球采血后，再摘除另一侧眼球往往不能采集到血液。

参考采血量：2~4ml/200g。

(二) 从小鼠眼部采血

从小鼠眼部采血需麻醉。小鼠眼部的静脉在眼眶下形成静脉窦，刺入采血针可引流采血，采血后球结膜自行修复，故可反复采血，适合少量多次采血，常用于生物化学项目的检验。如摘除眼球造成开放性创伤可采取眼眶动脉静脉混合血，所混入的组织液比断头采血少，摘眼球法在小鼠能采得较多血液，但采血后小鼠容易死亡。

1. 小鼠眶静脉窦采血(穿刺引流)　将动物浅麻醉(乙醚),或用眼科麻醉剂作局部麻醉,侧眼向上保定,一手拇指、示指和中指在小鼠的耳后颈部两侧施压,使眶下静脉窦充血(眼球外凸)。另一手持采血器(前端为锐利斜口、内径0.5~1.0mm的硬质玻璃毛细管),使与鼠面颊成45°的夹角,由眼内角向喉头方向刺入眼窝(图3-1-89),采血器前端斜面先向眼球,刺入球结膜后再转180°使斜面背对眼球,边旋转边刺入2~3mm,利用毛细管的锐利边缘割破静脉丛,可见血液进入毛细管,即稍退出毛细管前端,利用虹吸现象使血液充满毛细管,如推进至感到有阻力但仍未见血液,则可能因为毛细管阻止了血液的流出,应停止推进,边旋转将针退出0.1~0.5mm,血液可自然流入毛细管中。当得到所需的血量后,即除去加于颈部的压力,同时将采血器拔出,眼部出血立刻停止,用拇指和示指帮助闭合眼睑,并用纱布或棉球按压片刻可止血。

参考采血量:体重20~25g的小鼠每次可采0.2~0.3ml。

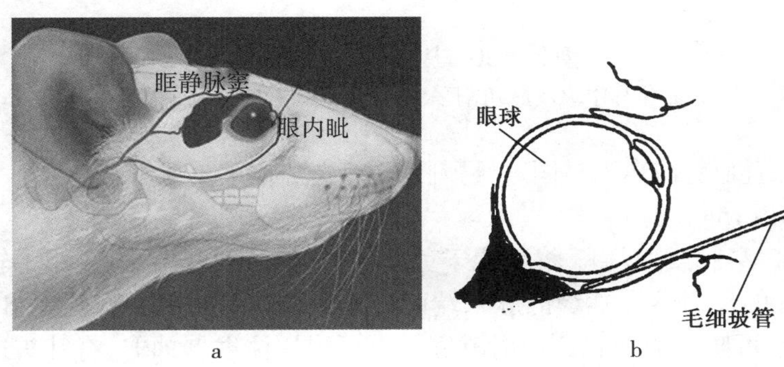

图3-1-89　小鼠眶静脉窦引流采血

a. 小鼠眶静脉窦;b. 采血管刺入方式

2. 小鼠眼眶动静脉采血(摘眼球)　此法采血的血量较大,容易致小鼠死亡,适合终末采血。将小鼠浅麻醉(乙醚),或用眼科麻醉剂作局部麻醉,头部向下徒手保定,同时以保定的手轻轻压迫颈部两侧,使眼球充血外凸,持眼科弯镊迅速夹住眼球根部摘除眼球,将试管靠在眼窝下收集血液即可,必要时用镊子扩大创口以及及时去除眼窝内的凝块,当出血速度明显减慢时,适度按压胸腔可帮助心脏搏动促使血液流出。应使血液贴试管壁进入试管,流经被毛后容易溶血。当出血速度明显减慢,小鼠进入失血性休克和濒死时会发生剧烈抽搐,需注意保定防小鼠挣脱。

参考采血量:体重20~25g的小鼠每次可采1ml。

四、从耳部采血

一些耳朵较大、耳部血管浅表丰富的动物,可以从耳部采集少量甚至中等量的血液,适合反复采血,对机体的损伤也较小。

(一) 兔耳部采血

兔耳大且血管明显,是最常用的采血部位,采血时无需麻醉且操作简便,但为减少采血操作时兔为躲避而晃动头部,可在采血局部使用表面麻醉剂。

1. 兔耳中央动脉采血(穿刺、切割、插管)　兔耳中央动脉位于兔耳中央,颜色鲜红,外形粗大,其末端(即靠近耳缘处)容易固定,近耳根处则位置较深且不宜固定。采血时将兔置于兔固定筒内保定,露出头部,用左手固定兔耳,右手取注射器,在中央动脉的末端,沿着动脉平行地向心方向刺入动脉,见回血即可抽取血液,也可用锋利刀片切割一小口采集血液,需于切割处事先涂抹凡士林以便收集血液(图3-1-90)。取血完毕后按压采血点2分钟以上止血。可在动脉上留置导管以便频繁采血。

兔耳中央动脉容易发生痉挛性收缩,采血前须先让兔耳充分充血,可适度揉搓兔耳、轻弹血管,并于动脉扩张、未发生痉挛性收缩之前立即进行抽血,等待时间过长时动脉经常会发生较长时间的痉挛性收缩,在血管痉挛时强行抽吸可导致管壁变形,针尖容易刺破管壁,血液漏出血管造成皮下血肿。

取血一般用6号针头,针刺部位从中央动脉末端(近耳缘处)开始,且不宜在近耳根部取血,因耳根部

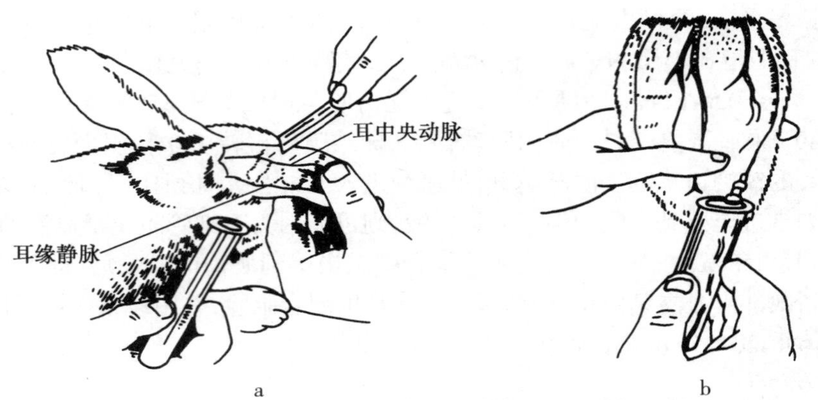

图 3-1-90 从兔耳部血管采血
a. 兔耳中央动脉切割采血；b. 兔耳缘静脉穿刺采血

软组织厚，血管位置略深且血管游离不易固定，易刺透血管造成皮下出血。

参考采血量：每次 10~15ml。

2. 兔耳缘静脉采血（穿刺或切割） 将兔置于兔固定筒内保定，露出头部，用手轻轻摩擦兔耳使静脉扩张，用连有 5.5 号针头的注射器在耳缘静脉末端刺破血管，或用刀片切割，收集自然流出的血液，取血前耳缘部涂搽液体石蜡，可防止血液在流出时凝固。也可采用注射器抽取，将针头逆血流方向刺入皮下 2~3cm，平行刺入耳缘静脉抽取血液（图 3-1-90），取血完毕用棉球压迫止血。为使静脉充盈扩张，可用小血管夹夹在耳根以阻止血液回流，如压住侧支静脉，血液更容易流出。多次采血需防静脉栓塞，采血点由远心端向近心端移动。

参考采血量：5~10ml（最多）；2~3ml（一般）。

（二）豚鼠耳部采血

豚鼠耳壳大而薄，血管分布较丰富，且透过表皮清晰可见，易操作，从豚鼠耳部采血可两耳交替，在耳的不同部位进行，手法可采用切割或穿刺。豚鼠耳部取血通常不用麻醉，但为减少操作时局部刺激引起豚鼠晃动头部，可在耳部使用表面麻醉剂（如麻醉膏）。

1. 豚鼠耳缘切割采血 由助手保定豚鼠，使其蹲伏，用刀片割破耳缘静脉，收集流出的血液，在切口边缘涂抹 20% 枸橼酸钠溶液可阻止血凝，操作前适度揉搓耳部使耳充血，可使采血更容易。

参考采血量：0.5ml。

2. 豚鼠耳血管穿刺 同法保定豚鼠，以注射针迅速刺入血管后拔出，血液即从针孔出流出，在耳表面聚集呈球状，可用毛细管吸取。

（三）犬耳部采血

犬耳静脉适用于少量采血。可切割耳尖采取微量的血液用作血涂片分析，或从耳静脉穿刺采血。耳静脉包括前缘静脉和后缘静脉，均纵向呈树枝状由耳根向耳尖延伸，比格犬耳大且皮肤薄，耳部血管清晰可见，容易操作，操作时剪去耳尖部短毛，即可见耳缘静脉。

（四）猪耳部采血

猪体表耳部静脉最为清晰，采取少量至中量的血液常从猪的耳静脉采集。采血时由助手保定猪的头部，用乙醇用力擦拭及轻弹猪耳，必要时可用胶管等压迫耳根阻断血液回流，使静脉清晰显露，用连接 6 号针头的注射器从耳壳远端静脉分叉处前刺入皮下，再刺入静脉分叉处，平行刺入静脉抽取血液，见图 3-1-91。此处血管较细，但血管周围疏松结缔组织少，血管不易滑动，容易进针，如从耳中央静脉进针，则虽血管粗，但易滑动，不容易进针。由于猪耳皮肤较厚，应确保针头锐利，抽吸速度适当以免血液回流不及而血管枯瘪。也可用刀片切割静脉，待血液自然流出后用滴管等吸取。采血后

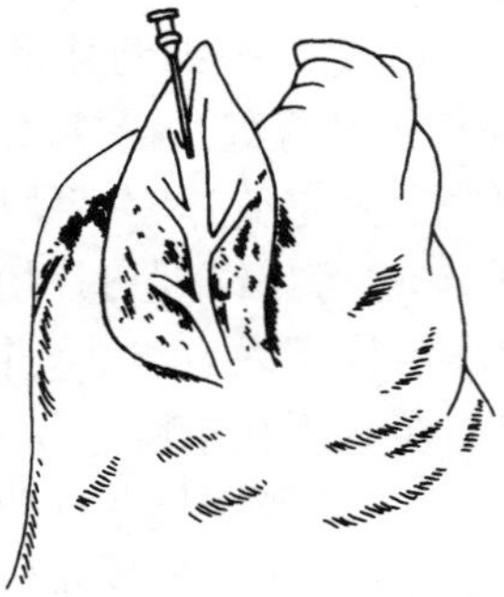

图 3-1-91 猪的耳大静脉采血

压迫止血，反复采血时采血部位应由静脉远心端向近心端移动。

(五) 猕猴耳部采血

猕猴耳垂结构和人类似，可以采用针刺法采集微量的毛细血管血液。

五、从心脏采血

心脏具有向全身泵送血液的功能，血流丰富，一些体型较小、体表血管不明显的实验动物可经此采血。从心脏采血分为非手术(体表穿刺)和手术(开胸穿刺)两种方法。由于心脏穿刺采血具有潜在性的疼痛和致命后遗症，较多用于终末采血，且必须在动物全身麻醉状态下进行。

(一) 大鼠心脏采血

大鼠心脏位于胸腔正中剑状软骨下，心尖略偏左，达横膈，体表投射位置见图 3-1-92。采血量稍大而又需大鼠采血后存活时，常用体表穿刺从大鼠心脏采集血液，大鼠心脏较小且心率较快，体表行心内穿刺需要一定的技术。如无需动物存活，则可开胸在直视条件下以注射器从心脏抽取血液，由于开胸后大鼠胸腔负压消失，很快窒息，心脏停止搏动而使采血量较少，采血不完全。

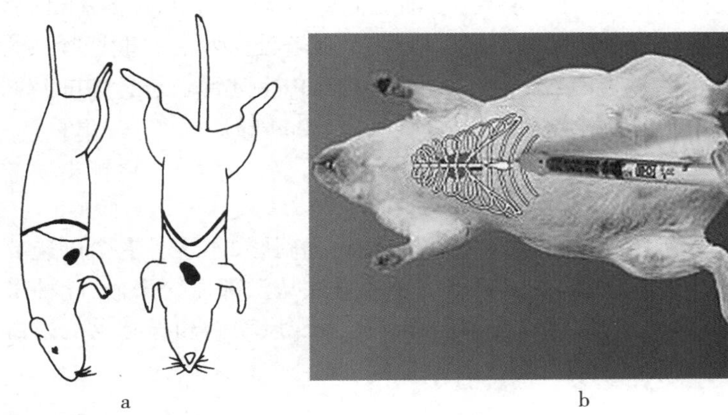

图 3-1-92 大鼠心脏体表投射位置

大鼠体表穿刺心内采血时，将大鼠麻醉后仰卧保定，用手在体表感觉心搏以大致判断心脏位置，针头从剑状软骨与腹腔间凹陷处刺入，向下倾斜 30°向心刺入，见回血即可抽取。另一个体表穿刺部位在大鼠两前肢和剑突形成的三角形右下方，即左胸第 4、5 肋间，将大鼠麻醉后仰卧保定，拉伸大鼠前肢使之向两侧平举，以手指触摸心搏最明显部位可以定位，垂直进针。此法进针较浅，需控制深度以免刺穿心脏而刺入肺脏，针尖入肺时可采集出泡沫样血液，如图 3-1-93 所示。

采血后大鼠心脏可自行修复，故此法采血量较少时动物可存活。由于心脏持续搏动，此法比开胸穿刺可采集更多血液，但采血中大鼠发生挣扎或者进针不准而多次扎针可使心脏严重受损，导致存活率明显降低。抽取血液过快也会使心脏停搏，动物死亡。一次穿刺未入心脏时，需拔出针头重新刺入，但大鼠心脏

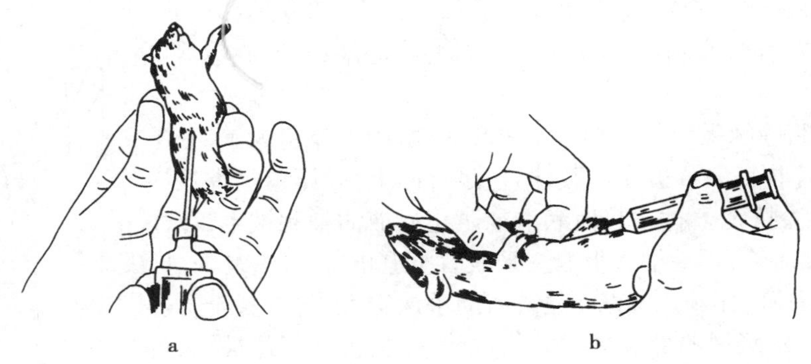

图 3-1-93 大鼠心脏穿刺采血

为避让而移位可增加再次穿刺的难度。针尖通常刺入左心室采集到动脉血,但也可能进入心房而采集到静脉血。应采取心室血,如针尖入心房,则拔针后容易造成心包膜积血甚至胸腔积血而死亡。由于心脏内穿刺采血具有潜在性的疼痛和致命后遗症,较多用于终末采血。参考采血量:每次1~2ml(存活)。

（二）小鼠心脏采血

操作和要求同大鼠心脏内采血。因小鼠个体小,体表穿刺时进针浅,尤其是从胸腔穿刺时,故须控制好进针的深度,避免过深及肺,见图 3-1-94。参考采血量:每次可采血 0.2~0.5ml(存活)。

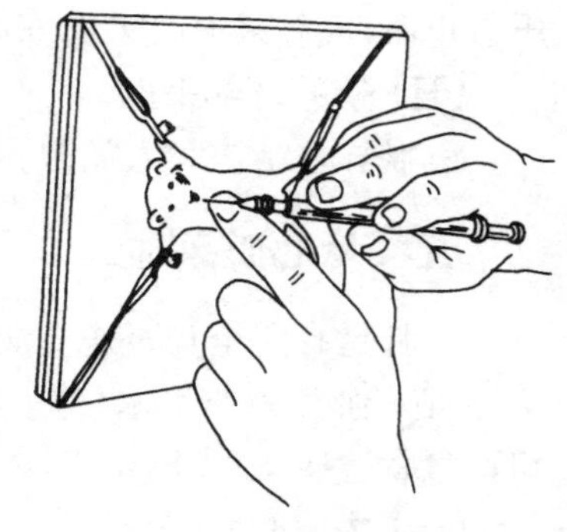

图 3-1-94　小鼠心内穿刺采血

（三）豚鼠心脏采血

操作与要求和大鼠心脏内采血类似,体表穿刺时进针深度视动物个体大小而不同。取血量可根据需要,部分采血动物可存活,全部采血可致死。参考采血量:5~7ml(存活);15~20ml(致死)。

（四）犬的心脏采血

应在麻醉下进行。将犬仰卧位固定在实验台上,前肢向背侧方向固定,暴露胸部,将左侧第 3-6 肋间的被毛剪去,采血者用左手触摸左侧 3-5 肋间处,选择心跳最显著处穿刺。一般选择胸骨左缘外 1cm 第 4 肋间处。用碘酒或乙醇消毒皮肤。取连有 6.5 号针头的注射器,由上述部位进针,并向背侧方向垂直刺入。当针头正确刺入心脏时,血即可进入注射器,可抽取多量血液(80ml/kg)。

六、从躯体主要动、静脉采血

除上述眼、耳、尾、心脏等器官外,从动物的躯体和四肢动、静脉采血还有多个可选部位。对体型小的实验动物而言,由于体表血管纤细,往往需采用适当的手术方法从深部血管采血,此种采血通常只用于终末处理。而对兔以及更大的实验动物,则可以较容易地从体表浅层动脉和静脉反复采血。可视研究需要而采用注射器抽取、安置插管、开放性创口等方法。

（一）大鼠

从大鼠颈部动脉、静脉可采得较多血液,常用于无需动物存活的终末性采血。断头法采血操作简便,适合大批量动物采血,但血液为动静脉混合血,且容易混有被毛、粪便、大量组织液等,对血液品质有较大影响;注射器穿刺或血管插管采血需手术分离血管进行操作,可获得纯净血液,且可按研究要求采取动脉血或静脉血。大鼠后肢多处血管较浅表,可供存活性采血。在前肢,主要从腋下动脉、静脉采血,可采用开放性伤口或者注射器抽取,均为致死性采血。此外,还可从腹主动脉、舌下静脉、阴茎静脉等处采血。

1. 大鼠断头采血　徒手保定大鼠,左手拇指和示指在背部较紧地握住大鼠的颈部皮肤,使大鼠头部向下,右手用剪刀猛剪鼠颈或用锋利刀片切断颈部肌肉和血管,至 1/2~4/5 的颈部切断,颈部多条大血管断裂,在下方用盛器收集血液。参考采血量:5~8ml。

2. 大鼠颈静脉采血(穿刺)　将大鼠麻醉后仰卧保定,切开颈部皮肤,分离皮下结缔组织,使颈静脉充分暴露,用注射器逆血流方向刺入静脉抽取血液(图 3-1-95)。

3. 大鼠颈动脉采血(插管)　将大鼠麻醉后仰卧保定,切开颈部皮肤,分离皮下结缔组织,在气管两侧分离出颈动脉,结扎离心端,于向心端剪口置入插管收集血液。

4. 大鼠浅背侧跖静脉采血(穿刺)　无需麻醉,由助手保定大鼠,一手拇指和示指捏住一后肢膝关节迫使后肢伸直,足背向上,并压迫足踝处使静脉充盈,在皮肤上涂抹凡士林或其他润滑剂防止血液沾染到被毛,以注射针刺破该处表皮和血管,用毛细管吸取。采血后压迫止血,可重复采血。

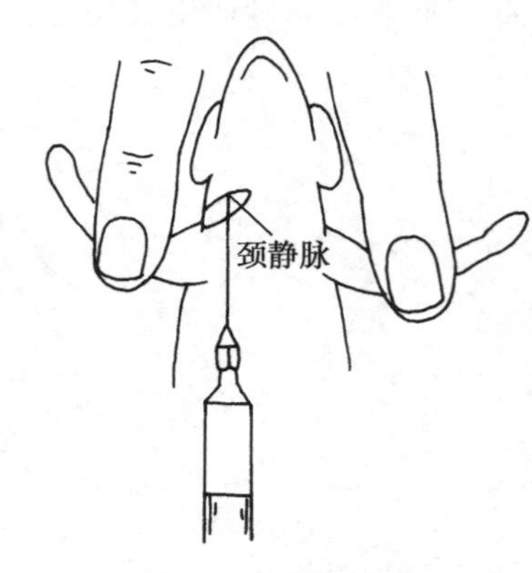

图 3-1-95　大鼠颈静脉采血

5. 大鼠隐静脉采血(穿刺)　无需麻醉,由助手保定大鼠,或置于合适固定器内,分开两后肢,舒展股部和尾部间的皮肤,略拔去该部位被毛,可见皮下位于跗关节旁的隐静脉(图 3-1-96),在该处涂以凡士林或其他润滑剂防止血液沾染到被毛上，用注射针刺破静脉，让血液自行流出，用毛细管收集。采血后稍压迫止血，可重复采血。

6. 大鼠股动脉采血（穿刺）　将大鼠麻醉，由助手保定大鼠，采血者左手向下向外拉直动物下肢，使腹股沟充分暴露，探触股动脉搏动处定位，右手用注射器刺入血管抽取。采血后压迫2分钟以上止血。

参考采血量：每次0.4~0.6ml。

7. 大鼠股静脉采血（穿刺）　将大鼠麻醉，由助手握住动物，采血者左手拉直动物下肢，使静脉充盈，右手用注射器刺入血管。采血后压迫片刻止血。

参考采血量：每次0.4~0.6ml。

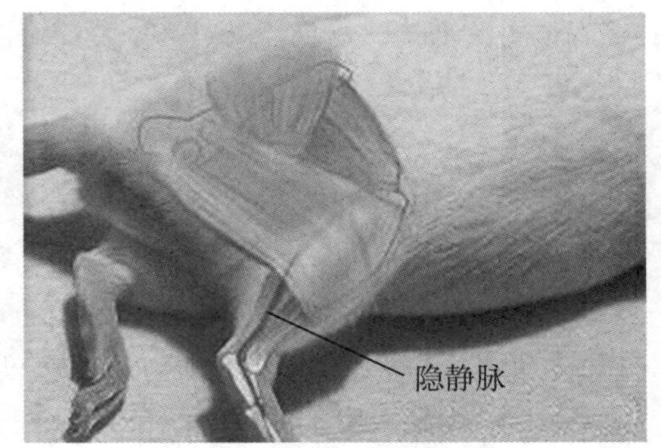

图 3-1-96　大鼠隐静脉位置

8. 大鼠腋下动静脉采血　操作时将大鼠麻醉，仰卧保定，切开一侧腋下皮肤，分离皮下结缔组织，暴露腋下静脉，以注射器刺入抽取血液，或者用镊子拉起体侧皮肤形成皮囊，剪破或割破腋下静脉/动脉，动脉不如静脉明显，使血液蓄积于皮囊内，用吸管收集（图 3-1-97）。

9. 大鼠腹主动脉采血　为致死性的手术采血，适合病理组织取材和需要大量血样的研究。大鼠腹主动脉粗大明显，血管壁强韧，采用开腹穿刺采血时，由于胸腔保持完整，采血过程中心脏持续搏动将血液不断泵出，可采集大量纯净的动脉血液，动物脏器内血液排出彻底，组织中残留血液少，对脏器病理取材和切片分析十分有利。

采血时，将大鼠深麻醉后仰卧保定，打开腹腔，将腹腔脏器推向一旁，暴露腹主动脉，在腹主动脉向下分支为左右髂动脉处上方约1cm压迫阻断血流，在动脉分支处（倒“Y”形）向心刺入针头（图 3-1-98），放松对动脉近心端的压迫同时抽取血液。须注意抽血速度太快时易使动脉枯瘪，心搏消失，可致采血不完全。腹主动脉血压大，针头刺入应准确果断，放开刺入部位上方的阻断和抽血操作应几乎同步，否则血液从刺入处喷出可模糊视野而致采血失败，采血后期出血速度减缓，可将针头向心推进并按摩胸腔帮助心脏搏动。

参考采血量：10ml以上。

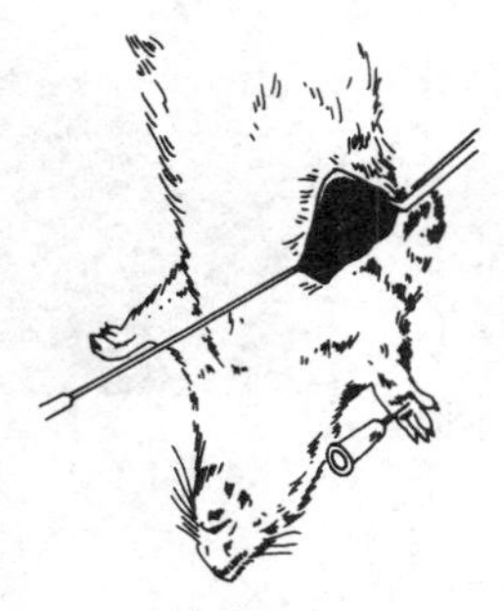

图 3-1-97　大鼠腋下动（静）脉开放式采血

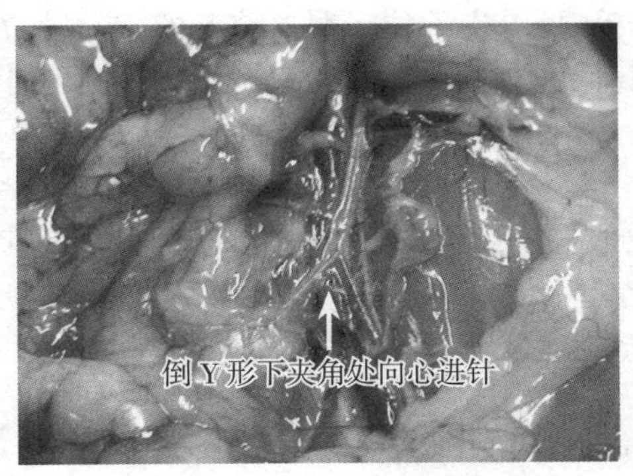

图 3-1-98　大鼠腹主动脉采血位置

10. 大鼠阴茎静脉采血　雄性大鼠阴茎静脉浅表粗大，采血常用，操作类似大鼠阴茎静脉注射。采血时将雄性大鼠麻醉后仰卧或者侧卧保定，翻开包皮拉出阴茎，在阴茎背侧可见明显的静脉，沿皮下刺入即可抽取血液。此处血液不易凝固，采血后应注意止血。

11. 大鼠舌下静脉采血　适合对大鼠中量采血，可频繁采血。将大鼠麻醉后，由助手以仰卧位保定大鼠，聚拢颈背部的松弛皮肤以便阻止部分静脉血从头部回流，采血者以包裹棉花或纱布的镊子牵拉出大鼠的舌头，并用拇指和示指抓住，以皮下注射针头刺破舌下静脉之一（中线的左右两侧各有一根舌下静脉），刺入点尽可能靠近舌尖，使大鼠翻转让血液自行流入试管内，完毕后松开施加在颈后的压力，将动物重新置仰卧位，拉出舌头以干棉花止血即可，无需使用抗凝剂。和眼球后静脉丛采血相比该途径采血量相当，但引起的病理变化更少，可作为眼球后静脉丛采血的替代方法。

参考采血量：每次 0.2~1ml。

（二）小鼠

和大鼠一样，小鼠断头法采血操作简便，适合大批量动物采血，但血液为动静脉混合血，且容易混有被毛、粪便、大量组织液等，对血液品质有较大影响。颈部血管的穿刺采血分为手术和非手术两种，均可获得纯净血液，且可按研究要求采取动脉血或静脉血，其中非手术法多用于需要动物存活的采血。小鼠后肢多处血管较浅表，相关采血技术均为存活性采血。前肢主要从腋下动脉、静脉采血，可采用开放性伤口或者注射器抽取，均为致死性采血，需麻醉动物。此外，还可以从小鼠颌下静脉、腹主动脉采血。

1. 小鼠断头采血　无需麻醉，徒手保定小鼠，左手拇指和示指在背部较紧地握住小鼠的颈部皮肤，使小鼠头部向下，右手用剪刀迅速剪断鼠颈或用锋利刀片切断颈部肌肉和血管，至 1/2~4/5 的颈部切断，颈部多条大血管断裂，在下方用盛器收集血液。

2. 小鼠颈静脉采血（手术穿刺）　将小鼠麻醉后仰卧保定，切开颈部皮肤，分离皮下结缔组织，使颈静脉充分暴露，用注射器刺入静脉抽取血液。

3. 小鼠颈静脉采血（体表穿刺）　无需麻醉，徒手保定小鼠，使其腹部向上，以细绳扣住门齿，细绳另一端夹在保定的手指间，牵引小鼠头向后仰，充分舒展颈部至胸部的皮肤，用乙醇打湿被毛，持 25G 针头的 1ml 注射器由胸骨上方、胸骨锁骨联合旁开 2~4mm 处，向头部方向进针 1~3mm 深，见回血即可抽取，应缓慢抽吸以免血管过快枯瘪，如不出血可稍停片刻待血管再次充盈，或稍转动针头使勿贴血管壁。

4. 小鼠颈动脉采血（插管或穿刺）　将小鼠麻醉后仰卧保定，切开颈部皮肤，分离皮下结缔组织，在气管两侧分离出颈动脉，结扎离心端，于向心端剪口置入插管收集血液，或直接用注射器抽取。

5. 小鼠足背静脉采血（穿刺）　无需麻醉，由助手保定小鼠，一手拇指和示指捏住一后肢膝关节迫使后肢伸直，足背向上，并压迫足踝处使足背中央的静脉充盈，在皮肤上涂抹凡士林或其他润滑剂防止血液沾染到被毛，以注射针刺破该处表皮和血管，用毛细管吸取。采血后压迫止血，可重复采血。

6. 小鼠后肢隐静脉采血（穿刺）　无需麻醉，由助手保定小鼠，或置于合适固定器内，分开两后肢，舒展股部和尾部间的皮肤，略拔去该部位被毛，可见皮下位于跗关节旁的隐静脉，在该处涂以凡士林或其他润滑剂防止血液沾染到被毛上，用注射针刺破静脉，让血液自行流出，用毛细管收集，见图 3-1-99。采血后稍压迫止血，可重复采血。

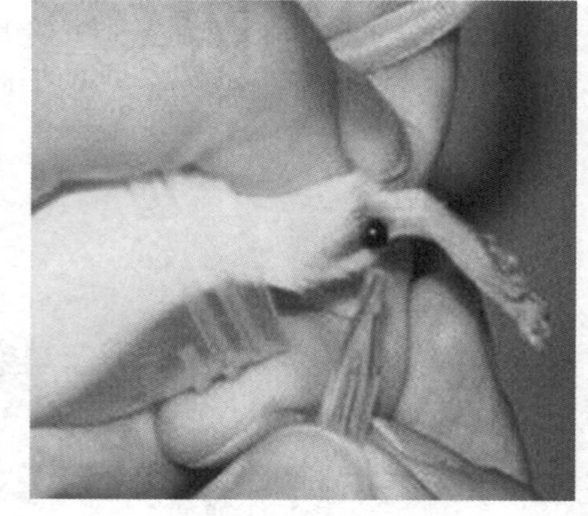

图 3-1-99　小鼠后肢隐静脉采血

7. 小鼠股动脉、股静脉采血（穿刺）　将小鼠麻醉，由助手保定小鼠，采血者左手向下向外拉直动物下肢，探触股动脉搏动处（较不容易觉察），或左手拉直动物下肢，压迫使静脉充盈，右手持注射器刺入血管。

参考采血量：0.4~0.6ml。

8. 小鼠腋下静脉采血　小鼠腋下静脉较浅表而粗，腋下动脉位置较深且纤细，开放性伤口多同时切断动脉和静脉收集动静脉混合血。如需采集动脉血或静脉血，应小心分离血管。操作时将小鼠麻醉，仰卧保定，切开一侧腋下皮肤，分离皮下结缔组织，暴露腋下静脉，为深紫色的粗大血管，动脉较细，色粉红，较难分离。以注射器刺入动脉或静脉抽取血液，或者用镊子拉起体侧皮肤形成皮囊，剪破腋下静脉、动脉，使血液蓄积于皮囊内，用吸管收集。

9. 小鼠腹主动脉采血　为致死性的手术采血法，适合病理组织取材和需要大量血样的研究。采用开腹穿刺采血时，由于胸腔保持完整，采血过程中心脏持续搏动将血液不断泵出，可采集大量纯净的动脉血液，脏器内血液排出彻底，组织中残留血液少，对脏器病理取材和切片分析十分有利。小鼠的腹主动脉比大鼠细得多，穿刺难度较高，其他操作和大鼠类似。

参考采血量：1ml 以上。

10. 从小鼠颌下静脉采血　小鼠颌下静脉位置浅表且较固定，可用针刺而采出少量血液，操作简便，对动物损伤小。采血时取侧卧位徒手保定小鼠于桌面上，用拇指和示指捏住小鼠耳后颈部皮肤，使其一侧面颊向上，用注射针刺入下颌下静脉，迅速拔出针头后可见血液涌出在面颊处成球状，以试管靠近血滴收集，见图 3-1-100。采血后放松颈部，按压片刻止血。

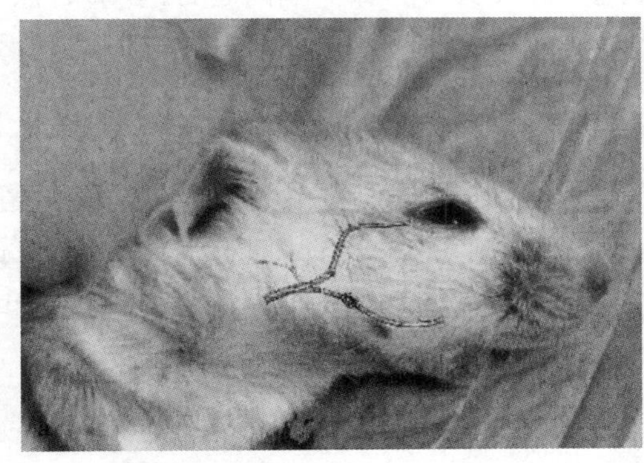

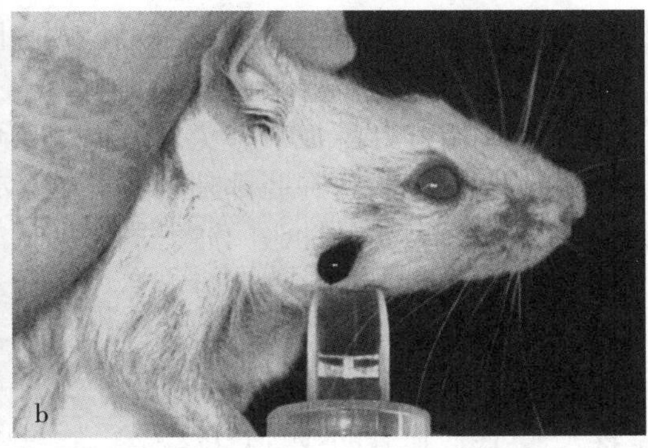

图 3-1-100 小鼠颌下静脉穿刺采血

（三）豚鼠

豚鼠躯体动静脉可采血部位有限，主要从四肢和腹主动脉采血。

1. 豚鼠股动脉采血（插管） 将豚鼠麻醉后仰位固定在手术台上，剪去腹股沟区的毛，切开长 2~3cm 的皮肤，暴露股动脉并分离。然后用镊子提起股动脉，远端结扎，近端用止血钳夹住，在结扎和钳夹部位中央的动脉壁剪一小孔，置入导管，放开止血钳，使血液由导管口流出。本法采血可致死。

参考采血量：10~20ml。

2. 豚鼠足背跖静脉采血（穿刺） 足背跖静脉采血是从豚鼠采取少量血液的主要方法，豚鼠足背跖静脉有两根，外侧跖静脉和内侧跖静脉，采血均可用。操作时由助手保定豚鼠，捏住豚鼠的一侧后肢膝部，使膝关节伸直，足背向上，并阻断血液回流，使足部静脉充盈，采血者将动物脚背面用乙醇消毒并涂抹适量凡士林，找出背中足静脉后，以左手的拇指和示指拉住豚鼠的趾端，右手持注射针刺入静脉，拔针后立即出血，呈半球状隆起，以吸管吸取。采血后，用纱布或脱脂棉压迫止血。反复采血时，两后肢交替使用。

3. 豚鼠颈部动静脉采血（插管或穿刺） 需要大量血液时，可从豚鼠的颈部动脉、静脉采血，该采血途径需手术暴露血管，插管法收集血液或注射器抽取血液。

将豚鼠麻醉，仰卧保定，以颈部正中为中心剪去被毛，剪开皮肤，分离颈部肌肉，暴露桃红色的颈动脉，颈静脉位于其外侧，色深。以注射器直接刺入抽取血液，或分离一段颈动脉或静脉，结扎远心端，在近心端置一缝线，止血钳夹住血管，阻断血流，在血管上作 T 形或 V 形切口，向心置入导管，深 1~2cm，固定好后松开止血钳，在导管另一端收集血液。

4. 豚鼠腹主动脉采血 为大量采血的途径，操作要求同大鼠。

（四）兔

兔耳血管丰富，是采血的主要途径。除此之外，常用的动静脉采血途径还有颈部动静脉和股动脉。

1. 兔颈动、静脉采血（穿刺或插管） 需要大量采血时常从兔颈动脉、静脉采取，需手术分离血管。采血时将兔麻醉，仰卧保定，剃除颈正中线两旁被毛，于距头颈交界处 5~6cm 处剪开皮肤，向两侧分离颈部肌肉，暴露气管，可见平行于气管的白色迷走神经和桃红色颈动脉，颈静脉位于外侧呈深褐色。注射器可直接刺入抽取血液。从颈外静脉取血时，注射器由近心端（距颈静脉分支 2~3cm 处）向头侧端顺血管平行方向刺入，使注射针一直引伸至颈静脉分支交叉处，即可取血。此处血管较粗，很容易取血，取血量也较多，1 次可取 10ml 以上。取血完毕，拔出针头，用干灭菌纱布轻轻压迫取血部位也易止血。兔急性实验的静脉取血，用此法较方便。如采用插管取血，先分离一段颈动脉或静脉，结扎远心端，在近心端置一缝线，止血钳夹住血管，阻断血流，在血管上作 T 形或 V 形切口，向心置入导管，深 1~2cm，固定好后松开止血钳，在导管的另一端收集血液。

2. 兔股动、静脉采血 大量采血时还可从兔股动脉采血，需麻醉。采血时将兔仰卧保定，向外拉直一侧后肢，暴露腹股沟，在腹股沟三角区动脉搏动处剪除被毛，以中指和示指触摸定位股动脉并固定，以6号针头直接刺入血管采集血液，拔针后用纱布按压止血3分钟。

从股静脉采血时需先手术分离股静脉，注射器平行于血管，从股静脉下端向心方向刺入，徐徐抽动针栓即可取血。抽血完毕后要注意止血。股静脉较易止血，用灭菌干纱布轻压取血部位即可。若连续多次取血，取血部位宜尽量选择靠离心端。

3. 兔后肢胫部皮下静脉取血 将兔仰卧保定于兔固定板上，或由1人将兔保定好。剪去胫部被毛，在胫部上端股部扎上橡皮管，可在胫部外侧浅表皮下清楚地见到皮下静脉。用左手两指固定好静脉，经常规剪毛消毒，右手取带有5.5号针头的注射器由皮下静脉平行方向刺入血管，抽一下针栓，如血进入注射器，表示针头已刺入血管，即可取血。1次可取2~5ml。取完后必须用灭菌干纱布压迫取血部位止血，时间要略长些，因此处不易止血。如止血不妥，可造成皮下血肿，影响连续多次取血。

(五) 犬

犬体型较大，其四肢血管明显，适宜反复采血。

1. 犬前肢头静脉采血(穿刺) 前肢内侧皮下头静脉是犬常用的采血部位，该静脉位于前肢内侧皮下，靠前肢内侧外缘行走，较容易从体表固定，比后肢小隐静脉略粗。采血时由助手保定犬使之自然蹲立并向前平举一侧前肢，以止血带或手在静脉近心端施压阻止血液回流，采血者持6号针头注射器向血管旁刺入皮下后与血管平行刺入静脉，见回血即放松对静脉近心端的压迫，并使针尖顺血管推进少许，固定好针头抽取血液。抽取血液速度宜慢，防止血管枯瘪。此部位也可用针尖刺血的方法采集几滴血。取血后压迫止血。

2. 犬后肢小隐静脉采血(穿刺) 犬后肢外侧小隐静脉也是犬常用的采血部位，此静脉位于后肢胫部下1/3的外侧浅表皮下，由前侧方向后行走。采血时由助手保定犬使之侧卧，剪去静脉所在部位被毛，用止血带绑在犬股部或由助手握紧股部阻止血液回流，可见静脉充盈，采血者持6号针头注射器向血管旁刺入皮下后与血管平行刺入静脉，见回血则放松对静脉近心端压迫，并使针尖顺血管推进少许，固定好针头抽取血液，该静脉浅表易滑，操作中应妥善固定静脉。

3. 犬股动脉采血(穿刺) 从犬的股动脉可采集大量血液。采血时由助手将犬仰卧保定，向外拉直一侧后肢，暴露腹股沟，在腹股沟三角区动脉搏动处剪除被毛，以中指和示指触摸定位股动脉并固定，以6号针头直接刺入血管采集血液，见图3-1-101，拔针后用纱布按压止血3分钟。

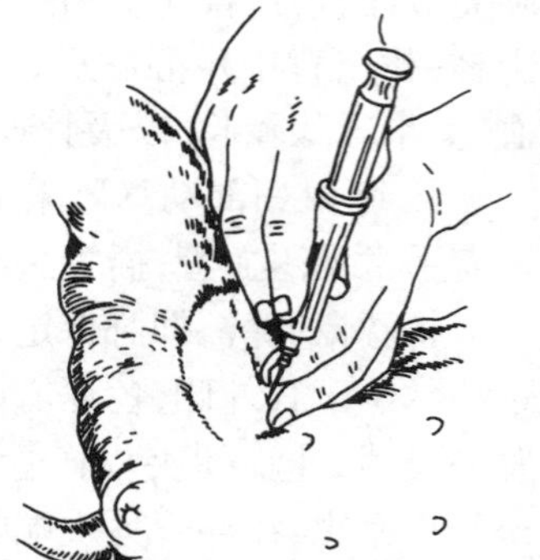

图 3-1-101 犬股动脉穿刺采血

4. 犬颈静脉采血 可采集较多血液。采血时由助手将犬侧卧位保定，使犬头部后仰，充分伸展颈部，剪去采血部位被毛约10cm×3cm，拇指压住颈静脉入胸处的皮肤，阻止血液回流使静脉充盈，以7号针头平行血管并向头部方向刺入静脉，见回血即可抽取血液。因颈静脉在皮下易滑动，除固定好静脉外还应刺入准确，采血后压迫止血。

(六) 小型猪

小型猪的颈部和后肢血管都较粗大，易于掌控采血。

1. 猪小隐静脉采血 猪的小隐静脉较粗大，沿前腓肠肌后外侧面延伸，处于跟腱外侧面，由跖底内侧、外侧静脉汇合而成，汇合点位于跗关节处，这几条静脉均较粗大浅表，以手触压即可感觉，采血时出血速度快(5ml约用时30秒)，对动物损伤小，为猪采血常用的途径。

使猪侧卧保定，将上面的后肢向斜后方拉直，把跗关节以下部分向前稍拉动而使跗关节呈半屈曲状，乳胶管在跗关节上方10cm扎紧或由助手握紧此处，可见跖底内侧静脉怒张，采血者位于猪的腹侧，左手掌心向上固定跗关节处进针点皮肤，使针头与进针点皮肤呈70°刺入后，放平针头沿跖底内侧静脉管刺入，见回血即可抽取血液，或用试管在针头处收集。

2. 猪颈静脉采血(插管) 通过手术留置导管于猪颈静脉，用于频繁采血。将猪麻醉后仰卧保定，于颈部腹面外侧作一长约10cm的纵切口，钝性分离肌层，找到颈外静脉(直径1~1.5cm，视猪体型而不同)，用弯止血钳将颈静脉抬高并托住，用眼科剪和眼科镊部分剥离并剪去血管外膜约 0.5cm^2，暴露光滑的血管表面，在血管表面刺一小口，插入前端剪成斜面、内部充满生理盐水的硅胶导管并向后推向前腔静脉，至导管前端靠静脉壁不再向前，将导管另一段接上钢针固定，由颈部切口通过皮下脂肪层向猪的背后方穿刺，从背中线适当部位穿出引出导管并固定，缝合颈部切口，由导管外口采血，每次采血后以生理盐水充满导管，平时用塞子封闭导管，在导管引出部位用磺胺软膏封闭。护理中须将安置导管的猪单独饲养，以防相互咬扯导管，舍内应光滑无异物以免导管被钩住。

3. 猪前腔静脉采血（穿刺）　适用于体型较小、从耳采血困难的猪，猪的前腔静脉粗大而位置相对固定（图 3-1-102），但不能像耳静脉采血那样直视静脉。将猪仰卧保定，亦可取站立姿势并迫使抓抬头，使肩胛位置下移，头部后仰，尽量拉伸颈部皮肤和皮下组织，于颈右侧第一肋骨凹窝处消毒，左手拇指压在凹窝处，另四指置于对侧，从拇指旁进针，穿过皮肤后指向对侧肩胛骨角，针尖进入血管可有刺破厚纸的感觉，边退注射器边抽至血液出现，采血后迅速拔针按压进针处以防局部血液渗出。

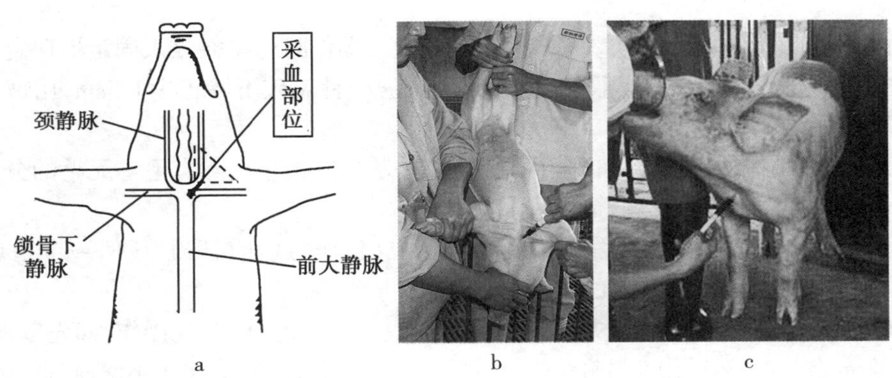

图 3-1-102　猪前腔静脉穿刺采血

此途径采血需注意进针位置，右侧进针容易进入前腔静脉，左侧进针则容易进入臂头动脉而导致局部瘀血。进针斜度和指向，斜度太大易刺入右心房，使猪出血而死，斜度不足则进入颈外静脉，该静脉较细且易滑动，不易刺中而采血失败。根据采血量和采血频率选择采血针头，频繁而少量采血用细针，粗针用于频率低而采血量大时。

（七）猕猴

猕猴的采血途径大多和人相似，前肢和后肢的动静脉是常用的采血部位。

1. 猕猴后肢皮下静脉采血　后肢皮下静脉是猕猴采血的最宜部位之一，取血方法与犬相似。采血时由一名助手将猕猴两臂转向背后保定，并抓住猕猴颈后皮肤，另一助手一手抓住一侧后肢跗关节部位，另一手抓采血侧后肢股部，使后肢皮下静脉充盈，采血者用左手抓住后肢跗关节固定后肢，剪去被毛，以 7 号针头沿静脉平行向心刺入采血，采血后压迫止血。

2. 猕猴颈外静脉采血　外侧的颈静脉也是猕猴采血的最宜部位之一。采血时由助手将猴侧卧保定，固定猴的头部与肩部并使头部略低于身体，剪去颈部的毛，用碘酒 - 乙醇消毒，即可见位于上颌角与锁骨中点之间怒张的外侧颈静脉。用左手拇指按住静脉阻断血液回流，右手持连 6.5 号针头的 2~10ml 注射器，平行静脉向心刺入，见回血后放松手指对静脉血流的阻断并抽取血液。采血后压迫止血。参考采血量：每次采血 10~20ml。

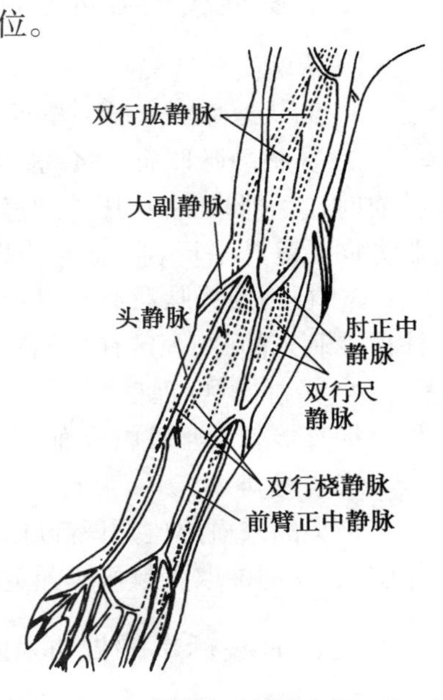

图 3-1-103　猕猴前肢头静脉位置

3. 猕猴前肢头静脉采血　头静脉为猕猴前肢浅层主要静脉，见图 3-1-103，向上循肱二头肌与肱桡肌之间向上至上臂，终于腋静脉。采血时由助手保定猕猴并使之伸展前肢，以止血带或手在静脉近心端施压阻止血液回流，采血者持连有6号针头的注射器向血管旁刺入皮下后与血管平行刺入静脉，见回血即放松对静脉近心端压迫，并使针尖顺血管推进少许，固定好针头抽取血液。抽取血液速度宜慢，防止血管枯瘪。

4. 猕猴四肢其他静脉采血　采血途径包括肘窝、腕骨、手背及足背静脉，采血操作同上。须注意这些部位静脉均较细、易滑动、穿刺难，血流出速度慢。

5. 猕猴动脉血的采集　猕猴股动脉可从体表触及，取血量多时常被优先选用。采血时将猕猴侧卧保定，伸展后肢暴露腹股沟三角区，以手指探触搏动定位动脉，剪去该处被毛，持连接6号针头的2~10ml注射器直接刺入动脉，见回血即可抽取，采血后压迫止血2~3分钟。从猕猴的肱动脉与桡动脉也可采血。

6. 猕猴末梢血的采集　常用于采取少量血（数滴），可采血的部位包括手掌、指尖、耳垂、足跟、下唇。采血方法与人相似，以三棱针刺破采血部位并轻轻挤压，使血液自然涌出呈球状，用毛细管或者吸管吸取。采血前须将采血部位被毛除净，以免血液沾染被毛并流失。采血后以干棉球按压止血。参考采血量：少于0.5ml。

（1）下唇采血：下唇血管丰富，是理想的末梢采血部位。操作时先将猴放入固定椅保定，实验助手保定猴的头部并蒙住猴的双眼，消毒下唇黏膜，实验者用消毒三棱针刺破下唇正中0.5cm，用玻片或试管取血，取血完毕用棉球压迫止血。

（2）手掌采血：操作时将猴前肢从笼的间隙拉出，在手掌鱼际或小鱼际有毛与无毛的分界线附近，乙醇消毒后用三棱针穿刺采血，取血完毕用棉球压迫止血。

（3）手指采血：操作时将猴前肢或后肢从笼的间隙拉出，任意取前、后肢任何一个指（常用示指或中指），乙醇消毒后用三棱针穿刺采血，取血完毕用棉球压迫止血。

（4）耳垂采血：如果只需微量血作涂片，可在耳垂采血。方法如人体常规操作，即先以碘酊棉球消毒耳垂，再以75%乙醇棉球拭之，然后用5号针头（干热消毒的）刺破耳垂，挤去第1小滴血，取第2滴血供涂片。

（八）羊的静脉采血

多用颈静脉取血法。也可在前后肢皮下静脉取血。颈静脉粗大，容易抽取，而且取血量较多，一般1次可抽取50~100ml。

将羊侧卧保定，由助手用双手握住羊下颌，向上固定住头部。在颈部一侧外缘剪毛约3cm×10cm范围，碘酒-乙醇消毒。用左手拇指按压颈静脉，使之怒张，右手取连有粗针头的注射器沿静脉一侧以30°倾斜由心方向向头端刺入血管，然后缓缓抽血至所需量。取血完毕，拔出针头，采血部位以酒精棉球压迫片刻。

七、其他实验用动物的采血

（一）禽类

1. 断头取血　实验完毕后须处死动物时采用断头法。

2. 翼根静脉取血　将动物的翅膀展开，露出腋窝，将羽毛拔去见到翼根静脉。用碘酒-乙醇消毒皮肤，抽血时左手拇指、示指压迫此静脉向心端，血管充盈后，用右手取连有5~6号针头注射器，针头由翼根向翅膀方向沿静脉平行刺入血管内即可抽血。

3. 右侧颈静脉取血　以示指和中指按住头的一侧，常规消毒以拇指轻压颈根部使静脉充血，右手持注射器刺入静脉，固定针头抽取血液。

4. 爪静脉和心脏取血　在爪部与爪中所见血管尖端之间切断血管，以吸管或毛细血管直接取血。也可将针直接刺入心脏内取血。

（二）鱼类

鱼类的采血部位是尾静脉和心脏，尤以尾静脉为常见。将鱼麻醉保定，用大小合适的针头由尾根部静脉刺入，立即抽取少量血或固定针头抽吸血液。

八、血液标本的处理和保存

血液标本分为全血（blood）、血浆（plasma）和血清（serum）。全血是经过抗凝而含有血细胞成分的血液标本，常用于血红蛋白测定、细胞培养、全血分析或者制备血中的各种细胞；血浆是全血标本去除了血细胞后的剩余部分，多用于血液凝固机制的检查；血清是全血经自然凝固后析出的液体，不含血细胞成分和各种凝血因子，常用于血液生化分析。血液采出后，必须尽快根据研究目的制备成相应的血液标本，以保存所需测定的成分，主要包括抗凝处理和离心分离。

(一) 抗凝

抗凝是应用物理或化学的方法抑制血液中某些凝血因子，阻止血液凝固的过程。实验动物血液的抗凝常采用在全血中加入适当抗凝剂的化学方法，须注意抗凝剂可能改变血液的成分和血细胞形态。

血液抗凝必须在血样采出后立刻进行，通常将一定量抗凝剂加入采血管(试管)或将采血管(毛细管)浸泡在一定浓度的抗凝剂溶液中，浸润后烘干制成抗凝管，或在采出的血液中加入抗凝剂，有些动物如小鼠的血液凝固非常快，采用烘干的抗凝管往往不能达到理想抗凝效果。抗凝时须使血液与抗凝剂迅速充分混合并及时阻断血液凝固，但应避免剧烈振荡导致溶血。对少量血液如采用抗凝剂溶液应注意其扩容作用。高浓度抗凝剂导致渗透压上升，可造成细胞皱缩而影响血液学检查。

1. EDTA-K_2 抗凝　EDTA-K_2 最佳抗凝剂量为 1.5mg/ml 血。常用 15% 水溶液或生理盐水溶液，4℃可稳定保存，100℃烘干不影响抗凝效果。抗凝标本适用于一般血液学检查。EDTA-K_2 可使红细胞体积轻度膨胀，采血后短时间内平均血小板体积不稳定，30 分钟后趋于稳定。EDTA-K_2 可使血液中钙离子、镁离子浓度下降，并使肌酸激酶、碱性磷酸酶降低，不宜作相关项目检查。可影响某些酶的活性和抑制红斑狼疮因子，不宜制作组化染色和检查红斑狼疮细胞的血涂片。

2. 肝素抗凝　肝素最佳抗凝剂量为 10~12.5U/ml 血。常用 1% 肝素生理盐水溶液，可于 110℃灭菌 15 分钟。用于全身抗凝时 1% 肝素生理盐水溶液静脉注射，大鼠抗凝剂量 3.0mg/250g，兔抗凝剂量 10mg/kg，犬抗凝剂量 5~10mg/kg；对采出的血液抗凝，可以 1% 肝素浸润抽血注射器或容器内壁，或加入采血管中，100℃以内烘干制成抗凝管，0.1ml 可抗 5~10ml 血。

肝素抗凝标本常用于电解质、pH、血气分析、红细胞渗透性试验、血浆渗透量、血细胞比容测定。肝素可改变蛋白质等电点，因此不用于盐析法分离蛋白质作分类测定；肝素钠抗凝后无机磷测定结果偏高，不适合作血细胞培养；使血铅含量升高，不宜作微量元素分析；过量可引起白细胞聚集和血小板减少，不宜作白细胞分类和血小板计数；不宜制作血涂片，因 Wright 染色后呈深背景影响镜检；抗凝标本应尽快使用，放置过久血液仍会凝固。

3. 枸橼酸钠抗凝　枸橼酸钠常用抗凝剂量 6mg/ml 血。使用时取枸橼酸钠(含 2 分子结晶水)配制成 3.8% 水溶液，与血液以 1∶9 混合。用于魏氏法血沉测定时，取 0.4ml 上述溶液加入 1.6ml 血，急性血压测定实验用 5%~6% 的枸橼酸钠水溶液。抗凝标本适用于大部分凝血试验、血小板功能分析以及红细胞沉降速度测定，不宜作生化检验，不能用于测定血钙，并可减少血液淀粉酶、无机磷、肌酸激酶的含量。

4. 草酸铵 - 草酸钾合剂抗凝　取草酸铵 1.2g，草酸钾 0.8g，加蒸馏水至 100ml，充分溶解，分装于采血管中并于 80℃以下烘干，1ml 草酸盐合剂可抗 10ml 血。抗凝标本适合血细胞比容测定、全血或血浆比重测定，不适用于血钙、血钾测定，以及血液非蛋白氮测定如尿素、血氨的测定。草酸钙沉淀可使红细胞出现锯齿状，白细胞出现空泡，淋巴细胞及单核细胞变形，不宜作血涂片检查和白细胞分类计数，可使血小板聚集，不宜作血小板计数。

(二) 离心分离

1. 血浆的分离制备　抗凝血于 3000r/min 离心 10 分钟，可见上层金黄色半透明的上清液即为血浆，约占血液溶剂的 3/5，下层暗红色的沉淀为红细胞，红细胞层上有一薄层灰色物质即白细胞和血小板，如 3 层分界不清楚，即有溶血现象。吸出上清置洁净试管中备用，或于 -20℃以下保存。

2. 血清的分离制备　将全血于室温下静置或 37℃水浴 30 分钟使其充分凝固，随后于 4℃冷藏 15 分钟，使血块收缩促进血清析出，2000~2500r/min 离心 15~20 分钟，可见上层无色或浅黄色透明上清液即为血清，占血液容积的 1/2~2/5，吸出上清置洁净试管中备用，或于 -20℃以下保存。

(三) 标本保存的注意事项

血液标本应避光保存，保存容器以玻璃、聚氯乙烯和聚四氟乙烯制品为宜。低温下保存的样品不能在室温慢慢溶解，而应放在 25~37℃水浴中短时间快速溶解，充分混匀，恢复到室温校正总量。血液标本必须避免重复的冻结溶解，这样会使血液成分改变。

血清一般保存于 4~6℃冰箱或冻结保存数天，多数成分是比较稳定的。全血切勿冷冻，因红细胞在冰点下受到物理作用的改变不可逆，将会溶血，影响测定结果。需用全血或血浆的检验项目必须用抗凝容器盛血液标本，于 4~6℃冰箱中保存。全血在保存期间如发现界限不清，血浆与红细胞层交界处有松散的红色，表示有轻度溶血，红色增多则是溶血加重，不能再使用。

血液中特别不稳定的成分，如氨、胆红素、酸性磷酸酶、同工酶、CO_2 等，在采血后必须立即进行检验。血液中具有生物活性的酶在不同温度下保存，活性时间也不尽相同。多数酶随保存时间越长，活性降低的可能性越大。如肌酸激酶活性在 −16℃放置 25 小时，失活 6%；4℃保存 24 小时，失活 47%；20℃保存 24 小时，失活 70%。全血在保存过程中，钾、氨、乳酸含量会增加，二氧化碳含量会减少。

第十一节　实验动物其他体液的采集

Section 11　Collection of other body fluids

除血液外，各种消化液、分泌液等也是动物实验中常需采集的生物标本，如尿液、消化液、淋巴液、脑脊液、脊髓、骨髓、胸腔积液、腹水、精液、阴道液和乳汁等。

一、唾液的采集

根据采集方法的自然程度，分为手术和非手术方法。

(一) 自然收集法

自然收集法为非手术法采集，是通过食物(颜色、气味)刺激动物的唾液腺分泌并从口腔内收集，可采用海绵吸取。采得的为各唾液腺的混合分泌物，易混有食物碎屑。

(二) 留置导管法

留置导管法是手术法采集，多用于采集猪、犬等动物的唾液，于唾液腺开口处手术放置导管，不同的唾液腺开口处置管可收集不同来源的唾液。猪和犬均有 3 对唾液腺(腮腺、颌下腺、舌下腺)，见图 3-1-104，唾液腺导管植入手术类似。

犬的手术过程大致为：将犬麻醉后仰卧保定，剃除下颌部至颈部的被毛，切开皮肤，剥离颌舌骨肌，从颌骨与颌舌骨肌之间打开，暴露腮腺管、颌下腺管、舌下腺管、舌神经以及鼓索神经。采集颌下腺分泌的唾液时，在颌下腺排泄管管壁上作一切口，插入聚乙烯导管，插管前端到达腺体内部附近时结扎，在舌神经的头端结扎并切断，保留鼓索神经，刺激舌神经外周末端时，由于腺体受到刺激而有唾液从导管流出。

二、胃液的采集

根据采集方法的自然程度分为手术和非手术方法。

(一) 直接抽取法

直接抽取法为非手术法采集，使用灌胃针插入动物胃内抽取，可采得少量胃液，操作类似灌胃。

(二) 胃造瘘术采集

用于大量连续采集胃液，需要手术造瘘，在采集时给予刺激分泌，根据需要制作全胃瘘、巴氏小胃瘘、海氏小胃瘘等。

犬全胃瘘术大致过程为：将犬禁食 12 小时，麻醉并仰卧保定，剪除腹部、髋关节等处被毛，由剑突下沿腹白线从正中打开腹腔，分离迷走神经(走行于胃贲门外表面)使之与贲门部分开，在食管下端无血管及神经区，用 2 把肠钳相距 1cm 并排钳住，于两钳之间切断食管和胃的联系，同法切断胃和十二指肠的联系，将十二指肠和食管的断端吻合，将胃的贲门与幽门分别作双层缝合，在胃前壁近大弯切口埋入胃瘘管，缝合，局部用大网膜覆盖以防渗漏，在原腹部切口的左侧另作一小切口引出瘘管并缝合于皮肤表面。术中一

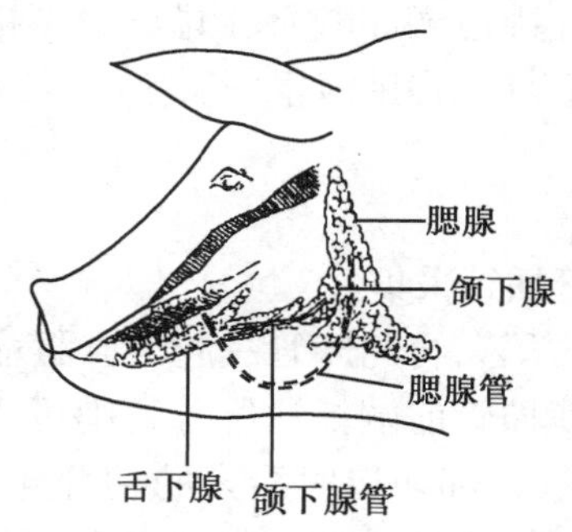

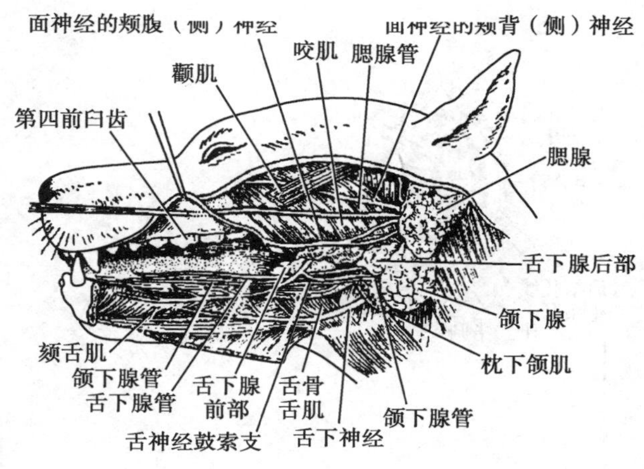

图 3-1-104　猪和犬的唾液腺

般须通过静脉插管持续滴注麻醉剂维持麻醉。术后经(股)静脉插管注入四肽胃泌素溶液 10^{-5}/ml)1ml 或乙酰胆碱溶液(5×10^{-5}/ml)1ml。

制备小胃瘘是将动物的胃分离出一小部分,缝合起来形成小胃,主胃与小胃互不相通,主胃进行正常消化,从小胃可收集到纯净的胃液。应用该法,可以待动物恢复健康后,在动物清醒状态下反复采集胃液。

三、胰液的采集

胰液的基础分泌量很少或无,一般均采取手术插管后药物刺激分泌,常用刺激药物为 0.5% 盐酸溶液或促胰液素。大鼠的胰腺分叶众多,解剖位置弥散,大鼠的胰管包括前大胰腺管、后大胰腺管以及众多小胰腺管,均不直接开口于十二指肠而开口于胆总管,犬的胰腺分为 2 叶,附着于十二指肠,解剖位置局限,胰导管直接开口于十二指肠,故以大鼠和犬为例介绍手术采集胰液。

(一) 大鼠的手术法收集胰液

将大鼠麻醉后仰卧保定,自剑突向下作 3cm 腹正中切口,翻起肝脏,暴露十二指肠和胃的交界处,以 1/0 线穿入备用。于距离幽门 2cm 处的十二指肠处找到胆总管。该管和十二指肠垂直,透明而略呈黄色,在胆总管和十二指肠交接处分离胆总管,避免弄破周围小血管,从胆总管下穿 2 根 1/0 线,结扎靠近肠管的一根作为牵引线,在胆总管壁剪一小斜口插入胰液收集管,即可见黄色胆汁和胰液混合液流出,结扎固定胰液收集管,顺胆总管向上找到并结扎肝总管,此时胰液收集管内仅有白色胰液流出。大鼠的胰液收集管常用聚乙烯塑料管,外径 0.05mm,前端剪成斜口。

(二) 犬的手术法收集胰液

将犬麻醉后仰卧保定,气管插管维持呼吸。从剑突下正中切开腹壁 10cm,暴露腹腔,于十二指肠末端找到胰尾,沿胰尾向上将附着于十二指肠的胰腺组织用生理盐水纱布轻轻剥离,在尾部向上 2~3cm 处可找到白色的胰主导管从胰腺穿入十二指肠，确认后分离胰主导管并在下方穿线，在尽量靠近十二指肠处作切口插入胰管插管并结扎固定，于十二指肠上端和空肠上端各穿 1 粗棉线扎紧，向十二指肠腔内注入预热到体温的盐酸 25~40ml，或作股静脉插管注入促胰液素。

四、胆汁的采集

实验动物的胆汁多用手术进行胆管插管采集。

大鼠没有胆囊，几支肝管汇集成肝总管，再与胰管一起汇成胆总管进入十二指肠，因此从胆总管末端收集到的是胆汁和胰液的混合液，如使插管前端抵达肝总管则可收集纯净的胆汁，见图 3-1-105。从腹部切口的操作和大鼠胰液采集类似，从背部切口时沿末肋切开 4~6cm 长的切口，钝性分离肌肉，暴露腹腔脏器。在门静脉一侧找到肝、胆总管，在肝总管处剪口插管。胆汁引流时将插管从大鼠背部引出，见图 3-1-106。

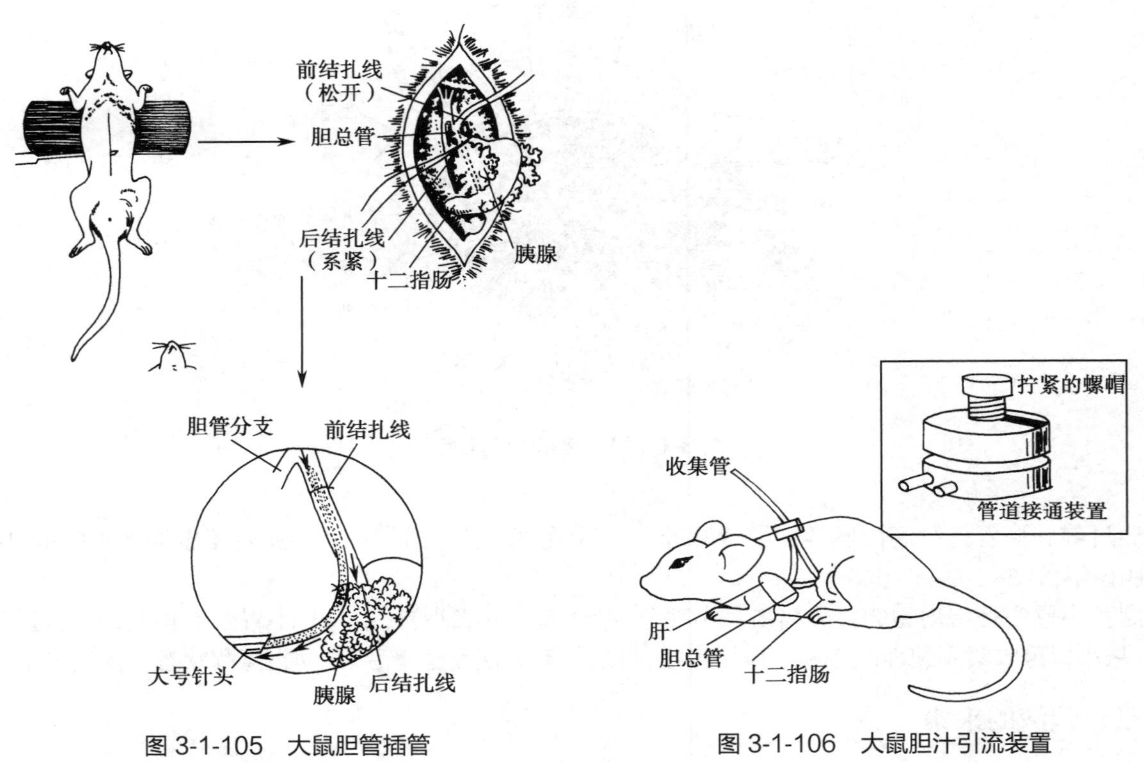

图 3-1-105　大鼠胆管插管

图 3-1-106　大鼠胆汁引流装置

五、肠液的采集

实验动物肠液的采集常用肠造瘘术，空肠上部小肠的消化液含有多种酶，多采集此处肠液。

犬的肠造瘘术过程大致为：将犬麻醉后仰卧保定，沿腹白线作 6~8cm 切口，切口下端达脐或稍低，将腹壁内脂肪组织推向一边，手伸入右侧肋下触到肝缘附近十二指肠，将其拉出，如有胰腺附着可证明该肠袢确为十二指肠，选取接近十二指肠的一段空肠（长度 2~3cm），结扎邻近血管，将肠系膜以及肠管切开、分离（图 3-1-107），余肠之切口内翻缝合，并作侧 - 侧或端 - 端吻合，游离的肠袢两端自右侧腹壁两个小切口引出，用特制的肠瘘管缝合于肠袢断端，并与肌层和皮肤缝合固定，如将肠管断端直接缝合于皮肤切口，则必须使肠管略高出皮

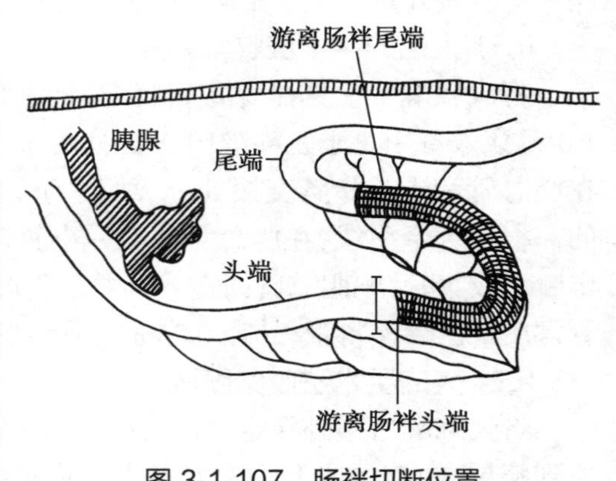

图 3-1-107　肠袢切断位置

肤切口并使肠黏膜外翻，以防日久瘘管闭合。

六、尿液的采集

(一) 自然排尿收集法

1. 代谢笼采集尿液　代谢笼依靠下部的粪尿分离漏斗可把动物的粪便和尿液分开(图3-1-108)。将动物饲养于代谢笼内可收集其自然排出的尿液，适用于大鼠、小鼠等小型实验动物，可采集一段时间内的尿液，但动物进入代谢笼后需适应一段时间才开始排尿，用于小鼠时需注意小鼠尿液量较少容易挥发而减少收集量。

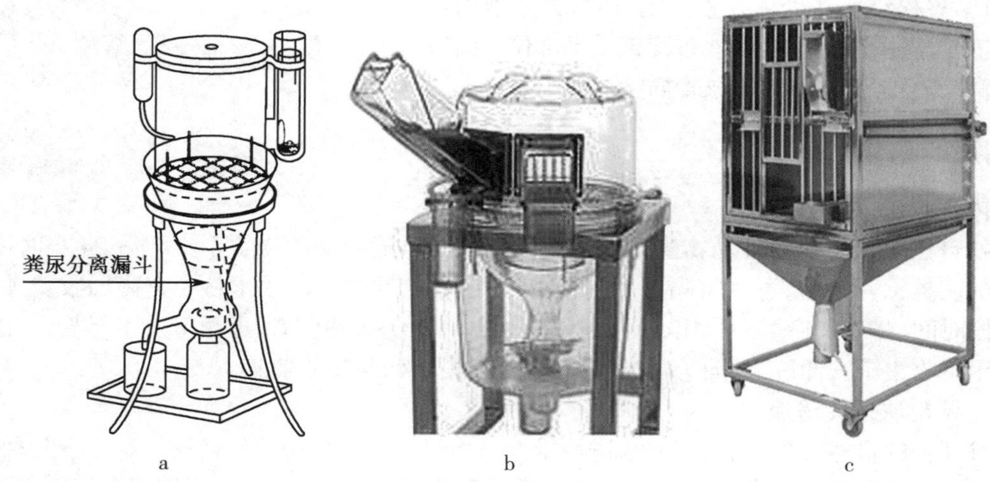

图3-1-108　代谢笼

a. 代谢笼原理；b. 塑料代谢笼；c. 不锈钢代谢笼

2. 压迫法采集尿液　通过从体表对动物膀胱施加压迫使动物排尿并收集即时排出的尿液。操作时，将动物保定后按压骶骨两侧的腰背部或者膀胱对应的体表位置。适用于间隔一定时间采集一次尿液，观察药物排泄情况，适用于兔、犬等体型较大动物。

3. 反射法采集尿液　利用动物的反射性排尿习性收集即时排出的尿液，适用于啮齿类。尤其是小鼠，当提起小鼠尾根时小鼠即反射性地排尿，可用平皿等收集。

(二) 插管采集法

1. 膀胱穿刺引流采集尿液　经体表行膀胱穿刺术采集尿液快速简便，对尿道损伤小，常用于犬、猪、兔。以犬为例：将犬麻醉后仰卧保定，剃除腹正中区域被毛，从耻骨联合前正中部位以手探触固定膀胱，用穿刺针(长10cm粗针头，后连接注射器)刺入皮下并稍改变角度后刺入膀胱，缓慢进针，边进边抽取尿液，至有尿液出现时固定针头取下注射器，取导管从针头内插入膀胱，直到尿液从导管内流出，拔出针头留置导管，并缝针固定导管(图3-1-109)。在导管尾端使用静脉滴注夹可控制尿液排放，进行定时收集。

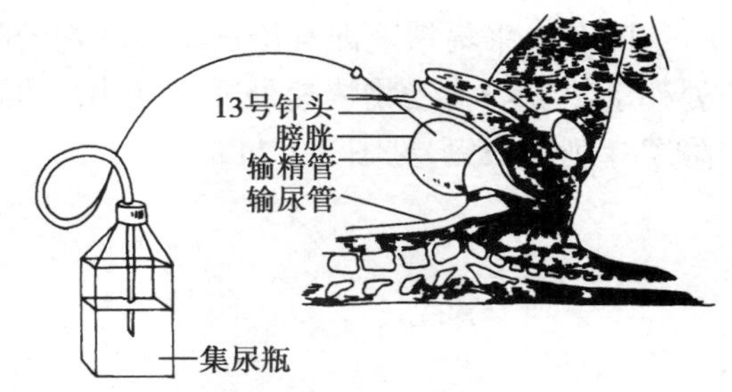

图3-1-109　穿刺膀胱采集尿液

2. 尿道插管引流采集尿液　多用于犬和兔。由于雄性动物和雌性动物尿道解剖结构不同，以犬为例介绍两种性别的尿道插管方法。

雄犬的尿道插管：塑料导尿管，内径0.1~0.2cm，外径0.15~0.25cm，长度约30cm，质地稍硬，头端圆滑，尾端接一个粗的注射针头。以液体石蜡润滑导管头端，由尿道徐徐插入深度22~26cm，中型犬的导管插入深度约24cm，导管前端进入膀胱后即可见尿液从管尾流出，再推进少许后用胶布固定或缝针固定。导管末端应保持无菌。

雌犬尿道插管：金属导尿管，内径0.25~0.30cm，长度约27cm，头端以液体石蜡润滑，用组织钳提起犬外阴部皮肤，扩张阴道暴露尿道口，将导尿管经尿道口轻轻插入，深度为10~12cm时导尿管前端即可进入膀胱，此时可见尿液从管尾流出，在外阴部皮肤缝针固定导尿管。

3. 输尿管插管引流采集尿液　常用于一侧肾功能的研究，多用于兔、犬。

将动物麻醉后仰卧保定，于耻骨联合上缘向上沿腹正中线切开腹壁，翻出膀胱，在膀胱底两侧找到输尿管，于输尿管近膀胱处用细线扣一松结，提起输尿管管壁，于管壁上剪一小口，向肾脏方向插入塑料导管，导管通过留置松结所在处后扎紧固定，即可见尿液由导管流出（图3-1-110）。实验中需用温生理盐水纱布覆盖手术部位，保持动物腹腔温度并湿润肠管，需经常活动一下输尿管插管以防阻塞。

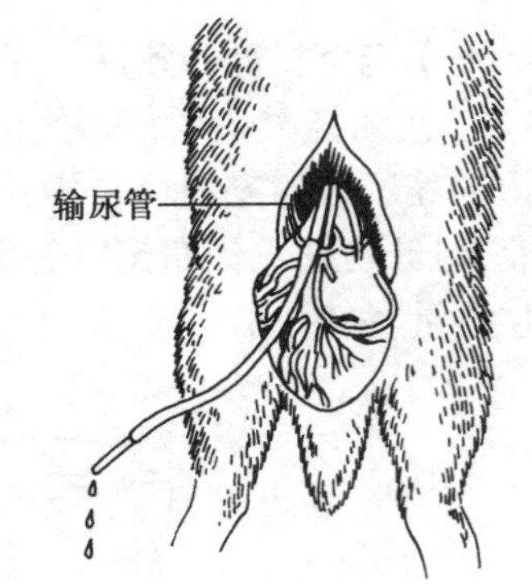

图3-1-110　兔输尿管插管采集尿液

七、精液的采集

（一）体内回收法采集精液

即让动物自然交配后从雌性动物生殖道内回收精液。对啮齿类动物常于交配后24小时内收集雌性动物阴道内的阴栓涂片镜检，可观察凝固后的精液；无阴栓的动物则需手术从子宫内回收。操作时，于动物交配后一段时间，将动物麻醉后保定，从下腹正中切开，将子宫、输卵管、卵巢等牵引至切口，由输卵管伞部插入导管用于收集子宫冲洗液，向子宫内注射预温的冲洗液，从导管收集。

（二）人工诱精法采集精液

即不通过动物的自然交配，以人工方法诱使雄性动物射精并收集排出的精液。有以下几种方法。

1. 假阴道法　在交配时以假阴道代替真实的动物采集精液（图3-1-111），适用于兔等中型以上动物。

采集精液时，使假阴道内的温度达到动物体温，压力达到采集要求，在假阴道开口处用凡士林、无菌生理盐水或精液稀释液等润滑。使用雌性动物或仿真道具诱使雄性动物阴茎勃起，并将假阴道及时套在雄性动物的阴茎上，或者置于动物或道具附近，诱使雄性动物将阴茎插入。当动物射精结束后，抬高假阴道开口端，取出集精器。

2. 电刺激法　通过电刺激动物的性敏感区域或中枢使动物射精并收集精液，使用范围较广，大鼠、小鼠、豚鼠、地鼠等啮齿类均可采用。采精时使动物直立或侧卧保定，剪去包皮周围的被毛并用生理盐水冲洗干净，擦干，将电极插入动物直肠，置于靠近输精管壶腹部的直肠底壁，深度视动物种类而不同，如犬为10~15cm，兔约5cm，选择好频率后接通电源，调节电压由低至高，直至动物射精。

3. 按摩刺激法　通过按摩雄性动物生殖器或敏感区域诱使动物射精并收集排出的精液。

（三）附睾内采集精液

附睾内采集精液即直接从雄性动物的附睾内采集精子，无需动物交配也无需诱使动物射精，但有时需处死动物。如将动物快速处死后摘出睾丸和附睾，除去血液和脂肪组织，剪开附睾尾，取出精子团。或以附睾穿刺法采集，见图3-1-112。

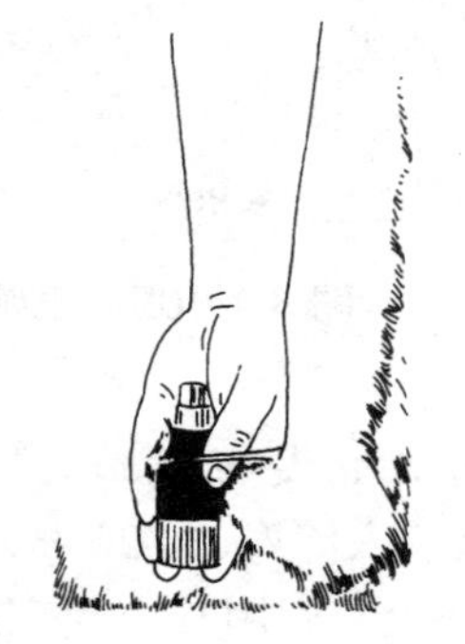
图3-1-111　兔假阴道

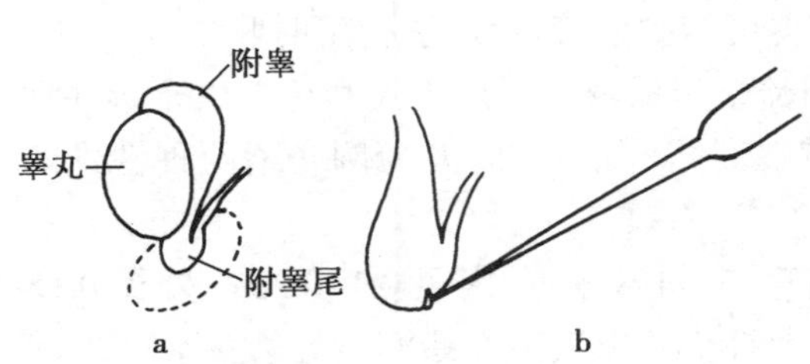

图3-1-112　小鼠附睾内采精

a. 切断附睾尾；b. 穿刺附睾采集

八、阴道液的采集

阴道液常用于观察阴道脱落细胞相的变化以判断动物所处的性周期阶段，有拭取和冲洗两种方法。拭取法适用于阴道液较少的动物如小鼠，冲洗法适用于阴道液较多的动物。

采集时，先制作大小合适的棉拭子，用生理盐水浸润后挤干，旋转插入动物阴道内，在阴道内轻轻转动数下后旋转取出，立即涂片镜检。对体型较大的动物，可先按摩或刺激会阴部后采集。

冲洗采集时，用灭菌的钝头滴管向动物阴道内注入少量灭菌生理盐水，吸出再注入反复数次后将液体全部吸出，即可涂片镜检。如动物阴道液很少，则冲洗法会过度稀释阴道液而导致无法镜检。

九、乳汁的采集

采集泌乳期间雌性动物的乳汁可使用相应的吸奶器，将吸奶器安在动物乳头上收集吸出的乳汁。也可采用按摩法对动物乳腺施加适当压力，迫使乳汁流出。乳汁采集前数小时应将幼仔与乳母分开。

十、淋巴液的采集

动物全身的淋巴管最终汇成两条：胸导管（左淋巴管）和右淋巴管，常于胸导管处插管收集淋巴液。

胸导管是实验动物全身最粗的一条淋巴管，是动物淋巴系统的主要集合干。起始部位一长而不整形的膨大部，叫乳糜池，位于第1腰椎的腹侧面，主动脉的左侧。经膈肌的主动脉裂孔进入胸腔，沿主动脉与静脉之间移行，于第6胸椎部斜过食管，沿气管的左侧向前达到胸腔前口，进入前腔静脉。胸导管主要汇集实验动物下半身全部（膈以下），左侧头颈部，左上肢和左半胸的淋巴。

右淋巴管是集合动物头、颈、胸的右侧部及右前肢淋巴结的输出管。一般由右腋下淋巴结，颈后淋巴结的输出管与右气管淋巴管相汇而成。在右颈静脉与右锁骨下静脉相交处汇合一个膨大处称为壶腹。由壶腹发出一支较粗的淋巴管，经右锁骨下静脉的腹侧行走，此淋巴管即为右淋巴管。

（一）犬淋巴液的采集

将犬麻醉后仰卧保定，剃除颈前被毛，在甲状软骨下颈前正中线沿直线切开皮肤，下至胸骨上缘，从该切口下端向右与第一切口垂直再作一条长约10cm的切口，分离左颈外静脉，沿该静脉向心脏方向剥离至暴露锁骨下静脉，胸导管即在这两条静脉交接处后方注入静脉，暴露胸导管后压迫胸导管以观察受力两端的充盈状况，判断淋巴液的流向，充盈端为淋巴束络，萎陷端为进入静脉部，向胸导管内逆流插入淋巴液导管。分离暴露淋巴管时需使淋巴管周围保留一定组织，以便利用这些组织增加淋巴管张力有利于导管插入。导管直径约1mm。参见图3-1-113至图3-1-115。

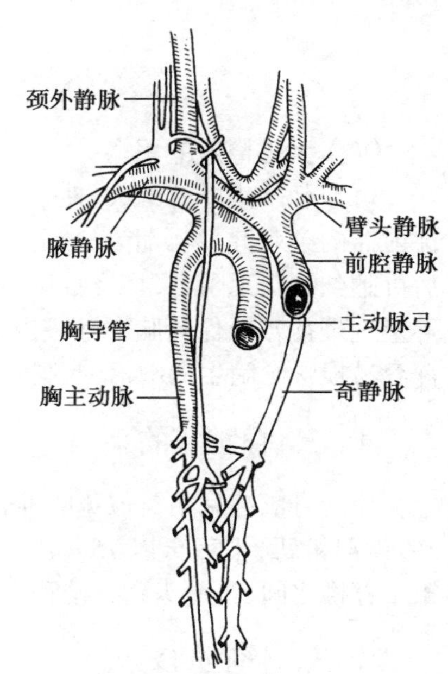

图3-1-113　犬胸导管的位置

（二）大鼠淋巴液的采集

将大鼠麻醉后仰卧保定，从剑突沿左侧肋缘向下外方作长约5cm的切口，再从剑突向下作正中切口，暴露横膈与腹主动脉，胸导管紧贴腹主动脉左后侧，在胸导管上作一斜切口，插入导管收集淋巴液。

十一、脑脊液的采集

（一）小鼠脑脊液的采集

须手术暴露采集部位，将小鼠麻醉后俯卧，用胶带固定头部使头向腹侧屈曲与身体成45°，充分暴露枕颈部，从头部至枕骨粗隆作中线切开4mm，再至肩部1mm，钝性分离，剪去枕骨至寰椎的肌肉，烧灼止血，暴露白色的硬脑膜，用针头在椎骨和寰椎间2mm处刺破，用微量吸管吸取脑脊液（一次约采集2.5μl）。

（二）大鼠脑脊液的采集

大鼠脑脊液的采集可采用枕骨大孔直接穿刺法。在大鼠麻醉后，

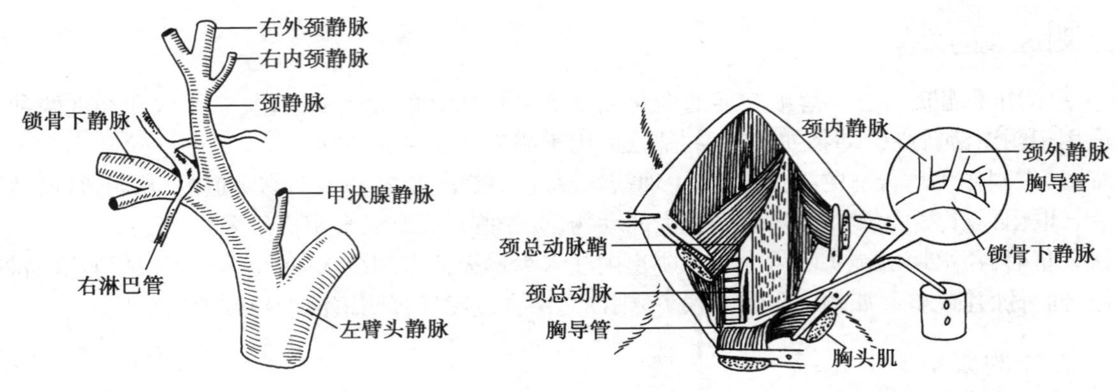

图 3-1-114 犬右淋巴管的位置　　图 3-1-115 犬胸导管淋巴液的采集

头部固定于定向仪上。头颈部剪毛、消毒,用手术刀沿纵轴切一纵行切口(约 2cm)并用剪刀钝性分离颈部背侧肌肉。为避免出血,最深层附着在骨上的肌肉用手术刀背刮开,暴露出枕骨大孔。由枕骨大孔进针直接抽取脑脊液。抽取完毕缝合好外层肌肉、皮肤。刀口处可撒些磺胺药粉,防止感染。采集完脑脊液后,应注入等量的消毒生理盐水,以保持原来脑脊髓腔的压力。

(三) 兔脑脊液的采集

可穿刺采集。将兔麻醉后,去除颈背侧区及颅的枕区被毛,使兔侧卧,固定兔耳,并迫使兔头部向腹部弯曲充分暴露颅底,用 22 号针头向枕外隆凸尾端约 2cm 处垂直刺入,见图 3-1-116。

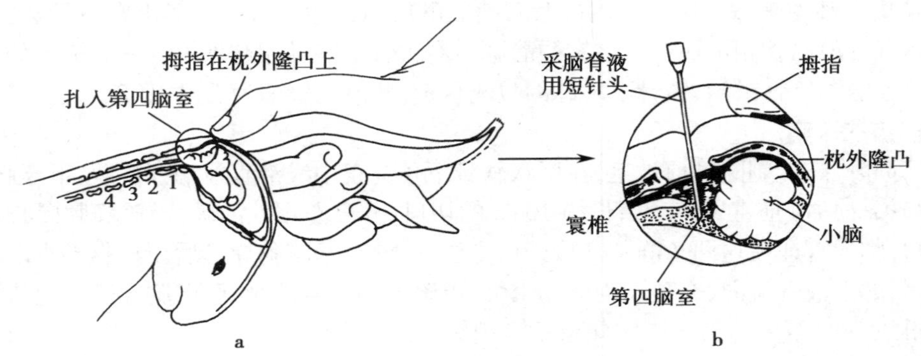

图 3-1-116 兔脑脊液采集

(四) 犬脑脊液的采集

可穿刺采集。麻醉犬,使犬头部尽量向胸部屈曲,左手触摸到第 1 颈椎上方凹陷即枕骨大孔,持后接注射器的穿刺针(7 号针头,将针尖磨钝)由凹陷正中平行于犬嘴方向刺入。深度不超过 2cm,进入延髓池后可感到针头无阻力,且可听见轻微的"咔嚓"声,注射器内可见清亮的脑脊液回流,抽取脑脊液后须回注等量生理盐水以保持脑脊髓腔内原有的压力。须防进针偏刺伤及两侧脑膜皱襞上的根静脉引起出血,过深容易损毁延髓生命中枢,或刺破第四脑室顶上的脉络丛引起颅内出血。

十二、脊髓液的采集

兔的脊髓液采集类似兔的椎管内注射。使兔自然俯卧,尽量使尾向腹侧屈曲,剪去第 7 腰椎周围被毛,3% 碘酊消毒,干后再以 75% 乙醇消毒,用腰椎穿刺针头(6 号注射针)插入第 7 腰椎间隙,即第 7 腰椎和第 1 荐椎之间,当针头到达椎管内蛛网膜下腔,可见兔后肢颤动即证明已进入椎管,即可抽取脊髓液。

十三、骨髓的采集

骨髓多从胸骨、肋骨、髂骨、胫骨和股骨处采集,这些部位的骨髓多具有造血功能。体型较大的动物,可用穿刺法活体采集骨髓,根据所需骨髓的不同部位而选择穿刺点。体型小的动物如小鼠和大鼠等因骨骼小,骨髓较少,需处死后从胸骨和股骨采集。

活体穿刺采集骨髓的位置如下(图 3-1-117):

胸骨:于胸骨体、胸骨柄连接处。

肋骨:于第 5、6、7 肋骨各自的中点,穿刺后应用胶布封闭穿刺孔以免发生气胸。

胫骨:于内侧胫骨头下 1cm 处

髂骨:于髂上棘后 2~3cm 的脊部

股骨:于股骨内侧,靠下端的凹面处

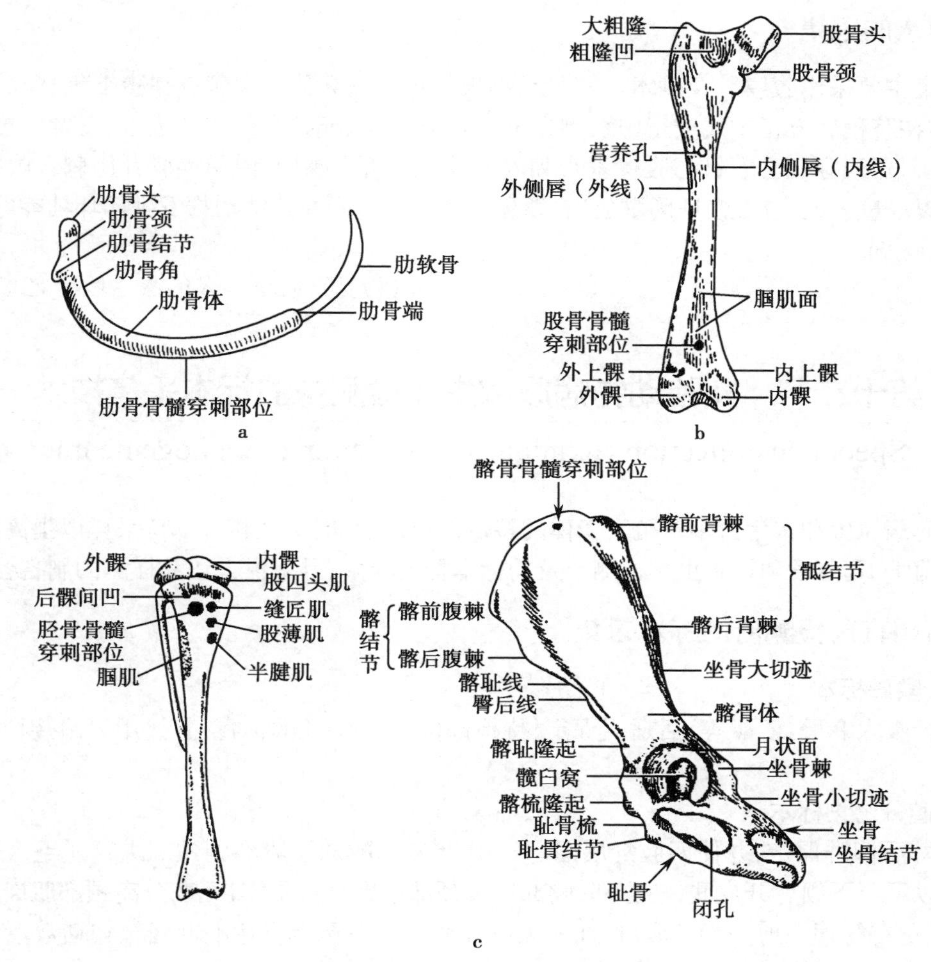

图 3-1-117 骨髓穿刺采集位置

a. 肋骨的骨髓穿刺点;b. 股骨的骨髓穿刺点;c. 髂骨和胫骨的骨髓穿刺点

穿刺法采集骨髓时,实验动物按要求保定,穿刺部位去毛、消毒、麻醉,局部麻醉范围直达骨膜,也可作全身麻醉。操作人员戴消毒手套,确定穿刺点,估计从皮肤到骨髓的距离并依此固定骨髓穿刺针长度。左手拇指、示指绷紧穿刺点周围皮肤,右手持穿刺针在穿刺点垂直进针,小弧度左右旋转钻入,当有落空感时表示针尖已进入骨髓腔。用左手固定穿刺针,右手抽出针芯,连接注射器缓慢抽吸骨髓组织,当注射器内抽到少许骨髓时立即停止抽吸,取出注射器将骨髓推注到载玻片上,迅速涂片数张,以备染色镜检。采集后左手压住穿刺点周围皮肤,迅速拔出穿刺针,用棉球压迫数分钟。如穿刺的是肋骨,除压迫止血外,还需胶布封贴穿刺点,防止发生气胸。

冲洗法采集小鼠、大鼠股骨骨髓时,将小鼠迅速处死后,解剖剥离股骨,剪去股骨的两端,以连接 4 号针头的注射器吸取 0.5ml 冲洗液从股骨一端插入股骨内冲洗,收集全部冲洗液。

十四、胸腔积液的采集

实验动物的胸腔积液采集主要采用胸膜腔穿刺术。先准备好普通注射器针头、穿胸套管、注射器等器械。大、中动物应麻醉,小动物应侧卧保定。术部剪毛消毒后,左手将术部皮肤向侧方移动,右手持穿刺套管针,在紧靠肋骨前缘处垂直皮肤慢慢刺入,穿刺肋间肌时产生一定阻力,当阻力消失有针落空感时,表明刺入胸腔,即可抽取胸腔积液。

穿刺部位:犬在左侧第 8 肋间或右侧第 7 肋间;羊在左侧第 6、第 7 肋间内或右侧第 5、第 6 肋间。穿刺时应避免损伤肋间血管和神经。

十五、腹水的采集

腹水的采集主要采用腹膜腔穿刺术。实验动物被保定于站立位。穿刺点在腹下剑状软骨后方,旁开正中线,小动物在脐稍后方正中线或正中线侧方 1~2cm 处。穿刺时,局部皮肤去毛、消毒。再将皮肤稍向一侧移动,用注射器或穿刺套管针与腹壁垂直刺入。针头有落空感后,说明穿刺针已刺入腹膜腔,腹水将自行流出。若腹水量较大,应缓慢地间歇放出,以免腹压突然下降而致使动物发生循环功能障碍。采集完腹水后用碘酊棉涂布。

(杨斐 胡樱 代解杰 匡德宣 陈振文)

第十二节 实验动物病原微生物检测中的标本采集技术

Section 12 Specimen collection techniques in detection of pathogenic microorganisms

实验动物的病原菌和寄生虫多定植于身体的特定部位,检测时需从相应部位采样以提高检出率,因此实验动物的细菌学、真菌学和寄生虫学检测涉及的标本种类众多,且采样方法和样品的制备各不相同。

一、细菌和真菌检测时的标本采集

(一) 皮毛、鳞屑标本

将动物进行吸入麻醉(乙醚等)后适当保定,待检部位用 75% 乙醇消毒,直接用灭菌接种刀、镊刮取皮毛、鳞屑少许。

(二) 呼吸道分泌物标本

将动物麻醉后仰卧保定,并使四肢舒展固定。用 75% 乙醇从腹股沟到颈部进行逆毛涂刷消毒,沿腹正中线从腹部以下至下颌剪开皮肤,使腹部、胸部以及颈部肌肉全部暴露,无菌分离颈部肌肉暴露气管,于咽部以下 5mm 左右气管上剪一“V”形口,插入无菌接种针由下至上直达咽部轻轻转动数下,沾取气管分泌物。如分泌物过少,可将咽部及部分气管剪下增菌培养。

(三) 回盲部内容物标本

将动物麻醉后仰卧保定,并使四肢舒展固定。用 75% 乙醇从腹股沟到颈部进行逆毛涂刷消毒,沿腹正中线从腹部以下至下颌剪开皮肤,使腹部、胸部以及颈部肌肉全部暴露,无菌剪开腹部肌肉暴露回盲部,在回盲部剪一小口,用接种环伸入直接挑取适量内容物。如内容物过少,可剪下包括回盲部在内的一段肠组织适当剪碎后作增菌培养。

(四) 粪便标本

将粪便前段弃去,取中段粪便,加适量 PBS 或培养液匀浆后接种,如为稀软便可直接接种。

(五) 肛拭标本

将灭菌棉签用生理盐水或培养液浸润后,轻轻插入动物肛门深处 3~4cm,缓缓转动后取出。

(六) 病灶组织分泌物及浓汁标本

标本用于直接接种时,保定动物并对病灶周围用 75% 乙醇消毒,用接种环直接沾取分泌物或脓汁进行接种，或取下少量病变组织（对已死亡动物）于培养基表面接触后再划线接种；标本用于制备涂片时，可于载玻片上滴加适量灭菌生理盐水，挑取少量脓汁与之混匀且风干，火焰上固定，或取适量病灶分泌物与生理盐水混匀涂抹成相对较浓的涂片。

二、检测体内寄生虫的标本采集和制备

体内寄生虫寄生于肠道、血液和组织内，检测时须根据不同的寄生部位采集相应标本。

（一）新鲜粪便

用于检测艾美尔球虫、蠕虫、肠道溶组织内阿米巴、肠道鞭毛虫和纤毛虫。采集小鼠、大鼠、地鼠的新鲜粪便时，直接从动物肛门处收集反射性排便，小鼠取约 0.1g，大鼠取约 0.3g，地鼠取约 0.3g；采集豚鼠、兔的新鲜粪便时，可将动物单个放入洁净的笼舍中，数小时后取笼内新鲜粪便 2g；采集犬、猕猴的新鲜粪便时，到饲养现场采集新鲜排出的粪便，从中挑取足够检测的部分。根据检测项目的要求制成涂片，或以漂浮法、沉淀法进一步收集标本中的虫体和虫卵用于检测。

（二）肠道内容物

标本取自小肠、盲肠和结肠，用于检测肠道内鞭毛虫和纤毛虫。采集标本时处死并解剖动物，剪开小肠、盲肠和结肠，用接种环挑取少量的内容物与生理盐水混匀涂片。

（三）脏器表面或切面印片

肺切面印片用于检测卡氏肺孢子虫寄生于肺细胞内或释放于细胞外的虫体，腹腔脏器表面印片用于检测兔脑原虫在腹腔巨噬细胞内增殖的虫体。取样时准备一干净的载玻片，将动物处死后，打开腹腔暴露腹腔内脏器，在脏器表面轻压一下，或取出肺脏，生理盐水冲洗后手术刀切开肺脏，将切面在载玻片上轻压一下，玻片干燥后染色待检。

（四）全血涂片或压片

用于疟原虫和犬恶丝虫的检测，疟原虫寄生于红细胞内，犬恶丝虫出现于末梢血中。两者均于动物耳部针刺取血，以载玻片收集血样，常规推片成血膜后染色镜检，或以盖玻片制成压滴标本直接镜检（犬恶丝虫检测）。

（五）病灶涂片

用于艾美尔球虫的检测，感染艾美尔球虫时兔的肝脏表面可出现结节，取结节部位组织涂片用于镜检。

（六）腹腔液涂片

腹腔液涂片用于检测兔脑原虫感染，兔脑原虫感染时虫体在腹腔巨噬细胞内增殖。采样时将动物处死并打开腹腔，用吸管直接吸取少量腹腔液涂片。

（七）组织切片

用于兔脑原虫检测。取脑组织固定后，常规石蜡切片 HE 染色后可检测。

（八）胶纸粘取标本

用于隐匿管状线虫（蛲虫）的检测，利用胶纸的黏性粘取采样部位的寄生虫虫体和虫卵。准备一洁净载玻片，将合适大小的透明胶纸粘在载玻片上，一端反折 0.5cm 以便揭取，取样时揭下胶纸于动物肛门周围粘取数次，再将胶纸复位于载玻片上，即可镜检。

（九）血清标本

用于弓形虫的检测，常规制备血清。

（十）脏器标本

用于鼠膀胱线虫（蛲虫）的检测，处死动物并解剖取出膀胱和肾脏，置生理盐水中剪开脏器肉眼观察检查虫体。

三、检测体外寄生虫的标本种类及其制备

（一）毛发标本

适用于在体表活动和产卵的体外寄生虫。直接从易感部位拔取适量被毛，散放于载玻片上，用透明胶

纸压住，或滴 1 滴生理盐水后用盖玻片覆盖。

（二）胶纸粘取标本

适用于在体表活动和产卵的体外寄生虫。利用胶纸的黏性粘取采样部位的寄生虫虫体和虫卵。准备一洁净载玻片，将合适大小的透明胶纸粘在载玻片上，一端反折 0.5cm 以便揭取，取样时揭下胶纸，于易感部位按压，并逆毛向用力粘取，可拔下少许被毛，再将胶纸复位于载玻片上，避免留有气泡或皱褶，即可镜检。

（三）病变组织标本

适用于寄生在皮层内的螨类。用解剖刀或刀片刮取动物体表溃疡或结痂部位深层的碎屑，或挤破脓疮取其内容物，置洁净载玻片上，加 2 滴 2.5mol/L NaOH 使之液化，或加 2 滴甘油使之透明，以盖玻片覆盖，即可镜检。

四、粪便或肠道内容物标本的进一步处理

（一）饱和盐水漂浮法

利用饱和盐水较大的比重使虫体与标本中的粪渣、杂质分离并漂浮于液面，可提高粪便或肠道内容物中虫体的检出率。操作时，将粪便样品置于漂浮管（或合适的试管）内，加入饱和盐水少量调匀粪便样品，继续加入饱和盐水至管的 3/4 处，静置 3~5 分钟，挑去粗渣，再加入饱和盐水至液面微高出管口，取盖玻片轻压液面静置 20 分钟，将盖玻片垂直提起并放在载玻片上镜检，再次搅拌粪液后加饱和盐水至微高出管口，同法压取第二张盖玻片。

（二）沉淀集卵法

利用虫卵的沉淀和可透过筛网的特性逐步分离虫卵和粪渣等杂质，可提高粪便样品中虫卵的检出率。操作时将粪便样品置于合适大小的烧杯内，加入少量蒸馏水先调匀成糊状，再加水调稀，经铜丝筛（40~60 目）过滤，滤液入尖底量杯，静置 20 分钟后弃上层液体，于沉渣中再加入蒸馏水调匀过滤，同法静置弃上层液体，经 3~4 次直至上层液体变清，弃上层液体，取沉淀涂片镜检。

第十三节 脏器组织活检中的标本采集

Section 13 Specimen collection in organ tissue biopsy

活检需要从要求继续存活的实验动物身上取得生物组织，为此应最大限度地减轻采样过程对动物的伤害并避免感染等后遗症。

一、肝脏组织活检

（一）肝脏部分切除活检

即在开腹手术基础上切取部分肝脏，常用于实验性肝纤维化研究等的动态检查。将动物麻醉后仰卧保定，沿腹正中线切开 6~8cm，或于腹正中线旁左末曲骨平行，至肋角处切开腹内外斜肌、横肌、腹膜，切口 6~8cm，充分暴露肝左叶，用湿纱布为垫提出肝左叶，离断肝组织并结扎肝内血管、胆管，如切去组织较小可直接钳夹一块，断面用明胶海绵止血，将肝脏复位并缝合。

（二）肝穿刺活检

无需打开腹腔，对动物以及肝脏的损伤小，常用于实验性肝炎标本采集检查。将动物麻醉后仰卧保定，剃除胸部和上腹部的被毛并消毒表皮，于剑突下 1cm 处用套管针刺透皮肤、肌肉和腹膜，穿刺注射器由此刺入并向腹腔注入少量生理盐水，留取少量液体在注射器内反抽形成负压，将针头与动物呈 45°角，在动物呼气的时候迅速刺入肝脏并抽取，可见一条肝组织进入注射器，随即拔出针头，以纱布或海绵按压针刺部位数秒以止血。

二、淋巴结活检

将动物于腹股沟或腋窝剃毛消毒，手术切开 1~1.5cm，钝性分离，用血管钳分离淋巴结取出，分离时不能夹住淋巴结以免挤压淋巴细胞。术后缝合皮下组织和皮肤，并消毒伤口，约 7 日后拆线。

三、骨组织活检

以猴为例。术前禁食 12 小时。麻醉前用阿托品 0.04mg/kg，作气管插管和甲氧氯烷与氧混合气体吸入麻醉，并使猴呈仰躺位。沿骼嵴切开皮肤，逐层分离肌肉，达到骼嵴，用片锯锯出 1.0cm 长骼嵴，用骨凿轻轻切除作活检。锯端碎骨用盐水冲洗，压迫、海绵止血。修复骨膜和筋膜，用水平垫缝合关闭臀肌第 3 层和表层肌肉及皮下脂肪组织。骨标本用纱布海绵擦去骨锯末，然后浸于 70% 乙醇固定，送做切片。加强术后护理，防止感染。

四、阴道组织活检

以犬为例。选用改进的直肠镜装以冷光源作为阴道镜使用，外径 15mm、长 150mm（外刻度可显示插入深度）、内径 12.5mm，可以插入活检钳，并能观察阴道膜变化。活检钳头端略倾斜，装在一个转管杆上，用于系统观察和定位取材。取材大小平均为 2mm×1mm×1mm，固定于 4% 甲醛溶液。每只犬每两周可取材一次。

体重少于 9kg 的 Beagle 犬常不能直肠镜取材，特别是动物不处于发情周期阴道黏膜无弹性时。此时可使用 7cm 的鸭嘴或阴道窥器，以可弯曲的纤维冷光源照明。

（杨斐　胡樱）

第十四节　常用实验观察指标的测定与检查方法

Section 14　Measurement and inspection of common observation indexes

在终末处理之前，很多实验需要观察特定的实验观察指标以及时判断动物状况，掌握研究进度。这些指标涉及生理、生化等各方面。

一、一般生理指标测定

（一）体重测定

体重是对动物的发育、健康状态及所受刺激的反应进行综合性判定的一个重要指标。体重易于发生变化，如饲料及水供应不足，环境显著变化等均可引起体重下降。动物的体重也存在昼夜节律变动，小鼠在上午和夜间较重，而白天逐渐变轻，体重 20~25g 的小鼠其轻重差别为 0.5~1.5g。因此，测量体重虽是一门极简单的技术，也必须对测定标准，测定时间等条件严格规定。小鼠、大鼠、地鼠等小动物一般用自动式电子秤测定。一个较好的体重计必须读数准确，灵敏度好。驯服的犬、猴简单地放在台上就可以用台秤或自动秤称量，而暴躁者则需装入箱中固定才能称量。

（二）体温测定

通常测直肠温度，可采用普通水银温度计、电子温度计、热电偶温度计、热敏电阻温度计等进行测定。测温时，先将体温计的水银柱甩到最低刻度以下，用酒精棉球擦拭消毒并涂以润滑剂后，将犬尾稍上举，将温度计缓慢地插入肛门内，体温计后端系一小夹子，把夹子固定在犬背部毛上，以防体温计脱落。经 3 分钟取出，读取度数。犬、猫的股内侧温度略低于直肠温度，当体温升高时，用手感觉也可略知。幼犬的正常体温为 38.2~39.2℃，成年犬为 37.5~38.7℃。成年猫为 38.1~39.2℃。通常早晨最低，晚上高，日差为 0.2~0.5℃。当外界炎热以及采食、运动、兴奋、紧张时，体温略有升高。直肠炎、频繁下痢或肛门松弛时，直肠测温有一定误差。体温升高多见于传染病、呼吸道、消化道等的炎症、热射病与日射病。体温降低主要见于某些中枢神经系统疾病、中毒、中毒衰竭、营养不良及贫血等。

(三) 脉搏检查

一般在后肢股内侧的股动脉外进行脉搏检查。啮齿类动物或搏动微弱而不感于手时,可借助听诊器检查心搏动或心音频率。部分小动物脉搏高达数百次,不易数清,可用心电图记录。检查时,要注意脉数、脉性和脉搏的节律。正常犬的脉搏数为 70~160 次 / 分,小型犬 180 次 / 分以上,猫 110~240 次 / 分。某些外界条件及生理因素均可引起脉搏次数发生改变,如,当犬、猫剧烈运动、兴奋、恐惧、过热、妊娠等时,脉搏可一时性增多。此外,幼犬、猫比成年的脉搏数多。脉搏数增多见于各种发热性疾病、心脏疾病、贫血及疼痛等;脉搏数减少见于颅内压增高的疾病(脑积水等)、药物中毒、心脏传导阻滞、窦性心动过缓等。

(四) 呼吸率测定

呼吸数一般根据胸腹部的起伏动作而测定,胸壁的一起一伏为一次呼吸。也可用计波仪器记录胸腹部运动或用听诊器听呼吸音变化加以测定。观察呼吸运动时,除观察呼吸频率外,还要密切注意呼吸类型、呼吸困难、呼吸不规则情况和呼吸音的音色等。呼吸次数受某些生理性因素和外界条件的影响很大,幼年动物比成年动物稍多,妊娠动物可增加,运动、兴奋时可增加几倍。寒冷季节也可观察呼出气流或将手背放在鼻孔前感觉呼出的气体来测定,健康犬的呼吸数为 10~20 次 / 分,猫为 14~20 次 / 分。

呼吸数增多,见于发热性疾病、肺部疾病、脑炎及破伤风等;呼吸数减少,见于某些脑病、狂犬病末期等。

(五) 血压测定

血液测定法分为有创法和无创法两种。有创法就是直接把导管插入血管来测定血压的方法,也叫直接法。无创法就是间接地经血管或皮肤测定血压的方法,也叫间接法。每种方法均有利有弊。前者由于直接把导管插入血管,特别是动脉插管时常导致动物死亡,不能用于长时间反复测定,但测定结果真实可靠。后者不损伤皮肤、血管,可在动物存活状态下长时间连续测定,但是由于血管壁、皮肤、皮下组织等存在,较难得到正确的测定结果。

由于动物运动、精神兴奋、饲料成分等均可改变血压,因此,测定血压时,抓取动物应小心轻取,测定前避免交换笼具、改变饲料并避免噪声。寒冷可使血压上升,故测定环境与饲养室应保持一致的温度。

1. 小鼠颈动脉血压测定

器材:测定台(木制,24cm×35cm,有固定四肢和前齿的金属卡);注射器(1ml);注射针(1/4~1/5);眼科用剪刀及镊子;颈动脉夹(尽量轻、小,利于操作);缝线;放大镜;水银减压计(导管前端用 1/5 号注射针或轻便塑料袋套上,导管为塑料制,内径 1mm);麻醉剂(用生理盐水稀释的 10% 乌拉坦溶液);抗凝剂(300U/ml 肝素生理盐水溶液)。

(1) 小鼠麻醉与抗凝:10% 乌拉坦溶液 0.3ml 和肝素生理盐水溶液 0.1~0.2ml,分别注入小鼠腹腔。

(2) 固定:把麻醉完全的小鼠背位放在测定台上,四肢向外,牵拉前齿使头颈部向前方固定。如果颈部不能充分前伸,以后的操作会出现困难,但过强地使动物疲劳而影响血压。

(3) 切开皮肤:先用酒精棉球弄湿毛发,用镊子挟住任一侧颈动脉位置的皮肤(颈部正中线稍左或右偏),右手持剪刀剪开皮肤。

(4) 暴露颈动脉:用两只镊子向左右外侧方剥离,从气管上部撕裂肌肉,左右分开,再沿器官左右显露颈部深处的颈动脉。颈动脉呈鲜红色,随着心搏发生显著波动,用镊子完全游离颈动脉周围的组织。随时注意勿伤及迷走神经、交感神经、减压神经及分支小血管。由于已经进行了抗凝,血管损伤后难以止血。

(5) 颈动脉穿线:左手持镊子夹住颈动脉略微上提,右手持镊从颈动脉下部通过。右手镊子尖部夹住两根约 12cm 长的缝线,同时从颈动脉下部穿过。

(6) 结扎颈动脉远心端:用颈动脉夹夹住颈动脉的近心端止住血流。动脉夹尽量靠近锁骨侧夹,使颈动脉露出部较长,以便插入导管。

(7) 导管的插入:左手持管在放大镜下准确插入颈动脉中。导管为内径 1mm 的塑料管,内装肝素生理盐水溶液,头端装上 1/4~1/5 注射针,尾端连接内径 1.5mm 的水银检压计。

由于颈动脉壁较硬,应使用较锐利针头,如果预先打一个孔最好。开始针尖呈 45°进入,刺入时应果断有力。针尖进入后略水平地向心脏部慢慢插入。如颈动脉周围组织未游离好,则针不能顺利插入。

(8) 导管与颈动脉结扎:导管插入颈动脉3~4mm后,用预先置入颈动脉下的缝线固定结扎。两根缝线应交错打结,注意勿扎住针尖斜面及导管孔。

(9) 松开动脉夹:查明导管和颈动脉结扎确实完好后,再用右手拇指和示指将动脉夹小心取下。注意动作粗暴易弄破血管。由于动脉夹生锈或有血液及其他组织片附着干燥后,容易刮破血管,所以应仔细磨平。

(10) 读数:血液从导管压出来,检压计水银柱就被压上去,由此可从检压计水银柱的高度上读出血压数。因为水银柱呈"U"字形,从0开始刻有10,20,30,…100mm刻度,血压应为水银柱所示刻度的2倍。

血压测定终了时,拔出注射针,松开与导管连接部,将管中的血液冲洗干净。随后灌入肝素生理盐水溶液。为防手术区域干燥,应用生理盐水湿润的纱布覆盖。正常小鼠在1~2小时测定血压几乎不变。

2. 大鼠颈动脉血压测定

器材:测定台(木制,可固定四肢、头颈部);注射器(2ml);注射针(1/2~1/3);剪刀、镊子;导管(外径5mm,内径3mm,长50~60mm);水银检压计;乌拉坦溶液;肝素溶液。

(1) 麻醉:按175mg/100g腹腔注射乌拉坦溶液。

(2) 抗凝:按200U/100g把肝素从股静脉注入。

(3) 固定及皮肤切开、颈动脉暴露,导管插入等与小鼠相同。

3. 兔颈动脉血压测定

器材:固定台、兔毛剪、解剖剪、手术刀、缝线、水银检压计、导管、计波纹器、动脉夹。

有无麻醉均可,与小鼠要领相同。

(1) 体重测定。

(2) 背位固定。特别注意的是颈部拉伸。

(3) 颈部剪毛。

(4) 颈部皮肤切开。

(5) 显露颈动脉,勿与颈静脉相混,特别应注意勿伤及交感神经、迷走神经、减压神经。仔细剥离动脉周围组织约3cm。

(6) 从颈动脉下穿过两根缝线。1根结扎动脉远心端,另一根预备结扎固定导管。

(7) 用动脉夹夹住血管近心端,阻断血流。

(8) 用动脉夹与远心端结扎处的中间造一个小口,插入导管于血管内。

(9) 把导管和血管用缝线牢固结扎。

(10) 轻轻松开动脉夹,打开检压计栓。血液从导管喷出,血压使水银检压计中水银上升,计波纹器可记录下压力数据。注意事项:①心脏搏动使血压曲线呈现的波动若消失,表明心力衰竭或导管中血液凝固。血液凝固时,先关闭测压计栓,打开动脉夹和导管中橡皮栓,除去血栓,再把新鲜的硫酸镁溶液换入导管中。②如血液未凝而血压描记不明显,可能是导管开口顶住了血管内壁,应尽量使血管和导管呈一条直线。③未麻醉的兔可能突然乱动,引起血压剧烈波动。硫酸镁溶液倒流入血管,有时可能引起中毒症状甚至死亡。为防止这种现象的发生,应采用麻醉,在安静的实验室中工作以减少刺激等。④勿使导管与血管结扎部裂开出血,特别是导管头端开口过于锐利的可磨平一些。

二、一般生化指标测定

(一) 血清蛋白测定

血清总蛋白包括数量众多的各种蛋白质。蛋白质测定一般利用下列4种蛋白质特有的结构或性质:①重复的肽链结构;②酪氨酸和色氨酸残基对酚试剂反应或紫外光吸收;③与色素结合的能力;④沉淀后借浊度或光折射测定。

1. 凯氏定氮法　是经典的蛋白质测定方法。根据蛋白质平均含氮量16%计算蛋白质浓度。该方法结果准确性好,精密度高,灵敏度高,是公认的参考方法,目前用于标准蛋白质的定值和校正其他方法等,但该方法操作复杂、费时,不适合血清总蛋白等常规测定。

2. 双缩脲法　2个尿素分子缩合后生成的双缩脲，在碱性溶液中与铜离子作用形成紫红色的反应物，蛋白质中的肽键在碱性溶液中也能与Cu^{2+}作用产生紫红色络合物。因此，将蛋白质与碱性铜反应的方法称为双缩脲法。该方法对各种蛋白质呈色基本相同，特异性和准确度好，精密度好；显色稳定性好，试剂单一，方法简便；灵敏度虽不高，但对血清总蛋白定量较为适用。对蛋白质含量很低的其他体液如脑脊液、胸腹水和尿液等，不是合适的定量方法。

血清总蛋白常用双缩脲法测定。血清蛋白分类测定可以通过醋酸纤维膜电泳或柱状层析来测定。血浆蛋白测定主要用于评价动物营养状态、肾脏及肝脏功能、网状内皮系统功能以及机体休克、出血、脱水等。

血浆总蛋白减少见于蛋白质摄取减少、慢性肝脏疾病、持续性发热、糖尿病、手术及外伤、急性肾炎、肾病、烧伤、寄生虫病、腹水及出血等。低蛋白血症发生于食物吸收不良，烧伤、外伤及出血等体内蛋白质的过度丧失，手术恢复期和妊娠等蛋白质需要量增加，肝脏疾病等代谢障碍，重度的寄生虫感染。高蛋白血症见于脱水、休克及投给大量的浓缩氨基酸，某些肿瘤及一些传染病。

（二）血糖测定

血糖测定可用葡萄糖氧化酶法及邻甲苯胺法。

1. 葡萄糖氧化酶法　血液中葡萄糖经葡萄糖氧化酶氧化，生成葡萄糖酸及过氧化氢，后者经过氧化酶作用，分解出氧，将无色的还原型4-氨基比林与酚偶联氧化，并缩合成红色的醌类化合物，其色泽深浅在一定范围内与血糖浓度呈正比。

2. 邻甲苯胺法　葡萄糖的醛基与邻甲苯胺的胺基在热乙酸溶液中缩合成蓝色的希夫碱，其颜色深浅在一定范围内与血糖浓度呈正比。

血中的葡萄糖浓度维持在一个狭小的生理范围之内。如：犬、猫的正常参考值分别为3.61~6.55mmol/L和3.89~6.11mmol/L。血糖值的升高（高血糖）由下列原因引起：糖尿病、甲状腺功能亢进、肾上腺皮质功能亢进、脑下垂体功能亢进、氧缺乏症（氧缺乏则肝糖原不稳定）、一些生理状态（消化、寒冷刺激、全身麻醉后）、投给含有葡萄糖的液体及胰腺坏死；血糖值的降低（低血糖）见于胰岛细胞腺肿或过多投给胰岛素、剧烈运动后、饥饿、肾上腺功能不全、脑垂体功能低下、肝功能不全等。

（三）血清钙测定

可采用乙二胺四乙酸二钠（EDTA）滴定法及邻甲酚酞络合酮（OCPC）直接比色法测定。血清钙增多在临床上比较少见，主要见于甲状旁腺功能亢进、维生素D中毒（犬）、某些慢性疾病如慢性肺气肿、慢性心脏病等；血清钙降低主要见于甲状旁腺功能低下、维生素D缺乏、佝偻病、肾脏疾病、低白蛋白血症等。

（四）血清无机磷测定

血清无机磷可用硫酸亚铁磷铂蓝比色法及孔雀绿直接显色法进行测定。血清无机磷增高见于继发性甲状旁腺功能亢进、骨折愈合期和甲状旁腺功能减退等。血清无机磷低见于磷摄取不足、尿中磷的大量排泄而致的原发性甲状旁腺功能亢进及投给胰岛素或注射大量葡萄糖之后、产期腹泻与吸收不良等。

（五）血清钠及氯测定

血清钠的测定可用火焰光度法、离子选择性电极法；血清氯的测定可以应用硝酸汞滴定法及离子选择性电极法。

钠离子增加见于脱水或原发性水分缺乏、肾上腺皮质功能亢进及中枢神经系统的伤害；血清钠离子浓度降低则见于持续性腹泻、大出汗、肾上腺功能不全、肾功能不全、烧伤或对伤害的生理反应及未进行治疗的糖尿病。

血清氯浓度的升高见于肾功能不全、脱水、过量投给生理盐水、循环障碍、伴有肝硬化的瘀血及水肿、伴有过度呼吸的二氧化碳缺乏症等；血清氯浓度降低见于伴有呕吐及腹泻的消化系统疾病、伴有盐流失的肾功能不全、过量投给某种利尿药、糖尿病性酸中毒、肾上腺功能不全、导致肺水肿和肺气肿的呼吸性酸中毒的呼吸不全等。

（六）血清钾测定

血清钾测定可用火焰光度法、离子选择电极法及四苯硼酸钠比浊法等测定。高钾血症见于肾上腺功能不全、肾脏的排钾障碍、代谢性酸中毒、休克、循环障碍；低钾血症往往由于持续性呕吐或腹泻、给予利尿药之后、长期使用剂量较大的不含钾的生理盐水等引起。

(七) 血中尿素氮测定

血中尿素氮(BUN)测定可采用二乙酚—肟显色法、脲酶 - 波氏比色法、酶偶联法等测定。血中尿素氮多因肾功能不全(急性或慢性)、脱水和休克等引起肾血流量减少或伴有肾功能障碍的氮代谢的变化。肾上腺功能不全及瘀血性心功能不全或肾后性闭塞如尿道结石等妨碍正常排尿的也会引起 BUN 上升。为了解病情,应反复测定 BUN。两肾的肾单位病变未到 70%~75% 或以上时,BUN 升高不明显。

(八) 碱性磷酸酶测定

碱性磷酸酶(ALP)常用磷酸苯二钠比色法及速率法。碱性磷酸酶明显增加见于胆汁分泌停滞和肝外胆管阻塞、某些药物诱导(如扑米酮、苯巴比妥及糖皮质激素等)、成骨细胞活性增强(如骨损伤愈合期)、恶性肿瘤(如乳腺癌、鳞状上皮细胞癌)等。

(九) 血清肌酸激酶测定

血清肌酸激酶(CK)可用无机磷法、酶偶联丙酮酸法和肌酸显色法以及酶偶联紫外连续监测法。血清 CK 活性增加见于炎症性肌病,非感染性犬免疫介导性肌炎,外伤性肌病如各种外伤、外科手术、犬恶丝虫病等。

(十) 血清淀粉酶测定

血清淀粉酶可应用碘 - 淀粉比色法。血清淀粉酶活性升高见于胰腺炎、肾功能不全、皮质炎固醇增加及脑垂体和肾上腺功能增强等,也使血清淀粉酶活性增高。犬发生胰腺炎时,血清淀粉酶及酯酶的活性往往呈平行性变化,病初两酶均增加。

(十一) 血清丙氨酸氨基转移酶和天冬氨酸氨基转移酶测定

血清氨基转移酶是反映肝功能最敏感的指标之一,常用连续检测法和赖氏法。血清丙氨酸氨基转移酶(ALT)活性升高见于犬或猫的急性病毒性肝炎、慢性肝炎、肝硬化、胆道疾病、病毒性肝炎的隐性感染及其他原因引起的肝损害,可作为动物肝细胞变性或损害的指标。犬、猫天冬氨酸氨基转移酶(AST)增高见于肝坏死、心肌梗死和骨骼肌坏死。血清 AST 可以作为估计肝坏死的程度、病变的预后和对治疗反应的指标。

自动生化分析仪是将生物化学分析过程中的取样、加试剂、去干扰物、混合、保温反应、自动监测、数据处理、打印报告及实验后的清洗等步骤进行自动化操作的仪器。现代医学的发展,使临床生物化学检验中的主要操作实现了机械化、自动化。自动生物化学分析仪的特点是精密度高,功能齐全;可进行吸光度、浓度和酶活力的测定,能使用终点法、连续监测法、比浊法和均相酶免疫分析法进行分析。生物化学自动分析仪具有快速、简便、微量、标准化、样品和试剂用量低等优点。

三、血液学指标测定

血液学检查是临床检查的重要部分,它不仅对疾病诊断,而且对了解机体的生理状态也极为重要。血液是由血浆和血细胞两部分组成,是通过循环系统与全身各个组织器官密切联系,参与机体呼吸、运输、防御、调节体液渗透量和酸碱平衡等各种生理功能活动,维持机体正常新陈代谢和内外环境平衡。血液中的血细胞和可溶性成分的改变以及异常成分的出现,不仅反映血液系统本身的生理、病理变化,也反映全身有关脏器的病理变化。血液检查的内容主要有红细胞、白细胞及血小板计数、白细胞分类计数、血红蛋白量及血细胞比容测定。

(一) 血标本处理

血液标本采集后应立即送检,并尽快检查。血液标本的保存条件非常重要,不适当的保存环境直接影响实验结果。血浆在 4℃保存 24 小时后,某些凝血因子活性仅为采血后即时活性的 5%(减少 95%)。供血液分析仪进行细胞计数的血液在室温下保存,低温(4℃)保存可使血小板计数结果减低。因此,应根据实验项目确定最佳的保存条件。

(二) 血液涂片制备

血涂片制备是血液学检查重要的技术之一。一张良好的血片,厚薄要适宜,头、体、尾要明显,细胞分布要均匀,血膜边缘要整齐,并留有一定的空隙。制备涂片时,血滴愈大,角度愈大,推片速度愈快则血膜愈厚,反之血涂片愈薄。血涂片太薄,50%的白细胞集中于边缘或尾部;血涂片过厚、细胞重叠缩小,均不利于白细胞分类计数。引起血涂片分布不均的主要原因有:推片边缘不整齐,用力不均匀,载片不清洁。

(三)血液细胞染色

1. 瑞氏染色法 瑞氏染料是由酸性染料伊红和碱性染料亚甲蓝组成的复合染料。即将适量的伊红、亚甲蓝溶解在甲醇中。染色所用玻片必须清洁,无酸碱污染。配制瑞氏染液必须用优质甲醇,稀释染液必须用缓冲液,冲洗用水应近中性,否则可导致细胞染色反应呈色异常,影响形态识别,甚至造成错误。

新鲜配制的染料偏碱,须在室温或是37℃下贮存一定时间,待染料成熟。贮存时间愈久,染色效果愈好。

2. 吉姆萨染色法 吉姆萨染色液由天青、伊红组成。染色原理同瑞氏染色,但对细胞核着色较好,结构显示更清晰,而胞质和中性颗粒则染色较差。为兼顾两者所长,可用复合染色法,即在瑞氏染色过程中,以稀释的吉姆萨染色液代替瑞氏染色缓冲液,或用瑞氏染色法染色后,再用稀释吉姆萨染色液复染。

(四)主要血液学指标测定法

1. 红细胞计数和血红蛋白测定 红细胞计数即测量单位体积(L)血液中红细胞的数量,有显微镜计数法和血细胞自动分析仪计数法等。用10^{12}/L表示。

血红蛋白测定通常是指测定血液中各种血红蛋白的总浓度,用g/L表示。测定方法主要采用氰化高铁血红蛋白测定法。

即血液中,除了硫化血红蛋白外各种血红蛋白均可被高铁氰化钾氧化为高铁血红蛋白,再和CN^-结合生成稳定的棕红色复合物氰化高铁血红蛋白。氰化高铁血红蛋白在540nm处有一吸收波峰,用分光光度计测定该处的吸光度,再换算成每升血液中的血红蛋白浓度,过制备标准曲线供查阅。

近年来,多参数血细胞分析仪的应用,使Hb测定逐步以仪器法取代手工法。其优点是操作简单、快速,同时可以获得多项红细胞的参数。

2. 白细胞计数和白细胞分类计数 白细胞计数是测定每升血液中各种白细胞总数,以10^9/L表示。有显微镜计数法和自动血细胞分析仪计数法。

白细胞分类计数是通过将各种类型的细胞应用染色的方法显示细胞形态和着色特点,判定不同种类细胞。

3. 红细胞比积测定 红细胞比积指红细胞在血液中所占的比值,系将抗凝血置于比积管中,在一定速度和时间离心沉淀,由此测出压实红细胞和上层血浆体积比值,又称血细胞比容。主要与血中红细胞的数量及其大小有关,常用来帮助诊断贫血并判断其程度,也可用作红细胞各项平均值的计算,有助于对贫血进行形态学分类。测定方法常用离心法,即温氏法和毛细血管高速离心法。

4. 红细胞沉降率的测定 红细胞沉降率是指将抗凝血装入特制的玻璃管中,在一定的时间内观察红细胞下沉的毫米数。测定方法:魏氏法、温氏法、涅氏法、倾斜法、微量法等。以魏氏法常用。

血沉测定是一种非特异性试验,它只能说明体内存在病理过程,不能单独用于疾病诊断。发现贫血时,血沉显著加快。脱水时,血沉显著变慢。各种急性全身性感染、浆膜腔急性炎症、脓肿、明显的组织损伤、血浆球蛋白相对或绝对增高时,均可使血沉加快。

(五)血液分析仪

1. 电阻抗法血液分析仪检测原理 血液分析仪计数血细胞多采用电阻抗法,即根据血细胞相对非导电的性质,悬浮在电解质溶液中的血细胞颗粒,在通过计数小孔时可引起电阻的变化为基础,对血细胞进行计数和体积测定。

2. 光散射法血液分析仪检测原理 应用了电学、光学、细胞化学等多项技术检测血液细胞,可得出较准确的细胞计数和分类计数的结果。

随着现代科学的进步,血液分析仪的研制水平不断提高,检测原理不断完善,检测参数逐渐增多。检测速度快、精确度高、操作简便是血液分析仪的优势。也广泛应用实验动物的血液学检测方面,但实验动物的种类比较多,动物细胞大小不一。在计数不同细胞时,应调节阈值水平,以给出合适的阈值度,使计数结果尽量符合实际水平。因此,应用血细胞分析仪时应根据动物种类调节不同的阈值十分重要。

四、免疫学指标测定

机体的免疫功能可分为两大类,即特异性免疫功能和非特异性免疫功能。特异性免疫是人体在生命过程中由于接触抗原物质而主动产生或被动获得的;而非特异性免疫是生物体在长期进行过程中形成,并在危害机体的病原微生物或其他异物相互斗争中逐渐建立起来的一种天然免疫力,是体内一切免疫防护力发展的基础。

(一) 非特异性免疫功能检查

1. 中性粒细胞趋化功能测定

(1) 琼脂糖胶板法:中性粒细胞在趋化因子(补体断片、细菌产物)招引下作定向移动,根据其在琼脂糖胶板下移动距离,可判断其趋化功能。以趋化指标数(A/B)表示,即趋化运动距离(A)与随机运动距离(B)之比。

(2) 滤膜法:于 Boyden 趋化室上室内置中性粒细胞悬液,下室内置趋化因子,中间隔以一定孔径的滤膜。中性粒细胞受趋化因子吸引,从上室穿过滤膜向下室移动。检测滤膜上穿过来的细胞数,即可判断患者中性粒细胞趋化功能。

常见于糖尿病、烧伤、膜蛋白缺陷病等。

2. 中性粒细胞吞噬与杀菌功能测定 吞噬细胞在趋化因子作用下定向移至细菌周围后,借助体液中的调理素通过胞饮作用将细菌吞噬,形成噬粒体。白细胞内溶酶体随即与噬粒体融合,释放各种溶组织酶进入噬粒体内通过细胞内有氧氧化作用将细菌杀灭。

(1) 白念珠菌法:白细胞与白念珠菌共育后,加入亚甲蓝染液作活体染色,可观察白细胞对白念珠菌的吞噬情况。正常情况下,活菌落对染料发生排斥,如念珠菌被染成蓝色,说明已被吞噬细胞吞噬并杀死。淡蓝色为死菌,未着色者为活菌,计数 100 个多形核白细胞中吞噬有白念珠菌的细胞数,即为吞噬率;100 个多形核白细胞中吞噬有染成蓝色白念珠菌的细胞数即为杀菌率。

(2) 溶细胞法:多形核白细胞在调理素参与下与细菌共育,然后定期取出,于蒸馏水中溶解后培养,计算菌落数,即可判定中性粒细胞的杀菌功能。

(二) 免疫球蛋白检查

免疫球蛋白是一类在抗原物质刺激下所产生的具有与该抗原发生特异性结合反应的球蛋白。它具有抗体活性,其化学结构与抗体相似,普遍存在于血液、淋巴液与组织液中,这类蛋白质过去称之为抗体,应当指出,抗体是免疫球蛋白,但免疫球蛋白不都是抗体。

1. IgG、IgA、IgM 的测定

(1) 单向(环状)免疫扩散法(RID):将抗 Ig 血清均匀地混合于琼脂糖胶内,打孔,加样。检样中抗原(相应 Ig)呈辐射状向抗体的胶内扩散,至抗原与抗体的量达到恰当比例时形成可见的沉淀环。沉淀环直径的平方或面积与相应的抗原(IgG、IgA、IgM)含量呈正比。

(2) 免疫比浊法:被测血清中的 Ig 与加入的相应抗体发生反应,在抗体过量的情况下,形成免疫复合物,后者在含 PEG 等沉淀促进剂的液相中析出,产生浊度。当抗体量固定时,溶液中待测 Ig 的含量与免疫复合物的量呈正比。用透射比浊、终点散射比浊或速率散射比浊法测定溶液的浊度,即可得出相应 Ig 的含量。

2. IgD 测定 IgD 含量很少,仅占血清免疫球蛋白的 0.2%~10%,可作为抗原受体,存在于 B 淋巴细胞膜上。

3. IgE 测定 IgM 含量很少,占血清免疫球蛋白的 0.002%,这是一种亲细胞性抗体,能引起第一型变态反应,与过敏反应的发生有密切关系。

(三) 细胞免疫功能检查

细胞免疫反应不仅是机体防御反应之一,而且是许多临床疾病的发病机制。参与许多临床疾病发生、发展及转归等过程。细胞免疫检验是用体内或体外试验测定机体的细胞免疫功能。通过对外周血中各种细胞免疫功能执行细胞及其亚类的分离、计数和功能的检测，能够了解到机体的细胞免疫功能状态。对临床认识疾病、治疗疾病、评估预后以及预防有关疾病发生，均有着极大的指导作用。

1. T淋巴细胞花环试验 T淋巴细胞表面有绵羊红细胞(SRBC)的受体，当淋巴细胞与SRBC经37℃短期共浴，低速离心，再置4℃、2小时以上，T细胞周围可吸附数目不等的SRBC，形成玫瑰花瓣状细胞团。形成的花环数代表被检标本中T淋巴细胞的总数，称总花环(Et RFC)；此法用于检测T细胞的数目及判断细胞免疫水平。

2. T淋巴细胞亚群检测 T细胞有多种表面标志，根据其表面标志和功能不同分成功能各异的T细胞亚群。T细胞表面抗原命名以CD为基础统一编号。CD3代表全部的T细胞，CD4代表Th/Ti(辅助/诱导)亚群，CD8代表Ts/c(抑制/细胞毒性)亚群。

(1) 直接免疫荧光法：CD3抗原存在于全部T细胞上，CD4抗原存在于Ti/Th细胞上，CD8抗原存在于Ts/Tc细胞上。利用抗小鼠的单抗，将这些单克隆抗体标记上荧光素直接与淋巴细胞抗原结合，在荧光显微镜下观察或用流式细胞分析仪，即可检测出相应的T细胞亚群。

(2) 直接SPA花环法：葡萄球菌A蛋白(SPA)是金黄色葡萄球菌的表面结构之一，它可与多种动物的IgG结合而不影响抗体的活性。将抗鼠的单克隆抗体的Fc段结合到含有SPA的葡萄球菌(SPA菌)，制成抗CD3、CD4、CD8的致敏SPA菌，与T淋巴细胞反应，SPA菌上的MCAb可与淋巴细胞上相应的CD抗原结合，形成SPA菌花环，称为直接SPA花环法。

3. T淋巴细胞转化试验 T淋巴细胞在体外培养过程中受到非特异性有丝分裂原(植物血凝素，即PHA)或特异性抗原(曾经致敏T淋巴细胞的抗原)刺激，可转化为体积较大的母细胞，细胞内核酸和蛋白质合成增加，部分细胞发生分裂，转化为体积较大的母细胞。此种转化能力可反映机体的细胞免疫功能。

(1) 形态学计数法：在体外将人外周全血或分离的淋巴细胞与PHA共同培养一定时间，可使T淋巴细胞转化为淋巴母细胞，细胞内出现核仁，并有部分细胞发生有丝分裂现象，取培养液涂片染色与镜检，计数100~200个淋巴细胞，计算其转化率。

(2) ^{3}H-TdR掺入法：T淋巴细胞在体外培养过程中受到植物血凝素(PHA)刺激，行有丝分裂，当进入S期时，细胞合成DNA明显增加，在培养液中加入^{3}H标记的DNA前身的物质胸腺嘧啶核苷(TdR)，可掺入细胞，参与细胞DNA合成。用ß-液体闪烁计数器测定细胞内^{3}H-TdR的放射强度(cpm)即可判定细胞转化增殖的程度。其结果用刺激指数(SI)表示：

$$SI=\frac{\text{PHA 刺激孔的 cpm 均值}}{\text{对照孔的 cpm 均值}}$$

用刺激指数(SI)表示转化水平，大于2有意义。每批试验必须设健康对照组。

4. B淋巴细胞功能测定 红细胞花环试验：B细胞表面带有FC段结合受体，选用鸡或羊RBC，相关的抗红细胞抗体包被(EA)，与B细胞Fc受体结合，形成花环样细胞团(EA花环)。

5. 淋巴细胞毒试验 当特异的效应T淋巴细胞在体外与靶细胞(如肿瘤细胞)接触时，淋巴细胞可通过直接杀伤或产生淋巴因子破坏、溶解靶细胞，称为淋巴细胞毒作用。

形态学检查法：各种贴壁生长的靶细胞，与致敏的T淋巴细胞按一定比例混合后，T淋巴细胞杀伤靶细胞，而使靶细胞失去贴壁能力。故可从贴壁靶细胞数目的减少情况判断淋巴细胞杀伤靶细胞的能力。其结果用靶细胞生长的抑制率表示：

抑制率=(E-A)/E×100%，A：实验组平均残留的靶细胞数；B：对照组平均残留的靶细胞数。

五、动物健康状况的一般检查

(一) 精神状态

精神状态是指中枢神经系统活动的反映。健康的实验动物一般表现灵活，反应灵敏，眼光有神、明亮，反应迅速，被毛光泽。啮齿类、家兔、猫昼伏夜动，白天多嗜睡，而山羊、绵羊、猪多在白天活动，晚上休息。所以，观察精神状态时要掌握不同动物生活习性，选择恰当的时间。

精神异常可表现为抑制（沉郁、嗜睡或昏迷）和过度兴奋（狂躁不安、惊恐、乱咬、嚎叫等）。精神抑制时表现为无精打采，眼无神、微睁，行动迟缓，对外界反应迟钝，一般见于热性病、脑病与中毒等，啮齿类实验动物精神异常表现为此种类型。精神兴奋时表现为惊恐不安、乱叫，严重的会攻击人，犬的狂犬病就比较典型。

（二）营养状态

营养状态代表机体内物质代谢的水平，健康动物营养良好，肌肉丰满，骨不显露，体格健壮，被毛平顺而有光泽，皮肤有弹性。患病动物体躯消瘦、骨骼外露、被毛粗乱无光。检查动物营养状态时，可采用抚摸动物背、腰。营养良好时，背腰厚实，皮肤弹性好，而营养不良时，背腰脊椎突出刺手，肋骨明显。

（三）发育状态

健康动物体格发育与年龄、品种相称。如体躯各部位发育比例不当，则为发育不良，常见于先天畸形、代谢紊乱等，如佝偻病。

（四）被毛和皮肤的检查

营养良好的动物被毛平顺，富有光泽，不易脱落。管理不良、患有消化系统疾病、寄生虫病、传染病或慢性皮肤病的动物被毛不整洁、无光泽。患寄生虫病、营养不良或某些中毒病时，能见到全身或局部脱毛。但有些动物如兔，有年龄换毛（4 月龄时）和季节性换毛（成年后，每年春、秋季各换一次），属于正常现象。

对于皮肤，主要检查皮肤颜色、温度、弹性等。健康的动物一般皮肤粉红、有温感、弹性好。皮肤发紫色、有出血点、瘀血、弹性差都预示不良。

健康犬、猫的鼻端一般凉俪湿润，但睡眠时鼻端干燥。鼻端、耳根、股内侧发热时，体温多升高。局部皮温增高，常见于局部炎症。犬的汗腺不发达，多分布于蹄球、趾球、脚垫、鼻端的皮肤等处。

健康犬皮肤柔软，可捏成皱褶，松手则立即恢复原位，如恢复很慢，则是皮肤弹性降低的标志，见于脱水等。

（五）黏膜检查

主要检查可视黏膜，包括眼结膜、鼻黏膜、外阴部及阴道黏膜等，其中以检查眼结膜为主。方法是用两手的拇指打开上下眼睑进行检查。正常猫的眼结膜为淡红色。眼结膜的颜色可反映全身血液循环状态和血液化学成分。常见的病理变化有潮红、苍白、黄染和发绀等。

1. 潮红（充血）　潮红是结合膜病理性充血，可分浅表性和深层性充血。浅表性是典型的眼外部受到异物刺激、细菌感染或过敏性反应的表现；深层性则是角膜或眼内部病变特征。另外，单眼的潮红常系局部炎症所致；双侧潮红，多由于全身性发热性疾病；弥漫性潮红，则见于心、肺疾病及伴有功能障碍的各种疾病。

2. 苍白（贫血）　苍白是结合膜色淡，甚至呈灰白色，见于各种类型的贫血、大失血或内出血，慢性消耗性疾病。

3. 黄染（黄疸）　由于胆红素沉着而呈现黄色。见于引起胆汁排泄障碍的疾病（胆管狭窄、十二指肠炎等）、排泄胆红素能力降低（肝脏疾病）及因胆红素生成过剩而排出不全。

4. 发绀　呈不同的蓝紫色，是由于血中还原血红蛋白增多或形成大量变性血红蛋白的结果。多见于肺换气不良和动脉血缺氧时的心、肺疾病，缺氧症，循环障碍及某些中毒症。

在检查眼结膜时，还应注意眼睑分泌物、眼球、角膜、巩膜及瞳孔的变化。

（六）耳朵的检查

犬、猫的外耳道易进入异物和发炎。

（七）体表淋巴结的检查

体表淋巴结的检查时应注意的淋巴结主要有颌下淋巴结、颈浅淋巴结、腋下淋巴结、腹股沟淋巴结和膝窝淋巴结等。常用触诊的方法检查其大小、形状、硬度、表面状态、敏感性及可动性。

急性淋巴结肿胀时，通常其呈明显的肿大，表面光滑，且伴有明显的热、痛、红；慢性淋巴结肿胀，一般呈硬结肿胀，表面不平，无热痛反应，且多与周围组织粘连固着而难以移动。

六、系统检查

(一) 消化系统检查

1. 采食与饮水的观察　影响食欲的因素很多,如饲料的种类和适口性、动物饱、饿状态等。另外,温度的变化和精神状态也会影响食欲,但最主要的还是疾病。根据采食的速度、数量和时间的长短等综合判定,可将食欲分为:废绝、减退、亢进和异嗜。很多急性热性传染病可引起废绝。感冒和消化不良等,则常使食欲减退。某些疾病和糖尿病、内寄生虫病能引起食欲亢进。某些消化系统疾病、重病恢复期、缺乏维生素和微量元素时,能引起异嗜。检查时,要特别注意采食方式及呕吐情况。当口腔、舌、牙齿有病时,虽有食欲,但采食、咀嚼发生困难。患有咽和食管疾病时,会引起吞咽困难。当患有某些热性病、重症腹泻等病时,动物渴欲增加。患有些疾病,如犬患狂犬病时,动物恐水。

2. 口腔检查　主要注意唇、颊、舌、牙、咽,检查口腔黏膜的温度、颜色、气味等。即检查口唇的外形,口腔黏膜颜色、口腔温度、口腔湿度;口腔是否过分湿润,甚至流涎;舌苔的厚薄,颜色等变化;口腔内有无气味甚至酸臭味;牙齿有无松动、脱落,牙龈有无肿胀、出血等。各种热性病、口炎、咽炎等,口温增高;口炎、坏死病、钩端螺旋体病以及齿槽炎等,口腔有明显的臭味。

3. 腹腔检查　主要检查腹围大小、肠蠕动音等。腹膜炎、白血病等发生腹水肿、腹围增大,同时常伴有四肢和腹下水肿。有些啮齿类肥胖症腹腔内脂肪过度沉积,腹围也很大。严重腹泻,食欲废绝及全身衰弱时,腹围缩小。犬的肝脏后缘达到背部和侧方,肿大时,特别是右侧的肋骨弓下部显著增大,触摸过敏甚至有压痛。对肠蠕动音的听诊,可以了解肠的运动状态,胃肠卡他时,蠕动音亢进。便秘、肠变位时,蠕动音沉、衰或废绝。

4. 粪便性状观察　观察粪便的物理性状,表面有无黏液、假膜,粪中有无血液及其颜色和数量等。健康动物在饲料种类和采食比较稳定的情况下,排粪量也相对稳定。在发生各种消化系统或与消化系统有关的疾病时,粪便的数量、硬度、颜色、气味等都会发生不同程度的变化。如消化不良或胃肠炎时,粪便变稀,数量增多。出血性胃肠炎,则粪便带血。卡他性胃肠炎,常因细菌和腐败分解产物刺激使粪便变稀并带有未消化的食物和脱落的黏膜上皮,严重者混有血液,气味恶臭。家兔有嗜粪癖,其排粪有特殊性,夜间排软粪,白天排硬粪,夜间排出的软粪重新被吃。如果白天发现排出大量软粪,则说明兔可能患病。

(二) 呼吸系统的检查

1. 呼吸动作检查　呼吸动作检查包括呼吸次数、呼吸节律、呼吸困难等。影响呼吸节律的主要原因是呼吸道疾病,如慢性鼻炎、急性喉炎等引起呼吸道狭窄时,可使吸气时间延长,而细支气管炎、肺气肿常使呼气时间延长。脑炎、脑膜炎因神经中枢受到刺激,常使呼吸忽快忽慢,节律不齐。呼吸困难是指在发生某些疾病时,呼吸次数、呼吸节律和呼吸方式发生不同程度的改变,通常分吸气性、呼气性和混合性3种。吸气性呼吸困难是上呼吸道狭窄的特征,严重时张口呼吸。呼气性呼吸困难主要见于慢性肺气肿。混合性呼吸困难可见于支气管炎、肺和胸膜的各种疾病,心肌能障碍及重度贫血。

2. 上呼吸道检查　包括鼻面部、副鼻窦腔、喉、气管、鼻液、咳嗽、呼出气体等检查。鼻炎严重时,鼻分泌浓厚的黏液。上呼吸道感染常伴有咳嗽。

3. 胸壁检查　对猫、犬主要通过听诊检查。听诊时注意区别生理性肺泡音及支气管音,如犬在整个肺部都可听到肺泡音,声音明显高亢且强,支气管呼吸音则主要在肺前部明显。病理性呼吸音最常见的有干性啰音、湿性啰音、捻发音。干性啰音的音性似笛声、劈裂声及爆破声,多见于支气管炎及肺气肿并发支气管炎时。湿性啰音的音性多为水泡破裂音、沸腾音、潺潺音,多见于大叶性肺炎、感冒、肺结核等。捻发音的音性如在耳边捻发时发出的声音,多见于大叶性肺炎、肺水肿等疾病。

(三) 循环系统检查

主要是检查心脏和脉搏。犬在安静时,心跳节律一般不规则,常在两次扑动中漏掉一次。心脏听诊对诊断心脏病最有价值,如健康犬的第一心音宏大冗长,第二心音短而低,如果心脏有病时,就会听到各种杂音。当心瓣膜发生病变时,可听到瓣膜杂音。当心肌炎或心肌变性时,由于心脏收缩无力,可使心音变得模糊不清。

（四）泌尿系统检查

主要是观察排尿动作和次数，检查肾脏及膀胱。

1. 排尿动作和次数的观察　排尿怒责、不安等是排尿疼痛的表现，多为膀胱炎、尿道结石和包皮炎。尿量减少多见于急性肾炎。膀胱部位增大、积满尿液，见于完全或不完全尿道结石。不随意排尿，见于膀胱括约肌麻痹或腰部脊髓损伤。排尿次数减少，见于急性肾炎、呕吐、下痢等。

2. 肾脏检查　一般可通过触诊检查肾脏。触摸时，将拇指放于站立着的动物腰部，其余手指由肋骨弓后方，由下向上滑过腹壁直至腰椎横突的下方，可以触到肾脏。如肾区有压痛，表现敏感性增强、不安，见于泛发性化脓性肾炎。肾脏体积增大；患间质性肾炎时，肾脏体积缩小。

3. 膀胱检查　膀胱位于耻骨联合前方的腹腔下壁。触诊时采用站立或者侧卧姿势，当膀胱充满时，可在下腹壁耻骨前缘触及一个有弹性的球形光滑体，过度充满时可达脐部。检查膀胱内有无结石时，最好用一手指插入直肠，另一只手的拇指与示指于腹壁外，将膀胱向后方挤压，使直肠的实质容易触到膀胱。当膀胱麻痹或尿道结石时，膀胱被尿液充满，触诊时可以感觉到尿液的波动。患膀胱炎时，触诊敏感性增高，有压痛。

（五）神经系统检查

主要检查神经状态、运动功能和感觉异常。

1. 神经状态　当大脑皮质的调节作用被破坏时，意识会出现异常，主要表现为兴奋或抑制状态。可通过动物颜面表情、耳的动作、身体的姿势以及各种防卫性反应等现象。精神兴奋是大脑皮层兴奋性增高的表现。病犬、病猫容易惊恐，对轻微刺激即表现出强烈反应。过度兴奋时，则活动性增强，狂躁不安，吠叫，乱咬，提示脑及脑膜充血、炎症、脑细胞受到炎症性产物或毒素的刺激。常见于脑炎、狂犬病、破伤风以及某些中毒病等。精神抑制是大脑皮质抑制过程占优势的表现。按其轻重程度，可分为精神沉郁、昏睡和昏迷。

2. 运动检查　各种运动失调是中枢神经和运动神经功能障碍的表现。运动功能检查主要应注意强迫运动、共济失调、痉挛和瘫痪等。

强迫运动是指由于脑功能障碍所引起的，既不受意识支配，也不受外界因素影响的一种不自主运动，主要表现为盲目运动和圆圈运动。共济失调又称运动失调，是犬、猫在运动时出现的失调，其步幅、运动强度、方向性均发生异常，动作缺乏节奏性、准确性和协调性。临床表现为后肢踉跄、体躯摇晃、步态不稳、动作笨拙、呈涉水步样。痉挛是肌肉不随意的急剧收缩现象。临床常见阵发性痉挛和强制性痉挛。瘫痪是指骨骼随意运动完全丧失或不完全丧失。

末梢运动神经原和背髓背侧根的损伤及小脑疾病时，出现肌肉紧张性过低，表现关节及桡神经麻痹等。中枢运动神经原和锥体束损伤时，出现肌肉紧张、变硬，尤其腹肌明显，见于病毒性传染病、中毒性疾病和某些寄生虫病，如犬瘟热、狂犬病等。

3. 感觉检查　当感觉神经传导径路的任何部位发生故障时，都会引起感觉神经异常。浅部感觉（皮肤感觉）的减弱或消失，多见于周围神经受压迫、脊髓神经横断和脑病。深部感觉发生障碍，表现为感觉紊乱，形成不自然姿势，多见于脑水肿、脑炎、严重肝病和中毒。

第十五节　实验动物的安乐死术
Section 15　Euthanasia of the animal

一、安乐死术的技术标准

安乐死（euthanasia）是指采用公众认可的人道方法处死动物，即让动物没有惊恐或焦虑地、安静、无痛苦地死亡，“人道”包含了动物在临死时心理和生理两方面的需求。判断一项安乐死技术是否是“为人们所接受的人道方法”最重要的标准是：能够使动物的中枢神经系统在实施早期即发生阻抑，从而迅速丧失各种知觉（主要是疼痛）和意识。根据这一标准，一些视觉上“残酷”的方法如断头术或放血致昏迷也是人道的。

客观评估动物对安乐死术的感觉能力主要包括评价动物的疼痛和情绪，通常需要观察和测定动物在行为与生理上的反应。由于处于安乐死过程的动物可能是神志不清的，不能采用神志清醒动物的生理和行为标准来判断，如在神志清醒的动物身上，恐惧和忧虑可以表现为悲痛的呻吟、挣扎、跌倒的逃离行为、防御性的攻击或冷淡、肌肉战栗、瞳孔扩张、反射性排尿和粪便、呼吸困难、出汗、心动过速等，而在实施安乐死术过程中，动物可能出现昏迷、兴奋、无法抑制的动作、共济失调、大叫等。判断动物是否进入无意识阶段通常采用眼睑、角膜或“眨眼”反射，当轻触动物的眼睑时，缺乏“眨眼”动作表明动物意识的丧失，因而对痛觉也不敏感，但对使用剑毒样药物或盐酸氯胺酮、水合氯醛等分离性感觉缺失药物的动物除外。出现平展的脑电图也表明动物意识丧失和对痛觉不敏感。心搏的存在和意识并无直接联系，安乐死中，可能出现心脏搏动持续一段较长时间，而角膜反射已消失或脑电图平展的情形，但是为了确保动物不再醒来，必须在动物心脏确实停止搏动后才能将动物当作尸体处理，以免动物在被放入尸体袋后又复苏。表 3-1-26 汇总了安乐死术的基本标准。

表 3-1-26　安乐死术的基本标准

对动物	对人、设备、环境
死亡时没有惊恐、疼痛或苦楚的表现 最短时间内失去意识或迅速致死 方法可靠且可重复 对动物生理和心理的不良影响最小化	1. 对操作人员安全 2. 和研究要求及目的一致 3. 对观察者和操作者的情绪影响最小化 4. 环境污染最小化 5. 设备简单、经济，易于保养和操作 6. 施行地点远离并隔开动物房

二、常用安乐死术原理

实验动物的安乐死术大致分为物理方法和化学方法，物理方法是通过物理手段（击打、电击、放血）等迅速破坏动物中枢神经系统功能，导致动物快速丧失意识和死亡，化学方法是采用各种化学物质使动物迅速进入不可逆转的麻醉状态或中毒死亡，又可分为采用吸入或非吸入麻醉剂的过量麻醉、非麻醉性气体吸入致死、毒物致死等。氯化钾、箭毒样药物、硫酸尼古丁、硫酸镁、士的宁，百草枯、敌敌畏等化合物由于不符合安全或者动物福利方面的要求而不得用于动物安乐死。常用的非麻醉的安乐死术见表 3-1-27。

表 3-1-27　常用非麻醉性安乐死术

方法类别	安乐死术	原理和操作	适用动物
物理方法	重击致昏	通过重击头颅骨中心使脑大范围出血，从而阻抑中枢神经系统，令动物立刻丧失痛觉。击昏后应立即切断动物的大血管，打开胸腔并切断心肌以使动物彻底死亡	啮齿类和兔、牛、羊
	颈椎脱臼	在颅骨基部后侧与脊椎两处施加压力使头颅和脑一起与脊髓分离，尽管分离后颈动脉和颈静脉完好无损而继续向脑供血，但在脊髓分离时眨眼反射立即消失，所以动物对痛觉已不敏感	啮齿类、兔、猴、禽类
	电击术	使电流通过大脑产生中枢神经系统阻抑，并使动物心脏发生纤维性颤动，从而破坏脑供血使脑缺氧，达到该目的常需两次电击	犬，羊，猪，家禽
	断头术	迅速而彻底切断脑和脊髓的所有联系，使动物因失血、脑缺氧而立即死亡，断头即刻动物丧失眨眼反射，且脑电图平展	啮齿类（豚鼠除外）、兔、猴、禽类
	空气栓塞	将一定量空气从静脉推入，伴随心脏的搏动，空气与血液混合使血液呈泡沫状并随血液循环到全身，造成多处血管阻塞，动物因严重血液循环障碍而死亡	兔，猫，犬等较大动物
	失血致死	使动物迅速大量失血导致脑缺氧，从而快速死亡，操作时应事先将动物麻醉或致昏。该方法对脏器无损，且有利于病理切片的制作	啮齿类、兔、犬、猴、牛、羊、猪

续表

方法类别	安乐死术	原理和操作	适用动物
化学方法： 非麻醉气体吸入	CO 吸入	CO 使红细胞内血红蛋白产生不可逆转变化，导致动物呼吸中枢和心脏中枢麻痹迅速死亡	啮齿类，犬，兔，猴，猫
	CO_2 吸入	使动物因缺氧陷入不可逆的昏睡，适用于小动物。CO_2 比空气重，安全，无兴奋期即死亡，处死效果确切	啮齿类，猫，兔，猪，禽类
	N_2 吸入	替代氧气从而使动物出现缺氧致意识丧失，由于脑缺氧引起呼吸中枢麻痹而死亡，但和二氧化碳不同，不能使动物昏睡	犬，猫，兔

三、安乐死术的组织效应

安乐死术的组织效应是指由安乐死术造成的非预期的动物组织损伤。一般安乐死术很少或没有直接的组织效应，尤其是采用非吸入性药物的安乐死术，主要的间接效应来自动物死亡引起的组织缺氧，由于组织对氧的需求有很大差异，中枢神经系统在缺氧时很快发生损伤，而氧敏感性低的组织如骨和软骨组织中的细胞则很难观察到变化。已经发现的一些常用安乐死术对小鼠的组织效应见表 3-1-28。为了避免安乐死术的组织效应对动物组织标本采集和观察的影响，应在动物丧失意识后立即制备标本。

表 3-1-28 小鼠安乐死术的组织效应

安乐死术	组织效应
断头术	肺、肺泡和细支气管充血
颈椎脱臼术	肺、肺泡和细支气管充血
过量 CO_2 吸入	一定程度肺泡出血，并伴有轻度到中度肺充血和胸膜下点状出血
戊巴比妥注射（静脉或腹腔注射）	一定程度脾充血脾大以及轻度到中度肺充血

四、实验动物常用的物理性安乐死术

考虑到其人力成本和安全性等问题，物理方法多适用于对体型较小的实验动物少量实施安乐死。

（一）颈椎脱臼法

本法要求操作人员有良好的技术和丰富的经验，否则可能因操作失败而增加动物的痛苦，且一般仅适用于小鼠、幼年大鼠或体重 200g 以下的其他小型实验动物。

1. 大鼠颈椎脱臼术　本法适用于处死幼年大鼠。操作时将大鼠放于粗糙平面上，一手抓紧尾根部，另一手拇指和示指用力向下按住大鼠颈部（两耳后），也可用长镊等工具代替手，抓着大鼠尾部的手向后上方用力将颈椎拉至脱臼。大鼠尾部的皮肤容易被撕脱，因此应将鼠尾从尾根开始紧抓在手心。对于成年大鼠，采用此法花费力气较大，如不能迅速使颈椎脱臼，大鼠将承受较多痛苦。

2. 小鼠颈椎脱臼术　本法适用于所有小鼠。将小鼠放置在能用爪抓牢的物体如笼盖上，一手的拇指和示指抓住鼠尾根部稍用力向后拉，此时可见小鼠本能地向前挣扎并伸展身体，另一手拇指和示指迅速用力向下按住其颈部（两耳后），或用长镊等工具代替手指压住小鼠颈部，两手同时向反方向用力，可听见轻微的颈椎脱臼声，放松双手后小鼠身体瘫软，立即死亡。该方法操作简便有效，应用最多。

3. 豚鼠颈椎脱臼术　颈椎脱臼可用于豚鼠的安乐死，但较有难度。操作时一手迅速扣住豚鼠背部，抓住其肩胛上方，用手指紧握颈部，另一手抓紧豚鼠的两后腿，两手向相反方向旋转并用力拉，直至颈椎发出脱臼的声音，动物身体张力消失。

4. 地鼠颈椎脱臼术　一手扣住地鼠背部，重抓其肩胛上方，另一手抓紧地鼠头部，两手向相反方向旋转并用力拉，直至颈椎发出脱臼的声音，动物身体张力消失。

5. 兔颈椎脱臼术　对体重小于 1kg 的兔，一手以拇指和其余四指相对的方式握住兔的颈部，另一手紧握兔的后腿，并使身体与头部呈垂直方向，两手向相反方向同时用力。对于体重超过 1kg 的兔，需要两人操作，一人用两手抓紧兔的颈部，另一人两手抓紧兔后腿，两人同时用力拉并向相反方向旋转，直至颈椎脱臼，动物身体张力消失。

（二）断头法

1. 大鼠断头术　操作时由一人抓住大鼠，一手握住大鼠头部，另一手握住背部，露出颈部，另一人持剪刀剪断大鼠颈部，通常适用于较小的大鼠，对于成年大鼠颈部不容易剪断，需采用专门的大鼠断头器具。

2. 小鼠断头术　用一手拇指和示指夹住小鼠肩胛部固定，另一手持剪刀剪断颈部，或采用专用的断头器具。

3. 地鼠断头术　一手保定地鼠并使颈部伸展，用剪刀迅速剪断颈部，或采用专用的断头器具。

4. 猕猴断头术　应使用专用的断头器，操作时应避免无关人员或其他动物旁观。

（三）急性失血法

1. 大鼠急性失血术　全身麻醉下割破大鼠颈动静脉可迅速破坏大鼠血液循环，使大鼠很快发生失血性休克并死亡。操作时由一人抓住大鼠，一手握住大鼠头部，另一手握住背部，将头部向背后仰而充分暴露颈部，另一人以锋利刀片用力切割颈部大血管所在位置，直至切断血管，保持伤口开放，大鼠很快陷入失血性休克。

2. 小鼠急性失血术　全身麻醉下摘除小鼠眼球造成大出血可使小鼠迅速死亡，适用于处死小鼠同时需要采集大量血液时。操作时将小鼠乙醚麻醉后，一手抓住小鼠并以拇指和示指在颈部用力，迫使小鼠一侧眼球突出，另一手持弯头镊将眼球连根夹住摘除，随后迅速将小鼠头部向下保持约 1 分钟，至血液不再流出。此法操作简便迅速，通常成年小鼠失血 0.6ml 以上即进入不可逆的昏迷并迅速死亡，在进入昏迷前通常会发生抽搐。个别小鼠在大量失血后仍可存活，为此需加以断头、开胸或其他致死性操作。

3. 兔的急性失血术　将兔麻醉后由心脏穿刺一次性采取大量血液，至兔心搏停止，适用于同时需要采集血液的处死中。如无需采集血液，可用股动脉放血，将兔麻醉并仰卧保定，在股动脉（腹股沟处触摸血管搏动以定位）处作深切口切断血管，随时除去血凝块以保持伤口通畅，使血液持续流尽。

4. 犬的急性失血术　失血部位多选颈动脉或股动脉，放血时采用插管或者开放性伤口，可以同时收集血液用于研究，对犬进行失血致死前应麻醉。

(1) 插管放血的操作：将犬麻醉后，手术暴露颈动脉或股动脉，以止血钳夹住操作点两端，在血管壁上剪一小口插入套管，放松近心端的止血钳，轻轻压迫胸部使血液不断流出，插管另一端可接导管收集血液。

(2) 犬股动脉开放性伤口放血操作：暴露犬的三角区，用锋利刀片在三角区作一个约 10cm 的横切口，将股动脉全部切断，立即喷出血液，用湿布不断擦去股动脉切口出血液和凝块，同时用自来水冲洗使股动脉保持通畅，犬约在 5 分钟内因失血死亡。

5. 小型猪急性失血术　常采用颈动脉或股动脉放血，操作同犬。

6. 猕猴急性失血术　常用颈动脉插管放血，将猕猴深麻醉后仰卧保定，行颈动脉插管术，适合处死同时要求采集病理标本的情况。

五、实验动物常用的化学性安乐死术

化学方法常用于批量处死实验动物或对较大体型的动物进行安乐死，需要考虑所用化学药品的安全性等问题。

（一）气体窒息

将大鼠放入一个封闭空间，通入 CO_2、CO 或 N_2 等非麻醉性气体，或放入固体 CO_2，由于大鼠习惯于将鼻子埋在低处，很快吸入大量窒息性气体而进入昏迷直至死亡。封闭空间可采用密封性良好的透明塑料袋或专用容器，如事先使气体充满封闭空间并达到一定浓度，大鼠可迅速死亡。该法适合快速对大鼠批量实施安乐死。对其他实验动物同样适用，犬多用 N_2，猕猴多用 CO_2，应采用合适的专用窒息装置。

（二）过量麻醉

使动物吸入挥发性麻醉剂如乙醚，操作同气体窒息。或注射过量麻醉剂，用注射器将麻醉药物注入动物静脉或心脏，可使动物快速致死。一般注射剂量是麻醉用剂量的 10~25 倍。由于心脏注射对技术要求高，一般不采用。静脉注射困难时，也可采用腹腔注射，但应加大注射剂量，一般达 90mg/kg。常用的麻醉药物有巴比妥类、水合氯醛、硫酸镁等。该方法致死速度快、效果好，给动物带来的影响小，且适用于各类动物，对有侵略性的凶猛动物实施安乐死术以前，最好先使用镇静剂然后静脉注射安乐死术药物，以减轻保定给动物增加的额外恐吓和不安以及由此造成的安全隐患。此法由于麻醉药物的使用剂量较大，事后应注意环境和实验人员的安全，特别是动物尸体处理时。一般不能采用肌内注射、胸腔注射、皮下注射、肺内注射、肝内注射、脾内注射、肾内注射、鞘膜内注射等非静脉注射法实施药物安乐死。

大鼠和地鼠常用 20% 乌拉坦过量腹腔注射，小鼠常用乙醚过量吸入，豚鼠用巴比妥类麻醉剂，用药量为深麻醉剂量的 25 倍左右，常用静脉和心脏内注射，也可腹腔内注射，以 90mg/kg 的剂量约 15 分钟死亡。兔常用巴比妥类麻醉剂过量注射，用量为深麻醉用量的 25 倍左右，采用腹腔注射。犬和小型猪主要采用巴比妥类麻醉剂静脉注射或腹腔内注射、水合氯醛静脉注射、氯胺酮肌内注射。猕猴以戊巴比妥钠 90~100mg/kg 快速静脉注射或心内注射，可观察到其呼吸先停止，随后心跳停止。

第十六节 实验动物尸体剖检

Section 16 Animal necropsy

尸体剖检常用于探讨实验处理所造成的病理变化，或者诊断动物死亡原因。尸检包括整体外观检查、局部组织和脏器检查，通常按一定的顺序进行以便全面、系统地检查尸体的病理变化，在此基础上根据研究的特殊需求而有所调整。

一、尸检程序

常规的尸检顺序为：剥皮和皮下检查→腹腔剖检→胸腔剖检→腹腔器官采出→胸腔器官采出→口腔和颈部器官采出→颅腔剖检和脑的采出→鼻腔剖检→脊椎管剖检以及脊髓采出→肌肉和关节检查→骨和骨髓检查。

二、动物尸体一般情况检查

(一) 总体状况检查

检查尸体总体状况可以快速、初步了解尸体的大概情况，主要包括以下项目：

(1) 营养状况：检查动物肌肉丰满程度和皮下脂肪蓄积程度。

(2) 可视黏膜：检查眼结膜、天然孔腔（鼻腔、口腔、外耳道、肛门和生殖器等部位）的黏膜，观察有无贫血、瘀血、出血、黄疸、溃疡、外伤等异常，检查天然空腔的开闭状况，以及其分泌物、排泄物的数量、性状。

(3) 体表：检查皮下水肿、脓肿、骨折、体表伤痕等情况，尤其是腹部皮下。

(4) 淋巴结：检查颌下淋巴结、颈浅淋巴结、髂下淋巴结等体表淋巴结的大小、硬度、与周围组织的关系（游离或粘连）。

(二) 尸体变化

正确辨认动物死亡后的正常尸体变化，是为了和动物生前的病理变化相区别。

1. 尸僵　尸僵是动物死亡后，各部位肌肉痉挛性收缩而僵硬，各关节不能屈伸，从而使尸体呈一定形状的正常现象。尸僵始于头部，依次为颈部、前肢、身躯、后肢，从死亡后 1.5 小时开始至 10~24 小时发展完全。死亡后 24~43 小时为解僵，此时全身肌肉按尸僵顺序逐渐变软。尸僵可见于骨骼肌、心肌、平滑肌，心肌的僵硬于死后半小时即发生。气温高可使尸僵和解僵均提前，肌肉发达动物尸僵明显，死于败血症的动物尸僵不显著或不出现，心肌变性或心力衰竭的动物尸僵不完全或不出现。

2. 尸冷　动物死亡后，尸体温度逐渐降至环境温度水平，为尸冷。尸体温度下降速度在最初几小时较快，通常在室温条件下平均降温速度 1℃/h，但破伤风动物死亡前全身肌肉痉挛，产热过多，在死后短时间内温度可能反而上升。

3. 尸斑　动物死亡后由于心脏和大动脉的临终收缩以及尸僵的发生，将血液排挤到静脉系统内，并由于重力作用血液流向尸体低位，使该部位血管充盈而在体表局部呈现相应颜色，尸斑在死后1~1.5小时出现，前期为暗红色，指压可使之消退并随尸体位置变更而改变出现的部位，后期为污红色（约死后24小时开始），指压或改变尸体位置也不会变化。须把尸斑和动物生前局部的充血、瘀血等相区别，病理取材时一般应避开尸斑。

（三）尸体内部状况

在剖检过程中，脏器取出之前，对于外部检查所不能及的身体深部进行检查，包括以下各项：

皮下：检查皮下出血、水肿、脱水、炎症和脓肿等，并观察皮下脂肪组织的量、颜色、性状和病理变化性质。

肌肉：检查肌肉色泽、出血、变性、脓肿、寄生虫。

淋巴结：检查肠系膜淋巴结，肺门淋巴结等内脏气管附属淋巴结的大小、颜色、硬度、与周围组织关系等。

打开腹腔时检查：腹腔液（腹水）的量和性状；腹膜是否光滑，有无充血、出血、瘀血、破裂、脓肿、粘连、肿瘤和寄生虫；腹腔内器官位置是否正常，肠管是否变形、破裂；膈肌紧张程度、有无破裂；大网膜脂肪含量等。

打开胸腔时检查：胸腔液（胸腔积液）的量和性状；胸膜色泽，有无出血、充血、粘连、增生等；心、肺及其他器官、组织的相互位置。

血液凝固情况：在动物死亡后不久，心脏和大血管内的血液即凝固成块，死亡较慢者血凝块分层，为黄色油样的血浆层和暗红色的红细胞层，死亡较快者血凝块为一致的暗紫红色。血凝块须和动物生前血栓相区别。如动物死于败血症或窒息，则血液凝固不良。

尸体自溶和腐败情况：尸体自溶是组织受到细胞溶酶体的酶作用而自身消化的现象，自溶表现最明显的是胃和胰腺，死亡时间较长或环境温度较高时，可见胃肠道黏膜脱落，须和动物生前的病变相区别；尸体腐败是尸体组织蛋白由于细菌的作用而分解的现象，参与腐败过程的主要是厌氧菌，且主要来自消化道，腐败尸体可表现腹围膨大，尸体发绿发臭以及内脏器官的腐败。

三、脏器的采出和检查

对特定脏器需要采出以便进一步观察和制备相应标本。各类脏器采出的基本操作是先结扎或夹闭连接该器官的主要血管，如为中空器官（消化道）则结扎或夹闭两端，而后离断器官和周围其他器官或组织的联系，如结缔组织或韧带以使器官游离，最后切断结扎或夹闭部位取出器官。对于体积较小的腺体可直接剥离或连同周围组织一起采出后分离。对脏器的检查一般包括体积（长、宽、高）、形状、颜色、质地（软、硬）等内容，主要通过丈量和肉眼观察，着重观察异常或病理改变。

（一）腹腔器官的采出和检查

腹腔器官采出时应由浅入深，即先采出最上层、最容易采出的脏器，以及先采出微小的脏器如肾上腺，须防止采出过程中切断或弄破大血管导致大出血，影响术野。脏器采出顺序一般为：脾脏→胰腺→胃→肠→肾上腺→肾脏→肝脏（胆囊）→膀胱→生殖器官。采出脏器前常需完全打开腹腔，可沿腹正中线和肋骨下缘剪开腹壁，在耻骨联合处向两后肢方向分别剪开皮肤，或于耻骨联合上方向上沿体侧作“V”形切口并翻起腹壁，充分暴露腹腔。

1. 脾脏的采出和检查　脾脏位于腹腔左侧，有时大部分埋于肝脏下，用镊子提起脾脏，切断韧带，逐渐将脾脏与胃分离采出。

脾脏为重要的外周免疫器官，首先检查其外周薄膜紧张度，是否肥厚，有无破裂、梗死、瘢痕和脓肿，检查脾门部血管和淋巴结，将脾脏沿长轴切成两半检查切面，包括脾小梁、红髓、滤泡的色泽，切面的出血量。

2. 胰腺的采出和检查　胰腺靠近胃大弯和十二指肠，被脂肪组织包围，且外形和脂肪组织较相似，与其周围脂肪共同采出后浸入10%甲醛溶液数秒，使胰腺变硬呈灰白色，与脂肪组织相区别而进一步分离。

胰腺一般检查色泽和硬度，从胰头到胰尾纵切但不完全切断，检查切面有无出血和寄生虫表现。

3. 胃的采出和检查　在食管与贲门部、十二指肠与幽门部均作双重结扎，从中间剪断，或以止血钳夹紧贲门部和幽门部，切断与食管、十二指肠的连接，提起贲门部逐步离断周围组织，将胃采出。

检查胃浆膜面色泽，有无粘连、破裂、穿孔、肿瘤和寄生虫结节；沿胃大弯剪开胃，观察内容物数量和性状；除去内容物检查胃黏膜色泽以及充血、出血、化脓等病变。

4. 肠的采出和检查　提起十二指肠，一边牵拉一边切断肠管的肠系膜根部，直至直肠，将肠管全部采出，需防肠管被扯断。

检查肠管浆膜的色泽和有无粘连、肿瘤和寄生虫结节；依次剪开各肠管检查肠内容物数量、性状，有无气体、血液、异物和寄生虫，肠黏膜皱襞有无增厚、水肿、充血、溃疡、坏死，肠内黏液量，淋巴组织性状以及炎症。

5. 胃、肠的联合采出　在食管与贲门部作双重结扎，从中间剪断，提起贲门部逐步离断周围组织，并顺肠道依次切断肠管的肠系膜根部直至直肠，切断直肠根部。

6. 多器官的联合采出　由膈处切断食管，由骨盆腔切断直肠，将胃、肠、肝、胰、脾一起采出。

7. 肾上腺的采出和检查　在腹腔后壁找到肾脏，于肾脏上方找到埋于脂肪组织中的肾上腺，将周围脂肪剥离，采出肾上腺，如肾上腺很小，可连同脂肪组织一起采出后分离。观察外形、大小、色泽和硬度，纵切与横切后检查皮质和髓质的色泽、出血等。

8. 肾脏的采出和检查　肾脏位于腹腔后壁，常埋于周围脂肪组织中，将脂肪组织剥离后结扎肾脏动、静脉或以止血钳夹住，切断血管，提着肾门采出肾脏。

检查肾包膜是否粘连不易剥离、肾表面色泽、平滑度、瘢痕、出血等变化；沿肾长轴外侧缘正中向肾门剖开，在肾门处留少许组织相连，检查切面皮质和髓质色泽、瘀血、出血、化脓、梗死等，观察皮质和髓质交界处切面是否隆凸，肾盂、输尿管、肾淋巴结性状、有无肿瘤和寄生虫等，检查肾盂容积，有无积尿、积脓、结石等；从剖面边缘剥离肾包膜，检查肾脏表面光滑度、有无撕裂、瘢痕、颗粒及其大小和分布。

9. 肝脏（胆囊）的采出和检查　胆囊被肝叶包围，常一起采出，用止血钳夹住门静脉根部，切断肝脏周围的血管和韧带，提着肝门部将肝脏采出，后分离胆囊。

检查肝门部的动脉、静脉、胆管和淋巴结，在取出肝脏前先检查胆道的通畅情况，将十二指肠前壁剪开暴露胆管入口，挤压胆囊观察胆汁是否流出，疑有胆道阻塞时仔细检查分离肝门部，暴露并切开胆总管和左右肝管，观察管腔扩张、管壁增厚、腔内结石、寄生虫或肿瘤等情况是否存在，检查是否有门静脉血栓或瘤栓；于肝脏膈面沿肝长轴作数个剖面，检查剖面的肝小叶结构纹理是否清晰，切面是否外翻，有无结节和肿瘤；对肝动脉作多个横切面检查。

10. 膀胱的采出和检查　切断直肠和盆腔上壁结缔组织，由膀胱下壁切断膀胱颈和双侧输尿管，采出膀胱。检查体积、残留尿液量和尿液色泽，在膀胱前自基底部作切口完全翻转膀胱黏膜，检查黏膜有无出血、炎症和结石。

11. 雌性生殖器官的采出和检查　雌性生殖器官包括卵巢、输卵管、子宫、阴道，可联合采出后分离，或按需要分别采出。联合采出时于子宫颈处结扎或钳夹，于靠近阴道外口处切断阴道，提起子宫颈游离子宫、输卵管直至卵巢，剥离卵巢周围的脂肪组织，分离出卵巢并取出。检查卵巢外形、粘连、出血、水肿、积液，检查输卵管浆膜面有无粘连、膨大、狭窄、囊肿，剪开输卵管检查内部有无异物、出血、水肿、积液，观察子宫外形以及子宫外部疾病，打开子宫检查子宫内膜色泽和病理改变。

12. 雄性生殖器官的采出和检查　雄性生殖器官包括睾丸、附睾、输精管、前列腺、尿道球腺、精囊腺、阴茎，单取睾丸时可从阴囊作切口采出，整体取出时切断直肠和盆腔上壁结缔组织，由盆腔下壁切断膀胱颈，依次游离各生殖器官而采出。称量睾丸、附睾和各副性腺重量，检查各部有无粘连、出血、水肿、坏死等病变。

（二）胸腔器官的采出和检查

胸腔内器官采出顺序一般为：胸腺→心脏→肺脏。完全打开胸腔的方法为从剑突下方沿肋骨下缘切断横膈，沿肋骨和肋软骨连接处切断骨骼，将胸骨、肋骨向头部翻起或取下，暴露整个胸腔。

1. 胸腺的采出和检查　不同动物的胸腺位置有所不同，但大多数动物在胸腔内均有部分或全部胸腺。胸腺常贴附于胸骨下，质地柔软，将胸腺仔细从胸壁分离后取出。检查色泽、粘连、出血和水肿。

2. 心脏的采出和检查　心脏位于肺的腹面，单采心脏时可夹住心脏的基底部血管并切断，将心脏与肺分离后取出。检查心脏纵沟、冠状沟脂肪量和性状，有无出血；剪开心包膜暴露心脏，检查心包的光泽度和心包内液体情况；自下腔静脉入口至右心房作直线剖开，从此直线重点沿心脏右缘剖至心尖，大动物再从距离心尖与心室间隔右侧 1cm 处平行剖开至肺动脉，检查右心房、右心室、三尖瓣、肺动脉瓣、腱索是否病变；自左右静脉入口处将左心房直线剖开沿心脏左缘剖至心尖，再从距离心尖和心室间隔左侧 1cm 处平行剖开左心室前壁和主动脉，检查二尖瓣、主动脉瓣、腱索是否病变，左心房、左心室内壁有无出血或感染；自冠状动脉起剪开前降支和旋支，在主动脉根部右侧于右心室心外膜找到右冠状动脉主干，先横切再剪至后降支，观察有无粥样硬化和血栓等；检查心内膜色泽、光滑度、出血，检查心肌厚度、色泽、硬度、出血、变性、坏死和瘢痕等。

3. 肺脏的采出和检查　常与心脏联合采出后分离。检查肺的弹性、质地、出血、病灶、表面附着物和炎性渗出物等，随后检查有无硬块、结节和气肿；剪开气管、支气管，检查黏膜色泽、出血和渗出物、表面附着物的数量和黏稠度；将整个肺脏纵横切数刀，检查切面有无病变，切面流出物的色泽、数量、炎症病变和寄生虫。

4. 心、肺的联合采出　于胸腔前端找到气管，结扎或钳夹并切断气管上部，提起气管逐渐离断肺和胸膜的联结，将气管、肺和心脏全部取出。

(三) 颅腔器官采出和检查

1. 全脑的采出和检查　沿环枕关节横断颈部，从头顶正中切开皮肤，前至鼻尖后至颈部，暴露颅顶并剥离附着的肌肉，去除头盖骨，即可见整个颅腔，常将脑组织整体取出。

用镊子提起脑膜剪开，沿颅腔内壁钝性分离脑组织，托起脑底部，切断大脑脚和视神经，将脑取出，脑组织柔软，分离时可翻转动物头部使头顶向下，利用重力作用使脑组织自然从颅腔内脱出。

对脑组织主要检查出血、粘连和水肿情况。检查硬脑膜、软脑膜有无充血、瘀血、出血，有无寄生虫，切开大脑检查脉络丛性状，脑室有无积水，冠状切面检查脑的出血和坏死情况。

2. 口腔和鼻腔检查

(1) 口腔：检查齿列、口腔黏膜色泽、外伤、溃疡、出血，检查舌苔情况。

(2) 咽喉：检查黏膜色泽、淋巴结性状、喉囊有无积脓。

(3) 鼻腔：检查黏膜色泽、出血、水肿、结节、糜烂、溃疡、穿孔、瘢痕等。

(四) 特殊器官和组织的采出与检查

1. 淋巴结的采出和检查　一般取肠系膜淋巴结、颌下淋巴结或给药局部淋巴结，直接将淋巴结从周围组织分离后采出，检查外形、硬度、活动度、色泽，有无粘连、出血和水肿等。

2. 脊髓的采出和检查　自颅底至骶椎沿后中线切开皮肤，剥离棘突和椎板上鼓膜、软组织等，切断(或锯断)脊椎两端，掀起棘突和椎板，暴露硬脊膜，沿硬脊膜外切断各神经根，将脊髓连同硬脊膜一起拉出脊髓腔，沿脊髓前后正中线剪开硬脊膜取出脊髓，脊髓质地柔嫩，可先注入固定液。检查脊髓时，在脊髓上作多个横断面检查切面异常状况。

3. 脑垂体的采出和检查　垂体嵌入在蝶骨的垂体窝中，将大脑取出后垂体所在位置即暴露，用纤细的工具离断垂体和周围的联系，用镊子将垂体夹出，因垂体柔软微小，在小鼠、大鼠等小动物，可用固定液冲洗使之漂浮后采用大口径吸管连同液体吸出。

4. 甲状腺 / 甲状旁腺的采出和检查　各种动物甲状腺和甲状旁腺位置不一，采出时常取出相应部位气管，从气管表面(多在甲状软骨两侧)剥离甲状腺和甲状旁腺。检查色泽，有无肿大、结节、出血和炎症。

四、病理材料采集和处理

(一) 基本要求

所取材料用于病理组织学检查时，须及时采取和固定，避免死后的变化影响观察和诊断。取材须同时包括病灶和邻近的正常组织，以便观察病灶周围的炎症反应和进行对照；须包括脏器的主要结构，如肾脏取材应包括皮质、髓质、肾乳头和被膜；取材时不能挤压（使组织变形）、刮抹（使组织缺损）、冲洗（水洗可使红细胞及其他细胞成分溶胀甚至破裂）；所取组织块大小适宜以便固定液渗透，一般为 3.0cm×2.0cm，或 1.5cm×1.5cm，厚度均为 0.5cm，微小脏器如肾上腺、垂体等宜整个取下。

所取材料用于细菌学或病毒学检查时，应在动物死亡后 6 小时内采集完毕，最好立即采集，否则材料容易受到肠道非病原菌或条件致病菌的污染。取材时应无菌操作，防止材料被大气、肠道、皮毛以及取材器械上的微生物污染。根据所怀疑的感染进行有针对性的取材，如不能确定则须全面采集。

所取材料用于毒物学检查时，应防材料被化学杂质污染，不能使用防腐剂、消毒剂对材料进行处理。

（二）脏器取材参考标准

实验动物脏器取材位置和具体要求可参考表 3-1-29 并根据研究需求决定。

表 3-1-29　实验动物脏器取材位置和要求

脏器	取材位置	取材点数	取材组织块大小
食管 esophagus	任意一段	1	1.5cm×1.5cm 全层
胃 stomach	胃窦部	1	1.5cm×1.5cm 全层
肠 bowels	十二指肠逆行部和返回部、空肠和回肠末端各一段结肠，盲肠和直肠各一段	6	1.5cm×1.5cm 全层
肝 liver	左右最大肝叶各一块，包括包膜	2	1.5cm×1.5cm 全层
胆囊 gall bladder	整体取材（大鼠无）	1	1.5cm×1.5cm 全层
胰腺 pancreas	任意一段	1	1.5cm×1.5cm×0.2cm
唾液腺 salivary gland	腮腺、舌下腺、颌下腺各一个	3	1.5cm×1.5cm×0.2cm
肺 lung	左右肺下叶及肺尖部	3	1.5cm×1.5cm×0.5cm
气管 trachea	任意一段	1	1.5cm×1.5cm 全层
肾 kidney	左右肾脏各一块，包括皮质、髓质、肾乳头、被膜	2	1.5cm×1.5cm×0.5cm
膀胱 bladder	底部	1	1.5cm×1.5cm 全层
睾丸 testicle	两侧，整体取材	2	——
附睾 epididymis	两侧，整体取材	2	——
前列腺 prostate	小动物整体取材，大动物取一块	1	1.5cm×1.5cm×0.2cm
子宫 uterus	宫颈和宫体	2	1.5cm×1.5cm 全层
卵巢 ovaries	两侧，整体取材	2	——
乳腺 mammary	两侧	2	1.5cm×1.5cm×0.2cm
甲状腺 thyroid	两侧，整体取材，带周围甲状旁腺	2	——
胸腺 thymus	中央，或整体取材，带包膜	1	1.5cm×1.5cm×0.2cm
肾上腺 adrenal gland	两侧整体取材	2	——
垂体 pituitary gland	整体取材	1	——
心脏 heart	左右心室各一块，包括瓣膜、心室壁各层结构	2	1.5cm×1.5cm×0.5cm
主动脉 aorta	大动物距主动脉瓣 5cm 处取，小动物距主动脉瓣 1cm 处取	1	长 1.5cm（全层）
脾脏 spleen	中部，包括包膜	1~2	1.5cm×1.5cm×0.2cm
淋巴结 lymph node	整体取材，或部分	2	部分取材时 1.5cm×1.5cm×0.2cm
大脑 cerebrum	大脑中央、前、后回	3	1.5cm×1.5cm×0.2cm
小脑 cerebellum	包括中间部	1	1.5cm×1.5cm×0.2cm
脑干 brainstem	任意一块	1	1.5cm×1.5cm×0.2cm
延髓 bulbus	任意一块	1	1.5cm×1.5cm×0.2cm
脊髓 spinal cord	颈、胸、腰段	3	长 0.5cm
坐骨神经 sciatic nerve	任意一段	1	长 1~1.5cm

(三) 组织的固定和保存

须根据所取组织材料的后继处理要求选择合适的固定液，常用的组织固定液配方和应用如下。

1. 4% 中性甲醛固定液 用于常规 HE 染色、免疫组化、PCR 等的组织固定。以 pH7.2~7.4 的磷酸盐缓冲液配制，其固定效果优于一般的 4% 甲醛水溶液或甲醛生理盐水溶液。用量为组织体积的 5~10 倍。

甲醛(40%)：100ml。

无水碳酸氢二钠：6.5g。

磷酸二氢钠：4.0g。

蒸馏水：900ml。

2. 乙醇固定液 80%~95% 的乙醇溶液，具有硬化、固定、脱水作用，渗透力弱，但对组织中的核酸保护力强于甲醛，常用于有核酸操作的实验。

3. 乙醇 - 甲醛固定液(AF 固定液) 适用于皮下组织肥大细胞的固定，兼有固定和脱水作用，固定后的标本可直接投入 95% 乙醇脱水。

4. Bouin 固定液 适用于睾丸活检组织的固定，固定组织收缩很少，且固定均匀，不会变硬变脆，但需现配先用。

饱和苦味酸水溶液(约 1.22%)：75ml。

甲醛：25ml。

冰醋酸：5ml。

5. carnoy 固定液 具有很强的穿透力，对细胞质和细胞核固定良好，特别适合固定外膜致密的组织，亦适用于糖原和尼氏小体固定。

无水乙醇：60ml。

三氯甲烷：30ml。

冰醋酸：10ml。

6. Zenker 固定液 固定后的组织细胞核与细胞质染色清晰，但较昂贵且须特殊处理，固定液需避光以免失效。

升汞：5g。

重铬酸钾：2.5g。

硫酸钠：1g。

蒸馏水：100ml。

7. 50% 甘油生理盐水 用于保存脑、脊髓，将整个颅骨浸没于其中。

五、尸体剖检记录和报告

尸体剖检记录是尸体剖检报告的重要依据，也是进行综合分析诊断的原始资料。记录的内容要力求完整、详细，能如实地反映尸体的各种病理变化。记录应在剖检当时进行，按剖检顺序记录。记录病变时要客观地描述病变，对无眼观变化的器官，不能记录为“正常”或“无变化”，可用“无眼观可见变化”或“未发现异常”来叙述。 尸体剖检报告内容中的病理解剖学诊断是根据剖检发现的病理变化和它们的相互关系，以及其他诊断检查所提供的材料，经过详细分析而得出的结论。结论是对疾病的诊断或疑似诊断。

(一) 尸体剖检记录

尸体剖检的记录按照大体解剖的循序逐一进行记录。即，登记剖检动物的实验分组、动物编号、死亡时间或活杀时间、解剖时间。外形观察：年龄、营养状态、皮肤、眼结膜、鼻腔、口腔、肛门和生殖器官等观察项目。

尸体内脏检查：胃、小肠、大肠、脾、肝、胰、肾、心脏、肺、口腔、鼻腔、下颌及颈部淋巴结、脑、膀胱、子宫。

(二) 剖检报告

剖检报告范例见表 3-1-30。

表 3-1-30　尸体剖检报告

尸检日期		所属单位 / 课题
动物种 / 系		剖检数量
动物编号	项目	尸检结果
1	外观总体状况	
	大体解剖观察	
	内脏器官检查	
	病理送检情况	
2	外观总体状况	
	大体解剖观察	
	内脏器官检查	
	病理送检情况	
3	外观总体状况	
	大体解剖观察	
	内脏器官检查	
	病理送检情况	
剖检人：		审核人：

六、尸检的准备工作和注意事项

(一) 尸体剖检的物品准备

1. 实验动物来源、种类、年龄、性别、原编号、体重、临床症状等。

2. 剖检时间、地点，麻醉方法、时间、麻醉者，处死方法、解剖者、记录人、温度、湿度。

3. 其他指标　动物剖杀前禁食(不禁水)时间一致，为 12 小时。

(二) 注意事项

尸体剖检前，应先了解患病动物的生前病史、临床化验、检查和临床诊断等。还要了解治疗情况、饲养管理和临死前的表现等方面。然后，仔细检查尸体体表特征以及天然孔、黏膜、被毛、皮肤等有无异常等。如果发现疑似传染病时，应采取尸体末梢血液作涂片染色检查。确诊为传染病时，应禁止剖检。同时将尸体和被污染的场地、器具等进行严格的消毒和处理。患传染病动物的尸体剖检，可在病理剖检室内进行，以便消毒和防止病源扩散。

1. 剖检人员的防护　剖检人员应穿着工作服，外罩胶皮或塑料围裙，戴胶手套、线手套、工作帽、口罩、护目镜、穿胶鞋。在剖检时不慎碰破皮肤时，应立即消毒和包扎。

在剖检过程中要注意清洁和消毒，常用清水和消毒液洗去剖检人员手上和刀剪等器械上的血液、脓液和各种排泄物。以免沾染到剖检人员皮肤或黏膜上，造成感染。

2. 尸体消毒和处理　剖检前应在尸体表面喷洒消毒液，搬运尸体，应先用浸透消毒液的棉球堵住天然孔。运送的工具都要严格消毒。患传染病的动物尸体应严密包装，交专门机构处理。

（杨斐　胡樱　代解杰　匡德宣　陈振文）

参考文献

[1] 杨斐，胡樱 . 实验动物学基础与技术[M]. 上海：复旦大学出版社，2010：357-493.
[2] 孙敬方 . 动物实验方法学[M]. 北京：人民卫生出版社，2001：110-281.
[3] 方喜业 . 医学实验动物学[M]. 北京：人民卫生出版社，1995：214-229.

[4] 方喜业,邢瑞昌,贺争鸣.实验动物质量控制[M].北京:中国标准出版社,2008:1260-1297.
[5] 徐平.实验动物管理与使用操作技术规程[M].上海:上海科学技术出版社,2007:153-215.
[6] J.G.福克斯,B.J.科恩,F.M洛.实验动物医学[M].萧佩蘅,刘瑞三,崔忠道,等译.北京:农业出版社,1987:653-700.
[7] 施新猷.现代医学实验动物学[M].北京:人民军医出版社,2000:243-428.
[8] 卢耀增.实验动物学[M].北京:北京医科大学中国协和医科大学联合出版社,1995:261-271.
[9] 加拿大动物管理委员会.实验用动物管理与使用指南[M].宋克静,于海英,孙岩松,等译.北京:原子能出版社,1993:44-97.
[10] 石岩,梅世昌.医学动物实验实用手册[M].北京:中国农业出版社,2002:13-78.
[11] 吴小晴.动物实验基本操作技术手册[M].北京:人民军医出版社,2008:23-110.
[12] 苗明三.实验动物和动物实验技术[M].北京:中国中医药出版社,1997:118-170.
[13] 邵义祥.医学实验动物教程[M].南京:东南大学出版社,2003:216-250.
[14] 魏泓.医学实验动物学[M].成都:四川科学技术出版社,2001:324-391.

（郭科男　整理编辑）

第二章 动物实验外科操作技术与常见手术方法

Chapter 2 Surgical techniques and methods in animal experiments

通过外科手术建立动物模型是科学研究中的常用方法。在不同的研究领域，受不同研究目的的技术要求影响，对实验动物的手术操作方式多种多样，方法亦不尽相同，但无论手术方法和操作步骤有多复杂，其运用的手术基本操作技术和程序都是相同的，如动物的术前准备、动物麻醉、手术部位的准备、术中必须遵守的无菌技术及外科手术基本操作技术、术后动物处理等。因此，任何研究领域若需通过外科手术建立实验动物模型，都需要应用动物实验外科操作技术。

第一节 实验动物手术前准备

Section 1 Pre-operation preparation of experimental animals

一、实验动物及环境准备

在实验前一般应提前 3 天将准备手术的动物放在单独的饲养笼或圈内饲养，使其适应新环境，并进一步观察其精神状况。

为避免麻醉和手术过程中发生呕吐，大动物，如猫、犬、猪以及非人灵长类等，术前 8~24 小时应禁食，术前 6 小时应禁水。啮齿类动物和家兔因无呕吐反射，术前不需禁食、禁水，但若需施行胃肠道类手术，为提高手术质量，术前应禁食 24 小时。草食动物，特别是反刍动物，手术前应禁食 24~36 小时，术前 6 小时禁水，除预防术中呕吐外，还可避免因术中和术后盲肠或瘤胃内食物发酵而产生大量气体，致动物胀气、窒息。对于时间较长和创伤较大的手术，在禁食后和禁水前可供给一定量的 5% 葡萄糖和 0.3%~0.5% 氯化钠溶液饮用，以补充能量。

保持手术室的清洁和无菌环境，是预防和杜绝手术污染与手术感染的重要措施。手术室的清洁工作应定期进行，以尽可能减少空间及物品上的细菌。流通空气是简便、有效的空气清洁方法。如室外空气清洁无尘，应定期开放门窗，经过通风换气使空气内细菌数量得以减少。手术间应在手术完毕后使室内外空气对流，保证手术间空气清洁。每次手术后应进行清扫，包括刷洗地面、墙壁、手术台、器械台和桌柜等。手术的前一天将动物手术室彻底地打扫干净。

手术室消毒有喷雾法、熏蒸法和紫外线照射等方法。用化学药液喷雾消毒室内空气及物品是简单而常用的方法，可用 0.1% 苯扎溴铵溶液或 0.2%~0.3% 过氧乙酸溶液等。墙围、地面的消毒可选用 2%~3% 来苏儿、1%~3% 漂白粉、5% 苯酚、0.5% 洗必泰溶液擦洗。使用过氧乙酸时，避免接触金属物品以防生锈。熏蒸法消毒常用的药液有甲醛、乳酸和过氧乙酸。甲醛熏蒸法较为常用，其缺点为刺激性较大。用量每 $1m^3$ 用 40% 甲醛(即福尔马林)1~2ml(加水至 20ml)，加热蒸发熏蒸，密闭 6~12 小时后开窗通风。乳酸用量为每 $100m^3$ 用 80% 溶液 12ml(加水至 20ml)，熏蒸后密闭 4~6 小时。过氧乙酸用量为每 $1m^3$ 用 20% 溶液 0.75ml，加热熏蒸，密闭 1 小时。紫外线照射消毒简便而常用，功率选择为每 $1m^3$ 每小时 2~2.5W。喷雾法、熏蒸法消毒应在手术的前一天进行，紫外线照射消毒可在手术前 1 小时进行。

二、常用动物手术器械

常用动物手术器械是实验动物外科手术必须具备的手术工具，通常可选用人用外科手术器械。其种类繁多，除一般常用外科手术器械外，还有各种专用的手术器械，如显微外科手术器械、眼科手术器械等。

动物手术实验室应具备多套主要常规器械，同时还应具备各种缝线和引流物等手术相关物品。

(一) 一般动物外科手术器械

动物实验外科手术最常用的手术器械包括手术刀、手术剪、血管钳、手术镊、组织钳、持针器、拉钩、巾钳、环钳等。以下介绍一般常用动物手术器械(图 3-2-1)。

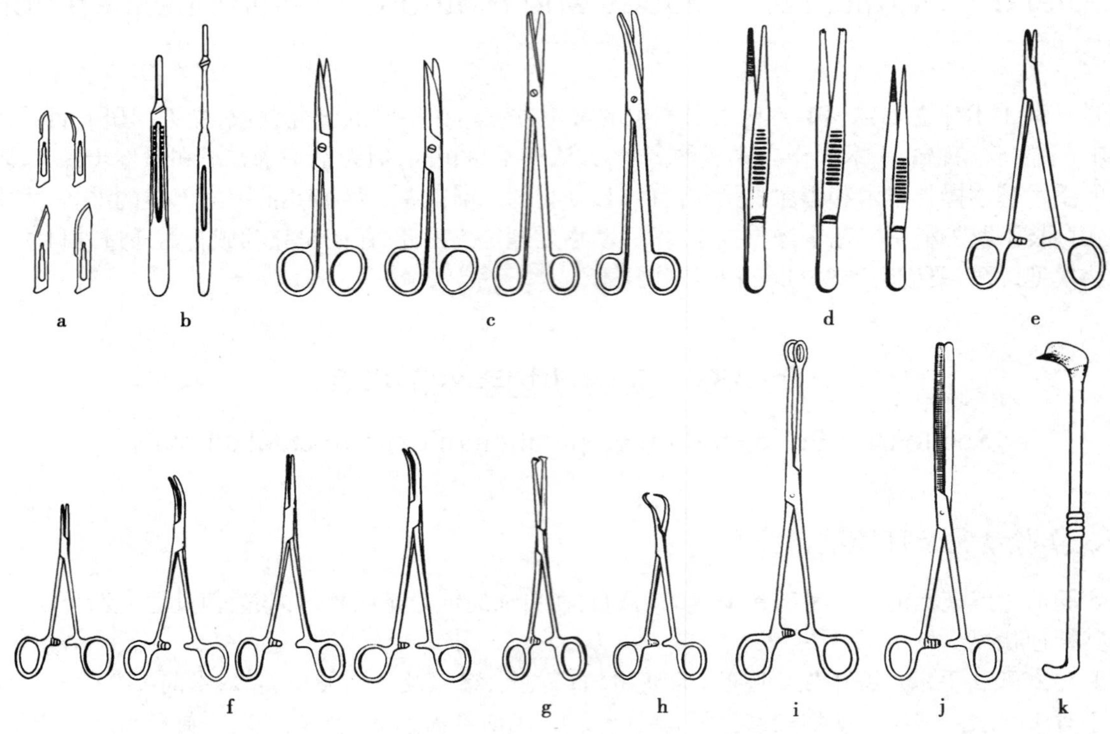

图 3-2-1 常用手术器械

a. 手术刀片；b. 手术刀柄；c. 手术剪；d. 手术镊；e. 持针器；f. 血管钳；g. 组织钳；h. 巾钳；i. 环钳；j. 肠钳；k. 拉钩

1. 手术刀 常用的手术刀包括刀片和刀柄两部分，刀片可以拆开，便于更换。手术刀片有圆刃、尖刃和弯刃 3 种，每种有大、小之分，刀柄也有不同型号，以适应不同手术的需要。手术刀用于切割组织，刀柄可用于钝性分离，最常用的是 3 号刀柄和 4 号刀柄。圆刃刀用于切开皮肤和其他软组织，尖刃刀用于锐性分离解剖组织，弯刃刀用于空腔器官的切开。执刀时，用手握刀柄，不要直接按压刀片，执手术刀的方法有执琴弓式、抓持式、执笔式、反挑式等(图 3-2-2)。抓持及执琴弓式常用于较长的皮肤切口，执笔式用于较短的切口和组织解剖，反挑式用于切开气管和引流脓肿。

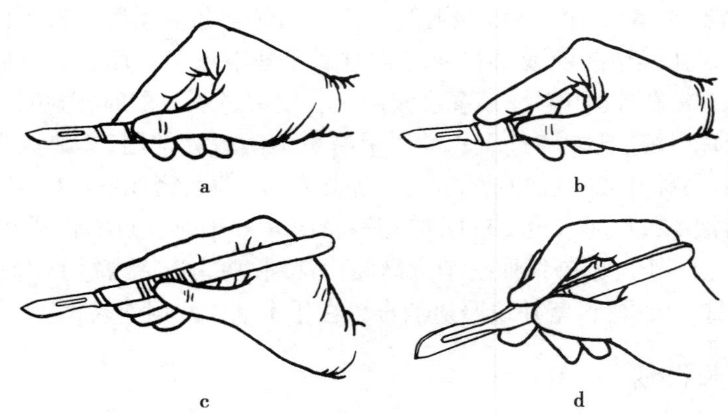

图 3-2-2 执刀方式

a. 执琴弓式；b. 抓持式；c. 执笔式；d. 反挑式

2. 手术剪　根据其形状、大小和前端外形，有直、弯、长、短、尖头及圆头（钝头）等不同类型。手术剪用于剪断和分离软组织、剪线等。直剪一般用于浅部手术，弯剪宜用于深部手术，因为弯剪的剪尖和握剪柄的手不在一条直线上，不致误伤。尖头剪用于剪细小组织，圆头剪不易刺伤脏器。前端一翼呈尖头，一翼呈钝头的手术剪也称为线剪，用来剪断线头、敷料等。使用手术剪时，应将拇指及无名指伸入剪柄的圆环内，中指置于剪柄侧面，示指伸向前方，这样可使动作准确可靠（图 3-2-3）。其他器械，凡器械柄有两环者，都可使用此法持握，如血管钳、组织钳、持针器等。

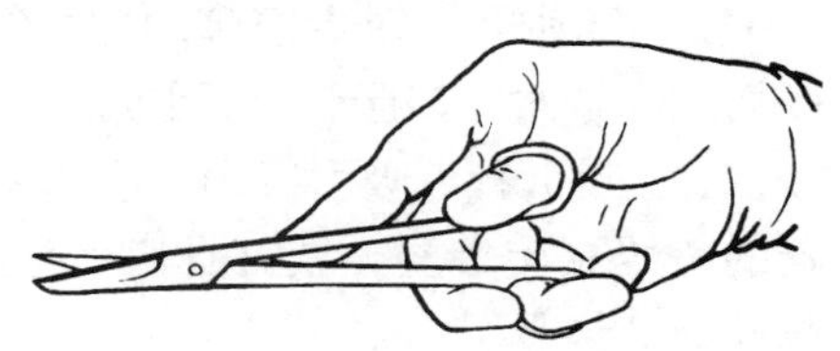

图 3-2-3　持剪法

3. 血管钳　血管钳又称止血钳，有直、弯、有齿及蚊式血管钳，按长短分为大、中、小血管钳，蚊式血管钳更为细小精巧。血管钳用于钳夹出血点以止血，也可用于钝性分离、拔针及暂时夹住某些组织（如筋膜、腹膜等）和作线头牵引。直血管钳用于夹止浅层组织出血，协助拔针等；弯血管钳用于夹止深部组织或内腔的血管出血。尖端细小的蚊式血管钳用于精细的手术或细小出血点的止血。血管钳钳夹组织，对组织有严重挫伤，止血时应少夹血管周围组织。不可用血管钳夹皮肤，以免造成坏死，影响切口愈合。有齿血管钳尖端有锐齿，多用于夹持和牵拉被切除的病变组织，如胃肠道手术中，钳夹将要切除的胃肠壁，而不用于止血。血管钳的持钳方法与持手术剪相同。

4. 手术镊　常用的有无齿镊和有齿镊两种，各又有长短之分。手术镊用于提起组织，以便分离、缝合或其他操作。无齿镊（又称平镊或解剖镊）尖端内部无齿，而有细横纹，常用于夹持脏器、神经、血管等组织而不易使其受损伤。有齿镊（又称外科镊）尖端有齿，两侧互相咬合，可以牢固夹持组织而不滑脱，用于夹持皮肤、皮下组织、筋膜、肌腱等组织，但不用于夹持重要脏器或组织，以免造成损伤。一般常用左手持镊（图 3-2-4），不应将手术镊握于掌心中。

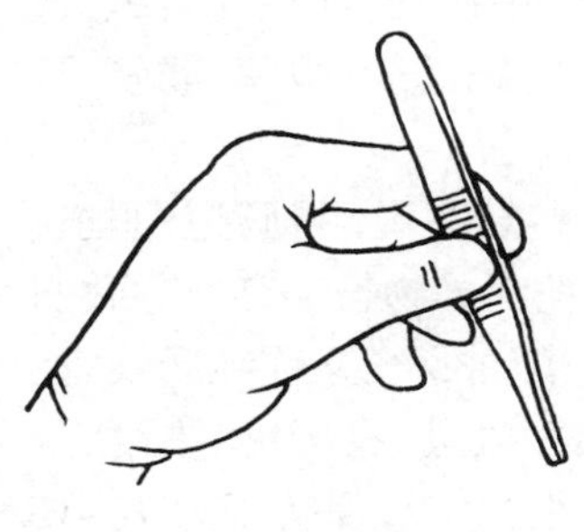

图 3-2-4　持镊法

5. 组织钳　组织钳用于夹持软组织，如皮肤、皮下组织、筋膜等作为牵引，不易滑脱，有时也用于固定无菌巾。胃肠组织钳尖端齿细浅，弹性较好，损伤较小，用于夹持胃肠壁作为牵引。其使用方法同血管钳。

6. 持针器　持针器又称持针钳，上端较短，口内有槽，用于夹持弯缝合针进行缝合及持钳打结。有不同大小和长短的型号，可根据手术者的习惯和手术的特点而选择使用。夹针时应使用持针器尖端，以便操作和不损坏缝针。其使用方法有两种，一种与使用血管钳相同，另一种是将持针器握于掌心。

7. 缝合针　缝合针按针体可分为直针和弯针，有各种粗细长短规格。弯针较常用，按弧度可分为 1/2、3/8 弧度等，可用于缝合深、浅层各种组织。直针可用于缝合浅层组织、肌腱及胃肠道。按针前端横断面的形状，分为三角针（又称三棱针）和圆针两种。三角针锋利，易穿透组织，对组织损伤较大，用于缝合皮肤、软骨、韧带等坚韧组织。圆针对组织损伤较小，用于其余各种组织的缝合。使用直针时用手持针。使用弯针时则用持针器持针，持针器应夹持于缝合针的中 1/3 和后 1/3 交界处。进行细小组织缝合时，为减少针孔处粗大所造成的组织损伤，使用一种连线的无损伤缝合针。此针无针孔，针尾粗细与缝线接近，用于显微细小血管、神经等的缝合。

8. 拉钩　拉钩又称牵开器，用于拉开切口，显露深层手术部位。根据其使用部位和显露深浅不同，有各种大小、长度、宽度和形状的拉钩，以及单头和双头拉钩等。锐爪拉钩用于牵开皮肤、瘢痕和骨等坚硬易滑的组织；扁平拉钩（甲状腺拉钩）多用于牵开肌肉等软组织；鞍状拉钩用于牵开腹壁。还有常用于某些特定部位代替人力持续牵引的制动拉钩，如腹壁制动拉钩、肋骨拉钩和脊柱拉钩等。使用拉钩时，应以湿纱布垫置于拉钩与组织之间，以免滑动和防止对组织的损伤。牵拉时，切口两侧应互相配合，不宜用力过大，不要压伤重要神经或脏器；牵拉时间较长，应短时间放松，以免使组织因受压缺血。

9. 巾钳　巾钳用于固定手术巾，有时可用作某些组织的牵引。

10. 环钳　环钳又称卵圆钳或海绵钳，按前端对合面有无细齿槽分为有齿和无齿环钳。有齿环钳用于夹持纱布块、棉球等，进行皮肤消毒、钝性分离或吸出手术野中的液体。无齿环钳用于夹提胃肠脏器，使用时不宜扣紧。

11. 肠钳　肠钳齿槽薄，弹性好，对组织损伤小，使用时可外套一乳胶管，以减少对肠壁的损伤。用于肠切除吻合时夹持肠管，可阻断肠内容物，而不致损伤肠壁。

12. 吸引管　吸引管用于吸出手术区的血液、脓液、分泌液及冲洗液等。使用时用乳胶管连接于吸引器的负压瓶接头上。吸引器管有有孔和侧孔之分。有孔的用于腹腔内液体吸引；侧孔的用于胆囊胆汁和胸腔内液体吸引。

13. 刮匙　刮匙用于刮除坏死组织或肉芽组织等。

（二）结扎线和缝线

结扎线和缝线用于术中结扎血管及缝合组织。可分为可吸收缝线和不吸收缝线两大类。可吸收缝线有羊肠线、聚羟基乙酸线等；不吸收缝线有丝线、锦纶线、金属线等。缝线的粗细有多种型号，如常用的有1、2、3、4、7、1-0、2-0、3-0等。数字越大线越粗，0越多线越细。各型号缝线的抗张强度不同，根据手术需要进行选择。在满足组织对于抗张强度要求的前提下，宜选用较细的缝线，而不要使用过粗的缝线。

1. 丝线　丝线是手术中使用最多的线，一般由二股或三股组成。分为涂蜡与不涂蜡两种，前者较光滑，毛细管作用小。丝线的优点是组织反应小，便于打结，不易滑脱，可用高压蒸气灭菌法或煮沸法灭菌。各种无菌创口缝合、神经和血管缝合、血管结扎等均可使用。其缺点是在组织内不能被吸收而遗留异物；胆道或泌尿道露出的丝线可能成为结石形成的核心；创口感染时，线结或丝线纤维内可存留细菌，使伤口长期不能愈合，故感染伤口或污染严重而极可能感染的伤口不宜使用。一般缝合小血管、神经等组织，选用5-0以下的最细丝线；皮肤、皮下组织缝合、小血管结扎、肠吻合，用1-0至3-0的细丝线；腹膜、筋膜、腱膜和肌肉等缝合用1~4号中粗线；大血管结扎、切口减张缝合用5号以上粗丝线。

2. 肠线　用羊小肠的黏膜下层组织制成，在组织中可被吸收，不留异物。肠线常用于胃肠道、胆道、子宫及泌尿道内层（黏膜）的缝合，污染伤口和可能感染伤口的缝合及结扎，以避免因异物长期存留导致胆道及泌尿道内形成结石和感染伤口长久不愈合。肠线可分为普通与铬制两种。普通肠线又称纯肠线，在组织内72小时左右即失去张力，5~10天内吸收，因此很少应用。铬制肠线经铬液处理，有轻度、中度、重度铬制之分，在组织中保持张力时间较长（5~25天）。一般常用中度铬制肠线，在组织中可保持张力10~15天。肠线虽有可吸收的优点，但属于异种蛋白，组织反应较大，质地较硬而滑，不便打结，被组织液浸软肿胀后，线结有松脱倾向，故一般无菌伤口中多不使用。使用肠线应先用温盐水稍加浸泡，待变柔软后再用（不宜久泡），结扎时用三迭结，所留线头应较长（约3mm）。

3. 不吸收合成线　此类如聚酰胺纤维的锦纶线、聚酯纤维的涤纶线、聚丙烯纤维的罗纶线等。有单股及多股之分。此种合成线的优点是组织反应小，组织中保持抗张力的时间较久，抗张强度较丝线大，表面光滑，可制成很细的线。它的使用范围与丝线相似，常用于小血管、神经的缝合。其缺点是打结后线结较易松脱（特别是单线），故手术中应采用三迭结，剪线时应保留较长的线头。

4. 可吸收合成线　包括聚羟基乙酸线、聚乳酸羟基乙酸线、聚二氧杂环己酮线等。此类缝线组织反应小，在组织中保持张力时间长，强度大于丝线，近似肠线，在组织中可经水解而于60天后吸收，具有丝线和肠线的某些优点，可以成为肠线的替代品。

（三）动物显微手术器械

动物显微外科手术基本器械包括显微组织镊、显微剪、显微持针器、显微血管夹、显微血管钳等（图3-2-5）。

1. 显微组织镊　在显微外科手术中，用于夹持、分离、提取组织，撑开塌陷的血管壁，协助进针、接针和打结。显微组织镊均为无齿镊，尖端细小，两个尖端之间有一定的接触面，便于夹持组织而不易滑脱。显微镊一般长10~15cm，尖端宽度为0.15~0.3mm，尖端有直型与30°~45°弯曲型，直型镊较常用。显微镊柄有扁平形和圆柱形，有防滑纹的圆柱形柄易于握持，利于手指灵活转动。使用显微镊时，用力应适当，达到夹持组织不脱落即可，过度用力易使手指疲劳，损坏镊子弹性并使尖端弯曲变形。

2. 显微血管钳　显微血管钳有直型及弯型两种。除用来钳夹微细动脉进行离断和结扎外，主要用来分离微细组织结构，如细小的血管和神经等。这种血管钳的两个末端在合拢时应呈圆形、光滑无刺，分离时造成组织损伤较小，而且两臂的弹性适度，易于关闭及开放。也可用弯型的显微剪来代替它分离组织。

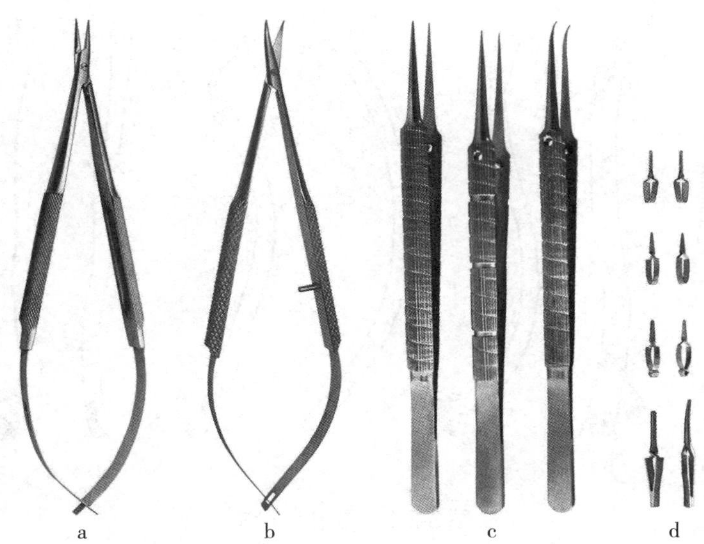

图 3-2-5　动物显微外科手术基本器械

a. 显微持针器;b. 显微剪;c. 显微组织镊;d. 显微血管夹

3. 显微剪　有直型和弯型两种,都采用弹簧式启用装置。一般长度为 12~15cm,两个锋刃必须锐利,保证在切断血管或神经时剪口平整,减少组织损伤。显微剪尖端有钝圆形和尖锐形之分,也可用来分离细组织和游离出小血管或神经细支。

4. 显微持针器　显微持针器以半圆柄弹簧启闭式者为佳。有直、弯两种,弯头角度约 30°,两者各有利弊。显微持针器的咬合面光滑无齿,边缘无棱角,圆头或方头。柄长 12~15cm,以执笔式进行操作。用于夹持显微缝合针,提拉显微缝线在显微镊的配合下进行打结。使用显微持针器时用力要适中,力量过大易将显微缝合针夹断或使之变形,影响下一步缝合。

5. 显微血管夹　显微血管夹用于夹住细小血管、阻断血流,便于观察血管断端情况并进行吻合。理想的显微血管夹应既能阻断血流,不发生血管夹脱落,又不损伤血管内膜。正常情况下,显微血管夹的压力强度为 78.45~127.49kPa,阻断 21.33~26.66kPa 的血管内液压,持续 3~4 小时,内膜未见任何损伤。显微血管夹以不锈钢薄片制成,并备有持夹镊子以便使用。显微血管夹种类较多,适应不同血管要求。血管合拢器是小血管吻合术常用器械之一,由两只显微血管夹连接于一个金属横杆上组成,血管夹在横杆上滑动。将两显微血管夹相互靠拢,使血管断端相对,以便在无张力状态下进行吻合。

(四) 引流物及其使用

引流物种类很多(图 3-2-6),用于引出体腔或创口内存在的液体和气体,正确使用引流,可防止感染扩散,减少并发症的发生。

1. 引流物的作用　将手术创口内或腔隙中的分泌物、血液、渗出物、异物等引出体外;刺激组织渗出液增多,稀释中和毒素,同时渗出液中含大量纤维蛋白使伤口发生粘连,局限病灶。

2. 引流应用指征　脓肿或化脓性感染切开后;积液或积血(血肿)经切开后,仍留有残腔,有可能再积血液时;肿块摘除后,残腔不易消灭可能会积液者;软组织广泛挫伤,创面广泛剥离,有继续渗血、渗液;严重污染、感染伤口,或有坏死组织未彻底清除;胃肠道吻合术后,有可能发生吻合口瘘时;肝、胆、泌尿系统等手术后,防止液体外渗和积聚;胸腔内手术后等。

3. 引流物的种类

(1) 凡士林纱布:常用于表浅创面和脓肿切开后的脓腔引流,刺激性小,可防止创面与敷料黏着和脓腔浅层过早闭合。

(2) 乳胶片:用于皮下、肌层等表浅组织引流,可用破乳胶手套剪成条状使用。

(3) 烟卷引流:由薄乳胶管中填以纱布卷而制成,质软,刺激性小,用于腹腔和深部创口的引流,使用时乳胶管前端应另剪数个小孔。

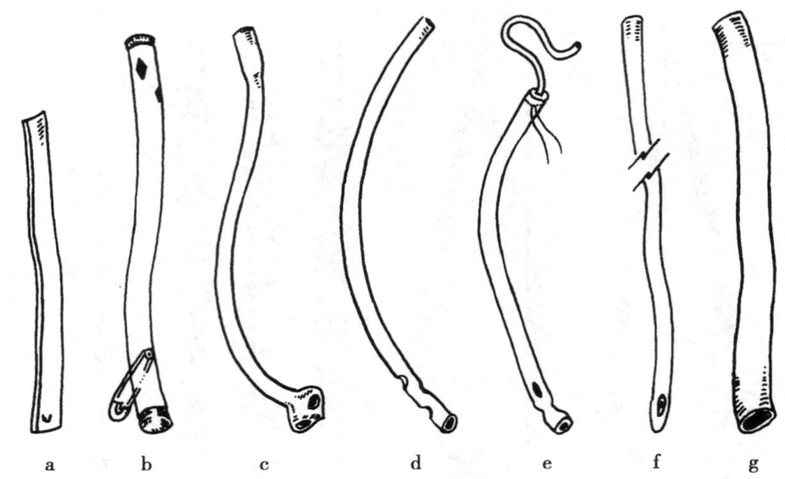

图 3-2-6　常用引流物

a. 乳胶片；b. 烟卷引流；c. 蕈形导尿管；d. 乳胶管；e. 双套管；f. 导尿管；g. 管状乳胶片

(4) 乳胶管：有不同口径、形状及硬度。常用于深部伤口、胆道、泌尿道及体腔引流，如一般乳胶管、T形管、各种导尿管等。一般乳胶管使用时，管壁前端应另剪数个小孔，以利于引流。

4. 引流注意事项　动物手术实验后应根据具体情况放置引流，需注意以下几点：①引流物应选择表面光滑、刺激性小的，放置时间尽可能缩短，一般引流时间为 24~48 小时，烟卷引流为 48~72 小时。②放置在最低位置，出口不要太紧，以保障引流通畅。③手术后应密切观察引流液体的性质和量并记录，以便判断伤口情况。④引流物不应直接放在吻合口或修补缝合处，以免刺激伤口，导致破裂；硬管状引流物不可放在大血管、神经或肠管后方，以防压迫或损伤。⑤术中应将引流物妥善固定，以防脱落或滑入伤口中。

(五) 常见动物外科手术的器械清单

动物手术前，必须要准备好手术器械。手术器械准备得充分、适当，有助于手术顺利完成。不同类型手术所使用的手术器械种类、数量不尽一致。现介绍几种常见的动物外科手术器械清单。见表 3-2-1 至表 3-2-9。

表 3-2-1　静脉切开手术器械清单

种类	数量	种类	数量
手术刀	1 把	圆刃刀片	1 只
组织剪	1 把	持针器	1 把
眼科剪	1 把	有齿镊	1 把
眼科镊	1 把	三角针	1 枚
塑料静脉插管	1 根	0 号丝线	适量
蚊式血管钳	直、弯各 2 把	5ml 注射器	1 只

表 3-2-2　气管切开手术器械清单

种类	数量	种类	数量
手术刀	1 把	圆刃刀片	1 只
组织剪、线剪	各 1 把	尖刀片	1 只
血管钳	直、弯各 3 把	气管钩	2 只
组织钳	2 把	气管插管	1 套
卵圆钳	3 把	甲状腺拉钩	2 把
巾钳	4 把	圆针、三角针	各 1 枚
有齿镊、无齿镊	各 1 把	缝线	适量
持针器	2 把	不锈钢换药碗	1 个

表 3-2-3　小肠部分切除、端端吻合手术器械清单

种类	数量	种类	数量
手术刀	1 把	刀片	2 只
组织剪、线剪	各 1 把	组织钳	4 把
血管钳	直、弯各 6 把	有齿镊、无齿镊	各 1 把
有齿直血管钳	4 把	鞍状拉钩	2 把
卵圆钳	3 把	甲状腺拉钩	2 把
巾钳	4 把	三角针、圆针	各 1 枚
肠钳	2 把	缝线	适量
持针器	2 把	不锈钢换药碗	2 只

表 3-2-4　眼球摘除手术器械清单

种类	数量	种类	数量
眼睑张开器	1 只	肌肉钩	1 把
洗眼钳	2 把	蚊式血管钳	2 把
眼睑拉钩	2 把	有齿镊、无齿镊	各 2 把
眼球摘除剪	1 把	弯盘	1 只
弯钝头剪	1 把	5ml 注射器	1 只
巾钳	2 把	6 号针头	1 个

表 3-2-5　子宫切除手术器械清单

种类	数量	种类	数量
手术刀	1 把	刀片	2 只
组织剪、线剪	各 1 把	有齿镊、无齿镊	各 1 把
血管钳	直、弯各 6 把	长无齿镊	1 把
有齿直血管钳	4 把	鞍状拉钩	2 把
卵圆钳	3 把	甲状腺拉钩	2 把
巾钳	4 把	压肠板	1 个
组织钳	4 把	不锈钢换药碗	2 只
持针器	2 把	缝合针、缝线	适量

表 3-2-6　胃大部切除手术器械清单

种类	数量	种类	数量
手术刀	1 把	圆刃、尖刃刀片	各 1 只
组织剪、线剪	各 1 把	有齿镊、无齿镊	各 1 把
血管钳	直、弯各 6 把	长无齿镊	1 把
蚊式血管钳	4 把	鞍状拉钩	2 把
有齿直血管钳	2 把	甲状腺拉钩	2 把
胃钳	2 把	压肠板	1 个
卵圆钳	3 把	持针器	2 把
巾钳	4 把	不锈钢换药碗	2 只
肠钳	2 把	三角针、圆针	各 1 枚
组织钳	4 把	缝线	适量

表 3-2-7　肾切除手术器械清单

种类	数量	种类	数量
手术刀	1 把	持针器	2 把
组织剪、线剪	各 1 把	有齿镊、无齿镊	各 1 把
血管钳	直、弯各 5 把	长无齿镊	1 把
蚊式血管钳	4 把	鞍状拉钩	2 把
输尿管钳	2 把	弯盘	1 个
肾蒂钳	2 把	不锈钢换药碗	2 只
卵圆钳	3 把	缝合针、缝线	适量
巾钳	4 把	圆刃、尖刃刀片	各 1 只

表 3-2-8　脾切除手术器械清单

种类	数量	种类	数量
手术刀	1 把	有齿镊、无齿镊	各 1 把
组织剪、线剪	各 1 把	长无齿镊	1 把
血管钳	直、弯各 6 把	鞍状拉钩	2 把
蚊式血管钳	4 把	甲状腺拉钩	2 把
组织钳	4 把	压肠板	1 个
卵圆钳	3 把	不锈钢换药碗	2 只
巾钳	4 把	缝合针、缝线	适量
持针器	2 把	圆刃、尖刃刀片	各 1 只

表 3-2-9　肋骨切除手术器械清单

种类	数量	种类	数量
手术刀	1 把	圆刃、尖刃刀片	各 1 只
组织剪、线剪	各 1 把	持针器	2 把
血管钳	直、弯各 5 把	甲状腺拉钩	2 把
咬骨钳	1 把	卵圆钳	3 把
有齿直血管钳	2 把	巾钳	4 把
肋骨剪	1 把	骨蜡	适量
骨膜剥离器	钝、锐各 1 把	不锈钢换药碗	2 只
肋骨骨膜剥离器	1 把	三角针、圆针	各 1 枚
有齿镊、无齿镊	各 1 把	缝线	适量

三、常用手术设备和检测仪器

(一) 一般手术设备

一些常规手术需要的仪器设备，应根据动物外科实验室条件尽量配备齐全。应配置用途广、通用性强、经常使用的基本设备，以保证医学动物实验按计划按质量进行。常用的基本设备包括：①手术相关设备：动物手术台、器械台、手术无影灯、手术显微镜、高频电刀、吸引器、麻醉台及麻醉用品等。②手术配套设备及检测设备：呼吸机、输液架、氧气瓶、药品柜、注射用具、敷料槽；测定动物生理、生化、生物电和器官功能指标的各种分析仪器和描记仪，如半导体测温计、心电图机、动物血压表、多导生理记录仪等。③其他设备：冰箱、恒温箱、离心机、天平、搅拌器、电子秤等。

(二) 特殊手术设备

动物实验外科手术需要的特殊设备很多,性能也各异,这里仅作一般性介绍。

1. 人工呼吸机 人工呼吸机是改善通气功能进行辅助呼吸的常用仪器,用来增强呼吸功能,防止缺氧。正常机体呼吸道内充满一定量的空气,并随一定频率的呼吸运动而形成有规律的压力变化。按照气体由高压向低压流动的原理,于吸气时给予高于气道压力的正压送气,则含有一定氧浓度的气体即可迅速进入肺泡而进行气体交换,在呼吸时停止送气,借助胸廓和肺的弹性回缩让气体自动排出。如此周而复始,即可形成人工辅助通气而达到改善呼吸功能,防治缺氧的目的。但由于在病理情况下,机体自由呼吸的有无,频率的次数和气道阻力的大小均因个体而异,故利用电脑调控的原理使人工通气能切合机体客观变化的需要,以便保证气体交换顺利完成。

常用的动物用人工呼吸机是由压缩机、气路及电路两大部分组成。电动机带动活塞正反转动,活塞即在气缸内往下压气,通过管道压入动物肺内。适用于大鼠、豚鼠、兔、猫、犬及猴等常用动物的人工呼吸。现以 dh 系列动物人工呼吸机为例,介绍其使用方法:①准备。将主机平置,接上电源,然后将 γ 型三通上侧两管上的皮管一端插入潮气输出口,另一端插入呼气口。②操作方法。先将实验动物颈部气管切开并插入气管插管。根据实验对象估计所需的潮气量、呼吸频率和呼吸时比,并在机上选取相应的潮气输出量、呼吸频率和呼吸时比。然后用软胶管将 γ 型管下侧管和已插入动物气管内的气管插管连接。根据实验需要停止动物自主呼吸时,及时打开人工呼吸机的电源开关即可开始控制呼吸。在机控呼吸时应注意观察所选各参数(主要是潮气量)对实验中的动物是否合适。可通过听动物的呼吸音及观察胸廓的活动幅度来确定。如果不适,应及时修正。③注意事项:开机前要将呼气电磁阀导线插头插上后才能开机,否则易损坏晶体管元件。电源接通后,把呼吸时比按键中的一档按下,否则机器不会工作。在操作过程中,已调整好的呼吸频率和呼吸时比有改变,则会影响潮气量输出值,因此,必须把潮气量调节到原来的所需值。γ 型管和气管之间的连接软管应尽量短(小于 3~5cm),以减少呼吸死腔。

2. 手术显微镜 手术显微镜是显微外科关键的设备之一。其结构是由光学系统、照明系统、支架以及各种附加设备所组成(图 3-2-7)。以 LZL-6A 型手术显微镜为例,该仪器采用连续变倍光学系统,成像清晰,体视感强,视野宽阔,双人双目同光路同倍率同视场。电动连续变倍或手动变倍,变倍范围为 5~25 倍,相应手术视野直径为 55~110mm,具有 3 种不同焦距的大物镜,200mm、250mm、300mm 三种不同的工作距离,可适用于各种不同深度的手术需要。升降系统采用电动脚踏式开关,电动微调范围 40mm,升降粗调范围 500mm。可通过脚控 X-Y 平面移动器移动手术野,移动范围(前后、左右)各 40mm。照明系统采用同轴冷光源照明,纤维导光装置,照明灯泡 150W,15V,最大照度可达 80 000lx 以上。附设有单目示教镜、照相接口、CCD 摄像接口等,可通过实时视频采集显示系统进行手术示教。

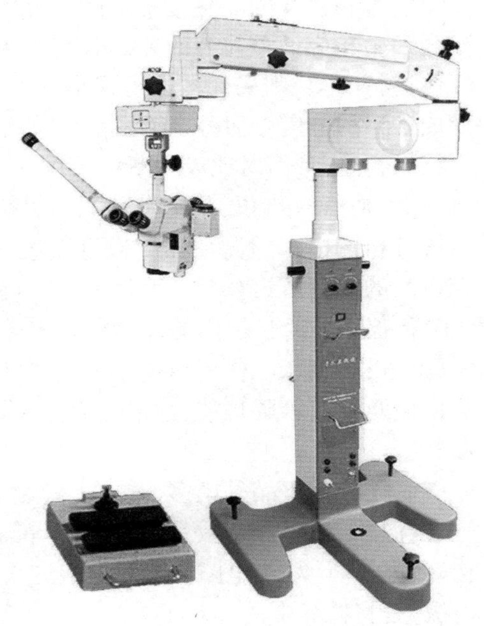

图 3-2-7 手术显微镜

3. 手术无影灯 手术无影灯是动物手术中必备的设备。手术无影灯具有光线柔和均匀、滤过散热性能好、灯体可任意调节、被照面温升低、照明强度可调节等特点。有挂灯和侧灯两类。根据灯孔数量,手术无影灯可分冷光单孔、四孔、五孔、九孔、十二孔等系列。动物手术以五孔、九孔为常用。

(三) 检测仪器

动物实验外科常用的电子检测仪器分为血液循环功能检测仪器、呼吸功能检测仪器、电生理功能检测仪器以及其他功能检测仪器等四大类。这些检测仪器因生产厂家不同,在应用上有所差别,使用时首先应充分阅读其说明书,了解其安装、调试、使用、维护等方面情况。以下仅作简要介绍。

1. 血液循环功能检测仪 对于血液循环功能检测内容,一般着重于血流动力学和血液流变学变化,以反映心血管功能状况。检测方式可分为有创和无创两种，检测仪器也可分为有创检测仪和无创检测仪两大类。

(1) 有创检测仪器：有创检测是一种确切可靠的检测手段，但此类检测多数只适用于现场实时观察，而较难进行长时间动态监测。目前，较为常用的有创检测仪器有：①电磁流量计。是一种直接检测心搏血量，每分钟心输出量和有效循环血量的电子仪器。②血液黏度测定仪，是一种检测血液流变学基本指标变化的电子仪器。利用毛细玻璃管位置的高低形成重力作用的不同，从而产生高切变应力、切变率或低切变应力、切变率状态，借以了解实际黏度状况和对血液流动的影响。③血细胞变形性测定仪。检测血细胞在负压吸引下，是否能通过微吸管或微孔滤膜筛，以及通过率的大小，可反映出血细胞能否变形和血细胞变形的程度，从而表明血液黏度与红细胞变形性之间的关系。

(2) 无创检测仪器：无创检测是一种无创伤、无痛苦、不扰乱正常生理功能且报告迅速的检测方法。近年来，随着医用智能电子技术的发展，无创检测仪器日趋完善，检测的数据其准确性已基本达到公认的有创检测程度。因此，无创检测将广泛应用于医学动物实验检测领域。目前，较多应用的无创检测仪器有：①阻抗血流图：又称电阻抗容积描记图，是一种用电阻抗技术探测全身和局部血流动力学的无损伤检测方法。②脉象图：又称血流动力流变图，是一种应用力 - 电换能器（压力传感器）采集脉象信息，经直线放大后描记成图形，结合血压由计算机按 Frank 弹性腔修正原理建立的数学模型，自动运算，打印报告出血流动力学和血液流变学参数变化的一种新型的无损伤性检测仪器。③超声心动图：是一种能直接观察心内结构与功能的非创伤性检测技术。

2. 呼吸功能检测仪　呼吸功能包括外呼吸和内呼吸两大部分。外呼吸又包含通气和换气两方面，内呼吸包括组织细胞供氧和用氧两方面。由于呼吸是机体维持生命活动不可缺少的重要功能，因而了解呼吸功能的变化，保障呼吸功能的完善，无疑具有十分重要的现实意义。现常用的呼吸功能检测仪器有两种：呼吸功能电子检测仪和血气分析仪。

(1) 呼吸功能电子检测仪：是一种直接自动监测外呼吸功能有关参数的电子仪器，可以通过定量指标反映通气和换气的变化情况。随着呼和吸的活动变化，气道内的压力、气流量、氧气和二氧化碳的浓度亦随之发生相应的节律性改变。若将吸入和呼出的气流完全通过采样器，然后再按正常呼吸规律与外环境气体进行交换，则采样器即可采集气流压力，流量和氧及二氧化碳浓度的变化，并由传感器将这些变化转换成各自的电信号而分别输入前置放大器进行放大后，传送给电脑识别；同时，按数学模型进行计算，分析出结果，与正常值对比以判断性质。

(2) 血气分析仪：是一种采用高灵敏度的离子选择电极（包括 pH 电极、氧电极和二氧化碳电极）进行血气分析的电子检测仪器。通过血液气体与 pH 的检测以反映呼吸功能和体液酸碱平衡情况，可同时测定血液的氧分压（PO_2）、二氧化碳分压（PCO_2）和 pH，即可得出内、外呼吸及酸碱平衡的状况。全自动的血气分析仪还能通过机内的计算机系统计算出其他指标，并能将结果迅速地显示在荧光屏上并打印出来，供实验人员和临床工作者对酸碱失衡进行分析并作出判断。血气分析仪可以测定机体通气功能、通气与血流比值及弥散等肺功能，也能测定组织的氧代谢、氧耗及血液的氧合，尤其广泛用于各种类型酸碱紊乱的诊断。

血气分析仪品种很多，基本上都由 pH 电极、PO_2 电极、PCO_2 电极、甘汞参比电极、CO_2 气体混合装置、恒温器、放大器及数字显示系统等部件组成。在整机布局上，这些部件可划分为电极系统及其附属结构、放大器、计算机电路和显示仪表三大部分。电极系统包括 pH 电极、PO_2 电极、PCO_2 电极及甘汞参比电极，是将样品中的 pH、PO_2、PCO_2 等物理、化学信号转变为电压或电流信号，是血气分析仪的核心部件。电极性能的优劣对酸碱血气测定结果有决定性影响。在仪器结构上，要求血液标本用量少，一般不超过 100μl，可少至 10~20μl；测定中血标本不接触空气；标本进入电极内能保持（37±0.1）℃；测定的准确度和精密度要高，要求用标准液对电极自动定标，并使用质控液进行内质控，保证测定结果准确可靠；电极的毛细管道能自动清洗。

3. 电生理检测仪　在生物体内，各种组织细胞在活动过程中均可产生生物电，因此，将这些生物电用特制的电子仪器进行采集、放大，即可得出各组织细胞的生物电活动规律，从而供参考分析。常用电生理检测仪有：心电图描记器、肌电图描记器、多道生理记录仪等。这里主要介绍心电图描记器和肌电图描记器。

(1) 心电图描记器：又称心电图机。由于心电图具有节律性变化规律，且此种变化与心肌活动相一致，因此，用传感电极将心肌生物电变化的规律予以收集，并用电流计定量和加以放大，即可获得心肌细胞电生理活动的过程，通过对变化的对比分析，可以反映出心肌组织功能的变化状况，从而了解有无异常变化。

心电图机的种类很多，其构造包括电流计、电流放大装置及记录装置3个主要部分。其中电流计有弦线式电流计、线圈转动式电流计；电流放大装置又分光学放大、真空管放大及晶体管放大；记录装置又分照相感光式、直接观察式及直接描记式；真接描记式又分墨水式、热笔式等。目前应用最普遍的是直接描记型心电图机。这种心电图机的主要工作原理是将产自体表引来的电位差变化加以放大；而后导入线圈，当电流通过线圈时产生电磁场，线圈磁场力与固定磁场力发生相吸和相斥作用，使线圈在磁场中转动，经过线圈上的轴而带动描笔，从而在心电图纸上描出与心电变化相应的一系列波形。

(2) 肌电图描记器：由于骨骼肌细胞与心肌细胞有相似的电生理特点，即在收缩活动时可产生生物电流，其变化规律可反映肌肉本身活动的状况。因此，应用特制仪器将此种变化规律予以记录，便可提供分析参考的依据。基本上与心电检测原理相同。当直接插入肌肉两端的针状电极通过电流计联通时，即可检测到肌肉收缩过程的生物电活动，将之放大描记便能取得有规律的肌电图形。

(3) 多导生理记录仪：是一种可同步或单独监测循环、呼吸、电生理活动为一体的多功能精密医用电子仪器。因可同步取得多项结果，故可彼此联系分析，提供综合性参考资料。应用各种传感器将相应的生理信息，如声音、压力、气体成分与浓度及生物电等，转变成电信号。然后予以放大和滤波，并通过转换变成机械动能和其他信号，由荧光屏显示或描笔描记或数码管显数以提供有关检测结果的参考资料。

四、器械、敷料的打包和灭菌与消毒

(一) 器械、敷料的打包

1. 器械的打包　准备好器械后，需要将器械打包。给器械打包时，首先用卵圆钳将器械以先大后小、先长后短的顺序逐类串联在一起，最后用巾钳固定。若器械少时，可直接用巾钳按上述顺序逐类串联在一起，最后用巾钳固定。有尖锐器械或细小的特殊器械时，则要先用治疗巾将其包裹，然后再与普通器械包裹在一起，以防刺破包布或细小器械丢失。包裹时，以底布4~6层为宜，用十字交叉法将其固定。要求包裹严密、结实、平整、美观。

2. 敷料的打包　根据手术所需敷料的大小、多少选择合适的包布，以底布4~6层，用十字交叉法打包。同样要求包裹严密、结实、平整、美观。

(二) 器械、敷料的灭菌与消毒

器械、敷料的灭菌与消毒方法分为物理方法和化学方法两种。

1. 物理方法　此法利用高热高压或照射使菌体蛋白质凝固变性，菌体所含酶类失去活性，菌体结构破坏而致微生物死亡。除了经不起热力作用的物品外，所有外科手术使用的器械和物品，均可采用物理灭菌法。常用的物理灭菌法有下列几种。

(1) 煮沸灭菌法：这种方法简便迅速，凡金属器械、玻璃制品、橡胶类、丝线等物品均可采用此法灭菌。多数细菌在沸水中煮15分钟即可杀灭，但杀灭芽胞至少需要60分钟。若水中加入碳酸氢钠使成2%溶液，则可提高沸点至105℃，增加灭菌能力，可缩短煮沸时间至10分钟。橡胶制品严禁放入碱性溶液煮沸，需使用中性溶液，并用纱布包好。煮沸灭菌的器械必须完全泡在水中，灭菌时间从煮沸之后算起。玻璃器皿可先放入温水中，逐渐加热至沸，以防破裂。消毒器械时，必须将器械上的油污洗净，器械的咬合部位应张开使能与沸水接触。锐利器械最好不要用煮沸法消毒，以免变钝。在高原地区，由于气压较低，沸点降低，高度每增高300m应延长煮沸时间2分钟。

(2) 高压蒸汽灭菌法：这是一种非常可靠的消毒方法。一般器械、敷料类、橡胶类、药液类等均可用此法消毒，但消毒时间与蒸汽压力各不相同。器械与敷料类在667.2~889.6kPa，121~126℃下，30分钟所有细菌均可被杀死，包括具有顽强抵抗力的细菌芽胞。橡胶类、药液类则在蒸汽压力667.2kPa，温度121℃下，

15分钟即可起到灭菌目的。药液类应在橡皮塞上插上排气针头，或在盖上橡皮塞前在瓶口扎上棉线，一端伸入瓶内，一端留在瓶外，以便高压时排出瓶内膨胀气体。已灭菌过的物品，一般可保留14天。超过此期，需重新消毒才可使用。使用高压蒸汽消毒锅时，应注意如下事项：①高原地区由于气压和沸点降低，应用高压蒸汽灭菌时，若要达到与平地（海平面）相等的温度，应相应提高压力。②包扎高压消毒物品不要过紧，体积一般不应超过0.04m^3，特别是厚度不要超过20cm，放入锅中时排列也不可过密，以利蒸汽透入物件中心。体积过大的布类或敷料物品，为了检查灭菌效果，可在物品的中心放一装有硫黄粉的玻璃管，消毒完毕启用时，如硫黄已熔化（硫黄熔点120℃），则表明灭菌效果可靠。也可用琥珀酸酐（熔点120℃）或苯甲酸（熔点121~123℃）装于小玻璃管内，加入品红等染料，封固后放于消毒包中心，如试剂已熔化并与染料融成凝块，说明已达到消毒温度。也可用琼脂变色管（内含1%新三氮四氯），如变为蓝紫色则说明效果可靠。更简便的方法是采用指示卡（带）来测试，当达到温度时指示卡会变色。

(3) 干热灭菌法：此法利用干热方式加热物品，杀灭微生物，达到灭菌目的。其利用烤箱的高热空气进行灭菌，适用于玻璃器皿、瓷器及不能用高压蒸汽灭菌的明胶海绵、油脂、凡士林等。烤箱的温度需达到160℃经2小时方能灭菌。

(4) 紫外线灭菌法：人工紫外线由水银石英灯发生，紫外线可使菌体因蛋白质发生光解和变性而死亡。手术间可采用紫外线照射灭菌，按10~15m^{2}面积安装30W紫外线灯管一支，安装高度距地面应不超过2m，每次照射30~60分钟，效果较好。应注意，只有波长230~250nm的紫外线才能杀灭物品表面的细菌。紫外线照射对空气飞沫的灭菌作用不大。

(5) 微波灭菌法：微波照射通过灭菌物分子中的偶极子快速运动而产生高热杀灭细菌。微波灭菌常用专门制造的微波炉，启动后能使物品内外同时增温，用时短暂，适合耐热物品的快速灭菌处理。对小件物品可使用2450MHz微波照射，在输出功率为650W时作用3分钟以上即可。大件消毒包则需3000W作用10分钟以上。物品湿化后的微波灭菌效果更佳。

2. 化学消毒法　不能用热力灭菌的物品，可采用化学药液进行消毒。常用的化学消毒剂如下。

(1) 75%乙醇：为最常用的消毒剂。乙醇表面张力低，有良好的溶脂作用，易于穿透至皮肤皱褶以至皮脂腺、汗腺与毛囊深处，对常驻细菌有良好的杀灭作用。如乙醇浓度过高，会使细菌表层的蛋白质凝固，形成薄膜，反而影响药物渗透杀菌。乙醇亦可用来浸泡锐利器械，时间为40分钟以上。

(2) 碘酊：是碘和碘化钾的乙醇溶液，能氧化细菌原浆蛋白的活性基团，使之失去活力，并与菌体蛋白质的氨基结合而使其变性。碘酊杀菌力强，可杀死细菌芽胞，常用作皮肤消毒剂。常用的浓度为2.5%~3%。使用碘酊消毒皮肤时，应待其挥发变干后再以乙醇脱碘，以增加药物的穿透力，加大杀菌作用。

(3) 碘伏（碘络酮）：它是碘与表面活性剂的不定型复合物，常用0.3%~1%的溶液，能迅速杀灭细菌繁殖体、真菌和病毒，但对细菌芽胞、真菌孢子作用较弱。其适用于皮肤、器皿的消毒。

(4) 红汞：常用2%水溶液，无刺激性，作用较弱。常用的硫柳汞酊浓度为0.1%，是汞的有机化合物，作用较强，多用于黏膜或阴囊皮肤的消毒。

(5) 苯扎溴铵溶液：浓度为1∶1000，是一种弱碱性的季铵盐（溴苄烷铵）。它是阳离子表面活性很强的灭菌溶液，能吸附带阴电荷的细菌，可损害细菌的细胞膜，改变细胞膜的通透性。本品无刺激性，对金属制品无腐蚀作用。其缺点是对芽胞杀灭作用较差。该溶液用于手术洗手，但忌与肥皂接触，以防与苯扎溴铵起中和作用，抵消其灭菌效果。本溶液1000ml加入亚硝酸钠5g可配成防锈的消毒液（泡刀剪药水），用于浸泡手术器械，时间为1小时，浸泡18小时可杀死细菌芽胞。

(6) 苯酚（石炭酸）：本品溶液能凝固细菌蛋白质，使之变性而起到杀菌作用。常用浓度为3%~5%，消毒器械应在30分钟以上。

(7) 煤酚皂溶液（来苏儿）：该溶液能破坏细菌的胞膜，使菌体蛋白质变性凝固，并可抑制细菌的酶系统，对细菌有较强的杀灭作用。手术人员泡手用1%来苏儿液浸泡2分钟，浸泡器械用5%溶液30分钟。

(8) 甲醛：40%的甲醛水溶液又称福尔马林，10%福尔马林溶液含甲醛4%。甲醛能与菌体蛋白质的氨基结合并使酶的活性消失，从而对微生物具有较强的杀灭作用。消毒内镜时用10%福尔马林液浸泡60分钟，消毒塑料导管用10%福尔马林浸泡4~6小时。

(9) 乳酸:乳酸加热蒸发有较强的灭菌作用,刺激性较甲醛小。其用量为每 100m^3 空间 12ml。

(10) 戊二醛:常用 20% 溶液,为广谱灭菌剂,能杀灭各种细菌繁殖体、芽胞以及真菌和病毒,灭菌效果可靠,腐蚀性小。现多作为内镜消毒和商品用洗消剂。其杀菌时间为细菌 1~2 分钟,真菌 5 分钟,病毒 15~30 分钟,芽胞 2 小时。

(11) 过氧乙酸:本品为高效、快速、广谱的灭菌剂,对细菌繁殖体与芽胞以及真菌、病毒等均能迅速杀灭。常用 0.1%~0.5% 溶液,用于皮肤、物品清洁消毒。本溶液可用于室内熏蒸消毒。

(12) 环氧乙烷:本品为优良的广谱气体消毒剂,能杀灭细菌繁殖体、芽胞以及真菌、病毒等。其穿透力强,灭菌快,常用于心肺机、内镜等的灭菌。

(13) 器械消毒液:又称刀剪消毒液。其配方较多,现列举两种。配方Ⅰ:苯酚 20ml、95% 乙醇 26ml、甘油 266ml、碳酸氢钠 10g,蒸馏水加至 1000ml。配方Ⅱ:苯酚 25ml、甲醛溶液 25ml、碳酸氢钠(或用硼砂)15g,蒸馏水加至 1000ml。器械消毒液的杀菌作用强,并有防锈、防腐作用。如用于浸泡锐利器械,时间不应少于 30 分钟。浸泡的器械在使用前应用无菌生理盐水将器械上的浸泡液洗净。

应用化学药液消毒时,应注意如下事项:①器械在消毒前应将其擦净,松开关节,内外套管分开。②消毒时,物品应浸没在溶液之中,盖紧盛器。③浸泡溶液应定期检查更换。④应用气体消毒灭菌时,容器或房间必须密闭。⑤无论用溶液浸泡或用气体灭菌,均应准确计算时间,中途加入物品时,时间应重新计算。⑥原则上应选用灭菌范围广、作用强、刺激性和腐蚀性小、无毒性、使用方便的抗菌化学药品。

五、动物麻醉与手术区准备

(一) 动物麻醉

动物的麻醉有局部麻醉和全身麻醉。全身麻醉又有气体吸入和静脉注射麻醉两种方式。麻醉方式和麻醉剂的选用,因实验目的,动物的种类、日龄和动物健康状况不同而异。选择适当的麻醉方式有助于动物实验的顺利进行,获得满意的实验结果。

常用的局部麻醉剂有利多卡因、普鲁卡因、丁卡因等。全身麻醉剂有乙醚、硫喷妥钠、戊巴比妥钠等。动物麻醉在本篇第一章第八节中已有详细介绍。

(二) 手术区准备

对于大动物的手术,手术前一天用温水清洁较大范围的区域,用脱毛剂、剃毛刀片或电动剃须刀剃除被毛。动作轻柔,勿损伤皮肤。然后用温肥皂水将手术区皮肤洗净,先用汽油或乙醚去除油脂,拭干后用 75% 乙醇涂搽,最后以干净布巾包裹。也可于手术当天进行剃毛和清洗,以减少动物受凉或剃毛损伤皮肤时细菌感染的机会。

对于小动物,可在其手术台上进行皮肤被毛的剃除。先用剪毛剪剪去或电动剃毛剃去被毛上层针毛,也可直接用脱毛剂脱去被毛,再用肥皂水清洗湿润留下的绒毛,然后用剃须刀片沿顺毛方向慢慢刮除绒毛,刀片平面应与皮肤表面成 30°角,剃毛区域要大于手术区域 2~3cm 或以上。使用剪毛剪剪毛时,要小心勿伤及皮肤。使用脱毛剂时,要注意防止皮肤过敏。

进行无菌手术时,手术区皮肤的消毒由第一助手在洗手后未戴手套之前进行。应用 1% 碘伏由手术区的中心部向四周涂搽。如是已有感染的切口,则应由较为清洁处涂向患处。已经接触了污染部位的纱布不要返回清洁处涂搽。涂搽时,纱布要夹牢,不要使其在涂搽过程中散开。涂搽的面积大体上与剃毛区域相仿,范围应超过切口以外 20cm,以便临时延长切口或更换切口之用。手术区域一般以消毒 3 次为宜,且第 3 次要更换消毒钳。

手术区消毒后,须铺盖无菌单,以遮盖预定手术切口以外的区域。进行小手术时或小动物手术,铺一块小洞巾即可。大动物进行较大的手术,须先铺 4 块小无菌巾(小单),然后铺中单、大单。4 块小单的铺置一般由第一助手在手术区皮肤消毒之后、未穿手术衣和戴手套之前进行,由器械护士将 4 块小单各自折叠 1/4,依次递给第一助手。铺小单的顺序是先盖好脏侧,后盖净侧,最后铺盖靠近自已的一侧。小单相叠的四个角用巾钳固定。两侧小单之间的预定切口留 3~5cm 宽。小单铺好后,应避免移动,如有必要,只许由中心向外移动,不可相反。铺好小单后第一助手再用消毒液泡手 3 分钟,然后穿手术衣、戴手套。中单及大单由穿好手术衣的手术人员铺盖。铺中单时先铺尾侧，后铺头侧。铺大单时，先将洞孔对准预定的手术切口部，然后将大单向手术台两侧展开，再向手术台两端展开，使上端遮盖动物头部和麻醉架，下端盖过尾部。注意双手及无菌单勿与周围的人员或物品接触，以防污染。

六、手术后动物的护理

动物外科手术成功与否，不仅是指手术本身是否顺利完成，良好的术后护理和术后各种情况的及时处理也是至关重要的。动物由于受手术的影响，使原来平衡的机体、功能状态发生一系列的变化，饮食等功能也受到了不同程度的影响。因此，为确保动物外科实验研究达到预期的目的，实验者应注意以下一些方面的护理管理。

（一）术后动物的饮食要求

动物由于受手术的刺激或损伤，食欲降低甚至丧失，实验者除了应细心观察动物的饮食状态外，还应尽可能地使动物恢复食欲，尽量让动物食入一些营养物质来补充机体需要。有些暂时丧失了饮食功能的术后动物应及时经静脉输液或经其他途径，如皮下注射、腹腔注射补液的方法给予一定量的能量物质，以补充体力，直至恢复摄食功能。

（二）术后动物的安全问题处理

术后动物常出现的危险情况有：呕吐窒息、呼吸道梗死、低体温休克、细菌感染、自我损伤或被其他动物损伤等。因此，经过麻醉的术后动物应待其呼吸平稳、血液循环功能正常后，才可拔出气管插管。为保持呼吸道的畅通，防止因舌、咽部肌肉松弛而引起窒息，可让动物侧身卧。苏醒期的动物如有唾液明显增多现象，宜给予一定量的阿托品肌内注射，剂量与麻醉前用药相同。阿托品不仅能减少唾液的分泌，同时也可防止呕吐的发生。如因疼痛而躁动不安时，除事先采取制动措施外，必要时可照术前剂量给予一定量的哌替啶或氯丙嗪肌内注射。术后的动物应单笼放置，以防止被其他动物损伤。

（三）术后动物观察环境的要求

动物在完全清醒后才可送回动物室。动物室的环境要求清洁、安静、温暖、光线柔和。室温宜高些，可保持在25~30℃，低体温休克是动物实验后死亡的一个重要原因。很多实验者往往只注意手术本身和术后感染，却往往忽略了术后环境温度。当然，有些情况是动物实验场所条件差，难以安装空调设施，导致动物未能渡过安全期便已死亡。

动物的铺垫物应柔软、吸水、无尘粒，并应经常更换、消毒，以保持动物皮肤和被毛干燥，防止手术部位的感染。动物室的光线宜暗淡些，切忌强光照明，若要观察可借助手电筒或局部光源。术后观察时，动作宜轻，严禁大声喧哗或出现尖锐的撞击声。动物室的通风设备应运转良好，室内氨浓度不宜过高。

（余汇洋）

第二节　动物实验外科基本操作技术

Section 2　Basical surgical techniques in animal experiments

动物外科手术基本操作技术包括切开、分离、止血、结扎、缝合等。无论动物外科手术的种类、方法及复杂程度如何，其基本操作技术都是相同的。只有掌握了这些基本操作技术，才能很好地开展动物外科手术，保证动物实验的顺利进行。

一、组织切开与分离

（一）组织切开

切开前，必须熟悉手术区的局部解剖，使切开部位准确，层次清楚，不损伤重要血管、神经和器官。切开应在直视下进行，根据实验的目的和要求确定手术切口的部位和大小。长而弯曲的切口，可先用龙胆紫画出切口的位置。选择手术切口，应注意满足下列要求：显露好、损伤小、愈合牢、不影响功能、操作简便、注意美观。

切开皮肤时，应将切口两侧和上方固定，以免皮肤移动。刀刃应与皮肤垂直，以一次切开皮肤和皮下组织为佳。切口方向应尽量顺皮肤纹理或各组织的纤维方向。组织切开原则上应由浅至深，按不同组织结构逐层切开，做到层次清楚。切开皮肤后，即应另换一刀再切深部组织，以免将可能残存于皮肤的细菌带入深层。切开腹膜、胸膜、硬脑膜，打开体腔时，应先切一小口，再加以扩大，以免损伤体腔内器官。

(二) 组织分离

分离是将器官和组织与其周围结构分开的操作，多在疏松组织间隙或粘连中进行。分离可分为锐性分离和钝性分离，两者可互相配合使用。锐性分离用手术刀或剪在直视下进行，操作时动作要准确、精细，一次切、剪组织不应过多，不要损伤邻近器官和组织，主要用于分离重要神经、血管或大块切除肿瘤等。钝性分离不用刀、剪，而使用血管钳、刀柄、剪刀背、手指和纱布球等，以撑开、推擦或牵引等方法进行，损伤较锐性分离为大，主要用于无重要神经、血管或脏器的部位。

分离肌肉时应顺肌纤维方向作钝性分离，若需横行切断肌肉，为减少出血，可事先在拟切断处的上、下端各夹一把血管钳。分离血管和神经应顺其走形方向，动作要轻柔，切忌横向过分牵拉，以防撕裂。

二、止血与结扎

(一) 止血

对组织切开、分离过程中所造成的出血必须及时止血。止血不仅可以防止继续失血，还可以保持手术野的良好显露。常用的止血方法有止血钳止血法、压迫及填塞止血法、电凝止血法、止血剂止血法等。

1. 止血钳止血法　止血钳止血法是最常用的止血方法，凡能看清明显出血点的出血都可使用。止血时，先用纱布吸尽积血，看清出血部位，迅速、准确地用血管钳夹住出血点，然后进行结扎。钳夹时，应尽量少夹出血点周围组织，减少不必要的损伤。对已显露出的血管，可先用血管钳进行分离，夹住血管两端，在两把血管钳间切断血管再用线结扎，也可先引过结扎线，结扎血管两端，再从中切断。

2. 压迫及填塞止血法　对无明显出血点的毛细血管渗血，可用纱布或热盐水纱布压迫止血。深部大血管损伤，一时找不到出血点时，也可用纱布垫填塞于出血部位，暂时压迫止血，再用其他方法止血。

3. 电凝止血法　电凝止血法是利用电凝器产生的高频电流，使出血点组织凝固，以达到止血目的。电凝止血时，可先用血管钳夹住出血点，再以电凝器头接触血管钳柄而止血，也可用电凝器直接接触出血点止血。此法止血迅速，可缩短手术时间，减少创口内存留的线头。但是，电凝使组织发生坏死，手术后反应较大，有时凝固组织脱落，可发生再次出血。因此，电凝止血一般用于出血点较多的小血管出血，对大血管出血、空腔脏器和皮肤等处不宜使用。使用电凝止血时，应调整好电流强度，掌握好电凝时间。

4. 止血剂止血法　用上述止血方法难以止血的创面、实质性脏器或骨断端的出血，可用局部止血剂止血。常用的局部止血剂有明胶海绵、淀粉海绵、止血粉、氧化纤维素纱布和骨蜡等。使用时，吸净积血，在出血处敷以止血剂，压迫片刻即可。还可以使用 1%~2% 麻黄碱或 0.005%~0.01% 肾上腺素液浸湿纱布或棉片，敷压出血处，使血管收缩而止血。

(二) 结扎

动物手术中，使用止血钳止血或缝合组织时都需要进行结扎。结扎必须正确、迅速、牢固可靠、不易松脱。熟练地掌握打结方法是正确进行结扎的前提条件，同时影响着手术的快慢，关系到手术的效果和预后。

1. 结的种类　结的种类较多(图 3-2-8)，动物外科手术中只能使用方结、三迭结和外科结，不使用假结，避免产生滑结。

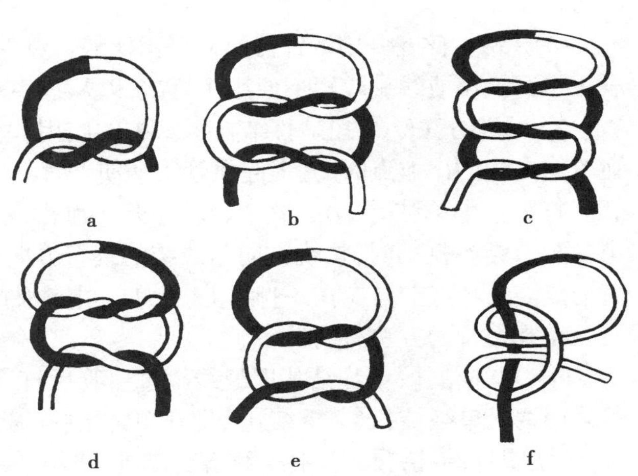

图 3-2-8　结的种类

a. 单结；b. 方结；c. 三迭结；d. 外科结；e. 假结；f. 滑结

(1) 单结：单结是组成其他各种结的基础结，极易松脱，手术中不单独使用。

(2) 方结：方结由两个方向相反的单结组成，收紧后牢固可靠，不易松脱，用于各种缝合和中、小血管结扎。

(3) 三迭结：三迭结在方结的基础上再增加一个单结，由三个方向相反的单结依次组成，最为牢固，可用于结扎张力较大的组织、粗大的血管和易滑缝线的结扎。

(4) 外科结：第一个单结多绕线一圈，可增加摩擦以增强结的牢固性。

(5) 假结：假结由两个方向相同的单结组成，容易松脱，手术中禁止使用。

(6) 滑结：滑结是由于打方结时两手牵拉线头的用力不均，或拉线方向错误造成。滑结最易松脱，危险性大，打结时必须掌握正确的方法，防止产生滑结。

2. 打结方法

(1) 单手打结法：以一只手(左、右手均可)为主进行操作，应用广泛，适用于各部位的打结，操作简便，速度快(图 3-2-9)。

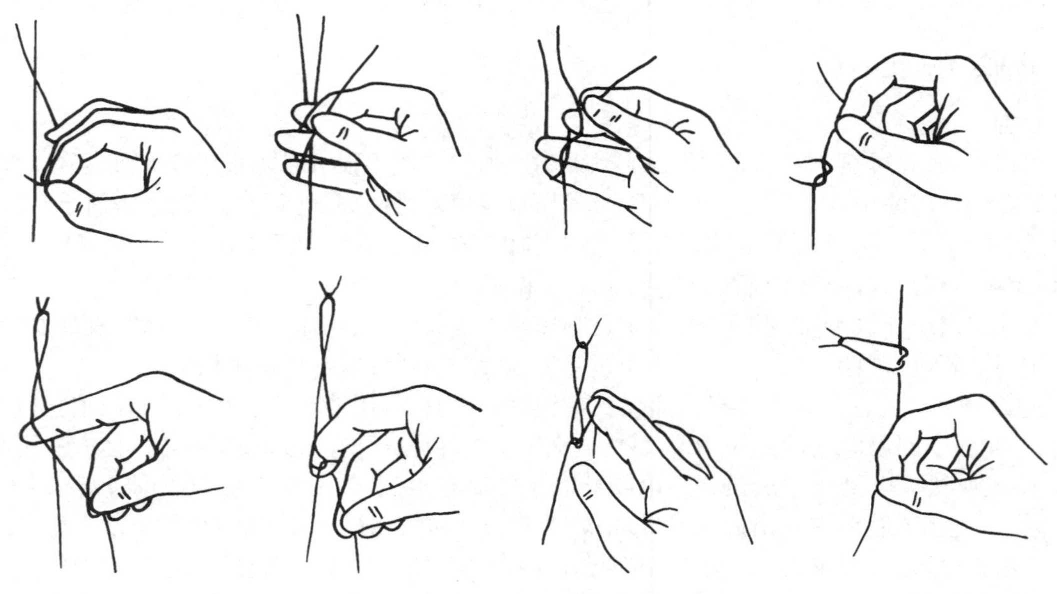

图 3-2-9　单手打结法

(2) 双手打结法：可用于深部打结和缝合张力较大组织的打结，比较稳妥可靠，但打结速度较单手打结慢。

(3) 持钳打结法：用持针器或血管钳代替一只手拉线进行打结，使用方便，不妨碍视线。持钳打结法适合手术野狭小或线头较短不便用手打结，以及某些精细手术的结扎(图 3-2-10)。

3. 结扎方法　结扎是打结在手术中的应用。为使结扎可靠，必须使用方结、三迭结或外科结。结扎血管钳夹住的出血点时，先提起血管钳柄使之直立，将结扎线绕过钳夹点之下，再将血管钳放平，钳尖稍上翘。打第一个单结时，边扎紧边轻轻松开止血钳，松钳后应继续将第一单结进一步收紧，完全扎紧后再打第二个单结。打结时，拉线方向与线结的绕行方向一致，否则结扎线容易断裂且易形成滑结；两手拉线的着力点与结扎点三点应在一直线上，并使结扎点保持原位，不因结扎而被撕脱。

结扎血管的方法有两种。

(1) 单纯结扎：单纯结扎即缝线绕过血管后打结进行的结扎，用于结扎小血管。对较大血管的近心端可采用两个单纯结扎(双重结扎)，即在单纯结扎的远端再加一单纯结扎。

(2) 贯穿结扎：贯穿结扎又称缝合结扎，将结扎线用缝针穿过血管断端附近组织，再打结结扎。这种方法因结扎线固定于血管旁的组织中而不致滑脱，比较安全可靠。常用于较大血管的结扎及血管周围组织较多(如胃肠系膜中的血管)时的结扎。贯穿结扎可与单纯结扎合并应用(图 3-2-11)。

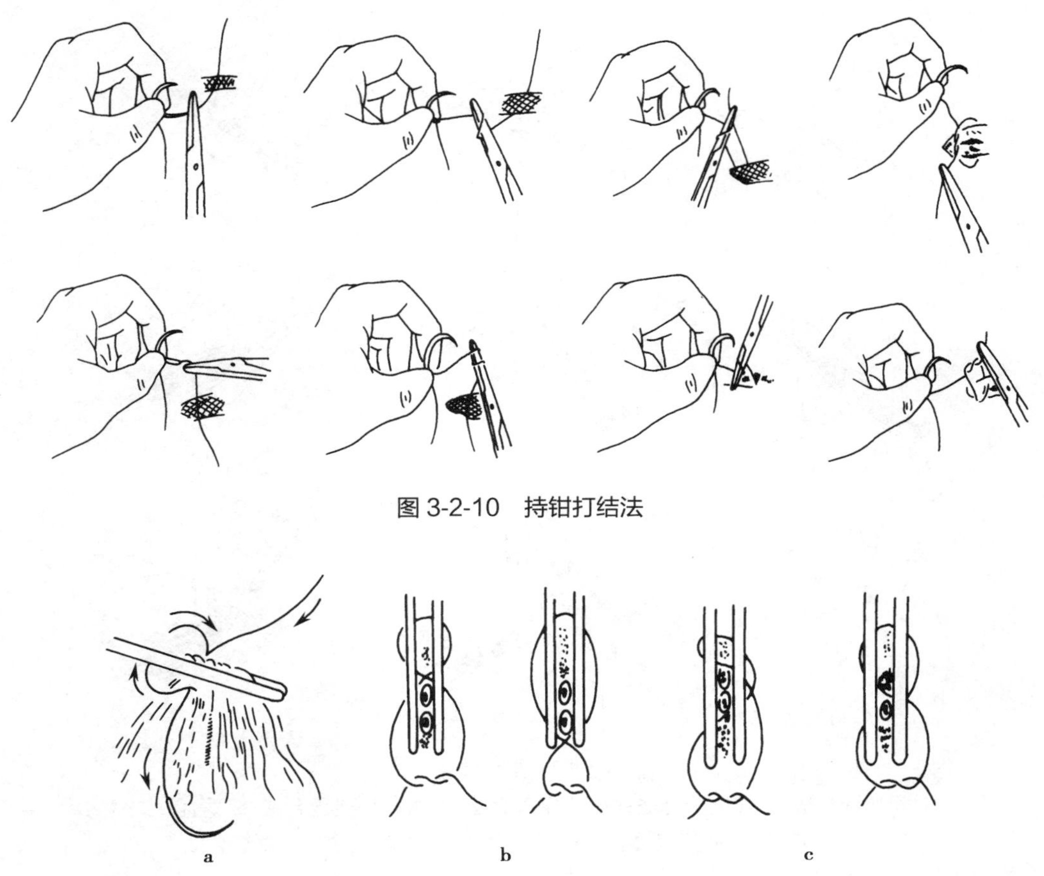

图 3-2-10 持钳打结法

图 3-2-11 贯穿结扎法

a. 结扎方法；b. 正确的结扎；c. 错误的结扎

三、缝合与剪线

(一) 缝合

组织缝合时应注意以下几点：①各层组织应按层次进行严密而正确的对合。②每层缝线在两侧所包含组织的厚度应相等，并应为同类组织相缝合。③缝合线结扎的松紧度要适当，不割裂缝合组织，不使结扎部位组织发生缺血性坏死。缝合皮肤时，应使皮肤表面的对合线略微隆起，不下陷或卷曲。④无论何种缝线均为异物，应尽量减少缝线用量。常用的缝合方法包括间断缝合法、连续缝合法、“8”字缝合法、褥式缝合法、毯边缝合法、荷包缝合法、胃肠浆膜肌层缝合法、胃肠全层水平褥式内翻缝合法(图 3-2-12)。

1. 间断缝合法　将缝线穿过切口两侧边缘即行打结，每缝一针做一次结扎，两针互不相连。间断缝合法简单、安全，不影响创缘的血液供应，是最常用的缝合方法。缝合时，缝线应与创口垂直。针距、边距的大小和进针深度因缝合组织的种类而有所不同，但以能达到密切对合、不留空隙为目的，针距与边距应大致相等。如缝合皮肤，一般边距 0.5~1cm，针距 1~2cm；筋膜及其他组织边距 0.2~0.5cm。

2. 连续缝合法　从切口一端开始缝合，先做一间断缝合后不剪断缝线，用同一缝线连续缝合至切口另一端再行打结。最后打结时，线头应留在出针点的对侧边，将其与针孔所带的缝线进行打结。此法的优点是节省了用于打结的时间，减少组织内存留的线头，创缘受力较均匀，对合较严密，常用于缝合腹膜、胃肠道和血管等。其缺点是缝好后如有一处断裂，则整个缝线松脱，故缝合张力较大的组织时不宜采用。

3. “8”字缝合法　缝合行程如“8”字，按缝线交叉处位于组织的深面或浅面，又可分为内“8”字缝合法和外“8”字缝合法。此法能减少结扎次数，不影响创缘的血液供应，且可耐受较大的张力，常用于缝合腱膜及腹直肌鞘前层。

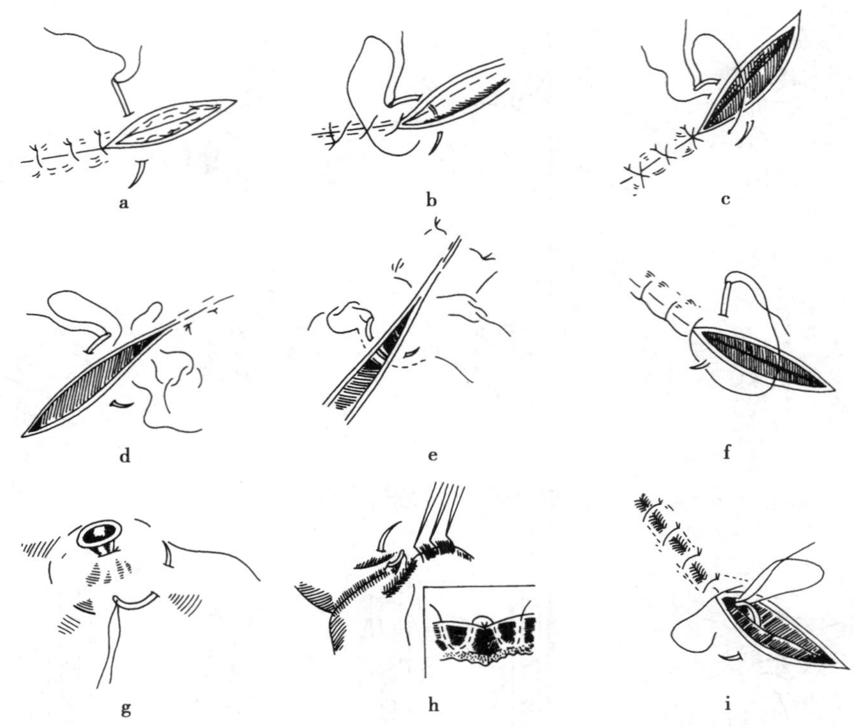

图 3-2-12 常用缝合方法

a. 间断缝合法；b. 连续缝合法；c. "8" 字缝合法；d. 水平褥式缝合法；e. 垂直褥式缝合法；f. 毯边缝合法；g. 荷包缝合法；h. 浆膜肌层缝合法；i. 全层内翻缝合法

4. 毯边缝合法 又称锁边缝合法或连续交锁缝合法。缝合方法和连续缝合基本相似，但缝线互相交锁。多用于胃肠手术吻合口后壁全层缝合。缝好后，因缝线交锁，各处松紧度即不易再变动。缝合时，每缝一针应随时将缝线收紧至适当程度。

5. 褥式缝合法 可分为水平褥式与垂直褥式两种，每种又各有间断与连续两种方法。水平褥式缝合可用于腹膜缝合、血管吻合，结扎后使创缘外翻，内面比较光滑，缺点是对缝线圈内创缘的血液供应有一定影响。垂直褥式缝合多用于缝合松弛的皮肤，可使其对合整齐，防止内翻或重叠。

6. 荷包缝合法 缝线行程为环状，用于缝合关闭小的孔洞，在胃肠、胆囊和膀胱等器官的造口术中，用于固定引流管。胃肠、胆囊等荷包缝合，缝线都只在浆膜肌层，不进入其内腔；疝修补术中，疝囊颈荷包缝合的缝线应通过疝囊壁全层。

7. 胃肠浆膜肌层缝合法 用于胃肠手术中，使浆膜面互相对合。缝线由浆膜面穿入，通过肌层至黏膜下层后，折转向外，不进入胃肠腔。浆膜肌层缝合法有多种方法，常用者为 Lembert 缝合法，其针距、边距各约 0.5cm，缝合后可使切口内翻。此缝合方法又分为间断和连续两类。

8. 胃肠全层水平褥式内翻缝合法 连续全层水平褥式内翻缝合法又称 Connell 缝合法。其缝线通过胃肠壁全层，使其内翻，浆膜面相对。此法用于胃肠吻合术中缝合前壁全层，其边距约 0.3cm，针距约 0.5cm。

(二) 剪线

结扎血管或缝合组织的线头均应剪短，以减少留于组织中的异物，但不宜过短，否则线结容易松脱。线头应留的长度，与缝线种类、粗细及结扎的重要性有关，粗线、肠线、易滑的合成线及重要的结扎线，线头可留长一些。一般丝线应留 1~2mm，肠线约留 3mm，皮肤缝线留 0.5~1cm。

剪线时，由打结者提起结扎线，偏向一侧，使不妨碍剪线者的视线。剪线者右手持线剪（多用尖头直剪或一尖一圆头剪），微张开剪尖，以一侧剪刃沿结扎线滑下至线结处，再将剪刀略侧斜，剪断结扎线。

四、拆线与换药

（一）拆线

拆线是指拆除皮肤上的缝线，埋于组织内的缝线一般不需拆除，如果切口内感染化脓则将暴露在外的缝线拆除。拆线的时间取决于缝合部位的血液循环、张力大小、深层组织缝合的牢固程度和机体的营养状况，头、面、颈部可在术后 4~5 天拆线，胸、腹和一般切口术后 7 天左右拆线，四肢切口术后 7~9 天拆线，邻近关节切口术后 10~14 天拆线，减张缝合线术后 14 天左右拆线。根据实验情况，也可不进行拆线，小动物手术后皮肤线头多可自行脱落，不需拆除。

拆线时，先除去覆盖的敷料，消毒线结及其周围皮肤，用无菌镊提起线头，使线结下埋于皮内的缝线外露一段，用拆线剪或尖头剪将露出部剪断，拉出缝线，勿使外露缝线通过深部组织（图 3-2-13）。最后，将缝线针孔处再次消毒，需要保护的切口可覆盖敷料。

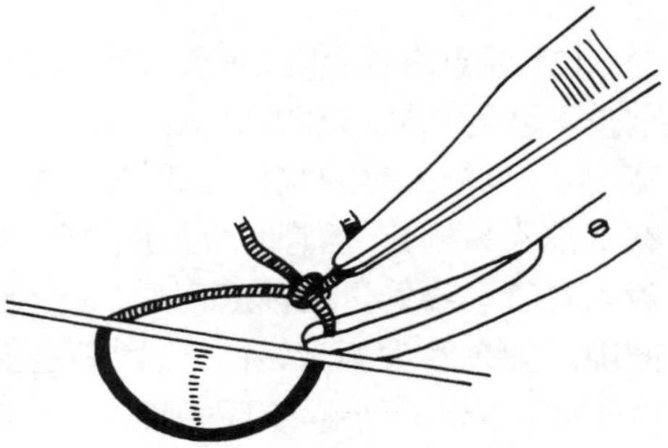

图 3-2-13　拆线方法

（二）换药

进行较长时间的动物实验时，手术后的切口、瘘口、引流口或留置导管的出口处需要定期消毒和更换敷料，换药的次数视具体情况而定。

换药前要做好器械及材料准备，包括灭菌的换药碗或弯盘、有齿镊或无齿镊、拆线剪或尖头剪，以及消毒用酒精棉球（或纱球）、碘酒棉球（或碘伏棉球）、灭菌敷料、胶布。如果切口发生感染需要冲洗，还应准备生理盐水、过氧化氢溶液或抗生素药水等。

换药时，用手取下外层敷料，用镊子取下内层敷料。如伤口分泌物干结粘着敷料，可用盐水湿润后再揭下。用两把镊子进行操作，一把镊子接触伤口，另一把接触无菌物品。先用酒精棉球由内向外消毒伤口周围皮肤，再用盐水棉球清洁创面。分泌物较多、创面较深时，可用生理盐水冲洗。根据创面情况覆盖纱布或安放引流物，上面加盖纱布或棉垫，包扎固定。

第三节　动物实验外科常用手术方法

Section 3　The common surgical methods in animal experiments

在动物实验中常需要监测血压、心率、呼吸等指标，进行采血、输液、给药等操作，建立实验动物模型时也经常需要给予一定的手术处理。因此，插管术（intubation）、切除术（resection）和吻合术（anastomosis）是动物实验和动物外科手术中十分常用的操作方法。

一、插管术

（一）气管插管术

为了保持呼吸道通畅，减少病死率，在许多动物手术中要进行气管插管。大动物如犬、猪等，气管插管操作较容易，啮齿类动物操作困难，常行气管切开后插管。

1. 大动物气管插管

(1) 操作方法：犬、猪、羊等大动物的口腔较人类长，犬的喉管较粗，猪的较窄。进行气管插管时要选择较长的喉镜和气管导管，成人用喉镜一般难以抵达大动物会厌，可将喉镜前段用不锈钢压舌板加长 6~7cm，压舌板用不锈钢铆钉固定在喉镜片腭面。选择气管导管时应参考动物的体重，如 10~15kg 的猪一般选用 24~26 号导管，20~25kg 的猪选用 28~30 号导管为宜。气囊导管插管前先检查气囊有无破损，确认不漏气后才可使用。插管时，先将动物静脉诱导麻醉，仰卧或俯卧于手术台上，使其颈部伸直，在助手帮助下用绷带将动物的上下颌拉开张大，用舌钳将舌头向外拉出，用盐水纱布包裹后置于口角。术者轻柔地插入喉镜，轻贴舌面前进，镜片抵在会厌与舌根之间时轻提喉镜，挑起会厌，显露声门。声门显露后，左手保持喉镜位置不动，右手取气管导管，在明视下待声门自然打开时，将导管迅速送入声门下气管，退出喉镜，导管尖端通过声门深度3~5cm为宜。插管后，首先要检查导管是否在气管内，方法是用一只手压迫动物的胸廓，另一只手在导管口感觉有无气体呼出。若无气体呼出，则导管可能误入食管，应立即拔出，重新进行插管，直至导管内有气体呼出为止。气囊导管插入后要对气囊进行充气，充气量10~15ml。插管成功后，用胶布或绑带将导管固定于牙垫上，或用纱布垫于口中，再用绑带将导管和动物的上颌一起捆绑固定，防止导管滑脱。

(2) 注意事项：①插管前应禁食，猪、犬禁食12小时，羊禁食36小时，防止呕吐造成反流窒息。②插管前皮下注射0.5%硫酸阿托品0.04mg/kg，以减少呼吸道分泌物。③犬喉侧室及声带唇发达，声门比人类的宽，会厌也较人类的宽长。插管时，常用长喉镜片，直接提起会厌即可暴露声门。④猪的会厌较肥大，常卡在咽部不易挑起，插管时可借助导管将会厌挑起，声门显露后可见喇叭状的喉前部，一般较容易插入，很少滑入食管。导管进入前庭部后，应慢慢向左或向右，再向下旋转导管，使管尖避开喉小囊和喉后腔上方的间隙。如果管尖不旋转向下，则必定受阻于喉小囊或喉后腔的环甲膜，盲目用力插管只会造成黏膜损伤，严重者可插破喉小囊或环甲膜，甚至穿通喉腔。

2. 啮齿类动物与家兔气管插管　小动物进行气管插管时，常采用气管切开插管术。以家兔为例，操作方法如下：家兔常规麻醉后，仰卧位固定，头后仰。前颈部备皮、消毒后，自甲状软骨下缘沿正中线作一长5~6cm的纵行切口，用血管钳或手术刀柄分离左、右胸骨甲状肌，分离时不可用力过大，以免损伤血管和气管。分离后彻底止血，用拉钩将皮下组织及肌肉向两侧拉开，充分显露气管软骨环，用止血钳钳夹少许气管前壁提起，持尖刀反挑切开环间组织，根据气管导管的直径、插管目的及置管时间，选用不同的切口或进行气管开窗。行气管开窗剪切软骨时，需用止血钳钳住拟切去的软骨，以防其落入气管，造成动物窒息。气管内有分泌物和血液时，应用吸引器吸出或用棉球擦净。气管切开后，可借助止血钳将切口轻轻撑开，迅速插入事先准备好的气管导管，并用线捆扎或缝扎固定于切口处，以免滑脱。

（二）血管插管术

动物实验中常常需要反复采血、给药、补液等，为此需要进行血管插管。血管插管最常选用的血管有颈外静脉、颈总动脉、股静脉、股动脉等，这些血管分布比较表浅，管径较大，容易辨认，便于操作。

1. 颈外静脉及颈总动脉插管　犬、猪、兔的颈外静脉管径粗大，位置表浅，是头颈部的静脉主干。颈总动脉位于气管外侧，胸锁乳突肌前缘，其腹面被胸骨舌骨肌和胸骨甲状肌遮盖。

(1) 术前准备：动物麻醉后，仰卧位固定于手术台上，头偏向一侧，拟插管侧备皮、消毒、铺巾。

(2) 显露血管：在气管外侧，自甲状软骨至胸骨切迹纵行切开皮肤。用手从皮肤外面向上顶起，可见呈暗紫色的粗大血管，即颈外静脉。钝性分离颈外静脉周围组织，显露出一段血管即可进行插管。沿胸锁乳突肌前缘分离胸骨舌骨肌与胸骨甲状肌之间的结缔组织，在肌间隙找到一粉红色较粗的血管，触之有搏动感，即为颈总动脉。分离颈总动脉时，为避免损伤甲状腺前动脉，应从距离甲状腺以下较远处开始操作，动作要轻柔，切勿损伤血管和神经。分离过程中，应不时以生理盐水湿润手术切口。为了便于插管和结扎固定，要尽量将血管周围组织分离干净，并保证有足够的长度，颈总动脉应尽量分离得长一些，一般犬和小型猪为5~6cm，家兔和猫4~5cm，豚鼠和大鼠2~3cm。

(3) 血管插管：插管前需先准备好导管，将插入端剪一斜面，另一端连接于装有抗凝溶液或生理盐水的注射器或输液装置，将导管内充满溶液，排出气泡。轻轻挑起分离出的血管（颈外静脉或颈总动脉），在其深面穿过两根结扎线，用远侧结扎线结扎血管远心端，为了便于插管后结扎导管，近心端结扎线可先打一个单结但不收紧。用血管钳或手指夹住远侧结扎线轻轻提起作为牵引，动脉插管时可用动脉夹暂时夹住近心端，在两结扎线之间，用尖剪在血管壁上朝向心方向剪一裂口，将准备好的导管迅速从裂口插入，操作困难时可用尖镊将血管裂口的上份提起进行插管。插管后观察导管内是否有回血，试向血管内输入液体，观察局部组织是否肿胀或有溶液漏出，输液是否通畅。如插管有阻力或输液不通，则需调整导管方向或重新进行插管。导管插入成功并超过近心端结扎线后，用近心端结扎线将其结扎在血管内。为防止导管滑脱需将其固定，可用近心端结扎线直接固定导管，也可在缝合切口时用皮肤缝线固定导管。插管完成后，根据实验需要可以关闭缝合切口，将导管的一端留于体外与输液装置相连。

(4) 导管的保护：慢性实验需要长时间留置导管时，可从血管部位到背部做一皮下隧道，从颈背部抽出导管，让导管的开放端放在颈背部，这样可以大大减少动物对导管和实验装置的损坏。也可在颈背部安装布袋或给动物穿着自制背心，以保护导管。如果给一个可自由活动的动物输液，则连接导管和输液装置之间的导管必须采用耐用、可弯曲的保护装置。此外，还必须使用转环和滑轮等装置，防止输液管扭曲或缠结。

2. 股动脉及股静脉插管

(1) 术前准备：动物麻醉后，仰卧位固定于手术台，固定头部及四肢，插管侧后肢要放平，常规备皮、消毒、铺巾。

(2) 显露血管：动物股动脉和股静脉的位置表浅，在腹股沟下内方可触及股动脉搏动，以此为中点沿血管行走方向作切口，长 5~6cm。切开皮肤、皮下组织并向外侧拉开，可见到股部内侧的缝匠肌、耻骨肌。用蚊式血管钳在耻骨肌与缝匠肌交点处，轻轻地沿缝匠肌内侧缘向上下分离，并将分离的缝匠肌向外拉开，其下方即可见深筋膜包围着的血管神经束，股动脉、股静脉和股神经均位于其中，股静脉位于内侧，股动脉位于中间，股神经位于外侧。分离打开深筋膜束后，用蚊式血管钳小心分离血管、神经之间的结缔组织，显露血管。

(3) 血管插管：操作方法与颈外静脉、颈总动脉相同。股动脉、股静脉插管后的导管保护较为困难，故需长时间置管时多采用颈部插管。

3. 经股静脉或颈外静脉右心房插管　测定中心静脉压常采用经股静脉或颈外静脉右心房插管。插管前要检查导管内是否充满抗凝剂或生理盐水及其通畅情况，并将导管暂时夹闭。术前准备及显露血管的步骤同前，显露静脉后结扎其远心端，在近心端剪一小口，插入导管，打开导管夹，将导管向右心房方向徐徐送入。当导管送达右心房入口处时，静脉压随动物呼吸而上下波动，此时平稳下来的压力即为中心静脉压。经股静脉插管需经过后腔静脉才能到达右心房入口，插管前应准确测量从股静脉插管处到右心房入口处的距离（相当于动物右胸第二肋间处）。插管时，根据插入导管的长度和静脉压的波动，确认导管已插入右心房后结扎血管及导管，固定导管的方法同前。

二、吻合术

(一) 小血管吻合术

小血管吻合是常用的显微外科操作技术，也是断肢再植和器官移植等实验中的必备技术。小血管吻合的方法主要有缝合吻合、套管吻合等，缝合吻合又可分为端端吻合、端侧吻合、盘侧吻合、盘端吻合和镶嵌吻合 5 种，其中以端端吻合、端侧吻合最为常用。

血管吻合前要处理好血管断端。充分游离受损的血管，切除血管受损部分，剥离距血管断端 0.5~1cm 的外膜，用直剪剪去少许血管断端，使断面整齐，内膜光滑完整，以免吻合后血栓形成。

1. 缝合吻合术

(1) 端端吻合：显露并游离好两血管断端，用血管夹阻断血流，用肝素盐水（含肝素 0.125~0.25mg/ml 的生理盐水和 1% 普鲁卡因）反复冲洗管腔，吸出管腔内的血凝块，直至松开血管夹后有明显出血为止。切除修齐两断端后，将两血管断端拉拢，注意勿使血管发生扭曲。在血管前、后壁相对应的两点，通过血管壁全层，缝两根牵引线并结扎，注意要使血管断端的边缘外翻，内膜相对合。在两牵引线之间，用间断或连续缝合法缝合血管前壁。缝合完前壁后，将血管夹和牵引线翻转 180°，用同样的方法缝合后壁（图 3-2-14）。缝合时，针距、边距要适当，缝合动脉时边距一般为血管壁的 1~2 倍，针距约为边距的 2 倍，缝合静脉时比例可大一些。结扎缝线时用力要均匀一致，以免内膜出现皱褶。进行端端吻合的两个血管断端直径应相近。当两血管直径相差小于 1/3 时，可将较细血管断端修剪成 45°~60°的斜面，再行缝合。当两血管直径相差达 1/2 时，则应行端侧吻合。缝合完毕后，撤去血管夹，检查通血情况。吻合良好时血管迅速充盈，如发现明显漏血应立即补缝。若系动脉，在吻合处下游可出现搏动。血管吻合部位用附近软组织覆盖，然后关闭伤口，包扎固定。

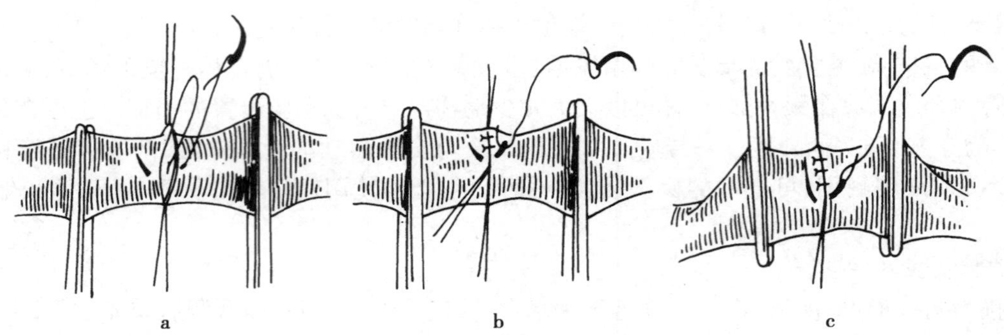

图 3-2-14　血管端端吻合术

a. 作牵引线；b. 缝合前壁；c. 翻转血管缝合后壁

(2) 端侧吻合：端侧吻合是指血管的一端与另一血管的侧壁相吻合，多用于两血管断端直径相差较大的情况。另外，器官移植时（如肾移植），为保持受体血管不切断，需要在其血管壁上“开窗”，将供体血管与其相吻合以接受血液供应，也常采用此法。吻合部位应选择在血管缝合后，其偏斜角度在 30°~60°为宜，不宜作垂直方向的缝合，以减少血液涡流的形成。较细血管的断端应剪成斜面，较粗血管侧壁的切口应比较细血管的断端斜面略大。在较粗血管的拟定吻合处上下游各夹一个血管夹，用镊子或用缝线缝合一针作为牵引提起血管壁，然后剪出合适的梭形切口。以肝素盐水冲洗管腔，将较细血管断端与之进行缝合。缝合时，可先在 12、3、6、9 点处各缝一针牵引线，作四定点，然后依次缝合其间的血管壁。

2. 套管吻合术　小血管套管吻合术是在血管内安放一定长度的明胶或纤维蛋白制成的可溶性套管或聚乙烯管，用于血管吻合。放入内套管时，两血管断端均需外翻且对接紧密，然后在内套管表面凹槽处，用线将血管扎在内套管上固定，接头处还可用一层特制的胶原粘片包裹固定。

3. 吻合器吻合术　小血管吻合还可使用专用的血管吻合器，如垫圈式血管吻合轮、订书机式吻合器等，具体操作可参考使用说明书。

（二）肠吻合术

肠吻合术有开放式、闭合式；端端吻合、端侧吻合、侧侧吻合；两层缝合法、一层缝合法。手术中通常采用开放式端端吻合两层缝合法。以小肠切除吻合术为例，吻合前先要进行肠管准备，将部分肠管提出腹壁切口外，分离肠系膜。肠管切除范围若在 10cm 以内，系膜可在与肠管相接处分离；如果肠管切除范围较大，系膜应呈扇形分离；如为恶性肿瘤，则系膜应分离至近根部。分离时，用血管钳从系膜无血管处穿过，分次钳夹、切断、结扎。在肠管拟切断处，应分离出 0.5~1cm 的无系膜附着缘。在拟切断处两端，各以有齿血管钳与肠横轴呈约 30°角斜行钳夹肠管，使肠壁的系膜缘多保留一些，这样不仅能保证断端血供良好，而且也使吻合口直径相对增大。用拇、示二指夹住肠管将小肠内容物挤向两端肠腔，然后用带橡皮套的肠钳，在距有齿血管钳外约 5cm 处夹住肠管。用生理盐水纱布垫保护腹壁切口，在两把有齿血管钳之间切断肠管，肠管断端 0.5~1cm 内应无肠系膜附着，移去切除的肠管，用消毒液擦拭两肠管断端后将其靠拢。

1. 端端吻合　将两肠管断端并排靠拢，周围以盐水纱布垫保护。在肠管两侧距吻合口 1cm 处，用丝线各缝一针作牵引，然后在肠管后壁距吻合口约 0.5cm 处，用 0 号丝线作 Lembert 缝合（后壁间断浆肌层）。除去有齿血管钳，剪去被其压榨的肠壁，以 0.5% 氯己定醇擦拭肠腔。后壁做全层毯边缝合，第一针打结后，用血管钳夹住短线头，长线头继续缝合至对侧肠壁。每针距断缘 0.3~0.4cm，针距 0.4~0.5cm。后壁全层缝完后，仍用该长线转至前壁进行 Connell 缝合，每缝一针须收紧缝线，并使肠壁内翻（图 3-2-15）。前壁全程缝完后，将该长线头与后壁全层毯边缝合的第一针短线头会合结扎，使线结留在肠腔内。除去肠钳，间断缝合前壁浆肌层。对兔、啮齿类等肠管管腔较细的动物，各层均宜采用间断缝合，防止吻合口狭窄。缝合完毕后，以拇、示两指检查吻合口的大小，一般至少应易于通过拇指或示指末节。检查吻合口是否严密对合，必要时补加浆肌层缝合。最后缝合肠系膜裂隙，缝合时应紧靠裂隙边缘，注意勿刺破或结扎住系膜血管，以免影响吻合口处肠管的血液供应。检查吻合口肠壁的血液循环是否良好及有无肠管扭曲

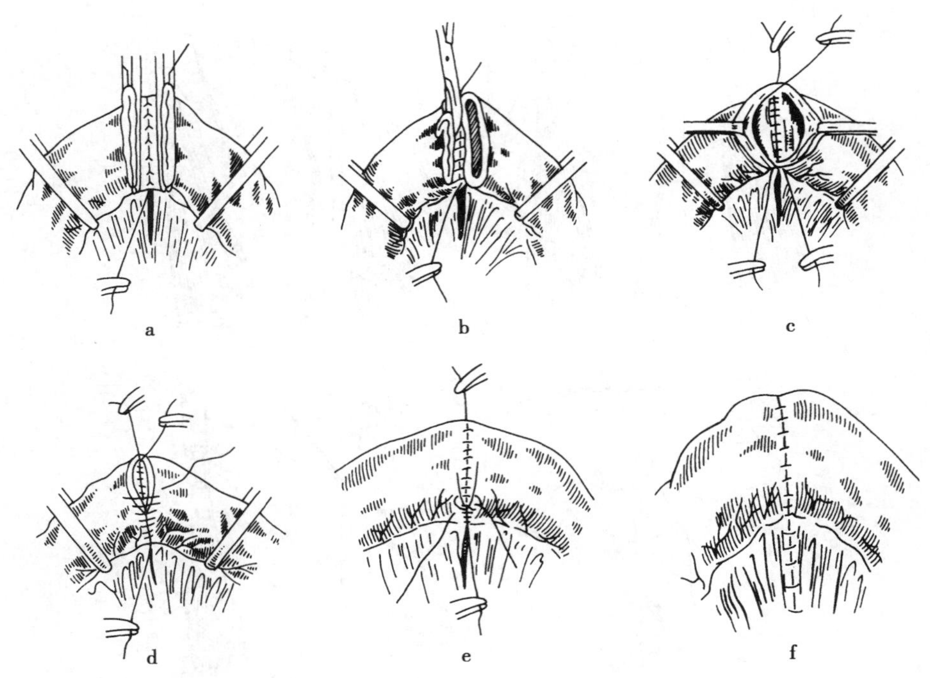

图 3-2-15　小肠端端吻合术

a. 缝合肠管后壁浆肌层；b. 剪去被压榨的肠壁；c. 毯边缝合后壁全层；d. 全层内翻缝合前壁；e. 缝合前壁浆肌层；f. 缝合肠系膜裂口

等情况。

2. 端侧吻合　如果两肠管口径悬殊，不宜进行端端吻合，如回肠或空肠与盲肠吻合时，应行端侧吻合。先将回盲口行两层缝合封闭，然后在盲肠壁上顺纵轴方向作一与回肠或空肠断端口径相一致的纵切口，将回肠或空肠断端与之作端侧吻合。吻合方法同端端吻合，先作全层后壁连续缝合，再作前壁内翻缝合。小动物只作全层间断缝合，不加缝浆肌层，以免造成狭窄。

3. 侧侧吻合　小肠部分切除后，将远、近小肠断端缝合关闭后再做侧侧吻合。用肠钳分别夹住预吻合的两段肠管，吻合部位尽量靠近断端。吻合口在肠系膜对侧缘的肠壁，一般长 4~6cm。缝合方法是将两肠钳靠拢，预缝合两端浆肌层各缝一针作牵引，继用细丝线作后壁浆肌层缝合。然后在距断缘约 0.5cm 处，做平行等长的肠管浆肌层切开，再剪开不超过浆肌层范围的黏膜层。用 0.5% 氯己定醇消毒肠腔，后壁全层作毯边缝合，以同一缝线连续内翻缝合前壁全层。松去肠钳，间断内翻缝合前壁浆肌层。侧侧吻合操作较简单，吻合口不受肠腔大小的制约，一般不致引起狭窄，但不如端端吻合符合生理要求，术后可能出现盲袢综合征。

(三) 肌腱吻合术

肌腱吻合术是创伤外科和断肢（指）再植实验中的常用技术，常用的方法有双“8”字缝合法和双直角缝合法。

1. 双“8”字缝合法　在距肌腱断端约 2cm 处，用直针和细线横行穿过肌腱，再斜行交叉穿过 2~3 次。然后用另一针于相反的方向交叉穿过肌腱 2~3 次（图 3-2-16）。注意肌腱内的线不要互相纠缠，以致不能收紧。将肌腱断端修切整齐后，两针由断面穿出。修切整齐断裂肌腱的远侧端，对正两断面，将双针线穿过远侧肌腱断面，再由两侧穿出，按上述方法斜行交叉穿过 2~3 次。在该侧肌腱断端的侧部穿出两线，收紧并打结。然后间断缝合两断面数针，缝合部位最好能用软组织覆盖，以防术后发生粘连。

2. 双直角缝合法　修齐断端后，在距近侧断端约 1cm 处，垂直于肌腱的长轴穿过肌腱中心到该腱的另一侧，再以相同的距离、相反的方向垂直地穿过远侧断腱，完成第一道缝合。用此针在与前一进针方向成直角，距断端相同距离处，依次垂直穿过近侧和远侧的断腱，完成第二道缝合，收紧缝线并打结（图 3-2-17）。最后，间断缝合数针以加强。

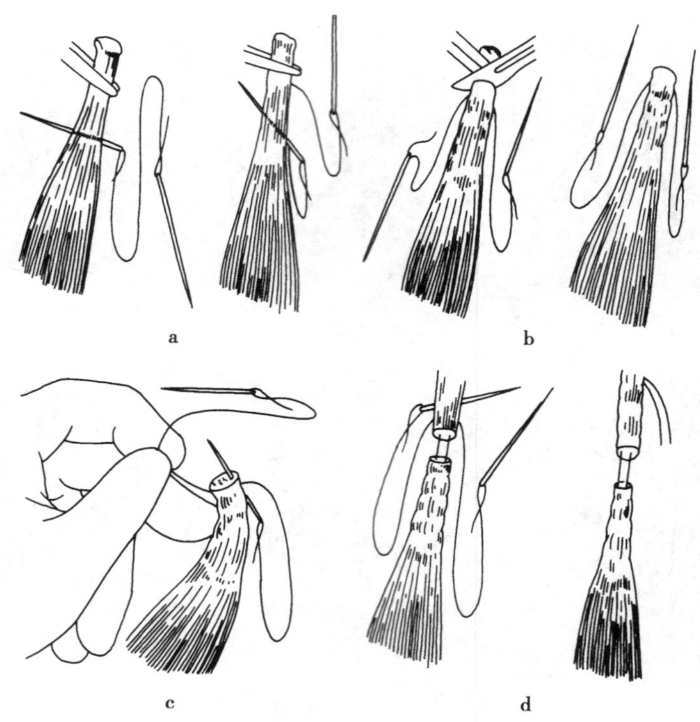

图 3-2-16　肌腱双“8”字缝合法

a.“8”字缝合近侧端；b. 修切肌腱断端；c. 缝线由近侧端面穿出；d. 缝合远侧端后拉紧缝线

（四）神经吻合术

神经吻合前，应熟悉其解剖结构和位置，确认神经断端。将两断端稍加修剪整齐，尽量保留长度，两断端摆正后，用 5-0 或更细的丝线或尼龙线，于神经断端两侧上、下各缝一针外膜作牵引，在两牵引线之间做前侧间断或连续缝合，针距约 1mm，边距约 2mm。前侧缝合完毕后，将牵引线向上翻转，使神经翻转 180°，缝合后侧。术后注意观察吻合的神经功能。

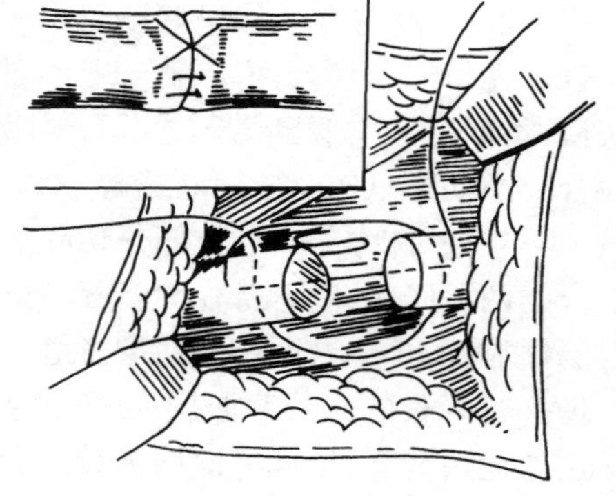

图 3-2-17　肌腱双直角缝合法

三、切除术

（一）胃造瘘及胃切除术

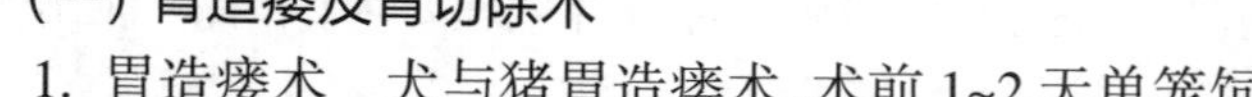

1. 胃造瘘术　犬与猪胃造瘘术，术前 1~2 天单笼饲养，禁食 24 小时。动物麻醉后，仰卧位固定于手术台上，腹部手术区备皮、消毒、铺巾。作上腹部正中切口，长约 8cm，打开腹腔后，用手将胃牵出切口，根据实验目的确定造瘘处。先在距离拟造瘘处 3~5cm 处的胃壁上切一小口，将瘘管导管一端插入胃内，在拟造瘘处选择无血管区，用插入胃内的导管头自胃内顶起胃壁，用尖刀在此切开被顶起的胃壁各层。切口应尽量窄小，以导管能自胃内强行拉出为度。导管尾端留在胃内 3~4cm，并在导管壁上剪数个小孔，以利胃内容物引出。用丝线将胃瘘导管固定于胃壁上，缝合原用于放入导管的切口。在距腹壁切口 3~5cm 处另作一小切口，将导管的头端从此口引出并暂时夹闭。冲洗腹腔，检查造瘘口无出血或外漏后，关闭腹腔，将导管固定于腹壁上避免滑脱。术后动物单笼饲养，限制活动范围，避免其撕咬瘘管导管。

2. 胃切除术　犬、猪、大鼠胃切除术，术前禁食、禁水 12~24 小时。开腹前操作同胃造瘘术，打开腹腔后，用无齿环钳或手将胃牵出切口，仔细辨认胃部的主要血管，确定切除的范围和位置。在拟切除的位置，用血管钳在靠近胃壁的网膜无血管区穿洞，钳夹、切断、双重结扎通向胃壁的血管分支，游离拟切除部分的胃大弯、胃小弯及十二指肠。行全胃切除术时，将十二指肠和食管下端按肠吻合方法作端端吻合，或封闭十二指肠残端，将食管和空肠作端侧吻合。行胃部分切除术时，因胃断端口径大于肠腔，需先封闭胃小弯侧残端，胃大弯侧断端预留大小适宜的吻合口，再将胃大弯侧断端与十二指肠或空肠相吻合，吻合方法同肠吻合术。术后动物单笼饲养，禁食3~5天，再从流质饮食开始逐渐恢复正常饮食，禁食期间可静脉补充营养。

（二）肝切除术

肝切除术操作的关键是正确分离和结扎肝叶动、静脉。因此，术前必须熟悉动物肝脏的解剖结构、肝脏的分叶及其血管的分支走向，以减少术中出血和不必要的损伤。

1. 全肝切除术

(1) 犬全肝切除术：术前禁食12~24小时。动物麻醉后，仰卧位固定于手术台上，上腹部手术区备皮、消毒、铺巾。取上腹部正中切口，开腹后将肝脏向上掀起，分离肝蒂，游离下起第一空肠动、静脉上至肝门一段的门静脉，以及下起右肾静脉上至肝后缘一段的后腔静脉。切断与肝脏相连的所有韧带。钳夹阻断已游离的门静脉段和后腔静脉段，将两静脉行侧侧吻合，钳夹、切断、双重结扎肝蒂。犬肝蒂内血管、胆管粗大，应在贴近肝脏处结扎、切断胆总管、肝固有动脉和门静脉等重要结构。除去切下的肝脏，用生理盐水冲洗腹腔，检查门静脉和后腔静脉吻合口处及肝蒂结扎处无出血后，关闭腹腔。

(2) 大鼠全肝切除术：大鼠全肝切除的方法与犬相似，但大鼠全肝切除后病死率很高。一次性全肝切除，动物多在术后几小时死亡，主要与门静脉突然被阻断有关，因此大鼠全肝切除最好分两期手术完成。先将腔静脉和门静脉不完全阻断，使其管腔变小，肝循环血量减少，让门静脉重新建立其他侧支循环，间隔1~2个月后，再行二期手术，游离切除全部肝脏。

2. 肝部分切除术

(1) 犬肝部分切除术：术前准备同全肝切除术。打开腹腔后，在肝门处游离、结扎并切断肝蒂中的肝固有动脉向拟切除肝叶的分支，同时分离、结扎并切断拟切除肝叶的静脉、肝管。如切除范围较大或行右半肝切除时，应连同胆囊一并切除。切断与拟切除肝叶相连的韧带，游离拟切除的部分肝脏并将之切除，肝断面仔细止血后，用邻近的韧带或大网膜覆盖，并放置引流管。冲洗腹腔，检查无出血后关闭腹腔。

(2) 大鼠肝部分切除术：术前准备同全肝切除术。开腹后，将切口向两侧拉开，显露肝脏。将肝脏全部或拟切除肝叶提出切口至湿纱布上，剪断周围连接肝脏的韧带，用手提起肝中叶和肝左叶呈竖直位并稍向上牵拉，即可显露各叶肝脏的供血血管，用4-0丝线结扎拟切除肝叶近肝处的血管基部。将肝叶放于纱布上，在其游离缘切数个小口，让肝叶内的血液流在纱布上，以减少切断血管时流入腹腔的血液。在血管结扎线的远端切去拟切除的肝叶。将保留的肝叶还纳腹腔。冲洗腹腔，检查无出血后关闭腹腔。

（三）肾切除术

1. 大鼠全肾摘除术　术前禁食12小时。大鼠麻醉后，取俯卧位，固定四肢，在背部或腹部手术区常规备皮、消毒、铺巾。以肋脊角为标志作左或右背部斜切口，逐层切开分离进入腹腔，找到肾脏，用止血钳分离肾周围脂肪囊和肾蒂，分离肾上腺时应特别小心，避免将其损伤。充分暴露肾脏后将其牵出切口，用止血钳在肾门下钳夹肾蒂，确认肾动脉、肾静脉和输尿管均被钳夹住后，进行双重结扎或贯穿结扎。结扎线头暂不剪断，用剪刀剪断结扎线上部肾蒂，摘除肾脏。清理腹腔，提起未剪断的结扎线头，将肾蒂放入腹腔，确认无出血后剪断结扎线头，关闭腹腔。

2. 大鼠肾部分切除术　以左肾部分切除术为例，术前准备同全肾摘除术。经左背部斜切口进入腹腔，充分暴露左侧肾脏，分离肾周脂肪囊，小心分离肾上腺，然后迅速切除左肾上、下极。切除的方法有以下两种：一种是用剪刀或刀片直接剪切去上、下极，以明胶海绵压迫断面止血，复位肾脏，清理腹腔，检查无出血后，关闭腹腔。另一种是在游离左肾后，沿拟切除肾极的边缘，切开肾脏被膜并向两侧剥开，暴露出肾实质直至肾蒂上缘水平，自欲切断处，穿过一根带有两股缝线的直针，将两股线在两侧分别打结。缓缓用力收紧缝线并将肾组织勒断，其中的结缔组织和大血管也被一并结扎。切除拟切除的部分肾脏，将剥开的被膜复位，缝合覆盖住肾脏断面。复位肾脏，清理腹腔，确认无出血后关闭腹腔。

（四）脾切除术

猪、犬和啮齿类动物的脾脏呈长形，镰刀状，腹侧宽，在腹腔内游离度较大，容易寻找和辨认。

1. 大鼠全脾摘除术 术前禁食12小时。动物麻醉后,呈仰卧位,固定四肢,腹部手术区备皮、消毒、铺巾。取上腹部正中切口,开腹后寻找到脾脏,将其牵出切口,检查脾蒂内的动、静脉血管走向。用两把血管钳在脾门下方血管的主干部夹住全部脾蒂组织,在两钳之间将其切断,摘除脾脏。用血管钳在近肝动脉端夹持脾蒂,并作钳内双重结扎或贯穿结扎。清理腹腔,确认结扎处无血后关闭腹腔。术后动物单笼饲养,麻醉清醒后一般能自行摄食,不需特殊护理。

2. 犬脾部分切除术 脾部分切除术的关键是处理断面。断面处理的方法很多,如直接缝合法、大网膜包被法、游离脾被膜包被法、反转脾被膜包被法等,其中,游离脾被膜包被法较为常用。

术前准备同全脾切除术。打开腹腔后,用拉钩将切口向两侧牵拉,充分显露腹腔内容物,推开肠管找到脾脏。用手将脾脏牵出切口外,靠近脾门结扎脾上或下极血管(根据切除的范围结扎相应数量的血管)。结扎血管后,脾脏会出现缺血平面,脾实质呈苍白色,和正常脾组织形成明显界限。用无损伤血管钳夹持脾脏,在缺血平面上1.0~1.5cm处,作水平"U"形交锁缝合,切除缺血区脾脏,结扎断面出血小血管。剥离切除部分脾脏的被膜,缝合固定于脾断面,将脾脏送入腹腔复位。检查、确认无出血后,关闭腹腔。

(五) 垂体切除术

垂体切除术一般选用啮齿类动物,因为啮齿类动物蝶鞍平整,垂体易被摘除。

1. 经外耳道针吸大鼠垂体

(1) 抽吸器械的准备:将12号注射针头的头端稍磨圆,并稍向开口面弯曲,外加套管(壁厚0.3mm),露出的针尖长短根据大鼠个体大小而定。将注射针头接在玻璃接管上,用皮管连接玻璃接管与负压吸引器。玻璃接管上开一小孔,用以调节负压的大小。

(2) 手术方法:大鼠麻醉后,头侧朝向术者。术者左手拇指、示指、中指三指将大鼠头部固定,右手持抽吸器,示指按于玻璃接管的小孔上,针尖斜面严格指向大鼠颅底侧。先将穿刺针头缩入套管内,沿外耳道插入,至套管抵达耳道有触骨感觉后,将套管固定,针芯用力插入,穿破颅骨,此时针尖从鼓泡内壁进入颅内达蝶枕缝附近,下丘脑下方,垂体腺上方。血管、神经被针尖弯曲面推向上方,针尖斜面朝向下方的垂体。开动负压吸引器,轻轻地小幅度转动穿刺针,示指按紧玻璃接管开孔,待玻璃接管内有灰白色垂体组织被吸出后,拔出穿刺针,手术结束。

(3) 注意事项:①穿刺针的针尖斜面严格朝向颅底,否则负压吸引时会吸及周围脑组织。若方向相反,则吸及下丘脑组织。②穿刺针刺入颅内后严禁大范围摆动,以免损伤颅内血管、丘脑下部。③术后可连续3天腹腔内注射5%葡萄糖和抗生素,以提高成活率。最初两天还可肌内注射可的松,减轻炎症反应。

2. 经咽旁入路切除兔垂体

(1) 术前准备:经兔耳缘静脉麻醉至角膜反射明显减弱为止,同时静脉滴注氢化可的松5mg/kg、青霉素10^5U。动物麻醉后仰卧位固定于手术台上,手术区备皮、消毒、铺巾。

(2) 手术方法:在严格无菌条件下,采用显微技术操作。切口选择在喉管与左侧下颌角之间,长约2cm。切开皮肤、皮下组织及颈阔肌,显露喉管外侧壁及附着在下颌角的翼内肌起始部,以及位于二者之间的颌下腺。紧贴翼内肌内侧向深部分离,即可见紧贴下颌骨呈前后走行的二腹肌。喉管与二腹肌肌腱之间、颌下腺之前存在一疏松间隙,容易钝性分离达到中线。将喉管牵向对侧,可见到或摸到中线旁颅底有一骨性突起,即翼突。咽后壁黏膜附着于翼突上,自翼突后缘将中线上一薄层结缔组织向嘴侧分开或剪开,即见到纤维呈前后走行的椎前肌。该肌止于基枕骨两侧,部分纤维向前覆盖基蝶骨。在达到中线的过程中,应以翼突为标志,自切口达翼突后缘仅能见到一根很细小的静脉,手术过程可无出血。显露椎前肌后,将咽后壁黏膜尽量向嘴侧分离并牵开,但注意不要损伤,以免术后血液流入口咽部造成窒息。将椎前肌尽量靠嘴侧自基蝶骨切断,此时注意保护中线上粗大的基蝶静脉。此静脉起于基蝶骨上的海绵孔,沿中线向后行走,撕裂后可引起出血而影响手术,不得已时可电凝切断此静脉。将椎前肌自基蝶骨向尾侧剥离到蝶枕缝.将基蝶静脉尽量向对侧牵拉,用一特制的小型牵开器牵开切口,在蝶枕缝前方3~5mm处、基蝶骨中线上用微型电钻钻孔,深3~5mm,即达鞍底硬膜。钻入蝶窦常有出血,可用骨蜡涂抹止血。扩大钻孔,将鞍底完全显露。鞍底硬膜呈白而微带淡红色,前后弧形陷入,两侧平坦。在10倍左右放大视野下用特制钩刀切开硬膜,垂体周围用小剥离子略加分离,用刮匙切除垂体。因垂体柄下段尚有少量垂体嗜酸性粒细胞，因而垂体柄切断处不应低于鞍膈平面。如有少许破碎垂体残留，可直视下用吸引器吸除。如需行进一步垂体移植手术，则在吸除鞍内血液及脑脊液后，用小剥离子分离扩大鞍膈孔，显露丘脑下部及正中隆起，将制备的垂体组织置于正中隆起周围，切取小片二腹肌片支托垂体组织并填塞鞍内。蝶骨钻孔以明胶海绵或骨蜡填塞，分层关闭切口。

(3) 术后处理：术后连续 3 天给予 5% 葡萄糖溶液及抗生素，两周内每日口服泼尼松 2mg/kg，以减少术后病死率。

(六) 卵巢摘除术

卵巢摘除术是指摘除雌性动物的卵巢，也常用于动物去势，方法简单易行，不同的动物均可进行。

1. 犬卵巢摘除术　母犬的卵巢位于骨盆腔入口处上侧方，近似圆形，表面凹凸不平，形似小核桃，包在卵巢囊内。卵巢囊开口很小，囊内含有许多脂肪组织，所以不易将卵巢自囊内挤出。卵巢系膜短，钩取时也比较困难。犬的子宫角长而直，呈“V”字形。子宫角壁较肠壁厚。子宫阔韧带与肠系膜相似，但血管较少，可由此相区别。

(1) 术前准备：术前检查动物是否处于发情状态。手术最好避开发情期，以免在摘除卵巢时发生大出血。术前禁食半天，以免肠道内容物较多而不易摸取卵巢。

(2) 手术方法：根据具体情况，可选择腹下切口或肷部切口进行手术。

1) 腹下切口法：切口位于脐后下方 1~2cm，腹中线上。动物麻醉后，仰卧位固定，术部备皮，常规消毒。切开皮肤、皮下组织，长度以能通过示指、中指两指为宜。钝性分离肌肉至腹膜，捣破腹膜，并将开口扩大至与皮肤切口等长。右手示指伸进腹腔，沿腹壁伸入到骨盆入口的上侧方探寻卵巢。先将一侧卵巢沿腹壁拉出到切口外，用丝线结扎卵巢系膜后将卵巢摘除。另侧卵巢按同样的方法取出后摘除。手术结束后，切口涂以碘酊消毒，术后 7~10 天拆线。

2) 肷部切口法：在脐后 2cm 向背中线作垂线，此线与腰椎横突相交处内侧 2cm 处为切口起点，由此向腹中线作 3~5cm 长的垂直切口。术部备皮，常规消毒，垂直切开术部皮肤及等长的腹外斜肌，充分止血后，钝性分离腹内斜肌及腹横肌。钝性穿破腹膜并向外扩大腹膜切口。用示指寻找子宫角，将子宫角及卵巢牵引出切口，两端用止血钳固定于切口外。摘除卵巢的方法同腹下切口术。

(3) 注意事项：腹下切口手术方便，可直视操作，出血较少，但术后容易感染。肷部切口手术虽不易感染，但手术难度较大。术中如遇膀胱充盈，妨碍操作时，可用注射器穿刺膀胱抽出尿液。犬术后隔离饲养，注意营养补给及抗感染治疗。

2. 猫卵巢摘除术　猫的卵巢位于腹腔，长约 1cm，宽 0.3~0.5cm。子宫属双角子宫，呈“Y”字形，中部为子宫体，长约 4cm。

(1) 术前准备：参考犬卵巢摘除术。

(2) 手术方法：根据具体情况，可选择腹白线切口或肷部切口。取腹白线切口时，动物仰卧位固定，切口的后界在耻骨前缘 1.5~2cm，向前延长 3.5~4.5cm。取肷部切口时，动物侧卧位固定，切口在第 3 腰椎横突下方 1.5cm 左右，向下垂直 3cm 左右。卵巢摘除的具体方法参见犬卵巢摘除术。

(3) 注意事项：猫卵巢摘除术消毒要求很严格，必须严格无菌操作。手术时如有必要，可腹腔内注入广谱抗生素后再关闭腹腔。术后注意观察动物情况，预防感染发生。

3. 兔卵巢摘除术　兔的卵巢不大，呈长椭圆形，长约 1cm，宽约 0.3cm。卵巢呈浅粉色，由卵巢系膜固定于腹腔的背壁、腰方肌的外侧缘和肾的后方。左、右卵巢的分布不在同一平面上，左侧卵巢在第 4 腰椎的水平位置，而右侧卵巢较左侧卵巢明显靠近前方。兔的子宫属双子宫型，是由一对几乎独立的、游离的子宫角弯曲而形成的。

动物麻醉后，仰卧位固定，腹部备皮、消毒。切口位于腹白线，后界在耻骨前缘 1~2cm 处，向前延长 3~4cm。常规操作进腹后，寻找到两侧卵巢，将其结扎后摘除，逐层缝合切口。

4. 大鼠与小鼠卵巢摘除术　大鼠和小鼠的卵巢都在肾脏下方，呈小球状，表面凹凸不平。子宫为双子宫型，呈“Y”形，左、右两侧子宫分别开口于两个子宫颈。

动物麻醉后，如取腹部切口则仰卧位固定，取背部切口则俯卧位固定。大鼠多采用腹部切口，小鼠多采用背部切口。

(1) 腹部切口:从腹部正中线切开皮肤,钝性分离肌肉、腹膜后进腹。寻找到卵巢,用镊子夹取出卵巢,用丝线结扎后将之摘除。

(2) 背部切口:背部手术区(肋骨之后,脊椎部分)备皮、消毒。去掉小鼠位于肾下缘卵巢部位的被毛后,透过菲薄的肌膜可见到浅黄色的卵巢。于卵巢部的肌膜上做一小切口,用眼科镊取出卵巢,以丝线结扎并切除。

(七) 卵巢子宫切除术

卵巢子宫切除术是指将雌性动物的卵巢和子宫一起切除的手术方法。常用于犬、猫等动物的去势。以犬为例,术前准备同卵巢摘除术。动物取仰卧位,切口位于脐后腹中线上,长4~10cm。切开皮肤及皮下组织,钝性分离肌肉及腹膜。用示指经切口伸入腹腔内探查子宫角,将其引出切口外。沿子宫角向前引出卵巢,向后引出子宫体,再沿子宫体引出对侧子宫角和卵巢。双重结扎两侧子宫阔韧带上的子宫中动脉,再在距阔韧带附着缘1cm处结扎子宫阔韧带,然后切断子宫阔韧带。结扎并切除卵巢悬吊韧带。最后贯穿结扎子宫体并将之切断,完整地摘除卵巢和子宫角。术中、术后给予抗生素预防感染,术后7~10天拆线。

(八) 睾丸摘除术

睾丸摘除术是指摘除雄性动物的睾丸,也就是通常所说的阉割,常用于雄性动物去势。

1. 犬睾丸摘除术　犬的阴囊位于腹股沟部与肛门之间的中央部。睾丸比较小,呈卵圆形,长轴自上后方向前下方倾斜。附睾比较大,紧密地附着于睾丸外侧面的背侧方。

(1) 术前检查:有外生殖器皮肤病、较大的疝、鞘膜积液、精索静脉曲张等病症时不宜手术。

(2) 手术方法:动物麻醉后,仰卧位固定。会阴部备皮、消毒。术者左手将睾丸挤入阴囊中际线的两侧,并用手指固定睾丸,防止其回缩到鼠蹊部。右手持刀,在睾丸最突出的阴囊壁上作与中际线平行的两个切口。切口不宜过大,能挤出睾丸为宜。挤出两个睾丸后撕断白筋膜,在精索最细处一次刮断两条精索。阴囊切口可不缝合,涂以碘酊,让其自行愈合。在挤出睾丸后,也可以通过结扎或捻转摘除两侧睾丸。

2. 猫睾丸摘除术　猫的阴囊较紧地贴在后臀两股之间,肛门的腹面,正中缝明显,睾丸较小。术前可通过按摩小腹迫使睾丸进入阴囊,有利于手术操作。具体方法参见犬睾丸摘除术。

3. 兔睾丸摘除术　公兔的阴囊不明显,贴于腹壁形成两个皱褶。鞘膜管较大,与阴囊内的鞘膜腔无明显界限,因此睾丸可自由地进入鞘膜管和腹腔内。兔的睾丸呈长卵圆形,长2.5~3cm,宽约1.2cm。

手术时,术者以左手中指由前向后逐渐按压兔的腹壁,将睾丸挤入阴囊中,并用拇指和示指将其固定。右手持手术刀,切开阴囊皮肤,连同总鞘膜一起挤出睾丸,用丝线结扎精索,切除睾丸。手术时一定要用丝线结扎总鞘膜,以防止肠管通过宽大的鞘膜管从阴囊切口脱出。

4. 大鼠睾丸摘除术　大鼠的睾丸在未成熟时位于膀胱附近,成熟后降入阴囊。睾丸呈椭圆形,淡红色。手术时,术者用左手手指轻轻按压腹部,使睾丸进入阴囊内,再用手固定住,然后切开阴囊皮肤将睾丸摘除。

(郭光金　雷艳)

第四节　动物器官移植技术介绍

Section 4　Introduction to techniques in organ transplantation

器官移植(organ transplant)无疑是人类攻克疾病征程中的重要方法之一,已广泛应用于临床,使成千上万的患者得以重获新生。但迄今为止,器官移植仍面临诸多巨大的挑战,仍有许多问题尚待进一步研究。因此,高效地建立器官移植动物模型,对研究解决器官移植中的科学问题具有重要意义。

一、单器官移植术

(一) 小肠移植术

同种异体小肠移植是目前开展的器官移植术中较难成功的一种。选用的动物较多,用于小肠移植后排斥反应研究多选用大鼠、小鼠。优点是来源容易，便于管理，价格便宜，但因个体小，血管、肠管吻合困难。用于移植肠的保存、移植肠功能和免疫反应研究多选用犬和猪，因为这些动物个体大，血管、肠管管径较大，易于吻合，观察移植肠腔黏膜变化方便，尤其是猪的消化道解剖和生理功能更接近于人，是小肠移植理想的模型动物。

同种异体小肠移植根据移植小肠长度的不同，可分为全小肠移植和节段性小肠移植。根据移植方式不同，又可分为原位小肠移植和异位小肠移植。原位小肠移植是一次将供体小肠移植给受体，一次端端吻合成功，可避免二次手术，但需在移植肠上造口插管通出体外，便于内镜观察和黏膜活检等。异位小肠移植可不切断受体小肠，不破坏受体动物肠道的正常生理功能，动物不易死亡，可用于研究移植肠免疫反应、病理变化及其功能；但不接近临床，待移植肠存活后，还需做二次手术和受体小肠相吻合连接。这里分别以猪、大鼠和小鼠为例，介绍手术方法。

1. 猪小肠移植术

(1) 术前准备：术前 30 分钟肌内注射阿托品 0.5mg，氯胺酮 20mg/kg，麻醉后呈仰卧位，固定四肢于手术台上，腹部手术区域去毛，消毒，铺巾，用静脉滴注 0.25% 硫喷妥钠维持术中麻醉，供体、受体方法相同。

(2) 供体手术：取腹部正中切口，按层次切开腹壁、腹膜进入腹腔，暴露小肠，找到并分离出肠系膜上动脉、肠系膜静脉，根据移植需要在不同位置切断肠系膜上动脉、肠系膜上静脉。作节段性小肠移植的在结肠动脉远端切断肠系膜上动脉、肠系膜上静脉。作全小肠移植的在肠系膜上动脉、肠系膜上静脉起始部切断。继而切取肠管（全小肠或节段小肠），将切取的小肠自肠系膜上动脉插管，灌洗 4℃乳酸林格液，灌洗压力为 7.8~9.8kPa，灌洗至肠壁发白，从肠系膜上静脉流出的液体澄清为止，肠腔以 4℃的 0.5% 甲硝唑溶液（100~200ml）灌洗后，将切下来的小肠置入 4℃乳酸林格液中保存待移植。

如为异位节段性小肠移植，可以 2 头猪互为供、受体，各自沿剩余的小肠行端端吻合以恢复肠道的连续性。

(3) 受体手术：麻醉、备皮、消毒和固定同供体操作。取腹部正中切口，按层次切开腹壁、腹膜进入腹腔，显露小肠。分别用血管夹和肠钳阻断并切断受体的肠系膜上动脉、肠系膜上静脉及其供应区的小肠（节段性或全小肠）。全小肠移植时，需于肠系膜上动脉、肠系膜上静脉起始部切断肠系膜上动脉、肠系膜上静脉及其所供血的小肠，保留近端空肠和末端回肠，然后将保存在林格液中的供肠取出，并置于受体腹腔切口处，将供肠的肠系膜上动脉、肠系膜上静脉与受体切断的肠系膜上动脉、肠系膜上静脉行端端吻合，原位小肠移植将供体小肠空肠端和回肠端与受体保留的空肠端和回肠端作端端吻合，在移植小肠近端造口插管固定于腹壁外。节段性小肠异位移植时，将移植肠的肠系膜上动脉、肠系膜上静脉与受体的肠系膜上动脉、肠系膜上静脉吻合，如图 3-2-18 所示。移植小肠近、远端作腹壁造口。

(4) 注意事项：血管和肠腔的双重灌洗要彻底，通过灌洗可清除肠腔内消化酶、细菌及其毒素，抑制氧自由基生成，减轻组织损伤。冲洗肠腔也可采用含卡那霉素或新霉素的等渗液。另外，血管吻合是手术中的关键技术，在吻合肠系膜上动脉、肠系膜上静脉时要防止血管内膜内翻，防止漏血和血栓。猪的血管较粗，吻合肠系膜上动脉、肠系膜上静脉时，一般不需借助手术显微镜即可完成吻合，常用 6/0 丝线作间断缝合，动脉吻合口缝 8~10 针，静脉吻合口缝 10~12 针。血管再通后有漏血处可补缝 1~2 针。

(5) 术后护理：术后动物要单独饲养在观察室内，术后禁食 3~5 天，术中可作颈静脉插管，从颈部皮下作隧道从颈背部穿出接输液器，术后禁食期间由插管内给予补液、营养以及抗排斥反应药物等，同时静脉输注头孢唑林钠和甲硝唑抗生素。全小肠移植禁食时间长，必要时应用全静脉营养液。一般术后 7 天，如移植肠黏膜色泽正常，可认为手术成功。肠黏膜色泽观察可通过节段性移植肠腹壁造口和全小肠移植肠近端腹壁插管，造口

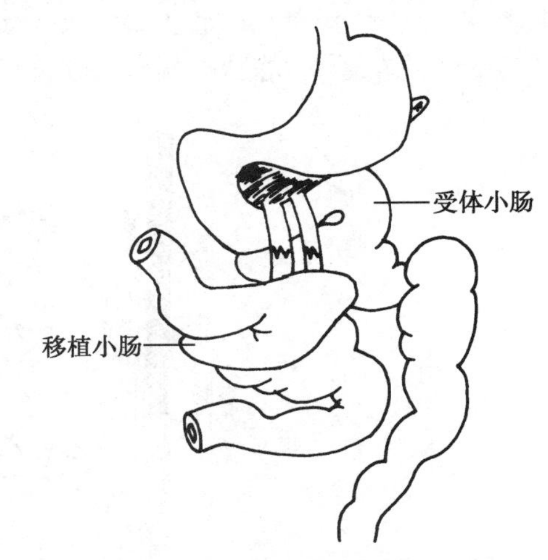

图 3-2-18 猪异位节段性小肠移植血管吻合
供受体肠系膜上动、静脉端端吻合

内借助胆道镜观察。

2. 大鼠小肠移植术

(1) 经典的原位小肠移植

1) 术前准备：选择成年健康纯种大鼠，性别不限。受体体重可略重于供体，术前禁食 12~24 小时，自由饮水。准备手术显微镜、显微手术器械。

2) 手术方法：①供体手术：用乙醚吸入或氯胺酮腹腔注射麻醉大鼠后，仰卧位四肢固定在手术板上，腹部消毒。取腹部正中切口进入腹腔，将小肠翻向腹腔外一侧，用湿盐水纱布敷盖，结扎回盲部血管和结肠中动、静脉，小心分离肠系膜上动、静脉以及门静脉，尽量剥清附着在肠系膜上静脉和门静脉上的胰腺组织，结扎静脉分支。分别于十二指肠空肠曲与末端回肠处切断小肠，用 4℃，0.5% 新霉素或 0.2% 阿米卡星液冲洗肠腔，用手轻柔挤尽肠内残留液体。分离并结扎腹主动脉段的近心端，以 40ml/h 的速度于远心端插管灌注 4℃含 25U/ml 肝素的乳酸林格液。在脾静脉和肠系膜上静脉根部汇合的门静脉处切断，当灌洗液从肠系膜上静脉门静脉段流出变清亮和移植小肠苍白时，迅速于肠系膜上动脉根部（连同一段腹主动脉）切取肠系膜上动脉腹主动脉段，切断联系移植小肠的其他组织，取出移植物置于 4℃平衡液中保存，修整待用。②受体手术：麻醉、备皮、固定，切口和进腹腔操作程序同供体手术。切除全部小肠，仅留十二指肠空肠曲远端、回盲瓣近端各 1~2cm 肠管，以便和移植肠吻合。在肾动脉水平以下分离出腹主动脉及后腔静脉，按照移植肠修整后的肠系膜上动脉腹主动脉段和肠系膜上静脉门静脉段管口口径，在显露的腹主动脉和后腔静脉壁上准备吻合口。将修整好的移植肠从保存液中取出置于切口侧，行移植肠的肠系膜上动脉腹主动脉段和受体的腹主动脉端侧吻合，移植肠的肠系膜上静脉门静脉段与受体的后腔静脉行端侧吻合，均用 8/0 或 9/0 丝线缝合。放开阻断动、静脉血管夹，立即见移植肠红润，然后行移植肠的空肠端和回肠端与受体的剩余空肠、回肠行端端吻合，用 7/0 丝线缝合。用生理盐水冲洗腹腔、肠管，检查吻合口无出血后关闭腹腔。也可在关闭腹腔前留置 6ml 平衡液于腹腔内，以维持术后水、电解质平衡。

3) 手术后护理：术后前几天一定要保暖在 20℃左右条件下独立饲养，禁食 3 天，自由饮水，每日肌内注射抗生素（如氨苄西林 200mg/kg）预防感染 5~7 天。皮下或腹腔注入平衡液，也可在手术时行颈静脉置管，作术后静脉补充营养液和滴注药物用。

(2) 改进的大鼠小肠移植血管吻合术：血管吻合是大鼠小肠移植手术的关键，因此近年来人们在经典术式的基础上进行了研究改进，简化了操作程序，缩短了手术时间，提高了手术的成功率。目前被用改进的血管吻合方式有：①供体的肠系膜上动脉带腹主动脉壁 Carrel 片端侧吻合于受体的腹主动脉；供体的门静脉端侧吻合于受体的门静脉。该术式符合生理，但手术难度大，并发症高。②供体的肠系膜上动脉、静脉分别与受体的腹主动脉、后腔静脉端侧吻合（图 3-2-19）。③供体的肠系膜上动、静脉分别直接和受体的肠系膜上动、静脉端端吻合。④利用 Caff 套管（外径为 2mm 聚乙烯管，体部刻上浅槽）先将移植肠肠系膜上动脉、上静脉套在 Caff 管上，用 6/0 丝线固定。切除受体左肾后，将供体的带有 Caff 管的肠系膜上动、静脉与受体的左肾动、静脉端端套入吻合，该术式简化了血管吻合操作，供肠血液供应仅获得自体肠的 33%，

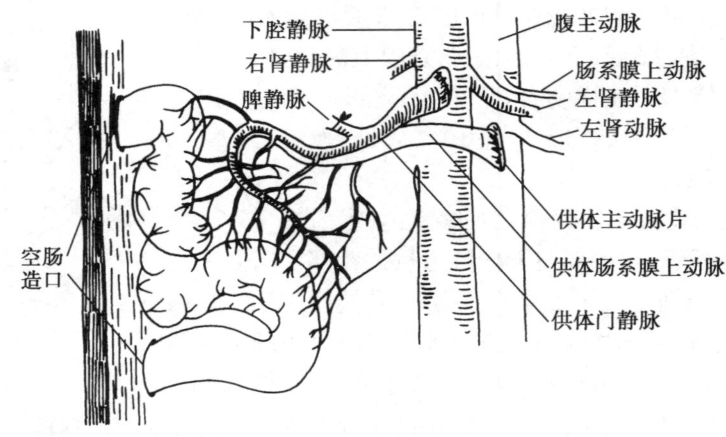

图 3-2-19 大鼠异位节段性小肠移植血管吻合

可能会导致慢性缺血。⑤供体的肠系膜上动脉腹主动脉段端端吻合于受体的腹主动脉，用 Caff 套管套在移植肠门静脉内，将带有 Caff 套管移植肠的门静脉与受体的左肾静脉端端套入吻合。以下介绍用此法作异位全小肠移植手术操作方法。

1）供体手术：结扎双侧肾动脉、腹腔干及腰动脉分支，游离带肠系膜上动脉的一段腹主动脉。离断全小肠远近端。分离门静脉周围的胰腺组织，结扎其分支。用 0.2% 阿米卡星 5ml 灌洗肠腔。结扎已分离的腹主动脉段的近心侧，于远心侧向心插管并以 40ml/h 速度向腹主动脉灌注 4℃含 25U/ml 肝素的乳酸林格液，于肝门处离断门静脉，见灌注液从门静脉流出至小肠移植物苍白后迅速取下。在 4℃条件下修整移植肠腹主动脉段，将门静脉断端外翻套在 Caff 套管（用内径 1.5mm，长 4mm 管）上，结扎固定。

2）受体手术：游离左肾静脉，于肾门处结扎并留线以备牵引用，切除左肾。分离左肾动脉下方腹主动脉段长 1.5cm，于其上、下方阻断血流，在其上作一与供体的腹主动脉段吻合口口径相当的开口，在双目手术显微镜下进行供肠的带肠系膜上动脉的腹主动脉段与受体的腹主动脉端侧吻合。先用 9/0 无损伤缝线缝合吻合口上、下两端作牵引，然后进行吻合口的连续外翻缝合，共需缝合 18~20 针。静脉吻合时，先阻断左肾静脉的起始部，牵引左肾肾门结扎线，使肾静脉充分展开，于左肾静脉远心端前壁纵向剪开一"T"字形的切口，9/0 缝线牵引切口两角，冲洗血管腔，并确认供肠门静脉无扭转后，将供体带 Caff 套管的门静脉端插入左肾静脉，结扎固定。如图 3-2-20 所示。去除阻断动、静脉的显微外科止血夹，即见肠系膜上动脉搏动明显，移植肠壁鲜红。行移植肠腹壁双造瘘，逐层关闭腹腔。

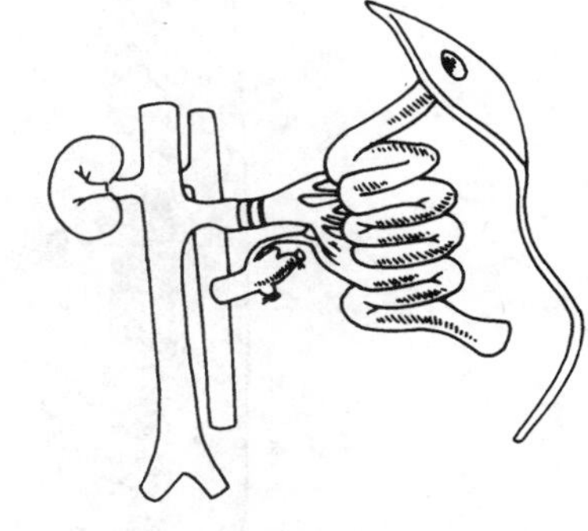

图 3-2-20 改进的大鼠小肠移植血管吻合

3. 小鼠小肠移植术 小鼠的小肠移植方法大体上同大鼠小肠移植。由于小鼠个体小，血管细，血容量少，移植手术能否成功，关键在于血管吻合技术和在手术中减少出血量。

（1）术前准备：选用体重 23~27g 成年健康雄性 BALB/c 小鼠作为供、受体。禁食 6~12 小时，自由饮水。

（2）手术方法：于麻醉前 15 分钟供、受体小鼠均皮下注射阿托品 0.04mg/kg，受体鼠肌内注射头孢唑林 40mg/kg，使用 4% 水合氯醛 7.5ml/kg 腹腔注射麻醉。

1）供体手术：正中切口，入腹后仔细自胰腺中游离出肠系膜上静脉——门静脉，沿腹主动脉分离肠系膜上动脉。在空肠十二指肠交界处切断肠管，保留空肠远端 2cm，自近端插管向远端低压灌注肠腔冲洗液 1ml（冲洗液由每升甲硝唑中加入 960 000U 庆大霉素配成），以清洁肠道。自腹主动脉下端开口并插管，于肠系膜上动脉与腹腔动脉间阻断腹主动脉血流，立即使用 4℃血管灌洗液 0.2~0.4ml（每升乳酸钠林格液含 25 000U 肝素）通过肠系膜上动脉进行灌洗，于肝门部切断门静脉，使灌洗液自门静脉断端流出，小肠及其系膜转为乳白色，切取包括腹主动脉——肠系膜上动脉和门静脉的供体小肠，置 4℃乳酸钠林格液中保存。修整肠系膜上动脉腹主动脉袖和门静脉，前者长度 1~2mm，后者长度 4~5mm。

2）受体手术：开腹后将自体肠管置于左侧腹腔，游离后腔静脉及腹主动脉，上至左肾静脉，下达腹主动脉分叉水平，并结扎切断此间的血管，用显微止血钳上下同时阻断腹主动脉及后腔静脉，按照静脉吻合口略上，动脉吻合口稍下的原则，在腹主动脉及后腔静脉侧壁均剪开长径分别为供体动、静脉断端直径 1.5 倍的椭圆形开口，一般为 1.5mm，开口上、下端与移植小肠腹主动脉袖及门静脉断端各作一牵引线（11/0 尼龙线）。继续作后壁至前壁的连续缝合，以完成移植小肠腹主动脉袖与受体腹主动脉、移植小肠门静脉与受体后腔静脉的端侧吻合，松开钳夹，供体肠管迅速红润，并可见肠系膜血管搏动。继续将移植肠段作近、远端皮肤造口，关闭腹腔并皮下注射生理盐水 1.5ml。

（3）术后护理：术后 24 小时内继续将小鼠置于灯下保温，并维持室温在 26~28℃，同时每隔 12 小时皮下注射肝素 25U，共两次。在术后 96 小时中，每隔 12 小时肌内注射头孢唑林 40mg/kg，小鼠完全清醒后，可饲以 5% 葡萄糖生理盐水及常规饲料。以术后清醒，自由进食，进水，成活 4 天以上为存活标准。

（二）肾脏移植术

1. 术前准备 选用同品系健康成年大鼠 2 只作为供体和受体，性别不限。术前禁食 12 小时，单独隔离饲养,可自由饮水。

2. 手术方法　大鼠异体肾移植方法很多,但主要在肾动、静脉切取吻合方法上略有不同。可用供体肾动、静脉直接端端吻合在受体被切除的肾动、静脉上,如图 3-2-21 所示。也可在切除供体肾时,将肾动脉带一段腹主动脉段、肾静脉起始部带一部分后腔静脉瓣分别与受体的腹主动脉和后腔静脉进行端侧吻合,如图 3-2-22 所示。还可以扩大吻合口口径,便于吻合,预防吻合口狭窄、血栓,在切除肾动、静脉时,分别带有腹主动脉段和后腔静脉段与受体的腹主动脉和后腔静脉进行端侧吻合。如图 3-2-23。手术具体操作如下:

(1) 供体手术:用氯胺酮 10~20mg/l00g 或 0.3% 戊巴比妥 2ml/100g 腹腔注射麻醉大鼠后,仰卧位固定在手术板上,腹部手术切口区域备皮、消毒。取腹部正中切口切开腹壁进入腹腔,将肠管推向右侧,显露左肾(因左肾解剖位置变异较少,许多研究者常用左肾移植),以蚊式血管钳游离肾上极,分离结扎左肾上腺

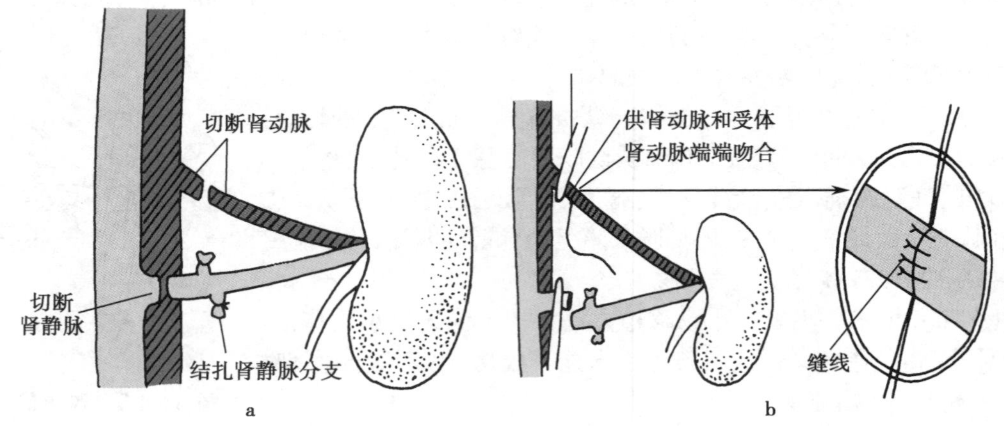

图 3-2-21　共受体肾、动静脉直接吻合

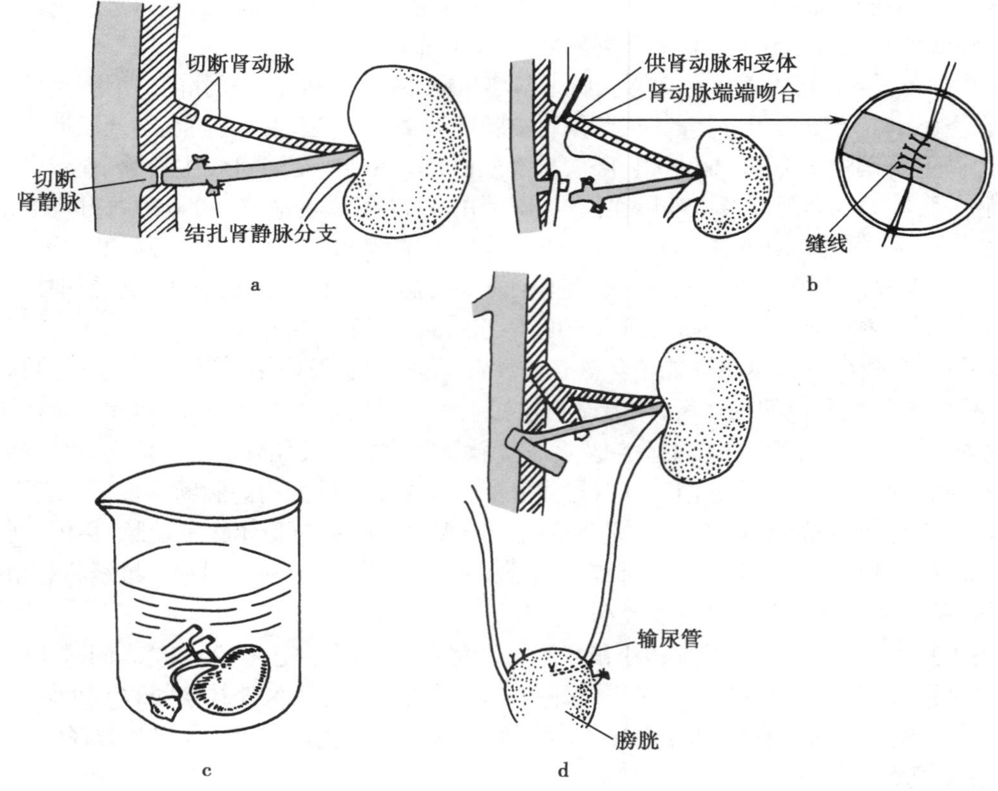

图 3-2-22　肾动脉带一段腹主动脉段、肾静脉带一部分后腔静脉瓣吻合

静脉,再游离肾下极和肾背面、肾蒂远端的肾动、静脉和腹主动脉、后腔静脉联系处的腹主动脉段,后腔静脉段,一般游离 1.0~1.5cm,便于切断后灌洗和吻合,有时结扎和切断肠系膜上动脉和右肾动脉及其他血管小分支。接着在膀胱的顶部分离出左、右输尿管末端,顺其左侧输尿管走向向肾门分离后,将左侧输尿管末端连同其开口周围的膀胱壁一起整块剪下,待修整后备移植用,最后将肾静脉以下的后腔静脉和左肾动脉以上的腹主动脉结扎,在左肾静脉以上,但在右肾静脉平面以下切断后腔静脉,如图 3-2-23(A)。在左肾动脉以下切断腹主动脉并插管进行灌洗,如图 3-2-23(B)。此时的左肾已全部游离,用 4℃的平衡液自腹主动脉插管处推注,可见供移植的左肾逐渐变成苍白色,灌注液从未结扎的后腔静脉段一端流出,苍白区超过 4/5 以上表示灌洗良好。若需在体外灌洗时,肾表面和肾周围应置以冰屑,在低温下进行。最好原位灌洗,不将肾脏移出体外,保持肾脏处于正常位置,这样更有利于灌洗和肾组织保护,在结扎切断腹主动脉和后腔静脉灌洗前,先以 250U/100ml 的肝素溶液使供体全身肝素化,然后抽出 4ml 血作为在术中间断补血用。灌洗完毕后,迅速将左肾及其肾动、静脉的腹主动脉段、后腔静脉段、输尿管及其开口周围膀胱壁放入 4℃平衡液内修整后备用。如图 3-2-23(C)。

(2) 受体手术:麻醉、体位、固定、消毒、切口和进入腹腔的操作方法同供体。打开腹腔后,将肠管推向右侧,显露左下腹部。游离左肾动、静脉以下的腹主动脉和后腔静脉直到髂总动、静脉处,仔细分离。结扎、切断由此发出的分支血管,但可不分离二者间的组织。将供肾移置切口右侧,用冰冷敷料包盖,不时更换冰屑,可借助手术显微镜进行吻合。先以 8/0 丝线在供肾的腹主动脉段开口端两角各吊一线,然后用微血管夹一并夹住受体被分离好的腹主动脉、后腔静脉。用尖刀片纵行切开腹主动脉,口径与供体肾腹主动脉端相符,将已缝在供肾腹主动脉段两角之线分别与受体腹主动脉切开口两角缝合打结,依次缝合后壁和前壁,然后依同法做供肾后腔静脉段和受体后腔静脉行端侧吻合。动静脉全部吻合完毕后,移去微血管夹开放血流,移植肾逐渐由苍白转为鲜红,表示血供通畅。如有漏血,可用棉花球轻压几分钟,即可止血。最后将供体修整好的左输尿管及其开口部分(连同周围膀胱壁呈圆瓣状直径 0.5cm 左右)移置供体的膀胱顶部,在受体左侧输尿管开口膀胱顶部切除与供体的输尿管口的组织块同样大小的瓣状洞,然后将其二者吻合,

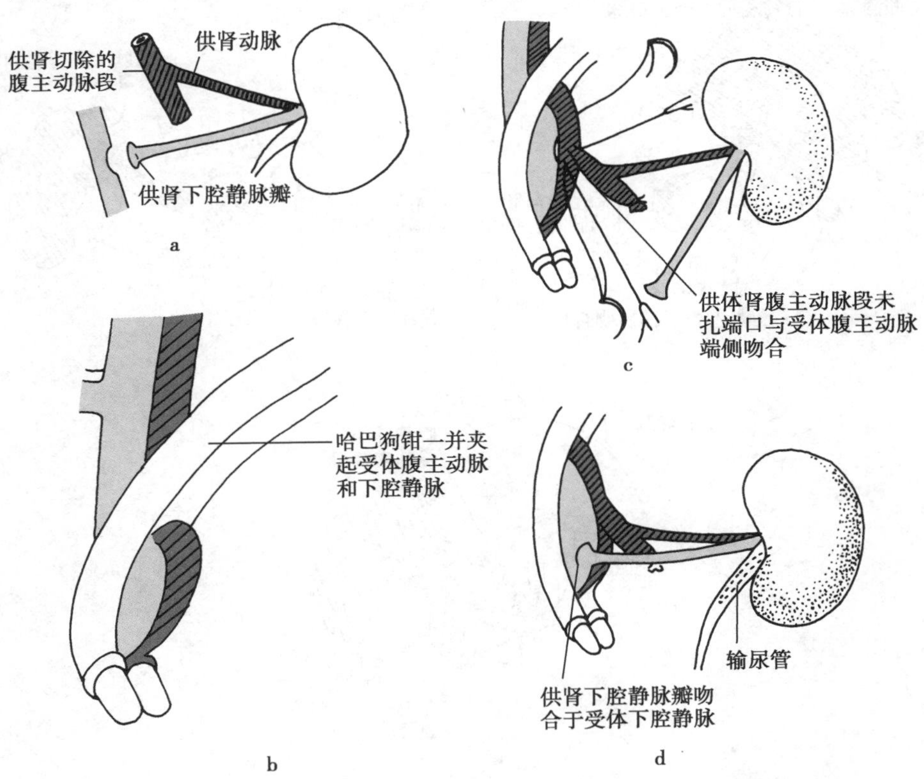

图 3-2-23 切除肾动、静脉时分别带有腹主动脉段和后腔静脉瓣吻合

a. 大鼠供体肾切除术的局部解剖;b. 供肾的灌洗方式;c. 切取整块左肾(连同腹主动脉段、后腔静脉段、输尿管和膀胱),放入平衡液小杯中;d. 供体与受体血管、输尿管和膀胱吻合

如图 3-2-23(d)。吻合好后,放好肾脏和输尿管位置,防止扭曲。血管和输尿管吻合后,立即用 1 号丝线在受体的左、右肾蒂处结扎肾动、静脉和输尿管,切除双肾。清理、检查腹腔,各吻合口无出血,即关闭腹腔。

3. 术后护理术　术后大鼠单独饲养,可注射对肾脏无毒性的抗生素,预防感染。麻醉清醒后,动物一般可自由饮水和进食。

(三) 肝脏移植术

动物异体肝脏移植术式可分为原位移植和异位移植两种。按移植物可分为整肝移植、部分肝移植和肝细胞移植。异位移植系不切除自身肝脏,将另一动物肝脏植入腹腔,或在植入肝脏成活后,再切除自身肝脏,如图 3-2-24 所示。在手术操作方法上,随着研究的深入,手术方法也不断改进。最早报道大鼠原位

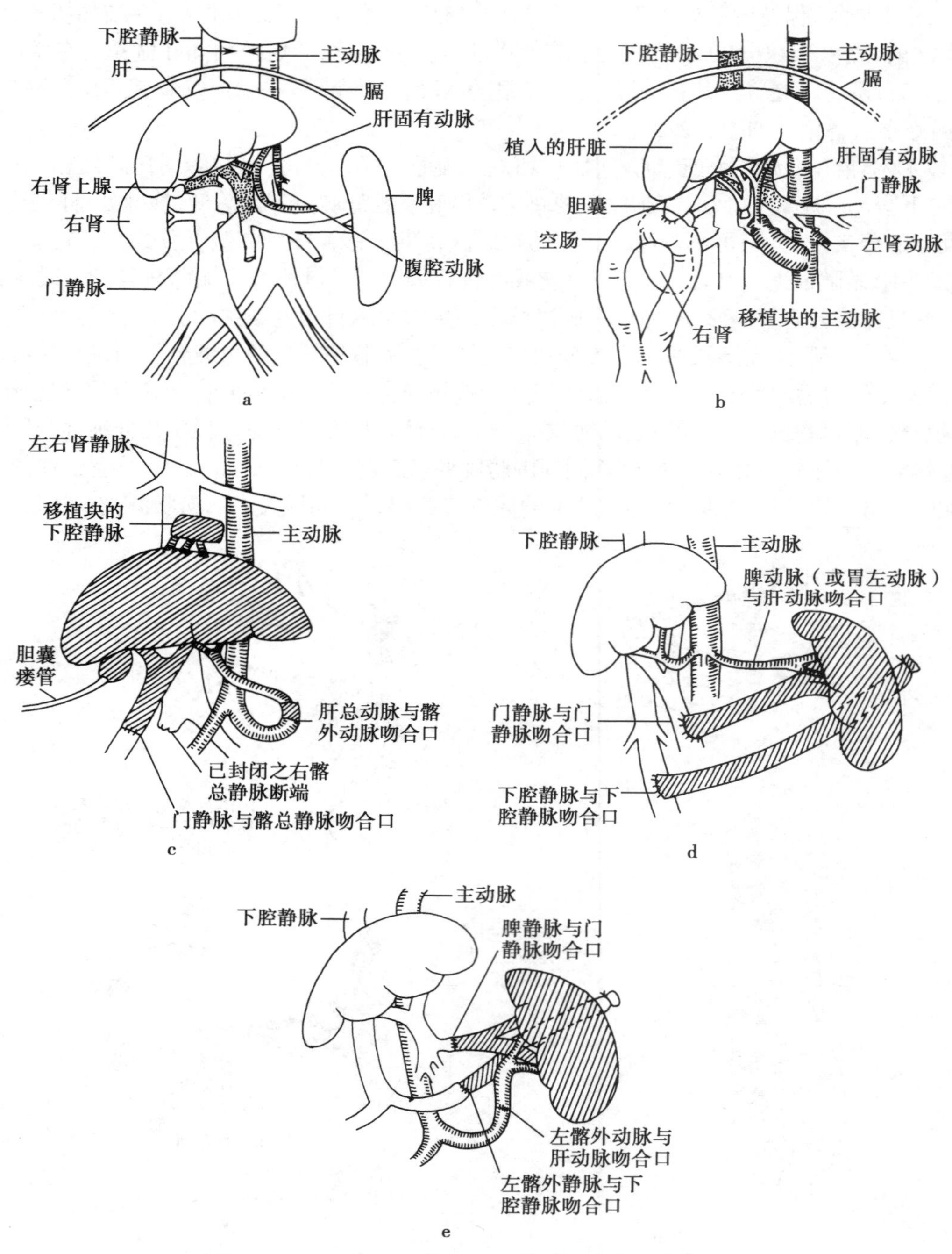

图 3-2-24　经典式肝脏原位移植和异位移植血管吻合

a.肝整体移植块的切取;b.原位肝脏移植各吻合口;c.异位肝脏移植(Ⅰ);d.异位肝脏移植(Ⅱ);e.异位肝脏移植(Ⅲ)

肝移植取得成功，采用肝上静脉、肝下后腔静脉、门静脉及肝动脉缝合连接。之后报道采用袖套法连接门静脉、肝下后腔静脉，简化了手术操作。近来人们在血管吻合顺序等具体操作方面又进一步作了改进，受体先切断吻合门静脉，然后再切断吻合肝上、肝下的下腔静脉和胆总管，缩短无肝时间。胆总管也采用插入套管吻合法，进一步地简化吻合方法。如图 3-2-25 所示。在选择动物品种方面，多选大鼠，其次是犬。以下以大鼠为例，介绍异体原位肝移植法（袖套法）。

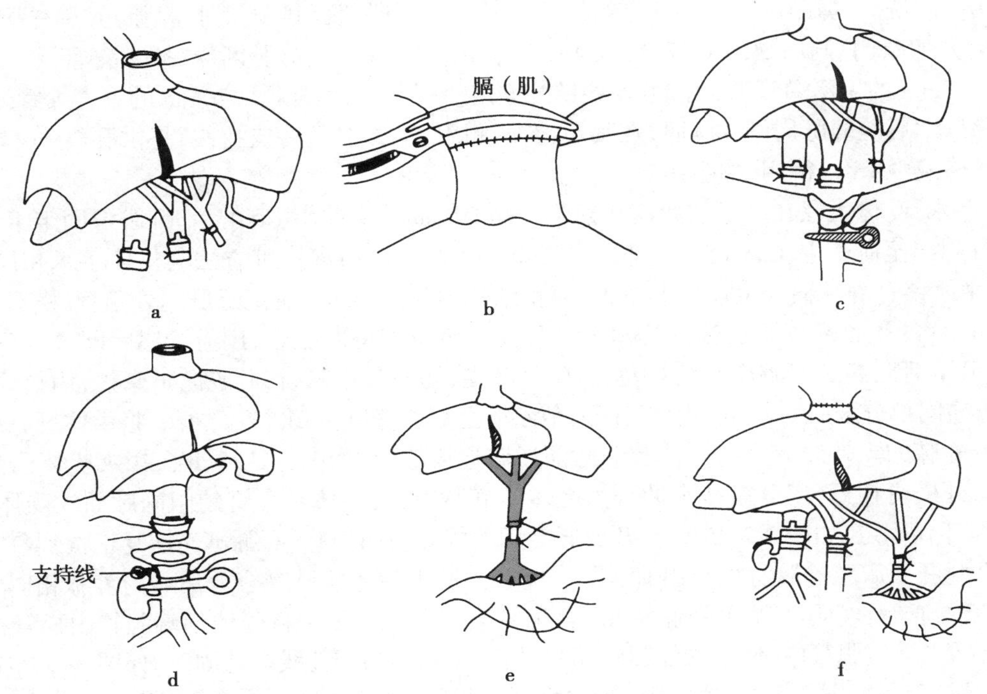

图 3-2-25 改良袖套式肝移植血管吻合

a. 修整后的供体肝；b. 肝上后腔静脉吻合；c. 门静脉吻合；d. 肝下后腔静脉吻合；e. 供体肝胆道插管直接插入受体胆管；f. 供体肝植入后

1. 术前准备

(1) 选择健康成年近交系大鼠用作供体和受体，供、受体以同性别雄性为宜。受体体重等于或略大于供体。不禁食。

(2) 准备显微手术器械和手术显微镜。

(3) 准备血管袖套吻合用的聚乙烯套管（外径 2.70mm，2.10mm，1.00mm）分别用于肝下后腔静脉、门静脉、胆总管，形状如图 3-2-26 所示。制一管柄作为钳夹的根基，方便血管端套入操作。套管壁要薄，又要有一定硬度，管径要选配适当，外径过大，血管外翻困难，内径过小则术后易栓塞。

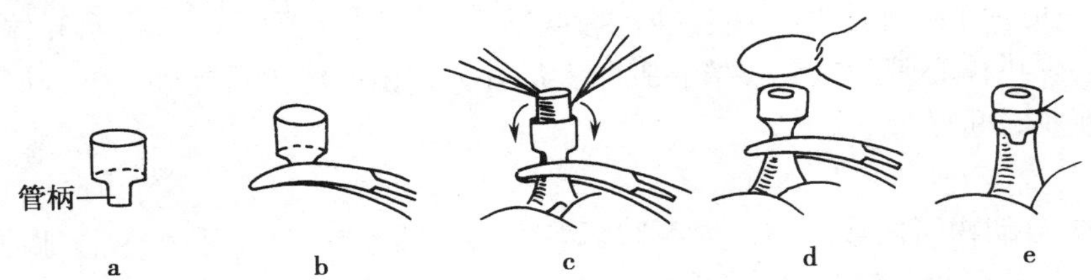

图 3-2-26 袖套法聚乙烯管制作形状及套法

2. 手术方法

(1) 供体手术：将供体大鼠用乙醚或肌内注射氯胺酮 100mg/kg 麻醉后，仰卧于手术台上，四肢固定。剃除腹部及下胸部毛，常规消毒。供体大鼠行腹正中切口，剑突向下至耻骨联合上垂直切开入腹。离断肝脏所有韧带游离肝脏。结扎肝后与食管间的血管交通支，游离门静脉。结扎并切断脾静脉和胃十二指肠静脉,游离肝下后腔静脉,分别结扎并切断右肾动、静脉,结扎右肾上腺静脉。在肝门附近结扎切断肝动脉。由肝下后腔静脉注入含肝素 50U 的生理盐水 2ml,使供体血液充分肝素化,距肝门分叉约 0.5cm 处游离肝外胆总管,在其前壁做一横切口,用外径 1.0mm 的聚乙烯管自切口插入胆管近端,用 5/0 丝线环扎固定,剪断远端胆管。阻断门静脉远端血流,在肠系膜上静脉第一分支的近侧切开门静脉,插入导管,用含肝素 25U/ml 的 4℃的生理盐水 6ml 灌洗肝脏。当肝脏变白时,在靠近左肾静脉入口处剪断肝下后腔静脉,见有灌注液流出。灌洗后,剪断肝后食管连结组织,剪断连同部分膈肌和肝上后腔静脉,剪断右肾上腺静脉。在左肾静脉上方切断门静脉,取出肝脏,置入 4℃生理盐水内,修整门静脉断端,插入套管,将门静脉壁外翻套在外径 2.10mm 的聚乙烯管上,用 5/0 丝线结扎固定。同上法,用外径 2.70mm 的聚乙烯管处理肝下后腔静脉。剪除肝上后腔静脉周围的膈肌,在其左、右两侧用 7/0 线各缝一支持线,将供肝放入 4℃生理盐水中或乳酸钠林格液中保存、待用,如图 3-2-25(a)。

(2) 受体手术:受体大鼠在麻醉前肌内注射阿托品 0.03mg,同供体法麻醉后,仰卧位固定于手术台上,常规消毒。自剑突至耻骨上 1cm 处行腹部正中切口进入腹腔。游离肝脏方法与供体手术相同。在处理入肝血管前,由阴茎背静脉输入生理盐水 2ml。双重结扎切断肝动脉。游离近肝门处胆管,横形切其前壁,插入外径 1.34mm 的聚乙烯管至远端,用 5/0 丝线固定。近肝门剪断胆管,用血管钳阻断肝下后腔静脉和门静脉,切断肝下后腔静脉。游离并结扎左、右门静脉支,切断其近侧,将肝脏向下牵拉,用蚊式止血钳将肝下后腔静脉连同部分膈肌一并钳夹紧靠肝脏,剪断肝上后腔静脉。切除受体肝。将供体肝脏原位放入,并将肝上后腔静脉的支持线分别与受体腔静脉前后壁连续缝合,如图 3-2-25(b)。钳夹受体门静脉,在左右门静脉分叉处横行切开,用肝素盐水冲洗供受体门静脉腔,将供体带套管的门静脉插入受体门静脉腔内,用 5/0 丝线环扎固定,如图 3-2-25(c)。开放肝上后腔静脉与门静脉,肝脏迅速恢复正常颜色,胆汁自胆管滴出。待供肝肝下后腔静脉有血流出时,钳夹,吻合。肝下后腔静脉吻合方法与门静脉相同,如图 3-2-25(d)。肝血流复通后,经阴茎背静脉输入 2ml 葡萄糖生理盐水。最后将受体远端胆管内插管拔除,并将供体胆管插管插入受体胆管内,使供受体胆管端端对合,用两侧的环扎线结扎固定,如图 3-2-25(e)。至此,血管和胆道重建完毕,如图 3-2-25(f)。用生理盐水冲洗腹腔,确认移植入的血管、胆管无扭转、无出血后,分层缝合,关闭腹腔。

3. 术后护理 动物术后单笼饲养,自由进食、饮水,并注意保温。根据具体情况给予静脉输液或皮下注射营养液等支持。

(四) 心脏移植术

动物同种异体心脏移植可分为原位移植和异位移植两种。原位移植是将一个动物的心脏切除,然后将另一个动物的心脏植入在这个被切除的心脏原来位置上。异位移植是指在一个动物体内自身心脏不切除,在其他位置上再植入另一个动物的心脏,常选择的位置有颈部、胸腔、腹腔、髂部等。根据不同的研究目的,选择不同的术式。同种异体心脏移植常选用的动物是犬、猪和大鼠。

1. 犬原位心脏移植术

(1) 术前准备:选择体型、重量相近的健康青年犬作为供体和受体,一般体重相差不超过 3kg。再准备 1~2 条犬作供血用。禁食 12~24 小时。还应准备好低温心脏灌注液、预冷生理盐水和体外循环机(异位移植中不需用)等。切除供体心脏和接受移植心脏两者最好分别由两组人员在同一室内同时进行手术,相互配合进度,使心脏断血时间尽量缩短。

(2) 手术方法

1) 供体手术:先给动物肌内或腹腔注射氯胺酮麻醉后,仰卧位固定于手术台上,胸腹部去毛、备皮、消毒、铺无菌巾。颈静脉或股静脉输液,气管内插管并接上呼吸机(气道压力保持在 98.1~147.1Pa,呼气频率 16~20 次 / 分),再以 2.5% 硫喷妥钠(1ml/kg)静脉推注维持麻醉。采用胸骨正中切口或自第 4 肋间横断胸骨进入胸腔,剪开心包,自右心耳注射肝素生理盐水,使供体犬全身肝素化,主动脉套束带,上后腔静脉分别套 10 号双丝线和 10 号单丝线结扎,自升主动脉根部注入 4℃的改良 St.Thomas 心停跳液 1000ml,剪开右心耳和右上肺静脉,让停跳液流至纵隔腔,这种血液和停跳液混合稀释血液可用回收泵收入体外循环机储血瓶中备用。这时准备切下供心,可以采用“顺行法”或“逆行法”。顺行法是先在头臂动脉干起始处切断升主动脉，在肺动脉分叉处切断肺动脉主干，其后依次切断左侧 2 根肺静脉和前腔静脉，右侧 2 根肺静脉和后腔静脉，将供心取下。逆行法则为自下而上，自右至左依次切断后腔静脉，右侧下、上肺静脉，前腔静脉，左侧下、上肺静，升主动脉和肺动脉主干。供心取出后，需置入预冷的生理盐水或含 5% 葡萄糖的林格液内保存和灌洗。必须全部没入液面以下，连换数盆浸液，直至血液灌洗干净开始修整。也可用中低温（25~30℃）的高浓度氯化钾液经冠状静脉窦逆行持续灌注。进行心脏修整时，将前腔静脉在距右心房 2cm 处结扎，由后腔静脉向右心耳斜行剪开，以备与受体右心房吻合，切口的大小视受体残留的右心房口径而定。开始心脏吻合前，取供心右心室心内膜心肌，用 10% 福尔马林固定后送病理检查。供心修整后再灌注冷心停跳液 300ml，准备植入受体。

2）受体手术：麻醉、备皮、固定、消毒和铺无菌巾同供体。切开右侧股动脉，插入体外循环动脉血灌注管。胸骨正中切口进胸，剪开心包，前、后腔静脉分别于心包外套带，自右心房插前、后腔静脉引流管，与体外循环机连接建立体外循环，自升主动脉根部插针灌入 4℃停跳液 200ml。按顺行法手术自上而下，自左至右依次在半月瓣以上切断肺动脉干、升主动脉，然后沿房室环将右心房、左心房与左、右心室分离，切除受体心脏。逆行法切除则自下而上，沿房室环先行将右心房、左心房与右心室、左心室分离，最后切断主动脉和肺动脉，将受体自身心脏切除。

3）供体心和受体血管吻合：将供体心左心房和受体心残留的左心房用 4/0 丝线连续缝合吻合，即采用两根 4/0 线先将供、受体左心房左上角和左下角分别缝合一针并拢打结，以利摆正供心方位，吻合中要对位准确。其后从左上角将打结线的一端下行连续缝合，完成左心房左侧的缝合与左下角的缝线打结，继而向右水平方向连续缝合至房间隔前下缘，此处注意将受体的冠状静脉窦包埋在吻合口中，以防术后出血。继续向上将供心左心房右缘与受体房间隔左缘连续缝合，达房间隔前上缘，再后用左上角的另一根线头，右行连续缝合，将供、受体心的左心房顶吻合在一起，与房间隔上缘线头打结完成左心房吻合。以吻合左心房的同样方法，以 4/0 丝线吻合右心房，以 5/0 丝线分别吻合供体与受体的肺动脉和主动脉。吻合前均需采用两根 5/0 丝线先对合两吻合口的左右两角，使其方位、口径相匹配，防止吻合口狭窄、扭曲。主动脉吻合完成后即开始复温，同时自主动脉根部插槽针，自心尖插粗针同时进行左心内气体排除，开放主动脉钳，一般此时移植入的心多能自动复跳。遇有不能复跳时，用电击除颤，协助复跳。还可用少量异丙肾上腺素静脉滴入，使心跳保持在 120 次 / 分左右。心脏复跳后，停止体外循环机，冲洗胸腔，确认无出血即关闭胸腔。

（3）注意事项

1）犬肺静脉的变异非常多，大多有 6~8 支动静脉汇入左心房，且进入左心房的位置也不固定。因此，在切除受体犬心脏及取供心时，操作谨慎小心，尽量保留足够大的受体左心房，避免损伤肺静脉。供心的左心房也应保留足够大，修剪时必须打开所有的肺静脉入口，不可遗漏，以免左心房吻合后有遗留的静脉口漏血。

2）犬的心房壁很薄，缝合时必须十分小心，不可过分用力拉缝线，以防撕裂。针距一般为 2mm。第二层加强缝合时不可距离第一层缝线过远，以防过分地缩小心房和增加吻合口的张力。

3）供心和受心的左心房缘必须整齐，以利吻合和减少术后漏血。左心房的缝合应对位准确和严密，否则可导致心脏位置不良和血管扭曲，以及吻合口出血。心脏复跳后的左心房吻合口出血是很难处理的。供心的右心房吻合口在作心耳剪开时不可偏向前腔静脉根部，以免损伤窦房结。心脏吻合顺序一般为：左心房 - 右心房 - 主动脉 - 肺动脉。

4）心脏复跳后，吻合口较大的出血点可以用细的无创针进行缝补，小的渗血用鱼精蛋白和肝素后即可停止。主动脉吻合口渗血的处理可以用一纱布蘸满凝血酶后包绕于吻合口，一般 10 分钟即可止血。

（4）术后护理：术后单笼饲养，注意保温，自由饮水、进食。术后前几天若不进食，可经皮下或静脉给予补水、营养支持。

2. 大鼠异位心脏移植——袖套法颈部移植术

（1）术前准备：选择健康同品系成年大鼠作为供体和受体。准备手术显微镜等显微手术器材。备好连接颈外静脉导管，为聚乙烯管(外径 2.1mm，内径 1.5mm)；连接颈内动脉的导管(外径 1.2mm，内径 1.05mm)。

不禁食，自由饮水。

(2) 手术方法

1) 受体手术：大鼠麻醉后，呈仰卧位固定在手术台上，颈部、上胸部备皮消毒。作右颈前部纵行切口，从下颈基底部到锁骨切开颈前右外侧皮肤，于皮下分离出颈外静脉，在远心端结扎切断。近心端用血管夹阻断血流，远心端游离段用生理盐水冲去管内血块和血液。在断端口缝一针牵引线，经此线穿入 0.4cm 长的聚乙烯管，使之套于颈外静脉外面，然后再将一直径约 0.8mm 的支撑管插入静脉管腔内。此时静脉管壁位于两个套管之间，用显微镊很容易将静脉壁翻下，用 6/0 丝线环扎，拔去管腔内支撑管，如图 3-2-27 所示。静脉套管已完成。颈总动脉的准备是先切断右颈前肌群，于气管右侧找到颈动脉鞘，小心分离出鞘内颈总动脉，尽可能游离长一些，近心端用微血管钳夹闭，远心端结扎切断，依上述方法将 0.4cm 长的准备好的套管套在颈总动脉管壁外，并外翻动脉壁固定。

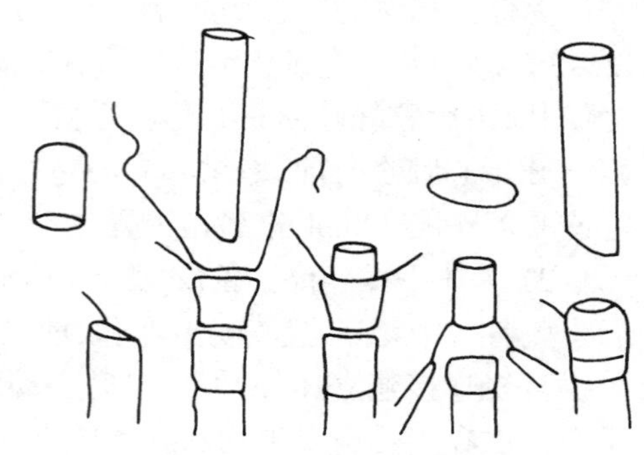
图 3-2-27 颈外静脉套管安装

2) 供体手术：取另一只大鼠，按受体麻醉、固定、备皮、消毒。作腹正中切口进入腹腔后，沿两侧腋前线剪断肋骨，分离膈肌，向上翻起前胸廓，显露胸腔，结扎上、后腔静脉。经后腔静脉结扎处近心端注入 25U/ml 预冷的肝素生理盐水 15ml 使心脏肝素化，可见心脏明显变白。小心分离升主动脉和肺动脉，在这两根血管后和肺静脉前放置 5/0 丝线，将该两血管外的所有进出心脏的血管集束结扎。紧靠肺动脉分叉和无名动脉起始部剪断肺动脉和主动脉，如图 3-2-28 所示。于集束结扎处远心端切断，摘出心脏。

3) 移植心脏血管的连接：将供体摘出的心脏迅速移置受体颈部切口处，将受体的颈总动脉套管立即插入供体的主动脉断端口内，然后用 7/0 丝线将供体主动脉环扎固定于套管上，同样方式将供体肺动脉吻合于受体颈外静脉套管上。如图 3-2-29。移去血管夹，可见移植心脏立即充血、转红，短时间纤颤后转为心肌自动节律跳动。此时的移植心血液循环途径为：受体颈总动脉—供心主动脉—冠状动脉—心肌—冠状静脉—右心房—右心室—肺动脉—受体颈外静脉。供心可有充分的血供。观察移植心呈节律性跳动后，检查切口内无出血，可在切口局部组织内注射庆大霉素 10 000U 预防感染，缝合切口皮肤，移植心脏位于颈部皮下。

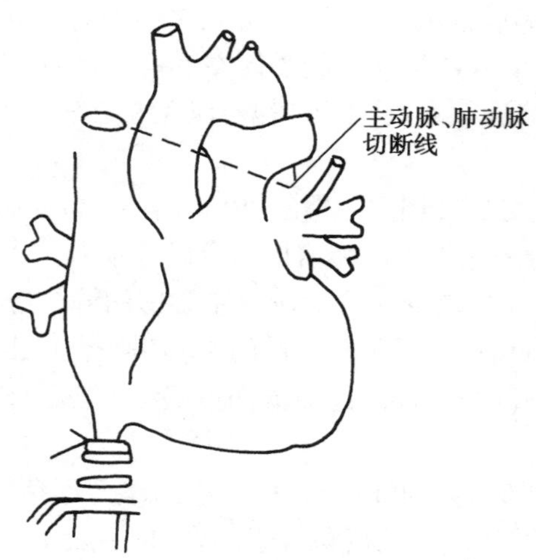

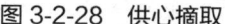

图 3-2-28 供心摘取

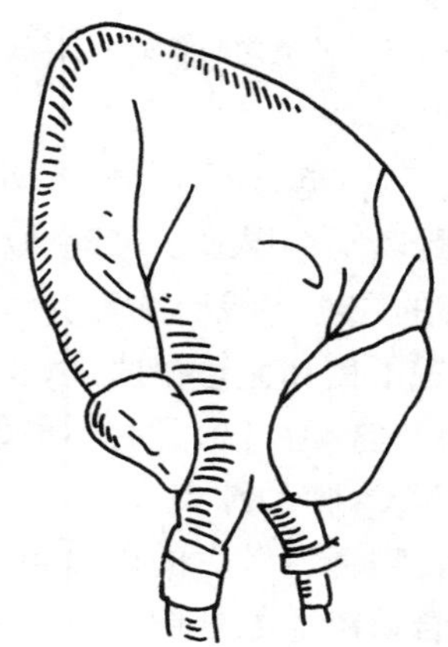
图 3-2-29 移植心血管连接

(3) 术后护理：术后单笼饲养、观察，不需禁食，可用 50% 葡萄糖生理盐水供水。注意保温，室温在 25~28℃较宜。观察移植心脏存活情况可从颈部皮下触摸心搏。移植心存活良好时，心搏有力、明显，心率 160~200 次 / 分。发生排斥时，心搏逐渐变弱，心率变慢，体积增大，心搏停止。

3. 大鼠异位心脏移植——腹腔移植术

(1) 术前准备：选择健康成年同种大鼠（近交系更佳），体重相近或受体略大于供体。禁食 12 小时，自由饮水。准备好手术用显微外科器械和手术显微镜。

(2) 手术方法

1) 供体手术：大鼠作常规麻醉、仰卧位固定、胸腹部备皮和消毒后，取腹正中切口进入腹腔，将肠管推向右侧，打开后腹膜，解剖出腹主动脉，用一支装有 0.5ml（25U/ml）肝素的注射器自腹主动脉抽血 5~6ml 备用，然后经原针头注入 1ml（500U/ml）肝素。待大鼠全身肝素化后，沿双侧腋前线剪断两侧肋骨至锁骨剪开前胸廓，暴露胸腔，开胸后立即向胸腔内加入少许碎冰屑，供心表面降温。剪开心包，紧靠右心房用 3/0 丝线结扎，切断后腔静脉和右前腔静脉。游离胸主动脉升支和肺动脉。分别在无名动脉处切断胸主动脉，在肺动脉分叉处切断主肺动脉。使两个大血管靠供心段尽量留长，然后提起心脏，用 1 号丝线将左前腔静脉和所有的肺静脉一次集束结扎，并在远端切断，如图 3-2-30 所示。取出心脏，置于 0~4℃预冷的平衡液中，修整后备用。

2) 受体手术：麻醉、仰卧位固定、备皮和消毒同供体。取腹正中切口入腹腔，将肠管推向右侧，并以温盐水纱布保护好。打开后腹膜，在腰静脉平面以下将腹主动脉和后腔静脉在血管鞘外与两侧软组织稍加分离，用无齿镊提起动脉鞘，按图 3-2-31 方式，在预选定的吻合口两侧夹端对夹端地分别斜放上两只无创微血管夹，以便完全阻断腹主动脉和后腔静脉，同时也阻断通向背侧的中、小交通支。

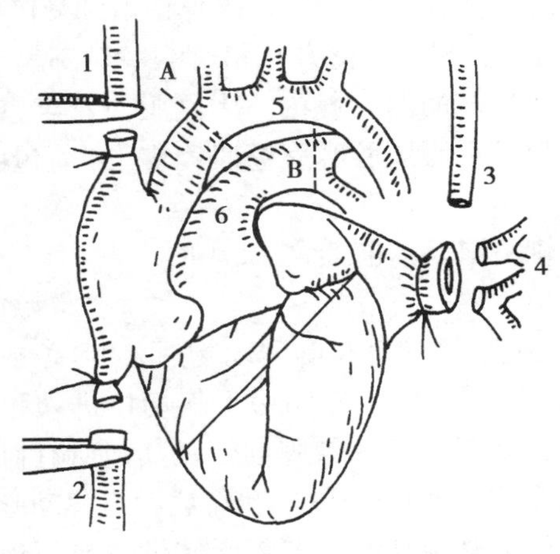

图 3-2-30 供心切取

A. 升主动脉横断；B. 主肺动脉横断

1. 右前腔静脉；2. 后腔静脉；3. 左前腔静脉；4. 肺静脉；5. 胸主动脉；6. 肺动脉

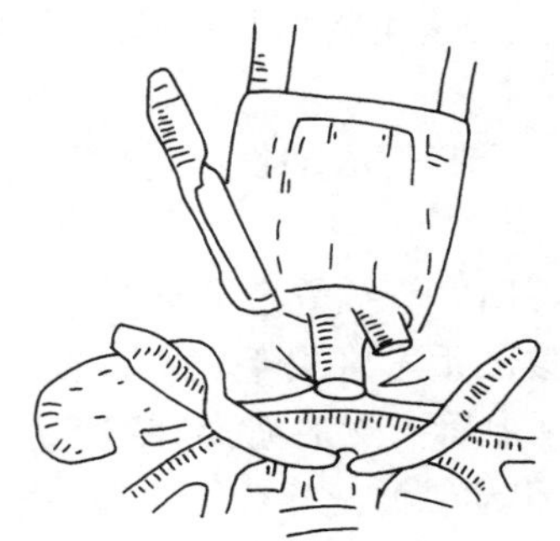

图 3-2-31 主动脉升支与腹主动脉端端吻合

3) 供、受心血管吻合：受体的后腔静脉和腹主动脉吻合位置准备好后，在手术显微镜的帮助下，用一尖刀将腹主动脉壁挑一小口，用剪刀扩大至移植心胸主动脉断端口大小相匹配，用 25U/ml 的肝素生理盐水冲洗管腔内积血，用 7/0 丝线先将供心胸主动脉与受体的腹腔动脉作端侧吻合。先在端口对角固定两针。然后用固定线头分别缝合右侧壁和左侧壁，用连续一层缝合，针距 0.6mm，边距 0.5mm，每侧约缝 6 针。缝最后两针时，先用注射器接一弯形钝针头吸尽血管内残留空气，充以生理盐水以防冠状动脉气栓。在受体后腔静脉前壁上靠右侧纵行切一小口，对角用剪刀扩大与供体的肺动脉干端口相匹配，一般肺动脉口径 3~3.5mm，后腔静脉侧切口为 3.5~4mm 长，用 25U/ml 的肝素生理盐水冲洗腔内积血，用 8/0 丝线偏左侧壁不对称地将供心肺动脉和受体后腔静脉侧切口固定两针，然后用远心端（指自体心）的一针向近心端作管腔内连续缝合，如图 3-2-32 所示。左侧壁缝合完后，再按图 3-2-33 的方式从切口的两端向中间缝合右侧壁。吻合完毕，先试放远端血管夹，检查静脉吻合口有无出血，然后试放近端血管夹。如有出血，可以多次、间断地放松血管夹，减轻吻合口压力，一般在 2~3 分钟内间断放夹 5~6 次即可止血。去夹后 2~3 分钟内，供心即可由纤颤转为复跳，一般不需要人工起搏。

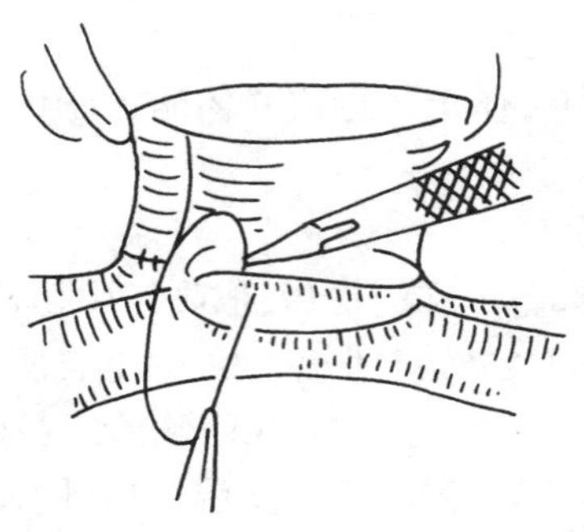

图 3-2-32　主肺动脉与下腔静脉端侧吻合、左侧壁管腔内缝合

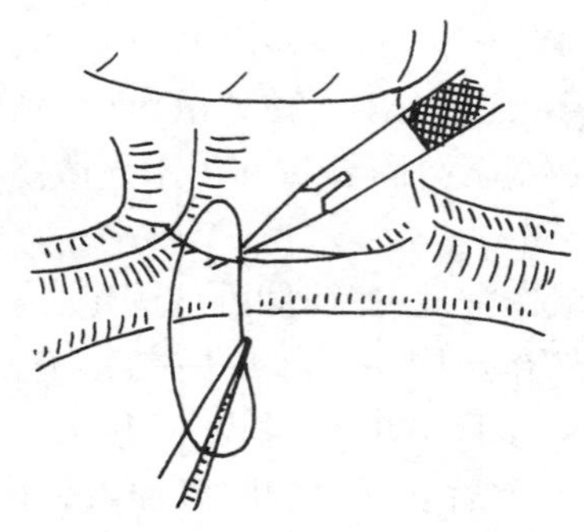

图 3-2-33　右侧壁从切口两端向中间缝合

(3) 术后护理：手术后单笼饲喂。不禁食。醒后能站立，眼色较红，手扪腹部心跳有力，是手术成功的标志。

(五) 脾脏移植术

脾脏移植手术按移植物多少可分为全脾移植、半脾移植、脾组织薄片移植，按手术方式又可分原位移植和异位移植。原位移植是将受体脾全切除后，将另一动物的脾脏切下来放在受体切除脾的原来位置上，然后进行动、静脉吻合，符合动物正常生理状态。异位移植多是把供体脾移植到受体的腹腔内，将供体的脾脏动、静脉与受体的髂动脉、髂总静脉作端侧吻合。脾组织薄片移植、碎片移植是将供体脾切成薄片(2cm×2cm)或碎粒(大小为 3mm×3mm×3mm)移植到受体的网膜囊内。因网膜血管丰富，无需血管重建，成功率在 90% 以上。也可将薄片或碎粒脾移植到直肠后腹膜腔和腹壁肌肉皮下"荷包内"。以下介绍全脾脏移植方法。

1. 术前准备　选择健康动物(近交系更好)，雌雄不限。术前禁食 12 小时。

2. 手术方法

(1) 供体手术：用气管插管乙醚麻醉或静脉推注硫喷妥钠全身麻醉动物后，仰卧位或右侧卧位于手术台上，四肢固定，腹部手术区去毛、消毒、铺无菌巾。取腹正中或左肋弓下斜切口进入腹腔，将肠管右推，认清脾脏和脾门区血管。然后游离脾脏及脾动、静脉，结扎、切断胃脾韧带及其他所有血管。若供体动物切脾后处死，可将脾动脉游离至腹腔动脉，结扎、切断胃左动脉和肝总动脉，然后将脾动脉连同一块腹主动脉壁片切下，脾静脉则游离至胃冠状静脉部位汇合处近脾端切断。若系活体供体或两动物脾脏相互交换移植，脾动脉则应分离逾过其分支汇合点 1.5~2.0cm，于计划切断部位阻断脾动、静脉。切脾前，供体先以 1.5mg/kg 静脉给予肝素液注入，使之全身肝素化。然后将肾上腺素 0.05mg 注入脾动脉使脾脏收缩，以便将脾窦内血液排入循环，最后切断脾动、静脉。将脾切下放入 4℃林格液内保存，并从脾动脉端口插管用 4℃含有肝素(25U/ml)的林格液灌洗，待脾脏变白和从脾静脉流出液变清后备用。

(2) 受体手术：麻醉、固定、消毒、铺巾和切口、进入腹腔操作方法同供体。全脾原位移植时，受体的脾脏显露分离和切取与供体相同。依同样方法灌洗后，将两动物脾脏移至相互交换后的位置上去(互为供受体)，将供体的脾动脉与受体的脾动脉、供体的脾静脉与受体的脾静脉用 7/0 丝线端端吻合，固定供、受体胃韧带残端，防止植入脾扭转。作异位全脾脏植入时，两动物脾脏依上法切除灌洗后，互换行异体移植到右侧髂部，移植脾动脉与右髂动脉端侧吻合，移植脾静脉和右髂总静脉端侧吻合，或采用脾动脉与右髂动脉端端吻合。如图 3-2-34(a)。

作异位半脾移植时，血管吻合方法同全脾异位移植。只是不是移植在腹腔髂部，而是放在右侧脊柱旁腹膜后间隙，用手指钝性分离出一间隙，大小刚好能容纳植入半脾，移植后的脾犹如戴手套的手，如图 3-2-34(b)和(c)，间断缝合后腹膜能很好地固定。半脾异位移植的主要步骤是：切取供脾，脾脏灌洗、移植床准备，先作全脾移植血管吻合，待血液循环完全恢复正常后，再按半脾切除方法切除半脾，移植半脾断面血管均需结扎，最后在离断端 0.5cm 处分别作水平褥式缝合和间断缝合。缝合后腹膜，固定移植脾。冲洗腹腔，确认移植吻合口无出血，关闭腹腔。

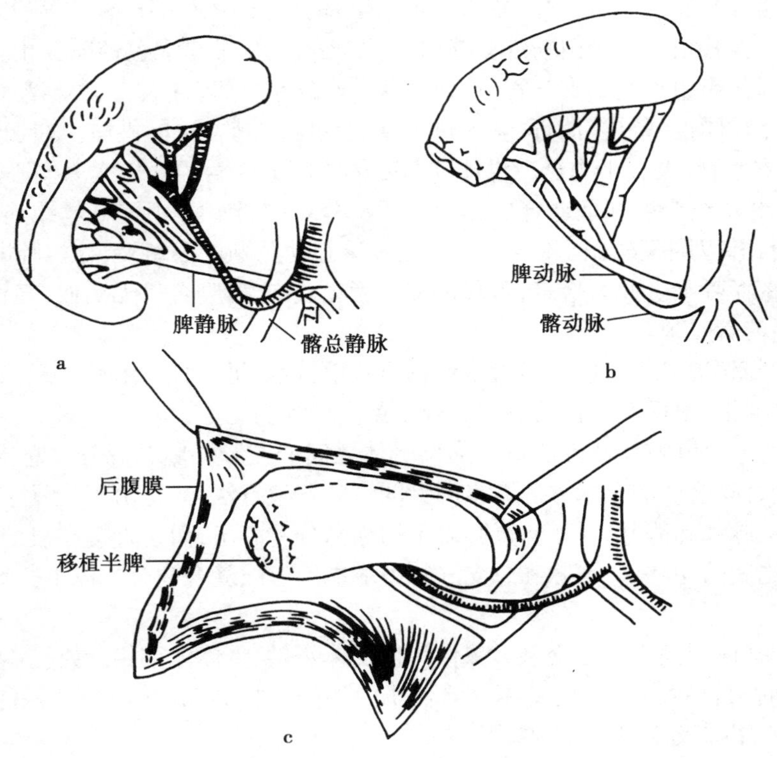

图 3-2-34 异位脾脏移植

a. 同种异体全脾移植;b. 同种异体半脾移植;c. 同种异体半脾移植物固定于右侧脊柱旁腹膜后空间

3. 术后护理 单笼饲养,不禁食,自由饮水,手术当日和术后 1~4 天常规静滴氢化可的松,肌内注射青霉素、链霉素,注意保温。出现急性排斥时,应加大氢化可的松的剂量或用环孢素。

(六) 肺移植术

肺移植术常选用犬和大鼠。犬的肺脏体积大,血管粗,血管吻合容易。近交系大鼠的个体之间免疫差异小,移植后免疫排斥反应小,存活时间长。犬的右肺分 4 叶,左肺分 3 叶,左侧肺门处的支气管和肺动、静脉相距比较靠近,手术时亦易于接近。大鼠的右侧肺分 4 叶,均有完整的叶裂及动、静脉分支,肺门血管难以处理,而左肺分叶不完全,成一整体,无叶裂,其动、静脉均为单支型。因此,肺移植多采用左侧原位移植。以下介绍犬和大鼠肺移植的方法。

1. 犬肺移植术

(1) 手术前准备:选择健康同种犬作为供、受体,受体体重略大于供体,性别不限。术前禁食 12~48 小时。术前 30 分钟肌内注射阿托品 0.5~1mg。准备好呼吸器和插管。

(2) 手术方法

1) 供体手术:用 2.5% 硫喷妥钠溶液按 25mg/kg 缓慢推注麻醉后,行气管插管连接呼吸器,用正压控制呼吸。继续用硫喷妥钠静脉滴注维持麻醉。取右侧卧位于手术台上,左侧向上,固定四肢,后外侧胸背部手术区去毛、消毒、铺无菌巾,取后外侧切口,经第 4 肋间进胸,切断或切除 1~2 根肋骨,清晰暴露左胸腔,切断所有左肺韧带,游离左肺,用无损伤性血管钳或血管夹阻夹左肺动、静脉和支气管。动脉于左肺动脉根部切断,静脉于三支肺静脉连接的左心房处切断。因静脉有上、中、下肺静脉三支汇合于左心房,因此可钳夹左心房代替肺静脉,切除和吻合部分左心房代替左肺静脉切除和吻合,如图 3-2-35 所示。支气管于近叶支气管分叉处钳夹切断。

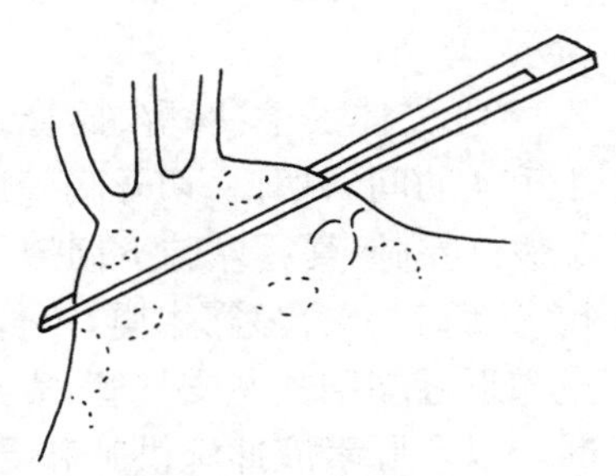

图 3-2-35 在左肺静脉开口处钳夹左心房

切断左肺动脉、左心房和左支气管后，取出左肺于4℃预冷的林格液中，用含有肝素(25U/ml)的林格液自左肺动脉进行肺灌洗，直至移植肺完全由粉红变苍白，至左心房流出液呈无色透明为止。灌洗的同时用纯氧间歇吹张左肺，用无损伤钳钳夹左总支气管、左肺动脉和部分左心房，置入4℃林格液中备用。

2）受体手术：麻醉、体位、备皮、消毒、切口进入胸腔切除左肺方法同供体。在切除左肺时，尽可能保留足够长度的动脉、支气管，以利于吻合。供体肺与受体之间的吻合顺序依次为左心房 - 左肺动脉 - 左总支气管。左心房用3/0丝线全层外翻缝合后加全层间断缝合；左肺动脉用5/0丝线连续缝合；左总支气管用丝线端端间断缝合，并以胸膜缝盖。依气管 - 左心房 - 肺动脉顺序去钳夹，移植肺即刻色泽由白渐变为粉红色，随呼吸器频率而呼吸。此时检查，若移植肺血管充盈饱满，吻合口无漏血，气管不漏气，即可关胸。术毕于左下胸腔放引流管一根。

(3) 术后护理：单笼饲养观察。麻醉清醒后动物可自由饮水、进采食。术后注意保温，可肌内注射青霉素、链霉素1周，预防感染，根据实验目的决定是否用免疫抑制剂。

2. 大鼠肺移植术　大鼠肺移植方法可分为供受体之间的左肺动脉、肺静脉、总支气管缝合吻合法和三袖套管吻合法。缝合吻合法的手术方法基本同犬的左肺移植方法，只是由于大鼠左肺解剖结构特殊，肺未分叶，只有一根肺动脉和肺静脉，在切除供肺时不切除部分左心房，而是直接在根部切断肺静脉。另外，在吻合时将供、受体之间的左肺动、静脉和总支气管做端端用丝线缝合吻合。以下介绍大鼠三袖套法肺移植方法。

(1) 术前准备：选择成年健康的近交系大鼠作为供受体。供、受体体重相近或受体略大于供体，雌雄不限。术前禁食12小时，自由饮水。供、受体术前均肌内注射阿托品0.25mg。准备好显微外科器械，包括手术显微镜等器械、专用呼吸器和气管插管等。

(2) 手术方法

1）供体手术：以氯胺酮150mg/kg腹腔注射麻醉大鼠，呈头高尾低仰卧位于手术台，让大鼠颈部呈过伸位，用舌钳向外上方牵拉舌部，用手术灯作局部照射光源，即清晰可见声门开口。用气管插管经声门插入气管，连接呼吸器。呼吸器参数：呼吸频率100次/分，潮气量3~4ml。固定四肢和头部。胸腹部去毛、消毒。腹正中切口，切开腹壁，剪开膈肌，自两侧胸壁剪开，移去前胸壁，离断左肺下韧带。自尾静脉或阴茎背静脉注射1000U肝素，剥离左肺门，游离左肺动、静脉和支气管，以3/0丝线于远端结扎主支气管。结扎时，使肺处于半膨隆状态。切开肺动脉干，用4℃含肝素3U/ml的林格液3~5ml缓慢(约1分钟)低压灌洗，如图3-2-36所示。同时剪开肺静脉，灌注至移植肺完全变色。自肺静脉流出液呈无色透明后，将支气管和肺动、静脉尽可能地远离左肺切断，剪除周围连接组织，取出左肺浸泡于含肝素的林格液中，修剪肺、动静脉，并分别套管(套管技术见下述)再冲洗动、静脉，检查是否通畅后待移植。

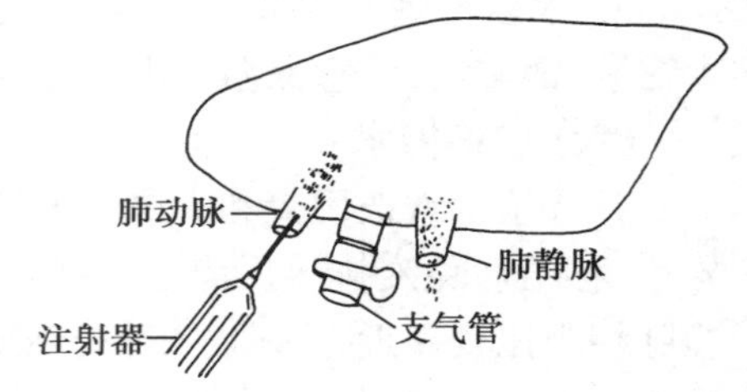

图3-2-36　移植肺灌洗

2）套管技术：套管由管体、管尾组成。套管体长1mm，尾长1mm，肺动脉套管内径1.1mm，肺静脉套管内径1.5mm。套管体刻有一凹槽，以便丝线结扎固定尾部。将血管自套管腔内穿过，将血管翻于套管上，以5/0丝线结扎固定，然后将套管套入受体血管内，以5/0丝线结扎固定，从而完成血管吻合，如图3-2-37所示。

3）受体手术：麻醉、插管，连接呼吸器同供体。将大鼠取右侧卧位于手术台上，左侧胸部去毛、消毒。于第4肋间斜切口，切开胸壁进胸，进胸后自尾静脉或阴茎背静脉注入生理盐水或林格液1.0~1.5ml，以棉签拨开左肺，暴露左肺下韧带，切断。牵左肺于胸腔外，此时可用7号线将切口两侧各缝吊一针，牵开固定、拉大切口，充分显露术野。分离左肺周围组织，暴露肺门，游离左肺动、静脉和左主支气管，以3/0丝线尽量靠近近端结扎左支气管，靠远端切断。游离动、静脉干净后，分别靠近端以血管夹夹闭动、静脉，远端切断。以含肝素液冲洗供肺和受体动、静脉残端。以上述血管套管技术吻合动、静脉。先静脉，后动脉。套好后，依次开放静脉、动脉，可见移植肺由白色变红色，血管充盈呈暗红色。最后吻合支气管，用于支气管的套管长度和制法同血管套管，内径约1.9mm，将受体的主支气管断端翻转至套管上并以5/0丝线固定。

移植肺逐渐扩张，由红色变为粉红色。如发现未完全扩张，即加大潮气量，使移植肺完全扩张后，还纳入胸腔。检查3个吻合口有无出血和漏气，用干净生理盐水冲洗并蘸干胸腔后，在下胸腔留置引流管，关闭胸腔。动物麻醉清醒后，拔除胸腔引流管，逐渐减少潮气量。动物恢复自主呼吸时，脱机观察，自主呼吸频率100次/分左右时，即可拔管。动物放入观察室继续观察。

(3) 术后护理：单笼饲养，自由进食和饮水。观察室温维持在22℃左右。术后3天内肌内注射青霉素预防感染。

(七) 睾丸移植术(组织移植)

1. 术前准备

(1) 动物准备：选用雄性体重225~250g的成年大鼠作为受体，出生后1~3天乳大鼠作为供体。以戊巴比妥钠100mg/kg腹腔麻醉受体大鼠后，切除双侧睾丸，15天后自尾部采静脉血，测血清睾酮值。

(2) 睾丸组织制备：取出生后1~3天的大鼠在无菌条件下切除双侧睾丸，立即置入4℃ RPMI1640培养液中。用显微手术剪剪成1~2mm^{3}大小的睾丸组织块备用。

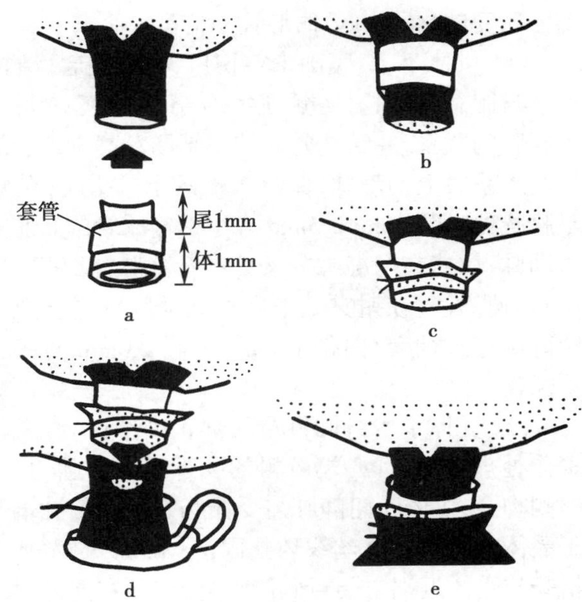

图3-2-37　套管技术

a、b. 供体肺(动)静脉穿过套管；c. 肺(动)静脉翻转并以丝线结扎固定；d. 将套管套入受体肺(动)静脉；e. 肺(动)静脉吻合完成

(3) 冷冻保存复温培养

1) 冷冻保存：将上述睾丸组织块置入4℃的Hanks液内漂洗两次，置入2ml低温试管中，每管分装1只鼠的双侧睾丸组织块，加冷冻培养液1.5ml(由培养液RPMI1640配制，内含1.4mol/L二甲亚砜、10%小牛血清、青霉素100U/ml，链霉素100μg/ml，pH7.2)，严密封口。于4℃环境下静置30~45分钟后，再置于生物降温器内按6~8℃/min速度降至0℃，再按0.4~0.6℃/min速度降至-80℃，放入-80℃冰箱内保存。

2) 复温与培养：取冷冻保存的睾丸组织块，在40℃水浴槽内转动1分钟快速复温，吸取试管内的组织块，于室温下置入Hanks液中洗涤3次。将组织块置入盛有细胞培养液的培养瓶中，再置于充有5%CO_2、95%空气的CO_2培养箱内，37℃恒温培养48~72小时。

2. 睾丸组织活性鉴定

(1) 形态学观察，包括光镜和电镜。

(2) 取冷冻保存培养48小时的标本进行活性测定

1) 分别测培养液中的新鲜睾丸组织和冷冻保存1个月及3个月的睾丸组织的睾酮值。

2) 睾酮释放试验：睾丸组织培养48小时后更换培养液，再添加绒毛膜促性腺激素(HCG)25U/ml继续培养3~4小时，再测定培养液内的睾酮值。

3. 睾丸组织移植　于受体后肢大腿内侧作一纵切口，将睾丸组织置入深浅肌膜之间，术后均不用免疫抑制剂。每只供体的两侧睾丸组织块移植于一个受体，移植后观察。

二、联合移植及多器官联合移植

联合移植指的是一次手术移植两个器官，如心肺联合移植；多器官联合移植指的是一次手术移植超过两个器官，如腹部多器官联合移植，即包括肝联合胰、十二指肠、胃及小肠伴或不伴右半结肠，部分还包括肾脏的移植。主要用于治疗肝、胆、胰腺及十二指肠等上腹脏器恶性肿瘤。近年来，联合移植和多器官联合移植的实验及临床研究随着现代医学的发展有了长足发展。在此介绍几种常见的联合移植动物模型的建立方法。

(一) 胰肾联合移植

1. 大鼠胰肾联合移植　选取重200~250g的SD大鼠，供、受体配对时以受体比供体重30g为宜；予1%

戊巴比妥钠(40mg/kg)腹腔注射麻醉。

(1) 供体手术:腹部十字切口,将胃翻起,结扎离断脾胃韧带、胃左血管与食管;暴露肝门部,将肝固有动脉与胆总管结扎、切断,逐一结扎胃网膜右动脉;切断胃、十二指肠连接部;结扎脾血管,锐性分离直肠与后腹膜的联系,并结扎此间的中结肠动静脉,右结肠动静脉;显露、切断屈氏韧带,紧贴胰腺下极双重结扎、切断肠系膜上动静脉,保留 2cm 的十二指肠;在分出左肾动脉下方 2cm 处结扎腹主动脉;游离左侧输尿管至膀胱处,切取 5mm×5mm 大小带输尿管的膀胱瓣;游离腹主动脉,彻底分离左肾动静脉;在靠膈肌处钳夹主动脉,快速在门静脉分叉处和肾静脉处剪断,将 4℃的肝素化林格液(25U/ml)由腹主动脉结扎线上方低压、匀速灌注;在钳夹处下方切断动脉,结扎远端动脉;取出整块胰肾,置于 4℃生理盐水中。在冰浴中将肾静脉穿过袖套(内径 1.5mm、外径 2.0mm 的聚乙烯管)内口,外翻套于管体,用 5/0 丝线环扎固定,4℃冰箱保存。

(2) 受体手术:仰卧位,腹部正中切口,游离、切除左肾,肾静脉保留 1.5cm;肝素生理盐水冲洗并行肝素化处理;游离远心端较粗的肠系膜上静脉约 1.5cm,预置丝线标记;行供体胰腹主动脉与受体腹主动脉端侧吻合,供体胰门静脉与受体肠系膜上静脉端侧吻合,供体肾静脉与受体肾静脉袖套式吻合。将供肾置于受体左肾窝,5/0 丝线环扎固定;依次开放静脉、动脉血流;膀胱瓣与膀胱以 6/0 丝线单层缝合,供体十二指肠与受体近端空肠行侧侧吻合;切除右侧肾,关腹。

(3) 术后处理:5% 糖盐水自由饮水,24 小时后酌情进食。术后 1~3 天肌内注射青霉素预防感染。隔天取尾静脉血测血糖、血肌酐;以血糖低于 11.2mmol/L 作为移植胰腺功能正常的标准,连续 2 次超过 11.2mmol/L 则为移植胰腺功能丧失。

2. 猪胰肾联合移植 供、受体猪为同窝生,2~3 月龄,体重相近,术前禁食 24 小时,禁水 6 小时。术前肌注阿托品、地西泮、氯胺酮,气管插管接呼吸机,恩氟烷吸入全身麻醉,供体猪术中经腹主动脉采血 400~600ml 备用。

(1) 供体手术:全身肝素化后作腹部正中切口,切断胃网膜左、右动脉和胃短动脉;切开小网膜,切断胃左动脉、食管、胃右动脉,在距幽门 1cm 处切断十二指肠,切除全胃。分离肝十二指肠韧带,在胆总管入十二指肠处切断胆总管并结扎;结扎肝固有动脉,保护胃十二指肠动脉,保留完整的胰十二指肠动脉弓。充分游离门静脉至第一肝门外,并作标记,切开十二指肠右侧和下部后腹膜,在胰十二指肠下缘分离横结肠系膜,分离胰十二指肠前部空肠,显露肠系膜上动、静脉,结扎。在肠系膜上动脉左侧切断空肠,缝合近侧残端。游离双侧肾动、静脉。分离膈肌下腹主动脉,待灌注肾保养液时用血管阻断钳阻断、分离,在腹主动脉分叉部上缘游离腹主动脉,血管阻断钳阻断,上侧置入灌注管 4cm,灌注 4℃肾保养液;同时在膈肌下阻断腹主动脉,靠近肝门侧切断门静脉,结扎脾脏动静脉,在胰腺周围倒入 4℃无菌碎冰水混合液,灌注 4℃肾保养液至胰十二指肠颜色苍白,门静脉流出液体澄清。游离胰头十二指肠后面到腹主动脉右侧缘,游离脾脏,胰腺体、尾部后面到腹主动脉左侧缘,游离腹主动脉,结扎腹主动脉小分支到胸主动脉下缘,完整取出胰腺、十二指肠、脾脏,以及与其相连的双肾、输尿管、腹主动脉、肠系膜上动脉、门静脉和腹腔动脉到胰十二指肠动脉的分支等。

(2) 器官保存及修剪:取出的供体器官置 0~4℃的肾保养液中,修剪门静脉残端,清除周围淋巴结,结扎胰腺周围漏血的血管,清除双侧肾上腺及多余的筋膜,保留门静脉主干约 5cm,腹主动脉约 10cm,十二指肠 15~20cm;用呋喃西林液冲洗十二指肠后,全层缝合并作浆肌层缝合包埋。腹主动脉修剪成带腹腔动脉、肠系膜上动脉及左肾动脉血管段,根据门静脉远端的直径决定与左肾静脉或带有腔静脉片的左肾静脉行端端吻合。检查有无漏液,置乳酸林格液冰水混合液中保存。

(3) 受体手术:上腹正中切口,切开大网膜,充分游离门静脉及肠系膜上静脉,从胰腺体、尾部开始切除胰腺,保留脾脏;切除双肾,在肾动脉下缘显露腹主动脉前壁,用心耳钳阻断腹主动脉,切开前壁,肝素盐水冲洗,用 5/0 线作供体腹主动脉与受体腹主动脉的端侧吻合,用 6/0 线作供体门静脉与受体下腔静脉端侧吻合,开放阻断血管钳,胰腺、十二指肠、双肾恢复血供;供体十二指肠与受体距屈氏韧带 50cm 处空肠行十二指肠空肠侧侧吻合。

(4) 术后处理:待血压、呼吸平稳后拔出气管插管;禁食,视情况经受体猪颈外静脉补液、输血,每天补液 2000ml，包括低分子右旋糖酐 500ml、青霉素 160 万 U 和肝素 1mg/kg；监测空腹微量血糖，记录 24 小时移植肾尿量。

（二）胰腺十二指肠联合移植

1. 犬盆腔内胰腺十二指肠移植　供、受体犬为同窝生，8~10 月龄，体重相近，术前禁食 24 小时，禁水 6 小时。术前肌注阿托品、地西泮、氯胺酮，气管插管接呼吸机，恩氟烷吸入全身麻醉。

(1) 供体手术：腹部正中切口，显露胰腺，探查后结扎、切断胆总管；切取上自胰腺主管和副管开口处上方，下至降部下端段十二指肠。封闭切下肠段的上端，下端安装 Thomas 管准备移植后作腹壁造口。紧贴胃壁结扎所有血管，将胃后翻。予 4℃含 5% 葡萄糖的林格液灌洗胰腺，至流出液无血色为止。此时，可收集血液，以备受体犬输血。

(2) 受体手术：脐下正中切口，上推肠管显露髂窝。将移植块的腹腔主动脉与受体犬右髂外动脉吻合；门静脉与受体犬右髂总静脉吻合；结扎植入的肠系膜下静脉；十二指肠下口借装好的 Thomas 管在右下腹壁造口，以排放和收集胰液。冲洗腹腔后关闭腹腔。

(3) 术后处理：术后不禁食，单笼饲养，注意保暖，补充水、电解质。

2. 大鼠胰腺十二指肠原位移植　选取重 200~250g 的 SD 大鼠，1% 戊巴比妥钠（40mg/kg）腹腔注射麻醉。

(1) 供体手术：腹部正中切口，进入腹腔后将胃上翻，向下牵引横结肠，剪开其与胰腺交界处的腹膜，游离、切除脾脏，结扎、切断胰腺与大网膜之间的血管，包括中结肠血管，脾动、静脉分支及胰腺与大网膜之间的胃网膜左右动、静脉；切断幽门，结扎十二指肠断端，在食管与胃交界处结扎、切断胃左动脉，切除胃。将十二指肠推向右方，游离门静脉直到进入肝门的分支处，剔除疏松结缔组织，保护幽门静脉。再将小肠推向右方，钝性分离腹主动脉上被覆的后腹膜，结扎、切断发出的腰动脉，完全游离主动脉。在胰腺下缘结扎肠系膜上血管，暂不切断；在肠系膜动脉开口以下的腹主动脉上绕一丝线，打一活结；钳夹腹腔动脉开口以上的腹主动脉后，在肝门处切断门静脉，立即用 4℃生理盐水经动脉灌洗移植物（胰及十二指肠），灌洗液经门静脉断端流出。收紧腹主动脉上活结，在肠系膜上动脉血管开口的远侧切断腹主动脉。在灌洗完成后，上部空肠与十二指肠之间形成明确分界线，在此处切断肠管，并在肠系膜血管结扎线远端切断系膜，完整地取下移植物，包括全胰、十二指肠及相连的腹主动脉、门静脉。

(2) 受体手术：腹部正中切口，将内脏推向左下方，完全游离腹主动脉及后腔静脉至右肾静脉以下约 1.5cm；9/0 缝合线依次将供胰的腹主动脉、门静脉分别与受体的腹主动脉、后腔静脉行端侧吻合；3/0 缝合线将供体十二指肠与受体十二指肠作端侧吻合；全身肝素化。

(3) 术后处理：单笼饲养，不禁食；自移植次日起，隔日查血糖 1 次，以血糖低于 11.2mmol/L 作为移植胰腺功能正常的标准，连续 2 次超过 11.2mmol/L 则为移植胰腺功能丧失。

（三）大鼠异位心肺联合移植

健康成年 SD 大鼠，雌雄不拘，6~7 月龄，重 220~250g，术前禁食 12 小时。1% 戊巴比妥钠（40mg/kg）腹腔注射麻醉。

(1) 供体手术：腹部备皮，正中切口，肠管推向腹腔左上方，分离后腔静脉，注入 4℃含 100U/ml 的肝素生理盐水 1.0ml 行全身肝素化，切断后腔静脉和腹主动脉；剪开膈肌，沿剑突“V”字形剪开胸腔，用无菌盐水冰屑覆盖心肺；经胸部后腔静脉用 4℃ ST Thomas 液灌注心肺；结扎后腔静脉、左右前腔静脉，并在远心端切断；分离主动脉，在主动脉弓远端切断；切断并钳夹食管下端取出心肺，去食管后将心肺置于 4℃ ST Thomas 液中修剪。

(2) 供体心肺修剪：结扎并切除左肺、右肺尖叶、心叶、膈叶，保留副叶。清除胸腺、脂肪组织，游离主动脉弓，在无名动脉处切断升主动脉，用 4℃肝素生理盐水冲洗管腔。切除多余气管。带肺叶供心用湿纱布包裹，仅露出心底部血管，纱布上置盐水冰屑以保持低温。

(3) 受体手术：受体大鼠颈部常规备皮、消毒，自下颌骨至右锁骨中线作一斜切口，游离皮下组织和颌下腺体，切除右颌下腺及邻近脂肪组织，结扎、切除右侧胸锁乳突肌，显露颈动脉鞘，充分游离颈总动脉，近心端和远心端分别用微血管夹阻断，两夹间距离约 0.8cm。在颈总动脉前壁开口，直径与供心主动脉相近，约 0.3cm，用 4℃肝素生理盐水冲洗。用 9/0 缝线将供心主动脉与受体颈总动脉前壁开口作端侧吻合。吻合完毕后，开放血管，心脏复跳，必要时可用棉签轻击心脏除颤。调整移植心、肺位置，防止血管扭曲；缝合前颈部皮肤。移植后，供心血液循环方式为：血液从受体颈总动脉→供心主动脉→冠状动脉→心肌→冠状静脉→右心房→右心室→肺动脉→肺泡→肺静脉→左心房→左心室→移植心收缩时，血液经主动脉射回受体颈总动脉。

(4) 术后处理：术后置 23℃恒温室饲养，自由饮食，肌注青霉素抗感染。触诊移植心脏搏动有力，节律整齐，心率 140~160 次 / 分，维持 3 天以上视为手术成功。

（四）大鼠原位肝肾联合移植

健康 SD 大鼠，6~7 月龄，重 250~300g，1% 戊巴比妥钠（40mg/kg）腹腔注射麻醉。

1. 供体手术　术前 10 分钟肌内注射阿托品 0.02~0.03mg，上腹部肋缘下横切口，依次结扎、切断右肾肾上腺动静脉、肝食管支静脉、肝固有动脉、左膈下静脉；若左膈下静脉难以分离，可直接缝扎。在胆总管中、下 1/3 处 V 形剪开胆管前壁，置入胆管内支架管，固定、剪断。将门静脉游离至脾静脉，剪开门静脉前壁，将静脉灌注管插入门静脉，结扎固定，持续滴注 UW 器官灌注保存液约 20ml；肾动脉头皮针插管，右肾灌注 UW 液 5ml，同时留置右输尿管内支架管，待肾脏灌注充分后，在右肾静脉下 2cm 处剪断肾下部下腔静脉及腹主动脉；连同部分膈肌剪断肝上、下腔静脉，将供肝、肾整块取出，置 4℃UW 液中修整。将门静脉及肾下部下腔静脉行袖套准备，修整肝上下腔静脉；右肾靠近肾门处用小血管夹阻断肾动静脉。

2. 受体手术　游离、切除右肾；游离肝脏，依次结扎、切断右肾上腺静脉、左膈下静脉、肝食管支静脉、肝固有动脉、左膈下静脉；游离胆管，左右肝管分叉处 1 号丝线结扎后剪断；阻断门静脉、肾下部下腔静脉之前，经阴茎背静脉注入林格液 2~3ml。Satinsky 钳紧贴膈肌阻断肝上下腔静脉，尽量靠近肝脏剪断，血管夹阻断肾下部下腔静脉，取出肝脏和肾脏。以 8/0 缝线吻合肝上下腔静脉，将供体带袖套管的门静脉插入受体门静脉中并固定，放开门静脉血管夹及 Satinsky 钳，恢复肝脏血流，结束无肝期。放开受体肝下下腔静脉血管钳，放出移植肝内血液 0.5ml 后，袖套式吻合肝下下腔静脉，吻合供体、受体肾动脉。开放肾脏血流几分钟即有尿液分泌。吻合胆道、输尿管，冲洗腹腔，检查各吻合口无渗漏，各套管无扭曲，肝、肾颜色鲜红后剪断套管柄，复位各脏器。

3. 术后处理　经大鼠阴茎背静脉缓慢推注林格液 2ml，置 23℃恒温室饲养；禁饮食 6 小时，肌注青霉素抗感染。

（五）猪腹部多器官移植

腹部多器官移植创伤大，吻合口多，技术要求高，成功率低。Starzl 首先建立经典的腹部多器官移植模型，但手术步骤与方法烦琐、复杂，需静脉转流。在此简要介绍一种简化型猪腹部多器官移植模型的建立。

同胎生猪，2~3 月龄，体重相仿者作供、受体配对。术前禁食 24 小时，禁饮 8 小时，到屠宰场抽取猪血（手术备血）2000ml，肌注氯胺酮麻醉后，气管插管接呼吸机，静脉复合麻醉。

1. 供体手术　常规腹部备皮、消毒铺单，正中切口，自剑突至耻骨联合，游离肝下下腔静脉及周围韧带。在近直肠处切断降结肠，贲门以上切断食管，打开后腹膜；逐步游离腹腔内脏器，游离肠系膜上静脉主干约 3cm，游离髂动脉分叉上方的腹主动脉。行腹主动脉和肠系膜上静脉插管，采血 1000ml（以备输血）。全身肝素化，依次用 4℃林格液 2000ml、高渗枸橼酸盐嘌呤液（HC-A 液）1000ml 经腹主动脉和肠系膜上静脉双通路灌洗。灌洗时，剪开膈肌，阻断胸主动脉和肝上下腔静脉，在肝下下腔静脉置管供灌洗液流出。腹腔冰屑降温，予 4℃ HC-A 液冲洗胆囊、胆道。灌洗后，可见肝呈褐黄色，胰、胃、十二指肠、近端空肠和整个结肠呈苍白色，整块摘取全腹脏器及腹主动脉和下腔静脉，置 4℃的 HC-A 液中，预留肠系膜上静脉插管。

2. 器官修整　切除脾、大网膜，在十二指肠空肠曲下约 2.0cm 处切断空肠，切除远端小肠及全部结肠。行胃幽门成形术，在空肠末端滴入 4℃的 5g/L 甲硝唑液，作逆蠕动胃肠道冲洗。靠近膈环修剪肝上下腔静脉，留作吻合口。修剪腹主动脉桥接血管，关闭近端。注水检查有无渗漏。

3. 受体手术　先行左侧颈内动脉和静脉置管，用于测压、输液。行膀胱造瘘，再游离整个腹腔脏器。分离出肝上下腔静脉、肝下下腔静脉、腹腔干和肠系膜上动脉。游离肾下腹主动脉约 3cm，结扎较大淋巴管。阻断下腔静脉后,切除肝、胰、胃、十二指肠、全部小肠和大部分结肠。将供体器官簇原位植入,经肠系膜上静脉预留管缓慢滴入4℃林格液,以防止升温,并冲出高钾液。行供、受体的肝上下腔静脉端端吻合,供体腹主动脉桥接血管远端与受体肾下腹主动脉端侧吻合。开放腹主动脉,经肝下下腔静脉放出低温高钾血约150ml后,开放肝上下腔静脉,再行供、受体肝下下腔静脉端端吻合。行食管胃底吻合,远端空肠腹壁造口,胆囊造瘘,放置引流管后关腹。术中需大量输血1500~3000ml。

4. 术后处理 禁食2天后给予流质、半流质,连续5天给予青霉素 2.4×10^6U,庆大霉素 0.16×10^6U 及地塞米松10mg,并静脉补液1500~2000ml。

(兰阳军 文灿)

参考文献

[1] 孙敬方.动物实验方法学[M].北京:人民卫生出版社,2001:283-299.

[2] 郭光金,孙大成,余汇洋.外科应用解剖与手术学[M].成都:四川科学技术出版社,2000:7-42.

[3] Spechtenhauser B,Konigsraner A,Steurer B,et al. Multivisceral transplantation [J]. Transplant Proc,1999,31(8):3175-3176.

[4] Margreiter R. Technical approaches to multivisceral transplantation [J]. Transplant Proc,2001,33(1-2):1543-1544.

[5] Misiakos EP,Pinna A,Kato T,et al. Recurrence of desmoid tumor in a multivisceral transplant patient with gardner's syndrome [J]. Transplantation,1999,67(8):1197-1199.

[6] Alessiani M,Spada M,Vaccarisi S,et al.Multivisceral transplantation in pigs:technical aspects [J]. Transplant Proc,1998,30(6):2627-2628.

[7] Madariaga JR,Reyes J,Mazariegos G,et al. The long-term efficacy of multivisceral transplantation [J]. Transplant Proc,2000,32(6):1219-1220.

[8] 于刚,张轩,徐泽宽,等.大鼠门静脉回流、胰液内引流式胰肾联合移植模型的制作[J].江苏医药,2007,33(9):921-923.

[9] 田磊,陆云飞,刘庆仪,等.猪胰肾联合移植动物模型的建立[J].广西医科大学学报,2006,23(6):913-915.

[10] 陈述,舒新军,徐三荣,等.大鼠颈部心肺联合移植模型的建立[J].江苏大学学报(医学版),2008,18(1):27-29.

[11] 孙煦勇,于立新,刘小友,等.大鼠原位肝肾联合移植模型的建立[J].中华泌尿外科杂志,2006,27(suppl):86-88.

[12] Kornberg A,Grube TH,Wagner TH,et al. Multivisceral transplantation for abdominal malignancy indication,technique,and results in three patients [J]. Transplant Proc,2001,33(1-2):1558-1559.

[13] Masetti M,Rodriguez MM,Thompson JF,et al. Multivisceral transplantation for megacystis microcolon intestinal hypoperistalsis syndrome [J]. Transplantation,1999,68(2):228-232.

[14] Khan FA,Kato T,Pinna AD,et al. Graft failure in two multivisceral transplant recipients secondary to necrotizing enterocolitis [J]. Transplant Proc,2000,32(6):1204-1205.

[15] 艾乐民,彭承宏,吴育连,等.简化型腹部多器官移植动物模型的建立[J].中华器官移植杂志,2007,28(3):159-161.

[16] 周杰,李朝龙,吕祥枝,等.上腹部多器官联合切取的实验研究及临床应用[J].中国普通外科杂志,1997,6(6):321-324.

[17] 李朝龙,钟翰辉,林智琪,等.猪腹部多器官联合移植术中血液动力学变化及处理[J].第一军医大学学报,1999,19(4):302-303.

(文灿 郭科男 整理编辑)

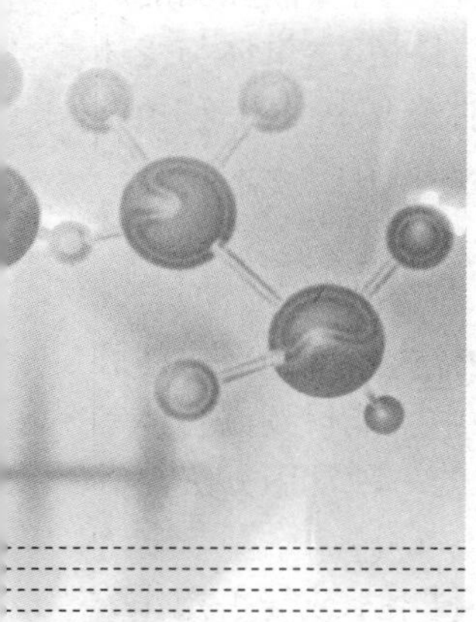

第四篇

动物胚胎工程

Part 4　Animal embryo engineering

胚胎工程技术(embryo engineering)是指所有对配子和胚胎进行人为干预,使其环境因素、发育模式或局部组织功能发生量和质的变化的综合技术。其技术基础包括:胚胎移植、胚胎嵌合、胚胎分割、胚胎冷冻、胚胎性别鉴定、体细胞核移植、转基因操作等。在此基础上,这些技术有机结合起来,形成了更加具有实际意义和应用价值的胚胎工程技术体系,如:胚胎性别控制技术体系、胚胎干细胞分离培养体系以及转基因动物生产体系等。本章节首先将介绍胚胎工程基础技术,并以转基因动物生产技术体系为例向大家介绍胚胎工程技术体系,之后将介绍胚胎工程技术发展历程以及广泛应用。

第一章　动物胚胎工程概述

Chapter 1　Introduction to animal embryo engineering

动物胚胎工程技术是一门对于科学研究和生产实践都具有重要意义的学科。它既是胚胎工程学、发育生物学等生物领域核心学科的技术基础,同时也是转基因动物生产、试管婴儿、胚胎干细胞分离培养等应用技术体系的基础。胚胎工程技术的学习有利于我们对于相关学科的深入研究以及对于相关生产实践工作的开展。

第一节　胚胎工程技术体系概述

Section 1　Summarization of the embryo engineering technology systems

胚胎工程技术体系是由一个个胚胎工程技术有机搭建形成的,随着相关科学领域的发展,原有的技术逐步改进,新生的技术迅速开发,这些基础技术以及他们组成的技术体系形成了胚胎工程技术的核心部分。

一、胚胎工程基础技术

(一) 胚胎移植

胚胎移植技术是将体外受精或体内(供体)冲取的着床前胚胎移植到同期假孕动物的输卵管或子宫

角。其中假孕动物(受体)指的是与结扎雄性动物交配后的雌性动物,假孕动物的状态要与供体胚胎的时期相对应,以保证供体胚胎在受体子宫中着床并正常生长发育。例如体内冲取的胚胎移植时,供体与受体要同步发情交配。胚胎移植已被广泛应用于家畜和实验动物的繁殖,特别是在奶牛的繁育中,胚胎移植技术的引进极大提高了优秀种牛的利用率,为奶牛优良品种繁育提供了有效保障。

(二) 胚胎嵌合

嵌合体是指在同一个体中,由于基因型不同的细胞或组织互相接触,且各自独自并存的状态。嵌合体的制作有两种方法:一是聚合法,将两个或多个胚胎去掉透明带并接触培养;二是注射法,将细胞或供体胚胎的卵裂球注射到特定时期的受体胚胎中。将制作好的嵌合体胚胎移植到假孕动物中就能得到嵌合体动物,嵌合体动物是很好的器官移植动物模型,生殖系嵌合的动物也是生产转基因动物的一种常用方法。

(三) 胚胎分割

胚胎分割是20世纪80年代发展起来的一种胚胎生物学技术。它借助于显微外科手术或徒手操作方法,切割早期胚胎制造同卵多仔后代。胚胎分割的方法有多种,用于致密桑椹胚之后的胚胎切割方法归纳为5类:即显微玻璃针去带分割法,显微手术刀直接分割法,酶消化透明带显微玻璃针分割法,酶-机械去带分割法和徒手刀片分割法。

(四) 胚胎冷冻

胚胎冷冻是指应用低温冷冻的方法,将胚胎长期维持在一个相对稳定的生理状态,以备取用。具体操作中,胚胎要先在冷冻保护剂中孵育,慢慢降到0℃以下,然后放入液氮中。冷冻保护剂可以防止冷冻过程中胚胎中的水分结晶对其正常结构的破坏。冷冻的胚胎可长期保存,在实验室中,一些难以获得的胚胎(如人的胚胎)需要冷冻保存,达到一定数目后才能进行实验,同时胚胎冷冻也是胚胎可以长途运输的前提,为品种资源的国际交流提供了良好的保障。

(五) 胚胎性别鉴定

家畜的性别与其生产性能密切相关,通过对胚胎进行有效的性别控制,可降低繁殖成本,提高繁殖生产性能。胚胎性别鉴定技术是通过分子生物学的方法识别胚胎性别,有效控制动物后代性别比例,提高动物生产力的生物技术。一般有细胞遗传学分析、X-染色体关联酶测定、胚胎发育速率的差异性分析、雄性特异性抗原探测、Y-染色体特异性DNA探针等。

(六) 体细胞核移植

核移植技术是生产转基因动物的一种有效方法,将供体细胞核转移到去核的卵母细胞中,卵母细胞胞质对供体细胞核进行重编程,产生具有发育能力的重构胚。应用核移植技术,在理论上证明了卵母细胞胞质具有重编程能力,在实际中产生了大量具有特定遗传性状的转基因动物。

二、基于胚胎工程的转基因技术体系概述

随着胚胎工程技术的日益发展以及人们在实验和生产生活中对于胚胎工程动物需求的增高,越来越多的胚胎工程实验技术体系被建立起来,这不仅使我们对于胚胎发育模式等根本问题了解得更加深刻,也在实际的生产生活中发挥了巨大的作用。近几年,转基因动物作为高新实验技术成果已成为生物科学研究热点,下面就以转基因动物生产体系为例,向大家介绍胚胎工程技术体系。

转基因动物指的是在基因组内以实验方法稳定整合外源基因,产生的可以将外源基因稳定遗传给后代的生物工程动物。实现转基因动物生产的胚胎工程技术方法有很多种,主要区别在于外源基因的导入方法,这些方法有:原核期胚胎显微注射法、慢病毒载体法、胚胎干细胞介导法、精子载体法、体细胞克隆介导法等。

(一) 原核期胚胎显微注射法

原核期胚胎显微注射主要是应用胚胎显微注射技术将载体承载的或无载体的外源基因片段直接注射到1-细胞胚胎的原核中,使外源基因随机整合到基因组中,得到转基因胚胎,生产转基因动物。这种方法主要应用体内胚胎冲取、胚胎显微注射、胚胎体外培养、胚胎移植等胚胎工程技术。胚胎原核注射法的优点在于实验操作相对简便,实验周期短,可导入大片段基因。但由于外源基因随机整合到基因组上,其整

合位点以及整合拷贝数无法确定，容易导致基因组 DNA 插入、丢失、重排和突变等，容易使出生动物产生生理缺陷。

（二）慢病毒载体法

慢病毒载体法主要是利用慢病毒可以侵染宿主的特性，用携带外源目的基因的慢病毒感染胚胎，使得胚胎携带外源基因，进而得到转基因动物。慢病毒载体法前期需要大量的分子生物学技术，而胚胎工程技术相对简单，仅需要胚胎冲取或体外受精获得胚胎以及胚胎体外培养和胚胎移植技术，使目的基因整合到胚胎基因组获得转基因动物。这种方法的优点在于实验方法简单，外源基因整合效率高，但前期病毒载体构建方法复杂，而且病毒可携带的外源基因长度有限。

（三）胚胎干细胞介导法

胚胎干细胞来源于胚胎内细胞团，是内细胞团细胞在适合的培养条件下增殖产生的具有多潜能性并可无限传代的细胞系。其无限传代的特性非常适合外源基因的导入，同时其多潜能性使得嵌合到胚胎中的胚胎干细胞可以参与到胚胎发育中，所以胚胎干细胞介导法是生产转基因动物的常用方法。将转入目的基因的胚胎干细胞直接注射到桑椹期胚胎透明带下或者囊胚期胚胎囊胚腔中，就可得到嵌合胚胎，生产嵌合动物。在嵌合动物中，胚胎干细胞有一定概率进入到生殖系，这样的嵌合动物可以产生与胚胎干细胞基因型相同的配子，再将这些生殖系嵌合的动物育种，就可得到转基因动物。由于胚胎干细胞非常适合基因操作，这种方法已经成为生产转基因动物最有效的方法之一，但是仅有大鼠、小鼠、猴等几类动物可以分离产生胚胎干细胞，同时，胚胎干细胞的质量也关系到其嵌合能力的强弱，所以其应用范围有限，例如转基因家畜的生产就基本不会应用这种方法。

（四）精子载体法

精子是天然的感受态细胞，可以自发结合并且内化外源 DNA，利用精子这一特点，通过受精将精子携带的外源基因带入到卵母细胞中，受精后形成转基因胚胎，这种生产转基因动物的方法称为精子载体法。由于直接经过受精作用将外源基因转入到卵母细胞中，对于卵母细胞的伤害很小，同时其操作也非常简单，只需要人工授精或者体外受精技术就可以实现，但是其机制至今尚不明了，而且实验可重复性较差，体系还不是很稳定。

（五）体细胞克隆介导法

体细胞克隆指应用核移植技术将携带有目的基因的体细胞核转移到去核的卵母细胞中，形成转基因重构胚，最终生产转基因动物。这种方法涉及的胚胎工程技术较复杂，难度较高，尤其是体细胞核移植技术对于实验人员操作能力要求很高。但其应用范围广，不受材料约束，只要实验体系设计合理，细节完善，可以高效率地生产转基因动物，同时体细胞核移植也是研究细胞重编程机制的一个很好的模型。

第二节　实验动物胚胎工程技术的应用

Section 2　Application of the embryo engineering technology for experimental animal production

了解胚胎工程技术的发展历史有利于我们深入理解胚胎工程技术起源以及胚胎工程技术与其他生物学科的关系。同时，伴随着胚胎工程技术的发展，其安全性在逐步提高、应用范围在逐步扩大，目前已经在家畜优良品种培育、人类医学卫生以及尖端科学研究等领域广泛应用，了解其应用现状有助于我们认识胚胎工程技术的重要性以及意义。

一、胚胎工程技术的基础

胚胎工程技术的基础是胚胎学、发生生物学、发生遗传学和生殖医学。胚胎学是一门很古老的学科，它直接起源于人们对动物胚胎特别是禽类胚胎的观察和认识。最早记录有关胚胎研究的书籍可以推至公元前 5 世纪古希腊的 Hippocrates 关于鸡胚的观察。公元前 4 世纪，Aristotle 写了有关胚胎的论著，描述了鸡及其他胚胎的发生,故后人一致公认他为胚胎学的奠基人。早期的胚胎学研究仅仅是记载胚胎外部或内部的形态变化,故称之为描述胚胎学。由于早期胚胎是生命之源,其微小的形态结构变化无法用人眼直接观察到,限制了人们的研究。直到17世纪有了显微镜的发明,打开了新的观察领域,使人们观察到了生殖细胞——精子和卵子。1759年,Wolff用显微镜直接观察鸡胚的发育,认为有机体是由性细胞生长与分化逐渐发展而成的;合子分裂产生胚层,进而形成胚胎。1827年,Karl Ernst Ven Baer描述了犬卵巢滤泡中的卵细胞、输卵管中的合子以及子宫中的胚泡和从胚层衍化为组织器官的过程,他建立的贝尔定律(Baer law)认为动物胚胎发育中有共同性,说明它们是起源于一个共同的祖先。此学说对进化理论及动物分类学都起了很大作用,故后人公认他为"近代胚胎学之父"。19世纪中叶,在细胞学说建立之后,胚胎学的研究工作才获得了迅速的发展。细胞学说的概念使人们认识到胚胎是由一个单一的合子细胞发育而来的。在此期间,科学家们对各种不同动物的胚胎进行了观察比较,研究了大量动物的个体发育,找出了动物界分类的依据,使古老的胚胎学从单纯的描述发展为"比较胚胎学"。人体胚胎学是在动物胚胎学的基础上逐渐发展起来的。1914年,Weismann在研究昆虫和其他无脊椎动物的胚胎后提出,动物细胞分为体细胞和生殖细胞,体细胞是由生殖细胞发育而来的,随着个体的死亡而死亡;而生殖细胞是代代相传的,不受体细胞和环境的影响。Morgan(1912年)进一步提出了基因是遗传性状表现的物质基础,他认为动物的一切特征都在遗传基因中预先存在,发育不过是这些性状逐渐表现出来而已。

19世纪末20世纪初,胚胎学由形态结构的描述发展成对机体发育原因进行探讨,形成了实验胚胎学。以往的描述胚胎学和比较胚胎学研究的是发育过程何时和如何进行的及其规律性,而实验胚胎学则研究为什么这一发育过程会发生在特定的时间和特定的形式下,即研究发育的控制与调节的机制。早期的实验胚胎学从细胞水平进行研究,发育分化过程中发生的一系列相互作用。在研究从单个受精卵分化发育成成年个体的过程中,是什么控制细胞的分化方向,当时有两种观点,第一种观点认为预先位于卵内的各种细胞质决定簇在分化中进入各种细胞,控制着各种细胞的分化;第二种观点则认为,在胚胎的细胞分化和形态变化中,组织或细胞之间常是互以对方为条件而相互影响的。相互作用的一方导致另一方的发育发生变化,从而诱导各器官组织的发育。

直到1953年Watson和Crick从分子水平提出了染色体中的DNA是非常长的双螺旋结构的分子,生物体内全部遗传信息储存于DNA分子结构中的理论后,实验胚胎学才真正从分子水平上研究个体发育的调控。

现代遗传学进一步证明:DNA分子上碱基的排列顺序蕴藏着蛋白质合成的密码,所谓的密码就是一系列的DNA碱基的三联体,它相当于多肽链上的一个氨基酸。因此,三联体的顺序就决定了蛋白质分子中氨基酸的顺序。含有这种顺序的这一段DNA被遗传学家称其为基因(gene)。胚胎发育过程是一个有一定顺序的有规律的变化过程,这个过程是基因活动的结果。也就是说发育是按照遗传信息来进行的。胚胎的细胞中带有整套的发育信息,但这整套的遗传信息不是同时进行表达的,而是有的基因开启并进行表达,有的基因则处于关闭状态。随着发育的进行就分化形成各种不同的细胞、组织、器官和系统。

由于动物的个体是由单个受精卵细胞发育而成的,受精卵具有分化成各种不同细胞、组织、器官和系统的能力,人们更注重研究早期胚胎的分化、发育以及基因的调控。随着研究的深入,也就逐渐建立和完善了一整套胚胎工程技术。

二、胚胎工程技术的发展促进了现代胚胎学的发展

胚胎工程技术除了作为研究胚胎分化和发育研究的方法与手段外,当前更多地作为一种先进技术解决家畜家禽品种的改良、濒危野生动物种群的繁殖、实验动物品种的增加,以及人类生殖、优生优育等问题(图4-1-1)。

三、国际上转基因动物的研究开发进展

1982年,美国华盛顿大学和宾夕法尼亚大学的研究人员把大鼠的生长基因与小鼠的MT启动子组成重组体,注入小鼠的受精卵中,再将此受精卵植入另一雌性小鼠的子宫内,获得比普通小鼠生长快1倍的

“巨鼠”，而且可以遗传给下一代。这在生物工程史上是一大突破。

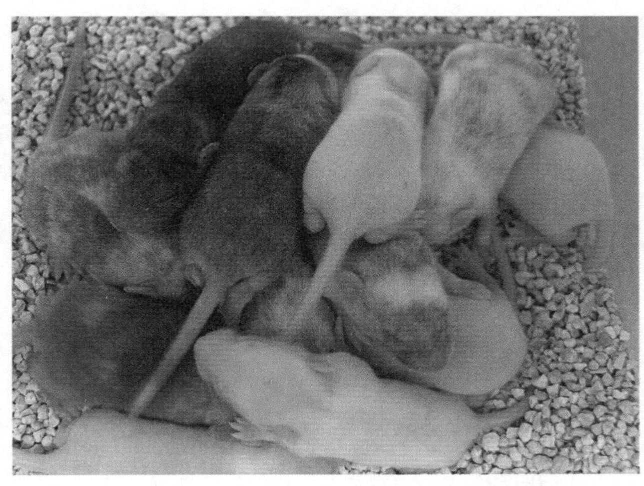

图 4-1-1　胚胎工程技术的发展促进了现代胚胎学的发展

1985 年，Hamer 等把小鼠的 MT-1 启动子与人的生长基因构成表达质粒，注入到兔、羊和猪的受精卵中，再将其植入母畜子宫内发育。经分子杂交技术鉴定证明，人生长激素基因已经整合到这些新生幼畜的染色体上。1988 年，澳大利亚 Scammark 将猪生长激素基因注入猪的受精卵，获得“超级猪”。1993 年，英国科学家报道了第一例转基因公鸡。1994 年，美国加利福尼亚 Genphan 公司获得转基因公牛 Herman，它携带人类铁蛋白（人乳中的抗细菌蛋白）。此后美国集成化遗传公司从重组型转基因小鼠中得到抗凝血酶（tpA）后，又研制成转基因羊，从羊奶中提取 tpA，目前美国已培育出上千头 tpA 转基因山羊。苏格兰药物蛋白公司培育出一只母羊，其乳中含有人 α_1- 抗胰蛋白酶（α_1-AT）。1997 年此种新型蛋白质批准上市。苏格兰已培育了 1500 头转基因绵羊。德国制药巨头拜耳公司愿出价 1000 万英镑购买此种羊奶，潜在市场价值 1 亿美元。该公司还用转基因羊生产凝血因子Ⅸ，1992 年问世，年市场总额为 4000 万英镑。日本雪印乳业公司培育出一种转基因小鼠，奶中含有人生长激素，浓度达 0.1%。法国国家农业研究院培育出乳中含有治疗血友病的凝血因子Ⅶ和红细胞生成素，潜在市场价值每年 35 亿美元。美国研究人员构建成酵母人工染色体，并将其 DNA 片段插入小鼠胚胎中，得到能表达一种胶原蛋白的小鼠，此鼠后代带有这种基因并表现其功能。加利福尼亚州一家公司的研究人员也把其功能的大片段 DNA 插入小鼠中而获得蛋白的表达，完全有可能将人体抗体基因插入鼠中而产生人体抗体。1991 年，美国 DNA 公司成功地获得能产生大量人血红蛋白的转基因猪，正在进行人血代用的临床试验。这种血液代用品具有便于保存和运输，不至于污染人类病原体、不需冷藏等优点。荷兰的研究人员构建转基因牛来生产人体乳铁蛋白（lactoferrin），这种乳铁蛋白对于母乳短缺的哺乳期婴儿很有价值，不仅能补充婴儿所必需的铁质，而且该蛋白还具有抗菌作用，用它可制成母乳代用品。美国马里兰州的 Genzyme 转基因公司也已获得产生人抗凝血酶Ⅵ（AT-Ⅵ）的转基因山羊，产量为 7g/L 羊奶，能大规模生产此药，年市场额超过 3 亿美元。英国研究人员也研制成功转基因绵羊，可从此羊奶中提取 α_1-AT，表达量最高达到 60g/L 水平，每只绵羊每天可分泌 4~5L，约相当于一个 50L 的发酵罐的生产能力。

此外，在器官移植和药物筛选方面，2002 年和 2003 年 Lai 等和 Dai 等通过转基因技术获得了 α-1，3- 半乳糖转移酶基因敲除猪。敲除 α-1，3- 半乳糖转移酶的转基因猪无法合成 α-1，3- 半乳糖，该半乳糖能被人体免疫细胞识别，引发排斥反应，这种转基因猪是异种器官移植良好的潜在材料。美国哈佛大学已在申请一个携带人致癌基因的小鼠专利。这种小鼠可用来鉴定药物疗效或筛选致癌物质。

（孔庆然　刘忠华）

参考文献

[1] Brigid Hogan.Manipulating the Mouse Embryo：A Laboratory Manual [M]. NewYork：Cold Spring Harbor Laboratory Press，1986：1246-1267.

[2] M. Thibier. The Animal Embryo Transfer Industry in Figures [J]. Embryo Transfer Newsletter，2001，19(4)：14-22.

[3] 郭志勤 . 加速胚胎移植技术产业化促进我国养牛业发展[J]. 中国工程科学，2000，2(3)：12-17.

[4] Tarnuski A K. Mouse chimaeras developed from fused eggs [J]. Nature，1961，190：857-860.

[5] Avis J，Anderson GB. Viability of blastocysts produced by aggregation of two half embryos in mouse [J]. Theriogenology，1988，29(2)：505-512.

[6] Whittingham D G，Leibo S P，Mazur P. Survival of mouse embryo frozen to -196 degrees and -206 degrees [J]. Science，1972，

178(59):411-414.

[7] Rall W F, Fahy G M. Ice free cryopreservation of mouse embryos at −196℃ by vitrifcation [J]. Nature, 1985, 313:573-575.

[8] Lazar L, Spark J, David V. The vitrfication of vitro fertilized cow blastocysts by open pulled straw method [J]. Theriogenology, 2000, 54(4):571-578.

[9] Betteridge K J. Live stock embryo sexing:past, present and future//Wachtel S S. Evolutionary mechanisms in sex determination. CRCPress INc:Boca Raton, 1989, 279-289.

[10] Jacobs P A, ANdstrong J A. A case of human intersexuality having a possible XXY sex determining mechanism [J]. Nature, 1959, 183:202.

[11] VanRA, Verrinder AM, WaltonJS. Live stock embryo sexing:A review of current methods with emphasis on Y-specific DNA probes [J]. Theriogenology, 1989, 32(3):421-437.

[12] M.B.Wheeler, E.M.Walters.Transgenic technology and applications in swine [J]. Theriogenology, 2001, 56:1345- 1369.

[13] M.L.Bacci. A brief overview of transgenic farm animals [J]. Veterinary Research Communication, 2007, 31(Suppl.1):9-14.

[14] Mc Grath J, Solter D. Nuclear transplantation in the mouse embryo by microsurgery and cell fusion [J]. Science, 1983, 220(4603):1300-1302.

[15] Willut I, Schmieke A E, McWhir J, et al. Viable off spring derived from fetal and adult mammalian cells [J]. Nature, 1997, 385(6619):810-813.

[16] Wakayama T, Perry A C, Zuccotti M, et al. Full-term development of mice from enucleated oocytes injected with cumulus cell nuclei [J]. Nature, 1998, 394(23):369-374.

[17] Polejaeva I A, Chen S H, Vaught T D, et al.Cloned pigs produced by nuclear transfer from adult somatic cells [J]. Nature, 2000, 407(6800):86-90.

[18] Chesne P, Adenot P G, Viglietta C, et al. Cloned rabbits produced by nuclear transfer from adult somatic cells [J]. Nat Biotechnol, 2002, 20(4):366-369.

[19] Hofmann A, Kessler B, Ewerling S, et al. Epigenetic regulation of lentiviral transgene vectors in a large animal model [J]. Molecular Therapy, 2006, 13:59-66.

[20] Lavitrano M, Camaioni A, Fazio V M, et al. Sperm cells as vector for introduction foreign DNA into eggs:genetic transformation of mice [J]. Cell, 1989, 57:717-723.

[21] Sperandio S, Lulli V, Bacci M L, et al. Sperm-mediated DNA transfer in bovine and swine species [J]. Animal Biotechnology, 1996, (7):59-77.

[22] Maione B, Lavitrano M, Spadafora C, et al.Sperm-mediated gene transfer in mice [J]. Mol Reprod Dev, 1998, 50(4):406-409.

[23] Michael C. Suppression of prion protein in livestock by RNA interference [J]. PNAS, 2006, 103(14):5285-5290.

[24] Ryu B Y, Orwig K E, Oatley J M, et al. Efficient generation of transgenic rats through the male germline using lentiviral transduction and transplantation of spermatogonial stem cells [J]. Andrology, 2007, 28:353-363.

[25] Jonathan L, Marcy C, Bill S, et al. Hepatitis B virus transgenic mouse model of chronic liver disease [J]. Nature Medicine, 1999, 5:907-912.

[26] Gordon J W, Scangos GA, Plotkin DJ, et al. Genetic transformation of mouse embryos by microinjection of purified DNA [J]. Proc Natl Acad Sci USA, 1980, 77(12):7380-7384.

[27] 张德福，王建荣．转基因克隆动物技术及应用[J]. 生物工程进展，2000，20(5):25-27.

[28] 张然，徐慰倬．转基因动物应用的研究现状与发展前景[J]. 中国生物工程杂志，2005，25(8):16-24.

[29] Palmiter R D, Brinster RL, Hammer RE, et al. Dramatic growth of mice that develop from eggs microinjected with metallothionein-growth hormone fusion gene [J]. Nature, 1982, 300(5893):611-615.

[30] Hammer R E, Pursel V G, Rexroad C E, et al. Production of transgentic rabbit, sheep and pigs by microinjection [J]. Nature, 1985, 315:680-683.

[31] Yang S Y, Wang J G, Cui H X, et al. Efficient generation of transgenic mice by direct intraovarian injection of plasmid DNA[J]. Biochemical and Biophysical Research Communications, 2007, 358(1):266-271.

[32] Wernig M, Meissner A, Foreman R, et al. In vitro reprogramming of fibroblasts into a pluripotent ES cell like state [J]. Nature, 2007, 448:318-324.

[33] Marie J B, Hugues B, Adrian W, et al. Genetic correction of sickle cell disease:insights using transgenic mouse models [J]. Nature Medicine, 2000, 6:177-182.

[34] Brinster R L, Chen H Y, Warren R, et al. Regulation of metallothionein-thymidine kinase fusion plasmids injected into mouse eggs [J]. Nature, 1982, 296, 39-42.

[35] Pursel V G, Pinkert C A, Miller K F, et al. Genetic engineering of livestock [J]. Science, 1989, 244:1281-1288.

[36] Gorden K, Lee E, Vitale J A, et al. Production of human tissue plasminogen activator in transgenic mouse milk [J]. Biotechnology, 1992, 24: 425-428.
[37] Andrews G K, Huet Y M, et al. Metallothionein gene regulation in the preimplantation rabbit blastocyst [J]. Development, 1987, 100(3): 463-469.
[38] Clark A J, Bessos H, Bishop J O, et al. Expression of human anit hemophilic factor Ⅸ in the milk of transgentic sheep [J]. Biotechnology, 1989, 7: 487-492.
[39] McCreath K J, Howcroft J, Campbell K H, et al. Production of gene-targeted sheep by nuclear transfer from cultured somatic cells [J]. Nature, 2000, 405: 1066-1069.
[40] Schnieke A E, Kind A J, Ritchie W A, et al. Human factor Ⅸ transgenic sheep produced by transfer of nuclei from transfected fetal fibroblasts [J]. Science, 1997, 278: 2130-2133.
[41] Swanson M E, Martin M J, O'Donnell J K, et al. Production of functional human hemoglobin in transgenic swine [J]. Biotechnology, 1992, 10: 557-559.
[42] Wright G, Binicda A, Udell M. High level expression of active humanα1-antitrypsin in the milk of transgenic sheep [J]. Bio/Technology, 1991, 9(9): 830-834.
[43] Rosengard A M. Tissue expression of human complement inhibitor, decay-accelerating factor, in transgenic pigs: a potential approach for preventing xenograft rejection [J]. Transplantation, 1995, 59(9): 1325-1333.
[44] Jost B, Vilotte J L, Duluc I, et al. Production of low-lactose milk by ectopic expression of intestinal lactase in the mouse mammary gland [J]. Nature Biotechnology, 1999, 17: 160-164.
[45] Dai Y, Vaught TD, BooneJ, et al. Targeted disruptionof the alpha-1, 3-galactosyl-transferase gene in cloned pigs [J]. Nature Biotechnology, 2002, 20: 251-255.
[46] PhelpsCJ, KoikeC, Vaught TD, et al. Production of α1, 3-galactosyltransferase deficient pigs [J]. Science, 2003, 299: 411-414.
[47] BrophyB, Smolenski G, Wheeler T, et al. Cloned transgenic cattle produce milk with higher levels of β-casein and κ-casein[J]. Nature Biotechnology, 2003, 2: 157-162.
[48] van Berkel P H, Welling M M, Geerts M, et al. Large scale production of recombinant human lactobiant human lactoferrin in the milk of transgenic cows [J]. Nature Biotechnology, 2002, 20: 484-487.
[49] Wadih A, Renata P, Erkki R, et al. Cancer treatment by targeted drug delivery to tumor vasculature in a mouse model [J]. Science, 1998, 279: 377-380.
[50] Michael H. Cancer research: new model for hereditary breast cancer [J]. Science, 1999, 284: 723-725.

（王勇　整理编辑）

第二章　动物胚胎工程基础

Chapter 2　Basis for animal embryo engineering

动物胚胎工程又称胚胎生物工程或胚胎生物技术，就是以胚胎为研究对象，主要是对动物的卵子、精子和胚胎在体外条件下进行各种操作，为了加速繁育经济动物，培育动物的优良品种，或挽救濒危动物使用的一系列工程技术方法。一般来说包括胚胎移植、试管动物（体外受精）、胚胎冷冻、胚胎分割、胚胎干细胞培养、核移植（克隆）技术等。其中胚胎冷冻、胚胎分割、胚胎干细胞与核移植技术等将在以后的章节中详细说明，在此不再赘述。本章主要集中于介绍胚胎移植的基础和体外受精的理论与技术。

第一节　哺乳动物的胚胎移植

Section 1　Mammalian embryo transfer

胚胎移植是指将体内发育或体外发育的胚胎移植到同步受体相应部位的过程，这个外来胚胎能够在受体的子宫着床，并继续生长和发育，最后产下正常后代，俗称人工授胎或借腹怀胎，是配子与胚胎生物工程技术的重要基础。利用胚胎移植，可以开发遗传特性优良的母畜繁殖潜力，较快地扩大良种畜群。采用胚胎移植可使牛、马、猪等优良母畜免去了冗长的妊娠期，胚胎取出后不久即可再次发情、配种和受精，从而能在一定时间内产生较多的后代。另外，由于胚胎可长期保存和远途运输，还为家畜基因库的建立、品种资源的引进和交换及减少疾病传播等提供了更好的条件。

1890 年，英国剑桥大学的 Walter Heape 首次兔胚胎移植获得成功，第一次证实了受精卵在寄生母体内发育的可能性。随后在小鼠、大鼠及多种哺乳动物上均获成功。19 世纪 40 年代，胚胎移植技术真正进入畜牧业。60 年代开始，对家畜胚胎的大量试验工作取得重要的进展，促进了胚胎移植在生产中的应用和普及。70 年代以后在奶牛的繁育中，移植技术已被证实是促进奶牛繁育的一次重大变革，极大提高了优秀母牛的利用率，产生更多优秀后备母牛和更多优质种公牛。目前，胚胎移植结合胚胎微操作、体外受精、性别控制等技术，使得优良动物胚胎迅速克隆和扩增，大大提高了良种动物遗传育种的速度，并带来越来越大的经济效益。

一、胚胎移植的生理学基础

胚胎移植的成功依赖于供体（受孕）与受体（不受孕）的发情同步化。在发情后数日，供体与受体的生殖系统发生的变化是相同的，在相同的一段时期里（相当于周期黄体的寿命）生理状态也是一致的，这为胚胎移植的成功提供了坚实的基础。而胚胎在发育早期着床之前的相当一段时间里是游离于输卵管与子宫腔的，其发育靠本身卵黄提供营养，取出后容易存活，放回后也能继续发育。同一物种之间移植的胚胎没有或者很少发生免疫排斥现象，这使得胚胎在受体里可以存活下来。胚胎必须和受体的子宫内膜建立起生理和组织联系，才能保证未来的发育。

从生理学上讲，胚胎采集和移植的期限不能超过周期黄体的寿命，因此通常是在供体发情配种之后 3~8 天收集胚胎，受体也在相同时间接受胚胎移植。在全部操作过程中，应保证胚胎不受到任何不良因素（物理的、化学的、微生物的）的影响而危及生命力。移植的胚胎经过鉴定必须确认是发育正常的。

二、供体与受体动物的准备

选择的供体不仅应该有育种上的价值，期望可以得到更多的后代，而且需要在生殖功能上处于优势的状态，可以得到大量的胚胎以供使用，通过人为的超数排卵以及胚胎分割的方法可以提高胚胎的使用率。而对受体动物而言，可以选用非优良品种的个体，但是应具有优良的繁殖性能和健康状态，体型中上等。如果拥有大量的受体动物，可以选择自然发情与供体发情时间相同的母兽，二者发情时间最好不要超过 1 天。由于在一般情况下往往不易得到足够量的合适母兽作为受体，这使得同期发情处理显得尤为重要。

三、超数排卵

在母兽发情周期的适当时间，利用外源性促性腺激素对其卵巢进行处理，诱发其卵巢上大量卵泡同时发育，并排出多个具有受精能力的卵子的方法，称为超数排卵（superovulation），简称“超排”。超排的目的是获取数量较多的优质胚胎，主要用于牛、羊。对多胎动物如猪、犬等意义不大，而对母马则很难发生反应。

自然条件下，雌性动物卵巢中含有约 300 000 个卵泡，但仅有 1% 能发育成熟而排卵，而 99% 的卵泡会发生闭锁退化。卵泡是位于卵巢生殖上皮、包裹卵母细胞或卵子的特殊结构，分为初级卵泡、次级卵泡和成熟卵泡。卵泡细胞从初级卵泡开始到发育为成熟卵泡时要经历 3 个不同的发育阶段，即征集、选择及优势化阶段。征集阶段是指生长卵泡池中一群小卵泡在卵泡刺激素（follicle-stimulating hormone，FSH）调控下开始迅速生长。选择阶段是指只有部分被征集的卵泡继续发育，以至最终确立优势卵泡的过程。优势化阶段是指优势卵泡迅速发育，并分泌大量的雌二醇和抑制素，通过负反馈抑制垂体分泌 FSH，降低 FSH 浓度，使其只够维持较小卵泡发育，从而使其他同时被征集的卵泡生长和发育受到抑制。在此阶段，卵泡的发育主要受到黄体生成素（luteinizing Hormone，LH）的调控，LH 的脉冲模式决定了这些优势卵泡最后能否成熟排卵。当 LH 的脉冲模式较强时，就使颗粒细胞产生大量的雌激素来促使这些大的优势卵泡成熟排卵。若 LH 脉冲模式较弱时，颗粒细胞就不能产生足量的雌激素，也不能使排卵前 LH 出现高峰。在下一个发情周期到来之前优势卵泡加速生长，利用了几乎所有的促性腺激素，致使那些小卵泡发生闭锁退化。试验证明，动物有腔卵泡闭锁之前，注射 FSH 或孕马血清促性腺激素（PMSG），能使大量的卵泡不发生闭锁而正常发育成熟，在排卵之前注射 LH 或人绒毛膜促性腺激素（HCG）来补充内源性 LH 的不足，可以使多数发育成熟的卵泡同时排卵。

超排理论上得到的卵子细胞越多越好，但如果排出的卵子太多，往往出现受精率和收集率降低的趋势，故一般认为 10~15 枚最为理想。超数排卵的效果受动物的遗传特性、体况、年龄、发情周期、产后时期的长短、卵巢功能、季节以及激素的品质和用量等多种因素的影响，所以不同品种、不同个体反应差异性可能会较大而不稳定。而重复超排就是对同一母畜以一定的时间为间隔进行多次超排，以提高每只供体所获卵细胞总数，从而提高供体遗传资源利用效率的方法。在家畜的自然繁殖中，低排卵率、低妊娠率已经成为了制约优良母畜快速繁殖后代，产生经济效益的瓶颈问题。在这种情况下，利用激素诱导母畜进行超数排卵和重复超排成为了提高优良母畜的繁殖力、加速品种改良、迅速扩大良种畜群的有效手段。超数排卵和重复超排的应用为体外胚胎的研究培养和生产提供了大量的材料，使得动物繁殖的大量研究试验成为可能，是当今动物生殖研究领域中获取大量卵子或胚胎的基本方法之一。因此，对于研究、改善家畜超数排卵及重复超排技术并使之成熟化、稳定化，是动物生殖领域和畜牧业生产中的一项重要研究课题。

四、同期发情

同期发情又称同步发情，就是利用某些激素制剂人为地控制并调整母畜发情周期的进程，使之在预定时间内集中发情。

在正常情况下，雌性动物性成熟后，在没有配种或者未受精的情况下，发情呈周期性变化，这种周期性的变化称为发情周期。根据卵巢的功能和形态变化，发情周期可以分为卵泡期和黄体期两个时期。这两个时期的交替循环构成了发情周期的循环发生。在卵泡期，黄体退化，孕酮水平显著降低，卵巢中卵泡迅速生长发育并成熟。卵泡成熟接近排卵的时候，雌性动物存在一个明显的对性刺激敏感或者性欲增强的时期，称为发情期。排卵发生以后，破裂的卵泡形成黄体，黄体期即从黄体形成持续到黄体萎缩退化为止，包括发情后期和间情期。在黄体期，黄体分泌孕激素，使卵泡的发育和成熟受到抑制，母畜不易发情。

在整个发情周期中，一般卵泡期持续时间较短，黄体期持续时间较长。正因为如此，同期发情的中心问题是控制黄体期的时间并在合适的时间同时终止黄体期。以卵巢和垂体分泌的某些激素在母畜发情周期中的作用为理论依据，利用合成的激素制剂或类似物使一群母畜的黄体期在某一时间同时结束，那么它们的卵泡期就会同时到来，进而同期发情排卵。

控制黄体期的时间目前主要有两种方法，一种是使用孕激素（孕酮）及其类似物，使血液中的孕激素或类似物保持一定水平以抑制卵泡发育和母畜发情，人为延长黄体期，推迟发情时间，这样在合适的时间同时停止给药，便会使被处理的母畜实现同期发情；另一种方法是使用前列腺素 $F_{2\alpha}$ 及其类似物，溶解黄体降低孕酮水平，人为终止黄体期，促进垂体促性腺激素的释放，从而使母畜提前进入卵泡期排卵发情。

值得注意的是，无论是使用孕激素还是使用前列腺素，单纯使用一种激素容易引起受胎率偏低。比如前列腺素只对功能性黄体而不能对新生黄体起溶解作用，所以有的进行两次处理，另外配合其他激素如孕马血激素处理可提高发情率及受胎率。

现在使用较多的同期发情激素有 4 类，一类为抑制卵泡发育和抑制发情的激素及孕激素类，如孕酮、甲孕酮、四地孕酮、氟孕酮、氯地孕酮、16- 次甲基甲地孕酮、18- 甲基炔诺酮等以及高效孕激素 SC21009 等。另一类使用较多的是促黄体溶解的制剂，如前列腺素 P_2 及其类似物。使用时可肌注和灌注于子宫。第 3 类激素是在上述两类激素处理的基础上，为了使同期发情同期排卵更有效，以便提高受胎率，而采取的配套的促性腺激素，如孕马血激素、绒毛膜激素、促卵泡素、促黄体素及促性腺激素释放激素，它可促进内源促性腺激素的释放。第四类为辅助性激素类，是调整发情的雌激素，如雌二醇及其合成类似物。

五、供体母兽的配种

经过超排处理的母兽，根据育种的需要，选择优良公兽的精液在适宜时间进行人工授精。为得到较多发育正常的胚胎，应使用活率高、密度大的精液，而且将受精次数增加到 2~3 次，两次间隔 8~10 小时。

六、胚胎收集与检查

胚胎的收集是指用冲洗液将胚胎从生殖道冲出，收集在器皿中的过程。它可分为手术法和非手术法两种。其中，手术法主要用于小动物如猫、犬、兔等，也可适用于大动物。而非手术法主要用于大动物如牛、马等。冲洗前要考虑配种和排卵的大致时间，胚胎运行的部位等因素，才能顺利得到胚胎。胚胎冲洗时，为保证胚胎在离体条件下不受损伤，应当注意冲洗液的 pH、渗透压等，一般多选用杜氏磷酸缓冲液（PBS）、布林斯特液（Brinster's medium-3）、合成输卵管液（SOF）、惠顿液（Whitten's medium）、海姆液（Ham's F-10）以及 TCM-199 液等。这些缓冲液除用于冲洗液外，多用于体外培养、冷冻保存和解冻等处理程序。

收集的冲洗液需静置 10 分钟待胚胎下沉再行检查。用吸管将卵子或胚胎置于新鲜培养液中进行形态观察。总体结构不正常的卵子，未受精的、退化、边缘模糊和破碎的卵子，透明带空或快空的卵子以及发育延迟 2 天以上的胚胎都不能正常发育，应弃去。尽可能选择形态典型，卵裂球 8- 细胞轮廓清晰，紧密充实，大小均一，细胞质致密，色调和分布均一的胚胎。在大多数情况下，8- 细胞（猪为 4- 细胞）和囊胚期之间的胚胎可获得最高的妊娠率。晚期胚胎比早期胚胎更能经受体外操作，也更经得起冷冻。收集到合适的胚胎后，应妥善保存。短期使用的可通过体外培养在体温条件下，于培养液中使其继续发育；如需要长期使用则应使用低温保存或冷冻处理，使胚胎停止发育延迟其在体外生存的时间。具体方法可参见第四篇第四章的相关内容。

七、胚胎移植

胚胎移植要根据动物体内胚胎正常发育的速度和运行位置来确定移植的位置。一般是少于 8- 细胞的胚胎移植到输卵管里，早期胚胎在子宫内特别容易受到损伤，可能是因为子宫内的分泌物或内环境对它不利;多于 8- 细胞的胚胎应植于子宫角。猪和兔例外。4- 细胞后期的猪胚应移植于子宫,16- 细胞的兔胚应移植于输卵管。同胚胎收集类似,移植也可分为手术法和非手术法。手术法要注意对动物术后护理,防止伤口感染胚胎的正常发育和妊娠。

理论上胚胎移植可以提高繁殖力无数倍,但在实际应用中的结果要比理论值低得多。如在牛的胚胎移植中,按每头供体每次超排 10~15 枚卵计算,最后产犊一般为 2~4 头。

八、胚胎移植的现状与发展前景

胚胎移植是胚胎工程技术的基础。目前在牛非手术移植妊娠率,鲜胚为 50%~60%,冻胚为 40%~50%,手术移植妊娠率高达 70%;马全胚移植的妊娠率为 73%,半胚为 32%,与牛相比较低;绵羊全胚移植妊娠率为 56.9%,山羊鲜全胚移植妊娠率为 33.3%,冷冻胚胎移植率为 38.89%;猪胚胎移植妊娠率较低约为 30%,产胎率约为 20%。在灵长类胚胎移植方面,食蟹猴胚胎(2~4 细胞)移植率为 3%,而受孕率为 10%;猕猴(3 细胞囊胚)移植率为 6%,而妊娠率为 11%;绒猴(4~6)细胞分别为 60% 和 67%,而狒狒(6 细胞囊胚)两者均为 33%。

胚胎移植与人工授精是分别提高公畜和母畜繁殖潜力的并行技术手段,但是因为胚胎的采集操作远比精液的采集复杂,所以胚胎移植的发展速度与规模受到了限制。因此,在采用胚胎移植时必须考虑到:①可靠的胚胎来源;②技术水平和力量;③受体母兽的供应;④经济效益等。而如果想要提高胚胎移植成功率,必须解决:①提高超排水平;②提高胚胎保存和运输效果;③改进操作水平和技术,提高移植成功率;④同其他生物技术结合。

第二节 哺乳动物的体外受精

Section 2 In vitro fertilization of mammalian animals

体外受精(in vitro fertilization,IVF)是指在体内或者体外成熟的卵母细胞与获能精子,在体外环境中完成受精的技术过程。在生物学中,把体外受精胚胎移植到母体后获得的动物称试管动物(test-tube animal)。这项技术成功于 20 世纪 50 年代,在最近 20 年发展迅速,现已日趋成熟而成为一项重要而常规的动物繁殖生物技术。这项技术不仅对于配子发育、成熟、受精和早期胚胎细胞分化的研究有理论意义,对于解决人类不孕不育等社会问题也具有重要意义,在生产方面对加速动物的繁衍也具有广泛的实践价值。

早在 1878 年,德国学者用家兔和豚鼠排卵前的卵母细胞与附睾中的精子放入子宫液内进行孵育,观察到第二极体释放与卵裂的发生。自此,许多科研工作者为了哺乳动物体外受精的成功进行了大量的实验和努力。1951 年,美籍华人张明觉和澳大利亚学者 Austin 几乎同时发现了精子只有在雌性生殖道停留一段时间后才具有受精的能力。这种现象后来被称为精子的“获能”。这在许多动物如小鼠、地鼠、牛、羊、猪、猫等的研究中得到证实。1959 年第一只“试管兔”的得到为哺乳动物体外受精奠定了坚实的基础,使得此项技术迅速发展。迄今为止,世界上已相继有 30 余种哺乳动物体外受精成功。1978 年首例试管婴儿诞生以来,已经有几万余试管婴儿诞生,为世界上很多生殖障碍的家庭解决了不育的问题。

一、卵母细胞的获取

除了之前提到的通过超数排卵可以得到大量成熟的卵母细胞之外,目前从卵巢表面取卵母细胞有 4 种方法。一种是用注射器抽取有腔卵泡(2~8mm)内的卵母细胞,这是一般常用的方法,缺点是易损伤卵丘细胞且取卵数目少;第二种方法是用刀片割破卵泡,这样可以获得较多的卵,但是同样具有易损伤卵丘细胞的缺点。第三、四种方法分别是腹腔镜取卵和超声扫描取卵,在家畜中,牛和马等大家畜常用超声波探测仪辅助取卵,其方法是用手从直肠把握卵巢,经阴道壁穿刺插入吸卵针,借助 B 型超声波图像引导,吸取大卵泡中的卵母细胞。按照目前的技术水平,一头健康母牛每周可获得 5~10 枚卵子。在家畜中,活体采集的卵母细胞一般要经成熟培养后才能与精子受精。优点为取卵数多且不会造成太大的损伤，但操作麻烦，受条件限制较大。

采集的卵母细胞绝大部分与卵丘细胞形成卵丘卵母细胞复合体（cumulus oocyte complexes，COC）。无论采用何种方法，采集的 COC 都要求卵母细胞形态规则，细胞质均匀，外围有多层卵丘细胞紧密包围。在家畜体外受精研究中，常把未成熟卵母细胞分为 A、B、C 和 D 四个等级。A 级卵母细胞要求有 3 层以上卵丘细胞紧密包围，细胞质均匀；B 级要求卵母细胞质均匀，卵丘细胞层低于 3 层或部分包围卵母细胞；C 级为没有卵丘细胞包围的裸露卵母细胞；D 级是死亡或退化的卵母细胞。在体外受精实践中，一般只培养 A 级和 B 级卵母细胞。

卵巢从体内取出后，应及时运输到实验室取卵培养，一般主张在 1~4 小时，如果超过 6~7 小时会显著降低体外成熟率和受精率。卵巢运输保存的温度最好控制在 25~37℃，最低不能少于 20℃。否则会造成卵母细胞“冷休克”，致使成熟率和受精率下降。

二、卵母细胞的体外成熟

目前认为哺乳动物卵母细胞在体外环境下均具有自发成熟的能力。卵母细胞在体内生长发育过程中会合成各种类型的 RNAs 并进行蛋白质的积累。这些 RNA 与蛋白质的部分功能被认为与其自身的成熟密切相关。除此以外，业已证明卵母细胞在成熟过程中，颗粒细胞与卵丘细胞也参与到了胞质的成熟。如在绵羊、牛、猪和兔等卵母细胞，颗粒细胞和卵丘细胞启动卵内蛋白质或多肽的合成，现合成的蛋白质使得胞质获得了与雄性基因相配对的能力。而如果将裸卵在体外培养则没有相应的蛋白质合成。

随着哺乳动物的种类不同，其卵泡卵母细胞在体外的成熟时间、成熟能力也是不同的。其根本性的原因是卵母细胞自身结构的区别，包括卵丘细胞的多少、卵质内细胞器的分布和数量、核基因的倍性、膜的成熟状态等。此外，动物种属的差异所要求的卵母细胞体外成熟条件也不尽相同，如温度、培养基、气相、湿度、激素水平等，因此在进行卵母细胞体外成熟培养时要考虑到其所处环境条件和特殊性，尽可能模拟体内环境，才能达到令人满意的效果。

由超数排卵采集的卵母细胞已在体内发育成熟，不需培养可直接与精子受精，对未成熟卵母细胞需要在体外培养成熟。培养时，先将采集的卵母细胞在实体显微镜经过挑选和洗涤后，然后放入成熟培养液中培养。家畜卵母细胞的成熟培养液目前普遍采用 TCM199 添加孕牛血清、促性腺激素、雌激素和抗生素成分。通常采用微滴培养法，微滴体积为 50~200μl，每滴中放入的卵母细胞数按每 5μl 一个计算单位。卵母细胞移入小滴后，放入二氧化碳培养箱中培养，培养条件为 39℃、100% 湿度和 5% 二氧化碳的空气。卵丘卵母细胞复合体经成熟培养后，卵丘细胞层扩散靠近卵母细胞周围的卵丘细胞呈放射状排列，出现放射冠，用 DNA 特意性染料染色后，在显微镜下进行核相观察，可见卵母细胞处于第 2 次成熟分裂中期。常用哺乳动物的卵母细胞体外培养条件和成熟时间见表 4-2-1。

表 4-2-1　几种哺乳动物卵泡卵母细胞体外培养条件与成熟时间

动物	体外成熟时间（h）	成熟水平	培养温度（℃）	培养基
猪	36~45	MⅡ	39.5	T199+PMSG
马	36~45	MⅠ&MⅡ	38.0	T199+FSH
牛	18~24	MⅡ	39.0	T199+HCG
山羊	24~25	MⅡ	38.0	T199+FSH
绵羊	24~26	MⅡ	37.0	T199+HCG
犬	48~72	MⅠ&MⅡ	37.0	TYH+HCG
家猫	36~48	MⅡ	38.0	mKRB+FSH

三、精子体外获能

精子获能是指精子获得穿透卵子透明带能力的生理过程，是精子在受精前必须经历的一个重要阶段。虽然精子在附睾内已经获得了受精能力，但由附睾分泌的一种物质附于精子表面，抑制了他的受精能力，这种物质被称为去能因子。精子进入女性生殖道以后,去能因子的作用被解除,精子才具有真正的受精能力,这就是精子获能。能够解除去能因子的物质称为获能因子。

精子获能和顶体反应是两个密切相关的不同概念。前者是指精子在体外环境中除去精浆中和表面吸附的大分子物质,表面阴性电荷减少,膜流动性升高,精子呼吸率增加,运动幅度加快的生理生化过程,这一阶段的精子具有可逆性;而顶体反应是精子获能后的一项生理反应,此过程中顶体发生囊泡化的不可逆反应。关于精子获能的详细机制尚未完全阐明。

自从 Yanagimachi 于 1963 年首次证实仓鼠附睾精子可以在体外培养液内获能以后,显著改变了起初认为精子只有在雌性生殖道才能获能的观点。近年来,随着人们对这一过程的逐步解析、对相关因子的明确,已经可以应用添加诱导精子获能的有效成分的特定培养液来完成体外获能。如牛磺酸、亚牛磺酸、肾上腺素、甲基黄嘌呤、氨基葡聚糖(Glycosaminoglycans,GAGs)、脂类、咖啡因、cAMP、鞘磷酯酶、Ca^{2+}-ATPase 抑制剂、磷酸激酶、IP3 等,这些物质均系精子体外获能的诱发剂。也产生了诸如高离子强度法、前培养法、pH 骤变法、IA 处理法、肝素处理法、咖啡因处理法以及添加卵泡液、子宫液、卵管液等。然后近年来在哺乳动物体外受精中最成功的方法是用肝素、IA 和咖啡因来诱导精子体外获能。这种方法已经取得了试管后代。

肝素的结构特性相似于生殖道的氨基葡聚糖,能与精子质膜上的肝素蛋白相结合,增加精子对外界 Ca^{2+} 的吸收,抑制 Na^+、K^+-ATPase 的活性,使内部 Na^+ 升高,H^+ 外流。IA 也能有效诱导各种哺乳动物的精子获能和顶体反应,应用也最为广泛。多用于处理牛、羊、猪射出的精子,并在体外受精的应用中获得了成功。咖啡因的主要功能是提高精子的呼吸率和线粒体 Ca^{2+} 的吸收率,增强精子运动能力。实验表明,咖啡因和肝素的联合使用可大大提高卵的受精率。

四、体外受精

在体外环境下把精子和卵母细胞放在一起孵育叫做受精(insemination)。受精的处理方法有两种,一种是先把卵母细胞均等分配到培养皿的小滴内之后加入精子的悬浮液。另一种是先加入精子再把卵母细胞移入其中。通常采用以下三方面来衡量受精是否成立,第一是在受精的初期卵母细胞胞质中应当存在膨大了的精子头部及其相符的精子尾部,或者已经形成了雌雄原核,并排出第二级体;第二是受精以后应当形成大小相等的卵裂球,并且都应具备相同的细胞核;第三是将受精卵移植给受体之后应当发育为正常的个体。

在受精时,精子的密度和单位卵精子数与受精率有直接的关系。体外受精对于精子密度有较高的要求,其机制尚不清楚。但是随着精子密度增加,多精受精率也相应增高,从而制约正常受精卵数目。精卵共同温育的时间也影响着多精受精率,一般受精后 6 小时以上,多精受精率增加。因此受精后 6 小时左右要及时将卵子从受精液中取出继续培养。另外,培养液中的 pH 和离子浓度也能强烈地影响多精受精率。常用哺乳动物体外受精所需要的精子数量见表 4-2-2。

五、精子显微注射

所谓精子显微注射,是指利用显微注射仪直接将精子注射到卵母细胞卵周隙或胞质内来实现受精的过程。其中单一精子卵胞质内显微注射(intra cytoplasmic sperm injection,ICSI)已经发展得相对成熟,已经在小鼠、兔、牛及人类得到了试管后代。

注射法受精跟常规体外受精相比,受精率和发育率都较低,可能是受到如下几个因素的影响:①注射损伤。注射针本身可能对细胞膜、细胞骨架及细胞器造成机械损伤,而且伴随着注射可能带入的生物污染物对细胞会产生很大的刺激。因此应当选择合适的设备,熟练操作技巧等尽可能减少注射的损伤。②注射部位。一般活的精子才可以选择带下注射。精子注射也要选择远离极体区,否则受精率极低,甚至无受精能力。③注射卵的状态。卵母细胞精子注射后要进行激活处理,如含钙、镁溶液处理法,电击法,冷热击法,改变渗透比处理法,细胞松弛素处理法,乙醇处理法,机械处理法等。方法虽多,但也要根据动物种类和卵的状态选择合适的方法。

表 4-2-2　几种哺乳动物体外受精的精子数量

种类	受精时精子密度（个 / 毫升）	受精时单位卵精子数
猪	1×10^8	2000
马	5×10^6	7000
牛	$(2\sim4) \times 10^6$	3000~4000
绵羊	1×10^6	5000
山羊	1×10^6	5000
兔	4×10^5	400~800
犬	$(1\sim5) \times 10^6$	2000~7000
貉	2×10^6	5000~8000
猫	2×10^5	2500~5000
罗猴	5×10^4	40~50
大鼠	$(1.6\sim5.1) \times 10^5$	3000~6000
小鼠	$(1\sim6.3) \times 10^6$	100~800
仓鼠	$(1\sim4.7) \times 10^6$	5000
人	1.8×10^7	6000

六、体外受精的现状与应用前景

家畜体外受精技术经过近 20 年的发展，已取得很大进展，其中牛的 IVF 水平最高，进入成熟培养的卵母细胞卵裂率为 80%~90%，受精后第 7 天的囊胚发育率为 40%~50%，囊胚超低温冷冻后继续发育率为 80%，移植后的产犊率为 30%~40%。平均每个卵巢可获得 A 级卵母细胞 10 个左右，经体外受精可获得 3~4 个囊胚，移植后产犊 1~2 头。

在医疗方面，人 IVF 可以用于治疗大明珠暗投不孕症，如因输卵管切除或阻塞导致的不孕、精子免疫不孕、生殖细胞缺陷不孕等。应用 IVF 技术可以防止连锁性遗传病的发生，符合优生学的要求。

但是现在体外受精方面存在的主要问题有：①囊胚发育率低，细胞数少。体外受精卵在培养过程中普遍存在发育阻断，即胚胎发育到一定阶段后停止发育并发生退化的现象。牛胚胎阻断发生在 8~16 细胞阶段，这就导致体外受精卵的囊胚发育率远低于体内受精。此外，与体内受精囊胚相比，体外受精囊胚的细胞总数和内细胞团细胞数明显减少。②产犊率低，胎儿初生重高。家畜体外受精胚胎，特别是牛的 IVF 胚胎移入受体后，产犊率比体内受精低 15%~20%，但胎儿初生重比体内受精后代高 3~4kg，导致受体母畜难产率高。

要解决现在的问题，未来发展的趋势将会是：①深入研究卵母细胞成熟和胚胎发育的分子机制。因为对卵子发生和胚胎发育的分子机制了解不够，大幅度提高 IVF 效率的前提是探明分子调控机制，然后以此理论为指导，研究理想的培养体系，促使胚胎基因组得到稳定、有序表达。②加强腔前卵泡培养的研究，利用优良母畜的遗传资源。目前 IVF 技术利用的卵母细胞不足家畜卵巢上卵母细胞总数的 1‰。为此，一方面提高活体取卵技术，另一方面需研究腔前卵泡和小卵泡的体外成熟技术。为保证卵母细胞的稳定来源及良种母畜或濒危动物的保种，卵泡和卵母细胞的超低温冷冻保存技术的研究也必须加强。③加强体外受精与其他生物技术的结合。体外受精与转基因、克隆、性别控制及胚胎干细胞的培养密不可分。通过体外受精可为外源基因的导入提供充足的胚胎来源；为克隆技术提供成熟卵母细胞和克隆胚胎的培养体系；用分离的 X 和 Y 精子与卵子体外受精，可对哺乳动物进行性别控制。同样，胚胎干细胞的分离也需要 IVF 技术提供胚胎和培养体系。这些生物技术的综合发展将对人类生活产生重大影响。

（刘世超　孔庆然　刘忠华）

参考文献

[1] Heape W. Preliminary note on the transplantation and growth of mammalian ova within a uterine foster-mother [J]. Proc. R. Soc. Lond., B Biol. Sci., 1890, 48, 457-459.

[2] 冯怀亮,哺乳动物胚胎工程[M]. 长春:吉林科学技术出版社,1994:130-167.

[3] 聂竞舟,安磊,田见晖. 不同处理方法对受体牛同期发情效果的比较研究[J]. 黑龙江动物繁殖,2013,1:25-28.

[4] Yanagimachi R, Chang MC. Sperm ascent through the oviduct of the hamster and rabbit in relation to the time of ovulation [J]. J Reprod Fertil, 1963, 6:413-420.

[5] 刘健,刘建民,张嘉保. 哺乳动物体外受精若干问题[J]. 兽医大学学报,1992,12:307-314.

[6] 朱士恩. 21 世纪哺乳动物胚胎生物工程发展趋向[J]. 中国农业科学,2008,41(8):2425-2430.

（王勇　整理编辑）

第三章　胚胎显微操作技术

Chapter 3　Embryo micromanipulation technique

显微操作技术也叫显微外科，多用于细胞生物学、胚胎学、遗传工程和临床医学，是借助于显微镜与显微操作仪对细胞和亚细胞结构进行的精细操作。本章我们将重点介绍显微操作技术在哺乳动物胚胎和配子研究中的应用，即应用显微操作仪在显微镜下对胚胎或配子进行改造和修饰，主要包括显微受精技术、胚胎分割技术、嵌合体制备技术等。

第一节　显微受精技术

Section 1　Microfertilization

显微受精技术又称显微操作辅助受精技术，是20世纪80年代发展起来的一种体外受精技术。该技术通过显微操作仪修饰卵子透明带，或将精子或精细胞直接注入卵子内部，辅助其完成与卵子的受精过程。目前有透明带修饰和精子注入两种方式，前者包括透明带钻孔法（zona drilling，ZD）和透明带切口法（partial zona dissection，PZD），后者包括透明带下注射法（subzonal insemination，SUZI）和胞质内注射法（ICSI）。

显微受精技术绕过了透明带甚至卵子质膜对精子入卵的阻碍，对精子的活力及完整性没有严格的要求，只要精子基因组完整就能与卵母细胞完成受精过程，产生正常后代。因此，该技术在动物受精生物学研究、畜牧业生产、治疗人类不育中具有广阔的应用前景。首先，利用显微受精技术可以进行同种或异种动物受精机制的研究，对于解析发育生物学和生殖生物学中的相关机制具有重要的理论意义。其次，在畜牧业生产中，显微受精技术可以提高良种公畜和珍稀野生动物的精液利用率。再次，该技术对于克服人类、良种公畜和珍稀野生动物的某些雄性不育症具有重要意义。此外，显微受精技术通过结合性别控制技术、经济性状标记选择技术等，可以按照生产目的培育出特定性别或生产性状的动物，从而提高生产效益，加快优良动物的繁育进程。

一、显微受精的研究进展

1962年，Hiramoto把海胆精子注入海胆卵内，当辅助以外部受精时，卵内的精原核可以解聚从而发生多精子受精，Hiramoto的试验说明精子解聚取决于卵胞质的激活（Hiramoto，1962）。

1974年，Brun从562枚注射的爪蛙卵中获得了4只形态正常的爪蛙，这是人类首次通过ICSI获得动物后代（Brun，1974）。Uehara和Yanagimachi最早在哺乳动物中开展了ICSI研究，他们将仓鼠和人的鲜精、冻精和冻干精子分别注入仓鼠卵母细胞内，观察到两种精核均能解聚并形成雄原核，证明雌雄配子质膜融合并非精核解聚、原核形成的前提条件（Uehara，Yanagimach，1976）。

1980年，Thadani通过研究大鼠和小鼠的精卵互作，发现异种受精中卵母细胞的透明带具有种属特异性，但是精子在卵母细胞膜内的解聚及原核形成并没有种属特异性。由此推论，利用ICSI进行异种受精具有可行性（Thadani，1980）。

哺乳动物显微受精取得突破性进展是在1988年，Mann将运动的精子注入小鼠卵周隙中，得到了成活的后代（Mann，1988）。同年，Hosoi等通过ICSI成功获得兔子的后代（Hosoi，1988）。此后，ICSI技术取得了飞速发展，先后在小鼠（Mann，1988；Kobayashi等，1992；Yanagimachi，1994）、大鼠（Said等，2003）、牛（Goto等，1990；Hamano等，1999；Horiuch等，2002；Wei等，2002）、猪（Martin，2000）、绵羊（Catt等，1996）、马（Morris等，2001）、猫（Pope等，1998）、恒河猴（Hewitson等，1999）等动物和人（Palermo等，1992）上获得成功。

人类的显微受精技术发展得非常迅速。1988 年，Lanzendorf 等首次报道了将人类精子注入卵母细胞胞质内形成了雄原核。1992 年，Paleremo 等进行人卵 ICSI 操作前，通过制动精子明显提高了显微受精率，并最终获得世界首例 ICSI 婴儿。1995 年，Tesarik 等应用球形精子细胞进行 ICSI 获得了健康婴儿，使得非阻塞性无精症的治疗取得突破性进展。采用 ICSI 技术的单精子受精率很高，有效地减少了多精子受精，且该操作不受精子密度、形态、活力等影响，已在世界范围内得到广泛应用。目前，人类 ICSI 的受精率可高达 65%~70%，胚胎着床率也可达 30% 以上。

我国的 ICSI 技术起步较晚但发展较快。1992 年，卢圣忠在牛和猪上的研究发现，牛注射卵的受精率为 19.9%，猪注射卵的受精率为 25.2%（卢圣忠，1992）；1993 年，罗军等报道兔卵胞质内单精子注射获得成功，并产下 4 只仔兔（罗军等，1993）；1993 年，陈大元等进行黄金地鼠精子透明带下注射，并通过原位杂交发现卵母细胞透明带内表面也存在精子抗体，由此提出受精存在一级识别和二级识别的论点（陈大元等，1993）；1995 年，刘灵和陈大元等进行小鼠球形精子细胞带下受精获得成功，产下 12 只仔鼠，这是我国首例用球形精子细胞产下试管小鼠（刘灵等，1996）；1999 年，李子义等进行小鼠精子和球形精子细胞的 ICSI 研究，注射卵的存活率、受精率、卵裂率和囊胚率分别为 21.4%、35.5%、32.3% 和 20.0%（李子义等，1999）；另外，陈大元等还进行了大熊猫和兔的异种受精研究并取得了一定进展。在人类显微受精技术研究方面，1996 年 10 月我国首例 ICSI 婴儿在中山医科大学附属医院诞生，并且随着实验技术的不断完善，我国的试管婴儿成功率由原先的 25% 提高到现在的 60% 左右，标志着我国 ICSI 的研究与应用已达到较高水平。

二、显微受精的方法

（一）透明带钻孔法（zona drilling，ZD）

在透明带上人为钻孔，为精子入卵提供方便。一种方法是，用固定吸管固定卵子，将吸满酸性台式液（pH2.5）的注射管沿卵外周切线方向射向透明带，当透明带上溶出小孔后，清洗卵细胞，再通过体外精子孵育受精。另一种打孔方法是，先用胰蛋白酶软化透明带，再用细针在透明带上扎孔，从而为精子穿过透明带提供入口。ZD 法要求所用精子必须是获能的，且已发生顶体反应并成前进运动。

（二）透明带切口法（partial zona dissection，PZD）

PZD 操作有以下 3 种方法：①用固定吸管将卵母细胞固定，再用玻璃细针或金属微刀片切开透明带的一部分；②用玻璃细针穿过透明带，通过在固定管上摩擦切开透明带；③用玻璃针的钩在透明带上挑开一个口。该方法要求精子必须获能并发生顶体反应，另外，为避免切口时玻璃针对卵母细胞造成损害，应先将卵母细胞放入高渗的蔗糖溶液中，使透明带内的卵周隙扩大再切口。

（三）透明带下注射法（subzonal insemination，SUZI）

SUZI 是目前应用最广泛的显微受精技术，是将注射针穿过透明带，把一个或多个精子注入透明带下，从而将精子直接送到卵细胞表面完成受精的方法。此法可以一步完成，也可以两步完成：一步法是将注射针直接穿过透明带，将精子注入透明带下；两步法是先在透明带钻孔或切口后再注射精子。应用此方法的精子运动能力可以很低，但须是获能和发生顶体反应的。

（四）胞质内注射法（intracytoplasmic sperm injection，ISCI）

ICSI 法指借助于显微操作仪，将 1 个精子或精子细胞注入卵母细胞胞质内，从而获得受精的一项新型辅助生殖技术。该技术可以排除透明带和卵质膜对精子入卵的阻挡作用，降低了对精子活力及结构完整性的要求。事实上，无运动能力、未获能、未发生顶体反应的精子，甚至死精子，只要 DNA 正常，均可以通过 ICSI 法进行显微受精。但 ICSI 操作技术本身会造成卵子损伤，故要求注射针尖端一定要锋利，同时尽量避免将外源性液体带入卵母细胞胞质内。ICSI 技术于 1992 年成功地治疗了男性不育症，目前是全世界普遍采用的用于治疗男性所引起的受精障碍的方法。

ZD、PZD、SUZI 三种方法的共同缺陷是受精率较低，为 20%~25%，并且无法控制多精子受精，现已渐渐被弃用。ICSI 的特点是：①受精率较高，可达到 70% 以上；②可用胚胎多，移植妊娠率较高；③多精子受精率显著降低，理论上为零；④精子数目、形态来源和活率对受精无影响。ICSI 大大降低了对精子各种指标的要求，为体外受精提供了有效便捷的途径；然而，该技术避开了自然选择的过程，可能使有遗传缺陷、原本不能受精的精子将其缺陷遗传给下一代。

三、显微受精的操作过程

显微受精技术的操作程序包括固定针和注射针的准备、精子和卵母细胞的前处理、显微注射及卵的激活和体外培养等步骤，下面主要以ICSI为例予以介绍。

（一）显微受精的技术路线

显微受精技术是一个相对复杂的技术体系，其中涉及的操作环节较多，在具体介绍各个环节之前，为使读者对该项技术有一个系统的认识，我们首先了解一下显微受精的技术路线（图4-3-1）。

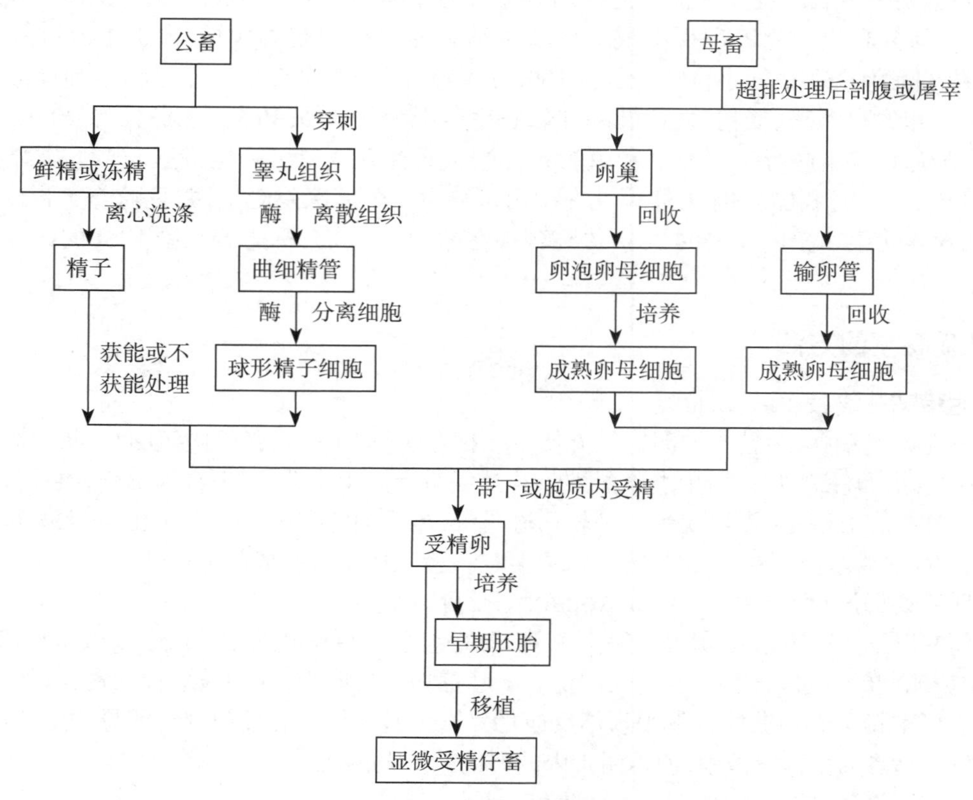

图4-3-1　显微受精技术路线

（二）显微受精前的准备

1. 固定针和注射针的准备

（1）注射针制备：将经过消毒的外径为1mm的毛细玻璃管固定在拉针仪上，调节好拉针仪的参数，拉出所需的理想针形。通常从针的一端到开始变细处的长度以8~10mm为宜。将拉制好的针管固定在煅烧仪上，在玻璃针内径5~6μm处拉断玻璃针管。然后将针管以40°~50°的角度置于磨针仪上，在磨石上先加一些水，调节升降杆使针的尖端与磨石的平面刚好接触，把针磨成斜面。将针置于煅烧仪上拔尖，拔尖时先将铂金球、玻璃针位置调整好，然后开始加热铂金球。这时将玻璃针慢慢靠近，当针尖稍微有些熔化时，迅速拉开，拉出的针尖应该是短而锐利的。弯针时，将玻璃管调到铂金球上面但不接触，开始加热铂金球直到微红，玻璃管受热弯转到30°即可(图4-3-2)。

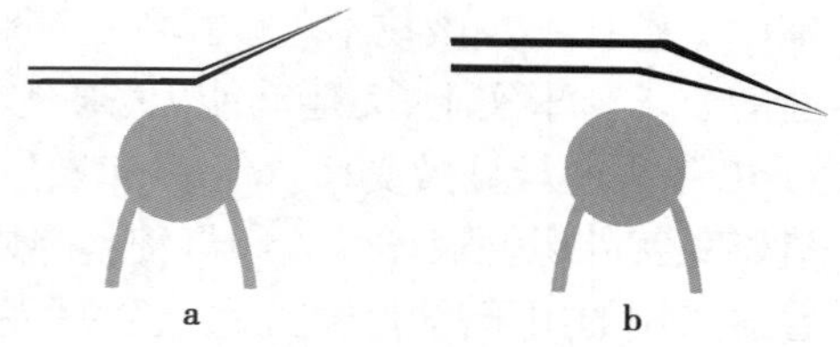

图4-3-2　注射针的制备

a. 当针的尖部较细时，加热后针尖上翘；b. 当针的尖部较粗时，加热后针尖因重力下垂

将制备好的针置于用70%乙醇清洗过的塑料盒中存放，用前经紫外线灯照射20分钟。

(2) 固定针制备：将经过消毒的外径为1mm的毛细玻璃管固定在拉针仪上，拉出理想的针形。将拉制好的玻璃管固定在煅针仪上，于外径方80~120μm处拉断玻璃针管。然后将断好的玻璃针管靠近铂金球，调整温度使电热丝发红，直至针口缩到30~40μm时停止，针口须平滑，当内径变为20~40μm时，停止加热(图4-3-3)。

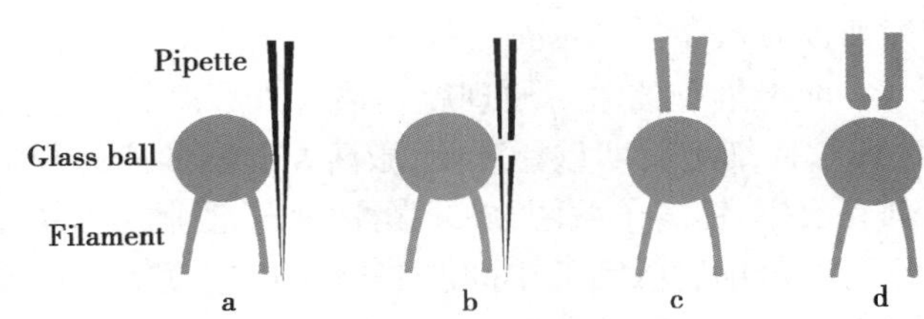

图4-3-3 固定针的制备

a. 将拉好的针靠近加热丝上的铂金球，打开电源，用较低温度加热；b. 关电源，下移铂金球，固定针从铂金球处断开；c. 将断开的固定针转移到铂金球的正上方；d. 通电加热，用较高的温度使断端烧成内径20~40μm平齐的马蹄形

2. 卵子和精子的准备

(1) 卵母细胞的收集和处理：卵母细胞来源主要有两种：一是经超数排卵获得的体内成熟的卵母细胞；二是从屠宰场收集卵巢，抽取未成熟的卵丘-卵母细胞复合体(COCs)经体外成熟(IVM)培养获得。显微注射前，卵母细胞要用0.1%的透明质酸酶处理，去除其周围的颗粒细胞，然后置于覆盖有液体石蜡的卵母细胞操作液中备用。对于脂肪含量较高的卵母细胞如牛和猪，可通过离心使卵母细胞中的脂肪滴被甩向一侧，使卵母细胞变得透明，以利于显微操作。

(2) 精子的准备：新鲜或冻存的精子均可用于显微注射，使用前需要根据试验设计对精子进行若干处理，如：精子获能；去除精子尾部及顶体制备精核；精子孵育液中加入PVP，一方面使游动的精子丧失运动能力，便于捕捉精子，另一方面经这样处理的精子不容易粘在注射针管壁上，利于精子的释放；精子孵育液中加入三硫苏糖醇(DTT)，该物质对某些动物精核的解聚有一定作用，可以提高雄原核的形成率。

(三) 显微受精操作步骤

显微注射有传统和Piezo操作系统两种方法，两者主要在注射针及驱动力上有所区别，操作步骤也略有不同。

对于传统的ICSI，显微注射针要磨出一个30°~45°的斜面，通过使用尖细的斜口注射针刺入到卵胞质内释放精子。而Piezo操作系统是以压电素子急速变形的惯力为驱动的轴移动型操作仪，它可以使注射针快速短距离向前推进约0.1μm，从而在透明带上出一小洞。Piezo使用的是平口注射针。

显微操作时，如果是用有活力的精子做注射，则要破坏其尾部中段的质膜，使其失去活动能力，这个过程即称为精子制动。因为在正常受精过程中，精卵质膜融合，精子在卵母细胞质中释放一种能够激活卵母细胞的因子——精子因子(SF)，引起卵母细胞胞质内的Ca^{2+}浓度波动，从而激活卵母细胞。制动的目的就是使精子注入卵胞质后能够较快地释放SF。精子制动后，将其从尾部吸入注射针。注射时，用固定针固定卵母细胞，使极体位于12点位置，注射针在3点位置穿过透明带，向9点方向深入卵胞质，先回吸少量卵胞质，以确定质膜已被刺破，再将精子注入卵胞质内。

使用Piezo操作时，首先在注射针的尾部装入3~4mm水银，再将注射针装入注射装置中。将水银向针尖推进，并在水银和注射针内的液体石蜡之间保留一段空气柱。把注射针降到第1个PVP液滴中，来回吐吸操作液数次以润滑注射针管壁，并利用脉冲检查水银跳动情况，若看到水银跳动，说明Piezo电脉冲传递顺利。针装好后制作PVP液-液体石蜡-PVP液缓冲柱，并保持水银在注射视野范围内。注射前，用卵吸管把8~10枚卵母细胞移入操作液滴中，然后注射针在精子液滴中吸取1个精子放入第3个PVP液滴中，用针尖在精子尾部迅速划过进行制动，随后从尾部吸取精子。注射时调整极体在12点钟位置，从3点钟位置进针，同时用Piezo脉冲击穿透明带，继续进针后将精子推至针尖处，此时质膜因弹性随注射针尖凹入卵内，至针尖接近对侧质膜时，用Piezo弱脉冲击穿质膜，吐出精子，并回吸注入卵内的多余液体，轻轻退针，完成一次注射。

(四) 注射卵的激活及体外培养

1. 注射卵的激活　在传统的ICSI中，显微注射过程对卵母细胞的刺激就可以充分激活人、兔、鼠等的卵母细胞；但对牛和猪等，注射针和精子的机械刺激不足以激活卵母细胞，需要额外的化学或其他刺激才能激活注射卵，而卵母细胞激活是精子解聚和雄原核形成的前提。研究显示，ICSI失败的主要原因就是注射卵没有被激活(Tesarik 等,1995)。

卵母细胞的激活原理就是通过外源刺激引起卵母细胞内的钙离子浓度波动,进而破坏细胞静止因子(CSF),使细胞周期重新开始,激活 MⅡ期的卵母细胞。目前,主要采用化学激活或物理激活。常用的激活剂有乙醇、钙离子载体、放线菌酮、离子霉素、6-DMAP 等;物理激活主要采用电脉冲激活的方法。由于 Ca^{2+} 作为卵母细胞激活的中间调节物,细胞内游离 Ca^{2+} 浓度变化在卵母细胞受精激活及人工活化过程中起重要作用。以上激活的原理都是使卵母细胞内 Ca^{2+} 浓度短暂升高,达到与正常受精过程相似的效果。

2. 受精卵的培养　受精卵的培养方法有体内培养和体外培养两种。体内培养就是将激活的受精卵体外培养到早期胚胎阶段,再将其用琼脂包裹,移入中间受体动物的输卵管内,培养一段时间,当胚胎发育到桑椹胚或囊胚时,将其取出进行胚胎移植。这种方法操作复杂,成本高,不能满足商业化生产的需要,因此,现在一般采用体外培养的方法,通常利用输卵管上皮细胞或颗粒细胞做为滋养层与受精卵共同培养。然而,这里需要注意的是,体外培养时间的延长会影响移植胚胎的发育,甚至造成胚胎和胎儿死亡。体外培养体系是影响显微受精成功与否的关键因素,而不断地改进体外培养系统是提高显微受精效率的有力保障。

第二节　胚 胎 分 割

Section 2　Embryo splitting

胚胎分割(embryo splitting)是指运用显微操作仪将动物附植前的胚胎分割成二分、四分甚至八分胚的技术。胚胎分割技术是研究细胞分化、早期胚胎发育和胚胎细胞全能性的重要手段,在发育生物学、动物生理学及生产实践中有着广泛的应用。通过分割胚胎,可以增加同质胚胎的数量,提高家畜产量和优良品种的推广速度。胚胎分割技术也为细胞核移植、胚胎性别鉴定、胚胎嵌合等提供了获取卵裂球的方法和手段。

一、胚胎分割的研究进展

哺乳动物胚胎和卵裂球的分割技术始于 Nicholas(1942)对大鼠 2- 细胞胚胎卵裂球的分离和培养研究,其后 Tarkowski 等(1959)研究了小鼠 1/4,2/4,3/4 卵裂球的发育规律,得到了世界上首例半胚来源的活体动物。

20 世纪 70 年代以来,随着胚胎培养及移植技术的发展和提高,哺乳动物胚胎分割技术取得了突破性进展。Mullen 等(1970)将小鼠 2- 细胞胚胎的两个卵裂球分离,经培养后移植给受体,产生了哺乳动物的第一例人工双胎;Willadsen(1979)分别将绵羊 2- 细胞胚和桑椹胚一分为二或一分为四,获得了同卵双胞胎或 4- 胞胎。

哺乳动物胚胎分割技术在 20 世纪 80 年代达到了一个高潮。牛(Ozil et al,1982)、马(Allen et al,1984)、猪(Nagashima et al,1988)等都获得了来源于 1/2 卵裂球或二分胚的活体后代;兔(Moore et al,1968)、猪(Saito et al,1991)、牛(Willadsen et al,1981)、马(Allen et al,1984)获得了 1/4 卵裂球或 4 分胚的活体动物;兔(Moore et al,1968)、绵羊(Willadsen et al,1986)、猪(Saito et al,1991)甚至获得了来源于 1/8 卵裂球或 8 分胚的后代。

1999 年,Chan 等利用显微分割技术对恒河猴胚胎进行分割,他将 8- 细胞胚胎分割产生的 8 个卵裂球每两个移入一个空透明带中,得到了同卵 4 枚胚胎,经过体外培养移植入受体,得到了相同细胞核质组分的灵长类动物,为人类的胚胎分割提供了参考。我国在这一技术方面的起步较晚,但发展较快。张涌等(1987)在小鼠胚胎分割成功的基础上,对山羊胚胎进行了分割,获得同卵双生羔羊,后来又进行了半胚包被、培养、冷冻、解冻和移植,结果分割半胚发育率为 70%,成活率为 60%,并获得 6 只半胚羔羊,其中同卵双生 2 对;1987 年,窦忠英等得到了国内首批分割胚的牛犊;1990 年,谭丽玲等将奶牛胚胎进行分割并生下同卵双胎,受体妊娠率为 45.8%,半胚产犊率为 29.1%,随后谭丽玲等又得到了四分胚犊牛。

二、胚胎分割的原理

哺乳动物的早期胚胎具有不同程度的发育调节能力，即去掉或破坏部分胚胎后，剩余部分通过调节其发育方向继续成为一个完整的个体；而人为地将两枚早期胚胎融合在一起，二者通过细胞间的重塑机制，仅能发育为一个完整的胚体。这说明哺乳动物早期胚胎的发育过程是调整型的，越早期其调整幅度越大，但是随着胚胎发育的进行，细胞的发育方向慢慢得到固定，直到最终调整能力完全丧失。

实验胚胎学的研究结果显示，哺乳动物 2- 细胞期的每个卵裂球都具有发育为正常胎儿的“全能性”；绵羊早期胚胎的分割试验也发现，至少到 8- 细胞期，每个胚胎的卵裂球具有相同的发育能力，到桑椹胚期，单个卵裂球调整发育的能力减弱，此时的单个卵裂球移植后一般不能产生后代；小鼠胚胎分割实验认为，32- 细胞期的胚胎仍然具有调整发育的能力，但 64- 细胞期的胚胎就逐渐失去这种能力，到了神经轴时期的胚胎，其分割胚不再能发育为正常的胚胎了。

大多数哺乳动物的胚胎发育到桑椹胚晚期便发生初步分化，这时胚胎卵裂球致密化，一些卵裂球的空间位置完全被另外的卵裂球包围，内部的卵裂球发育为胚胎内细胞团，而外侧的卵裂球则发育为胚胎滋养层。这种卵裂球空间位置的分布是不固有的，而是由胚胎发育过程中它所处的微环境不同所致。如果此时进行胚胎分割，分离的卵裂球能够调整其发育能力而重新致密化，使卵裂球重新分布进而继续发育。由于囊胚的胚细胞只能发育为胚盘，所以囊胚分割一定要对称，即胚细胞和滋养层细胞平均分割的半胚才能正常发育。当胚胎从透明带中孵出后，要经过一个扩张的过程才会开始在生殖道内附植。对山羊扩张胚泡的分割移植试验证明，沿着对称轴分割着床前期的扩张胚泡，其半胚在体内仍具有继续发育形成完整胎儿的能力。

三、胚胎分割的方法

用于胚胎分割的胚胎有 2- 细胞、4- 细胞、8- 细胞、桑椹胚、囊胚、胚泡，不同时期的胚胎因卵裂球大小的不同，可以采用不同的分割方法。

（一）徒手分割法

最早由内蒙古畜牧科学研究所建立，主要适用于分割体积较大的晚期桑椹胚和囊胚，其优势是不需要价格昂贵的显微操作仪，也可以不用链霉蛋白酶等对胚胎透明带进行软化预处理。在实体显微镜下，用显微切割刀片将透明带切口后，再用直径略小于胚胎的微吸管多次吹吸，使卵裂球从透明带中脱出，手持玻璃针自上而下对称切割裸胚；或者直接用显微刀片、显微玻璃针将胚胎（包括透明带）对称切割。应当注意的是，切割时需要在不含 Ca^{2+}、Mg^{2+} 离子的培养液中操作，以降低卵裂球间连接力，从而减少切割造成的损伤；对胚胎的分割要对称，尤其是囊胚，要将内细胞团对称地一分为二。陶涛（1991）将徒手分割后的半胚装入透明带，桑润滋等（1993）将分割后的半胚直接移植给受体，均取得了满意的效果。由于该方法操作简单，不需要显微操作仪等昂贵仪器，切割成功率较高，所以比较适宜畜牧业生产中的推广应用。但该方法也存在一定的缺陷：比如分割的胚胎容易受到污染，在操作过程中来回拉锯或是间断分割会对胚胎的实质部分产生损伤，徒手分割胚胎过程中较难控制好手的力度，使得胚胎在体外操作时间过长，影响胚胎在体外的正常发育等。

（二）显微操作仪分割法

在显微操作仪的帮助下，以固定针吸住胚胎，用玻璃针或显微手术刀进行胚胎分割。这种方法主要适用于分割桑椹胚和囊胚，但一般不用于分割充分扩展的囊胚，原因在于其滋养层趋于塌陷而掩盖内细胞团。另外，显微分割技术还可以应用于胚胎性别鉴定的取样，或对一个微量的胚胎样品来检测各种遗传缺陷。

1. Willadsen 分割法　也称为胚胎卵裂球分离法。最早由英国剑桥家畜研究所 Willadsen（1979）在试验中建立。它是借助显微操作仪，以固定吸管固定胚胎，用玻璃针在透明带上切口，用移植管将卵裂球团移出，用分离管将之分开并分别装入空白透明带内，移入血清中并使血清充满透明带，再用双层琼脂包埋，在中间受体中适当培养后再移植给受体。Willadsen 等借助这种方法获取了牛羊一卵双胎、一卵三胎的后代。虽然该方法有较高的同卵双生率，但是技术要求严格，操作复杂，很难在畜牧业生产中推广应用。

2. Williams 分割法 Williams 等（1984）在显微操作仪下，将胚胎用显微吸管固定后，用显微刀切开透明带，并深入透明带，在透明带内将胚胎切开，一半留在其中，另一半胚胎移出透明带，装入一个空的透明带。随后将分割胚胎移植给受体。该方法获得的分割胚移植妊娠率较高，但操作比较烦琐。Mcevog 等在 1987 年对牛的胚胎分割研究中，用显微刀将胚胎连同透明带一起切割为两部分，半胚不需要装入空透明带，体外培养或直接移植给受体，进一步简化了胚胎分割程序。

3. 软化透明带后分割法 采用链霉蛋白酶等将胚胎透明带进行软化处理之后再对胚胎实施分割操作的方法，最初是由 Beatrice（1962）提出。采用 0.5% 的链霉蛋白酶软化胚胎透明带，再把玻璃微针固定在一侧的显微操作臂上，将针置于欲分割的胚胎上面，使其与胚胎呈 30° 角，对准胚胎的正中线徐徐下压，即可将一个胚胎分割成两半。如果分割的是致密化胚胎，首先需要将胚胎在无 Ca^{2+}、Mg^{2+} 离子的平衡盐溶液中处理 20 分钟去致密化，以降低胚胎内卵裂球之间的连接，最大限度地减少胚胎由于切割造成的损伤，以利于所获分割胚的进一步发育。这种化学辅助预处理胚胎透明带的方法应用并不广泛。

在实际操作中，若干因素制约着显微分割技术的应用：显微分割用的设备一般包括倒置显微镜、显微操作系统以及制作显微工具用的设备器材等，价格昂贵，另外在实际操作中对操作者的要求比较高，对人员的培训也是一笔不小的费用；显微分割可直接或因为绕过自然选择过程而间接增加先天性畸形发生率，在显微操作过程中，要想办法使膜损伤降至最小程度，尽量维持其完整性，在显微操作完成后，应留出足够的培养时间，使损伤的膜结构得到恢复，如果使用一些酸性培养液进行透明带溶洞，可增加染色体突变，降低胚胎成活率；由于人们对显微操作有关的胚胎生理或分子过程还不了解，而显微分割对胚胎本身的损伤程度太大，所以分割后胚胎的成活率在一定程度上受到影响。

（三）免疫手术分割法

免疫手术法是利用囊胚期的胚胎滋养层细胞之间已经建立了紧密连接，能阻挡外部抗体分子进入囊胚腔。操作过程是，将胚胎置于抗体血清中，使滋养层细胞与抗体分子充分结合，然后在补体反应的作用下，外层的滋养层细胞溶解，而未结合抗体分子的内细胞团则保持完整。

（四）毛细管吹吸法

这种方法主要适用于分离 2~8 细胞期胚胎。在显微操作仪的帮助下，在无 Ca^{2+}、Mg^{2+} 离子的培养液中，把胚胎用微吸管吸引固定，用另一微细玻璃针在胚胎透明带上割开一个 3/4 大的切口，细胞团自透明带中脱出。再用仅能通过胚胎的毛细管吹吸胚胎，得到单个卵裂球。将卵裂球分离，再将分割后的半胚装入空的透明带中，体外培养至一定时期，移植入受体中。此方法多用于分割绵羊、大鼠的 2-、4-、8- 细胞胚胎。

四、胚胎分割的操作过程

（一）胚胎分割器具的准备

胚胎分割需要的器械有体视显微镜、倒置显微镜或显微操作仪以及一些分割器械等，如果是显微分割，在进行胚胎分割之前需要制作持卵针和分割针，持卵针要求末端钝圆，外径与所固定胚胎直径相近，内径一般为 20~30μm。分割针目前有玻璃针和显微刀两种，玻璃针一般用实心玻璃棒拉成，其尖端要求弯成镰刀型；显微刀是用锋利的金属刀片与细玻璃棒粘在一起制成。如果是徒手分割，则仅需要常规的体视显微镜和普通剃须刀片即可。剃须刀片用清洁灭菌的尖嘴钳做成带尖，有一锐角的小块，并保存于 75% 乙醇中，使用前于超净台中自然晾干备用。

（二）胚胎的预处理

胚胎的预处理主要是针对胚胎的透明带，如果是兔胚胎，还包括胚胎外层的黏蛋白层。特别是处于桑椹胚至囊胚期的胚胎，由于其透明带韧性较强，胚胎分割前须对其进行软化处理，以减少切割对胚胎造成的损伤，具体做法是：胚胎在分割前用 0.2%~0.5% 的链霉蛋白酶进行短时间处理，待透明带软化并变薄后，将胚胎移至添加牛血清白蛋白的培养液中。

（三）胚胎分割

将经过处理的胚胎与少量培养液一起置于一次性培养皿上，在显微操作仪下，将持卵针安装在左侧操作臂上，将分割针安装在右侧操作臂上，通过操作台来控制左、右操作臂。调节左侧操作臂的粗调，使其接近胚胎并处于最佳的操作角度，再调节显微注射器负压，使持卵针吸引并固定住即将分割的胚胎。另一侧的分割针调节至胚胎的正上方并将分割针慢慢往下降，然后自胚胎的等分线向下移动，把胚胎轻轻压住，当针接触到培养皿底时，稍加来回移动，即可将胚胎一切为二。

（四）分割胚的培养

切割胚胎的发育主要受胚胎的发育阶段、种属差异、胚胎质量、培养条件等因素的影响，目前胚胎分割较多的是2~8细胞胚胎、桑椹胚和囊胚。2~8细胞期的胚胎与后期桑椹胚和囊胚相比，在胚胎耐受性、发育情况等方面存在一定的差异。早期胚胎，如2-细胞胚胎分割后培养发育至囊胚、胚泡所需的时间较长，对胚胎造成的伤害越大，因此分割胚胎时期越早，细胞数目越少，半胚的发育率越低。

为提高切割胚胎移植的妊娠率和利用率，分割后的胚胎可以放入空透明带中，或者用琼脂包埋移入中间受体在体内培养或直接在体外培养。

1. 体内培养　体内培养的中间受体一般选择绵羊、家兔等动物的输卵管，输卵管在胚胎移入后进行结扎以防胚胎丢失。琼脂包埋的作用是固定胚胎，便于回收。发育良好的胚胎可直接移植到受体内继续发育或进行再分割。Williadsen进行绵羊2-细胞期分割胚胎体内保存时，先将单卵裂球装入空透明带内，再置于绵羊血清中，当血清充满透明带后，把它移到1%琼脂液中，接着用微量移液管的端部将胚胎连同少量的琼脂液一起吸入。当琼脂凝结后再压出时，胚胎已被封入圆柱形琼脂小片（0.15mm×0.1mm）中，再把该琼脂小片封入较大的琼脂柱（0.7mm×2.5mm）中。将琼脂柱移到发情2~8天的绵羊输卵管内，使之发育到桑椹胚-早期胚泡，从输卵管回收琼脂柱，用皮下针将胚胎从琼脂中刮出，选择发育正常的胚胎移植到同步发情的雌羊子宫角直至产羔。采用Williadsen的方法，已在绵羊、牛、马、大鼠等哺乳动物中得到了较高的半胚发育率，且生出了同卵双生后代。但是由于此法比较烦琐，因而无法在生产上应用。

2. 体外培养　目前，半胚一般都要在体外作短暂培养后才移植，因为分割胚在体外作短暂培养有利于其体内存活。半胚的体外培养方法基本同体外受精卵的培养，关键是培养液的选择。传统的胚胎体外培养方法主要采用基础培养液添加各种成分，如：血清、生长因子及其他营养成分。一般可放入M16等胚胎培养基制备的液体石蜡下的微滴中，使之发育到桑椹胚-胚泡期，再行子宫或输卵管移植。Picard等对牛的7日龄分割胚进行了系统的体外培养研究，结果表明，培养1~4小时、6~10小时、12~18小时和24小时，半胚存活率分别为94%、73%、50%和42%。现在大多数研究都致力于分割较晚期（桑椹胚或囊胚期）的胚胎。分割胚由于在切割部有10%~15%的细胞因显微手术而损伤，胚细胞形成切割面、细胞数减半、透明带损伤。一般认为，胚胎分割后培养2~3小时，可使切割面修复，促进半胚细胞增殖，使分割过程中由于分割工具机械作用沿分割轴线发生非生理性位移的细胞恢复到正常生理位置。通常的做法是：将分割后的半胚用20% FCS-PBS培养液洗净后分3段（中间段含胚胎）成对装入0.5ml塑料细管，不封口，置于CO_2培养箱中培养1~3小时，使其发育复原，经培养发育复原为A、B级的为分割成功的半胚。

（五）分割胚胎的保存和移植

胚胎分割后可以直接移植给受体，或经培养后再移植给受体，也可以进行长时间超低温冷冻保存，以满足长途运输和后期研究的需要。目前主要的冷冻保存方法是保存于-196℃的液氮中。为提高冷冻胚胎的移植受胎率，分割胚胎需要在体内或体外培养到桑椹胚或囊胚阶段再进行冷冻。

进行胚胎移植时，当分割胚发育到4~8细胞时，可以移入受体输卵管的不同部位，当发育到16-细胞卵裂球或桑椹胚时可移入受体子宫的不同部位。有研究表明，将发育到桑椹胚的小鼠半胚移植到输卵管较移植到子宫得到较高的出生率，表明半胚在植入子宫之前，有必要多培养几天来增加细胞数目，延迟着床有利于小鼠半胚的生存。另外，妊娠早期，胚胎滋养层细胞分泌的抗黄体溶解蛋白是胚胎在生殖道内存活的保证，而分割胚滋养层细胞数量少，其抗黄体溶解蛋白的产生量也少，不足以维持黄体的存在而导致妊娠中止，这是分割胚移植后流产率和死亡率较高的重要原因之一。进行胚胎移植时，我们可以通过增加移植胚胎的数量予以改善，例如Lambeth等（1983）将一枚半胚或两枚半胚移植给同等条件的受体牛，其妊娠率分别为16.7%和62.5%。

第三节　体细胞核移植

Section 3　Somatic cell nuclear transfer

动物细胞核移植（nuclear transfer/nuclear transplantation）是指通过显微操作的方法，将供体细胞的细胞核放入预先去核的成熟卵母细胞或早期合子内，形成一个新的核质重组体，重组体经过分裂、分化，并在母体内发育成一个新的个体。细胞核移植依据供体细胞的来源不同，可分为胚胎细胞核移植（embryonic nuclear transfer）、胚胎干细胞核移植（embryonic stem cell nuclear transfer）和体细胞核移植（somatic cell nuclear transfer）。无论是胚胎细胞核移植还是体细胞核移植，依据移植次数又可分为原代核移植和继代核移植。继代核移植（multiple generation nuclear transfer），又称为连续核移植（serial nuclear transfer）或再克隆（recloning），是指用核移植得到的胚胎细胞作为供体细胞再次核移植，所得到的胚胎称为第二代核移植胚胎。通过此方法可以得到多代的核移植胚胎，其中用胚胎细胞或体细胞进行的核移植称为原代核移植，以后各代的核移植称为继代核移植。进行动物克隆时，经胚胎分割产生的克隆个体数十分有限，于是细胞核移植成为生产克隆动物的有效方法，人们也往往把细胞核移植技术称为动物克隆技术。

这项技术在短短几年内展示出了巨大的应用前景，为家畜良种选育，转基因动物生产，濒危动物保护，细胞核质关系研究，基因组印迹研究以及细胞衰老和分化机制的探讨提供了新的技术手段。并且随着该技术的发展及其与相关技术的结合，必将带动相关学科的快速发展，甚至给人文科学带来了新的课题。

一、细胞核移植的研究进展

1938 年，德国著名的胚胎学家 Spemann 利用蝾螈的受精卵证明了早期胚胎的细胞核具有发育的全能性。1952 年，美国科学家 Briggs 和 King 进行蝌蚪的胚胎细胞核移植试验首次获得成功。1962 年，Gurdon 用蝌蚪肠上皮细胞核移植的方法获得了可繁殖的蛙，从而揭开了动物体细胞核移植的研究序幕。

随着卵母细胞体外成熟（IVM）、体外受精（IVF）和胚胎移植（ET）等技术的不断发展和显微操作技术的出现，哺乳动物核移植的研究取得了重大突破。1981 年，Illmensee 和 Hoppe 采用核移植技术把小鼠胚胎的内胚团（ICM）细胞核直接注入去核受精卵中，得到了 3 只正常的小鼠。1983 年，McGrath 和 Solter 等结合了显微操作与细胞融合技术，以小鼠原核期胚胎为供体细胞进行核移植，得到 10 只核移植小鼠，使哺乳动物核移植的效率得到很大提高，其建立的技术程序也成为后来核移植研究中最常用的方法。1986 年，Willadsen 引入电融合法，利用绵羊胚胎细胞核移植，获得产仔的结果，极大地推动了核移植技术发展。随后，胚胎细胞移植牛、兔、大鼠、猪、山羊和猴也相继诞生。

随着胚胎细胞核移植技术的不断发展，研究者进行了连续核移植的研究。它是将发育到囊胚期前的克隆胚胎卵裂球作为核供体移植到去核的卵母细胞中，经体外培养获得大量遗传性状相同的胚胎，建立同一胚胎细胞系。Campbell 和 Wilmut 研究发现，连续核移植使供体核多次暴露在卵胞质环境中，有利于核的重新编程，从而提高重构胚的发育率。1989 年，Willadsen 获得了连续移核二代的移核牛，1990 年，Bondioli 获得牛第六代核移植胚胎和第三代移核牛。

1996 年，Campbell 等利用血清饥饿法处理绵羊的胚胎干细胞，核移植后获得 4 只克隆羔羊，从而使供体细胞由原来的早期胚胎细胞扩大到胚胎干细胞。1997 年，Wilmut 等用血清饥饿法培养成年母羊的乳腺上皮细胞，核移植后获得世界首例哺乳动物体细胞克隆后代——多莉，它的出现使核移植技术进入了一个崭新的阶段，开创了动物体细胞克隆的新方法。自多莉降生后，哺乳体细胞克隆研究得到迅速发展，克隆小鼠、克隆牛、克隆猪和克隆山羊也相继诞生，核移植供体细胞范围也逐步扩大。1998 年，Wakayama 等用细胞胞质内直接注射法获得卵丘细胞克隆和再克隆小鼠。Wakayama 建立的程序非常简单，是以处于自然休眠 G_0 期的卵丘细胞为核供体，直接注入去核的 MⅡ期卵母细胞胞质中。

随着同种克隆技术的不断发展，人们开展了异种克隆的尝试。异种克隆就是将一种动物的细胞核移植到另一种动物的去核卵母细胞质中进行发育的技术。1977 年，Roeper 等将 HeLa 细胞移入非洲爪蟾卵内，结果发现 HeLa 细胞发生染色体扩散和 DNA 合成，这个结果成为异种核移植的理论基础。1998 年，Wells 等用此方法成功地克隆了仅存的一头名为“贵妇”的珍稀母牛。1999 年，White 等把 Argali 野羊的皮肤成纤维细胞分别与家牛和绵羊的去核卵母细胞融合，产生了克隆胚。1999 年，Domink 等把绵羊、猪、猴和大鼠的皮肤成纤维细胞移植到去核卵母细胞中，异种重组胚发育至囊胚期。2001 年，美国科学家将野牛上皮成纤维细胞移植奶牛卵母细胞内，成功获得了小牛犊诺亚。Loi 等将欧洲盘羊的颗粒细胞和绵羊进行异种核移植，产下 1 只异种克隆盘羊。

1963 年，童第周进行了鱼类和两栖类的胚胎细胞核移植研究，并取得了举世瞩目的成果，由此开启了我国细胞核移植研究的大门。1991 年，张涌和王建辰等以山羊 4~32 细胞胚胎进行核移植获得 5 头克隆山羊；李雪峰和谭丽玲等(1996)用 IVF 的 8~32 细胞的牛胚胎作核供体进行核移植获 1 头克隆牛；赵浩斌等(1996)用 4- 细胞胚胎核移植获 5 头克隆猪。体细胞克隆方面，2001—2004 年，山东莱阳农学院、中国科学院动物所、中国农业大学等相继在山东、新疆等基地获得几十头体细胞克隆牛，其中包括转岩藻糖基因，转人乳铁基因，转溶菌酶基因等各种转基因牛，标志着我国已经成熟掌握了转基因体细胞克隆牛的技术体系。2003 年，中国科学院动物所与法国科学家合作，发明了能够精确控制大鼠卵细胞自发活化的专利技术，在国际上率先成功克隆出普遍认为比较难克隆的动物——大鼠。1991 年开始，杜森等分别把山羊 8~16 细胞期胚胎和 ICM 细胞作为供核体细胞，核移植获得重构胚并重复继代，最终产出 4 只羊羔，这是世界上首次获得的连续细胞核移植山羊，使我国在该领域的研究水平跻身国际先进行列。我国在哺乳动物异种克隆技术方面也取得了初步的进展，2002 年，陈大元等用大熊猫体细胞作供核体细胞，将兔卵母细胞作为受体构建的重组胚，体外发育到囊胚后移植到代孕母熊猫，已出现妊娠，但没有得到出生的个体。目前，异种克隆存在的主要问题是胚胎移植受体的选择和克隆胚胎妊娠后的持续，核质关系还有待进一步研究。

二、细胞核移植的原理

核移植所依赖的理论基础是，来源于同一胚胎的所有细胞核都含有与受精卵完全相同的遗传信息，从基因组成上具有与受精卵一样的指导个体发育的全部潜能。然而，随着胚胎的发育与细胞的分化，细胞核的某些基因组发生了变化，导致这些基因组不能恢复到从前的状态，从而丧失了核的全能性。但是他们包含着生物体的全部遗传信息，并在特定环境因素的调节下，可恢复受精卵一样的状态，并从头开始发育成一个完整的生物个体。

低等生物的细胞具有全能性，任何一个细胞都能再生成完整个体。Gurdon 等用爪蟾蝌蚪的肠上皮细胞和经体外短期培养的完全分化成熟的体细胞进行核移植，分别获得了爪蟾和蝌蚪，证实在两栖类已分化细胞的基因组具有结构上的完整性和功能上的全能性。现已证明，高等动物的大部分细胞核完整地保存着生物体发育的全套遗传信息，所谓分化只是特异性基因在细胞发育进程中，根据所处环境的差异选择表达的结果。

目前的核移植程序可使附植前的胚胎甚至经一定处理的体细胞的核发生发育程序的重排(去分化)和发育程序的重新活化(再分化)，使初步分化的胚胎细胞核和已分化的体细胞核恢复到受精时的状态，以重新指导胚胎发育至正常个体。但关于移入的核与细胞质间是如何相互作用的，以及核去分化的详细机制还不十分清楚。

三、细胞核移植的方法

(一) 细胞核移植生产克隆动物的技术路线(图 4-3-4)

(二) 细胞核移植的操作过程

细胞核移植的基本技术环节包括：核供体细胞的准备、受体卵母细胞的准备、细胞核移植、细胞融合、卵母细胞的激活、重构胚的培养和移植等。

1. 核供体细胞的准备　供体细胞的准备是核移植技术最为关键的一环，其细胞的类型以及所处的周期、状态都会影响核移植的成功率。研究证实可以作为供体的细胞类型有：发育早期的胚胎细胞卵裂球、

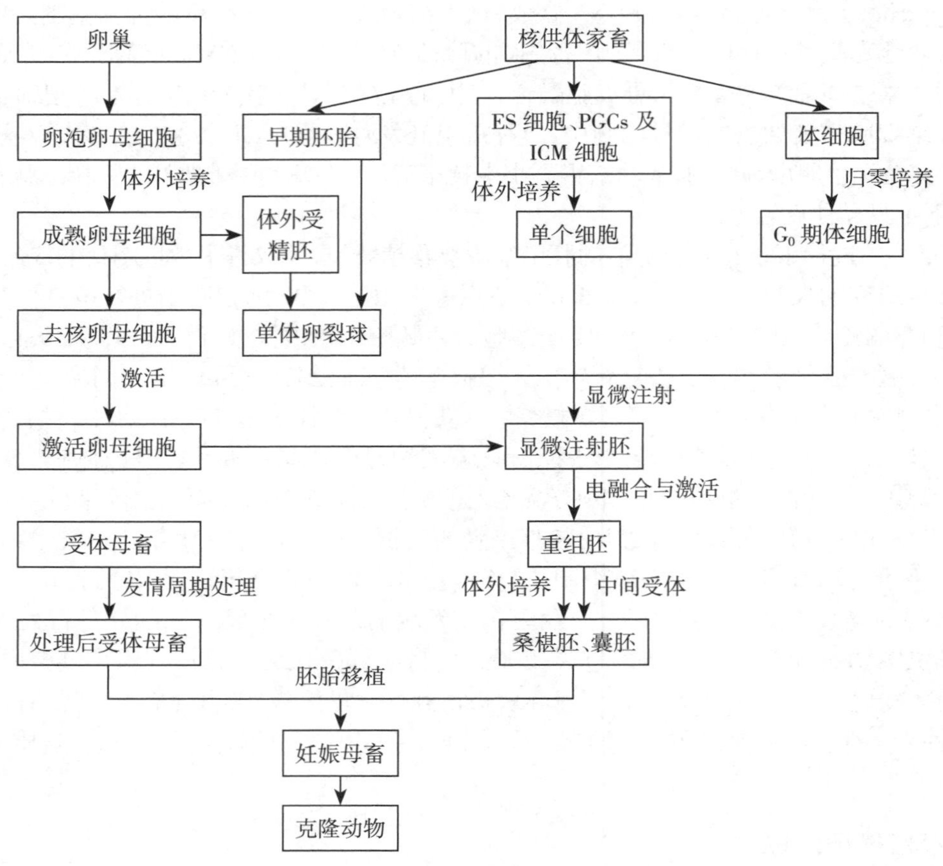

图 4-3-4 细胞核移植生产克隆动物的技术路线

胚胎干细胞、经过培养的胎儿皮肤成纤维细胞，甚至成年动物多种组织来源的体细胞等。

以卵裂球细胞、胚胎干细胞为供体进行的核移植实验证明，二者均能支持重构胚胎完成体外和体内发育，并已经获得多种克隆动物。Wilmut 等获得第一只体细胞克隆动物后，以成纤维细胞、肌肉细胞、上皮细胞、心肌细胞、神经细胞和淋巴细胞等为供体进行核移植均已获得成功，证明高度分化的体细胞同样具有重新发育的全能性。Wimlut 等提出 G_0 期细胞核内的基因在一定程度上处于失活和静止状态有利于重新进行编程。因此他们认为对哺乳动物体细胞克隆而言，诱导供核细胞进入 G_0 期是必要的。但是 Cibelli 等根据他们在克隆牛上的成功经验提出，在哺乳动物体细胞克隆过程中诱导供核细胞进入 G_0 期的方法不是必需的。目前的研究表明，除了 S 期，来源于 G_0、G_0/G_1、G_2/M 期细胞的细胞核均可以支持重组胚胎发育到出生。

(1) 胚胎细胞作为核供体：哺乳动物胚胎细胞核移植实验证实，从 2- 细胞期到内细胞团的胚胎细胞都具有发育的全能性，然而供体细胞的胚龄和类型对核移植结果会产生一定的影响。胚胎发生致密化后，胚胎细胞间发生紧密连接，形成桥粒，使卵裂球分离的难度增加，常导致死亡。对于早期胚胎细胞，先用 0.2% 链霉蛋白酶预处理胚胎，消化卵裂球外面的黏蛋白层和透明带，然后将除去透明带的卵裂球团放入 Ca^{2+}，Mg^{2+} 的培养液或含胰蛋白酶的培养液中短暂培养，使细胞间连接松散，再用吸管反复吹打，即可得到单个卵裂球作为核供体。

(2) 胚胎干细胞作为核供体：胚胎干细胞是早期囊胚内细胞团细胞或原始生殖细胞经抑制分化后培养而筛选出来的一类全能性细胞，这种细胞具有正常的二倍体核型，它既可以在特定条件下进行无限增殖而不发生分化，又可以在特定条件分化为包括生殖系在内的各种细胞和组织。胚胎干细胞具有体外发育的全能性，并且可以在体外无限传代，因此，它是动物克隆的理想供体细胞。然而，真正的 ES 细胞系仅在小鼠上建立起来，也仅在小鼠上得到 ES 细胞核移植后代。在其他动物上，分离和建立 ES 细胞系很困难，在猪(Gerfen,1995)、绵羊(Wells,1995)、牛(Saito,1992)及灵长类(Thompsom,1995)上有ES样细胞系建立的报道,但真正具有生殖系嵌合能力的细胞系还未见报道。其作为核移植供体的细胞的制备与体细胞类似。

(3) 体细胞作为核供体:应用于体细胞核移植的供体细胞主要有新鲜制备的和经过体外培养的两大类。新鲜制备是指直接从新鲜组织分离、不经过体外培养而直接进行核移植,如利用小鼠卵丘细胞克隆小鼠采用的是这种方法,该方法迅速、简便,细胞不易发生遗传改变,缺点是多次实验很难得到遗传背景统一的材料。首次应用培养细胞进行核移植研究的是Campbel等,他们将细胞进行血清饥饿培养,诱导细胞进入G_0期,采用这种方法培养的细胞进行核移植获得了克隆羊。该方法结合其他技术,如冷冻和保藏技术,可以获得大量同一遗传背景的供体细胞,拓展了核移植的研究领域,其缺点是细胞培养传代过程中,由于条件变化,可能引起供体细胞的遗传突变。至于细胞培养的代数,一般为10代内为好,最好不要超过15代,这主要考虑减少体外培养导致的突变在培养过程中的积累。体细胞作为核供体时,经0.25%胰蛋白酶消化后,将细胞接种于DMEM/F12中培养至70%~80%时进行传代,选择3~8代的细胞用于核移植,并在移植操作前3~5天将培养基中的血清浓度降低,使其处于G_0期。

2. 受体卵母细胞的去核 用于核移植的受体细胞有去除原核的合子、2-细胞期胚胎和MⅡ期卵母细胞3种,这3类受体细胞用于动物克隆都得到过克隆动物。第一类去除原核的合子,最早是由Illmensee和Hoppe(1981)报道,他们将卵裂球细胞核直接注入去除原核的合子中获得了克隆小鼠。第二类是早期胚胎,如Tsunoda等将8-细胞卵裂球移入去核的2-细胞的卵裂球中也获了克隆小鼠。第三类受体即是去核的MⅡ期卵母细胞,这是哺乳动物核移植中使用最多的一类受体。

受体卵母细胞在核移植前需进行去核。如果不去核或去核不完全的话,将会因重组胚染色体的非整倍性和多倍体而导致发育受阻和胚胎早期死亡。因此,去核方法极为重要,目前常用的去核方法有以下几种。

(1) 盲吸法:用微细玻璃管在第一极体下盲吸,吸除第一极体及处于分裂中期的染色体和周围部分细胞质。然而,卵母细胞在清洗和去掉周围卵丘细胞的过程中,部分卵母细胞的第一极体会移位,这样将会影响到卵母细胞的去核率。通常,采用盲吸法去核卵母细胞的时间应尽可能选择在刚排出第一极体时,对于IVM的牛卵母细胞而言,一般是在IVM后18~20小时。动物种类不同,其盲吸法的去核效率也不同。兔卵母细胞的去核率达92%;而牛和绵羊卵母细胞质中由于存在大黄脂滴,中期染色体在光学显微镜下无法看到,故去核成功率平均仅为65%;猪卵母细胞的去核率为74%。

(2) 半卵法:将卵母细胞切为两半,去掉含有极体的一半,然后用不含极体的一半进行核移植。具体操作方法为:将卵母细胞移入35mm含有PBSA的培养皿中,分两步分割透明带,即先在透明带上切一小口,然后用另一切割针扩大切口,从而分割透明带。透明带被切割后,转移到含有PBSA和5μg/ml细胞松弛素B的35mm培养皿中作用3~5分钟,然后用固定针固定,分割针进入透明带的卵周隙口中,并将该针固定在靠着透明带的地方,缓慢吸取卵母细胞液。当吸取一半卵母细胞液后,将分割针靠着透明带切割边缘轻微擦过,以达到完全分割,将针中的卵母细胞液移入准备好了的空透明带中,并用Hoechst33342染色,荧光显微镜下观察,不发荧光的作为受体卵母细胞。

(3) 离心去核法:离心去核的原理是根据细胞核与细胞质的密度不同,细胞核的密度大于细胞质,用离心的方法可使没有透明带的卵母细胞核被甩向一侧而最后脱离卵母细胞。Tatham等以15 000g,2分钟离心牛卵母细胞,用链霉蛋白酶除去卵母细胞透明带,经渗透压梯度离心,MⅡ期纺锤体可从大多数卵母细胞中分开。

(4) 荧光引导去核法:先用Hoechst33342对卵母细胞染色,然后在荧光显微镜下确定核的位置,去核后再观察吸去的细胞质或去核后的卵母细胞是否含有细胞核,以保证去核成功率。Westhusin(1992)实验表明,Hoechst33342染色核经UV短时照射不会影响卵母细胞的发育活力,因此目前核移植研究中多采用此法。

(5) 末期去核法:Bordignoh等指出,把卵母细胞激活后使之处于MⅡ期的末期,在排出第二极体时,就可移去其下方附近的染色质和周围的少量细胞质。这种方法的去核率显著高于除去第一极体及下方染色质的效率,成功率很高,且发育至囊胚期的囊胚质量及细胞数目都显著高于其他方法。但这种细胞易于老化，并且得到的是已经激活的 S 期卵胞质。

(6) 化学诱导去核法：1993 年，Fulka 等用 etoposkle 和放射菌酮处理处于第一次减数分裂中期的小鼠卵母细胞，处理后的染色体相互紧密结合，不易分开，形成染色体复合物，此后染色体复合物随第一极体一起排出，这样可使卵母细胞去核成功率达 90%。Baguisi 和 Overstrom（2000）用乙酰秋水仙碱（demecolcine）处理激活的小鼠 MⅡ期卵母细胞，使其排放第二极体。由于 demecolcine 的作用，核染色质没有分开而全部进入第二极体，这样就可以完成去核。

(7) 切割去核法：切割去核法是 Peura 等（1998）报道的一种方法，用这一方法去核得到了 90% 的去核率。切割去核法是先用植物凝集素（PHA）处理卵母细胞，使排出的第一极体与卵母细胞黏附在一起。用链霉蛋白酶消化卵母细胞以去掉透明带，再在含细胞松弛素 B 的操作液中沿极体与卵母细胞相交切线平行方向将卵母细胞一切为二，去掉黏附极体的这一半卵母细胞。把两个无极体的半卵和一个供体细胞放在一起电融合来完成核移植。

(8) 高渗处理示核法：Wang 用 3% 的蔗糖处理小鼠卵母细胞，由于溶液的渗透压改变，使染色体所在区域的折光性发生改变，可以很清楚地在普通倒置显微镜下观察到核的位置，准确地去核。Liu 等在对牛的卵母细胞将蔗糖的浓度加大到 0.3mol/L 时也成功地显示了核的位置，得到了理想的去核效果。

(9) 功能性去核法：将卵母细胞用 DNA 特异性 Hochest 染色，然后用紫外线照射，使 DNA 断裂失活，但长时间的紫外线照射会降低卵母细胞的活力。

此外，受体细胞去核的方法还包括：微分干涉和极性显微镜去核法、点击去核法、挤压去核法等，目前最常采用的是盲吸法和荧光引导去核法。

3. 核移植　根据供体细胞核移入部位的不同，可分为带下注射和胞质内注射两类。

(1) 带下注射：将核供体放在操作液滴中，用一直径接近卵裂球大小的移植针吸取一枚分离出的完整卵裂球或细胞，沿着去核时在卵母细胞透明带上留下的切口注入卵周隙中，并使供体细胞与卵质膜接触。在吸取供体细胞时，要保证细胞膜的完整性，以便供体细胞膜与卵母细胞质膜的黏合和随后的融合。

(2) 胞质内注射：用直径为 5~8μm 的注射针将细胞核直接注入卵母细胞质内，一般沿去核时留下的口进入。操作的环境温度为 30~35℃。研究表明，当用体积较小的供体细胞（<20μm）进行核移植时，胞质内注射法优于带下注射融合法（Goto et al，1997；Trounson et al，1998），一方面胞质内注射法可以减少供体胞质对重组胚发育的影响，另一方面可以精确控制核移植后激活的时间间隔，因为应用带下注射后进行电融合时，也往往将使卵母细胞激活。

4. 细胞融合　带下注入的卵母细胞重构胚必须经过融合处理，使供体细胞核进入受体细胞质中形成重构胚。根据细胞融合方法的不同，可以分为以下几种。

(1) 病毒介导的融合：多种病毒都可以介导细胞融合，其中在动物细胞融合中较常用的是仙台病毒。灭活的仙台病毒可附着于细胞膜上，使细胞接触部分的膜破坏，形成通道，从而两细胞的细胞质融合。将供体细胞和 2500~2600 血凝单位（HAU/ml）的仙台病毒溶液一同注射到透明带下，重构胚可以在 15~30 分钟内融合。此方法对胚胎发育有影响、易发生污染，且对某些物种无效，故较少使用。

(2) 化学融合：PEG 介导的细胞融合，其作用过程是先使细胞膜解聚，从而接触部位的细胞膜发生融汇。此方法在早期的核移植研究中应用较多，现已被淘汰。

(3) 电融合：是目前应用最广泛的一种方法，该方法不仅可使供体细胞与受体卵母细胞的质膜有效融合，还可以激活卵母细胞。1986 年，Willadsen 等在绵羊的核移植研究中首先引入了电融合的方法。电融合的原理是电脉冲可以使细胞膜上出现微小孔洞，如果微小孔洞出现在两个相互靠近的细胞接触部位，就会引发两者之间的膜融合。目前已有绵羊、牛、山羊、猪等动物采用电融合法获得了克隆动物。但电融合法也受细胞间的接触面积、电场方向、融合液成分等多种因素的影响。因为融合效率的高低是动物体细胞克隆中的一个重要环节，直接关系到克隆效率，因此，电融合条件的探索和优化是克隆技术研究的重要内容之一。对融合效率有直接影响的因素包括电脉冲强度、时间、次数及交流电等。在电脉冲强度或时间不足时，不能在细胞膜上造成有效的穿孔或穿孔面积和数量不够，都不能有效地诱导融合。相反，如果电脉冲强度过大、时间过长，会导致细胞膜不可逆击穿，造成细胞死亡。另外，在施加直流脉冲前施加交流电，可以使细胞产生极化，促使细胞膜紧密接触并使接触面垂直于电极，从而提高融合效率。

5. 重构胚的激活 哺乳动物发情后排出的卵母细胞由于持续高水平表达的成熟促进因子(maturation promoting factor，MPF)和细胞静止因子(cytostatic factor，CSF)，因此会停留在MⅡ期。MPF的活性由CSF来维持，而CSF对Ca^{2+}非常敏感，Ca^{2+}升高会破坏已经存在的CSF，从而导致MPF活性降低，引起卵母细胞活化，使卵母细胞离开MⅡ期完成减数分裂。自然状态下，MⅡ期卵母细胞可以被精子激活，使卵母细胞完成减数分裂：细胞内的Ca^{2+}产生瞬间变化引起胞质内pH升高，同时胞质内的丝裂原激活蛋白激酶和CSF活性下降，卵母细胞膜透性增大，导致细胞外Ca^{2+}内流入胞质内，胞质下皮质颗粒释放启动母源mRNA的表达，由此，受精卵开始启动发育程序，完成减数分裂。细胞核移植后，由于没有精子介导的细胞内Ca^{2+}波动，卵母细胞依旧具有高活性的MPF，克隆胚依旧停留在MⅡ期阶段，无法完成进一步发育，故需要进行人工激活，通过人工方法刺激卵母细胞内Ca^{2+}浓度升高，启动卵母细胞周期的恢复。

一般而言，电融合完成后，卵子也因为电刺激而被激活(如兔子)，但有的核移植重构胚(如小鼠、大鼠、牛)还需要进一步激活才能发育。其方法有化学激活和电激活两类。根据激活处理在移植或融合的前后又可分为前激活、融合激活和后激活。

(1) 化学激活：通常用于已经通过其他方式发生融合的重构胚的激活，因此属于后激活。常用于化学激活的试剂如下。

1) 乙醇：把需激活的重组卵放入含7%乙醇的培养液中，在37℃、CO_2培养箱中处理5分钟或室温下处理7分钟，洗净后进行培养。

2) Ionomycin(离子霉素)：使用浓度为5μmol/L，处理时间为4~5分钟，此法可快速升高细胞质内的Ca^{2+}浓度。

3) 钙离子载体A23187：使用浓度5μmol/L，处理时间为5分钟。

4) 6-DMAP(二甲氨基嘌呤)：使用浓度1.9~2mmol/L，处理时间为3~5小时或更长。6-DMAP可以缓慢升高或维持细胞质内的Ca^{2+}浓度。

5) Staurosporine：使用浓度为2μmol/L，处理时间为15~30分钟。

(2) 电激活：是重构胚激活的重要方式。瞬时高压电流激活时，造成细胞膜暂时形成小孔或通透性增大，细胞内外的离子和小分子物质就可以通过这些小孔进行交换，结果产生了显著的跨膜Ca^{2+}内流，从而激活了卵母细胞。电激活使胞质内MPF水平随激活处理后时间的延续而降低，但在激活处理后的7小时下降为零(Zhang and Li，1998)。电激活的强度一般为100V/mm，持续时间为50~80微秒的一个直流脉冲即可。

实际应用时，应考虑不同动物卵母细胞的卵龄和MPF下降水平的关系，选择合适的时间进行核移植。采用前激活方可使卵母细胞接受处于细胞周期各阶段的供体核，从而大大提高牛、羊等动物重构卵的发育率；融合激活是指给予融合电压脉冲的同时也激活了重构胚，兔子的卵母细胞核移植即采用这种方式；后激活是对已经融合的重构卵给予电刺激，通常应用于小鼠卵母细胞核移植。

除单纯使用化学方法或电刺激方法来引起卵母细胞或克隆胚激活外，目前也有很多研究者使用电化学联合激活，也获得了较好的结果。常用的方法有：①钙离子载体结合电刺激、放线菌酮和细胞松弛素处理；②乙醇结合放线菌酮和细胞松弛素处理；③离子霉素或钙离子载体结合6-DMAP处理；④电激活结合三磷酸肌醇与6-DMAP处理。

6. 重构胚的培养和移植 经融合和激活后的重组胚，其培养方法主要有体内和体外培养两种。体内培养就是在细胞核质融合后，以琼脂包埋，移入暂时的中间受体，如羊、兔的输卵管内，培养4~5天后，然后回收胚胎进行移植。羊和牛重组胚用琼脂包埋后，移入休情期母羊结扎的输卵管中进行培养4~7天，发育至桑椹胚和囊胚；猪的核移植重组胚移入同期化受体母猪输卵管内作体内培养，3天后发育至4-细胞期，7天后发育至扩张囊胚。这种方法操作较为复杂，成本高，不利于商业性核移植。因此，人们现在一般采用体外培养方法。为此，研究者开发了一系列化学成分清楚的合成培养液，如：小鼠的CZB培养液、大鼠的R1ECM培养液、兔的RD培养液、猪的mKRB和TLH等(表4-3-1)。这些培养液都可以很好地克服早期胚胎发育阻滞的缺点，使胚胎体外发育至囊胚期。

表 4-3-1　不同动物重组胚胎的体外培养条件

动物种类	培养基	培养温度(℃)	液滴体积(μl)
小鼠	CZB/TE/mM16/HECM/KSOM	37	10~20
大鼠	R_1ECM	37	100~500
兔	RD/M199/M2	38~39	50~100
牛	CR1aa/M199/SOFaa/IVD101	39	50~100
猪	NCSU23/NCSU37/PZM	39	50~100
羊	M199/G3/SOFaa	39	50~100
猫	CR1aa/MK1	38	50~100

重构胚的移植与胚胎移植的方法基本一样,将重构胚移入输卵管或子宫,以期产生克隆动物。输卵管移植一般适用于 1~8 细胞期胚胎。而子宫内移植适用于 8- 细胞或桑椹胚到囊胚期阶段的胚胎。

四、影响核移植胚胎发育的因素

(一)供体细胞的选择

小鼠胚胎细胞核失去全能性的时间是在 2- 细胞中期,这时刚好发生母体合子基因转换(maternal zygotic transition,MZT),胚胎基因组开始激活(Bolton 等,1984)。该发现导致人们一度认为小鼠胚胎基因组激活后,让转录活跃的供体核发生发育程序逆转,在生物学上是不可能的。但后来的研究证实,当小鼠胚胎基因组激活后的 8- 细胞期细胞核移入去核 2- 细胞内,供体细胞核的发育程序可以发生逆转,指导胚胎的正常发育,乃至产生核移植后代(Tsunoda 等,1987)。在绵羊、牛和兔上,MZT 和胚胎基因组激活发生在 8- 细胞期左右,这些动物上用胚胎基因组激活后的卵裂球进行核移植同样得到了核移植后代。上述结果表明胚胎基因组激活后的细胞核的全能性并未丧失,移植到合适的受体细胞质内可以发生发育程序重编,指导重组胚发育到出生个体。另一方面,尽管早期胚胎卵裂球和分化的体细胞在适当条件下都可以恢复其全能性,但供体核的发育时期会直接影响核移植胚胎的发育能力。对兔子的研究表明,8 和 32 细胞以及 ICM 期胚胎的细胞核构建的重组胚,供体发育时期越晚,重组胚的发育潜力越低;当滋养层细胞核用作供体细胞时,重组胚的囊胚发育率明显降低(Collar 和 Robl,1991)。小鼠上的研究也发现用 4- 细胞和 8- 细胞期胚胎的卵裂球构建的重组胚,囊胚发育率从 71% 下降到 46%(Cheong 等,1993)。

前面内容提及了细胞核所处的细胞周期时期对核移植效率的影响,造成这种影响的主要原因是细胞核和受体胞质间的相互作用(Howlett 等,1987)。在体细胞核移植研究中,大多数研究结果表明供体细胞处于静止期时,重组胚的发育率高(Wilmut 等,1997;Wells 等,1999)。尽管血清饥饿可能会引起染色体的破坏(Peura 等,2001)和染色体端粒变短(Betts 等,2001;Xu 和 Yang,2001),但目前普遍认为用血清饥饿法和接触抑制法使供体细胞核停滞于 G_0/G_1 期对核移植胚胎的发育有利(Campbell,1999;Hill 等,1999)。

目前,核移植所用的供体除早期卵裂球、ICM 细胞外,在体细胞核移植中使用较多的细胞有胎儿成纤维细胞、卵丘颗粒细胞、输卵管和子宫上皮细胞、乳腺上皮细胞、成年动物皮肤成纤维细胞、肌肉细胞等。众所周知,分化程度越低的细胞越易发生发育程序重编,它们构建的重组胚的发育潜力就越高。早期胚胎的卵裂球细胞、ICM 细胞作供体构建的重组胚明显比胎儿成纤维细胞构建的重组胚发育潜力高;胎儿成纤维细胞由于分化程度相对较低,它们所构建的重组胚的发育潜力明显高于成年动物皮肤成纤维细胞和分化程度更高的细胞所构建的重组胚。在体细胞核移植中,使用最多的两种细胞是卵丘细胞和皮肤成纤维细胞,大多数研究表明卵丘细胞比皮肤成纤维细胞更适宜于作核移植的供体,可能的原因有:①卵丘细胞是自然静止于 G_0/G_1 期的细胞;②卵丘细胞是包围在卵母细胞周围的细胞,在卵母细胞生长发育过程中卵丘细胞与卵母细胞一直存在信息的交流,核移植后二者胞质更易互融;③卵丘细胞内端粒酶活性较高,不会由于染色体端粒变短而使细胞老化。

此外,供体细胞的性别对体细胞核移植的结果也有一定影响,这可能与雌性动物发育过程中一条 X

染色体失活有关（Moens 等，1996）。

（二）受体胞质的情况

小鼠上的研究发现，8- 细胞期胚胎的细胞核移入去核合子内，重组胚只能卵裂 1~2 次，而移植到去核 MⅡ卵母细胞，重组胚可以发育为囊胚（Robl 等，1986；Barnes 等，1987；Kono 和 Tsunoda，1989），移植后可以产生后代（Tsunoda 等，1987）；兔早期胚胎卵裂球移植到去核 MⅡ期卵母细胞内，重组胚的发育率高于用去核合子构建的重组胚（Modlinski 和 Smorag，1991）。这些研究证实了受体卵母细胞的发育阶段在决定核移植效果上发挥的关键作用。目前，用于核移植的受体细胞主要是成熟分裂的 MⅡ期卵母细胞，该阶段的胞质较受精卵胞质具有较大的促进核供体发生去分化的能力。其可能机制有二：①导致移入的核去分化而重排其发育程序的因子，可能仅存在于成熟后的卵母细胞质中一个相对较短的时间内，染色体只有直接暴露于这些因子下，才能发生去分化并再分化；②这些因子可能在整个细胞期中都出现，但当原核形成后被隔绝于原核之内，去核时会连同原核一起被去掉了。

细胞核移植时，要求核受体的卵母细胞的核必须完全去掉，否则会形成多倍体或多体，重组胚不能正常发育。理论上，卵母细胞从卵巢上排出，处于第 2 次减数分裂中期，中期染色体位于第一极体下面，但实际上随着排出时间的推移，中期染色体会逐渐远离第一极体，向中央运动。因而单纯靠第一极体位置进行去核的方法并不准确。在牛、羊上，通过第一极体下盲吸去核，其成功率仅为 65%。盲吸基础上发展起来的半卵去核法，虽然使去核的成功率有所提高，但须移除大量胞质。卵母细胞去核过程中部分细胞质被去除，在一定程度上会影响核移植胚胎的发育能力。Peura 等在牛胚胎细胞核移植中发现卵母细胞去核量接近 50% 时，重组胚的发育率明显下降，可以通过将两个去核的卵母细胞融合在一起的方法使细胞质恢复到正常量，改善重组胚的发育（Peura 等，1998）。

（三）胞 - 质互作与细胞周期同步化

供体细胞和受体卵细胞周期的配合是影响克隆效率最重要的因素。如果核质不相容，被移植的供体核的染色体就会发生异常，从而导致移核失败。供体细胞的细胞周期须和受体细胞的细胞周期一致，这样才有利于重组胚胎的发育，避免染色体的损伤。目前，同期化的方法主要有以下 2 种：一是同步化处理供体细胞，使其静止在 G_0/G_1 期；二是受体卵母细胞经激活后达到同步化。Collas 等在检查核移植胚胎的纺锤体形态时发现，G_1 期细胞核移入 MⅡ期卵母细胞胞质后 2 小时内，可见正常的赤道板和纺锤体，而 S 期晚期的细胞核移入 MⅡ期卵母细胞内，在所有形成的中期板上都观察到明显的异常（Collas 等，1992）。这些结果表明 G_1 期细胞核移入 MⅡ期卵母细胞质中构建的重组胚染色体损伤最小，核移植胚胎的发育潜力较高。

（四）重组胚的激活

重组胚的激活是影响核移植胚胎发育的另一个重要因素，只有那些充分激活的重组胚才能够卵裂并继续发育，而未激活的重组胚将逐渐退化。Alberio 等研究了两种激活方法对体细胞核移植的再程序化、第一个细胞周期的 DNA 合成、第一次有丝分裂后的染色体分离和发育至囊胚期比例的影响。结果发现，乙醇 - 放线菌酮和离子霉素 -bohemine 处理 5 小时比 3 小时原核形成的比例高得多，但 bohemine 处理 3 小时组单核的比例明显高于 5 小时组，尽管 12 小时后两组 100% 标记胚胎的 DNA 都开始合成，但乙醇 - 放线菌酮组发育至囊胚的比例明显高于离子霉素 -bohemine 组。Nagai（1987）发现牛体外成熟卵母细胞的激活具有时间依赖性，体外成熟 26 小时以上的卵母细胞才可以被激活；Yang 等（1991）也证实随卵母细胞体外成熟时间延长，卵母细胞孤雌激活后的分裂率也增加，体外成熟 30 小时以上的卵母细胞可以得到理想的激活效果。但是，随体外成熟时间延长，卵母细胞的去核率下降，为了解决这一矛盾，在核移植研究中，大多采用 IVM 24 小时以内去核，而在 IVM 30 小时以后再进行核移植（Barnes 等，1993；Collas 和 Bames，1994；Smith 等，1996），但卵母细胞的老化会影响核移植胚胎的体外发育率。为解决去核、激活与发育间的矛盾，Aoyagi 等用钙离子载体 A23187 和放线菌酮联合作用激活卵母细胞，显著提高了幼龄卵母细胞的激活率和核移植胚胎的发育率（Aouagi 等，1992）。

（五）核移植胚的体外培养条件

研究表明，培养液中盐的浓度、氨基酸的添加、生长因子、血清等均能够影响培养细胞的基因转录表达模式和表观遗传修饰。因此,成熟液或培养液中某一成分的添加或改变可以影响卵母细胞或胚胎早期基因表达,例如 IVF 小鼠的胚胎检测不到 1- 细胞期 PAF(platelet-activating fatctor)受体的表达。此外,许多基因对培养条件的改变非常敏感,如 LIF-LIFR 系统、Connexin43 等。

第四节 嵌合体制备

Section 4 Production of chimeras

在生物学研究中,嵌合体动物定义为来自两个或多个不同胚胎的混合型动物。哺乳动物嵌合体通常由两个或多个卵裂期胚胎聚合而成,或把胚胎细胞注入囊胚腔中而成,前者叫聚集嵌合体,后者叫注射嵌合体。嵌合体胚胎移植到适当母畜生殖道后,能够发育成具有不同基因型的两个或多个细胞群的有生命力的后代。

胚胎嵌合体技术是基因敲除动物、嵌合体动物生产中必须要涉及的基本技术,也是检验胚胎干细胞多能性、外源基因转导入的有效手段。利用嵌合体技术研究哺乳动物胚胎的生长发育、遗传控制及 X 染色体失活与细胞分化的关系,对发育生物学、免疫学、遗传学和畜牧生产技术研究具有重要意义。

一、胚胎嵌合技术的研究进展

最早进行动物嵌合体研究的是 Spemann,1901 年他在研究两栖类发育机制时最早培育出蛙的嵌合体。

20 世纪 60 年代,Tarkowski(1961)和 Mintz(1965)分别将具有不同毛色和葡萄糖磷酸异构酶迁移率的两种小鼠的胚胎,在卵裂的不同时期,如 8- 细胞期,16- 细胞期,甚至桑椹胚进行聚合,成功地制作了世界上第一只嵌合体小鼠。至此以后,嵌合体技术受到了国内外哺乳动物发育生物学工作者们的极大重视。

Gardner(1968)创建了囊胚注射法制作嵌合体技术,其方法是将囊胚的内细胞团 ICM 注入另一囊胚,或将体外培养的细胞导入囊胚腔,从而得到来自两个细胞系的嵌合体。因此方法具有许多优点,可将不同类型的细胞直接注射到囊胚腔内,所以成为目前获得嵌合体的主要研究手段。现在,随着胚胎干细胞和转基因技术的发展,利用干细胞把外源基因通过嵌合体技术培育转基因嵌合体,已经成为研究哺乳动物发育遗传,以及细胞分化过程中基因表达和基因调控极为有用的手段。

1984 年,Fehilly 等经多次实验后终于用聚合法和注射法制作绵山羊嵌合胚,然后移植到与受体胚泡同种的假孕受体,结果绵羊和山羊能分别产下正常的种间嵌合体。同年,Brem 等用 4 个半胚聚合得到了一头嵌合牛。1998 年,Cibelli 等用显微注射法,把用囊胚来源的转基因细胞系注入受体胚,得到了转基因嵌合体牛。

到现在为止,人们已经相继得到了大鼠、兔、羊、牛、猪等的嵌合体个体,并获得了小鼠与大鼠种间嵌合体以及绵羊和山羊、牛和水牛、马和斑马种间嵌合体。

我国动物嵌合体的研究起步较晚。1982 年,李幼兰等用 8- 细胞胚胎聚合法制作了昆明鼠和 C57 鼠的嵌合体。1993 年,宋震涛等用囊胚注射法将小鼠胚胎多能干细胞注射到发育 3 天半的昆明鼠和 C57BL/6 小鼠受体囊胚腔内,获 3 只嵌合鼠,这是国内首次利用胚胎多能干细胞获得嵌合鼠。1996 年,何维等采用源于 SWISS 小鼠远交群的昆明品系小鼠囊胚成功建成了 3 个远交系小鼠 ES 细胞系,然后通过囊胚显微注射到 MC15 品系小鼠胚胎中,获得了嵌合体,这是首例用远交系小鼠胚胎干细胞系培育成功嵌合体小鼠。1987—1989 年,孙长美、林大光等进行了猪胚胎嵌合体的研究,经微注射将 8~12 个细胞注入受体囊胚的内细胞团上,获得 2 头嵌合体猪。1988 年,德裕等用不同发育时期内细胞团构建获得嵌合兔。1999 年,陈伟胜等选用近交系 C57BL/6 为受体胚胎提供者,通过囊胚注射法进行了嵌合体构建研究,共获得 81 只嵌合体小鼠,经毛色分析确定 42 只嵌合体中有 19 只是种系传递者,为国内小鼠 ES 细胞种系嵌合的首例报道。2001 年,姚玉成等为了探讨小鼠 ES 细胞参与早期胚胎发育的潜能,以 *neo* 基因作为目的基因进行了 ES 细胞的转染,然后通过囊胚注射法得到了携带有 *neo* 基因的嵌合体小鼠。

二、嵌合体形成的基本原理

嵌合体制作最关键的环节就是使细胞和细胞或胚胎和胚胎之间能够互相聚合,聚合的前提是细胞的识别和黏着。只有细胞识别和细胞黏着正常的胚胎才能发育成正常的组织、器官和个体;反之,只能形成不同程度的畸形个体。细胞识别和细胞黏着存在组织特异性,也就是说当不同胚胎聚合时,细胞不是按照个体而是按照组织特异性形成嵌合体的。因此,哺乳动物胚胎细胞的识别和黏着使得嵌合成为可能,而细胞聚合的组织特异性又为动物的种间嵌合提供了理论基础。

关于细胞识别与黏着的机制,目前还不是很清楚,一般认为,细胞表面存在许多或整合于质膜或结合于质膜外的糖复合物(糖蛋白、蛋白聚糖及糖脂)。目前发现的参与细胞识别与黏着的大分子绝大部分为糖复合物,这其中又以糖蛋白为主。糖蛋白和糖脂的侧链虽然很短,但是由于它们能以不同的方式结合,所以能形成不同的识别结构。在多细胞生物中,细胞的糖基可作为识别的标志,赋予细胞某种特征,并让其他与之相互作用的细胞识别。而在发育过程中,由于细胞黏着的强度不同,决定着细胞在内、中、外三胚层的分布,在器官形成过程中,通过细胞黏着,使其具有相同表面特征的细胞聚集在一起形成器官。总之,糖复合物的糖链可被凝集素(lectin)或具有凝集素样结构域(糖识别结构域,CRD)的蛋白质识别域结合,也可被细胞表面的糖代谢酶类(糖基转移酶及糖基酶)识别域结合,而且这种识别域结合是特异性的,这可能是细胞识别或黏着的主要分子基础。

三、嵌合体的制备

嵌合体偶尔在妊娠期间可自然产生,但大部分是人工制作的。目前,制作嵌合体的方法有两种,即聚合法(包括早期胚胎聚合法和卵裂球聚合法)和囊胚内细胞团(inner cell mass,ICM)注入法,可根据实验目的和实验条件进行选择。

(一)囊胚注入法

囊胚注入法指,当动物胚胎发育到囊胚,即分化为两种明显不同的组织:内细胞团和滋养层细胞时,将目的细胞或细胞团注入囊胚腔,使之与内细胞团结合并发育,最终得到嵌合体个体的方法。注射的细胞可以是卵裂球、内细胞团细胞、EC 细胞、ES 细胞、EG 细胞,甚至是已经分化了的细胞。此外,也有人将某一囊胚的 ICM 完全用另一囊胚的 ICM 代替,这种方法称之为囊胚重组,曾被成功地用来进行种间怀孕,制备的嵌合体为胎儿的周围组织来自另外一种动物。这种方法可广泛应用于研究基因型已知的 ICM 的发育能力和具有不同基因型的滋养层细胞之间在个体发育中的相互关系。

此法最早由 Gardner 于 1968 年提出,经过多方改良,成功率较高,适用范围较广,可用于种内或种间嵌合,供体和受体的发育阶段可同步,也可以不同步,它还适用于不能去透明带的动物,如兔等。该法是将几个 ES 细胞(一般 5~15 个)注入囊胚腔中。但囊胚注射法需要购买昂贵的仪器(显微操作仪等),而且技术难度较大,需要一定的时间才能掌握,不利于一般的推广。该方法适用于研究细胞的发育潜能和胚胎的调整能力;注射细胞可获得较高的嵌合体效率,有可能对每个细胞的命运做较为详细的分析;适用于胚胎稀少的,经济价值高的动物嵌合体的制作;这种方法的突出作用是为应用 ESC 制作嵌合体奠定了基础。

(二)聚合法

1. 聚合法的分类 用聚合法制作嵌合体,操作简便,不需要特殊的仪器设备,是一种常用的嵌合体制作方法,尤其是在没有试验条件利用囊胚注入法来制作嵌合胚和嵌合体动物的情况下,更是一种有效的方法,利于掌握和推广。根据聚合对象的不同,可分为以下 3 种。

(1) 胚胎聚合法:该方法指的是将发育到一定时期(一般为 8- 细胞至桑椹胚)的胚胎去掉透明带后,将两个或两个以上的胚胎聚合,形成一个胚胎后体外培养至囊胚,再移植入受体动物体子宫内,最终获得嵌合体个体的方法。

(2) 卵裂球聚合法:卵裂球聚合法则需在去透明带后将胚胎打散,从双方胚胎卵裂球中各取出一部分细胞(至少 2~4 个细胞)进行聚合,培养后移植,直至获得嵌合个体。

(3) 卵裂球或细胞与胚胎聚合法:该方法是将一个胚胎的卵裂球解离后,或用其他游离的细胞与另一个或两个胚胎聚合。当采用两个胚胎时，可用类似"三明治"方式，两个胚胎把细胞夹于中间进行聚合。以ESCs与胚胎嵌合为例：首先将ESCs集落消化成单细胞悬液，0.2%~0.5%链霉蛋白酶或机械法去除胚胎的透明带，ESCs与去除透明带的胚胎共同培养。将这种ESCs与胚胎的聚合体在体外培养至囊胚期，转移至假孕动物的子宫内进一步发育。

2. 聚合法的操作过程

(1) 胚胎的获得：在哺乳动物嵌合体的早期研究阶段，胚胎主要来源于动物体内的早期胚胎，现在，随着卵母细胞体外成熟技术和体外受精技术的发展，用于嵌合体研究的胚胎主要来源于体外受精胚和核移植胚胎。

(2) 透明带的去除和卵裂球的获取：透明带的去除和卵裂球的获取方法有机械分离法、酸化法、酶消化法等。机械分离法目前主要是用显微操作仪通过显微操作剥离早期胚胎的透明带，分离卵裂球。酶消化法是将胚胎置于含0.25%~0.5%链霉蛋白酶的无蛋白PBS中作用片刻，待透明带分为两层，且外层消失、内层透明带膨胀后，用内径略大于胚胎但小于透明带外径的吸管吹吸胚胎数次后，移入不含酶的胚胎培养液中洗涤干净。

(3) 聚合

1) 植物凝集素(PHA)聚合法：Mintz最早将PHA用于胚胎聚合。具体操作为：将含有0.05%~1%PHA的胚胎培养液在硅化的培养皿中做成30~50μl的聚合微滴，上面覆盖液体石蜡，把已去除透明带的待聚合胚胎移入微滴中，然后用细玻璃棒使两个胚胎紧密接触，进行聚合。也可以选择血凝滴定板，将待聚合的胚胎放入含PHA培养液的滴定板的小孔中，用细玻璃棒使两个胚胎相互靠拢聚合。将培养皿或血凝滴定板置于37℃培养箱中，培养10~30分钟后用新鲜培养液洗涤两次，再继续培养到囊胚，然后移植到受体进一步发育。

2) 凹窝聚合法：在培养皿底倒一层加温的1%琼脂溶液，待冷却后，在琼脂上用加热的铂金丝做成略大于两个胚胎的小凹陷，用培养液覆盖琼脂，胚胎放入小凹陷内彼此紧靠，达到聚合的目的。此法最高可获得90%以上的聚合率。在实际操作过程中，应先将琼脂配制成双倍浓度，高压蒸汽灭菌(121℃)后，降温至40℃，与预先配好的双倍浓度的培养液按1∶1比例混合，再倾倒入容器制作琼脂平板。

(4) 聚合胚胎的培养和移植：胚胎的培养目前有两种方法，体内培养和体外培养。体内培养就是将聚合胚用琼脂包埋，然后移植到中间受体的输卵管内，发育到囊胚后再移植到该种动物的子宫内；体外培养是将洗涤后的聚合胚放入胚胎培养液或与颗粒细胞共培养，发育至囊胚后移植到受体体内。由于体内培养的成本较高，操作复杂，技术难度大，目前多采用体外培养。

四、嵌合体的鉴定

通过胚胎嵌合体技术获得的后代未必都是嵌合体，因此有必要对其进行鉴定。所谓鉴定实际上就是对嵌合体中携带标记的识别。

对于嵌合体所进行的标记，无论采用哪种方法，都应该满足下列条件：①固定性，被固定在细胞内的物质必须在细胞内，不能跑到细胞外；②安全性，所标记的物质不应对细胞造成任何伤害；③稳定性，标记不仅能稳定存在于最初标记的细胞，也存在于由它分裂增殖的所有细胞内；④易辨别性，标记物应当容易识别，从检测手段上具有可操作性。

常用的标记方式有两种：人工标记和遗传标记。

(一) 人工标记

人工标记的主要物质有活性染色素、油滴、放射性物质、荧光胶质金、黑色素颗粒等。2004年，招霞等为研究胚胎干细胞(ES)在宿主胚胎发育中的走向和定位，向昆明小鼠的囊胚腔注射了绿色荧光蛋白(GFP)标记的小鼠胚胎干细胞，获得了4只表达GFP的嵌合体小鼠。人工标记在哺乳动物中应用较少，相比较而言，遗传标记能稳定地继承遗传的差异，是动物胚胎嵌合体中最适宜的标记。

(二) 遗传标记

遗传标记指由遗传所决定的色素以及在生物化学(同工酶)、染色体、细胞学、组织化学及免疫组织化学中能够被鉴定的物质。与人工标记相比，这些物质能够比较稳定地继承遗传上的差异。

1. 色素标记 遗传标记中，色素是最常用的。一般选择肤色或毛色有差异的胚胎来制作嵌合体。此法判定简单、直观，但不适用于只有内脏嵌合的嵌合体，因为皮毛嵌合的多少与脏器嵌合情况没有直接的正相关性。陈伟胜(1999)的研究表明，在皮毛嵌合程度较高的嵌合体中，种系嵌合的发生及种系嵌合程度是随机的，与毛色嵌合程度没有明显的相关性。

2. 同工酶标记 生物化学法主要通过测定嵌合体组织中的同工酶，或根据红细胞抗原、血清转铁蛋白、白蛋白类型等来确定是否是嵌合体。同工酶是指具有相同催化功能而化学结构不同的酶，它受一个或几个基因座等位基因的控制，是动物种群特征的重要组成部分，目前广泛应用于种群亲缘关系分析、亲子鉴定以及近缘种动物分类等。在采用同工酶进行分析时，首先必须考虑同工酶谱系是否适合特定的动物种类，也就是说供体动物和受体胚胎的同工酶谱系要有差异，从而嵌合体动物中即可检测到供体细胞特异的同工酶谱系。同工酶的种类很多，如 6- 磷酸葡萄糖脱氢酶、木糖脱氢酶、苹果酸脱氢酶等。其中葡萄糖磷酸异构酶(glucose-phosphate isomerase，GPI)最灵敏。由于 GPI 同工酶在抽提和电泳期间非常稳定，染色时间也比较短，因而常用于嵌合体分析。GPI 同工酶基因有 3 个共显性的等位基因，在近交系小鼠中纯合，嵌合体中不同遗传背景的细胞在各组织器官中的嵌合情况可通过电泳条带的类型加以鉴别。

3. 分子标记 形态学特征的观察是常用的方法，但仅限于体表。同工酶测定虽然比较方便，但其多态性较差。这两种方法最大的不足是受到动物品系的限制，在嵌合体研究中最适宜的品种组合可能具有相同的毛色或相同的酶型。因此，近年来发展出许多新的检测嵌合动物的方法，如：基于分子杂交技术的分子标记技术和基于聚合酶链式技术(polymerase chain reaction，PCR)的分子标记技术。

基于分子杂交技术的分子标记包括：限制性片段长度多态性分析(restriction fragment length polymorphism，RFLP)和可变数目串连重复多态性(variable number of tandem repeats，VNTR)。

基于 PCR 的分子标记技术包括：随机扩增多态性 DNA(random amplified polymorphic DNA，RAPD)，扩增片段长度多态性(amplified fragment length polymorphic，AFLP)，DNA 单链构象多态性(single strand conformation polymorphic，SSCP)，双脱氧化指纹法(dideoxy fingerprints，DDF)和微卫星 DNA 分析(simple sequence repeat，SSR)。

此外，还可通过细胞学、组织形态学及染色体组型、染色体数目、性染色体特征来鉴定嵌合体，用组织化学方法(主要是免疫组织化学方法)来确认组织或器官中的嵌合体程度及细胞分布比例。

五、嵌合体技术的应用

(一) 用于生物医学的基础研究

嵌合体技术与胚胎干细胞技术相结合，在生物医学的基础研究方面具有广泛的应用价值，其中最为重要的是胚胎干细胞全能性的验证以及通过胚胎干细胞进行基因功能及发育机制的研究。在遗传病病例研究当中发现，许多遗传病患者的体细胞的核型都不正常，为非整倍体，其中以单倍体和三倍体居多。在哺乳动物中，含有非整倍体的个体往往伴有严重的遗传缺陷，很难存活。目前人们借助非整倍体和二倍体嵌合的方法(Epstein，1982)构建出含有单体或三体染色体的小鼠嵌合体，这种方法获得的嵌合体是研究染色体功能、基因平衡、基因定位的良好模型。

在自然的遗传变异中，要获得特定的突变基因是很困难的，而 ES 细胞基因打靶技术的出现使人为的基因定点突变变得相对简单。通过对 ES 细胞导入突变基因或者进行基因敲除等操作，获得突变的 ES 细胞，然后通过囊胚注射，获得生殖系嵌合的后代，即可在繁殖后代中获得基因修饰的个体以研究突变基因的作用，这已经成为小鼠中研究基因功能的经典途径，为人类某些疾病提供了良好的遗传研究模型(Hooper 和 Kuehn，1987)。

(二) 用于遗传工程动物的制作

嵌合体技术与胚胎干细胞技术相结合已经成为制作基因工程小鼠的主要技术途径。通过电击、脂质体转染等方法将外源基因导入 ES 细胞，外源基因可以通过随机插入或者同源重组的方式整合到胚胎干细胞的基因组中。然后把转基因的胚胎干细胞注射入受体囊胚腔，制备转基因嵌合体动物。这种方法简单易行,但生出的第一代是嵌合体,必须经过杂交筛选才能得到真正的转基因小鼠。2002 年,Eggan 等发现将 ES 细胞注入四倍体囊胚腔中,得到的后代的细胞全部是来自 ES 细胞的嵌合体小鼠。2003 年,Schwenk 等将正常 ES 细胞注入四倍体囊胚,将得到的小鼠与正常对照鼠比较,发现近 90 个形态、生理及行为指标均无明显差别。他们还将经过基因修饰的 ES 细胞注入四倍体的囊胚腔,制备了转基因小鼠,从而证明这是一种高效的制备转基因小鼠的方法。

ES 细胞介导的转基因动物制作方法在很多方面都优于原核显微注射法,利用 ES 细胞进行转基因的最大优点是通过同源重组构件的转染,能够进行基因打靶,即在体外就能够确定整合的位点,克服了原核显微注射无法解决的随机整合的问题,这是转基因动物发展的必然方向。目前利用 ES 细胞基因打靶已经建立的突变小鼠有近千种,并以每年数百种的速度增加。在人类基因组序列分析和结构基因组学的研究完成后,基因敲除将成为在功能基因组学研究中最直接和最有效的方法之一。

(三) 用于克隆动物制作

用核移植方法获得的克隆动物,只有核基因组是一致的,细胞质遗传物质来自不同的卵母细胞,因此这些克隆动物并不是完全的复制体。如果采用 ES 细胞经四倍体嵌合技术获得的动物后代,这些动物之间无论核遗传物质还是胞质遗传物质都是来自同一个 ES 细胞,理论上可以获得遗传物质完全一致的克隆动物。Nagy 等(1990)分别用小鼠的 ICM 和 ES 细胞与四倍体的小鼠胚胎聚合,移植到假孕母鼠中,获得 6 只由 ICM 细胞克隆的小鼠,成功率达 29%;用 ES 细胞与四倍体胚胎聚合时,共获得 15 只由 ES 细胞克隆的小鼠。采用四倍体嵌合的方法克隆动物目前还只在小鼠中实现,在其他动物中,虽然也有人进行了尝试,但未成功。主要是由于猪、牛、羊等物种目前还没有 ES 细胞系建立,另外其他物种中很难获得真正的四倍体胚胎,很多胚胎在融合后又恢复了二倍体或形成二倍体和二倍体的镶嵌型胚胎(2000)。

Eggan 等(2001)比较了用核移植方法和四倍体嵌合方法得到的 ES 克隆小鼠的体重和胎盘,发现用核移植方法得到的克隆个体和胎盘的重量都普遍大于正常出生的小鼠,而用四倍体嵌合方法克隆的小鼠,其体重和胎盘重量与正常出生的小鼠无显著差异。因而,他们认为,核移植克隆的动物个体的体重偏重和胎盘的异常发育是核移植方法本身所造成的,与使用的供核细胞无关。体细胞核移植的研究表明,克隆动物异常主要表现在胎盘等胚外组织的异常,推测体细胞克隆胚胎可能在发育为胚外组织方面存在缺陷,如果应用四倍体与克隆胚胎进行嵌合,能否克服核移植动物的胎盘发育异常的现象,这有待进一步的实验证实。

第五节 显微操作在动物胚胎工程中的其他应用

Section 5 Other applications of micromanipulation techniques to embryo engineering

前面四节分别介绍了显微操作技术在辅助生殖、动物克隆、转基因动物制备上的几点应用,然而作为动物胚胎工程中的一项重要技术,显微操作也可在以下(而不局限于)若干方面发挥作用。

一、胚胎活组织检查

现在的胚胎活检方法可以从卵母细胞上取出极体,从植入前胚胎取出一个或几个囊胚细胞,从后期孵化胚胎取出滋养外胚层细胞。胚胎活检已在胚胎性别鉴定和经济性状标记选择中得到普遍应用。胚胎活检技术的发展与两方面的发展有关:一是分子生物学技术,例如 DNA 探针和多聚酶链式反应(PCR)在胚胎学中的应用,这些方法用于性别鉴定比传统的核型分析和酶法更快速、更准确;二是实验室胚胎的生产、培养及活检胚胎冷冻系统的完善,这些方法为分子生物学检测和应用提供了一种简便而经济的材料来源,提高了性别鉴定在畜牧业生产上的应用。如今,进行胚胎移植前,对胚胎进行性别鉴定,人为地选择某一性别的胚胎移植给受体,是性别控制的有效手段之一。鉴定的方法有细胞遗传学方法、免疫学方法、分子生物学方法等。

二、原核内注射

转基因动物生产中，将外源目的基因导入胚胎的方式有很多。其中，DNA 显微注射法又称原核显微注射法，是目前应用比较广泛、效果比较稳定的方法之一。该方法需要借助显微操作仪，将外源目的基因直接注入合子的原核内，外源基因随机整合到受体的基因组上，发育成转基因动物。在家畜，通过把理想的遗传性状直接导入胚胎，可加速优良种畜的选育，还可利用家畜生产生物医学上重要的蛋白质，即制备动物生物反应器。Hogan 等编写的实验手册详细介绍了通过把 DNA 注入原核生产转基因小鼠的方法，其基本方法也适用于家畜，但家畜合子必须经过离心使细胞质脂类移位，才能看到原核。

三、胞质内注射

人们曾把各种物质注入胚胎细胞质中进行实验研究。例如，注射游离或脂质体包裹的 DNA，以探讨替代原核注射的基因转移方法；注射 mRNA，研究翻译和肽链加工的机制；注射线粒体，研究非核物质的遗传；注射外源细胞质，以鉴别调解发育的阶段特异性蛋白质。此外，还有人向胚胎细胞质内注入细胞质示踪物（如油滴、黑色素颗粒或辣根过氧化物酶）成功地追踪了胚胎细胞谱系。

四、透明带修饰

透明带溶洞技术（用酸性培养液溶解透明带使之形成许多小洞）已成功地提高了小鼠和人类卵子的体外受精率。但有人证明，接触酸性培养液不利于人类体外受精卵的发育，尽管对于小鼠体外受精卵发育没有影响。另一种透明带修饰方法是透明带开孔和部分去掉透明带，即用细玻璃钩或微针在透明带上造出许多小孔的过程。

（张宇　孔庆然　刘忠华　王勇）

参考文献

[1] 李青旺．动物细胞工程与实践[M]．北京：化学工业出版社，2005.

[2] 岳文斌，杨国义，任有蛇，等．动物繁殖新技术[M]．北京：中国农业出版社，2003.

[3] 张嘉保，田见晖．动物繁殖理论与生物技术[M]．北京：中国农业出版社，2011.

[4] 徐永华．动物细胞工程[M]．北京：化学工业出版社，2003.

[5] 冯伯森，王秋雨，胡玉兴．动物细胞工程原理与实践[M]．北京：科学出版社，2000.

[6] 谭景，秦鹏春．胚胎显微操作技术进展及存在问题[J]．东北农学院学报，1992，23(3)：300-305.

[7] 赵四海，楚雍烈，林燕，等．小鼠胚胎显微操作针的制备方法[J]．南方医科大学学报，2007，27(9)：1389-1390.

[8] Abdelmassih S, Cardoso J, Abdelmassih V, et al. Laser-assisted ICSI: a novel approach to obtain higher oocyte survival and embryo quality rates [J]. Hum Reprod, 2002, 17: 2694-2699.

[9] Albarracin JL, Morato R, Rojas C, et al. Effects of vitrification in open pulled straws on the cytology of in vitro matured prepubertal and adult bovine oocytes [J]. Theriogenology, 2005, 63: 890-901.

[10] Allen WR. The development and application of the modern reproductive technologies to horse breeding [J]. Reprod Dourest Anim, 2005, 40: 310-329.

[11] Ho JY, Chen MJ, Yi YC, et al. The effect of preincubation period of oocytes on nuclear maturity, fertilization rate, embryo quality, and pregnancy outcome in IVF and ICSI [J]. J Assist Reprod Genet, 2003, 20: 358-364.

[12] Miller JE, Smith TT. The effect of intracytoplasmic sperm injection and semen parameters on blastocyst development in vitro [J]. Hum Reprod, 2001, 16: 918-924.

[13] Morozumi K, Yanagimachi R. Incorporation of the acrosome into the oocyte during intracytoplasmic sperm injection could be potentially hazardous to embryo development [J]. Proc Natl Acad Sci U S A, 2005, 102: 14209-14214.

[14] Pereira DC, Dode MA, Rumpf R. Evaluation of different culture systems on the in vitro production of bovine embryos [J]. Theriogenology, 2005, 63: 1131-1141.

[15] Perreault SD, Barbee RR, Elstein KH, et al. Interspecies differences in the stability of mammalian sperm nuclei assessed in vivo by sperm microinjection and in vitro by flow cytometry [J]. Biol Reprod, 1988, 39: 157-167.

[16] Li XY, Jia Q, Di KQ, et al. Passage number affects the pluripotencv of mouse embryonic stem cells as judged by tetraploid embryo aggregation [J]. Cell Tissue Res, 2007, 327(3): 607-614.
[17] Matsui Y, Zsebo K, Hogan BL. Derivation of pluripotential embryonic stem cells from marine primordial germ cells in culture [J]. Cell, 1992, 70: 841-847.
[18] ResnickJ L, BixlerL S, IletlgL C, et al .Long-term Proliferation of mouse primordial germ cells in culture [J]. Nature, 1992, 359: 552-553.
[19] Stewart CL, Gadi I, Bhatt H. Stem cells from primordial germ cells can reenter the germ line [J]. Dev Biol, 1994, 161(2): 626-628.
[20] Nagy A, Rossant J, Nagy R, et al. Derivation of completely cell culture derived mice from early passage embryonic stem cells [J]. Proc Natl Acad Sci USA, 1993, 90(18): 8424-8428.
[21] Ioffe E, Liu Y, Bhaumik M, et al. WW6: an embryonic stem cell line with an inert genetic marker that can be traced in chimeras [J]. Proc Natl Acad Sci USA, 1992, 7357-7361.
[22] Iannaccone P, Weinberg C. The histogenesis of the rat adrenal cortex: a study based on histologic analysis of mosaic pattern in chimeras [J]. J Exp Zool, 1987, 243(2): 217-223.
[23] Willadsen SM. A method for culture of micromanipulated sheep embryos and its use to produce monozygotic twins [J]. Nature, 1979, 227(25): 298-300.
[24] Ozil JP, Heyman Y, Renard JP. Production of monozygotic twins by Micromanipulation and cervical transfer in the cow Vet [J]. Rec, 1982, 110: 126-127.
[25] Tsunoda Y, Mclaren A. Effect of various procedures on the viability of mouse embryos containing half the normal number of blastomeres [J]. Reprod Fertil, 1983, 69: 315-322.
[26] Allen WR, Pashen RL. Production of monozygotic (identical) hours twins embryo Micromanipulation [J]. Reprod. Fertil, 1984, 71: 607-613.
[27] Nagashima H, Katoh Y. Production of normal piglets from microsurgical split morulae and blastocysts [J]. Theriogenology, 1988, 29(2): 485.
[28] Tsunodda Y. Factors affecting the survival of whole and half embryos transferred in cattle [J]. Theriogenology, 1985, 23(1): 238.
[29] Z Iomekca, C Natotcl. Manesc. Polarization of blastomere in the cleaving rabbit embryo [J]. Exp Zool, 1990, 256: 81-91.
[30] Miyazakisi. Fertilization potential and calcium transients in mammalian eggs [J]. Dev Growth and Differ, 1988, 30(6): 603-610.
[31] Rickard LF, White KL. Electrofusion induced intran cellar Ca^{2+} Caflux and its effect on murine oocyte activation [J]. Mol Repro Dev, 1992, 31: 152-159.
[32] Smith LC, Wilmu TI. Influence of nuclear and cytoplasmic activity on the development invivo of sheep embryos after nuclear transplantation [J]. Biol Reprod, 1989, 40: 1027-1035.
[33] Smith S D, Soloy E, Avery B, et al. Nucleus remodeling in reconstructed cattle embryos [J]. Theriogenology, 1994, 41: 298-304.
[34] Campbell K H S. Nuclear equivalence, nuclear transfer and the cell cycle [J]. Cloning, 1999, Ⅰ(1): 3-15.
[35] Kline D. Activation of the mouse egg [J]. Theriogenology, 1996, 45(1): 81-90 .
[36] Piotrowaka K, Modlinshi J A, et al. Effects of preactivation of ooplasts or synchronization of blastomere nuclei in G_1 on preimplantaiton development of rabbit serial nuclear transfer embytos [J]. Biol Reprod, 2000, 63(3): 677-682.
[37] Onodera, M. Y Ysunoda. Parthenogenesis activation of mouse and rabbit eggs by electric stimulation invitro [J]. Gametic Res, 1989, 22: 277-283.
[38] Tan, J.H, Q, Zhou, C.YYang, et al. Effects of egg age and pulse duration on electrical activation of mouse oocytes [J]. Acta Zool. Sin, 1996, 42: 330-331.
[39] Shiota K, Yanagi machi R. Epigenetic by DNA methylation for development of normal and clone animals [J]. Differentiation, 2002, 69(4-5): 162-166.
[40] Solter D. Mammalian cloning: advances and limitations [J]. Nat Rev Genet, 2000, 1(3): 199-207.
[41] Eggan K, Akutsu H, Loring J, et al. Hybrid vigor, fetal overgrowth and viability of mice derived by nuclear cloning and tetraploid embryo complementation [J]. Proc Natl Acad Sci USA, 2001, 98(11): 6209-6214.
[42] Xue F, Tian C, Du F L, et al. Aberrant patterns of X chromosome inactivation in bovine clones [J]. Nat Genet, 2002, 31(2): 216-220.

（王勇　整理编辑）

第四章　动物胚胎及卵母细胞的冷冻保存及胚胎库管理

Chapter 4　Cryopreservation of animal embryos/oocytes and the management of embryo/oocyte bank

胚胎-卵母细胞冷冻技术是一项在保持胚胎和卵母细胞活性前提下利用低温环境使其停止代谢,再采用特定的方法升温,使其恢复正常代谢能力的长期保存技术。该技术的研究和建立在从野生动物的资源保护、畜禽良种培育乃至人类辅助生殖技术的普及等众多领域发挥了巨大作用。本章将分别介绍动物胚胎及卵母细胞冷冻保存的原理、方法以及冷冻效果的鉴定、影响因素等。另外,本章也将针对不同类型的胚胎库介绍其建立的技术路线及管理方法。

现代生物技术的快速发展极大地促进了发育生物学的研究。近年来,关于胚胎和卵母细胞的研究不断取得丰硕的成果。这些理论研究发现大大地推动了胚胎移植技术的产业化、新品种培育的进程及医疗辅助生殖技术的成熟。在此环境下,相关产业和领域对于胚胎及卵母细胞的需求量越来越大,也越来越意识到家畜及人类种质资源保护的重要性。而这一切问题解决的关键节点便是胚胎及卵母细胞冷冻技术的成熟。优质的冷冻胚胎和卵母细胞除了为胚胎学、发育生物学、干细胞生物学和遗传学等基础理论研究提供来源充足、可靠的材料外,更为上述领域的产业化和商业化奠定了基础:胚胎及卵母细胞的冷冻使建立良种的胚胎库和基因库成为可能,并消除了动物繁殖的时空限制,大大提高了良种扩繁的速度;可靠、便利的胚胎及卵母细胞冷冻技术使这些原材料的远距离运输和国家、地区间良种交换成为了可能;而胚胎及卵母细胞的远距离运输又可以压缩运输成本、降低疫情传播风险和检疫效率。可以说,胚胎及卵母细胞冷冻技术的研究和建立为胚胎工程技术最终实现胚胎生产的工厂化和商品化奠定基础。

第一节　动物胚胎冷冻保存技术

Section 1　Animal embryo cryopreservation

胚胎冷冻保存是20世纪70年代建立的一项采用一定的保护措施在-196℃使胚胎停止代谢,再通过特殊的升温程序恢复其代谢能力的技术。自1972年Whittingham等首次运用冷冻的方法成功保存了小鼠胚胎以来,哺乳动物胚胎冷冻技术不断取得巨大进展、日趋成熟。这项技术是胚胎工程的重大突破,对相关领域的产业化发挥了巨大的作用。

一、胚胎冷冻保存技术的研究进展

胚胎冷冻保存技术的研究可以追溯到1952年。Smith应用甘油作为防冻剂,通过慢速冷冻对家兔的受精卵进行了保存。遗憾的是,当时没有可靠的方法可以测评该技术体系的完善性。直到1972年,Whittingham等首次探讨了应用超低温保存的小鼠胚胎进行核移植的可行性。他们将胚胎浸于保护液中缓慢使其降温,在温度降至-35~-70℃时将浸于保护液中的胚胎投入液氮保存。随后,他们通过移植试验证明应用该方法保存的胚胎进行移植能够生产出正常后代。这种胚胎慢速冷冻技术迅速在牛、绵羊、山羊、家兔等动物的胚胎保存中得到了应用。6年后,Willadsen在该项技术基础上又建立了胚胎快速冷冻法。又经过6年,Takeda等进一步简化了胚胎快速冷冻法,建立了小鼠胚胎一步冷冻法。1985年,Rally和Fahy率先将玻璃化冷冻技术引入小鼠胚胎一步冷冻法:即用高浓度的DMSO、乙酰胺、丙二醇和聚乙二醇组成的玻璃化溶液对小鼠8-细胞期胚胎进行了一步法冷冻。该方法冷冻的小鼠胚胎解冻后移植可以达到 87.5% 的发育率。此后，这种玻璃化冷冻法被 Schefen、Kasai、Zhu 等研究者不断地改进，现在已经广泛应用于畜牧生产。

到目前为止，研究人员已经在 20 多种哺乳动物验证了应用胚胎冷冻技术冻存的胚胎可以用于移植并得到健康后代（表 4-4-1）。

表 4-4-1　胚胎经冷冻保存后产生后代的哺乳动物

动物种类	保存温度（℃）	保存时间	参考文献
小鼠	-196	30min	Whittingham 等，1972
牛	-196	6d	Wilmut 和 Rowson，1973
兔	-196	—	Bank 等，1974
大鼠	-79	3~5d	洧川等，1974
绵羊	-196	1 month	Willadsen 等，1976
山羊	-196	2~4 weeks	Bilton 和 Moore，1976
马	-196	2d	Yamamoto 等，1982
人	-196	—	Trounson 等，1983
短尾猴	—	—	Balmaceda 等，1986
猫	—	—	Dresser 等，1988
猪	-35	—	Hayashi 等，1989

注：资料来自李青旺，2004；张嘉保和田见晖，2010

二、胚胎冷冻保存的原理

长久以来，生理学研究已经发现温度对机体内的酶反应速度、心搏速度、呼吸速度、神经冲动传导速度、变质反应速度等存在显著影响。虽然胚胎内新陈代谢反应繁多、过程复杂，但仍然服从共同的物理和化学规律，即低温能抑制胚胎内的生化活动、降低胚胎的变质反应速度。这便是动物胚胎低温长期保存的基本原理。

胚胎内水分高达 80% 以上。冷冻产生的冰晶是胚胎冷冻保存的最大障碍。研究发现，冷冻时胚胎会出现一个缓慢的脱水过程。在条件适宜的冷冻过程中，约 90% 的水分脱离胚胎细胞。这是因为在大多数情况下，细胞外的溶液先结冰，从而导致细胞外环境渗透压升高。当降温过快时，细胞内的水分在充分移到胞外前便形成冰晶，对细胞器和细胞膜造成机械损伤。因此，完全可以通过调控降温的速度借助胚胎脱水过程来维持细胞内外环境的渗透压平衡。但是，降温过慢又会使细胞长时间处于高渗环境中将产生渗透性休克，同样严重影响胚胎的存活率。所以，胚胎冷冻前，通常在冻存液中加入一定浓度的保护剂如甘油、DMSO、乙二醇等改变细胞膜渗透性和溶液渗透压，以减少缓慢降温冷冻对胚胎的损伤。相反，在胚胎解冻时则需要迅速复温到常温，以便胚胎瞬间通过冰晶形成期（-10~-50℃），然后去除冷冻保护剂，进行下游操作。

在急速降温的过程中，某些胚胎保存液黏度不断增加，当其黏度达到临界值时最终可以形成非结晶的固态，称为玻璃化状态。玻璃化液中的高浓度渗透性抗冻保护剂可以通过细胞膜渗透，瞬间使细胞内外抗冻保护剂的浓度达到平衡，从而抑制降温过程中细胞内冰晶的生成。应用这一原理，可以首先将胚胎置于高浓度抗冻保护剂中，然后在 0℃以上的温度条件下直接将浸于保护剂的胚胎投入液氮（-196℃），使细胞内外瞬时形成玻璃化而长期保存胚胎。这种在保存液为玻璃化状态时所进行的胚胎超低温保存称为玻璃化冷冻法。

三、胚胎冷冻保存的方法

目前，动物胚胎的保存方法主要包括异种活体保存、室温保存、低温保存和冷冻保存。其中，异种活体保存适用的物种较少、保存的时间也较短；室温保存，即胚胎在 15~25℃条件下于培养液中保存，也只能维持短暂的保存和运输；低温（0~5℃）保存条件下，胚胎虽然卵裂暂停，但是代谢只是减慢而未完全停止，细胞的某些酶仍然处于不稳定状态，因而胚胎保存时间也较短；冷冻保存（温度低于 -80℃，通常应用液氮保存）可以几乎完全停止胚胎新陈代谢，因此是目前唯一可实现胚胎长期保存的方法。

动物胚胎的冷冻保存技术主要受以下因素影响：冷冻保护剂的种类；降温速度的控制；胚胎的解冻条件；冷冻保护剂的脱除。

（一）冷冻保护剂

冷冻保护剂（cryoprotectant）是指可以防止细胞在低温或超低温时受到物理性、化学性等损伤的一类化学 / 生物活性物质。通常用基础液稀释一定的浓度后作为冷冻保护液使用。除了保护效果以外，选择冷冻保护剂时，还要考虑其对特定胚胎的毒性大小和是否容易脱除。好的保护剂应该具备抗冻效果好、毒性低且解冻后易于脱除等特点。因此，对于不同种类的胚胎和不同冷冻方法，冷冻保护剂的选择也不相同。

1. 冷冻保护剂的作用原理　胚胎细胞成功冷冻保存的关键在于避免低温下冰晶对细胞的损害。Mazur 等的研究表明，如果在冰晶形成之前迫使细胞失去 90% 以上的水分，则剩余的 10% 水分结晶的影响可以忽略不计。因此，在冷冻或解冻的过程中，只要不形成大冰晶，即使在微晶状态下，细胞就不会受到严重的物理性损伤。

在 0~-10℃时，胚胎细胞内不会结冰，冰晶首先在细胞外的溶液中形成。这就导致细胞外溶液中的盐离子浓度不断升高，在细胞膜内外产生渗透压，从而造成细胞脱水。在温度降至低于 -10℃时，细胞内外的水分可以同时结冻。此时如果降温很慢，胞质内的水分能及时渗出，就可保持细胞内外的化学平衡；如果降温过快，胞质内的水分来不及渗出，就会在细胞内形成大冰晶导致细胞损伤。在细胞解冻过程中，在温度降至低于 -10℃时仍可形成冰晶。因此在冷冻、解冻的过程中，关键是要保证胚胎细胞安全渡过危险温区。

研究者们发现某些渗透性保护剂可以通过渗入细胞来改变细胞膜对水分的通透性，并促进微晶形成、减少大冰晶的产生，从而降低细胞的受损概率。此外，还有研究证实，在冷冻前将胚胎于室温下预先应用保护液平衡脱水同样可以减少冷冻过程中冰晶的形成，保护胚胎。基于这一考虑，Rally 和 Fahy 在 1985 年提出了玻璃化冷冻胚胎的概念：即应用多种成分组成的玻璃化液体作为胚胎的冷冻保护剂，应用玻璃化液体在低温条件下可以不发生结晶而保持其液态时的离子分布特性，通过预先使胚胎在这种玻璃样的固体中脱水而在降温过程中保护细胞不受损害。

2. 冷冻保护剂的分类　冷冻保护剂可以大致分为渗透型和非渗透型两类。而在保护剂中混合使用抗冻蛋白，为保护剂的选择提供了更广阔的空间。

(1) 小分子渗透型冷冻保护剂：渗透型冷冻保护剂多为容易通过细胞膜进入细胞质的小分子。这些小分子对细胞的渗入可以促进水分子从细胞内脱出，防止在细胞内形成冰晶。此外，这些小分子还可以与水分子结合形成氢键，导致冰晶电解质浓度降低，从而保护细胞不被冷冻过程损伤。常见的这类保护剂有二甲亚砜（DMSO）、聚乙二醇（PEG）、乙酰胺（AC）、1，3- 丁二醇（BG）、甘油（GL）、丙二醇（PG）、乙二醇（EG）等。

(2) 非渗透型冷冻保护剂：非渗透型冷冻保护剂既有小分子非渗透性物质，又包括高分子物质。这类物质的共性是能够溶于水但不能进入细胞。因此，这类冷冻剂可以通过提高细胞外溶液的渗透压引起细胞脱水，因此又称为细胞外冷冻保护剂。常见的非渗透型冷冻保护剂包括：单糖（如葡萄糖、果糖）、葡聚糖（glucan）、聚乙烯醇（PVA）、三糖（如棉籽糖）、聚蔗糖（ficoll）、二糖（如蔗糖、海藻）、糖聚乙烯吡咯烷酮（PVP）等。

(3) 生物活性物质：常用的具有抗冻特性的生物活性物质包括牛血清白蛋白（BSA）、抗冻蛋白（AFPs）、热滞蛋白（THPs）等和从耐寒鱼、昆虫、真菌或细菌中分离的抗冻蛋白（antifreeze protein，AFP）。在低温（4℃）或超低温（-168~-130℃）下，这类生物活性物质能够稳定胚胎细胞膜、封闭离子通道、保护细胞膜的完整性、阻止胚胎或卵母细胞透明带在冷冻过程中硬化，是冷冻液的基础成分。1992 年，Rubinsky 等发现应用加入 AFP 的冷冻液冻存的小鼠 2- 细胞时期胚胎在解冻后囊胚发育率可以达到 82%。不久，研究人员又应用鱼的 AFP 成功地玻璃化冷冻了牛和羊的胚胎及猪的卵母细胞。

(4) 混合型冷冻保护剂：鉴于各种保护剂的作用不同，有时单一保护剂很难达到特定的冻存要求。因此，快速冻存法和玻璃化冻存法多采用混合型保护剂，如甘油 + 丙二醇、丙二醇 + 乙二醇、甘油 + 乙二醇、

乙二醇 +DMSO 等。

3. 冷冻保护液　冷冻保护液是由基础液和一定量的冷冻保护剂组成的。基础液是由 Hepes 缓冲液、牛卵泡液、TCM-199、PBS 及一定量的同源或异源动物的灭活血清或 BSA 组成。对于特定动物甚至动物个体不同来源或不同发育时期胚胎，保护液的种类、浓度、冷冻保护液的平衡时间和温度都可以影响其对动物胚胎的保护效果。

(二) 植冰

溶液在温度降到冰点以下一定温度才结冰的现象称为过冷。此时溶液在结冰时释放的热量可以使温度回升到冰点，引起温度的震荡，从而引发细胞死亡。此外，越低温度下所结冰晶的分子结构越整齐、体积越大，对细胞的伤害也越大。如前所述，与胚胎细胞外溶液不同，约在温度降至 -10℃时，胚胎胞质内才开始形成冰晶。利用这一特性，在胚胎冷冻降温的过程中，应该在溶液温度稍低于冰点时强行冷却溶液，促使其结冰，从而避免细胞内冰晶形成以保护细胞，这一过程称为植冰。一般认为胚胎冷冻的过程中在 -7~-3℃植冰较为适宜。

(三) 胚胎冷冻的方法

胚胎冷冻的方法根据速度的不同，可分为常规缓慢冷冻法和快速冷冻法；根据所用冷冻保护剂的不同，可分为一步冷冻法和玻璃化法。下面将逐一介绍各种方法的原理、操作步骤及其特点。

1. 常规缓慢冷冻法　缓慢冷冻法是最早建立的胚胎冷冻方法。1972 年，Whittingham 就是用该方法完成小鼠胚胎冻存的。此后，研究人员又应用该方法成功冻存了家兔、牛、大鼠、山羊和绵羊等动物的胚胎。目前，该方法仍然是最广泛采用的胚胎冻存方法。缓慢冷冻法的冷冻液通常为 PBSS（含 20%NCS 的 PBS）配制的 1.4mol/L 甘油。具体操作如下：①将胚胎依次放入含 0.7mol/L 甘油的 PBS 和含 1.4mol/L 甘油的 PBSS 中，分别平衡 7~10 分钟；②然后将胚胎装入 0.25ml 细管的中部，并在细管两端加入冷冻液，每端冷冻液和含有胚胎的中间段均用气泡隔开；③将细管放入预先冷却至 -7℃的冷冻仪中平衡 10 分钟；④待以 0.3℃/min 的速度降温至 -35℃后，将细管投入液氮保存。该方法的优点是脱水完全、细胞内冰晶形成少，缺点是比较费时，且保护剂对胚胎作用时间长、毒性大，并需要专门的程序降温。

2. 快速冷冻法　1977 年，Willadsen 等对上述方法进行了改进，发明了快速冷冻法。该法先将胚胎在一定浓度的保护剂中预先脱水，然后迅速降温至 0℃平衡 10 分钟，再于 -7℃植冰。当温度降至 -40~-25℃时，将胚胎立即投入液氮中保存。由于快速冷冻过程中细胞在保护剂中平衡时间短，胞内容易造成冰晶的积聚。因此该方法目前应用较少。

3. 一步冷冻法　一步冷冻法是利用非渗透性的解冻保护剂中和渗透性的冷冻保护剂，如用蔗糖除去甘油。具体操作过程如常规缓慢冷冻法所述，只是将两端的冷冻液换为解冻液（0.5mol/L 蔗糖）。解冻时仅需轻轻摇动细管使解冻液与冷冻液混合，便可高度稀释冷冻液，免去了脱除冷冻保护剂的程序。因此，该方法可以在室温进行胚胎脱水而不需要特殊的降温程序，冷冻过程耗时短，解冻后可直接用于移植。基于以上优点，该方法目前得到广泛研究（表 4-4-2）。

4. 玻璃化法　玻璃化法是利用某些冷冻剂的物理学特性，通过急速降温使其由液态转化为外形类似玻璃状态的稳定的非晶体化固体状态。玻璃化液中的高浓度渗透性抗冻保护剂可以通过细胞膜渗透，瞬间使细胞内外抗冻保护剂的浓度达到平衡，从而抑制降温过程中细胞内冰晶的生成。玻璃化冷冻的概念由 Luyet 在 1937 年首次提出，于 1985 年被 Rally 和 Fahy 等证明可以用于冷冻小鼠胚胎。随后经过 Schefen、Nakagata、Kasai、Zhu、Vincent、Saha 以及 Dobinsky 等研究者的不断改进，该技术日趋成熟，并广泛用于多种家畜不同阶段胚胎，特别是对低温敏感的卵母细胞的冷冻保存（表 4-4-3）。

图 4-4-1a 展示了 Kasai 等发明的一步玻璃化冷冻保存法。该方法所用玻璃化冷冻液（7.5mol/L EFS40）是在 mPBS 液的基础上添加 40% 乙二醇（*v/v*）、18% 聚蔗糖（*w/v*）和 0.3mol/L 蔗糖。将胚胎直接装入含有玻璃化溶液的塑料细管中，在室温下平衡 2 分钟。然后直接投入到液氮中保存。经检测，小鼠桑椹胚冷冻解冻后发育率为 98%，家兔桑椹胚解冻后 100% 发育到囊胚，二者的移植成功率分别可以达到 69% 和 60%。

图 4-4-1b 展示了 Zhu 等建立的二步玻璃化冷冻保存法：即先用低浓度乙二醇（10%，*V/V*）溶液在室温下将胚胎预处理 5 分钟，然后再将其移到含有玻璃化冷冻液（EFS40）的细管中平衡 0.5 分钟，最后将细管

表 4-4-2　胚胎一步冷冻法研究概况

动物种类	冷冻保护剂	冷冻方法	体外发育率(%)	妊娠率(%)	参考文献
小鼠	2.0mol/L 甘油 +0.5mol/L 蔗糖	预冷 5min	81	46.5	Willian 等，1986
	2.1mol/L 甘油 +0.25mol/L 蔗糖	直接冷冻	71.4	43	王新庄等，1990
	3.0mol/L 乙二醇 +0.25mol/L 蔗糖	直接冷冻	67.2	—	Bayos 等，1992
大鼠	2.8mol/L 甘油 +0.5mol/L 蔗糖	预冷 15min	81	12	旭日干等，1989
	4.0mol/L 甘油 +1.0mol/L 蔗糖	直接冷冻	85	—	Isachenko 等，1992
家兔	4.0mol/L 甘油 +0.5mol/L 蔗糖	预冷 5min	—	25	朱碧科等，1990
牛	2.8mol/L 甘油 +0.5mol/L 蔗糖	直接冷冻	50	50	Chupin 等，1986
	2.8mol/L 甘油 +0.5mol/L 蔗糖	预冷 5min	67.7	50	Chupin 等，1986
	3.4mol/L 甘油 +0.5mol/L 蔗糖	—	57.1	53.8	堂弟修等，1990
	2.1mol/L 甘油 +0.25mol/L 蔗糖	预冷 5min	—	30	王新庄等，1994

注：资料来自李青旺，2004

表 4-4-3　胚胎玻璃化冷冻法研究概况

动物种类	玻璃化溶液	温度与时间	解冻条件	发育率(%)	参考文献
小鼠	① 10% 甘油 +20% 丙二醇 ② 25% 甘油 +25% 丙二醇	① 室温 10min ② 室温 30s	20℃水浴	囊胚率 39.1	Scheffen 等(1986)
	① 10% 甘油 +20% 丙二醇 ② 25% 甘油 +25% 丙二醇	① 室温 5min ② 室温 30~40s	20℃水浴	囊胚率 40	Valdez 等(1990)
		① 室温 10min ② 室温 30-~0s		囊胚率 43.6	
		① 室温 10min ② 4℃ 30~40s		囊胚率 71.5	
		① 室温 20min ② 4℃ 30~40s		囊胚率 18.5	
	① 12.5% 甘油 +12.5% 乙二醇 ② 25% 甘油 +25% 乙二醇	① 室温 5min 4℃ 5min ② 4℃ 30s	0℃水浴	囊胚率 72	Ishimori 等(1992)
	① 12.5% 甘油 +12.5% 丙二醇 ② 25% 甘油 +25% 丙二醇			囊胚率 29	
	① 12.5% 甘油 +12.5%DMSO ② 25% 甘油 +25%DMSO			囊胚率 55	
	① 12.5% 乙二醇 +12.5%DMSO ② 25% 乙二醇 +25%DMSO			囊胚率 79	
	① 12.5% 乙二醇 +12.5% 丙二醇 ② 25% 乙二醇 +25% 丙二醇			囊胚率 46	
	① 12.5% 丙二醇 +12.5%DMSO ② 25% 丙二醇 +25%DMSO			囊胚率 46	
	① 12.5% 乙二醇 +12.5%DMSO ② 25% 乙二醇 +25%DMSO	① 室温 10min ② 室温 30s	20℃水浴	囊胚率 63	Ishimori 等(1992)
		① 室温 10min ② 4℃ 30s		囊胚率 71	
		① 4℃ 10min ② 4℃ 30s		囊胚率 52	

续表

动物种类	玻璃化溶液	温度与时间	解冻条件	发育率(%)	参考文献
		① 室温 5min 4℃ 5min ② 4℃ 30s		囊胚率 75	
		① 室温 0min ② 室温 30s		囊胚率 83	
		① 室温 1min ② 室温 30s		囊胚率 98	
		① 室温 2min ② 室温 30s		囊胚率 90	
		① 室温 5min ② 室温 30s		囊胚率 78	
		① 室温 20min ② 室温 30s		囊胚率 63	
	① 12.5% 乙二醇 +12.5%DMSO ② 25% 乙二醇 +25%DMSO	① 室温 5min ② 4℃ 5min	20℃水浴	囊胚率 87.5	孙新明等(1993)
大鼠	① 10% 甘油 +20% 丙二醇 ② 25% 甘油 +25% 丙二醇	① 室温 10min ② 4℃ 10s	20℃水浴 4℃水浴	发育率 7 发育率 12	Isachenxo 等(1992)
家兔	① 10% 甘油 +20% 丙二醇 ② 25% 甘油 +25% 丙二醇	① 室温 10min ② 室温 10min 液氮蒸气 2min	30℃或 20~21℃水浴	妊娠率 40 产仔率 13.3	朱碧科等(1990)
	① 10% 甘油 +20% 丙二醇 ② 25% 甘油 +25% 丙二醇	① 25℃ 7min ② 25℃ 30s	25℃水浴	发育率 85 产仔率 83.8	Dobrinski 等(1990)
绵羊	① 10% 甘油 +20% 丙二醇 ② 25% 甘油 +25% 丙二醇	① 20℃ 10min ② 20℃ 30s	20℃水浴	囊胚率 33.3	McGimnis 等(1990)
	① 10% 甘油 +20% 丙二醇 ② 25% 甘油 +25% 丙二醇	① 18~23℃ 10min ② 18~23℃ 30min	20℃水浴	发育率 38	Szell 等(1990)
		① 18~23℃ 10min ② 4~12℃ 10min		妊娠率 34.5 产仔率 20.8	
	① 25%VS ② 65%VS ③ 100%VS	① 室温 20min ② 室温 1.5min ③ 室温 1min 液氮蒸气 3min	20℃水浴	妊娠率 40 产仔率 28.5	Schiewe 等(1990)
山羊	① 10% 甘油 +20% 丙二醇 ② 25% 甘油 +25% 丙二醇	① 37℃ 10min ② 4℃立即	20℃水浴	妊娠率 22.2 产仔率 9.51	Yuswiati 等(1990)
	① 10% 甘油 +20% 丙二醇 ② 25% 甘油 +25% 丙二醇	① 18~23℃ 8~14min ② 1~4℃ 10~40min	20℃水浴	妊娠率 41.7	刘伯宗等(1992)
牛(包括体外受精胚胎)	① 10% 甘油 +20% 丙二醇 ② 25% 甘油 +25% 丙二醇	① 20℃ 7min ② 20℃ 1min	20℃水浴	囊胚率 57.1	Dobrinsky 等(1991)
	① 12.5% 乙二醇 +12.5%DMSO ② 25% 乙二醇 +25%DMSO	① 22℃ 1min ② 22℃ 30s	20℃水浴	妊娠率 50	Ishimori 等(1992)
	① 10% 甘油 ② 10% 甘油 +20% 乙二醇 ③ 25% 甘油 +25% 乙二醇	① 25℃ 5min ② 25℃ 5min ③ 25℃立即	37℃水浴	发育率 80.8	Yang 等(1992)
	① 10% 甘油 ② 10% 甘油 +20% 丙二醇 ③ 25% 甘油 +25% 丙二醇			发育率 73.6	

续表

动物种类	玻璃化溶液	温度与时间	解冻条件	发育率(%)	参考文献
	① 12.5% 乙二醇 +12.5%DMSO ② 25% 乙二醇 +25%DMSO	① 22~24℃ 1min ② -25~-20℃ 2min 液氮蒸气中 2min	20℃水浴	妊娠率 31	Ishimori 等(1993)
	25% 甘油 +25%1,2- 丙二醇	—	—	发育率 65	旭日干等(1993)
	① 20% 乙二醇 ② 40% 乙二醇 +18%Ficoll +10.26% 蔗糖	① 室温 3min ② 室温 30~45s	19~21℃ 10s	囊胚率 39.4	Mahmondzade 等(1994)
	6.5M 甘油 +6%BSA	—	—	囊胚率 65	Dinnyes 等(1995)

注:资料来自李青旺,2004

封口投入液氮中冷冻保存。这种方法因其先用低浓度抗冻保护剂渗透到细胞内后,再移入高浓度玻璃化溶液中在短时间内使细胞高度脱水,因此既能使抗冻保护剂向细胞内充分渗透,又能避免高浓度玻璃化冷冻液的化学毒性损伤,同时,又能很好地形成玻璃化状态,提高胚胎的冻后存活率。所以,二步法玻璃化冷冻更适于如囊胚等具有腔体需要延长渗透时间的样品的冷冻。

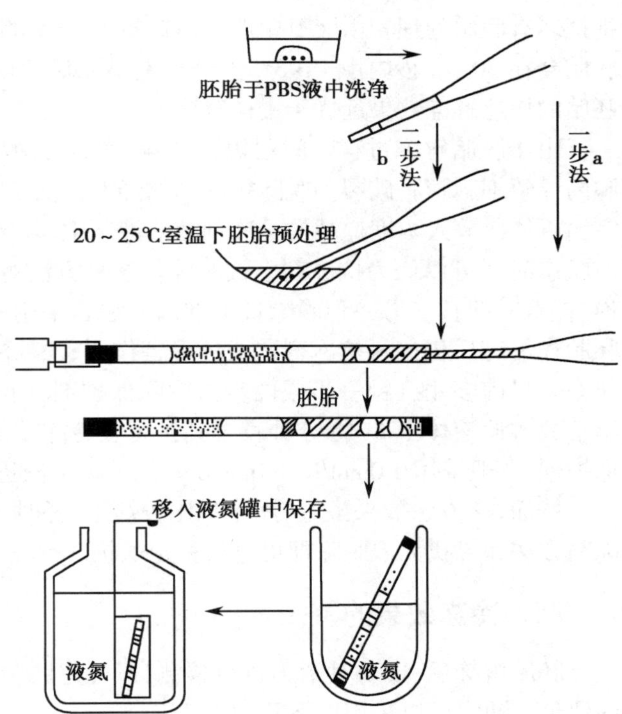

图 4-4-1　Kasai 一步法和 Zhu 两步法胚胎玻璃化冷冻保存程序

a. Kasai 一步法胚胎玻璃化冷冻保存程序;b. Zhu 两步法胚胎玻璃化冷冻保存程序

胚胎玻璃化冷冻方法的效果取决于两个关键因素:一是低毒性、高渗透性和强玻璃化能力的抗冻剂。因此,胚胎玻璃化冷冻研究的一个热点便是寻找理想的抗冻剂。大量研究表明,混合使用不同的抗冻剂能起到降低对胚胎毒害、提高玻璃化冷冻效果的目的。例如 Kasai 等研发的 EFS40 冻存液既是以乙二醇为主要抗冻保护剂,在此基础上又辅以高分子聚蔗糖和渗透压较高的蔗糖。与 DMSO、甘油、丙二醇等相比,乙二醇毒性低、分子量小、透性强、并易于除去;聚蔗糖与 PEG 相比易溶解、黏性和毒性低;蔗糖可以促进脱水、抑制乙二醇的渗入而降低其毒性、并缓和在去除乙二醇过程中渗透压的改变。二是高冷冻速率。高冷冻速率可加快形成玻璃化状态、稀释玻璃化溶液中抗冻剂的浓度。最直接有效提高胚胎冷冻速率的途径是使用新型冷冻载体。冷冻载体由最初的密封细管发展为现在众多方法:半管法(hemi-straw)、冷环法(cryoloop)、电镜铜网法、电泳上样吸头法、开放毛细管法(open pulled straw,OPS)、FDP 法(flexipet-denuding pipets)、固体表面法等。这些新方法,尤其是 OPS 法,极大地提高了冷冻速率和玻璃化冷冻的效果。

OPS 冷冻法是 Vajta 于 1997 年发明的一种玻璃化冷冻保存技术。其载体是一个经过手工拉制成的直径为 0.8~1.0mm 的塑料管。冷冻保护液和胚胎置于细管开放的末端。冷冻速率约为 20 000℃/min。

该方法先将胚胎在含 10% 乙二醇、10%DMSO 和 80%mPBS 的溶液中 37℃恒温放置 5 分钟,然后将其移入玻璃化冷冻液中。装管时将 OPS 的一端浸入盛有胚胎的玻璃化冷冻液中,利用虹吸效应将胚胎连同玻璃化冷冻液装入 OPS 管中,然后投入液氮冷冻保存。解冻时将 OPS 从液氮中取出,直接放入 37℃的解冻液中。在 1~2 秒内,解冻液进入 OPS 管中与融化冷冻液混合,从而减少了冷冻对胚胎的伤害。因此,该方法可以使用低浓度冷冻液,大大降低了冷冻剂的毒害作用并缩短了各个步骤中胚胎与冷冻液的接触时间。此外,该方法使用的冷冻液量较小,可以预防冰晶的形成。目前,多项研究表明 OPS 法的冷冻保存效果不亚于甚至超过了常规慢速冷冻法。不仅如此,OPS 法还适用于很多对不易通过常规慢速冷冻法成功冷冻保存的细胞,如卵母细胞、猪胚胎、体外受精胚胎、经过显微操作的胚胎等。

相对而言,玻璃化冷冻法操作简单、过程耗时短、且不需要昂贵的设备,有利于野外操作及大规模的推广应用。因为玻璃化冷冻液中高浓度的抗冻剂对胚胎毒害作用巨大,因此要求实验室工作人员必须操作非常熟练,全部操作必须在数分钟或更短的时间内完成。

(四) 胚胎解冻的方法

胚胎的解冻方法有两种,即快速解冻法和慢速解冻法。

慢速解冻法是指以 10℃ /min 左右的速度将胚胎由冷冻保存温度逐渐升至室温的方法,该方法适用于缓慢冷冻法保存的胚胎。慢速降温冷冻保存的样本细胞内液的浓缩程度均不充分。当温度回升到 -50~-15℃时仍可形成胞内冰晶,导致胚胎死亡。因此解冻时应尽快通过该温度区间。快速解冻法是指把装有胚胎的细管由液氮中取出迅速投入 35℃的温水中,轻轻摇动数分钟完成解冻过程。在此过程中,胚胎会在 30~40 秒内由 -196℃上升至室温,瞬间通过危险区,从而来不及形成冰晶。大量研究证明,冷冻胚胎的快速解冻效果远优于慢速解冻。

由于胚胎解冻过程时间很短,胚胎解冻后必须尽快脱除抗冻剂以防止细胞外大量水分子瞬间涌入细胞内导致细胞膨胀破裂。脱除抗冻剂的经典方法是浓度递减的抗冻剂溶液逐步稀释脱除:胚胎解冻后,于室温下依次放入浓度递减的抗冻剂溶液液滴中,各保持 5~10 分钟。当在显微镜下看到胚胎扩张至接近冻前状态时即可以认为抗冻剂已被脱除。这种方法对胚胎细胞损伤最少,存活率较高,但脱除过程缓慢、烦琐、耗费时间长。另一种脱除抗冻剂的方法是采用蔗糖等非渗透性物质脱除抗冻剂。这种方法可以避免胚胎在解冻后仍接触抗冻剂造成的毒害作用,蔗糖溶液能充当渗透压缓冲物质来降低解冻时细胞的膨胀速率。目前多用蔗糖一步或两步法脱除保护剂:用 PBSS 配成 0.2~0.5mol/L 的蔗糖溶液,胚胎解冻后在室温下放入此液体中 5~10 分钟直至其扩张至冷冻前的状态。玻璃化冷冻的胚胎由于采用了高浓度的冷冻保护剂,一般采用 1.0mol/L 和 0.5mol/L 的蔗糖溶液进行两步脱除。

然而,该方法效果虽好,操作却比较烦琐、耗时。因此,建立操作简单、对胚胎损伤较轻的快速脱除抗冻剂方法和寻找无需脱除即可进行移植的抗冻剂是未来胚胎冷冻技术的重要研究方向。

四、冷冻效果的鉴定

胚胎解冻后,要对其活力进行检测,以确定胚胎是否正常并适于移植,并对冷冻和解冻效果作出客观的评价。通常可以采用以下几种方法。

(一) 形态学鉴定

解冻后适于移植的活胚在实体镜下应能观察到其恢复到冷冻前的形态、透明度适中、胚内细胞致密且细胞间界限清晰。相对应的,若透明带破裂、内细胞团松散、胚内细胞变暗或成透明玻璃状、且不能恢复到冻存前大小,则认为胚胎受损不适于移植。然而形态正常的胚胎不一定都具有继续发育的能力。例如,有研究比较了分别应用缓慢和快速冷冻方法保存的牛 6~8 日龄胚胎,发现尽管解冻后胚胎形态正常率分别为 94% 和 95%,培养后发育率却仅为 63% 和 71%,均显著低于形态正常率。因此,解冻后胚胎往往还需要进一步鉴定其活力。

(二) 染色检测

1997 年,Jackowski 首先使用荧光染色测定胚胎活力。Jackowski 采用了非极性的二乙酸荧光素(fluorescein diacetate,FDA)染色后胚胎细胞荧光强弱判定复苏胚胎的发育能力。FDA 可以通过细胞膜进入细胞,在细胞内膜上富集,在细胞内脂酶的作用下可产生极性荧光素。镜检时,生活力强的细胞由于内酯酶活性强且胞膜完整,荧光信号强;生活力低的细胞仅有微弱荧光;而死亡细胞则检测不到荧光信号。

台盼蓝是一种不能透过完整细胞膜的活性染料。用 0.5% 台盼蓝溶液将胚胎染 3~5 分钟,清洗后于显微镜下观察，活细胞不着色，死亡的细胞内充满蓝色颗粒。然而台盼蓝有轻度毒性，时间超过 15 分钟时活胚胎也会受损而着色。

（三）培养鉴定

培养鉴定可以分为体外培养和体内培养。体外培养是指待胚胎解冻后，用含血清的 PBS 在 37℃培养 6~12 小时，以观察胚胎的发育情况。体内培养是将解冻后的胚胎置于结扎的兔输卵管内，使其在兔体内培养 12~24 小时，再从输卵管冲出以检查其发育情况。

（四）移植鉴定

就是将解冻后的胚胎除去防冻剂后移植给受体，根据妊娠率和产仔率计算胚胎的存活率。然而，由于轻度损伤的胚胎移植后亦有可能受孕，并且移植效果受到诸如受体状况、体外保存时间及操作人员的技术熟练程度等众多因素的影响，所以该方法不能完全代表胚胎的存活率。

目前通常使用形态特征和发育能力两方面的指标评价胚胎冷冻的效果。而事实上胚胎的发育与解冻后培养液的营养也密切相关。例如，Hongshen Men 等研究发现，冻胚解冻后若向其培养液中添加 FSH 或 LH 可以显著提高胚胎的发育率。因此，寻找和确定一种更可靠的胚胎活性评定方法也是未来的研究方向。

第二节 卵母细胞的冷冻技术

Section 2 Animal oocyte cryopreservation

与精子冷冻和胚胎冷冻相比，卵母细胞冷冻保存的研究起步较晚。1976 年，Tsunode 等开始尝试冷冻保存卵母细胞。1 年后，Whittingham 等首次成功冷冻了小鼠的成熟卵母细胞，并证实该冷冻的成熟卵母细胞经解冻受精后可以获得后代。卵母细胞冷冻保存技术使得各种动物卵母细胞资源的充分利用成为了可能，为体外受精、核移植、转基因动物生产等胚胎工程操作提供丰富、便捷的材料来源，从而为其走向产业化、商业化开辟道路。此外，同精子冷冻保存、胚胎冷冻保存一样，卵母细胞冷冻保存也可建立种子库，为良种家畜、珍稀动物、濒危动物和任何个体的基因提供一种保种新途径。其中，人类卵母细胞冷冻保存是辅助生育技术的重要组成部分，可满足不孕患者生育子女的要求，并且没有伦理道德和法律方面的限制。

一、卵母细胞冷冻保存技术的研究进展

卵母细胞冷冻成功于 1977 年。Whittingham 等首次成功冷冻了小鼠的成熟卵母细胞，并证实该冷冻的成熟卵母细胞经解冻受精后可以获得后代。随后，Hasan 在冷冻保存的兔卵母细胞研究中也证实了将卵母细胞冷冻技术引入繁殖的可行性。1992 年，Lim 等首次应用冷冻保存的牛卵母细胞成功产生牛犊。

由于动物卵母细胞生理结构和化学组成上的特殊性，与精液冷冻保存的发展和胚胎冷冻的商业化水平相比，卵母细胞的冷冻保存研究起步较晚且进展缓慢。

虽然牛卵母细胞的冷冻方法借鉴了胚胎的冷冻方法，但是其效果远不及牛胚胎的冷冻效果。1998 年，Vajita 等首次采用 OPS 法冷冻牛卵母细胞取得了成功。但是，体外受精后囊胚发育率仅为 11%~25%。直到 2002 年，应用微滴超低温液氮（-196℃）法，Amir 等最终将囊胚率提升到 20%，并获得一头健康小牛。未成熟卵母细胞的冷冻与成熟卵母细胞相比更为困难。Suzuki 等发现，用慢速冷冻法冷冻的牛 GV 期卵母细胞体外受精后的卵裂率为 35.3%~42.2%，其中仅 1.3%~3.1% 发育到囊胚。最近国内也有一些关于 GV 期卵母细胞冷冻的进展：2004 年，包华琼等报道冷冻牛 GV 期卵母细胞解冻后，体外受精卵裂率为 36.67%~52.3%；2005 年，禹学礼等报道用 OPS 法和细管法冷冻的牛 GV 期卵母细胞成熟率分别为 66.0% 和 48.2%，但是只有 OPS 法冷冻的牛 GV 期卵母细胞得到了 7% 的囊胚率。冷冻卵母细胞的低受精率可以归结为多种原因。Glemiste（1987）等的研究表明，小鼠卵母细胞冷冻后纺锤体受损，并且第二极体滞留，结果造成了多倍体胚胎的形成。再如，抗冻剂的使用能够诱导皮质颗粒过早发生胞吐作用，使得透明带硬化。可见，卵母细胞冷冻保存比精液和胚胎冷冻保存难度更大，技术要求更高。目前牛卵母细胞冷冻的研究主要集中在应用玻璃化方法减少冷冻液体积和加快降温速率上，在低温生物学机制和探讨冷冻损伤的

机制等方面还有待进一步研究。在人卵母细胞冷冻方面,1986 年 Chen 成功冷冻人卵母细胞并获得后代。2000 年,Yong 等首次用玻璃化冷冻方法冷冻人成熟卵母细胞,获得了第一例来自玻璃化冷冻方法的后代。2004 年,Andrea 等通过优化卵母细胞的冷冻技术获得了高达 12.5% 的出生率。

表 4-4-4 总结了数种哺乳动物卵母细胞冷冻保存的研究情况。

表 4-4-4 哺乳动物卵母细胞冷冻保存的研究情况

动物种类	卵母细胞阶段	冻存方法	参考文献
小鼠	成熟卵	慢速冷冻	Schreder 等,1990
		快速冷冻	Hernandez,Iedezma 等,1989
		超快速冷冻	Vanderbilt Elst 等,1989
		玻璃化冷冻	Nakagata 等,1989
	未成熟卵	慢速冷冻	Car Toll,1973
		超快速冷冻	Zhiming 等,1990
		玻璃化冷冻	Val Bler kom,1989
大鼠	未成熟卵	快速冷冻	Pollicer 等,1988
仓鼠	成熟卵	慢速冷冻	Todorow 等,1989
		快速冷冻	Tobback 等,1991
		超快速冷冻	Lewin 等,1990
		玻璃化冷冻	Wood 等,1991
兔	成熟卵	慢速冷冻	Sicbzch nrubl 等,1989
		快速冷冻	Vincent 等,1989
羊	未成熟卵	慢速冷冻	Sulieman 等,1990
猪	未成熟卵	快速冷冻	Didion 等,1990
		玻璃化冷冻	Rubinsky 等,1991
马	—	玻璃化冷冻	Hochi 等,1994
人	成熟卵	慢速冷冻	Chen,1986
	未成熟卵	慢速冷冻	Tucker 等,1998
	—	玻璃化冷冻	Kuleshova 等,1999
牛	未成熟卵	快速冷冻	Schellander 等,1992
	体外成熟卵	慢速冷冻	Fuka 等,1992
		快速冷冻	Fuka,Lim,Xu 等,1992
		玻璃化冷冻	Fuka 等,1992
	GV 期卵	慢速冷冻	Fuka 等,1992
		快速冷冻	Lim,Suzuk 等,1992
		玻璃化冷冻	Fuka 等,1992

注:资料来自李青旺,2004;张嘉保和田见晖,2010

二、卵母细胞冷冻保存的原理

卵母细胞冷冻保存也是采取适当的冷冻方法和低温保护剂改变卵母细胞细膜渗透性和溶液渗透压,与精液和胚胎冷冻保存的原理基本相似。传统的冷冻保存卵母细胞的方法一般在细胞脱水以前诱导结晶,然后缓慢降温脱水,而解冻时快速复温到常温。现在常用玻璃化冷冻法。

三、卵母细胞冷冻保存的方法

(一) 卵母细胞的获取

随着哺乳动物胚胎操作技术的成熟和胚胎移植技术商业化的迅猛发展,各领域对卵母细胞的需求量与日俱增。单纯依赖超数排卵获取卵母细胞的方法费用高、对动物生理功能影响大且获得的数量有限,因此不能满足科学研究和生产的需求。现在主要有两种获取卵母细胞的途径:一是从活体卵巢采集,二是从屠宰厂废弃卵巢中获取卵母细胞。

1. 活体卵巢上采集

(1) 腹腔镜法:此法在手术部先行局部麻醉,以消毒导管针刺入腹腔并向腹腔内轻轻打气、压迫胃肠前移,从导管内插入内镜进行搜索观察。另用套有聚四氟乙烯套管的吸卵针在内镜引导下刺入卵泡内吸取卵母细胞。该法在牛上采集排卵前卵母细胞可达 80%~90% 回收率。

(2) B 型超声波法:此法将带有超声波探头和采卵针的采卵器插入到保定和麻醉母畜阴道子宫颈的一侧穹隆处缓慢移动卵巢,用吸卵针刺入直径大于 2mm 的卵泡,真空吸入卵母细胞和卵泡液。现在,此法已成为牛活体采卵的主要方法。

(3) 活体输卵管采卵法:通过手术方法采集排入输卵管内的卵母细胞。打开腹部后,找到子宫角和输卵管并牵出腹腔外,自宫管接合部插入注射针、逆向从伞部输卵管腹腔孔冲洗,或者在宫管接合部子宫角尖下 1cm 处插入接卵管接于平皿中,自伞部输卵管腹腔口顺向注入冲卵液。该方法目前是猪、绵羊、山羊、兔等动物常用的活体采卵方法。

2. 屠宰后卵巢上采集　动物屠宰后立即无菌采集卵巢,放入 30~39℃灭菌生理盐水或灭菌 PBS 中,6 小时内带回实验室。尽管有人认为在 18~21℃收集和操作牛卵母细胞能提高卵母细胞成熟率,Yang 等(1990)的研究结果表明,牛卵巢在 24℃保存 24 小时后收集的卵母细胞体外受精后仍有 71.2% 的卵裂率,而 Solano 等 1994 年的研究更显示将牛卵巢在 4℃放置 12~24 小时后其卵裂率不受任何影响。

卵巢表面卵泡卵母细胞的获得是目前体外成熟培养中卵母细胞的主要来源,其采集方法有如下 3 种。

(1) 抽吸法:用配以 16 号或 18 号针头的 5ml 或 10ml 注射器从直径 2~6mm 的卵泡中抽吸卵泡液。该方法简便、快速,是目前最常用的采卵方法。缺点是易出现不完整的卵丘卵母细胞复合体及裸卵。

(2) 切割法:用薄刀片切割卵泡,辅以洗卵液冲洗卵泡腔,回收卵丘卵母细胞复合体。此法较抽吸法慢,但是 Abdoon 发现切割法获得的卵母细胞数显著地多于抽吸法。

(3) 剥离法:用细针或薄刀片剥离突出于卵巢表面的卵泡,在卵母细胞培养液中剪破卵泡,冲出卵丘卵母细胞复合体。该法费时且操作复杂,已不常采用。

(二) 卵母细胞的分级和筛选

目前,人们常用卵丘细胞的扩散程度来评鉴体外成熟的卵母细胞的成熟度。例如 Hunter 等制定的判断牛卵母细胞成熟的标准如下。

Ⅰ级成熟卵:卵丘细胞完全扩散,卵丘细胞团至少向外扩展 3 倍于裸卵的直径。

Ⅱ级成熟卵:卵丘细胞中等程度扩散,向外扩展约 2 倍于裸卵的直径。

Ⅲ级成熟卵:卵丘细胞轻度扩散,基本上仍紧紧包围在透明带上。

依据这种分级标准,绝大多数Ⅰ级成熟卵和多数Ⅱ级成熟卵可达到成熟状态。

用于冷冻保存的卵母细胞同样需要对操作对象进行分级鉴定,与 Hunter 等制定的标准类似,卵丘细胞的扩散程度依然是重要的评价指标。韩毅冰等(1993)将直径为 2~6mm 的卵泡中的卵母细胞根据牛卵泡卵母细胞在体视镜的形态分为 4 个级别:A 级、B 级、C 级和 D 级。

A 级:卵母细胞外围有 3 层以上的致密卵丘细胞,胞质均匀地充满于透明带内。

B 级:卵母细胞外围有 1~3 层卵丘细胞,胞质均匀。

C 级:卵母细胞的卵丘细胞扩散,胞质不均匀。

D 级:裸卵,胞质不均匀。

在收集到的卵母细胞中,这 4 类细胞的分别占 21.68%,53.97%,17.3% 和 2.65%。体外培养研究发现,A 级和 B 级卵母细胞处于相似的发育阶段,扩展率分别为 93% 和 90%;而 C 级和 D 级已趋于老化。因此,应采用 A 级和 B 级卵母细胞用于卵母细胞的冷冻保存,以提高冷冻效率。

(三) 卵母细胞的冷冻方法

卵母细胞冷冻保存方法也是借鉴胚胎冷冻保存方法建立起来的,主要有慢速冷冻法、快速冷冻法、超快速冷冻法、一步冷冻法和玻璃化冷冻法。除超快速冷冻法外,均是当前卵母细胞冷冻保存最常用的冷冻法。

1. 慢速冷冻法 与胚胎慢速冷冻法相似，这种冷冻方法是一种平衡冷冻方法。Whittingham（1977）就是用这种方法首次冷冻小鼠成熟卵母细胞并获得成功。具体为用冷冻保护剂平衡处理卵母细胞后开始降温，-6~-7℃植冰，然后以 0.1~1.0℃ /min 的速度降温到 -80℃，停留一段时间后，投入液氮；解冻时，升温速度低于 25℃/min。该法的优点是细胞脱水完全；缺点是冷冻保护剂处理细胞时间过长。

2. 快速冷冻法 具体为用冷冻保护剂平衡处理卵母细胞后开始以 1℃ /min 的速度降温，至 -5~-7℃植冰，然后以 0.1~1℃ /min 的速度降温至 -80℃或 -30~-40℃，投入液氮。解冻一般在室温或 37℃进行。降温到 -30~-40℃时投入液氮在牛、人和小鼠的卵母细胞应用较多、效果较好。而关于降温至 -80℃投入液氮的报道很少、效果也不理想，现已基本不用。

3. 超快速冷冻法 超快速冷冻法是用高浓度的冷冻保护剂混合物短暂处理卵母细胞，经过 1~2 分钟平衡或不平衡，直接投入液氮中保存。该方法简便易行，但是水分在细胞内外都会结晶。因此，应用此法冷冻的卵母细胞所受的损伤较大，解冻后的形态正常率低，容易造成卵丘细胞的脱落。该法主要应用于小鼠，牛上偶有应用。

4. 一步冷冻法 将卵母细胞在室温下移入将近终浓度或低于终浓度的冷冻保护液中，平衡 10~15 分钟，再移入 0~4℃预冷的终浓度的保护液中装管平衡 10~15 分钟，直接投入液氮。

5. 玻璃化冷冻法 卵母细胞玻璃化冷冻法同胚胎玻璃化冷冻的原理相同，也是把卵母细胞置于高浓度冷冻保护液中，经过短时间平衡（1~2 分钟）或不平衡，直接投入液氮中保存。目前，卵母细胞的玻璃化法多采用两步法，即先用低浓度的冷冻保护剂预平衡 3~5 分钟，再混于终浓度冷冻液装管放于液氮口 1 分钟，然后直接投入液氮保存。此方法在小鼠卵母细胞和牛卵母细胞冷冻保存上取得了较好的效果。

然而在一些物种的卵母细胞，例如猪和牛等对降温很敏感的卵母细胞中，常规玻璃化冷冻方法不能获得持续高的存活率。为了解决这一问题，研究人员建立了卵母细胞快速玻璃化冷冻技术。1997 年，Vajta 等将普通麦管在加热器上拉细，将冷冻速度提高 10 倍。解冻后的卵母细胞经体外受精获得了 13% 的囊胚发育率，并经移植获得了犊牛。此后，又出现了如微滴法、电子显微镜铜网法、GMP 法、冷冻环法等卵母细胞冷冻方法，分别在不同动物卵母细胞冷冻的研究上取得了较好的效果。

（四）卵母细胞的解冻方法

卵母细胞的解冻方法同胚胎一样，也分为慢速和快速法。慢速解冻法通常以 4~25℃/min 的速率使卵母细胞由冷冻保存温度逐渐升至室温，仍然存在 -50~-15℃时细胞内结成冰晶致死胚胎的问题。快速解冻法通常采用温水浴法，与前述胚胎的快速解冻法大致相同，可以有效地保护卵母细胞、提高了复活率。

卵母细胞脱除冷冻保护剂的方法主要有两种。

1. 逐步稀释法 用浓度递减的保护液逐步稀释，使冷冻保护剂脱除。此方法较烦琐，但效果较好，目前仍普遍采用此方法。

2. 非渗透性溶液脱除法 较简单的方法是将卵母细胞解冻后，置于较高浓度的非渗透性保护液，经一步或两步法脱除保护剂。通常以蔗糖作为溶质，防止水分大量渗入细胞而引起过分膨胀。

四、冷冻对卵母细胞的影响

尽管外部形态上，卵母细胞与早期胚胎很相似，但是作为一个体积较大的单细胞，卵母细胞水分含量高、胞质相对丰富、细胞器相对较为复杂，许多亚细胞结构对温度、渗透压和离子浓度极为敏感。冷冻过程卵母细胞常发生不可逆的微管和微丝、染色体、透明带和细胞器等的损伤，所以与胚胎相比，卵母细胞的冷冻保存效率很低。

（一）对微管的影响

在卵母细胞中，微管对纺锤体的形成至关重要。在细胞质中，微管对温度敏感。

Magistrini 和 Szollosi（1980）发现，在 0℃处理 45 分钟时，卵母细胞的纺锤体分散，所有的微管完全分散；将卵母细胞重新置于 37℃ 15 分钟，微管重新积聚、纺锤体重新形成。Aman 等（1996）在牛卵母细胞也发现了类似的现象。

(二) 对微丝的影响

微丝是由聚合肌动蛋白和自由肌动蛋白组成，是纺锤体旋转、极体排出、原核迁移和胞质分裂所必需的。研究发现，冷冻保存可能破坏两种肌动蛋白的平衡。Saunders 等(1999)报道，牛体外成熟的卵母细胞解冻后微丝正常分布率与未冷冻组相比降低了 50% 以上，且在复温条件下这一变化不可逆转。Dobrinsky 等在猪胚胎观察到超低温冷冻扰乱了胚胎细胞膜和微丝的有序结构，形成新的骨架系统。但是，他们发现，冷冻后复温时这些微丝系统又会恢复到正常状态。此外，还有研究表明冷冻对卵母细胞微丝系统只有微小的影响。因此，冷冻对微丝系统的影响程度及复温时能否逆转还有待进一步研究。

(三) 对染色体的影响

在 MⅡ期成熟卵母细胞中，由于缺少包被的核膜，染色体松散地附着在纺锤体上，对低温非常敏感。许多研究表明，采用慢速冷冻、玻璃化冷冻等方法保存小鼠卵母细胞，在解冻后受精可以观察到畸形的染色体组型。例如，Sounders 等(1999)报道，牛卵母细胞经冷冻 - 解冻后，只有 31% 的卵母细胞染色体形态正常，仅是未冷冻组的 1/3。

(四) 对透明带和细胞器的影响

透明带在受精中精子结合到卵质膜和防止多精入卵中起着重要作用。低温冷冻对透明带和细胞器都会产生一定的影响。对透明带的损伤主要表现为透明带的破裂、硬化。这些变化将导致卵母细胞受精率下降，多精子受精增多。冯怀亮等(1996)发现，与未冷冻组相比，玻璃化法冷冻卵母细胞解冻后，透明带对蛋白酶的抵抗力显著增强。对超微结构的影响主要表现在质膜和一些细胞器上。孙青原(1994)研究了用不同冷冻方法对牛 GV 期和体外成熟卵母细胞超微结构的损伤。结果表明程序化和玻璃化冷冻对牛 GV 期卵母细胞的细胞膜、微绒毛、线粒体、微管、高尔基复合体、内质网及囊泡等超微结构都有不同程度的损伤。Hochi(1996)对马的未成熟卵母细胞的超微结构观察发现，玻璃化冷冻导致卵母细胞线粒体肿胀、基质电子密度降低、卵母细胞 - 卵丘细胞的连接破坏。刘海军在 OPS 冷冻的山羊卵母细胞超微结构观察中得到类似结果。Hyttel(2000)对 OPS 冷冻牛的成熟卵母细胞超微结构观察发现，解冻后卵母细胞出现不同程度的退化：受精后 24 小时，囊泡消失，多精受精情况增多，空泡内有退化的皮质颗粒；受精 72 小时，卵裂率低，卵裂球内有空泡，呈现退化，核仁异常。这些发现指出冷冻引起的超微结构变化影响了其发育的能力。Fuku(1995)发现牛未成熟卵母细胞的微绒毛、线粒体、囊泡玻璃化冷冻过程中并未受到破坏，IVM 卵母细胞对冷冻的敏感性也比 GV 期卵母细胞更低。

总的来说，如何保护卵母细胞固有结构不受冷冻损伤、提高卵母细胞的冷冻效率，是研究人员当前需要面对的重要问题。

五、冷冻效果的鉴定

卵母细胞的结构和后续发育能力在冷冻解冻的过程中都在一定程度上受到影响，造成目前大多数物种的卵母细胞冷冻保存后体外受精率、发育率偏低。因此，必须对卵母细胞冷冻效果进行鉴定。

冷冻的卵母细胞经解冻后，首先要在显微镜下观察卵丘是否脱落、透明带是否完整、胞质是否均匀。然后，可将卵母细胞按一般方法进行培养和体外受精，统计其受精率、卵裂率及早期胚胎发育率等，并与微晶冷冻的卵母细胞进行比较，综合前述指标作为判断冷冻效果的标准。

第三节　胚胎库管理

Section 3　Management of animal embryo/oocyte bank

大自然创造了丰富多样的生态环境。这种生态多样性是人类赖以生存的生态环境维持稳定所必需的条件。然而，由于当前地理环境的变化及其他因素，使得各种生物资源的保存受到严重威胁，一些地方优良品种及珍稀濒危野生动植物濒临灭绝。从整体生态和长远眼光来看，这些变化必将最终影响人类的生存和发展。另一方面，这些生物资源对于我们人类来说是个瑰丽的宝库，提供给我们享用不尽的宝贵财富。

因此，建立适于不同需求的胚胎库不仅可以有效保护物种资源，还使生物资源得到有效利用，为其保存和研究提供了不受时空限制的新途径。

一、胚胎库的分类

(一) 实验动物胚胎库

随着转基因技术的飞速发展，实验动物品种、品系的数量不断扩增。采用胚胎冷冻保存技术建立实验动物胚胎库将是保存实验动物品系和我国特有的动物种质资源最为经济且行之有效的方法。同时，实验动物胚胎库的建立也为动物胚胎发育机制、转基因动物培育、实验动物模型建立等研究创造了条件。

过去的十余年中，由于实验科学的需要，研究人员应用基因编辑技术创造出了大量的动物模型。这些实验动物品种品系的维持关系到实验动物质量的保持，对生命科学研究影响巨大。传统的保种方法是通过饲养一定规模的动物种群，按照不同品种、品系规定的要求进行繁育与保种。这种方法需要投入大量的人力、物力和财力。此外，传统的保种方法在长期的动物饲养过程中常常无法避免、承受许多意料之外的事件，如疾病、繁育失败、遗传污染和遗传漂变等。因此，应用胚胎冷冻技术保存这些遗传资源是最为经济和安全可信的方法。目前，许多发达国家已经建立了自己的实验动物胚胎冷冻库。例如，美国的 Jackson 实验室共保存了近 1700 个小鼠品系的约 120 万枚胚胎；英国的 Medical Research Council 保存了近 1000 个品系的约计 25 万枚胚胎；欧洲的 European Mouse Mutant Archive 保存了 150 多个突变小鼠品系的胚胎等。虽然我国实验动物起步较晚，但是目前已经在这一方面做了许多探索性的工作。例如中国科学院上海实验动物中心、中国科学院北京遗传所实验动物中心、军事医学科学院实验动物中心、中国农业大学实验动物所、北京生物制品检定所实验动物中心等。

另一方面，胚胎冷冻技术还可以解决某些繁育性能不良的实验动物的保种及实验动物资源的开发即野生动物的实验动物化等问题。而利用胚胎工程学技术进行动物育种已在许多国家取得成功，大大缩短了育种时间。

(二) 珍稀动物及畜禽资源胚胎库

生物资源多样性是地球生态圈稳定的基础，也是人类在地球稳定生存的前提条件。因此，保护生物资源就是保护人类自身。但是随着人类社会的发展和人口的急剧增长，人类正在越来越严重地破坏着其赖以生存的环境，地球生物多样性正在以前所未有的速度遭受破坏。在过去的 2 亿年中，虽然平均每 25 年左右就有一种脊椎动物灭绝，但是其中大多数物种的灭绝发生于人类社会高速发展时期。因此，在发展人类社会的同时，如何保持生态的多样性、物种的多样性和遗传的多态性也是人类生存需要解决的重大问题。

自从 1949 年低温保护剂的发现以来，经过六十余年的积累，动物细胞和胚胎低温保存的研究工作得到了极大的发展。目前，动物种质细胞的超低温保存已和动物活体保存、DNA 基因文库保存并列成为当今珍稀动物保育及畜禽资源保存的三大主要手段。

(三) 人类胚胎库

当前，不孕不育症发生率日趋增高，传统的治疗方法远不能满足患者对生育后代的需要。1978 年，世界首例试管婴儿 Louise Brown 的出生给全世界的不孕不育家庭带来了新的希望。不孕夫妇可以通过这项辅助生殖技术（assisted reproductive technology，ART）获得子女。

1983 年，人类第一例冷冻保存胚胎的成功妊娠使胚胎冷冻技术成为人类辅助生殖技术的重要技术手段。这项技术大大方便了精子库或卵子库的建立和精子与卵子的交流及保存，为人类生殖提供了保险，例如化疗、放射治疗前患者可以进行配子保存以便于治疗后获得健康后代，辅助生殖过程中获得更多的配子来源，在某些治疗中避免再次的取配子手术，根据患者实际生理情况灵活调整辅助生殖治疗的进度。此外，在胚胎移植过程中，多胚胎移植的成功率与多胎妊娠带来的危害一直是一对矛盾。人类胚胎从合子期到囊胚期的冷冻保存可以在不增加成本的情况下增加患者的累积妊娠，避免一次移植多枚胚胎而增加多胎妊娠的风险。总的来说，在当前所有的生育保存方法中，胚胎冷冻最为成熟可靠、行之有效。我国大部分 IVF 实验室也相继建立了胚胎冷冻技术，并于 1995 年 2 月诞生了第一个通过移植冻融胚胎的婴儿。

二、胚胎库建立的技术路线

胚胎库建立的技术路线因动物品种的不同及胚胎库设立目的的差异不尽相同。现以实验用近交系小鼠为例，简要介绍一下胚胎库建立的技术流程和注意事宜。

（一）超数排卵和配种

超数排卵是以各种外源性促性腺激素诱发动物卵巢的卵泡发育并排出具有受精能力的卵子的过程。这是大多数单胎或双胎家畜为获得大量可用胚胎的主要途径。因此，高效率的超数排卵技术是胚胎工程技术产业化的关键环节。目前常用的超排激素主要有 PMSG（孕马血清促性腺激素）、FSH（促卵泡素）、LH（促黄体生成素）、$PGF_{2\alpha}$（前列腺素）及其类似物、孕激素等。

建立小鼠胚胎库时，一般使用 PMSG 刺激 3~6 周龄供体雌鼠用模仿内源性 FSH 的促进卵成熟作用，用 hCG 模仿 LH 的诱导排卵作用。然后，于 hCG 注射后进行配种。对于大多数小鼠品系来说，推荐的 PMSG 和 hCG 注射剂量一般均是腹腔注射 5U。PMSG 与 hCG 间隔 42~48 小时注射都能获得满意数量的卵母细胞。

（二）胚胎的收集和分级

hCG 注射后雌雄鼠同笼，并于次日清晨检测阴道栓。阳性者于当日上午即 hCG 注射后 21~25 小时收集合子。收集使多用少量的 M2 培养液将合子从输卵管中冲洗出来。在不同的时间冲洗输卵管，可以得到不同发育阶段的胚胎：hCG 注射后 45~48 小时（1.5dpc）可以收集 2- 细胞阶段的胚胎；在 hCG 注射后 67~77 小时（2.5dpc）可以收集 8- 细胞到致密化的桑椹胚；在 hCG 注射后 3.5~4.5dpc 则可以收集囊胚。

然后将收集到的胚胎置于显微镜下，根据胚胎的轮廓、细胞发育的均匀性、细胞的色泽等进行分级。根据这些指标，胚胎分为 4 级。

A 级：优良胚胎，形态典型，卵细胞和分裂球的轮廓清晰，细胞质致密，色泽和分布均匀一致。

B 级：普通胚胎，与典型的胚胎相比稍有变形，但卵细胞和分裂球的轮廓清晰，细胞质较致密，分布均匀，水泡样和变性细胞不超过 10%~30%。

C 级：不良胚胎，形态变化明显，卵细胞和分裂球的轮廓稍不清晰或部分不清晰，细胞质不均匀，色泽发暗，水泡样和变性细胞占 30%~50%。

D 级：变性、退化胚胎。

一般来说，只有 A、B 级胚胎才能用于冷冻保存。

（三）胚胎的冷冻保存

目前世界上一些保种权威机构，如 Jackson 实验室，NIH，Charles River，MRC 等大多采用缓慢降温法来进行保存。具体是用 1mol/L 的 DMSO 溶液对细胞或胚胎进行预处理，再以小于 1℃ /min 的速度降温。当降到 −80℃时，再快速降温至液氮温度（−196℃）。Renard 和 Babinet 于 1984 年提出的缓慢低温冷冻方法目前也被 MRC 用于小鼠胚胎的低温保存中。该方法是用 1.5mol/L 的 1，2- 丙二醇作为抗冷冻剂，1mol/L 的蔗糖作为稀释液，以 0.3℃/min 的速率降温到 −30℃，然后直接投入到液氮罐中保存。Rall 于 1985 年采用玻璃化冷冻方法简化了胚胎冷冻过程。大量比较显示，缓慢冷冻法和玻璃化冷冻法在小鼠胚胎冷冻保存中的效果几乎相等。其差异在于缓慢冷冻方法可靠安全但是需要特殊的仪器设备，适用于大型科研和保种单位，而玻璃化低温保存则更利于普及。

（四）胚胎的活力及遗传稳定性检测

如前所述，冷冻胚胎可能因冷冻过程而受损。对于以保存种质为目的而建立的冷冻胚胎库来说，须确保冷冻后胚胎没有受到严重损伤，其遗传特性和活力保持不变。胚胎活力的检测指标包括解冻后胚胎体外培养中囊胚发育率和移植后的产仔率。其中，胚胎体外培养可以及时发现病原细菌污染，这对已经被污染的供体胚胎尤为重要。每一个即将低温保存进行保种的小鼠品系都应该先进行实验室检查，检测冷冻胚胎的污染情况、体外培养中囊胚发育率和移植后仔鼠的存活率。

此外，近交系小鼠因其遗传稳定性、均一性、个体性及背景资料和数据的完善性等特点，成为近代医学和生物学实验中应用最为广泛的实验动物。每个品系小鼠的遗传概貌可以通过蛋白质及同工酶电泳技术进行检测和鉴定。因此，在建立近交系小鼠胚胎库时，一定要应用蛋白质及同工酶电泳技术对准备冷冻的胚胎进行生化位点遗传检测，并对其中部分冷冻胚胎繁殖的后代也进行检测。具体方法可参考2002年5月1日我国实施的《实验动物近交系小鼠生化标记检测方法》所列出的常用近交系小鼠生化位点标记基因。

三、胚胎库的管理

胚胎库的建设是一个复杂的系统工程，它既包括硬件设施建设，如实验设施、检验设施、冷冻设施、存储设施等的购进与维护，还包括软件设施建设，如胚胎库实验室相关技术平台的建立、胚胎档案管理系统的维护、部门设置与技术人员培训等。

（一）部门设置及人员要求

根据胚胎库的技术流程，一般下设4个工作职能部门：①胚胎采集部门：负责选择供体的选择、胚胎的收集及分级鉴定；②胚胎冷冻部门：胚胎的冷冻与保存；③胚胎供给部门：受理胚胎使用申请，审核其资格并供给胚胎；④档案管理部门：建立供体及胚胎的档案管理制度和计算机管理系统。

由于胚胎库相关技术及资源往往涉及国家及企事业单位的知识产权与种质资源的保护，因此要求工作人员必须具备良好的职业道德。在专业技术层面，胚胎库至少要配备1名从事动物繁殖育种专业的技术人员和2名实验技师。这些专业人员应当具备胚胎工程实验室操作技能、熟悉国际粮农组织动物遗传资源胚胎库建立的标准程序和生物细胞冷冻保存有关的知识及技术，并掌握传染病及各类病原菌的检测及其他临床检验知识和技能。在此基础上还应配备1名具有计算机知识和操作技能并有一定管理能力的管理人员。根据我原国卫生部于2003年颁布的《人类精子库基本标准和技术规范》的规定，对于人类配子库，在人员配置上有更加严格的要求：至少应有1名具有高级专业技术职称的从事生殖医学专业的执业医师及1名具有中级以上职称的具备医学遗传学临床经验的技术人员。

（二）场所和设备要求

规范的胚胎库应具备下列独立的工作区间：胚胎收集间、胚胎操作实验室、标本存储室、辅助实验室（包括细胞培养间和分子生物学实验室）和档案管理室。胚胎库仪器设备基本配置应满足以下条件：能储存万份以上标本的标本储存罐、程序降温仪、大容量液氮罐、37℃恒温培养箱和水浴箱、超净工作台、相差显微镜、恒温操作台、离心机、加热平台及搅拌机、冰箱、超纯水制作装置及分子实验常用设备。

（三）管理要求

1. 档案管理　胚胎库必须对胚胎的采供及操作情况进行严格管理，并建立供体、受体及子代的档案信息库。具体内容应包括：①胚胎的遗传背景，即供体基本情况档案；②胚胎的冷冻、解冻及复苏数据；③冷冻胚胎群体描述；④胚胎确切的贮存位置；⑤胚胎的外供情况，包括移植效果等；⑥子代的随访信息。胚胎库档案管理应设专用计算机，所有资料应备份，文字资料应放置整齐有序，并注意防火、防盗及保密。另外，无论是电子档案还是文本档案都应便于查询。

2. 质量管理　谨慎选择胚胎供体，以保证胚胎的质量。对于以保种为目的的胚胎库，应注重供体在种群中的遗传代表性。例如，突变品系胚胎可通过携带突变基因的正常雄性个体与不携带突变基因的雌性个体交配获得。当使用的雄性突变基因是纯合的，所得到的胚胎都处于杂合状态。从胚胎库的安全角度看，如果品系携带的目的基因处于杂合状态，应至少保存1000个以上的胚胎。由于纯合子不育或生育力低而只有复合状态雄性个体能使用时，应收集2000个以上的胚胎。因为它们中只有50%可能携带突变基因。对于以繁殖为目的的家畜及人类胚胎/配子库，需对供体进行严格的体格筛查。例如，人类精子库的供精者必须在下述两方面符合要求：①年龄22~45岁，无不良嗜好（如吸毒、酗酒和过度吸烟）且身体健康；无遗传性疾病和遗传病家族史（如糖尿病、白化病、高血压等）；无传染病和性病史。②精液检查应符合下列条件：精液量≥2ml，精子密度≥60×10^6个/毫升，活率≥60%，A级精子≥25%或A+B级精子≥50%，正常精子形态≥60%，精液细菌培养应无致病菌生长；染色体检查应是正常男性核型；性病检查应该是阴性(支原体、衣原体、淋菌、梅毒、HIV);传染病源检查阴性(乙肝病毒、丙肝病毒、巨细胞病毒);6个月复查HIV,正常者可用作人工授精。

必须定期对胚胎库进行检查,包括胚胎质量及档案管理情况等。为以防万一,应将含有来自任一品系胚胎的冻存管分别保存在至少有两个不同的贮存容器内。经短时间冷冻贮藏后,从每个容器中取样解冻培养以检查胚胎活力。贮存在液氮中的胚胎不受机器故障的影响,而主要受品系传递中断的影响。在一个或多个贮存容器中贮存相同品系的胚胎,使之存放于不同的地方,以避免因液氮容器绝缘特性消失而造成的损害。当引进或回收贮存材料时,应避免升温过高而导致的胚胎变性。在冷冻前收集胚胎和解冻后移植胚胎时严格操作即可达到与通常使用剖宫产术隔断病原体垂直传递同样的效果。在液氮容器中,贮存材料可能造成交叉感,尤其是冻存管或安瓿没有完全密封时。

3. 供给管理　从定义上讲,保种是指保存一切与特定生态条件相联系的基因及基因组合体系。任何畜禽品种都是在特定的自然生态环境和社会历史条件下经过人类长期驯化、培育而成的。对这些遗传资源的保存不仅具有科研价值,也为一个国家和地区的历史文化遗产提供了活的见证。同建筑物和地理遗址的保存一样,物种资源保存也同样具有历史文化价值。所以胚胎库在管理中应该严格监管其物种及品系资源的流向,使其在有利于科学研究、农业生产和人类生活的同时不造成遗传资源的流失。这是一个国家和地区对其历史文化遗产保护的一方面。另外,对胚胎供给的监督和其后代的随访有利于胚胎库的长期建设,一方面可根据生产效果及时调整、优化胚胎库结构,另一方面可用它作为胚胎库质量控制效果的又一指标。对于以人类辅助生殖为目的而建立的胚胎、配子库而言,对这一方面的监管还具有法律、伦理及道德方面的考虑。

4. 信息安全管理　这项原则在人类胚胎库管理中显得尤为重要。无论是2001年我国原卫生部颁布《人类精子库管理办法》,还是2003年原卫生部重新修订和颁布的《人类精子库基本标准和技术规范》与《人类辅助生殖技术和人类精子库伦理原则》都强调了这一点。条文指出,人类精子库工作人员应尊重供精和受精当事人的隐私权并严格保密;除司法机关出具公函或相关当事人具有充分理由同意查阅外,其他任何单位和个人一律谢绝查阅供精者的档案;确因工作需要及其他特殊原因非得查阅档案时,则必须经人类精子库机构负责人批准,并隐去供精者的社会身份资料;除精子库负责人外,其他任何工作人员不得查阅有关供精者的身份资料和详细地址。

(张宇　孔庆然　刘忠华)

参考文献

[1] 李青旺. 动物细胞工程与实践[M]. 北京:化学工业出版社,2005.
[2] 岳文斌,杨国义,任有蛇,等. 动物繁殖新技术[M]. 北京:中国农业出版社,2003.
[3] 张嘉保,田见晖. 动物繁殖理论与生物技术[M]. 北京:中国农业出版社,2011.
[4] 徐永华. 动物细胞工程[M]. 北京:化学工业出版社,2003.
[5] 冯伯森,王秋雨,胡玉兴. 动物细胞工程原理与实践[M]. 北京:科学出版社,2000.
[6] 徐平. 实验动物胚胎和合子的低温保存[J]. 中国实验动物学杂志,2000,10(4):240-244.
[7] 凌天星. 家畜卵母细胞冷冻保存的研究进展[J]. 畜牧与兽医,2006,38(16):54-58.
[8] 徐平. 小鼠胚胎库的现状及胚胎和配合子冷冻保存的应用前景[J]. 上海实验动物科学,2001,21(1):49-55.
[9] 冯书堂,李绍楷,张元钰. 猪冷冻(-20℃)胚胎在我国移植成功[J]. 畜牧兽医学报,1993,24(1):41-42.
[10] Wilmut I, Wowson LE. Experiments on the low-temperature preservation of cow embryos [J]. Vet Rec, 1973, 92:686-690.
[11] Willadsen SM, Polge C, Rowson LEA, et al. Preservation of sheep embryos in liquid nitrogen [J]. Cryobiology, 1974, 11:74-75.
[12] Whittingham DG. Survival of rat embryos after freezing and thawing [J]. J Reprod Fertil, 1975, 43:575-578.
[13] Whittingham DG, Adams CE. Low temperature preservation of rabbit embryos [J]. J Reprod Fertil, 1976, 47:269-274.
[14] Bilton RJ, Moore NW. In vitro culture, storage and transfer of goat embryos [J]. Aust J Biol Sci, 1976, 29:125-129.
[15] Trounson A, Mohr L. Human pregnancy following cryopreservation, thawing and transfer of an eight-cell embryo [J]. Nature, 1983, 305:707-709.

[16] Pickering SJ, Braude PR, Cant A, et al. Transient cooling to room temperature can cause irreversible disruption of the meiotic spindle in the human oocyte [J]. Fertil Steril, 1990, 54: 102-108.

[17] Songsasen N, Buckrell BC, Plante C, et al. In vitro and in vivo survival of cryopreserved sheep embryos [J]. Cryobiology, 1995, 32: 78-91.

[18] Niemmann H. Cryopreservation of ova and embryos from livestock: current status and research needs [J]. Theriogenology, 1991, 35: 109-124.

[19] Rall WF, Reid DS, Polge C. Analysis of slow-warming injury of mouse embryos by cryomicroscopical and physiochemical methods [J]. Cryobiology, 1984, 21: 106-121.

[20] Liu J, Van den Abbeel E, Van Ateirthem AC. Assessment of ultrarapid and slow freezing procedures for 1-cell and 4-cell mouse embryos [J]. Hum Reprod, 1993, 8: 1115-1119.

[21] Emiliani S, Van den Bergh M, Vannin AS, et al. Comparison of ethylene glycol, 1, 2-propanediol and glycerol for cryopreservation of slow-cooled mouse zygotes, 4-cell embryos and blastocysts [J]. Hum Reprod, 2000, 15: 905-910.

[22] Van der Elst J, Camus M, Van den Abbeel E, et al. Prospective randomized study on the cryopreservation of human embryos with dimethylsulfoxide or 1, 2-propanediol protocols [J]. Fertil Steril, 1995, 63: 92-100.

[23] Chi HJ, Koo JJ, Kim MY, et al. Cryopreservation of human embryos using ethylene glycol in controlled slow freezing [J]. Hum Reprod, 2002, 17: 2146-2151.

[24] Lane M, Schoolcraft WB, Gardner DK. Vitrification of mouse and human blastocysts using a novel cryoloop container-less technique [J]. Fertil Steril, 1999, 72: 1073-1078.

[25] Vanderzwalmen P, Bertin Q Debauche C, Standaert V, et al. Vitrification of human blastocysts with the Hemi-Straw carrier: application of assisted hatching after thawing [J]. Hum Reprod, 2003, 18: 1504-1511.

[26] Arav A, Zeron Y, Ocheretny A. A new device and method for vitrification increases the cooling rate and allows cryopreservation of bovine oocytes [J]. Theriogenology, 2000, 53: 248.

[27] Carroll J, Depypere H, Matthews CD. A freeze-thaw induced change of the zona pellucida explains decreased rates of fertilization in frozen-thawed mouse oocytes [J]. J Reprod Fertil, 1990, 90: 547-553.

[28] Moreira da Silva F, Metelo R. Relation between physical properties of the zona pellucida and viability of bovine embryos after slow-freezing and vitrification [J]. Reprod Dourest Anim, 2005, 40: 205-209.

[29] Mohr LR, Trounson A, Freemann L. Deep-freezing and transfer of human embryos [J]. J In Vitro Fertil Embryo Trans, 1985, 2: 1-3.

[30] Testart J, Lasselle B, Relaisch J. Human embryo viability related to freezing and thawing procedures [J]. Am J Obstet Gynecol, 1987, 157: 168-171.

[31] Hartshorne GM, Wick K, Elder K, et al. Effect of cell number at freezing upon survival and viability of cleaving embryos generated from stimulated NF cycles [J]. Hum Reprod, 1990, 5: 857-861.

[32] Rulicke T, Autenried P. Potential of two-cell mouse embryos to develop to term despite partial damage after cryopreservation [J]. Int J Lab Anim Sci, 1995, 29: 320-326.

[33] Van DF. Development capacity of mouse oocytes after ultrarapid freezing [J]. Cryobiology, 1991, 28: 514.

[34] Chia CM, Chan WB, Quah E, et al. Triploid pregnancy after ICSI of frozen testicular spermatozoa into cryopreserved human oocytes: case report [J]. Hum Reprod, 2000, 15(9): 1962-1964.

[35] Ashwood-Smith MJ. Physical factors are invoved in the destruction of embryos and oocytes during freezing and thawing procedures [J]. Hum Reprod, 1988, 3: 795-802.

[36] Agca Y, Liu J. Fundamental cryobiology of rat immature and mature oocytes: Hydraulic conductivity in the presence of Me2S0, Me2S0 permeability, and their activation energies [J]. J Exp Zool, 2000, 286: 523-533.

[37] Holm P, Vajta G, Machaty Z, et al. Open pulled straw (OPS) vitrification id porcine blastocysts: simple procedure yielding excellent in vitro survival, but so far no piglets following transfer [J]. Cryobiology, l999, 20: 307-310.

[38] Francoise B, Francoise MB, A. Locatelli, et al. Piglets born after vitrification of embryos using the Open Pulled Straw method[J]. Cryobiology, 2000, 41: 116-124.

[39] Misumi K, Suzuki M, Sato N, et al. Successful production of piglets derived from vitrified morulae and early blastocysts using a microdroplet method [J]. Theriogenology, 2003, 60(2): 253-260.

[40] Martino A, Songsasen N, Leibo SP. Development into blastocysts of bovine oocytes cryopreserved by ultra-rapid cooling [J]. Biol Reprod, 1996, 54(5): 1059-1069.

[41] Cuello C, Berthelot A, et al. Piglets born after non-surgical deep intrauterine transfer of vitrified blastocysts in gilts [J]. Anim Reprod Sci, 2005, 85(3-4): 275-86.

[42] Lim JM, Ko JJ, Hwang WS, et al. Development of it intro matured bovine oocytes cryopreserved with different cryoprotectants[J]. Theriogenology, 1999, 51(7): 1303-1310.

[43] Dobrinsky JR. Birth of piglets after transfer of embryos cryopreserved by cytoskeletal stabilization and vitrification [J]. Biol Reprod, 2000, 62: 564-570.

[44] Magosaburo Kasai. Advances in the cryopreservation of mammalian oocytes and embryos: Development of ultrarapid vitrification [J]. Reproductive Medicine and Biology, 2002, 1: 1-9.

[45] Linda R Mohr, A. O. Trounson. The use of fluorescein diacetate to assess embryo viability in the mouse [J]. J Reprod. Fert, 1980, 58: 189-196.

[46] Rotman B. Papermaster B. W. Membrane properties of living mammalian cells as studied by enzymatic hydrolysis of fluorogenic esters [J]. Proc Natl Acad Sci U S A, 1966, 55(1): 134-141.

[47] Martin MJ. Development of in vivo-matured porcine oocytes following intra-cytoplasmic sperm injection [J]. Biol Reprod, 2000, 63: 109-112.

[48] Jang-Won Lee, X. Cindy Tian, Xiangzhong Yan. Failure of male pronucleus formation is the major cause of lack of fertilization and embryo development in pig oocytes subjected to intra- cytoplasmic sperm injection [J]. Biol Reprod, 2003, 68: 1341-1347.

[49] Cuello C., Berthelot F., Martinat-Botte E. et al. Piglets born after non-surgical deep intrauterine transfer of vitrified blastocysts in gifts [J]. Animal Reproduction Science, 2005, 85(3-4): 275-286.

[50] Shevach F, Linda CG, Emmet JL. Cryopreservation of embryos and ova [J]. Fert. Steril, 1988, 49(5): 743.

[51] Huang W.T., Holtz. W. Effects of meiotic stages, cryoprotectants, cooling and vitrification on the cryopreservation of porcine oocytes [J]. J Anim Sci, 2002, 15(4): 485-493.

（王勇　整理编辑）

第五章　小鼠胚胎工程基本操作技术

Chapter 5　Basic protocols for mouse embryo manipulation

小鼠是生物医药研究中应用最为广泛的模式动物。本章主要概要叙述小鼠早期胚胎发育的特点及其基本生物学过程，并简要介绍、讨论小鼠早期胚胎的获取及其移植的相关技术问题。

第一节　小鼠胚胎发育概要

Section 1　A brief introduction to mouse embryo development

小鼠的发育起始于受精卵的形成，其胚胎发生的早期发育与比其他模式生物慢很多。海胆、果蝇和非洲爪蛙等的胚胎在受精 24 小时后已经具有 60 000 个以上的细胞和多个不同的组织层，而此时小鼠胚胎仍处于 2- 细胞期。此后在没有明显体积增大的情况下缓慢卵裂，并沿输卵管向子宫移动，直至受精 4.5 天后植入子宫。在此过程中，受精卵经桑椹形成（compaction）成为一个实心的细胞球——桑椹胚（morula）。桑椹胚外部形成滋养外胚层（trophectoderm），未来将分化为胚胎的附属结构如胎盘；内部则形成内部细胞团（inner cell mass，ICM），内部细胞团的一部分发育为胎儿。在受精后 5~10 天，3 个基本的胚层：外胚层、中胚层和终末内胚层（区别于原始内胚层）通过原肠作用产生，未来小鼠的基本身体结构和器官原基也建立起来。

小鼠的妊娠期是 19~20 天，不同品系略有不同。小鼠发育大体上根据交配后的天数（days postcoitum，dpc）来分期。在本实验手册中我们根据以往大家普遍使用的习惯描述妊娠时间和胚龄。假定在晚上 8 点前合笼到早上 8 点黑暗周期的条件下，受精发生在半夜，于是到第 2 天中午（即发现阴道栓的当天），胚龄被定位“交配后半天”或“0.5dpc”。根据这个习惯，发现阴道栓这天是妊娠第 1 天，见栓的第 2 天中午，胚龄是 1.5dpc，依此类推。一个 13.0dpc 的胚胎应该在妊娠第 13 天半夜分离获得。同一窝的胚胎之间发育时期可能不同，所以当需要更为精细地为胚胎分期时需要使用形态学标准。Downs 和 Davies（1993）编制了原肠作用期间小鼠胚胎的详细形态学分期系统。体节期的胚胎可以根据体节对的数目进行分期。在晚体节期，可根据尾部体节对的数目给胚胎分期（即后肢芽后端界限以后的体节对数目）。出生的当天被定为分娩后 1 天（days postpartum，dpp）。

虽然胚胎发育起始于受精卵，但是受精过程依赖于成熟的卵母细胞和精子的复杂成熟过程，生殖细胞可通过遗传物质的传递使物种得以繁衍，同时也是物种形成与变异的开始。所以对小鼠发育的介绍往往从描述生殖细胞的起源与发育开始。

一、生殖细胞的来源与性别决定

原始生殖细胞（primordial germ cells，PGC）起源于邻近前原条期胚胎外胚层的近侧表胚层区域。单细胞标记实验表明，在这一时期，原始生殖细胞系还没有最终确定，此细胞的后代既包括 PGC，也包括体细胞类型。哺乳动物的 PGC 一般具有表达高水平碱性磷酸酶（alkaline phosphatase，AP）的特性（兔及有袋目动物除外），因此通过组织化学染色的方法显示小鼠 PGC 最早出现在 6.5dpc 的原肠期胚胎中，它们作为一个特殊的细胞群体存在于后羊膜褶区域的胚外中胚层中。原肠胚形成结束时 PGC 的数目为 50~80 个。8~8.5dpc 时 PGC 约为 100 个，被合并到尿囊基部，并进入后肠内胚层中。9~9.5dpc 时 PGC 沿背部肠系膜向生殖嵴迁移，12.5dpc 时 PGC 全部进入生殖嵴并继续分裂，至 13.5dpc 时停止分裂，PGC 数目约可达到 25 000 个。PGC 由于其大而圆的形状、高水平表达的组织非特异性碱性磷酸酶（TNAP）和高水平的 Pou5f1

(Oct3/4)mRNA 而与其他细胞区分开来。

1996 年,Tam 等利用胚胎移植试验发现,前原条期和早原条期(6.0~6.5dpc)的上胚层细胞无论来自胚胎的哪个位置,都将与移植后所处位置周围的细胞同样发育形成 PGC。这提示早期小鼠胚胎中并不存在预先决定的生殖细胞系,PGC 的特化是受到局部组织间相互作用的影响。Lawson 等的工作表明胚外外胚层表达的骨形态发生蛋白 4(bone morphogenetic protein 4,BMP4)是小鼠 PGC 形成所必需的信号分子之一。

PGC 在迁移过程中伴随着大量而快速的增殖,在这一阶段中 PGC 群体的加倍时间平均为 16 小时,这必然依赖于对 PGC 的增殖与存活的精确调控。对这个过程的分子机制研究主要是通过体外培养进行的。有证据表明,白血病抑制因子(leukemia inhibitory factor,LIF)、SCF 可以抑制 PGC 的凋亡,从而促进 PGC 的存活。而白介素 -4(interleukin-4,IL-4)在 10.5~12.5dpc 胚胎生殖嵴中表达,而其受体也在含 PGC 的组织中表达,提示其也可能为一个 PGC 的存活因子。

生殖嵴原基明显的性别分化迹象最早要到 12.5dpc 才会出现。12.5dpc 起才可以从生殖嵴形态上区分出性别,雄性生殖嵴含有条纹状的结构,而雌性生殖嵴呈现一种均一的未分化状态。雌性生殖细胞迁移到未来卵巢中以后,停止有丝分裂并进入减数分裂,阻滞在第一次减数分裂前期。而雄性生殖细胞迁移到未来睾丸中以后,继续增殖,直到 14dpc 发生有丝分裂阻滞。有些 PGC 在迁移中停滞在邻近生殖嵴的中肾组织或肾上腺中,未能进入发育中的生殖腺。这些异位的 PGC 无论何种性别,都趋向于进入类似于雌性发育路线的减数分裂阻滞。这体现了生殖腺体细胞组织对于 PGC 的减数分裂或有丝分裂行为方面具有重要的影响作用。

在生殖腺性别分化以前,在 XX 和 XY 胚胎中同时出现雌雄生殖管道的原基(沃耳夫管,或称中肾管;缪勒管,或称副中肾管)。在雌性体内沃耳夫管将会随着发育逐渐退化,而在雄性缪勒管会退化。如在雄性,睾丸 Leydig 细胞产生的睾酮维持沃耳夫管的存在并使其分化为输精管、精囊腺和附睾管。另外,Sertoli 细胞非常早期产物,转化生长因子 -β 家族(TGF-β)成员抗缪勒管激素(AMH),导致缪勒管退化。在过表达 AMH 的转基因雌性小鼠中缪勒管消失,在敲除 Amh 的雄鼠中,缪勒管分化为输卵管和子宫。但 AMH 的直接作用机制尚不清楚。

二、配子发生

配子发生包括精子发生和卵子发生。精子发生是一个最精巧的连续同步和空间有序分化的过程。PGC 到达睾丸以后叫做精原细胞。精原细胞经历了几次有丝分裂以后停滞在有丝分裂 G_1 期,直到出生后才恢复增殖能力。一部分性腺上皮细胞分化为支持细胞(sertoli cells),为精原细胞提供微环境(niche)和营养。由于从精原干细胞发育成精子的时间大致是恒定的 5 周,任何曲细精管的横切面都具有一组从基膜到管腔典型的细胞组合,反映了沿曲细精管精子一波一波地连续发生。与卵子发生不同,精子发生依赖于一群排列在围绕曲细精管的基底膜上的干细胞,它们具有自我更新和产生后代分化为精子的能力。这些干细胞是原生殖细胞的直接后代,体积较大,最早在出生后 3~7 天出现。经过分裂,A 型精原细胞的一些后代分化为间期精原细胞,它们再发育成 B 型精原细胞。B 型精原细胞也位于邻近基膜处,体积较小,可以增殖产生更多的 B 型精原细胞。B 型精原细胞逐渐增大,并离开基膜向曲细精管管腔运动,转变为初级精母细胞。在这一时期减数分裂开始。在第一次减数分裂前期,同源染色体进行配对、联会并形成交叉。第一次减数分裂的结果是产生次级精母细胞,每个细胞核中含有 20 条染色体,各包括两条姐妹染色单体。在第二次减数分裂中姐妹染色单体分离,产生含有单倍体基因组的精子细胞。这一过程发生在曲细精管的管腔面上,伴随着细胞质的排除和其他形态变化。最后,成熟的精子被释放到管腔中,把多余的细胞质遗留在管腔表面上。

精子发生的同步性是由于不完全的胞质分裂,导致每个 B 型精原细胞的所有后代都通过细胞质间桥相连,直到成熟精子释放到管腔以后,它们的连接才终止。

而在雌鼠中,直到出生后 5 天,所有卵母细胞都处于第一次减数分裂前期的双线期。它们是二倍体,但含有 4 倍于单倍体的 DNA 量。卵母细胞在双线期停滞很长时间,配对的同源染色体充分扩展,进行卵母细胞的 mRNA(母源 mRNA)转录。对 X 染色体活性的研究表明,在 XX 型原生殖细胞和 11.5dpc 的卵原细胞中,只有随机的一条 X 染色体处于活跃状态,但是到了 12.5dpc,两条 X 染色体都变得活跃起来。此外,与精子基因组相比,卵母细胞的基因组从整体上甲基化程度不高。

每个卵母细胞都位于卵泡之中,被多层颗粒细胞(granulosa cells)包裹。这些颗粒细胞与睾丸中的支持细胞具有共同的胚胎起源,并且在卵母细胞的生长和分化过程中发挥多种作用。直接围绕卵母细胞的卵泡细胞具有很多突起,与卵母细胞形成特殊连接。这些连接复合体包括允许代谢物转运的缝隙连接。即使当由于生长的卵母细胞合成、积累一种称为透明带的细胞外基质,而使卵泡细胞与卵母细胞逐渐分离以后,这些缝隙连接仍然维持。透明带主要由 3 种酸性巯基化糖蛋白构成(ZP1,ZP2,ZP3),厚度达到 7pm。ZP3 具有精子受体的功能并启动顶体反应,这是受精过程所必需的。

出生时存在于小鼠卵巢中的原始卵泡有一半以上在 3~5 周龄前凋亡消失,但是对于调控这种凋亡的原因与机制还所知甚少。雌鼠在大约 6 周龄达到性成熟,根据品系和环境条件有所浮动。此时每个卵巢中含有约 10^4 个处于不同成熟阶段的卵母细胞。目前已经建立了从腔前卵泡中,以及从有腔卵泡中分离和培养成熟卵母细胞的技术。在特定条件下,来自有腔卵泡的卵母细胞能够自发成熟,并可以被体外受精后正常发育。但是来自腔前卵泡的卵母细胞必须和围绕它们的卵泡细胞一起培养几天,才可以被体外受精。

卵子发生和精子发生过程都包含明显的形态学变化。在精子中,鞭毛的发生、核固缩、胞质外排和顶体泡的出现是明显的特征;而在卵子中出现了明显的胞体增大、皮质颗粒的汇聚等。这些变化使配子在受精和以后的发育过程中都起到了特定的作用。

三、排卵

伴随着卵母细胞体积的增大,卵泡逐渐变得对激素敏感,从而获得进入减数分裂最后阶段的能力。排卵需要卵泡细胞和卵母细胞的协同反应,在合适的条件下,排卵每 4 天自发发生一次。但是周期长度可能被许多环境因素所影响,而且可以通过注射激素人工诱导。在一个自然周期中,只有少数卵泡对垂体产生的卵泡刺激素(FSH)作出反应。卵泡细胞受到刺激后,切断与卵母细胞的联系,合成并分泌高分子量的糖蛋白和组织纤溶酶原激活因子。与此同时,卵泡积累液体、体积膨胀、向卵巢外周移动,为卵母细胞最后的成熟和排卵做好准备。这一阶段的卵泡称为有腔卵泡或格拉夫(Graafian)卵泡。

垂体产生的另一种激素——黄体生成素(LH)水平的上升最终导致了排卵的发生。受到 LH 刺激以后,卵母细胞的细胞核失去核膜,该过程被称作生发泡破裂(germinal vesicle breakdown,GVBD)。染色体排列在纺锤体中,向细胞外周移动,进行第一次减数分裂。被少量胞质围绕着的一套同源染色体作为第一极体被排出,而另一套染色体停滞在第二次减数分裂中期。在第一次减数分裂后的这个阻滞时期,卵母细胞被从卵泡中排放出来,直到受精发生以后,第二次减数分裂才恢复进行。

每个排出的卵母细胞都被透明带和一团卵泡细胞(卵丘细胞)以及它们的相连糖蛋白所包绕。由于输卵管上皮表面无数纤毛的摆动作用,卵母细胞被扫入输卵管在腹腔开口的一端,即壶腹部中,受精将在此处发生。在每次自然排卵中有 8~12 个卵母细胞被排出(依赖于小鼠品系),这个过程会持续 2~3 小时。排卵以后,仍然留在卵巢中的卵泡细胞分化为类固醇分泌细胞(黄体细胞),帮助维持妊娠。数一下邻近卵巢表面的黄体就可以确定到底排了多少个卵。

四、受精

雄鼠每次射精时有 $(5\sim8)\times10^6$ 个精子释放到雌性生殖管道中去。有些精子在 5 分钟以内就能到达输卵管壶腹部,但是它们在 1 小时内还不具有受精能力,需要经过一个精子获能的过程。为了到达卵母细胞表面,精子必须首先穿透卵丘团和透明带。如前所述,ZP3 糖蛋白是透明带中的精子结合蛋白。在许多哺乳动物中,这种结合是高度(但不是绝对)种属特异性的,因此可防止异种精子的穿透。ZP3 也引发顶体反应,在这个过程中顶体与精子头部质膜融合,释放出多种水解酶消化透明带。如果顶体反应不发生,精子就不能使卵受精。

精子头后部与卵母细胞膜的融合引发的一系列级联反应称为受精。受精发生后，卵母细胞表面会发生变化以阻止后来精子入卵，钙离子依赖性的皮质颗粒外排（胞吐作用）引发了“透明带反应”，这涉及透明带糖蛋白的交联和ZP3糖蛋白的改变，使之不再能够结合精子或引起顶体反应。这些事件都是帮助阻止多精受精。在受精过程中，精子的头部、中段和尾部的一大部分都被整合到卵胞质中。精子中含有的线粒体被卵母细胞的线粒体高度稀释，由于线粒体中含有独立的DNA（mtDNA），并被认为参与到母系基因的表达，因此这一过程是母源效应的一个重要原因。

受精引发了第二次减数分裂的完成和第二极体的排放。然后核膜（包括核纤层蛋白）围绕母源和父源染色体形成，形成雌雄原核，二者向卵母细胞中部移动。DNA复制在迁移过程中发生。两原核并不融合，而是各自发生核膜解体，染色体组装在纺锤体中，随后发生第一次卵裂。由于排卵和受精的不同步性，第一次卵裂在自然受精的合子群体中持续几小时。体外受精可以使发育更加同步。未受精的卵母细胞可以存活12小时，精子可以存活6小时。

最近，有证据表明第二极体形成的位置和卵母细胞受精时的精子穿入位点（sperm entry point，SEP）预先决定了胚泡的不对称轴。这些研究表明，胚胎轴（即躯体模式）可能是在受精时决定的。

五、早期卵裂与胚泡形成

卵裂（cleavage）是动物发育的第一步，合子分裂成大量被称为分裂球（blastomere）的小细胞，但是胚胎体积并没有明显增大。小鼠的早期卵裂包括从受精卵胚胎到8-细胞未致密化桑椹胚。直到2-细胞中期（受精后27小时），胚胎一直主要依赖于卵子发生过程中合成的蛋白质和RNA。到了2-细胞中期，许多胚胎基因被启动。同时，许多母源性mRNA迅速降解，但是由母体基因编码的蛋白质可以保存到这一时期以后。主要有3种方法被用于研究在着床前胚胎中的蛋白质合成和基因表达：①二维SDS-聚丙烯酰胺凝胶电泳；②用RT-PCR技术扩增特定的胚胎RNA；③构建和扫描cDNA文库。

来自两细胞的分裂球和4-细胞的桑椹胚都能发育成鼠，而到8-细胞期时，分裂球失去自身发育成鼠的能力。当分裂球进行到16-细胞期时，细胞的发育潜能被逐渐抑制，从而形成两种不同的细胞谱系，分别形成滋养外胚层（trophectoderm）和内细胞团（ICM）。这个分化过程开始于所谓的致密化。在这个过程中，卵裂球变得扁平，彼此接触增加，细胞质极化，从而形出不同的表面。内部的细胞形成ICM，外层细胞形成滋养外胚层，但是即使在桑椹胚晚期，仅由内层或外层细胞都可以独立地形成胚泡。最终，当形成一个由滋养外胚层包围着的一个大的充满液体的空腔和一小团ICM细胞的扩展胚泡时，这两种细胞的分化就不可逆了。滋养外胚层具有上皮组织的所有特征，能够形成连接复合体以封闭外界环境的渗透。

六、胚胎植入子宫

在发育的第5天，胚泡从透明带中孵化出来，为植入做好准备。孵化可能是由于壁滋养层细胞合成的胰蛋白酶样蛋白酶消化透明带糖蛋白基质所致。但是在体内，子宫来源的酶可能发挥主要作用。摆脱透明带有利于胚泡的节律性扩张和收缩。孵化可以不依赖子宫环境而在体外发生。在胚胎植入时，子宫壁紧密闭合，使子宫腔密闭，而且子宫上皮表面发生变化使之接受胚泡附着。小鼠胚泡首先通过胚胎对侧极（ICM远端的壁滋养层）附着到子宫系膜对侧的子宫壁上。在子宫中没有预先存在的附着位点，而且植入位点大致的均匀分布是子宫蠕动的结果。胚泡附着诱导子宫腺窝的形成，并且刺激子宫基质形成海绵状的细胞团，被称作蜕膜组织，这个过程被称作蜕膜反应。蜕膜反应只发生在被雌激素和孕酮适当致敏的子宫中，但是子宫也可以被胚胎以外的刺激诱发蜕膜反应，比如机械创伤和油滴。蜕膜反应依赖于发情期高水平的雌激素，接下来几天占主导作用的孕酮，以及在妊娠第4天一个小的雌激素峰。而子宫内膜腺产生的表达白血病抑制因子（uterine expression of leukemia-inhibiting factor，DIA-LIF）被认为是母体启动植入的关键分子。

蜕膜反应涉及局部毛细血管通透性的迅速增加，导致子宫基质水肿、膨大。蜕膜组织中的基质细胞增殖，体积变大，与邻近细胞建立紧密连接复合体。与此同时，胚泡和基质隔开的子宫上皮被侵蚀，而且这个过程也是不依赖于胚胎的，因为即使在人工诱导的蜕膜反应中也能发生。上皮的退化使滋养层细胞吞噬邻近死亡的上皮细胞,侵入蜕膜组织。滋养层细胞的侵入本质与它们合成的蛋白酶——尿激酶型纤溶酶原激活物、各种金属蛋白酶及其抑制因子有关。还不知道是什么限制了滋养层对子宫的侵入,但是据认为,蜕膜一定在限制滋养层细胞分布方面发挥了作用,如果没有蜕膜,滋养层细胞的行为与转移性肿瘤细胞非常类似。

如果在妊娠第 4 天缺乏雌激素(在哺乳期或受精后切除卵巢的雌鼠中就是这种情况),胚泡不能植入,而是进入一个静止期,也称作“延迟期”。这种状态可以维持至 10 天,但是在任何时间移去正在吮乳的幼崽或注射雌激素,都能逆转这种状态。在进入延迟期的几天内,细胞增殖和 DNA 合成都停止,但是原始内胚层的分化与正常胚泡在同一时间发生。少量雌激素影响发育进程的机制还不清楚,但是可能与 DIA-LIF 有关,因为这种细胞因子在体外支持 ES 细胞的持续增殖并阻止它们分化。

七、滋养外胚层及其衍化

早期胚泡滋养外胚层分化的一个重要特征是细胞形成典型上皮细胞。在植入后发育过程中,滋养外胚层不再维持单层上皮状态,而是在形态学和生长潜能上发生区域性的分化。其中一个亚群——壁滋养外胚层,起源于围绕胚泡腔的细胞(不包括与 ICM 接触的细胞)。这些细胞停止分裂,体积变大,形成含有 1000 倍于单倍体 DNA 的多线染色体。它们被称为初级滋养层巨细胞。而邻近 ICM 的滋养外胚层(极性滋养外胚层)细胞及其后代保持二倍体并继续迅速增殖。

植入以后,极性滋养外胚层细胞向几个方向扩展。首先,一些细胞围绕胚胎迁移,取代了初级壁滋养层巨细胞,并且它们也成为多倍体;然后,极性滋养外胚层形成一个突起,穿入胚泡腔,形成原肠期以前的胚外外胚层,并把 ICM 衍生物推向它的前方。这个突起发育出中心腔并形成上皮。胚外中胚层形成以后,胚外外胚层向胎盘退缩,在那里形成绒毛膜。最后,一些滋养外胚层细胞继续穿入子宫内膜,形成胎盘的主体。一些胎盘细胞和绒毛膜细胞也变为多倍体(次级巨细胞)。

早期滋养外胚层的增殖显然受到邻近 ICM 衍生物的调控;如果没有 ICM 衍生物,TE 细胞并不增殖,而是形成巨细胞,这样如果胚胎在子宫中死亡,就可以阻止滋养外胚层继续生长。

八、原始内胚层和外胚层分化

和滋养外胚层的形成一样,小鼠胚胎发生的第二个分化事件也是以上皮细胞层的出现为特征的。在胚泡尚未进入子宫内膜之前,内细胞团(ICM)就已分化为两层细胞:上方的柱状细胞群——上胚层(epiblast),又被称为初级外胚层、原始外胚层(primary ectoderm);下方的立方细胞——下胚层(hypoblast),又被称为初级内胚层或者原始内胚层(primary endoderm)。原始内胚层出现在无极性的内细胞团细胞表面,剩下的内细胞团核心极性细胞形成一层原始外胚层细胞。原始内胚层的分化开始于 4.0dpc,稍早于胚胎植入,此时内细胞团中只有 20~40 个细胞。由于这个过程只涉及数量很少的细胞,到目前为止还很难精确评价参与这一分化过程的细胞和分子变化。

从嵌合体试验得到的结果表明,原始内胚层细胞并不形成胚胎的内胚层组织,而只形成卵黄囊的胚外侧壁内胚层和脏内胚层。同样的实验表明,原始外胚层细胞系形成胚胎的外胚层、中胚层和内胚层组织、生殖细胞以及胚外膜和胎盘的中胚层成分。

外胚层细胞或者部分外胚层细胞具有多能性,这种性质直到原肠胚形成后期才会消失。这种结论是基于多项实验的结果,比如:将 4.5dpc 的外胚层细胞注入不同基因型的 3.5dpc 胚泡中,将会在嵌合体中发育出胎儿的不同组织甚至子代幼鼠,这种能力在 5.5dpc 时丧失;胚泡的外胚层细胞能够在体外产生全能细胞系 ES 细胞。注入成年的同源鼠中可产生畸胎瘤等。

九、原肠作用:中胚层和终末内胚层的形成

原肠作用是使双层的 6.0dpc 胚胎转变为多细胞层的、具有 3 个腔的个体,并且胚胎自身获得对应于脊椎动物身体模式的全套器官原基的过程。所有这些胚胎的终末组织和胚外中胚层成分均由外胚层的上皮组织分化衍生而来,后者在原肠作用起始时包括大约 800 个细胞。可见这种身体结构的重组和新组织

的产生需要极其复杂的形态发生、细胞增殖、分化和模式形成。而由于外胚层卷曲成杯状,所以要想研究在小鼠胚胎中与原肠作用相关的形态发生特别困难。但是,这种运动据认为与鸡胚中的情况在本质上是相同的,因此对于这一过程中的很多发现都是基于对鸡胚发育的研究。

原肠作用大约在 6.5dpc 开始,此时原条在胚胎与胚外组织交界的外胚层局部区域形成。原条的位置就是胚胎将来的尾部。在原条区(10~15 个细胞直径的宽度)外胚层细胞失去上皮的连续性,细胞通过运动或分层移动到表胚层和脏内胚层之间,形成一个新的胚层,即中胚层。一些细胞也被内卷到内脏内胚层外侧,形成最初的一群终末内胚层,也称肠内胚层。原条的形成同时也标志着胚胎前后体轴的第一次不均等形态变化。当原条充分伸展以后,它邻近的表胚层细胞根据它们相对于原条位置的不同而表现出不同的转录活动。在原肠胚形成过程中,原条从胚胎与胚外组织交界处向胚胎的远端伸长,最终扩展到卵圆柱的下面。实际上,原条的伸长是由于新的外胚层组织聚集到原条末端下沉而导致的。除了为外胚层细胞提供一条可以穿越并形成中胚层和内胚层的路径以外,原条也是一个活跃增殖的细胞群体。

在原肠作用的最初 24 小时,新生的中胚层细胞向两个方向运动。大多数后部的中胚层细胞取代胚外外胚层向外胎盘锥发展。中胚层细胞也沿着胚胎向两侧移动。终末内胚层从原条前端产生并主要向前移动。这些新组织向前后和两侧的移动实际上是由于原条四周细胞的迅速增殖和胚胎的迅速扩展而导致的,并不是真的由于广泛的细胞迁移运动。

在胚外组织的后部,中胚层细胞聚集并由于细胞间增加腔隙而增大体积。这些腔隙最终形成一个新的由中胚层围绕的腔,即胚外体腔。扩展的胚外中胚层细胞群推动相邻外胚层和胚外外胚层的远侧端向前羊膜腔的中心移动,使后端明显突出,此处叫作羊膜褶。羊膜褶相互融合,于是在胚胎中形成一个新的腔,通过羊膜与胚胎分离开,通过绒毛膜与外胎盘锥分离开。腔壁的中胚层和脏内胚层扩展形成脏卵黄囊。胚外体腔形成之后,一些从原条后部新生的胚外中胚层形成一个特殊的结构——尿囊,尿囊在中胚层中生长,经过胚外体腔与绒毛膜融合。这就形成了尿囊绒毛膜胎盘的主要成分,并在胎儿和母体之间提供营养与废物交换的渠道。

十、原结的形成

在原条前部有一个直径约 20 个细胞大小的特殊结构,被称作亨氏结(Hensen's node),或称原结,它在胚胎中轴的组织和形成过程中具有关键作用,原结中的一群细胞是将来发育成轴中胚层的主要成分。近年来,有证据表明小鼠的原结具有“组织者”的特性,与两柄类的胚孔背唇和鸡的亨氏节相类似。通过易位移植把原结移植到晚原条期小鼠胚胎的侧后部,就会诱导形成第二个神经轴。同样地,在原结形成以前,把来自在原条期胚胎的前部原条区(称为早原肠期组织者)移植给另一个胚胎,也可以诱导出第二个体轴。但是,在这两种情况下,诱导形成的第二个体轴缺乏前部特征,这说明原结不具有前部组织活性。

在原肠作用第 10 天,尾芽取代原条成为新组织的来源。据认为,从原条向尾芽的转变是与后神经孔关闭的时间相一致的。

十一、胚胎旋转

在早体节期,小鼠胚胎呈 U 形,并且相对于羊膜腔而言,各个胚层在胚胎中是倒转的:外胚层(神经管和表皮外胚层)位于胚体的内部,而内胚层(原肠)位于胚体的外部和卵黄囊腔中。胚胎旋转有效地逆转了这种位置关系,使胚胎形成脊椎动物胚胎经典的 C 形结构。这种反转既包括胚胎的头、尾部分分别向相反方向旋转,也包括同时发生的胚体逆时针 180°旋转。这些旋转运动同时也代表着胚胎胚外膜的完全发育。

十二、体节及其衍生物

体节及其衍生物(特别是脊椎和肋骨)代表着脊椎动物胚胎最为明显的分节特征。体节的发生和命运在鸡胚中的研究最为详尽。体节起源于中胚层中的一条称为前体节中胚层或体节板的结构。前体节中胚层及其衍生物被统称为轴旁中胚层。在小鼠中,体节的发生起始于 7.75dpc,并持续到原肠作用的第 14 天,一共大约有65对体节出现，它们沿着胚胎前后轴先后形成。虽然扫描电镜研究结果表明，在此部位存在着一些轴旁中胚层成分，并且分成7对形成致密组织，该致密组织被称为体节球。在视泡以前的头区没有明显可辨的体节形成。大部分的头骨起源于神经嵴，头部轴旁中胚层的主要衍生物是眼睛和鳃弓的肌肉组织。体节球也在还没有明显体节发生的前体节中胚层中观察到。然而，细胞系研究表明，前体节期的体节球似乎不是形成体节的直接前体细胞，因为在前体节中胚层中细胞不断地相互混合，细胞在体节球之间相互移动，所以体节球并不代表一个恒定的细胞群体。一旦体节形成以后，相互之间就不再或很少发生细胞混合。

身体两侧的前体节中胚层周期性地形成一个上皮围绕的球体，从而产生出一对新的体节。所以，体节区的伸长是由末端不断添加新的体节而导致的。每个体节一旦形成以后即经历大致相同的成熟过程。上皮性结构大约维持10小时，然后位于腹侧边缘的细胞扩散开来并向脊索移动；这些细胞代表若生骨节，即脊椎骨和肋骨的前体。在背侧，体节的上皮性组织在生皮肌节中得以维持。中间的生肌节成分将来形成背部和脊椎骨周围的肌肉，而侧部的生肌节细胞形成体壁和四肢的肌肉。生皮节将来形成躯干和尾巴皮肤的真皮部分。

体节侧面的中胚层被进一步分为间介中胚层（邻近体节）和侧中胚层（位于胚胎的侧面边缘）。侧中胚层分裂为两部分，形成体腔。在背面，胚体壁被外胚层覆盖并与羊膜中的胚层相连；在腹面，胚脏壁与内胚层相邻并与卵黄囊中胚层相连。侧中胚层发育成参与内脏和四肢结缔组织发育的间充质细胞、体腔的间皮以及肠系膜。

在9.0~9.5dpc的小鼠胚胎中，躯干后部和邻近尾巴的间介中胚层分化成原肾管和肾原基。紧接着(9.5dpc)，肾生殖嵴在躯干中部到尾中部区域出现。尿生殖嵴的侧部形成中肾（在10.0dpc可以看到），而中部成分则形成生殖腺。虽然在中肾中有肾小囊和肾小管的分化，而且中肾表现出某些分节特征，但中肾从来没有成为有功能的排泄器官；虽然中肾能够影响生殖腺的分化，但它只是一个发育不全的退化器官。此外，后部的中肾管形成了一个重要的分支——输尿管芽，它是诱导形成后肾所必需的。被诱导形成肾原基的中胚层是躯体后部的间接中胚层。

第二节 着床前胚胎的获取与培养

Section 2 Harvestation and culture of pre-implantation embryos

一、着床前小鼠胚胎培养的准备

配液时，最好使用一次性无菌塑料容器和移卵管。如果使用玻璃器皿收集和操作胚胎，以及准备和保存胚胎的培养液，则最好是用专门设计的用于此用途的玻璃器皿，这可以避免有害物质的残留，在灭菌前要用无菌水至少洗6次。无菌水至少是2次蒸馏以上的，这样金属成分可以被彻底地去除，或者在反向渗透过程后再过滤纯化（如Milli-Q系统），然后培养液可以保存在干净的塑料容器内。过滤纯化的水需要经过检测其内毒素。不建议长期保存培养液或者纯化水。也可以利用商业上可以得到的用于组织培养、经过胚胎检测或内毒素检测的纯净水，当然也可以利用用于人静脉注射的水。

另外需要注意的是，只能使用最纯级别的化学药品，检测几种特殊成分（如BSA或者液体石蜡）的不同批次，并保证坚持使用一种用于培养。不建议对液体石蜡进行高压灭菌，因为这样可以增加液体石蜡的毒性。如果必要可以通过0.8pm的滤器进行过滤（见下面过滤部分）。不同批次液体石蜡的毒性应该用少量的胚胎培养进行检测，并评估它们发育到囊胚阶段的情况或者经过胚胎移植后的存活情况。不建议长期开口保存液体石蜡，因为这样可能会使液体石蜡具有毒性。胚胎培养用过的液体石蜡应该经过蒸馏水或者不含BSA的培养液洗涤，然后再离心、分离并将澄清油转移到其他容器内。对于高度敏感的实验程序（如IVF），建议在使用前对液体石蜡进行5%CO_2充气平衡，或者将分装的液体石蜡放在松口的容器内，在培养箱中保存几小时或者过夜来使之平衡。胚胎培养液的保存一般不应该超过1周（最长2周）。新鲜的培养液应该在 1 周或者 2 周内准备。从一系列浓储液中配制培养液比较方便。所有的浓储液都可以在 −20℃或者 −80℃保存数个月。

含蛋白质的溶液应该经过正压过滤灭菌，例如通过微孔滤器或预先灭菌的过滤装置。当过滤胚胎培养液或者任何其他用于着床前胚胎培养的溶液时，滤器一定要预先用蒸馏水洗涤或者弃掉最初过滤出来的几毫升培养液，这部分培养液也可以用来检测渗透压。一般来说，新鲜配制的胚胎培养液应该用含 5%CO_2 的混合气体充气平衡，所用的容器也充气，在放到 4℃开放的容器内之前还要重新充气以维持其生理性 pH。因为培养液在不含高浓度的 CO_2 环境下会很快变得碱性化。微滴培养皿一般提前几小时（至少 4~6 小时）准备好或者在实验前一天准备后再过夜充气平衡。后者对高灵敏的实验过程（如 IVF）是绝对必要的。胚胎培养一般在含有饱和湿度、5%CO_2、自动调节的培养箱内进行。

培养用的培养滴应该在培养前 4~6 小时或提前 1 天制作。覆盖液体石蜡有助于培养液稳定并减少蒸发（蒸发可导致渗透压增加），以及减少由培养箱外操作引起的温度和 pH 变化。一般用 20~50μl 培养滴，因为实验表明胚胎培养在少量培养液中或者群体培养能够增加囊胚发育和细胞数目。小鼠胚胎在培养液中体外发育最好的胚胎 / 孵育液比例大约是 10 个胚胎 /20 毫升。

细胞，特别是卵子、合子以及 2- 细胞胚胎，对 pH 及温度波动都非常敏感。小鼠合子暴露于室温仅 5 分钟就可以抑制卵裂速度，10~15 分钟就可以将发育到囊胚的比例减少一半。大多数哺乳动物（包括小鼠）的减数分裂期纺锤体对温度波动都非常敏感。因此，对于长期培养箱外操作的实验，或者体外受精，建议维持显微培养滴在 37℃比较好。用于收集、操作及培养胚胎的培养液都含有抗生素，并经过上述过程过滤除菌。一般要用一次性的塑料器皿和新制作的胚胎操作移卵管。如果胚胎经过短期体外培养后要移植到输卵管或者子宫内，则细菌污染就可以不太考虑。然而，如果胚胎培养超过 24 小时或者所在单位要求绝对避免污染某些特殊的病原体时，则无菌操作对避免细菌或酵母污染是必要的。这时，应用高压灭菌及无菌的胚胎移卵管并在无菌间内设立立体显微镜是必要的。

建议在收集胚胎时使用 pH 对空气比较稳定的培养液。最近研究表明，利用 HEPES 缓冲的培养液，对所有配子和胚胎的体外操作，包括显微操作、低温保存和胚胎移植都比较好。这些研究工作说明，在磷酸盐缓冲的培养液中，胚胎内部的 pH 会很容易改变，胚胎的存活率会显著下降。因此，在胚胎体外操作和培养过程中应该尽量避免培养液的 pH 波动。任何用于胚胎培养的培养液都可以得到调整（包含 HEPES 缓冲液）以适应培养箱外操作，这可以将 20mmol/L 的 $NaHCO_3$ 替换为 20mmol/L 的 HEPES（pH7.4）。M2（HEPES- 缓冲的 M16）、FHM（HEPES 缓冲的 KSOM）和另外一种常用的冲洗用培养液——Dulbecco's 磷酸盐缓冲液（Dulbecco's phosphate-buffered saline，D-PBS）。

小鼠胚胎的各种培养液在商业公司都可以买到，如 Sigma 公司（http://www.sigma-aldrich.com）的 M2（M5910 和 M7167）和 M16 培养液（M1285 和 M7292）以及 Special Media 公司（http://www.specialtymedia.com）的 M2［MR-015］、FHM［MR-024］、KSOM-AA［MR-106，MR-121］培养液。实验时尽量使用统一的商业化试剂可以保证实验的一致性，从而可以掌握最合适的培养分离条件。

二、胚胎收集

一般情况下，收集用于显微操作的合子或着床前胚胎时不需要严格的灭菌操作。然而，工作环境应该干净、无灰尘且覆盖有新的吸收性强的纸。仪器设备也应该经过高压灭菌或乙醇消毒，然后再经过空气干燥。如进行胚胎的长期培养或根据当地的操作规定，必须对仪器进行灭菌处理。

按照人性化的要求与方法脱颈椎处死小鼠并分离出卵巢。合子可以在显微注射前几小时收集。当小鼠饲养在光暗周期的环境下，在中午前收集合子就很方便。在超排的情况下，hCG 注射后 21~25 小时，在交配后第 2 天清晨检测到阴道栓（0.5dpc）时收集合子。体外受精时所用的没有受精的、由卵丘细胞包裹的卵子可以同样的方式收集，但是要注意收集时间。如果收集的时间偏晚，这时卵丘细胞就会开始脱落，合子的收集则会相对困难，就要靠冲洗输卵管来收集了。详细实验操作步骤见本书第五篇的相关章节。

2~8 细胞阶段的胚胎在输卵管中存在 20~60 小时时，胚胎已经完全去掉了卵丘细胞，可以用少量的 M2 培养液将其从输卵管中冲洗出来。供体雌性小鼠超排之后，2- 细胞阶段的胚胎在 hCG 注射后 45~48

小时收集(1.5dpc);8- 细胞到致密化的桑椹胚在 hCG 注射后 67~77 小时(2.5dpc)收集。后面详细描述了 2- 细胞到致密化的桑椹胚的收集方法。囊胚则可以在 3.5~4.5dpc 从子宫中冲洗出来。详细实验操作步骤见本书第五篇的相关章节。

第三节　小鼠胚胎移植

Section 3　Mouse embryo transfer

交配后 0.5~3.5 天形成的单细胞到囊胚阶段的胚胎,可以移植到假孕雌鼠的生殖道内以使其继续发育。用作胚胎移植受体的所谓的假孕鼠是通过用结扎输精管或遗传不育公鼠交配自然发情母鼠来准备的。进行输卵管移植用见栓后 0.5 天的假孕鼠,子宫移植用见栓后 2.5 天的。

对有透明带的单细胞和 2- 细胞胚胎而言,最适合于进行输卵管移植。无透明带胚胎移植到输卵管之前,应培养到桑椹胚阶段。无论将无透明带囊胚进行输卵管移植还是子宫移植,都能获得同样的发育能力,因而一旦缺乏 2.5dpc 的假孕雌鼠,可将 3.5dpc 的胚胎移植到 0.5dpc 假孕雌鼠的输卵管壶腹部。另外,也可将 3.5dpc 的胚胎多培养一夜使其达到 4.5dpc,然后移植到 2.5dpc 的假孕雌鼠的子宫或 0.5dpc 假孕雌鼠的输卵管壶腹部。

一、输卵管内胚胎移植

Tarkowski(1959)首次报道小鼠的胚胎移植。Whittingham(1968)将大鼠的胚胎移植方法用于小鼠,从而建立起小鼠输卵管胚胎移植的方法。

当进行 0.5dpc 假孕雌鼠输卵管移植时,75% 以上的合子和 2- 细胞胚胎能够发育成正常胎儿。经 DNA 注射后合子的发育成功率变化很大,只有 20%~30% 注射过 DNA 的合子能够发育到产仔。每个假孕雌鼠移植的合子数为 20~25 枚时才能达到这样高的成功率。具体操作步骤详见本书第五篇的相关内容。

二、子宫内胚胎移植

McLaren 和 Michie 首次用体外培养的鼠胚胎移植后成功发育到出生。Mintz(1967)和 Rafferty(1970)详细介绍过类似的方法。用有透明带的 C57BL/6 小鼠囊胚进行胚胎移植的成功率可达到 75% 以上。

胚胎的子宫内移植常用来做嵌合体小鼠。用 ES 细胞生产嵌合体与 ES 细胞系及克隆密切相关。有些 ES 细胞克隆的发育能力很低,产生具有嵌合性的小鼠数量也很少,而其他 ES 细胞克隆也能降低胚胎的存活能力。通常有 40%~60% 的移植嵌合体胚胎能够发育到出生。每只受体雌鼠可移植 10~15 枚胚胎,如果进行单侧子宫角移植,则每个子宫角最多不超过 8 枚胚胎。移植无透明带 CD1/ICR 小鼠囊胚的成功率较低,所以每只受体雌鼠通常可移植 16~20 枚胚胎,在受体雌鼠短缺的情况下也可移植 24 枚,将其在两个子宫角平均分开。具体实验操作步骤详见本书第五篇相关内容。

三、胚胎移植的技术要点

实验之前需要准备好移植管(拉制的毛细玻璃管或巴斯德管)。移植管经胶管与嘴吸头相连。如果用拉制的巴斯德管,则其较细的部分应有 2~3cm 长。移植管的外径大约 200pm,即使其内径大于一个胚胎的直径而小于 2 个胚胎的直径。移植管的一端应干净整齐,管的尖部要用火焰煅烧成持卵针样,以减少其对子宫或输卵管的损伤。用于子宫胚胎移植的管,在距管尖处应适当弯曲,以便易于判断插入子宫的深度。

在使用移植管时很有必要减少管内的毛细管虹吸作用现象,以更好地控制少量液体在管内的移动,方法之一是吸入胚胎之前先用培养液灌满移植管,另一种方法是在移植管内多吸入几个气泡。移植管内的气泡还能够清楚地显示出进行胚胎移植时移植管内培养液的移动。

无论如何,要将胚胎吸入到移植管的尖部,胚胎之间要尽量靠近,所用培养液的量要尽量少,与管内最后一个气泡的距离要尽量小(5~7mm)。如果进行输卵管内移植,还要在管尖部再加一个气泡。输卵管内移植时，可放入 2~3 个气泡以显示胚胎移植的成功；而在进行子宫内胚胎移植时，最好不放或只放一个气泡进入子宫，因为气泡可能对胚胎着床有不利影响。为了减少玻璃管的黏性，可预先用 1% 的 BSA 浸泡将要用于胚胎移植的毛细玻璃管。这一处理对移植无透明带的胚胎时尤其重要。每次移植胚胎的数目，以及放置到 M2 或其他 HEPES 缓冲液中的胚胎数，不应超过当时麻醉的 1~2 只受体雌鼠可移植的胚胎数。

第四节　囊胚来源 ES 细胞系的分离和培养

Section3　Dissociation and culture of ESC lines from blastocysts

胚胎干细胞（ES）的分离和遗传操作代表了哺乳动物发育生物学中最重要和影响最深远的一项成就。ES 细胞最早被 Evanse 和 Kaufman（1981）及 Martin（1981）从培养的囊胚分离出来之后，很快 Bradley 等显示 ES 细胞在注射到胚泡后所产生的嵌合体能贡献给许多不同的组织，包括生殖系。ES 细胞通常被用作改良小鼠基因组的载体。ES 细胞的分离与培养见本书第五篇和第六篇的相关章节。

（胡边　黄行许）

参考文献

[1] 安德拉斯·纳吉，玛丽娜·格特森斯坦，克里斯蒂娜·文特斯藤．小鼠胚胎操作实验手册[M]. 第 3 版．孙青原，陈大元主译．北京：化学工业出版社，2005.

[2] 金岩．小鼠发育生物学与胚胎实验方法[M]. 北京：人民卫生出版社，2005.

[3] Downs K.M，Davies T. Staging of gastrulating mouse embryos by morphological landmarks in the dissecting microscope [J]. Development，1993，118：1255-1266.

[4] Lawson K.A，Hage W.J. Clonal analysis of the origin of primordial germ cells in the mouse [J]. Ciba Found. Symp，1994，182：68-84.

[5] Faddy M.J.，Gosden R.G.，Edwards R.G. Ovarian follicle dynamics in mice：A comparative study of three inbred strains and a F1 hybrid [J]. J Endocrinol，1983，96：23-24.

[6] Gardner R L. Investigation of cell lineage and differentiation in the extraembryonic endoderm of the mouse embryo [J]. J Embryol Exp Morphol，1982，68：175-198.

[7] Gardner R.L. Origin and differentiation of extra-embryonic tissues in the mouse [J]. 1983，Int. Rev.

[8] Gardner R.L，Rossant J. Investigation of the fate of 4.5d post coitum mouse ICM cells by blastocyst injection [J]. J. Embryol. Exp. Morphol，1979，52：141-152.

[9] Snow M.H.L. Gastrulation in the mouse：Growth and regionalization of the epiblast [J]. J. Embryol. Exp. Morphol，1977，42：293-303.

[10] Scott L.F.，Sundaram S.G.，Smith S. The relevance and use of mouse embryo bioassays for quality control in an assisted reproductive technology program [J]. Fertil. Steril，1993，60：559-568.

[11] Tarkowski A.K.Experimental studies on regulation in the development of isolated blastomeres of mouse eggs [J]. Acta Theriol，1959，3：191-267.

[12] Noyes R.W，Dickman Z. Survival of ova transferred into the oviduct of the rat [J]. Fertil. Steril.，1961，12：67-79.

[13] McLaren A，ichie D. Studies on the transfer of fertilized mouse eggs to uterine foster-mothers. Ⅰ. Factors affecting the implantation survival of native and transferred eggs [J]. J. Exp. Biol，1956，33：394-416.

[14] McLaren A，Biggers J.D. Successful development and birth of mice cultivated in vitro as early embryos [J]. Nature，1958，182：877-878.

[15] Mintz B. Mammalian embryo culture//Methods in developmental biology [M] F.H. Wilt，N.K. Wessels. New York：Cromwell，1967：379-400.

（王勇　整理编辑）

第六章 大鼠胚胎工程基本操作技术

Chapter 6 Basic protocols for rat embryo manipulation

大鼠是一种用于科学研究的重要的哺乳动物模型。由于大鼠体型适中,并且与小鼠相比其生理调节和药理反应等方面与人类的相关性更近,因此在过去的150年间,大鼠作为动物模型被广泛地应用于生理、移植医学、免疫学、遗传学、生理学、神经科学、癌症和老化等方面的研究,尤其是某些特殊疾病,例如神经疾病和心血管疾病的研究中更具有优势。胚胎工程是以胚胎移植为基础,以转基因动物为中心,通过人工操作胚胎,定向改变动物性状,使之更好地满足人类需求的一系列生物技术的总称。作为良好的模式生物,急需建立标准的大鼠胚胎工程技术体系。

第一节 体外受精技术

Section 1 In vitro fertilization

体外受精(in vitro fertilization,IVF)是指哺乳动物的精子和卵子在体外人工控制的环境中完成受精过程的技术。在生物学中,把体外受精胚胎移植到母体后获得的动物称为试管动物(test-tube animal)。这项技术成功于20世纪50年代,在最近20年发展迅速,现已日趋成熟而成为一项重要而常规的动物繁殖生物技术。

20世纪60年代初至80年代中期,人们以家兔、小鼠和大鼠等为实验材料,进行了大量基础研究,在精子获能机制和获能方法方面取得很大进展。精子由最初在同种或异种雌性生殖道孵育获能,发展到用子宫液、卵泡液、子宫内膜提取液或血清等在体外培养获能,最后用化学成分明确的溶液培养获能。同时,通过射出精子和附睾精子获能效果的比较研究,人们发现射出精液中含有去能因子,并认识到获能的实质是去除精子表面的去能因子。这些理论和方法上的成就,推动了体外受精技术的发展。1974年,第一只试管大鼠诞生。体外受精技术的核心包括:成熟卵母细胞的获得、体外受精及胚胎培养。本节将对此进行详细讲解。

一、大鼠成熟卵母细胞的获取

大鼠获得卵细胞的途径主要有两条:一是在雌性大鼠自然排卵或经超数排卵处理后,从输卵管中冲取卵细胞;二是从处死的大鼠卵巢上分离卵母细胞,经体外成熟培养获得。

1. 在自然排卵或经超数排卵处理的雌性大鼠的输卵管采集成熟卵母细胞。

Armstrong.D.T. 和 Opavsky,M.A.(1988)采用皮下埋置FSH,连续作用60小时的方法,结果获得大量有发育能力的附植前胚胎。Szoltys等的研究表明,超排卵与自然排卵的质量并不完全一致,因此选择自然排卵的方法收集成熟卵母细胞更为适合。相对于小鼠采用PMSG进行超数排卵的成熟体系,大鼠超数排卵的方法主要包括PMSG和FSH两种方法,并且对于两种超排体系的优缺点人们一直存在争议。人们对于PMSG的剂量也颇有争议:Tain等报道了在对不同周龄的大鼠进行超数排卵时使用40U的PMSG和高剂量的hCG,并得到了较多数量的受精卵。然而更多的研究称,高剂量的PMSG对大鼠卵母细胞成熟有副作用,20U左右的PMSG和30U的hCG可以获得更好的超排效果。Mukumoto等的研究表明,对Wistar品系大鼠进行超排处理,发育10~15周的成年母鼠见栓率为75%左右,发育6~8周的未成年母鼠见栓率为100%。

本文介绍采用PMSG的方法对大鼠进行超数排卵处理。

(1) 大鼠超数排卵处理：挑选4~6周龄的健康成年雌性大鼠；于17：00注射马血清促性腺激素(PMSG)；48~52小时后注射人绒毛膜促性腺激素(hCG)。

(2) 大鼠自然发情母鼠的挑选：挑选8周龄的健康性成熟雌性大鼠；利用大鼠发情检测仪Portable Estrus Cycle Monitor EC40检测大鼠阴道电阻值，挑选仪器示数>5.0的雌性大鼠。

(3) 采集大鼠输卵管内的成熟卵母细胞：注射hCG12~16小时后，断颈法处死雌性大鼠；将处死的大鼠仰卧固定于实验台上，用乙醇喷雾小鼠腹部，进行表面消毒；用无菌手术器械剪取双侧雌性大鼠输卵管；剪下输卵管壶腹部，放入预热并添加有5μmol/L MG132的M2体外操作液中；快速划破输卵管壶腹部，使卵团游离出来；将卵团迅速转入含有5μmol/L MG132和0.1mg/ml透明质酸酶(hyaluronidase)的M2体外操作液中2~3分钟。结合口吸管的反复吹吸，以去除包裹在颗粒细胞-卵母细胞复合体(cumulus-oocyte complexes，COCs)外层的颗粒细胞；将卵母细胞重新转移至含5μmol/L MG132的M2体外操作液中，清洗2~3遍；放入预热的含有5μmol/L MG132的大鼠胚胎培养液mR1ECM-1C微滴中；放入37℃，5%CO_2培养箱中备用。

2. 收集处死的雌性大鼠卵巢，从卵巢中分离卵母细胞。

卵巢上有大量未成熟、处于不同发育阶段的卵母细胞。获得卵巢内卵母细胞的方法主要有两种：①机械分离法。利用穿刺针将卵巢表面的卵泡刺破，释放出卵母细胞，但数量较少；或是采用切割法，将整个卵巢切碎后收集卵母细胞，切割法获卵数较多，但切割法会产生更多裸卵或造成卵丘细胞损伤。②胶原酶消化法，该方法主要用于腔前卵泡卵母细胞的分离。

从卵巢中获得的卵母细胞虽然数量较多，但是最大的问题是卵母细胞的发育程度不一，直接用于体外受精时仅少数卵能发育成可移植胚胎。因此需要把从滤泡中分离的未成熟卵母细胞体外培养到能在体外受精的发育阶段。大鼠卵母细胞的体外成熟培养，通常使用含15%灭活血清的MEM(Eagle's minimum essential medium)作为培养液，培养12小时后检查发育情况，以生发泡破裂或第一极体排出作为成熟的判断标准。

在进行腔前卵泡卵母细胞分离培养时，通常取10~11日龄大鼠卵巢，洗净后放入3ml含4mg/ml胶原酶与10μg/ml脱氧核糖核酸酶的MEM培养液中，置于37℃ CO_2培养箱内孵育30~45分钟，再用吸管反复吹打，驱散卵巢组织，收集腔前卵泡。基础培养液为添加有1mmol/L丙酮酸钠、0.25mol/L尿苷、3mg/ml牛血清白蛋白(BSA)、50μg/ml庆大霉素、5μg/ml胰岛素、5μg/ml转铁蛋白、5ng/ml硒和2mmol/L次黄嘌呤的MEM培养液，其渗透压约为300mmol，pH为7.3。隔天换液1次，培养20天后观察卵母细胞的生长和成熟分裂情况。

在卵子成熟过程中，卵质、核和膜的同期化"成熟"对于正常受精和发育至关重要。研究表明，卵母细胞的体外培养和发育与其后的受精率和囊胚发育率相关性很大。卵泡液有促进卵质成熟的作用，而卵丘细胞的存在不仅对核成熟有利，并且对体外受精与其后的胚胎发育有利，而且这种作用还可通过向培养液中添加血清或卵泡液得到加强。尽管促卵泡素(FSH)和卵巢类固醇激素对卵母细胞核成熟没有明显作用，但对卵母细胞成熟后的正常体外受精起着十分重要的作用。胎牛血清(FCS)可以阻止卵母细胞体外培养时的透明带硬化，有利于精子穿透，但对卵母细胞核和胞质影响不大。

二、精子的采集与活力检查

长久以来，用于大鼠的体外受精液仅局限于mKRB液。2004年，Jin-Yi Jiang等首次尝试以IVF20作为受精液对SD和Wistar大鼠进行体外受精。结果发现，Wistar大鼠的受精率可达78%；在IVF20中添加30mmol/L的NaCl后，SD大鼠的体外受精率可达73%；体外受精后的胚胎都能以较高的比例发育到囊胚(47%)，并在移植后能完成全程发育。

大鼠精子的采集与活力检查方法与小鼠基本一致，具体过程如下：取3月龄以上有繁育能力的雄鼠，颈椎脱臼处死；腹部75%乙醇消毒，打开腹腔，取附睾尾；用眼科剪小心将附睾尾周围的脂肪剥离，在灭菌滤纸上去除血迹和脂肪；用眼科剪在附睾尾上剪个小口，可见有乳白色精子团涌出，用穿刺针挑入预先平衡过夜的受精液滴(添加30mmol/L NaCl的IVF20)中；温箱孵育5分钟后，用血细胞计数板计数后求出精子浓度：精子浓度 =（四格精子数总和）/ 4×10^6/ml；取 10~30μl 精子悬液，移入另一新鲜液滴，使精子浓度达 1.0×10^6/ml，培养条件为 5%CO_2、95% 空气、饱和湿度和 37℃，获能 5~7 小时。计算精子活力：精子活力 = 前进运动的精子 / 总精子数 ×100%。

三、体外受精操作

大鼠是较早用于体外受精研究的实验动物之一。早在 1968 年，Toyoda Y 和 Chang MC 就开始了大鼠体外受精技术的研究，但只能使去除透明带的卵子和精子在体外受精。1973 年，Miyamoto H 和 Chang MC 利用从交配雌鼠子宫内收集的精子进行体外受精时发现，子宫内收集的精子可以使透明带完整的卵子受精。该实验证明，以前的体外受精之所以不成功，关键是精子在体外培养时没有获能，不具备穿过透明带使卵子受精的能力。1974 年，Toyoda Y 等研制出适合于大鼠精子体外获能的培养液，由此逐步建立起大鼠体外受精技术。

受精后的大鼠胚胎要在体外培养到桑椹胚或囊胚后再移植给受体，才会获得较高的妊娠率。研究早期，大鼠胚胎体外培养时经常阻滞在 2~4 细胞期。Kishi J 等尝试用培养仓鼠胚胎的培养液（hamster embryo culture medium，HECM-1）培养大鼠原核期胚胎，4- 细胞、8- 细胞、桑椹胚和囊胚形成率分别为 57.9%，32.2%，17.4% 和 9.9%。后经改良，把 HECM-1 中的 NaCl 浓度从 98.0mmol/L 降至 78.8mmol/L，再添加 7.5mmol/L 葡萄糖和 20 种必需氨基酸，发展成现在通用的大鼠胚胎培养液（modified rat 1-cell embryo culture medium，mR1ECM），囊胚发育率可达 80% 以上。2000 年，V.H.H.Goh 等经实验改良又发明出另一种大鼠胚胎培养液（rat 2-cell embryo culture medium，R2ECM），适用于大鼠 2- 细胞胚胎至囊胚的发育，囊胚发育率可达80% 以上。此外，通过兔输卵管上皮共培养亦可克服大鼠胚胎的体外发育阻滞，采用该培养体系，59% 的受精卵可发育到榛椹胚或囊胚。

影响大鼠胚胎体外发育的因素有：①磷酸盐：它的存在对大鼠早期胚胎的发育有阻滞作用；但有研究表明，大鼠 1- 细胞胚胎在体外培养 80 小时后，添加磷酸盐可提高囊胚率。当培养 110 小时后，添加磷酸盐的囊胚形成率可达 94%，不添加的仅为 67%。②葡萄糖：葡萄糖对早期胚胎发育影响不大，不具有明显的抑制或促进作用；但桑椹胚期后添加葡萄糖可提高囊胚发育率。③渗透压和 BSA：大鼠受精卵若在原核形成前转入 mR1ECM 培养液中，则发育能力降低；而经 mKRB 预培养后则发育率较高。后来的研究发现，渗透压和 BSA 在精子穿透卵子后的预培养中起着重要作用，是受精后卵母细胞发育到囊胚的必需因子。然而，支持最大发育率的最适 BSA 浓度与渗透压尚需进一步研究。

众多大鼠胚胎体外培养体系，发育到期率为 5%~70%，然而众多宣称获得较高发育率的研究无法被他人重复。到目前为止，我们仍然缺少一种有效且稳定的大鼠胚胎培养体系，这也是困扰大鼠胚胎操作的最重要因素之一，我们也将进一步关注该领域的研究进展。

体外受精操作的具体操作如下：将准备好的成熟卵母细胞加入已获能的精子悬液中，每 400μl 液滴中含 10~40 个卵母细胞，温箱孵育 12 小时后即可完成受精；用口吸管将受精后的卵母细胞转移至 M2 中清洗 2~3 次；在 M2 中清洗后的受精卵移入大鼠胚胎培养液 mR1ECM-2C 并放入 37℃，5%CO_2 培养箱培养。

第二节　大鼠胚胎、配子和卵巢冻存技术

Section 2　Cryopreservation of rat embryos, gametes, and ovaries

冻存（cryopreservation）是生物材料保存的主要方法之一。利用冻存技术将胚胎、配子或卵巢置于 -196℃液氮中低温保存，可以使胚胎、配子或卵巢暂时脱离生长状态而将其生理特性保存起来，这样在需要的时候再复苏用于实验。适度地保存一定量的胚胎、配子或卵巢，可以防止因意外事件而造成丢种，起到了胚胎、配子或卵巢的保种作用。除此之外，还可以利用冻存的形式来购买、寄赠、交换和运送某些特殊基因型的胚胎、配子或卵巢。

冻存时加入保护剂——终浓度 5%~15% 的甘油或二甲亚砜（DMSO）——可使溶液冰点降低，加之在缓慢冻结条件下，细胞内水分透出，减少了冰晶形成，从而避免细胞损伤。采用"慢冻快融"的方法能较好地保证胚胎、配子或卵巢的存活。

缓慢降温法是进行实验动物资源保存的最常用方法。缓慢降温法有 3 个步骤：①将细胞或胚胎放在含有抗冻剂（1mol/L 的 DMSO 溶液）的溶液中进行预处理；②用程序降温仪将上述已预处理的细胞或胚胎连同溶液以较慢的速度（<1℃ /min）降温，这时细胞外溶液中的水分结冰，使溶液浓度增高，胞内的水分透过细胞膜向外渗出，细胞体积收缩，胞内浓度提高；③降到一定温度（-80℃）时，再快速降温至液氮温度（-196℃）。

在过去的 20 年多中，人们通过改进低温保护液、改进降温速率及复温速率，建立了一系列缓慢低温冷冻方法，目前英国 MRC 所采用的小鼠胚胎低温保存方法，依然是 Renard 和 Babinet 于 1984 年建立的方法：将 1.5mol/L 的 1，2- 丙二醇作为抗冻剂，1mol/L 的蔗糖作为稀释液，以 0.3℃ /min 的速率降温到 -30℃，然后直接投入到液氮罐中保存。1985 年，Rall 采用玻璃化冷冻方法冷冻小鼠胚胎，不需要昂贵的程控降温仪器，使得胚胎冷冻变得更简单化。该方法也有 3 个步骤：①将胚胎或细胞在室温下放入 25% 的 VS 液（玻璃化溶液）中预处理 15 分钟；②将预处理后的胚胎放在高浓度（75%~90%）的 VS 液中保持 20~40 分钟；③将经过两步抗冻剂处理的胚胎或细胞直接放入液氮中冷却。玻璃化冷冻方法由于采用高浓度的低温保护剂，从而使细胞内外完全避免了结晶，以及由此引起的各种损伤。20 世纪 90 年代后，日本科学家又简化了胚胎的低温冷冻保存方法，采用 DMSO 溶液作为第一抗冷冻剂，DAP213 作为第二抗冷冻剂，使胚胎的保存更简单化，同时提高了冷冻胚胎的复苏率。

精子低温保存所需的费用低，不需要促性腺激素与胚胎收集前的雌雄交配，也不需要大量的活体繁育群，仅需要少量的雄性动物，因此更适用于转基因或优良品种资源的保存。精子的低温保存早在半个世纪前就有报道，1952 年 Polg 和 Lovelock 及 Rowson 等用超低温方法保存的精子，经复苏及人工授精，顺利地产下了仔牛。今天，利用牛的冷冻精液进行人工授精已成为乳牛最主要的繁殖方法。但是，由于对啮齿类动物精子的冷冻机制和冷冻损伤的因素不清楚，小鼠的精子冷冻直到 1990 年才得以成功。1990 年，Yokoyama 等采用 5% 丙二醇和 10% 棉子糖（密三糖）的混合物作为冷冻保护液，首次实现了小鼠精子的低温保存。Nakagata 的方法由于技术最为简便，设备需要最为简单而被世界上众多的实验室所采用。目前这种被称之为"Nakagata 冷冻法"已被广泛用于小鼠模型的保存、小鼠模型群体的重建、小鼠的育种、野生小鼠的实验动物化研究和小鼠模型的生物净化等研究中。

1977 年，Whittingham 等报道了小鼠卵母细胞冷冻保存的成功经验。其方法基本与小鼠胚胎的低温保存方法相似。这种方法采用 1.5mol/L 的 DMSO 作为抗冷冻剂，缓慢冷却到 -80℃后投入到液氮罐中长期保存。Nakagata 等则采用加入 20%FCS（胎牛血清）的 HTF 溶液实现了小鼠卵母细胞的玻璃化冷冻保存。目前，采用小鼠卵母细胞的低温保存和转基因小鼠的精子保存，通过体外受精技术（IVF）使转基因小鼠的生产更为简便。

1958 年，Parrott 等较早地报道了低温冷冻小鼠卵巢组织，并在 1960 年利用冷冻的卵巢复苏后移植到小鼠身上而使受体恢复生育能力的成功经验。但由于复苏后残存的卵母细胞数较低，繁殖的仔鼠很少，直到 1977 年，Whittingham 成功地建立了非受精卵的低温保存方法，才真正实现了卵巢的低温保存。20 世纪 90 年代以后，原始卵泡和卵巢组织的冷冻技术逐渐趋于成熟，已有许多成功的报道。原始卵泡或卵巢组织经低温冷冻，在复温后经 IVF 可以生产受精卵，并在移植至受体后产出子代。

一、大鼠胚胎、配子和卵巢冻存的方法

（一）大鼠胚胎冻存保存方法

大鼠胚胎冻存保存方法与小鼠胚胎冻存保存方法基本一致。具体步骤如下：将形态正常的大鼠胚胎移入 1mol/L 的 DMSO 液滴中，每个液滴转移 40~50 个胚胎，让其自然沉降到液滴底部；再用 10μl 的移液器吸取 5μl 含有全部胚胎的 DMSO，转移到冻存管内；在 0℃恒温器中平衡 5 分钟；加入 DAP213 溶液，继续在 0℃条件下平衡 5 分钟；投入液氮保存。

（二）大鼠精子冻存保存方法

1. 取精子 配制精子冻存保护液（表 4-6-1），37℃预热；取 3 月龄以上有繁育能力的雄鼠，颈椎脱臼处死；腹部 75% 乙醇消毒，打开腹腔，取附睾尾；在磷酸盐缓冲液（PBS）中简单漂洗 2 次，去除血细胞后置于 1ml 冻存保护液中；用眼科剪剪 3 刀，5%CO_2、37℃恒温箱中孵育 10 分钟，使精子游出；将精子装入麦管，准备冻存。

表 4-6-1 精子冻存保护液

成分	浓度	成分	浓度
Tes	21.07mmol/L	卵黄	25%
Tris	9.49mmol/L	十二烷基硫酸钠（SDS）	0.1%
葡萄糖	2.22mmol/L	甘油	5%

2. 精子冻存 利用程序降温仪（KRYO10，Planer，英国）进行程序冻存，起始温度为 20℃；以 3℃ /min 的速率降至 4℃，平衡 3 分钟；5℃ /min 降至 –4℃；10℃ /min 降至 –30℃；20℃ /min 降至 –80℃，平衡 10 分钟；投入液氮。

（三）大鼠卵巢冻存保存方法

1. 卵巢采集 选择需要冻存保存的大鼠，颈椎处死；打开腹腔，分离生殖系统，小心暴露卵巢，撕开卵巢胞膜露出整个卵巢；用弯头的维纳斯剪刀贴着卵巢门动静脉处整个剪下卵巢；在另一侧重复同样的操作。

2. 摘除卵巢去势 以体积分数 10% 水合氯醛进行腹腔注射麻醉；下腹部消毒，正中线最下胸骨与脊椎处开口，暴露卵巢与输卵管及周围的脂肪等；小心在卵巢胞膜上开一个小口，露出整个卵巢；用弯头的维纳斯剪刀贴着卵巢门动静脉处整个剪下卵巢；滴加盐酸肾上腺素控制出血；另一侧重复同样的操作；缝合肌肉和皮肤；将大鼠放在保温台上保温，等待苏醒；伤口涂红霉素软膏抗感染。

3. 冻存前处理 取出大鼠卵巢后，立即置于 4℃含 10% 胎牛血清的 1640 基础培养液中；轻轻洗去血迹，用手术刀片将系膜去掉；

4. 卵巢冻存 冻融方案采用 Oktay 等 1998 年提出的慢冻 - 快融经典方案。配制卵巢冻存缓冲液（表 4-6-2），放入冻存管中，冰浴。将卵巢移入装有冰浴的冻存缓冲液的冻存管中，平衡 30 分钟；将冻存管放入程序冻存仪，从 4℃开始，以 2℃ /min 的速度降至 –7℃；–7℃渗透 10 分钟然后植冰；以 0.3℃ /min 的速率降至 –40℃；以 10℃ /min 的速率降至 –140℃；投入液氮中保存。

表 4-6-2 卵巢冻存缓冲液

成分	浓度	成分	浓度	成分	浓度
DMSO	1.5mol/L	胎牛血清	10%	蔗糖	0.1mol/L

二、冻存胚胎、精子、卵巢的复苏

1. 冻存胚胎的复苏 从液氮中取出胚胎冻存管，室温放置 30 秒；用移液器吸取预热到 37℃的 0.25mol/L 的蔗糖溶液 0.9ml，加入冻存管内；迅速来回吹吸约 10 次，回收胚胎；用新鲜的含 10% 胎牛血清的 1640 基础培养液洗涤 3 次；镜下检查形态正常的胚胎。

2. 冻存精子的复苏 从液氮中取出精子冻存的麦管，室温停留 10 秒；立即投入 37℃水浴中解冻 10~15 分钟；离心去除冻存保护剂；将复苏的精子移入已经预先预热好的获能液滴中；37℃ 5% 的 CO_2 培养箱中获能 30~60 分钟。

3. 冻存卵巢的复苏 将冻存管从液氮中取出；加入 37℃的 0.25mol/L 的蔗糖溶液，反复吹打数次，加速卵巢的复苏；将复苏的卵巢从 0.25mol/L 的蔗糖溶液中取出，然后放入 0℃的 mWM 溶液中，反复清洗，除去冻存保护剂和蔗糖溶液；将复苏的卵巢放入 0℃的新鲜含 10% 胎牛血清的 1640 基础培养液中备用。

第三节　大鼠胚胎与卵巢的移植技术

Section 3　Transfer of rat embryo and ovary

胚胎移植俗称人工授胎或借腹怀胎，是指将雌性动物的早期胚胎，或者通过体外受精及其他方式得到的胚胎，移植到同种的、生理状态相同的其他雌性动物体内，使之继续发育为新个体的技术。本质上即生产胚胎的供体和孕育胚胎的受体共同繁殖后代的过程。利用胚胎移植技术可以充分发挥雌性优良个体的繁殖能力。胚胎移植具有以下几个生理学基础：①同种动物的供、受体的生殖器官的生理变化是相同的，为供体胚胎移入受体提供相同的生理环境；②早期胚胎在一定时间内处于游离状态，为胚胎的收集提供了可能；③受体对移入子宫的外来胚胎基本上不发生免疫排斥反应，为胚胎在受体内的存活提供了可能；④供体胚胎可与受体子宫建立正常的生理和组织联系，但供体胚胎的遗传特性在孕育过程中不受任何影响。

卵巢移植即将某一雌性动物的卵巢整体切除并移植给另一去除卵巢的雌性动物卵巢部位。卵巢移植对于治疗卵巢癌等恶性疾病具有重要意义。

一、胚胎移植假孕受体的制作

胚胎移植需要同期发情处理的假孕受体，一般用结扎公鼠与雌鼠交配获得。公鼠结扎一般采用输精管结扎法，即将输精管用机械法弄断。

(一) 雄性大鼠的输精管结扎

雄性大鼠麻醉后，腹部向上，腹部 75% 乙醇消毒，在睾丸附近腹中线处开一小口；用镊子夹住脂肪垫将睾丸拉出；用精细镊子在睾丸附近找出输精管，用另一把镊子撕掉周围的结缔组织；将一把镊子在输精管内侧自然张开裸露输精管，另一把镊子将输精管镊住固定，用烧红的镊子分别在两侧烧灼将输精管切断；烧灼以后输精管的两断口均形成密封口，切下的一段丢弃。将睾丸、附睾和输精管等放回腹腔内；用镊子夹住脂肪垫拉出另一侧睾丸，进行同样的结扎手术；将睾丸、附睾和输精管等放回腹腔内；缝合肌肉、皮肤；将大鼠放在保温台上保温，等待苏醒。

(二) 假孕受体的制作

挑选 8 周龄的健康性成熟雌性大鼠，挑发情；将发情雌性大鼠与同品系输精管结扎雄性大鼠进行交配；次日见栓记为 0.5dpc。假孕见栓 0.5dpc 可用于大鼠发育各阶段胚胎的胚胎移植，假孕见栓 3.5dpc 仅用于大鼠囊胚移植。

(三) 电动按摩器诱导大鼠假孕

挑选 8 周龄的健康性成熟雌性大鼠，挑发情；磁性电动按摩器音频为 10~20kHz，在按摩器顶端用胶布固定一长约 8~10cm，直径 2~3mm 的钝头玻棒。用改装的电动按摩器，于上午 9~10 时，刺激发情期动物的阴道。将电动玻棒头插入阴道 2~2.5cm 处，相当于子宫颈外口处，打开电源刺激阴道 60~180 秒。

二、胚胎移植方法

胚胎移植即将在体外获得的胚胎根据发育时期不同，通过手术移植到假孕受体的输卵管或子宫内，以保证胚胎能继续发育。

(一) 各时期大鼠胚胎的获取

对雌性大鼠进行超数排卵处理；见栓记为 0.5dpc，取 2- 细胞期胚胎通常在交配后 28~32 小时；取 4- 细胞期胚胎通常在交配后 36~48 小时；取 8- 细胞期胚胎，在交配后 56 小时左右；囊胚在 3.5 天；取交配后相应时间的大鼠，用颈椎脱臼方法处死，仰卧固定于实验台上，用乙醇喷雾小鼠腹部，进行表面消毒；打开腹腔，连同子宫一起采取输卵管，再剪下输卵管准备灌流。一般用带有 26~30 号针头的 1ml 注射器，吸取含有 HASE 的 HERs 培养基 300μl 进行输卵管灌流，灌流后带有胚胎的培养基滴入培养皿中。挑选发育时期准确且发育状态良好的胚胎，移入事先准备的新鲜的 200μl 的 M2 培养液液滴中，每个液滴中移入 20 枚左右的胚胎。在 M2 中清洗后的胚胎移入大鼠胚胎培养液 mR1ECM-2C 并放入 37℃，5%CO_2 培养箱中培养。

（二）胚胎的输卵管内移植

腹腔注射浓度为 0.05g/ml 的水合氯醛溶液（每只 1.5~2.0ml）对假孕大鼠进行全身麻醉，大约 10 分钟后大鼠处于完全麻醉状态；卧位固定于超净手术台上，剃毛后在背部体侧剪口，找到输卵管 / 子宫并将其拉出。在毛细移液管（外径 200~250μm）内间隔 2~3mm 交替吸入培养液和空气泡，然后再吸入 10 个左右的胚胎；取一个精细钟表镊和一把鼻科剪刀，在输卵管伞部与膨大部之间剪一小口，在切口部插入吸入胚胎的毛细移液管，一直插到输卵管的膨大部；用精细镊子固定住插入毛细移液管的输卵管开口部。将毛细管内的胚胎和空气泡吹入输卵管膨大部；轻缓地取出毛细移液管。移植后将子宫、输卵管小心放回大鼠腹腔中，并进行手术缝合，伤口涂红霉素软膏抗感染；术后假孕鼠需放置在 37℃热台上恢复，大约 30 分钟后大鼠自然苏醒。

（三）子宫内移植

腹腔注射浓度为 0.05g/ml 的水合氯醛溶液（每只 1.5~2.0ml）对假孕大鼠进行全身麻醉，大约 10 分钟后大鼠处于完全麻醉状态；卧位固定于超净手术台上，剃毛后在背部体侧剪口，找到输卵管 / 子宫并将其拉出。在毛细移液管（外径 200~250μm）内间隔 2~3mm 交替吸入培养液和空气泡，然后再吸入 10 个左右的胚胎；利用口吸管将待移植的大鼠囊胚注入 3.5 天假孕鼠子宫角中，轻缓地取出口吸管。移植后将子宫、输卵管小心放回大鼠腹腔中，并进行手术缝合，伤口涂红霉素软膏抗感染；术后假孕鼠需放置在 37℃热台上恢复，大约 30 分钟后大鼠自然苏醒。

三、卵巢移植方法

（一）受体的准备

选择与供体卵巢遗传背景相同的大鼠，以体积分数 10% 水合氯醛进行腹腔注射麻醉后，下腹部消毒，备用。

（二）卵巢移植

在正中线最下胸骨与脊椎处开口，暴露卵巢与输卵管及周围的脂肪等；在卵巢胞膜上小心地开一个小口，露出整个卵巢；用弯头的维纳斯剪刀贴着卵巢门动静脉处整个剪下卵巢；滴加盐酸肾上腺素控制出血；将需要移植的冻存复苏卵巢或者供体的新鲜卵巢小心的塞入受体的卵巢胞膜中；另一侧重复同样的操作；缝合肌肉和皮肤；放置在 37℃热台上恢复，大约 30 分钟后大鼠自然苏醒。

第四节　大鼠嵌合体技术

Section 4　Production of chimeric rats

嵌合体（chimera）在遗传学上用于指不同遗传性状嵌合或混杂表现的个体；在免疫学上的涵义则指一个机体身上有两种或两种以上染色体组成不同的细胞系同时存在，彼此能够耐受，不产生排斥反应，相互间处在嵌合状态。

嵌合体一词源自希腊文，古希腊神话中用它代表狮头、羊身、蛇尾这样一些不同种类动物所拼凑出的怪物。通常所说的嵌合体是指人工地将两个或两个以上具有不同遗传性状的早期胚胎或把具有特种遗传性状的细胞和早期胚胎聚合或显微注射所产生的嵌合体。通过这种嵌合的方法获得的个体称之为嵌合体动物（chimeras）。

嵌合体的广泛应用得益于胚胎干细胞技术的发展，胚胎干细胞（embryonic stem cells，ESC）是指从桑椹胚或附植前囊胚内细胞团分离的一种高度未分化细胞。它具有发育的全能性，能分化出成体动物的所有组织和器官,包括生殖细胞。1981年,Evans和Kaufman首次实现小鼠胚胎干细胞建系。

制作嵌合体动物主要有两种方法:聚合法和显微注射法。聚合法是指将去透明带的两个或多个早期胚胎聚集或者将胚胎与多能性干细胞聚集,形成一个嵌合胚胎,移植后获得嵌合体动物的方法。采用聚合法将全能性细胞导入胚胎又有两种方法:一种是"三明治"法,即将ES细胞团块夹在两个桑椹胚中间进行聚合;另一种是一步聚合法,即将一个脱去透明带的8~16细胞胚胎与消化后的ES细胞团块接触进行聚合。注射法是指采用显微注射的方法,将胚胎卵裂球细胞或多能性干细胞直接注射到8-细胞期胚胎透明带下或囊胚期胚胎的囊胚腔。早期的注射法是通过带尖的注射针直接穿过透明带和滋养层细胞,将细胞注入囊胚腔。这种注射针制作比较复杂,操作难度大,而且针尖很容易对胚胎内细胞团造成伤害;随着技术的发展,出现了一些能够在透明带和滋养层细胞上穿孔,帮助注射针穿透透明带和滋养层细胞的仪器,极大简化了嵌合体的制作难度,其中最常用的是Piezo驱动器和激光破膜系统。使用仪器穿孔后就可以使用平口的注射针,注射针制作相对简单,显微操作相对简单,对胚胎的损伤也相对较小。

与显微注射法比较,聚合法简单,无需昂贵的仪器,技术较低,而且可同时处理多个胚胎,效率较高,但是,因为聚合法的胚胎需要在体外培养较长的时间,而且需要脱去透明带,这对胚胎的体外培养有更高的要求;另外,采用注射法时,可以对ES细胞进行选择,挑选形态好的细胞用于注射,这种细胞的选择在聚集法中是无法做到的,而ES细胞的质量又会影响到嵌合效率。总之两种方法各有优缺点,应根据具体情况选择合适的技术手段。本节以一步聚合法和激光破膜系统辅助囊胚注射法为例,简要介绍小鼠ES细胞嵌合体的制作方法。

一、ES细胞嵌合体大鼠的制作方法

(一) ES细胞显微注射法制作嵌合体大鼠

1. 仪器 囊胚注射使用实验室自行配置的显微操作平台,由包括倒置显微镜(Leica,DMIRB,German),液压显微操作臂(NARISHIGW,07003,Japan),油压和气压注射控制器(Eppendorf,Cell-Tram,German),Pizeo(PRIME TECH,PMM,Japan)以及水平防震台组成。

2. 注射用囊胚的准备 挑选8周龄的健康性成熟雌性大鼠,挑发情,并与同品系雄性大鼠进行交配;次日见栓记为E0.5dpc。见栓后E3.5dpc时,断颈法处死雌性大鼠,用无菌手术器械剪取子宫;利用胚胎操作液M2冲取双侧子宫获取囊胚;将收集到的大鼠囊胚移入大鼠胚胎培养液mR1ECM-2C并放入37℃,5%CO_2培养箱中备用。

3. 制备周期同步的假孕雌性大鼠。

4. 注射ES细胞准备 在注射前2小时给ES细胞换上新鲜的培养基;移去培养基,用PBS洗两遍;加入适量的0.05%胰蛋白酶,在37℃、5%CO_2培养箱中孵育10~15分钟;加入适量的ES细胞培养基,终止消化。轻轻用巴氏吸管吹打三四次,将细胞吹散成单细胞悬液;将细胞悬液移到一新的预先铺盖0.1%明胶的组织培养皿中,放回37℃、5%CO_2培养箱中孵育20~30分钟;轻轻拿出培养皿,收集含有ES细胞的全部培养基,留下贴壁的MEF细胞;将最后收集的培养基移入15ml离心管中,1000r/min离心5分钟;弃上清,用500μl培养基重悬,并轻轻吹打成单细胞悬液;冰上放置15分钟,吸走2/3上清,然后补回500μl培养基;将细胞放冰上待用。

5. 显微注射操作 用M2操作液加入到自制操作皿"Chamber"(或用大皿皿盖代替)中,以液体石蜡覆盖。用持卵针(外径约80μm)固定好大鼠囊胚,吸取靠近ICM部分,使ICM部分大约固定在9点位置上。用外径约15μm的平口注射针吸取10~15个供体细胞,从约3点位置进针,抵住受体囊胚透明带以及滋养层细胞与细胞间的连接处,用Piezo给定脉冲,使注射针进入囊胚腔,将供体细胞吐在内细胞团(ICM)上。操作完成后的胚胎移入大鼠平胚胎培养液mR1ECM-2C,并放置于培养箱中继续培养。

6. 嵌合胚胎的移植 显微操作完成的胚胎,培养箱中继续培养1~2小时,待囊胚腔重新膨胀起来后进行胚胎移植。使用浓度为0.05g/ml的水合氯醛溶液对假孕大鼠进行麻醉,腹腔注射水合氯醛(每只1.5~2.0ml)。10分钟后大鼠处于完全麻醉状态。用75%乙醇消毒小鼠背部,剃毛后在背部体侧剪口,找到输卵管/子宫,用钟表镊轻轻夹住卵巢的脂肪垫,并将输卵管/子宫拉出。在体视镜下把胚胎装入到口吸管中，口吸管按照三段法装管：先吸入一小段 KSOM 培养液，然后再吸入一个小气泡，再去吸取胚胎，吸完胚胎后再吸入一小个气泡和一小段 KSOM 培养液。将待移植的大鼠囊胚注入 3.5 天假孕鼠子宫角中。移植后将子宫 / 输卵管小心放回大鼠腹腔中，并进行手术缝合。移植后的假孕鼠需放置在 37℃热台上恢复，大约 30 分钟后大鼠自然苏醒。手术后的大鼠送回实验动物中心继续饲养。

（二）聚集法制作嵌合体大鼠

1. 聚合用液滴和去透明带液滴的制备　在聚合实验前 1 天，制作聚集板和胚胎培养板。在直径 60mm 的 Falcon 组织培养皿上用圆头锥子压制 30 个小窝，将 15μl 的 KSOM 液滴置于每个小窝上，用液体石蜡覆盖后于培养箱中过夜平衡。在实验当天，制作一个由多个 M2 液滴和酸性台氏液（acidified Tyrode's solution）液滴组成的培养皿，并用液体石蜡覆盖。

2. 受体胚胎的准备　超排处理的大鼠与同品系雄性大鼠进行交配，次日见栓记为 0.5dpc；在交配后 56 小时左右（取 8- 细胞期胚胎），用颈椎脱臼法处死大鼠；仰卧固定于实验台上，用乙醇喷雾小鼠腹部，进行表面消毒；打开腹腔，连同子宫一起采取输卵管，再剪下输卵管准备灌流；一般用带有 26~30 号针头的 1ml 注射器，吸取含有 HASE 的 HERs 培养基 300μl 进行输卵管灌流，灌流后带有胚胎的培养基滴入培养皿中；挑选优质胚胎转移至事先准备的 KSOM 滴中。

3. 聚合用 ES 细胞的准备　在注射前 2 小时给 ES 细胞换上新鲜的培养基；移去培养基，用 PBS 洗两遍；加入适量的 0.05% 胰蛋白酶，在 37℃、5%CO_2 培养箱中孵育 10~15 分钟；加入适量的 ES 细胞培养基，终止消化。轻轻用巴氏吸管吹打三四次，将细胞吹散成单细胞悬液；将细胞悬液移到一新的预先铺盖 0.1% 明胶的组织培养皿中，放回 37℃、5%CO_2 培养箱中孵育 20~30 分钟；轻轻拿出培养皿，收集含有 ES 细胞的全部培养基，留下贴壁的 MEF 细胞；将最后收集的培养基移入 15ml 离心管中，1000r/min 离心 5 分钟；弃上清，用 500μl 培养基重悬，并轻轻吹打成单细胞悬液；冰上放置 15 分钟，吸走 2/3 上清，然后补回 500μl 培养基；将细胞放冰上待用。

4. ES 细胞与二倍体胚胎聚合　将在 KSOM 中待用的胚胎从 KSOM 中转移到去透明带平皿的 M2 液滴中，然后将一个胚胎从 M2 中移入到一滴台氏液中，观察透明带是否溶解，当透明带即将完全溶解时将胚胎移入一新的 M2 液滴中，同时用手吸管吹打胚胎，再将胚胎移到新的 M2 液滴。每个胚胎都同样处理，并且不要让胚胎相互接触。将去透明带的胚胎在平衡好的 KSOM 中洗涤 3 遍，把无透明带的胚胎单个放到聚集皿的小孔内，每个小孔只放一个胚胎。取 200μl 的 ES 细胞悬液，在显微镜下选择 6~15 个细胞的细胞团，把细胞团移到平衡好的 KSOM 中。将挑选出来的 ES 细胞团放在聚集皿的小孔中，与孔中的每个胚胎接触。将聚集的 ES 细胞和胚胎放入 37℃、5%CO_2 的培养箱中培养 24 小时。培养过夜后，将聚集 ES 细胞的囊胚移植到假孕 3.5 天的代孕雌性大鼠的子宫中。

5. 注意要点　用于培养的 KSOM 液滴需提前一天在培养箱中进行平衡；ES 细胞吹散时要轻轻吹打，避免剧烈吹打把 ES 细胞吹成单细胞或吹死。ES 细胞消化后要在 3~4 小时内使用，并放置于冰上，保持细胞有较好的状态。胚胎去透明带时，需在透明带还未消化完全时就从台氏液中移到 M2 液滴中，避免酸性台氏液度胚胎造成过度损伤。在去透明带后，胚胎很容易受到外界不利环境的影响，因此在胚胎的转移和清洗时必须小心谨慎。

二、嵌合体动物的鉴定

嵌合体动物出生后需要对其进行分析，以确定其是否确实为嵌合体，即是否含有不同遗传背景的细胞，以及不同来源的细胞所占的比例，这个过程称为嵌合体的鉴定也称嵌合体分析（analysis of chimea）。

（一）分子标记分析

利用上述方法制作的嵌合体含有两种不同来源的细胞，因此可以利用 PCR 技术进行扩增片段长度多态性、可变数目串联重复序列、微卫星 DNA 序列分析，单核苷酸多态性分析，DNA 指纹技术等分子标记分析，对嵌合状态进行鉴定。目前，微卫星 DNA 的 PCR 扩增是最灵敏、快速的一种检测嵌合体的方法，而相对于微卫星 DNA 分析体系，单核苷酸多态性分析位点的选择更具灵活性。此外，更为精确的方法是以实时荧光定量 PCR 技术代替普通的 PCR 技术用于嵌合体分析。实时荧光定量 PCR 不仅具有普通 PCR 的灵敏性，而且由于应用了荧光探针，可以通过光电传导系统直接探测 PCR 扩增过程中荧光信号的变化以获得定量结果，所以还具有 DNA 杂交的高特异性和光谱技术的高精确性，克服了常规 PCR 的许多缺点，简化操作，消除 PCR 的平台效应对原始模板数量和终产物之间的相关性干扰，其缺点在于成本较高，用于一些高精密度的研究中。

（二）遗传标记分析

实际上在嵌合体研究中最常用也最可靠的标记是遗传标记，毛色标记是哺乳动物嵌合体研究中最直观的遗传标记，因此也是最常用的分析标记。在构建嵌合体时，选择毛色与 ES 细胞来源品系毛色不同的小鼠胚胎作受体，出生 1 周后通过毛色的差别就可以直观地判断其是否为嵌合体及嵌合程度的大小。但是，这种方法也存在一些明显的缺点，如毛色的嵌合并不一定总是反映整体的情况，在毛色嵌合程度较高的嵌合体中，内脏及种系嵌合的发生及种系嵌合程度似乎是随机的，与毛色嵌合程度无明显的相关性，这说明毛色嵌合程度与脏器嵌合程度并不完全平行。此外，仅通过毛色观察不能够十分准确地判断嵌合的比率，而且毛色嵌合需要等动物长出被毛后才能确定，需要时间比较长。随着分子遗传学的发展，现在已经能够通过一些生化和分子生物学的方法对细胞的分子标记加以鉴别，从而实现更为精确的嵌合体分析，而且生化和分子生物学的分析可以在胚胎期就进行，对一些急于知道嵌合结果的实验可以缩短时间。

（三）生物化学分析

常用的生物化学分析方法主要是通过测定嵌合体血液或组织中的特定酶（同工酶），如磷酸葡萄糖异构酶（GPI）、磷酸葡萄糖变位酶（PGM-1）、6- 磷酸葡萄糖脱氢酶（6-PGDi）等，也可以根据细胞抗原、血清运铁蛋白和白蛋白类型来确定是否有亲缘关系，以鉴定是否是嵌合体。该方法具有灵敏、快速、简便和价格适中等优点，是目前广泛使用的方法。通常在构建嵌合体鼠的实验中，选择带有与供体细胞不同的等位基因的胚胎作为受体，有利于对嵌合鼠体内组织器官中的嵌合情况进行分析。

（四）外源基因分析

ES 细胞或供体胚胎如果选择转基因品系，则可以直接通过鉴定外源基因，如病毒转染标记、转基因标记等，来检测嵌合情况。该方法主要依赖 PCR 技术。

第五节　大鼠体细胞核移植技术

Section 5　Rat somatic cell nuclear transfer

20 世纪 90 年代末，以克隆羊“多莉”和小鼠体细胞核移植的成功为代表的哺乳动物克隆技术在生命科学领域曾经占有举足轻重的位置。2003 年，第一只克隆大鼠诞生，该研究成果对当时大鼠转基因动物模型的研究具有广泛的应用前景。然而，相比于小鼠、猪和牛等有成熟克隆体系的哺乳动物来说，大鼠克隆难度更高，多年来众多研究组对大鼠体细胞及胚胎干细胞进行核移植的尝试，均没有获得成功。

大鼠胚胎体外培养体系不成熟是导致大鼠克隆胚胎发育率低的原因之一。自然受精的大鼠胚胎，在现有的培养体系里经常会出现 2- 细胞阻滞的问题，从而导致囊胚率很低。

大鼠 MⅡ期卵母细胞极容易发生自发激活是另外一个导致大鼠克隆胚胎发育率低的原因。蛋白酶抑制剂 MG132 作为应用最为广泛的抑制大鼠卵母细胞自发激活的物质，能够有效提高大鼠克隆效率。2006 年，Popova 等利用受精卵作为核移植受体，避开自发激活现象，获得了成功。

体细胞核移植技术包括供体细胞准备、成熟卵母细胞的去核、核移植以及胚胎移植等主要的步骤。大鼠的卵母细胞非常容易发生自发激活，因此需要在核移植的过程中抑制其过早激活。以大鼠 ES 细胞核移植为例，介绍大鼠核移植基本步骤。

（一）核移植相关溶液的准备

大鼠胚胎干细胞核移植所使用的相关药品及溶液包括：大鼠胚胎培养液 MR1ECM，胚胎操作液 M2，蛋白酶体抑制剂 MG132,透明质酸酶(hyaluronidase),内丁酯Ⅰ(butyrolactone Ⅰ),氯化锶($Sr^{2+}Cl_2$),秋水仙碱(demecolcine)等。

(二)供体细胞的准备

选取传代后第 2 天、处于生长旺盛期的大鼠胚胎干细胞作为核移植的供体细胞,将培养液更换为新鲜的并含有 0.05μg/ml 的微管形成抑制剂秋水仙碱作用 3 小时。吸取处于悬浮状态的大鼠胚胎干细胞并消化 3 分钟,使用大鼠胚胎干细胞培养液制成单细胞悬液。此时,50%~80% 的大鼠胚胎干细胞处于细胞分裂中期(MⅡ期),置于冰上备用。

(三)大鼠卵母细胞的获取

超数排卵,在体内注射 hCG 后 12~16 小时,采用断椎法处死大鼠,打开腹腔,找到卵巢组织。将含有卵团的输卵管壶腹部剪下,放入预热并添加有 5μmol/L MG132 的 M2 体外操作液中。快速划破输卵管壶腹部,使卵团游离出来。将卵团迅速转入含有 5μmol/L MG132 和 0.1mg/ml 透明质酸酶(hyaluronidase)中 2~3 分钟。结合口吸管的反复吹吸,以去除包裹在颗粒细胞 - 卵母细胞复合体(cumulus-oocyte complexes,COCs)外层的颗粒细胞。将卵母细胞重新转移至 5μmol/L MG132 的 M2 体外操作液中,清洗 2~3 遍;放入预热的含有 5μmol/L MG132 的大鼠胚胎培养液 mR1ECM-1C 微滴中备用。

(四)核移植操作

设备:核移植操作依赖于显微操作平台,由包括倒置显微镜(Leica,DMIRB,German),液压显微操作臂(NARISHIGW,07003,Japan),油压和气压注射控制器(Eppendorf,Cell-Tram,German),Pizeo(PRIME TECH PMM,Japan)以及水平防震台组成。用含有 5μmol/L MG132 的 M2 操作液加入到自制操作皿"Chamber"中,以液体石蜡覆盖。大鼠胚胎干细胞核移植操作使用"一步法核移植"(OSM),即首先采用固定针吹吸卵母细胞,找到卵母细胞内的遗传物质,并在其处于卵母细胞"3 点"位置的时候,利用固定针固定卵母细胞。将平口针在 Piezo 的作用下,在透明带上打出一个"小洞"。吸取处于 MⅡ期的大鼠胚胎干细胞核物质,并将其直接注射进入胞质内,然后将注射针退出卵胞质,同时去除卵母细胞的遗传物质。操作后的胚胎移回到 mR1ECM-1C 培养液微滴中,培养 30 分钟。

(五)重构胚胎的激活与培养

采用含有 150μmol/L butyrolactone Ⅰ的 mR1ECM-1C 作为大鼠重构胚胎的激活液,激活时间为 2 小时。孤雌对照:采用氯化锶对卵母细胞进行孤雌激活,采用含有 10mmol/L 氯化锶的 mR1ECM-1C 作为激活液,激活时间为 30 分钟。需添加 5mg/ml 细胞松弛素 B(cytochalasin B,CB)处理 6 小时,以抑制第二极体排出,形成二倍体孤雌胚胎。孤雌对照的目的是检验液体等体系是否完善,若核移植失败,可作为分析参考。重构胚胎和孤雌胚胎激活完成后,移入大鼠 mR1ECM-1C 培养液进行培养,于此后 24 小时、72 小时更换新鲜的培养液 2 次。并于重构完成后的 24 小时,72 小时,96 小时,108 小时分别统计 2- 细胞,4- 细胞,桑椹胚,囊胚的发育率。

(六)胚胎移植

使用浓度为 0.05g/ml 的水合氯醛溶液对假孕大鼠进行麻醉,腹腔注射水合氯醛(每只 1.5~2.0ml)。10 分钟后大鼠处于完全麻醉状态。用 75% 乙醇消毒小鼠背部,剃毛后在背部体侧剪口,找到输卵管 / 子宫,用钟表镊轻轻夹住卵巢的脂肪垫,并将输卵管 / 子宫拉出。在体视镜下把胚胎装入到口吸管中,口吸管按照三段法装管:先吸入一小段 KSOM 培养液,然后再吸入一个小气泡,再去吸取胚胎,吸完胚胎后再吸入一小个气泡和一小段 KSOM 培养液。将待移植的大鼠囊胚注入 3.5 天假孕鼠子宫角中。移植后将子宫 / 输卵管小心放回大鼠腹腔中,并进行手术缝合。移植后的假孕鼠需放置在 37℃热台上恢复,大约 30 分钟后大鼠自然苏醒。手术后的大鼠送回实验动物中心继续饲养。

(王加强 孔庆然 刘忠华)

参考文献

[1] Jacob H.J,, A.E. Kwitek. Rat genetics: attaching physiology and pharmacology to the genome [J]. Nat Rev Genet, 2002, 3(1):

33-42.

[2] Mullins J.J., D. Ganten. Transgenic animals: new approaches to hypertension research [J]. J Hypertens Suppl, 1990, 8(7): S35-37.

[3] Toyoda Y, M.C. Chang. Capacitation of epididymal spermatozoa in a medium with high K-Na ratio and cyclic AMP for the fertilization of rat eggs in vitro [J]. J Reprod Fertil, 1974, 36(1): 125-134.

[4] Toyoda Y, M.C. Chang. Fertilization of rat eggs in vitro by epididymal spermatozoa and the development of eggs following transfer [J]. J Reprod Fertil, 1974, 36(1): 9-22.

[5] Armstrong D.T., M.A. Opavsky. Superovulation of immature rats by continuous infusion of follicle-stimulating hormone [J]. Biol Reprod, 1988, 39(3): 511-518.

[6] Szoltys M., et al.Some morphological and hormonal aspects of ovulation and superovulation in the rat [J]. J Endocrinol, 1994, 141(1): 91-100.

[7] Popova E., et al. Comparison between PMSG- and FSH-induced superovulation for the generation of transgenic rats [J]. Mol Reprod Dev, 2002, 63(2): 177-182.

[8] Tain C.F., V.H. Goh, S.C. Ng. Effects of hyperstimulation with gonadotrophins and age of females on oocytes and their metaphase Ⅱ status in rats [J]. Mol Reprod Dev, 2000, 55(1): 104-108.

[9] Mukumoto S., K. Mori, H. Ishikawa. Efficient induction of superovulation in adult rats by PMSG and hCG [J]. Exp Anim, 1995, 44(2): 111-118.

[10] Jiang J.Y., B.K. Tsang. Optimal conditions for successful in vitro fertilization and subsequent embryonic development in Sprague-Dawley rats [J]. Biol Reprod, 2004, 71(6): 1974-1979.

[11] Toyoda Y., M.C. Chang. Sperm penetration of rat eggs in vitro after dissolution of zona pellucida by chymotrypsin [J]. Nature, 1968, 220(5167): 589-591.

[12] Miyamoto H., M.C. Chang. Fertilization of rat eggs in vitro [J]. Biol Reprod, 1973, 9(4): 384-393.

[13] Miyamoto H., M.C. Chang. In vitro fertilization of rat eggs [J]. Nature, 1973, 241(5384): 50-52.

[14] Kishi J., et al. Block to development in cultured rat 1-cell embryos is overcome using medium HECM-1 [J]. Hum Reprod, 1991, 6(10): 1445-1448.

[15] Goh V.H., et al. Successful in vitro growth of rat two-cell embryos to blastocysts using a simple chemically defined medium [J]. J Pharmacol Toxicol Methods, 2000, 43(3): 171-175.

[16] Kaneko T., S. Kimura, N. Nakagata. Importance of primary culture conditions for the development of rat ICSI embryos and long-term preservation of freeze-dried sperm [J]. Cryobiology, 2009, 58(3): 293-297.

[17] Yang X.Z., et al. Factors required during preculture of rat oocytes soon after sperm penetration for promoting their further development in a chemically defined medium [J]. J Reprod Dev, 2004, 50(5): 533-540.

[18] Oh, S.H., K. Miyoshi, H. Funahashi. Rat oocytes fertilized in modified rat 1-cell embryo culture medium containing a high sodium chloride concentration and bovine serum albumin maintain developmental ability to the blastocyst stage [J]. Biol Reprod, 1998, 59(4): 884-889.

[19] Han, M.S., K. Niwa. Effects of BSA and fetal bovine serum in culture medium on development of rat embryos [J]. J Reprod Dev, 2003, 49(3): 235-242.

[20] Renard J.P., C. Babinet, High survival of mouse embryos after rapid freezing and thawing inside plastic straws with 1-2 propanediol as cryoprotectant [J]. J Exp Zool, 1984, 230(3): 443-448.

[21] Rall W.F., G.M. Fahy. Ice-free cryopreservation of mouse embryos at -196 degrees C by vitrification [J]. Nature, 1985, 313(6003): 573-575.

[22] Polge C.Fertilizing capacity of bull spermatozoa after freezing at 79 degrees C [J]. Nature, 1952, 169(4302): 626-627.

[23] Yokoyama M., et al.Production of normal young following transfer of mouse embryos obtained by in vitro fertilization using cryopreserved spermatozoa [J]. Jikken Dobutsu, 1990, 39(1): 125-128.

[24] Whittingham D.G., M.F. Lyon, P.H. Glenister. Long-term storage of mouse embryos at —196 degrees C: the effect of background radiation [J]. Genet Res, 1977, 29(2): 171-181.

[25] Nakagata, N. High survival rate of unfertilized mouse oocytes after vitrification [J]. J Reprod Fertil, 1989, 87(2): 479-483.

[26] Parrott M.W., P.W. Durbin, J.J. Burg. Serum calcium levels in thyroid-ablated rats [J]. Proc Soc Exp Biol Med, 1958, 98(2): 404-406.

[27] Whittingham D.G. Fertilization in vitro and development to term of unfertilized mouse oocytes previously stored at —196 degrees C [J]. J Reprod Fertil, 1977, 49(1): 89-94.

[28] Oktay K., et al. Cryopreservation of immature human oocytes and ovarian tissue: an emerging technology? [J] Fertil Steril,

1998,69(1):1-7.
[29] 成国祥,徐国江,朱光,等. 电动按摩器诱导大鼠假孕[J]. 上海实验动物科学,1992,(2):52-54.
[30] Evans M.J., M.H. Kaufman. Establishment in culture of pluripotential cells from mouse embryos [J]. Nature, 1981, 292(5819): 154-156.
[31] Delhaise F., et al. Quantitative estimation of chimerism in mice using microsatellite markers [J]. Mol Reprod Dev, 1993, 34(2): 127-132.
[32] O'Neill P.A., et al. PCR amplification of short tandem repeat sequences allows serial studies of chimaerism/engraftment following BMT in rodents [J]. Bone Marrow Transplant, 1996, 17(2): 265-271.
[33] Jeffreys A.J., et al. Mouse DNA 'fingerprints': analysis of chromosome localization and germ-line stability of hypervariable loci in recombinant inbred strains [J]. Nucleic Acids Res, 1987, 15(7): 2823-2836.
[34] Jeffreys A.J., V. Wilson, S.L. Thein. Individual-specific 'fingerprints' of human DNA [J]. Nature, 1985, 316(6023): 76-79.
[35] Kuan C.Y., et al. Restrictive clonal allocation in the chimeric mouse brain [J]. Proc Natl Acad Sci U S A, 1997, 94(7): 3374-3379.
[36] Walsh C., C.L. Cepko. Widespread dispersion of neuronal clones across functional regions of the cerebral cortex [J]. Science, 1992, 255(5043): 434-440.
[37] Wobus A.M., et al. Characterization of a pluripotent stem cell line derived from a mouse embryo[J]. Exp Cell Res, 1984, 152(1): 212-219.
[38] Takahashi K., et al. Induction of pluripotent stem cells from adult human fibroblasts by defined factors [J]. Cell, 2007, 131(5): 861-872.
[39] Yu J., et al. Induced pluripotent stem cell lines derived from human somatic cells [J]. Science, 2007, 318(5858): 1917-1920.
[40] Takahashi K., S. Yamanaka. Induction of pluripotent stem cells from mouse embryonic and adult fibroblast cultures by defined factors [J]. Cell, 2006, 126(4): 663-676.
[41] Zhao X.Y., et al. Production of mice using iPS cells and tetraploid complementation [J]. Nat Protoc, 2010, 5(5): 963-971.
[42] Zhao X.Y., et al. iPS cells produce viable mice through tetraploid complementation [J]. Nature, 2009, 461(7260): 86-90.
[43] Brederlau A., et al. Transplantation of human embryonic stem cell-derived cells to a rat model of Parkinson's disease: effect of in vitro differentiation on graft survival and teratoma formation [J]. Stem Cells, 2006, 24(6): 1433-1440.
[44] Ying Q.L., et al. The ground state of embryonic stem cell self-renewal [J]. Nature, 2008, 453(7194): 519-523.
[45] Li P., et al. Germline competent embryonic stem cells derived from rat blastocysts [J]. Cell, 2008, 135(7): 1299-1310.
[46] 李天达. DA品系大鼠胚胎干细胞系的建立及多能性检测[D]. 东北农业大学博士学位论文,2012.
[47] Tong C., et al. Production of p53 gene knockout rats by homologous recombination in embryonic stem cells [J]. Nature, 2010, 467(7312): 211-213.
[48] Shen Y., et al. The heterogeneity and dynamic equilibrium of rat embryonic stem cells [J]. Cell Res, 2011, 21(7): 1143-1147.
[49] Liao J., et al. Generation of induced pluripotent stem cell lines from adult rat cells [J]. Cell Stem Cell, 2009, 4(1): 11-15.
[50] Li W., et al. Generation of rat and human induced pluripotent stem cells by combining genetic reprogramming and chemical inhibitors [J]. Cell Stem Cell, 2009, 4(1): 16-19.
[51] Kim M.J., et al. Generation of human induced pluripotent stem cells from osteoarthritis patient-derived synovial cells [J]. Arthritis Rheum, 2011, 63(10): 3010-3021.
[52] Liskovykh M., et al. Derivation, characterization, and stable transfection of induced pluripotent stem cells from Fischer344 rats [J]. PLoS One, 2011.
[53] 王振坤. 大鼠胚胎干细胞系的建立及向神经干细胞分化潜能的研究[D]. 东北农业大学博士学位论文,2012.
[54] Maherali N., et al. Directly reprogrammed fibroblasts show global epigenetic remodeling and widespread tissue contribution [J]. Cell Stem Cell, 2007, 1(1): 55-70.
[55] Wernig M., et al. In vitro reprogramming of fibroblasts into a pluripotent ES-cell-like state [J]. Nature, 2007, 448(7151): 318-324.
[56] Okita K., T. Ichisaka, S. Yamanaka. Generation of germline-competent induced pluripotent stem cells [J]. Nature, 2007, 448(7151): 313-317.
[57] 王正朝,许卫华,庞训胜,等. 胚胎干细胞的鉴定方法[J]. 中国临床康复,2006,(5):187-189.
[58] Zuba-Surma E.K., M.Z. Ratajczak. Overview of very small embryonic-like stem cells (VSELs) and methodology of their identification and isolation by flow cytometric methods [J]. Curr Protoc Cytom, 2010, Chapter 9: Unit9 29.
[59] Zhao Y., et al. Derivation and characterization of ovine embryonic stem-like cell lines in semi-defined medium without feeder cells [J]. J Exp Zool A Ecol Genet Physiol, 2011, 315(10): 639-648.

[60] Zhao X., et al. Derivation of embryonic stem cells from Brown Norway rats blastocysts [J]. J Genet Genomics, 2010, 37(7): 467-473.
[61] Shi C., et al. Derivation and characterization of Chinese human embryonic stem cell line with high potential to differentiate into pancreatic and hepatic cells [J]. Chin Med J (Engl), 2011, 124(7): 1037-1043.
[62] Hong J., H. He, M.L. Weiss. Derivation and characterization of embryonic stem cells lines derived from transgenic Fischer 344 and Dark Agouti rats [J]. Stem Cells Dev, 2012, 21(9): 1571-1586.
[63] Zhou Q., et al. Generation of fertile cloned rats by regulating oocyte activation [J]. Science, 2003, 302(5648): 1179.
[64] Webb R.L., et al. Efficient activation of reconstructed rat embryos by cyclin-dependent kinase inhibitors [J]. PLoS One, 2010, 5(3): 9799.
[65] Mizumoto S., Y. Kato, Y. Tsunoda. The effect of the time interval between injection and parthenogenetic activation on the spindle formation and the in vitro developmental potential of somatic cell nuclear-transferred rat oocytes [J]. Zygote, 2010, 18(1): 9-15.
[66] Popova E., M. Bader, A. Krivokharchenko. Efficient production of nuclear transferred rat embryos by modified methods of reconstruction [J]. Mol Reprod Dev, 2009, 76(2): 208-216.
[67] Nakajima N., et al. Treatment with proteasome inhibitor MG132 during cloning improves survival and pronuclear number of reconstructed rat embryos [J]. Cloning Stem Cells, 2008, 10(4): 461-468.
[68] Mizumoto S., Y. Kato, Y. Tsunoda. The developmental potential of parthenogenetic and somatic cell nuclear-transferred rat oocytes in vitro [J]. Cloning Stem Cells, 2008, 10(4): 453-459.
[69] Tomioka I., et al. Spindle formation and microtubule organization during first division in reconstructed rat embryos produced by somatic cell nuclear transfer [J]. J Reprod Dev, 2007, 53(4): 835-842.
[70] Popova E., M. Bader, A. Krivokharchenko. Full-term development of rat after transfer of nuclei from two-cell stage embryos [J]. Biol Reprod, 2006, 75(4): 524-530.

（王勇 整理编辑）

第七章　家兔胚胎工程技术

Chapter 7　Rabbit embryo engineering

家兔是一个经典的实验动物物种，其孕期短，产仔数多，可以方便地在室内饲养设施中饲养。成年兔在重量和大小上类似于人类婴儿，使得为婴儿开发的技术和设备容易在兔身上测试。相比小鼠，家兔在系统发育上更接近人类。由于兔和人在解剖、生理、遗传和生化特性等方面十分相似，其被优先应用于人的心肺和代谢的研究，包括气道阻塞性疾病，急性呼吸窘迫综合征，栓塞性卒中，动脉粥样硬化，恶性肿瘤，高钙血症，糖尿病等，以及霍乱，囊肿性纤维化，肿瘤，恶性淋巴瘤，艾滋病等疾病。兔也可用于药物筛选、抗体生产和治疗性蛋白质生产。家兔胚胎工程涉及对卵母细胞或胚胎进行体外操作的实验技术，包括胚胎冷冻、胚胎移植、DNA 显微注射、细胞核移植、干细胞的分离和维持、干细胞嵌合体等。兔胚胎工程技术在家兔品种的培育、实验动物模型制作、生物医药的研究中起到了重要作用。

第一节　家兔体外受精技术

Section 1　Rabbit in vitro fertilization

体外受精（in vitro fertilization，IVF）是指哺乳动物的精子和卵子在体外人工控制的环境中完成受精过程的技术。由于它与胚胎移植技术（embryo transfer，ET）密不可分，又简称为 IVF-ET。在生物学中，把体外受精胚胎移植到母体后获得的动物称为试管动物(test-tubing animal)。这项技术成功于 20 世纪 50 年代，在最近 20 年发展迅速，现已日趋成熟成为一项重要而常规的动物繁殖生物技术。我国家兔体外受精研究始于 20 世纪 80 年代，1986 年范必勤等首次获得两窝 5 只家兔体外受精后代，这是我国第一批“试管哺乳动物”。

家兔体外受精的常规流程主要包括：超数排卵、卵母细胞的获取、精子的采集和体外受精等几个步骤。

一、家兔超数排卵

超数排卵简称“超排”（superovulation），是以各种外源性促性腺激素释放素（GnRH，gonadotropin releasing hormone）或促性腺激素（gonadotropin），通过对动物生殖轴的刺激，使卵巢上的部分小卵泡提前发育，并使具有受精能力的卵细胞从卵巢排出。超排技术不仅可以开发利用雌性动物卵巢上的卵母细胞资源，促进胚胎学的研究，还可提高优良雌性动物的繁殖利用率，对加快家畜品种改良和治疗女性不孕等具有极其重要的意义和实用价值。家兔作为一种重要的实验动物，在研究动物的胚胎发育、转基因动物、克隆动物等方面均需要利用家兔的超排技术。家兔的超排效果不仅因品种、年龄、营养状况、发情期等因素存在差异，而且还受到所用激素组合配伍、激素品质、激素剂量等众多因素的影响。

20 世纪 80 年代后期，我国学者范必勤等首次报道了有关家兔超排技术的研究。此后，各地学者对家兔超排问题开展了大量研究工作。而在研究家兔超数排卵的问题上，绝大多数研究者将研究重点放在了以下几方面。

（一）家兔体重、品种及年龄

在家兔体重方面，李子义等研究表明，超排母兔的体重会在一定程度上影响试验结果或有极显著差异。一般作者选用母兔体重常在 1.5~4.0kg，不过范围略有变动，从 2.0~3.0kg，2.5~3.0kg，2.5~3.5kg，一直到 3.0~4.0kg 等。廉颖等的试验（恒量法）认为，对体重 4.0~4.5kg 日本大耳白兔超排，效果显著好于同种 2.0~5.5kg。在家兔品种方面，胡小九指出超排效果存在明显的品种差异。廉颖等对日本大白兔、青紫蓝兔和塞北兔进行了超排对比试验,分别获得 28.6、35.0、15.6 枚胚胎,前两者对后者均有明显差异,且青紫蓝兔用于超排的效果最好。李子义等比较了日本大白兔、青紫蓝兔和比利时兔,三者选用PMSG+hCG方案时,获得最佳超排效果的 PMSG 用量各不相同,比利时兔超排效果最差。在家兔年龄方面,范必勤等认为 12 月龄的雌兔超排效果最好。唐修君等、刘亚等、王炜等、陈现伟以及胡小九的研究分别表明,经产兔显著高于青年母兔,平均回收卵为 25.0 : 19.5 及 30.5 : 21.7 和 19.7 : 12.3。陈现伟应用 FSH+LH 方案超排,结果显示经产母兔比青年母兔超排效果好,但青年兔较经产母兔超排后卵子回收率高。

(二) 家兔发情期

对处于不同发情阶段的家兔进行超排,效果也有明显差异。向红等、李子义等和魏平华等的研究表明了相同的观点,即家兔处于不同的发情阶段对超排效果有很大的影响,处于发情期和发情后期的家兔进行超排效果较好。另外一些研究者,如叶联顺等、王炜等、邓世全以及张贵学等在研究或处理超排方案时,有目的地选用了处于发情阶段的家兔。同时,邓世全在研究中对未发情阶段的雌兔先用 0.04mg 前列腺烯醇处理,然后再进行超排试验。而杨文胜等在处理超排方案时却有意选择了未发情阶段的母兔。

(三) 家兔超排季节

李子义等研究表明,家兔在不同季节进行超排,大耳白 10~12 月份超排后回收卵效果好于 1~3 月份,青紫蓝 1~3 月份好于 10~12 月份,且都显著高于 4~6 月份。张金友等均持有同样观点。谭世俭等研究表明,应用 FSH 和 MSG 不同方案进行超排比较,春季明显高于秋季,但秋季两者无差距。叶联顺等也提到超排试验的季节有明显差异,但未进一步说明。另外,廉颖等持有相反的意见,试验认为一年间超数排卵数量无显著差异,但指出夏季超排所得到的卵质量较差。同时,向红等研究表明,在我国昆明地区,家兔超排无明显的季节变化影响。

(四) 家兔重复超排

范必勤等、杨小淦等、朱华萍等和石德顺的研究均表明,超排一次和多次超排效果差异不显著,多次超排回收胚胎数量因操作和手术粘连等因素有所减少。但不同的是,朱华萍等研究表明 FSH-PVP 方案超排处理后,家兔排卵有减少的趋势。李子义等试验表明,同种兔间隔 1~2 个或 3~4 个发情期(15 天一个周期)重复超排,差异不显著,且随重复超排间隔时间的延长(3~4 个发情期),各种家兔的超排效果接近初次超排的效果。石德顺的研究表明,重复超排间隔时间小于 30 天时(2 个发情期),卵巢上布满白体会减少排卵,建议重复超排时间大于 40 天。

(五) 家兔超排激素和激素组合

超排激素的用量一般以每只家兔使用多少国际单位计量,即以国际单位 / 只为准,但也有些作者以 U/kg 来精确地计量所用激素的量。超排激素和激素组合,主要以 FSH 和 PMSG 为主,其他还有用 HMG 的。选用不同的超排激素对试验的结果影响很大。

【操作流程】

家兔超数排卵可采用苯甲酸雌二醇与绒毛膜促性腺激素(hCG)结合的方法进行人工超排,也可采用促卵泡激素与促黄体生成激素(FSH)或溶黄体素组合的方法进行人工超排,但现在主要以后者为主。具体操作方法为挑选未自然发情的家兔,每天两次(上、下午)连续 3 天肌内注射 0.3mg,0.4mg,0.5mg 促卵泡激素(FSH)。注射最后一次 FSH 后 12 小时,肌内注射 200U 的人绒毛膜促性腺激素(hCG),然后超排母兔与公兔合笼交配。

二、卵母细胞的获取

【研究进展】

胚胎工程技术的重点是从雌、雄生殖细胞至囊胚的体外操作技术,包括胚胎分割、胚胎移植、体外受精、细胞核移植、胚胎干细胞研究等研究领域。而获得充足、高质量的卵母细胞或胚胎细胞,是胚胎工程各项研究顺利进行的基本条件。

以往常用的获取卵母细胞的方法:一种是收集屠宰场宰杀动物卵巢中的卵母细胞,进行体外成熟培养;另一种是采用激素刺激,使动物产生超过正常数量的排卵,称为超数排卵。由于受多种因素的影响,获得卵母细胞的质量和数量均难以保证。因而成熟卵母细胞的供应短缺成为限制哺乳动物胚胎技术进展的一个主要原因。目前，国外尝试用剖腹手术法、反复剖腹手术法、非手术子宫冲洗法、纤维内镜法等方法对牛、羊等大的经济型家畜活体反复取卵，并取得一定成效。在家兔中，多采取超数排卵，一次性取卵后处死。也有采用重复剖腹手术方法获取正常排卵母兔的卵母细胞的研究。

【操作流程】

一般采用外科手术法收集家兔胚胎和卵母细胞，以盐酸普鲁卡因进行局部麻醉。从输卵管部位采集胚胎或者卵时，沿腹部白线向后进行 3~5cm 切口，打开腹腔，取出输卵管，用玻璃探针找出喇叭口，插入内径为 1~2.5mm 的冲卵管，穿线缚住，然后从子宫管连接处朝输卵管方向插入带 18~22 号针头的注射器，注入 3~5ml 的冲卵液进行冲洗，收集于 6cm 培养皿中。而从子宫部位取胚胎或者卵时，切口位置较输卵管稍后，大概 3cm，打开腹腔，取出子宫角于前 1/4 处用一小血管夹夹住，用兽用 16~18 号注射针头在血管夹前无大血管处将宫壁穿一孔，然后由宫管连接部朝子宫腔插入针头，注入 5~10ml 冲卵液，使其由小孔处流出，收集于 6cm 培养皿中。输卵管取卵要比子宫部位取卵效果好，目前采卵回收率可达 90%~100%。胚胎或者卵采集之后，置于实体解剖镜下拣取，并置于洗液中清洗 3 次，镜下挑选发育正常的胚胎或者卵。冲卵液配方为：DPBS（15240-013，Invitrogen）+0.1%PVA（P-8136，Sigma）。

三、精子的采集与活力检查

雄兔的精液品质对母兔受精率和仔兔质量具有重要影响，对养兔业的经济效益也具有决定性作用。而在家兔体外受精操作中，精子的质量往往决定了实验的成功与否。

【操作流程】

选一只处于发情期的母兔作为台兔，先将台兔放在公兔笼内，让公兔爬跨台兔进行交配，待公兔爬跨后，将其推下，注意需反复操作几次，以达到提高公兔性欲，促进副性腺的分泌的作用，这样就增加了射精量和精子活力。然后，实验者同时抓住台兔的耳朵及颈部皮肤和握住采精器并使其伸到台兔的腹下，使假阴道开口紧贴台兔外阴部的下面，需注意让假阴道开口端稍低，采精杯端稍高，其倾斜角度与公兔阴茎挺出的角度一致。当公兔的阴茎反复抽动时，实验者应当及时调整假阴道的高度和角度，使公兔的阴茎顺利进入假阴道内。公兔射精后应立即将假阴道的开口端抬高，使精液流入采精杯内防止外流，迅速从台兔腹下抽出，将采精器竖直，取下采精杯，并将粘在外阴道口处的精液引入采精杯，加盖并贴上标签，送到人工授精室内进行精液品质检查。除了上述方法外，也可以用一张鞣制好的兔皮盖在实验者持采精器的手臂上作为台兔，或以竹板、木板制作的框架上面钉上麻袋，再盖上兔皮当作台兔。但是应用后两种台兔采精需要对公兔进行长期训练。

为提高采精的成功率和效率，采精温度和采精器的准备是关键。由于公兔对温度很敏感，采精器内胎的温度过高或过低都会影响采精效果，如果温度过低，公兔不射精；反之，温度过高会伤害公兔的阴茎，并对以后的采精产生不良影响，形成热恶癖。

【精子活力检测】

由于家兔精子的质量直接关系到精子的活力和受胎率，能否客观地评价精子质量和活力是人工授精和体外受精技术的关键，因此如何评定精子质量成为了关键所在。下面对家兔精子活力检测的几种常规指标进行简单的介绍。

1. 家兔精液量精子密度和形态　家兔精液量采用微量移液器直接测定，精子密度可采用血细胞计数板在光学显微镜下直接计数，精液形态可采用光学显微镜直接观察记录，这些方法带有一定的人为误差，但操作简单易行，不需要昂贵的仪器，特别适合临床和现场使用，属于常规检测方法。目前多运用流式细胞仪和计算机辅助精子分析仪（CASA）来分析精子的密度和运动形态。流式细胞仪通过测量精子及其他颗粒的散射光来快速分析颗粒的物理和化学性质，并对细胞进行分类收集，可以高速分析大量的精子，但该方法耗资较高，限制了其在生产上的应用。CASA 是在光学技术的基础上结合计算机图像识别运动图像处理技术发展起来的精子运动能力的综合分析方法，这种方法不仅提高了检测结果的客观性和快速性，还引入直线运动速度、曲线运动速度、平均路径速度、运动的前向性、直线性、摆动性和鞭打频率等传统检测方法不能提供的参数。准确的分析结果能预测精子的受精能力和人工授精的受胎率，但是分析样品的准确性受到诸多因素的影响，如精子浓度、样品中细胞的成分和非细胞颗粒的干扰、测量中精液的流速和精子计数池的型号等。自动快速分析精子质量是今后精子质量检测的重要发展方向，因此建立一种标准条件下的分析方法是非常有必要的。

2. 家兔精子运动力　运动力保证精子在受精过程中与卵子相遇，并完成对卵膜的机械穿透作用，通常用精子活力来评价。精子活力是指有向前运动能力的精子数与总精子数的比例。通常正常运动的精子在普通光学显微镜下可直接观察记录，但是这种方法存在主观误差，因此精子活力并不是评定精子潜在受精能力的一个可靠指标。虽然精子活力并不能直接反映其受精能力，但是精子的正常运动是精子能够到达受精部位的基础所在，精子活力可采用 CASA 和精子质量分析仪（SQA）来分析。SQA 是通过把精子运动所引起的光密度值（OD 值）的变化转化为电信号，再把这类波样电信号转化为精子活动指数来评定精子的运动状态。SQA 可以检测总精子密度、正常形态精子百分率和精子活力指数（SMI）等指标。SMI 值与精子的密度和运动精子的百分率等存在相关性，并且死精子不影响 SMI 值。SQA 检测的 SMI 与 CASA 分析的向前运动的精子密度之间存在显著相关，说明用于分析精子运动性具有一定的可靠性。但是 SQA 不能同时分析精液中的红细胞和白细胞，也存在精液未稀释而影响检查结果的问题。

3. 家兔精子活率　精子活率是指活精子数与总精子数的比值，在普通光学显微镜下检测，是检测精子质量的常规指标。家兔精子活率检测中常把观察到的运动精子作为活精子，以此来计算精子活率，如 20% 精子呈直线运动的其活力为 0.2，30% 精子呈直线运动的其活力为 0.3，以此类推。但是这种方法仍然有弊端，如受温度、液体黏稠度以及人为因素的影响，精子活率检测结果的主观性很强等。目前检测家兔精子活率的方法还有其他方法，如常规染色法和荧光染色法。

4. 家兔精子质膜完整性　精子质膜的作用是能够有选择地运输水分子，当质膜完整的精子被放到低渗溶液中时，水会进入精子内部直到精子胞质内外环境达到平衡。由于水的渗入，精子尾部的质膜就要向外周膨胀使精子体积增大。顶体肿大使得其尾部弯曲，所以尾部弯曲这一特征比较明显。因此可以用弯尾率作为评价精子质膜完整性的指标。

5. 家兔精子顶体完整性　精子顶体是覆盖于精子核前以上区域的囊状结构，囊的内外层分别是顶体内膜和顶体外膜。顶体内富含多种蛋白水解酶，即顶体酶，在精子穿过卵子放射冠和透明带等受精过程中，顶体酶发挥着重要作用。精子要穿过透明带必须有正常的顶体，顶体异常通常伴随顶体酶质和量的改变，故精子顶体完整性与精子功能相关顶体存在与否常通过染色来判断。常用的染色方法有考马斯亮蓝染色法、孟加拉玫瑰红固绿染色法、巴氏染色法和荧光染色法等。

6. 家兔精子染色质状态　家兔精子的核高度致密，它的 DNA 与其含有的鱼精蛋白紧密结合，这样可以将父方遗传信息准确无误地导入卵子，从而传给后代，因此精子染色质结构的完整性对于精确传递遗传物质非常重要。检测精子染色质完整性常用碘化丙啶（PI）染色和吖啶橙（AO）染色两种方法。

7. 家兔精子线粒体活性　检测精子线粒体活性常用的荧光探针有 Rhodamine123（R123）、MTO 和 JC-1 等。R123 可以检测线粒体有无功能，但是却不能检测线粒体膜电位的高低。而 MTO 和 JC-1 则可以用检测测线粒体膜电位的高低，MTO 在水溶液中并不产生荧光，而当积聚在线粒体内时，无论其膜电位如何都会产生绿色荧光。JC-1 在线粒体膜电位较高时，可以产生红色荧光；在线粒体膜电位较低时，可以产生绿色荧光。这样可方便地通过荧光颜色的转变来检查线粒体膜电位的变化，利用红绿荧光的相对比例来衡量线粒体去极化的比例。

四、体外受精

【研究进展】

家兔在进行正常交配时，其精子须在雌兔生殖道内经过生理学和形态学的变化才会具有受精能力，称为获能。后来发现有多种物质能使家兔精子在体外完成获能作用。下面将对家兔体外受精的进展和基本操作流程进行介绍。

Brackett 和 Oliphant 最先采用 HIS 或 DM 液处理家兔精子 15 分钟，使其体外获能，获能精子体外受精得到 30% 和 41.1% 的卵裂率。这种获能方法在公兔个体间有很大差异，受精率为 0~70%。Hosoi 等延长 HIS 液对精子的获能处理时间至 20 分钟，有增进精子获能的效果，表明进一步延长获能处理时间可提高精子获能效果，但这种获能方法卵裂率较低(仅有 25%)。

Brackett 等指出，精子获能处理后，在 DM 液中的培养时间显著影响受精后的卵裂率，培养 1 小时为 3%，培养 17 小时为 37%。Akruk 等(1979)提出在 DM 液中培养 12 小时是一个较合适的培养时间。Kasai 等将精子以 DM 液洗两次后培养 10~13 小时使其获能，在输卵管内 100% 的卵子能被获能后的精子穿入；输卵管卵体外受精后 24 小时卵裂率达 80.5%；并证实这种方法消除了公兔之间的个体差异。

Hosof 等(1981)指出，兔胚在体外受精后 24 小时，胚胎可发育到 4- 细胞。而 Kasai 等的方法中，受精后 24 小时，胚胎可发育至 8- 细胞。体外受精的胚胎在低温保存后保存了进一步发育的能力，低温保存 3 天后体外培养可发育至扩张囊胚。

体外获能体外受精的胚胎在体内的正常发育率很低，产仔率只有 4.3%。和报道的情况相似，其原因不详。但胚胎的体内发育和受体生殖环境同期化有很大关系。张明觉指出，受精卵或囊胚移植到与供体母兔黄体相差 1~2 天的受体母兔生殖道，胚胎很少能发育成仔兔。这种非同期化的时间如果仅为 0.5 天，受胎率则无显著差异。这表明体外受精的早期胚胎，可适应于延迟的输卵管环境。

【操作流程】

用前面所描述的人工采精的方法采取家兔精液，挑选活力在 0.8 以上的精液，经双层灭菌纱布过滤后，取 1ml 精液置于 5ml 离心管中，慢慢加入 4ml 的 DM- 肝素液，然后以 1500r/min 离心 5 分钟，弃去上清液。加入 5ml 的 HIS 液悬浮精子，用橡皮塞封口后置于 38℃水浴中孵育 15 分钟，再以 1500r/min 离心 5 分钟，弃去上清液。最后用 5ml 的 DM- 肝素液使精子再次悬浮，并以 1000r/min 离心 5 分钟，吸取 4ml 上清液。剩下 1ml DM 精子悬浮液在 38℃水浴中轻轻摇晃 3 分钟后封口，以 45 度倾斜放在 38.2℃、5%CO_2 培养箱中培养 4 小时。在 3cm 的培养皿中，用微量移液器制成 50μl TCM-199+ 兔血清培养小液滴 3~5 滴，将正常卵母细胞放入小液滴里，每滴内放入约 20 个卵子，然后加入 7.5μl 体外获能精液，用灭菌液体石蜡覆盖液滴，再用锡箔纸包裹培养皿，培养皿置于 5%CO_2、38.2℃培养箱中，培养 6 小时后再重复一次受精。待受精培养 12 小时后检出卵子，用 TCM-199 液清洗 2 次，移入新制作的 TCM-199+ 兔血清培养小滴中，灭菌液体石蜡覆盖液滴，再用锡箔纸包裹后置于 5%CO_2、38.2℃培养箱中培养。

第二节 家兔配子和卵巢冷冻保存技术

Section 2 Cryopreservation of rabbit gametes and ovaries

冷冻保存(cryopreservation)包括生物材料低温储存和生物材料的成功复苏。1972 年，英国学者 Whittingham 等首次利用二甲亚砜(DMSO)作为抗冻剂，通过慢速冷冻法对小鼠着床前胚胎进行冷冻获得成功。同时，对家兔胚胎操作相关生物材料的冷冻保存液开始了广泛研究，下面将对家兔胚胎、配子和卵巢的冻存进行简单的介绍。

一、家兔卵母细胞的冷冻保存

【研究进展】

自 1972 年 Whittingham 将小鼠胚胎成功地超低温冷冻保存以来，该技术在牛、羊、大鼠、猴等动物及人类相继获得成功。在“试管婴儿”的研究中，对 IVF 剩余胚卵的冷冻保存，一方面可以避免多胎妊娠的发生，另一方面，在首次胚胎移植不成功的情况下，在下一周期将胚卵复温再行移植，从而减少了由于多次超排卵和取卵对患者造成的刺激，可提高移植成功率。家兔作为一种动物模型，可研究胚胎和卵母细胞的冷冻保存。

目前卵母细胞冷冻技术的研究主要围绕低温保护剂、冷冻方法、解冻方法等方面，研究焦点在于寻找效果更佳的冷冻保护剂和简化冷冻程序，寻求合理有效，易于操作的方法以及胚胎和卵母细胞对低温敏感的决定性因素等。所有的方法和程序都试图防止卵母细胞在冷冻和解冻过程中形成细胞内冰晶，减少冷冻的物理损伤。克服冷冻损伤，提高复温后卵母细胞的存活率，是卵母细胞低温保存面临的最主要问题。随着研究工作的不断深入，小鼠卵母细胞冷冻保存技术得到飞速发展。其他生物技术的发展，也给卵母细胞冷冻技术的发展和应用提供了新思路和新方法。目前已广泛应用的 OPS 和程序化冷冻方法，大大提高了冷冻后胚胎和卵母细胞的存活率，使胚胎的冷冻保存取得了重大进步。鉴于超快速冷冻法具有的诸多优于其他冷冻方法的特点，相信它将成为超低温冷冻保存技术的首选方法之一。如果抗冻蛋白能在卵母细胞冷冻技术中成功应用，可使得胚胎冷冻保存又上一个新台阶。

【操作流程】

1. 家兔卵母细胞的程序化冷冻　室温下先将卵母细胞放入装有 0.1ml 培养液的冻存管内，每个冻存管放入 5~10 个胚胎或卵母细胞。将 2.5mol/L 的 DMSO 分 3 次加入冻存管中，每次 0.05ml，每次间隔 5 分钟，DMSO 的最终浓度为 1.5mol/L，然后将冻存管封口。大约 15 分钟后，将冻存管放入预冷到 15℃的程序降温仪，以 1℃ /min 降至 –5℃，平衡 3 分钟，用已经在液氮中预冷的镊子在冻存管外液面处夹一下玻璃以诱发结晶。继续平衡 5 分钟，然后以 8~10 分钟的速率降至 –20℃，平衡 10 分钟，再以同样的降温速率降至 –100℃，10 分钟后投入液氮中进行长期保存。

2. 程序化冷冻家兔卵母细胞的复苏　在复苏卵母细胞时，将冻存管从液氮中取出，迅速放入 37℃水浴中快速振荡，待冰晶融化后即将冻存管移至室温。复温率大约为 500℃ /min。室温下 3 分钟后，分 3 次向冻存管内加入 0.2ml，0.2ml，0.4ml 的培养液，每次间隔 10 分钟。然后将卵母细胞吸至培养皿内，用培养液冲洗 3 遍，以完全除去 DMSO。

二、家兔精液的冷冻保存

将动物精子进行冷冻和低温贮藏是保存动物基因资源的有效方法。冷冻保存动物的精子与活体保存动物相比，可以大大降低实验经费和动物饲养的空间，减少饲养动物可能存在的各种危险，例如：可以减少由于饲养不当引起的动物死亡、防止动物间疫病的传播、预防由于繁殖等因素引起近交系动保种基因的漂移等。此外，冷冻精子便于运输和进行国际种质交流。

【研究进展】

自 1949 年 Polge 等第一次成功地冷冻保存精子，包括人类许多哺乳动物的精子均被成功地进行冷冻，但是在家兔上精液冷冻技术的应用却进展缓慢。在精液冷冻技术上，冷冻稀释液是比较关键的，一般三羟甲基氨基甲烷、枸橼酸和果糖或葡萄糖作为稀释基础液，常用于家兔精子冷冻保存。比较几种家兔精子冷冻保存的稀释液，三羟甲基氨基甲烷稀释液表现出更好的效果。

正如多数家畜一样，家兔精子冷冻稀释液中常添加卵黄，其浓度变化为 10%~20%。脱脂牛奶的使用没有卵黄常见，但一些家兔精子稀释液中也添加脱脂牛奶 8%~10% 的终浓度。甘油作为家兔冷冻精液中唯一的抗冻剂，其效果不如其他抗冻保护剂（乙二醇、二甲亚砜或者酰胺类）冷冻精子所获得的效果。虽然甘油仍然作为多数家畜精子最适宜的抗冻保护剂，但它并不是家兔精子抗冻保护剂的选择。家兔精子不像其他家畜精子，它具有一种低水渗透系数和高活化能特性，因而家兔精子冷冻保存液选择低分子量和高渗透性的抗冻保护剂（如二甲亚砜或酰胺）而不是甘油。

一般而言，降低稀释液中冷冻保护剂的浓度对解冻后的精子质量有提升作用。例如，Fox 和 Burdick（1963）发现当稀释液中的甘油或乙二醇浓度低于 4%（而不是 8%）时精子质量得到了改善。虽然精子活力随着二甲亚砜浓度的提高而增加，但是稀释液中高浓度的二甲亚砜具有毒性作用，在一些研究中已经证实了在含有卵黄的稀释液中将二甲亚砜的浓度增加到 4.5%~5%，就会对精子顶体和体内受精率产生副作用。如果在稀释液中添加二糖（如蔗糖），那么二甲亚砜对精子顶体的副作用可能会降到最低。

【操作流程】

1. 家兔精液的冷冻　按照前面所述的方法，采集家兔精液。水浴把冷冻保存稀释液预热到 36℃，将稀释液按 1 : 1 比例缓慢加入经过品质评定的精液中，边加边轻轻摇晃，使精子与稀释液充分混合。稀释后的精液用 0.25ml 细管分装，置于 5℃平衡 30~60 分钟。将液氮倒入准备好的泡沫箱中，将平衡后的细管放置到距液氮面 2~5cm 的铁架上，盖上泡沫箱盖子熏蒸 15 分钟，然后将冷冻细管迅速投入液氮中保存。

稀释液配方为 0.10mol/L 的蔗糖、0.25mol/L 的 Tris、83mmol/L 的枸橼酸钠、3.50mol/L 的 DMSO、10% 的卵黄。

2. 家兔精液的复苏　解冻时，将液氮中细管快速取出，投入 40~41℃水中，30 秒后拿出，立即用干纱布吸干包好。剪开细管两头，滴到预先加温至 37℃的平皿或载玻片上，镜检并记录精液的活率。

三、家兔卵巢的冷冻保存

卵巢冷冻被认为是将来建立卵子库的一项新技术。对于男性和雄性动物而言，精子库的建立为品种保存和遗传资源提供了保障。而对于女性和雌性动物，人们也正在寻找一种生殖保障。通过卵巢冷冻保存来获取成熟卵子是现阶段一种最有效的途径，卵巢移植可不考虑年龄、生殖周期，甚至可从临近死亡的雌性动物中获得卵巢，因而优势明显。因此将卵巢组织冷冻保存，在需要的时候再进行移植将是一种更为有效的保存雌性生殖能力的方法。

【研究进展】

Parkes 于 1950 年将大鼠的整个卵巢及卵巢组织切片，通过缓慢冷冻的方法保存在 -79℃的甘油盐水混合液中，迅速解冻后进行自体移植，移植后的卵巢恢复卵泡生长并具有分泌激素的能力。直至近 20 余年，因器官保存、显微外科及移植手术等技术的进步，使卵巢移植这一技术得到了新的发展。1994 年，Harp 等报道将小鼠卵巢置于含二甲亚砜介质并保存于 -196℃液氮中，解冻后自体移植，75% 小鼠恢复卵巢周期，与对照组的新鲜卵巢移植结果相似。

卵巢组织的冷冻实际上是一个细胞脱水的过程。组织放入冷冻保护剂溶液中，开始由于细胞外高渗溶液引起细胞皱缩，然后随着保护剂进入细胞，使内外渗透压达到平衡，细胞趋于恢复原状，细胞内液的凝固点降低。卵巢组织冷冻常用的冷冻保护剂为甘油（glycerol）、二甲亚砜（DMSO）、乙二醇（EG）、丙二醇（PROH）等。试验表明，甘油的保护效果不理想，考虑到丙二醇冻存的卵巢组织解冻后发育优于 DMSO，且丙二醇比 DMSO 在常温时的毒性较低，主张采用卵巢冷冻时使用丙二醇和蔗糖做冷冻液为宜。近年通过对乙二醇、丙二醇作保护剂对卵巢组织的冷冻保存效果进行比较，发现乙二醇对卵泡形态结构的保存优于丙二醇。乙二醇能够使大部分卵巢组织细胞的超微结构保持良好，而丙二醇在卵巢的部分区域则看到不可逆性的冷冻损伤。使用程序冷冻法可以较好地保存人卵巢皮质内的始基卵泡，且不影响冷冻后卵巢组织的激素分泌。

家兔来源广，价格低廉，繁殖周期短，卵巢组织中富含始基卵泡。家兔原始卵泡没有明显的种属差异，原始卵泡和卵母细胞的大小与人类接近，减数分裂期的卵母细胞微细结构与人类基本相似，因此将家兔卵巢作为人类卵巢冷冻的研究模型有很大的优势。

【操作流程】

1. 家兔卵巢的冷冻（PROH 程序化冷冻方法）　将卵巢组织块投入平衡液（1.5mol/L PROH+0.1mol/L S+10mg/ml HSA）中室温下平衡 90 分钟，装入 0.5ml 冻存管中放入程序冷冻仪，从室温开始以 2℃ /min 降至 -8℃，然后再植冰，以 0.3℃/min 降至 -30℃，以 10℃/min 降至 -120℃，再投入液氮中进行长期保存。

2. 家兔卵巢的复苏　将冻存管取出，在空气中缓冲 30 秒，然后放入 37℃水浴中 2~3 分钟，室温下以 1.0mol/L、0.5mol/L PROH 梯度递减洗脱冷冻保护剂，PBS 液冲洗 3 遍，然后将组织块移入含 5%HAS 的 EBSS 中，最后移入 37℃、5%CO_2 培养箱中待用。

（王健宇　孔庆然　刘忠华）

第三节　家兔胚胎冷冻技术

Section 3　Cryopreservation in rabbit embryos

细胞或组织保存在超低温的环境中（-196℃，液氮），任何的生物活性包括导致细胞死亡的生化反应都将停止。盖亚理论的创立者 J Locelock 认为在冻存过程中，细胞会因脱水而使胞内的盐浓度增加，改变细胞渗透压从而引起细胞损伤。在 1957 年由英国 C. Polge 团队首先开始了组织冻存的研究，开展对鸡精子的冷冻保存。20 世纪 50 年代初，人们用冻存的人类精子完成了卵母细胞的受精并获得妊娠。随后，各种生物组织与细胞样本都能冷冻保存在液氮中，解冻后可恢复其某些或全部的生理活性。随着对冷冻损伤机制的了解，人们发现控制冷冻速度十分重要。如果在这个过程中没有使用冷冻保护剂，细胞在降温或升温过程中会受到损伤，同时用冻存保护剂优化细胞的渗透压。

【研究进展】

目前，保存雌性动物遗传信息的首选方法是进行卵母细胞和胚胎冷冻保存。这一领域主要在人、牛和小鼠中发展了 40 多年。现在有两种基本的冷冻保存技术，首先是程序化冷冻技术，这些年才开发出玻璃化冷冻技术。

在家兔中，胚胎移植往往会用到冷冻胚胎与胚胎冷冻的技术。比如冷冻的桑椹胚胎在复苏后移植到受体输卵管中。胚胎冷冻技术易于操作，能在卫生清洁的条件下保存生物材料的遗传信息完整性，包括细胞的线粒体基因组，使生物材料生物活性超越生命极限。另外，兔的妊娠期为 1 个月，通过胚胎移植就能很快获得幼崽。但是这一冷冻技术也有一定的难度，并需要供体母兔获取大量胚胎。

1. 慢速冷冻　慢速冷冻又名程序化冷冻，在 1984 年首先应用于人类胚胎的冷冻并成功获得出生的婴儿。随后，这一技术在全世界被推广开来，用于人类和动物的细胞生物学研究，包括人类的卵母细胞、皮肤、血液制品、胚胎、精子、干细胞和一般的组织，兽医技术和实验室研究。

冷冻损伤来自两方面，细胞质中所形成冰晶带来的损伤和因溶质浓度增加进一步形成冰晶带来的损伤。1963 年，Peter Mazur 发现放慢冷冻速度将使水分有足够的时间从细胞内释放，从而避免带来的致死性的胞内冰晶化。冻存的速率由细胞的大小和透水性决定，大多数哺乳动物细胞在甘油或二甲亚砜冷冻保护剂中的冷冻速度约为 1℃ /min。

在小鼠中，胚胎冷冻保存技术的应用领先于其他哺乳动物，但是，移植冻存的胚胎到受体鼠后，存活的幼鼠出生率还很低，通常低于 10%，而使用玻璃化冷冻的胚胎，其幼鼠的出生率可达 30%。在家兔中，研究者发现将兔胚胎程序化冻存于 1.5mol 丙二醇中比冻存在二甲亚砜中的存活率高（92%∶75%），随后发现将胚胎冻存于 1.5mol 丙二醇 +0.2mol 蔗糖中将取得更好的效果。经程序化冷冻的胚胎移植后其着床率和出生率分别为 29.9% 和 25.7%。研究者发现程序化冷冻主要影响晚期囊胚的发育、着床和出生率，同时发现对晚期囊胚的某些基因表达出现了改变。这些基因表达变化可能是影响胚胎发育、着床和胎儿发育阻滞的主要原因。

2. 玻璃化冷冻　20 世纪 80 年代中期，G. Fahy 和 W F. Rall 首先将玻璃化冷冻引入繁殖医学领域。如今，有超过 2000 名研究人员发表文章声称玻璃化冷冻能避免因冰晶形成而引起的损伤。在玻璃化冷冻过程中，冷冻保护剂起抗冻的作用，能降低冷冻的温度、增加冷冻样品的黏性。玻璃化胚胎的胞质变成非晶质冰（玻璃化），与冰晶化过程由液体变为固体不同，非晶质冰是“固 - 液体”状态，这一状态在很小的温度范围内可相互转变。

玻璃化冷冻在2005年之前被认为是不可能的。在没有冷冻保护剂的情况下，极快速冷冻能使水玻璃化，达到玻璃化状态需要满足两个条件，一是增加黏度，二是降低冷冻的温度。许多溶质能同时满足两个条件，但是大分子在冷冻后这两方面都有放大效应，特别是黏性。极速冷冻也是促进形成玻璃化的有效方法。

玻璃化冷冻的胚胎，需要使溶质渗透进入细胞，达到增加细胞内的黏性和快速降低冷冻温度的目的。胚胎的玻璃化冷冻就是在极低的温度条件下使胞内液体凝固，在冷冻过程中液体变得黏性极高而不会有冰晶产生。玻璃化冷冻已成为替代常规的慢速冷冻并长期保存胚胎的方法。在玻璃化形成的时候，有一些离子和分子仍然以液态分散存在于玻璃态内，因而能避免对胚胎产生化学和机械的损伤。开放式拉长塑料细管（open pulled straws，OPS）因其较薄的壁，有极高的降温和升温速率（>20 000℃ /min），被广泛用作胚胎的保存。兔胚胎玻璃化冻存在 20% 乙二醇 +20% 二甲亚砜中，能取得 83% 的存活率。最近 Xu 等用 0.6mol 蔗糖 +8%FBS+20% 乙二醇 +20% 二甲亚砜取得了 97% 的存活率，玻璃化的原核期、2- 细胞期、8- 细胞期和孵化囊胚期的胚胎中，8- 细胞期和孵化囊胚期胚胎的存活率最高（97%，96%）。

【操作流程】

下面将介绍一种在我们实验室常用的兔胚胎体外培养、胚胎的玻璃化保存和胚胎复苏的技术。

1. 胚胎收集　性成熟的新西兰雌性白兔(6~18月龄)被用作胚胎供体,供体兔经超数排卵处理,处理方法是连续3天,每天两次肌内注射0.3mg,0.4mg,0.5mg促卵泡激素(FSH)。处理完FSH 12小时后,超数排卵处理的母兔与公兔合笼交配,并肌内注射200U的人绒毛膜促性腺激素(hCG)。

正常母兔与结扎的公兔交配作为假孕的受体兔进行胚胎移植;正常的母兔与正常的公兔交配以后,产仔后做代乳兔,作为胚胎移植出生的仔兔的代乳寄母。

供体兔注射hCG与交配后18小时,用外科手术方法剪取出母兔的输卵管,在实验室中用5ml的冲卵液从输卵管的壶腹部向喇叭口将胚胎冲出。在体视显微镜下检查冲卵液,捡取出胚胎,放置在B2培养液内并在CO_2培养箱中培养。收集到的卵子在体视显微镜下检查其卵子第二极体的排出情况,与胚胎原核的显示,从而初步确定卵子是否受精。

2. 胚胎的体外培养　挑选出质量好的胚胎放置于B2+2.5%FBS培养液中培养,并检查胚胎发育的状况。一般情况下,在注射hCG后20~22小时受精卵会分裂成2-细胞,30~34小时将分裂成4~8-细胞期,40~46小时将发育到8~16-细胞期,3天将发育到桑椹胚和早期囊胚,培养4天的胚胎会发育到膨胀的囊胚,并开始孵化。

3. 胚胎的玻璃化快速冷冻　将发育到8-细胞以上的胚胎(包括桑椹胚与囊胚)用于进行胚胎的冷冻保存和复苏。拉细开口型细管(OPS)方法冷冻胚胎的程序是,配制如下溶液:胚胎暂存液(Hepes-DPBS+20%FBS),OPS-Ⅰ冷冻液(Hepes-DPBS+16%FBS+10%乙二醇+10%DMSO),OPS-Ⅱ冷冻液(Hepes-DPBS+0.6mol/L蔗糖+8%FBS+10%乙二醇+20%DMSO),冷冻保护溶液Ⅰ(暂存液:OPS-Ⅰ液=1∶1),冷冻保护溶液Ⅱ(暂存液:OPS-Ⅱ液=3∶1),所有溶液预热到38.5℃待用。3~5枚胚胎在暂存液中平衡5分钟后,移入OPS-Ⅰ液中平衡2分钟,然后在3个OPS-Ⅱ液的液滴中清洗胚胎(每个液滴洗涤20秒)。将OPS管稍微热后拉制成只有一半直径的微管,将处理好的兔胚胎按照下面的顺序装入OPS管:~4mm的一段OPS-Ⅱ液→一段空气→一段含胚胎的OPS-Ⅱ液→一段空气→~4mm的一段OPS-Ⅱ液。用小塑料塞子塞住OPS管口以及用聚乙烯醇进行黏合。OPS管装完胚胎后,立即浸入液氮中保存。

4. 玻璃化胚胎的复苏　将玻璃化的OPS管从液氮中取出,直接放入预热到38.5℃的冷冻保护溶液Ⅰ中,待所有液体融化后,将胚胎轻轻吹入冷冻保护溶液Ⅰ中;平衡1分钟后,将胚胎移入冷冻保护溶液Ⅱ中平衡5分钟。复苏的细胞可转入B2胚胎培养液中培养,也可立即进行胚胎移植(图4-7-1)。

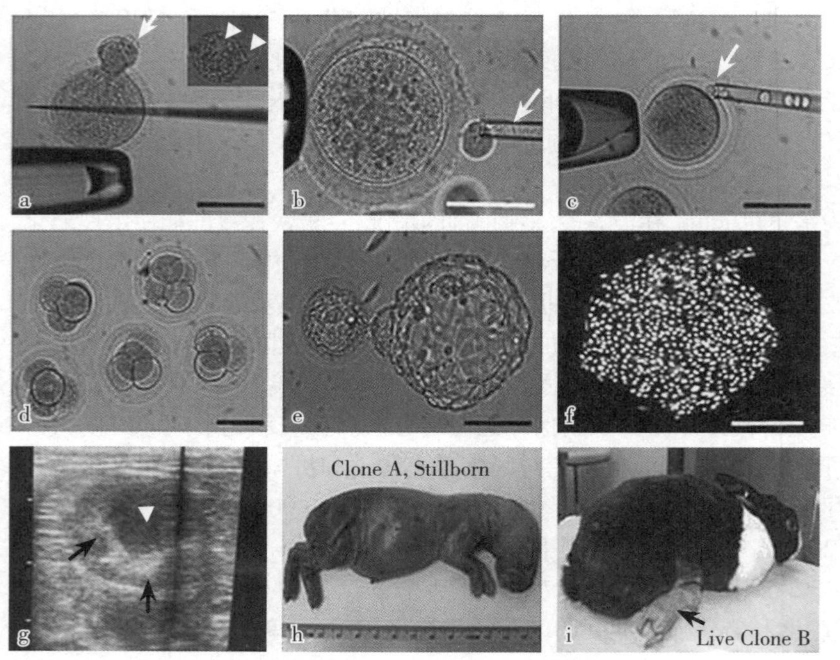

图4-7-1　兔胚胎的体外发育和胚胎移植出生的兔

a. 去除极体和附近带核的胞质;b. 去除卵母细胞核;c. 将供核细胞移入透明带下;d. 发育到4-细胞的克隆胚;e. 发育到囊胚的克隆胚;f. 发育到囊胚的克隆胚Hoechst 33342染色;g. 受体兔妊娠14天B超检查到孕囊,箭头显示为卵黄囊;h. 出生的死胎;i. 出生的获得克隆兔

(安礼友　杨澜　薛非　杜福良)

第四节 家兔胚胎移植技术

Section 4 Rabbit embryo transfer

胚胎移植俗称人工授胎或借腹怀胎，是指将雌性动物的早期胚胎或通过体外受精及其他方式得到的胚胎，移植到同种的、生理状态相同的代孕雌性动物体内，使之继续发育为新个体的技术。而家兔作为实验动物优越于其他动物，可作为大家畜胚胎移植的基础研究，并可为家畜遗传工程有关的胚胎操作新技术（胚胎分割、核移植、转基因等）提供可研究的胚源。

【研究进展】

世界上第一例胚胎移植是由英国人W·希普于1890年完成的，胚胎移植技术由此创始，但当时纯属生物科学实验性质。希普在英国剑桥大学将纯种安哥拉兔的两枚胚胎移植到一只已和同种交配、毛色特征完全不同的比利时兔的输卵管内。结果生出4只比利时仔兔和2只由胚胎发育而成的安哥拉仔兔。20世纪30年代以后，以兔、小白鼠和大白鼠等为对象的胚胎移植试验持续不断，但家畜方面的应用研究开展较晚。牛和猪的胚胎移植迟至1951年才分别由美国和前苏联报道成功，但限于技术水平，当时的采卵和移植都用外科手术完成。20世纪60年代后，胚胎的收集、培养、冷冻长期保存、显微外科操作和移植技术取得重要进展；同时，使用激素人工诱导超数排卵和同期发情、用非手术采卵和移植的技术也获得成功，极大提高了胚胎的回收率和着床率，使得胚胎移植技术进入了实用阶段，开始用于家畜育种及奶牛生产。

【操作流程】

受体兔进行同期发情与假孕处理，每只受体兔肌内注射15μg的GnRH激素（发情期比胚胎供体晚22小时），然后与结扎公兔合笼。

家兔胚胎移植试验通常采用外科手术法，其切口部位和大小与外科采卵一样。由于家兔的胚胎需要黏蛋白层（mucin coat）促进胚胎的着床，一般将各时期胚胎移植到输卵管内。当进行输卵管移植时，先找出喇叭口，然后将内径0.5~1mm的特制吸管吸取待移植的胚胎连同0.05ml的移卵液小心地插入喇叭管，慢慢地放入输卵管，然后移入胚胎。通常进行两侧输卵管移植，每侧移植3~5个胚胎。胚胎移植应尽量在无菌条件下操作，手术要做到准确迅速，胚胎在外停留时间越短越好，胚胎移植时室温应处于18~25℃，全过程大约30分钟。受体兔在胚胎移植后送入光照条件为8：16（光照：黑暗）小时的环境清洁级动物饲养室内饲养。在移植后14~16天，通过腹部触诊检查妊娠。受体妊娠31~32天妊娠到期，经自然分娩（第30~31天）或剖宫产手术（第32天）获得活的幼崽。

【影响因素】

兔子的子宫是双分子宫，从一侧子宫移植的胚胎不会到达另一侧，因此通常情况下需要进行双侧移植，这样可以提高胚胎的着床率。

在制作胚胎移植管的材料选择上，软塑料制成的胚胎移植管可以减少对输卵管的刺激和伤害，注射胚胎时需要尽可能减少对输卵管的直接刺激。选择好的受体兔也非常重要，质量好的受体兔才会有较高的着床率和胚胎移植效率。

赵建军等研究表明，移植过多的胚胎不会提高受胎率和产仔数，只有适合数量（约15枚）的胚胎才能提高受胎率，而移植过多的胚胎反而对胚胎的着床不利。

家兔胚胎对体外培养环境非常敏感，胚胎在体内环境比在体外环境下的发育状态好，体外培养时间太长可能会引起胚胎质量下降而导致家兔不孕。因此，从体内冲出来的受精胚胎需要在尽可能短的时间内移植进入受体兔体内。

第五节　家兔性别控制技术

Section 5　Sex pre-selection for rabbit reproduction

性别控制（sex pre-selection）技术是通过对动物的正常生殖过程进行人为干预，使成年雌性动物产出特定性别后代的一门生物技术。性别控制技术在畜牧生产中意义重大，通过控制后代的性别比例，可充分发挥受性别限制的生产性状（如泌乳）和受性别影响的生产性状（如生长速度、肉质等）的最大经济效益。其次，控制后代的性别比例可增加选种强度，加快育种进程。性别控制可以通过精子分离或胚胎性别鉴别来实现。

【研究进展】

1925年，Lush就开始尝试分离X和Y精子，但没有获得成功。此后许多研究者根据精子在重量、密度、大小、活力和膜电荷上可能存在的差异，试用多种分离方法（如：离心法、电泳法、离子交换法、运动法、细胞表面抗原法等）分离Y、X精子，但都存在可重复性差的问题。

近几年来，应用免疫学方法分离X、Y精子有了较大的进展。Zavos用H-Y抗体显著地改变了兔子和牛的性别比例，使雌兔的出生率从74.2%提高到78.9%。Jones等把7头公牛的精子用H-Y抗原的单克隆抗体处理，再把包被第二抗体的超磁化多聚体小球加到精液中，利用磁性将特异性附着在磁珠上的精子从样品中除去，通过流式细胞仪检验，结果选出样品中X精子纯度高达98%。免疫磁珠选择法是获得高纯度X精子群的最快速、费用低的方法。

Johnson报道了他们用细胞分类器进行家畜精子分离的研究，其原理是X精子的DNA含量略多于Y精子。该方法应用于家兔和猪的试验中，分别获得雌性个体占总个体的百分比为94%和75%。但此方法目前还未进入实用阶段，原因为：①分离精子的速度很慢；②受胎率低；③这种分类器价格昂贵，每台约25万美元。

向前等用枸橼酸钠把稀释精液的pH调节到7.2，然后进行人工授精，配种358头母牛，共产公犊328头，母犊90头，公牛占总产牛犊数比的72.3%。他们用同样的方法把稀释精液的pH调到6.8，共产犊23头，其中母犊14头，雌仔占总产犊数为60.9%。段恩奎等在兔子输精前，经过阴道输入不同浓度（5%，10%）、不同构型（L，DL）的精氨酸用来改变生殖道环境的pH方法来控制性比率，其结果显示后代雌性比率与精氨酸浓度无关，而与所用精氨酸的pH有关，性控液pH在5.22时，雌兔率为39.1%；当pH为9.83时，雌兔率为61.90%，但与正常仔兔性比率进行统计学分析差异不显著。近几年来，有许多人做此方面的实验，有成功的报道，也有否定的观点。

【基本原理】

控制动物性别的原理主要是基于动物雌雄生殖细胞，特别是动物精子的差异。高等动物的X精子与Y精子无论在形态结构、重量密度、表面膜电荷的电量分布及电性，还是精子的抗原免疫性、运动速度和活力以及耐酸碱性等方面都存在较大的差异。

1. 精子的形态结构差异　哺乳动物分裂中期细胞的性染色体，一般X比Y要大，如牛的X染色体表面积为7.85μm^2，Y染色体为3.47μm^2，性染色体大小的差异造成了精子形态的差异。X精子头部大而且比较圆，体和核也较大；Y精子头部小而且比较尖，体和核也较小。此外，精子的大小还受成熟和老化过程及脱水、渗透压、pH的影响。

2. 精子的重量及密度　经测定发现，X与Y精子的DNA含量有差异。平均差异是：绵羊4.2%、牛3.9%、毛丝鼠7.5%、田鼠12.5%。据推测，家畜不同基因型精子的DNA含量差异为3%~5%，这相当于精子头半径差异的1%，X精子的密度比Y精子的密度也大。

3. 精子表面膜电荷　据研究，细胞膜表面膜电荷的大小取决于与核蛋白结合的唾液酸含量。精子膜电荷的分布有差异，Y精子尾部膜电荷量较高，而X精子头部膜电荷量较高。Y精子表面电荷在电场中呈正电性（向阴极移动），X精子在电场中呈负电性（向阳极移动）。这也是电泳能分离X、Y精子的原理。

4. 精子的运动性及活力　据报道，Y 精子的活动能力较 X 精子强，运动速度较快。在含血清蛋白的稀释液中为直线前进，此外，精子的运动快慢和活力与稀释液的成分，黏稠度和 pH 及渗透压有密切关系。

5. 精子的抗原免疫性　Eichwald 发现了 H-Y 抗原，Y 精子带有 H-Y 抗原，而 X 精子没有，Y 精子对 H-Y 抗原的抗体有反应，X 精子无。Zavos 研究了 Y 精子的化学成分后发现，Y 精子含有一种独特的蛋白基膜，用这种蛋白基膜的抗体可以抑制 Y 精子的运动，从而可分离 X 精子。

6. 精子的耐酸碱性　Y 精子耐碱性不耐酸性，在弱碱性溶液中 Y 精子的穿透透明带的能力增强，活力增大，受精能力增强，形成的 XY 型合子增多。与此相反，X 精子耐酸性而不耐碱性。它在弱酸性阴道液中活力增强，移动速度加快，受精机会增多，形成 XX 型的合子数也增多，因此后代会形成较多的雌性。

【操作流程】

1. 阴道处理　母兔自然发情后使其仰卧，向其阴道内注入 5ml 酸性冲洗液（pH 4.0），保持 5 分钟；放开后，用同品种公兔交配一次。酸性阴道冲洗液即未酸化处理的 Ringer 液，每 100ml 内含 NaCl 0.82g，KCl 0.025g，$CaCl_2$ 0.03g，青霉素钠盐 5 万 ~10 万 U，链霉素 50~100mg，无菌双蒸馏水溶解，以乳酸调整 pH 至 4.0。使用时孵育至 35℃。

2. 精液处理　将公兔的精液用精液酸性调整液进行稀释，并将酸化（pH5.5）后的稀释精液 0.8ml 施行人工授精，输精深度 8~9cm。输精后随即肌注绒毛膜促性腺激素（hCG）50U，以刺激母兔排卵。精液酸性调整液每 100ml 含葡萄糖 3.6g，枸橼酸三钠 0.59g，KH_2PO_4 0.072g，青霉素钠盐 5 万 ~10 万 U，链霉素 50~10mg，无菌双蒸馏水溶解，以乳酸将 pH 调至 5.0。

第六节　家兔嵌合体技术

Section 6　Production of chimeric rabbits

哺乳动物嵌合体（chimera）是指由两个或两个以上具有不同遗传性的细胞组成的聚合胚发育而成的个体。嵌合胚内不同来源的细胞相互调节、相互作用以至共同完成胚胎发育。由于嵌合体能携带适当的遗传标记并能在个体发育中表现出来，因而它成为研究哺乳动物个体发育最有利的实验材料和遗传研究模型。

【研究进展】

Nicholas 和 Hall 就曾试图用不同品系的大鼠将其早期分裂球进行组合制作嵌合体，结果只得到一个死胎。后来 Tarkoweki 获得了嵌合的小鼠胎儿，但均未能成活。B.Mintz 自 1960 年便开始着手对制作嵌合体的技术进行研究，于 1965 年第一次得到了活至成年的正常小鼠嵌合体。此后，嵌合体技术受到了哺乳动物发育生物学工作者们极大的重视，Gardner 等创建了注射细胞至胚泡的方法制作嵌合体。Markert 等还得到了由 3 个或 4 个胚胎聚合而成的 6 个双亲和 8 个双亲的小鼠嵌合体及其子代。有许多人在其他的哺乳类试作嵌合体，都得到不同程度的成功。

用内细胞团（ICM）注入法在 20 世纪 70 年代相继完成了嵌合兔的制作，Yang 用改进的聚合法获得嵌合胚，即将桑椹胚细胞注入另一桑椹胚中，在体外培养到胚泡阶段，再移植到假孕受体，得到 31% 幼崽为嵌合兔，这种操作方法每制作一个嵌合胚仅需 2~3 分钟。

【操作流程】

家兔没有具有生殖系发育潜能的多能性干细胞，因此家兔的嵌合体实验一般以胚胎嵌合为主。首先，按照之前描述的方法从子宫内获取供体胚胎，用蛋白酶去掉所冲出胚胎的黏蛋白层和透明带，用自制的玻璃微针将其切割为二份，一半含 ICM 以及少量滋胚层细胞，一半只含滋胚层细胞。将含 ICM 的半胚置于含 0.25% 胰蛋白酶和 0.1%EDTA 的无 Ca^{2+}，Mg^{2+}Hanks 溶液中，并用微细管轻轻吹打几遍，即可得到分离的 ICM 细胞。将交配后 96 小时和 120 小时的 ICM 细胞分别注射到 96 小时的受体胚泡腔内，每个受体胚内注射 10~15 个细胞。选用与受体胚胎同步的自然发情母兔，静脉注射 50U 的 hCG 作为假孕兔。注射后的胚泡按照之前描述的家兔胚胎移植方法移至假孕兔子宫内。

（王健宇　孔庆然　刘忠华）

第七节　家兔体细胞核移植技术

Section 7　Rabbit somatic cell nuclear transfer

家兔跟人类有相似的生物化学和生理过程，是研究人类繁殖、心血管疾病和再生生物学的理想模式动物。在20世纪80—90年代，已能通过细胞核移植将胚胎细胞核移植到去核卵母细胞中，并生产出克隆家兔。研究发现以分化的体细胞作为核移植的供核细胞，家兔相对其他物种更加难以产生克隆动物，这可能是因为家兔植入前胚胎的细胞周期较短和其他未知的核重编程机制造成的，家兔的克隆胚胎在胚胎植入期和妊娠期表现出较高的流产率。迄今为止，只有少数几例成功获得体细胞核移植家兔的报道。

【研究进展】

1988年，Stice等首次在兔获得胚胎细胞核移植成功。他们以8-细胞胚的卵裂球作为核供体，以排出的未受精卵母细胞为受体，经电融合制成的兔核移植胚，体外培养可发育至囊胚；同时实验获得了6只核移植仔兔。以同样方法，中国农业科学院发育生物所杜森等于1990年4月获得一只我国首例核移植兔。1991年2月，王斌等对Stice等的方法加以改进，实验获得了3只核移植兔。现今对兔胚细胞核移植的研究多是以Stice等和王斌等的方法为基础进行的。Yang等在兔的单个卵裂球的发育、卵母细胞的电激活和核移植胚的体外发育等方面也做了大量研究工作。

利用高度分化的体细胞作为核移植的供核细胞，家兔相对其他物种更加难以产生克隆动物，这可能是因为兔植入前胚胎只有较短的细胞周期和其他未知的核重编程机。同时，兔的克隆在胚胎植入期和妊娠期表现出高的流产率。迄今为止，只有少数几例成功获得体细胞核移植家兔的报道，Chesne等首次报道用卵丘细胞作为供核细胞进行体细胞核移植，获得5只活的克隆家兔；稍后，Yang等用胎儿和Li等用成年兔的成纤维细胞作为供核细胞成功获得克隆兔，杜福良等也培育了北美第一只克隆兔。

1. 影响克隆胚发育的因素　杜福良等报道家兔细胞核移植方法有核注射法和细胞融合法，并发现细胞融合法获得的重构胚具有较高的发育潜能(56%：13%)。目前获得的克隆兔，基本上都是通过细胞融合法取得的。

Cervera等发现，用排卵后13小时的兔卵母细胞比排卵后17小时的卵母细胞有更高的融合率(83%：67%)和囊胚发育率(16%：8%)。杜福良等也发现排卵处理后10~12小时的兔卵母细胞比14~16小时的卵母细胞的克隆胚发育率明显高(55%：14%)，因此初期的卵母细胞更能支持克隆胚胎的发育。在稍后的实验中进一步证明了从排卵前的滤泡中获取的卵母细胞更具备重编程(reprogramming)的能力，并提高了细胞核移植的效率。

不同的供核细胞克隆后胚胎的发育能力是不同的，这主要取决于供核细胞是否支持克隆胚的重编程。不同类型的供核细胞的组蛋白乙酰化水平可能会影响克隆胚的发育能力。目前已经能取得克隆兔的细胞类型有卵丘细胞、胎儿和成年兔成纤维细胞。

2. 重构胚的重编程　体细胞核移植的成功取决于一系列细胞核与细胞质的重构和重编程活动。核-质的重构过程与卵母细胞胞质中成熟促进因子(MPF)和促分裂原活化蛋白激酶(MAPK)的水平相关；细胞核的重编程与DNA的甲基化，组蛋白的乙酰化等水平相关。宿主卵母细胞的老化程度也在重构胚的重编程中起着重要作用，大家一致认为在较初期的卵母细胞中MPF和MAPK的水平较高，而较高水平的MPF能诱导重构胚细胞核的结构改变(如核膜的降解、染色体的提前浓缩，PCC和其他一系列染色体的结构变化)。但是杜福良等的研究发现，MPF和MAPK在家兔卵母细胞的各个时间段没有明显差别，认为MPF和MAPK水平可能不是影响重构胚发育的主要因素，同时指出供核细胞类型和细胞的分化程度是影响重构胚核重编程的关键因素。在牛、山羊和猪的克隆研究中发现，TSA(一种组蛋白乙酰化抑制剂)处理克隆胚能提高克隆胚的发育能力，但Meng等的研究发现TSA处理后的克隆兔胚胎的发育能力与未处理组没有明显差别。

【操作流程】

1. 超数排卵与卵母细胞的采集　性成熟的新西兰雌性白兔(6~18 月龄)被用作胚胎供体,在光照条件为 16∶8(光照:黑暗)小时的环境清洁动物室内饲养。供体兔经超数排卵处理,处理方法是连续 3 天,每天两次肌内注射 0.3mg,0.4mg,0.5mg 促卵泡激素(FSH)。处理完 FSH 12 小时后,肌内注射 200U 人绒毛膜促性腺激素(hCG)。超数排卵处理的母兔不与公兔交配,作为细胞核移植的卵母细胞的供体;超数排卵处理的母兔与公兔合笼交配,作为胚胎的细胞核供体。Dutch Belted 母兔通过注射 GnRH(每只 15μg),作发情同步化处理(比供体晚 22 小时),作为重构胚胎移植的受体兔。受体兔在胚胎移植后送入光照条件为 8∶16(光照:黑暗)小时的环境清洁动物室内饲养。

注射 hCG 10~12 小时后,供体兔从腹中线开口,外科手术方法剪取输卵管与卵巢,用 5ml 冲卵液从输卵管的壶腹部向喇叭口冲卵母细胞。卵丘细胞 - 卵的复合体(COC)用 PBS+0.5mg/ml 的透明质酸酶处理 1 分钟,用口吸管将卵丘细胞轻轻地从卵母细胞透明带上吹离,在光学显微镜下检查卵母细胞极体的排出情况,决定卵母细胞是否处于 MⅡ期。

卵母细胞也可以从卵巢的滤泡中用细小的针尖挑破,释放出卵母细胞。在卵巢上收集的 COC,用输卵管卵母细胞同样的方法,去除卵丘细胞。经鉴定显示有极体的卵母细胞,可用于细胞核移植实验。

2. 供核细胞制备

(1) 颗粒细胞作为供核细胞:从 COC 上吹离的卵丘细胞可直接作为细胞核移植的供核细胞,收集的颗粒细胞先在无 Ca^{2+} 和 Mg^{2+} 的 D-PBS+10%PVP-40 中清洗,添加 PVP-40 有助于去除膜损伤的颗粒细胞,1000r/min 离心收集细胞,将细胞用 0.05% 的胰酶 +0.5mmol/L EDTA 中 37℃消化 3 分钟,处理的卵丘细胞悬浮于 DMEM+10%FBS 中,37℃中存放,待细胞核移植使用。

(2) rbES 作为供核细胞:将 rbES 按照前述的方法复苏,在 DMEM 中清洗 1 次,悬浮于 PBS+15%FBS,37℃中存放,待细胞核移植使用。

(3) 胚胎细胞作为供核细胞:将受精卵在体外培养后,发育成 8~16 细胞期或 32~64 细胞期后,用 pH2.3 的 D-PBS 去除透明带,然后裸露的胚胎在 pronase E 的溶液中分散成单个胚胎细胞,悬浮于 PBS+15%FBS,37℃中存放,待细胞核移植使用。

3. 核移植操作　在倒置显微镜下,用去核玻璃针将卵母细胞的透明带开一个小口,在透明带外用核针施加压力,使极体和附近的细胞质从开口处排压出来(见本章第三节图 4-7-1a),处理的卵母细胞用 10μg/ml 的 Hoechest 33342 染色,在紫外线的照射下检查是否去核成功(图 4-7-1b)。

直接注射的方法进行移核,用 10%PVP-360 清洗过的移核针(8μm 的内径),机械方法使供核细胞裂解。用 Poezo-Drill 系统将细胞膜被部分破坏的供核细胞注射入去核卵母细胞的胞质内,在 400 倍放大镜下检查是否成功移核。

细胞融合的方法移核,直径大约 20μm 的供核细胞用移核针(25μm 的内径)转移到去核卵母细胞的透明带下(图 4-7-1c)。"核 - 质体"在细胞融合液中孵育 3 分钟,然后移入含融合液的融合小室内,用细胞融合仪(BTX 200)施加 3 个直流脉冲,脉冲强度 3.2kV/cm。电击后"核 - 质体"在 38.5℃孵育至少 15 分钟,在显微镜下检查细胞融合情况。

注射的或融合的卵母细胞在 M199+10%FBS 中孵育 1 小时后,然后进行孤雌激活。用直流电刺激使克隆重构胚激活(其方法跟细胞融合的方法相同),激活后胚胎在 M199+10%FBS+2mmol/L 6-dimethyl aminopurine+5μg/ml cycloheximide 孵育 1 小时。

4. 兔克隆胚体外发育　为检验克隆胚胎的体外发育能力,重构胚在 B^{2+}2.5%FBS 中培养,培养 14~18 小时后记录卵裂比率,发育到 4~8 细胞的胚胎进行胚胎移植。克隆胚胎也可以继续体外培养 4 天后,发育成囊胚,检查胚胎发育的细胞数。

rbES 细胞经过胰蛋白酶化处理成单个细胞后,被转移到去核的兔卵母细胞中,经细胞融合形成重构胚。重构胚经过电化学激活后,在体外培养 5 天后发育到囊胚期(图 4-7-2)。

5. 兔克隆胚体内发育　克隆胚移植到受体的输卵管中,评价克隆胚的体内发育能力。克隆胚在体外培养后,进行胚胎移植,受体兔腹中线开口,用 5μl 定量毛细管装 10~20 枚胚胎,移植到一侧输卵管中,胚

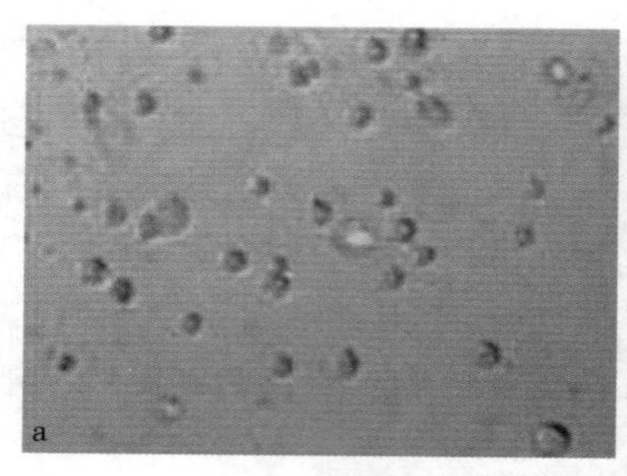
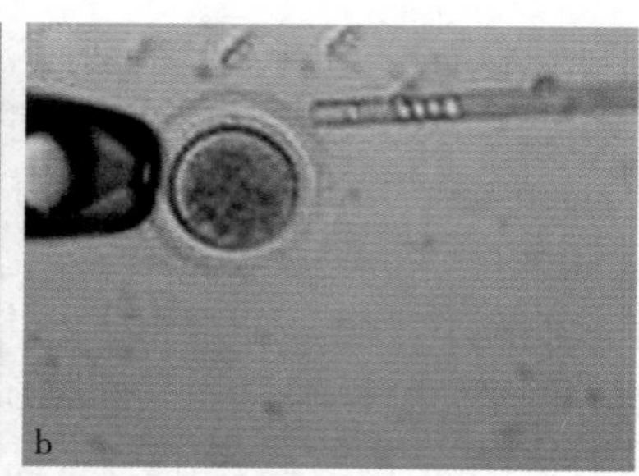
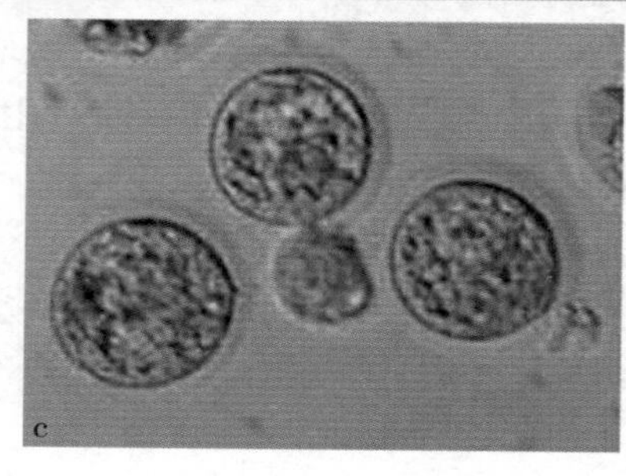

图 4-7-2　兔胚胎干细胞经核移植后可支持胚囊发育

a. rbes 细胞群体在核移植之前，经过胰蛋白酶化处理；b. 成单个细胞，并被转移到去核的兔卵母细胞；c. 这些重构胚在第 5 天时发育到囊胚期

胎受体在胚胎移植后送入光照条件为 8:16 小时（光照:黑暗）的环境清洁动物室内饲养。在移植后 14~16 天，通过腹部触诊检查妊娠（图 4-7-1g）。受体妊娠 31~33 天妊娠到期，经自然分娩获得克隆死胎（图 4-7-1h）或剖宫产手术获得克隆活崽（图 4-7-1i）。

（杜福良　安礼友　薛非　杨澜）

参考文献

[1] 黄少华，靳瞻群，高昌恒，等．家兔胚胎细胞核移植的研究[J]. 中国农业科学，1993，1(6):96.

[2] 范必勤，熊慧卿，邵春荣．家兔超数排卵和胚胎移植的研究[J]. 江苏农业科学，1985:34-35.

[3] Chrenek P，Makarevich A，Vasicek D，et al. Effects of superovulation，culture and microinjection on development of rabbit embryos in vitro [J]. Theriogenology，1998，50:659-666.

[4] 林峰，孙克宁，陈玉霞，等．家兔超数排卵与早期胚胎发育研究[J]. 家畜生态学报，2011:68-70.

[5] 李子义，周琪，文兴豪，等．家兔的超数排卵[J]. 东北农业大学学报，1997:67-72.

[6] 廉颖，李劲松，朱子玉，等．影响兔超数排卵因素的研究[J]. 中国兽医科技，2001:15-17.

[7] 唐修君，陈丽，邹海军，等．品种及兔龄对家兔超数排卵的影响[J]. 甘肃畜牧兽医，2007:2-3.

[8] 王炜，李跃民，孙新明．超排方法及兔龄对家兔超排效果的影响[J]. 黑龙江畜牧兽医，2003:51-52.

[9] 刘亚，张运海，章美玲，等．兔超数排卵的比较试验[J]. 黑龙江畜牧兽医，2003:35-36.

[10] 胡小九，孙新明，王炜．用不同方法对不同年龄的家兔超排效果比较[J]. 动物医学进展，2001:71-73.

[11] 陈现伟．对家兔超数排卵及胚胎移植若干问题的探讨[J]. 中国养兔杂志，1998:16-19.

[12] 熊亚隆，纳冬荃，向红，等．显微注射后家兔转基因受精卵的体外培养和移植成活率的观察研究[J]. 昆明医学院学报，2004:28-34.

[13] 魏平华，王祖昆，王建中，等．家兔卵子体外受精研究[J]. 畜牧兽医科技，1990:23-27.

[14] 叶联顺，万凌，刘冬芝，等．探讨家兔超排卵后胚胎获取移植方法的实验研究[J]. 中国计划生育学杂志，2004:665-667.

[15] 张贵学，秦鹏春，张大鹏，等．超排兔排卵前后可见卵泡的动态变化[J]. 黑龙江畜牧兽医，1992:34-36.

[16] 邓世全．家兔早期胚胎体外培养和移植研究[J]. 西南农业大学学报，1993:99-101.

[17] 张金友，田亚光，黄贺，等．兔超数排卵效果及早期胚胎体外发育的研究[J]. 中国畜牧杂志，2007:17-19.

[18] 谭世俭，李雪峰，谭丽玲．家兔超数排卵结果报道[J]. 广西农业大学学报，1994:93-98.

[19] 叶联顺,计垣,吕静,等. HMG在家兔超数排卵中的应用[J]. 重庆大学学报(自然科学版),2003:108-111.

[20] 杨小淦,江明生,卢晟盛,等. 家兔超数排卵的研究[J]. 广西农业生物科学,2006:73-77.

[21] 朱华萍,李六金,李秦,等. 重复超数排卵获取兔成熟卵母细胞的研究[J]. 中国兽医科技,2002:31-32.

[22] 石德顺. 家兔超数排卵的初步试验[J]. 广西科学院学报,1989:95-102.

[23] 杨金姬,张顺,石金月,等. 母兔超数排卵影响因素的研究[J]. 中国畜牧兽医,2011:129-131.

[24] 郭志杰,张永春. FSH和PMSG对家兔超数排卵、胚胎收集率和回收率的影响[J]. 饲料博览,2010:28-30.

[25] Moce E, Vicente JS. Effect of cooling and freezing, the two first steps of a freezing protocol, on the fertilizing ability of the rabbit sperm [J]. Reprod Nutr Dev, 2002, 42: 189-196.

[26] Brackett BG, Mills JA, Oliphant G, et al. Preliminary efforts to capacitate rabbit sperm in vitro [J]. Int J Fertil, 1972, 17: 89-92.

[27] McBride CE, Fayrer-Hosken RA, Srivastava PN, et al. Evaluation of rabbit sperm acrosomal integrity and fertilizing ability by use of vital stains [J]. Mol Reprod Dev, 1990, 26: 30-39.

[28] Sato H, Taketomi Y, Isogai Y, et al. Group Ⅲ secreted phospholipase A2 regulates epididymal sperm maturation and fertility in mice [J]. J Clin Invest, 2010, 120: 1400-1414.

[29] Srivastava PN, Akruk SR, Williams WL. Dissolution of rabbit zona by sperm acrosomal extract: effect of calcium(1) [J]. J Exp Zool, 1979, 207: 521-529.

[30] Meistrich ML, Kasai K, Olds-Clarke P, et al. Deficiency in fertilization by morphologically abnormal sperm produced by azh mutant mice [J]. Mol Reprod Dev, 1994, 37: 69-77.

[31] Perry AC, Wakayama T, Kishikawa H, et al. Mammalian transgenesis by intracytoplasmic sperm injection [J]. Science, 1999, 284: 1180-1183.

[32] 张明觉,郭志勤. 我在哺乳动物卵子移植方面的研究[J]. 国外畜牧学(草食家畜),1984:54-56.

[33] Whittingham DG, Leibo SP, Mazur P. Survival of mouse embryos frozen to -196 degrees and -269 degrees [J]. Science, 1972, 178: 411-414.

[34] Moce E, Lavara R, Vicente JS. Effect of cooling rate to 5 degrees C, straw size and farm on fertilizing ability of cryopreserved rabbit sperm [J]. Reprod Domest Anim, 2010, 45: 1-7.

[35] Li QY, Hou JA, Wang S, et al. Production of transgenic rabbit embryos through intracytoplasmic sperm injection [J]. Zygote, 2010, 18: 301-307.

[36] Salamon S, Wilmut I, Polge C. Deep freezing of boar semen. I. Effects of diluent composition, protective agents, and method of thawing on survival of spermatozoa [J]. Aust J Biol Sci, 1973, 26: 219-230.

[37] Viudes-De-Castro MP, Moce E, Vicente JS, et al. In vitro evaluation of in vivo fertilizing ability of frozen rabbit semen [J]. Reproduction in Domestic Animals, 2005, 40: 136-140.

[38] Polge C, Salamon S, Wilmut I. Fertilizing capacity of frozen boar semen following surgical insemination [J]. Vet Rec, 1970, 87: 424-429.

[39] Lan C, Xiaohui D, Qingzhao F, et al. Developmental potential of oocytes fertilized by conventional in vitro fertilization (IVF) or intracytoplasmic sperm injection (ICSI) after cryopreservation and mesometrial autotransplantation of rabbit ovarian tissue [J]. Animal, 2008, 2: 1371-1376.

[40] Parkes AS. Hormone assays on body fluids [J]. Proc R Soc Med, 1950, 43: 361-366.

[41] Harp R, Leibach J, Black J, et al. Cryopreservation of murine ovarian tissue [J]. Cryobiology, 1994, 31: 336-343.

[42] Polge C. Low-temperature storage of mammalian spermatozoa [J]. Proc R Soc Lond B Biol Sci, 1957, 147: 498-508.

[43] Mazur P. Kinetics of Water Loss from Cells at Subzero Temperatures and the Likelihood of Intracellular Freezing [J]. J Gen Physiol, 1963, 47: 347-369.

[44] Kono T, Suzuki O, Tsunoda Y. Cryopreservation of rat blastocysts by vitrification [J]. Cryobiology, 1988, 25: 170-173.

[45] Jimenez-Trigos E, Naturil-Alfonso C, Vicente JS, et al. Effects of cryopreservation on the meiotic spindle, cortical granule distribution and development of rabbit oocytes [J]. Reprod Domest Anim, 2012, 47: 472-478.

[46] Saenz-de-Juano MD, Marco-Jimenez F, Penaranda DS, et al. Effects of slow freezing procedure on late blastocyst gene expression and survival rate in rabbit [J]. Biol Reprod, 2012, 87: 91.

[47] Naik BR, Rao BS, Vagdevi R, et al. Conventional slow freezing, vitrification and open pulled straw (OPS) vitrification of rabbit embryos [J]. Anim Reprod Sci, 2005, 86: 329-338.

[48] Lin TA, Chen CH, Sung LY, et al. Open-pulled straw vitrification differentiates cryotolerance of in vitro cultured rabbit embryos at the eight-cell stage [J]. Theriogenology, 2011, 75: 760-768.

[49] Kidder JD, Roberts PJ, Simkin ME, et al. Nonsurgical collection and nonsurgical transfer of preimplantation embryos in the

domestic rabbit (Oryctolagus cuniculus) and domestic ferret (Mustela putorius furo) [J]. J Reprod Fertil, 1999, 116: 235-242.

[50] Gardner RL, Edwards RG. Control of the sex ratio at full term in the rabbit by transferring sexed blastocysts [J]. Nature, 1968, 218: 346-349.

[51] Zavos PM, Centola GM. Selecting against "unfit sperm" [J]. Fertil Steril, 1992, 58: 1083-1084.

[52] Howes EA, Miller NG, Dolby C, et al. A search for sex-specific antigens on bovine spermatozoa using immunological and biochemical techniques to compare the protein profiles of X and Y chromosome-bearing sperm populations separated by fluorescence-activated cell sorting [J]. J Reprod Fertil, 1997, 110: 195-204.

[53] Welch GR, Johnson LA. Sex preselection: laboratory validation of the sperm sex ratio of flow sorted X- and Y-sperm by sort reanalysis for DNA [J]. Theriogenology, 1999, 52: 1343-1352.

[54] 向前, 刘玉蝉 . 性别控制在牛繁殖中的实践[J]. 河南农业科学, 1996: 30-31.

[55] 段恩奎 . 哺乳动物异体受精研究进展[J]. 国外畜牧学(草食家畜), 1990: 23-25.

[56] Sevinc A. Experiments on sex control by electrophoretic separation of spermatozoa in the rabbit [J]. J Reprod Fertil, 1968, 16: 7-14.

[57] Graves KH, Moreadith RW. Derivation and characterization of putative pluripotential embryonic stem cells from preimplantation rabbit embryos [J]. Mol Reprod Dev, 1993, 36: 424-433.

[58] Fang ZF, Gai H, Huang YZ, et al. Rabbit embryonic stem cell lines derived from fertilized, parthenogenetic or somatic cell nuclear transfer embryos [J]. Exp Cell Res, 2006, 312: 3669-3682.

[59] Wang S, Tang X, Niu Y, et al. Generation and characterization of rabbit embryonic stem cells [J]. Stem Cells, 2007, 25: 481-489.

[60] Honda A, Hirose M, Inoue K, et al. Stable embryonic stem cell lines in rabbits: potential small animal models for human research [J]. Reprod Biomed Online, 2008, 17: 706-715.

[61] Intawicha P, Ou YW, Lo NW, et al. Characterization of embryonic stem cell lines derived from New Zealand white rabbit embryos [J]. Cloning Stem Cells, 2009, 11: 27-38.

[62] Teramura T, Sugimoto H, Frampton J, et al. Generation of Embryonic Stem Cell Lines from Immature Rabbit Ovarian Follicles[J]. Stem Cells Dev, 2013, 22 (6): 928-938.

[63] Hsieh YC, Intawicha P, Lee KH, et al. LIF and FGF cooperatively support stemness of rabbit embryonic stem cells derived from parthenogenetically activated embryos [J]. Cell Reprogram, 2011, 13: 241-255.

[64] Xue F, Ma YH, Chen YE, et al. Recombinant Rabbit Leukemia Inhibitory Factor and Rabbit Embryonic Fibroblasts Support the Derivation and Maintenance of Rabbit Embryonic Stem Cells [J]. Cellular Reprogramming, 2012, 14: 364-376.

[65] Du F, Giles JR, Foote RH, et al. Nuclear transfer of putative rabbit embryonic stem cells leads to normal blastocyst development [J]. J Reprod Fertil, 1995, 104: 219-223.

[66] Honda A, Hirose M, Ogura A. Basic FGF and Activin/Nodal but not LIF signaling sustain undifferentiated status of rabbit embryonic stem cells [J]. Exp Cell Res, 2009, 315: 2033-2042.

[67] Wang S, Shen Y, Yuan X, et al. Dissecting signaling pathways that govern self-renewal of rabbit embryonic stem cells [J]. J Biol Chem, 2008, 283: 35929-35940.

[68] Giles JR, Yang X, Mark W, et al. Pluripotency of cultured rabbit inner cell mass cells detected by isozyme analysis and eye pigmentation of fetuses following injection into blastocysts or morulae [J]. Mol Reprod Dev, 1993, 36: 130-138.

[69] Schoonjans L, Albright GM, Li JL, et al. Pluripotential rabbit embryonic stem (ES) cells are capable of forming overt coat color chimeras following injection into blastocysts [J]. Mol Reprod Dev, 1996, 45: 439-443.

[70] Moens A, Betteridge KJ, Brunet A, et al. Low levels of chimerism in rabbit fetuses produced from preimplantation embryos microinjected with fetal gonadal cells [J]. Mol Reprod Dev, 1996, 43: 38-46.

[71] Yang X, Jiang S, Kovacs A, et al. Nuclear totipotency of cultured rabbit morulae to support full-term development following nuclear transfer [J]. Biol Reprod, 1992, 47: 636-643.

[72] Chesne P, Adenot PG, Viglietta C, et al. Cloned rabbits produced by nuclear transfer from adult somatic cells [J]. Nat Biotechnol, 2002, 20: 366-369.

[73] Yang F, Hao R, Kessler B, et al. Rabbit somatic cell cloning: effects of donor cell type, histone acetylation status and chimeric embryo complementation [J]. Reproduction, 2007, 133: 219-230.

[74] Li S, Chen X, Fang Z, et al. Rabbits generated from fibroblasts through nuclear transfer [J]. Reproduction, 2006, 131: 1085-1090.

[75] Du F, Xu J, Zhang J, et al. Beneficial effect of young oocytes for rabbit somatic cell nuclear transfer [J]. Cloning Stem Cells, 2009, 11: 131-140.

[76] Sung LY, Chen CH, Xu J, et al. Follicular oocytes better support development in rabbit cloning than oviductal oocytes [J]. Cell Reprogram, 2011, 13:503-512.

[77] Cervera RP, Garcia-Ximenez F. Oocyte age and nuclear donor cell type affect the technical efficiency of somatic cloning in rabbits [J]. Zygote, 2003, 11:151-158.

[78] Tian XC, Lonergan P, Jeong BS, et al. Association of MPF, MAPK, and nuclear progression dynamics during activation of young and aged bovine oocytes [J]. Mol Reprod Dev, 2002, 62:132-138.

[79] Lee JH, Campbell KH. Effects of enucleation and caffeine on maturation-promoting factor (MPF) and mitogen-activated protein kinase (MAPK) activities in ovine oocytes used as recipient cytoplasts for nuclear transfer [J]. Biol Reprod, 2006, 74:691-698.

[80] Li WY, Yu WD, Qi B, et al. Analysis of gene expression in rabbit nuclear transfer embryos: Use of single-embryo mRNA differential display [J]. Dev Growth Differ, 2003, 45:543-551.

[81] Meng Q, Polgar Z, Liu J, et al. Live birth of somatic cell-cloned rabbits following trichostatin A treatment and cotransfer of parthenogenetic embryos [J]. Cloning Stem Cells, 2009, 11:203-208.

（王勇　整理编辑）

第八章　猪胚胎工程基本操作技术

Chapter 8　The basic protocols for porcine embryo engineering

猪因其具有巨大的农业和医学价值，一直以来都被人们所重视。目前随着科技的进步，已经发展了许多生物工程技术，特别是胚胎工程技术，使得人们可以定向改变动物性状，比如提高肉质，建立疾病模型，这使人类生活品质得到了长足进步。为了使这些技术更加普及，加速我国农业和医疗发展，下面我们就详细介绍一下目前关于猪的胚胎工程操作技术。

猪胚胎工程技术可以分为3类：一是依赖于胚胎移植为基础的基本胚胎操作技术，包括卵母细胞的获取，体外受精，胚胎移植，胚胎保存，性别控制等；二是在以上技术基础上的克隆技术，使人们对胚胎的操作能力大大提升（详见本书第五篇相关章节）；三是目前的热点技术，这些技术的研究和进步将会对猪的研究和应用提供充足的动力，比如转基因技术、干细胞技术等（详见本书第五篇、第六篇相关章节）。下面我们将对这些技术一一详细阐述。

第一节　猪卵母细胞的获得

Section 1　To obtain porcine oocytes

一、卵母细胞体外成熟机制

卵母细胞的体外成熟包括细胞核成熟和细胞质成熟两方面。细胞核成熟包括：卵母细胞恢复减数分裂，发生GVBD，排出第一极体，停滞于第二次减数分裂的中期，直到受精（或激活）后才完成第二次减数分裂并排出第二极体。细胞质的成熟包括细胞器的变化和细胞基质的变化。皮质颗粒在胞质合成后，逐渐迁移到质膜下的皮质区。高尔基复合体最初位于核的周围，成熟过程中移向皮质，皮质颗粒完全形成后，高尔基复合体在皮质中消失。发育早期的线粒体为圆形或椭圆形等，主要分布于皮质部，卵母细胞成熟后，线粒体又移向核周围，形成幼稚型线粒体。随着卵母细胞的成熟，粗面内质网减少，而滑面内质网增多，到成熟晚期，滑面内质网也变得很少。胞质成熟一个非常重要的特点就是积累一些稳定的mRNA并在卵母细胞成熟到一定阶段进行蛋白质翻译。在卵母细胞的全面成熟过程中，有很多化学物质参与反应，并在一起相互作用，发生一系列非常复杂的生化事件。因此，卵母细胞在体外成熟时只有具备与体内卵母细胞非常接近的生活环境，才能获得较高的成熟率。

二、猪体外成熟卵母细胞的获取方法

在哺乳动物中获得卵细胞的途径有两条：①在自然排卵或超数排卵处理后，从输卵管中冲洗获取卵细胞；②从自屠宰淘汰的或刚死亡的雌性动物的卵巢上分离卵母细胞，经培养而得。获取猪的卵母细胞一般采用后者，更加经济和现实。

（一）卵巢取送

屠宰场采集的猪卵巢于生理盐水中1小时内运回实验室；盐水温度夏季为32~33℃，冬季为35℃。运回实验室后卵巢温度维持35~36℃为宜。所用暖瓶应在使用前消毒处理：用热得快烧水煮沸几分钟后，倒掉沸水并另灌加含苯扎溴铵的自来水。

运回的卵巢测温后轻轻地用漏筛沥干血水，后用加有双抗的37℃生理盐水边翻边冲洗去血水。

洗净后的卵巢按量分装于1或2个保温壶中准备开始抽卵。所用漏筛以及暖瓶里外务必刷洗干净去

除异味后，于烘箱37℃烘干下次备用。

(二) 抽卵

使用10号针头的10ml注射器，抽取直径2~8mm卵泡中的COCs，注意针口向下，如抽针的同时抬活塞吸尽卵泡中的卵泡液。抽取的卵泡液置50ml尖底离心管中37℃恒温水浴，尽量于0.5小时内抽完。

(三) 洗卵

抽卵后将离心管置于温箱中，首次沉降10分钟，弃上层卵泡液后加入TL-HEPES洗涤，摇晃，置温箱沉降3分钟，弃上层液体，重复洗涤2次，第3次加入TL-HEPES后倒入国产大平皿中，准备捡卵。

弃上层卵泡液方法：用10ml注射器吸取，较上层时可以快速吸，到接近沉降物时慢速吸，以防止抽到沉降物。

期间准备国产大平皿(底部预先划上间距1cm左右的刻线)，并附一国产小平皿，小平皿中添加TL-HEPES液。

注：因TL-HEPES用量大，洗涤时倒入约离心管30ml处即可。

(四) 捡卵

在1倍下挑选含有至少3层完整卵丘细胞的COCs，置于上述准备的小平皿中。注意区分死卵、裸卵和形态不规则或胞质不均匀的卵。

口吸管和手吸管的准备：

1. 自来水，加洗涤剂清洗。
2. 放于超声振荡仪中，40℃，1小时。
3. 取出，自来水冲洗2次。
4. 放于蒸馏水中，浸泡1小时，3次。
5. 去离子水冲洗2次。
6. 干热灭菌箱中，下垫锡箔纸，180℃，2小时。
7. 口吸管用50ml进口离心管装，并用胶带封口。手吸管用锡箔纸包裹。

(五) 成熟培养

挑取的COCs经4滴成熟液洗涤后置于充分平衡(3~4小时)的24孔培养板中培养，每孔加成熟培养液500μl，上覆液体石蜡，每孔培养50个COCs为宜。培养条件为38.5℃，5%CO_2，95%空气，饱和湿度。24孔板标记：培养时间、卵数、培养者等。

(六) 消化

提前1小时预热透酶。

培养42~44小时后将约200枚COCs移入一管700μl的0.1%透明质酸酶中，振荡涡旋3分钟，期间准备两个国产小平皿，加入一多一少操作液，但不少于2ml，拉制捡卵针。

涡旋后，先将透明质酸酶移入操作液终止消化，尽快检出卵母细胞置另一含有较多操作液的小平皿中。在显微镜下，以第一极体释放作为卵母细胞成熟的判定标准，挑选成熟卵母细胞并计算成熟率。

完整记录成熟培养的全部情况：卵巢运回时间、卵巢温度、卵巢对数、培养卵数、培养时间、成熟卵数等。

(七) 相关试剂配方

1. Hepes缓冲液　用于卵母细胞的清洗与体外操作，配方见表4-8-1(所用试剂若无特别说明，均购自美国Sigma公司，试剂名称括号内为产品货号)。

2. 猪卵母细胞体外成熟培养液　配制成熟培养液时先配制猪卵母细胞成熟培养液母液(配方见表4-8-2)，是配制猪卵母细胞体外成熟培养液的基础溶液。

表 4-8-1　HEPES 缓冲液配方

Chemical	g/2L	Chemical	g/2L
NaCl(S5886-500G)	13.3266	Phenel Red(国产,天津市新纯化学试剂研究所)	0.0200
KCl(P4504-500G)	0.4772	PVA(P8136-250G)	0.2000
KH_2PO_4(P5655-500G)	0.0816	Sorbitol(S1876-100G)	4.3720
Na Lactate(L4263-500ml)	3.736ml	$NaHCO_3$(S8875-500G)	0.3360
$MgCl_2·6H_2O$(M0250-500G)	0.2034	Na-Pyruvate(P4562-25G)	0.0440
$CaCl_2·2H_2O$(C7902-500G)	0.5880	Gentamicin(mg/ml)(G1264-5G)	0.0500
Hepes(H3784-500G)	4.7660	Osmolarity(mOsm)	275~280
PenicillinG(P3032-25MU)	0.1300	pH	7.0~7.2

注:① PVA 难溶,先于 90℃溶解 PVA 1 小时,冷却至室温,加入 $CaCl_2·2H_2O$,搅拌溶解,防止局部浓度过大,与 $NaHCO_3$ 形成沉淀;②再用平皿称量多组分:NaCl,Hepes,Sorbitol;③ $MgCl_2·6H_2O$,$CaCl_2·2H_2O$ 易吸水,取出后不能放回;④最后添加酚红

表 4-8-2　成熟培养液母液配方

Chemical	mM	g/L
PVA	0.10%	1.0000
TCM-199		1 袋(4℃)
$NaHCO_3$		2.2g
D-glucose	3.05mmol/L	0.5496
Sodium pyruvate	0.91mmol/L	0.1001(4℃)
PG		0.070
SM		0.050(4℃)

注:PVA 难溶,先于 90℃溶解 PVA1 小时;pH 调至 7.1~7.2;成品用前需按量分装,不可频繁开盖取液

之后以成熟培养液母液为基础,配制完全成熟的培养滴(配方见表 4-8-3)。

表 4-8-3　猪卵母细胞完全成熟培养液配方

	10ml 体系		
成熟培养母液	8.5ml	pFF	1ml
半胱氨酸	0.0070g 溶于 5ml 成熟培养母液	EGF	10μl
	取 500μl	LH	10μl
		FSH	10μl

3. 卵母细胞操作液的配制　配方见表 4-8-4。

表 4-8-4　猪卵母细胞体外操作液配方

Chemical	g/1000ml	Chemical	g/1000ml
TCM-199	9.500	Streptomycin	0.060
$NaHCO_3$	0.050	BSA	3.0
Hepes	0.750	Osmolarity(mOsm)	280
NaCl	1.855	pH	7.2~7.4
PenicillinG	0.050		

第二节 猪体外受精技术

Section 2 In vitro fertilization

一、猪的受精机制

猪精子在体外受精3小时后穿入猪卵母细胞，而雌性原核在受精后6小时开始形成，到受精后12小时完成；雄原核基本上在受精后9~12小时形成；精子穿入后卵母细胞中的谷胱甘肽含量下降，并保持着低水平一直到受精后12小时；精子的穿入使猪卵母细胞激活，由于精子因子的存在使得卵子胞质内的谷胱甘肽含量下降（Funahashi et al.，1995）。精子穿卵后短时间内猪卵母细胞的减数分裂促进因子失活，并在原核形成过程中维持在最低水平（Kikuchi et al，1995），猪卵母细胞内的促分裂原活化蛋白激酶活性也同时被阻碍（Wang and Niwa，1997）。

猪精子穿卵后，在结合的精子头附近出现微管群，多精子穿卵导致多个精子微管群的出现；精子微管群变大，并且在原核并列时充满着猪卵母细胞的胞质；雌、雄配子重组后微管基质减少了；卵裂的有丝分裂中期，可在纺锤体检测到纺锤状的微管，有丝分裂后期微管群集中在纺锤体两极，有丝分裂末期大微管群充满猪卵母细胞的胞质；在成熟猪卵母细胞中存在母体中心体物质，这些物质很分散而且检测不到，但可在孤雌激活后形成微管网，而在受精时父本中心体收集中心体物质并形成精子微管群；受精过程中形成的功能性中心体是父本和母本中心体组成成分交融的结果（Kimet et al.，1996）。

猪精子穿卵后精子微管群产生，在原核形成过程中微管群存在于整个卵母细胞的胞质中；受精激活后的原核形成过程中，微丝在雌、雄原核和电刺激后的雌原核浓缩；卵裂的有丝分裂中期，可在纺锤体检测到微管、皮质中检测到微丝，有丝分裂后期微管群在纺锤体两极装配；猪卵母细胞受精过程中微管和微丝的装配是结合的，而且是精子和卵母细胞的核重组与进一步细胞分裂所需要的（Kim et al.，1997）。

猪卵母细胞与精子的结合由微丝介导，而原核的配子配合则由微管控制，而不是微丝；纺锤体微管与促分裂原活化蛋白激酶磷酸化有短暂的联系，但是精子内用于原核并列和配子配合的大量微管有机体却是在无促分裂原活化蛋白激酶活化的情况下产生的（Sun et al.，2001）。

二、实验器材、药品

36℃恒温水浴；2个500ml烧杯；1个搅棒；3个输精瓶；2条毛巾；1.5ml离心管；稀释粉（Androhep，Minitube）；DPBS（0.1%BSA）；低渗液；17℃冰箱。

（一）新鲜精液稀释

新鲜精液可在37℃恒温下保持活率至少1小时，因此，去猪场前准备盛有38℃水的保温瓶，拿到精液瓶尽快放入保温瓶，要保证在尽量短的时间内对精液进行稀释和保存。

实验室内预先准备事项：

1. 制备稀释液 将200ml除菌去离子水加入500ml烧杯中，同空烧杯放入水浴中。

2. 待水温上升后，称取9.3g（注意：不同稀释粉对应数值略有不同）稀释粉加入上述200ml水中，搅棒混匀，至少平衡40分钟。

3. 准备2管1.5ml离心管，分别加入38℃预热的990μl DPBS。用于分别加入10μl新鲜精液和稀释后精液检测密度和活率。另准备2管1.5ml离心管，加入预热的990μl低渗液以通过弯尾率检测新鲜及稀释后精液的质膜完整性。

4. 感受室内温度，空调调温至正常室温，避免室内过冷或过热。

待精液送到实验室，迅速将精液瓶取出并温和地顺时针方向滚动混匀（为了避免精子尾巴受损，切勿上下颠倒，震荡及双向滚动），吸取10μl后加入事先准备好的990μl DPBS中检测密度和活率，再吸取10μl用于检测弯尾率。将剩余部分精液（80~100ml）缓慢地顺着瓶壁倾倒到预热的500ml空烧杯中（整个稀释过程此烧杯始终在水浴中)。将另一烧杯中的稀释液沿壁缓慢倒入精液中,同时搅棒在液体中轻轻地,缓慢地顺时针搅动,直至倒完 200ml 稀释液。

略微混匀后,将稀释液均等地倒入输精瓶中。排尽气体后将输精瓶盖紧,包在两层毛巾中,放于室温处 20~30 分钟,再将输精瓶同毛巾放入 17℃冰箱保存(可长达 7 天)。

1 小时后,取出一管输精瓶,转动混匀,取 1ml 稀释精液于 1.5ml 离心管中,放进 38℃温箱 20 分钟,混匀,取 2 个 10μl 稀释精液分别加入 DPBS 和低渗液(配方见表 4-8-5)中,用于检测密度,活率及弯尾率。

精液保存过程中要保证每 12 小时对精液进行一次混匀,以确保精子不会因为过度挤压而大量死亡。

(二) 精子质量相关检测

实验室内目前常规的精子检测指标有:精子密度,精子活率,精子质膜的完整性。

1. 精子密度　如图 4-8-1 所示,取适量稀释的(一般为 100 倍稀释,即 990μl DPBS 中加入 10μl 精液)精子 8~10μl 点在盖玻片和血细胞计数板间隙。当每个中格(共 25 个中格)中游动的精子数 >10 时可随机选 5 个中格的精子总数进行计数,那么意味着此稀释后的精子密度为 $N \times 5 \times 10^6$/ml。如果每个中格内精子数量不足 10 时,对所有 25 个中格进行计数,获得液体内精子密度为 $N \times 10^6$/ml。

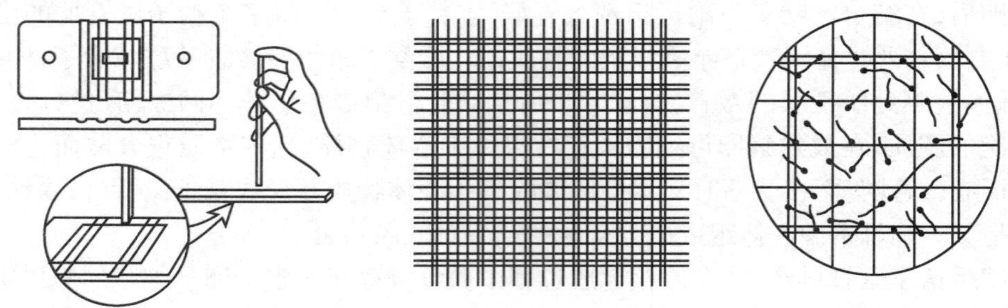

图 4-8-1　精子密度测定示意图

2. 精子活率　同上,但是在计数过程中将死精子进行计数。活率 =100% ×[(总数—死精子数)/ 总数]。

3. 精子质膜的完整性　只有质膜完整的精子才能在低渗下弯尾。取适量精子加到 990μl 预热的低渗液中,38℃放置 30 分钟,混匀取 10μl 进行计数,对总精子数及弯尾的精子数出,进行弯尾率的检测。弯尾率 =100% ×(弯尾精子数 / 总数)。

三、猪 IVF 技术流程

按本书之前方法收集培养卵母细胞。

IVF 前一天:

1. 晚 8：00 准备受精液(总量 15ml)　15ml mTBM 母液,加入 0.01g 咖啡因(2mmol/L)溶解。再加入 0.03g BSA(A-7888)。

(1) 用mTBM液体制备受精滴:2个35mm皿中各加入4个50μl微滴,盖上液体石蜡,放入CO_2培养箱,过夜。

(2) IVF 洗卵滴:35mm 皿中做 3 个 500μl mTBM 滴。盖液体石蜡,放入 CO_2 培养箱,过夜。

(3) IVF 精子稀释液:11ml 放入盖有通气滤膜盖的 15ml 离心管中,CO_2 箱中一同平衡,用于第二天稀释精子。

2. 准备 DPBS 精子清洗液　在 15ml 管中加入 5ml DPBS,再加入 0.005g [0.1%(*w/v*)] BSA(A-8022),过滤,置入 39℃培养箱。

3. 准备猪胚胎培养液 PZM-3　① 9.7ml PZM-3 基础液 +200μl BEM+100μl MEM+0.03g BSA,溶解,过滤(4℃,1 周保质期)。②培养滴:5~6 个 24 孔板孔,每孔 500μl。③洗滴:35mm 皿中做 3 个 500μl。CO_2 培养箱,过夜。

IVF 当天:

卵母细胞培养 42 小时后,按之前方法消化获得成熟卵母细胞。用 IVF 洗卵滴洗过成熟卵后将卵加入 IVF 受精滴中(30~35 卵 / 滴),将皿放入 CO_2 培养箱。

1. 准备精子 将装有稀释精液的输精瓶取出，轻缓地转动混匀，取 1ml 精液到 1.5ml 离心管中。将离心管放入 38℃温箱中放置 20 分钟。混匀取 10μl 加到 990μl DPBS 中对活精子进行计数。1.5ml 离心管 3000r/min 离心 5 分钟，弃上清，加入预热的 DPBS 清洗两次。最后从预先平衡的 11ml mTBM IVF 精子稀释液取 1ml 重悬精子。通过之前进行的计数计算最后稀释倍数，以达到最佳受精密度（精卵比为 250：1）。

2. 受精 取最终稀释好的精液 50μl 加到每一个 IVF 50μl 受精滴中；在培养箱中放 5 小时受精；将卵转入 PZM-3 洗滴，洗过后 30~35 卵 / 孔加入 PZM-3 培养孔中。

3. 发育观察 48 小时后观察并计算卵裂率，144 小时（6 天观察）获得囊胚率。

相关液体的配制：

1. 猪 IVF 低渗液的配制 配方见表 4-8-5。

表 4-8-5 猪 IVF 低渗液配方（4℃保存）

Component	g/100ml	Component	g/100ml
二水枸橼酸钠	0.73g	果糖	1.35g

2. mTBM 母液的配制 配方见表 4-8-6。

表 4-8-6 mTBM 母液配方

Component	mM	g/100ml	g/500ml	Cat#
NaCl	113.1	0.6611	3.3055	S-5886
KCl	3.0	0.0224	0.1120	P-5405
Tris	20.0	0.2423	1.2115	BP152-500（Fisher）
Glucose	11.0	0.1982	0.9910	G-7021
Na-pyruvate	5.0	0.0550	0.2750	P-5280
$CaCl_2 \cdot 2H_2O$	7.5	0.1102	0.5510	C-7902

注：制备完 pH 约为 10.0（切忌调 pH）。在 5%CO_2 培养箱中平衡 10~12 小时后 pH 会降低至 7.2~7.4。4℃保存 2~3 周，每次用量 100ml

3. 猪合子培养液（PZM-3）母液的配制 配方见表 4-8-7。

表 4-8-7 PZM-3 母液配方

PZM-3		
Chemical	mmol/L	g/100ml
NaCl（S5886-500G）	108.00	0.6312
KCl（P4504-500G）	10	0.0746
KH_2PO_4（P5655-500G）	0.35	0.0048
$MgSO_4 \cdot 7H_2O$（M1880-500G）	0.40	0.0099
$NaHCO_3$（S8875-500G）	25.07	0.2106
Na-Pyruvate（P4562-25G）	0.2	0.0022
Ca-$(Lactate)_2 \cdot 5H_2O$（C-8356）	2.0	0.0617
L-glutamine（G3126-100G）	1.0	0.0146
Hypotaurine（H1384-1G）	5.0	0.0546
BME（B6766）	20ml/L	2ml
MEM（M7145）	10ml/L	1ml
Gentamicin（mg/ml）（G1264-5G）	0.05mg/ml	5mg
Fatty acid free BSA（mg/ml）（A8022-500G）	3mg/ml	0.3g
Osmolarity（mOsm）	288 ± 2	
pH	7.3 ± 0.2	

注：用前加必需氨基酸（BME，2%），非必需氨基酸（MEM，1%），BSA（0.3%）。制成 500μl PZM-3 培养液微滴和 200μl 洗滴，液体石蜡（0121-20，NF/FCC）覆盖，CO_2 培养箱中平衡酸碱度过夜

第三节 显微受精技术

Section 3 Microscopic fertilization technology

一、猪显微受精的基本操作流程

(一) 卵母细胞的收集和处理

目前用于ICSI操作的动物成熟卵母细胞可以通过两种方式获得:一种是利用激素超排获得,另一种是通过收集屠宰场的卵巢,用注射器从卵巢上的腔前卵泡抽取未成熟卵母细胞,然后进行体外成熟培养获得。成熟卵母细胞在注射前需要进行一些处理,如用透明质酸酶除去包裹卵母细胞的卵丘细胞。对于胞质内脂滴较多的牛、猪卵母细胞,可以通过离心处理使卵母细胞透明化。一些动物的卵母细胞还需要在注射前进行人工激活处理。以排出第一极体,胞质均匀,质膜清晰为主要标准挑选形态正常的卵母细胞,放入液体石蜡覆盖的微滴中,备用。

(二) 精子的准备

根据不同需要在注射前对精子做相应的处理,如射出的新鲜精子、附睾不同部位的精子精子头、冷冻处理的精子、获能精子、二硫苏糖醇(DTT)处理的精子、TrintonX-100处理的精子等都可以用于ICSI操作。通常将准备好的精子或精子核置于含有5%~10%聚乙烯吡咯烷酮(pohyvinyl pyrolidone,PVP-360)的微滴中操作。PVP可以减缓运动精子的速度,利于制动精子,同时能够润滑管壁防止精子粘在注射针内壁上。

(三) 精子的显微注射

目前ICSI操作方法有两种,即常规法和Piezo-driven法。两种方法的主要区别在于注射针和驱动力。常规法使用的注射针通过磨尖使针尖具有35°~40°斜面,而Piezo-driven系统使用的是平口注射针。理想的注射针内径应该只比精子头部的直径稍大一点。在ICSI过程中,如果注射有活力的精子,首先利用注射针破坏精子尾部中段很小部位的质膜,制动精子,有利于注入卵胞质的精子释放卵母细胞激活因子。制动后的单个精子从尾部吸入注射针并停留在针口,转到卵母细胞的操作滴中,用固定管固定卵母细胞,注射针回吸少量胞质使卵质膜被穿破,再将精子和微量操作液注入卵胞质内。注射过程中极体固定在相当于时针“12”点或“6”点的位置,是为了降低对卵母细胞纺锤体的机械损伤,然后注射针在“3”点的位置穿过透明带和卵质膜,向“9”点方向深入胞质。

(四) 注射卵的激活

对于受精过程中精子激活成熟卵母细胞的机制,目前公认的是精子因子假说。该假说认为,精卵质膜融合后,精子胞质内的一种或几种可溶性蛋白分子能够引起卵母细胞胞质内钙离子浓度升高,从而激活卵母细胞。ICSI属于非生理性受精,越过了顶体反应、精卵质膜融合等自然受精过程中精子必经的环节。对于人、兔、小鼠的卵母细胞,ICSI过程中注射针的机械刺激和精子的生物刺激就能达到较高的激活率,但猪、牛等动物仅凭上述两种刺激的卵母细胞激活率低,还需要人工辅助激活。目前常用的辅助激活方法有化学激活,如钙离子载体(IA23I87)、离子霉素(ionomysin)、乙醇、放线菌酮(CHX)和6-二甲氨基嘌呤(6-DMAP)等处理ICSI卵母细胞。此外还有现在广泛应用的电激活。

(五) ICSI受精卵的培养

ICSI受精卵采用体内和体外两种培养系统。体内培养是将ICSI受精卵移入中间受体(如羊、兔)的输卵管内进行短暂培养,发育至桑椹胚或囊胚阶段取出进行胚胎移植。由于利用中间受体进行体内培养的操作过程较为复杂,且成本较高,所以现在普遍使用的是体外培养系统。体外培养系统包括单层共培养和非共培养两种。大多数哺乳动物尤其是反刍动物胚胎在体外发育过程中会出现发育阻滞现象,单层共培养方法是使用体细胞和胚胎共培养,这种方法可以有效克服发育阻滞现象。非共培养系统可用于研究各种因子对胚胎发育能力的影响,且制备简单,重复性好。体外培养系统的不断完善,对于提高ICSI受精卵的发育能力有重要意义。

二、显微受精的实验方法

(一) 主要试剂的配制

1. DPBS　一瓶 DPBS 粉剂(Sigma)溶于 1L 去离子水中。0.22μm 滤膜过滤,置于 4℃备用。

2. DPBS-PVA　用 90ml 去离子水加热溶解 0.1g PVA,PVA 溶解后冷却至室温,再加 10ml 10 倍浓储 DPBS。

3. 清洗液　10ml DPBS-PVA 中加入 10μl 10% TritonX-100 的 DPBS-PVA 和 10μl Tween。置于 4℃备用。

4. 透膜液　9ml DPBS-PVA 中加入 1ml 10% Triton X-100 的 DPBS-PVA。置于 4℃备用。

5. 4% 多聚甲醛(固定液)　4.5ml 去离子水加入 0.2g 多聚甲醛,加热到 60~70℃开始搅拌,同时加入 200μl 1mol/L NaOH,搅拌至粉末溶解,冷却后加入 200μl 1mol/L HCl。最后再加入 0.5ml 10 倍浓储 DPBS。现用现配。

6. 5μmol/LCalcium ionophore A23187　用 DMSO 溶解 Calcium ionophore A23187,然后加入到 PZM-3 胚胎培养液中,终浓度是 5μmol/L。

7. 1.9mmol/L 6-DMAP　用 DMSO 溶解 6-DMAP,然后加入到 PZM-3 胚胎培养液中,终浓度是 1.9μmol/L。

8. 电激活液 5.46g 甘露醇,0.015g $CaCl_2 \cdot 2H_2O$,0.002g $MgCl_2 \cdot 6H_2O$,0.013g Hepes,溶于 100ml 去离子水中。0.22μm 滤膜过滤,置于 4℃备用。

(二) 试验方法

1. 显微操作针的制备

(1) 注射针的制备:调节拉针仪参数,将外径为 1mm 的毛细玻璃拉成所需的理想针形。将针管固定在煅针仪上,在玻璃针外径 7~9μm 处断针。在磨针仪上将针管口磨出 35°斜面,在磨石上先加一些水,使针管中保留一些水,把针磨成斜面。针磨好后在 2.5% 的 HF 中清洗内外管壁,然后再用去离子水清洗几遍。将清洗好的针在煅针仪上拔尖,先加热玻璃球,将玻璃针最尖端接触玻璃球,当针尖稍微有些熔化,迅速拉开,好的注射针尖应该是短而锐利。将玻璃针调到玻璃球上方不接触,加热玻璃球,玻璃针管弯区到 30°停止。

(2) 固定针的制备:调节拉针仪参数,将外径为 1mm 的毛细玻璃拉成所需的理想针形。用磨石片在拉制好的玻璃针外径 120~180μm 处断针,针口要平齐。然后将玻璃针口靠近玻璃球,间隔一段距离,加热玻璃球发红,使针口缩到 20μm 时停止加热。将固定管弯成 30°。

2. 卵母细胞的采集　见前“猪体外成熟卵母细胞的获取方法”。

3. 卵母细胞体外成熟培养　见前“猪体外成熟卵母细胞的获取方法”。

4. 精子准备　17℃保存猪精液,置于 39℃温箱中孵育 20 分钟复苏精子,离心(1500r/min,5 分钟),弃上清液,加入含有 0.1%PVA 的 DPBS(DPBS-PVA)悬浮沉淀,重复离心,弃上清液,待用。依据实验设计,不同方法预处理精子:①活精子:精子沉淀用 PBS-PVA 悬浮,转移至精子操作滴中。②0.1% Triton X-100 处理精子:精子沉淀用含 0.1% Triton X-100 和 0.3%BSA 的 PBS-PVA 悬浮,然后离心沉淀,PBS-PVA 悬浮。③液氮一次冻融:精子沉淀用含 5%BSA 的 BTS 悬浮。将铜网置于液氮面,在铜网上直接滴冻,每个颗粒 100μl。37℃水浴解冻,离心,PBS-PVA 悬浮。

5. 卵母细胞胞质内单精子注射　利用显微操作仪对猪成熟卵母细胞进行 ICSI 操作。将注射管和固定管安装在显微操作仪上。在 60mm 培养平皿中央做一个 100μl TL-HEPES 滴,用于放卵和进行显微注射。在滴两旁再做两组 10μl DPBS-PVA 滴,用于放置精子。覆盖液体石蜡。每批操作 20~30 个卵子。用固定管固定卵母细胞,调整卵母细胞的第一极体位置,使之位于相当于时针“6”或“12”点的位置,注射针从“3”点的位置穿透透明带,向“9”点方向深入,回吸少量卵胞质使卵质膜被穿破,然后将单个精子和微量操作液注入胞质。注射完毕,缓慢撤出注射针,并释放卵母细胞。

6. ICSI 卵母细胞激活处理　注射卵在胚胎培养液滴中洗 3 遍后置于培养箱中培养 30 分钟,再依据实验设计对注射卵采用不同的辅助激活方法处理:①Calcium ionophore A23187:5μmol/L 钙离子载体激活处理 5 分钟;②Calcium ionophore A23187+6-DMAP:5μmol/L 钙离子载体激活处理 5 分钟,然后在胚胎培养液滴中洗去钙离子载体，转移到一新的培养滴中培养 4 小时，再用 1.9mmol/L 6-DMAP 处理 3 小时；③电激活：采用 1.2kV/cm，30 微秒，2 次直流电（DC）脉冲。

7. 胚胎体外培养、发育率计算　猪 ICSI 卵母细胞培养于 PZM-3 胚胎培养液中，培养条件为 38.5℃，5%CO_2、95% 空气，饱和湿度。依据实验设计 ICSI 卵母细胞，在添加 1.71mmol/L 半胱氨酸的 PZM-3 培养液中分别培养 0 小时(对照组)、4 小时、12 小时和 168 小时，然后转移到不含半胱氨酸的 PZM-3 中继续培养。第 2 天统计卵裂胚胎数，第 7 天统计囊胚数。

8. ICSI 卵母细胞中原核形成情况的观察　ICSI 卵母细胞培养 15 小时后移入 4% 多聚甲醛固定液中固定 45 分钟，清洗液清洗，透膜液中放置 1 小时，之后在 10mg/L Hoechst 33342 的 DPBS-PVA 中进行荧光避光染色 10 分钟，清洗液中清洗 10 分钟，在载玻片上做 10μl 的抗荧光淬灭剂滴，将染色后的 ICSI 卵母细胞转移到载玻片上的滴中，盖上盖玻片，使用指甲油封片。在荧光显微镜下观察原核形成情况。以 1 雄原核 +1 雌原核 +2 极体（1MPN+1FPN+2PB）为正常受精标准，按原核形成类型分组记录各种类型胚胎数。

第四节　猪体内胚胎的获取

Section 4　To obtain porcine in vivo embryos

一、超排处理及胚胎的采集

所选用的母猪在其发情周期的第 16~17 天，肌内注射 PG 0.2mg 和 PMSG 1000U（可根据母猪体重酌情增减，15~18U/kg），于 48 小时后肌内注射 PG 0.2mg，在首次配种后半小时内肌注 hCG 500U。另一组超排方法采用 PMSG 1000U，发情配种后半小时内肌注 hCG 500U。首次卵裂发生在受精后 36~48 小时（即妊娠 36~48 小时；首次受精定为第 0 天），妊娠第 3 天，胚胎发育到 4~6 细胞阶段，到达输卵管、子宫角；在 6~7 天到达孵化囊胚阶段。为了避免收集到孵化囊胚，以采集妊娠 5~6 天猪胚胎为宜，在此阶段通常能收集到桑椹胚和囊胚。

从母猪耳静脉注射 2.5% 戊巴比妥钠 30~50ml，配合适量（20~40ml）8% 水合氯醛（含 5%$MgSO_4$）麻醉。将母猪仰卧保定于手术架上，在其腹部倒数第 2 对乳头处沿腹中线用手术刀切开一个 8~10cm 的创口，将子宫角、卵巢、输卵管从切口处拉出体外，观察记录每侧卵巢上排卵点数。从子宫角距尖端 1/2~2/3 部位朝子宫角方向插入牛用冲卵管或胚胎回收针（自制）并固定；用注射器吸取 60ml 冲卵液（添加 2% 新生牛血清的杜氏磷酸盐缓冲液），从宫管结合部子宫角尖进针，缓缓注入冲卵液及少许空气，将含胚冲卵液收集于 50ml 带盖离心管内，以相同方法冲洗另一侧子宫角。在冲卵操作时用 37℃的 DPBS+0.3%BSA 的冲卵溶液进行冲卵。冲出的胚胎放入 37℃的 DPBS+10%FCS 的溶液中对胚胎进行质量的鉴定和分类。选择不同发育阶段的胚胎分别进行冷冻保存。

二、胚胎的鉴定

冲卵液静置 10 分钟后，吸取下层液体至培养皿内，在实体显微镜下检胚，将检出的胚胎在微分干涉差（DLC）倒置显微镜下观察。区分未受精卵与各发育阶段的胚胎。目前国际通用胚胎一般分为 A，B，C，D 四个等级。

A 级：胚胎发育阶段与胚龄一致，胚胎形态完整，轮廓清晰，呈球形，分裂球大小均匀，结构紧凑，色调和透明度适中，无游离的细胞或很少，变性细胞比例 <10%。

B 级：胚胎发育阶段与胚龄基本一致，轮廓清晰，分裂球大小基本一致，色调和透明度良好，可见到一些游离的细胞和液泡，变性细胞占 10%~30%。

C 级：胚胎发育阶段与胚龄不太一致，轮廓不清晰，色调变暗，结构较松散，游离的细胞和液泡较多，变性细胞占 30%~50%。

D 级：有碎片的卵、细胞，无组织结构，变性细胞约占 75%。

第五节 配子、胚胎的冷冻保存

Section 5 Cryopreservation of porcine gametes and embryos

一、猪卵母细胞的玻璃化冷冻

(一) 卵母细胞超低温冷冻保存原理

当外界温度降到0℃以下时,细胞会受到两方面的损伤,即物理损伤(细胞内冰晶)和化学损伤(溶液效应)。细胞内的水分可自由通过细胞膜,当细胞内、外溶液的渗透压不等时,水便通过细胞膜渗出或透入,以保持内外渗透压的平衡。在冷冻过程中,当温度下降到溶液冰点时,首先在细胞外形成冰晶,细胞内的水最初处于过冷状态(到达冰点而未结冰)。细胞外由于冰晶的形成导致溶质浓度升高,使细胞内液与细胞外液间的渗透压失去平衡。要达至新的平衡,一是水分从细胞内流出,二是水分在细胞内结冰。如果温度下降过快,超过细胞膜可能的渗透能力,细胞内的水则来不及渗出而在细胞内结冰。冰晶对细胞的影响与其大小有关,细小的冰晶不足以对细胞造成致命的损害;但大冰晶的形成会对细胞膜和细胞内部结构产生机械损伤,即冷冻的物理性损伤。若冷冻时温度缓慢下降,细胞内水分就有足够的时间渗出。同时,细胞内、外的溶质浓度也会不断提高。从冰点缓慢降温到细胞充分脱水,往往需要数小时或更长时间,在此期间细胞一直处于高浓度溶液中,细胞由此受到的损害即为化学试剂准备损伤,也称溶液效应(solution effects)。因此,冷冻时添加冷冻保护剂,就是为了防止细胞内大冰晶的形成,以减低冰晶形成对细胞产生的各种伤害。

玻璃化冷冻时,在0℃以上直接投入液氮的快速冷却过程中,含有高浓度的冷冻保护剂溶液,其黏度增加,当黏度达到临界值时发生凝固化,即由液态变为半固态再过渡为固态,且呈现透明状态,故称作玻璃化(vitrification)。细胞内、外一旦发生玻璃化,分子运动即停止,达到了长期保存的目的。溶液玻璃化温度约为 -130℃,因此,卵母细胞在液氮中保存可达到长久保存的目的。在冷冻过程中,由于玻璃化溶液的浓度较高,渗透性冷冻保护剂短时间内使细胞内、外的浓度达到平衡。它们通过渗透到细胞内部将大部分水置换,并与剩余的水分子形成氢键,降低冻结部分电解质浓度,使细胞溶液效应减轻;同时也改变了细胞内过冷状态,使细胞内外压接近,降低了细胞脱水皱缩的程度和速度,减小了细胞的损伤。而高浓度冷冻保护剂本身则又能形成玻璃态,玻璃化的固体保留了液体正常的分子和离子分布,可以视为一种极其黏稠的超冷液体,避免了细胞内冰晶形成所致的伤害。玻璃化溶液中的非渗透性冷冻保护剂不能进入细胞,而在细胞外发挥其作用。

(二) 冷冻保存试剂配制

基础液:含 10%FCS 的 TCM199 或 PBS。

EFS40,EFS30,GFS40,EDFS:为玻璃化冷冻液,先由 30% 的 Ficoll+0.5mol/L surcose 溶入基础液,充分混匀即为 FS 液,然后用乙二醇(EG)和 FS 液按照 3∶7 体积比和 4∶6 体积比均匀混合配制成 EFS30 和 EFS40。若按照 EG∶DMSO∶FS=2∶2∶6 体积比混合,则配制成 EDFS40。用丙三醇和 FS 液按照 4∶6 体积比均匀混合配制成 GFS40。保存于 4℃备用。

预处理液Ⅰ:EG 溶于基础液中,使 EG 浓度分别为 5%,10%;保存于 4℃备用。

预处理液Ⅱ:10%DMSO+10%EG 溶入基础液中。保存于 4℃备用。

预处理液Ⅲ:10%Gly 溶入基础液中。保存于 4℃备用。

解冻液Ⅰ:0.5mol/L sucrose+ 基础液。保存于 4℃备用。

解冻液Ⅱ:0.25mol/L sucrose+ 基础液。保存于 4℃备用。

(三) 冷冻承载工具

1. 玻璃微细管(glass micropipette,GMP)的制备 将直径为 0.25~0.40cm 玻璃管在酒精灯外焰上加热煅烧,拉制成外径约为 0.3mm 的微管。

2. 开放式拉长麦管(open pulled straw,OPS)的制备 将 0.25ml 的麦管拉成外径约为 0.7mm 的开放式小管。

3. 凝胶上样管(gel-loading tip,GLT)外径为 0.5mm。

(四) OPS(open pulled straw)法

玻璃化法与程序化冷冻过程相对简单,实验中以两步法进行冷冻,EFS40 作为玻璃化抗冻保护剂。将 GV 期或 MⅡ期卵母细胞经 TCM199 清洗后,转移到预处理液Ⅰ中,平衡 5 分钟,再转移到数个约 100μl 的 EFS40 小滴中,每滴约含卵母细胞 16 枚,然后平衡 1 分钟。利用虹吸或注射器吸入麦管,然后直接投入到 -196℃液氮中。

(五) GMP(glass micropipette)法

GMP 管由直径为 0.30cm 左右的玻璃管在酒精灯外焰上加热煅烧,拉制成外径约为 0.3mm 的微管。卵母细胞经 M199 清洗后,先在预处理液Ⅰ中平衡。平衡完后,玻璃化液滴中,每滴约 12 枚卵母细胞,并平衡 1 分钟。在平衡过程中装管。在将卵母细胞吸入 GMP 管时,若卵母细胞全部吸入,则可不吸入剩余的冷冻液并尽量使冷冻液和卵母细胞位于拉细的部分,以保证卵母细胞周围含尽量少的抗冷冻剂。装管完成后,直接投入到 -196℃液氮。

(六) GLT(gel-loading tip)法

本实验采用两步法冷冻保存技术。卵母细胞进行随机分组后,转移到预先在 37℃恒温台上平衡的预处理液中,平衡 5 分钟,再转到玻璃化冷冻液中。根据实验要求可控制再玻璃化液中的平衡时间。用做好标记的 GLT 分别吸入含玻璃化液卵母细胞,每管约 12 枚细胞。然后放入小口袋中直接投入到 -196℃液氮。

(七) 解冻过程

实验前 2 小时调节室温及预先 37℃平衡解冻液,从液氮中取出冷冻管,在 37℃水浴中晃动 10 秒,立即取出拭去水珠,将内容物吹出于表面皿中的解冻液Ⅰ中,然后转入新鲜的蔗糖溶液中平衡 5 分钟,再转入到解冻液Ⅱ中平衡 5 分钟,最后在 TCM I99 液平衡 10 分钟,以充分洗去冷冻保护剂。然后将卵母细胞放入 CO_2 培养箱中培养,条件 39℃、5%CO_2 和饱和湿度,待检测或体外受精。

(八) 卵母细胞冷冻效果评价

1. 形态观察　冷冻 - 解冻后的卵母细胞经洗涤数次后,放到较高倍数的倒置显微镜下观察,进行形态学检查。凡能恢复到正常状态,胞质饱满、均一、透明带完整,GV 期卵母细胞外卵丘细胞未脱落等,视为形态正常。

2. FDA 荧光鉴定　目前卵母细胞玻璃化冷冻之后多以形态检查(主要是纺锤体是否正常)为主,或进行受精检查作为判断标准。这些标准在一定程度上反映了冷冻的效果。但缺陷是检查周期太长,另外形态检查和纺锤体形态并不能真正反映冷冻后卵母细胞的质量。FDA 聚集检测是一种快速检测胚胎活力的方法。Leibo 等利用 FDA 检测了冷冻 - 解冻后小鼠胚胎的活力,证明胚胎对荧光的反应能力与胚胎发育能力高度相关。Linda 等证明小鼠 1- 细胞受精卵具有集聚 FDA 的能力。Rotman 认为 FDA 是没有极性的,能轻易地进入细胞内并被那里的酯酶水解而产生荧光素,而具有极性的荧光素则通过功能完整的细胞膜,于是就在细胞膜内累积起来,这样既能检验酯酶的活力,又能检验细胞膜的完整性。

本实验中卵母细胞脱除抗冻剂后,放到 5mg/ml FDA 染色液中,37℃染色 3 分钟,放到 TCM199 中洗涤 3~5 次,立即拿到荧光显微镜下观察。胞质发荧光的卵母细胞视为有活力,不发荧光视为死细胞。

二、猪精子的冷冻保存

(一) 猪精液冷冻保存技术的研究进展

迄今为止,哺乳动物精液冷冻技术的研究已有 200 多年的历史,而冷冻保存获得成功是近五六十年的事情。自 1949 年英国学者 Polge(1949)等发现甘油(丙三醇)对牛精子具有抗冻保护作用后,猪精液的冷冻保存技术研究才开始起步,在 1956 年应用甘油开始对猪精子进行冷冻操作,到 20 世纪 60 年代的研究(Polge 1956)结果显示,虽然猪精液冷冻保存、解冻后具有活力,但无法达到妊娠效果。近年来,研究者在猪精液的保存方法、冷冻处理程序、稀释液中添加不同糖类、抗氧化物质、蛋白质等方面做了大量工作,对猪精液冷冻保存的发展起到了积极的推动作用(李青旺,2003)。但是猪冷冻精液投入实际生产中广泛应用还存在一些问题，其主要原因是猪的多胎性，使用冻精配种其受胎率、产仔率等主要繁殖指标低于鲜精人工授精的受胎率及自然交配的产仔率。因此，目前国内外研究者对猪精液冻存研究主要集中在猪冷冻精液操作程序的优化和应用以及稀释液的选择与添加方面。很多研究者都在以上这些方面对家畜冷冻效果的影响进行了详细的研究（周佳勃等，2002；李青旺等，2004；项智烽等，2005；朱秀萍等，2005；索永善等，2005；唐国梁等，2006）。

目前，猪的冷冻精液在人工授精的推广应用受到限制，仍限于采用鲜精和常温保存的液态精液。其主要原因还是应用冷冻精液其繁殖成绩不理想，与常规液态保存精液相比较，冻精解冻后的体外活力和受精能力不高，授精后其分娩率为 40%~70%，低者 20%~30%，窝产仔数为 7~10 头，少则 2~3 头（Almlid and Hofmo，1996），归其原因，猪是多胎性家畜，一次性射精量大，人工授精要求一次性输精量多，液态保存精液每剂只需要 25 亿 ~30 亿精子数，而冻精每剂需要更多的精子，一般需 50 亿 ~60 亿，但解冻后单位体积活的精子数少，关键是猪精子的特殊性再加上猪精子膜上的多不饱和脂肪酸含量比兔、犬、人的多，更易受 ROS 攻击发生脂质过氧化，结果使大量的精子膜损伤，选择通透性降低，精子的呼吸受到抑制，细胞内酶泄漏，所以猪精液对超低温冷冻更加敏感（Alireza Fazeli et al.，1997）。另外，猪精子膜上的磷脂组成不同，猪精子膜磷脂酰胆碱的含量较低，而磷脂酰乙醇胺和鞘磷脂的含量较高，因此很难通过分析磷脂组成来评价猪精子膜的稳定性（Charlotte Dube. 2004）。其次，由于精子在附睾内成熟过程中膜脂质组成发生改变，使位于附睾内不同部位的精子对冷休克的敏感性不同。不同的种公猪个体之间冻精的体外活力和解冻后受精能力存在很大的差异。猪精子的特殊性导致其冻存效果不理想，无法广泛推广应用。

（二）冻前准备

冻精前首先准备并消毒纱布、转子、剪子和镊子（2 把）；冻精前 2 小时预热洗涤液和冷冻液，准备温度计、离心管座、冰袋、2L 烧杯、干冰及鲜鸡蛋。

（三）精液冷冻

1. 鲜精采集　用手握法采集精液，40℃水浴带回实验室，选择无异味、色泽为乳白色、精子形态正常、活率在 80% 以上、密度为“密”的精液用于实验。

2. 精液稀释

（1）精液预处理：新鲜精液经品质评定合格后，用 4 层纱布进行过滤，过滤后的液体按 1∶1 比例加入洗涤液进行洗涤，加液体时一定让液体顺着管壁流下去，不可直接冲到精液上，以免精子的损伤，随后进行离心（1000g，5 分钟），去上清。

（2）冻液Ⅰ液稀释和平衡：在精液完成预处理后，按照 1∶1~1∶2 的比例立即用冷冻液Ⅰ液进行稀释，用枪头轻轻混匀，放入 4℃水浴（水不宜过多，以 600ml 为宜，烧杯放到 4℃冰箱里，烧杯底部放冰块，在 4℃冰箱里平衡 90 分钟，使其降至 4℃）中降温。

（3）冷冻液Ⅱ液稀释和平衡：将经过第一次稀释和平衡的精液在冰箱内按 1∶1 比例用等温Ⅱ液稀释，充分混匀后继续放到冰箱中平衡 5 分钟。

3. 精液冷冻　平衡好的精液滴冻到干冰上，每滴 100μl，滴冻 1 分钟，随后装入扎眼的离心管中，最后将冷冻的颗粒浸入液氮内。

4. 精液解冻　采用湿解冻法解冻，以 BTS 液为解冻液。42℃水浴，解冻后 1000g，5 分钟重复离心两次，用 DPBS 重新悬浮，镜检。

（四）相关试剂配方

1. 精子洗涤液的配制　配方见表 4-8-8。

表 4-8-8　精子洗涤液配方

成分	加入量（g/100ml）	成分	加入量（g/100ml）	成分	加入量（g/100ml）
Glucose	5.7520	EDTA	0.3500	Peniallin	0.0130
Lactose	0.2500	$NaHCO_3$	0.1200	Streptomycin	0.0050
Na-Citrate·$2H_2O$	0.4500	KCl	0.0400		

2. 冷冻基础液的配制　配方见表 4-8-9。

表 4-8-9　冷冻基础液配方

成分	加入量(g/100ml)	成分	加入量(g/100ml)	成分	加入量(g/100ml)
TES	1.2000	KCl	0.0800	Egg Yolk	20ml
Tris-base	0.2000	Peniallin	0.0130	Equex STM	0.5ml
Glucose	3.2000	Streptomycin	0.0050		

冷冻液Ⅰ液稀释 =40ml 冷冻液基础液 +10ml 蛋黄 +0.25ml OEP

冷冻液Ⅱ液稀释 = 冷冻液Ⅰ液稀释经离心(2000g,15 分钟)+4% 甘油

三、猪胚胎的冷冻保存

由于过分追求猪高生产力,选择瘦肉率,欧洲和其他国家的许多地方猪种得不到妥善的保存,现处于濒危状态。虽然已经建立了精子冷冻方法,但用人工授精方法恢复一个物种的时间较为漫长。建立冷冻保存猪胚胎方法将是一个保存生物多样性更有效、更经济的方式。而且国际猪品种间交流中,不仅活猪运输的费用不低,而且潜在的传染性疾病对动物和人的健康不利,亦不符合动物福利要求。直至最近,仅有新鲜猪胚胎能运输,但新鲜胚胎保存期仅限 24 小时内。长期以来,由于猪胚胎脂质含量较高等原因,进展一直较为缓慢(相对于牛、羊等动物)。自 Kashiwasaki 等成功冷冻猪胚胎以来,尤其是近几年来,在猪上不断有新的冻存方法发展出来,其中很多方法都具有较大改进或创造性,使胚胎超低温冷冻保存成功率大幅度提高。但总体上讲,猪胚胎冷冻成功率还是相对偏低,离实用尚有一定距离。本研究试图在前人研究的工作基础上,开展猪胚胎冷冻技术的实用化研究。

胚胎冷冻及解冻均参照 Berthelot 等的方法,具体的步骤如下。胚胎冷冻的操作均在室温下进行。胚胎先在冷冻液Ⅰ(TCM199+20%FCS+10%EG+10%DMSO)中孵育 3 分钟,然后胚胎立即转入冷冻液Ⅱ(TCM199+20%FCS+20%EG+20%DMSO+0.4mol/L sucrose)中孵育 1 分钟,在这 1 分钟里,要尽快将胚胎吸入 GLT 的细端。最后,将胚胎投入液氮。

解冻液的温度均为 37℃,解冻液的基础液均为 TCM199+20%FCS。解冻时,将 GLT 的细端浸入 0.13mol/L SUC 溶液,1 分钟后,将胚胎转移到相同的蔗糖溶液中孵育 5 分钟,接下来将胚胎转入 0.075mol/L sucrose 溶液中孵育 5 分钟,最后将胚胎保存在 37℃,5%CO_2、饱和湿度下的基础液中等待移植。

第六节　猪胚胎移植

Section 6　Porcine embryo transfer technology

猪的胚胎移植是指将一头母猪的早期胚胎取出,移植到另一头生理状态相同的母猪生殖道内,使之发育成为新个体的技术,又称之为“人工受胎”或“借腹怀胎”。提供胚胎的个体称为供体,接受胚胎的个体称为受体。胚胎移植技术是胚胎工程的基础,使我们可以进行良种的快速扩繁,也是我们生产转基因猪、克隆猪的必需技术环节。

一、移植的部位与数量

胚胎移植的手术过程与胚胎采集一样。一般来讲,如果不加培养,从输卵管冲出的胚胎应移入受体的输卵管内,从子宫角冲出的胚胎应移入受体的子宫角内。如果是经过培养的胚胎或体外生产的胚胎,则要根据胚胎的发育阶段移入相应的部位。由于猪是多胎动物,至少要移入 4 枚以上的胚胎,才能产生足够的妊娠信号,使胚胎着床。一次移入 15 枚左右发育正常的胚胎,可以确保正常受孕率的产仔数。而移入 20 枚以上的胚胎,既不会提高受孕率,也增加不了产仔数,反而浪费取之不易的胚胎。移入 10 枚以下的胚胎,

受孕率和产仔数都将受到影响。

二、提前准备

将胚胎移植用的保温箱电池过夜充电，加热到38.5℃，显微镜，热台，4孔板和小的无菌培养皿 20μl，100μl，1000μl移液枪，枪头，无菌刀片，剪刀，1ml一次性注射器，锡箔纸，卫生纸，消毒乳胶手套，70%乙醇，2管2ml操作液等。

注意：最好是在移植当天早晨准备好所有的东西。

三、胚胎吸取方法

移卵管吸取胚胎时要采用三段式，即气泡-卵-气泡，如图4-8-2所示。

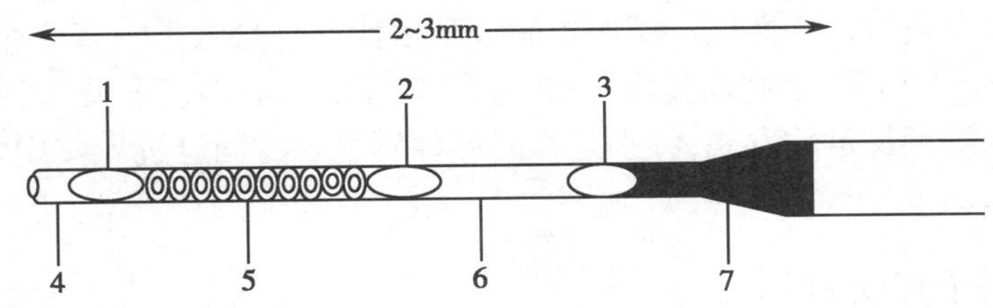

图4-8-2　移卵管胚胎吸取示意图

1. 气泡3；2. 气泡2；3. 气泡1；4和6. 培养液；5. 数个胚胎；7. 石蜡油。其中气泡3是为了防止移卵针尚未插入移植的部位时丢弃卵，气泡2和气泡1是为了保证将全部卵移入

四、输卵管移植

受体按供体的手术方法麻醉保定后切口，将输卵管和卵巢引出切口之外。先将移植套管从输卵管伞口插入输卵管至壶腹部，然后将吸有胚胎的移卵管插入套管，再将套管退出一部分，最后将移卵管内的胚胎和培养液吹入输卵管内。移植完毕，小心将移卵管和套管退出，复原输卵管伞。移卵之后的移卵管吸取PBS，置于显微镜下，检查有无余卵。若发现有未移入卵，要重复上述步骤，移到另外一侧输卵管。确定管内无余卵后，即可将卵巢、输卵管或子宫角清洗，送入腹腔，缝合术部，涂碘酊，腹腔注射抗生素。由于猪着床前的早期胚胎，从输卵管进入子宫角后是游动的，最后会基本按等距离排列着床于两侧的子宫角内，因此移入一侧的输卵管内即可。

五、子宫角移植

如图4-8-3所示，手术使子宫角露出切口之外。把位于宫管接合部约5cm处的子宫角下方的子宫系膜用拇指和示指牢牢固定，避开血管，用钝针垂直于表面刺入到子宫角内腔，制成小孔。再将预先吸有胚胎的移卵管从小孔插入子宫角腔内，将胚胎注入子宫腔内。

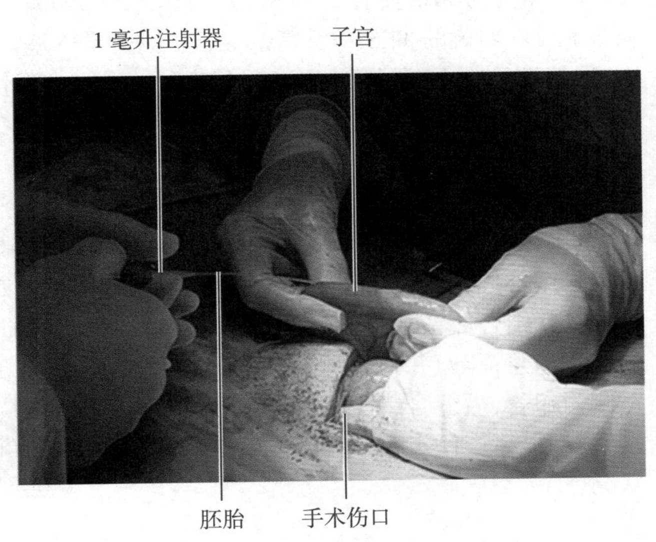

图4-8-3　胚胎移植示意图

六、受体母猪的管理

移植后的受体母猪，最初几天要注意每天两次注射抗生素，防止创口感染。同时，要单栏饲养，以防止猪只之间打架，弄破伤口或流产。受体母猪的营养水平，按怀孕母猪的日粮配合即可。怀孕中后期，注意补充青饲料，做好观察。

七、猪胚胎移植的效率

猪胚胎移植的效率受胚胎质量和操作人员技术熟练程度的影响。

第七节 性别控制技术

Section 7 Sex control technology

控制出生动物的性别是人们长期以来希望解决的一个非常有意义的课题。性别控制是通过人为干预使雌性动物按人们的愿望繁殖所需性别后代的技术。哺乳动物的性别控制主要从两方面进行研究，即受精前的性别控制和早期胚胎的性别鉴定，前者主要指分离 X 与 Y 精子，在受精时便决定了性别；后者是通过对胚胎性别的鉴定，以影响后代的性比。试图控制家畜后代性别是人类一直梦寐以求的目标，但是仅在最近 10 年多来，随着分子生物学、细胞遗传学、免疫组织学等学科的迅速发展，以及现代高精密度仪器的问世，性别控制研究才取得了长足的发展，特别是在胚胎性别鉴定方面已进入实用阶段。人为控制动物性别的时代将为期不远了。

一、分离 X、Y 精子控制性别

（一）所需仪器设备

精子图像分析仪（ceros sperm analyer Hamilton Thorne research），流式细胞仪（Mo Flo SX，Dakocytomation Fort Collins，Co，USA），冷冻离心机（Eppendorf，5804R）。

（二）试验方法

1. 精液采集和处理 手握法采集公猪精液，尽快送回实验室。适度稀释（每 100ml 稀释液含：葡萄糖 2.6g，枸橼酸钠 0.8g，EDTA-Na 20.24g，碳酸氢钠 0.12g，BSA 0.25g，HEPES 缓冲液 0.9g，庆大霉素 0.03g，pH7.0 左右），使用精子图像分析仪检测精子活力等指标，使用血细胞计数器测定精子密度。再根据试验需要对精液（精子）进行不同处理。

2. 精子分离 根据曾有权的方法进行精子分离。使用稀释液适当稀释精液（精子密度 $(0.8\sim1.2)\times10^8$/ml）。每毫升稀释精液加入约 15μl HO（5mg/ml 储备液），34℃水浴避光染色 0.5 小时后，加入 1μl 食物色素储备液（25mg/ml，FD&C40）染色 3~5 分钟，使用 51μm 孔径筛过滤，室温（20~23℃）保存。调好仪器后尽快（2~3 小时内）通过流式细胞仪进行分离。分离条件：鞘液（为加入 0.1%BSA 和 0.1%EDTA 的 PBS）压力 40Psi、150mW 激光、76μm 内径的喷嘴，分离速度为 3000/s 左右。收集管中预先加入约 500μl 接收液（加入 1% 精浆和 2% 卵黄的 TEST 液；精浆准备：全精液 3500g 离心 15 分钟后，取上清液使用 0.22μm 孔径筛过滤 2 次，取滤液检查无精子后备用），收集大约 1.0×10^7 个性别精子后，在 21℃、972g 离心 15 分钟，沉淀用重悬浮液（加入 1% 精浆的精液稀释液）重悬浮，室温（20~23℃）保存 1~3 小时，供输精用。经流式细胞仪重分析法测定精子分离纯度，并测定分离精子活力。

3. 分离精子授精产仔 受体母猪的准备：陆续挑选确定发情 50~60 小时的经产母猪 4 头（3 头陆川母猪，1 头桂科 1 号母猪）接受手术授精。手术当天不喂饲料，但保证清洁卫生的饮水供应。选用同等陆川母猪采用常规人工授精作为对照。手术授精：在经过麻醉的母猪一侧肷部实施手术。暴露部分子宫、输卵管及宫管结合部，使用适当的一次性输液针、输液管配合注射器，在结合部输卵管一侧，沿腹壶方向将分离的精子重悬浮液（每侧输卵管大约 450 万精子，液体 0.5ml 左右）注入输卵管中，然后放回腹腔，同样操作对侧输卵管，后缝合、处理创口。术后根据情况注射抗生素 3~5 天。进行日常管理，待产仔。产仔指标测定：统计母猪产仔头数（总产仔数、活仔数）和性别比例；观察仔猪初生、哺乳、断奶时期形体、活力、健康等状况。

二、鉴定胚胎控制性别

(一) 基因组 DNA 提取

猪胎儿总 DNA 的提取根据小量 DNA 快速提取试剂盒的说明进行提取，提取总 DNA 的主要步骤如下：在样品中加入 180μl 的 Buffer GB、20μl 的 proteinase K 和 10μl 的 RNase A(10mg/ml)，充分振荡混匀，于 56℃水浴温浴 10 分钟；溶液移至 Spin Column 中，12 000r/min 离心 2 分钟，弃滤液；将 500μl 的 Buffer WA 加入至 Spin Column 中，12 000r/min 离心 1 分钟，弃滤液；将 500μl 的 Buffer WB 加入至 Spin Column 中，12 000r/min 离心 1 分钟，弃滤液；将 Spin Column 安置于 Collection Tube 上，12 000r/min 离心 2 分钟；将 Spin Column 安置于新的 1.5ml 的离心管上，在 Spin Column 膜的中央处加入 50~200μl 的灭菌水或 Elution Buffer，室温静置 5 分钟；12 000r/min 离心 2 分钟洗脱 DNA。用去离子水稀释 100 倍，用紫外分光光度计测定其浓度，用于 PCR 反应体系的模板。

(二) 引物设计与 PCR 反应

根据猪的 sry 和 zfy/x 序列，利用 Primer 5 设计相关引物并合成。采用猪胎儿总 DNA 为模板，以 zfy/x 基因扩增序列为内参，对 Y 染色体上单拷贝基因 sry 特定序列进行 PCR 扩增。反应体系为 25μl，模板 DNA0.5μg，引物各 0.5μl 和 dNTP 2μl，采用 HotStart 方法，97℃变性 5 分钟后加入 2U TaqDNA 聚合酶以增强 PCR 产量和特异性，然后按以下程序进行 30 个循环：94℃变性 1 分钟，55℃退火 30 秒，72℃延伸 1 分钟，最后 72℃延伸 10 分钟，4℃结束反应。取 10μl PCR 产物在 1% 琼脂糖凝胶上电泳，DL2000 作为分子量标记，电泳后在凝胶成像系统下观察结果并拍照保存，根据 241bp 和 166bp 条带的有无来判定胎儿性别。

（解炳腾　孔庆然　刘忠华）

参考文献

[1] 张莉 . 猪卵母细胞体外成熟培养及孤雌发育研究[D]. 中国农业科学院硕士学位论文，2005.

[2] 卢晟盛 . 影响猪体外受精因素的研究[D]. 广西大学博士学位论文，2003.

[3] 孙爽 . 猪卵母细胞胞质内单精子注射技术研究[D]. 东北农业大学硕士学位论文，2009.

[4] 王昭凯 . 猪卵母细胞与胚胎冷冻保存研究[D]. 南京农业大学硕士学位论文，2006.

[5] 武彩红 . 猪卵母细胞的超低温冷冻保存及影响其冻后发育能力的机理研究[D]. 南京农业大学博士学位论文，2006.

[6] 魏庆信 . 猪的繁殖调控技术(四)第六讲猪的胚胎移植技术[J]. 湖北畜牧兽医，2010，(4):5-8，11.

[7] 魏庆信，郑新民，李莉，等 . 影响猪胚胎移植效率的若干因素研究[A]. 中国畜牧兽医学会动物繁殖学分会第十五届学术研讨会论文集(上册)，2010：180-183.

[8] 夏春梅 . 猪性别控制精液生产中抗分离损伤的研究[D]. 吉林农业大学硕士学位论文，2011.

[9] 曾有权，陆阳清，杨小淦，等 . 使用流式细胞仪分离精子进行仔猪性别控制的研究[J]. 畜牧兽医学报，2012，43(7)：1163-1169.

[10] 何涛 . 三种多糖对猪精子冷冻保存效果的研究[D]. 西北农林科技大学硕士学位论文，2010.

[11] Abeydeera L R，Wang W H，Cantley TC，et al.Development and viability of pig oocytes matured in a protein-free medium containing epidermal growth factor [J].Theriogenology，2000，54：787-797.

[12] Andrew W.Murray，et al. The role of cyclin synthesis and degradation in the control of maturation promoting factor activity [J]. Nature，1989，339：280-286.

[13] A Sanbuissho，et al.The effects of estrous cow serum on the maturation and fertilization of the bovine follicular oocyte in vitro[J]. Theriogenology，1985，23(1)：226.

[14] Beker ARCL，Zeinstra E，Colenbrander B，et al.Effect of addition of 1713 -estradiol during IVM on bovine oocyte nuclear maturation and subsequent blastocyst formation [J].Theriogenology，2001，55：462.

[15] Bermseok Oh，Ales Hampl，Eppig J J，et al.SPIN，a substrate in the MAP kinase pathway in mouseoocytes [J]. Mol. Reprod. Dev，1998，50(2)：240-249.

[16] Betthauser J，Forsberg E，et al. Production of cloned pigs from in vitro systems [J]. Nat Biotechnol，2000，18：1055-1059.

[17] Bjerregaard B，Booth PJ，HoIm P，et al. Differential effect of two in vitro maturation media on the maturation status of porcine oocytes [J]. Theriogenology，2001，55：464.

[18] Booth PJ, HoIm P, Vajta C, et al. Effect of two activation treatments and age of blastomeve Ravyo Plasts on in vitro development of bovine nuclear transfer embryos [J]. MolecularReproduction and Development, 2001, 60: 377-383.

[19] Callesen H, Booth P J, Holm P. Effect of oxygen concentration on pig embryo development in vitro [J]. Theriogenology, 2001, 55(1): 290.

[20] Carroll J, Swann K.Spontaneous cytosolic calcium oscillations driven by inositol trisphosphate occur during in vitro maturation of mouse oocytes [J]. Biol Chem, 1992, 267: 11196-11201.

[21] Collas P, Balise JJ, Hofmann GA, et al.Electrical activation of mouse oocyte [J]. Theriogenology, 1989, 32: 835-844.

[22] De Jonge C.J., Han H.L., Lawrie H., et al. Modulation of the human sperm acrosome reaction by effectors of the adenylate cyclase/cyclic AMP second-messenger pathway [J]. Journal of Experimental Zoology, 1991, 258: 113-125.

[23] De Matos D.G, Furnus C.C., Moses D.F., et al. Stimulation of glutathione synthesis of in vitro matured bovine oocytes and its effect on embryo development and freezability [J]. Molecular Reproduction and Development, 1996, 45: 451-457.

[24] Ding J, Foxcroft G R. Follicular heterogeneity and oocyte maturation in vitro in pigs [J]. Biology of Reproduction, 1992, 47(4): 648-655.

[25] Ding J, Foxcroft G R. Epidermal growth factor enhances oocyte maturation in pigs [J]. Molecular Reproduction and Development, 1994, 39: 30-40.

[26] Ding J., Moor R.M., Foxcroft G.R. Effects of protein synthesis on maturation, sperm penetration, and pronuclear development in porcine oocytes [J]. Molecular Reproduction and Development, 1992, 33(1): 59-66.

[27] Dobrinsky J.R., Johnson L.A., Rath D. Development of a culture medium (BECM-3) for porcine embryos: effects of bovine serum albumin and fetal bovine serum on embryo development [J]. Biology of Reproduction, 1996, 55: 1069-1074.

[28] Dode M.A., Graves C. Involvement of steroid hormones on in vitro maturation of pig oocytes [J]. Theriogenology, 2002, 57(2): 811-821.

[29] Dubuc A., Sirard M.A. Effect of coculturing spermatozoa with oviductal cells on the incidence of polyspermy in pig in vitro fertilization [J]. Molecular Reproduction and Development, 1995, 41: 360-367.

[30] Ducibella T., Kurasawa S., Duffy P., et al. Regulation of the polyspermy block in the mouse egg: maturation-dependent differences in cortical granule exocytosis and zona pellucida modifications induced by inositol 1,4,5-trisphosphate and an activator of protein kinase C [J]. Biology of Reproduction, 1993, 48: 1251-1257.

[31] Hamano K, Li X, Qian XQ, et al. Gender preselection in cattle with intracytoplasmically injected flow cytometrically sorted sperm heads [J]. Biology of Reproduction, 1999, 60: 1194-1197.

[32] Hardarson T, Lundin K, Hamberger L. The position of the metaphase Ⅱ spindle cannot be predicted by the location of the first polar bo in the human oocyte [J]. Hum Reprod, 2000, 15(6): 1372-1376.

[33] Hewitson L, Dominko T, Takahashi D, et al. Unique checkpoints during the first cell cycle of fertilization after intracytoplasmic sperm injection in rhesus monkeys [J]. Nat Med, 1999, 5(4): 431-433.

[34] Hiramoto Y. Microinjection of the live spermatozoa into sea urchin eggs [J]. Exp Cell Res, 1962, 27: 416-426.

[35] Hiroyuli, Watanabe, Yutaka Fukui. Effects of dithiothreitol and boar on pronuclear formation and embryonic development following intracytoplasmic sperm injection in pigs [J]. Theriogenology, 2006, 65(3): 528-539.

[36] Horiuch T, Emuta C, Yamauchi Y, et al. Birth of normal calves after iniracytoplasmic sperm injection of bovine oocytes: a methodological approach [J]. Theriogenology, 2002, 57: 1013-1024.

[37] Hua Long L, Halliwell B. Oxidation and generation of drogen peroxide by thiol compounds in commonly used cell culture media [J]. Biochem Biophys Res Commun, 2001, 286(5): 991-994.

[38] Ivanova, Mollova. Zona-penetration in vitro test for evaluating boar sperm fertility [J]. Theriogenology, 1993, 40: 397-410.

[39] Jeyendran Van. Development of an assay to assess the functional integrity of the human sperm membrane and its relationship to other semen characteristics [J]. Journal of Reproduction and Fertility, 1984, 70: 219-228.

[40] Johnson, Weitze, Fiser. Storage of boar semen [J]. Animal Reproduction Science, 2000, 62: 143-172.

[41] Jordi, Gema, Xiomara, et al. Fertility of weaned sows after deep intrauterine insemination with a reduced number of frozen-thawed spermatozoa [J]. Theriogenology, 2003, 60: 77-87.

[42] Juan, Emilio, Jordi. Improving the effiency of sperm technologies in pigs: the value of deep intrauterine insemination [J]. Therlogenology, 2005, 63: 536-547.

[43] Kampshmidt, Mayer, Herman. Lipid and lipoprotein constituents of egg yolk in the resistance and storage of bull spermatozoa[J]. J Dairy Sci, 1953, 36: 733-742.

[44] Koarr A.M., Crister J.K. Reconstructive tissue banking scientific principles [J]. Academic Press San Diego, 1997: 472.

[45] Kojima, Nakamura. Heat gelling properties of hen's egg yolk low density lipoprotein (LDL) in the presence of other protein [J].

J Food Sci,1985,50:63-66.

[46] Kumar,Millar,Watson. The effect of cooling rate on the survival of cryopreserved bull,ram,and boar spermatozoa:a comparison of two controlled-rate cooling machines [J]. Cryobiology,2003,46:246-253.

[47] Nakai M,Kashiwazaski N,Takizawa A,et al. Viable piglets generated from porcine oocytes matured initro and fertilized by intracytoplasmic sperm head injection [J]. Biology of Reproduction,2003,68(3):1003-1008.

[48] Palermo Joris H,Devroey P,Van Steirteghem AC. Pregnancies after intracytoplasmicinjection of single spermatozoon into an oocyte [J]. Lancet,1992,340(8810):17-18.

[49] Perrcault SD,Zirhin BR. Sperm nuclear decondensation in mammals:role of sperm-associated proteinase in vivo [J]. The Journal of Experimental Zoology,1982,224:253-257.

[50] Perry AC,Wakayama T,Kishikawa H,et al. Mammalian transgenesis by intracytoplasmic sperm injection [J]. Science,1999,284(5417):1180-1183.

[51] Rho GJ,Kawars S,Johnson WH,et al. Sperm and oocyte treatments to improve the formation of male and female pronuclei and subsequent development following intracytoplasmic sperm injection into bovine oocytes [J]. Biol Reprod,1998,59(4):918-924.

[52] Rho GJ,Wu B,Kawars S,et al. Activation regimens to prepare bovine oocytes for intracytoplasmic sperm injection [J]. Mol Reprod Dev,1998,50(4):485-492.

[53] Said S,Han MS,Niwa K. Development of rat oocytes following intracytoplasmic injection of sperm heads isolated from testicular and epidi mal spermatozoa [J]. Theriogenology,2003,10(2):359-369.

[54] Sansinena MJ,Taylor SA,Taylor PJ,et al. In vitroroduction of llama(Lama glama)embryos by intracytoplasmic sperm injection:effect of chemicalctivation treatments and culture conditions [J]. Anim Reprod Sci,2007,99(3-4):342-353.

[55] Sasagawa I,Kuretake S,Eppig JJ,et al. Mouse primary spermatocytes can complete two meiotic divisions within the oocvte cytoplasm [J]. Biol Repord,1998,58:248-254.

[56] Squires EL,Wilson JM,Kato H,et al. A pregnancy after intracytoplasmic sperm injection into equine oocytes matured in vitro [J]. Theriogenology,1996,45:306.

[57] Swan,Ozil JP. Dynamics of the calcium signal that triggers mammalian egg oocytes [J].IntevCvto,1994,152:182-222.

[58] Tesarik J. Calcium in oocyte maturation. How the spermatozoon awakens the oocyte:lessons from intracytoplasmic sperm injection [J]. Hum Reprod,1994,9(6):977-978.

[59] Thadani WM. A stu of heterospecific sperm-egg interactions in the rat,mouse and eer mouse using in vitro fertilization and sperm injection [J]. The Journal of Experimental Zoology,1980,12:435-453.

[60] Tian JH,Wu ZH,Liu L,et al. Effects of oocyte activation and sperm preparation on the development of porcine embryos derived from initro-matured oocytes and intracytoplasmic sperm infection [J]. Theriogenology,2006,66(2):439-448.

[61] Uehara T,Yanagimachi R. Microsurgical injection of spermatozoa into hamster eggs with subsequent transformation of sperm nuclei pronucei [J]. Biology of Reproduction,1976,15(3):467-470.

[62] Wei H,Yutaka Fukui. Technical improvement in Intracytoplasmic sperm injection(ICSI)n cattle [J]. Journal of Reproduction and Development,2000,46:403-407.

[63] Yong HY,Hong JY,Pak SI,et al. Effect of entrifugation and electrical activation on male pronucleus formation and embryonic development of porcine oocytes reconstructed with intracytoplasmic sperm injection [J]. Reprod Fertil Dev,2005,7(5):557-563.

[64] Yoshioka K,Suzuki C,Itoh S,et al. Production of piglets derived from in vitro produced blastocysts fertilized and cultured in chemically defined media:effects of theoplline,adenosine,and cysteine during in vitro fertilization [J]. Biol Reprod,2003,69(6):2092-2099.

(王勇 整理编辑)

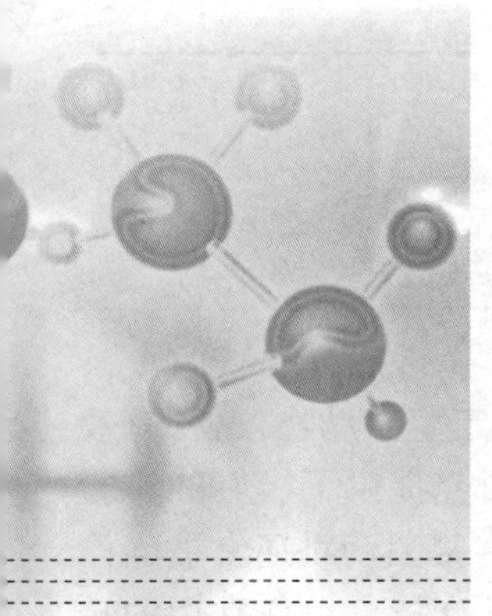

第五篇

动物遗传工程

Part 5 Animal genetic engineering

通过生物、化学或物理手段引起生物体的遗传物质和(或)性状的可遗传性的改变,这一整套技术称为遗传工程技术(genetic engineering technology)。目前来说,转基因技术(transgenic technology)、基因敲除技术(knock-out technology)、RNA 干扰技术(RNA interference)、敲入技术(knock-in technology)、基因组随机诱变技术等都属于该领域范畴。

动物遗传工程通过核苷酸片段的插入、去除或突变等遗传修饰方法改变基因组的遗传特征并引入特定的性状。序列片段插入往往是来自不同的物种,这样会形成水平基因转移(horizontal gene transfer)。虽然在自然界中任何原因的核苷酸片段进入细胞膜后都可能会发生这种水平基因转移,但这种频率会非常低,而且很难在进化上保留下来。这就可能需要把基因附着到病毒上或通过物理方法注射、电转等将目的核苷酸片段转到目标宿主的细胞核中,以打破自然界基因转移的屏障。在遗传工程中,部分遗传密码或核苷酸片段被加入、删除或替换感兴趣的目的基因。这个插入的基因可能来源于同一物种、不同物种、甚至跨生物界的物种。遗传工程之美就在于可以达到完全不同物种基因之间的基因拼接。

随着动物遗传工程技术的高速发展,其已经被广泛应用于医学研究、药物开发以及其他关系国计民生的领域中。首先,运用动物遗传技术,加入或删去生物体基因可以帮助科学家研究基因是怎么发挥作用的。基因突变的效应,遗传疾病是怎么发生的,以及怎么治疗它们。其次,运用动物遗传技术还能更经济,更有效地产生有医学价值的蛋白。例如利用转基因小鼠制备人源性单克隆抗体,用于临床研发、疾病诊断和疾病治疗;基因工程绵羊能产生包含人类Ⅸ因子的奶,这种因子是一种人凝血因子,能够被用来治疗血友病;Alpha 1-抗胰蛋白酶可以被用来治疗肺气肿和囊性纤维化病。第三,动物遗传技术能够产生用于未来异种移植的基因工程动物,也就是为患者提供移植使用的器官和组织。例如,从携带人类补体调控蛋白调控的基因工程猪中获取移植用的心脏和肾脏,从而降低器官的免疫排斥。第四,动物遗传技术可产生高产的抗病农场动物,例如产生更多牛奶的奶牛,瘦肉型的猪,产生更多羊毛的羊以及先天髋部松弛的动物等。将蜘蛛的丝蛋白基因引入山羊中而赋予山羊产生富含丝蛋白的乳汁的能力。丝纤维可以从乳汁中提取出来并用于不同的用途,包括防弹马甲,医学缝合线等。第五,能挽救濒危动物,例如中国科学家开展的大熊猫克隆实验。

综上所述,动物遗传工程技术在短短 30 年的时间中,迅速地从单细胞个体被应用到了越来越复杂的生物体,是当前生物科学研究中最令人振奋、最有效的手段之一,将外源性核苷酸序列片段导入动物体内的技巧为分析复杂的生物学过程与系统提供了十分有力的方法,为复杂人类疾病的分析提供了强有力的工具。

第一章　转基因动物技术

Chapter1　Transgenic animal technology

利用有效的手段将目的基因导入动物遗传物质中，产生能稳定表达该基因的特定变异动物，这种有效的技术手段称为转基因动物技术。转基因动物技术的出现，为医学研究和生物学研究提供了极好的实验模型。除了能模拟一些疾病的发生，以及探讨特定基因的表达改变对机体的影响，转基因动物还常被当作生物反应器，用于产生许多生物产品，例如抗体等，为器官移植以及疾病治疗提供了支持。目前常用的转基因动物主要包括小鼠、大鼠、兔、猪以及反刍类（牛、羊等）转基因动物。转基因动物技术自 20 世纪中期开始使用至今，已经发展成为生命科学领域一个重要的技术。由此而产生的转基因小鼠等作为重要的模式生物之一，不仅可以产生致病基因的突变模型，以及揭示其分子和生物化学机制，而且也是新的治疗方法的研究和设计的最佳选择。随着小鼠转基因技术的日趋成熟，将哺乳类实验动物（如小鼠）作为医学研究中最有用的动物模型之一，具有许多优势。首先哺乳类实验动物与人类的基因具有高度同源性（如小鼠与人的基因有 85% 以上同源性）。较其他模式生物，如：线虫、果蝇等，作为哺乳动物，小鼠与人类在器官系统、组织、生理系统，甚至于行为特征等方面具有高度的一致性。因此，使用哺乳类实验动物研究基因型与表型之间的关系，并揭示与之相关的这些基因在人类中的生物学作用拥有得天独厚的优势。

第一节　转基因动物技术概论

Section 1　Introduction to Transgenic Animal Technology

一、转基因载体的构建

（一）目的基因的获取

构建一个转基因小鼠时，DNA 来源的选择是广泛的。物种来源包括原核生物、线虫、果蝇和高等的真核生物。为了选择一个表达上的对照，转基因的来源大多数都决定于实验模型本身。如果不是强制性选择的话，在生物学实验研究中，人类 DNA 的转基因应用最广泛。一般来说，目的基因的获取途径主要有人工合成目的基因、提取组织 RNA、使用 RT-PCR 以 cDNA 形式克隆目的基因、cDNA 文库中调取目的基因或直接从基因组上克隆染色体基因片段。

（二）转基因载体的结构

转基因载体中基本结构包括启动子，目的基因以及 poly（A）（图 5-1-1）。除基本结构外，还应包括许多表达调控元件。这些元件共同作用才能使得目的基因在体内有效表达，同时还能起到组织特异性表达的作用。而且，还可将其整合到可调控系统中，控制基因的表达与否。

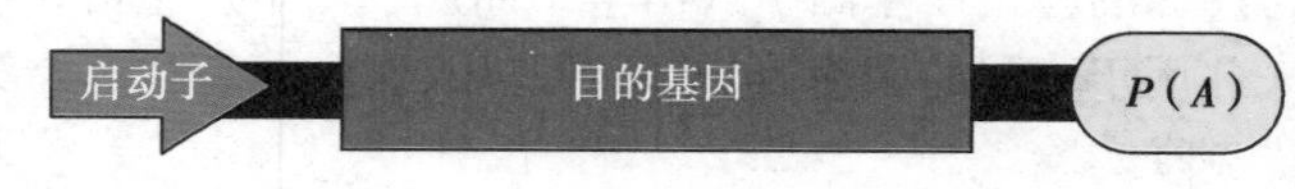

图 5-1-1　转基因载体的基本构成

1. 目的基因结构的设计　以 cDNA 为基础的表达载体，构建起来比较简单。但以 cDNA 为基础的转基因常常表达水平比较低，而且这些转基因比较容易被沉默，这样内含子和外显子边界的保留就比较重要，至少在转基因里面要保留一定的程度。特殊情况下，也可以选择基因组基因的形式，尤其对于复杂的基因调控方式或涉及基因组基因所具有的某些特殊功能的情况。除此以外，在考虑目的基因序列组成方面，除了要保证具有正确的读框外，更要保证起始密码子附近序列要有比较强的起始翻译能力。如果基因组 DNA 片段转基因在经典的克隆技术中太大，选用

cDNA 与小段的基因组内含子 - 外显子连接可能会解决这个问题。当然,如果在转基因中存在一个通用的内含子结构,则能使转基因的表达更明显。

2. 表达调控元件的设计 控制转基因表达的调节元件种类较多,其选择主要是由模型的目的所决定的。在一般情况下,那些控制基因表达的必要元件是必需的,例如启动子和 poly(A)。下面我们仅介绍一些常见的表达调控元件。

启动子:在基因上游结合转录因子和 RNA 的聚合转录酶位点的 DNA 区域,是控制基因表达最为基础和重要的原件。启动子区域需要包含一个 Kozaka/ATG 序列作为翻译的开始。

多聚腺苷酸尾巴(Poly-A):在真核生物中的 mRNA 加工时,加在 mRNA 3’ 末端长的腺苷酸核苷酸长链(通常有几百核苷酸)。其作用主要是保护 mRNA 免于被外切酶所降解,它是转录终止,mRNA 转运出核以及 mRNA 翻译所必需的。

核基质结合区(matrix association regions,MARs):骨架附着区域和染色质绝缘体,能在基因表达中使其免受周围染色质的影响。

基因座控制区(locus control region,LCRs):给予转基因位置非依赖性和复制数量非依赖性的表达特性。此外,LCRs 在生理水平提供一个基因表达,并且常常与细胞种系特异性的增强子相互作用。

增强子:能使其附近基因转录频率明显增强的顺式作用元件。

转基因中常使用最小启动子,但其可能插入到沉默染色质中而失效,如果其中包含 LCRs 则能够避免。使用相对小的哺乳动物的全长基因,包括 5’ 与 3’ 和内部的调节区域,可能会准确地产生转基因的表达模式。在很多的实际应用中,例如大范围缺失的遗传互补和基因治疗,都必须让转基因包含这些调节的特征。

使用这些调控元件时还涉及选择自身表达调控元件和异源调控元件的问题。自身的启动子,例如组蛋白、肌动蛋白或看家基因所产生的表达[如磷酸激酶(PGK)]效率比较低下,而且也往往被病毒启动子所利用。而异源调控元件就可以选择更为广泛。在过表达或异位表达中,异源启动子(如广泛应用的病毒启动子)和(或)增强子被广泛使用。当然,如果要选择异源启动子驱动转基因表达,必须要证明它们能在体内发挥作用,或者应该首先测试整个异源系统。在实际的使用中,异源启动子在体外的表达特征可能与在体内有不同之处,因此,强烈建议在使用到转基因动物模型之前,先在体内检测这个异源的启动子。如果需要组织特异性的表达模式,选择特定的启动子能够赋予这种选择性。在实际应用中,异源和自体(即内源性的感兴趣的基因)的调节元件往往是结合在一起使用的。最早的一例转基因小鼠模型的构建是通过使用普通型的金属硫蛋白启动子。这个启动子被用来控制人类、大鼠或病毒转基因的表达,呈现出比基础表达相对较高的水平,而进一步则使用糖皮质激素、重金属、细菌内毒素诱导。表 5-1-1 列出了一些常用的启动子。

表 5-1-1 常用启动子列表

启动子	表达特异性	启动子	表达特异性
Ccdk-2	大脑	Fabp	肠表皮
GnRH	神经元	Probasins	前列腺
α-myosin 重链	心脏	Pgk-2	睾丸
Albumin	肝脏	CD19	B 细胞
Glucagon	胰脏 A 细胞	CD2	淋巴细胞
胰岛素启动子	胰脏 B 细胞	Myosin 轻链	骨骼肌
PP	胰脏	smMHC	平滑肌
SPC	肺	Hsp70	全身广泛表达(热休克诱导的)
Ksp	肾脏	Tetracycline 应答的 CMV	他莫昔芬诱导全身表达
WAP	乳腺	Msx-1	干扰素诱导的
β- 乳球蛋白	乳腺		

鉴定一个特殊的启动子的组织特异性表达，常用报告基因系统在分子细胞水平对启动子进行分析。启动子在体内通过报告基因，例如半乳糖苷酶、重荧光素（luciferase）或绿色荧光蛋白（GFP）来显示，从而在体内检测启动子时空表达模式和组织特异。

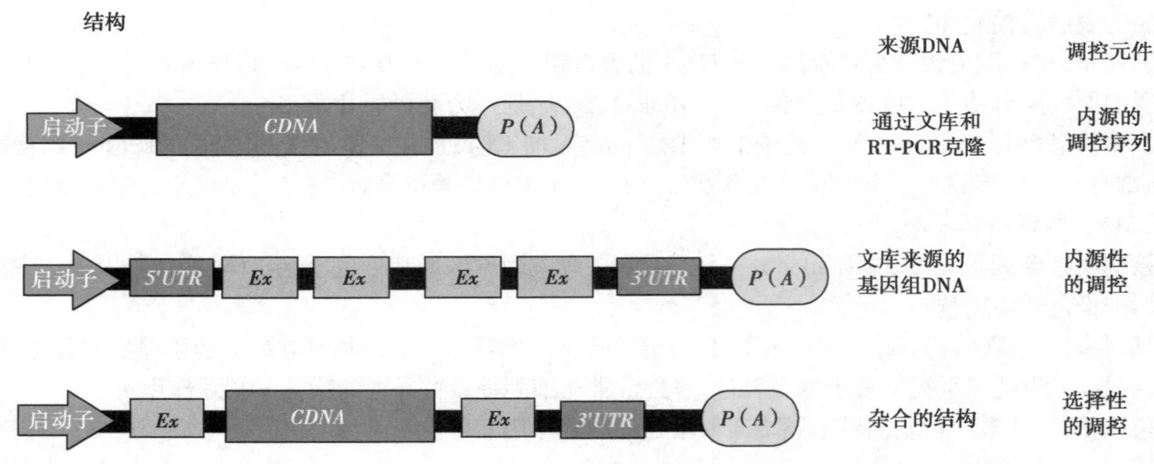

图 5-1-2　转基因载体的多种结构设计

基于动物模型本身和特殊的用途，我们有很多种选择（图 5-1-3），主要关注转基因表达的调控，这些调节控制不仅是启动子。①真核生物的调节序列可能是由我们感兴趣的基因中衍生出来的，或者是来自不同的基因；②我们需要的表达谱可能为系统或组织特异性的，另外在所有的组织中表达可以由一般的看家基因启动子实现；③最后，特殊的动物模型或胚胎致死性可能决定了一个诱导表达系统的需求。来自各种来源的调节序列被广泛用于控制转基因的表达和有效地控制一个转基因的组织特异性表达特征。报告基因通常来自原核生物的编码序列，类似于诱导表达系统的（异源）调节元件。

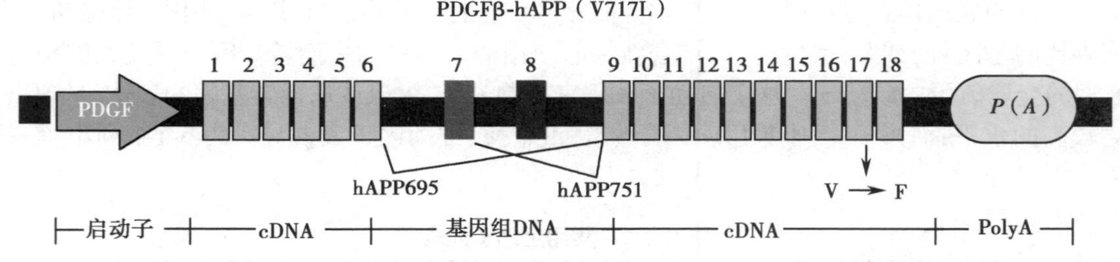

图 5-1-3　Alzheimer 疾病转基因小鼠载体构建示例

在图 5-1-3 里我们描述一种 Alzheimer 疾病 APP 转基因小鼠模型的载体设计策略。由于 Alzheimer 疾病是由 APP 基因的生化处理产物 Aβ 在海马中形成淀粉样沉淀而形成的，为此考虑使用 APP 转基因小鼠制备 Alzheimer 小鼠模型。在启动子方面，载体使用了 PDGFβ 启动子，当然考虑到 Alzheimer 疾病是一种神经特异性退行性疾病，使用神经特异性启动子或可调控系统将是一种有效的改进方法。APP 基因有 18 个外显子，基因组比较大克隆操作起来比较困难，为此使用 cDNA 形式尽量减小操作片段大小。考虑到 APP 基因在体内会产生选择性剪切生成大小为 695 和 751nt 的两种 mRNA，为此设计时使用了一段基因组片段，保留了 6，7，8，9 外显子之间的外显子剪切位点，从而尽可能地模拟了人体内正常基因剪切的状态。当然基因末尾的 poly-A 也是设计中不可忽略的部分。而 APP 蛋白前体的生化加工位点一般在 17 号外显子上，目前已知有多种突变位点如印第安突变 717 氨基酸 V 突变为 L 将增加海马产生淀粉样沉淀，使用 APP（V717L）突变制备 Alzheimer 是一种非常有效的设计策略。这个载体能够达到有效的作用效果主要在于灵活运用上面描述的设计原理。

3. 应用可调控性系统　为了满足目前转基因技术的要求，转基因载体的表达不仅对细胞特异性调控组件有所要求，且对基因的时间和空间表达调控要求也有相当大的提高，这样可以有效地绕过导入基因可能产生未知的胚胎致死性的问题。目前常用的基因调控系统主要是四环素（tetracycline）诱导系统和他莫昔芬（tamoxifen）诱导系统。而对于不太常用的干扰素诱导系统，此处只做简单的叙述。

四环素调控系统需要构建两种转基因小鼠模型，第一类转基因小鼠导入一个受四环素调控的转录激活蛋白，即 rTA（tet-off 系统）或 rtTA（tet-on 系统）。两者作用机制如图 5-1-4 所示。前者在没有四环素的情况下，激活带有 TRE（四环素应答元件）DNA 序列下游的基因表达，后者刚好与前者相反。第二类转基因小鼠是将目的基因克隆在 TRE 启动子的下游，当它和第一类小鼠交配后，产生两种阳性转基因小鼠。在这种阳性转基因小鼠中，目的基因的表达受到体内是否含有四环素的调控，如果四环素转录激活蛋白的表达受控于一个组织专一性的启动子，那么利用这个系统可以实现在转基因小鼠中特定时间、特定组织开放或关闭目的基因的表达（图 5-1-4）。

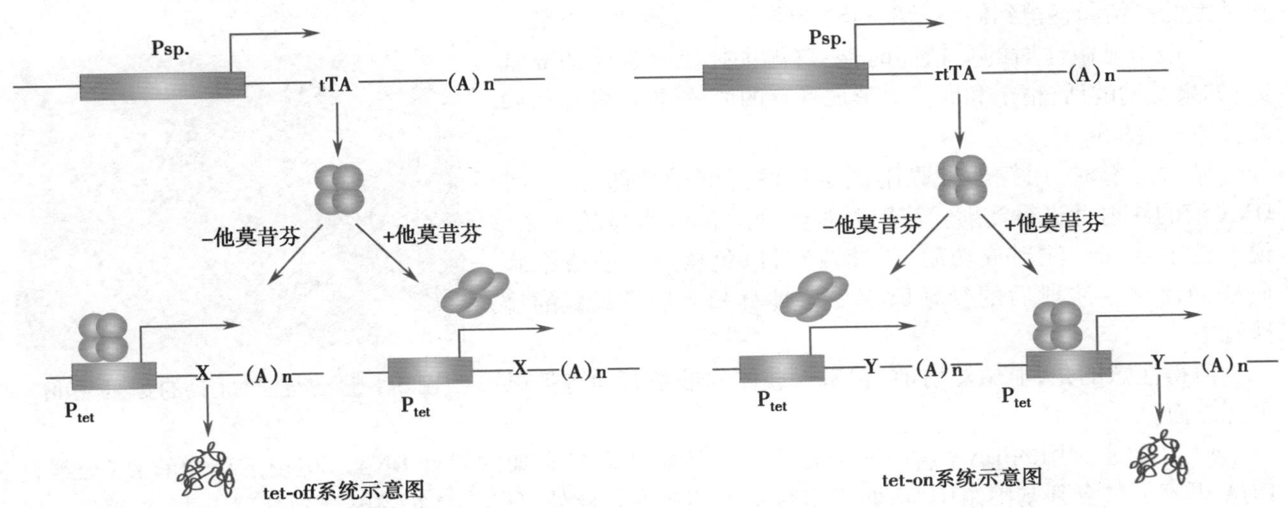

图 5-1-4　tet-off/tet-on 系统作用机制

他莫昔芬诱导系统需要一种常见的基因开关机制——Cre 重组酶调控系统。P1 噬菌体中存在的 Cre 重组酶可以介导两个 Loxp 序列间的重组（具体介绍和应用请参见本章第三节）。他莫昔芬激活系统的具体操作过程如下：研究者将雌激素受体（ER）的配体结合区和 Cre 基因融合产生一种嵌合重组酶（cre-ER）；为了防止内源性的雌激素及其受体的影响，将 Cre 与突变的 LBD 融合构成 Cre-ER^t 嵌合体蛋白，该蛋白只能与外源的人工合成的他莫昔芬配体结合而不能与内源激素结合，且外源性的他莫昔芬配体不能与内源激素受体结合；在特定启动子调控下的 Cre-ER^t 转基因小鼠，在服用他莫昔芬后，Cre 介导的重组在组织中发生。RU486 激活系统与他莫昔芬系统类似，只是将雌激素受体换成了孕激素受体（PR），诱导物变成了人工合成的一种类固醇 RU486。

干扰素诱导系统：该诱导系统的本质也要基于 Cre 介导的重组，Mx1 是一种与抗病毒感染相关的基因，它可在干扰素的诱导下，在正常小鼠中表达。因此，携带 Mx1-Cre 的转基因小鼠可用干扰素来诱导 Cre 介导的重组。由于该系统只能运用 Mx1 启动子，且主要在免疫相关组织或器官中表达 Cre，因此其应用范围有限。

（三）基因操作时载体的选择考量

一般的分子克隆基因操作只在质粒中操作即可。但在实际的操作中，当转基因对于经典的基于质粒的克隆过大的时候，我们有很多现代的克隆技术可以解决这个难题：一种是重组克隆系统，采用小人工染色体 P1（PACs），酵母人工染色体（YACs），或者是细菌人工染色体（BACs）。原则上，任何基因都能被克隆到这些系统中。过于庞大的 YACs(>500kb)首先被转移到胚胎干细胞中,并且通过与此相关的方法来构建转基因小鼠。这样的好处是使用这种带有大的基因组 DNA 片段的系统获得细胞系特异性、整合独立位点和复制数量依赖的表达特异性的机会得到极大改善。

二、转基因的导入

目前主要使用显微注射的方法将目的基因导入受精卵中,然后经过胚胎移植等技术,生产繁育转基因小鼠。除此之外,对于转基因载体的导入方法还包括磷酸钙共沉淀法,逆转录病毒感染法,腺病毒载体法,电脉冲法,胚胎干细胞介导法,体细胞核移植法,精子介导法,受体介导法等。下面将对各种方法一一介绍。

(一) DNA 显微注射法

DNA 显微注射法是目前最常用、最经典的导入外源基因的方法之一,早在 1966 年就有报道显示,被细玻璃针刺入原核的小鼠合子可以存活;将大分子物质注射入合子,并移植到假孕小鼠受体内,可以生出活体小鼠。时至今日,该技术已经相当成熟并被科学家广泛接受和应用。DNA 显微注射的基本过程是将线性化的 DNA,利用显微注射仪,通过注射针将外源基因注射到小鼠受精卵的雄性原核中,然后将含有外源基因的受精卵移植到假孕母鼠的输卵管中,产生转基因小鼠。

在选用显微注射的受精卵时,要首先去掉没有极体的异常卵;如果受精的话,精子和卵子会形成各自的原核,即雄性原核和雌性原核(图 5-1-5)。

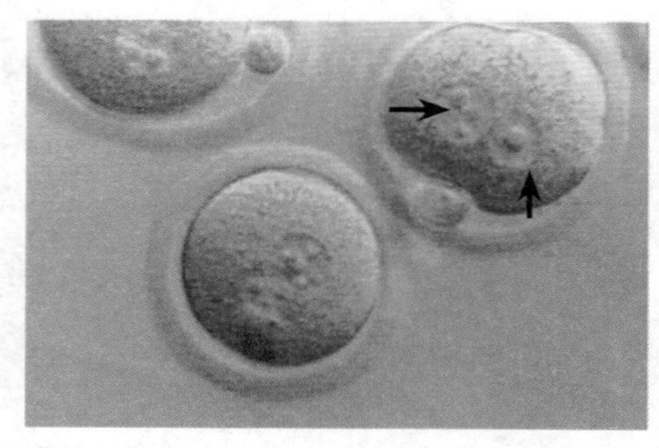

图 5-1-5 最佳注射时期的受精卵核区

显微注射时,用持卵针吸附固定待注射的受精卵,用装有 DNA 液的注射针进行注射。注射时观察到原核有明显的膨胀,说明注射成功。注射成功后,迅速拔针,以免核内物质或细胞质一同流出。注射后的受精卵应尽快地移植入假孕母鼠的输卵管中。

值得注意的是,显微注射前,转基因载体的准备必须包括以下几方面。

1. 显微注射用的 DNA 片段一定是去除原始载体质粒骨架的线性 DNA。相较于环形的 DNA,线性 DNA 更容易整合到基因组中,从而提高转基因的效率。此外,环形 DNA 要整合到基因组中,必须进行随机线性化,而此过程可能会导致 DNA 分子在任意位点的断裂,从而影响目的基因的表达。

2. 目前常用的显微注射载体浓度是 1.0~6.0ng/μl。显微注射时,转基因小鼠载体的浓度要严格控制,浓度太高,会对受精卵产生毒性,从而降低小鼠的出生率;浓度太低,将显著降低阳性转基因小鼠的出生效率。因此,在实际操作中要根据实际情况反复调整载体溶液的浓度,以期达到最佳的注射浓度。

3. 用于显微注射的 DNA 载体的纯度一定要高,要选择合适的溶解缓冲液来稀释线性 DNA。因为稀释线性 DNA 的缓冲液是直接注射进入受精卵中,故而,要充分了解溶解缓冲液的组成成分,保证使用高质量、高纯度、无杂质的缓冲液。若是线性 DNA 的纯化不充分或是纯化方法不合理,将会导致显微注射针的堵塞,浪费注射针,且影响显微注射的顺利进行。

(二) 磷酸钙共沉淀法

该法是由 Graham 等于 1973 年发明并建立的。其机制可能是 Ca^{2+}-DNA 结合物形成的颗粒沉积在培养的细胞表面,导致细胞非特异性内吞。具体做法如下:先将需要被导入的 DNA 溶解在钙盐溶液中,然后在不停的搅拌下逐滴加到磷酸盐溶液中,形成磷酸钙微结晶与 DNA 的共沉淀物。再将这种共沉淀物与受体细胞混合、保温,DNA 可以进入细胞核内,并整合到寄主染色体上。用此法导入的外源基因可整合在基因组的不同位置上。值得指出的是,在这种情况下,不一定需要载体在细胞中帮忙。

(三) 逆转录病毒感染法

该法是目前应用较成功的另一种外源基因转移方法。这种方法的基本操作是将外源目的基因和 LTR 重组,再使之包装成为高滴度病毒颗粒,人为感染着床前或着床后的胚胎,也可直接将胚胎与能释放逆转录病毒的单层培养细胞共孵育,以达到感染的目的。携带外源基因的逆转录病毒 DNA 依靠逆转录病毒的整合酶及其末端特异性核苷酸序列可以整合到宿主染色体上，经过杂交筛选即可获得含有目的基因的动物。

（四）腺病毒载体法

腺病毒载体法是基因治疗中最有前途的基因转移方法之一。迄今为止，对于其生物学特性已经得到广泛的研究。腺病毒有一个中等大小的基因组（平均 36kb），适合于容纳大片段基因，与反转录病毒载体相比，腺病毒载体能有效地将外源基因转移到各种靶细胞或组织中。腺病毒载体的主要优点有：①载体容易构建和操作；②范围广，感染性强，可经不同途径进入不同组织，能感染分化后的非分裂期细胞；③病毒生活周期中，其基因不整合到宿主细胞中，不会导致不必要的插入突变，从而激活癌基因的危险；④基因能游离地表达；⑤制成的疫苗临床应用表明，体内基因的转移安全可靠。腺病毒载体已引起科研人员的广泛关注，该载体可用于遗传病、传染病和肿瘤等疾病基因治疗的研究和应用。

（五）电脉冲法

电脉冲能改变细胞膜的通透性。通过高压电脉冲的电激穿孔作用把外源 DNA 引入动物胚胎原核的方法就称为电脉冲法。自电脉冲法问世以来，因其具有快速、简便和高效率的特点，已广泛应用于众多领域。

（六）胚胎干细胞介导法

利用转基因技术将外源目的基因转移到 ES 细胞中，或通过同源重组或是电转染的方法使外源基因整合到 ES 细胞的基因组中，由此而产生出嵌合体小鼠，然后与正常的雌性小鼠交配筛选，即可获得生殖系携带外源基因的纯合转基因小鼠。利用 ES 细胞进行转基因的最大优点是通过同源重组，能够进行基因打靶，即可在预期的位点进行外源基因的整合，克服了其他方法无法解决的随机整合的问题。关于胚胎干细胞介导的基因打靶技术，我们将会在本章第三节作详细的介绍，图 5-1-6 简单描绘了胚胎干细胞法制备转基因小鼠的具体过程。

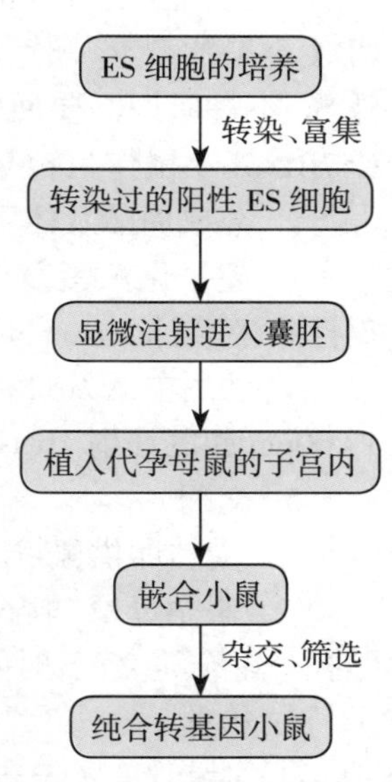

图 5-1-6　胚胎干细胞法介导的转基因小鼠过程

（七）体细胞核移植法

将外源目的基因导入能传代培养的动物体细胞（包括动物成体体细胞、胚体成纤维细胞等），将这些动物体细胞称为核供体，通过显微注射或是电融合使核供体与相应的核受体（去核的原核胚或成熟的卵母细胞）不经过有性繁殖过程，在体外直接进行重组融合，将重组的胚胎进行移植，进而得到带有外源基因的转基因动物的方法。运用这种方法，1997 年英国科学家率先克隆出第一只转基因绵羊“多莉”。但是，小鼠细胞核移植的成功率非常低，目前对于小鼠的体细胞核移植主要借助压电驱动显微操作仪进行直接注射。小鼠体细胞克隆的首次成功是用卵丘细胞注射去核卵母细胞实现的。目前国内外许多实验室都在重新开发改进细胞核移植技术来制备细胞核移植转基因小鼠。

（八）精子介导法

以精子作为导入外源基因的载体进而产生的转基因动物是目前已知的最简易的一种技术。该法的基本原理是，将精子直接与外源 DNA 混合培养时，外源 DNA 可直接进入精子头部，通过受精将外源基因引入动物胚胎中。虽然外源基因的表达率高达 50%，但是外源基因的整合率较低。Rottman 对该方法进行了改进，即将外源 DNA 在与精子共孵育之前先用脂质体包埋，脂质体与 DNA 相互作用形成脂质体 -DNA 复合物。这种复合物比较容易和精子细胞膜融合，从而进入细胞内。该法获得转基因动物的最大优点是方法相对简单、易行，不需要昂贵的显微操作设施及复杂的操作技巧。

（九）受体介导法

受体介导法的基本定义是将外源 DNA 与受体分子连接后与胚胎细胞共培养，受体可以介导外源 DNA 进入受体细胞，从而实现基因的转移。1999 年，Ivanava 运用受体介导法成功制作了转基因小鼠。该法的优点也是不需要显微注射操作，而且使用的受体工具对胚胎无明显毒害作用，具有较广泛的应用价值。

（周钦　吕小岩　谭睿陟　李谧　刘运宏）

第二节　通过显微注射技术制备转基因动物

Section 2　Production of transgenic animals by micro-injection

DNA 显微注射法是目前最常用、最经典的导入外源基因的方法之一。本节以显微注射技术应用较多的两种动物种属——小鼠和兔为例，介绍利用显微注射技制备转基因动物的基本方法。

一、利用显微注射技术制备转基因小鼠

（一）供体小鼠的超数排卵

1. 小鼠品系的选择　一般普遍采用（C57BL/6J × CBA）的杂交一代或 FVB 或 C57BL/6J。但是，我们经过长期的操作实践，强烈推荐直接使用 C57BL/6J。因为，虽然 C57BL/6J 母鼠的受精卵在显微镜下观察其细胞质比较浑浊，但由于该小鼠背景明确、特征清晰，是小鼠中的"黄金标准"，因此可克服视野不佳的缺点；选用该品系作为供体小鼠，能减少后期回交的烦琐过程；另外，FVB 小鼠的受精卵大而圆、细胞质清晰、核区明显，是很好的供体选择，但是该品系小鼠应用范围相对较窄；C57BL/6J 和其他小鼠如 DBA 或 CBA 小鼠的杂交一代作为供体母鼠能克服纯系 C57BL/6J 小鼠供体的一些缺点，是目前较为常用的供体选择，不过后期需要回交到 C57BL/6J 背景比较烦琐。因此我们建议在没有特殊要求的情况下，最好选择 C57BL/6J 小鼠作为转基因的供体。

2. 小鼠周龄及体重　周龄：4~6 周龄；体重：12.5~14g。

3. 超排用激素及使用剂量　孕马血清促性腺激素（pregnant mare serum gonadotropin，PMSG），人绒膜促性腺激素（human chorionic gonadotrophin，HCG），每只小鼠各 5~10U。

4. 注射方式及日程　腹腔注射；第一天：3：00pm 腹腔注射 PMSG（光周期：5：00am~7：00pm）；第三天：1：00pm 腹腔注射 HCG（光周期：5：00am~7：00pm）。

5. 交配

（1）受精卵供鼠：注射完 HCG 后的雌鼠立即放入装有雄鼠的笼中进行交配，次日晨检阴栓。

（2）假孕母鼠：取 6 周龄以上（体重 >20g）的母鼠（毛色最好和供体母鼠毛色有明显区别）与相同品系结扎公鼠合笼交配，时间与受精卵供鼠一致。

6. 检栓

（1）时间：第 4 天清晨。

（2）方法：观察合笼的母鼠的阴道口是否有白色的阴栓，发现有阴栓的受精卵供鼠和假孕母鼠带出动物房供实验使用。

（二）用于原核注射的受精卵的采集

1. 试剂　M2 培养液，M16 培养液，透明质酸酶（干粉，1g），矿物油，500U/ml 透明质酸酶溶液（将 1500U 的透明质酸酶粉剂溶解在 3ml M2 或 D-PBS 溶液中，每 10μl 分装一管待用）。

2. 器材　镊子，眼科镊，细菌培养皿，90mm 和 30mm 有盖培养皿，剪刀，体视镜。

3. 供体小鼠　见栓的雌性小鼠（4~6 周龄），注射过 PMSG 和 HCG 并于头一天与强壮公鼠交配（参见上一小节）。

4. 步骤

（1）将供体小鼠放置于笼架上，让它抓住笼架铁丝，然后一只手按住其后脑与颈部衔接的地方，另一只手将其尾巴往后拉至感觉其颈部已被拉断为止。

（2）将处死的小鼠腹部朝下平放于一操作台上，并喷洒消毒液在其背部和尾部根部，这样可以减少其毛发对取出组织的污染。

（3）夹住其背部的毛皮并在其接近尾巴的背部横向剪一小口，然后将其皮毛拉开把背部完全暴露出来。用剪刀在其腰部靠近脊椎的体壁上剪一小口（左右两边都要剪），如图 5-1-7 所示，通过这个开口可观

察到输卵管,卵巢和子宫。

(4) 用镊子夹住脂肪垫,轻轻地连同卵巢、输卵管和子宫拉出体壁。生殖管和体壁之间有一层透明的带有微细血管的薄膜,在这个薄膜上用剪刀扎一个孔,将其与子宫、输卵管和卵巢剥离开。拉住子宫,将输卵管剪下。

(5) 在一个 90mm 的细胞培养皿上做 4~5 个 M2 培养液的液滴,每个 50μl,再做一个 200μl 的大液滴和 150μl 相对小的液滴。将剪下的输卵管放入 150μl M2 液滴中,可以将多只供体的输卵管同时放入此液滴。

(6) 此时,受精卵被卵丘团细胞包围并聚集在输卵管靠近卵巢的壶腹部位置,此段输卵管会被撑得很大,可以明显地看出。在体视镜下能轻易观察到(图 5-1-8b)。

(7) 在收集受精卵前,把所有剪下的输卵管放入 150μl 的 M2 液滴中(图 5-1-8a)。然后将一段输卵管放入 200μl M2 液滴中,用眼科镊夹破输卵管膨大部,将包围着受精卵的卵丘团细胞释放出来,然后将输卵管去除,重复此步骤将所有输卵管的卵丘团细胞都释放在此液滴。一个这样的液滴可以收集多达 10 只供体小鼠的受精卵。

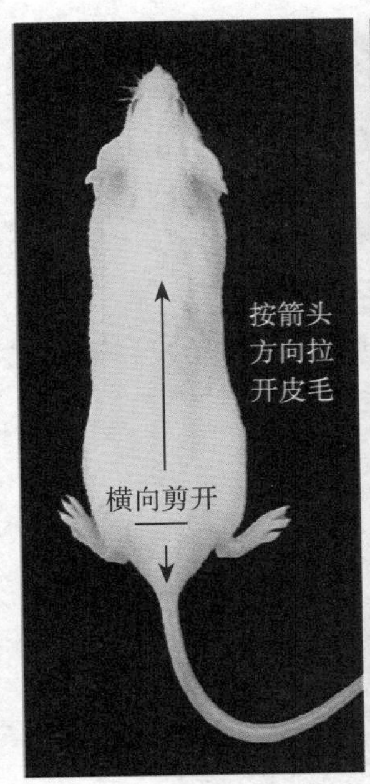

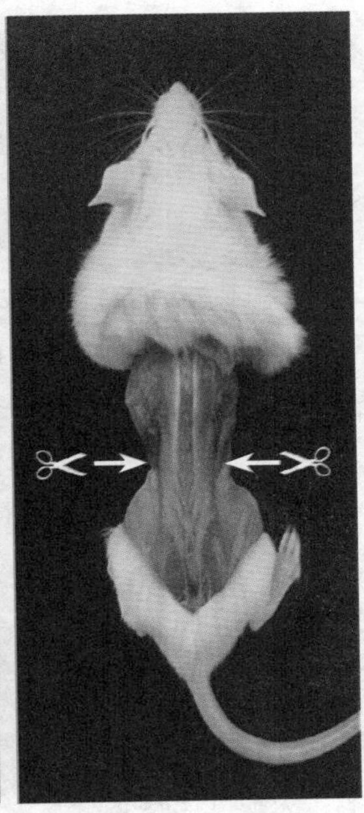
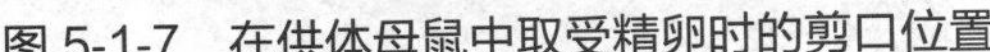

图 5-1-7　在供体母鼠中取受精卵时的剪口位置

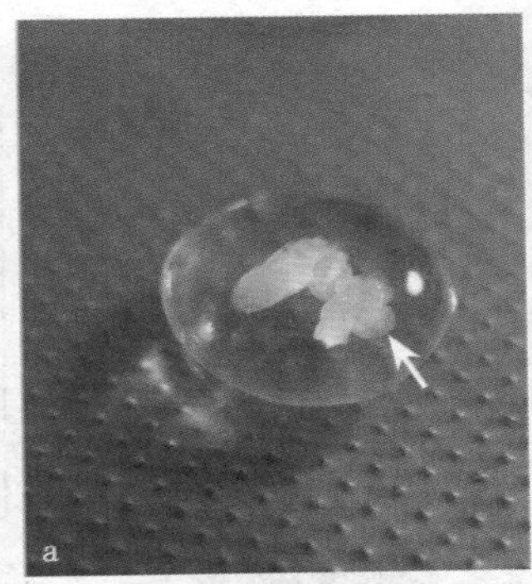

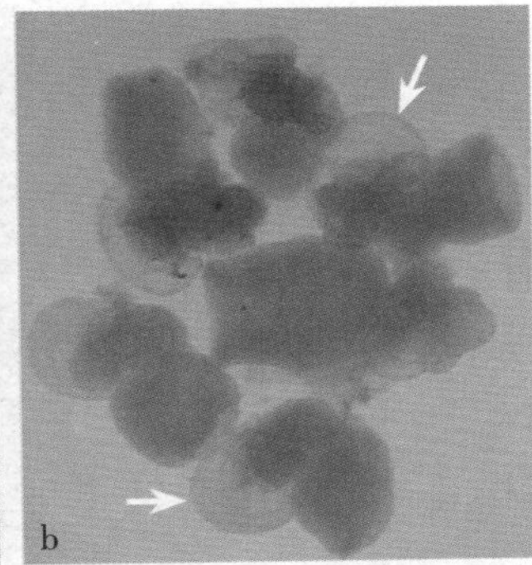

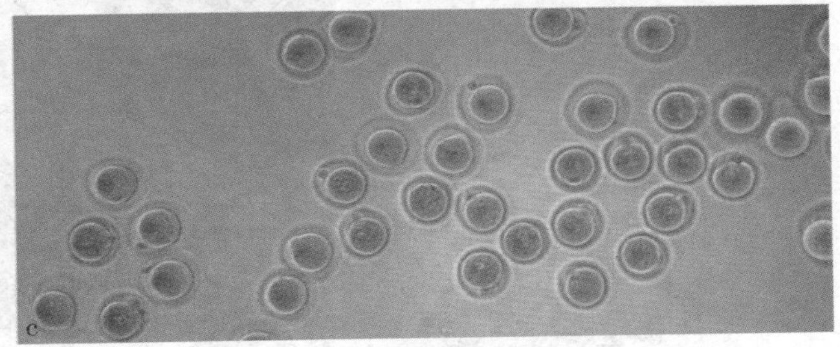

图 5-1-8　小鼠受精卵的收集

a. 从受精卵供体母鼠体内剪取的输卵管(箭头所示位置为输卵管膨大的壶腹部);b. 镜下观察从受精卵供体母鼠体内剪取的输卵管(箭头所示位置为输卵管膨大的壶腹部);c. 刺破输卵管膨大的壶腹部后,包裹着受精卵的卵丘细胞团从壶腹部溢出,经透明质酸酶消化后游离的 1-cell 受精卵

(8) 添加 10μl 500U/ml 透明质酸酶入包含有卵丘团细胞的 200μl M2 培养液,用枪头轻轻混合,然后放置 5 分钟再混合一下。消化完全后,用移卵针将受精卵吸出转移到 50μl 的新鲜 M2 溶液中(图 5-1-8c)。将受精卵在多个新鲜液滴中清洗掉透明质酸酶,然后将其转移到覆盖了矿物油的、预先在 37℃,5%CO_2 培养箱中平衡过夜的 M16 培养液中。M16 液滴放于 30mm 有盖培养皿中(图 5-1-9),在 37℃、5%CO_2 培养箱中培养至显微注射。

(三) 小鼠受精卵原核显微注射

1. 实验材料　M2 培养基,矿物油,DNA 样品(1~6ng/μl,分装 -20℃保存,每 PCR 管分装 2~3μl),交配后 0.5 天的受精卵(参见"用于原核注射受精卵的收集")。

2. 实验器材　显微注射系统(包括倒置显微镜,持卵针控制单元,显微操作器,气控注射单元),显微注射针,移卵针,30mm 培养皿,90mm 细胞培养皿,DNA 样品上样枪头。

3. 实验步骤

(1) 显微注射系统介绍:任何基本的显微注射工作站都包括位于中间的倒置显微镜和位于两侧的显微操作臂(图 5-1-10)。两侧的显微操作臂允许操作者在显微注射中能够轻松地执行非常细微而又精确的操作。另外,气控注射针和持卵针内的压力都必须是能够调节的。

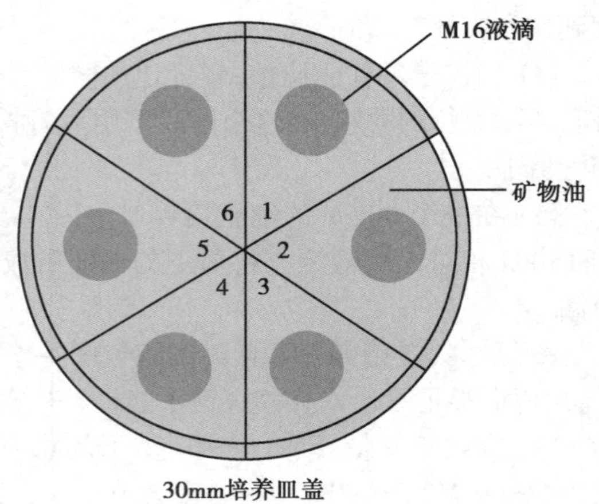

图 5-1-9　30mm 有盖培养 M16 培养液液滴布局

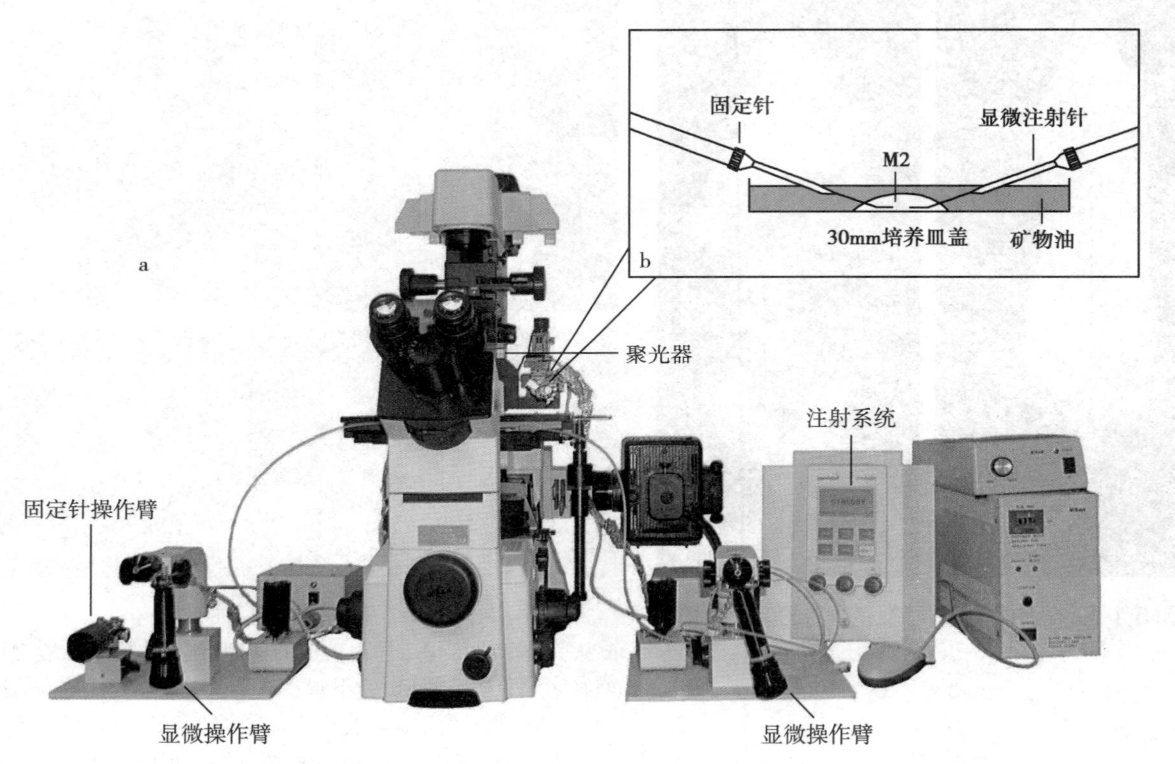

图 5-1-10　显微注射系统

(2) 用 M2 培养液在有盖培养皿的盖子中间做一个椭圆形的液滴,并且用矿物油覆盖(图 5-1-11)。

(3) 将持卵针固定在左边的显微操作臂上,然后用加样枪头把 DNA 样品加入注射针中并把注射针安装在右边的显微操作臂上,按气压注射器的"Stand by"键激活注射。把待注射的受精卵移入操作液滴的 a 区。一般情况是在下午 3 点左右开始显微注射。

(4) 将显微注射操作液滴放置在倒置显微镜下,伸入持卵针和注射针,并调整它们的位置与培养皿盖底部平行(图 5-1-10b)。在低倍(4×)下观察整个液滴,并定位受精卵的位置,确保持卵针与注射针的平行。

(5) 在高倍下观察受精卵,确保其两个原核都可见以及它的形态正常,去除所有形态不正常的受精卵。

移动注射针靠近一个受精卵的水平中间并调整它们在同一水平面上（注意不要接触到）。如果注射针尖是打开的话，DNA 溶液液流会将受精卵冲开，如果是关闭或者阻塞的话使用高压将注射针尖冲开，并再次检查。如果还是阻塞的话，小心地将注射针在持卵针上磕一下，重复直至针尖被打开。如果注射针尖的直径被磕得很大或者确实不能让注射针畅通，则只能更换注射针。

(6) 把持卵针靠近一个受精卵，向左旋转把柄小心地将受精卵吸到持卵针上，直到其被牢牢固定住为止。受精卵的透明带可以观察到被轻微地吸入进持卵针内，但受精卵本身不要被吸得变形。两个原核均可用于注射。

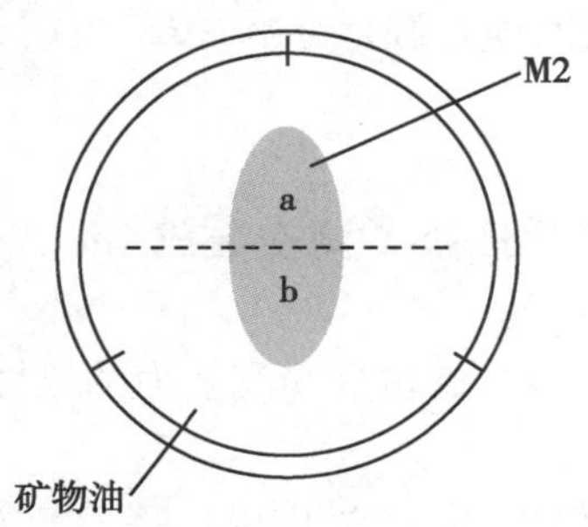

图 5-1-11　M2 培养液中的显微注射操作室

a 区：待注射卵；b 区：注射后的卵

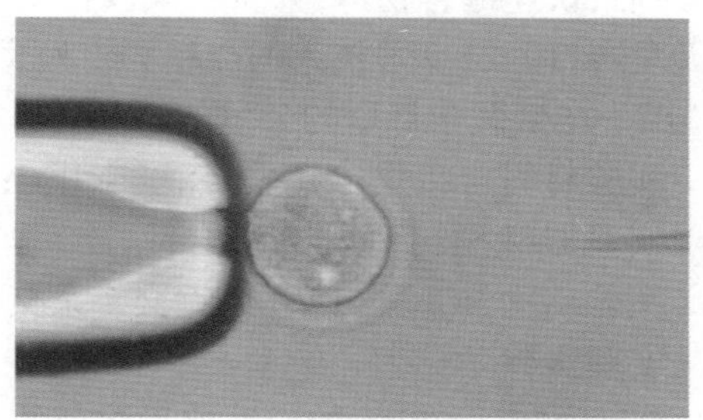

图 5-1-12　显微注射操作

移动注射针到受精卵 3 点钟方向，调整原核和注射针尖在同一水平面上

(7) 移动注射针到受精卵原核正中平面的同一水平面上，定位在受精卵 3 点钟方向并调整注射针的高度以使注射针尖能很好地聚焦（图 5-1-12）。

(8) 将注射针通过透明带插入细胞质并到达原核内。确保原核和注射针始终都处于同一水平面并被聚焦。不要接触到核仁，因为它们很容易粘在注射针上。确定注射针完全到达原核而没有触碰到核仁后，通过气压注射器加压注射 DNA 进入原核。如果原核明显膨大，则说明注射成功，快速抽出注射针。如果原核没有膨大，那么注射针有可能阻塞或者它并没有刺穿透明带，因此试着退回注射针再次刺入，多试几次就会将其刺破。通常在插入注射针时，快速、准确地插入原核可以有效刺破透明带。

(9) 显微注射完成的明显标志是原核明显地扩大。当所有的受精卵被注射完成后，应迅速将其移入 M16 或 M2 培养基并放置于 37℃孵箱培养直至输卵管移植（参见“受精卵显微注射后的输卵管移植”）。正常情况下，80% 以上的受精卵在显微注射后能存活下来。

（四）小鼠胚胎的移植

经显微注射后的受精卵，需要在孵箱内培养 0.5~1 小时，选出存活的健康的受精卵，再移植到假孕母鼠的输卵管中。此过程主要是使受精卵恢复到最佳状态进行移植。

值得注意的是，假孕母鼠（即受体母鼠）的质量对于能否成功获得潜在转基因小鼠是至关重要的。假孕母鼠是显微注射后受精卵的受体，一般是在移植前一天与结扎过输精管的公鼠交配所得，真正假孕成功的母鼠是移植成功的基础。因为只有真正假孕的母鼠，其输卵管内环境才能适合接受未来的受精卵，为其生长发育提供必要的基础，从而产生转基因小鼠。对于假孕母鼠的选择，我们需要遵循以下几个规则：①选择生殖力较强，母性较好品系的母鼠，一般选用 C57BL/6J 或 FVB/NJ 或者是 C57BL/6J 与 DBA/2J 的杂交 F1 代作为假孕母鼠。②移植前一定要确保假孕母鼠是真正交配成功的，即在交配后的第二天能够检测到明显的阴道栓。③为了更快、更好地区分小鼠，一般会选择毛色与供体母鼠不一致的品系作为假孕母鼠。如果供体母鼠的毛色是白色（例如 FVB/NJ），那么假孕母鼠可选择黑色皮毛[例如（B6D2）F1]的母鼠。

移植之前，先将戊巴比妥钠溶液（10mg/ml）按 0.8mg/10g 的剂量通过腹腔注射入假孕母鼠体内，使小鼠麻醉。将小鼠背部朝上放置在解剖台上，剪去鼠体腰部毛发，用 70% 乙醇消毒后，在小鼠脊柱左侧 1cm 约与最后一根肋骨平齐的地方用解剖剪剪开一个小口，然后用镊子撕开皮肤肌肉，露出带有脂肪垫的输卵管和卵巢。在体视显微镜下，找到紧邻卵巢的输卵管腹壶开口，此开口是母鼠卵子从卵巢到达输卵管的必经之路，深埋于卷曲的输卵管内部，并处于卵巢膜包裹之中。在注射过程中，需要揭开层层包裹才能准确找到输卵管开口，此过程费时费力，而且有可能在挑夹卵巢膜时破坏卵巢膜上的毛细血管，引起出血并影响视线。因此，一些新的移植方法应运而生。如通过改造移植针，即将原来的移植针开口打磨成尖刺状，利用其尖口朝输卵管下游方向刺穿输卵管膨大部前端，轻轻地将受精卵吹入输卵管膨大部位。输卵管的膨大部位较易寻找，且因为此操作是直接作用在输卵管上，引起的出血量少，且在操作时，受精卵是顺着输卵管的方向吹入，不会出现回流的现象。如果对以上过程掌握熟练的话，1 分钟左右就可完成整个移植过程。移植结束后，快速缝合伤口，并将小鼠放在干燥、柔软、温度较高的地方进行苏醒，按常规饲养即可，等待到第 20 天左右(19~21 天)，植入的受精卵将发育成小鼠出生。

1. 用于产生假孕母鼠的公鼠的结扎

(1) 实验材料：1% 戊巴比妥溶液(1g 戊巴比妥溶解在 100ml 生理盐水中，分装成 1ml 每管备用)。

(2) 实验器材：镊子，剪刀，缝合针，动物夹，1ml 注射器，缝合线。

(3) 实验动物：ICR 或 FVB 或近交系杂交一代、年龄大于 2 月龄、有良好交配能力的雄性小鼠。

(4) 实验步骤

1) 通过腹腔注射 1% 的戊巴比妥溶液使小鼠麻醉(注射比例为：8μl 1% 戊巴比妥溶液 /1g 小鼠体重)。

2) 将麻醉后的雄性小鼠平躺于操作台上，以完全展露其腹部(图 5-1-13a)。剪掉其腹部的毛，注意剪毛的位置是与其大腿根部呈一条线(图 5-1-13b)。喷洒消毒液在剪毛的皮肤及其周围。

3) 用剪刀在其皮毛上横向剪一个 1~1.5cm 的口子(图 5-1-13c)，再在其体壁肌肉层上剪一个同样大小的开口。用小号镊子伸入开口夹住其双侧的睾丸脂肪垫(图 5-1-13d)，按照箭头方向轻轻拉出。睾丸、输精管、附睾就会连同脂肪垫一起从开口被拉出。

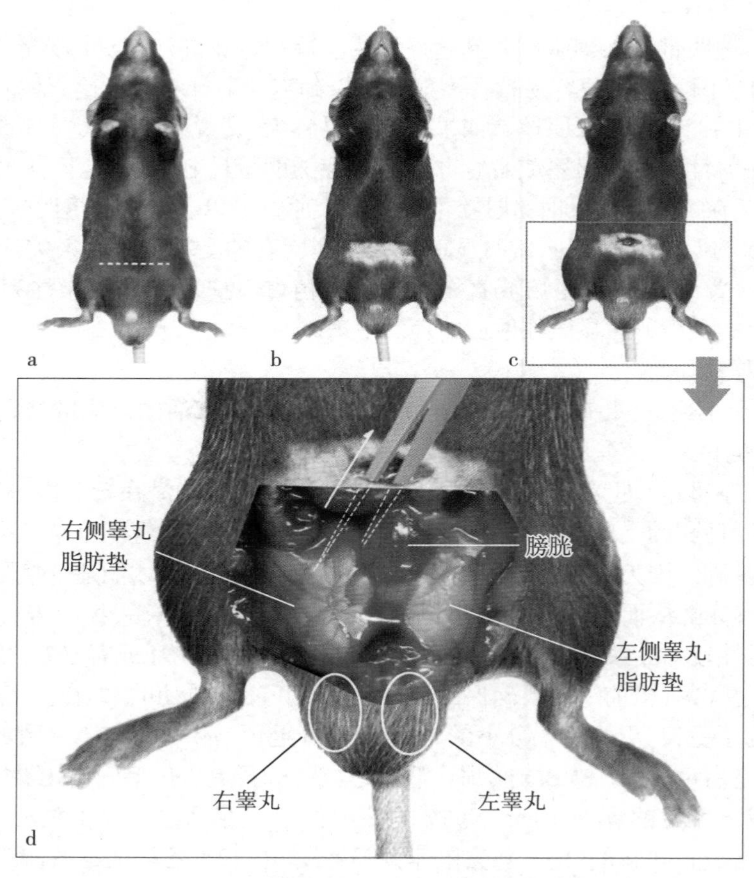

图 5-1-13 公鼠输精管结扎手术开口位置及公鼠生殖系统结构

4）输精管埋藏于睾丸下方，能够通过一根通向相反方向的血管识别（图 5-1-14，显示了输精管在腹腔内的位置）。用镊子轻轻夹住输精管并用缝合线连续相邻地拴绑两次，然后在两个结中间位置用剪刀剪断输精管（图 5-1-15）。

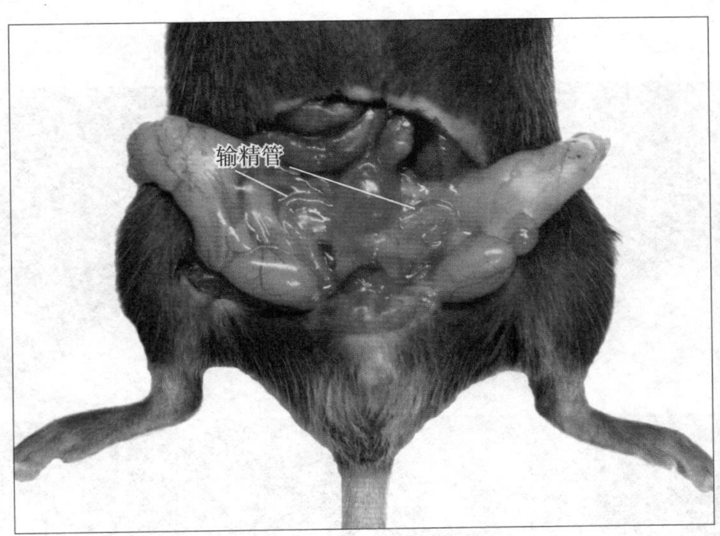

图 5-1-14　体腔内输精管的位置

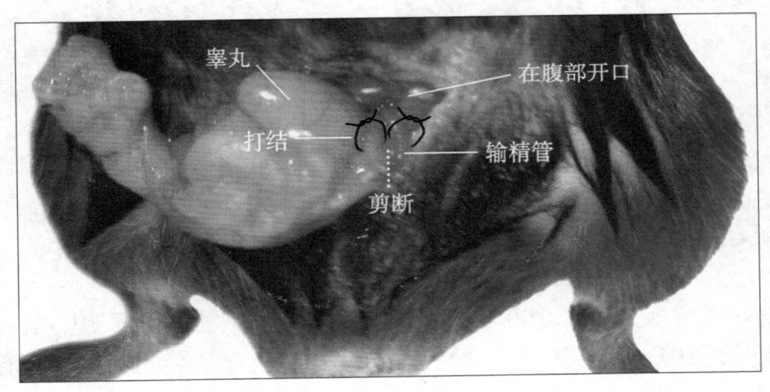

图 5-1-15　公鼠输精管结扎

5）夹住脂肪垫，小心地将睾丸、输精管以及附睾送回腹腔内。

6）重复以上步骤结扎另一侧的输精管，并确保输精管被完全剪断。

7）将体壁肌肉层和皮肤分别缝合好，喷洒消毒液在伤口上。并将做完手术还未清醒的小鼠放置在一个干净的笼具内，用灯泡照射给其保温直到它苏醒过来，随时注意小鼠身体状况，有异常情况立即处理。

2. 受精卵显微注射后的输卵管移植

（1）实验材料：M2 培养液，1% 戊巴比妥溶液（1g 戊巴比妥溶解在 100ml 生理盐水中，分装成每管 1ml 备用），70% 乙醇。

（2）实验器材：镊子，剪刀，钟表镊，缝合针，动物夹，1ml 注射器，缝合线，小弹簧夹，90mm 细胞培养皿，两台体视镜（一台用于手术，一台用于吸入受精卵到移植针内），移植针和口吸管，一次性塑料手套。

（3）小鼠和胚胎：显微注射后的小鼠受精卵；见栓 0.5 天的假孕母鼠。

（4）实验步骤

1）通过腹腔注射 1% 的戊巴比妥溶液使假孕母鼠麻醉（注射剂量为：8μl 1% 戊巴比妥溶液 /1g 小鼠体重）。通常情况下是注射 250μl（1%）的戊巴比妥溶液到假孕小鼠体内。

2）将麻醉后的假孕母鼠平躺于操作台上，并去除掉其左腰部的体毛。如图 5-1-16a、b。喷洒消毒液在剪过毛的皮肤及其周围皮毛上。

3）用剪刀在去掉体毛的皮肤上剪开一与脊柱垂直的小口（图 5-1-16c）。你会看见一些脂肪，脂肪下面就是肌肉层。将脂肪剪开，在肌肉层上也剪开一小口，这样就能观察其体腔内，输卵管就是从此开口被拉出（图 5-1-16d）。

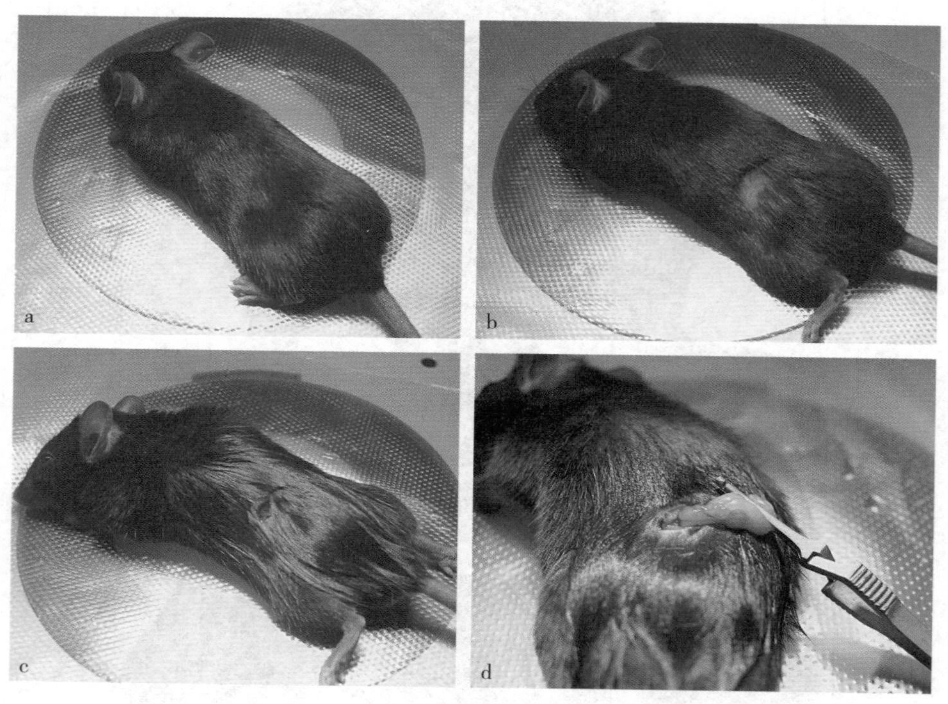

图 5-1-16 小鼠胚胎输卵管移植手术

a. 麻醉后的受体母鼠；b. 在手术切口处剪去被毛；c. 胚胎移植的手术切口；d. 用脂肪夹夹住卵巢所附着的脂肪垫，将卵巢、输卵管及部分子宫轻轻地拉出腹腔并固定于背部

4）在 30mm 的培养皿中准备一个 100μl 的 M2 培养液液滴并置于培养箱中温育 20~30 分钟，将注射后的受精卵转移至 M2 液滴中。观察注射后受精卵的存活状况，存活着的受精卵会有明显的边界，而死亡的受精卵呈现被溶解的状态（图 5-1-17 显示存活的和死亡的受精卵的差别）。将成活的注射后的受精卵吸入胚胎移植针：先吸入一段 M2 培养液，再吸入一段空气，再一段 M2、一段空气，直到能很好地控制移植针内液体的流动（图 5-1-18b）。再将受精卵以及少量 M2 吸入移植管，并在针尖再吸一个小气泡。

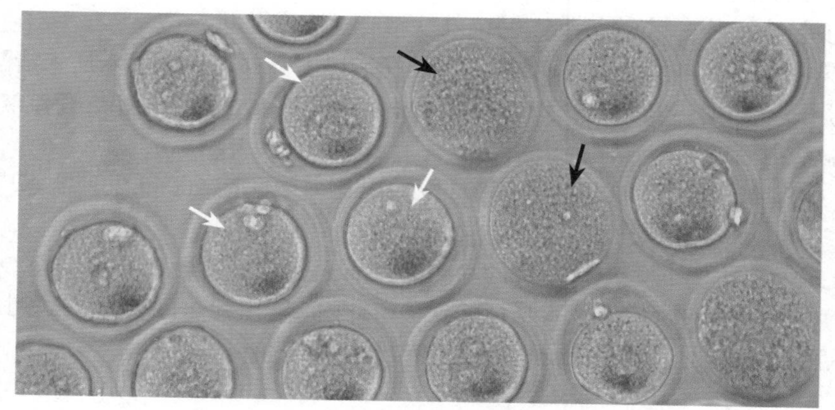

图 5-1-17 受精卵注射后存活状态的观察

白色箭头指示存活的受精卵；黑色箭头指示死亡的受精卵

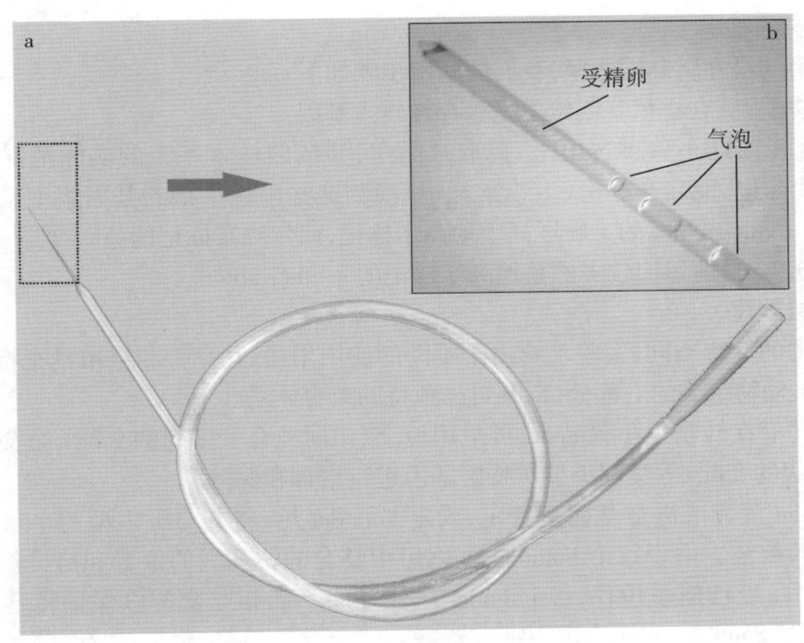

图 5-1-18 注射后的胚胎向输卵管内导入
a. 组装好的移植针和口吸管；b. 注射后的受精卵吸入胚胎移植针

5）小心地将吸入受精卵的移植针放置于桌面或者任何显微镜旁的稳固物体上，确保针尖不会触碰到任何其他物品，待用。

6）夹住体内的脂肪，将卵巢、输卵管、子宫一起拉出体壁。用一个小弹簧夹将脂肪垫夹住并固定在体表，防止输卵管滑落回母鼠体内（图 5-1-16d）。

7）在显微镜下找到输卵管的膨大部，其通常位于卵巢囊的下部。调整母鼠体位和输卵管的位置，使移植针能很好地插入输卵管而不被母鼠身体挡住。通常将输卵管的膨大部暴露在最上面。

8）用一个钝头镊子轻轻夹住输卵管，并将移植针从膨大部靠近卵巢的位置插入，朝着子宫的方向伸入 0.5~1cm，小心地吹入移植针内的受精卵和气泡，注意不要吹入太多的气泡，理想情况是吹入受精卵排列前后共两个气泡为宜，如果移植后两气泡都位于输卵管内没有溢出的话，说明移植成功（图 5-1-19）。

9）取掉小弹簧夹，将子宫，输卵管和卵巢连带脂肪垫一起放回母鼠体内，小心不要挤压输卵管，以免将吹入的受精卵压出输卵管。缝合上体壁和皮肤，喷洒消毒液在伤口。最后放置手术后的母鼠于一干净的笼具内，并在灯泡下保持温暖直至其苏醒过来。

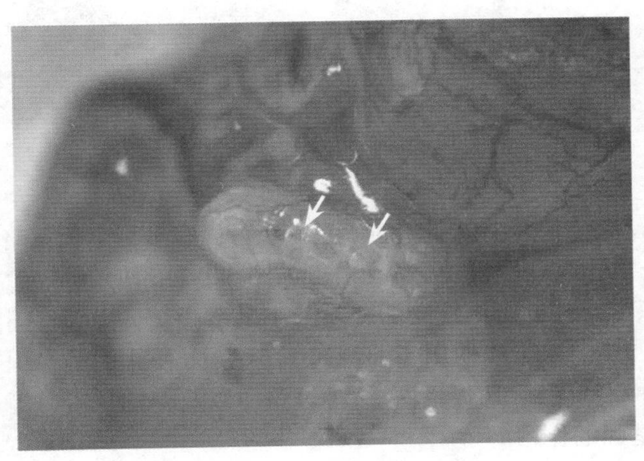

图 5-1-19 白色箭头指示吹入输卵管的气泡

(五) 转基因小鼠的鉴定

通过移植后获得的潜在转基因小鼠,我们的鉴定步骤如下。

1. 利用PCR扩增检测在小鼠基因组中是否存在转入基因。

2. 将得到的PCR阳性小鼠挑选出来,提取基因组,并按照转入基因的实际情况设计探针,再运用southern blot(放射性标记、地高辛标记、生物素标记)检测这些阳性小鼠的基因组中是否存在转入基因。放射性磷32标记的southern blot的灵敏度高于地高辛标记,而生物素标记的灵敏度是最低的,但是由于放射性操作对人体的伤害,目前运用较多的是地高辛标记的southern blot。

(六) 转基因小鼠繁育

与传统家畜家禽的繁育不同,实验动物由于不同的使用用途,其育种和繁殖具有特殊的方法和内容。转基因小鼠作为实验动物组成的一部分,也有自己独特的繁育体系。

携带目的基因的潜在转基因小鼠品系,可采用纯交(相同纯合子之间的交配)、杂交(杂合子之间的交配)、回交(亲代与子代的交配)等交配类型对特定基因进行培育和保持。

经过Southern blot等方法进行基因型鉴定,确定Founder后,将其与野生型的小鼠进行交配,以扩大杂合子转基因小鼠的数量。由于每个Founder基因组中整合的转基因的位置和拷贝都不相同,因此需要分别对每一个Founder进行建系传代,各Founder后代之间不能相互交配以保证转基因遗传的独立性。Founder的子代再经过Southern blot确定为带有转基因的杂合子小鼠,称为F1代,将F1代转基因小鼠进行同胞交配(sibling cross),生出的小鼠既有纯合子,又有杂合子,称为F2代。将F2代出生的小鼠与野生型的进行交配,若出生的后代都是杂合子,则可推知其亲代是纯合子;若出生的后代既有野生型,又有杂合子,则可推知其亲代是杂合子。通常,我们按照1∶2的配比进行转基因小鼠的繁育。具体操作过程如图5-1-20所示。

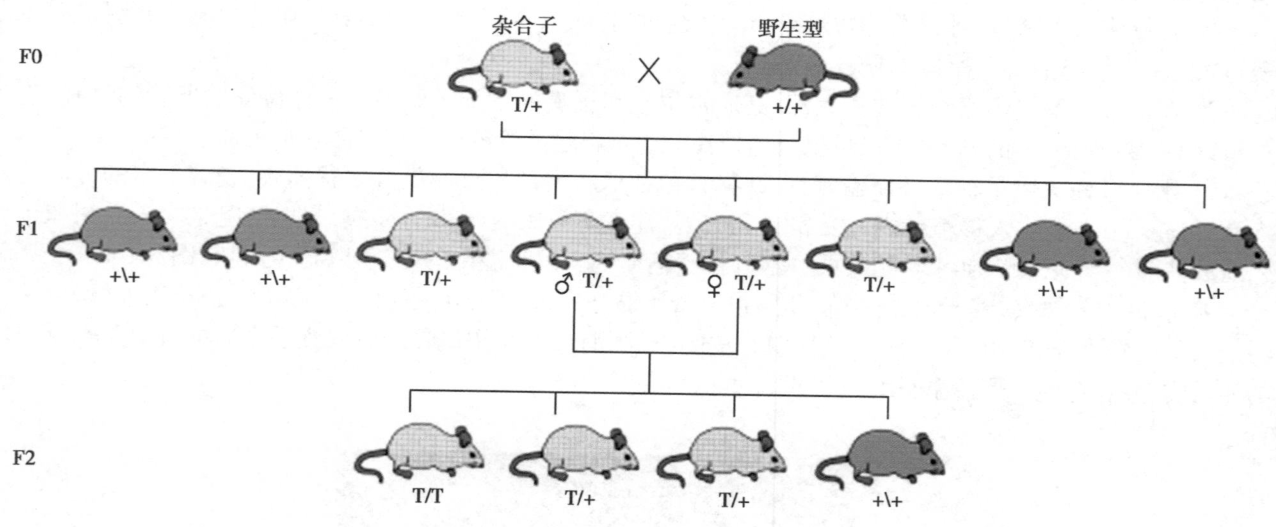

图5-1-20　转基因小鼠的繁育

对于可调控的组织特异性转基因小鼠那样的二元系统可以有多种交配策略。可以用受体转基因小鼠系与多个组织特异性激活转基因小鼠系(TA)杂交。例如图5-1-21a使用肿瘤致病基因与多个(如脑组织、肝脏组织以及皮肤等)组织特异性的可调控激活转基因小鼠系杂交,进而研究肿瘤基因在脑组织、肝脏组织以及皮肤肿瘤发生中的作用。也可以使用一种例如图5-1-21b使用大脑组织特异性激活转基因小鼠系(TA)与多个致病基因(如肿瘤基因、阮病毒蛋白、钙神经蛋白以及亨廷顿蛋白等)的转基因小鼠系杂交,以研究大脑组织的各种疾病基因的作用。

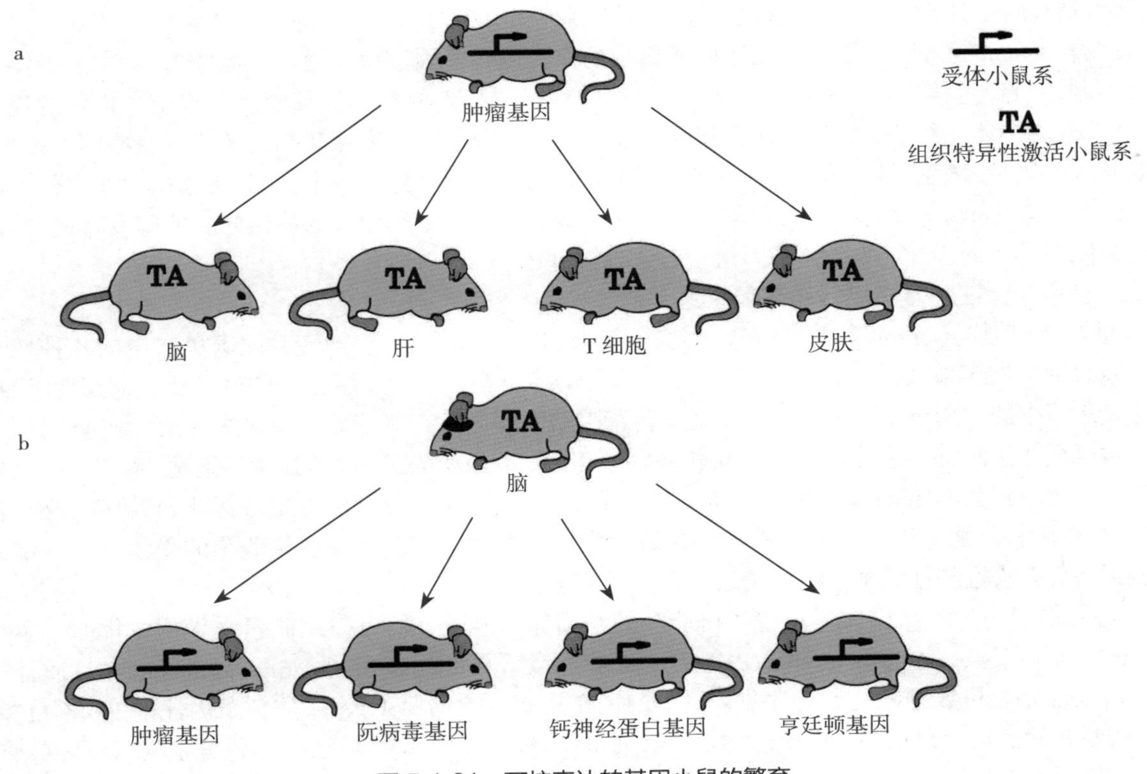

图 5-1-21 可控表达转基因小鼠的繁育

二、利用显微注射技术制备转基因兔

(一) 转基因家兔研究概述

家兔(*Oryctolagus cuniculus*)属于兔形目(Lagomorphs)动物,和啮齿类实验动物(如小鼠和大鼠)相比,在系统发育上更接近人类。家兔的妊娠周期短、性成熟早、体型较大、容易实验操作,不存在严重的可以传染给人的疾病,是生物医学研究中常用的实验动物。家兔脂蛋白特征与人相似,脂蛋白代谢方面更适合于人类动脉粥样硬化的研究,是研究人类动脉粥样硬化的核心模型之一。

转基因家兔(transgenic rabbits)是继转基因小鼠之后发展起来、体型相对较大的动物模型,已被广泛应用于脂质代谢、动脉粥样硬化、肥大性心肌病、抗病毒及癌症等研究领域。另外,转基因家兔也适合用作生物反应器,通过其乳腺分泌重组蛋白,用于人类疾病的诊断和治疗。由于目前家兔尚无类似小鼠那样成熟的 ES 细胞供研究人员使用,所以国内外尚未见基因敲除家兔模型制作成功的报道。但随着生物技术的发展,研究者正在探索利用一些新的技术来制作基因敲除家兔,这些尝试的方法包括利用体细胞打靶结合克隆技术、锌指核酸酶技术和最近新型的 TLAEN 技术等。我们相信在不久的将来,基因敲除家兔必将制作成功,则家兔模型的应用领域也必将进一步扩展。

目前,研究者所用的遗传修饰家兔主要是指利用转基因技术制作成功的、进行某一种或一类疾病研究的转基因家兔。研究者将感兴趣的基因在家兔体内进行高表达,研究某一种或几种基因表达水平改变对疾病发生发展过程的影响。除了人工通过生物技术制作的转基因家兔,还有一些自发性的基因缺陷家兔在应用,比如遗传性高脂血症家兔(watanabe heritable hyperlipidemic,WHHL),是由于自发性的 LDL 受体缺陷,导致家兔高脂血症。WHHL 家兔在脂质代谢研究中具有重要的作用,在研究胆固醇代谢中起到了至关重要的作用,该项研究获得了 1985 年诺贝尔生理学或医学奖。另外还有英国伦敦圣·托马斯医院的 La Ville 等在新西兰白兔(New Zealand white,NZW)中发现脂代谢紊乱的家兔,培育成功圣·托马斯兔。该品系家兔肝脏合成极低密度脂蛋白(very low density lipoprotein,VLDL)功能亢进,饲喂正常饲料就可造成血中 LDL、中间密度脂蛋白(intermediate density lipoprotein,IDL)和 VLDL 浓度升高。圣·托马斯兔 LDL 受体功能正常，遗传特征还没有确定，可能是一个主要基因突变引起的。

1985 年，Hammer 等利用原核显微注射法成功制作首例转基因家兔。通过显微注射法，在显微镜下用细的玻璃制注射针直接将外源基因注射到受精卵原核中。接着，受精卵被移植到同步诱导排卵的代孕雌兔，使之发育成个体。约 5% 的新生仔兔基因组会整合入外源基因。家兔转基因效率受一些因素影响，比如外源基因的质量（浓度，纯度和大小）。通常存在的问题是代孕雌兔受孕率低、胚胎移植后每窝仔兔产量低和基因整合效率低。一般情况下，代孕雌兔受孕率约为 50%，低于 10% 的移植胚胎能够发育成个体，而在这些个体中只有低于 5% 的个体基因组整合了外源基因。

（二）利用显微注射方法制备转基因家兔

20 世纪 80 年代，Gordon 等首次制作成功转基因小鼠，从那时起，包括转基因家兔在内的各种转基因动物相继面世。近年来，转基因动物作为人类疾病的动物模型和生产药用蛋白的生物反应器，其在生物医学研究和制药中的应用价值越来越凸现。制作转基因动物的方法有原核显微注射法、ES 细胞基因打靶法、逆转录病毒载体法和精子载体法等。制作转基因家兔，最常用的方法是原核显微注射法，本节以原核显微注射法为例，介绍转基因家兔的制作（图 5-1-22）。给供体雌兔注射激素诱导超数排卵，与雄兔交配后，收集受精卵，然后将外源基因注射到受精卵的雄原核中。注射后的胚胎再移植给假孕的受体家兔。用 PCR 或 Southern 杂交法检测仔兔基因组中是否整合外源基因。

1. 超数排卵　为了从供体兔获得尽可能多的受精卵，一般来说，可以用激素诱导超数排卵。孕马血清（pregnant mare’s serum gonadotropin，PMSG）和促卵泡激素（follicular stimulating hormone，FSH）通常被用来诱导超数排卵。超数排卵诱导程序见图 5-1-23。在实验开始的第 1 天，供体兔肌内注射 PMSG（150U），FSH 在实验开始的前天每 12 小时皮下注射一次，剂量 0.5AU，共 6 次。第 4 天，供体兔分别与两只雄兔交配，以保证能够受精。交配以后，静脉给予人绒毛膜促性腺激素（human chorionic gonadotrophin，hCG）100U，诱导排卵。通过比较 PMSG 和 FSH 诱导排卵的效果，我们发现注射 FSH 比 PMSG 更能获得稳定数量的受精卵。根据我们实验室的数据，FSH 可诱导日本大耳白兔产卵 41 枚左右，而 PMSG 则可诱导产卵 28 枚左右。PMSG 处理不是很稳定，我们发现有个别家兔对 PMSG 没有反应，有的反应过度（产卵超过 100 枚）。

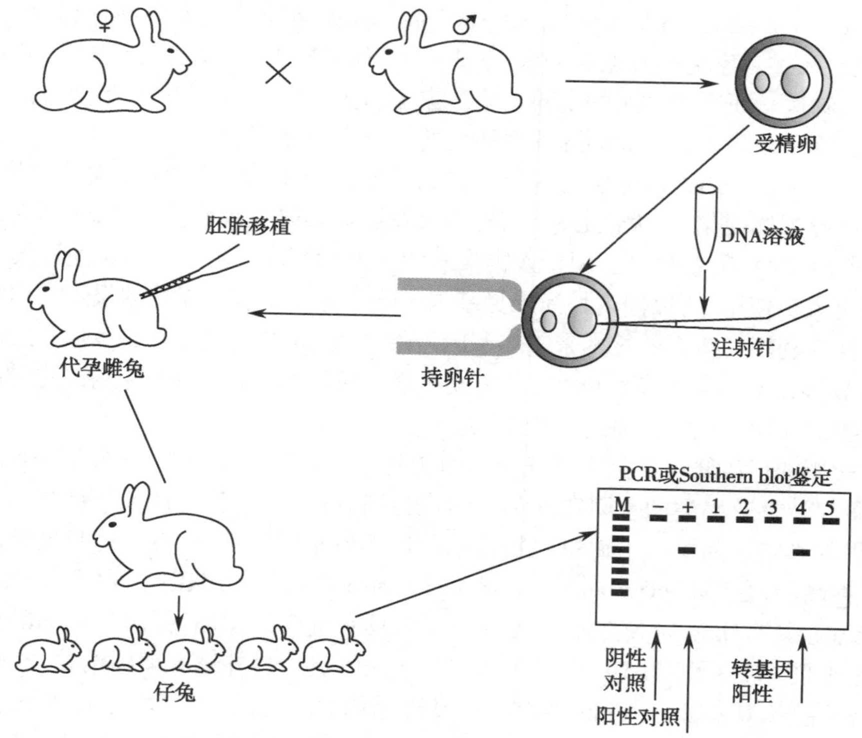

图 5-1-22　利用原核显微注射法制作转基因家兔示意图

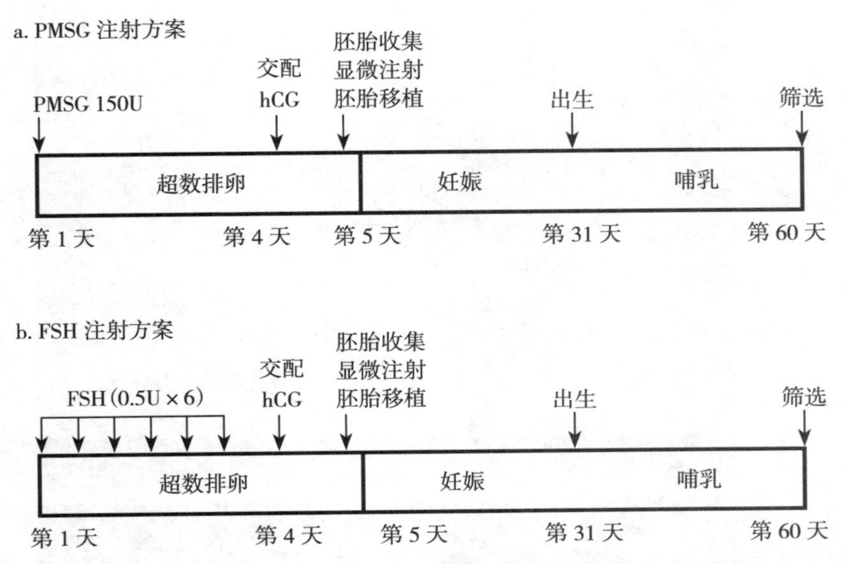

图 5-1-23 用 PMSG(a)或 FSH(b)诱导供体超数排卵程序及制作转基因家兔时间表

用这两种激素诱导的受精卵均可用于显微注射，根据我们实验室的数据，这两种激素诱导产生的受精卵在胚胎发育、产仔量和外源基因整合率上没有明显差别。供体家兔的周龄和季节对激素诱导的超排卵有影响，16 周龄的家兔完全可以进行超排卵处理，我们诱导 16~40 周龄的家兔超排卵，发现周龄较小的家兔对激素反应比较敏感。季节变化也可以影响超排卵，如果家兔饲养在相对稳定的环境中，季节对其的影响就比较小。

2. 胚胎采集 用合适的缓冲液或培养液，例如 10% FBS-PB1 或 M2 培养液，冲洗输卵管，获得受精卵。一般可收集交配(注射 hCG)17~19 小时后家兔的受精卵用于显微注射。用合适的麻醉剂过量麻醉处死供体家兔，分离其输卵管和部分卵巢。在输卵管壶腹部，可以看到有卵细胞存在。用 10ml 注射器连接 18 号针头，从卵巢一侧插入，用 5~10ml 液体冲洗输卵管，在输卵管另一侧将含有受精卵的液体收集于试管或平皿中备用。

3. 原核显微注射 在我们实验室，受精卵原核显微注射的时间一般选择在雌雄家兔交配后的第 19~21 小时。利用显微操作仪，在显微镜下将外源 DNA 溶液注射到原核里(图 5-1-24)。显微注射时，我们使用的 DNA 浓度是 3~5ng/μl。一般情况下，雄性原核要比雌性原核大一些，因此，雄性原核常被用来显微注射。显微注射针刺进雄性原核后保持位置不变，向雄性原核注射 DNA 溶液，如注射成功，可见雄性原核稍微膨胀。用于显微注射的 DNA 溶液的纯度和浓度非常重要，如果 DNA 纯度不好，含有的杂质很容易堵塞注射针尖；如果 DNA 浓度过高，会影响胚胎的发育。

4. 胚胎移植 代孕雌兔在供体雌兔注射 hCG 的同时给予 50U hCG。受精卵显微注射后可在 CO_2 培养箱内培养 2~3 小时(5% CO_2，38.5℃)。给每只代孕家兔移植 20~30 枚 CO_2 培养后存活的受精卵。CO_2 培养箱内培养 2~3 小时，受精卵的存活率为 80%~90%，熟练的技术是受精卵高存活率的保证。

胚胎移植前，代孕家兔应采用合适的药物麻醉。我们实验室选用 1ml 氯胺酮和美托咪定混合液联合麻醉 3kg 左右家兔(氯胺酮 25mg，美托咪定 5mg/ml)。该剂量可麻醉家兔 30~45 分钟，能够满足胚胎移植的时间要求。进行胚胎移植的具体操作如下(图 5-1-25)：代孕家兔脊柱旁侧开一切口，找到卵巢上侧脂肪垫，用平镊牵拉脂肪垫，将输卵管壶腹部拉出腹腔，用微量注射器将含有胚胎的培养液注射至输卵管。根据我们的实验数据，该法移植后家兔受孕率在 60% 左右，转移胚胎成活率接近 10%。

为了提高转基因家兔的制作成功率，可以采用经产家兔作为代孕受体，经产兔可以更好地照顾仔兔。另外，最好要准备代哺家兔，代哺家兔早于供体家兔和代孕家兔 1~2 天和雄兔交配。胚胎移植的家兔每胎产仔量一般比较低，当胎兔只有 1~2 只时，往往需要剖宫产，剖宫产的新生兔可让代哺家兔代哺，以增加新

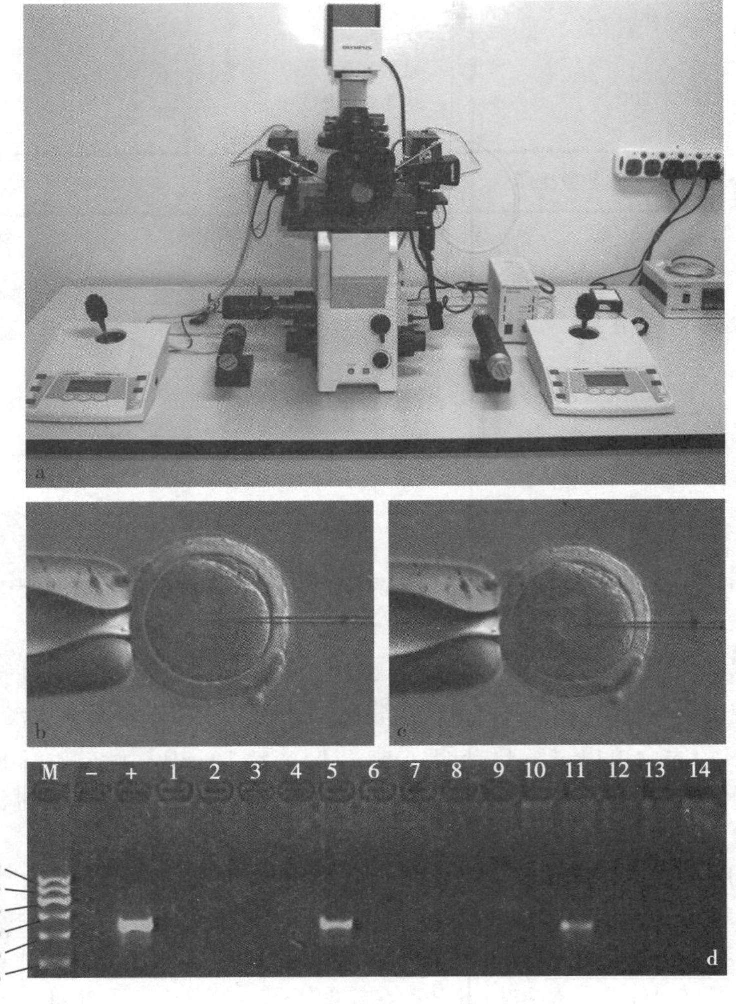

图 5-1-24　原核显微注射过程

a,b. 在倒置显微镜下进行外源基因原核显微注射,b 为未注射外源基因的家兔受精卵照片,雄性原核(下)比雌性原核大,c 为注射后家兔受精卵的照片,雄性原核体积比注射前膨大;d. 用 PCR 方法检测新生家兔转基因整合情况。M,DNA maker;－,阴性对照;＋,阳性对照;1~14,检测样本

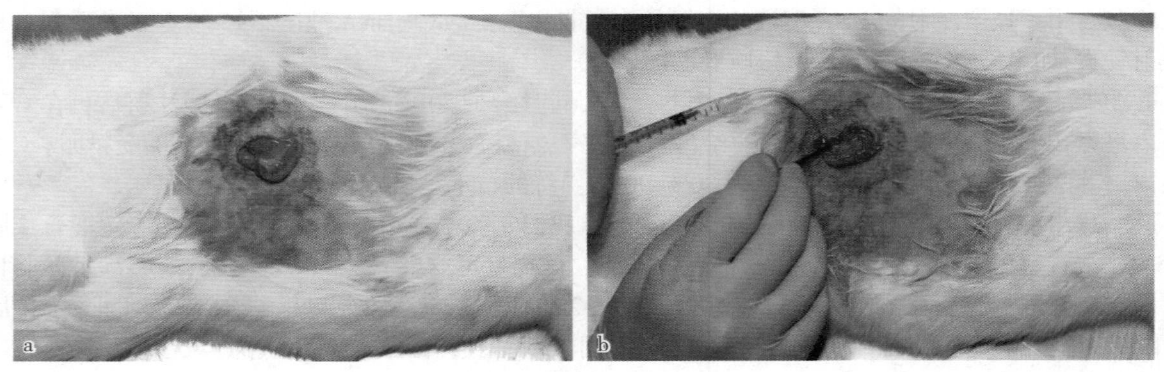

图 5-1-25　家兔胚胎移植过程

a. 将家兔麻醉后,剃毛,脊柱旁侧开一切口,将输卵管壶腹部拉出腹腔;b. 用微量注射器将含有胚胎的培养液注射至输卵管

生兔正常生长发育的机会。

5. 转基因的鉴定 通常剪取4周龄家兔少许耳组织或采取血样,提取基因组DNA,用PCR或Southern blotting法筛选转基因家兔。如果转基因翻译出来的蛋白质可分泌至血液或乳汁中,可直接采用Western blotting或ELISA检测。一般转基因效率为1.5%~16.7%(平均约6%)。转基因模型兔和野生型家兔交配,检测转基因在动物体内的整合情况,看是否能将转基因遗传给后代和是否在预先设定的特异器官或组织表达。

(周钦 吕小岩 刘恩岐 谭睿陟 赵四海 李谥 刘运宏)

第三节 通过体细胞核移植技术制备转基因动物

Section 3 Production of transgenic animals by somatic nuclear transfer (SCNT)

核移植是指将胚胎细胞或成体细胞细胞核利用显微外科手术的方法移入去核卵母细胞,构建成重组胚胎,经过一段时间的培养,移植到代孕受体体内,产生与供体细胞相同基因型后代的技术过程,又称之为动物克隆技术。核移植的概念最早是由Spmann于1938年提出的。1952年,美国科学Brigg和King在对两栖类细胞发育潜能的研究中,率先应用了去核和核移植技术。1981年,lllmensee和Hoppe首次用细胞核移植技术构建小鼠核移胚并获幼仔。2年后,McGrath和Solter采用细胞融合技术进行核移植获得产仔,并提出了重复性很高的核移植技术路线。此后利用该技术先后获得了牛、兔、猪、山羊、猴、小鼠等胚胎细胞克隆后代。长期以来,人们普遍认为只有胚胎阶段的细胞才具有这种支持胚胎发育的全能性,分化的体细胞是不能被逆转回到全能性状态的。然而,1997年2月,英国罗斯林研究所的资深科学家Willmut博士在Nature杂志上发表的文章报道了用成年母羊乳腺上皮细胞克隆绵羊Dolly成功。这一工作开创了哺乳动物体细胞克隆的新纪元,推翻了生物学界长期以来公认的动物体细胞不具备发育全能性的观点,掀起了体细胞核移植研究的热潮。1998年,美国夏威夷大学Yanagimachi领导的研究小组以小鼠卵丘细胞为核供体,在克隆Dolly的技术基础上,对一些技术环节进行改进成功获得克隆小鼠。他们的技术使克隆效率有所提高,其成功率达到2%(而Dolly制作的成功率仅为1/277),被称为檀香山技术。2000年,Polejaeva等报道获得健康的体细胞克隆猪。2003年,周琪等报道体细胞克隆大鼠获得成功。此后各国科学家陆续报道在多种哺乳动物中得到了体细胞克隆后代(表5-1-2)。在常用的实验动物中,目前已经获得体细胞克隆后代的有小鼠、大鼠、兔、猪、犬、猫等。

表5-1-2 哺乳动物各物种体细胞核移植成功时间表

物种	国家	报道年份	核供体细胞	参考文献
绵羊	英国	1997	乳腺细胞	Nature,1997,385:810-813
牛	美国	1998	转基因成纤维细胞	Science,1998,280:1256-1258
小鼠	美国	1998	卵丘细胞	Nature,1998,394:369-374
山羊	美国	1999	转基因成纤维细胞	Nat Biotech.,1999,17:456-461
猪	美国	2000	颗粒细胞	Nature,2000,407:86-90
兔	法国	2002	卵丘细胞	Nat Biotech.,2002,20:366-369.
猫	美国	2002	卵丘细胞	Nature,2002,415:859
马	意大利	2003	皮肤成纤维细胞	Nature,2003,424:635
骡子	美国	2003	皮肤成纤维细胞	Science,2003,301:1063
大鼠	法国	2003	皮肤成纤维细胞	Science,2003;302:1179
犬	韩国	2005	皮肤成纤维细胞	Nature,2005,436:641
雪貂	美国	2006	卵丘细胞	Dev Biol.,2006,293:439-448
狼	韩国	2007	皮肤成纤维细胞	Cloning & Stem Cells,2007,9(1):130-137

近年来,克隆猪的制备及应用已取得长足进展。本章以在生物医学研究中应用最多的大动物之一——猪为例,介绍利用体细胞克隆技术制备转基因动物的基本流程。

一、利用基于显微操作的体细胞核移植技术制备转基因猪

与原核显微注射技术等其他转基因动物技术相比,通过体细胞核移植技术获得转基因动物的方法具有以下几个优点:①转基因效率高:体细胞核移植技术利用体外培养的转基因细胞为核供体细胞,这允许对转基因细胞进行体外筛选,选择已确定为转基因的细胞作为核移植供体细胞,从而保证获得的后代理论上 100% 都是转基因动物。②可以选择多种基因转染方法:通过体细胞核移植技术获得转基因动物的方法将基因转染步骤与获得动物后代的步骤分开来,使得基因转染不再局限于某一种特定方法,所有适合体细胞基因转染的方法都可以使用,如电穿孔法、病毒载体法、脂质体转染法甚至最原始的磷酸钙转染法等都可使用。在实际应用中可根据研究目标和实际情况选择合适的基因转染方法。③可以实现基因打靶:体外培养细胞允许进行相对长期的体外筛选,这样目前只有在小鼠和大鼠中通过 ES 细胞的同源重组才能实现的基因定点修饰可以通过体细胞的同源重组实现,尽管目前其效率还远远低于 ES 细胞,但近期随着体细胞基因打靶技术的改进,通过体细胞核移植技术获得基因打靶动物的效率正在不断提高。通过体细胞核移植技术制备转基因猪的技术流程如图 5-1-26 所示。

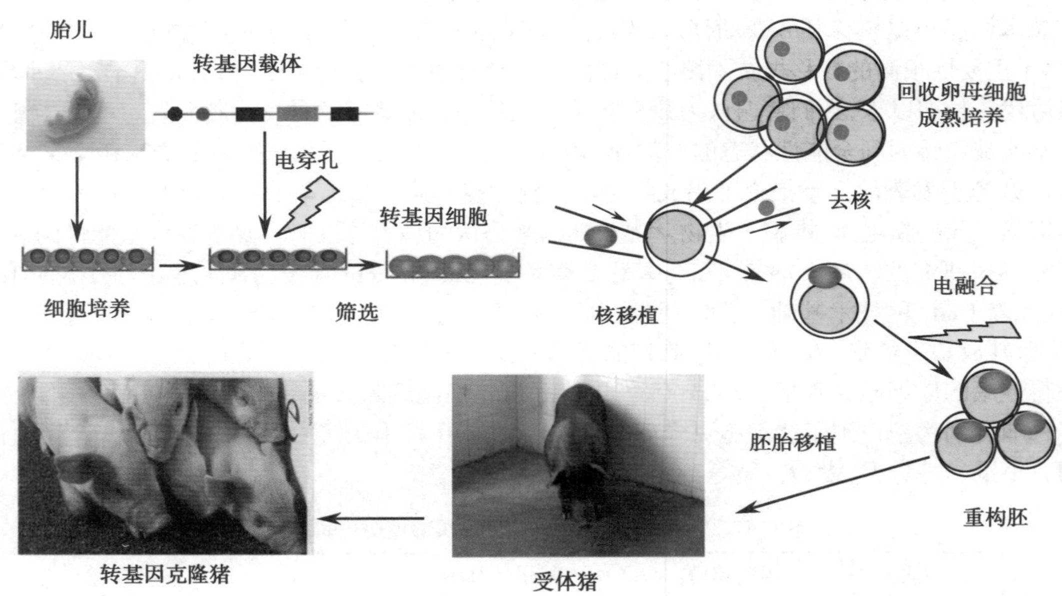

图 5-1-26　利用体细胞核移植法制作转基因猪示意图

(一) 猪供体细胞(胎儿成纤维细胞)的分离培养

在小鼠和牛中已经证明至少 10 种类型的体细胞具有支持克隆胚胎发育的能力。在猪的核移植中目前已经证明可克隆的细胞类型包括成纤维细胞和卵丘细胞。其中,胎儿成纤维细胞由于其分布广泛,易于获得,特别是在体外具有良好的增殖能力,因而特别适合于对供体细胞进行基因修饰操作,用于转基因猪的制作,是目前最为常用的克隆猪供体细胞类型。

1. 猪胎儿组织的获取

(1) 将怀孕 35~40 天的妊娠母猪麻醉。

(2) 手术剖开腹腔,将整个子宫取出。

(3) 将包裹胎膜的胎儿取出置培养皿中,在超净工作台中去除胎膜,暴露胎儿。

(4) 用 DPBS 彻底冲洗胎儿 3 次。

(5) 去除胎儿的头和内脏(肠、肝、心脏等)。

(6) 在 DPBS 中用灭菌的眼科剪将胎儿组织剪碎成为 $1mm^3$ 的小块。

(7) 收集剪碎的组织块至 15ml 离心管，沉降弃上清液。

2. 猪胎儿组织消化

(1) 将组织块转移至 50ml 离心管中。

(2) 加入 10ml 胰酶溶液（Trypsin-EDTA）。

(3) 39℃振荡 30 分钟。

(4) 用枪头吹打分散组织块。

(5) 静置片刻，去除沉底的残留组织块。

(6) 500g，5 分钟离心细胞悬液，弃上清。

(7) 用细胞培养液重悬细胞铺 10cm 培养皿，39℃，5%CO_2 培养箱中培养。

3. 猪胎儿成纤维细胞传代培养 待细胞生长汇合后，需要对细胞进行传代扩增培养。步骤如下：

(1) 吸弃细胞培养液。

(2) 用 DPBS 洗细胞。

(3) 加适量 0.05% 胰酶覆盖细胞表面，39℃孵育 5 分钟。

(4) 加等体积的含血清细胞培养基，吹打皿底，收集细胞至 15ml 离心管。

(5) 静置片刻，去除沉底的残留组织块。

(6) 500g，5 分钟离心收集细胞。

(7) 弃上清，用细胞培养基重悬细胞。

(8) 按照 1∶3 的比例传代培养。

4. 细胞冻存

(1) 按照步骤 3 传代培养中的方法消化、离心收集细胞。

(2) 用细胞冻存液重悬细胞，计数，根据计数结果用冻存液将细胞悬液调整至 10^7 个 /ml。

(3) 分装细胞至冻存管中（每管 100μl）。

(4) 将冻存管置于程序冷冻盒中，置 -80℃冰箱，过夜。

(5) 将冷冻管从 -80℃冰箱取出，投入液氮，长期保存。

5. 细胞解冻

(1) 从液氮中取出细胞冻存管，投入 37℃水浴解冻。

(2) 细胞转移到装有细胞培养液的 15ml 离心管中混匀，500g，5 分钟离心，弃上清，收集细胞。

(3) 用细胞培养液重悬细胞，铺于 10cm 培养皿中，置 39℃，5%CO_2 培养箱中培养，每隔 2~3 天传代一次。

（二）卵母细胞的准备

1. 卵母细胞的采集

(1) 从屠宰场收集卵巢于灭菌的生理盐水中，30~35℃保温，4 小时内送回实验室。

(2) 卵巢用 37℃生理盐水冲洗 3~4 次，清除血污。

(3) 用配有 18 号针头的 10ml 注射器抽吸直径 3~6mm 的卵泡内容物，置于 37℃保温的离心管中。

(4) 卵泡液静止 5 分钟，弃上清，用 PVA-TL-Hepes 洗 3 遍。

(5) 在体视镜下挑出胞质均匀，外裹多层卵丘细胞的卵丘 - 卵母细胞复合体（COCs），在 PVA-TL-Hepes 液中洗 2 遍，然后在成熟液中洗 3 遍。

(6) COCs 置于 4 孔板中成熟培养，每孔 40~70 枚，置于饱和湿度，39℃，5%CO_2 培养箱中培养 42~44 小时。

2. 成熟卵母细胞的处理

(1) 成熟培养 42~44 小时的猪卵母细胞置于含 1ml 透明质酸酶（1mg/ml）的 1.5ml 离心管中。

(2) 剧烈振荡 4~5 分钟，移至含操作液的 35mm 培养皿中。

(3) 将质膜完整、外形规则，有明显卵周隙的卵母细胞转移至新的操作液中待用。

（三）供体细胞的处理

关于细胞周期对克隆效率的影响仍然存在争议。Wilmut 等认为核移植供体细胞必须处于 G_0 期（静止期），而 Cibelli 等在克隆牛的研究中以处于细胞周期中的细胞，包括细胞周期各阶段的细胞作为核移植供体细胞均获得成功。此外，以 G_2/M 期的细胞为供体也已经得到克隆小鼠、克隆猪和克隆羊。

1. 周期细胞（cycling cells）的获得

(1) 复苏细胞，并传代培养至 24 孔板或 4 孔板中。

(2) 培养 2~3 天后，待细胞生长汇合消化收集细胞。

(3) 离心收集的细胞用 200μl 操作液重悬，用作核移植供体细胞。

2. G_0 期细胞的获得（血清饥饿法）

(1) 解冻细胞，铺于 24 孔板或 4 孔板中培养。

(2) 12~24 小时后，细胞生长汇合时吸弃培养基，加入 500μl 含 0.5%FBS 的 DMEM 培养基，培养 5 天。

(3) 换液，加入 500μl 含 0.1%FBS 的 DMEM 培养基，继续培养 3 天。

(4) 消化，离心收集细胞。

(5) 用胚胎操作液重悬细胞，用作供体细胞。

3. G_2/M 期细胞的获得

(1) 解冻细胞，铺于 24 孔板或 4 孔板中培养。

(2) 12~24 小时后，细胞生长汇合时吸弃培养基，加入 500μl 含 1.0μmol/L 秋水仙胺（colchicine，Sigma，C9754）的细胞培养基，培养 24 小时。

(3) 消化，离心收集细胞。

(4) 用胚胎操作液重悬细胞，用作供体细胞。

4. 解冻细胞的准备　对于体外培养时间相对较短（培养时间 <30 天或传代次数 <7 代）的供体细胞，在用作核移植供体细胞前建议进行传代培养，因为新鲜培养的细胞在电融合时融合率更高。而对于一些经过体外长期筛选获得的转基因细胞，如果其贴壁性能和增殖能力很差，可以将解冻的细胞直接用于核移植。

(1) 37℃水浴解冻细胞，加入 200μl DPBS。

(2) 室温放置 30 分钟。

(3) 加入 800μl 细胞培养基，500g 离心 5 分钟，弃上清。

(4) 加入 50~100μl 操作液重悬细胞，用作核移植供体细胞（图 5-1-27）。

（四）核移植

1. 成熟卵母细胞的去核　核移植前需要对成熟卵母细胞进行去核处理，以清除卵母细胞核遗传物质对克隆胚胎发育的干扰。为了能够清楚地定位核 DNA 的位置以便彻底去核，通常用 bisbenzamide 染色后，

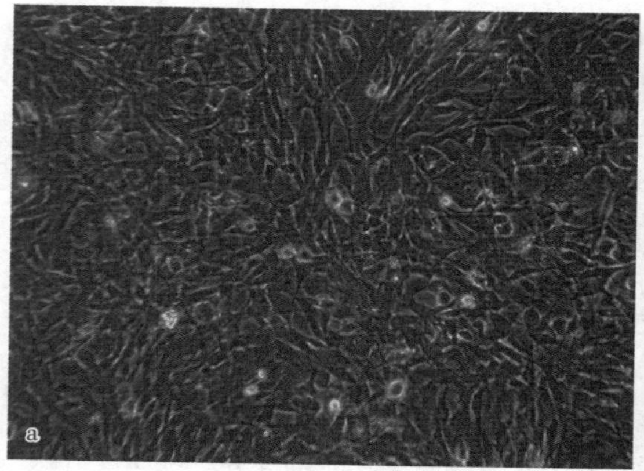

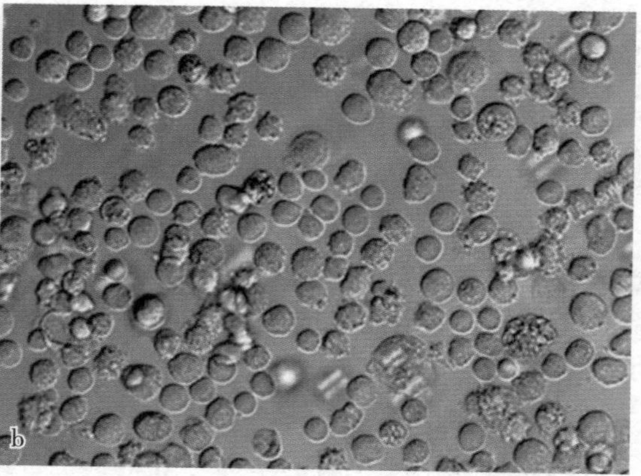

图 5-1-27　核移植供体细胞 - 猪胎儿成纤维细胞

a. 消化前；b. 消化后

紫外光辅助定位去核。

(1) 成熟卵母细胞在含 5μg/ml bisbenzamide（Sigma，B1155）的操作液中染 30 分钟。

(2) 然后将卵母细胞转移至覆盖矿物油的去核小滴中，放置 5 分钟。

(3) 在显微操作仪下，用直径 25~30μm 的去核管将第一极体及其附近包含中期核的部分胞质吸出。

(4) 在紫外光下确认吸出的胞质中含有中期核染色体。

注意：紫外光照射以及 bisbenzamide 染色都会影响猪卵母细胞发育，操作时卵母细胞暴露于紫外光下的时间应尽量控制在 3~5 秒。成熟卵母细胞处于第二次减数分裂中期，此时高度凝集的中期核染色体通常位于靠近极体的胞质边缘，因此，可以通过极体的位置推断核的位置，不经过染色，直接将极体及其附近的胞质一并吸出，达到去核的目的。对于熟练的操作者，这种盲吸去核法去核率通常可以达到 85%~90%（图 5-1-28）。近来出现的纺锤体观测仪通过偏振光的原理，不需染色即可直接观察到减数分裂中期的染色体，从而能够达到 100% 去核效率。

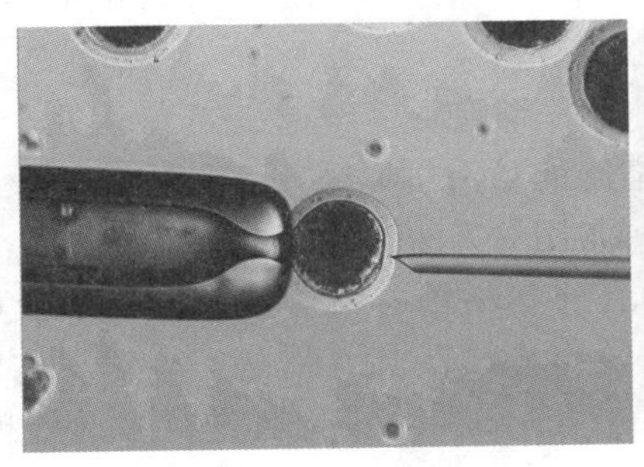
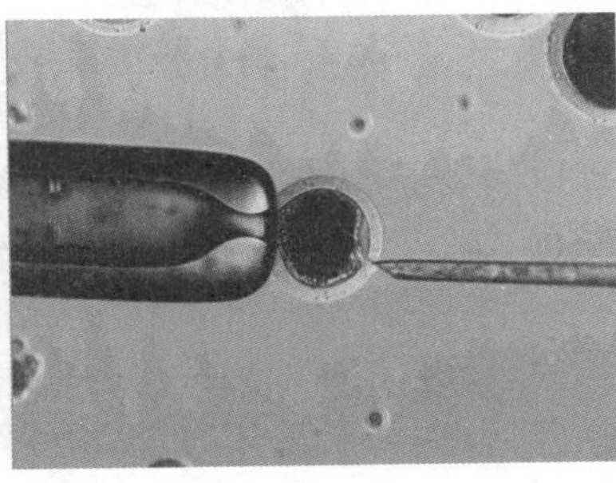

图 5-1-28　盲吸去核

2. 供核细胞核导入　将供体核移入卵母细胞胞质有两种方法：一是直接将供体细胞核注射到去核卵母细胞中的直接注射法；二是将供体细胞注射到卵母细胞的透明带下，通过电脉冲将供体细胞与去核卵母细胞融合获得重构胚的融合法。在操作上，采用注射法时，去核和注核需要采用不同直径的显微操作针，因而去核、注核的步骤要分两步进行，操作时间长、难度大；而采用融合法时去核、注核使用同一个显微操作针，去核、注核可以连续完成。此外，猪的卵母细胞可以通过电刺激激活，采用融合法在电融合的同时即可激活卵母细胞。因而，目前在猪的核移植研究中比较普遍采用融合法进行核移植操作。

(1) 直接注射法

1) 卵母细胞分批去核完成后置于胚胎培养液中，放回培养箱恢复 30 分钟。

2) 换上直径 10μm（G_0/G_1 期细胞）或 15μm（G_2/M 期细胞）带尖的注射针，将去核卵母细胞及供体细胞置于矿物油覆盖的显微操作小滴中。

3) 用注射针反复吹吸供体细胞，使其细胞膜破裂。

4) 将供体细胞核连同残留的胞质成分一并吸入注射针，从去核时留下的透明带缺口进入去核卵母细胞，穿破质膜，将供体核及胞质成分注射到去核卵母细胞中。

注意：注射细胞核时应十分小心，尽量减少带入胞质中液体的量。同时要确保穿透质膜，将供体核注入胞内。撤出注射针时要确保胞质立刻愈合。

(2) 融合法

1) 去核操作滴中，每个卵母细胞去核完成后，吐出吸取的卵母细胞核和极体。

2) 用去核管吸取一个供体细胞，从去核时形成的透明带缺口进入，将供体细胞置于透明带下，用去核针挤压透明带，确保供体细胞与受体卵母细胞胞质紧密接触（图 5-1-29）。

3) 去核、注核完成后，卵母细胞 - 体细胞对置于 NCSU23-BSA 液中，放回培养箱，等待融合操作。

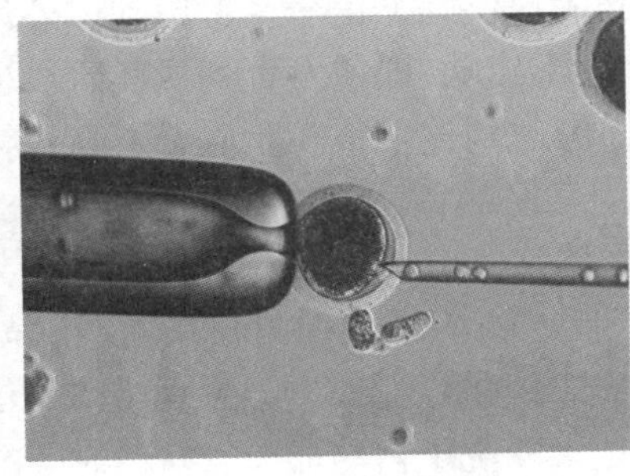
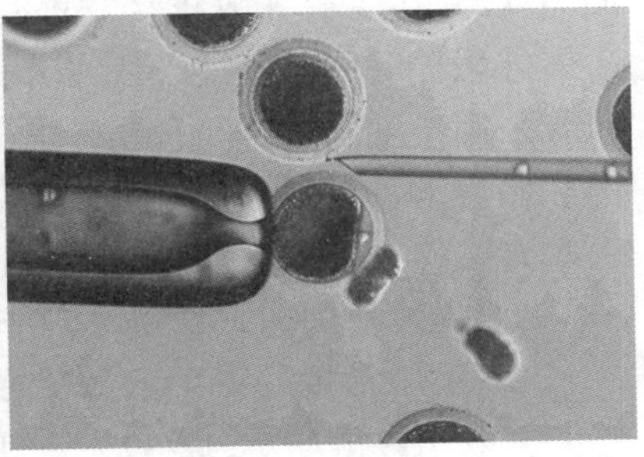

图 5-1-29　透明带下细胞注射

4）调整电融合仪参数：1.20kV/cm，30微秒直流电脉冲，2次，间隔1秒。

5）待融合的卵母细胞 - 体细胞对在融合液中洗3遍后，置于覆盖融合液的融合电极之间，用玻璃微针拨动，使得卵母细胞 - 体细胞接触面与电极方向平行，触动电极按钮，执行电脉冲进行细胞融合（图5-1-30）。

6）电刺激后的细胞对置于培养液中培养30分钟，体视镜下检查融合情况，置培养箱中继续培养。

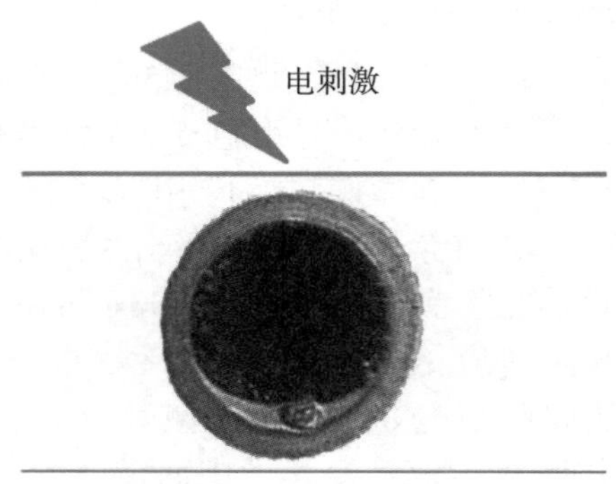

图5-1-30　电融合

3. 激活　供体核被移入受体卵母细胞质后，需要进行激活处理以启动胚胎的发育。猪卵母细胞的激活可以采用多种物理的或化学的方法实现，以下介绍两种常用的方法。

（1）电激活：成熟的猪卵母细胞很容易被电刺激激活，采用以上电融合的参数就可以实现重构胚胎的激活。核移植时如果采用的是电融合的方法，则无需进一步对重构胚进行激活处理，融合的同时胚胎已经激活；而如果采用直接注射的方法，需要对重构胚进行激活处理，此时如果采用电激活，只需要将重构胚采用与电融合相同的参数进行电脉冲刺激即可。

（2）化学激活：猪卵母细胞也可以在化学激活剂的作用下激活，常用Thimerosal与DTT的共处理进行猪卵母细胞或重构胚胎的化学激活。

1）卵母细胞或重构胚在200μmol/L Thimerosal（Sigma，T2295）中处理10分钟。

2）卵母细胞或重构胚在操作液中洗一遍。

3）卵母细胞或重构胚在8mmol/L DTT（Sigma，45777-9）中处理30分钟。

4）卵母细胞或重构胚在操作液中洗一遍。

5）卵母细胞或重构胚在胚胎培养液中洗两遍，置培养箱中培养。

注意：Thimerosal对光敏感，操作时要避光，溶液颜色变暗时应丢弃。

（五）胚胎的体外培养

激活后，重构胚胎置于含500μl胚胎培养液的四孔板中，矿物油覆盖，置于饱和湿度，39℃，5%CO_2培养箱中培养。激活后8~15小时可以观察到原核形成，24~36小时后可以观察到卵裂，6~7天形成囊胚。

（六）胚胎移植

1. 胚胎移植受体猪的准备　自然发情受体猪：对一定数量的母猪每天两次进行发情检测，选择胚胎移植前一天或移植当天发情的健康母猪作为胚胎移植受体。受体猪同期发情也可用药物诱导，实验方法为：

（1）根据受体猪发情情况及移植计划，对一定数量的受体猪每天的饲料中掺入18~22mg Regu-Mate。

（2）停止饲喂Regu-Mate，105小时后肌内注射HCG1000U。

（3）HCG注射后22~26小时进行胚胎移植。

注意：以上受体准备适用于移植1~2细胞期的早期胚胎（核移植后第2天进行胚胎移植），如果是移植桑椹胚或囊胚，应依照胚胎与受体发情状态同步的原则，或者受体发情时间略晚于胚胎激活时间。

2. 胚胎移植手术操作　猪是多胎动物，研究表明，猪的妊娠启动和维持需要在胚胎发育第12天即胚胎植入时，至少有4枚正常发育的胚胎提供妊娠信号。考虑到体外培养对胚胎发育的负面影响，应尽量缩短体外培养时间。猪的非手术移植还不成功，即使发育到囊胚阶段也需要通过手术进行移植。因此，多数研究采用早期胚胎进行移植。此外，考虑到核移植胚胎质量不高，需要增加移植胚胎的数量以保证有足够的胚胎启动和维持妊娠。目前，较为普遍的做法是核移植后培养18~22小时，选择形态良好的胚胎，通过手术方法移入受体输卵管中，每只受体移植100枚以上的重构胚胎。具体实验步骤如下。

（1）受体猪用速眠新诱导麻醉，带上麻醉面罩，打开麻醉机，用异氟烷维持麻醉。

（2）采用常规外科手术方法在腹中线倒数第2对乳头处切7~10cm，牵引出一侧子宫角，并沿子宫角、输卵管取出该侧卵巢，以37℃生理盐水冲洗子宫与卵巢，以保持生殖道温度与湿度，并观察排卵情况。

（3）将胚胎从培养箱取出后置于操作液中，39℃保温箱中运输至移植手术点。

(4) 体视显微镜下,用1ml注射器将胚胎吸入胚胎移植管中(Tomcat catheter,Sherwood Medical,St.Louis,MO)。

(5) 将装有胚胎的移植管插入输卵管,尽量送入输卵管深部,慢慢推出胚胎后撤出移植管。

(6) 将输卵管、子宫复位,在切口敷以青霉素和链霉素,按腹膜、皮下筋膜、皮肤三层缝合。

二、基于徒手操作的克隆技术(徒手克隆)制备转基因猪

徒手体细胞克隆(handmade cloning,HMC)是一项不需要显微操作的核移植方法,最早是 Peura 等进行牛胚胎细胞克隆时建立起来的,Vajta 等进一步发展了此方法,成功应用于牛和猪的体细胞核移植,并且获得了个体。徒手克隆技术路线主要包括卵母细胞的去透明带,徒手切割半卵法去核,双半卵融合、激活,以及支持无透明带卵 / 胚胎培养技术——WOW(well of the well)胚胎的体外培养系统。

(一) 徒手克隆的准备工作

1. 克隆前提前准备并预热的液体 三管 T2(含有 2% 血清的 Hepes 缓冲的 TCM-199),一管 T20(含有 20% 的 Hepes 缓冲的 TCM-199);一管透明质酸酶液(1.0mg/ml,每管 400μl);一管链酶蛋白酶液(10mg/ml,每管 100μl,分装冻存)里面加入 100μl 牛血清和 100μlT2,最终工作浓度 3.3mg/ml;一管生物凝集素(PHA)液(5mg/ml,每管 10μl,分装冻存)中加入 40μl 的 T2,PHA 工作液浓度变为 1μg/ml;一管 CB(10mg/ml,每管 100μl,分装冻存)里面加入 45μl 的 T2(现 CB 浓度为 0.5mg/ml);一管 CX(1mg/ml,每管 10μl,分装冻存);一个空的 1.5ml 离心管中放 500μl 的 T2 和 500μl 的 T20 配成 T11;在空的 1.5ml 离心管中放 500μl 的 T2 后加入 2.5μl 的 CB(2.5mg/ml),配成切割时的操作液(CBTP)(最终工作浓度 CB2.5μg/ml);一管胰酶(Sigma T4049,25% 体积比)和一管无 Ca^{2+} 的 PBS(用于消化细胞);一管激活液((0.3mol/L 甘露醇,0.05mmol/L $CaCl_2$,0.1mmol/L $MgSO_4$ 和 0.01%PVA)和一管融合液(0.3mol/L 甘露醇和 0.01% PVA)。注意:PHA,CB,链酶蛋白酶在配工作液之前一定要离心。

2. 操作盘和培养盘 一个四孔板,每孔各加 400μl PZM-3 培养液并盖有 400μl 生物油,在标记化学激活的孔里加入 CB 和 CX,使 CB 最终浓度为 5μg/ml,CX 的最终浓度为 10μg/ml,用做重构胚胎的化学激活(放在湿度 100%,温度 38.5℃并且二氧化碳浓度为 5% 的培养箱中平衡)。切割盘、融合盘、激活盘(要盖矿物油)提前做好。注意:除了有说明备注的,所有准备工作在去颗粒细胞之前完成,并且都保存在热台上(38.5℃)。

3. 实验设备 如图 5-1-31 所示:显微镜,热台,切割刀,融合仪,口吸管,融合槽等。

(二) 徒手克隆实验步骤

1. 猪体外成熟卵母细胞的获取——按本书之前方法收集培养卵母细胞。

2. 猪供体细胞的准备——按本书之前方法培养准备供体细胞。

3. 卵母细胞的切割去核

(1) 去颗粒细胞:在体视镜下将成熟的卵母细胞用枪头吸出(注意尽量不要吸到上层的油,否则吹打后形成油层,干扰捡卵),移入事先准备好的透明质酸酶(1.0mg/ml)中(注意:若用不同枪头,在吹入过程中要反复吹吸以防止卵母细胞黏附在枪头内壁),反复吹打大约 1 分钟去掉颗粒细胞。随后将所有的液体移到 35mm 的操作盘中,快速将透明质酸酶中的卵母细胞捡到 T2 液滴中,在 T2 中清洗 2~3 次,随后将挑出的好卵放入切割盘的 T2 液滴中备用。

(2) 消化透明带:每次取 5 个卵母细胞放入链酶蛋白酶(3.3mg/ml)中消化,出现透明带变形时(图 5-1-32),及时移入新的 T2 液滴中,随后在 T2 液滴里洗两遍。

(3) 切割去核:把透明带适当消化的卵放入 CBTP(含有 2.5μg/ml 的 CB)液滴中,找到极体,排好,然后根据第一极体的位置对所排好的卵进行有方向的切割(图 5-1-33)。

4. 重构克隆胚胎

(1) 融合与激活

1) 第一次电融合:第一次融合参数为 200V/cm,9 微秒。取一半数量的切好的半卵(胞质)用来做融合受体,即细胞质与体细胞的融合,每次取 2~3 个半卵放入 PHA(1μg/ml)中约 3 秒钟,移入并粘贴已经被消化好的保存在 T2 液滴中的体细胞,一个半卵对应一个体细胞(图 5-1-34),粘好之后放入融合液里面平衡,

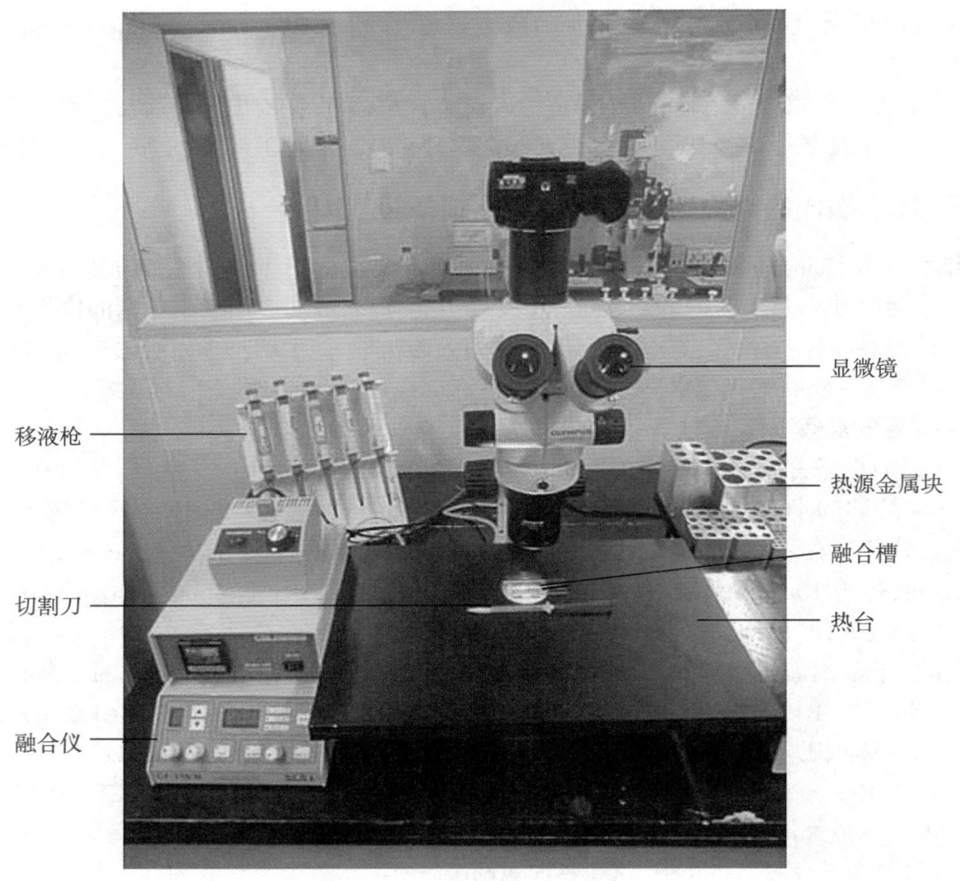

图 5-1-31　徒手克隆所需要的基本设备

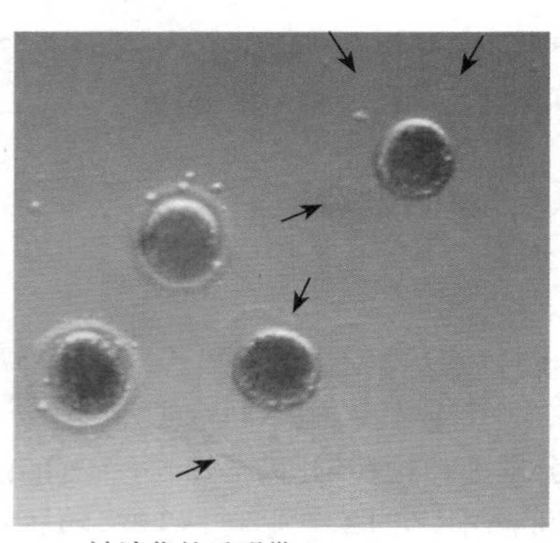

图 5-1-32　链酶蛋白酶消化的透明带

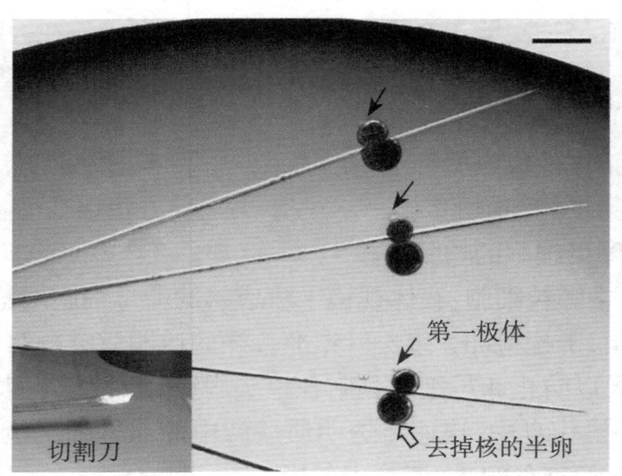

图 5-1-33　根据第一极体的位置切割卵去核

重复上述工作。随后在融合槽中按照图 5-1-35 所列出的方式进行电融合。电击之后,把卵 - 体细胞移入 T11 液滴中,直至全部完成。

2）第二次融合和电激活:第二次融合和电激活参数为 86V/cm,80 微秒。将上述已经融合了体细胞的卵与被保留的一半数量的半卵一一对应进行第二次融合。在 T2 液滴中培养 15~20 分钟直到两个半卵融合成一个重构胚(图 5-1-36)。

3）化学激活与体外培养:随后把重构胚移入含有 5μg/ml CB 和 10μg/ml CX 的 PZM-3 液体中进行化学激活。3 小时之后,把化学激活后的重构胚在无 CB 和 CX 的 PZM-3 液中洗 2~3 遍,移入已经做好的小孔里

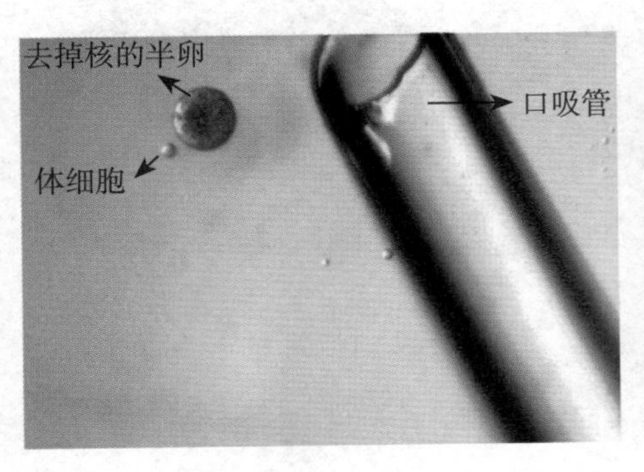

图 5-1-34　胞质受体与一个体细胞黏合

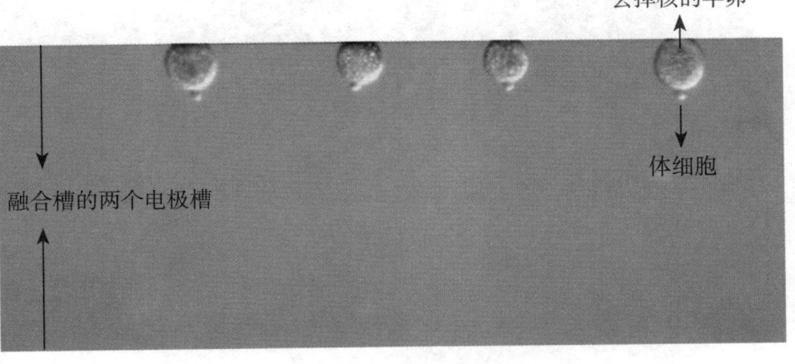

图 5-1-35　第一次融合

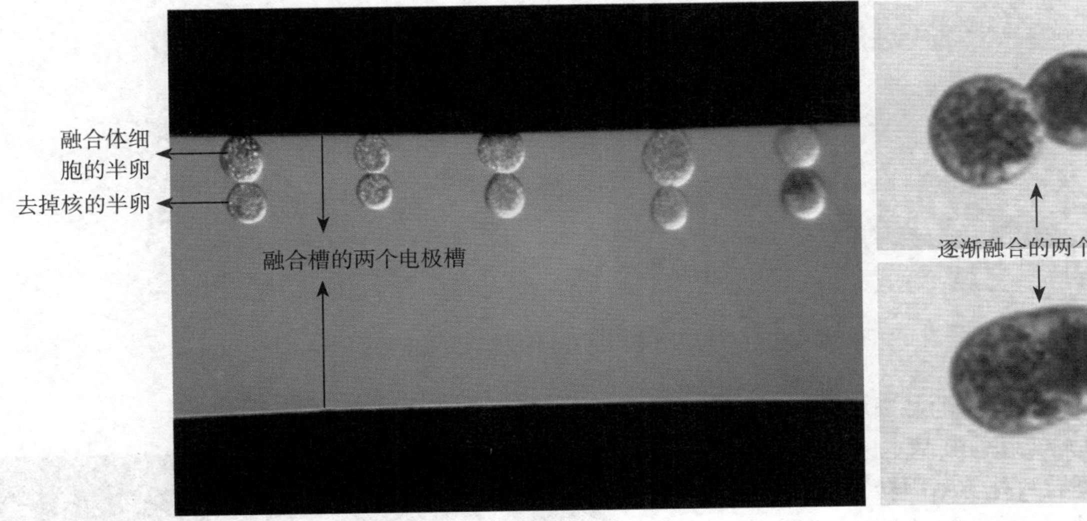

图 5-1-36　第二次融合

(图 5-1-37),在 PZM-3 液体中进行体外培养,培养箱的条件是含有 5%O_2,5%CO_2,90%N_2,38.5℃,100% 湿度。每隔 1 天,取出并观察分裂情况,做好笔录(取出时一定要小心,否则卵很可能会从小孔里面被晃悠出来)。

5. 胚胎移植

(1) 实验准备:将胚胎移植用的保温箱电池过夜充电,加热到 38.5℃。并准备以下器材:显微镜,热台,4 孔板和小的无菌培养皿 20μl,100μl,1000μl 移液枪,枪头,无菌刀片,剪刀,1ml 一次性注射器,锡箔纸,卫生纸,消毒乳胶手套,70% 乙醇,2 管 2ml T10 等。注意:最好是在移植的当天早上准备好所有的东西。

(2) 胚胎移植具体步骤

1) 移植胚胎选取:由于徒手克隆胚胎是没有透明带的胚胎,因此要在克隆后的第 5 天和第 6 天(克隆当天为第 0 天),选取发育到桑椹胚和囊胚的克隆胚胎(图 5-1-38)。然后利用保温箱把选出的用来移植的胚胎运送到进行手术移植的猪场。

2) 胚胎移植:在猪场准备好母猪受体,母猪受体发情期应该与胚胎的发育期基本一致,即发情第 4~5 天的母猪作为胚胎移植的受体,通过手术的方法找到受体母猪的输卵管和子宫角。把胚胎利用 1ml 注射器吸入与其连接的管,按照液体 - 气泡 - 液体 - 气泡 - 胚胎和液体的顺序把胚胎吸入,并移入已经手术准备好的母猪受体中(图 5-1-39),随后手术缝合。从 20 天之后每周检测一次怀孕情况。

3) 克隆小猪:在第 114~117 天观测怀孕受体母猪的孕情,随时准备接生克隆小猪的出生。

三、供核细胞的基因转染和筛选

无论是基于显微操作或徒手克隆的体细胞核移植,欲制备转基因动物,都需要对作为核供体的体细胞

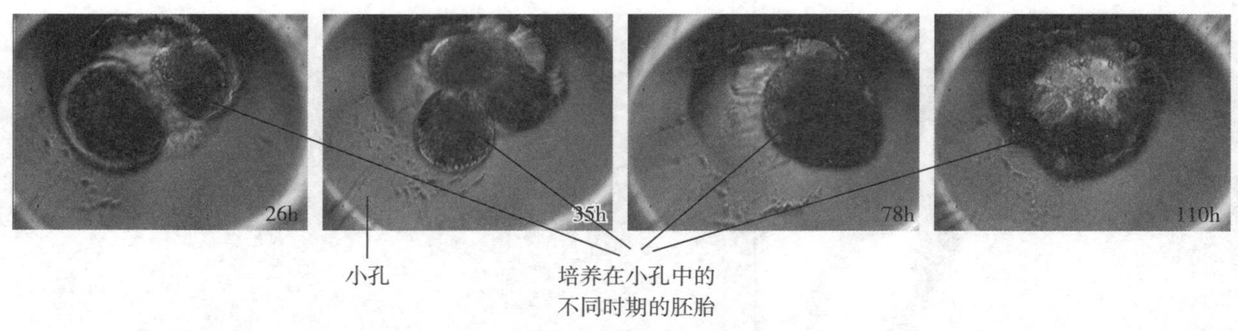

图 5-1-37 重构的徒手克隆胚胎在小孔里培养(不同发育阶段)

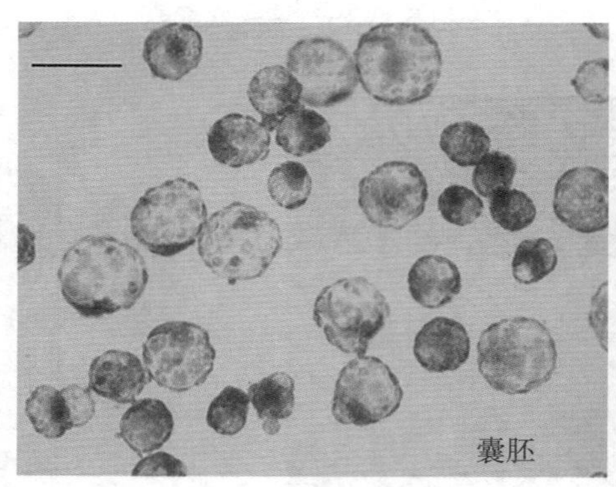

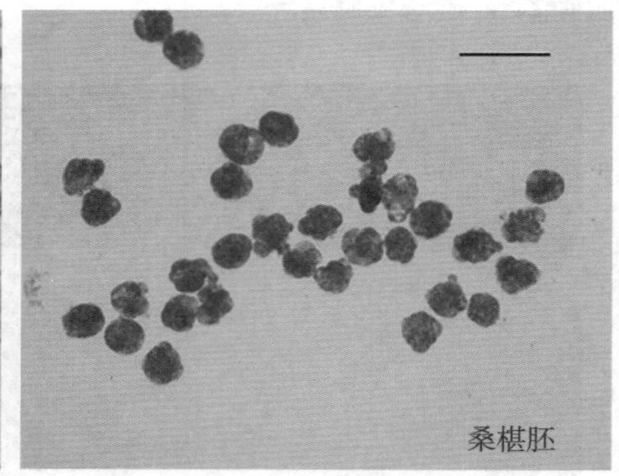

图 5-1-38 被选取出来做胚胎移植的囊胚和桑椹胚

进行基因转染。最常用的基因转染方法是电击转染法和脂质体转染法。其基本原理是电脉冲穿孔,或脂质体包裹导致外源基因转入细胞。脂质体转染的实验步骤可根据试剂厂家的说明书进行,在此不再赘述。电击转染法的基本操作如下:

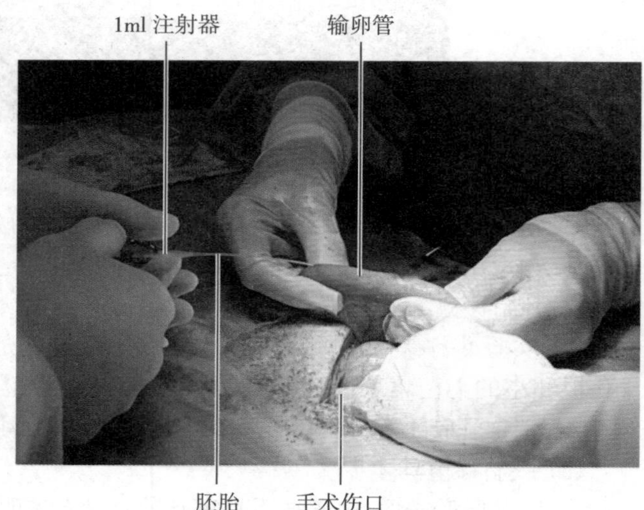

图 5-1-39 徒手克隆的桑椹胚或囊胚移植于受体母猪子宫

1. 按照本节前面所述的实验步骤,将冷冻保存的猪胎儿成纤维细胞解冻后传代培养,至 70%~80% 汇合。

2. 吸弃培养液,按照本节前述步骤消化、离心、收集细胞,并用 PBS 洗 1~2 次。

3. 用无抗生素的 PBS 悬浮收集的细胞并计数,调整细胞密度至 5×10^6 个 /ml。

4. 每次取 200μl 细胞悬液加入电击杯,然后加入纯化的线性 DNA 4μg,轻轻敲击杯底混合,置于电击槽中。

5. 根据所使用的电击杯规格或设备型号设置相应的参数组合进行电击(参考参数:U:230V;TC:5ms;No:1;Cuvettes:0.4cm),电击后室温静置 2 分钟,然后将其加入到含培养液的六孔细胞培养板中,置培养箱培养。

6. 根据转基因载体的设计方案进行筛选;如载体中有筛选标记基因(如新霉素抗性基因),转染的细胞在培养 48 小时后,加入含有筛选药物 (G418) 的培养液进行筛选,每两天更换一次培养液,两个星期后,观察每孔中细胞克隆的形成数;如载体中不含有筛选标记基因,可通过梯度稀释培养,分离单克隆,然后逐个鉴定。

7. 细胞克隆传代,进行转基因鉴定。

8. 将鉴定正确的阳性细胞克隆扩增用于后续的核移植或冻存处理。

[樊娜娜 李娟(南京) 杨东山]

第四节 细菌人工染色体转基因动物技术

Section 4 Production of transgenic animals using BAC vectors

大片段 DNA 转基因技术，如细菌人工染色体技术（bacteria artificial chromosome，BAC），能够同时转移多个基因，表达不同的基因产物；也能够提供远处的基因表达控制元件，实现转基因组织特异性表达。在人 - 鼠基因组测序项目中，人和小鼠的基因组大片段 DNA 可转入 BAC 载体中，从而制备 BAC 基因文库。基于 BAC 文库的 BAC 转基因技术可以应用于目的基因点突变、荧光蛋白标记特异细胞、改变调控基因，增强外源蛋白特异性表达等。通过显微注射技术，可以把小片段或大片段 DNA 注射入小鼠受精卵的原核内，产生转基因鼠。但与小片段 DNA 不同的是，大片段 DNA 上整合了更多的基因和完整的基因片段，而且在 DNA 纯化过程、注射缓冲液的选择和监测基因整合情况的步骤也有所不同。利用 BAC 转基因获得的模式小鼠可以研究野生型小鼠的致病性突变，基因标记和表达，但要注意实验过程中的一些小细节来保证实验结果。

哺乳类动物的基因主要由启动子、内含子、外显子、增强子和位点控制区（locus control region，LCR）等基因表达元件组成。基因的平均大小为 50kb 左右，基因之间存在间隔序列。基因的组织特异性表达通常取决于完整的基因结构。

传统的转基因技术以质粒表达载体为基础，只能克隆约 10kb 的基因。由于不能转入完整基因，传统质粒转基因表达不稳定或是特异性不强，加上质粒的插入会受到周边基因的影响，表达效果可能会和预期的不一样。

人工细菌染色体（bacterial artificial chromosomes，BAC）是可以克隆外源大片段 DNA 的载体系统。主要由 redF'（F 因子基因）和 Ori2 序列构成的复制子以及其他调控序列组成。BAC 复制受到严格的控制，因此在 E coli 内保持单拷贝或低拷贝。BAC 克隆的 DNA 片段可以达到 1Mb（平均约 200kb）。加上 F 因子遗传稳定，并且无缺失、重组和嵌合现象，这种能携带大段插入片段的能力使得使用 BAC 构建基因文库成为可能。BAC 转基因包含了它们内源表达复制所必需的全部遗传信息，但当目的基因过大以至于不能被放置于单一一条 BAC 时，可以用连接 BAC 克隆的方法来产生一个更大的转基因片段。

BAC 转基因技术的出现，给科学家们研究转基因模式动物提供了强有力的工具。BAC 及其转基因技术对研究基因的表达与调控、基因组计划的发展和对基因组基因功能鉴定具有重要的意义。以 BAC 为基础建立的 BAC 基因文库，为人们能够方便存取基因片段提供了条件。

BAC 转基因鼠的最早应用是研究自发突变小鼠的基因位点间相互作用，随后通过重组修饰 BAC 的方法随即开始建立。利用人源化 BAC 基因整合基因敲除小鼠，这使研制缺乏内源基因的动物模型成为可能。BAC 的应用大大增强了对疾病基因的认识和动物疾病模型在转基因技术、生物医药学上的发展。利用 BAC 转基因技术制备转基因动物的主要步骤如图 5-1-40 所示。

一、BAC 克隆的获取

（一）查找所需的 BAC 克隆

已有诸多实验室建立了 BAC 文库，可供公开使用；首先可通过互联网找到所需的 BAC 克隆。BAC 的名字来源于其在基因文库中的缩写和在微量滴定板中的位置。举个例子，RP24-338R12 是 BAC 基因文库 RPCI-24 中的，它位于第 338 位微量滴定板，R 行，12 列。网上有很多找目的 BAC 克隆的开放工具，包括 NCBI Map Viewer，Ensembl Genome Browser 和 UCSC Genome Browser。

小鼠的 BAC 文库主要是 RPCI-23（平均插入大小为 197kb）和 RPCI-24（平均插入大小为 155kb）。文库 RPCI-23 是 C.H.O.R.I. 使用 pBACe3.6 作为克隆载体，从 5 周龄雌性 C57BL/6J 小鼠的脑和肾脏组织为材料构建的。RPCI-24 则是 C.H.O.R.I. 使用 pTARBAC1 作为克隆载体和雄性 C57BL/6J 小鼠为材料构建的。如要了解更多信息，可以访问 http://bacpac.chori.org/libraries.php?dlisp=t。以下以 H2-D1 为例，示意如何在

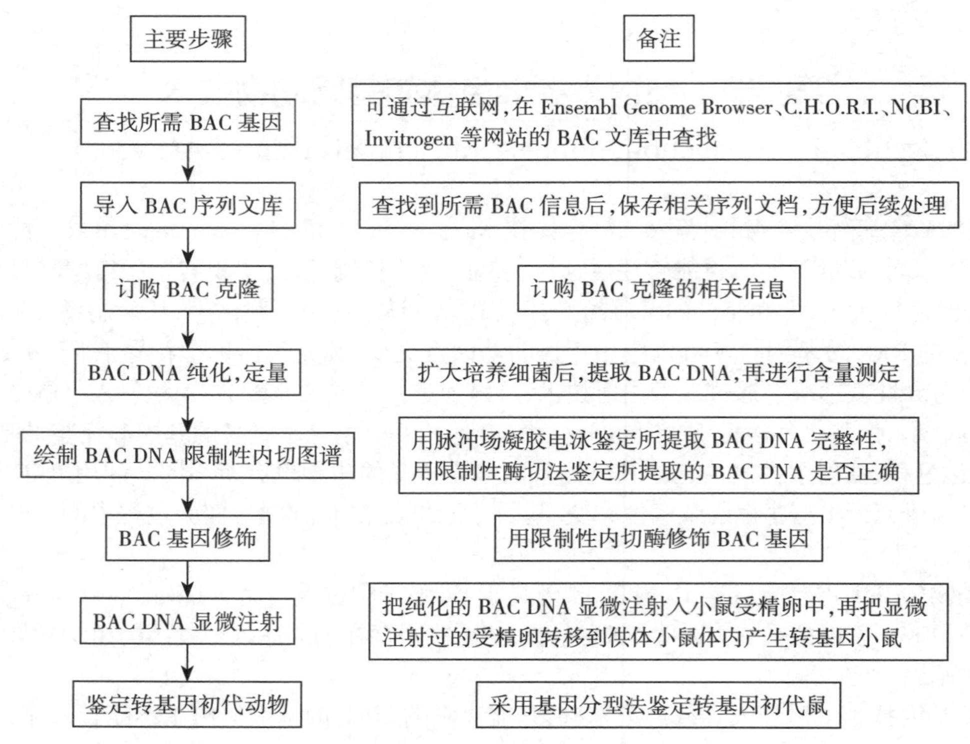

图 5-1-40 BAC 转基因技术的主要步骤

基因库中找到相应的 BAC 克隆。

1. 在 Ensembl Genome 数据库中查找 BAC 克隆

(1) 进入 Ensembl Genome Browser 网址 http://www.ensemblgenomes.org/。

(2) 进入页面后，点击页面右上角的“Vertebrates”，进入搜索页面。

(3) 在搜索菜单(Search)里，选择你想要的基因数据库，如“mouse”或“human”等。输入你想要的基因的名称，如“H2-D1”然后按“go”。

(4) 在“By Feature type”下选择数据库“GENE”的“mouse”，页面刷新后就可以看到所需的基因信息，点击基因名字进入新页面。

(5) 按“Region in detail”连接到所需基因的具体页面，你就可以看到围绕你所需基因的基因群图谱。

(6) 在左边的面板上，选择“Configure this page”。在最左边的菜单“Sequence and assembly”下面，选择“Clones”，右边则会出现相关数据，在“Enable/disable all External data”下，选择“BAC map m38”，点击前面的方格，选择”Labels.”，按窗口右上角的“√”图形符号(表示 Save and close)，页面刷新后，BACs 会在”Region in detail.”下面列出。可以发现如下 BAC 载体：“RPCI-23-115O3”“RPCI-23-331E12”“RPCI-23-336F22”“RPCI-23-431E4”“RPCI-23-446C22”“RPCI-24-273L24”“RPCI-24-338A13”“RPCI-24-338B13”。

(7) 也可选择另一个 BAC 文库，如“CHORI29 clones m38”。点击 CHORI29 clones m38 前面的方格，选择”Labels.”按窗口右上角的“√”图形符号(表示 Save and close)，页面刷新后，BACs 会在”Region in detail.”下面列出，可发现“CH29-488C17”“CH29-70J21”。

(8) 通常选择 2~3 个 BAC 克隆用于转基因研究。理论上，所得的 BAC 中应尽可能多地包含所需目的基因的 5’ 和 3’ 端序列。这可以增加基因的内源性表达。

2. 在 NCBI 网站查找 BAC 克隆(同样以 H2-D1 为例示)

(1) NCBI BAC 数据库网址：http://www.ncbi.nlm.nih.gov/clone/

(2) 在输入框中输入所需 BAC 基因名称，如“H2-D1”，按旁边的“search”键，则可以看到搜索结果，如果想缩小范围，也可以同时输入“library name”“organism”等信息。

(3) 选定所需基因后，点击基因名字，页面刷新后就能见到基因的简单信息，如“clone DB

name”“Allele Name”等。点击“Entrez Gene”后的基因名称,进入基因具体信息页面。

(4) 下拉页面,在“NCBI Reference Sequences(RefSeq)”下的“RefSeqs of Annotated Genomes:XXXXX”目录下可以找到所需基因序列的链接。

(5) 目录下有多个基因,可以通过对比“Range”确定基因位置和大小,再在“GenBank”“FASTA”和“Sequence Viewer(Graphics)”3个连接中选择一个找到所需序列。

(二) 输出和保存BAC克隆的DNA序列

Ensembl可输出BAC DNA的多种文本(format),FASTA文本只含有序列的位置信息,GenBank、EMBL的Flat File文件含有许多信息,如基因信息、重复特性、标记特性等。一些DNA序列分析软件如SeqBuilder interprets data能展示这些信息。

1. 记录所需基因的BAC编号。点击所需BAC会显示BAC克隆名称、BAC插入序列在染色体上的起始定位(如RPCI-23-331E12,start 35252064-end 35417643)。

2. 在”Region in Detail”下的“Location”中输入目标基因序列段(17:35252064-35417643),然后点击“GO”。页面上会显示出BAC中的DNA序列。

3. 选择屏幕左边的“export data”。

4. 最上面的窗口处确定输出的格式。如FASTA File、GenBank、EMBL的Flat File。如使用SeqBuilder时也可选择EMBL:在菜单中选用“EMBL”格式,然后点击“NEXT”。下一个窗口会让你选择超链接、文档、或者是文档的压缩包。选择“TEXT”。

5. 所需的TEXT格式文档会在新窗口中打开。全选文档,把需要的信息复制并保存备用。

6. 用DNAStar或Vector NT等DNA软件处理BAC插入序列,制备DNA限制性内切图谱,以供鉴定BAC使用。

(三) 订购BAC克隆

可以从C.H.O.R.I,imaGenes GmbH Geneservice Limited(united Kingdom),或其他公司的服务来预订BAC克隆。具体信息附在下面。注意C.H.O.R.I不保证克隆会和从genome Browsers上的预计DNA吻合。因此在收到BAC克隆以后,用内切酶去鉴定序列图谱很重要。以C.H.O.R.I为例说明BAC的订购:

1. 访问http://bacpac.chori.org/order clones.php.

2. 在搜索框中输入BAC名字,符合条件的BAC就会被列出。指定一个LB Stab或FISH验证的克隆。点击“Clone(s)Verify”按钮。

3. 如果BAC克隆已被确定,“Clone Ordering Page”将会打开。按照指示付款,就能得到所需的BAC克隆。

4. BAC克隆存在于DH10B大肠埃希菌中,穿刺在琼脂糖培养基中寄过来。4℃可储存1周。

5. 得到菌株后,应把其重新涂平板,挑出克隆摇菌过夜后,放入10%甘油中-80℃保存。

(四) BAC克隆的鉴定

得到相应BAC克隆和基因DNA序列后,下一步应该纯化BAC DNA,然后绘制BAC限制性酶切图谱。BAC是大型环状DNA分子(平均大小可达150kb),处理不当容易造成BAC DNA断裂。BAC克隆载体内含氯霉素抗性基因。在细菌中,它们单拷贝复制,因此在同等数量的细菌培养体系中,BAC DNA的产量总是比高拷贝质粒低。BAC DNA通常在PA缓冲液中,4℃储存。为了防止DNA冻结,可以加热或不停搅拌BAC DNA。可使用宽口径离心管和移液枪,动作要轻柔。Qiagen、Macherey-Nagel和Marligen公司有纯化BAC DNA的试剂盒,这些试剂盒的步骤和结果都差不多。用Nucleobond试剂盒按以下方法能得到较好的DNA产物。

二、BAC DNA纯化

(一) 培养细菌

1. 用含(15pg/ml)氯霉素的LB培养基(2ml)。

2. 取1ml细菌培养液,4℃,5000r/min离心后重悬于10%甘油,-80℃储存。

3. 用含(15pg/ml)的氯霉素 LB 培养基(250ml),摇晃培养过夜(37℃,250r/min)。

4. 冷却培养基至 4℃。

(二) 准备试剂

1. 在细胞悬浮缓冲液中加入 RNA 酶。

2. 在小漏斗中加入滤纸,然后把小漏斗插入 Nucleonond BAC 100 柱中。用 10ml 平衡缓冲液平衡滤纸和柱子,等其自然流干。滤纸可以防止细菌裂解物堵塞柱子。

(三) 细菌裂解

1. 细菌培养液,5000r/min、4℃离心 10 分钟,弃上清。

2. 用细胞悬浮缓冲液重悬细胞(每 250ml 菌液使用 30ml 缓冲液悬浮)。如加入细菌太多,可以适当增加缓冲液的量。Macherey-Nagel. Marligen,QiNucleobond 公司的缓冲液都可以通用。如有必要,Qiagen 大提质粒试剂盒的缓冲液可以替代 Macherey-Nagel 缓冲液使用。

3. 加入等量的细胞裂解液,轻柔混合,不要使用 vortex 混匀。室温下放置 5 分钟。

4. 加入等量的中和溶液。轻柔的上下翻转,动作不要太剧烈,不要使用 vortex 混匀。可见产生黏性的白色沉淀物。离心沉淀物 10 分钟,15 000r/min。

(四) 提取 BAC DNA

1. 把中和的细胞溶解产物倒入漏斗中,利用重力作用自然过滤。弃去滤液和漏斗。

2. 在柱子中加入 30ml 洗涤缓冲液,利用重力作用自然流干。

3. 在柱子中加入 15ml 洗脱液,让洗脱液利用重力作用自然流入收集管。

4. 在洗出液中加入 11ml 异丙醇,4℃、10 000r/min 离心 40 分钟(注意不能超过 10 000r/min,否则 50ml 离心管易破裂)。

5. 离心后会产生白色易碎的 DNA 沉淀物。有时候他们很小,甚至难以见到。由于 BAC DNA 沉淀很容易粘到离心管壁上,处理时一定要小心。如果能见到很大的白色沉淀物,那么纯化阶段可能出了问题(如忘了加 RNA 酶或是缓冲液已经过期)。

6. 用 3ml 70% 无水乙醇重悬沉淀物,然后把他们平分到 2 个微量离心管中。4℃高速离心 10 分钟。

7. 弃去上清后把产物干燥 3 分钟。不要让他们完全干燥,不然 DNA 容易断裂。

8. 再使用 0.2μmol/L 注射过滤器过滤 1ml PA 缓冲液。不要用这种过滤器过滤 BAC DNA 溶液,否则 BAC DNA 会粘在滤膜上而丢失。

9. 用 300μl 滤过的 PA 缓冲液重悬 BAC DNA。DNA 在 PA 缓冲液中会很容易溶解。如果有些沉淀没有溶解,那可能是一些在纯化过程中不规则操作产生的杂质。

(五) BAC DNA 定量

用 NanoDro 分光光度计测定 BAC DNA 的浓度,浓度通常为 100~200ng/μl。值得注意的是,较高的浓度通常是由于混入了 RNA。这可能是由于在共纯化 RNA 时,RNA 酶忘记加入到细菌的缓冲悬浮液或者 RNA 酶失效。定量的主要实验步骤如下。

1. 打开分光光度计,选择应用程序。

2. 抬起活动臂并用移液管加 1μl 水到基座上;作为对话框中的应答,然后点“OK”键,开始校准。

3. 将加样座的上、下面用擦镜纸擦干净。

4. 用移液管加 1μl 的缓冲液 PA 到基座中再点击“Blank”校零。

5. 清洁基座,加入 1μl 的 BAC DNA 溶液,点击“measure”。

6. 在测定样品后要使用擦镜纸擦干净,同时用移液管加 1μl 水作为最后的样品。

7. 将数据保存在计算机,清洁基座,退出软件程序。

三、BAC 克隆完整性鉴定——制作 BAC DNA 限制性内切图谱

在使用 BAC DNA 之前必须要用脉冲场凝胶电泳分析其完整性。BAC DNA 片段较大,标准的琼脂糖凝胶电泳无法分析 BAC DNA 的完整性。使用所下载的 BAC DNA 序列文件,利用序列分析软件选择适当

的内切酶,将其切成长短不一的 2~4 个 DNA 片段,这些片段不应小于 8kb。主要实验步骤如下。

1. 用限制性内切酶消化 BAC DNA(250~550ng)。

2. 在冷却室里组装脉冲场凝胶电泳(PFGE)系统或者将一个循环冷却仪与 PFGE 系统相连。

3. 制备 0.8 % 的琼脂糖凝胶(注:确定胶中无气泡,如果凝胶不符要求则弃之不用;每一个气泡都会影响 BAC DNA 的迁移。)

4. 分别在凝胶中加入溴化乙啶、在凝胶电泳槽中加入 2000ml 0.5 倍 TBE。

5. 用剃须刀片从 Midrange RFG Marker Ⅱ 琼脂糖块上切下薄片,然后将其放入凝胶样品槽里。(注:不需要制备 BAC 样品 DNA 琼脂块,可将 BAC 样品 DNA 直接加入 6 倍的 DNA 样品缓冲液;就如普通的琼脂糖凝胶水平电泳那样上样)。

6. 每个凝胶加样槽加入 250~500ng 的限制性内切酶消化过的 BAC DNA,并在其中一个槽中加入没有消化的 BAC DNA 作为对照。

7. 开始脉冲凝胶电泳。脉冲场凝胶电泳设置为:初始转换(switch)时间:1 秒,最终转换(switch)时间:25 秒,电泳时间:17 小时,6V,角度:120°(注:跑胶需要一整夜;如果电流高了,需要核对一下 TBE 缓冲液的浓度,因为电流太高结果条带会变型)。

8. 跑完胶后将凝胶泡在溴化乙啶溶液中 30 分钟,然后在紫外线下显像 DNA 条带(注:溴化乙啶是一种致突变物质,务必遵守安全手册,并无害化处理废弃的溴化乙啶)。

9. 电泳结果分析

(1) DNA 标记物可以产生分散条带用于测定 DNA 分子量。在标记物槽中加入过多的 DNA 标记物会使 DNA 条带模糊。

(2) 加入不同数量的 BAC DNA 以保证条带的清晰。例如,RNA 污染的样品,分光光度计就会得出 DNA 样品浓度较高。在这种情况下不是所有的样品都包含了足够的 BAC DNA 而且 DNA 条带会较暗。被污染的杂质 RNA 也会在凝胶中迁移,不会对 BAC DNA 片段的显像有干扰。

(3) 将实际的限制性内切酶图谱与用计算机软件分析的结果相比较。如果不吻合,可以从 C.H.O.R.I. 再一次免费得到同样的 BAC。

(4) 将鉴定结果准确的 BAC DNA 可以在 4℃的 PA 缓冲液中保存两年,期间不会降解。

四、BAC 基因的重组与修饰

利用重组(recombineering)技术可以方便地修饰 BAC 基因。重组技术能够很方便地克隆出大片段 DNA,也可以在基因中的任意位点造成特异突变。其步骤见本篇第二章第二节。

五、BAC DNA 转基因

适用于显微注射的 BAC DNA 样品需要用 PA 缓冲液重悬,以促进其完整地整合至动物基因组中。转基因显微注射时,无论是注射环状或者线性的 BAC DNA 分子,转基因效率是差不多的。注射前,可用 PFGE 检测 BAC DNA 纯化后的分子完整性,因为 PCR 分析或者标准的凝胶电泳都不能确定 BAC DNA 分子在提纯时是否降解了。微注射 BAC DNA 浓度的有效范围比微注射其他更小分子的有效范围更为狭窄。通常有效浓度为 0.5ng/μl。如果有必要,浓度可以降低,使之可以增加受精卵的生存和提高出生率。

区分 BAC 转基因 DNA 和染色体的 DNA 要进行精确的分型实验。缺乏灵敏、精确的实验,错误的阴性结果(无法检测转基因起始动物)很可能发生。阳性对照实验可以用于排出试验中的操作错误,例如错误的 DNA 浓度或者存在 PCR 抑制剂都会导致阴性结果。人工转基因复制标准可以通过混合已知数量的转基因 DNA 和染色体的 DNA 来设定。

通过显微注射制备 BAC 转基因小鼠的操作同前,这里不再赘述。下面简要叙述一下相对于小鼠片段 DNA 的显微注射,BAC DNA 显微注射所需要注意的操作要点。

1. 用 0.2μm 滤过的 PA 缓冲液并且稀释到 10 倍或是 100 倍(最佳精度)。滤过的 PA 缓冲液用于稀释 BAC DNA 至 0.5ng/μl。DNA 储藏在 4℃中,并且不要冷冻。

2. 将 DNA 整分成 4~6 份，每份 50μl，并装入无菌微管中。

3. 使用移液管（WPI cat. No. TW100-4）将微注射的针头从薄壁玻璃毛细管中拉出。

4. 将拉针的后面放置于重悬浮的 BAC DNA 中，并且等待 1~2 分钟后，让液体经过毛细管到达针尖。

5. 在透镜能看到针尖之后，把针安装在显微注射器上，并且将其放置于装满受精卵的显微注射室内。

6. 完成原核的显微注射。显微注射前适当地准备一下 BAC DNA，实验过程会比较顺畅，也会如同质粒转基因 DNA 溶液一样容易完成。

7. 没有必要为了 BAC DNA 显微注射而改变显微注射针的几何特性。

8. 受精卵的生存率在 BAC DNA 显微注射后会相对于质粒 DNA 转基因显微注射要小。

六、BAC 转基因首建小鼠的筛选、鉴定

1. PCR 基因分型分析使用的引物对于 BAC 必须是特异性的，不会扩增小鼠染色体的 DNA。一般情况下，以目的 BAC 片段任何一端的末端序列和邻近的载体序列作为靶序列设计的引物具有较高的特异性。通过检测被引进到 BAC 中的外源性基因序列（如 eGFP、Cre 等）亦具有较高的特异性。根据基因组 DNA 的来源，有可能会根据 BAC 的不同情况使用 SNP 分析来设置不同的标准。

2. 设置 DNA 等价物浓度标准　10，1，0.1 和 0.01 倍浓度复制等价物。假定一个双倍体基因组有 6×10^9bp，一个 BAC 转基因有 10^5bp。那么两者的比例就是 $6 \times 10^9 : 10^5$ 或是 $1 : 1.67 \times 10^{-8}$。准备 1μg 标准基因就应该使用比例：1μg 基因组 DNA：16.7pg BAC 转基因。如果是准备 0.1μg 标准基因，就应该用 1μg 基因组 DNA 和 1.67pg BAC 转基因。转基因特异性产物可以用 PCR 和凝胶电泳鉴别。选用小鼠内源 DNA 的引物为阳性内参。

七、常见问题和解决方案

（一）BAC DNA 的提纯

1. BAC DNA 不一致的产量　一些 BAC 生长得比其他的慢很多。这是 BAC DNA 在 BAC 克隆中正常的产量变化。如果从 250ml 的细菌培养经提纯后得到不充足的 BAC，则可以从更多的细菌培养基中纯化 DNA。

2. 较少的 BAC DNA 产量

（1）将缓冲液储存在制造商要求的温度下。所有的缓冲液都储存在室温下，除了 RNA 酶的细胞悬浊缓冲液（这个要求储存于 4℃）。

（2）在过夜培养，离心分离后完全除去所有生长介质。留下一些介质可以改变盐浓度或者可以改变 DNA 提纯缓冲液的 pH。

（3）勿使 BAC DNA 的小块完全干燥。

（4）在用异丙醇沉淀 DNA 时和用乙醇清洗 DNA 小块时需要小心。DNA 小块会很容易在这些步骤中一不小心就丢失。

3. 细菌染色体 DNA 污染　不要在细胞溶解时旋动或者摇动微管，不然剪切过的基因型 DNA 会在你准备的时候断裂。染色体 DNA 会在你的 PFGE 凝胶中显示出从凝胶槽头到尾的如同强烈的染料染色的污点。

4. RNA 污染

（1）记得在细胞悬浮液中加入 RNA 酶，并使用足够量的缓冲液。

（2）保证所有的样品都进入圆柱栏中。使用清洗缓冲液清洗圆柱栏壁上附着的水滴和避免拖延溶解产物处理。

（二）黏性的 BAC DNA

1. 有些时候最后的准备是黏性的。这没有关系，仍然可以提取到 BAC DNA。用吸量管将液体吸移 BAC（限制性切割）需要小心，因为黏性 BAC DNA 很容易从移液管的尖端被瞬间的毛细管吸力吸出。

2. BAC DNA 在悬浊后不是均匀分布的，因为它是黏性的，分光光度计测定值也许不是特别准确地反

映 DNA 的浓度。将 BAC 放到 4℃下，保持几天的均衡后再测量 DNA 的浓度是比较明智的选择。

3. 稀释黏性 BAC DNA 也许使得在显微注射后检测 DNA 的浓度过高，或者如果显微注射时 BAC DNA 悬液不是平均分布会得到过低的结果。

（三）脉冲场凝胶电泳

1. PFGE 标记物污染

2. 将标记物储存在 −20℃可以避免降解。

3. 减小加载在凝胶上的标记物总量。只使用非常薄的一片，约 0.5mm 宽就可以。

4. 确保使用新鲜的跑胶缓冲液。缓冲液可以重复使用 4~5 次。

5. 确保脉冲场电泳设备设置是准确的。

6. 确保制造商对于标记物要求的设定对于你的设备是适合的。每一个标记物都需要通过研究协议说明书后制作得出。

（四）PFGE 限制性图谱与预期不一致

1. 错误的 BAC 克隆也许是从 C.H.O.R.I 得到的，需要通知 C.H.O.R.I，他们会免费寄送一个具有同样登记编码的 BAC 。

2. 数据库会有错误序列附加在 BAC 登记编码上。订购一个不同的 BAC 覆盖同样的范围。

（五）BAC 微注射

1. 微注射的针管容易阻塞

(1) 在稀释 BAC DNA 至微注射的浓度前，使用 0.02μm 微孔的过滤器初步过滤 PA 缓冲液。

(2) 针管的几何特性调到刚合适以致从移液管椎体到顶端更快速，这会使顶端直径更大，以致于将 DNA 注射进入受精卵时需要更小的压力，但使用更大的顶端直径（大于 1μm 直径）受精卵会降解率会显著提高。

(3) 高浓度的 BAC DNA 其特性会如同凝胶一般，当针头被移过核仁并从细胞核中拉出后显微注射高浓度的 BAC DNA 会粘在核仁上而不是细胞原核中，因此可考虑适度降低 BAC DNA 溶液的浓度。

(4) 废弃 BAC DNA 注射液，重新定量废弃 BAC DNA 或准备一个新鲜稀释的 DNA。BAC DNA 也许不会完全悬浮在 PA 缓冲液中。解决办法是将其置于 65℃的孵化箱中 1 小时，然后将其置于 4℃中过夜以获得均匀分布的 DNA。不要通过拍打、摇晃移动 DNA 让其进入液体中。

2. 注射 BAC DNA 后胚胎在试管中和活体内发育失败

(1) 正确制备的 PA 缓冲液对于小鼠的受精卵是无毒的，因此确保 PA 缓冲液准确配制。微注射过 PA 缓冲液的受精卵的生存和发育率与常见的显微注射缓冲液（10mmol/L Tris-HCl，pH7.5/0.25mmol/L EDTA）注射组无显著差异。

(2) 调整 BAC DNA 浓度，不要太高，微注射的 DNA 溶液浓度过高会显著降低出生率。较低浓度（0.25ng/μl 或者 0.1ng/μl）的 BAC DNA 改善出生率。

（六）转基因首建鼠不是预期的基因型

1. 产生错误的转基因首建鼠的原因有时是基因型分析时的技术操作错误。重新评估转基因特殊分型的精确性，确定 PCR 引物能与内源性小鼠 DNA 配对并可以成功扩增所有的 DNA 样品。

2. 较低的转基因率伴随着高的出生率通常发生在当 BAC DNA 微注射时过度稀释的浓度。在这种情况下再次定量 BAC DNA 还需准备新的稀释过的显微注射 DNA。

八、BAC 转基因技术所涉及的主要实验用品

1. BAC 纯化质粒盒（Nucleobond BAC 100，Macherey-Nagel，Clontech Cat. No. 740 579）

2. BAC 缓冲试剂盒（optional：Buffers S1，S2，S3 Clontech cat.nos. 740516.1，740517.1，740518.1）

3. PA 储存浓度（1000×）：由于聚胺能吸收空气中的水分，建议把粉末小剂量（1g）储存。所有的溶液都应该现配现用，配成 1000× 的储存浓度。准备 2000 倍的精氨酸溶液（把 1g 精氨酸溶解入 47.9ml 胚胎测试用水中 60μmol/L）；准备 2000× 的亚精胺溶液（1g 亚精胺溶解至 49.1ml 胚胎测试用水中 140μmol/

L);25ml 精氨酸溶液和 25ml 亚精胺溶液混合后得到 50ml 1000×PA 储存液,其中含有 30μmol/L 精氨酸和 70μmol/L 亚精胺;把它们过滤并灭菌(用 0.2μm 过滤器),每管 1ml 分装在无菌离心管中,-80℃保存。

4. PA 微注射缓冲液　PA 微注射缓冲液各组分的工作浓度为:10mmol/L 盐酸(pH 7.5),0.1mmol/L EDTA(pH 8.0),100mmol/L NaCl,30mmol/L 精胺,70mmol/L 亚精胺,10ml 的聚胺显微注射缓冲液由 0.1ml 1mol/L 盐酸(pH7.5),0.02ml 0.5mol/L EDTA,0.2ml 5mol/L 氯化钠溶液和 0.01ml PA 储存液(1000×)组成,过滤灭菌后储存在 4℃。

(李亮平)

第五节　通过重组逆转录病毒(慢病毒)载体感染制备转基因动物

Section 5　Production of transgenic animals by lentiviral transgenesis

慢病毒载体是近几年发展起来的新型转基因载体。慢病毒属逆转录病毒的亚科,慢病毒载体经结构改造后,不在宿主细胞内增殖,也不会导致寄主细胞的死亡,受感染动物细胞能正常连续传代,其最大的优势在于既能感染静止细胞也可感染分裂期细胞,而且感染率极高。2002 年,Lois 等首次报道了慢病毒载体在转基因动物研制中的有效性。他在外源基因后添加旱獭肝炎病毒转录后调控元件(WRE);为了提高病毒滴度,在 5' 端 LTR 和外源基因启动子之间添加了 HIV-1 的侧翼元件(flap element)。在小鼠 1- 细胞胚胎的卵周隙注射 10~100pl 病毒液,然后移植到代孕鼠,Southern blot 检测仔鼠中 82% 至少携带一个拷贝基因,检测表达的荧光蛋白为 76%。Ikawa 等分别用两种载体 LV-GFP 和 RV-GFP 制作转基因小鼠,结果是两种载体均有 60%~70% 的首建鼠整合外源基因,Southern blot 分析其整合位点不同,外源基因都可通过自然繁殖传代。用 LV 制作的转基因小鼠大多数能表达外源基因,而肿瘤逆转录病毒载体小鼠的外源基因完全保持沉默。另据 Andreas Hofmann 等报道,利用含有 GFP 基因的慢病毒载体制作转基因猪获得了较高的阳性率,方法是将带有广泛表达的磷酸甘油酸酯激酶(phosphoglycerate kinase)基因启动子的重组慢病毒(LV-PGK)经显微注射到猪受精卵的卵周隙,移植后出生的仔猪中 70% 个体携带有目的基因(GFP 基因),94% 的小猪包括生殖细胞在内的所有组织细胞表达 GFP,并且可通过种系传代。另外,该团队用包含人角蛋白 K14 启动子(human keratin K14)的逆转录病毒(LV-K14),实现了 GFP 在猪皮肤角质化基底细胞(basal keratinocytes)的定向表达。他们还用 LV-GFP 在体外受精前后感染牛卵母细胞,其胚胎的感染率分别为 45%、92%。由此可见,慢病毒载体转染法在制作转基因动物上有极高的转基因效率,特别适合转染难以操作的大动物胚胎。

一、重组慢病毒载体的构建

重组慢病毒载体一般来自对天然慢病毒基因组(如 HIV-1 基因组)的改造。常用的慢病毒载体一般情况下已完全剔除了原慢病毒基因组中所有的结构蛋白基因,保留了可提高原病毒整合率以及病毒滴度的 DNA 顺式作用 Flap-1,并加入了来自 Wooduck virus 基因组、可提高转基因表达水平的基因表达转录后调控元件 WPRE;此外,还删除了病毒载体 3'LTR 中的 U3 区域的部分序列,导致病毒基因组逆转录为 provirus、整合至宿主细胞基因组后,其 LTR 序列自动失去启动子活性(self-inactivation),由此可插入外源性的组织或器官特异性启动子,实现目的基因的组织或器官特异性表达。慢病毒载体的结构图谱如图 5-1-41 所示。

二、重组慢病毒的包装

(一) 接种 293FT 细胞作为慢病毒载体的生产细胞

1. 在 T150 瓶内接种 293FT 细胞培养至 50% 融合,所用培养基为:高糖 DMEM+10% FBS,1% Glutamax+1%(青霉素 - 链霉素)。

2. 分离 T150 瓶内的 293FT 细胞,并将细胞悬液分装至 12 个 10cm 细胞培养皿中(细胞数量约 1×8~10^6 个 / 平皿),每个培养皿内含 25ml 的与上步相同的高糖 DMEM 培养基。

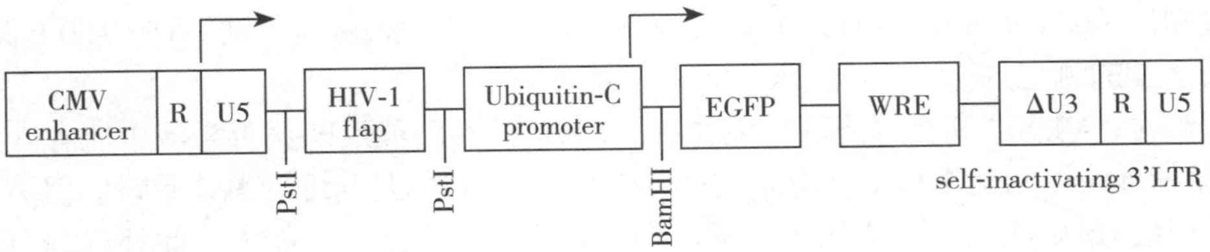

CMV enhancer | R | U5 | HIV-1 flap | Ubiquitin-C promoter | EGFP | WRE | ΔU3 | R | U5

PstI　PstI　BamHI　self-inactivating 3'LTR

图 5-1-41　慢病毒载体 FUGW 结构图谱

主要元件有：Flap-1（来自 HIV-1 基因组，可提高原病毒整合率以及病毒滴度）、WRE 转录后调控元件（来自 Wooduck virus 基因组，可提高转基因表达水平）和外源性泛启动子序列 Ubiquitin promoter（广泛性表达的非特异性启动子）、目的基因（EGFP）编码序列（——Lois et al，Science，2002）

（二）将慢病毒载体质粒及其包装质粒 psPAX2 和 pMD2G 同时转染 293FT 细胞，实现病毒包装

1. 显微镜下检查接种的细胞，当细胞呈现 60%~80% 的汇合、贴壁良好分布均匀，即可用于转染。

2. 加 25μl 25mmol/L 氯喹（chloroquine）到每一个培养皿中，使最终的浓度为 25μmol/L。

3. 在 5ml 离心管中，用无菌去离子水将 72μg 质粒 pMD2.G、180μg 质粒 psPAX2 和 240μg 质粒 FUGW 混合，并定溶至终体积 13.14ml，之后加入 1.8ml 的 2mol/L $CaCl_2$。

4. 充分混匀上步混合溶液，并等分出 1.25ml 混合液至 12 个无菌的 5ml 圆锥形离心管中。

5. 用 5ml 移液管，在上步分装的混合液中逐滴加入 1.25ml 2×HBS（280mM NaCl，10mM KCl，1.5mM Na_2HPO_4，12mM 蔗糖，50mM Hepes，pH 7.00~7.45）并轻轻涡旋（保证试管内足够的混匀），获得 DNA- 磷酸钙复合物（注意：2×HBS 的适当配制和保存非常重要）。

6. 滴加完毕后静置 1~2 分钟，待磷酸钙沉淀形成，之后将步骤 5 形成的 2.5ml 混合物轻轻滴加到培养 293FT 细胞的 10cm 培养皿中。

7. 重复步骤 5 和 6，将 DNA- 磷酸钙混合物滴加在其余 11 个养有 293FT 细胞的 10cm 培养皿中。

8. 将 12 个培养皿转移至细胞培养箱中，在 5% CO_2，37℃下培养过夜（16~18 小时）（注意：放置时确保培养皿平衡叠加，每叠最多不要超过 6 个培养皿）。

9. 通过抽吸移走培养基，并加入 17ml 新鲜的高糖 DMEM（含 10% FBS，1% 谷酰胺和 1% 青霉素 - 链霉素），在 5% CO_2，37℃条件下继续培养 48 小时。

（三）病毒的收集与浓缩

1. 在显微镜下观察转染细胞。融合细胞的合胞体应当开始出现，大多数细胞应当仍然具有黏附能力。如果有报告基因编码荧光蛋白（如 EGFP），将会看见超过 95% 的细胞显示荧光（图 5-1-42）。

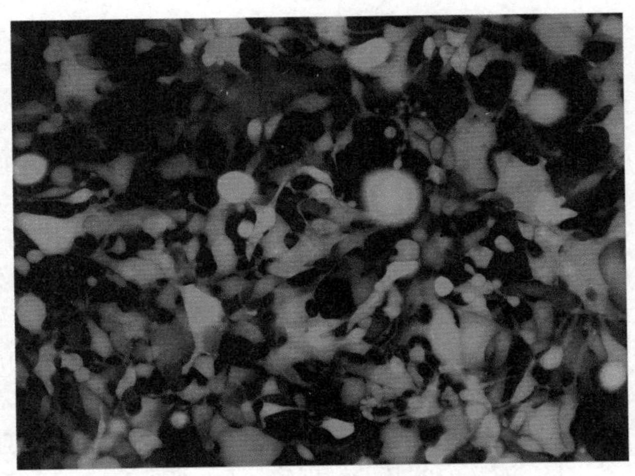

图 5-1-42　含 eGFP 基因的重组慢病毒载体及其包装质粒转染 293FT 细胞换液后 24 小时荧光显微镜观察结果（200×）

2. 用 50ml 尖底离心管收集细胞上清，并在 25℃，500g 下离心试管 10 分钟以去除细胞和大的细胞碎片，并用 0.45μm 滤器将离心后的上清过滤到另一干净的 50ml 尖底离心管中。

3. 以 20 000g 离心 6 小时（或 70 000g 离心 2 小时）（为了提高滴度，可以将 100ml 上清连续两次在同一 50ml 离心管中离心，弃去上清，确定沉淀所在位置。

4. 用 200μl HBSS（Invitrogen Cat. No.：14025-092）重悬沉淀　先用 100μl 充分重悬后，再用另外 100μl 漂洗离心管，并两部分悬液混合。

5. 取 1.5ml 离心管，加入 400μl 含 20% 蔗糖的 HBSS 缓冲液，之后将病毒悬液加在 HBSS 缓冲液液面之上，4℃、50 000g 离心 2 小时。

6. 弃上清，用 70μl HBSS 重悬沉淀，4℃、12 000g 离心 10~30 秒，分装上清，置于 -80℃保存。

（四）病毒滴度的测定

病毒滴度包含生物滴度和物理滴度。生物滴度即有效滴度，能反映病毒悬液中能有效感染宿主细胞的病毒数量；而物理滴度则是指病毒悬液中的病毒颗粒数，反映的是病毒的总体数量。但重组病毒含有可表达的标记基因时，最好测定其生物滴度以准确评估其感染宿主细胞的能力。此处以测定慢病毒生物滴度最常用的方法——流式细胞分选（FACS）法为例，介绍病毒滴度的测定。

1. 在 6 孔板中每孔接种 5×10^4 个的 293FT 细胞。

2. 在接种有 293FT 细胞的 6 孔板中每孔分别加入稀释 1000 倍的病毒液 2μl、5μl、10μl、100μl、200μl、500μl（稀释的最终倍数根据流式细胞计的结果随时调整，以获得线性最好的结果，以相对准确地计算病毒滴度）。

3. 感染 48 小时后，用 2ml 新鲜的培养基代替，继续培养细胞 48 小时。

4. 移走培养基，用 1ml PBS 洗细胞 2~3 次，之后每孔加入 0.5ml 胰酶 -EDTA 溶液，在 37℃孵育 2 分钟。

5. 每孔加入 1ml 培养基并混合均匀以终止消化，并将细胞悬液从每一个孔中转移至 5ml 尖底试管中，在 20℃下 500g 离心 5 分钟，得细胞沉淀。

6. 丢弃培养基，用 2ml Hanks 平衡液重悬细胞，并在 20℃下 500g 离心 5 分钟获得细胞沉淀；之后丢弃上清，用 300μl Hanks 平衡液重悬细胞。

7. 利用 FACS9 流式细胞分析仪分析绿色荧光细胞的百分比。通过下列公式计算病毒滴度：$TU/m = (F \times N \times D \times 1000)/V$。F：荧光细胞的百分比（EGFP，DsRed 或其他荧光蛋白指示物）；N= 病毒感染时的培养孔中的细胞数量（此处为 5×10^4）；D：用于感染的病毒悬液的稀释倍数；V：加入培养孔中的病毒稀释液的体积（μl）。根据不同培养孔的计算结果，取线性化良好的数据计算平均值，即为测定病毒的滴度。如果每孔细胞的荧光百分比在 40% 以上，需要进一步稀释的载体重复滴度测定实验。

三、通过卵周隙显微注射实现重组慢病毒对早期胚胎的感染

1. 动物早期胚胎的获取、收集见本篇第一章第二节。

2. 取胚操作完成后，用 10μl M2 培养液在凹玻片上制备一扁平的液滴，上覆液体石蜡，并置于 CO_2 培养箱中温育平衡。

3. 注射前解冻病毒液，4℃、12 000r/min 离心 1 分钟。

4. 用 Microlodder（Eppendorf）从注射针尾端进入，到达针尖后装入少量病毒液。

5. 用自制玻璃毛细管在注射针中加入液体石蜡、排出注射针内的空气，且病毒液与液体石蜡之间无气体。

6. 将持卵针和注射针分别安装于显微操作系统的左、右操作臂上，并与显微注射仪连通，调整至合适的高度和角度。

7. 用持卵针吸入 2/3 长度的 M2 培养液，前端不留气泡。

8. 取出凹玻片，在微滴中装入 50~80 枚排出极体、并且雌雄原核清晰的胚胎，置于倒置显微镜载物台。

9. 注射针刺入第一个胚胎前，先在持卵针顶端轻轻触碰以打开尖端，排出顶端的少量气体，调整注射针内的压力，在镜下用注射针对准胚胎，若胚胎移动即说明尖端打开。

10. 注射针从 3 点钟方向刺入胚胎上（或下）半部分的透明带，见卵周隙变大、透明带变薄立即抽出注射针（图 5-1-43a，b），然后用持卵针吸取下一枚卵注射。

11. 液滴内的胚胎注射完毕后，移回 M16 培养液滴中培养，进行下一批注射。

12. 第 2 天观察胚胎发育情况，选取分裂正常的 2- 细胞期胚胎进行移植，胚胎移植步骤见本篇第一章第二节，怀孕 19 天后可得转基因阳性小鼠（图 5-1-43m）；如果重组慢病毒载体有标记基因（如 eGFP），则可在慢病毒载体感染后的不同时期，观察胚胎标记基因表达情况，以评估病毒对动物早期胚胎的感染能力（图 5-1-43c-l）。

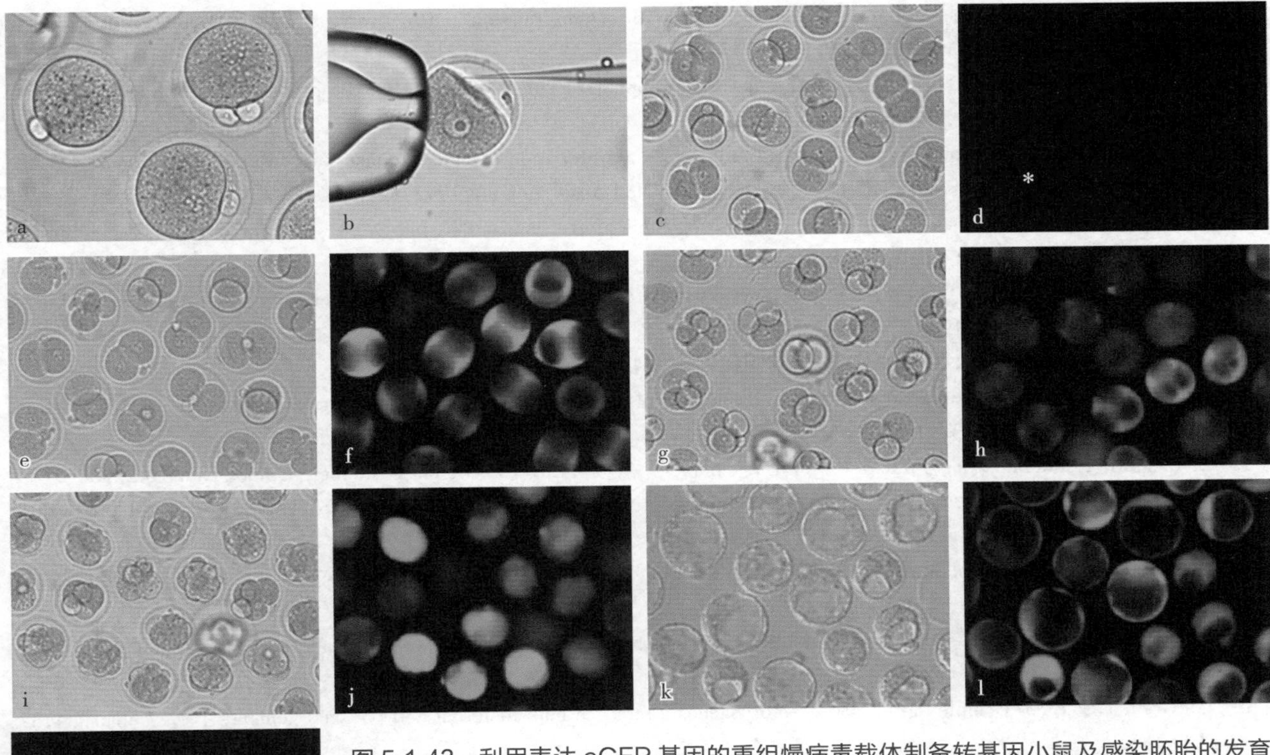

图 5-1-43 利用表达 eGFP 基因的重组慢病毒载体制备转基因小鼠及感染胚胎的发育情况

a. 原核期胚胎(400×),雌雄原核以及第一 / 二极体清晰可见;b. 选择雌雄原核清晰的胚胎,将重组慢病毒注射至卵周隙(400×);c,d. 卵周隙注射 HBSS 后的 2- 细胞卵裂胚胎(HBSS 对照组 200×),图中五星标记了其中一个细胞位置;e,f. 实验组 2- 细胞胚胎(200×),卵周隙残留有注射时随慢病毒液携带进入的 eGFP,其荧光强度大于胚胎细胞表达的内源性 eGFP 发出的荧光强度;g,h. 实验组 4~6 细胞胚胎(200×),卵裂球的荧光强度逐渐强于卵周隙内的荧光;i,j. 实验组桑椹胚(200×),卵周隙的荧光基本消失,可见卵裂球激发出较强的荧光;k,l. 实验组囊胚和扩展囊胚(200×),胚胎滋养层和内细胞团清晰可见,绿色荧光均匀分布在胚胎细胞所在位置;m. eGFP 首建小鼠暴露于紫外光下,全身皮肤呈现绿色荧光,明显区别于同一天出生的野生仔鼠

(王勇 周晓杨 王露露 刘昌峨)

参考文献

[1] Hogan B, Beddington R, Constantini F, et al. Manipulating the Mouse Embryo. A Laboratory Manual 2nd ed [M]. New York: Cold Spring Harbor Laboratory Press, Cold Spring Harbor NY, 1994.

[2] Sigmund CD. Major approaches for generating and analyzing transgenic mice [J]. An overview Hypertension, 1993, 22: 599-607.

[3] Hodgson JG, Agopyan N, Gutekunst CA, et al. A YAC mouse model for Huntington's disease with full-length mutant huntington, cytoplasmic toxicity, and selective striatal neurodegeneration [J]. Neuron, 1999, 23: 181-192.

[4] Schedl A, Montoliu L, Kelsey G, et al.A yeast artificial chromosome covering the tyrosinase gene confers copy number-dependent expression in transgenic mice [J]. Nature, 1993, 362: 258-261.

[5] Vassaux G, Manson AL, Huxley C.Copy number-dependent expression of a YAC-cloned human CFTR gene in a human epithelial cell line [J]. Gene Ther, 1997, 4: 618-623.

[6] Jaisser F.Inducible gene expression and gene modification in transgenic mice [J]. J Am Soc Nephrol, 2000, 11 (Suppl 16): S95-S100.

[7] Shockett P, Difilippantonio M, Hellman N, et al.A modified tetracycline-regulated system provides autoregulatory, inducible gene expression in cultured cells and transgenic mice [J]. Proc Natl Acad Sci USA, 1995, 92: 6522-6526.

[8] Sternberg N.Bacteriophage P1 cloning system for the isolation, amplification and recovery of DNA fragments as large as 100 kilobase pairs [J]. Proc Natl Acad Sci USA, 1990, 87: 103-107.

[9] Ioannou P A, Amemiya C T, Garnes J, et al.A new bacteriophage P1-derived vector for the propagation of large human DNA fragments [J]. Nat Genet, 1994, 6: 84-89.

[10] Shizuya H, Birren B, Kim U J, et al.Cloning and stable maintenance of 300-kilobase-pair fragments of human DNA in Escherichia coli using an F-factor-based vector [J]. Proc Natl Acad Sci USA, 1992, 89: 8794-8797.

[11] Burke D T, Carle G F, Olson M V.Cloning of large segments of exogenous DNA into yeast by means of artificial chromosome vectors [J]. Science, 1987, 236: 806-812.

[12] Gordon JW, Scangos GA, Plotkin DJ, et al. Genetic transformation of mouse embryos by microinjection of purified DNA [J]. Proc Natl Acad Sci USA, 1980, 77(12): 7380-7384.

[13] 刘恩岐，郑华东，赵四海，等．转基因家兔的制作[J]. 动物学杂志，2006，41(3)：64-71.

[14] Hammer RE, Pursel VG, Rexroad CE Jr, et al. Production of transgenic rabbits, sheep and pigs by microinjection [J]. Nature, 1985, 315(6021): 680-683.

[15] LouisMarie Houdebine, Jianglin Fan. Rabbit Biotechnolog [M]. Springer Dordrecht Heidelberg London New York. 2009.

[16] Dull T, Zufferey R, Kelly M, et al. A third-generation lentivirus vector with a conditional packaging system [J]. Virology, 1998, 72(11): 8463-8471.

[17] Briggs R, King T J.Transplantation of living nuclei from blastula cells into enucleated frogs'eggs [J]. Zoology, 1952, 38: 455-463.

[18] Illmensee, Hoppe PC.Nuclear transplantation in Mus musculus: developmental potential of nuclei from preimplantation embryos [J].Cell, 1981, 239-248.

[19] McGrath J, Solter D.Completion of mouse embryogenesis requires both maternal and paternal genomes [J]. Cell, 1984, 37: 179-183.

[20] Wilmut I, Schnieke AE, McWhir J, et al. Viable offspring derived from fetal and adult mammalian cells [J]. Nature, 1997, 385: 810-813.

[21] Wakayama T, Perry A C, Zuccotti M, et al.Full-term development of mice from enucleated oocytes injected with cumulus cell nuclei [J]. Nature, 1998, 394: 369-374.

[22] Polejaeva IA, Chen SH, Vaught TD, et al. Cloned pigs produced by nuclear transfer from adult somatic cells [J]. Nature, 2000, 407(6800): 86-90.

[23] Zhou Q, Renard JP, Le Friec G, et al. Generation of fertile cloned rats by regulating oocyte activation [J]. Science, 2003, 302(5648): 1179.

[24] Prather RS, Sims MM, First NL. Nuclear transplantation in early pig embryos [J]. Biol Reprod, 1989, 41: 414-418.

[25] Onishi A, Iwamoto M, Akita T, et al. Pig cloning by microinjection of fetal fibroblast nuclei [J]. Science, 2000, 289: 1188-1190.

[26] Betthauser J, Forsberg E, Augenstein M, et al. Production of cloned pigs from in vitro systems [J]. Nat Biotechnol, 2000, 18: 1055-1059.

[27] Park KW, Cheong HT, Lai LX, et al. Production of nuclear transfer-derived swine that express the enhanced green fluorescent protein [J]. Anim Biotechnol, 2001, 12: 173-181.

[28] Lai LX, Kolber-Simonds D, Park KW, et al. Production of alpha-1, 3- galactosyltransferase knockout pigs by nuclear transfer coning [J]. Science, 2002, 295: 1089-1092.

[29] Lai L, Prather RS.Production of cloned pigs by using somatic cells as donors[J]. Cloning Stem Cells, 2003, 5(4): 233-241.

[30] Cibelli JB, Stice SL, Golueke PJ, et al.Cloned transgenic calves produced from nonquiescent fetal fibroblasts [J]. Science, 1998, 280: 1256-1258.

[31] Cheong HT, Takahashi Y, Kanagawa H. Birth of mice after transplantation of early cell-cycle-stage embryonic nuclei into enucleated oocytes [J]. Biol Reprod, 1993, 48: 958-963.

[32] Lai LX, Park KW, Cheong HT, et al. Transgenic pig expressing the enhanced green fluorescent protein produced by nuclear transfer using colchicine treated fibroblasts as donor cells [J]. Mol Reprod Dev, 2002, 62: 300-306.

[33] Liu L, Dai YF, Moor RM. Nuclear transfer in sheep embryos- the effect of cell-cycle coordination between nucleus and cytoplasm and the use of in vitro matured oocytes [J]. Mol Reprod Dev, 1997, 47: 255-264.

[34] Tao T, Machaty Z, Abeydeera LR, et al. Optimisation of porcine oocyte activation following nuclear transfer[J].Zygote, 2000, 8: 69-77.

[35] Polge C, L E A Rowson, M C Chang.The effect of reducing the number of embryos during early stages of gestation on the

maintenance of pregnancy in the pig [J]. J Reprod Fertil, 1996, 12: 395.

[36] Du Y, Kragh PM, Zhang Y, et al.Piglets born from handmade cloning, an innovative cloning method without micromanipulation [J]. Theriogenology, 2007, 68: 1104-1110.

[37] Peura TT, Lewis IM, Trounson AO.The effect of recipient oocyte volume on nuclear transfer in cattle [J].Molecular Reproduction and Development, 1998, 50: 185-191.

[38] Vajta G, Bartels P, Joubert J, et al. Production of a healthy calf by somatic cell nuclear transfer without micromanipulators and carbon dioxide incubators using the Handmade Cloning (HMC) and the Submarine Incubation System (SIS) [J]. Theriogenology, 2004.62 (8): 1465-1472.

[39] Vajta G, Lewis IM, Hyttel P, et al.Somatic cell cloning without micromanipulators [J]. Cloning, 2001, 3 (2): 89-95.

[40] Vajta G, Peura TT, Holm P, et al.New method for culture of zona-included or zona-free embryos: the Well of the Well (WOW) system [J].Mol Reprod Dev, 2000, 55 (3): 256-264.

[41] Mensah-Osman E, Labut E, Zavros Y, et al. Regulated expression of the human gastrin gene in mice [J]. Regul Pept, 2008, 151: 115-122.

[42] Ranatunga D, Hedrich CM, Wang F, et al.A human IL10 BAC transgene reveals tissue-specific control of IL-10 expression and alters disease outcome [J]. Proc Natl Acad Sci USA, 2009, 106: 17123-17128.

[43] Sarsero JP, Li L, Holloway TP, et al.Human BAC-mediated rescue of the Friedreich ataxia knockout mutation in transgenic mice [J]. Mamm Genome, 2004, 15: 370-382.

[44] Giraldo P, Montoliu L.Size matters: use of YACs. BACs and PACs in transgenic animals [J]. Transgenic Res, 2001, 10: 83-103.

[45] Haldi ML, Strickland C, Lim 1, et al.A comprehensive large-insert yeast library for physical artificial chromosome mapping of the mouse genome [J]. Mamm Genome, 1996, 7: 767-769.

[46] Moreira PN, Perez-Crespo M, Ramirez MA, et al.Effect of transgene concentration, flanking marrix attachment regions, and RecA-coating on the efficiency of mouse transgenesis mediated by intracytoplasmic sperm injection [J]. Biol Reprod, 2007, 76: 336-343.

[47] Brandt W, Khandekar M, Suzuki N, et al. Defining the Functional Boundaries of the Gata2 Locus by Rescue with a Linked Bacterial Artificial Chromosome Transgene [J]. J Biol Chem, 2008, 283 (14): 8976-8983.

[48] Lois C, Hong E J, Pease S, et al. Germline and transmission and tissue-specific expression of transgenes delivered by lentiviral vectors [J]. Science, 2002, 295: 868-872.

[49] Ikawa M, Tanaka N, Kao WWY, et al.Generation of transgenic Mice using lentiviral vectors: a novel preclinical assessment of Lentiviral vectors for gene therapy [J]. Mol Ther, 2003, 8 (4): 666-673.

[50] Andreas Hofmann, Barbara Kessler, Sonja Ewerling, et al.Efficient transgenesis in farm animals by lentiviral vectors [J]. EMBO reports, 2003, 4 (11): 1054-1060.

[51] Brackett BG, Baranska W, Sawicki W, et al. Uptake of heterologous genome by mammalian spermatozoa and its transfer to ova through fertilization [J]. Proc Natl Acad Sci USA, 1971, 68 (2): 353-357.

[52] Lavitrano M, Camaioni A, Fazio VM, et al. Sperm cells as vectors for introducing foreign DNA into eggs: genetic transformation of mice [J]. Cell, 1989, 57 (5): 717-723.

[53] Shen W, Li L, Pan Q, et al. Efficient and simple production of transgenic mice and rabbits using the new DMSO-sperm mediated exogenous DNA transfer method [J]. Mol Reprod Dev, 2006, 73 (5): 589-594.

（王勇　整理编辑）

第二章　动物基因敲除技术

Chapter 2　Animal Gene Knock-out

动物基因敲除(gene knock-out)是目前最直接的解析基因功能的方式。通过基因敲除,可使动物在其他基因功能不受影响的前提下,特异性地缺失靶基因,从而更准确地呈现靶基因的功能。动物基因敲除技术的建立与发展为深入解析基因功能、创制与人体更接近的动物模型带来了革命性的变化,促使疾病动物模型广泛应用于生物医学的各领域,有力地促进了相关领域的发展。正因为如此,对动物基因敲除技术有突出贡献的3位科学家(Mario Capecchi,Martin John Evans 和 Oliver Smithies)获得了2007年度的诺贝尔生理学或医学奖。本章将详细介绍经典的基于胚胎干细胞(ESCs) DNA 同源重组的基因敲除技术,以及基于类似技术原理与途径的小鼠染色体重组技术。此外,还将系统介绍新近发展的基于位点特异性核酶的基因敲除新技术(TALEN、CRISPR/Cas9)。

第一节　通过基于胚胎干细胞同源重组的基因敲除技术

Section 1　Generation of gene knock-out animals by DNA homologous recombination in ESCs

同源重组是遗传重组的一种类型,是指两条相似或相同的 DNA 链之间发生核酸序列的交换而引起 DNA 重新排列。这个过程包括 DNA 的断裂和重新连接等若干步骤。尽管同源重组常常对 DNA 双链的断裂起到修补的作用,但其也会介导减数分裂时染色体交换而产生重组 DNA。这些由于同源重组而产生的突变,是生物体适应环境变化的一种有效方式。

同源重组的机制目前还不是很清楚,仍然处于假说阶段。一般认为同源重组有两种类型,一种是在有丝分裂中涉及 DNA 修复,另外一种则涉及减数分裂。这两种类型有相同的起始步骤:双链断裂后,受损的染色体 5’ 端断裂处的一部分 DNA 在一个称为切除的过程中被移除。随后是一条链的插入过程,受损染色体游离 3’ 端插入未损伤的同源染色体上。链插入后,一个霍利迪连接体(Holiday junction)在两个染色体间形成。在 DNA 修复途径中,第二个霍利迪连接体形成。后一种同源重组中染色体是否交换取决于这两个连接体分离的的方式。

同源重组在生物界是极其保守的,这表明其可能是一个极其保守的生物学机制。随着对其研究的不断深入,同源重组技术逐渐被应用于生物体的遗传改造。其中基因打靶技术就是以其为基础的一个典型技术,并且该技术于2007年成为诺贝尔生理学或医学奖的授予对象。

一、小鼠基因敲除技术

基因敲除(gene knock-out)是自20世纪80年代末以来发展起来的一种新型分子生物学技术,是通过一定的途径使机体特定的基因失活或缺失的技术,是一种定向改变细胞或者个体遗传信息的实验方法。它的产生和发展是建立在胚胎干细胞(embryonic stem cell,ES 细胞)技术和同源重组技术的基础之上的。其基本流程如图5-2-1所示。

(一) 基因打靶载体的构建

1. 打靶载体的结构　基因打靶载体包括载体骨架、靶基因同源序列和突变序列及选择性标记基因等非同源序列,其中同源序列是同源重组效率的关键因素。打靶载体有基因插入型载体(gene-insertion vector)和基因置换型载体(gene-replacement vector)。

插入型载体又称为O型载体，其基本结构如图5-2-2a所示。在插入型载体中与靶基因同源的区段中含有特异的酶切位点，线性化后，同源重组导致基因组序列的重复，从而干扰了目标基因的功能。其设计的基本原则是：第一，含有一个与靶基因同源的5~8kb的同源臂序列，并且同源臂上至少含有一个单一的限制性酶切位点，以便线性化。第二，含有一个正筛选标记，该标记既可以位于同源臂内，也可以位于同源臂外的质粒骨架上。第三，如果载体中的同源序列只含有一个外显子，正筛选标记不宜插入在该外显子内，以免中靶基因剪接时跳过该插入突变的加长外显子产生正常的剪接产物。第四，不宜选择第一个或者最后一个外显子作为打靶载体的插入位点，因为末端的重复有时会产生功能正常或者具有部分功能的蛋白，从而无法使基因失活。

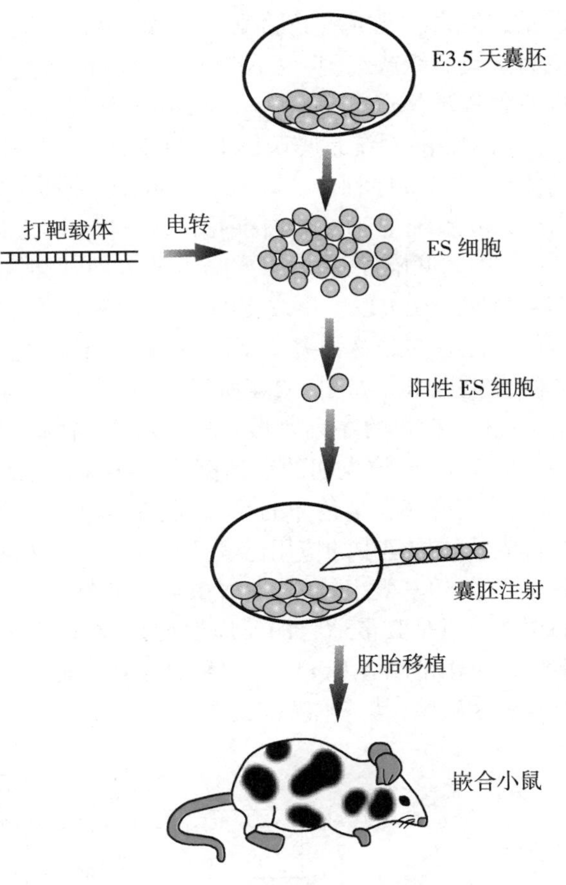

图 5-2-1　基因打靶基本流程

置换型载体又称为Ω载体，其基本结构如图5-2-2b所示，其进行线性化的酶切位点在引导序列和筛选基因外侧，线性化后，同源重组使染色体DNA序列为打靶载体序列替换。其设计的基本要求是：第一，同源臂外的载体骨架上至少有一个单一的限制性酶切位点，以便线性化。第二，如果靶基因太大无法完全置换时，最好选择上游序列加以置换。因为这样容易造成移码突变或者出现终止密码子而使基因敲除更加有效。第三，避免正筛选标记插入到外显子的两个相邻的密码子之间。第四，如果靶基因大小或者5'端外显子太大，应选择将整个基因删除的敲除方式，以保证敲除的有效性。第五，一般情况下，为了更高效地筛选正确重组的克隆，会在同源臂外侧加一个负性筛选标记，如胸苷激酶蛋白基因（*HSV-tk*）。

2. 基因打靶的基本策略　在进行基因打靶时有两种策略可供选择，即完全基因敲除和条件性敲除。完全基因敲除是指通过同源重组将目的基因在细胞或者动物个体中完全失活。完全基因敲除常常会造成

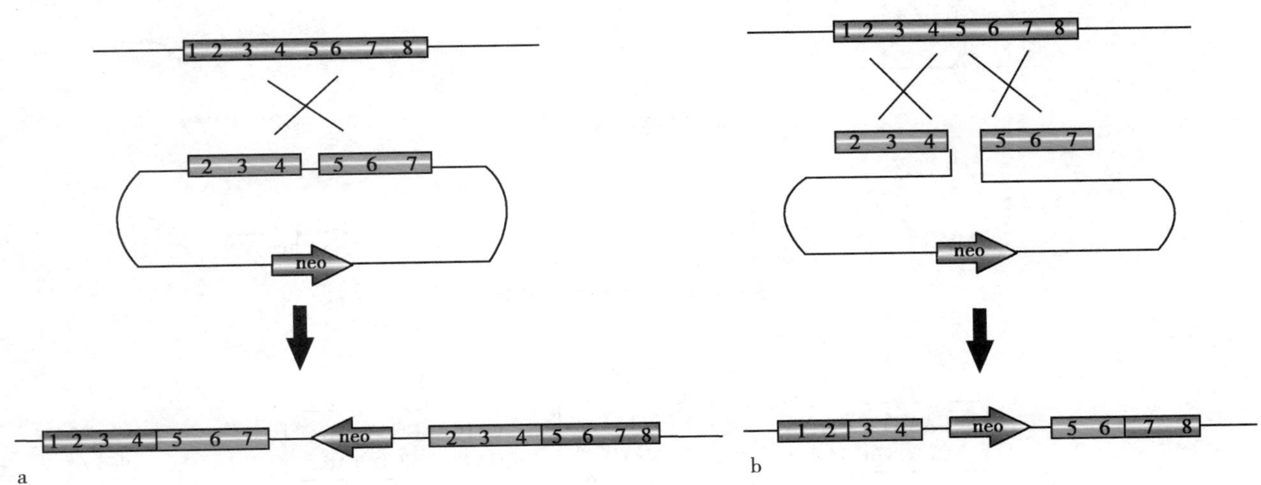

图 5-2-2　打靶载体作用示意图

a. 插入型载体；b. 置换型载体

严重的发育缺陷或者胚胎死亡，导致后续分析无法开展。而且完全敲除很难将异常的表型归因于某一类或者多类组织或细胞，也不能区分表型的产生是源于个体发育的哪个时期。而基于 Cre/Loxp 系统的条件性基因打靶（conditional gene targeting）将可克服上述时间 - 空间上的局限性。

Cre/Loxp 系统是噬菌体 P1 的位点专一性重组系统。Cre 重组酶能介导两个相同 Loxp 位点间特异性的重组。Loxp 序列中心序列长 8bp，而两侧有 13bp 的回文序列。中心区域的序列确定了 Loxp 的方向。Cre-Loxp 系统中，Cre 蛋白催化两个 34bp 长的 loxp 识别位点之间的重组。其基本机构如图 5-2-3 所示。8bp 的中间间隔序列决定了 Loxp 的方向，同时也是不同种类的 Loxp 区分的标志。Loxp 反向重复序列的前 4 个碱基是可以发生改变的，但这会降低重组发生的效率。中间 8bp 重组序列允许单个碱基发生突变，但值得注意的是这种突变型 Loxp 无法与野生型发生重组，而只能是野生型与野生型之间，相同的突变型之间发生重组。如图 5-2-4 所示，当两个相同的 Loxp 位于同一条 DNA 上且方向相同时，Cre 酶能去除两个 Loxp 位点间的序列片段（图 5-2-4a）；当两个相同的 Loxp 位于同一条 DNA 上且方向相反时，Cre 酶能够使两个 Loxp 位点间的序列倒位（5-2-4b）；当两个相同的 Loxp 位于两条不同的 DNA 时，Cre 能介导两条 DNA 的交换或者染色体的易位（图 5-2-4c）。虽然这种重组作用的机制尚不清楚，但 Cre/Loxp 系统在条件性打靶载体构建中的应用已经比较成熟。与 Cre/Loxp 对应的是 Flp/FRT 系统。Flp-Frt 的作用机制与 Cre-loxp 类似，但其效率较低。Flp 重组酶来源于酵母（*Saccharomyces cerevisiae*）的 Flp 重组酶，作用机制与 Cre/lox 类似，但是其最适合的反应温度是 30℃，因此不太适合在 ES 细胞中使用，并且重组效率没有 Cre 高。最近改进出的增强型 Flp 重组酶（Flpe）能大大提高重组发生的效率。同样的，Flp 重组酶特异性地对 FRT 位点极为敏感，其基本结构见图 5-2-5。

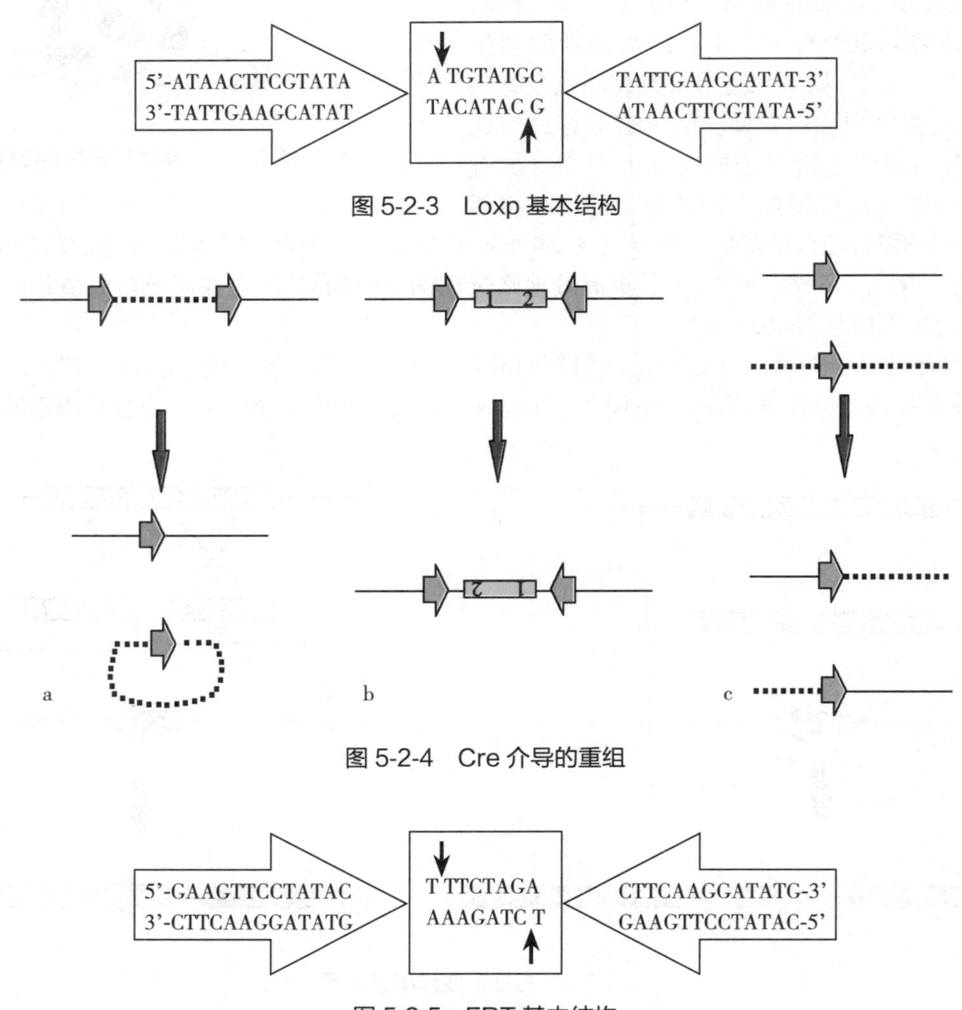

图 5-2-3　Loxp 基本结构

图 5-2-4　Cre 介导的重组

图 5-2-5　FRT 基本结构

本节将着重以基于 Cre-Loxp 系统的条件性打靶载体构建为例加以介绍。条件性打靶载体的基本结构如图 5-2-6 所示。

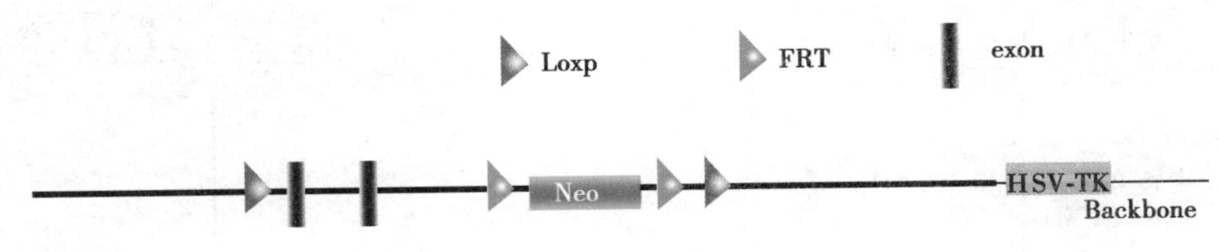

图 5-2-6　条件性打靶载体的基本结构

3. 基于 Red 重组技术的打靶载体的构建　传统意义上的载体构建以限制性内切酶、连接酶为工具，将 DNA 加以整合。但这容易受到 DNA 上本身所具有的限制性内切酶位点的极大限制，在构建小鼠打靶载体时这种限制尤为突出。考虑到后期利用 Southern 杂交进行阳性克隆筛选时的内切酶是否可以区分重组和野生型染色体，同时顾及同源臂两端的内切酶是否能与常用载体的多克隆位点相匹配，最后可供我们进行选择的打靶区域往往非常有限。而近年来发展起来的基于噬菌体的大肠埃希菌同源重组系统为我们摆脱这种束缚提供了一个有效的平台。高效、省时、灵活是该系统的三大特点。2004 年底，小鼠 129 品系 BAC 文库末端测序的完成更为这一技术的应用提供了巨大的便利。

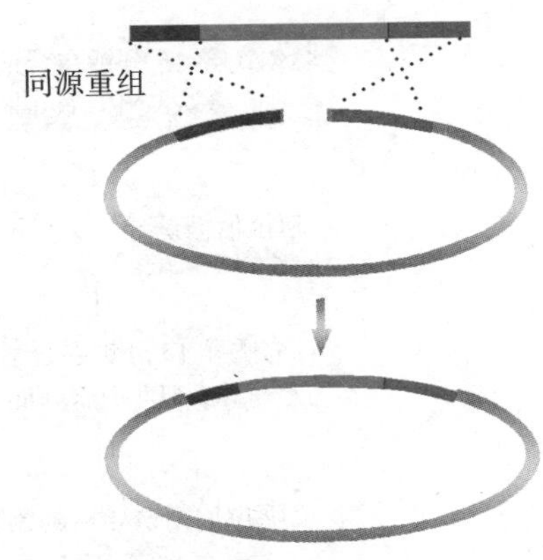

图 5-2-7　大肠埃希菌重组基本原理

大肠埃希菌中同源重组的研究由来已久，其基本原理如图 5-2-7 所示。

大肠埃希菌中传统的重组是利用 RecA 重组系统。RecA 重组系统是大肠埃希菌内源性的同源重组体系，它由 RecA 和 RecBCD 组成。RecA 蛋白促进各类 DNA 分子间的同源联会和配对。RecBCD 分子量较大，是由 RecB、RecC 和 RecD 组成的复合体，具有 ATP 依赖的外切酶 V 和解旋酶活性，它能与双链切口结合解开 DNA 链，并在 Chi 位点形成单链，然后由 RecA 蛋白促进同源重组。这种方法需要较长的靶基因同源序列，还需构建具有靶位点的质粒。噬菌体 Red 重组系统可以催化同源侧翼序列短的线性 DNA 片段与细菌染色体的靶基因进行同源重组。这种利用噬菌体 Red 系统介导来实现外源线性 DNA 片段与细菌染色体靶基因进行同源重组的方法即为 Red 重组技术，外源线性 DNA 通常是 PCR 产物、寡核苷酸片段等，在它们的两翼各含有与染色体靶基因两翼同源的序列 40~60bp。与传统的重组系统相比，Red 重组系统具有以下优点：第一，高效性，摆脱了打靶载体构建受基因组 DNA 上限制性内切酶位点的强烈局限。第二，Red 蛋白的瞬时表达不会显著增加自发突变率。第三，重组仅需非常短的同源序列。第四，Red 重组系统可以更好地介导单链 DNA 的重组，所以很容易引进点突变。当单链 DNA 作为底物时仅需 Red 重组系统中的 beta 蛋白。

利用此系统构建条件性打靶载体的基本步骤如图 5-2-8 所示。

为使后续操作易于进行，我们首先从 100~200kb 的 BAC 中将包含左右同源臂的目的片段（10~20kb）套取下来（图 5-2-8）。

插入 Loxp 位点的原理如图 5-2-9 所示。包含两段各长约 80bp(60~70bp 即可，总之尽量保证总长不过百）同源序列的 Loxp-NEO/Kan-Loxp 片段同样以 PCR 制备，所不同的是该同源序列包含在 PCR 的引物进行合成。同源重组后的质粒同时具有氨苄西林和卡那霉素抗性。重新将质粒抽提物转入 EL350 中可以去除菌株中其他未发生重组的质粒。加入阿拉伯糖后 Cre 重组酶的表达可以将 Loxp 位点间的 NEO 剪切掉，从而只留下一个 Loxp。同样道理，我们可以在 EL250 中插入第二个 Loxp。FRT—NEO/Kan—FRT 留在载体中可用于 ES 细胞的筛选。最终的载体用测序的方法进行验证。

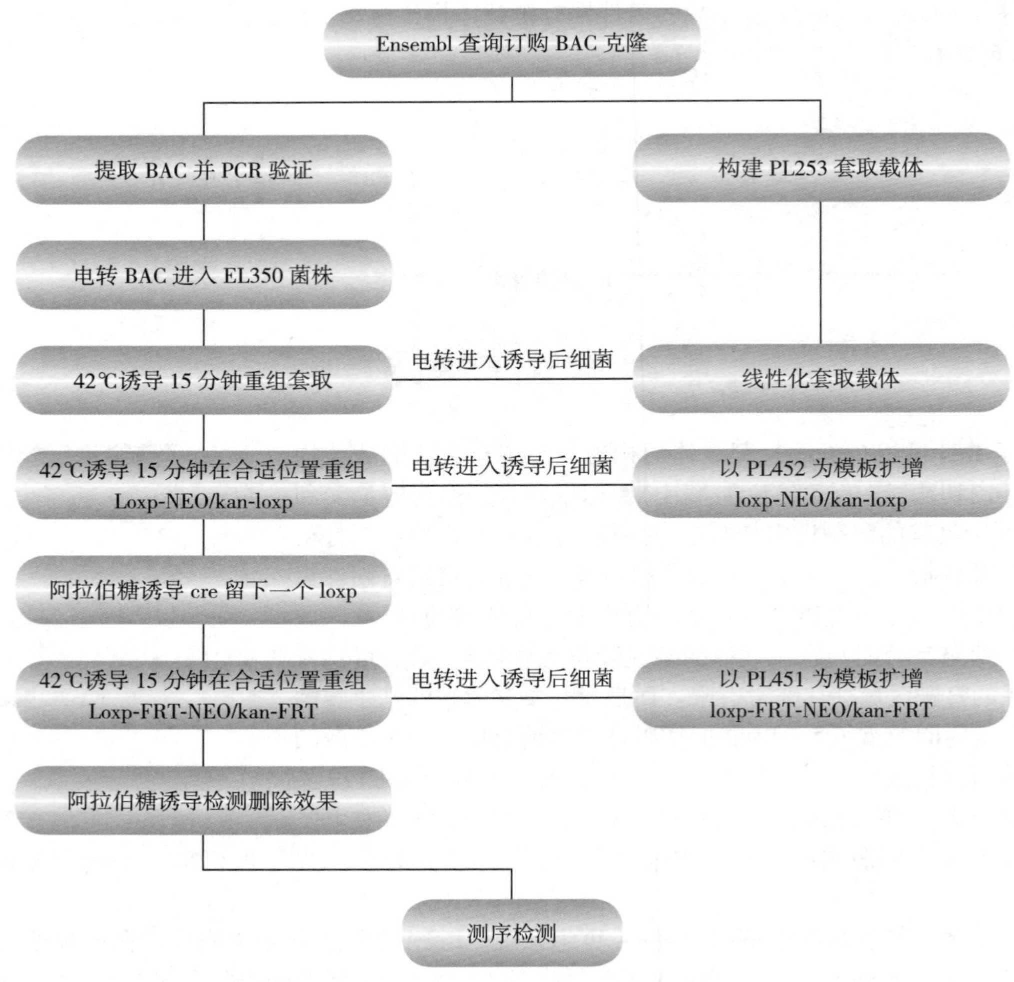

图 5-2-8 于 Red 系统的条件性打靶载体的构建流程

基于 Red 重组技术构建基因打靶载体的主要操作步骤简述如下。

(1) BAC 的提取:BAC 的提取与普通质粒提取基本相同,唯一需注意的是 BAC 较大,操作时应轻柔避免破坏其完整性,详见本篇第一章第四节。

(2) 电转感受态细菌的制备及 BAC(最好为新鲜抽提产物)电转

1) 接种单克隆 EL350/EL250 至 3ml LB 培养基中,32℃ 240r/min 培养 12~16 小时。

2) 第 2 天,将过夜菌液 1ml 接种到 50ml LB 培养基,32℃ 240r/min 培养 2~3 小时至 OD_{600} 为 0.5~0.7。

3)(如只转 BAC 而不进行同源重组,此步省略)将 10ml 菌液分装到 200ml 锥形瓶,置于 42℃水浴摇床中(约 40r/min)保温 15 分钟。

4) 将锥形瓶置于冰上 20 分钟,此间将 pH7.4 的 MilliQ 水或者用 10% 甘油,以及电转杯,离心管置于冰上预冷。

5) 于 4℃离心机 3500r/min 离心 5 分钟将菌液沉淀。

6) 以 1ml 冰水将菌体轻轻重悬,3500r/min 离心 5 分钟,倒掉上清;重复此步骤 3 次。

7) 倒掉上清,余下约 50μl 用以悬浮菌体。

8) 将此感受态细菌与 100~400ng DNA(必须溶于 MilliQ)混合并转入预冷的 0.1cm 电转杯中,置于冰上准备转化。

9) 设置电转仪,1.75kV,25μF,200Ω,进行电转。

10) 电击后,迅速加入 500μl SOC 并于 32℃保温 30 分钟;将菌液均匀涂在相应的 LB 琼脂板上,于

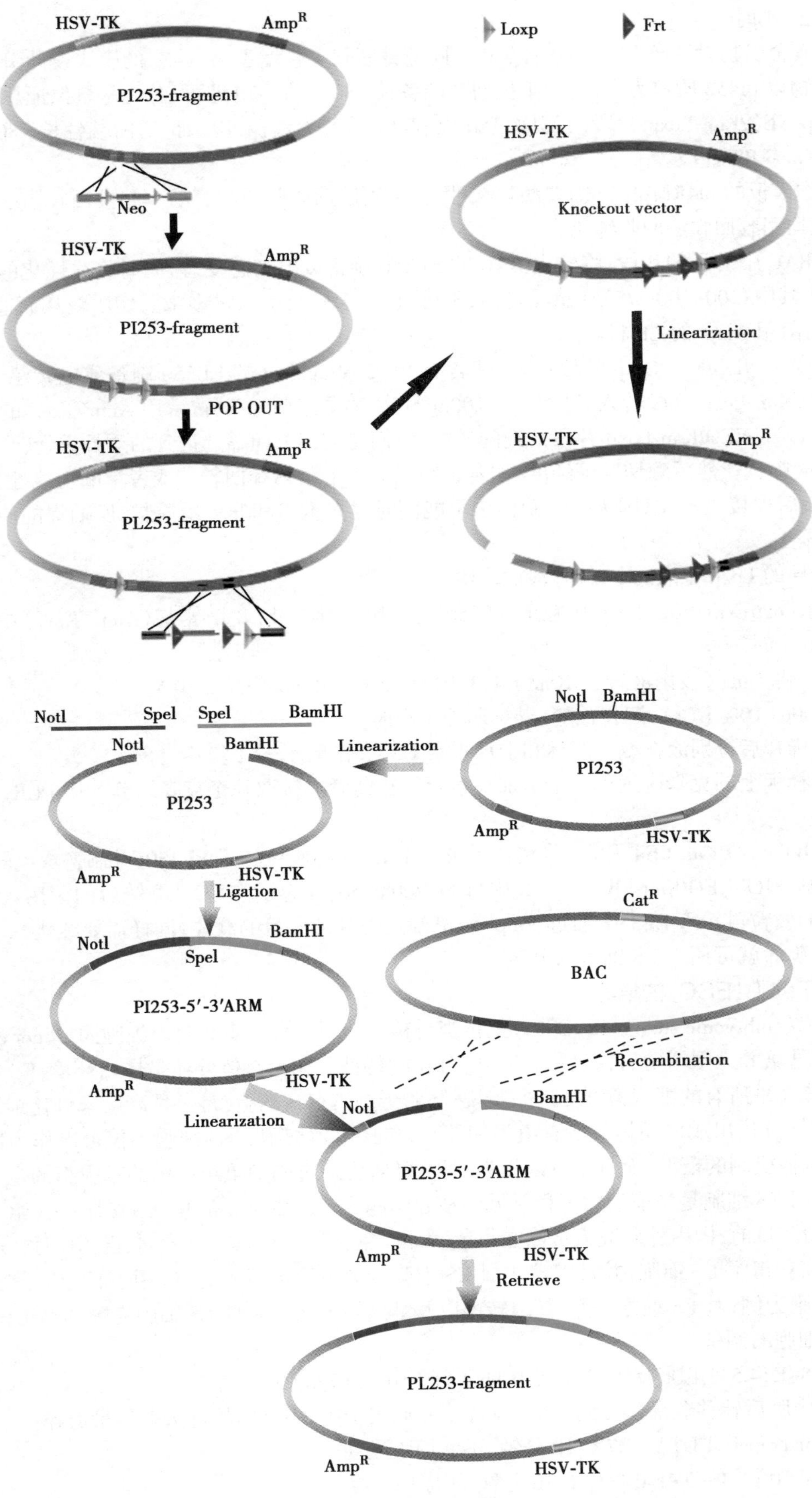

图 5-2-9 基于 Red 系统的打靶载体构建流程图

32℃保温 12~20 小时。

(3) PCR 嵌合引物设计及 PCR 纯化：以 5'--- 同源臂序列 + 扩增引物 ----3' 的模式设计引物。

PLoxp 引物以 pl452 质粒为模板，用于扩增两端各长 ~80bp(60~70 即可，总之尽量保证总长不过百) 同源序列的 Loxp-NEO/Kan-Loxp 片段；而引物 Pfrt 以 pl451 质粒为模板，用来扩增两端各长 ~80bp 同源序列的 FRT-NEO/Kan-FRT 片段。

注意：用作模板的 pl451，pl452 需要酶切线性化，否则胶回收时质粒容易一起被回收。以上 PCR 产物以及酶切片段均用胶回收法回收纯化。

(4) 套取 BAC 中的目的片段：将转入 BAC 的 EL350 制备成电转感受态，同时将线性化的载体 PL253-5'-3'ARM 转入其中(100~200ng/50μl 感受态菌，不可过多，否则会引入过多未酶切质粒从而造成较高的背景)。电转后的菌用 Amp^+ 的 LB 板筛选。

(5) 插入 Loxp-NEO/Kan-Loxp 片段：将上述含有 PL253-fragment 的 EL350 制备成电转感受态，并将纯化的 Loxp-NEO/Kan-Loxp 片段转入其中(100~200ng/50μl 感受态菌)。电转后用 Amp^+ Kan^+ 的 LB 板筛选。为了得到插入 Loxp-NEO/Kan-Loxp 片段的纯的质粒，我们还需将上面筛选得到的质粒重新转入 EL350 中，并用 Amp^+ Kan^+ 筛选。然后酶切验证纯度，如若不纯提取后继续稀释回转。或者单酶切线性化，然后胶回收合适片段，最后连接再转化(因为一个菌体中可能同时存在重组和非重组质粒，所抽提的质粒梯度稀释然后再分别转化)。

(6) Cre 介导的 Loxp 位点间 NEO 片段的去除

1) 将含有 Loxp-NEO/Kan-Loxp 质粒的 EL350 克隆接种到 3ml LB 培养基(Amp^+ Kan^+)中，32℃ 240r/min 培养 12~16 小时。

2) 第 2 天，将 1ml 过夜菌液转入 10ml LB，32℃ 培养 2~3 小时至 OD_{600}=0.5。

3) 加入 100μl 10% L(+)- 阿拉伯糖，继续培养 1 小时。

4) 将菌液稀释后分别涂在氨苄西林和卡那霉素 LB 琼脂板上，32℃培养过夜。

5) 氨苄西林板上的克隆应远远多于卡那霉素板。在前者上挑取几个克隆培养并用 PCR、酶切或测序方法进行验证。

(7) 插入 FRT-NEO/Kan-FRT 片段：将整合了第一个 Loxp 的质粒转入 EL350，并制备成电转感受态，同时将纯化的片段 FRT-NEO/Kan-FRT 转入其中(100~200ng/50μl 感受态菌)。电转后的菌用 Amp^+ Kan^+ 进行筛选。得到的质粒再转入 EL350，通过 Amp^+ Kan^+ 筛选得到纯的目的载体(同样需要纯化)。目的载体经过测序，确认正确后就可用于 ES 细胞的电转。

(二) 胚胎干细胞(ESC)的培养

胚胎干细胞(embryonic stem cells，ESCs)是指当受精卵分裂发育成囊胚时内细胞团(inner cell mass)的细胞，它具有体外培养无限增殖、自我更新和多向分化的特性。无论在体外还是体内环境，ES 细胞都能被诱导分化为机体几乎所有的细胞类型。进一步说，胚胎干细胞(ES 细胞)是一种高度未分化细胞。它具有发育的全能性，能分化出成体动物的所有组织和器官，包括生殖细胞。ES 细胞不仅可以作为体外研究细胞分化和发育调控机制的模型，而且还可以作为一种载体，将通过同源重组产生的基因组的定点突变导入个体，研究和利用 ES 细胞是当前生物工程领域的核心问题之一。更重要的是，ES 细胞将会给人类移植医学带来一场革命。目前，国内外研究人员已在小鼠、大鼠、兔、猪、牛、绵羊、山羊、水貂、恒河猴、美洲长尾猴以及人类都分离获得了 ES 细胞，并且随着小鼠 ES 细胞分离方法的成熟，其应用也日趋广泛。下面我们就以小鼠 ES 细胞为例，对 ES 细胞培养、基因转染以及基因转染之后阳性 ES 细胞克隆的筛选做一概述。

1. 饲养层细胞的制备

(1) 取 E12.5~E14.5 小鼠胚胎。置于有 D-hanks 的 10cm 培养皿中。

(2) 去头和内脏后转移剩余部分到一个 10cm 培养皿盖子中，用灭菌的弯头剪尽量剪碎。

(3) 加入 3ml Trypsin/EDTA。37℃ 10 分钟，不断用手晃动。

(4) 加入 3ml 10%FBS-DMEM。37℃ 10 分钟，不断用手晃动。

(5) 1000r/min，5 分钟。用移液枪小心吸去上清，允许剩余少量液体。

(6) 加入 10ml 10%FBS-DMEM 重悬。铺到一个 10cm 培养皿。标记为 MEFs P1。

(7) 37℃培养两天后以 1∶3~1∶5 传代。标记为 MEFs P2。

(8) 37℃培养两天。冻存 P2(1 皿冻 3 管)。标记为 MEFs P2(冻存液:95%FBS+5%DMSO)。细胞达到 90% 汇合,即可进行 MEF 细胞传代,负压吸去培养基,加入 4ml DPBS,吸去 DPBS,加入 1.5ml Trypsin/EDTA。37℃ 细胞培养箱内放置 3 分钟。加入 4ml 10% FBS-DMEM 中止 Trypsin 的作用。

(9) 转移细胞到 50ml 离心管中,1000r/min 离心 3 分钟。负压吸去上清。用 30ml 10% FBS-DMEM 重悬细胞。铺到 3 个 10cm 的培养皿上。待细胞长满后,制备饲养层细胞,负压吸去培养基。加入 10ml 新鲜的 10% FBS-DMEM 和 10μg/ml mitomycin C。于 37℃细胞培养箱内放置 3 小时。

(10) 吸去 mitomycin C,如是第一次使用则可以避光储存于 4℃条件,下次再用;如已是第二次使用则不再保留。加入 10ml DPBS,吸去 DPBS,重复 3 次。

(11) 加入 1.5ml Trypsin/EDTA。于 37℃细胞培养箱内放置 5 分钟。加入 4ml 10% FBS-DMEM 中止 Trypsin 的作用。

(12) 转移细胞到 50ml 离心管中,1000r/min 离心 5 分钟。负压吸去上清。30ml 10%FBS-DMEM 重悬细胞,铺到 3 个用 0.1% gelatin 预处理过的 10cm 培养皿上,37℃培养。1 周内使用。

2. ES 细胞复苏

(1) 从液氮罐取出一管 ES 细胞,迅速置于 37℃水浴锅中溶化。

(2) 和 2ml ES-DMEM 一起转移到 15ml 离心管中。1000r/min 离心 5 分钟,负压吸去上清。用 ES-DMEM 重悬细胞,铺到 10cm 的有饲养层的培养皿上。

(3) 第二天更换新的 ES-DMEM。

3. ES 细胞传代

(1) 负压吸去培养基,加入 5ml DPBS,吸去 DPBS,加入 1ml Trypsin/EDTA。

(2) 37℃细胞培养箱内放置 5 分钟。轻轻吹打至单个细胞状态。

(3) 加入 4ml ES-DMEM 中止 Trypsin 的作用。

(4) 转移细胞到 50ml 离心管中,1000r/min 离心 5 分钟。负压吸去上清。

(5) 用 ES-DMEM 重悬细胞,铺到 3 个 10cm 的有滋养层细胞的培养皿上。

(三) ES 细胞基因转染

电击转染法是将外源基因转入细胞的有效方法,在 ES 细胞的转染中采用此法。其基本原理是电脉冲穿孔,导致外源基因转入细胞。基本操作如下。

1. 要电转的 ES 细胞 3 小时左右前换新鲜的 ES-DMEM。负压吸去培养基。加入 5ml DPBS,吸去 DPBS。加入 1ml Trypsin/EDTA。37℃细胞培养箱内放置 5 分钟。轻轻吹打至单个细胞状态。

2. 加入 4ml ES-DMEM 中止 Trypsin 的作用。转移细胞到 50ml 离心管中。

3. 用 Ca^{2+}/Mg^{2+} free PBS 20ml 定容至 30ml,计数。1000r/min 离心 5 分钟,负压吸去上清(电转所需细胞浓度为 1×10^7cells/ml)。

4. 取 0.8ml 的 Ca^{2+}/Mg^{2+}free PBS 细胞悬液,加到 0.4cm 宽度的电转杯中,加入 25μg 线性化的质粒,混匀。室温放置 5 分钟。

5. 240V 500μF 电转。室温放置 5 分钟。与 20ml 的 ES-DMEM 混匀,铺到 2 个 10cm 的有饲养层细胞的培养皿上,不加任何筛选药物。

(四) 基因敲除阳性 ES 细胞克隆的筛选

在转入 ES 细胞的基因敲除载体上都带有合适的筛选标记,常用新霉素抗性基因(*neo*)来筛选。为了提高阳性克隆比例,载体上常常加入负性筛选标记,如单纯疱疹病毒胸苷激酶基因(*HSV-tk*)。电转后的 ES 细胞 24 小时后加 200μg/ml G418 进行筛选。48 小时后加 2μmol/L GANC 进行负筛培养细胞 8~10 天,每天换液,加上筛选药物。一般在 8~10 天后可进行克隆挑选。具体操作如下。

1. ES 克隆的挑选

(1) 准备 2 个 96 孔板,其中一个铺有饲养层细胞,加入 200μl ES 筛选培养基,另一个加入 10μl 含有钙/镁离子 PBS。

(2) 吸去培养基，含有钙/镁离子的 PBS 洗一次，再加入 10ml 含有钙/镁离子 PBS，置于体式镜下，用吸管轻轻在要挑取的克隆周围切割一圈，吸去单克隆并置于事先准备好的含有 10μl PBS 的 96 孔板中，重复此步骤直到吸去 48 个克隆，然后吸去 PBS，加入 10ml ES 培养基，置于培养箱内继续培养。

(3) 另取一盘克隆，重复步骤(2)完成 96 个克隆的挑取。

(4) 每孔加入 25μl tyipsin/EDTA，37℃消化 5 分钟，80μl ES 筛选培养基，终止消化，轻轻吹打成单细胞悬液，转移至铺有 feeder 的 96 孔板，继续培养，待细胞 80% 汇合的时候进行传代。

2. 96 孔板细胞传代

(1) 准备 3 个 96 孔板，其中两个铺有饲养层细胞，一个仅铺有 0.1% 的明胶用于 DNA 提取。

(2) 吸去培养基，每孔加入 25μl tyipsin/EDTA 37℃消化 5 分钟，加入 120μl ES 筛选培养基，终止消化，轻轻吹打成单细胞悬液，分到 3 个事先准备好的 96 孔板中。

(3) 第二天换液。

3. 96 孔板细胞冻存

(1) 吸去培养基，DPBS 洗一次，每孔加入 25μl tyipsin/EDTA 37℃消化 5 分钟，加入 80μl ES 培养基，终止消化，轻轻吹打成单细胞悬液。

(2) 每孔加入 100μl 预冷的细胞冻存液(60%ES-DMEM，20%FBS，20%DMSO)，轻轻混匀。

(3) 每孔加入 50μl 预冷的除菌矿物油，封口膜将四周密封好，并作详细标记。

(4) 将标记好的 96 孔板放入预冷的泡沫盒中，-80℃保存。

4. 96 孔板 ES 细胞 DNA 提取

(1) 在 0.1%gelatin coated 的 96 孔板上的 ES 细胞长 4~5 天后就可以用于提 DNA。

(2) 负压吸去培养基，加入 DPBS(每孔 200μl)洗两次，注意不要将细胞冲起来。每孔加入 50μl lysis buffer(lysis buffer 在使用前加入 1mg/ml Proteinase K)，55℃湿盒静置 48 小时。

(3) 小心地在每孔滴加 100μl NaCl- 乙醇(150μl 5mol/L NaCl 加到 10ml 预冷的 100% 乙醇)。室温静置 5 小时。

(4) 小心地倒扣 96 孔板到吸水纸上(如果看到漂浮的 DNA，则只能用枪一孔一孔地吸。下同)。

(5) 小心地在每孔滴加 150μl 70% 乙醇，倒扣在吸水纸上，共洗 3 次。倒扣 96 孔板，室温干燥 1~2 小时。

(6) 加入 1×TE(每孔 30μl)，用封口膜将 96 孔板密封好，防止液体蒸发，静置 24 小时后，即可用于 PCR 检测(如果不立即检测，可放于 -20℃储存)。

5. 阳性克隆扩增

(1) 从 -80℃取出正确同源重组克隆所在的 96 孔板。在 37℃培养箱里迅速复温到冰几乎全化。

(2) 用 70% 乙醇擦拭外表面。

(3) 转移正确同源重组克隆到一个铺有饲养层细胞的 24 孔板，第二天换液。

(4) 当 ES 细胞长到 80%~90% 时，转移到两个铺有饲养层细胞的 6 孔板。注意换液。

(5) 当 ES 细胞长到 80%~90% 时，转移到两个铺有饲养层细胞的 10cm 细胞培养皿。注意换液。

(6) ES 细胞长到 80%~90% 时，其中一个 10cm 细胞培养皿中的细胞用于冻存，另一个继续培养 2~3 天用于基因组 DNA 提取并进行 southern blot 检测以确定正确同源重组。

(7) 将正确的 ES 细胞克隆扩增用于后续的囊胚注射，然后进行假孕母鼠子宫移植，以获得嵌合小鼠。

(五) 嵌合体的获得

1. 超数排卵 详见本篇第一章第二节转基因技术涉及超数排卵的部分。

2. 交配并检栓

(1) 受精卵供体鼠：打完 HCG 后的雌鼠立即放入笼中与公鼠交配，次日晨检阴栓。将见栓鼠作好见栓记录(见栓 0.5 天，我们在第 6 天上午取见栓 2.5 天即 8 细胞期的胚胎)。

(2) 假孕母鼠：第 5 天下午取 6 周龄以上(>20g)的母鼠与结扎公鼠合笼交配，第 6 天上午检栓方法同供体鼠。将见栓鼠作好见栓记录(当天为见栓 0.5 天，我们在第 8 天下午即见栓 2.5 天移植囊胚用)。

3. 获取 8 细胞期的胚胎　第 6 天上午断颈处死见栓 2.5 天供体鼠，用 70% 乙醇将其背部打湿，在背部靠尾端用镊子拎起皮肤，剪刀剪出一个横切口，用镊子夹住切口处的皮肤向头侧剥开，暴露背侧腰部的肌肉，用小剪刀在此处开一小口，用镊子夹住体内卵巢上的脂肪堆，将其拖出体外，再用镊子夹住子宫，取输卵管及子宫中上部放入预先准备好的 M2（或 D-PBS）液滴中。用针头插入输卵管伞部，冲洗整个输卵管及子宫中上部。收集胚胎并将卵子放入预先准备好的 M2（或 D-PBS）液滴中洗涤干净，洗去血细胞及残渣等，将洗好的胚胎转移到覆盖有矿物油的 M16 液滴中，再放入 5%CO_2、37℃培养箱中培养两天至囊胚期。

4. 囊胚注射

(1) 准备 100~200μl ES-medium 的液滴均分 3~4 滴在 3.5cm Petri 培养皿并覆盖矿物油，于 5%CO_2、37℃培养箱中放置。

(2) 准备 100μl 注射缓冲液（injection medium）（ES-medium+Hepes+2μl DNase Ⅰ），在 3.5cm Petri 培养皿中做约 2mm 的液滴，用移卵管将 15 枚左右的胚胎和 ES 细胞加入此操作液滴并覆盖矿物油，放入 4℃冰箱预冷（防止贴壁）。

(3) 将持卵针和注射针装入显微注射仪，并通过操控显微注射仪将注射针置于操作液滴里。

(4) 用注射针挑选一些小而亮且边缘比较光滑的 ES 细胞 10~15 个。

(5) 用持卵针将胚胎固定，使内细胞团固定在 6 点或 12 点的位置，并将针移到视野中央，调整注射针使之在同一平面上。

(6) 轻微用注射针转动胚胎，寻找细胞间隙处进针，反复快速地戳几次进针处直至注射针插入。这样一方面进针容易，另外对胚胎损伤较小。

(7) 注射针进入囊腔后，轻轻将 ES 细胞吹入囊腔。

(8) 注射结束后，退针动作要轻微，防止胚胎内压过高将注入的 ES 细胞压出。

(9) 将注射 ES 细胞的囊胚移入 ES-medium 中培养，恢复 4~6 小时（囊胚腔会重新鼓起）。

除囊胚注射外，近年来 8- 细胞期注射技术逐渐进入人们的视野。8- 细胞期注射，是指将经过修饰的 ES 细胞通过显微注射的方式导入到透明带内，然后再将这种嵌合的胚胎移植。其基本操作是，用激光或者其他技术在 8- 细胞期胚胎的透明带上打开一个小孔，用注射针将 ES 细胞由此小孔处导入。该技术的优势在于其产生的 F0 代小鼠几乎可以达到 100% 的种系遗传，这可能是因为处于发育较成熟阶段的 ES 细胞快速夺取发育主动权的结果。虽然该技术操作较为复杂，但其具有广阔的应用前景。

5. 子宫胚胎移植　移植到第 6 天见栓受体子宫内，每只受体约移植 15 枚胚胎(两侧移植以增加妊娠)。

(1) 子宫移植操作步骤：将小鼠置于敞口超净台中，1% 戊巴比妥钠腹腔注射麻醉、剪毛、70% 乙醇消毒皮肤；背部近中线处，最后肋骨水平上，纵向切开皮肤、腹壁，在白色脂肪体上方开一小口剪开腹膜，用钝镊子夹住脂肪体，从切口拉出，继之卵巢、输卵管、子宫相继被拉出，并小心地移入体视显微镜下。

(2) 准备移植胚胎：用硬玻璃毛细管制作直径 150~200μm 的移植管，先在移植管中加入液体石蜡至肩部，然后吸入一个小气泡，再吸入培养液，之后紧跟着一个泡。在吸管的末端约 0.5cm 长时，吸入 15 枚胚胎及少许培养液。将装入胚胎的移植管固定在体视显微镜上的一个固定装置上，避免振动和触及它。

(3) 胚胎的子宫移植：用钝镊子轻轻夹住子宫上端，并用针头在其下的子宫壁上扎一小孔。注意避开血管，并保证针扎入子宫腔内而不是子宫壁中。轻轻拔出针头，沿该孔将移植管插入约 0.5cm，轻轻吹吸管，使胚胎移入子宫内。子宫卵巢输卵管推回腹腔，复位，缝合，70% 乙醇消毒皮肤一次。

(4) 复苏：将做完移植手术的小鼠放回笼子，将笼子放在热台上保温。把热台的温度设为 37℃。直到小鼠苏醒，把小鼠送回动物房。

胚胎移植后 16~17 天，仔鼠将出生。由于 ES 细胞来自 129/Sv 小鼠（巧克力色），而提供囊胚的通常是 C57BL/6J 小鼠（黑色），在仔鼠出生后 5~6 天，通过毛色很容易辨认嵌合体小鼠。体表的颜色能很好地反映嵌合状况，但并不表示外源打靶基因能遗传下去。ES 细胞必须整合到嵌合体的生殖细胞中才可遗传给后代。将性成熟后的嵌合小鼠与 C57BL/6J 小鼠（黑色）交配，如果有灰色 F1 代小鼠出生，则说明 ES 细胞已经嵌合至此嵌合小鼠的生殖细胞中；如果出生的小鼠全为黑色，则说明 ES 细胞未嵌合至生殖细胞中，此嵌合小鼠可以予以丢弃。对灰色的 F1 代小鼠进行目的基因检测，阳性的 F1 代灰色小鼠就是带有我们预期敲除基因的杂合体小鼠，再连续向 C57BL/6J 逐代回交，经 8~10 代，就可得到纯背景的基因敲除小鼠。

（六）基因敲除纯合子的获得

经过逐代回交，我们可以得到纯遗传背景的杂合子小鼠，然后通过杂合子之间的杂交来得到纯合子小鼠。根据孟德尔遗传规律，子代中就可以出现 25% 的纯合子小鼠。这可以通过 PCR 的方法加以鉴定筛选。

（七）基因敲除小鼠的表型分析

一般来说，在构建基因小鼠模型之前（基因敲除、敲入或者其他转基因小鼠模型）都是有针对性的，及对所选基因已经有一定的了解，这样构建好的小鼠研究也相应地应该具有针对性。如，针对哪个器官、组织，哪种细胞甚至哪些分子水平上的影响，这样就会迅速找到相应的变化，得到满意结果。

一般的分析原则是从形态学上的改变着手，根据形态学上的改变分析可能涉及的功能变化，逐层深入。如图 5-2-10 所示。例如，如果敲除小鼠出现水肿、排尿不正常（尿量过多或过少或血尿）等，则可能该小鼠肾脏出现了问题，然后就可以针对肾脏展开相应的分析。首先，观察敲除小鼠肾脏的总体结构外观是否正常，然后进行组织学分析，如免疫组织化学分析和苏木精伊红染色分析。在确定了差异后，根据以往的经验或者有关实验报道进一步缩小研究范围，从而逐步找到问题的症结所在。

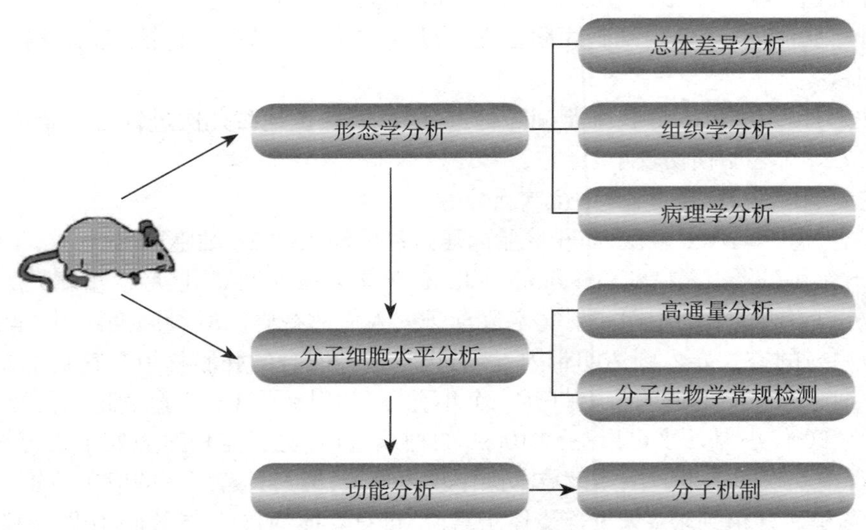

图 5-2-10 小鼠表型分析常规策略流程

但是在很多情况下，敲除小鼠的表型并非显而易见，而且在很多情况下，表型即使有变化，也很可能涉及多方面，这就要求研究者必须具备非常丰富的背景知识。再加之很多实验室实验条件的单一性，使得小鼠表型分析异常困难。另外，许多表型需要经过长期密切的观察才能得以发现，这些困难都极大地限制敲除小鼠后期分析工作的开展。在此我们将简要探讨小鼠表型分析的基本原则方法。

1. 临床观察　临床观察是发现表型的有效方法，据了解，在 Jackson 实验室中，数百种随机突变体小鼠的表型是由小鼠的饲养人员通过长期接触发现的。这同时也说明密切跟踪观察对于表型发现分析的重要性。表型的临床分析主要分为以下几阶段。

(1) 胚胎期表型分析：在有些情况下无法获得基因敲除后代是因为出现了胚胎期致死现象。具有胚胎缺陷的敲除小鼠的分析应以交配时间为终点研究。一般是从妊娠后期开始逐渐前移，直到找出敲除小鼠与正常对照小鼠出现分歧的时间点，继而找出缺陷发生的时间，找到了相应的时间点后就可以进行相关后续分析。

(2) 围生期和幼稚期表型分析

1) 仔细对比观察敲除小鼠和正常对照小鼠幼崽。注意检查敲除小鼠是否存在生长缺陷、体重是否正常以及是否存在呼吸问题。

2) 观察敲除小鼠是否存在行为缺陷，如运动失调、颤抖等。

3）如果出现死亡应尽快分析死亡原因。小鼠体色是否正常，如果出现全身发紫则有可能是呼吸缺陷造成的死亡。是否存在大量的腹部积食。在尸检分析时，有些表型是非特异性的，如正常的小鼠幼崽在打开胸腔后会出现肺脏塌陷；胸腺在小鼠死亡后的24小时内会迅速凋亡。

4）一个简单有效的研究呼吸缺陷的方法是，通过剖宫产取出18.5天胚胎，清除胎膜。正常的小鼠一开始头向后倾努力挣扎，很快就会正常呼吸，而呼吸缺陷的小鼠虽然也努力挣扎但最后会因呼吸困难而死亡。在这种情况下，小鼠的心血管系统及呼吸系统应是后续分析的重点。

5）很多情况下，敲除小鼠生长缓慢、瘦弱，常常在出生后3周内或者断奶前后死亡。这种表型很难归于某一特定原因，但是还有一些容易忽略的地方需要注意。如有时候仅是因为小鼠牙齿生长过快造成咬合不齐而影响进食。有时候敲除小鼠很正常，但会由于突然的癫痫发作而死亡，这就要饲养者多留意，随时准备尸检分析。

(3) 成体分析：如果敲除小鼠正常度过了哺乳期，那就需要通过交配检测小鼠的生殖能力是否正常。倘若生殖能力也正常，那表型观察也就落到了后期数个月甚至老龄鼠的观察上了。有时候小鼠遗传背景也会对表型的现象产生影响。

此外，一些神经学检测方法在小鼠表型分析方面也证明是很有效的。如果小鼠头部歪斜或者喜欢追逐自己的尾巴转圈，那么小鼠的内耳前庭部可能有问题。这种小鼠如果被放到水中，就可能直接朝水底游去而被淹死。有些这种小鼠是失聪的，这可以通过简单拍手观察小鼠的惊吓情况加以检测。有些突变影响小鼠的视力，但小鼠即使完全失明对其活动也不会产生多大影响，这就需要视网膜电描记法等来观察。一些经验指出，如果小鼠身体快速震颤，就可能是髓鞘形成存在问题；身体不稳、左右摇晃，就可能是小脑出现问题。

(4) 临床化学及血液学指标分析：一些临床上简单的检测方法在某些情况下会非常有用。许多实验室应用流式细胞术来分析血液样本。常规的血液学检测方法也是可取的，如常规的白细胞、红细胞计数和血液涂片技术。骨髓压片能够提供血液异常的有用信息，这种异常如“体液不调”。尿液分析也是非常简单实用的方法。凝血时间也是需要检测的一个指标。将小鼠麻醉，在尾巴上划一个小口，然后置于37℃的水中，记录伤口血液凝固时间。临床化学分析也可以通过常规分析来得到。但若要得到血液化学分析比较全面的数据，需要至少0.5ml血液。值得注意的是小鼠血液容易发生溶血现象，从而影响后续分析。

2. 小鼠剖检　小鼠剖检是小鼠表型分析的一种重要手段，涉及小鼠处死、躯体及各器官组织的观察和组织器官的分离、固定与保存。

(1) 安死术：断颈处死小鼠是一种常用的快速处死方法，但是这容易破坏后脑、颈部的组织，同时容易造成肺部积血。对于成年鼠来说，CO_2窒息法是一种不错的选择。一般将小鼠置于充满CO_2的密闭容器中1分钟即可处死，但周龄较小的小鼠用该法不易处死，可换用三溴乙醇过量麻醉法处死。

(2) 解剖观察：解剖观察是分析小鼠表型变化的重要步骤，在解剖过程中要边解剖边仔细观察（肉眼观察，显微镜观察），并做好相关记录，如体长、体重等指标。为了后续分析，在解剖过程中也要对相应的组织器官进行处理保存，一般同一组织部分冷冻于液氮中用于分子生物学相关分析，部分用4%多聚甲醛固定用于组织化学相关分析。

(3) 组织化学技术：组织学分析技术主要是苏木精伊红染色和免疫组织化学分析，这两项技术都是分子生物学及病理实验室常规技术，其操作方法在此不再赘述。

3. 高通量分析技术　对于一些应用以上技术仍然无法分析出变化的小鼠，可以通过高通量分析技术，如芯片技术、蛋白质组学技术等加以分析。这些方法可以快速、高效地分析分子水平上的变化，为后续分析提供方向，这尤其适用于用新基因构建的小鼠模型，也为表型分析的机制研究提供了很好的基础。

(1) 芯片分析：应用于基因工程小鼠表型分析领域的生物芯片技术主要包括基因芯片及蛋白芯片。基因芯片检测需要制作相应的探针，对标本的DNA或RNA进行提取，对目的基因进行扩增和标记，然后与探针进行杂交，最后进行检测。但是基因芯片存在着技术缺陷，细胞功能的决定性成分应该是基因表达的终产物——蛋白质，而基因芯片所检测的则是基因表达的中间产物DNA或mRNA，其水平的高低不能够准确反映蛋白质水平的高低。同时，蛋白质翻译后的修饰包括磷酸化、糖基化和水解加工等也会影响蛋白质的功能，而这些现象都无法在基因芯片中得到反映。因此，基因芯片只能间接地反映细胞的功能，直接检测蛋白质水平可能比检测 DNA 或 mRNA 水平更能反映细胞功能的真实情况，而蛋白质芯片则可能解决这一问题。

蛋白芯片技术的基本原理是将各种蛋白质有序地固定于滴定板、滤膜和载玻片等各种载体上成为检测用的芯片，然后，用标记了特定荧光抗体的蛋白质或其他成分与芯片作用，经漂洗将未能与芯片上的蛋白质互补结合的成分洗去，再利用荧光扫描仪或激光共聚焦扫描技术，测定芯片上各点的荧光强度，通过荧光强度分析蛋白质与蛋白质之间相互作用的关系，由此达到测定各种蛋白质功能的目的。

通过以上两种芯片技术可以快速比较发现基因工程小鼠相对于正常小鼠在分子水平上的变化，从而可以迅速地将研究锁定到较小的范围内。

(2) 蛋白质组学技术：同芯片技术一样，蛋白质组学技术同样是通过分析分子水平上的整体变化来缩小研究目标，快速找到相应的表型。尤其是质谱技术出现以后，蛋白质组学技术得到了极大的推广，对于筛选分子表型也越来越实用。某一组织细胞提取的全蛋白或者某一亚细胞组分的全蛋白通过二维双向电泳加以分离，通过比较找出变化的蛋白点，然后用质谱检测鉴定变化的蛋白，以此来缩小研究的范围甚至找到确切的分子表型变化。

二、小鼠基因敲入技术

与基因敲除相对应的是基因敲入（gene knock-in）技术，是指利用同源重组技术将外源 DNA 片段或者修饰过的内源性 DNA 片段稳定整合进入基因组上特定的位点。该技术结合了转基因技术和基因敲除技术的特点，能将报告基因、外源基因片段、甚至单独的点突变引入基因组。从而可以更加精确地研究分析基因某个结构域甚至某个碱基所具有的作用。

基因敲入主要分为两种，一种是报告基因敲入，另一种是功能性敲入。

报告基因敲入，是指将一个报告基因定点整合到基因组的特定位点上，敲入的报告基因通常不含有启动子序列，自身不能表达，只有插入到某个启动子下游时方可表达。所以报告基因敲入常用来研究特定启动子控制的基因在体内正常情况下的时空表达情况。

功能性敲入，是指将经过修饰或者外源性的基因整合到基因组特定位点，从而在体内研究该基因的功能。

与常规的转基因技术相比，该技术主要具有以下优点：首先，在敲入修饰的内源性基因时，转基因同时可以顶替掉内源性的基因，方便分析；其次，报告基因敲入可以准确模拟预测被顶替掉的内源基因的表达情况；第三，避免了常规转基因由于随机重组而对基因组某些正常基因功能的影响。

基因敲入载体的构建与基因敲除基本相同，此处不再介绍。

第二节 小鼠染色体重组技术

Section 2 Chromosomal recombination technology for mice

DNA 同源重组（homologous recombination）的效率与其同源臂的长度高度相关，同源臂越长，则同源重组效率往往就越高，获得发生了 DNA 同源重组的 ES 细胞克隆的概率就越大。因此，近年来，越来越多的研究者采用染色体大片段（如 BAC、YAC 克隆片段等）来构建基因打靶载体。此外，尽管常规的小鼠转基因技术已经得到了广泛的推广应用，但转基因表达的不确定因素成为转基因技术研究基因功能的最大障碍。这主要是因为转入基因随机整合进入宿主基因组，而包围转入基因的宿主序列会对转入基因的表达产生影响，造成转入基因表达不能反映真实情况下的功能，这称为染色体位置效应。同样的，转入序列也会对宿主基因组产生影响，致使基因功能的分析异常复杂。另外，转基因的高水平、组织特异性及整合位点依赖的表达都受到多种调节元件，如增强子、座位控制区以及隔离子等的影响，而这些元件可能位于距离该基因 50kb 之遥的距离。常规的转基因载体由于容量有限，一般小于 20kb，无法完全囊括这些元件，同样会造成基因功能的失真。为了克服这些缺陷,要么通过同源重组将转入序列定点整合进入合适的调节区域,使其在内源性调节元件的控制下正确表达,要么转入包括天然调控元件在内的大片段转基因序列载体,后者随着一系列高容量染色体载体的出现而成为可能。

1987年,容量可达1Mb的酵母人工染色体(yeast artificial chromosomes,YAC)问世,相对于常规载体,如质粒载体、噬菌体载体及柯斯质粒,YAC的巨大容量使其成为克服转基因技术位置效应的有力工具。YAC转基因技术可以保证基因的完整性,保证顺式因子的完整性以及与结构基因的位置关系,而且其侧翼序列可以作为缓冲,最大限度地减弱或消除位置效应,使外源基因的表达最大限度地接近真实情况。Sched等通过YAC转基因技术,将250kb的酪氨酸酶片段转入白化小鼠,成功地使色素水平达到类似内源水平。相对于之前传统转基因方法,该技术得到的表型更稳定,白化表型恢复更充分。但是,由于YAC内部存在嵌合及重组等现象,在传代过程中容易出现缺失或重排,以及容易受来自酵母染色体的污染等问题,这些极大限制了YAC转基因技术的推广应用。为了克服这些缺点,随后出现了噬菌体P1克隆、噬菌体人工染色体(P1 bacteriophage-derived artificial chromosomes,PAC)以及细菌人工染色体(bacterial artificial chromosomes,BAC)。其中BAC和PAC,虽然容量小于YAC(可达300kb),但由于其具有可稳定遗传,无缺失、重组和嵌合现象,操作较简便,可以测序等优势,逐渐成为转基因研究的热点。本节将重点介绍BAC和PAC在小鼠染色体重组技术中的应用。

一、小鼠染色体重组载体的构建

应用传统的载体构建方法对BAC等大片段进行操作时存在着很大的困难,Red重组技术的出现使大片段操作变得简单易行。噬菌体Red重组系统可以催化同源侧翼序列短的线性DNA片段与细菌染色体的靶基因进行同源重组。这种利用噬菌体Red系统介导来实现外源线性DNA片段与细菌染色体靶基因进行同源重组的方法即为Red重组技术,外源线性DNA通常是PCR产物、寡核苷酸片段等,在它们的两翼各含有与染色体靶基因两翼同源的序列40~60bp。与传统的重组系统相比,Red重组系统具有以下优点:①高效性,摆脱了载体构建受基因组DNA上限制性内切酶位点的强烈局限;②RED蛋白的瞬时表达不会显著增加自发突变率;③重组仅需非常短的同源序列;④Red重组系统可以更好地介导单链DNA的重组,所以很容易引进点突变。当单链DNA作为底物时,仅需Red重组系统中的beta蛋白。

在此,我们将采用Red重组系统来构建小鼠染色体重组载体。

本实验所需的pRpsl-neo质粒拥有pSC101复制原点,是一个温度敏感型的质粒,在30℃该质粒可以复制,当在37℃培养时将会丢失。该质粒同时拥有野生型的*rpsl*基因,可以使得大部分常用的大肠埃希菌(DH10B,HS996,TOP10等)失去对链霉素的抗性。也可以用其他含合适筛选基因的质粒进行操作。pSim18质粒同样是一个具有pSC101复制原点的温度敏感型质粒,在32℃培养可以正常复制,37℃培养时将会丢失。在42℃下诱导可以使Red重组基因表达,达到短暂介导重组发生的目的。

大体流程如图5-2-11所示。材料和方法如下:

1. 菌株及质粒　DH10B($recA^-$)大肠埃希菌;pRpsl-neo质粒或其他带有合适筛选标记的质粒;pSim18质粒;相应的BAC克隆。

2. 仪器设备　电转移;PCR仪;水浴锅;培养箱;低温离心机;凝胶电泳仪。

3. 主要试剂　卡那霉素;氯霉素;潮霉素。

4. 实验步骤

(1) 载体的构建

1) 将含有相应BAC的DH10B在37℃划线培养过夜,次日挑取单克隆在20μg/ml的氯霉素浓度下37℃振荡培养过夜。

2) 将过夜培养菌液接种于4ml新鲜氯霉素培养基,37℃振荡培养至OD≈0.5~0.7。置于冰上冷却30分钟。5000r/min、4℃离心5分钟,弃去上清。

3) 用2ml pH7.0的去离子水重悬沉淀,然后4℃、5000r/min离心5分钟。重复此步骤4次。

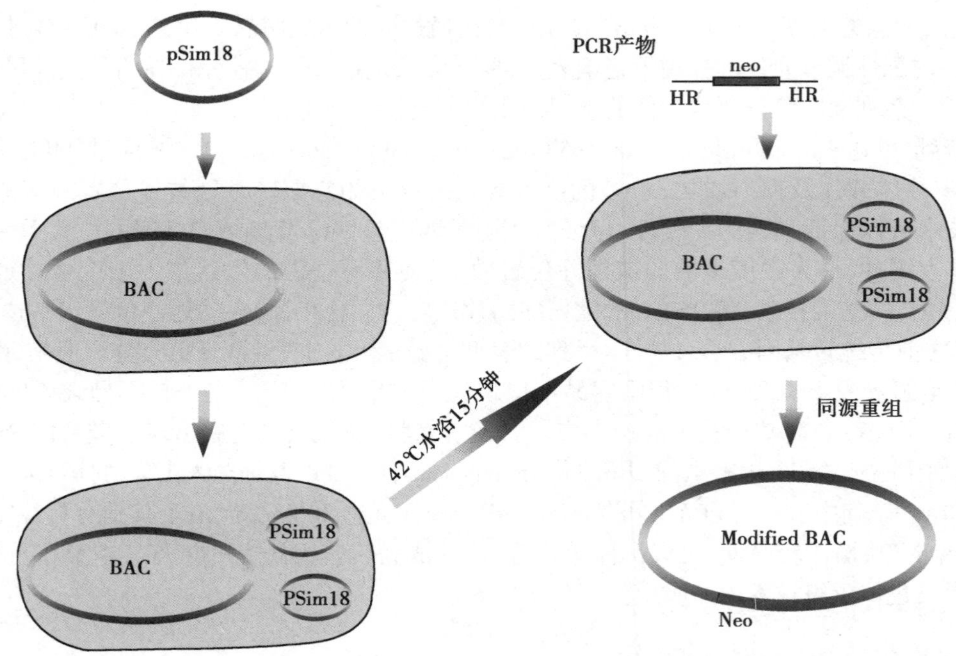

图 5-2-11 用 RED 介导的同源重组进行 BAC 载体构建

4）重悬沉淀于 70μl 去离子水，加入 10ng pSim18 质粒轻轻混匀。转入干净的预冷 0.1cm 电转杯。

5）在 1.75kV，25μF，200Ω 条件下电转，然后迅速加入到 SOC 或者 LB 培养基。32℃振荡培养 1 小时。

6）涂布含氯霉素（20μg/ml）和潮霉素（100μg/ml）双抗平板，32℃培养 24~48 小时。挑取单克隆，32℃振荡培养。

7）将 pRpsl-neo 质粒用 Nhe Ⅰ 或者 EcoRV 酶切线性化，然后作为模板，通过嵌合引物（在引物两侧各加 60~80bp 同源序列）扩增，获得两侧含有同源序列的 rpsl-neo 片段。

8）将培养含 BAC 和 pSim18 质粒的菌液接种新鲜培养基 32℃培养至 OD≈0.5~0.7，然后 42℃振荡培养 15 分钟，至于冰上 30 分钟，制作电转感受态，电转 rpsl-neo 片段（条件同上）。涂布于氯霉素和卡那霉素（15~25μg/ml）平板，32℃培养 24~48 小时。

9）挑取单克隆于氯霉素和卡那霉素双抗性 LB 培养基中 32℃振荡培养过夜。挑取质粒 PCR 鉴定重组克隆，并用合适的限制性内切酶酶切鉴定。

⑵ 重组 BAC 载体的纯化制备：在 *E.coli* 中扩增并挑取单菌落，BAC 质粒 DNA 操作可仿照标准分子生物学步骤。主要的不同是尽量使用宽口枪尖，避免涡旋和冻融 BAC DNA。建议使用 QIAGEN Plasmid Maxi 试剂提取 BAC。提取步骤可参见 QIAGEN Plasmid Maxi 试剂盒相关操作。

⑶ 制备显微注射线性化 BAC：质粒序列中有 BssH Ⅱ，Nru Ⅰ 或者 Not Ⅰ 酶切位点的 BAC 很容易被线性化。在电泳胶中纯化线性化的 DNA。优先选择这些酶，通过酶切和电泳分析确定上述酶切位点是否存在。Not Ⅰ 切开 BAC 的克隆位点，切去所有的 BAC 质粒序列。BssH Ⅱ 和 Nru Ⅰ 切 BAC 两次，保留插入序列。使用 BAC 质粒探针，用 BssH Ⅱ 或者 Nru Ⅰ 线性化的质粒通过 Southern 杂交能确定整个 BAC 转基因整合进了小鼠基因组。BssH Ⅱ 切过的 BAC 转基因能用 Nru Ⅰ 或者 Not Ⅰ 回收。Nru Ⅰ 制备的片段能用 Not Ⅰ 回收。如果 BAC 插入序列上有这 3 种酶的酶切位点，替代的策略是使用 BAC 载体上特殊的 λ 末端酶识别位点来线性化。我们采用如下步骤来制备 70~205kb 的线性化显微注射 BAC DNA。

1）取 10~30μg 的 BAC DNA，用 BssH Ⅱ，Nru Ⅰ 或者 Not Ⅰ 酶切，200μl 体系，37℃孵育 3 小时。

2）用 200ml 0.5×TBE 熔解 2g 低熔点琼脂糖。在 15cm×15cm 的胶槽里倒胶。7 个点样孔，1 个略宽，6 个略窄（4cm 宽）。在胶凝固后，将消化后的液体点在宽槽里。电泳 Marker 点在任一小槽中以准确估计 DNA 片段的大小，便于显微注射。在 0.5×TBE 缓冲液中跑胶，初始条件为 6V/cm，最后转换时间分别为 1 秒和 10 秒，14℃，电泳 14 小时。

3) 电泳后,切下其中一条泳道的胶条,用 EB 染色。染色 30 分钟后,在紫外光下标记线性化 BAC 条带的位置。将切下的胶条复位,切下未染色胶体部分的 BAC 对应区条带。

4) 在含 100nmol/L NaCl 的琼脂酶缓冲液中平衡胶条。

5) 将胶体转移到一个微量离心管中,65℃下放置 10 分钟以融化胶,42℃水浴。每 200μl 胶加 5U 琼脂酶(5μl)。42℃至少孵育 1 小时。冰上放置 2 分钟以凝固未被消化的琼脂糖。20 000g 离心 2 分钟以沉淀未被消化的琼脂糖。若可见明显的未被消化的琼脂糖,反复消化。

6) 估计线性化片段的浓度,推荐荧光方法,琼脂糖电泳亦可。用含 100nmol/L NaCl 的琼脂酶缓冲溶液稀释 DNA 至浓度为 3ng/μl,4℃保存。据报道,不同浓度的 BAC DNA 终浓度分别为 3ng/μl、2ng/μl 和 0.5ng/μl,转基因效率或者转基因拷贝数没有明显差异。用于显微注射的,在含 100mmol/L NaCl 的琼脂酶缓冲液中的线性化 BAC 至少能保存 5 天。

7) 在电转胚胎干细胞或者显微注射受精卵前,用 1% 的胶跑电泳以确保片段大小正确未破碎。

8) 按照标准步骤电转胚胎干细胞或者进行受精卵显微注射。

二、染色体重组 ES 细胞的筛选

用来显微注射的线状 BAC DNA 的断裂可能会产生转基因部分缺失的转基因小鼠。因此,需要在转基因小鼠系检测 BAC 转基因的完整性。这可以通过来自转基因鼠的高分子基因组 DNA 的 Southern blot 来完成。也可以选择使用转基因鼠基因组 DNA 进行 PCR 分析。在 BAC 转基因 3'、5' 端,BAC 载体序列的扩增被用来确定 BAC 两个末端是否整合到转基因鼠基因组中。但是后一个方法不能证实两个末端是否整合到染色体相同位置,只能作为一种初筛方法。除了 PCR 结合 Southern blot 这种常用的方法外,出现了染色体荧光原位杂交(FISH)和实时定量 PCR 等新方法,下面将逐一介绍。

经过 G418 筛选的阳性 ES 细胞克隆提取 DNA,用于 PCR 及其他后续分析。

以阳性 ES 细胞基因组 DNA 为模板 PCR,分别扩增 BAC 转基因载体的 3' 及 5' 末端,正确扩增克隆用于后续分析。

(一) Southern blot 分析

Southern blot 技术比较成熟,可参考相关实验操作手册,在此不再阐述。

(二) 染色体荧光原位杂交(FISH)

在 BAC 转染后的 ES 细胞中,如果是正确的同源重组发生,也就是 BAC 载体取代了染色体上对应的位置片段,在应用 BAC 作为探针进行 FISH 分析时就不应出现多余的基因拷贝。而如果 BAC 载体发生了随机整合,就会出现基因拷贝数的增多。在此可用非转染的 ES 细胞作为对照加以分析。具体方法如下。

1. BAC 作为探针,用 Prime-It Fluor Fluorescence Labeling Kit(Stratagene, La Jolla, CA)依照产品说明书标记探针。
2. 35μg COT-1 DNA(Invitrogen)用来消除非特异性信号。
3. 将探针溶解于 Hybrisol Ⅵ(Ventana, Tucson, AZ),75℃变性 10 分钟,然后置于 42℃下 1 小时。
4. ES 细胞爬片培养,每个载玻片约 10^5 细胞。用 4%(w/v)多聚甲醛室温固定 10 分钟。
5. 分别于 80%、85%、95% 和 100% 乙醇中脱水各 2 分钟,风干。
6. 于 70%(v/v)去离子甲酰胺(American Bioanalytical, Natick, MA),2×SSC(pH7.0)中 72℃变性 10 分钟。
7. 分别于冰冷的 70%、80%、95% 和 100% 乙醇中脱水。
8. 每个玻片用 4μl 10ng/μl 的探针于 42℃孵育杂交过夜。
9. 次日,用 2×SSC 于 72℃轻轻洗 3 次,每次 7 分钟,然后再用 0.2×SSC 于 72℃洗一次,7 分钟。信号可以用 TSA 荧光系统(NEN life science, Boston, MA)强化。玻片可以在 4×SSC 中用 DAPI 负染,然后在荧光显微镜下观察。

(三) 实时定量 PCR 在 ES 细胞筛选中的应用

在成功重组的 ES 细胞中,目的基因的拷贝数发生变化,这种变化通过定量 PCR 的方法可加以检测。这种方法可以快速、高通量地进行 ES 细胞的筛选工作,便于实验自动化。相关操作请参考 TaqMan real time PCR 操作手册。

三、染色体重组小鼠的获得

参见本章第一节基因敲除小鼠中嵌合体获得部分。

（周钦 吕小岩 谭睿陟 刘运宏）

第三节 基于位点特异性核酶 TALEN 的动物基因敲除技术

Section 3 Gene knock-out based on the site-specific nuclease——TALEN

在后基因组时代，为了研究基因的功能、研制和建立人类疾病动物模型以及对经济动物遗传物质的改良，我们迫切需要利用一种高效基因操纵（gene editing）技术，比如进行基因敲除而失活目标蛋白功能，或者对目标基因进行点突变或替换赋予目标蛋白基因的新功能。传统的基因打靶是指通过 DNA 定点同源重组，修饰基因组中的某一特定基因，从而在生物活体内达到研究或者改造基因的功能。它的产生和发展建立在胚胎干（ES）细胞技术和同源重组技术成就的基础之上，并促进了相关技术的进一步发展。传统的基因打靶依赖于细胞内自然发生的同源重组，其效率非常低，通常为 10^{-6} 级，在同源重组能力比较强的 ES 细胞，依然比较低（为 10^{-2} 级）。除此之外，我们常常还需要针对特定基因，进行某几个碱基甚至某一段序列的修改和编辑，同样只能依赖于同源重组技术，很难获得理想的效果。这对于基因功能研究、小鼠外的人类疾病动物模型的研制以及经济动物遗传物质的改良等方面有很大阻碍。因此，研究、开发利用新型的高效基因打靶技术就变得十分重要。而 TALEN 技术的出现可以很好地解决这一难题。首先，TALEN 可以特异性地结合靶序列 DNA 并且高效地引发 DNA 双键断裂（DSB）。然后，通过体内自发的修复机制，如同源重组（homologous recombination）或者非同源末端连接（non-homologous end joining，NHEJ）来进行修复，从而达到基因操作(gene editing)的目的。TALEN 技术目前已经成功地应用在多个物种上，包括酵母、植物、线虫、斑马鱼、小鼠、大鼠、猪、牛、羊，甚至猴子和人类的体细胞和干细胞。

一、TALEN 技术概述

（一）TALE 蛋白的发现历史

对物种进行基因组编辑是生物学家的梦想。科学家一直在寻求一种简单、高效的改变生物体基因密码的方法而没有突破。历史已经证明，新的发现往往来自意想不到的地方。类转录激活因子型效应因子（transcription activator-like effector，TALE），这种像导弹一样能精确识别基因组上的序列蛋白，就是从植物的一种致病细菌——黄单胞菌中发现。

黄单胞菌（*Xanthomonas*）是存在于植物中的一类细菌性病原体。它们包含了多种革兰阴性病菌，感染超过 200 种植物。通过大量的基因组测序分析，发现了黄单胞菌囊括了所有已知的蛋白分泌系统（Ⅰ-Ⅵ型），其中对于黄单胞菌致病机制最重要的是Ⅲ型分泌系统。该系统由 20~40 种Ⅲ型效应因子（type Ⅲ effector）组成。类转录激活因子型效应因子（TALE）是其中最为庞大的一个家族，顾名思义，它们的功能相当于转录激活因子。典型的 TALE 蛋白是由中间一段排列有序的重复氨基酸序列，入核序列（nuclear localization signals，NLSs）和酸性的转录激活区组成。TALE 非常保守，主要区别仅在于重复单元中特定氨基酸和重复单元的数目。例如来自 Xanthomonas campestris pv. Vesicatoria 的 AvrBs3，最初由于该基因 GC 含量非常高(64%)，直接测序非常困难，于是科学家们先用 DNA 酶Ⅰ进行消化，将产生的交错排列的片段拿去测序，最终拿到了该基因的序列。有趣的是，AvrBs3 基因核心部分的一段重复序列，由 17.5 个 102bp 的重复单元构成，其中每一个重复单元编码 34 个氨基酸。自从 AvrBs3 被发现之后，科学家们就一直致力于研究其核心部分的重复序列区域。这些重复单元对 AvrBs3 结合 DNA 功能非常重要，代表了一种独特的 DNA 结合结构域，至今为止并没有类似的 DNA 结合结构。因此，鉴定氨基酸时如何识别碱基对是这项研究当中的难点。实验表明，AvrBs3 结合的 DNA 所包含的碱基对数大致等于其重复单元的个数，这就揭示了一个重复单元识别一个碱基对，这是一个关键性的发现。接下来，科学家们又发现靠近 N 端的重复单元对应于 DNA 5' 端的碱基对，而靠近 C 端的重复单元则对应于 DNA 3' 端的碱基对。每一个重复单元的特异性则是由两个氨基酸所决定的，而这两个关键性的氨基酸则位于重复单元的第 12，13 位，例如 NI 对应 A，NG 对应 T，HD 对应 C，NN 对应 G 或 A，等。根据这一模型，科学家解开了 TALE 与 DNA 对于关系的密码，黄单胞菌的 TALE 就是通过这样的密码控制相应的宿主靶点 DNA 序列来激活目标基因的。同时，生物信息学研究结果表明，每个重复单元结合碱基的特异性是独立的，并不受其相邻重复单元的影响。因此，对于一段连续的 DNA 序列，我们可以根据这个密码排列出一段 TALE 的核心重复序列，并可能构建出一个识别特定靶 DNA 序列的 TALE，方法非常简便明了。

（二）TALE 密码和晶体结构

1. TALE 密码 TALE 蛋白的奇特之处在于它的 DNA 结合结构域——该 DNA 结合结构域不同于其他已知的 DNA 结合结构域。它是由不同数量的重复单元组成，每一个重复单元特异识别一个 DNA 碱基对，存在一一对应关系。大多数情况下，每个重复单元由 34 个氨基酸组成，在每个 34 个氨基酸的重复单元中第 12 和 13 位的氨基酸高度可变，因此被称为重复可变区（repeat variable diresidue，RVD）。其他氨基酸高度保守。RVD 和识别的核苷酸种类有特殊的一一对应关系：NI=A，HD=C，NG=T，NN=G/A（图 5-2-12a），从而决定了所结合 DNA 序列的特异性。利用 RVD 与核酸序列的一一对应关系，将 RVD 串联组装起来，可以构建出特异结合任意 DNA 序列的模块化蛋白 TALE。

2. TALE 晶体结构 TALE 蛋白结合特异 DNA 序列，有其独特的蛋白结构决定的。颜宁、施一公、朱健康研究组合作，选择了一个经过改造的 TALE 蛋白 dHax3，进行结构生物学和生物化学研究，最终获得了 2.4×10^{-10}m 和 1.85×10^{-10}m 两个高分辨率的晶体结构：未结合 DNA 和结合 DNA 的 TALE 蛋白结构。这些晶体结构显示 TALE 蛋白的重复单元为 helix-loop-helix 结构，串联的 helix-loop-helix 成为一个大超螺旋蛋白围绕 DNA 呈右手螺旋状排列，这清晰揭示了 TALE 蛋白特异识别 DNA 的机制，两者的关系就如同螺丝和螺母的匹配关系，精密配合才能实现结合。结构还显示 RVD 嵌入 DNA 大沟中识别 DNA 碱基，而且这两个残基中只有第 2 位的氨基酸才参与碱基特异识别。结构比较进一步展示了 TALE 蛋白类似于弹簧的伸展性。这些结构信息提供了 TALE 蛋白的改造基础，极大地拓宽了 TALE 蛋白在生物技术应用上的前景。

（三）TALE 的应用

TALE 蛋白的特异 DNA 序列识别以及灵活的可组装性为它们在分子生物学中的应用提供了巨大的前景，针对任意序列的靶 DNA，科学家们可以设计组装任意的 TALE 单元结合目标 DNA 双螺旋序列。如果将 TALE 的 DNA 结合区域和其他功能性结构域构建成融合蛋白，则可以发挥更广泛的作用。如与 Fok1 DNA 剪切功能区域融合，构造切割特异双链 DNA 序列的 DNA 内切酶 TALEN（TALE nuclease），成功用于在细胞基因组中的定点基因敲除、点突变等操作；如果与转录激活因子 VP64 的转录激活功能区域（activation domain）融合，可构建人工转录激活因子，结合目标基因的启动子，激活细胞内基因的表达（图 5-2-12c，d）。

（四）TALEN 技术的优势

TALE 技术具有如下优势。

1. TALE 的核酸识别单元与 A、G、C、T 有恒定的对应关系。实验设计简单准确、实验周期短、成本低。
2. 无基因序列、细胞、物种限制，都有可能使用 TALE 靶向操作基因，如基因敲除、基因激活等。
3. 成功率高，几乎可达 100%。
4. DNA 结合特异性高，毒性低、脱靶情况少。

二、TALEN 靶点的设计

（一）TALEN 靶点的筛选

设计前需要了解目的基因的信息。设计前我们尽可能地了解目标基因信息，包括：

（1）目标基因的基因组序列：TALEN 将识别细胞的基因组序列而剪切基因组 DNA，所以 TALEN 的靶

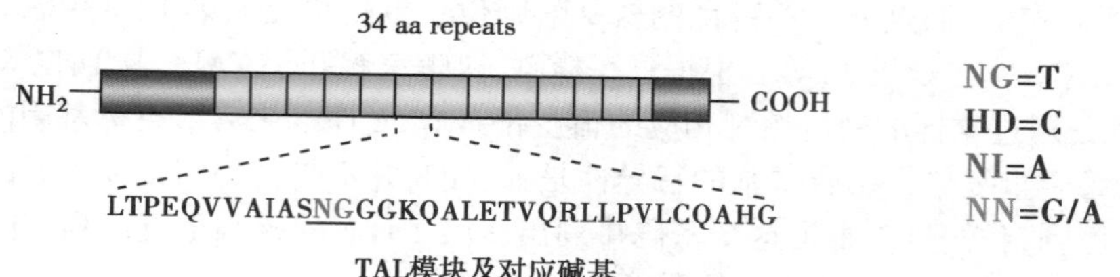

a

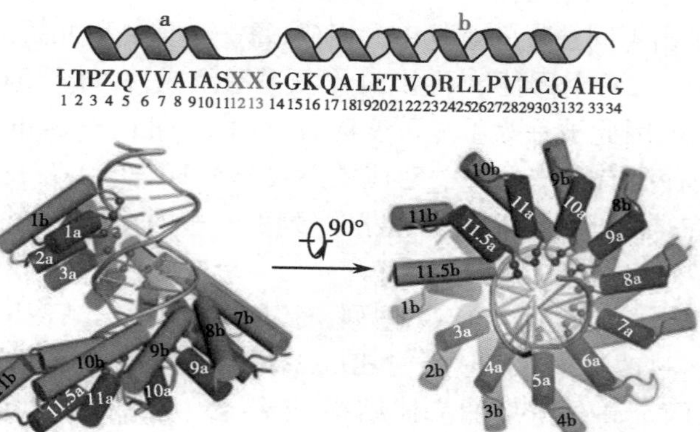

b

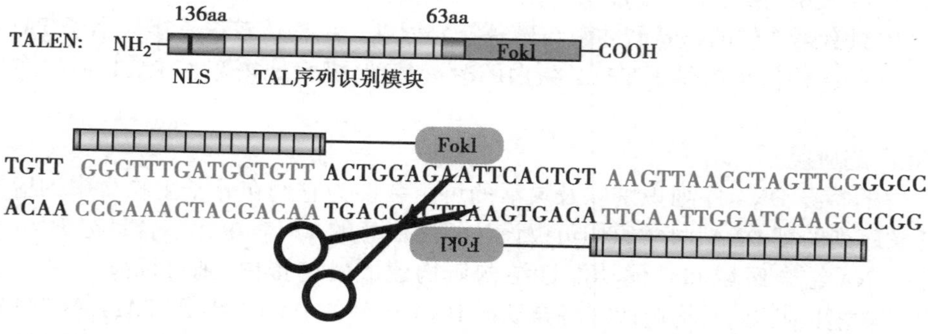

c

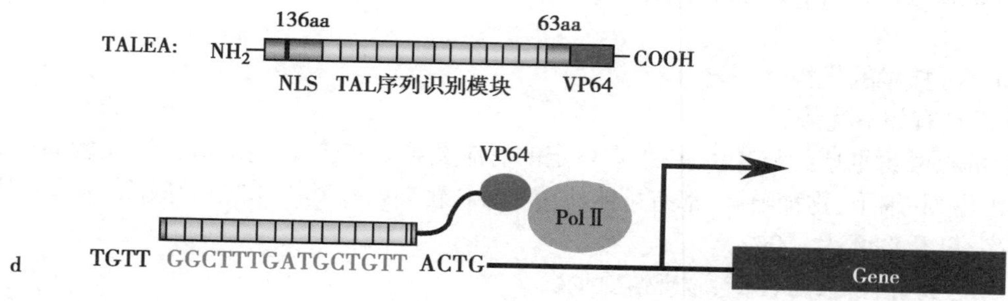

d

图 5-2-12 TALEN 蛋白 DNA 识别密码及其作用原理示意图

a. TALE 模块及 RVD 与识别 DNA 碱基的一一对应关系；b. TALE 模块及 TALE 结合 DNA 的蛋白结构图；c. TALEN 剪切 DNA 示意图；d.TALEA 结合目标基因启动子激活表达基因示意图

点设计是根据目标基因的基因组序列进行设计，而不是 cDNA 序列。需要知道目标基因的外显子和内含子的位置。常见物种的基因组序列可以到 Ensembl 网站（http://www.ensembl.org/index.html）查找。

（2）目标基因的不同转录产物：TALEN 主要是通过移码突变而使目标基因蛋白缺失，所以 TALEN 靶点位置尽可能地位于公共外显子上。

（3）目标基因蛋白的重要功能区：在蛋白的重要功能区前引入移码突变，更可能保证蛋白功能缺失。

【TALEN 靶点设计实例】 下面 DNA 序列为典型 TALEN 靶点：

t TGGCTTTGATGCTGTT actgga*gaattc*actgt AAGTTAACCTAGTTCG a

其中：左边 TALE 识别序列：TGGCTTTGATGCTGTT，长 16bp，对应的 RVDs：NG NN NN HD NG NG NG NN NI NG NN HD NG NN NG NG；右边 TALE 识别序列为：CGAACTAGGTTAACTT，长 16bp，对应的 RVDs：HD NN NI NI HD NG NI NN NN NG NG NI NI HD NG NG；间隔序列（Spacer）：16bp；Mutant Test Enzyme：EcoRI。

（二）TALEN 设计的规则：

1. TALE 识别 DNA 长度　16~18bp。

TALE 可以识别 12~35bp 的 DNA，而 15bp 的长度就足够保证 TALE 结合 DNA。但是在实际操作中，一般设计 TALE 结合的 DNA 长度取决于两个因素。

（1）物种的基因组长度：为了保证在全基因组序列中，TALE 结合的靶点在全基因组上的唯一性，TALE 识别 DNA 长度是不同的，如对于人类基因组 3200Mb，16bp 长度的 DNA 序列将可能是唯一的，因为 4^{16}=4290Mb。

（2）测序长度及拼接难易：为了确认组装构建 TALE 的正确性，TALE 结合 DNA 长度最好不要超过 18bp，否则将无法测序确认。因为 TALE 组装构建后，编码的 DNA 基本都是重复序列，只能从 TALE 的 DNA 分子两端进行测序，而无法从中间进行测序。另外，识别的 DNA 长度越长，TALE 的结合能力也会随之下降。

2. Spacer 长度　14~20bp。

这是由 TALEN 剪切 DNA 所需的 DNA 空间要求的。太长或太短的空间长度都会下降 TALEN 剪切 DNA 的能力。这个 spacer 距离比 ZFN 的 spacer 长。

3. 第 0 位碱基和最后 1 位碱基　在自然界中，TALE 识别 DNA 序列前一个碱基，我们常称为第 0 位碱基，为 T（见上面例子）。有报道第 0 位碱基也可以为 C。而 TALE 的最后 1 位碱基，自然界中为 T，根据我们的经验，TALE 的最后 1 位碱基 ATGC 都可以。

4. 由于 NN 能同时识别 G 或者 A，所以识别位点尽量少含 G，但是 NN 结合 G 能力比较强，适当的 G 可以提高 TALE 结合 DNA 强度。

5. 对于基因敲除的 TALEN 设计，靶位点尽量在基因 CDS 的前 2/3，ATG 之后，不在最后一个 exon 上，最好能破坏重要的 domain 和所有的 isoform；也可选择 intron 和 exon 交界处，破坏基因的剪接；原则上不要选择 5'UTR 和 3'UTR。

6. 对于基因敲入的靶点设计，TALEN 靶点尽量在 intron 区，这样基本不会对蛋白编码区造成破坏。

注：研究者可以利用下面网站进行靶点预测：https://tale-nt.cac.cornell.edu/。在这个网站中，只要把需要剪切的 DNA 序列输入到网站中，设定前面提到过的设计参数，网站将给出一系列的 TALEN 靶点，从中选取符合剪切位置要求的 TALEN 靶点。

（三）TALEN 设计的注意事项

1. 多个候选靶点　由于 TALEN 剪切 DNA 的能力与 DNA 序列组成排列有关，也与 TALEN 靶点在细胞内的染色体结构有关，如有核小体干扰下，TALEN 有可能无法工作，所以建议设计 TALEN 时，同时选择 2~3 个候选靶点。

2. SNP 检测　TALEN 靶点设计好后，请合成前测序 TALEN 靶点位置的基因组序列，确认有无 SNP（突变位点）。这点非常重要，因为 TALEN 的特异性非常高，一两个碱基的突变都会使 TALEN 失去活性。

3. SNP 检测方法　基因组 DNA PCR 测序。

具体实验方法：在 TALEN 靶点位置左右两边 200~300bp 位置设计引物。提取所研究的生物材料基因组 DNA 作为模板，进行 PCR，PCR 长度为 400~600bp，PCR 产物测序，检查 TALEN 靶点位置有无突变的碱基；如果存在 SNP，或者选其他 TALEN 靶点位置，或者将 TALE 识别 DNA 序列按照 SNP 序列进行更改；检测 SNP 的 PCR 引物和条件，也将在后续的 TALEN 活性检测和 TALEN 突变体基因型鉴定中使用。PCR 测序的峰形最好没有其他杂峰，以便后续基因型鉴定时做 DNA 碱基变化的判断。

三、TALEN 组装构建方法

TALEN 靶点设计好后，需要组装 RVD 单元，构建 TALEN 质粒。下面我们来介绍一些常用的 TALEN 表达质粒组装构建方法。

（一）磁珠载体组装法（magnetic bead-based TALE assembly）

方法原理（图 5-2-13a）：将 DNA 分子固定化到固相载体磁珠上面，利用固相载体便于清洗底物、纯化产物的特性，进行连续的消化、连接等操作，逐步地将 RVD 单元串联一起。该方法实现了快速、高效大规模制备 TALE。

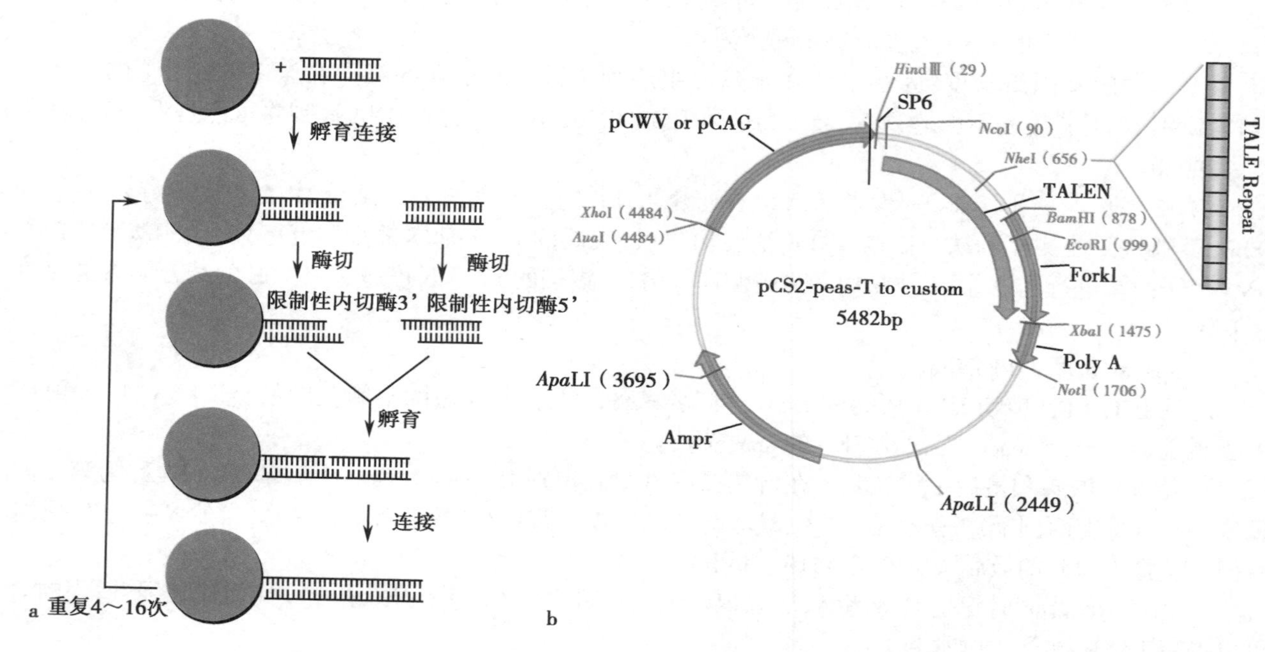

图 5-2-13 磁珠载体组装法原理图

a. 磁珠载体组装法构建组装 TALE 的原理示意图；b. 好的 TALEN 质粒图谱

具体操作步骤如下。

1. 设计一段生物素（biotin）修饰的 DNA 双链 linker 序列（长度≥60bp），将其固定化到链酶亲和素（streptavidin）覆盖的磁珠上。
2. 用限制性内切酶 3' 处理固定化的 linker 序列并产生 3' 黏性末端。
3. 同时用限制性内切酶 5' 处理 TALE 连接单元（连接单元可以是 1 个 RVD 单元，也可以是 4 个 RVD 单元），产生的 5' 黏性末端，并与上一步骤中的 3' 黏性末端可以互补配对结合。
4. 使用 DNA 连接酶将上述两步产物连接，并洗脱未连接底物。
5. 重复步骤 2，用限制性内切酶 3' 处理上一步骤所得产物，重新生成了一个 3' 黏性末端。再与经限制性内切酶 5' 处理过的新的 TALE 连接单元结合，在 DNA 连接酶的作用下连接，并洗脱未连接产物。
6. 经过 4 ~16 次循环，拼接 TALE 连接单元，最终可以得到固定化的 16 或者 20 个重复的连接子。
7. 用限制性内切酶将连接好的 DNA 双链分子从固相界面上剪切下来，通过凝胶电泳纯化。

8. 将纯化后的 DNA 双链分子连接到 TALEN 骨架载体当中，获得完整的 TALEN 表达质粒。

9. 将以上质粒转化后通过菌落 PCR 检测和测序鉴定，最终可以得到正确的 TALEN 表达质粒。

利用上述技术方案可以方便地对每一步的连接产物进行纯化，由于目标产物通过 DNA 适配序列固定化到固相界面上，因此通过简单的固液分离手段，如磁力、离心、过滤等，就可以将固相界面与液体体系分离开，再对固相界面进行漂洗便可以除去绝大部分的非目标产物，如错误连接产物、未反应的反应物等。这样就避免了之前液相合成体系当中最为耗时费力的工作：连接产物胶回收和纯化。于是不仅精简了工作量，提高了工作效率，还大大缩短了合成周期，一般一天就能组装好 TALE repeat，3 天之内就可以拿到正确的 TALEN 表达质粒。在一个 337 个连接单元文库基础上（包括 RVD 一连子，二连子，三连子和四连子），通过利用微孔板阵列和磁珠自动工作站，该方法可以高通量化，一次操作可以生产上百个针对不同靶 DNA 设计的 TALEN 表达质粒。

正是基于这种固相合成技术，科学家们建立了高通量固相自动快速连接（fast ligation-based automatable solid-phase high-throughput，FLASH）系统。通过使用 FLASH 系统，人们可以快速、高效地大规模生产 TALEN 表达质粒。为了验证这一系统的效率和准确性，在这里可以举出两个例子。第一个实例是针对同一个报告基因 EGFP 设计并合成了 48 个 TALEN 表达质粒，其 TALE 长度从 8.5 到 19.5 不等。通过外源导入 EGFP 报告基因和 TALEN 表达质粒，发现全部 48 个 TALEN 都可以很好地作用，成功率达到了惊人的 100%。第二个典型案例是针对 96 个人类癌症相关的内源基因分别设计合成 TALEN 表达质粒。其中有 88% 的 TALEN 可以在细胞水平上高效地引发靶基因的突变。这些成功的案例揭示出 FLASH 系统的高通量化并没有牺牲合成的准确度和成功率。这就为 TALEN 技术的发展指明了以下几个应用方向：第一，人们可以大规模生产出结构相似或者序列相似的 TALEN 分子，去进一步弄清楚 TALEN 的作用机制，以获得效率更高、效果更稳定的 TALEN；第二，大量生产出来的 TALEN 可以应用在不同种类的模式动物身上，甚至将来应用在人类疾病的临床治疗上；第三，随着 TALEN 技术的发展和需求的增长，高通量合成方法必将成为 TALEN 产业化的一大助力。

（二）单元组装法（unit assembly）

第二种方法是单元组装法。北京大学张博教授等采用这个组装方法构建 TALEN，首先在世界上成功使用 TAL 效应器核酸酶建立了基因敲除斑马鱼。构建原理：首先构建出识别 4 种碱基的 4 种单体质粒，然后利用同尾酶（isocaudamer restriction enzyme）的特性循环往复地酶切 - 连接，进行质粒的构建，最终组装成识别目的靶 DNA 的 TALE 质粒。

具体的操作步骤如下：

1. Single unit 载体为单元组装法的基础载体。通过 PCR 的方法构建分别识别 A，T，C，G 的重复单元单体质粒。其中重复序列结构上游是 Spe Ⅰ 酶切位点，而其下游则是 Nhe Ⅰ 和 Hind Ⅲ 酶切位点(图 5-2-14a)。

2. 将第一个单体 T 质粒用 Nhe Ⅰ +Hind Ⅲ 双切，得到去环状化的 DNA 片段；第二个单体 A 质粒用 Spe Ⅰ +Hind Ⅲ 双切，得到的 DNA 片段仅包含重复序列。通过凝胶电泳纯化上述产生的两段 DNA 片段。由于 Spe Ⅰ 和 Nhe Ⅰ 是同尾酶，所以这两段 DNA 片段可以通过连接反应连接，形成一个二连子 TA 质粒。酶切及连接反应体系如下。

酶切体系（内切酶均为 TAKARA 公司）

Unit	T（μl）	A（μl）
10×M buffer	1	1.5
Nhe Ⅰ	0.3	—
Spe Ⅰ	—	0.4
Hind Ⅲ	0.3	0.4
DNA	3	5
H_2O	5.4	7.7
total	10	15

连接体系：

2×solution Ⅰ	2.5μl
GT	0.5μl
TA	2μl
total	5μl

将上述重组质粒转化至受体菌后挑菌，菌液 PCR 鉴定，延伸时间 30 秒 ~2 分钟（取决于 unit 的数目确定延伸时间。PCR 鉴定引物序列为：M13-47：5'-cgccagggttttcccagtcacgac-3'；RV-M：5'-agcggataacaatttcacacagga-3'）。通过 PCR 产物大小挑选阳性克隆。每个 unit 长度约为 102bp，同时加上载体骨架片段 156bp。例如，2 个 unit PCR 产物大小约为：102×2+156=360bp；4 个 unit PCR 产物大小约为：102×4+156=564bp，等。如同上述步骤，得到其他类型的二连子质粒。

3. 同样的双酶切 - 连接操作，将二连子拼接成四连子，四连子拼接成八连子，最后构建一定长度的 TALE 重复单元质粒（图 5-2-14b 和 c）。

4. 构建 TALEN　将上述质粒当中重复序列部分用 Spe Ⅰ 和 Nhe Ⅰ 酶切出来，连接到用 Nhe Ⅰ 酶切的 TALEN 骨架载体当中，获得成熟的 TALEN 表达质粒。步骤如下：

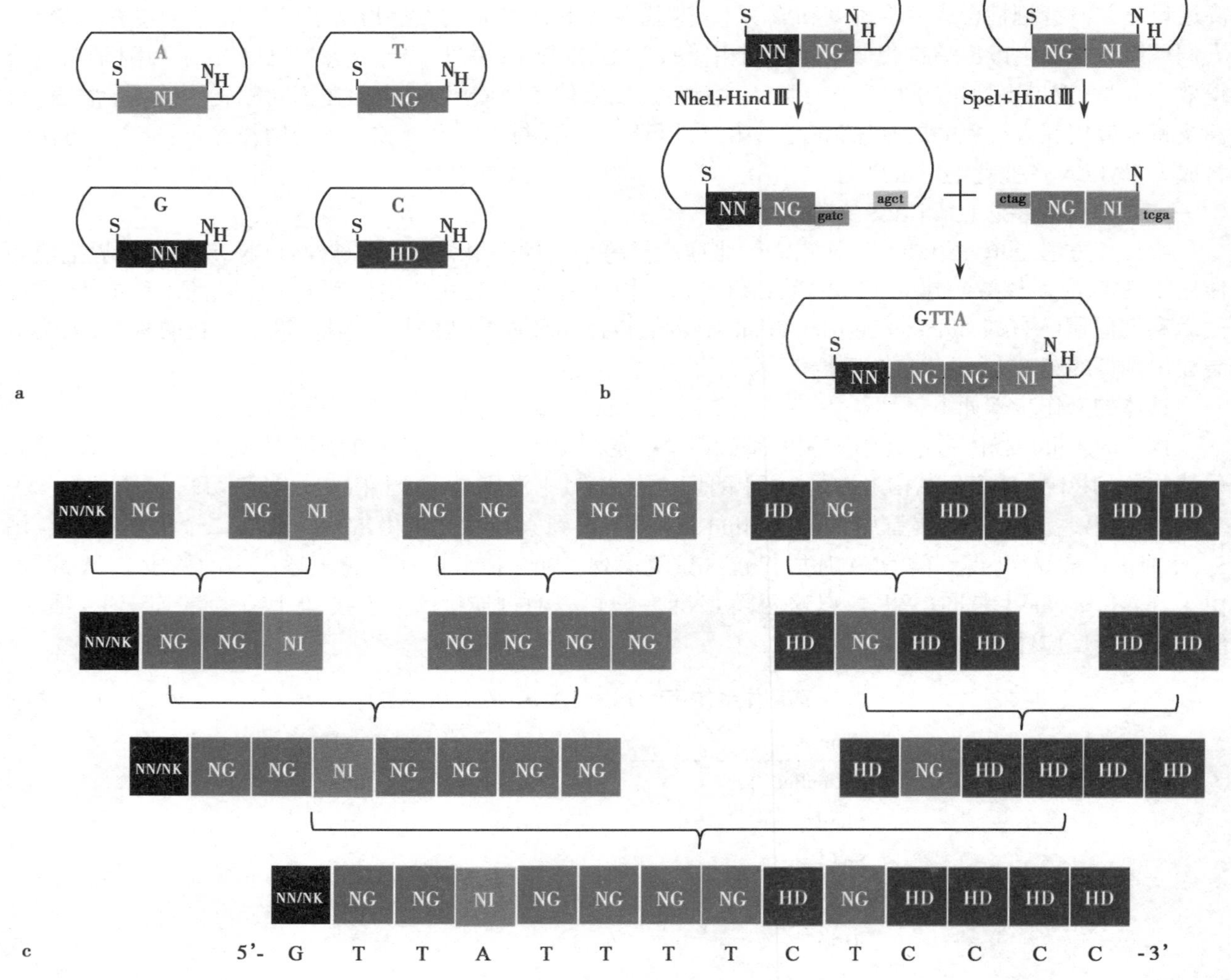

图 5-2-14　TALEN 分子单元组装法原理

a. Single unit 载体示意图；b. TALE 二连子连接成四连子的过程；c. 整个单元组装法（unit assembly）拼接 TALE 单元过程示意图

(1) Nhe Ⅰ单酶切 pCS2-TALE-pedas 和 pCS2-TALE-perr(5.5kb),去磷酸化,回收。

(2) Spe Ⅰ和 Nhe Ⅰ双酶切组装好的 TALE,切胶回收;与上述去磷酸化的 pCS2 骨架连接,转化,Amp 抗性涂板。对抗性克隆进行菌批鉴定并 sp6 通用引物测序确认插入的方向。

(3) PCR 鉴定 TALE 片段连入方向测序引物:

T7:正向引物,可测出从 ATG 开始的 TALEN N 端;TALE-FP:CTTCTCAAGATTGCAAAACGTGGC 正向引物,测合成的 TALE repeat DNA 序列,可用于 TALE 片段连入方向判断;TALE-RP:GGACGTCCGCCGAGGCAGGCCAAG 反向引物,测合成的 TALE repeat DNA 序列;可用于 TALE 片段连入方向判断;PCS2-RP:CTGCATTCTAGTTGTGGTTTGTCC 反向引物,可反向测出从终止子开始的 TALEN C 端。

该方法非常耗时,3~6 周拿到正确的 TALEN 表达质粒。由于采用了不同连子组装的方法,最终产物的长度是可以控制的。而每一步当中所获得的二连子或者多连子可以质粒的形式保存,并且很容易扩增。随着这些材料的积累,可以建立多连子库,为以后 TALEN 的组装合成提供了极大的便利。这种方法生产的 TALEN 最初被应用在斑马鱼卵当中。先是通过体外转录获得 TALEN 的 mRNA,然后注射入斑马鱼卵当中。最后,不光检测到了 TALEN 引起的基因突变,并且这种突变是可遗传的。这就说明 TALEN 技术可以更广泛地应用到其他模式动物当中,为基因工程和转基因技术开创了一个新局面。

(三) 多等级连接方法(hierarchical ligation procedure)

第 3 种 TALEN 的合成方法称之为多等级连接方法,这种方法的核心程序是利用 Golden Gate 切 - 连反应生产环状化的六连子,再将成熟的 3 段六连子拼接并且构建到 TALEN 骨架当中,最后得到 TALEN 的表达质粒。所谓 Golden Gate 切 - 连反应,指的是通过使用Ⅱ型限制性内切酶和高特异性的黏性末端连接酶在多次循环的步骤中消化掉错误的连接产物并且重新连接未连接的片段。该方法具体操作步骤在文献中有非常详细的描述(Sanjana 等,2012),大致构建过程如下。

1. 利用 PCR 方法克隆出每一种碱基对应的重复单元的单体,并建立模板库。
2. 通过凝胶电泳纯化这些单体,并且将浓度标准化。
3. 通过第一步 Golden Gate 切 - 连反应产生环状化的六连子。
4. 利用质粒保护型外切酶将未连接成环的 DNA 分子去除。
5. 通过 PCR 方法得到线性的六连子产物,并且将其扩增。
6. 通过凝胶电泳纯化这些线性六连子,并且将浓度标准化。
7. 通过第二步 Golden Gate 切 - 连反应将 3 段线性六连子拼接并且连接到 TALEN 骨架载体当中,获得成熟的 TALEN 表达质粒。
8. 将以上产物纯化后转化,并进行菌落 PCR 检测。
9. 挑选以上通过检测的质粒送测序,最终获得正确的 TALEN 表达质粒。

这种方法简便易行,并且可以高效地获得高准确率的连接产物。如果进展顺利,一般 1 周之内就可以拿到正确的 TALEN 表达质粒。通过使用多孔板和高通量液体工作站,这种方法可以大规模化,针对不同的靶 DNA,平行生产几十个甚至上百个 TALEN 表达质粒不成问题。

三、TALEN 的活性检测

TALEN 质粒构建好后,在进行动物或细胞操作前,最好检测其活性,确保 TALEN 的有效性,及减少后续筛选突变体的工作量,TALEN 活性越高,后续的筛选突变体的工作量越少。常用的检测 TALEN 活性的方法有以下 3 种。

(一) luciferase SSA 法

luciferase SSA 重组检测 TALEN 活性原理(Huang 等,2011):一个终止子在 luciferase 的编码区中央(红色标记),luciferase 没有活性。为检测 TALEN 剪切活性,将一个 TALEN 的靶点位置序列插在终止子后(蓝色标记)。在 TALEN 的作用下,靶点位置产生 DSB,细胞通过同源重组方式修复 DNA,形成一个有活性的 luciferase。通过与参照的比值变化反映 TALEN 剪切的活性水平(图 5-2-15)。

SSA 法检测 TALEN 活性,只要有 TALEN 靶点的 DNA 序列就可以检测,没有物种和细胞的限制。由

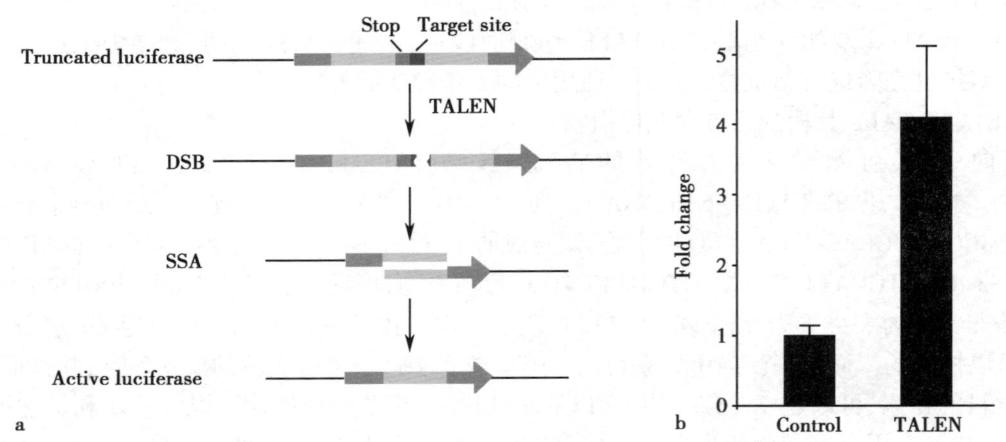

图 5-2-15 luciferase SSA 法检测 TALEN 活性原理和结果

于 SSA 法是通过构建报道质粒完成，基本上是反映 TALEN 的剪切裸露 DNA 的能力，而没有考虑细胞体内复杂的染色体结构的因素。因此如果没有 SSA 活性，TALEN 将一定没有活性，但是有 SSA 活性的 TALEN，在细胞体内是有可能存在不工作的。下面，以靶点"T TGGCTTTGATGCTGTT actgga*gaattc*actgt AAGTTAACCTAGTTCG A"为例，介绍方法的主要实验步骤。

1. 将靶点位置序列插入报道载体 pSSA-Luc 的 *Bgl* Ⅱ和 *Xho* Ⅰ位点，构建 TALEN 特异报道基因质粒(图 5-2-16)。

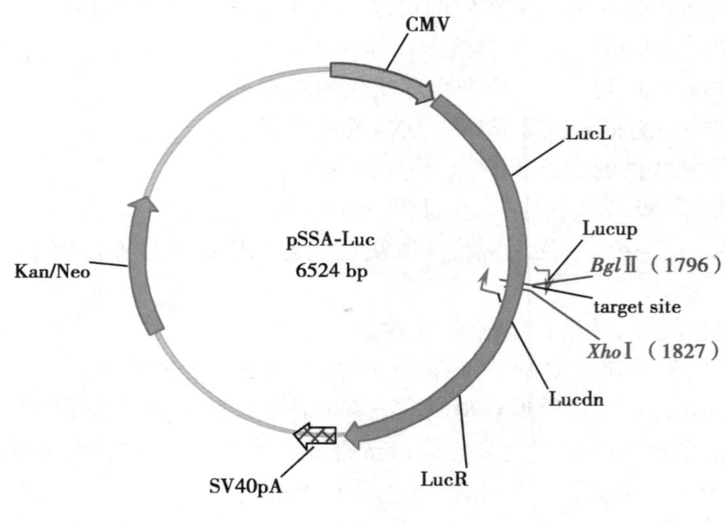

图 5-2-16 pSSA-Luc 示意图

(1) 合成包含 target site 的两条 Sense 和 antisense 的 oligos，并分别在 Sense 和 Anti-sense oligo 的 5' 末端添加 Bgl Ⅱ和 Xho Ⅰ酶切位点。两条 oligos 的碱基序列如下。

Target Sense：

5'-GATCTTGGCTTTGATGCTGTTACTGGAGAATTCACTGTAAGTTAACCTAGTTCGA -3'

Target Antisense：

5'-TCGATCGAACTAGGTTAACTTACAGTGAATTCTCCAGTAACAGCATCAAAGCCAA -3'

(2) 合成 target site oligos 磷酸化处理

利用下列反应体系，对合成的 oligos 进行磷酸化处理：

Primer (100μmol/L)	2.5μl
H_2O	17μl
10XPNK buffer	2.5μl
rATP	2.5μl
T4-PNK	0.5μl
Final concentration	10μmol/L

65℃　20 分钟

(3) 磷酸化处理后的 target site oligos，退火变性复性形成 duplex。将上述磷酸化处理后的 sense 和 anti-sense oligos 混合，95℃ 5 分钟，自然冷却至室温。退火后形成的 DNA 双链序列为：

5'-GATCTTGGCTTTGATGCTGTTACTGGAGAATTCACTGTAAGTTAACCTAGTTCGA -3'

3'-AACCGAAACTACGACAATGACCTCTTAAGTGACATTCAATTGGATCAAGCTAGCT

(4) BglⅡ和 XhoⅠ酶切载体 pSSA-Luc，凝胶电泳后切胶回收约 6.5kb 的片段。

(5) 将退火后形成的 DNA 双链稀释至终浓度 0.25μmol/L，取 1μl 复性后成双链的 oligos 和 1μl 的回收的线性化载体进行连接 1~2 小时。

(6) 转化含卡那霉素的 LB 培养基平板 (Kan^+)，挑取单克隆，提取质粒后用下列引物 (Lucup+lucdn)PCR 鉴定重组质粒。若测序，需用引物 Lucup+Lucdn 扩增质粒，将 PCR 产物送测序 (注：不能把质粒 DNA 送去测序，否则是乱码，因为是存在重复序列)。PCR 引物序列为：

Lucup：5'-cgaaggttgtggatctggata-3'；

Lucdn：5'-ggaaacaaacactacggtag-3'

2. 将特别报道基因质粒与 TALEN 质粒对共转染到人类 293 细胞系，24 小时后检查 luciferase 酶活性。实验步骤如下。

(1) 将左右两边的 TALEN 质粒对、上述构建好的 reporter 质粒和内参质粒 Renilla luciferase 质粒按如下比例共转染到 24 孔板的细胞中 (如 293 细胞系)，每个实验重复 3 组，其中 control 组用其他无关质粒补齐 DNA 总量。

例：转染组合

	1	2	3	4	5	6
	Control			TALEN		
Renilla	10ng	10ng	10ng	10ng	10ng	10ng
pSSA-Luc-*target*	50ng	50ng	50ng	50ng	50ng	50ng
Left TALEN	—	—	—	100ng	100ng	100ng
Right TALEN	—	—	—	100ng	100ng	100ng
Total DNA	260ng	260ng	260ng	260ng	260ng	260ng

(2) 转染 24 小时后裂解细胞，检测 luciferase 表达水平。

例：reporter 检测结果

	1	2	3	4	5	6
	Control			TALEN		
Firefly	13840	11257	11725	320429	212167	264296
Renilla	43040177	42236158	32974581	165586170	69318061	105556411
Firefly/Renilla	0.000322	0.000267	0.000356	0.001935	0.003061	0.002504
平均值	0.000315			0.0025		
Ratio (TALEN/Control)	7.95					

(二) 细胞内源基因突变率检测法

我们可以通过 TALEN 在细胞系造成的突变率反映 TALEN 的活性。有两种检测 TALEN 在细胞系上造成突变率的方法。

1. 非配对内切酶法 -T7E1 法

(1) 技术原理：如果通过 TALEN 发生突变，将基因组 DNA 做 PCR，并与野生型 DNA 的 PCR 产物等量混合，并退火杂交，将产生非配对 DNA 片段，将能被非配对内切酶 -T7E1 剪切。若没有发生突变，将产生配对完整 DNA 双链，而无法被非配对内切酶 -T7E1（或 surveyor）识别剪切。这种方法没有限制，基本上在转染效率高的细胞系就可以进行检测。

(2) 具体实验步骤

1) 把 TALEN 质粒对共转染到相应的细胞系中，24~48 小时后，提取基因组 DNA，或做样品处理（参考唯尚立德公司的 easyP® Genotyping Kit 试剂盒，货号：WS009），将离心好的细胞放入已加入 100μl Extraction Buffer 的 PCR Tube 中，并加入 1μl Proteinase K（20mg/ml），60℃加热 5 分钟后，98℃再加热 2 分钟，然后降至室温。

2) PCR 扩增 target site 周围序列（一般设计 300~600bp，可参考检测 TALEN 靶点 SNP 时的引物和 PCR 条件）。体系和 PCR 程序参照 easyP® Genotyping Kit 试剂盒。

3) 拿到 PCR 产物后，将实验组与对照的 PCR 产物按如下体系加样：

编号	1	2	3
实验组 PCR 产物	5μl	2.5μl	0
NC PCR 产物	0	2.5μl	5μl
Buffer2（NEB）	1.1μl	1.1μl	1.1μl
ddH_2O	4.4μl	4.4μl	4.4μl
Total		10.5μl	

加样完毕后，进行退火变性复性，进行杂交处理（95℃ 5 分钟，自然冷却至室温）。

4) 分别加入 0.5μl T7E1 酶（T7 Endonuclease Ⅰ，NEB：cat No. M0302S）（或 surveyor 酶）进行酶切于上述 3 组处理中，37℃反应 30 分钟后，跑 2% 的琼脂糖凝胶电泳检测分析突变效果（图 5-2-17）。

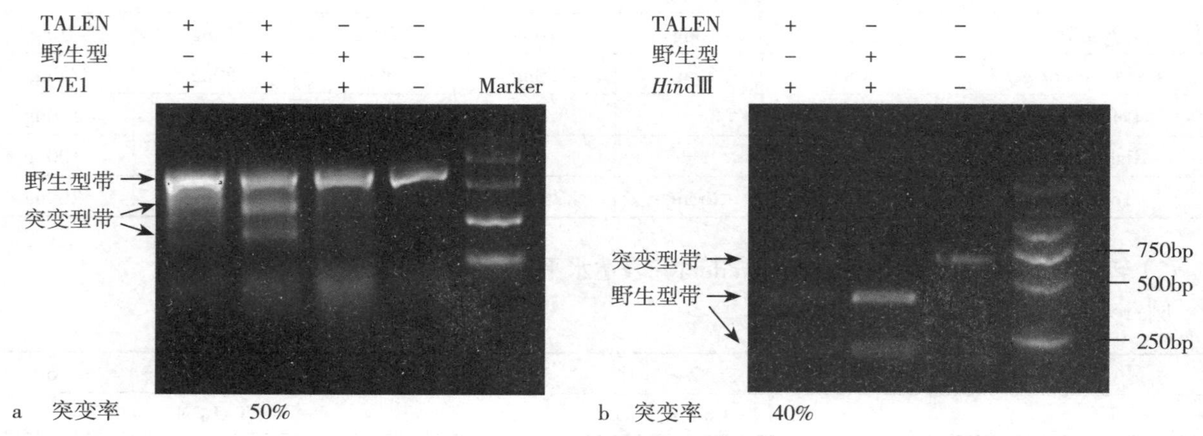

图 5-2-17　利用非配对内切酶法检测 TALEN 基因敲除活性

a. 非配对内切酶法 -T7E1 法检测 TALEN 的突变率。突变型带：约 300+200bp；野生型：约 510bp；突变率 = 突变型带 /（野生型带 + 突变型带）（按带的亮度的灰度计算，箭头所指为突变型带）；b. 限制性内切酶法检测 TALEN 的突变率。突变型带：650bp，野生型带：450bp+200bp。突变率计算同 a

2. 限制性内切酶法

(1) 技术原理:在 TALEN 靶点位置中间序列 Spacer 中有限制性内切酶切位点,如 Hind Ⅲ。如果通过 TALEN 发生了突变,这个位点将可能被破坏,而不能被 Hind Ⅲ酶切;同时野生型的细胞不受影响,仍可被 Hind Ⅲ酶切。

(2) 引物设计:PCR 产物大小为 300~500bp,TALEN 靶点位置最好在中部。除了 TALEN 靶点上的酶切位点外,其他位置没有用于检测突变率的酶切位点。例子:PCR 产物大小:650bp,Hind Ⅲ位于 PCR 产物的 TALEN 靶点位置上,酶切后产生 450bp+200bp。

(3) 实验步骤

1) 把 TALEN 质粒对共转染到相应的细胞系中,48 小时后提取基因组 DNA,然后 PCR 扩增目标 DNA 片段,或直接用细胞裂解液进行 PCR(参考唯尚立德公司的 easyP® Genotyping Kit 试剂盒,货号:WS009)。

2) PCR 产物分成两组:突变体的细胞 PCR 和 wild-type 细胞 PCR,纯化 PCR 产物,定量。

3) 用 Hind Ⅲ酶切 PCR 产物。凝胶电泳分离 DNA。判断是否有无法酶切的 DNA 产物,并计算 TALEN 造成的突变率(图 5-2-17b)。

3. PCR 产物测序 PCR 实验个体的基因组 DNA,如果 PCR 产物仅有一条带,可直接送去测序,如果有杂带,回收目标带送去测序。结合测序的序列结果和测序的峰形图,判断是否发生了突变(图 5-2-18)。判断标准如下:

(1) 如果读取的主峰 DNA 序列与野生型不同,可知道 TALEN 造成了突变;

(2) 如果读取的主峰的 DNA 序列与野生型相同,在 TALEN 靶点的位置附近,检查是否出现杂峰,当突变体的比例足够高,通过测序峰形图可以看出突变体形成的测序杂峰(图 5-2-18)。

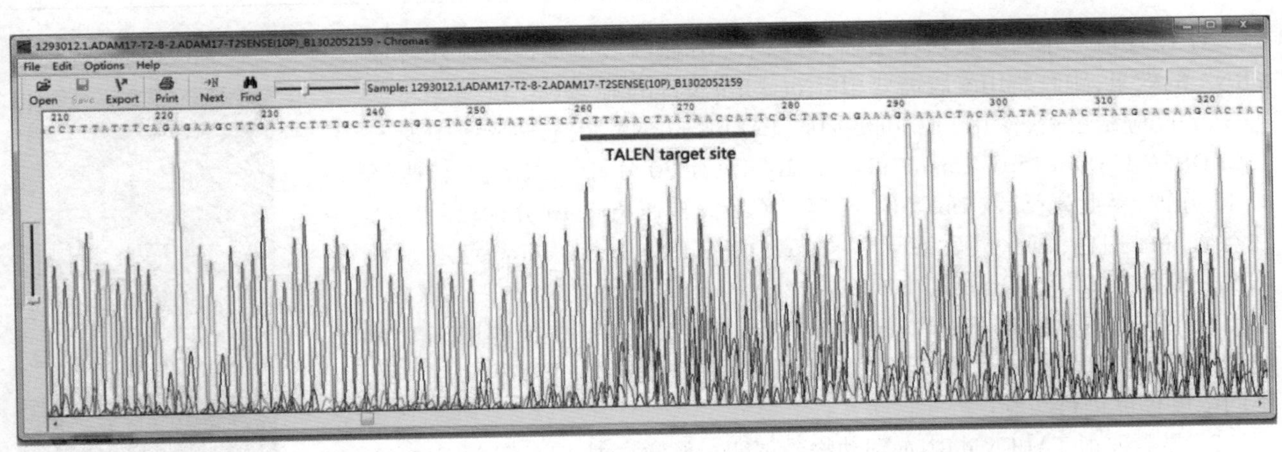

图 5-2-18 TALEN 造成的突变体 PCR 测序结果和峰形图

TALEN 靶点位置附近发生了突变,开始出现测序杂峰

四、TALEN 在模式生物中的应用

与传统通过同源重组实现基因敲除方法不同,利用 TALEN 技术是通过 NHEJ 修复方式进行模式动物的靶向基因敲除,不需要进行 ES 细胞的操作。只要将 TALEN 的 mRNA 显微注射到模式动物受精卵中,可实现直接基因敲除,这样使得过去无法做基因敲除的模式生物,如大鼠、斑马鱼、猪、猴子等都可以实现基因敲除并取得了成功。而且对于构建基因敲除小鼠而言,时间从 1 年缩短到几个月。

TALEN 造成的突变率对于不同 DNA 靶点序列,不同物种和不同细胞是不同的。对于普通细胞系,TALEN 平均突变率为 20%,从基本无效到最高的 60%~70%;而对于显微注射受精卵,成功率将更高,可达到 75% 以上。

由于不同的模式生物,辅助生殖技术的不同,使用 TALEN 敲除基因的方法也有所不同。主要是下面两种方式：①受精卵显微注射 TALEN mRNA 敲除基因；②TALEN 结合核移植技术或 ES 细胞进行基因敲除。下面分别具体介绍。

(一) 受精卵显微注射 TALEN mRNA 敲除基因

对于小的模式动物，如小鼠、大鼠、斑马鱼，由于采集受精卵数目多，可以采用显微注射 TALEN mRNA 方法到动物的受精卵中实现全身基因敲除。对于猴子、树驹等不可大规模获取卵巢、采集卵母细胞的非经济动物，也可采用显微注射 TALEN mRNA 方法敲除基因。大致步骤为先以 TALEN 质粒为模板，体外转录出 mRNA，再显微注射 TALEN mRNA 到受精卵中。

1. 体外转录 TALEN mRNA 步骤　注意事项：RNA 非常不稳定，极容易被 RNase 降解，下面体外转录 TALEN mRNA 实验步骤请使用 RNase-free 的枪头、Tube。配制溶液请使用 DEPC 处理过的水。

(1) 线性化 TALEN 质粒：pCS2-TALEN 载体 polyA 后有 Not Ⅰ 位点，使用 Not Ⅰ 酶切 TALEN 质粒，线性化 pCS2-TALEN 载体，然后使用 DNA 纯化柱子（Qiagene，QIAquick PCR Purification Kit，Cat NO. 28104）回收 DNA。

(2) 转录 TALEN mRNA：采用体外转录 mRNA 试剂盒进行体外转录 TALEN mRNA［mMESSAGE mMACHINE® SP6 Kit，Invitrogen（Ambion）］或［mMESSAGE mMACHINE® T7 Kit，Invitrogen（Ambion）］。转录详细操作可参见试剂盒说明书，此处不再赘述。现将 mRNA 转录的主要步骤简述如下。

1) 按如下配方加样，构建体外转录反应体系：

DEPC H_2O	To 10μl	Linear template DNA	500ng（≤3μl）
2×NTP/CAP	5μl	Sp6 or T7 Enzyme Mix	1μl
10×Reaction Buffer	1μl		

37℃ 反应 2 小时。反应完成后，可以取 2μl 跑凝胶电泳检测体外转录 mRNA 的效果，跑胶所用凝胶需要用 RNase-free 试剂配制。

2) 反应结束后，使用 LiCl 沉淀回收 TALEN mRNA：在上述反应中加入 15μl DEPC H_2O 和 15μl 2.5mol/L LiCl，-20℃沉淀 30 分钟。4℃最大转速离心 15 分钟，弃上清；加入 1ml 70% 乙醇，4℃最大转速离心 10 分钟；弃上清，注意管底的白色沉淀，最后溶于 20~30μl DEPC H_2O 中，nanodrop 定量。测浓度一般都在 200~500ng/μl。

3) 将左、右两边的 TALEN mRNA 混合，按照表 5-2-1 中推荐的 mRNA 浓度显微注射到动物的受精卵中，初次实验时可按照推荐浓度（表 5-2-1），做不同浓度梯度进行实验。

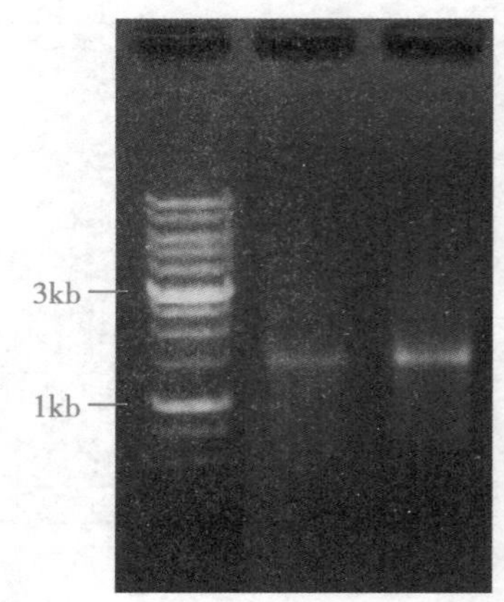

图 5-2-19　体外转录 TALEN mRNA 凝胶电泳图（mRNA 大小约 1.5kb）

2. 显微注射 TALEN mRNA 到动物受精卵　显微注射 TALEN mRNA 到受精卵中的操作过程基本与转基因动物显微注射 DNA 操作过程相同，所不同的是：①显微注射的物质不同：转基因动物注射的是线性化的 DNA，而 TALEN 注射的是 mRNA；②显微注射的部位不同：转基因动物的 DNA 注射入细胞核或者细胞核周围，而 TALEN mRNA 只要注射到细胞质中；③后续突变体的检测方法不同。

这里以小鼠为例，介绍操作步骤。对于其他模式生物，由于不同的模式生物受精卵超排和收集，胚胎移植手术方法将会有所不同，请参考相应的动物手术方法。

表 5-2-1　不同模式生物显微注射 TALEN mRNA 浓度

物种	小鼠	大鼠	猴子	斑马鱼	家蚕
推荐显微注射 mRNA 浓度	20ng/μl (5~20ng/μl)	20ng/μl (5~20ng/μl)	20ng/μl (5~20ng/μl)	200ng/μl (50~200ng/μl)	700ng/μl (200~700ng/μl)
显微注射部位	细胞质	细胞质	细胞质	卵黄	

(1) 受精卵收集和培养：注射 hCG 进行超排，注射 17~19 小时后，脱颈处死受孕的小鼠，取出输卵管，移到含有透明质酸酶的 M2 操作液中。反复吹打出受精卵，将受精卵吸到 M16 培养液中，在 37℃培养箱内培养(具体的操作见相关章节)。

(2) 显微注射：选取发育形态正常的受精卵进行显微注射。胚胎收集 4~6 小时后，注射针吸取 TALEN mRNA 开始进行显微注射。注射针进入细胞质开始进行注射，直至细胞略微膨胀为止。注射过的受精卵，须迅速移到 M16 培养液中，并在 37℃培养箱内放置培养。受精卵分批进行注射，每批注射胚胎的量，根据实验员熟练程度而灵活掌握，需注射一共 100 个以上的受精卵。

(3) 胚胎移植：注射后存活的受精卵，在显微操作的第 2 天移植到交配后 12 小时假孕雌鼠的输卵管中。移植可单侧移植，也可双侧移植。每侧移植胚胎 15~20 枚(具体的操作见相关章节)。

(4) 首建鼠(founder)的鉴定和基因敲除小鼠品系的建立：胚胎移植后，小鼠 19 天后出生。在 3~4 周龄时，给小鼠耳朵打孔做标记。提取小鼠的基因组 DNA，做 PCR 进行基因型的鉴定。基因型鉴定方法参见上一节“TALEN 活性检测”中的“非配对内切酶法 -T7E1 法”和“PCR 产物测序”。由于 TALEN 形成的突变时间不同，发生突变的首建鼠(founder)有可能是个嵌合体小鼠，由带有不同突变的体细胞和野生型细胞组成，所以首建鼠(founder)必须与野生型小鼠交配，获得单一突变的杂合子突变体小鼠。首建者小鼠(founder)与野生型小鼠交配得到 F1 代。对 F1 进行 DNA 测序，确认目标基因发生了移码突变，即目标蛋白缺失实现基因敲除。

提取 F1 代小鼠基因组 DNA，PCR 扩增包含 TALEN 靶点的 DNA 片段，进行 PCR 产物测序，如果峰形足够好，通过分析杂峰的位置判断出发生碱基删除的情况(图 5-2-20)。但是精确的做法是将 PCR 产物做 TA 克隆。对 PCR 克隆进行测序。测量 15~20 个克隆，测序结果与野生型 DNA 序列进行比较，确定删除或增加的碱基数，判断是否发生了移码突变。

带有单一移码突变的杂合子小鼠(+/–)F1 代稳定遗传，而且基因型确定，将成为基因敲除品系。将发生移码突变的小鼠交配传代。基因型相同的杂合子小鼠(+/–)相互交配，得到基因敲除的纯合子小鼠(–/–)F2 代。约有 1/4 概率的 F2 后代小鼠是基因敲除的纯合体小鼠。

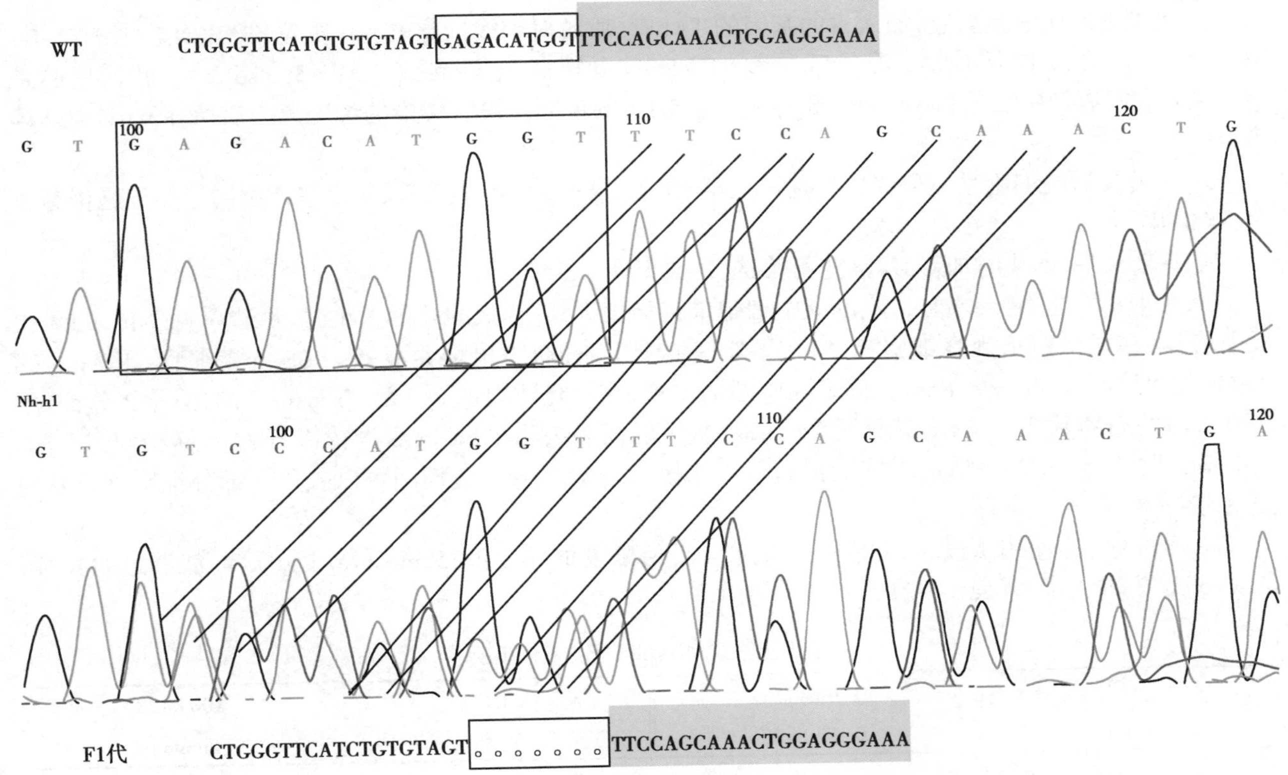

图 5-2-20　F1 代小鼠 PCR 产物测序分析突变体的碱基删除

如果目标基因不是致死基因，纯合子小鼠进行交配传代，得到目标基因敲除小鼠的品系。如果该基因为胚胎致死基因，突变小鼠品系通过杂合子保存，交配后得到纯合子小鼠胚胎，研究该基因在胚胎发育中的功能。

(二) TALEN 结合核移植技术进行基因敲除

对于可以通过细胞核移植技术实现动物克隆的动物，比如猪、牛、羊等，虽然采用直接显微注射 TALEN mRNA 的方式可行，但是由于受精卵数目有限，这种方法并不是非常高效。通过 TALEN 与细胞核移植技术结合，可以高效地对这些动物物种进行基因敲除，甚至基因敲入等操作。大致的流程是先通过 TALEN 技术在这些动物的成纤维细胞上实现基因突变，如基因敲除或基因敲入，再将这些完成基因操作的细胞的细胞核，通过核移植转移到去核的卵母细胞中，最后再移植到动物母体的子宫发育成动物子代。核移植及相应的胚胎移植技术请参考本书其他相关章节。这里以猪成纤维细胞为例，说明采用 TALEN 技术敲除成纤维细胞基因的实验步骤。

1. 成纤维细胞的复苏与培养　从液氮罐中取出冻存的细胞，放入 37℃水浴锅中使其迅速融化，然后将冻存的细胞液吸出转移到 10ml 细胞培养液（DMEM 高糖 +15%FBS）中混匀，1000r/min，10 分钟，离心。

2. 吸出上清培养液，在离心管中加入 15ml 培养液重新悬浮细胞，将细胞悬液转入 75cm^2 flask 中培养。我们一般选用低氧（5%O_2）、5%CO_2 培养，2 天换一次培养液。

3. 在 2 天左右 flask 中细胞长到 75% 时，即可进行转染。在转染 4 小时前更换培养液（DMEM 高糖 +15%FBS+2ng/ml FGF）。

4. 转染。取出待转染的细胞，吸出培养液，并用 PBS 洗一遍，加入 1ml 0.05% Trypsin 消化，37℃，3 分钟左右，加入 9ml 含有血清的培养液终止消化。

5. 将消化的细胞悬液进行第一次细胞计数，离心，1000r/min，10 分钟。去除上清，将细胞用 opti-MEM 洗一遍。

6. 细胞悬液离心，1000r/min，10 分钟。用 75%cytosalts 和 25%opti-MEM 重新悬浮细胞，此时细胞浓度应调整为 1×10^6/ml（假设在第一次细胞计数后约有 25% 的细胞损失，所以加 75%cytosalts 和 25%opti-MEM 的量要有所调整）。

7. 吸取 200μl 细胞悬液，加入目的基因的 TALEN 质粒对和线性化的 neo 质粒（TALEN-L∶TALEN-R∶Neo 1∶1∶1，总共 10μg DNA），混匀后加入 BTX 2mm 电转杯，电转参数：250V，3pulses/ms。我们用的是 BTX 电转仪，所使用的一些溶液和参数都参照了 BTX 的说明。没有转染的细胞离心后留在 flask 中继续培养。

8. 将转染后的细胞悬液稀释后分别加入至 10 个 100mm 平皿中培养，每个平皿中的起始细胞培养数为 3000 个。

9. 在转染后 36 小时加入 G418 进行筛选，每 4 天换一次液。

10. G418 筛选 10 天左右，在 plate 中细胞单克隆长到 96 孔板的孔的大小时，挑选单克隆转入 24 孔板中培养：在显微镜下观察细胞克隆，在平皿底部划上画圈，吸出培养液，用 PBS 洗涤细胞，用 Apiezon grease 将克隆环（colony cylinder）固定在画圈的位置，在克隆环内加 2~3 滴 Trypsin，37℃消化 3 分钟，用含有血清的培养基终止消化，转移至 24 孔板内（可以离心去除 Trypsin 后再转移至 24 孔板，也可以第 2 天换液去除 Trypsin）。之后可以依次扩繁至 6 孔板、25cm^2 flask。这期间可以收集一部分细胞进行基因型鉴定。

注：①G418 的使用浓度是 500μg/ml，配成 100 倍浓度的储存液：50mg/ml，用水稀释，滤器过滤除菌；②cytosalts 配方，pH7.6（表 5-2-2）。

表 5-2-2　cytosalts 配方（pH7.6）

KCl	120mmol/L	K_2HPO_4	10mmol/L
$CaCl_2$	0.15mmol/L	$MgCl_2$	5mmol/L

11. 细胞株的基因型鉴定。采用PCR方法，在TALEN剪切基因组的切口5'上游和3'下游约100bp距离设计一对引物。线性化的Neo质粒酶切位点附近约200bp位置设计第3对引物(图5-2-21)。带Neo的DNA片段无论是哪一方向插入到TALEN的切口，使用3对引物进行PCR都会产生300bp的带；而野生型DNA的PCR产物约为200bp。这样通过PCR的片段大小判断细胞株的突变体是否有Neo DNA片段定点插入，插入的突变体是杂合子还是纯合子。基因型初步鉴定后，最后需要基因组DNA PCR测序确认TALEN位点定点插入Neo的DNA片段，或者野生型PCR产物是否同时发生移码突变。此外，插入的Neo表达框架可以通过Cre/Floxp重组系统去除。

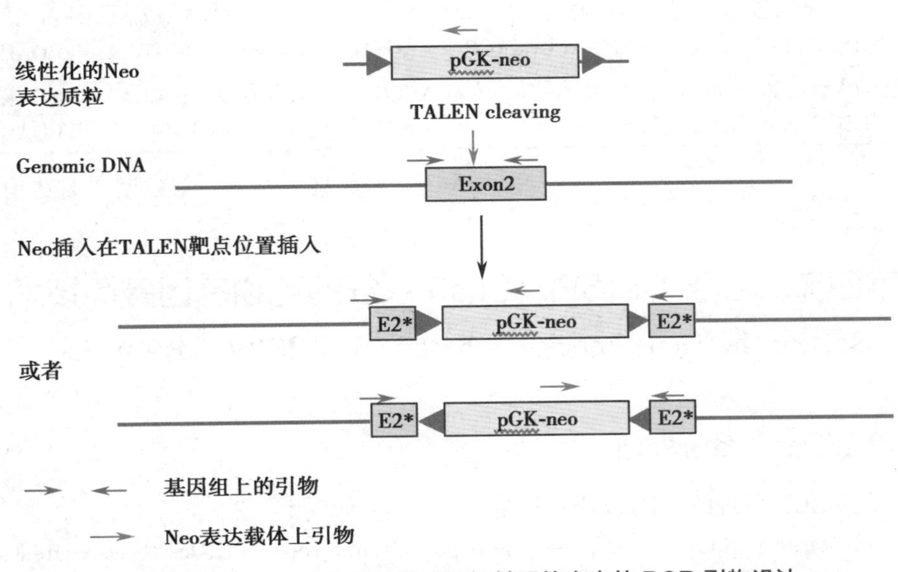

图5-2-21 Neo定点插入造成目标基因的突变的PCR引物设计

12. 选择那些符合突变要求的细胞株做下步的核移植(参考相关的动物克隆章节)，拿到带有体突变体的猪的子代。

(三) 讨论

与传统的基因重组方法敲除基因相比，TALEN和ZFN在两方面实现了突破。

1. 不受ES细胞培养的限制　那些没有培育出ES细胞的物种，如大鼠、斑马鱼、猪、牛、羊、线虫、猴子等，过去是无法实现基因敲除的，现在完全可能实现。

2. 提高基因重组的效率　靠自然发生的重组效率非常低。由于TALEN和ZFN在细胞内基因组上剪切DNA，形成DSB造成DNA损伤，激发了细胞内DNA修复机制，从而能提高基因重组效率100~1000倍。因此，TALEN和ZFN对于基因敲入操作，细胞株的筛选鉴定工作量大大减少。

TALEN和ZFN虽然能高效地实现动物体全身基因敲除，但是对于基因敲入，特别是那些致死基因，需要构建条件性基因敲除动物，还是需要通过ES细胞突变体的筛选。所以目前能精确进行DNA敲入的物种只有基于ES细胞的小鼠。虽有报道在斑马鱼中实现了基因敲入，但是完整、精确、无误地插入片段的概率非常小，往往在插入的DNA片段两端出现碱基突变。对于猪、牛、羊等动物，可以通过成纤维细胞实现基因靶向操作，由于TALEN和ZFN能极大提高同源重组效率，所以在这些动物上实现基因敲入，理论上完全可行，而且目前有几家实验室在做这方面的尝试，相信不久的将来会有报道。

TALEN和ZFN进行靶向基因操作原理基本相似，都是通过特异识别DNA序列，并使用ForkⅠ内切酶剪切DNA，所以后续的基因操作基本是相同的。但是TALEN和ZFN识别靶向序列的原理是不同的，TALEN依靠RVD单元实现一一对应碱基识别(表5-2-3)；而ZFN依靠锌指蛋白识别3个碱基。这种DNA识别的特异性就决定了两种方法精确性不同。根据目前的报道看，TALEN的off-target现象要比ZFN少很多。另外ZFN由于三连子的锌指蛋白库没有齐全，所以使用时会受到基因组DNA序列的限制，而TALEN

基本不存在这个问题，所以 TALEN 靶点的灵活性要比 ZFN 高。

表 5-2-3 TALE RVD 单元的 DNA 序列和氨基酸序列

RVD 单元	DNA Sequence (5’ to 3’)	Amino Acid Sequence
A	ACTAGTAATATTGGTGGCAAACAGGCTCTTGAGACGGTTCAGCGCCTCCTTCCAG TTCTCTGTCAAGCCCACGGACTCACCCCAGATCAAGTTGTAGCGATTGCTAGC	SNIGGKQALETVQRLLP VLCQAHGLTPDQVVAIA
T	ACTAGTAATGGGGGTGGCAAACAGGCTCTTGAAACCGTGCAACGACTGCTCCCA GTTCTCTGTCAAGCCCACGGCCTCACCCCGGCGCAAGTTGTAGCGATTGCTAGC	SNGGGKQALETVQRLLP VLCQAHGLTPAQVVAIA
C	ACTAGTCATGACGGTGGCAAACAGGCTCTTGAGACCGTCCAACGCCTTCTACCA GTTCTCTGTCAAGCCCACGGACTAACCCCAGCGCAAGTTGTAGCGATTGCTAGC	SHDGGKQALETVQRLLP VLCQAHGLTPAQVVAIA
G(NN)	ACTAGTAACAATGGTGGCAAACAGGCTCTCGAGACCGTACAACGACTCCTCCCA GTTCTCTGTCAAGCCCACGGACTAACTCCTGATCAAGTTGTAGCGATTGCTAGC	SNNGGKQALETVQRLLP VLCQAHGLTPDQVVAIA

（庄峰锋 席建忠 李娟 刘继明 赵建国 张函槊）

第四节 基于 CRISPR/Cas9 系统的动物基因敲除技术

Section 4 Gene knock-out based on CRISPR/Cas9 system

一、CRISPR/Cas9 系统概述

（一）CRISPR/Cas9 系统的作用原理及应用

CRISPR/Cas（clustered regularly interspaced short palindromic repeats/CRISPR-associated system）存在于大多数的细菌和几乎所有的古细菌中，是细菌在进化过程中形成的一种免疫防御机制，以帮助细菌抵御外来病毒和 DNA 的入侵。CRISPR/Cas 目前发现有 3 种类型，每种类型都有不同的特性。其中第 2 种类型最引人注目，因为其中的 Cas9（CRISPR-associated protein 9）具有用于基因操作的潜在可能。Cas9 是一种内切酶，其具有 RuvC 和 HNH 两个内切酶活性中心（图 5-2-22a）。研究表明 Cas9 在细菌和试管里对双链 DNA 具有强烈的切割能力，但是这种切割能力需要两种小 RNA 的介导——crRNA（CRISPR RNA）和 tracrRNA（trans-activating crRNA）。tracrRNA 5’ 端的序列和 crRNA 3’ 端的保守序列通过碱基互补配对形成一个杂交分子，这个杂交分子通过其特殊的空间结构和 Cas9 相互结合形成一个蛋白 -RNA 复合体，这个复合体通过 crRNA 5’ 端特异性的 20 个碱基与目标 DNA 相结合，复合体中的 Cas9 通过其两个内切酶活性中心切断双链 DNA，其中 HNH 活性中心切断与 crRNA 互补的一条链，RuvC 活性中心切断非互补链（图 5-2-22b）。蛋白 -RNA 复合体对 DNA 的切割活性还依赖目标 DNA 上存在 PAM（protospacer adjacent motif），PAM 一般指 NGG 序列，GG 两个碱基中的任何一个发生突变，都会导致蛋白 -RNA 复合体切割活性的降低甚至丧失。利用这一点，很多病毒会通过 PAM 序列的突变来逃避细菌 CRISPR/Cas 的切割。为了操作方便，Jinek 等创造性地把 crRNA 和 tracrRNA 融合成一条嵌合的 RNA 链，使其同时具有 crRNA 和 tracrRNA 的特性，随后的切割实验表明，这条嵌合的 RNA 同样可以引导 Cas9 切割目标 DNA（图 5-2-22c）。后来的实验证明，这条嵌合的 RNA 链 3’ 端越长，介导 Cas9 的切割效果越好，现在普遍使用的都是 crRNA 和全长的 tracrRNA 融合体，简称 sgRNA（single guiding RNA）。

利用 CRISPR/Cas9 的特性，两个研究小组率先在 Science 报道了在哺乳动物和人体细胞中成功进行了基因敲除。随后利用 CRISPR/Cas9 在斑马鱼和小鼠进行基因敲除也被报道。在接下来的几个月中，利用 CRISPR/Cas9 成功进行基因敲除的物种数目不断增加：果蝇、线虫、大鼠、拟南芥、烟草、水稻和小麦。除了利用 CRISPR/Cas9 进行简单的基因敲除外，同时在受精卵中注射多个 sgRNA，可以在同一只小鼠或者大鼠中得到多个基因突变的个体。另外，利用 CRISPR/Cas9 造成的双链断裂，同时加上供体 DNA，可以在基因组中插入点突变、标签、loxP 序列或者荧光蛋白序列。

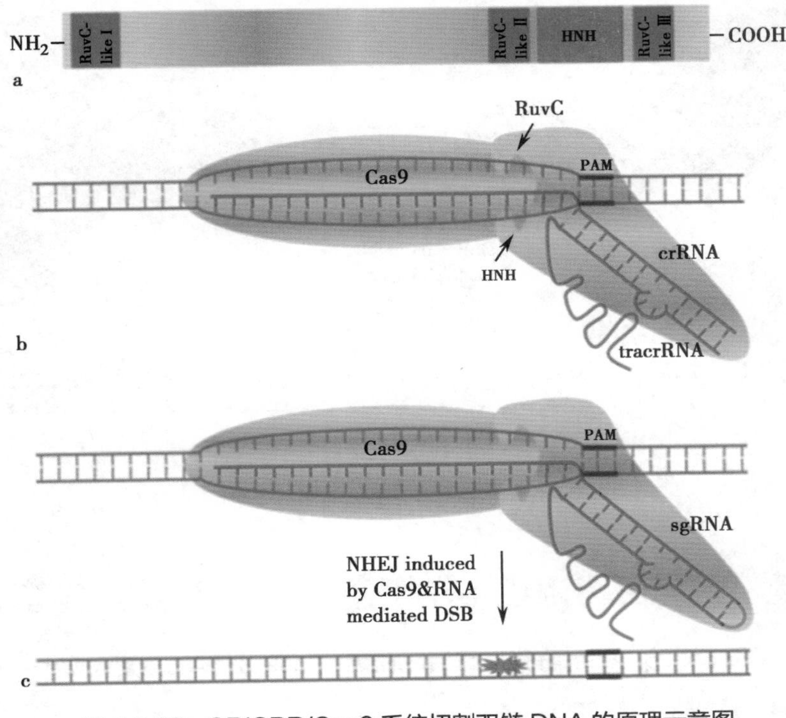

图 5-2-22　CRISPR/Cas9 系统切割双链 DNA 的原理示意图

随着研究的深入，Fu 等首次报道了 CRISPR/Cas9 在哺乳动物细胞中会引起严重的脱靶效应，随后的几篇文章也指出了这一问题，但是 CRISPR/Cas9 在动物基因敲除中的脱靶效应却鲜有报道，可能和注射动物受精卵使用的是 RNA，而体外培养的细胞使用的是质粒有关。为了解决脱靶效应，Mali 等利用 Cas9 切口酶（突变 Cas9 的 RuvC 活性中心）加上两个 sgRNA 可以大大降低脱靶效应（图 5-2-23），但是这两条 sgRNA 要结合在不同的链上，并且目标序列要足够近，这样两个近距离的单链断裂会组成双链断裂，随后引起 NHEJ（non-homologous end joining）修复造成突变。而在潜在的脱靶序列处，Cas9 切口酶只会存在一定概率造成单链断裂，而单链断裂都会通过碱基切除修复途径修复，在这个过程中，很少会引起突变。CRISPR/Cas9 脱靶效应的解决，更加巩固了 CRISPR/Cas9 基因敲除技术的优势，相信在未来的一段时间内，CRISPR/Cas9 将会超越传统打靶、ZFN 及 TALEN 技术，完成更多精彩的工作。

（二）CRISPR/Cas9 系统的发展历史

1987 年，日本大阪大学研究人员在 K12 大肠埃希菌的碱性磷酸酶基因附近发现了串联间隔重复序列，然而当时并未引起关注。随后的研究发现这种间隔重复序列广泛存在于细菌和古细菌的基因组中，直到 2002 年科学家才将其正式命名为 Clustered regularly interspaced short palindromic repeats（CRISPR）。由于缺乏相关病毒和质粒的序列信息，初期对 CRISPR 的研究进展缓慢，其行使的功能一直未能充分阐明。2005 年，由于发现 CRISPR 的间隔序列（spacer）与宿主菌的部分遗传物质高度同源，研究人员推测其功能可能与细菌抵抗入侵病毒或外源质粒的免疫系统有关。2006 年，美国研究小组运用生物信息学进行分析，预测 CRISPR 系统行使其免疫功能的方式与真核生物的 RNAi 方式相似。不久，Barrangou 等首次发现并证明细菌可能利用 CRISPR 系统抵抗噬菌体入侵。2008 年，Marraffini 等又发现细菌 CRISPR 系统能阻止外源质粒的转移，首次验证了 CRISPR 系统的功能，由此科学家们揭开了研究 CRISPR 系统作用机制的序幕。随着研究人员对 CRISPR 系统的深入研究和其在食品发酵工业、医学领域中潜在价值的发现，由此引发了一个研究热点——寻找存在于细菌中的某种 DNA 切割酶，一种能够切割遗传物质的蛋白质。Charpentier E 发现了一种可疑蛋白并将其命名为 Cas9（CRISPR-associated 9）。2012 年，她和 Jennifer Doudna 等发现细菌的 Cas9 与遗传物质结合，从而创造了攻击病毒的“归巢分子”。2013 年，Science 和

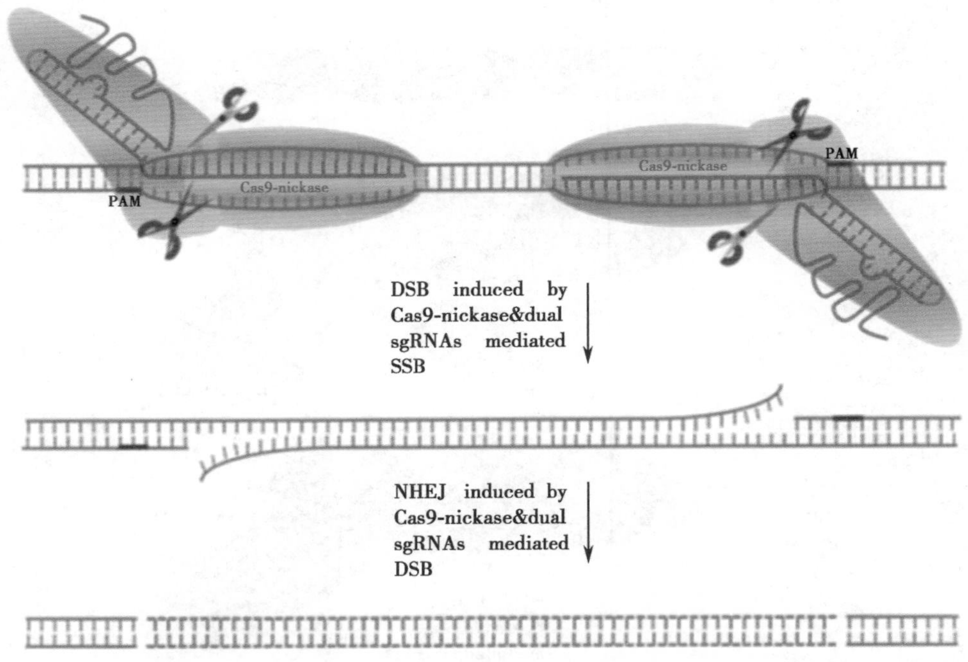

图 5-2-23 利用具有切口酶活性的突变 Cas9 分子降低脱靶效应

Nature Biotechnology 杂志上，数篇研究论文报道了关于 CRISPR/Cas9 系统的应用，显示出它作为一个基因编辑工具的简单通用性。目前，酿脓链球菌（*Streptococcus pyogenes* SF370）的 TypeⅡ型系统是被改造得最为成功的人工核酸内切酶，已经在人类细胞、小鼠、大鼠、斑马鱼、拟南芥、烟草等物种中成功实现了基因组定点修饰。

（三）CRISPR/Cas9 系统的特点

1. 可以同时对基因组上的多个靶位点实行剪切，实现基因组的多重改造，比常规的涉及 ES 的单基因敲除更具有优势。

2. 更方便，费用更低。相较于 ZFN 和 TALEN 针对不同靶点改变核酸酶前面的识别序列，CRISPR/Cas9 系统只需改变很短的 RNA 序列就可以实现不同位点的特异性识别，减少了费用和实验的难度。采用 CRISPR/Cas9 系统只需转录一次 Cas 核酸酶就可完成多次实验，极大地降低了成本。

3. 无物种限制。目前该技术已应用于 HEK293T、K562、iPS 等细胞中进行有效的靶向酶切；农作物方面，也用于水稻、小麦的研究；动物方面，已经在斑马鱼、小鼠上取得成功。

4. 注射浓度可达 200ng/μl，在显微注射过程中对胚胎的毒性很低。

5. 由于 CRISPR/Cas9 系统中 Cas9 蛋白的公用性，所以在批量制备 CRISPR/Cas9 载体的过程中只需要修改 gRNA 即可对不同位点进行切割，因此构建简单，构建周期短，速度快。

6. CRISPR/Cas9 通过其 RNA 序列与靶位点通过碱基互补配对识别，能显著提高其识别的精确度，有良好的治疗潜力。

二、CRISPR/Cas9 系统的构建

（一）Cas9 靶位点的选择

1. Cas9 靶位点包含 20 个碱基，其中 5' 端应为 GG：紧邻靶点 3' 端的 3 个碱基构成 PAM 区，要求序列为 NGG（N 为任意碱基），可在正义链或反义链上选择靶位点。可参考如下的 Cas9 靶位点预测网站 http://zifit.partner.org/zifit/csquare9nuclease.aspx

注意：5' 端选择 GG 并非 Cas9 靶点本身的要求，而是由于本实验所用的 gRNA 体外转录载体外载体采用了 T7 启动子，T7 启动子要求转录起始位点的前两位为 GG，并且第 3 位最好为 G 或 A；如果采用其他

的启动子,可以随之更改。

2. 如果采用限制性内切酶酶切法检测靶点的突变效率,则需要找靶点序列内、PAM 的 5’ 端附近选择一个单一的限制性内切酶位点。

3. 对于编码基因,靶点尽量选择在 CDS 的前 2/3 区域并且在 ATG 之后,但是不要在最后一个外显子上;最好能破坏重要的 domain 和所有的 isoform/variant。同时还要考虑避免在第一个起始密码子的下游还存在额外的具有相同阅读框的起始密码子。靶点也可选在内含子与外显子交界处,以破坏基因的剪接。原则上不要选择 5’-UTR 和 3’-UTR。

这里我们以 PKHD1 基因为例来说明 CRISPR/Cas9 系统的构建(图 5-2-24)。

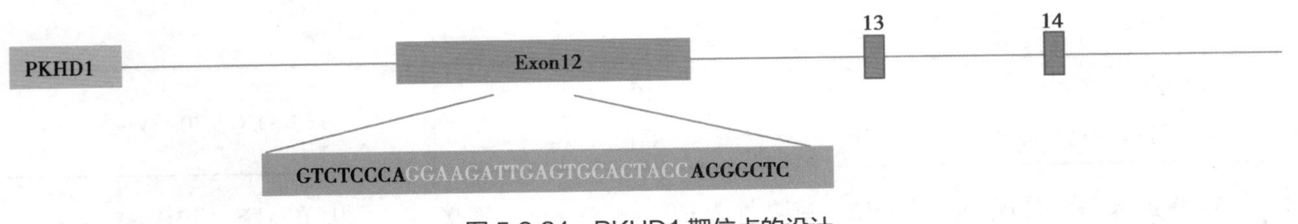

图 5-2-24　PKHD1 靶位点的设计

(二) Cas9 靶点的确认

1. 确认靶点在基因组中的唯一性　靶点序列在 Ensembl 网站进行比对,确认是小鼠基因组中的单一位点。

2. PCR 扩增靶点序列　从准备用于打靶的小鼠基因组中 PCR 扩增靶点及附近序列。在靶点周围设计引物,使其距离靶点两侧都大于 100bp,并且 PCR 扩增产物最好不要超过 500bp,且为单一条带。

3. 测序确认靶点序列　将 PCR 产物直接送去测序(不需要 TA 克隆)。如果实测序列跟靶点的预测序列有出入,原则上应根据实测序列结果设计 gRNA 序列;但是,如果实测序列不再符合靶点选择的原则(例如,PAM 区不是 NGG,或 5’ 端不是 GG),则应重新选择靶点;如果测序结果显示靶点序列杂合子,则最好重新选择实验材料。

4. 选择实验材料　采用上述的 PCR 与测序策略筛选出足够量的靶点正确且为纯合的小鼠,后续针对该靶点的实验最好都用这一批小鼠进行。

(三) 构建 gRNA 体外转录载体

1. p-T7-gRNA 为 gRNA 的克隆与体外转录载体,载体骨架来自 pMD18-T simple(Amp 抗性),gRNA 序列的连入方向为 RV-M->T7->M12-47。主要序列如下:

```
                T7 promoter           +1     Bbs I      Bbs I
5'-…GAATTCTAATACGACTCACTATAGGaGTCTTCTAGAAGACgttttagagctag
aaatagcaagttaaaataaggctagtccgttatcaacttgaaaaagtggcaccgagtcggtgcttttttAAAGCTT…-3'
```

2. 用 BbsI 酶切 pT7-gRNA,切胶回收,得到 gRNA 克隆骨架 pT7-gRNA_BbsI,所得黏性末端如下所示:(骨架上 5’ 各留下一个 4bp 的 overhang,中间的小片段丢弃):

```
5'-…TAATACGACTCACT        ATAGGaGTCTTCTAGAAGACgt      tttagag-3'
3'-…ATTATGCTGAGTGATATC        CTCAGAAGATCTTCTGcaaaat   ctc…5'
```

酶切体系:

pT7-gRNA plasmid	1~2μg	37℃,4 小时;切胶回收,20μl ddH2O 溶解
Buffer G	2.0μl	
Bbs I	0.5μl	
ddH2O	To 20μl	

3. 根据靶位点订购两条 oligo(均为 25nt,s 序列与靶序列同向,As 反向)。以 PKHD1 基因为例:

PKHD1 target oligo s:　5'-ataGGAAGATTGAGTGCACTACCgt-3'

PKHD1 target oligo As:　5'-taaaacGGTAGTGCACTCAATCTTC-3'

上排大写碱基序列为靶点序列,小写碱基序列为形成黏性末端所必需的固定序列,不能更改;下排大写碱基则需要根据靶点序列更改(注意 target oligo As 中大写的碱基为靶点的互补序列,只需要其中的 19 个碱基,最后一个 G 不需要合成)。

4. 用 ddH2O 分别将 oligo 溶解为 10μmol/L 的溶液,退火,得到黏性末端如下的小片段:

PKHD1　target _an:　5'-ataGGAAGATTGAGTGCACTACCgt-3

3'-CTTCTAACTCACGTGTGGcaaaat-5'

退火程序:

Oligo s(10μmol/L)	5μl	95℃ 5 分钟,-1℃/(30s·cycle),to 4℃
Oligo As(10μmol/L)	5μl	

5. 将退火后的片段与上述 gRNA 克隆骨架 pT7-gRNA BbsⅠ连接、转化,挑单克隆,用 RV-M 与 target oligo As 作为引物进行菌液 PCR 鉴定(58℃退火,延伸 30 秒,30cycle)。目的条带约为 130bp。挑取阳性克隆测序,选取序列正确的克隆甘油保菌、提质粒。

RV-M 序列:5'-AGCGGATAACAATTTCACACAGGA-3'

连接体系:

pT7-gRNA_BbsⅠ	0.5μl	16℃,2 小时
Target_an	2.0μl	
2×solutionⅠ(TAKARA)	0.5μl	

(四)制备 Cas9 mRNA 和 gRNA

1. 制备 Cas9 mRNA

(1)制备 Cas9 mRNA 的体外转录模板:通过 XbaⅠ单酶切线性化 pSP6-2sNLS-spCas9 载体(Amp 抗性)(37℃,4 小时以上):取少量电泳确认线性化完全后,直接回收线性化产物(图 5-2-25)。

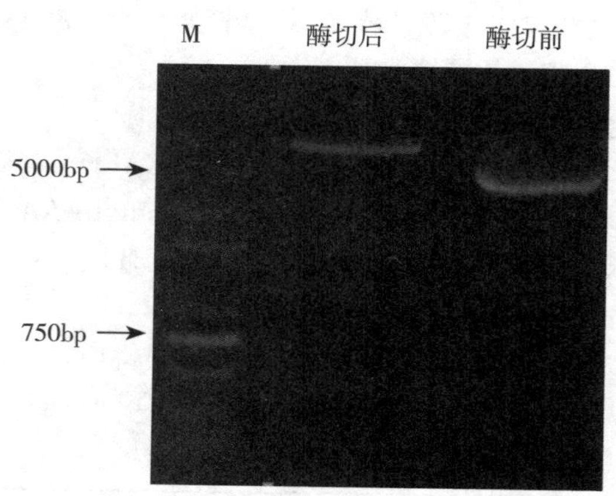

图 5-2-25　Cas9 酶切线性化电泳图

(2)体外转录 Cas9 mRNA。

mRNA 体外转录体系(SP6mMESSAGE mRNAc®,Ambion)

2×NTP/CAP	10μl	37℃,2小时;;加入1μl TURBO DNase,37℃、15分钟以去除DNA模板;取0.3μl,电泳查看转录效果(1% agarose,产物约2Kbp);回收mRNA
10×Reaction Buffer	2μl	
Linearized template DNA	1μg(<6μl)	
SP6 Emzyme Mix	2μl	
DEPC H2O	To 20μl	

(3) 添加polyA序列、回收可得到用于显微注射的Cas9 mRNA(添加polyA序列可增强mRNA的稳定性和翻译效率)。效果见图5-2-26。

mRNA加polyA的反应体系:

ATP(10mmol/L)	5μl	37℃,1小时;0.3μl,电泳查看转录效果(1% agarose,产物约2kbp,比加A前略大);回收mRNA
10×Reaction Buffer	5μl	
体外转录、回收的mRNA		
E.coli Poly(A)聚合酶	1μl	
DEPC H2O	To 50μl	

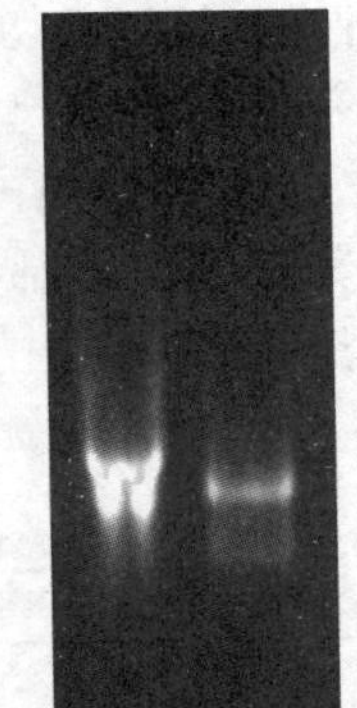

图5-2-26 Cas9转录电泳图(mRNA大小约为2000bp)

2. 制备gRNA

(1) 制备gRNA的PCR体外转录模板:用T7-cr fwd和tracr rev引物对,以构建好的gRNA体外转录载体为模板,使用高保真酶PCR,得到gRNA体外转录模板(58℃退火,延伸30秒,40cycle,40μl体系)。取1μl PCR产物电泳,确认为单一条带(125bp)后直接回收PCR产物,用于后续的步骤。

T7-cr fwd序列:5'-GAAATTAATACGACTCACTATA-3'

Tracr rev序列:5'-AAAAAAAGCACCGACTCGGTGCCAC-3'

(2) 体外转录gRNA。

gRNA体外转录体系(Ambion公司的MAXIscript®T7 Kit):

2.5mmol/L NTP	4μl	37℃,1小时;加入1μl TURBO DNase,37℃、15分钟以去除DNA模板;取0.3μl,电泳查看转录效果(3% agarose,产物100bp左右);回收gRNA
10×Reaction Buffer	2μl	
Template DNA	1μg(<6μl)	
T7 Enzyme Mix	2μl	
DEPC H2O	To 20μl	

(3) 回收gRNA(Ambion公司的mirVana™miRNA Isolation Kit):

1) 用RNase-free water将gRNA转录体系稀释到300μl,加入330μl的无水乙醇。

2) 将溶液加到回收柱中,10 000g离心15秒。

3) 加入700μl的miRNA Wash Solution Ⅰ,离心5~10秒。

4) 加入500μl的wash solution Ⅱ的溶液,离心5~10秒,并重复一次。

5) 弃去收集管中的液体,10 000g离心1分钟,去除残余的液体。

6) 加入适量95℃预热的RNase-free water或Elution Solution,最大转速离心20~30秒,收集得到的gRNA,电泳结果见图5-2-27。

3. 显微注射及首建鼠的鉴定(具体步骤参见本章第三节)。Cas9 mRNA和gRNA混合,通过显微注射到小鼠受精卵细胞质中，其过程和 TALEN 注射基本一致。

高质量提取小鼠的基因组，用高保真酶扩增含有靶位点的 DNA 片段，进行测序，测序结果如图 5-2-28 所示，与野生型小鼠的序列对比见图 5-2-29。

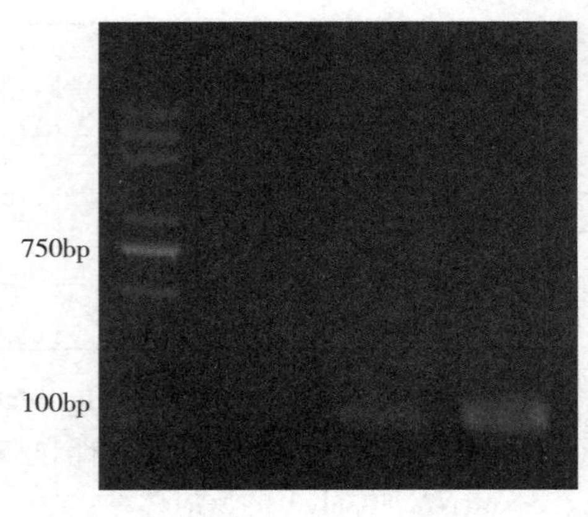

图 5-2-27 PKHD1 gRNA 转录回收电泳图(转录后片段约为 125bp)

三、CRISPR/Cas9 系统的讨论

1. CRISPR/Cas9 的靶点在基因中出现的频率远高于 TALEN 和 ZFN。不同的物种或者不同的细胞，亦或是不同的靶点，对于同一种人工核酸内切酶效率都有很大的差异，目前还不清楚哪种人工核酸内切酶对基因组的编辑效率会更高。而 CRISPR/Cas9 独特之处就是可以作为双链的内切酶，同时也可被改造成为切口酶，其靶点唯一限制是它的 3' 端必须有 PAM 序列(NGG)，所以它的靶点在基因中出现的频率远高于 TALEN 和 ZFN。

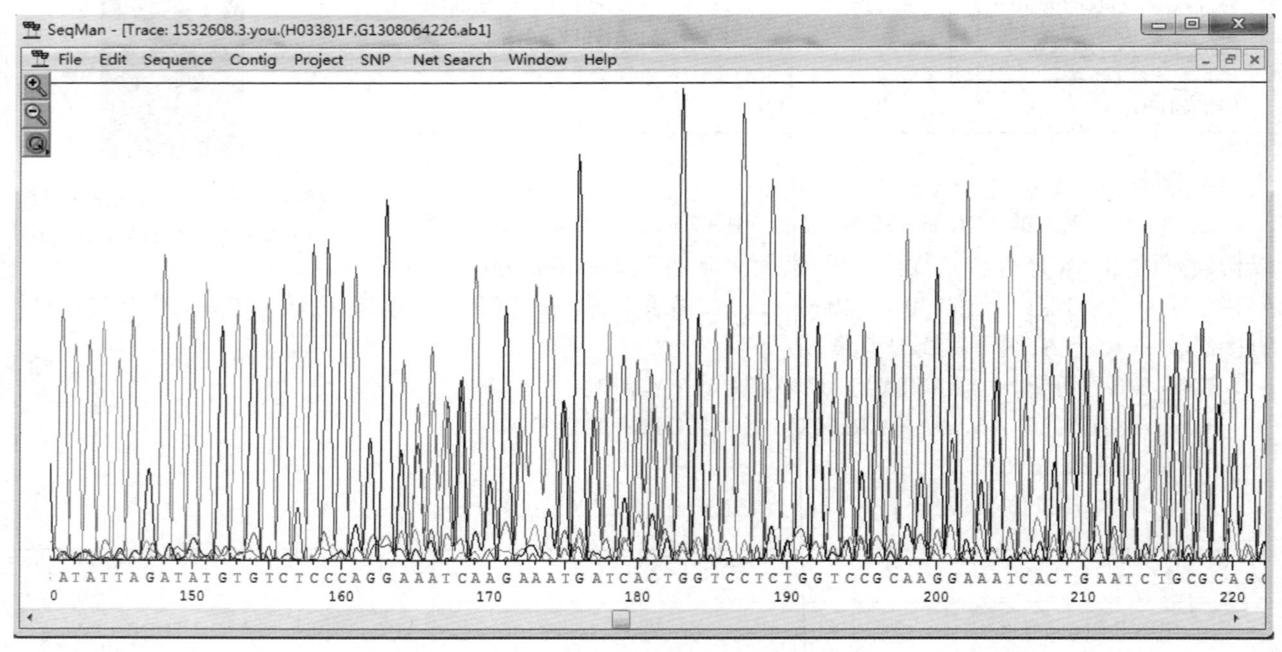

图 5-2-28 PKHD1 敲除小鼠测序峰图

```
TAAAAATTCTCCTTAGGCATCCCATGTGATATTAGATATGTGTCTCCCAGGAAGATTGAGTGCACTACCAGGGCTCCAGGAAATGAAGCAAGGCTCACTGCTCCTCAGGCAGGTAAGGAAATCACTGGGGCTGCACAGT
TAAAAATTCTCCTTAGGCATCCCATGTGATATTAGATATGTGTCTCCCAGGAA-------AT--CA--------------AGAAATGATCACTGGTCCTCTGGTCCGCAAGGAAATCACTGAATCTGCGCAGC
```

图 5-2-29 PKHD1 敲除小鼠序列与野生型小鼠比对

以上图部分说明 PKHD1 敲除小鼠通过 CRISPR/Cas9 系统构建成功，还需通过 Western blot 检测蛋白表达是否缺失

2. 与传统的基因重组方法敲除基因相比，CRISPR/Cas9 在多重敲除方面实现了突破，其可一步产生多基因敲除动物，缩短产生多基因敲除动物的周期。CRISPR/Cas9 系统主要由 Cas9 蛋白和 gRNA 组成，其中 Cas9 蛋白起切割基因组的作用，而 gRNA 引导 Cas9 蛋白识别靶位点进行剪切，从而达到特异性敲除的目的。将 Cas9 mRNA 与不同识别位点的 gRNA 同时显微注射到受精卵中，这些不同识别位点的 gRNA 分别引导 Cas9 蛋白到相关的靶位点，同时进行多位点的切割达到多基因敲除的效果，可一步产生多基因敲除动物，大大缩短了生产周期。目前该理论已得到实验的证明，Rudolf Jaenisch 教授实验室采用 CRISPR/Cas 技术，快速而有效地建立携带多个基因突变的小鼠。

3. 不受ES细胞限制，且敲除效率高。那些没有培育出稳定可用的ES细胞的物种，如灵长类动物、猪、牛、羊、犬、斑马鱼、线虫等，过去无法实现基因敲除的物种，现在不仅可以通过ZFN和TALEN技术实现，还可以通过CRISPR/Cas9系统实现，且CRISPR/Cas9系统直接注射到受精卵能达到高达80%的单基因敲除效率，其敲除效率远远高于TALEN，并且同时敲除双基因的效率也达到了50%。

CRISPR/Cas9系统的高效性以及多重敲除特性，使得敲除整簇基因以研究基因整体功能得以实现。同时其精确的切口酶活性用于基因治疗的安全性高于ZFN或TALEN，使得CRISPR/Cas9系统不仅可以广泛应用于通过基因敲除达到的基因功能研究、疾病研究和遗传工程研究，还可以应用于临床基因治疗，为临床研究和疾病治疗提供有效、安全的载体和工具，为人类疾病研究作出巨大贡献。

（周钦　李谧　沈斌　黄行许）

参考文献

[1] Lee EC, Yu D, Martinez de Velasco J, et al. A highly efficient Escherichia coli-based chromosome engineering system adapted for recombinogenic targeting and subcloning of BAC DNA [J]. Genomics, 2001, 73: 56-65.

[2] Ellis HM, Yu D, DiTizio T, et al.High efficiency mutagenesis, repair, and engineering of chromosomal DNA using single-stranded oligonucleotides [J]. Proc Natl Acad Sci USA, 2001, 98: 6742-6746.

[3] Muyrers JP, hang Y, Testa G, et al. Rapid modification of bacterial artificial chromosomes by ET-recombination [J]. Nucleic Acids Res, 1999, 27: 1555-1557.

[4] Muyrers JP, Zhang Y, Stewart AF. ET-cloning: think recombination first [J]. Genet Eng, 2000, 22: 77-98.

[5] Muyrers JP, Zhang Y, Benes V.Point mutation of bacterial artificial chromosomes by ET recombination[J]. EMBO Rep, 2000, 1: 239-243.

[6] Muyrers JP, Zhang Y, Stewart AF.Techniques: Recombinogenic engineering—new options for cloning and manipulating DNA[J]. Trends Biochem Sci, 2001, 26: 325-331.

[7] Doetschman T, Gregg RG, Maeda N, et al.Targeted correction of a mutant HPRT gene in mouse embryonic stem cells [J]. Nature, 1987, 330: 576-578.

[8] Doetschman T, Maeda N, Smithies O. Targeted mutation of the Hprt gene in mouse embryonic stem cells [J]. Proc Natl Acad Sci USA, 1988, 85: 8583-8587.

[9] Mansour SL, Thomas KR, Capecchi MR.Disruption of theproto-oncogene int-2 in mouse embryo-derived stem cells: a general strategy for targeting mutations to non-selectable genes [J]. Nature, 1988, 336: 348-352.

[10] Koller BH, Smithies O.Inactivating the beta 2-microglobin locus in mouse embryonic stem cells by homologous recombination [J]. Proc Natl Acad Sci USA, 1989, 86: 8932-8935.

[11] Schwartzberg PL, Goff SP, Robertson EJ.Germ-line transmission of a c-abl mutation produced by targeted gene disruption in ES cells [J]. Science, 1989, 246: 799-803.

[12] DeChiara TM, Efstratiadis A, Roberston EJ. A growth-deficiency phenotype in mice carrying an insulin-like growth factor Ⅱ gene disrupted by targeting [J]. Nature, 1990, 345: 78-80.

[13] Deng C, Capecchi MR. Reexamination of gene targeting frequency as a function of the extent of homology between the targeting vector and the target locus [J]. Mol Cell Biol, 1992, 12: 3365-3371.

[14] Smithies O.Forty years with homologous recombination [J]. Nat Med, 2001, 7: 1083-1086.

[15] Nielsen LB, Kahn D, Duell T, et al.Apolipoprotein B gene expression in a series of human apolipoprotein B transgenic mice generated with recA-assisted restriction endonuclease cleavage-modified bacterial artificial chromosomes: An intestine-specifi c enhancer element is located between 54 and 62 kilobases 5′ to the structural gene [J]. Biol Chem, 1998, 273: 21800-21807.

[16] Hogan B, Beddington R, Constantini F. Manipulating the Mouse Embryo: A Laboratory Manual [M]. New York: Cold Spring Harbor Laboratory Press.

[17] Boch J, Bonas U.Xanthomonas AvrBs3 family-type Ⅲ effectors: discovery and function [J]. Annu Rev Phytopathol, 2010, 48: 419-436.

[18] Bonas U, Stall RE, Staskawicz B. Genetic and structural characterization of the avirulence gene avrBs3 from Xanthomonas campestris pv. Vesicatoria [J]. Mol Gen Genet, 1989, 218: 127-136.

[19] Moscou MJ, Bogdanove AJ.A simple cipher governs DNA recognition by TAL effectors [J]. Science, 2009, 326: 1501.

[20] Deng D, Yan C, Pan X, et al. Structural basis for sequence-specific recognition of DNA by TAL effectors [J]. Science, 2012,

335:720-723.

[21] Mak AN, Bradley P, Cernadas RA, et al.The crystal structure of TAL effector PthXo1 bound to its DNA target [J]. Science, 2012, 335:716-719.

[22] Dirk Hockemeyer, Haoyi Wang, Samira Kiani C, et al.Genetic engineering of human pluripotent cells using TALE nucleases Dirk Hockemeyer [J]. Nature Biotechnology, 2011, 29:731-734.

[23] Sander JD, Cade L, Khayter C, et al.Targeted gene disruption in somatic zebrafish cells using engineered TALENs [J]. Nature Biotech, 2011, 29, :697-698.

[24] Huang P, Xiao A, Zhou M, et al. Heritable gene targeting in zebrafish using customized TALENs [J]. Nature Biotech, 2011, 29:699-700.

[25] Tesson L, Usal C, M é noret S, et al. Knockout rats generated by embryo microinjection of TALENs [J]. Nature Biotech, 2011, 29:695-696.

[26] J Keith Joung, Jeffry D Sander.TALENs: a widely applicable technology for targeted genome editing.Nature Reviews Molecular Cell Biology, 2012, 14:49-55 doi:10.1038/nrm3486

[27] Huang P, Xiao A, Zhou M, et al. Heritable gene targeting in Zebrafish using customized TALENs [J]. Nature Biotechnology, 2011, 29:699-700.

[28] Reyon D, Tsai SQ, Khayter C, et al. FLASH assembly of TALENs for high-throughput genome editing [J]. Nat Biotechnol, 2012, 30(5):460-465.

[29] Sanjana NE, Cong L, Zhou Y, et al.Transcription activator-like effector toolbox for genome engineering [J]. Nat Protoc, 2012, 7(1):171-192.

[30] Wiedenheft B, Sternberg SH, Doudna JA. RNA-guided genetic silencing systems in bacteria and archaea [J]. Nature, 2012, 482(7385):331-338.

[31] Jinek M, Chylinski K, Fonfara I, et al. A programmable dual-RNA-guided DNA endonuclease in adaptive bacterial immunity [J]. Science, 2012, 337(6096):816-821.

[32] Cong L, Ran FA, Cox D, et al. Multiplex genome engineering using CRISPR/Cas systems [J]. Science, 2013, 339(6121):819-823.

[33] Mali P, Yang L, Esvelt KM, et al. RNA-guided human genome engineering via Cas9 [J]. Science, 2013, 339(6121):823-826.

[34] Hwang WY, Fu Y, Reyon D, et al. Efficient genome editing in zebrafish using a CRISPR-Cas system [J]. Nat Biotechnol, 2013, 31(3):227-229.

[35] Cho SW, Kim S, Kim JM, et al. Targeted genome engineering in human cells with the Cas9 RNA-guided endonuclease [J]. Nat Biotechnol, 2013, 31(3):230-232.

[36] Jinek M, East A, Cheng A, et al. RNA-programmed genome editing in human cells [J]. Elife, 2013, 2:e00471.

[37] Shen B, Zhang J, Wu H, et al. Generation of gene-modified mice via Cas9/RNA-mediated gene targeting [J]. Cell Res, 2013, 23(5):720-723.

[38] Wang H, Yang H, Shivalila CS, et al. One-step generation of mice carrying mutations in multiple genes by RISPR/Cas-mediated genome engineering [J]. Cell, 2013, 153(4):910-918.

[39] Fu Y, Foden JA, Khayter C, et al. High-frequency off-target mutagenesis induced by CRISPR-Cas nucleases in human cells [J]. Nat Biotechnol, 2013, 31(9):822-826.

[40] Hsu PD, Scott DA, Weinstein JA, et al. DNA targeting specificity of RNA-guided Cas9 nucleases [J]. Nat Biotechnol, 2013, 31(9):827-832.

[41] Mali P, Aach J, Stranges PB, et al. CAS9 transcriptional activators for target specificity screening and paired nickases for cooperative genome engineering [J]. Nat Biotechnol, 2013, 31(9):833-838.

[42] Pattanayak V, Lin S, Guilinger JP, et al. High-throughput profiling of off-target DNA cleavage reveals RNA-programmed Cas9 nuclease specificity [J]. Nat Biotechnol, 2013, 31(9):839-843.

[43] Li JF, Norville JE, Aach J, et al. Multiplex and homologous recombination-mediated genome editing in Arabidopsis and Nicotiana benthamiana using guide RNA and Cas9 [J]. Nat Biotechnol, 2013, 31:688-691.

[44] Li W, Teng F, Li T, et al. Simultaneous generation and germline transmission of multiple gene mutations in rat using CRISPR-Cas systems [J]. Nat Biotechnol, 2013, 31:684-686.

[45] Nekrasov V, Staskawicz B, Weigel D, et al. Targeted mutagenesis in the model plant Nicotiana benthamiana using Cas9 RNA-guided endonuclease [J]. Nat Biotechnol, 2013, 31:691-693.

[46] Shan Q, Wang Y, Li J, et al. Targeted genome modification of crop plants using a CRISPR-Cas system [J]. Nat Biotechnol, 2013, 31:686-688.

[47] Li D, Qiu Z, Shao Y, et al. Heritable gene targeting in the mouse and rat using a CRISPR-Cas system [J]. Nat Biotechnol, 2013, 31: 681-683.

[48] Barrangou R, Fremaux C, Deveau H, et al. CRISPR provides acquired resistance against viruses in prokaryotes [J]. Science, 2007, 315: 1709-1712.

[49] Marraffini LA, Sontheimer EJ. CRISPR interference limits horizontal gene transfer in staphylococci by targeting DNA [J]. Science, 2008, 322: 1843-1845.

[50] Jinek M, Chylinski K, Fonfara I, et al. A programmable dual-RNA-guided DNA endonuclease in adaptive bacterial immunity [J]. Science, 2012, 337: 816-821.

（王勇　整理编辑）

第三章 基于 RNA 干扰的动物基因敲低技术

Chapter 3 Gene knock-down by RNA interference (RNAi)

RNAi 是一种通过体内的剪切形成小的(大约 21nt)双链 RNA,而其中的反义链与靶向基因的转录本互补,形成的双链结构介导持续的靶向基因的降解,从而使得靶向基因沉默。与基因敲除相比,RNAi 介导的基因沉默更加快速,节约高效,其广泛地被用于功能基因组的研究,也非常适应研究广泛生物的同源基因。一般的 knock-down 仅在细胞水平研究。使用 siRNA,长 dsRNA,shRNA 以及 miRNA 的方法都可用作细胞及小鼠基因的 knock-down。使用Ⅱ型启动子转录长的反向互补长片段,经过转录形成长的发卡结构转录本,经过细胞内的 RNA 加工形成双链的短的干扰 RNA;同样可以通过单个Ⅲ型启动子启动反向互补的目标 siRNA 序列形成一个发卡结构,最终经过剪切形成双链 siRNA;使用两个Ⅲ型启动子启动短的 RNA 退火形成双链短 RNA;以及表达 miRNA 在体内形成可 knock-down 的短单链 RNA。这些载体都最终形成 RISC,随后形成组织 mRNA 的剪切或降解,从而使得目标基因沉默。小鼠个体水平进行研究是一个非常强大的基因功能研究工具。本节将以小鼠为例,介绍一下 knock-down 动物模型制备的相关技术(图 5-3-1)。

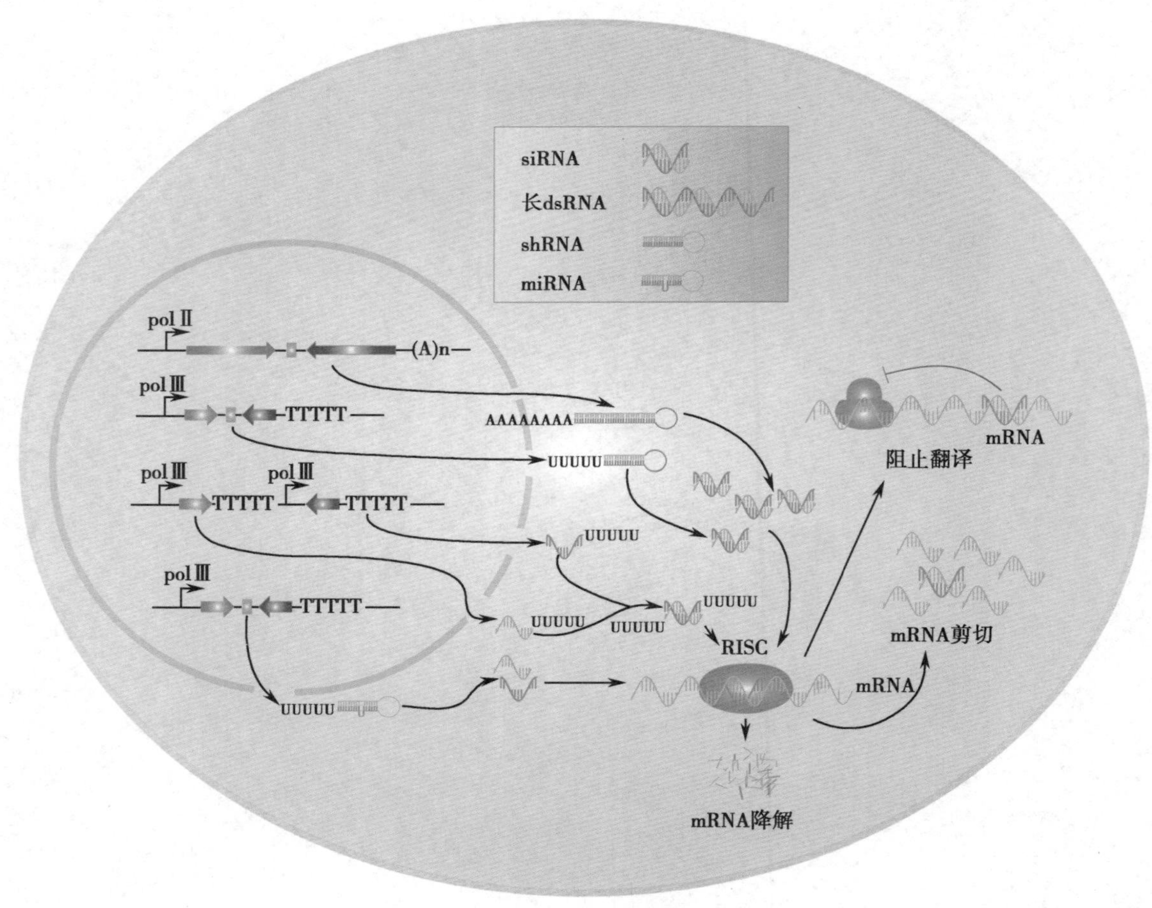

图 5-3-1 RNAi 工作原理

一、RNA 干扰靶点的筛选

以下以 PKD2 基因为例，简要展示怎样进行 RNA 干扰靶点的筛选。

(一) 查找 mRNA 序列或序列的登录号

我们推荐序列使用 NCBI 的 RefSeq 序列，因为这个版本是非冗余，准确和经过验证的序列。在 Entrez 基因数据库中①的位置输入感兴趣的基因名称，如图 5-3-2 所示输入 PKD2 得到的网页，并在②处选择所需的物种为人类的。从③所示的链接进入 PKD2 序列信息页面（图 5-3-3），向下滚动到"与 ncbi 参考序列(RefSeq)"，查找 mRNA。图 5-3-3 中④显示 mRNA 的链接位置。图 5-3-4 中⑤显示 PKD2 基因的登录号位置，

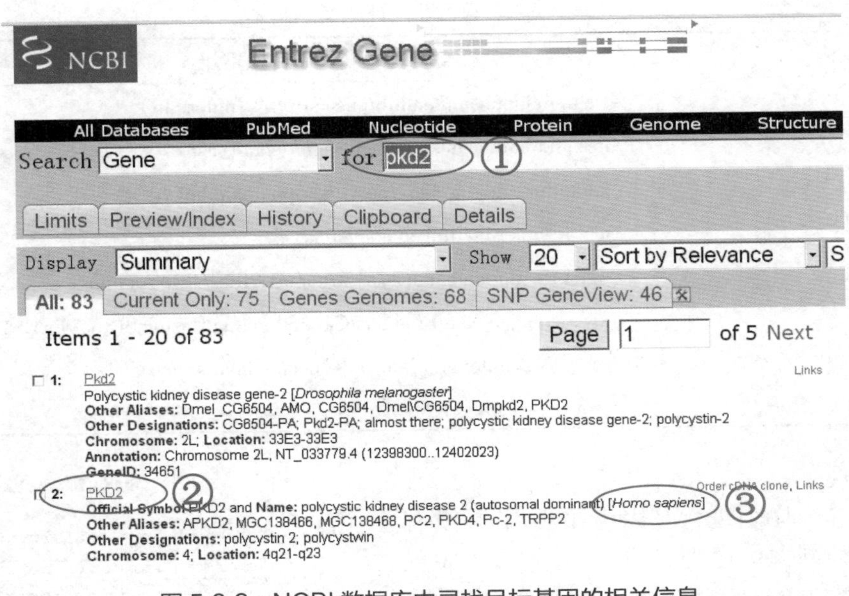

图 5-3-2　NCBI 数据库中寻找目标基因的相关信息

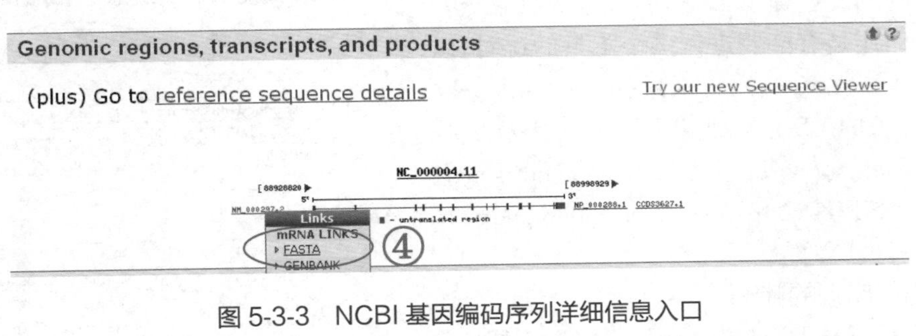

图 5-3-3　NCBI 基因编码序列详细信息入口

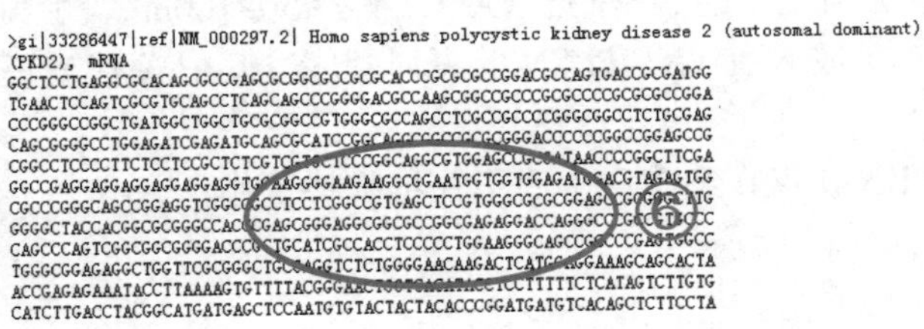

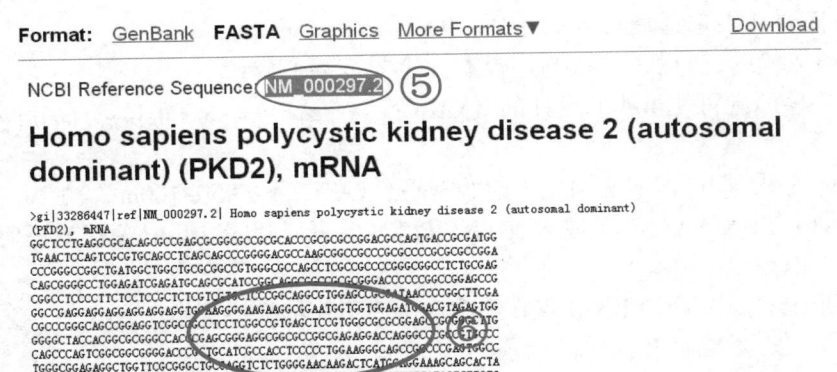

图 5-3-4　NCBI 数据库 PKD2 基因详细序列图示

⑥的位置显示的为 PKD2 的 mRNA 序列信息。RNAi 的设计网站一般都将这两种信息作为输入方式。

(二) 利用网上免费工具进行 RNAi 的靶序列设计

表 5-3-1 列出了几个常用的 RNAi 设计网站。在此我们仅以 PKD2 为例,在 Whitehead RNAi 设计网站上演示 RNAi 靶位点选择的过程。使用这个网站时需要先注册,注册时只需填写一个用于确认的邮箱,设置用户名和密码即可。使用时的界面如图 5-3-5 所示,在⑦处填写基因的序列(没有必要为 FASTA 格式),或在⑧的位置填写基因的登录号,例如 PKD2 的基因登录号为 NM_000297.2。在⑨的位置填写要选择的靶位点模式,如"AAN19TT",还可以自己设置靶位点选择模式。在⑩的位置可以选择一些别的设置,如设置 GC 含量范围,连续重复碱基的个数等。最后只要点击"搜索"按钮就可以见到设计结果页面(图 5-3-6)。

表 5-3-1　RANi 设计的实用网站

实验室机构	链接地址
Ambion	www.ambion.com/techlib/misc/siRNA_finder.html
Dharmacon	design.dharmacon.com/madesign/default_aspx
Hannon Lab	katahdin.cshl.org:9331/portal/scripts/main2.pl
Invitrogen	maidesigner.invitrogen.com/sima
McManus Lab	web.mit.edu/mmcmanus/www/home1.2files/siRNAs.htm
Qiagen	www1.qiagen.com/Products/GeneSilencing/CustomSiRna/SiRna Designer.aspx
Tuschl Lab	www.rockefeller.edu/labheads/tuschl/sima.html
Whitehead Institute	jura.wi.mit.edu/siRNAext

(三) 同源搜索

对选择的 mRNA 序列进行基因组比对,选择没有与其他基因或序列同源的序列,这样可有效减少脱靶效应。虽然大多数 RNAi 设计工具提供 BLAST 功能,例如 Whitehead 的网站还提供了"检验所有的寡聚核苷酸"对结果。我们还是有必要进行多个工具的比对,以下介绍几个比对网站:NCBI 比对工具(http://blast.ncbi.nlm.nih.gov/Blast.cgi);UCSC 基因组网站中的比对工具(http://genome.ucsc.edu/cgi-bin/hgBlat?command=start);Ensembl 中的比对工具(http://www.ensembl.org/MμLti/blastview)。

(四) 干扰靶点序列的筛选

最后经过几轮筛选后,有的基因可能还有许多满足条件的序列,我们要从中选择最有效的序列。RNAi 的作用是高度序列依赖的,虽然这些机制还没有完全弄清楚,但目前有一些原则可使得我们设计的 RNAi 高效。如下:

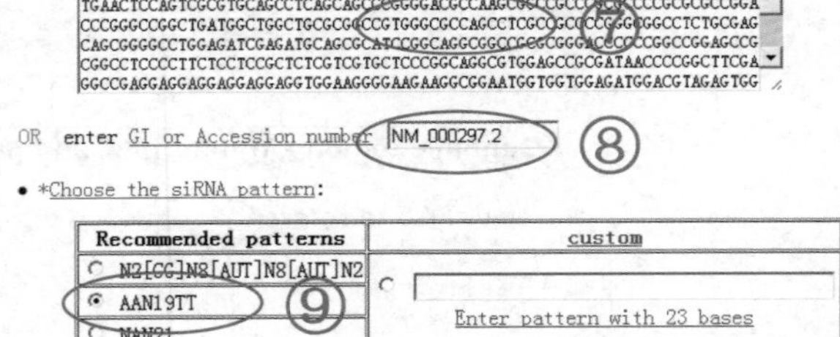

图 5-3-5　Whitehead RNAi 设计程序网站界面

1. 靶向基因的 cDNA 靶向区域必须位于起始密码子(ATG)下游 50~100nt。

2. 寻找 AA(N19)TT or NA(N21),或 NAR(N17)YNN 的序列基序。其中 N 代表任何核苷酸,R 代表嘌呤(A,G),Y 代表嘧啶(C,U)。

3. 避免靶向到内含子中,因为 RNAi 仅在细胞质中而不在细胞核工作。

4. 避免序列的 G+C 含量大于 50%。

5. 避免连续 4 个或更多的核苷酸重复。

6. 即使 RNAi 靶向到非编码区能够成功诱导基因沉默,也要避免基因的非翻译区。除非你需要抑制

Choose siRNA Candidate(s)

siRNA candidates after filtering the base_run, gc%, and base_variation: (The more oligos you choose, the longer time for you to get results.)

Oligo patterns: *A=AAN19TT; B=NAN19NN; C=N2[CG]N8[AU]N8[AU]N2; F=Custom*

check all oligos | uncheck all oligos

	Position	Sequence	Patterns	GC%	Thermodynamic Values	SNPs	miRNA targets
☐ 1	2258-2280	S 5': GGAGGAGGCAAGUUAAACU UU mRNA: AA GGAGGAGGCAAGTTAAACT TT AS 3': UU CCUCCUCCGUUCAAUUUGA	A, B, C	47	-5.8 (-12.1, -6.3)		286[88]
☐ 2	1780-1802	S 5': GCUCUUCAAAUUCAUCAAU UU mRNA: AA GCTCTTCAAATTCATCAAT TT AS 3': UU CGAGAAGUUUAAGUAGUUA	A, B, C	32	-4.5 (-11.1, -6.6)		141[63]
☐ 3	1850-1872	S 5': GACCUGUUUGGCUUUGCUA UU mRNA: AA GACCTGTTTGGCTTTGCTA TT AS 3': UU CUGGACAAACCGAAACGAU	A, B	47	-1.6 (-11.1, -9.5)		455[95]
☐ 4	2550-2572	S 5': GCAUUUCUAGUGGCGUUUC UU mRNA: AA GCATTTCTAGTGGCGTTTC TT AS 3': UU CGUAAAGAUCACCGCAAAG	A, B	47	-1.1 (-8.8, -7.7)		10[22]
☐ 5	907-929	S 5': GUUCACAGAAGGCUCCUUA UU mRNA: AA GTTCACAGAAGGCTCCTTA TT AS 3': UU CAAGUGUCUUCCGAGGAAU	A, B, C	47	-0.6 (-8.8, -8.2)		110[51]

图 5-3-6 PKD2 RNAi 设计结果页面

内源靶基因的表达后再表达突变体或标签融合基因，使之与内源基因相区别而设计到非翻译区位点等。

二、RNA 干扰载体的构建

制备 knock-down 小鼠，需要内源的片段在小鼠体内进行长时间表达。目前两种方式，一种为 shRNA 质粒载体，另一种为 RNAi 慢病毒载体。根据 RNAi 的原理可知，我们需要在小鼠体内产生双链的 RNA。最早的研究使用的为质粒载体，使用双启动子；或是使用反向靶向序列等。为了有效地将载体运到体内，同时也使用了病毒转运体系。为了防止胚胎致死，以及有效调控 shRNA 的表达，Cre-lox 系统也被引入到 RNAi 领域。在此仅介绍一种可调控的 shRNA 载体，其可以直接作为质粒载体而制作转基因 knock-down 小鼠，也可以包装成病毒进行病毒感染制备 knock-down 小鼠。

本节第一部分已展示 RNAi 靶向位点的寻找方法，以下介绍 shRNAi 载体的构建方法。

(一) pSico 寡聚核苷酸的设计

如图 5-3-7 所示为 CD8 的 shRNA，根据第一部分提供的方法我们可以找到合适的 CD8 的靶向序列，以 19mer:GCTACAACTACTACATGAC 为例。那么正向引物可以设计为：5'-TGCTACAACTACTACATGACTTCAAGAGAGTCATGTAGTAGTTGTAGCTTTTTTG 反向引物为：5'-GTTACAAAAAAGCTACAACTACTACATGACTCTCTTGAAGTCATGTAGTAGTTGTAGCA 这样就可以保证退火时 5' 为平末端，3' 为 Xho Ⅰ 酶切后的黏末端。

(二) 克隆寡聚核苷酸到 pSico 载体

1. 订购引物　订购引物时需要 5' 磷酸化，PAGE 纯化。用水稀释到 100μmol/L。

2. 退火

退火体系

成分	体积
正向引物	1μl
反向引物	1μl
ddH_2O	23μl
2× 退火缓冲液	25μl
	总体积 50μl

退火缓冲液配方：200mmol/L 醋酸钾 +60mmol/LHEPES-KOH（pH 7.4）+4mmol/L 醋酸镁）

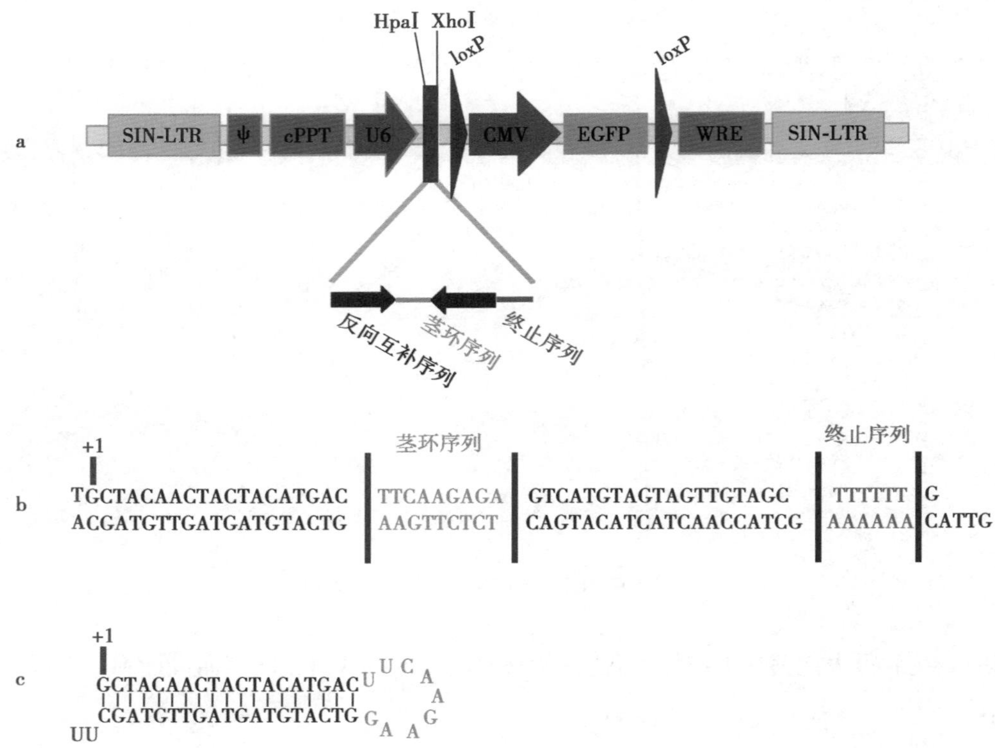

图 5-3-7　基因 knock-down 载体的结构及其序列设计

退火程序

温度	时间	周期数
95℃	4 分钟	1×
70℃	10 分钟	1×
70℃	1 分钟	66×
−1℃ per cycle		
4℃	10 分钟	1×

3. 连接转化

连接体系

成分	体积
退火产物	1μl
pSico 载体 Hpa Ⅰ-Xho Ⅰ酶切回收产物	1μl
dH_2O	19μl
T4 DNA 连接酶	2μl
	总体积 23μl

按照上述酶切体系进行连接，室温孵育 3 小时后加入 2μl 连接酶，随后进行细菌转化。

4. 阳性克隆的酶切鉴定　使用 Sac Ⅱ-Not Ⅰ(pSico)或 Xho Ⅰ-Xba Ⅰ(pSicoR)双酶切进行阳性克隆鉴定。其中酶切出来的小片段阳性比空载大 50bp（pSico 中空载为 660 而阳性的为 710；pSicoR 中空载为 350 阳性载体为 400bp）。

5. 测序验证　构建好的载体最好要进行测序以确认载体是否符合设计。测序时应注意此载体会形成发卡结构，请使用特殊的测序，测序引物信息见表 5-3-2。

表 5-3-2 测序引物信息

引物名称	引物序列	位置
pSico 反向引物	5'- CAAACACAGTGCACACCACGC	位于克隆位点的下游
pSicoR 正向引物	5'- TGCAGGGGAAAGAATAGTAGAC	位于 U6 启动子的下游

三、knock-down 干扰模型的建立

小鼠的制备方法如图 5-3-8 所示，目前可以使用制作 shRNA 质粒载体，线性化后直接原核注射小鼠受精卵，操作方法与普通转基因小鼠的制备方法类似(参见转基因小鼠章节)。其也可以将载体通过电转 ES 细胞进行细胞的筛选后，再将阳性细胞进行囊胚注射，制备成嵌合体小鼠。其步骤与基因敲除小鼠 ES 操作类似，由于篇幅限制，在此不再赘述(可参见基于同源重组的基因敲除小鼠章节)。至于病毒载体制备 knock-down 小鼠，除了使用一般的载体方法以外，还可以进行小鼠胚胎的感染(可参见病毒载体介导的转基因动物制备技术)，也可以做成体局部感染制备成 knock-down 小鼠。

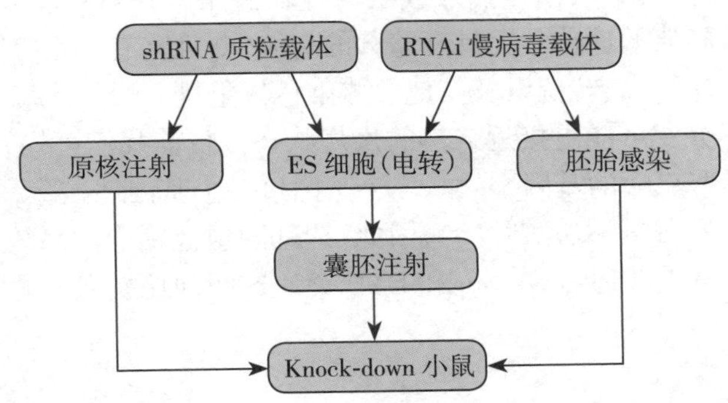

图 5-3-8 knock-down 小鼠的制备

四、干扰效应的检测及表型分析

RNAi 的首要效应是促成目标成熟 mRNA 的降解。为此我们可以检测小鼠体内的 mRNA 水平。在 mRNA 水平可以使用 Northern blot，qRT-PCR，原位杂交，大规模的甚至可以使用芯片技术检测目标基因的表达水平。RNA 水平的降低也会影响目标蛋白质的表达，为此我们也可以使用 Western blot，IF，ELISA，FACS 等检验干扰的效果。为了方便检测载体的转染效率，以及组织表达监控的目的，我们的 RNAi 载体通常也会连接一些报告基因，如 GFP 等，为此可以更加全面地分析 RNAi 的转染效率，干扰效率。

虽然 Western blotting 能够定量分析蛋白质水平，分析细胞的群体水平是非常重要的，免疫组化能够在细胞水平定性分析检测和定位蛋白，载体上的 EGFP 可作为转染效率的指示。

评价基因是否被 knock-down，也可以用产物的下游基因表达作为标志(例如，ES 细胞的多能性 Oct4)(细胞系特异的标志物，神经元的 Tuj1)帮助我们确定基因 knock-down 的效应。

小鼠的表型分析可以参考转基因小鼠，基因敲除小鼠，以及随机突变小鼠等章节，在此不再赘述。

(周钦 吕小岩 谭睿陟 李谧)

参考文献

[1] Elbashir SM, Harborth J, Lendeckel W, et al. Duplexes of 21-nucleotide RNAs mediate RNA interference in cultured mammalian cells [J]. Nature, 2001, 411: 494-498.

[2] Brummelkamp TR, Bernards R, Agami R. A system for stable expression of short interfering RNAs in mammalian cells [J]. Science, 2002, 296: 550-553.

[3] Kuhn R, Streif S, Wurst W. RNA interference in mice [J]. Handb Exp Pharmacol, 2007: 149-176.

[4] Rubinson DA, Dillon CP, Kwiatkowski AV, et al. A lentivirus-based system to functionally silence genes in primary mammalian cells, stem cells and transgenic mice by RNA interference [J]. Nat Genet, 2003, 33: 401-406.

[5] Oberdoerffer P, Kanellopoulou C, Heissmeyer V, et al. Efficiency of RNA interference in the mouse hematopoietic system varies between cell types and developmental stages [J]. Mol Cell Biol, 2005, 25: 3896-3905.

(王勇 整理编辑)

第四章　动物基因组随机诱变技术

Chapter 4　Random mutagenesis of animal genome

基因突变动物模型在人类疾病基础分子途径的阐述上具有重要作用：包括注释基因组的功能，制作人类疾病模型，揭示已知基因的未知功能，揭示已知功能的未知基因。小鼠的突变可以通过使用电离辐射或化学试剂，基因插入或敲除等基因操作等多种技术来实现。通过电离辐射或化学试剂引起的随机诱变在经典的遗传学上具有悠久的传统，并且会有大量突变表型产生。但电离辐射引起染色体的断裂，导致染色体缺失、转位以及其他总体染色体重排。通常疾病不是由这样严重的突变引起的，而单个的插入突变和点突变可能更接近自然的疾病状态。目前我们已知人类疾病病理发生的一些复杂性状，但很难确定涉及这些疾病的基因本质。一个基因接一个基因地敲除，然后分析它们缺失功能的表型，对于解析特定疾病发生显然是不切实际的。因此，全基因组范围内的系统地表型驱动的突变筛选技术流行起来。接下来两节将着重描述 gene-trap 和 ENU 突变这两种功能强大的随机突变技术。

第一节　基因捕获技术

Section 1　Gene-trap technology

基因捕获（gene-trap）突变是一种随机产生功能缺失突变并报告基因表达，以及捕获感兴趣基因的技术。其专门为发现基因的一种工具，无论基因是否有转录活性都可以被捕获。因基因捕获易于鉴定，克隆和基因变异而在脊椎动物的发育和细胞生物学中非常重要。目前已开展了多个大规模基因捕获筛选项目，其使用了多种新的载体以产生突变 ES 细胞的公共资源库。在本节中，我们将以小鼠为例，介绍一些常规的基因捕获的载体，突变表型分析以及基因定位分析方法。

一、gene-trap 载体的构建

一个典型的基因应当包括启动子、外显子和 ploy A 尾巴。因此启动子捕获、外显子捕获（经常有人将此载体命名为基因捕获载体，但严格的说法应该是外显子捕获）以及 ploy A 捕获都可以用来捕获基因。基于小鼠 ES 细胞的基因诱捕创建了直接克隆和发展确定的随机突变并改变基因表达谱的方法，利用报告基因载体插入到内源性转录单位中，显示内源基因的表达时空分布。一些基于质粒和逆转录病毒载体通过报告基因激活基本满足了不同需要。

外显子捕获载体：其包括一个剪接受体（splice acceptor，SA）位点，随即上游一个无启动子的 *lacZ* 基因。当整合到一个内含子中将导致一个基因 X 与 *lacZ* 融合的转录本。这种载体可能导致 X 基因的功能失活，同时利用可以 *lacZ* 基因的示踪显示 X 表达时间组织分布，但这种载体要依赖于 X 基因的表达。同时为了更有效地进行突变细胞的筛选，在载体的后面加入独立的 β-actin 启动子启动的 *neo* 抗性基因（图 5-4-1a）。

Poly A 捕获载体：这个载体与基因捕获载体类似，其包括一个剪接受体（SA）位点，随即上游一个无启动子的 *lacZ* 基因。但是载体后面独立启动子启动的 *neo* 抗性基因没有加 poly A 尾巴，而是在后面加入了一个剪接供体（splice donor，SD）。这种载体整合后，可以产生跟基因捕获载体一样的从 X 基因第一个外显子到插入位点部分 X 基因蛋白与 *lacZ* 基因蛋白的融合蛋白（图 5-4-1b）。为此也可以产生与基因捕获载体一样的 X 基因的功能失活，*lacZ* 示踪 X 基因的基因表达等功能。同时此载体还会产生 neo 抗性基因与 X 基因从插入位点到 poly A 的另外一个转录本，从而捕获基因。这种载体可以捕获没有转录活性的基因，当然他的缺陷在于其必须插入在一个剪接受体（SA）之前，同时这个基因得有 poly A 尾巴。

a 外显子捕获

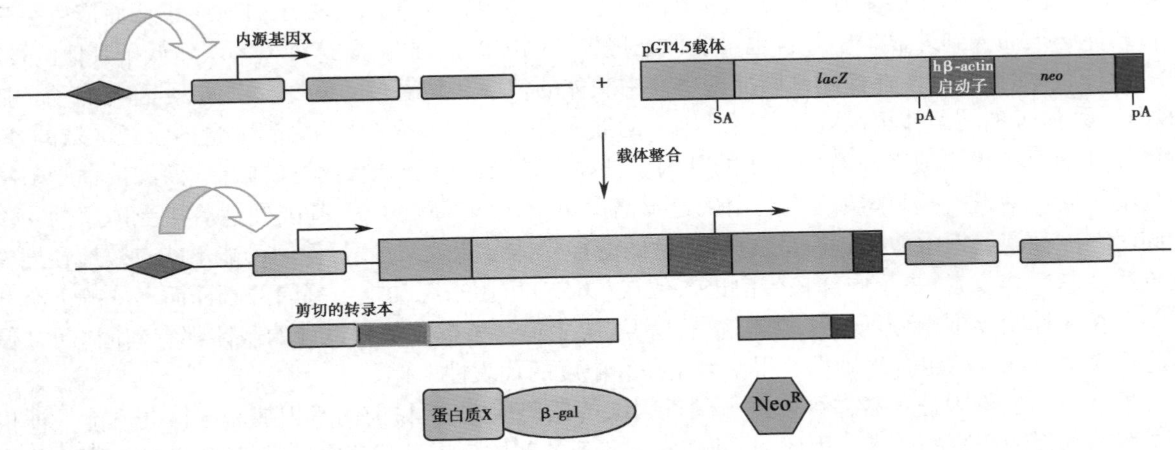

b polyA捕获

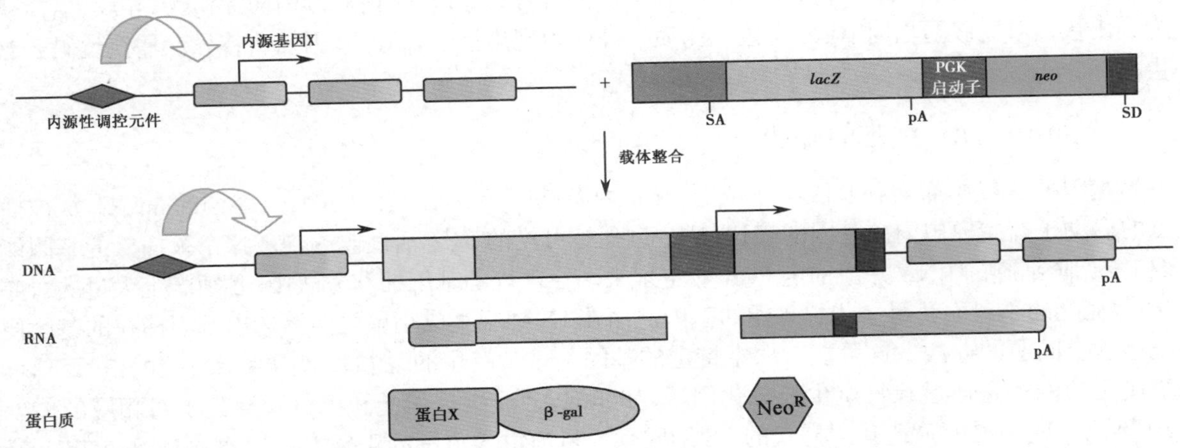

c 启动子捕获

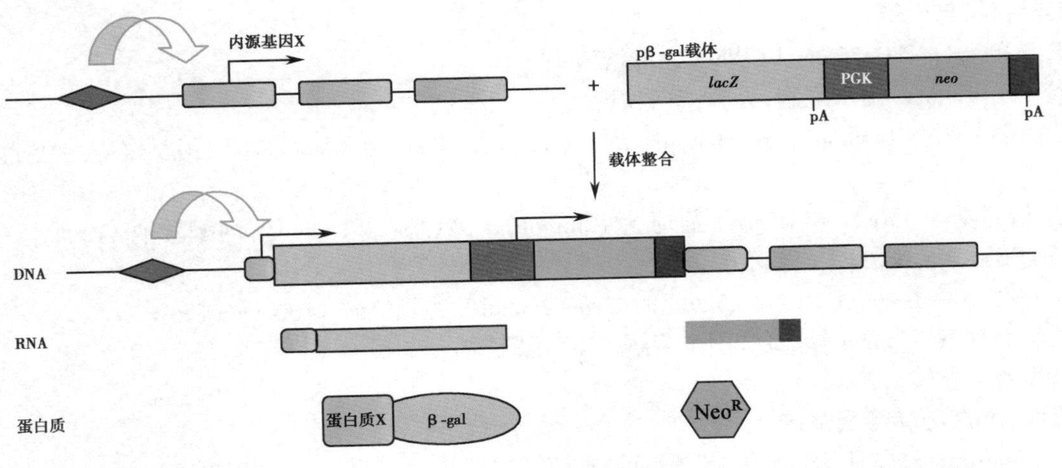

图 5-4-1　基本的基因捕获载体

启动子捕获载体：此载体包括一个无启动子的 *lacZ* 报告基因，其上游没有加入剪接受体（SA），*lacZ* 下游有自带的 poly A。此后还有独立 PGK 启动子启动的 neo 抗性筛选基因（图 5-4-1c）。当载体插入到外显子中时，可能产生一个 X 基因和报告基因的融合蛋白，并导致 X 基因的转录提前终止从而产生突变。但这种载体必须插入到外显子中并且也不能保证报告基因的阅读框对框，这种概率明显低于其他两种载体。

设计载体时，要考虑在检测基因捕获事件中载体的效率和其潜在的偏好。例如，尽管与启动子捕获载体相比，外显子捕获载体更高效地检测基因中的插入，但其更"偏爱"检测含有大量内含子区域的基因，因此可能遗漏只有很少或者没有内含子的基因。外显子捕获载体受到阅读框的限制，而阅读框受剪接受体序列的影响。对此，一种解决之道是用来自莫洛尼鼠白血病病毒的 *env* 基因处理剪接受体序列，*env* 基因能同时在 3 种阅读框中剪接。但是，这种特性的剪接受体可能效果很弱，他们可能不能有效地在插入所在位点改变基因。或者，一个内部核蛋白进入位点（IRES）可用来启动报告基因的翻译而不依赖上游开放阅读框。在 3 种阅读框中分别构建载体就是一种解决之道。考虑到每个设计的载体都有其固有的"偏好"，因此建议通过载体的组合来确保获得基因组最大限度的代表性取样。

虽然理论上基因捕获载体可以插入到基因组的任何地方，但目前的基因捕获载体并不能保证报告所有类型的基因和产物的插入。因此，必须开发一些新的载体来提高捕获的效率，以提高捕获序列的恢复效率，捕获特定类型的蛋白，或插入后修饰捕获位点等。而报告基因发展了 β-geo，抗性筛选 Neo^R 基因，以及报告基因 β-gal 等多种系统。Bill Skarnes 等基于蛋白分选原理以及 β-gal 在内质网中会丧失活性的事实设计了一种载体，当捕获的为非分泌蛋白或非跨膜蛋白时 β-gal 位于内质网内而无活性，相反，当捕获的蛋白为分泌蛋白或跨膜蛋白时 β-gal 会位于内质网外而表现出活性，因此基因捕获特异性捕获编码分泌和跨膜蛋白。

二、gene-trap 细胞的筛选

当基因捕获载体插入到基因组座位上，导致内源基因和 *lacZ* 基因的融合，融合的 mRNA 从被插入的位点的启动子开始模拟内源基因的表达，这个过程被可见的 *lacZ* 活性监测到。这个被插入的基因能够用提取 ES 克隆细胞的 RNA 并由锚定 PCR 鉴定出来。在常规的基因捕获方法中，必须产生大量的对应相应 ES 细胞克隆的小鼠而获得一些感兴趣的基因。而在 ES 细胞生成小鼠之前筛选出基因捕获的基因便是一种绕过这个问题的办法。这可能对探索特定的基因是极其有用的，例如，基因激活特定的信号级联反应。一个典型的例子是通过在特定生长分化因子，如卵泡，神经生长因子和视黄酸等分子对相应的体外细胞 X-gal 染色反应来提前筛选基因捕获的 ES 细胞系。目前世界范围内正努力开展建立基因捕获库的研究，在理论上将覆盖所有哺乳动物的基因组，进而提升我们基因活性研究的深度以及找到人类疾病相关的基因。因为基于基因表型分析的筛选技术具有较大的差异性，在此仅介绍不依赖基因表型的 X-gal 染色筛选技术。

（一）实验材料与设备

1. PCR 试剂盒，dNTP，75mmol/L NaCl 乙醇溶液。
2. 明胶 0.1%（w/v）用水配制，灭菌，室温放置。
3. 裂解缓冲液 10mmol/L Tris-HCl，pH 7.5；10mmol/L EDTA；10mmol/L NaCl；0.5%（w/v）SDS；1mg/ml 蛋白酶 K。
4. MEF 培养基 DMEM +44.5g/ml 葡萄糖 +2mmol/L 谷氨酰胺 +1mmol/L 丙酮酸钠 +1x 非必需氨基酸 +10%（v/v）FBS+50mmol/Lβ- 巯基乙醇。
5. Phoenix-Eco 培养基 DMEM+4.5g/ml 葡萄糖 +2mmol/L 谷氨酰胺 +10%（v/v）FBS。
6. 聚凝胺储存液 5mg/ml 聚凝胺用水溶解，-20℃保存。
7. 仪器设备 电转仪。

（二）细胞 DNA 电转染及筛选

1. 电转 Gene-trap 载体到 ES 细胞 步骤参见本篇第二章 基于同源重组基因敲除小鼠技术。
2. 突变 ES 细胞克隆的筛选和分离 步骤参见本篇第二章 基于同源重组基因敲除小鼠技术。

3. X-gal 染色 ES 细胞克隆

(1) 胰酶消化 96 孔板 ES 细胞(35μl 1× 胰酶 5 分钟)。

(2) 当细胞开始分离成小块时,加入 65μl ES 细胞培养基反复吹打直到成单细胞。

(3) 转移 50μl 重悬液,使用排枪转移到另两个 96 孔板(培养皿底部种有饲养细胞),加入 100μl ES 细胞培养基。

(4) 3 天后,用 1×PBS 洗细胞,室温下用固定溶液固定细胞 3 分钟。

(5) 清洗缓冲液室温清洗 3~4 次。

(6) 染色液 37℃孵育 3 天,用 1×PBS 终止染色。

(7) 2% 甲醛重新固定 5 分钟。

(8) 1×PBS 清洗 3~4 次后 4℃保存。

三、gene-trap 小鼠的获得

Gene-trap 使用的是 ES 筛选后再用囊胚注射的方式产生嵌合体小鼠。此方法详见本篇第二章 基因敲除小鼠 ES 细胞囊胚注射部分。

四、突变基因的定位

Gene-trap 易于突变基因的定位,突变位点定点方法有多种,在此我们仅介绍常规的方法:5′RACE 和反向 PCR。

(一) 5'RACE 鉴定突变 ES 细胞

1. 从 ES 细胞中提取 RNA

(1) 胰酶消化 96 孔板 ES 细胞(35μl 1× 胰酶,5 分钟)。

(2) 当细胞开始分离成小块时,加入 65μl ES 细胞培养基反复吹打直到成单细胞。

(3) 转移 50μl 重悬液,使用排枪转移到 24 孔板(培养皿底部种有饲养细胞),加入 100μl ES 细胞培养基。

(4) 3 天后,传代细胞到 6 孔板,直到细胞相互接触。

(5) 1×PBS 清洗细胞 2 次。

(6) 每孔加入 750μl TRizol,摇晃平皿 30 秒,最后收集裂解液到 1.5ml EP 管中,移液器吹打几次。

(7) 室温孵育 5 分钟,加入 140μl 氯仿,剧烈摇晃 15 秒。室温孵育 2~3 分钟,12 000g,4℃离心 15 分钟。

(8) 取上清水相到一新 EP 管。用 375μl 异丙醇沉淀 RNA,室温 10 分钟,随后 12 000g,4℃离心 15 分钟。

(9) 去掉上清,用 750ml 70% 乙醇清洗一遍。

(10) 最后空气干燥沉淀,并在干冰上保存。20μl 无 RNA 酶水溶解 RNA。

2. 5'RACE 实验步骤

(1) 按照试剂盒方案反转录,用苯酚 / 氯仿 / 异戊醇抽提产物两次,沉淀 10 分钟,随后 12 000g,4℃离心 10 分钟。沉淀风干后,用 20μl TE 溶解。

(2) 产物将连接到 TA 克隆上(克隆体系如下)。

TA 克隆体系

成分	体积
10×ligase buffer	1μl
PGEM-T Vector	1μl
PCR product	2μl
T4 DNA Ligase	1μl
dH_2O	5μl
	总体积 10μl

(3) 15℃孵育过夜,42℃热击 90 秒转化连接产物。

(4) 通过克隆杂交鉴定筛选阳性克隆。

(5) 测序阳性克隆,并与现有数据库比对,确定插入位点。

(二) 反向 PCR

1. 将突变细胞传代到 48 孔板,直到细胞完全封闭。
2. 提取细胞基因组。
3. Nsp Ⅰ 或 Ssp Ⅰ 酶切 1~5mg 基因组 100μl 体系,37℃孵育过夜。
4. 试剂盒纯化酶切产物,最后 50μl 洗脱。
5. 45μl 洗脱液 + 800U T4-DNA 连接酶 +1 × ligase 缓冲液 300μl 体系,16℃孵育过夜。
6. 试剂盒纯化产物,最后 50μl 洗脱。
7. PCR 反应体系

成分	体积
50mmol/L $MgCl_2$	1.5μl
dNTP mix	1μl
primers	2μl (1μl/each)
Taq polymerase	0.3μl
10x Buffer	5uL
dH_2O	40.2μl
	总体积 50μl

8. Touchdown PCR 程序

温度	时间	周期数
94℃	4 分钟	1 ×
94℃	30 秒	
57℃	30 秒	10 ×
–0.2℃ per cycle		
72℃	2 分钟	
94℃	30 秒	
55℃	30 秒	10 ×
72℃	2 分钟	
72℃	7 分钟	1 ×

9. 电泳 PCR 产物检验结果。
10. 凝胶回收纯化 PCR 产物,测序两引物之间的序列。

五、小鼠表型分析

由于 gene-trap 是随机突变产生的,所以其表型分析是系统全面的表型分析。其可以从以下各方面进行。

1. 形态学(体型大小,体形,左右对称,骨骼形状,胡须,牙齿长度,牙齿形状,牙齿颜色,耳朵大小,耳朵轮廓,眼睛大小,白内障,四肢,脚趾,脚趾弯曲,并趾,爪子,爪子扭结,尾巴,尾巴打结)。

2. 身体参数(常规体检,体重,毛色,毛的结构,皮肤颜色,皮肤结构,骨骼密度,肿胀,肿瘤,力量,步态,战栗,痉挛,瘫痪,癫痫,呼吸),行为(基本行为,活动量,攻击性,探索,头摇摆,头颤抖,打转,警觉,游泳,平衡,关节活动)。

3. 环境(笼子内社会结构,笼内清洁,尿,粪便等)。

4. 基本血液学指标(WBC,RBC,HCT,MCV,MCH,MCHC,PLT)。

5. 不同血液细胞计数(SEG,LYM,MOZ,EOS,BAS),血液酶活性指标(AP,AMY,CK-MB,GOT,GPT,LIP,LDH)。

6. 特定代谢产物浓度(GLU,TP,uric acid,UREA,CREA,TRF,FER,BILI,HDL,LDL,TG,CHO,Fe,非饱和铁结合能力 UIBC,ALB)。

7. 心血管系统(血压,血管组织变化等)等。

8. 血栓形成弹性学(纤维蛋白形成速率,凝块增长速率,血纤维蛋白溶解速率)。

9. 生化代谢指标(胆固醇代谢)。

10. 基本免疫球蛋白水平(IgM,IgG_1,IgG_{2a},IgG_{2b},IgG_3,IgA)。

11. 免疫细胞标志(CD3,CD4,CD8,CD19,CD21,CD25,B220,CD5,IgD,DX5,F4/80,CD14,CD11b,Gr-1,gdTCR,CD45RA,MHC class Ⅱ)。

12. 变态反应(IgE 的水平)。

13. 亚细胞形态分析(线粒体形态,内质网形态,高尔基复合体形态,溶酶体形态等)。

详细流程如图 5-4-2 所示。

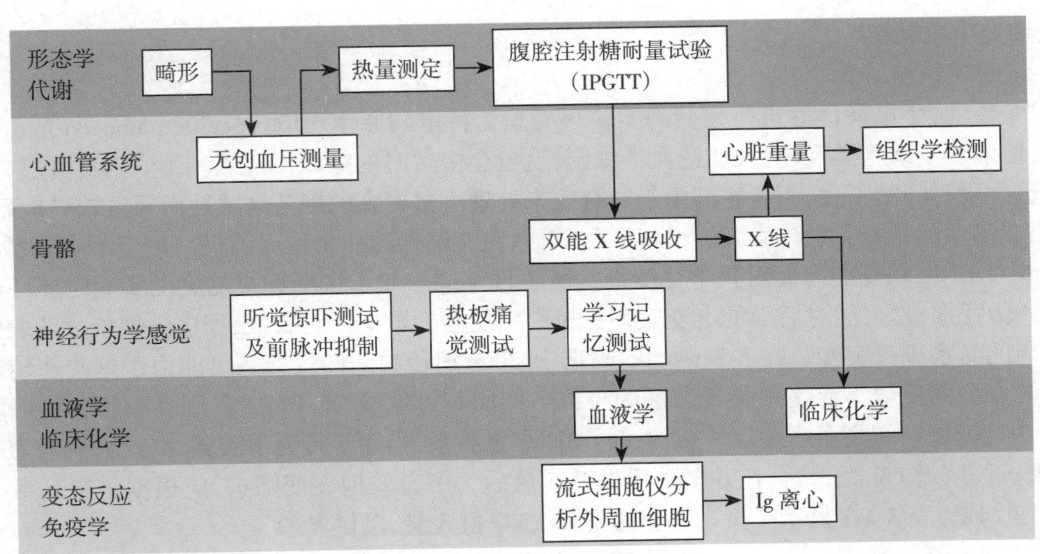

图 5-4-2　小鼠突变表型筛选流程

(周钦　吕小岩　刘运宏)

第二节　基于化学物质 ENU 的随机诱变技术

Section 2　Random mutagenesis of animal genome using the chemical mutagen ENU

人类的许多突变并不是由插入突变导致的,而是由点突变引起的,因此最理想的表型驱动的诱变剂应当只产生点突变。由于其导致突变的巨大潜力,ENU 和 CHL 等已成为创造动物突变体诱变剂的选择。在这里,我们重点关注 ENU 突变。ENU 是一种烷化剂,它能在 DNA 上将乙基传递给氧或氮基,导致碱基错配或替换(主要诱发点突变,即在 A-T 碱基对替换)。ENU 已被成功地用于获取单基因的各种等位基因。这些措施包括等位基因功能,亚效等位基因功能的缺失,并获得功能突变。在单个位点等位基因系列进一步确定基因功能上是非常强大的。此外,表型驱动的 ENU 筛选提供了解析发育和生化途径的工具。在这里我们以小鼠为例，介绍利用 ENU 突变和产生稳定系列突变等位在整体动物和 ES 细胞水平产生突变动物的技术。

一、基于整体小鼠水平的 ENU 化学诱变及突变小鼠的筛选

(一) 实验材料

35-，60-，100-，和 150-mm 细胞培养皿；一次性移液管；15ml Falcon 离心管；冻存管；DMEM 高糖培养基 +L- 谷氨酰胺 + 丙酮酸钠；0.05mol/L β- 巯基乙醇；ES 细胞用 FBS；α- 基本培养基；LIF；0.05% 胰酶；明胶（用 ddH_2O 稀释到 0.1%，灭菌后 4℃保存）。

(二) ENU 的准备

在通风橱中称量 ENU，称量 100mg ENU 于 15ml Falcon 离心管中，再加入 10ml 冰冷的 Soerensen 缓冲液，制备成 10ml 10mg/ml ENU 溶液（注意 ENU 的稳定性是 pH 依赖性的）。通过剧烈振动溶解 ENU，正常情况的溶液为亮黄色，否则试剂将不能使用。ENU 的浓度可以用 398 λ 分光光度计确定，使用公式［ENU］=（OD_{389}/0.72）计算 ENU 的浓度。而注射时的体积计算公式为 VENU（ml）=（剂量 /［ENU］体重（g））。ENU 剂量的范围为 200~400mg，单次处理时最大剂量为 200~250mg，多次处理时最大剂量为每次 100mg，最多 4 次（即 400mg）。如果要进行 O6-BG 处理，用 DMSO 溶解 O6-BG，并用 ES 细胞培养基稀释到 10μmol/L 与适当浓度的 ENU 一起使用，过滤灭菌后应立即使用。

(三) 突变小鼠制备

1. 小鼠的饲养和品系

(1) SPF 环境：小鼠最优的进行突变的实验环境是无特定病原体环境（specific pathogen-free，SPF）。既然 ENU 会使多种干细胞类型缺失，如造血干细胞，这也会由暂时的病原体过敏产生。因此，注射雄性小鼠不仅要经过一段时间的不育，而且它们由于具有比未处理小鼠更高的细菌易感性而导致较早地死亡。

(2) 小鼠品系的选择：选择适当的小鼠品系是有效突变筛选的一个重要前提。由于不同品系的小鼠生殖细胞有着对 DNA 修复能力而对化学突变剂的敏感性不同。对于选择远交的突变实验时要考虑到杂交后的混合遗传背景，这可能对后面的突变表型分析产生复杂的影响。其次，根据已经评价过的表型和参数来选择适当的品系进行突变。在表型驱动的筛选中，带有遗传缺陷的近交系可能由于这些遗传缺陷会抑制感兴趣的表型而使得不能使用某种品系的小鼠。例如对野生型 C57BL/6，食用高脂肪食物可能表现为动脉硬化，2 型糖尿病和高血压遗传易感性；对 C3H 小鼠品系，当用于行为学实验时应小心，因为这种小鼠带有 *rd*（视黄醛降解）基因，其会在 6 个月后失明。最后为了有效地突变筛选，应根据小鼠品系确定最优的 ENU 突变剂量，表 5-4-1 显示了近交小鼠的最优 ENU 摄入量，以供参考。

2. ENU 注射制备突变小鼠　参照小鼠 ENU 突变及突变分析流程图（图 5-4-3）。

(1) 注射前准备

1) 注射期间，需要戴上手套、工作服、护目镜和面具。

2) 工作台面准备些碱性溶液（0.1mol/L NaOH），一旦 ENU 溅落出来，立即用碱液处理，碱液反应几分钟后再将其清理。

(2) 注射过程

1) 小鼠腹腔注射 0.5ml 冰冷的 ENU 溶液（浓度根据每组的平均体重而定）。注射过程按照《小鼠胚胎操作》上描述的执行。

2) 注射过程需在 ENU 准备 60 分钟内完成。

3) 如果有 ENU 剩余，必须用 0.1mol/L NaOH 立即处理。

4) ENU 注射后，至少要关闭这个房间 24 小时以降低接触突变剂的风险。

(3) 不育的检测：不育检测中，在最后一次注射 7 周后，每个突变处理雄鼠与一只野生型雌鼠配对，以保证这些突变分析的后代是来自暴露在精原干细胞阶段的细胞衍生而来的。而小鼠精子发生从精原干细胞到成熟精子大概需要 49~51 天。不育周期依赖于生精小管新精原细胞增殖的成功。既然不育周期和突变频率有些相关，注射后 80 天后才能进行完 F1 代的表型分析。

表 5-4-1　近交系小鼠的最优 ENU 摄入剂量

品系	最优剂量(mg/kg)	雄性存活和可育率
129X1/SvJ	所有的	0%
129S6/SvE	所有的	0%~25%
A/J	3 × 100	40%
	3 × 90	90%
BALB/cJ	3 × 100	83%
BALB/cRI	4 × 100	86%
BTBR/N tf/tf	1 ×（150~200）	50%~83%
C3He/J	3 × 85	50%
C3HeB/FeJ	3 × 85	44%
	3 × 75	90%
	3 × 80	92%
C3Hf/RI	1 × 200	38%
C57BL/6L	3 × 100	54%~60%
C57BR/cdJ	3 × 85	30%
CBA/CaJ	所有的	0%
FVB/N	1 × 150	75%
	4 × 50	50%
RSV/Le	3 × 100	0%

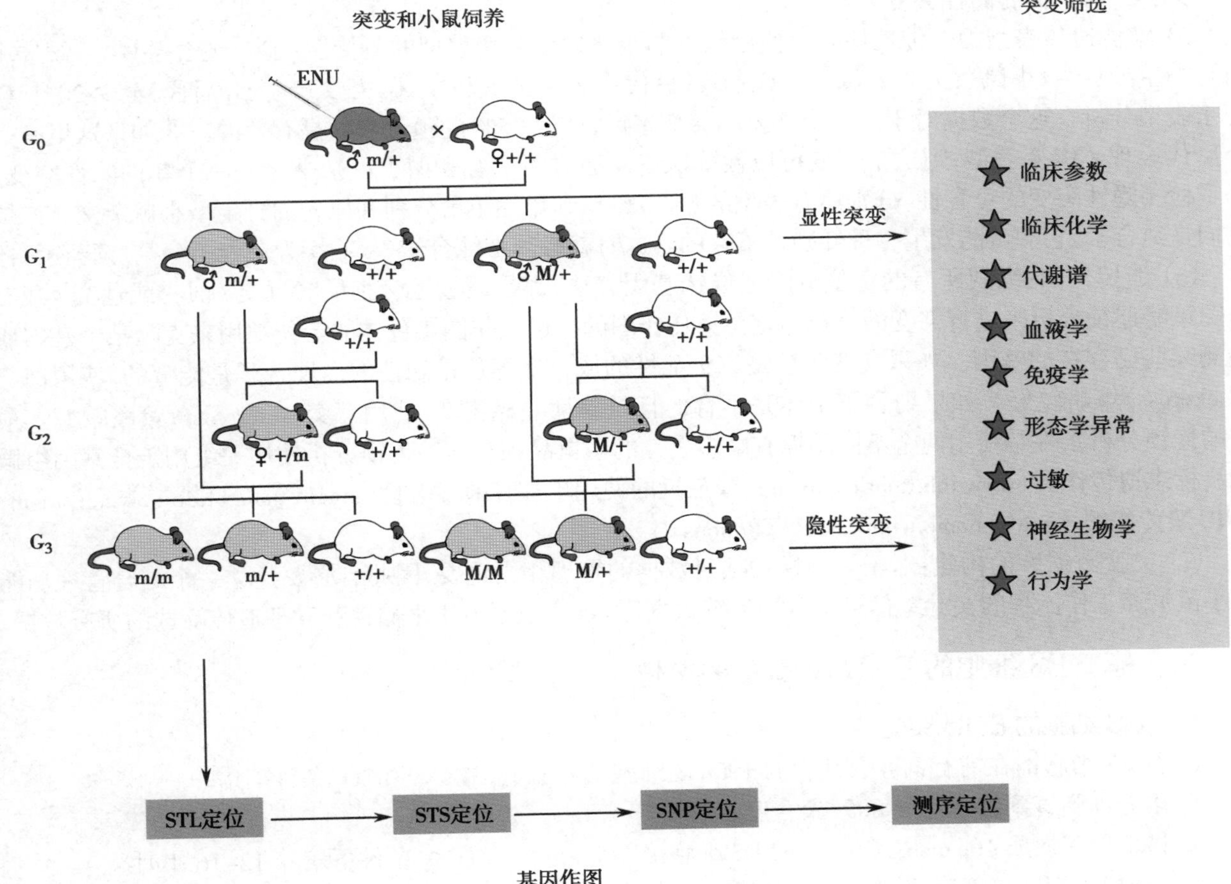

图 5-4-3　小鼠 ENU 突变及突变分析流程图

(4) 显性突变筛选的小鼠培育

1) 小鼠显性突变表型筛选的培育流程如图 5-4-3 所示，基本步骤如下：①可育的突变处理雄鼠经过约 80 天的不育期后，与野生雌鼠配对产生子一代 G_1，我们假设他们都是杂合子突变。②每只雄鼠与一组两只(或更多)雌鼠配对，一周后将雄鼠与另一组雌鼠配对，如此循环以加速 G_1 代的数量。③每个突变处理小鼠的后代 G_1 必须限制在 100 以内，因为小鼠中可能只存活少量的精原干细胞而产生成簇的突变。

2) 显性性状的遗传性：①G_1 中的突变候选小鼠与野生型的小鼠配对产生 G_2 代以检测突变表型的可遗传性。②收集 20 个 G_2 后，检测感兴趣的表型。这个数量足以保证完全外显显性突变 P=0.01 有效。③如果子代中有一个表现了突变表型就可以确认这个突变。④通过杂合(+/–)与原始自交系的远交建立一个显性突变系。既然仅有 50% 的子代带有突变，表型分析评价要在整个后代中进行。⑤如果两个有表型的杂合子杂交产生出纯合的(–/– 或 M/M)小鼠可能为亚显性突变。如果杂合子和纯合子之间存在一个逐渐的表型差异，那么就可以下结论说这是个亚显性性状。

(5) 隐性突变筛选小鼠的饲养：隐性突变小鼠饲养流程如图 5-4-3 所示。既然使用 G_1 雄鼠产生 G_3 比用 G_1 雌鼠快得多，因此我们只讨论这种较快的策略。而有数据表明获得隐性突变小鼠在 P=0.005 时是有效的。在选择 G_1 候选突变小鼠建立隐性突变系时需要考虑：① G_1 雄鼠都被视为杂合子突变，但没有明显的表型；②每个 G_1 建群者都应来自不同的突变处理雄鼠，以建立广泛变异的隐性表型。

1) 隐性遗传雄性 G_1 小鼠的繁育策略：①雄性 G_1 建群者(+/–)和一组(4 个)野生型雌鼠杂交产生 G_2 后代。这里仅收集雌性 G_2(+/– 或 +/+)。②(8 个)雌性 G_2 与 G_1 回交产生 40 个 G_3 后代，他们将被用于隐性突变的评价。

2) 隐性遗传雌性 G_1 小鼠的饲养策略：①一个雌性 G_1 建群者(+/–)和一个野生型雄鼠杂交产生 G_2 后代(+/– 或 +/+)。两种性别小鼠都收集。②至少建立 4 组 $G_2 \times G_2$ 互交产生 G_3 后代，要注意的是这里只有 8.3%(1/12)的 G_3 可能拥有隐性突变表型。

3) 隐性遗传表型的遗传性检测。使用以下两步法检测突变表型的遗传性：①G_3 纯合子(–/–)候选小鼠与野生型(+/+)小鼠杂交产生杂合子 G_4(+/–)后代。②建立 2 组 $G_{4\times}G_4$ 互交产生 G_5 后代，至少 20 个 G_5 用于表型分析。这个数据对于一个全外显率突变来说，产生 25% 的预订表型是有效的。③如果这里有一个后代表现了突变表型，则这个突变可以被确认。④通过两个有表型小鼠杂交建立一个新的隐性突变。为了检测隐性突变的可育性，分别用有表型的(–/–)雄鼠和雌性小鼠分别和原先的野生型小鼠杂交。如果它们是纯合子，它们可能发生一种性别是不育的。这时就必须把纯合子(–/–)换为杂合子(+/–)饲养策略。

(6) 遗传作图：纵观所有的定位克隆或候选基因方法，都是通过近交小鼠的近交 / 回交或远交 / 杂交作图策略连锁分析来进行突变的染色体定位遗传作图的。已被作图染色体的定位被用来克隆某个基因或检测某些已存在的基因。如果突变等位是完全显性的或突变等位是隐性的但纯合子是能育的，使用回交(backcross)策略较好。如果纯合子个体是不育的且是隐性外显突变，使用互交(intercross)策略较好。最好的连锁分析条件是使用两个不同的拥有高多态性的小鼠品系杂交。连锁分析使用一组用于全基因组微卫星标志遗传作图(www.informatics.jax.org)或最近的使用单核苷酸多态性(single-nucleotide polymorphism, SNP)遗传作图(www.genome.wi.mit.edu/SNP/mouse/)。

(7) 突变数据库的构建：对于大规模的项目数据的管理相当重要，因此有必要建立一个结合管理功能和小鼠饲养工作流程的实验室信息和管理系统数据库。这个数据库用来储存和管理遗传筛选的所有数据。

二、基于 ES 细胞的 ENU 小鼠突变技术

(一) ES 细胞的 ENU 突变

1. 将 ES 细胞铺在铺有饲养层细胞的 100mm 细胞培养皿上，37℃，5%CO_2 条件下培养。
2. 培养细胞直到细胞达到 80% 聚合度。
3. 将培养基换成 10μmol/L O6-BG 的 ES 细胞培养基，37℃，5%CO_2 条件下培养 12~16 小时。
4. 去掉 ES 细胞培养基，并用 1 × PBS 清洗细胞，加入 3ml 0.05% 胰酶，37℃，5% CO_2 孵育 10 分钟。
5. 轻轻地用移液器吹打细胞，使形成单细胞重悬液。

6. 加入 10ml ES 细胞培养基，700g 离心 5 分钟。

7. 去掉上清用 ES 细胞培养基重悬沉淀，使得细胞浓度到 5×10^5/ml，加入 10μmol/L O6-BG 和特定浓度的 ENU（0.5mg/ml）。

8. 37℃匀速摇晃孵育重悬细胞 1 小时（2 小时）。

9. 清洗细胞并细胞计数。细胞最终分成 3 部分：细胞死亡检测，细胞突变率检测，表达和冻存。

（二）ES 细胞死亡的检测

1. 接种 1×10^3 突变剂处理细胞和未处理对照细胞于铺有饲养层细胞 60mm 培养皿中。

2. 按常规培养细胞，1 周后计数细胞克隆总数。

3. 比较处理组和对照组，估计细胞存活率。

$$存活率(\%)=\frac{处理组细胞克隆数}{未处理组细胞克隆数}\times100\%$$

（三）细胞突变率的检测

1. 接种一半突变剂处理过的细胞于 60mm 培养皿中（不需饲养层）。

2. 正常传代培养细胞大约 10 天。

3. 1.5ml 0.05% 胰酶消化细胞，细胞培养箱中孵育 10 分钟。

4. 轻轻吹打细胞成单细胞重悬液。

5. 用 ES 细胞培养基清洗细胞，接种 0.5×10^6 细胞于 4 个 150mm 培养皿中。加入 6TG 到终浓度 100μg/ml。3 天后去掉选择培养基，两周后统计克隆数。

6. 同时接种 1×10^3 细胞于 60mm 培养皿中不加 6TG 处理，培养 1 周后统计克隆数，这些细胞用于确定细胞培养存活率。

7. 计算突变率。

$$\text{Hprt}\ 基因突变率=\frac{细胞存活率\ \times2\times10^6}{每个平皿中\ \text{Hprt}\ 克隆平均数}$$

（四）突变嵌合体小鼠的制备

详细实验方案见基因敲除小鼠中囊胚注射部分。

（五）突变的筛选

使用 ES 细胞介导的方法可以从 ES 细胞开始就进行突变表型的鉴定。

1. 突变 ES 细胞的筛选　由于 ES 细胞的保存非常方便而使得大规模筛选高效，例如，对环境的应激反应如放射线（DNA 损伤），营养条件，化学物质，药物等。基因芯片作为 ES 细胞分子表型的一种方法，也是鉴定突变影响的分子通路，基因调控网络等有效的方式。同时包括突变引起 ES 细胞分化影响等也是筛选突变表型的一种角度。在筛选已知基因的新等位时，检测单核苷酸突变的方法都将有效地检测突变和分子定位。除了直接测序，ES 细胞突变的还有一些优势在于其可能使得高通量 ES 突变细胞表型筛选成为可能。例如，突变影响到了基本的细胞过程的，如 DNA 修复机制，代谢途径，就像研究细胞分化运用高通量筛选一样成为可行。发展 ES 细胞突变的一个主要推动力，是其可能为基因驱动方法产生的特定突变等位基因系列提供成千上万的突变基因组。在这样的基因突变方法中，突变可能从基因组 DNA 或反转录 cDNA 中检测到。与其类似的整体动物突变项目相比，其也成功地得到了运用。例如精子冷冻保存，可以将冷冻精子的 DNA 用于检测小鼠突变的等位基因。高通量的突变检测技术，如单链构象多态性（SSCP），变性高效液相色谱（DHPLC），温度梯度毛细电泳，DNA 芯片技术，使得有效结合化学突变和表型驱动的突变检测变得可行。

2. 突变小鼠的筛选　在表型驱动的策略上，我们主要感兴趣的是有效的完整的筛选系统的建立，这对于突变表型的鉴定是很关键的，对于获得人类疾病动物模型和基因功能的了解都是必需的。

目前主要的挑战在于用复杂的、系统的分析方法筛选大量的后代。基本的筛选应该是广泛而且是快速的，很容易应用到很多小鼠上，而且是非侵袭性的。显示的具有异常表型的小鼠用更复杂的二级或三级

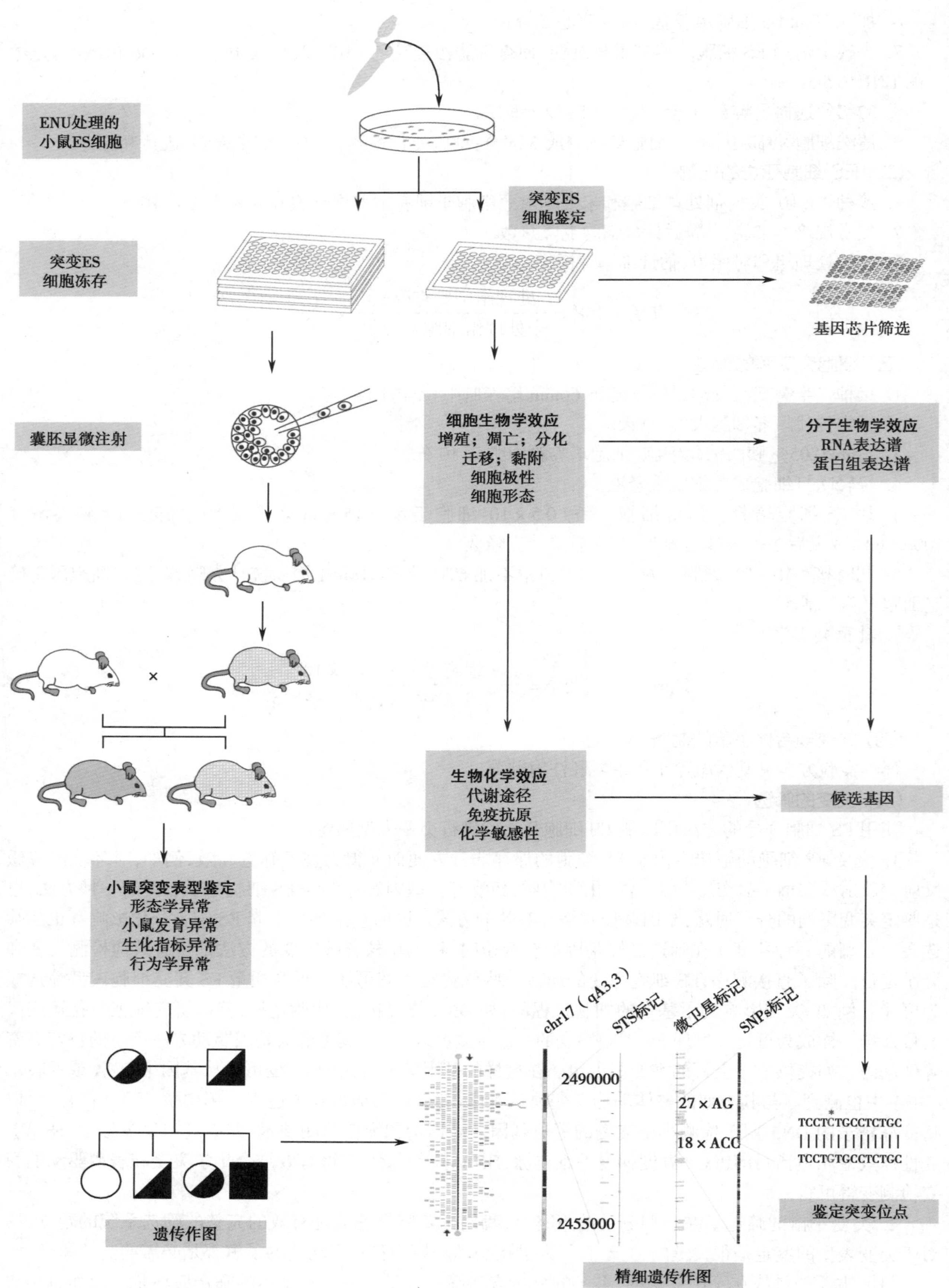

图 5-4-4 ENU 突变 ES 细胞方法

筛选详细分析。可见的异常如影响表皮，感觉器官、四肢、中轴骨骼或神经学的行为很容易检测，很大数量的突变已经被鉴定。

用于人类临床疾病，如糖尿病、高胆固醇血症、肥胖症、冠状动脉心脏病的临床化学检测可用于小鼠突变体的鉴定。这种检测方法的建立基于人类药品检测的日常临床检测。临床化学检测导致不同器官如肝脏、胰腺、心脏和肾脏缺损。连续的电喷射质谱法可以检测影响脂类、脂肪酸或氨基酸等代谢变化。免疫学检测导致小鼠突变检测作为原始免疫缺陷和超敏反应紊乱的模型。特异性的筛选，如使用单细胞凝胶电泳的 DNA 修复可以利于具有遗传辐射敏感的小鼠模型的建立。

(六) 突变基因的定位

与基因打靶或插入诱变不同，通过 ENU 诱导的突变小鼠没有分子标记。突变体基因的鉴定可通过定位克隆或候补基因的方法完成。这两种方法来克隆基因仍然不简单，但在小鼠基因组学上新的研究、小鼠基因组的全序列或一个高通量单核苷酸多态现象检测系统会快速鉴定涉及的基本基因，ENU 诱变作用的总策略如图 5-4-4 所示。

（周钦 吕小岩 谭睿陟 刘运宏 商海涛）

参考文献

[1] Salminen M, Meyer BI, Gruss P.Efficient poly(A)trap approach allows the capture of genes specifically active in differentiated embryonic stem cells and in mouse embryos [J]. Dev Dyn, 1998, 212:326-333.

[2] Townley DJ, Avery BJ, Rosen B, et al. Rapid sequence analysis of gene trap integrations to generate a resource of insertional mutations in mice [J]. Genome Res, 1997, 7:293-298.

[3] Beier DR.Sequence-based analysis of mutagenized mice [J]. Mamm Genome, 2000, 11:594-597.

[4] Friedrich G, Soriano P.Promoter traps in embryonic stem cells: a genetic screen to identify and mutate developmental genes in mice [J]. Genes Dev, 1991, 5:1513-1523.

[5] Wurst W, Rossant J, Prideaux V, et al.A large-scale gene-trap screen for insertional mutations in developmentally regulated genes in mice [J].Genetics, 1995, 139:889-899.

[6] Hicks GG, Shi EG, Li XM, et al.Functional genomics in mice by tagged sequence mutagenesis [J]. Nat Genet, 1997, 16:338-344.

[7] Zambrowicz BP, Friedrich GA, Buxton EC, et al. Disruption and sequence identification of 2000 genes in mouse embryonic stem cells [J]. Nature, 1998, 392:608-611.

[8] Wiles MV, Vauti F, Otte J, et al. Establishment of a gene-trap sequence tag library to generate mutant mice from embryonic stem cells [J]. Nat Genet, 2000, 24:13-14.

[9] Usman N, Tarabykin V, Gruss P.The novel PCR-based technique of genotyping applied to identification of scrambler mutation in mice [J]. Brain Res Brain Res Protoc, 2000, 5:243-247.

[10] Baker RK, Haendel MA, Swanson BJ, et al. In vitro preselection of gene-trapped embryonic stem cell clones for characterizing novel developmentally regulated genes in the mouse [J]. Dev Biol, 1997, 185:201-214.

[11] Stanford WL, Epp T, Reid T, et al. Gene trapping in embryonic stem cells [J]. Methods Enzymol, 2006, 420:136-162.

[12] Auwerx J, Avner P, Baldock R, et al. The European dimension for the mouse genome mutagenesis program [J]. Nat Genet, 2004, 36:925-927.

[13] Hrabe de Angelis MH, Flaswinkel H, Fuchs H, et al.Genome-wide, large-scale production of mutant mice by ENU mutagenesis [J]. Nat Genet, 2000, 25:444-447.

[14] Balling R, Brown S, Hrabe de Angelis M, et al. Great times for mouse genetics: getting ready for large-scale ENU-mutagenesis [J]. Mamm. Genome, 2000, 11:471.

[15] Nolan PM, Peters J, Vizor L, et al. Implementation of a large-scale ENU mutagenesis program: towards increasing the mouse mutant resource [J]. Mamm Genome, 2000, 11:500-506.

[16] Antoch MP, Song EJ, Chang AM, et al. Functional identification of the mouse circadian Clock gene by transgenic BAC rescue [J].

Cell, 1997, 89: 655-667.
[17] King DP, Zhao Y, Sangoram AM, et al. Positional cloning of the mouse circadian clock gene [J]. Cell, 1997, 89: 641-653.
[18] Doetschman T, Maeda N, Smithies O. Targeted mutation of the Hprt gene in mouse embryonic stem cells [J]. Proc Natl Acad Sci USA, 1988, 85: 8583-8587.

(王勇 整理编辑)

第五章　斑马鱼遗传工程技术

Chapter 5　Zebrafish genetic engineering

在生命科学的研究中，对于模式生物的应用已有百年历史。在这个舞台上，各种模式生物分别扮演着不同的角色，但是有一个共同点就是，他们在推动科学研究的进程中都发挥着极其重要的作用。线虫和果蝇是较早被用于发育生物学研究的模式生物，它们有效地将胚胎学和遗传学结合了起来。但是线虫和果蝇属于无脊椎动物，以之作为人类疾病等模型的研究还是很有限；小鼠倒是和人类很相似，但繁殖周期相对较长，且发育阶段不易观察和操作；爪蟾虽然在这些方面比小鼠有些优势，但养殖的不便和依然相对较长的繁殖周期仍然有所缺憾。生物学家开始希望能出现一种与人类近似，又便于饲养和观察的模式动物。这个时候，小小的斑马鱼给人们带来了无限的希望。

第一节　斑马鱼基础知识

Section 1　Introduction to Zebrafish

一、斑马鱼概述

斑马鱼（*Danio rerio*）是属于辐鳍亚纲（Actinopterygii）鲤科（Cyprinidae）短担尼鱼属（*Danio*）的一种硬骨鱼。斑马鱼原产于印度东部、巴基斯坦、缅甸以及孟加拉国的小溪、稻田及恒河中游地区，是一种常见的热带观赏鱼，因其体侧具有像斑马一样的纵向条纹而得名。大多成鱼体长为 3~5cm（图 5-5-1）。雄鱼鱼体修长，条纹偏橙黄色，雌鱼鱼体肥硕，条纹呈蓝灰色。

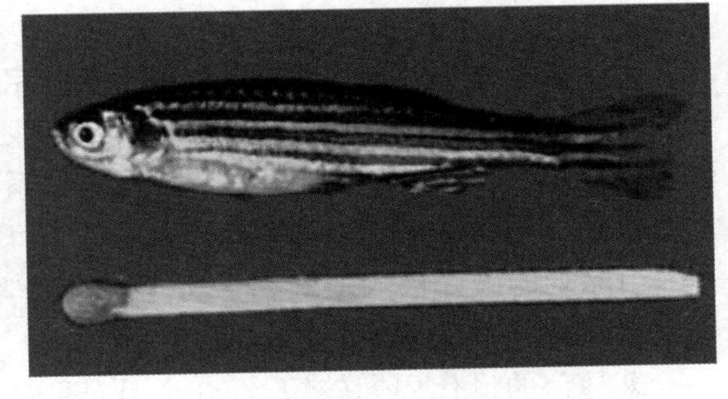

图 5-5-1　斑马鱼

斑马鱼作为模式生物仅有 20 多年的历史，最早将斑马鱼作为模式生物研究的是美国 Oregon 大学已故的著名遗传学家 George Streisinger，其标志为 1981 年他在 Nature 杂志上所发表的关于斑马鱼人工雌核发育研究的论文。从此，斑马鱼开始引起人们的关注。

斑马鱼作为一种新兴的脊椎模式生物，主要有以下优势（图 5-5-2）。

二、胚胎透明，体外发育，易于观察和操作

斑马鱼胚胎体外受精，受精卵在母体外发育。而且，前 3 天胚胎几乎全部透明。因此易于观察胚胎内部的各种发育事件。受精卵的直径约 1mm，易于进行显微注射和细胞移植等遗传操作。

三、成鱼个体小，繁殖力强，发育快速，可以基于大样本进行基因功能的研究

成年斑马鱼个体长 3~5cm，一个容积为 3L 的鱼缸可养殖二十几尾成鱼，因此在有限的空间可以养殖相当大的群体，降低了经济成本。易于饲养，产卵可人为控制且不受季节限制。产卵量大，一对斑马鱼每次产卵可达两三百枚，每周可产卵 1 次，可开展对样本需求量大的研究。斑马鱼的胚胎发育很快，在 28.5℃培养条件下受精后约 45 分钟完成第一次有丝分裂，之后大约每隔 15 分钟分裂一次，24 小时后主要的组织器官原基都已形成。

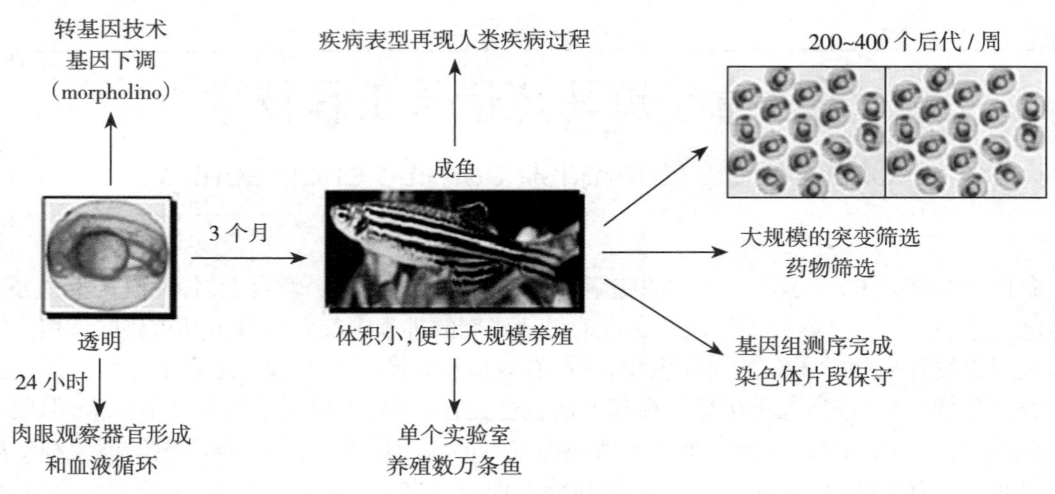

图 5-5-2 斑马鱼作为模式生物的优势

四、较完善的发育生物学和遗传学操作技术

斑马鱼上可以像在线虫、果蝇上一样,很方便地进行细胞标记和细胞谱系跟踪;也可像在爪蟾上一样做胚胎的细胞移植。斑马鱼胚胎便于进行过量表达或下调表达等操作,显微注射 mRNA 和 Morpholino 都具有成熟的技术,而且效果稳定。特别是近几年 ZFNs(zinc finger nucleases)、TALENs(transcription activator-like effector nucleases)等反向遗传学研究策略的突破,使斑马鱼遗传学研究技术产生了革命性的飞跃。

(一) 品系资源丰富,全基因组测序接近完成

目前研究中常用的斑马鱼野生型品系主要为 Tuebingen 品系、AB 品系以及 WIK 品系等。此外,保存有 3000 多个突变品系和 100 多个转基因品系。这些品系资源对于利用斑马鱼开展各种科学研究起着很大的推动作用。2001 年,英国 Sanger 研究所开始了斑马鱼全基因组测序计划,目前已接近完成。斑马鱼基因组序列的破译极大地推动了功能基因组学的研究。

(二) 斑马鱼的早期胚胎发育

斑马鱼的世代周期较短,约 3 个月(图 5-5-3)。斑马鱼的最适培养温度为 28.5℃,在此条件下培养的胚胎,受精后约 45 分钟发生第一次卵裂,为盘状不完全卵裂,之后约每隔 15 分钟分裂 1 次,刚开始的细胞分裂都是同步的。

约 10 次分裂后,胚胎会有一个标志性事件的发生,叫做中囊胚转换(mid-Blastula Transition,MBT),这一事件的特征为细胞周期延长(cell cycle lengthening),细胞丧失同步性(cell synchrony),并且开始具有运动性(motility),此时合子基因的转录开始被激活。这时的胚胎出现了卵黄合胞层(yolk syncytial layer,YSL),它是由位于胚盘边缘靠近植物极的细胞与卵黄融合而成。随着细胞的继续分裂,胚盘细胞开始向植物极运动以便将卵黄包在里面,胚胎即将进入原肠胚期。

原肠胚期是斑马鱼发育的一个关键阶段。这个时期胚胎通过原肠运动形成了前后轴(anterior-posterior axis)和背腹轴(dorsal-ventral axis)以及外胚层、中胚层和内胚层。其中外胚层可以分化为表皮和神经系统;中胚层可以分化为脊索、血液、体节等;内胚层最终形成肠、肝等内脏器官。在原肠胚期,胚盘上不同位置的细胞就已经具有了发育成外、中、内胚层及最终分化成不同组织的命运。原肠运动中的内卷和会聚运动形成了背侧的胚盾结构。胚盾是胚胎发育的组织中心,它可以分泌出多种信号因子指导体轴及胚层的发育。胚盾、腹侧细胞及卵黄合胞体中释放的各种信号因子相互作用,诱导着各胚层的发育。

胚胎的原肠作用结束后,胚胎开始出现体节,进入体节期,胚胎的各个器官原基相继形成。等到胚胎发育到 24 小时后,胚胎的雏形已经形成。48 小时后开始孵化为自由游动的斑马鱼幼体(图 5-5-4)。

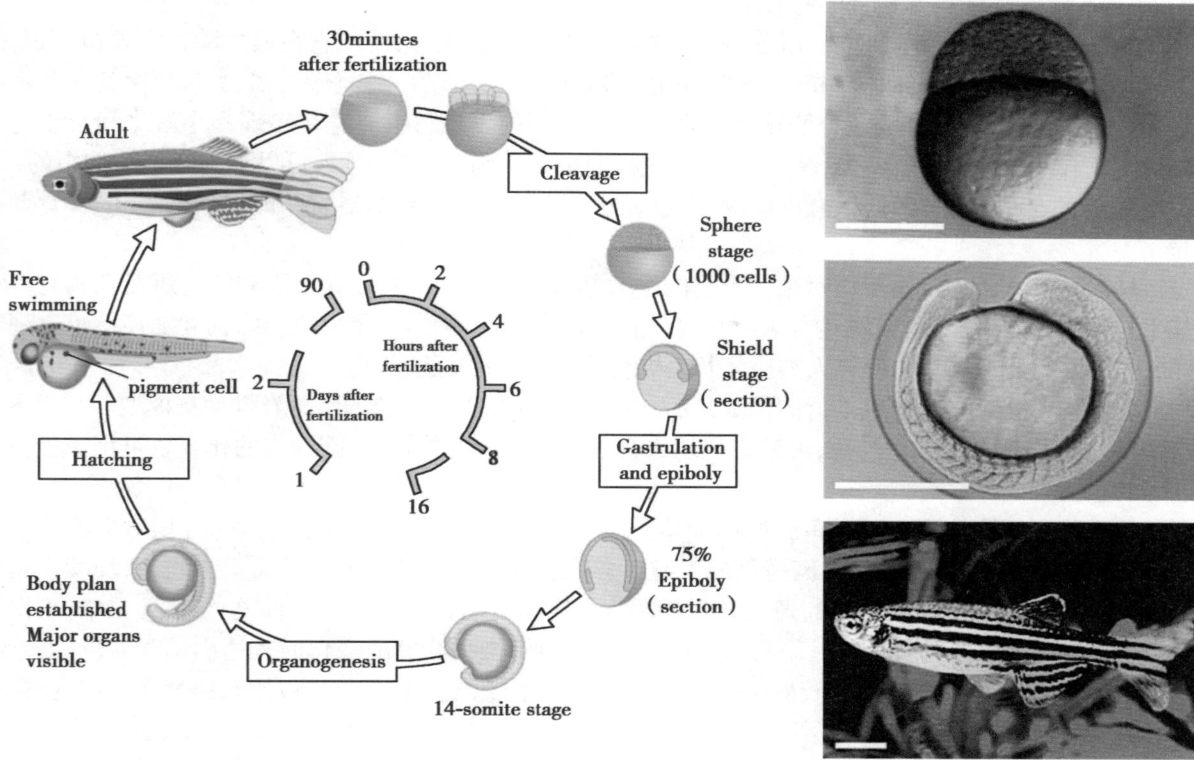

图 5-5-3　斑马鱼的生命周期

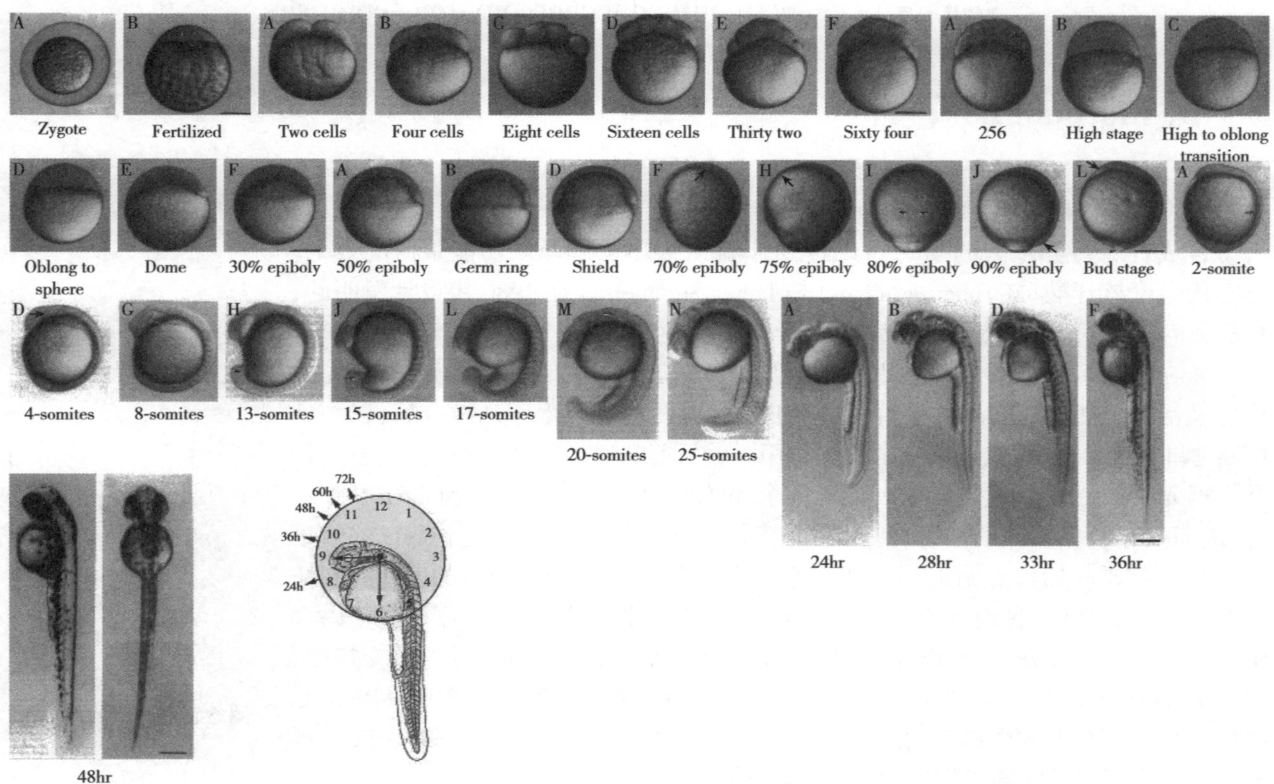

图 5-5-4　斑马鱼胚胎发育的不同时期

(三) 斑马鱼在生命科学研究中的应用

1. 遗传与发育生物学的研究　由于斑马鱼拥有很多天生的优势,使得它在模式动物中独树一帜,能够将胚胎学研究手段(组织细胞移植,细胞谱系追踪等)与遗传学研究手段(转基因、大规模突变与基因筛选等)完美地结合在一起,成为研究脊椎动物遗传发育机制的理想材料。它在果蝇和小鼠之间处于特殊的演化地位,作为脊椎动物优于果蝇,而适于大规模遗传筛选则又优于小鼠,可以称为脊椎动物中的"果蝇"。更重要的是,虽然属于低等脊椎动物,但它拥有与人类类似的组织器官,并且具有保守的发育调控机制。

2. 人类疾病模型及先导药物筛选　人类的绝大部分疾病是由于基因异常引起的。斑马鱼属脊椎动物,其生长发育过程、组织系统结构与人有很高的相似性,两者在基因和蛋白质的结构和功能上也表现出很高的保守性,因此斑马鱼是研究人类疾病发生机制的优良模式动物。

斑马鱼具有个体小、养殖成本低的优点,成为可进行高通量药物筛选的唯一脊椎动物模型。利用突变体或转基因鱼,甚至野生型斑马鱼,可较方便地进行小分子化合物的筛选,筛选出的化合物可用做进一步的临床测试。

3. 毒理学与环境检测　斑马鱼胚胎和幼鱼对有害物质非常敏感,可用于测试化合物对生物体的毒性。经济合作发展组织(OECD)将斑马鱼列为健康毒性和环境毒性检测的标准鱼类。当前,环境污染特别是水污染严重威胁着人类的健康,斑马鱼是检测水污染程度的优良模型。一种更直观、更灵敏、可以动态监测污染物的策略是利用转基因斑马鱼,它们可以响应污染物浓度的变化而表达出易于看见的荧光。由于有大量的斑马鱼突变体,又有较成熟的遗传操作手段,因此斑马鱼不仅可以用来检测化合物的毒性,还可以阐明其毒性的分子机制。

第二节　斑马鱼遗传修饰技术

Section 3　Gene-modified technology for Zebrafish

一、Morpholino

Morpholino(MO)是一种非离子型DNA类似物(图5-5-5),一般合成为约25个核苷酸长度的寡聚反义序列。利用吗啉环与核糖核苷酸中五元碳环的结构类似性,人工合成针对特异基因的MO,可以达到抑制其mRNA翻译出功能蛋白的效果。吗啉代寡聚核苷酸(Morpholino oligos)是James Summerton在1985年设计发明的,目前由GeneTools公司提供商业化的产品。

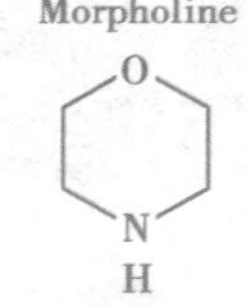

图5-5-5　Morpholino

Morpholino oligos可以使基因表达沉默,修饰基因的剪接,或者阻止miRNA的成熟及活性。Morpholinos并不降解其靶向RNA,而是在与靶序列结合后,以一种RNA酶非依赖的空间位阻效应来发挥作用。就目前来讲,Morpholino有两类:一种是根据mRNA的翻译起始点序列设计一个MO,它可以在体内与这种mRNA相结合,进而阻止了核糖体的结合,达到阻止其翻译合成蛋白的目的,这种MO的效果通常利用翻译起始位点附近序列和绿色荧光蛋白GFP的融合蛋白与MO共同注射来检验;而另外一种设计方案则是根据前体RNA来设计,选择的序列位于内含子与外显子的交接处,这样设计的MO则可以通过结合到内含子-外显子交接处,阻止剪接复合体的结合,进而产生非正常的成熟mRNA,这种非正常的mRNA一般很难翻译出有正常生物学功能的蛋白质,这种MO的效果通常用反转录PCR观测是否出现正常长度的产物来检验(图5-5-6)。

由于Morpholino以吗啉环替代了DNA中的脱氧核糖,以非离子型的磷酸二酰胺键取代了DNA链中的磷酸二酯键(图5-5-7),所以它能够避免被内源的核酸酶所降解,稳定性较高;由于骨架不带电,所以与

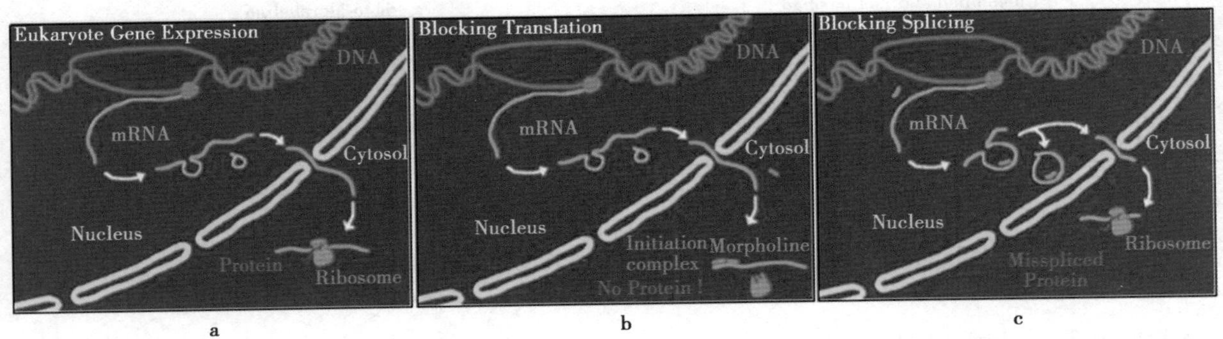

图 5-5-6　Morholino 的分类和作用原理

a 是正常基因的表达示意图，b 和 c 分别是翻译抑制型和剪接抑制型 MO 的作用原理

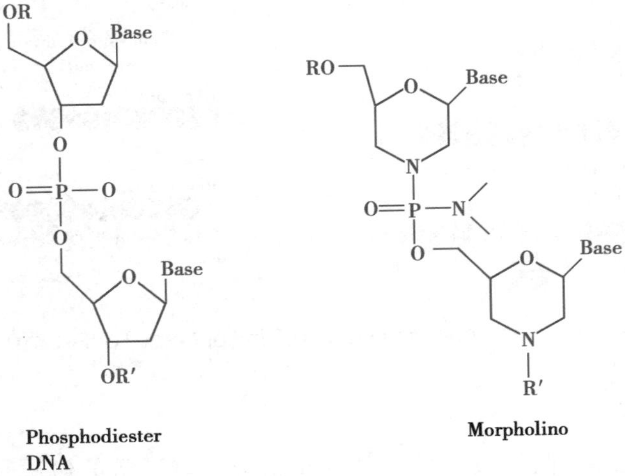

Phosphodiester DNA

Morpholino

图 5-5-7　DNA 和 morpholino oligonucleotides 的结构比较

核酸结合蛋白产生非特异性结合的可能性较小，这些都是 Morholino 的优势。

Photo-Morpholinos 是 GeneTools 公司最新开发的一种基因抑制工具，相较于一般的 Morpholino，Photo-MO 是在普通 Morpholino 的序列中间镶嵌了一个光裂解的结构（图 5-5-8），此结构经由 365nm 光源照射即会断裂，使得 Morpholino oligo 断裂成两个片段，失去与靶序列结合的能力。利用不同的设计方案和对光源照射的时间与位置的控制，可以达到对基因沉默的时空控制效果。

Photo-MO 相当于在普通的 MO 上加了一个“开关”，从而能够更好地控制基因的表达。Photo-MO 包括两种：Antisense Photo-Morpholino 和 Sense Photo-Morpholinos（图 5-5-9）。Antisense Photo-Morpholinos 原本可以抑制靶基因，当使用 365nm 光源照射后，即会使得 Photo-Morpholinos 裂解并失去抑制作用。可以达到在特定的时间解除对基因的抑制效应，重新开启基因表现（图 5-5-9a）。Sense Photo-Morpholinos 的序列与靶基因相同，当与一般 MO antisense oligo 一同送入细胞内后，Photo-Morpholinos 会先结合上 MO antisense oligo，使得靶基因暂时不被抑制。当在特定的时间给予 365nm 光源照射后，MO antisense oligo 即被释放，发挥基因抑制作用。可以达到在特定的时间点抑制基因的效应（图 5-5-9b）。

为了保证 MO 的效果，一般可以针对同一靶基因同时合成两三条不同的 MO，然后检验其对胚胎发育的影响是否一致。也可以使用 GeneTools 公司提供的标准 MO 作为阴性对照。一般来讲，由于体内的 P53 信号的激活等原因，所有的 MO 都会多多少少对胚胎的发育造成一定的影响，比如发育迟缓等，所以比较注射了 MO 的胚胎和对照组胚胎的时候，应当在同一发育程度来比较，而不是以同样的生长时间

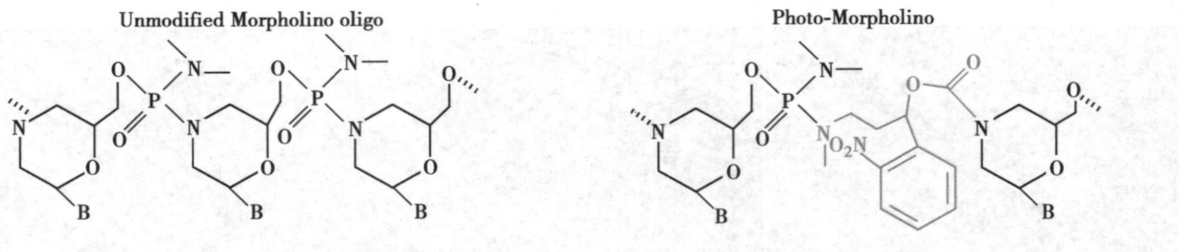

Unmodified Morpholino oligo

Photo-Morpholino

图 5-5-8　普通 MO 和 Photo-MO 的结构比较(自 GeneTools 公司)

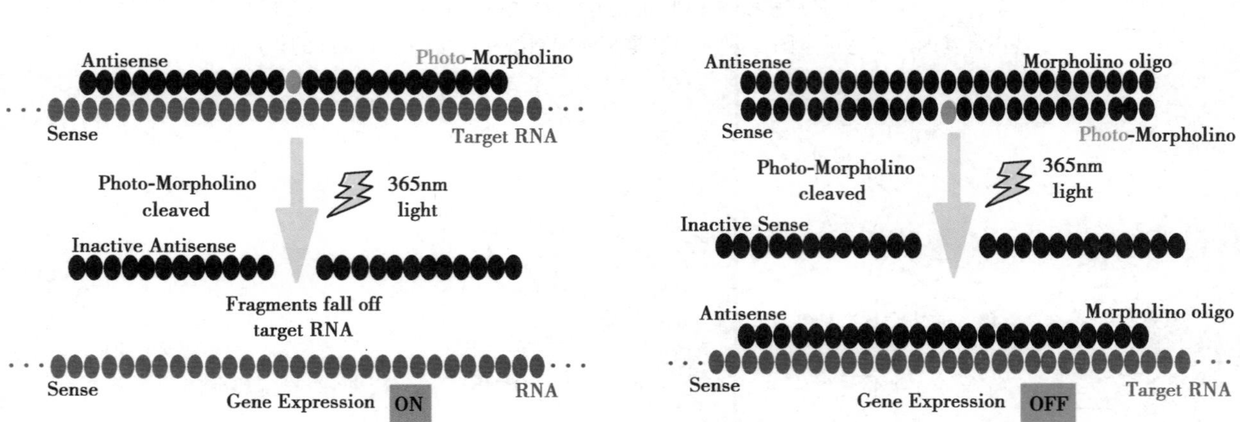

图 5-5-9　Photo-Morpholino 的设计与应用(自 GeneTools 公司)

为参照。

为了验证 MO 的特异性,人们一般会采用 Rescue 的方法。通常的做法是体外转录合成靶基因的 mRNA,与其 MO 共同显微注射,视其能否恢复或部分恢复到注射之前的生物学效应。

二、转基因斑马鱼与荧光标记基因

1982 年,Palmiter 等将大鼠生长激素基因转移到小鼠受精卵中,培育出了快速生长的“超级小鼠”,这一突破性成果为动物基因工程定向育种研究领域带来了希望的曙光。1985 年,朱作言等率先将转基因技术应用在鱼类上。从此以后,转基因鱼就开始活跃在基础和应用研究领域。在基础研究领域,转基因鱼特别是由于组织特异性的启动子以及荧光标记基因的使用,大大推动了发育生物学的研究进程,斑马鱼作为发育生物学的模式生物,自然发挥了很大的作用。1988 年,Stuart 等通过质粒显微注射的方式获得了首例转基因斑马鱼。

由于斑马鱼胚胎的诸多优势,特别是早期发育通体透明,易于观察,使得荧光蛋白在转基因斑马鱼上的使用有了得天独厚的优势。使用较多的当属绿色荧光蛋白 GFP 和红色荧光蛋白 RFP。目前研究人员已经建立了很多种类的转基因斑马鱼品系(表 5-5-1)。

在大多数情况下,由于显微注射质粒 DNA 技术具有操作相对简单、效果可靠等优点,目前仍为斑马鱼转基因研究的主要方法。显微注射质粒 DNA 获得的转基因斑马鱼需要经过筛选才能获得纯合体。荧光转基因斑马鱼的鉴定筛选方法如下。

在显微注射后的胚胎(T0)发育到性成熟期后,与未注射过的鱼交配,待它们所产的卵发育到一定时期,放在荧光显微镜下观察。如果迟至受精后 48 小时都观察不到有荧光表达的胚胎,则将这些胚胎及其显微注射过的亲本淘汰。如果发现有约 50% 的胚胎表达荧光,则将荧光阳性胚胎(T1 代)挑出来饲养,这些胚胎的基因组中必然已整合了转基因表达载体;将那些荧光阴性胚胎淘汰。

表 5-5-1　部分已发表的转基因斑马鱼品系

所使用的启动子	GFP 的表达特点	所使用的启动子	GFP 的表达特点
Gata1	血液	*Robopsin*	视网膜 Rob 光受体
-actin	肌肉	*keratin8*	皮肤和肠上皮
-actin	泛表达	*elastaseA*	胰腺外分泌细胞
islet-1	神经元	*fli*	血液、血管
Hsp70	热激、泛表达	*flk*	血管
HuC	神经元		

为了获得转基因纯合体，将发育到性成熟的 T1 代个体做全同胞间交配以产生 T2 代。根据 Mendel 定律，在理论上 T2 代中应有 25% 为转基因纯合体，50% 为转基因杂合体，另外 25% 的个体为野生型纯合体，前两者因表达荧光而可以与后者分开。

为了比较可靠地鉴定出转基因纯合体，将 T2 代中的荧光阳性个体与野生型成年鱼一对一交配，取每对鱼产下的至少 100 个 1~2 天龄胚胎在荧光显微镜下观察，如果它们全部都表达荧光，则该 T2 个体为纯合体，将被养大为成鱼以繁殖转基因纯合群体；如果某对鱼产下的胚胎中仅部分胚胎为荧光阳性，则其荧光阳性亲本为杂合体或者它从父母（T1 代）遗传了整合位置不同的 2 个荧光转基因，我们在实际工作中将这类荧光阳性个体淘汰。鉴定出的 T2 代纯合体间的同胞交配，产生的后代将全部是转基因纯合体，由此可以使转基因纯合体得到长期保存。

第二种获取转基因斑马鱼的方法是 Tol2 转座子介导的基因转移技术。Tol2 是在青鳉鱼中发现的一种转座子。该技术的操作方法是将转座子供体质粒和一段编码转座酶的人工合成的 mRNA 一起注射到斑马鱼受精卵中。mRNA 翻译合成转座酶，该酶催化供体质粒中转座子结构的切除，并引导供体质粒中的外源基因与宿主基因组整合。随着 mRNA 和转座酶逐渐被降解，在其活性消失后，由于野生型斑马鱼中没有切除 Tol2 转座子的酶，Tol2 插入序列就会比较稳定。通过杂交，在 F1 后代中筛选含有 Tol2 插入序列的转基因斑马鱼（图 5-5-10）。目前研究者使用这种方法已经获得了在不同组织器官中表达荧光蛋白的转基因鱼品系（图 5-5-11）。

另外，利用逆转录病毒也可以获取转基因斑马鱼，方法是将逆转录病毒载体注射到囊胚期胚胎中，从而将其自身所携带的外源基因与宿主基因组整合，而后将外源插入片段传递给后代。利用这种方法获取转基因鱼的效率较高，但是由于逆转录病毒的处理和修饰难度很大，加大了转基因的难度。

三、斑马鱼精子冻存与复苏

斑马鱼品系可以通过精子冻存与复苏技术长期有效地保存。这种技术简单易行，可以极大地节省饲养成本以及减少饲养斑马鱼活体所占用的空间，并且能有效避免斑马鱼品系在传代过程中的意外丢失。

（一）精子冻存

1. 试剂配制　精子冻存需要 Tricaine 麻醉剂和冻存液。取 400mg Tricaine 粉末加入 97.9ml 双蒸水，约 2.1ml 1mol/L Tris（pH=9），调整 pH 到 7，即为 25×Tricaine 麻醉剂储液，通常使用 5× 或 1× 溶液。将二甲基甲酰胺以 10% 体积比溶于胎牛血清，即为冻存液，需新鲜配制。

2. 所需器材　精子冻存需要解剖用具、纸巾、冰盒、冻存管、载玻片、毛细管、Eppendorf 管以及锡箔纸卷成的毛细管帽等器材。

3. 取精巢及冻存精子的实验操作

(1) 取出待冻存的雄鱼，在 Tricaine 工作液中麻醉。待鳃部仅有轻微起伏，取出在鱼水中洗涤，去除残余的 Tricaine。

(2) 用纸巾擦干鱼体（特别是泄殖孔处），放置在塑料泡沫上，腹面朝上，用大头针固定（头尾各一枚）。用剪刀从泄殖孔处向前剪开后，再用大头针固定两侧腹部，用镊子拉开内脏，即可见在鱼鳔两侧附着的两

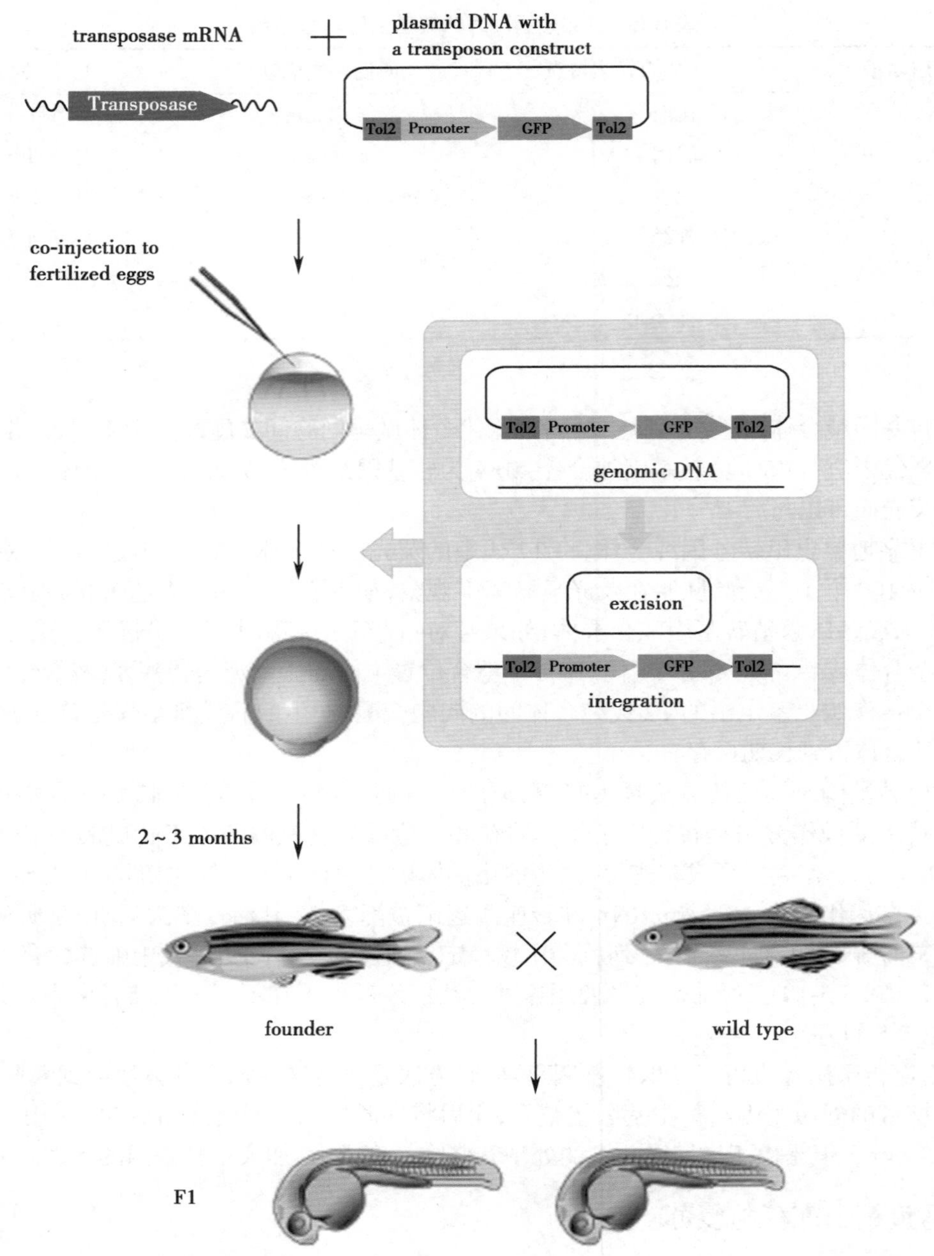

图 5-5-10 Tol2 转座子介导的转基因技术(自 Koichi Kawakami,2007)

个精巢,呈白色晶亮状。

(3) 用干燥的尖镊轻轻将精巢取出(尽量保持完整),转移到一个装有冻存液的 Eppendorf 管中,用研磨棒研碎。研磨时尽量在冰上操作,以保持精子处于低温状态。

(4) 取 7~8 支毛细管放入上述含有精巢匀浆液的 Eppendorf 管中,利用毛细现象吸取精巢匀浆液分装,用锡箔纸卷成的毛细管帽封住下端,立即放入在干冰浴预冷的冷冻管中,每个冷冻管中放 3~4 支毛细管。在干冰浴中冷冻 10~20 分钟后,可将冻存管转移到液氮冻存盒中,再将冻存盒降入液氮罐中冷冻。

可根据需要选取合适的时间点(例如 1~2 周后或 1~2 个月后),通过人工体外授精的方法复苏精子,检测冻存效果及精子的活性。

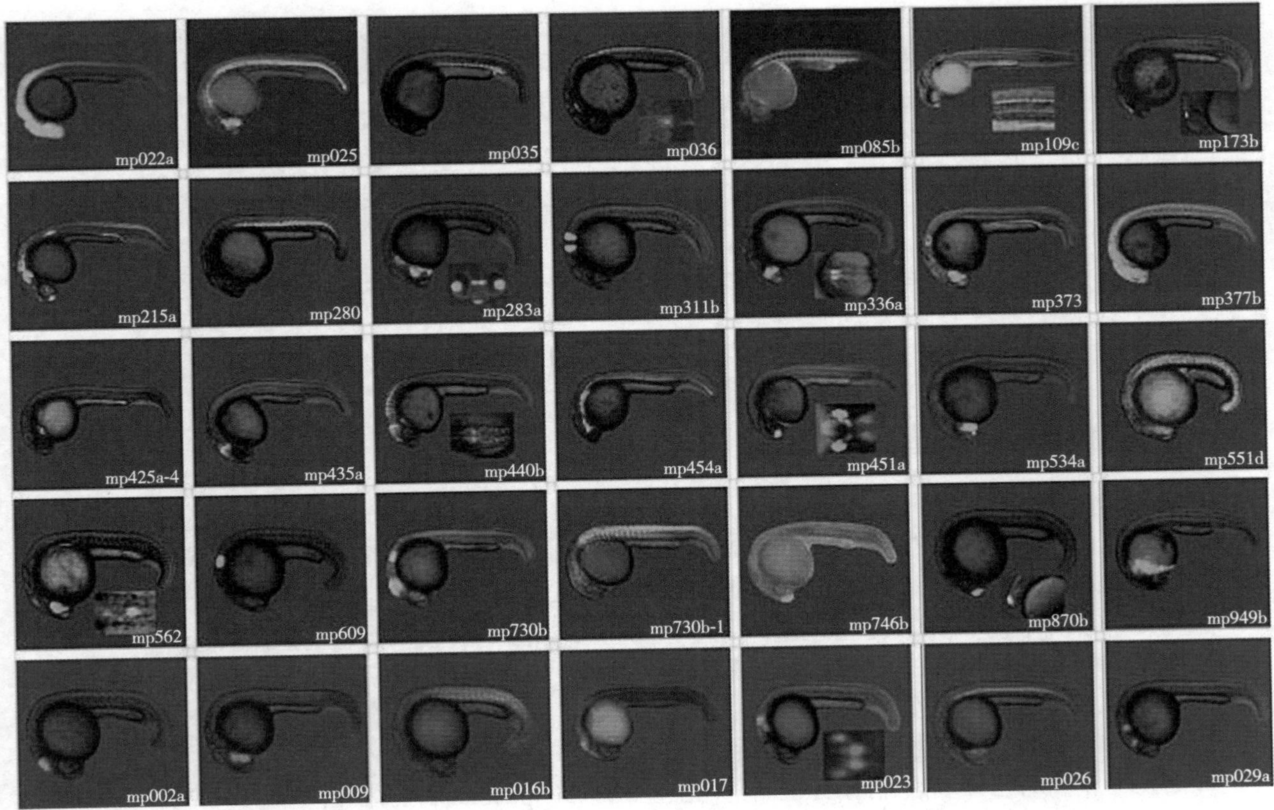

图 5-5-11 在不同组织器官中表达荧光蛋白的转基因鱼品系

通过 Tol2 转座子介导的增强子诱捕技术筛选得到的部分绿色荧光蛋白（GFP）或红色荧光蛋白（RFP）的转基因鱼系（图中均为 24 小时 pf 的胚胎）（自北京大学细胞增殖分化教育部重点实验室）

（二）精子复苏

1. 试剂配制

（1）配制 Hanks 储液（高温灭菌后 4℃保存）

储液 #1：8.0g NaCl、0.4g KCl，溶于 100ml 双蒸水；

储液 #2：0.358g Na_2HPO_4（无结晶水）、0.60g KH_2PO_4，溶于 100ml 双蒸水；

储液 #4：0.72g $CaCl_2$，溶于 50ml 双蒸水；

储液 #5：1.23g $MgSO_4 \cdot 7H_2O$，溶于 50ml 双蒸水；

储液 #6：0.35g $NaHCO_3$，溶于 10ml 双蒸水。

（2）Hanks 预混合液：按顺序混合 10.0ml 储液 #1、1.0ml 储液 #2、1.0ml 储液 #4、86.0ml 双蒸水和 1.0ml 储液 #5 即为 Hanks 预混合液，4℃冷藏保存。

（3）配制 Hanks 液：取 9.9ml Hanks 预混合液，加入 0.1ml 储液 #6 即为 Hanks 液，4℃冷藏保存。分装在 1.5ml 的 Eppendorf 管中，每管 100μl，置于冰水浴待用。每管可用于复苏一份精子。

（4）实验器材：精子复苏需要配鱼缸、培养皿、移液器、冰盒、勺匙和 Eppendorf 管等器材。

（5）斑马鱼的准备：精子复苏前一天晚上将雌鱼和雄鱼各一条隔离放置于配鱼缸中。第二天早晨取走隔板，密切观察，待两条鱼追尾几分钟后（注意要在雌鱼产卵之前），取出雌鱼，将全部雌鱼合并放入同一个鱼缸中备用。另外，需准备 Hank's 液，

2. 精子复苏具体操作

（1）从液氮罐中取出需要复苏的精子样品。注意需两人操作，一个人提出冻存架，另一个人取出样品（冻存管）。用尖镊将一支毛细管从冻存管中夹出，交给提冻存架者用手捻融，同时尽快把其他样品（冻存管）放回冻存架，并将冻存架归位、盖上液氮罐。

(2) 把融好的精子吹到置于冰水浴中、含有 Hanks 液的 Eppendorf 管中，用移液枪吹吸混匀，置于冰水浴中待用。此时捞出雌鱼，挤压雌鱼腹部获取卵子，用勺子刮下，移液枪吸取稀释的精子滴入勺中(卵上)。用 1ml 移液枪吸取 1ml 鱼水，将勺中的卵与精子一起冲到培养皿中。

(3) 静置 1 分钟左右，待鱼卵外膜鼓起后再加鱼水至培养皿的一半，将培养皿(鱼卵)放置 28.5℃培养箱。30 分钟后即可观察受精情况。

第三节 斑马鱼相关生物信息学资源

Section 3 The bio-informatic resources for Zebrafish

一、斑马鱼核心数据库

(一) ZFIN 和 ZIRC

斑马鱼模式物种数据库 ZFIN(Zebrafish Model Organism Database，原名 Zebrafish Information Networks，网址为 http://zfin.org)是斑马鱼研究最常用的数据库，由首先将斑马鱼引入模式生物研究的美国俄勒冈大学负责维护。它整合了斑马鱼遗传学、基因组学、表型和发育相关数据，收集了以下信息：

1. 斑马鱼野生型品系、突变品系以及转基因品系；
2. 斑马鱼基因组图谱和作图相关信息；
3. 斑马鱼基因型、表现型相关信息(包括大量基因表达信息图片)；
4. 斑马鱼的所有已知基因、分子标记、各种克隆、SNP、Morpholino 和抗体等；
5. 斑马鱼研究相关文献的题名、作者以及摘要等信息；
6. 已注册的斑马鱼研究机构、公司和个人信息；
7. 已召开和即将召开的斑马鱼研究的会议信息；
8. 通往其他斑马鱼相关网站、数据库以及研究计划的链接。

此外，ZFIN 还承担以下责任或提供以下服务：

9. 提供上述信息的检索服务；
10. 制定斑马鱼品系、基因命名和更新规范；
11. 收集研究人员提交的新品系、基因、克隆等信息；
12. 制定斑马鱼组织解剖学定义；
13. 为研究人员获得各种品系、克隆和抗体等提供联系方式；
14. 提供 The Zebrafish Book 的在线版本；
15. 更新斑马鱼研究的相关新闻；
16. 提供斑马鱼相关的教育资源；
17. 提供斑马鱼研究相关的工作信息。

ZFIN 提供丰富的检索模式，可以根据名称、其他数据库的索引号等检索特定基因、分子标记和各类克隆，也可以通过基因名、基因型、提交者、发育时期以及表达部位等信息检索基因的原位杂交和免疫组化等数据。

基因信息页是 ZFIN 的核心信息。一般而言，某一个基因信息页面包括以下部分：

18. 基因的全称、基因符号、曾使用过的基因名以及命名历史；
19. 基因表达信息，包括基因表达数据的链接、表达时期、表达部位以及注释后的 Microarray 表达数据；
20. 突变体和基因的 knock-down 信息，包括该基因相关的突变品系、表型以及 knock-down 所用试剂(如 Morpholino 等)；
21. 基因的表型以及人类同源基因的表型；

22. 基因编码产物的基因本体信息和链接、所包含的结构域以及其他相关信息；
23. 基因序列信息汇总和链接；
24. 基因在染色体上的定位信息；
25. 基因在人、小鼠等其他模式生物中的直系同源基因。

国际斑马鱼资源中心 ZIRC（The Zebrafish International Resource Center，网址为 http://zebrafish.org/zirc/home/guide.php）是和 ZFIN 有着密切联系的另一个资源中心，主要收集、维护、保管和提供野生型、突变以及转基因斑马鱼品系。研究人员可以向该中心订购所需的品系。

（二）ZGC

斑马鱼基因搜集计划 ZGC（zebrafish gene collection，网址为 http://zgc.nci.nih.gov/）是由美国国立卫生研究院发起的哺乳动物基因搜集计划的一个子项目。其目的是提供斑马鱼表达基因的完整全长序列或 cDNA 克隆，采取的基本策略是获得或构建高质量的 cDNA 文库，通过对克隆的 5' 测序来筛选文库，鉴定假定的完整开放阅读框克隆，并对选定的克隆进行全长测序。该计划于 2002 年 8 月启动，目前已收集到带有完整编码序列的 cDNA 克隆 16 000 余种。研究人员可以通过美国菌种保藏中心（ATCC）购买 ZGC cDNA 克隆。

由 ZGC 计划发现的基因将由 *zgc*:开头，直到被斑马鱼命名委员会赋予另一个更合适的名字为止。

（三）斑马鱼基因命名规则

斑马鱼完整的基因名称为小写斜体，基因符号是 3 个或 3 个以上的斜体小写字母。这些字母应该是唯一的，不能和已有的斑马鱼基因名重复。基因符号也不能跟非直系同源的小鼠或人类基因符号相同。一般情况下，不提倡在基因名称或符号中使用如句号和连字符等标点符号。

基因的名称和符号应尽可能与哺乳动物中的直系同源基因保持一致。如果哺乳动物同源基因是已知的，使用相同的名称和缩写，将字母改为斜体和小写。基因家族的成员按顺序编号。

斑马鱼所属的辐鳍鱼类在进化过程中相对于哺乳动物经历了一次额外的全基因组加倍事件。因此，斑马鱼基因通常有两个拷贝，而该基因在哺乳动物中以单拷贝形式存在。在这种情况下，两个斑马鱼基因的符号应该与人或小鼠直系同源基因的符号相同，并在后面添加字母“*a*”“*b*”加以区分。如果添加“*a*”“*b*”后与其他基因名称或符号出现冲突或混淆，则改为添加“*.1*”“*.2*”。

串联重复基因可以使用与哺乳动物同源基因相同的基因符号，并在后面添加“*.1*”“*.2*”，例如：*stat5.1* 和 *stat5.2*。

如果斑马鱼基因与哺乳动物的某个基因同源，但同源性并不确定，则应采用最相近的哺乳动物同源基因来命名，并在基因名加“like”表示。若一个斑马鱼的基因家族跟一个哺乳动物的基因家族同源，但进化关系尚不明确，则斑马鱼基因家族成员的宜采用相同的家族名，其后缀编号则从哺乳动物基因家族成员的最后一个编号之后开始。如果基因家族的成员在同一条染色体，相邻的基因应按顺序编号。

二、其他常用生物信息学资源

（一）基因组数据库 Ensembl、Vega 以及 BioMart

Ensembl 是欧洲生物信息学研究所（European Bioinformatics Institute，EBI）与英国 Wellcome 基金会的 Sanger 研究所共同合作开发的数据库项目。Ensembl 的核心理念是将基因和其他丰富的注释数据在参考基因组上以自动可视化的方法展现。目前，Ensembl 数据库包含人类、小鼠、大鼠、河豚与蜥蜴在内的 50 多个物种的基因组信息，为科研人员提供了一个包括基因数据存储、信息整合、数据分析以及生物信息可视化处理等多功能的基因组信息库。

Ensembl 通过程序的自动注释，将基因组序列的各种特性（如基因的位置、编码区域、外显子和内含子范围、分子标记、调控序列以及 SNP 等）等信息标注在基因组序列上，并用形象化的图形表示出来。在 Ensembl 中，处于核心地位的两组页面是基因组页面和基因页面。

基因组页面通过图形化显示染色体的一个区段，其显示范围和大小均可调节。从上至下该页面可分为三部分：最上面是整条染色体的预览，标记了染色体不同的区域；中间部分是 1Mbp 范围的预览，标注了基因定位和分子标记等信息；最下面的是主体部分，用不同颜色和风格的条带标注基因不同的转录本以及外显子、内含子、编码区域等在染色体上的定位。该部分中间的条带代表染色体及其基因组拼装结构，位于染色体条带上方的转录本表示其转录方向和人为规定的方向一致，如转录本位于下方则表明其转录方向与染色体方向相反。此外，通过使用该页面左下方的"Configure this page"可设置显示或隐藏相关的信息，也可以通过"Add your data"来添加其他来源的数据，包括用户自己上传的基因组注释信息。页面中的每一个条带基本上都可以点击并链接到相关的细节页面。

基因页面中包含了目标基因所有的相关信息。页面最上方部分包括基因名称、Ensembl ID、基因描述、基因在染色体上的定位信息以及基因的剪切变体等。中间部分是基因摘要，包含其他数据库命名的基因符号、基因的编码序列、Ensembl版本号、基因类型以及预测方法等。最下面部分是基因各个转录本的信息，包括外显子数和长度等。在页面的左边存在着大量的链接，通过这些链接可以获取包括物种内或物种间的同源基因、系统发生树和蛋白家族等比较基因组学信息、基因的表达部位以及调控序列、基因的遗传变异信息和外部数据库的支持证据等。

Ensembl 数据库给予各个基因及其对应的转录本、外显子和蛋白质固定的 ID 编号，在版本升级过程中这些ID编号是稳定不变的。Ensembl斑马鱼基因的ID格式为"ENSDARG"后面加11位数字，其中"ENS"代表由 Ensembl 注释，"DAR"是斑马鱼拉丁名的简称，"G"代表基因（"T""P""E"分别代表转录本、蛋白质、外显子）。对于斑马鱼的基因符号，Ensembl 优先选用 ZFIN 确定的斑马鱼基因命名，若无则以人类直系同源基因来命名，若均未知则直接使用 Ensembl ID。

脊椎动物基因组注释数据库 VEGA（vertebrate genome annotation），网址为：http://vega.sanger.ac.uk/），是利用 Ensembl 界面系统建立起来的一个类似的基因组数据库，提供已经完成测序的脊椎动物基因组的注释信息。VEGA 来源于 Ensembl，使用上也很相似，但是有自己的特色。

VEGA 主要显示经过手工注释的基因信息，这种策略被应用到整个人类、小鼠和斑马鱼的基因组。此外，一些研究人员特别感兴趣的小区域，例如大猩猩、袋鼠、猪和犬基因组的 MHC 区域也被注释，而 Ensembl 主要显示深度数据集以及通过计算得出的全基因组的基因预测。

BioMart 是加拿大安大略癌症研究所和 EBI 共同开发的面向查询的数据管理系统。该系统可用于任意形式的数据，尤其适合于为具有复杂描述数据的类似于"数据挖掘"的查询。

BioMart 内建有针对处理大量数据的最佳化查询功能，以便处理基因组序列或是微阵列实验数据等。BioMart 可以直接获取 Ensembl 中的数据，并导出基因的序列或其他信息，其操作使用步骤是：选择数据库和子库，然后限定一些搜索条件（例如可以指定操作目标是染色体某一区段、一些在指定列表中的基因、通过跨数据库信息链接指定具有特定表达模式的基因等），接着选择获取目标，即指定获取何种信息，包括基因特性、同源基因、基因结构分布、基因序列以及 SNP 等。最后，点击"Result"可以预览搜索结果，并可以以文本文档、PDF 文档和电子表格等格式下载到本地。

（二）蛋白资源数据库 UniProt

UniProt（The Universal Protein Resource）是一个集中收录蛋白质资源并能与其他资源相互联系的数据库，也是目前为止收录蛋白质序列目录最广泛、功能注释最全面的一个数据库。它是由美国蛋白质信息资源（Protein Information Resource）、欧洲生物信息学研究所（European Bioinformatics Institute）以及瑞士生物信息研究所（Swiss Institute of Bioinformatics）等机构共同组成的 UniProt 协会（UniProt Consortium）编辑、制作的一个信息资源，旨在为从事现代生物研究的科研人员提供一个有关蛋白质序列及其相关功能方面的广泛的、高质量的并可免费使用的共享数据库。

UniProt 数据库由 UniProt 知识库（UniProtKB）、UniProt 档案（UniParc）、UniProt 参考资料库（UniRef）以及 UniProt 元基因组学与环境微生物序列数据库（UniMES）四部分构成。

UniProtKB 包含 UniProtKB/Swiss-Prot 和 UniProtKB/TrEMBL 等两部分。UniProtKB/Swiss-Prot 主要收录人工注释的序列及其相关文献信息和经过计算机辅助分析的序列。这些注释都是由专业的生物学家给出的，有质量保证的数据才被加入该数据库。在 UniProtKB 中，注释包括对蛋白质功能、酶学特性、具有生物学意义的相关结构域及位点、翻译后修饰情况、亚细胞定位、组织特异性、发育阶段特异性、结构、相互作用、剪接异构体、相关疾病信息的注释等。UniProtKB/TrEMBL包含高质量的计算分析结果，一般都在自动注释中富集，主要应对基因组项目获得的大量数据流以及人工校验在时间上和人力上的不足。它能注释所有可用的蛋白序列，在三大核酸数据库（EMBL-Bank/GenBank/DDBJ）中注释的编码序列都被自动翻译并加入该数据库中。它也含有来自PDB数据库以及Ensembl、Refeq和CCDS基因预测的序列。

UniParc是一个综合性的非冗余数据库，包含了所有主要的、公开的数据库的蛋白质序列。由于蛋白质可能在不同的数据库中存在，并且可能在同一个数据库中有多个版本，为了去冗余，UniProt档案对每条唯一的序列只存一次。无论是否为同一物种的序列，只要序列相同就被合并为一条，每条序列提供稳定的、唯一的编号。该数据库只含有蛋白质的序列信息，而没有注释数据。

UniRef可以通过序列同一性对最相近的序列进行归并，加快搜索速度。它对来自UniProtKB的各种数据包括各种剪接变异体进行了分类汇总，还从UniParc中选取了一些数据，以求能完整、没有遗漏地收录所有数据，同时也保证没有冗余数据。该数据库的同一性（identity）分为3个级别：100%、90%和50%。UniRef中的数据是按照级别来分类，在UniRef数据库的每一个同一性级别中，每一条序列只会属于其中的一个聚类。UniRef现在已广泛用于自动基因组注释、蛋白质家族分类、系统生物学、结构基因组学、系统发生分析、质谱分析等各研究领域。

UniMES是为不断发展壮大的元基因组学研究领域服务的。目前，它收录了来自全球海洋取样考察计划（GOS）得来的数据，而GOS以前则将数据上传至国际核酸序列数据库协作体（INSDC）。GOS的数据包含约2500万条DNA序列，估计可以编码约600万种蛋白质，这些序列都来自海洋微生物。该数据库将这些可能的蛋白质序列和InterPro数据库自动分类、整理后的序列资源结合起来，成为了目前唯一能提供全球海洋取样考察计划获得的基因组信息数据库。UniMES中的数据没有收录在UniProtKB和UniRef中，但UniParc中有收录。UniMES中的数据以FASTA形式储存，可以从FTP服务器上免费下载。

（三）数据库序列比对工具 Blast

系列程序是最常用的数据库序列比对工具。它是局部相似性基本查询工具（basic local alignment search tool，BLAST）的缩写，是由美国国立生物技术信息中心（NCBI）开发的一个基于序列相似性的数据库搜索程序。

Blast的运行方式是先用目标序列建数据库（这种数据库称为database，里面的每一条序列称为subject），然后用待查的序列（称为query）在database中搜索，每一条query与database中的每一条subject都要进行双序列比对，从而得出全部比对结果。

Blast是一个集成的程序包，通过调用不同的比对模块，Blast实现了5种可能的序列比对方式。

blastp：蛋白序列与蛋白库作比对，直接比对蛋白序列的同源性。

blastx：核酸序列对蛋白库的比对，先将核酸序列翻译成蛋白序列（根据相位可以翻译为6种可能的蛋白序列），然后再与蛋白库作比对。

blastn：核酸序列对核酸库的比对，直接比较核酸序列的同源性。

tblastn：蛋白序列对核酸库的比对，将库中的核酸翻译成蛋白序列，然后进行比对。

tblastx：核酸序列对核酸库在蛋白级别的比对，将库和待查序列都翻译成蛋白序列，然后对蛋白序列进行比对。

Blast能够实现比较核酸或者蛋白序列之间同源性的功能，它能够快速找到序列之间的同源序列，并对比对区域进行打分以确定同源性的高低。在Blast结果中，将会给出相似区域的长度、一致核苷酸或氨基酸残基的百分比、比对得分和E-value。E-value是使用一段随机序列也能得到同样比对结果的概率，其数值越低，说明比对结果越不可能是随机现象所导致的。

Blast提供了核酸和蛋白序列之间所有可能的比对方式，同时具有较快的比对速度和较高的比对精度，因此在常规序列比对分析中应用最为广泛。

（黄惠哲）

参考文献

[1] Z Gong, BJHW. Green fluorescent protein (GFP) transgenic fish and their applications [J]. Genetica, 2001, 111: 213-225.

[2] Abrams, D. R. C. a. J. M. Morpholino antisense oligonucleotides: tools for investigating vertebrate development [J]. Genome Biology, 2001, 2: 1015.1011-1015.1013.

[3] Zhu Z, He L, Chen S. Novel gene transfer into the fertilized eggs of gold fish (Carassius auratus L. 1758) [J]. Journal of Applied Ichthyology, 1985, 1: 31-34.

[4] GARY W. STUART, J. S. V. M. a. M. W. Replication, integration and stable germ-line transmission of foreign sequences injected into early zebrafish embryos [J]. Development, 1988, 103: 403-412.

[5] CHARLES B. KIMMEL, W. W. B., SETH R. KIMMEL, BONNIE ULLMANN, AND THOMAS F. SCHILLING. Stages of Embryonic Development of the Zebrafish [J]. Developmental Dynamatics, 1995, 203: 253-310.

[6] Kawakami, K. Tol2: a versatile gene transfer vector in vertebrates [J]. Genome Biol, 2007, 8 Suppl 1, S7, doi: 10.1186/gb-2007-8-s1-s7.

[7] Tallafuss A, Gibson D, Morcos P, et al. Turning gene function ON and OFF using sense and antisense photo-morpholinos in zebrafish [J]. Development, 2012, 139: 1691-1699.

[8] James F Amatruda, J. L. S., Howard M Stern, Leonard I Zon. Zebrafish as a cancer model system [J]. Cancer Cell, 2002, 1: 229-231.

[9] D'Costa A, Shepherd IT. Zebrafish development and genetics: introducing undergraduates to developmental biology and genetics in a large introductory laboratory class [J]. Zebrafish, 2009, 6: 169-177.

[10] Kimmel, D. A. K. a. C. B. The zebrafish mid-blastula transition [J]. Development, 1993, 119: 447-456.

[11] 孙智慧，贾顺姬，孟安明．斑马鱼：在生命科学中畅游[J]. 生命科学，2006，18：431-436.

[12] 孟安明，林硕．利用 GATA-2 调控成分制备组织特异性表达 GFP 的转基因斑马鱼[J]. 科学通报，1999，44：2283-2287.

[13] 郑乃中，张博．斑马鱼精子冻存与复苏实验方法与流程[J]. 遗传，2012，34(9)：1211-1216.

[14] Sprague J, Clements D, Conlin T, et al. The Zebrafish Information Network (ZFIN): the zebrafish model organism database [J]. Nucleic Acids Res, 2003, 31 (1): 241-243.

[15] Sprague J, Bayraktaroglu L, Clements D, et al. The Zebrafish Information Network: the zebrafish model organism database [J]. Nucleic Acids Res, 2006, 34 (Database issue): D581-D585.

[16] 肖安，张博．斑马鱼核心数据库简介[J]. 遗传，2013，35(4)：545-546.

[17] 肖安，杨志芃，张博．斑马鱼基因和蛋白质命名规则简介[J]. 遗传，2012，34(9)：1217-1218.

[18] Flicek P, Aken BL, Ballester B, et al. Ensembl's 10th year. Nucleic Acids Res 38 (Database issue), D557-D562. doi: 10.1093/nar/gkp972 (2010).

[19] Flicek P, Amode MR, Barrell D, et al. Ensembl 2012. Nucleic Acids Res 40 (Database issue), D84-D90. doi: 10.1093/nar/gkr991 (2012).

（王勇　整理编辑）

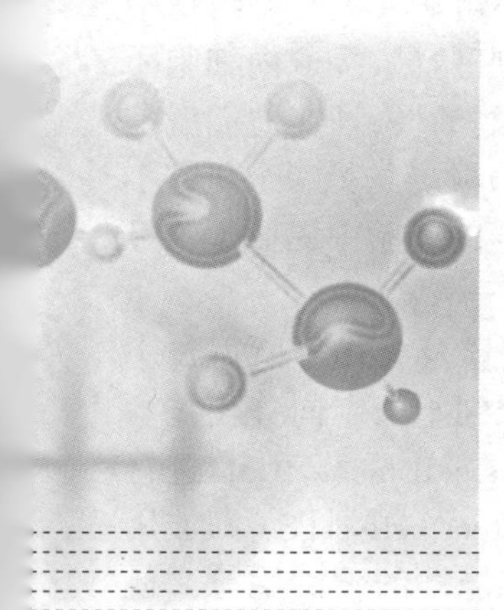

第六篇

实验动物干细胞技术

Part 6 Animal pluripotent stem cell technology

由于其在发育生物学、组织再生和医学领域的无限潜力，干细胞技术自其诞生之日起就受到广大发育生物学、细胞生物学及医学相关领域科学家的关注。在过去的十年内，干细胞领域更是突飞猛进，各种动物的胚胎干细胞相继出现、干细胞自我更新机制的揭示、诱导性多能细胞的成功以及干细胞在器官再生领域的迅速发展，不仅推动了干细胞本身的发展，也为发育生物学、药物筛选、实验动物学及临床医学领域带来无限生机。实验动物在干细胞发展的途中也起到了至关重要的作用，本章在对近年来干细胞技术领域发展进行概述的基础上进一步详述常用实验动物胚胎干细胞，多能干细胞建系及鉴定方法，成体干细胞建系及鉴定方法，为实验动物在干细胞领域的进一步应用奠定基础。

第一章 动物多能干细胞技术概述

Chapter 1 The overview of animal stem cell technologies

本章主要介绍动物多能干细胞的概念，干细胞技术的发展历史及胚胎干细胞技术的应用。

The main content of this chapter is to introduce the concept, history and application of animal stem cell technology for summary.

第一节 干细胞技术的概念

Section 1 Conceptions for stem cell technology

干细胞(stem cells)是具有自我更新能力的多潜能细胞。根据其发育潜能，干细胞被分为3类，即：全能干细胞(totipotent stem cell)，多能干细胞(pluripotent stem cell)和单能干细胞(unipotent stem cell)。在适宜的条件下，动物多能干细胞具有分化为身体各种细胞的潜能，在基础研究、医疗、药物研发等方面具有不可估量的应用价值。与此同时，干细胞技术也成为生物技术领域最具有发展前景的前沿技术。

那么，什么是动物多能干细胞技术呢？干细胞的研究被认为开始于19世纪60年代，其里程碑式事件是加拿大科学家 Ernest A. McCulloch 与 James E. Till 发现并命名了造血干细胞。1998年，美国有两个小组分别培养出了人类多功能干细胞:James A. Thomson在威斯康星大学领导的研究小组从人类胚胎组织中培养出了干细胞株。他们使用的方法是:人卵母细胞体外受精后,将胚胎培育到囊胚阶段,提取内细胞团(inner cell mass)细胞,建立细胞株,经测试这些细胞株的细胞表面标记(marker)和酶活性,证实他们就是全能干细胞。同时John D. Gearhart在约翰·霍普金斯大学(Johns Hopkins University)领导的另一个研究小组也从人类胚胎组织中建立了干细胞株。他们的方法是:从受精后5~9周人工流产的胚胎中提取生殖母细胞(primordial germ cell),由此培养的细胞株被证实具有全能干细胞的特征。

干细胞技术包括所有与干细胞相关的生物工程技术,包含干细胞的生成,诱导及分化等所需技术的研究。简而言之,干细胞技术主要包括多能干细胞的分离、获得、培养技术与干细胞的定向分化技术等。如胚胎干细胞(embryonic stem cell,ES)技术,即将动物胚胎的内细胞团(inner cell mass,ICM)进行体外培养得到干细胞;现今大受关注的诱导多能干细胞技术(induced pluripotent stem cells,iPS),即使用胚胎发育中与细胞多能性密切相关的外源因子将已分化的体细胞诱导成具有多能性的干细胞等。还有胚胎生殖原基来源的胚胎生殖细胞(embryo germ cell,EG)、畸胎瘤来源的胚胎畸胎瘤细胞(embryo carcinoma,EC),以及脂肪、骨髓来源的脂肪干细胞(adipose derived stem cell,ADSC)、骨髓间充质干细胞(bone marrow mesenchymal stem cells,MSC)以及造血干细胞(hematopoietic stem cells,HSC)等。干细胞的获得技术与培养技术还包括将体细胞与干细胞共培养得到多能干细胞,利用体细胞核移植(somatic cell nuclear transfer,SCNT)技术获得核移植来源的胚胎干细胞(nuclear transferred embryonic stem cells,NTES)等。

与此同时,多能干细胞培养技术的发展也是日新月异,从传统的2D培养,加入各种促进干细胞生长与保持其多能性与自我更新能力的生长因子,到现在的三维培养技术的诞生,直至现在最新的"微型支架"的新材料的发现等,为干细胞技术的发展铺平了道路。

多能干细胞的定向分化亦是进展颇丰,目前,在适宜的条件下,多能干细胞可以被定向分化为神经细胞,肌肉细胞等,而最新的研究已表明小鼠的iPS细胞可以被分化为有功能的精子,可以产生后代,为多能干细胞向生殖细胞的分化打开了一扇窗。同时,研究者也在探索深层的控制分化的机制与关键蛋白等,以找到能够"扣动干细胞分化的扳机",以便成功地将多能干细胞定向分化成任何需要的细胞类型。

第二节　干细胞技术的发展历史
Section 2　History of stem cell technology

一、干细胞技术的基础

干细胞技术的基础包括发育生物学和细胞生物学。发育生物学是一门古老而又新兴的科学,其思想起源于19世纪末期W·鲁创立的发育机制学的学科,这门学科的主要目的是研究有机体建成的原因和因子以及这些因子的作用方式,但是受到当时科学水平和技术手段的限制W·鲁的这个想法最终未能实现。其后在20世纪30年代建立起来的实验胚胎学在条件允许的情况下回答了胚胎的发育过程,各部分的发育潜能,器官原基的形成,组织诱导等等基础的问题,这就为后期发育生物学的基础问题的回答奠定了基础。直到20世纪70年代的时候,随着分子生物学,细胞学以及遗传学的发展和大量新技术的诞生,发育生物学才形成一门独立的学科,到目前发育生物学已经逐步发展到配子的发生和形成;受精过程;细胞的分化和形态建成,包括发育过程中不同细胞群如何按照一定的时间顺序及空间关系有序地重新配置、特化,进而产生出各种细胞类型,最终器官表型特征的出现和特殊功能的建立;基因在不同发育时期的表达、控制和调节,基因型和表型表达之间的因果关系;发育过程中细胞核与细胞质的关系、细胞间的相互关系以及外界因素对胚胎发育的影响;其中细胞分化是发育生物学的核心问题,也是关乎干细胞多能性维持,定向分化的最主要的核心问题。发育生物学中细胞分化和多能性维持相关机制的了解,为干细胞的体外培养维持和分化技术提供了坚实的理论基础。

干细胞技术离不开的另外一个基础就是细胞生物学。细胞生物学主要从整体水平、亚显微水平以及分子水平等3个层次研究细胞生命活动的规律，它把发育和遗传在细胞水平结合起来。细胞生物学最早的根源可以追溯到16世纪后期，从这个时期人们开始通过对大量动植物的观察，逐渐意识到不同的生物都是由形形色色的细胞构成的，16世纪后期到19世纪30年代是细胞发现和细胞知识的积累阶段；从19世纪30年代，随着显微镜的进一步开发，细胞结构与功能的显微水平的研究成为可能，随着研究的深入，人们逐渐认识到细胞在生命活动中的重要作用；到20世纪30年代，电子显微镜技术的出现使细胞生物学进入超微结构时代，这个时期人们开始对细胞的超微结构有了进一步的认识，同时也认识了细胞膜、线粒体、叶绿体等不同结构的功能，为进一步细胞研究奠定了基础；从20世纪70年代基因重组技术的出现到当前，细胞生物学与分子生物学的结合愈来愈紧密，研究细胞的分子结构及其在生命活动中的作用成为主要任务，基因调控、信号转导、肿瘤生物学、细胞分化和凋亡是当代的研究热点。这些研究热点无疑也成为干细胞体外培养维持、体外分化、基因调控、信号转导和凋亡最主要的理论基础。

发育生物学和细胞生物学的研究深入为干细胞技术的发展提供了坚实的基础，但是，干细胞技术的发展不仅依赖于这两个领域，近年来新兴的材料科学、研究基础日益雄厚的分子生物学以及生物化学领域为干细胞技术的发展提供了新的发展契机。在分子生物学的推动下，干细胞的多种生物学特性得以被解释，干细胞的多能性的维持、诱导多能细胞的制备、干细胞维持和分化途径的探索、干细胞的表观遗传特征以及干细胞在培养过程中的不一致性等这些问题随着分子生物学及生物化学的发展而得到解释；近年来新兴的材料科学则为干细胞的体外培养和应用技术提供了无限的发展空间，借助于新材料，人们可以将干细胞培养到一个与体内环境更相似的环境中，研究其多能性及分化；借助于新材料，科学家们的体外构建人体器官的梦想得以逐步实现；相信未来在技术手段和理论知识的进一步推动下，人类将对干细胞更为了解，能够更好地把握干细胞，使之造福于人类。

二、干细胞技术的发展和现状

毋庸置疑，干细胞技术是当今生物技术发展最快的领域之一，在短短100年的时间里，人类已经从发现干细胞，了解干细胞发展到利用干细胞。下面就简单回顾一下干细胞发展的编年史。

1908年："干细胞（stem cell）"一词被提出。俄罗斯组织学家Alexander Maksimov（1874—1928）在柏林举行的血液学协会会议上第一次运用到该词，提到造血干细胞存在的可能性。

20世纪60年代：Joseph Altman和Gopal Das提出了成体神经形成和大脑中存在干细胞活动的科学依据，但是他们的理论违背了Cajal的"在大脑中没有新的神经元"的教条，受到了很大的阻挠和质疑。

1963年：McCulloch和Till揭示了小鼠骨髓中存在可以自我更新的细胞。

1968年：同胞之间的骨髓移植成功地治疗了SCID小鼠的症状。

1978年：在人类脐带中发现了造血干细胞。

1981年：小鼠胚胎干细胞建系成功，Martin Evans，Matthew Kasfman和Gail R.Martin从小鼠囊胚inner cell mass（ICM）中分离得到小鼠胚胎干细胞。

1992年：神经干细胞体外培养成功，主要以神经球的形式培养。

1997年：发现白血病源于造血干细胞异常，这是第一次有证据显示癌症干细胞的存在。

1998年：University of Wisconsin-Madison的James Thomson及其团队成功建立了人类的胚胎干细胞系。

1998年：John Hopkins University的John Gearhart从胎儿性腺中成功分离了生殖干细胞（primordial germ cells）。

21世纪00年代：成体干细胞潜能相关的几篇文章同时发表。

2001年：Advanced Cell Technology公司的科学家首次克隆人类胚胎，用于胚胎干细胞的获得。

2003年：NIH的Songtao Shi在儿童乳牙中发现新的成体干细胞。

2004—2005年：韩国科学家黄禹锡报道建立了人类的克隆胚胎干细胞系，但是之后被证实是造假。

2005年：Kingston University的研究员发现第三类干细胞，即脐带血来源的胚胎样干细胞，研究人员证实这种干细胞比成体干细胞更具有多能性。

2005 年:UC Irvine 大学 Reeve-Irvine 研究中心的研究人员通过将人的神经干细胞注入到后肢瘫痪犬中,可以恢复其行走能力。

2006 年 4 月:来自 Illinois 大学的研究团队从脐带血中发现了一种新的干细胞,这种干细胞具有胚胎和造血干细胞的特性。

2006 年 8 月:Kazutoshi Takahashi 和 Shinya Yamanaka 在 *Cell* 杂志上发表了小鼠诱导多能细胞(induced pluripotent stem cells,iPS)的发现。

2007 年 1 月:Anthony Atala 领导的 Wake Forest 大学的研究团队和哈佛大学的研究团队发现了一种来源于羊水的干细胞,这种细胞或许可以在研究和治疗中代替胚胎干细胞。

2007 年 6 月:3 个不同的研究组同时发现,小鼠皮肤细胞可以被重编程为胚胎干细胞。当月,Shoukhrat Mitalipov 报道了第 1 例非人灵长类的核移植来源的胚胎干细胞系。

2007 年 10 月:Mario Capecchi,Martin Evans 和 Oliver Smithies 因为他们在小鼠胚胎干细胞和基因敲除工作中的突出贡献,赢得了 2007 年诺贝尔生理学或医学奖。

2007 年 11 月:两个研究团队同时公布他们成功获得人诱导多能细胞,Kazutoshi Takahashi 和 Shinya Yamanaka 研究团队将成果发表在 *Cell* 杂志上,来自 James Thomson 的 Junying Yu 研究团队研究成果被发表在 *Science* 杂志上。这两个成果使不通过胚胎直接得到人类多能性细胞成为可能,从此人类能通过此技术在体外制备各种不同的细胞,但是因为运 c-myc 和逆转录病毒带来的致瘤性仍然是未被解决的问题。

2008 年 1 月:Robert Lanza 和其在 Advanced Cell Technology 和 UCSF 的团队获得了人类第一个未通过损毁胚胎而得到的胚胎干细胞系。

2008 年 2 月:从小鼠肝细胞和胃细胞中获得了 iPS,这些细胞相比之前的 iPS 更像胚胎干细胞,并且不具有致瘤性,iPS 制作过程中的基因不会被插入到一定的位置,这个工作很大程度上鼓励了非整合 iPS 制备技术的发展。

2008 年 3 月:来自再生医学中心的医生们发表了第 1 例成功利用自体 MSC(mesenchymal stem cells)形成膝关节软骨的研究。

2008 年 10 月:德国 Tübingen 的 Sabine Conrad 用 lif(leukemia inhibitory factor)成功培养了从成年人睾丸精原细胞中提取的多能细胞。

2008 年 10 月:成功从人的毛发中获得了胚胎样干细胞。

2009 年 3 月:Andras Nagy,Keisuke Kaji 等通过新的包装基因的方法成功地将外源基因导入成体细胞中使其重编程,这种方法避免了病毒带来的风险。

2009 年 5 月:Kim 等直接将重编程的蛋白质导入成体细胞内,得到了真正的非整合的诱导多能细胞。

2010 年 10 月:人胚胎干细胞的第一次临床试验开始。

2012 年 1 月:研究人员用人类胚胎干细胞成功治疗了两例黄斑变性的病症。

2012 年 2 月:J. Tilly 领导的研究小组证明女性卵巢中有干细胞,颠覆了教科书中的观点。

2012 年 10 月:M.N. Rivolta 研究组的研究人员通过将人胚胎干细胞分化得到早期听神经细胞,治疗了耳聋沙鼠。

2012 年 10 月:Katsuhiko Hayashi 等报道成功地将小鼠皮肤细胞重编程为干细胞并从这些干细胞分化得到了小鼠卵母细胞,这些卵母细胞具有授精并产生后代的能力。

2012 年 12 月:John B. Gurdon 和 Shinya Yamanaka 由于在胚胎干细胞以及诱导多能细胞领域的杰出贡献,获得了 2012 年度诺贝尔生理学或医学奖。

在短短 100 年内,干细胞走过了从被发现到被应用的重要阶段,尤其在近 15 年内,人们逐步建立健全了各种干细胞培养体系,成功诱导了干细胞,将干细胞应用到疾病机制研究和治疗过程中,这 15 年是突飞猛进的 15 年。相信随着相关领域科学的发展和技术手段的日益提高,干细胞研究将进一步加快,为人类揭示生命体的奥秘,治疗疑难疾病提供更好的理论和技术基础。

第三节　干细胞技术的应用

Section 3　Application of stem cell technology

一、干细胞与发育生物学基础理论研究

干细胞技术来源于对于发育生物学和细胞生物学研究的深入，但反过来干细胞技术的发展为发育生物学和细胞生物学基本问题的解决提供了良好的材料和新的契机。由于伦理限制，人们对人类胚胎发育和疾病发生过程的了解仅停留在组织切片阶段，而通过干细胞的体外自我更新和分化机制的研究，人类胚胎发育的发育分化过程将被揭示得更为透彻。干细胞的体外分化研究为人类提供了研究胚层分化问题的新途径，通过干细胞，研究人员可以像操作斑马鱼和爪蟾那样在体外长期操作人类细胞。发育过程的了解需要对特定基因进行操作，干细胞技术和基因打靶技术的结合使这一过程变得简单可行，使人们更快地知道胚胎发育的过程，畸形胎儿发育的原因，疾病发生的机制。

以往的研究已经表明干细胞的研究可用于特定基因对发育的影响；分离早期胚层，分离和识别造血过程、血管发育过程以及神经发育过程中的原始干细胞；认识生殖细胞发育分化过程中的重要因子。目前干细胞研究的重点在于怎样通过胚胎干细胞的分化认识组织特化、生殖细胞形成的整体过程，从而能够为在体外诱导生成具体的组织提供条件，如研究人员在研究组织特异的细胞标记物 brachyury（Fehling et al. 2003），Pdx1（Micallef et al.2005），Sox1（Ying et al. 2003b）时，不仅发现了他们在组织形成过程中的重要作用，也发现了 TGFβ、Wnt 以及 FGF 家族可能是调控这些组织分化过程的主要信号通路。这些试验的结果将使人们更清楚地了解组织特化过程中不同因子的重要作用，最终这些结果也将为人类能够在体外诱导出特定的组织器官奠定基础。

除此之外，ES 还是一个认识、分离和定义组织特化过程中特定细胞群的手段之一。EPL 细胞的发现（Rathjen et al. 1999）以及通过将 GFP 敲入到 brachyury（Fehling et al. 2003）和 Sox1（Ying et al.2003b）中分离中胚层和神经外胚层细胞的方法，充分证明了干细胞在分离胚胎发育过程中难以操作的那些细胞的优势，发育生物学家可以通过这种方法寻找更多的与胚层分化、组织特化相关的标记，从而跟踪更多特殊的发育过程。

追溯发育过程中某个基因的作用时，干细胞也是一个理想的系统。干细胞中可以操作基因的方法多种多样，有传统的获得功能性突变，缺失功能性突变以及新发展的 RNAi，ZFN，TALEN 等。基因在不同组织，不同时间具有不同的功能，因此功能获得性突变和组织特异表达的诱导系统的结合使某一特殊的基因在特定地点，特定时间表达成为可能。功能缺失性突变通常通过同源重组的方法得到，对于体外分析而言，ES 细胞的两个等位基因必须全部沉默成为纯合子之后才能用于功能分析，虽然用这种方法人们已经了解了发育早期的很多个不同的基因，这种通过同源重组的方法又慢又费人力物力，不适合作大量基因的分析。基因功能缺失的另外一种研究途径是通过 RNAi 技术，通过 RNAi 可以简便、快速地得到大量突变体。这种方法不仅适用于小鼠细胞，人类的细胞也可以用来做 RNAi 基因敲低试验的载体，通过 RNAi 目前已经在 ES 以及 EB 当中得到不同的基因修饰的突变体。随着技术的变迁，人类目前已经发展了更多、更快捷的基因敲除体系，包括 ZFN，TALEN 以及 CRISPR/Cas9，这些系统大大提高了基因敲除的效率，将多能性细胞用于胚胎发育和疾病的进程加快，为人类早期胚胎发育和基因功能的了解奠定基础。

二、干细胞与疾病治疗

胚胎干细胞最诱人的前景和用途是生产组织和细胞，用于“细胞疗法”，为细胞移植提供无免疫原性的材料。任何涉及丧失正常细胞的疾病，都可以通过移植由胚胎干细胞分化而来的特异组织细胞来治疗。如用神经细胞治疗神经退行性疾病（帕金森病、亨廷顿舞蹈症、阿尔茨海默病等），用胰岛细胞治疗糖尿病，用心肌细胞修复坏死的心肌等。由于胚胎来源有限，加上宗教和伦理问题的困扰，ES 细胞用于疾病治疗

的研究一度陷入困境。但是,随着 iPS 技术的发展,干细胞治疗的研究又再度成为热点。

在成功获得多个物种的 iPS 细胞后,各国的研究者立即着手进行 iPS 诱导分化用于疾病治疗的研究。2008 年 12 月,Rudolf Jaenisch 实验室选取小鼠尾尖成纤维细胞(tail-tip fibroblasts)诱导自身 iPS,运用同源重组的方法改善缺陷基因后,在体外将 iPS 诱导分化成为造血祖细胞(hematopoietic progenitors,HPs)。当这些前体细胞移植入人源化的小鼠镰刀型贫血症模型后,显著改善了贫血等病理症状。这一结果提示了 iPS 用于治疗人类遗传性疾病的可能性。2008 年 4 月,该实验室又对 iPS 在神经系统的作用进行了探索。他们证明,体外诱导 iPS 可形成神经前体细胞,并进一步分化为神经元和胶质细胞。iPS 移植入胎鼠大脑可观察到这些细胞迁移到脑区的绝大多数区域,并且分化成为了多种类型的有功能的神经细胞。将体外定向诱导 iPS 形成的多巴胺能神经元移植入 PD 大鼠模型,能显著改善 PD 的多项病理特征。2008 年 8 月,Kevin Eggan 在 Science 上发表文章,报道了他们在患有家族性肌萎缩性侧索硬化症(amyotrophic lateral sclerosis,ALS)的一位 82 岁老者身上成功诱导出了 iPS,并在体外将其诱导为脊髓运动神经元和胶质细胞。该文章没有额外增加癌基因就诱导出了个体特异性的 iPS,同时也证明了 iPS 的成功不会受限于年龄和疾病程度。

三、干细胞与药物筛选和新药开发

在体外,多能性干细胞可分化为多种细胞类型,具有人体组织和细胞的广谱性,可模拟体内细胞与组织间复杂的相互作用,从细胞水平研究人体对药物的反应,药物的开发,筛选化学物质的毒性和效能更直接可靠。大大减少了药物检测所需动物的数量,降低了成本。另外,由于多能性干细胞类似于早期胚胎的细胞,它们有可能用来揭示哪些药物干扰胎儿发育和引起出生缺陷。

通过选择各种遗传性疾病或多发疾病的患者,建立相关的 iPS 细胞库和相应的疾病模型,可以针对这些疾病进行药物筛选,从而治疗这些疾病。许多遗传性疾病,如 SMA,是在发育的过程中产生缺陷而导致疾病的,目前对此类疾病依然没有很好的治疗方案,甚至对病理发展都不是特别清楚。患者特异 iPS 细胞库的建立,为构建此类疾病的疾病模型并进行药物筛选提供了可能性。通过体外培养分化疾病相关的 iPS 细胞系,锁定其病理发展的关键过程,并针对该过程进行药物筛选,选择有治疗潜力的先导化合物,通过后续研究产生一系列针对各种遗传性疾病、慢性病的治疗性药物。

四、干细胞与转基因动物生产

由于多能性干细胞可在体外进行长期的传代培养,易于进行基因转染的操作,外源基因可以通过随机插入或者同源重组的方式整合到干细胞的基因组中。在体外可以进行转基因细胞的筛选、鉴定。然后把转基因的干细胞注射入受体囊胚腔,参与嵌合体的形成,通过杂交繁育得到整合目的基因的个体,即为转基因动物。目前,嵌合体技术与胚胎干细胞技术相结合已经成为制作基因工程小鼠的主要技术途径,特别是在制作基因打靶小鼠方面,目前还没有任何一项技术能够代替它。但是,由于小鼠之外的哺乳动物胚胎干细胞的建系一直没有取得突破,致使这一具有巨大潜力的方法难以在小鼠之外的动物中发挥作用。随着 iPS 技术的发展,我们相信各种物种的 iPS 将会很快获得,将嵌合体技术与 iPS 技术相结合必将成为制作转基因动物的一条重要的技术途径,并实现通过嵌合体技术制作基因打靶大动物的目标。

五、干细胞与生殖医学研究

生殖细胞是物种进化及生命延续所必需的特殊细胞群,生殖细胞携带基因传递给下一代,在胚胎发育过程中起着重要的作用。在哺乳动物,生殖细胞及其终末分化形成的精子和卵子均源于原始生殖细胞(primordial germ cell,PGC),因此阐明 PGC 的发生分化过程及其机制,对研究生殖系细胞的发育过程有着重要的意义。这不仅有助于理解个体的产生,也可以为生命的孕育及延续开辟一条新的途径。由于原始生殖细胞源于早期胚胎,而胚胎的操作会引起伦理学等方面的诸多争议。因此,如何从体外诱导获得生殖细胞已经成为生殖医学研究乃至发育生物学研究领域的一个重要科学问题。

多能性干细胞具有发育的全能性,它们可以分化为各种类型的细胞,包括生殖细胞。已有报道从不同的侧面证明,人和小鼠ES细胞可以体外诱导生成生殖细胞。利用小鼠的ES细胞可在体外成功地诱导分化生成可使卵母细胞受精的雄性生殖细胞——精子,并产生子代小鼠。与体内生殖细胞相比,体外系统更易于实验操作。如果体外培养分化系统能再现体内生殖细胞的发育过程,干细胞很可能成为研究生殖细胞的发育及生殖系统发育的一个理想模式。同时,在体外获得有功能的生殖细胞在医疗方面有重要的应用价值。

干细胞技术的发展日新月异,我们相信,在不久的将来,在基础研究,医疗等领域,干细胞技术将会发挥更加重要的作用,如:器官修补更新,人造器官与组织的来源,新药开发,基因功能研究,基因治疗的工具,毒理、药理研究,癌症研究等方面。但同时我们也必须看到,干细胞技术与干细胞治疗在安全性(如致瘤性)和伦理性(人类胚胎干细胞的获得)方面还都存在着一定的问题。我们还需要更进一步地将干细胞的基础研究深入下去,才能更好地应用与发展多能干细胞技术,使其服务于科学研究与医疗临床。

(海棠　宋玉然　杨东山　钟娟　邹庆剑　周琪)

参考文献

[1] Thomson JA, Itskovitz-Eldor J, Shapiro SS, et al. Embryonic stem cell lines derived from human blastocysts [J]. Science, 1998, 282(5391):1145-1147.

[2] Cibelli JB, Lanza RP, West MD, et al. "The first human cloned embryo" [J]. Scientific American, 2002, 286(1):44-51.

[3] Shostak S. (Re)defining stem cells [J]. BioEssays, 2006, 28(3):301-308.

[4] Keirstead HS, Nistor G, Bernal G, et al. Human embryonic stem cell-derived oligodendrocyte progenitor cell transplants remyelinate and restore locomotion after spinal cord injury [J]. The Journal of Neuroscience, 2005, 25(19):4694-4705.

[5] Takahashi K, Yamanaka S. Induction of pluripotent stem cells from mouse embryonic and adult fibroblast cultures by defined factors [J]. Cell, 2006, 126(4):663-676.

[6] De Coppi P, Bartsch G, Siddiqui MM, et al.. Isolation of amniotic stem cell lines with potential for therapy [J]. Nat Biotechnol, 2007, 25(1):100-106.

[7] Cyranoski D. Simple switch turns cells embryonic [J]. Nature, 2007, 447(7145):618-619.

[8] Mitalipov SM, Zhou Q, Byrne JA, et al. Reprogramming following somatic cell nuclear transfer in primates is dependent upon nuclear remodeling [J]. Hum Reprod, 2007, 22(8):2232-2242.

[9] The Nobel prize in physiology or medicine 2007. Nobelprize.org. Retrieved 8 October 2007.

[10] Takahashi K, Tanabe K, Ohnuki M, et al. Induction of pluripotent stem cells from adult human fibroblasts by defined factors[J]. Cell, 2007, 131(5):861-872.

[11] Yu J, Vodyanik MA, Smuga-Otto K, et al. Induced pluripotent stem cell lines derived from human somatic cells [J]. Science, 2007, 318(5858):1917-1920.

[12] Chung Klimanskaya I, Becker S, Li T, et al. Human embryonic stem cell lines generated without embryo destruction [J]. Cell Stem Cell, 2008, 2(2):113.

[13] French AJ, Adams CA, Anderson LS, et al. Development of human cloned blastocysts following somatic cell nuclear transfer (SCNT)with adult fibroblasts [J]. Stem Cells Express, 2008, 26(2):485.

[14] Aoi T, Yae K, Nakagawa M, et al. Generation of pluripotent stem cells from adult mouse liver and stomach cells [J]. Science, 2008, 321(5889):699-702.

[15] Centeno CJ, Busse D, Kisiday J, et al. Increased knee cartilage volume in degenerative joint disease using percutaneously implanted, autologous mesenchymal stem cells [J]. Pain Physician, 2008, 11(3):343-353.

[16] Conrad S, Renninger M, Hennenlotter J, et al. Generation of pluripotent stem cells from adult human testis [J]. Nature, 2008, 456(7220):344-349.

[17] Baker M. Embryonic-like stem cells from a single human hair [J]. Nature Reports Stem Cells, 2008.

[18] Woltjen K, Michael IP, Mohseni P, et al. piggyBac transposition reprograms fibroblasts to induced pluripotent stem cells [J]. Nature, 2009, 458(7239):766.

[19] Ian Sample. Scientists' stem cell breakthrough ends ethical dilemma. London: The Guardian. Retrieved 2009-03-03.

[20] Kaji K, Norrby K, Paca A, et al. Virus-free induction of pluripotency and subsequent excision of reprogramming factors [J]. Nature, 2009, 458(7239):771.

[21] Lee ASJ, Kahatapitiya P, Kramer B, et al. Methylguanine DNA methyltransferase-mediated drug resistance-based selective

enrichment and engraftment of transplanted stem cells in skeletal muscle [J]. Stem Cells, 2009, 27(5): 1098-1108.
[22] Kim D, Kim CH, Moon JI, et al. Generation of human induced pluripotent stem cells by direct delivery of reprogramming proteins [J]. Cell Stem Cell, 2009, 4(6): 472-476.
[23] First trial of embryonic stem cells in humans. BBC News. 2010-10-11.
[24] Ishikawa K, Toyama-Sorimachi N, Nakada K, et al. The innate immune system in host mice targets cells with allogenic mitochondrial DNA [J]. J Exp Med, 2009, 207(11): 2297-2305.
[25] Gordon, Serena (January 13, 2012). "USA Today". Novel stem cell treatment may hold promise for type 1 diabetes. Retrieved December 11, 2012.
[26] Katsuhiko Hayashi, Sugako Ogushi, Kazuki Kurimoto, et al. Offspring from Oocytes Derived from in Vitro Primordial Germ Cell-Like Cells in Mice [J]. Science, 2012, 338(6109): 971.
[27] Pranela R. Current Thoughts on the Therapeutic Potential of Stem Cell [J]. Methods in Molecular Biology, 2012, 879: 3-26.
[28] Grabel L. Prospects for pluripotent stem cell therapies: into the clinic and back to the bench [J]. J Cell Biochem, 2012, 113(2): 381-387.
[29] Alenzi FQ, Lotfy M, Tamimi WG, et al. Stem cells and gene therapy [J]. Lab Hematol, 2010, 16(3): 53-73.
[30] Kao CF, Chuang CY, Chen CH, et al. Human pluripotent stem cells: current status and future perspectives [J]. Chin J Physiol, 2008, 51(4): 214-225.
[31] Garry DJ, Masino AM, Meeson AP, et al. Stem cell biology and therapeutic applications [J]. Curr Opin Nephrol Hypertens, 2003, 12(4): 447-454.

（王勇　整理编辑）

第二章　胚胎干细胞及相关技术

Chapter 2　Embryonic stem cells

本章主要包括:胚胎干细胞的生物学特性,胚胎干细胞的分离技术,小鼠胚胎干细胞的鉴定,ES细胞分化潜能分析——嵌合体实验,胚胎发育与ES干细胞干性维持和分化,大鼠ES细胞技术,家兔胚胎干细胞系的建立,不同物种胚胎干细胞建系研究进展及胚胎干细胞的应用进展等。

胚胎干细胞分离最早的成功报道是在1981年,Kaufman和Martin从体外培养的小鼠囊胚中分离出内细胞团,建立了小鼠胚胎干细胞(embryonic stem cells,ES)系。这些小鼠的胚胎干细胞系在体外未分化的环境中可以被无限期传代;然而当有适当的信号分子诱导时,ES细胞又可以被分化成所有的成体细胞类型。小鼠胚胎干细胞系的建立为研究早期胚胎发育和细胞分化提供了一个简单的模型系统,为细胞功能或细胞退行性疾病的治疗提供了无限希望,所以小鼠ES细胞系的分离预示了发育生物学和生物医学上的重要突破。

1988年,Doetschman获得仓鼠ES细胞系;1994年,Wheeler和Robert获得了猪的ES细胞系;1998年,Thomson建立了人的ES细胞系,使得再生医学和组织工程在未来治疗人类疾病方面成为可能。目前,研究人员已从大鼠、兔、猪、牛、羊、恒河猴以及人类胚胎中分离得到了ES或者ES-like细胞。目前,ES细胞不仅可以作为体外研究细胞分化和发育调控机制的模型,同时也是一种重要的载体,将通过同源重组产生的基因组的定点突变导入个体,最重要的是,在未来,ES细胞很可能会为人类的疾病治疗带来一场革命。

本节将从胚胎干细胞的生物学特性的介绍开始,详细讲述小鼠胚胎干细胞的分离培养、鉴定、体外分化等方面的内容,同时概述其他物种的胚胎干细胞分离进展及胚胎干细胞技术的应用前景。

第一节　胚胎发育与ES干细胞干性维持和分化

Section 1　Embryo development and self renewal of ES cells

胚胎干细胞具有分化成体内成千上万种细胞的潜力,这种潜力为生物医学和再生医学研究提供了令人振奋的新的希望。心力衰竭,糖尿病,脑卒中,一些血液缺陷病,神经退行性疾病,大部分的听力和视力问题,脊髓损伤,骨关节炎和肾衰竭都与功能性细胞的缺失相关。而干细胞的体外无限增殖能力和分化能力为人类治疗这类疾病带来了希望。干细胞的多能性维持和分化机制建立于胚胎发育机制之上,因此对小鼠胚胎发育的了解是掌握干细胞多能性维持以及分化的基础。

一、胚胎发育和细胞特化的过程

细胞的特化,有时也被称为分化,即多能性的细胞转变成特定细胞类型在动物体内行驶其固定的功能。在胚胎发育中,细胞的特化十分重要,其最主要的内容包括3个胚层细胞的特化与分化。胚层(germ layer)亦称胚叶,指组成动物早期胚胎(原肠胚前后)的基本细胞层结构,由它们发育分化成胚体的各种组织和器官。在个体发育初期,受精卵经过几次分裂后形成一团胚胎细胞即桑椹胚,这团胚胎细胞进而排列组成为中空的囊胚,囊胚中已经有原始的一个胚层。囊胚壁经过扩展、凹陷、内褶等运动,形成了具有3层胚层结构的胚胎,这就是原肠胚,此时在胚胎表面的细胞层是外胚层,陷入里面的是内胚层,夹在这两层之间的是中胚层。3个胚层的建立是细胞广泛运动的结果,它为个体发生的格局奠定了初步的基础。通常,外胚层形成表皮和神经组织,内胚层形成肠腔上皮和消化腺上皮,中胚层形成骨骼、肌肉、血液、淋巴和其他结缔组织以及其他器官和组织。

早期胚胎各组织的起源如图 6-2-1 所示。内细胞团的细胞第一次分化形成了下胚层(hypoblast)(也叫做原始内胚层)(图 6-2-2)。由内细胞团分化而来的下胚层细胞于卵裂腔排列成一条线,形成胚外内胚层,进而形成卵黄囊。余下的位于下胚层之上的内细胞团组织被称为上胚层或外胚层(epiblast),外胚层细胞被一些小的裂缝分离开,分为胚胎外胚层(embryonic epiblast)和羊膜外胚层细胞,羊膜外胚层进一步形成一个羊膜腔(图 6-2-2b,c)。一旦羊膜的排布完成,羊膜腔内就会充满一种叫做羊水的分泌物,羊水可以为发育中的胎儿提供类似于减震器的保护,同时也起着防止干燥的作用。而胚胎外胚层被认为是包含了所有组成胎儿本身的细胞。

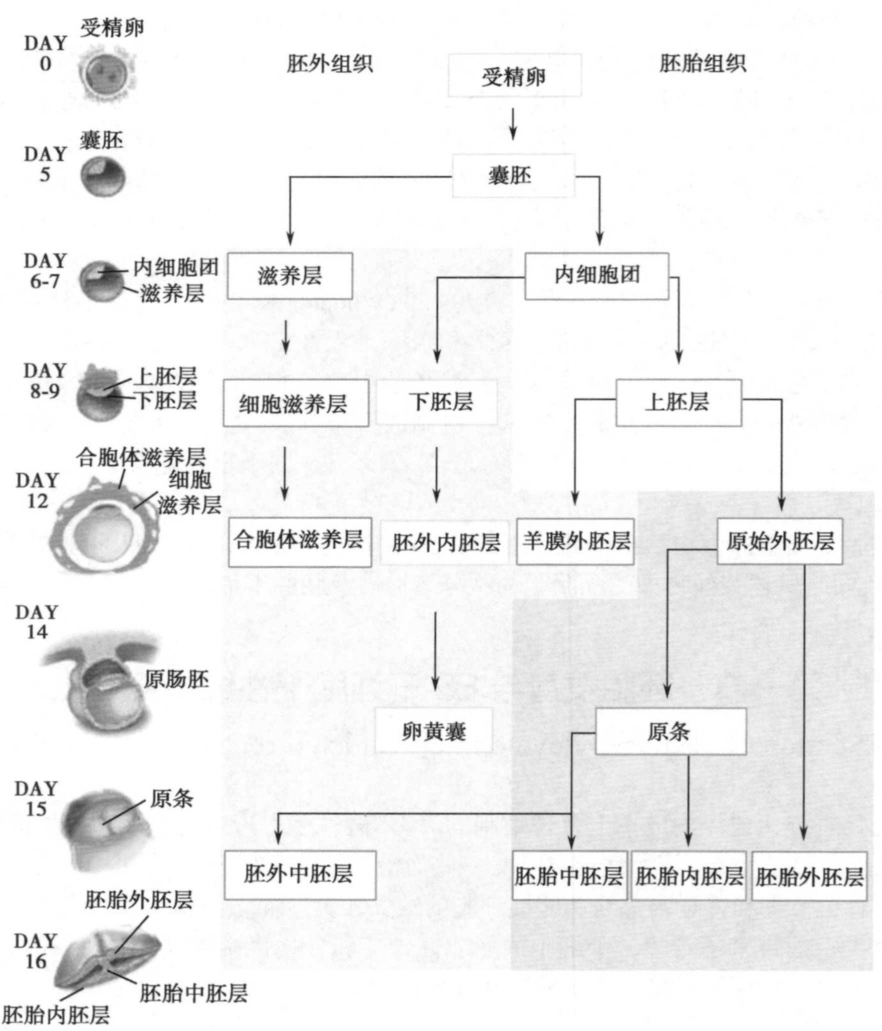

图 6-2-1 人类与猕猴胚胎组织来源示意图

三胚层的分化,原肠胚形成是胚胎发育中最为重要的阶段,在小鼠中原肠形成的主要标志是在上胚层形成原条这个过渡结构,原条将最终发育为胎儿尾部。在这个过程中外胚层细胞开始动员,通过原条,并最终形成中胚层和脏壁内胚层。分子生物学分析和胚层系谱图分析证明,原条的前、中、后不同区域在基因表达模式以及发育潜力上是不同的,有些基因如 Brachyury(T)和 Mixl1 在原条的各部位均有表达,而 Foxa2 和 Goosecoiod 在前部表达,后部表达的基因主要有 HoxB1 和 Evx1。胚层分析研究表明,中胚层和内胚层的形成不是随机的,而是受时空调控的。第一个动员的上胚层细胞穿过原条形成胚外中胚层,最终形成尿囊,羊膜和卵黄囊的造血系统,内皮以及血管平滑肌细胞。随着原肠胚的进一步发育,细

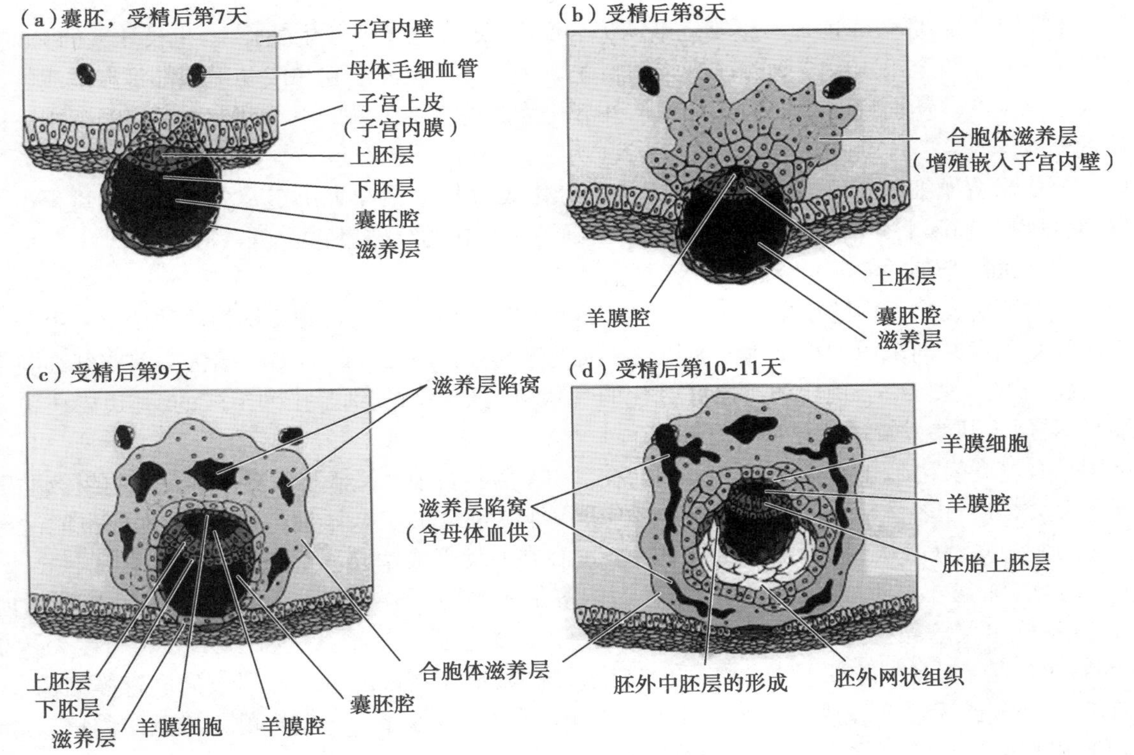

图 6-2-2　人类第 7 到 11 天胚胎组织形成

a,b. 即将原肠化之前的人类囊胚。由内细胞团分层而来的下胚层细胞排列于囊胚腔,形成原始卵黄囊的胚胎外内胚层与一个两层的(上胚层和下胚层)胚盘。有些哺乳动物的滋养层可以分成极化滋养层和壁滋养层,极化滋养层覆盖着内细胞团。滋养层分成细胞滋养层,以后形成绒毛和合胞体滋养层,以后将进入子宫组织。c. 与此同时,上胚层又分裂成羊膜外胚层(包围羊膜腔)和胚胎外胚层。成体哺乳动物本身的全部细胞都来自胚胎外胚层。d. 胚胎外内胚层形成卵黄囊。(After Gilbert 1989;Larsen 1993.)

胞从原条的更前端迁移,形成头颅和心脏中胚层,接着还会形成轴向中胚层。内胚层从穿越原条最前端的那部分上胚层细胞而来。与中胚层和内胚层不同,外胚层的细胞来源于不穿越原条的上胚层细胞前端发展而来。

细胞命运的时空调控说明原条不同区域的细胞群形成不同的信号环境,致使胚层诱导分化。虽然对引起原条形成和胚层分化的精确的调控网络不是很了解,但基因表达和敲除工作表明,包括 BMP4 和 Nodal 在内的 TGFβ 家族和 Wnt 家族成员在胚层分化中起着关键的作用。这些也为 ES 细胞的诱导分化奠定了理论基础。

二、ES 细胞分化

胚胎干细胞的体外诱导分化可分为谱系分化和定向分化。前者为 ES 细胞经由谱系祖细胞、谱系定型细胞到终末分化细胞的过程,该过程中会出现不稳定的、过渡型的前体细胞;后者是控制 ES 细胞产生单一类型分化细胞的过程。体外诱导分化的基本方法主要包括单层 ES 细胞培养和诱导分化以及 EB 形成和诱导分化两种。

ES 细胞体外诱导分化主要以小鼠 ES 细胞为模型,分化的细胞类型目前主要包括:造血细胞、内皮细胞与血管、神经细胞、心肌和其他肌肉细胞、脂肪细胞、软骨细胞、胰岛细胞、生殖细胞等。

(一) 造血细胞

在 ES 细胞体外分化研究中,以造血细胞最多。小鼠 ES 细胞 EB 在体外可分化为类似于早期胚胎卵黄囊血岛样的结构,分化产生红细胞、髓细胞和淋巴细胞等各种造血细胞的细胞。

在体胚胎研究表明，7.5 天的小鼠胚胎最初在卵黄囊内出现大而有核的前成红细胞；当胚胎长至第 10~12 天肝脏形成时，卵黄囊前成红细胞逐渐消失。而在 ES 细胞体外分化试验中，生长 4 天的 EB 首先出现成红细胞，EB 生长至第 10~12 天时前成红细胞逐渐消失。成熟红细胞和成髓细胞都是在前成红细胞出现后不久才产生的。从而说明，小鼠 ES 细胞体外分化为造血细胞体系的一系列发育顺序类似于在体胚胎的发育过程。

诱导分化出造血细胞不仅为分析研究 ES 细胞分化成为 HSC 的早期决定及分化机制和过程提供了实验模型，而且也为临床上移植或输血应用的血源找到了一个新的突破口。

（二）内皮细胞与血管

处于胚胎卵黄囊血岛内的小鼠，其前成红细胞和内皮细胞相伴产生，普遍认为这种现象是由于内皮细胞和前成红细胞有共同来源的祖细胞。所以，ES 细胞体外分化时，EB 的血岛样结构中前成红细胞集落周围也有内皮细胞出现。ES 细胞衍生的 EB 分化的管状结构是由内皮细胞排列组成的，管道内还含有一些造血细胞，类似于胚胎发育中的早期血管发生。

利用具有过度表达 TGF-β 的小鼠 ES 细胞，在含 RA 培养基中经悬滴培养先形成 EB，再继续贴壁培养后，EB 周围会长出许多呈辐射状的血管样结构；或将外源重组 TGF-β 添加至培养基，同样也能诱导内皮细胞组成的血管样结构，从而说明 ES 细胞中的 TGF-β 在血管形成中起着重要的作用。

另一方面，细胞外基质成分的结构三维性对内皮细胞黏附、伸展、移动、增殖和生物合成都有明显效应。将 ES 细胞单层培养在含重组 TGF-β 的Ⅰ型胶原蛋白为基质的三维系统内，或直接将过度表达 TGF-β 的 ES 细胞单层培养在Ⅰ型胶原蛋白为基质的三维系统内，都能获得内皮细胞组成的血管样结构，而缺乏重组 TGF-β_1 处理或无过度表达 TGF-β_1 的正常 ES 细胞在Ⅰ型胶原蛋白为基质的三维系统内培养，都不能形成血管样结构。

此外，用重组 TGF-β_1 处理的 ES 细胞中，能检测到 bFGF 基因的表达，由此可以看出 TGF-β_1 可能通过调节 ES 细胞和（或）其分化细胞的 bFGF 基因表达，行使其功能，即 bFGF 可作为血管内皮细胞的生长因子之一，促进内皮细胞分化和形成血管。

（三）神经细胞

单层培养 ES 细胞在 10μmol/L RA 与 1nmol/L 双丁酰基环腺苷磷酸（dBcAMP）共同诱导下，90%~95% 的细胞会分化为神经胶质细胞；小鼠 ES 细胞也可在体外被诱导分化为少突胶质细胞和运动神经元；ES 细胞 EB 在特定条件下贴壁培养时也能被诱导分化为神经元，即悬浮培养出的 EB 在含 RA 的培养基中继续培养 4 天，再使 EB 贴壁培养则可高效重复地分化出神经细胞，不仅表达专一性的神经微丝 M- 和 β- 微管蛋白，还有钠、钾、钙等离子信号通道的特征。分化的神经细胞还表达神经递质 GABA、glycine 和受体 NMDA 等物质，甚至在体外诱导分化早期的 EB 中检测到神经元和神经胶质细胞的共同前体细胞的专一性标志——巢蛋白。用 RA 诱导 ES 细胞分化为表达 γ- 氨基丁酸的神经细胞，植入遗传性亨廷顿（Huntington）症的大鼠模型体内，具有神经细胞功能的移植细胞能使患鼠症状有所改善。

因此，ES 细胞分化出神经细胞有可能是因为某一简单化合物激活了 ES 细胞基因组中一套仅用于神经分化的基因，而抑制了沿着其他细胞类型分化途径中应表达的基因。

（四）心肌和其他肌肉细胞

悬浮或悬滴培养的小鼠 ES 细胞形成的 EB 在 RA 诱导下贴壁培养，会分化成有节律性自发收缩的细胞集落，该细胞内存在肌原纤维、肌小节和闰盘等典型心肌细胞的特有结构。将小鼠 ES 细胞 EB 与 EC 细胞衍生的内胚层样 END-2 细胞联合培养，也发现 ES 细胞被诱导分化为有节律搏动的心肌细胞和骨骼肌细胞的现象。

（五）软骨细胞

小鼠 ES 细胞通过形成胚体并结合添加 TGF-β、BMP-2 和 BMP-4 等生长因子，诱导分化为表达软骨相关基因和蛋白的软骨细胞。但 ES 细胞分化为软骨细胞的条件比较苛刻，成功率也较低。

（六）胰岛细胞

小鼠 ES 细胞经过胚体阶段，结合无血清和多种生长因子、有丝分裂原处理，可被诱导分化为分泌胰岛素、类似胰岛的结构。实验表明，以悬浮培养人 ES 细胞获得胚体，再经 bFGF 等生长因子诱导，可分化为以产生胰岛素为特征的胰岛 β- 样细胞。

（七）生殖细胞

在胚胎干细胞分化研究中最引人关注的莫过于生殖细胞分化，自从 2006 年已经有报道证明胚胎干细胞在体外适当诱导条件下可以形成雄性生殖细胞，精子，并能够产生可育的后代。小鼠胚胎干细胞在体外诱导条件下可以形成单倍体的原始生殖细胞，这种原始生殖细胞可以在注入卵母细胞的前提下形成囊胚样的结构，这种诱导效率在 BMP_4 表达的饲养层上更高。当这些细胞被注射到睾丸中时，可以形成曲细精管结构。与此类似，通过拟胚体的方法也可以得到雄性生殖细胞样细胞，这些从拟胚体中分离出的单倍体细胞在注射卵母细胞的时候也能够形成囊胚样结构，但是均未报道能够得到小鼠。Nayernia K 等人在 2006 年的报道表明，单层培养的 ES 细胞可以形成精原干细胞，这些精原干细胞能够在体外模仿精子发生过程并最终得到精子样的细胞，通过将这些精子样细胞注入卵母细胞内可以得到可育的后代。

第二节　胚胎干细胞的生物学特性

Section 2　Biological characteristic of embryonic stem cells

无限增殖和多向分化是胚胎干细胞最大的特点：胚胎干细胞（embryonic stem cell，ESCs）是早期胚胎（原肠胚之前）中分离出来的一类细胞，它具有体外培养无限增殖、自我更新和多向分化的特性。在体内外，ES 细胞可以被诱导分化成生物体几乎所有的细胞类型。

细胞及细胞集落形态：ES 细胞具有与早期胚胎细胞相似的细胞形态结构：细胞核大，有一个或几个核仁，细胞核中多为常染色质，细胞质较少。体外培养时，细胞排列紧密，呈集落状生长（图 6-2-3）。碱性磷酸酶染色呈棕红色，细胞克隆和周围存在着较明显的界限，而形成的克隆细胞则彼此界限不明显，细胞表面有折光较强的脂状小滴。细胞克隆形态多样，多数呈岛状或巢状。小鼠 ES 细胞的直径为 7~18μm，猪、牛、羊的 ES 样细胞颜色更深，直径为 12~18μm。

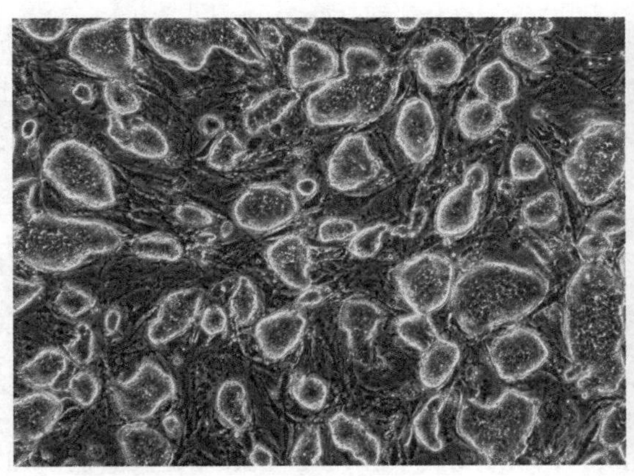
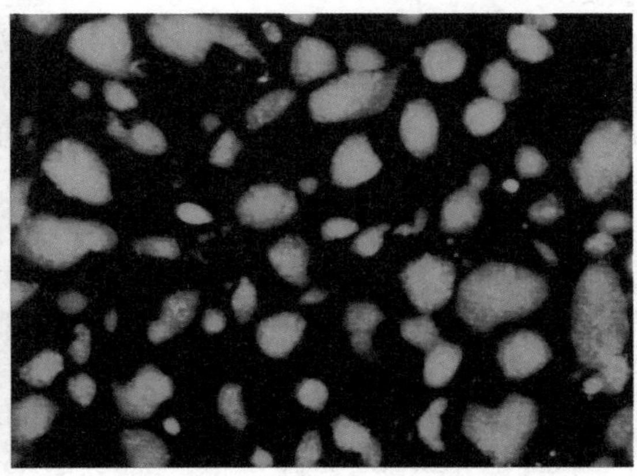

图 6-2-3　小鼠胚胎干细胞（引自 Hamid Kalantari et al.2012）

ES 细胞的多能性：是指 ES 细胞在解除分化抑制的条件下能够参与包括生殖腺在内的各种组织的发育潜能，即 ES 细胞具有发育成完整动物体的能力，可以为细胞的基因操作和细胞分化提供丰富的实验材料。ES 细胞发育全能性用几种途径可以检测：①通过 ES 细胞表面表达时相专一性的胚胎抗原（stage specific embryonic antigen，SSEA）以及 Oct4，Sox2，Nanog 等基因的表达，这两种蛋白是发育全能性的标识；②ES 细胞中碱性磷酸酶（AKP）及端粒酶活性较高，可用于 ES 细胞分化与否的鉴定；③ES 细胞的多能性是指 ES 细胞具有发育成多种组织的能力，参与部分组织的形成，因此将 ES 细胞培养在不含分化抑制物的培养基上，可以形成拟胚体（EB），而将 ES 细胞在特定的培养基上进行培养，可以定向分化成特定组织细胞;④胚胎干细胞具有多能性,主要特点是可以通过细胞分化成多种组织的能力,但无法独自发育成一个个体,利用四倍体嵌合技术可以得到完全由 ES 细胞发育而来的个体。

第三节　胚胎干细胞分离技术

Section 3　Isolation technologies of embryonic stem cells

作为国际最早用来进行胚胎干细胞研究的哺乳类模式动物,1981 年,Evans 等建立了第一个小鼠胚胎干细胞系。小鼠胚胎干细胞不仅可以作为研究哺乳动物发育调控机制的模型,同时也可以作为基因研究的载体。因此,在此我们以小鼠为例来介绍胚胎干细胞的分离培养技术(图 6-2-4)。

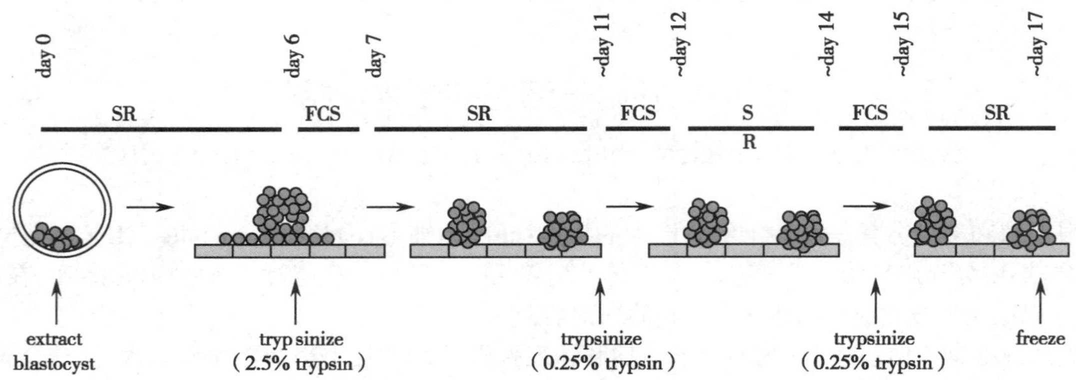

图 6-2-4　小鼠 ES 建系流程(引自 VI´TE˘ZSLAV BRYJA et al. 2006)

方案:小鼠胚胎干细胞建系及传代维持

【概要】

小鼠胚胎干细胞建系是一个比较常规的实验方法,但是由于每个实验室的方法和实验体系有所不同,建系的效率也千差万别,造成这种差异的原因不明确,但是一个好的实验方法、试剂体系以及实验操作是必不可少的,因此在小鼠胚胎干细胞建系过程中请确保所有的试剂均为商业化的试剂,并且请确保实验仪器和耗材的一致性。

【实验材料】

无需灭菌:超净工作台(哈东联 DL-CJ-1N)、孕鼠、70% 乙醇、水浴箱、血细胞计数板、培养瓶、CO_2 培养箱(Thermo 3131)、离心机、盖玻片、擦镜纸、香柏油、倒置相差显微镜(Leica,IMIRB)、体视显微镜(Nikon SMZ800)。

灭菌:尖镊子、尖剪刀、离心管、移液管、吸管、100mm 培养皿(Corning,430167)、60mm 培养皿(Corning,430166)、35mm 培养皿(Corning,430165)、4 孔板(Nunc,176740);0.45-μm Filter Millex HV 滤器(Millipore,SLHV033RS)、0.22-μm Filter Millex-GV filter unit 滤器(Millipore,SLGV033RS)、24 孔板(Corning,3527)、V 型底 96 孔板(Corning,3894)。

【试剂】

DMEM(Invitrogen,10569-010);DMEM/F12(Invitrogen,11330-032);Fetal bovine serum(Invitrogen,10099141);Knockout serum(Gibco,10828-028);Nonessential amino-acid solution(Invitrogen,11140-050);Trypsin,0.25%(1×) with EDTA 4Na,liquid(Invitrogen,25200-072);Trypsin,0.05%(1×) with EDTA 4Na,liquid(Invitrogen,25300-062);Gelatin(Sigma,G1890-100G);DMSO(Sigma,D2650)(剧毒,防止皮肤接触!);1×Phosphate-buffered saline(PBS)$Ca^{2+}$and Mg^{2+}free(Invitrogen,C14190);Penicillin-streptomycin(100×)(Invitrogen,15140-122);LIF(Millipore,ESG1107);HEPES,>99.5%(Sigma,H6147);KO serum replacement

(Invitrogen, 10828-028); 2-Mercaptoethanol (Sigma, M7522) (防止皮肤接触!); 1-Glutamine, nonanimal source (Sigma, G8540); Mitomycin-c (Sigma, M0503) (防止皮肤接触!)。

配制类试剂

(1) MEF 培养液:450ml DMEM+50ml FBS+5ml 100×penicillin and streptomycin, 4℃保存, 3~4 周有效。

(2) 建系培养液:400ml DMEM/F12+100ml KOSR+5ml 200mmol/L (100×) glutamine+5-ml (100×) b-mercaptoethanol+50μl LIF, 过滤除菌, 4℃保存, 3~4 周有效。

(3) 胚胎干细胞培养液: knockout DMEM+20%Knockout SR+penicillin (100U/ml)/streptomycin (100μg/ml)+2 mmol/L L-glutamine+1×minimal essential medium nonessential amino acids+100μmol/L β-mercaptoethanol (100×浓储液, 10ml PBS 中加入 7μl β-mercaptoethanol)+1000U/ml recombinant mouse leukemia inhibitory factor。

(4) 细胞冷冻液: 50ml FBS (50%)+40ml DMEM (40%)+10ml DMSO (10%)。需当天新鲜配制。

【操作步骤】

1. 饲养层的准备 在此方法中,小鼠饲养层细胞来源于胚胎期 E13.5 的小鼠胚胎。

(1) 原代细胞的培养:①脱臼法处死 E13.5 孕鼠,用 70% 乙醇消毒其腹部表面,于腹中线位置横向撕开皮肤,向两侧翻开,显露腹壁;②用无菌剪刀沿腹中线纵行剖开显露腹腔脏器,将子宫从母体中取出,置于盛有 10ml DPBS 的 10cm 培养皿上,放回超净台并反复洗涤 3~4 次,移入新的 DPBS;③在新的 DPBS 中将剪开子宫撕破胎膜取出胎鼠,再用 PBS 洗涤 2 次;④去除胎儿头部、内脏、四肢,并用眼科剪将胎鼠躯干剪成 $1mm^3$ 以下的碎块,加入 2ml 0.05%trypsin-EDTA 并收集到 15ml 离心管中,在 37℃孵育 20 分钟,同时轻微地摇晃促使细胞消化;⑤加入 5ml 的 DMEM+10%FBS 终止消化;⑥收集消化液,1200r/min 离心 5 分钟,弃上清,并用新鲜预热的 DMEM+10%FBS 重悬细胞;⑦细胞悬液以 2×10^6 铺板于 100mm 培养皿中,加入 10ml 新鲜 DMEM+10%FBS 培养基,继续培养过夜;⑧第 2 天早晨换液,弃去未贴壁的细胞,继续培养;⑨当原代细胞汇合成片,占培养皿 80%~90% 时进行传代培养。

(2) 小鼠成纤维细胞传代培养:①当成纤维细胞生长至 80%~90% 汇合后,弃去培养基,加入 DPBS 冲洗一遍,弃掉;②加入 0.05%trypsin-EDTA,放入培养箱中约 3 分钟,消化细胞;③待细胞间隙加大,胞体趋于变圆时加入 DMEM+10%FBS 培养基中止消化,反复吹打成单细胞悬液,1200r/min 离心 5 分钟;④弃上清,加入少许培养基重悬沉淀,按 1:3 比例重新接种于新的培养皿中。

(3) 饲养层细胞的制作:①用 P1 或 P2 代的小鼠成纤维细胞制作饲养层,P3~P5 代的细胞活力明显降低,不能够支持 ES 建系的过程,故不利于做饲养层;②将生长至 90%~95% 汇合的小鼠成纤维细胞培养液弃去,加入含有 10μg/ml mitomycin C (终浓度 10μg/ml, no.107409; Roche, Basel, Switzerland) 的 DMEM+10%FBS 培养基,以阻止其有丝分裂;③mitomycinC 处理 2.5 小时后,弃去含有 mitomycin C 的培养液,用 DPBS 洗两次,加入 0.05%trypsin-EDTA,放入培养箱中消化约 3 分钟;④待细胞消化至胞体趋于变圆时,加入 DMEM+10%FBS 培养基中止消化,反复吹打成单细胞悬液,1200r/min 离心 5 分钟;⑤弃上清,加入少许培养基重悬沉淀,冻存或铺于以 1×10^5 密度接种于 gelatin 包被的 35mm 培养皿中备用。

注意:* mitomycin C 见光容易降解,存放于暗处。Mitomycin C 为剧毒物质,使用时请做好防护。

(4) 培养板的包被:①制作 gelatin 溶液:称取适量 gelatin (no.G1890, Sigma) 溶于 Milli-Q 水中制备成 0.1%gelatin 溶液,高温高压灭菌,室温储存备用;②将需要包被的培养皿用适量 gelatin 溶液铺至皿底完全覆盖,放入 37℃培养箱中 1 小时;③使用前将皿中剩余的 gelatin 弃掉,放在超净台中风干至少 30 分钟;④用细胞培养基或 PBS 清洗一遍后再用。

2. 胚胎干细胞建系

(1) 饲养层的准备及囊胚接种前准备:①在接种囊胚的前一天,按照上述方法准备饲养层,一般在 12 孔板或 4 孔板中接种;②在接种前的 1~3 小时,更换饲养层的培养液为胚胎干细胞培养液。

(2) 囊胚的获取及接种:E3.5 的妊娠小鼠用于胚胎干细胞建系囊胚的获得。①脱臼法处死 E3.5 孕鼠,用 70% 乙醇消毒其腹部表面,于腹中线位置横向撕开皮肤,向两侧翻开,显露腹壁;②用无菌剪刀沿腹中线纵行剖开显露腹腔脏器,将子宫从母体中取出,立即放入盛有 Knockout DMEM (no.10829-18, Gibco)+1μl HEPES (15630, Gibco) (HEPES/DMEM) 的 35mm 皿中,将多余的脂肪剔除;③将剔除脂肪的子宫放入 35mm

皿中，加入 2ml 预热的 HEPES/DMEM，用带有已去尖的 0.6mm 针头的装有 HEPES/DMEM 的 2ml 注射器冲子宫；④在体视显微镜下观察并收集囊胚；⑤用玻璃吸管将囊胚移入已经更换了胚胎干细胞培养液的饲养层上，放回培养箱，静止等待 6 天后观察。

3. 胚胎干细胞系传代培养及冻存

(1) 第一次传代培养：①提前一天根据需要传代的克隆数在 24 孔板中准备适量的饲养层细胞；②传代前 2 小时，将饲养层的培养液换成 ES 培养液；③根据克隆数在 96 孔板中加入 25μl 的 0.25%trypsin，待用；④弃去需要传代的细胞的培养液，用 DPBS 洗一遍，再向皿中加入 2ml PBS；⑤用 10μl 移液器从培养皿中挑取 ES 样克隆，放入有 0.25%trypsin 的 96 孔板中；⑥37℃培养箱中消化 5 分钟后，加入 200μl 的 ES 培养液终止消化；⑦反复吹吸使之消化成单个细胞，并移入铺有饲养层的 24 孔板中，加入 1ml ES 培养液。请确保每个 24 孔板的孔中只有一个克隆。

(2) 常规传代培养：①提前一天根据需要传代的细胞量在培养皿 / 板中准备适量的饲养层细胞；②传代前 2 小时，将饲养层的培养液换成 ES 培养液；③需要传代或冻存的 ES 用 PBS 冲洗两次；④加入 trypsin 37℃消化 3~5 分钟，直至细胞卷起；⑤加入 ES 培养液反复吹吸至成为单个细胞；⑥1200r/min 离心 5 分钟，去上清，用 ES 培养液悬浮；⑦将悬浮好的细胞悬液加入准备好的饲养层之上，置于 5% 的 CO_2 培养箱中 37℃培养；⑧通常以 1 : 2 或 1 : 3 比例传代，传代后每天换一次新鲜的培养液。通常 ES 细胞 3~5 天传代一次。

(3) ES 冻存：①需要冻存的 ES 用 PBS 冲洗两次；②加入 trypsin，37℃消化 3~5 分钟，直至细胞卷起；③加入 ES 培养液反复吹吸至成为单个细胞；④1200r/min 离心 5 分钟，去上清，用细胞冻存液悬浮，装入冻存管；⑤将冻存管放入冻存盒中置于 −80℃冰箱，使其以 −1℃ /min 的速度缓慢降温；⑥细胞可于 −80℃冰箱内暂存，或放入液氮罐中长期保存。

(4) ES 复苏：①将需要复苏的细胞从液氮罐中迅速放入 37℃水浴锅中摇晃，直至冰晶消失一半；②向冻存管内缓慢加入 0.5ml MEF 培养液，并将细胞悬液加入含有 5ml MEF 培养液的 15ml 离心管中；③1200r/min 离心 5 分钟，弃上清；④加入适量 ES 培养液，接种于准备好的 feeder 之上。

而在人类的胚胎干细胞分离建系方面，研究最多的是从胚胎的囊胚内细胞团中直接分离胚胎干细胞。1995 年，J.A. 汤姆森等从恒河猴的囊胚中分离建立了世界上第一株灵长类动物的胚胎干细胞。1998 年，他们在建立灵长类胚胎干细胞取得的成功经验基础上，参照恒河猴胚胎干细胞分离法，从接受不孕症治疗的夫妇所捐献的处于囊胚阶段的早期胚胎中分离人的胚胎干细胞。

第四节　小鼠胚胎干细胞的鉴定

Section 4　Identification of mouse embryonic stem cells

小鼠 ES 细胞的鉴定主要围绕 ES 细胞的形态、核型、分化潜能和特异性染色等方面进行。

一、形态学观察

小鼠 ES 细胞的形态特点为圆形或扁圆形，表面平滑，体积较小，核质比大，有一个或多个凸起的核仁结构。经培养后紧密聚集，细胞之间界限不清，形成岛状，巢状群体生长状态，集落边缘整齐，与滋养层细胞界限分明且色泽深亮，克隆的边缘可以看到比较清晰的单个细胞。多次传代消化或改变培养基的成分，如降低血清浓度、去除 LIF 或碱性 FGF 等某些生长因子时，悬浮培养形成的细胞团开始出现松散，球形的边缘可以清楚地看到圆而大的细胞，细胞团开始自分化。

二、核型分析

正常的二倍体核型特征是 ES 细胞全能性的基础，因此需要对所建立的 ES 细胞系的核型进行鉴定分析。

【实验材料】

1. 材料　载玻片、镊子、离心管、移液管、吸管、35mm 培养皿（Corning，430165）。

2. 试剂 Demecolcine（Sigma，D6165）、Giemsa（Sigma，G4507）、NaH_2PO_4（Sigma，S6566）、Na_2HPO_4（Sigma，S5136）、甲醇、冰醋酸。

配制类试剂：①磷酸缓冲液：0.2mol/L NaH_2PO_4+0.2mol/L Na_2HPO_4；②Giemsa 染液：8ml 磷酸缓冲液+2ml Giemsa 贮存液，吹吸混匀；③固定液：甲醇：冰醋酸 =3：1（现用现配）。

【实验步骤】

1. 将需要做核型分析的 ES 传代，通常用一个 35mm 皿的细胞做核型，在传代后 25~40 小时向培养皿中加入 0.2μg/ml democolcin，继续培养 1~2 小时。

2. 取出培养皿，用标准传代的消化方法将其消化成单细胞悬液，1200r/min 离心 10 分钟，弃上清，注意：上清要吸得彻底些。

3. 加入事先预热至 37℃的 0.56%KCl 低渗液 4ml，用滴管吹打成单细胞悬液（较剧烈），37℃低渗处理 15~20 分钟。

4. 配 10ml 固定液，4℃冰箱预冷。

5. 加入 1ml 预冷的固定液，轻轻吹吸（用滴管从上到下吹气泡 10 次）后离心 1200r/min，10 分钟。

6. 弃上清，加 4ml 新鲜预冷的固定液，轻轻吹打成单细胞悬液，放入 4℃冰箱固定 30 分钟以上。

7. 1200r/min 离心 10 分钟。

8. 配 8ml 固定液，4℃冰箱预冷；重复步骤 6-8，再固定两次。

9. 弃上清，加入少量固定液（0.2~0.6ml）重悬细胞。

10. 取一洁净载玻片（浸泡在无水乙醇中，用前用干净绸布擦干，作好标签），用滴管吸取细胞悬液于载玻片垂直上方 50cm 以上处滴片，将载片倾斜放置，自然晾干（1 小时以上）。

11. 将载玻片倒扣（染色体面向下）于染色盒内，于载玻片和盒面之间加入染液（用滴管贴载片边缘轻轻加入），室温染色 1 小时。

12. 将载玻片取下，于自来水中冲洗 30~60 秒，再用蒸馏水冲洗 5 秒钟，自然晾干。

13. 显微镜下观察，计数。

三、特异性染色

（一）ES 细胞 AKP 染色实验

正常情况下，ES 细胞的 AKP 标记呈阳性；而当饲养条件不合适造成 ES 细胞发生分化时，AKP 标记呈阴性。AKP 染色常用染料是固蓝、固绿 B 盐或萘酚等，检测 ICM、ES、PGC 细胞反应为阳性。

【材料】 ES、染缸、载玻片

【试剂】 PBS、BCIP/NBT 碱性磷酸酯酶显色试剂盒（碧云天）

【操作步骤】

1. 用含 Ca^{2+} 和 Mg^{2+} 的 PBS 洗 3 遍。

2. 4% 多聚甲醛固定 30 分钟以上。

3. PBS 冲洗 3 次。

4. 按比例加入各溶液［碱性磷酸酯酶显色缓冲液 3ml+BCIP 溶液（300×）10μl+NBT 溶液（150×）20μl+BCIP/NBT 染色工作液 3.03ml］，混匀后配成 BCIP/NBT 染色工作液，确保能充分覆盖样品。

5. 室温避光孵育 5~30 分钟或更长时间（可长达 24 小时），直至显色至预期深浅。

6. PBS 洗 3 遍后，存放于 PBS 溶液中保存，拍照。

（二）ES 细胞特异标记免疫荧光实验

在 ES 细胞及早期胚胎卵裂球的细胞表面均有特定的抗原，如多能性相关转录因子 Oct4，Sox2，Nanog 和早期胚胎阶段特异性细胞表面抗原 SSEA-1 以及 SSEA 抗原相关的胚胎性标志 ECMA-7 等，这些均是未分化状态 ES 细胞的检测指标。因此，常用单克隆抗体的间接免疫荧光法检测小鼠 ES 细胞表面抗原，作为发育全能性的标志。

【材料】 ES、载玻片、盖玻片、镊子

【试剂】PBS、一抗、二抗、BSA、Hochest 33342（Sigma，14533）

配制类试剂

（1）封闭液：PBS+2%BSA

（2）Antibody buffer：PBS+1%BSA

（3）Washing buffer：PBS+0.01%Tween

【操作步骤】

1. 将细胞接种于盖玻片上，待细胞生长到可以传代时用4%多聚甲醛，室温固定30分钟。

2. 洗涤　PBS洗涤，每次5分钟，洗涤3次。

3. 非特异位点封闭　加入封闭液室温作用1小时。

4. 吸去封闭液，加入一抗溶液，4℃过夜；不同公司生产的不同抗体其作用浓度不同，请参考具体抗体说明书。

5. Washing buffer洗3遍，每次5分钟。

6. 与选择的一抗相配，加入相应的二抗溶液，室温反应1小时；注意：从此步开始避光。

7. Washing buffer洗3遍，每次5分钟。

8. 如果需要附染细胞核，用Hochest333342，37℃作用20分钟。

9. Washing buffer洗一遍。

10. 封片　每张片加5μl防荧光淬灭剂，用盖玻片慢慢倾斜倒置覆盖于载玻片上，避免产生气泡，指甲油封片。

11. 荧光显微镜下拍照。

对ES细胞的鉴定，形态学观察最为基本和简单易行；而AKP染色、SSEA-1免疫荧光标记、分化能力检测等方法来鉴定则更为准确；嵌合体实验和克隆动物实验是检验ES细胞最有效、最有说服力的方法。

四、分化潜能检测

除在体外有无限传代的功能之外，ES细胞的另外一个显著特征是其在体内和体外适当条件的诱导下分化为多种有功能的细胞，检测小鼠胚胎干细胞的方法主要包括：体外分化、体内分化-畸胎瘤实验以及检测ES多能性的嵌合体实验。

（一）体外分化-拟胚体方法检测ES多能性方法

体外分化的方法多种多样，但是针对ES多能性鉴定，一般采用拟胚体（embryoid body，EB）的方法对其三胚层分化能力进行评价。关于定向分化将在下一部分详细讲述。

1. 将ES细胞消化离散成约10^4/ml悬液，接种于无滋养层，无LIF生长因子的培养板上，用成纤维培养基培养；为加速分化过程，培养基中可适量添加retinoic acid（RA）等分化诱导物质，或悬滴培养使细胞黏附成团。

2. 培养3~4天后形成EB，最外层分化成较大细胞组成的内胚层样结构，中间为未分化的干细胞。

3. 培养8~10天后，EB增大，内部出现囊腔，形成囊状胚体。

4. 在囊腔和早期分化出的内胚层之间的细胞发育成类外胚层，为上皮样细胞，该结构可持续存在3周左右。

5. 得到的拟胚体进一步切片，染色确定其内三胚层细胞的分布。

若把培养3~4天的EB转移至无琼脂层的培养皿贴壁生长，则可见EB中间的细胞团保持着干细胞的生长特点，而其周边细胞逐渐分化为多种不同类型的细胞，包括上皮细胞和成纤维细胞等，这类细胞一般多为自发分化，随培养条件和细胞密度而有所不同，常见多种类型的细胞混杂。ES细胞在体外被刺激分化成各种类型的细胞是其最基本的属性。

（二）体内分化-畸胎瘤实验验证ES细胞多能性

ES细胞被异位移植至皮下时，其发育的遗传程序失控，全能性表现为旺盛的无序的细胞分化，杂乱地排列组成多种类型分化细胞的瘤性组织，这种组织被称之为畸胎瘤。

【实验步骤】

1. 将小鼠 ES 细胞以 10^7~10^8/ml 的细胞量离散成悬液。

2. 取 0.1~0.2ml 细胞悬液注射到同源动物的皮下，即接种于同一品系、同一性别的小鼠或免疫缺陷小鼠的腹股沟、眼窝和腹腔。

3. 小鼠继续饲养，经过两周之后可见肿块，4~5 周之后处死，剥离肿块，固定，切片，染色，观察。

畸胎瘤为内胚层、中胚层和外胚层细胞构成的混合组织，通过组织学检测，可以分析 ES 细胞的发育潜能。分化潜能高的细胞肿瘤形成迅速，分化细胞类型多，且干细胞巢丰富，一般可见代表各胚层的不同组织细胞，如上皮细胞，骨骼肌细胞，神经细胞，成纤维细胞，心肌细胞等，还有干细胞集落。在切片中也可看到属于各胚层的组织分化，如：神经纤维，角质化的复层扁平上皮，肌肉组织，软骨、硬骨，各种上皮组织，腺腔、神经管等。ES 细胞在体内生长速度和分化能力因品系不同而存在差别，只有同时能形成内、中、外三种胚层的 ES 细胞才具有发育的全能性，才有可能参与宿主胚胎的发育，从而嵌合、分化和发育成各类组织，形成嵌合体动物。

（三）嵌合体实验

关于嵌合体以及嵌合体实验方法将在下一部分着重讲述。

第五节　ES 细胞分化潜能分析——嵌合体实验

Section 5　Analysis of ES cells differentiation potential—chimera test

常规的通过嵌合体技术检测 ES 细胞全能性的方法是将 ES 细胞注射到正常二倍体胚胎的囊胚腔，获得嵌合体动物后再进行杂交，获得 ES 细胞的种系传递。这种方法结果很稳定，效率也很高，是检测干细胞全能性和制作基因打靶小鼠的常规技术。但是，由于需要对获得的嵌合体小鼠进行杂交选育才能确定其是否能够实现种系传递，所需的时间比较长，操作比较烦琐。在制作基因打靶小鼠时，需要分别获得雌性和雄性的嵌合体小鼠，然后通过杂交选育才能获得基因打靶小鼠，如果要获得等位基因双敲除的纯合子小鼠，则需要更多代的杂交选育才能实现。后来又发展出将 ES 细胞注射到四倍体胚胎的囊胚腔，直接获得个体细胞全部来自 ES 细胞的四倍体胚胎互补（tetraploid-embryo complementation）技术。由于四倍体的细胞在胚胎发育过程中只能参与形成胎盘等胚外组织，而不能形成胚体，而 ES 细胞不能形成胚外组织，因此，注入 ES 细胞后双方可以发生互补，获得的后代胚胎细胞将全部来自 ES 细胞，包括生殖细胞。因此，通过该技术不需进行交配即可证明 ES 细胞的全能性，用于制作转基因动物时也不需进行杂交选育，直接就可以获得转基因动物。另外，Eggan 等发现，雄性的 ES 细胞在培养过程中很容易丢失 Y 染色体，获得核型为 39X0 的 ES 细胞。基因打靶的 ES 细胞通过体外筛选就可以获得 39X0 和 40XY 两种核型的基因打靶 ES 细胞。利用这两种 ES 细胞，通过四倍体互补技术可以获得可育的基因型为 39X0 的雌性小鼠和基因型正常的 40XY 雄性小鼠。利用这两种小鼠交配就可以实现通过一轮杂交获得等位基因双敲除的纯合子小鼠。但是，该技术对 ES 细胞质量要求较高，而且需要获得四倍体胚胎并在体外培养至囊胚阶段，对体外培养环境和胚胎质量要求较高，效率较低，结果不够稳定，很多四倍体互补嵌合体出生后因呼吸衰竭而死亡，低效率和结果的不稳定性限制了这一技术的普及和广泛应用。目前，最常用的嵌合体制作技术仍然是传统的二倍体嵌合技术。

制作嵌合体动物主要有两种方法：聚合法和显微注射法。聚合法是指将去透明带的两个或多个早期胚胎聚集或者将胚胎与多能性干细胞聚集，形成一个嵌合胚胎，移植后获得嵌合体动物的方法。采用聚合法将全能性细胞导入胚胎又有两种方法：一种是“三明治”法，即将 ES 细胞团块夹在两个桑椹胚中间进行聚合；另一种是一步聚合法，即将一个脱去透明带的 8~16 细胞胚胎与消化后的 ES 细胞团块接触进行聚合；注射法是指采用显微注射的方法，将胚胎卵裂球细胞或多能性干细胞直接注射到 8 细胞期胚胎透明带下或囊胚期胚胎的囊胚腔。早期的注射法是通过带尖的注射针直接穿过透明带和滋养层细胞，将细胞注入囊胚腔。这种注射针制作比较复杂，操作难度大，而且针尖很容易对胚胎内细胞团造成伤害；随着技术的发展,出现了一些能够在透明带和滋养层细胞上穿孔,帮助注射针穿透透明带和滋养层细胞的仪器,极大地简化了嵌合体的制作难度,其中最常用的是 Piezo 驱动器和激光破膜系统。使用仪器穿孔后就可以使用平口的注射针,注射针制作相对简单,显微操作相对简单,对胚胎的损伤也相对较小。

与显微注射法比较,聚合法简单,无需昂贵的仪器,技术较低,而且可同时处理多个胚胎,效率较高,但是,因为聚合法的胚胎需要在体外培养较长的时间,而且需要脱去透明带,这对胚胎的体外培养有更高的要求;另外,采用注射法时可以对 ES 细胞进行选择,挑选形态好的细胞用于注射,这种细胞的选择在聚集法中是无法做到的,而 ES 细胞的质量又会影响到嵌合的效率。总之两种方法各有优缺点,应根据具体情况选择合适的技术手段。本节以一步聚合法,激光破膜系统辅助囊胚注射法和四倍体补偿技术为例,简要介绍小鼠 ES 细胞嵌合体的制作方法。

一、激光破膜系统辅助 ES 细胞显微注射法制作嵌合体小鼠

【仪器】 激光破膜系统 XYclone,×20 的激光物镜镜头,破膜参数:Power100%,Pulse 300μs;显微操作系统 OLYMPUS IX71+ON3

【材料】 7~8 周龄雌鼠,雄鼠;注射针(内径为 10~15μm,外径小于 20μm);固定针(内径为 10~20μm,外径 80~120μm)。

1. 小鼠超排准备 4 周龄的 ICR 小鼠腹腔注射 7.5U 的 PMSG,间隔 48 小时后再腹腔注射 7.5U 的 hCG 进行超数排卵处理,hCG 注射当日与同种性成熟公鼠交配,次日检栓,将发现阴栓的当天中午 12:00 时记为 0.5 天。同时制备周期同步的假孕母鼠。

2. 注射用囊胚的准备 ①见栓后第 3.5 天颈椎脱臼法处死见栓小鼠,打开腹腔找到卵巢和子宫;②用小镊子夹住子宫颈靠近膀胱的部位,用锋利的眼科手术剪在子宫颈位置剪开,然后用镊子轻轻往上提,并用眼科剪将子宫系膜剥离;③在卵巢和输卵管之间剪开,将完整的子宫放到 37℃装有预热 HCZB 的直径 60mm 的组织培养皿中;④将子宫在 HCZB 中清洗两遍,放到直径 60mm 装有少量预热的 HCZB 的组织培养皿中;⑤在靠近子宫 - 输卵管连接部开一个小的切口,将 1ml 注射器的平口针头插入子宫颈内并轻轻地滑入一侧子宫角底部,然后进行冲洗,每侧子宫角用大约 0.5ml 的 HCZB 冲洗;⑥体视显微镜下,用移胚管收集胚胎并在 KSOM 培养液滴中洗涤 3 次,去除杂质,然后将胚胎移到平衡好的 KSOM 培养滴中,37℃、5%CO_2 培养。

3. 注射 ES 细胞准备 ①在注射前 2 小时给 ES 细胞换上新鲜的培养基;②移去培养基,用 PBS 洗两遍;③加入适量的 0.05% 胰蛋白酶,在 37℃、5%CO_2 培养箱中孵育 10~15 分钟;④加入适量的 ES 细胞培养基,终止消化,轻轻用巴氏吸管吹打三四次,将细胞吹散成单细胞悬液;⑤将细胞悬液移到一新的预先铺盖 0.1% 明胶的组织培养皿中,放回 37℃、5%CO_2 培养箱中孵育 20~30 分钟;⑥轻轻拿出培养皿,收集含有 ES 细胞的全部培养基,留下贴壁的 MEF 细胞;⑦将收集的培养基重复步骤④和步骤⑤;⑧将最后收集的培养基移入 15ml 离心管中,200r/min 离心 5 分钟;⑨弃上清,用 500μl 培养基重悬,并轻轻吹打成单细胞悬液;⑩冰上放置 15 分钟,吸走 2/3 上清,然后补回 500μl 培养基;⑪将细胞放冰上待用。

4. 显微注射操作 ①注射前 1 天,在 60mm 的组织培养皿上做 6~8 个 50μl 的 KSOM 液滴,并覆盖液体石蜡于 37℃、5%CO_2 的培养箱中平衡,作为胚胎存放培养皿。②在注射当天,在 60mm 的组织培养皿盖上做 2 个 40μl 的 10%PVP 滴,在 PVP 滴下面平行做 2~3 排 40μl 的 M2 液滴,并覆盖液体石蜡,作为显微注射操作皿。③在显微镜中挑选扩展的囊胚(图 6-2-5),然后移到另一 KSOM 培养液滴中。④用移胚管将挑选过的 10~15 个囊胚转移到预先做好的显微操作皿中的 M2 液滴中。⑤在相邻的另一个 M2 液滴中加入 2~5μl(加入量根据细胞密度调节)的 ES 细胞悬液,以细胞与细胞之间留有空隙为好。⑥注射针在吸取 ES 细胞前,在显微操作皿的 10%PVP 液滴中清洗 3~5 遍(反复吸入和吹出),让 PVP 充分清洗注射针内壁。⑦在高倍镜下仔细选择体积较小(一般选择≤10μm 的细胞)、形状规则呈单一圆形的 ES 细胞。在 10 分钟左右的时间内,吸取 150~250 个细胞到注射针里,并尽可能让细胞一个紧跟着一个吸入到注射针中,尽量少带液体。⑧用固定针吸住单个囊胚,把它移到显微镜的视野中,借助注射针转动囊胚,使囊胚中的内细胞团(ICM)固定在 12 点或 6 点的方向(图 6-2-6a)。⑨调动显微镜的微调,透过显微镜目镜清晰看到胚胎

透明带边缘和滋养层细胞，再上下调动注射针，直到清晰看到注射针为止。⑩透过连接计算机的 XYclone 激光破膜系统的成像软件观察囊胚，调节固定针移动囊胚，使胚胎的透明带和滋养层细胞在激光的靶点上，靶点的中心瞄准两个滋养层细胞之间的连接处，激发激光（图 6-2-6a）。⑪把吸有 ES 细胞的注射针透过激光破膜系统在透明带和滋养层细胞上打出的孔插入到囊胚腔。如果第一次没有穿透滋养层，可在囊胚腔还没开始塌陷前调整囊胚位置，再激发一次激光。⑫把注射针在囊胚腔中缓慢向固定针移动，到达囊胚腔中央的位置后慢慢从注射针里吹出 10~15 个细胞，使其进入囊胚腔（图 6-2-6b），尽量让细胞贴近 ICM，小心不要让针碰到 ICM，也不要让任何液体石蜡油滴和死细胞进入囊胚腔。⑬注射完后，慢慢把针从

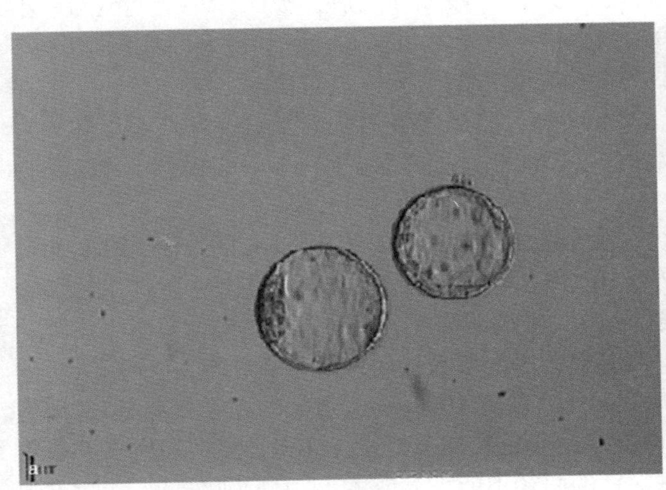

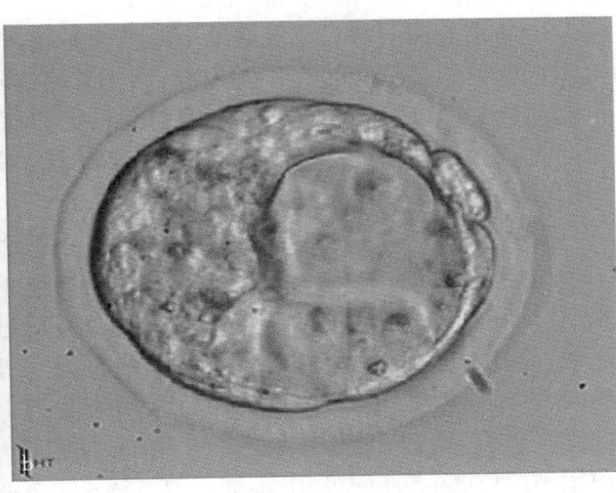

图 6-2-5 注射用囊胚的不同发育阶段

a. 扩展的囊胚适合注射；b. 正要孵化的囊胚，不可注射

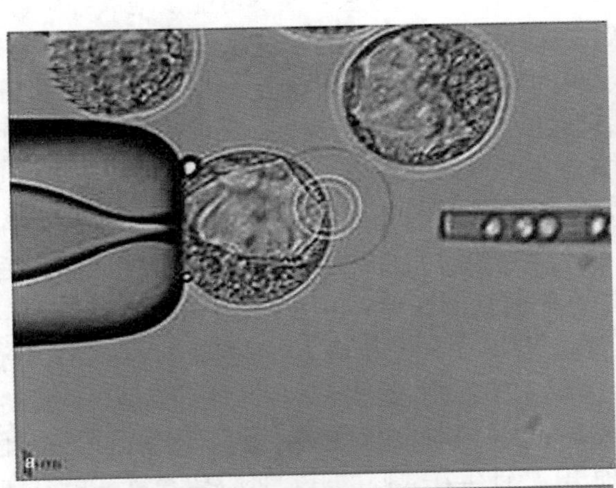

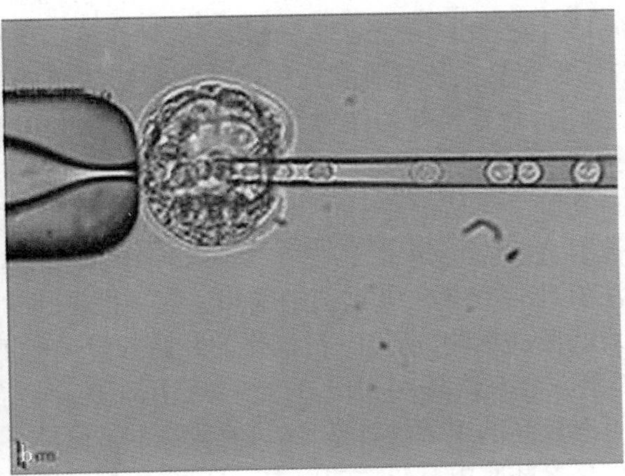

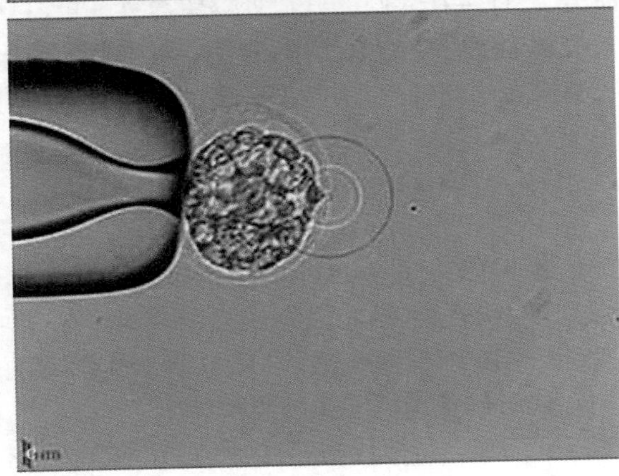

图 6-2-6 囊胚注射操作

a. 囊胚 ICM 固定在 6 点位置，激光靶点对焦于两个滋养层细胞之间；b. 细胞注射进囊胚腔；c. 注射完的囊胚

囊胚中抽出，小心不要带出细胞。⑭注射完一批囊胚（10~15 个）后，将注射后的囊胚移到预平衡的 KSOM 培养液液滴中，37℃、5%CO_2 培养箱中培养，等待移植（图 6-2-6c）。

5. 嵌合胚胎的移植 ①待全部胚胎注射完成后，胚胎在 37℃、5%CO_2 培养箱中培养中培养 1~3 小时后开始移植。②受体小鼠腹腔内注射麻醉剂使其麻醉。③用 75% 乙醇消毒小鼠背部，沿背中线从最后肋骨开始，用消毒过的剪刀在皮肤上剪一个小口，在开口左侧（或右侧）查找卵巢，然后再用剪刀在肌层剪一小口，暴露卵巢。④用钟表镊轻轻夹住卵巢的脂肪垫，并拉出附带的卵巢和子宫，改用脂肪夹把脂肪垫夹住固定，暴露卵巢和子宫。⑤在体视镜下把胚胎装入到胚胎移植管中，移植管按照三段法装管：先吸入一小段 KSOM 培养液，然后吸入一个小气泡，再吸取胚胎，吸完胚胎后再吸入一小个气泡和一小段 KSOM 培养液。每只小鼠移植 10~15 个囊胚，每次只移植一侧子宫角。⑥在解剖镜下，用镊子将子宫角靠近卵巢的部分轻轻夹住并提起，用 1ml 注射器的针头在子宫壁上刺一个斜角向上的小口。⑦把注射器的针头抽出，插入装有囊胚的移植管，大约插入 5mm，然后将胚胎慢慢吹入子宫。⑧把卵巢和子宫放回腹腔，用创口夹将创口夹住。⑨术后将小鼠放到 37.5℃的热台上保温，直到小鼠苏醒为止再转动物房饲养。

6. 注意要点 ①激光破膜系统与 piezo 系统比较，激光所用注射针的安装比 piezo 的方便、快捷，而且不用使用水银等有毒化学品，能吸入更多的细胞，Piezo 在穿透囊胚时给的压力会使靠近注射针口的细胞受压力而破碎，造成较多的细胞死亡，而激光系统避免了这种情况的出现。②在激光系统调节激光焦距的时候，要在一般用于显微操作的平皿中调节，因为平皿底部的厚度对激光的焦距有所影响，在使用激光破膜时，尽量使用小的脉冲强度。③处理 ES 细胞时，离心力不宜超过 1000r/min，过大的离心力会使 ES 细胞的胞膜破裂，当 ES 细胞中有过多的 feeder 细胞时，可以多贴壁处理几次，另外，细胞必须在注射当天消化使用，并且在 3~5 小时使用，期间需放置冰上。④注射针的内径不能太大或太小，太大则在吸入和吹出细胞时会有太多的液体被带进注射针和带入到囊胚腔中，太小则很容易使细胞变形破碎，这些都不利于嵌合胚胎的发育存活和嵌合效率，所以注射针内径要根据细胞的大小来挑选，并且尽可能多备注射针。⑤一个新的注射针在 10%PVP 中清洗完后，第一次移到细胞的操作液滴中吸取细胞时要尽可能多地吸细胞（一般注射 10~15 个胚胎所用细胞数），一般注射针在第二次吸取细胞时就会变得不顺畅，吹细胞时也会有延迟，难以控制，很容易会使细胞和针中的液体石蜡油滴进入囊胚腔里，对囊胚做成伤害，因此注射完一批胚胎（10~15 个）时，最好换新的注射针，保持操作的顺畅和缩短胚胎在体外操作的时间。⑥操作平皿的操作液滴不用预热，而且操作的过程中不用恒温板保温，避免 ES 细胞的贴壁和粘管。操作液滴可以多做几个，细胞要保持新鲜。⑦从子宫中冲出来的胚胎发育可能不同步，需要将胚胎分批，先选择囊胚腔扩展较好的胚胎进行注射，囊胚腔较小的胚胎可放到 KSOM 培养液滴中培养一段时间再注射，而已经孵出的胚胎则丢弃不用于注射（图 6-2-3）。⑧挑选细胞和注射一批囊胚的操作时间控制在 30~40 分钟，尽量减少体外操作时间过长对胚胎的影响，所以一批操作的胚胎数量一般不宜超过 20 个。⑨挑选 ES 细胞时，直径小于 10μm 的 ES 细胞嵌合率较高，小圆形的 ES 细胞用于构建嵌合体优于不规则、胞膜易破者，每个囊胚注射 10~15 个细胞可有较高的正常发育率，又可有较高的嵌合体形成率。⑩注射时，注射针尽量不要接触到内细胞团，注射完如果囊胚腔内有较大的压力，可以先不把注射针抽出，让针尖在囊胚的开口处停留数秒。⑪移植时，可以在吸取胚胎前，在移植管中多吸小液体段和小气泡来缓解毛细管的虹吸作用，避免在吸取胚胎时吸入过多的胚胎和液体，但是在把胚胎吹入到子宫时要留意胚胎段后面的气泡，不能把太多的气泡和液体打入到子宫中而影响胚胎的发育。

二、聚合法制作嵌合体小鼠

1. 实验动物的准备 4 周龄的 ICR 小鼠腹腔注射 7.5U 的 PMSG，间隔 48 小时后再腹腔注射 7.5U 的 hCG 进行超数排卵处理，hCG 注射当日与同种性成熟公鼠交配，次日检栓，将发现阴栓的当天中午 12:00 时记为 0.5 天，于 2.5 天处死有栓小鼠，取输卵管及子宫，收集 8~16 细胞期胚胎，置 KSOM 液滴（需要提前一天在培养箱中平衡）中，于 37℃、5%CO_2 的培养箱中备用。同时制备周期同步的假孕母鼠。

2. 聚集用 ES 细胞准备 ①在进行聚集前的 1~2 天，将 ES 细胞进行传代培养，接种于无饲养层的经明胶(0.1%)包被的组织培养皿。根据实验所需培养数量适合的ES细胞克隆。②聚集实验当天,移去ES细胞培养基,用无钙、镁的PBS洗细胞。吸去PBS后,加入少量0.05%的胰蛋白酶,加入量以刚好覆盖细胞为宜。在37℃培养箱中放置1~2分钟,在显微镜下观察克隆团边缘卷起脱离皿底,此时加入等体积ES培养基终止消化。③用巴氏吸管把克隆从培养皿中吹起,并轻轻吹打3~4次使大的克隆团分散,吸到15ml离心管中,800r/min离心5分钟,弃上清,加入新鲜ES细胞培养基重悬,用1ml枪轻轻吹打,置冰上待用。

3. 聚合用液滴和去透明带液滴 ①在聚合实验前1天,制作聚集板和胚胎培养板。在直径60mm的Falcon组织培养皿上用圆头的锥子压制30个小窝,将15μl的KSOM液滴置于每个小窝上,用液体石蜡覆盖后于培养箱中过夜平衡。②在实验当天,制作一个由多个M2液滴和酸性台氏液(acidified Tyrode's solution)液滴组成的培养皿,并用液体石蜡覆盖(图6-2-7)。

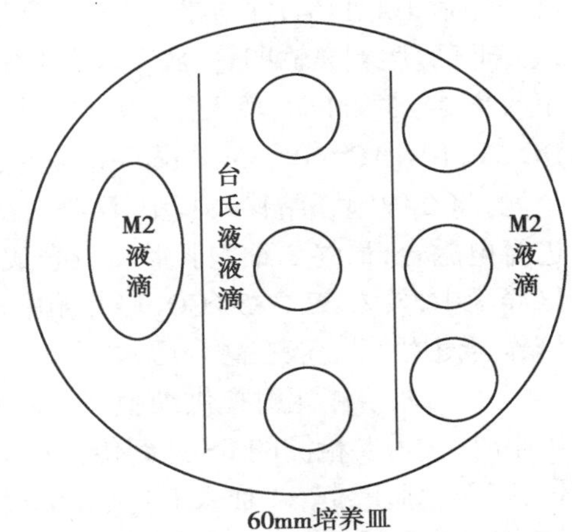

图6-2-7 去透明带操作室

4. ES细胞与二倍体胚胎聚合 ①将在KSOM中待用的胚胎从KSOM中转移到去透明带平皿的M2液滴中,然后将一个胚胎从M2中移入到一滴台氏液中,观察透明带是否溶解;当透明带即将完全溶解时将胚胎移入一新的M2液滴中,同时用手吸管吹打胚胎,再将胚胎移到新的M2液滴。每个胚胎都同样处理,并且不要让胚胎相互接触。②将去透明带的胚胎在平衡好的KSOM中洗涤3遍,把无透明带的胚胎单个放到聚集皿的小孔内,每个小孔只放一个胚胎。③取200μl的ES细胞悬液,在显微镜下选择6~15个细胞的细胞团,把细胞团移到平衡好的KSOM中。④将挑选出来的ES细胞团放在聚集皿的小孔中,与孔中的每个胚胎接触。⑤将聚集的ES细胞和胚胎放入37℃、5%CO_2的培养箱中培养24小时。⑥培养过夜后,将聚集ES细胞的囊胚移植到假孕3.5天的代孕母鼠的子宫中。

5. 注意要点 ①用于培养的KSOM液滴需提前一天在培养箱中进行平衡;②ES细胞吹散时要轻轻吹打,避免剧烈吹打把ES细胞吹成单细胞或吹死;③ES细胞消化后要在3~4小时内使用,并放置于冰上,保持细胞有较好的状态;④胚胎去透明带时,需在透明带还未消化完全时就从台氏液中移到M2液滴中,避免酸性台氏液对胚胎造成过度损伤;⑤在去透明带后,胚胎很容易受到外界不利环境的影响,因此在胚胎的转移和清洗时必须小心谨慎。

三、四倍体补偿方法得到完全来源于ES的动物

【实验材料】

1. 无需灭菌 超净工作台(哈东联DL-CJ-1N)、孕鼠、70%乙醇、水浴箱、CO_2培养箱(Thermo 3131)、离心机、盖玻片、擦镜纸、香柏油、倒置相差显微镜(Leica,IMIRB&DMI 3000)、体视显微镜(Nikon SMZ800)、融合仪(Eppendorf,Multiporator)、显微操作(ependorf,NK2)。

2. 灭菌 尖镊子、尖剪刀、离心管、移液管、吸管、100mm培养皿(Corning,430167)、60mm培养皿(Corning,430166)、35mm培养皿(Corning,430165)、4孔板(Nunc,176740)、0.45-μm Filter Millex HV滤器(Millipore,SLHV033RS)、0.22μm Filter Millex-GV filter unit滤器(Millipore,SLGV033RS)、24孔板(Corning,3527)。

【试剂】 DMEM(Invitrogen,10569-010);Trypsin,0.05%(1×)with EDTA 4Na,liquid(Invitrogen,25300-062);Gelatin(Sigma,G1890-100G);1×Phosphate-buffered saline(PBS)Ca^{2+}和Mg^{2+}free(Invitrogen,C14190);HEPES,>99.5%(Sigma,H6147);Mitomycin-c(Sigma,0503)防止皮肤接触!

配制类试剂

(1) CZB:81.62mmol/L NaCl(Sigma,S-5886)+4.83mmol/L KCl(Sigma,P-5405)+1.70mmol/L $CaCl_2\cdot 2H_2O$(Sigma,C-7902)+1.18mmol/L KH_2PO_4(Sigma,P-5655)+1.18mmol/L $MgSO_4\cdot 7H_2O$(Sigma,M-5921)+25.12mmol/L $NaHCO_3$(Sigma,S-5671)+31.30mmol/L Sodium Lactate(Sigma,L7900)+0.27mmol/L Sodium Pyrouvate(Sigma,P-8574)+0.11mmol/L EDTA(Disodium salt)(Sigma,E-4884)+1.00mmol/L Glutamine(Sigma,G-8540)

+100.00mmol/L Sodium Penicillin (Sigma, P-3032)+0.70mmol/L Streptomycin (Sigma, S1277) +5.00mg BSA (Sigma, A-3311)+100ml H_2O。

(2) 胚胎干细胞培养液:knockout DMEM+20%Knockout SR+penicillin (100U/ml)/streptomycin (100μg/ml) +2mmol/L L-glutamine+1 × minimal essential medium nonessential amino acids+100μmol/L β-mercaptoethanol (100 × 浓储液,10ml PBS 中加入 7μl 的 β-mercaptoethanol)+1000U/ml recombinant mouse leukemia inhibitory factor。

【操作步骤】

1. 四倍体胚胎的准备 ①8~10 周龄成年 CD1 小鼠腹腔注射 10U 的 PMSG;②PMSG 注射 48 小时后,腹腔注射 10U hCG,并与雄鼠合笼;③次日早晨检栓,见栓的小鼠用于收集胚胎;④见栓次日脱臼法处死小鼠,剖开腹腔剥离输卵管,放入含有 HCZB 的 35mm 培养皿中;⑤用钝头注射器冲洗输卵管,在体视显微镜下收集 2- 细胞胚胎,放入预先在培养箱内平衡过夜的 CZB 培养滴中待用;⑥开启融合仪,将融合参数调至 DC 5V, 10s; AC 50V, 35μs, two cycles,接好融合槽;⑦准备预热的融合液,在 35mm 皿中做约 100μl 的 3~4 个滴,将 2 细胞胚胎移入其中,洗涤 3 次,再放入盛有融合液的融合槽中,按"start",二细胞将自动排列并进行电融合,最终二细胞胚胎将融合成一个四倍体的胚胎;⑧融合胚胎经由 CZB 培养液洗涤 3 次后放入培养滴中,放入 37℃、5%CO_2 培养箱中培养;⑨1 小时后观察融合情况,弃去未融合的,融合的胚胎则继续培养至使用;⑩一般在融合后 48 小时,四倍体胚胎将形成囊胚,适于注射。

2. 为四倍体注射提供细胞 ①向 60mm 培养皿中加入 2ml 0.1% 明胶,并在 37℃培养箱中孵育至少半小时;②需要检测的 ES 达到传代水平时弃去培养液,用 PBS 冲洗两次;③加入 trypsin, 37℃消化 3~5 分钟,直至细胞卷起;④加入 ES 培养液反复吹吸至成为单个细胞;⑤1200r/min 离心 5 分钟,去上清,用 3ml ES 培养液悬浮;⑥将悬浮好的细胞悬液加入凝胶处理的培养皿之上,置于 5% 的 CO_2 培养箱中 37℃孵育 1 小时,这时 feeder 细胞将贴壁于培养皿上;⑦轻轻敲击培养皿,并将悬液转移到 15ml 离心管中,1200r/min,离心 5 分钟,弃上清;⑧用 50μl 的培养液重新悬浮细胞沉淀,将其转入 1.5ml 离心管中,放在冰上,备用于细胞注射;⑨注:为保证细胞质量,细胞尽量在 3~4 小时内完成注射。

3. 注射和后续培养 ①准备注射针,持卵针以及显微注射操作滴,在培养皿中放入 1ml HCZB,用液体石蜡覆盖好;②将消化好待用的细胞取 10~20μl 于 HCZB 操作滴中,把握细胞密度,以细胞与细胞之间留有空隙为好;③在显微镜中挑选扩展的囊胚,然后移到操作滴中;④用持卵针吸取囊胚,调整胚胎位置,使其 ICM 处于 9 点位置;⑤用注射针挑取 10~15 个形态良好(圆形、不太大、表面光滑)的细胞,对准囊胚的两个滋养层之间的位置,通过 peizo 进入囊胚腔,到达囊胚腔中央的位置时慢慢从注射针里吹出 10~15 个细胞,使其进入囊胚腔,尽量让细胞贴近 ICM,小心不要让针碰到 ICM,也不要让任何液体石蜡油滴和死细胞进入囊胚腔;⑥注射完后,慢慢把针从囊胚中抽出,小心不要带出细胞;⑦注射完一批囊胚(10~15 个)后,将注射后的囊胚移到预平衡的 CZB 培养液液滴中,37℃、5%CO_2 培养箱中培养,等待移植;⑧注射好的胚胎以 10~15 个移到见栓 2.5 天假孕母体子宫中,等待胚胎出生。

四、嵌合体动物的鉴定

嵌合体动物出生后需要对其进行分析,以确定其是否确实为嵌合体,即是否含有不同遗传背景的细胞,以及不同来源的细胞所占的比例,这个过程称为嵌合体的鉴定,也称嵌合体分析。

(一) 人工标记分析

早期的两栖类嵌合体研究中采用一些人工标记物如活体染色色素、油滴、放射性物质、荧光胶质金等标记细胞,这些方法比较简单原始,可靠性差,有些还对细胞有毒性。哺乳动物的发育比两栖类复杂得多,必须使用更为可靠、无毒的遗传标记作为哺乳动物嵌合体的分析标记。

各种荧光蛋白转基因标记,特别是绿色荧光蛋白(green fluorescence protein, GFP)基因,是现有唯一无损伤的哺乳动物细胞人工标记,已经广泛应用于细胞示踪及标记、转基因细胞筛选等各领域,Osamu Shimomura、Martin Chalfie 和钱永健三人凭借 GFP 的研究获得了 2008 年诺贝尔化学奖。钱永健实验室还陆续推出了不同颜色的荧光蛋白,如蓝色荧光蛋白(blue fluorescence protein, BFP)和黄色荧光蛋白(yellow fluorescence protein, YFP)等,可用于不同细胞甚至不同蛋白的标记。荧光蛋白标记的优点在于不需要底物,检测很方便，用荧光显微镜、流式细胞仪或显微成像技术在活细胞和固定细胞中都可检测。其主要缺点是需要事先对细胞进行转基因操作，荧光表达弱且不稳定，需要插入强启动子。

(二) 遗传标记分析

实际上，在嵌合体研究中最常用也最可靠的标记是遗传标记，毛色标记是哺乳动物嵌合体研究中最直观的遗传标记，因此也是最常用的分析标记。在构建嵌合体时，选毛色与 ES 细胞来源品系毛色不同的小鼠胚胎作受体，出生 1 周后通过毛色的差别就可以直观地判断其是否为嵌合体及嵌合程度的大小。但是这种方法也存在一些明显的缺点，如毛色的嵌合并不一定总是反映整体的情况，在毛色嵌合程度较高的嵌合体中，内脏及种系嵌合的发生及种系嵌合程度似乎是随机的，与毛色嵌合程度无明显的相关性，这说明毛色嵌合程度与脏器嵌合程度并不完全平行。此外，仅仅通过毛色观察不能够十分准确地判断嵌合的比率，而且毛色嵌合需要等动物长出被毛后才能确定，需要时间比较长。随着分子遗传学的发展，现在已经能够通过一些生化和分子生物学的方法对细胞的分子标记加以鉴别，从而实现更为精确的嵌合体分析，而且生化和分子生物学的分析可以在胚胎期就进行，对一些急于知道嵌合结果的实验可以缩短时间。

常用的生物化学分析方法主要是通过测定嵌合体血液或组织中的特定酶（同工酶），如磷酸葡萄糖异构酶（GPI）、磷酸葡萄糖变位酶（PGM-1）、6- 磷酸葡萄糖脱氢酶（6-PGDi）等，也可以根据细胞抗原、血清运铁蛋白和白蛋白类型来确定是否有亲缘关系，以鉴定是否是嵌合体。该方法具有灵敏、快速、简便和价格适中等优点，是目前广泛使用的方法。通常在构建嵌合体鼠的实验中，选择带有与供体细胞不同等位基因的胚胎作为受体，有利于对嵌合鼠体内组织器官中的嵌合情况进行分析。

随着 PCR 技术的出现，嵌合体分析可以利用一些更为精确的分子标记，通过 PCR 技术加以分析，使得结果更为精确、可靠。常见的基于 PCR 技术的分析方法有：可变数目串联重复序列分析、微卫星 DNA 序列分析，单核苷酸多态性分析。目前，微卫星 DNA 的 PCR 扩增是最灵敏、快速的一种检测嵌合体的方法，而相对于微卫星 DNA 分析体系，单核苷酸多态性分析位点的选择更具灵活性。此外，更为精确的方法是以实时荧光定量 PCR 技术代替普通的 PCR 技术用于嵌合体分析。实时荧光定量 PCR 不仅具有普通 PCR 的灵敏性，而且由于应用了荧光探针，可以通过光电传导系统直接探测 PCR 扩增过程中荧光信号的变化以获得定量结果，所以还具有 DNA 杂交的高特异性和光谱技术的高精确性，克服了常规 PCR 的许多缺点，简化操作，消除 PCR 的平台效应对原始模板数量和终产物之间的相关性干扰，其缺点在于成本较高，现主要用于一些高精密度的研究中。

（邹庆剑　欧阳振　钟娟）

第六节　大鼠 ES 细胞技术

Section 6　Pluripotent stem cells of rat

多能性干细胞（pluripotent stem cells）是指在一定条件下，在体外能无限期保持增殖力同时不发生分化，但在一定诱导条件下，又具有形成个体所有类型细胞潜力的一类细胞。胚胎干细胞（embryonic stem cells，ESCs）是指从桑椹胚或附植前囊胚内细胞团分离的一种多能性干细胞，是最经典的多能性干细胞，它位于个体发育的顶端，具有发育的全能性，能够分化为组成机体的所有类型的细胞，进而形成机体的任何组织和器官，并具发育成完整个体的能力。诱导多能干细胞(induced pluripotent stem cells)是指人工诱导的多能干细胞。

到目前为止，人们已经从 Dark Agouti（DA）、Brown-Norway（BN）、Fischer344（F344）、Sprague-Dawley（SD）、Wistar 等 8 个大鼠品系的囊胚内细胞团中分离培养出大鼠 ES 细胞系。其中 DA、SD 和 Wistar 的大鼠 ES 细胞系具有生殖遗传能力，但是，SD 和 Wistar 品系的生殖遗传效率较低，无法维持基因打靶后的生殖遗传能力。

一、大鼠 ES 细胞的制备

(一) 小鼠胚胎成纤维细胞（MEFs）的制备

将见栓 12.5~13.5 天的孕鼠脱颈处死，以 70% 乙醇浸泡 3~5 分钟。将孕鼠放入超净工作台中，用无菌的眼科剪剖开腹部，取出子宫角，在盛有 70% 乙醇的培养皿中简单冲洗，迅速放入含有 20ml PBS 的

100mm 培养皿中洗涤 3 遍。用无菌的眼科镊子将胚胎从子宫角中取出，放入盛有 PBS 的培养皿中，洗去血渍。去除胎鼠的头、四肢及内脏，然后将胚胎分别转移至 35mm 的培养皿中，用无菌的眼科剪剪碎胚胎。加入 0.5ml 0.25% 的 trypsin/EDTA，并将组织块转移至 1.5ml 离心管，在 37℃培养箱中放置消化 15 分钟，使得组织有效分解，立即加入 0.5ml MEF 培养基终止胰酶消化。用枪头吹散组织块，然后将上清液及组织块转移至 100mm 培养皿中，每个皿中添加 7ml 培养基，充分混匀细胞，37℃，5% CO_2 培养过夜。第二天更换培养液，去除没有贴壁的细胞及组织块。待细胞长至 90% 汇合时，MEFs 可以冻存，记为 P1 代，或者可以 1：3 传至 3 个 100mm 培养皿，也可以用丝裂霉素 C 处理做饲养层细胞。

（二）饲养层细胞（feeder）制备

取复苏冻存的 MEFs 滋养层细胞，用小鼠成纤维细胞培养液按 $4 \times 10^4/cm^2$ 的密度均匀接种于 6 孔培养皿中，置于 37℃，5%CO_2 培养箱中培养过夜培养；次日更换为大鼠胚胎干细胞培养液，放入培养箱中备用。

（三）大鼠 ES 的建系

获取自然受精后 4.5 天的 DA 大鼠子宫；用胚胎操作液 M2 冲出植入前的 DA 大鼠囊胚；利用倒置显微操作系统去掉囊胚透明带；移入提前加有大鼠胚胎干细胞培养液并铺有滋养层细胞的四孔板上；培养 3 天后内细胞团贴壁生长，形成克隆突起；4~6 天时挑取细胞克隆，使用添加了 10% 胎牛血清的 0.05% 胰酶消化为单细胞后，移入新的四孔板上生长；此后每天更换新的大鼠胚胎干细胞培养液，每 3 天传代一次；大鼠胚胎细胞的生长状态既有贴壁生长又有悬浮生长，需要在换液时收集培养液，将沉淀细胞传代于新的培养皿上。

二、大鼠 ES 细胞的体外培养

iPS 细胞鉴定和建系与 ES 细胞的方法一样，下面将作详细介绍。ES 细胞培养基（1L）：DMEM/F12（500ml），Neurobasal（500ml），N2（5ml），B-27（10ml），L- 谷氨酰胺（2mmol/L），青霉素（100U/ml）/ 链霉素（100μg/ml）（Gibco），抑制素（1ml），β- 巯基乙醇（1ml），2% 胎牛血清 BSA（1.25ml），PD0325901（25μl），CHIR99021（60μl），白血病抑制因子 LIF（100μl）。

（一）复苏细胞

从液氮中取出一管细胞；将冻存管置于 37℃水浴中轻轻晃动，直到管内溶液恰好完全溶解；防止结晶的形成对细胞造成损害。将细胞转移到 15ml Falcon 管中；加入 5ml ES 培养基（用培养基冲洗冻存管）；离心 3 分钟；弃上清，用 2ml ES 培养基重悬细胞，至少吹打 10 次；接种在明胶包被的培养皿中（无 feeder 培养）；或铺在事先铺好 feeder 细胞的培养皿中（有 feeder 培养）。

（二）冻存细胞

1 × PBS 洗细胞并留少许 PBS 在培养皿内；用细胞刮刀收集细胞；将细胞转入 15ml Falcon 管内并离心 3 分钟；弃去上清并将细胞重悬于冷的冻存液（90%FBS 和 10% 二甲亚砜）中。分装于冻存管内，每管 1ml；冻存管放在冻存盒中，置于 −80℃过夜，第二天移入液氮。

（三）细胞传代

每 2~3 天传代细胞一次，过度生长会导致细胞分化，将细胞接种在明胶包被的培养板上之前，通过将分化细胞黏附在没有包被的组织培养板上去除分化细胞。去除培养液，PBS 洗一次；加入胰酶或 TryPLe 37℃孵育 3 分钟，消化细胞。然后加入等体积的培养基。将细胞转移至 15ml 离心管中离心，去除上清，将细胞重悬于 2ml ES 培养基，至少吹打 10~20 次。将细胞接种在没有包被的组织培养皿中放入温箱 2 小时，分化细胞在该时间内将黏附，而 ES 细胞仍将保持悬浮；将含有细胞的培养基转入明胶包被或 feeder 包被的组织培养皿。吹打以确保细胞被分散开。按 1：4~1：10 的比率传代，37℃，5%CO_2 培养。

第七节　家兔胚胎干细胞系的建立

Section 7　Derivation of Rabbit Embryonic Stem Cells

动物胚胎干细胞（ESCs）是来源于囊胚内细胞团（ICM）的多潜能性细胞群，它的显著特点是能进行无限的增殖和自我更新,并能分化成所有类型的细胞,如心肌细胞、肝细胞、脂肪细胞和生殖细胞等。ESCs成为细胞治疗所用供体细胞的最重要来源。ESCs能长时间地维持体外培养,使其能用诸如同源重组等基因操作方法来修饰某些基因组的遗传信息。经过基因修饰操作的干细胞能被注射到囊胚中,进而能生产出嵌合体后代。如果ESCs能整合到生殖系中,则可以通过这种方法生产转基因动物。

一、研究进展

多潜能家兔胚胎干细胞(rbES)系的建立已有近20年历史,但至今对于rbES的研究还是相当有限的。在Fang等的研究中,用受精、孤雌生殖和细胞核移植得到的囊胚中分离出rbES细胞。云南昆明动物所季维之团队从受精胚胎及孤雌胚胎中获得了rbES细胞系。之后,Honda等和Intawicha等也报道了从受精胚胎中形成了rbES细胞。后来,Teramura等从未成熟的兔滤泡中获得rbES,Hsieh等从孤雌活化的胚胎中分离出rbES。杜福良的研究团队在兔干细胞筛选、维护和鉴定方面也做了大量的工作。

二、操作程序

1. 胚胎收集 新西兰雌性白兔在光照条件为16∶8(光照:黑暗)小时的环境清洁动物室内饲养。6~18月龄性成熟的新西兰雌性白兔进行超数排卵处理,处理方法是连续3天,每天两次肌内注射0.3mg、0.4mg、0.5mg促卵泡激素(FSH)。处理完FSH 12小时后,肌内注射200U的人绒毛膜促性腺激素(hCG)。超数排卵处理的母兔与公兔合笼交配,作为胚胎的供体。在供体兔受精后18~20小时,用DPBS+0.1%PVA从输卵管冲卵,获取受精卵。卵子放置在M199+10%FBS的标准操作液中,用玻璃移卵管反复吹打卵子,以去除透明带上黏附的粘蛋白颗粒。外周光滑的受精卵在B2+2.5%FBS的培养液,38.5℃、5%CO_2饱和的湿度空气中培养3~4天,发育到囊胚的合子用于分离ESC。

2. 兔胚胎成纤维细胞饲养细胞的制备 兔胚胎成纤维细胞(REF)的制备方法类似于小鼠胚胎成纤维细胞。新西兰母兔配种后,在妊娠的第15~16天,通过外科手术方法获取胎儿。胎儿组织用剪刀剪碎,用胰蛋白酶消化分散细胞,细胞用DMEM+10%FBS培养。

REF传代到第P2~P3代时,用作胚胎培养的饲养细胞。REF生长至80%满盘时,弃去原培养液,用DMEM+10%FBS+10μg/ml丝裂霉素C(mitomycin C)培养3小时。然后弃去处理培养液,用DPBS清洗细胞3次。

为检测细胞中DNA的合成,细胞用溴脱氧尿苷(5-bromo-2'-deoxyuridine,BrdU)标记,BrdU标记的DNA的数量代表了细胞的增殖状态。94%的细胞停止增殖(图6-2-8a,b)。为检测细胞毒性,用双荧光染色标记细胞(calcein+ethidium homodimer)监测细胞膜的完整性和酯酶活性。calcein和ethidium homodimer

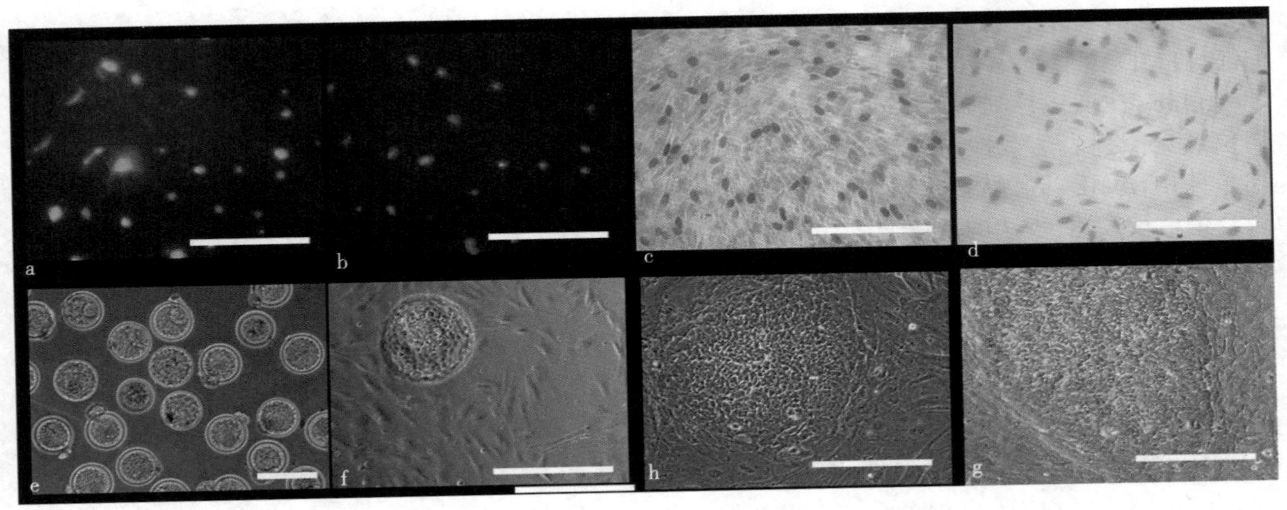

图6-2-8 丝裂霉素C处理的REF细胞与rbECS的分离

BrdU处理的REF细胞(a,b),calcein+ethidium homodimer处理的REF细胞(c,d)。收集的兔囊胚(e),囊胚细胞接种到REF饲养细胞上(f),成功获得的rbESC细胞克隆(h,g)

进入细胞的数量反映了丝裂霉素 C 处理后的细胞活性。约 95% 的细胞可观察到绿色荧光，表明丝裂霉素 C 处理的 REF 达到满意的细胞活力（图 6-2-8c，d），用作 rbESC 培养的饲养细胞。

3. 重组兔白血病抑制因子的合成　虽然 rbLIF cDNA 序列还未有公开的数据，在 Ensembl 网站上仅有部分序列，包括 18bp 的 5' 序列和 429bp 的编码碱基（图 6-2-9）。为获得编码的 rbLIF 全长 cDNA 序列，引物 rbLIF-F1（5'-ATGAAGATCTTGGCGGCA-3'）和引物 rbLIF-R1（5'-TACACAGCCCAAGGGGAGCCGTTG-3'）被用来进行 RT-PCR 反应。

pLIF7.2b

ATGAAGATCTTGGCGGCA*GGAGTCGTGCCCCTGCTGCTGGTCTTG*
{ *CACTGGAAACCCGGGGCGGGGAGCCCCCTTCCCATCAACCCCGTC*
AACGCCACCTGCAACACACACCACCCATGCCCCAGCAACCTCATGA
GCCAGATCAGGAGCCAGCTGGCACAGCTCAATGGCACTGCCAACG
*CCCTCTTTATTCTCTAT*TACACAGCCCAAGGGGAGCCGTTCCCCAAC
AACCTGGACAAGCTGTGCGGCCCCAATGTGACGGACTTCCCGCCC
TTCCACGCCAACGGCACGGAGAAGGTCAGGCTGGTGGAGCTGTAC
CGCATCGTGGCCTACCTTGGCACCGCCCTGGGCAACATCACCCGGG
ACCAGAAGACCCTCAACCCCACGGCGCACAGCCTGCACAGCAAAC
TCAACGCCACGGCGGACACGCTGCGGGGCCTGCTTAGCAACGTGC
TGTGCCGCCTGTGCAGCAAGTACCACGTGGCCCACGTGGACGTGG
CCTATGGCCCGGACACCTCGGGCAAGGACGTCTTCCAGAAGAAGA
AGCTGGGGTGTCAGCTGCTGGGAAAATACAAGCAGG}TCATGGCC
GTGTTGGCGCAGGCCTTCTAG

图 6-2-9　rbLIF cDNA 序列

下划线序列为 Genebank 未显示的序列

从新西兰兔的肝脏组织提取总 RNA，用引物 rbLIF-F1 和 rbLIF-R1 进行 RT-PCR 扩增，扩增的 cDNA 进行测序。测序序列与 hLIF 和 mLIF 的 cDNA 比较，rbLIF 与 hLIF 有 83.2% 的同源性，与 mLIF 有 74.2% 的同源性。与 rbLIF 的 cDNA 对应的蛋白序列，在 6 个决定跨物种的受体结合位点中（D81，S131，H136，S137，V179，K182），rbLIF 与 hLIF 有 5 个位点是相同的（D81，H136，S137，V179，K182），rbLIF 与 mLIF 则只有 T137 是相同的，但都与 hLIF 不同。

rbLIF cDNA 的序列通过 BamHⅠ和 NotⅠ酶切位点克隆到表达载体 pGEX-6P-1。在大肠埃希菌中，rbLIF 与谷胱甘肽转移酶（GST）的融合蛋白被表达，表达的蛋白通过谷胱甘肽 - 凝胶亲和层析进行纯化。用 hLIF 抗体，通过 Western blotting 方法检测获得 46kDa 的融合蛋白条带。通过凝血酶特定蛋白酶的消化，从吸附的凝胶上分离获得 rbLIF。通过 ELISA 方法检测纯化的 rbLIF 浓度。通过 Western blotting 方法检测得到 19kDa 的 rbLIF 条带（图 6-2-10）。

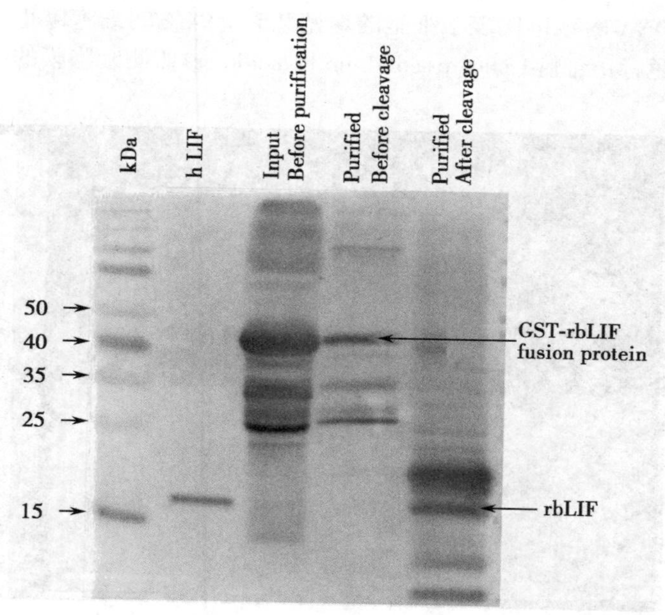

图 6-2-10　表达的 GST-rbLIF 和分离的 rbLIF

Western-blotting 检测到 46kDa 的融合蛋白条带（上箭头所示）和分离的 19kDa 的 rbLIF 条带（下箭头所示）

4. 兔胚胎干细胞（rbES）的分离和维持培养　在体外培养到囊胚期（3~4 天）的兔胚胎被用来分离 rbES。rbES 培养用的基础培养液是

76%KnockoutDMEM+20%FBS+2mmol/LGlutaMax+1% 非必需氨基酸 +0.1mmol/Lβ- 巯基乙醇 +10ng/ml 重组人成纤维细胞生长因子。在培养 rbESC 时，在基础培养液中分别添加 10ng/ml hLIF 或 10ng/ml rbLIF。rbES 的分离方法是在倒置显微镜下通过机械的方式去除囊胚的透明带，将去除透明带的胚胎，用显微刀切开胚胎，暴露其内细胞团（ICM），然后接种到丝裂霉素 C 处理过的 REF 饲养细胞层上。每个胚胎细胞在 38℃，5%CO_2 饱和湿度空气的环境中培养，5~7 天后，刮取细胞培养物并将其分散成小块，分散后的细胞重新接种到含饲养细胞的 6 孔培养板的一个孔中。ESC 样的细胞克隆用 StemProAcctutase 孵育 3 分钟，然后将分散的细胞以 $1\times10^3/cm^2$ 的密度接种到新的含饲养细胞的 6 孔培养板中，每间隔 3~4 天进行细胞传代一次。rbES 的冻存，分散后的 rbES 冻存于 90%FBS+10%DMSO 中，保存于液氮中。

rbES 的对数生长时间和克隆形成效率的测算：

对数生长时间 = 总时间 /Log2（N2/N1），N1= 接种的细胞数，N2= 培养后细胞数。总数为 1×10^5 个 rbES 被接种到培养板中，培养传代 5 次，培养后记录培养后的细胞总数。

克隆形成效率 =（克隆数 /1000）× 100%，将总数 1000 个 rbES 接种到 30mm 的细胞培养板中，培养 5 天后记录细胞克隆数量。

5. rbES 碱性磷酸酶（AP）染色及免疫染色　rbES 用 DPBS 简要清洗后，在室温下用 4% 多聚甲醛溶液固定细胞 15 分钟。再用 DPBS 清洗 rbES 3 次，然后用碱性磷酸酶溶液（100mmol/L Tris-HCl，100mmol/L $NaCl_2$，0.25mol/L 马来酸，58mmol/L $MgCl_2$，0.17g/L 快红，0.4g/L α- 萘基磷酸酯，pH9.5）染色 30 分钟。染色的细胞用 DPBS 冲洗后，在倒置显微镜下观察细胞（图 6-2-11）。

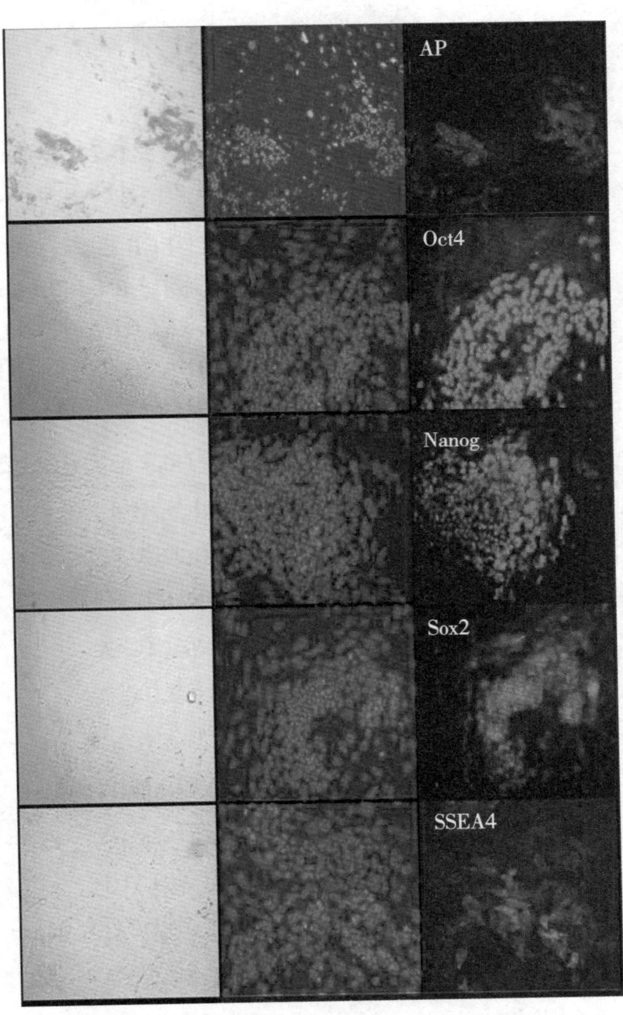

图 6-2-11　rbESC 细胞 AP、Oct4、Nanog、Sox2、SSEA4 免疫染色

最左边为明场观察的 rbESC，中间为 Hoechst 33342 染色的 rbESC，最右为免疫染色的 rbESC

6. rbESC 特异性细胞因子免疫染色　对 rbES 细胞用 ES 特异性细胞因子 SSEA4，Oct4，Nanog，Sox2 进行免疫染色。细胞经过 PBS 清洗后直接染色，或者在室温下用 4% 多聚甲醛溶液固定细胞 10 分钟后，在含 0.2% Triton X-100，0.1% Tween 20 的 PBS 中孵育 30 分钟。细胞在含 2% 的山羊血清 PBS 封闭液孵育 1 小时，封闭非特异抗体结合位点。用含 0.05%Tween 20 的 PBS 洗涤细胞 3 次，每次 15 分钟，然后分别用抗 SSEA4，Oct4，Nanog，Sox2 一抗 4℃ 孵育过夜（用封闭液稀释抗体，SSEA4 1∶15 倍稀释，Oct4 1∶500 倍稀释，Nanog 1∶150 倍稀释，Sox2 1∶50 倍稀释）。细胞孵育一抗完成后，用 DPBST 洗涤 3 次，每次 15 分钟，然后用二抗溶液（FITC 标记的二抗）37℃孵育 40 分钟。

7. rbESC 核型分析　rbES 被用来进行核型分析，细胞在添加 100ng/ml 秋水仙碱的生长培养液中，38℃，5%CO_2 孵育 2~3 小时。然后细胞经胰酶消化，1500r/min 离心 5 分钟收集细胞，在 6ml 的 75mmol/LKCl 重悬细胞，37℃水浴 10 分钟。1500r/min 离心 5 分钟收集细胞，经固定液（乙酸∶甲醇 =1∶3）固定 10 分钟。离心收集细胞，重复固定细胞 3 次。最后用 0.5ml 固定液重悬细胞，将 1 滴细胞悬液滴到预冷的载玻片上。细胞染色体用 5% 吉姆萨染色 15 分钟，在放大 1000 倍的显微镜下观察染色体。正常双倍体 rbES 有 44 条染色体（图 6-2-12）。

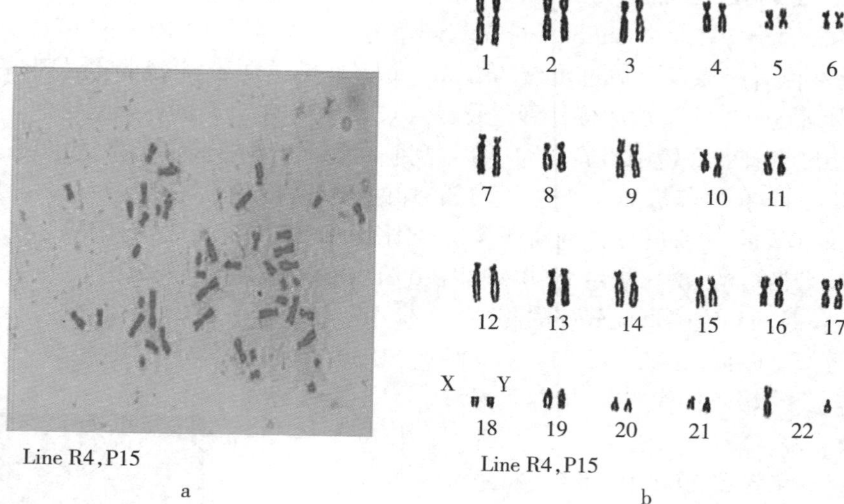

图 6-2-12　rbESC 细胞核型分析

a. 为吉姆萨染色的 rbES 细胞染色体；b. 为 rbES 细胞的核型分析图谱

8. rbESC RT-PCR 检测　用 RT-PCR 的方法可检测 rbES 中 Oct4，Sox2，Nanog，c-Myc，Klf4 和 Dppa5 基因的表达，同时也可检测 EBs 中 Cata4，Desmin，Brachyury，Pax6 和 Nestion 基因的表达，GAPDH 作为对照。

收集的 rbES 和 EBs 可立即提取总 RNA，使用 QiagenRNeasy Mini Kit 提取 RNA，然后用清除 RNase 的 DNaseⅠ处理 RNA 提取物以去除 DNA 污染，然后用清除 RNase 超纯水稀释 RNA，进行 RT-PCR 试验。引物序列如表 6-2-1 所示。

表 6-2-1　RT-PCR 检测 rbES 和 EBs 细胞因子基因表达使用的引物

Gene	Forward（5'-3'）	Reverse（5'-3'）	Product（bp）
Oct4	CCTTCGCAGGGGGGCCTA	CATGGGGGAGCCCAGAGCA	673
Sox2	CCGCTACGACGTAGCGCG	CGAGCCCATGGAGCCGAGC	133
Nanog	CCCAGCTGTGTGTGTGCTCAA	CCAGGCTTGGGAGTACCAGG	382
c-Myc	GACGCGTCCTTCTCCCCCA	CTCTGGTTACCATGTCACCG	112
Klf4	CCACAGACCRGGAAAAGTGGT	GGAAGACGAGGATGAAGCTG	187
Dppa5	GACCTGAAAGATCCCGAGGT	GTAGGAGCCGTAAACCACCA	165
Desmin	AGCAGGAGATGATGGAATAC	TCCAGCTTCCGGTAGG	281
Gata4	CRCAGAAGGCAGAGAGTGTG	CCGCATTGCAAGAGGCCTGG	321
Nestin	AGGGGGAAGAGGAAGAGGAGGAGA	TGCTGCAGCCCGTTCACCACA	394
Brachyury	GCTTCCCCGAGACGCAGTTCAT	TGTCGGGGTAGGTTGGAGTGTTT	360
GAPDH	GGAGCCAAACGGGTCATCATCC	GAGGGGCCATCCACAGTCTTCT	233

在 20μl 的 RT 反应中，使用 2.5U 的反转录酶，1U 的 RNase 抑制因子，5μmol/L Oligo（dT）和 0.5μg 总 RNA 作为模板，42℃反应 15 分钟生成单链 cDNA。4μl 反应产物用作 PCR 反应的模板，扩增 6 个 rbES 的多潜能标记基因（Oct4，Sox2，Nanog，c-Myc，Klf4，Dppa5）和三胚层分化的特定基因（Desmin，Gata4，Nestin，Pax6，Brachyury），磷酸脱氢酶基因（GAPDH）作为 RT-PCR 试验的内部对照。PCR 反应体系为 20μl，包括 10mmol/L Tris-HCl（pH 8.3），50mmol/L KCl，2mmol/L $MgCl_2$，0.2mmol/L dNTPs，0.2mmol/L 引物，0.4UTaqPCR 酶。PCR 反应条件是 95℃预变性 2 分钟，95℃ 30 秒钟，57℃ 30 秒钟，72℃ 30 秒钟，重复 35 个循环。10μl PCR 产物用 1.5% 琼脂糖凝胶进行电泳，分析 PCR 结果（图 6-2-13）。

9. rbES体外分化　假定rbES在体外培养至少10代，然后进行诱导分化。rbES经StemProAcctutase 37℃消化3分钟，接种到extra-low cluster plate，培养5~7天后诱导EBs的形成（图6-2-14a），并用RT-PCR方法检测EBs中3个胚层的特定标记基因（Cata4，Desmin，Brachyury，Pax6和Nestion）的表达（图6-2-14b）。

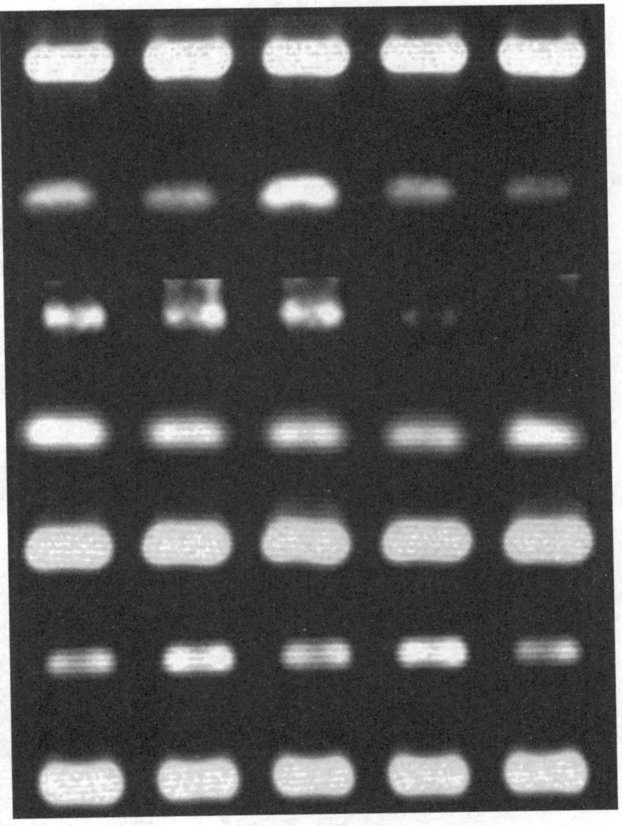

图6-2-13　RT-PCR检测rbES的标记基因表达

在不同的rbES细胞系中均能检测到Oct4、Sox2、Nanog、c-Myc、Klf4、Dppa5基因的表达

三、rbES特征

1. rbES的特性　研究发现，rbES细胞显示出介于人与小鼠ES细胞之间的特性。例如，rbES细胞在单层上生长，这与人类ES细胞类似；但在生长速度方面，类似于小鼠ES细胞。与人类ES细胞的培养相同，碱性成纤维细胞生长因子（bFGF）对rbES的形成和维持有益；β-转化生长因子（TGF-β）途径促进自我更新，BMP4途径对自我更新有负面影响，促进分化；Wnt途径的激活促进兔ES细胞的自我更新。

关于LIF依赖性的研究得到的结果是相互矛盾的，有两个研究团队发现rbES细胞的长期维持不需要LIF；与之相对，另外的研究表明LIF对rbES细胞的自我更新起重要作用。不同的研究团队对rbES表面标记和基因的表达谱的研究结果也不尽一致，Wang等报道rbES表面标记呈阳性染色，包括AP，Oct4，SSEA-1，SSEA-3，SSEA-4，TRA-1-60和TRA-1-

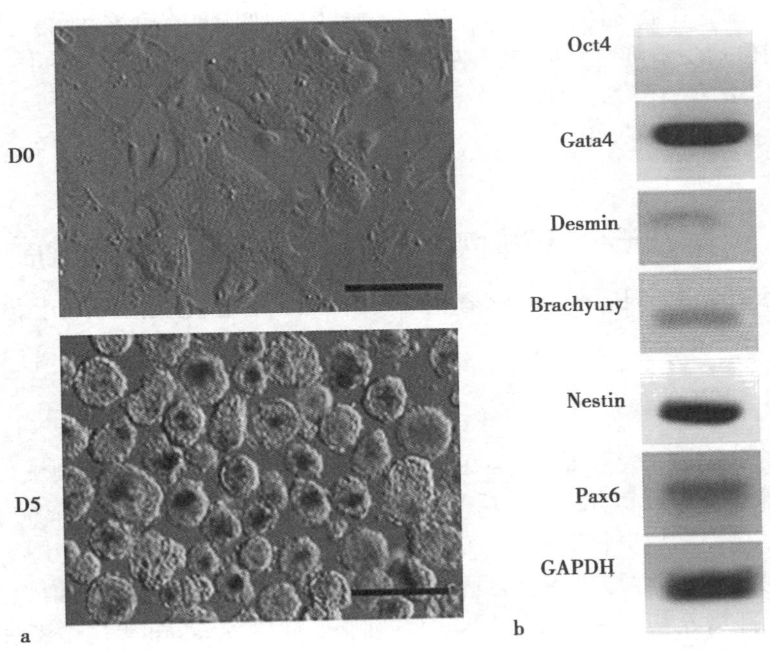

图6-2-14　rbES体外分化诱导EBs

刚形成的EBs（a，D0）经过5天的分化诱导形成集落型的EBs（a，D5），RT-PCR检测EBs标记基因的表达（b）

81，检测到 Oct4，Nanog，Sox2 和 UTF-1 在 rbES 细胞中表达。但是 Sheng 的研究在 SSEA-1，SSEA-3，SSEA-4，TRA-1-60，TRA-1-81 中没有得到阳性免疫染色结果。在这期间，Intawicha 等报道了 AP，Oct4，SSEA-4，TRA-1-60，TRA-1-81 的阳性染色和 Oct4，Nanog 和 Sox2 的表达；Honda 等报道了 Nanog 和 Oct4 的强染色，SSEA-1 和 SSEA-4 的弱染色，SSEA-3 的负染色，得出 rbES 与人类 ES 细胞具有非常类似的模式。

所有团队都设法获得并维持了 rbES 细胞系，并报道了类胚体（embryoid body，EB）的形成，并能形成 3 个胚层结构的畸胎瘤。但是，还没有研究人员能够证明其分离的 rbES 细胞具有生殖系传递能力。

2. rbES 自我更新和分化的信号通路　在小鼠和大鼠中，成纤维细胞生长因子（FGF）途径的激活促进分化。在小鼠和大鼠 3i 培养基中，抑制剂通常将 FGF 途径作为靶标。与这两个物种不同，rbES 细胞的 FGF 途径在自我更新中起着重要作用，缺少 FGF 导致 rbES 缓慢增长和快速分化。MAPK/ERK 和 PI3K/AKT 途径在 FGF 途径的下游，是维持 rbES 细胞未分化状态的必要途径。TGF-β、Wnt 途径与 FGF 途径在 rbES 维持上显示出相似效果，这两个途径的激活促进 rbES 细胞的自我更新。另一方面，Wang 等发现抑制 BMP4 途径将对 rbES 自我更新产生积极影响，同时也减少了分化的程度。图 6-2-15 是几个主要信号途径参与 rbES 细胞自我更新和分化图示。

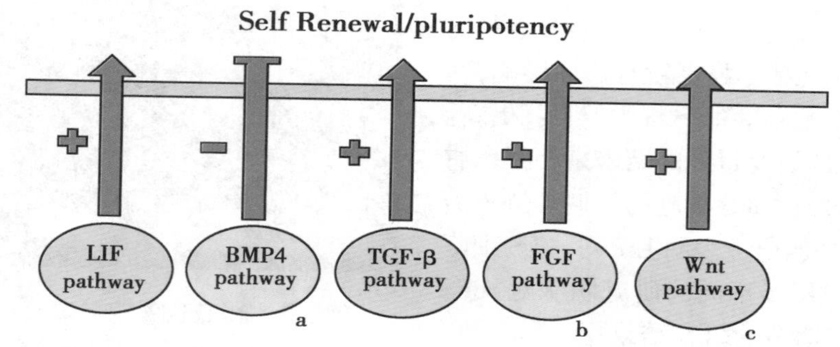

图 6-2-15　rbES 自我更新和分化的信号途径

3. rbES 的生殖系传递　ES 细胞注射是将 ES 细胞注入宿主胚胎（通常在囊胚阶段）的过程。宿主胚胎细胞和注射的 ES 细胞在嵌合体胚胎中共同发育，如果 ES 细胞具有全能性，会得到嵌合体后代，ES 来源的细胞可能分布到包括生殖细胞在内（即“生殖传递”）的所有组织中。将兔 rbES 注射到囊胚中，目前仅获得毛发和眼睛嵌合的兔，还没有可以生殖传递的 rbES。

（杜福良　安礼友　薛非　周晓杨）

第八节　不同物种胚胎干细胞建系研究进展

Section 8　Progresses on ES derivation from different species

一、小鼠 ES 细胞

小鼠 ES 细胞的分离方法基本成熟，且已广泛应用于生命科学研究的各领域。1981 年 Evans 首次分离得到小鼠 ES 细胞，他以手术切除受精后 2.5 天小鼠卵巢并结合激素注射干扰子宫环境，从而使胚胎延迟着床，再回收胚胎，将其体外培养于 STO 细胞饲养层上，结果得到了小鼠 ES 细胞系。Martin G R 以免疫外科法剥离小鼠囊胚滋养层细胞，得到内细胞团（ICM）并将其置于 STO 细胞饲养层上，培养基为小鼠 PSA-1 ES 细胞条件培养基，结果也得到小鼠 ES 细胞。此后，Axelord 等用微滴法得到小鼠 ES 细胞系；Kaufman 等用单倍体延迟着床小鼠囊胚建立同源二倍体 ES 细胞系；Wobus 等首次用原代小鼠成纤维细胞作饲养层建立了小鼠 ES 细胞系；Smith 等首次使用大鼠肝细胞条件培养基作为分化抑制物，建立了小鼠 ES 细胞系。Brook F A 等进一步完善了小鼠 ES 细胞的分离方法，以致从许多品系小鼠包括近交系和突变系，都可获得 ES 细胞。

分离小鼠 ES 细胞并非只能从囊胚，也并非必须依赖饲养层细胞。Dhhaise 等将 52 枚 8- 细胞小鼠胚胎消化成单个分裂球并培养于小鼠原代成纤维细胞饲养层上，所用培养基为 DMEM/F12，并添加 100ml/L 的胎牛血清、100ml/L 的新生犊牛血清和 0.1mmol/L 的 2- 巯基乙醇，5 天后，出现多个干细胞集落，消化传代后建立了一个 ES 细胞系 MSB1。将 MSB1 注入 SCID（severe combined immunodeficient mice）小鼠，能产生包含三胚层分化物的畸胎瘤，注入 52 枚囊胚产生了 2 个活的个体（1 雄，1 雌），但雄性个体无生殖能力。Tojo 等用同样方法从杂交小鼠（C57BL/6 × DBA/2）8- 细胞胚也得到了 ES 细胞。小鼠 ES 细胞具有无限增殖的自我更新能力。Suda Y 等将小鼠 ES 细胞传 250 代以上没有出现转化的迹象，它们仍具有正常的二倍体核型；在生殖系嵌合体中能产生正常的配子；作为核供体能重组克隆胚胎。上述结果表明小鼠 ES 细胞是永生性的。

二、大鼠 ES 细胞

Iannaccone P M 等从大鼠 PVG 近交系分离克隆大鼠 ES 细胞系 -RESC-01，该细胞系对 SSEA-1 和 AKP 呈阳性，在大鼠胎儿成纤维细胞饲养层上能很好地增殖，在体内环境能分化形成多种细胞类型。RESC-01 细胞系在体外悬浮培养时形成的胚体出现有节律的收缩运动，将其注入囊胚并移植假孕母鼠能生成嵌合体。Kawase 等也利用大鼠胎儿成纤维细胞做饲养层，从 DA 大鼠品系分离建立了 RES-DA1ES 细胞系，它与小鼠 ES 细胞形态相似，表达 AKP 和 4C9 抗原。Brenin 等也用不同的方法分离得到了 ES 细胞。Sun 等以大鼠 ES 细胞为核供体，得到了核移植后代。Vassilieva 等发现大鼠 ES 细胞表达 SSEA-1、Oct4 和 IL-6 等细胞标记。

三、猪 ES 细胞

Piedrahita J A 等采用 STO、猪成纤维细胞和猪子宫上皮细胞作为饲养层，以 DMEM 为基础培养液，从猪囊胚 ICM 分离 ES 细胞，发现猪囊胚 ICM 在 STO 或 PMEF 饲养层上可以附着增殖，而在猪胎儿成纤维细胞饲养层上虽可附着但增殖甚微，传不过 4 代即发生死亡。Evans 等将 6~7 天猪囊胚直接培养于 STO 饲养层上，挑出 ICM 细胞，经增殖传代培养建立了猪 ES 细胞系。Strojek RM 等认为分离猪 ES 细胞的最适胚胎为第 10 天囊胚。研究表明，6~7 日龄胚胎在培养过程中极易发生死亡，胚胎干细胞克隆获得率极低，而第 10 天的胚胎容易培养，ICM 克隆获得率较高，但细胞易于分化。Vasil'ev IM 等研究了胚胎发育阶段、培养基种类、饲养层细胞等影响猪 ES 细胞分离的因素，结果表明不同发育阶段的附植前囊胚是影响猪 ES 细胞分离的限制性因素。Wheeler M B 等报道猪 ES 细胞能形成正常的嵌合体和包含三胚层分化物的囊状胚体，在维 A 酸和 DMSO 的作用下，猪 ES 细胞能分化形成上皮细胞、肌肉细胞、脂肪细胞、成纤维细胞等，Miyoshi 等从体外受精囊胚分离得到猪 ES 细胞，并以类 ES 细胞为核供体，获得了核移植囊胚。

四、牛胚胎干细胞

Saito 等在加有 LIF 的培养基中对牛 ICM 进行培养，分离得到牛 ES 细胞并进行传代。Sims 等使用与一般 ES 细胞分离完全不同的低密度培养法，使用 BRL（buffalo rat liver）条件培养基并添加亚硒酸钠、胰岛素、运铁蛋白和 50ml/L 胎牛血清，培养 6~10 天，得到 15 个 ES 细胞系，将其作为核供体进行核移植得到 659 枚重构胚，卵裂率 70%，囊胚率 24%，将其中 34 枚胚胎移植 27 头假孕母体，13 头妊娠，最后生出 4 头犊牛。而 Stice S L 等报道，以牛 ES 细胞为核供体建立的重组胚在移植受体后虽然会出现妊娠现象，但妊娠时间不超过 60 天，主要是因为胎盘畸形发育，包括缺乏子叶以及子宫阜出血反应。若将重组胚与正常 8- 细胞胚嵌合，则该嵌合胚可发育至 85 天，胎儿同样缺乏子叶，DNA 分析证实 50% 的嵌合体胎儿组织来源于 ES 细胞。Ito 等分析比较了牛体内和体外培养的桑椹胚分裂球和囊胚 ICM 分离 ES 细胞的效果，结果仅在囊胚组获得了类 ES 细胞。Cibelli 等由 49 枚 7 日龄牛胚胎 ICM 分离到 27 个 ES 细胞系，用注射法将 β- 半乳糖苷酶基因导入 ES 细胞，选择转染的 ES 细胞注入 8- 细胞 ~16- 细胞牛胚，其中 18 枚胚胎移植 7 头受体，妊娠5周后，得到12个胎儿。对胎儿进行检测，6个胎儿分别在生殖腺或原始生殖细胞（PGCs）中检测到标记基因，表明ES细胞参与生殖系嵌合。Cibelli等建立应用牛胎儿成纤维细胞核移植生产转基因牛类ES细胞的方法，得到6头嵌合体。Mitalipova等自致密桑椹胚分离牛ES细胞，最高一株ES细胞传至150代，且表达SSEA-1、SSEA-3、SSEA-4和c-kit受体。

五、羊胚胎干细胞

Handyside等以绵羊皮肤成纤维细胞和胎儿成纤维细胞作饲养层，从7~8日龄绵羊囊胚分离类ES细胞，结果得到内胚层样细胞而无ES细胞出现。Tsuchiya用免疫外科法分离8~9天绵羊囊胚ICM，培养于STO细胞饲养层上，得到2个类ES细胞系，传至4代。Tillmann等用胎牛肝成纤维细胞作饲养层，分离得到传至20代的绵羊类ES细胞和40代的山羊类ES细胞。Modinski等将绵羊ES细胞与囊胚嵌合得到2只嵌合体绵羊。Campbell等用第1~3代的类ES细胞作核供体进行核移植，得到了4只绵羊。

六、兔胚胎干细胞

Graves K H等从兔附植前囊胚分离得到ES细胞，并进行了初步鉴定，证明它们具有在饲养层上保持未分化状态的增殖能力，体外传代培养1年以上，仍具有正常的核型，且能形成包含三胚层分化物的胚体。之后，Niemann等以PMEF为饲养层，建立了9个兔ES细胞系。Schoonjans L等将兔ES细胞注入囊胚，获得了包括生殖系在内的嵌合体兔子。陈颖等以PMEF为饲养层培养兔分割囊胚，结果得到传至7代的兔ES细胞，将第2代的兔ES细胞与囊胚进行嵌合，得到1只皮毛嵌合体仔兔，但未证实ES细胞是否参与了生殖系嵌合。

七、灵长类胚胎干细胞

1998年，Thomson等建立了人囊胚来源的多能干细胞系。这些细胞系有正常的核型和高端粒酶活性，并且表达所有灵长类胚胎干细胞的细胞表面Marker。在体外未分化状态中培养4~5个月后，这些细胞依然保持着分化为3个胚层的能力。

非人灵长类（nonhuman primates，NHP）ES细胞系的建立对于基础和应用研究提供了非常重要的研究工具，具有重要意义。它为在高等灵长类动物中开展干细胞及其分化的机制研究，提供了成熟和稳定的细胞来源。目前，已建立的NHP胚胎干细胞系包括猕猴、普通狨猴和食蟹猴3种。

1995年，Thomson首次从6日龄的猕猴囊胚分离克隆细胞系，传代超过1年保持未分化状态，核型正常。1996年，Thomson又从8日龄的绒猴囊胚分离8个多能干细胞系，其中两个细胞系传代超过1年仍保持未分化状态。1998年，Thomson又建立了猕猴的R366胚胎干细胞系，至今广泛应用于实验研究中。2001年，Suemori通过体外受精（IVF）和胞质内精子注射（ICSI）的方法产生了食蟹猴的囊胚，建立了ES细胞系，超过6个月的培养仍成功保持未分化状态和正常核型。直到2002年，Cibelli等采用单性生殖技术，在28个食蟹猴卵子中有4个发育至囊胚，从内细胞团中分离到干细胞，获得一株稳定的细胞系。而这些已建立的NHP干细胞具有非常相似的特征，而且与人的ES细胞极为相似。

第九节 胚胎干细胞的应用进展

Section 9 Application of embryo stem cells

一、人体组织分化的体外模型

胚胎干细胞，特别是灵长类胚胎干细胞和人胚胎干细胞，为在体外再现生命的发生和发展过程提供了科学研究的可能，它们作为研究人体组织分化的体外模型具有十分重要的意义。以前，我们多用鼠胚胎干细胞进行这方面的研究，但鼠与人在很多方面都具有显著差异。灵长类胚胎干细胞和人胚胎干细胞在研究控制分化的基因机制、滋养层细胞谱系的功能及滋养层特异基因的调控等方面提供完美的胚胎材料。实验证实，胚胎干细胞具有在体外分化为全部3个胚层细胞及滋养层细胞的潜能，因此，运用减数杂交、分化显示、基因捕获等现代分子生物学技术手段可以解答许多难题，这对细胞理论、细胞生物学理论、胚胎学、发生发育学甚至各项生物技术的发展都具有重要的理论和实践意义。作为人体组织分化模型的另一方面就是诱导分化。胚胎干细胞是具有分化为体内所有类型细胞的全能干细胞，只要控制好相应的环境和其他条件，胚胎干细胞就可能向着我们所希望的细胞类型甚至各种组织分化。早先，Bain等用视黄酸处理小鼠胚胎干细胞后得到了神经细胞；Kennedy等用特殊的生长因子促使鼠胚胎干细胞产生了全部类型的血细胞；Roger等甚至发现没有经过特殊处理的鼠胚胎干细胞产生了心肌细胞；2000年11月，日本野赖俊明将鼠胚胎干细胞植入老鼠睾丸后培育了精子；2001年2月，东京女子医科大学用鸡胚胎干细胞培养成了心肌片，施加电刺激后，心肌片产生了搏动，这是培育具有立体结构内脏器官的重要基础；2001年8月，Kehat等在诱导分化最难的人胚胎干细胞时获得突破，首次用人胚胎干细胞培养出了心脏细胞，这些细胞都具有自然搏动的功能。可以预见，人类将逐步实现全部细胞及组织的诱导分化并将它用于理论研究和医疗实践。

二、制造人类疾病的转基因模型

胚胎干细胞对全球医疗事业最大的贡献将是制造人类疾病的转基因动物模型。2001年1月，世界上第一只利用基因重组技术制造的转基因猴诞生。胚胎干细胞制造转基因模型的过程如下：利用基因重组技术改变胚胎干细胞的基因结构，然后使胚胎干细胞与正常胚胎形成嵌合体，若嵌合体内的胚胎干细胞发展成为生殖系细胞并最终形成精子或卵子，那么在下一代中，必将出现计划中的转基因动物。人类已通过用胚胎干细胞制造的转基因鼠、兔、猪等动物“复制”了许多种人类疾病，这对了解某些人类疾病的发病机制、发展演化及指导治疗等作出了贡献。但对人而言，转基因鼠、兔、猪等动物只能提供有限的信息。例如，由于人与鼠在大脑的结构与功能及生理、社会环境等方面的根本差异，转基因鼠至今也没有完全复制出人阿尔茨海默病的全部特征。而灵长类转基因模型的问世将为人类疾病提供相当确切的模型，可用于逐步了解疾病的发病机制、测试某些药物的效率以及某些特异性治疗方法的效果和安全性。

三、胚胎干细胞与疾病治疗

胚胎干细胞在疾病治疗上的具体应用主要有3方面：①特殊类型的细胞替代，如帕金森病（神经细胞退化）或1型糖尿病（胰岛B细胞功能障碍）；②通过基因工程技术更改胚胎干细胞的主要组织相容性抗原（MHC）或其他成分，降低或阻止供-受体间免疫反应的发生；③对特定基因进行修饰，从而使胚胎干细胞分化产生的衍生物能对抗特殊的疾病。胚胎干细胞的诱导分化给疾病的治疗提供了全新的医疗手段。利用体细胞克隆技术获得胚胎干细胞，通过不同的控制条件诱导分化为不同的细胞、组织甚至器官，实现自体细胞与器官移植。这不仅安全可靠，而且将实现器官移植的普遍性，并最终攻克癌症、心脏病等目前的不治之症，在医学上具有极高的应用价值。从目前的发展状况看来，该项技术极有可能首先在帕金森病、阿尔茨海默病、糖尿病、脊髓损伤及动脉粥样硬化等疾病中获得突破，而无限量制造人体组织器官作为医学用途的梦想也终有会实现的一天。

四、胚胎干细胞与克隆

动物克隆技术在不到5年的时间里就经历了数次突破。自1997年克隆绵羊“多莉”诞生以来，2000年美国俄勒冈地区灵长类动物研究中心沙顿（Schatten）实验室应用“胚胎分割”技术（当胚胎分裂至8细胞阶段时，加工将其分割成4部分分别培养，最终培育出4个完全相同的新个体）成功克隆出世界上第一只灵长类克隆猴。与此同时，应用胚胎干细胞进行动物克隆也在世界上许多国家的实验室里获得了成功。胚胎干细胞克隆的优势在于：①它是目前最容易培养克隆动物的一种方法；②克隆成效较高。

五、胚胎干细胞的其他用途

目前尚未能充分预见胚胎干细胞的全部潜能，相信随着研究的深入，会逐步发现胚胎干细胞在其他方面的重要用途。例如,由于胚胎干细胞可无限量地产生人体细胞,因此,在控制条件下可以产生一定数量的稀有蛋白,这对研究这些蛋白的结构与功能有很大的帮助。

六、胚胎干细胞研究和应用中存在的问题

虽然胚胎干细胞的应用前景十分广泛,但在目前的研究中,还有不少问题需要解决,主要包括:

1. 不同物种甚至不同品系的建系效率和建系质量有很大差异,而其中的原因还未充分研究清楚,从而导致一些物种的 ES 细胞不能建系或建系稳定性差。

2. 胚胎干细胞基因组的印迹状态尚未阐明　基因组印迹是某些等位基因的表观遗传修饰,与胎儿发育异常及肿瘤生长密切相关。在个体发育的不同时期,基因组印迹状态不同。已有研究表明,鼠胚胎干细胞基因组印迹异常或不稳定。

3. 免疫排斥问题尚未解决　与其他同种异体的组织器官移植相比,虽然 hES、hEG 细胞移植的排斥反应较轻,但它仍不可避免地会发生。供者与受者 ABO 血型抗原、HLA 组织相容性抗原、微组织相容性复合物抗原(minor histocompatility complex antigens MHC)的不同而诱发排斥反应。解决这一问题的可能途径有:①通过减少同种异体间抗原的差异来减轻排斥反应。目前已有很多科学家呼吁建立干细胞库,移植前对供者 - 受者进行基因型配型,用基因型相近的供者干细胞移植。②基因组替换(genomic replacement)。将受者的体细胞核注入去核的成熟卵细胞胞质中,在体外培养、受精,让其发育成胚胎干细胞,诱导分化,然后移植。③长期免疫抑制药物治疗。④进行 hES、hEG 细胞的基因操作,使与排斥有关的抗原如 MHC 细胞表面抗原和相关细胞如细胞表面抗原与相关细胞如 CD95 细胞减少。

4. 胚胎干细胞的定向分化及分化细胞的分离纯化问题　胚胎干细胞的有效定向分化是今后干细胞研究的主攻方向之一。这需要基因组学、基因功能学、分子生物学和细胞生物学等专家的共同努力。此外,为保证细胞移植受者的安全,用于临床的已分化细胞的分离和纯化也是重要的研究课题。

5. 安全性的考虑　无论 hES 还是 hEG 细胞,培养过程中需不同物种的细胞及细胞因子参与,如鼠胚胎成纤维细胞;若某种病毒虽正常寄生在鼠体内,但却能引起人发病,这将对受者构成极大威胁。因此,胚胎干细胞的研究进展培养液中的饲养层细胞最好用人成纤维细胞,最近已有采用特殊基质(matrigel)替代饲养细胞的报道。

6. 伦理学问题　ES 细胞来源于早期胚胎,对人类而言,就面临着诸多伦理、道德和法律等方面的争议。

由于胚胎干细胞在揭示生命的奥秘、攻克各种疑难杂症等方面具有极为诱人的前景,它目前已成为全世界的研究热点。如果能正确引导,在胚胎干细胞领域的每一个进步都将对人类的发展作出重大贡献。转基因技术、基因疗法、人类和其他物种基因组破译,胚胎干细胞等,这一切都提示 21 世纪将是一个生物世纪。而胚胎干细胞的全部潜能也将在基因技术等先进技术的帮助下逐一实现。

(海棠　宋玉然　杨东山　欧阳振　周琪)

参考文献

[1] Anne E. Bishop, Lee D K Buttery, Julia M. Embryonic stem cells [J]. The Journal of Pathology, 2002, 197(4): 424-429.

[2] Atindriya B, Robert H. Embryonic Stem Cells [J]. Stem Cells and Development, 2007, 16(2): 213-222.

[3] Dattena M, Pilichi S, Rocca S, et al. Sheep embryonic stem-like cells transplanted in full-thickness cartilage defects [J]. J Tissue Eng Regen Med, 2009, 3(3): 175-187.

[4] Kiskinis E, Eggan K. Progress toward the clinical application of patient-specific pluripotent stem cells [J]. J Clin Invest, 2010, 120(1): 51-59.

[5] G R Martin. Isolation of a pluripotent cell line from early mouse embryos cultured in medium conditioned by teratocarcinoma stem cells [J]. PNAS, 1981, 78(12): 7634-7638.

[6] Hanna J, Cheng AW, Saha K, et al. Human embryonic stem cells with biological and epigenetic characteristics similar to those of mouse ESCs [J]. PNAS, 2010, 107(20): 9222-9227.

[7] Graves KH, Moreadith RW.. Derivation and characterization of putative pluripotential embryonic stem cells from preimplantation

rabbit embryos [J]. Molecular Reproduction and Development, 1993, 36 (4): 424-433.

[8] Gordon M Keller. In vitro differentiation of embryonic stem cells [J]. Current Opinion in Cell Biology, 1995, 7 (6): 862-869.

[9] Marsha R, Li W, Xiangzhong Y, et al. Bovine Embryonic Stem Cells [J]. Methods in Enzymology, 2006, 418: 21-37.

[10] Pera MF, Reubinoff B, Trounson A. Human embryonic stem cells [J]. J Cell Sci, 2000, 113 (1): 5-10.

[11] Iannaccone PM, Taborn GU, Garton RL, et al. Pluripotent Embryonic Stem Cells from the Rat Are Capable of Producing Chimeras [J]. Developmental Biology, 1994, 163 (1): 288-292.

[12] Pease S, Braghetta P, Gearing D, et al. Isolation of embryonic stem (ES) cells in media supplemented with recombinant leukemia inhibitory factor (LIF) [J].Developmental Biology, 1990, 141 (2): 344-352.

[13] Haraguchi S, Kikuchi K, Nakai M, et al. Establishment of self-renewing porcine embryonic stem cell-like cells by signal inhibition [J].J Reprod Dev, 2012, 58 (6): 707-716.

[14] Bryja V, Bonilla S, Cajánek L, et al.An Efficient Method for the Derivation of Mouse Embryonic Stem Cells [J].Stem Cells, 2006, 24: 844-849.

[15] Wolf DP, Kuo HC, Pau KY, et al. Progress with nonhuman primate embryonic stem cells [J]. Biol Reprod, 2004, 71 (6): 1766-1771.

[16] Xie J, Willerth SM, Li X, et al. The differentiation of embryonic stem cells seeded on electrospun nanofibers into neural lineages [J]. Current Opinion in Cell Biology, 2009, 30 (3): 354-362.

[17] 关伟军，马月辉．家养动物细胞体外培养原理与技术[M]. 北京：科学出版社，2008.

[18] Wobus A M, Holzhausen H, Jakel P, et al., Characterization of a pluripotent stem cell line derived from a mouse embryo [J]. Exp Cell Res, 1984, 152 (1): 212-219.

[19] Takahashi K, Tanabe K, Ohnuki M, , et al. Induction of pluripotent stem cells from adult human fibroblasts by defined factors[J]. Cell, 2007, 131 (5): 861-872.

[20] Yu J, Vodyanik MA, Smuga-Otto K, et al. Induced pluripotent stem cell lines derived from human somatic cells [J]. Science, 2007, 318 (5858): 1917-1920.

[21] Takahashi K, S Yamanaka. Induction of pluripotent stem cells from mouse embryonic and adult fibroblast cultures by defined factors [J]. Cell, 2006, 126 (4): 663-676.

[22] Zhao XY, Li W, Lv Z, et al. Production of mice using iPS cells and tetraploid complementation [J]. Nat Protoc, 2010, 5 (5): 963-971.

[23] Zhao XY, Li W, Lv Z, et al. iPS cells produce viable mice through tetraploid complementation [J]. Nature, 2009, 461 (7260): 86-90.

[24] Tong C, Ping Li, Nancy L, et al.Production of p53 gene knockout rats by homologous recombination in embryonic stem cells [J]. Nature, 2010, 467 (7312): 211-213.

[25] 王振坤．大鼠胚胎干细胞系的建立及向神经干细胞分化潜能的研究[D]. 东北农业大学博士学位论文，2012.

[26] Okita K, T Ichisaka, S Yamanaka. Generation of germline-competent induced pluripotent stem cells [J]. Nature, 2007, 448 (7151): 313-317.

[27] 王正朝，许卫华，庞训胜，等．胚胎干细胞的鉴定方法[J]. 中国临床康复，2006 (5): 187-189.

[28] Zuba-Surma EK, MZ Ratajczak. Overview of very small embryonic-like stem cells (VSELs) and methodology of their identification and isolation by flow cytometric methods [J]. Curr Protoc Cytom, 2010, Chapter 9: Unit9 29.

[29] Zhao Y, Lin J, Wang L, et al., Derivation and characterization of ovine embryonic stem-like cell lines in semi-defined medium without feeder cells [J]. J Exp Zool A Ecol Genet Physiol, 2011, 315 (10): 639-648.

[30] Zhao X, Lv Z, Liu L, et al. Derivation of embryonic stem cells from Brown Norway rats blastocysts [J]. J Genet Genomics, 2010, 37 (7): 467-473.

[31] Shi C, Shen H, Jiang W, et al. Derivation and characterization of Chinese human embryonic stem cell line with high potential to differentiate into pancreatic and hepatic cells [J]. Chin Med J (Engl), 2011, 124 (7): 1037-1043.

[32] Hong J, H He, M L Weiss.Derivation and characterization of embryonic stem cells lines derived from transgenic Fischer 344 and Dark Agouti rats [J]. Stem Cells Dev, 2012, 21 (9): 1571-1586.

[33] Zhou Q, Boulanger L, Renard JP, et al. Generation of fertile cloned rats by regulating oocyte activation [J]. Science, 2003, 302 (5648): 1179.

[34] Webb RL, Findlay KA, Green MA, et al. Efficient activation of reconstructed rat embryos by cyclin-dependent kinase inhibitors [J]. PLoS One, 2010, 5 (3): 9799.

[35] Mizumoto S, Y Kato, Y Tsunoda. The effect of the time interval between injection and parthenogenetic activation on the spindle formation and the in vitro developmental potential of somatic cell nuclear-transferred rat oocytes [J]. Zygote, 2010, 18 (1): 9-15.

[36] Popova E, M Bader, A Krivokharchenko. Efficient production of nuclear transferred rat embryos by modified methods of reconstruction [J]. Mol Reprod Dev, 2009, 76(2): 208-216.
[37] Nakajima N, Inomata T, Ito J, et al. Treatment with proteasome inhibitor MG132 during cloning improves survival and pronuclear number of reconstructed rat embryos [J]. Cloning Stem Cells, 2008, 10(4): 461-468.
[38] Mizumoto S, Y Kato, Y Tsunoda. The developmental potential of parthenogenetic and somatic cell nuclear-transferred rat oocytes in vitro [J]. Cloning Stem Cells, 2008, 10(4): 453-459.
[39] Tomioka I, Mizutani E, Yoshida T, et al. Spindle formation and microtubule organization during first division in reconstructed rat embryos produced by somatic cell nuclear transfer [J]. J Reprod Dev, 2007, 53(4): 835-842.

（王勇　整理编辑）

第三章　动物 iPS 细胞制备及应用技术

Chapter 3　Technologies for animal iPS derivation and application

诱导性多潜能干细胞是具有形成人和动物个体所有类型细胞的多向分化潜能并自我更新的一类细胞。iPS 细胞不仅可以表现为类 ES 细胞的特性，还避免了 ES 细胞的伦理道德问题，解决了多潜能性细胞的来源问题；避免了免疫排斥，为发育生物学以及组织器官构建的研究工作提供了模型；为研究特异性疾病的药物治疗提供了检测数据，对提高药物的效价、降低药物对机体的毒性等方面具有深远意义，因此，近年来，从重编程的不断优化，探索 iPS 细胞的分子机制，不断解决 iPS 领域中的低效率、致肿瘤性、介导载体的不安全性等问题，到由特异性疾病来源的 iPS 研究都取得了巨大进展，这些进展必将加快干细胞潜能性研究，药物治疗及再生医学的发展，为干细胞应用于临床研究开拓新的道路。

第一节　细胞重编程

Section 1　Cell reprogramming

对于多细胞动物而言，随着大部分细胞分化程度的加深，越来越多的细胞特化为特异细胞群，从而发育为具有特定生理功能的组织、器官。这就引出一个问题，在哺乳动物胚胎发育过程中，细胞发生了分化，但是在适宜环境下，已分化的细胞能否重新恢复到发育的起始状态，再重新发育成其他类型细胞组织的多能性，甚至发育成完整个体的全能性？因此，如何回拨生物时钟，探索细胞重编程的机制，对于研究生物个体发育、细胞命运决定、基因表达甚至疾病治疗都具有重要意义。

目前，研究体细胞重编程的方法主要有 4 种：体细胞核移植、细胞融合、与潜能细胞提取物共培养以及确定因子诱导体细胞重编程。

1. 体细胞核移植（somatic cell nuclear transplantation，SCNT）　是指将体细胞的核物质注入去核卵母细胞，移植入受体进而产生克隆动物的技术。1962 年，Gurdon 等利用原肠期内胚层细胞进行核移植，分别产下可育蝌蚪；1997 年，Willmut 等用成体绵羊的乳腺细胞进行核移植成功得到了“多莉”，SCNT 受到广泛关注，并陆续得到了其他克隆动物，同时人们也在思索是否由于卵母细胞中的某些胞质成分为核物质提供了足够的物质及信号通路介导，促使体细胞得以重新编程，但如何此过程的具体机制尚不完全明确，而且，卵母细胞来源的有限性、较低的克隆效率及发育异常等问题成为其应用的局限，最重要的是，由于面临伦理学问题，使 SCNT 研究应用于人类的干细胞治疗成为不可逾越的鸿沟。

2. 细胞融合　体细胞与人或小鼠潜能性干细胞相融合，得到的新的杂合细胞可以重新表现潜能性。这种方法证明了潜能性干细胞中的调控分子可以实现体细胞的重编程，为寻找这些调控因子进行人为控制提供了可能。然而，该种杂合细胞具有两套染色体，可能对于该种方法应用于临床带来阻碍。在融合前去除 ES 细胞的核物质可能破坏了胞质的完整性，进而阻滞了重编程进程。尽管可以选择去除染色体，但由于不能完整去除而形成遗传异常细胞。

3. 与潜能细胞提取物共培养　将人类体细胞直接与非洲蟾蜍潜能性细胞（卵细胞、胚胎生殖细胞、胚胎癌细胞或 ES 细胞）提取物共培养，可以获得部分重编程，特别对于 HEK293T 细胞系。这些潜能细胞的提取物通过渗透进入体细胞，参与重编程的调控通路，使体细胞重新表达潜能性细胞标记因子并可以向多种细胞类型分化。然而，大多数情况下潜能因子的再表达，特别是 Oct3/4，并不能排除是由潜能性细胞外提物物质提供，还是由基因启动重编程过程所产生的。

4. 确定因子诱导体细胞重编程　Fbx15 是 ES 细胞与早期胚胎特异性表达的因子，将具有 G418 耐受

能力的 β-geo 基因插入 MEFs 的 Fbx15 基因用于特异性筛选标记。2006 年，Takahashi 及 Yamanaka 等以逆转录病毒为介导，通过几种候选基因（Oct3/4、Sox2、c-Myc、Klf4）共转染，产生具有 G418 耐受的具有干细胞特性的克隆——iPS（induced pluripotent stem cells，iPS）。iPS 细胞与 ES 细胞在形态、增殖能力、生成 3 种胚层的畸胎瘤以及得到嵌合体等方面具有很大的相似性。2009 年，周琪、曾凡一研究组通过 iPS 的四倍体补偿方法，得到 iPS 的四倍体补偿小鼠，由此有力证明了 iPS 细胞真正的全能性。由此，iPS 的诞生为细胞重编程的研究及应用开启了新的时代，不但为研究发育潜能性问题提供了新的途径，也因其避免了免疫排斥等问题，为解决临床医学难题带来了新的希望。

第二节　iPS 研究进展

Section 2　Recent progresses in iPS research

通过对 ES 潜能性机制的研究，将体细胞重新逆转为潜能状态成为可能。2006 年，Yamanaka 等从 24 个基因经过筛查，最终确定了 4 种基因可以通过逆转录病毒导入小鼠胎儿成纤维细胞（mouse embryonic fibroblasts，MEFs），形成 iPS 细胞。之后，陆续得到了其他物种的 iPS 细胞，如大鼠、猴子、猪、犬、家兔以及人。大多数 iPS 细胞由 Oct3/4、Sox2、Klf4 和 c-Myc 重编程得到。最初的 iPS 细胞诱导系统使用可以整合宿主基因的逆转录病毒作为载体，而插入致癌基因 c-Myc 及 LTR 激活了原癌基因，增加了肿瘤形成的风险。

2008 年，脂质体作为载体诱导得到小鼠 iPS 细胞，说明重编程因子的短暂表达的作用，该方法具有提高转染效率，延长重编程因子表达时间的特点。Oct3/4、Sox2 和 Klf4 三种因子通过单个 RNA 转录本的 2A 序列与单一脂质体相连诱导 iPS 细胞获得成功，证明了核心转录因子的当量使用对于 iPS 细胞诱导的重要性，并将三种因子置于含有 CAG 启动子的脂质体载体中，保证了三种核心因子的共表达和较高表达量。然而，以脂质体为诱导载体的 iPS 细胞效率很低，约 <0.000 2%（由病毒诱导效率约为 0.2%）。以逆转录病毒诱导系统下，人的 iPS 细胞诱导效率为小鼠效率的 1/10，说明非整合性人 iPS 细胞在该种系统下诱导效率极其低下。随后，大量方法产生的非整合性人 iPS 细胞纷纷被报道，可以根据重编程因子导入的介质不同，分为 4 种：①病毒；②DNA；③RNA；④蛋白质。然而，所得到效率依旧不高。仙台病毒的利用使得非整合方法有了重大改善，2009 年，Fusaki 等以仙台病毒为载体介导重编程，成功得到人 iPS 细胞。仙台病毒是(–)RNA 链病毒，在被感染细胞的胞质进行复制，该载体系统可以稳定表达重编程因子，并获得高表达率；另一方面，该种方法得到的 iPS 细胞内会长期携带病毒基因组。为获得非病毒携带的细胞，可以通过病毒抗原血细胞凝集素 - 神经氨酸酶进行筛选排除，或者借助温度变化诱发病毒突变。

同时，对重编程因子数量及最佳组合的一系列尝试，也成为深入探索 iPS 诱导重编程机制的又一手段。①6 因子诱导：肖磊研究组通过在腺病毒主链上诱导人类 Oct4、Sox2、Klf4、c-Myc、Nanog 及 Lin28cDNA（DsRed），并插入四环霉素于操作子以用多西环素（DOX）诱导转基因表达，成功建立了猪的 iPS 细胞系。②5 因子诱导：Butyrate 脂肪酸作为一种营养成分及分化的反应物，可以提高由人类成体或胎儿成纤维细胞诱导的 iPS 细胞的生成效率。通过 Butyrate 处理的 4-5（Oct4，Sox2，Klf4、c-Myc、Lin28）因子诱导 iPS 细胞的生成率较只是以反转录或 PB 为载体的 iPS 可提高 15~51 倍。③4 因子诱导：自 2007 年，Takahashi 及 Yamanaka 等利用 OCT4，SOX2，c-MYC 及 KLF4（SY4）可以将人和小鼠的成纤维细胞重编程为 iPS 细胞（逆转录病毒），同年，俞君英研究组则利用不同的 4 种转基因组：OCT4，SOX2，NANOG 及 LIN28（JT4）进行诱导（腺病毒载体），证明了 SY4 因子对于构建 iPS 形成并不是固定的。④3 因子诱导：对常规的通过外源基因引入 3 种转录因子 Oct4，Sox2、Klf4 可以使体细胞进入重编程程序，然而，对在这过程中因子是联合发挥作用还是独立作用尚不明了。⑤ 2 因子诱导：利用一种糖原激酶 3（GSK-3）抑制物——CHIR99021，可以只转入两种转录因子即 Oct4 和 Klf4，就将小鼠胎儿及人类成纤维细胞诱导重编程化。这是首次在缺失 Sox2 外源因子的表达产生人类 iPS 细胞，这表明了 GSK-3 抑制剂在鼠及人类细胞重编程化可以替代转录因子。⑥单因子诱导：利用逆转录病毒载体将 Oct4 基因导入小鼠神经干细胞中，产生的 iPS 细胞在体外可再培养成神经干细胞，或者变成心肌细胞和生殖细胞。这是由于神经干细胞的特异性造成的。

通过直接导入合成 mRNA 也可以高效得到 iPS，mRNA 能够维持编码重编程因子的较高和相对长时间的表达；但是，借助 RNAs 修饰进行重编程在技术上还存在一定难度，涉及对环境要求较高的反应试剂及严密的实验步骤。随着对 iPS 细胞重编程机制的不断深入，运用小分子对于信号通路的调节也可以辅助 iPS 细胞的成功诱导，如一些可以转换染色质的结构小分子，如 DNA 甲基化转移酶抑制子 AZA，组蛋白去乙酰酶抑制子丙戊酸 VPA，可以通过减少转录因子的数目，从而提高重编程的效率；P53，一种干扰 RNA，可以提高人类 iPS 细胞的生成，但其种属特异性及机制仍然是其限制条件；维生素 C（VC）可以克服重组过程中低氧环境造成的基因表达下调的弱点，从而提高了重编程效率。

2012 年 10 月 8 日，瑞典卡罗斯卡医学院将 2012 年诺贝尔生理学或医学奖授予英国科学家 John Gurdon 和日本医学教授 Yamanaka，以表彰他们在“体细胞重编程技术”领域作出的革命性贡献。这意味着 iPS 作为一门技术，颠覆性地改变了人们对生命过程的了解，同样也意味着 iPS 承载了人们对多能性细胞用于组织再生领域的无限希望。但是，不可避免的是，由于病毒介导的外源转录基因的随机整合，可能使外源基因不能得到完全沉默并带来极大的致瘤风险，因此，未来提高重编程的方法，将围绕获得非整合性人 iPS 细胞来开展。

第三节 iPS 细胞制备技术

Section 3 iPS derivation

随着对 iPS 细胞重编程机制研究的不断深入，iPS 细胞的制备体系不断完善，目前 iPS 细胞的制备方法多种多样，但以 Yamanaka 的“四因子”诱导体系较为经典，本书在此简要阐述此制备方法。

一、小鼠 iPS 细胞制备

【实验步骤】

1. 建立小鼠胎儿成纤维细胞系

(1) 脱颈处死 13.5 天孕鼠，分离出子宫并用 PBS 浸洗。

(2) 用手术镊将胚胎从胎盘和周围膜系组织分离开，去除头、性腺和内脏组织。

(3) 将胚胎转移至一个新 100mm 皿进行 PBS 清洗，剪刀剪碎组织，放于含有 0.1% 胰酶 /0.1mmol/L EDTA 溶液的 50ml 离心管，于 37℃消化 20 分钟，重新加酶，再次消化。

(4) 加入等体积 FP 溶液（含 10%FBS，50U&50mg/ml 青霉素和链霉素的 DMEM）中止消化，吹打数次以帮助组织破碎。

(5) 室温（20~25℃）放置 5 分钟以沉降大块组织，取上悬液体于离心管进行离心，1200r/min × 5min，弃上悬液并用新鲜液体重悬。

(6) 计数细胞，并调节细胞浓度至 1×10^6/ml。一般约 1×10^7 细胞 / 胚胎，1×10^7 细胞 /100mm 皿于 37℃，5%CO_2 培养 24 小时。

(7) 次日，PBS 清洗去除未贴壁细胞，待细胞铺满皿底，换掉 FP 液，用 PBS 清洗一次，1ml 0.05% 胰酶 /0.53mmol/L EDTA 消化 5 分钟，加入 9ml FP 液并吹打成细胞悬液，传代按 1：4 进行（用于 iPS 诱导的 MEFs 代次最好选用 3 代以内）。

2. 饲养层细胞准备

(1) 复苏 SNL 细胞

1) 由液氮罐中取出 SNL 冻存管，迅速放入 37℃水浴锅中，并晃动冻存管直到融化。

2) 乙醇擦拭冻存管盖及冻存管壁，将管内冻存悬液转移入预先准备的 SNL 液体中，800r/min × 5min，弃去上液。

3) 重新加入 10ml SNL 液体重悬细胞，转入明胶铺被的 100mm 皿中，于 37℃，5%CO_2 培养至细胞

80%~90% 汇合。

(2) SNL 细胞传代

1) 弃废液，PBS 洗细胞，弃 PBS，加入 0.25% 胰酶 /1mmol/L EDTA 每皿 0.5ml，孵育 1 分钟。

2) 加入 4.5ml SNL 液体，并吹吸成单细胞，按 1∶16 比例传代，于 37℃，5%CO_2 培养直至细胞汇合率 80%~90%。

(3) 丝裂霉素 -C 处理 SNL 细胞

1) 每皿 SNL 细胞加入 0.3ml 浓度为 0.4mg/ml 的丝裂霉素 -C，混合均匀，于 37℃，5%CO_2 培养 2.25 小时(丝裂霉素 -C 终浓度为 12μg/ml)。

2) 孵育完成后，弃所有液体，并用 PBS 洗两次。

3) 弃 PBS，加入 0.25% 胰酶 /1mmol/L EDTA 0.5ml，液体盖满皿底，室温下 1 分钟，加入 5ml SNL 液体以中和胰酶作用，吹吸成单细胞。

4) 收集悬液，细胞计数，将细胞接种于明胶铺被的皿底(1×10^6 细胞 /100mm 皿)。

3. Plat-E 细胞准备

(1) 细胞复苏

1) 由液氮罐中取出 Plat-E 冻存管，迅速放入 37℃水浴锅中，并晃动冻存管直到融化。

2) 乙醇擦拭冻存管盖及冻存管壁，将管内冻存悬液转移入预先准备的 SNL 液体中，1000r/min × 5min 离心，弃去上液。

3) 重新加入 10ml FP 液体重悬细胞，转入明胶铺被的 100mm 皿中，于 37℃，5%CO_2 培养。

4) 次日，换液并加入 1μg/ml 嘌呤霉素和 10μg/ml 杀稻瘟菌素，置培养箱中培养至汇合率 80%~90%。

(2) 传代

1) 加入 PBS 洗后，加入 0.05% 胰酶 /0.53mmol/L EDTA 每皿 4ml，消化 1 分钟，吹打，用 10ml FP 液重悬，1000r/min × 5min 离心，弃去上液。

2) 加入相当 FP 液体，重悬成细胞悬液，以 1∶4~1∶6 的比例接种到新的 100mm 皿中，细胞培养 2~3 天会铺满皿底。

(3) 转染前准备

1) 用 PBS 清洗细胞，加入 0.05% 胰酶 /0.53mmol/L EDTA 消化 1 分钟，用 10ml FP 液重悬，1000r/min × 5min 离心，弃去上液。

2) 重悬细胞，调整细胞浓度至 8×10^5/ml，接种 8×10^6/100mm 皿，于培养箱培养。

(4) 转染

1) 吸取 0.3ml DMEM 液体于 1.5ml 管中，加入 27μl Fugene 6 转染试剂，手指轻弹管壁以混合均匀，室温放置 5 分钟。

2) 加入 9μg pMXs 质粒 DNA(编码 Oct3/4、Sox2、Klf4、c-Myc) 逐滴加入到上述管中，轻弹混匀，放置 15 分钟。

3) 将上述混合物逐滴加入至 Plat-E 皿，于培养箱孵育过夜。

4) 弃转染液，加入 10ml 新鲜 FP 液，培养。

4. 成纤维细胞准备

(1) 培养 MEF(约 2×10^6/100mm，代次在 3 代以内) 至 90% 汇合度。

(2) 10ml PBS 洗细胞，弃 PBS 加 0.05% 胰酶 /0.53mmol/L EDTA，每皿 1ml，培养箱孵育 10 分钟。

(3) 加入 9ml 培养液，将消化得到的单细胞转移至 50ml 离心管。

(4) 细胞计数，调整细胞浓度至 8×10^4/ml，加 10ml 细胞悬液于经丝裂霉素 -C 处理的 SNL 的 100mm 皿中，培养过夜。

5. 逆转录病毒感染

(1) 收集上述 Plat-E 培养液，经 0.45μm 细胞滤器过滤，转入 15ml 管中。

(2) 加 5ml 的 8mg/ml 的聚凝胺溶液于上管中，吹打混匀，终浓度为 4μg/ml。

(3) 弃成纤维细胞培养液，加入 10ml 上述转染混合液中，培养过夜。

(4) 24 小时、48 小时后换新鲜 FP 液体。

(5) 为 $Fbx15^{\beta geo/\beta geo}$ 筛选，换液 10ml ES 培养液，补充 0.3mg/ml G418，换液 3 次。

(6) 为 $Nanog^{GFP\text{-}IRES\text{-}Puro}$ 筛选，培养液，中加入嘌呤霉素，终浓度为 1.5μg/ml。

(7) 每天换液直至克隆出现(约为感染后 1 周)，约 20 天可挑克隆。

6. 挑克隆

(1) 加入 20μl 0.25% 胰酶 /1mmol/L EDTA 每 96 孔；弃液，加 PBS 10ml。

(2) 弃液，再加入 5ml PBS，吸取挑起的克隆转入上述 96 孔板中，孵育 15 分钟。

(3) 加入 ES 培养液每孔 180μl，吹打克隆成单个细胞。

(4) 转移细胞悬液于铺有 SNL 饲养层细胞的 24 孔板，加入 300μlES 培养液，培养箱孵育。

7. iPS 培养

(1) 弃液，1ml PBS 清洗细胞。

(2) 去尽 PBS，加入 0.25% 胰酶 /1mmol/L EDTA 0.1ml，放于培养箱孵育 10 分钟。

(3) 加 0.4ml ES 培养液(含 15%FBS，2mmol/L L- 谷氨酰胺，1×10^4mol/L 非必需氨基酸，1×10^4mol/L β-巯基乙醇，50U&50mg/ml 青霉素和链霉素的 DMEM 液)，吹打至单细胞悬液，转移至 6 孔板，加入 1.5ml ES 培养液，培养箱培养至汇合度 80%~90%。

8. iPS 冻存

(1) 弃液，加入 2ml PBS 清洗。

(2) 去除 PBS，加入 0.3ml 0.25% 胰酶 /1mmol/L EDTA，培养箱孵育 10 分钟。

(3) 加入 2ml ES 培养液中和胰酶作用，吹打成单细胞，计数，800r/min × 5min 离心。

(4) 弃上液，重悬细胞调节细胞浓度至 2×10^6/ml。

(5) 配制细胞冻存液(含 20%DMSO 的 ES 培养液)，加入离心后细胞，吹打均匀，分入冻存管，放于冻存盒，后转入 -80℃冰箱过夜(为长期冻存，可放于液氮罐储存)。

二、大鼠 iPS 细胞的获得

现在 iPS 诱导的方法很多，这里以最常见的逆转录病毒载体感染大鼠胚胎成纤维(MEF)细胞为例做一个介绍，主要步骤包括：

【含 4 种转录因子的病毒载体包装】

293 细胞培养：复苏 293 细胞，接种在 gelatin 包被的培养皿中，培养基为 DMEM 加 10% 血清。在 37℃，5%CO_2 环境培养。待细胞密度达到 80%~90% 时传代。载体转染：将含 4 种转录因子的病毒载体转染到 293 细胞中，病毒在细胞内包装完成，48 小时后收集上清。上清超速离心，病毒颗粒沉淀用 MEF 细胞培养基重悬。

【病毒感染大鼠成纤维细胞】

大鼠成纤维细胞培养：培养基为 DMEM 加 10% 血清。在 37℃，5%CO_2 环境培养。当细胞培养至 3 代左右细胞状态较好时即可进行转染。感染过程：将大鼠成纤维细胞的原培养基吸去，加入含有病毒颗粒的大鼠成纤维细胞培养基，培养过夜。换新鲜无病毒大鼠成纤维细胞培养基。并在病毒感染 24 小时后，换大鼠胚胎干细胞培养基。

【挑克隆，细胞培养】

feeder 细胞准备：将新的 MEF 复苏传代于 24 孔板，当细胞密度达到 90% 时，用丝裂霉素 C 处理 4 小时，吸去培养基，用 PBS 洗 5 次。然后加入胚胎干细胞培养基。经转染的细胞每天更换胚胎干细胞培养基，直到 ES 样克隆长到足够大，开始挑克隆。吸去培养基，用 PBS 洗两遍。然后在显微镜下找到克隆，将 0.2~2μl 的移液枪调到 2μl，用 Tip 头刮下克隆，并将克隆吸到 96 孔板的孔里。向有单克隆 iPS 细胞的 96 孔板中加入 0.25% 的胰酶 20μl，37℃消化 4 分钟，立即加入 ES 培养基 100μl，终止消化。轻轻吹打 10 次后，将克隆转到有 feeder 的 24 孔板中继续培养。

第四节 iPS 细胞生物学特性及鉴定

Section 4 Characterization of iPSCs

iPS 细胞之所以迅速成为研究的焦点，是因为它与 ES 细胞共有的发育多潜能性，因此对 iPS 细胞全能性的评价与 ES 的评价相同。目前，鉴定多潜能性干细胞的一般标准为：①直观评价细胞潜能性：主要通过细胞及克隆的形态、分子标记、流式细胞周期分析，直观地评价未分化 ES 细胞的特征。这些方法大多高效且能够直观分析培养状态，但带有非特异性标记的细胞一般是不具有潜能性的。②分子水平评价 ES 潜能性：包括 RT-PCR、微阵列分析、表观分析。具有决定细胞的未分化性，获取检测结果简单快速的优点，但检测结果无法精确反映潜能性，无法决定分化能力。③功能学潜能性：包括类胚体及畸胎瘤的形成、直接诱导分化。通过形成 3 种生殖胚层来分析细胞的能力。证明广泛的分化及可发育为特异的细胞类型的能力，类胚体并不能证明组织或畸胎瘤的结构具有时耗性及主体的多样性，且检测结果并不能反映发育的潜能性。④发育潜能性：形成嵌合体及补偿性四倍体。可以检测此细胞能否形成成体器官的所有细胞类型，包括生殖嵴细胞。可以较严格地反映潜能性，但应用于人类细胞还面临着伦理学方面的问题。

但 iPS 作为成体细胞经过外源基因启动重编程后得到的潜能性干细胞，其生物学特性虽与 ES 细胞相似，而因其重编程机制差异，在对其进行鉴定时，还需在如下水平下对其进行判断。

就分子水平而言，iPS 的基因表达水平与 ES 细胞极为相似，并具有如下特性：①主要潜能性因子的表达（如 Oct4，Nanog 等）及 ES 细胞特异的表面抗原（如 SSEA-1 在小鼠表达；SSEA-3/-4，Tra-1-60/-81 在人类表达）；②端粒酶的表达；③逆转录病毒基因沉默，如甲基化转移酶的重新去甲基化，Trim28 等。因此，严格意义上的 iPS 必须是不依赖于转入基因，并在培养的过程中关闭外源基因的表达，同时在表观遗传水平上也与 ES 细胞相似—DNA 去甲基化、雌性动物细胞的 X 染色体失活、二倍化基因的组蛋白修饰的共同作用。

就生物功能性而言，iPS 具有分化为 3 种生殖胚层的潜能，并需同时具备如下能力：①体外分化能力；②畸胎瘤形成；③嵌合体生成；④种系迁移；⑤四倍体补偿。对于小鼠这种模式动物，种系迁移能力成为判断 iPS 是否具备多分化潜能性的“黄金”标准，而四倍体补偿能力就成为功能性研究必不可少的“试金石”。虽然目前 iPS 的制备技术不断深入并日渐成熟，但对其重编程机制的认识仍不透彻，比如体细胞的表型基因组的作用、外源基因整合的作用、起源细胞的差异、iPS 细胞传代次数的影响等。因此，对小鼠 iPS 细胞潜能性的研究必须同时满足以上两个标准。相对模式动物而言，由于存在伦理学问题，人 iPS 细胞的潜能性研究较为局限。目前畸胎瘤的组织学和免疫组化分析被作为判定 iPS 分化潜能技术的鉴定标准，然而，还需要更多体外分化以及体内移植实验的鉴定以掌控 iPS 的全能性。同时，iPS 细胞在体外培养的过程中，遗传学变异对潜能性的影响也不能忽视，细胞在体外长时间培养，会使细胞的遗传水平不稳定，尤其是人的 ES 细胞本身就有异常核型的趋势转变，因此，iPS 细胞需要阶段性地进行遗传学检验。

第五节 不同物种 iPSC 获得进展

Section 5 Progresses of iPSC researches in different species

iPS 细胞作为一种新型多潜能性干细胞，通过外源 4 种因子的诱导可将体细胞进行重新编程，可表现出与 ES 细胞具有极为相似的干性特征，并可通过这些干性特征，进行基因修饰、基因插入和敲除等基因工程原理，对不同物种实现基因改造。目前，已成功建立 iPS 细胞系的物种已有小鼠、大鼠、猴子、人、猪、牛、羊，研究并建立这些物种的 iPS 细胞，将对未来研究药物学、再生医学、转基因遗传育种、转基因动物的研究提供理想的平台和技术支持。

一、小鼠 iPS 细胞的研究进展

2007 年，Yamanka 及 Thomson 分别于 Cell、Science 发表了 iPS 文章，开启了潜能干细胞的新时代，自此，iPS 的研究成为了干细胞研究领域的热点。小鼠作为最普遍、常用的模式动物，也成为该领域研究最为突出的实验动物。

Oct4、Sox2、c-Myc、Klf4 四种转录因子已成为成纤维细胞重编程的优化组合，得到广泛认同。通过这些因子诱导得到的 iPS，与 ES 细胞具有相同的特质。2008 年，Nakagawa 等通过研究发现，缺少 c-Myc 因子并不影响重编程进行，但可能导致效率降低；其他研究也发现 Oct4 或 Klf4 因子的缺失会导致影响发育进程。另外，细胞来源对重编程机制的影响也成为了研究热点，Duinsbergen 等将 Oct4、Klf4、c-Myc/MYCER 以及内源 SoxB 因子转导入神经干细胞，可得到具有发育为 3 种生殖系能力的 iPS 细胞，由此发现若来源细胞本身表达重编程因子，则不需外源基因诱导，来源细胞种类不同，对重编程效率有一定影响。因此，筛选重编程因子需基于细胞类型及细胞内因子表达情况进行考虑。与此同时，对重编程机制的研究也不断深入，周琪研究组发现了 Dlk-Dio3 区域可以作为鉴定全能性 iPS 或者 ES 细胞的一种标记区，为我们理解重编程的发育机制提供了一种途径；北京生命科学研究院的高绍荣教授成功获得了 iPS 克隆小鼠，并证明了 iPS 较体细胞克隆的优越性。

二、大鼠 iPS 细胞的研究进展

长期以来，大鼠作为一种重要的动物模型，在行为学、心血管疾病、免疫学、器官移植、毒理学、药理学等许多生物医学研究领域发挥着不可忽视的作用。然而，由于缺乏可靠、稳定的大鼠 ES 细胞系，很难产生精确基因打靶的动物。大鼠 iPS 细胞的建立，弥补了大鼠 ES 细胞研究的不足，具有深远的研究前景。

目前，已建立的大鼠 iPS 细胞来自不同种系和多种体细胞来源，其中包括胎儿成纤维细胞、神经祖细胞、骨髓细胞、肝脏祖细胞和耳朵成纤维细胞。然而这些工作都是基于逆转录病毒或腺病毒载体感染而得到的，所建立的 iPS 细胞在潜能性维持上还存在很多不足，病毒介导的基因通常会在宿主细胞处于沉默状态，但转录因子的留存或诱导分化过程中因子被重新激活，以及 c-Myc 基因的表达，都会存在致瘤性的风险；且多因子逆转录病毒载体感染的细胞存在基因表达量不平衡等问题。因此，建立真正意义上的潜能状态的 iPS 细胞，需具有外源转录因子的表达的非依赖性，外源基因的自动沉默的特性，使转入的基因能够得到严紧型表达的特点。最近，Schnieke A 等为保证产生的大鼠 iPS 细胞效率和基因可控性，构建由多西环素诱导的 4 种因子质粒载体，其中包含细菌噬菌体 φC31 attB 位点和整合酶表达载体，诱导得到的 iPS 细胞具有 EB 形成、体内形成畸胎瘤等多潜能性特征，并可在非饲养层环境中培养，此非病毒诱导载体系统为今后多样的生物医学研究提供了新的研究手段。

三、非人灵长类 iPS 细胞的研究进展

非人灵长类动物是人类的最近亲属，其组织结构、生理功能等方面与人类相似，是人类生殖生理学、生殖健康、生命医学、新药物研究临床前实验的理想动物模型。1998 年，Thomson 已成功建立了猕猴的胚胎干细胞系，至今仍广泛应用于实验研究中。而 iPS 技术的出现，除了与 ES 细胞具有极为相似的干性特征，更重要的是其在再生医学的研究上具有极其重要的意义。近年来，以非人灵长类细胞建立的 iPS 细胞系也得到了发展，2008 年邓宏魁研究组成功建立恒河猴 iPS 细胞系，至目前为止，已得到 5 种非人灵长类动物的 iPS 细胞，其中 3 种为：恒河猴、豚尾猴、食蟹猴，其都是利用逆转录病毒介导的 Oct4、Sox2、c-Myc、Klf4 四种因子诱导，并可在体外长时间培养仍然保持多潜能性，具有分化为 3 种生殖系和形成畸胎瘤的能力。

四、人 iPS 细胞的研究进展

自 iPS 技术发展以来，就因其在人的疾病治疗及临床应用的广阔前景而受到广泛关注。相比人的 ES 细胞，人 iPS 细胞主要克服了两大问题：①来源问题；②潜在的宿主免疫系统风险。人 iPS 细胞与 ES 细胞被认为具有相似的功能，尤其是在维持潜能状态的分子机制的研究方面对临床应用及生物安全性具有重

大意义。

2007年，Takahashi等以“四因子”通过逆转录病毒进行转导，得到首株成人成纤维细胞来源的iPS细胞；2008年，Aasen等将人角质细胞重编程为iPS细胞，大大提高了重编程效率；2009年，通过对人类脐带血经Oct4、Sox2、Nanog及Lin28腺病毒载体的过表达作用，为iPS细胞的产生提供了新的方法，这扩大了iPS来源细胞的范围，而且由于脐带血可以较为容易地获得，为将来用于新生儿的遗传性疾病或先天性畸形的治疗方面提供了广阔的前景。同时，以患病个体来源的体细胞进行重编程，研究分化、药物筛选、疾病模型等方面，对临床疾病致病机制以及再生医学也取得了一定成果。

五、猪iPS细胞的研究进展

猪作为重要的农畜类动物之一，具有重要的经济价值。同时，由于其与人类具有极为相似的解剖学、生理学和遗传学特征，近年来也成为生物医学领域内较有研究价值的模式动物。然而，自1990年建立第一株猪的ES细胞以来，至今只得到了LIF依赖性的猪潜能性干细胞和猪的上胚层干细胞(EpiSCs)，因此，遗传改造和转基因猪的应用在很大程度上受到了局限。

iPS技术的出现，为猪潜能性细胞系的建立带来了曙光。2009年，肖磊研究组通过腺病毒将小鼠4种因子成功转导入成体猪体细胞内，并通过多西环素作用诱导重编程程序的运行，成功得到了首株猪iPS细胞系。2011年，李宁研究组利用逆转录病毒体系成功地将人的4种因子导入猪成纤维细胞，得到的iPS细胞与人ES细胞形态极为相似，并具备体内形成畸胎瘤的能力。在众多中国科学工作者的不懈努力下，终于在2013年得到iPS细胞为供体细胞的活的克隆猪，这一工作必将为今后猪的遗传修饰、性状改良等方面带来希望。

六、牛iPS细胞的研究进展

牛是分布广泛的大型农畜类动物，与人类的日常生活息息相关，具有巨大的经济价值和研究价值。自转基因技术得到广泛应用以来，研究人员就开始尝试通过对牛基因组进行改造，以期望提高其在生产、繁殖、农产品产量和质量、医学等相关领域的应用。然而，转基因效率相对较低、对牛全基因组测序尚不完善，且目前未得到成功建立ES细胞系的报道等，因此，牛iPS细胞的建立和研究，势必为牛这一重要家畜动物的改良和应用提供新的平台并产生巨大的经济效益。

2011年，H.Sumer等利用因子组合筛选的方法，成功证明了Nonog是牛iPS细胞重编程过程中的关键因子；李宁研究组利用逆转录病毒将牛Oct4、Sox2、c-Myc、Klf4、Lin28、Nanog六因子转染牛胎儿成纤维细胞得到牛iPS细胞；Ben Huang等成功导入牛四种因子，以非整合的方法得到iPS细胞；2012年，张晓嵘研究组利用慢病毒将Oct4、Sox2、c-Myc、Klf4四种融合蛋白成功导入到牛胎儿成纤维细胞中，建立具有向三胚层分化和体外分化为雌性生殖细胞并表达雌性特异标记因子能力的iPS细胞。

七、羊iPS细胞的研究进展

羊作为一种重要的畜牧家畜，如何利用基因工程提升其生产性能、疾病抵抗能力以及更多优质的羊绒，并使其能够更广泛应用于农业和生物医学领域，成为人们所关心的话题。然而，传统意义上的转基因技术不能完全有效调控外源基因的正常表达，且效率低下，使得基因修饰技术很难在羊这个物种上得以实现。

运用基因打靶小鼠ES细胞，已被应用于进行小鼠的基因工程改造，然而，截至目前，由于对羊ES细胞的培养环境及相关特性还没有更深入的了解，以传统方法建立羊的ES细胞还没有报道。因此，运用细胞重编程的方法，建立具有多潜能性iPS细胞就具有特殊的意义。2011年，肖磊研究组首次利用慢病毒感染，成功将Oct4、Sox2、c-Myc、Klf4、Nanog、Lin28、SV40长臂T、hTERT转入绵羊体细胞中，通过药物筛选得到绵羊iPS细胞，并具备三胚层分化和畸胎瘤形成能力。2012年，Satori C等将绵羊胎儿成纤维细胞感染小鼠四种因子，成功得到了具有产生类胚体、畸胎瘤功能的iPS，并得到了成活嵌合羊羔。

第六节　iPS 细胞的应用进展

Section 6　Advances on the application of iPSCs

近年来，越来越多的研究人员致力于通过利用 ES 与 iPS 的极其相似的可塑性，解决药物毒性检测、临床医学、疾病治疗、器官再生等难题。尽管 ES 细胞具有本身固有的全能性，但因其涉及伦理学等问题，使该全能性干细胞在干细胞的实际治疗方面面临了巨大的障碍。与 ES 相比，iPS 不通过破坏胚胎产生，极大地避免了伦理学问题；将患者体细胞进行重编程得到的 iPS 细胞进行移植治疗，极大地降低了自体免疫风险；并可通过建立特异的疾病模型，用于针对单一病源个体的遗传变异研究疾病的致病机制，亦或是通过病理学分析开发出相应的药物以缓解患者的伤痛。然而，由于 iPS 细胞是源于外源因子的诱导，且可能存在外源基因整合带来的致癌性、诱导效率低、分化的效率和忠实度低等问题，也逐渐成为 iPS 应用于临床疾病亟待解决的问题。

本节主要从当前不同模式动物的多能性干细胞应用进展入手，阐释体外分化、疾病模型的建立、药物开发和毒性学研究、临床疾病的再生性治疗以及潜在的风险。

一、多能性细胞体外分化

多能性细胞因其自身的可塑性，尤其是向特异组织器官的祖细胞分化，成为目前多能性干细胞研究领域的一大热点。受一些经典理论的影响，体内胚胎发育过程中，不同组织器官的特异性分化是由于分子水平、细胞水平的相互作用而自发进行的，因此在体外环境下，如何模拟体内复杂的微环境诱使多能性细胞向特异的细胞分化，成为一大难点。目前，构建特异微环境的方法主要有：在多能性干细胞培养过程中添加特异生长因子和信号通路分子或相关类似物，或诱导多能性干细胞特异性表达靶标组织器官的转录因子，从而使多能性干细胞定向分化，同时，细胞密度的适当调整，通过细胞与细胞、细胞与基质相互作用也可优化微环境。

小鼠作为一种常用的模式动物，成为众多学者和研究人员热衷的研究对象，针对其多能性领域也较为透彻。尽管小鼠和人的 ES 细胞的培养条件有所不同，但其分化条件可适用于人和其他模式动物。由于 ES 细胞与 iPS 细胞的多能性相似，其分化方法亦可应用于 iPS 细胞的特异性分化。除了在临床应用之外，人的 ES 及 iPS 细胞还为系统地研究人类发育和分化提供了宝贵的材料基础。

多能性干细胞可以分化为三种生殖胚层的多种细胞类型，目前促使分化的方法主要有三种：①类胚体的形成；②添加一系列生长因子的贴壁培养；③细胞共培养。一般情况下，这三种方法的联合使用可以提高分化效率。其中，向内胚层细胞方向分化并用于临床医学研究较为复杂，主要涉及向肝脏的肝椭圆细胞和胰腺的 β 细胞分化；中胚层细胞方向，包括向心肌细胞、造血细胞以及血管细胞分化；神经外胚层和亚型神经元方向，包括向运动神经元、产生 γ- 氨基丁酸抑制性递质的神经元、中脑多巴胺 - 神经元分化，这些分化后的细胞可更好地应用于治疗神经退行性疾病。

以下分别举例说明当前多能性干细胞分化在临床医学上的应用。

(一) 前肠

前肠作为发育过程中大量组织的原始结构，包括胸腺、甲状腺、副甲状腺以及呼吸器官——肺。早期的分化方法利用 activin 诱使其向内胚层分化，但得到的是早期（SOX2+）和晚期（CDX2+）内胚层谱系的祖细胞的混合物。为得到单一的早期祖细胞，ES 细胞分化培养过程中，添加 BMP 拮抗物 NOGGIN 和 activin/nodal 和 TGF-β 抑制物 SB-431542（有趣的是，这两类抑制物也可以诱导 ES 细胞向神经外胚层方向分化）。若撤去两类抑制剂，并添加 WNT3a、KGF、FGF10、BMP4、EGF、视黄酸（retinoic acid，RA）等继续培养，使其向肺分化（若用 activin 处理后，添加两类抑制剂也可诱使向肺分化），若将 RA 用 SHH 或 FGF8 替换则向副甲状腺分化。

(二) 软骨细胞

ES 诱导分化的软骨细胞可以用来治疗软骨退行性疾病如骨关节炎。将肢芽间充质细胞在高密度芯片培养分化得到软骨细胞的方法同样适用于ES细胞诱导分化，若添加BMP2可在很大程度上提高分化效率。有趣的是，经过14天的培养，软骨细胞并不进行肥大化，说明这种方法得到的软骨细胞更适于骨关节的再生性治疗。

（三）锥形大脑皮质神经元

通过形成类胚体或与MS5基质共培养诱导得到神经祖细胞，挑取和铺被培养的细胞都可以得到具有分泌γ-氨基丁酸和谷氨酸能力的神经元，只有与MS5共培养的祖细胞可以表达脑室神经元，且只有MS5细胞移植入新生小鼠脑中，可以生成轴突进入皮质结构。因此，共培养方法在体内和体外都可以促进神经细胞的分化。

二、疾病模型的建立

模式动物因其与人类遗传功能的相似性，且易于繁殖和便于遗传操作，从而成为众多研究人员有力的研究材料。通过评估模式动物的不同变异，可以鉴定与人类病理学疾病相关的候选基因，进而从遗传水平揭晓发病机制。小鼠作为研究人类疾病的理想模式动物之一，不仅在生理上与人类有相似性，而且经过放射性或化学试剂的积累作用可诱发遗传基因位点发生突变，使其从遗传水平上模拟人类的发病模式。目前，建立人类疾病的小鼠模型的相关技术手段日渐成熟，小鼠基因组的遗传图谱与物理图谱已高精密化，为鉴定和克隆小鼠致病基因提供了极大的便利，而且，转基因技术的应用通过重组ES细胞的外源基因表达或生殖系基因发生突变，使建立人类疾病的小鼠模型成为可能。

近年来，iPS细胞的研究为疾病模型的建立提供了又一有利手段，具有疾病特异性iPS细胞可在体内和体外研究其致病机制。如人慢性淋巴细胞白血病（chronic lymphocytic leukemia，CLL）（$CD5^{+}$B-cell malignancy）小鼠模型，其14号染色体上miR-15a/16-1基因缺失，导致microRNAs的表达水平下降，使其表型与大多的CLL患者有相似性。利用打靶ES进行重组的方法，很难在B细胞发育过程中缺失microRNA基因建立模型，而借助脾脏基质细胞诱导得到的iPS细胞，经过精确的基因打靶（miR-15a/16-1的突变和缺失）以及体外分化，成功得到B-细胞谱系，这将有助于探究B细胞形成过程中该特殊基因的缺失对疾病的影响，从而通过修正突变缓解恶性细胞的增殖。此外，将修正后的iPS细胞分化为造血干细胞（hematopoietic stem cells，HSCs）移植入受体，用于观察CLL体内发育过程中基因修正是否具有有效的治疗效果。

另一种利用iPS细胞研究人类疾病动物模型的方法是通过异种移植，此iPS细胞由患者体细胞进行诱导得到，分化为预期细胞类型（如HSC）后，移植到免疫缺陷的小鼠受体内。最新的研究进展表明，人源的iPS经过锌指酶作用破坏HIV病毒的复合受体CCR5位点后，分化为HSC移植入动物受体内，可在体内研究HIV病毒感染中CCR5的作用，为治疗艾滋病提供可能；人源iPS的神经干细胞（neural stem cells，NSCs）可移植入胶质瘤的动物模型颅内，此NSCs可作为基因治疗的细胞媒介，并具有归巢进入脑内的功能；从小鼠镰状细胞贫血症模型的体细胞得到iPS细胞，经由基因特异性打靶修正分化后得到的造血干细胞移植入射线照射的受体进行治疗，这些研究表明，iPS技术使动物的疾病模型在基因和细胞水平得到治疗成为可能，便于研究疾病模型在体内和体外的病理特征，由此证明了iPS技术在临床疾病研究中的重大意义。目前，通过iPS技术已展开多种疾病的病理学研究，如亨廷顿症、肌萎缩、脊髓性肌萎缩症、Ⅲ型戈谢病、唐氏综合征、1型糖尿病、帕金森综合征、珠蛋白生成障碍性贫血症（地中海贫血症）、肝衰竭。

三、药物开发和毒性学研究

iPS细胞是建立在体细胞来源的重编程机制的产物，尤其可通过患者的体细胞诱导，得到具有病理学高通量研究意义的iPS细胞，从这个程度上来讲，iPS细胞相对于ES细胞，被认为是促进药物研究和开发方面具有潜在前景的研究材料。更为重要的是，iPS细胞作为特异疾病的体外模型，其表现出与疾病表型在体内环境相似的病理特征，这就在很大程度上避免了传统上动物学实验的需求。如此无研究材料的限制，具备完全意义上疾病表型条件的iPS细胞，并与当前相关技术有机结合，定然为今后新药物的开发和探索、药物毒性研究等方面带来新的生机和活力。

(一) 加速新药物开发和研究

患者体细胞来源 iPS 细胞表现出体内病理学特征，研究人员可通过对其病理学机制研究，针对其遗传学水平的修饰，试验并开发出有效治疗的新药剂。而且 iPS 细胞的出现，也为高通量筛选药物带来了便利，这同时也为由此产生的大量病理学鉴定带来新的挑战。

(二) 药物毒性检测

药物开发进程中，所面临的主要瓶颈问题是毒性学检测。最初用于毒性学检测的方法有：建立模式细胞系、培养原代体细胞以及实验动物的试验。在毒性学检测中，最普遍使用的细胞系是癌细胞或具有致瘤能力的细胞，其由于在体外传代过程中经过无限次数的传代，染色体和遗传水平出现异常，最终导致其出现病理状态下的无限增殖状态。由于其具有这样内在的遗传缺陷，使其不能说明在体内发生的病理状态。最初用于毒性筛选的扩增体细胞的方法是杂交培养，用于保持其高度多样性，并与体内毒性反应具一致性和持久性。活体动物模型用于毒性检测具有如下弊端：①动物模型的生理情况并不能完全等同于人类；②对涉及生物医学和美容行业的相关毒性试验，活体动物的应用面临着巨大的伦理学争议和受到广大消费者的质疑；③活体动物相对于体外培养的细胞需要较高的购买和饲养成本。因此，传统意义上的体内试验很难在动物上得到有效运行。iPS 细胞的出现，克服了之前药物的毒性检测种种障碍并自此提供了新的研究手段。具有某些成年表型特征的人的体细胞经过诱导得到的 iPS 细胞，由于其来源于不同的遗传基因、遗传病史及其他表型特征的个体，在用于检测药物的耐受性将呈现出多态性，这将为药物的毒性检测提供更多的实质性数据。

四、临床疾病的再生性治疗

多潜能性干细胞由于具有产生胚胎 3 种胚层和嵌合体生成的发育潜能，其在体外可以诱导分化为具有多种组织器官表面标记因子和分泌功能的特异性细胞，如神经元、心肌细胞、造血细胞等，近年来被视为修复患病或损伤组织器官的替代性治疗材料，为再生医学治疗开辟了新的研究方向。

(一) 移植治疗的免疫排斥

有研究结果证明，由人 ES 细胞分化得到的某些细胞，如心肌细胞在体外分化过程中表达较低水平的 MHC-Ⅰ分子，并随着体外培养时间的延长而逐渐增高。因此，这些细胞将引起宿主对移植物的免疫排斥反应。而病患 iPS 细胞因其来源于自体细胞诱导而产生，解决了基于干细胞治疗的免疫排斥问题，给移植治疗带来新的希望。

(二) 遗传基因介导的相关疾病

由单基因介导的疾病，可通过将病患 iPS 细胞进行遗传学修饰，经过一段时间的体外培养，使其基因得以精确并特异性的修复，并最大限度降低病毒介导的随机插入带来的生物安全问题。而对于多基因介导的遗传学异常，只要具备成熟的向靶组织器官细胞分化的方案，就可通过对多能性干细胞结合基因修复与细胞替代两种方法实现有效的治疗。目前这些疾病包括腺苷脱氢酶缺乏性重度联合免疫缺陷症（ADA-SCID）、Shwachman-Bodian-Diamond syndrom 综合征（SBDS）、Ⅲ型戈谢病（GD）、杜氏肌营养不良（DMD）、贝克肌营养不良（BMD）、帕金森病（PD）、亨廷顿症（HD）、青年 1 型糖尿病（JDM）、唐氏综合征（DS）以及莱施-奈恩综合征。更进一步而言，通过建立这些病源性特异的干细胞库，分析并总结其病理学特性，为研究其复杂的疾病机制和药物开发提供了前所未有的机会和挑战。

(三) 退行性神经疾病

iPS 细胞的出现，实现了在体外研究人类神经元特异基因变异，并可通过探索新小分子或其他手段，为治疗退行性神经疾病指出新的方向。帕金森病是全球性第二大慢性神经退行性疾病，主要因其缺失多巴胺能神经元而造成的病理疾病。在目前大多数病例中，并不仅是已知遗传基因变异所导致的，而是由于遗传与环境共同作用的结果，这是一个复杂的研究过程，而这其中所面临的最大问题是对研究帕金森症内在的病理机制缺乏一个可靠、完善的实验模型，其必须具备人类疾病的所有特征。可分化为多巴胺神经元帕金森症患者 iPS 细胞的建立，为研究此类疾病提供特异的体外模型，这是其他实验模型所远远不及的。近年来，已经通过将 5 名患者的成纤维细胞重编程为 iPS 细胞，以用于后续该疾病的深入研究。另一类神经退行性疾病——阿尔茨海默综合征，是由脑部区域神经元突触的退行和功能紊乱造成的，主要影响大脑的认知能力。若在这些受损区域通过移植入具有分化为早期神经干细胞的多能干细胞，使其可以产生内源性神经元，以重建受损神经网络，使其恢复正常的生理功能，这已成为目前治疗该疾病的理想方案。

（四）退行性心脏病

心血管疾病已成为全球诱发死亡的头号杀手，可见，如何有效治疗该类疾病并采取有效的预防措施，成为当前众多科学家和医务工作者面临的重大问题。由于成年人心肌细胞的有限增殖能力，一旦其发生功能性障碍将严重影响心肌正常的收缩功能，出现泵血障碍，导致机体无法得到维持正常生理功能的血液，造成心力衰竭。心脏移植是当前治疗重型心力衰竭惯常采用的治疗手段，但因其存在严重匮乏的捐献器官和免疫排斥的问题，使此治疗手段面临严酷的障碍。而细胞替代治疗的出现，为心血管疾病的治疗打开了一扇“大门”，尤其是多能性干细胞，已成为最理想的细胞替代的来源。特别是人类 iPS 细胞诱导得到的心肌细胞更为满足移植条件，但目前还面临着一些问题需要解决。另外，iPS 细胞应用于替代性细胞治疗，还体现在治疗缺血性心脏病的治疗中。iPS 细胞具有分化为患者特异的功能性心肌细胞，可用来替代梗死组织的心肌层，进而恢复心肌收缩功能，防止左心室形状的进一步改变，增加缺血性区域的供血能力。但还应值得关注的是，如何使内源性心肌细胞与移植的替代细胞建立有效的电连接还是治疗过程中不可忽视的问题。

（五）糖尿病

1 型糖尿病是因为胰腺组织中 β 细胞被大量破坏，导致机体发生自体免疫攻击性疾病。2 型糖尿病则是更为复杂的病理疾病，由于凋亡机制的启动造成 β 细胞的缺失，包括 β 细胞的去分化和外围胰岛素耐受。β 细胞用于胰岛素的产生、储存和分泌，由此应答于糖类和脂肪酸的体内代谢。因此，糖尿病患者需要每天注射人工胰岛素以维持体内正常的血糖。胰岛素的严重缺乏，将导致一系列严重的并发症，如外周神经炎、眼、肾脏及心血管系统疾病，这些并发症是由于体外注射的胰岛素并不能很好地模拟体内胰腺对血糖水平的调控。如何通过移植外源胰岛或使内源胰岛再生，以修复受损的 β 细胞，成为糖尿病的理想治疗方案。已得到研究表明，人类 ES 细胞和 iPS 细胞在某些化学试剂的培养环境下可以分化为具有成熟胰岛素分泌功能的细胞，以期望通过此类细胞的替代治疗减轻患者的痛苦，为糖尿病患者带来福音。

五、多能性干细胞应用潜在的风险

相对于 ES 细胞而言，尽管 iPS 细胞解决了来源及伦理问题，成为干细胞潜能性研究新的热点，为人类解决诸多疾病等临床难题带来新的希望，但由于 iPS 是由外源因子诱导，且可能存在外源基因整合带来的致癌性、诱导效率低、分化的效率和忠实度低等问题，越来越成为众多研究人员所关注的问题。随着对于 iPS 细胞的深入研究，发现 iPS 在应用上还存在如下问题。

1. iPS 细胞在与衰老相关的端粒酶及 p53 信号通路上存在着变化，在线粒体上 / 氧化应力方面还存在着缺陷。通过检测具有器官形态 iPS 细胞线粒体的遗传物质，包括线粒体 DNA、细胞内 ATP 水平、氧化水平及乳酸生成情况，证明了 iPSCs 与 ESCs 表现出相似的成熟性和厌氧代谢机制。

2. 通过将含有 4 种诱导因子（yamanaka）的逆转录病毒载体导入肝细胞进行诱导，使内胚层来源的 iPS 细胞得以建立，并可以直接分化为最终的内胚层、肝祖细胞以及成熟的肝细胞。人类 iPS 细胞与人类 ESCs 相比，其安全性问题由于没有足够的数据证明，目前还是一个未知数。

3. 通过对人类表皮成纤维细胞经腺病毒为独立载体使 OCT3/4、SOX2、NANOG、Lin28 得以表达，从而得到人类 iPS 细胞，并应用内胚层标记性因子如 activin A、肝特异性 BMP4/FGF2、肝细胞生长因子、类肝细胞因子——致瘤素 M 对其进行分化诱导，尽管最终可以得到完整胎儿肝脏并可以得到高度分化的肝细胞，但其相对于体内环境的肝脏还存在着较多的缺陷。

4. 尽管人们试图用 hiPSC 有关致病性的相关研究来解决疾病发生机理以及治疗方法，但目前还面临着严峻挑战。对于人类疾病的研究，如果单是以病理细胞培养作为研究对象，在对一些如阿尔茨海默综合征、帕金森综合征等有很长潜伏期的疾病，在实践应用方面仍存在着较多局限。

目前，我们所面临的技术方面的挑战有：①在 iPSC 细胞系诱导中，探索建立非因子性 hiPSCs 系以弱化或消除基因互换的影响；②利用基因打靶的方法来产生分化标记并且进行基因校正；③体外建立疾病的相关表型模型；④体内建立疾病相关表型模型。

综上所述，近年来，尽管对多潜能干细胞（iPS）的研究有着快速发展，并在干细胞的研究领域有了一定的突破，但对于其在今后应用于临床上的安全性还存在着诸多问题。如，何种来源细胞可作为目标组织/器官的最佳诱导细胞源；是否存在诱导“返回”问题；是否存在致癌性；分化的组织/器官是否存在生理性缺陷的问题；是否解决了再生医学上器官微环境问题；是否在体内可以正常发挥生理功能问题；是否可用于治疗某些病理学疾病的研究；与 ES 细胞相比，其临床安全性是否等同或优于 ES 细胞等。相信随着对 iPS 细胞的深入研究及对发育复杂机制的不断探索，这些问题终将一一得到解答。

（王颖　海棠　周晓杨　王露露）

参考文献

[1] Marc Lewitzky, Shinya Yamanaka. Reprogramming somatic cells towards pluripotency by defined factors [J]. Current opinion in biotechnology, 2007, 18: 467-473.

[2] Keisuke Okita, Shinya Yamanaka. Induced pluripotent stem cells: opportunities and challenges [J]. Phil.Trans.R Soc.B, 2011, 266: 2198-2207.

[3] Wu Z, Chen J, Ren J, et al. Generation of Pig Induced Pluripotent Stem Cells with a Drug-Inducible System [J]. Journal of Molecular Cell Biology, 2009, 1 (6): 46-54.

[4] Mali P, Chou BK, Yen J, et al. et al.Butyrate greatly enhances derivation of human induced pluripotent stem cells by promoting epigenetic remodeling and the expression of pluripotency-associated genes [J]. Stem Cells, 2010, 28 (4): 713-720.

[5] Takahashi K, Tanabe K, Ohnuki M, et al. Induction of Pluripotent Stem Cells from Adult Human Fibroblasts by Defined Factors [J].Cell, 2007, 11 (131): 1-12.

[6] Mali P, Ye Z, Hommond HH, et al. Improved Efficiency and Pace of Generating Induced Pluripotent Stem Cells from Human Adult and Fetal Fibroblasts [J].Stem Cells, 2008, 26: 1998-2005.

[7] Weimin Ruan, Jianyong Han, Pin Li, et al. A novel strategy to derive iPS cells from porine fibroblasts [J]. Sci China Life Sci., 2011, 43 (6): 553-559.

[8] Kim J B, Sebastiano V, Wu G, et al. Oct4-Induced Pluripotency in Adult Neural Stem Cells [J]. Cell, 2009, 136 (3): 411-419.

[9] Kazutoshi Takahashi, Keisuke Okita, Masato Nakagawa, et al. Induction of pluripotent stem cells from fibroblast cultures [J]. Nature Protocols, 2007, 2: 3081-3089.

[10] Smith, KP, Luong, MX, Stein, GS. Pluripotency: Toward a Gold Standard for Human ES and iPS Cells [J]. J Cell Physiol, 2009, 220: 21-29.

[11] Liu L, Luo GZ, Yang W, et al. Activation of the imprinted Dlk1-Dio3 region correlates with pluripotency levels of mouse stem cells [J]. J Biol Chem, 2010, 285 (25): 19483-19490.

[12] Merkl C, Saalfrank A, Riesen N, et al. Efficient generation of rat induced pluripotent stem cells using a non-viral inducible vector [J]. PLoS One, 2013, 8 (1): e55170.

[13] Liu H, Zhu F, Yong J, et al. Generation of induced pluripotent stem cells from adult rhesus monkey fibroblasts [J]. Cell Stem Cell, 2008, 3 (6): 587-590.

[14] Yuehong Wu, Anuja Mishra, Zhifang Qiu, et al. Nonhuman primate induced pluripotent stem cells in regenerative medicine [J]. Stem Cells Int, 2012, 2012: 767195.

[15] Zhao Wu, Jijun Chen, Jiangtao Ren, et al. Generation of pig induced pluripotent stem cells with a drug-inducible system [J]. J Mol Cell Biol, 2009, 1 (1): 46-54.

[16] Li W, Zhou H, Abujarour R, et al. Generation of Human-Induced Pluripotent Stem Cells in the Absence of Exogenous Sox2 [J]. Stem Cells, 2009, 27: 2992-3000.

[17] Nana Fan, Jijun Chen, Zhouchun Shang, et al. Piglets cloned from induced pluripotent stem cells [J]. Cell Research, 2013, 23: 162-166.

[18] Xiaoping Han, Jianyong Han, Fangrong Ding, et al. Generation of induced pluripotent stem cell from bovine embryonic fibroblast cells [J]. Cell Res, 2011, 21 (10): 1509-1512.

[19] H Sumer, J Liu, L F Malaver-Ortega, et al. NANOG is a key factor for induction of pluripotency in bovine adult fibroblasts [J]. J Anim Sci, 2011, 89 (9): 2708-2716.

[20] Ben Huang, Tong Li, Lucia Alonso-Gonzalez, et al. A virus-free poly-promoter vector induces pluripotency in quiescent bovine cells under chemically defined conditions of dual kinase inhibition [J]. PLoS One, 2011, 6(9): e24501.

[21] Hongguo Cao, Pan Yang, Yong Pu, et al. Characterization of bovine induced pluripotent stem cells by lentiviral transduction of reprogramming factor fusion proteins [J]. Int J Biol Sci, 2012, 8(4): 498-511.

[22] Bao L, Chen L, Wu Z, et al. Reprogramming of ovine adult fibroblasts to pluripotency via drug-inducible expression of defined factors [J]. Cell Res, 2011, 21(4): 600-608.

[23] Satori C, Didomenico AI, Thomson AJ, et al. Ovine-induced pluripotent stem cells can contribute to chimeric lambs [J]. Cell Reprogram, 2012, 14(1): 8-19.

[24] Larua Grabel. Prospects for pluripotent stem cell therapies: into the clinic and back to the bench [J]. Journal of Cellular Biochemistry, 2012, 113: 381-387.

[25] Chingiz Underbayev, Siddha Kasar, Yao Yuan. MicroRNAs and induced pluripotent stem cells for human disease mouse modeling [J]. Journal of biomedicine and biotechnology, 2012, 2012: 758169

[26] Gunaseeli, M X Doss, C Antzelvitch, et al. Induced pluripotent stem cells as a model for accelerated patient- and disease-specific drug discovery [J]. Curr Med Chem, 2010, 17(8): 759-766.

[27] Hu BY, Weick JP, Yu J, et al. Neural differentiation of human induced pluripotent stem cells follows developmental principles but with variable potency [J]. Proc Natl Acad Sci USA, 2010, 107(9): 4335-4340.

[28] Prigione A, Fauler B, Lurz R, et al. The Senescence-Related Mitochondrial/Oxidative Stress Pathway is Repressed in Human Induced Pluripotent Stem Cells [J]. Stem Cells, 2010, 28(4): 721-733.

[29] Liu H, Ye Z, Kim Y, et al. Generation of Endoderm-Derived Human Induced Pluripotent Stem Cells From Primary Hepatocytes [J]. Hepatology, 2010, 51: 1810-1819.

[30] Si-Tayeb K, Noto FK, Nagaoka M, et al. Highly Efficient Generation of Human Hepatocyte-Like Cells from Induced Pluripotent Stem Cells [J]. Hepatology, 2010, 51(1): 297-305.

（王勇　整理编辑）

第四章　动物成体干细胞生物学特性及制备技术

Chapter 4　Biological characteristics and derivation of adult stem cells

成体干细胞是指存在于一种已经分化组织中的未分化细胞，这种细胞能够自我更新并且能够特化形成组成该类型组织的细胞。成体干细胞存在于机体的各种组织器官中。成年个体组织中的成体干细胞在正常情况下大多处于休眠状态，在病理状态或在外因诱导下可以表现出不同程度的再生和更新能力。近年来，随着人们对成体干细胞的不断深入了解，成体干细胞在发育生物学，组织再生以及药物开发中占据越来越重要的位置。

第一节　间充质细胞

Section 1　Mesenchymal stem cells

间充质干细胞（mesenchymal stem cells，MSCs）是一类来源于中胚层的具有自我更新及多向分化能力的干细胞，它不仅存在于骨髓、脂肪、脐血和外周血中，还存在于软骨膜、骨膜及肌肉中。间充质干细胞在特定的诱导条件下可以向中胚层细胞如成骨细胞、脂肪细胞和肌细胞，外胚层的神经细胞和内胚层的肝细胞分化，以满足基础研究和临床应用，同时具有易在体外培养、诱导和扩增等特性，被认为在基因治疗、细胞治疗、组织工程等领域具有广泛的临床应用前景。

一、骨髓间充质干细胞

骨髓间充质干细胞广泛存在于结缔组织和器官间质中，以骨髓组织中含量最为丰富，由于骨髓是其主要来源，因此统称为骨髓间充质干细胞。骨髓间充质干细胞属于成体干细胞，成体干细胞有两个特征：一是能在很长一段时间内准确地复制自己，也就是长期自我更新；第二它能长成成体细胞类型，具有一定的形态特征和特定的功能。成体干细胞非常少，它的主要功能是在一定程度上维持细胞的动态平衡，代替由于损伤或因疾病而死亡的细胞。正是由于间充质干细胞所具备的这一免疫学特性，使其在自身免疫性疾病以及各种替代治疗等方面具有广阔的临床应用前景。通过自体移植可以重建组织器官的结构和功能，并且可避免免疫排斥反应。

（一）骨髓间充质干细胞的生物学特性

在人和动物中，MSCs 有多个贮存处，如骨髓、外周血、脐带血、胎肝、胎盘、肌肉、骨膜、皮肤等组织。而骨髓 MSCs 是最容易分离获得的。骨髓只含少量 MSCs，约占单个核细胞的十万分之一，并随着年龄的增长而减少。研究发现，胎儿骨髓中每 10^6 个有核细胞中可分离出 9~15 个 MSCs，数量较成人骨髓多，其形态、表型、生长动力学与成人骨髓来源的 MSCs 相似。因此，MSCs 大多从幼年的动物骨髓中提取分离。MSCs 具有干细胞的共性，即自我更新及多向分化的能力，而且可取自自体，遗传背景稳定，可在体外培养、扩增及诱导。原代 MSCs 经过 2~4 天的潜伏期后，迅速集落性扩增，细胞呈均一的梭形的成纤维状形态，倍增时间为 33~38 小时。基因和超微结构表明 MSCs 具有强大的分化可逆性。

MSCs 连续传代和冷冻保存后仍具有多向分化潜能，体外培养 14 代仍能保持正常的染色体组型和端粒酶活性。体外每传 1 代，细胞增加 2.4 倍。但高度传代（20~25 代后）则出现凋亡现象。到目前为止，对于 MSC 的表面标志尚不确定。利用流式细胞仪检测显示，MSC 的表面抗原具有非专一性，它表达了间质细胞、内皮细胞和表皮细胞的表面标志。主要包括：①黏附分子，如 CD166、CD54、CD102、CD44、CD106 等；②生长因子和细胞因子受体，如白介素 21 受体（IL21R）、IL23R、IL24R、IL26R、IL27R、γ 干扰素受体（IFN

2γR)、肿瘤坏死因子(TNF)-α 等;③整合素家族成员,包括 CD49a、CD49b、CD49c、CD29、CD104 等;④其他,如 CD90、CD105 等。不表达造血细胞的表面标志,如 CD34、CD45、CD14、CD3、CD4、CD8 和Ⅰ、Ⅱ、Ⅲ型胶原及碱性磷酸酶等,也不表达与人类白细胞抗原(HLA)识别有关的共刺激分子 B721、B722 及主要组织相容性复合物Ⅱ类分子如 HLA-DR 抗原等。

(二) 骨髓间充质干细胞制备技术

目前体外用于分离纯化 BMSCs 的方法主要有 5 种:①利用 BMSCs 与培养底物的黏附性采用的全骨髓贴壁筛选法;②根据 BMSCs 低密度特性采用的密度梯度离心法;③根据 BMSCs 的细胞表面标志,采用相应的荧光素标记抗体进行染色的流式细胞仪分选法;④根据 BMSCs 表面抗原能与连接有磁珠的特异性单抗相结合而采用的免疫磁珠分选法;⑤利用一种独特的培养装置从骨髓中筛选 BMSCs 的特制培养板筛选法。全骨髓贴壁筛选法所获得的细胞数量多,增殖速度快,但其纯度有限,成分复杂;Percoll 密度梯度离心法虽被认为是最经典的方法,其所得细胞纯度高、分化能力好,但增殖能力较差;全骨髓贴壁筛选法和 Percoll 密度梯度离心法相比较,全骨髓贴壁筛选法操作步骤简单,既降低了离心对细胞的损害,又减少了污染机会,具有培养时间短,细胞得率较多等优点;流式细胞分选法所得细胞纯度高,但操作烦琐、费用昂贵;免疫磁珠分选法的优点在于高度特异性,并可以处理大量的细胞以满足临床需要,但对细胞活性亦有一定的影响。目前,还没有一种方法被视为分选 BMSCs 的标准方法。但是,综合操作难易程度、所获细胞的纯度和费用等诸多因素,常采用的是全骨髓贴壁筛选法与密度梯度离心法相结合的方法。

【材料】

灭菌:原代器械包 2 套(包括 2 把尖解剖剪:长 10cm,两个 Perry 镊:长 12.5cm);200 目筛网若干;100mm 培养皿若干;15ml 离心管若干;7 号针头;4 号半针头;注射器若干。

非灭菌:6~8 周龄雄性 Sprague-Dawley 大鼠;1ml 移液器。

配制类试剂:①MSC medium:82%α-MEM+15%FBS+1%NEAA+1% L-Glutamine+1%Streptomycine-Penicillin+1ng/ml BFGF;②PBS(1000ml):0.57g Na_2HPO_4+8g NaCl+0.25g KCl+0.25g KH_2PO_4。

【全骨髓贴壁筛选法操作步骤】

1. 采取颈椎脱臼法处死小鼠,将鼠体浸泡于 750ml/L 乙醇中 3~5 分钟。
2. 取一套原代器械包尽量在无菌条件下取出完整股骨,清除周围附着组织。
3. 将股骨置于超净工作台中 100mm 培养皿中,再取一套原代器械包置于超净工作台中。
4. 取 3 个 100mm 培养皿加入 10ml 含 2%SP 的 PBS,将股骨反复清洗 3 遍后置于一个新 100mm 皿中。
5. 用解剖剪剪掉股骨一侧骨骺部分,用吸有培养液的注射器(7 号针头)冲出骨髓。
6. 吸取冲出骨髓的培养液,注射器挤压使其通过 4 号半针头制成单细胞悬液。
7. 将所得细胞悬液过 200 目筛网,移入一 15ml 离心管中;1000r/min,10 分钟离心,弃上清。
8. 加入培养液重悬细胞并调整细胞密度,以合适的密度接种于培养瓶中,标记为原代细胞(P_0)。
9. 置 37℃、5%CO_2、饱和湿度的培养箱中静置培养。
10. 于 72 小时后首次更换培养液,去除未黏附细胞,以后每 3 天更换 1 次培养液。
11. 待细胞长至 80%~90% 融合时传代。

【密度梯度离心法操作步骤】

1. 采取颈椎脱臼法处死小鼠,将鼠体浸泡于 750ml/L 乙醇中 3~5 分钟。
2. 取一套原代器械包,尽量在无菌条件下取出完整股骨,清除围围附着组织。
3. 将股骨置于超净工作台中 100mm 培养皿中,再取一套原代器械包置于超净工作台中。
4. 用解剖剪剪掉股骨一侧骨骺部分,用吸有培养液的注射器(7 号针头)冲出骨髓。
5. 用含 15% 胎牛血清(FBS)的 MSC medium 适当稀释,离心去脂肪层。
6. 加入 5ml 含 15% 胎牛血清的 MSC medium,制成细胞悬液。
7. 用比重 1.073 的 Percoll 分离液分离,800r/min 离心 20 分钟。
8. 可见中间有一层 1~2mm 厚的白色层,仔细用吸管吸取界面层。

9. 加入 PBS 3ml 离心洗涤，离心去 PBS。

10. 加入培养液重悬细胞并调整细胞密度。

(1) 以合适的密度接种于培养瓶中，标记为原代细胞(P_0)。

(2) 置 37℃、5%CO_2、饱和湿度的培养箱中静置培养。

(3) 于 72 小时后首次更换培养液，去除未黏附细胞，以后每 3 天更换 1 次培养液。

(4) 待细胞长至 80%~90% 融合时传代。

二、脂肪干细胞

在过去的 10 年里，人们已经认识到脂肪组织不仅是一个能源水库，同时也是丰富的多能干细胞来源。皮下脂肪几乎无处不在，目前最常用的脂肪组织分离方法是利用脂肪抽吸术分离脂肪。脂肪抽吸手术相比骨髓穿刺分离干细胞而言，对供体伤害更小而且易于被人所接受。相同体积的脂肪组织相比骨髓组织能提供更大量的干细胞。骨髓移植每毫升包约含 6×10^6 个有核细胞，其中只有 0.001%~0.01% 的干细胞。相比较而言，可以从皮下脂肪抽吸分离的细胞数量约是每克脂肪组织(0.5~2.0)$\times10^6$ 个细胞，即含 1%~10% 的干细胞，因此，每克脂肪组织中可分离 0.5×10^4~2×10^5 个干细胞。

(一) 脂肪干细胞的生物学特性

ASCs 也是一种脂肪组织来源的间充质干细胞，其主要来源于脂肪组织，ASCs 具有干细胞的共性，即自我更新及多向分化的能力，可取自自体，遗传背景稳定，可在体外培养、扩增及诱导。原代 ASCs 经过 2~4 天的潜伏期后，迅速集落性扩增，细胞与 MSCs 类似呈均一的梭形的成纤维状形态，倍增时间为 33~38 小时。基因和超微结构表明 ASCs 也具有强大的分化可逆性。

在其最初的研究中，Zuk 等指出，ASCs 应表达 CD13，CD29，CD44，CD71，CD90，CD105/SH2，SH3，STRO-1 阳性。而不具有造血细胞 CD14，CD16，CD31，CD34，CD45，CD104，CD56，CD61，CD62E 和 CD106 的表达。此后也有学者补充称在培养刚开始时，ASCs 并不是统一表达所有的表面标记，这应该也是特征之一。在第 2 代或 3 代，ASCs 统一表达其特有的标记除上述标记外，还有 CD10，CD49e，CD73，CD166 的阳性，不表达 CD11b，CD79 或 CD19，HLA-DR，而且其标记的表达似乎与培养条件和培养时间有关系。特定的表面标志如 CD29，CD90，CD166 表达随培养时间延长而上升，而其他标志物的表达呈下降趋势。

ASCs 具有很高的多分化潜能，能分化成各种细胞类型，包括脂肪组织、骨组织、软骨、肌肉、神经、声带 / 喉组织、心血管组织 / 血管组织。

(二) 脂肪干细胞的原代取材

【材料】

灭菌：原代器械包 2 套(包括 2 把尖解剖剪：长 10cm，两个 Perry 镊：长 12.5cm)；200 目筛网若干；100mm 培养皿若干；15ml 离心管若干。

非灭菌：6~8 周龄雄性 Sprague-Dawley 大鼠；1ml 移液器。

配制类试剂：①ASC medium：82%α-MEM+15%FBS+1%NEAA+1% L-Glutamine+1%Streptomycine-Penicillin+4ng/ml BFGF；②PBS(1000ml)：0.57g Na_2HPO_4+8g NaCl+0.25g KCl+0.25g KH_2PO_4；③ 0.1%Ⅰ型胶原酶：在 2ml DMEM 溶液中加入 20mg/mlⅠ型胶原酶，然后用 0.22μm 滤器过滤。

【操作步骤】

1. 采取颈椎脱臼法处死小鼠，将鼠体浸泡于 750ml/L 乙醇中 3~5 分钟。

2. 尽量在无菌条件下切除附睾脂肪垫。①用一把解剖剪剪开腹部皮肤，暴露腹膜；②用另一把解剖剪剖开腹膜，然后用 Perry 镊向上牵拉睾丸；③剪取附睾脂肪垫，注意保留血管。

3. 将组织移入超净工作台中 35mm 培养皿中，再取一套原代器械包置于超净工作台中。

4. 取 3 个 35mm 培养皿，每个加入 3ml 含 2%SP 的 PBS，清洗脂肪组织 3 遍，直到表面干净无血色，置于新培养皿中。

5. 将 4g 脂肪组织用解剖剪反复剪碎成大约 1mm^3 细小组织块，加入少量 0.1%Ⅰ型胶原酶移入 15ml 离心管。

6. 将胶原酶溶液补至 2ml，37℃恒温摇床振荡消化 30 分钟。
7. 反复振荡吹打，直至细胞混合物形成乳脂样浓稠液体，加入 4ml ASC medium。
8. 200 目筛网过滤，移入一个新的 15ml 离心管中，1000r/min 离心 8 分钟，沉降细胞。
9. 使用真空吸液器吸去上清液及悬浮脂肪组织。
10. 加入培养液重悬细胞并调整细胞密度。
11. 以合适的密度接种于培养瓶中，标记为原代细胞（P_0）。
12. 置 37℃、5%CO_2、饱和湿度的培养箱中静置培养。
13. 于 24 小时后首次更换培养液，去除未黏附细胞，以后每 3 天更换 1 次培养液。
14. 待细胞长至 80%~90% 融合时传代。

三、脐带间充质干细胞

脐带是连接胎儿与胎盘的条索状组织，其表面有羊膜覆盖、呈灰白色，脐带中央有一条脐静脉两条脐动脉。血管周围为含水量丰富的来自胚外中胚层的胶样胚胎结缔组织，称为华通胶（Wharton jelly）。一直以来，人们都将分娩后的脐带当做废弃物丢弃，近年来，为了寻求更多来源的人类成体干细胞，研究者们把目光移向这个废物，发现作为胎儿细胞储存器的脐带，是一个很有前途的多能干细胞来源。自 2003 年 Mitchell 等剔除了脐静脉血管壁并从脐带华通胶中分离出一种成纤维样细胞，免疫学表明它既不属于平滑肌细胞也不属于内皮祖细胞，并且具有多能干细胞的潜能，随后有多位学者从脐带华通胶中分离到这种成纤维样细胞，证实其具有自我更新、增殖和多向分化潜能，并命名为脐带间充质干细胞。

（一）脐带间充质干细胞的生物学特性

在倒置显微镜下观察 UCMSCs 呈贴壁生长，其细胞膜表面有小的突起，细胞为长梭形的成纤维细胞形态，形态较均一，折光度好。胞核位于胞体的中央，为圆形或椭圆形，胞质丰富，透射电镜观察显示脐带 MSCs 核比较大且不规则，核仁明显，常染色质多，异染色质少，胞质较少，里面有少量细胞器，主要以粗面内质网和线粒体为主，胞质内还有较多游离的核糖体。

hUCMSCs 高表达 MSC 标记（CD73、CD90、CD105）和黏附分子标记（CD54、CD13、CD29、CD44），低表达 MHC-Ⅰ分子标记（HLA-ABC）等，不表达造血干细胞标记（CD34、CD45、CD14）、内皮细胞标记（CD33、CD133）及 MHC-Ⅱ分子标记（HLA-DR、-DA、-DP、-DQ）等；UCMSC 还表达部分 hESC 标记，同时也表达一些转录因子，这些转录因子多为 hESC 所表达，如 Oct4、Sox2、Nanog 等。在 hESC 中，上述分子是细胞自我更新和多向分化的主要调控分子，如 Oct4 是 hESCs 特异性基因，对维持干细胞未分化状态及细胞的多分化潜能具有重要作用；Nanog 分子对保持细胞自我更新和增殖能力起重要作用；这些分子在细胞传代到第 9 代及冷冻复苏后仍有表达。因此，有理由相信 hUCMSC 具有与 hESC 相似的调控机制和生物学特性，说明 hUCMSC 是一种较为原始的干细胞，是介于 hESC 和成体干细胞之间的一类 MSC，提示 hUCMSC 可能具有更强的可塑性和极低的免疫原性。

（二）脐带间充质干细胞的原代取材

【材料】

灭菌：原代器械包 2 套（包括 2 把尖解剖剪：长 10cm，两个 Perry 镊：长 12.5cm）；200 目筛网若干；100mm 培养皿若干；15ml 离心管若干。

非灭菌：6~8 周龄雄性 Sprague-Dawley 大鼠；1ml 移液器。

配制类试剂：①UCMSC medium：82%α-MEM+15%FBS+1%NEAA+1%L-Glutamine+1%Streptomycine-Penicillin+2ng/ml BFGF；②PBS（1000ml）：0.57g Na_2HPO_4+8g NaCl+0.25g KCl+0.25g KH_2PO_4。

【操作步骤】

1. 取正常脐带 10cm，两端丝线结扎，浸泡在含血清培养液中带回实验室。
2. 于超净台内取出脐带，75% 乙醇消毒脐带表面 2~3 分钟，剪开两端结扎丝线。
3. 2%SPPBS 充分洗涤残留的血液，将脐带剪成 2cm 小段，放入培养皿中。
4. 再次漂洗 3~4 遍，剖开脐带，剔除脐静脉、脐动脉，剥离华通胶。

5. 将华通胶剪成 $1mm^3$ 大小，均匀铺在培养瓶内，标记为原代细胞（P_0）。
6. 倒置于放入 37℃、5%CO_2 培养箱中过夜。
7. 24 小时后，将培养瓶翻转加入 4ml 液体培养，每天观察细胞生长情况。
8. 待细胞长至 80%~90% 融合时传代。

第二节　造血干细胞
Section 2　Hematopoietic stem cells

造血干细胞是迄今为止研究得最为透彻的成体干细胞，最早的生血干细胞发现来自 1945 年对致死辐射强度照射患者的研究，1961 年 Till 和 McCulloch 等在分析骨髓中再生血的是哪一部分时，用两个特征来定义造血干细胞：一是可以进行自我更新，二是可产生所有血细胞类型。经过近 50 年的研究，人们对造血干细胞的了解不断深入，造血干细胞早已应用于临床，用于治疗癌症、血液疾病以及一些免疫系统疾病，同时有分化成除血细胞以外的细胞类型的能力，如神经细胞、肌肉细胞以及肝细胞等，与其他成体干细胞相比有不可比拟的优势。

一、造血干细胞的生物学特性

体外培养的造血干细胞在形态上与普通的白细胞没有明显区别，很难从大小或形状上区分开来，目前用于分离造血干细胞的方法主要是通过其表面抗原筛选实现的。1988 年，Irving Weissman 等尝试用小鼠血细胞的一些表面抗原提高得到长期造血干细胞（LT-HSC）的可能性，4 年后他们又提出了界定人的造血干细胞的一系列表面标记。

有功能的造血干细胞缺乏分化标记或成熟血细胞上通常可以找到的一些表面标记如高水平的 Sca1，c-kit。这种类型的细胞通常认为是 LSK 部分（$lineage^-/Sca1^+/c\text{-}kit^+$），100 个 LSK 细胞足够为致死宿主长期重建多个谱系。根据自我更新能力的不同，造血干细胞可以分为长期和短期重建造血干细胞（分别为 LT-HSC 和 ST-HSC）。长期造血干细胞有长期的自我更新能力，终生保持造血能力；而短期造血干细胞只有有限的自我更新能力，在体内只能在一段有限时间里保持造血能力。在自我更新能力方面，LSK 成分是异质性的，是包含长期造血干细胞（LT-HSC）、短期造血干细胞（ST-HSC）和多潜能祖细胞（MPP）的混合成分。随着造血干细胞的发育，其自我更新能力逐渐降低，分化程度逐渐加强，出现各种谱系特异性的表面抗原标记。比较高度纯化的 HSC 与不能自我更新的 MPP 的基因表达谱时发现，细胞表面受体 SLAM 家族包括 CD150、CD244、CD48 等分别在 HSC 和 MPP 差异表达。用于分离造血干细胞的表面抗原标记并不是其所特有的，其中大部分也与其功能无关。除表面抗原标记外，造血干细胞排斥荧光染料如 Hoechst 和 rhodamine，SP 细胞中有一小部分具有长期造血干细胞（LT-HSC）的特征。

二、造血干细胞的原代取材

【材料】

灭菌：肝素；甲基纤维素；Ficoll 淋巴细胞分离液（d=1.077）；15ml 离心管若干。

非灭菌：1ml 移液器。

配制类试剂：

1. HSC medium　STEMSPAN+50ng/ml TPO+50ng/ml FL+50ng/ml SCF+10ng/ml IL-3+10ng/ml IL-6+10%FBS
2. PBS（1000ml）　0.57g Na_2HPO_4+8g NaCl+0.25g KCl+0.25g KH_2PO_4
3. PEB 缓冲液　含有 0.5% 牛血清蛋白（BSA）和 2mmol/L EDTA 的 PBS。

【造血干细胞分离操作步骤】

1. 肝素抗凝的脐带血按 1∶1 的比例与 PBS 混匀。

2. 再按 4∶1 比例与 0.5% 甲基纤维素混匀，静置沉淀 45 分钟。

3. 吸出上清，置于 50ml 离心管中，1500r/min 离心 5 分钟。

4. 弃上清，加 5ml 的 PBS 重悬细胞。

5. 缓慢沿管壁加入 5ml 细胞悬液到 5ml 淋巴细胞分离液（Ficoll），1500r/min 离心 20 分钟，分离出单个核细胞。

6. 收集薄膜层的单个核细胞，PBS 洗涤，PBS 重悬细胞计数备用。

7. 利用分选仪器进行 $CD34^+$ 细胞分选。

第三节　神经干细胞

Section 3　Neural stem cells

自从 1992 年 Reynolds 等从大鼠中枢神经系统中分离出能在体外不断分裂、增殖，具有多向分化潜能的神经干细胞以来，国内外学者对神经干细胞的研究和应用表现出极大兴趣，已成功地进行了大鼠、小鼠等动物和人类的胚胎期及成年神经干细胞的分离和培养。神经干细胞的研究是目前神经科学和其他相关学科研究的热点之一。现已证实在皮质、室管膜下层、纹状体、海马、中脑等区域都存在神经干细胞。神经干细胞可被生长因子诱导而增殖并保持分化成神经元及胶质细胞的潜能，移植后能在宿主的神经组织中良好地生存、整合及分化，神经干细胞的发现、研究和应用，将在神经系统发育、神经损伤的修复、神经退行性疾病、神经组织移植和脑肿瘤的基因治疗等多方面起到重要的作用。

一、神经干细胞的生物学特性

研究证明，NSCs 可以从胚胎期神经系统的多部位分离得到，也可以从成年的哺乳动物体内分离得到。成年哺乳动物体内，NSCs 在中枢神经系统中的位置已被确认的有两处。一处是脑室下区（SVZ）- 头侧突起（RE）- 嗅球（OB）系统。另一处是海马齿状回颗粒细胞下区（SGZ）- 颗粒细胞层（GCL）系统。由鼠胚脑质获得的原代细胞多数为圆球形，大小均匀，有光泽，周围有亮的光晕，细胞边界清晰，规则；少数细胞呈椭圆形，周围有光晕，胞膜内亮度较差；也可见多个细胞组成的细胞团，为未解离细胞。6~8 天后，可观察神经干细胞开始快速增殖，含有十至数百个细胞的集落成球状悬浮于培养基中，形态较之前更规则。

体外条件下原位鉴定 NSCs，应用最广的是神经元中间丝蛋白（intermediate neurofilament protein）即巢蛋白(Nestin)和一种 RNA 结合蛋白 Musashi。此外也有一些研究者使用 Vmientin、胶质细胞标志物(GFAP)、CD133 等其他方法。其中 Nestin 和 Musashi 具有相似的细胞特异性和种间保守性，它们作为早期原始神经细胞的标志物，已被广泛地应用于 NSCs 的鉴定。

二、神经干细胞的原代取材

NSCs 常用的分离方法是在其存在部位，如 SVZ、SGZ，精确定位取出神经组织，然后在体外环境下培养具有自我复制和不断增殖能力的就是 NSCs。NSCs 的原代及传代培养多采用无血清细胞培养。目前已经建立起了干细胞克隆分离技术，以其获得大量的 NSCs。

【材料】

灭菌：原代器械包 2 套(包括 2 把尖解剖剪：长 10cm，两个 Perry 镊：长 12.5cm)；200 目筛网若干；35mm 培养皿若干；15ml 离心管若干。

非灭菌：出生一周龄内的小鼠；1ml 移液器；冰盒。

配制类试剂：

1. NSC medium　97%DMEM/F12+1%B27+1%BSA+1%Streptomycine-Penicillin+20ng/ml bFGF+20ng/ml EGF

2. PBS（1000ml）　0.57g Na_2HPO_4+8g NaCl+0.25g KCl+0.25g KH_2PO_4

3. 10%DMEM　87%DMEM/F12+10%FBS+1% L-glutamine+1%NEAA+Streptomycine-Penicillin。

【神经干细胞分离操作步骤】

1. 采取颈椎脱臼法处死小鼠，将鼠体浸泡于750ml/L乙醇中3~5分钟。

2. 取一套原代器械包尽量在无菌条件下取出打开颅骨，剥离脑膜。

3. 取1个35mm皿置于冰上，皿中加2ml PBS，将取出脑区放入皿中。

4. 将35mm皿置于超净工作台中，再取一套原代器械包置于超净工作台中。

5. 取3个35mm培养皿加入2ml含2%SP的PBS，将脑反复清洗3遍，去除杂质，置于一个新皿中。

6. 将脑组织剪5~6分钟，碎成糜状加10ml的0.05%胰酶消化，利用剪掉一个小口的枪头转移到50ml离心管中37℃消化。

7. 每隔5分钟振荡一次共消化20分钟，最后5~6分钟时加入DNA酶共同消化。

8. 加入15ml 10%DMEM终止消化，轻轻混匀（不宜吹打），待组织沉淀后小心弃去上清。

9. 再加3ml 10%DMEM充分吹打沉淀，至所有组织块被充分吹散后。

10. 静置8~10分钟，使之充分沉淀，小心吸取上清过200目筛网，移入15ml离心管中，1000r/min离心5分钟。

11. 弃上清，加入NSC expansion medium重悬，接种于培养皿中培养。

12. 培养神经干细胞因为其快速分裂，故处于悬浮状态，杂细胞则贴壁生长，取培养液传代培养，进一步纯化。

（郭润发　海棠　周晓杨　王露露）

参考文献

[1] PittengerM F，M ackay AM，Beck SC，et al. Multilineage potential of adult human mesenchymal stem cells [J].Science，1999，284(5411)：143- 147.

[2] Zuk PA，Zhu M，Ashjian P，et al. Human adipose tissue is a source of multipotent stem cells [J]. Mol Biol Cell，2002，13(12)：4279-4295.

[3] Zuk PA，Zhu M，Mizuno H，et al. Multilineage cells from human adipose tissue：implications for cell-based therapies [J]. Tissue Eng，2001，7(2)：211-228.

[4] Aust L，Devlin B，Foster SJ，et al. Yield of human adipose-derived adult stem cells from liposuction aspirates [J]. Cytotherapy，2004，6(1)：7-14.

[5] Zhu Y，Liu T，Song K，et al. Adipose-derived stem cell：a better stem cell than BMSC [J]. Cell Biochem Funct，2008，26(6)：664-675.

[6] Mitchell JB，McIntosh K，Zvonic S，et al. Immunophenotype of human adipose-derived cells：temporal changes in stromal-associated and stem cell-associated markers [J]. Stem Cells，2006，24(2)：376-385.

[7] Guilak F，Lott KE，Awad HA， et al. Clonal analysis of the differentiation potential of human adipose-derived adult stem cells[J]. J Cell Physiol，2006，206(1)：229-237.

[8] Baer C，H Geiger. Adipose-derived mesenchymal stromal/stem cells：tissue localization，characterization，and heterogeneity [J]. Stem Cells Int，2012，2012：812693.

[9] Varma MJ，Breuls RG，Schouten TE，et al. Phenotypical and functional characterization of freshly isolated adipose tissue-derived stem cells [J]. Stem Cells Dev，2007，16(1)：91-104.

[10] Yoon JH，Roh EY，Shin S，et al. Introducing pulsed low-intensity ultrasound to culturing human umbilical cord-derived mesenchymal stem cells [J]. Biotechnol Lett，2009，31(3)：329-335.

[11] Jo CH，Kim OS，Park EY，et al. Fetal mesenchymal stem cells derived from human umbilical cord sustain primitive characteristics during extensive expansion [J]. Cell Tissue Res，2008，334(3)：423-433.

[12] Kita K，Gauglitz GG，Phan TT，et al. Isolation and characterization of mesenchymal stem cells from the sub-amniotic human umbilical cord lining membrane [J]. Stem Cells Dev，2009，19(4)：491-506.

[13] La Rocca G，Anzalone R，Corrao S，et al. Isolation and characterization of Oct-4+/HLA-G+ mesenchymal stem cells from human umbilical cord matrix：differentiation potential and detection of new markers[J]. Histochem Cell Biol，2009，131(2)：267-282.

[14] Spangrude G J，S Heimfeld，I L Weissman. Purification and characterization of mouse hematopoietic stem cells [J]. Science，1988，241(4861)：58-62.

[15] Baum CM, Weissman IL, Tsukamoto AS, et al. Isolation of a candidate human hematopoietic stem-cell population [J]. Proc Natl Acad Sci U S A, 1992, 89(7): 2804-2808.

[16] Kiel MJ, Yilmaz OH, Iwashita Tet al. SLAM family receptors distinguish hematopoietic stem and progenitor cells and reveal endothelial niches for stem cells [J]. Cell, 2005, 121(7): 1109-1121.

[17] Goodell M A, Brose K, Paradis G, et al. Isolation and functional properties of murine hematopoietic stem cells that are replicating in vivo [J]. J Exp Med, 1996, 183(4): 1797-1806.

[18] Angelo L, Vescovi A, Eugenio A, et al. Isolation and cloning of mutipotential stem cells from embryonic human CNS and establishment of transplantable human stem cell lines by epigenetic stimulation [J].Exp Neurology, 1999, 156: 71- 83.

[19] Banas A, Teratani T, Yamamoto Y, et al. Adipose tissue-derived mesenchymal stem cells as a source of human hepatocytes [J]. Hepatology, 2007, 46(1): 219-228.

[20] Dominici M, Le Blanc K, Mueller I, et al. Minimal criteria for defining multipotent mesenchymal stromal cells. The International Society for Cellular Therapy position statement [J]. Cytotherapy, 2006, 8(4): 315-317.

[21] Moore KA, H Ema, I R Lemischka. In vitro maintenance of highly purified, transplantable hematopoietic stem cells [J]. Blood, 1997, 89(12): 4337-4347.

[22] Mantovani C, Raimondo S, Haneef MS, et al.Morphological, molecular and functional differences of adult bone marrow- and adipose-derived stem cells isolated from rats of different ages [J]. Exp Cell Res, 2012, 318: 2034-2048.

[23] Okura H, Komoda H, Fumimoto Y, et al.Transdifferentiation of human adipose tissue-derived stromal cells into insulin-producing clusters [J]. J Artif Organs, 2009, 12(2): 123-130.

[24] Reynolds BA, Weiss S. Generation of neurons and astrocytes from isolated cells of the adult mammalian central nervous system [J]. Science, 1992, 255: 1707-1710.

[25] Schaffler A, C Buchler. Concise review: adipose tissue-derived stromal cells-basic and clinical implications for novel cell-based therapies [J]. Stem Cells, 2007, 25(4): 818-827.

[26] Zhang C C, H F Lodish. Murine hematopoietic stem cells change their surface phenotype during ex vivo expansion [J]. Blood, 2005, 105(11): 4314-4320.

（王勇 整理编辑）

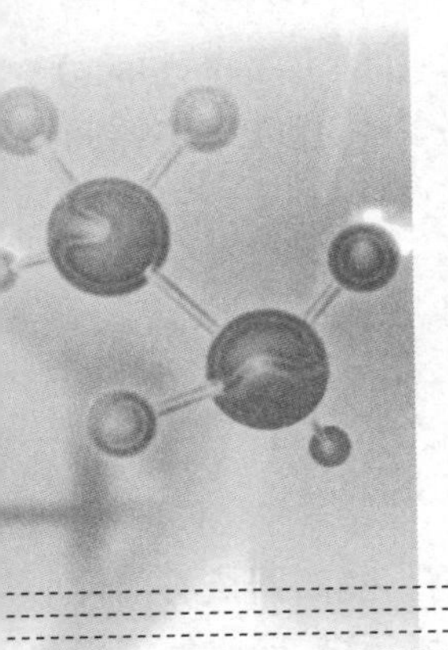

第七篇

无菌及悉生动物技术

Part 7 Germfree and gnotobiotic animal technologies

无菌动物（germfree animal，GF animal）是指体内外无可检出的一切生命体的动物，即利用现有检测技术在动物体内外的任何部位均检测不出任何活的微生物和寄生虫的动物，是一种特殊的模型动物。悉生动物（gnotobiotic animal，GN animal）是指由全子宫切除（hysterectomy）、子宫切开（hysterotomy）剖宫产，胚胎移植（embryo transfer）或无菌孵化（sterile hatching of eggs）获得，持续利用无菌饲养技术维持于微生物种类明确的隔离器，携带外源生物种类明确的动物群体（stock）或品系（strain）。早在20世纪50年代，无菌动物就已经培育成功，且随着隔离器技术和营养学研究的进展日趋成熟，但在国内几乎为空白。利用无菌动物可以使影响疾病的宿主、菌群、饮食等因素分离、有目的地重新组合，获得明确实验结果，对疾病相关因素分离并逐个解析，有利于推动其整体、深入研究。随着菌群（microbiota）与人类各种重大疾病关系的研究取得重大突破，菌群将逐步成为人类重大疾病特别是受遗传因素与环境因素共同影响的复杂性疾病预防、诊断、治疗的新靶点，无菌动物及衍生的悉生动物模型逐渐成为解析菌群与人类疾病关系的必要工具。正如遗传工程动物是解析人类基因组功能的重要工具，无菌动物及悉生动物对人类第二个基因组，即宏基因组（metagenome）功能的解析必不可少。基于此，美国、欧洲等均在近几年投入很大精力进行无菌动物平台和应用体系建设。鉴于国内无菌动物资源较少、平台建设滞后、开展实验研究起步较晚的现状，本篇以无菌小鼠为核心，主要介绍无菌动物环境控制技术、无菌小鼠制备及饲养技术、无菌动物实验设计方法及技术、国内外无菌动物资源概况，为国内相关领域的科研工作者掌握无菌动物实验条件、方法、设计及获取资源提供相关信息。

第一章 无菌小鼠环境控制技术

Chapter 1 Environmental control for germfree mice

实验动物环境控制（environmental control）是实验动物标准化（standardization of laboratory animal）的主要内容之一，环境控制级别直接决定实验动物的微生物控制级别。环境控制又包含设施的温度、湿度、气流、风速、光照、噪声等因素。无菌动物需要饲养于隔离系统（isolation system），包括100级净化的无菌隔离器及附属装置、与之配套的灭菌及无菌检测技术。无菌隔离器是实现无菌及悉生动物饲养环境控制的实验动物环境设施（laboratory animal facility）。隔离器以材质分类可分为硬质隔离器（rigid isolator）、半硬质隔离器（semi-rigid isolator）及软质隔离器（flexible-film isolator），以功能分类可分为饲养隔离器和手术隔离器。

一般来讲,隔离器由以下几部分功能组件组成:用于动物饲养的隔离室(isolator chamber)、用于持续提供净化空气的空气净化系统(air handling system)、实现隔离室无菌环境保护的入风过滤器(inlet isolator filters)及出风过滤器(outlet isolator filters)、实现动物及无菌饲养物品传送的传递仓(transfer ports)、用于隔离器间接操作的隔离手套(isolator gloves)。

第一节　隔离器技术

Section 1　Isolator technology

隔离器是用于创建局部无菌环境的密闭装置,是生产、维持无菌及悉生动物所必需。隔离器核心部件需用不透气的材料制作,以保持其物理密闭性。该装置一方面保护悉生环境不受外环境污染,同时保护操作者免受用于动物实验的有害物质的影响。本节以小鼠隔离器为例,介绍隔离器的基本结构及灭菌方法。

一、小鼠无菌隔离器

无菌隔离器(isolator)是用特殊材料制作的密闭物理屏障,可保护无菌小鼠(germ free mice)及悉生小鼠(gnotobiotic mice)免受外界环境微生物污染,是开展无菌小鼠繁育、无菌小鼠相关实验的核心设备。选择市售的由不锈钢或塑料制成的各种尺寸的硬质(rigid isolator)、半硬质(semi-rigid isolator)或软质隔离器(flexible-film isolator),即可满足无菌动物繁育的硬件要求、无菌动物的生活环境要求和研究人员的个性化需求。其中,半硬质和软质隔离器由于比不锈钢硬质隔离器价格便宜而应用广泛,而且它们更容易进行专业的改造。多数软质隔离器的操作室是由透明聚乙烯(polyvinyl chloride,PVC)膜焊接而成的六面长方体隔离空间构成的隔离包。PVC 膜很坚韧,其优点是有弹性,而硬质隔离器不具备此优点。PVC 膜虽然更容易受到有机溶剂和锐器损坏,但只要隔离器保持在正压下,对破损处进行临时或长期的维修带来的微生物污染危险就很小。通常软质隔离器需要一个工作平台和一个硬质支架来支撑与保持隔离室形状。不锈钢材质的硬质隔离器通常是用于有生物危害性的物品,此时为了保护操作者,隔离器需要隔离在负压下工作。

图 7-1-1 所示为用于啮齿类无菌动物饲养的软质隔离器,其基本功能组件包括隔离室(isolator chamber)(图 7-1-1a),空气供应系统(air handling system)(图 7-1-1b),入风过滤器(inlet isolator filters)、出风过滤器(outlet isolator filters)(图 7-1-1c),传递仓(transfer ports)(图 7-1-1d)和隔离手套(isolator gloves)(图 7-1-1e)。隔离器饲养和处理动物的辅助部件包括:V 形或 U 形灭菌渡槽、传递桶、手术窗口、连接袖等。

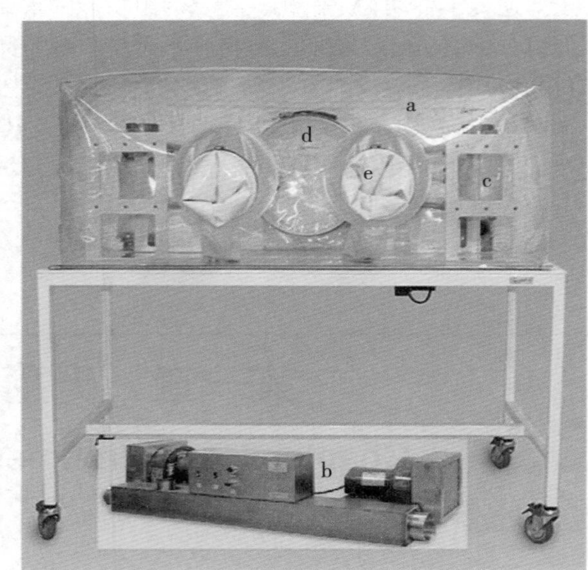

图 7-1-1　软质无菌隔离器及结构

隔离室为隔离器的核心功能单元,是供无菌动物生活、繁殖及实验操作的封闭区域。隔离室上设计的出风口、入风口分别为与出风过滤器、入风过滤器连接的端口。隔离室上设传递口与传递仓连接。手套口是隔离室与手套连接的端口,软质隔离室需要金属或硬质塑料手套固定环支撑,便于固定、密封。隔离室上的出风口、入风口、传递口、手套口与相应功能配件连接时,需重点进行连接处消毒、胶带缠绕密封、甚至金属环箍固定,以保证其无菌特性及密封状态。

空气供应系统是核心控制系统,为隔离室提供无菌空气、维持隔离室正压。其由送风装置、空气过滤器和支架等基本组件构成。其中空气过滤器(high-efficiency particulate air,HEPA)为提供无菌空气的关键部件,送风装置是持续提供空气的部件。

送风过滤器是空气供应系统与隔离室之间的保护装置，其功能在于强化送风系统过滤除菌效果、避免因送风系统滤器或管道灭菌不充分而导致的污染。排风过滤器为隔离室出风口保护装置，避免隔离室与外界环境直接接触。在隔离器灭菌时，需对送风过滤器充分熏蒸。

传递仓是无菌物品或动物的物流通道，传递仓为隔离器室和室内环境提供了过渡。它是用于承载和杀灭进入隔离器和移出隔离器的废物表面微生物的门户。传递仓保持着它的物理屏障作用，以防止隔离器污染。该仓由直径为76.2~101.6cm长为30cm的塑料或不锈钢圆筒组成。传输端口长度的差异可由不同的制造商决定，也可自行设计以适应用于小鼠实验和喂养的耗材和设备的尺寸需要。内部和外部开放传输端口设计成适合传递桶开口的PVC膜制成的密封帽，利于在使用过程中保持物理屏障作用。有些厂家将传输端口配备了门，使用“O”型垫片代替PVC帽密封端口。传输端口通常配备小开口，通过该口消毒剂可以净化进入隔离室的材料。

隔离手套密闭的连接在隔离室上，操作人员可通过手套对隔离室内动物进行喂养或实验操作，材质一般为丁腈橡胶，乳胶和聚氨酯。手套是隔离器最脆弱的部分并且是导致隔离器污染的主要部位。在操作员使用它们之前，应该检查手套的孔隙，裂缝和过度磨损状况。袖子通过袖口环与手套相连，从而使手套易于更换。更换时，将手套和袖子外翻出来，用夹子夹紧袖子保持隔离室的物理屏障，取走坏手套。更换的手套和袖子内侧用过氧乙酸或其他消毒剂彻底灭菌。使用消毒剂灭菌完毕后，夹子可以从袖子上卸下。手套应成对更换，以避免不对称的磨损带来的污染风险。

传递桶(sterilizing cylinders)用于消毒在隔离器中饲养小鼠的饲料、垫料和其他物资。传递桶由带孔的不锈钢板材组成，既可承受高温灭菌，也可耐受消毒液腐蚀。传递桶包裹着过滤膜可以防止微生物渗入，并允许高压灭菌蒸汽渗透。在物品放入后，底端的柱面上覆盖着聚对苯二甲酸乙二醇酯聚酯(polyethylene terephthalate polyester，PET)。利用生物指示器(biologic indicator，BI)指示高压灭菌合格后，传递桶连接到传输端口与连接袖上，然后将连接袖和端口同时化学灭菌。

针对实验动物饲养环境设施，国内关于无菌隔离器的国家标准(GB 14925—2001)及江苏省地方标准(DB32T12162008)，国内包括苏州市冯氏实验动物设备有限公司、苏州市苏杭科技器材有限公司等厂家可提供成套的小鼠用无菌隔离器及相关耗材，可满足无菌小鼠繁育及实验的基本需求，对于推动我国无菌动物事业发展起到了积极推动作用。无菌隔离器标准参数见表7-1-1。

表7-1-1 无菌隔离器参数控制

参数	控制范围	参数	控制范围
温度(℃)	18~28	压力差(Pa)	30
相对湿度(%)	30~70	氨浓度(10^{-6})	<20
唤气次数(次/小时)	8~15	噪声(dB)	<60
气流速度(m/s)	0.13~0.18	工作照度(lx)	150~300
空气处理过滤系统	初中高	落菌数(个/皿)	0
空气处理清洁度	100级		

二、隔离器及附属物灭菌

悉生动物是否可长期维持，取决于隔离室和放入其中的仪器与用品杀菌是否彻底。几种不同的方法可用于杀菌，以控制污染。消毒剂的选择和灭菌过程的影响因素包括：有效性，安全性，便利性，低廉性，消毒剂与隔离器中材料和用品的相容性。至关重要的是标准操作规程的制定和操作人员的培训，使操作人员能够理解和应用灭菌方法。因为大多数隔离污染可以追溯到负责操作的人员身上。Block SS等在其出版的专著中详细阐述了悉生动物饲养所涉及的灭菌方法。

当无菌隔离器中小鼠悉生化以后，或当隔离器污染以后被循环利用时，都必须重新灭菌。所有饲养小鼠的笼具均需在灭菌前放入隔离室。致密的多孔材料应包装在传递桶内并在高压灭菌器中灭菌，然后通过传递仓进入隔离室。隔离室可以用化学灭菌剂(过氧乙酸,二氧化氯或过乙酸过氧化氢)进行喷雾或熏蒸灭菌,灭菌时对隔离室与附件连接处缝隙要充分灭菌。市售闭合循环气体发生器产生的甲醛气体,二氧化氯气体或过氧化氢气体也可用于杀菌。由于甲醛被证明具有致癌性,现在已很少使用。二氧化氯和过氧化氢气体消毒的使用越来越普遍,因为这些气体的穿透性强,会对整个隔离器包括 HEPA 滤器和管道进行彻底灭菌。

1. 化学灭菌

(1) 过氧乙酸(peracetic acid,PA):过氧乙酸是最早使用的隔离器灭菌剂,由于它与大多数塑料材料的兼容性和极低的成本,目前仍在使用。它可以在低浓度和低温度的情况下产生很好的效果,且对有机体有很好的杀灭作用。过氧乙酸的分解代谢产物是乙酸,过氧化氢,氧气和水。过氧乙酸是实验室化学用品供应商提供的含有 40%过氧乙酸的溶液,其主要优点是在汽相和液相均有效。1% ~2%的过氧乙酸溶液喷洒在室温产生的蒸气,在 15 分钟内可以灭活绝大多数细菌和有孢子的霉菌。液相在 1 分钟内也可以达到相同灭菌的效果。过氧乙酸杀灭芽胞的最佳相对蒸气湿度为 80%。过氧乙酸不能穿透寄生虫囊胞和寄生虫卵。1% ~2%的过氧乙酸溶液应当在配制完成后立即使用,因为 24 小时后其灭菌强度就减小了 50%。稀释的酸液可用手动喷雾器或空气压缩喷枪喷洒。30 分钟的灭菌时间对于灭菌饲育品,传输仓和隔离室已经足够。使用过氧乙酸的人员应配备手套,一次性隔离服,含有化学滤芯的全面罩呼吸器来保护黏膜和呼吸道免受烟雾的刺激。美国环境保护署,职业安全和健康管理局,国家毒理学组认为过氧乙酸不是致癌物质,不具有遗传毒性或诱变性。然而,它已被证明是肿瘤的促进因素,且过氧乙酸具有高度的腐蚀性,处理时应当小心。国内有商品化的过氧乙酸 A+B 套装,使用前混合 24 小时即可获得 17%~19% 的过氧乙酸原液,稀释后用于隔离器灭菌可获得较好的灭菌效果。

(2) 二氧化氯(chlorine dioxide):二氧化氯是现在最常用的隔离器消毒剂,它对所有微生物均非常有效。像过氧乙酸一样,二氧化氯在气相和液相均有效。它在气体状态下比环氧乙烷杀灭孢子的能力强 1075 倍以上。二氧化氯溶液可以用手动喷雾器或空气压缩喷雾器喷洒。建议消毒时间为 30 分钟。

(3) 过氧化氢(hydrogen peroxide)和过氧乙酸:当过氧化氢和过氧乙酸结合使用,将产生抗微生物的协同作用。Spor-Klenz 是一种现成的环境消毒溶液,含有 0.8%过氧化氢和 0.06%过氧乙酸,可用于隔离器灭菌。在 20℃条件下作用 20 分钟后,它具有广泛的杀孢子作用和完全的分枝杆菌灭活效果。由于广泛的抗菌效果,它已被悉生动物学消毒所接受。建议作用 1 小时以确保消毒效果。

(4) 甲醛气体(formaldehyde gas):市售的闭合循环甲醛气体发生器和中和剂系统(Certek 公司)用于隔离器引入病原生物之后的杀菌和消毒。建议 $10.59g/m^3$ 多聚甲醛的最小作用时间为 2 小时。多聚甲醛颗粒被放置在罐中,加热至生成甲醛气体。该系统是密封的,气体通过软管泵到隔离室。通过把碳酸铵晶体在第二罐中进行中和,中和周期紧跟灭菌周期之后。中和甲醛气体所用的碳酸铵的量是使用多聚甲醛净化隔离室的量的 1.1 倍。中和至少需要 2 小时。中和产生的副产物是 hexamethylene tetramine,一种沉积在隔离室表面的白色粉末,容易用消毒的湿布擦掉。甲醛已证实可引起大鼠鼻咽癌,被认为是一种致癌物质。当使用甲醛的时候,所有安全防范措施必须到位。注意事项包括使用气体面罩,手套,防护服和甲醛使用标示牌。该消毒区域必须清空。甲醛气体由于潜在的致癌性与其他安全消毒剂的应用,正在慢慢退出应用。

(5) 二氧化氯气体(chlorine dioxide gas):二氧化氯气体发生器在医院越来越广泛应用于不能承受蒸汽的材料,房间和空调管道的消毒灭菌。由于购买该设备的初始投入高,悉生动物操作并不常用此设备。最低$(500\sim550)\times10^{-6}$ 的二氧化氯浓度,必须在 21℃ (70 ℉) 和 65%的相对湿度下作用 12 小时来实现灭菌效果。应用亚硫酸氢钠中和二氧化氯。

(6) 过氧化氢气体(hydrogen peroxide gas):过氧化氢气体发生器应用于医药制造工业中,适用于无菌处理药物和医疗器械。然而,过氧化氢气体灭菌没有常规用在悉生动物学中,因为购买设备的初始费用太高。发生装置用封闭的循环系统,防止污染环境。灭菌需预处理除去隔离器空气中的水汽。过氧化氢蒸气连续返回发生器,并转换为氧气和水蒸气。过氧化氢蒸气在低浓度时发挥杀灭孢子的功效,且不腐蚀材料。使用过氧化氢蒸气有几个缺点,即渗透性差,金属和有机材料可以加速氧和水的消除,这降低了灭菌效果。用过氧化氢蒸气消毒隔离器时,乳胶材质手套很快失效。当使用过氧化氢气体时必须使用内部的风扇,以确保封闭空间的蒸气均匀分布以达到灭菌效果。由于其他合适消毒用品的开发,过氧化氢蒸气消毒将不再广泛应用于悉生动物学。

隔离器消毒后必须确认已经无菌。书面评估标准应由既定的通过 / 失败标准制定。用于检查无菌的最常用方法是直接培养,培养的多个样本从隔离器的不同表面获得,然后再移交实验室进行微生物培养。培养基、培养条件与污染检测使用相同的条件(见本章第二节)。迪克斯等人的研究表明,一个单一的应用甲醛或二氧化氯对于杀灭蛲虫卵是无效的。虽然可以非常有效杀死微生物,但不应该依赖这些化学灭菌剂消除蛲虫卵,而蛲虫虫卵已经是隔离器中小鼠蛲虫感染的监测指标。

2. 蒸汽灭菌 灭菌饲料,垫料,笼具,传递桶,水和仪器设备的高压蒸汽灭菌器是饲养悉生动物最重要的设备。高压蒸汽灭菌器提供的脉冲高真空、脉冲压力、液体和干循环能力,是悉生动物设备所需的。重力位移周期不能有效地从致密多孔材料中除去空气。空气是很好的绝缘体,它的存在创造了"冷点",这是有损致密多孔材料的高效灭菌的。脉冲高真空和脉冲压力预处理在循环步骤中的出现,消除了传递桶中饲料或垫料的空气,确保了饱和蒸汽的渗透和无菌物品的产生。周期中真空脉冲的次数,灭菌时间和温度以及循环干燥时间应进行优化并且通过使用 BI 进行验证。使用的 BI 是标准的耐热芽胞菌株(嗜热脂肪芽胞杆菌),被用来验证在规定的灭菌效果下,最小可接受的灭菌周期。每次放置有饲料或垫料的传递桶被放置在高压蒸汽桶中,BI 也应该被放置在桶中,与传递桶有同样的条件和密度。在传递桶连接到隔离器且将其打开把物品放置于隔离室之前,承载物中的 BI 应该进行常规培养来确定灭菌效果。BI 的生长证明传递桶不是无菌的,灭菌失败。一旦 BI 验证了合适的灭菌条件,传递桶就可以通过连接袖连接到隔离器,灭菌物品也可以进入隔离室了。传递桶中的 BI 可以传递出隔离室并进行测试,以确认承载物的结果。材料在 48 小时培养阴性结果之前不应放入隔离室。更多关于正确选择和使用的信息可以在 ANSI/AAMI ST-34 指引中关于工业环氧乙烷和蒸汽生物指标(ANSI/AAMI ST-34 1991)的章节中找到。高压蒸汽灭菌不足往往带来耐热孢子菌的污染,这种污染在常规检测中可以被发现。

可以买到一些为啮齿动物准备的高压饲料。这些饲料都强化了大量的维生素和营养物质,以抵消在高压灭菌过程中热降解造成的损失。所有饲养小鼠的接触垫料均可以使用标准化的脉冲真空和脉冲压力周期灭菌。水使用液体的循环周期进行杀菌。水的灭菌时间从 90 分钟到 2 小时不等,这取决于水的体积和容器的大小。有通风帽的 2L 的硼硅玻璃瓶对悉生动物操作已足够。应使用 BI 确认液体灭菌的效果。

3. 放射灭菌(irradiation) 用电离辐射灭菌啮齿动物饲料和垫料越来越多,已证明是一种既经济又可靠的灭菌方法。使用市售真空密封的辐射灭菌食品和垫料可节省购买大宗高压灭菌器的费用。用于消毒食品和垫料的电离辐射的剂量应详细评估,且制造商也保证无菌产品的详细检验。细菌抗辐射灭菌已报道与产品的生物负载,水分含量,氧含量,照射时的温度有关。^{60}Co 放射灭菌被证实是一种有效的灭菌方法,使用剂量 40~60kGy,已经为无菌小鼠用饲料等物品灭菌广泛应用。

三、人体工程学

隔离器人体工程学(ergonomics)设计应该是在说明和选择无菌操作所用隔离器的重要因素之一。密闭固定的隔离室实际限制了操作人员胳膊运动抬升的空间。在隔离室操作笼具,饮水瓶和移入移出物品及动物的灵巧度要求与在开放动物房操作是不同的。隔离器可以设计为有调节功能的平台,允许隔离器的工作人员有最大的臂展,最方便地将传递仓与传递桶相连,以及方便地操作笼具。如果隔离器与配备设备不适合时,踏脚凳和平台可以进行调整,以保持舒适的姿势。半刚性和柔性膜隔离器的袖子长度约 500mm,这将提供一个左到右达到约 1200mm,高度约 750mm 的活动空间。这种长度的袖子可以让一个人在隔离室轻松举起 5kg 内的物品。重复抬起重物以及转向动作应该保持在最低限度,以避免背部肌肉拉伤。操作者的作业半径也应该尽量小,以避免背部和手臂过度紧张。如果操作者不舒服并减少操作程序,以减少花费在隔离器的工作时间,就会增加人体工程学的促污染因素。当隔离器用来隔离暴露于危险性生物材料的小鼠的时候,忽视人体工程学也将带来安全隐患。

第二节　隔离器污染检测技术

Section 2　Isolator contamination monitoring technology

当在隔离器建立一个无菌或悉生环境后，必须实施微生物监测程序验证小鼠无菌状态，以确保隔离器和动物未受环境微生物污染。实际上证明动物是无菌的很困难，因为其检测依赖于微生物检测方法的敏感性。一套可靠的监测计划将需要详尽的测试，人力和费用。本节简要介绍已有的微生物监测方法及原理。

一、气密性检测技术

隔离器的组装需严格按照步骤，谨慎装接，防止泄漏。隔离器是否符合密闭要求是保证隔离室无菌状态的重要条件，因此，对隔离器组装前后及使用过程中均应进行检查，以确定有无漏气现象。常用的检漏方法是将隔离室内充满空气，进出口全部密闭，放置1周左右，以隔离器的膨胀程度判断是否符合密闭性的要求。

饲养无菌动物隔离器内室的空气洁净度应达到洁净度5级（cleanliness class 5）；隔离器内外的最小静压差≥50Pa；沉降菌无检出。

二、微生物检测技术

隔离器为悉生动物提供无菌环境，并且为防止外界有害物质侵入提供了屏障。悉生动物操作的同时，微生物监控计划在验证小鼠无菌状态后也应立即开展，并确保隔离器和悉生动物免受不必要的微生物污染。无菌动物很难验证，因为污染物的发现依赖于敏感的微生物诊断方法。

一个完全可靠的监测计划，必将有详尽的测试，耗费工时和费用，这使监测不切实际。兽医、设备维护人员和调查员应咨询对于分离、培养、鉴定厌氧和需氧菌及识别霉菌与真菌的有经验的，并且也跟得上最新的培养相关的分子诊断方法的微生物学家，以此来提供可靠的分析方案。实验动物资源协会（Institute for Laboratory Animal Resources，ILAR 1970）出版的指南中有关于建立无菌环境的原则和测试的系统描述。我国也制定了无菌动物及环境的微生物检测国家标准（GB 14922.2—2001）。

1. 隔离器检查　隔离器应在每天的同一时间肉眼检查污染的迹象，以便对小鼠的日常健康进行观测。饲料和用品可以检查是否存在霉菌生长。手套和薄膜的完整性，应检查操作区域使用情况和孔洞。小鼠出现临床症状或行为异常时，应怀疑有微生物感染。隔离器中死亡的小鼠应该进行尸检，所有病灶应培养并进行病理组织检查。如果物理屏障被破坏，隔离器中的外来微生物将很容易地通过常规方法检测出来。

嗅觉检查排出的气体是一种简单的筛选方法，可以每天进行，以确定隔离器是否已污染。脲酶阳性菌在ASF中不存在，通常只与无菌小鼠有关。脲酶阳性细菌将尿中的尿素转换为尿氨，使隔离器中排出的气体有氨的气味。一些细菌污染物尿素酶缺乏，可能会产生废物副产品发出腐败气味。任何排出气体异味均可能表明污染和提示微生物测试的必要。

2. 诊断程序　传代小鼠必须进行寄生虫、细菌、支原体、真菌和病毒的检测，以确认其无菌。

小鼠来源于已知微生物污染的种系且可以垂直传输的，需进行多次试验，确认该微生物不存在，并且无菌传代是成功的。一旦无菌状态确立，例行细菌污染物的监测应该是必需的。

(1) 粪便微生物检测技术：粪便镜检是一种快速的筛选程序，它会较早地提示外源生物体已经进入了隔离。可以用湿的棉签抚摸会阴区或将排便鼠单独放置在一个干净空笼具几分钟来刺激小鼠排便。小鼠会通过排尿和排便标记干净的空笼。收集新鲜粪便并取出隔离器。在粪便中加入等体积的无菌水制成悬液，立即镜检。形态学特征污染物很容易区别于丝状乳杆菌属、螺形菌和梭形菌的细菌。不应观察到球菌或两端膨大的芽胞菌这两种最常见的隔离器污染菌。灭菌饲料中的死亡微生物从粪便镜检出，可能会导致实验人员怀疑发生污染。微生物检测应确认存在活的污染物。

(2) 微生物:棉签、传递媒介、培养试管是隔离器中厌氧和需氧菌样本培养的常用品。他们必须在放置传递端口前进行包装和消毒。包装物被传递到隔离室前,表面必须在传输口进行化学消毒剂消毒。粪便,饮用水和隔离器的表面是常见的收集材料。新鲜粪便标本应采用镜检和培养。必须小心采取标本,减少粪便样品暴露在空气中的时间,以确保厌氧细菌的生长。饲养在一个开放的隔离系统中的小鼠暴露于相同的微生物环境,因此从一个动物采集的标本应该代表了所有隔离器中的小鼠标本。

清除出隔离器的饲养物可以作为污染物的监测。可以将小鼠移出无菌隔离器,放入一个密封无菌容器,送到诊断实验室的Ⅱ级生物安全柜中进行无菌尸检,以防污染环境。尸检时,新鲜的肝、肺、胃肠道内容物的样品可以进行无菌均质化及微生物测试。从隔离器中发现死亡小鼠的胃、小肠、盲肠和结肠中取得的湿润内容物可以检查酵母菌,寄生虫和有动力或无动力的细菌和原生动物。

隔离器中动物的新鲜粪便或棉签标本应放入不加刃天青的巯基乙酸液体培养基中。可在隔离器中直接培养标本或将样品从隔离器中取出,无菌转种到培养基中再培养。需氧菌会在巯基乙酸培养基近表面生长,也就是在培养基和空气的交界处,而厌氧菌会在缺乏氧气的培养皿底部生长。培养皿既可以供需氧菌和厌氧菌生长,也可以供真菌和霉菌生长。建议使用心脑浸液琼脂平板加入5%羊血,在需氧和厌氧条件下,25℃,37℃和55℃进行标本培养。沙氏琼脂培养基在25℃条件下适合真菌的生长。所选培养基应方便分离特定污染菌,或与实验小鼠研究相关的病原菌。所有在有氧和无氧的条件下分离培养的样品,在确定微生物增长之前应至少培养5天。污染菌的存在可能会掩盖目的菌,相反,污染菌过度生长可能会干扰分离目的微生物。

(3) 分子诊断流程:当有监测悉生动物感染的指征时,例如支原体,幽门螺杆菌或卡氏肺孢子虫感染,粪便或组织样品就被送到参考实验室进行独立培养的分子诊断。标本中的生物可能很难分离培养,针对生物体的基因和探针的聚合酶链反应(polymerase chain reaction,PCR)扩增便提供了一个快速和敏感的诊断方法。

(4) 病毒污染:隔离器中病毒感染的风险是很低的,除了出生小鼠的种系有病毒感染的历史,并且此类感染可以垂直传播。小鼠的病毒感染可以通过参考实验室的血清学方法检测。这要求被试小鼠在隔离器中麻醉以获得血液样品,或移出隔离器处死以采取终端血。收集隔离器中的悉生小鼠血液时应当谨慎行事,血液采集常用的麻醉药、注射器、针头和玻璃移液管在隔离器中的反复使用,使得穿透手套或薄膜造成污染的概率大大增加。

(5) 监测频率:目前还没有严格的指导原则监控隔离器的污染。监测的频率可能依赖于隔离器是否用作实验或长期饲养或繁殖之用。实验的持续时间,动物的操作和进入隔离器用品的频率将影响污染的风险。

估计检测隔离器和障碍物频率的可能模式,已经由一个商业供应商利用历史污染数据开发出来。在这份报告中,此模式应用了94个隔离器的污染率来预测随着时间的推移隔离器的污染率。一个第1周测试污染为阴性的隔离器,4周后被污染的概率只有8%(每周约2%)。研究和假设的结果提供了可能的模式,表明测试的频率应当根据历史污染率和污染风险进行调整。在没有大的历史数据的前提下,标本分离培养细菌和真菌应至少每个月进行1次,以及当每天或每周前述粪便镜检提示污染时。病毒筛查应在繁殖期每半年或一年进行一次。对于观察特殊微生物和其对悉生动物的影响或遗传改造的悉生动物对特殊微生物影响的实验,建议监测在实验开始之前,周期性的实验过程中以及实验结束时。

即使所有操作和实验均一丝不苟,隔离污染确实仍会发生。来源第一代出生小鼠的微生物垂直传播被认为是污染来源,必须剔除。其他原因引起的污染通常可以追溯到传递仓中的物品消毒灭菌不够,传递桶消毒物品消毒灭菌不够和手套孔洞。大部分污染菌为在标准培养基中容易生长的需氧菌。耐热芽胞杆菌的存在表示对于饲料、床和其他用品的高压蒸汽灭菌不足。葡萄球菌属的存在意味着污染从手套破孔进入,或传输仓没有应用要求的冷消毒剂或接触时间不足。真菌或霉菌污染很少发生,通常可以追溯到传递桶的过滤膜或食品上。高压灭菌器的干燥循环设置必须进行检查,以保证干燥周期产生足够的时间让传递桶的过滤膜晾干,之后再从消毒器中拿出来。

依赖16SrRNA核糖体基因的变化已经开发了独立培养分子技术,并在过去的10年用于识别微生物。

有了这些技术，微生物学家已经能够识别很难分离的微生物，因为这些微生物可能没有一个合适的培养方法，或者在哺乳动物宿主外的人工培养基中生长得非常缓慢。阿曼的一篇评论描述了16SrRNA基因测序技术和应用此方法来鉴定微生物。培养独体分子生物学方法提高了检测微生物的敏感性。它们已被用于识别在老鼠和猪胃肠道生态系统的共生菌。很可能这项技术将取代一些依赖培养确定污染物的方法，并且一旦16SrRNA基因序列库完成，标本费用降低，此方法可以用来确定隔离器中的悉生小鼠定植菌群。独立培养技术确实不区分16SrRNA基因来自活的或死的细菌。在高压蒸汽饲料或垫料上发现死的微生物，将用PCR方法检测并推翻假阳性结果。

（郭亚楠　曾本华　袁静　唐欢　程茜）

参考文献

[1] 中华人民共和国国家标准 . 实验动物环境及设施 .GB 14925—2001.

[2] 江苏省地方标准 . 实验动物笼器具隔离器 .DB32T12162008.

[3] 中华人民共和国国家标准 . 实验动物微生物学等级及监测 .GB 14922.2—2001.

[4] Guidance on the Use, Testing and Maintenance of Laboratory and Animal Flexible Film Isolators. Great Britain: ACDP, Health Service Executive, 1985.

[5] FOSTER HL. A procedure for obtaining nucleus stock for a pathogen-free animal colony [J].Proc Anim Care, 1959, 9: 135-142.

[6] Guidance on the use, testing and maintenance of laboratory and animal isolators for the containment of biological agents. Great Britain: ACDP, Health Service Executive, 1985.

[7] Salzman NH, de Jong H, Paterson Y, et al. Analysis of 16S libraries of mouse gastrointestinal microflora reveals a large new group of mouse intestinal bacteria [J]. Microbiology, 2002, 148(11): 3651-3660.

[8] Schaedler RW, Dubs R, Costello R. Association of germfree mice with bacteria isolated from normal mice [J]. The Journal of experimental medicine, 1965, 122: 77-82.

[9] Jeng DK, Woodworth AG. Chlorine Dioxide Gas Sterilization under Square-Wave Conditions [J]. Appl Environ Microbiol, 1990, 56(2): 514-519.

[10] Falk PG, Hooper LV, Midtvedt T, et al. Creating and maintaining the gastrointestinal ecosystem: what we know and need to know from gnotobiology [J]. Microbiol Mol Biol Rev, 1998, 62(4): 1157-1170.

[11] Block SS. Disinfection, sterilization and preservation. 5th ed [M]. Philadelphia : Lippincott, Williams & Wilkins, 2001.

[12] Trexler PC, Reynolds LI. Flexible film apparatus for the rearing and use of germfree animals [J]. Appl Microbiol, 1957, 5(6): 406-412.

[13] ANSI/AAMI ST-34. Guideline for the use of ethylene oxide and steam biological indicators in industrial sterilization processes. Association for the Advancement of Medical Instrumentation, 1991.

[14] Weisbroth SH, Peters R, Riley LK, et al. Microbiological Assessment of Laboratory Rats and Mice [J]. ILAR journal / National Research Council, 1998, 39(4): 272-290.

[15] Robertson BR, O' Rourke JL, Neilan BA, et al. Mucispirillum schaedleri gen. nov., sp. nov., a spiral-shaped bacterium colonizing the mucus layer of the gastrointestinal tract of laboratory rodents [J]. Int J Syst Evol Microbiol, 2005, 55(3): 1199-1204.

[16] Shimizu K, Muranaka Y, Fujimura R, et al. Normalization of reproductive function in germfree mice following bacterial contamination [J]. Exp Anim, 1998, 47(3): 151-158.

[17] Orcutt RF, Otis AP, Alliger H. Alcide: an alternative sterilant to peracetic acid. In Recent advances in germfree research. Proceedings of the VIIth International Symposium on Gnotobiology [M]. Tokyo: Tokyo University Press, 1981.

[18] Richard J. Rahija. Gnotobiotics.The Mouse in Biomedical Research, Vol 1: History, Wild Mice, and Genetics. 2nd [J]. American College of Laboratory Animal Medicine, 2007: 217-233.

[19] Selwyn MR, Shek WR. Sample sizes and frequency of testing for health monitoring in barrier rooms and isolators [J]. Contemp Top Lab Anim Sci, 1994, 33(3): 56-60.

[20] Raibaud P, Ducluzeau R, Dubos F, et al. Spore formation and germination of Clostridium perfringens in the digestive tract of holoxenic and axenic mice [J]. J Appl Bacteriol, 1972, 35(2): 177-184.

[21] Coates ME, Gustafsson BE. The germ-free animal in biomedical research//laboratory animal handbooks 9 [M]. London: Royal Society of Medicine Press, 1984.

[22] Lee A, Gordon J, Lee CJ, et al. The mouse intestinal microflora with emphasis on the strict anaerobes [J]. J Exp Med, 1971,

133(2):339-352.
[23] Tim Coles. Isolation Technology-A Practical Guide. 2nd ed [M]. New York:CRC Press,2004.
[24] Trexler PC. Report of the gnotobiotic workshop for laboratory animal breeders [J]. Proc Anim Care Panel,1961:249-253.
[25] Trexler PC. Sterile rooms//Proc. 2nd Symposium on Gnotobiotic Technology [M]. Notre Dame:University of Notre Dame Press,1959:121-125.
[26] Trexler PC,Orcutt RP. Development of gnotobiotics and contamination control in laboratory animal science//AALAS Monograph—50 years of laboratory animal science [J]. Memphis:American Association for Laboratory Animal Science,1999:121-128.
[27] Wostmann BS. Germfree and gnotobiotic animal models [M]. Washington D.C:CRC Press,1996.
[28] Wostmann BS. Germfree research,microflora control and its application to the biomedical sciences [M]. New York:Alan R Liss,1984.

第二章　无菌小鼠制备技术

Chapter 2　Rederivation of germfree mice

无菌小鼠(germfree mice)是无菌动物中应用最为广泛的物种。其优势在于标准化程度高、品系资源丰富、遗传工程技术成熟、体型小、繁殖周期短、饲养成本低。无菌小鼠制备技术包括从头制备和新品系无菌化(rederivation)两类。无菌小鼠从头制备需要使用无菌剖宫产(aseptic caesarean)、人工哺乳(artificial rearing)两大关键技术,适用于获得无菌小鼠原种困难的地区;新品系无菌化则只需利用已有无菌小鼠核心品系代乳和代孕,获得目的品系小鼠。悉生小鼠生物净化原则同无菌小鼠。

第一节　无菌小鼠剖宫产及人工喂养

Section 1　Caesarean and artificial rearing of germfree mouse pups

无菌剖宫产(aseptic caesarean)、人工哺乳(artificial rearing)是从头制备两大关键技术。其中无菌剖宫产技术包括子宫切开术及子宫切除术。人工哺乳方法包括强饲法、吮吸法及自动哺乳等。

一、无菌剖宫产

世界上第一只无菌小鼠是用子宫无菌切开术(aseptic hysterotomy)获得,但目前应用更广泛的是子宫无菌切除术(aseptic hysterectomy)。我们采用的小鼠子宫无菌切除术实施无菌剖宫产手术,根据 Foster 等所述方法改进。脱臼处死孕鼠,碘伏浸泡 5~10 秒全身消毒;孕鼠腹部朝上,用手术剪剪开其下腹部,暴露、分离双侧子宫;用 3 把止血钳分别夹住子宫颈、双侧输卵管,在子宫阴道端沿止血钳剪断子宫颈、在输卵管端沿止血钳剪断双侧输卵管。将牵引绳套在止血钳把手上,将止血钳和子宫放进装满 2% 过氧乙酸消毒液的无菌渡槽(germicidal trap),盖上无菌渡槽的外帽,20 秒后在隔离器内打开无菌渡槽的内帽,轻拉牵引绳牵引止血钳,使子宫通过渡槽进入隔离器。将子宫放入 0.1mol/L NaOH 溶液中和过氧乙酸,再放入无菌水中水清洗碱液。剪开子宫,取出胎鼠,用无菌纱布擦拭乳鼠鼻、口及全身羊水。待乳鼠全身变红后,说明胎盘内血液完全流入乳鼠体内,此时乳鼠能自主呼吸,在距腹部 1.5cm 处剪断乳鼠脐带,将乳鼠放入垫有纱布的鼠盒中。对接手术隔离器与饲养隔离器,将乳鼠转入饲养隔离器内。

二、乳鼠营养需求及配方乳

在无菌动物建立的过程中,人工乳的配方组成非常重要。最为理想的人工乳是采集哺乳期 8~21 天的母鼠乳,或处死哺乳期幼鼠,从胃中取乳,但由于采集困难而很少采用。目前,国内外主要采用配制与母鼠乳营养成分相近的人工乳,表 7-2-1 是几种常见的无菌小鼠人工乳配方。乳鼠随着其自身的生长发育,对营养的需求也在不断变化,因而,随着乳鼠的生长有针对性地设计不同配方的人工乳,有利于不同日龄动物获得生长所需营养。

我们在喂养无菌小鼠时,参照 Yajima 等所述配方(见表 7-2-1)配制小鼠替代乳(mouse milk substitute, MMS),利用小型均质机乳化、冻干、塑料袋热封包装,经 $^{60}Co\gamma$ 射线辐照灭菌(50kGy)后备用。

表 7-2-1　小鼠替代乳配制方法(4L)

步骤	试剂	重量	操作方法
1A	氢氧化钠	2.48g	溶于 1350ml 双蒸水
	氢氧化钾	6.8g	
	丝氨酸	1.15g	
1B	半胱氨酸	0.9g	加入 1A 溶液,搅拌、70℃加热溶解
	酪氨酸	1.08g	
1C	酪蛋白	266.1g	溶于 1B 溶液
2	二水氯化钙	4.4g	置于 200ml 双蒸水,均质机匀浆;缓慢加入搅拌状态的第 1 步溶液,使酪蛋白与钙、镁离子结合形成胶体
	甘油磷酸钙	32.0g	
	六水氯化镁	6.4g	
3	碳酸钙	10g	加入 200ml 双蒸水,玻璃匀浆器匀浆,缓慢加入第 2 步的分散系
	四水柠檬酸钙	4.8g	
4	磷酸氢二钠	3.2g	溶于 50ml 双蒸水,缓慢加入第 3 步的分散系
	磷酸二氢钾	0.32g	
5	乳糖	74.5g	溶于 220ml 双蒸水,缓慢加入第 4 步的分散系,以免形成泡沫
6	乳清蛋白	160g	溶于 600ml 双蒸水,加入第 5 步的分散系
7	七水硫酸亚铁	0.92g	溶于 5ml 双蒸水,加入第 6 步的分散系
	柠檬酸	0.02g	
8	七水硫酸锌	0.24g	溶于 5ml 双蒸水,加入第 7 步的分散系
	五水硫酸铜	0.06g	
	五水硫酸锰	0.003g	
9	氟化钠	0.006g	溶于 5ml 双蒸水,加入第 8 步的分散系
	碘化钾	0.01g	
10	左旋肉碱	0.16g	溶于 10ml 双蒸水,加入第 9 步的分散系
	甲酸吡啶	0.08g	
	乙醇胺	0.136g	
	牛磺酸	0.6g	
11	柠檬酸二氢胆碱	5.6g	称取柠檬酸二氢胆碱溶于 70ml 双蒸水,加入氢氧化钠溶液,称取 20g 复合维生素溶于上述溶液,加入第 10 步的分散系
	10N 氢氧化钠	0.82ml	
	维生素复合物	20g	
12	棕榈油	191.5g	将油脂及脂溶性维生素混合物加入上述分散系,利用小型均质机搅拌质 30min,充分乳化
	椰子油	159.6g	
	大豆油	63.84g	
	中链脂肪酸甘油三酯	95.76g	
	玉米油	127.68g	
	胆固醇	0.0016g	
	维生素 K	0.0793g	
	维生素 E	0.0938g	
	维生素 AD 混合物	0.0057g	
13			加入 138.5ml 双蒸水定容至 4000ml

人工乳应充分乳化，防止脂溶性物质与水溶性物质分层，保证乳糜颗粒较小，更容易被乳鼠消化、吸收，保证乳鼠生长的营养需求。

三、强饲法哺乳

采用强饲法进行人工喂养。将人工乳吸入 1ml 注射器中，选用长短、粗细合适的灌胃管，套装在准备好的针头上，推进注射器栓以排出注射器内空气，即可灌胃。用左手拇指和示指且轻而稳地附在仔鼠的耳根部，固定仔鼠头部，使右手的奶管滴少许奶于仔鼠的唇上，或者奶管在仔鼠的唇上滑动，让仔鼠张嘴、舔食，顺势将管轻插进仔鼠的嘴里，随着仔鼠吸吮动作使管顺直进入仔鼠的食管，往外轻微拔管，若仔鼠紧吸奶管，则平稳而缓慢地推动注射器栓，推至预定量后，缓而稳地拔出奶管。顺利灌完小鼠后继续观察 30 秒，若体色、呼吸正常，则继续灌胃下一只仔鼠。随着仔鼠体格长大，及时更换合适的奶管。

每日人工哺乳 5 次，每隔 5 小时一次，昼夜连续进行，每日的哺乳量约为体重的 20%，刺激乳鼠排尿排便 3 次。记录人工喂养仔鼠的存活率，隔离器内温度保持在 32~35℃。

四、吮吸法哺乳

左手持仔鼠头部，使仔鼠身体下垂，右手持人工乳头，在仔鼠张嘴时，迅速将乳头放入，使仔鼠自然吮吸。应注意控制乳汁流速。该法在人工哺乳初试阶段，人与仔鼠均不适应，须耐心细致。此法不会损伤食管黏膜，但哺乳者较被动、费时。

初生动物吮吸力不足，须适当降低人工乳黏稠度。随着动物生长，吮吸力增强，可相应提高人工乳黏稠度，并同时增加其营养成分，既保障进食安全，也可满足动物对营养的需求。吮吸法操作时易造成乳鼠吸入空气，导致腹胀；乳汁流速过快易呛入肺部，引起死亡。

五、自动哺乳

第三军医大学喂养无菌小鼠时，依据 Hall 等建立的大鼠自动哺乳方法改进，建立了适用于小鼠自动哺乳的方法。

1. 瘘管制备　将长 150mm 的 PE-0402 导管(内径 0.25mm，外径 0.4mm)一端在酒精灯外焰加热膨大(外径 0.6mm)；将 PE-1104 导管(内径 0.4mm，外径 1.1mm)穿在保护垫(厚约 0.02mm，直径 3mm 的 PE 膜)中央，拨出导丝即成瘘管。瘘管用塑料袋热封包装后，^{60}Co 辐照(50kGy)灭菌，备用。

2. 插导管　首先利用自制的灌胃针灌胃 0.04ml 奶(图 7-2-1a)，将 50mm 的硅胶管(内径 0.3mm，外径 0.61mm)表面涂上植物油，由小鼠口腔、食管、插入胃内，插入长度约 25mm(图 7-2-1b)；异氟烷麻醉小鼠(图 7-2-1c)，经导管将导丝(直径 0.275mm，长 53mm，3mm 处标记，植物油润滑)插入小鼠胃内；在小鼠腹腔内找到导管头部，推进导丝并同时退出导管，导丝在小鼠最后一肋骨下缘 1.6mm 处刺破胃壁和腹壁(图 7-2-1d)。

3. 造胃瘘　在导丝游离端套上瘘管非膨大端(植物油润滑)；从左侧腹壁端缓慢牵引自腹壁穿出的导丝，将瘘管导出腹壁(图 7-2-1e)，用 1 个自制的塑料卡子卡在瘘管上，固定瘘管(图 7-2-1f)；用导丝将转换奶管从小鼠左肩关节上缘刺入皮下，从右肩关节上缘穿出，将瘘管与转换奶管连接，从游离端牵引转换奶管将卡子卡在进入皮下处。

4. 乳鼠自动哺乳　将乳鼠置于单个隔离的塑料盒内(图 7-2-2b)，温度控制在 35℃左右(无菌乳鼠喂养时，通过隔离器自带的温控系统进行温度控制)，用蠕动泵将无菌奶泵入小鼠瘘管内(图 7-2-2a)，每 30 分钟一次，每日饲喂量为小鼠体重的 15%~20%。每日早、晚两次用温湿棉球为乳鼠擦拭身体，并按摩膀胱以帮助乳鼠顺利排尿。

我们的研究表明，自动哺乳存活率可达 62.5%，自动哺乳获得的成年无菌小鼠可正常发育、繁殖。说明小鼠自动哺乳是用于无菌小鼠的培育有效方法，为我国无菌小鼠平台的建立提供技术支持和保障。

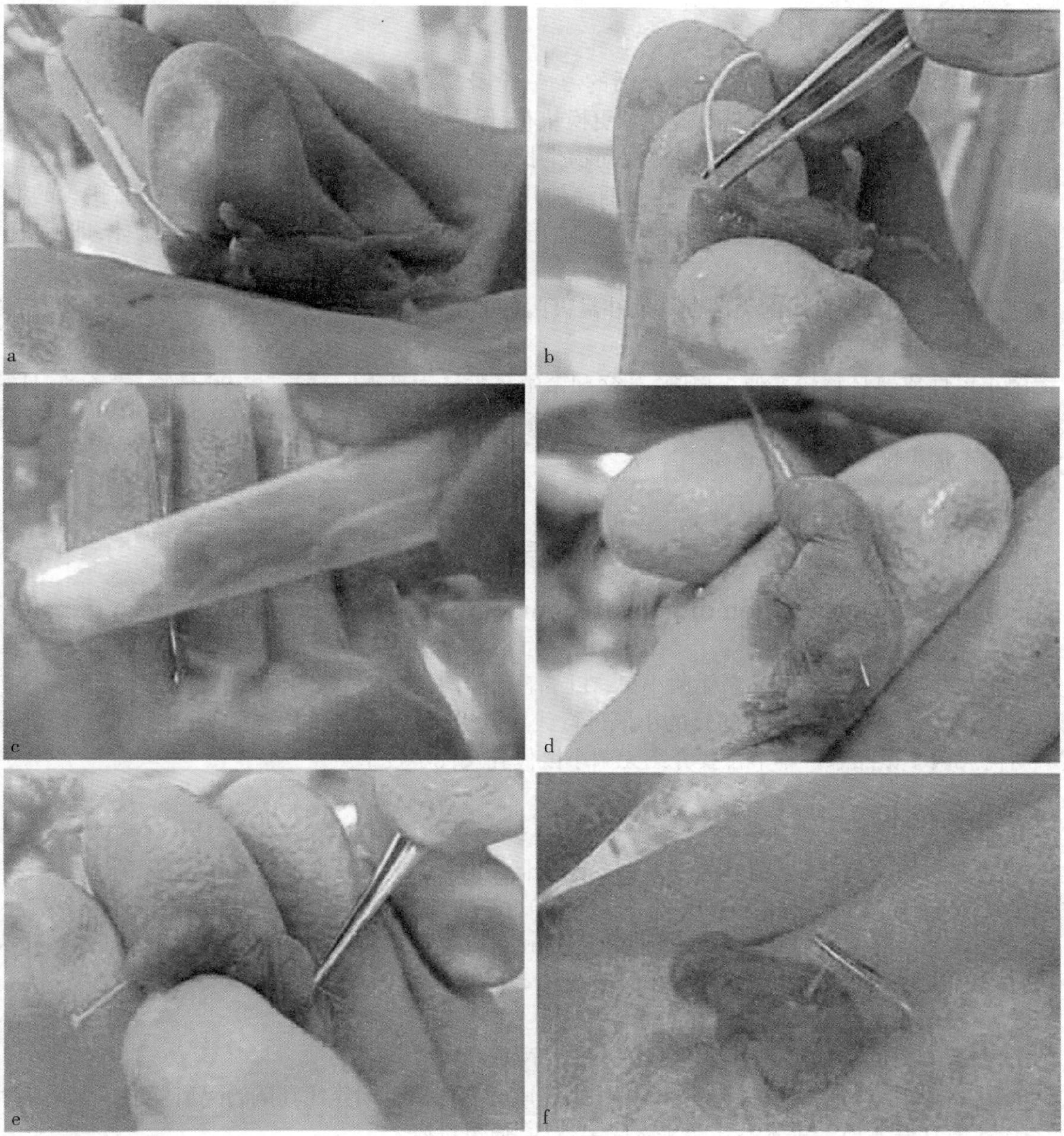

图 7-2-1　乳鼠胃瘘手术过程图解

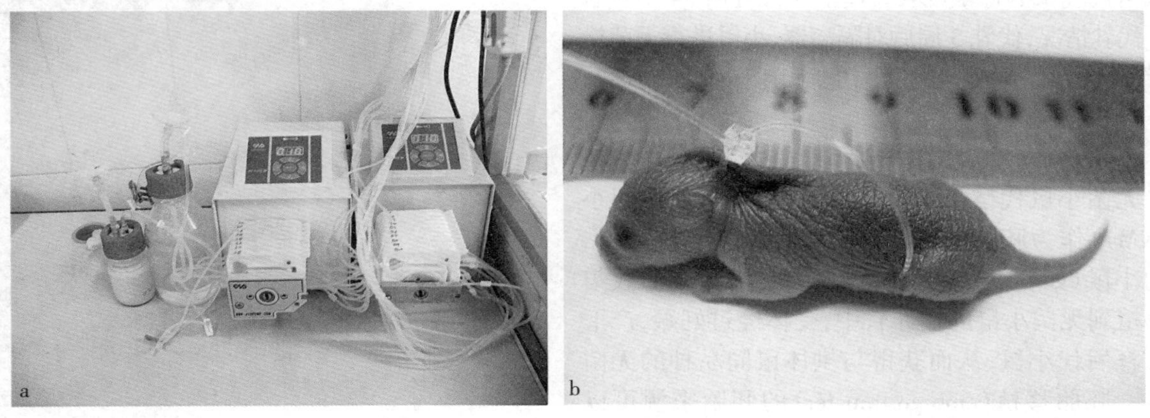

图 7-2-2　乳鼠自动哺乳

六、乳鼠管理及离乳

应重视哺乳期的卫生。仔鼠有打堆生活的习惯,全身易沾满排泄物,幼鼠常见便秘和尿潴留,每天须给仔鼠清洗 1~2 次,可促进排便排尿,应注意更换垫布,保持清洁干燥。

每窝仔鼠离乳时的体重不一致,通常视动物生长状况决定离乳时间,一般在 20~25 日龄离乳。从 22 日龄前后将研碎的饲料放入培养皿中,在上面滴加几滴人工乳,若在哺乳的间隔期中见有摄食的情况,可逐步中止哺乳。同一批中,生长较缓慢的个体应适当延长哺乳时间。生长过于缓慢的个体,即使成活也无繁殖力,应尽早淘汰。

离乳后的无菌动物,食用的无菌饲料须补足灭菌过程中所造成的营养损失。除保持无菌外,与常规饲养管理无多大差别。

无菌小鼠性成熟日龄较普通小鼠晚,其交配繁殖日龄适当推迟,一般雄鼠 90 日龄、雌鼠 80 日龄适宜进行交配。无菌小鼠因盲肠大,肠壁薄,肠蠕动弱,有时患有肠套叠、肠扭曲或孕鼠患难产死亡。无菌小鼠的产仔数较正常小鼠少,成活率较高。

第二节　无菌小鼠代乳及代孕技术

Section 2　Rederivation of germfree mice by cross-fostering or embryo transfer

实验中往往涉及利用不同品系无菌小鼠,在已有无菌小鼠基础品系的情况下,新品系无菌化一般采取利用已有无菌小鼠对剖宫产获得的目的小鼠进行代乳或进行目的小鼠的无菌胚胎进行胚胎移植,从而获得实验所需无菌小鼠品系。本节主要介绍无菌小鼠代乳及代孕技术。

一、代乳技术

1. 设备及材料　安装、灭菌好的小鼠饲养隔离器;与隔离器接口兼容的转移箱;无菌饲料、垫料、水;手术隔离器;50mg/ml 的 Luteolil Vet(CeVa,Holland)0.1ml,室温保存;1% 的过氧乙酸溶液,室温保存。

2. 方法　确保离器内饲养的无菌代乳鼠(germfree surrogate mother),本实验室使用昆明小鼠作为代乳鼠,目的小鼠(需要无菌化的品系)怀孕 19 日时分娩不超过 5 天。

第 0 天:交配目的小鼠。

第 1 天:检查目的小鼠阴道栓,确保目的小鼠交配成功。

第 18 天:仔细检查饲养隔离器内物品,灭菌、传递所需物品至饲养代乳鼠的隔离器内。灭菌手术隔离器,准备全子宫切除术所需手术器械至手术隔离器内,通风过夜。

第 20 天:全子宫切除无菌剖宫产,将目的小鼠的仔鼠与代乳鼠的仔鼠混合,代乳,在代乳后 24 小时后查看代乳情况,代乳 3 周后对隔离器、小鼠进行无菌检测,判断代乳是否成功。代乳中的无菌小鼠见图 7-2-3。

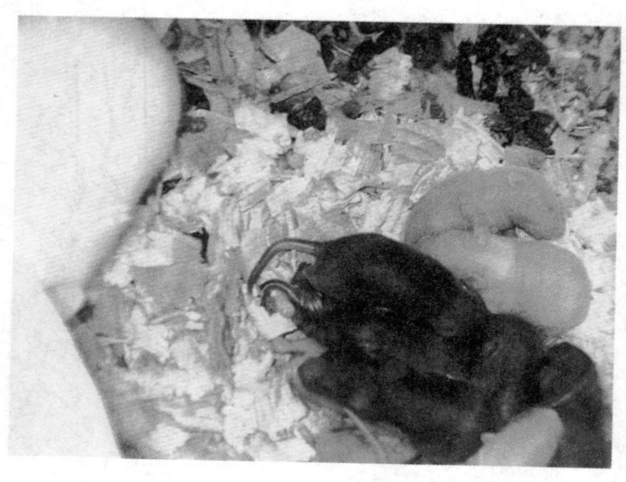

图 7-2-3　无菌昆明代乳鼠代乳中的 C57 小鼠

二、代孕技术

无菌小鼠代孕技术就是以无菌小鼠(如昆明小鼠,KM))作为胚胎受体,将 SPF 级的相同或不同品系的小鼠(如 C57BL6/J)作为胚胎供体,将胚胎收集后移植到无菌小鼠的输卵管中,受体经过妊娠,产下并哺育后代小鼠,从而获得与供体鼠同品种的无菌小鼠。胚胎移植(embryo transfer)的胚胎来源可以是鲜胚,也可以是冻胚。

1. 设备 体式显微镜、无菌手术隔离器、Gustafsson 不锈钢制无菌隔离器、高压灭菌锅、无菌小鼠饲养隔离器、传递桶、超净工作台。

2. 受体鼠准备 用作胚胎移植受体假孕鼠(donor pseudopregnant females)是通过用结扎输精管或遗传不育雄鼠交配自然发情母鼠来制备的。假孕受体鼠的制备包括以下过程。

(1) 绝育雄鼠的制备:将具有良好配种记录的与受体鼠同系(KM)的雄鼠(2 月龄以上),用 0.3% 戊巴比妥钠溶液按 1ml/100g 的剂量腹腔注射,完全麻醉后,用剪刀在其腰腹部正中剪开一条约 2cm 的横向切口,用钝头镊子将一侧睾丸拉出,找到输精管后用剪刀截去输精管的中间部分。两侧的输精管结扎(vasectomy)后将睾丸放回腹腔,缝合切口后单独饲养,注意保温。结扎恢复后至少要先进行 1 周的配种实验,确认公鼠不育且有见栓记录,才能用于正式实验。

(2) 受体鼠与绝育雄鼠交配:受体母鼠(receptor female)至少应该在 6~8 周龄,体重不宜过大。将可用的绝育雄鼠与受体鼠于下午 17:00 左右按 1∶1 比例合笼(为了增加见栓率可按 1∶2 比例合笼),第二天早上检查阴栓,见栓后 0.5 天的假孕鼠用作胚胎输卵管部位移植的受体鼠。

由于受体鼠为代孕鼠,是已经获得的无菌小鼠(如本实验室已有的无菌 KM 鼠),所以雄鼠结扎手术应在无菌手术隔离器内进行,然后转入无菌隔离器内饲养,所有的操作过程必须保证无菌。

3. 供体胚胎制备 供体胚胎的制备是无菌小鼠代孕技术的关键部分,胚胎的好坏直接影响受体鼠的妊娠和产仔率。供体胚胎的制备过程主要包括供体鼠的超数排卵、胚胎的收集。

(1) 供体鼠的超数排卵:①准备激素:注射前,用无菌 PBS 或蒸馏水把冻干粉末状的 PMSG 稀释成 50U/ml,并分装成便于每只鼠注射 0.1ml(5U)的量,-20℃下储存,hCG 配制方法一样,避光 -20℃储存;②注射激素:选择 5~8 周龄的健康 SPF 级雌鼠,第 1 天下午 3 点左右取出 PMSG,解冻后每只小鼠腹腔注射 5U 的量。46~48 小时后(第 2 天下午 1~3 点)每只注射 hCG 5U。注射完 hCG 后,每只雌鼠与一只性成熟且配种性能良好的同系雄鼠合笼,第二天早晨检查雌鼠是否有交配形成的阴道栓,检查结果呈阳性的单独饲养,作为胚胎供体。

(2) 胚胎的收集:以检查阴道栓为第 1 天,然后第 4 天上午(胚胎约处于桑椹胚时期)进行胚胎收集。用颈椎脱臼法处死胚胎供体鼠,用过氧乙酸浸泡后迅速放入灭过菌的超净工作台内,沿腹中线剪开小鼠的腹部,将小鼠的子宫连同约 1/2 的输卵管取出并放于盛有经过滤处理的 M2 培养基的培养皿内。用磨去针尖的 1ml 注射器吸取 M2 培养基,从子宫的一头轻轻插入后推动注射器,将胚胎从子宫中冲洗出来。在体式显微镜下用自制的捡卵器(用一根长约 3cm、直径 0.5cm 左右硬质玻璃管,一端拉成内径 150μm、外径 200μm 的细端,接上一端乳胶管,再接上小注射器,构成简易的捡卵器)将完整的胚胎在 M2 培养基液滴中连续洗 5 次后收集,放于 M16 培养基内备用。

4. 胚胎移植

(1) 将胚胎传入隔离器:将 M16 培养基内的胚胎在移植前用经双重过滤的 M2 培养基连续洗 5 次后,在显微镜下将胚胎装入毛细玻璃管中,在酒精灯火焰上迅速封闭玻璃管两端,于过氧乙酸溶液中浸泡 20 分钟后,通过一个盛有消毒液的有锁通道传入 Gustafsson 不锈钢制无菌隔离器(可安装体式显微镜)内进行移植手术。隔离器与外环境之间通过带锁且装有消毒液的通道连接,可通过它将物品传入隔离器的同时灭菌处理,从而保证隔离器内部的无菌环境。

(2) 移植前假孕鼠的处理:胚胎准备好后,选择假孕 0.5~1 天的受体鼠,用 0.3% 戊巴比妥溶液,按 0.1ml/10g 的剂量腹腔注射,待麻醉后,减去背腰部位的毛,在两腰切开 1.5~2.0cm 的切口,揪出卵巢和输卵管部,在输卵管膨大且血管少的部位用显微剪刀剪开一个小的口子,作为胚胎移植进入输卵管的入口。

(3) 胚胎移植进入输卵管:在打开毛细玻璃管之前,用 0.01mol/L NaOH 溶液冲洗以除去管壁上残留的过氧乙酸,然后用玻璃刀隔开玻璃管两端,用一个 10ml 的注射器通过一段乳胶管与毛细玻璃管连接起来后,将毛细管的另一端轻轻插入输卵管的切口,缓缓推动注射器,将胚胎送入输卵管。一侧输卵管移植进入的胚胎数应根据小鼠的品种作调整,一般繁殖率高的小鼠移植的胚胎数也相应更多,但都应该大于该品种小鼠平均每胎的产仔数。

移植完成后尽快缝合伤口,注意观察小鼠的怀孕情况。无菌小鼠胚胎移植流程见图 7-2-4。

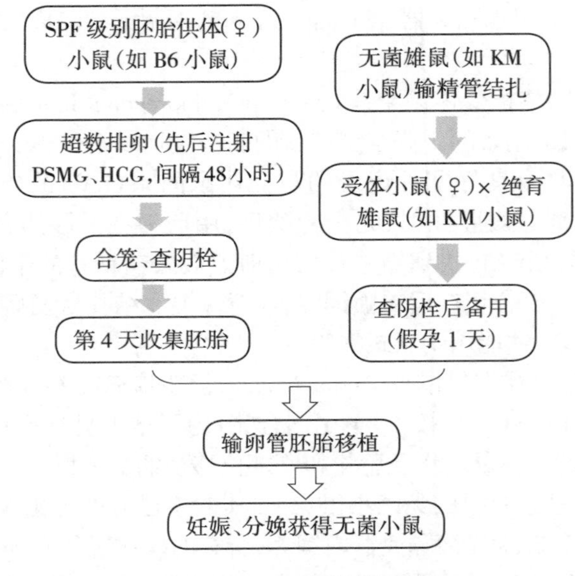

图 7-2-4 胚胎移植流程图

(曾本华 萨晓婴 戴方伟 袁静 谢飞 李文霞 魏泓 李桂清)

参考文献

[1] Hall WG. Weaning and growth of artificially reared rats [J]. Science, 1975, 190(4221): 1313-1315.

[2] Yajima M, T Kanno, T Yajima. A chemically derived milk substitute that is compatible with mouse milk for artificial rearing of mouse pups [J]. Exp Anim, 2006, 55(4): 391-397.

[3] Beierle EA, Chen MK, Hartwich JE, et al. Artificial rearing of mouse pups: development of a mouse pup in a cup model [J]. Pediatr Res, 2004, 56(2): 250-255.

[4] Pleasants JR. Rearing germfree cesarean-born rats, mice, and rabbits through weaning [J]. Ann N Y Acad Sci, 1959, 78: 116-126.

[5] Patel MS, Hiremagalur BK. Artificial-rearing technique: its usefulness in nutrition research [J]. J Nutr, 1992, 122(3): 412-419.

[6] Benhua Zeng, Jing Yuan, Wenxia Li, et al. The Effect of Artificial Rearing on Gut Microbiota in a Mouse Pup-in-a-cup Model[J]. Experimental animals, 2012, 61(4): 453-460.

[7] Faith JJ, Rey FE, O' Donnell D, et al. Creating and characterizing communities of human gut microbes in gnotobiotic mice [J]. ISME J, 2010, 4(9): 1094-1098.

[8] Okamoto M, Matsumoto T. Production of germfree mice by embryo transfer [J]. Exp Anim, 1999, 48(1): 59-62.

[9] Inzunza J, Midtvedt T, Fartoo M, et al.Germfree status of mice obtained by embryo transfer in an isolator environment [J]. Lab Anim, 2005, 39(4): 421-427.

[10] Gustafsson BE. Germ-free rearing of rats: general technique [J]. Acta Pathol Microbiol Scand Suppl 73, 1948: 1-130.

[11] Hogan B, Beddington R, Costantini F, et al. Manipulating the mouse embryo. 2nd ed [M]. Cold Spring Harbor: Cold Spring Harbor Laboratory Press, 1994.

[12] Jackson IJ, Abbott CM. Mouse genetics and transgenics: a practical approach [M]. New York: Oxford University Press, 2000.

[13] Trexler PC. Report of the gnotobiotic workshop for laboratory animal breeders [J]. Proc Anim Care Panel, 1961, 11: 249-253.

[14] 曾本华 . 建立 IHFA 小鼠模型研究阿莫西林对婴儿肠道菌群的影响[D]. 第三军医大学博士学位论文,2012.

[15] 袁静 . 两种微生态学动物模型的建立及其在抗菌药物残留安全评估中的应用研究[D]. 第三军医大学博士学位论文,2009.

[16] 萨晓婴,魏泓,李兰娟,等 . 无菌 - 悉生动物模型的制备与应用 // 李兰娟 . 感染微生态学[M]. 北京:人民卫生出版社,2012:711-724.

[17] 王荫槐,王钜 . 悉生动物学[M]. 沈阳:辽宁大学出版社,2007.

第三章　无菌动物实验设计方法及技术

Chapter 3　Methods and technologies in designing experiments using germfree animals

无菌小鼠微生物背景非常清晰、干净，犹如一张白纸，没有任何微生物干扰研究，已成为菌群与宿主关系研究不可替代的研究工具。遗传工程技术是解析人体基因组每一个基因功能不可替代的研究工具，没有基因的敲除、敲低、过表达技术，研究基因的功能将无从说起，将不会有今天功能基因组的高速发展。与之相似，没有无菌动物技术，将难以清楚阐明每一种菌群与宿主及其疾病发生发展的明确关系，将难以阐明人体的第二个基因组（肠道菌群宏基因组）的功能。通过菌群“敲入”（菌群移植）、“敲除”两种途径，可以清晰阐述菌群的功能及对疾病发生的作用，无菌小鼠技术已经成为推动菌群与疾病关系研究的关键技术，推动该领域的迅猛发展。从某种意义上讲，没有无菌小鼠技术，就没有今天菌群与疾病关系研究日新月异的发展。

第一节　利用无菌动物研究肠道菌群与疾病关系的主要模式

Section1　Patterns in study of relationship between microbiota and diseases using germfree animals

肠道菌群与疾病的关系研究已成为目前研究的新热点与前沿，肠道菌群已逐渐成为疾病预防、诊断、治疗的新靶点。其研究的基本模式有 4 种（差异比较、菌群移植、遗传工程小鼠结合、发育差异），各种研究模式并非孤立、矛盾，可交叉综合应用于研究，为综合研究及明确菌群在疾病发生发展中的作用提供了不可替代的独特技术途径及研究模式。

一、无菌与有菌小鼠比较

通过比较，证实有无菌群存在对机体的影响，从而间接证实菌或菌群的作用。Bäckhed F 等通过对无菌小鼠与普通小鼠比较发现，在高脂饲料诱导下，无菌小鼠体重增加、脂肪沉积低于普通小鼠。Rabot 等发现无菌小鼠胰岛素敏感性高于普通小鼠。无菌小鼠移植普通小鼠菌群后，其体脂含量增加，显示了菌群与糖脂代谢的关系。

二、菌群移植（microbiota transplantation）

以人、同种动物间不同健康状态、不同病程、不同处理的菌群移植于无菌动物，研究菌群重构后对机体的影响，直接证实菌或菌群的作用。Omry Koren 等检测发现不同妊娠时期（早期、中期、后期）的菌群具有显著差异，将妊娠后期具有代谢综合征妊娠妇女的菌群移植给无菌小鼠，并以妊娠早期代谢指征正常的妊娠妇女菌群移植作为对照，其脂肪沉积、胰岛素抵抗、炎性标志物水平显著增加或提高，直接证实了菌群变化对妊娠后期发生代谢综合征的作用。Tiphaine Le Roy 等利用菌群移植直接实验证实了菌群在非酒精性脂肪性肝病发生发展中的作用。将普通小鼠以高脂饲料处理，会出现不同的反应性，“反应型”小鼠出现高血糖、炎症细胞因子增加，“非反应型”小鼠则不出现变化（图 7-3-1）。将上述 2 组小鼠的菌群分别移植于无菌小鼠后，均给予高脂饲料处理，前者迅速出现高血糖、胰岛素血症，而后者则血糖正常。同时，前者出现大血管的脂肪变性、肝甘油三酯含量增高、涉及脂肪生存的基因表达上调。该实验结果证明了非酒精性肝病易发特性（包括高血糖及脂肪变性）可以通过菌群移植而转移，肠道菌群差异决定了小鼠对高脂饲

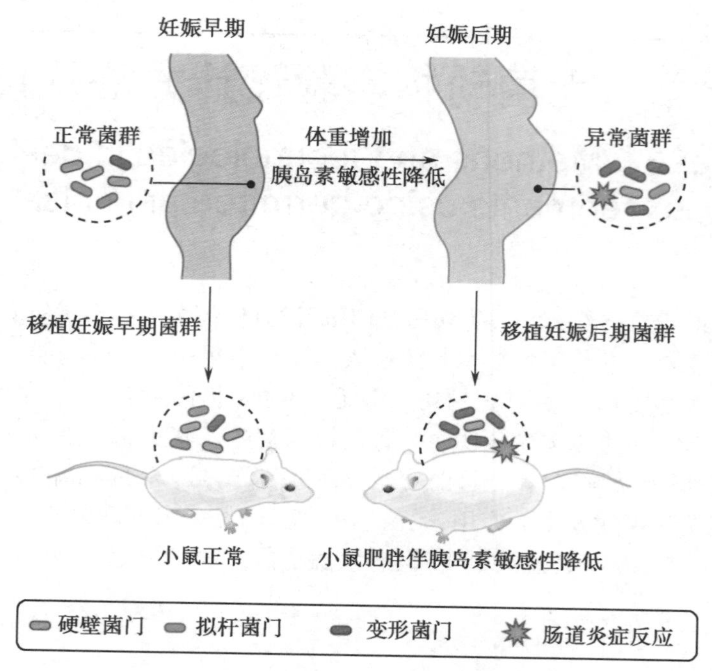

图 7-3-1　不同妊娠期孕妇菌群移植引起小鼠代谢表型变化

料的反应。国内上海交通大学赵立平实验室利用一株从肥胖患者分离的产生内毒素的"阴沟肠杆菌"接种于无菌小鼠，在高脂饲料诱导下，小鼠出现肥胖及胰岛素抵抗，而对照的单纯无菌小鼠则正常，证明该株细菌与患者的肥胖产生相关。

三、无菌小鼠与遗传工程小鼠的结合

将无菌动物技术与遗传工程技术结合，阐明菌（群）与基因的相互作用。Bäckhed F 等利用无菌小鼠结合 *fiaf* 基因敲除小鼠，证明肠道菌群可以抑制禁食诱导脂肪因子 *fiaf* 基因的表达，从而影响脂肪储存。脂蛋白脂肪酶（LPL）可以将游离脂肪酸再酯化为甘油，贮存在脂肪细胞中。肠上皮细胞可以产生一种具有重要生理作用的 LPL 的抑制因子——禁食诱导脂肪细胞因子（fiaf），肠道菌群可以通过抑制 fiaf（fasting-induced adipose factor）基因的表达，促进脂蛋白脂酶（LPL）的表达，从而促进脂肪细胞中甘油三酯的贮存。

四、系统发育的结构与功能差异研究

从发育、动态变化的角度比较有无菌群存在对机体的影响，从而间接证实菌或菌群的作用。Olszak T 通过无菌小鼠与普通小鼠免疫系统发育研究，发现无菌小鼠体内，恒定自然杀伤 T 细胞（invariant natural killer T，iNKT）在结肠黏膜固有层和肺组织蓄积，导致 IBD 及过敏性哮喘发病率升高。这与结肠及肺 CXCL16 表达有关，CXCL16 表达增加会导致黏膜 iNKT 数量增加。新生无菌小鼠定植正常菌群后，可防止 iNKT 病理性蓄积，而成年无菌小鼠定植正常菌群后无此保护作用。这提示年龄特异性的微生物接触对于建立黏膜 iNKT 细胞对于成年期环境免疫原耐受具有重要意义。

第二节　菌群移植模型实验技术

Section 2　Experimental technology in microbiota transplantation model

菌群移植模型建立后，必须严格按照无菌条件进行动物饲养，并遵循不同菌群结构动物饲养于不同隔离器的原则，同时往往需要检测其菌群结构，验证定植效果。

一、菌群移植模型的建立

健康人菌群移植方法如下:收集供体粪便用于粪便悬液制备。根据 Perrin-Guyomard A. 等所描述的条件选择健康志愿者:出生后未服用过抗生素及微生态制剂,从未患腹泻及其他肠道疾病;收集志愿者清晨第一次排出的新鲜粪便,在厌氧、无菌条件下称量,以 1∶9(质量体积比)的比例加入预还原磷酸盐缓冲液(0.1mol/L,pH 7.2)稀释液,振荡混匀即获得粪便悬液,立即接种无菌小鼠。用于分子微生态检测的粪便装入离心管,-80℃保存备用。特定疾病患者的样品收集、预处理方式可参照健康志愿者,但患者的粪便标本接种新鲜粪便十分困难,有研究表明冻存 1 年的标本接种无菌小鼠后,菌群结构无显著变化。接种的方法除灌胃外,还可以采取灌肠法或皮肤涂抹法。

二、菌群移植模型动物的饲养管理

菌群移植模型动物虽然是携带复杂菌群的动物,但深入的研究往往会对菌群进行系统分析,为保证排除外来微生物的干扰,其饲养管理需要注意以下两点。

1. 严格的无菌条件饲养　菌群移植模型动物需要饲养在隔离器系统,且隔离系统灭菌标准同无菌动物和悉生动物饲养标准。物品、动物传递同无菌动物和悉生动物饲养标准。操作方法详细描述见本篇第一章。

2. 不同菌群动物分离饲养　实验进行过程中,往往每个实验需要接种不同菌群进行比较研究,如接种 2 型糖尿病患者和健康对照人群菌群,两种菌群结构可能存在差异,接种了这两种菌群的动物混合饲养则可能导致交叉污染,影响模型动物菌群结构甚至表型。

三、菌群检测

以第二代测序技术为代表的宏基因组技术突破了依赖于传统细菌培养方法的技术瓶颈,以其快速、高通量等特点,已成为菌群结构研究的有力工具。通过细菌中的 16SrRNA 基因的全部或部分序列作为分子标签来代表物种,从而对菌群的组成结构进行分析。将获得的 16SrRNA 基因序列与 RDP、SILVA、Greengenes 数据库进行比对,可确定细菌的分类地位。"全微生物组关联分析"(MiWAS)逐渐发展,可有效研究差异菌或功能基因是否与宿主健康状态密切相关,并已应用于多种疾病研究。目前国内多家公司可提供商业化 16SrRNA 基因的高通量测序、宏基因组测序、宏转录组测序及相关的生物信息学服务。

(曾本华　魏泓　方祥　廖振林　李瑞　张晓静　刘智伟)

参考文献

[1] Perrin-Guyomard A, Cottin S, Corpet DE, et al. Evaluation of residual and therapeutic doses of tetracycline in the human-flora-associated (HFA) mice model [J]. Regul Toxicol Pharmacol, 2001, 34(2): 125-136.

[2] Yuan J, Zeng B, Niu R, et al. The development and stability of the genus Bacteriodes from human gut microbiota in HFA mice model [J]. Curr Microbiol, 2011, 62(4): 1107-1112.

[3] Zeng B, Li G, Yuan J, et al. Effects of age and strain on the microbiota colonization in an infant human flora-associated mouse model [J]. Curr Microbiol, 2013, 67(3): 313-321.

[4] Pang X, Hua X, Yang Q, et al. Inter-species transplantation of gut microbiota from human to pigs [J]. ISME J, 2007, 1(2): 156-162.

[5] Bäckhed F, Manchester JK, Semenkovich CF, et al. Mechanisms underlying the resistance to diet-induced obesity in germ-free mice [J]. Proc Natl Acad Sci U S A, 2007, 104(3): 979-984.

[6] Rabot S, Membrez M, Bruneau A, et al. Germ-free C57BL/6J mice are resistant to high-fat-diet-induced insulin resistance and have altered cholesterol metabolism [J]. FASEB J, 2010, 24(12): 4948-4959.

[7] Koren O, Goodrich JK, Cullender TC, et al. Host remodeling of the gut microbiome and metabolic changes during pregnancy [J]. Cell, 2012, 150(3): 470-480.

[8] Le Roy T1, Llopis M, Lepage P, et al. Intestinal microbiota determines development of non-alcoholic fatty liver disease in mice[J].

Gut,2012,62(12):1787-1794.

[9] Fei N,Zhao L. An opportunistic pathogen isolated from the gut of an obese human causes obesity in germfree mice [J]. The ISME journal,2012,210(11):2465-2476.

[10] Olszak T,An D,Zeissig S,et al. Microbial exposure during early life has persistent effects on natural killer T cell function [J]. Science,2012,336(6080):489-493.

[11] Liou AP,Paziuk M,Luevano JM Jr,et al. Conserved shifts in the gut microbiota due to gastric bypass reduce host weight and adiposity [J]. Sci Transl Med,2013,5(178):178ra41.

[12] 王婷婷.肠道菌群结构变化与结直肠癌发生发展关系的研究[D].上海交通大学博士学位论文,2012.

第四章 无菌动物资源简介

Chapter 4 Introduction of germfree animal resources

随着疾病和菌群关系的研究深入，无菌动物需求量呈暴发性增长，各国均越来越重视无菌动物平台和应用体系建设，在美国形成了以国家悉生啮齿类动物资源中心为核心的国家级悉生动物资源体系，在欧洲形成了以欧洲小鼠变异库为核心的区域性悉生动物资源中心。本章简要介绍全球无菌动物生产、服务及应用机构以及设备供应机构情况，为开展平台建设和实验研究提供相关资源。

第一节 无菌动物生产、服务及应用机构

Section1 Organization of germfree mouse production, service, application

美国、欧洲、日本等发达国家和地区早已建立了成熟的无菌动物生产、供应体系，其中最具代表性的是美国国家悉生啮齿类动物资源中心和欧洲小鼠变异库，我国近年来也建立了无菌动物生产、服务平台，为我国相关领域研究提供支撑。

一、美国地区

1. 国家悉生啮齿类动物资源中心 国家悉生啮齿类动物资源中心（the National Gnotobiotic Rodent Resource Center, NGRRC）由美国国家科研资源中心（National Center for Research Resources, NCRR）比较医学部（Comparative Medicine Section）资助成立于2004年，依托于北卡罗来纳大学（University of North Carolina），拥有包括手术隔离器在内的成套设施（图7-4-1），主要为研究者提供无菌及悉生或已知菌群小鼠及大鼠。NGRRC的服务包括，为研究者运送悉生或已知菌群啮齿类动物，由中心代为收集组织样本、代研究者实施尸检和组织样品收集。详情见 http://www.med.unc.edu/ngrrc.

NGRRC可提供的无菌或悉生动物品系如下。

(1) 无菌动物

129S6/SvEv 野生型小鼠；

BALB/c 野生型小鼠；

由北卡罗来纳大学以胚胎移植法获得的 C57BL/6J/UNC；

北卡罗来纳大学胚胎移植受体鼠及输精管结扎雄鼠 Swiss Webster/Tac/UNC；

129S6/SvEv 背景的 IL-10 敲除小鼠（一过性结肠炎）；

IL-10 敲除 NF κ Begfp 转基因小鼠（北卡罗来纳大学以胚胎移植法获得）；

HLA-B27 转基因和野生型大鼠。

(2) 选择性定植细菌的啮齿类动物

人类 *Enterococcus faecalis* 定植的 129S6/SvEv 背景的 IL-10 敲除小鼠（单联悉生小鼠）；

人类 *Enterococcus faecalis* 定植的 129S6/SvEv 小鼠（单联悉生小鼠）；

不同大肠埃希菌（*E. coli*）定植的 129S6/SvEv 背景的 IL-10 敲除小鼠（单联悉生小鼠）；

不同大肠埃希菌（*E. coli*）定植的 129S6/SvEv 小鼠（单联悉生小鼠）。

野生型及 IL-10 敲除小鼠、HLAB27 转基因及野生型大鼠，根据研究者的需求提供，建立单联、双联及多联菌悉生动物模型。

(3) 定制悉生小鼠：MMRRC（Mutant Mouse Regional Resource Center）拥有的小鼠品系，可通过 NGRRC

预约订制特定品系及微生物背景的悉生小鼠，详情见 www.mmrrc.org.

2. 美国NIH下属的敏感症和传染疾病国家研究中心　早在2000年，许多NIH的研究者就开始致力于菌群的研究，据敏感症和传染疾病国家研究中心（National Institute of Allergy and Infectious Diseases，NIAID）高级研究员 Yasmine Belkaid 介绍，但高校开展菌群研究却很少，很明显我们需要为高校研究者提供无菌动物设施。基于这个背景，2008年，NIAID下属的 Comparative Medicine Branch（CMB），在 Randy Elkins 兽医师的指导和管理下，建立了无菌小鼠饲养条件。他们购置了12台隔离器，每个隔离器配置5个鼠笼，供无菌小鼠饲养。由NGRRC提供无菌小鼠饲养技术，指导开展研究工作。详情见 http://www.niaid.nih.gov/Pages/default.aspx; http://irp.nih.gov/catalyst/v19i4/germ-free-mice.

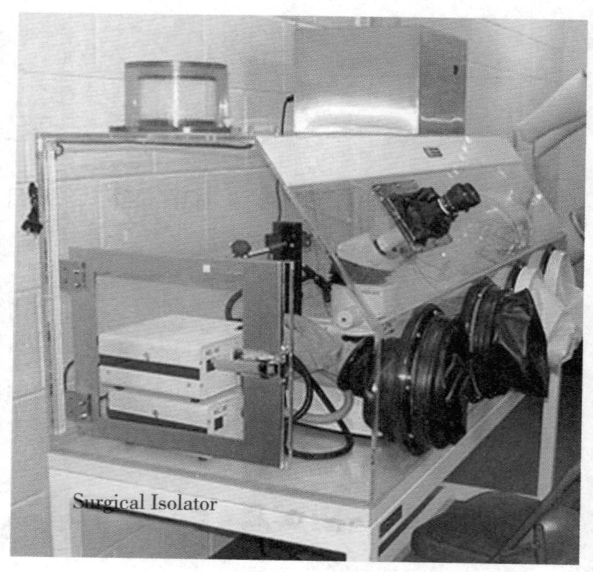

图 7-4-1　NCRR 胚胎移植隔离器

3. 密歇根大学医学院下属的实验动物医学研究室　密歇根大学医学院（University of Michigan Medical School，UMMS）下属的实验动物医学研究室（Unit for Laboratory Animal Medicine，ULAM），其无菌小鼠设施由 Kathryn Eaton 博士于2002年建立。目前应用范围主要包括感染性疾病，菌群在慢性疾病中的作用（含免疫介导疾病、遗传性疾病、肿瘤等），消化道生理，黏膜免疫系统，营养学，炎症及脓肿，口服耐受及过敏性疾病、眼科、牙科及牙周病、皮炎、消化道生态学等。目前可提供无菌 C57BL/6J、Swiss Webster、IL-10 KO、RAG KO MyD88/TRIFF KO 小鼠。详情见 http://ulam.med.umich.edu/services/animal/germfree.html.

4. 华盛顿大学 Gordon 实验室　华盛顿大学 Gordon 实验室主要关注肠道菌群如何影响生理功能变化，如何导致疾病敏感性改变？我们是否可以有目的地修饰肠道菌群结构，从而改善宿主的健康状况？无菌动物是 Gordon 实验室极其重要的一种研究工具，其研究重点在于以肥胖为代表的代谢性疾病。详情见 http://gordonlab.wustl.edu/JIGCV.html.

5. 哈佛大学消化疾病中心　哈佛大学消化疾病中心（Harvard Digestive Disease Center）主要研究上皮细胞功能、炎症黏膜生物学、宿主防御、消化道肿瘤及与黏膜屏障的关系。位于布利甘 - 妇女医院（Brigham and Women's Hospital），可为 HDDC 及其他研究机构提供有偿无菌小鼠服务。详情见 http://www.hms.harvard.edu/hddc/services/gnotobiotic/。

6. 德克萨斯大学达拉斯西南医学中心免疫研究所　德克萨斯大学达拉斯西南医学中心（The University of Texas Southwestern Medical Center）免疫研究所（Department of Immunology）致力于肠道菌群与人类及其与哺乳动物生物功能的影响。主要研究方法集合了无菌小鼠和蛋白质结构技术。该所 Hooper 实验室为相关研究提供无菌小鼠技术。详情见 http://hooperlab.org/gnotobiotics/index.html。

二、欧洲地区

自2009年开始，由 EMMA service project 资助提供欧洲小鼠变异库（the European Mouse Mutant Archive，EMMA）提供为期4年的无菌小鼠服务，结合无菌小鼠与遗传工程小鼠资源，服务功能由 Germ-Free Oeiras Service（GFOS）完成。EMMA 拥有包括手术隔离器在内的成套设施（图 7-4-2），接受特定小鼠品系的3雄6雌小鼠或100~150枚冻存胚胎，提供1对6周龄无菌小鼠，每2周检测无菌状态。可提供无菌小鼠组织、体液等。以上服务可由 EMMA 免费提供，但小鼠运输费用由使用方支付。其不足之处在于，由于 EMMA 的小鼠品系提供不限品系，在制备特定品系小鼠后不会长期保种，额外的小鼠饲养、种群扩大、实验、长期寄养等可联系 Gulbenkian Institute 合作。

在欧洲开展悉生动物供应、服务的学术或非营利机构主要有：

Transgenesis, Archiving and Animal Models (TAAM), CNRS, Orléans, France

National Institute for Agronomic Research (INRA), MICALIS, Jouy-en-Josas Cedex, France

Max Planck Institute of Immunobiology and Epigenetics, Freiburg, Germany

Core Facility for Germ Free Research (CFGR), Karolinska Institutet, Stockholm, Sweden

Instituto Gulbenkian de Ciência (IGC), Oeiras, Portugal; MRC Harwell, Harwell, UK

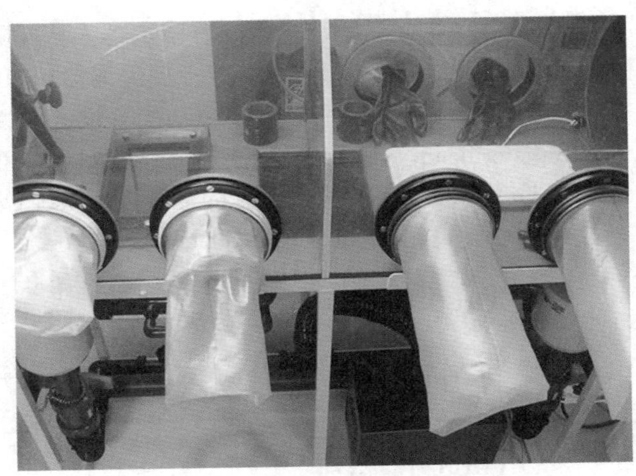

图 7-4-2　EMMA 手术隔离器

三、日本地区

日本实验动物中央研究所（Central Institute for Experimental Animals, CIEA）

http://www.ciea.or.jp/en/r_management.html

四、中国大陆地区

第三军医大学基础部实验动物学教研室在"十一五"国家科技与支撑计划（2006BAK02A03-2）、"973"计划（2007CB513007, 2013CB531406）、"863"计划（2007AA10Z356）的资助下，在魏泓教授的倡导下，曾本华博士和袁静博士自 2006 年开始无菌小鼠繁育研究，解决了小鼠无菌剖宫产、无菌小鼠人工乳及其制备（专利授权号 ZL2008100697299）、无菌小鼠的自动哺乳、小鼠无菌（悉生）环境维持等无菌动物繁育关键技术，2009 年成功培育出无菌小鼠，经中国药品生物制品鉴定所鉴定。并在此基础上开展 HFA 小鼠、IHFA 小鼠、悉生小鼠方面的研究工作。目前拥有 30 台无菌隔离器，可常规提供昆明、BALB/c、C57 等品系小鼠，可定制特定品系无菌小鼠。已经或正在为北京大学、华南农业大学、重庆医科大学、重庆市儿童医院、中山大学、南开大学、西南医院、中国科学技术大学、浙江省农业科学研究院、香港中文大学（The Chinese University of Hong Kong, CUHK）、美国马里兰大学（university of maryland）提供合作研究或技术服务，并发表相关论文。服务学科涉及免疫学、免疫介导疾病、神经系统疾病、肿瘤、儿科学、营养学、代谢性疾病等。

五、中国台湾地区

国家实验研究院（National Applied Research Laboratories, NARL）下属的动物中心（The National Laboratory Animal Center, NLAC）。于 2000 年赴日本实验动物中央研究所学习隔离器技术和剖宫产技术。2003 年成功建立无菌大、小鼠生产体系。http://www.narl.org.tw/en/pressroom/topic/topic.php?group_id=3&topic_id=1。

第二节　无菌动物设备供应机构

Section 2　Equipment suppliers for raising germfree animals

无菌动物饲养所需设备具有其特殊性，美国 Class Biologically Clean, Taconic 等公司可提供完整的无菌隔离器及配套产品、无菌动物运输装置等。我国苏州市冯氏实验动物设备有限公司等单位也可以提供无菌隔离器及配套产品。

一、Class Biologically Clean Ltd

美国 Class Biologically Clean（CBC）公司可提供用于饲养无菌动物的软包隔离器（Flexible Film Germ-

Free Isolators)、半硬质隔离器及特殊隔离器。特殊隔离器包括猪盆式隔离器(pig tub isolator)、特殊门隔离器(special door isolators)、过氧化氢灭菌隔离器(VHP isolators)等。CBC公司提供的隔离器结构简单、操作方便、应用广泛。除隔离器外,该公司配套设备门类齐全,还可提供灭菌桶(sterilizing cylinders)、饲料灭菌桶(feed sterilizing cylinders)、隔离器滤器(isolator filters)、无菌运输器(germfree shipper sleeve)、隔离器报警系统(alarm systems)、带应急电源的空气供应系统(air handling system with emergency back-up power supply)等附属设备。详情见http://www.cbclean.com。

二、Taconic公司

提供无菌大、小鼠运输装置。

http://www.taconic.com。

三、Harlan 公司

Harlan公司可提供软质隔离器。

http://www.harlan.com。

四、Park Bioservices,LLC

Park Bioservices公司可提供半硬质隔离器。

http://www.parkbio.com。

五、PFI Systems,Ltd.

PFI Systems公司可提供软质隔离器。

http://www.pfisystems.co.uk。

六、Bioscape GmbH

http://www.bioscape.de。

七、Charles River

http://www.criver.com。

八、ClorDiSysSolutions Inc

http://www.clordisys.com/site.php?index.php&20。

九、Otto Environmental,LLC

http://www.ottoenvironmental.com/。

十、SUBURBAN SURGICAL COMPANY,INC

http://www.suburbansurgical.com/。

十一、苏州市冯氏实验动物设备有限公司

http://www.shu-sz.com/。

十二、苏杭实验动物设备厂

http://shsydwsh.ce.c-c.com/。

(曾本华 李桂清 唐欢 袁静 李文霞 魏泓)

参考文献

[1] Zeng B, Li G, Yuan J, et al. Effects of age and strain on the microbiota colonization in an infant human flora-associated mouse model [J]. Curr Microbiol, 2013, 67 (3): 313-321.

[2] Yuan J, Zeng B, Niu R, et al. The development and stability of the genus Bacteriodes from human gut microbiota in HFA mice model [J]. Curr Microbiol, 2011, 62 (4), 1107-1112.

[3] Wang D, Xia M, Yan X, et al. Gut microbiota metabolism of anthocyanin promotes reverse cholesterol transport in mice via repressing miRNA-10b [J]. Circ Res, 2012, 111 (8): 967-981.

[4]. Wei Jiang, Xiaqiong Wang, Benhua Zeng, et al. Recognition of gut microbiota by NOD2 is essential for the homeostasis of intestinal intraepithelial lymphocytes [J]. J Exp Med, 2013, 210 (11): 2465-2476.

[5] 曾本华,唐欢,李文霞,等. 肥胖患者 HFA 小鼠模型的建立[J]. 中国微生态学杂志,2012,24(4):289-291.

[6] 曾本华,魏泓. 无菌动物在人类健康和疾病研究中应用[J]. 实验动物与比较医学,2012,32(3):250-253.

[7] 李文霞,曾本华,袁静,等.GF 昆明小鼠主要重量系数及血液生理指标的测定[J]. 中国微生态学杂志,2011,23(9):780-783.

[8] 王洋,曾本华,蔡莉,等. 大豆异黄酮对无菌小鼠脂代谢的影响[J]. 卫生研究,2013,42(1):103-106.

[9] 曾本华. 建立 IHFA 小鼠模型研究阿莫西林对婴儿肠道菌群的影响[D]. 第三军医大学博士学位论文,2012.

[10] 袁静. 两种微生态学动物模型的建立及其在抗菌药物残留安全评估中的应用研究[D]. 第三军医大学博士学位论文,2009.

[11] 张晓婧,曾本华,刘智伟,等. 两种不同品系小鼠的人源菌群模型的建立与肠道菌群的比较[J]. 中国微生态学杂志,2013,25(4):376-380.

[12] 萨晓婴,魏泓,李兰娟,等. 无菌-悉生动物模型的制备与应用//李兰娟. 感染微生态学[M]. 北京:人民卫生出版社,2012:711-724.

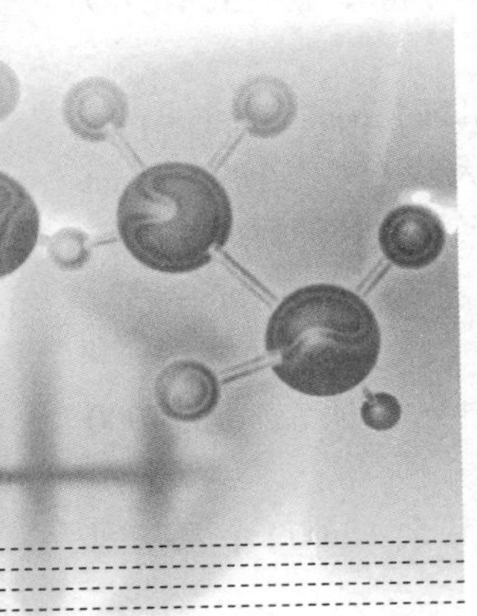

第八篇

动物表型分析技术

Part 8 Animal phenotype analysis technique

作为与人类基因组有极高相似性的哺乳动物，小鼠(mouse)由于其饲养条件简便、成本低廉、性成熟周期短、繁育力强等特点，成为生物学领域研究各种人类疾病的理想模型。20世纪90年代末开始的全球大规模基因诱变技术产生了大量携带点突变基因的小鼠模型，为研究基因与疾病的相关性提供了良好的基础，而随着人类基因组测序的完成和基因敲除小鼠技术的完善，通过研究基因敲除小鼠的生理缺陷将特定基因与人类疾病相关联则成为必然趋势。

在未来的十年，生物医学界将面临巨大的挑战和机遇。大规模测序的出现推动遗传学领域发展，关系到人类疾病的攻克进程。新一代测序技术极大便利了全基因组相关研究，甚至可以实现对个别患者基因的测序，因此现在比以往任何时候更需要对基因组功能进行全方位的了解。目前在这一方面尽管有了一些进展，但是人类对于将近一半哺乳动物基因组的功能仍然了解甚少，近1/3没有任何的功能注释。

纵观医学领域，通过针对潜在的遗传因素治疗的疾病其实很少，主要采用与疾病相关的干预措施，或使用药物靶标方法以减轻症状和痛苦。普遍的看法是，人类绝大多数疾病是由多基因操纵的，并且受环境因素的影响，各种先天和后天因素共同导致疾病的发生和发展。我们研究疾病机制模式的转变，强调有必要了解基本的生物学途径和系统，从而治疗这些疾病引起的症状。总而言之，使用有针对性的方法来研究哺乳动物基因的功能，首先假设单个基因在疾病发生过程中(可能是根据人类疾病相关基因的识别)的作用是有限的，接下来对所有基因功能进行全面系统的表型研究，这将带来一个新的基因组医学时代。

实验小鼠是我们对哺乳动物基因功能研究的最重要工具之一。科学家们充分利用小鼠在基因水平、生理学和解剖学与人类的相似性，以及与其他哺乳动物相比成本较低等优势，对其进行了100多年的遗传学研究。在过去的20年中，利用胚胎干细胞体外基因突变获得基因改造小鼠的技术逐渐完善，引起基础医学研究领域的变革，为此卡佩奇，埃文斯和史密斯在2007年获得诺贝尔生理学或医学奖。与此同时，大剂量乙烷亚硝基脲(ethylnitrosourea，ENU)化学诱变可以在短时间内产生数百个基因定点突变导致的新的疾病模型，极大地丰富了医学研究领域的动物模型资源。

在人类基因组计划中，小鼠作为模式动物的重要性已被广泛认可，因此构建小鼠基因组遗传物理图谱则成为必要条件。事实上在2005年，一个参与人类基因组计划的研究中心就高质量地完成了小鼠(C57BL/6品系)全基因组的测序。在与人类基因组相关联的基础之上，小鼠模型为了解特定基因在疾病发生发展以及对治疗效果的评价方面提供了有力的工具。

近十几年来，模仿人类疾病表型特点的突变小鼠已成为重要的研究工具，在了解哺乳动物生物学的遗传学基础及确定基因功能和信号通路的相互作用中发挥了关键作用。随着基因组学从基因识别到哺乳动物功能基因组学的转变，尤其在基因敲除技术方面，小鼠将继续发挥关键作用。最近，杰克逊实验室的Janan Eppig提供了用来研究人类疾病的模式动物小鼠基因组数据库(mouse genome database，MGD)的一项结果。研究表明用来研究人类疾病和基因功能最常用的实验生物——小鼠在不断增加，同时与胚胎干细胞敲除技术联系起来，将建立更好的疾病模型。实际上目前可用资源的增加大部分得益于小鼠基因敲除模型和点突变的发展。

2009年，全球20多个小鼠研究机构合作共同成立的小鼠表型分析联盟（International mouse phenotyping consortium，IMPC），其目标在10年内将已有的超过20 000个基因打靶胚胎干细胞转化为基因突变小鼠（mutant mice）并进行系统的表型分析（phenotype analysis），将对阐明特定基因的生理功能提供系统完善的数据基础。

IMPC的未来需要众多合作伙伴长期（10年）的承担和协调一致的努力，这个项目是一个巨大的挑战，预期分为两个阶段完成：

阶段Ⅰ（(2011—2016)：完成并评估现有的方案，组建表型研究中心，建立一个中央数据库，完成4000个靶基因的表型和标准化分析。

阶段Ⅱ(2016—2021)：评估第一阶段的结果，如有必要做适当调整，按比例完成其余16 000个靶基因表型的标准化分析。

第一阶段设定的目标是根据现有阶段的经验和技术专长确定的。阶段Ⅰ将修订现有的功能强大的WTSIMGP（welcome trust sanger institute mouse genomes project）和EUMODIC（european mouse disease clinic）方案，并确保IMPC在这一阶段实现对4000个基因功能的了解。除此以外，在第一阶段还要开发新的技术和其他的表型实验，增强和优化方案，为未来更完整成熟的操作流程作准备。

下面是第一阶段IMPC规划的总体目标：

1. 得到4000个基因敲除小鼠的表型基本数据，结合研究者基因排序的优先比例，每个表型分析中心每年至少得到100个基因突变小鼠品系的流程化数据结果。

2. 完善表型操作流水线，改进技术，致力于节约成本。

3. 为IMPC开发一个集中数据库，通过一个共同的门户网站分享更广泛的表型数据。

4. 上传所有的突变小鼠基础数据，并在合作单位中分享。

5. 开发新的数据可视化界面和分析工具用于采集表型数据。

6. 加强与生物医学界更广泛的互动，促进与二级和三级表型中心的网络联系。

IMPC计划的实现旨在获得相同遗传背景的基因突变小鼠，完成20 000个基因敲除小鼠品系。基因敲除小鼠（gene knock-out mice）将经过系统而统一规范的表型分析，检查身体和行为的差异。这些信息将会被存储在一个专用的开放数据库中。科学家们可以通过登录数据库，了解一个陌生基因的功能，并能够找到它与人类某些特定疾病的关联性。要完成以上这些工作，通常一个实验室中可能需要花3年的时间。因此从长远的角度来看，在IMPC项目上的投资事实上是在节约经费。

在这一部分，我们将针对不同系统介绍相应的表型分析手段，包括整体及组织学上的常用分析方法，重点介绍IMPC相关分析手段的详细内容，并举例说明其应用性。希望本篇中介绍的各种实验方法能给读者在实践中带来帮助。

第一章　动物临床诊断技术

Chapter 1　Animal clinical diagnostic techniques

与人类通常询诊就医相似，小鼠的初级临床检测（primary clinical detection）主要包括外表观察、体温、血液及粪尿的检测。需要注意的是，不同年龄、品系背景的小鼠，检测指标的标准值是不同的，因此对于纯背景的突变小鼠，需要以相同品系背景、年龄性别和饲养条件的小鼠作为对照；对于非纯背景小鼠，检测的指标值在组内可能存在较大差异，此时使用同窝同性别小鼠作为对照是必要的。同时，量化指标需要有足够数量小鼠的检测结果来保证差异的可靠性，一般需要5对以上的小鼠来确定一个稳定的异常表型特征。

一、外表观察

通过对外表的细致观察描述，可以发现大量存在潜在异常的组织器官，因此应尽量使用统一而系统的形态异常检测指标进行描述，以增加结果的可比较性。对小鼠的外表形态而言，一般通用的观察顺序为：大体描述；皮毛；头部；四肢；腹部。下面我们将针对这几方面详细说明。

（一）大体描述

小鼠外形的大体描述包括体重、身长、尾长的测量，以判断小鼠是否存在短小（undersized）、过胖（fat）、过瘦（thin）等体型异常，同时观察其背部的拱起情况，描述是否存在佝偻（hunched）。同时可能存在的还有不同位置的肿块或水肿（masses or swellings）。

通过观察处于静止及自然活动的小鼠，可能发现的异常有：呼吸异常（abnormal breathing），如哮喘（asthma）；头部的过度抖动（shake）或震颤（tremor）；异常的安静（inactive）或躁动不安（aggressive）；跑动过程中步态改变（gait change）；拖尾（straub）或翘尾（lifted）；打转（circling）或倒退（gear）等。以上的异常描述作为大体表型观察的部分内容，可以对小鼠的代谢系统、呼吸系统及神经系统等可能存在的异常提供支持依据。

（二）皮毛

小鼠的皮肤包括耳郭、鼻周、四肢掌部及尾部这些没有被毛覆盖的区域，其余部分为毛。皮毛可能存在的异常包括：毛发全部或局部稀少（hair loss）；毛发全部或局部完全脱落（alopecia）；部分毛色或皮肤颜色改变（coat color change）；立毛（ruffled）；毛发污染（如油脂分泌过盛等）（fur staining）；皮肤硬化（thick skin）；皮肤过薄（thin skin）；胡须过长、过短或过弯等。皮毛的异常脱落通常与代谢及免疫系统紊乱有关。皮肤的异常伤口表明小鼠有打斗特性（fight wounds），溃烂或尾部溃烂也可能与饲养环境及微生物感染有关。

（三）头部

头部和五官的异常存在于很多突变品系中。

头部异常一般为头大小（head size）异常，如头小（small head）、头短（short head）、脑水肿（hydrocephalus）、单侧膨大等，因为不同品系小鼠头部形态不同，以与对照小鼠比较能明显看出差异为准。

五官中除眼部以外，典型异常包括：口水过多（drooling）、口水过少（less salivation）、牙长（overgrown teeth）、牙本质颜色改变、鼻尺寸偏大、流涕（nasal discharge）、小耳（small ear）、耳毛形态改变等。

眼部特征改变的情况较多，如无眼、小眼、眼混沌、眼睑发炎、瞳孔偏位、瞳孔过大或过小、流泪、单侧或双侧眼突出等。

（四）四肢

四肢的观察重点在于肢体的长度、位置、形态，趾部的个数、形态、尺寸及趾垫的个数。通常可能存在的异常包括：四肢短小、关节移位、四肢弯曲、后肢或四肢趾头个数增加或减少、趾部过短、过胖或过长、趾垫数量减少等。四肢形态异常通常与胚胎肢端发育或骨骼系统发育异常有关。

（五）腹部

与对照小鼠比较腹部的大小，可能发现腹部的异常肿大（enlarged abdomen），对小鼠腹部的轻轻按压可以感觉到潜在的肿块或由于腹水而不能立刻回弹的问题。观察生殖器外观也可以得到其尺寸、形态方面的信息。

二、体温

小鼠的体温和生理节律有很大的相关性，因此需要记住的是，为确保结果的可比性，必须在每天相同时间做检测。

传统的较为简便的测量小鼠体温的方法是直肠肛温测量。因为此方法检测手段简单、设备易于准备而应用较广。但直肠肛温测量对检测人员的操作要求较高，结果会由于温度计插入的深度不同而产生波动，因此结果的准确性往往不够理想。结果示例见图 8-1-1。

三、血液学

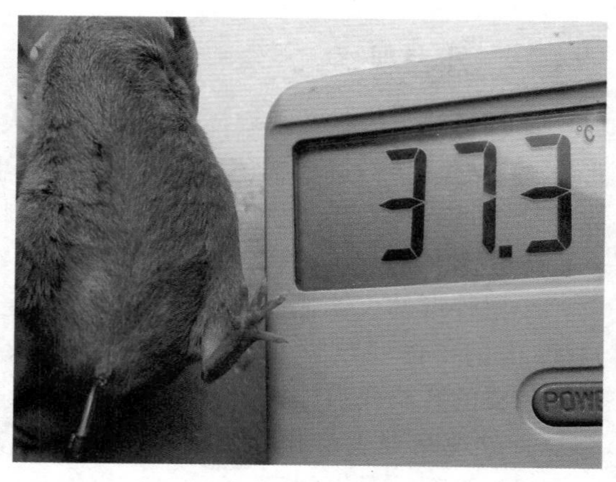

图 8-1-1 测量小鼠体温，使用天津今明仪器

在不处死小鼠的前提下，我们可以轻松获得血液标本，而通过检测血液可以得到大量提示性的数据，因此小鼠的血常规和血生化被广泛应用于表型分析，成为重要的检测手段。所有动物的体液，包括血液和尿液中的成分均具有潜在的传染性，因此需要操作人员严格遵守体液样本的操作规范。不同的检测目的对血样的抗凝和样本量要求不同，因此有必要了解最佳的采血方法和相应的恢复期。

（一）常用的采血方法

1. 尾静脉采血法　小鼠尾部有左、右两根尾静脉，如需极小量采血，如用于血糖检测时，可用洁净的手术剪刀在尾尖部剪去约 0.5mm，用手从尾根向尾尖挤压按摩，可取血 5~10μl。此方法取血量很小，伤口容易愈合，连续多日操作对小鼠也没有影响。在靠近尾根部切割尾静脉也可采血 100~200μl，切割后用棉球压迫止血。但此方法较难止血，操作污染性大，应用较少。

2. 眼后静脉采血法　当需中等量的血液而又需避免动物死亡时采用此法。用左手固定小鼠，尽量捏紧头部皮肤，使头固定，并轻轻向下压迫颈部两侧，引起头部静脉血液回流困难，使眼球充分外突（使眼眶后静脉丛充血），右手持顶端剪一锐角的 200μl 移液器枪头或内径 0.9~1.1mm 的玻璃毛细管，沿内眦眼眶后壁向喉头方向刺入。当感到有阻力时再稍后退，保持水平位略微旋转，由于血压的关系，血液即流入枪头或毛细管中。得到所需的血量后，拨出枪头并转移血液至采血管中，对于毛细管则将血样直接滴入采血管，以液滴数量控制体积（图 8-1-2）。采血结束后，用洁净的无纺布按压小鼠眼球片刻即可止血。此方法小鼠可灵活采血 50~500μl，操作稳定性强，止血容易，污染较少，因此是最普遍的一种采血方法。

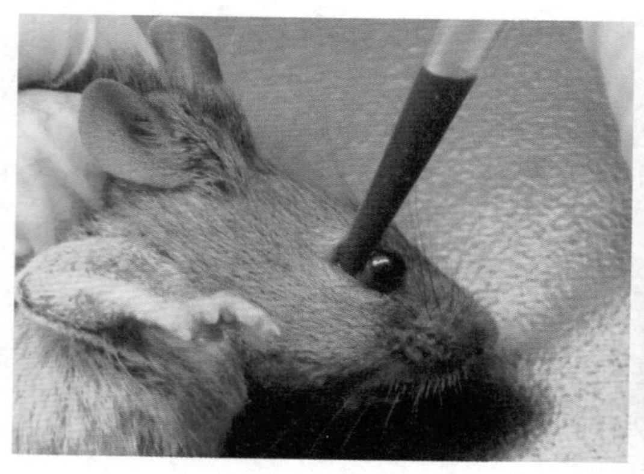

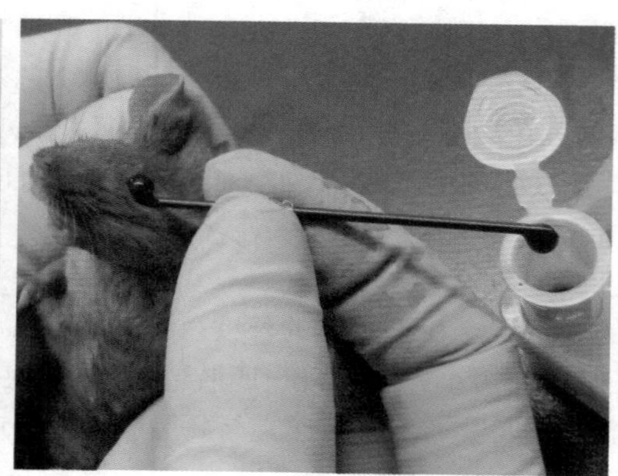

图 8-1-2 眼眶静脉采血示意图

3. 颌下静脉采血法　使用 5 号注射针头进行小鼠的颌下静脉采血，对小鼠身体损伤较小，可反复多次进行小到中量采血。小鼠的颌下静脉入针点位于小鼠嘴角与颌部暴露点连线上，与耳根、眼角呈等边关系的一点，针头轻轻刺入无压力感，无触碰异物感即可（图 8-1-3）。使用不同规格的针头可控制血液的量，通常可采 50~200μl，松手即可止血。与眼后静脉采血比较，此方法对小鼠伤害较小，反复操作的可能性大，缺点是由于血样接触到毛发，可能产生溶血。

4. 腹主动脉采血　小鼠处死前大量采血可用此法。将小鼠麻醉，固定在解剖板上，开腹暴露腹腔靠背侧的腹主动脉，使用已含有少量抗凝剂的 1ml 注射器从近下端向上插入血管约 1cm，稳定地吸取血样，取血结束后取出注射器，拔下注射针头，将血样转移到采血管中（图 8-1-4）。使用腹主动脉采血法一次可采血达 1ml，血样污染少，缺点是操作要求较高，需专业人员统一操作。麻醉对血样中指标的影响也需纳

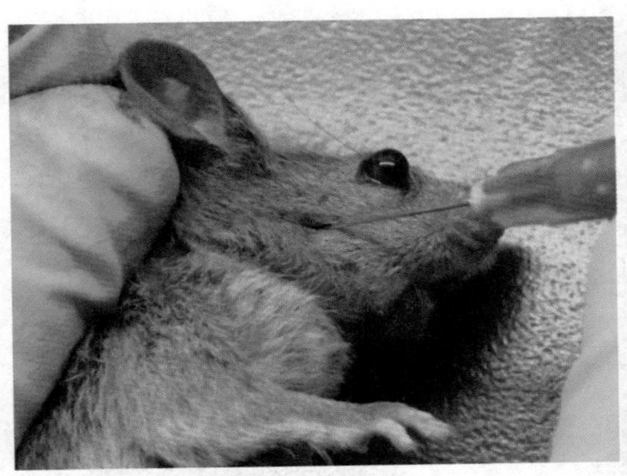
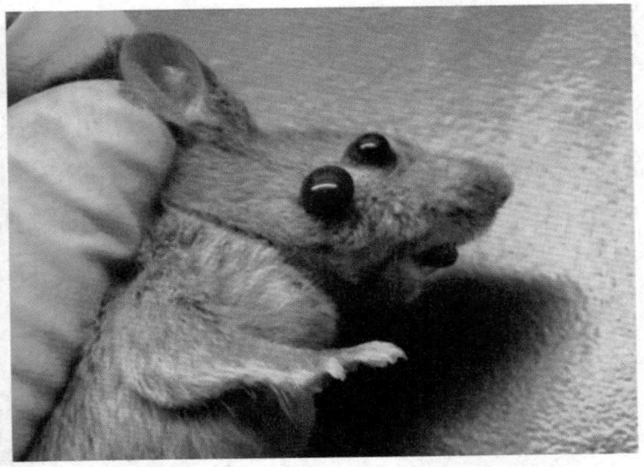

图 8-1-3 小鼠颌下静脉采血示意图

入检测人员的考虑之中。

取血量与重复取血周期的关系：由于小鼠体重限制，一次取血后需要一定的恢复期以保证下一次血液样本的质量，严格遵守小鼠福利也是实验操作者的基本素质要求。小鼠的总血量约占体重的7.5%，一次性取血10%不会引起造血系统过度活化及血液成分的重建。一般来说，对于重复取样，每天取血可取总血量的约1%，每周取一次可取总血量的7.5%，每两周取一次可取全血的10%而不影响每次结果的一致性。

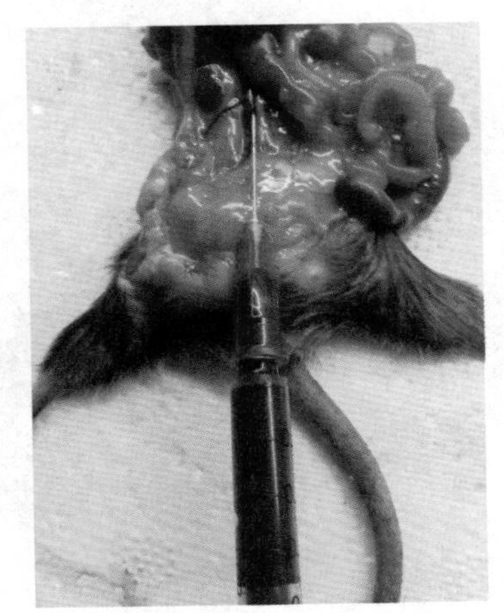

图 8-1-4 小鼠腹主动脉采血示意图

(二) 血清及血浆制备

血液检测包括血生化及ELISA均需要血清或血浆样本。正确的分离方法可以保证血清或血浆质量，确保结果的正确性。

1. 血清分离 经眼后静脉或腹主动脉取得的全血，在EP管中室温静置1小时以上，或37℃水浴约1小时后，4℃冰箱静置2小时或过夜，以3000r/min离心10分钟，上清即为血清，分装后可置-80℃保存，避免反复冻融。

2. 血浆分离 血浆是抗凝全血经过离心得到的含有纤维蛋白原等凝血成分的上层清液，由于血浆反映了血液成分的原始状态，产量也大于血清，因此广泛用于血液的成分检测。使用烘干的肝素管或含有少量液体肝素的抗凝管，将眼后静脉或腹主动脉取得的全血与抗凝剂充分旋转混匀(避免剧烈动作)，经过3000r/min离心10分钟得到的上清，再以5000r/min离心3分钟，得到的上清即为质量较高的血浆样本。

分离的血浆在4℃可放置几天时间，-20℃或-80℃保存更久。若要测定乳酸脱氢酶的活性，必须采血后立即测定，以获得有效的结果。

(三) 溶血

正常血清或血浆样本为淡黄色清液，样本颜色偏红即为红细胞破裂而产生的溶血现象。溶血是导致血清或血浆分离失败的重要原因，避免溶血应注意以下事项：

1. 采血器具洁净干燥，避免油脂、小鼠毛发等沾染血液导致溶血。
2. 采血用毛细管过细会导致瞬时通过压力过高，导致红细胞破裂溶血。
3. 收集分离血清的全血时应尽量使血液直接进入小管底部，避免管壁或管盖上的血液在离心过程中导致溶血。
4. 分离血浆时应使用合适剂量的抗凝剂，过低的抗凝剂可能使抗凝不充分，但过高的抗凝剂比例(尤其是使用生理盐水配制的抗凝剂)可能导致溶血。
5. 采血过程动作轻柔稳定，血液与抗凝剂混合时避免过于剧烈如涡旋，应使用左右颠倒小管的方式进行混匀。

(四) 血涂片

血涂片一般用于在血常规的基础上分析不同血细胞具体形态和计数，如在自身免疫病理条件下分类计数处于不同生理状态的淋巴细胞，计算静息期/活跃期淋巴细胞比例。

血涂片的制作比较简单，用两块边缘光滑的洁净的载玻片，将新鲜分离的血样直接滴在其中一张的近1/3处，一般5~10μl即可，再用另一张玻片边缘接触血液，使其成一条血线后以30°~45°角度匀速而稳定地向另一侧推开，均匀推出即成一张成功的血涂片，可用于血细胞染色计数(图8-1-5)。

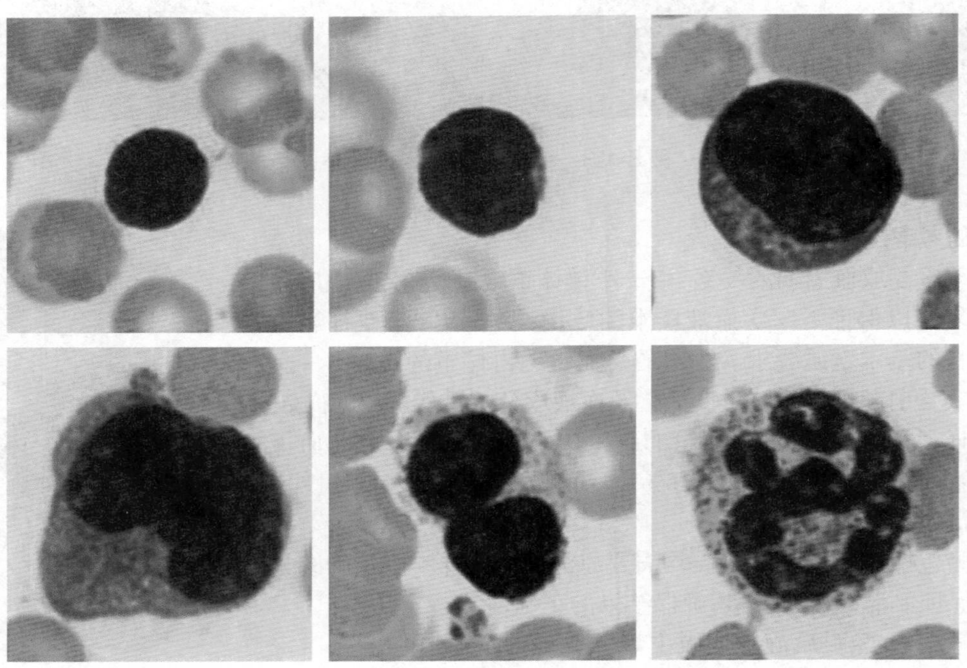

图8-1-5　不同状态的淋巴细胞和部分白细胞血涂片示意图

(五) 血常规

通常血常规检测需要少量血样(少于50μl)，使用烘干的EDTA管抗凝后，室温下可稳定保持至少2小时，因此应尽量在采血后的2小时内完成检测。

血常规检测可以提供小鼠的红细胞、血红蛋白、白细胞和血小板绝对值，及反映细胞尺寸的一些相对数值，对判断小鼠是否存在贫血、炎症及造血系统缺陷等异常提供支持依据。

1. 贫血　血常规中红细胞计数和血红蛋白含量低于正常对照小鼠即可判断贫血，需要注意的是小鼠的品系背景和年龄对血常规值存在较大的潜在影响，因此需使用一定数量的具有可比性的对照小鼠来证明结果的可靠性。

2. 炎症　血常规中白细胞数值尤其是中性粒细胞数量显著增加通常提示小鼠体内有炎症，具体的炎症部位还需要解剖学上的证据支持。

从表8-1-1可以看出，腹腔注射致贫血药物苯肼后1周内，小鼠血常规各项指标都有显著变化，并在1周后开始恢复正常，充分说明药物对白细胞、红细胞数量及状态的影响。

表8-1-1　腹腔注射苯肼致贫血模型小鼠血常规数值变化示例

	WBC (K/μl)	RBC (M/μl)	Hb (g/dl)	Hct (%)	MCh (pg)	MChc (g/dl)	Rdw (%)	Plt (K/uL)
注射前	4.41 ± 1.28	10.08 ± 0.52	158 ± 4.85	51.44 ± 2.71	15.7 ± 0.94	307.7 ± 16.45	18.73 ± 0.56	874.2 ± 142.68
注射后1天	30.23 ± 12.34	8.4 ± 1.01	209.87 ± 20.65	42.8 ± 4.83	25.08 ± 1.68	492.27 ± 37.95	20.01 ± 3.22	1181.13 ± 137.32
注射后3天	49.53 ± 7.68	6.57 ± 0.44	175.5 ± 8.46	33.12 ± 2.45	26.76 ± 0.93	531.06 ± 22.59	22.62 ± 1.54	1162.25 ± 224.14

续表

	WBC (K/μl)	RBC (M/μl)	Hb (g/dl)	Hct (%)	MCh (pg)	MChc (g/dl)	Rdw (%)	Plt (K/uL)
注射后 5 天	57.2 ± 9.83	4.95 ± 0.54	124.81 ± 12.36	35.68 ± 4.91	25.27 ± 1.04	352.06 ± 29.08	45.63 ± 6.30	1054.88 ± 168.47
注射后 7 天	28.71 ± 7.29	7.58 ± 0.36	148.57 ± 3.48	54.68 ± 2.28	19.64 ± 0.62	272.14 ± 8.76	23.22 ± 0.71	795.00 ± 49.7

(六) 血生化

检测血液中的离子、糖类、脂类、蛋白质以及各种酶和机体的多种代谢产物的含量,可以对小鼠的多种系统病变提供有力的提示,如小鼠的代谢、肾功能和肝功能等,因此全套或部分项目的生化检测也是小鼠表型分析的常规手段。常用检测项目包括:①基础指标:胆固醇,肌酐,葡萄糖,甘油三酯,尿素,尿酸;②蛋白质:总蛋白,转铁蛋白;③电解质:钙,氯,磷,钾,钠;④酶类:丙氨酸氨基转移酶,碱性磷酸酶,α- 淀粉酶,天冬氨酸氨基转移酶,肌酸激酶,脂肪酶。

尿生化一般使用多于 130μl 的新鲜尿液,包括以下 10 个参数:肌酐,葡萄糖,尿素,尿酸,微量白蛋白,氯,磷,钾,钠,α- 淀粉酶。可用于评价小鼠肾脏功能。

小鼠常用生化检测指标参考值可查阅 Jakson 实验室网站,各项常用指标偏差与疾病的相关性可参考表 8-1-2。

表 8-1-2 小鼠常用生化检测指标参考值

参数	升高	降低
基础指标		
胆红素	黄疸	
胆固醇	甲状腺功能减退症,肾病综合征,糖尿病,多发性骨髓瘤,肝脏疾病	甲状腺功能亢进症
肌酐	心脏功能不全,肾脏病,脱水,尿路障碍	恶病质
葡萄糖	应激,糖尿病,胰腺炎,痉挛	糖原合成 / 存储紊乱,糖原异生缺陷,胰高血糖素缺乏症,酮类代谢缺陷,恶性肿瘤,肝脏疾病,肾脏疾病
甘油三酯	高脂蛋白血症,胰腺炎,糖尿病	甲状腺功能亢进症
尿素	心脏功能不全,肾脏疾病,胃肠道出血	尿素循环障碍,蛋白质分解代谢缺陷,肝脏疾病
尿酸	痛风,大量细胞死亡	先天性钼辅因子缺乏,肾脏疾病
蛋白质		
铁结合蛋白	贫血(再生障碍性贫血,慢性溶血,巨幼细胞,铁幼细胞),血红蛋白沉着症	铁缺乏症
总蛋白	浆细胞瘤,慢性炎症,肝硬化,脱水,溶血	蛋白合成缺陷,肝病,胃肠道肿瘤,吸收不良综合征,蛋白质丢失,甲状腺功能亢进症;
转铁蛋白	铁缺乏症	感染,肿瘤,肝病
非饱和铁结合能力	铁缺乏症	血红蛋白沉着症
电解质		
钙	甲状旁腺功能亢进症,骨肿瘤	甲状旁腺功能减退,镁缺乏,维生素 D 缺乏症,高磷血症,胰腺炎,肾疾病
氯	低醛固酮血症	肾脏疾病
铁	铁缺乏症	血红蛋白沉着病,贫血(巨幼细胞,铁幼细胞)
磷,无机物	肾脏疾病	吸收不良,维生素 D 缺乏症,佝偻病
钾	大量的细胞死亡,肾脏病,K 平衡 / 运输紊乱	腹泻,库欣综合征,肾脏病,慢性肝病
钠	脱水	

续表

参数	升高	降低
酶		
丙氨酸氨基转氨酶	肝脏疾病	
碱性磷酸酶	骨骼疾病，肝胆疾病，胆汁瘀积	低磷酸酯酶症
α- 淀粉酶	胰腺炎，腹膜炎，肾脏病，糖尿病酸中毒	囊肿性纤维化，胰腺疾病
天冬氨酸氨基转移酶	肝脏疾病，心肌梗死，肌肉萎缩症	
肌酸激酶	多发性肌炎，肌营养不良症	
乳酸脱氢酶	肝脏疾病，肌肉疾病，贫血（溶血，巨幼细胞）	
脂肪酶	急性胰腺炎	

对于基因突变的小鼠，如缺少载脂蛋白 E 的 $ApoE^{-/-}$ 小鼠，从出生开始即表现出总胆固醇和低密度脂蛋白含量极高，从血生化结果中可以了解其具体数值。表 8-1-3 为 12 周龄 $ApoE^{-/-}$ 雄鼠和相应背景的野生型小鼠血生化值中脂代谢指标对照示例。

表 8-1-3　$ApoE^{-/-}$ 小鼠血生化值示例

	总胆固醇（mmol/L）	甘油三酯（mmol/L）	高密度脂蛋白（mmol/L）	低密度脂蛋白（mmol/L）
C57/BL6 对照	1.92 ± 0.23	0.50 ± 0.13	1.3 ± 0.18	0.25 ± 0.03
$ApoE^{-/-}$	14.11 ± 1.11	0.97 ± 0.21	1.93 ± 0.16	12.81 ± 0.99

四、粪尿检测

小鼠的尿液由于浓缩程度高、量少，所以收集较困难，主要成分和浓度与收集尿液时小鼠的受惊吓程度有关，所以难以稳定地用于生化检测，普遍适用程度较低。粪便主要可用于肠道菌群培养鉴定，判断小鼠的肠道微生物组成及营养状态。

（一）尿液收集

小鼠无创情况下的尿液收集一般有以下几种方式。

1. 完全自由排尿，将小鼠放在铺有塑料薄膜的封闭空间里注意观察，当其排尿后用洁净的枪头吸取尿液并累积。可以在一整张塑料薄膜上同时将多只小鼠用硬纸板隔开，同时收集尿液，达到所需要的量为止。

2. 按压腹部排尿，一般需要两个人配合完成。一个人轻柔地抓取小鼠，并适度按压膀胱位置的腹部，小鼠一般会主动排尿，另一个人用洁净的 EP 管收集尿液。这种方法因为操作简单而比较常用，缺点是收集尿液的量不能随意控制。

3. 反射排尿，把小鼠的尾巴拎起来，使其处于倒立状态，在这种体态下，小鼠会自行排尿，用合适的管子接取。

除以上方法外，还有膀胱穿刺等有创的方法，使用并不普遍。

（二）粪便采集

小鼠的粪便采集一般使用代谢笼，在正常的生理情况下自然收集粪便，可以与进食量综合用于分析小鼠摄食排泄功能。在压迫条件下新鲜分离的粪便可用于常见细菌培养，多用于兽医对小鼠肠道功能紊乱等疾病分析。

（齐心）

参考文献

[1] Pritchett-Corning, K., Girod, A., Avellaneda, G., et al. Handbook of clinical signs in rodents and rabbits [M]. 2nd ed. Wilmington: Charles River Laboratories.

[2] Charles M Hendrix, Margi Sirois 主编,夏兆飞主译. 兽医临床实验室检验手册[M]. 第5版. 北京:中国农业大学出版社, 2010.

（崔艳　高翔整理编辑）

第二章　动物病理诊断技术

Chapter 2　Animal pathological diagnosis

病理分析(pathological diagnosis)是表型分析中极为重要的一环,无论对于何种系统和组织,组织学上所反映出来的差异及缺陷通常最具有说服力,因此正确的组织采集和处理过程是病理分析的基础而重要的步骤,对病理切片的正确分析则需要由有经验的专业人员进行。

一、小鼠常规病理分析步骤:

活体采血(可选);
麻醉(灌流用);
固定在解剖板上;
开胸心脏灌流固定(可选);
取得完整的目的组织;
组织称重(可选);
组织固定;
冷冻或石蜡包埋切片;
染色封片;
观察分析。

(一) 灌流

灌流可以去除组织(尤其是脑组织)中血液对包埋切片的影响,保证大部分组织形态完好,而如果需要取组织提蛋白或提 RNA,则不能使用固定液,可选择生理盐水进行灌流或不灌流。

需要进行称重比较的组织则不能灌流,以避免过量液体灌注影响组织真实重量。

灌流方法:以灌流仪为例,将充分麻醉的小鼠固定在铺有足量吸水纸的解剖台上,掀起胸部的皮肤,垂直剪开胸骨,打开胸腔,避免剪断左颈总动脉。剪开右心耳,有深色血液流出即可,使用灌流仪(图 8-2-1)连接的静脉注射针插入左心室位置,打开灌流机保持 3ml/min 左右的流速,在 37℃下用生理盐水灌流约 1 分钟,停机并在室温下改用固定液灌流约 2 分钟,小鼠尾尖左右摆动数次表示灌流完成,停止灌流,排出多

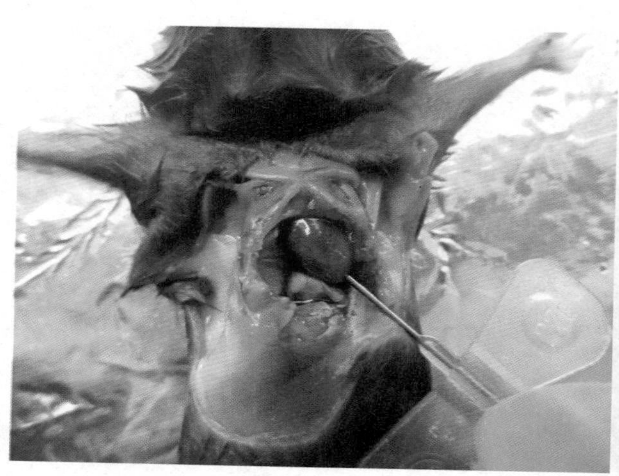

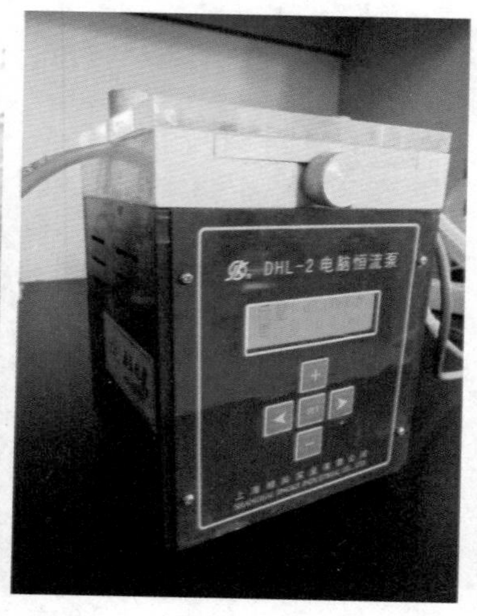

图 8-2-1　小鼠心脏灌流示意图

余固定液并保持针尖通畅。

(二) 分离组织

灌流后或不经过灌流的小鼠均可用于分离目标器官或组织。需要称重比较的组织,如心脏、脂肪、肝脏等,一般不经过灌流,保证组织的原始体积和重量,取材时应尽量完整而不黏附其他组织如心脏周围结缔组织,在冰冷的PBS中漂洗去掉组织上的多余血液或血块,在吸水纸上吸干多余水分后称量。

如果需要拍照,不同小鼠的相同组织应以相同方式平行放置在对比度高的背景下,如纯白或纯黑背景,拍照应从水平正上方进行,尽量包含所有组织及标尺。小组织应该完全浸没在冰冷的PBS中,同样将所有需要比较的组织平行放置在同一视野中,在体式镜下以合适的放大倍数拍照,避免反光干扰。

全身所有组织分离步骤:除了分离少量目标组织外,对表型不明确的小鼠通常需要对所有常规组织进行全面的组织学分析,因此应使用简便而固定的组织分离流程进行操作。

1. 从腹部下方剪开一个小口,向上撕开直到颈部。

2. 向上剪开颌部软骨,用镊子夹住舌头,向下仔细剪开组织靠背侧的连接,完整地取得从舌头到膈肌部分的所有组织,包括肺、心脏、胸腺、气管、食管及附着在气管两侧的甲状腺等。

3. 打开腹腔,从生殖器出口开始,向上分离整个生殖系统,对于雌性该过程比较简单,雄性需仔细分离附睾及输精管与性腺脂肪的粘连,并保持形态完整。

4. 分离整个肝脏和胃右侧的脾脏。

5. 向下剪开生殖口下方的骨头,从肛门开始向上分离整个消化道,用10ml注射器从结肠末端打入固定液约5ml,至整个肠道及胃部被固定液充盈。

6. 分离背侧的肾脏(一枚或一对),从股部分离淋巴结,并剪取部分皮肤,雌性应包含乳腺。

7. 将小鼠从解剖台上取下翻转,用镊子取出连接部分视神经的眼球,剪开头部皮肤,将颈部及嗅球前骨组织分别剪断,从侧面剪断头盖骨下缘所有组织,将头盖骨向前整体翻开,取出完整的脑组织固定。(图8-2-2)为小鼠全身分离组织顺序示意图。

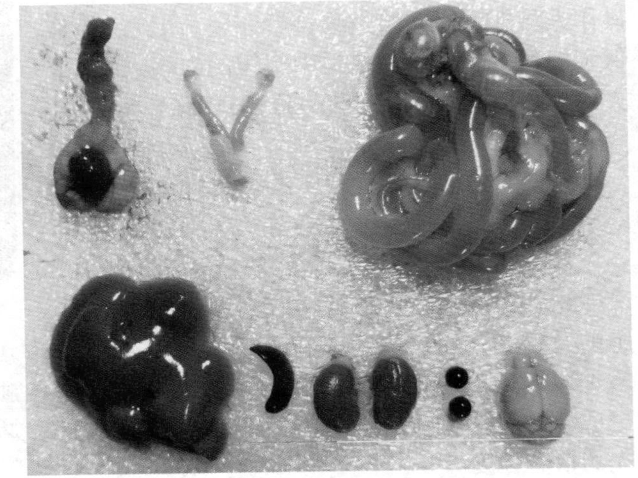

图8-2-2 小鼠全身常用组织分离顺序示意图

(三) 固定

根据实际需要选择合适的固定液,比较常用的是溶解于PBS的4%PFA或10%中性甲醛。需要注意的是不同组织有不同的取样固定方式,如肠道组织即有:①立刻解剖打开肠腔清洗后固定;②打入一定剂量的固定液固定后进行处理两种固定方式,根据需要进行选择。

使用超过组织体积20倍的固定液,一般固定过夜即可,部分组织如脑或骨组织可适当延长固定时间。经过固定的组织使用PBS漂洗后,用锋利的刀片切成大小合适的组织块,然后用于冷冻或石蜡脱水包埋。

(四) 石蜡包埋切片

使用程序脱水包埋机(如Leica ASP200S)可大量节省时间和操作过程中产生的不确定性,绝大多数组织只要大小修剪合适,经过常规设定程序的包埋都可以达到理想的脱水透蜡效果,对组织大小和完整性有特殊要求的,则推荐采用大量延长梯度脱水透明时间的手工脱水包埋来取得预期的透蜡效果。

常规脱水透蜡程序:

以Leica ASP200S程序脱水包埋机为例,使用预设终点时间的过夜脱水程序,可以非常便捷、高效率地完成大量组织的脱水包埋工作。

过夜脱水透蜡步骤:中性甲醛中等待至合适的时间,倒推全部程序在第二天9:30结束。

Ethanol 70% 1:00

Ethanol 80% 1:00

Ethanol 95% 1:00

Ethanol	Absolute	00:30
Ethanol	Absolute	00:30
Ethanol	Absolute	01:00
Xylene	1:00	
Xylene	1:00	
Histowax	1:00	
Histowax	1:00	
Histowax	2:00	

使用手工脱水包埋时，由于工作时间的影响，通常选择在95%乙醇中转为4℃过夜来平衡工作时间，通常可以在第二天下午完成组织包埋。

组织包埋的可比性要求：小鼠组织的体积较小这一特性对组织包埋的位置、方向等提出了较高的要求，常规取得的组织在修组织及包埋时都应达到组织原始位置确定、不同小鼠相同组织包埋时位置方向一致的要求，因此从修组织开始，操作人员即应对实验过程进行完整的记录，以确保了解每一个包埋后蜡块中组织的内容、位置和方向，以达到最终切片的一致，便于染色后的观察分析。

常规组织修剪方式及包埋方向示意如图8-2-3所示。

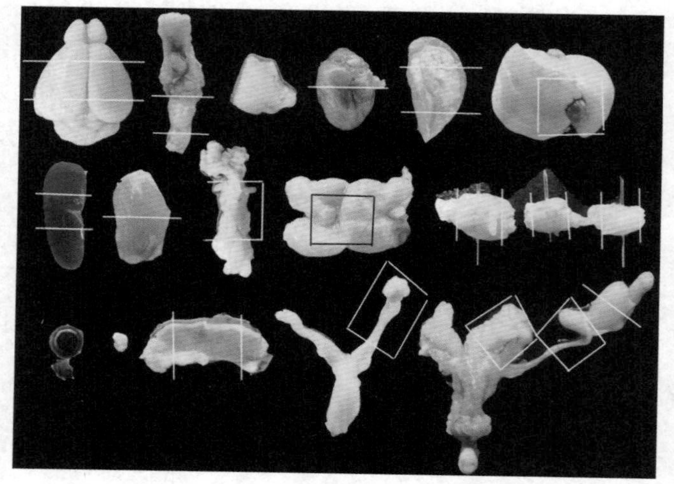

图8-2-3　常规组织修块示意图

从上到下，从左到右依次为：脑、气管（含甲状腺）、胸腺、心脏、肺、肝（含胆囊）、脾、肾、胰、胃（含前、后胃部分）、空肠、回肠、结肠（均卷起）、眼、腹股沟淋巴结、雌性生殖系统、雄性生殖系统

切片：一般石蜡切片的厚度在3~7μm为宜，冷冻受到客观条件限制，一般6~10μm，以单个细胞的直径为参考。用于做特殊染色的可以适当增加厚度以保证结果的阳性明显。较薄的切片更适于清楚地观察结构，但也可能影响组化或荧光的信号强度。

二、HE染色

包埋后的组织经过普通玻片切片后即可进行HE染色以达到形态学的观察需求，如果需要免疫组化或荧光分析，则切片时需要使用粘片剂处理玻片，防止多个操作步骤中的掉片。

HE染色是最传统的通过细胞核和胞质的嗜酸、碱性特点不同而分别将其染成天蓝及玫红色的鲜艳色泽以观察组织形态的染色方法。操作步骤如下。

1. 已烘干的切片在二甲苯中脱蜡5~10分钟，两次。
2. 移入二甲苯和纯乙醇（1∶1）混合液中5分钟左右（如经二次二甲苯脱蜡，此步可省略）。
3. 移入100%、95%、85%、70%乙醇中，各级为2~5分钟。最后经蒸馏水转入染色液。
4. 自己配制或商业化购买的苏木素染液染色5~15分钟。
5. 流水冲洗15~30分钟，或者在0.75%氯化铵溶液中短时间碱化或蓝化，使细胞核呈蓝色。
6. 蒸馏水短洗。
7. 依次经70%、85%、95%乙醇脱水，各级为2~3分钟。
8. 0.1%~0.5%伊红染液染色1~5分钟，若着色困难，可在每100ml染液中加入1~2滴冰醋酸，使易着色且不易脱色。
9. 依次快速通过95%和100%乙醇洗去多余的伊红染液，在浓度95%以下的乙醇中伊红易脱色，应适当缩短时间。

10. 二甲苯透明(二次),共约 10 分钟。

11. 封片　擦去切片周围多余二甲苯,切勿干涸,迅速滴加适量中性树胶,再加盖玻片封固,避免产生气泡。在通风橱中吹干二甲苯,封片稳定后转移到片盒中保存。染色示意图见图 8-2-4。

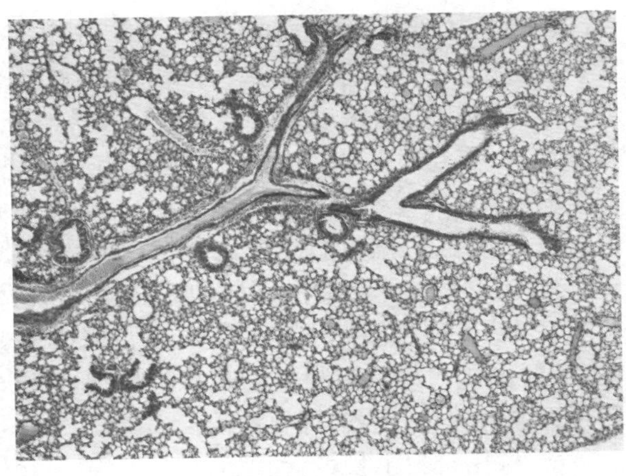

图 8-2-4　小鼠肺组织石蜡切片 HE 染色示意图(厚度 5μm)

三、免疫组化(荧光)

通过组织学观察初步判断病理发展情况后,通常需要进一步在原位确认潜在的高 / 低表达分子,以推测病理表型的分子基础。此时就需要使用免疫组织化学的方法,定性 / 半定量地考察目的蛋白的表达情况。有时为了更精确地确定蛋白表达的确切位置,需要使用与标志蛋白共定位的免疫荧光手段实现多个分子共染,并在共聚焦显微镜下独立通道扫描叠加图像取得高分辨率的荧光共染结果。

其中石蜡切片是制作组织标本最常用、最基本的方法。石蜡切片对于组织形态保存度好,制作过程比较简便,虽然高温透蜡对组织内抗原暴露有一定的影响,但可进行抗原修复,是免疫组化中首选的组织标本制作方法。

【设备】

60℃温箱、湿盒、(荧光)体式显微镜。

【试剂耗材】

二甲苯、无水乙醇、3% 过氧化氢、特定的一抗、二抗及 DAB 检测系统、苏木素。

【操作步骤】 脱蜡前,应将组织切片在 60℃恒温箱中烘烤 20 分钟至蜡微溶。

1. 组织切片置于二甲苯中浸泡 10 分钟或更久,更换二甲苯后再浸泡 10 分钟以上。
2. 无水乙醇中浸泡 3~5 分钟。
3. 95% 乙醇中浸泡 3~5 分钟。
4. 70% 乙醇中浸泡 3~5 分钟,蒸馏水洗。
5. 3% 过氧化氢孵育 10~30 分钟,以灭活内源性过氧化物酶活性。
6. 蒸馏水冲洗,PBS 浸泡 5 分钟。
7. 采用抗原修复:蒸锅修复 30 分钟,自然冷却。
8. 血清封闭:室温 15~30 分钟,与二抗来源一致。弃去,勿洗。
9. 滴加适当比例稀释的一抗,4℃过夜。第二天复温后 PBS 冲洗,3 分钟(5 次)。
10. 滴加生物素标记的二抗,室温或 37℃孵育 30 分钟。
11. PBS 冲洗,3 分钟(3 次)。
12. 滴加 SP(链霉亲和素 - 过氧化物酶),室温或 37℃孵育 30 分钟。
13. PBS 冲洗,3 分钟(3 次)。
14. DAB 显色,在显微镜下掌握显色程度。
15. PBS 或自来水冲洗 5 分钟。
16. 苏木素复染片刻,核淡染即可,氯化铵返蓝。
17. 蒸馏水洗去多余盐溶液。
18. 常规脱水、透明、封片,封固后可长期保存。

【注意事项】

1. 使用防脱处理的玻片,防止处理过程中尤其是过氧化氢处理时标本从玻片上脱落。

2. 抗原修复　常用的修复方法有高压修复、微波或蒸气修复、胰酶修复。我们一般用 pH6.0 的 0.01mol/L 柠檬酸缓冲液浸没切片,蒸锅修复 30 分钟左右。注意修复后自然冷却修复液的温度达室温。

3. 血清封闭　封闭血清一般是和二抗同一物种来源，如山羊血清封闭液，也可以用小牛血清、BSA等，但不能与一抗来源一致。一般室温10~30分钟，防止封闭过度影响一抗结合力。

4. 一抗和二抗浓度和孵育时间　一抗孵育条件在免疫组化反应中最为重要，包括孵育时间、温度和抗体浓度，需要根据具体情况进行摸索，一般根据抗体说明书提供的起始浓度开始并进行调整。一抗孵育温度有几种：4℃、室温、37℃，其中4℃效果最佳；孵育时间：这与温度、抗体浓度有关，一般4℃过夜。二抗孵育条件：二抗一般室温或37℃孵育30~60分钟，具体时间需要摸索。

5. DAB显色　背景的深浅和特异性染色的深浅均可以由DAB孵育条件决定。DAB显色时间不是固定的，主要由显微镜下控制显色时间，到出现特异性染色较强而本底着色较浅时即可冲洗。

6. 封片　为了长期保存，我们一般用中性树胶封片，从一侧慢慢盖上盖玻片，避免产生气泡。结果示例如图8-2-5所示。

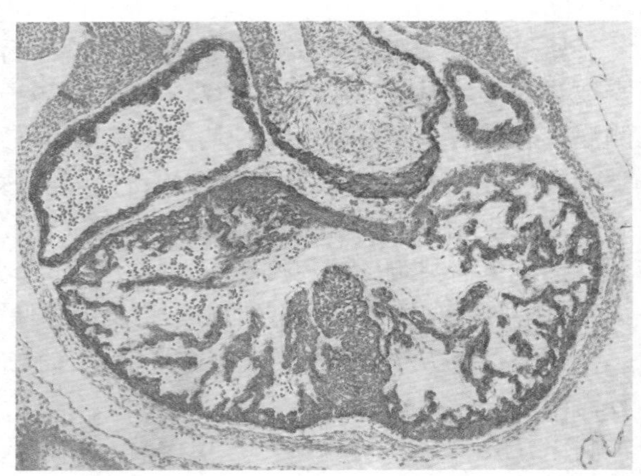

图8-2-5　小鼠胚胎（E12.5）心脏的α-SMA免疫组化示意图

免疫荧光与免疫组化步骤相似，一般使用冷冻切片，不需要进行抗原修复及内源性过氧化氢酶的灭活。使用两种或两种以上不同种属来源的一抗，并用不同荧光标记的二抗加以区分，加入合适的细胞核标记物如DAPI显示组织形态，使用15%~30%的甘油/PBS进行封片。完成的制片可以在4℃保存1周，但最好在最短的时间内观察拍照，以保持组织形态的完整。结果示例如图8-2-6所示。

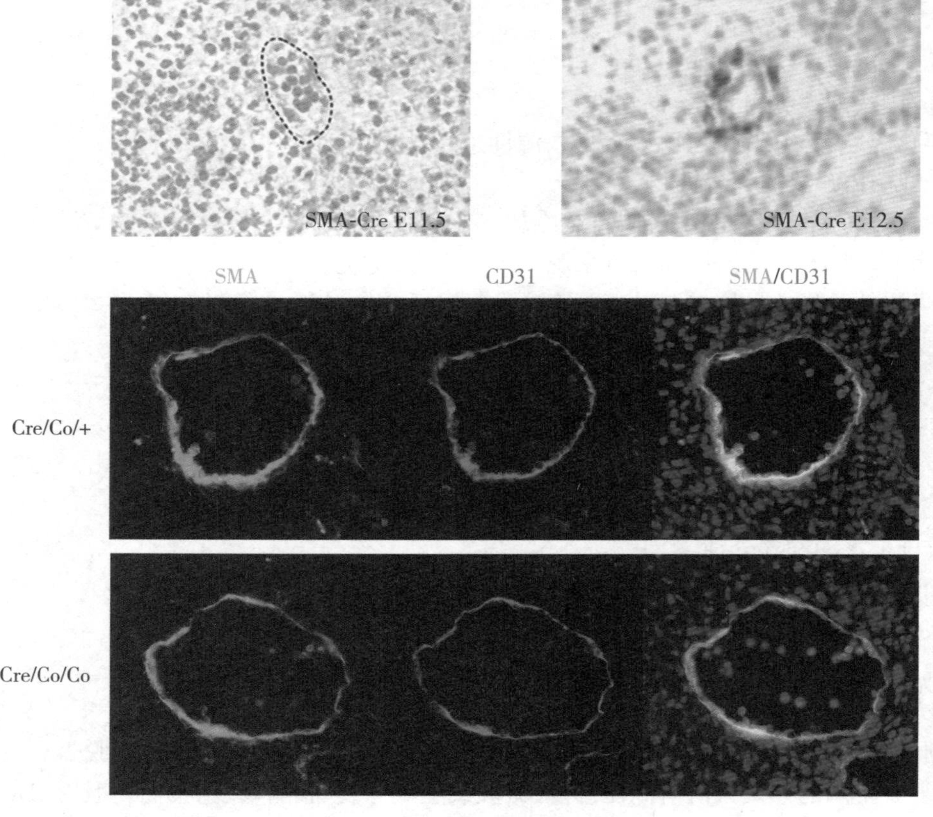

图8-2-6　小鼠胚胎颈动脉的α-SMA/CD31免疫荧光共染示意图

四、增殖、凋亡分析

组织形态异常的原因一方面可能是受炎症因子或其他信号分子刺激下发生整体组织结构改变，也可能为发育期细胞增殖、凋亡异常造成的先天性结构缺陷，增殖凋亡分析也因此成为研究发育期或成体病理如肿瘤等病理过程中的常规检测手段。在免疫组化基础上，通过将目的化合物5-溴脱氧尿嘧啶核苷(BrdU)掺入DNA，或在DNA断裂处进行标记脱氧核糖核苷酸末端转移酶(TdT)，并使用抗体来特异性识别标记物，达到标识增殖、凋亡细胞的目的。

(一) BrdU掺入及增殖检测(以胚胎为例)

【试剂和仪器】

1×PBS缓冲液，体式解剖镜，眼科剪，眼科镊，显微镊，5-Bromo-2′-deoxy-uridine Labeling and Detection Kit I(Roche)，蛋白酶K(10mg/ml)，2N HCl，30% H_2O_2，二抗检测和DAB显色系统。

【注意事项】

1. 注射BrdU的剂量和时间　根据实验需要来确定。必要时先进行预实验。由于胚胎期细胞分裂较快，这里推荐的剂量为：BrdU储存液浓度：5mg/ml；注射量为：100μl/10g；注射时间为1小时。对于成体组织如受损皮肤或肠上皮等，因为细胞增殖一般较慢，应成倍加大BrdU浓度，并大大延长标记时间。

2. 孕鼠的腹腔注射　轻轻抓起孕鼠，不要让它受惊，以免影响胚胎发育，按腹腔注射的标准操作进行注射。对于孕鼠的腹腔注射，推荐的入针位置是腹中线大概后肢所在的位置，入针后先回抽一下，看有没有扎入胚胎或其他器官。

3. 冷冻和石蜡切片都可以用来检测BrdU掺入，一般为了方便而统一选用石蜡切片。

4. BrdU显色后的复染不能过深，否则可能会掩盖BrdU的信号，影响计数。

【操作步骤】

1. 按标准操作配鼠，检栓，在需要的时间取出母鼠，称重。

2. 充分溶解冷冻保存的BrdU储存液至完全没有沉淀。按100μl/10g的剂量，小心按照标准操作对孕鼠进行腹腔注射。

3. 完成注射后，母鼠被放置在安静无强光处。

4. 做好准备工作，如固定胚胎所需的PBS缓冲液，4%多聚甲醛等试剂。

5. 注射1小时后，按标准操作在冷冻的PBS中迅速取出小鼠胚胎。

6. 按照标准操作对小鼠的胚胎进行固定，脱水，包埋。

7. 根据实验要求，按照标准操作获得小鼠胚胎合适位置的切片。通常切片时间连续间隔捞取用于HE染色和用于免疫组化的切片，分别使用普通玻片和黏附剂处理过的玻片，通过HE染色确定用于免疫组化的最佳位置的切片，以提高实验效率。

8. 将切片于55℃烘烤过夜。

9. 选择有代表性的切片，按标准操作进行复水。

10. 将切片用PBS缓冲液洗3遍，每次5分钟。

11. 蛋白酶K处理切片，8分钟。每1ml蛋白酶工作液：938μl MilliQ，50μl Tris-HCl缓冲液(pH8.0)，10μl 0.5mol/L EDTA(pH 8.0)。

12. 将切片用PBS缓冲液洗3次，每次5分钟。

13. 2mol/L HCl处理，37℃，25分钟，HCl可以预热。

14. 将切片用PBS缓冲液洗3次，每次5分钟。

15. 室温下，用3%H_2O_2处理切片15分钟，以封闭内源性的辣根过氧化物酶。

16. 将切片用PBS缓冲液洗3次，每次5分钟。

17. 封闭，室温30分钟。

18. 用一抗稀释液稀释鼠源抗BrdU的一抗(1∶100，Roche)。每张切片上加50μl稀释好的一抗，于4℃反应过夜。

19. 将切片用 PBS 缓冲液洗 3 次，每次 5 分钟。

20. 每张切片加上 50~100μl 预稀释的羊抗小鼠二抗，于室温反应 15 分钟。

21. 将切片用 PBS 缓冲液洗 3 次，每次 5 分钟。

22. DAB 显色，预先配好显色液（DAB 显色系统）。

23. 于显微镜下观察显色，待到在某些细胞核出现清晰的棕色信号并不再增加时，将切片放回缓冲液中停止反应。

24. 用苏木素复染细胞核。按标准操作对切片进行脱水，透明，封片。

25. 待切片完全晾干后，用显微镜观察，拍照，统计细胞的增殖情况。结果示例见图 8-2-7。

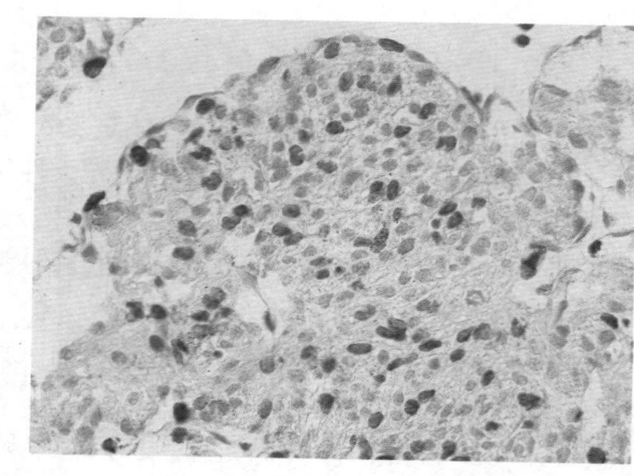

图 8-2-7　小鼠胚胎心脏的 BrdU 免疫组化示意图，选取正在发育的心中隔区域

（二）TUNEL 检测凋亡实验

【试剂和仪器】

In situ cell death detection kit（Roche），二甲苯和乙醇（100%、95%、90%、80%、70% 用蒸馏水稀释）。冲洗缓冲液：磷酸盐缓冲液（PBS）。蛋白酶 K 工作液 10~20mg/ml 溶于 10mmol/L Tris/HCl（pH7.4~7.8）。

【操作步骤】

可参考罗氏说明书，具体内容基本如下。

1. 用二甲苯浸洗 2 次，每次 5 分钟；

2. 用梯度乙醇（100%、95%、90%、80%、70%）各浸洗 1 次，每次 3 分钟；注：上面两步是针对石蜡切片样本的处理。

3. 在 21~37℃条件下，用蛋白酶 K 工作液处理组织 15~30 分钟（温度、时间、浓度均需摸索），一般软性组织 10 分钟足够。

4. PBS 漂洗 2 次。

5. 制备 TUNEL 反应混合液，处理组用 50μl TdT 和 450μl 荧光素标记的 dUTP 液混匀；而阴性对照组仅加 50μl 荧光素标记的 dUTP 液，阳性对照组先加入 100μl DNase 1，在 15~25℃反应 10 分钟，后面步骤同处理组。

6. 加 50μl TUNEL 反应混合液（阴性对照组仅加 50μl 荧光素标记的 dUTP 液）于标本上，加盖玻片或封口膜，在暗湿盒中 37℃反应 1 小时。

7. PBS 漂洗 3 次。

8. 加一滴含 DAPI 的甘油，用荧光显微镜观察凋亡细胞并拍照。

【注意事项】

1. 进行 PBS 清洗时，每次清洗 5 分钟。

2. PBS 清洗后，为了各种反应的有效进行，请尽量除去 PBS 溶液后再进行下一步反应。

3. 在载玻片上的样本上加上实验用反应液后，请盖上盖玻片或保鲜膜，或在湿盒中进行，这样可以使反应液均匀分布于样本整体，又可以防止反应液干燥造成实验失败。

4. TUNEL 反应液临用前配制，短时间在冰上保存。不宜长期保存，长期保存会导致酶失活。

5. 荧光素标记的 dUTP 液含甲次砷酸盐和二氯钴等致癌物，可通过吸入、口服等途径进入机体，注意防护。结果示例如图 8-2-8 所示。

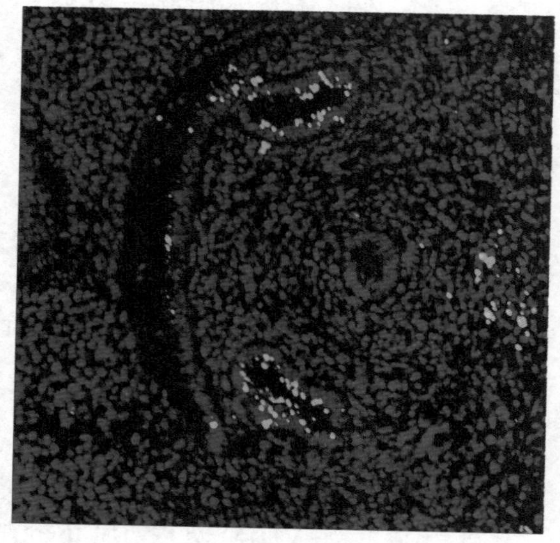

图 8-2-8　胚胎输尿管发育中输尿管脱离泄殖腔的正常细胞凋亡模式示意图

绿色为凋亡信号，蓝色为细胞核

（齐心）

参考文献

[1] Qi X, Yang G, Yang L, et al. Essential role of Smad4 in maintaining cardiomyocyte proliferation during murine embryonic heart development [J]. Dev Biol, 2007, 311(1): 136-146.

[2] Xu J, Qi X, Gong J, et al. Fstl1 antagonizes BMP signaling and regulates ureter development [J]. PLoS One, 2012, 7(4): e32554.

（崔艳　高翔整理编辑）

第三章　消化系统表型分析技术

Chapter 3　Phenotypic analysis of the digestive system

小鼠的消化系统由食管、胃、小肠、结肠等四部分组成，作为分泌消化液的腺体，肝脏和胰腺也可以归类于消化系统。消化道的一般病理表现包括：癌变、炎症、菌群改变及肌肉张力变化。本章将从基本操作出发，针对这四部分介绍相应的常规分析方法。

和其他内部脏器系统一样，小鼠消化系统很少有普遍使用的整体分析手段，如人类的胃肠道造影技术等，虽然肠道影像在小鼠上也有使用，但并不十分通用。在小鼠消化道表型分析（phenotypic analysis of the digestive system）方面的病理及机制研究，通常还是遵守从整体到局部，从病理到分子这样的常规思路，一步步深入进行。

一、大体分析

小鼠消化道功能异常，病程后期通常伴随体重降低、毛色暗淡等营养不良症状，早期无明显特征，一般只能通过对活体解剖后组织的大体观察及切片染色、免疫组化等方法来确定病变位置和严重程度(表 8-3-1)。

表 8-3-1　消化道功能临床评分标准

粪便黏稠度	便血	体重下降
0 正常	0 无出血	0 无
1 湿便		1 体重下降 0~5%
2 表面黏性的软便	2 少量出血	2 体重下降 5%~10%
3 粪便软而不成形	3 中量出血	3 体重下降 10%~15%
4 拉稀	4 严重出血	4 体重下降 15% 以上

二、组织学分析

在解剖学观察的基础上，可以通过对肉眼可见的病变部位进行切片染色来判断具体的病理缺陷，如癌症的浸润程度，炎症的发展程度等，也可以通过病理学评判标准对其程度进行统计分析。具体切片及 HE 染色步骤见本篇第二章。

(一) 切片观察

1. 胃癌　人类胃癌或结肠癌在病理上有明确的分型标准，如胃癌大体形态方面早期的 Borrmann 分型，改良的 Vienna 分型，组织学上 Lauren 分型，WHO 分型等。小鼠疾病模型并没有像人类一样明确的分型标准，通常只根据组织学形态分析定义到与人类最相似的某种类型当中。小鼠的胃分成从形态上有明显区别的非腺性前胃和腺性后胃两部分。从病理切片 HE 染色结果上可以清楚地区分与人类病理发展过程相似的从局灶细胞增生到弥漫性鳞状细胞癌的发生过程（图 8-3-1）。

2. 肠道炎症、癌症　对于小鼠肠炎引起的大体表型，可以通过肠组织的病理评分统计其严重程度（表 8-3-2）。

一般小鼠小肠癌症病例较少，而炎症和息肉的生成相对普遍。在肉眼观察到肠道息肉的基础上，可以通过肠道瑞士卷全肠切片确定炎症的发生位置。

全肠瑞士卷切片制作及息肉组织学分析如下。

(1) 小鼠准备：每组实验（如不同基因型或给药组）小鼠数量不得少于 6 只，对照组必须是同年龄、同性别的小鼠。

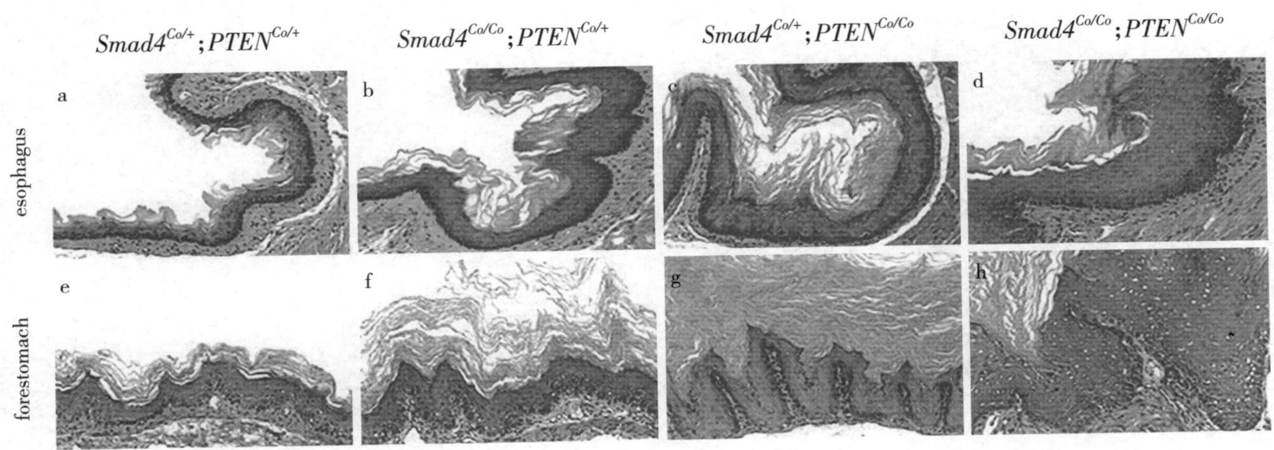

图 8-3-1 胃腺癌上皮增生过程 HE 染色示意图

表 8-3-2 肠组织的病理评分统计表

观察内容	评分	异常描述
炎症	0	无
	1	轻微
	2	中量
	3	严重
累及范围	0	无
	1	黏膜
	2	黏膜及黏膜下层
	3	穿透肌肉层
再生修复情况	4	无组织修复
	3	少量修复但上皮细胞形态尚未完整
	2	上皮修复但隐窝细胞仍为耗竭状态
	1	几乎全部修复
	0	修复到组织恢复正常
隐窝损伤	0	无
	1	底部 1/3 损伤
	2	底部 2/3 损伤
	3	仅表面上皮形态完整
	4	隐窝和上皮都缺损
病变面积对整体面积比	1	1%~25%
	2	26%~50%
	3	50%~75%
	4	76%~100%

(2) 处死小鼠，分离肠管，用 1×PBS 冲净肠管的排泄物 / 消化物残渣。操作尽量小心，防止因病变韧性变差的肠壁破裂、息肉 / 肿瘤从管壁的脱落。

(3) 剖开肠管，黏膜层朝上，平铺滤纸上，以 4% PFA 固定约 3 小时。

(4) 体视镜在 10× 视野下检测息肉数目及直径。

(5) 固定后的肠管，卷成同心环状（Swiss roll method），脱水，包埋，切片后 HE 染色，免疫组化 / 免疫荧光染色以进行组织学检查。

(6) 统计分析：肿瘤发病率—每组有肠道肿瘤小鼠的只数；肿瘤的多发性—每只小鼠平均息肉数目；肿瘤大小—息肉平均直径。单因素方差分析，$P<0.05$ 认为具有显著性差异。结果示例如图 8-3-2 和图 8-3-3 所示。

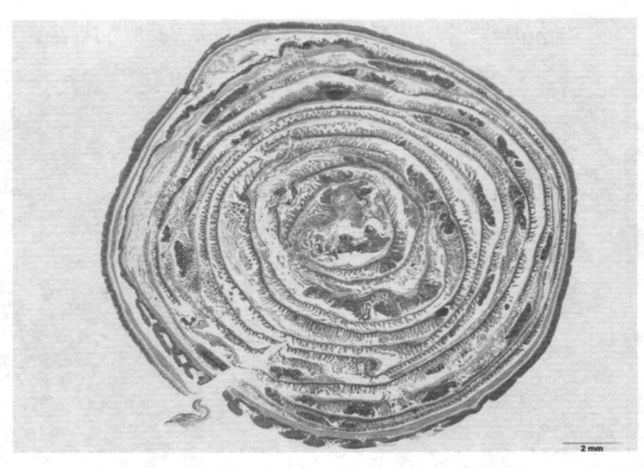

图 8-3-2　$Apc^{Min/+}$ 小鼠小肠瑞士卷切片示意图

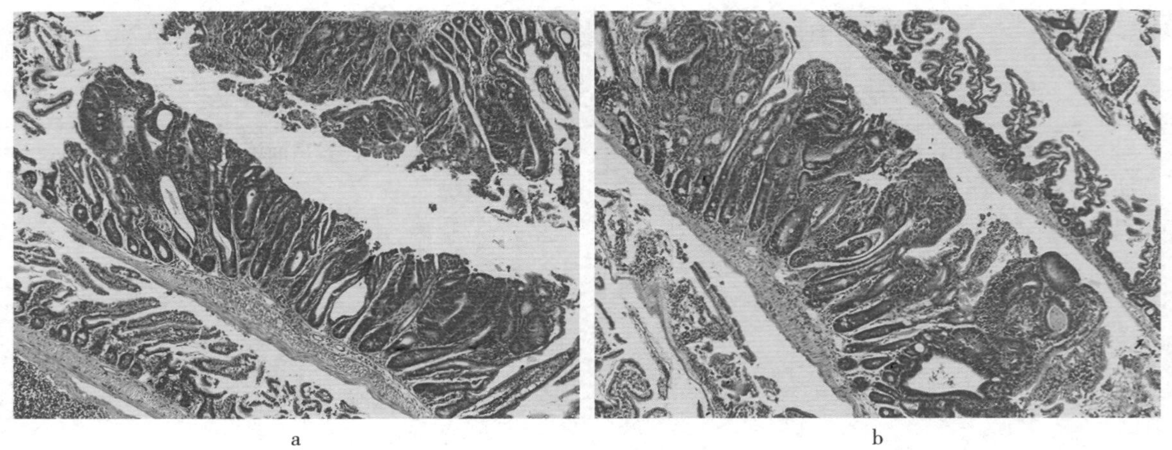

图 8-3-3　野生型(a)与 $Apc^{Min/+}$(b)小鼠小肠切片 HE 染色对比，图 b 示增生区域

(二) 免疫组化(荧光)确定上皮增生及细胞浸润

对于癌症病变的组织学分析，在早期可以通过 5- 溴脱氧尿嘧啶核苷(BrdU)掺入测定目的细胞的增殖能力，如胃上皮增殖及肠道干细胞向上增殖能力，推测其转化的可能性，BrdU 相关免疫组化详见本篇第二章。由于 BrdU 掺入受到剂量和时间的影响，也可以使用增殖相关核抗原进行免疫荧光或组化评价组织的增殖情况，如 PCNA 或 Ki67，下面以 Ki67 免疫组化步骤为例(图 8-3-4)。

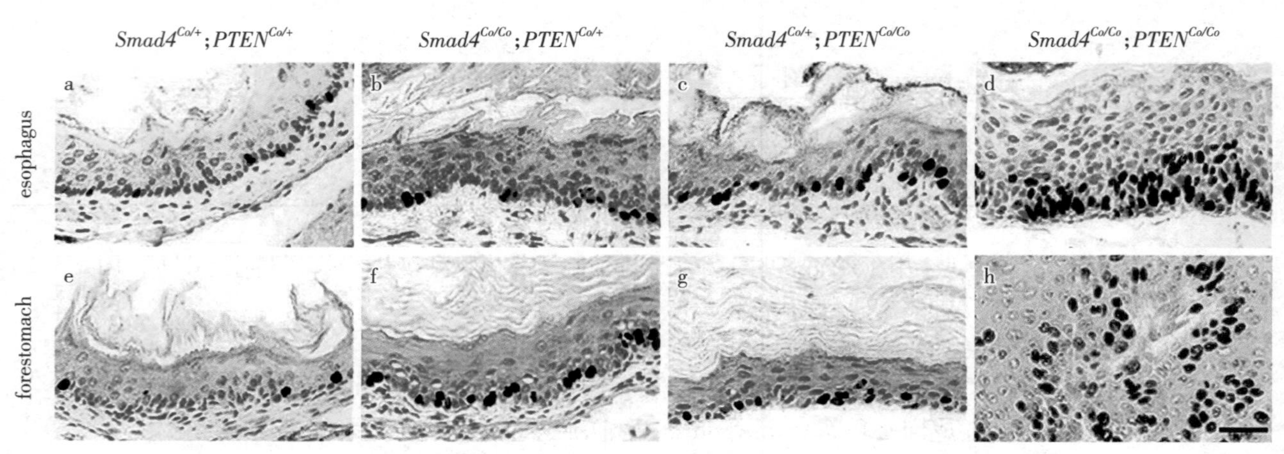

图 8-3-4　胃腺癌上皮细胞增生 BrdU 掺入的免疫组化示意图

【试剂】

Ki67 抗体(DAKO，Rat)，柠檬酸抗原修复液，羊血清封闭液，一抗稀释液，FITC 小鼠抗大鼠荧光二抗，

DAPI 核染色荧光抗体。

【操作步骤】

1. 组织的切片复水等参考本篇第二章免疫组化实验步骤。
2. 复水的组织切片使用 0.01mol/L 柠檬酸抗原修复液微波修复或蒸汽修复。
3. 用组化笔圈出阳性组织及同片上的阴性对照，血清封闭液室温封闭 30 分钟。
4. 吸去多余的血清封闭液，滴加 1∶200 稀释于一抗稀释液的一抗，湿盒中 4℃过夜。
5. PBS 洗 3 次每次 5 分钟，滴加 1∶200 稀释于 PBS 的荧光二抗，湿盒中避光室温孵育 1 小时。
6. 滴加 1∶5000 稀释的 DAPI 抗体，继续孵育 10 分钟。
7. PBS 洗 3 次每次 5 分钟，15% 甘油 /PBS 封片，用指甲油在四个角固定盖玻片，干后用荧光显微镜或共聚集显微镜观察拍照。结果示例如图 8-3-5 所示。

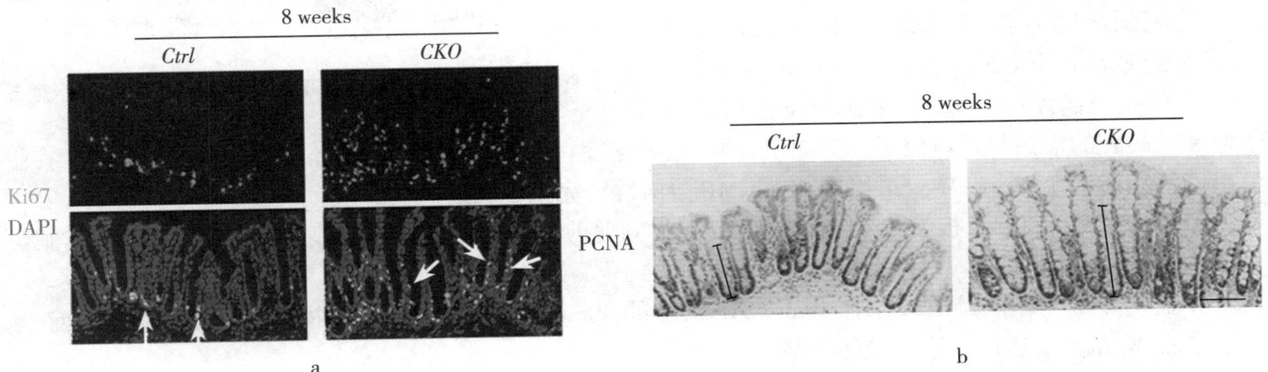

图 8-3-5　某基因敲除小鼠结肠上皮细胞增殖的 Ki67 免疫荧光（a）和 PCNA 免疫组化示意图（b）

三、肠道免疫评价

通常对于肠道免疫功能评价，可以通过肠组织匀浆液做免疫细胞因子 ELISA，或是直接分离肠道不同位置淋巴细胞做流式细胞分析两种方法。通过检测不同炎症蛋白如急性期炎症蛋白 MPO，血清淀粉样蛋白 SAA 或细胞因子如 IL-6，IL-1b 等的表达水平，以及肠道内不同性质淋巴细胞的相对数量，可以在不同结果基础上对肠道免疫具体情况进行具体分析。

（一）肠组织提取液对急性期炎症蛋白 MPO 的 ELISA 步骤。

【仪器与试剂】

组织裂解液（200mmol/L NaCl，5mmol/L EDTA，10mmol/L Tris，10% glycine，1mmol/L PMSF，1mg/ml Leupeptide，28mg/ml aprotinin；pH 7.4），PBS 缓冲液，BCA 蛋白浓度检测试剂，组织匀浆器，ELISA 试剂盒，酶标板，酶标仪。

【操作步骤】

1. 取出目的肠道组织，在冰冷的 PBS 中纵向剪开，小心洗去腔内的消化液，在平板纸上吸去多余液体。
2. 10ml 圆底离心管中加入 1~2ml 组织裂解液和漂洗后的肠组织，在冰浴状态下匀浆 30 秒。
3. 冰上孵育 10 分钟，全部转移 1.5ml EP 管中，4℃离心 15 分钟，转速 12 000r/min。
4. 小心分离上清，使用 BCA 法测定蛋白浓度。
5. 测定浓度后的上清分装后 -80℃保存或冰上等待，立刻用于 ELISA 检测。
6. 根据 ELISA 试剂盒配备的标准实验步骤进行 MPO 的水平检测，具体注意事项可参考本篇第九章中胰岛素的 ELISA 测定。结果示例如图 8-3-6 所示。

（二）肠上皮内淋巴细胞及黏膜内淋巴细胞分离

除了 ELISA 以外，还可以通过分离肠上皮内淋巴细胞及黏膜内淋巴细胞分析肠道免疫功能，分离得到的细胞可进行原代培养用于各种药物刺激及免疫相关的实验，及流式细胞组分分析，如细胞活力、凋亡、亚群分类等。

【仪器与试剂】

CMF 溶液，RPMI1640，胎牛血清，Percoll 溶液，手术器械，20ml 注射器，尼龙纤维，洁净的 80 目和 400 目过滤尼龙布，15ml 和 50ml 离心管。CMF 溶液：100ml 10× 无钙镁离子的 HBSS；100ml 10×HEPES 缓冲液；20ml FBS；加入去离子水至 1L，无菌过滤后 4℃保存。

CMF/FBS/DTE 溶液：在 92ml CMF 中加入 8ml FBS 得到含 10% FBS 的 CMF，再加入 15.4mg 二硫赤藓糖醇（DTE）。现用现配。

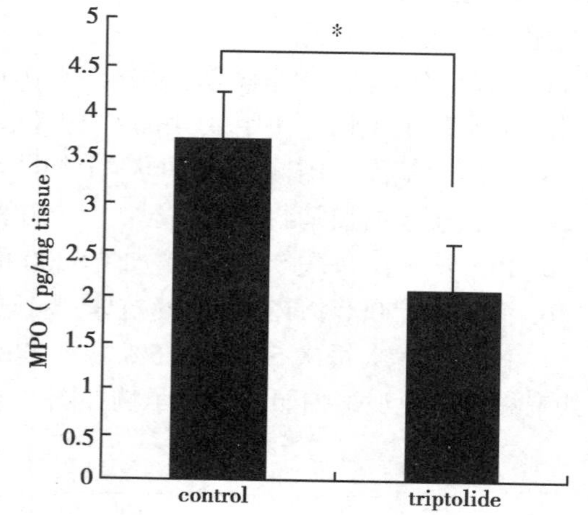

图 8-3-6　小肠细胞匀浆液的 MPO ELISA 结果示意图

【操作步骤】

1. 脱颈处死小鼠，打开腹腔，小心地分离需要的小肠部分，或从胃下 0.5cm 到盲肠上 1cm 的全部小肠。

2. 使用充满冰冷 CMF 溶液的 20ml 注射器，用镊子使插入肠腔的针头与入口位置相对固定，用稳定的速度（如 5ml/min）缓慢地将 CMF 溶液注入肠腔内，使流出液汇集在洁净的平皿中。最终用 40mlCMF 溶液冲洗完整个肠腔。

3. 在 CMF 浸润的平板纸上小心地用镊子和眼科剪剪去肠外壁的结缔组织，及肉眼可见的所有派伊尔结。将整个小肠纵向剪开，并剪断成约 0.5cm 长的小段。

4. 将剪下的小段肠壁放入含有 40ml CMF 溶液的 50ml 离心管中，上下颠倒数次，静置使组织下沉，倾去上层液体，重复 3 次以上直到液体澄清。

5. 将小肠组织转移到含有 20ml CMF/FBS/DTE 溶液的 50ml 锥形瓶中，加入搅拌子，用封口膜密封口部，37℃加热搅拌 20 分钟。

6. 将所有液体和组织转移到 50ml 管中，盖严，高速涡旋 15 秒，待组织下沉后将含有细胞的液体部分转移到另一个洁净的 50ml 管内。

7. 再向组织中加入 20ml CMF/FBS/DTE 溶液，重复第 6 步，将两次得到的液体合并，在冰上孵育 5 分钟。转移含有细胞的上清至新的 50ml 管，弃去沉淀的组织碎片。

8. 再将肠组织放入锥形瓶中，重复步骤 5-7，合并两次得到的上清，400g，4℃离心 5 分钟，用 5ml RPMI1640（4℃）重悬离心得到的细胞，上述步骤始终在冰上或低温操作。

9. 称取约 0.3g 尼龙纤维，仔细撕成细条，塞入 10ml 注射器并用注射器的活塞压紧。在 4℃下用 20ml 的 RPMI1640 洗涤尼龙纤维。将上一步中得到的细胞悬液加入尼龙纤维管中过滤，立刻再用另外的 10ml RPMI1640 洗涤纤维，在 50ml 管中收集过滤得到的液体，此步用于吸附去除多余的上皮细胞。对于肠组织较少的实验，为了提高细胞产率，此步可选做，上皮细胞在后续的梯度离心分层过程中也可以基本去除。

10. 将细胞分别通过 80 目和 400 目的洁净的过滤尼龙布，并分别用 5ml RPMI1640 洗涤一次过滤后的网布。将过滤后的细胞悬液收集在 50ml 离心管内。

11. 重复一次低温 400g 离心步骤，用 24ml 的 44% Percoll 溶液重悬细胞。

12. 准备 3 个 15ml 离心管，用 FBS 润洗小管内壁。吸去多余 FBS 液体。在每个小管中加入 5ml 的 67% Percoll 溶液，再小心在上面加入 8ml 之前得到的含有细胞的 44% Percoll 溶液。

13. 将离心机升降速刹车调到最低，600g 室温离心 20 分钟。

14. 不同浓度的 Percoll 溶液分界位置出现明显的细胞层，小心地用吸管吸取尽量多的细胞，以 1∶3 的体积比加入 4℃的 RPMI1640 重悬细胞，4℃ 400g 离心 5 分钟，得到的细胞即为肠上皮内淋巴细胞。

15. 将剩余的肠组织重新放入洁净的锥形瓶，加入 20ml 37℃预热的 RPMI-10/ 胶原酶，100~300r/min 的转速下 37℃搅拌 1 小时。

16. 按照之前描述，将得到的液体重新用尼龙纤维进行过滤，冰上等待，组织再重复 1~2 次步骤 15，直至没有肉眼可见的组织块，结束后用 1ml 枪头吹打混悬液，使组织充分消化后全部过滤。

17. 将得到的含有细胞的液体 850g 离心 10 分钟，弃上清。细胞用 CMF/HEPES 洗两次，用 2~3ml CMF/HEPES 重悬细胞。

18. 按步骤 11-14 分离本次消化得到的细胞内的淋巴细胞部分，即为黏膜内淋巴细胞。

结果示例如图 8-3-7 所示。

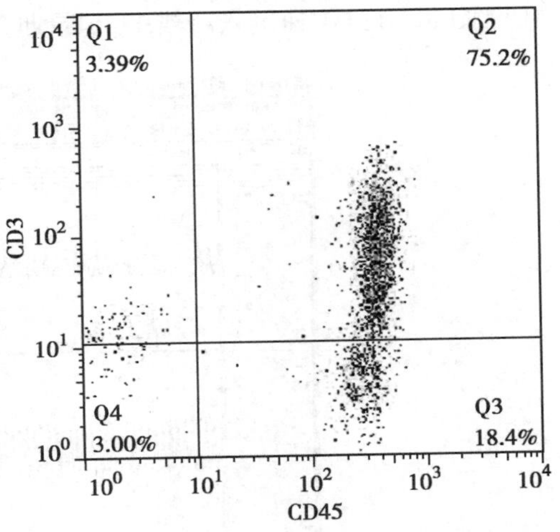

图 8-3-7　小肠分离的上皮淋巴细胞流式分析示意图

四、肠道通透性检测

在对肠道炎症引起肠道功能异常的分析方面，通常可以通过检测荧光标记的大分子化合物的肠吸收进入血液情况来评价肠道整体的通透性。通透性非正常增加提示肠上皮细胞胞间连接异常，或有炎症病灶存在。

【仪器与试剂】

Fluorescein isothiocyanate-dextra（FD-4）（Sigma），生理盐水，荧光酶标仪，荧光酶标板（黑色不透光）。

【操作步骤】

1. 小鼠准备　需要用于测定肠道通透性的小鼠需禁食过夜，以保证肠道内没有多余食物影响肠壁对大分子荧光物质的吸收。

2. 将 FD-4 溶解于灭菌的生理盐水中（50mg/ml），注意避光，称量小鼠体重，按 10μl/g 相对体重进行灌胃。

3. 3 小时后，眼眶取血 200μl，分离血清。

4. 以 1∶2 及 1∶5 两个比例将分离的血清用生理盐水稀释。

5. 以起始浓度为 0.1mg/ml 开始用生理盐水稀释用于灌胃的剩余 FD-4，4 倍向下稀释 6 个点。

6. 与标准曲线同时进行 490nm 激发光下 520nm 处的吸收值，对标准曲线作图并还原成原始浓度取平均值。结果示例如图 8-3-8。

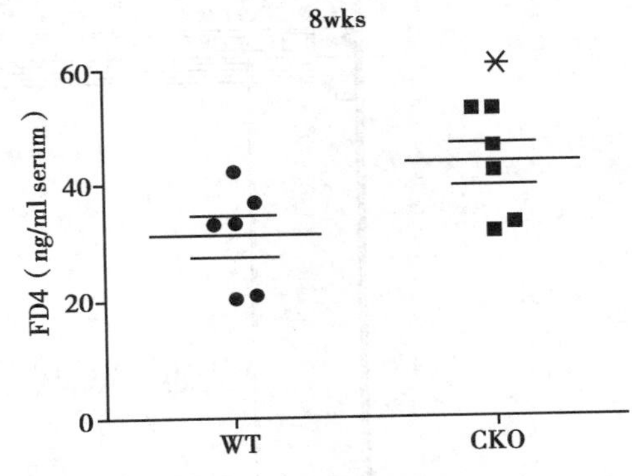

图 8-3-8　某基因敲除小鼠肠道通透性增加（血液中 FD-4 吸收值增加）示意图

五、体外肠道蠕动和肌张力测定

【试剂和仪器】

张力换能器（MLT0202，AD Instruments，中国上海）；PowerLab HEPES-Tyrode（H-T）缓冲液：137.0mmol/L NaCl，2.7mmol/L KCl，1.8mmol/L $CaCl_2$，1.0mmol/L $MgCl_2$，10mmol/L HEPES，及 5.6mmol/L D-glucose（pH 7.4）。

87mmol/L KCl H-T 缓冲液：52.7mmol/L NaCl，87mmol/L KCl，1.8mmol/L $CaCl_2$，1.0mmol/L $MgCl_2$，10mmol/L HEPES，及 5.6mmol/L D-glucose（pH 7.4）。

【注意事项】

小鼠的肠道可以切割，但不可以用力拉扯，否则会损伤平滑肌。肌条在含有 H-T 缓冲液的浴槽中需要通过水循环装置维持 37℃，匀速通入氧气，以模拟体内的环境。

【操作步骤】

1. 肠道肌条准备　断头处死小鼠，腹部正中切口切取一段小肠（每次最好取固定的位置）放入 H-T 缓冲液中浸泡冲洗后，制备 6mm 长度的肌条。

2. 打开 Chart5 软件，把将要测量和记录的通道调零。将肌条一端固定于装有 H-T 缓冲液浴槽中，并通入氧气，37℃恒温，另一端通过丝线缝合连接张力换能器，张力换能器信号输入生物机能实验系统。根据等长收缩，调节肌条的长度，使肌条的自然舒张力在 0.1~0.3g，记录肌条的自发机械收缩运动，如图 8-3-9 所示。

3. 激动剂刺激　根据实验需要，选用能引起膜去极化的 KCl 和胆碱能受体激动剂乙酰胆碱（100μmol/L）刺激肌条。具体操作：先排放掉浴槽中的 H-T 缓冲液，将 37℃预热的 8ml KCl（图 8-3-10）或 100μmol/L ACh（图 8-3-11）匀速倒入浴槽中，记录肌条的张力变化。肌条刺激 2~3 分钟后，用 H-T 缓冲液洗激动剂两

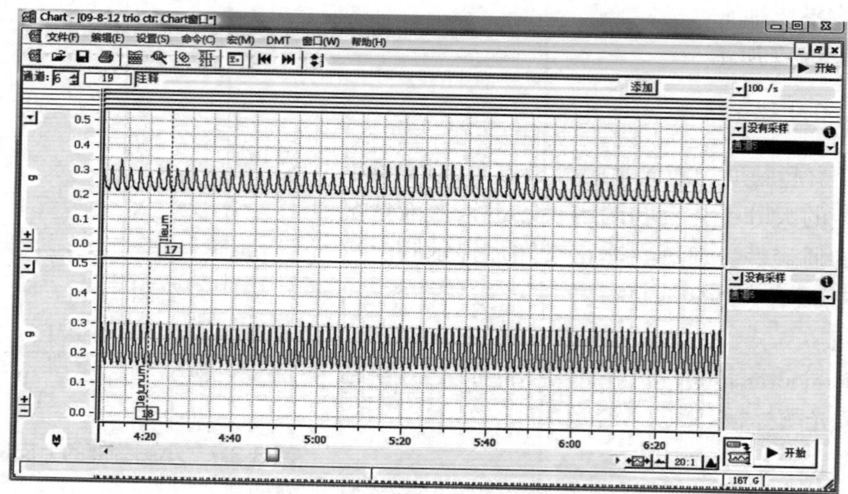

图 8-3-9　离体小肠的自发张力

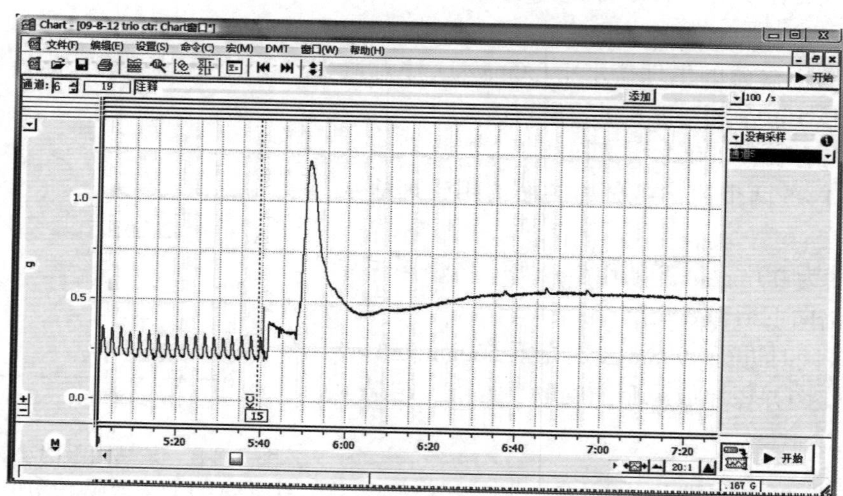

图 8-3-10　KCl 刺激小肠引发的张力变化

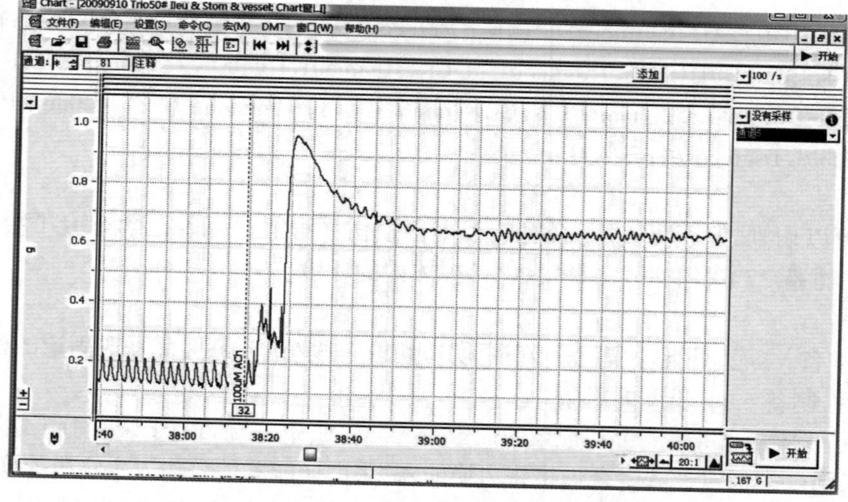

图 8-3-11　激动剂 ACh 刺激小肠引发的张力变化

遍,洗后平衡 20 分钟,再加其他激动剂。

4. 实验数据分析 应用 Chart5 软件进行分析。

(1) 自发张力的幅度和频率。

(2) 激动剂刺激引发的张力。

六、肠道菌群检测

从出生开始,肠道内即通过对食物的适应过程产生并不断完善出一套固有的肠道菌群。每个个体的肠道菌群的组分和比例都是相对独特的,肠道正常菌群的存在对维持宿主肠道的正常结构与功能起着十分重要的作用,具有特殊的免疫保护和营养功能。一旦正常的肠道菌群受到破坏,机体的肠道功能会受到很大影响,再次重建肠道菌群后虽然可能与之前的菌群配方不同,但又会达到一个新的稳态平衡。通过对肠道菌群特有的 16s-rRNA 的测序可以分析出个体肠道菌群的具体成分和比例,因此这项检测已成为研究肠道菌群的重要基本手段(图 8-3-12)。

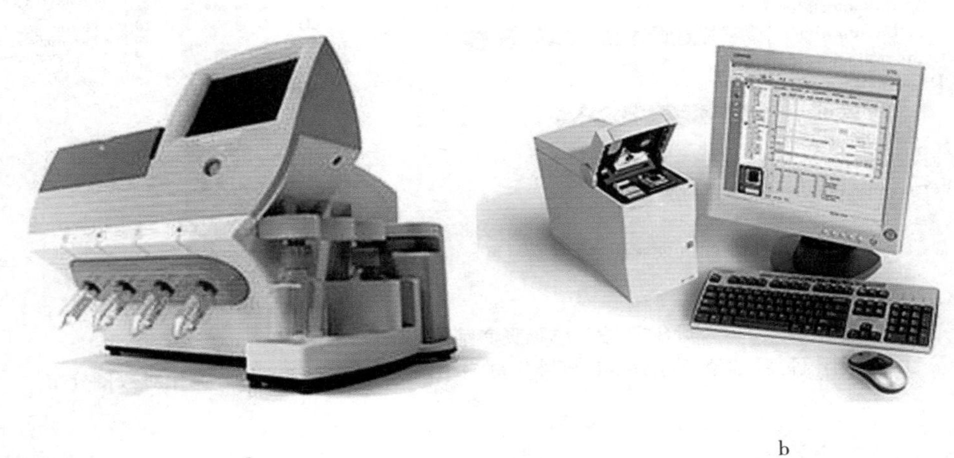

a b

图 8-3-12 Personal genome machine sequencer(a)及 agilent bioanalyzer 2100(b)

利用 16s-rRNA 分析肠道微生物菌群多样性的具体实验操作方法比较复杂,不在此详细说明,实验流程如下。

1. 取出感兴趣的特定肠道的微生物。
2. 使用 Qiagen Stool Mini Kit 提取肠道微生物基因组 DNA。
3. 对微生物基因组 DNA 进行定量。
4. 使用 16s-rRNA 基因可变区进行 PCR 扩增。
5. 割胶回收 16s-rRNA 基因可变区 PCR 产物。
6. 使用 Ion xpress plus gDNA and amplicon library preparation kit 对 16s-rRNA 基因可变区 PCR 产物进行建库。
7. 使用 Qubit 2.0 和 Agilent Bioanalyzer 2100 对扩增的文库进行定量。
8. 使用 Ion OneTouch™ 200 Template Kit 对文库进行 emulsion PCR 和富集。
9. 使用 Ion Torrent PGM 和 Ion sequencing kit v 2.0 对肠道微生物 16s-rRNA 文库进行测序。
10. 将得到的测序结果和 RDP(Ribosomal Database Project)数据库进行比对分析,得到肠道微生物菌群的相对丰度和种群分布。结果示例如图 8-3-13 所示。

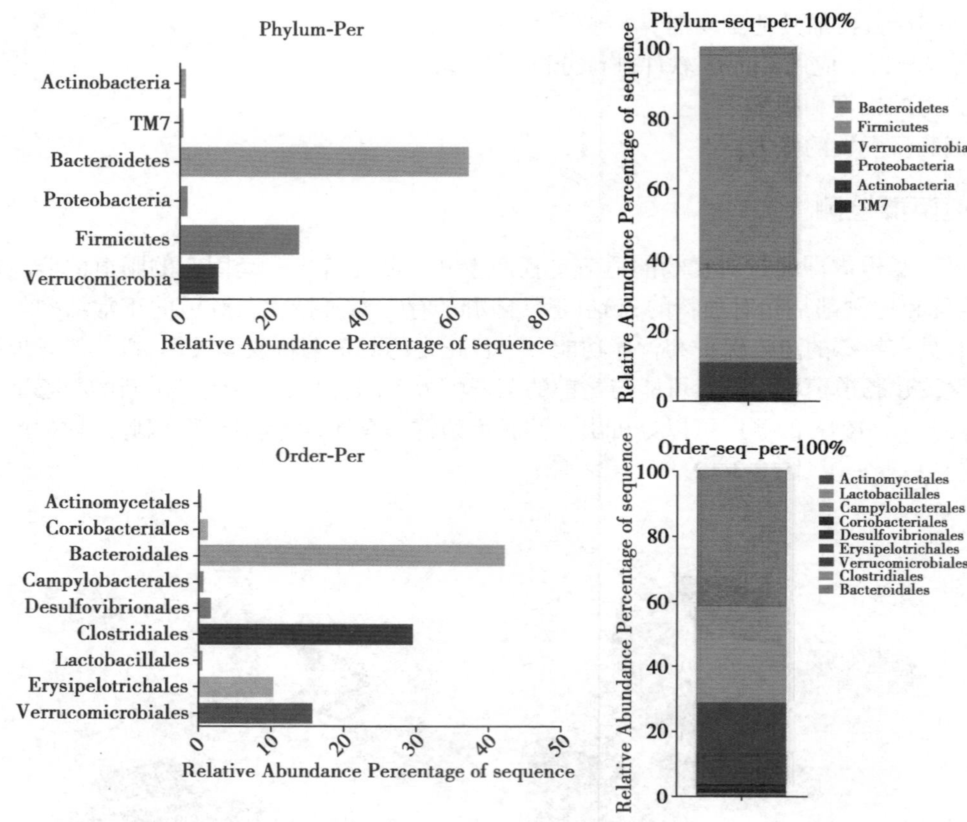

图 8-3-13 小肠肠道菌群分析结果示意图

上图示小鼠盲肠细菌门分类相对数量分布，下图示小鼠盲肠细菌目分类相对数量分布

（齐心 崔艳）

参考文献

[1] Teng Y, Sun AN, Pan XC, et al. Synergistic function of Smad4 and PTEN in suppressing forestomach squamous cell carcinoma in the mouse [J]. Cancer Res, 2006, 66 (14): 6972-6981.

[2] Li Y, Yu C, Zhu WM, et al. Triptolide ameliorates IL-10-deficient mice colitis by mechanisms involving suppression of IL-6/STAT3 signaling pathway and down-regulation of IL-17 [J]. Mol Immunol, 2010, 47 (15): 2467-2474.

[3] Spencer DM, Veldman GM, Banerjee S, et al. Distinct inflammatory mechanisms mediate early versus late colitis in mice [J]. Gastroenterology, 2002, 122 (1): 94-105.

[4] Dieleman LA, Palmen MJ, Akol H, et al. Chronic experimental colitis induced by dextran sulphate sodium (DSS) is characterized by Th1 and Th2 cytokines [J]. Clin Exp Immunol, 1998, 114 (3): 385-391.

[5] Lefrancois L, Lycke N. Isolation of mouse small intestinal intraepithelial lymphocytes, Peyer's patch, and lamina propria cells[J]. Curr Protoc Immunol, 2001 (6), Chapter 3: Unit 3.19.

（崔艳 高翔整理编辑）

第四章 呼吸系统表型分析技术

Chapter 4 Phenotypic analysis of the respiratory system

对小鼠呼吸系统疾病的研究主要集中在肺部，包括哮喘模型的系统性分析，肺部张力测量及肺癌的相关分析方法。由于小鼠模型能很好地模拟人类相应的疾病表现，因此在疾病形成机制及药物代谢方面都有很好的应用性。本章将重点介绍哮喘相关的呼吸系统整体表型分析方法（phenotypic analysis of the respiratory system）。

一、小鼠气道哮喘模型的建立及分析

（一）小鼠呼吸道哮喘模型的建立

【仪器与试剂】

超声雾化仪，白蛋白（Grade Ⅵ；Sigma）

【操作步骤】

1. 80μg 白蛋白吸附在 4mg 氢氧化铝，溶在 0.2ml 灭菌的生理盐水中。

2. 选择 6~8 周龄的成年 B6 母鼠，在第 1 天和第 14 天给小鼠腹腔注射 80μg 白蛋白。

3. 在第 24，25，26 天，每天给这些小鼠 60 分钟超声雾化的 1% 白蛋白刺激。对照小鼠腹腔注射时选择生理盐水稀释的氢氧化铝，用生理盐水进行雾化刺激。

（二）气道应答性分析

【仪器与试剂】

非侵入性全身体积测量描记仪（model PLY 3211，Buxco Electronics，Troy，NY），醋甲胆碱。

【实验步骤】

1. 在对小鼠进行最后一次气雾剂刺激的当天，使用非侵入性全身体积测量描记仪对小鼠的气道应答性进行测定，全身体积测量描记仪如图 8-4-1 所示。肺的呼吸功能用全身体积测量描记仪来测量，在这个仪器中将小鼠放在器皿中，可以根据他们呼吸产生的压力波测定呼吸参数。

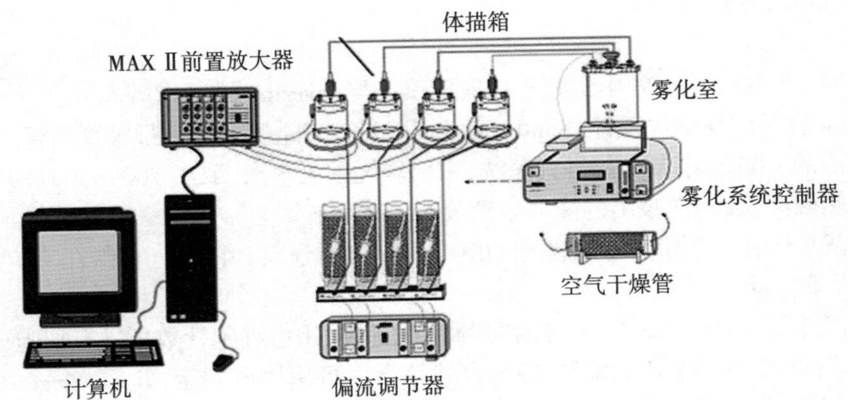

图 8-4-1 非侵入性全身体积测量描记仪（model PLY 3211，Buxco Electronics，Troy，NY）仪器示意图

2. 呼吸道阻力一般用 Penh 来表示，在一个完整的呼吸波中，T_e 代表呼气时间，T_r 代表松弛时间，PEP= 最大呼吸流量（ml/s），PIP= 最大吸气量（ml/s），小鼠呼吸道阻力的计算公式为 Penh= $[(T_e/T_r)-1]\times(PEP/PIP)$，如图 8-4-2 所示。在一个完整的呼吸波中，$T_e$ 代表呼出气体时间，T_r 代表松弛时间，也就是呼气时压强衰退到整个呼气压 36% 时的时间，一般用 Penh 来表示呼吸阻力，当加入 MCh 诱导气道平滑肌收缩后，由于气道变细使得呼吸阻力增大，相应的 Penh 就会增加。

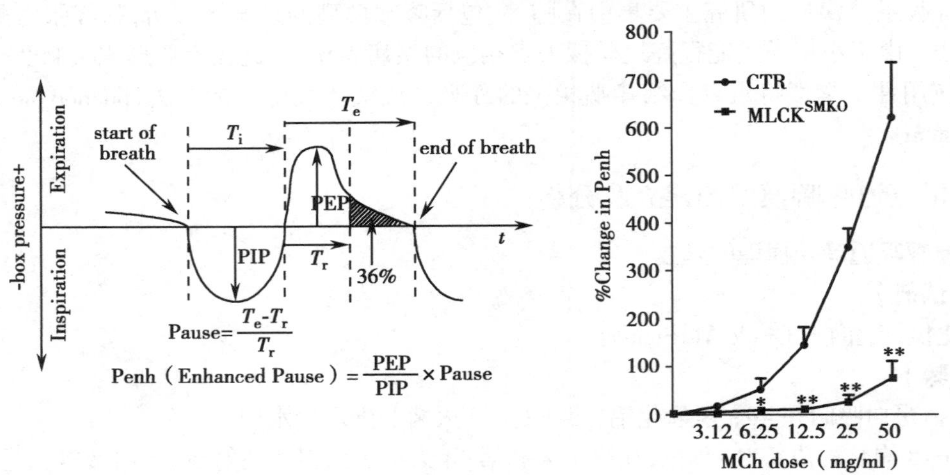

图 8-4-2 一个呼吸波中气流压力示意图

3. 小鼠在雾化的生理盐水中 2 分钟后，基础的呼吸道阻力通过随后 3 分钟的测量测出。随后不断梯度增加雾化的醋甲胆碱浓度（3.125mg/ml，6.25mg/ml，12.5mg/ml，25mg/ml，50mg/ml 和 100mg/ml），每一个醋甲胆碱浓度对应的呼吸道阻力都通过为时 3 分钟的测量得出。结果用每一浓度的醋甲胆碱引起的呼吸道阻力增加的百分数来表示。图 8-4-3 为对 MLCK 基因敲除小鼠诱导的哮喘模型的分析结果。

（三）小鼠气道哮喘模型炎症分析

小鼠雾化刺激两天之后在小鼠气管部位进行插管，用 0.8ml 的 PBS 对肺部灌洗 3 次，灌洗液可以用于气道炎症因子的分析。

【仪器与试剂】

三溴乙醇（avertin），静脉留置针。

【实验步骤】

1. 取成年小鼠，以 240mg/kg 的用量腹腔注射三溴乙醇（avertin）进行麻醉。
2. 使用 0.9mm 直径的静脉留置针（Smiths Medical International Ltd.）进行气管插管。
3. 用 1ml 冰冷的 PBS 对小鼠肺部进行灌洗，来回轻轻抽吸 3 次，取出 700~800μl 液体，放置在冰上。
4. 重复上述步骤两次，每次吸出的液体分别装在 EP 管中。
5. 2000g 离心 6 分钟，将第一管灌洗液（BALF）的上清分装，并马上冻存在 -80℃冰箱中，可用于 ELISA 检测细胞因子含量。
6. 三管细胞沉淀用 500μl PBS 重悬，根据实际情况稀释，用血细胞计数板进行细胞计数。
7. 取适当体积的细胞悬液制作细胞涂片，自然晾干后可用甲醇固定，并用 Wright-Giemsa 染色，染色后的涂片可用于免疫细胞分类计数。

支气管肺泡灌洗液细胞通过 Diff-Quick（Baxter-Dale，Dudingen，Germany）染色方法进行分类计数。每一张片子上至少数 200 个细胞。剩余的支气管肺泡灌洗液用来做相关炎症因子的分析。通过酶联免疫吸附法对支气管肺泡灌洗液中的 IL-4，IL-6，IL-13 进行测定。图 8-4-4 是 MLCK 基因敲除小鼠诱导的哮喘模型的炎症分析结果。

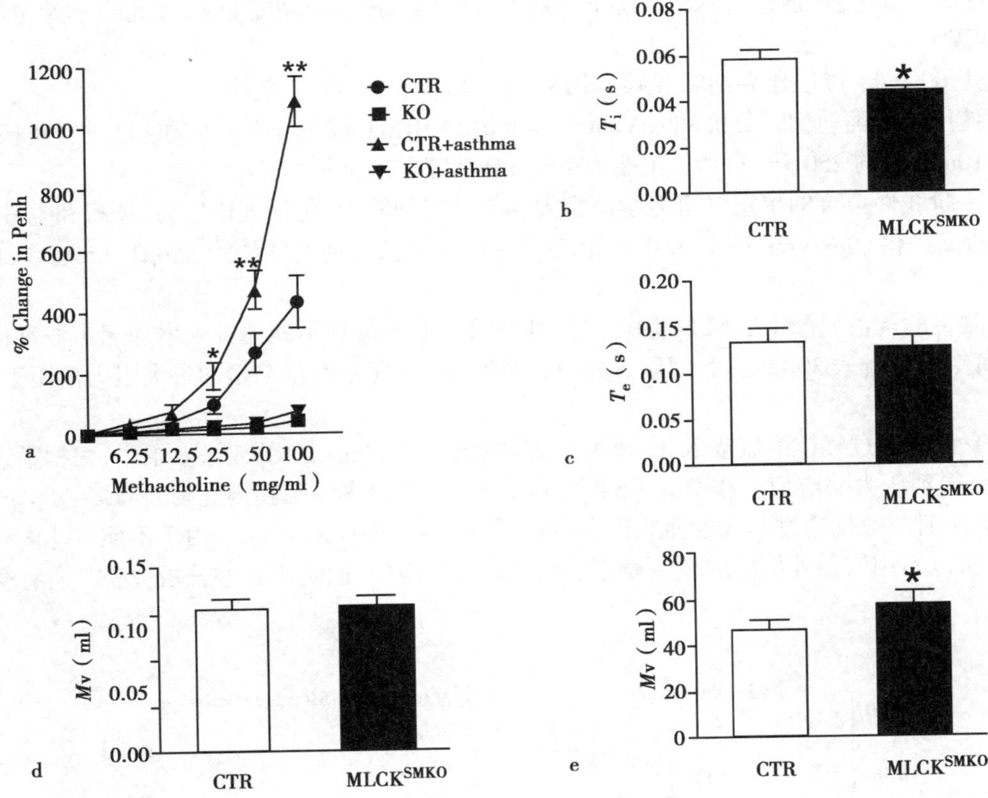

图 8-4-3　MLCK 敲除小鼠气道呼吸抵抗降低且呼吸模式改变

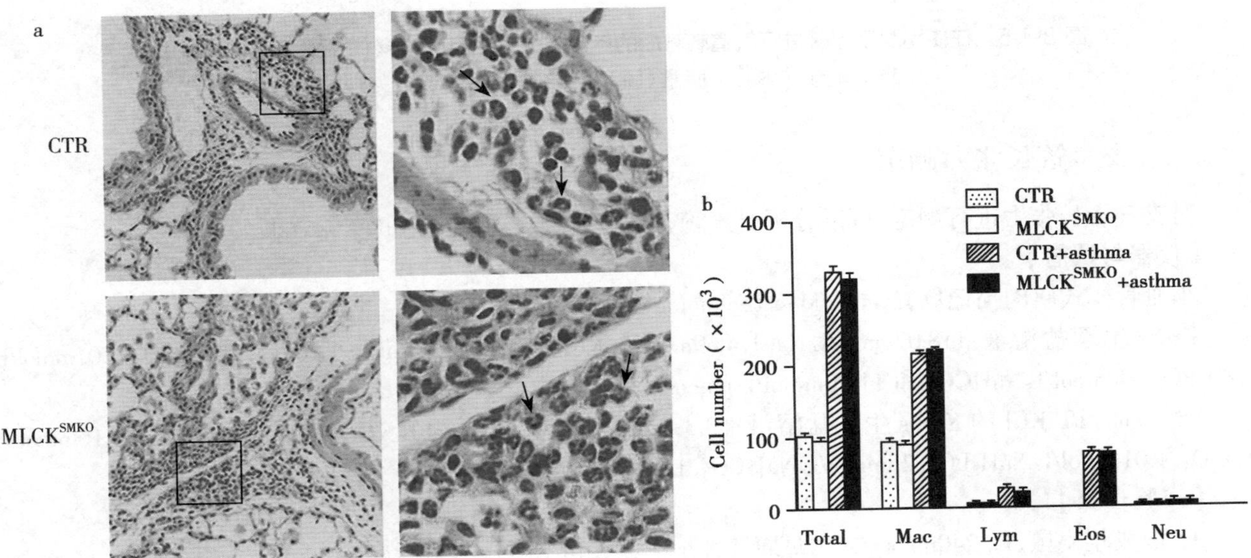

图 8-4-4　白蛋白诱导后 MLCK^{SMKO} 小鼠和对照小鼠的肺部组织病理学炎症细胞分析

另一种与无创式体描系统（如 Buxco Electronics，Troy，NY）不同的权威检测气道生理特性的设备是有创式的 flexiVent 体描系统，通过对麻醉状态下小鼠的气道插管进行肺功能分析，结果更加稳定可靠。

【实验步骤】

1. 小鼠用 60mg/kg 戊巴比妥钠麻醉后，用 18 号标准金属针插在气管上。

2. 小鼠使用啮齿类动物呼吸机（flexiVent 版本 0.01 SCIREQ）以 150 次 / 分的速度进行机械通气，传递的潮气量为 10ml/kg（约 250 升 / 呼吸），正端为 2.5cm H_2O 呼气末正压。

3. 通过一阶线性拟合的单室气道力学模型去测量动态肺阻力，包括气道压力、体积和空气流量，测定软件为由制造商提供（flexiVent 版本 4.01；SCIREQ）的单一正弦扰动的振幅为 150μl，2.5 赫兹，约 1.2 秒的程序。

4. 阻力测量的均值以醋甲胆碱为基线。通过呼吸机 30 秒持续不断地排入增加超声波雾化醋甲胆碱的浓度。在每个剂量排入 30 秒之后，间隔 5 分钟后测量阻力。每个剂量测量的最大阻力值用于建立剂量 - 反应曲线。

5. 在研究评估通过气体溶胶吸入 β 肾上腺受体激动剂（1.0mg/ml）的放松效果中，根据上述的醋甲胆碱各种剂量来得到压力响应值。在图 8-4-5 所示的研究中，小鼠先经腹膜内注射百日咳毒素 PTX（100μg/kg）预处理 18 小时。数据通过非线性曲线拟合（Prism version 4.0；GraphPad）。由于不能在体内获得足剂量的 S 形曲线，所以不用依赖外推值的单一模型去比较最大反应值，而是用方差分析去获得所有交叉剂量的数据。

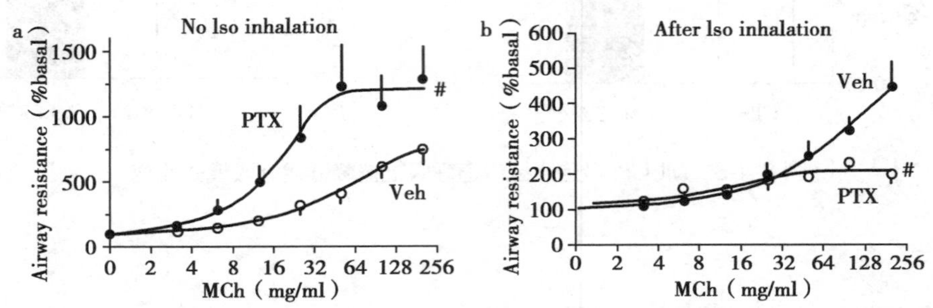

图 8-4-5 在使用醋甲胆碱进行气道刺激后的气道阻力对百日咳毒素（PTX）响应性示意图

图 a 未加异丙肾上腺素（Iso），图 b 使用 Iso 预吸入处理

二、支气管长张力测定

对支气管长张力进行测定，可以分析对气管有扩张或收缩功能药物的实际效果。

【仪器与试剂】

小血管线式肌肉描记仪，Danish Myo Technology（DMT）公司。

Krebs 生理盐溶液：118.07mmol/L NaCl，4.69mmol/L KCl，2.52mmol/L $CaCl_2$，1.16mmol/L $MgSO_4$，1.01mmol/L NaH_2PO_4，25mmol/L $NaHCO_3$ 和 11.10mmol/L glucose。

含 60mmol/L KCl 的 Krebs 生理盐溶液：63.39mmol/L NaCl，60mmol/L KCl，2.52mmol/L $CaCl_2$，1.16mmol/L $MgSO_4$，1.01mmol/L NaH_2PO_4，25mmol/L $NaHCO_3$，11.10mmol/L 葡萄糖。

【实验步骤】

1. 取成年小鼠，以 240mg/kg 的用量腹腔注射三溴乙醇（avertin）进行麻醉。

2. 打开小鼠胸腔，将整个肺连同主气管小心取下来，放入预先准备好的 Krebs 生理盐溶液中。

3. 在体视镜下小心去除围绕在主气管和主支气管周围的其他组织，避免损伤到肌肉。

4. 将分离出来的左侧主支气管（左侧只有一个肺叶），沿着分叉端和入肺端小心剪下，并修剪成 2mm 的支气管环（保留入肺端，修剪分叉端）。

5. 在 Danish Myo Technology（DMT）公司的小血管线式肌肉描记仪的浴槽中（small-vessel wire

myograph chamber)加入 5ml 预热到 37℃的 Krebs 生理盐溶液，并将剪下来的支气管环用 0.4mm 直径的钢丝线挂在槽中(注意让线搭在肌肉上，而不是软骨环上)。

6. 将浴槽连接到肌肉描记仪的主机上，通入含有 5%CO_2 和 95%O_2 的混合气，插入温度传感器，温度设定在 37℃，并开始在计算机上用 Chart 软件记录。

7. 气管环在未拉伸的状态下平衡约 10 分钟，然后给予气管基础拉力，通过多次调节，使基础张力平衡在 5mN 左右，并平衡约 40 分钟。

8. 用 5ml 含有 60mmol/L KCl 的 Krebs 液在实验前预刺激气管环，大约收缩 5 分钟后用 Krebs 液洗掉 KCl。

9. 开始实验，可以使用含不同浓度 KCl 的 Krebs 液刺激，测定去极化诱导的气管收缩，也可以用不同的激动剂(如 MCh)按梯度刺激气管，测定其对气管收缩的作用，也可以在激动剂诱导收缩后，分析舒张剂的舒张作用。测定结果如图 8-4-6 所示。

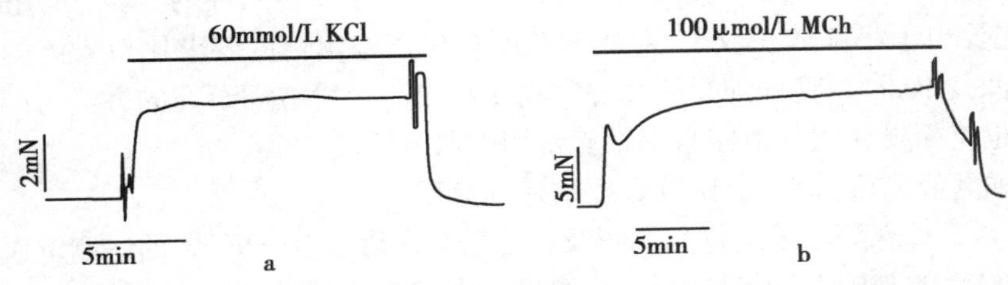

图 8-4-6 不同刺激条件下得到的不同气管收缩反应示意图

图 a 为加入 KCl，图 b 为加入 MCh 的结果图例

(齐心 王佩 崔艳)

参考文献

[1] Zhang WC, Peng YJ, Zhang GS, et al. Myosin light chain kinase is necessary for tonic airway smooth muscle contraction [J]. J Biol Chem, 2010, 285(8): 5522-5531.

[2] McGraw DW, Elwing JM, Fogel KM, et al. Crosstalk between Gi and Gq/Gs pathways in airway smooth muscle regulates bronchial contractility and relaxation [J]. J Clin Invest, 2007, 117(5): 1391-1398.

[3] Liu JQ, Yang D, Folz RJ. A novel bronchial ring bioassay for the evaluation of small airway smooth muscle function in mice [J]. Am J Physiol Lung Cell Mol Physiol, 2006, 291(2): 281-288.

(崔艳 高翔整理编辑)

第五章　心血管系统表型分析技术

chapter 5　Phenotypic analysis of the cardiovascular system

心血管疾病（cardiovascular disease）是发达国家高发病率和病死率的疾病之一，是心力衰竭的主要原因。基因改造小鼠已成为合适的人类疾病模型，我们希望能从不同的小鼠模型发现并深入研究心血管疾病的发病机制和治疗手段，因此掌握研究小鼠心血管疾病的方法，对于初步发现疾病及药物疗效考察等方面都是必要的。在筛选过程中，我们希望方法尽量简单并且是非侵入性的，在初步判定心血管方面问题的基础上，再选用更加复杂或侵入性的实验做进一步的分析。对于非侵入性的实验，可用的技术相对人类研究来说较为有限，主要由于小鼠体积较小，对成像精度和操作稳定性的要求比对人体的研究则更为严格。对于小鼠心血管成像技术，本章将详细介绍几种常用于小鼠心血管方面研究的方法，并对一些其他实验进行简要介绍。同时也将简要介绍其他如组织学等常用的研究手段。

对于体外的心血管异常筛选，一个比较合理的筛选流程是：

1. 非侵入性检测　对麻醉小鼠进行心电图及多普勒 - 心动超声分析，尾袖法测定血压。
2. 在上述检测异常的基础上，通过遥感持续测定觉醒状态小鼠的血压、心率和心电图。
3. 通过磁共振、micro-CT，单光子激发成像（SPECT）、血管侵入造影等手段进一步分析。

一、超声波检查

超声成像的原理是机械波通过不同密度组织的反射率不同，从而形成不同反射波的叠加成像，对于小鼠，使用高频超声（15~50MHz）可以得到很好的分辨率。可以在较短的收集时间内对麻醉或清醒的小鼠进行有效的心脏形态及血管功能分析。现在主流的超声心动仪仍为平面成像，而目前研发的基于 2D 成像图片基础的 3D 重构则能更直观地提供准确的测量结果，但可能损失一定的分辨率。

（一）小鼠心功能测定（echocardiography）

【试剂和仪器】

三溴乙醇（avertin）麻醉剂；Vevo770 小鼠心超仪；脱毛剂；导电胶。

【注意事项】

1. 麻醉剂需要在 4℃避光保存，使用剂量为注射 0.5~0.75mg/g 麻醉剂。
2. 小鼠心超仪操作台不可以用乙醇擦拭，只能用纯水。
3. 测定初生小鼠的心功能用 RMV704 探头，测定孕鼠的胎鼠心功能用 RMV711 探头，测定成年小鼠的心功能用 RMV707B 探头。

【操作步骤】

1. 将待测小鼠腹腔注射三溴乙醇麻醉，用脱毛剂或者刮毛刀片将小鼠胸前的毛除净。

2. 将热台打开，温度控制在 40℃，将除去胸毛的小鼠腹部朝上置于操作台上，在四肢上沾上纯净水（导电用）并用胶带固定到操作台上对应位置，将操作台调整到小鼠头部略高于尾部，使小鼠心脏心尖部和底部平齐。

3. 将两片厚胶片置于小鼠胸部两侧（固定导电胶），将导电胶涂于小鼠胸部，厚约 2cm。测量时探头应埋于导电胶中。

4. 胸骨旁长轴切面

（1）B 型超声长轴切面

解剖：可见左心室，主动脉和二尖瓣瓣叶。

探头定位：探头上的“切迹”应朝向动物头部，大约逆时针旋转 30°~45°。

(2) M 型超声长轴切面

探头定位:同 4(1)。

目标:如果解剖结构足够清晰并且轴线在正确的角度上,就可获得 M 型超声的测量,更好地了解左室心功能。

(3) 左室流出道测量

探头定位:同 4(2)。

解剖:左室流出道的测量是在主动脉瓣瓣叶水平,将标记从一边量到另一边。

(4) 肺动脉流出(不常用)

探头定位:随着探头角度微微转向动物左肩,肺动脉就会进入视野。在该位置可得到取样容积(sample volume),并可获得肺流出血流的脉冲多普勒图像。

解剖:测量肺动脉最大血流速度,确定肺动脉流出。得到多普勒波形后,在波形峰端测量肺动脉最大血流速度,描记整个波形测量肺动脉速度时间积分。

5. 胸骨旁短轴切面

(1) 胸骨旁短轴切面 B 型超声图像

探头定位:从胸骨旁长轴切面,将探头顺时针旋转 90°到短轴。实际上,把探头切迹的位置从朝向小鼠头部移到朝向小鼠左侧,出现一个完整的左心室圆形图像。可以旋转或倾斜探头优化该图像。

(2) 胸骨旁短轴切面 M 型超声图像

探头定位:同 5(1)。

解剖:放置 M 型超声光标于胸骨旁短轴切面是获得 M 型超声图像测量左心室内径最好的切面。这些测量值将提供射血分数,短轴缩短率信息和左心室大小的计算值。

(3) 短轴切面其他可见解剖

探头定位:通过移动探头,扫描下至心尖,上至心底,可以分析左心室的所有方面。

解剖:如果将短轴切面移至主动脉瓣水平,主动脉瓣将出现在中央。三尖瓣位于其右(屏幕左侧)而肺动脉瓣位于其左(屏幕右侧)。在该切面上,脉冲多普勒可位于肺动脉或三尖瓣处。冠状动脉亦可在该切面出现。

6. 心尖四腔切面 心尖四腔切面是心血管切面中最具挑战性的切面。

探头定位:从动物胸廓的左下侧获得心尖四腔切面,需要从心尖向心底慢慢地试着查找。将探头置于横切面上,切迹面向小鼠左侧,然后将小鼠头朝下轻微地旋转。探头亦将旋转 60°~70°。将探头移动到胸廓的外侧壁。在这个位置上,稍稍微调一下可以得到心尖四腔切面。

解剖:试着显示出右心室和左心室,心房在屏幕的下方。该切面可以为二尖瓣和三尖瓣的脉冲多普勒提供准确的角度。从二尖瓣的多普勒可测量二尖瓣的流入。

7. 主动脉弓切面 心血管最后的切面是主动脉弓。如果成像正确,主动脉上升段,分支和降主动脉都可见。

探头定位:主动脉弓切面是经调整的胸骨右侧切面。探头的切迹是朝向动物的下颚。探头可以稍稍顺时针旋转一下以获得完美图像。

解剖目标:在该切面可以用脉冲多普勒分析降主动脉,降主动脉通常是主动脉结扎的位置。

8. 右侧胸骨旁长轴切面 右侧胸骨旁长轴切面是用来评估右心室的。探头位置同长轴切面,只是放于胸骨右侧。根据所使用的小鼠品系不同可能需要适当调整探头位置。适当旋转探头尾端将有助于看到右心室。获得该图像后,可以测量心室壁的厚度。这个切面对于研究肺动脉高压或其他影响右心室的心脏疾病都很有用。

9. 胸骨上切面 胸骨上切面是用来获得主动脉瓣血流速度的。做这个切面是为了获得正确的多普勒位移,从而得到准确的瓣口血流速度。将探头放在小鼠胸廓入口水平的正中线上,转动探头尾端,将看到一管状结构即升主动脉。在这一管状结构的尾端,可以看到主动脉瓣。将脉冲多普勒的取样容积放在瓣叶上方,即可获得主动脉血流速度。

结果示例如图 8-5-1 所示。

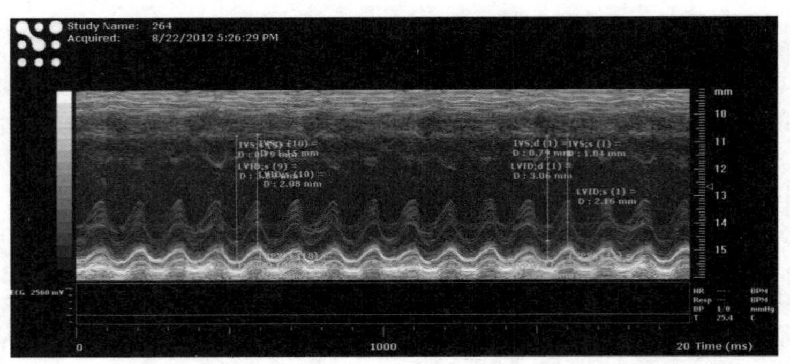

图 8-5-1 使用 Vevo770 心超仪得到的小鼠心脏超声图像示意图

二、心脏传导和心律失常

小鼠的心电图(ECG)研究已经进行了很多年,与人类不同的地方在于快速复极,以及在大多数情况下 T 波与 QRS 复合波的融合,因此 Q-T 间期延长是很容易确定的。目前通过 ECG 已发现转基因小鼠很多心功能异常表型,如心律失常和心脏性猝死等。使用三溴乙醇麻醉易于检测小鼠的心电图,同时这种化合物不会在很大程度上降低心率。在心电检测异常的基础上,可以进一步用植入遥感持续地检测清醒小鼠的数据,也可以通过一定的刺激人为得到心律失常小鼠模型,用于相应的药物研发。以小鼠心率分析(心电图 electrocardiogram)为例:

【试剂和仪器】

1. 主要设备 Power Lab/4SP with ML135 Dual Bio Amp and MLA0112 ECG Lead Switch Box;针状电极;电脑;Temperature/Heart Rate Monitoring System for mice as with Doppler testing。

2. 辅助材料 吸入性麻醉剂异氟烷或三溴乙醇;热灯;遮蔽胶带;纱布。

【注意事项】

小鼠 ECG 的 P 波和 QRS 波群与人的 ECG 非常相似,但是代表心室复极相的 T 波却与人不同的。这个软件是为测量人 ECG 所设计的,所以我们把紧跟着 QRS 波群后面的波称为“T”波。但是,小鼠心室复极相所对应的这个“T”波实际上应该是 J 波。

【操作步骤】

1. 麻醉小鼠 采用面罩吸入氧气,流量为 700ml/min,诱导麻醉剂浓度为 5% 异氟烷,维持浓度为 1%~2% 异氟烷,或工作浓度 0.25% 三溴乙醇腹腔注射麻醉小鼠,一般 30g 小鼠使用 0.3~0.4ml 麻醉剂,过量麻醉可能导致心率下降过度,影响结果的可靠性。

2. 监测直肠温度 采用热传感器和热灯使小鼠的直肠温度维持在 37~38℃。

3. 安装电极 小鼠仰位固定,将针状电极插到小鼠的右前肢和两个后肢。

4. 信号采集 采用 LabChart 4.2.3 软件记录 5~10 分钟的信号,注意这个时候要避免声音和电波的干扰。

5. 小鼠复苏 记录结束以后,撤去麻醉设施、直肠温度维持和监测设备,给予小鼠 100% 纯氧或在热台上保温直到小鼠苏醒。

6. 数据分析 分析采集到的信号中稳定部分(至少 1 分钟的信号),从而得到显著性的 P 波,QRS 波或者“T”波的记录波以及时间 - 变异现象(例如间隔持续时间不规则)。注意异位搏动或异常搏动。一个具有代表性的 10~15 秒的记录信号被平均而得到一个信号平均 ECG(SAECG)。从而 SAECG 波形和 1st 函数显示出来了,SAECG 波的相关参数也会自动生成。这些参数包括:

心率(bmp)	有效搏动平均 R-R 间期的倒数
P 波间期(ms)	P 波开始到结束的时间间隔(P_1 到 P_2)
PR 间期(ms)	P 波开始到 QRS 波开始之间的时间间隔(P_1 到 Q_1)
QRS 间期(ms)	QRS 波开始到结束的时间间隔(Q_1 到 Q_2)
Q-T 最大间期(ms)	QRS 波开始到“T”波最大振幅处的时间间隔(Q_1 到 T_{max})

Q-T 间期（ms）	QRS 波开始到“T”波结束的时间间隔（Q_1 到 T_2）
Q-Tc 间期（ms）	Q-T 间期采用心率进行校正以后的值，公式为 Q-Tc=Q-T/（R-R/100）0.5
QRS 高度（mV）	QRS 波的最大值减去最小值
P 波高度（mV）	P 波的最大值减去最小值
“T”波高度（mV）	“T”波的最大值减去最小值
循环数	平均 ECG 波形中心搏的次数

结果示例如图 8-5-2 所示。

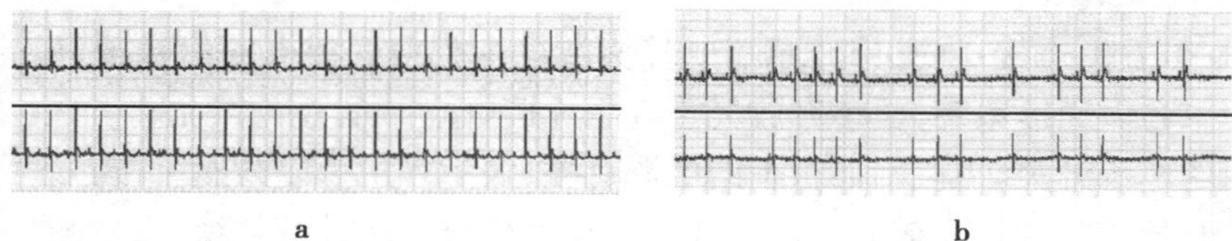

图 8-5-2　使用 AD instruments 的 Powerlab 设备及 LabChart7 分析软件得到的野生型（a）及基因突变（b）小鼠心电图示意图（图 b 示心律不齐）

三、其他心血管造技术

磁共振成像（MRI）是基于磁场对水组织中氢核的作用，当把物体放置在磁场中，用适当的电磁波照射它，使之共振，然后分析它释放的电磁波，就可以得知构成这一物体的原子核的位置和种类，据此可以绘制成物体内部的精确立体图像。小鼠心脏成像的分辨率可以通过使用高的或更多的磁场来改善。虽然该技术较费时（每次检查需 45~60 分钟），但是它可以提供非常高的空间分辨率（50~100 像素 / μm，切片厚度为 1mm）和良好的时间分辨率（15~25 图像 / 节拍），不过这取决于所使用的成像序列。因为磁共振在不同组织中的特性是可变的，MRI 提供了产生各种对比图像的机会。

磁共振不仅可以研究右心室的结构和功能，更重要的是，可用于检测由于先天性肺动脉狭窄和胸肺高血压所导致的右心室压力增加。小鼠心肌对药理应激的反应也可以通过 MRI 进行分析。这在表型研究中很重要，使用 MRI 研究小鼠心脏需要麻醉，会减少心脏的收缩及负载情况，可能会影响表型分析结果。此外，一些缺血性的表型只能通过诱导心血管压力来揭示。

MRI 是目前研究小鼠心血管功能公认的方法。然而，磁场的建立和实验环境的优化，需要具备专业知识的熟练技术人员，以获得可靠的结果。研究人员应充分考虑到 MRI 成像方式的多样性和操作技术的复杂性，在实际运用中需要大量的技巧和经验。此外，MRI 还是一种低通量、高成本的技术。由于这些限制因素，MRI 往往应用于初步诊断表型后的针对性研究。

四、血压测定

在心血管疾病相关研究中，血压的测量也是很重要的环节。常用的小鼠血压测量方法有非侵入性的尾袖法和大动脉侵入性的遥测法。尾袖法检测清醒状态下的小鼠血压，但需要待测小鼠在相应设备中适应 1 周左右的时间后进行测量，每天在固定的时间内适应至少 20 分钟，在相同的时间点进行测量。大动脉侵入性的遥测法可以测量一天中任何时间的小鼠血压，但是对手术要求较高，且需要考虑手术后小鼠压力感受性反射循环对自主神经系统活动的影响，因此相对前者复杂性较大。对于运动状态下如跑步或游泳时小鼠血压的测量只能选用后者。

ALC-NIBP 无创血压测量分析系统

【系统组成】

系统主机、充放气控制器、充放气控制线、动物笼、脉搏传感器、导引管、通信线、电源线、ALC-NIBP 软件、恒温箱或加温器等（不同型号配置可能不同）。

【操作详解】

1. 准备实验

(1) 连接系统

1) 连接系统主机与充放气控制器：充放气控制器上有 ALCBIO 标志的一面向上放置。取充气控制线，一头接充气控制器后面的接口，另一头接主机后面的接口。先要注意接口针芯对准插入，然后旋紧固定圈。

2) 系统主机与计算机连接：将通信线的主机接头端（较方的一头）与主机后面板的 USB 接头连接，注意接头方向吻合，否则会导致仪器损坏。通信线另一头与计算机 USB 接口连接。

3) 接通电源。

4) 连接充放气气路：取充放气管，一头接到充放气控制器前面的气孔，另一头接到固定器的气孔，如果是多通道系统，要将充放气管逐个连接好。

5) 脉搏传感器与主机连接：将脉搏传感器的接头端接主机前面板上的信号接口。要先对准后插入，在旋紧固定圈。如果是多通道系统，要将充放气管逐个连接好。

打开主机后面的电源开关，主机前面板上的电源灯亮，表示系统可以开始工作。进行实验前，系统（接好传感器）应预热 20 分钟。预热完成后可以打开应用程序检查系统准备就绪。

(2) 定标：定标是确认压力信号与其通过系统主机中的压力传感器转换后得到的电压之间的比值，定标之后，系统可以根据这个比值，计算血压的准确大小。

定标过程包括：①使传感器空载，测定传感器空载时候的信号大小。②准确给予一个恒定大小的压力标准值，测定此压力时的信号大小。③系统自动计算确定信号转换比值，完成定标。定标时给予传感器的负载标准值应该接近经常用到的血压数值，通常可用 100mmHg 定标。

ALC-NIBP 系统出厂时已经定标，通常无需再定标即可使用。由于电子元件的原因，传感器使用一定时间后灵敏度可能会有微小变化，此时应该重新定标，以保证精确地获得实验数据。系统设有定标向导，可根据向导完成定标。

(3) 动物适应：动物紧张会导致血压升高、血压出现较大波动。而且在紧张状态下其尾部血液循环减少，也使脉搏信号不好。捉拿动物要轻柔，尽量减少对动物的刺激，使其保持安静。考虑到血压波动性，尽量在每日相同的时间点测定血压。

注意：正式实验前需要预实验，在一天当中的相同时间点训练动物至少 1 周以上，使其习惯测定装置和操作。测定时要保持环境安静，以避免动物躁动，影响测定结果。

(4) 加温：环境温度较低时，尾动脉脉搏微弱，因此需要对动物加温，以便检测脉搏。

用恒温箱时，将动物安置在固定器上，然后将动物连同固定器全部放入恒温箱中，进行测定。恒温箱的温度通常设定在 25~32℃，可以根据预实验结果确定使用的温度。使用的温度应该使动物尾循环良好，脉搏容易检测，而对动物的其他情况影响最小。同一次实验使用一个恒定温度。

加温时，只对鼠尾进行加温。使用时将加温器套在鼠尾上，接上电源即可开始加温。

2. 开始实验

(1) 启动操作系统。

(2) 打开主机电源。

(3) 运行 ALC-NIBP 应用程序。

(4) 将小鼠头向内放入动物笼中，尾露在外面。

(5) 抬起尾固定器的压杆，将装有小鼠动物笼的露尾一侧朝向气囊，放到尾固定器上，用压杆压住动物笼。

(6) 将鼠尾引管涂上肥皂水，引导鼠尾从尾固定器的气囊侧穿入，从另一头拉出。

(7) 抬起压杆，移动动物笼，使其尽量靠近固定器，同时将鼠尾拉直，使固定器气囊位于鼠尾根部。

注意：鼠尾不要扭转，保持上方静脉垂直向上的姿势。

(8) 将脉搏传感器放入固定器中，放入时注意抬起鼠尾。鼠尾的腹面正下方要正对脉搏传感器。

注意：脉搏传感器非常敏感，要小心放入，不能挤压传感器表面。

(9) 紧固压杆，压住动物笼，确保动物笼不移动。

注意：充放气控制器与尾固定器要放置在同一水平。鼠尾导引管表面一定要涂上润滑剂（如肥皂水），否则可能损坏气囊。穿鼠尾前不要将脉搏传感器放入固定器中。

3. 开始测定

(1) 新建任务文件,输入实验名称和测定动物编号。点击“播放”键,各通道中出现信号波形。

(2) 轻轻旋动压鼠尾的旋钮,将鼠尾轻轻压在脉搏传感器上。可以从固定器孔查看压尾旋钮与鼠尾被压情况,压尾旋钮压下的程度不要过紧,细心调节压尾旋钮,同时观察脉搏通道的波形,直到检测到良好的脉搏信号。

良好的脉搏信号:脉搏幅度在 ±1~±3,波形有规律,稳定。

可以通过放大和缩小按键观察波形。脉搏信号本身过小,将影响系统的血压测定结果,观察到良好的脉搏波形信号后,即可以开始测压。

注意:温度较低时,测定前应该适当加温,以获得良好的脉搏信号。但是加温温度不宜过高,时间不宜过长,以获得良好的脉搏波形为度。

(3) 血压测量:在观察记录至少 10 秒正常脉搏波形后,点击“充气”给尾套充气加压,可见压力通道波形上升,同时可见脉搏通道的脉搏波逐渐减小至消失,脉搏波动消失后继续加压约 20mmHg,然后再次点击“充气”键,充气键跳起,停止充气。2~3 秒后点击“放气”,压力下降,脉搏波重新出现。如图 8-5-3 所示。

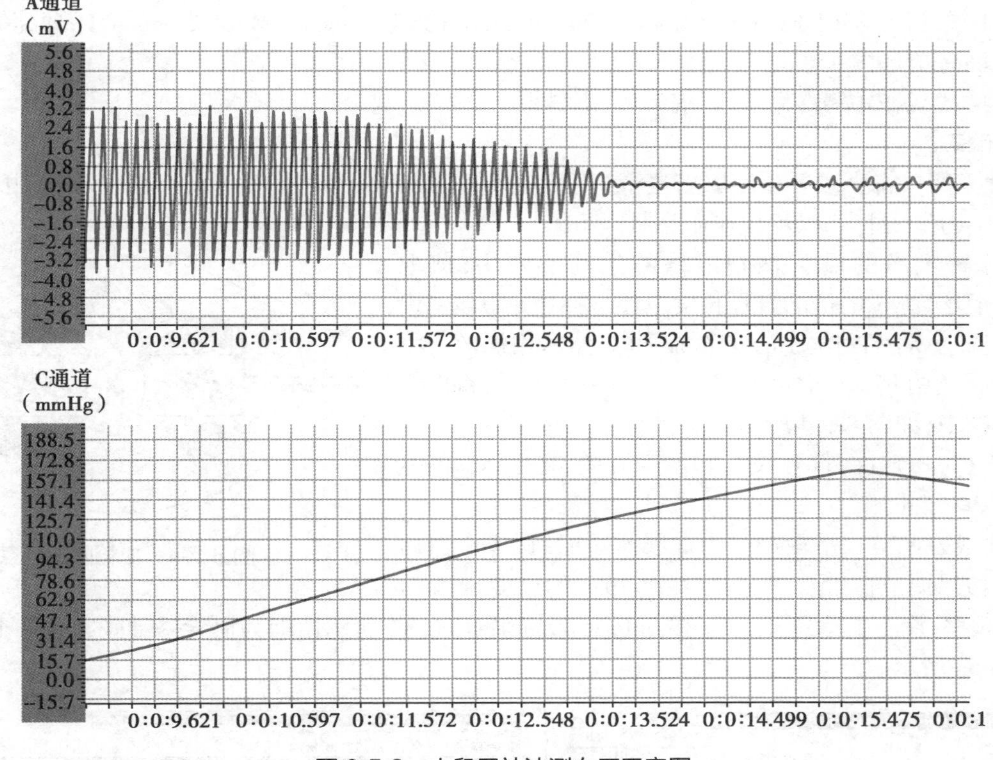

图 8-5-3　小鼠尾袖法测血压示意图

以上即完成 1 次操作。脉搏完全恢复 10 秒后(不得小于 10 秒,要等脉搏波形平稳),即可再次充气放气测定,测定方法同上。重复测定数次,最好 4~6 次。

充放气控制也可以用“自动实验”进行自动循环测定。

注意:将鼠尾摆正;将压尾旋钮调节松紧合适;用固定器固定好之后,测压前等待动物平静 20 分钟。

4. 血压测定结果

(1) 选择测定次数:系统已经自动计算出各次测定结果。用户根据测定时的情况,勾选需要纳入平均的测定次数。对于充气前脉搏波形不稳定、动物躁动、脉搏波形紊乱、脉搏突然过小等影响波形质量的测定结果不予勾选。最好有 4~6 次测定结果,然后取其中结果相差在 5~10mmHg 的测定次数。

(2) 血压测定结果:系统将“当前数据分析”中用户选择的各次测定结果的平均值作为本次测定的结果。点击“入数据库”将该次测定结果(即平均值)记入累计数据。

(3) 血压人工取值：人工取值的原理是根据阻断血流时的轴套压力 SBP，取脉搏波消失点对应的压力为 SBP；脉搏波开始减弱点对应的压力为 DBP。需要注意的是，动物的脉搏波可能在加压后出现波形幅度增大，然后逐渐减小，因此，脉搏波开始减弱点的选取应该与稳定状态下的脉搏波形对比得出。

备注：心率的人工取值方法类同血压取值。

数据可以输出为 .txt、Excel 或 Access 格式，图片可以保存为 .bmp 格式图片。

五、小鼠血管张力测量

【试剂和仪器】

610M 多通道血管张力测定仪(610M Multi Wire Myograph System)：该系统适合 1~4 个小血管同时研究，血管直径为 60μm~10mm。通过穿过内腔的两条细小钢丝固定在恒温的含氧生理盐水溶液的小室并监测血管张力的变化。血管在加入不同药物后，收缩舒张的整个过程通过张力传感器输入计算机，并在计算机程序控制下完成记录血管管壁的张力变化。该系统特别适用于血管药理学和生理学研究。

H-T 缓冲液：NaCl 137mmol/L；KCl 4mmol/L；$CaCl_2$ 2mmol/L；$MgCl_2$ 2mmol/L；葡萄糖 5.6mmol/L；HEPES 5mmol/L，中和到 pH 7.4。

KCl H-T 缓冲液：NaCl 15.7mmol/L；KCl 124mmol/L；$CaCl_2$ 1.0mmol/L；$MgCl_2$ 2.0mmol/L；葡萄糖 5.6mmol/L；HEPES 10mmol/L，中和到 pH 7.4。

手术器械：膜状内障剪，显微镊，解剖剪，眼科镊。

【操作步骤】

1. 血管分离　将小鼠处死后取出血管组织放在生理溶液中，在解剖镜下将小血管从周围的组织分离出来（注意不要用力过大，以免损伤血管肌肉组织）。

2. 将分离干净的血管移到浴槽的生理溶液中，剪取 2~3cm 的细钢丝（小于浴槽的直径长度以便于操作），用显微镊轻轻夹住血管壁，将细钢丝小心穿入血管内，然后用螺丝刀将钢丝固定在螺丝两侧，以同样的方法穿入另一条钢丝，将血管固定在水浴槽中，如图 8-5-4 所示。

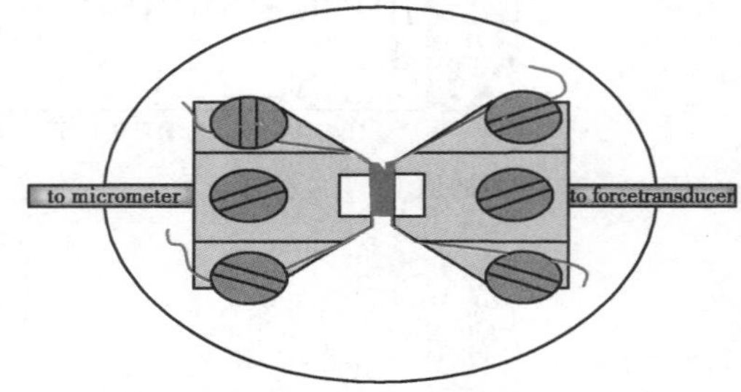

图 8-5-4　血管固定示意图

3. 打开 Chart 软件，打开氧气和温度开关，在 37℃，供氧条件下平衡 30 分钟。

4. 基础张力调节　平衡至张力曲线水平时，调零。然后通过螺旋测微尺调节血管直径，按照每次 1μm 的尺度，每隔 1 次 / 分钟的频率，调至血管壁压力为 13.3kPa(100mmHg) 时，X1 所示值即为血管基础张力条件下所需内径值，如图 8-5-5a 所示。

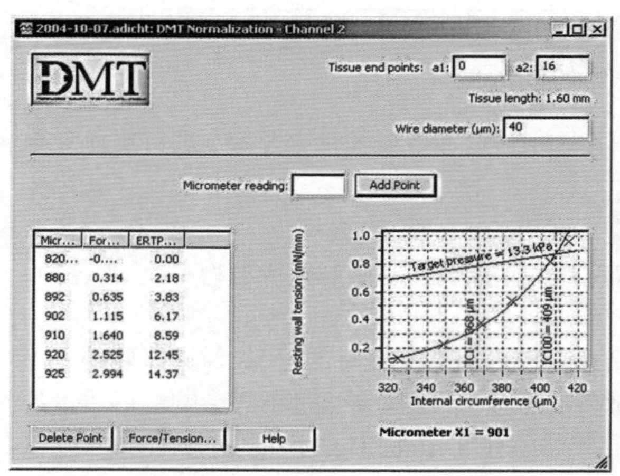

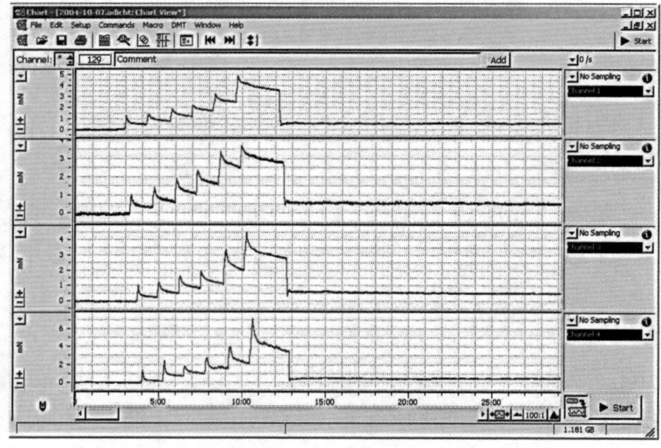

a　　b

图 8-5-5　基础张力调零(a)及 KPPS 常规刺激信号示意图(b)

5. 平衡 20 分钟后，用 KPPS 溶液刺激，连续 3 次，每次之间间隔 10 分钟，刺激信号如图 8-5-5b 所示。
6. 平衡 20 分钟后，用实验所需激动剂刺激血管。结果分析如图 8-5-6 所示。

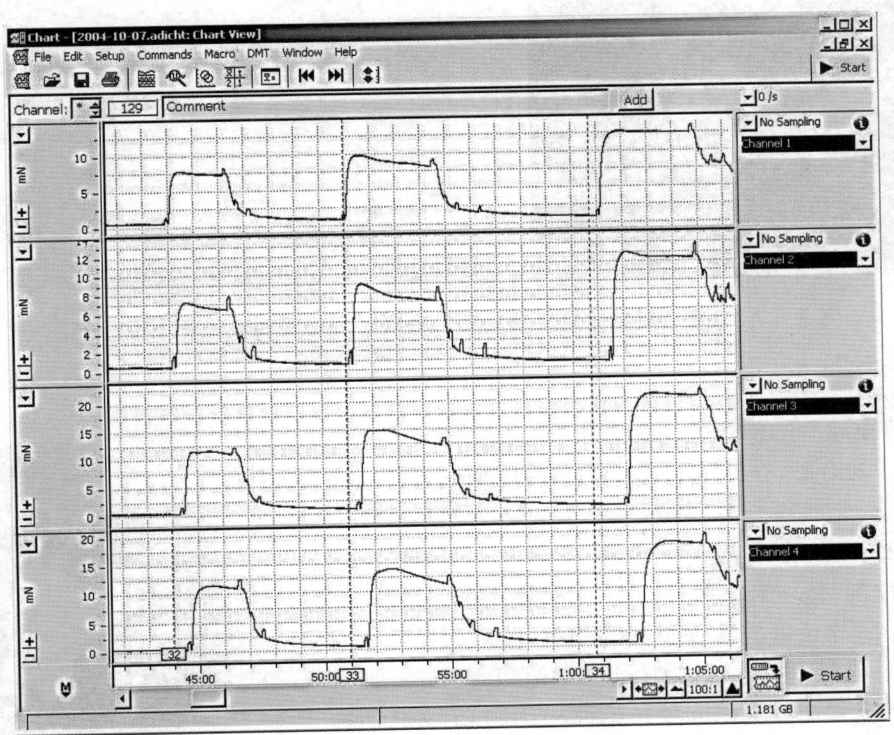

图 8-5-6 小鼠动脉血管张力测量示意图

六、组织学分析

除了以上介绍的基础性无创测量技术以外，可以在组织学上进一步描述具体的异常表型，对心血管系统的分析方法包括以下几种。

(一) 心脏称重

小鼠由于心脏缺陷死亡前，在不同的年龄牺牲合适数量的小鼠并称量心脏重量是对小鼠心脏特征的一种基本描述，对于心肌病理性肥大导致心力衰竭的小鼠模型，心脏重量会经历一个由重到轻的过程，最后心室壁过薄，过负荷而死于心力衰竭。称重后的心脏可继续用于组织学分析。

(二) 心脏切片 HE 染色

通过对完整心脏不同方向(冠状及矢状)的石蜡切片及在同一位置与同年龄、同性别野生型小鼠的比较，可以容易地定义小鼠的心肌肥大及扩张型心脏病等特征。

一般用于切片染色的心脏需要进行全身灌流以去掉血细胞并维持心脏的形态，固定后可通过在大号注射针管中的溶液里抽气除去可能存在的气泡。石蜡切片及 HE 染色步骤详见本篇第二章。典型的结果示例如图 8-5-7 所示。

(三) 心肌梗死染色(TTC)

对于缺血再灌注或冠脉结扎致心肌梗死的小鼠模型，使用 TCC 染色定义心肌梗死面积。

【试剂】

2% 伊文思蓝(Evans Blue)：称取 2g Evans Blue 粉剂，充分溶解于 PBS 缓冲液，室温避光保存。

2% 红四氮唑(TTC)：称取 2g TTC 粉剂，溶解于 PBS 缓冲液，室温避光保存。

【实验步骤】

1. 对于用于检测的心脏，如梗死手术后或体外缺血再灌注的心脏，从主动脉连续灌注 2% 伊文思蓝

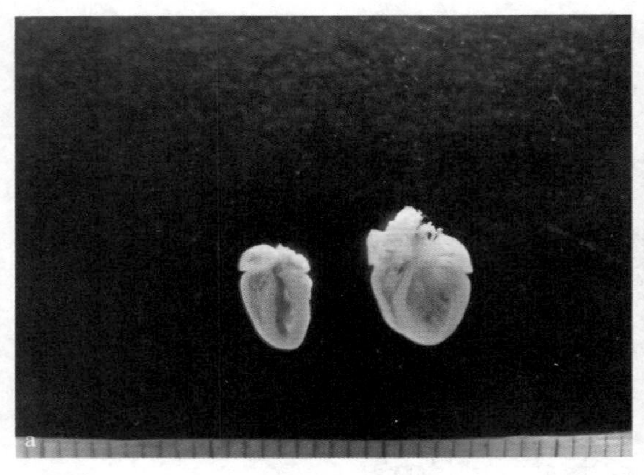

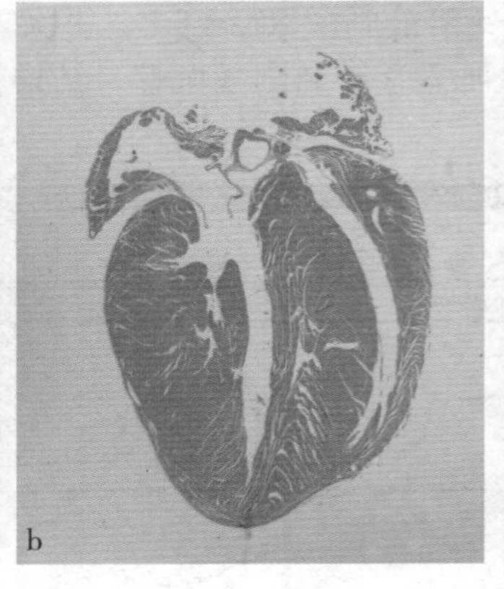

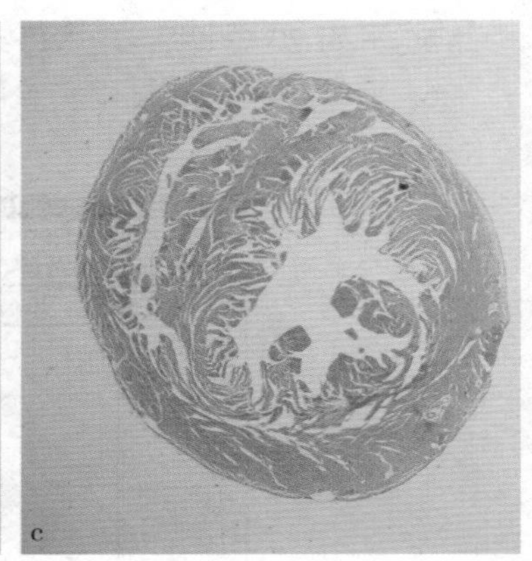

图 8-5-7 小鼠心脏整体拍照(a),冠状切片(b),矢状切片(c)HE 染色示意图
图 a 示右侧心脏心室扩张

3~4ml,整齐地放在冰冷的铁板上,-20℃保存过夜。

2. 取出冷冻的心脏,在冷冻状态下用预冷的锋利刀片沿左心室长轴将心脏均匀地连续切片,使每片厚 2~3mm。然后将切取的心脏厚片置于 2%TTC 溶液中,37℃孵育 15 分钟。完成后取出心肌片,PBS 漂洗片刻,整理平整后于 4% 甲醛溶液中固定。

染色后的心肌片正常呈 3 种不同的颜色,蓝色为正常心肌组织,红色为缺血心肌组织,灰白色为坏死心肌组织。通过拍照后统计不同小鼠相同位置切片上不同染色的面积比例,定义心肌梗死程度。结果示例如图 8-5-8 所示。

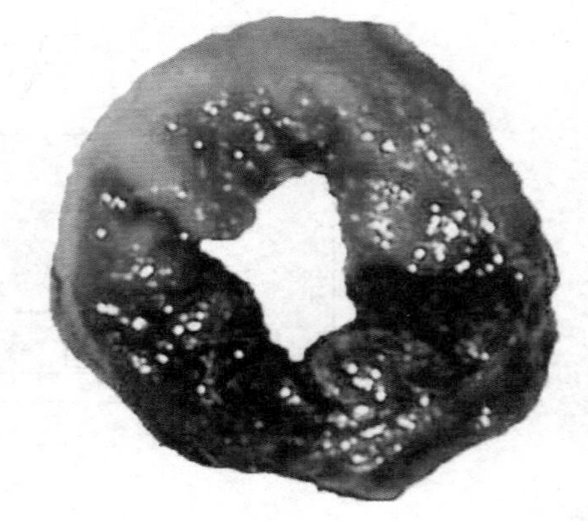

图 8-5-8 心肌梗死心脏 TTC 染色示意图

(四) 心肌、血管纤维化染色 Masson 三色染色

心肌长期慢性损伤会引起心内膜和心内膜下心肌的纤维化,在 Masson 三色染色下,正常心肌呈红色,纤维化的心肌细胞呈蓝色,因此可以明确地区分和分析心肌纤维化的程度。

【试剂】

Masson 三色染色试剂盒(福州迈新),1% 冰醋酸,苏木素(同 H-E 染色用),梯度乙醇,二甲苯,中性树脂。

【实验步骤】

1. 完成的心脏石蜡切片常规脱蜡复水,苏木素染色 5 分钟或酌情。
2. 流水略洗,试剂盒内猩红溶液滴片染色 5 分钟,流水略洗。
3. 磷钼酸磷钨酸溶液分化 10 分钟,至红色染色稳定。
4. 小心吸去多余的磷钼酸磷钨酸溶液,直接滴加足量的苯胺蓝溶液,此步时间比较难把握,需要反复尝试几次得到最佳的染色时间,即胶原纤维呈淡蓝色,没有多余的组织非特异染色;
5. 1% 冰醋酸分化片刻,快速通过 95% 乙醇和纯乙醇至二甲苯,时间过长会进一步使蓝染分化退色。
6. 常规中性树脂封片,干燥后观察拍照,避光保存。结果示例如图 8-5-9 所示。

(五) 血管冷冻切片油红 O 染色

对于高胆固醇引起的动脉硬化模型,对主动脉或动脉窦处冷冻切片的油红 O 染色可以直观地评价血管内脂质的沉积,因此是动脉硬化相关研究中常用的染色手段。

【试剂】

油红储液:称取 0.5g 油红粉剂,先溶于少量异丙醇中,再加入异丙醇至 100ml,避光室温可长期保存;异丙醇;PBS;封片用 15%~30% 甘油 /PBS。

【实验步骤】

1. 新鲜切出的冷冻片或低温保存的冷冻片室温晾干至少 30 分钟,使贴片更完全。

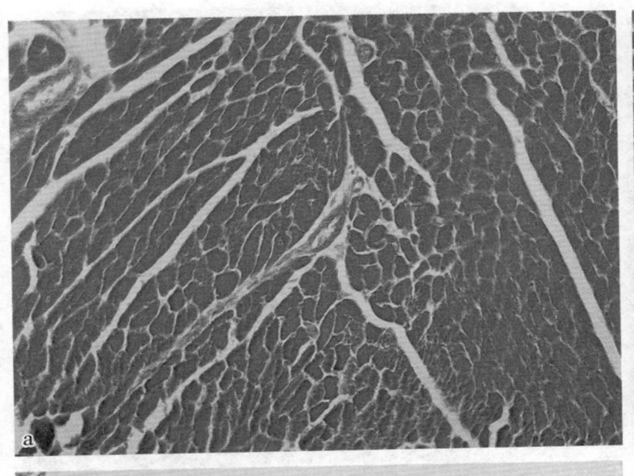

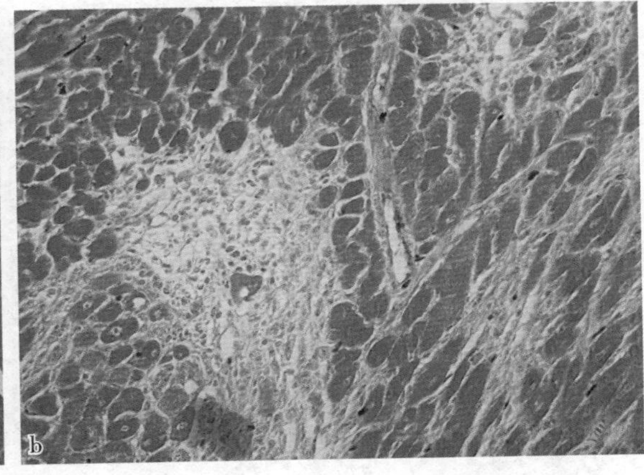

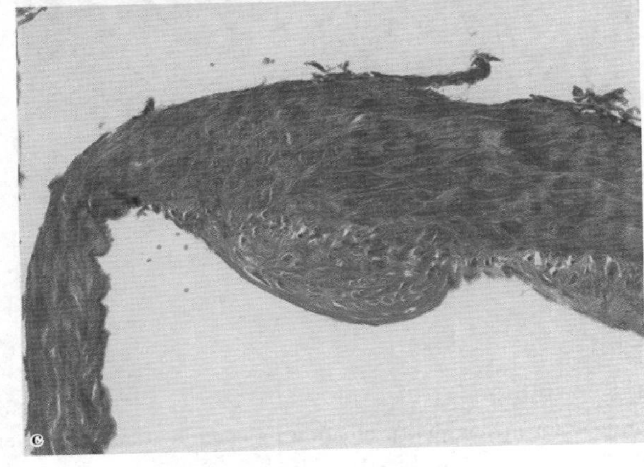

图 8-5-9 正常心肌(a)、纤维化心肌(b)、主动脉弓血管纤维瘤(c)的 Masson 染色示意图

2. PBS 冲洗两次，每次 15 分钟，充分洗去包埋剂。

3. 同时用蒸馏水稀释油红储液，以水：油红 =2：3 的比例稀释成 30ml（一个立式染缸的合适体积），避光水平摇床充分溶解 20 分钟，定性滤纸过滤到染缸中继续避光，工作液需在 1 小时内使用。

4. 切片处理完成后，用 60% 异丙醇浸润 5 分钟。

5. 油红工作液染色，一般避光 10 分钟。

6. 重新用 60% 异丙醇浸润 5 分钟。

7. 流水浸洗，苏木素淡染，1~5 分钟酌情。

8. 常规洗涤，甘油封片，立即观察拍照，湿盒内可于 4℃保存 1 周左右。结果示例见图 8-5-10。

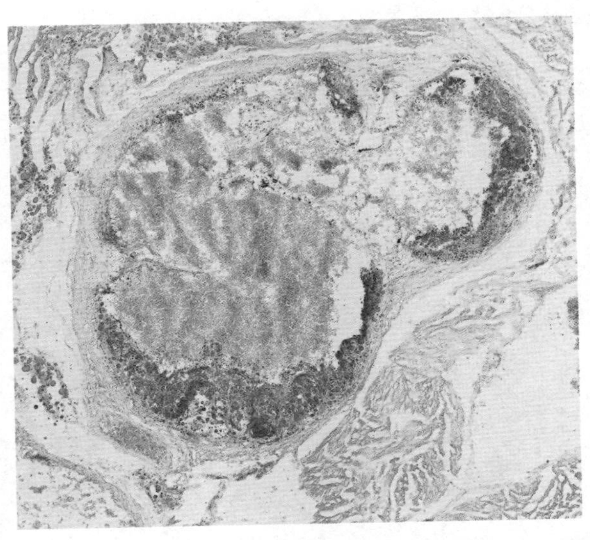

图 8-5-10 $ApoE^{-/-}$ 小鼠主动脉窦处血管油红 O 染色示意图

除了以上介绍的常规组织学分析方法，使用更高放大倍数的电镜对心肌细胞内细节进行观察也常用于心脏形态学分析。结果示例如图 8-5-11 所示。

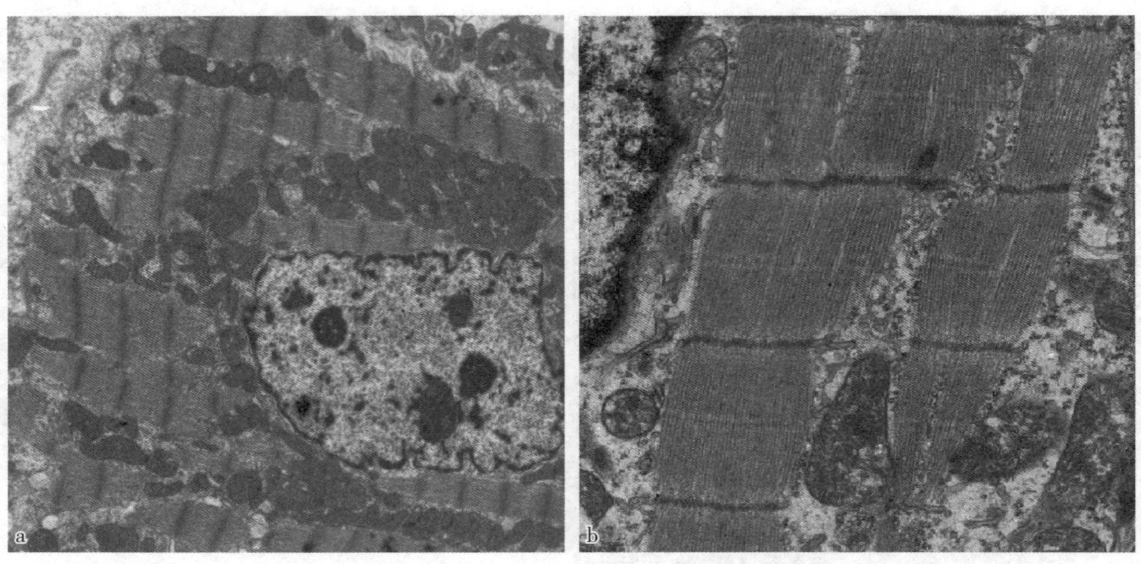

图 8-5-11 幼鼠(10 日龄,a)及成年小鼠(b)心肌电镜照片

(齐心 曹云山 乔艳宁 崔艳)

参考文献

[1] Fukushima S, Coppen SR, Varela-Carver A, et al. A novel strategy for myocardial protection by combined antibody therapy inhibiting both P-selectin and intercellular adhesion molecule-1 via retrograde intracoronary route [J]. Circulation, 2006, 114(1 Suppl): 251-256.

(崔艳 高翔整理编辑)

第六章　泌尿及生殖系统表型分析技术

Chapter　6 Phenotype analysis of urinary and reproductive system

小鼠的泌尿系统（urinary system）包括肾脏，输尿管和膀胱，雄性生殖系统（reproductive system）主要包括睾丸、输精管、附睾、精囊腺和前列腺，雌性生殖系统主要包括卵巢、输卵管和子宫。本章将从胚胎期发育和成体功能两方面分别介绍 3 种系统的一般研究手段。

第一节　泌尿系统表型分析

Section 1　Phenotype analysis of urinary system

一、胚胎期泌尿系统发育

小鼠的泌尿系统在胚胎期 13.5 天开始发育，出生前已有泌尿功能，可以将原始尿液排出体外。胚胎期肾脏、输尿管发育异常一般会导致小鼠围生期或出生后短期内死亡，主要从形态学研究其发育缺陷。

小鼠胚胎发育异常的一般研究思路为：整体异常表型描述；切片染色定义主要形态学异常；考查可能存在的增殖 / 凋亡异常；从异常出现的早期通过免疫组化或原位杂交找到表型相关分子改变；体外培养分离的组织并用下游分子相关蛋白或药物全部或部分挽救异常表型。相关的基本检测方法已在之前的章节中介绍过，此处不再重复，通过以下示例便于读者理解常规思路。

（一）小鼠胚胎泌尿系统的获取

【试剂和仪器】

1 × PBS 缓冲液，体式解剖镜，眼科剪，眼科镊，显微镊。

【操作步骤】

1. 按标准操作进行配鼠，检栓。

2. 取怀孕所需特定天数雌鼠，断颈处死，取得胚胎放入 PBS 缓冲液中。

3. 小鼠胚胎的泌尿系统从胚胎期 12.5 天（E12.5）开始可以从体内完整分离出来，在 E12.0 前一般选择在体外观察和实验。E17.5 以后的胚胎由于体积较大，取泌尿系统之前最好把胚胎固定。

4. 去掉胚胎头部，打开胚胎的胸腔和腹腔。

5. 泌尿系统处于腹腔背部紧贴小鼠的体腔壁。把靠腹腔腹部的组织器官如消化道、肝脏、脾脏等移除。这时可以看到两个椭圆形豆状的器官，就是肾脏。肾脏通过输尿管连接到胚胎腹腔下部的膀胱。小心地用显微镊把泌尿系统由膀胱开始从体腔壁上分离下来，可以带一些其他的组织，下一步再仔细分离。

6. E13.5 之前，由于泌尿系统较小，这一步可在显微镜下进行操作。

7. 将取得的泌尿系统放入 PBS 缓冲液中，借助体式解剖镜观察。仔细分离掉除泌尿系统以外的其他器官组织，如膀胱输尿管连接处一般会连有直肠，输尿管一般与一些血管并行，肾脏可能会连有肝脏或膈膜的一部分。每个肾脏上靠头部的位置都有一个颜色偏红的小点，是肾上腺。

8. 如果需要对泌尿系统进一步分离，可在体式解剖镜下取得肾脏，输尿管和膀胱。这一步通常针对 E13.5 以后的胚胎。

9. 必要时用胚胎的尾巴或卵黄膜提取 DNA，进行基因鉴定。结果示例如图 8-6-1 所示。

对于胚胎期输尿管发育异常的研究，在以上分离的基础上，可以通过体外活细胞工作站连续监测其动态改变，分析输尿管的蠕动能力。也可以进一步体外培养，研究在不同因子刺激情况下的信号通路，如潜在下游分子的抑制挽救能力等。

（二）小鼠胚胎泌尿系统的体外培养

【试剂和仪器】

1×PBS缓冲液，体式解剖镜，眼科剪，眼科镊，显微镊，DME/F12 1∶1，丙酮酸钠100mmol/L，penicillin（20万U/ml），streptomycin（20万U/ml），FBS，插入式培养皿（0.4μm pore size）。

【注意事项】

1. 无菌操作。

2. 胚胎的大小按照实验需要。胚胎早期（E11.5~E12.5）的肾原基培养可用于检测输尿管芽在特定条件下的分叉以及上皮与间充质细胞的相互作用。晚期泌尿系统的培养，可以用于观察特定条件下肾单位的成熟以及输尿管旁各细胞层的发育和分化。

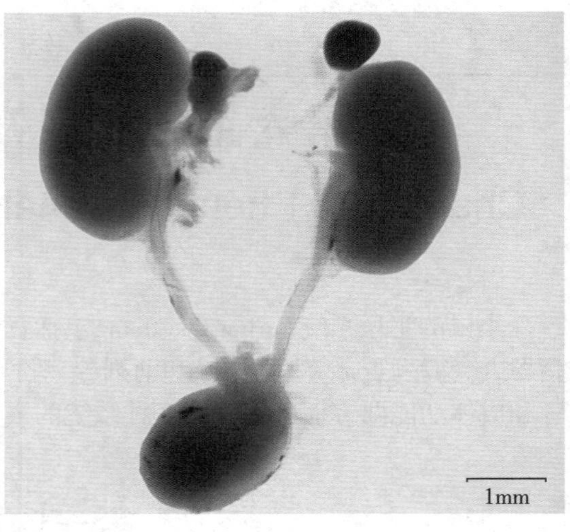

图 8-6-1 胚胎 18.5 天分离的泌尿系统示意图

3. 培养时间可从数小时到1周。目前曾有2周培养泌尿系统的报道。

【操作步骤】

1. 按标准操作取E11.5~E15.5小鼠胚胎。

2. 以下操作均在超净台中进行。

3. 将胚胎置于有PBS缓冲液的10cm细胞培养皿中。

4. 去除胚胎的头部，必要时留下卵黄膜或尾巴做基因型鉴定。

5. 转移剩余部分到10cm细胞培养皿盖中，按照标准操作取出泌尿系统。

6. 对于E11.5胚胎，泌尿系统仅发育到输尿管芽阶段，此时取出输尿管芽以及终肾间充质所在部分，大概位于胚胎后肢位置，背部侧面。

7. 将插入式培养皿放入24孔板的孔内，每个孔分别在小室内外加入50μl和300μl含有10%FBS的DME/F12 1∶1培养基（丙酮酸钠1mmol/L，双抗），37℃预热。

8. 将取出的泌尿系统小心放在小室的膜上。

9. 37℃培养。

10. 每天换液，在显微镜下观察肾脏和输尿管的生长情况。

11. 培养后的胚胎泌尿系统可以进一步进行组织学检测或分子水平的检测。结果示例如图8-6-2所示。

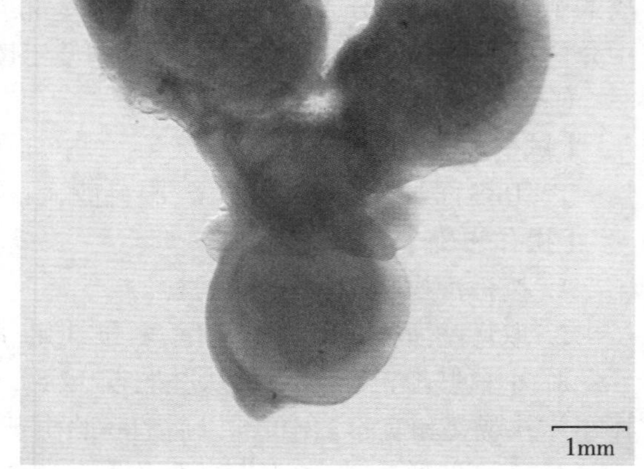

图 8-6-2 胚胎期 15.5 天取得的泌尿系统体外培养 2 天示意图

二、成体泌尿系统

小鼠的成体泌尿系统异常一般为肾脏功能异常，如自身免疫或感染引起的急慢性肾小球肾炎，单侧肾动脉结扎引起的肾脏的缺血、肾动脉高压等。

（一）尿生化检测

小鼠血生化或尿生化结果中尿素氮、肌酐值异常增高可以推测泌尿系统功能异常，但小鼠尿液浓缩度高，尿蛋白含量一般很高，且正常含量范围本身较广，一般不常用于泌尿功能分析。小鼠的尿液收集方法见本篇第一章。

（二）肾脏形态及组织学分析

1. 石蜡切片HE染色　通过常规肾脏切片的HE染色可以初步判断肾小球形态是否存在异常，需要注意的是，一般需要灌流去除肾脏中血细胞的影响，并使肾小球处于比较舒展的形态以便于观察和判断。结果示例见图 8-6-3。

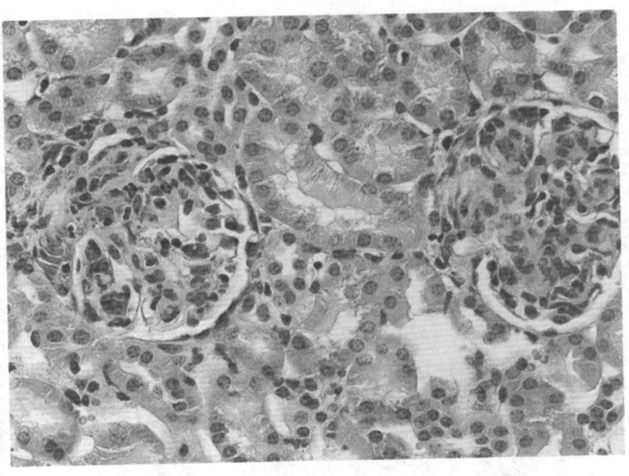

图 8-6-3　基底膜异常增厚的肾小球石蜡切片 HE 染色示意图

2. 肾小球 IgA/IgM/IgG 荧光检测　自身免疫抗体形成的抗原 - 抗体复合物在肾小球中的累积会造成肾小球基底膜损伤并增厚，改变肾小球基底膜的通透性，因此可以通过抗小鼠免疫球蛋白抗体的免疫荧光染色检测肾小球基底膜上自身抗原的积累。

结果示例如图 8-6-4 所示。

3. 炎症的分子水平检测　与肠道炎症相仿，也可以通过组织匀浆液的 ELISA 检测肾脏组织中炎性相关蛋白和细胞因子表达水平，如 MPO，TNF-α，IL-6 等。具体操作可参考本篇第三章消化系统表型分析技术。

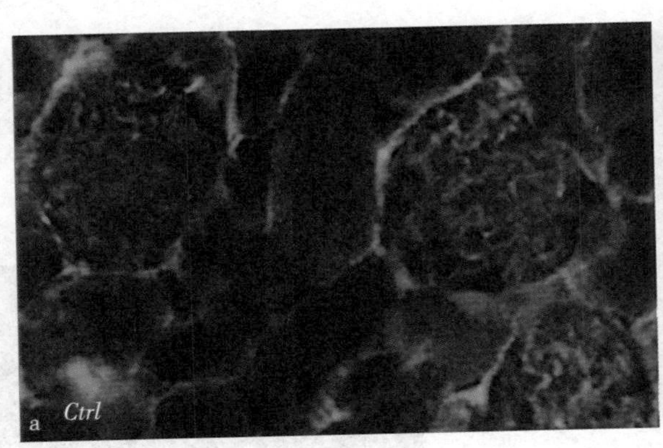

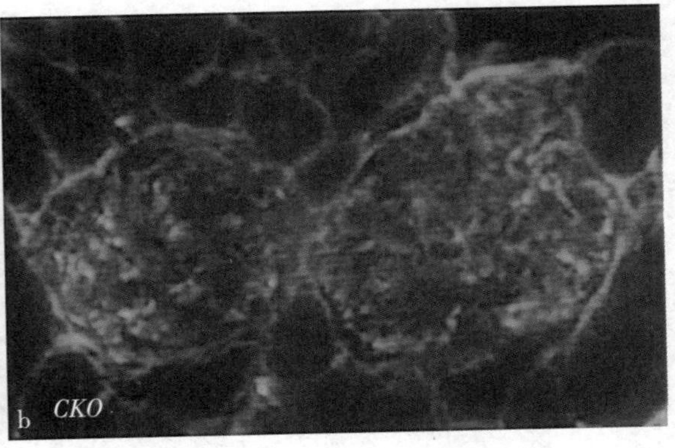

图 8-6-4　肾小球免疫复合物沉积荧光检测示意图

图 a 肾小球内无免疫复合物沉淀；图 b 中有明显的免疫复合物沉积

第二节　生殖系统表型分析

Section 2　Phenotype analysis of reproductive system

一、胚胎期生殖系统发育

原始生殖细胞（生殖嵴）的碱性磷酸酶染色可以特异地表现胚胎期原始生殖细胞的定位和数量，是经典的胚胎期生殖细胞常规分析方法。

【仪器与试剂】

SPF 级别实验动物饲养环境，检栓针，PBS 缓冲液，立体显微镜，4% 多聚甲醛，Naphthol AS-MX stock（-20℃，Sigma，货号 855-20ml），Fast red TR（4℃，Sigma，货号 F8764-1g），70% 乙醇，70% 甘油。

【注意事项】

生殖嵴分析一般选择胚胎期 11.5 天到胚胎期 14.5 天的小鼠胚胎。操作过程要小心谨慎，以防破坏组织。AP 染液需现配现用。

【操作步骤】

1. 实验用雄性小鼠和雌性小鼠合笼，之后每天早上 10 点钟之前到动物房，对实验组和对照组雌性小鼠检测阴道内是否有阴道栓，以验证是否有交配行为。记录见栓情况。见栓后，将雌性小鼠编号取出，胚胎期 11.5 天和胚胎期 14.5 天的时候取出胚胎进行分析。

2. 取出胚胎置于预冷 PBS 中，立体显微镜下取出生殖嵴。生殖嵴一般位于胚胎下肢内侧，脊椎两侧，与中肾相连。

3. 将取出的生殖嵴用 4% 多聚甲醛 4℃固定 1~2 小时。去离子水洗 3 次，每次 3 分钟。

4. 加入新鲜配制的 AP 染液（Naphthol AS-MX stock 1g，Fast red TR 40μl，millQ 1ml 完全溶解，配制的量根据实验需要而定）染色 10 分钟左右，期间注意观察染色情况，出现明显的染色即可停止。

5. 去离子水洗 3 次，每次 3 分钟。

6. 70% 甘油透明后观察和拍照，正常的生殖嵴染色结果如下（E13.5d，bar=0.1mm，红色代表生殖嵴，外侧组织为中肾）。结果示例如图 8-6-5 所示。

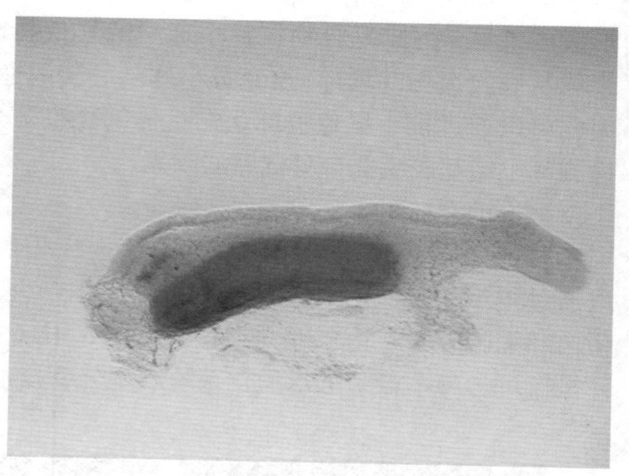

图 8-6-5　胚胎期 12.5 天生殖嵴 AP 染色示意图

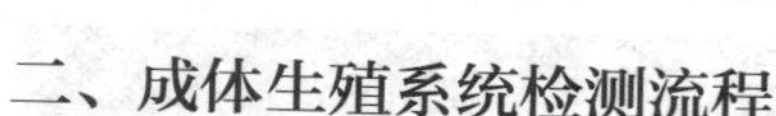

二、成体生殖系统检测流程

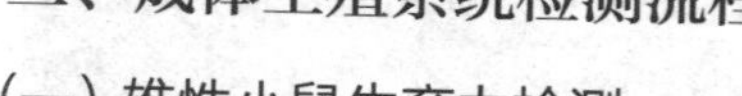

（一）雄性小鼠生育力检测

1. 雄性生殖系统发育分析（体重、睾丸、附睾、精囊腺、前列腺）（图 8-6-6）。

【试剂和仪器】

电子天平、70% 乙醇喷壶、保鲜膜、有齿镊、无齿镊、眼科剪、标尺、Bouin 液、4%PFA、石蜡包埋机、数码相机。

【注意事项】

生殖系统发育指标观测分析一般选用 12 周龄小鼠，实验组和对照组各 12 只。如果需要观测分析各项发育指标的连续性，则需要选择时间点 6 周龄、9 周龄、12 周龄、15 周龄、18 周龄、21 周龄。

【操作步骤】

（1）自出生 2 周起，每周用电子天平定期称量同年龄实验组和对照组雄性小鼠（每组 12 只）的体重，记录数据并根据时间绘制两组小鼠生长曲线。绘制此两组小鼠生长曲线的目的是观测分析实验处理对体重的影响。以体重增长曲线为参照物，分析其他组织器官的发育情况。

（2）解剖成年雄性 12 周龄实验组和对照组雄性小鼠各 12 只，观察泌尿生殖系统发育情况，数码相机拍照记录。

（3）同时分别收集实验组和对照组雄性小鼠同侧睾丸及附睾，称重（分析重量差异是否具有统计学意义）、Bouin 液固定，常规石蜡包埋，以备组织形态学分析。如进行免疫组化分析，则需要用 4% PFA 固定睾丸组织。

（4）实验完毕后，用 SPSS13.0 软件分析实验结果。

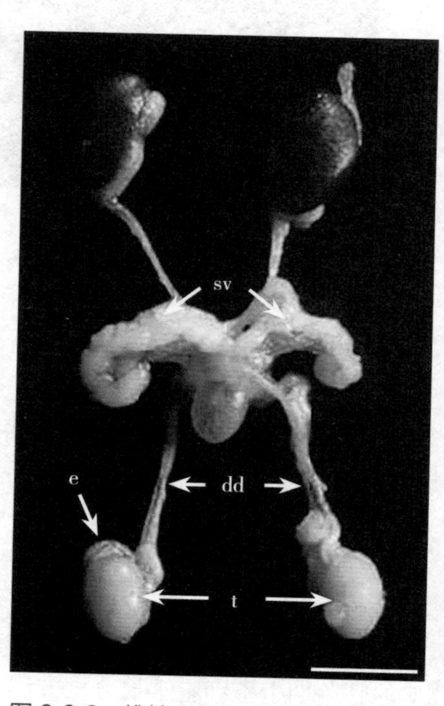

图 8-6-6　雄性小鼠生殖系统解剖情况

t：睾丸（testis），e：附睾（epididymidis），dd：输精管（ductus deferens），sv：精囊（seminal vesicles）

2. 交配生育实验

【实验材料】

SPF 级别实验动物饲养环境、6 周龄实验检测用雌性小鼠、检栓针。

【注意事项】

交配实验检测雄性小鼠的生育力一般选用 8 周龄小鼠，实验组和对照组各 12 只。在实验过程中需要注意：有时候会存在雄性小鼠对雌性小鼠的喜爱差异，以及不同批次的 B6 雌性小鼠其生育能力本身存在差异。

【操作步骤】

(1) 12 周龄实验组和对照组雄性小鼠各 12 只,按照♂∶♀=1∶2 配生育力检测笼,雌性小鼠选用 8~10 周龄 C57BL/6J 品系小鼠。

(2) 合笼后,每天早上 10 点钟之前到动物房,检测雄性小鼠所配雌性小鼠阴道内是否有阴道栓,以验证是否有交配行为。记录见栓情况,包括合笼几天见栓,以及阴道栓的颜色和大小。见栓后,将雌性小鼠编号取出,18 天后记录是否产仔以及产仔数目。

(3) 每 2 周替换雌鼠一次,6 周共替换 3 次。

(4) 实验完毕后,用 SPSS13.0 软件分析实验结果。

3. 附睾精子评估　附睾精子评估包括:①血细胞计数板计数整个附睾的精子数目;②附睾精子涂片;③ CASA 仪器检测附睾尾部精子的各项运动指标;④ CTC 精子染色。由于这 4 个实验都需要解剖小鼠取出附睾组织,所以这 4 个实验现并述如下。

【试剂和仪器】

血细胞计数板、M2 培养液、光学显微镜、计算机辅助精子分析仪(即 CASA:computer-assisted sperm analyzer)、mHTF、FBS、1×PBS、精液涂片固定液。

【注意事项】

附睾精子评估一般选用 12 周龄小鼠,实验组和对照组各 12 只。注意:血细胞计数法计数附睾尾部精子和附睾精子涂片通常取整个附睾,而用 CASA 仪分析附睾尾部精子各项运动指标以及 CTC 精子染色所用的往往是附睾尾部的精子,而不是整个附睾部的精子。见图 8-6-7(箭头所指处即附睾尾部)及图 8-6-8(箭头所指处即附睾尾部)。

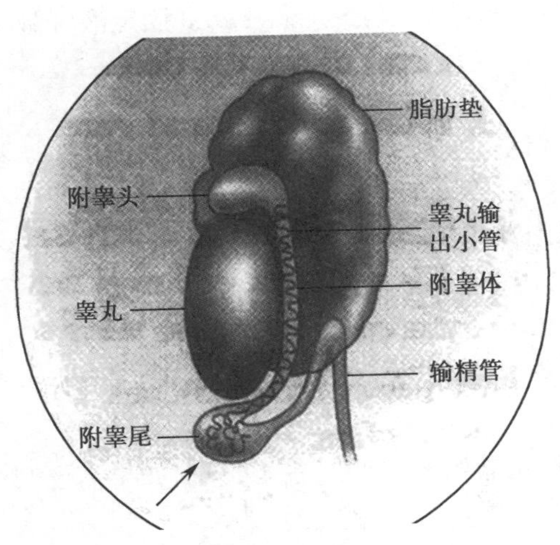

图 8-6-7　雄性小鼠附睾尾部示意图

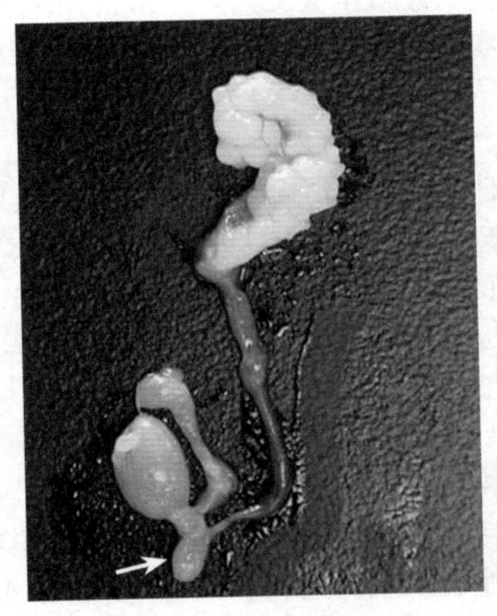

图 8-6-8　雄性小鼠附睾尾部照片

【操作步骤】

血细胞计数板计数附睾精子总数操作步骤:

(1) 解剖 12 周龄实验组和对照组雄性小鼠各 12 只,把分离出的附睾置于 1ml 的 M2 培养液中剪碎,37℃孵育 30 分钟,以便精子在培养液中得以释放。

(2) 取一滴精子悬液滴在血细胞计数板上,按照血细胞计数法测定精子悬液中的精子密度,换算为每个附睾中的精子总数,试验用相衬光学倒置显微镜观察。计数 3 次,取平均值。

(3) 实验完毕后,用 SPSS13.0 软件分析实验结果。

附睾精子涂片观测精子形态操作步骤:

(1) 解剖 12 周龄实验组和对照组雄性小鼠各 12 只,把分离出的附睾置于 1ml 的 M2 培养液中剪碎,

37℃孵育 30 分钟，以便精子在培养液中得以释放。

(2) 另外，吸取上述精子悬液 30μl 滴在载玻片上，用盖玻片与载玻片呈 45°夹角迅速推膜，制成精液涂片，然后水平放置精液涂片 10 分钟。

(3) 晾干后浸入 95% 乙醇与甲醇混合液中固定 2~3 分钟，取出后再次晾干。

(4) 常规 HE 染色后，用磷酸缓冲液（磷酸二氢钾 6.63g，磷酸氢二钠 2.56g，加蒸馏水至 1L）或蒸馏水轻轻冲洗精液涂片，并不时镜检调色，至颜色合适为止，相差显微镜及高倍显微镜下观察精子形态。

CASA 分析附睾尾部精子各项运动指标操作步骤：

(1) 将胎牛血清 FBS 和 mHTF 按体积比 1∶9 制成混合液，调节 pH 至 7.8。

(2) 解剖 12 周龄实验组和对照组雄性小鼠各 12 只，取附睾尾部精子，加入上述 FBS/ mHTF 混合液 500μl，37℃，5 分钟。

(3) 取 10μl 样品，用 CASA 检测分析附睾精子轨迹速度（VCL）、平均路径速度（VAP）、直线运动速度（VSL）、直线性（LIN）、精子侧摆幅度（ALH）、前向性（STR）、摆动性（WOB）、鞭打频率（BCF）、平均移动角度（MAD）、运动精子密度等相关指标，记录数据。

(4) 实验完毕后，用 SPSS13.0 软件分析实验结果。

附睾尾部 CTC 精子染色操作步骤：

(1) 将胎牛血清 FBS 和 mHTF 按体积比 1∶9 制成混合液，调节 pH 至 7.8。

(2) 解剖 12 周龄实验组和对照组雄性小鼠各 12 只，取附睾尾部精子，加入上述 FBS/mHTF 混合液 500μl，37℃，5 分钟。

(3) 配 CTC 染液：TN 混合液 10ml、半胱氨酸 8.8mg、CTC 1.3mg 混匀振荡溶解后，用 NaOH 调节 pH 至 7.4，4℃避光保存。

(4) 配固定液：Tris 3.02g 溶于 10ml PBS，10% 甲醛 1ml 溶于 9ml PBS，混匀，4℃避光保存。

(5) 吸取 50μl 精子悬液加入 50μl CTC 染色液，反应 30 秒后，马上加入 17.5μl 固定液轻微吹打均匀后，37℃条件下用 5%CO_2 孵育 1 小时。

(6) 4℃冰箱沉降过夜。

(7) 次日弃少许上清后吹打均匀，涂载玻片，晾干后 DABCO 封片，荧光显微镜蓝光激发观察。

(8) 实验完毕后，用 SPSS13.0 软件分析实验结果。

4. 睾丸组织细胞形态学检测　睾丸组织形态学检测主要包括 HE 染色观察精子发生状况和 Johnson 评分评价睾丸切片精子发生情况。

【试剂和仪器】

Bouin 液、石蜡包埋机、HE 染色体系。

【注意事项】

睾丸组织形态学检测一般选用 12 周龄雄性小鼠，实验组和对照组各 12 只。如果需要观测精子发生的连续性，则需要选择鼠龄为 6 周龄、9 周龄、12 周龄、15 周龄、18 周龄、21 周龄。

【操作步骤】

(1) 新鲜分离出成年雄性 12 周龄实验组和对照组小鼠的睾丸组织，Bouin 液固定 24 小时。

(2) 常规上行梯度乙醇脱水、石蜡包埋，切取厚度为 5μm 的组织切片。

(3) 常规 HE 染色，首先观察雄性小鼠精子发生状况，利用 Johnson 评分评价睾丸切片精子发生情况，评分标准如下：

1 分，曲细精管内无细胞

2 分，仅有支持细胞

3 分，仅有精原细胞

4 分，5 个精母细胞 / 曲细精管

5 分，许多精母细胞

6 分，5 个精细胞 / 曲细精管

7 分，许多精细胞，但无分化

8 分，有晚期精细胞

9 分，5 个精子 / 曲细精管

10 分，许多精子

(4) 实验完毕后，用 SPSS13.0 软件分析实验结果。

此外，需要仔细观察 HE 睾丸组织切片以发现异常的精子发生情况。附正常的睾丸组织 HE 精子发生切片图（图 8-6-9）。

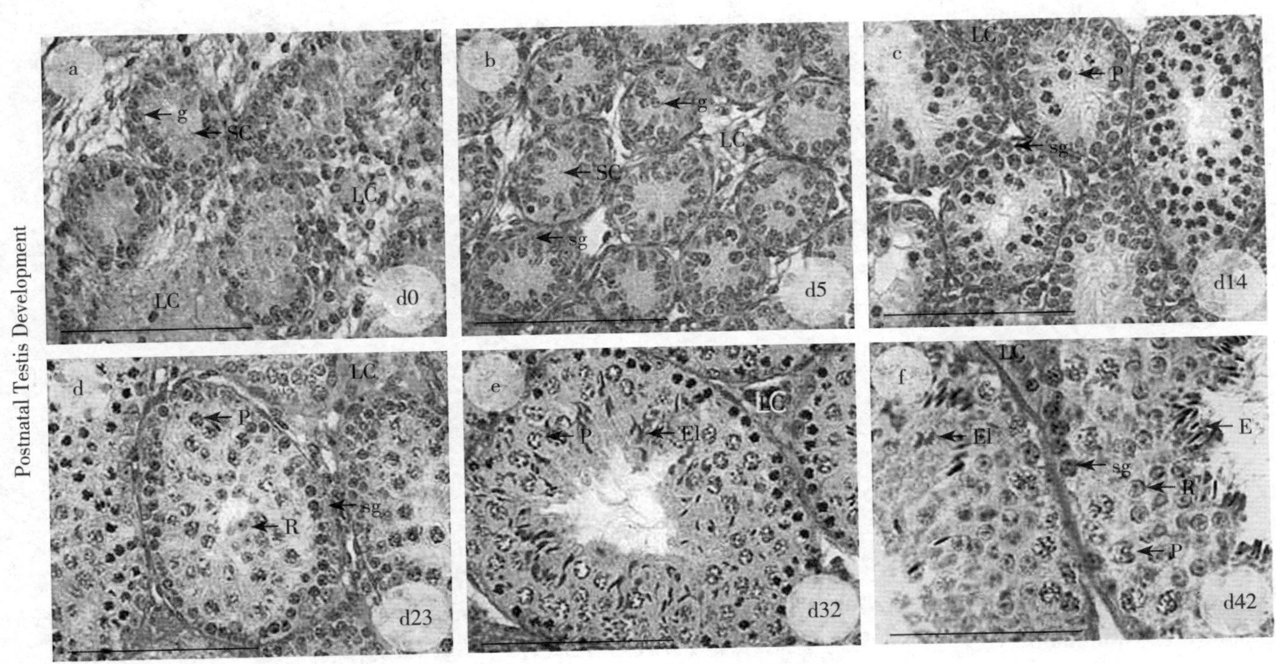

图 8-6-9　正常的睾丸组织 HE 精子发生切片图

5. 流式细胞仪睾丸细胞悬液 DNA 含量分析

【试剂和仪器】

胶原酶、胰蛋白酶、胰酶大豆抑制剂、80μm 尼龙筛网、胃蛋白酶、碘化丙啶、RNA 酶、Tween-20、流式细胞仪。

【注意事项】

流式细胞仪检测睾丸细胞悬液 DNA 含量的关键在于单细胞悬液的制备。

【操作步骤】

(1) 首先制备睾丸组织单细胞悬液：移开睾丸白膜，剪碎输精小管，用含有 0.5% 胶原酶的 PBS 在 37℃恒温水浴箱中孵育 15 分钟以释放睾丸细胞。

(2) 轻轻吸取剪碎的组织，PBS 洗涤细胞，800g 离心沉降 10 分钟。用含 1.0μg/ml 胰蛋白酶的 PBS 重新悬浮细胞。37℃再次孵育 15 分钟。

(3) 加入同体积的胰酶大豆抑制剂，用塑料移液管轻轻反复吸取混匀悬液 3~5 分钟，80μm 尼龙筛网过滤。

(4) 滤液离心后去上清，PBS 洗涤，再次离心，取沉淀，70% 冷乙醇固定，4℃保存进行进一步分析。

(5) 就 DNA 含量分析而言，1×10^6 细胞用 PBS 洗涤 2 次，500μl 0.2% 胃蛋白酶 37℃孵育 10 分钟。

(6) 离心后，细胞用含 25μg/ml 碘化丙啶（propidium iodide，PI），40μg/ml RNA 酶和 0.3% Tween-20 的 PBS 染液常温避光染色 20 分钟。染色后的细胞用 FACScan 流式细胞仪检测。

(7) 实验完毕后，用 SPSS13.0 软件分析实验结果。结果示例如图 8-6-10 所示。

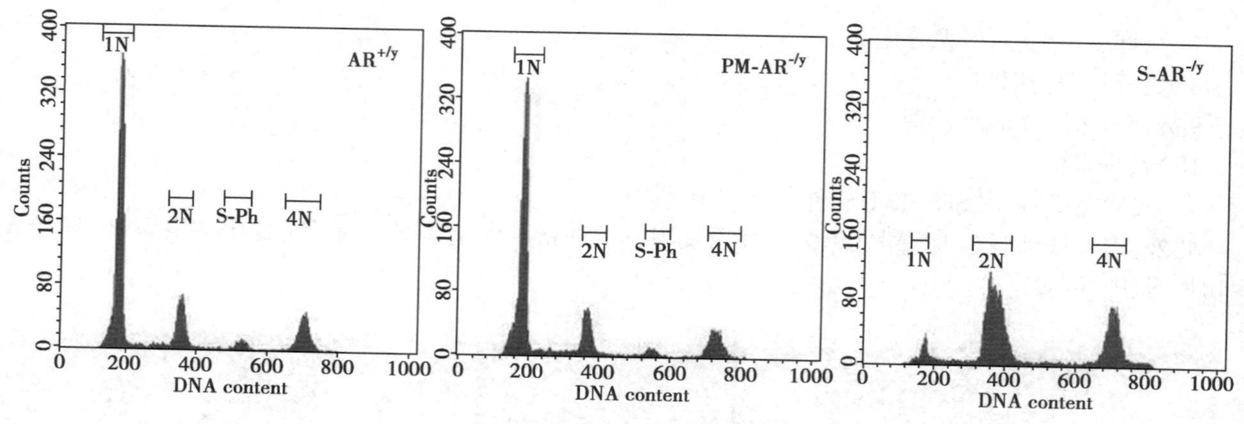

图 8-6-10　雄激素受体基因敲除后流式细胞仪检测睾丸组织 DNA 含量示意图

6. 血清激素检测

【试剂和仪器】

抗凝管、针头、注射器、4℃离心机、相关手术器材、血清总睾酮 T、FSH、LH ELISA 试剂盒。

【注意事项】

血清激素检测一般选用 12 周龄小鼠，实验组和对照组各 12 只。最好同时取血，检测，避免冻存时间不同造成的差异。

【操作步骤】

(1) 准备 12 周雄性实验组和对照组小鼠各 12 只。

(2) 实施胸骨正中线切开术，心脏穿刺取血 1ml。

(3) 以 3000g 转速低温离心 15 分钟后，收集上层血清并储存于 -20℃冰箱以备用。

(4) 用 ELISA 试剂盒（Assay Designs Inc.，Ann Arbor，MI；Amersham Biosciences，Bucks，U.K.；and Alpco Diagnostics，Windham，NH）分别检测血清总睾酮 T，LH 和 FSH 水平。具体操作详见试剂盒说明书（结果参见图 8-6-10）。

(5) 实验完毕后，用 SPSS13.0 软件分析实验结果。

（二）雌性生殖生物学分析

对怀疑其生殖能力有问题的小鼠，将进行一系列的表型分析实验以确定此类型的雌性小鼠是否可育。如果不可育，此类小鼠所表现的症状是什么，导致不育的原因。这些实验数据能够为寻找导致雌性不育的原因提供参考。

1. 生育力检测实验

【实验目的】

检测雌性小鼠是否发生交配行为，检测交配后是否怀孕以及产生正常数量的后代。

【实验材料】

SPF 级别实验动物饲养环境、8~10 周龄正常 C57BL/6 雄性小鼠、6 周龄实验检测用雌性小鼠、检栓针。

【注意事项】

交配实验检测雌性小鼠的生育力一般选用 6 周龄小鼠，实验组和对照组各 8 只。在实验过程中需要注意有时候会存在雄性小鼠对雌性小鼠的喜爱差异，以及不同批次的 C57BL/6 雄性小鼠其生育能力本身存在差异。观察时间根据小鼠表型的产生程度而定，一般观察 8 个月以上，实验组小鼠已确定无子代产生，而对照组生育正常。

【实验步骤】

(1) 6 周龄实验组和对照组雌性小鼠各 12 只按照♂：♀=1：1 配生育力检测笼，雄性小鼠选用 8~10 周龄 C57BL/6J 品系雄性小鼠。

(2) 合笼后，每天早上 10 点钟之前到动物房，对实验组和对照组雌性小鼠检测阴道内是否有阴道栓，以验证是否有交配行为。记录见栓情况,包括合笼几天见栓,以及阴道栓的颜色和大小。见栓后,将雌性小鼠编号取出,18 天后记录是否产仔以及产仔数目。

(3) 实验完毕后,用 SPSS13.0 软件分析实验结果。

【实验结果判读】

根据雌鼠见栓率的统计结果可以判断雌鼠和雄鼠是否发生了正常的交配行为。如果实验组发生了正常的交配行为,但无法产生或产生了比正常对照组更少的后代,则需要下一步实验去寻找其生育能力不正常的原因。

2. 血清激素检测

【实验目的】

检测在促性腺激素诱导后,雌性小鼠体内相关性激素的水平是否有相应的变化。

【实验材料】

针头、注射器、4℃离心机、相关手术器材、雌二醇(estradiol)ELISA 试剂盒、助孕酮(progesterone)ELISA 试剂盒、孕马血清促性腺激素(PMSG)、6 周龄实验组小鼠和对照组小鼠各 8 只、24 日龄的实验组和对照组小鼠各 8 只。

【注意事项】

血清激素检测一般选用 6 周龄小鼠,实验组和对照组各 8 只。同时也需要使用 24 日龄的实验组和对照组小鼠各 5 只,PMSG 注射后 48 小时进行实验。最好同时取血、检测,避免冻存时间不同造成的差异。

【实验步骤】

(1) 准备 6 周龄雌性实验组和对照组小鼠各 8 只。同时也需要使用 24 日龄的实验组和对照组小鼠各 5 只,PMSG 注射后 48 小时进行实验。

(2) 实施胸骨正中线切开术,心脏穿刺取血 1ml。血液常温放置 30 分钟,使血清析出。

(3) 以 3000g 转速低温离心 15 分钟后,收集上层血清并储存于 -20℃冰箱以备后用。

(4) 使用 ELISA 试剂盒分别检测血清 estradiol 和 progesterone 水平。具体操作详见试剂盒说明书。

(5) 实验完毕后,用 SPSS13.0 软件分析实验结果。

【实验结果判读】

在不进行激素诱导的情况下,雌鼠体内的促性腺激素水平和性激素水平会呈周期性变化。

在进行 PMSG 注射诱导后,处于不同性周期小鼠的性周期会被同步化,其体内性激素水平也会产生同步的变化趋势。在注射 PMSG 后 0~48 小时的不同时间点统计比较实验组和对照组的小鼠性激素水平,可以了解小鼠对促性腺激素的反应是否正常。

3. 超数排卵,卵细胞大小测量,第一极体排出率分析实验。

【实验目的】

检测卵巢是否能够有效应答相应激素诱导的超数排卵;检测超排出的卵细胞形态是否正常。

【实验材料】

PMSG、hCG、透明质酸酶、显微镜。

【注意事项】

本实验每组小鼠的数量应该达到 5 只以上,以利于统计学分析。

【实验步骤】

(1) 将未性成熟的 24 日龄小鼠注射 5U 的 PMSG 以保证卵泡的同步成长和超排卵实验。48 小时后注射 5U 的 hCG 诱导超排卵。

(2) 注射 hCG 后 14 小时将小鼠断颈处死,解剖镜下取出两侧输卵管和卵巢,放入生理盐水中,用一次性注射器针尖撕开输卵管的膨大部分,观察到有絮状物释放出来,即为卵母细胞 - 卵丘细胞复合体。

(3) 将卵母细胞 - 卵丘细胞复合体收集到装有 0.1% 透明质酸的培养皿中,37℃培养箱中处理 5 分钟,卵丘细胞会从卵细胞周围脱离,用玻璃管可以分离得到超排卵细胞。

(4) 显微镜下观察,计数卵细胞数量,排出第一极体的卵细胞数量。显微镜下拍摄分析卵细胞的直径。

(5) 用 SPSS13.0 软件分析实验结果。

【实验结果判读】

在进行超排诱导后,小鼠卵细胞将集中于输卵管的壶腹部,并且此时大部分的卵细胞已经排除第一个极体,停滞在减数分裂第二中期。对比实验组和对照组壶腹部的卵细胞数量可以判断卵巢是否发生了正常的排卵反应。对比实验组和对照组中卵细胞大小和第一极体排出率,可以判断卵细胞状态是否正常以及减数分裂的过程是否正常(图 8-6-11)。

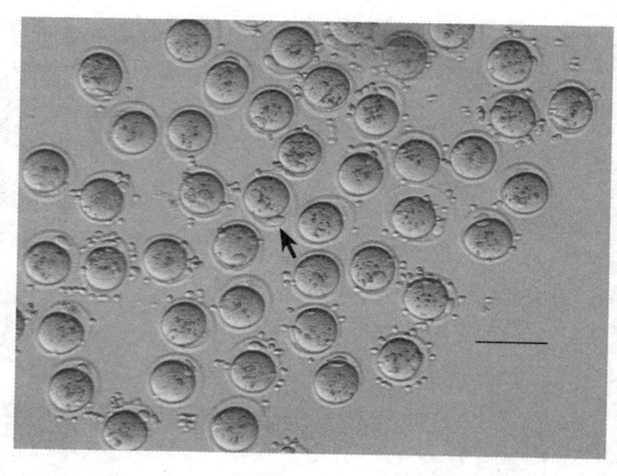

图 8-6-11 超排诱导后从壶腹部分离出的卵细胞

图中箭头标示的为卵细胞中比较明显的第一极体

4. 各时期卵泡数量统计。

【实验目的】

检测卵巢的形态是否正常;检测卵巢中各时期卵泡的数量和形态是否正常。

【实验材料】

PMSG、脱水透明系列乙醇、4% 多聚甲醛(PFA)、HE 染色相关试剂、切片机、展片机、包埋机、立体显微镜。

【注意事项】

解剖卵巢时注意不要损伤到卵巢的表面,为保证实验的准确性,切片均为连续切片。

【实验步骤】

(1) 使用未经 PMSG 诱导的小鼠,实验组和对照组各 5 只,小鼠的年龄根据实验需求选取,通常先分析小鼠生育力开始消失或降低的时间点。同时也需要使用 24 日龄经过 PMSG 诱导后 48 小时的实验组和对照组各 5 只小鼠。

(2) 立体显微镜下取出小鼠卵巢,首先观察卵巢的形状、大小、表面光滑程度等,卵巢置于 4% 多聚甲醛固定 12 小时。

(3) 将固定后的组织进行系列乙醇脱水,二甲苯透明,石蜡包埋,连续切片,切片厚度约为 8μm,烤片及 HE 染色等,显微镜下观察并每隔 5 个切片计算出各级卵泡数量(包括原始卵泡,初级卵泡,次级卵泡,成熟卵泡,黄体等;含有能够观察到细胞核的卵母细胞的卵泡才计入数),计算总数做为整个卵巢中卵泡的数量。

(4) 用 SPSS13.0 软件分析实验结果。

(5) 取不同年龄的小鼠,找到卵巢开始发生变化的时间点,并追踪实验小鼠卵巢的变化过程,确定卵巢即将发生变化的时间点。对各个时间点的小鼠重复(1)-(4)的实验过程。统计小鼠卵巢功能的变化过程。

【实验结果判读】

解剖后观察对比实验组和对照组卵巢的形状、大小、表面光滑程度是否有差别(图 8-6-12)。统计和比较卵巢切片中处于各时期的卵泡数量,可以判断卵泡发育过程中是否出现问题。

5. 卵母细胞体外成熟实验

【实验目的】

检测由卵巢中分离得到的处于前期Ⅰ中的卵母细胞,在体外培养的条件下,是否能成熟并进行正常的减数分裂过程。同时也可以在开始培养后不同时间点观测卵母细胞体外成熟的变化。

【实验材料】

解剖器具、立体显微镜、25G 注射针头、玻璃管、二氧化碳培养箱、培养基、PMSG、M2 培养基、M16 培养基。

【实验步骤】

(1) 向未性成熟的 24 日龄小鼠注射 5U 的 PMSG。

(2) 注射 PMSG 后 48 小时,将小鼠处死。取出卵巢(注射过 PMSG 后的卵巢相对于未注射的要膨大)置于 PBS,在解剖镜下剥去卵巢外的包膜。

(3) 转移卵巢至 M2 培养基中,使用 25G 注射针刺破卵巢表面的卵泡,使其中的卵母细胞释放出来。挑

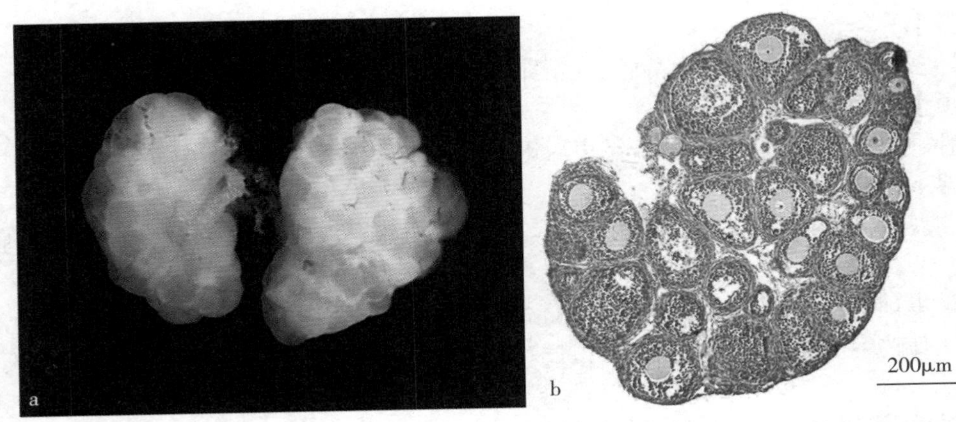

图 8-6-12　经过 PMSG 诱导后 48 小时的卵巢照片（a）及石蜡切片的 HE 染色结果（b）

选含有核膜的成熟卵母细胞，使用玻璃管吸出，转移至在二氧化碳培养箱中预热过的 M16 培养基中培养。

（4）培养 1.5 小时后，显微镜下观察卵母细胞，正常情况下大部分卵母细胞将发生核膜破裂，细胞核消失。剔除没有发生核膜破裂的卵母细胞，其余发生核膜破裂的卵母细胞继续培养。

（5）核膜破裂后 6 小时卵母细胞会到达减数分裂中期Ⅰ；核膜破裂 12~14 小时后卵母细胞会排出第一极体，停滞在减数分裂中期Ⅱ。

（6）根据实验需要选取时间点对体外培养的卵细胞进行固定和染色，观察染色体、微管等形态来判断减数分裂过程是否正常。

【实验结果判读】

正常情况下，从经过 PMSG 诱导 48 小时后的卵巢中分离出的卵母细胞大部分都会停滞于前期Ⅰ，可以观察到卵母细胞中具有细胞核结构（germinal vesicle），统计比较这一时期的卵母细胞的比率，可以得知卵巢中的卵母细胞是否在 PMSG 诱导后发生了正常的成熟过程。经过培养后 1~2 小时，此结构会消失，即核膜破裂（germinal vesicle break down/GVBD）；核膜破裂继续培养 6 小时后，正常的卵母细胞将会处于减数分裂中期Ⅰ；核膜破裂继续培养 12 小时后，大部分的卵母细胞将会排出第一个极体，停滞在减数分裂中期Ⅱ（图 8-6-13）。

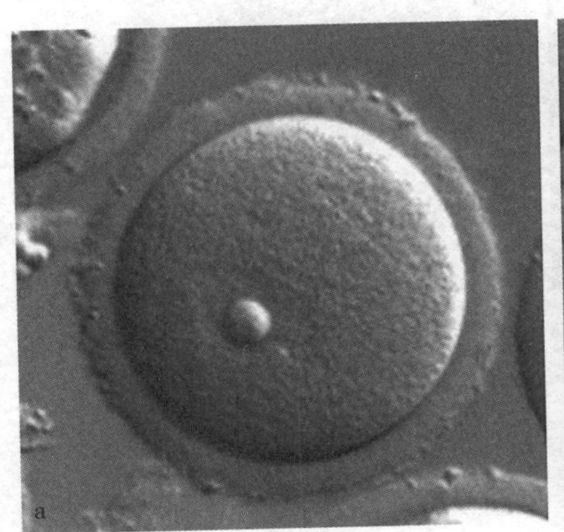

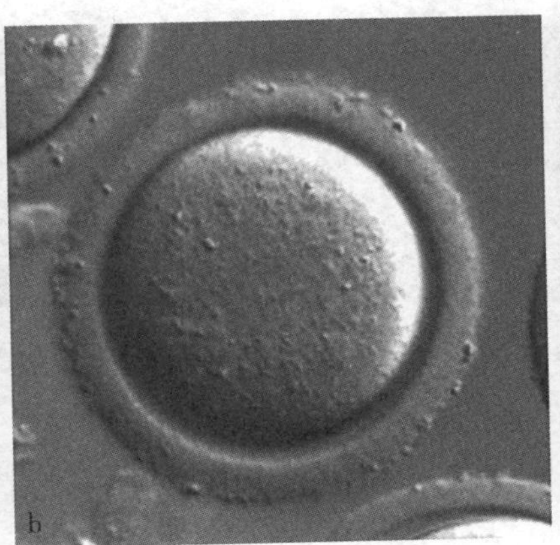

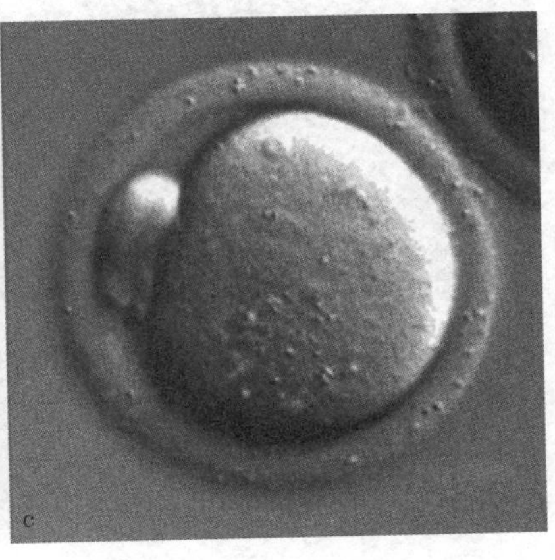

图 8-6-13　处于前期Ⅰ的含有 germinal vesicle 结构的卵母细胞（a），发生了 GVBD 的卵母细胞（b）及发生了第一极体排出的卵细胞（c）

6. 卵细胞体外受精、发育实验

【实验目的】

检测超数排卵产生的卵细胞是否能够进行正常的受精过程。

【实验材料】

解剖器具、立体显微镜、卵细胞培养箱、受精卵培养基、PMSG、hCG、透明质酸酶。

【注意事项】

体外受精操作时动作应尽量快，操作结束后迅速放入37℃的 CO_2 培养箱中。

【实验步骤】

(1) 卵细胞获取：用上述超排卵方法的(1)-(4)步操作方法获取卵细胞，放入特定的培养基中，于37℃培养12小时。

(2) 精子采集：取10周左右的B6雄性小鼠，颈椎脱臼处死后，连同附睾一起取出睾丸，剪下附睾的上体部，用解剖针刺破后挤出精子，再用解剖针挑取精子放入特定培养基中，在体外受精前放入 CO_2 培养箱中培养1小时。

(3) 体外受精：将培养1小时的精子悬浮液置于显微镜下检查精子活力和数量，然后用移液器按每个培养基液滴10μl(每微升约含精子200个)移入卵母细胞(50~100个)，放入 CO_2 培养箱中培养24小时。

(4) 在体外受精后5~7小时，将培养皿从 CO_2 培养箱中取出，用嘴吸式移液器将受精卵移入到新的培养基中，清洗两次，此时观测受精卵数目。剔除未正常受精的卵细胞，然后再放回 CO_2 培养箱中继续培养。

(5) 将经 CO_2 培养箱中培养24小时后，观测分裂至二细胞期胚胎的数目，将二细胞期胚胎用培养基洗两遍之后继续培养。

(6) 二细胞期胚胎培养至72小时之后，观测囊胚期胚胎出现的数目。

(7) 用SPSS13.0软件分析实验结果。

【结果判读】

体外受精后卵细胞将排出第二个极体，并且含有两个原核(雌原核和雄原核)，如图8-6-14a所示为正常的受精卵。正常受精卵经过约1天的培养后会发生等分裂产生二细胞期的胚胎，如图8-6-14 b所示。继续培养约3天会产生囊胚期的胚胎，如图8-6-14 c所示。

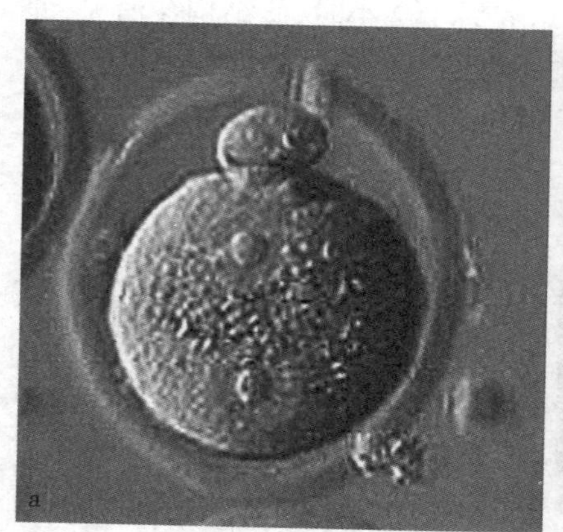

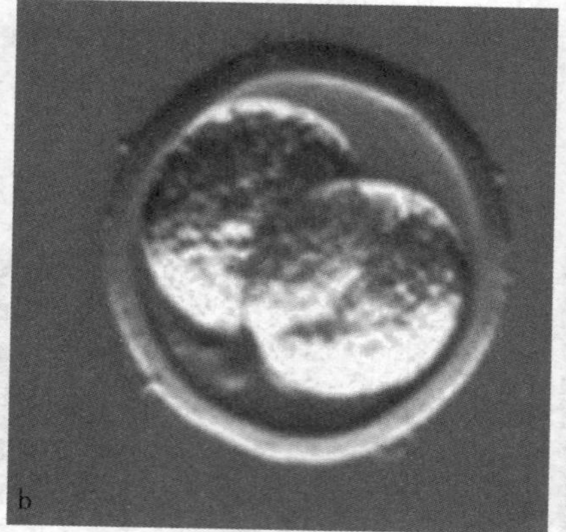

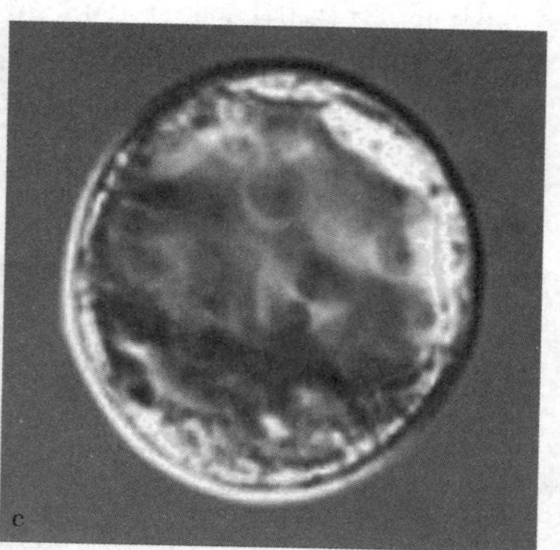

图8-6-14　正常的受精卵(a)，培养1天后的二细胞期胚胎(b)及继续培养约3天的囊胚期胚胎(c)

(齐心　唐安　崔艳)

参考文献

[1] Xu J, Qi X, Gong J, et al. Fstl1 antagonizes BMP signaling and regulates ureter development [J]. PLoS One, 2012, 7(4): e32554.

[2] Chang C, Chen YT, Yeh SD, et al. Infertility with defective spermatogenesis and hypotestosteronemia in male mice lacking the androgen receptor in Sertoli cells [J]. Proc Natl Acad Sci, 2004, 101(18): 6876-6881.

(崔艳　高翔整理编辑)

第七章　神经系统疾病及行为学表型分析技术

Chapter 7　Phenotype analysis of nervous system diseases and behavioral

由于小鼠本身的不稳定性，传统意义上的行为学实验一般不选择小鼠而选用大鼠，因此近代实验室在啮齿类动物上开发的行为学实验相关的操作规程一般更适用于大鼠或类似啮齿动物而非小鼠。随着经典的行为学实验不断演进，向小鼠的过渡也逐渐完善，但实验者仍然需要牢记，用小鼠作为实验对象的行为学实验的相关操作，在实验之前务必确认相应的实验内容对小鼠来说是合适的。

与人类疾病特征相似，小鼠的行为表型也容易受到遗传和环境的影响。参数的标准化和测试环境的标准化对结果的稳定性是至关重要的。同样重要的是突变小鼠的遗传背景对行为学的影响，因此进行行为学实验的前提是所有检测小鼠有统一合理的遗传背景。

行为学（behavioral）是包括植物在内的一切生物体的基本特征，动物的行动特性，不仅和肢体的肌肉运动相关，同时也与支配肌肉的神经、外界环境的刺激及综合分析外界刺激的中枢神经系统（nervous system）有关。对行为学的研究也根据研究方向不同划分不同的类别，分别有对应的经典实验方法进行检测（表 8-7-1）。主要可以分为以下几方面：

1. 神经肌肉功能
2. 学习记忆
3. 社会性行为
4. 情绪相关行为
5. 处理感觉信息能力

表 8-7-1　每方面相关的初级及次级主要筛选手段

领域	检测名称	用途
神经肌肉功能		
初级检测	SHIRPA	检测肌肉，运动，自律性行为等
	抓力测定	检测肌肉力量
二级检测	抓绳索测定	检测肌肉力量
	等距反抗 Isometric resistance	检测肌肉力量
	肌电图	检测肌肉对神经刺激的响应
运动功能		
初级检测	强迫游泳	检测前庭运动功能
	后肢足迹印迹检测	检测运动和步态
二级检测	转棒实验	检测运动协调和平衡能力
	食物抓取实验	检测抓取能力
	踏车实验	检测耐力
学习认知		
初级检测	自发改变	检测探索能力以及记忆能力
二级检测	水迷宫	检测空间感受能力
	电刺激条件反射实验	检测学习及记忆能力

续表

领域	检测名称	用途
社会行为		
初级检测	主导性钻管实验	检测小鼠侵略性
二级检测	食物优选的社会性转变	检测学习认知能力
	新事物认知	检测学习探索能力
情绪检测		
初级检测	开场实验	检测小鼠活动以及焦虑水平
	悬尾实验	检测小鼠抑郁
二级检测	黑白箱	检测小鼠焦虑水平
	高架十字迷宫	检测小鼠焦虑水平
	modified hole board test	检测小鼠焦虑相关行为以及认知过程
	Porsolt 游泳实验	检测小鼠抑郁
感知信息处理能力		
初级检测	听力震惊反射	检测神经对感官刺激的处理
	甩尾实验	检测伤害感受
二级检测	跑轮实验	检测节律性

我们将对这几方面实验进行简单介绍,并重点介绍表型分析联盟使用的相应检测项目。

一、神经肌肉功能

筛选神经肌肉功能异常小鼠的一个常见问题是如何正确判断观察到的行为学结果,因为除了少量经典的肌肉萎缩小鼠模型以外,我们可以发现,通过 ENU 大规模筛选得到的神经肌肉功能异常小鼠模型是很少的,主要原因是在正常的生理条件下,神经支配肌肉的异常症状不一定会表现出来,只有通过对肌肉的组织学分析或肌肉电生理分析才能得到确定的结果。

仅针对小鼠肌肉力量的最简便的检测手段是抓力测定,而一个比较常用的评价小鼠行动异常的分析手段是 SHIRPA 检测。SHIRPA 检测对小鼠的整体行为分析是比较系统和客观的,但即使步态或震颤异常的小鼠,其生理缺陷和神经肌肉功能也不具有必然的相关性。因此通过抓力或 SHIRPA 检测得到的异常小鼠,仍然需要进一步的肌肉 HE 染色分析和肌电图分析来确定是否存在神经支配肌肉的异常。

(一) 抓力测定

抓力测试被用来测量神经肌肉功能,主要测量前肢和四肢的最大肌力。小鼠在网格上施加的力度由连接在网格上的传感器来读数,前肢 / 后肢的抓力分别做 3 个连续平行实验测量。抓力实验用于比较野生型和转基因小鼠前肢和四肢肌力的差别,为不同表型的小鼠神经肌肉功能提供差异依据。

【实验设备】

抓力传感器(BioSEB G3)、网格。

【实验步骤】

使用仪器前先进行传感器的校准。

1. 将网格安装到传感器上并确保固定。
2. 打开传感器,并选择峰值模式,不要施加大于传感器强度承受范围内的力度。
3. 显示传感器复位到零。
4. 从笼中取出小鼠,用拇指和示指抓住小鼠尾巴中间的部位。
5. 前肢测量　将小鼠放到网格上,并且在测量之前只允许小鼠的前爪接触到网格,使躯干保持水平,从网格顶端开始轻轻拉小鼠的尾巴,记录显示的最大抓力值。重复此过程获得 5 次前肢抓力测量值。
6. 四肢测量　将小鼠放到网格上,并且在测量之前允许小鼠的前爪和后爪接触到网格,使躯干和网格保持水平，从网格顶端开始轻轻拉小鼠的尾巴，记录显示的最大抓力值。重复此过程获得5次四肢抓力测量值。

7. 用乙醇（70%）清洁网格。

【注意事项】

在这个实验中，缺少脚趾的小鼠应该被忽略。行为参数可能受到昼夜节律的影响，因此，定期进行测试时，一天大约在同一时间，以获得平衡和有效的结果。避免从光线暗的地方取出小鼠后立即测试，结果可能会受到影响。有的实验室是将小鼠放置15分钟之后再测量。结果示例如图8-7-1所示。

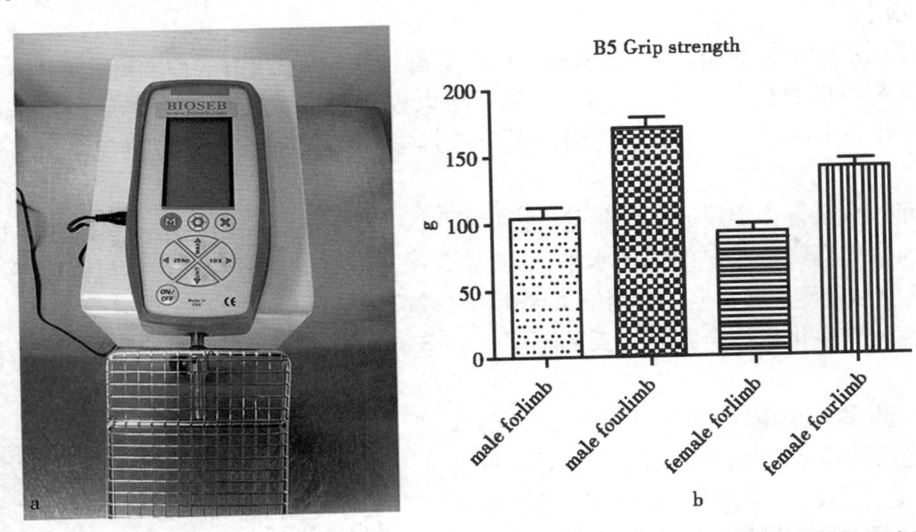

图8-7-1　BioSeb GS3大小鼠抓力测定仪（a），野生型小鼠前、四肢抓力检测结果统计示意图（b）

（二）SHIRPA检测

SHIRPA和形态缺陷检测本来是两个独立的检测项目，最近将两者结合起来，可以在一次检测过程中得到更多、更全面的数据，提高效率。检测的目的是查看小鼠的生理特征，以观察是否存在行为及外表形态异常。对结果的描述主要包括异常的活动力、体貌、行为和反应性。

【设备】

观察圆筒、SHIRPA跑动区、跑动区上方的金属网格、发声盒、做翻身反射的长管、相机及摄像机、镊子、尺、用于插入口中的塑料棒、计时器、天平。

【实验步骤】

1. 实验开始前先让小鼠在检测室内适应30分钟。
2. 在整个实验过程中，记录小鼠的惊叫、攻击、流涎等异常行为。
3. 在整个实验过程中，记录非预期的形态特征（使用相机记录形态异常）。
4. 将小鼠放入置于一个网格上的干净的观察圆筒内，观察其行动和震颤情况。
5. 通过同时移动下方的网格将小鼠移动到跑动区中央位置正上方30cm处，使其突然落下，观察转移惊吓性。
6. 记录从落下开始的30秒内小鼠进入的$10cm^2$方格的数量，以四肢全部进入为准。
7. 在小鼠在跑动区自由行动的过程中观察步态和尾巴的状态。
8. 在小鼠停止的状态下，将发声盒（click box）置于小鼠上方30cm处按下按钮，记录小鼠的反应，重复3次。
9. 用并起的两根手指快速接近小鼠，记录其接触躲避反应。
10. 拎起小鼠尾巴使其头向下悬于网格上方10cm处，观察肢体蜷曲和四肢抓握情况。
11. 将小鼠放在网格上，后肢悬空，用镊子轻轻夹一下右后肢中指，观察夹指躲避（pin escape）反应。
12. 将小鼠放在网格上，从3个方向观察其头部外观和眼的位置、大小，观察耳、头部、背部、背侧等四个位置的毛发。

13. 将小鼠紧紧抓起,逐步观察其耳朵、鼻子、胡须、嘴巴、牙齿、口水多少、四肢推力、腹腔弹性、四肢形态、爪子形态、色素沉淀、指尖形态、腹部毛发、生殖器、等体貌特征细节。

14. 不放开小鼠,测量其体长和尾长,同时从尾根部向尾尖抚摸尾巴,感受可能存在的结节。

15. 将小鼠放入长管,突然翻转 180°,观察小鼠的翻转反应,再向另一侧同样翻转一次。

16. 将小鼠放回跑动区,重新抓起,测量体重,放回原笼。

17. 彻底清洁所有设备,晾干,进行下一只小鼠的检测。

【注意事项】

1. 如果使用乙醇清洁设备,确保在实验开始前乙醇彻底挥发,残留的乙醇可能影响小鼠的行为性质。

2. 行为学相关的表型分析检测结果的正确性很大程度上与小鼠饲养管理条件相关,确保参与该实验的人员具有良好的小鼠操作经验,了解小鼠福利,并熟悉需要检测的小鼠,以避免小鼠检测前可能存在的焦虑性。

3. 绝大部分小鼠行为学研究需要年龄、性别、品系一致,因此必须确保这些参数在实验中的一致性。

4. 环境因素也会影响小鼠的焦虑水平,因此需要保持最适的温度、湿度、排风强度、噪声和光照水平。确保小鼠检测前和检测时始终保持在相同的环境中,才能避免环境可能产生的异常结果。

5. 因为生理和生化指标会随着一天的不同时段有所改变,所有的表型相关检测都推荐在一天的相同时间内进行。

6. 连续检测多只小鼠时,前一次检测在设备上残留的气味可能会影响实验结果,因此进行下一只小鼠的检测前,一定要把跑动区所有的底、壁、尺和金属网格擦干净。在每天的实验结束后,应用水彻底清洗设备以避免细菌感染。在实验结束后打开房间的紫外线灯,同时需要确保紫外线灯不会损坏含有残留乙醇的丙烯酸酯设备。结果示例如图 8-7-2 所示。

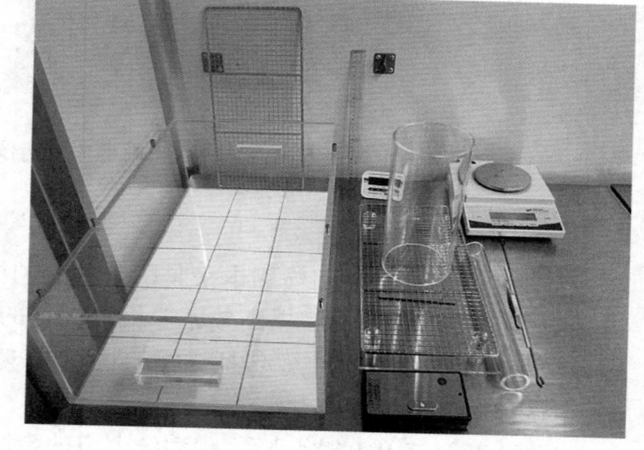

图 8-7-2 SHIRPA(O HARA Co.Ltd)全套设备

二、运动功能的筛选

(一) 初级筛选

1. 强迫游泳实验　通过评价小鼠的游泳能力,可用于评估前庭运动功能。在每天的同一时间进行测试,将小鼠放置入合适大小的游泳箱内并开始计时,记录从开始游泳到放弃的时间,隔 3 天后重复测一次。对于强迫游泳实验,水温是很重要的环境因素,每次游泳的水温应控制在 25℃左右,上下不超过 1℃。

2. 步态印迹　步态印迹是一个比较古老的实验,以其操作简便并容易识别小鼠神经对运动支配的异常而广泛应用。将小鼠后肢蘸上油墨,记录小鼠在一个狭长区域前进时留下足迹的情况。现在基本已用电子记录设备取代,使用电子设备及相应的软件则更容易分析量化小鼠步行周期、步幅、步宽、四肢协调性等指标。

(二) 次级筛选

1. Rotarod 转棒实验　转棒实验用于评价小鼠运动协调和平衡能力。转棒装置由电机带动的旋转滚筒与带槽易于攀爬的表面组成。旋转速度可以被设置为定速,或以一个特定的速率逐渐加速。在加速模式下,可以对小鼠运动适应性进行评估。一般来说,先让小鼠在静止的滚筒上熟悉 1 分钟,以低速(如每分钟 4 圈)适应 1 分钟,再进行正式检测,记录小鼠从上转棒到掉落的时间间隔,每个阶段之间应有 15 分钟左右的恢复时间。使用不同的检测设备可能提供不同的数据结果,对不同分组的小鼠,应以不同的分组间隔进行测试。

2. 抓取食物实验　对小鼠伸手并抓住食物的过程评估可以定义肢体的一系列精细动作协调能力。禁食 16 小时的小鼠被放置在一个高 10.5cm、长宽各 6cm 的有机玻璃箱内,在箱体的每一面上 5.4cm 高处都有一个直径 9mm 的小洞，在外面水平台面上放置制作成小粒状便于抓握的食物。小鼠可以通过小洞使用一个爪子拿回食物。对小鼠伸出，抓住和收回前爪的行为进行视频记录。记录小鼠从发现食物到成功抓住的时间定义为伸手时间（reaching time），如果小鼠抓住并持有颗粒饲料，则抓取（grasping）是成功的。成功地收回并把食物放回嘴边吃掉，则收回（retrieval）是成功的。

3. 跑步机实验　本试验用于测量小鼠在一个定速（15~20cm/s）的履带上能够坚持跑动的时间。无论采用的速度大小，老鼠不再能坚持跑动即为疲劳。记录小鼠从上机到疲劳的一次的跑动时间。同时可以采取血液样本，检测小鼠运动过度后表征肌肉损伤的生化指标作为辅助数据。

三、学习认知能力

小鼠的学习认知能力包括通过感官对外界信息的获取，进一步把信息过滤、保留有用部分并对其产生反应的能力。如迷宫的检测可以分析小鼠的空间感受力，比较简单的是 T 形或 Y 形迷宫，然而最经典的基于小鼠大脑海马组织完整性的空间感受能力的分析应属水迷宫。需要注意的是，一些外部变量也可能影响水迷宫的结果判断，如水对小鼠产生的心理压力，及小鼠本身的运动能力。需要通过其他检测排除这些方面可能的影响，或者选用其他迷宫类型如 Barnes 实验或八臂迷宫增加结果的可靠性。

（一）初级筛选

自发选择。检测小鼠对探索新环境的天性，可以评价它的记忆力以及行动中的注意力和焦虑水平。使用一个标准的 T 形迷宫或 Y 形迷宫进行自发选择实验。典型的 T 形迷宫由一个出发臂和两个与之垂直的两侧遮挡的选择臂。为了评估 T 形迷宫，小鼠被放置在出发臂的一端，让其自由选择探索其他两个路径。一旦小鼠选择其中一个臂，即为结束并重复一次实验。通常情况下，小鼠第二次会进入相反的路径。这构成了一个单一的交替试验。一般在开始时先做 5 次完整的交替选择，24 小时后再做 5 次，将 10 次的结果合并用于统计分析。Y 形迷宫与 T 形迷宫相似，但是为透明的有机玻璃制成，可以使小鼠利用环境进行方向识别。迷宫包含 3 个相同的路径，各 120°角度。中心平台是边长 9cm 的开放三角形。每个路径的内壁上有特定的花纹，便于小鼠区分。开始时将小鼠面对一个臂远端的壁放置，并允许其自由探索装置 5 分钟，实验员须离开其视线，用视频监测其运动情况。结束后小鼠放回原笼，记录分析小鼠离开起始臂的时间，对不同臂的进入次数等。

（二）次级筛选

1. Morris 水迷宫测试　水迷宫测试是目前最广泛使用于评估小鼠空间学习能力的测试。许多因素会影响测试实验结果，如小鼠的学习认知能力，能否成功爬上平台也牵涉到小鼠的运动能力，甚至其情绪状态等，需要通过仔细的观察分析排除各种因素的干扰。在该实验中，小鼠被放置在直径至少 1m 的含有水的不透明水箱中，通过环境提供的视觉线索寻找水下浸没式的平台并成功爬上去。测试共进行 10 天。在训练前，小鼠先多次被放置在平台上，每次持续 1 分钟，允许其对空间进行了解。在此之后的第 1~4 天，平台露出水面约 1cm，小鼠放置在水中，在 1 分钟内定位平台并爬上去的停留 20 秒后取下，1 分钟后重复一次，1 分钟内没有找到平台的，1 分钟结束后手动将其放上去。每天重复 4 次，分别从不同的象限开始。第 5 天时除去平台，将小鼠放置水中，记录 1 分钟运动轨迹内和接近平台位置花费的时间。在后面的几天里，改变平台的位置，重复进行测试。结果示例如图 8-7-3 所示。

2. 电刺激反射实验　小鼠学习能力的检测另一方面是对其被动伤害记忆的能力，如小鼠能记住并试图避免脚底的电刺激。被动躲避实验相对容易操作，因此也常常用于大规模表型筛选。小鼠放置在一个标准的不透光箱中，在一个声音刺激后加上轻微的足部电击。小鼠一般引起冻结反应（freezing），在之后的一定时间内重复实验，仅提供声音刺激即可引起冻结反应。24 小时或更长时间后进行重复测试，检测初始反应引起冻结的持续时间。冻结响应时间的减少可能预示着小鼠的学习障碍。

四、社会行为能力

（一）初级筛选：主导性钻管实验

主导性钻管实验是用于在不伤害小鼠的情况下评测其主动侵略性的实验。实验需要两节管子以及两

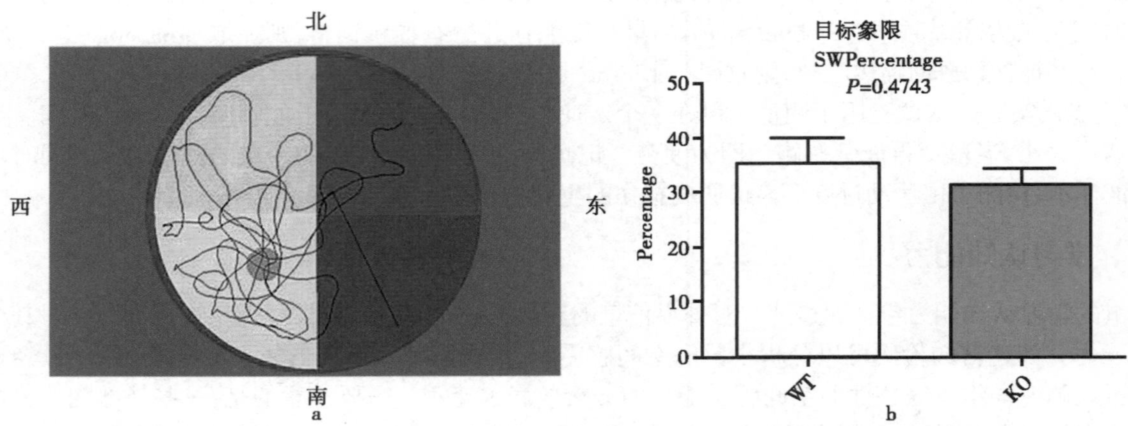

图 8-7-3　小鼠在水迷宫内行动轨迹示意图(a),及在目标象限中花费时间比例的统计结果示意图(b),该结果无显著差异

节管子间的一个空旷区域。整个装置长 30cm、直径 3.5cm,用透明的有机玻璃制成。在每段管子的最后有一扇门,使小鼠可以互相闻到气味而又不会发生肢体接触。开始试验,将两只同性别的小鼠放在管子的两端,两只小鼠都向管子的中心部位探索前进。当小鼠靠近门时将门拿去使得两只小鼠接触。如果一只小鼠占有统治地位而另一只小鼠是从属地位,则统治地位的那只小鼠将继续前进而另一只小鼠将往后退。

(二) 次级筛选

1. 食物偏向的社会性改变　食物偏向的社会性改变实验是用于评测小鼠的社会认知和学习方面的能力。该实验需要两组小鼠:论证组和测试组。实验具体步骤如下。

(1) 将论证组小鼠禁食 16 小时,然后将其放入有特殊风味食物的笼中。特殊风味的食物是将标准饲料预先浸泡在 2% 肉桂或可可溶液中来制成的。如果论证组的小鼠在设定的时间内消耗该食物超过 2g,则可用于下面的实验。

(2) 论证组的小鼠放入实验组小鼠笼中(每笼鼠不超过 5 只),让两组小鼠充分互动学习,该步骤可多次重复。

(3) 一周后,将实验组小鼠禁食 16 小时,然后将其放入含有特殊风味食物以及一种新的食物的笼中,新食物也可用肉桂或可可浸泡。一段时间后计算两种食物的消耗比率。

2. 新事物认知实验　啮齿动物具有探查新事物的天性,可以使用一个简单的实验来探讨短期的社会认可能力。当一个不熟悉的同类被第一次放入有一只成年雄鼠的笼中,雄鼠会积极地去探索新的成员。如果将新成员从笼中拿走,过一段时间后再次放入,它受到的探索将远低于第一次。

五、情绪状态筛选

(一) 初级筛选

开场实验。开场实验主要用于评价小鼠的焦虑性及对外界的探索行为,小鼠天然具有探索未知领域及保护自我免受外界潜在伤害的双重能力,因此,开场实验通过记录小鼠在开场环境的边缘区停留时间及在中央区(产生焦虑区)停留时间来检测小鼠的该特性。

【实验设备】

开场空间,视频检测设备,分析软件。

【操作步骤】

1. 将小鼠转移到检测室,检测前保持非打扰状态至少 30 分钟。
2. 确保光照条件符合要求,仪器运行正常。

(1) 如果使用红外射线系统，确保小鼠未放入之前射线未受干扰，如果检测站立，确保测站立的射线口高度合适。

(2) 如果使用视频跟踪系统，调试好检测参数，以正确区分小鼠的毛色和背景色。

(3) 检测后分析，每个开场空间分为中央区与边缘区，边缘区宽为距壁 8cm，中央区占总面积的 40%。

3. 在每天正常光周期的开灯后 1 小时开始检测，每天的检测时间需保持一致。

4. 清洁每个开场区，晾干。

5. 将小鼠逐一放入开场空间，位置为一侧边缘区中点面向壁的方向，任其自由探索开场空间，实验员需离开其视线。如果使用视频跟踪系统在相邻空间平行检测不止一只小鼠，必须确保每只小鼠刚刚放入时即开始记录数据，以保证原始数据的一致性。雄性和雌性小鼠需分批检测，最好先测雄鼠，再测雌鼠，交替检测。

6. 20 分钟后，将小鼠取出，放回原笼中。

7. 清除开场区的排泄物并将所有区域擦干净晾干，继续下一批小鼠的检测。

8. 通过分析记录的数据，计算小鼠在不同区域中每 5 分钟间隔内的活动情况。

【注意事项】

1. 除了换笼以外，小鼠在检测前不能有任何人为操作，如抓取等。

2. 如果需要打耳号，应在此检测之后进行。

结果示例如图 8-7-4 所示。

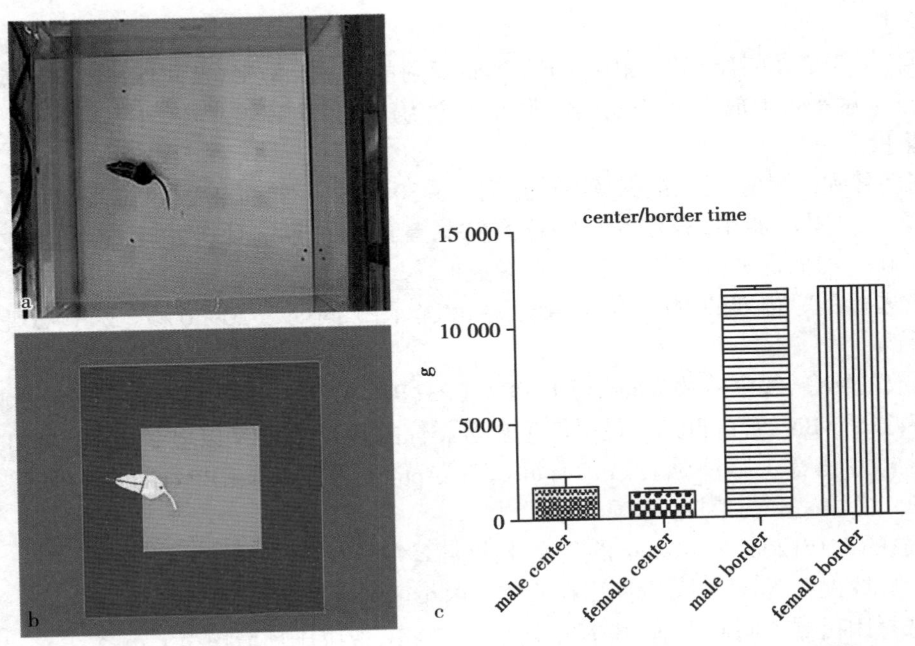

图 8-7-4　小鼠开场空间(a)，检测软件分析(b)示意图，及野生型小鼠在中央、周边花费时间统计示意图(c)

(二) 次级筛选

1. 明暗箱　明暗箱测试用来进一步评估小鼠的焦虑水平。小鼠生性喜欢暗光环境，特别是当在一个新的环境中时。使用的装置中所采用的是与开场相同的场地环境，但其中一半被覆盖黑色不透明有机玻璃。在明场和暗箱之间有一个小口允许动物自由移动。该测试可在正常照明或红色光下进行。实验进行 5 分钟，将小鼠放在暗室的入口处并开始。用视频或红外记录小鼠运动情况，在 5 分钟时间内，测定开始时第一次进入明箱的时间间隔，出入明场的次数和在明场中停留总时间。测试结束后，小鼠放回原笼。

2. 高架十字迷宫　高架十字迷宫试验也被用来评估小鼠的焦虑水平。简单地说，该装置由定位在离地面 1m 以上的一个狭窄的十字平台组成，其中一组对侧的路径两侧有封闭的壁，一组对侧路径两边是开放的。检测时，将小鼠放置在其中一条开放路径上，并视频记录其 5 分钟内行动情况。分析在开放和封闭的路径上分别的停留时间。

3. Porsolt 游泳测试 另一种广泛使用的测试抗抑郁药疗效的实验是小鼠的 Porsolt 游泳测试。在该试验中，小鼠被放置在一个盛水的圆柱形容器内，最初小鼠会试图从该容器逃脱而游泳挣扎，但在短期(约 2 分钟)后即会采用一个特征性的不动姿势，表征其抑郁状态。在固定的时间内处于不动姿势的时间比例可以用于评价其抑郁程度。

六、中央处理感官信息能力

(一) 初级筛选

1. 前脉冲抑制的惊吓反应(acoustic startle reflex，ASR) ASR 的异常可能是由于听力异常或相关的感官处理神经异常引起的。震惊反射定义为对突然的非预期强音夸张抖动反应，而当强音刺激前存在一个较弱的声音时，该反应会被相应减弱。这种减弱的性质即称为前脉冲抑制(pre-pulse inhibition，PPI)。PPI 存在于包括小鼠和人类的多种物种中，并对感受马达阈(sensorimotor gating，SG)提供了可操作的检测手段。SG 反映了动物能否成功整合和抑制感官接受信息的能力。一些临床研究表明多种人类疾病中表现出 PPI 异常，如：精神分裂症，亨廷顿舞蹈症，脆性 X 综合征和自闭症。因此，震惊反射和 PPI 参数广泛用于评测 SG 及多种药物的治疗效果，如潜在的抗精神病药物，同时也可用于研究与精神错乱有关行为的遗传和神经生物学机制。

【实验设备】

阻断外界噪声和震动的隔音箱，箱中有记录震惊反射的电子灵敏平台，向外连接到转换放大器以转换其检测值。电子灵敏平台上放有小鼠固定圆筒，正上方为声音发生装置。

【实验步骤】

(1) 将小鼠转移到检测室，检测前保持不被打扰至少 30 分钟。实验前避免惊扰小鼠，实验当天不要换笼。

(2) 将小鼠放入固定器中，开始 5 分钟仅有背景音的适应期。此外也可在此期间播放 5 次每次 110~120dB/40~60ms 的强音刺激使其适应，不记录数据。

(3) 接下来进行乱序排列的测试，每个重复 6~10 次，测试间期为 20~30 秒(或 10~20 秒)随机选择的数字，测试包括：

A. 单独播放的纯音，每个持续 20ms，PP1、PP2、PP3、PP4dB，至少要选择 3 种不同的前刺激音量，前刺激强度为高于背景音(BN)而自身又不足以产生显著震惊的音量，为 BN 以上 2~20dB(如 BN+5，+10，+15，+20)，另 4 种测试为纯音 + 脉冲强音(PP1+pulse，PP2+pulse，PP3+pulse，PP4+pulse)，纯音超前脉冲强音 50~120 毫秒。

B. 单独播放的 110/120dB/40~60ms 的震惊脉冲强音测试。

C. 无刺激测试，仅有背景噪声，以检测在检测室内小鼠的基准动作强度。

D. BN 的选择因机器不同而不同，基本可定为 65~70dB，取决于环境噪声大小。

(4) 在开始震惊脉冲刺激后 65~100 毫秒内每毫秒持续记录小鼠震动情况，即震惊期间 40~60 毫秒加上震惊结束后 25~40 毫秒，无刺激测试中为从上一个 ITI 结束后的 65~100 毫秒(图 8-7-5)。

(5) 确保仪器正确运行。

(6) 将小鼠放入灵敏平台上的小筒内，插上两侧插片固定，关好检测室的门。

(7) 根据以上描述的实验设计开始实验程序。

(8) 实验结束后将小鼠取出，记录体重，放回原笼。

(9) 将固定小鼠的圆筒擦干净晾干，放回检测室内或进行下一组小鼠的检测。

(10) 实验全部完成后，保存数据，分析每只小鼠的听力震惊及前刺激抑制情况。

【数据采集】

用于判断听力震惊反射的是 peak-to-peak 幅值的最大值，由单独脉冲刺激反射检测值的平均值计

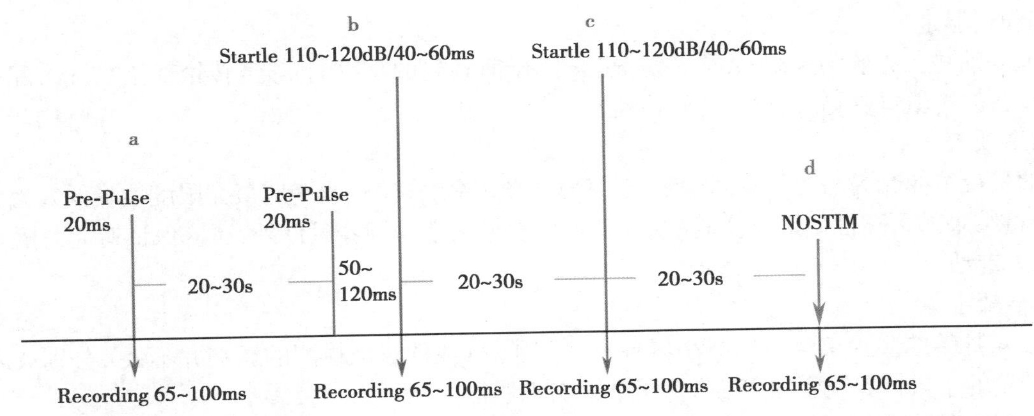

图 8-7-5　震惊及前脉冲抑制的不同类型测试示意图

a. 仅有前脉冲纯音；b. 加前刺激的震惊强音；c. 仅有震惊强音；d. 背景音

算基本震惊反射(S)，前刺激脉冲反射值的平均值得到 PPS。PPI(前刺激抑制率)为两者计算得到的比值：%PPI=100*(S−PPS)/S，整体 PPI 水平由不同前刺激反应值的平均值计算得到：100*［S−(PP1−S+PP2−S+PP3−S+PP4−S)/4］/S。

【注意事项】

(1) 适应期及检测记录时，检测室内的光照和背景噪声值应与小鼠饲养环境一致，以减少环境改变对行为的影响。

(2) 记录过程中最大电压改变被用于表征震惊反射的程度，实验整个过程中，包括前刺激和震惊之间，背景噪声应始终持续存在。结果示例如图 8-7-6 所示。

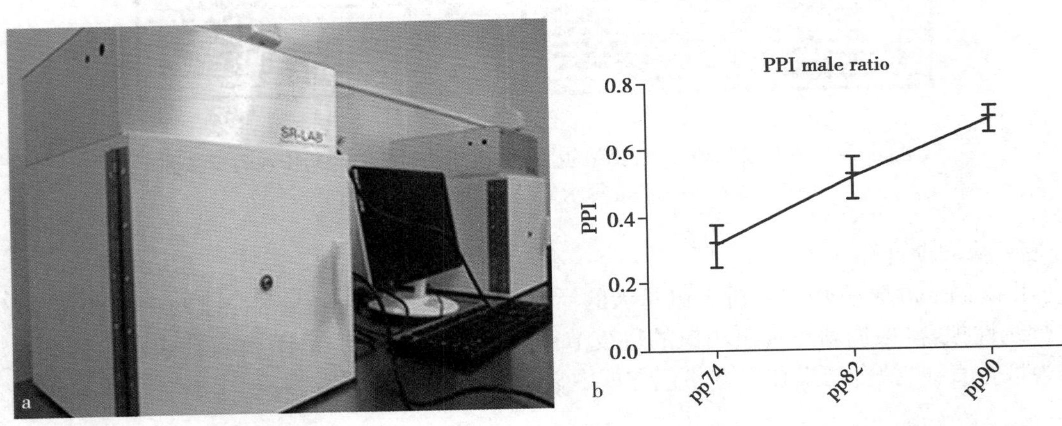

图 8-7-6　San Diego 公司的 SR-Lab 震惊反射检测设备(a)及以 120dB 为震惊，74、82、90dB 分步抑制的 PPI 结果示意图(b)

2. 甩尾测试　评估小鼠对伤害性刺激的反应。使用标准化检测装置，对小鼠的尾尖给予一个急性的高强度的热刺激时，记录从刺激给出到小鼠对热刺激的甩尾反应的时间间隔。

(二) 次级筛选

1. 监测昼夜节律　使用商业化的跑轮装置，在长时间的人工产生的黑暗环境中可以检测小鼠固有的生物钟节律。在更加复杂的检测中，可以在给予一定光刺激的条件下，逐渐改变小鼠的光周期，考量其对外界光周期的适应能力。将每只小鼠单独放在配有跑轮装置的检测笼中适应 1 周以上的时间，给予正常的水和饲料，及 12∶12 的光周期节律，然后换成完全黑暗的环境，连续检测小鼠的活动、静息情况。在有光刺激条件的检测中，通过适当的光牵引，可以检测更多的生物节律指标，如时相转换反应等。

【试剂和仪器】

ClockLab 动物行为监测系统（Actimetrics 公司），配有转轮的小鼠饲养笼（转轮直径 12cm），配有独立光源及换气设备的小鼠饲养箱，电源定时转换器。

【注意事项】

小鼠的昼夜节律行为易受外界因素影响，且对光照敏感，实验过程中应最大限度地降低人为因素的干扰，保证测量结果的可靠性。进行实验的动物房，除满足正常的饲养条件外，还应保证避光与隔音效果良好，不常有人走动。

【操作步骤】

准备 2~4 月龄的实验组与对照组小鼠各不少于 4 只（性别对该检测的影响并不大），分别放入相应数量的配有转轮的小鼠饲养笼中独立喂养，加满水与饲料。

【光牵引与环境适应】

设定给光程序为每天早上 8:00 开灯，晚 20:00 关灯。用 ClockLab 持续记录小鼠活动情况 1 周。注意观察小鼠的活动记录在 1 周后是否达到稳定、规律。

小鼠经光牵引 1 周，活动记录稳定后，调整给光程序为从当晚 20:00 起持续黑暗，在全暗状态下记录小鼠行为 10 天，至多 3 周（不换笼）。

在 ClockLab 中作出如图 8-7-7 所示的小鼠活动图（actogram），初步观察小鼠昼夜节律的周期。

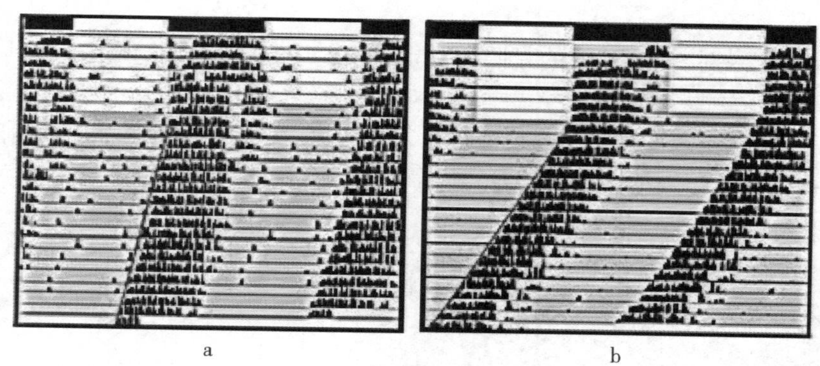

a　　　　　　　　　　b

图 8-7-7　ClockLab 软件拟合的小鼠昼夜活动时间节律初步观察示意图

图 b 提示运动节律缩短

2. 昼夜节律周期计算

（1）使用 ClockLab 分析软件分析小鼠每天的活动起始时刻（onset time point），对全暗状态下的活动起始时刻进行线性拟合，根据斜率求出小鼠的昼夜节律周期，如图 8-7-8 所示：红点代表小鼠活动起始时刻，红色直线为拟合直线，拟合结果在下方粉色方框中显示。

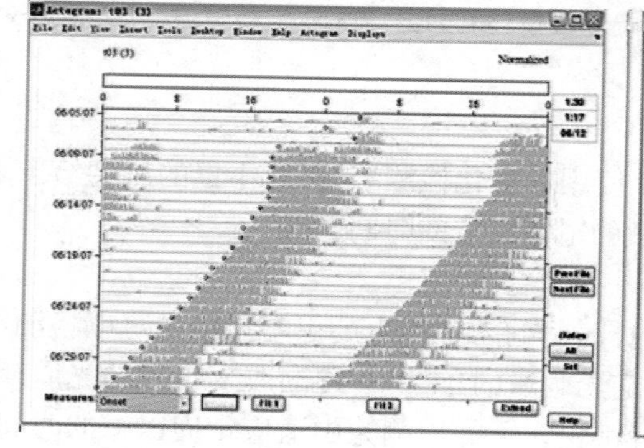

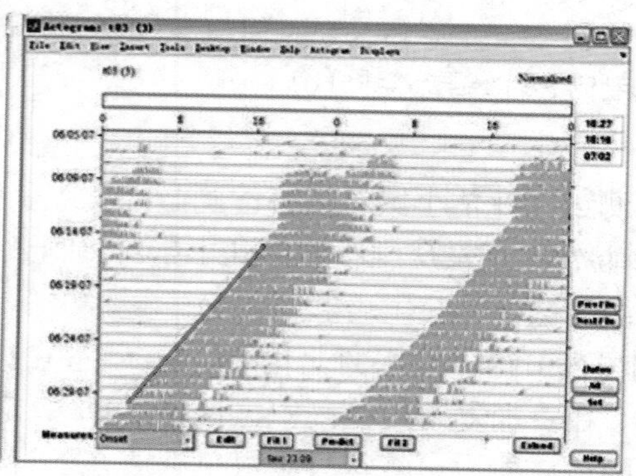

图 8-7-8　使用 ClockLab 分析软件分析

小鼠每天的活动起始时刻对全暗状态下的活动起始时刻进行线性拟合示意图，直线为拟合切线

(2) 将分析和显示的起止日期改为全暗周期的3周，使用ClockLab分析软件Periodogram->Chi-squared分析模块计算整体行为的昼夜节律周期，如图8-7-9所示：由程序计算的昼夜节律周期显示在峰值右侧的白色方框中。

(3) 比较(1)和(2)中计算周期结果，二者差异应在0.1小时以内。若差异过大，则应重新检查活动起始时刻或使用其他Periodogram分析模块进行校正。

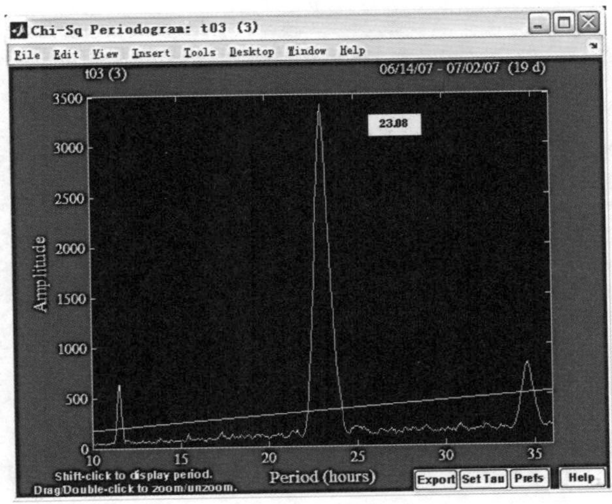

图8-7-9　ClockLab分析软件计算的昼夜节律周期峰值图

七、生化测定

在小鼠模型中，生化分析可以对行为和神经功能的评估提供辅助信息。如通过检测处死后的小鼠在脑组织中神经递质的平衡来确定一些精神疾病。活性的血清素和去甲肾上腺素能系统与抑郁症的发展有关，而过度活动的多巴胺和谷氨酸能系统与精神分裂症有关。在神经退行性疾病中能观察到谷氨酸等兴奋性神经递质的变化。高强度的肌肉收缩或骨骼肌损伤导致的肌肉损伤的后果是血液中肌肉相关蛋白的增加，如测量包括肌酸激酶，肌红蛋白和肌钙蛋白等，可提供相应辅助信息。

八、神经生物学基本组织学检测方法

(一) 尼氏染色(Nissl staining)

用于脑石蜡或冷冻切片上尼氏小体(Nissl body)染色。Nissl染色是以德国神经病理学家Franz Nissl的名字命名的。Nissl染色液染色后尼氏小体呈蓝紫色，常用于显示脑或脊髓的基本神经结构。Nissl小体大而数量多，说明神经细胞合成蛋白质的功能较强；相反在神经细胞受到损伤时，Nissl小体的数量会减少甚至消失。

【试剂】

商业化染色试剂盒；常规石蜡切片脱、复水梯度乙醇；二甲苯。

【实验步骤】

常规石蜡切片(同HE染色)。

烘片(烘箱2小时以上)。

1. 脱蜡至水(同HE)。
2. 甲酚紫(20~40分钟)根据试剂使用时间来定。
3. 脱水(非常关键)：水1~2秒、75%乙醇5秒，85%乙醇5秒、90%乙醇5秒，95%乙醇5秒、100%乙醇1分钟，100%乙醇1分钟、100%乙醇1分钟。
4. 透明(同HE)。
5. 封片(同HE)。
6. 干燥(同HE)。

结果示例如图8-7-10所示。

(二) 高尔基染色

用重金属盐染神经元树突和小突触棘，铬银和脂蛋白形成复合物在细胞膜间隙形成稳定的结晶。神经元胞体和树突、轴突被染成对比鲜明的黑色，通过比较，基本可以看出神经发育、死亡、传递等方面的区别。使用冷冻切片和商业化进口试剂盒，如FD Rapid GolgiStain™ Kit，结果的染色效果和重复性较好。结果示例如图8-7-11所示。

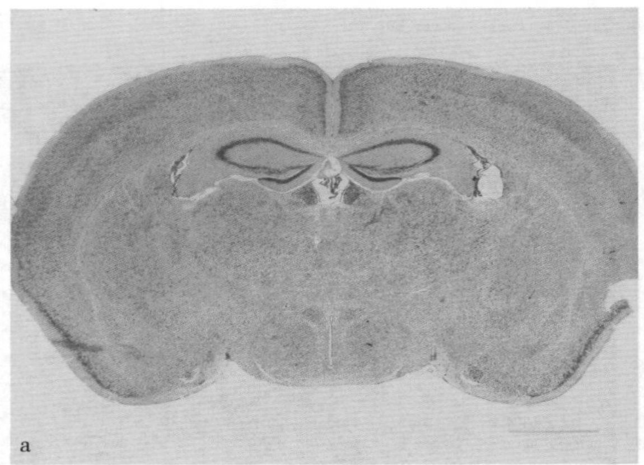

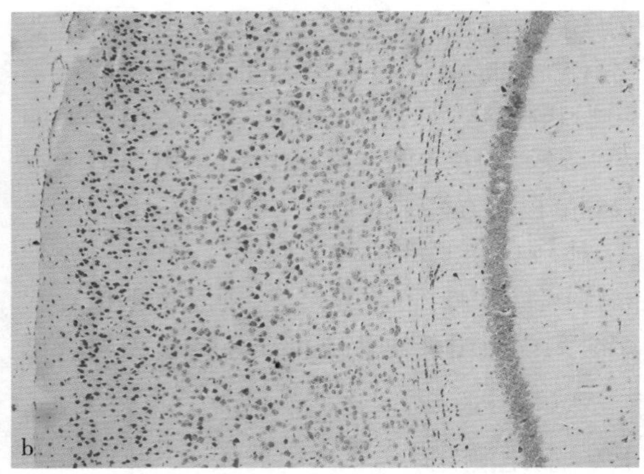

图 8-7-10　大脑的整体(a)和皮层局部(b)尼氏染色示意图

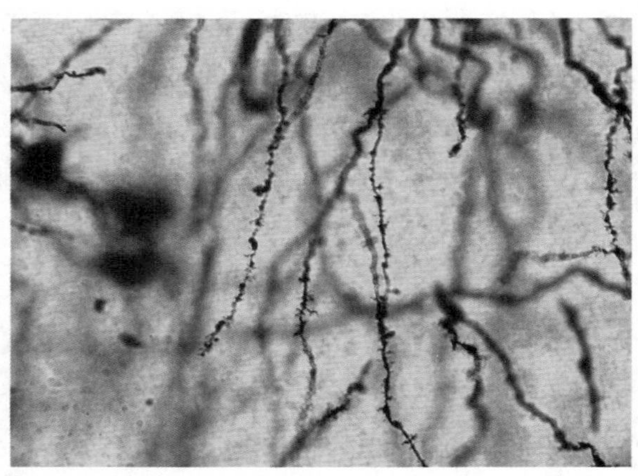

图 8-7-11　神经元轴突高尔基染色结果示意图

(三) 免疫荧光

使用多种抗体标记不同性质的神经元是神经生物学的常规组织学方法。使用不同二抗来源的一抗及不同荧光剂标记的相应二抗,可以得到多彩的荧光叠加效果。现在的多种转基因工具鼠也可以通过在不同特征神经元中表达不同的荧光元件,如 GEP、YFP、Tamato 等,在共聚集显微镜下不同发光神经元的叠加图,用于相应的神经元发育病理学研究。结果示例如图 8-7-12 所示。

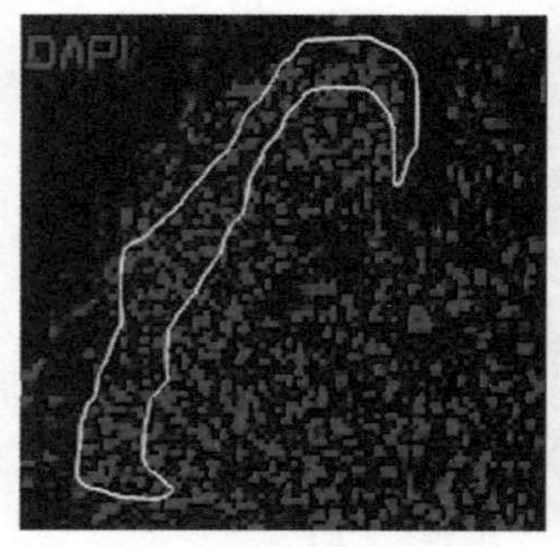

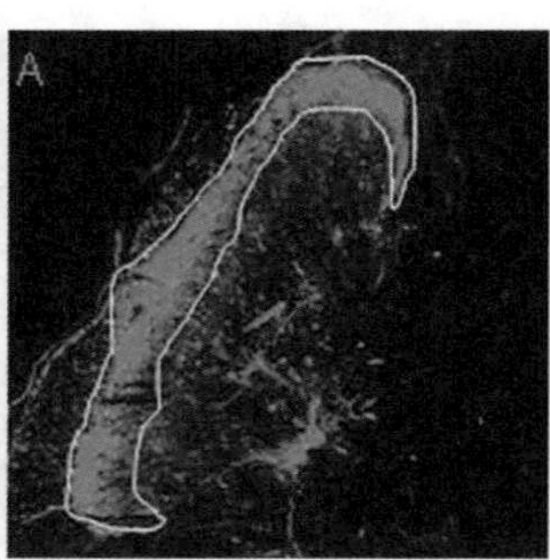

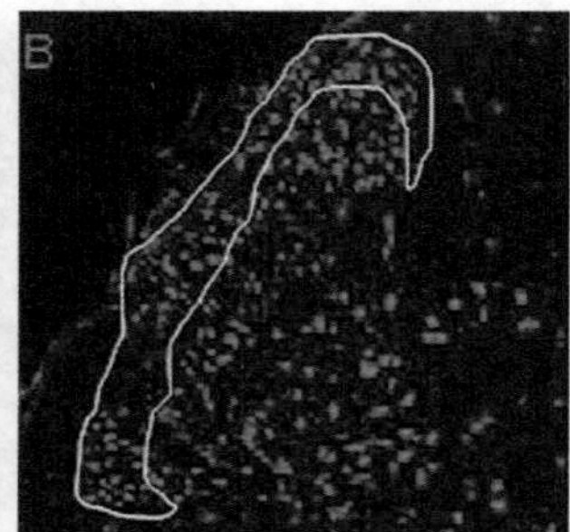

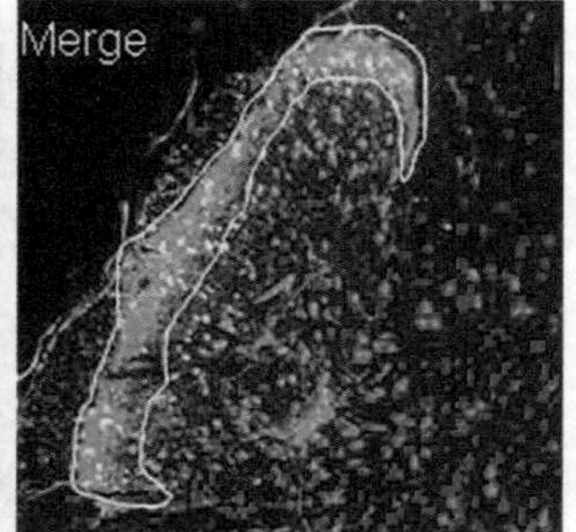

图 8-7-12　脊髓第二板层标记物 CGRP(绿色)和神经元标记物 NeuN(红色)荧光共定位示意图

(四) 振荡切片

研究神经元电生理的基础是要获得到好的活体脑片,因此需要使用到振荡切片技术。

【注意事项】

振动切片的优势是活体厚片,缺点是需要一定的技术熟练度才能得到比较满意的切片。

【取组织】

1. 包埋　使用1%~4%的低熔点琼脂糖，用PBS或生理盐水配制，浓度根据组织的硬度来自由选择(脑组织软，浓度低一点；心脏硬，浓度高一点)，待琼脂糖降温到37℃但未凝固时包埋组织，之后等待凝固。

2. 修块　将包埋块修正成8~12mm边长的长方体，可略大或略小。

3. 固定　用502胶水或特制的黏合剂黏合在托上(注意：这里指的不是PFA固定，而是将凝胶块固定在托上)。

4. 等固定后(约5分钟)在槽里灌PBS或生理盐水。

5. 在槽外灌冰水或放冰。

6. 根据实验需要切成40~400μm的任意厚度。

7. 捞片　镊子或毛笔挑取。

(齐心　崔艳)

(崔艳　高翔整理编辑)

第八章　造血及免疫系统表型分析技术

Chapter 8　Phenotypic analysis of hematopoietic and immune systems

血细胞是由造血器官产生造血干细胞并不断分化形成的不同特点和功能的一类细胞。胚胎早期主要由卵黄囊、胎肝造血，成年主要由骨髓造血。造血干细胞的发现大大推动了对造血系统疾病机制和治疗的研究，造血微环境中的调控因子也是研究造血的热点。

免疫系统（immune system）主要包括T细胞和B细胞，幼年时淋巴细胞由骨髓形成并在胸腺成熟，老年后胸腺逐渐退化。研究其功能的主要手段是流式细胞技术。根据特定的表面集落因子的特征对淋巴细胞进行细致分群，可以了解机体的免疫活化状态。

本章主要介绍造血系统（hematopoietic system）的基本研究手段和流式细胞对淋巴细胞分型的基本内容，及普遍适用的组织学染色方法。

一、骨髓细胞移植

【试剂和仪器】

IMDM，1×PBS，酸化抗生素水。

【操作步骤】

1. 准备骨髓移植受体小鼠

(1) 受体小鼠在接受辐射1周前，要饲喂酸化并添加抗生素的灭菌水。

(2) 受体小鼠接受辐射后2周内要继续饲喂酸化并添加抗生素的灭菌水，然后才可以改喂酸化但不含抗生素的饮用水。

(3) 对C57BL6/J小鼠而言，辐射剂量是10Gy的伽马射线，受体小鼠要在4小时内接受尾静脉骨髓移植手术。

2. 准备移植用供体骨髓细胞

(1) 收获供体小鼠股骨，保存在RPMI1640（2%FBS，10U/ml肝素＋青霉素＋链霉素）。

(2) 用注射器冲洗股骨骨髓腔，用灭菌的40μm细胞滤器过滤骨髓细胞。

(3) 用无血清的RPMI1640冲洗细胞，4℃离心5分钟，转速2000r/min。

(4) 用25ml无血清RPMI重悬细胞，细胞计数。

(5) 无血清RPMI1640调整细胞浓度至1×10^7 cells/ml。

(6) 对受体小鼠进行尾静脉注射骨髓细胞，每只小鼠注射0.5ml细胞液，即5×10^6细胞。

3. 酸化抗生素水制备

(1) 用HCl将水的pH调至2.6，灭菌。

(2) 每升酸化水加10ml新霉素（10mg/ml）和400μl硫酸多黏菌素B（25mg/ml），过滤灭菌。

二、细胞的集落形成实验

造血生长因子是一类主要作用于造血系统的细胞因子的总称。造血细胞的存活、增殖及分化离不开造血微环境中的造血生长因子。因此，在研究造血过程时，对造血生长因子的检测是必不可少的。集落形成实验同ELISA及细胞增殖实验相比较，不但能反映细胞因子水平，还能反映不同生长因子对集落形成类别的影响。细胞克隆形成实验（colony-forming cell assay）方法如下。

【试剂和仪器】

甲基纤维素半固体培养基MethoCult（Stem Cell Technology 03334），35mm细胞培养皿（悬浮细胞用），

10cm 细胞培养皿，手术器械，1ml 注射器，1×PBS（NaCl 137mmol/L，KCl 2.7mmol/L，Na_2HPO_4 10mmol/L，KH_2PO_4 2mmol/L）。

【注意事项】

1. 隔夜融化甲基纤维素培养基。
2. 无菌操作，试剂和耗材都应事先灭菌。
3. 也可以用磁珠或 FACS 分选等方法对细胞进行筛选后，再种植于甲基纤维素培养基上。
4. 为保持干\祖细胞活性，整个操作过程应尽量快，以减少对细胞活性的损伤。
5. 可在甲基纤维素中加入不同的细胞因子，以检查干\祖细胞向不同终末分化细胞分化的能力；Stem Cell Technologies 公司有加了不同生长因子的甲基纤维素培养基可供不同的实验目的。
6. 可以用 Benzidine 染色来帮助鉴别 BFU-E 和 CFU-E 克隆。
7. 图 8-8-1 显示了其他克隆的外形，以供鉴别。

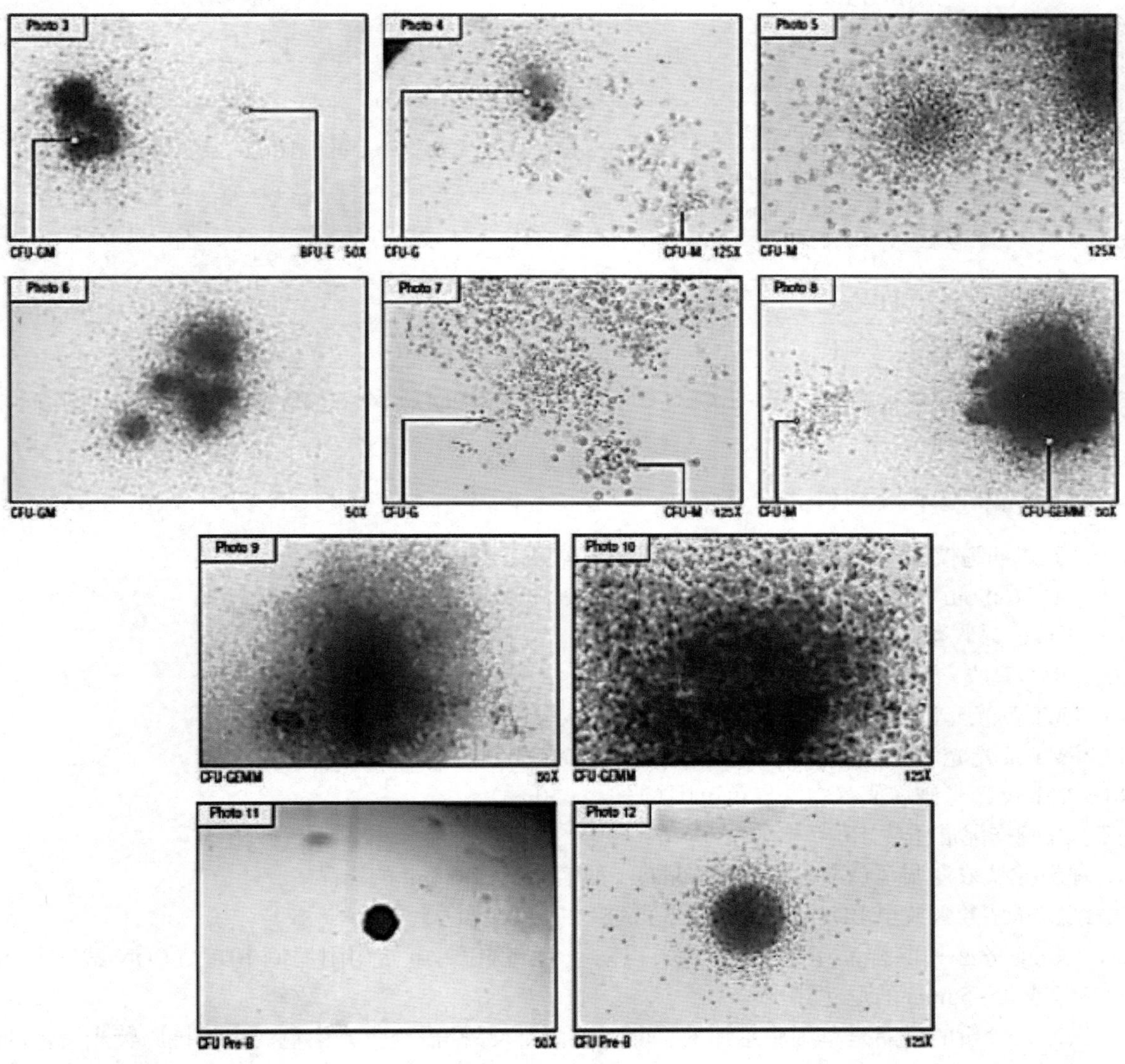

图 8-8-1　不同细胞集落刺激因子刺激下造血干细胞克隆形成状态示意图（摘自 Stem Cell Technologies 公司目录）

【操作步骤】

1. 无菌条件下收获胎肝细胞并用注射器分离成单细胞悬液。
2. 细胞计数。

3. 按照最终细胞接种密度的 10× 浓度配制细胞悬液。

4. 实验设置 2 个副孔的话，将 0.3ml 细胞液和 3ml 甲基纤维素培养基混匀。

5. 每个 35mm 培养皿分装 1.1ml 甲基纤维素细胞培养液。

6. 每个 10cm 培养皿里放 2 个 35mm 培养皿和一个不加盖子的 35mm 培养皿。不加盖子的 35mm 培养皿里加 3ml 灭菌水，以保湿并减少污染的风险。

7. 将培养皿置于 37℃，5%CO_2，湿度 >95%。

8. 对 CFU-E 而言，2 天后可以在显微镜下对造血克隆计数；对 BFU-E 而言，7~10 天后可以计数。

9. 图 8-8-2 为各组织正常情况下的 BFU-E，CFU-GM，CFU-GEMM 的数目。

祖细胞	细胞克隆
骨髓细胞，2×10^4 个细胞 /35mm 细胞培养皿	
BFU-E	8 ± 3
CFU-GM	64 ± 16
CFU-GEMM	3 ± 1
脾细胞，1×10^5 个细胞 /35mm 细胞培养皿	正常成年小鼠脾细胞和血细胞克隆形成数量极少
血细胞，1×10^5 个细胞 /35mm 细胞培养皿	
肝细胞，2×10^4 个细胞 /35mm 细胞培养皿	
BFU-E	9 ± 3
CFU-GM	55 ± 10
CFU-GEMM	3 ± 2

图 8-8-2　各组织正常培养情况下的 BFU-E，CFU-GM，CFU-GEMM 的预期数目（摘自 Stem Cell Technologies 公司目录）

三、流式细胞术检测（FACS）

（一）流式细胞仪操作规则：光学系统（以 BD FACSCalibur 为例）

BD FACSCalibur 基本配有一支波长 488nm 的氩离子激光：

FSC Diode 只收 488nm 波长散射光

SSC PMT 只收 488nm 波长散射光

FL1PMT 荧光光谱峰值落在绿色范围（波长 515~545nm）

FL2PMT 荧光光谱峰值落在橙红色范围（波长 564~606nm）

FL3PMT 荧光光谱峰值落在深红色范围（波长 >650nm）

（二）细胞样品准备要求

1. 理想样品浓度调至（1~10）× 10^5cells/ml，一般实验只需 0.5ml 的样品。

2. 细胞样品务必放至 BDFALCON352052 试管中，否则无法上机。

3. 上机前务必去除样品中之细胞团块，以防止管路堵塞，可使用附滤网 BDFALCON 试管　（Cat. No.352235）或 35~55mm 的尼龙筛网。

4. 供流式分析的样品是单细胞悬浮液，而且大部分样品都需经荧光染色。表面抗原荧光染色的方法大致有两种：直接免疫荧光和间接免疫荧光染色。

（三）开机标准操作

1. 开启流式细胞仪电源。

2. 开启计算机电源。

3. 确认鞘液筒有八分满的 FACSFlow，确实旋紧（鞘液筒容量为 4L）。

4. 将废液倒掉，并在废液筒中加入 200ml 家用漂白水（废液筒容量为 4L）。

5. 将减压阀方向调在加压(Pressurize)位置。

6. 排除液流管路与过滤器中的气泡。

7. 取下样品管,执行 PRIME 功能两次。

8. 使用 1ml PBS,HIGHRUN 两分钟。

9. 可开始分析样品。

(四) 关机标准操作

关机前必要动作:清洗进样管和外套管,防止进样管堵塞或有染料残留。

1. 将样品支持架左移,取 2ml FACSClean(10%Bleach)上样品,让仪器的真空系统抽取约 1ml 的液体。

2. 将样品支持架回正,按 HIRUN,然后让 FACSClean 清洗管路 10 分钟。

3. 按 Standby,取下样品管,执行 PRIME 功能两次。

4. 取 2ml 去离子水,重复上述步骤 1-3。

5. 注意最后只留约 1ml 去离子水在试管中。

6. 按 STANDBY 15 分钟,使风扇冷却激光后,关闭细胞仪(必要动作,以保护激光光源)。

7. 倒掉废液,并回填 200ml 漂白水。

8. 将减压阀放在「VENT 漏气」位置。将鞘液筒充填至八分满。

9. 退出软件,点击“File”和“Quit”(如有对话选项,选择“Don't save”)。确认退出计算机中所有 BD 应用软件,所有数据数据已储存备份。

10. 关闭计算机。

(五) 通道调节顺序

1. 未染色细胞

(1) 调节 Amp Gain,调整 FSC 和 SSC,使目标细胞位于视野中央。

(2) 调节 Voltage,使各通道信号都在 10×10 区域内。

2. 单染细胞　调节 compensation,使各通道间合理补偿,没有串色影响。

3. 完成以上调节后,如信号仍然过强或过弱,就需考虑降低或提高抗体稀释度。

(六) 仪器设置文件

实验数据质量,取决于最适化仪器设定文件。仪器设定文件不能在数据收取后再更改,研究人员必须在第一次就使用正确的仪器设定文件。仪器设定文件(Instrument settings),含信号器高压(Detector/Amps),阈值(Threshold),荧光补偿(Compensation)等仪器条件的组合。一般而言,仪器设定的顺序为 Detector/Amps—Threshold—Compensation。根据仪器配备的操作手册开始顺序调节各参数,调节完毕后不能再更改,将一批样本一次检测完毕,统计分析。

(七) 应用举例

举例一:流式细胞术检测胎肝 $Lin^{-}c\text{-}Kit^{+}Sca\text{-}1^{+}$ 细胞数

【试剂和仪器】

c-Kit-APC,Sca-1-FITC,phycoerythrin-conjugated lineage marker cocktail,containing CD3-PE,CD5-PE,B220-PE,Gr-1-PE,及 Ter119-PE (eBioscience),1×PBS,FBS,流式细胞仪管,手术器械,1ml 注射器,流式细胞仪(BD FACSCalibur)

【注意事项】

1. 正式收取数据前要先用空白对照和单染的阴性对照,做好仪器的校正工作。

2. 上流式细胞仪的细胞液样本绝对不容许有组织残留,否则极易引起仪器内部管道堵塞。

【操作步骤】

1. 收集 E14.5 胎肝细胞,1ml 注射器分离胎肝成单细胞悬液,并用细胞滤器过滤细胞悬液。

2. 胎肝总细胞数计数。

3. 2%FBS/PBS 液洗一次。

4. 分别加入 c-Kit-APC (1∶800),Sca-1-FITC (1∶800),phycoerythrin-conjugated lineage marker cocktail

(1∶800),Ter119-PE(1∶800)。

5. 4℃孵育,30 分钟,避光。

6. 加 500ml 2%FBS/PBS 液,微振荡。

7. 250g 离心 5 分钟。

8. PBS 液离心洗 2 遍,每次 5 分钟;流式细胞仪分析 $Lin^{-}c\text{-}Kit^{+}Sca\text{-}1^{+}$ 细胞数。结果示例如图 8-8-3。

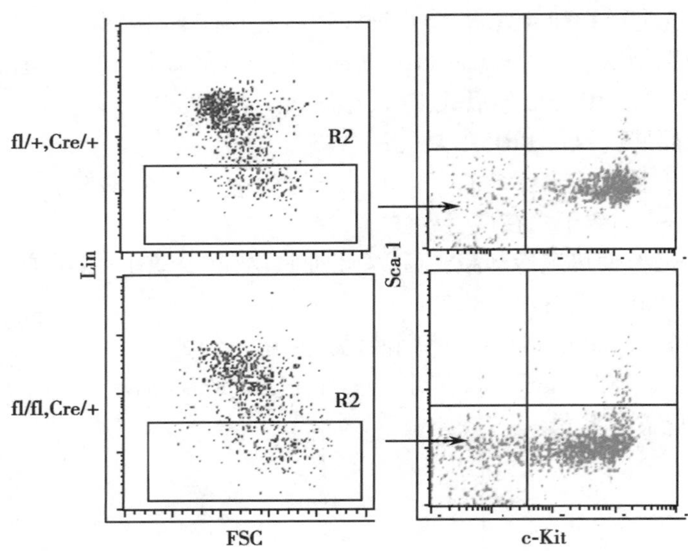

图 8-8-3　流式细胞术检测胎肝 $Lin^{-}c\text{-}Kit^{+}Sca\text{-}1^{+}$ 细胞数结果示意图

举例二:流式细胞术检测胎肝细胞凋亡(AnnexinV staining)

【试剂和仪器】

Annexin V-FITC 细胞凋亡检测试剂盒,1×PBS,流式细胞仪管,手术器械,1ml 注射器,流式细胞仪(BD FACSCalibur)。

【注意事项】

1. 正式收取数据前要先用空白对照,单染的阴性对照,及双染样本做好仪器的校正工作。

2. 如需知道某细胞类群的绝对数量,请先计数胎肝总细胞数。

3. 上流式细胞仪的细胞液样本绝对不容许有组织残留,否则极易引起仪器内部管道堵塞。

4. PBS 重悬不能省略,PBS 重悬的过程同时也起到了洗涤细胞的作用,可以保证后续 Annexin V-FITC 的结合。

5. 染色后宜尽快检测,时间过长可能会导致凋亡或坏死细胞的数量增加。

6. 荧光物质均易发生淬灭,在进行荧光观察时,尽量缩短观察时间并注意避光保存。

【操作步骤】

1. 收集胎肝细胞,用 1ml 注射器分离胎肝成单细胞悬液,并用细胞滤器过滤细胞悬液。

2. PBS 液洗一次,1000~2000r/min 离心 5 分钟,弃上清,收集细胞。

3. 用 PBS 轻轻重悬细胞并计数。

4. 取 5 万 ~10 万重悬的细胞,1000~2000r/min 离心 5 分钟,弃上清。

5. 加入 195μl Annexin V-FITC 结合液轻轻重悬细胞。

6. 加入 5μl Annexin V-FITC,轻轻混匀。

7. 室温(20~25℃)避光孵育 10 分钟,可以使用铝箔进行避光。

8. 1000~2000r/min 离心 5 分钟,弃上清,加入 190μl Annexin V-FITC 结合液轻轻重悬细胞。

9. 加入 10μl 碘化丙啶染色液,轻轻混匀,冰浴避光放置。

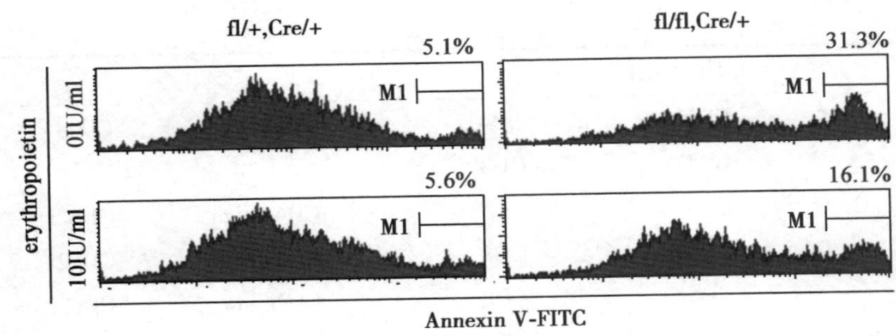

图 8-8-4 Annexin V 检测胎肝细胞凋亡结果示意图

10. 随即进行流式细胞仪检测，Annexin V-FITC 为绿色荧光，PI 为红色荧光。结果示例如图 8-8-4 所示。

四、成体脾脏淋巴细胞的分类

对于成体的脾脏，可以分离单细胞，使用不同荧光标记的表面抗体进行分群。一个可行的表面抗体选择和分组方法如表 8-8-1 所示。

表 8-8-1 常规脾脏细胞淋巴细胞流式分群检测染色抗体方案示例

Panel 1:T 细胞（T cell）		Panel 2:B 细胞（B cell）	
Live/dead	SytoxBlue	Live/dead	SytoxBlue
CD5	V450	F4/80	PE
CD4	FITC	CD19	PE
CD8	PerCP/Cy5.5	IgD	APC
CD25	APC	CD161（NK1.1）	APC
CD62L	APC-Cy7	Ly6C	FITC
CD44	PE	Ly6G	V450
CD161	PECy7	CD5	V450
		CD11b	PerCp-Cy5.5
		CD11c	PECy7
		MHCII（anti-Mouse I-A/I-E）	APC-Cy7

相应的分群规则如表 8-8-2 所示。

表 8-8-2 常规脾脏细胞淋巴细胞流式分群检测细胞类型与抗体染色模式对应关系示例

Parameter	Definition				
NK total	$CD5^-$	$CD161^+$	$CD44^+$		
NKT total	$CD5^+$	$CD161^+$	$CD44^+$		
NKT Effector	$CD5^+$	$CD161^+$	$CD44^+$	$CD62L^-$	
NKT Resting	$CD5^+$	$CD161^+$	$CD44^+$	$CD62L^+$	
iNKT	$CD5^+$	$CD161^+$	$CD44^+$	$CD4^+$	
CD4 T cells total	$CD5^+$	$CD4^+$			
CD4 Effector	$CD5^+$	$CD4^+$	$CD25^-$	$CD44^+$	$CD62L^-$
CD4 Resting/Naive	$CD5^+$	$CD4^+$	$CD25^-$	$CD44^+$	$CD62L^+$
Tregs	$CD5^+$	$CD4^+$	$CD25^+$		
Tregs Effector	$CD5^+$	$CD4^+$	$CD25^+$	$CD44^+$	$CD62L^-$

续表

Parameter	Definition				
Tregs Resting	$CD5^+$	$CD4^+$	$CD25^+$	$CD44^+$	$CD62L^+$
CD8 T cells total	$CD5^+$	$CD8^+$			
CD8 Effector	$CD5^+$	$CD8^+$	CD44 high	$CD62L^-$	
CD8 Resting	$CD5^+$	$CD8^+$	CD44 high	$CD62L^+$	
CD8 naive	$CD5^+$	$CD8^+$	CD44 low	$CD62L^+$	
gd + B1	$CD5^+$	$CD4^-CD8^-$			
Granulocyte	$CD11b^+$	Ly6G high			
Monocytes	$CD11b^+$	$Ly6G^-$	Ly6C high		
Macrophage	$CD11b^+$	$Ly6G^-$	$Ly6C^-$	$F4/80^+$	MHCII low
Eosinophils	$CD11b^+$	$Ly6G^-$	$Ly6C^-$	$F4/80^-$	SSC High
B cell total	$CD11b^-$	$CD19^+$	$MHCII^+$		
B2 total	$CD11b^-$	$CD19^+$	$MHCII^+$	$CD5^-$	
B2 mature	$CD11b^-$	$CD19^+$	$MHCII^+$	$CD5^-$	IgD^+
B2 immature + MZB	$CD11b^-$	$CD19^+$	$MHCII^+$	$CD5^-$	IgD^-
B1 Total	$CD11b^-$	$CD5^+$	$CD19^+$	$MHCII^+$	
DC total	$CD161^-$	$CD11c^+$	$MHCII^+$		
pDCs	$CD161^-$	$CD11c^+$	MHCII low		
cDC CD11b type	$CD161^-$	$CD11c^+$	$MHCII^+$	$CD11b^+$	
cDC CD8a type	$CD161^-$	$CD11c^+$	$MHCII^+$	$CD11b^-$	

【结果示例】

一个外周血 T 细胞分群的示例结果如图 8-8-5 所示，使用荧光标记分子为：

V450-CD3

PerCP-Cy5.5-CD4

APC H7-CD8

PE-CCR7

PE-Cy7-CD45RA

Alex Fluor 700-CD45

V500-HLA-DR

APC-CD38

Brilliant Violet605-CCR6

FITC-CXCR3

五、组织学方法

（一）红系祖细胞瑞氏 - 吉姆萨染色

【试剂和仪器】

瑞氏 - 吉姆萨染色液

【注意事项】

染色时间随室温而定，当天气较冷或湿度较大时，应于 37℃温箱中保温促干，以免细胞变形缩小，每次试剂用完后，迅速盖好，以免挥发。

【操作步骤】

1. 制作血涂片或细胞涂片。

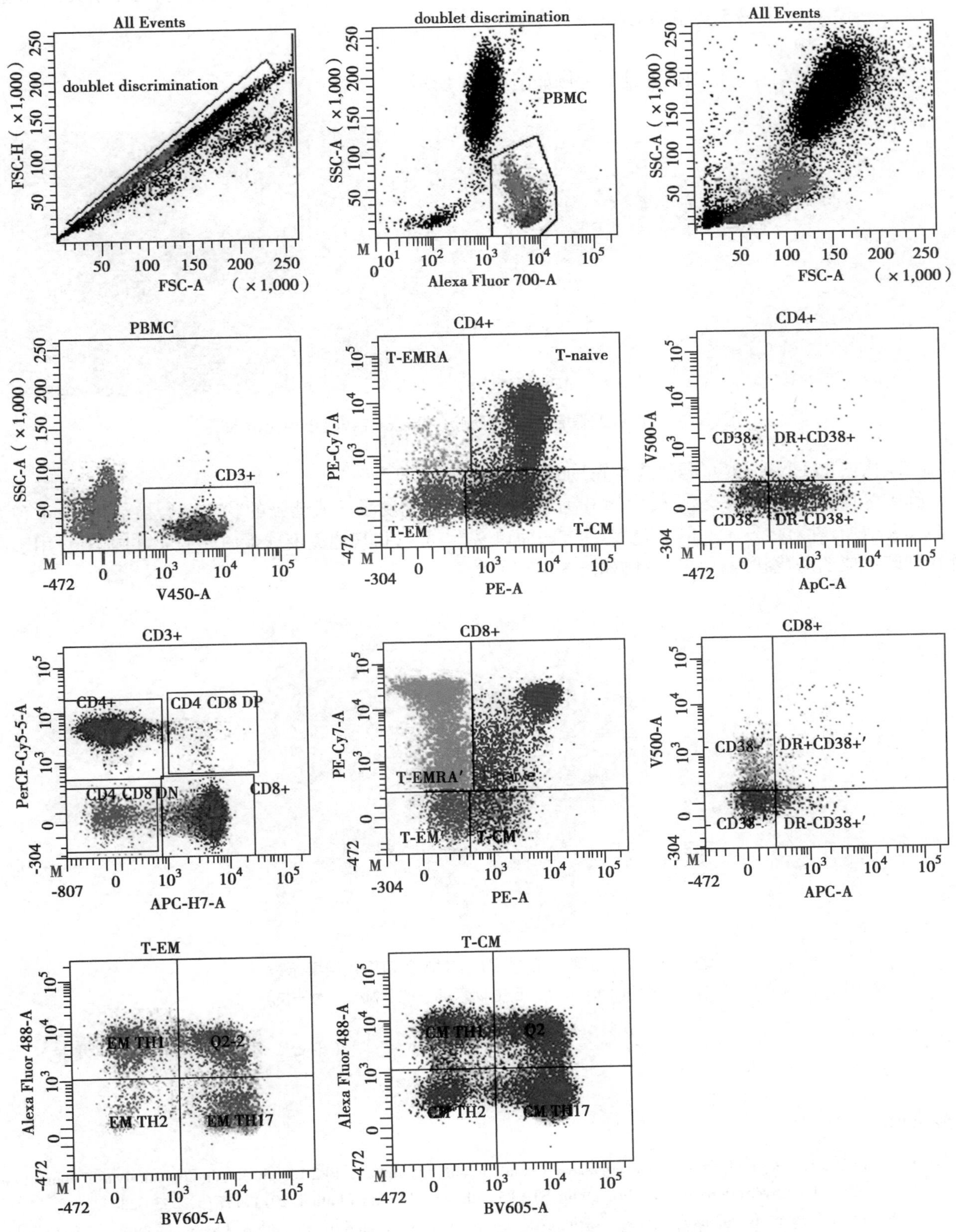

图 8-8-5　对 T 细胞详细分群检测的流式细胞四象限示意图

2. 滴加瑞氏 - 吉姆萨 A 溶液(0.5~0.8ml)于载玻片上,覆盖整个标本,染色约 1 分钟。

3. 再将瑞氏 - 吉姆萨 B 溶液滴加于 A 液上面(滴加之量为 A 液的 2~3 倍),以嘴或洗耳球吹出微风使液面产生涟漪状,使两液充分混合,染色 3~10 分钟。

4. 水洗、干燥。

5. 显微镜观察,并采集图像。结果示例如图 8-8-6 所示。

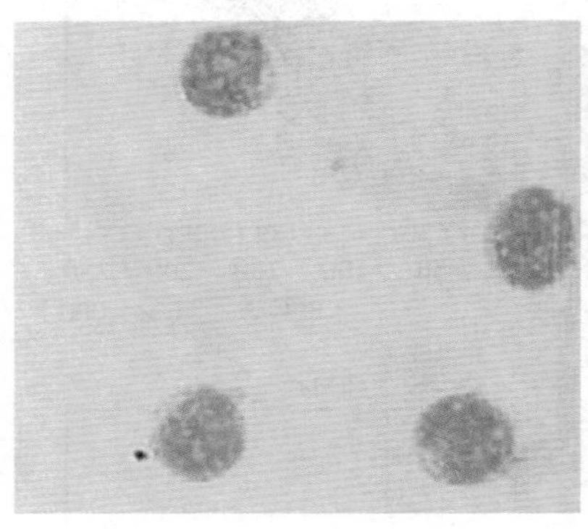
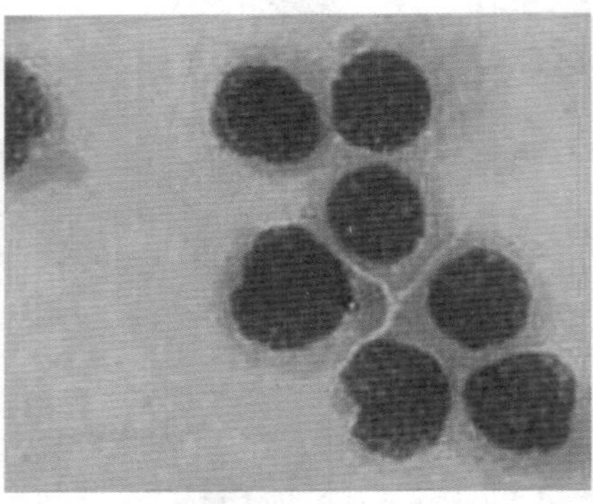
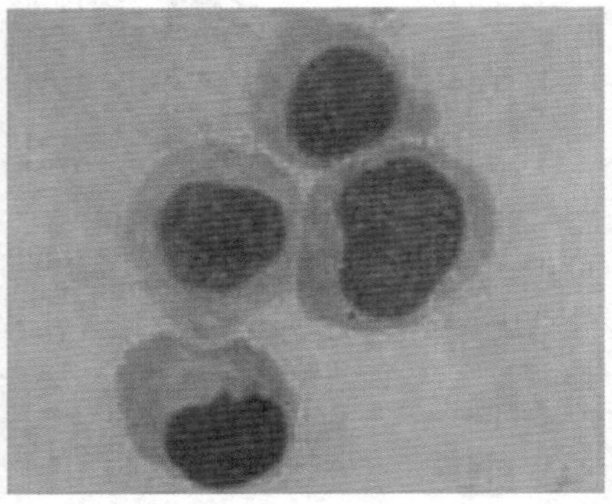

图 8-8-6　胎肝细胞培养后的细胞涂片瑞氏 - 吉姆萨染色示意图

(二) 脾脏的 PNA 染色(组化或荧光)加上 IgM 或 IgD 双染等

脾脏为成体淋巴细胞器官,其中的 B 细胞生发中心在免疫激活或感染的状态下会被活化,数量和面积都大大增加,针对生发中心的 PNA 染色方法简单易行,可以和其他免疫球蛋白如 IgM 共同染色,用于判断 B 细胞生成的活化状态。结果示例如图 8-8-7 所示。

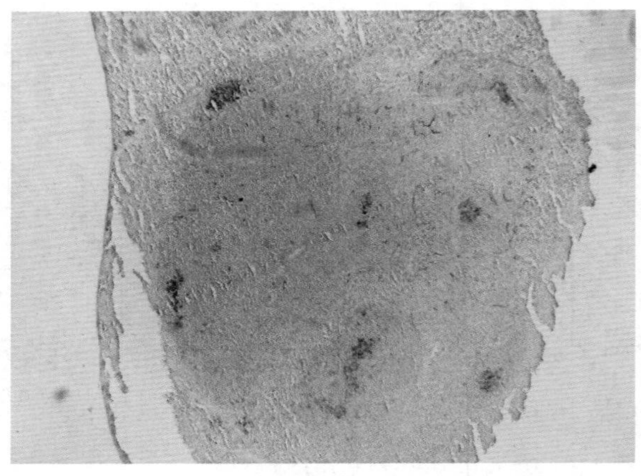

图 8-8-7　小鼠脾脏石蜡切片 PNA 免疫组化结果示意图(使用 Sigma #L6135 生物素耦联的 PNA 作为一抗)

(齐心　徐静悦　陈维倩　崔艳)

参考文献

[1] Chen W, Gu P, Jiang X, et al. Protein phosphatase 2A catalytic subunit alpha (PP2Acalpha) maintains survival of committed erythroid cells in fetal liver erythropoiesis through the STAT5 pathway [J]. Am J Pathol, 2011, 178(5): 2333-2343.

[2] Xi J, Zhu H, Liu D, et al. Infusion of megakaryocytic progenitor products generated from cord blood hematopoietic stem/progenitor cells: results of the phase 1 study [J]. PLoS One, 2013, 8(2): e54941.

(崔艳　高翔整理编辑)

第九章　代谢及内分泌系统表型分析技术

Chapter 9　Phenotypic analysis of metabolic and endocrine systems

内分泌(endocrine system)和代谢功能障碍(metabolic dysfunction)是发达社会最常见的疾病之一,包括过度肥胖,胰岛素抵抗的2型糖尿病,高脂血症及动脉硬化等衍生疾病。通过一些基因改造及化合物诱导小鼠,成功模拟了人类疾病表型,这成为应用普遍的研究分子机制和开发治疗手段的工具。

本章中,我们将讨论小鼠代谢及内分泌相关实验的基本原理,介绍目前普遍用于小鼠代谢方面研究的实验,并详细介绍其中用于IMPC或即将用于IMPC的普遍适用的基础性实验方法和操作。

一、代谢及内分泌疾病的发生

代谢行为的紊乱和激素内分泌的改变都可以看作体内代谢稳态的失衡,代谢疾病之所以长期受到大量关注,不仅由于其受影响人群比例不断增加,也由于影响代谢的因素十分复杂,且环环相扣,牵一发而动全身。科学家不断探索积累的经验一方面增加了人们对代谢疾病认识的深度,为临床诊疗提供积极线索;一方面也使我们意识到代谢疾病发生机制的复杂性。因此对于代谢相关问题的考虑,必须从整体全局出发,抓住主线,从临床表现入手,找出最相关的分子及信号通路。

在该研究领域中,有大量优秀的综述讨论代谢疾病的发生发展机制及详细剖析相关分子通路作用及相互影响,在此我们不再赘述。从图8-9-1可以看出,通常研究的与代谢相关的器官包括脑、脂肪、肝脏、胰腺、肌肉等,所有的代谢问题表观上都是一个系统性问题,一个分子表达水平的改变可能影响不同的组织器官功能,并综合产生临床表现。而人类当中单基因突变导致代谢疾病的比例是相当小的,遗传性代谢疾病通常为多基因共同作用影响,而非遗传性代谢疾病更是受到饮食及生活习惯、生长环境等多个后天因素的影响,其发生机制则更为复杂。

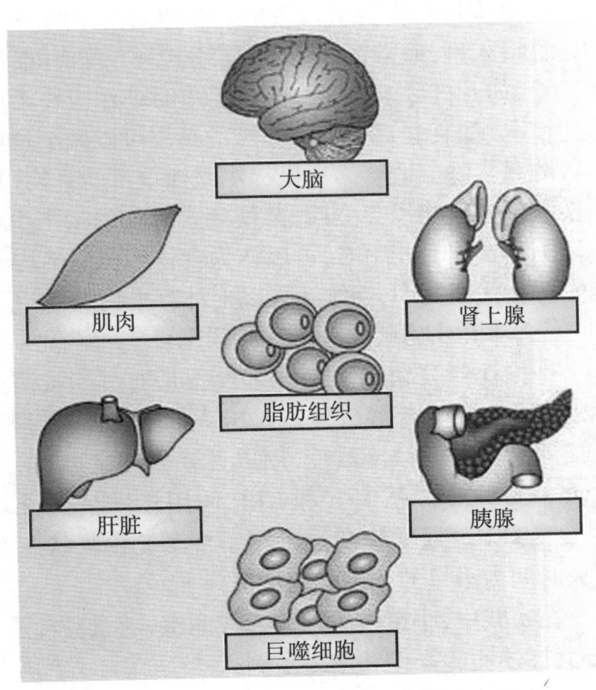

图8-9-1　代谢疾病相关组织示意图

因此,通过小鼠研究代谢相关疾病时应以以上思想为原则,从多个角度分解并综合分析问题。同时影响小鼠代谢研究的因素也应周全考虑,比如动物的年龄、性别、饮食配方、活动节律、饲养温度和密度、血液采集方法(是否麻醉)等,以上因素都可能影响代谢及内分泌实验的检测结果。因此,使用合适的饲养条件,任何时候都使用同年龄、同性别的同窝野生型小鼠作为对照,对于代谢相关实验是极为必要的,且多次实验的结果由于可能受到人为因素影响,横向可比性相对较差。

小鼠的遗传背景也是对代谢影响很大的一个因素,一般C57BL/6小鼠有良好的繁殖性能,是一个优选的遗传背景,涵盖多态突变位点。然而,这种背景小鼠具有低血浆胆固醇和低血浆甘油三酯(TG)但高血糖的自身性质。C3H背景的小鼠的血压低,血浆胆固醇甘油三酯和葡萄糖均较高。与此相反,129自交系具有高血浆胆固醇和低TG的水平。对于代谢疾病的研究,小鼠的遗传背景必须仔细选择,并保证所有小鼠均在同样的纯遗传背景上。以129 ES细胞得到的基因打靶小鼠,应向C57BL/6背景回交至少10次再用于代谢疾病相关研究。

二、常规观察内容

对于人类来说，体检结果和临床病史为一般诊断的常规要素，如激素分泌不足或过剩，往往伴随身高、体重、肤色及行为等各方面的异常，身体瘦弱或过于肥胖与脂质或糖代谢方面的异常相关，体重减轻而食量增加可能为高代谢的甲状腺疾病或糖尿病后期症状等。对于小鼠，虽然获得临床病史是不可能的，但密切有效的观察及血液学的检测结果等也可以提供相应的线索。

（一）SHIRPA

整体表型初筛中的 combined SHIRPA & dysmorphology（CSD）对小鼠的行为观察记录，小鼠的身长、尾长、体重等数据的测量，可能提供与代谢功能或内分泌失衡相关的提示。

具体在本篇第七章介绍的 CSD 是对小鼠整体表型的最初观察记录，包括对小鼠身体各部分细节的细致严谨的分类观察、未干扰状态下的自发行为和对不同外界刺激的反应行为的观察，因此 CSD 是整体表型筛选中最初的测试。通过与野生型背景小鼠相应数值的比较，可以得到该品系某方面的身体参数或行为参数的异常结果，并对相应领域的深入研究提供支持线索。

在 SHIRPA 分析结果中综合分析，小鼠若表现出兴奋伴体重减少，可能与甲状腺功能异常有相关性；小鼠若表现出体长、尾长减少伴体重降低，可能存在生长激素功能缺陷；小鼠若行动迟缓、反应能力下降、眼部浑浊、背部隆起、毛发状态不佳、体重减少等，可能存在衰老相关的遗传缺陷，并可能伴随代谢水平异常。以上举例仅为参考，具体检测结果给出的提示都需要经过专业性更强的其他相关检测得到定论。

（二）体重和食物摄入量

监测体重和食物摄入量是一个相对简单的测试，初步评估小鼠的代谢平衡。作为初步筛选评价体重和食物摄入量，通常在 6~12 周连续监测 6 周时间，每周两次进行体重的记录，注意保持在一天中的相同时间测量，如开灯后 1 小时。测量体重时动作应轻柔稳定，以避免刺激动物而影响体重增加。在更长周期的检测情况（如衰老）下，称量体重的频率可以减至每周一次或每个月两次。

测量食物一般会为小鼠提供已知重量的食物，并定期称量笼架上剩余食物的量，如每周两次。应按时更换残留的食物以免变质，并使剩余食物的量不少于 10g，以免小鼠珍惜食物而减少摄入量。一般将同组小鼠饲养在同一笼中时，可以认为食物消耗的平均值为小鼠的摄入量。在有条件的基础上，可以将小鼠个别安置在代谢笼中，连续 4 天以上计算平均的食物摄入量。

（三）间接法测热量开支（代谢笼）

哥伦比亚公司的 CLAMPS 设备是通过间接测热法，测量氧气的消耗和二氧化碳呼出量计算能量消耗的专业设备。外界气体以正压或负压定速通过密封舱，通过气体进出两端的两个监测氧气和二氧化碳电极测量气体的浓度改变，用以计算氧耗量（VO_2），二氧化碳的生产（VCO_2）和呼吸交换率（RER），计算公式为 VO_2/VCO_2。从 VO_2 和 RER 使用标准公式计算热量：热量（H）= 热值 $\times VO_2 \times 0.001$，热值 = $3.815 + 1.232 \times RER$。通常代谢笼可用于检测无食物状态下 6 小时的小鼠代谢情况，或有食物供给下 24 小时或更久时间内小鼠的动态代谢情况。

在实践中，小鼠被单独放入代谢室，随意摄食及进水。代谢笼实验操作较为复杂，下面以 16 通道设备为例，详述实验操作和结果示例。

【操作步骤】

1. 小鼠准备　因为代谢笼仪器只有 16 个笼子，所以每次实验最多只能检测 8 对小鼠。对照组必须是同年龄、同性别的小鼠。

2. 称取并记录每只小鼠的体重。准备完全粉碎的饲料，将水瓶灌入约一半量的饮用水，并检查出水口密封情况。

3. 在实验前，检查仪器中的硅胶干燥剂和 NH_3 filter 是否还能继续使用。硅胶干燥剂如果由蓝色变成了红色，NH_3 filter 如果由蓝色变成了绿色，则需要在实验前更换。

4. 对代谢笼仪器进行校准，具体操作如下。

(1) 接通电源，打开仪器和其连接的电脑。

(2) 将仪器与压缩氮气瓶，压缩标准混合气瓶进行连接。氮气用来排尽仪器中残留的气体，标准混合气用来对仪器的电极进行校准。通常我们使用的混合气的成分是：0.5% CO_2，20.51% O_2，78.99% N_2。打开各个瓶上总阀门和减压阀门，使输出气体的压强保持在 1.5 个大气压。

(3) 双击打开电脑桌面上的 OxyMaxWin V4.21 程序。按照操作提示，点击“Yes”键进入程序。

(4) 点击进入 Oxymax Utility 程序选项后，调整 air flow 到 0.45~0.5LPM；调整压力至 800mmHg，点击“Close”键完成设置。

(5) 点击“experiment”下拉菜单中的“experiment file open”键，打开系统默认程序“080041.exp”。

(6) 点击“experiment”下拉菜单中的“calibrate”键，进入校准程序的操作界面。

(7) 点击“Cal Gas”键，按照标准混合气瓶的质量检测牌上的混合气出厂成分来设定标准气体的成分(如 0.5% CO_2，20.51% O_2)。

(8) 完成标准气成分设定后，首先开始 CO_2 浓度校准。根据系统的提示完成整个校准的过程。CO_2 浓度校准结束后，如果校准测定的 CO_2 浓度与设定值非常接近(±0.001%)，则显示校准测定的 CO_2 浓度数值会是绿色，此时证明校准成功，点击“FINISH”键完成 CO_2 浓度的校准。如果显示校准测定的 CO_2 浓度的数值与设定值差异较大，则重复此校准操作。

(9) 完成 CO_2 浓度校准之后，开始 O_2 浓度的校准。第一步：调节仪器的氧电极盒(oxygen sensor box)“Paramax-101”上的“Fine offset(Low gas point)”旋钮，设定零点值为 0.00%(在 -0.01%~0.01% 范围内都可以，此时数值会变为绿色)。然后，点击“NEXT”继续。第二步：调节仪器的氧电极盒(oxygen sensor box)“Paramax-101”上的“Span(Increment from low gas point)”旋钮，设定增量值为 20.51%(在 20.50%~20.52% 范围内都可以，此时数值会变为绿色)。然后，点击“NEXT”键结束 O_2 浓度的校准。

(10) 校准结束之后，关闭压缩氮气瓶，压缩标准混合气瓶的总阀门。放掉减压阀里的残留气体，关闭减压阀。

5. 校准完成之后，开始实验。具体操作如下。

(1) 打开“Experiment”下拉菜单中的“Properties”键，根据实验需要设定不同的参数值。可以设定的参数包括代谢指标，摄食和运动。图 8-9-2 所示为本实验室所采用的代谢指标的常规参数设定。根据此参数设定，每个代谢笼位的 V_{O2} 和 V_{CO2} 将间隔 30 分钟测定一次。点击“EXIT”完成设定。

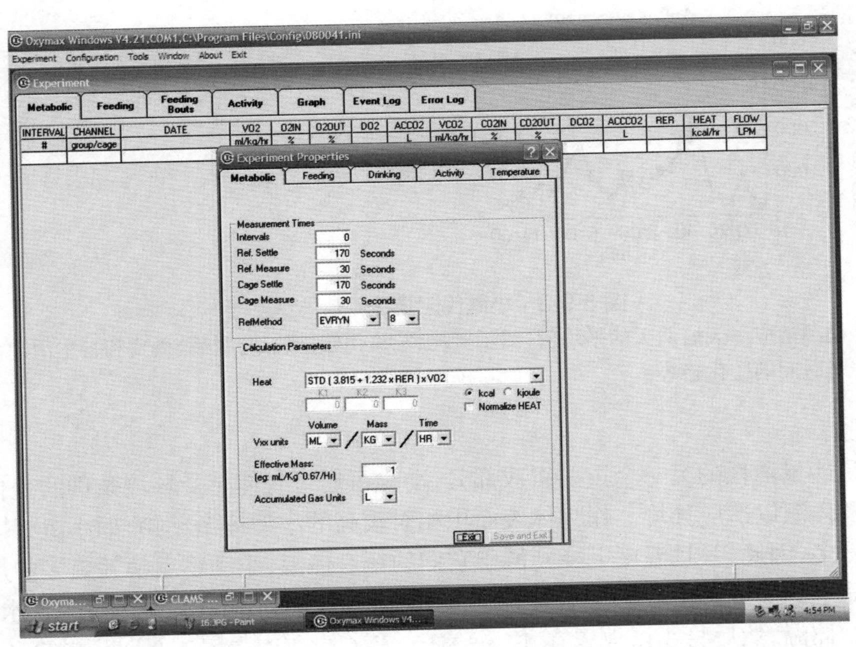

图 8-9-2 使用 Columbus CLAMPS 软件设定代谢指标的常规参数值示意图

(2) 打开“Experiment”下拉菜单中的“Set up”键,设定实验的相关数据。包括创建实验文件,实验文件的保持地址,小鼠的 ID 和体重。点击“Apply”键确认所输入的数据。按“Close”退出该界面。

(3) 打开仪器上的各个天平。

(4) 将各个笼子装上磨成粉末的饲料和饮用水,将所需要检测的小鼠按照标号放入相应的笼子当中,盖上笼盖。

(5) 点击“Experiment”下拉菜单中“Run”键,开始实验,实验数据将会自动保存在所设定的文件中。

(6) 每天在一个固定时间检查仪器是否工作正常,同时观察小鼠的状态是否正常,以及检查饲料和水,每天在固定时间增加饲料。

(7) 实验一般要进行 7 天。前面 2 天为小鼠的适应期,数据弃去不要。后面 5 天的数据作为实验的数据进行分析。

(8) 实验结束后,点击“Experiment”下拉菜单中“Stop”键,停止实验。

6. 实验完成之后,导出实验数据,用 Excel 软件进行数据分析并做图。结果示例见图 8-9-3。

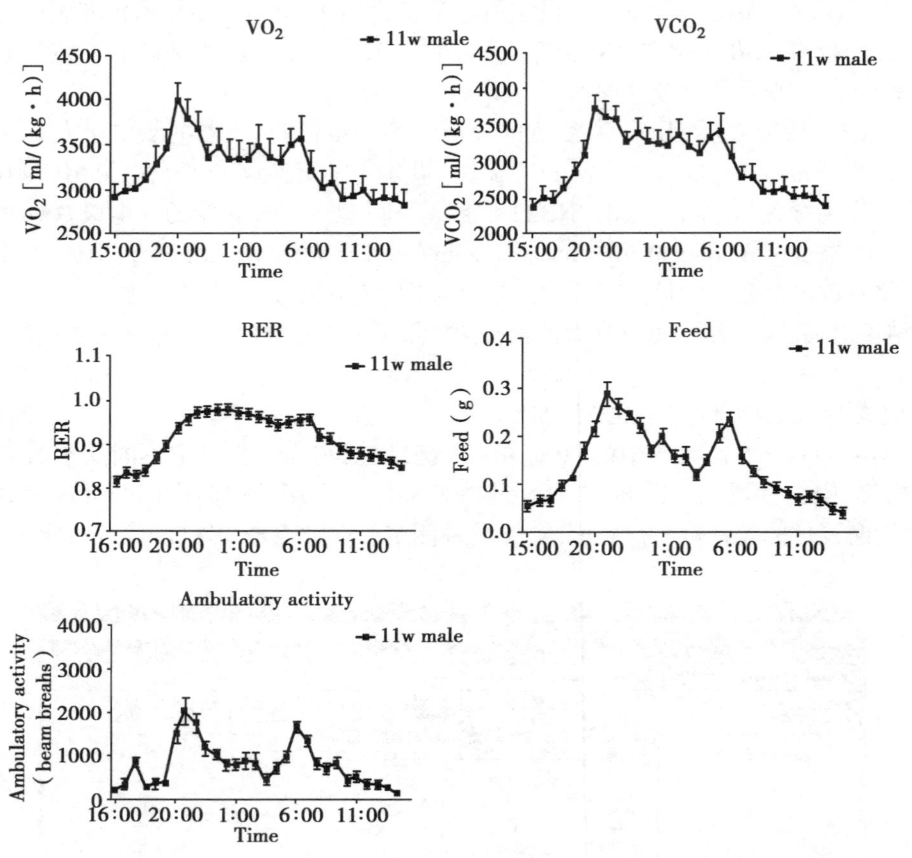

图 8-9-3 小鼠代谢笼检测结果示意图

检测适应一天后两天的平均值,图示氧耗、二氧化碳排放、呼吸熵、摄食和自主活动对时间的变化趋势

(四) 冷态试验

适应性产热是能量消耗的另一个重要组成部分,动物可通过身体感受环境条件的变化,如温度突然下降改变其代谢率及体温以适应环境。作为体表面积相对较高的小型恒温动物,如小鼠,其热损失发生速度比较大的动物大得多,因此,一旦温度下降到低于它们的核心体温,小动物会消耗更多的热量以保持体温。冷态实验是一个简单的测试,在实践中,小鼠单独放置在笼子里,取出食物,但可自由饮水。使用直肠测体温的方式记录起始体温,然后将小鼠放置在 4℃冷室中,在 6 小时内每隔 1 小时记录直肠体温。值得注意的是,小鼠白天和夜晚的体温会有所不同,因此冷刺激实验应每次选取一天中相同时间点进行,避免小鼠

一天中不同时间自身代谢能力不同对结果造成干扰。结果示例如图 8-9-4 所示。

(五) 瘦肉和脂肪组成(体脂比)

目前常采用双能 X 线吸收仪(DEXA)分析骨密度和体成分(瘦肉和脂肪含量)。通过将麻醉小鼠放置在仪器的固定位置并进行扫描计算,5 分钟内可以得到包含骨矿物质、骨密度和体成分数据的成像结果(见本篇第十章,骨骼系统表型分析技术 骨密度测定)。通过对总体中部分身体的感兴趣区域(ROI)分析,通常为去掉头部及尾巴而保留含有四肢的全身主干部分,可以得到较为精确的骨密度、骨矿含量、瘦肉及脂肪质量等结果。具体实验操作详见本篇第十章骨骼相关检测。

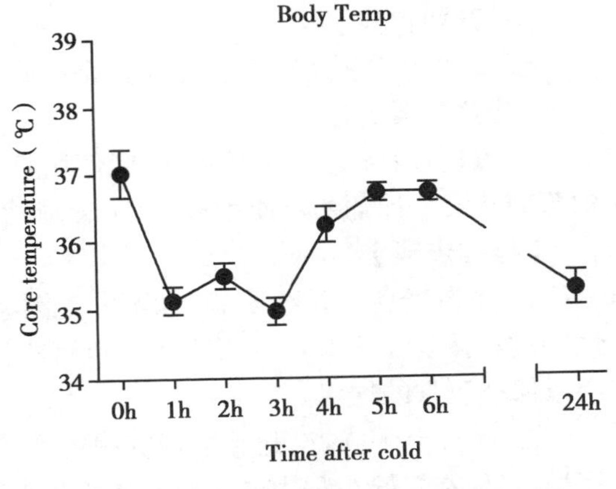

图 8-9-4　小鼠冷刺激下体温变化示意图

【实验步骤】

1. 麻醉小鼠。
2. 称小鼠体重并记录。
3. 测小鼠体长并记录。

(1) 将小鼠放在消毒的尺子上,它的鼻子对应零点。

(2) 将小鼠的头部轻轻按下。

(3) 将尾巴向后拉,使小鼠身体完全伸展。

(4) 测量长度从鼻子开始一直到尾巴,记录长度,精确度在 0.1cm 上图中的鼠标的长度是 9.5cm。

(5) 测量后对尺子进行消毒。

4. 将麻醉后的小鼠水平放置在分析平台上的固定位置,保持身体适度伸展,放入 DEXA 分析仪。
5. 拍摄图像后,取出小鼠,将其放在热台上直到恢复意识,放回原笼中。

【结果分析】

对小鼠的图像进行区域划分,将需要测定的身体主干部分全部圈入,头及尾部去除,点击分析按钮得到参数数值,用另外的 excel 表格进行记录。结果示例详见本篇第十章骨骼系统表型分析技术。

二、胰岛素功能相关检测

(一) 膳食糖耐量试验(MTT)

糖耐量用于评价胰岛素清除过量糖的能力,即对胰岛素功能的评价。评估糖耐量最自然的方式之一,是衡量进食前后的血糖水平差别。进食糖耐量试验显示了标准餐对糖代谢和胰岛素分泌的影响。将小鼠禁食约 16 小时,测定其禁食后血糖,然后让其自由进食颗粒饲料,1 小时后测量血糖和血清胰岛素水平。结果可能受进食不确定性的影响而波动较大,反而掩盖了真实存在的差异性,因此普遍使用的方法是将小鼠禁食到基线血糖后再施用相同剂量的葡萄糖并检测血糖的改变,以得到更加稳定的结果。

(二) 腹腔或口服葡萄糖耐量试验(IPGTT 或 OGTT)

同所有的代谢和内分泌测试一样,小鼠遗传背景是很重要的。糖耐量试验表明肝脏浓缩和储存葡萄糖的效率,胰腺产生胰岛素的能力,有活性的胰岛素的量及体细胞对其的灵敏度。OGTT 优于 IPGTT 或糖钳的地方在于其是在正常生理条件下进行的,并保持了肠道对激素的反应,及生理条件下葡萄糖吸收和胰岛素分泌的动力学。

GTT 的结果可能显示糖耐量正常或异常。糖耐量下降,即血糖曲线高于野生型,通常提示该个体糖清除能力较低,如胰岛素抵抗的 2 型糖尿病。然而,其他疾病如血红蛋白沉着病,或糖皮质激素或肾上腺素在体循环中水平增加等,也可能造成相似的结果,需要排除。然而糖耐量增加的情况,即曲线的峰值比正常低,通常提示胰岛素分泌增加或胰岛素的敏感性改善。原因可能为胰岛素分泌过剩,糖皮质激素生产不足,或产能物质的供给不足(如肝损伤,肝来源酶的不足,吸收不良等)。

【试剂和仪器】

葡萄糖，生理盐水，血糖仪和血糖试纸。

【注意事项】

小鼠葡萄糖耐受实验的葡萄糖使用量一般为 1.5g/kg 或 2g/kg，根据具体的实验要求配制合适浓度的葡萄糖溶液。如葡萄糖使用量是 2g/kg，则用生理盐水配制 20% 的葡萄糖溶液。

【操作步骤】

1. 小鼠准备　每组实验（如不同基因型或给药组）小鼠数量不得少于 6 只，对照组必须是同年龄、同性别的小鼠。于实验前一天下午 5 点将小鼠换入干净的笼子禁食 16 小时，至次日上午 9 点。禁食期间，小鼠保持正常的饮水。

2. 次日上午 9 点，开始葡萄糖耐受实验。称取每只小鼠的体重，并用标记笔在小鼠尾巴的根部标记序号，以便在实验过程中能快速辨认所测小鼠。

3. 空腹基础血糖的测定　将小鼠从笼子中取出，轻放于铁网格之上，用剪刀剪去小鼠尾巴末端 1~2mm，轻轻挤压小鼠尾巴，让血液富集成一滴，用血糖仪测定空腹血糖，测定值认定为 0 分钟的血糖值。操作尽量轻柔，使小鼠不至于过度惊吓。

4. 小鼠适应 30 分钟之后，开始准备腹腔注射葡萄糖（IPGTT）或灌胃葡萄糖（OGTT）。

5. IPGTT　将小鼠轻轻抓起，按照标准的腹腔注射操作，用 1ml 注射器给小鼠注射葡萄糖溶液。注射的体积根据小鼠的体重而定，每克体重注射 0.01ml。从注射完毕一刻起开始计时；OGTT：将小鼠轻轻抓起，按照标准灌胃操作，用 1ml 注射器连接灌胃针给予小鼠葡萄糖溶液。灌胃的体积根据小鼠的体重决定，每克体重灌胃 0.01ml。从灌胃完毕一刻起开始计时。一般情况下，每只小鼠的操作间隔在 1 分钟，这样可以准确地按照所规定时间完成对每只小鼠的血糖测定。

6. 在 15 分钟，30 分钟，60 分钟，90 分钟，120 分钟按照步骤 3 的操作测定每只小鼠各时间点的血糖值。

7. 实验完毕后，将每笼小鼠补充上饲料。用 Excel 软件分析实验结果。结果示例见图 8-9-5。

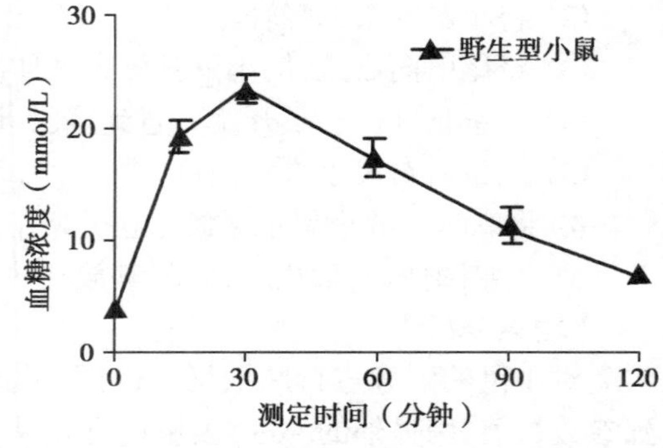

图 8-9-5　野生型小鼠腹腔糖耐量结果示意图

（三）胰岛素耐受实验（ITT）

【试剂和仪器】

人胰岛素，生理盐水，血糖仪和血糖试纸。

【注意事项】

在胰岛素耐受实验中，胰岛素的用量要根据小鼠的年龄和性别来决定，一般来讲理想的胰岛素用量应该使葡萄糖水平在注射 30 分钟后下降到注射前的 40% 左右。小鼠胰岛素耐受实验的胰岛素使用量一般为 0.5~1.2U/kg，根据具体的实验要求将胰岛素稀释到合适浓度。如胰岛素使用量是 0.5U/kg，则用生理盐水配制 0.05U/ml 的胰岛素溶液。

【操作步骤】

1. 小鼠准备　每组实验（如不同基因型或给药组）小鼠数量不得少于 6 只，对照组必须是同年龄、同性别的小鼠。于上午 9 点将小鼠换入干净的笼子禁食 6 小时，至下午 3 点。禁食期间，小鼠保持正常的饮水。

2. 下午 3 点，开始胰岛素耐受实验。称取每只小鼠的体重，并用标记笔在小鼠尾巴的根部标记序号，以便在实验过程中能快速辨认所测小鼠。

3. 将小鼠从笼子中取出，轻放于铁网格之上，用剪刀剪去小鼠尾巴末端约 0.5~1mm，轻轻挤压小鼠尾巴，让血液富集成一滴，用血糖仪测定血糖，测定值认定为 0 分钟的血糖值。操作尽量轻柔，使小鼠不至于过度惊吓。

4. 小鼠适应10分钟之后，开始准备腹腔注射胰岛素溶液。

5. 将小鼠轻轻抓起，按照标准的腹腔注射操作用1ml注射器给小鼠注射胰岛素溶液。注射的体积根据小鼠的体重决定，每克体重注射0.01ml。从注射完毕一刻起开始计时。一般情况下，每只小鼠的操作间隔在1分钟，这样可以准确地按照所规定时间完成对每只小鼠的血糖测定。

6. 在15分钟，30分钟，45分钟，60分钟，90分钟按照步骤3的操作测定每只小鼠各时间点的血糖值。

7. 实验完毕后，将每笼小鼠补充上饲料。用Excel软件分析实验结果。结果示例见图8-9-6。

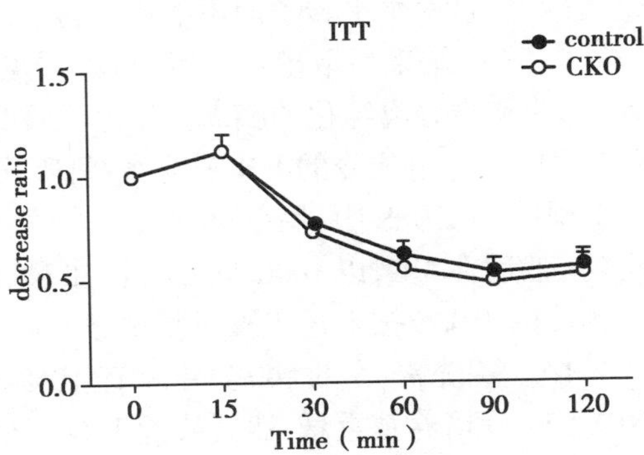

图8-9-6 胰岛素耐量检测结果示意图（图示无显著性差异）

（四）小鼠胰岛的分离纯化

对胰岛功能不仅可以体内评估，也可以将胰岛分离出来在培养条件下检测其胰岛素分泌功能，以排除其他组织对整体分析结果的影响，因此分离胰岛作为对胰岛功能独立检测及提取蛋白质或RNA用于分子研究都是极为有用的基本操作。

【试剂和仪器】

Collagenase Type V（Sigma-Aldrich），Histopaque 1077（Sigma-Aldrich），RPMI 1640 medium（含 11mmol/L D-glucose，Invitrogen Gibco），HBSS（NaCl 114mmol/L，KCl 4.7mmol/L，KH_2PO_4 1.2mmol/L，$MgSO_4$ 1.16mmol/L，HEPES 20 mmol/L，$CaCl_2$ 2.5mmol/L，$NaHCO_3$ 25.5mmol/L，用NaOH调整pH至7.2~7.4）。体视变焦显微镜（SMZ800，Nikon），冷冻离心机（5810R，Eppendorf）。

【注意事项】

1. 在分离胰腺时，通过胆总管的灌注部分很重要，一定要使胰腺尤其是胰尾部分膨胀充分。

2. 在操作中要注意除了RPMI 1640，所有的溶液在使用前都要提前预冷。

3. 在最后用20μl移液器挑取胰岛时，在室温进行即可，但速度要尽可能快。

4. 正常情况下，每只小鼠能够抽提出60~80个中等大小的胰岛，根据不同的实验需要安排所需要抽提的小鼠数目。

【操作步骤】

1. 将小鼠用引颈法处死，快速打开腹腔，在体式显微镜下找到胆总管，在靠近十二指肠的部分用手术线将胆总管结扎。

2. 将肝脏上翻，分离胆总管，将其上附着的脂肪轻轻剥离。用显微镊夹住胆总管的上端（靠近肝脏），然后用4号半的医用头皮针插入胆总管，用5ml注射器连接头皮针通过胆总管往胰腺灌注预冷的collagenase溶液（1mg/ml collagenase in HBSS，ice-cold）。一般推注2~3ml collagenase溶液可以使小鼠的胰腺充分膨胀。

3. 将充分膨胀的胰腺分离出来，放入50ml离心管中，再加入collagenase溶液2ml，置于37℃水浴消化28分钟。消化期间轻轻摇动离心管，使消化充分。注意：消化的时间和水浴温度都很重要，要尽可能准确。

4. 消化结束后，把离心管置于漩涡振荡器上振摇10秒，此时胰腺已经被分解成糜状组织，加入15ml预冷的HBSS，摇匀以终止消化。

5. 4℃，1000r/min离心30秒，倒掉上清液。

6. 将沉淀用10ml预冷的HBSS重悬洗涤，不要用漩涡振荡器，用1ml移液器轻轻将沉淀重悬。将重悬后的悬浊液移入10ml离心管中。在4℃，1000r/min离心30秒，倒掉上清液。

7. 将上一步所得的沉淀用5ml Histopaque 1077重悬，不要用漩涡振荡器，用1ml移液器轻轻将沉淀重悬。然后用10ml注射器轻轻加入5ml预冷的HBSS，轻柔加入，使HBSS沿着管壁轻轻滑下。加完后，下面5ml为Histopaque，上面5ml为HBSS，因为两种液体密度的差异，中间能形成清晰界面。

8. 在4℃，2200r/min离心30分钟。注意：在此步骤的离心中，需要将离心机的加速和减速都调整到最慢速度，且用水平转子而不能用角转子。

9. 离心结束后取出离心管，可以看见在管中央，不同密度液体的界面处分布着一层沙状的白色小颗粒，即为初步分离纯化的胰岛。用巴氏吸管小心吸出中间层的胰岛，用预冷的 HBSS 洗涤：将吸出的胰岛置于 5ml 预冷的 HBSS 中，用手轻轻敲打管子，使胰岛分散均匀。然后在 4℃，以 1000r/min 离心 30 秒，将上清弃掉。用预冷的 HBSS 按上述步骤重复洗涤一遍。

10. 将洗涤后的胰岛用含有 10% 胎牛血清的 RPMI 1640 培养基重悬，然后放置于 6cm 培养皿中。在体视显微镜下，用 20μl 移液器挑取胰岛，对胰岛进行进一步分选。注意：之所以要进行此步骤，是因为初步分离的胰岛中含有少量消化下来的胰腺外分泌细胞。

11. 将挑取出来的胰岛放入含有 10% 胎牛血清的 RPMI 1640 培养基中，用 6cm 培养皿在 5% CO_2 的环境下 37℃于培养箱中培养，以进行下一步的实验。结果示例见图 8-9-7。

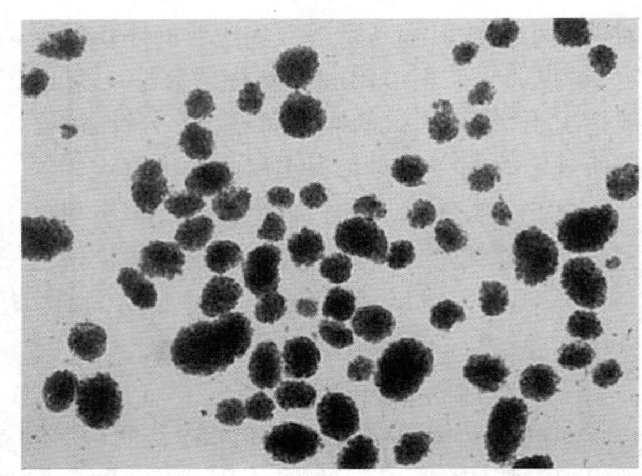

图 8-9-7　分离后得到的胰岛外观示意图

（五）分离胰岛的糖刺激下胰岛素分泌检测（GSIS）

【试剂和仪器】

Krebs-Ringer buffer（NaCl 115mmol/L，KCl 5.4mmol/L，$CaCl_2$ 2.38mmol/L，$MgSO_4$ 0.8mmol/L，Na_2HPO_4 1mmol/L，HEPES 10mmol/L），BSA，fatty acid free（Sigma-Aldrich），Rat/Mouse Insulin ELISA kit（LINCO Research），葡萄糖（glucose）贮液（1mol/L），精氨酸（arginine）贮液（0.5mol/L），KRB buffer（Krebs-Ringer buffer+0.2% fatty acid free BSA）。

【注意事项】

1. 胰岛纯化出来后，应该在 RPMI 1640 中培养过夜，这样可以恢复胰岛的功能。因为分离纯化不可避免地会对胰岛造成一定的损伤，原代培养过夜后，胰岛外层受损的细胞会脱落，胰岛表面会重新形成包膜，轮廓变得圆润清晰。在实验开始前，要注意观察所培养的胰岛状态，如果胰岛的轮廓毛糙，证明胰岛抽提中损伤过大，不宜用于进行分泌实验。
2. 所有溶液都要通过高压或过滤灭菌达到无菌的细胞培养要求。
3. 每组胰岛至少应该安排 4 个孔，即 60 个大小均一的胰岛以上。
4. 葡萄糖或精氨酸刺激后的培养液用于胰岛素的 ELISA 检测时，应用 KRB buffer 稀释 5~10 倍。

【操作步骤】

1. 准备 12 孔板，每个孔加入 750μl 的 KRB buffer。
2. 在体视显微镜下，将 CO_2 培养箱中培养的胰岛用 20μl 移液器挑选出来，放入 12 孔板中，每个孔放入 15~20 个胰岛，尽量保证各个孔的胰岛大小和数目一致。
3. 将 12 孔板于 37℃ CO_2 培养箱中放置 1 小时，使胰岛适应培养液的转换（从 RPMI 1640 到 KRB buffer）。
4. 将 12 孔板从培养箱中取出，放置桌上轻轻旋转摇动，胰岛会慢慢聚集到每个孔的中央。用 20μl 移液器将胰岛移入到加有 KRB buffer（含有 2.8mmol/L glucose）的新的 12 孔板中，每个孔 750μl。然后将其置于 37℃ CO_2 培养箱放置 1 小时，以得到胰岛的基础胰岛素分泌（basal secretion）水平。
5. 将 12 孔板从培养箱中取出，放置桌上轻轻旋转摇动，胰岛会慢慢聚集到每个孔的中央。移取 100μl 培养液于 EP 管中，放置于冰上保存，用于随后的基础胰岛素分泌水平的检测。

（1）葡萄糖刺激下的胰岛素分泌：用 20μl 移液器将胰岛移入加有 KRB buffer（含有 16.7mmol/L glucose）的新的 12 孔板中，每个孔 750μl。然后将其置于 37℃ CO_2 培养箱 1 小时，以得到胰岛在糖刺激下的胰岛素的分泌（glucose-stimulated secretion）水平。

(2) 精氨酸刺激下的胰岛素分泌：用20μl移液器将胰岛移入到加有KRB buffer(含有10mmol/L arginine)的新的12孔板中，每个孔750μl。然后将其置于37℃ CO_2 培养箱1小时，以得到胰岛在精氨酸刺激下的胰岛素的分泌(arginine-stimulated secretion)水平。

6. 将12孔板从培养箱中取出，放置桌上轻轻旋转摇动，胰岛会慢慢聚集到每个孔的中央。移取100μl培养液于EP管中，放置于冰上保存，用于随后的葡萄糖或精氨酸刺激下胰岛素分泌水平的检测。

7. 用20μl移液器将胰岛移入到EP管中，加入1ml HBSS或KRB buffer，然后以1000r/min在室温离心2分钟。沉淀下来的胰岛可以保存于-80℃冰箱，以备用于提取蛋白或RNA之类的实验。

8. 将步骤5和步骤6得到的培养液于4℃，5000r/min离心5分钟，以去掉某些脱离的细胞碎片或杂质。上清液移入到新的EP管，用于胰岛素的ELISA检测。也可以将上清分装保存于-80℃备用，但避免反复冻融。结果示例如图8-9-8所示。

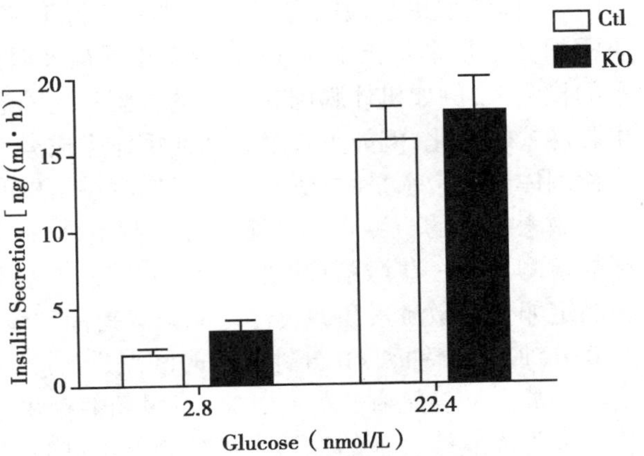

图8-9-8 体外分离胰岛的低糖(2.8nmol/L)和高糖(22.4nmol/L)刺激下GSIS结果示意图(图示无显著性差别)

三、血清学检测

(一) 血生化

通过测定血液中葡萄糖、脂类、钙和电解质的含量，可以提供内分泌及代谢功能障碍的线索。对于推测代谢相关检测有异常的小鼠品系，可以在小鼠年龄较小(10~12周龄)进行一次小范围的血液筛选。禁食过夜后，通过眼窝或尾刺采集血液。获得的血液量不得超过血液总量的10%。分离约100μl血浆用于测定血浆的生化参数，包括葡萄糖、甘油三酯、总胆固醇等指标。对有异常提示的品系进行年龄较大的小鼠的复检，对异常血液参数进行更广泛的探索，如离子、尿素、肌酐、肝和心脏功能相关酶、总蛋白、白蛋白、葡萄糖、甘油三酯、总胆固醇、总胆红素和总胆汁酸等指标。

血清脂质参数：对于禁食4小时或更长时间的小鼠进行血清脂质代谢相关数据的检测，如甘油三酯，总胆固醇，低密度脂蛋白和高密度脂蛋白为经典的基础数据组合(示例见表8-9-1)。各组内的小鼠需要足够的数量，一般大于7只，可以得到比较稳定可靠的结果。小鼠不能连续禁食，一般一次禁食后需要恢复1周或更长时间，禁食后的采血量比平时正常量略少，也需要给予重视，不要过度采血。

表8-9-1 高脂小鼠血生化指标与B6背景鼠比较值(示例)

	Normal chow	HFD
Chol(mmol/L)	3.08 ± 0.1	3.56 ± 0.56
TG(mmol/L)	0.29 ± 0.04	0.91 ± 0.14
HDL-C(mmol/L)	2.18 ± 0.07	2.7 ± 0.2
LDL-C(mmol/L)	0.33 ± 0.02	0.8 ± 0.1

(二) 激素水平检测

激素通过调节各项生理活动来为机体营造一个稳定的内部环境，它能够控制机体的生长、发育、繁殖、能量代谢稳态及促进机体对不同生理和心理刺激的适应。根据化学结构，激素可分为4类：类固醇，氨基衍生物，肽类与蛋白质类，脂肪酸衍生物，它们通常是通过改变各种酶的催化活性，改变细胞膜的转运能力及诱导分泌活动来发挥其功能。因此，在对机体内分泌和代谢系统的研究过程中，除了常规的血生化检测外，还需要测定各种激素水平的指标。测试的范围涉及下丘脑-垂体轴[卵泡刺激激素(FSH)，促黄体生成激素(LH)，生长激素(GH)，促肾上皮质激素(ACTH)]，胰腺内分泌(胰岛素和胰高血糖素)，类固醇类激素(雌二醇，孕酮，睾酮，皮质酮)，甲状腺激素(T_3，T_4)，脂肪组织分泌激素(脂联素，瘦素)。考虑到血液和尿液中大多数激素的浓度都比较低，其检测需要在专门的实验室内进行。激素含量的检测通常需要大量的血液样品，所以小鼠体内激素水平的检测有一定的难度，小鼠每次仅能抽取200~300μl的血样。

一般情况下，激素水平的检测采用放射免疫法和酶联免疫吸附法。需要强调的是，检测机体内激素水平时，血样的采集必须固定在一个时间点上，以避免由于激素分泌的时相性变化带来的数值波动（例如皮质酮的分泌量在每天下午17时会高于早晨8时）；并且检测前机体禁食时间的长短通常也会影响激素水平的检测值，例如机体胰腺胰岛素的分泌量会随着饭后血糖水平的增加而上升；由于许多激素的分泌呈现出脉冲式的变化，例如生长激素和促黄体生成激素，所以这些激素水平的检测需要重复取样来确定。总之，在检测体内激素水平时，所有可能影响测量结果的因素都必须予以考虑。

激素水平的检测除了静态指标的测量外，通常还包括内分泌动态指标的测定，一般来说，这些动态指标的检测涉及一些激素（胰岛素）或者代谢产物（葡萄糖）的水平在一些代谢应激后随时间的变化。例如，在测定卵泡刺激激素和促黄体生成激素指标过程中，注射一定剂量的促黄体生成素释放激素后，血样需要在0分钟，20分钟和60分钟几个时间点进行测量。动态指标的测试也被利用在检测机体血糖稳态中，包括高胰岛素-正葡萄糖钳夹试验，口服葡萄糖耐量试验，腹腔注射糖耐量试验，另一个常见的动态测试是诊断人类库欣综合征的地塞米松抑制测试试验中，血浆中糖皮质激素水平的含量将在单剂量注射地塞米松后的不同时间点进行测量。小鼠血清胰岛素的测定（ELISA）方法如下。

【试剂和仪器】

Rat/Mouse Insulin ELISA kit（Cat：EZRMI-13K，LINCO Research），酶标仪（Sunrise™，TECAN）。注意事项：血液里胰岛素的测定可以选用血浆或血清进行测定，本章内容我们所采用的是用血清来作为样品，分析其中的胰岛素水平。

【操作步骤】

1. 眼眶采血约100μl，分离血清。

2. 测定的具体步骤根据ELISA kit的使用说明书来进行。我们所使用的Linco公司的Rat/Mouse Insulin ELISA kit的具体操作步骤如下。

（1）将kit中提供的10×Wash buffer用Milli Q H_2O稀释到1×的工作液。如50ml 10× Wash buffer加入450ml Milli Q H_2O。

（2）取出合适数量的包被有胰岛素单抗的ELISA strips放入板架中，其他剩余的ELISA strips放入包装袋中，封好置于4℃保存。将ELISA strips的每个孔用300ul稀释好的wash buffer清洗3遍。清洗之后，倒掉wash buffer，然后在卫生纸上轻轻拍打，以去掉孔中残留的液体。但是注意在进行下一步操作之前，不要使孔完全干掉，以免影响实验结果。

（3）安排好空白对照，标准品，QC以及样品的加样方式。可能的话，采用复孔的加样方式。

（4）在空白对照的孔中，加入10μl Assay Buffer和10μl Matrix Solution；在标准品和QC的孔中加入10μl不同浓度的标准品或QC和10μl Matrix Solution，标准品浓度为：10ng/ml，5ng/ml，2ng/ml，1ng/ml，0.5ng/ml，0.2ng/ml；在样品的孔中加入10μl所需检测的血清样品和10μl Assay Buffer。加样的过程要尽量迅速，防止孔完全干掉。

（5）向每个反应孔中加入80μl Detection Antibody。为了得到最好的实验结果，此加样步骤应该在1小时内完成。将加样完毕的板架上的ELISA strips用封口膜封好，置于脱色摇床上以合适速度轻轻振摇，于室温下孵育2小时。

（6）去掉封口膜，倒掉孔中反应的液体，在卫生纸上轻轻拍打，以去掉孔中残留的液体。

（7）将每个反应孔用300μl稀释好的wash buffer清洗3遍。清洗之后，倒掉wash buffer，然后在卫生纸上轻轻拍打，以去掉孔中残留的液体。

（8）向每个反应孔中加入100μl Enzyme Solution。然后将ELISA strips用封口膜封好，置于脱色摇床上以合适速度轻轻振摇，于室温下孵育30分钟。

（9）去掉封口膜，倒掉孔中反应的液体，在卫生纸上轻轻拍打，以去掉孔中残留的液体。

（10）将每个反应孔用300μl稀释好的wash buffer清洗6遍。清洗之后，倒掉wash buffer，然后在卫生纸上轻轻拍打，以去掉孔中残留的液体。

(11) 向每个反应孔中加入 100μl Substrate Solution，然后用锡箔纸将 ELISA strips 封住，以使每个反应孔避光。置于脱色摇床上以合适速度轻轻振摇，于室温下孵育约 30 分钟。通过和底物的反应，反应孔中的液体会变成蓝色，蓝色的深浅程度与胰岛素的含量呈正比。在此步骤中应随时注意观察颜色的变化，因为蓝色的形成速度根据室温的变化会加快或变慢。根据蓝色变化的快慢应精确控制孵育的时间，可能小于或大于 30 分钟。评判孵育时间的标准，是参考空白对照孔和最低浓度的标准品 (0.2ng/ml) 之间的蓝色差异，等到这两个反应孔之间的蓝色深浅出现差异时即可停止孵育。

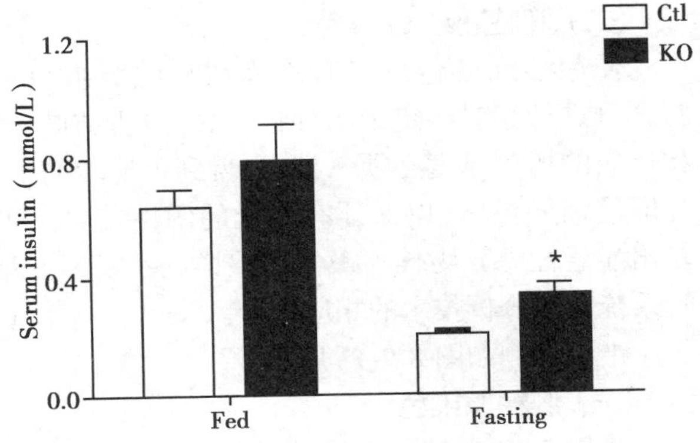

图 8-9-9 小鼠正常饮食 (Fed) 及禁食条件下 (Fasting) 血清胰岛素 Elisa 结果示意图 (禁食条件下有显著性差异)

(12) 向每个反应孔中加入 100μl Stop Solution，用手轻轻拍打板架使液体充分混匀，并去除气泡。这是反应孔中的颜色会由蓝色变成黄色。然后，在 5 分钟中内，用酶标仪读取各个孔在 450nm 波长下的光吸收值。

(13) 用 Excel 软件分析实验结果，根据标准品的浓度值和光吸收数值，取对数值做标准曲线，根据标准曲线换算出检测样品的浓度值。结果示例如图 8-9-9 所示。

四、组织学分析

同其他系统一样，代谢相关的组织也有相应的组织学分析方法，与整体表型分析结果相结合，系统的组织学分析可以提供更多详细、可靠的表型描述内容。

除了常规的死前禁食采血外，处死后的小鼠可以依次取出肝、性腺脂肪、肾周脂肪及褐色脂肪称重，快速固定除以上组织的一部分以外的脑、胰腺，同时液氮速冻以上称重后的组织的一部分 (0.1~0.2g) 及部分骨骼肌。以上程序可以较完整地保证代谢相关重要组织信息不被丢失，便于将来的分子水平检测。

(一) HE 染色

对小鼠不同的代谢相关组织的石蜡切片进行 HE 染色是最常规的组织学分析方法，可以初步判断和代谢缺陷相关的组织形态异常，如脂肪细胞体积的增大或减小，褐色脂肪组织中白色脂肪数量的增加等。切片染色实验步骤详见本篇第二章。以下以 OB 小鼠脂肪肝及白色脂肪化的棕色脂肪切片及 HE 染色作为示例。

结果示例如图 8-9-10 所示。

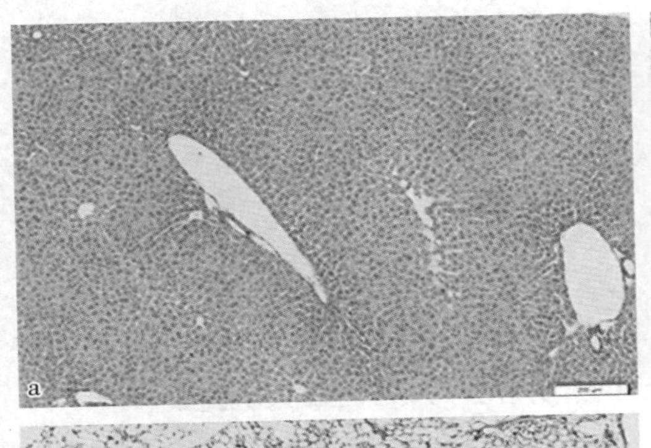

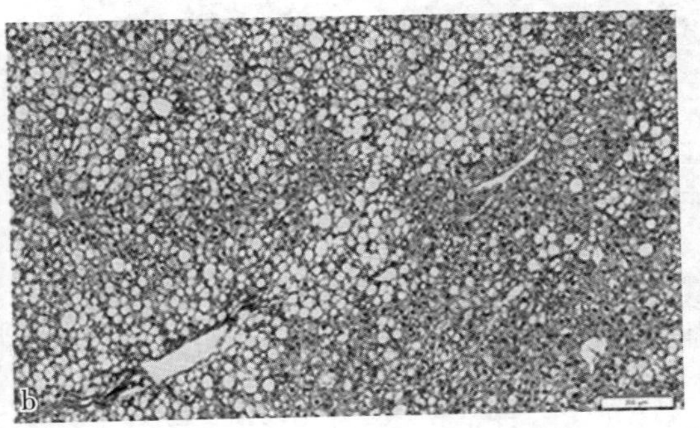

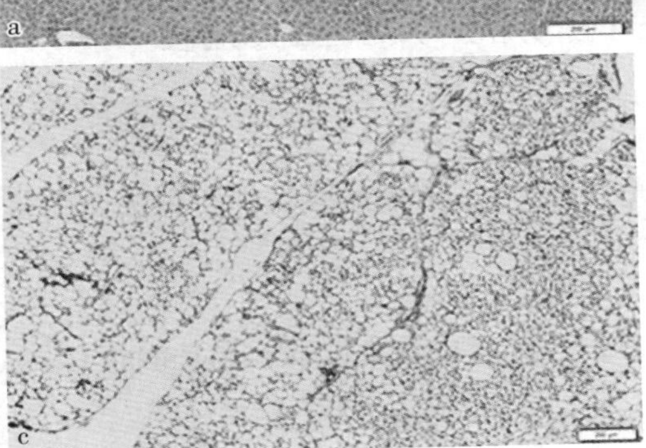

图 8-9-10 野生型小鼠肝脏 (a)、$Lep^{Ob/ob}$ 小鼠肝脏 (b)、棕色脂肪 (c) 石蜡切片 HE 染色示意图

$Lep^{Ob/ob}$ 小鼠肝脏脂肪化，棕色脂肪中白色脂肪细胞增加

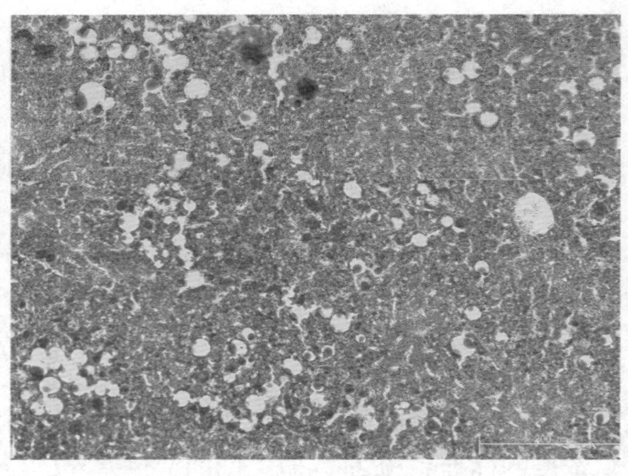

图 8-9-11　高脂诱导小鼠肝脏油红 O 染色结果示意图

（二）肝脏油红 O 染色

使用油红染色可以对冷冻切片的肝组织中的脂肪含量进行相对半定量的分析，以确定脂肪肝的程度。相比较的切片厚度必须一致，为得到可比较的结果，切片厚度需要摸索，以保证有确定的阳性信号又可以比较出显著性差异为佳。操作步骤详见本篇第五章心血管系统表型分析技术的相应内容。

结果示例如图 8-9-11 所示。

（三）肝糖原染色

使用 PAS 法对肝切片进行染色，可以分析小鼠肝中糖原的量，一般用于不禁食的小鼠，禁食后肝中糖原会迅速消耗，容易产生人为的阴性结果。

【试剂】

肌 / 肝糖原检测试剂盒（南京建成生物），常规脱蜡二甲苯、乙醇等，封片树胶。

【实验步骤】

1. 切片脱蜡至水。
2. 蒸馏水洗。
3. 1% 高碘酸氧化 10 分钟。
4. 蒸馏水洗 2 次，每次 1 分钟。
5. 滴加 Schiff 液染 10~15 分钟。
6. 流水洗 3 分钟。
7. 脱水、透明、封固。

PAS 染色可以使糖原及其他 PAS 阳性物质呈紫红色。如果需要复染核，用苏木素染（时间控制在 30 秒内），在酸性乙醇和碱性乙醇中蘸一下（几秒）即可。结果示例见图 8-9-12。

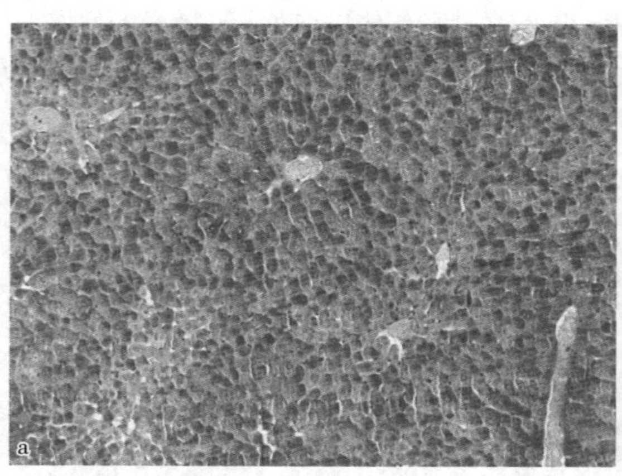

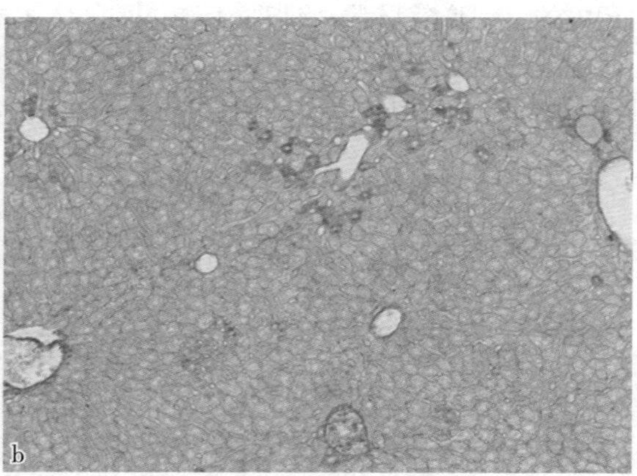

图 8-9-12　正常饲养小鼠（a）和禁食后小鼠（b）肝脏 PAS 染色结果示意图

（四）胰岛双染免疫荧光

使用胰岛素 / 胰高血糖素两种抗体进行免疫荧光，可以清晰地描述胰岛中两种抗原的分布情况和相对定量。

【试剂】

Monoclonal Anti-Insulin antibody（Sigma I2018）；Glucagon Polyclonal Rabbit Anti-Human Glucagon（Dako A0565）

【实验步骤】

参考本篇第二章免疫组化 / 荧光染色步骤。结果示例如图 8-9-13 所示。

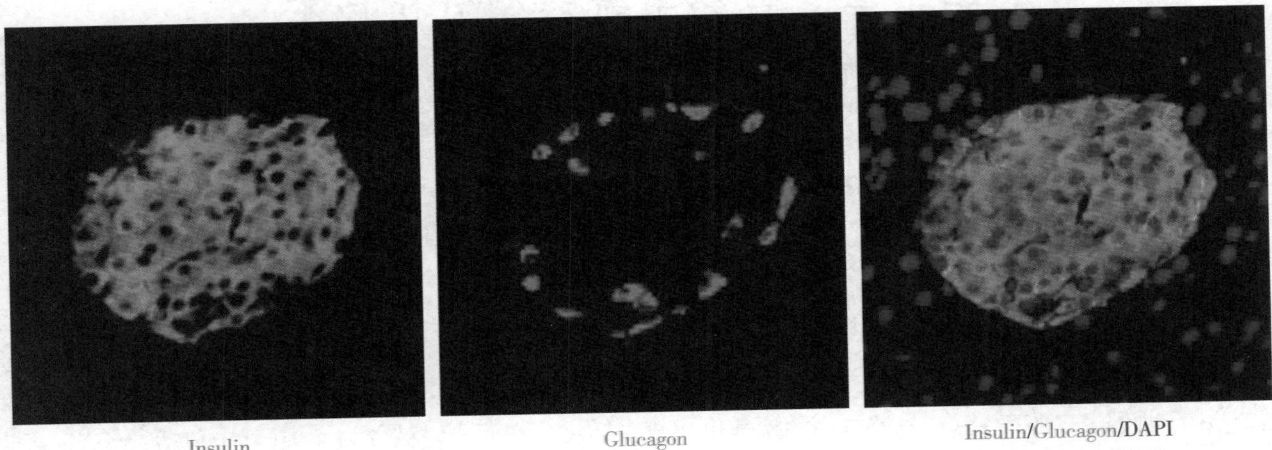

图 8-9-13　小鼠胰岛的胰岛素 / 胰高血糖素荧光双染结果示意图

（齐心　崔艳）

参考文献

[1] Witchel SF, DeFranco DB. Mechanisms of disease: regulation of glucocorticoid and eceptor levels--impact on the metabolic syndrome [J]. Nat Clin Pract Endocrinol Metab, 2006, 2(11): 621-631.

（崔艳　高翔整理编辑）

第十章　骨骼系统表型分析技术

Chapter 10　Phenotypic analysis of the skeletal system

目前在欧洲，近 1/4 的成年人患有肌肉骨骼方面的问题，骨骼疾病虽然致死率不高，但仍威胁到人类健康，降低生活质量。尽管人们对骨骼研究作出了巨大的努力，但骨骼方面相关疾病的分子机制仍不清楚。在研究人类骨骼疾病上，小鼠可能是最好的实验工具。在本章中，我们将着重介绍小鼠骨骼（skeletal system）的整体研究手段，以及普遍使用的组织学染色方法。

一、骨骼疾病分类

由于骨骼复杂发育特点，骨骼方面的疾病也比较多样化。它们可以被分为 4 类，其中包括：

1. 发展模式缺陷（如多指，并指畸形）。
2. 代谢及生长缺陷（如成骨不全症，骨软化症）。
3. 建模和重构缺陷（如骨质疏松，骨症）。
4. 老化和免疫系统缺陷（如关节炎）。

二、常规整体分析手段

（一）X 线分析

骨骼是一种从体外看不到的组织，但自从 Whilhelm Röntgen 发现了 X 线后，X 线成为一种使得骨骼疾病可视化的强大技术。X 线具有范围在 10nm~100pm 的波长，可以穿透软组织，但遇到骨头会有较大的减弱，所以 X 线是获得发育障碍和代谢性骨骼疾病信息的有效技术手段。在几分钟内，整个小鼠的骨架就可以被看到，甚至每一块骨头，每一个关节都清晰可见。

1. 成像　X 线可以用胶片成像，也可以用 X 线扫描仪数码成像。胶片成像是传统的 X 线分析手段，它提供了高分辨率的图像，但其缺点是需要暗房进行成像，另外耗材成本也较大。

X 线数字成像技术克服了 X 线胶片成像的局限性。X 线图像直接转移到一个计算机进行数字存档。这不仅节省了空间，也节省了去寻找一张需要的图像的时间。数字成像的缺点是仪器的投入较大以及和胶片成像相比较低的分辨率。

2. 图像分析　X 线分析是可用于多种科学研究领域的强大工具，也可以应用于任何年龄的小鼠。X 线分析广泛应用于定性和定量分析。首先，研究者应进行系统的视觉检查，检查所有的骨头和关节的形状。同时可粗略地评价骨质密度，如图像上骨骼较为透明或较为分散可以认为骨密度较低。此外，可以用尺子或者数码设备软件提供的标尺工具进行定量分析。但是 X 线自身的各向异性是一个缺点，这使得测量结果应是标准化的，并且需要反复分析，而将小鼠始终摆放在固定的位置和相同的姿势则显得十分重要，照射时间也需要统一。

3. X 线检测实验。

【实验设备】

FaXitron MS20 橱柜式 X 线辐照仪，计算机。

【实验步骤】

(1) 确保相连计算机已经打开。

(2) 顺时针旋转仪器钥匙，打开仪器（Ready 绿灯亮为启动成功）。

(3) 将 radiation level 设置为 20kV，Time/AEC 设置为 300s，点击 Start 仪器预热。

(4) 预热结束后双击桌面上 FaXitron SR 图标，启动程序。点击 Start Procedure，并选择“test-Phantom”，

点击 Next。

(5) 将待测小鼠从动物房转移至测试区域，并对小鼠做好记录。

(6) 开始麻醉小鼠，仔细监视动物，直到确保小鼠无意识。

(7) 在软件中，点击 Start Procedure，打开新的测量窗口。填写信息窗口：

First Name：小鼠 ID

Middle Name：耳标（e.g.：1L1R）

Last Name：基因型

Patient ID：小鼠条形码（e.g.：M00002695）

Birth：出生日期

gender：性别

点击 Next 选取扫描的分层位置，继续点击 Next 即可开始扫描。

(8) 每只小鼠进行 5 次不同方位扫描：全身背部观、全身侧面观、头部侧面观、头部背部观、四肢。

(9) 将小鼠按以下方式摆放好

全身背部观：(第一层) 将拍照板放置在底层，并确保方形拍照区域位于正中。将小鼠放在拍照区域中，背部向上，头部朝向拍照区域左上角，尾部朝向拍照区域右下角。此时仪器的红色十字光线应照在小鼠背部。此外，需确定背部、颈部已拉直；爪子已远离身体并朝下；尾巴完全位于拍照区域并处于身体左侧且未遮住其他部位（必要时，可用胶带固定）。

全身侧面观：(第一层) 将小鼠放在拍照区域中，侧面向上，头部朝向拍照区域左上角，尾部朝向拍照区域右下角。此时仪器的红色十字光线应照在小鼠臀部。此外，确定双肩尽量重合；轻拉右后肢至水平并使脚底板与拍照板呈垂直；左后肢呈自然状态并且脚底板与拍照板呈垂直；尾巴完全位于拍照区域并处于身体背部且未遮住其他部位（必要时，可用胶带固定）。

头部侧面观：(第二层) 将小鼠放在拍照区域中，侧面向上，头部位于拍照区域正中。此时仪器的红色十字光线应照在小鼠眼、耳朵之间（垂直线）和平行与口鼻（水平线）。

头部背部观：(第二层) 将小鼠放在拍照区域中，背部向上，头部位于拍照区域正中。此时仪器的红色十字光线应照在小鼠头顶，耳朵往上部位。

左前肢腹部观：(顶层) 将小鼠放在拍照区域中，左前肢位于拍照区域的左下 1/4 区域内，左前爪位于左上 1/4 区域内。此时确保左肘从躯干伸展开；红色十字光线应照在小鼠耳朵下方。

(10) 关上仪器门。

(11) 将 radiation level 设置为 20kV，Time/AEC 设置为 10s。

(12) 点击绿色 start 按钮开始扫描。

(13) 拍摄图像后，取出小鼠。 把小鼠放在加热垫上，设置在 37℃，关在笼子里并密切监察，直至意识完全恢复。

(14) 分析图像。结果示例如图 8-10-1 所示。

(二) 骨密度分析（DXA-Analysis）

1. 成像　骨密度分析是检测人类骨质疏松和骨矿物缺损最常用的分析方法。它是根据 X 线的差别吸收特性（即 X 线穿过物体时，不同密度的组织对 X 线的吸收量不同）进行骨密度的测量。研究表明，35 000eV 的 X 线能量对软组织成像分辨率最高，70 000eV 的 X 线能量对骨组织成像分辨率最高。故 DXA 均采用同时发射双能量的方式，利用高、低两种能量的 X 线穿透组织，在软组织上差异较少，在骨组织上差异较大，由相应的探头接受计数，经计算机处理，由高、低能量的计数相减，消去软组织计数，剩下骨组织计数，再由计数方程计算而得到骨密度值。

2. 优势　DXA 的最大优点是它可以迅速、准确地测量出身体以及骨头的一些参数 Baroncelli et al.1998）。骨矿物质密度（BMD：g/cm^2）是一个重要的 DXA 参数，它在相同年龄的对照鼠和基因突变鼠的比较中提供了一定的数据，可以对骨治疗做参照（ Huang et al. 2005；Phillips et al.2000）。DXA 试验中用于确定骨密度所需的辐射强度还不到胸透的 1/20，此外这种低剂量的辐射也节约了成本。DXA 分析相对于 X

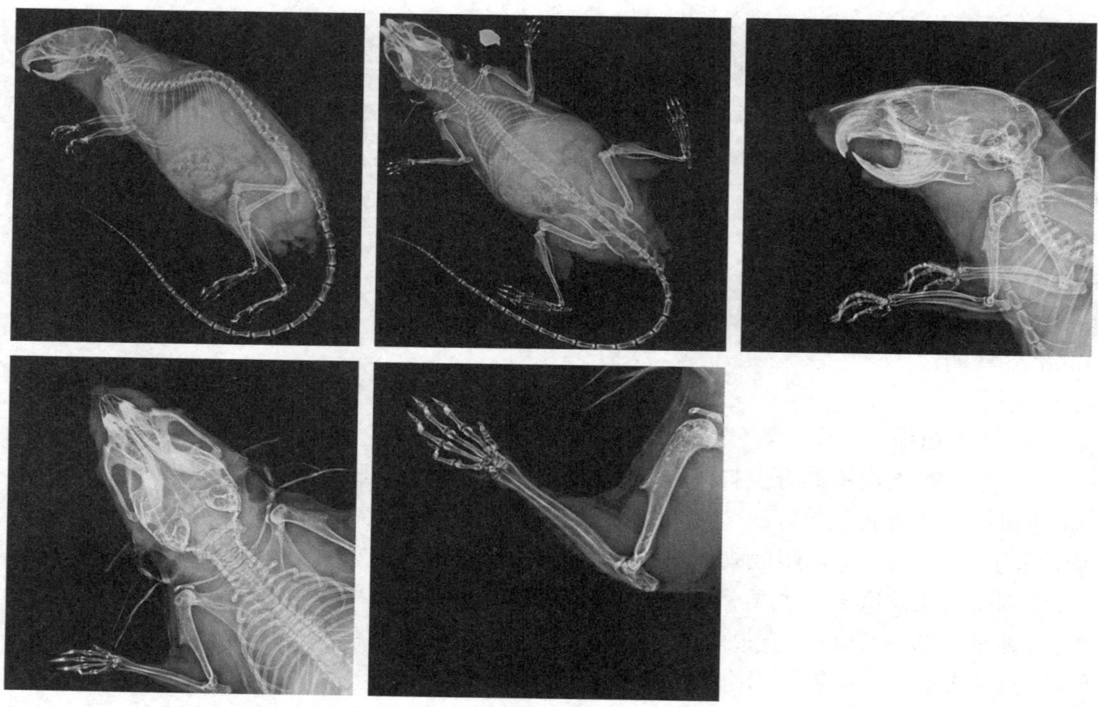

图 8-10-1　使用 Faxitron MS20 X 线分析仪得到的小鼠不同位置和放大倍数的标准 5 张骨骼示意图

线更为敏感也更为精确，它还可以分析早期的骨骼矿物流失，比如骨质疏松。DXA 还可以准确提供小鼠身上的脂肪和瘦肉这两个重要的代谢指标。

3. 缺点　DXA 的一个缺点是它只提供关于骨骼矿物质的数据而不提供任何骨骼中细胞转化机制。例如，研究者不能通过 BMD 来判断当 BMD 减小时小鼠骨骼中是骨类组织的减少还是矿物质的流失，抑或是二者都有。在骨发育不全的动物模型中，DXA 不能被单独拿出来证明实验结果，因此需要一些其他的骨骼生化实验来作为佐证。由于技术限制的关系，一方面 DXA 可以提供综合的骨骼数据，但另一方面它无法提供每个部位的具体数据。

4. DEXA 骨密度分析实验

【实验设备】

骨密度仪：PIXImus 2，骨密度标准小鼠模具，骨密度仪用小鼠板（供应商：Inside Outside Sales，LLC.），防辐射铅罩。

【实验步骤】

（1）麻醉小鼠。

（2）称小鼠体重并记录。

（3）测小鼠体长并记录。

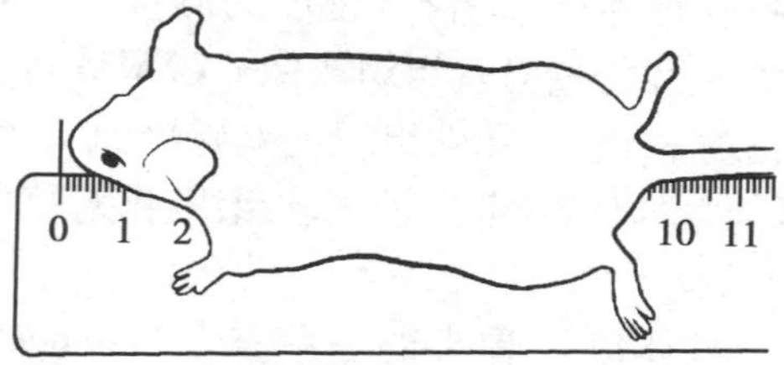

A. 将小鼠放在消毒的尺子上，它的鼻子对应零点

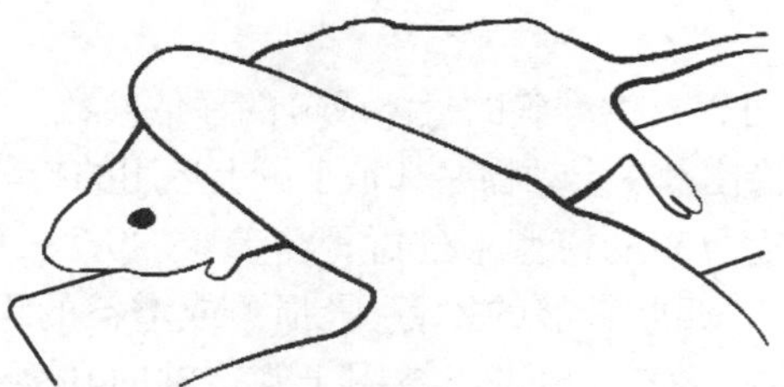

B. 将小鼠的头部轻轻按下

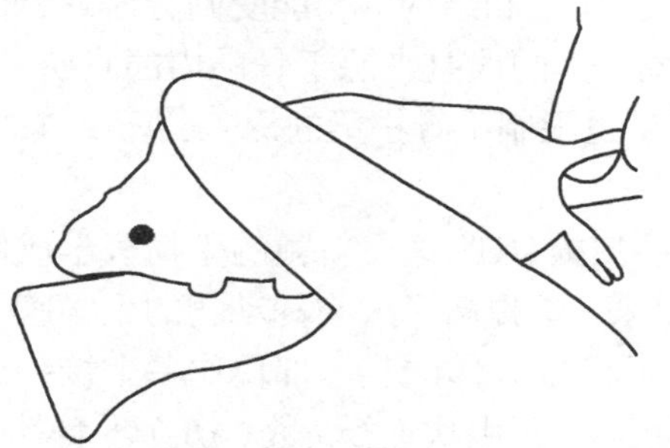

C. 将尾巴向后拉，使小鼠身体完全伸展

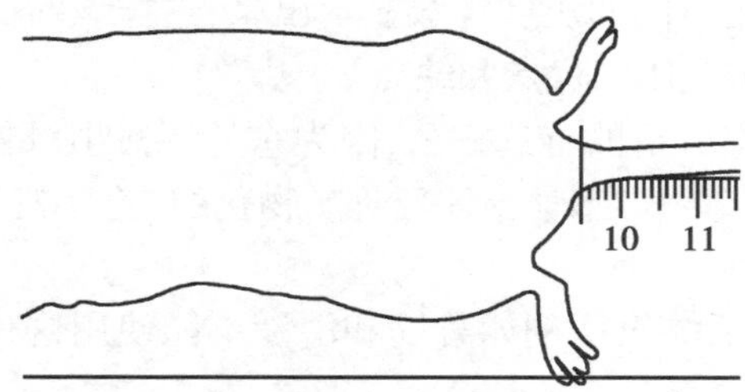

D. 测量长度从鼻子开始一直到尾巴，记录长度，精确度在 0.1cm 上图中的鼠标的长度是 9.5cm

E. 测量后对尺子进行消毒

(4) 将昏迷的小鼠放入 DEXA 分析仪。

(5) 拍摄图像后，取出小鼠，将其放在热台上直到在恢复意识，并密切监察。结果示例如图 8-10-2 所示。

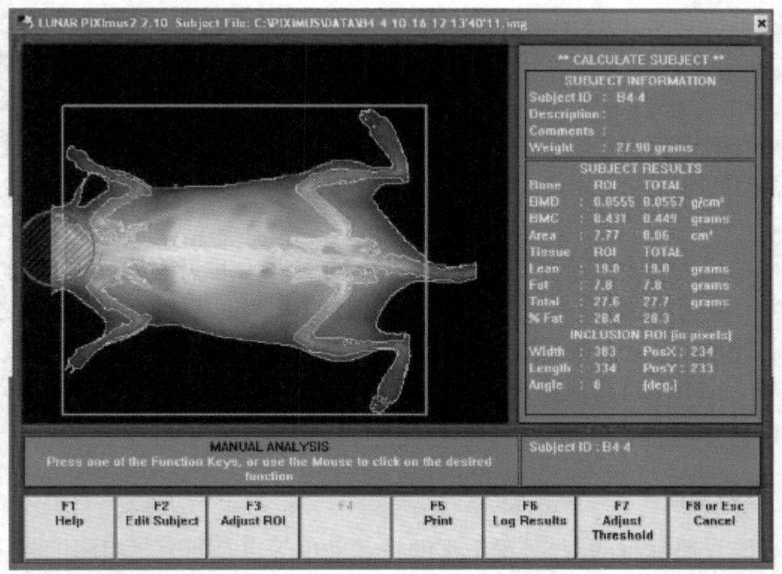

图 8-10-2　使用 lunar PIXImus2 骨密度仪检测小鼠骨密度结果示意图

（三）其他影像技术

除了以上介绍的两种常用方法以外，许多生物医学成像技术可以提供准确的身体成分的评估参数。下面我们将简要介绍一下几种常见技术和它们各自的优缺点，以及这些技术在小动物尤其是小鼠上运用的趋势。

1. 外周骨定量 CT（pQCT）　pQCT 是一种通过重建骨质密度分布的模型来分析骨骼参数的方法，广泛运用于小动物。它可以单独提供骨小梁和皮质的 BMD 与 BMC。四肢骨骼的发育，骨损失或增益的程度，以及对治疗的反应都可以通过使用这种高精度的方法进行评估。pQCT 也可以被用于确定轴向和极性的转动惯量，估计骨骼的机械强度等依赖于骨的几何形状和密度的参数。它的一个缺点是其无法检测腰椎，因此需要体外测量来减少相关误差。换言之，其在体内监测骨密度、质量和结构的功能受到骨骼的具体位置限制，pQCT 较适用于分析附肢骨骼和尾椎骨。此外，pQCT 系统最大的误差来源于骨髓内的脂肪，这是可以通过提高两个不同 X 线的能量水平扫描精度来克服的。pQCT 也限制了骨小梁的深入分析。

2. μCT

背景：20 世纪 70 年代初，Hounsfield 和 Cormack 发明计算断层扫描（CT）这一新颖的生物医学成像技术，因此他们共享了 1979 年的诺贝尔生理学或医学奖。自那时以来，CT 提高了人类和动物的生物医学成像技术。CT 是利用精确准直的 X 线束与灵敏度极高的探测器一同围绕人体的某一部位作一个接一个的断面扫描，每次扫描过程中由探测器接收穿过人体后的衰减 X 线信息，再由快速模 / 数（A/D）转换器将模拟量转换成数字量，然后输入电子计算机，经电子计算机高速计算，得出该层面各点的 X 线吸收系数值，用这些数据组成图像的矩阵。再经图像显示器将不同的数据用不同的灰度等级显示出来，这样该断面的解剖结构就可以清晰地显示在监视器上。下面我们将讨论 μCT 应用的优点和缺点。

优势：目前，μCT 是在吸收高能量 X 线的基础上进行骨微量分析的首选方法，因为它是评估小鼠骨的质量和密度最准确的方法。高清 μCT 分析的一个优点是，它与组织形态学中评估骨矿物化的"金标准"有着高度的关联性。

缺点：使用 μCT 分析的缺点是高辐射负载。同时，流体和活体组织例如骨髓和滑液不能使用这种方法分析。此外，高成本的硬件和软件许可证限制了 μCT 的使用。

3. μMRI　磁共振成像（MRI），也称为磁共振断层扫描（MRT），其使用无害的无线电波和强大的磁场而不是 X 线来提供体内器官和组织如多孔骨小梁和关节软骨等的高清图片。MRI 发展自磁共振原则。MRI 在小鼠和人类软组织的常规评估方面具有广泛的应用。μMRI 在人类和小动物骨骼分析方面是一个相当新颖的技术，对待其结果应更为谨慎。

优点：MRI 与其他成像技术相比，它是非电离的，也没有报告说其有破坏性的副作用。最近定量 μMRI 技术已经得到了验证，虽然它与 pQCT，μCT 等相比在某些方面还有一定的局限性，但其也揭示了骨研究的另一种方式。另一方面由于系统的原因，使用定量磁共振成像（qMRI）可以迅速测量没有麻醉的小鼠脂肪和温度，瘦肉和体液，并且与整只小鼠的重量无关。MRI 系统的主要优点在于其在机体成分测量的精确度，它与 DXA 相比较，要精确 25 倍以上。这在一定程度上减少了相关化学物质的使用量，并产生更详细的小鼠测量数据。相关报道称 μCT 和 μMRI 在骨参数上存在的差异很小，这意味着 μMRI 可替代 μCT 在骨骼方面的相关研究。

缺点：定量 μMRI 的最大缺点是其在骨领域研究方面仍处于起步阶段。例如，μCT 的空间分辨率比 μMRI 更高，更易理解。换句话说，具有更高空间分辨率的 μCT 可以给出骨和骨髓之间的界限更为清晰的定义。这个问题需要克服几个 μMRI 的技术限制，如要求更高的信 - 噪比，更加强大、线性的磁场梯度和均匀、稳定的静磁场。μMRI 的其他物理限制包括频谱信号线的宽度和化学位移测量。另一个缺点是 μMRI 在骨骼分析时需较长的采集时间，这使得不能进行多个扫描。

三、组织学分析方法

除了造影成像以外，骨骼标本的制作，组织学的特殊染色等也是研究骨组织的常用表型分析方法。

（一）小鼠骨骼标本制作及双色染色

先将小鼠骨骼以外的身体成分消化掉，再通过硬骨和软骨的不同特征将其分别用对比鲜明的色彩进行整体染色，可用于直观地表现整体骨骼的发育缺陷。

【试剂】

氢氧化钾退色液：2% 氢氧化钾、2% 甘油、2% 甲醛等量混合；茜素红染液：1g 茜素红溶于 1000ml60% 乙醇；软骨染色液：95% 乙醇 80ml，冰乙酸 20ml，阿利新蓝 -8GX 10ml；硬骨染色液：0.5% 氢氧化钾溶液中加入少量茜素红；胰蛋白酶混合液：饱和硼砂水溶液 30ml，水 70ml，胰蛋白酶 1mg；甲醛，0.5% 过氧化氢溶液，纯甘油，3% 重铬酸钾溶液。

【操作步骤】

1. 将过度麻醉死亡的小鼠全身小心去皮及除去腹腔、胸腔内的多余脏器，避免损坏骨骼。

2. 把去皮后的标本整理好姿势，浸入 3% 重铬酸钾溶液中几天，除去材料表面的脏物和脂肪粒块。当溶液变浑浊时即更换新液，直到溶液不浑浊为止。取出用清水洗干净，再浸入 95% 乙醇中继续脱脂 1 周左右。

3. 将标本转入 20% 氢氧化钾溶液中静置，1 周左右可见肌肉呈半透明状态，里面骨骼隐约可见，即终止透明。

4. 把透明后的标本浸入软骨染色液 1~2 天，至尾部骨骼末端均匀呈藏青色，依次进入 95% 乙醇(2 次)、80% 乙醇、70% 乙醇、50% 乙醇、30% 乙醇，每次 2~3 小时。清水漂洗过夜。

5. 使用胰蛋白酶混合液处理标本，30℃烘箱静置 1~3 天，以中间椎骨显透明停止。

6. 在硬骨染色液中染色 1~2 天，至脊椎骨染成红色。

7. 0.5% 的氢氧化钾浸泡 1 天，并依次通过 0.5% 氢氧化钾：甘油为 3：1，1：1，1：3 的梯度甘油，每次 1 天，最后转入纯甘油可调整姿势长期保存。

【注意事项】

1. 在脱脂和透明过程中，如果溶液变浑浊，要及时调换乙醇或氢氧化钾。

2. 透明时间不能太长，否则会发生肌肉腐烂和骨骼离散现象，影响标本质量。

结果示例如图 8-10-3 所示。

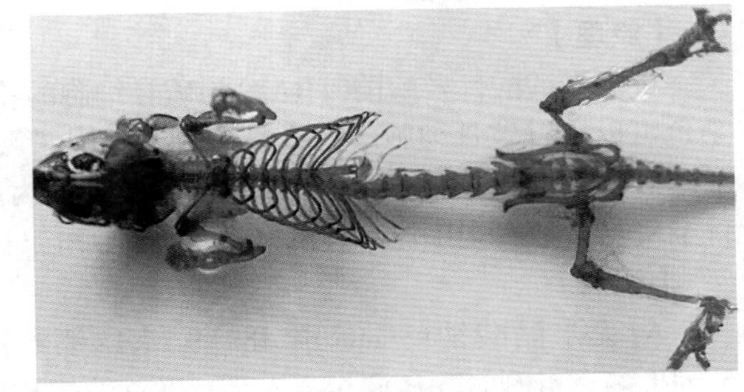

图 8-10-3　成年小鼠骨骼双色染色结果示意图

(二) 骨组织脱钙(快速、慢速)及切片 HE 染色

骨组织中含有大量的钙，常规石蜡、冷冻包埋均无法正常得到切片，因此组织学上得到切片并展示骨组织异常的前提是良好的脱钙。常规脱钙有快、慢两种方法，快速脱钙适用于 HE 染色，形态保持良好，用时短，但抗原破坏严重，不能用于组织化学分析；慢速脱钙对时间和温度的要求较高，需时长，但抗原保持良好，适用于免疫组化、荧光等后续检测。

1. 快速脱钙

【硝酸脱钙液】

硝酸 10ml，冰醋酸 20ml，甲酸 50ml，水 70ml，甲醛 10ml。

【操作步骤】

(1) 取过度麻醉死亡小鼠的需要部位骨骼，放入固定液中固定约 24 小时。

(2) 取出骨骼，放入硝酸脱钙液中，液面高于标本 3ml 左右。

(3) 脱钙终点判断：以大头针试探可轻松刺入为准(一般成年小鼠骨骼 7 小时左右即可)。

(4) 脱钙后无需中和，将标本放在流水下冲洗 5 分钟左右即可进行脱水。

2. 慢速脱钙

【10%EDTA 脱钙液】

取 10g EDTA 溶于 10% 中性甲醛，配成 100ml 即可。

【操作步骤】

(1) 取过度麻醉致死的小鼠相应部位的骨骼，放入固定液中约 24 小时。

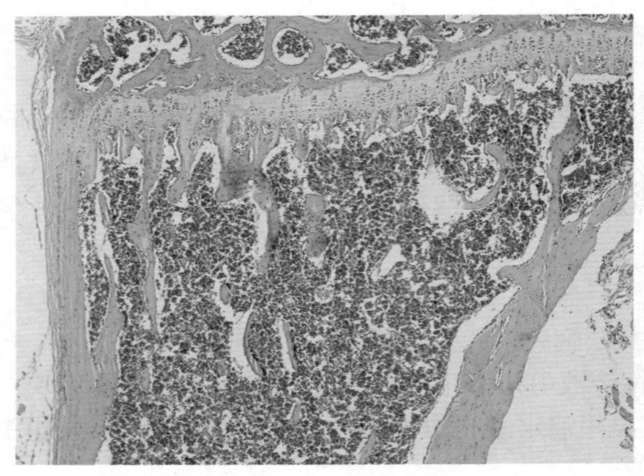

图 8-10-4　小鼠股骨脱钙后石蜡切片 HE 染色结果示意图

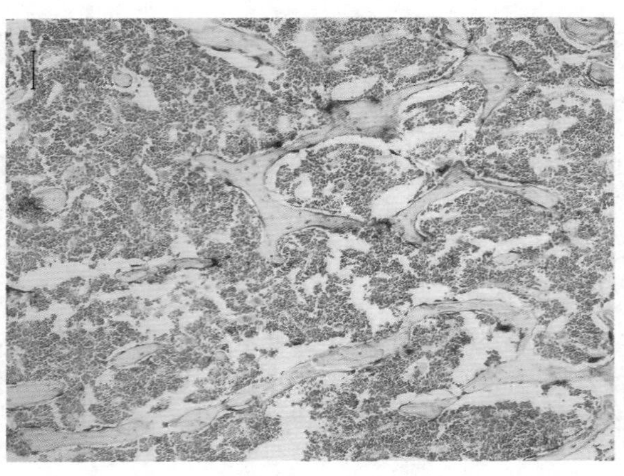

图 8-10-5　小鼠成骨 TRAP 染色结果示意图
红色为阳性信号，复染苏木素

(2) 取出骨骼放入 10%EDTA 脱钙液中并置于 4℃环境下进行脱钙，每 4~5 天换一次脱钙液。

(3) 每天观察骨骼，以大头针试探可轻松刺入为脱钙终点。

(4) 除去骨头，蒸馏水冲洗后可进行脱水。

结果示例如图 8-10-4 所示。

(三) TRAP 染色

【原理】

抗酒石酸酸性磷酸酶(TRAP)为破骨细胞的特异性标志酶，对骨组织进行抗酒石酸酸性磷酸酶(TRAP)染色可以了解破骨细胞的骨吸收情况。应用偶氮耦联免疫组化分析法，抗酒石酸酸性磷酸酶酶活性部位显示红色反应。使用试剂盒，以萘酚二磷酸盐为底物，偶氮副品红为显色剂，TRAP 在酒石酸钾钠存在条件下可将萘酚 AS-BI 磷酸盐水解为萘酚 AS-BI，与显色剂结合形成红色沉淀。

【试剂】

A：无水醋酸钠（Sigma S-2889）9.2g，L- 酒石酸（Sigma T-6521）11.4g，蒸馏水 950ml，冰醋酸 2.8ml，用 5mol/L 氢氧化钠将 pH 调至 4.7~5.0，将总的体积定容到 1L（5mol/L 氢氧化钠：氢氧化钠固体 50g，蒸馏水 250ml）。

B：萘酚 AS-BI 磷酸盐（Sigma N-2125，存储在 −20℃）0.1g，乙二醇一乙醚（Sigma E-2632）5ml。

C：亚硝酸钠（Sigma S-2252）1g，蒸馏水 20ml。

D：副品红（Sigma P-3750）1g，2N 盐酸 20ml，煮到 60℃但不要沸腾，滤纸过滤（2mol/L 盐酸：HCl 83ml，蒸馏水 417ml）。

【染色步骤】

1. 将 A 加入 50ml 的两个玻片染色缸预热到 37℃。
2. 在一个玻片染色缸中加入 B 0.5ml，放入玻片，在 37℃下孵育 45 分钟。
3. 在时间快到时将 1ml C 和 1ml D 混合在一起，搅拌 30 秒后静置 2 分钟。
4. 将 C/D 混合液加入另一个有 50ml A 的缸中，直接放入第二步孵育后的玻片。
5. 室温孵育 5 分钟。
6. 取出玻片冲洗，用苏木素复染 40 秒，然后放入 0.05% 氨水中。
7. 脱水，透明，封片。结果示例如图 8-10-5 所示。

（齐心　王晨浩　崔艳）
（崔艳　高翔整理编辑）

第十一章　皮肤疾病表型分析技术

Chapter 11　Phenotypic analysis of skeletal system

皮肤(skeletal system)是身体重要的免疫屏障,除了基本的保护和保温作用以外,皮肤的免疫功能也受到广泛研究。对于皮肤的研究一般都在组织学水平上,整体表型分析手段较少。组织学上,可以通过HE及特殊化学染色、原位杂交、免疫组化等方法具体地描述皮肤不同组成位置的缺陷和机制,因此均被普遍使用。

The skin is one of the immune protective borders. Apart from basic protective and heat preservative functions, the immune function of skin is also intensively studied. The research of skin is mainly performed on tissue rather than system level. Histological analysis mainly focuses on defects and mechanisms for specific layer of the skin, with methods such as HE staining, chemical staining, in situ hybridization and immune histochemistry staining.

一、创伤愈合实验

体外进行的最为简易的研究皮肤愈合能力的实验为创伤愈合实验。

【试剂与仪器】

6孔径打孔器,硬纸片,麻醉剂,脱毛膏。

【实验步骤】

1. 小鼠常规麻醉。

2. 将小鼠头颈至背部的皮肤用刀片刮去毛发,然后涂上适量的脱毛膏,等待片刻,将多余的毛发再次去除干净。

3. 用75%乙醇擦拭去掉脱毛剂并清洗消毒整个脱毛的表面。

4. 一位操作者轻轻拎起背部皮肤,不要过度拉扯使皮肤牵拉变形;另一位操作者用硬纸片挡住打孔器的两侧,在小鼠拎起的裸露皮肤上一次打两个相同的圆孔。

5. 一般为了统计学分析,一只小鼠的背部可以平行打两排即4个孔,成功的圆孔应当周围光滑,呈下圆形,并且4个圆孔的面积相仿。用尺测量每个圆孔的直径并记录。

6. 之后的每天或隔天,测量每个圆孔的直径,统计并作图。也可以在愈合的过程中取样做更多创口的组织学分析。结果示例如图8-11-1所示。

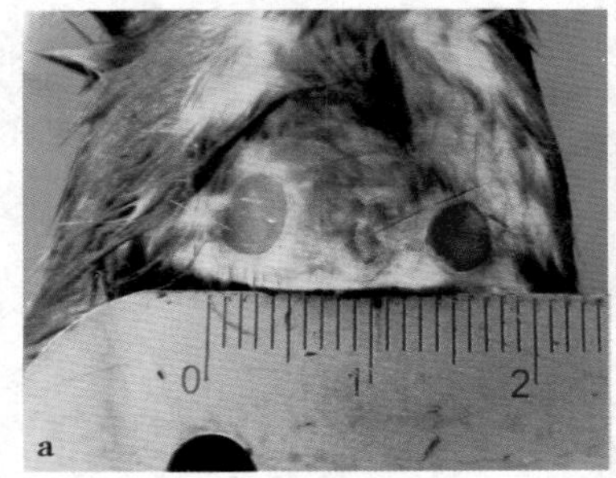

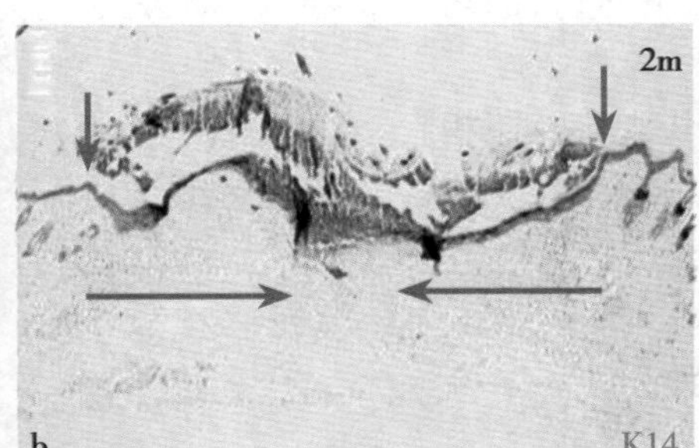

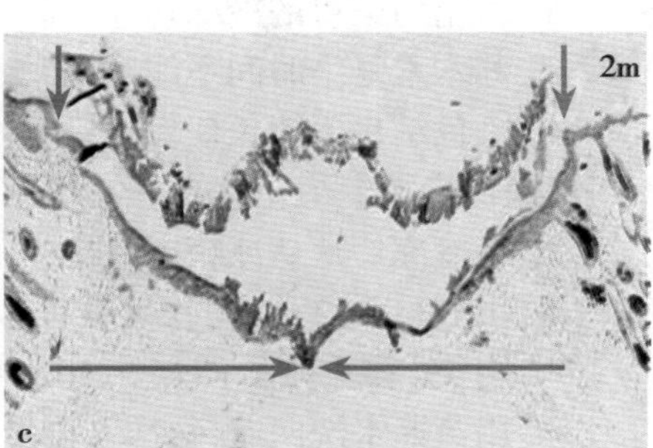

图8-11-1　小鼠创伤愈合实验打孔示意图(a)及创口愈合中石蜡切片的K14免疫组化结果示意图(b和c)

二、小鼠皮肤的组织学分析

(一)冷冻包埋

对皮肤的冷冻切片进行油红O染色可以分析皮脂腺的油脂分泌功能和皮下脂肪层的形态,常用于小鼠皮肤炎症及皮脂腺相关研究。

【试剂和仪器】

多聚甲醛(Sigma-Aldrich),冷冻包埋剂,液氮,铝箔。

【注意事项】

1. 固定液的选择应该根据具体的实验要求确定。多聚甲醛是很常用的固定液,适合进行免疫组化,免疫荧光等方面的实验;如果只是进行形态的观察(HE 染色),可以选用 Bouin 固定液;如果要进行电镜分析的小体积样品,则建议采用戊二醛进行固定。

2. 当组织在蔗糖溶液中刚沉下时,即可包埋。

3. 包埋时要用细镊子小心调整包埋方向,以便今后切片能切到完整的毛囊。

【操作步骤】

1. 对小鼠处以安乐死后,从背部剪下方形皮肤组织,将该皮肤贴到干净的滤纸上,用至少 20 倍体积的 4% 多聚甲醛固定过夜(20 小时,<24 小时)。注意:把皮肤贴到滤纸上时,用镊子轻轻把皮肤展开,既不要留下皱褶,也不要太用力拉扯而使组织结构变形。

2. 将固定好的皮肤放入装有蒸馏水的 50ml 试管中进行清洗,清洗过程中可以将试管放于脱色摇床上,用较低的速度轻轻摇动约 30 分钟。

3. 将清洗完毕的皮肤放入至少 20 倍皮肤体积的 30% 的蔗糖溶液(溶于 PBS)中,放置于 4℃,直到组织下沉到管底。

4. 将铝箔叠成小槽子,加入适量冷冻包埋剂。将皮肤组织从蔗糖溶液中取出,先用包埋剂包裹润湿两遍,以去掉原来的水相,再把组织放入小槽子,调整好方向。

5. 马上小心地把小槽子的底部浸入预先准备好的液氮中,注意不要使组织的方向改变。等包埋剂凝固后,把组织块保存在 -20℃或 -80℃。切片可用于油红染色或免疫荧光。

(二) 小鼠皮脂腺的油红染色

【试剂和仪器】

油红染料,棕色可密封瓶,异丙醇,研钵,漏斗,定性滤纸。

称取预先研磨粉碎的 0.5g 油红干粉,溶于少量异丙醇中,然后加异丙醇至 100ml,棕色瓶密封(或锡箔纸包裹避光)4℃保存,为储存液,可长期保存。用时油红工作液需现配:取 6ml 加三蒸水 4ml 混匀,定性滤纸过滤,稀释后数小时内用完。

【注意事项】

1. 由于脂肪易溶于有机溶剂,所以显示脂肪一般不能像石蜡切片一样处理,而通过冷冻切片染色来显示。

2. 做脂肪染色的冷冻切片不能太薄,过薄的切片常会使脂质丢失。

3. 苏木素复染时间不能过长。

4. 染色结果不能长期保存,应尽快观察及照相。

【操作步骤】

1. 将冷冻切片从冰箱中取出,晾干。

2. 用 PBS 洗 3 次,每次 5 分钟。

3. 用 4% 多聚甲醛固定 5~10 分钟。

4. 用蒸馏水洗两遍,每次 5 分钟。

5. 将切片放入 60% 异丙醇洗两遍,每次 5 分钟。

6. 将切片放入油红工作液染色 15 分钟。

7. 用 60% 异丙醇洗两遍,每次 5 分钟。

8. 用蒸馏水洗两遍,每次 5 分钟。

9. 苏木素复染 2 分钟。

10. 水充分漂洗 10 分钟,把周围水分抹干。

11. 封片剂封片，镜检。结果示例如图 8-11-2 所示。

（三）小鼠尾部皮肤的表皮毛囊全标本（whole mount）的获得

通过对小鼠尾部的表皮毛囊全标本的整体免疫组化或荧光可以分析小鼠表皮和毛囊的炎症、增殖等生理特征，常用于表皮和毛囊相关研究中。皮肤各部位常用标记物见表 8-11-1。

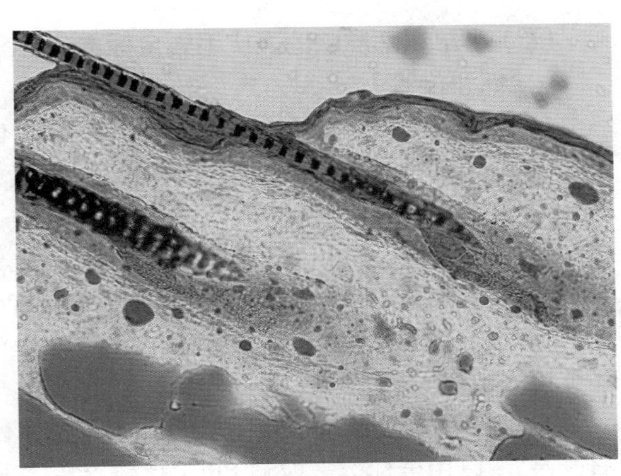

图 8-11-2　小鼠表皮毛囊油红 O 染色示意图

【试剂和仪器】

5mmol/L 的 EDTA 溶液，4% 多聚甲醛，叠氮化钠，PBS 缓冲液，尖头镊，解剖镜。

【操作步骤】

1. 对小鼠处以安乐死，将尾部皮肤撕下，剪成约 0.5cm × 0.5cm 的小块。
2. 5mmol/L 的 EDTA 溶液，37℃处理 2.5 小时。
3. 在解剖镜下用尖头镊将表皮带着毛囊与真皮层分开。
4. 4% 多聚甲醛，室温固定 2 小时。
5. 保存在含 0.2% 叠氮化钠的 PBS 中，4℃可保存约 8 周。

表 8-11-1　皮肤各部位常用标记物一览表

部位	标记物
表皮	早期：Cytokeratin 1（K1），Cytokeratin 10（K10）—棘层 中后期：filaggrin、transglutaminase—颗粒层、角质层 终末分化：involucrin—颗粒层
毛囊	早期：CDP，K17—毛球部 中期：Gata3—外根鞘，Lef1 后期：AE15—内根鞘，AE13—毛干
毛囊干细胞	CD34，K15，integrin α6，integrin 1，S100A4，S100A6，NFATc1

（四）小鼠尾部皮肤的表皮毛囊全标本（whole mount）的免疫荧光染色

【试剂和仪器】

脱脂奶粉，曲通，吐温，PBS 缓冲液，甘油，尖头镊，显微镜。

【注意事项】

加入的液体以盖过标本为准，清洗时要洗干净，不然可能会导致背景深。

【操作步骤】

1. 将表皮毛囊全标本取出，放入封闭液（3% 脱脂奶粉，0.5% 曲通溶于 PBS），4℃过夜。
2. 加溶于封闭液的一抗，4℃过夜。
3. 用含 0.2% 吐温的 PBS 洗超过 4 次，每次 1 小时。每次洗的时候轻轻摇动。
4. 加溶于封闭液的二抗，4℃过夜。
5. 用含 0.2% 吐温的 PBS 洗超过 8 次，每次 0.5 小时。每次洗的时候轻轻摇动。
6. 50% 甘油封片，镜检。结果示例如图 8-11-3 所示。

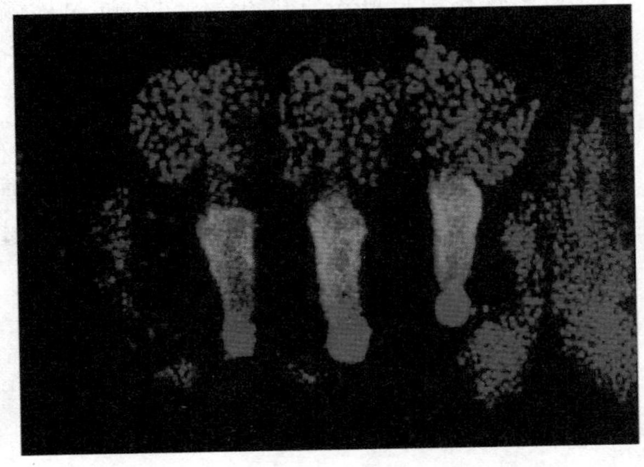

图 8-11-3　小鼠表皮毛囊全标本的 CD34 免疫荧光结果示意图

(五) 小鼠尾部皮肤的表皮毛囊全标本(whole mount)的标记保留细胞(LRCs)检测

【试剂和仪器】

5-溴脱氧尿嘧啶核苷(BrdU):用PBS配成10mg/ml的储液,5mmol/L的EDTA溶液,4%多聚甲醛,叠氮化钠,蛋白酶K,PBS缓冲液,盐酸,曲通,脱脂奶粉,吐温,甘油,1ml注射器,尖头镊,染色缸,载玻片,盖玻片,显微镜。

【注意事项】

1. 该实验是用来检测干细胞的数量和位置的。原理:干细胞在正常状态下处于静止状态,不常分裂增殖,所以会在打入BrdU后很久还保留有BrdU,而其他细胞由于不停分裂增殖,会较快将打入的BrdU稀释至检测不到。

2. 由于尾部皮肤的表皮毛囊全标本是整体做实验,不会像切片会有每张片子在方向位置上不同导致的误差,所以用全标本来检测LRCs比较容易体现真实情况。

3. 最好做几次预实验确定取材时间点,一般在注射BrdU后60~70天。

【操作步骤】

1. 在小鼠10天日龄时,按50mg/kg注射BrdU,每12小时注射1次,共4次。
2. 在60~70天后,对小鼠处以安乐死,将尾部皮肤撕下,剪成约0.5cm×0.5cm的小块。
3. 5mmol/L的EDTA溶液,37℃处理2.5小时。
4. 在解剖镜下用尖头镊将表皮带着毛囊与真皮层分开。
5. 4%多聚甲醛,室温固定2小时。
6. 保存在含0.2%叠氮化钠的PBS中,4℃可保存约8周。
7. 做BrdU染色的当天,将表皮毛囊全标本取出,用PBS漂洗。
8. 蛋白酶K处理 20μg/ml的PK,37℃处理20分钟。
9. 用PBS漂洗。
10. 2N盐酸处理,37℃,25分钟。
11. 用PBS漂洗。
12. 放入封闭液(3%脱脂奶粉,0.5%曲通溶于PBS),4℃过夜。
13. 加溶于封闭液的抗BrdU的一抗,4℃过夜。
14. 用含0.2%吐温的PBS洗超过4次,每次1小时。每次洗的时候轻轻摇动。
15. 加溶于封闭液的二抗,4℃过夜。
16. 用含0.2%吐温的PBS洗超过8次,每次0.5小时。每次洗的时候轻轻摇动。
17. 50%甘油封片,镜检。结果示例如图8-11-4所示。

(六) 炎症相关分子的免疫组化或荧光

对于怀疑有皮肤炎症的小鼠,可以通过检测不同的淋巴细胞或白细胞表面特征因子的表达位置和强度分析炎症的具体位置、类型和严重程度。方法详见本篇第二章。结果示例如图8-11-5所示。

三、血清学检测

对于皮肤炎症,除了在切片上分析不同炎症相关分子的表达位置和强度,还可以通过常规的ELISA检测其炎性水平,与其他系统大体相同,不再赘述。

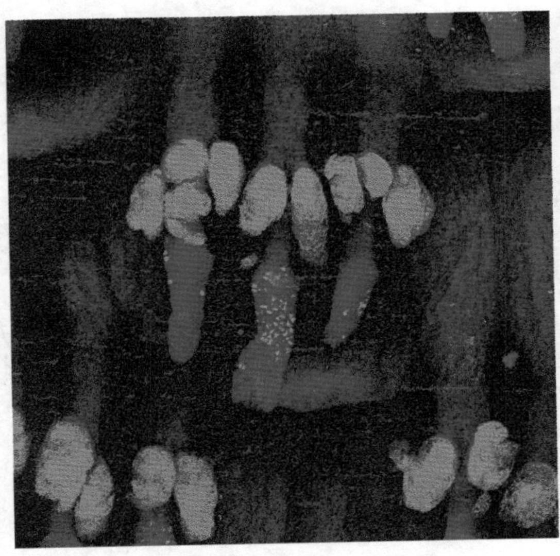

图 8-11-4　小鼠表皮全毛囊标本的 LRC BrdU 免疫荧光结果示意图

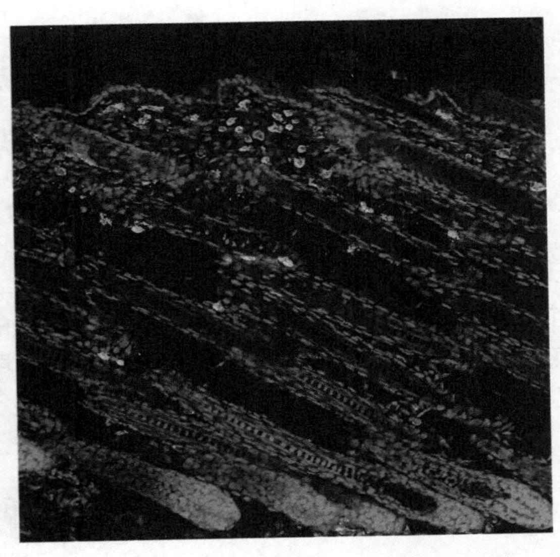

图 8-11-5　野生型小鼠 13 天皮肤的白细胞分子标记物 CD45 免疫荧光结果示意图(绿色为阳性信号)

(齐心　周玥　崔艳)

参考文献

[1] Zhou Y, Jiang X, Gu P, et al. Gsdma3 mutation causes bulge stem cell depletion and alopecia mediated by skin inflammation[J]. Am J Pathol, 2012, 180(2): 763-774.

[2] Yang L, Wang L, Yang X. Disruption of Smad4 in mouse epidermis leads to depletion of follicle stem cells[J]. Mol Biol Cell, 2009, 20(3): 882-890.

(崔艳　高翔整理编辑)

第十二章　眼耳鼻疾病表型分析技术

Chapter 12　Phenotypic analysis of ENT diseases

与人类五官检查相似，小鼠的眼、耳及嗅觉功能的研究均有比较成熟而通用的检测手段。通过表面形态观察、电信号检测及组织学分析等手段，可以对小鼠的眼和耳部疾病（eye and ear diseases）进行比较全面的定义。嗅觉（olfactory sensation）的检测方法相对多样一些，神经相关的分子机制也更加复杂。

第一节　眼部疾病表型分析

Section 1　Phenotypic analysis of eye disease

先天性或与年龄有关的眼部疾病导致全球超过5000万人失明。特别是由于基因突变导致的先天性眼疾，如无眼、小眼、缺损或白内障影响超过100万名儿童。另一方面，某些与年龄相关的眼部疾病，如老年性白内障和视网膜退化也是由于遗传易感性和环境因素所导致的结果。一些其他疾病（例如青光眼），虽然有遗传的影响，但是涉及多个基因比较复杂。小鼠作为动物模型，产生的表型与人类临床表型最接近，可以帮助我们进一步了解各种遗传和环境的影响。因此，一些实验室开发了较为成熟的测试体系，观察小鼠整个眼和其特定部位（如角膜，前房，晶状体），用于分析小鼠的眼部疾病，包括白内障（使用裂隙灯显微镜），视网膜变性（使用检眼镜）等。

一、整体分析常规方法的原理介绍

（一）裂隙灯显微镜

裂隙灯显微镜的基本结构由双目立体显微镜、裂隙灯、滑台、头靠、工作台（或底座）五大部件组成。裂隙灯显微镜的光学原理是：将具有高亮度的裂隙形强光（裂隙光带），持一定角度照入眼的被检部位，从而获得活体透明组织的光学切面；通过双目立体显微镜进行观察，就可看清被检组织的细节。裂隙灯显微镜被广泛应用于临床眼科检测眼前段包括角膜，虹膜和晶状体的畸形。通过裂隙灯显微镜可以清楚地观察小鼠眼是否突出、有无出血，眼睑有无闭合，角膜是否浑浊和血管化，虹膜是否正常有无色素沉着，瞳孔对光反应是否扩张，晶状体是否浑浊、有无与角膜粘连。可确定病变的位置、性质、大小及其深度。

（二）检眼镜

检眼镜检查是一种广泛使用的视觉检测方法。检眼镜一般分为直接和间接两种，现在常用间接检眼镜。间接检眼镜的照明系统采用外光路照明，工作原理与普通显微镜相同，只是在物镜和目镜之间加一组分光镜，即把经过物镜的光分两路，用两个目镜来观察，以产生立体视。用于检查眼球（眼底）包括视网膜，视盘，脉络膜和血管的症状。例如视网膜畸形，视网膜血管收缩，视网膜上皮细胞色素沉着，视神经乳头或血管异常等都可以很容易观察到。血管衰减和视神经萎缩，视网膜病变是常见的症状。

（三）视网膜电描记术（ERG）

视网膜电描记术（ERG）是一种非侵入性的电生理检测方法，用于探测受到视觉刺激后视网膜细胞产生的集体响应。ERG为一个复合的电反应，将一个引导电极与角膜接触，另一个面积较大的参照电极放在额部，当给视网膜以光刺激时，可在示波器上记录到一系列电信号变化，即视网膜电图。光刺激下，开始有一个小的负波(角膜为负)，称a波，然后出现一个正的b波(角膜为正)。如刺激强度较大，则在b波之后，还有一个上升较缓慢的正波（角膜为正），称c波。在光刺激结束时，还会有一个角膜为正的向上突起，称d波。据分析，a波主要来源于感光细胞的感受器电位；b波幅度较大，主要与双极细胞的活动有关；c波上升缓慢而持久，可能与色素上皮细胞层的正常功能有关；d 波为一种撤光反应。

二、 具体操作

(一) 裂隙灯显微镜

为了避免观察过程中小鼠的尿液和粪便弄脏设备，在设备的相应位置覆盖一个塑料袋。打开裂隙灯，将照射的光带调整至最大的宽度弥散光照状态，小鼠无需麻醉，一只手抓牢小鼠放到裂隙灯光束下，另一只手操作操纵杆来回移动给小鼠眼聚焦，在观察过程中操作者的肘部和手应在一个固定位置。

【操作步骤】

1. 打开裂隙灯，将照射的光带调整至最大的宽度弥散光照状态，小心地从笼子里取出一只老鼠，在小鼠位置下面放垃圾袋以防小鼠尿液和粪便污染设备。

2. 一只手抓牢小鼠放到裂隙灯光束下，另一只手，操作操纵杆来回移动裂隙灯，前、后、左、右，直到眼睛处于光束下。

3. 初步检查小鼠眼睛是否突出、有无出血，眼睑有无闭合并拍照记录。

4. 拍摄晶状体正面，宽裂隙看晶状体前囊表面，裂隙宽不要超过瞳孔（太宽角膜有反光，避不开，影响拍摄清晰度），照明角度 20°左右，让角膜反光避开瞳孔，让瞳孔里的晶状体像清晰，亮度根据倍率（倍率大，亮度强）结合实际情况调节。

5. 调整光照强度，由暗变亮观察小鼠瞳孔是否扩张。

6. 切换到裂隙灯模式，操作操纵杆设置到 30°角，裂隙光从小鼠眼的一侧移动到另一侧，观察小鼠角膜和虹膜任何异常并拍照记录。用裂隙光拍摄晶状体，需要散瞳才能拍到清晰效果，将裂隙光照在瞳孔与虹膜边界处，利用视网膜反光看晶状体。

7. 将照明系统与观察系统清晰聚焦于同一观察部位，裂隙灯与显微镜成 45°角，观察角膜是否浑浊和血管化，虹膜是否正常有无色素沉着，晶状体是否浑浊，有无与角膜粘连。

【注意事项】

1. 如果仪器是打开的而没有缝隙光，应检查裂隙光是否打开，旋钮是否处于正确的位置。

2. 显微镜目镜镜头因长期使用而染上灰尘油污。先用胶皮喷头吹去尘土，再用镜头纸将其擦拭干净，若仍有油污，可蘸无水乙醇擦洗。

3. 裂隙像有毛刺或位置不在圆形光阑的中央。一般裂隙和调节用的手轮是装在一起的。要排除这两种故障就必须将这部分整体拆下，裂隙像有毛刺，一般是裂隙片上粘有脏物造成，清洗干净即可。清脏物时一定注意不能用镜头纸或带毛的棉花等，要用干净光滑的纸或专用擦树脂镜片、CD 盘的镜布来擦拭。若通过显微镜观察，裂隙缝不在中央，可以通过调节裂隙大小的螺旋同轴上的厚度大小不等位置来完成。当裂隙成像在显微镜的上方或下方而不在中央时，可通过调整显微镜水平调整螺钉，使其裂隙缝呈现在显微镜屏幕中央。

4. 裂隙大小不能固定。裂隙是由两个平等刀片组成，两刀片间装有弹簧，其作用是使两刀片闭合。裂隙大小就是通过调节前面所说的夹在裂隙间的厚度不等的圆片来完成。对应厚度越厚，裂隙越宽，也就是说，除了最薄处（即裂隙闭合时）裂隙大小螺旋始终受一个要使它转向裂隙闭合的旋转力。要使裂隙大小固定，厂家一般是在旋钮内壁加一个毡垫，外有压紧弹簧，毡垫与仪器壁产生摩擦，以阻止其自行转动。所以，裂隙大小不能固定时，只要旋紧压在毡垫的弹簧即可。若不行，可取下旋钮，换厚毡垫，以保证隙宽固定。

5. 如果移动小鼠不能观察到角膜和虹膜的两条反射光线，应检查光束的角度是否是 30°。

6. 如果小鼠瞳孔没有扩张，可以再滴 1 滴 1% 阿托品。如需麻醉，应谨慎麻醉剂剂量。

7. 如果眼睛检查时间延长，角膜变得干燥，眼睑会在一定时间内收缩从而影响晶状体的观察。

结果示例如图 8-12-1 所示。

(二) 检眼镜

检眼镜检查被归类为一种快速筛选方法。通过检眼镜的直接白光照到小鼠眼进行小鼠眼底检测。一个双倍的非球面透镜（60，78 或 90 屈光度）安装在检眼镜和眼之间，以达到最佳的放大倍率用于检测眼底

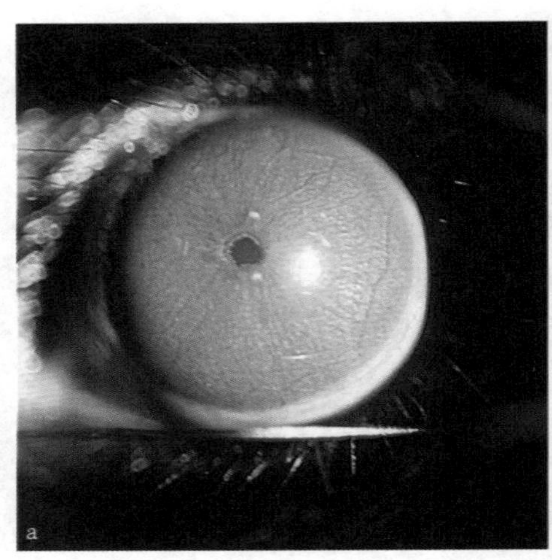

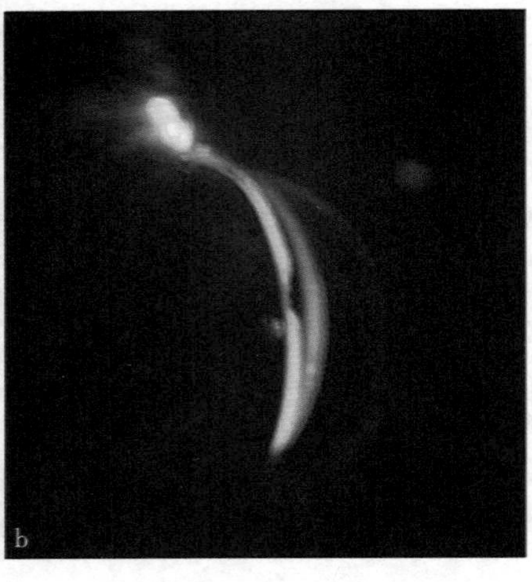

图 8-12-1 使用裂隙灯显微镜观察小鼠未散瞳的眼形态(a)及裂隙效果(b)例图

异常。除非小鼠非常活跃,一般不需要麻醉,有的小鼠的麻醉剂耐受性差,眼睛干涩影响观察。为避免瞳孔反射,用 1% 托吡卡胺,1% 环戊通或 1% 阿托品对小鼠眼睛进行瞳孔扩张。散瞳药覆盖整个眼睛并充分发生药效。保持透镜在小鼠调整的光束和眼睛之间,上下移动小鼠直到眼睛背面的视网膜清晰可见。操作镜头,对眼部周围的整个眼底进行检查。观察并记录小鼠眼睛的外观和视神经盘。若有任何异常,详细说明,如视网膜的色素沉着和结构异常、视盘异常、异常血管的结构和构图等。

【操作步骤】

1. 小心地从笼子里取出一只小鼠,抓好直接在小鼠眼睛上面挤一小滴散瞳剂,确保每只眼睛表面的完全覆盖。
2. 将小鼠放回笼里至少 5 分钟,让散瞳药充分发生药效。
3. 将间接检眼镜设备调整好。
4. 从笼中取出小鼠,抓牢小鼠,用直接进入眼内的光线观察小鼠眼睛,确定小鼠的瞳孔充分扩散。
5. 使透镜在小鼠眼睛和光源之间上下移动,直到小鼠眼睛背面的视网膜清晰可见。操作镜头对眼部周围的整个眼底进行检查。观察并记录小鼠眼睛的外观和视神经盘。若有任何异常,详细说明,如视网膜的色素沉着和结构异常、视盘异常、异常血管的结构和构图等。
6. 重复以上操作观察另外一只眼睛并做相应记录。

【注意事项】

1. 要熟悉小鼠操作以免增加小鼠忧虑,避免潜在的影响。
2. 观察到的差异也会取决于年龄和性别等因素。
3. 环境因素可能会影响所得结果,因此温度、湿度、通风、噪声和光强度必须保持在适当的水平。
4. 如果瞳孔没有扩张,再加一滴 1% 的阿托品。如果使用麻醉剂应注意剂量。
5. 如果可视面积有阻碍物,应确保镜头的光盘和过滤器组件是干净的,如果它们比较脏,建议清洗或更换。
6. 如果反射太多,可以通过旋转光束减少反射面和提高视网膜照度。此外,反射也可能是过滤器或物镜镜面上污渍和划痕所造成的,因此注意定时清理污垢,更换划伤零件。
7. 如果是间歇性的光输出(即使电源被连接),检查物镜是否已拧紧。

结果示例如图 8-12-2 所示。

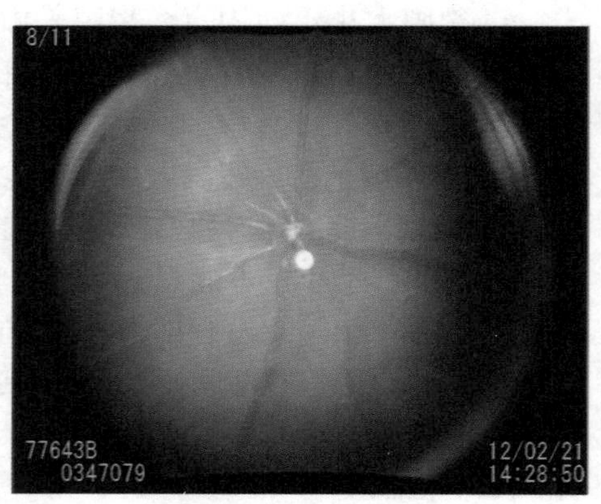

图 8-12-2 对充分散瞳的小鼠眼底进行观察的照片例图

(三) 视网膜电图(ERG)

ERG 是一种非侵入式检查整个视网膜的功能方法。因为在黑暗条件下检测,在检测前小鼠要先放在完全黑暗的房间至少 12 小时。实验期间小鼠是放在昏暗的红灯下。首先腹腔注射麻醉小鼠,滴 1 滴 1% 阿托品(或 0.5% 托吡卡胺)到角膜使其瞳孔扩张。实验过程中为了保持小鼠体温在正常水平,将小鼠放置在加热垫上。小鼠固定好开始进行 ERG。参考电极和接地电极分别插在头部和尾巴皮下,用 1 滴甲基纤维素处理的金线放置在角膜处作为探查电极。

以筛选为目的,建议黑暗环境下光脉冲(10 毫秒)为 500cd/m^2 和 12 500cd/m^2。此外,如果时间允许,ERG 可以 10 分钟后在灯光(明视)条件下进行重复测量,以确定占小鼠感光细胞 3% 的视锥细胞在检测结果中的作用(每只小鼠检测时间加倍)。ERG 记录的振幅刺激开始点设定为"零",a 波定义为最低的负峰值,b 波是从这个负峰值到(下一个)最大峰值。此外,a 波和 b 波的延迟时间在 a 波和 b 波开始就可以确定。a 波和 b 波峰值在刺激后 100~200 毫秒出现,而 c 波有一个持续几秒钟的延迟时间。使用过滤功能的 ERG 装置将进一步抑制噪声的影响。

三、眼的形态学检测

对于小鼠的眼部形态学,一般使用常规的切片染色技术。需要注意的是,为保持眼部的组织完整并且石蜡切片的足够硬度,应使用 Bouin 固定液代替常规甲醛溶液进行固定,在脱水之前流水冲洗组织过夜,去掉多余的固定液以避免颜色污染。

HE 染色结果示例如图 8-12-3 所示。

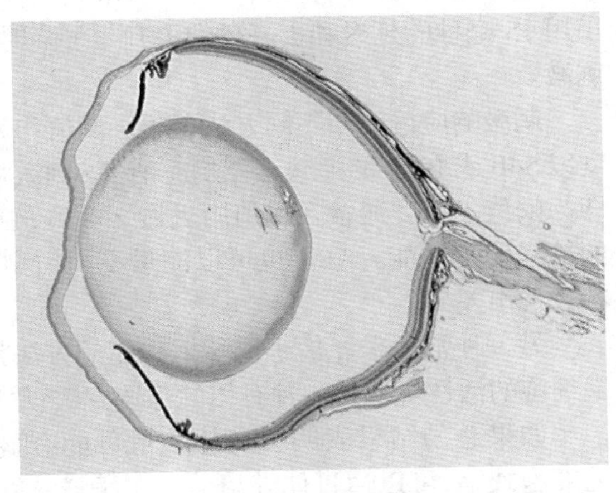

图 8-12-3　小鼠眼的石蜡切片 HE 染色结果示意图

第二节　听力缺陷表型分析

Section 2　Phenotypic analysis of hearing defects

一、听觉生理功能测试

(一) 听性脑干反应(auditory brainstem response,ABR)

最常用的听觉生理功能测试是听性脑干反应和圆窗反应。ABR 代表从耳蜗神经元开始通过中央听觉通路的神经元反应。圆窗测试是一种行之有效的评估耳蜗活动的方法。两种方法都需要麻醉小鼠,ABR 实验小鼠麻醉醒后可以进行重复测试,而圆窗测试是需要深度麻醉进行手术的实验,因此不能重复。实验测试过程中,像其他外科手术一样,要监控小鼠的状态,保持其体温相对恒定。临床上也可以对人进行 ABR 检测,无需麻醉只需将电极放在耳蜗附近。

在 ABR 测试中,不同的电极插入小鼠不同的皮下位置,头顶正中间和两边耳蜗后分别插入电极用来记录,然后给予小鼠适当的刺激,来自不同电极的不同信号被记录。电脑上采集的数据是多个刺激叠加产生的平均值,因为单个刺激的响应可能在小鼠自身的背景噪声中丢失。刺激叠加将增强信 - 噪比,当越来越多的刺激叠加,随机背景噪声信号相互抵消,叠加的刺激响应被记录。ABR 包括几个波,首先出现的反向偏移的波形是耳蜗神经活动的反应,随后出现的波被认为反映了中央听觉通路的功能,后者的波形确切的起源还没有达成共识。对猫的研究显示 ABR 波形和小鼠的记录波形相似。

圆窗测试是用一个特氟纶涂层的银线电极插在圆窗位置,圆窗位于耳郭和鼓膜的尾部,通过中耳骨外一个小洞可以找到。差别记录的参考电极插入小鼠耳背后。使用圆窗电极可以记录 3 种不同的反应类型,其中耳蜗微音电位(CM)是模仿交流电刺激,由耳朵附近毛细胞产生的波形;复合动作电位(CAP)在刺激一开始后就发生灵敏单个或加倍的负偏移，反映了总的耳蜗内神经元的同步活动；总和电位（SP）是来自正极或负极的持续刺激产生的响应值，被认为反映了感觉毛细胞内刺激产生的直流响应。目前，ABR是我们首选的听觉测试方法。

正如普莱尔反射一样，需要给予适当的刺激引出ABR和圆窗反应。刺激可以是开场或闭场。开场系统的优点是容易操作，而闭场系统的优点是可以获得较高强度和声强更标准的声音刺激，在耳鼓膜附近可有效地指定强度。研究发现，闭场系统中130dB及以上频率的刺激对听力严重损伤的小鼠起作用。无论是开场还是闭场，应该注意的是高频率的声音都是定向的，因此，声源和鼓膜之间任何小的相对位置的变化都会改变刺激的强度。

短声和特殊频率的短音是常用的声音刺激。短声主要刺激大量的耳蜗毛细胞，响应阈值较低。短音主要是对相对特定的耳蜗管位置的刺激，反映最佳刺激频率，耳蜗管底部的高频率和顶部的低频率。短音采用15毫秒的延迟和1毫秒的上升与下降时间，瞬间的上升下降产生的频谱通过麦克风输出以产生声音刺激。

刺激响应可以用不同方法分析。阈值作为最小值，通过一个适当强度的刺激引起的响应获得，刺激强度以5dB或10dB的递减直至响应消失。刺激强度小幅度的增加和减少，能检测到响应波形的最小强度值，即为阈值。强度通常在阈值附近做2~3dB的改变。阈上特征也可以被分析，如反映刺激强度与反映振幅的输入输出功能。ABR也可以测量不同类型波形的延迟，在某些听力损失的突变小鼠中，波形自身的形状表现出差异。

另一种常用来评估小鼠耳蜗功能的方法是失真耳声反射，可能反映了在特定频率处沿着耳蜗管的外毛细胞的活性。这是一种有用的筛选方法，尽管小鼠需要麻醉，但是它是非入侵式的，可以恢复。

如果总的结果表明突变体小鼠可能有显著的外毛细胞缺陷，可以通过体外培养科尔蒂样本获得单细胞的结果。各种各样的基底毛细胞电流通过这种方式测量，通过喷射流体偏移发束或使用直接的机械偏转测量转导电流。转导通道的完整性可以用苯乙烯染料FM1-43来评估，为多毛细胞响应提供更广阔的视野，但没有明确说明毛细胞基底外侧膜的性质。

如果怀疑血管纹缺陷，其功能可以通过记录耳蜗内电位来评估，耳蜗管内+100mV的高静息电位通过血管纹来维持。将充满适当液体（如150mmol/L KCl）的微管电极插入麻醉小鼠的耳蜗管外侧，用银/氯化银片状电极插入头部皮肤下面，用来检测记录。

小鼠内耳结构示意图见图8-12-4。

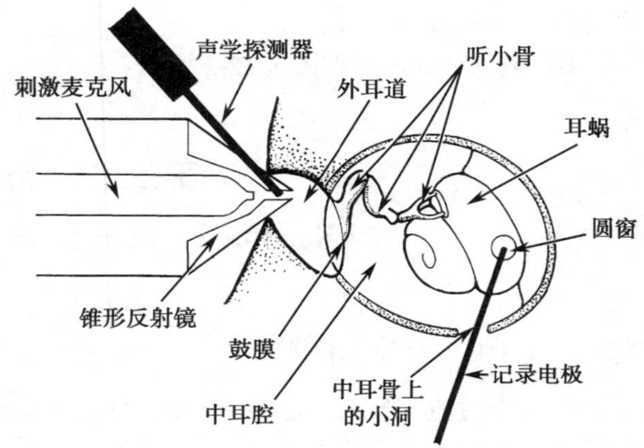

图8-12-4 小鼠内耳结构示意图

stimulus microphone：刺激麦克风，probe microphone：声学探测器，external ear canal：外耳道，middle ear ossicles：听小骨，cochlea：耳蜗，round window：圆窗，recording electrode：记录电极，small hole made in bulla：中耳骨上的小洞，middle ear cavity：中耳腔，tympanic membrane：鼓膜，conical speculum：锥形反射镜

下面介绍ABR实验步骤：听性脑干反应是对麻醉的小鼠进行诱发电位刺激来确定其听觉和其他生理参数的敏感性。

【实验设备】

信号发生器，放大器，扬声器；校准设备（麦克风等）；脑电波记录的针状电极；生物放大器和探头；数据采集硬件；控制信号显示和数据采集软件；数据分析软件/数据库应用程序；隔音箱；加热毯。

【操作步骤】

1. 对测试小鼠进行click box刺激检测，是否存在普赖尔反射（可选）。
2. 麻醉小鼠。
3. 将小鼠放置在隔音箱的加热毯上，针状电极插入皮下。探查电极插入颅顶；参考电极插入左耳垂下；接地电极插入右耳垂下（图8-12-5）。

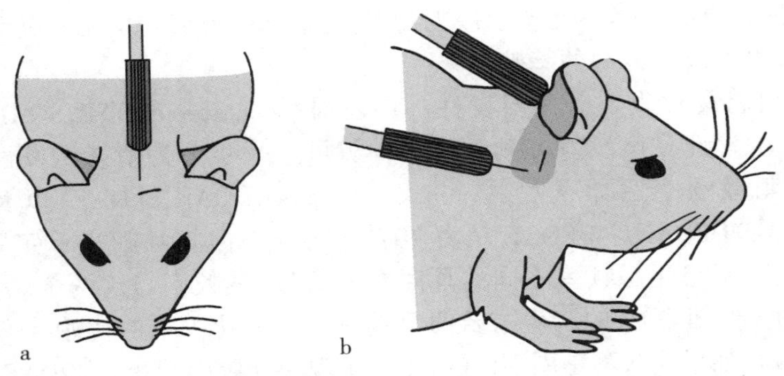

图 8-12-5　ABR 测试中电极插入到皮下的位置

a. 探查电极在颅顶位置；b. 参考 / 接地电极在耳后两侧

4. 小鼠放松的俯卧在恒温的加热毯上，鼻子向前，将扬声器按照校准的距离放在小鼠耳间轴的前面。

5. 记录一个短声刺激 ABR（70dB SPL）以确保 ABR 良好（用非受损小鼠）（可选）。

6. 听性脑干反应短声测试是(10 微秒的延迟时间，瞬态）从 0~85dBSPL 内 5dB 递减，重复刺激 256 次，42.6/s。

7. 听性脑干反应测试将记录到以下频率和水平，6kHz（0~95dB 的声压级），12kHz（0~95dB 的声压级），18KHZ（0~95dB 的声压级），24kHz（0~95dB 的声压级）和 30kHz（0~95dB 的声压级），5dB 的间隔。短音是 5 毫秒的持续时间，1 毫秒的上升 / 下降时间，重复 256 次，42.6/s（可选的值）。短音刺激呈现出从低到高的刺激频率，特定的值开始降低声音水平。

8. 如果耳聋 / 听力障碍被怀疑为一个特定的突变系（例如，通过升高的阈值或在任何刺激下 ABR 没有出现波形），所有刺激呈现水平在仪器允许的情况下是靠进 95dB SPL。

9. 记录最后短声诱发的 ABR（70dB SPL），检查在记录过程中短声诱发的反应是否有任何衰退（可选）。

【注意事项】

如果同时需要在相同麻醉状态下进行其他测试，首先进行 ABR 测试。

原始数据被上传到一个数据库中用于显示每只小鼠的波形和阈值分配（图 8-12-6），显示每个突变系每只小鼠短声刺激下频率的阈值曲线。

【数据质控】

1. 声音系统校准　在每次实验开始任选一个校准曲线。这些可用于检测随着时间的推移声音传递系统的一致性。用于传递声音的麦克风系统的校准使用带有型号 4231 校准器的 Bruel & Kjaer PULSE 系统或其他等效的校准仪器用于高频校准，每年校准 1~2 次。

2. 测试短声 ABR　任选对 70dB 短声的振幅响应，开始和结束进行对比以确保有没有显著的生理响应衰退。

3. ABR 阈值　经过培训的熟练操作者记录每只小鼠的每个刺激阈值，之后第二位熟练操作者随机选择阈值进行检查。

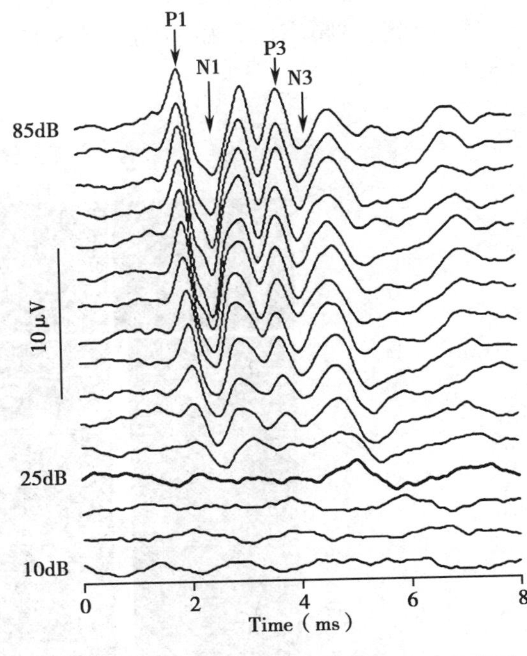

图 8-12-6　ABR 中 click 引起的信号峰示意图，本次结果中 ABR 阈值为 25dB

（二）耳声发射（otoacoustic emission，OAE）

耳声发射（OAE）是一种产生于耳蜗，经听骨链及鼓膜传导释放入外耳道的音频能量。声音刺激后外毛细胞形成感受器电位，同时引起细胞的收缩和舒张。继而改变静纤毛与盖膜的相对位置，再诱发新的电位，后者又继而主动引起外毛细胞的主动收缩和舒张，再改变静纤毛与盖膜的相对位置，如此形成正反馈。正反馈引起外毛细胞声刺激后持续一段时间的振荡是耳声发射的基础。

根据有无刺激声可将耳声发射分为自发性耳声发射(spontaneous OAE,SOAE)和诱发性耳声发射(evoked OAE,EOAE)。诱发性耳声发射按刺激声的种类可进一步分为瞬态诱发性耳声发射(transiently evoked OAE,TEOAE)、刺激频率性耳声发射(stimulus-frequency OAE,SFOAE)以及畸变产物耳声发射(distortion production OAE,DPOAE)。DPOAE是由两个不同频率但相互间呈一定频率比例关系的持续性纯音刺激所诱发的，频率与刺激频率不同的耳声发射信号，其频率与这两个刺激音的频率呈依赖关系。DPOAE的诱发与记录DPOAE的产生需要两个具有一定频比关系的初始纯音(即f1和f2，一般f2/f1=1.1~1.5)同时刺激耳蜗，如果输入不是周期性的，则会出现相互调制畸变。DPOAE的测定方法如下。

【试剂和设备】

三溴乙醇(avertin)麻醉剂(用25gavertin和15.5ml叔戊醇配成储藏液，取0.5ml储藏液加入39.5ml 0.1mol/L PBS待用)。

美国TDT听功能测试仪(包括电脑，RX6刺激信号器，RX6采集信号器，PA5信号衰减器，MA3信号放大器，音响)。

设备参数设定：f2/f1=1.2　L1=65dB　L2=75dB

【操作步骤】

1. 2.5%的avertin腹腔麻醉小鼠，一般30g小鼠使用0.3~0.4ml麻醉剂。

2. 打开电脑、运行TDT设备，打开电脑桌面的“zBusMon.exe”软件，点击“Transfer Test”(图8-12-7)，检测设备连接是否存在问题。

3. 常规耳镜检查外耳道和鼓膜以排除鼓膜及中耳病变。被检鼠置于隔声室中，用合适的探头塞入动物外耳道并使之密封，当刺激信号平稳后进行检测。

4. 打开“SigGenRP.exe”，选择相应的刺激信号文件及刺激声频率后开始检测。图8-12-8为测试结果。

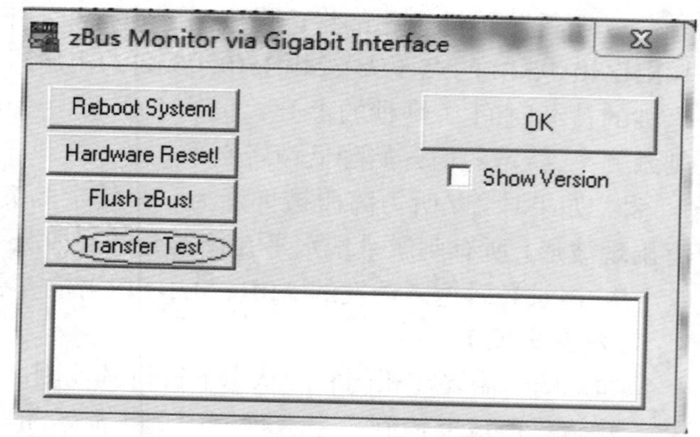

图8-12-7　检测系统线路连接是否成功的软件界面示意图

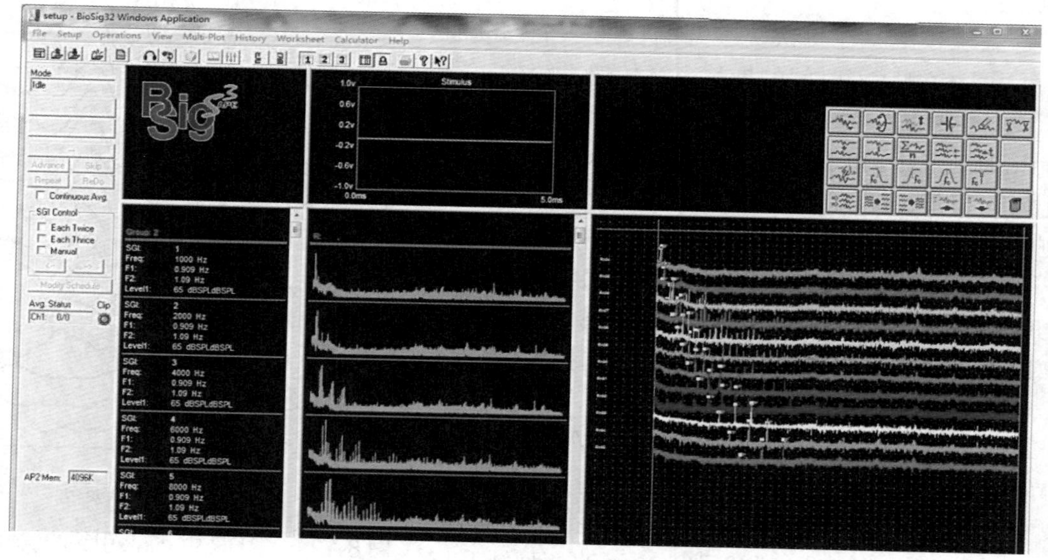

图8-12-8　软件输出的DPOAE测试结果图示

【结果分析】

从低频到高频进行各频率的 DPOAE 检测，得出 DPOAE Gram 图（图 8-12-9）。DPOAE 反应高于本底噪声 3dB 为标准。

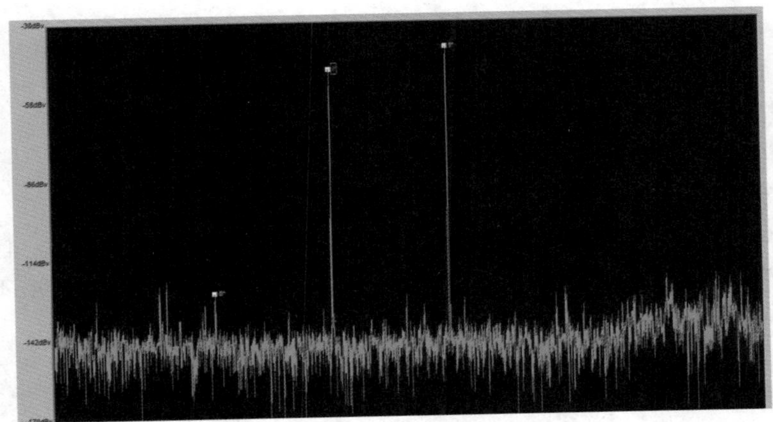

图 8-12-9 以某特定频率的 DPOAE 波形单独分析

DPOAE 波形单独分析得到典型的 3 波、1 波、2 波示例（白色小方框从左向右），1 波、2 波为系统设定参数波，3 波为需检测的外毛细胞反应振幅

【注意事项】

1. 小鼠麻醉要适当，过浅或过深均会影响检测结果，事先可以摸索麻醉条件。
2. 测试过程中注意密切观察小鼠的变化，防止探头脱落、探头位移影响检测结果。
3. 检测环境要求低噪声。

二、耳的形态学检测

除了常规 HE 染色以外，锇酸染色也是常用的分析毛细胞和螺旋神经节形态数量的染色方法。

每毫升的 Epon 混合液加入 20g 顺丁烯二酸二丁酯（DBMA）混匀，真空放置 2 小时或直至泡沫消失。配方见表 8-12-1。

【试剂与仪器】

表 8-12-1 Epon-Araldite mix 配方表（单位：g）

	20pairs	15pairs	10pairs	5pairs
Araldite 6005	60.3	45.2	30.2	15.1
DDSA	77.3	58.0	38.6	19.3
EMBed-812	20.8	15.6	10.4	5.2
DBP	2.7	2.0	1.4	0.7

水平摇床，加热切片机，玻璃刀片。

【操作步骤】

1. 耳蜗样品用 PBS 清洗 3 次，水平摇床每次 10~20 分钟。
2. 每个样品小管中加入 1~3ml 脱钙液（含 0.35mol/L EDTA 的 PBS），放 4℃水平摇床上脱钙 3~5 天。
3. 样品放在旋转器上用 PBS 清洗 3 次，每次 10~20 分钟。同时准备 Epon-Araldite 混合液。
4. 将水平摇床放入通风橱。
5. 每个样品管中加入 1ml 含 0.25% 四氧化锇（OsO_4）的道尔顿缓冲液，水平摇床上放置 15 分钟。
6. 将四氧化锇（OsO_4）倒入有毒废液罐。
7. 水平摇床上用 PBS 清洗样品 3 次，每次 10~20 分钟。第一次清洗的 PBS 要倒入有毒废液罐。

8. 清洗样品(旋转器上,通风橱外)
50% 的丙酮清洗 15 分钟;
80% 的丙酮清洗 15 分钟;
95% 的丙酮清洗 15 分钟;
100% 丙酮清洗 15 分钟;
100% 丙酮清洗 15 分钟;
丙酮:环氧树脂按照 2:1 混合,1 小时;
丙酮:环氧树脂按照 1:1 混合,1 小时;
丙酮:环氧树脂按照 1:2 混合,2 小时(也可室温过夜)。
9. 每个样品加入 2~3ml 环氧树脂混合液,真空中放置 1 小时或直到泡沫消失。4℃旋转器上过夜。
10. 第 2 天,将含样品的旋转器转移到室温放置 1 小时。同时配制新的 Epon-Araldite 混合液。
11. 每个样品加入新的 Epon-Araldite 混合液,旋转 2 小时。
12. 重新加入新的 Epon-Araldite 混合液,旋转 2 小时。
13. 打印标签。
14. 将样品和对应的标签以正确的位置放到模具中。
15. 65℃恒温箱放置 48~72 小时。完成后可用加热到 80℃左右的热刀片进行切片。结果见图 8-12-10。

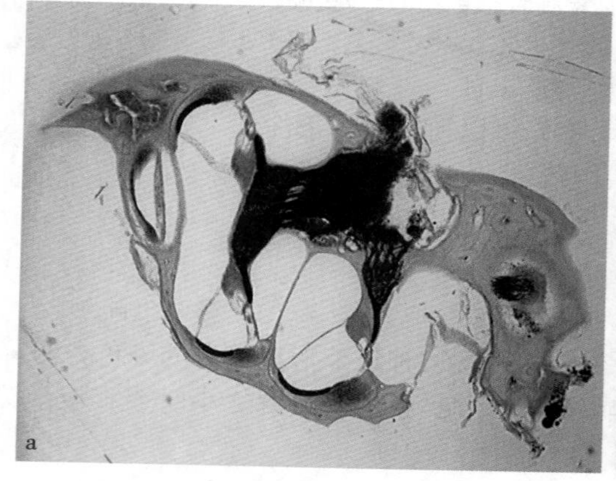

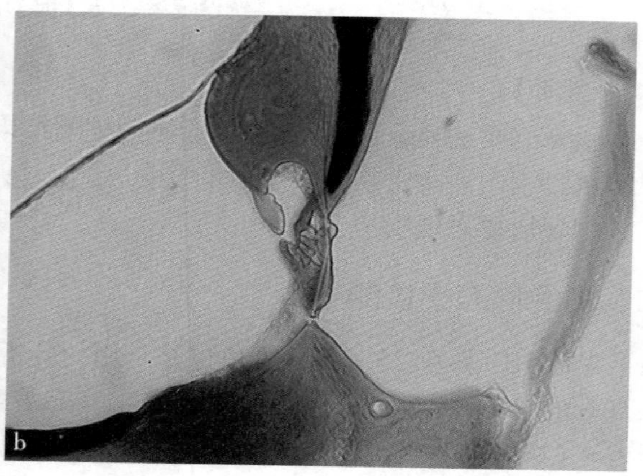

图 8-12-10　分离的小鼠耳蜗锇酸染色结果示意图
分别为 4 倍放大(a)及 20 倍放大(b)结果

第三节　嗅觉系统表型分析

Section 3 Phenotypic analysis of the olfactory system

嗅觉是人体原始的感觉功能之一,它同视觉、听觉一样,是人体捕获外界信息的特殊装置。嗅觉还可以通过中枢神经系统影响人的情绪、调节生命周期。嗅觉障碍患者对周围的事物反应平淡,生活质量下降,更可能造成精神上的压抑或忧郁。近几年随着人们对生活质量要求的提高,对嗅觉障碍的关注程度也有了很大的提高。

嗅觉评估不仅是要判断嗅觉功能是否正常,还需要进一步判断嗅觉障碍的程度、性质和部位等,如果能提示病因以及预防则更有临床、实验应用的价值。在动物实验中关于嗅觉功能的研究有较长的历史,并开发了多种实验手段,但是目前为止还没有一个最为全面、客观、高特异性的标准方法出现。

一、行为学方法

动物实验和临床试验的最大区别在于动物无法准确地与实验者交流,所以行为学方法在动物实验中就显得极为重要。嗅觉敏感动物的学习记忆能力、寻食能力等与嗅觉有很高的相关性，可以观察、记录其行为学的改变，从而判断其嗅觉功能的变化。目前报道较多的可以评估嗅觉功能的行为学方法有以下几种。

(一) 埋藏食物小球实验(buried food pellet test，BFPT)

BFPT 是目前最常用于检测动物嗅觉功能的行为学检测方法。目前比较通用的方法由 Nathan 等于 2004 年报道，他在实验中用找寻食物小球等待时间作为数据进行统计分析，即从小鼠被随机放置于盒子中开始，到小鼠揭开食物小球并用其前爪或牙齿抓住食物小球的时间，如果 5 分钟内小鼠未找到食物小球，则被移走。

(二) 双瓶实验

有研究证实小鼠和大鼠在分辨某些物质的时候主要是依赖于嗅觉而非味觉，例如盐酸、盐酸奎宁(quinine HCl，QHCl)等挥发性物质。因嗅觉障碍时动物分辨饮用水和实验溶液的能力下降，通过两种溶液被动物饮用的程度可以评估动物嗅觉障碍的程度。

需要注意的是本类实验受个体差异影响较大，实验前应经预评估剔除先天差异比较大的个体，而且样本量不宜过小，有时候还需对动物进行预先的训练。为保证实验的客观性，需要很好地进行实验设计与控制，甚至昼夜节律等变化的影响都需要考虑在内。行为学测试结果对嗅觉功能评估只是一个综合的结果，对嗅觉障碍程度、部位等的判断较差，如果能结合嗅觉诱发电位等客观检查，获得的结果可更加客观、可信。在过去的实验中，行为学测试往往与组织学检查相结合，增加了实验的客观性，也为进一步研究嗅觉产生或嗅觉障碍机制提供了更全面的基础。

(三) 嗅觉测量仪

用于动物实验的嗅觉测量仪，可以通过改变气味的浓度观察动物的行为学变化来评价其嗅觉功能。该系统对动物嗅觉的检测经众多实验验证是有效的，因操作方便且可进行多种设计，被广泛应用于动物嗅觉功能的评估。

二、组织学检查

对小鼠嗅球组织的组织学检查在早期嗅觉研究中有较多的应用，在嗅觉障碍的动物标本上可以看到细胞凋亡、空泡等变化，虽然特异性较差，但是也能提供宏观的信息，现在常和其他检查方法联合使用。

(齐心　姜曼　崔艳)

参考文献

[1] Shen H，Lin Z，Lei D，et al. Old mice lacking high-affinity nicotine receptors resist acoustic trauma [J]. Hear Res，2011，277(1-2)：184-191.

[2] Yang M，Crawley JN. Simple behavioral assessment of mouse olfaction [J]. Curr Protoc，2009，Neurosci Chapter 8：Unit 8.24.

(崔艳　高翔整理编辑)

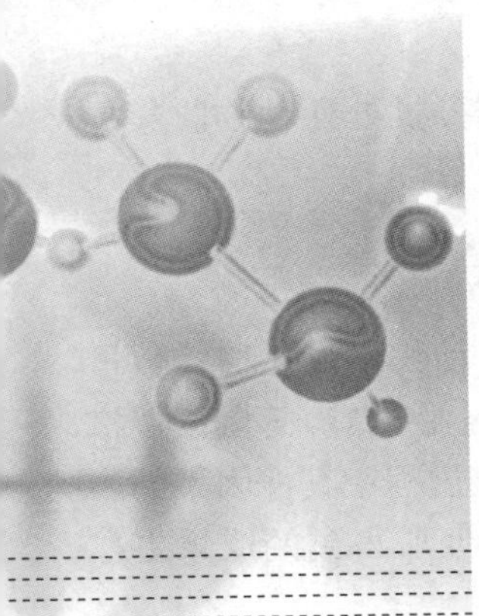

第九篇

人类疾病动物模型

Part 9　Animal models of human diseases

人类疾病动物模型（animal models of human diseases）是指各种为生物医学研究而建立的具有人类疾病模拟表现的动物实验对象和相关材料。动物疾病模型主要用于实验生理学、实验病理学和实验治疗学（包括新药筛选）研究。本篇主要介绍人类疾病动物模型的概念、分类、制作原则，以及人体各系统的主要疾病模型。每一种疾病的动物模型从造模机制、造模方法、模型特点和模型应用四方面进行了详细的描述。

第一章　人类疾病动物模型概述

Chapter 1　Overview on animal models of human diseases

人类疾病的发展十分复杂，以人本身作为实验对象来深入探讨疾病发生机制，推动医药学的发展来之缓慢，临床积累的经验不仅在时间和空间上都存在局限性，而且许多实验方法也受到伦理限制。借助于动物模型的间接研究，可以避免在人体进行试验所带来的风险，有意识地改变那些在自然条件下不可能或不易排除的因素，更准确地观察模型的实验结果并与人类疾病进行比较研究，特别是可以克服某些人类疾病潜伏期长、病程长、发病率低、外在表型多样的缺点，有助于全面认识人类疾病的发生发展规律，研究防治措施。

第一节　动物模型特点及其生物学意义

Section 1　Characteristics and biological significance of animal models

一、可复制

临床上一些疾病不常见，如放射病、毒气中毒、烈性传染病、外伤、肿瘤等。还有一些如遗传性、免疫性、代谢性和内分泌、血液等疾病，发生发展缓慢、潜伏期长，病程也长，可能几年或几十年，在人体很难进行3世代以上的连续观察。人们可有意选用动物种群中发病率高的动物，通过不同手段复制出各种模型，在人为设计的实验条件下反复观察和研究，甚至可进行几十世代的观察，同时也避免了人体试验造成的伤害。

二、可按需要取样

动物模型作为人类疾病的“复制品”，可按研究者的需要随时采集各种样品或分批处死动物收集标本，以了解疾病全过程，这是临床难以办到的。

三、可比性

一般疾病多为零散发生，在同一时期内很难获得一定数量的定性材料，而模型动物不仅在群体数量上容易得到满足，而且可以在方法学上严格控制实验条件，在对饲养条件及遗传、微生物、营养等因素严格控制的情况下，通过物理、化学或生物因素的作用，限制实验的可变因子，并排除研究过程中其他因素的影响，取得条件一致的、数量较大的模型材料，从而提高实验结果的可比性和重复性，使所得到的成果更准确、更深入。

四、有助于全面认识疾病的本质

在临床上研究疾病的本质难免带有一定局限性。许多病原体除人以外也能引起多种动物的感染，其症状体征表现可能不完全相同。但是通过对人畜共患病的比较，则可以充分认识同一病原体给不同机体带来的各种危害，使研究工作上升到立体的水平来揭示某种疾病的本质。

因此，一个好的疾病模型应具有以下特点：①再现性好，应再现所要研究的人类疾病，动物疾病表现应与人类疾病相似。②动物背景资料完整，生命周期满足实验需要。③复制率高。④专一性好，即一种方法只能复制出一种模型。任何一种动物模型都不能全部复制出人类疾病的所有表现，动物毕竟不是人体，模型实验只是一种间接性研究，只可能在一个局部或一个方面与人类疾病相似。所以，模型实验结论的正确性是相对的，最终还必须在人体上得到验证。复制过程中一旦发现与人类疾病不同的现象，必须分析差异的性质和程度，找出异同点，以正确评估。

第二节　人类疾病动物模型的分类

Section 2　Classification of animal models of human diseases

一、按产生原因分类

1. 自发性动物模型（naturally occuring or spontaneous animal models）是取自动物自然发生的疾病，或由于基因突变的异常表现通过定向培育而保留下来的疾病模型。如大鼠的结肠腺癌、肝细胞癌模型，家犬的基底细胞癌、间质细胞癌模型等十余种。突变系的遗传性疾病很多，可分为代谢性疾病、分子性疾病、特种蛋白合成异常性疾病等。这类疾病的发生在一定程度上减少了人为因素，更接近于人类疾病，因此近年来十分重视对自发性动物疾病模型的开发。

2. 诱发性动物模型（experimental artificial or induced animal models）是通过物理、生物、化学等致病因素的作用，人为诱发出的具有类似人类疾病特征的动物模型。

诱发性动物模型制作方法简便，实验条件容易控制，重复性好，在短时间内可诱导出大量疾病模型，广泛用于药物筛选、毒理、传染病、肿瘤、病理机制的研究。但诱发性动物模型是通过人为限定方式而产生的，多数情况下与临床所见自然发生的疾病有一定差异，况且许多人类疾病目前还不能用人工诱发的方法复制，因而又有一定的局限性。

二、按系统范围分类

1. 疾病的基本病理过程动物模型　这类动物疾病模型是指各种疾病共同性的一些病理变化过程的模型。致病因素在一定条件下作用于动物，使动物组织、器官或全身造成一定病理损伤，出现各种功能、代谢和形成结构的变化，其中有些变化是各种疾病都可能发生的，不是各种疾病所特有的一些变化，如发热、缺氧、水肿、炎症、休克、弥散性血管内凝血、电解质紊乱、酸碱平衡障碍等，我们称之为疾病的基本病理过程。

2. 各系统疾病动物模型　是指与人类各系统疾病相应的动物模型。如心血管、呼吸、消化、造血、泌尿、生殖、内分泌、神经、运动等系统疾病模型，还包括各种传染病、寄生虫病、地方病、维生素缺乏病、物理损伤性疾病、职业病和化学中毒性疾病的动物模型。

三、按模型种类分类

疾病模型的种类包括整体动物、离体器官和组织、细胞株以至数模型。疾病的动物模型是常用的疾病模型之一，也是研究人类疾病的常用手段。

第三节　基因突变动物

Section 3　Gene mutant animals

一、基因突变的概述

生物的亲代能产生与自己相似后代的现象叫作遗传。遗传物质的基础是脱氧核糖核酸（DNA），亲代将自己的遗传物质 DNA 传递给子代，而且遗传的性状和物种保持相对的稳定性。生命之所以能够一代代延续的原因，主要是由于遗传物质在生物进程之中得以代代相承，从而使后代具有与前代相近的性状。只是，亲代与子代之间、子代的个体之间是绝对不会完全相同的，也就是说，总是或多或少地存在着差异，这种现象称为变异。遗传与变异是生物界不断地普遍发生的现象，也是物种形成和生物进化的基础。

生物变异的本质是基因突变，过去人们曾认为基因突变是偶然发生的和不可预测的，因而也是不可能人工控制的。近年来，随着生命科学特别是分子生物学的进展，比较深入地观察了一些化学因素和物理因素对基因的作用，发现了突变的某些规律，为人工控制突变打下了基础。了解基因突变的机制，不仅对探讨生物的进行有着重要的意义，同时对实验动物的生产繁殖，遗传质量控制和新品种、新品系的培育有着极其重要的意义，也是认识基因本身的一个途径。

突变是指遗传物质中不是遗传重组产生的任何可遗传的改变。

（一）基因突变根据诱因不同分为自发突变和诱发性突变两类。

自发突变（spontaneous mutation）指在自然状态下基因发生的突变。自发突变的产生并不是没有原因的，自然界的各种辐射，环境中的化学物质，生物体内的 DNA 复制错误，DNA 自发损伤和修复能力的缺陷，转座因子的作用等，都可能引起基因的自发突变。上述这些理化生物因素，按照人为设计的条件，用实验的手段同样也可使基因发生突变。这样产生的突变称为诱发突变（induced mutation）。

1. 自发性基因突变　自发突变的频率是很低的，可用突变率（mutation rate）来表示。突变率指在一个世代中或其他规定的单位时间内，一个细胞发生某一突变事件的概率。不同的生物有不同的突变率；同一生物的不同基因也有不同的突变率。到目前为止，动物基因突变还很难预测，更无法控制，这就要求实验动物工作者在实验动物生产繁育中严格控制实验动物遗传质量，定期进行遗传检测，防止因发现不及时造成突变基因对原品系的遗传影响。同时也可以发现对医学实验或疾病模型有利的基因突变，培育出新的品系。

2. 诱发性基因突变　基因突变的实质是遗传物质成分或结构的改变，即凡是能使核酸（主要是 DNA）结构发生变化的因素都可用于诱发基因突变。诱发因素可以作用于核酸的碱基或糖键、磷酸键及蛋白质、羧基、氨基和其他化学键的不同部位。同一诱变因素在不同的外界条件（如温度、pH 等）的影响下，可以产生不同的诱变结果。所以诱变因素和效应是比较复杂的。诱变因素可分为化学因素和物理因素。常用的诱发基因突变的物理因素有 X 射线、γ 射线、α 射线、β 射线、快中子和紫外线等。引起突变化学诱变因素包括各种化学物质，从无机物到有机化合物，如一些金属离子、化学试剂、抗生素、某些药物、农药以及高分子化合物等。诱发效应明显的化学物质，一般都有毒性，或者对动物有致畸、致突变、致癌作用。

（二）根据突变对表现型的最明显效应可分为 4 类

突变后出现的表现型是多种多样的。故根据表现型不同，效应基因突变又分为可见突变（visible mutation）、生化突变（biochemical mutation）、致死突变（lethal mutation）、条件致命突变（conditional lethal mutation）。

1. 可见突变　突变的效应可在生物的表现型上看出来，即用肉眼就能观察出来，如若干大体形成的变异。

2. 生化突变　突变的效应导致一个特定的生化功能的丧失。肉眼是无法予以鉴别的，一定要借助于某些特殊方法来检测。

3. 致死突变　致死突变可分为显性致死和隐性致死。显性致死在杂合态即有致死效应。而隐性致命突变较为常见，如镰形红细胞贫血症的基因就是隐性致命突变。

4. 条件致命突变　在某些条件下是有成活的，而在另一些条件下是致命的。

每只动物从它们双亲中获得两套基因，其中每亲各一套，每套中成千上万的基因，同时它们都极稳定地从上一代传给下一代，但是偶然某个基因遭遇变异，即发生基因突变时，便成为突变型。带有这种突变基因的小鼠称为突变株（mutant stock），相同突变株的动物即为某一突变品系动物。

二、基因突变动物

遗传突变的动物，如果能留种育成突变品系供某项特殊研究之用，这就成为很有科学价值的“模型动物”。21 世纪最先而且最广泛突破的是培养了多种肿瘤的模型动物，为研究人类肿瘤的科学工作者提供了极为方便而有效的研究手段。因为很多研究工作不能在人体身上进行，而且不仅肿瘤是这样，其他疾病也是如此。有的突变品系动物与人的疾病一样或近似，则更是最好的动物模型。如肥胖小鼠，它与人类有相似的肥胖病和糖尿病；肌肉萎缩症小鼠，它与人类有相似的肌肉萎缩症；自身免疫小鼠则与人类的自身免疫性溶血症和红斑狼疮相似。因此，对突变品系模型性状的研究对解决人类的疾病将起到重要作用，特别是对研究人类疾病的发病机制更有用处。

基因突变动物（genic mutant animals），即通常所称的突变系动物（mutant strain animals），可以是近交系动物，也可以是封闭群动物，其关键在于是否携带突变基因。如果基因突变发生在近交系动物，即为同源突变近交系，也就是某个近交系在某基因位点上发生突变而分离的新近交系，它除了该突变基因外，其他基因与原近交系完全相同。如果发生基因突变的动物为封闭群动物，即为封闭群突变种。因此，在概念上一定要明确基因突变动物在遗传学上不是一个单独的遗传类别，它涉及近交系和封闭群两类动物，重点在于突变基因本身，而非遗传背景。基因突变动物的命名在原品系名称后加连字符再加基因符号。如 NIH-nu/nu 表示封闭群 NIH 纯合子裸小鼠，NIH-nu/+ 表示封闭群 NIH 杂合子裸小鼠，BALB/c-nu/nu 表示近交系 BALB/c 纯合子裸小鼠，BALB/c-nu/+ 表示近交系 BALB/c 杂合子裸小鼠。从遗传学观点来看，实验动物应是遗传限定的动物（genetic defined animal），因此我们在这里所谈的基因突变动物主要是指实验动物学范围的基因突变动物，而非实验动物的基因突变。如果在医学研究中有意义，应保持其突变基因，培育为合格的实验动物进行应用。

三、常用的突变基因

（一）小鼠突变基因的特点

1. 神经系统

（1）脑室、脑水肿：①脑突出（脑疝，brain hernia，BH）：bh/bh 小鼠出生时即可见大脑疝，有些发生脑水肿，3/4 纯合子鼠表现严重的小眼或无眼，2~3 周后均发生多囊肾。②大脑变性（大脑退化，cerebral degeneration，CB）：产生脑积水，通常出生时即表现出来。脑积水可能继发于大脑的广泛性破坏，与胚胎期病毒感染有关。③先天性脑积水（congenital hydrocephalus，CH）：妊娠的第 11 天即发生大脑半球的异常肿胀，颅底软骨的体积减少，并伴随蜘网膜下腔的发育迟缓，影响到脑脊髓液的重吸收而直接与脑积水的发生有关。④脑积水-3（hydrocephalus-3，HY-3）：与先天性脑积水相似，是脑软膜蛛网膜发育不全的结果。⑤阻塞性脑积水（obstructive hydrocephalus，OH）：病鼠很少能活到断奶，病变从1周龄开始出现，脑室系统扩张，持续发展到2周龄左右，增大的大脑半球压迫中脑使水管闭塞。大脑皮质中轴突和树突的数目减少，神经系统的进行性损伤引起了皮质的进行性破坏和脑室的扩张，最终导致了水管内压升高。

(2) 小脑：①神经质（nervous，NR）：病鼠（nr/nr）体形通常较同窝鼠小，大约在3.5周龄时表现为明显的活动力减弱和轻度步态不稳。小脑蚓部浦肯野细胞发生变性，小脑皮质分子层反应性胶质细胞增生。nr/nr小鼠还表现有视网膜感光细胞的慢性进行变性。②佝偻病（rachiterata，RH）：rh/rh鼠小脑皮层和大脑皮层中的神经元发生错位和异常移行，18日龄时症状完全表现出来，姿势和步态不稳，共济失调。小脑的体积减少，小脑叶可发生严重病变，颗粒细胞数目减少，浦肯野细胞错位于颗粒细胞层内。③蹒跚（staggerer，SG）：sg/sg鼠的的症状在出生后4周内发展起来，表现为步态异常，迟缓，运动蹒跚，很少运动，若运动时可伴有短时间的颤抖。小脑体积小于正常的1/3，很少有肉眼可见的脑沟。小脑叶很小，分层不明显，颗粒层细胞很少，分子层狭窄。④摇动（swaying，SW）：Sw/Sw鼠主要症状是躯体共济失调和四肢强直。小脑前蚓部大多缺失，下丘脑向外侧错位，上丘脑直接与小脑白质混为一体。尽管小脑皮质被破坏，但浦肯野细胞和颗粒细胞之间的组织学关系基本正常。⑤摇晃（Weaver，WV）：Wv/Wv鼠出生后8~10天可出现步态不稳，倒下和试图恢复平衡时身体和四肢有颤抖表现。当鼠受刺激或兴奋时跳跃较高（一般可达25cm）。小脑的颗粒细胞几乎完全缺乏。发现于C57BL/6J小鼠。

2. 髓鞘异常 ①颤抖（quaking，QK）：发现于PBA/2J小鼠，qk/qk鼠受打扰时，表现为颤抖，3周龄时达高峰，成年鼠可以保持僵硬不运动的姿势。病变局限于脑和脊髓，肉眼能看到它们缺乏髓鞘。②机敏（jimpy，JP）：10~12日龄鼠在行动时伴有全身颤抖，3~4周时出现全身阵发性强直惊厥，通常30日龄时发生死亡。脑和脊髓的髓鞘广泛缺乏，但细胞结构仍保持完整。在有髓鞘神经囊里有载脂巨噬细胞存在。这表明髓鞘曾形成，后又遭到破坏。这些特征与人类的嗜苏丹脑白质障碍相似。③摇摆致死（wabbler-lethal，WL）：wl/wl鼠12日龄时，表现为行走困难（后肢抱地）和步态不稳及颤抖，3~4周龄时症状持续加重直至死亡。前庭脊髓囊和脊髓小脑囊、结合臂、红核、红核脊髓囊、前庭神经、前庭核、附绳状体、斜方体及橄榄核中的髓鞘变性，未见端脑中发生变性的报道。各种有髓鞘系统的包绕结构似乎与其发育的次序有关。④突变低头（ducky，DU）：du/du鼠10日龄时即可见步态蹒跚，协调不好，在3~4周时病鼠表现出惊厥，它们可以活到性成熟且能繁殖的年龄，但其寿命常常较短。中枢神经系统某些区域发育不全，影响最严重的部位还是脊髓、脊神经节、脊神经、小脑和延髓。

3. 其他神经突变 ①摇摆（wobbler，WR）：发现于C57BL/FA小鼠。Wr/Wr病鼠是一种运动系统疾病。3~4周龄时表现为颤抖和前爪抓握无力，颈部和前肢的肌肉进行性衰弱，导致步态不稳，失去攀爬和正常使用肢体的能力。但能存活1年以上。脑干和脊髓中运动神经元的病理变化极为显著。②痉挛（spastic，SPA）Spa/Spa鼠14日龄时，表现为四肢和尾巴快速颤抖，姿势僵硬。对某些药物反应良好，如氨基含氧乙酸能明显改善其临床症状，脱氧吡哆酮可以加重痉挛鼠的临床症状。缺乏维生素B_6的饲料也可加重痉挛鼠的临床症状。③肌肉紧张不足（dystonia musculorum，DT）：dt/dt鼠共济失调症状随鼠龄加大而加重，肢体发生交替性伸展过度和屈曲过度，3~4周时，腿部的蠕动和姿势的异常具有特征性，但这种肢体运动再不可能是有效的行动。病变主要见于外周神经、感觉根、脊神经节、脑神经节、脊髓和脑干。④跄踉(shambling，SHM)：Shm/Shm鼠16~18日龄时，体小，颤抖，步态不稳，后肢运动协调不好，经常呈后肢僵直向外伸去的姿势。主要病变在腰部脊髓，包括延髓。⑤蹒跚（tottering，TG）：tg/tg鼠2周龄即可见到神经症状，步态异常，常会跌倒，间歇性局部痉挛，后肢重复出现痉挛性外展和伸直达几分钟，到3周龄时，痉挛方式已固定。⑥缺乏胼胝体（absence of corpus callosum，AC）：该鼠胼胝体缺失是偶然发现的，未见有任何临床症状。病鼠的解剖学病变可分为3型：第一型的胼胝体全部缺失，这是最明显的病变；第二型是胼胝体前部的缺失；第三型是胼胝体后部的缺失。⑦筛状退化（cribriform degeneration，CRI）：Cri/Cri纯合体鼠2.5~3周龄时，体小，衰弱，行动共济失调。贫血、电解质不平衡和神经系统的病变是Cri突变基因的多效性作用。最明显的病理变化是在脊髓白质中出现对称性的筛状病变。垂体前叶、睾丸和甲状腺等内分泌腺的体积减少，钾、氯、钠离子的分布异常。

4. 耳 ①耳聋(deaf,DF):仅表现耳聋,是由Conti器、蜗螺旋神经节及血管纹变性结果。②耳聋(deafness,DN):耳蜗和球囊斑发生变性引致。③抽筋(jerker,JE):是耳蜗的感觉细胞、球囊和椭圆囊变性的结果。④趾尖旋转(pirouette,PI):Conti器、蜗螺旋神经节、血管纹、球囊斑及壶腹嵴变性,并有趾间旋转症状。⑤摇摆-1(shaker-1,SH-1):Conti器、蜗螺旋神经节、血管纹及耳蜗变性,球囊斑及前庭迷路变性,并有摇摆症。⑥转圈(rotating,RG):从40日龄起发生球囊斑变性,半规管的发育受到限制,不聋,但有转圈症状。

5. 眼 ①眼睑翻开(gaping lids,GP):出生时眼睑开放,角膜不透明,从妊娠的第15天起晶状体增大,并有裂唇。②眼睑翻开(open eyelids,OE):出生时眼睑翻开,角膜混浊,有些发生小眼,晶状体和视网膜错位,角膜也可能发生错位。③小眼畸形(microphthalmia,MI):眼小,眼腔闭合,常有白内障,多数mi/mi死于断奶年龄左右,严重的有骨骼缺陷。④白内障(cataract,CAT):晶状体呈乳白色,出生时混浊,患白内障。⑤异位(ectopic,EC):5周龄发生晶状体混浊,晶状体囊破裂,核异位。⑥晶状体破裂(lens-rupture,LR):白内障开始于3周龄左右,晶状体囊破裂,晶状体异位到玻璃体中。⑦眼迟钝(ocular retardation,OR):眼迟钝,纯合体在出生时眼小,中间动脉和静脉不发育,视神经和视交叉缺乏。⑧视网膜变性(retinal degeneration,RD):视网膜变性,从10日龄开始光感受细胞即不发育,到20日龄时,杆细胞缺乏,神经节和两极细胞层完整。

6. 皮肤 ①无毛(hairless,HR):为无毛鼠,与nu/nu差不多,但有区别。6月龄后胸腺皮质萎缩,CVH降低,细胞免疫性降低,GMULV滴度增加,体液免疫反应性降低,接触性、敏感性都降低。②无毛(rhino,HRRH):是hr无毛的等位基因,表现型与无毛相似,但一般来说缺陷更严重。③裸体(naked,N):杂合体胎毛生长几乎正常;但从10~14日龄起即开始脱落,并循环发生,从而引起周期性的秃斑和毛斑。纯合体出生时无触须。少数能存活到繁殖期。④缺皮脂(asebia,AD):ab/ab鼠的皮肤上有发育不良的毛并完全缺乏脂腺,毛囊数目减少(缺乏毛囊)。⑤鱼鳞状皮肤(ichthyosis,IC):6日龄鼠皮肤粗糙且呈乳头状,体侧、体背和尾部的皮肤出现破裂,2周龄时毛被稀薄,短且卷曲,3~4周龄时,皮肤变得干燥,硬实,且呈鳞状,然后破裂脱落,常见有真皮层的继发感染。

7. 肌肉系统 ①肌肉发育不全(muscular dysgenesis,MDG):mdg/mdg小鼠的骨骼上的成肌细胞不分化,出生时常发生死胎或出生后很短时间死亡。其体型短而宽,皮肤松弛而光滑,颌小和腭裂。②肌营养不良(muscular dystrophy,DY):发生于129J小鼠。病鼠(dy/dy)在出生时是活的,但大约到3周龄开始表现进行性肌衰弱和广泛性的肌萎缩,无生殖力dy/dy雌鼠的卵巢移植到正常雌鼠体内是具有生殖力的。该鼠肌纤维较正常的大或小,结缔组织量增加,有些区域肌纤维被脂肪组织代替,肌原纤维渐进性丧失。

8. 骨骼系统 ①小眼畸形(microphthalmia,MI):眼小,常有晶状体白内障和视网膜裂。门齿通常不冒出牙床,长骨缺乏正常的重建,使长骨变短,其近端呈圆锥形,在骺后下方不形成正常骨头的特征性形状。②并趾畸形(syndactylism,SM):发生A/Fa近义系小鼠中,sm/sm小鼠的4只脚均受到影响,多数鼠第三和第四趾是融合在一起的,有些鼠的第一和第二趾也是这样,前足的趾联合是软组织的融合,而后足的趾是骨融合引起。③皮肤增厚(tight-skin,TSK):发现于B10·D2(58N)/Sn近交小鼠中。病鼠皮肤增厚,颈和肩部的皮肤更紧。TSK/+鼠的结缔组织、软骨和骨生长过度,胸廓扩大,发生肺气肿。④多并趾(polysyndactyly,PS):ps/+小鼠表现为轴后多并趾以及并趾加拇趾轴前碎裂。在后足,拇趾(第一代或大的爪)厚而短,其他趾可变短或融合。⑤摇摆和并趾畸形(shaker-with-synda-ctylism,sy):sy/sy鼠并趾(软组织联合或骨性联合)在四只脚均可表现,长骨较细,迷路异常,中间充质组织过多,造成部分内淋巴间隙萎缩,最终发生膜迷路的变性,动物发生仰头、转圈和耳聋。⑥软骨发育不全(achondroplasia,CN):Cn/Cn小鼠腿短,趾短而粗,脊柱短,尾短而粗,头呈圆顶形,上颌缩短而呈"叭喇狗"外形,牙齿错位咬合,鼻短而宽(可造成发绀)。⑦短而宽的畸形突变鼠(Brachymorphic,BM);垂耳(droopy-Ear,DE);短头突变鼠(short-head,Sho);矮胖(stubby,stb)突变鼠。

此外尚有:短肢(phocomelic,PC),短趾(hypodactyly,HD),多趾(extra-toes,XT),短尾(short-tail,SD),驼背(kyphoscoliosis,KY),少趾(oligodactyly,OL),短耳(short-Ear,SE),显性半肢畸形(dominant Hemimelia,DH)等。

9. 血液、淋巴和免疫系统 ①米色突变小鼠(beige mouse,BE):鼠全身被毛基部以及耳和尾巴皮肤的色素减少,病鼠眼色淡,对感染的易感性高,出血性素质以及某些细胞中出现异常颗粒。其色素变化是由于这种突变体发生部分白化的结果。这些症状与人类、牛和水貂的部分白化相似。因此米色小鼠可作为 Chediak-Higashi 综合征的一个模型。②泡沫细胞性网状细胞增多(foam cell neticulosis)小鼠:这种鼠病与人类 Gaucker 和 Nieman-pick 病相似。发现于 3 月龄的 CBA 小鼠,淋巴器官发生明显改变,胸腺肿大不透明,纵隔和系膜淋巴结也常发生类似的变化。正常组织被大巨噬细胞(直径 15~40μm)所代替,这些泡沫细胞的胞质中含有多量脂肪等物质。③能活的黄色(viable yellow,AVY)小鼠:免疫研究用,GVH 下降,对肝癌、乳腺癌、胆管瘤的易感性降低,易发生肥胖症。④米黄色(beige,BG)小鼠:影响颗粒细胞的趋化性,降低对肺炎的易感性,降低对金黄葡萄球菌的杀伤力,如人的 Chediak-Higashi 综合征。⑤Ames 矮小(Ames dwarf,AF)小鼠:有很多免疫缺陷,断奶后胸腺萎缩,血中淋巴细胞减少症(lymphopenia),GVH 降低,对 PHA 与 Con-A 反应低,SRBC 体液反应降低,垂体功能缺陷。⑥显性半肢畸形(dominant himimelia,DH)小鼠:半肢畸形显性,淋巴结大,白细胞增多,单核 - 吞噬细胞系统功能降低,脾脏缺乏,后肢少一块骨头。⑦矮小(dwarf,DW)小鼠:断奶后胸腺萎缩,胸腺激素降低,GVH 降低,对 SRBC 反应降低,自家免疫性降低。⑧裸鼠(dude,NU):纯合子裸鼠表现无毛,缺乏正常的胸腺。⑨无毛(hairless,HR)小鼠:无毛鼠与 nu/nu 差不多,但与 nu/nu 有区别,6 月龄后胸腺皮质萎缩,GVH 降低,细胞免疫性降低,接触性敏感性降低。⑩嗜睡(lethargy,LH)小鼠:嗜眠症(是容易睡觉的品系),胸腺与脾脏的大小缩小,胸腺 25 天萎缩,Peyer 斑减少,血中淋巴细胞减少,GVH 移植反应降低,45 天前死亡。⑪淋巴细胞增生(lymphoproliferation,LPR)小鼠:淋巴细胞增生是一对隐性基因,40 周龄前有大的淋巴结,免疫球蛋白增加,高免疫复合物引起的肾炎,有风湿样关节炎。⑫脂多糖应答(lipopolysaccharide response,LPS)小鼠:对脂多糖体液与引起丝状分裂(mitogemic)的应答减少。用两种小鼠 C3H/HeJ 与 BL/10ScCr 同型合子做实验时发现对内毒素抵抗力增强,其他则对内毒素敏感,研究这两类小鼠对内毒素反应可提供人类对内毒素的反应,包括内毒素引起休克等。Lps 是细菌外壳革兰阴性。抗原成分 Lps 内毒素在体内可刺激许多细胞,包括 B 细胞、巨噬细胞、成纤维细胞、T 细胞均可受到 Lps 作用,杀细胞能力降低,由于突变,可有很多的指标测定其变化。⑬虫蛀(motheaton,ME)小鼠:影响免疫系统的隐生突变,引起 T 及 B 细胞的免疫缺陷,脾大,胸腺缩小,淋巴结减少,无 GVH 反应,对羊红细胞反应极少,对各种突变原反应降低,多克隆高免疫球蛋白血症,抗 DNA 抗体增加,免疫复合物肾炎增加。⑭肥胖(obese,OB)小鼠:对羊红细胞(SRBC)反应降低,血清里的 IgG 减少,对同种异体移植排斥延迟,肥胖病(obesity),高胰岛细胞减少(B 细胞的演化、发生、成熟均减少),降低对 sss-Ⅲ IgM 反应(肺炎双球菌多糖第Ⅲ型 IgM 反应),对依赖胸腺抗原的反应降低。其他特点同前述。

10. 胃肠道 ①巨结肠(megacolon)小鼠:特征为结肠慢性便秘和扩张,结肠中含有粪便。这种鼠病与人类的遗传性巨结肠(Hinschspwrong 病)很相似,两者的基本病变都是结肠肌丛中神经节细胞的数目减少或完全缺乏,致病作用是肛门直肠反射紊乱,以致肛门扩张时,直肠不扩张或持续收缩而阻止粪便的排出,结肠末端 10mm 常常缺乏神经节细胞。②致死性花斑(piebald-lethal,sv)和致死斑点(lethal-spotting,LS)突变鼠:鼠的被毛可产生花斑点或白斑点。最终均死于巨结肠。③新生鼠肠道脂沉积症(neonatalintstinal lipdosis,NIL)发现于 A 系小鼠,出现后 4 天内,哺乳后几小时,部分小肠呈瓷白色,绒毛固有层中有脂肪聚集,黏膜下层聚集的量更多,这些脂肪大大增厚了黏膜下层而造成肠道的白色外观。这是由于小肠运输脂肪能力先天性缺乏所造成。

11. 泌尿系统 ①肾发育不全(dysgenesis of the kidney)小鼠:可以遗传,突变鼠出生后表现肾静脉或动脉异常,肾发育不全(小肾),肾发育阻滞(马蹄肾),一侧或两侧肾脏缺乏。如显性半肢畸形突变鼠(dominant hemimclia,DH);眼疱疹突变鼠(eye-bleb,EB);少趾突变鼠(oligodactyly,OL);Danforth 短尾突变鼠(danforth's short-tail,SD);少并指突变鼠(oligosyndacty lism,OS)。②肾盂积水(hydronephrosis)小鼠:如可发生于髓脑疱疹突变鼠(myelencephalon,MY);脱位突变鼠(lnxate,LX),短耳突变鼠(Short ear,SE)。③多囊肾(polycystic kidney)小鼠:如可发生于脑疝突变鼠(brain hernia,BH);肾病突变鼠(kidney disease,KD);ur 突变鼠(urogeuital)。

12. 生殖系统 ①睾丸雌性化(testicuiar feminization,TFM)突变鼠:它在许多临床、形态和生物化学特征方面与人类的睾丸雌性化综合征相似。这是假两性畸形的一种表现，病鼠具有外部正常的雌性表现型，有阴道但无子宫或输卵管。②跳 - 不育（hop-sterile，HOP）小鼠：纯合体雄性动物精子发育不完全，所产生的精子无功能性尾，超微结构研究表明精子尾部缺失或缺陷。

（二）大鼠突变基因的特点

1. 代谢紊乱　①尿崩症大鼠（diabetes insipidus rat）：患尿崩症的 Brettebor 大鼠是通过 Larg-Evems 大鼠后代选择交配产生的。这种下丘脑型尿崩症是由下丘脑神经垂体系统的病变，使加压素和抗利尿素分泌减少引起的。病鼠的特征表现为烦渴和多尿。正常大鼠每天的尿量通常减少体重的 10%，而尿崩症大鼠每 24 小时可排出占体重 25%~125% 的尿液。下丘脑性尿崩症大鼠的垂体提取物中不含有加压素，下丘脑中没有或很少有加压素，这表明患这种类型尿崩症的大鼠都有遗传性合成加压素的缺陷。②高血压大鼠（spontaneously hypertension rat）血压变化可见于前述。这里主要介绍高血压大鼠几种系统病变。在因饲喂过量的盐而发生高血压后的大鼠，观察到类纤维蛋白变性和有些肾小动脉中间层增厚。Okamoto 等研究了心血管系统，报道结节性动脉外膜炎是最常见的血管疾病，它使高血压发生率增加，高血压也变得更严重和持续时间加长，另外还可见到心脏肥大，心肌瘢痕形成和肥大以及小动脉和纤维素变性或坏死。此外，红细胞增多也是自发性高血压大鼠的常见特征。③肥胖症大鼠（fatty obesity，FA）：fa/fa 大鼠在 3 周龄时表现为肥胖，到 5 周龄时特别明显。吃食物量比同窝正常鼠多，到 40 周龄其体重几乎是正常鼠的 1 倍，此时，雄鼠重约 800g，雌鼠约 500g，而同窝正常雄鼠约为 500g，正常雌鼠约为 300g。肥胖大鼠血浆中的脂肪酸总量增加 10 倍。胆固醇和磷脂含量增高。血浆甘油三酯升高与遗传缺陷有关，而不单纯是因为过食。有高血压但无动脉壁的病变。Fa/fa 大鼠雌性不能生育，子宫小且发育不全，雄性器官外观正常，偶尔具有繁殖力。④血胆红素过多症（黄疸）（jaundice）大鼠：发现于突变大鼠。这个大鼠遗传性疾病和人类婴儿的先天性血胆红素过多（crigler-najjar）综合征，都是由于肝脏二磷酸尿嘧啶（VDP）葡萄糖醛酸转移酶缺乏引起的。纯合子黄疸（j/j）大鼠出生后很多快就会因过多的胆红素（血胆红素过多）使皮肤和其他组织呈现黄色，即使在多毛、皮厚的成年大鼠，黄疸仍存在。VDP 葡萄糖醛酸转移酶的缺乏，导致血液和组织中聚积非结合胆红素。胆红素不能结合导致其不能从肝脏中转移出来，因此，病鼠的胆汁可能无色，缺乏胆红素葡萄糖醛酸酯，只含有微量的非结合胆红素。有少量的非结合胆红素进入大鼠的肠腔，但多数胆红素分解为重氮基，并随胆汁和尿液排出。

2. 皮肤和皮下组织　大鼠的遗传性毛缺失（稀毛症）至少有两个突变基因引起，第一个突变基因（hr），2~3 周龄时即开始表现为毛脱失，毛变稀，这是毛不能周期性再生的结果，直到所有的毛（除触须外）都脱光。另一个突变基因（n），鼠出生时触须卷曲，被毛稀疏，大约到了 3 周龄时毛即脱失了，在每一个毛生长周期里可见绒毛样毛，但一次比一次减少。

3. 骨骼系统　侏儒突变大鼠，有两个突变基因，侏儒 -1（dw1），约 12 日龄时生长减慢即明显可见，成年雄鼠的体重约为同窝正常雄鼠的 50%，而雌鼠的体重约为正常雌鼠的 70%。

大鼠的侏儒 -2（dw2），表现型出现于 2 月龄左右，随后生长速度明显下降，躯干矮胖，眼球突出并终生存在。

4. 造血系统　致死性遗传性贫血（lethal hereditary anemia，AN）大鼠：首先见于 2~3 日龄的病鼠，常在 14 日龄时发生死亡。黄疸明显，体重持续下降，红细胞表现为异形红细胞症，小红细胞症及球形红细胞症，并且红细胞数减少。

5. 生殖的泌尿系统　①睾丸雌性化（testicular feminization）或假两性畸形（psendohermaphroditism）大鼠：病鼠表现型为雌性，但具有 xy 核型阴性染色质核，这些大鼠除在腹股沟管或腹腔中存在睾丸外，缺乏生殖道（卵巢、输卵管、子宫），因此，大鼠本病和人类的睾丸雌性化相似。②隐睾症（cryptochidism）大鼠：病鼠的睾丸一个或两个留在腹股沟管中，尽管腹股沟或腹内的睾丸不产生精子，但睾酮的分泌量并不降低，当然，两个睾丸都在腹腔或腹股沟管中的雄鼠是无生殖能力的。③肾盂积水（hydronephrosis）大鼠：荷兰 Rijswijk 的棕色 Norway（BN）品系大鼠和 Gum 品系大鼠中发生这种遗传性疾病。病鼠肾脏的输尿管没有任何明显的阻塞，一侧或双侧肾的肾盂肿胀，不分性别均可发病。④肾缺失（renal agenesis）大鼠：病鼠常可见一侧肾脏缺失，因为两侧肾缺失的鼠是不能生成的，但后者可见于胚胎早期，在肾脏缺失的一侧输卵管和子宫角也常缺失。有时，一侧肾缺失和肾盂积水可同时发生。

6. 眼 ①遗传性视网膜营养不良（inherited retinal dystrophy，RDY）大鼠：rdy 突变大鼠的视网膜病变与人类的色素瘤性视网膜炎相似，故有时称本病为“大鼠色素瘤性视网膜炎”。病变包括从视网膜发育后期即开始的光感受细胞的进行性丧失，起初主要包括两个过程：一是视紫质产生过多，伴有板层组织成分异常。二是光感细胞进行丧失。大约到光感受细胞达到成熟状态和获得视网膜电流描记（ERG）功能以及当 rdy/rdy 大鼠的视紫质水平达到正常值的 2 倍时，内杆体节和核开始变性。ERG 敏感性逐渐丧失，外体节和极层变性，色素细胞移入外层体节的碎片中。由皇家外科医院（RCS）大鼠发展了几个同源品系，RCS 大鼠来源于 VC（vneversity college）大鼠，VC 大鼠和亲代 RCS 大鼠仅是在染色体上影响色素形成的某些位点有所不同，包括淡红眼（p/p）、黑眼（p/t）或白化（c/c）基因结合纯合状态的视网膜营养不良（rdy/rdy），这些同源品系分别用 RCS-p，RCS-p/t，RCS-c 表示。②牛眼、青光眼（buphthalnos，glaneoma）大鼠：在大鼠、兔、猪等动物中可见到一侧或两侧眼极度肿大，类似牛眼。病眼至少肿大 1 倍，突出眼眶，眼前房和后房的内容物清朗，但有时带血，在有些病例，永久性瞳孔膜淹没了过滤角，阻止眼液从过滤角通过静脉流走，眼压升高就导致了上述症状和后遗症。青光眼发生于 WAG 近交鼠群。连续兄妹交配到 95 代后，牛眼的发生率逐渐升高，F98 代时，牛眼的发生率 15.3%。③白内障（cataract，CA）大鼠：病鼠出生后约 14 日龄眼睑睁开时，表现为晶状体混浊（常为双侧），混浊常见于晶状体的中央。病变晶状体比正常的小，呈蘑菇状而不呈球状，混浊是晶状体蛋白变化的结果，而不是由于矿物质增加，视网膜可能正常，未见有任何糖尿病的迹象，甲状旁腺也未发生任何组织学异常。

第四节 动物模型的设计原则

Section 4 Design principle of animal models

生物医学科研专业设计中常要考虑如何建立动物模型的问题，因为很多阐明疾病及疗效机制的实验不可能或不应该在患者身上进行。常要依赖于复制动物模型，但一定要进行周密设计，设计时要遵循下列一些原则。

一、相似性

在动物身上复制人类疾病模型，目的在于从中找出可以推广（外推）应用于患者的有关规律。外推法（extrapolation）要冒风险，因为动物与人到底不是一种生物。例如在动物身上无效的药物不等于临床无效，反之亦然。因此，设计动物疾病模型的一个重要原则是，所复制的模型应尽可能近似于人类疾病的情况。

能够找到与人类疾病相同的动物自发性疾病当然最好。例如，日本人找到的大白鼠原发性高血压就是研究人类原发性高血压的理想模型，老母猪自发性冠状动脉粥样硬化是研究人类冠心病的理想模型；自发性犬类风湿关节炎与人类幼年型类风湿关节炎十分相似，也是一种理想模型，等。

与人类完全相同的动物自发性疾病模型毕竟不可多得，往往需要人工加以复制。为了尽量做到与人类疾病相似，首先要注意动物的选择。例如，小鸡最适宜做高脂血症的模型，因它的血浆甘油三酯、胆固醇以及游离脂肪酸水平与人十分相似，低密度和极低密度脂蛋白的脂质构成也与人相似。其次，为了尽可能做到模型与人类相似，还要在实践中对方法不断加以改进。例如结扎兔阑尾血管，固然可能使阑尾坏死穿孔并导致腹膜炎，但这与人类急性梗阻性阑尾炎合并穿孔和腹膜不一样，如果给兔结扎阑尾基部而保留原来的血液供应，由此而引起的阑尾穿孔及腹膜炎就与人的情况相似，因而是一种比较理想的方法。

如果动物模型与临床情况不相似，在动物身上有效的治疗方案就不一定能用于临床，反之亦然。例如，动物内毒性休克（endotoxin shock，单纯给动物静脉输入细菌及其毒素所致的休克）与临床感染性（脓毒性）休克（septic shock）就不完全一样，因此对动物内毒素性休克有效的疗法长期以来不能被临床医生所采用。现在有人改向结扎胆囊动脉和胆管的动物胆囊中注入细菌，复制人类感染性休克的模型，认为这样的动物既有感染又有内毒素中毒，就与临床感染性休克相似。

为了判定所复制的模型是否与人相似，需要进行一系列检查。例如有人检查了动脉压、脉率、静脉压、呼吸频率、动脉血 pH、动脉氧分压和二氧化碳分压、静脉血乳酸盐浓度以及血容量等指标，发现一次定量放血法造成的休克模型与临床出血性休克十分相似，因此认为此法复制的模型是一种较理想的模型。同理，按中医理论用大黄喂小鼠使其出现类似人的"脾虚症"，如果又按中医理论用四君子汤把它治好，那么就有理由把它看成人类"脾虚症"的动物模型。

二、重复性

理想的动物模型应该是可重复的，甚至是可以标准化的。例如用一次定量放血法可百分之百造成出血性休克，百分之百死亡，这就符合可重复性和达到了标准化要求。又如用犬做心肌梗死模型照理很合适，因为它的冠状动脉循环与人相似，而且在实验动物中它最适宜做暴露心脏的剖胸手术，但犬结扎冠状动脉的后果差异太大，不同犬同一动脉同一部位的结扎，其后果很不一致，无法预测，无法标准化。相反，大小白鼠、地鼠和豚鼠结扎冠脉的后果就比较稳定一致，可以预测，因而可以标准化。

为了增强动物模型复制时的重复性，必须在动物品种、品系、年龄、性别、体重、健康情况、饲养管理；实验及环境条件，季节、昼夜节律、应激、室温、湿度、气压、消毒灭菌；实验方法步骤；药品生产厂家、批号、纯度规格、给药剂型、剂量、途径、方法；麻醉、镇静、镇痛等用药情况；仪器型号、灵敏度、精确度；实验者操作技术熟练程度等方面保持一致，因为一致性是重现性的可靠保证。

三、可靠性

复制的动物模型应该力求可靠地反映人类疾病，即可特异地、可靠地反映某种疾病或某种功能、代谢、结构变化，应具备该种疾病的主要症状和体征，经化验或 X 线照片、心电图、病理切片等证实。若易自发地出现某些相应病变的动物，就不应加以选用，易产生与复制疾病相混淆的疾病者也不宜选用。例如铅中毒可用大白鼠做模型，但也有缺点，因为它本身容易患动物地方性肺炎及进行性肾病，后者容易与铅中毒所致的肾病相混淆，不易确定该肾病是铅中毒所致还是它本身的疾病所致。用蒙古沙土鼠就比较容易确定，因为一般只有铅中毒才会使其出现相应的肾病变。

四、适用性和可控性

供医学实验研究用的动物模型，在复制时，应尽量考虑到今后临床应用和便于控制其疾病的发展，以利于研究的开展。如雌激素能终止大鼠和小鼠的早期妊娠，但不能终止人的妊娠。因此，选用雌激素复制大鼠和小鼠终止早期妊娠的模型是不适用的，因为在大鼠和小鼠筛选带有雌激素活性的药物时，常常会发现这些药物能终止妊娠，似乎可能是有效的避孕药，但一旦用于人则并不成功。所以，如果知道一个化合物具有雌激素活性，用这个化合物在大鼠或小鼠观察终止妊娠的作用是没有意义的。又如选用大小鼠作实验性腹膜炎就不适用，因为它们对革兰阴性细菌具有较高的抵抗力，很不容易造成腹膜炎。有的动物对某致病因子特别敏感，极易死亡，也不适用。如犬腹腔注射粪便滤液引起腹膜炎很快死亡(80% 24 小时内死亡)，来不及做实验治疗观察，而且粪便剂量及细菌菌株不好控制，因此不能准确重复实验结果。

五、易行性和经济性

在复制动物模型时，所采用的方法应尽量做到容易执行和合乎经济原则。灵长类动物与人最近似，复制的疾病模型相似性好，但稀少昂贵，即使猕猴也不可多得，更不用说猩猩、长臂猿。幸好很多小动物如大小鼠、地鼠、豚鼠等也可以复制出十分近似的人类疾病模型。它们容易做到遗传背景明确，体内微生物可加控制、模型性显著且稳定，年龄、性别、体重等可任意选择，而且价廉易得、便于饲养管理，因此可尽量采用。除非不得已或一些特殊疾病(如痢疾、脊髓灰白质炎等)研究需要外，尽量不用灵长类动物。除了在动物选择上要考虑易行性和经济性原则外，而且在模型复制的方法上、指标的观察上也都要注意这一原则。

第五节　制备动物模型的注意事项

Section 5　Precautions in animal model preparation

设计动物模型时除了要了解、掌握上述一些原则外，还要注意下列问题。

一、注意模型要尽可能再现所要求的人类疾病

复制模型时必须强调从研究目的出发，熟悉诱发条件、宿主特征、疾病表现和发病机制，即充分了解所需动物模型的全部信息，分析是否能得到预期的结果。例如诱发动脉粥样硬化时，草食类动物兔需要的胆固醇剂量比人高得多，而且病变部位并不出现在主动脉弓。病理表现为纤维组织和平滑肌增生为主，可有大量泡沫样细胞形成斑块，这与人类的情况差距较大。因此要求研究者懂得各种动物所需的诱发剂量、宿主年龄、性别和遗传性状等对实验的影响，以及动物疾病在组织学、生化学、病理学等方面与人类疾病之间的差异。要避免选用与人类对应器官相似性很小的动物疾病作为模型材料。为了增加所复制动物疾病模型与人类疾病的相似性，应尽量选用各种敏感动物与人类疾病相应的动物模型，可参考相关文章《各种敏感动物与人类相似的疾病模型》。

二、注意所选用动物的实用价值

模型应适用于多数研究者使用，容易复制，实验中便于操作和采集各种标本。同时应该首选一般饲养员较熟悉而便于饲养的动物作研究对象，这样就无需特殊的饲养设施和转运条件，经济上和技术上容易得到保证。

此外，动物来源必须充足，选用多胎分娩的动物对扩大样本和重复实验是有益的。尤其对慢性疾病模型来说，动物须有一定的生存期，便于长期观察使用，以免模型完成时动物已濒临死亡或毙于并发症。

野生动物在自然环境中观察有助于正确评价自然发病率和病死率，但记录困难，在实验条件下维持有一定难度，且对人和家畜有直接和间接的威胁，使用时要特别加以注意。因此，复制模型时必须注意动物种群的选择，要了解各类动物种群的特点和对复制动物的影响。

用于生物医学研究的动物种群，可按其遗传成分及其环境被研究人员控制的程度，分为 3 种基本类型：①实验室类型：它们可提供最大程度的遗传和环境操作；②家养类型：无论是乡村或城市饲养的，人类对其干扰的程度不同，且动物环境与人类环境可为能极为接近；③自然生态类型：几乎没有人为的干扰。可能某种动物（啮齿目、食肉目、兔形目）可按所有 3 类类型进行研究，这就增加了对环境和遗传因素作比较研究的可能性。在选用 3 类动物种群复制动物模型时，必须了解它们各自的优点和缺点。

三、注意环境因素对模型动物的影响

复制模型的成败往往与环境的改变有密切关系。拥挤、饮食改变、过度光照、噪声、屏障系统的破坏等，任何一项被忽视都可能给模型动物带来严重影响。除此以外，复制过程中固定、出血、麻醉、手术、药物和并发症等处理不当，同样会产生难以估量的后果。因此，要求尽可能使模型动物处于最小的变动和最少的干扰之中。

四、不能盲目地使用近交系动物，不然会导致不能控制的因素进入实验

例如自发性糖尿病大鼠（BB、Wistar）除具有糖尿病临床特征外，还发现多种病理变化（外周神经系统严重病变、睾丸萎缩、甲状腺炎、胃溃疡、恶性淋巴瘤等）。因此要有目的地选择。半个世纪以来，近交系的开发不断提供着新的动物模型材料，大、小鼠疾病作为模型在医学使用量已高达 70%~90%。利用近交系作动物模型时还必须认识到：

1. 动物形成亚系后不应该再视为同一品系。要充分了解新品系的特征和背景材料。

2. 即使作为已形成模型的品系，由于不适当的育种方法和环境改变，还可发生新的基因突变和遗传漂变；即存在着变种甚至断种的危险。

3. 国外经常取用二种近交系的杂交一代（F1）作为模型。其个体之间均一性好，对实验的耐受性强，又多少克服了近交系的缺点。但盲目引进 F1 代动物对复制所要求的模型是缺乏意义的。

五、动物进化的高级程度并不意味着所有器官和功能接近于人的程度

复制动物模型时，在条件允许的情况下，应尽量考虑选用与人相似、进化程度高的动物作模型。但不能因此就认为进化程度越高等的动物其所有器官和功能越接近于人。例如，非人灵长类诱发动脉粥样硬化时，病变部位经常在小动脉、即使出现在大动脉也与人类分布不同。据报道，用鸽（white gameau pigeon）作这类模型时，胸主动脉出现的黄斑面积可达 10%，镜下变化与人也比较相似，因此也广泛被研究者使用。

六、正确地评估动物疾病模型

应该明白，没有一种动物模型能够完全复制人类疾病真实情况，动物毕竟不是人体的缩影。模型实验只是一种间接性研究，只可能在一个局部或几个方面与人类疾病相似。因此，模型实验结论的正确性只是相对的，最终必须在人体身上得到验证。复制过程中一旦出现与人类疾病不同的情况，必须分析其分歧范围和程度，找到相平行的共同点，正确评估哪些是有价值的。

（牛荣 刘宇 魏泓）

参考文献

[1] 魏泓，医学实验动物学[M]. 成都：四川科学技术出版社，2001.

[2] 刘恩岐，尹海林，顾为望 . 医学实验动物学[M]. 北京：科学出版社，2008.

[3] 黄国钧，黄勤挽 . 医药实验动物模型：制作与应用[M]. 北京：化学工业出版社，2008.

[4] www.jax.org 数据库 .

（谭毅 刘宇 整理编辑）

第二章　消化系统疾病动物模型

Chapter 2　Animal models of the digestive system diseases

消化系统由消化管和消化腺两大部分组成。消化系统疾病包括食管、胃、小肠(十二指肠,空肠,回肠)、大肠(盲肠,结肠,直肠,肛管)等上、下消化道疾病,以及散在于消化管各部管壁内的小消化腺、肝胰等大消化腺的各种疾病。消化系统疾病属于常见病、多发病。在我国,随着城市化建设的加快,消化系统肿瘤发病率逐年增高。胃癌和肝癌的病死率在恶性肿瘤病死率排名中分别位于第2位和第3位。近年来,大肠癌、胰腺癌发病率呈明显上升趋势。慢性乙型病毒性肝炎和肝炎后肝硬化在我国发病率一直相当普遍。随着社会的发展,疾病谱也在不断发生变化。因此,对消化系统疾病的病因学、发病机制以及治疗方法的研究具有重要意义。

在消化系统疾病的研究过程中,建立各种符合研究需要的消化道动物模型(animal models of the digestive system diseases)是探索研究疾病发生、发展、预后的重要工具和手段。消化系统疾病动物模型的建立能够帮助研究从整体水平到细胞分子水平。

消化系统疾病复杂并且种类繁多,因此消化系统的疾病动物模型、造模等在方法上有很多不同,各有优势。本章选取了较为经典、实用和成熟的消化系统疾病动物造模方法,介绍了消化系统中最为常见和重要的肝癌动物模型、肝硬化动物模型、肝移植动物模型、胆石症动物模型、急性梗阻化脓性胆管炎动物模型、急性胰腺炎动物模型、胰腺癌动物模型、胃癌动物模型、结直肠癌动物模型。研究工作者应当熟悉自身的动物实验需求和目前最新的学科研究成果,明确动物实验的研究内容和实验目标,综合统筹分析后,再行选取适合自身课题研究的消化系统疾病动物模型。

第一节　肝癌动物模型

Section 1　Animal models of liver cancer

肝癌(liver cancer)是我国目前最常见的恶性肿瘤之一,其有预后差,进展快的特点。通过研究肝癌的多个阶段肿瘤发生、发展的过程,将有助于阐明其中发生、转移、复发的机制。采用动物模型是动物实验研究的基础,建立一个完全反映人类肝癌的动物模型还比较困难,但可依据不同的实验目的选取和制作相应的动物实验模型。目前,肝癌动物模型(animal models of liver cancer)主要有自发性肝癌模型、诱发性肝癌模型、移植性肝癌模型等。本节将主要介绍诱发性肝癌模型和移植性肝癌模型。

一、二乙基亚硝胺诱导法

【造模机制】

二乙基亚硝胺进入人体经机体代谢后具有细胞毒性、肝毒性和免疫毒性的作用,其代谢物可导致体内相应核苷酸等物质发生甲基化反应,导致细胞外基质增加,诱导肝细胞发生凋亡、坏死,最终导致肝脏纤维化和肿瘤的发生。

【造模方法】

体重250g左右的封闭群大白鼠,雌雄不拘。适应环境1周后,按100mg/kg腹腔注射一次二乙基亚硝胺,第二天开始饲以致癌物,即用$100×10^{-6}$N-亚硝基吗啉水溶液灌胃,每周一次,或将$100×10^{-6}$N-亚硝基吗啉水溶液添加至水中,任其自由饮用。一般约20周可诱发成肝癌。

【模型特点】

该模型诱导成癌的模型大多都为肝细胞性肝癌，并且癌细胞分化程度相对较低，有一定侵袭及转移能力。该模型诱癌周期相对较短，成功率高，造模条件稳定。本模型很好地模拟了肝癌发展的几个阶段，肝细胞损伤，小叶内可见灶性坏死伴炎症细胞浸润，纤维组织增生，肝脏增生、硬化期，假小叶形成，癌肿发生、转移等病理阶段，与人肝癌常伴有肝硬化类似。

注意事项：制备动物模型的早期应注意预防动物感染的发生，特别是肺部感染，也别是在中后期，可能存在胸腹水，动物表现为咳嗽、气粗，在肿瘤形成期动物无明显征兆的死亡多为肝癌组织破裂出血所致。

【模型应用】

本动物模型具有转移能力的肝癌模型，与人肝癌发生、发展的过程较为相似，诱癌过程经历了中毒再生、增生硬化、癌变3个过程，进一步支持了肝癌是在这些增生性结节的基础上发生的理论。但该模型成癌时间相对较长，适合于观察肝癌动态发生、发展、转移等方面的机制研究。

二、VX2 移植性肝癌模型法

【造模机制】

将VX2瘤组织块置于生理盐水制成细胞悬液，取约1ml注射于兔大腿内侧肌肉间，3周后在无菌条件下剥离肿瘤组织，将肿瘤组织块修整为大小1~2mm^2，于无菌条件下将2~3块剪碎的瘤株植入，分别于接种后第2、3~4周行CT扫描，观察移植瘤的成活情况和肿瘤的情况。病理常规HE染色动态观察，即确定肝癌诱导的发生。

【造模方法】

接种用VX2肿瘤株的制备：将VX2瘤组织块置于生理盐水制成细胞悬液，取约1ml注射于兔大腿内侧肌肉间，3周后取荷瘤兔，用地西泮5mg/kg+氯氨酮80mg/kg全麻后，在无菌条件下剥离肿瘤组织，并将其置于盛有生理盐水的容器中，用眼科剪剔除豆腐渣样坏死组织和带有血管的肿瘤间质，尽量剪碎肿瘤边缘灰白色鱼肉样组织，直至肿瘤组织块大小1~2mm^2。VX2移植性肝癌的接种：采用开腹包埋法接种，实验大白兔用上述方法全麻后，固定其四肢备皮后，于无菌条件下在剑突下沿腹正中线逐层切一长约3cm纵向切口。用无齿镊夹住肝脏并提出腹腔，以眼科镊于肝左中央叶较厚处刺破肝组织并形成口小(3~5mm)底大(5~8mm)的“烧瓶”样窦道，将2~3块剪碎的瘤株植入其中，并以明胶海绵碎块埋塞窦口。拔针后立即用明胶海绵块压迫，确认无明显出血后，回纳肝脏于腹腔并逐层关腹，庆大霉素4万U清洗切口，术后3天肌内注射青霉素105U/kg，每日2次。

【模型特点】

该实验模型为目前国内最大的动物实验性肝癌模型，实验证明该模型为富血管性肝癌动物模型，其供血动脉为肝动脉，血供类似于人体原发性肝癌，该模型具有制作简单易行，价格相对低廉，实验周期短，实验成功率高等特点。

注意事项：制备该动物模型应严格无菌操作，避免因感染导致的接种失败，动物死亡。移植后使用抗生素预防感染，可提高成功率。剥离的肿瘤接种时间应尽可能缩短，手术时间应缩短，力求对动物影响小，术后恢复快。饲养环境因素适宜，对动物的生长发育和移植肿瘤的生长及实验的准确性都产生很大的影响。

【模型应用】

该模型与传统的建立在大鼠肝实质上的肝癌模型相比，是建立在大动物体上，模型制备简便、周期短、成功率高，术后动物成活率高。对临床评价各种介入治疗方案的疗效及抗癌药物的筛选等均有重要意义。

第二节　肝硬化动物模型

Section 2　Animal models of hepatic cirrhosis

肝硬化(hepatic cirrhosis)是临床常见的慢性进行性肝病，由一种或多种病因长期或反复作用形成的弥漫性肝损害。病理组织学上有广泛的肝细胞坏死、残存肝细胞结节性再生、结缔组织增生与纤维隔形成，导致肝小叶结构破坏和假小叶形成，肝脏逐渐变形、变硬而发展为肝硬化。因此，建立肝硬化动物模型(animal model of hepatic cirrhosis)，对研究门脉高压具有重大的意义。本节将主要介绍多因素诱导性肝硬化模型。

【造模机制】

经肝细胞细胞色素激活后生能成活性三氯甲基(CCl_3^-)成分，三氯甲基(CCl_3^-)可导致肝细胞膜脂质过氧化，最终导致膜结构破坏。苯巴比妥可诱导肝内混合功能性氧化酶，增加细胞色素 P450 的活性，加速 CCl_4 向 CCl_3^- 转化，进一步加重三氯甲基(CCl_3^-)的肝毒性。三氯甲基(CCl_3^-)能损伤肝细胞内质网，诱发甘油三酯和脂肪酸蓄积，脂蛋白合成障碍，最终导致肝细胞脂肪变。同时三氯甲基(CCl_3^-)可损害肝细胞的线粒体，导致肝内还原性辅酶 A(NADH)、腺苷三磷酸(ATP)的生成减少，从而抑制三羧酸循环和脂肪酸氧化。经低浓度的 CCl_4 反复作用，导致肝脏细胞循环出现损伤、修复的过程，最终导致肝脏纤维化的发生。

【造模方法】

选用普通级家兔 37 只，体重 1.75~2.25kg。适应环境 1 周后，开始每周一次行腹腔注射苯巴比妥钠，起始剂量为 75mg/kg，1 次 / 天，连续 7 天。后开始剂量为 0.1ml/kg 的 CCl_4，溶于色拉油中摇匀，浓度为 5%。第 20 天后，根据动物的情况每周注射 2 次，CCl_4 剂量为 0.14~0.26ml/kg，浓度为 7%~13%。第 40 天后，根据动物的饮食、体重反应情况，剂量调整为 CCl_4 0.36~0.4ml/kg，浓度 18%~20%。第 60 天后，根据动物情况剂量调整为 CCl_4 0.5~0.54ml/kg，浓度为 25%~27%。第 80 天后调整剂量为 CCl_4 0.6~0.66ml/kg，浓度为 30%~33%。

【模型特点】

本建模方法操作简单，成模率高，造模时间相对较短，可重复性好，仍然为目前最常用的方法。因本模型建立为腹腔内注射，避免了 CCl_4 毒性对动物的进食造成影响而导致的剂量难以掌握，较饮食法给药量准确。其缺点是 CCl_4 连续多次给药后动物死亡率很高。肝硬化动物模型可选用的动物很多，而家兔饲养简单、习性温顺、便于操作。家兔肝脏大小适中，血容量多，观察方便。

【模型应用】

临床上以肝功能损害和门脉高压症为主要表现，晚期常出现上消化道出血、肝性脑病、继发性感染等并发症。门脉高压症食管胃底静脉曲张破裂出血是消化科的急重危症，病情危笃，病死率高，如何控制其出血并防止再发出血，降低病死率，仍是临床工作者需要解决的一大难题。随着科学技术的发展，很多新的治疗方法在临床应用之前必须进行实验研究。该模型很好地模拟了肝硬化发生、发展的过程，其组织改变明显，可用于病理组织学方面的研究，同时该模型肝脏血供丰富，大小适中，有利于 CT、MRI 的扫描，可更好地观察肝脏的影像学表现并对肝纤维化进行评估。

第三节　肝移植动物模型

Section 3　Animal models of liver transplantation

肝移植(liver transplantation)是目前治疗终末期肝病的最有效方式之一。越来越严重的供肝短缺矛盾，促使了多样化临床肝移植技术的发展。劈裂式肝移植(split liver transplantation，SLT)和活体肝移植(living donor liver transplantation，LDLT)等拓展肝移植供体库的措施明显降低了等待肝移植患者的病死率。如何提高临床部分肝移植术后疗效，需要进一步研究移植肝的再生机制及其影响因素。建立肝移植动物模型(animal models of liver transplantation)是开展器官移植工作的前提和进行基础研究工作的平台。其中大鼠部分肝移植是其理想的研究模型，二袖套法大鼠原位肝移植术是目前大鼠原位肝移植术中最常用的术式，本节将主要介绍二袖套法大鼠原位肝移植模型。

【造模机制】

本实验采用套管重建肝下下腔静脉和门静脉，内支架管重建胆管，肝上下腔静脉直接吻合的原则建立模型。

【造模方法】

清洁级雄性SD或Wistar大鼠，体重220~240g，采用5/7F心导管外鞘制成门静脉（portal vein，PV）、肝下下腔静脉（infrahepatic vena cava，IVC）袖套；胆道支架采用22GA静脉留滞针外鞘；9-0无损伤缝线、双人双目手术显微镜、显微外科手术器械、全自动生化分析仪、光学显微镜等。

供体手术：麻醉成功后，腹部横切口进腹，背部垫自制背垫显露肝脏。全身肝素化后，在第一肝门后腹腔动脉上方分离腹主动脉，置线结扎。4℃乳酸林格液20ml用输液泵经腹主动脉灌注，速度50~150ml/h，迅速在左肾静脉上缘剪开IVC，剪开膈肌离断胸腔段腔静脉，向供肝表面冲浇冰生理盐水。在灌注供肝的同时，按顺时针顺序游离肝周韧带，依次离断左膈静脉、食管入左肝血管支、右肾上腺、右肾及下腔静脉，紧贴膈肌环切断供肝的肝上下腔静脉（suprahepatic vena cava，SVC）。于左、右肝管汇合处远端0.5cm处楔形切开胆总管前壁，向近肝段插入胆道支架，丝线结扎固定。离断肝动脉，近PV切断幽门静脉及脾静脉。

供肝修整：操作均在4℃冰浴中进行。用微血管镊穿过自制袖套管腔，夹住IVC断端后拖出外翻于套管壁，刻槽内丝线结扎；同法处理PV套管，确保袖套管无扭曲。经PV袖套管缓慢注入4℃乳酸林格液5ml后，将供肝置4℃乳酸林格液中保存。

受体手术：乙醚吸入麻醉诱导成功后，腹腔注射氯胺酮100mg/kg。腹部正中切口入腹，自制拉钩将肋弓牵开，将剑突向头侧牵引；将肠管推向左下方，以温湿纱布包裹。按顺时针方向游离肝周韧带，结扎左膈静脉、食管入左肝血管支，在右肾静脉上缘平面游离IVC，切断右肾上腺上静脉，充分游离SVC。游离胆总管，在汇合处切断；游离切断肝固有动脉；在幽门静脉水平上方游离PV。依次靠近肝脏用血管夹阻断PV及IVC，从PV分叉处穿刺注入温生理盐水2~3ml，用Satinsky钳阻断SVC，紧贴肝切断SVC、IVC及PV，移去原肝。将供肝置入肝脏原位，用显微钳夹住PV套管柄，从PV推入温生理盐水2~3ml驱出肝内保存液。用9-0尼龙线于供肝膈静脉处腔静脉壁外侧进针，锁边后按"内-外-外-内"的次序连续吻合后壁及前壁，收紧前用含肝素125U/ml的乳酸林格液驱尽腔内气泡，收紧后与预留线头打结。将阻断受体PV的血管夹下移至幽门静脉水平，排出PV内血液及血凝块，冲洗后迅速插入PV袖套，结扎后移去血管夹及Satinsky钳，供肝恢复血流，结束无肝期。将受体IVC血管夹下移至右肾静脉上缘，去除IVC内血凝块，冲洗后立即插入IVC袖套，丝线结扎固定。将胆道支架插入受体胆总管腔内，结扎后大网膜覆盖，腹腔注入含青霉素20万U的温生理盐水2ml，关腹。术后予灯烤复温至苏醒，自由进10%葡萄糖水，术后第1天自由进食。

【模型特点】

本建模方法成模率高，重复性好，改进的大鼠原位肝移植方法手术时间短，稳定可靠。但近交系大鼠手术耐受性差，建模难度大，需要熟练的显微外科技术是模型成功的关键。

【模型应用】

本模型机制明确、效果肯定、重复性佳，是研究活体肝移植、近交系大鼠肝移植急性排斥等的理想物模型，不仅为临床活体肝移植提供了良好的实践训练，也为进一步开展大动物器官移植免疫耐受的研究奠定了坚实的基础。

第四节 胆石症动物模型

Section 4 Animal models of cholelithiasis

胆石症（cholelithiasis）是一种发生在胆囊和胆管的常见胃肠道疾病，发病率较高。胆石症是多种因素综合作用的结果，发病率高，术后的复发率也高，严重影响人们的生命健康。因此，建立合理的动物模型应用于胆石症的研究非常有必要。虽然随着医学的发展，近年来对胆石症的研究有了很大的进步，但临床上胆石症的治疗研究面临很大的难度，而胆石症动物模型（animal models of cholelithiasis）的建立，为胆石症的临床研究和药物的研究提供了一条新的途径。

【造模机制】

胆石症的成因较多元性，常与胆道感染、胆道蛔虫症、胆汁淤滞等因素有关，最主要是由于胆汁内胆固醇的含量超过了与磷脂和胆汁酸的正常比例，导致胆固醇在胆囊和胆管中析出所致，与代谢因素关系较密切。其造模机理主要为

1. 胆系感染　细菌感染可使动物胆囊或胆管发生炎症，渗出物中的脱落上皮、黏液、细菌集落等作为形成胆石的核心，渗出物中的蛋白成分可以作为重要的促成核因子，有利于胆固醇，胆色素，胆盐等沉积并逐渐形成结石。

2. 代谢因素　在某些因素的影响下，造成胆固醇增加或卵磷脂、胆盐减少，胆汁中胆固醇浓度随之增高，易于析出，相互聚集而形成结石。

3. 胆汁淤滞　奥狄括约肌痉挛、胆管受压等因素引起的胆囊收缩力减弱、胆汁淤积，可使胆汁中的水分过多地被吸收而发生浓缩，胆汁成分自然析出形成结石。

【造模方法】

目前胆石症的动物模型建模方法较多，主要有食诱法、感染成石法、狭窄成石法、切除迷走神经干法和异物植入成石法等。其中以食诱法和异物植入成石法最常用，在此具体介绍这两种方法。

1. 食诱法　造模动物可选用豚鼠和仓鼠。

(1) 选用雌性豚鼠，体重 250~300g。成石饲料配制：在基础食物中加入酪蛋白 1%，蔗糖 1.5%，纤维素 1%，猪油 1%，胆酸 0.02%，胆固醇 0.05%。两个月后在 90% 的豚鼠胆囊中可产生以胆色素为主的结石。豚鼠可以很好地模拟人体对饮食因素、药物治疗、维生素 C 缺乏和氧化应激的反应。给予饮食或药物治疗后，豚鼠调控脂蛋白和胆固醇代谢的许多机制与人的临床试验相似。

(2) 选用仓鼠，体重 50~60g，基本食饵的特点为高糖，不含非饱和脂肪酸。食饵配制：蔗糖 74%，酪蛋白 21%，食盐 4.4%，胆碱 0.1%，浓缩鱼肝油 0.5%。按每只仓鼠每日 5~9g，分两次喂养，同时每周喂青菜麦芽 1~2 次，以补充维生素等，维持动物生命。14~21 天仓鼠胆囊内形成明显结石，22 天成石率高达 100%。

2. 异物植入成石法　选用健康成年犬或兔，性别不拘，无菌下剖腹，显露胆囊，在胆囊底部切一小口，将已灭菌的人胆石、蛔虫碎片或其他异物植入胆囊内，然后荷包缝合胆囊。植入物应事先烤干至恒重，记其大小，以备实验前后称重及测量长度比较。经过 2~3 个月可形成胆色素结石动物模型。通常兔胆囊内植入异物后早期即发生炎症反应，胆汁内黏液增多，有时甚至形成黏液团块。

【模型特点】

选用仓鼠、豚鼠、兔等动物因其来源方便、体积小、费用低、处理容易，所以复制胆石症动物模型较理想又易实现。食诱法模型的特点是操作简单，造模成功率高，缺点是耗时、耗资等。异物植入成石法操作复杂，手术操作不当容易引起动物死亡，但成石率高。

【模型应用】

1. 食诱法模型很好地模拟了人体因饮食因素形成胆结石的过程，适用于饮食与结石生成关系及代谢和防治研究，以及胆石生成过程中胆色素，胆汁酸和糖蛋白三者间相互关系的研究。

2. 异物植入成石法模型主要用于进行中西药物或其他治疗措施的防石，溶石等研究。

第五节　急性梗阻化脓性胆管炎动物模型

Section 5　Animal models of acute obstructive suppurative cholangitis

急性梗阻化脓性胆管炎（acute obstructive suppurative cholangitis）是急性胆管炎的严重阶段，也称急性重症胆管炎。本病的发病基础是胆道梗阻及细菌感染，病情发展迅速，严重者威胁患者生命，所以建立急性梗阻化脓性胆管炎的动物模型对研究急性梗阻化脓性胆管炎非常有必要。

【造模机制】

在我国，急性梗阻化脓性胆管炎最常见的原因是肝内胆管结石，其次为胆道寄生虫和胆道狭窄，继而继发感染而引起。因此，人为地结扎左肝管并注入大肠埃希菌从而引起化脓性感染，形成急性梗阻化脓性胆管炎动物模型（animal models of acute obstructive suppurative cholangitis）。

【造模方法】

实验前将0111B4型大肠埃希菌（北京生物研究所）接种于血平板上，37℃培养24小时，用生理盐水冲洗制成终浓度为5×10^9cfu/ml菌液，4℃保存。Wistar小鼠术前禁食12小时，1%戊巴比妥钠（30mg/kg）腹腔内注射麻醉，正中切口，10倍手术显微镜下显露和游离胆总管及左、中、右肝管，充分游离左肝管，5-0丝线在靠近肝管汇合部结扎左肝管，于其上方用4号针注射头穿刺左肝管，并缓慢注入大肠埃希菌液（0.5ml/kg），近端结扎左肝管，各时点累积病死率为：24小时、48小时、72小时和92小时分别是0%、4.1%、10.0%和16.7%。

【模型特点】

该造模方法的特点是对操作的要求较高但造模的机制明确、稳定可靠、周期短、成功率也较高。

【模型应用】

该模型可用于研究急性梗阻化脓性胆管炎的早期临床诊断和治疗。

第六节　急性胰腺炎动物模型

Section 6　Animal models of acute pancreatitis

急性胰腺炎（acute pancreatitis）是外科常见的急腹症之一，近年来发病率日益增高，且危害面广。其中重症急性胰腺炎病情凶险，病死率高，目前已引起学者的高度重视。目前制备急性胰腺炎动物模型（animal models of acute pancreatitis）的方法较多，主要分为侵入型和非侵入型。前者主要包括逆行胰胆管注射法、胰胆管结扎法、电针刺激法，后者包括无胆盐乙硫氨酸（CDE）喂饲法、雨蛙肽注射法、L-精氨酸腹腔注射法。侵入型由于并发症以及各种干扰因素较多，现已少用，目前最常使用的是L-精氨酸腹腔注射法制备胰腺炎模型。

【造模机制】

胰腺炎常见的病因有梗阻、过量饮酒、暴饮暴食、高钙血症、创伤、胰腺缺血等，以上病因可能导致胰腺分泌过度旺盛，胰液排泄障碍，胰腺血液系统循环紊乱和生理性胰蛋白酶抑制物减少，它们可通过共同机制使胰酶激活并消化胰腺自身，从而引发急性胰腺炎。

【造模方法】

选取健康大鼠进行造模。具体方法如下：首先称取0.9g精氨酸，与15ml生理盐水混合后配制成浓度为6%的试剂。采用乙醚吸入式麻醉，麻醉成功后将大鼠固定于外科动物实验台。在大鼠腹部中线右侧1cm处行腹腔穿刺并注射7.5ml已配制的精氨酸注射液；注射完毕后，观察等待1小时，1小时后再次行腹腔穿刺并注入精氨酸注射液7.5ml。注射完毕后将大鼠放入饲养笼中观察24小时，24小时后即可获得急性胰腺炎模型。

【模型特点】

L-精氨酸腹腔注射法制备大鼠急性胰腺炎模型操作简单、价廉，对机体损伤少，避免了手术引起的对内环境的破坏，感染机会增加，动物易于死于非实验因素等不良因素，而且对急性胰腺炎的诱导呈现良好的剂量和时间依赖性，为研究不同时期急性胰腺炎的变化提供了良好的途径，是目前一种较理想的实验模型。

【模型应用】

本方法的理论依据是目前普遍公认的胰腺组织中胰酶激活并消化胰腺自身学说，因此从理论上讲，该方法与胰腺炎的发病机制较为接近，注入L-精氨酸后，激活胰酶并消化胰腺本身及周围组织导致胰腺炎的发生。

第七节　胰腺癌动物模型

Section 7　Animal models of pancreatic cancer

胰腺癌（pancreatic cancer）是一种恶性程度很高的肿瘤，其突出的特征是发现较难、早期转移，预后较差。故建立胰腺癌动物模型（animal models of pancreatic cancer）就显得尤为重要。目前主要采用化学因素诱导动物模型和裸鼠移植瘤模型两种模型。

一、化学因素诱导动物模型

【造模机制】

亚硝基复合物诱导动物模型：亚硝基复合物是对啮齿动物最有效的致癌剂，效果肯定，诱导胰腺癌发生率为29%~100%。

【造模方法】

1. 金黄地鼠，常规饲养1周，乙醚麻醉后，腹腔注射N-亚硝基双胺（BOP）2mg/100g，每周照此法注射1次，连续2周，发现距最后一次注射后3个月，胰腺导管上皮细胞呈现不典型改变，4个月后胰腺导管上皮细胞增殖，6个月后形成胰腺肿瘤。

2. 其他化学因素诱导动物模型　吸烟和饮酒是胰腺癌的危险因素。具体方法：对妊娠的金黄地鼠，从妊娠的第5天开始饮用含10%乙醇的水，一直到妊娠最后1天，并于最后1天给予单剂的烟草致癌物NNK，从而经胎盘让子代鼠暴露于烟、酒，结果其子代鼠胰腺癌发病率很高。

【模型特点】

金黄地鼠经BOP诱导产生胰腺癌，其形态、生物学及临床表现与人胰腺癌相似，而小鼠、大鼠则不产生胰腺癌，其原因尚不清楚。所有这些特点，使金黄地鼠成为胰腺癌模型的最佳选择，而BOP成为化学诱导物质首选。该模型可用于研究胰腺癌的发病机制，观察发病过程，评估药物疗效以及药物、饮食等对胰腺癌肝转移、肝脂质过氧化的影响等。该模型的缺点是胰腺癌成瘤时间难以把握，有的模型在其他脏器同时诱导产生了肿瘤。

【模型应用】

本方法BOP诱导的胰腺癌动物模型常出现典型人胰腺癌临床特征，如黄疸、营养不良、淋巴结转移。从而为研究胰腺癌的发生、发展、转移提供了良好的动物模型。

二、裸鼠移植瘤模型

【造模机制】

裸鼠移植性胰腺癌动物模型是指把胰腺癌组织块或胰腺癌细胞系接种于实验动物体内所形成的荷瘤动物模型。裸鼠移植瘤模型包括：异位注射、脾内注射、原位移植，其中以原位移植为主。

【造模方法】

健康裸鼠，乙醚麻醉后，打开腹腔暴露胰腺，将人胰腺癌肿瘤细胞注入裸鼠胰头和胰体，3周内动物有原发肿瘤生长，第8周有肝、脾转移，10~14周腹水形成和明显黄疸，伴或不伴横膈的种植。在形成胰腺肿瘤的同时，发生肝脏、腹膜、腹壁或局部淋巴结的转移，与人类胰腺癌自然病程比较接近。

【模型特点】

异位种植型胰腺癌动物模型的优点是可重复性强，技术相对简单，成本较低，肿瘤可以量化，适合于评估抗癌新药的给予方法和疗效。但由于受到位置特异性影响，可能会产生药物疗效的假阳性结果。原位种植瘤模型成瘤时间短，成瘤率高，维持了原瘤组织的结构，还保持了人体肿瘤的绝大部分生物学特性，特别是转移特性，包括原发肿瘤的生长、局部的浸润和随后远处脏器的转移整个过程。现原位移植瘤模型广泛用于各种治疗方式对胰腺癌或其转移瘤影响的研究。这种方法的缺点是技术要求较高，肿瘤来源不是自身的，仍然属于“舶来品”。

【模型应用】

本方法的直接将胰腺癌细胞植入裸鼠体内，与人胰腺癌的发病环境较为相似，便于对胰腺癌的发生、发展、转移进行研究。

第八节 胃癌动物模型

Section 8 Animal models of gastric cancer

胃癌（gastric cancer）是恶性肿中常见肿瘤之一，在消化道的恶性肿瘤中约占 50%。在我国历年统计的癌症病死率占据首位。我国在世界范围内也属于胃癌病死率的高发地区。目前治疗胃癌的主要方法和有效途径主要依靠外科手术进行治疗。胃癌的发病机制与胃黏膜损伤、亚硝基化合物攻击及幽门螺杆菌感染等因素密切相关，是一个联合了多因素、多阶段的发生、发展过程。所以建立胃癌模型，对于研究和防治胃癌是至关重要的。建立胃癌动物模型（animal models of gastric cancer）选取动物时，一般要求其饲养方便，癌诱发率高，目前全世界范围内主要选用大鼠、小鼠、裸鼠等小动物建立模型，选取大动物的一般较少，根据实验结果的各种需要，也有人选取犬、雪貂、旱獭等建立胃癌动物模型。因为大鼠、小鼠等成本低廉，容易饲养，取材方便，而且诱癌周期相对较短，所以在实验研究中常常大批量运用，其中 Wistar 大鼠因为诱癌率较高，常常为首选动物之一。在建立胃癌模型的诱发方法中，常用 MNNG 诱发建立的大鼠实验性胃癌模型，其特点为简便易行，费用较为低廉。而在移植模型中则常采用裸鼠原位移植模型。

一、大鼠诱发胃癌模型

【造模机制】

N- 甲基 -N′- 硝基 -N- 亚硝基胍（N-methyl-N-nitro-N-nitrosoguanidine，MNNG）是一种强效的诱变剂。通过长期的食用诱变剂等致癌物可导致胃组织癌变，从而建立胃癌模型，在食用诱变剂过程中也可以辅加其他多因素诱导胃组织癌变。

【造模方法】

1. 连续法 将 MNNG 配制成 1g/L 的储存液，避光、常规冰箱冷藏，每日由储存液中取一定量，配成 100μg/ml 的稀释液置棕色瓶中，作为 Wistar 大鼠的饮用水，实验过程中不再给予其他饮用水，连续饮用 4 个月。

2. 间断法 选用 4 周龄的 Wistar 大鼠。从喂养第 1 周开始使用 100μg/ml 的 MNNG 混合 5% 的乙醇水溶液作为常规饮用水。饲养至 8 周后，用粉状饲料混合上述饮用水替代原来食用的块状饲料喂饲大鼠。24 周后又改回块状饲料喂养，但 MNNG 水剂则改为隔日给予。到 28 周后建立胃癌模型，停止 MNNG 水剂的饮用，改为自来水喂养。

3. 多因素联合攻击法 在应用 MNNG 诱发 Wistar 大鼠胃癌过程中，加入其他因素以辅助诱发建立胃癌模型。例如在应用 MNNG 的同时，以 40% 乙醇于每周空腹灌胃 1 次，每次 8ml/kg；或者将金属弹簧埋置在大鼠幽门环处造成十二指肠液（特别是胆汁）反流，再联合自由饮用 MNNG 水剂。在使用诱变剂的基础上加入辅助因素后，在诱发大鼠胃癌病变时，其诱发率要明显高于单用 MNNG。

【模型特点】

MNNG 诱发建立的大鼠实验性胃癌模型简便易行，费用较为低廉。MNNG 结合胃癌其他相关因素的联合攻击，能明显提高诱癌率，并缩短胃癌的形成时间。但由于 MNNG 本身的毒副作用，加上理化因素对动物的损伤，多因素联合攻击法导致动物的病死率较高。

【模型应用】

大鼠诱发胃癌模型适用于研究探讨诱发胃癌相关的多因素病因的相关性，胃癌的发病机制，以及相关抗癌药物治疗的药理研究。

二、裸鼠人胃癌原位移植模型

【造模机制】

通过使用人胃癌细胞株接种和传代的方法形成原肿瘤，再利用肿瘤能在自身体内组织器官的种植生长，将移植瘤为原位移植的材料，移植于胃上生长形成胃癌模型。

【造模方法】

将经过培养的人胃癌细胞株接种至6~8周大小的裸小鼠皮下，待肿瘤长至0.8~1.0cm时，剥取瘤体剪切成1.0~1.5mm^{3}的小块，再转种至其他裸鼠皮下，如此反复进行鼠间的传代接种至第8代，然后再以第8代皮下移植瘤为原位移植的材料，移植于裸鼠的胃上。可按组织块法及细胞悬液法建立原位模型。

1. 组织块法　对裸鼠进行腹腔内注射麻醉，使用1%戊巴比妥钠45mg/kg，手术野常规皮肤消毒后，上腹部直切口0.5~1.0cm，暴露出胃体，将瘤组织块(每块1.0~1.5mm^3，每只3~4块)穿透全层缝挂于胃壁上，全层关腹后，饲养观察接种的小鼠，根据实验研究需要选取时间，取原位瘤体、肝脏、网膜、肺等处标本。

2. 细胞悬液法　对裸鼠进行腹腔内注射麻醉，使用1%戊巴比妥钠45mg/kg，手术野常规皮肤消毒，上腹部直切口0.5~1.0cm，暴露胃体，将体外培养的细胞悬液直接注射至胃壁浆膜下(5×10^6个/只)，全层关腹后，饲养观察接种的小鼠，其余的基本程序与组织块法相同。

【模型特点】

小鼠生存期为一般为16~24周，这种方法原位成瘤率及局部浸润发生率均为100%，且可出现肝脏转移。

【模型应用】

此种方法的肿瘤生长过程与胃癌发生发展过程中的临床特点类似，适合于对人胃癌的形成浸润转移的研究，特别是胃癌肝脏转移，也适合于抗癌药物治疗相关的药理学方面的研究。

第九节　结直肠癌动物模型

Section 9　Animal models of colorectal cancer

结直肠癌(colorectal cancer)是消化系统常见的恶性肿瘤之一，其淋巴道转移率较高。目前主要的动物模型有自发性模型，诱发性模型，移植性模型以及转基因型模型，其中后三者模型在目前的实验研究中已得到广泛应用。据研究，动物结直肠癌的自然发病率非常低，仅田鼠较易发生肿瘤。实验常选用的动物有小鼠、大鼠及豚鼠等。目前最常用的是诱发性模型，其中常使用的致癌剂主要是间接致癌剂二甲肼及直接致癌剂亚硝胺类。这里重点介绍诱发性模型中二甲肼诱发小鼠大肠癌的方法和移植性模型中结直肠癌肝转移动物模型。

一、结直肠癌动物模型(animal models of colorectal cancer)

【造模机制】

通过长期注射致癌剂诱导大肠癌变，建立大肠癌模型。

【造模方法】

选取18~20g的雌性小鼠，常规饲料饲养，任意饮水。使用的致癌剂为对称的二甲肼(symmetrical 1,1-dimethylhydrazine，DMH)，性状为白色粉状结晶，每次注射前以无菌生理盐水配成0.4%溶液，使用$NaHCO_3$将其溶液的pH调至6.5~7.0。每周给小鼠注射一次，部位为颈部皮下，注射量为DMH 20mg/kg(即0.4%DMH溶液0.05ml/10g)，连续20(或16)次。可于注射日起6(或5)个月末处死动物，取大肠的肿瘤标本，也可根据实验需要选取时间段、部位取材。

【模型特点】

诱发性肿瘤动物模型制作方法简便，重复性好，可以在较短时间内大量复制，而且基本模拟了大肠癌变的过程。

【模型应用】

主要应用于大肠癌发生、发展过程中的治疗以及药物治疗的研究。

二、结直肠癌肝转移动物模型

【造模机制】

利用小鼠结肠腺癌细胞株在小鼠体内大肠种植生长，将癌细胞通过各种方法种植在结直肠上形成结直肠癌，并发生肝转移，从而建立结直肠癌肝转移动物模型。

【造模方法】

实验动物：6~8 周的 BALB/c 小鼠。

细胞株：BALB/c 鼠结肠腺癌细胞株（CT26）。常规培养 CT26 细胞于含 10% 胎牛血清的 RPMI 1640 营养液。取指数生长期的细胞，消化吹打成单细胞悬液，952g（1000r/min）离心 5 分钟，弃上清液，加适量不含血清的 RPMI 1640 营养液调整细胞浓度至 1×10^6 个 /ml。

1. 脾内种植法 对裸鼠进行腹腔内注射麻醉，使用 1% 戊巴比妥钠 45mg/kg，麻醉后固定于自制小鼠固定器，手术野常规皮肤消毒，左背部斜切口 0.5~1.0cm，进腹腔暴露脾脏后，用小纱布包裹将脾下极轻柔地提出腹腔，用 5 号针头将结肠癌细胞缓慢注入裸鼠脾脏，每只裸鼠注射细胞悬液 0.2ml，注射持续时间约 3 分钟，可见脾被膜肿胀、变白，注射完毕拔针后以 75% 乙醇棉棒压迫针眼 2 分钟，以压迫止血和杀灭可能外渗的癌细胞，防止腹腔内种植转移。将脾脏放回原位，关腹。麻醉清醒后常规饲养，饲养两周后可处死小鼠，取肿瘤标本。

2. 直肠种植法 将小鼠麻醉后固定于自制小鼠固定器，消毒后充分暴露肛门，于小鼠肛门的两侧壁和后壁进针，缓慢注入细胞悬液（1×10^6/ml），常规饲养两周后形成肿瘤，可处死小鼠，取肿瘤标本。

3. 腹腔注射法 将 CT26 细胞悬液（1×10^6/ml）0.2ml 缓慢注入 BALB/c 鼠下腹部正中偏右，饲养两周后可处死取肿瘤标本。

【模型特点】

该模型肿瘤既能在原位生长，又可出现肝转移，能更好地表达大肠癌的生物学特性，更能模拟人体肿瘤发生、发展过程。

【模型应用】

适用于结直肠癌晚期和远处肝转移的研究，以及晚期抗癌药物治疗等相关药理学方面的研究。

（唐艺宸 王槐志 许学军 郭诗翔 张朝斌）

参考文献

[1] Sakamoto M, Hirohashi S, Shimosato Y. Early stages of multistep hepatocarcinogenesis: Adenomatous hyperplasia and early hepatocellular carcinoma [J]. Hum Pathol, 1991, 22: 172-178.

[2] 蒋金星，郭铃新，虞有智 . 黄曲霉毒素 B_1 诱发大鼠肝癌的实验病理研究[J]. 北京医科大学学报，1992，24(3)：199-201.

[3] 姜幼纯，董奇男，肖邦良，等 . 非坏死剂量二乙基亚硝胺诱发大鼠肝癌模型的研究[J]. 华西医科大学学报，2001，32(4)：555-558.

[4] 赵鲁笳，刘小北，郭宏伟 . 3′ 2 Me2 DAB 诱发大鼠肝癌模型的建立与病理研究[J]. 中国实验诊断学，2004，8(3)：243-245.

[5] 张新立，史井泉，卞修武 . DEN 诱发大鼠肝癌变的病理形态与细胞增殖活性的定量研究[J]. 第三军医大学学报，2001，23(3)：304-307.

[6] 谢胜学，许戈良，荚卫东，等 . 二乙基亚硝胺联合 N- 亚硝基吗啉诱导大鼠肝癌模型的实验病理研究[J]. 肝胆外科杂志，2008，16(2)；135-137.

[7] 中华医学会肝病学分会肝纤维化学组 . 肝纤维化诊断及疗效评估共识[J]. 中华肝脏病杂志，2002，10：327-328.

[8] 姚光弼 . 临床肝脏病学[M]. 上海：上海科学技术出版社，2004：457-471.

[9] 刘平，高云华 . 肝纤维化动物模型的建立[J]. 世界华人消化杂志，2002，10：693-695.

[10] 梁扩寰，李绍白 . 肝脏病学[M]. 第 2 版 . 北京：人民卫生出版社，2002. 6-16.

[11] 陆玮,曹灿红.肝硬化时血流动力学变化及其治疗[J].中华消化杂志,1999,19:405-407.
[12] 陈达信,金惠铭.正常及病理情况下的肝脏微循环[J].中华医学杂志,1985,65:119-122.
[13] 李绍白,过普源.肝脏微血管调节及其微循环障碍[J].临床肝胆病杂志,1987,3:6-8.
[14] Tsushima Y, Bloomley MJ, Kusano S, et al. The portal component of hepatic perfusion measured by dynamic CT: an indicator of hepatic parenchyma [J]. Dig Dis Sci, 1999, 44: 1632-1638.
[15] Suzuki A, Kudoh S, Mori K, et al. Expression of nitric oxide and inducible nitric oxide synthase in acute renal allograft rejection in the rat [J]. Int J Urol, 2004, 11 (10): 837-844.
[16] 朱瑾,董家鸿,李晓武,等.大鼠冷保存供肝肝移植模型的建立及评价[J].第三军医大学学报,2006,28(23):2330-2332.
[17] Chimalakonda AP, Montgomery DL, Weidanz JA, et al. Attenuation of acute rejection in a rat liver transplantation model by a liver-targeted dextran prodrug of methylprednisolone [J]. Transplantation, 2006, 81 (5): 678-685.
[18] 黄文鹏,黄祖发,叶启发,等.大鼠肝移植模型的建立及排斥品系的选择[J].中国现代手术学杂志,2007,11(4):244-246.
[19] 邹声泉.肝胆管结石的基础与临床[J].中国实用外科杂志,2006,24(2)67-68.
[20] 祝学光.肝胆管结石成因研究近况[J].临床外科杂志,2005,13(7):401-402.
[21] Zen Y, Harada K, Sasaki M, et al. Lipopolysaccharide induces over-expression of MUC2 and MUC5AC in cultured biliary epithelial cells [J]. Am J Pathology, 2006, 161 (4): 1475-1484.
[22] Terao R, Hondu K, Hatano E, et al. Suppression of proliferative cholangitis in a rat model with direct adenovious retinoblastoma gene transfer to the biliary tract [J]. Hepatology, 1998, 28 (3): 602-605.
[23] 卢俊.肝胆管结石内粘液来源的病理学研究[J].山东医药,2000,40(22):1-3.
[24] 迟保荣.胆囊炎的研究现状[J].临床消化杂志,2006,18(6):328-330.
[25] 邱燕军,张启瑜.急性胰腺炎动物模型的研究概况和进展[J].肝胆胰外科杂志,2005,17(3):258-260.
[26] 谷俊朝,王宇.急性胰腺炎动物模型的研究进展[J].国外医学:外科学分册,2005,32(6):462-464.
[27] 石星亮,陈垦,王晖.急性胰腺炎实验动物模型的研究进展[J].现代消化及介入诊疗,2008,13,4:295-299.
[28] 赵文堂,唐文富.急性胰腺炎动物模型建立的研究[J].四川医学,2007,28(10):1077-1078.
[29] 谢文瑞,陈垦.急性胰腺炎动物模型的研究进展[J].广东药学院学报,2005,21(5):645-646.
[30] 周秉舵,朱生樑,马淑颖,等.急性胰腺炎动物模型的研究进展[J].中国比较医学杂志,2006,16(7):442-446.
[31] 任丽楠,徐建华,郭晓钟,等.胰腺癌动物模型的建立及意义[J].胰腺病学,2004,4(2):109,115.
[32] 马青松,张小明,沈成义.胰腺癌动物模型的类型及特点[J].国际医学放射学杂志,2010,33(2):103-106.
[33] 张晖,孔棣.移植性胰腺癌动物模型的建立和研究进展[J].肿瘤医学,2009,15(14):2106-2109.
[34] 陈云逸.胃癌动物模型研究进展[J].肿瘤基础与临床,2006,19(1):75-76.
[35] 贺岩,李莹杰,王齐敏,等.建立胃癌动物实验模型的方法的研究[J].中国实验动物学报,2006,14(4):252-254.
[36] 孟振行.MNNG 诱发动物实验性腺胃癌机理的研究进展[J].国外医学:消化系疾病分册,1997,17(3):136-138.
[37] 苏晓妹,许玲,陈亚琳,等.人胃癌完整组织块裸鼠原位种植转移模型的建立[J].第二军医大学学报,2004,25(9):1042-1043.
[38] 万伯顺,陈锦先,姚明.大肠癌动物模型的研究进展[J].实验动物与比较医学,2010,30(2),149-152.
[39] 陈路,王平治,兰澜.建立裸小鼠大肠癌肝脏微转移模型的方法研究[J].中国现代普通外科进展,2003,6(1):19-20.
[40] Tseng W, Leong X, Engleman E. Orthotopic Mouse Model of Colorectal Cancer [J]. J Vis Exp (10), e484, doi: 10.3791/484 (2007).
[41] 刘秋珍,脱朝伟,吴秉铨,等.人结直肠癌裸小鼠原位移植肝转移模型的建立及其生物学特性的研究[J].中华肿瘤杂志,1998,20(2),98-100.

（谭毅 刘宇 整理编辑）

第三章　呼吸系统疾病动物模型

Chapter 3　Animal models of respiratory diseases

呼吸系统与外界相通，使得外界有机或无机粉尘、各种微生物、蛋白变应原、有害气体等吸入肺部，引发多种呼吸系统疾病。由于吸烟、大气污染、各种理化因子和生物因子吸入以及人口的老龄化等因素，导致呼吸系统疾病，如慢性阻塞性肺疾病（COPD）、支气管哮喘、肺癌的发病率明显增加，肺结核发病率有增高的趋势，肺部间质纤维化等疾病日渐增多。调查显示，呼吸系统疾病（不包括肺癌）在城市人口中的病死率中占第 4 位，在农村则占第 1 位，是我国人口死亡病因的第 1 位。

目前对呼吸系统疾病的治疗虽然已取得了长足的进展，但依然存在呼吸系统疾病发病机制仍不清楚、临床治疗效果并不理想等诸多问题，如何阐明呼吸系统疾病发病机制，探索有效的治疗手段是人类面临的重大挑战。呼吸系统疾病动物模型（animal models of respiratory disease）可模拟人类呼吸系统疾病的发生、发展和转归，已成为研究呼吸系统疾病的重要研究平台。本章主要介绍慢性阻塞性肺疾病动物模型、慢性支气管炎动物模型、肺气肿动物模型、肺动脉高压动物模型、肺水肿动物模型、急性呼吸窘迫综合征动物模型、支气管哮喘动物模型、肺炎动物模型、肺结核动物模型、矽肺动物模型、肺纤维化动物模型、肺肉芽肿性血管炎动物模型。

第一节　慢性阻塞性肺疾病动物模型

Section 1　Animal models of chronic obstructive pulmonary disease

慢性阻塞性肺疾病（chronic obstructive pulmonary disease，COPD）是具有气流阻塞特征的慢性支气管炎和（或）肺气肿，由于其发病率高，严重影响患者的劳动能力和生活质量，是备受重视与广泛研究的疾病。为便于开展 COPD 的研究，本方法在建立慢性支气管炎大鼠模型的基础上，采用二氧化硫（SO_2）吸入法，通过检测模型动物肺功能，确认有气流阻塞发生而建立 COPD 的实验模型。

【造模机制】

首先通过 SO_2 吸入法，建立慢性支气管炎大鼠模型，检测模型大鼠功能，确认有气流阻塞发生而建立 COPD 的实验模型。吸入 SO_2 的动物，可以产生气道呼气峰流速下降，单位时间内气道内压上升幅度增大，即存在气流阻塞。

【造模方法】

健康雄性 Wistar 大鼠，体重 150~200g，将实验大鼠暴露于 $250\times10^{-5}SO_2$ 气体中，5h/d，5d/week，共 7 周。肺功能检测：呼气峰流速（peak expiratory flow，PEF）和潮气量（tidal volume，Vt）降低，气道内压上升坡度（intratracheal pressure slope，IP slope）升高。据此可以说明，吸入 SO_2 的动物，可以产生气道呼气峰流速下降，单位时间内气道内压上升幅度增大，即存在气流阻塞。若以 PEF 均值的 80% 为界，将 >80% 表示无气流阻塞，< 80% 为气流阻塞，前者可看成 COPD，后者则仍为慢性支气管炎。病理形态学改变：大鼠各级支气管管腔内有大量黏液栓形成及炎症细胞渗出，气道黏膜变性、坏死、糜烂、小溃疡形成，上皮细胞增生、复层化，杯状细胞显著增生，在终末细支气管黏膜上皮也可见到杯状细胞。黏膜下及细支气管周围有大量炎症细胞浸润，以淋巴细胞为主，气道平滑肌增厚。肺泡壁变薄，肺泡腔扩大，部分破裂融合形成肺大疱，肺泡数目显著减少。

【模型特点及应用】

国内外建立慢性支气管炎肺气肿动物模型的方法很多，判断模型是否成功的指标，一般都用病理组织学的方法。因 COPD 是具有气流阻塞特征的慢性支气管炎和(或)肺气肿,判断 COPD 动物模型是否成功,除了观察病理组织学改变外,还需要测定肺功能指标,所以使用 SO_2 诱导大鼠后,形成具有气流阻塞的慢性支气管炎,即 COPD 模型,但此类模型必须在测定能反映气流阻塞的指标后方能确认。

第二节　慢性支气管炎动物模型

Section 2　Animal models of chronic bronchitis

慢性支气管炎(chronic bronchitis)是支气管、支气管黏膜及其周围组织的慢性非特异性炎症,是一种严重危害中老年人健康的常见病,我国 50 岁以上人群的患病率可达 15% 左右。慢性支气管炎由于病因复杂,临床症状多样且反复迁延,给动物模型的合理模拟及观测指标的客观、精确与量化带来很大难度,研究进展甚缓,多数研究仍停留于应用传统经典方法,近年来虽有新的探索,但实用者甚少。慢性支气管炎动物模型(animal models of chronic bronchitis)常用接触烟雾、SO_2、脂多糖(内毒素)、酶和肾上腺素能、胆碱能药物或促分泌素等复制上述病理变化。本节主要介绍烟熏法和脂多糖(内毒素)法。

一、烟熏法

【造模机制】

吸烟所致烟雾对呼吸道的长期刺激是慢性支气管炎最重要的病因,纸烟所含的焦油和烟碱可增加副交感神经兴奋性,使支气管收缩痉挛,增加气道阻力;同时,支气管黏膜腺体增生与肥大,杯状细胞增生与鳞状上皮细胞化生,黏膜分泌增多与积聚,上皮细胞纤毛运动受抑制;黏膜充血、水肿,肺泡吞噬细胞功能降低,使气道净化能力减弱,均易引起感染。吸烟时间愈长,烟量愈大,患病率也愈高。

【造模方法】

1. 大鼠　烟熏 25 支纸烟、4h/d、持续 2~6 周复制成亚急性慢性支气管炎模型,最初引起基底细胞增生,随后表层上皮浆液细胞化生及新形成的黏液细胞增生和由于细胞肥大使上皮增厚。并有喉和近端气道黏膜下腺肥大与气管黏液量增加,近端和末梢气道上皮及肺泡上皮增殖。烟熏停止后,气管、近端气道和远端细支气管分泌细胞数量可逐渐恢复到对照水平。

2. 小鼠　将小鼠至于 1000ml 下口瓶中,瓶盖留有直径 1.5cm 通气孔,下口连接一个三通管,另两端分别连接 50ml 注射器及点燃的香烟,用注射器通过三通管连续吸注香烟烟雾,每次 400ml(瓶中烟雾浓度约为 4%)烟熏 30 分钟。前 10 天上、下午各烟熏 1 次,后 10 天每天下午烟熏 1 次,连续 30 次,全程 20 天。

【模型特点】

长期吸烟可引致慢性支气管炎,进而发展为肺气肿,而约有 20% 的吸烟者在此基础上出现气流阻塞,发展为慢性阻塞性肺疾病。对于由吸烟引起的呼吸道损伤,临床上还没有有效的防治方法,探索有关吸烟导致呼吸系统损害的发病机制,进行防治方法的评价和新药的研发,很大程度上需要通过动物模型进行。利用熏烟所致的慢性支气管炎模型,与人类发病过程有很大的相似性,为早期适时对烟雾引起的呼吸道损伤采用干预和治疗提供帮助。

【模型应用】

大量的流行病学调查资料表明,慢性阻塞性肺疾病是吸烟相关性疾病,80%~90% 的慢性阻塞性肺疾病与吸烟有关,而约有 20% 的吸烟者将发展为慢性阻塞性肺疾病。慢性阻塞性肺疾病以咳嗽、咳痰、呼吸困难及反复发作的慢性过程为特征,常并发肺动脉高压、肺源性心脏病。吸烟致慢性阻塞性肺疾病是一渐进性过程,在慢性阻塞性肺疾病形成之前,吸烟者气道即出现早期炎症表现,即在引起肺功能变化之前已导致慢性气道炎症。因此,针对这一早期过程的研究至关重要。成功建立小鼠慢性支气管炎模型,对寻找能够对抗吸烟相关的肺损伤的保健食品或治疗药物具有重要的指导意义。

二、脂多糖(内毒素)法

【造模机制】

脂多糖气管注入法是目前常用的造模方法。脂多糖是革兰阴性菌的细胞壁最外层结构，是类脂质、多糖和蛋白质的复合物，即内毒素，它在体内可引起多种生物学效应。受到脂多糖刺激后，不仅肺泡巨噬细胞过度激活，炎症介质异常释放，导致过度炎症反应及自身组织破坏，增加NO的分泌，从而诱发慢支并加重炎症反应。脂多糖气管注入法造模机制是通过脂多糖致急性肺损伤的模型改良而来，脂多糖用量稍大就会出现急性肺损伤，且不能模仿致病因素慢性刺激引起的慢性支气管炎，故应通过少量、多次的方式给予脂多糖。

【造模方法】

1. 大鼠 气管内滴注脂多糖1mg/kg可复制急性肺损伤模型，出现富含蛋白、纤维蛋白的肺泡分泌液和弥漫性中性粒细胞肺泡炎。脂多糖可引起相似于慢性支气管炎的气道病变，F344大鼠每只鼻内滴注脂多糖500μg(约2.5mg/kg)，1次/天，连续3天，或吸入内毒素0.3μg/m^3，3h/d，连续3天，可发生主气道上皮内中性粒细胞渗透、分泌细胞增生和上皮内黏液物质显著增加。黏液细胞化生的特点是细胞内移入更多的酸性黏液物质，末次滴注后1天上皮内黏液物质量增加最为显著。大鼠显示急性支气管肺炎，1周后虽支气管肺炎已恢复，但上皮内黏液物质量持续增加。

2. 仓鼠 仓鼠气管内滴注内毒素500μg，2次/周，连续3. 5~5周，肺内大气道黏液细胞数量增加，并发生肺气肿。如同时滴注弹性蛋白酶抑制剂可使肺气肿和黏液细胞化生减少，提示气管内滴注内毒素引起的中性粒细胞聚集和源自中性粒细胞的产物弹性蛋白酶能导致黏液细胞化生和肺气肿。

【模型特点】

通过多次简易给予脂多糖可模仿慢性炎症刺激，又不至于出现一次性大剂量脂多糖引起急性肺损伤。并且操作简单、污染少、易定量。

【模型应用】

吸烟和气管支气管感染在慢性支气管炎病理生理中起重要作用，许多炎症细胞因子和介质与慢性支气管炎肺结构重塑有关。感染作为慢性支气管炎的病因之一，脂多糖较好地实现了感染对气管、支气管的影响，目前脂多糖法仍有待深入，较少应用于药物疗效的评价。

第三节 肺气肿动物模型

Section 3 Animal models of pulmonary emphysema

肺气肿(pulmonary emphysema)是常见的严重危害人类健康的慢性阻塞性肺疾病，以终末细支气管远端的气腔扩大、肺泡壁破坏为特征。因其发病率高，危害面广，已引起学者的高度重视，目前制备肺气肿动物模型(animal models of pulmonary emphysema)的方法较多，如猪胰弹性蛋白酶或木瓜蛋白酶诱导的肺气肿模型、内毒素与脂多糖诱导的肺气肿模型、吸烟诱发的肺气肿模型、饥饿诱发的肺气肿模型、基因相关的肺气肿模型等。

一、酶诱导法

【造模机制】

大量研究发现，肺组织中蛋白酶/抗蛋白酶系统失衡是其主要影响因素。肺组织中参与肺泡壁降解的蛋白酶主要是弹性蛋白酶。许多研究证实，将弹性蛋白酶注入动物肺内可致肺气肿病变，其机制是弹性蛋白酶可分解肺内弹性蛋白、纤维粘连蛋白、胶原等，使肺的弹性回缩力减弱或丧失所致。

【造模方法】

犬：麻醉前30分钟肌内注射阿托品(0.3mg/kg)，地西泮10mg。氯胺酮(15mg/kg)及异戊巴比妥钠(80mg/

kg)肌内注射麻醉，成功后固定于外科动物实验台。静脉给以肌松剂Penlon(0.02mg/kg)，气管插管机控呼吸。

(1) 气管内滴入法：双侧肺气肿模型复制：将4g/L木瓜蛋白酶30ml分次经气管插管内注入，每次10ml，每30分钟给药1次，3次/天。用药后调整呼吸机参数，潮气量20~25ml/kg，呼吸频率14~16次/分，呼气末正压通气(PEEP)12~16cmH_2O。持续正压通气2小时转为正常通气，动物清醒后拔管饲养。单侧肺气肿模型复制：行双腔气管插管，需要侧注药，用药量减半。调整呼吸机参数、通气时间同前。6~7天后重复给药、通气1次，共2次。

(2) 雾化吸入法：双侧肺气肿模型复制：将6g/L木瓜蛋白酶30ml加入雾化器药瓶，三通管连接雾化器排出管与呼吸机吸气管气管插管端，雾化率2ml/min。雾化结束后调整呼吸机参数、通气时间同上。单侧肺气肿模型复制：行双腔气管插管，需要侧三通管与雾化器连接，药物浓度为3g/L。调整呼吸机参数、通气时间、重复给药时间及次数同前。

【模型特点】

猪胰蛋白酶和木瓜蛋白酶是针对弹性纤维的蛋白水解酶，通过气管内滴入直接破坏肺泡间隔的弹性纤维，使肺泡腔持续扩张而形成肺气肿。现广泛用于各种动物肺气肿模型的复制，也是目前最常用的肺气肿动物模型。但木瓜蛋白酶不是特异性作用于肺泡间隔的弹性纤维，还会同时造成气管壁和血管壁等组织的破坏，现主要用于蛋白酶用量较大的大动物如犬、马及绵羊等肺气肿模型的诱发，而且通常采用雾化吸入的方法使木瓜蛋白酶尽可能进入肺泡，直接作用于肺泡壁。猪胰蛋白酶是特异性针对弹性纤维的蛋白水解酶，通过一次或多次气管内滴入直接破坏肺泡间隔的弹性纤维，使肺泡腔持续扩张而形成肺气肿，现广泛用于各种动物肺气肿模型的复制。

【模型应用】

本方法的理论依据是目前普遍公认的肺组织中蛋白酶/抗蛋白酶系统失衡学说，因此从理论上讲，该方法与肺气肿的发病机制最为接近，注入蛋白酶后，分解肺内弹性蛋白、纤维粘连蛋白、胶原等，使肺的弹性回缩力减弱或丧失，导致肺气肿病变。

二、吸烟诱导法

【造模机制】

长期吸烟可以导致呼吸道纤毛结构和功能异常，引起支气管痉挛，增加气道阻力；烟雾中存在的大量氧化剂和自由基可直接损伤细胞功能，引起白细胞聚集，黏附于血管内皮，导致肺血管内皮细胞以及肺泡巨噬细胞聚集、活化，破坏蛋白酶与抗蛋白酶之间的平衡等，从而形成肺气肿。

【造模方法】

豚鼠：分别将豚鼠放在吸烟室中暴露，每次10支香烟，每天1次，每周5天，连续1、3、6、12个月，结果发现在第3个月时肺组织形态学变化符合肺气肿病理学改变，停止吸烟后肺泡腔的改变无恢复正常的表现，仍呈进行性发展。

【模型特点】

长期吸烟是导致人类小叶中央型肺气肿的主要诱发因素，因此对该因素诱发的动物模型的研究已成为肺气肿研究领域中的热点。利用吸烟建立的肺气肿动物模型，更接近于人类因吸烟而导致肺气肿发生的现实状况。

【模型应用】

肺气肿是常见的严重危害人类健康的慢性阻塞性肺疾病，以终末细支气管远端的气腔扩大、肺泡壁破坏为特征。通过吸烟诱导法复制的实验性肺气肿模型可靠性较好，方法简单、有效，无需特殊的仪器设备和实验条件，有明显的病理学改变，较好地模拟出人类肺气肿的发展情况，可以满足对肺气肿疾病的研究及药物疗效的评定。

（王关嵩　尹洪金　钱桂生）

第四节 肺动脉高压动物模型

Section 4 Animal models of pulmonary hypertension

肺动脉高压(pulmonary hypertension,PH)是心血管领域常见的严重病症。目前常用慢性低氧、野百合碱(monocrotaline,MCT)注射、单纯左肺切除(pneumonectomy,PE)和腹主动脉-腔静脉分流(abdominal aortocaval fistula shunting,A-VF)等方法建立的肺动脉高压动物模型(animal models of pulmonary hypertension)。本节主要介绍低压低氧模型的建立。

【造模机制】

低氧性肺血管收缩(hypoxic pulmonary vasoconstriction,HPV)和肺血管重建是低氧性肺动脉高压最主要的病理生理特征。慢性低氧使肺血管发生 HPV,而 HPV 反复持续出现时,促进肺血管重建,造成右心室肥厚,而这是一个恶性循环的过程。慢性低氧或间断性低氧都可使动物肺动脉异常重建,从而引起肺动脉高压甚至肺衰竭。高原肺动脉高压的可能发病机制为起始刺激因子(如低氧低压等)引起肺血管重建,肺动脉中膜增厚,肺血管阻力增高,从而导致肺动脉压升高和右心室衰竭。

【造模方法】

健康 Wistar 大鼠置于低氧舱中,舱内按每只大鼠放钠石灰 5g,然后抽气减压,速度为 3kPa/min 减至 5l~54kPa(1kPa=7.5mmHg)为止,此时氧含量为 10%~10.5%,每天如此低氧持续 6 小时,共 2~4 周。动物在最后一次缺氧实验完成后次日,用 10% 乌拉坦(1ml/100g)腹腔麻醉。测定右心室压和肺动脉压力:分离大鼠右侧颈外静脉,将塑料导管(外径 0.9mm,内径 0.6mm)一端连接压力传感器,一端从颈外静脉插入,用 RM-6200 四导生理记录仪观察压力波形,以辨别导管顶端在右心室及肺动脉位置。测定并记录平均右心室压力和平均肺动脉压力。测毕结扎右侧颈外静脉,并立即分离左侧颈总动脉,将塑料导管(外径 1mm,内径 0.6mm)一端与注射针头连接,针头尾端接三通管开关,后者接注射器,便于用肝素生理盐水冲洗导管以防凝血,另一端从颈总动脉插入。转动三通阀门,使导管与注射器相通,当有回血时,关闭三通阀门。将大鼠置于密闭舱内,舱内气体浓度条件同前。30 分钟后,抽取导管部分的血液弃掉。用注射器抽取动脉血做血气分析。将大鼠从舱内取出,立即剪开动物胸腔,取出心、肺制备病理标本。

【模型特点】

该方法能够全自动地模拟低压低氧性肺动脉高压,在整个缺氧过程中舱内氧浓度始终维持在 10% 左右,舱内空气干燥,温度与室温基本一致,重要的是,在缺氧开始阶段和结束阶段由于有缓冲舱,使低压低氧舱中的压力能够平稳下降和上升,并且大鼠在低氧过程中的死亡率几乎为零。能准确、方便地复制低压低氧性肺动脉高压模型,稳定性好,整个低氧过程中做到了完全自动化、省时省力。

【模型应用】

慢性阻塞性肺病等呼吸系统疾病以及长期高原生活史等原因均可导致低氧性肺动脉高压,而研究这些疾病的主要途径是建立低压低氧性肺动脉高压模型。低压低氧性肺动脉高压模型可用于高原环境所致的心、脑、肺等相关疾病的研究,还可用于临床的治疗研究。

第五节 肺水肿动物模型

Section 5 Animal models of pulmonary edema

肺水肿(pulmonary edema)是指肺血管内液体渗入肺间,使肺血管外液量增多的病理状态。突然发病、呼吸困难、发绀、咳嗽、咳血色泡沫样痰,肺有弥漫性湿啰音,X 线肺蝶形片状模糊阴影,是临床急症之一。引起肺水肿的原因虽然各种各样,但大多数是由于肺毛细血管壁通透性增加或毛细血管血压升高所致。肺水肿动物模型(animal models of pulmonary edema)的复制,常采用注射一定的化学物质(如硝酸银、氯化铵)

或吸入一定量的化学毒气(如氯气、双光气)等方法。这些因素造成肺水肿的作用原理各有不同:双光气主要作用于呼吸器官,有人认为是刺激呼吸道感受器,通过迷走神经将冲动传入四叠体以下中枢,再通过交感神经将冲动传至肺血管,使其通透性增高,从而发生肺水肿;氯化铵中毒性肺水肿,有人认为也是通过神经系统选择性地对肺毛细血管起作用,使肺毛细血管扩张、通透性增加,从而引起肺水肿。有些化学药物和毒气可直接作用于肺毛细血管,使其通透性增高,从而发生肺水肿。

一、氯化铵中毒法

【造模机制】

对于氯化氨诱发肺水肿的机制,目前还不太清楚,可能机制是氯化氨进入体内,破坏了体液平衡,使肺泡壁毛细血管通透性增加,致肺泡壁气 - 血、气 - 液屏障破坏,大量浆液渗向肺间质及肺泡,而形成肺水肿。

【造模方法】

选择大鼠、小鼠、豚鼠,分别于腹腔注射氯化铵 0.6ml/100g(大鼠)、0.15ml/10g(小鼠)和 0.5~0.7ml/kg(豚鼠),使其药液浓度分别达 6%、3%、6%。挤压双肺可见气管有泡沫样液体溢出,形成重度肺水肿时两肺明显膨隆,肺边缘圆钝,体积明显增大,呈暗红色,气管分叉处可见泡沫样或血性液体。光镜下可见:部分肺泡壁毛细血管充血,多数肺泡内可见红染液体,显著肺瘀血、水肿、肺膜下灶性瘀血或出血。少部分肺泡壁变厚,肺泡内可见出血,呈灶性分布。

【模型特点】

实验结果表明,在腹腔注射氯化铵后数分钟即可诱发肺水肿,动物呼吸频率加快,可闻及湿啰音,肺重系数升高。此方法简单、经济易行,且重复性好,成功率高。

【模型应用】

氯化铵诱发的肺水肿模型,临床症状典型,方法简单、有效,经济易行且重复性好,能为教学、临床、科研提供较为理想的动物模型。但剂量大小与模型成功与否有很大关系,注射剂量过大,动物很快因呼吸衰竭死亡,症状不典型。

二、肾上腺素注射法

【造模机制】

肾上腺素引起肺水肿的机制目前比较清楚,肾上腺素对 α 和 β 受体都有激动作用,可使心肌收缩力加强,心率加快,心肌耗氧量增加,使皮肤、黏膜及内脏小血管收缩。沿家兔耳缘静脉注入肾上腺素后,导致体循环血管和肺血管剧烈收缩,使心脏前后负荷明显增加。肺毛细血管压力持续及迅速增加,打破了 Starling 定律平衡,引起动力性水肿。另外,肾上腺素也可直接作用于肺微血管内皮细胞,增强血小板、白细胞的聚集,释放氧自由基,而使其血管内皮及肺泡上皮通透性增加。缺氧以及血管收缩痉挛形成恶性循环,促使肺水肿的形成,此外组织损伤所产生的炎症介质可引起淋巴管闭塞或损伤,则肺淋巴回流代偿受阻,使肺水肿加重。

【造模方法】

用 25% 乌拉坦 100mg/kg 耳缘静脉注射麻醉家兔,固定于手术台上。剪去颈背部毛,分离气管,行气管插管术。沿兔耳缘静脉分别注入 1 : 5000 肾上腺素 0.4~0.6mg/kg,观察兔的呼吸及一般情况改变,通过计算机生物信号分析记录系统描记呼吸曲线。若呼吸曲线明显变浅变快或气管内涌出粉红色泡沫样液体,则提示肺水肿已形成。

【模型特点】

肾上腺素复制肺水肿模型简单、易操作、症状典型,在注入后数分钟可闻及湿啰音,30 分钟后即出现粉红色样痰,且所测得的肺系数远远大于正常值(约 3 倍)。肾上腺素复制肺水肿,方法简便,成功率高,且临床症状较为典型,治疗效果好,可为实验的首选。

【模型应用】

肾上腺素性肺水肿模型,实验操作简单,有关检测指标的变化充分体现了该型肺水肿的许多临床特点，经济易行且重复性好，为进一步实验研究提供了一个较为理想的动物模型。

（王关嵩　李运成　尹洪全）

第六节　急性呼吸窘迫综合征动物模型

Section 6　Animal models of acute respiratory distress syndrome

急性呼吸窘迫综合征（acute respiratory distress syndrome，ARDS）是肺泡毛细血管膜通透性增加引起的急性呼吸功能衰竭，由多种原因引起，以非心源性肺水肿和顽固性低氧血症为特征。ARDS 的诊断标准为：①急性起病，呼吸频数（>28 次 / 分）或呼吸窘迫；②动脉血氧分压 / 吸氧浓度（PO_2/FiO_2）<26.7kPa（无论是否用呼气末正压通气）；③ X 线胸片示双肺浸润影；④肺动脉楔压（Paw）≤2.4kPa 或无左心房高压的临床证据。目前 ARDS 的病死率仍高达 50%~70%，其中感染性休克、脓毒血症等引起的 ARDS 病死率最高。急性呼吸窘迫综合征动物模型（animal models of acute respiratory distress syndrome）建立方法如下。

一、内毒素注射法

【造模机制】

内毒素可引起肺泡毛细血管壁损伤，引起肺水肿。由纤维蛋白、血小板及白细胞聚集引起的微血栓形成，肺动脉压上升，聚集的血小板释放血管活性物质，补体激活中性粒细胞而产生聚集均可能参与此种变化。

【造模方法】

兔、大鼠、犬：用国产或进口大肠埃希菌内毒素，生理盐水稀释，静脉缓慢注射。家兔（2.5kg 左右），用内毒素 0.6~0.8mg/kg。大鼠（250g 左右），用内毒素 1mg/kg。犬（18~23kg），用内毒素 1.5mg/kg。静脉注射内毒素后，在 4 小时内动物出现呼吸频数，血压降至伤前 70%，或先升高后下降，肺动脉压上升，血小板、白细胞计数在 4 小时内逐渐下降，白细胞下降尤为明显。下降至注射前的 1/3 左右，持续 6 小时。组织切片可见肺间质充血、水肿、出血，中性粒细胞在肺毛细血管内聚集，纤维蛋白沉积。电镜观察可见Ⅰ型及Ⅱ型肺泡上皮细胞受损，血管内皮细胞空泡增多。

【模型特点】

ARDS 是多种致病因素引起的急性呼吸衰竭，在众多致病因素中，感染，尤以脓毒血症为主要病因，因此，感染引起的 ARDS 是研究的热点和重点，而 ARDS 模型一直是研究 ARDS 发病机制、评价治疗手段常用的方法之一。但真正建立一种理想的与临床过程极为相似的感染性 ARDS 模型十分困难，本方法采用静脉输注内毒素，建立 ARDS 模型，内毒素所致 ARDS 模型常以休克为主，其病理符合 ARDS 改变，但呼吸窘迫程度及低氧血症常达不到诊断标准。

【模型应用】

感染性 ARDS 发病机制较为复杂，内毒素性 ARDS 模型是与临床过程最为贴近的动物模型，且静脉输注内毒素致肺损伤达 ARDS 需一定时间。但采用气道灌洗、经气道盐酸滴入、静脉注射油酸复制 ARDS 动物模型仍是人们用于研究 ARDS 发病机制、评价治疗手段的常用手段之一。

二、油酸所致 ARDS

【造模机制】

油酸进入体内后，激活补体，产生 C5a，后者趋化中性粒细胞在肺内聚集并被激活，释放自由基，损伤毛细血管内皮细胞。

【造模方法】

将犬（18~23kg）、兔（2.5kg）、大鼠（250g），按常规麻醉，仰卧固定，暴露颈静脉，静脉注射油酸（犬 0.03~0.06ml/kg、兔 0.08ml/kg、大鼠 0.1ml/kg），一般不超过 0.15ml/kg。以犬为例，注射油酸后立即出现呼吸困难、窘迫，mPAP 显著升高，持续增加 72 小时，而 PwP 无变化。PO_2 下降，24 小时后 <8kPa，$P(A\text{-}a)O_2$ 上升，QS/OT 上升。胸部 X 线表现为肺纹理增粗、不均匀网状影、小片状影、大片状毛玻璃肺及“白肺”，总阳性率为 42%。光镜见肺间质及肺泡水肿、出血、透明膜形成。电镜见毛细血管充血、I 型及Ⅱ型肺泡上皮细胞肿胀，空泡形成，线粒体肿胀，板层体排空，肺不张、肺气肿。外周血 PMN、血小板下降。TXA_2 代谢产物 TXB_2 及 PGI_2 代谢产物 6- 酮 -$PGF_{1\alpha}$ 上升。T_3、T_4 下降提示预后差。

【模型特点】

油酸所致 ARDS 模型已沿用 30 余年，重复性高，可引起典型 ARDS 表现。方法简便，成功率高，但病因与临床差距甚远。

【模型应用】

静脉注射油酸复制 ARDS 动物模型仍是人们用于研究 ARDS 的常用手段之一，但其与临床病因的差距较大也决定了该方法的局限性。因此，探索 ARDS 的病因和发病机制仍然是当前研究的重点。

第七节 支气管哮喘动物模型

Section 7 Animal models of bronchial asthma

支气管哮喘（bronchial asthma）的病理形态学基础是由嗜酸性粒细胞、肥大细胞、T 淋巴细胞和中性粒细胞等多种炎症细胞及细胞组分参与的慢性气道炎症，并由此引起气道高反应性，从而导致气道阻塞、气流受限。目前对哮喘病因、发病机制、治疗药物的研究离不开动物模型。目前制作支气管哮喘动物模型（animal models of bronchial asthma）的方法有很多种，如：致敏原诱发法、基因技术诱发法、运动诱发法，本节就最常用的致敏原——卵白蛋白诱发法做介绍。

【造模机制】

当致敏原——卵白蛋白注入豚鼠体内，其可溶性抗原成分刺激机体产生特异性免疫素（IgE 抗体），使机体处于致敏状态。当豚鼠再次接触到此抗原时，由 IgE 介导发生抗原抗体反应，使细胞脱颗粒，释放出活性化学物质如组胺、嗜酸性粒细胞趋化因子等，作用于支气管，引起气道高反应致哮喘。

【造模方法】

豚鼠：选用健康雄性豚鼠，体重 300~500g，腹腔注射 10% 卵白蛋白生理盐水溶液 10ml，使豚鼠处于致敏状态，2 周后以 10% 的卵白蛋白生理盐水溶液雾化吸入 20 分钟，诱发豚鼠哮喘发作。亦可用选用 200~300g 的豚鼠，雌雄不限，于第 1 天和第 8 天将 0.5% 卵白蛋白（溶于生理盐水）10ml 加至超声雾化吸入器，给豚鼠用简易面罩雾化吸入 10 分钟，第 16~20 天将致敏的豚鼠置于密闭的容器内，用 1% 卵白蛋白气雾激发，使动物暴露在卵白蛋白气雾中 10~30 分钟，直至出现哮喘样发作为止。豚鼠可出现气喘表现，咳嗽、烦躁、口唇和四肢发绀，呼吸费力挣扎，呼吸频率明显增快。用Ⅱ导生理记录仪可描记其呼吸曲线，出现呼吸频率加快和呼吸加深。病理检查可发现毛细血管扩张，嗜酸性粒细胞浸润，腺体分泌活动亢进。

【模型特点】

卵白蛋白激发豚鼠哮喘发作是目前国内外常用的方法，其方法简单，可复制性强，且豚鼠是最好的显示气道高反应型的特征动物，其哮喘发作与人的表现相似。本模型主要用于哮喘发病机制的研究和治疗观察。

【模型应用】

尽管目前支气管哮喘的动物模型种类繁多，但迄今为止没有一种实验模型能完全等同人类支气管哮喘的病理生理过程。现有的模型大都仅能重现支气管哮喘某些阶段的形态及病理生理改变，但这些实验模型的建立对阐明支气管哮喘的发生及发展仍具有重要作用。随着人类支气管哮喘病因、发病机制研究的不断完善，相信会探索出一种更适合支气管哮喘研究的实验模型。

（李运成 尹洪金 王关嵩）

第八节 肺炎动物模型

Section 8 Animal models of pneumonia

当前细菌性肺炎(bacterial pneumonia)占成人各类病原体肺炎的80%。然而由于细菌耐药率的不断增高,大量广谱或超广谱抗生素投入临床并未使肺炎的病死率持续下降。有报道住院死亡患者约15%与肺炎有关。社区获得性肺炎(CAP)病死率为5%~10%,而医院获得性肺炎(HAP)的病死率则高达20%~50%。肺炎的临床症状趋于不典型,所谓"重症"肺炎时有发生,尤其在婴幼儿、老年人和免疫抑制患者中病死率极高。肺炎为婴幼儿时期重要的常见病,是我国住院小儿死亡的第一原因,严重威胁小儿健康,被国家卫生和计划生育委员会列为小儿四病防治之一。

提高肺炎的病原学诊断水平,建立肺炎的动物模型,确立肺炎的动物诊断标准和肺炎动物模型(animal models of pneumonia)的观测指标,是临床处理重症肺炎迫切而急需解决的课题。国内外学者先后建立了多种肺炎的模型,采用呼吸道局部注入细菌或病毒的方法能够分别复制细菌性和病毒性肺炎动物模型,如细菌肺炎模型、卡氏肺孢子虫肺炎模型、衣原体肺炎模型、病毒性肺炎模型、铜绿假单胞菌肺炎模型和麻疹病毒肺炎模型等,这些模型的建立为研究肺炎的发病机制和评价疗效奠定了基础。

一、肺炎链球菌肺炎动物模型

【造模机制】

肺炎链球菌(*Streptococcus pneumoniae*)为肺炎的常见和主要致病菌,是一类革兰阳性球菌,为人兽共患菌,属于链球菌科链球菌属,革兰染色呈阳性,常为短链状,细菌外面有多糖体组成的荚膜,主要寄居在人类呼吸道作为正常菌群存在,当机体抵抗力下降时才能引起疾病,主要致病因素是细菌荚膜的侵袭作用,可引起肺炎、中耳炎、菌血症、脑膜炎等疾病,在世界上范围内发病率和病死率均较高。

【造模方法】

将肺炎链球菌标准株ATCC 49619接种到血平板,在10%CO_2、37℃的条件下进行复苏传代后,配成含有10^{10}cfu/ml l浓度的菌液。新西兰白兔,体重2.0~2.5kg,按1ml/kg的量从耳缘静脉注射3%戊巴比妥,待动物麻醉后,将消毒过的硅胶导尿管插入气管,立即用注射器注入0.5ml肺炎链球菌液,然后垂直提起兔子左右摇晃15秒,以便菌液在重力的作用下达到支气管末端。肺炎链球菌接种的第1天内,兔子的症状通常较轻,接种后第2天活力开始下降,食欲差,毛发凌乱粗糙、各种症状逐渐加重,尤其是鼻部出现脓性分泌物,呼吸时可听到喘鸣声,肺部听诊可有湿啰音。接种肺炎链球菌的兔子的肺大体标本有明显的充血以及斑片状实变改变,少数病变较重的出现点片状出血和脓肿。病理改变主要表现为不同程度的间质性病变,镜下可见肺泡壁充血,伴有很多中性粒细胞浸润,肺泡腔有大量炎症细胞渗出,支气管周围见大量中性粒细胞浸润,细支气管和小血管周围出现小灶性淋巴细胞和单个核细胞聚集,有几例可见细支气管腔积脓,支气管和动脉周围大量淋巴细胞和浆细胞浸润。死亡家兔表现为全肺实变、充血和出血,以及严重的炎症反应。

【模型特点】

本方法直接通过气管将新鲜培养的肺炎链菌液注入肺细小支气管,达到致病的效果,造出新西兰兔的肺炎链球菌肺炎模型,引起了明显的肺炎的病理改变,与人类的疾病相似。

【模型应用】

肺炎链球菌是肺炎的常见致病菌,是威胁人类健康的主要病原菌之一,可引起大叶性肺炎、婴幼儿脑膜炎、中耳炎和心内膜炎等疾病,在婴幼儿、老年人以及免疫缺陷病患者中多发。由于肺炎链球菌耐药菌株的日益增加,肺炎链球菌所致的感染仍是致病和死亡的主要原因之一,建立动物呼吸系统细菌感染与临床较接近的肺部炎症发病过程、病理变化和细菌指标,关键在于选用致病力强而毒力稳定的感染菌株;另外,操作必须熟练、迅速、准确。本方法建立肺炎链球菌的肺炎兔模型,引起新西兰兔体内明显的间质性肺炎病理改变，与肺炎链球菌在人体的致病机制有极高的相似性。

二、肺炎克雷伯菌肺炎模型

【造模机制】

肺炎克雷伯菌是存在于正常人肠道及呼吸道的重要的条件致病菌，它可黏附于机体腔道黏膜表面，分泌多糖基质，形成生物被膜。细菌形成生物被膜后，常使感染变得难治、易复发。细菌形成生物被膜后，由于胞外黏多糖的屏障作用、通过影响宿主免疫功能及细菌的基因表达等作用，而使其对抗生素产生耐药。

【造模方法】

肺炎克雷伯菌菌种，经增菌、增毒、鉴定、培养后稀释成 1×10^7cfu/ml 的混悬液。Wistar 大鼠，180~240g，乙醚麻醉，并垂直固定大鼠，显露声门，用 12 号钝头针头插入气管内，注入细菌混悬液 0.1ml（含细菌量 1×10^6cfu/ml），保持垂直体位 5 分钟。动物在感染后 5~12 小时后出现运动不活泼、纳差、对外界反应迟钝、背部微弓，继而四肢瘫痪，肺部病变严重者出现呼吸表浅而急促，最后呼吸渐微弱而死亡。免疫学检查显示细胞免疫功能低下，$CD3^+$、$CD4^+$ 细胞减少，巨噬细胞吞噬功能明显降低。肺组织病理学检查可分为 3 度，轻度表现为支气管和细支气管周围及肺泡内有渗出和中性粒细胞、淋巴细胞浸润，间质毛细血管充血；中度表现为多个细支气管及肺泡灶性炎症细胞浸润充血、出血；重度表现为片状炎症细胞浸润、充血、出血。部分动物肺门淋巴结反应性增生，个别肺内出现小脓肿，肺水肿表现不明显。

【模型特点】

吸入法建立克雷伯菌肺炎模型方法简单、重复性好，对研究抗生素对体内肺炎克雷伯菌的杀菌作用及其相关感染的发病机制及耐药机制，具有十分重要的价值。

【模型应用】

本方法采用乙醚麻醉，在建立模型过程中受外界的干预更低；气管内注射菌液的方法建立模型，操作更简单，成功率更高，对验动物造成创伤更小，对实验的影响较小，保证了准确性，更能准确地反映临床克雷伯菌肺炎的病理生理过程，为进一步研究提供简单理想的模型。

三、肺炎支原体肺炎模型

【造模机制】

肺炎支原体的致病首先通过其顶端结构黏附在宿主细胞表面，并伸出微管插入胞内吸取营养、损伤细胞膜，继而释放出核酸酶、过氧化氢等代谢产生引起细胞的溶解、上皮细胞的肿胀与坏死。诱发机体产生的抗体也可能参与了上述病理损伤。

【造模方法】

选取 180~200g 的 Wistar 大鼠，苯巴比妥钠 10mg 腹腔注射麻醉。取对数生长期肺炎支原体液 1×10^6 变色单位（ccu）/ml 0.2ml 鼻腔内滴入。感染后 10 天多数鼠出现呼吸道症状，进行咽拭子的 PCR 检测、测定肛温、称体重和肺重及肺脏病理学检查。肺组织病理学检查，可见肺间质水肿、毛细血管扩张、淋巴细胞浸润等间质性肺炎的典型改变。超微病理学检查可发现支原体，在透射电镜下其形态多样化，有球形、椭圆形、长丝状及不规则状，表面为单位膜所包绕，膜内可见电子密度高的丝状结构，与电子密度高的颗粒相连，它们和核糖体组成支原体的主要成分。

【模型特点】

吸入法建立支原体肺炎模型方法简单、重复性好，对研究抗生素对支原体的杀菌作用及其相关感染的发病机制及耐药机制，具有十分重要的意义。

【模型应用】

大鼠肺炎支原体感染模型的建立可为药物的体内研究试验提供有效的方法，即可以模拟人类或动物抗感染治疗的病理生理状况，从而观察和研究药物的免疫调节作用等。另外也为肺炎支原体发病机制的研究提供较好的动物模型，将 Wistar 大鼠作为研究肺炎支原体肺部感染的动物具有可行性，而且成本低廉,适用于实验研究。

四、铜绿假单胞菌肺炎模型

【造模方法】

无菌条件下,将大鼠用1%戊巴比妥钠腹腔麻醉后,仰卧固定于手术板,颈前区去毛,颈部正中切开皮肤,钝性分离皮下组织,暴露气管,用5号针头插入主支气管,随即注入活铜绿假单胞菌菌液(1×10^3mg/ml)0.25ml,然后再注入0.5ml空气。取出针头,用小动脉夹向头侧轻夹住气管,随即将动物置头向上位置摇动30秒,以利于细菌均匀分布于下呼吸道。松开动脉夹,逐层缝合肌肉及皮肤,置动物于头向上,倾斜30°位置直至苏醒,以免胃内容物吸入。

五、麻疹病毒肺炎模型

【造模方法】

其操作程序与铜绿假单胞菌肺炎相同,注入麻疹病毒或活疫苗0.15~0.25ml(每支麻疹疫苗用麻疹稀释液稀释至1ml)。

【模型特点】

鉴于肺炎病原学复杂多样,采用铜绿假单胞菌和麻疹疫苗复制细菌性和病毒性肺炎模型简便、稳定,已被广泛用于研究肺炎的病理生理变化。根据需要还可以采用直接由动物气管插管滴入细菌或病毒注入前以免疫抑制剂如环磷酰胺和氢化可的松连续给药1周,又可复制为免疫低下时肺炎模型。

【模型应用】

本模型可用于全面探讨免疫低下时细菌的致病性,对感染宿主抵抗力的影响的机制以及肺炎的炎症反应特征等。

六、大鼠肺孢子虫肺炎动物模型

【造模机制】

卡氏肺孢子虫性肺炎是AIDS患者和其他免疫功能受损患者的最常见和严重的致死性机会感染性寄生虫病,已成为AIDS患者的指征性疾病。卡氏肺孢子虫性肺炎患者病情严重,但缺乏相应的临床体征,且其病情迅速恶化,如果不能得到及时的治疗,其病死率高达20%~60%,而早期诊断和及时治疗可改善预后,降低病死率。该动物模型是用激素降低动物的免疫功能,使潜在的卡氏肺孢子虫造成继发肺部感染。

【造模方法】

用纯系Wistar大鼠,体重150g左右,乙醚麻醉后皮下注射地塞米松1mg,每周2次,2周后免去乙醚麻醉,继续按以上剂量注射药物,于第6~9周后陆续剖取动物肺脏做病原学及病理学检查。

【模型特点】

1. 实验组大鼠第2周开始发现活动及摄食减少,体毛灰暗且无光泽,精神委靡,常成群挤在角落,逐渐消瘦,并出现血尿或尿中有炎性分泌物,眼球由透亮的粉红色变浊、变暗,有炎性分泌物,呼吸急促。

2. 解剖肺脏表面可见结节样颗粒大小的病灶呈散在分布,部分融合成片状,肺脏萎缩、质硬、且呈灰白色。第6周开始出现死亡,肺印片Giemsa染色见大量滋养体和包囊,包囊呈圆形,滋养体有一个核,形态大小不一,其大小比红细胞略小或相同,包囊为圆形,直径5~7μm,散在或密集成堆于肺泡中和肺泡壁上,囊壁不着色,囊内小体染成紫色,散在一圈排列或成团排列。

3. 与HE比衬染色证明,虫体大部分在肺泡内,少量分散在肺间质,病理学见肺较硬,体积变大,有点片状灰白病灶,肺切片HE染色见肺泡间隔增宽,浸润细胞有巨噬细胞,淋巴细胞和少量浆细胞,肺间质血管扩张充血,肺泡内有网状或泡沫状嗜伊红性渗出物,肺组织呈现广泛实变,以上主要病理变化在人类患病时也可见到,本方法加用乙醚麻醉,可使动物呼吸系统防御功能下降,使发病时间缩短。

七、改良卡氏肺孢子虫肺炎动物模型

【造模方法】

1. 用地塞米松皮下注射 Wistar 大鼠，2 次 / 周，共 4 周，第 2 周时气管内注入冻存的卡氏肺孢子虫。改良的动物模型在抑制大鼠免疫功能的同时，气管内注入冻存的卡氏肺孢子虫，可缩短大鼠发生卡氏肺孢子虫肺炎的时间，并明显减少了二重感染，提示是一种较好的诱发大鼠卡氏肺孢子虫肺炎模型的方法。

2. 大鼠皮下注射地塞米松，每次每只 2.5mg，每周 2 次。

3. 动物接种卡氏肺孢子虫　从液氮中取出卡氏肺孢子虫冻存管，立即放入 37℃水浴中解冻，离心 1500r/min，10 分钟去上清液，加适量 DMEM 后计数，每鼠注射 2×10^5 个包囊（约 0.2ml）。

4. 将大鼠乙醚麻醉后用自制气管内接种管，接上 1ml 注射器，吸 0.4ml 空气后再吸 0.2ml 悬液，将大鼠头部尽量向背侧牵拉，使气管伸直，暴露会厌，使接种管沿气管插入，注入 0.2ml P.C 悬液，大鼠立即有短暂呼吸困难或咳嗽或哮鸣等症状，表示已注入气管，立即抓住大鼠头部以重力旋转其身体数圈，使注射的液体均匀分布于全肺，将其送入鼠笼，大鼠很快恢复正常。

【模型特点】

该方法与改良前常规的动物模型比较，常规方法耗费时间较长，动物肺部并发感染（真菌、细菌感染）也明显增加，不利于卡氏肺孢子虫体外研究。

【模型应用】

在动物的选择上，用 SD 大鼠和 Wistar 大鼠建立卡氏肺孢子虫肺炎无差别。还可选择小鼠建立动物模型。

（尹洪金　李运成　王关嵩　桂芹）

第九节　肺结核动物模型

Section 9　Animal models of pulmonary tuberculosis

结核病近年来又成为全球关注的公共卫生问题，据世界卫生组织统计，全球每年约有 200 万人死于结核病，800 万新发病例。据 2000 年流行病学抽样调查的结果显示，我国现有结核病患者 450 万，每年约有 18 万结核病患者死亡。因此，各个国家的专家学者开展了各项新型疫苗的基础研究。建立肺结核动物模型（animal models of pulmonary tuberculosis）是进行结核病研究的基础，各种新型的疫苗也需要动物模型来做相关的评价。下面主要介绍尾静脉注射法。

【造模机制】

结核分枝杆菌在体内感染后通常会引起机体组织的渗出、坏死或增生 3 种病理变化，并根据机体的反应性（包括免疫反应和变态反应）、菌量、毒力及组织特性的不同，可出现不同类型的病理变化。

【造模方法】

小鼠：选取 C57BL/6 小鼠，6~8 周龄，体重（18±2）g。将经过小鼠体内毒力复苏的 H37Rv 标准毒株，转种于改良罗氏培养基上，37℃保湿培养 20 天。刮取生长良好的干菌落研磨，加入 0.05% 的吐温 80 生理盐水研磨成 1mg/ml 的细菌悬液，每毫升悬液含 H37Rv 约 1×10^7cfu 活菌。菌液接种于罗氏培养基上用于浓度确定，培养 20 天后确定菌液浓度为 1×10^7cfu/ml。取 0.2ml 菌液经尾静脉注射小鼠。第 3 周时，可见感染程度不同的病理变化，大多数肺泡腔内充满以中性粒细胞为主的炎性渗出物和坏死组织，病灶中心可见明显干酪样坏死，部分可见肺水肿、肺气肿，病变累及约 2/3 左右肺组织。第 6 周时，可见到大、中、小结核结节及片状融合性病灶，有干酪样坏死及肺水肿，病变范围多在 2/3 以上。第 9 周时，尾静脉感染组多见片状融合性结核病灶及一定量肺泡巨噬细胞增生病变，范围达 3/4 左右。抗酸染色后，在镜下可见不同数量的结核分枝杆菌呈阳性。

【模型特点】

研究结果显示，小鼠在病理解剖中，肉眼可以观察到结核结节以及干酪样坏死灶，抗酸染色可以找到形成团状的大量结核分枝杆菌，HE 染色后镜下可以见到结核结节及其内的干酪样坏死灶，在取小鼠肾脏和肺组织做细菌计数的结果中，肺组织的病理改变与细菌计数结果相符，说明结核分枝杆菌急性感染小鼠模型建立成功。

【模型应用】

静脉注射后小鼠不仅感染肺结核，还可发生全身粟粒型结核，这样有可能影响小鼠的生存质量，难以保证实验结果的科学性和可靠性，因此建立更为可靠的小鼠肺结核模型还需较多的工作要做。

（李运成　王关嵩　尹洪金　钱桂生）

第十节　矽肺动物模型

Section 10　Animal models of silicosis

矽肺（silicosis）是由于在生产环境中长期吸入含游离二氧化硅（SiO_2）的粉尘（矽尘）而引起的以肺组织进行性、弥漫性纤维组织增生为主的全身性疾病。矽肺是尘肺中最古老、最常见、进展最快、流行范围最广、危害最为严重的一种疾病。至今，国际学术界对其形成机制尚缺乏清晰认识，建立矽肺动物模型（animal models of silicosis）的方法如下。

【造模机制】

SiO_2 尘粒吸入肺泡后被肺巨噬细胞吞噬（尘细胞），含有矽尘的吞噬小体与溶酶体合并成为次级溶酶体。SiO_2 对巨噬细胞有明显毒性作用，石英表面的羟基与溶酶体膜的磷脂或蛋白形成氢键，导致吞噬细胞溶酶体崩解，最后细胞膜本身也被破坏，矽尘释出，后又被其他巨噬细胞吞噬，如此反复进行。受损或已破坏的巨噬细胞释放“致纤维化因子”，并激活成纤维细胞，导致胶原纤维增生，形成纤维化。

【造模方法】

选用体重 2~3kg 家兔，将乌拉坦用生理盐水配制成浓度为 20% 的溶液，按 5ml/kg 剂量腹腔注射，对家兔进行麻醉，至家兔四肢肌肉松弛，角膜反射消失。将麻醉的家兔平放在兔台上，仰卧，固定上、下肢，用苯扎溴铵沾湿颈部皮毛，进行局部剪毛。按 120mg/kg 用标准石英粉（含颗粒直径小于 5μm 的 SiO_2>95%）做成浓度 40mg/ml 悬液，经环甲膜分 2 次注入双侧肺内。家兔在 2 个月时，肺内可观察到有矽结节形成，矽结节多沿肺门大支气管分布，实质内亦有少部分矽结节形成，此时矽结节 HE 染色多嗜蓝染，主要由巨噬细胞、噬尘细胞、淋巴细胞和组织嗜碱性粒细胞组成。4 个月时，矽结节 HE 染色红蓝染，主要由巨噬细胞、成纤维细胞和纤维细胞组成，可见少量胶原纤维生成。6 个月时，矽结节中央可见胶原纤维，周围肺组织可见气肿表现。随着染尘时间的延长，家兔肺组织内矽结节的数量明显增加，表明随着染尘时间的延长，肺组织内纤维化程度不断增加。

【模型特点】

本方法建立的矽肺动物模型，其特征与典型的矽肺相吻合，对动物的损伤降到了最小程度，减少了手术损伤对实验结果的影响，增加了结果的可靠性。

【模型应用】

矽肺实验动物模型一般采用家兔、大鼠、小鼠等，由于前两种动物的体型较大，所以实验操作相对简单，大鼠和家兔的暴露法建立的模型已经有相对成熟的方法。此外，大鼠还有非暴露式经气管注入的方法。小鼠以其体型小，便于大批量饲养管理，生活周期短，取材便利等特点，成为理想的矽肺实验性动物。由于小鼠生理条件的限制，非暴露式方法难于实现。国内外目前已趋向于使用小鼠的开放式模型。为减少因手术感染而诱发细胞因子调控复杂性，手术过程应该在无菌条件下完成。

（尹洪金　李运成　王关嵩　钱桂生）

第十一节　肺纤维化动物模型

Section 11　Animal models of pulmonary fibrosis

肺纤维化(pulmonary fibrosis,PF)指在毒物、药物、自发免疫疾病、放射线、感染等不同刺激下引起肺部炎症反应、肺泡持续损伤、细胞外基质反复破坏、修复、重建并引起胶原过度沉积,导致正常肺组织结构改变、功能丢失的一类疾病。肺纤维化发病频率高、预后不良,甚至要比恶性肿瘤要差,被称为"不是癌症的癌症"。目前肺纤维化动物模型(animal models of pulmonary fibrosis)所采用的动物主要是啮齿类动物,如小鼠、大鼠、仓鼠、兔等。肺纤维化诱导剂主要包括博来霉素(bleomycin,BLM)、放射线、胺碘酮、百草枯、二氧化硅、呼吸道肠道病毒等。

一、博来霉素法

【造模机制】

BLM 是从轮生链霉菌中提取的一种抗肿瘤药物,通过与 DNA 结合,导致单链、双链 DNA 崩解,抑制 DNA 合成。其副作用之一是引起肺纤维化,因此常被用来制备肺纤维化动物模型。博来霉素对肺脏上皮细胞和内皮细胞具有直接的细胞毒性,能引起Ⅱ型上皮细胞增生及肺泡炎。肺泡巨噬细胞等炎症细胞可释放肿瘤坏死因子、血小板源生长因子等细胞因子,促使肺纤维化的形成。

【造模方法】

利用 BLM 进行模型制备的给药途径包括气管内给药,经鼻给药,尾静脉注射和腹腔注射等。其中气管内给药是最为常用的给药途径,BLM 用量 3.5~5mg/kg。药物进入动物气管内有 3 种方式:①直接支气管插管,然后滴入 BLM,对于实验者的插管技巧要求较高,一旦多次插管失败就有可能导致动物死亡。②麻醉动物,手术剖开颈部皮肤,钝性分离肌肉组织露出支气管,然后注入 BLM。③将 BLM 水溶液雾化,使动物自行吸入,雾化给药虽然可以使病灶均匀分散,但现实操作起来难度较大,成功率低。进入动物气管后,立即通过直立旋转等手段,使药物均匀分布于肺组织。BLM 气管内给药可以是一次性的,也可以是重复多次的。

经鼻快速滴入 BLM 也能制备小鼠肺纤维模型,经鼻滴入 BLM 14 天后开始出现肺纤维化。尾静脉注射 BLM 也能成功制备肺纤维化模型,但该方法有较高的死亡率(50%),小鼠的死亡时间发生在 6~9 天;且尾静脉注射法形成的纤维化改变与人不是很相符,主要分布于胸膜下及血管周围。腹腔多次注射 BLM 的方法能建立肺间质纤维化的动物模型,但所需药物量过多,费用较高,使其应用受到了一定的限制。

【模型特点】

气管注入博来霉素较其他途径有较大优势,其优点是方法可靠、给药剂量小、次数少、制模时间短等优点,但急性肺损伤程度重、胶原代谢紊乱的程度轻、纤维化病灶的分布以支气管周围为显著等特点。纤维化的特征性改变出现在 21~28 天。目前应用较广泛的 BLM 肺纤维化模型存在自身的局限性,如气管内给药 28 天后肺纤维化的自限性以及动物遗传背景的特异性。例如 CBA 和 C57/BL6 小鼠对 BLM 导致的肺纤维化易感,而 BALB/c 小鼠呈现抵抗。

【模型应用】

博来霉素诱导的肺纤维化动物模型由于病理组织学改变与人类肺纤维化最为接近,故被广泛用于诱导肺纤维化模型。但是该方法有一定的局限性,复制出的都是药物性肺纤维化。而临床上是以原因不明的特发性肺纤维化最为常见(约占纤维化的 65%),所以目前的动物模型无论从发病机制还是疗效评价,还不能全面、充分地反映出临床上错综复杂的情况。今后,在造模时应该不断改善、优化现有的方法,从而指导临床,应用于实践。

二、放射线法

【造模机制】

电离辐射导致Ⅱ型肺泡上皮细胞、血管内皮细胞破坏，引发基底膜的过度修复。肺泡巨噬细胞受电离辐射后会产生IL-1、IL-6、TNF等炎症细胞因子，吸引并活化淋巴细胞等炎症细胞，并且产生TGF-β等介质，并通过一系列的自分泌和旁分泌过程刺激成纤维细胞增殖并合成纤维胶原蛋白基质，导致放射性纤维化的发生。

【造模方法】

通过单剂量12~15Gy全身照射可以形成辐射诱导的肺纤维化动物模型，肺纤维化最早出现在暴露后的第20周，但是胸部局限性照射（通过铅板对除胸部的其他部位进行屏蔽）在暴露后24周纤维化明显。

【模型特点】

电离辐射诱导的肺损伤可分为两个阶段：早期炎症阶段和晚期纤维增生阶段。炎症期一般在照射后1~3个月出现，其特点是肺泡细胞耗竭和炎症细胞的积累。纤维增生期发生照射后约6个月，包括成纤维细胞增殖，胶原沉积和肺泡间隔增厚。胸部照射引起的肺纤维化反应易受动物遗传背景的影响，如C3H/HeJ和CBA/J小鼠表现为抗纤维化，而C57BL/6小鼠较易感放射性肺纤维化。放射性肺纤维化动物模型的缺点是形成肺纤维化时间较长。

【模型应用】

放射性肺纤维化是因为对胸部肿瘤如乳腺癌、食管癌、肺癌和其他恶性肿瘤进行放射治疗后，在放射野内的正常肺组织发生放射性损害，形成了广泛的肺纤维化。放射线诱导的动物肺纤维化模型对预防和治疗放射性肺损伤的科学研究是必需的。

（李文龙）

第十二节 肺肉芽肿性血管炎动物模型

Section 12 Animal models of pulmonary granulomatous vasculitis

肺肉芽肿性血管炎（pulmonary granulomatous vasculitis）临床上少见，具体病因尚不明确，由于病变组织免疫复合物沉积少见，但常有补体增高，故可能与细胞免疫有关。当致敏的淋巴细胞再次接触抗原后，可激活单核细胞，使之转化为巨噬细胞或组织细胞与多核巨细胞，参与肉芽肿的形成。肺肉芽肿性血管炎动物模型（animal models of pulmonary granulomatous vasculitis）的建立方法如下。

【造模机制】

葡聚糖是酿酒酵母细胞壁的多聚糖部分，可刺激单核-吞噬细胞系统，引起巨噬细胞增殖，可以明显提高体液免疫和细胞免疫。

【造模方法】

大鼠：雄性SD大鼠，体重250~350g，一次尾静脉注射葡聚糖5mg，可诱发大鼠肺肉芽肿性血管炎。一次注射葡萄糖后，动物迅速产生肺部病变，光镜可见血管周围形成散在的肉芽肿病变，主要出现在肺动脉和肺小动脉周围，偶尔累及肺泡毛细血管和小静脉。常见的现象是较大的血管结构被大的典型类上皮细胞所闭塞，这些病变中无纤维素样变性，但局灶性坏死和血管狭窄很明显。这种肉芽肿具有"过敏"性肉芽肿的特征，而不是异物反应，其中许多肉芽肿含有大量淋巴细胞和典型的类上皮细胞。

【模型特点】

本方法制作的肺肉芽肿性血管炎方法简单、实用，与肺肉芽肿性血管炎较为相符，对动物的损伤降到了最小程度，对实验结果的影响较小，可靠性较强。

【模型应用】

目前肺肉芽肿性血管炎的发病机制尚不十分明确，所以使用该方法制作的动物模型虽然在病理上与肺肉芽肿性血管炎较为相符，但是可能难以完全具备肺肉芽肿性血管炎的特征，在今后的工作中要不断改进建立模型的方法，用于实验研究。

（王关嵩　李运成　钱桂生）

参考文献

[1] 魏泓．医学实验动物学[M]．成都：四川科学技术出版社，1998：439-452.

[2] 许建英，杜永成，赵鸣武，等．大鼠慢性阻塞性肺疾病的建立[J]．中国病理生理杂志，2000，16(4)：383-384.

[3] 鲁晓勇．实验性肺气肿动物模型的研究进展[J]．国外医学·呼吸系统分册，2003，23(2)：99-103.

[4] T. Yamashiro，M. Ando，Y. Okazaki，et al. Dielectric behavior of pulmonary edema induced in the rat lung [J].Respiratory Physiology & Neurobiology，2005，145：91-100.

[5] Dietrich Hafner，Merdol Ibrahim，Lutz Wollin，et al. Cyclooxygenase-inhibition enhances the effects of rSP-C surfactant therapy in a rat lavage model of Acute Respiratory Distress Syndrome (ARDS) [J]. Exp Toxic Pathol，2003，55：59-68.

[6] Frederico Azevedo Costa-Pinto，Alexandre Salgado Basso，Momtchilo Russo. Role of mast cell degranulation in the neural correlates of the immediate allergic reaction in a murine model of asthma.Brain [J].Behavior and Immunity，2007；21：783-790.

[7] C. M. Mason，E. Dobard，J. Shellito，et al. CD41 lymphocyte responses to pulmonary infection with Mycobacterium tuberculosis in naeKve and vaccinated BALB/c mice [J]. Tuberculosis，2001，81 (5/6)：327-334.

[8] Noble PW，Homer RJ. Back to the future：historical perspective on the pathogenesis of idiopathic pulmonary fibrosis [J]. Am J Respir Cell Mol Biol，2005，33 (2)：113-120.

[9] Claussen CA，Long EC. Nucleic acid recognition by metal complexes of bleomycin [J]. Chem Rev，1999，99 (9)：2797-2816.

[10] Mouratis MA，Aidinis V. Modeling pulmonary fibrosis with bleomycin [J]. Curr Opin Pulm Med，2011，17 (5)：355-361.

[11] 刘干，李俊，高建，等．肺纤维化模型研究进展[J]．安徽医药，2010，14(10)：1117-1119

[12] Phan SH，Kunkel SL. Lung cytokine production in bleomycin-induced pulmonary fibrosis [J]. Exp Lung Res，1992，18 (1)：29-43.

[13] Tsoutsou PG，Koukourakis MI. Radiation pneumonitis and fibrosis：mechanisms underlying its pathogenesis and implications for future research [J]. Int J Radiat Oncol Biol Phys，2006，66 (5)：1281-1293.

[14] Morgan GW，Breit SN. Radiation and the lung：a reevaluation of the mechanisms mediating pulmonary injury [J]. Int J Radiat Oncol Biol Phys，1995，31 (2)：361-369.

（李文龙　刘宇　整理编辑）

第四章　心血管系统疾病动物模型

Chapter 4　Animal models of cardiovascular diseases

我国心血管疾病发病率和病死率居高不下并持续上升，心血管病的发病因素也持续增长，其中高胆固醇血症是心血管病发病的主要危险因素，目前血脂异常患者至少2亿。每年与血压升高有关的心血管病死亡达233万人，导致心血管病过早死亡达127万人。因此，加强心血管病防治刻不容缓，而心血管病的发病机制、治疗药物和方法等研究成为必不可少的关键之一。

本章以常见心血管系统疾病动物模型（animal models of cardiovascular diseases）为主，从动物种类、疾病种类、建模特点和模型应用等方面分别阐述，既包括不同动物的心血管系统特点及其适合建立的疾病模型，也包括相同疾病模型不同建模方法及其相应的应用范围；涉及动脉粥样硬化、心肌缺血/梗死、高血压、心力衰竭、心律失常、病毒性心肌炎、心包炎和体内血栓形成等部分，涵盖环境改变、饮食饲喂、外科手术、介入方法以及基因修饰等多种方法。

第一节　心血管系统疾病动物模型概述

Section 1　Animal models of cardiovascular diseases

心脏和血管疾病及其并发症是复杂的多因素病理过程，是基因和环境因素共同作用的结果。动物在心血管系统的研究中具有不可估量的价值。利用动物疾病模型可以增加对疾病病理生理过程的认识，为改进疾病的诊断和治疗的新方法提供依据。多种心血管疾病模型已经在不同物种上成功复制，包括小动物模型、大动物模型；而在一种疾病模型中，无论是内在基因的修饰还是外在环境因素的干预都能“物尽其用”、“各司其职”地发挥重要作用，引发相应病症。近20年来，经皮的心血管介入从一项试验性操作迅速发展为心血管疾病治疗的核心技术和方法。然而，这一技术的发展从最开始的阶段就必须有动物模型的支持，因此，对于心血管疾病的经皮介入技术而言，来自动物模型的临床前研究、发展和评价具有极其重要的作用。与此同时，经皮介入技术的发展也使心血管疾病动物模型的建立方法发生了飞跃——时间短、创伤小、术后动物恢复快，从而使动物的存活率、模型的成功率和可复制性都大步提升，经皮介入技术带领动物模型逐步走进了微创时代。

在发达国家，心血管疾病是致残和致死的重要原因。尽管近几十年来其发病率已经有所下降，但是心血管疾病的发生、发展机制还并未完全明了，需要探寻新的治疗方法。直到今天，对疾病机制的认识还主要依赖于基础和临床前研究，而在这些研究过程中，动物模型是推动治疗方法从实验室向临床应用迈进过程中必不可少的重要步骤。目前，90%以上的动物实验都是在大鼠和小鼠中进行的。尽管采用啮齿类动物进行研究具有很多优势，然而，在啮齿类动物模型研究中发现的很多令人兴奋的治疗措施，在临床试验中却得到了冲突和矛盾的结果，除了啮齿类动物与人类本身存在很多差别以外，在啮齿类动物中很难对其生理参数进行准确和可重复的测量，也是造成各实验室间实验结果差异的重要原因。另外，麻醉和手术创伤也是造成实验结果差异的另一重要因素。因此，在开始临床研究前，应该把在清醒大动物中进行的适当、直接的心血管功能测量作为验证前临床治疗靶点的转化研究中一个必需步骤。本章节将主要介绍通过手术在常见的大动物心血管疾病模型中植入传感器，并且在清醒状态下研究其心血管功能。

猪无论是解剖还是生理表现、电生理、冠脉分布上都与人非常接近，另外，猪的饲养方式成熟，可以最小限度地减少肺炎和心包炎的发生。而且猪的心脏解剖和侧支循环与人类相似，动脉口径较大，易于导管介入操作；猪的凝血因子和纤溶活性与人的相近程度优于其他动物，使得经皮介入治疗后的抗凝、血栓再形成及其机制研究更加可行。心肌缺血后猪的血管生成能力有限，可长期维持缺血状体，模型的稳定性好；但左冠状动脉回旋支（简称“左回旋支”）支配的心肌有相对较多的先天固有侧支循环，因此阻断左回旋支造成的心肌梗死范围小，随之而来就是动物的存活率较高。猪的脂代谢以及长期高脂饲喂后形成的动脉粥样硬化板块都与人相近，但长时间的病理发展过程直接造成了实验周期长、费用增高的不足。猪的慢性心肌缺血模型，为药物、各种血管生长因子及基因治疗冠心病，研究冠脉侧支循环生成提供了一个有效平台。

犬是心血管研究中最常用的动物，但是，犬的冠状动脉结构和人相比有较大差异且变异大，侧支吻合丰富，室间隔动脉特别发达，重建侧支循环能力非常强，这些特点都增加了复制慢性心肌缺血的难度，也增加了慢性心力衰竭模型的动物存活率，如快速起搏性心衰、容量负荷性心衰等。对于需要电节律重塑或心房结构损伤的心律失常模型，犬无疑是使用最多的动物。

家兔是最早用于高脂饲喂产生动脉粥样硬化板块的动物，所需时间相对较短，缺点是高血浆胆固醇水平与人相距较远。对于冠状动脉而言，兔与人一样，缺乏先天的侧支循环网络，冠脉阻塞可引起广泛的心肌梗死，新生的侧支血管不能满足缺血心肌的需要。另外，兔心肌缺血模型可用于血管再生新药的研究。

羊缺乏显著的冠脉侧支循环，冠脉血流解剖学特点适合研究左心室组织代谢。羊心肌缺血模型应用在诊断、治疗、外科技术中，尤其在研究心肌缺血基础上的二尖瓣关闭不全中应用较多，例如在经皮冠状动脉介入、细胞物质传递、基因治疗、左心室壁和容积研究中广泛采用，但动物过大，操作不方便。羊的慢性存活实验尤其需要熟练的操作技术和术后护理经验。

灵长类动物是与人类最相近的动物，常用于制备心血管疾病模型的灵长类动物是猕猴和食蟹猴。作为心血管疾病模型，灵长类动物可以用于制备心肌缺血模型、快速起搏的心力衰竭模型、高血压模型、血脂异常和动脉粥样硬化模型等。灵长类动物作为动物模型的主要问题包括成本较高，生物安全性和伦理学要求很高等。

（钱鑫　张秀琴）

第二节　动脉粥样硬化动物模型

Section 2　Animal models of atherogenesis

1908 年，俄国病理生理学家 Ignatowski 用蛋和奶喂饲家兔引发动脉粥样硬化（atherosclerosis，As）病变，开启了 As 实验研究的新时代，为 As 研究创立了重大的里程碑。目前制作动脉粥样硬化动物模型（animal models of atherogenesis）的方法有很多种，如饮食诱导法、血管内皮损伤法、免疫法以及基因操作技术等。选用的实验动物主要可分为 3 类：啮齿类、除啮齿类以外的非灵长哺乳类和非人类灵长类。其中家兔和啮齿类实验动物（小鼠和大鼠）应用最多。研究者可根据自己的研究目的并结合实验动物的特点，选择不同的实验动物和采用不同的制作动物模型方法。

一、饮食诱导法

【造模机制】

在动物饲料中加入过量的胆固醇和脂肪，饲养一定时间后，出现高脂血症，其主动脉及冠状动脉处可逐渐形成粥样硬化斑块。对其高脂饲料中加入少量胆酸盐，可以增加胆固醇的吸收，如果加入甲状腺抑制药物如甲硫氧嘧啶、丙硫氧嘧啶，可进一步加速病变的形成。

【造模方法】

1. 小型猪　Gottigen 系小型猪为首选，用 1%~2% 高脂食物饲喂 6 个月即可形成 As 病变。猪也可以自发产生 As，猪对致动脉粥样硬化饮食的反应与人类相似，包括斑块的分布、发病机制及形态学均与人类相似。其缺点是，其饲养管理方面存在困难，而且费用也比较高。

2. 兔　高脂饲料中胆固醇含量达 0.2%~2.0%，就可使家兔血浆中胆固醇浓度迅速升高。高胆固醇血症后果是 As 的形成和发展。饮食中胆固醇含量至少 0.5% 能够诱导大量单核巨噬细胞转化的泡沫细胞聚集于动脉内膜，与人类 As 早期病变相似。当胆固醇含量 <0.5%，则出现以纤维斑块为主的病变，并且在形态学上逐渐与人类成熟的 As 斑块相似。所以 0.5% 以后模型可能更利于研究人类 As。我们实验室常规采用 0.3% 胆固醇饮食诱导家兔动脉粥样硬化，4~8 周出现脂纹，12~16 周出现纤维斑块，28 周以后可逐渐出现粥样斑块和复合性病变，图 9-4-1 示 0.3% 胆固醇饮食诱导家兔 16 周动脉粥样硬化形成情况。

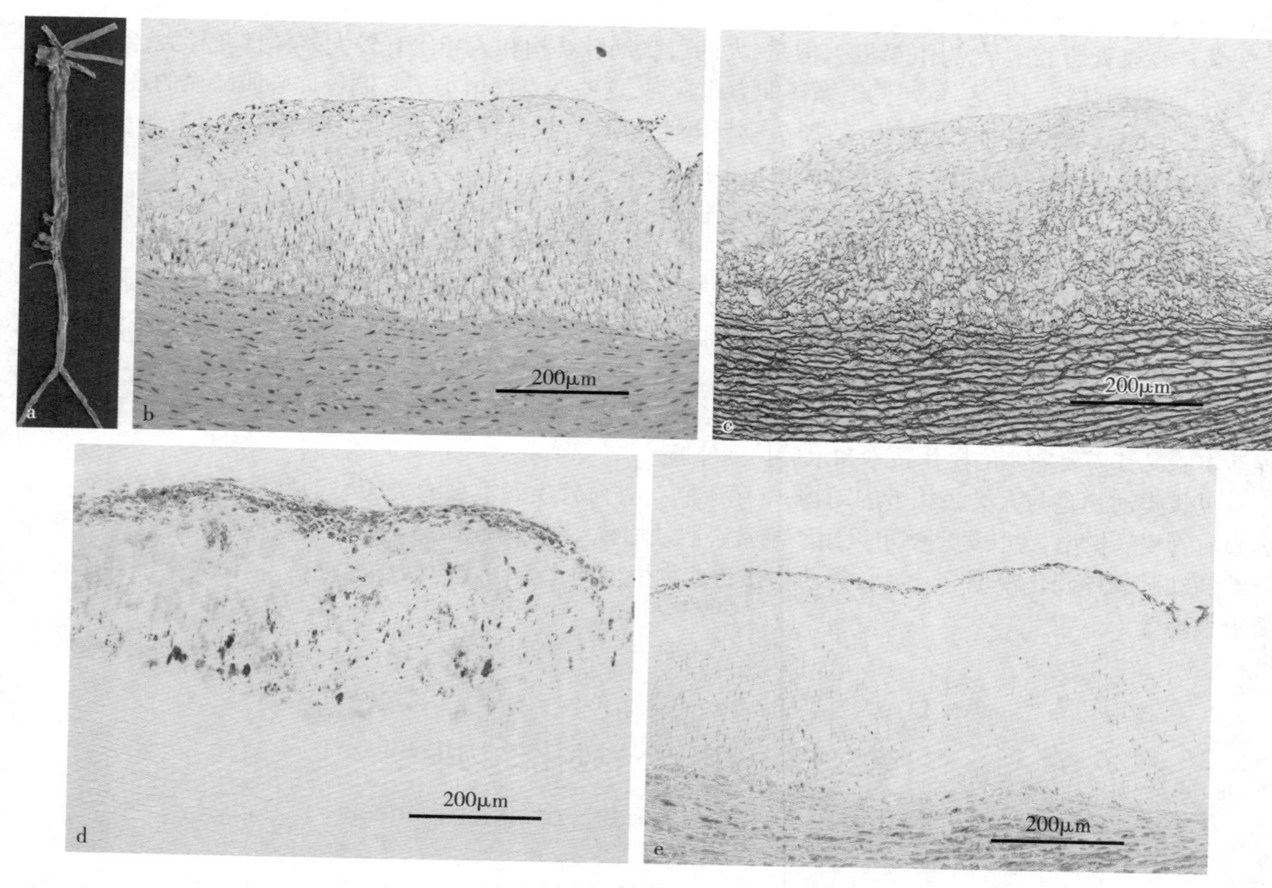

图 9-4-1　饮食诱导的家兔动脉粥样硬化

a. 家兔的主动脉；b-c. HE，EVG 染色；d-e. 巨噬细胞和平滑肌细胞免疫组化染色

3. 大鼠　大鼠有抗 As 特性，对饲料中的胆固醇表现不敏感，故单纯的高胆固醇饲料不易使血清胆固醇升高，很难诱导出 As。最早报道用饮食诱导大鼠 As 的是 Robert Wissler，他们用胆汁酸或胆汁酸盐作为刺激物诱导大鼠 As 斑块的形成。后来有研究者用包含胆酸和硫脲嘧啶的高脂、高胆固醇饮食诱导大鼠产生高脂血症及 As。另外，用高脂饮食喂养大鼠的同时给予维生素 D 则很快能诱导其动脉壁出现 As 斑块及钙化。诱导大鼠 As 饲料配方可选用 1%~4% 胆固醇，10% 猪油，0.2% 甲硫氧嘧啶。89%~86% 基础饲料，喂养 7~10 天。

4. 小鼠　最早报道饮食诱导近交系小鼠 As 的是 Thompson，他用含脂量 50% 的饮食代替普通饮食（含脂量 5%），饲喂 C57BL/6J 近交系小鼠 5 周，最终诱导出 As 病变。但是这种饮食饲养的小鼠病死率很高。于是在 1985 年 Paigen 用含脂肪 15%、胆固醇 1.25%、胆酸 0.5% 的 Paigen 饮食饲喂 C57BL/6J 近交系小鼠 10 周，能诱导出典型的 As 病变并且大大降低了病死率。Paigen 发现饮食中单一的胆固醇含量为 0.5%~1% 时并不能诱导小鼠产生有统计学意义的血脂和邻近主动脉的损伤。同样，饮食中单一胆酸的含量为 0.1%~0.5% 时也不能诱导小鼠产生有统计学意义的血脂和邻近主动脉的损伤。然而，饮食中同时包含 1% 的胆固醇和 0.5% 的胆酸则可诱导 As 病变产生。饮食中不同的天然脂肪成分对邻近主动脉区 As 病变发展程度的影响也不同。高脂肪、高胆固醇饮食的结果也是使小鼠血浆胆固醇升高，并持续在 300mg/dl 以上，从而诱导 As 的发生。并且,饮食中的胆固醇成分很可能在诱导 As 形成过程中起主要作用。

5. 其他动物　用饮食诱导法建立 As 动物模型的种类还有鸟类、犬、猪及非人类灵长类。例如 4~8 周的莱克亨鸡,在饲料中加入 1%~2% 胆固醇或者 15% 蛋黄粉,再加上 5%~10% 猪油,经过 6~10 周,胸主动脉粥样斑块发生率达 100%,鸽子每天饲以胆固醇 3g/kg,加甲硫氧嘧啶 0.1g,可以产生比较明显的粥样斑块。

【模型特点】

饮食诱导法最常用的动物是兔和小鼠。虽然家兔在发育上与人类有一定的相似性,但是在 As 特征上与人类还是有些不同,比如:发病部位与人类不一样,家兔易发于主动脉弓和胸主动脉,而人类易发于腹主动脉;家兔不易发生并发症,而且病理损伤更接近于黄瘤病,这与人类不一样。大部分品系的小鼠不能被饮食所诱导,大鼠则需添加特殊成分。其他动物虽然有些具有一定的优点,但综合来看还是不利于大量使用。

【模型应用】

虽然饮食诱导法由于其诱因的单一性不能非常完美地模拟人类 As 的发生发展过程,但是,与人类 As 发病过程有相似性,对于特定的研究目的来说还是有很大利用价值的。

二、血管内皮损伤法

【造模机制】

血管内皮损伤是 As 产生的始动环节。因此,通过外力造成动脉内膜损伤或功能障碍,再辅助性地饲喂高脂饮食来建立 As 模型。根据不同的外力可分为:机械损伤法和物理生化因子损伤法。前者主要是用球囊导管、钢丝套圈或金属丝等来损伤血管内皮。后者则是用化学药品、电刺激、空气干燥或放射线等来损伤血管内皮。通过不同程度地损伤血管内皮细胞,从而使得血管内皮通透性、黏附性、血液凝固改变,诱导产生 As。其中带气囊导管损伤法被广泛利用。

【造模方法】

1. 大鼠　将充满生理盐水的塑料球囊导管自颈外动脉进入胸主动脉,向外拉至颈外动脉再进入胸主动脉,反复 3 次,再喂以高脂饲料 8 周后,出现明显病理改变。

2. 兔　用带气囊导管使家兔主动脉内皮剥脱从而诱导血管内皮增生。配合胆固醇饮食可促使 As 斑块进一步发展。

【模型特点】

结合血管内皮损伤和高脂饲料可以缩短建模时间,As 的发生部位也比较明确,并且斑块与人类较成熟的 As 斑块相似。

【模型应用】

此类动物模型多用来研究再狭窄的发生机制以及预防治疗。

三、免疫法

【造模机制】

As 作为一种炎症性疾病已被研究者所公认,而此炎症性疾病可能起因于开始的过度免疫反应到不同炎症刺激物导致的血管内皮损伤。目前,已有大量的细菌和病毒都被认为参与了 As 的形成,比如:衣原体、幽门螺杆菌、巨细胞病毒及单纯疱疹病毒。近年来,肺炎衣原体(*Chlamydia pneumoniae*,Cpn)在 As 形成过程中的作用愈来愈受到人们的关注,Cpn 感染和 As 之间的关系已为血清流行病学、病理学和分子生物学等实验技术所证实,但尚无直接证据阐明两者之间的因果关系。

【造模方法】

目前通过肺炎衣原体感染建立 As 模型常用的动物有:家兔和小鼠。常用的感染途径为经呼吸道(鼻腔)感染,也有经导管直接在腹主动脉壁感染 Cpn。研究发现肺炎衣原体感染可诱导非高脂血症动物发生早期 As 损伤,多次感染可使 As 损伤程度加重,结合 Cpn 感染和高胆固醇饮食可加快、加重 As 的发展。也有报道称给家兔注射马血清 10ml/kg，共 4 次，每次间隔 17 天，动脉内膜损伤率为 88%，冠状动脉可有粥样硬化病变发生，若同时给予高胆固醇饲料，病变更加明显。

【模型特点及应用】

病原微生物诱导的模型虽然存在一些局限性，而且尚不能明确感染与 As 二者之间的明确关系，但是随着研究的进一步进行，一旦证实二者之间有某种明确关系，则可以利用相应疫苗预防和治疗此病。

四、自发性动脉粥样硬化模型

（一）大鼠

【造模机制】

ALR 和 NAR 大鼠是自发性 As 大鼠，是研究动脉硬化症的两个自发性动物模型。

【模型特点】

ALR 大鼠动脉易发生脂肪沉着和高脂血症。NAR 大鼠在正常血压时易发生动脉硬化症，同时在小动脉有结节状脂肪沉积。

【模型应用】

ALR 和 NAR 大鼠可用于早期动脉粥样硬化的研究。

（二）家兔

【造模机制】

渡边兔（WHHL）是自发的内源性高胆固醇血症家兔品系，是研究高胆固醇血症和 As 常用的两个自发性动物模型。诺贝尔奖获得者 Goldstein and Brown 的研究证实，WHHL rabbit 细胞膜上的 LDL 受体存在基因缺陷，单基因隐性突变造成低密度脂蛋白（LDL）受体缺陷，使得循环中 LDL 清除延迟，从而导致了血脂异常的发生，并由此阐明了人类脂蛋白代谢的 LDL 受体途径。

【造模方法】

1973 年，Watanabe 发现了一只雄性日本白兔显示出反常的高脂血症。以这个突变体为基础，经过 7 年的筛选建立了 WHHL 兔。WHHL 兔饲喂普通饲料就可以形成高胆固醇血症和 As，纯合子 WHHL 兔血清胆固醇的浓度是正常日本大耳白兔的 8~14 倍。

【模型特点】

这个品系的白兔血清具有高胆固醇血症和高甘油三酯血症，并伴有主动脉粥样硬化和趾关节黄疣，但血糖和血压正常，这些症状与自发性的人类家族性高胆固醇血症（family hypercholesterolemia，FH）非常类似。在 1992 年培育成功有冠状动脉粥样硬化倾向的 WHHL 兔，其特点是：低密度脂蛋白胆固醇水平高以及典型的与人相似的冠状动脉粥样硬化斑块。

WHHL 兔具有以下显著特点：①增高的血清胆固醇和 β 脂蛋白，血清胆固醇（400±70）mg/dl，血清 β 脂蛋白（9.1±1.5）U，总脂质（1146±270）mg/dl，分别比正常的白兔高 9，10 和 4 倍；②在主动脉和肾动脉有明显的粥样硬化；③前后肢均有明显的趾关节黄疣（60%）；④与人类Ⅲ型高脂血症（Frederickson 经典分类法）非常相似。

【模型应用】

WHHL 兔广泛用做研究 FH、动脉粥样硬化等心血管疾病、黄疣、慢性胰腺炎、听觉减退等疾病以及筛选降脂药物的动物模型。

使用 WHHL 兔既可以在 LDL 受体缺陷的情况下研究脂蛋白功能，又不需要饲喂高胆固醇饲料就可以直接用于研究高胆固醇血症和 As 的关系。该品种的兔自发性心肌梗死的发生率很低，因而限制了它在心肌梗死研究中的应用。目前，研究者报道，通过将有冠状动脉粥样硬化倾向的 WHHL 兔进行连续选择育种已经成功培育出有心肌梗死倾向的 WHHL 兔（WHHLMI 兔）。该模型为研究心肌梗死提供了有利工具。

（三）STH 兔

【造模机制】

STH 兔为 1987 年伦敦圣托马斯医院 La Ville 发现的一种遗传性脂代谢紊乱的新西兰白兔。

【模型特点】

STH 兔肝脏合成极低密度脂蛋白（VLDL）功能亢进，饲喂正常饲料就可造成血中 LDL、IDL 和 VLDL 浓度升高，具有自发性高胆固醇血症和高甘油三酯血症，其表现类似于人的高甘油三酯血症和复合型高脂血症，该品系兔脂质代谢的特性和病理变化与高胆固醇饲料诱发的高胆固醇血症不同，具有人复合性高胆固醇血症的特征，出现的 As 病变也与人类非常相似。

【模型应用】

虽然 WHHL 兔和 STH 兔都可以形成 As 的晚期病变，但人工培育的自然缺陷动物模型基因缺陷单一，品种较少，应用范围相对较窄。

五、基因工程动物模型

用于研究 As 的转基因动物常用的种类有家兔和小鼠。转基因家兔和小鼠是研究血浆中脂蛋白代谢和 As 的重要模型，被称为第二代模型，为研究人 As 的发生、发展提供了新的独特的方法。具体造模方法，请参见本书转基因动物制作章节。

（一）小鼠

【造模机制】

继 1992 年 Plump 等采用基因工程技术定向敲除载脂蛋白 E（Apolipoprotein E，apoE）基因，成功地建立了载脂蛋白 E 基因缺陷（apoE–/–）小鼠 As 模型之后，1993 年 Ishibashi 等利用此技术从胚胎干细胞中建立起 LDL 受体缺陷（LDLR–/–）小鼠。

【模型特点】

对于 apoE–/– 小鼠，常规饲料饲养（含 4.5% 脂肪）即可使其血浆胆固醇上升为正常水平的 4~5 倍，并自发出现严重的动脉粥样硬化病变。其 As 损伤与人类病变过程相似，包括早期的脂肪条纹到后期含纤维帽的复合病变。对于 LDLR–/– 小鼠，常规饮食虽能使其血清胆固醇较正常升高 2 倍，但不易产生 As 病变或发展很慢。若给予高脂、高胆固醇饲料饲养该种动物模型后，血 LDL 和 VLDL 增加，血清胆固醇极速上升，且 As 病变很快遍及主动脉。与 apoE–/– 小鼠比较，LDLR–/– 小鼠脂蛋白谱更近似于人类。即便如此，二者的 As 病变大体上相似，损伤部位都是从邻近主动脉开始向末梢蔓延。

【模型应用】

转基因小鼠的出现极大促进了小鼠在 As 研究中的应用。

（二）家兔

【造模机制】

家兔是继转基因小鼠之后发展起来的体型相对较大的动物模型。

【模型特点】

1994 年，范江霖等培育成功表达人的肝脂酶转基因兔，开始了使用转基因兔研究脂质、脂蛋白的代谢。到目前为止，人的 apo（a）、apoA Ⅰ、apoB、apoE2、apoE3、CRP、肝脂酶、卵磷脂 - 胆固醇酰基转移酶、脂蛋白脂酶、15- 脂氧化酶、基质金属蛋白酶 12 基因以及家兔的 apoB mRNA 编码蛋白催化多肽 1 基因等已经在家兔身上表达。此外，人的 apo（a）、apoA Ⅰ、LCAT 和 LPL 基因已经被导入 LDLR–/– 的 WHHL 兔体内。范江霖等将表达人 Lp（a）转基因兔与 WHHL 兔杂交，WHHL 兔血浆 Lp（a）水平升高，从而增强冠状动脉 As 病变和提高心肌梗死发生率。

【模型应用】

与啮齿类动物相比，在发育上与人类更相似，已被广泛应用于脂质代谢、动脉粥样硬化的研究。随着基因操作技术的发展，转基因兔为研究脂蛋白代谢和 As 易感性相关基因的作用提供了独特的工具。转基因兔的进一步研究毫无疑问地将增强我们对人类 As 发病过程的了解并改进了治疗措施。

（刘恩岐　赵四海）

第三节 心肌缺血 / 梗死动物模型

Section 3 Animal models of myocardial ischemia/infarction

心脏的神经支配包括副交感和交感的传入和传出神经。心肌的氧气和营养物质由左、右冠状动脉供应，在正常心脏，心肌的氧耗与冠状动脉的供血维持平衡；在活动增加、心脏代谢增加时，心肌细胞的氧供随之增加。

心肌的供氧量由血液的携氧能力和冠脉的血流量决定，血液的携氧能力由血红蛋白含量与体循环氧合状态决定。心肌的耗氧量主要有 3 种因素决定：心室壁的张力、心率和心肌收缩力。任何打破氧供与氧耗平衡的因素，都可能造成心肌缺氧。当由于各种机械原因诱发冠脉急性闭塞并导致受累心肌严重缺血和坏死时，称为"急性心肌梗死"，临床常见的原因为高血压或冠脉痉挛使得斑块破裂和继发血栓形成。因此，研究者采用不同方法打破心肌氧耗平衡来复制心肌缺血 / 心肌梗死动物模型（animal models of myocardial ischemia/infarction）。

分类：根据缺血产生的时间，分为急性心肌缺血和慢性心肌缺血。

辅助检查手段：心电图、心脏超声、冠状动脉造影、病理染色的改变都可以证实心肌缺血、心肌梗死。心电图出现异常 Q 波、T 波倒置、ST 段抬高；心脏超声可见室壁运动减弱、定量评分分值降低、心功能降低；冠脉造影见冠脉狭窄或阻塞；病理大体见灰白色缺血区、TTC 染色缺血区呈灰白色。

近年来，研究缺血再灌注心肌的无再流现象，采用心肌灌注 Evan 蓝的方法。从左心室注入 1ml/kg 4% 的硫黄素，再灌注区着色，无再流区不着色；原位重新结扎前降支，从左心室注入 Evan 蓝，非结扎区着蓝色，结扎区不着色。立即取出心脏，沿心脏长轴切片，非结扎区心肌呈蓝色，结扎区心肌在荧光下无再流区不显色，有再流区显色。大体照相，计算左心室室壁心肌面积（LVWA）、结扎区心肌面积（LA，无蓝色）及无再流区面积（ANR，荧光下不显色）。将整个心肌切片放入 37℃的 1% 四氮唑红（triphenyltetrazolium chloride，TTC）溶液中（pH7.4），孵化 15 分钟，梗死心肌呈灰白色，非梗死心肌呈砖红色，大体照相，计算梗死心肌面积（necrosis area，NA）。

一、药物致心肌坏死模型

（一）儿茶酚胺法

【造模机制】

儿茶酚胺通过收缩冠状动脉、增强心肌收缩力和增加心肌耗氧量等多方面机制诱发心肌坏死。

【造模方法】

（1）实验动物：常用体重 100~200g 大鼠，性别不限。

（2）儿茶酚胺类激素：异丙基肾上腺素或去甲肾上腺素。

（3）轻度麻醉大鼠，仰卧位固定头和四肢，连接心电图。于大鼠后肢大腿内侧皮下 / 腹腔注射异丙基肾上腺素，1~10mg/kg，1 次 / 天，连续注射 2 天，记录心电图，观察急性心肌缺血改变。注射后 3~4 天形成境界清晰的心肌坏死灶，7 天后病灶内成纤维细胞明显增多，3 周后发生心肌纤维化。

【模型特点】

心肌坏死灶境界清楚，主要分布在左心室和室间隔上，以靠近心尖部为重。较大病灶多分布在乳头肌及内层心肌，中、外层心肌病灶一般较小，常围绕冠脉小分支分布。图像分析系统可计量观察心肌坏死或纤维化的范围。方法简便，效果稳定可靠；病理特点和发生机制与人类缺血缺氧性心肌坏死有类似之处。

【模型应用】

可用于心肌坏死、心肌纤维化的发生机制和药物筛选等实验研究。

(二) 垂体后叶素法

【造模机制】

垂体后叶素强烈收缩冠脉，引起心肌缺血缺氧性坏死。

【造模方法】

(1) 实验动物：成年大鼠或家兔，性别不限。

(2) 麻醉动物，连接心电图。于大鼠大腿外侧肌内注射垂体后叶素即血管加压素注射液，10~20U/kg，1次/天，连续注射2天。记录心电图，观察心肌急性缺血改变。

【模型特点】

多发性小灶状心肌坏死，坏死灶内心肌细胞消失，出现大量巨噬细胞及成纤维细胞。坏死灶在左心室的内、中层和室间隔为最多，少数在心室壁形成典型的大片状、带状梗死，梗死灶内心肌凝固性坏死伴有出血，心内膜下可保留一薄层未坏死的心肌细胞。动物个体差异较大，不如异丙基肾上腺素引起的心肌坏死稳定。

【模型应用】

用于缺血缺氧性心肌损害的发生机制、防治方法的实验研究。

二、急性心肌缺血动物模型

常用于缺血再灌注损伤、缺血预适应、心梗和缺血导致冠脉侧支开放等研究。根据不同的实验目的和动物，缺血和再灌注时间长短不尽相同。常用的方法主要有结扎法、球囊扩张法和压迫法等。

(一) 结扎法

【造模机制】

结扎动物的左冠状动脉前降支（简称“左前降支”）引起所供血区域的心肌梗死。

【造模方法】

(1) 实验动物：小鼠、大鼠、兔、猪、犬、猴等，此处以猪为例说明模型复制方法。

(2) 麻醉动物，经口行气管插管，连接呼吸机正压辅助通气，连接心电监护。动物右侧卧位保定，左侧3~4肋间打开胸腔，剪开心包，暴露心脏。观察左前降支及其分支情况，根据实验需要选择结扎位点，多选择第一对角支之后。肉眼观察结扎点以下心肌变色或心电图改变，判定结扎成功。排气、关胸、逐层缝合。

注意事项：急性阻断猪的冠脉，会引起顽固性室性心律失常，在24小时发生率约15%。注意以下几方面，可降低心律失常的发生率、提高动物存活率：气管保护；侵入性通气；补充电解质；应用抗心律失常药物；及时关胸。

【模型特点】

结扎即刻心电图显示急性缺血改变，如Ⅱ导R波高尖、ST段抬高、Q波的出现和加深等；24小时后光镜下可判断心肌梗死改变；第4~7天梗死灶周边即有活跃的肌成纤维细胞和成纤维细胞增生；第2~3周进入修复性纤维化阶段；第4周形成肉眼可见瘢痕。

【模型应用】

梗死发生快、缺血区域大致固定，可进行血流动力学、心电图、超声心动图、心肌声学造影、组织学检查和血清酶学等指标检测，以综合评价梗死范围和损伤程度。用于冠状动脉硬化性心脏病（简称“冠心病”）心肌梗死的发生机制、防治方法的实验研究，新的影像学检查方法的效果评价等研究，如干细胞治疗心肌梗死的研究，新型心肌灌注显像剂[^{99m}Tc(N)(PNP5)(DBODC)]$^{+}$的显像研究等。

(二) 球囊扩张法

【造模机制】

通过介入技术使球囊在冠状动脉内扩张/收缩，造成冠状动脉血流的阻断/再通，从而产生心肌的缺血/再灌注。

【造模方法】

(1) 实验动物：猪、犬等。

(2) 麻醉动物，经口行气管插管，连接呼吸机正压辅助通气，连接心电监护。动物左前斜位保定，经股动脉送导管入主动脉根部，行左冠造影，根据实验需要选择合适的阻断位点；将球囊送至左前降支/回旋支，选择适合压力给球囊充气3~5秒后，球囊放气，如此反复2~3次后，持续球囊充气60~90分钟，透视观察球囊打开情况，并记录心电图改变；放气后退出球囊，再次记录心电图改变。结扎股动脉，逐层缝合。技术熟练，动物存活率达到85%以上。

【模型特点】

创伤小、缺血/再灌注过程明确，可通过透视、心电图、超声心动图、心肌声学造影、组织学检查和血清酶学等指标，综合评价梗死范围和损伤程度。但需X线机，且技术水平要求高，在模型推广中受到一定限制。

【模型应用】

适于心梗后干细胞注射治疗等的研究，避免了二次开胸时的粘连问题。

(三) 直视下阻断冠脉

【造模机制】

用缝合线阻断冠脉血流造成心肌急性缺血，放开缝合线使血流再通，形成心肌缺血再灌注。

【造模方法】

(1) 实验动物：常选用猪，也可用犬和猴。

(2) 麻醉动物，经口行气管插管，连接呼吸机正压辅助通气，连接心电监护。开胸，剪开心包、暴露心脏。游离左前降支主干远端约5mm，过线，线的两端同时穿过一段鼻导管形成闭环。拉紧闭环并用止血钳固定即阻断血流60~90分钟，放开止血钳再灌注，监测心电图改变。排气、关胸，逐层缝合组织。阻断左前降支180分钟后，左室收缩压(LVSP)、心排量和左心室内压最大收缩和舒张变化速率（$\pm dp/dt_{max}$）均显著下降，左室舒张末压（LVEDP）显著升高；再灌注60分钟后仅LVSP显著恢复，而$\pm dp/dt_{max}$继续显著下降。阻断冠脉180分钟时，血清中总抗氧化能力（T-AOC）、总超氧化物歧化酶（T-SOD）和谷胱甘肽（GSH）含量明显降低，脂质过氧化产物丙二醛（MDA）含量明显增加；再灌注60分钟后，T-AOC、T-SOD和GSH含量降低更显著，MDA含量升高更显著。

(3) 注意事项：急性阻断猪冠脉，在1小时内死亡率高。技术熟练可获得较高的成功率，2006—2007年笔者所在实验室共计完成此类模型115只，其中急性实验60只，实验终点完成指标检测的共58只，成功率达96.7%；慢性实验55只，实验终点完成指标检测39只，成功率达70.9%。同时需要注意，由于犬的侧支循环较多，在用作心脏缺血模型的时候，需要同时辅以放射性或非放射性的微球（microsphere）注射测量局部的血流，确认目的区域缺血的成功。

【模型特点】

急性心肌缺血及再灌注过程明确，心电图直接指示模型成功与否，并可根据心电图和心肌颜色改变调整阻断位点，达到合适的梗死范围。

【模型应用】

适合于药物对心肌缺血再灌注损伤的药效机制等研究，如中药通心络对猪急性心肌梗死再灌注后无再流的影响的系列研究。

(四) 水囊阻断器法

【造模机制】

通过手术植入水囊，使其围绕冠状动脉，水囊通过Tygon导管导出体外，通过控制向导管中注入的水量，调节冠状动脉的直径，形成心肌缺血再灌注。

【造模方法】

(1) 实验动物：常选用猪，犬。

(2) 操作步骤：麻醉动物，经口行气管插管，连接呼吸机正压辅助通气，连接心电监护。开胸，剪开心包、暴露心脏。游离5~10mm的目的冠状动脉(根据实验目的，可以选择左前降支或回旋支主干或分支)。围绕冠状动脉安置水囊，水囊通过Tygon导管沿皮下，从肩胛骨间导出体外。通过导管注射蒸馏水，短暂充起水囊，通过局部心肌的运动和颜色，以及心电图确认心肌缺血的成功后，抽空水囊，封闭导管体外段。常规排气、关胸，逐层缝合组织。术后动物恢复 1~2 周，期间对动物进行训练，使之能够安静用于实验。而后根据实验目的，在清醒状态下，通过 Tygon 导管注射 / 回抽生理盐水，充满 / 放空水囊，阻断 / 放开冠状动脉，同时可以观察心电图、左心室功能等指标。

(3) 注意事项：可以在冠状动脉放置水囊的远端安放血流计，确认冠脉阻断的成功。为了防止室颤的发生，可以在冠状动脉缺血后和再灌注前静脉注射利多卡因。对于犬，无论是比格犬还是杂种犬，一般经过数周的训练后，都能够静卧在实验台上用于实验；对于猪可以放置在特制的固定架中，经过数周训练后，也可以安静的用于实验。

【模型特点】

很多研究表明，麻醉动物的很多生理和病理过程都与清醒动物有着很大差别，麻醉和手术都会对实验结果产生很大影响。麻醉药物本身就会保护心肌细胞损伤，而且麻醉动物心脏的神经调控也和清醒动物有着很大差别，麻醉动物的心血管功能也受到不同麻醉状态的影响。因此，本模型最大的特点是能够在清醒的动物中进行心肌缺血和再灌过程的操作，实时测量心血管功能的变化，不仅非常贴近临床实际情况，而且避免了麻醉和手术对实验的干扰。

三、离体心肌缺血模型

【造模方法】

模型需使用 Langerdorff 灌注系统。详见心律失常模型之离体心脏灌注。

【模型应用】

多见于缺血过程中心肌能量代谢方面的研究。

四、慢性心肌缺血动物模型

用不同方法使心肌在一定时间内缓慢形成缺血改变，在发病过程中的病理生理变化与临床患者更接近。在研究心血管疾病康复训练的中心效应中，必须复制反复心肌缺血刺激的慢性动物模型。根据制作方式不同，常用有以下几类：收缩环法，纤维素膨胀环法，Delran 缩窄器法，压迫法，冠状动脉内狭窄法，注入血栓或微球法，饮食药物法等，除此之外还有自发性心肌梗死模型。

(一) Ameroid 收缩环法

【造模机制】

Ameroid 环内垫有亲水性物质，遇水膨胀使环内径逐渐减小；套在冠状动脉上，在 2~3 周逐渐使管腔狭窄（>75%）直至闭塞。

【造模方法】

(1) 实验动物：常用犬和猪。犬的冠脉侧支丰富、血供重建能力强，通常单一 Ameriod 环置入不能造成心肌梗死表现；猪的冠脉侧支少、血供重建能力较差，可在 2~3 周逐渐形成心肌缺血。此处以猪为例说明。

(2) 麻醉动物，经口行气管插管，连接呼吸机正压辅助通气，连接心电监护。开胸直视下或经胸腔镜，游离靶血管(左旋支发出第一分支前或前降支发出第一对角支之后约 5mm)，放置 Ameroid 环。排气、关胸，逐层缝合。术后 2~4 周行冠状动脉造影（具体方法见前“球囊扩张法”），观察冠脉狭窄或闭塞以及侧支循环形成情况。超声心动图观察左心室功能和局部室壁运动情况。在猪的左回旋支放置 Ameroid 收缩环 4 周，能够导致血管完全闭塞但不能引起心肌坏死；在猪的左前降支放置 Ameroid 收缩环 4 周，冠脉造影显示前降支缩窄 85% 以上甚至完全闭塞，心电图多导联均有异常 q 波及 ST 段改变；超声见左心室前壁乳头肌水平、心尖水平收缩末及舒张末厚度均显著减小，室壁运动在乳头肌水平减弱、在心尖水平消失，伴有室壁膨出。

【模型特点】

心电图、超声心动图、血流动力学改变呈现出动态变化过程。早期的 Ameroid 收缩环外层为金属材质，影响磁共振、冠脉造影评价等检查；为此已将外层改进为非金属材质，扩展应用到磁共振等辅助检查对心梗等疾病的诊断研究中。

【模型应用】

适于研究慢性心肌缺血直至梗死的发生发展过程和侧支循环形成情况。

(二) 纤维素膨胀环法

【造模方法】

同 Ameriod 环。

(三) Delran 缩窄器法

【造模机制】

狭窄器长约 2.5mm,能造成冠脉 60%~80% 的狭窄。

【造模方法】

麻醉动物,气管插管,接呼吸机、心电监护。开胸,剪开心包、暴露心脏。用测径器精确测量冠状动脉的外径,选择预先准备好的狭窄器卡在相应的冠脉上。

【模型特点】

造成动物中等程度的左心室充盈压提高,整体收缩功能下降。术后 42 天左右有较高的猝死率,猪的单支左前降支的慢性狭窄不会造成心肌梗死及左心室整体功能障碍和心衰。

(四) 气囊压迫法

【造模机制】

在冠脉外置入气囊,气囊上游放置血流量计。气囊由一个自动充气系统控制,预设好单次缺血时间、频率和冠状动脉血流减少的比率,气囊自动充气、放气造成冠脉的可逆性狭窄。由流量计监测到的信号自动调控狭窄程度。

【造模方法】

(1) 实验动物:多选用犬或兔。

(2) 麻醉动物,气管插管,接呼吸机、心电监护。开胸,剪开心包、暴露心脏。左回旋支根部安置气囊,气囊上游安放流量计。或将气囊充气端从颈部皮肤穿出并固定,用注射器控制气囊充盈。

【模型特点】

根据需要定期造成冠状动脉的部分狭窄,但狭窄不能在基础状态下稳定维持。

【模型应用】

多用于研究侧支循环的形成。

(五) 水囊压迫法

【造模方法】

同气囊法。在动物冠脉外放置水囊和超声流量探头,术后 3 天向水囊内注水,同时监测冠脉血流,当血流减少 90% 时停止注水。随后两天根据血流量调整水囊注水量,之后直到实验结束不再改变水囊体积。

【模型特点】

用水囊造成的部分狭窄避免了冠脉完全狭窄,使得模型和人类疾病过程更加相似。

【模型应用】

制作慢性冬眠心肌动物模型。

(六) 置入狭窄器或支架

【造模机制】

在动物冠脉内置入狭窄器或支架,使血管内膜损伤,触发机体凝血机制,进而形成支架内血栓,造成血管狭窄。

【造模方法】

(1) 实验动物:犬或猪。

(2) 麻醉动物,气管插管,接呼吸机和心电监护。在 X 线下,将导管送入左前降支或左回旋支,通过导丝送入狭窄器或支架,亦可再置入快速起搏电极,快速起搏心脏。

【模型特点】

金属狭窄器不适宜作磁共振检查。

(七) 血管拉伤

【造模方法】

(1) 实验动物:常用猪,兔多选择腹主动脉,也有选择颈动脉者。

(2) 麻醉动物,气管插管,接呼吸机和心电监护。在X线下,将导管送入猪的左前降支或左回旋支(兔腹主动脉或颈动脉),送入球囊,按照血管与扩张比例为1∶1.2~1∶1.3打开球囊,持续扩张30~60秒,引起血管内皮损伤。术后给予高脂饲料喂饲。3~4周后,行冠脉造影观察血管狭窄程度。

【模型特点】

血管狭窄或闭塞的程度不易控制。

(八) 注射血栓或微球

【造模机制】

利用注射微球或血凝块造成冠脉内栓塞。

【造模方法】

(1) 常用动物:猪、犬。

(2) 麻醉动物,气管插管,接呼吸机和心电监护。在X线下,将导管送入左前降支或左回旋支,注射微球或血凝块。其中犬的模型复制需要多次反复手术。

【模型特点】

微球栓塞冠脉主要分支可引起局部血管急性闭塞,在无侧支血管存在情况下,可导致广泛的心肌梗死,但不易产生慢性心肌缺血。

(九) 饮食药物法

【造模机制】

高脂饲料喂饲诱导小型猪动脉粥样硬化。

【造模方法】

实验需要时给予组胺或血清素以诱导痉挛,10秒后即可见早期的收缩功能障碍;或在冠状动脉置放一个吸附有选择性收缩血管物质的离子交换凝胶,持续释放药物作用于邻近心肌和循环系统,通过钾或血清素诱发持续的冠脉痉挛。

【模型特点及应用】

模型制备耗时较长,适于研究不稳定型心绞痛的发生机制,为预防和治疗药物筛选提供了良好的研究对象。

(十) 电刺激法

【造模机制】

用微电流刺激仪刺激冠脉血管外膜,导致冠脉内急性血栓形成。

【造模方法】

麻醉动物,气管插管,接呼吸机和心电监护。开胸,剪开心包、暴露心脏。距离前降支开口约1.5cm处,将正、负刺激电极间隔1cm分别置入前降支血管外膜,电流由小至大逐渐加强,刺激血管外膜15~20cm,间隔10分钟,心电监护显示心电稳定后,同一部位再次电流刺激20分钟,至血管外膜颜色加深为止。排气关胸,逐层缝合。

(十一) 自发性心肌梗死动物模型

【造模机制】

遗传性高脂血症(watanabe heritable hyperlipidemic,WHHL)家兔,具有先天性低密度脂蛋白受体缺损,肝脏不能代谢血中胆固醇,出现自发性高脂血症及动脉粥样硬化。

【造模方法】

在原始WHHL家兔模型的基础上,Shiomi等建立了产生自发性心肌梗死的家兔模型,命名为遗传性高脂血症心肌梗死(WHHL myocardial infarction,WHHLMI)家兔。

(唐跃 钱鑫 张岩)

第四节 高血压动物模型

Section 4 Animal models of hypertension

高血压(hypertension)是一种世界性的常见疾病,世界各国的患病率高达10%~20%,是诱发脑血管、心脏、肾脏病变的主要危险因素之一。随着我国经济的发展,人民生活水平的提高,高血压已日益成为我国一个重要的公共卫生问题。但是高血压的发病原因迄今尚未阐明,普遍认为是在一定的遗传背景下,由于多种环境因素参与使正常血压调节机制失代偿所致。因此,高血压的研究已成为心血管研究领域中的热点问题。为更好地研究高血压的发病机制及治疗方法,利用动物实验已成为该领域研究的重要手段。国内外研究人员目前已经使用犬、大鼠、兔等实验动物制作各类高血压动物模型(animal models of hypertension)。

根据模型制作的方法,高血压实验动物模型主要包括3类:自发性高血压、诱发性高血压和基因工程高血压动物模型。

一、自发性高血压动物模型

自发性高血压大鼠(spontaneously hypertensive rat,SHR),SHR由Okamoto和Aoki于1963年选育成功,正常大鼠收缩压110~120mmHg,育成后血压高达200mmHg。5周龄SHR血压可达150mmHg,成年后血压平均为170~180mmHg,最高可达200mmHg以上。此鼠除有高血压自发率为100%的特点外,随着高血压的持续发展,还出现了与人类高血压患者相似的并发症,如血管阻力持续增加、血压升高、心肌肥大、机体的肾素-血管紧张素系统激活,这一过程持续进展到其生存的晚期,并发展为更严重的心肌肥大和充血性心力衰竭。基于以上特点,SHR被广泛应用于高血压发病机制和降压药物筛选的研究过程中,是目前国际上公认的最接近人类原发性高血压的动物模型。

在SHR的基础上还培育出几个亚系,包括:

易卒中SHR(stroke-prone SHR,SHRsp):用死于卒中的SHR的子代进行交配得到。出生后不久便发生严重高血压,10~15周龄时超过200mmHg,卒中发生率达90%以上,其出血部位、病理改变与人类相似,雄性SHRsp大鼠平均寿命为9个月,雌性为12个月。抗脑出血和脑栓塞的自发性高血压大鼠,为SHRsp的对照品系大鼠。

自发性血栓形成大鼠(spontaneous thrombogenic rats,STR):从高血压发展较缓慢、死因主要为脑栓塞的易卒中SHR的子代近亲交配得到。这种大鼠的纤溶系统紊乱。

心肌缺血性大鼠(myocardial ischemic rats,MIR):自发产生缺血性心脏病。病理检查类似于心肌梗死。

WKY大鼠(Wistar Kyoto,即京都Wistar大鼠):由NIH引入日本京都医学院(Kyoto school of Medicine)远交Wistar Kyoto种群(SHR源自同一种群)中不具备高血压特征而且血压稳定的个体培育而成。因此在使用自发性高血压大鼠(SHR)的实验中,通常需要以WKY大鼠作为对照动物。

此外,还有由Smirk等培育成功的新西兰种大白鼠(GHR),由Biachi等培育成功的米兰种大白鼠(MHS)。

与猪、犬等相比,非人灵长类动物无论在生理还是病理上都与人类更加相似,因此非人灵长类动物疾病模型对人类疾病的临床前研究具有更加重要的价值。基于此,为了更好地对原发性高血压的机制和药物治疗进行研究,我们开发了自然发生的猕猴高血压模型。我们首先在400余只中老年(10~15岁)猕猴中,通过氯胺酮麻醉后,利用袖带血压计测量血压,进行筛选。选出的高血压动物和相应的正常血压动物将继续饲养2~3年,其间通过类似的方法,每3个月测量一次血压,进一步确认高血压组和正常血压组动物。而后为了对药物治疗效果进行更加准确的评价,我们通过遥感系统(Telemetry system)在清醒的猕猴中测量血压(图9-4-2、图9-4-3)。遥感系统由植入子和接收系统构成,植入子通过手术植入动物体内,具体的

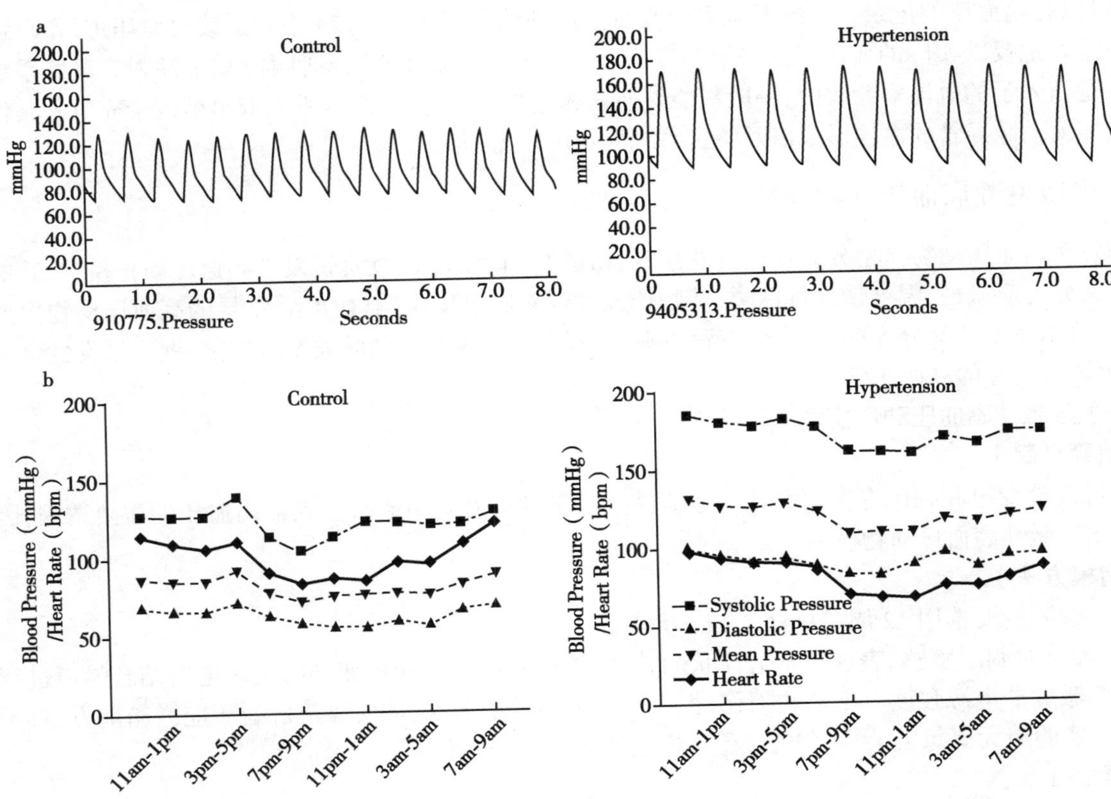

图 9-4-2　遥感植入子植入手术后 2 周高血压模型的血压变化图

a. 正常（Control）和高血压（Hypertension）猕猴的血压记录波形；b. 一天连续 24 小时记录的收缩压、舒张压、平均压以及心率数值

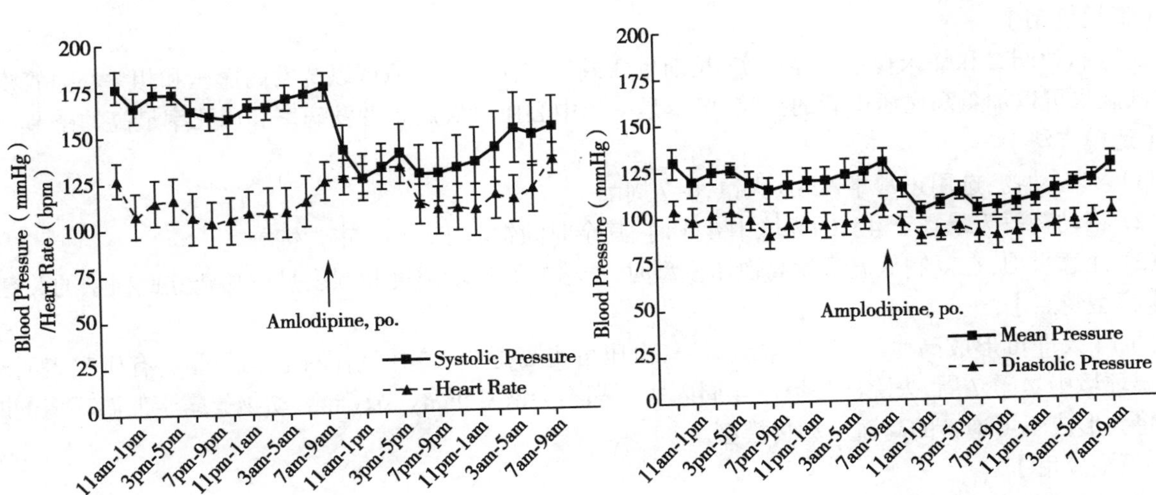

图 9-4-3　遥感植入子植入手术后 2 周高血压模型 CCB 降压的血压变化图

遥感植入子植入手术后 2 周，4 只高血压猕猴口服钙离子通道阻滞剂（amlodipine）前、后 24 小时连续记录的收缩压、舒张压、平均压以及心率数值

方法是切开腹腔，把植入子的主体部分固定于腹壁，而后在腹股沟切开皮肤，分离股动脉，把植入子主体部分的导管通过导针沿皮下导入到腹股沟开口处，插入股动脉后固定。动物清醒后，经过 1~2 周的手术恢复期，即可以开始血压的记录。遥感系统可以在自由活动的清醒动物中，24 小时连续对血压进行直接测量，能够非常好地反映实际的血压状况。给药方式可以在饲料中添加药物或肌内 / 皮下注射。遥感系统的主要缺点是植入子的电池寿命有限，一般只能够连续测量数个月，需要通过手术取出植入子充电。其他问题还包括插入动脉导管的血栓形成以及整套系统的费用较高等。

二、诱发性高血压动物模型

诱发性高血压动物模型分为环境诱发性、药物诱发、手术诱发、饮食诱发性高血压动物模型，其中环境诱发性又分为应激性、温度诱发性两类；药物诱发性以对脱氧皮质酮（DOCA）诱导的高血压动物模型为典型代表；手术诱发性又分为单肾单夹、双肾单夹、双肾双夹以及腹主动脉缩窄等方法；饮食诱发性又分为高盐、高糖饮食诱导的高血压模型。

（一）应激性高血压动物模型

【造模机制】

流行病学专家和临床专家研究认为应激性生活事件可能是引起某些人群高血压的重要诱因，因此可以复制出应激性高血压动物模型。

【造模方法】

（1）实验动物：选用 12 周龄雄性 Wistar 大鼠。

（2）筛选对刺激敏感、表现出不适症状的动物，使用刺激脉冲随机变动的足底电击结合噪声进行复合刺激。刺激脉冲电源强度以不造成损伤，但引起其强烈反应为准；同时噪声源置于应激箱前方，且不与鼠箱接触。实验组大鼠每天上、下午各接受 1 次应激刺激，共两周。

【模型特点】

约在刺激后 6 天内，大鼠血压迅速升高至最高值，较应激前正常血压升高约 30%，此后血压稍有降低，但仍然稳定地保持在一较高水平。表示动物已形成应激性高血压。

【模型应用】

此类模型可用于交感神经系统和 RAS 系统对由血压的应激性引起的高血压研究。

（二）温度诱发性高血压动物模型

【造模机制】

流行病学调查和临床观察已经证实，长期生活或工作在低温环境可以诱发高血压和相关心血管疾病，同时低温也可以加重高血压患者的症状，冬季是一年中心血管疾病患者发病率和病死率最高的季节。

【造模方法】

（1）实验动物：选用正常雄性 SD 大鼠，6~7 周龄。

（2）将动物每天暴露于 4℃的环境中 4 小时，其余时间饲养于 25℃，正常饲养。

（3）注意事项：在复制低温诱发高血压模型时，严格控制环境温度和湿度是成功建立此模型的关键。

【模型特点】

约 14 天即可形成高血压（与正常组对照，血压可提高近 20%）并且伴有心肌肥厚。有研究表明动物在低温环境中暴露 7 周，去除冷环境后 4 周内血压都不会恢复正常。故推测，动物暴露于低温环境的时间更长将会形成不可逆转的高血压动物模型。

【模型应用】

寒冷诱发的高血压是非遗传性、非药物性的高血压，也不是外科手术模型造成的高血压。最初人们推测，低温诱发的高血压是由于交感神经系统引起血管收缩的结果。进一步研究发现，血浆中血管紧张素水平升高，降低血管紧张素水平可以减弱或预防低温诱发的高血压，低温诱发高血压后血浆中肾素水平也有升高。因此，低温诱发的大鼠血压升高模型可以作为研究循环和中枢的肾素 - 血管紧张素系统的动物模型。

(三) 药物诱发性高血压动物模型

【造模机制】

该模型是一种继发性高血压模型,与人类高血压中的原发性醛固酮增多症相似。

【造模方法】

(1) 实验动物:选用雄性 SD 大鼠,体重 160~180g。

(2) 腹腔麻醉动物,腹正中切口,切除左侧肾脏,术后给予腹腔注射青霉素 2 万 U/kg 共 3 天。选取 1 周后存活的大鼠,皮下注射 DOCA 50mg/(kg·w),同时饮 1% 盐水,共 4 周。

【模型特点】

(1) 用盐水饲养大鼠是引起此类高血压模型的重要因素,可以加速高血压症状的出现,并使其症状加重。随着症状的持续与发展,动物最终会出现心肌、肾脏肥大和肾硬化的病理改变。

(2) 由于在模型制作过程中使用了大剂量的 DOCA(醛固酮前体),它与醛固酮有相似的生理活性,反馈性抑制循环肾素 - 血管紧张素系统,从而导致血浆肾素活性低下。因此可以认为 DOCA 诱导的高血压动物模型是一类低肾素型和容量超负荷型高血压模型。此外,内皮素系统和氧化应激反应在由 DOCA 诱导的高血压中起到重要作用。

【模型应用】

可以用于原发性醛固酮增多所致高血压的研究,同时也可以作为研究食盐在高血压发展过程中潜在作用的模型。

(四) 手术诱发性高血压动物模型

肾脏的主要生理功能是维持机体电解质平衡、水平衡和肾素的分泌,对血压的调节和高血压症状的发展有重要的作用。由肾脏手术诱导的高血压动物模型主要有单肾单夹型、双肾单夹型等。

1. 单肾单夹型

【造模机制】

切除一侧肾脏,另一侧肾脏用银夹缩窄肾动脉缺血,血压升高由钠水潴留、肾素 - 血管紧张素系统激活以及交感神经活性增高所致。

【造模方法】

(1) 实验动物:雄性 Wistar 大鼠,体重 250~300g。

(2) 常规麻醉动物后,切除右肾,分离左肾动脉,用银夹缩窄左肾动脉至原直径的 1/3,术后正常饲养。

【模型特点】

大鼠尾动脉收缩压逐渐升高,第 8 周上升至高峰(平均 165mmHg),此后维持在高水平,不再明显升高。

【模型应用】

成功率较低、血压不能持续上升的缺点限制了其使用范围,目前已较少使用。

2. 双肾单夹型

【造模机制】

仅狭窄一侧肾动脉,造成该侧肾脏缺血,另一侧肾脏不触及,血压升高由肾脏缺血造成的肾素增多、肾素 - 血管紧张素系统激活所致。

【造模方法】

(1) 实验动物:选用大鼠或犬,性别不限。

(2) 大鼠:常规麻醉大鼠,腹部切口,小心分离左肾静脉,用 0.2mm 的银夹环绕左肾动脉,夹紧,造成左肾动脉狭窄,右肾不触及。

(3) 犬:常规麻醉犬,腹部切口,分离左肾周围脂肪组织,小心分离左肾静脉,取直径约 1mm 套管约 1.5cm 纵行剖开,套在暴露的肾动脉上,以 7 号线分近、中、远 3 点结扎(以血管造影显示狭窄大于 70% 为满意),逐层关腹,缝合包扎。术后常规饲养。

【模型特点】

肾动脉狭窄术后 1~3 天血压开始升高,6 天后达到一稳定的高水平,收缩压和舒张压均可提高约

50mmHg。

【模型应用】

该模型具有造模简单、成功率高的特点，与人类高血压病理过程具有可比性，是国际上使用广泛的经典高血压动物模型，是目前筛选降压药物中选用较多的一种模型。由于动物可以长期存活，可在同一动物上观察多种降压药物的作用。

3. 双肾双夹型

【造模机制】

双侧肾脏缺血激活肾素 - 血管紧张素系统，血管紧张素水平升高不仅直接收缩血管，而且增加交感神经递质的释放及醛固酮和内皮素等活性物质的释放，最终导致高血压的形成。

【造模方法】

(1) 实验动物：选择 2~3 月龄的雄性 SD 大鼠。

(2) 常规麻醉，腹正中纵行切口，依次钝性分离双侧肾动脉，用内径为 0.3mm 的环形银夹分别钳夹双侧肾动脉起始部，术后常规饲养。

【模型特点】

术前动物收缩压为 (110±9) mmHg，术后 1 周收缩压上升至 (124.5±11.2) mmHg，术后 3 周血压超过 150mmHg，部分大鼠血压可高于 250mmHg。

此模型术后 1 周动物即出现脑血管通透性增高现象，且高血压所致脑血管损害与血压水平及持续时间有关。血压高于 180mmHg 者，持续 3~5 个月后，脑血管出现进一步病变，其中血压水平 180~200mmHg 者主要表现为脑细小动脉透明变性；高于 200mmHg 者，脑内细小动脉则有较明显的纤维素坏死；此血压水平维持 5 个月以上时，脑内细小动脉增生性反应明显，有管腔狭窄或闭塞。在高血压脑血管损害的基础上，自发性脑卒中率达 56.4%，其中脑出血 19.4%，脑梗死 41.9%，蛛网膜下腔出血 3.2%，混合性卒中 35.5%。

4. 腹主动脉缩窄模型

【造模机制】

同上。

【造模方法】

(1) 实验动物：大鼠，200~220g。

(2) 常规麻醉动物后，腹部正中纵行切，肾动脉水平游离腹主动脉，用 24G 穿刺针放于腹主动脉旁，用外科缝合丝线将腹主动脉和穿刺针一起扎紧，然后将穿刺针抽出以使结扎处动脉处于部分结扎状态。

【模型特点】

缩窄大鼠腹主动脉造成的心肌肥厚的动物心脏病变不是一个静态的过程，在造模后第 4 周表现为向心性肥厚，随着时间的推移，至造模 8 周后，模型大鼠心脏重构已经是向心性肥厚与离心性肥厚兼有的混合型左心室肥厚。

【模型应用】

手术造成心脏射血的后负荷增加，形成不易受各种药物影响的相对稳定的高血压，在研究心肌肥厚发生发展机制的过程中，巧妙地区分开血流动力学因素（如高血压）与非血流动力学因素（如神经、体液因素）对心肌肥厚不同的影响作用。

(五) 高盐饮食诱发高血压动物模型

【造模机制】

机制尚不清楚，可能由于钠潴留使细胞外液容量增加，导致心排量增加；血管平滑肌细胞内的钠离子水平增高导致细胞内钙离子浓度升高，并使血管收缩反应增强、外周血管阻力升高所致。高盐饲养可增加平滑肌和内皮细胞的氧化压力，促进血管重构，导致血管及心脏的肥厚重构。

【造模方法】

(1) 实验动物：选用雄性 Wistar 大鼠。

(2) 于哺乳期(3 周龄)后饲喂高盐饲料(含 4% 氯化钠的饲料),持续饲养 18 周,定期测量鼠尾收缩压和体重。

【模型特点】

给予高盐饮食后第 8 周起,动物的血压明显比正常盐量饲养组高;持续至实验结束。随饲养时间延长,血压差值进一步加大,较正常组血压可升高约 30%。足够长时间的高盐饲养和从幼鼠即开始用高盐饲料饲养是成功建立此模型的重要因素。

【模型应用】

与盐敏感性高血压大鼠模型相比较,此高血压模型更好地诠释了高盐摄入导致正常人群高血压发生率高这个现象。故此模型可应用于研究盐与高血压的关系。

(六) 高果糖饮水诱导高血压模型

胰岛素抵抗引发的代偿性高胰岛素血症导致高血压,胰岛素抵抗与高血压的进展及心、脑、肾的并发症成为近年来的研究热点。

【造模机制】

高糖摄入可使SD大鼠产生胰岛素抵抗和高胰岛素血症,进而引起血压升高。血压升高的可能机制是:①胰岛素诱导的钠水潴留;②刺激交感神经活性增高;③细胞膜 Na^{+}-K^{+}-ATP 酶及 Ca^{2+}-ATP 酶活性降低,导致细胞内钙增多;④胰岛素介导的血管平滑肌张力改变。

【造模方法】

选用 6 周龄的雄性 SD 大鼠,以果糖 66%、脂肪 12%、蛋白质 22% 的高果糖饲料喂养 4 周,体重、血压、胰岛素敏感性指数与正常对照组有显著性差异。或选用 SD 大鼠,体重 150~200g,饲喂标准饲料,饮 10% 蔗糖水(w/v)6.5 周,血压较饲喂蔗糖水前升高约 12%。

【模型特点】

具有典型的高血压伴胰岛素抵抗的特点。

【模型应用】

是研究胰岛素抵抗和高血压理想的动物模型。

三、基因工程高血压动物模型

随着重组 DNA 技术和高血压分子水平研究的迅猛发展,高血压相关基因的基因工程动物模型,对于阐述高血压发病机制、了解高血压可能的遗传因素、预防和治疗高血压具有重要意义,将成为高血压动物模型研究的重要方向。目前,基因工程动物模型所使用的动物主要为小鼠。

(一) 肾素 - 血管紧张素系统(RAS 系统)基因工程动物模型

【造模机制】

肾素 - 血管紧张素系统(RAS 系统)是体内调节血压最重要的环节之一,目前已经建立了该体系中的多个相关基因的基因工程动物模型。如转入大鼠血管紧张素原基因(AO)的小鼠、转入小鼠 Ren-2 基因的大鼠、敲除血管紧张素转换酶基因(ACE)的小鼠等。

【模型应用】

通过对此类模型的研究,进一步证实了 RAS 系统在肾脏和心血管系统调节血压中的重要作用。

(二) 儿茶酚胺类物质作用受体基因工程动物模型

【造模机制】

已经建立了利钠利尿肽家族心钠素(ANP)基因敲除小鼠,内皮型一氧化碳合成酶基因敲除小鼠等。

【模型应用】

高血压动物模型的建立可以为高血压的调节机制、遗传基因等相关因素的研究,治疗高血压新药的药效评价、高血压治疗新方法的发展和应用提供高效的研究平台。

(唐跃　孙嘉康　张岩　张秀琴)

第五节 心力衰竭动物模型

Section 5 Animal models of heart failure

心力衰竭(heart failure)是由于任何原因的初始心肌损伤(如心肌梗死、心肌病、血流动力学负荷过重、炎症等),引起心肌结构和功能的变化,导致心室泵血和(或)充盈功能低下,以血流动力学变化为主要特征,如前负荷、心输出量的改变。主要表现是呼吸困难、无力和液体潴留,是一种进行性的病变。

心肌重构是由于一系列复杂的分子和细胞机制造成心肌结构、功能和表型的变化,是心衰发生发展的基本机制之一。其特征为:①伴有胚胎基因再表达的病理性心肌细胞肥大,导致心肌细胞收缩力降低,寿命缩短;②心肌细胞凋亡,这是心衰从代偿走向失代偿的转折点;③心肌细胞外基质过度纤维化或降解增加。临床上可见心肌肌重和心室容量的增加、心室形状的改变(横径增加呈球状)。在初始的心肌损伤以后,肾素 - 血管紧张素 - 醛固酮系统(RAAS)和交感神经系统兴奋性增高,多种内源性的神经内分泌和细胞因子激活,其长期、慢性激活促进心肌重构、加重心肌损伤和心功能恶化,又进一步激活神经内分泌和细胞因子等,形成恶性循环。

理想的心力衰竭动物模型(animal models of heart failure)应该能够模拟自然发生的充血性心力衰竭发展过程中的所有特征,但是现有的动物模型只能模拟神经内分泌物质变化或者模拟心肌重构。因此,需要应用合理的动物模型来评价心力衰竭治疗的某个方面。

分类:根据模型复制的机制不同,分为容量负荷型、压力负荷型、心脏快速起搏模型和心肌损害模型等。可采用的动物种类也比较广泛,大小鼠、猪、犬等均可应用。

一、容量负荷型心衰模型

急性容量负荷心衰模型,用于复制慢性心衰时血流动力学参数变化,通常与其他类型的心衰动物模型联合使用,也可以单独应用。

慢性容量负荷心衰模型,能复制严重心室扩张型的全心衰竭。

(一) 动 - 静脉瘘法

【造模机制】

在体循环的动脉与静脉之间建立动 - 静脉瘘,使体循环动脉血液直接进入静脉,造成回心血量增加,心脏前负荷加重。

【造模方法】

(1) 实验动物:常用犬或大鼠。

(2) 在肾动脉分支以下的主动脉与下腔静脉之间,或腹主动脉与髂静脉一端形成动 - 静脉瘘。

【模型特点】

犬在手术后几周至几个月出现心脏扩大、右心衰竭,较晚发生左心衰竭;心排出量增加;中心静脉压、右心房压、肺动脉压、肺毛细血管楔压和左心室舒张末压明显升高;动物出现明显的水钠潴留、水肿和腹水;解剖可见肺和肝充血、肾小球增生。动物多因肺水肿死亡。大鼠在手术后心脏重量/体重比值明显增加,心肌出现肥厚,左室舒张末压显著升高,左室收缩力明显受损;1 个月后由于代偿性心肌肥厚,心功能恢复正常,较难形成心衰,且病死率高(40% 以上)。

(二) 心脏瓣膜关闭不全法

【造模机制】

采用介入的手术方法破坏二尖瓣,引起二尖瓣关闭不全和左心室扩张。

【造模方法】

(1) 实验动物:常用犬或猪。

(2) 在麻醉状态下,经颈动脉置导管鞘于左心室,将柔软的鼠齿镊插入鞘内,切断二尖瓣腱索。

【模型特点】

手术即刻肺毛细血管楔压增加 20mmHg，心输出量降低 50%，同时动脉压降低；6 个月后，左心室舒张末期容量增加 75%，心搏出量增加 1 倍，左心室体积增加，但右心室游离壁无增厚。二尖瓣反流后发现左心室心肌细胞肥大、收缩力减弱。

【模型应用】

介入的手术方法对动物创伤较小，但破坏了二尖瓣，常用于心力衰竭治疗方法的研究，犬的二尖瓣反流模型可用于心力衰竭时细胞水平的异常变化和左心室功能障碍的研究。此模型不能显示由心肌缺血或心肌肥大导致的异常心肌结构。

二、压力负荷模型

（一）主动脉缩窄

【造模方法】

(1) 实验动物：可用多种动物，如犬、大鼠和兔等。

(2) 通过分离升主动脉或肾动脉分支以上的腹主动脉，用线结扎或套上压缩环使动脉口径缩小。手术后左心室血液流出道受阻，左心室后负荷加重，出现代偿性心肌肥厚，部分动物发展成心衰。

【模型特点】

该模型能够导致左心室肥大，不能模拟神经激素的激活及左心室收缩功能异常。

【模型应用】

可用于舒张期功能障碍的研究。

（二）野百合碱法

【造模机制】

野百合碱是一种双稠吡咯啶生物碱，来自豆科猪屎豆属植物，在肝脏内经 P450 单胺氧化酶转化后，由血液循环到达肺部，引起肺动脉血管不可逆性损伤。

【造模方法】

常用的动物是犬和大鼠，由于成年犬的肝脏中缺乏必要的酶类物质，无法将野百合碱转化为活性代谢产物，建立犬的模型时必须注射脱氢野百合碱。

【模型特点】

野百合碱引起肺动脉收缩压和肺动脉楔压显著升高；平滑肌增生肥厚、中膜肥厚、新生内膜形成等肺血管重塑；肺动脉高压导致右心排血受阻、右室负荷增加，体循环回心血液不能完全进入肺循环，出现内脏器官充血和全身水肿等右心衰体征。

（三）自发性高血压大鼠（SHR）模型

【造模机制】

SHR 为遗传性高血压大鼠。

【模型特点】

有明显的左心室肥厚，在 1 年内心功能保持正常，20 个月后才发展成心衰，出现心功能障碍，左心室内的纤维化细胞和凋亡细胞增多。自发性高血压大鼠模型能够较好地模拟人类高血压诱导的心力衰竭，以及心肌肥厚向心力衰竭的转化过程。

【模型应用】

广泛应用于心力衰竭时心肌肥大、亚细胞异常、血管变化等病理生理机制的研究。

三、心脏快速起搏所致心力衰竭

【造模机制】

心脏快速起搏法可建立一种进行性的、稳定的心力衰竭模型。

【造模方法】

(1) 实验动物：能够应用多种实验动物，如犬、猪、羊、兔和猴。

(2) 操作步骤：将电极缝在右心室或左心室尖部心外膜下，手术后 3~7 天开始起搏，起搏的频率根据动物种属的不同，为 200~300 次 / 分，比如猪 220~230 次 / 分，猴 230~240 次 / 分，兔 320~340 次 / 分。起搏的时长为从几天至 4~5 周不等。心脏功能异常的严重程度由起搏的频率和时长共同决定。近年来可用介入操作通过导管将起搏电极送到指定位置，减少开胸的创伤，取得良好效果。

【模型特点】

快速左心室或右心室起搏 2~8 周后，动物出现食欲下降、活动减少、气促、水肿等表现。血流动力学检测出现右房压、右室压、肺动脉压、肺毛细血管楔压明显升高，心输出量、心脏指数及每搏输出量明显下降，左心室收缩、舒张功能明显受损。血浆去甲肾上腺素、肾素活性、血管紧张素Ⅱ、精氨酸加压素及心房利钠素等明显上升。病理解剖示左、右心室扩大，心室游离壁变薄，心肌细胞肿胀，嗜伊红细胞增多，间质水肿，血管充血。该模型建立 2 个月后的血流动力学改变与 4 周时相似，但心肌肥厚加重，停止起搏后，多种心衰指标可逐渐恢复到正常水平。吴伟春等用 240b/min 快速起搏犬心脏，2 周后血流动力学检测发现左室收缩末期压由 135.1mmHg 降至 125.0mmHg，左室舒张末期压由 5.8mmHg 降至 35.0mmHg，$+dp/dt_{max}$ 由 3.2kmmHg/s 降至 2.0kmmHg/s（$P<0.05$），$-dp/dt_{max}$ 由 3.0kmmHg/s 降至 1.8kmmHg/s（$P<0.01$），超声检测左室舒张末期内径由 37.4mm 增加至 45.1mm，射血分数由 66.3% 降至 48.4%，成功建立了快速起搏心力衰竭动物模型。该模型操作简单，所需设备简单。

【模型应用】

操作简单，所需设备简单。心功能损害的时间、程度确切，是全心衰竭模型，在血流动力学、心功能变化、神经内分泌障碍以及心脏病理改变等方面均十分类似于临床上非缺血性扩张型心肌病改变。可用来检测细胞和细胞外缺陷，检测治疗 CHF 的左心室失功的药理学策略，评价新的影像学诊断方法，如超声心动的定量组织速率成像技术。快速起搏心衰模型的最主要缺点为无论是快速起搏引起的血流动力学改变还是生化改变，在起搏停止后会恢复到正常水平，这表明快速起搏模型的机制和不可逆的人类心衰的机制是不同的。同时由于快速起搏引起的是整个心脏的“同质”性变化，整个心脏的变化相同，不能模拟临床上心肌梗死后，梗死区、梗死邻近区和梗死远离区等不同区域的变化。

四、药物引起的心力衰竭

(一) 多柔比星引起的心力衰竭

【造模机制】

多柔比星是一种广谱的蒽环类抗肿瘤抗生素，可抑制 RNA 和 DNA 的合成，有促进自由基生成和细胞损伤氧化作用，引起溶酶体、线粒体和肌浆网的改变，导致钙超载、水解酶激活等，具有严重的心脏毒性。

【造模方法】

可采用犬、羊等动物。

建模前超声心电图显示犬的心脏射血分数为 0.54，心输出量 5.6L/min，多柔比星注射后射血分数减少至 0.35，2 周后心输出量降低至 3.9L/min，左室舒张末期内径和左室收缩末期内径分别减少 10% 和 30%，左右心室壁变长、变薄。

【模型特点】

多柔比星引起的心力衰竭具有剂量依赖性特点。通过静脉或冠脉注射建模，经冠脉注射能够避免引起全身毒性。

【模型应用】

可用于对心肌成形术、心脏机械辅助装置、心脏移植和心室缩容术的评价。该模型的左室功能损害程度不易控制，易导致心律失常造成动物死亡，对骨髓和胃肠道有毒性，这些都限制了它的应用。

(二) 普萘洛尔引起的心力衰竭

【造模机制】

普萘洛尔属 β 受体阻断药,可降低心肌收缩性、自律性、传导性和兴奋性,减慢心率,减少心输出量和心肌耗氧量。

【造模方法及特点】

静脉注射 2~3mg/kg 普萘洛尔后,动脉压、心输出量、左室最大 dp/dt、射血分数显著降低。

【模型应用】

静脉注射普萘洛尔能够建立急性的、稳定的模型,可用于心肌成形术、主动脉血管成形术的评价;但不显示心室扩张,不能用于心脏生物辅助装置评价。

(三) 丙米嗪引起的心力衰竭

【造模机制】

丙米嗪属三环类抗抑郁药,可抑制突触前膜对去甲肾上腺素(NA)和 5- 羟色胺(5-HT)的再摄取,使突触间隙的 NA 浓度升高,亦能降低血压,抑制多种心血管反射。

【造模方法及特点】

静脉滴注 30 分钟后,左室 dp/dt、左室压力显著下降,左室舒张末期压增加,形成短期的、可逆性的心力衰竭;停止滴注丙米嗪 1 小时后,心功能部分恢复。在两周内反复滴注丙米嗪可显示犬的血流动力学效应和心室功能由正常到异常又部分恢复正常的变化。

【模型应用】

短期、可逆性模型,适于动力性心肌成形术、主动脉内气球泵和心脏机械辅助装置的评价。

五、心肌缺血引起的心力衰竭

(一) 冠状动脉微栓塞法

【造模机制】

早期多采用油质、石松子孢或汞等作弥散性冠状动脉微栓塞或选择性冠状动脉栓塞,近年来多采用聚苯乙烯微球或明胶海绵法。

【造模方法】

通过导管技术向左冠内多次输入 90μm 的聚苯乙烯微球或小球类异物,根据其数量的多少或球体的大小不同,造成不同范围的梗死区。在 15 分钟内完成 3 次微球注射,每次输入 20 000 个微球,每周重复微球注射直至 EF 达到 0.35,一般 4~14 次微球注射后可形成慢性不可逆性心力衰竭模型。

【模型特点】

冠状动脉微栓塞法可引起动物射血分数下降、左室舒张末期压增加、血浆去甲肾上腺素水平增加。冠状动脉多处长期微栓塞导致左室功能障碍和冠脉流量减少,形成一种全心缺血的模型。

【模型应用】

多适用于大动物,手术创伤相对小,定位准确,能够通过改变微栓子的数量来达到不同程度的左室功能障碍,病死率为 30%~50%。用于评价各种手术方法对心力衰竭的治疗效果。

(二) 冠状动脉结扎法

【造模机制】

结扎左前降支或回旋支冠状动脉引起心肌缺血。

【造模方法】

(1) 实验动物:羊,可应用多种动物。

(2) 结扎羊冠状动脉左前降支的第一对角支和第二对角支能引起左心室心肌梗死面积占 24%,8 周内左室舒张末期压力由 1.7mmHg 增至 8.2mmHg,心输出量由 2.98L/min 降至 2.44L/min,左室 dp/dt 显著下降。该方法能够模拟透壁性梗死后心肌由正常的灌注和收缩至过度收缩的过程以及心肌重塑。

(3) 结扎羊的左前降支远端和回旋支冠状动脉第二对角支及后降支动脉,4 小时后可引起左心室室壁瘤，2 个月内室壁瘤扩张，左室壁逐渐变薄。

(4) 结扎回旋支的第二和第三斜分支，引起左室后壁和乳头肌的心肌梗死面积占 21%；8 周后，40% 左室后壁和乳头肌梗死。

(5) 结扎 1 小时加重了二尖瓣反流。这种方法能够模拟临床上二尖瓣结构未损伤时心力衰竭的急性期和慢性期的病理变化。

【模型特点】

心力衰竭大动物模型中 LVEF 值尚无明确的界定，部分学者采用 LVEF 值≤0.4 作为判定动物心力衰竭的标准之一。为适当降低实验动物的病死率，梁岩等采用结扎猪冠状动脉前降支中段 1/2~1/3 处，5~6 周后超声心动图检测发现动物 LVEF-s 下降值≥0.15 或 LVEF-s 绝对值 <0.5，认为动物发生慢性心功能异常。

（三）Ameroid 环环缩法

【造模机制】

Ameroid 环是由处理过的酪蛋白材料制成含小缺口的环状物，将它置入体内后可吸收周围的组织液引起自身膨胀，造成被箍的冠状动脉狭窄乃至闭塞。具体方法见心肌缺血与心肌梗死模型。

【造模方法】

将 Ameroid 环套在犬冠状动脉上，65 天后左心室功能障碍，出现不同程度的充血性心力衰竭，这种左心室功能障碍和心力衰竭的发展与动物侧支循环功能相类似。

【模型应用】

该方法可在多种动物体内引起进行性的冠状动脉狭窄。

（四）弹簧圈（COILING）/ 明胶海绵（GELFOAM）法

【造模方法】

将明胶海绵嵌入弹簧圈内，弹簧圈经颈动脉放入猪的左前降支或第二对角支的起始处，封堵冠状动脉。

【模型特点】

该方法避免了开胸手术的创伤大、易诱发炎症反应的缺点。

六、心肌缺血结合心脏快速起搏所致心力衰竭

【造模机制】

为了解决单纯心脏快速起搏引起心力衰竭的可逆性这一缺点，You-Tang Shen 等把心肌缺血和心脏快速起搏技术结合起来，研制了心肌缺血结合心脏快速起搏所致的心力衰竭模型，成功地克服了这一缺点。

【造模方法】

(1) 实验动物：与“心脏快速起搏法引起心力衰竭模型”相同。

(2) 以猪模型为例，水囊阻断器的植入和其他手术常规如前所述。可以在左旋支冠状动脉植入两个水囊阻断器进行两次心梗（图 9-4-4）。第一次心梗是在左旋支分出第一个分支后的远端进行，这样能够产生不到 20% 的左心室发生梗死。第二次阻断是在第一次阻断后的 48 小时，通过安放在分出第一分支以前的左旋支上的水囊阻断器进行的，这样可以引起超过 30% 的左心室梗死。通过这种逐步梗死的方法，能够在尽量增大梗死面积的前提下，尽量减少冠状动脉阻塞引起的急性死亡。第二次心梗 2 天后，可以开始以 220 次 / 分的频率进行右心室快速起搏。

【模型特点】

You-Tang Shen 等比较了进行和不进行心肌梗死以后快速心室起搏引起的心功能改变。在两种情况下，快速起搏引起了相似程度的心输出量、左心室 dP/dt 和左心室收缩率的下降。但是经过 3 周停止起搏的恢复期内，单独进行快速起搏的动物的心功能出现了显著回复，但是心肌梗死后再进行快速起搏组的心功能却没有回复。

【模型应用】

本模型在大动物模型中较好地模拟了临床上心肌梗死后通过心肌重构发生的心力衰竭。大动物单纯心肌缺血，梗死面积过大会引起动物较高的病死率，而梗死面积过小又不会引起严重的心力衰竭，本模型

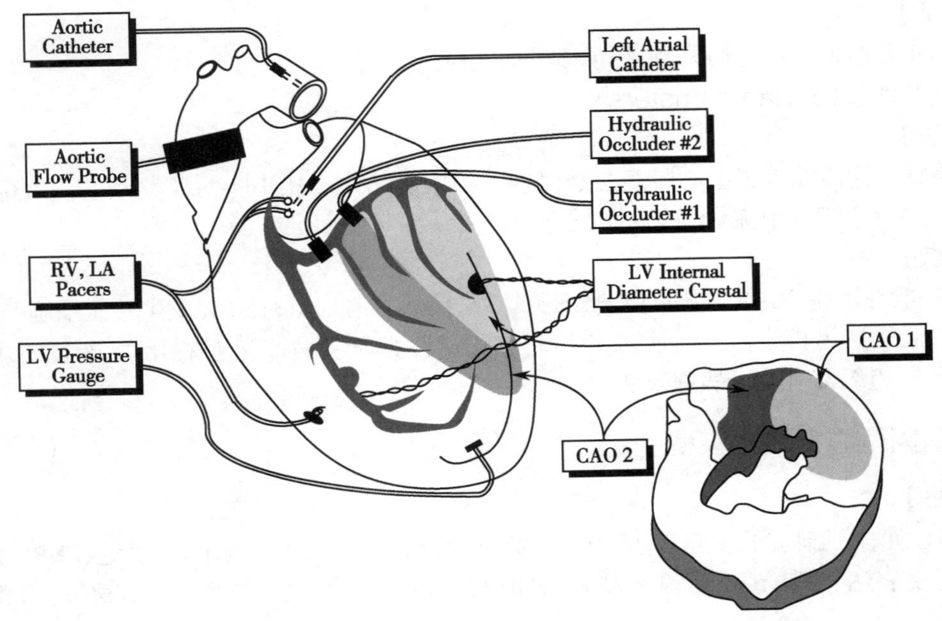

图 9-4-4 植入用于测量心脏和全身血液动力学参数的传感器的示意图

灰色的组织表示经过先后两次左旋支冠状动脉阻断后引起的左心室梗死区域。RV 表示右心室，LA 表示左心房，CAO 表示冠状动脉阻断（摘自 Shen et al：Am J Physiol 277：H388-H398，1999）

避免了这个问题。与单纯快速起搏引起的心力衰竭相比，本模型不仅能够更好地模拟人类的心力衰竭，更加贴近临床，而且还能够提供心衰心脏的梗死区、梗死邻近区和梗死远离区的心肌组织，用于后续的分子和病理研究。本模型的缺点是手术和实验操作较为复杂，对术者和实验人员要求较高。

七、心肌冷冻法（cryonecrosis）

【造模方法】

低温外科手术常用于诱导大鼠和兔的心肌梗死。肋间开胸，用 0.18cm×1.2cm 液氮探针刺激动物左心室游离壁 20 秒，反复 15 次，造成心肌损害。

【模型特点】

侧支循环的发展可降低心脏的心肌缺血易感性，因此成为制约心肌缺血模型建立的关键因素之一。犬的侧支循环比较发达，能够对缺血组织补充再灌注，较难控制心肌缺血。猪和牛的冠状动脉解剖特点与人相似，并且冠脉阻塞后不会产生犬那样发达的侧支循环系统，更适合建立充血性心力衰竭模型。心肌缺血易引起猪的心律失常，增加了动物的病死率。

【模型应用】

这一模型产生的损伤部位和范围虽可以控制，但因有创性且与生理性心肌梗死有较大区别，已较少应用。

八、自然发生的扩张型心肌病引起的心力衰竭模型

（一）Large-breed 犬

【造模方法】

在 5~7 年时发展为自发性扩张型心肌病。

【模型特点】

表现为房颤和室性心律失常。严重的左心室或双心室扩张，左心室壁变薄，引起左心室壁压力增加、神经激素激活，导致扩张型心肌病，4~6 个月后发展为充血性心力衰竭。犬的自发性扩张型心肌病的发生发展与人类较为相似，50% 存活的动物在 2~4 个月后表现出充血性心力衰竭特征。

【模型应用】

Large-breed 犬作为一种宠物犬，限制了该模型的应用。

(二) 叙利亚地鼠(Syrian hamsters)

【造模方法】

叙利亚地鼠为遗传性扩张型心肌病心衰模型，有 BIO14.6 和 CHF147 两种类型，从有心肌病的沙土鼠交配繁殖而成，在传代几十代后出现严重心衰。

【模型特点】

BIO14.6 一般在出生 30~40 天即有心肌细胞坏死，此后日益加重；150 天发生心肌细胞肥大，细胞外基质等增加；250 天发展为扩张型心肌病；1 年时呈失代偿性心力衰竭；1 年左右死亡，有皮下水肿、腹水、心包积液，心、肝、肾组织都有心衰病理改变。

九、转基因型心力衰竭模型

【造模方法】

通过刺激心脏 β- 肌球蛋白重链突变、MyoD 基因(骨骼肌特异性转录因子)低表达、FKBP-12 蛋白缺乏、Gαq 和 Gsα 过度表达、心脏 α-actin 基因缺失、肌肉 LIM 蛋白敲除、线粒体突变等方法，均可建立转基因型心力衰竭模型。

十、动物毒素引起的心力衰竭模型

【造模机制】

一些动物毒素具有直接或间接的心脏毒性作用。例如由多肽类物质组成的蛇毒，其中含有酶类和毒素；毒素主要有突触前和突触后神经毒素(银环蛇毒)，引起水肿和肌肉坏死的肌肉毒素(虎蛇毒素、树突毒素)，以及阻滞钾离子通道或钙离子通道的心脏毒素(响尾蛇胺)；其他还有一些凝血酶原样作用的毒素可引起出血症状。

【造模方法及特点】

羊左侧开胸后心肌内注射 3mg/kg 眼镜蛇蛇毒可引起心肌损伤，心肌注射 3 小时和 24 小时后心肌肌钙蛋白显著增加，3 周后射血分数降至 0.47，心肌损伤后可导致 $2cm^3$ 的透壁损伤。

【模型应用】

用于评价细胞性心肌成形术，动物成活率为 100%。

小结：在心力衰竭动物模型中应用较多和进展较快的是心脏快速起搏、心肌缺血、遗传性和转基因动物模型，长期血压升高引起的心力衰竭也受到重视。心肌抑制药物引起的心力衰竭模型，在研究强心药的作用中广泛应用。在进行心力衰竭研究时，可根据实验要求选择适当的模型。

(唐跃 慎慧 张岩 沈幼棠 陈莉)

第六节 心律失常动物模型

Section 6 Animal models of arrhythmia

心脏的节律收缩有赖于电冲动沿传导通路的有序传播，具有电兴奋功能的心肌细胞分为 3 种电生理类型，用细胞内微电极和膜片钳技术可研究这些细胞的电生理特性：①起搏细胞(如窦房结、房室结)；②特殊的快传导组织(如浦肯野纤维)；③心室和心房细胞。

心电节律的失常即心律失常，是由于激动形成异常、激动传导异常或二者兼而有之。建立心律失常动物模型可以揭示电生理机制、解剖基础和调节电生理的物质；评价新的抗心律失常药物；研究心血管和非心血管治疗的疗效。

常用动物有大鼠、豚鼠、兔、猫、犬、猴、猪等。犬、猴、猪等动物的心脏较大，但室颤后很难自然恢复。

犬对引起心律失常的刺激很敏感，比人类更易发展成纤颤，适合研究心律失常的病因学。猪的冠脉分布和人最为接近，心率和心输出量与人接近；冠脉系统与人相比约有90%的解剖与功能是相同的，与人的分布一样，传导系统的血液由室间隔后动脉供给。因此，在心血管疾病的研究中，猪是更理想的选择。小型猪多采用冠脉缺血的方法复制心律失常。大、小鼠的心电图中没有S-T段，甚至有的导联没有T波。

分类：根据心律失常动物模型（animal models of arrhythmia）的制模方法不同，分为药物刺激、电刺激和心肌缺血后心律失常；根据发生的细胞基础不同，分为窦房结性、房性、室性和传导异常性心律失常；根据对心率的影响不同，分为缓慢性和快速性心律失常。为了方便研究者根据自己的需要选择更合适的动物模型，这里按照心律失常发生的解剖基础进行描述。

一、窦房结性心律失常

【造模方法】

1. 实验动物：兔，雄性。

2. 用细钢丝制作直径约0.8cm的半环，缠绕少许棉花，以40%甲醛浸润后，放在上腔静脉根部与右心房交界处1分钟，动物心率迅速减慢50%左右，约6~8分钟减至最低水平；P波多在1~2分钟内消失，形成交界性心律；在3~10分钟内发生ST段偏移（抬高、下降或先升后降）；同时伴有动脉压下降，第8分钟降至最低水平。

【模型特点】

病窦成功率高，持续时间长(可达5小时)，重复性好，模型较稳定，发病机制及心电图表现与临床相似。

二、房性心律失常（包括心房扑动和心房颤动）

心房颤动（简称房颤）是临床最常见的心律失常之一。Framingham的研究提示，人群发病率为0.5%左右且随年龄增长发病率增高。60岁以上的人群中，发病率可高达6%以上。因此，房颤的治疗和机制研究仍是心血管疾病研究领域的热点。

（一）单纯慢性快速心房起搏致持续性房颤模型

【造模机制】

快速心房电刺激可使心房肌组织重构和电重构，缩短心房有效不应期（AERP），增加AERP的异质性（不均匀性或离散度），并使局部区域传导减慢，从而促进房颤的发生和持续发展。

【造模方法】

动物麻醉后，右颈部切口、分离皮下组织，暴露右颈内静脉，送入“J”形伞状心房单电极，在X线下将电极头端固定于右心耳。测量起搏阈值、脉宽、电阻等参数，满意后将电极尾端与固定频率脉冲发生器连接，脉冲发生间期为2ms，起搏频率由70bpm逐渐调整至350~430bpm，使心室率维持在130bpm左右。将脉冲发生器埋于颈部囊袋内缝合切口，持续起搏6~8周左右(600~800bpm频率刺激，刺激时间为1~2周)。实验数据同步记录在电生理记录仪上。起搏结束后用磁铁控制脉冲发生仪，停止脉冲发放，以程序刺激（S1 S22S1 S2 S3 S4）或猝发刺激（Burst）诱发房颤。

【模型特点】

起搏器电极脱落可导致模型失败，术中室颤可导致动物猝死、血栓栓塞以及起搏器工作不稳定等意外情况。因此，手术过程中给予心电监护，术后定期进行体表心电图和超声心动图检查等对监测动物的安全性、保证模型的成功建立十分必要。

【模型应用】

建立慢性持续性房颤模型成功率较高，房颤维持时间较长，是研究非瓣膜性房颤的机制和治疗最为成熟、使用最为广泛的方法。

（二）刺激双侧迷走神经+快速心房刺激

【造模机制】

在刺激双侧迷走神经的基础上给予快速心房刺激诱发房颤。

【造模方法】

(1) 实验动物:犬,15~27kg,雌雄不限。

(2) 麻醉后,气管插管,连接呼吸机,连接心电监测。分离两侧股静脉和一侧股动脉,置入 7F 鞘管。分离双侧迷走神经干,并于近头部结扎、切断备用。在 X 线下将两根 6F 的 4 极电极分别经双侧股静脉置于高位右房和房室交界区,并与多导心电生理记录仪相连。发放脉宽 0.1ms,电压为 5V,刺激频率为 5~20Hz 恒压脉冲刺激双侧迷走神经(使心率明显减慢达窦性停搏 2 秒以上),同时用频率为 10Hz,电流为 4 倍心房阈值的串方波(1~3 秒)刺激右房诱发房颤。

(3) 心房程序刺激方案:刺激电压为 3 倍的心房阈值,采用 3 个 BCL:300ms,250ms,200ms,以 8 个基础刺激(S1)后加一个期前刺激(S2)。期前刺激从基础刺激周长开始,以 10ms 步长递减,扫描至 S2 后无 A 波。在高位右房电图上测量心房相对不应期(ARRP)、心房功能不应期(AFRP)、心房有效不应期(AERP)。

【模型特点】

快速而不规则的房性节律,心房率 > 600 次 / 分称为房颤。房颤再诱发:诱发出持续时间 60 秒以上的房颤。持续性房颤:房颤诱发后能够持续 15 分钟以上。

【模型应用】

利用刺激迷走神经和心房的方法制作房颤模型,是实验室常用的评价治疗房颤的药物疗效的方法;操作方便,房颤诱发比较容易,一般停止刺激迷走神经房颤可自行终止,而持续刺激迷走神经时,房颤持续时间较长。如盐酸关附甲素能够终止房颤,总有效率达 87.5%,显著延长心房有效不应期可能是其抗心律失常作用机制之一;盐酸关附甲素可预防房颤的再次诱发,有效率达 50% 以上。

(三) 无菌性心包炎模型

见本章第八节　心包炎动物模型。

(四) 二尖瓣反流致慢性心房扩大模型

【造模机制】

二尖瓣反流导致心房体积增大、心房组织重构,进而电重构,易于发生房颤。

【造模方法】

术前行心脏 X 线透视和经食管心脏超声检查,腹股沟区切口,将 10F 鞘导管经股动脉送入左心室,经鞘管将心肌活检钳送入二尖瓣口并破坏二尖瓣腱索,破坏的程度以经食管超声下二尖瓣有反流,左心房和左心耳有急剧中度扩张为宜;或以左房压升至 12~14mmHg 为宜。

【模型特点】

本模型与二尖瓣瓣膜性心脏病所致的慢性房颤相似。注意手术撤回导管时避免损伤主动脉瓣,否则会导致动物死亡。

(五) 低通气量模型

【造模方法】

动物麻醉、气管插管后,向气囊注入气体固定气囊,连接通气量表,测定动物麻醉状态下潮气量、每分通气量,调整每次通气量低于测定潮气量的 10%~15%,连接气管插管与呼吸机,30 分钟后在高位右房(HRA)行程序性或 Burst 刺激诱发房颤。

【模型特点】

本方法无须手术,无须安装起搏器,不必行二尖瓣腱索断离,只利用呼吸机给予低于正常潮气量 10%~15% 的通气量,即可达到诱发房颤的目的,不存在术后护理及动物存活问题。

该模型与不伴有器质性心脏病的特发性房颤或部分阵发性房颤相似,低通气量与某些患者低氧及电解质紊乱等易感人群并发房颤相似。

【模型应用】

制作简便,相对经济、安全。

三、房室传导阻滞和房室交接区传导常性心律失常

【造模方法】

实验动物为犬、猫、小鼠。

1. 麻醉后行气管插管，呼吸机辅助呼吸，开胸，暴露心脏。距心尖部 1.5~2cm 处的左室心肌内注入热生理盐水(80~90℃)或 95% 乙醇、25% 硫酸(犬 10~15ml、猫和兔 4~7ml)，引起心肌大片的局部坏死性心律失常。

2. 在犬的房室交接部(即在左心房下部，心房、下腔静脉和前房室沟三者交汇点的前上方约 0.5cm 处)，用注射针头垂直刺入，缓缓注入 95% 乙醇或无水乙醇 2~5ml，造成该处组织坏死。

3. 豚鼠，从左心耳向左房内注射腺苷 5μg，1 秒左右，出现典型的Ⅱ度或Ⅱ度以上传导阻滞，较严重时房室完全停搏，停搏时间与剂量呈平行关系，数秒或十几秒后恢复。

4. 小鼠麻醉后，尾静脉注射 2μg/g 的纯烟碱稀释液(2mg/ml)，注射速度 10μl/s，注射过程小鼠出现呼吸加快，心率加快，2~3 秒后即出现呼吸暂停、心动过缓、窦性期前收缩；30 秒内不恢复，进一步发展为室颤、室性自搏节律而死亡。在不麻醉情况下，给予小鼠烟碱粗制剂(每 1ml 含量相当于 25mg 烟丝)2μg/g，2~3 分钟后出现Ⅱ度房室传导阻滞，表现为心动过缓和室性逸搏。

5. 兔麻醉后行气管插管，呼吸机辅助呼吸，开胸，暴露心脏。电灼器轻度电灼前降支近段 1/3 处的 2 个分支，每点灼烧范围直径约 2mm 左右，见心电图 ST 段抬高，示心外膜缺血。关胸后，将动物保定于定位仪上，颅骨钻孔，插入一对周围绝缘尖端裸露(裸露长 0.3~0.8mm)的不锈钢针，电极直径 0.3~0.4mm，脑定位按 Sawger 图谱；刺激点分为右侧下丘脑背内侧核 MDH；Apo，R1H-3，右下丘脑前区近视束旁区(AHA-OT；AP1，R2.5，H-4.5)。以方波刺激，波宽 0.2ms，频率 50Hz，强度 3~6mA，刺激时间 30 秒，刺激点损伤范围 0.2~0.4mm。连续电刺激 2 次以上出现以室性期前收缩为主的心律失常。实验结束用甲醛溶液灌注脑部，取出、固定，切片鉴定刺激部位。

【模型特点】

电灼烧冠脉前降支后，心电图约 90% 表现 ST 段抬高，T 波高耸、低平或倒置。电刺激后表现为心率缓慢，传导阻滞及频发室性期前收缩，有时呈现二联律、三联律或多源室性期前收缩，少数出现室性心动过速或阵发性室上性心动过速。

【模型应用】

重复性好，但传导阻滞持续时间短，不易进行药物观察；腺苷仅用于豚鼠，注射腺苷剂量大时传导阻滞不易复原。

四、室性心律失常(包括室性心动过速和室颤)

(一) 注射药物

【造模方法】

(1) 实验动物：适用于犬、猫或兔、大鼠等整体心脏。

(2) 静脉缓慢注射乌头碱，家兔 100~150μg/kg，大鼠 30~50μg/kg，小鼠 5μg/kg。

(3) 中毒剂量的洋地黄类药物。犬或猫，静脉单次注射约 40μg/kg 圭巴因，之后持续静脉注射 1μg/(kg·min)。动物出现心率减慢，室早去极化漂移、室速和室颤。作用与阻断心肌 Na^+-K^+-ATP 酶有关，可应用于几乎所有物种。洋地黄类有强烈的致呕作用，不能在动物清醒时应用。

(4) 快速静注高浓度的肾上腺素，可造成多源性期前收缩、短阵室速等。模型取决于肾上腺素的剂量(arrhythmic dose of epinephrine，ADE)因此被称为 ADE。心电监测下，采用静脉持续或单次注射增加肾上腺素剂量。单次静脉快速注射，可采用 0.25，0.5，1.0，2.0，4.0，8.0，10.0 和 15μg/kg 的剂量每 15 分钟注射一次(8μg/kg 产生的血清浓度相当于人训练时的 10 倍)。在首次剂量的 15 分钟后，心率恢复到给药前水平。持续注射，起始剂量 0.25μg/(kg·min)，每 2.5~5 分钟按几何学增长。给药终点取决于单一室早或短阵室速的发生。肾上腺素最初引起窦性心动过缓(因动物对训练和兴奋的反应不同而不同)，通常有Ⅱ度房室传导阻滞和室性逸搏。

【模型特点】

心律失常在几分钟自行消失,同一动物可反复多次进行心律失常实验,便于观察抗心律失常药物作用的持续时间,并可进行自身对照。

【模型应用】

多用于筛选抗心律失常药物。

(二) Harris 2 期模型及改良的 Harris 模型

【造模方法】

(1) Harris 2 期模型由 Harris 在 1950 年建立。在左前降支离开左心房几个毫米处缝 2 针,其中一针围绕一个 20G 皮下针扎紧,立即取出皮下针,使冠脉狭窄。30 分钟后,第二次结扎使冠脉完全闭塞。在左心房的远端结扎非常重要。

(2) 改良的 Harris 模型:在一根主要的冠脉处进行松的结扎,在冠脉结扎点下游放一个流量探头,使冠脉血流大于 50%,用血管夹阻断狭窄冠脉段 3~6 次。在冠脉或分支内放一个小金属丝或血栓。在主要冠脉内注射直径 100μmol/L 的可塑性中心球,1 次 / 周,共 10 次,当心脏超声显示左室短轴缩短,可检测到心衰的发生。室性心律失常在每次注射后立即发生,但通常会减弱直到最后一次注射、检测到心衰发生时,异位心室会回复。

【模型特点】

结扎之后,ST-T 段抬高,T 波极性改变,J 点偏离,QRS 波宽度增加和电压增大,Q-T 可出现标志性的时程缩短的单向动作电位。心室过早去极化引起室性心律失常,并常在结扎 5~20 分钟后发展成室颤,4~6 小时后消失,8~12 小时后再现。心律失常一般在 48~72 小时后消失,也可持续到 120 小时。

【模型应用】

Harris 2 期模型用于研究心律失常的最佳时间为 72 小时,改良的 Harris 模型广泛应用于亚急性心肌梗死和血栓形成的研究中。因微球阻塞了可扩展或发生滋养血管的小分支,所以反复注射微球有独立侧支形成的优势。

(三) The Schwartz-Billman-Stone 模型(1984 年由 Schwartz,Billman 和 Stone 建立)

【造模方法及特点】

(1) 实验动物:犬。

(2) 结扎前降支,并在左回旋支放一个水压封闭环,控制水压的管道经颈部引出。2 周 ~1 个月后,训练动物在电驱动踏板上跑步,激活自主神经系统。这种活化包括 2 个阶段:一是跑步阶段,交感传出神经活性和循环中儿茶酚胺水平提高;二是恢复阶段,交感神经活性增加引起系统动脉血压升高导致副交感神经活性增强。训练过程中,自律性增高和心肌氧需求的增加加重了心肌缺血。

【模型应用】

在 Harris 2 期模型基础上细微调整的心肌梗死模型,用于研究心律失常的发生机制包括自主神经系统和药物作用。

(四) 体外心脏模型(Langendorff 原理)

【造模机制】

为了评价缺血在不受自主神经、神经内分泌和心室负荷条件影响下的效应,通常采用根据 Langendorff 原理的离体心脏灌注模型或根据 Starling 机制的工作心脏模型。

【造模方法】

(1) 常用的离体心脏:兔、豚鼠、大鼠、小鼠,偶有犬、猪或猫。豚鼠有 100% 的侧支循环,不能用于局部缺血研究。

(2) 取出动物心脏,从大动脉送入导管,导管头部在主动脉窦下游,冠脉通常用 Krebs-Henseleit 液体、95% 氧气和 5% 二氧化碳混合灌注。当灌注液进入心脏或经冠状静脉流出时控制温度(36~37℃)、pH(7.35~7.4)和氧分压(350mmHg)、二氧化碳分压(约 40mmHg)。灌注应有一个适宜的灌注压(60~80mmHg)或适宜的灌注体积(1.5~2ml/g 心脏)。

(3) 心电图：将心脏浸在一个充满盐的圆筒中，电极放在模仿人体的圆筒的位置，获得的心电图与体表心电图非常相似。或将心脏放在一个外膜内，心外膜暴露在温暖的空气里，电极通过弹簧轻触心外膜。1个电极在左心耳下的左室游离壁，第2个电极在右室流出道，记录双极经心室心电图：大P波、巨大QRS波群和T波。这种心电图对噪声敏感、质量高。通过P波持续时间、P-Q间期和QRS波群可以评估房、房室结合心室传导速度。通过获得放大10~100倍的记录和利用150~500Hz的带筒滤波器，可以获得希氏束心电图、测量房室传导组分（A-H，H-V）。将电极轻轻放到心内膜，记录动作电位的痕量变化叫作单相动作电位。真正的动作电位测量单个细胞的跨膜电位，单项动作电位由一群细胞产生。

【模型特点】

其优点是心脏的每一部分容易获得，电生理细节可记录。缺点是去除了自主神经平衡，需灌注到工作心脏状态降低缺氧程度。

【模型应用】

离体心脏灌注可获得单一冠脉结扎导致的局部梗死或通过降低灌注氧分压导致的整个心脏缺氧。

(五) 电刺激法

【造模方法及特点】

(1) 开胸法（家兔）：暴露心脏剪开心包，正负电极分别夹住左室心尖部和左室上方，连接电子刺激器，频率64Hz、波宽10ms，从4V开始，每次刺激30秒，每2分钟刺激一次，每次递增2V，观察产生室颤的阈电压。

(2) 不开胸方法（犬）：在X线下，将心导管送入右心室，用方波刺激器固定较高频率和波宽，调节电压，找出最小致颤电压阈值，取两次平均。

(六) 扭转型室速

【造模机制】

扭转型室速是存在于人类的一种致命性、具有多态性的室性心动过速，偶尔存在于动物；与先天性、心室复极有关，少量与除极的离子通道（多态性）或药理学引起改变的通道有关。

【造模方法】

常用犬，也有使用猴、兔和豚鼠或动物的离体心脏模型。大鼠不表达离子通道（IKr）、过表达Ito通道，不用于扭转型室速研究。只有在代谢与人严格相似时或测试品引起犬的呕吐时，才在该研究中使用猴。

整个动物暴露于载体（如DMSO，Krebs-Henseleit液体）或阴性对照（如阿司匹林、伊那普利、普纳洛尔），阳性对照（索他洛尔、特非那定、西沙必利）及高浓度的检测品。氯非安可造成兔子的扭转型室速，用含有藜芦定和SDZ201106的Krebs-Henseleit液体灌注豚鼠心脏可复制扭转型室速。动物（猴、猪、犬）有长效完全房室传导阻滞或肥大或二者兼有，易发扭转型室速。

【模型特点】

女性多见（黑人除外），有低镁、低钾血症，伴有心脏病（心肌缺血、肥大、心衰）。心电图Q-T间期延长，ST-T结构改变，提示心室复极改变。心电图以Q-Tc延长或提前出现的Q-Tc为特征。

(七) 几种刺激中枢神经系统的心律失常模型

【造模方法】

(1) 在犬第四脑室放置导管，几天后，股动、静脉置管，监测血压和给药。经脑室导管注入戊四氮5mg/kg或印防己毒素5μg/kg或去乙酰毛花苷丙4μg/kg，观察心电图变化。或侧脑室注射乌头碱20μg/(10~20) kg。心律失常可维持80~90分钟。

(2) 兔麻醉后，保定于脑定位仪上，按Sawger图谱，不锈钢双极刺激电极（周围绝缘尖端裸露），插入右侧AME，坐标A：10，R：2.8，H：6.5，连续波刺激，频率60Hz，强度20~30V，时间10秒，间隔10~20分钟、重复2~4次，可出现稳定的心律失常。

取不锈钢导管（直径为0.5mm）埋藏于左侧脑室，坐标为A：2.5，L：2.3，H：4.0。分别在5，10，20，30，60分钟记录Ⅰ导联心电图及股动脉血压。实验结束后，动物用直流电标记定位，脑组织用甲醛溶液液固定，切片检查刺激电极位置，染料注射法检查侧脑室定位。

（唐跃　钱鑫）

第七节 病毒性心肌炎动物模型

Section 7 Animal models of viral myocarditis

【造模机制】

毒性心肌炎(viral myocarditis,VMC)是指病毒(如柯萨奇 A、B,ECHO,脊髓灰质炎,流感和 HIV 病毒等)侵犯心肌或间质,引起心肌细胞变性坏死和间质炎症细胞浸润及纤维渗出为主要病理变化的疾病。一般认为在病毒性心肌炎急性期,心肌损害主要由病毒的侵袭力所致;慢性期,病毒的持续感染及损伤的心肌细胞释放的自身抗原,可激活细胞免疫反应和自身免疫反应,引起更广泛的心肌坏死。病毒性心肌炎动物模型(animal models of viral myocarditis)的建模方法如下。

【造模方法】

目前常采用柯萨奇 B3 病毒(CVB3)腹腔注射方法建立病毒性心肌炎感染动物模型。选用雄性 BALB/c 小鼠,6~8 周龄。

CVB3(Nancy 株)经维洛细胞(Vero cell)或者 Hep-2 细胞活化增殖,冻融 3 次,离心,分装上清,-80℃保存。经噬菌斑实验(plaque assay)检测 CVB3 感染水平,计算 PFU/ml(plaque forming units/ml,每毫升空斑形成单位)。腹腔注射 103PFU 的 CVB3 PBS 稀释液 0.1ml。

【模型特点】

感染病毒 7~12 天时为急性心肌炎,35~56 天时发展为慢性心肌炎和扩张型心肌病。急性心肌炎阶段通常不会发生动物死亡,心脏大体解剖可见心外膜心肌出现白色点状、斑块状或者条纹状改变,病理结果显示心肌组织有局部炎症细胞浸润,心肌少量坏死和纤维化,其中炎症细胞浸润主要是巨噬细胞、中性粒细胞、$CD4^{+}T$ 细胞、$CD8^{+}T$ 细胞、肥大细胞、自然杀伤细胞和树突状细胞。35 天后,心肌组织呈大面积坏死和纤维化。有文献报道雄性 BALB/c 小鼠较雌性 BALB/c 小鼠更易发展为病毒性心肌炎。

(唐跃 钱鑫 罗富良)

第八节 心包炎动物模型

Section 8 Animal models of pericarditis

化学性致炎剂因理化特性及动物体位,多引起心包腔内局限性增生性炎症;生物性化脓菌致炎剂引起以腹侧心包、前纵隔为中心的全心包组织破坏、弥漫性增生、粘连缩窄为特征的急、慢性心包炎。

建立缩窄性心包炎模型(animal models of pericarditis),国外多采用羊、犬等大动物开胸、心包腔内注入诱导剂的方法。此方法存在手术复杂、术后需带胸腔引流管、护理困难等缺点。近年来逐渐发展为用制炎诱导剂,经皮建立兔缩窄性心包炎动物模型。

一、无菌性心包炎

【造模方法】

1. 实验动物 犬,15~25kg。

2. 常规消毒铺巾,于胸骨右缘第四肋间作一长 8~10cm 横切口,开胸后充分暴露心脏,切开心包、悬挂在胸壁,将标准 4 极心内膜电极分别固定在右心耳、右室高侧壁、低侧壁和前壁。电极导线经胸壁切口引至体外记录心内膜电图。将 5~8g 无菌滑石粉均匀撒布于左右心房表面,以一层薄纱布覆盖于左右心房游离壁,最后缝合心包与胸壁。

【模型特点】

动物形成无菌性心包炎,并具有易诱导持续性心房扑动的特点。

【模型应用】

多用于心房扑动、心房颤动等心律失常的研究中。

二、化脓性心包炎

【造模方法】

1. 实验动物　羊，45~50kg。

2. 0.2g 干细菌（葡萄球菌），3ml 完全福氏佐剂，3ml 无菌磷酸盐缓冲液（PBS）。动物用巴比妥盐或氟烷麻醉，行气管插管、容控辅助呼吸。左侧第 5 肋间开胸，暴露心包。注射上述致炎剂，关胸。

【模型特点】

心包炎分为 3 期：1 期，炎症反应；2 期，间质细胞损伤和脱落；3 期，纤维变性期。3~24 小时，微血管通透性增加，液体、巨噬细胞、中性粒细胞和纤维素等物质渗出到心包腔和心包间质。72 小时后，大量的炎症细胞游走到间皮表面，分布在心包表面包括游离的和附着在纤维上的。6 天时，在间皮表面形成纤维化改变。2 周时，心包表面的纤维化形成粘连。1 个月时，心包腔明显缩小。9 个月时，细胞数和血管明显减少，而胶原纤维和弹性纤维沉积增加。

三、缩窄性心包炎动物模型

【造模方法及特点】

1. 实验动物　常用兔。

2. 配制制炎剂。复方化学致炎剂混悬液：1.5% 碘酒 + 四环粉 + 无菌滑石粉（Pandla 制炎剂）。此外，为研究感染性心包炎，有时需制备一些感染性的制炎剂，如铜绿假单胞菌液（牛肉汤 + 固体培养基 + 铜绿假单胞菌菌落）。

3. 家兔麻醉后，在剑突上方胸前正中作长约 2cm 的纵切口，切开皮肤及皮下组织，分开肌层，显露胸骨左侧肋骨 2 根，在靠近胸骨处各截除 0.5cm 长肋骨一段，即可显露心包裸区。此区大小约 1.2cm×1.2cm，两侧为胸膜反折，心包呈透明状，透过心包可见搏动的心脏。提起壁层心包，在心包腔内注入制炎剂，逐层缝合。

四、不开胸制备缩窄性心包炎模型

【造模方法】

1. 实验动物　兔，1.5~2.5kg，6~12 月龄，雌雄不限。

2. 仰卧固定动物。普鲁卡因局部浸润麻醉。上腹部小切口观察腹腔有无腹水，取约 0.5g 肝组织查含水量。然后胸前正中切口约 2cm，紧贴胸骨和左旁肋骨锐性推开胸前肌至胸骨旁 1.5cm，将肋间肌切开处、上下肋骨向两侧拉开，即可避开胸膜、显露心包裸区，用 7 号腰穿针于剑突下经皮向心尖方向水平位穿刺由心包肠面进入心包腔。按 1ml/kg 注入诱导剂。

【模型特点】

心包粘连与增厚程度评定标准：0 级为正常心包，心包菲薄、透明，心包与心肌无粘连，透过心包可清晰见到心肌表面血管网；1 级心包增厚变白，心包与心肌有散在丝状粘连，透过心包可见到心肌表面较大的血管；2 级心包增厚变白，心包与心肌粘连，透过心包看不到血管，但可见心肌；3 级心包增厚变白，不能透过心包看到心肌。

五、经皮急、慢性心包炎动物模型制作

【造模方法】

1. 实验动物　兔，2.0kg 以上。

2. 以左剑肋角为标志，向上取 2~3 肋间隙胸骨旁为穿刺点（此点为兔心包腔下 1/4 段右室锐缘区）。兔仰卧，顺毛抚摸并按摩太阳穴使处于休眠状态下，勿麻醉，常规消毒，6~7 号静脉穿刺针轻柔缓慢、垂直进针 10~12mm，即有轻松刺空感或弱搏动感，轻负压抽吸，无空气及血液，表示进入心包腔（此时助手适力

挤压侧胸廓，增加胸前后径，可减少心脏损伤）。缓慢注入 2ml 致炎剂（无任何阻力下），快速垂直撤针，穿刺点消毒，压迫 2 分钟。

【模型特点】

此模型与人类慢性缩窄性心包炎为炎症修复、渗出物机化的后果似同。

（唐跃　慎慧）

第九节　体内血栓形成动物模型

Section 9　Animal models of thrombosis in vivo

血栓的形成主要是由于机体内凝血系统平衡被破坏，使得动、静脉系统内血栓事件发生的易感性增加，由动脉粥样硬化、细菌性脓毒症和其他疾病的触发引起。这一过程可以是由于遗传或者环境因素引起。体内血栓的形成是引起动静脉栓塞以及相应脏器功能衰竭的重要危险因素，通常可以引起较严重的疾病如心肌梗死、脑卒中等。

由于血栓形成的机制复杂，所以建立体内血栓形成动物模型（animal models of thrombosis in vivo），探讨血栓形成的病理生理过程，可为血栓性疾病的诊断和防治研究提供参考。

一、激光诱导血栓形成模型

【造模机制】

激光照射损伤血管内皮细胞，使内皮下组分暴露，血小板黏附于损伤部位并释放活性物质如 TXA_2、ADP、5-HT 等，进一步促使血小板聚集，形成血栓。

【造模方法】

1. 实验动物　选择 Wistar 大鼠。

2. 常规麻醉动物后，腹部正中纵向切开，将肠系膜小肠襻置于倒置显微镜载物台上。选择直径为 15~25μm 的微动脉或微静脉，进行氩离子激光束照射功率为 120mW，波长为 514.5nm，每次照射 1/15 秒。观察微动脉或微静脉在激光照射后的变化，若第 1 次刺激后无血栓形成，同一部位可在首次刺激后的 1、5、8 分钟以同样的激光强度及时间进行重复刺激。

【模型特点】

此模型可用在提睾肌小动脉和肠系膜小动脉的血栓形成模型，在显微影像系统的帮助下能够观察血栓的形成过程。

二、氯化铁诱导血栓形成模型

【造模机制】

此模型由 Kurz 等首先报道，其后主要用于抗血栓的药理研究。血栓形成的机制主要是铁的化学氧化作用，导致内皮损伤，引起血小板的激活与黏附。

【造模方法】

200~250g SD 大鼠。常规麻醉后，分离颈总动脉约 2cm，其下置小片塑料薄膜（4cm×1.8cm），保护血管周围组织，将吸有 20μl $FeCl_3$ 溶液（$FeCl_3$ 溶液浓度为 2.16mol/L）的小片滤纸（1cm×1cm）敷于左侧颈总动脉上，30 分钟后去除。

2.0~2.5kg 新西兰兔，常规麻醉，耳缘静脉建立静脉通道，仰卧位固定，剑突下腹正中部脱毛、备皮，正中切开，游离上段腹主动脉约 1.0cm，近端和远端各放置一根备用结扎线，后壁放置长约 1.0cm 的石蜡薄膜，在石蜡薄膜与腹主动脉后壁之间放置长约 0.8cm 的浸透 70%$FeC1_3$ 溶液的滤纸片，浸润 50 分钟。

【模型特点】

该模型形成的血栓为混合性血栓，主要成分为血小板、红细胞和纤维蛋白。以往使用 $FeC1_3$ 浓度为

10%~70%，最近有研究报道，成功诱发鼠颈动脉血栓形成的 $FeCl_3$ 最低浓度是 2.5%（10~60 分钟）。血管闭塞的时间与 $FeCl_3$ 的浓度相关，浓度越高，动脉血管闭塞越快。因此在研究抗栓药物时，控制 $FeCl_3$ 浓度是成功观察抗栓药的治疗效果的关键。

【模型应用】

形成的血栓部位固定，既可评价溶栓因子又可检验抗栓因子，为研究抗栓药物提供了较好的方法。主要应用在颈动脉和肠系膜小动脉的血栓形成模型。

三、机械损伤诱导血栓形成模型

严重的机械物理损伤会引起动物血管内血栓的形成，包括搔刮损伤血管内膜，结扎，血管周围电损伤等。

（一）电损伤法

【造模方法】

（1）实验动物：犬，15kg，雌雄不限。

（2）常规麻醉后，气管插管，右侧卧位左侧第 4 或第 5 肋间开胸，分离左前降支，选择中点或中上 1/3 处游离约 10mm，剪一塑料片置于冠状动脉下方，将自制的双 J 型刺激电极置于塑料片上，直流电 0~5mA 范围内可调。当刺激部位冠状动脉外膜呈黄褐色并失去弹性及远端冠脉充盈状态消失后即停止刺激。30 分钟后，造影确定血栓形成，可经造影导管给予 0.1mg 硝酸甘油，以排除痉挛因素。此模型也可适用于猪模型的制备。

【模型特点】

此方法所形成的血栓与人类动脉血栓形态结构类似，其主要成分为血小板，白细胞等，并保持了动脉管壁的完整。

【模型应用】

是国内外常用的冠状动脉血栓形成方法，关键是刺激电量的选择。

（二）结扎法

【造模方法】

（1）实验动物：多选 SD 大鼠，250g，雌雄不限。犬、猪、兔也可以作为模型载体。

（2）常规麻醉，动物仰卧位，取下腹部正中线入腹，剪开后腹膜，显露左髂动、静脉，以 6-0 PROLENE 线依次缝扎左髂静脉近端、沿途属支、远端后关腹。

【模型特点】

术后可见动物结扎侧肢体轻度肿胀，2~6 小时血栓即可形成。该方法所形成血栓为红色血栓。

四、光化学诱导血栓形成模型

【造模机制】

目前研究认为活性氧簇可以引起内皮细胞损伤，产生动脉粥样硬化和血栓的形成。将光敏物质引入机体后，在特定波长光线的照射下，发生光化学反应而产生单线态氧等活性氧，继而损伤血管内皮细胞，激发血小板聚集而形成血栓。近几年此法的应用报道日益增多。

【造模方法】

1. 实验动物 SD 大鼠。

2. 常规麻醉动物后，去除颈部、大腿内侧及会阴部毛发，局部消毒。分离一侧颈内静脉，插入导管（直径 1mm），连接输液器（带三通），用微量输液泵以 0.5ml/h 的速度泵入生理盐水，维持静脉通畅。

3. 分离一侧股静脉以备静脉推注药物用。剪开阴囊，小心剥离一侧睾丸，暴露提睾肌。沿提睾肌动脉对侧血管大分支较少的位置剪开，结扎附睾动脉的分支。

4. 完整剥下提睾肌，将睾丸及附睾等送还入腹腔。快速将游离的提睾肌固定于水浴器（37℃）的平台上，保持液面刚好浸过肌肉。

5. 显微镜下浏览整个提睾肌的血管分布情况及血流状态。选择靠近根部、显示清楚的主干动脉作为靶位置，用以照射形成血栓，同时结扎近端大分支。

6. 用一张黑色不透光的橡胶薄片遮盖靶血管旁伴行的主干静脉，用 1ml 注射器自股静脉注入血卟啉(按 0.1ml/100g)，5 分钟后以落射荧光显微镜 100W 汞灯光源经紫外滤光片(455nm)照射靶位置。待动脉完全阻塞后，停止照射。

7. 光化学诱导大鼠大脑中动脉血栓形成，先将绿光冷光源光纤移至大脑中动脉(MCA)起始部，经股静脉注入光敏剂四碘四氯荧光素钠，持续照射，再将光纤移至嗅束至大脑下静脉段的 MCA 血管表面，再次注入光敏剂，持续照射。

【模型特点】

光化学法诱导微血栓形成的全过程可直接通过显微镜进行观察，并可通过计算机图像采集系统读入，用计算机图像处理技术进行分析，定量计算血栓大小，是比较理想的研究血栓形成过程及定量评价抗血小板聚集药物的模型。

【模型应用】

此方法也可用于建立肠系膜微循环及脑微血栓模型。

五、斑块诱导血栓形成模型

不稳定斑块(unstable plaque)纤维帽薄，炎症反应活跃，当血流动力学改变或血液成分的性质改变时，易于发生浅表腐蚀或完全破裂，诱发血小板黏附和凝血的级联效应，形成阻塞或不完全阻塞性血栓。该模型的血栓具有斑块的特定性，建立在动脉粥样硬化基础上是最基本的要求。

(一) 新西兰白兔

【造模方法】

高脂饲料(1% 胆固醇)喂养 90 天，麻醉，右股动脉穿刺，用 3.5mm×15mm 的球囊送入腹主动脉约 20cm，8 个大气压充盈球囊回拉至髂动脉，反复回拉损伤内膜 3 次。处死动物前 24 小时和 48 小时两次给予药物诱发斑块破裂形成血栓，腹膜下注射拉塞尔蝰蛇毒液(Russell's viper venom，RVV)0.15mg/kg，30 分钟后，经耳缘静脉注射组胺 0.02mg/kg。

【模型特点】

腹主动脉为斑块破裂和血栓形成好发部位，本方法形成的血栓均为白色血栓，血小板富集，含少量红细胞和降解白细胞；仅少数血栓与破裂斑块相邻。

【模型应用】

可用来研究不稳定斑块的结构、抗血小板药和抗凝药的作用，检测药物干预对斑块的稳定作用。不足之处在于人为地改变凝血系统，不能体现斑块破裂的病理生理过程。

(二) 猪

【造模方法】

3% 胆固醇高脂饮食：纯胆固醇 3.0%，牛油 10.0%，花生油 6.0%，胆盐 0.5%，普通基础料 80.5%。饲料量按体重的 3% 给予，2 次 / 天，每个月测量体重和血脂。

【模型特点】

4 个月后猪主动脉呈动脉粥样硬化脂纹病变，明显高出正常内膜，在动脉分叉开口处可见动脉粥样硬化斑块病变；6 个月后，腹主动脉可见大量弥漫性动脉粥样硬化纤维斑块和粥样斑块，明显高出正常内膜，并相互融合成较大的斑块，表面有明显的瓷白色纤维帽。

【模型应用】

猪是很合适的动脉粥样硬化动物，正常猪食喂养就能产生动脉粥样硬化损害，高胆固醇饲料喂养产生的损害与人类最为相似。

六、基因工程血栓形成动物模型

血栓栓塞性疾病的发病率甚高，对于血栓性疾病的诊断和防治已受到国内外普遍的重视。通过制作血栓形成动物模型，可研究凝血、纤溶系统的变化及相关药物筛选和疗效评价。

【造模机制】

小鼠基因序列已完全被破译，能培养出载脂蛋白 E（ApoE）等基因缺陷型小鼠，建立不稳定斑块破裂血栓形成模型。

【模型特点及应用】

上述血栓形成的造模方法和原理各异，各有其优越性和所适用的研究类型，在应用时应根据不同的目的而选择合理的实验方法。

（唐跃 孙嘉康）

第十节 血脂异常动物模型

Section 10 Animal models of dyslipidemia

血脂异常（dyslipidemia）是血液脂质代谢异常的简称，包括血浆或血清中总胆固醇（total cholesterol，TC）或（和）甘油三酯（triglyceride，TG）水平升高，以及高密度脂蛋白胆固醇（high density lipoprotein cholesterol，HDL-C）的降低。血液中脂质含量的升高，即高脂血症（hyperlipidemia），是血脂异常中最主要的类型。由于脂质是疏水分子，不溶或微溶于水，不能直接在血液中被转运，必须与蛋白质和其他类脂结合，以脂蛋白（lipoprotein）的形式存在，所以高脂血症又可称为高脂蛋白血症（hyperlipoproteinemia）。

近年来，随着我国人民生活水平的日益提高，饮食结构及生活方式的变化，血脂异常及相关代谢性疾病已成为我国的常见疾病。最新的调查显示，人群的血脂水平总体逐年升高，且血脂异常年龄日趋低龄化，我国 18 岁以上血脂异常人群已达 1.6 亿。血脂异常是脑卒中、冠心病、心肌梗死、心脏性猝死、慢性肾脏疾病、脂肪肝等疾病的重要的独立危险因素。流行病学数据表明，我国每年因高血脂引起的心肌梗死、脑梗死、脑出血、偏瘫、致残、致死人数以每年递增 12% 的速度在上升，其引发的疾病已经成为危害我国人群健康的主要死亡原因。迄今对于血脂异常的发病原因尚未完全阐明，普遍认为是在一定的遗传背景下，由于多种因素共同参与，使得机体脂代谢异常所致。

目前小鼠、大鼠、兔、犬、鸽子、猪、猴等多种实验动物都广泛用于制作血脂异常动物模型（animal models of dyslipidemia）；模型制作方法主要包括 3 类：自发性、诱导性和转基因血脂异常动物模型。研究者应根据自己的研究目的并结合实验动物的特点，选择不同的实验动物和不同的动物模型制作方法。

一、自发性血脂异常动物模型

自发性血脂异常动物模型(spontaneous dyslipidemic animal models)是指未经过任何有意识的人工处置，动物自然发生的血脂异常。该模型绝大多数是基因自然突变、具有自发性血脂异常倾向的动物，经过近交系遗传育种培养所得。

自发性血脂异常动物模型减少了人为因素，更接近人类疾病的发病过程，是较理想的模型。但此类动物价格昂贵，数量也极其有限，且对饲养和繁殖的条件要求较高，在近交系中常出现变异，繁殖后代的个体差异大，需要专用的动物房及专人管理，其发病特点主要由基因遗传背景决定。自发性血脂异常动物模型可用于血脂异常的研究，亦可用于脂肪肝、动脉粥样硬化、糖尿病、肥胖等代谢性疾病的研究。

（一）小鼠

常见的血脂异常模型，但是小鼠肝脏同时产生包含 apoB48 和 apoB100 的脂蛋白，有高水平的 HDL 胆固醇（人类肝脏仅产生 apoB100），且缺乏胆固醇酯转化蛋白，因此我们应该认识到小鼠模型在对人类脂代谢异常性疾病研究中的局限性，根据实验需要选择适当的模型。

1. Lepob/ob 小鼠（Leptin-deficient mice）

【造模机制】

这种小鼠的肥胖是由于一个基因发生了隐性突变引起的，遂将此基因命名为肥胖基因（Obese Gene，

Ob Gene),这株小鼠也因此得名 ob/ob 小鼠,后来的研究发现 ob 基因编码的蛋白主要功能为控制食欲和能量消耗,研究者将其命名为瘦素(leptin)。ob/ob 小鼠的 ob 基因编码区第 105 位发生了点突变,导致精氨酸密码子变为终止密码子,使得其编码的瘦素蛋白丧失活性,从而导致小鼠出现进食过量、高度肥胖、高胰岛素血症及生殖功能低下。人类的 ob 基因与小鼠相似,是一条含 167 个氨基酸密码的 DNA 顺序,其中 N 端 21 个氨基酸为信号肽,有两条外显子,被一内含子分隔。这种外显子和内含子的结构在动物进化过程中是高度保守的,人和小鼠的 leptin 结构有 84% 的一致性,两者对生物体的生理作用也十分相似。

【造模方法】

1950 年,Ingalls 等发现一株近亲繁殖的小鼠食欲亢进,过度肥胖,其体重可以达到正常小鼠的 3 倍,并且患有糖尿病。ob/ob 小鼠在 4 周龄的时候就表现出明显的肥胖,即使是普通饲料喂养的条件下它的体重也能达到同窝小鼠体重的 4 倍以上(每只 100g)。

【模型特点】

在使用 ob/ob 小鼠的过程中,需要特别注意的是小鼠的基因背景,来源于不同基因背景的 ob/ob 鼠尽管都有过度摄食、能量消耗降低和肥胖的表型,但在血糖、胰岛素抵抗、血脂等指标上都有着较大差异。以 C57BL/6J 小鼠为背景的 ob/ob 鼠仅在 8~12 周时表现出短暂的中度高血糖,伴有胰岛 B 细胞的增生和血胰岛素含量的增加,从而将之后的血糖维持在相对正常的范围内;然而在 C57BL/KsJ 的背景下,ob/ob 鼠具有明显的高血糖和糖尿病,血糖浓度维持在 400mg/dl,血胰岛素仅有短暂的增加并伴有胰岛 B 细胞功能的衰竭。随着糖尿病的不断进展,C57BL/KsJ-ob/ob 鼠在 3~4 月龄的时候体重达到顶峰,然后体重逐渐下降,通常在 6 月龄后死亡。

【模型应用】

ob/ob 小鼠血浆总胆固醇含量高于对照小鼠,但以 HDL 增加为主,而不是 vLDL 或 LDL 含量的增加,而且 ob/ob 小鼠的 HDL 比普通小鼠的 HDL 颗粒大,被标记为 LDL/HDL1,因此这种小鼠与普通小鼠相比较而言,对饮食诱导的动脉粥样硬化更加不敏感,主要用于肥胖症、糖尿病、胰岛素抵抗的研究。

2. LepRdb/db 小鼠(Leptin receptor-deficient mice)

【造模机制】

db 基因是瘦素受体的编码基因,db/db 小鼠的 4 号染色体上的 db 基因(瘦素受体基因)发生了自发性的隐性突变,导致瘦素通路的功能障碍,从而引起了肥胖、糖尿病和血脂异常等疾病。

【造模方法】

1966 年,Hummel 等发现了一种 ob/ob 小鼠的近亲——自发性肥胖的糖尿病小鼠 db/db(diabetes),表现为肥胖,高血糖和血脂异常。目前的 db/db 小鼠由 C57BL/KsJ 小鼠近亲交配遗传衍化而来。研究表明只有 C57BL/KsJ 为背景的 db/db 小鼠才具有典型的糖尿病表型,以 C57BL/6J 小鼠为背景的 db/db 小鼠则只有胰岛素抵抗。

【模型特点】

C57BL/KsJ-db/db 小鼠在 6 周龄的时候体重就明显高于一般的小鼠,8 周龄时表现出空腹高血糖,12 周后可观察到高胰岛素血症、葡萄糖耐量受损、心脏炎症细胞浸润和纤维化的发生以及血管内皮功能异常,13 周龄时 db/db 小鼠血浆中甘油三酯和游离脂肪酸的含量均明显增高,同时还伴有血浆总胆固醇含量增加和 LDL/HDL1 颗粒的显著增多,20 周后这种小鼠还会发生肝脏脂肪变性(但没有肝脏炎症和纤维化的表现),一般在 10 个月内死亡。db/db 小鼠的用途与 ob/ob 小鼠类似,对动脉粥样硬化不敏感。

【模型应用】

可用于肥胖症、糖尿病、胰岛素抵抗、脂肪肝、血脂异常等代谢性疾病的研究。

3. Ay/a 小鼠(lethal yellow agouti mice)

【造模机制】

Ay/a 小鼠是一种迟发性的肥胖和胰岛素抵抗的动物模型。这种小鼠因为基因突变导致了 agouti(a)蛋白的异位的异常广泛表达,从而表现出毛色的改变和肥胖的表型。Ay/a 小鼠产生肥胖的主要原因是大脑中异常表达的 agouti 蛋白与食欲抑制因子 α- 黑素细胞刺激激素(α-melanocyte stimulating hormone,

MSH)竞争性结合黑素皮质素 -4 受体(melanocortin 4 receptor,MC4-R),阻碍了正常的信号通路的传导,从而引起过量摄食和活动减少。

【造模方法及特点】

Ay/a 小鼠常见的基因背景有 C57BL/6J 和 KK 小鼠,以 KK 小鼠为背景的小鼠表现更为典型。这种小鼠只有在成年后才出现肥胖、胰岛素抵抗、高血压、血脂异常等病理变化,血脂谱与 Lep ob/ob 和 Lep db/db 小鼠类似,都是以总胆固醇升高为主,但是 LDL/HDL1 的增加不像后者那么显著。

【模型应用】

这种小鼠还有自发肿瘤的倾向。可用作迟发性肥胖、血脂异常、胰岛素抵抗、高血压的动物模型。

(二) 大鼠

1. Goto-Kakizaki(GK)大鼠

【造模机制】

GK 大鼠是非肥胖性自发性糖尿病的动物模型。

【造模方法及特点】

4 周龄时 GK 大鼠即表现出高血糖和葡萄糖耐量异常,但体重低于同龄的 Wistar 大鼠;从 8 周龄开始,可以观察到 GK 鼠的血浆脂质水平和肝脏脂质含量即高于同龄的对照鼠;20 周龄 GK 鼠可出现心肌肥大和收缩功能降低,但没有血压的异常;还有研究者发现 GK 大鼠 14 月龄后尿白蛋白排出增加,肌酐清除率增加,伴有肾小球体积增大、基底膜增厚和肾脏体积增大等病理变化。

【模型应用】

可用作血脂异常、脂肪肝、糖尿病、肾病、心脏病的动物模型。

2. Zucker Diabetic Fatty(ZDF)大鼠

【造模机制】

ZDF 大鼠是一种早期出现肥胖的动物模型,它的瘦素受体基因中存在着突变。

【造模方法及特点】

这种大鼠在出生 12~14 周后出现高甘油三酯血症,13~15 周龄之后会表现出高血糖、高胰岛素血症以及心脏收缩和舒张功能的障碍。有研究者发现 ZDF 大鼠在 10 周龄的时候血浆胆固醇仅仅是略高于不肥胖的对照 Zucker 大鼠,但在 20 周龄时血浆胆固醇含量可升高至对照大鼠的 3.5 倍。在 20 周龄的 ZDF 大鼠模型上还可观察到肝脏甘油三酯含量的显著增加。此外,ZDF 鼠还可具有内皮功能障碍、收缩压的轻度改变、蛋白尿、肾小球纤维化和基底膜的增厚等病理表现,它的血清炎症因子如肿瘤坏死因子、白介素 1 等也高于对照大鼠。

【模型应用】

可用作血脂异常、脂肪肝、肥胖、糖尿病、肾病等疾病的动物模型。

3. Otsuka-Long-Evans-Tokushima-Fatty(OLETF)大鼠

【造模机制】

OLETF 大鼠常被用作人类糖尿病和肥胖的大鼠模型。在 OLETF 大鼠胰腺腺泡细胞上缺乏胆囊收缩素 -1(CCK-1)的受体,因此对 CCK 不敏感,表现出平均摄食量和摄食总量的显著增加。

【造模方法及特点】

研究者发现 8 周龄的 OLETF 鼠即出现了高甘油三酯血症,34 周后出现显著的肝脏甘油三酯的积聚(与对照鼠相比,肝脏甘油三酯含量增加 5 倍),但血浆胆固醇含量的增加不如甘油三酯明显(在 40 周后有轻度的血胆固醇含量的增加)。研究还表明 OLETF 鼠在断乳的时候,无论雌雄,体重都与同龄的对照大鼠类似,但在出生 20 周后,它的体重比对照鼠体重增加 30%~40%;且 OLETF 大鼠在 18 周龄之后表现出高血糖,24 周龄后出现葡萄糖耐量受损,40 周后表现出弥漫性肾小球硬化。此外,OLETF 大鼠还有心肌肥厚,左心室收缩和舒张功能障碍。

【模型应用】

可用作血脂异常、脂肪肝、肥胖、糖尿病、肾病、心肌病的动物模型。

4. Spontaneously Diabetic Torii(SDT)大鼠

【造模机制】

SDT大鼠是一种非肥胖性自发性糖尿病的大鼠模型

【造模方法及特点】

这种大鼠在表型上存在着性别差异:雄性大鼠比雌性大鼠出现糖尿病的发病时间早、发病率高、病死率也更高。雄性SDT大鼠即使在普通饮食喂养的条件下,也会在16周龄后出现葡萄糖耐量异常,25周龄后出现血糖升高、胰岛素含量降低,35周后出现高甘油三酯血症(血胆固醇含量正常)。组织病理改变的特征是:胰岛纤维化(25周龄),白内障(40周龄),纤维组织增生及牵引性视网膜脱落(70周龄)和眼球前房积血(77周龄)。

【模型应用】

可用作血脂异常、糖尿病、糖尿病眼病的动物模型。

5. 自发性高血压大鼠(spontaneously hypertensive rats,SHR)

【造模机制】

自发性高血压大鼠(SHR)是最广泛使用的人类高血压的遗传模型。

【造模方法及特点】

与喂养正常饲料的自发性高血压大鼠相比,高脂肪饮食喂养自发性高血压大鼠可以引起体重的增加、糖耐量异常、肾脏炎症和蛋白尿,血脂谱的变化特点为血浆游离脂肪酸的增加,总胆固醇含量、甘油三酯的含量则没有变化,高脂饮食喂养自发性高血压大鼠对收缩压也没有影响。

6. Nile grass rat(NGR)

【造模机制】

在实验室动物之外,人们发现某些野生动物(如尼罗河大鼠和沙鼠)在野外环境中并不具有血脂异常,但在人工喂养的情况下表现出血脂异常。

【造模方法及特点】

动物在喂以普通饲料(而不是高碳水化合物,高脂饮食)1年后,表现出明显的高血糖、高血脂、脂肪肝、腹腔脂肪沉积、高血压、高胰岛素血症。

(三) 兔

与大鼠和小鼠相比,兔的脂代谢与人类更加相似,肝脏脂蛋白具有相同的化学组成和成分(apoB100),是常用的血脂异常动物模型。

1. Watanabe Heritable Hyperlipidemic(WHHL)兔

见前述。

2. Kurosawa and Kusanagi hypercholesterolemic(KHC)兔

【造模机制】

KHC兔的LDL受体基因存在碱基的缺失,为常染色体隐性基因的突变。在2月龄出现主动脉粥样硬化,8月龄主动脉表面粥样硬化大幅增加,冠状动脉粥样硬化和黄疣发病率高。镜检可发现主动脉的脂质斑块和钙化斑块。

【造模方法】

KHC兔于1985年通过近亲交配获得。

【模型特点】

此品系的动物表现出持久的高胆固醇血症并有可遗传性。这个品系的兔具有反常的高胆固醇,高甘油三酯和高磷血症,与正常的日本白兔血清脂蛋白电泳结果比较,显示β脂蛋白条带明显加强加宽,α脂蛋白条带减弱。脂蛋白成分分析显示:LDL脂蛋白中,胆固醇,甘油三酯和磷脂增加;VLDL中胆固醇和磷脂增加;HDL中胆固醇和甘油三酯减少。

【模型应用】

KHC兔也是常用的血脂异常、动脉粥样硬化的动物模型,也用于对脂蛋白的氧化,抗氧化药物的研究。

3. St. Thomas' Mixed Hyperlipidaemic（SMHL）兔

【造模机制】

SMHL 兔的高脂血症主要与含有载脂蛋白 B 的脂蛋白的含量增加有关，在其灌注的肝脏中胆固醇，甘油三酯和 apoB 输出增加（WHHL rabbits 的高脂血症是由脂蛋白的清除缺陷引起）。

【造模方法】

当喂以低胆固醇饮食，SMHL 兔出现混合性高脂血症。

【模型特点】

与普通新西兰白兔相比，SMHL 兔血清中 VLDL，IDL 和 LDL 中的胆固醇含量增高，甘油三酯含量也增高，LDL 微粒及其受体正常。

【模型应用】

有研究者曾试图将 SMHL 兔发展为高甘油三酯血症模型，但甘油三酯都没有超过 300mg/dl，甚至在喂以高脂饮食的条件下，血清中的胆固醇和甘油三酯也通过复合机制分解了。所以 SMHL rabbit 不适合用来研究心血管疾病和动脉粥样硬化中甘油三酯的变化。这种动物模型主要用于家族性联合高脂血症的研究。

4. TGH and Postprandial Hypertriglyceridemia（PHT）兔

【造模方法】

Yamagata University 的科学家通过将 WHHL 兔和正常日本白兔杂交筛选出高遗传性甘油三酯模型（high hereditary triglyceridemia，TGH）和遗传性餐后高甘油三酯血症模型（hereditary postprandial hypertriglyceridemic，PHT）。

【模型特点】

TGH 显示出常染色体隐性遗传，血胆固醇含量为 1000~1500mg/dl，甘油三酯大于 500mg/dl，且常伴有黄疣和主动脉粥样硬化。

PHT 兔是由 TGH 和正常日本白兔的杂交二代建立起来的。餐后胆固醇 100~150mg/dl，甘油三酯 500~3000mg/dl，但禁食后与正常日本白兔相似（胆固醇 50~100mg/dl；甘油三酯 50~100mg/dl）。此外，此模型还有内脏脂质积聚，糖耐量受损，胰岛素抵抗和代谢综合征。

【模型应用】

TGH 和 PHT 兔常用来研究血脂异常，肥胖，糖耐量受损，胰岛素抵抗等。

（四）猪自发性血脂异常动物模型

【造模机制】

目前已有一些关于猪自发性血脂异常动物模型的报道：比如研究者发现有一种品系的猪存在 3 个脂蛋白相关基因的突变（突变基因命名为 Lpb5，Lpr1，Lpu1）。

【造模方法及特点】

这种猪即使是在低脂肪，不含胆固醇饮食的喂养下，也会发生显著的高胆固醇血症和动脉粥样硬化。它的粥样硬化病灶具有以下特点：在多种动脉中都可形成粥样硬化病变，包括冠状动脉、髂动脉、股动脉等；在 7 月龄的这种品系的猪的动脉中可观察到脂质条纹（动脉粥样硬化的早期病变），随着时间的推移病灶可以进一步发展，在 2 岁动物中就可观察到与人类相类似的动脉粥样硬化晚期病变和复杂病变，出现胆固醇结晶、泡沫细胞、坏死核心，增厚的平滑肌中膜以及纤维帽。值得注意的是，这些动物与人类家族性高胆固醇血症患者或 WHHL 兔不同，有正常的 LDL 受体活性。

（五）非人类灵长类自发性血脂异常动物模型

【造模机制】

非人灵长类动物由于和人类更加接近，其疾病模型能更好地模拟人类血脂异常的病理生理过程，因而受到研究者们的欢迎和重视。

【造模方法及特点】

目前，已经报道的自发性非人灵长类血脂异常动物模型主要有松鼠猴（*Saimiri sciureus*）、食蟹猴（*Macaca fascicularis*）、猕猴（*M. mulatta*）、苏拉维西猴（*M. nigra*）、树鼩（*Tupaia belangeri*）以及狒狒（*Papio hamadryas*)、黑猩猩(*Pan troglodytes*)台湾猕猴(*M. cyclopis*)、灰狒狒(*Mandrillus leucophaeus*)等。这些自发性的非灵长类的血脂异常模型的病理变化多见于中老年肥胖猴子,发病率较低,接近人群中血脂异常的自然发病率。具有高血压、高血糖、葡萄糖不耐受、胰腺细胞淀粉样变及胰岛功能受损、视网膜病变等特征;血脂异常主要表现为甘油三酯增高,血浆胆固醇可以增高或不增高。

【模型应用】

但使用这类模型也存在着一些局限性:比如发病率低、来源非常有限、费用很昂贵。

二、诱导性血脂异常动物模型

诱导性血脂异常动物模型(inducible dyslipidemic animal models)是指人为地使用各种方法干扰动物脂质代谢引起的血脂异常。

(一) 饮食诱导法

【造模机制】

使用高脂饲料、高糖饲料或高脂/高糖饲料等喂养动物一段时间后(模拟人类的营养过剩状态),诱发动物产生血脂异常。其主要造模机制是通过增加动物的热量摄入而产生高脂血症。

【造模方法】

1. 小鼠

(1) 高脂饮食诱导法:目前尚没有关于在动物饲料中低脂饮食和高脂饮食的准确界限,但一般认为普通饮食中少于10%的热量来自脂肪,而高脂饮食中含有30%~50%或50%以上的能量来自脂肪。研究还发现动物脂肪比植物性脂肪更有效地诱导血脂异常,因为它包含较多的饱和脂肪酸。饮食中蔗糖和果糖成分的加入也能加重血脂异常。

研究者可用于诱导小鼠血脂异常产生的高脂饲料配方有很多种,不同实验室也有自己的喜好。一方面,用于饮食诱导的高脂饲料可从专门的商业供应商订购。另一方面,国内也有研究者使用自已配制的高脂饲料也成功建立出了血脂异常模型(配方如下:玉米33.5%、鱼粉5.0%、棕榈油10.0%、黄豆16.7%、食盐0.8%、牛奶粉4.0%、小麦8.4%多维素0.8%、胆固醇2.0%、大米8.4%、生长素0.8%、胆酸钠0.4%、麦麸8.4%、土霉素0.8%)在第1周饲喂过渡期饲料,含普通和高脂饲料每天每只小鼠各2.0g,此后给予全高脂饲料,每天每只小鼠4.0g,直至小鼠26周龄,整个实验周期为16周。

(2) 高糖饮食诱导:果糖已成为人们饮食中普遍和重要的成分,而在饮食中果糖的主要来源是蔗糖,因此用于高糖饮食诱导模型中以果糖和蔗糖较为多用,如高果糖玉米糖浆等。果糖和蔗糖与循环中TG水平的升高紧密相关,含高果糖或蔗糖的纯化饮食能增加肝脏产生TG,并最终导致高甘油三酯血症。通常情况下,低脂饮食中含有约4%蔗糖和0.5%果糖。用高蔗糖饮食诱导引起高甘油三酯血症的模型中,按给予含有65%蔗糖(按重量计)饲料喂养,对照组给予含有65%的玉米淀粉(按重量计),血脂异常一般可以在两周内产生,而且蔗糖中的果糖成分主要是产生高甘油三酯血症,并没有导致体重增加过多。此外,对高果糖/蔗糖饮食诱导的反应还与小鼠种系有关,如C57BL/6小鼠相对容易产生改变。小鼠基因组在显示高果糖饮食引起TG水平改变上比大鼠和几个基因敲除模型更容易操纵。

(3) 高脂/高糖饮食诱导:无论是来源于动物或植物的高脂/高糖饮食都与人类的饮食更为接近。不同量和组合的高脂/高糖饮食诱导已被用于不同的研究中,常见使用的高糖是果糖和蔗糖,而高脂则因研究的不同而不同。在高蔗糖和高脂的不同组合中,蔗糖含量为10%~30%,而脂肪在这种饮食组中的含量变化为20%~40%。在高果糖和高脂的不同组合中,无论是饮食或饮用水,果糖的含量变化为10%~60%,而脂肪含量在20%和60%之间变化。

2. 大鼠

(1) 高脂饮食诱导:过去的实验研究大多是用高脂饲料喂养大鼠,但由于饲料中掺入了胆固醇、猪油等油腻的高脂物品,使饲料性质发生改变,有异味,动物易出现"厌食";而且不易于掌握精确的饲料用量。现国内有研究者用自制的高脂乳剂(10%胆固醇,20%猪油,2%胆酸钠和1%甲硫氧嘧啶),7天即可建立起大鼠血脂异常模型。

(2) 高糖饮食诱导:大鼠在高糖饮食诱导中采用的饮食成分和小鼠比例相似,也是以高果糖或高蔗糖饮食诱导建立血脂异常模型。高糖饲料是在基础饲料上添加20%蔗糖,使碳水化合物热量占76.5%,脂肪热量占7.0%,蛋白质热量占16.15%。如给予2月龄雄性Wistar大鼠高蔗糖饮食喂养,饲料配方中含蔗糖67%,喂养4周后,即可出现血浆中甘油三酯水平上升,得到血脂异常模型。

(3) 高脂/高糖饮食:与小鼠类似。

3. 兔

(1) 高脂饮食诱导(外源性血脂异常模型):高脂饲料中胆固醇含量达0.2%~2.0%,就可使家兔血浆中胆固醇浓度迅速升高;若用含有15%蛋黄粉,0.5%胆固醇,5%猪油的高脂饲料,喂养2个月也可诱导血脂异常的兔模型。

(2) 酪蛋白诱导(内源性血脂异常模型):给予大耳白家兔含有高含量酪蛋白的饲料(含25%酪蛋白,75%基础饲料),喂养2个月后血胆固醇水平升高达稳定状态。这种高脂血症的产生是由于酪蛋白的加入,促使肝脏合成胆固醇增加所导致,食物中胆固醇和脂肪含量并不增高,故也是一种内源性兔高脂血症模型。

4. 猪 Gottigen系小型猪在建立血脂异常模型中为首选,用1%~2%高脂食物饲喂6个月,其就可以出现甘油三酯水平的明显升高,从而得到血脂异常模型。用高胆固醇(4%w/w)饮食可在小型猪冠状动脉诱导血脂异常和严重的动脉粥样硬化病变。

5. 其他动物 用饮食诱导法建立血脂异常动物模型的种类还有鸟类、禽类、犬及非人类灵长类。

(1) 4~8周的莱克亨鸡,在饲料中加入1%~2%胆固醇或者15%蛋黄粉,再加上5%~10%的猪油,经过6~10周,其体内的甘油三酯及胆固醇水平就明显升高。

(2) 鸽子天然具有相对高的血浆胆固醇水平,大部分存在于HDL颗粒中(血浆胆固醇约70%由高密度脂蛋白运载),高胆固醇饮食则可引起更严重的高胆固醇血症,以VLDL和LDL为主。致动脉粥样硬化饮食(0.5%的胆固醇和10%的猪油)喂养鸽子后能使其使血浆总胆固醇水平达到2000mg/dl,是对照组的6倍。

(3) 中老年恒河猴在喂养含有0.25%胆固醇的高脂饲料3个月后,血胆固醇水平升高达稳定状态。喂养1年以上可以明显增加动脉粥样硬化斑块的形成(图9-4-5)。

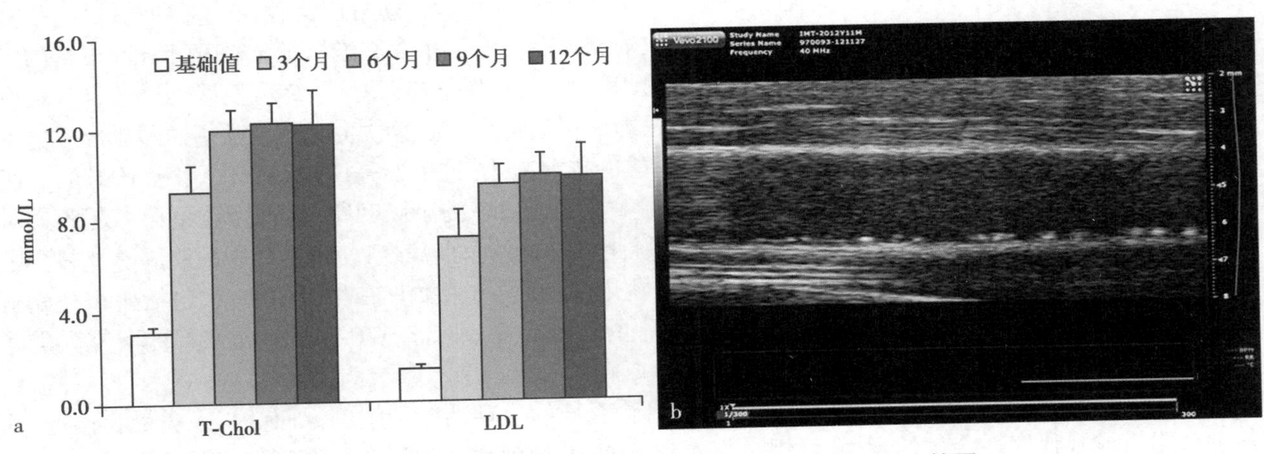

图9-4-5 高脂饮食诱导的恒河猴血脂异常和动脉粥样硬化斑块图

a. 血脂变化;b. 血管超声显示血管内皮斑块形成

【模型特点及应用】

在血脂异常造模方法中,饮食诱导法造模操作简便,动物自主采食,更接近正常的生活状态,几乎无刺激,且与人类血脂异常形成过程较为相似,但长期饲喂高脂或高糖饲料动物容易厌食,且造模周期较长,进食量也不易精确掌握,各指标的个体差异性也较大。

1. 小鼠 小鼠的血脂异常模型不仅具有清楚的遗传背景,繁殖力强,模型稳定,而且血脂水平与人类接近。但是小鼠和大鼠一样，血脂谱具有典型的低水平 TC 和 LDL-C 及高水平 HDL-C 的特点，这就使得它们即使是在高胆固醇饮食条件下仍然能够维持其正常胆固醇水平。因此为了能够强化正常大鼠和小鼠的血脂异常表型，通常给予高浓度胆固醇饮食中加入 0.25%~0.5% 胆酸（促进从肠道吸收脂肪和胆固醇），但是胆酸同时又有促进肝脏炎症、减少胆汁酸生成的作用，这些因素都应该纳入研究者的实验设计中进行综合考虑。现在人们已经能够通过基因工程的技术对鼠的基因组进行改造，从而得到更接近人类的动物模型和对血脂异常更加易感的模型；但即使是在这些转基因动物模型上，饮食因素仍然是影响或改变血脂异常表型的重要因素。

2. 大鼠　是目前国内研究人类脂质代谢使用最多的实验动物之一。其优点有易于饲养管理，抵抗力较强，采样方便，血量丰富，便于一次较多指标的检测，并且能够明显地反映出实验处理的影响，能够通过研究不同品系的差异来探讨血胆固醇的遗传控制。但是，在国外高血脂研究中，大鼠的使用呈逐渐减少的趋势，因为和小鼠一样，大鼠血清中高密度脂蛋白(high density lipoprotein，HDL)是血浆胆固醇的主要载体，对动脉粥样硬化形成不敏感。

3. 兔　兔是最早用于制造血脂异常模型的动物，具有成模速度快，重复性好，成本低等优点。与啮齿类动物相比，兔与人类更加相似，肝脏脂蛋白具有相同的化学组成（apoB100），而且它对外源性胆固醇的吸收率高，可达 75%~95%，对高血脂的清除能力低，只要给兔含胆固醇较高的饲料，不必附加其他因素，经 3~4 个月即可形成明显的血脂异常模型，而且与人体发生的病变相似，取血检查也较方便。

4. 猪　心血管系统在生理和解剖方面与人类较为相似，猪的血脂构成脂质代谢对高胆固醇饮食反应与人类很相似，使猪成为研究血脂异常的良好动物模型，但猪的动脉粥样硬化病变主要与氧化低密度脂蛋白相关，与血浆低密度脂蛋白含量关系不大，而且猪的饲养相对较为困难，成本较高，限制了其使用。

5. 猴　猴子无论从进化、基因组方面，还是心血管系统的生理功能和解剖方面都与人类最为接近，其各种血脂组成及代谢性疾病的发生、发展也与人类相似，使恒河猴成为研究心血管和代谢性疾病，尤其是药效学研究的最好动物模型。同时，猴子为杂食动物，容易接受高脂饮食。但猴子的饲养成本相对高，限制了其在生物医学研究领域的应用。

6. 鸽子　与人类不同，鸽子没有载脂蛋白 E 和载脂蛋白 B48，而且鸽子的胆汁酸吸收在近端肠管，而不是远端小肠。不同品系的鸽子对动脉粥样硬化的发生的敏感性也不同。比如白卡尔诺鸽（WC），在普通的谷物喂养的条件下，也可发生动脉粥样硬化，而且动脉粥样硬化病变通常广泛存在于多种动脉中，如胸主动脉、腹主动脉，头臂干，髂动脉，颈动脉，肾动脉，冠状动脉。病灶中含有泡沫细胞、胆固醇池、丰富的细胞外基质，晚期斑块可能还有钙化灶、含铁血黄素积累及新生血管形成，并且最终可发展为溃疡、出血、血栓形成、心肌梗死。另一方面，Show Racer（SR）鸽子即使在喂食高胆固醇饮食时其动脉粥样硬化形成也不明显。研究表明，WC 品种与 SR 品种相比，天然甾醇的排泄减少，这可能是两种鸽子中，饮食诱导的高胆固醇血症和动脉粥样硬化存在差异的原因。通过建立肠远端 1/3 的小肠旁路（这种旁路不会引起肠道对胆固醇和胆汁酸的排泄增加）能改善 WC 鸽子中动脉粥样硬化的早期病变，使得病灶中的胆固醇酯减少了 50%。除了脂质的代谢及病变的发展，在动脉粥样硬化中，鸽子与人类具有相似的特点，包括血小板黏附力增加，血栓形成，以及内皮细胞和血管平滑肌细胞的功能受损。因此，WC 鸽子也是最好的研究人类动脉粥样硬化的模型之一。

7. 猴　猴子无论从进化、基因组方面还是心血管系统的生理功能和解剖方面都与人类最为接近，其各种血脂组成及代谢性疾病的发生、发展也与人类相似，使恒河猴成为研究心血管和代谢性疾病，尤其是药效学研究的最好动物模型。同时，猴子为杂食动物，容易接受高脂饮食。但猴子的饲养成本相对高，限制了其在生物医学研究领域的应用。

（二）化学试剂诱导法

【造模机制】

使用化学试剂抑制动物代谢率或肝酶活性等，也能诱发动物血脂异常。

【造模方法】

1. 国内研究者使用 L- 蛋氨酸给 Wistar 雄性大鼠灌胃 8 周，引起动物血脂明显改变，形成内源性血脂异常动物模型。这种模型是因为L-蛋氨酸属生糖氨基酸，在体内代谢过程中进一步分解合成脂类及胆固醇，造成血脂升高。

2. 也有研究者在正常饮食的基础上给Wistar大鼠灌胃脂肪乳，配方为1%胆固醇、20%猪油、1%甲硫氧嘧啶(抑制甲状腺功能，使甲状腺功能减退，减缓胆固醇的氧化和排泄)，10天可形成血脂异常动物模型。

3. 给予雄性SD大鼠一次性腹腔注射75%蛋黄乳液后，2天后也可造模成功，且造模成功后的第5天，模型动物的血脂含量仍能维持在一个较高水平。

4. Bozoky等用泰洛沙泊350mg/kg给予Wistar大鼠腹腔注射后，发现20小时即可升高血脂。

【模型特点及应用】

使用化学试剂诱导血脂异常发生的方法由于与人类的发病机制差异性较大，目前也比较少用。

三、转基因血脂异常动物模型

【造模机制】

转基因血脂异常动物模型是研究者按照自己的意愿，利用转基因技术，将人类脂代谢的重要基因转移给动物过表达或敲除动物自身与脂代谢相关的重要基因，以获得的相应的血脂异常动物模型。此外，用Cre/LoxP系统与基因打靶技术相结合，可以得到组织或细胞特异性靶基因被敲除的动物模型。

【造模方法】

作为生物医学研究重要的实验动物模型，转基因动物模型在人类疾病动物模型的研究中已经成为了必不可缺的一部分。转基因动物模型分为过度表达外源性基因的过表达模型(overexpress)和利用同源重组原理使得动物原有的基因功能缺失的基因敲除模型(knockout)。目前，用于研究血脂异常的转基因动物模型的动物种类主要为小鼠、大鼠和兔和小型猪。具体造模方法，请参见本书转基因动物制作章节。

【模型特点与应用】

运用转基因过表达动物可以将人源性基因引入实验动物的基因组，使之与人类相似，有利于动物模型研究结果外推于人类；但是来源于人的外源蛋白在动物体内由于作用环境的差异，可能会造成功能的差异而导致没有出现相应的表型性，且需构建合适的载体，选择合适的动物种属。运用转基因基因敲除动物模型可以寻找和验证疾病相关基因和未知基因的功能，但是由于机体存在着复杂的代偿机制，也不可能完全地反映其作用。因此在研究过程中，应该认识到转基因动物的优缺点，合理运用它们来研究血脂异常及其他代谢性疾病的发病机制，以及筛选和研究新的防治药物作用靶点。

1. 小鼠　转基因小鼠是最常见的用于研究血脂异常的动物模型，因其相对较低的产生和使用成本，较高的繁殖率，遗传背景的清晰度较高等特点受到研究者们的青睐。

(1) 低密度脂蛋白受体敲除小鼠(low-density lipoprotein receptor-deficient mice，LDLR-/-mice)：既往研究证实人类的家族性高胆固醇血症(人类血脂异常中病理变化最严重的一种类型)是由于低密度脂蛋白受体LDLR基因的变异所引起的，因此，LDLR-/-小鼠也是第一个应用基因工程技术建立的血脂异常的小鼠动物模型。在普通饮食喂养的条件下，LDLR-/-小鼠血总胆固醇含量高于对照鼠，约为250mg/dl，以LDL增加为主，与人类血脂异常的血脂谱相类似，没有明显的动脉粥样硬化病变。在高脂肪/高胆固醇饮食(Western diet，含有21%脂肪和0.15%胆固醇)喂养的条件下，LDLR-/-小鼠表现出严重的血脂异常和动脉粥样硬化；在给予脂肪含量更高(>20%)的高脂饮食喂养后，这种小鼠还可出现肥胖和胰岛素抵抗。可用于血脂异常、动脉粥样硬化、胰岛素抵抗、肥胖的研究。

(2) 载脂蛋白E基因敲除小鼠(apoE-/-)：载脂蛋白E(apoE)是脂蛋白残粒上发现的一种载脂蛋白，apoE能作为配体被肝脏的多种受体所识别，与多种脂蛋白的肝脏清除相关。在人类，apoE蛋白缺乏或apoE基因的变异可导致以VLDL升高为主的血脂异常和较小年龄即出现动脉粥样硬化。因此apoE基因敲除小鼠也是常见的血脂异常的小鼠模型。与LDLR-/-小鼠不同，在普通饮食喂养的条件下，apoE-/-小鼠即表现出严重的血脂异常(血浆总胆固醇含量高于350mg/dl)，以VLDL的升高和HDL的降低为主，且伴有自发性的动脉粥样硬化；高脂饮食喂养apoE-/-小鼠则能进一步加重血脂异常和动脉粥样硬化的病变。关于 apoE-/- 小鼠是否对肥胖和糖尿病的发生易感的问题，目前不同的实验室结果并不一致，有些研究表明即使是在高脂饮食喂养的条件下，它们也不会出现肥胖或胰岛素抵抗，这些研究者认为这可能与 apoE 介导了脂肪细胞甘油三酯的储存有关，apoE 的缺乏将导致脂肪组织储脂功能障碍；有些研究则表明使用 60% 能量来源于脂肪的高脂饮食喂养 apoE-/- 小鼠 17 周能导致体重的增加和动脉粥样硬化病变的加剧，伴有葡萄糖耐量的异常和系统性炎症指标的上升。主要用于血脂异常、动脉粥样硬化的研究。

(3) Lepob/ob；LDLR-/- 小鼠，LepRdb/db；LDLR-/- 小鼠，Lepob/ob；apoE-/- 小鼠和 LepRdb/db；apoE-/- 小鼠：研究者还将 Lepob/ob 或 LepRdb/db 小鼠与 LDLR-/- 小鼠或 apoE-/- 小鼠杂交后得到了 Lepob/ob；LDLR-/- 小鼠，LepRdb/db；LDLR-/- 小鼠，Lepob/ob；apoE-/- 小鼠和 LepRdb/db；apoE-/- 小鼠。这些小鼠都表现出血脂异常、动脉粥样硬化、肥胖和胰岛素抵抗等。LepRdb/db；LDLR-/- 小鼠的血脂谱主要表现为高胆固醇血症，以 VLDL 和 LDL 升高为主；Lepob/ob；LDLR-/- 小鼠表现出以 VLDL 和 LDL 升高为主的高胆固醇血症，同时伴有高甘油三酯血症；Lepob/ob；apoE-/- 小鼠和 LepRdb/db；apoE-/- 小鼠的血脂异常更为明显，血浆总胆固醇绝大多数由 VLDL 构成，HDL 含量几乎为零，动脉粥样硬化的病变也更为显著。可用于血脂异常、动脉粥样硬化、肥胖、胰岛素抵抗、糖尿病的动物模型。

(4) LDLR 3KO 小鼠和 apoE 3KO 小鼠：有研究者将 Lepob/ob；LDLR-/- 小鼠或 Lepob/ob；apoE-/- 小鼠和只表达 apoB100 的小鼠杂交后得到了 LDLR 3KO 小鼠和 apoE 3KO 小鼠。这些小鼠都表现出肥胖（体重 >40g），高胰岛素血症（血清胰岛素含量 >30ng/ml），高血压（收缩压 >150mmHg）和血脂异常（血清总胆固醇含量 >750mg/dl，甘油三酯 >250mg/dl）；不同的是，Lepob/ob；apoE-/- 小鼠在 9~10 周后还会出现糖尿病的相关指征，Lepob/ob；LDLR-/- 小鼠则没有。可用于血脂异常，肥胖，高血压的动物模型。

(5) Ay/a；LDLR-/- 小鼠和 Ay/a；apoE-/- 小鼠：Ay/a 小鼠与 LDLR-/- 小鼠或 apoE-/- 小鼠杂交后产生 Ay/a；LDLR-/- 小鼠或 Ay/a；apoE-/- 小鼠。与 LDLR-/- 小鼠相比，Ay/a；LDLR-/- 小鼠表现出成年后的肥胖，血清胆固醇和甘油三酯含量也有轻度增加；在高脂饮食喂养的条件下，Ay/a；LDLR-/- 小鼠的肥胖，脂肪肝，血脂异常更为明显（与肝脏 TG 产生增加和 VLDL 清除减少有关）。有趣的是，Ay/a；apoE-/- 小鼠却对肥胖和脂肪肝不敏感，甚至还改善了胰岛素抵抗的情况，从而提示了 apoE 和 LDLR 的不同作用。可用于迟发性肥胖，脂肪肝和血脂异常的研究。

(6) Adiponectin/ACRP30 基因敲除小鼠（Adipo-/- 小鼠）：脂联素（Adiponectin）的降低与人类的代谢异常密切相关。Adiponectin/ACRP30 基因敲除小鼠在普通饮食喂养的条件下即表现出血浆 VLDL-TG 含量的增高；高脂 / 高糖饮食喂养 2 周后，血浆肿瘤坏死因子，血糖，胰岛素和游离脂肪酸含量可以进一步增高；32% 脂肪含量的高脂饮食喂养 10 周也可以增加血糖、血胰岛素和血浆甘油三酯含量；50% 脂肪含量的高脂饮食喂养后还可以诱发小鼠的肝脏脂肪变性；高盐饮食则可以诱导产生高血压。可用于血脂异常、糖尿病、脂肪肝、高血压的动物模型。

(7) A-ZIP/F-1：CCCAAT/ 增强子结合蛋白（C/EBP）α，β，δ 和 activator protein 1（AP-1）是脂肪分化中的重要的转录因子。A-ZIP/F-1 小鼠使用了 aP2 的一个增强子启动子使得 A-AIP/F 蛋白在脂肪细胞中过表达，从而抑制 B-ZIP 蛋白结合 C/EBP 和 AP-1 的能力和功能。成年的 A-ZIP/F-1 小鼠与同窝小鼠小鼠相比，体重增加，白色脂肪组织缺乏，棕色脂肪组织体积减少，血糖和血清胰岛素含量升高，具有脂肪肝（体重增加主要与肝脏脂肪大量沉积后重量增加有关），高血压以及血脂异常的表现。可用于脂肪代谢障碍、异位脂肪沉积（脂肪肝）、高血压、糖尿病、血脂异常等研究。

(8) ap2-SREBP-1c 转基因小鼠：固醇调节元件结合蛋白（sterol regulatory element binding proteins，SREBP）调节胆固醇和脂肪酸代谢的重要的转录因子。ap2-SREBP-1c 转基因小鼠是在脂肪组织中过表达了 SREBP-1c 基因，这种小鼠的脂肪因子含量非常低，体重减轻，伴有血浆甘油三酯含量增加，高血糖和高胰岛素血症，以及脂肪肝。可用于血脂异常、糖尿病、脂肪肝的研究。

(9) 人类 apo B100 转基因小鼠：人类 apo B100 转基因小鼠在普通饲料喂养的条件下没有明显的血脂异常和动脉粥样硬化出现，但在高脂饮食条件下可出现高胆固醇血症和严重的粥样硬化斑块（喂养 18 周后），随着高脂饮食喂养时间的延长（6 个月），粥样斑块可以进一步进展成为晚期斑块（类似于 apoE-/- 小鼠的粥样斑块的病变）出现坏死、胆固醇结晶、纤维帽等病理特征。

(10) HuBTg+/+;Ldlr-/- 小鼠:将人类 apo B100 转基因小鼠(HuBTg+/+)与 LDL-/- 小鼠杂交后可得到 HuBTg-/-;Ldlr-/- 小鼠。这种小鼠在普通饲料喂养的条件下即可出现严重的高胆固醇血症和动脉粥样硬化。虽然 HuBTg+/+Ldlr-/- 小鼠的动脉粥样硬化表现与 APOE-/- 小鼠很相类似,但是 HuBTg+/+;Ldlr-/- 小鼠的血浆中 LDL 包含了大部分的胆固醇,血脂异常也以 LDL 升高为主要表型,APOE-/- 小鼠则以 β-VLDL 升高为主。

(11) Apo E-Leiden 转基因小鼠:在这种小鼠中,人类的 apoE2 基因取代了小鼠的 apoE 基因。给予 Apo E-Leiden 转基因小鼠高脂 / 高胆固醇饮食可以诱导显著类似的人类的Ⅲ型高脂血症,血浆甘油三酯和胆固醇含量均增高,以乳糜微粒残粒和 VLDL 残粒水平增加为主,LDL 含量有所降低。同时高脂 / 高胆固醇饮食还可诱导 Apo E-Leiden 转基因小鼠的动脉粥样硬化发生。

(12) 过表达载脂蛋白 C-Ⅲ小鼠:与高甘油三酯血症和动脉粥样硬化的发生相关。

2. 大鼠

(1) Dahl salt-sensitive hypertensive CETP 转基因大鼠:研究者在多基因遗传性高血压大鼠中过表达人胆固醇酯转运蛋白,从而得到了一种血脂异常的动物模型。用普通大鼠饲料喂养这种大鼠,就可表现出年龄相关的严重混合型高脂血症,动脉粥样硬化病变,心肌梗死和生存率下降。雄性大鼠与雌性大鼠相比,具有更严重的高胆固醇血症,高甘油三酯血症,冠状动脉斑块和更差的生存结果。

(2) SREBP-1a 转基因大鼠:研究者将人的 SREBP-1a 基因过表达在自发性高血压大鼠上,得到了一种 SREBP-1a 的转基因大鼠。与对照自发性高血压大鼠相比,转基因大鼠出现了显著的体重降低,脂肪组织减少,骨骼肌糖利用减少,肝脏脂肪变性,高血糖,高胰岛素血症和高甘油三酯血症,可以用作血脂异常、脂肪肝、糖尿病的动物模型。

3. 兔　与鼠类相比,兔和人类在脂蛋白代谢方面的相似度更高,如肝脏合成载脂蛋白 B100,血浆 CETP 活性较高和饮食中胆固醇的吸收率较高。但与人类不同的是,兔缺乏肝脂酶缺乏,并且没有人载脂蛋白 A-Ⅱ的类似物。

目前已有一些血脂异常的转基因兔动物模型:如人载脂蛋白 B100 转基因的新西兰白兔,其血浆总胆固醇和甘油三酯的含量升高(2~3 倍)伴有高密度脂蛋白胆固醇含量降低;载脂蛋白 E2 转基因兔也会发生类似人类Ⅲ型高脂蛋白血症的表现和严重的动脉粥样硬化(雄性比雌性兔显著)。可用于血脂异常及动脉粥样硬化的研究。

4. 小型猪　小型猪的生理学和解剖结构与人类相似性较高,因此近年来研究者也逐渐研发了一些小型猪的转基因动物模型用于血脂异常的研究。如:过表达人载脂蛋白 C-Ⅲ的小型猪,这种转基因猪在普通饮食喂养的条件下,血浆甘油三酯含量可升高至正常对照组的 2~3 倍,脂蛋白脂酶活性则下降,血胆固醇含量则没有明显差异。可用于血脂异常的研究。

(赵蕾　陈压西)

参考文献

[1] Cottin Y, Kollum M, Kolodgie FD, et al. Intravascular radiation accelerates atherosclerotic lesion formation of hyperc-holesterolemic rabbits[J]. Cardiovasc Radlat Med, 2001, 2(4):231-240.

[2] George S, Abela, Fried L, et al. Triggering of plaque disruption and arterial thrombosis in an atherosclerotic rabbit model[J]. Circulation, 1995, 91:776-784.

[3] Hofmann SL, Russell Dw. Overexpression of low density lipoprotein (LDL) receptor eliminates LDL from plasma in transgenic mice[J]. Science, 1988, 239(4845):1277-1281.

[4] Sheu JR, Wu CH, Chen YC, et al. Mechanisms in the inhibition of neointimal hyperplasis with triflavin in a rat model of balloon angioplasty[J]. J Lab Clin Med, 2001, 137(4):270-278.

[5] Moghadasian MH, Frohlich JJ, McManus FB. Advances in experimental dyslipidemia and atherosclerosis[J]. Lab Invest, 2001, 81(9):1173-1183.

[6] Moghadasian MH. Experimental atherosclerosis, a historical overview[J]. Life Sciences, 2002, 11, 70(8):855-865.

[7] Schneider JE, Berk BC, Gravanis MB, et al. Probucol decreases neoinfimal formation in a swine model of coronary artery balloon

injury: A possible role for antioxidants in restenosis [J]. Circulation, 1993, 88: 628-637.
[8] Steven RL, Donald JP, Ren M, et al. Heistad supplementation of atherogenic diet With B vitamins does not prevent athemsclerosis or vascular dysfunction in monkeys [J]. Circulation, 2001, 103: 1006-1011.
[9] Plump AS, Smith JD. Severe hypereholes lerolemin and atheroselerosis in apolipoprotein E-deficient mice erealed by homologous recombination in ES cells [J]. Cell, 1992, 71: 3431.
[10] 张勇,娄桂予,钱民章 . 建立兔高脂血症模型及动脉粥样硬化斑块的方法[J]. 遵义医学院学报, 2001, 24 (4): 304-306.
[11] 王园园,龙民慧,邹民吉,等 . 大鼠动脉粥样硬化动物模型的建立和评价[J]. 中国实验动物学报, 2008, 12 (6): 422-423.
[12] 张红敏,陈世伟,谢春光,等 . 参芪复方对 GK 大鼠炎症标志物的影响及机理探讨[J]. 中国中药杂志, 2006, 31: 1272-1276.
[13] 刘恒方,黄晓松,刘尊敬,等 . 颈动脉狭窄动物模型制作的研究进展[J]. 国际神经病学神经外科学杂志, 2006, 33: 62-65.
[14] 孙璐,黄水清 . 动脉粥样硬化动物模型与中医证候相关性研究[J]. 现代中西医结合杂志, 2009, 18 (3): 337-338.
[15] 李迎新,黄霖 . 动脉粥样硬化动物模型制作方法的介绍[J]. 中国比较医学杂志, 2008, 18 (3): 70-72.
[16] 张军平,许颖智,李良军,等 . 实验性动脉粥样硬化模型复合建模的方法及评价[J]. 中国比较医学杂志, 2009, 19 (1): 41-45.
[17] 苟云久,赵静,杨永珠 . 微创股动脉粥样硬化闭塞症家兔模型的建立[J]. 兰州大学学报(医学版), 2009, 35 (1): 11-13.
[18] 方顺淼,张清华,蒋知新 . 液氮冻伤术建立动脉粥样硬化破裂斑块及血栓模型[J]. 中国比较医学杂志, 2009, 19 (3): 20-24.
[19] 田卉,李丽燕,马建慧,等 . 鹌鹑实验性动脉粥样硬化治疗模型的建立[J]. 石河子大学学报, 2005, 23: 427-429.
[20] 吴宗贵,杨军珂,郭延松,等 . 鼠动脉粥样硬化模型的建立[J]. 中国动脉硬化杂志, 2003, 11: 84-86.
[21] 陈华 . 小型猪动脉粥样硬化模型[J]. 中国实验动物学报, 2008, 16 (5): 376-380.
[22] Arturo G, Touchard, Robert S. Schwartz. Preclinical restenosis models-challenges and successes [J]. Toxicologic Pathology, 2006, 34: 11-18.
[23] Arnolda LF, Llewellyn-Smith IJ, Minson JB. Animal models of heart failure [J]. Aust NZ J Med, 1999, 29 (3): 403-409.
[24] Belgin Unal S C A J. Coronary heart disease policy models-a systematic review [J]. BMC Public Health, 2006, 6: 212-213.
[25] William M, Yarbrough A F G S. Large animal models of congestive heart failure a critical step in translating basic observations into clinical applications [J]. J Nucl Cardiol, 2003, 10: 77-86.
[26] Kazuaki Ishihara M R Z M, Carabello B A. Left ventricular hypertrophy in a canine model of reversible pressure overload [J]. Cardiovascular Research, 1992, 26: 580-585.
[27] Silva GV, Litovsky S, Assad J A, et al. Mesenchymal stem cells differentiate into an endothelial phenotype, enhance vascular density, and improve heart function in a canine chronic ischemia model. [J]. Circulation, 2005, 111 (2): 150-156.
[28] Nishida T, Shimokawa H, Oi K, et al. Extracorporeal cardiac shock wave therapy markedly ameliorates ischemia-induced myocardial dysfunction in pigs in vivo [J]. Circulation, 2004, 110 (19): 3055-3061.
[29] Roesner JP, Petzelbauer P, Koch A, et al. The fibrin-derived peptide Bbeta15-42 is cardioprotective in a pig model of myocardial ischemia-reperfusion injury [J]. Crit Care Med, 2007, 35 (7): 1730-1735.
[30] 杨跃进,赵京林,荆志成,等 . 中药通心络对猪急性心肌梗死再灌注后无再流的影响[J]. 中华医学杂志, 2005, 85 (13): 883-888.
[31] 张万春,方纬,王学斌,等 . 新型心肌灌注显像剂[^{99m}Tc(N)(PNP5)(DBODC)]$^+$ 在犬急性心肌缺血模型中的显像研究[J]. 中华心血管病杂志, 2007, 35 (10): 949-955.
[32] Powers S K, Quindry J, Kavazis A N. Exercise-induced cardioprotection against myocardial ischemia-reperfusion injury [J]. Free Radic Biol Med, 2008, 44 (2): 193-201.
[33] Yarbrough WM, Spinale FG. Large animal models of congestive heart failure a critical step in translating basic observations into clinical applications [J]. J Nucl Cardiol, 2003, 10: 77-86.
[34] Klocke R, Tian W, Kuhlmann MT, et al. Surgical animal models of heart failure related to coronary heart disease [J]. Cardiovascular Research, 2007, 74 (1): 29-38.
[35] Zhong-jie SUN, Zhong-e ZHANG. Historic perspectives and recent advances in major animal models of hypertension [J]. Acta Pharmacologica Sinica, 2005, 26 (3): 295-301.
[36] Badyal DK, Lata H, Dadhich AP. Animal models of hypertension [J]. Indian J Pharmacol, 2003, 35: 349-356.
[37] Takahashi N, Smithies O. Human genetics, animal models and computer simulations for studying hypertension [J]. Trends Genet, 2004, 20: 136-145.
[38] 王东,蒋湘莲,聂亚雄 . 高血压大鼠模型的研究进展[J]. 中国动脉硬化杂志, 2006, 14 (3): 271-273, 276.
[39] Cao Y, Stafforini DM, Zimmerman GA. Expression of plasma platelet-activating factor acetylhydrolase is transcriptionally regulate by mediators of inflammation [J]. J Biol Chem, 273 (7): 4012-4020.

[40] Alan R, Olzinskia, Tara A, et al. Hypertensive target organ damage is attenuated by a p38 MAPK inhibitor: Role of systemic blood pressure and endothelial protection [J]. Cardiovascular Research, 2005, 66: 170-178.
[41] 王秀卿,高贞,郭红,等. 慢性应激性高血压动物模型的建立[J]. 白求恩军医学院学报, 2003, 1(4): 202-203.
[42] 张颖,王生,何丽华. 反复低温暴露对大鼠血压影响机制的研究[J]. 环境与职业医学, 2005, 22(4): 333-334.
[43] Fregly MJ, Kikra DC, Threatte RM. Development of hypertension in rats during chronic exposure to cold [J]. J Appl Phsiol, 1989, 66: 741-749.
[44] 陈亮波,谢芳,洪小苏. Bosentan 对 DOCA- 盐敏感型高血压大鼠血管重构的影响[J]. 苏州大学学报(医学版), 2003, 23(2): 149-151.
[45] 李白英,孔繁聚,周建华,等. 肾静脉缩窄对肾血管性高血压大鼠血压的影响[J]. 山东医科大学学报, 1994, 32(3): 188-190.
[46] 杨宁,胡立斌,张中中,等. 肾血管性高血压动物模型建立及指标监测[J]. 介入放射学杂志, 2002, 11(2): 117-119.
[47] Sigmon DH, Beierwaltes WH. Endothelium derived constricting factor in renovascular hypertension [J]. Hypertension, 1995, 25: 803.
[48] 曾进胜,黄如训. 易卒中肾血管性高血压大鼠模型及应用[J]. 中山医科大学学报, 1996, 17(4): 241-244.
[49] Doering CW, Janicki JS, Pick R, et al. Collagen network remodeling and diastolic stiffness of the rat left ventricle with pressure overload hypertrophy [J]. Cardiovasc Res, 1988, 22: 686-695.
[50] 杨涛,张伟,张雷. 大鼠腹主动脉缩窄模型的制备及其效果的探讨[J]. 中国老年学杂志, 2009, 29(1): 24-26.
[51] 倪量,王硕仁,赵明镜,等. 腹主动脉部分缩窄大鼠模型的心肌肥厚特点[J]. 中国比较医学杂志, 2007, 17(4): 214-218.
[52] 曾昭华, Robert MK, 罗碧辉,等. 一种新的高盐致高血压动物模型及其血管重构改变[J]. 中国临床药理学与治疗学, 2005, 10(1): 24-28.
[53] 韩宝亭,于洪波,陈祥鸿. 氧化镁对蔗糖诱导的高血压大鼠血压及胰岛素水平的影响[J]. 潍坊医学院学报, 2002, 24(2): 107-109.
[54] Monnet E, Chachques JC. Animal Models of Heart Failure: What Is New [J]? Ann Thorac Surg, 2005, 79(4): 1445-1453.
[55] Wu W, Wang H, Tang Y, et al. Application of Quantitative Tissue Velocity Imaging to Evaluate Left Ventricular Early Diastolic Dysfunction in Dogs With Heart Failure Due to Rapid Ventricular Pacing [J]. J Am Soc Echocardiogr, 2008, 21(11): 1269-1276.
[56] Monnet E, Orton EC, Salman M, et al. Idiopathic dilated cardiomyopathy in dogs: survival and prognostic indicators [J]. J Vet Intern Med, 1995, 9: 12-17.
[57] 梁岩,朱俊,杨艳敏,等. 盐酸关附甲素在五指山小型猪心肌梗死后慢性心功能异常模型中的电生理学作用[J]. 中国心脏起搏与心电生理杂志, 2007, 21: 251-255.
[58] Tidholm A, Haggstrom J, Hansson K. Effects of dilatedcardiomyopathy on the renin-angiotensin-aldosterone system, atrial natriuretic peptide activity, and thyroid hormone concentrations in dogs [J]. Am J Vet Res, 2001, 62: 961-967.
[59] Pierre L. Page, Vance J. Plumb, Ken Okumura, et al. A new animal model of atrial flutter [J]. J Am Coll Cardiol, 1986, 8: 872-879.
[60] Arnolda LF, Llewellyn-Smith IJ, Minson JB. Animal models of heart failure [J]. Aust N Z J Med, 1999, 29(3): 403-409.
[61] Robert L Hamlin. Animal models of ventricular arrhythmias [J]. Pharmacology & Therapeutics, 2007, 113: 276-295.
[62] Janse MJ, Vermeulen JT, Opthof T, et al. Arrhythmogenesis in heart failure [J]. Cardiovasc Electrophysiol, 2001, 12(4): 496-499.
[63] 王曼,朱俊,杨艳敏,等. 盐酸关附甲素在犬迷走神经性心房颤动模型中的作用[J]. 中国心脏起搏与心电生理杂志, 2008, 22(2): 148-152.
[64] Joseph B. Morton, Melissa J. Byrne, John M. Power, et al. Electrical Remodeling of the Atrium in an Anatomic Model of Atrial Flutter [J]. Circulation, 2002, 105: 258-264.
[65] 梁兆光,姜玉萍,刘和平,等. 低通气量犬心房颤动模型的建立[J]. 中国心脏起搏与心电生理杂志, 1998, 12(3): 132-133.
[66] 杨曙光,王思让,王玉堂,等. 犬无菌性心包炎心房颤动模型的建立[J]. 中国心脏起搏与心电生理杂志, 1998, 12(3): 149.
[67] Schoels W, Gough W B, Restivo M, et al. Circus movement atrial flutter in the canine sterile pericarditis model. Activation patterns during initiation, termination, and sustained reentry in vivo [J]. Circ Res, 1990, 67(1): 35-50.
[68] Leak L V, Ferrans VJ, Cohen SR, et al. Animal model of acute pericarditis and its progression to pericardial fibrosis and adhesions: ultrastructural studies [J]. Am J Anat, 1987, 180(4): 373-390.
[69] 朱大江,褚先秋,都定元,等. 不开胸制备兔缩窄性心包炎模型[J]. 贵州医药, 1995, 19(4): 197-198.
[70] 朱大江,褚先秋,余舰,等. 兔缩窄性心包炎动物模型的制作及病理学观察[J]. 遵义医学院学报, 1996, 19(1): 18-19.
[71] 单兆亮,王玉堂,时向民,等. 持续性心房颤动山羊模型的心房单极电极标测[J]. 中国心脏起搏与心电生理杂志, 2002, 16(2): 212-215.

[72] Ikeda Y, Ross JJ. Models of dilated cardiomyopathy in the mouse and the hamster [J]. Curr Opin Cardiol, 2000, 15: 197-201.
[73] 张艳荣，张连峰，杨志伟. 高血压实验动物模型[J]. 中华高血压杂志，2008，16(3)：205-207.
[74] Barker DJ. A new model for the origins of chronic disease [J]. Med Health Care Philos, 2001, 4(1): 31-35.
[75] Westrick RJ, Winn ME, Eitzman DT. Eitzman.Murine Models of Vascular Thrombosis [J].Arterioscler Thromb Vasc Biol, 2007, 27(10): 2079-2093.
[76] Sachs UJ, Nieswandt B.In Vivo Thrombus Formation in Murine Models [J].Circ Res, 2007, 100(7): 979-991.
[77] Badimon L.Atherosclerosis and thrombosis: lessons from animal models [J]. Thromb Haemost, 2001, 86: 356-365.
[78] 张浩. 血栓形成动物模型研究进展[J]. 浙江中西医结合杂志，2007，17(4)：264.
[79] 刘瑜，董小黎. 血栓动物模型的建立[J]. 首都医科大学学报，2002，23(3)：277-280.
[80] 任开环，吕莉，韩国柱. 血栓形成动物模型的研究概况[J]. 医药导报，2005，24(6)：505-507.
[81] 刘建勋，尚晓泓. 重组葡激酶对中国实验小型猪冠脉血栓作用的研究[J]. 中国药理学报：英文版，2002，23(6)：509-515.
[82] 王学峰，王鸿利. 超低剂量阿司匹林促大鼠血栓形成作用的研究[J]. 中华血液学杂志，1996，17(9)：469-471.
[83] Kurz KD, Main BW, Sandusky GE. Rat model of arterial thrombosis induced by ferric chloride [J]. Thromb Res, 1990, 60(4): 269-280.
[84] 唐映红，梁燕，杨静，等 .$FeCl_3$ 诱导的大鼠颈总动脉血栓模型血浆 TXA_2、PGI_2、抗凝和纤溶活性的变化[J]. 中国药理学通报，2006，22(11)：1353-1356.
[85] 谷宏越，李艳波，黄永麟，等. 犬冠状动脉血栓形成模型的实验研究[J]. 哈尔滨医科大学学报，1995，29(3)：238-239.
[86] 焦波，程艳娜，张世玲，等. 单甘酯抗血栓形成作用研究[J]. 中国海洋药物杂志，2006，5(4)：26-29.
[87] Wilson CA, Hatchell DL. Photodynamic retinal vascular thrombosis.Rate and duration of vascular occlusion [J]. Invest Ophthalmol Vis Sci, 1991, 32: 2357-2365.
[88] 龚平，王菊梅，王朝晖. 不稳定斑块破裂血栓形成的动物模型概况[J]. 国外医学·心血管疾病分册，2004，31(1)：35-37.
[89] 黄广勇，谢忠忱，李春海，等. 阿司匹林对小型猪动脉粥样硬化的影响[J]. 中国动脉硬化杂志，2007，15(8)：603-605.
[90] Shen YT, Rossi F, Vatner SF. Nonhuman primate models for cardiovascular research//Daniel Acosta Jr. Cardiovascular Toxicology, 4th ed. New York: Informa Healthcare, 2008: 133-152.
[91] Shen YT, Wiedman RT, Greenland BD, et al.Combined effects of angiotensin converting enzyme inhibition and angiotensin II receptor antagonism in conscious pigs with congestive heart failure [J]. Cardiovascu Res, 1998, 39: 413-422.
[92] Shen YT, Lynch JJ, Shannon RP, et al.A novel heart failure model induced by sequential coronary artery occlusions and tachycardiac stress in awake pigs [J]. Am J Physiol, 1999, 277: H388-H398.
[93] Park M, Shen YT, Gaussin V, et al. Apoptosis predominates in nonmyocytes in heart failure [J]. Am J Physiol Heart Circ Physiol, 2009, 297: H785-H791.
[94] Liu JL, Pliquett RU, Brewer E, et al.Chronic endothelin-1 blockade reduces sympathetic nerve activity in rabbits with heart failure [J]. Am J Physiol Regulatory Integrative Comp Physiol, 2001, 280: R1906-R1913.
[95] Moe GW, Stopps TP, Howard RJ, et al. Early recovery from heart failure: insight into the pathogenesis of experimental chronic pacing-induced heart failure [J]. J Lab Clin Med, 1988, 112: 426-432.
[96] Larosa G, Armstrong PW, Seeman P, et al. beta adrenoceptor recovery after heart failure in the dog [J]. Cardiovasc Res, 1993, 27: 489-493.
[97] 毕秀萍，张薇. 代谢综合征动物实验模型的研究进展[J]. 中国动脉硬化杂志，2006，14(11)：1007-1009.
[98] 李宏睿，孙文夏，潘杰. 瘦素功能研究进展[J].Chin J Arterioscler, 2004, 12(1): 108-112.
[99] 责晓明，蔡威，吴圣楣. 肥胖发病机制研究的新进展[J]. 实用儿科临床杂志，1999，14(6)：365-366.
[100] Rink TJ, Genetics. In search of a satiety factor [J].Nature, 1994, 372: 406-407.
[101] Coleman DI.Obese and diabetes: two mutant genes causing diabetes-obesity syndromes in mice [J]. Diabetoiogia, 1978: 1414-1482.
[102] Tartaglia LA. The leptin receptor [J]. J Biol Chem, 1997, 272: 6093-6096.
[103] Chen H, Charlat O, Tartaglia LA, et al.Evidence that the diabetes gene encodes the leptin receptor: Identification of a mutation in the leptin receptor gene in db/db mice [J]. Cell, 1996, 84: 491-495.
[104] Saini KS, Thompson C, Winterford CM, et al. Streptozotocin at low doses induces apoptosis and at high doses causes necrosis in a murine pancreatic beta cell line, INS-1 [J]. Biochem Mol Biol Int, 1996, 39(6): 1229-1236.
[105] Kirsch R, Clarkson V, Shephard EG, et al. Rodent nutritional Model of non-alcoholic steatohepatitis: species, strain and sex difference studies [J]. J Gastroenterol Hepatol, 2003, 18: 1272-1282.
[106] Taketomi S, Tsuda M, Matsuo T, et al. Alterations of hepatic enzyme activities in KK and yellow KK mice with various diabetic states [J]. Hormone Metab Res, 1973, 5: 333-339.

[107] Adachi Y, Yoshikawa Y, Yoshida J, et al. Improvement of diabetes, obesity and hypertension in type 2 diabetic KKAy mice by bis (allixinato)oxovanadium (Ⅳ) complex [J]. Biophys Res Commun, 2006, 345: 945-950.
[108] Staats J.Standardized nomenclature for inbred strains of mice. Third listing [J]. Cancer Res, 1985, 45 (3): 945-977.
[109] Yasuda K, Nishikawa W, Iwanaka N, et al. Abnormality in fibre type distribution of soleus and plantaris muscles in non-obese diabetic Goto-Kakizaki rats [J]. Clin Exp Pharmacol P, 2002, 29 (11): 1001-1008.
[110] Picarel BF.Impaired insulin secretion and excessive hepatic glucose production are both early events in the diabetic GK rat[J]. Am J Physiol, 1996, 271 (4 pt 1): E 755-760.
[111] Gupte S, Labinskyy N, Gupte R, et al. Role of NAD (P)H oxidase in superoxide generation and endothelial dysfunction in Goto-Kakizaki (GK)rats as a model of nonobese NIDDM [J]. PLoS ONE, 2010, 5 (7): e11800. doi: 10.1371/journal.pone.0011800.
[112] Louhelainen M, Vahtola E, Forsten H, et al. Forsten et al. Oral lev-osimendan prevents postinfarct heart failure and cardiac remodeling in diabetic Goto-Kakizaki rats [J]. J Hypertens, 2009, 27 (10): 2094-2107.
[113] Schrijvers BF, De Vriese AS, Van de Voorde J, et al. Long-term renal changes in the Goto-Kakizaki rat, a model of lean type 2 diabetes [J]. Nephrol Dial Transpl, 2004, 19 (5): 1092-1097.
[114] Zucker LM. Fatty, a new mutation in the rat[J]. J Hered, 1961, 52: 257.
[115] Scarda A, Franzin C, Milan G, et al. Increased adipogenic conversion of muscle satellite cells in obese Zucker rats [J]. Int J Obesity, 2010, 34 (8): 1319-1327.
[116] van den Brom CE, Huisman MC, Vlasblom R, et al. Altered myocardial substrate metabolism is associated with myocardial dysfunction in early diabetic cardiomyopathy in rats: studies using positron emission tomography [J]. Cardiovasc Diabetol, 2009, 8: 39.
[117] Sparks JD, Phung TL, Bolognino M, et al. Lipoprotein alterations in 10-and 20-week-old Zucker diabetic fatty rats: Hyperinsulinemic versus insulinopenic hyperglycemia [J]. Metabolism, 1998, 47 (11): 1315-1324.
[118] Xu KZ, Zhu C, Kim MS, et al. Pomegranate flower ameliorates fatty liver in an animal model of type 2 diabetes and obesity[J]. J Ethnopharmacol, 2009, 123 (2): 280-287.
[119] Mizuno M, Sada T, Kato M, et al. Renoprotective effects of blockade of angiotensin II AT1 receptors in an animal model of type 2 diabetes [J]. Hypertens Res, 2002, 25 (2): 271-278.
[120] Shima K, Zhu M, Mizuno A. Pathoetiology and prevention of NIDDM lessons from the OLETF rat [J]. J Med Invest, 1999, 46 (3-4): 121-129.
[121] Moran TH, Hyperphagia SBi. Hyperphagiaand obesity in OLETF rats lacking CCK-1 receptors [J]. Philos Trans R Soc Lond B Biol Sci, 2006, 361 (1471): 1211-1218.
[122] Antin J, J Gibbs, J Holt, et al. Cholecystokinin elicits the complete behavioral sequence of satiety in rats [J]. J Comp Physiol Psychol, 1975, 89 (7): 784-790.
[123] Shimizu M, Tanabe S, Morimatsu F, et al. Consumption of pork-liver protein hydrolysate reduces body fat in Otsuka Long-Evans Tokushima Fatty rats by suppressing hepatic lipogenesis [J]. Biosci Biotech Bioch, 2006, 70 (1): 112-118.
[124] Kawano K, Hirashima T, Mori S, et al. OLETF (Otsuka Long-Evans Tokushima fatty) rat: a new NIDDM rat strain [J]. Diabetes Res Clin Pr, 1994, 24 (supplement): S317-S320.
[125] Karakikes I, Kim M, Hadri L, et al. Gene remodeling in type 2 diabetic cardiomyopathy and its phenotypic rescue with SERCA2a [J].PLoS ONE, 2009, 4 (7): e6474.
[126] Shinohara M, Masuyama T, Shoda T, et al. A new spontaneously diabetic non-obese Torii rat strain with severe ocular complications [J]. Int J Exp Diabetes Res, 2000, 1 (2): 89-100.
[127] Morinaga H, Yamamoto H, Sakata K, et al. Characterization of hepatic glucose metabolism disorder with the progress of diabetes in male Spontaneously Diabetic Torii rats [J]. J Vet Med Sci, 2008, 70 (11): 1239-1245.
[128] Doggrell SA, Brown L.Rat models of hypertension, cardiac hypertrophy and failure [J]. Cardiovasc Res, 1998, 39 (1): 89-105.
[129] Chung S, Park C W, Shin SJ, et al. Tempol or candesartan prevents high-fat diet-induced hypertension and renal dam-age in spontaneously hypertensive rats [J]. Nephrol Dial Transpl, 2010, 25 (2): 389-399.
[130] Knight SF, Yuan J, Roy S, et al. Simvastatin and tempol protect against endothelial dysfunction and renal injury in a model of obesity and hypertension [J]. Am J Physiol, 2010, 298 (1): F86-F94.
[131] Shin SJ, Lim J H, Chung S, et al. Peroxisome proliferator-activated receptor-α activator fenofibrate prevents high-fat diet-induced renal lipotoxicity in spontaneously hyperten-sive rats [J]. Hypertens Res, 2009, 32 (10): 835-845.
[132] Noda K, Melhorn MI, Zandi S, et al. An animal model of spontaneous metabolic syndrome: nile grass rat [J]. FASEB Journal, 2010, 24 (7): 2443-2453.
[133] Chaabo F, Pronczuk A, Maslova E, et al. Nutritional correlates and dynamics of diabetes in the Nile rat (Arvicanthis niloticus):

a novel model for diet-induced type 2 diabetes and the metabolic syndrome [J]. Nutr Metab (Lond), 2010, 15 (7): 29.

[134] Watanabe Y. Serial inbreeding of rabbits with hereditary hyperlipidemia (WHHL-rabbit) [J]. Atherosclerosis, 1980, 36 (2): 261-268.

[135] Kita T, Brown MS, Watanabe Y, et al. Deficiency of low density lipoprotein receptors in liver and adrenal gland of the WHHL rabbit, an animal model of familial hypercholesterolemia [J]. Proc Natl Acad Sci, 1981, 78 (4): 2268-2272.

[136] Kobayashi T, Ito T, Shiomi M. Roles of the WHHL Rabbit in Translational Research on Hypercholesterolemia and Cardiovascular Diseases [J]. J Biomed Biotechnol, 2011: 406-473.

[137] Kurosawa T, Kusanagi M, Yamasaki Y, et al. New mutant rabbit strain with hypercholesterolemia and atherosclerotic lesions produced by serial inbreeding [J]. Lab Anim Sci, 1995, 45 (4): 385-392.

[138] Seddon AM, Woolf N, La Ville A, et al. Hereditary hyperlipidemia and atherosclerosis in the rabbit due to overproduction of lipoproteins. II. Preliminary report of arterial pathology [J]. Arteriosclerosis, 1987, 7 (2): 113-124.

[139] La Ville A, Turner PR, Pittilo RM, et al. Hereditary hyperlipidemia in the rabbit due to overproduction of lipoproteins. I. Biochemical studies [J]. Arteriosclerosis, 1987, 7 (2): 105-112.

[140] Ardern HA, Benson GM, Suckling KE, et al. Apolipoprotein B overproduction by the perfused liver of the St. Thomas' mixed hyperlipidemic (SMHL) rabbit [J]. J Lipid Res, 1999, 40 (12): 2234-2243.

[141] Yoko Mitsuguchi, Tsunekata Ito, Kazuo Ohwada. Pathologic Findings in Rabbit Models of Hereditary Hypertriglyceridemia and Hereditary Postprandial Hypertriglyceridemia [J]. Comp Med, 2008, 58 (5): 465-480.

[142] Rapacz J, Hasler-Rapacz J, Taylor KM, et al. Lipoprotein mutations in pigs are associated with elevated plasma cholesterol and atherosclerosis [J]. Science, 1986, 19, 234 (4783): 1573-1577.

[143] 朱竟赫,赵金明,秦文艳,等. 高脂血症实验动物模型研究概述[J]. 实验动物科学,2012,29(2):48-52.

[144] 何学令,尹海林. 动脉粥样硬化动物模型研究的现状及存在的问题[J]. 实验动物科学与管理,2006,23(4):41-44.

[145] 杨小毅,杨永宗,谭健苗,等. 一种纯系小鼠动脉粥样硬化病理模型的建立[J],中国动脉硬化杂志,1996,4(1):54-57.

[146] Daly ME, Vale C, Walker M, et al. Dietary carbohydrates and insulin sensitivity: a review of the evidence and clinical implications [J]. Am J Clin Nut, 1997, 66: 1072-1085.

[147] Basciano H, Federico L, Adeli K. Fructose, insulin resistance, and metabolic dyslipidemia[J]. Nutr. Metab (Lond), 2005, 2: 5.

[148] Pagliassotti MJ, Prach PA, Koppenhafer TA, et al. Changes in insulin action, triglycerides, and lipid composition during sucrose feeding in rats [J]. Am J Physiol, 1996, 271: R1319-R1326.

[149] Murase T, Mizuno T, Omachi T, et al., Dietary diacyl-glycerol suppresses high fat and high sucrose diet-induced body fat accumulation in C57BL/6J mice [J]. J Lipid Res, 2001, 42 (3): 372-378.

[150] Sato A, Kawano H, Notsu T, et al. Antiobesity effect of eicosapentaenoic acid in high-fat/high-sucrose diet-induced obesity: importance of hepatic lipogenesis [J]. Diabetes, 2010, 59 (10): 2495-2504.

[151] Wada T, Kenmochi H, Miyashita Y, et al. Spironolactone improves glucose and lipid metabolism by ameliorating hepatic steatosis and inflammation and suppressing enhanced gluconeogenesis induced by high-fat and high-fructose diet [J]. Endocrinology, 2010, 151 (5): 2040-2049.

[152] Axelsen LN, Lademann JB, Petersen JS, et al. Cardiac and metabolic changes in long-term high fructose-fat fed rats with severe obesity and extensive intramyocardial lipid accumulation [J]. Am J Physiol, 2010, 298 (6): R1560-R1570.

[153] M'enard SL, Croteau E, Sarrhini O, et al. Abnormal in vivo myocardial energy substrate uptake in diet-induced type 2 diabetic cardiomyopathy in rats [J].Am J Physiol, 2010, 298 (5): E1049-E1057.

[154] Couturier K, Batandier C, Awada M, et al. Cinnamon improves insulin sensitivity and alters the body composition in an animal model of the metabolic syndrome [J]. Arch Biochem Biophys, 2010, 501 (1): 158-161.

[155] 刘明,董超仁,苏静怡. 介绍了一种简便适用的大鼠高脂血症模型[J]. 中国药理学通报,1989,5(2):119-121.

[156] 沈涛,白怀,刘秉文,等. 实验性高甘油三酯血症大鼠凝血和纤溶的变化[J]. 中国动脉硬化杂志,2002,13(3):199-202.

[157] Chajara A, Raoudi M, Delpech B, et al. Increases hyaluronan and hyaluronidase production and hyaluronan degradation in injuried aorta of insulin-resistant rats [J]. Arterioscler Thromb Vac Biol, 2000, 20 (6): 1480-1487.

[158] Zavaroni I, Chen YDI. Reaven GM1 Studies of the mechanism of fructose-induced hypertriglyceridemia in rats [J]. Metabolism, 1982, 31 (11): 1077-1083.

[159] 刘雪梅,吴符火. 几类高脂血症动物模型的比较[J]. 中西医结合学报,2004,3(2):132-134.

[160] 朱燕,李长龄,王银叶. 血脂康对高脂家兔、鹌鹑模型的降脂作用[J]. 中国药学杂志,1995,30(11):656-658.

[161] Holvoet P, Theilmeier G, Shivalkar B, et al. LDL hypercholesterolemia is associated with accumulation of oxidized LDL, atherosclerotic plaque growth, and compensatory vessel enlargement in coronary arteries of miniature pigs [J]. Arterioscler Thromb Vasc Biol, 1998, 18: 415-422.

[162] St. Clair RW. Metabolic changes in the arterial wall associated with atherosclerosis in the pigeon [J]. Fed Proc, 1983, 42: 2480-2485.
[163] Barakat HA, St Clair RW. Characterization of plasma lipoproteins of grain-and cholesterol-fed White Carneau and Show Racer pigeons [J]. J Lipid Res, 1985, 6: 1252-1268.
[164] Chapman MJ. Animal lipoproteins: Chemistry, structure, and comparative aspects [J]. J Lipid Res, 1980, 21: 789-853.
[165] Greeve J, Altkemper I, Dieterich JH, et al. Apolipoprotein B mRNA editing in 12 different mammalian species: Hepatic expression is reflected in low concentrations of apo B-containing lipoproteins [J]. J Lipid Res, 1993, 34: 1367-1383.
[166] Zhang X, Zhang R, Raab S, et al. Rhesus macaques develop metabolic syndrome with reversible vascular dysfunction responsive to pioglitazone [J]. Circulation, 2011, 124 (1): 77-86.
[167] Tigno XT, Gerzanich G, Hansen BC. Age-related changes in metabolic parameters of nonhuman primates [J]. J Gerontol A Biol Sci Med Sci, 2004, 59 (11): 1081-1088.
[168] Spittle D, Vongroven LK, Subbiah MT. Concentration changes of bile acids in sequential segments of pigeon intestine and their relation to bile acid absorption [J]. Biochim Biophys Acta. 1976 ; 441: 32-37.
[169] Jerome WG, Lewis JC. Early atherogenesis in White Carneau pigeons: II. Ultrastructural and cytochemical observation [J]. Am J Pathol. 1985 ; 119: 210-222.
[170] 王禄增, 张梅英, 季勇, 等. Wistar 大鼠实验性动脉粥样硬化的研究[J]. 中国实验动物学报, 2002, 10 (2): 113-115.
[171] 杜杰, 艾静, 杨宝峰. 原矾酸钠对Ⅱ型糖尿病的降糖作用研究[J]. 中国药理学通报, 2003, 19 (3): 322-325.
[172] 刘凯, 李传富, 中冬珠. 大鼠高胆固醇血症快速造型法初筛降脂中草药[J]. 徐州医学院学报, 1990, 10 (4): 260-262.
[173] Bozoky Z, Balogh L, Mathe D, et al. Evaluation of rat and rabbit sera lipoproteins in experimentally induced hyperlipidemia by analytical ultracentrifugation [J]. Eur Biophys J, 2006, 3 (35): 205-213.
[174] Ishibashi S, Brown MS, Goldstein JL, et al. Hypercholesterolemia in low density lipoprotein receptor knockout mice and its reversal by adenovirus-mediated gene delivery [J].J Clin Invest, 1993, 92: 883-893.
[175] Wu L, Vikramadithyan R, Yu S, et al..Addition of dietary fat to cholesterol in the diets of LDL receptor knockout mice: effects on plasma insulin, lipoproteins, and atherosclerosis [J].J Lipid Res, 2006, 47: 2215-2222.
[176] Zhang SH, Reddick RL, Piedrahita JA, et al. Spontaneous hypercholesterolemia and arterial lesions in mice lacking apolipoprotein E [J]. Science, 1992, 258: 468-471.
[177] Moghadasian MH, Pritchard HP, McManus BM, et al. Tall oil-derived phytosterol mixture reduces atherosclerosis in apo E-deficient mice [J]. Arterioscler Thromb Vasc Biol, 1997, 17: 119-126.
[178] Hasty A, Shimano H, Osuga J, et al. Severe hypercholesterolemia, hypertriglyceridemia, and atherosclerosis in mice packing both leptin and the low density lipoprotein receptor [J]. J Biol Chem, 2001, 276: 37402-37408.
[179] Gruen ML, Saraswathi V, Nuotio-Antar AM, et al. Plasma insulin levels predict atherosclerotic lesion burden in obese hyperlipidemic mice [J]. Atherosclerosis, 2006, 186: 54-64.
[180] Atkinson RD, Coenen KR, Plummer MR, et al. Macrophage-derived apolipoprotein E ameliorates dyslipidemia and atherosclerosis in obese apolipoprotein E-deficient mice [J]. Am J Physiol Endocrinol Metab, 2008, 294: E284-E290.
[181] Lloyd DJ, McCormick J, Helmering J, et al. Generation and characterization of two novel mouse models exhibiting the phenotypes of the metabolic syndrome: Apob48–/–lepob/ob mice devoid of ApoE or Ldlr [J]. Am J Physiol Endocrinol Metab, 2008, 294: E496-E505.
[182] Coenen KR, Hasty AH. Obesity Potentiates Development of Fatty Liver and Insulin Resistance, but Not Atherosclerosis in High Fat Diet-Fed Agouti LDLR Deficient Mice [J]. Am J Physiol Endocrinol Metab, 2007, 293: E492-E499.
[183] Coenen KR, Gruen ML, Chait A, et al. Diet-induced increases in adiposity, but not plasma lipids, promote macrophage infiltration into white adipose tissue [J]. Diabetes, 2007b, 56: 564-573.
[184] Gao J, Katagiri H, Ishigaki Y, et al. Involvement of apolipoprotein E in excess fat accumulation and insulin resistance [J]. Diabetes, 2007, 56: 24-33.
[185] Maeda N, Shimomura I, Kishida K, et al. Diet-induced insulin resistance in mice lacking adiponectin/ACRP30 [J].Nat Med, 2002, 8: 731-737.
[186] Kubota N, Terauchi Y, Yamauchi T, et al. Disruption of adiponectin causes insulin resistance and neointimal formation [J]. J Biol Chem, 2002, 277: 25863-25866.
[187] Zhou M, Xu A, Tam PK, et al. Mitochondrial dysfunction contributes to the increased vulnerabilities of adiponectin knockout mice to liver injury [J]. Hepatology, 2008, 48: 1087-1096.
[188] Moitra J, Mason MM, Olive M, et al. Life without white fat: a transgenic mouse[J]. Genes Dev, 1988, 12: 3168-3181.
[189] Ablamunits V, Cohen Y, Brazee IB, et al. Susceptibility to induced and spontaneous carcinogenesis is increased in fatless A-ZIP/

F-1 but not in obese ob/ob mice [J]. Cancer Tes, 2006, 66: 8897-8902.

[190] Lamounier-Zepter V, Bornstein SR, Kunes J, et al. Adrenocortical changes and arterial hypertension in lipoatrophic A-ZIP/F-1 mice [J]. Mol Cell Endocrinology, 2008, 280: 39-46.

[191] Shimomura I, Hammer RE, Richardson JA, et al. Insulin resistance and diabetes mellitus in transgenic mice expressing nuclear SREBP-1c in adipose tissue: model for congenital generalized lipodystrophy [J]. Genes Dev, 1998, 12: 3182-3194.

[192] Horton JD, Shimomura I, Ikemoto S, et al. Overexpression of sterol regulatory element-binding protein-1a in mouse adipose tissue produces adipocyte hypertrophy, increased fatty acid secretion and fatty liver [J]. J Biol Chem, 2003, 278: 36652-26660.

[193] Purcell-Huynh DA, Farese RV Jr, Johnson DF, et al. Transgenic mice expressing high levels of human apolipoprotein B develop severe atherosclerotic lesions in response to a high fat diet [J]. J Clin Invest, 1995, 95: 2246-2257.

[194] Sanan DA, Newland DL, Tao R, et al. Low density lipoprotein receptor-negative mice expressing human apolipoprotein B-100 develop complex atherosclerotic lesions on a chow diet: No accentuation by apolipoprotein (a) [J]. Proc Natl Acad Sci, 1998, 95: 4544-4549.

[195] Huang Y, Schwendner SW, Rall SC Jr, et al. Hypolipidemic and hyperlipidemic phenotypes in transgenic mice expressing human apolipoprotein E2 [J]. J Biol Chem, 1996, 271: 29146-29151.

[196] Groot PH, Van Vlijmen BJ, Benson GM, et al. Quantitative assessment of aortic atherosclerosis in APOE*3 Leiden transgenic mice and its relationship to serum cholesterol exposure [J]. Arterioscler Thromb Vasc Biol, 1996, 16: 926-933.

[197] Vergnes L, Baroukh N, Ostos MA, et al. Expression of human apolipoprotein A-I/CⅢ/A-Ⅳ gene cluster in mice induces hyperlipidemia but reduces atherogenesis [J]. Arterioscler Thromb Vasc Biol, 2000, 20: 2267-2274.

[198] Herrera VL, Makrides SC, Xie HX, et al. Spontaneous combined hyperlipidemia, coronary heart disease and decreased survival in Dahl salt-sensitive hypertensive rats transgenic for human cholesteryl ester transfer protein [J]. Nat Med, 1999, 5(12): 1383-1389.

[199] Herrera VL, Tsikoudakis A, Didishvili T, et al. Analysis of gender-specific atherosclerosis susceptibility in transgenic[hCETP] 25DS rat model [J]. Atherosclerosis, 2004, 177(1): 9-18.

[200] Qi NR, Wang Jiaming, Zidek V, et al. A New Transgenic Rat Model of Hepatic Steatosis and the Metabolic Syndrome [J]. Hypertension, 2005, 45: 1004-1011.

[201] Fan J, McCormick SPA, Krauss RM, et al. Overexpression of human apolipoprotein B-100 in transgenic rabbits results in increased levels of LDL and decreased levels of HDL [J]. Arterioscler Thromb Vasc Biol, 1995, 15: 1889-1899.

[202] Huang Y, Schwendner SW, Rall SC Jr, et al. Apolipoprotein E2 transgenic rabbits: Modulation of type Ⅲ hyperlipoproteinemic phenotype by estrogen and occurrence of spontaneous atherosclerosis [J]. J Biol Chem, 1997, 272: 22685-22694.

[203] Wei J, Ouyang H, Wang Y, et al. Characterization of a hypertriglyceridemic transgenic miniature pig model expressing human apolipoprotein CⅢ[J]. FEBS J, 2012, 279(1): 91-99.

(钱鑫 刘宇 整理编辑)

第五章　泌尿系统疾病动物模型

Chapter 5　Animal models of urinary system diseases

泌尿系统疾病是指肾脏、输尿管、膀胱、尿道及其附属腺体的原发和继发性疾病的总称。发生于肾脏的疾病包括各种原发和继发性肾小球疾病、肾小管间质疾病、肾血管疾病，大部分由免疫介导，少部分由于感染、动脉硬化、先天性畸形以及理化因素所致。输尿管疾病包括结石、肿瘤、外伤等。膀胱和尿道疾病主要见于感染、肿瘤、外伤。前列腺肥大和前列腺癌是中老年男性的常见疾病。

最新资料显示，成人慢性肾脏病的发病率高达 10%，已成为人类健康的隐形杀手，最常见的原因是免疫和代谢紊乱。如何预防和治疗慢性肾脏疾病已成为越来越突出的公共卫生问题。导致这些慢性肾脏病的原发病因非常复杂，包括各种原发性和继发性肾脏疾病，要想了解不同肾脏疾病的发病机制和防治措施，就必须具备相应的实验动物模型，现就免疫和代谢紊乱所致的泌尿系统疾病动物模型（animal models of urinary system diseases）作一阐述。

第一节　微小病变性肾病动物模型

Section 1　Animal models of minimal change nephropathy

微小病变性肾病动物模型（animal models of minimal change nephropathy）的建模方法如下。

一、嘌呤霉素肾病动物模型（animal models of puromycin nephropathy）

该模型于 1955 年由 Frenk 等建立，其病理特征类似于人类微小病变性肾病。

【造模机制】

发病机制尚不十分清楚，目前认为是嘌呤霉素直接损伤肾小球上皮细胞，使其细胞骨架、细胞外基质蛋白、细胞表面整合素、硫酸化蛋白聚糖等物质发生结构和功能变化，并使肾小球固有细胞产生和释放氧自由基而破坏肾小球滤过膜，导致肾小球滤过膜的分子屏障和电荷屏障功能降低，大量血浆蛋白，尤其是白蛋白进入原尿，超过了肾小管的重吸收能力，而发生大量蛋白尿。

【造模方法】

嘌呤霉素 1.5mg/100g 给大鼠作皮下注射，每天 1 次，连续 8~12 天，亦可以用 10mg/100g 剂量的嘌呤霉素给大鼠作单次腹腔注射。一般于首次注射后第 6 天开始，尿蛋白逐渐增加，第 13 天时达高峰，以后逐渐降低，第 4 周左右尿蛋白恢复正常。在蛋白尿高峰期，可有全身水肿、高胆固醇血症和低蛋白血症。肾脏病理的阳性表现主要是透射电镜下肾小球脏层上皮细胞足突融合，普通光镜和免疫荧光检查一般为阴性。

【模型特点】

周期短、成功率高，但是动物死亡率较高，有报道高达 35%。

【模型应用】

用于模拟人类微小病变肾病综合征的研究。

二、柔红霉素肾病动物模型（animal models of daunorubicin nephropathy）

【造模机制】

类似于嘌呤霉素肾病模型。

【造模方法】

采用柔红霉素1.2mg/100g给大鼠作静脉注射，一般注射后1~3周即产生大量蛋白尿（>300mg/24h），并维持在较高水平，有报道尿蛋白量可高达800mg/24h。常伴有高脂血症和低蛋白血症及全身水肿。

【模型特点】

此模型较嘌呤霉素肾病模型的尿蛋白程度更重，持续时间更长，有报道可达1年。

【模型应用】

用于需要尿蛋白时间较长的肾病综合征的研究。

三、多柔比星肾病动物模型（animal models of adriamycin nephropathy）

【造模机制】

其发病机制和肾脏病理特征类似于嘌呤霉素肾病。

【造模方法】

以0.5~0.75mg/100g的多柔比星给大鼠作静脉注射。一般于注射后6~14天出现蛋白尿，28天左右蛋白尿发展到高峰，常持续6~9个月。多伴有低蛋白血症、高脂血症、水肿及胸腔和腹腔积液。

【模型特点】

此模型尿蛋白较稳定。

【模型应用】

用于需要尿蛋白时间较长的肾病综合征的研究。

第二节 抗肾小球基底膜肾炎动物模型

Section 2 Animal models of anti-glomerular basement membrane nephritis

抗肾小球基底膜肾炎动物模型（animal models of anti-glomerular basement membrane nephritis）的建模方法如下。

一、Masugi肾炎动物模型（animal models of Masugi nephritis）

又称肾毒血清性肾炎，是最早在兔体内建立的抗肾小球基底膜（GBM）肾炎，是直接注射异体抗GBM抗体诱发的肾炎。

【造模机制】

采用异体抗肾小球基底膜（GBM）抗体直接注射，诱发肾炎。

【造模方法】

体重2~2.5kg家兔，不计性别，放血处死取肾，插入动脉导管，用生理盐水反复冲洗后，取兔肾皮质5g研成匀浆，与弗氏完全佐剂混合至10ml，加入生理盐水20ml，制成混悬液，给绵羊皮下或肌内分5处注射，每处1ml，每2周1次，共4次，于末次注射后2周，采羊血分离血清，加入经生理盐水洗涤3次的等量兔红细胞，混匀，置于4℃过夜使之充分吸附，1000r/min离心5分钟，弃除已被吸附在红细胞上的羊抗兔血液成分抗体，吸取上清液，56℃水浴0.5小时灭活补体备用，即制得羊抗兔肾血清。取健康的体重2~2.5kg家兔，性别不计，实验前测量24小时尿蛋白总量，无异常后，用上述羊抗兔肾血清给家兔耳缘静脉注射，每次2ml，每半小时1次，共4次。一般1周内出现蛋白尿。

【模型特点】

动物免疫时间长，抗体滴度相对较低，但抗血清量大。

【模型应用】

用于需要较多抗血清抗基底膜肾炎的实验研究。

二、加速型抗 GBM 肾炎动物模型(animal models of accelerative anti-glomerular basement membrane nephropathy)

该模型目前使用的较多,常用的是大鼠加速型抗基底膜(GBM)肾炎模型。

【造模机制】

采用异体抗肾小球基底膜(GBM)抗体直接注射,诱发肾炎。

【造模方法】

以梯度筛网法获取 SD 大鼠肾小球,经超声粉碎,离心,得到富含 GBM 的沉积物,磷酸盐缓冲液(PBS)调成 10mg/ml,取 1ml GBM 加等量弗氏完全佐剂充分乳化后,于新西兰白兔((2.5kg)背部多点皮下注射,每两周一次,共 10 次,间接免疫荧光法测定其血清效价在 1∶64 以上,含兔 IgG 12~16g/L,最后一次免疫后第 10 天颈动脉放血取血清,56℃、30 分钟灭活补体。取 SD 大鼠 12 只,体重 150~200g,将 1ml(含 1mg)正常兔 IgG 与等量弗氏完全佐剂充分乳化后,于大鼠背部皮下多点注射进行预免疫,6 天后尾静脉注射兔抗鼠 GBM 血清(1ml/100g),置代谢笼留尿,1 天后开始测尿蛋白量,以 24 小时尿蛋白量 >100mg/100g 为模型制作成功。一般在注射抗血清后 1 天即出现蛋白尿。第 3 天达高峰。1 周后尿蛋白量逐渐减少,1 个月内基本恢复正常,在大量蛋白尿期间可伴有血肌酐浓度增高,肾脏免疫病理检查可见大量 IgG 沿 GBM 呈连续线状沉积,普通光镜检查可见肾小球有中性粒细胞浸润,系膜区增宽,系膜细胞和内皮细胞增生,基底膜增厚,肾间质可有炎症细胞浸润和纤维化。

【模型特点】

成功率较高、成膜时间较短,但抗血清少。

【模型应用】

用于需要较少抗血清的抗基底膜肾炎的实验研究。

第三节　IgA 肾炎动物模型

Section 3　Animal models of IgA nephritis

IgA 肾炎是一类以反复发作性肉眼血尿或镜下血尿,肾小球系膜区 IgA 沉积、系膜细胞增生、系膜基质增多、系膜区电子致密物沉积为特征的常见原发性肾小球疾病,约占原发性肾小球肾炎的 1/3。目前,关于 IgA 肾炎的动物模型方法颇多,主要基于使胃肠黏膜免疫功能紊乱和免疫系统对血液和肾小球中的多聚 IgA 清除障碍两种机制。IgA 肾炎动物模型(animal models of IgA nephritis)制作方法主要有以下几种。

一、口服牛血清白蛋白(BSA)和葡萄球菌肠毒素 B(SEB)复合法诱发大鼠 IgA 肾炎模型。

【造模机制】

从肠道致敏诱发动物免疫反应。

【造模方法】

大鼠隔日口服含 0.1% BSA 的酸化水,6 周后尾静脉注射 1% BSA(每次 1ml,每日 1 次,连续 3 次),8 周时复加尾静脉注射 SEB(每次 1ml,每周 1 次,连续 3 周),然后观察至第 12 周末。大鼠一般自第 6 周起出现蛋白尿、血尿。肾脏病理提示有系膜细胞增生和基质增多,免疫荧光和免疫酶标染色显示 IgA 在肾小球系膜区呈线性或块状沉积。

【模型特点】

不需给动物注射,造模方便。

【模型应用】

用于模拟由肠道感染而诱发的 IgA 肾炎的研究。

二、葡聚糖 G200(dextran G200)诱发大鼠 IgA 肾炎模型

【造模机制】

葡聚糖(dextran)作为一种大分子化合物,具有很强的免疫原性,已经证实在动物体内可诱导较强的免疫反应,葡聚糖进入体内后,在 T 细胞辅助下刺激 B 细胞增殖并产生 IgA,当葡聚糖(抗原)再次进入体内后,能与 IgA 形成循环免疫复合物,当此种葡聚糖 -IgA 循环免疫复合物超过机体的清除能力时,就会在肾小球系膜区和肾小球基底膜上沉积,导致 IgA 肾炎。

【造模方法】

其制作方法如下:将葡聚糖 G200 与等体积弗氏完全佐剂混合(含葡聚糖 G200 2mg/ml),取 4 周龄昆明小鼠,分别于实验第 1,7,10 天皮下注射上述混合好的葡聚糖 G200,每次每只 0.2ml,第 2 周后每周静脉注射 1 次上述混合好的葡聚糖 G200,每次每只 0.2ml,连续 20 周。肾脏病理可见多数肾小球系膜细胞增生,免疫荧光显示系膜区有 IgA 沉积,电镜下可见肾小球系膜区低电子密度的致密沉积物,与人 IgA 肾炎的肾组织病理变化比较接近。

【模型特点】

用葡聚糖诱导 IgA 肾炎模型,尽管可造成较典型的肾脏损伤,但同时造成肝脾损伤,在肝脏和脾脏可见弥漫性淀粉样物质沉积,致使肝脾结构紊乱,部分动物肾小球内亦可见淀粉样物质沉积,不宜作为 IgA 肾炎的首选动物模型。

【模型应用】

用于其他模型不成功时的备选模型。

三、大肠埃希菌外膜蛋白(OMPs)诱发大鼠 IgA 肾炎模型

【造模机制】

由注射的大肠埃希菌诱导动物的免疫反应。

【造模方法】

4 周龄昆明小鼠皮下注射大肠埃希菌外膜蛋白(OMPs)与弗氏佐剂混悬液(1mg/ml),每周 1 次,每次 0.1ml,连续 3 周,3 周后经尾静脉注射大肠埃希菌 OMPs 抗原与弗氏佐剂混悬液(1mg/ml),每周 1 次,每次 0.1ml,注射到第 20 周。该模型动物可有蛋白尿和血尿,但肾脏病理变化与人 IgA 肾炎有区别,肾小球系膜细胞无明显增生,可有轻微的 IgA 沉积,而肾间质可见较多炎症细胞浸润,电镜下未见电子致密沉积物。

【模型特点】

注射大肠埃希菌,非人类的生理途径;肾小球系膜区 IgA 沉积少。

【模型应用】

用于其他模型不成功时的备选模型。

第四节 血清病性肾炎动物模型

Section 4 Animal models of serum-sickness nephritis

血清病性肾炎动物模型(animal models of serum-sickness nephritis)是一种传统而典型的肾炎模型。循环免疫复合物沉积是肾炎的主要发病机制之一,血清病性肾炎模型就是这种经典肾炎发病机制学说的代表性动物模型,它与临床常见的肾小球肾炎有着较为相似的发病机制及病理过程,因此在国际上受到密切关注,广泛用于研究肾炎发生进展机制及观察药物疗效等实验。血清病性肾炎动物模型可以分为急性血清病性肾炎动物模型和慢性血清病性肾炎动物模型两类。

一、急性血清病性肾炎动物模型(animal models of acute serum-sickness nephritis)

【造模机制】

由异种血清诱导肾炎。

【造模方法】

取健康、体重 2~2.5kg 家兔,以牛血清白蛋白 250mg/kg 一次性注入兔静脉,1 天即出现系膜细胞损伤和系膜基质溶解,注射后 2 周,在肾小球系膜区可见免疫复合物和补体沉积,系膜细胞和内皮细胞增生,肾小球和肾间质内炎症细胞浸润。其肾脏病理特征类似于人类毛细血管内增生性肾小球肾炎。

【模型特点】

单剂注射后肾脏病变常为可逆性。

【模型应用】

用于研究肾炎进展机制及观察药物疗效等实验。

二、慢性血清病性肾炎动物模型(animal models of chronic serum-sickness nephritis)

【造模机制】

由异种血清诱导肾炎。

【造模方法】

采用 Wistar 大鼠,体重 150~200g,大鼠皮下多点注射弗氏不完全佐剂与阳离子化牛血清白蛋白(C-BSA,1mg/ml)的混合剂,每只 1ml,进行预免疫,1 周后,尾静脉注射 C-BSA 每只 3mg,1 周 3 次,连续 4 周,大鼠均出现程度不等的蛋白尿,可诱导肾小球毛细血管基底膜内的免疫复合物沉积,足细胞足突融合,滤过膜增厚,并出现蛋白尿,类似于人类膜性肾病。

【模型特点】

病理特点类似于人类膜性肾病。

【模型应用】

用于模拟膜性肾病的发病机制及治疗研究。

第五节　多克隆 B 细胞活性相关肾炎动物模型

Section 5　Animal models of multi-clone B cell activation correlative nephritis

有些物质可脱逃 T 细胞的免疫监视作用,直接活化 B 淋巴细胞,引起多克隆自身抗体的产生,导致自身免疫性疾病,这类物质称为多克隆 B 细胞活化剂。由多克隆 B 细胞活化剂诱导的自身免疫性疾病的共同特征是:高 γ- 球蛋白血症,循环免疫复合物阳性,血管炎,黏膜炎,肾炎等。常用的多克隆 B 细胞活性相关肾炎动物模型(animal models of multi-clone B cell activation correlative nephritis)主要有脂多糖相关肾炎和氯化汞相关肾炎,应注意的是,这两种肾炎模型除了肾脏病变外,也有肾外损伤。

一、脂多糖相关肾炎动物模型(animal models of lipopolysaccharide nephritis)

【造模机制】

用沙门杆菌脂多糖诱导动物免疫。

【造模方法】

6 周龄 BALB/c 小鼠,以沙门杆菌脂多糖 50μg(0.2ml)腹腔注射,每周两次,连续 5 周。典型病变为蛋白尿,肾小球系膜细胞增生,基质增多,系膜区有 IgG,IgM,C3 沉积,炎症细胞浸润,基底膜内电子致密物沉积，类似于人类系膜增殖性肾炎。

【模型特点】

周期短，成功率高，重复性好。

【模型应用】

用于模拟人类系膜增殖性肾炎的研究。

二、氯化汞相关肾炎动物模型（animal models of mercuric chloride nephritis）

【造模机制】

用氯化汞诱导动物免疫反应。

【造模方法】

日本大耳白兔，以 1% 氯化汞 0.2ml/kg 肌内注射，每周 3 次，连续 8 周。一般于注射后 2 周就出现尿蛋白和血尿素氮浓度升高，3~4 周达高峰，第 8 周后回降，渐趋正常。肾小球毛细血管基底膜有线性 IgG 沉积，严重者可有系膜区颗粒状 IgG 沉积，类似于人类膜性肾病的病理特征。

【模型特点】

肾外损伤重。

【模型应用】

用于模拟人类膜性肾病的实验研究。

第六节　原位免疫复合物肾炎动物模型

Section 6　Animal models of in situ immune complex nephritis

抗原物质在肾小球形成原位免疫复合物，并激活补体引起的肾脏病理损害模型，常用的原位免疫复合物肾炎动物模型（animal models of in situ immune complex nephritis）有 Heymann 肾炎、凝集素及其抗体诱导肾炎、阳离子化牛血清白蛋白肾炎动物模型。

一、Heymann 肾炎动物模型（animal models of Heymann nephritis）

【造模机制】

用肾脏作抗原，诱导抗肾血清，再用抗血清诱导肾炎。

【造模方法】

最初由 Heymann 等以 SD 大鼠肾皮质免疫兔，产生兔抗大鼠肾血清，再注射给大鼠诱导肾炎。现已明确其抗原成分来源于肾近曲小管刷状缘及肾小球上皮细胞膜，为分子量约 330kDa 的糖蛋白（GP330），它与另一分子量约 44kDa 的 α_2- 巨球蛋白受体相关蛋白结合，形成复合物。Heymann 肾炎现已衍生出多种制作方法，常用方法如下：取成年 SD 大鼠肾皮质，每克肾皮质加 10ml 的 10mmol/L Tris-HCl（pH 7.1），4℃匀浆，加入 1mmol/L $MgCl_2$ 使其终浓度为 10mmol/L，搅拌，1000g 离心 10 分钟，取上清，16 000g 离心 12 分钟，去上清，沉淀以 10mmol/L 甘露醇或 2mmol/L Tris-HCI 溶解，加 1mol/L $MgCl_2$（终浓度 10mmol/L）搅拌，1500g 离心，取上清，17 500g 离心 12 分钟，去上清，沉淀用生理盐水洗 3 次（24 000g，10 分钟），最后以 3m1 盐水混悬，-70℃保存备用。取 7mg 前述混悬液蛋白与等量弗氏佐剂混匀，给 1.5kg 左右的新西兰大耳白兔分 4 处皮下注射，每处 0.5ml，每周注射 1 次，连续 6 周，收集兔血清，56℃、30 分钟灭活补体。以正常大鼠的浓缩红细胞吸附兔抗血清中的抗大鼠血成分抗体。将经处理的免抗鼠肾血清 1~1.5ml 给 SD 大鼠作静脉注射，1 小时后重复注射一次。

【模型特点】

该肾炎模型病变稳定，发病迅速，实用性强，其病理改变类似于人类膜性肾病。

【模型应用】

用于模拟膜性肾病的实验研究。

二、凝集素及其抗体诱导肾炎动物模型(animal models of agglutinin-anti-agglutinin nephritis)

【造模机制】

凝集素具有与某些细胞膜上特异性糖基结合的特性。Sekiyama 利用此特性,用扁豆血凝素(LCH)及其抗体诱导出肾炎模型。

【造模方法】

取 10mg LCH 与 10ml 弗氏完全佐剂乳化,给日本大耳白兔皮下注射,每次 1ml,每周 2 次,连用 2 周,最后一次注射 10 天后收集血清,56℃ 30 分钟灭活补体。取正常大鼠经肾动脉插管灌入 LCH 200μg,3 分钟后,自静脉注射兔抗 LCH 血清 1ml。此模型的病变类似于人类系膜增殖性肾炎。

【模型特点】

类似于人类系膜增殖性肾炎。

【模型应用】

用于模拟系膜增殖性肾炎。

三、阳离子化牛血清白蛋白肾炎动物模型(animal models of cationic bovine serum albumin nephritis)

【造模机制】

阳离子化的牛血清白蛋白通过电荷结合方式与富含负电荷的 GBM 结合,然后再与循环中的抗体结合,在肾脏原位形成免疫复合物,导致肾炎发生。

【造模方法】

乙二胺和碳二亚胺处理牛血清白蛋白,使其等电点由 4.4 升为 8.6。取成年 Wistar 大鼠,以上述阳离子化牛血清白蛋白 1mg 加入 0.5ml PBS,与等量弗氏完全佐剂混匀,多部位皮下注射免疫,1 周后再行静脉注射阳离子化牛血清白蛋白与等量弗氏完全佐剂的混悬液,每次 2.5mg,每周 3 次,连续 3 周。随即出现大量蛋白尿、低蛋白血症等肾病综合征的表现,肾脏病理类似人类膜性肾病。

【模型特点】

肾脏病理类似人类膜性肾病。

【模型应用】

用于模拟膜性肾病。

第七节 抗 Thy1 肾炎动物模型

Section 7 Animal models of anti-Thy1 nephritis

【造模机制】

Thy1 为鼠类胸腺细胞表面糖蛋白,与大鼠系膜细胞有交叉抗原性。用抗 Thy1 抗体能诱导肾小球系膜细胞病变。早期为系膜细胞变性,甚至坏死,继而增生,产生细胞外基质增多,形成系膜增殖性肾炎。其中抗 Thy1.1 单克隆抗体诱导的抗 Thy1.1 抗体肾炎动物模型(animal models of anti-Thy1.1 nephritis)被广泛应用于人类系膜增殖性肾炎的研究。该模型的病理特征包括补体依赖性系膜溶解,肾小球内炎症细胞浸润、显著的蛋白尿,以及急性或进展性系膜损伤。抗 Thy1.1 抗体肾炎模型可用抗 Thy1.1 多克隆抗体或抗 Thy1.1 单克隆抗体经静脉注射大鼠而建立。国际上常用的抗 Thy1.1 单克隆抗体包括"mAb OX-7"或"mAb 1-22-3"。mAb 1-22-3 可特异性识别大鼠肾小球系膜细胞表面 Thy1.1 分子,导致补体依赖性系膜溶解、肾小球内炎症细胞浸润、显著的蛋白尿，以及急性或进展性系膜损伤（包括系膜细胞增殖和细胞外基质沉积等）。

【造模方法】

单次剂量 mAb 1-22-3（500μg）经尾静脉注射给 Wistar 大鼠后，大鼠立即出现蛋白尿，在造模后第 3~5 天，尿蛋白达到高峰，以后，尿蛋白水平逐渐下降，至第 14 天时，尿蛋白基本恢复正常。在注射抗体后 30 分钟，肾小球出现炎症细胞浸润征象；在注射抗体后 24~48 小时，几乎所有的肾小球均会发生系膜细胞病变，包括毛细血管扩张和系膜溶解；在注射抗体后 4~6 天，几乎所有的肾小球均表现出系膜细胞增殖。单次注射该抗体所引发的大鼠可逆性抗 Thy1.1 抗体肾炎模型肾脏病理学特征类似于人类 MsPGN 早期病变。间隔 2 周后，第 2 次注射 mAb 1-22-3，可以诱导大鼠产生伴有持续性蛋白尿的不可逆性抗 Thy1.1 抗体肾炎。第 2 次注射抗体后，不仅平均蛋白尿保持在较高水平（155mg/d），而且出现典型的不可逆性肾小球硬化，部分肾小球可见新月体形成。因此，连续 2 次注射 mAb 1-22-3 所引发的抗 Thy1.1 抗体肾炎被称为“不可逆性抗 Thy1.1 抗体肾炎”。

【模型特点】

肾脏病理类似于人类 MsPGN。

【模型应用】

用于模拟人类系膜增生性肾炎进展为终末期肾病的主要病理过程。

第八节　慢性肾衰竭动物模型

Section 8　Animal models of chronic renal failure

【造模机制】

慢性肾衰竭是各种原发或继发肾脏疾病晚期的一种共同归宿，是一组以进行性肾单位毁损从而使肾脏的排泄功能、内环境稳定功能和内分泌功能紊乱为特征的临床综合征。从临床资料分析发现，无论原发病因如何，只要肾脏损伤到一定程度，即使祛除或终止原发病，病肾仍将继续进行性地毁损，最后进入终末肾。从 Tuffier 于 1889 年最早建立大鼠部分肾切除模型以来，已有 100 多年历史，所建立的慢性肾衰竭动物模型（animal models of chronic renal failure）不下数十种，所用的动物包括小鼠、大鼠、豚鼠、兔、猫、犬、猪、羊、猴等，其共同点都是使肾单位减少，这些模型都能在一定程度上模拟某些人类慢性肾脏疾病发展成慢性肾衰竭的过程，也都有各自的局限性。目前，常采用物理方法减少或破坏肾组织；用肾毒性药物破坏肾组织；用免疫方法破坏肾组织和其他方法破坏肾组织来复制慢性肾衰竭动物模型。

【造模方法】

1. 物理方法减少或破坏肾组织法

(1) 部分（5/6）肾切除法：选用大鼠，分两步进行。第一步，在无菌条件下手术切除左肾皮质的 2/3。可用电凝或结扎止血，单纯用纱布按压切面 1~2 分钟可达到满意止血效果。第二步，于左肾手术后 1~2 周切除右肾，两次手术总计切除全部肾脏的 5/6。

(2) 电热灼伤、液氯冷冻或结扎肾动脉法：体重 300g 左右大鼠，实验前 2 周，将动物放置于代谢笼中饲养，要求电灼术前饮食中蛋白含量占 24%，术后饮食中蛋白含量只占 15%，用增加碳水化合物的摄入使术前与术后供给的能量相等。戊巴比妥钠按 2.5mg/kg 剂量腹腔注射。无菌操作下切开背部，剥离一侧肾脂肪囊，切勿损伤肾上腺。用特殊设计的 16 号针，长 1cm，粗 0.9mm，由导线与电灼器相连，用普通电灼术的电流强度和时间灼刺一侧肾脏之肾皮质，灼刺肾时，应避免组织炭化，灼刺点间隔距离 1~2mm，灼刺后逐层关闭切口。7 天后，将动物用乙醚麻醉，结扎健侧肾门，切除肾脏。

2. 肾毒性药物破坏肾组织法

(1) 嘌呤霉素法：大鼠腹腔注射嘌呤霉素 2mg/100g，每周 1 次，连续 3 次，随后每 2 周 1 次，连续 6~10 次，全过程 15~20 周。15~20 周后，能引起典型的肾小球节段性硬化，出现慢性肾衰竭。

(2) 多柔比星法：大鼠给予多柔比星 0.3mg/100g 腹腔注射，每周 1 次，连续用药 3~4 次，可诱发典型的肾小球硬化和慢性肾衰。

(3) 氯化镉法：雄性昆明小鼠，体重 20g 左右。以含氯化镉 1g/kg 饲料的混合饲料（每千克中含蛋白 63.18g，脂肪 52.5g，糖 270.2g）喂养。将药粉加入饲料中混匀，再用机器压成大颗粒饲料，其外形和颜色与普通饲料无异，无特殊气味，所用药量均按每日摄入致死量的 5%，每只小鼠每天进食 3g 饲料来估算。小鼠自由进食、进水、药物饲料喂养，45 天后换成普通饲料。

3. 免疫法破坏肾组织法　常见的通过免疫手段诱导肾炎并逐渐发展为慢性肾衰竭的动物模型如下。

(1) 抗肾小球系膜细胞性肾炎法：肾小球系膜细胞与胸腺细胞带有相同抗原信息，给大鼠注射抗大鼠胸腺细胞抗体后，早期出现系膜细胞损伤和系膜基质溶解，以后逐渐出现系膜细胞增生和系膜基质增多，反复注射抗大鼠胸腺细胞抗体，能导致肾小球硬化和慢性肾衰竭。具体方法如下：首先制备抗大鼠胸腺细胞抗血清，取 4 周龄 Wistar 大鼠胸腺细胞与弗氏不完全佐剂混合成乳液（含胸腺细胞 10^4~10^5/ml），置 37℃ 细胞孵育箱内保存备用，用该乳液免疫新西兰大白兔。初次免疫时，取胸腺细胞与弗氏不完全佐剂的混合乳液 1ml 给新西兰大白兔作皮下多点注射，每点 0.2ml，以后每隔两周给新西兰大白兔静脉注射胸腺细胞与弗氏不完全佐剂的混合乳液 1ml，连续 3 次，末次免疫后 1 周，抽取新西兰大白兔的血液，测定其血清抗鼠胸腺细胞抗体效价达 1∶2000 时，自兔颈内动脉插管取血，留取血清。抗大鼠胸腺细胞兔血清经 Wistar 大鼠新鲜红细胞及肝细胞吸附，-20℃保存，使用前 56℃水浴 30 分钟灭活补体。取 6~8 周龄健康雄性 Wistar 大鼠，体重(150±20)g，经尾静脉注射上述制备的抗大鼠胸腺细胞兔血清，每次 0.6ml/100g，每周 3 次，连续注射 3~4 周。

(2) 抗肾小球基底膜性肾炎法：首先制备兔抗大鼠肾脏抗体（主要是抗基底膜抗体）：取成年健康雄性 Wistar 大鼠（体重 150~200g），以梯度筛网法获取大鼠肾小球，经超声粉碎、1500g 离心 10 分钟，去上清，得到富含 GBM 的沉积物，将该 GBM 沉淀物用磷酸盐缓冲液（PBS）调成 10mg/ml，取 1ml GBM 加等量弗氏完全佐剂充分乳化后给新西兰大白兔(体重 2.5kg 左右）背部多点皮下注射，每两周 1 次，共 10 次。取兔血液，测定其抗大鼠肾脏 GBM 血清效价在 1:64 以上，含兔 IgG 12~16g/L，给兔作最后一次免疫，此后第 10 天颈动脉放血取血清，56℃、30 分钟灭活补体，获得兔抗大鼠肾脏 GBM 抗体。取 1ml（含 1mg）正常兔 IgG 与等量弗氏完全佐剂充分乳化后于大鼠背部皮下多点注射进行预免疫，6 天后自大鼠尾静脉注射上述制备的兔抗大鼠 GBM 血清（1ml/100g），每周 2 次，连续注射 3~4 周，置代谢笼饲养观察，一般 4~8 周大鼠即出现慢性肾衰竭。

(3) 慢性血清病性肾炎法：取健康、体重 2~2.5kg 家兔，常规方法饲养，自由饮水，动物适应环境后先经皮下多点注射弗氏不完全佐剂与阳离子化牛血清白蛋白（C-BSA）10mg/ml 的混合剂，每只 1~2ml，进行预免疫，1 周后，以牛血清白蛋白按照 100mg/kg 经兔耳缘静脉注入，每周 1~2 次，连续 3~4 周。

4. 自发性高血压慢性肾损害法　自发性高血压大鼠（spontaneous hypertensive rats，SHR）是研究高血压及其相关疾病常用的一种实验动物，各大实验动物中心均可提供，其在心血管疾病研究领域已经具有较长的研究历史。

【模型特点】

1. 物理方法减少或破坏肾组织法

(1) 部分(5/6)肾切除法：术后 1 周有一过性的血浆尿素氮和肌酐增高，称为急性肾衰期或急性失代偿期，术后 2~3 周血浆尿素氮和肌酐浓度恢复正常。术后 4 周开始逐渐进入慢性肾衰竭期，有血浆尿素氮和肌酐浓度逐渐持续升高、贫血、高血压、蛋白尿、肾小球肥大、系膜增殖等表现。如手术一次完成，则术后急性肾衰竭期动物死亡率较高。该模型的优点是在保持残存肾组织相对正常的情况下造成单纯的残存肾组织超负荷工作模型，排出了各种原发肾脏疾病致病因素本身对残存肾单位命运的影响，使影响因素简单化，以便于观察“正常的”残存肾单位在大部分肾组织丧失的情况下所发生的一系列改变及其机制。

该模型的不足之处是需要有相应的手术场地、器械和熟练的操作人员，模型制备周期较长。

(2) 电热灼伤、液氮冷冻或结扎肾动脉法：电灼后动物体重增加缓慢，尿液流量在开始的 30 天较多，于 4 个月后增加得更多，死亡前数天出现少尿或无尿，血清肌酐明显升高，内源性肌酐清除率进行性下降，用这种方法引起的慢性肾衰竭大鼠可存活 4~6 个月。

2. 肾毒性药物破坏肾组织法 用药后 15 天,血浆尿素氮和肌酐浓度显著升高;肾近端小管上皮细胞肿胀变性,肝和十二指肠未见明显病变;用药后 45 天血浆尿素氮和肌酐浓度升高更明显,停药后仍进行性增高,除肾小管上皮细胞病变外,肾间质有单个核炎症细胞浸润,肾小球有核细胞数增多,肝和十二指肠无异常发现。用药后 125 天,肾小管病变消失,肾小球有核细胞数更加增多,肾小球肥大,部分肾小球纤维化,肾间质仍有单个核炎症细胞浸润。停用氯化镉后,肾损害仍进行性加重。

3. 免疫法破坏肾组织法

(1) 抗肾小球系膜细胞性肾炎法:一般 1~2 个月,动物即出现血肌酐和尿素氮升高等慢性肾衰竭的生化改变和临床表现,肾脏病理可见显著的肾小球硬化、部分肾小球可见新月体形成,肾间质可有炎症细胞浸润和纤维化。

(2) 抗肾小球基底膜性肾炎法:肾脏免疫病理检查可见大量 IgG 沿 GBM 呈连续线状沉积,普通光镜检查可见肾小球系膜区增宽,系膜细胞和内皮细胞增生,基底膜增厚,肾小球硬化,肾间质炎症细胞浸润和纤维化。

(3) 慢性血清病性肾炎法:一般 1~3 个月后家兔即出现肾病综合征和氮质血症。肾脏病变比较复杂,早期肾小球基底膜上有异种抗原、自体免疫球蛋白和补体的不规则颗粒状沉积物,肾小球系膜细胞轻度增生;后期肾小球基底膜显著增厚、变形,肾小球系膜细胞和上皮细胞增殖病变明显,常有新月体形成。此模型的缺点是动物个体差异较大,死亡率较高。

4. 自发性高血压慢性肾损害法 近年来发现自发性高血压大鼠在其出生后不久,能自发性地出现系统高血压和肾小球内压力增高,有广泛的典型肾小球局灶性硬化,同时伴有轻至中度蛋白尿和肾功能损害,在肾小球系膜区有 IgA、IgM、C3 和纤维蛋白原的沉积,被认为是一种理想的自发性慢性肾衰竭动物模型。而且,尽管单纯利用 SHR 研究慢性肾衰竭观察时间较长,但若先采用无菌手术将 SHR 的一侧肾脏切除,残留单侧肾脏的肾小球硬化病变的发展速度将进一步加速,从而可以大大缩短动物模型制作的时间。

【模型应用】

上述模型均可用于研究慢性肾衰竭的发生发展机制及其防治研究。但是采用物理的方法破坏肾组织,容易定量,造模成功率高,但与临床常见病因相差较大;采用免疫的方法破坏肾组织,不易控制病情程度,造模成功率较低,但与临床自然病程相近。

(袁发焕)

第九节 糖尿病肾病动物模型

Section 9 Animal models of diabetic nephropathy

糖尿病在我国和全世界发病均呈显著上升趋势,糖尿病肾病(diabetic nephropathy,DN)是糖尿病全身性微血管病变表现之一,是糖尿病常见的并发症,它已成为我国导致终末期肾病的第二大原因。目前国内外尚无理想的糖尿病肾病动物模型(animal models of diabetic nephropathy)。

【造模机制】

1 型糖尿病肾病模型的研究多采用大剂量链脲菌素(streptozocin,STZ)诱导的动物模型,2 型糖尿病肾病模型多在高糖高脂饲料喂养大鼠诱导胰岛素抵抗的基础上,联合小剂量链脲佐菌素(STZ)重复腹腔注射,复制出类似于人类 2 型糖尿病(T2DM)大鼠模型。单侧肾切除有助于加速肾脏病变,但单侧肾脏切除后引起血流动力学等方面改变,这与高血糖状态下肾组织血流动力学紊乱相叠合,会对模型建立造成的影响。

【造模方法】

1. 器材及试剂准备

(1) 动物:选用 8~10 周清洁级健康雄性 Wistar 或 SD 大鼠,体重 180~220g。

(2) 试剂：50mmol/L 柠檬酸钠缓冲液，pH 4.5，在使用前配制；链脲菌素（STZ）；10%（w/v）蔗糖：在使用前配制。

(3) 设备：鼠笼、代谢笼；温度、湿度、光线控制的饲养房。

(4) 另外准备 1.5ml EP 管、铝箔、2.5ml 注射器、简易血糖仪和血糖试纸。

2. 1 型糖尿病肾病模型（animal models of type 1 diabetic nephropathy）

(1) 选用清洁级健康雄性 Wistar 大鼠分笼饲养，给予自由饮食、进水，保持良好通风及恒温(18~21℃)，12 小时交替照明。适应性喂养 1 周。STZ 注射前一天晚上禁食、不禁水(禁食 12 小时以上)。大鼠称重并根据体重按 40~65mg/kg 计算所需 STZ 的剂量。

(2) STZ 注射前配液：A 液(0.1mol/L 柠檬酸缓冲液)：用 2.14g 柠檬酸溶于 100ml 双蒸水中；B 液(0.1mol/L 柠檬酸钠溶液)：用 2.94g 柠檬酸三钠溶于 100ml 双蒸水中；两者按体积比 A：B=1：1.32 配制成柠檬酸缓冲液（pH 4.2~4.5)，4℃保存。实验过程中置于冰盒，0℃操作。STZ 的注射终浓度为 1%，即 20mg STZ+2.0ml 柠檬酸缓冲液，现用现配。冰上操作，注意避光。现溶现向大鼠腹腔注射，在 5~8 分钟内注射完毕。

(3) 注射器取好所需 STZ 溶液后，用锡纸包裹，迅速给相应大鼠行腹腔注射。注射 STZ 的大鼠，立即给予 10% 蔗糖水饮用，第 2 天改为普通饮水。

3. 2 型糖尿病肾病模型（animal models of type 2 diabetic nephropathy）造模方法

(1) 选用清洁级健康雄性 Wistar 大鼠分笼饲养，给予自由饮食、进水，保持良好通风及恒温(18~21℃)，12 小时交替照明。适应性喂养 1 周。给予高糖高脂饮食(20% 蔗糖，15% 猪油，2.5% 胆固醇，0.5% 胆酸盐）1~2 个月。

(2) STZ 注射前一天晚上禁食、不禁水(禁食 12 小时以上)。大鼠称重并根据体重按 20~45mg/kg 计算所需 STZ 的剂量。

(3) STZ 注射前配液：A 液(0.1mol/L 柠檬酸缓冲液)：用 2.14g 柠檬酸溶于 100ml 双蒸水中；B 液(0.1mol/L 柠檬酸钠溶液)：用 2.94g 柠檬酸三钠溶于 100ml 双蒸水中；两者按体积比 A：B=1：1.32 配制成柠檬酸缓冲液（pH 4.2~4.5)，4℃保存。实验过程中置于冰盒，0℃操作。STZ 的注射终浓度为 1%，即 20mg STZ+2.0ml 柠檬酸缓冲液，现用现配。冰上操作，注意避光。现溶现向大鼠腹腔注射，在 5~8 分钟内注射完毕。

(4) 注射器取好所需 STZ 溶液后，用锡纸包裹，迅速给相应大鼠行腹腔注射。注射 STZ 的大鼠，立即给予 10% 蔗糖水饮用，第 2 天改为普通饮水。

备注：

(1) 如果加用单侧肾切除，则在大鼠适应性喂养 1 周后给予单侧肾切除，术后喂养 2 周再进行高糖高脂喂养或腹腔注射 STZ 等操作。

具体操作：2% 戊巴比妥 3ml/kg（2~4ml/kg）腹腔注射麻醉，背部进行术前备皮，常规消毒，背部逐层切开 1~1.5cm 切口，充分暴露左肾，剥离肾周脂肪包膜，组织钳阻断肾门动静脉束，立即切除左肾，手术线结扎肾门动静脉束，分层缝合切口。

(2) 枸橼酸钠浓度及 pH 要符合要求，且现配现用；STZ 溶液应充分混匀，避光保存，注射要快，最好在配制后 5~8 分钟用完。

(3) 注射 STZ 后 48 小时后，即可出现血糖升高，饮水量、尿量增加，故一定要给予充足水分和食物；动物密度不宜过大，通风要好，防止相互撕咬及各种感染；监测血糖超过 35mmol/L 时，予长效胰岛素 1~2U/kg，可降低成模大鼠的死亡率。

【模型特点】

1. 72 小时后尾尖采血测血糖，非空腹血糖≥16.7mmol/L。
2. 整个生存期，GFR 下降超过 50%。
3. 与同一品系相同性别、相同年龄的对照相比（即正常对照组)，造模动物尿蛋白增加超过 100 倍。
4. 电镜下检查，病理改变有肾小球系膜硬化（肾小球系膜体积增加 50% 以上)，小动脉玻璃样变性，肾小球基底膜增厚超过 25%，小管间质纤维化。

5. 光镜下检查，病理改变主要为肾小球体积明显增大，髓袢腔扩张、系膜基质增宽，基底膜增厚、系膜增生和硬化、基底膜增厚、内皮细胞泡沫样变、出入球动脉透明样变以及间质血管损伤等。目前还没有哪种糖尿病模型能达到前两个标准，但很多研究的病理改变达到或接近病理标准。

【模型应用】

糖尿病肾病的早期诊断对于预防其发展到终末期肾衰竭具有重要意义。糖尿病肾病的发病机制目前尚未完全阐明。因此，建立糖尿病肾病动物模型可以用于探讨糖尿病肾损害发生的细胞分子机制，为糖尿病肾病的早期诊断与早期干预治疗提供理论依据。

（白雪源　邵枫）

第十节　庆大霉素肾病动物模型

Section 10　Animal models of gentamicin nephropathy

庆大霉素是一种氨基糖苷类抗生素，广泛应用于革兰阴性细菌感染的治疗。但是，庆大霉素的肾毒性（能导致急性肾小管坏死或急性肾衰竭）导致其应用受到限制。庆大霉素肾毒性的发生率是 10%~20%。庆大霉素肾损伤的发生机制还不很清楚，因此，建立庆大霉素肾损伤动物模型（animal models of gentamicin nephropathy），对于阐明其损伤机制及探讨防治措施具有重要的理论与实际意义。

【造模机制】

研究表明，内质网应激、凋亡、溶酶体酶释放、细胞能量状态受损、氧化应激和 CaSR（细胞膜 G 蛋白偶联受体家族成员）可能与庆大霉素肾毒性发生密切相关。其病理特征主要表现为庆大霉素对肾小管的影响，包括上皮细胞刷状缘消失，肾小管坏死，小管上皮水肿和上皮细胞脱落。

【造模方法】

1. 庆大霉素肾毒性大鼠模型的造模方法　清洁级 Wistar 大鼠，体重 250~350g，分为实验组与对照组。实验组大鼠每天 1 次腹腔注射硫酸庆大霉素，剂量为 80~100mg/kg，连续注射 7~10 天。对照组则注射等量生理无菌盐水。然后分别留取血、24 小时尿，用全自动生化分析仪测定血肌酐、血尿素氮、血钾、血钠、尿肌酐、尿钠及 24 小时尿蛋白。留取肾脏标本用 4% 甲醛溶液固定，石蜡包埋，后连续切片，常规 HE 与 PAS 染色，在光学显微镜下观察肾脏组织病理改变。

2. 庆大霉素肾毒性小型猪模型的造模方法　6 月龄雄性小型猪，体重 6~8kg。随机分为 2 组。正常对照组，每日肌注生理盐水 1ml，共 10 天。庆大霉素组，每日 1 次，肌注硫酸庆大霉素，剂量为 80mg/kg，连续注射 10 天。实验第 10 天注射结束后留取血、尿标本测定肌酐、尿素氮等生化指标；取肾标本用 4% 甲醛溶液固定，分别做 HE、PAS 等染色分析，光学显微镜下检查病理变化。

【模型特点】

1. 庆大霉素肾毒性大鼠模型　与对照组相比，庆大霉素模型组大鼠血肌酐和尿素氮显著升高，血钾水平显著升高。病理表现：肾皮质肾小管广泛坏死，肾小管上皮脱落，肾小管上皮空泡化，肾小管萎缩，间质炎症和水肿，近端和远端肾小管退化或扩张。

2. 庆大霉素肾毒性小型猪模型　与正常对照组相比，庆大霉素模型组血尿素氮，肌酐和血钾显著升高。病理表现：在模型组中，小型猪肾组织出现广泛损伤，主要表现为肾小管坏死，肾小管上皮水肿和上皮细胞脱落，管腔内充满红色颗粒状坏死物。

【模型应用】

可应用庆大霉素肾损伤动物模型阐明其导致急性肾损伤的发生机制，探讨有效的干预治疗措施，探索合理的用药方法。

（白雪源　崔静）

第十一节　高尿酸血症及尿酸性肾病动物模型

Section 11　Animal models of hyperuricemia and hyperuricemic nephropathy

尿酸是嘌呤代谢的产物。高尿酸血症及尿酸性肾病为当今世界中老年男性常见病，由嘌呤代谢异常所致。目前尚没有十分理想的高尿酸血症及尿酸性肾病动物模型，目前高尿酸血症及尿酸性肾病动物模型(animal models of hyperuricemia and hyperuricemic nephropathy)建模方法如下。

【造模机制】

本实验以不同剂量腺嘌呤(adenine)分别饲喂大鼠，检测血尿酸、尿酸及肾功能变化，并进行肾组织病理形态学及超微结构的观察，结果显示，高尿酸血症及尿酸性肾病的动物模型成功。

【造模方法】

雄性 Wistar 大鼠 60 只，体重 250(±10)g，随机分为低剂量组、中剂量组、高剂量组、对照组、中剂量治疗组(以下简称治疗组)，每组 12 只，所有动物自由饮水，适应环境 1 周后开始实验。对照组予常规饲料，低剂量组、中剂量组、高剂量组分别予含腺嘌呤 1g/kg、2g/kg、4g/kg 的饲料饲喂，每只鼠每日予上述饲料 10g，不足部分予常规饲料饲喂；治疗组除每日予含腺嘌呤 2g/kg 的饲料 10g 饲喂外，另予别嘌醇 0.5g/(kg·d)灌胃，各组动物分别于实验前、第 3 天、第 7 天、第 10 天、第 14 天、第 21 天取血，留尿。实验第 14 天，每组随机选择 4 只大鼠活杀取肾组织，10% 甲醛固定，送病检。

【模型特点】

中剂量组及高剂量组第 7 天血尿酸水平明显升高；低剂量组血尿酸水平升高不明显；随着时间的延长，中剂量组、高剂量组血尿酸水平逐步降低；治疗组第 3 天、第 7 天，未见血尿酸水平升高；中剂量组及高剂量组第 3 天开始尿尿酸浓度明显升高；第 14 天始，尿尿酸浓度开始下降，但降低不明显；低剂量组尿酸浓度第 3 天亦开始明显升高；别嘌醇组尿酸浓度无明显变化。中剂量组及高剂量组第 10 天开始 BUN、Cr 明显升高，低剂量组及治疗组的变化不明显；实验后第 10 天治疗组清蛋白量明显减少；其余各组在不同时间蛋白测定结果无明显变化。病理检查显示，实验后第 14 天中剂量组、高剂量组可见到肾间质有炎症细胞浸润、肾小管扩张，呈间质性肾炎改变，有针状结晶；对照组、低剂量组及治疗组无明显改变。

【模型应用】

用中剂量组腺嘌呤所建立的高尿酸血症及尿酸性肾病大鼠模型，可以用于研究高尿酸导致肾病的发生机制，观察药物的预防治疗作用。

(白雪源　宋菲)

第十二节　新型尿酸性肾病动物模型

Section 12　New animal models of hyperuricemic nephropathy

目前尿酸性肾病动物模型的制备方法主要是通过同时服用抑制尿酸排泄的药物和尿酸产生的原料如黄嘌呤，或通过大量给予腺嘌呤产生继发性尿酸性肾病。这两种方法并不是理想的造模方法。下面介绍一种新型尿酸性肾病动物模型(new animal models of hyperuricemic nephropathy)的建模方法。

【造模机制】

为建立新型的尿酸性肾病动物模型，采用酵母、酵母加腺嘌呤、酵母加腺嘌呤加沙丁鱼 3 种不同配方的饲料喂养 SD 大鼠，观察血清尿酸(UA)、肌酐(SCr)和尿素氮(BUN)及肾组织变化。研究发现，3 种造模方法均可使大鼠血清尿酸、肌酐、尿素氮显著高于正常组，采用后两种造模方法的大鼠 BUN、UASCr 均显著高于第一种。结果表明，酵母造模的动物模型肾脏病理变化类似于人类的尿酸性肾病。单纯酵母诱发的疾病模型是一种较理想的原发性尿酸性动物模型，而后两种造模方法更符合人类继发性尿酸性肾病的发病机制。

【造模方法】

清洁级雄性SD大鼠，体重150~180g，随机分为正常对照组（A组，标准饲料）、B组（标准饲料+15g酵母）、C组（标准饲料+10g酵母+100mg腺嘌呤）、D组（标准饲料+10g酵母+80mg腺嘌呤+5g沙丁鱼）。酵母、腺嘌呤、沙丁鱼按每天每千克体重计算。根据以上分组、配方，参考大鼠的体重变化（大鼠每10天称体重一次），配方剂量有所变化。将酵母、腺嘌呤、沙丁鱼先与少量标准粉料搅拌均匀后喂养大鼠，以保证添加物的食用量，饲料不足部分另补。21天后处死动物去血，同时摘取大鼠左侧肾脏，甲醛液中固定。

【模型特点】

1. 血、尿指标改变　造模21天后，B、C、D各组的尿酸、血肌酐、尿素氮都显著高于A组，说明尿酸性肾病造模成功，而B、C两组的尿素氮值显著高于A组。

2. 病理结果　HE染色，10×4倍光镜下可见病变部位较多，大部分肾小管和间质均被累及；10×10倍光镜下见局灶性间质纤维化，伴大量淋巴和单核细胞浸润，部分肾单位萎缩，另有部分肾小管呈囊性扩张，上皮萎缩；10×20倍光镜下见间质细胞萎缩，部分肾小球体积缩小，与肾小囊壁粘连，肾小囊腔消失，一部分扩张的肾小管呈现矮小低平的上皮细胞，肾间质有尿酸盐结晶沉积，引起灶性的异物巨细胞反应。PAS染色，10×20倍光镜下远端肾小管中可见蛋白管型，部分肾小管管腔内见矩形或无定型尿酸盐结晶。

【模型应用】

所建立的高尿酸血症及尿酸性肾病大鼠模型，可以用于研究高尿酸导致肾病的发生机制，观察药物的预防治疗作用。

第十三节　狼疮样肾炎动物模型

Section 13　Animal models of lupus nephritis

系统性红斑狼疮（SLE）是针对一系列自身抗原形成自身抗体为主要特点的一种自身免疫性疾病，80%~100%可累及肾脏，称之为狼疮性肾炎（lupus nephritis，LN）。目前对于狼疮性肾炎的发病机制尚未完全清楚，其中主要障碍是缺乏一个较典型的动物模型。目前广泛使用的动物模型有鼠自发性狼疮模型如NZB/NZW、MLR等。本文介绍一种狼疮样肾炎动物模型（animal models of lupus nephritis）—慢性移植物抗宿主病（chronic graft-versus-host disease，cGVHD）鼠模型的建立方法。

【造模机制】

慢性自身免疫性移植物抗宿主反应类似于自发性系统性红斑狼疮，几乎均有肾损害。其原理是供体鼠自身反应性T淋巴细胞识别受体鼠B淋巴细胞H-2中不相容结构，出现同种性T-B淋巴细胞异常相互作用，导致形成一系列自身抗体，发生狼疮性肾炎综合征。

【造模方法】

8~10周龄雌性(C_{57}BL6×DBA/2)F1代杂交鼠36只，体重15~20g，以及6~8周龄雌性DBA/2共150只，体重10~15g。

1. 将F1代杂交鼠随机分为2组：正常对照和模型组。在无菌条件下，取出脾脏、淋巴结（肠系膜、腹股沟和颈部）和胸腺，剪碎，玻片研磨，PBS冲洗过筛，制成细胞悬液，按1∶1比例沿离心管壁缓缓加入鼠淋巴细胞分离液，以1800r/min离心20分钟，取出淋巴细胞层，用PBS稀释洗涤3次（第一次以1800r/min离心10分钟，后两次均为1800r/min离心5分钟），最后用PBS制备成适量、混匀的淋巴细胞悬液。细胞活力用台盼蓝拒染试验和位相显微镜观察测定，活细胞至少90%以上。细胞总数用流式细胞仪测定。模型组于第0、3、7和10天，进行受体鼠尾静脉注射淋巴细胞悬液，每次注射0.25ml，含50×10G个受体活细胞。对照组每次等量的PBS。

2. 动物放在代谢笼中喂养，自由进水和食物18小时，收集上午8时至次日上午8时代谢笼中尿(1~3ml/d)。于第一次注射后2周始，以后每间隔2周时间、测定模型鼠24小时尿清蛋白排泄量(采用放免测定法)。

经眶丛用玻璃毛细吸管采血 0.5ml，制备血清，分装 -20℃贮存，用 ELISA 方法测定抗 ds-DNA 抗体，并观察鼠有无皮下水肿、腹水，体重变化及寿命。

3. 为了解肾脏病变进程的形态学变化，于第 4 次注射后 4、8 和 12 周，随机取对照组和模型组鼠各 1 只，短颈处死，取出肾脏，制备石蜡组织切片和冷冻切片。石蜡切片分别行 HE、PAS、PASM 和 Masson 染色；冷冻切片行直接免疫荧光分析肾组织 IgG 沉积。于 12 周随机取模型组鼠 1 只，制备电镜标本，用 2.5% 戊二醛固定，经常规包埋、脱水、切片、染色后用电镜观察分析。

【模型特点】

1. 血、尿指标变化　大部分鼠出现皮下水肿，部分出现腹水，还可见脱毛、活动差等。所有模型鼠于第 4 次注射后 2 周，尿白蛋白开始升高，12 周尿白蛋白水平达高峰，而对照组 F1 代鼠尿白蛋白测不出。抗 ds-DNA 水平的变化于第 4 次注射后 2 周始，血抗 ds-DNA 水平已见明显升高，至第 4 周时达高峰。

2. 病理改变　模型鼠于第 4 次注射后 8 周出现明显肾脏病理损害，于第 12 周时肾组织学主要为膜型肾病改变，并伴有肾小球旁及肾间质内出现明显炎症细胞浸润，其次为系膜增生性肾炎。免疫荧光可见明显的 IgG 沿肾小球基底膜呈线状或颗粒状沉积。电镜显示膜性肾小球肾炎，基底膜增厚，内有电子致密物沉积，上皮足突融合，这些特征性改变均很类似于人类狼疮性肾炎。

【模型应用】

该动物模型可用于对人类狼疮性肾炎发病机制的研究。

第十四节　慢性马兜铃酸肾病动物模型

Section 14　Animal models of chronic aristolochic acid nephrology

马兜铃类（aristolochia）植物可引起肾脏的损害。已发现含有中草药的减肥药“苗条丸”可引起慢性肾衰竭，其病理改变是“快速进展性肾间质纤维化”，并将此种肾损害命名为“中草药肾病”（chinese herbs nephrology）。几年来，有关中草药引起的肾损害问题，已经引起国内外学者的广泛关注。研究发现，引起此种肾损害的中草药的主要成分是马兜铃酸（aristolochic acid），其引起的肾损害被称为“马兜铃酸肾病”（aristolochic acid nephrology）。近年国内文献报道了应用中药马兜铃、关木通引发大鼠急性肾损伤，但慢性马兜铃酸肾病一直未能经动物实验证实。因此，通过建立慢性马兜铃酸肾病动物模型（animal models of chronic aristolochic acid nephrology）以便进一步研究马兜铃酸引起肾损害的发生机制与防治措施，具有较重要的理论和实际意义。

【造模机制】

马兜铃酸引起肾损伤的机制包括可诱导肾小管上皮细胞肿大、空泡变性、坏死、脱落，长期用药可导致肾小管萎缩、肾小管转分化以及肾间质纤维化。

【造模方法】

1. 实验动物与制剂

(1) 实验动物：雌性 Wistar 大鼠，20~24 周龄，体重 190~210g，由中国军事医学科学院动物中心提供。实验期间大鼠自由饮水、摄食，室内温度控制在 20~24℃，通风及湿度良好。

(2) 实验试剂：用马兜铃酸标准品（国家卫生和计划生育委员会药品生物制品检定所提供）配制成 0.5mg/ml 马兜铃酸制剂，高压灭菌，置冰箱 4℃下保存备用。

2. 造模方法与检测指标　选 Wistar 大鼠 42 只，每只大鼠腹膜内注射马兜铃酸，剂量为 5mg/(kg·d)，共 16 周。在用药开始后第 8、12、16、20、24 周分别处死 6 只大鼠。大鼠在处死时测体重，留取血、尿和肾脏标本，-70℃冰箱保存，用于做生化及有关病理检查。

(1) 血、尿标本检测：检测项目包括血尿素氮、血清肌酐（自动生化分析仪）、24 小时尿蛋白定量（三氯醋酸比浊法）、尿 β_2- 微球蛋白（γ- 放射免疫法）。

(2) 肾组织形态学检查：肾组织标本用 4% 中性缓冲甲醛液固定，石蜡包埋，制成 2μm 厚的切片，分别行 HE、PAS、PASM、Masson 染色，做光镜检查。将石蜡包埋标本切成 4μm 厚的切片，消化后免疫荧光检查。肾皮质标本用 3% 戊二醛固定做电镜检查。肾脏病理图像分析方法：采用 CMIAS 真彩色病理图像分析系统（北京航空航天大学研制），通过光学显微镜放大 100~400 倍摄取图像，输入图像分析系统内，进行病理图像分析。肾小管面积测量：在 100 倍光镜下每个标本随机选取 10 个视野，每个视野测量 5 个近曲小管，测量参数为肾小管面积、肾小管腔面积、肾小管壁面积、肾小管腔面积 / 肾小管面积比值及肾小管壁面积 / 肾小管面积比值。肾间质面积测量：在 400 倍光镜下用 Masson 染色标本测量，每个标本随机选取 10 个视野，每个视野分别测量肾间质相对面积，即肾间质面积与统计场面积的比值。

【模型特点】

1. 血、尿指标的变化情况　实验组用马兜铃酸处理后不同时间点 24 小时尿蛋白定量稍有增加。马兜铃酸组大鼠血尿素氮和血肌酐在用药后 16 周明显升高。停药后这两项指标均未见明显下降，反而继续升高。

2. 肾脏大体标本观察和病理检查结果　两组大鼠肾表面光滑，未见凹凸不平。马兜铃酸组肾皮质在用药 16 周后变薄，肾脏重量明显减轻。光镜检查发现：马兜铃酸组用药后 8 周，肾脏未见明显损害，只有少数小管上皮细胞发生空泡变性；用药后 12 周，发生空泡变性的肾小管上皮细胞增加，并且有部分肾小管上皮细胞核发生脱落；用药后 16 周，肾脏近曲小管上皮细胞明显肿胀，管腔缩小，并伴有部分肾小管上皮细胞坏死及凋亡；20 周时，肿胀的肾小管上皮细胞逐渐缩小，部分远曲小管出现扩张，但未见间质出现纤维化；24 周时可见较多肾小管出现萎缩，肾间质出现多灶性纤维化。肾小球在用药后 8 周及 12 周基本正常，16 周后肾小球系膜细胞轻度增加；肾血管始终未见明显改变。免疫荧光检查发现：马兜铃酸的检查结果 IgG、IgA、IgM、C3、C1q 均呈阴性，纤维蛋白原在 16、20、24 周均呈弱阳性反应(±)。电子显微镜检查发现：马兜铃酸组大鼠用药后 8、12 周初级溶酶体比对照组略有增加，并可见少量次级溶酶体；16 周时初级溶酶体、次级溶酶体明显增加，部分肾小管上皮细胞刷状缘消失；20、24 周时可见胞质内有许多次级溶酶体，并可见髓样小体，部分肾小管上皮细胞刷状缘消失。

【模型应用】

慢性马兜铃酸肾病动物模型可以用来研究马兜铃酸的肾毒性及其对其他器官的毒性，也可用于研究慢性肾间质纤维化的发生机制，有助于评价相关中草药的安全性。

第十五节　系膜增生性肾炎动物模型

Section 15　Animal models of mesangial proliferative nephritis

系膜增生性肾小球肾炎（mesangial proliferative nephritis，MsPGN）是我国原发性肾小球肾炎中最常见的病理类型之一，约占我国原发性肾小球疾病的 30%。制作有临床实用价值的系膜增生性肾小球肾炎动物模型，对于深入研究肾炎的发病机制、病变规律和防治措施均有重要意义；也为研究多种肾小球疾病的细胞因子提供了近似于人体的研究工具。目前常用的系膜增生性肾小球肾炎动物模型是大鼠 Thy-1 系膜增生性肾小球肾炎模型。本节介绍了一种改进型慢性血清病肾炎模型，获得了病理类型均一的系膜增生性肾小球肾炎动物模型。

【造模机制】

异体蛋白进入机体后刺激免疫系统产生抗体，抗原与抗体结合后产生免疫复合物并沉积于肾脏，从而产生免疫损伤。通过多次足下注射含 BSA 的弗氏佐剂和腹腔注射高浓度 BSA 的方法以提高抗体产生滴度。采用尾静脉注射与腹腔注射交替隔天进行免疫的方法，以便维持动物体内较高的抗原浓度。

【造模方法】

1. 模型的制备

(1) 实验动物：30 只雄性 SD 大鼠，体重 160~200g，乙醚麻醉后经腹腔切除左侧肾脏，休养 1 周。

(2) 预免疫：26 只实验鼠足垫皮下注射弗氏完全佐剂 0.1mg 加 3mg 牛血清白蛋白（BSA），于 1、2 周末加强2次。3周末，腹腔连续4次注射BSA，间隔1小时，注射剂量分别为每只0.5、1.0、1.5、3.0mg；次日晨加强1次，每只2.0mg。

(3) 免疫：将实验组随机分为A组、B_1组和B_2组，各组均为7只。实验A组：BSA尾静脉注射与腹腔注射隔天交替进行。尾静脉注射剂量从每只0.5mg开始，每次增加0.5mg，至2.5mg为止；继续每周加量0.5mg至5mg为止。腹腔注射量是尾静脉注射量的1倍，免疫2周后尾静脉注射大肠埃希菌内毒素100mg。观察10周后处死。实验B_1组：免疫方法同A组，观察7周后处死。实验B_2组：单纯尾静脉注射BSA，用量同A组，不注射大肠埃希菌内毒素，观察7周后处死。对照组(5只)：预免疫及免疫方法同A组，用相同体积的等渗盐水替代BSA，存活7周处死。

2. 观察指标

(1) 血、尿液检查：血肌酐检测用苦味酸法；血尿素氮用IFCC速率法。使用日立7150全自动化血液分析仪测定实验大鼠24小时尿蛋白总量、尿肌酐、尿素氮，尿沉渣涂片。收集尿样时间为免疫前、免疫后每周1次及处死前。

(2) 病理学检查：动物肾脏标本分别做光镜、投射电镜和直接免疫荧光检查。使用AXIO HOME图像分析仪对PAS染色的肾脏薄切片进行分析。每组随机选择3只动物，每只动物右侧肾脏切片1张，每张切片随机选6个肾小球(皮质3个，髓旁3个)，直接测定肾小球的总面积及各系膜面积，并计数肾小球系膜细胞数。

【模型特点】

1. 血、尿检查结果　各组实验大鼠血浆尿素氮、血肌酐比值差异不显著。①血尿：免疫2周，8只动物出现镜血尿；免疫3周，3只出现肉眼血尿。②尿蛋白：所有动物免疫前尿蛋白均为阴性。免疫2周后开始出现微量蛋白尿，动态观察A组大鼠每周24尿蛋白总量的变化，在免疫2周、3周、7周和10周时出现2次上升，尿蛋白总量与免疫开始时相比较差异显著。③尿生化检查：实验A组尿肌酐与尿蛋白的升降基本呈平行关系，各实验组与对照组尿素氮、尿肌酐相比较，差异不显著。

2. 病理学检查

(1) 光镜检查：免疫3周，肾小球毛细血管明显扩张，内皮细胞肿胀，中性粒细胞浸润，肾小囊内有血浆蛋白及红细胞漏出；肾小管上皮细胞呈颗粒及空泡变性，有红细胞管型及透明管型形成。免疫4周，系膜细胞节段性轻度增生，部分肾小囊粘连。免疫7周，肾小球系膜细胞弥漫性轻至中度增生。免疫10周，系膜细胞核系膜基质增生更加明显，肾间质充血、水肿，灶状单核、淋巴细胞浸润；肾小球毛细血管基膜无明显病变。B_2组病变较A及B_1组为轻，对照组肾小球结构正常。

(2) 免疫荧光检查：免疫3周时，部分动物肾小球内有细颗粒状IgG(++~+++)、C3(+~++)沿系膜区沉积。免疫4~7周时，全部病例均呈阳性反应(IgG ++~+++、C3 ++++、FRA++~+++)，表现为粗颗粒状或团块状沉积于系膜区。免疫10周时，IgG与C3大块状强阳性沉积于系膜区，伴或不伴有肾小球毛细血管壁的沉积。对照组免疫荧光检查结果为阴性。

(3) 电镜检查：免疫4周后，肾小球系膜细胞轻度阶段增生，上皮细胞阶段性足突融合。免疫7~10周，系膜细胞及系膜基质增生更为明显，云雾状电子致密物沉积于系膜区，偶见于内皮下。

【模型应用】

这种改良的系膜增生性肾小球肾炎模型，与人类系膜增生性肾小球肾炎非常类似。与传统模型相比，该模型发病率高、周期短、病变程度与病理类型均一，可以用于人类系膜增生性肾小球肾炎基础与临床肾炎研究的要求。

第十六节　低灌注型急性肾衰竭动物模型

Section 16　Animal models of hypoperfusion acute renal failure

建立类似人体低灌注型急性缺血性肾衰竭动物模型(animal models of hypoperfusion acute renal failure),

对探讨急性缺血性肾衰竭的发病机制及防治具有重要意义。

【造模机制】

采用部分结扎腹主动脉的方法，建立了低灌注型急性缺血性肾衰竭动物模型，此模型较传统的夹闭肾动脉的方法更符合临床实际情况。

【造模方法】

雌性SD大鼠，体重250~300g，实验组（n=30）用3%戊巴比妥钠（60mg/kg）腹腔内注射麻醉后，由尾静脉取血测血肌酐浓度。右股动脉内插入PE-50导管以监测血压。沿腹中线打开腹腔，切除右肾，肾蒂残端结扎。分离、暴露出肠系膜上动脉及左肾动脉，在其间的腹主动脉下穿一缝线，将两线端合拢并沿同一方向旋转使其逐渐压迫腹主动脉，直至沿股动脉插管测得的血压达2.7~3.3kPa，使肾脏处于低灌注1小时，解除压迫，缝合腹壁，放回笼中，自由饮食。凡在术中股动脉内血压有较大波动、经调节腹主动脉受压程度不能迅速且满意控制，或在解除压迫后1分钟之内股动脉内血压仍不能回到基础水平者，均认为"失败"而放弃。对照组10例除腹主动脉受压位置在左肾动脉开口处以下外，整个手术过程同实验组。实验组15只大鼠及对照组5只大鼠术后每日剪尾取血，用自动生化分析仪测血肌酐浓度。另取术后24小时实验组及对照组大鼠各5只，用3%戊巴比妥钠（60mg/kg）腹腔注射麻醉后，打开腹腔，左肾以1.25%戊二醛磷酸盐缓冲液灌注后取下，固定、脱水、石蜡包埋，切片做PE染色。

【模型特点】

实验组30只大鼠中的24只以及对照组10只大鼠均可满意地控制股动脉血压在2.7~3.3kPa。失败的6例中，2例用上述方法只能将股动脉血压降至4.7~6.7kPa，进一步压迫腹主动脉，血压并不再下降；3例因肠系膜上动脉开口距左肾动脉开口相距太近，在压迫腹主动脉过程中致肠系膜上动脉开口堵塞而引起肠缺血；另1例在解除压迫后，血压在1分钟内不能恢复到术前水平，虽补充生理盐水，血压仍在10kPa，提示非血容量不足所致。

正常大鼠血肌酐浓度（44.4±7.0）μmol/L，实验组术后24、48及72小时血肌酐分别为（188.2±61.6）μmol/L、（143.4±46.6）μmol/L及（105.1±41.4）μmol/L，均显著高于正常值（P<0.001），此后逐渐下降，至术后第7天，除1只大鼠血肌酐为60.7μmol/L外，其余均正常。对照组术后24小时血肌酐浓度为（46.6±7.0）μmol/L，与正常值无显著差异（P>0.05）。

形态学检查：实验组左肾低灌注1小时并恢复灌注24小时后，肾脏显著肿大，肾包膜高度紧张。光镜下见肾小管上皮细胞弥漫肿胀，偶见小灶性坏死、管型，肾间质水肿明显。对照组大鼠光镜下未见任何异常。

【模型应用】

该低灌注型急性缺血性肾衰竭动物模型可以用于研究急性缺血性肾衰竭的发病机制及防治措施。

（白雪源 宋菲）

参考文献

[1] Shlipak MG, Katz R, Kestenbaum B, et al. Rate of Kidney Function Decline in Older Adults: A Comparison Using Creatinine and Cystatin C [J]. Am J Nephrol, 2009, 30(3): 171-178.

[2] Mactier R. Peritonitis is still the achilles' heel of peritoneal dialysis [J]. Perit Dial Int, 2009, 29(3): 262-266.

[3] Ueda A, Hirayama A, Nagase S, et al. In vivo detection of intrinsic reactive oxygen species using acyl-protected hydroxylamine in puromycin nephrosis [J]. Free Radic Res, 2007, 41(7): 823-828.

[4] Pippin JW, Brinkkoetter PT, Cormack-Aboud FC, et al. Inducible rodent models of acquired podocyte diseases [J]. Am J Physiol Renal Physiol, 2009, 296(2): F213-229.

[5] Woo KT, Lau YK, Chan CM, et al. Angiotensin-converting enzyme inhibitor versus angiotensin 2 receptor antagonist therapy and the influence of angiotensin-converting enzyme gene polymorphism in IgA nephritis [J]. Ann Acad Med Singapore, 2008, 37(5): 372-376.

[6] Inagi R, Kumagai T, Nishi H, et al. Preconditioning with endoplasmic reticulum stress ameliorates mesangioproliferative glomerulonephritis [J]. J Am Soc Nephrol, 2008, 19(5): 915-922.

[7] Wu KK, Huan Y. Streptozotocin-Induced Diabetic Models in Mice and Rats [J]. Current Protocols in Pharmacology, 2008, 5: 1-14.

[8] Jiang H, Zhu H, Chen X, et al. TIMP-Transgenic Mice Recover From Diabetes Induced by Multiple Low-Dose Streptozotocin [J]. Diabetes, 2007, 56: 49-56.

[9] Reed MJ, Meszaros K, , Entes LJ, et al. A New Rat Model of Type 2 Diabetes: The Fat-Fed, Streptozotocin-Treated Rat [J]. Metabolism, 2000, 49 (11): 1390-1394.

[10] Yokozawa T, Nakagawa T, Wakaki K, et al. Animal model of diabetic nephropathy [J]. Exp Toxicol Pathol, 2001, 53 (5): 359-363.

[11] Humes HD. Aminoglycoside nephrotoxicity [J]. Kidney Int, 1988, 33 (4): 900-911.

[12] Martinez-Salgado C, Lopez-Hernandez FJ, Lopez-Novoa JM. Glomerular nephrotoxicity of aminoglycosides [J]. Toxicol Appl Pharmacol, 2007, 223 (1): 86-98.

[13] Heeba GH. Angiotensin Ⅱ receptor blocker, losartan, ameliorates gentamicin-induced oxidative stress and nephrotoxicity in rats [J]. Pharmacology, 2011, 87 (3-4): 232-240.

[14] Priyamvada S, Priyadarshini M, Arivarasu NA, et al. Studies on the protective effect of dietary fish oil on gentamicin-induced nephrotoxicity and oxidative damage in rat kidney [J]. Prostaglandins Leukot Essent Fatty Acids, 2008, 78 (6): 369-381.

[15] Hsu DZ, Liu CT, Li YH, et al. Protective effect of daily sesame oil supplement on gentamicin-induced renal injury in rats [J]. Shock, 2010, 33 (1): 88-92.

[16] Stojiljkovic N, Veljkovic S, Mihailovic D, et al. Protective effects of pentoxifylline treatment on gentamicin-induced nephrotoxicity in rats [J]. Ren Fail, 2009, 31 (1): 54-61.

[17] 张超，曹克光，杨崇青，等．高尿酸血症及尿酸性肾病动物模型的建立及应用[J]. 实验动物科学与管理，1999，16(4): 18-21.

[18] 李荣山．现代肾脏病实验技术[M]. 北京：军事医学科学出版社，2006：65-131

[19] 何立群，聂永红，邹士林，等．新型尿酸性肾病动物模型的建立[J]. 上海实验动物科学，2001，21(1)：22-24.

[20] Zhang JL, Sun DJ, Hou CM, et al. CD3 mAb treatment ameliorated the severity of the cGVHD-induced lupus nephritis in mice by up-regulation of Foxp3+ regulatory T cells in the target tissue: kidney [J]. Transpl Immunol, 2010, 24 (1): 17-25.

[21] 董光富，叶任高，王俭勤，等．一种实用性狼疮性肾炎动物模型 - 鼠慢性移植物抗宿主病的制备[J]. 中国实验动物学报，2000，8(4)：207-212.

[22] 郑法雷，张晓明，黄庆元，等．慢性马兜铃酸肾病动物模型的建立及意义[J]. 中华医学杂志，2001，81(18)：1095-1100.

[23] Pozdzik AA, Salmon IJ, Husson CP, et al. Patterns of interstitial inflammation during the evolution of renal injury in experimental aristolochic acid nephropathy [J]. Nephrol Dial Transplant, 2008, 23 (8): 2480-2491.

[24] 朱运锋，谌贻璞，芮宏亮，等．虫草菌粉对慢性马兜铃酸肾病大鼠模型肾间质纤维化的保护作用[J]. 中华医学杂志，2007，87(38)：2667-2671.

[25] Tokuyama H, Kelly DJ, Cox A, et al. Tranilast ameliorates experimental mesangial proliferative glomerulonephritis [J]. Nephron Exp Nephrol, 2008, 109 (1): e1-7.

[26] 刘震，周树录．大鼠系膜增殖型肾小球肾炎模型的改进[J]. 华西医科大学学报，1996，27(2)：182-184.

[27] 贾慧，邹万忠．改良慢性血清病性大鼠系膜增生性肾炎模型的建立[J]. 肾脏病与透析移植杂志，1995，5(3)：21-24.

[28] 叶志斌，徐元钊，廖履坦．低灌注性急性肾功能衰竭动物模型的建立[J]. 中华实验外科杂志，1997，14(21)：57-58.

[29] Groesdonk HV, Bauer A, Kreft B, et al. Urodilatin and pentoxifylline prevent the early onset of Escherichia coli-induced acute renal failure in a model of isolated perfused rat kidney [J]. Kidney Blood Press Res, 2009, 32 (2): 81-90.

(谭毅 刘宇 整理编辑)

第六章　妇产科疾病动物模型

Chapter 6　Animal models of obstetric and gynecologic disorders

生殖是生命现象的基本特征之一，是亲代与后代个体之间生命延续的过程。生殖方式分无性生殖（asexual reproduction）和有性生殖（sexual reproduction）。在无性生殖中，一个个体可分裂成两个或多个相同或不同的成分，仅有一个亲本参与，没有配子形成。在有性生殖中，雌雄亲本各自产生特化的生殖细胞并发生融合，形成的合子具有两个亲本的遗传信息。生殖生物学（reproductive biology）是研究性腺发育、配子发生、受精、胚胎着床与发育、性别决定、妊娠维持、胎盘发育、分娩等过程调控，以及生殖道恶性肿瘤、异常妊娠、生殖道感染、环境和职业性危害等对生殖等影响等问题的专门学科。

1994 年在埃及召开的国际与人口发展大会上，国际社会认同了 WHO 人类生殖规划署主任 Fathalla 提出的生殖健康的理念，并提出“2015 年人人享有生殖健康”的目标。生殖健康是人类健康的核心和重要组成部分，生殖疾病除了引起机体不适外，还会影响人类精神与心理，是直接造成人类生殖健康质量下降的主要原因。

妇产科疾病动物模型（animal models of obstetric and gynecologic disorders）主要是针对妇产科重要疾病、辅助生殖以及计划生育等相关技术的并发症而建立的。妇产科很多疾病的发病机制与多种因素有关，其发病机制的复杂性决定了模型的多样性。由于动物与人的生殖系统特点和生殖生理过程不尽相同，相关疾病在人和动物身上表现出的症状自然存在一定差异。因此，相关模型还存在一定的局限性，如雌激素能终止大鼠和小鼠的早期妊娠，但不能终止人的妊娠。

第一节　子宫内膜异位症动物模型

Section 1　Animal models of endometriosis

子宫内膜异位症（endometriosis，EMs）是导致不孕最重要的原因之一，其动物模型包括子宫腺肌症（内在性 EMs）和外在性 EMs 两种类型。临床上 EMs 一般是指外在性 EMs，主要病理改变是异位内膜周期性出血，周围组织纤维化，盆腔内组织发生粘连等。目前的子宫内膜异位症动物模型（animal models of endometriosis）主要是诱发性动物模型，即通过手术将子宫内膜组织移植于腹腔各处或皮下而诱导。包括自体移植和异体移植模型，移植物可为子宫组织块或子宫内膜块。自体移植模型常用动物为雌性大鼠、小鼠及兔，建模方法大致相似。除诱发性动物模型外，还有少量自发性动物模型。

一、自体移植模型

【造模机制】

动物模型的制作主要基于子宫内膜异位症的种植学说及其病理改变。临床上内膜异位的部位多见于卵巢、子宫骶韧带、子宫下段后壁浆膜层以及覆盖子宫直肠陷窝、乙状结肠的盆腔腹膜等处，尤以卵巢最为常见。通过手术方式将自体子宫组织块或子宫内膜块移植到这些部位（相当于人体异位内膜的常见部位）即可诱导模型发生。

【造模方法】

1. 动物选择与准备

（1）兔：一般选用成熟雌兔（新西兰大白兔或家兔），实验前每天做阴道涂片进行细胞学检查，只有那些连续表现出 4 个以上周期，每周期持续 4~5 天发情期的兔方可用于实验。

(2) 大鼠：一般选用 8~12 周、180~300g 且动情周期规律的 SD 或 Wistar 大鼠。

(3) 小鼠：一般选用 6~10 周、20~30g、动情周期规律的未孕雌鼠，多用 BALB/c，C57BL，Swiss 等品系。

2. 将兔仰卧于手术台上，腹部剃毛消毒，3% 戊巴比妥钠按 1ml/kg 耳缘静脉注射麻醉[鼠可用 10% 水合氯醛（3ml/kg）或 1% 戊巴比妥钠（40mg/kg）或 20% 乌拉坦（15g/kg）腹腔麻醉]，麻醉成功后无菌条件下于下腹中线作 2~3cm 切口（鼠 1.5cm 左右）进入腹腔，然后按下列手术过程进行自体移植。

3. 手术过程

(1) 子宫组织块自体移植法：切除一侧子宫角远端 2cm，残端用 4-0 羊肠线缝合。切下的子宫角放入 37℃培养液中，去除多余的脂肪，将子宫角沿纵轴切断，然后剪成 1~2mm^3 的组织块，将这些组织块用 4-0 尼龙线缝于腹腔各处，如肠系膜、子宫卵巢筋膜等处，使组织块的子宫浆膜面直接与腹膜的表面对合，而子宫内膜面朝向腹腔。所有的肠系膜移植物缝于系膜血管附近，而子宫卵巢移植固定于卵巢筋膜的脂肪垫上，生理盐水冲洗腹腔以减少手术引起的粘连。

(2) 子宫内膜块自体移植法：切除一侧宫角置于培养液中，沿纵轴切开，迅速将子宫内膜从子宫肌层剥离，并剪成 5mm×5mm 左右的小块，内膜块用 4-0 尼龙线缝于自体腹膜上（如卵巢包膜、输卵管、子宫系膜、肠系膜及腹壁的各部）。

4. 术后处理　造模术后可用青霉素或庆大霉素通过腹腔注射或肌内注射预防感染。局部皮肤碘伏消毒，2 次 / 天，连续 3 天，常规饲养。手术后可给予雌激素处理以利于移植内膜生长。小鼠术后第 1 天开始肌注雌二醇每只 0.02ml，连续 3 天；大鼠术后第 2 天开始肌注雌二醇 0. 1mg/(kg·d)，每隔 4 天 1 次，共 3 次。通过补充雌二醇，EMs 成功率可达 90% 以上。

5. 移植内膜的观察　可在术后 3~4 周将雌性鼠与雄性鼠交配，以研究子宫内膜异位症对生殖力的影响。模型是否成功一般在造模后 1 个月通过病理组织学检查（如移植内膜的重量及组织形态学改变、周围组织粘连情况等）证实，这种方法需要再次手术或处死动物，不利于动态观察。近年，有人将表达绿色荧光蛋白（green fluorescent protein，GFP）的转基因鼠子宫内膜碎片注射到去势野生型 C57/B6 雌鼠腹腔，荧光显微镜下，绿色移植物定位更准确，组织学上与宿主辨别更精确，大小和质量与荧光强度呈正相关。但 GFP 发射光谱组织穿透性差，腹内病灶监测无皮下病灶监测可靠，且腺病毒感染的细胞 3 周后荧光衰减，GFP、病灶和药物间相互作用亦无法研究。无论是感染携带 GFP 基因的腺病毒的人子宫内膜还是转基因 GFP 鼠组织，都需要开腹观察腹内病灶。此后，Becker 等创立的荧光酶模型解决了 GFP 模型的侵入性问题。将荧光酶等位基因和泛素 C 启动子结合建立纯合型转基因鼠，将其子宫内膜移植到同系基因型鼠或 NOD/SCID 鼠，腹腔注射荧光素监测异位组织生长，尾静脉注射荧光素监测异位组织的血管发生。此外，最近有研究者采用磁共振（MRI）技术非侵入性动态监测大鼠异位组织体积、血流灌注及对激素的反应性获得成功。

【模型特点】

子宫内膜块的自体移植法较少发生粘连、生殖道变形及闭塞等病理改变。而子宫块的自体移植法常引起不同程度的粘连。

【模型应用】

自体移植模型是研究 EMs 免疫炎症机制及治疗的良好模型。子宫内膜块自体移植法常用于研究子宫内膜异位症的药物疗效和治疗机制，而子宫块自体移植法可用于研究子宫内膜致不孕的发生机制。

根据研究目的可采用不同的实验动物。家兔模型可用于研究 EMs 对排卵、卵子运输、黄体溶解和种植后流产等的影响。大鼠为全年多发情动物，性周期短(4~5 天)，变化规律，可用于研究 EMs 对妊娠、排卵、粘连形成、黄体功能缺陷及自身免疫的影响，还可研究药物或其他因素对 EMs 的作用。小鼠作为建造人类疾病相关模型及研究发病机制的最重要实验动物，与人类基因组高度同源，但其实验结果与临床的一致性仍需考证。

二、异体移植模型

【造模机制】

将人的子宫内膜或异位组织移植到免疫缺陷动物体内产生的子宫内膜异位症模型。

【造模方法】

1. 动物　常用动物为免疫缺陷鼠(突变系小鼠),包括裸鼠、SCID 鼠、NOD/SCID 鼠等。根据实验周期选择不同种类小鼠。一般选用裸鼠,实验不应超过 4 周,实验周期 3 周以上宜选用 SCID 鼠或 NOD/SCID 鼠。

2. 方法　①内膜准备:人子宫内膜组织标本常来源于腹腔镜下确诊子宫内膜异位症并行子宫切除术的患者,患者术前 6 个月未接受过激素类药物治疗。子宫切除后立即无菌刮取子宫内膜,用冷 PBS 反复漂洗,剪成 3mm×3mm×3mm 碎块,置入无菌 DMEM 培养基或 PBS 中保存,取材后 1 小时内接种。术后病理检查应为正常分泌期子宫内膜。②内膜移植:将免疫缺陷鼠(如裸鼠)腹部皮肤切开一 0.5cm 切口,将子宫内膜碎块埋植入皮下,缝合皮肤。术后每天观察裸鼠伤口及生活情况,每周检查皮下种植部位 3 次,观察皮下结节的生长情况。此法也可将子宫内膜碎块移植到裸鼠盆腹腔内。

【模型特点】

移植物在不同种类小鼠中完好保存的时间窗不同,裸鼠中异位内膜组织 3 周成活率为 33%~66%,形态保存良好,但从第 9 天开始,腺体细胞趋于扁平,腺腔扩张囊泡化;NOD/SCID 鼠中移植物 4 周后仍有 37% 存活,无腺体细胞腺腔形态改变,雌激素受体(estrogen receptor,ER)和孕激素受体(progesterone receptor,PR)保存时间比在裸鼠中长。如将分散的人子宫内膜细胞注射到去势 NOD/SCID/γc^{null}(NOG 鼠)肾包膜下,激素补充组 10 周后移植物仍 100% 成活。

该模型种植物的光镜和超微结构均与原组织相同,是很好的 EMs 动物模型,但免疫缺陷鼠饲养条件高,不能耐受多次手术采血检测,且由于其免疫缺陷原因,不能用来研究病灶引起的机体免疫方面的改变,也不适于研究环境因素及长期药效反应。

【模型应用】

由于移植的子宫内膜来源于人,在阐述 EMs 确切机制及检测药物对 EMs 有效性方面更具说服力,可用于研究 EMs 的病因、药物试验及激素调节等。

三、自发性 EMs 动物模型

自发的 EMs 仅见于人类及灵长类动物。灵长类动物是一个理想的 EMs 动物模型,具有规律的月经周期及经血逆流现象,其发病机制、病理学特征类似于人的 EMs。其缺点是自发的 EMs 发生率低,周期长,短期内难以获得大量的信息。且动物有限,价格昂贵,限制了其在科研中的应用。自发性 EMs 动物包括恒河猴、南美狝猴、狒狒等,选择其自然发生 EMs 的动物作为模型。

最近,有研究者建立了 K-ras 基因突变模型,该模型是第一个“自发形成”的 EMs 小鼠模型。研究表明,小鼠卵巢表面上皮致癌基因 K-ras 激活导致卵巢 EMs 样病灶及 47% 小鼠发生腹膜 EMs 样病灶,但潜伏期长(8 个月),外显率低(50%)。由于目前尚无 K-ras 基因突变在人 EMs 发生,该模型不能代表人 EMs 的基因特点,只能作为表现型研究其组织形态、生物学及治疗等。

第二节　输卵管炎(盆腔炎)动物模型

Section 2　Animal models of salpingitis

输卵管炎可由病菌经过阴道、宫颈上行至输卵管引起,也可由腹腔其他脏器的炎症直接蔓延造成,可导致输卵管黏膜水肿粘连,管腔及伞端闭塞,并常与周围组织特别是卵巢组织发生粘连。盆腔炎是指女性内生殖器官及其周围的结缔组织、盆腔腹膜发生炎症,包括子宫内膜炎、子宫肌炎、输卵管炎、卵巢炎等。炎症可局限于一个部位,也可几个部位同时发病。在很多文献中,盆腔炎与输卵管炎互相通用,所谓的盆腔炎即指输卵管炎。

制作输卵管炎动物模型(animal models of salpingitis)的致炎剂分为生物性和化学性两类。前者采用不同病原微生物,主要是细菌和衣原体。后者以苯酚胶浆剂为代表,少数文献也采用盐酸。模型动物包括灵长类动物(如猴)、兔、豚鼠、小鼠、大鼠等。

一、生物性输卵管炎模型

(一) 细菌致输卵管炎模型

【造模机制】

人类慢性输卵管炎绝大多数为厌氧菌和需氧菌并存或多种厌氧菌混合感染所致,采用厌氧菌、需氧菌或混合菌种接种诱导所获得的动物模型符合人类输卵管炎发生发展过程,可得到相似病理变化。生物性输卵管炎动物模型可通过从阴道或宫颈接种病原菌,或将病原菌直接接种到输卵管,也可在动物前腹壁建立口袋模型。

【造模方法】

(1) 大肠埃希菌(*Escherichia coli*,*E.Coli*)混合于无菌兔血清中培养,细菌浓度 2×10^7,当培养至对数增长后期时使用。新西兰大白兔全身麻醉后腹部剃毛消毒,于下腹正中线切口进入腹腔,暴露子宫,将 *E.Coli* 注入子宫角,用手指压迫宫角,使子宫角接近闭合,此时注入的液体向远端流入输卵管(亦可将细菌直接注入输卵管)。手术后 7 天可再行剖腹术,系统观察腹腔内器官的病理改变,注意红斑、水肿及组织粘连的程度,并进行病原体培养等。

(2) 用于该模型的细菌除 *E.Coli* 外,还包括 β- 溶血性链球菌、金黄色葡萄球菌等。最近,以 2 种或 3 种细菌混合感染的模型增多。其方法如下:大肠埃希菌、金葡菌、链球菌按 2∶1∶1 比例用无菌生理盐水稀释,配成浓度约为 3×10^9/ml 的混合菌液。用 50mg/kg 戊巴比妥钠腹腔注射麻醉大鼠,打开腹腔后沿子宫找到双侧输卵管,分别在子宫角近输卵管处进针,向输卵管及卵巢方向缓慢注射细菌混悬液 0.05ml。手术尽量避免损伤其他组织。

【模型特点】

生物性因子(细菌、病毒等)致炎的输卵管炎(盆腔炎)模型,符合人类输卵管炎的致病途径和过程。

【模型应用】

该模型是目前常用的输卵管炎动物模型,可用于输卵管炎的机制和治疗研究。研究者应根据不同的研究目的,采用不同的致炎剂,并应根据所用动物和病原微生物种类,摸索和确定合适的浓度与剂量。

(二) 衣原体致输卵管炎模型

【造模机制】

沙眼衣原体是性传播性疾病最常见的病因之一,女性感染沙眼衣原体后,可逆行感染导致输卵管急性和慢性炎症改变。

【造模方法】

衣原体体外培养及感染液制备:用衣原体如 MoPn 株(如 VR123)感染 McCoy 细胞,在含有 10% 胎牛血清的 1640 培养液中培养,收集单层感染的 McCoy 细胞,超声碎解细胞 30 秒,在 4℃下,500×g 离心 10 分钟,吸取上层液,4℃,30 000×g 离心 45 分钟,取沉淀,悬浮于培养液(如 HeLa229 细胞培养液)中,分装后于 –70℃保存。诱导方法如下。

(1) 输卵管经阴道致炎模型:雌性小鼠麻醉后,用 0.1% 新洁尔灭消毒外阴,再用生理盐水清洗,取含 10^4~10^7IFU 的衣原体感染液 50μl,用 1ml 无菌注射器(针头套硅胶硬外麻套管)通过阴道内接种感染。

(2) 输卵管炎的口袋模型:猴在麻醉条件下进行剖腹术,手术时切除卵巢,同时用一长 3cm、充满雌二醇结晶的硅化胶囊埋植于皮下,以维持一定的血清 E_2 水平,并每个月测量血 E_2 含量。暴露输卵管将输卵管伞端切成小片段,并将这些伞端片段移植于猴前腹壁制作的皮下口袋内(口袋直径 4~6mm)。皮下移植切口通常需 1 个月愈合,此时已建立好的口袋隆起于前腹壁。每个口袋接种 7×10^6 个包涵体形成单位,接种病菌后注意观察炎症反应的发生。

(3) 输卵管重复感染模型:选择具有生殖能力的雌性猴单独喂养。将沙眼衣原体(如:F/UW-6/CX,D/UW-3/CX,J/UW-36/CX 等菌株)按每毫升(2~4)$\times10^8$ 个包涵体形成单位接种于 HeLa229 细胞培养液中,分装冻存。动物麻醉后作下腹中线切口开腹,暴露输卵管,将 0.2ml 接种物直接注入每根输卵管壶腹部的伞端口内,以后每个月接种 1 次(每次手术选择在月经中期),连续 3 次,后 2 次可接种同种型病原体,也可根据研究需要接种异种型病原体。

【模型特点】

口袋模型的制作较容易,一个动物能制作数个输卵管炎模型,可多次反复取材。而输卵管内直接接种病菌导致的输卵管炎常引起严重、不可逆粘连,因而不可能多次重复剖腹取材。输卵管伞端皮下移植物约80% 可存活,且能血管化,一旦血管形成,输卵管移植物将随血清雌、孕激素周期变化而肿大或缩小,与正常输卵管在月经周期中的变化一致。

【模型应用】

口袋模型可根据实验需要在术后不同时间切开单个口袋,口袋内移植物可用于组织病理检查,培养分离病原体及血清抗体等检查。输卵管重复感染模型类似妇女远端输卵管疾病,其不孕的发生率可达 50% 以上,而单次感染不孕率在 15% 以下。因此该模型对研究输卵管继发不孕的发病机制具有重要作用,该模型同时也适用于衣原体感染机制及其免疫动力学研究。是否切除卵巢并同时进行激素替代处理根据研究目的而定。

二、化学性输卵管炎动物模型(苯酚胶浆法)

【造模机制】

苯酚胶浆作为一种粘堵剂,可造成子宫内膜的化学性烧伤,从而导致子宫内膜的充血、水肿、炎性渗出、炎性粘连和阻塞,造成子宫内膜的慢性炎症。

【造模方法】

动物准备见前述相关内容。用 1%~3% 戊巴比妥钠腹腔注射麻醉大鼠,经下腹中线切口开腹,暴露并固定子宫,用 4 号针头选取左侧子宫,在其分叉处向卵巢方向缓慢注入 15%~30% 苯酚胶浆 0.05~0.1ml。苯酚胶浆的浓度与剂量可根据实验所需的炎症严重程度而定。

【模型特点及应用】

虽然化学性烧伤致炎模型获得的病理结果与人类盆腔炎有一致之处(均为慢性炎症表现),但由于其致炎途径和过程与人类盆腔炎存在较大差异,故现在已使用渐少。

(王凤英)

第三节　多囊卵巢综合征动物模型

Section 3　Animal models of polycystic ovary syndrome

多囊卵巢综合征(polycystic ovary syndrome, PCOS)是育龄期妇女常见的生殖内分泌紊乱性疾病。目前,用于构建 PCOS 模型的动物主要有猴、家兔、大鼠等。造模持续时间因选用方法的不同而差别较大,有单次用药和连续给药两种。恒河猴的生殖生理与人非常接近,每年 4—10 月是月经周期最为稳定的时期,利于造模观察,尤其适用于以生殖功能紊乱为主要研究目的的动物模型,但其价格昂贵,繁殖周期太长,不利于大批量模型的建立;大鼠(尤其是 SD 大鼠)不仅对性激素敏感、有规律的动情周期,且研究成本经济,是最常用的动物模型。小鼠具有较稳定的动情周期,早期的报道多采用。造模动物的年龄可选择成年或未成年。

常用的多囊卵巢综合征的动物模型(animal models of polycystic ovary syndrome)造模方法有雄激素造模法、雌激素造模法、孕激素联合绒促性素造模法、胰岛素联合绒促性素造模法及避孕药物或芳香化酶抑制剂(来曲唑)造模法等。各种造模方法均可以建立接近 PCOS 某些病理特征的动物模型。由于多囊卵巢综合征的病因及发病机制尚无定论,临床表现及内分泌变化呈现出多面性和复杂性,而在众多的造模方法中,模型动物阴道涂片和卵巢形态学的改变比较一致,而血清学改变的差异较大,目前尚无一种被公认为是标准的造模方法。

一、雄激素造模法

【造模机制】

通过外源性补充过量雄激素或雄激素前体，抑制卵泡成熟，使卵巢内小卵泡可发育至一定时期，但无优势卵泡形成，从而导致卵巢多囊样改变。

【造模方法】

1. 丙酸睾酮造模法 ①出生后7天雌性小鼠，颈背部皮下注射丙酸睾酮1mg，8周后连续阴道涂片检查2个动情周期，以阴道上皮持续角化者作为造模成功；②出生后9天雌性大鼠，颈背部皮下注射丙酸睾酮1.25mg，60天后连续阴道涂片检查11天，以阴道上皮持续角化者作为造模成功。

2. 脱氢表雄酮造模法 ①出生23天雌性大鼠，皮下注射溶解于油剂的脱氢表雄酮（DHEA）6mg/(100g·d)连续20天，停药后动物卵巢病理改变及血内分泌改变与PCOS患者相似，并出现明显的高胰岛素血症；②出生16周雌性大鼠，皮下注射DHEA 5~20mg/(100g·d)连续14天，停药后动物体内孕烯醇酮的改变与PCOS患者相似。

3. 硫酸普拉睾酮钠造模法 出生23天雌性大鼠每日皮下注射硫酸普拉睾酮钠9mg/(100g·d)，连续20天。

【模型特点】

雄激素造模法的不足之处是无人PCOS表现的卵巢白膜增厚及体积增大，相反其体积和重量只有正常的1/2；在激素改变方面，模型鼠血中促黄体生成素（luteinizing hormone，LH）不增加反而减少，对FSH和卵巢楔形切除术亦不敏感。

【模型应用】

有报道采用雄激素联合胰岛素造模，使模型在性激素水平上更符合人PCOS的病变特征，还能够更有效地构建出胰岛素抵抗的病理改变。

二、雌激素造模法

【造模机制】

外源性补充的高雌激素可使垂体对下丘脑分泌的促性腺激素释放激素（gonadotrophin releasing hormone，GnRH）敏感性增加，LH水平上升；雌激素的持续刺激可抑制垂体分泌促卵泡素（follicle stimulating hormone，FSH），形成典型的PCOS垂体内分泌环境。

【造模方法】

成年未交配雌性大鼠，体重200~220g，每日保持光照14小时，且出现两次规律的动情周期后，一次性注射戊酸雌二醇（estradiol valerate，EV）2mg，60天时卵巢呈现多囊样改变；若一次性注射EV 4mg，则在30天时卵巢出现多囊样改变，其余各项指标与人PCOS接近。

【模型特点及应用】

雌激素造模法的不足之处在于模型鼠卵巢组织学改变虽与人PCOS类似，但它持续抑制下丘脑和垂体，改变了垂体对GnRH的反应模式，不适合研究PCOS中下丘脑-垂体-卵巢轴的改变。

三、孕激素联合绒促性素造模法

【造模机制】

持续补充外源性孕激素（progesterone，P）可抑制E_2、P、FSH、LH的分泌，导致不排卵；在卵泡早期联合使用人绒毛膜促性腺激素（human chorionic gonadotropin，hCG）可致卵泡闭锁。

【造模方法】

出生24天的雌性大鼠，皮下埋植左旋18-甲基炔诺酮硅胶棒（3mm），2天后血浆中孕酮水平可达峰值（130~150ng/ml），且一直维持该水平；第3天皮下注射1.5U hCG，每日2次，连续9天。

【模型特点及应用】

孕激素造模法的不足之处在于动物血清中孕酮、睾酮明显增高，而雌二醇变化不明显，且孕激素持续抑制下丘脑和垂体，也不适合研究 PCOS 中下丘脑 - 垂体 - 卵巢轴的改变。

四、胰岛素(insulin，INS)联合绒促性素造模法

【造模机制】

INS 能刺激卵巢卵泡膜细胞和间质细胞合成雄激素，降低血中性激素结合蛋白(sex hormone-binding protein，SHBG)，使雄激素浓度增加；hCG 为 LH 的类似物，能抑制卵泡颗粒细胞的有丝分裂，从而限制颗粒细胞的数量；hCG 和 INS 共同作用下，出现高雄激素血症及卵泡发育停止。

【造模方法】

54 天龄雌性大鼠于第 1~11 天给予 INS 0.5U/d 开始，逐渐递增至 6.0U/d，并维持至第 22 天；4 周后皮下注射 hCG 15U，每天 2 次，共 9 天；以 5% 葡萄糖溶液替代日常饮水。末次给药后造模成功。

【模型特点及应用】

INS 联合绒促性素造模法的不足之处在于动物血清 LH、雄烯二酮、胰岛素水平明显增加，与人 PCOS 不尽相同。

五、非甾体类芳香化酶抑制剂(来曲唑)造模法

【造模机制】

睾酮和雄烯二酮在芳香化酶的作用下可转变成雌二醇和雌酮，芳香化酶是雌激素形成的最后一步限速酶，卵巢内此酶活性的下降可导致雄激素水平升高，并发展为多囊卵巢。

【造模方法】

6 周龄雌性大鼠，普通食水，保持日光照 14 小时，灌胃服用来曲唑 1mg/(kg·d)，连续 21 天。

【模型特点及应用】

非甾体类芳香化酶抑制剂(来曲唑)造模法的不足之处在于动物血清睾酮、促黄体生成素、促卵泡生成素浓度显著增高，而 E_2、P 浓度降低；与人 PCOS 不尽相同。

六、其他

如持续光照造模、丙戊酸造模等，效果不确定，应用较少。

(何畏)

第四节 卵巢过度刺激综合征动物模型

Section 4 Animal models of ovarian hyperstimulation syndrome

卵巢过度刺激综合征(ovarian hyperstimulation syndrome，OHSS)是女性在超促排卵过程中出现的一种常见并发症，严重者可能危及生命，是辅助生殖中发病和死亡的主要原因，其总体发生率为 5%~10%，重型的发病率为 0.3%~5%。卵巢过度刺激综合征动物模型(animal models of ovarian hyperstimulation syndrome)的建模方法如下。

【造模机制】

OHSS 主要由于使用高剂量的促排卵药物诱导排卵，导致过度刺激，大量卵泡发育成熟，雌激素水平升高，全身血管渗透性增加和卵巢细胞的血管内皮生长因子过度表达，导致高蛋白体液渗透至体腔中，出现腹水、胸腔积液等相应临床表现。OHSS 动物模型主要利用大剂量的促性腺素模拟临床超促排卵过程，诱导动物多个卵泡发育并促使排卵。

【造模方法】

1. 小鼠模型 性成熟的4周龄小鼠，孕马血清（pregnant mare serum gonadotrophin，PMSG）20U每天1次腹膜内注射，持续3天，用于促进卵泡发育，第4天给予hCG 10U或兽用绒毛膜促性腺素10U腹腔内注射诱导排卵，12小时后可以检查排卵数，24~48小时后可观察卵巢体积及重量，胸腹腔积液等情况。

2. 大鼠模型 大鼠模型可采用性未成熟期（22~25天龄）或性成熟期的大鼠进行，由于体重不同，药物剂量也有相应变化。未成熟期大鼠采用PMSG 10~30U腹腔注射，每日1次，共4天，第5天予以hCG 10~30U腹腔内注射，17~20小时后可检查排卵数；48小时后可检测血管通透性和VEGF等，注射hCG 48小时后卵巢重量可达30g左右。性成熟期的大鼠PMSG则增加至30~50U进行腹腔内注射，连用4天，hCG相应增加为30~50U腹腔内注射进行。

3. 兔模型 成年新西兰大白兔的OHSS模型可采用多种给药方法：单剂法，PMSG 200U一次性肌注，注射后第3天予以hCG 100U诱导排卵；连续给药法，PMSG或促性腺素（human menopausal gonadotropin，HMG）37.5~75U肌注，每日1次，连续6~7天，第7天hCG 2500~5000U肌注诱导排卵；递增给药法，HMG 75U肌注，每日1次，持续3天，HMG150U肌注，每日1次，再持续3天，第7天给予hCG 2500~5000U诱发排卵，hCG注射3天后，可检查胸腹腔，观察胸腔积液、腹水量，卵巢重量大于对照卵巢的4倍以上，石蜡包埋后计算黄体数目估计每侧卵巢的排卵数在20个以上，是理想的OHSS模型。采用大白兔动物模型，可通过耳缘静脉采血，更有助于观察性激素变化及其他相关因素的实验研究。

4. 雌性恒河猴 恒河猴动物模型则完全可以模拟人的促排卵方案进行，如控制性超促排卵方案，选择有规律月经周期的成年雌猴，在月经开始第1天给予FSH30U肌注，每天3次，重复6天，接着给予促卵泡素30U和促性腺素30U肌注，每天3次，持续2~3天，并常规给予促性腺激素释放激素拮抗剂0.25mg皮下注射，每日1次，控制内源性LH峰，每1~2天进行一次超声监测卵泡发育，根据超声结果，给予hCG 1000~3000U促排卵，27小时后可以取卵，并每两天给予hCG 500U进行黄体功能支持。

【模型特点】

OHSS模型动物主要表现为雌激素水平升高，血管内皮生长因子过度表达，急性的毛细血管通透性增加，体液大量外渗并继发胸腔积液、腹水，以及其他脏器功能改变等。仅有卵巢大量的卵泡发育如果未排卵，性激素可以快速下降，不会导致严重的OHSS，如果诱发排卵后继续给予兽用绒毛膜促性腺激素或hCG注射进行黄体支持，则雌激素水平可持续保持高水平，加重OHSS的严重程度。

【模型应用】

大鼠模型由于操作较简单，目前应用较广泛。在模型制作过程中可根据实验研究目的进行用药时间调整或继续黄体支持，达到理想状态。

（李玉艳）

第五节 卵巢早衰动物模型

Section 5 Animal models of premature ovarian failure

卵巢早衰（premature ovarian failure，POF）是指妇女40岁以前由于卵巢内卵泡耗竭或因医源性损伤而发生的卵巢功能衰竭，以雌激素缺乏、闭经及不孕等为主要为特征，严重影响妇女的生活质量。其病因主要包括遗传、自身免疫性疾病、酶学障碍、医源性损伤（放疗、化疗对性腺的破坏或手术导致的卵巢血供受影响）、特发性原因等。目前的动物模型制作主要基于物理化学性、酶学障碍、免疫性、遗传等病因。建立卵巢早衰动物模型（animal models of premature ovarian failure）的主要方法包括物理化学药物法、自身免疫法、半乳糖代谢法、转基因法等，常用的动物有小鼠、大鼠、猴、兔等。

一、物理化学致损模型

【造模机制】

环磷酰胺、白消安是已明确的对卵巢有毒性损害的烷化剂，为细胞周期非特异性药物，其毒性损害并不仅作用于分裂增殖期细胞，也可作用于未发育的卵母细胞或原始卵泡中的前颗粒细胞。有研究认为烷化剂可以使卵泡抗苗勒激素（anti-mullerian hormone，AMH）表达减少，从而促进原始卵泡的初始募集，大量原始卵泡向窦前卵泡阶段发育并最终发生闭锁，从而使卵巢的储备功能明显下降，最终导致卵巢功能衰竭。

放射线可与细胞的任何分子相互作用，但主要作用于细胞核，等于或大于损伤剂量的射线可致 DNA 复制能力无法恢复，受照射器官的结构与功能都将受到影响。放射线通过破坏卵母细胞周围颗粒细胞，终止其营养供应和支持作用，从而导致卵母细胞死亡。颗粒细胞在其繁殖时期特别是卵泡早期及卵泡成熟期最易受损伤。

【造模方法】

选取 5~6 周龄、动情周期正常的雌性昆明鼠，化学致损模型给予环磷酰胺 120mg/kg 单次腹腔注射、白消安 12mg/kg 单次皮内注射。

物理致损模型给予总剂量为 0.5Gy 的 ^{60}Co γ 射线放射，照射率 60cGy/min，照射野 20cm×20cm，距离 80cm，照射后在无特殊致病原（SPF）级条件下饲养。

【模型特点】

本模型构建方法简便、成功率高、可行性强。小鼠接受环磷酰胺及白消安注射或接受放射处理后短期内即出现卵巢储备下降、卵泡闭锁等病理改变（图 9-6-1，图 9-6-2）；处理后 30 天及 60 天，体内出现雌激素水平下降、排卵功能下降、动情期减少或消失、卵巢组织纤维化（图 9-6-3，图 9-6-4）及子宫内膜变化等一系

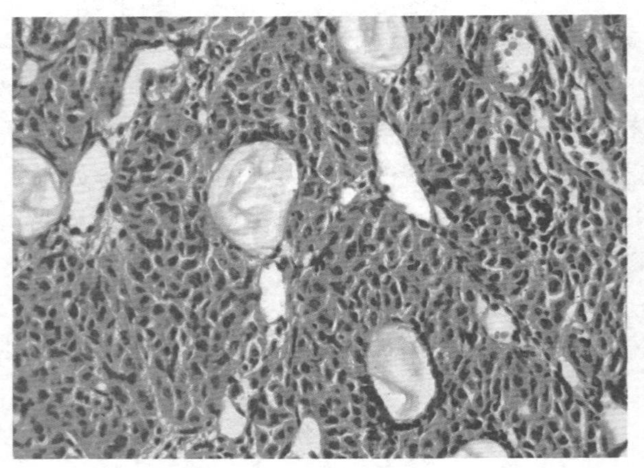

图 9-6-1 小鼠化学模型卵泡闭锁（HE×400）

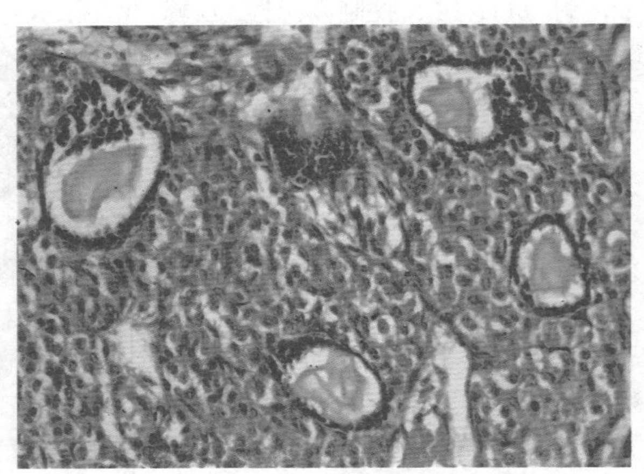

图 9-6-2 小鼠物理模型卵泡闭锁（HE×400）

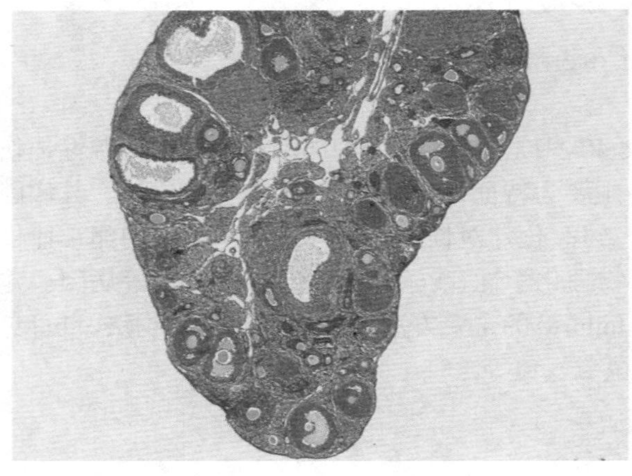

图 9-6-3 正常小鼠卵巢（HE×40）

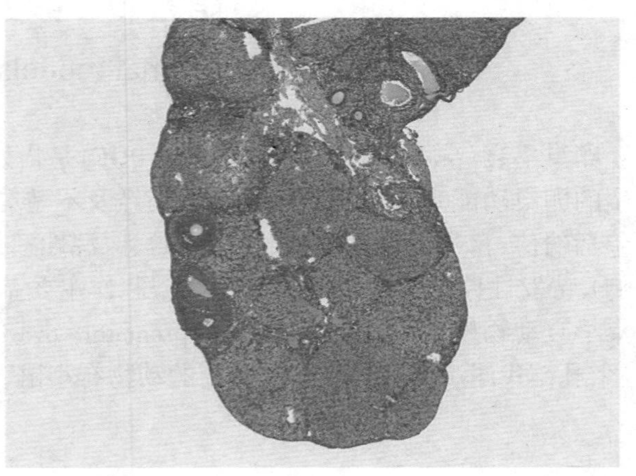

图 9-6-4 小鼠化学模型卵巢（HE×40）

列 POF 临床样改变。

【模型应用】

该模型模拟临床放疗、化疗对卵巢的损伤过程，适用于医源性 POF 的机制及其防护研究，也可用于相关药物的药理和毒理机制研究。模型制作时还可根据实验研究目的对化学药物或者放射剂量进行调整，使模型更具针对性。

二、自身免疫法

【造模机制】

淋巴细胞在成熟卵泡中的浸润是自身免疫性 POF 最主要的原因，它导致促性腺激素依赖性自身抗原的产生。而卵巢各种成分均有可能成为异常抗原而产生多克隆性卵巢抗体，这些抗体不断攻击从始基滤泡发育来的生长滤泡，使始基滤泡池逐渐耗竭，生长滤泡类固醇细胞不能适当分化，性激素分泌减少，卵巢内分泌功能障碍，形成单纯免疫性卵巢炎。

【造模方法】

1. 粗卵巢抗原法 取性成熟 BALB/c 小鼠卵巢组织，在 Tris-HCl 缓冲液中将组织剪碎并研磨成匀浆，低温下超声粉碎 5 分钟并离心（4000r/min，15 分钟；10 000r/min，5 分钟），取上清液（其中蛋白含量为 21.7mg/ml）加入等量弗氏不完全佐剂和卡介苗（10mg/ml），碾磨成乳化状，在 BALB/c 小鼠腹部及足底多点皮下注射，总量为每只 0.2ml（含卵巢组织每只 15mg），同时在小鼠尾静脉注射百日咳疫苗 0.1ml（10×10^{10}/ml）。每 3 周加强免疫 1 次。

2. 透明带抗原免疫法 机械绞碎猪卵巢，经尼龙筛过滤，吸取卵母细胞，65℃水浴 1 小时，离心后收集上清液经凝胶层析，收集主峰蛋白，透析浓缩，与弗氏完全佐剂（complete Freund adjuvant，CFA）混合乳化作为抗原。以皮内及两后脚掌多点注射免疫 BALB/c 小鼠，免疫剂量为每次 10μg，每 2 周免疫 1 次，连续免疫 3 次。

此外，用小鼠透明带 3（PZP3）的第 330~342 个氨基酸序列（NSSSSQFQIHGPR），合成透明带多肽，与弗氏完全佐剂按 1∶1 乳化。于雌性小鼠双后脚掌处进行皮下注射 CFA-pZP3 混合液 0.1ml，其中包含 pZP3 50nmol/L，可以产生卵巢炎。肌内注射人或猴透明带 3 合成的多肽及佐剂免疫短尾猴也可得到 POF 模型。

3. 胸腺切除法 给出生 3 天以内的 BALB/c 鼠低温下麻醉并切开胸骨，用玻璃吸管吸出两片胸腺，然后封闭切口与母鼠同笼饲养，3~4 周后可见大量的卵泡受到淋巴细胞浸润、破坏，随后出现卵巢萎缩。该模型是由 T 细胞介导的，小鼠产生了一种血清抗体对卵泡液中的抗原起反应。

【模型特点】

该模型的表现类似于人类卵巢早衰的症状，例如卵巢萎缩、无排卵、局部有炎症细胞浸润等。胸腺切除法制作的模型小鼠的卵巢淋巴细胞浸润与人自身免疫卵巢炎所见相似，自然杀伤细胞活力下降，且均对主要组织相容性复合物外部的基因紊乱易感。

【模型应用】

自身免疫法 POF 模型主要形成单纯免疫性卵巢炎，多用于自身免疫性卵巢早衰的作用机制及治疗的研究。

三、其他模型

1. 半乳糖代谢法 增多的半乳糖可直接损害卵巢细胞，其代谢产物对卵巢实质产生损害，半乳糖分子的渗入可改变促性腺激素的生物学活性，引起卵泡的过早耗竭。动物饲料中添加大量半乳糖，会产生半乳糖毒性的模型。怀孕 d3 的 BALB/c 小鼠饲料中添加 35% 的半乳糖至分娩，可导致胎鼠体内原始生殖细胞明显减少，而发生半乳糖血症和卵巢早衰。而出生后小鼠饲料中添加 35% 半乳糖喂养 70 天左右，也可出现卵巢早衰表现。

2. 基因突变与敲除模型 敲除连接蛋白 37（Cx37）基因、生长分化因子 -9（GDF-9）基因、B 细胞淋巴瘤 / 白血病（Bcl2）基因等，可建立卵巢早衰的转基因动物模型。可用于研究 POF 的遗传机制。

（李彩霞 王凤英）

第六节　胎儿宫内生长迟缓动物模型

Section 6　Animal models of intrauterine growth retardation

胎儿宫内生长迟缓（intrauterine growth retardation，IUGR）是产科常见并发症，易造成胎儿窘迫、围生儿死亡及远期体格、智力的发育障碍，是引起围生儿疾病和死亡最重要的两大原因之一，严重影响人口质量，成为产科领域的重要课题之一。已建立的胎儿宫内生长迟缓动物模型（animal models of intrauterine growth retardation）较多，包括结扎子宫动脉法、被动吸烟法、饥饿法、栓塞法、感染法、药物处理及低氧处理等，其原理是通过直接或间接减少子宫胎盘血流灌注，造成胎儿慢性缺血缺氧而影响胎儿生长发育。实验动物包括大鼠、小鼠、豚鼠、家兔、猴、犬、猪以及灵长类动物等，其中以大鼠模型最常用。

一、被动吸烟法

【造模机制】

吸烟可产生氰化物、一氧化碳、尼古丁等有害物质，氰化物能抑制细胞色素酶的活性；一氧化碳能降低血红蛋白的氧合能力并抑制碳酸酐酶的活性，影响细胞呼吸；尼古丁作用于凝血因子，使血液成高凝状态，周围血管收缩，胎盘灌流量下降，从而使胎盘转运营养物质的功能下降，导致 IUGR 的发生。

【造模方法】

1. 兔模型　采用雌性新西兰大白兔，于发情期交配 1 次，交配后第 2 天作为妊娠第 1 天（d1），从妊娠 d2 开始被动吸烟。吸烟在半封闭的动物饲养箱中进行，每天分别于上午 10 点、中午 12 点及下午 2 点各吸烟 1 次，每次同时点燃 6 支香烟，动物饲养箱大小为 240cm×75cm×50cm，两面安装玻璃，另留上下两个通风口（均为 10cm×10cm）。妊娠于 28 天结束，将孕兔以水合氯醛按 150mg/kg 腹腔内注射麻醉，仰卧于手术台上，剖腹取胎，擦干羊水及血液，称量胎仔、胎肝及脑重量等。

2. 大鼠模型　成年 Wistar 雌性大鼠，合笼交配，次日取阴道涂片镜检，以发现精子作为妊娠 d0 或 d1。方法如下。

（1）从妊娠 d8 或 d9 起，孕鼠在特制的半封闭动物饲养箱中接受熏烟，每日 3 次，每次 0.3 支烟，持续 15~20 分钟，烟雾浓度约 $9g/cm^3$。对照组每天与实验组同时半封闭容器内 3 次，不接受熏烟。

（2）自妊娠 d8 或 d9 起，将孕鼠每次 8~10 只放入烟箱中被动吸烟 2 小时，持续至孕 20 天为止。

【模型特点】

该模型方法较简单，容易制作，但与临床 IUGR 的发生过程有一定差别。动物选择上应注意大鼠孕卵着床时间是交配后的第 5~6 天，妊娠早期吸烟造模可影响孕卵着床导致流产，从而影响造模效果。大白兔被动吸烟模型，可准确安排妊娠时间，母血和胎血均易获取，且容易麻醉和手术。

【模型应用】

为常用的 IUGR 动物模型，其中兔模型是需抽取胎仔血液及研究吸烟对妊娠的影响的理想模型。

二、子宫动脉结扎法

【造模机制】

子宫动脉结扎法通过直接减少子宫胎盘血流灌注，造成胎儿慢性缺血缺氧来影响胎儿生长发育。

【造模方法】

1. 动物准备　健康清洁级成年雌性 SD 大鼠，无交配史，体重 240~280g，在清洁级动物室内标准状态下饲养，室温 23℃，环境通风清洁，提供足量大鼠饲料及无菌水，保持每日 12 小时灯照与 12 小时黑暗交替。雌鼠与成年雄性大鼠按 1∶1 或 2∶1 合笼交配过夜，第 2 日查见阴栓定为妊娠第 1 天。

2. 方法

（1）SD 大鼠在妊娠 17 天用甲氧氟烷吸入麻醉，于下腹正中线切开腹壁，暴露两侧子宫角，胎仔用温盐水热浴。将消毒3-0钢丝线平行放置于一侧子宫动脉的中部，用3-0丝线将该动脉连同钢丝一起结扎，然后将钢丝线轻轻抽出，造成不完全动脉闭塞，手术后所有动物肌注15万U的青霉素。于妊娠d21杀死动物，剖腹取出胎仔和胎盘，洗去血液和羊水，称量胎仔、胎盘及胎仔肝脑重量。

(2) 经典Wigglesworth子宫动脉结扎法：妊娠d 17~19麻醉动物，于下腹正中开腹，暴露出双角子宫供应子宫、卵巢的动静脉，以动脉夹钳夹右侧动静脉，造成右侧宫角内胎鼠完全缺血缺氧，子宫右侧内的胎鼠为IUGR组，左侧不钳夹保持血液供应，作为对照组(假手术组)，30分钟后取下血管钳，恢复血供(颜色转红)后还纳子宫于正常解剖位置，然后关腹。

(3) 卵巢动脉结扎法：孕鼠在妊娠15天进行手术。麻醉后取腹部纵行切口长约5cm，依次切开腹壁各层进入腹腔，暴露并探查双侧子宫，用微动脉夹阻断一侧(实验侧)卵巢动脉血供，20~40分钟恢复血流，并逐层关腹。

(4) 双侧子宫动脉结扎法：一般于孕19天进行手术。将孕鼠麻醉后，同上述方法暴露卵巢动脉，行双侧子宫动脉结扎。

【模型特点】

该法比较接近人类胎儿生长受限发生的病理生理，而且由于大鼠的子宫是双角子宫，通过子宫动脉结扎法可设自体对照。

【模型应用】

可广泛应用于IUGR相关研究。由于子宫的血供被急剧而完全地中断，导致胎儿急性缺氧，容易发生流产、早产或胎死宫内。1998年，Terry对这种方法进行了改良，采用部分结扎子宫动脉法，这种方法更加接近人类胎儿生长受限的病理生理，但技术要求高，结扎过松则胎儿生长受限发生率低，结扎过紧则死胎和流产发生率高。基于大鼠子宫动脉是卵巢动脉的一个分支的解剖特点，有研究者采用暂时阻断卵巢动脉来达到阻断子宫血液供应的目的，也成功建立FGR模型。

三、营养不良造模法

【造模机制】

流行病学研究显示，母体怀孕时营养不良会影响胎儿的生长，导致胎儿出生时低体重，且成年后易发生胰岛素抵抗、2型糖尿病、心血管疾病等。该模型正是以此流行病学基础进行造模。

【造模方法】

1. 限食加饮酒的方法　酒可用50%乙醇。对照组孕鼠任意摄食(蛋白：18%，脂肪：4%，纤维：3%，碳水化合物：58%，灰分：7%)，每日记录孕鼠摄食量和体重变化情况。实验组孕鼠从妊娠d1起直至妊娠结束(d 20)，每日给予对照组饲料的30%~50%(根据实验需要而定)，从妊娠d7起给孕鼠每日50%乙醇灌胃(0.9ml/100g)至出生。

2. 单纯限食法　对照组孕鼠自由进食，造模组孕鼠自d11起给予30%~50%对照组饲料(或对照组所摄热量的50%)直至新生鼠出生。

3. 蛋白质营养不良法　对照组妊娠大鼠饲以正常饲料(蛋白含量20%~23.0%)，实验组(低蛋白组)孕鼠受孕后d1开始饲以低蛋白饲料(蛋白含量8%~10%)。

各种模型孕鼠于d21剖宫取胎，用分析天平称量活胎鼠体重，胎鼠体重低于对照组活胎平均体重减去2个标准差者判断为IUGR。

【模型特点】

该模型能很好地模拟临床营养不良导致IUGR的过程及特点，制作方法简单易行。

【模型应用】

该模型多用于研究IUGR与成年后疾病的发生关系。所用动物多为大鼠。可根据研究目的选择在妊娠早、中、晚期开始进行造模。

四、其他模型

1. 鸡胚低氧模型　将挑选的具有生育潜能的鸡蛋在 37.8℃，45% 湿度孵育，胚胎在含氧量正常条件下孵育至 6 天，转到低氧培养箱内（15.0%±0.3% 大气 O_2，0.03% CO_2）继续培养至 19 天，通过流量表供给恒量的氮气和压缩空气。妊娠 19 天取出胚胎，在立体显微镜下断头法处死胚胎，分离心脏、食管等器官进行检查。鸡胚低氧模型是研究宫内发育迟缓引起的心血管异常的优良模型。

2. 血栓素持续灌注诱导的 IUGR 动物模型　SD 大鼠妊娠准备同前。合成血栓素 A_2 溶解于 95% 乙醇中，浓度 20ng/μl，使用前加入 9 倍容积水稀释。采用渗透泵腹腔内给药。妊娠 13 天用乙醚深麻醉，用 2ml 血栓素 A_2 溶液充满渗透泵，将渗透泵埋于下腹腔内。此后，渗透泵以 20ng/h 的速度提供持续灌注。妊娠鼠继续妊娠至自然分娩。

第七节　自然流产动物模型

Section 7　Animal models of spontaneous abortion

流产是指妊娠不足 28 周，胎儿体重不足 1000g 而终止者。导致自然流产的原因很多，但许多机制尚未阐明。其中染色体异常是导致自然流产的主要原因（自然流产中 50%~60% 存在染色体异常）。此外，内分泌功能失调、免疫功能异常、滋养细胞发育和功能不全、感染、全身性疾病、子宫解剖异常等均可导致流产。由此衍生出多种动物模型，用于研究不同原因所致的发病机制或作为治疗研究使用。

目前常用的自然流产动物模型(animal models of spontaneous abortion)主要包括溴隐亭致大鼠流产模型、CBA/J×DBA/2 免疫性流产小鼠模型、黄体不健流产模型、基质金属蛋白酶抑制剂致大鼠流产模型、抗磷脂抗体致流产动物模型、感染因素诱导的流产模型等。此外，还可通过激活其他一些免疫途径引导免疫性流产（如：用抗 CD40 抗体的单克隆抗体可引导流产）。常用动物有小鼠、大鼠、兔、羊等。

一、CBA/J×DBA/2 小鼠自然流产模型

【造模机制】

CBA/J 和 DBA/2 是两种较常用的小鼠近交品系，与 DBA/2 交配的 CBA/J 雌性小鼠（CBA/J×DBA/2）具有反复自然流产的特点。

【造模方法】

雌性 CBA/J 和雄性 DBA/2 近交系小鼠，6~8 周龄，清洁级，免疫缺陷动物室无致病原条件下饲养。10~12 周龄时按一雌（CBA/J）一雄（DBA/2）的方式同笼交配获得妊娠即建模成功。若以出现阴道栓定为妊娠第 1 天，则该模型的着床期在妊娠 d4。

【模型特点】

这一交配组合具有流产反复发作、流产率相对较高而且恒定、个体间具有高度的均一性和实验的高度可重复性等特点，其发病机制尚不清楚，由于其流产发生于孕早期，故属于围着床期流产。

【模型应用】

该模型是研究妊娠免疫耐受机制和人类反复自然流产、不孕症等相关疾病的重要动物模型，也为国际公认的免疫性流产模型。

二、溴隐亭致大鼠流产模型

【造模机制】

在早孕期间，一定水平的泌乳素（prolactin，PRL）和孕酮（progesterone，P）对维持妊娠的作用是必需的。溴隐亭是一种多巴胺促效剂，也是 PRL 释放的抑制剂，能激动多巴胺受体，降低多巴胺在体内的转换，抑制垂体催乳激素细胞分泌 PRL。利用溴隐亭可导致 PRL、P 降低的原理可制作流产模型。

【造模方法】

1. 动物准备　选择体重为250~300g、10~12周龄的雌性SD大鼠，清洁级饲养，每日光照12小时，喂食标准大鼠颗粒饲料。

2. 溴隐亭制备　将溴隐亭(每片2.5mg)研磨后溶于75%乙醇，浓度为0.3mg/ml，使用当周配制。

3. 模型制作　雌雄大鼠以2∶1合笼，以出现阴道栓为妊娠d1。如希望将流产控制在着床期，可在妊娠1~3天皮下注射溴隐亭1mg/d。该模型引起大鼠低PRL状态，100%妊娠鼠可在孕9天前发生流产。如想将流产控制在着床后，溴隐亭皮下注射的时间一般在孕6~8天，剂量为每天每只0.125mg[相当于0.42~0.5mg/(kg·d)]或0.3mg/(kg·d)。此给药时间发生的流产率为70%~90%。根据研究需要可于孕4、7、10、12天剪尾采静脉血，测定PRL、孕酮(progesterone，P)水平，探讨下丘脑调节PRL在妊娠维持中的作用。妊娠d12处死，观察妊娠结局及流产鼠数、胎仔数、子宫重量。

【模型特点】

该流产鼠模型具有类似于临床内分泌-免疫功能紊乱的特征。大鼠妊娠d1~d9为"PRL依赖期"，此期内用药均易导致大鼠流产，但孕10天以后注射溴隐亭不会引起大鼠流产。

【模型应用】

该模型常用于药物保胎效果的观察。可根据研究需要选择不同的给药时间和给药剂量。

三、抗磷脂抗体(antiphospholipid antibody，APA)诱导的流产模型

【造模机制】

抗磷脂(anti-phospholipid，aPL)抗体是与抗磷脂综合征(antiphospholipid syndrome，APS)有关的一组自身抗体，主要包括抗心磷脂抗体(anti-cardiolipin，ACA)、抗磷脂酰丝氨酸抗体(antiphosphatidylserine，aPS)、抗磷脂酸抗体(antiphosphatidicacid，aPA)、抗磷脂酰乙醇胺抗体(antiphosphatidyle-thanolamine，aPE)、抗磷脂酰胆碱抗体(antiphos-phatidylcholine aPC)、抗磷脂酰肌醇抗体(antiphos-phatidylinositol，aPI)和狼疮抗凝物(lupus anticoagulant，LA)等。APS是以反复静脉血栓形成，反复流产和血小板减少为特征的自身免疫性疾病，而大量识别不同磷脂和磷脂结合蛋白的自身APA被认为是APS的主要致病原因。

【造模方法】

1. 抗体　可采用各种抗磷脂抗体。抗体可来源于人和动物，可自制或购买。

(1) 人源性抗体：包含抗磷脂抗体的人IgG可从患抗磷脂综合征[具有高滴度抗磷脂抗体、血栓形成和(或)妊娠流产等特征]或复发性流产患者获得。作为对照用的正常人IgG可自健康无自身免疫疾病者分离获得。

(2) 小鼠单克隆ACA：可根据需要用不同抗原免疫小鼠后进行制备。抗体制备方法参考其他相关文献。

2. 动物　可根据研究需要选择不同小鼠品系如BALB/c、C5a受体缺陷、C3a受体缺陷、C5缺陷小鼠以及其他免疫性小鼠等。

3. 建模方法　成年小鼠，雌雄交配获得妊娠，于妊娠d8~12接受腹腔内注射ACA，一般选择其中两天各注射一次(如8天、10天或8天、12天)，注射的抗体量根据研究目的和抗体的不同而异。如人aPL-IgG 10mg、鼠单克隆抗体1mg、鼠抗人纤溶酶抗体50μg等。建模后继续妊娠一定时间，将小鼠处死，切除子宫，计算死胎数，称量胎鼠和胎盘重量等。

【模型特点】

来自复发性流产妇女的IgG和抗磷脂抗体可引起小鼠发生40%的胎儿吸收，且存活胎儿体重平均减少35%。而接受健康个体IgG处理的小鼠胎儿吸收小于10%。

【模型应用】

目前该方法被越来越多的研究者用于建立免疫性流产模型。

四、其他模型

1. 基质金属蛋白酶抑制剂致大鼠流产模型　滋养细胞的浸润能力是保证妊娠得以成功的基础，滋

养细胞浸润不足或浸润过度都会造成病理妊娠。滋养细胞的浸润受多种因素调控，其中基质金属蛋白酶(matrixmetalloproteinases, MMPs)起着重要作用。利用基质金属蛋白酶抑制剂(如1,10-菲罗啉)可成功建立大鼠流产模型。建模方法：成年Wistar大鼠，发情期将雌鼠与雄鼠1:1合笼过夜，次日晨观察到阴栓为妊娠，定为0.5天。于0.5~7天腹腔注射基质金属蛋白酶抑制剂1,10-菲罗啉组25mg/kg(约0.25ml)，隔日1次。也可于妊娠0.5~14天腹腔注射相同剂量，隔日1次，或于0.5~21天腹腔注射，隔日1次。其流产率与干预时限呈正比。

2. 嗜流产衣原体感染流产模型　沙眼衣原体(*Chlamydia trachomatis*, CT)可通过生殖道及血液传播给胎儿及新生儿，从而引起流产、早产、死胎、胎儿生长受限、低体重儿等，严重危害孕妇及新生儿健康。羊嗜流产衣原体病不仅引起怀孕羊流产、死产或产弱羔，甚至导致母羊死亡。如果怀孕妇女与嗜流产衣原体感染牛、羊接近，可以造成妇女流产、严重心肌炎等。常用实验动物为鼠、豚鼠、羊等。

建模方法：8周龄雌性小鼠，在妊娠d11腹腔内注射10^6IFUs(包涵体形成单位)嗜流产衣原体。注射前溶解于0.2ml PBS中。豚鼠可于妊娠d40时腹腔内注射，羊可在妊娠d60左右将菌液注射到股骨前淋巴结上方皮下。剂量一般$(1\sim2)\times10^6$IFUs。购买的菌株则根据情况选择给予剂量。感染剂量与流产之间呈量-效关系。

流产的时间越短，产弱胎和死亡胎儿的数量越多。此外，不同菌株的致病性是不同的。

3. 黄体不健流产模型

建模方法：雌性8~10周龄SPF级SD大鼠，与10~12周龄雄性SD大鼠合笼，于妊娠d 1~d 7以羟基脲灌胃[450mg/(kg·d)]，d7时灌服米非司酮[3.75mg/(kg·d)]。按研究需要，在造模的同时可给予不同的药物处理。

该模型为国内建立的动物模型，多用于研究中药的保胎效果。建模后动物可出现活动迟缓、委靡、体重下降、体毛枯槁等表现，血清孕激素水平下降，蜕膜孕激素受体表达被抑制，甲状腺功能减退，三碘甲腺原氨酸、四碘甲腺原氨酸水平低下，超氧化物歧化酶活性降低，中医认为符合肾虚和黄体不健的临床表现。该模型流产率可达70%。

第八节　早产动物模型

Section 8　Animal models of preterm parturition

早产是指在28足周后至37足周前而中断妊娠者。引起早产的原因是多方面的，但母亲全身或子宫内急慢性感染是最常见的原因，尤其是宫内感染。据报道，在一些国家和地区，高达30%的早产与羊水中微生物定植有关，19%~74%的早产可找到宫内感染的组织学证据。20世纪90年代以前的动物模型大多局限于感染性早产的研究，其方法主要是将病菌或相关的致病因子接种于子宫内或全身应用引导早产，以揭示早产的致病机制、探索相应的治疗方法。随着早产机制的研究进展及一些临床药物的开发，又产生了一些非感染性早产动物模型(animal models of preterm parturition)。常用的动物有猴、兔、羊、小鼠等。

一、宫腔内直接感染诱导的早产模型

【造模机制】

与细菌感染相关的内毒素、脂多糖等成分以及感染因子刺激局部组织产生的白细胞介素Ⅰ(IL-1)、肿瘤坏死因子(tumor necrosis factor, TNF-α)等炎症细胞因子的释放，可促使子宫组织前列腺素(PGE_2、$PGF_{2\alpha}$)分泌增多，继而引起子宫收缩，导致早产。

【造模方法】

1. 小鼠

(1) 动物准备：6~8周龄雌性小鼠(如CD-1小鼠)经阴道涂片检查以确定其动情期，将雌性小鼠在动情期与雄性(CD-1)小鼠放置在一起，以阴道出现阴道栓或精子作为妊娠的标志，于妊娠d15施行手术接

种细菌。

(2) 细菌悬浮液的准备：以大肠埃希菌(*E.Coli*)为例，将 *E.Coli* 菌株悬浮于液体培养基中，37℃培养一夜，分装后冷冻备用。实验前将其解冻，37℃培养一夜，用培养液稀释成(2~10)×10^4/ml 作为最终接种的细菌浓度。培养和稀释细菌均采用 LB 培养基。准备好的细菌悬液在 3 小时内使用。

(3) 手术过程：小鼠麻醉后，腹部消毒，沿下腹正中线切开，暴露一侧子宫角，将 0.1ml 细菌悬浮液[含(2~10)×10^3 个细菌]自宫角注入宫腔。注意在两个胎鼠之间选择穿刺点，避免直接注入胎鼠。关闭腹腔后，将动物单个饲养于清洁饲养箱中，每天观察动物的分娩情况，记录手术至分娩的时间。48 小时内分娩一个以上胎仔即定为早产。

2. 兔

(1) 动物准备及处理：采用日本种大耳白兔。

(2) 菌液准备：取大肠埃希菌(*E.coli*)标准菌株(ATCC-25922 菌株)接种于血平板，37℃培养 16~18 小时，得到纯化的 *E.coli*，用生理盐水稀释，通过比浊法将菌液进一步稀释至 10^4/ml。

(3) 手术步骤：可选择妊娠 d21~24 进行手术。消毒腹部，沿下腹正中线切开，暴露一侧子宫角，于孕兔两侧子宫角各注入 *E.coli* 标准株菌液 10^3(0.1ml)。为了避免严重感染引起短时间内全部早产或母兔死亡，可同时静脉注射头孢唑林钠[40μg/(kg·d)]，连续用药 3 天。在细菌接种后 72 小时内胎儿娩出者定为早产。

【模型特点】

宫腔内或羊膜腔内直接接种细菌诱导早产是最常用的基础的早产动物模型，其造模过程接近宫内自然感染导致的早产过程。该模型制作时应注意选择合适的细菌接种量，接种量过高可致动物死亡，接种量过低则引导的早产不完全。大鼠难以诱导早产，所需细菌量大(10^7)。此外，无论哪种动物，细菌注射途径还可经宫颈通过导管注入或在腹腔镜下直接注入宫腔。

【模型应用】

该模型可用于宫内感染与早产发病机制的研究。

二、腹腔内重复使用脂多糖诱导早产模型

【造模机制】

脂多糖可与细胞表面 Toll 样受体(Toll-like receptor，TLR)相互作用，激活下游的信号传导介质，引起细胞因子和趋化因子等发生一系列变化，促进宫颈成熟、使静息状态的子宫发生节律性收缩状态，最终发生早产。

【造模方法】

动物的准备和饲养条件基本同宫内直接感染的动物模型。发情雌性小鼠(如 C_3H/HeN、C57BL/6 等)与雄性小鼠(如 B6D2F1)交配后，于妊娠 d15~d17 接受脂多糖处理。小鼠腹部消毒，将脂多糖用生理盐水溶解后，以每次 50μg/kg(100μl)的剂量注入小鼠腹腔，间隔 3 小时后再注射 1 次。一般选择 14 时和 17 时两个时间点。以后每天早晨和下午观察动物的分娩情况，记录分娩时间。接种后 48 小时内分娩或小于妊娠 19 天分娩者为早产。

【模型特点】

该模型可能因剂量和动物本身的原因，部分受试动物可出现休克和死亡，致使模型的重复性和可信度差。因此，制作此模型时应注意采用合理的剂量及应采用的动物品系。重复小剂量应用可避免上述缺陷，并可获得 100% 的早产而不引起动物死亡。

【模型应用】

该模型多用于研究细菌产物致早产的非特异性全身反应以及药物疗效的评价。

三、细胞因子诱导的早产模型

【造模机制】

动物的宫内感染模型已表明，白介素 -1(IL-1)、肿瘤坏死因子(TNF-α)等是感染情况下产生的细胞因

子，这些因子可刺激蜕膜和羊膜细胞合成前列腺素，从而诱发早产。在人和动物的羊膜腔感染时，羊水中IL-1、TNF-α 含量明显增高。

【造模方法】

动物准备同上。

1. IL-1 诱导的早产模型 ①小鼠：IL-1 用无菌 PBS 稀释，每次皮下注射 1μg(100μl)，在 6 小时内连续注射 3 次(中午 12 点，下午 2 点 15 分和 5 点半)或一次性皮下注射 IL-1 10μg(稀释于 100μl PBS 中)即可。②猕猴：在猕猴妊娠(135±3)d，于羊膜腔内灌注 IL-1β 10mg(或 1~1.5μg/kg)，将其稀释至生理盐水中，灌注速度 6ml/h。记录动物的分娩时间，早产的判断同上述模型。

2. 羊膜腔内注入肿瘤坏死因子(TNF-α)也可诱导早产模型。如猕猴注入 10~100mg TNF-α 可引起早产。

【模型特点】

在接受 IL-1 处理后，小鼠可在 24 小时内全部发生早产。而 TNF-α 可引起部分动物早产或不同程度的子宫收缩。该模型很少引起受试动物的休克和死亡。

【模型应用】

该模型为深入研究早产的发动机制及治疗方法提供了一种新的实验方法。

四、其他早产模型

如：15- 甲基前列腺素 $F_{2\alpha}$ 致小鼠的早产模型：如以查到阴栓或阴道涂片查到精子时作为妊娠 d0，可在妊娠 d15 皮下注射 15- 甲基前列腺素 $F_{2\alpha}$ 0.1mg/kg，每天 2 次，持续 2 天。用药后每日清晨至深夜观察孕鼠分娩情况。此外，米非司酮可诱导早产模型。

（王凤英）

第九节 羊水栓塞动物模型

Section 9 Animal models of amniotic fluid embolism

羊水栓塞是指分娩过程中羊水突然进入母体血液循环引起急性肺栓塞、过敏性休克、弥散性血管内凝血、肾衰竭或猝死的严重分娩并发症，至今机制未明。目前的动物模型制作主要采用来源于自体、异体或人的原羊水或粪染羊水或羊水与胎盘提取液的混合液注射入动物血液循环中而获得。常用的动物有山羊、兔、大鼠、犬、迷你猪、猫等，而猕猴被证明不适合做羊水栓塞的动物模型(animal models of amniotic fluid embolism)。

【造模机制】

污染羊水中的有形物质(胎儿毳毛、角化上皮、胎脂、胎粪)可造成机械栓塞，激活、消耗大量的补体，活化裂解片段，细胞进一步被活化产生和释放许多毒性氧自由基、花生四烯酸及细胞因子，直接或间接地导致机体自身组织的损伤。

【造模方法】

1. 羊水样本的收集与配制

(1) 原羊水收集

1) 人羊水收集：可在足月妊娠的孕妇剖宫产术中抽取。

2) 大鼠羊水收集：取孕龄 19~21 天的大鼠，术前禁食 12 小时，饮水不受限制。将孕鼠麻醉后固定于手术台上、消毒，沿下腹正中切口打开腹腔，暴露子宫，用生理盐水清洗子宫后行子宫次全切除术，关腹。用注射器抽取羊膜腔内的羊水置 37℃水浴箱保存。

3) 山羊羊水收集：妊娠 120~150 天的山羊，术前禁食 12 小时，饮水不受限。动物静脉麻醉后固定于手术台上。听诊证实肺野清晰，此后的麻醉水平维持在使动物有自主呼吸，但无自主运动及咳嗽。沿腹部正中切口打开腹腔，暴露子宫，用温生理水清洗后切开子宫，暴露羊膜，用注射器吸出羊水，娩出胎羊和胎盘，关闭子宫及腹壁。未行剖宫产的动物可采用直接穿刺抽取羊水。

(2) 过滤羊水的制备：原羊水用 5μm 的过滤器过滤获取。

(3) 粪染羊水制备：小动物如鼠、兔等切开胎仔腹壁，取下大肠，轻轻挤压出胎粪，或用原羊水冲洗肠腔，获得混有胎粪的羊水液，或按需要比例将胎粪混合到羊水中，一般配成含 1%~4% 胎粪的羊水。

(4) 含胎盘提取液的羊水制备：取胎盘组织匀浆，以 3000r/min 的转速离心 10 分钟，取上清液，与自体羊水原液以 1∶40 混匀。

2. 羊水注射　制备后羊水一般在 1 小时内使用。根据需要将原羊水或过滤羊水或制备好的羊水混合液以 2.5ml/kg 的剂量快速注入动物颈静脉或股静脉。兔一般通过耳缘静脉注入。

【模型特点】

相对于原羊水或羊水滤过液，粪染羊水或含胎盘提取液的羊水注入后，可引起更明显或更严重的病理生理改变。

【模型应用】

制作动物模型时，可根据需要在动物麻醉后进行动静脉插管。山羊可将 7-F 或 5-F 的 Swan-Ganz 肺动脉漂浮导管置于颈静脉、肺动脉，用来监测中心静脉压、肺动脉压、肺毛细血管楔压，5-F 的聚氯乙烯导管分别在股动脉和股静脉放置，肺动脉和股动静脉导管通过换能器与 PcLab 多道生理记录仪连接，持续监测血流动力学变化，股静脉用于羊水的注入及收集血标本等。大鼠可分离右颈外静脉和左颈总动脉，左颈总动脉插管可接三通管连接二道生理记录仪用于连续监测平均动脉压(MAP)；右颈外静脉接通三通管，制备好的注射液可由此注入。

如果研究需要，羊水中还可同时加入治疗用药物。

（李彩霞　王凤英）

第十节　经胎盘传播疾病动物模型（胎盘屏障模型）

Section 10　Animal models of diseases transmitted through placenta (placental barrier animal models)

我国是 HBV 感染的高发区，母婴传播是目前的主要传播方式，宫内感染又是阻断母婴传播失败的主要原因。存在的关键问题是：① HBV 宫内感染机制仍未阐明；② HBV 宿主特异性与相对的嗜肝性，HBV 宫内感染的动物模型难以获得，又缺乏体外细胞极性共同培养的模型。经胎盘传播疾病模型（animal models of diseases transmitted through placenta)，即胎盘屏障模型（placental barrier animal models）的建模方法如下。

【造模机制】

宫内传播是指妊娠期间病原微生物等从母体进入胎儿血液和(或)细胞、组织的过程，宫内传播是宫内感染的基础，主要是经胎盘传播。胎盘是胎儿与母体之间进行物质交换的重要器官，由滋养层细胞、毛细血管内皮细胞以及二者间基膜所构成的胎盘屏障是营养物质以及某些药物、病毒、激素等从母体进入胎儿的必经之路。

目前关于宫内感染的细胞模型仅为单种细胞培养，未涉及屏障中细胞的共同极性培养；有文献提示滋养层细胞与胎盘巨噬细胞共同培养更能模拟在体胎盘的微环境，从而增强巨细胞病毒(CMV)在滋养层细胞内复制。而且病毒感染滋养层细胞有很多影响因素：①细胞纯度；②细胞来源；③细胞培养方法；④细胞成熟或激活状态；⑤不同病毒株；⑥检测方法等。有报道极性培养的滋养层细胞感染巨细胞病毒(CMV)后释放病毒存在着明显的方向性，大部分自顶侧膜(近母体面)释放，很少自基底侧膜(近胎儿面)释放，由此我们得到启示：滋养层细胞、胎盘毛细血管内皮细胞均具有极性，这些细胞对某些病毒的接受及释放也可能存在着方向性，这可能与细胞不同的面存在着不同的受体有关，故采用 Transwell 上下室共同极性培养，模拟胎盘屏障的结构，将滋养层细胞与胎盘毛细血管内皮细胞分别接种于微孔膜的上、下面，而不仅是简单的两种细胞混合培养。

构建模型是否符合在体胎盘的结构和功能必须对其鉴定：扫描电镜观察滋养层细胞顶侧膜面有较多微绒毛，透射电镜细胞之间形成各种连接，靠近顶部能见连接复合体等极性上皮结构；功能鉴定的主要依据是在体胎盘对免疫球蛋白的转运具有特异性及分泌某些激素具有极性的特点。所有的 IgG 亚型都可以通过胎盘屏障，但其他免疫球蛋白（尤其是 IgM）却不能通过胎盘屏障；胎盘合体滋养层细胞分泌的生长激素主要进入母体血液循环。分别采用酶联免疫吸附试验（enzyme-linked immunosorbent assay，ELISA）及放射免疫试验（RIA test）测定 Transwell 上室（相当于母体循环）、下室（相当于胎儿循环）中免疫球蛋白及胎盘生长激素的变化。

【造模方法】

胎盘屏障的细胞极性模型构建，采用胰酶消化＋密度梯度离心＋磁珠分离法分离并鉴定胎盘滋养层细胞，建立原代滋养层细胞培养体系。

1. 采用胶原酶消化＋磁珠分离法分离并鉴定胎盘毛细血管内皮细胞，建立原代胎盘毛细血管内皮细胞培养体系。

2. 滋养层细胞与毛细血管内皮细胞共同极性培养模型的建立　建立共同培养模型需要使用 Transwell，其底为遍布 3.0μm 孔径的聚碳酯膜。Transwell 与 12 孔培养板配合使用。首先以 Matrigel 包被聚碳酯膜，而后将其倒置于一培养皿中，接种胎盘毛细血管内皮细胞于聚碳酯膜的下面（图 9-6-5a），细胞密度为 $1\times10^5/cm^2$，加入 DMEM 培养基。24 小时后将 Transwell 按正常位置置于 12 孔培养板中，接种滋养层细胞于聚碳酯膜的上面（图 9-6-5b），细胞密度为 $1\times10^5/cm^2$，培养基不变，每 2 天换液 1 次。7 天后，剪下聚碳酯膜，冷丙酮固定，OCT 包埋，垂直于聚碳酯膜切片，HE 染色观察两种细胞在膜上的生长情况；同时切片分别用于免疫组化染色、电镜观察超微结构等。

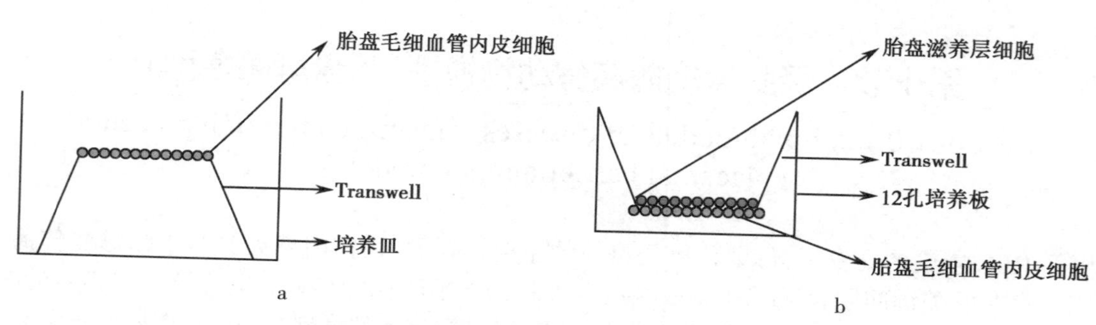

图 9-6-5　胎盘滋养层细胞、毛细血管内皮细胞共同极性培养

a. 将 Transwell 倒置，胎盘毛细血管内皮细胞接种于聚碳酯膜的下面；b. 将 Transwell 按正常位置置于 12 孔培养板中，接种滋养层细胞于聚碳酯膜的上面

【模型特点】

1. 体外 Transwell 上下室共同极性培养，模拟在体胎盘的结构层次，分别将滋养层细胞与胎盘毛细血管内皮细胞接种于微孔膜的上、下面，而不仅仅是简单的两种细胞混合培养，建立共同极性培养模型。采用相差显微镜连续观察细胞的生长情况；扫描、透射电镜观察细胞的超微结构。依据在体胎盘对免疫球蛋白的转运具有特异性及分泌某些激素具有极性的特点，对构建的细胞极性模型功能进行鉴定。

2. 相差显微镜连续观察细胞的生长情况　扫描、透射电镜观察细胞的超微结构：取共同培养第 7 天的细胞，带有细胞的 Transwell，固定，脱水，用于扫描电镜观察的标本，干燥，喷金后，观察滋养层细胞表面及细胞连接处有较多微绒毛；用于透射电镜观察的标本，切成 2mm×2mm×2mm 碎片，1% 琼脂糖包裹，Epon812 树脂包埋，常规修块，垂直切片，染色，电镜观察细胞之间形成各种连接，靠近顶部能见连接复合体等极性上皮结构。

3. 自 Transwell 上室加入一定量的免疫球蛋白（IgG、IgM），ELISA 法检测 Transwell 下室中 IgG 及 IgM 的含量，并设空白对照。预期为构建屏障的下室（相当于胎儿循环中）仅检出 IgG，未能检测出 IgM。

4. 采用RIA法测定Transwell上下室中胎盘生长激素的含量，以明确滋养层细胞极性释放某些激素的功能。预期为仅Transwell上室检出胎盘生长激素，而下室中无此激素存在。

【模型应用】

目前已发现可引起宫内感染的病毒还有人类免疫缺陷病毒(HIV)、丙型肝炎病毒(HCV)、巨细胞病毒(CMV)、人乳头状瘤病毒(HPV)、EB病毒(EBV)、单纯疱疹病毒(HSV)、风疹病毒(RV)、柯萨奇病毒(Coxsackie virus)等。因此，胎盘屏障模型的构建具有非常普遍的意义，不仅对研究HBV宫内感染机制提供了细胞模型，而且对研究其他病毒的宫内感染有十分重要的参考价值。

(李俊男)

第十一节 妊娠期肝内胆汁淤积症动物模型

Section 11 Animal models of intrahepatic cholestaris of pregnancy

妊娠期肝内胆汁淤积症(intrahepatic cholestaris of pregnancy，ICP)是一种以妊娠期出现皮肤瘙痒、黄疸、肝功能异常，而妊娠终止后皮肤瘙痒及肝功能异常迅速缓解或消失的妊娠期特有疾病。目前其确切发病原因尚未十分明确，通过大量流行病学调查及临床资料表明其发生与雌激素水平升高、孕激素代谢紊乱、环境因素、遗传因素有关。妊娠期肝内胆汁淤积症动物模型(animal models of intrahepatic cholestaris of pregnancy)的建模方法如下。

【造模机制】

目前已知雌激素可以作用于胆汁酸摄取和分泌两个环节，结果是减少胆汁流出，造成胆汁淤积。近年来认为在ICP发病机制中，孕激素的代谢异常起着比雌激素还重要的作用。目前所用的动物模型则基于此原理建立。目前ICP动物模型选择孕兔及小鼠为模型，于孕期肌注雌激素或同时肌注孕激素来构建模型。

【造模方法】

1. 孕兔构建模型 成年新西兰雌兔，自妊娠第22天起，夜间禁食水，每日上午8:00称重，高、中、低剂量组分别于颈后皮下注射苯甲酸雌二醇0.2mg/kg、0.1mg/kg、0.05mg/kg直至分娩建立动物模型。孕26天上午8时，孕兔禁食水，耳缘静脉血查生化指标。自注射药物后每天观察孕兔体重、有无扯毛、烦躁、阴道淡血性分泌物等分娩前兆。若孕兔出现阴道淡血性分泌物或体重不增反而减轻时予846合剂0.2ml/kg肌注麻醉，行剖宫产。记录胎仔及活胎数，称量胎仔、胎盘重量。娩出胎兔后观察母兔肝脏外观，取部分组织置于4%多聚甲醛溶液中固定，常规石蜡包埋、切片及HE染色，光镜下观察组织病理学改变。

2. 小鼠构建模型

(1) 雌、孕激素共同构建：孕15天开始每天颈后皮下注射苯甲酸雌二醇注射液1.25mg/kg，黄体酮注射液75mg/kg，连续5天。孕20天孕鼠禁食过夜，次日摘眼球法取血查生化指标。颈椎脱臼处死，取肝右叶组织1mm×1mm×1mm，置于4℃下3ml2.5%戊二醛中固定，取肝右叶组织1cm×1cm×0.3cm，置于10%中性甲醛中固定(组织与固定液中体积比为1∶30)，行光镜、电镜检查。

(2) 单纯雌激素构建模型

1) 孕12天开始肌内注射苯甲酸雌二醇，每天0.35mg/kg，连续6天。孕17天采用摘眼球法取血查生化指标。

2) SD大鼠，孕15天开始每天皮下注射炔雌醇2.5mg/kg，连续5天。在用药前及用药后3天、5天，分别从眶静脉采全血2ml，分娩一只仔鼠后再用同法采血2ml，取血清测定各生化指标。分娩一只仔鼠后断头法处死母鼠，即行剖宫手术，观察并记录仔鼠数，包括仔鼠成活数，死胎数，仔鼠体重、身长、尾长，取肝左叶置于10%中性甲醛溶液(pH=7.4)内，固定24小时以上，56℃石蜡包埋，连续切片6μm厚，HE染色，观察光镜下肝脏的组织学改变。在0℃左右的工作台上取肝脏组织块1mm×1mm×1mm，置2.5%戊二醛中固定,1% 四氧化锇后固定,乙醇和丙酮递增浓度脱水,环氧树脂 618 包埋,LKB 超薄切片机切片,醋酸铀和枸橼酸铅双染色,用 JEM 1200E 型电镜观察。

【模型特点】

用妊娠大鼠构建动物模型具有配种简便、受孕率高、繁殖周期短的优点,其肝功能及总胆汁酸改变同人类妊娠期肝内胆汁淤积症有类同之处,具有较广泛的应用前景,但胎鼠体积较小,取材及操作困难,不能较好地满足对 ICP 围生儿重要脏器功能损伤的观察和研究。家兔疾病病理改变与人类接近,易繁殖,一胎多产,且胎兔体积大小适宜,利于取材操作。

【模型应用】

动物模型的建立为 ICP 对围生儿重要脏器损伤的发生机制研究提供了适宜的动物模型,可用于 ICP 临床药物疗效及相关研究。

（李力　肖凤莲）

第十二节　妊娠期高血压疾病动物模型

Section 12　Animal models of pregnancy induced hypertension

子痫前期 / 子痫(以前称为妊娠高血压综合征)是妊娠期特有的疾病,是严重的妊娠并发症之一,主要表现为妊娠期出现高血压、蛋白尿等症状,在分娩后症状随即消失。它是目前严重危害母婴健康的产科常见病,是导致孕产妇病死率和围生儿发病率及病死率升高的主要原因之一,为我国孕产妇死亡的第二大死亡原因。对妊娠期高血压疾病动物模型的建立进行过大量实验,但因病因不明,目前尚没有一种公认的动物模型。以下介绍几种比较成功的妊娠期高血压疾病模型(animal models of pregnancy induced hypertension)。

一、子宫胎盘缺血诱导法

【造模机制】

此模型建立的理论依据是妊娠期高血压疾病患者子宫胎盘缺血缺氧。在正常妊娠早期,绒毛外滋养细胞侵蚀子宫蜕膜和邻近 1/3 肌层及其螺旋小动脉,破坏管壁结构而代之以纤维素样组织,将狭窄的弹性血管变为低阻、无弹性且血管扩张的子宫胎盘血管,并失去对血管活性物质的敏感性,从而使流入绒毛间隙的血量迅速增加。但妊娠期高血压疾病患者孕早期滋养细胞侵蚀螺旋动脉不足,螺旋动脉表现为管腔狭窄,部分发生动脉硬化和坏死。

【造模方法】

子宫动脉结扎法:将孕中期 Wistar 大鼠麻醉后,仰卧位固定于台式固定器上,皮肤消毒,逐层开腹暴露子宫动静脉丛,钝性分离动脉周围鞘膜长 1cm,4 号丝线结扎或微动脉夹阻断双侧子宫动脉。还可采用腹主动脉结扎法和卵巢动脉结扎法。动物选择主要有大鼠、家兔、兔、犬、猪以及灵长类动物等,其中最早使用且应用最广泛的是大鼠。

【模型特点】

通过结扎子宫动脉、卵巢动脉或腹主动脉导致子宫胎盘灌注量减少,导致胎儿的急性缺氧。由于大鼠的子宫是双角子宫,通过子宫动脉结扎法可设自体对照。因此,这种方法建立后得到了广泛应用。但是由于子宫的血供被急剧而完全地中断了,导致胎儿的急性缺氧,容易发生流产、早产或胎死宫内。阻断腹主动脉的方法无法设立自身对照,而阻断子宫动脉的方法,由于子宫动脉较细,分支较多,手术操作有一定难度,且易损伤动脉而造成死胎率增高。卵巢动脉在到达卵巢之前分为输卵管支、卵巢支和子宫支,分别进入输卵管、卵巢及子宫,因此也可采用阻断卵巢动脉来暂时阻断子宫的血液供应。

【模型应用】

该方法重复性不好,且需要一定的手术技巧,创伤性大。

二、血管内皮损伤法

【造模机制】

此模型的建立是从血管内皮水平来反映子痫前期的病理改变。一氧化氮(NO)是调节血管张力的重要分子,由内皮细胞不间断产生,其直接作用于平滑肌扩张血管,降低血管收缩反应性。亚硝基左旋精氨酸甲酯(L-nitro-arginine methylester,L-NAME)是NOS抑制剂,可导致NO合成减少,导致血管阻力增加、血压升高,在妊娠大鼠可诱导出剂量依赖性高血压,并能维持至分娩。

【造模方法】

于大鼠妊娠第14天皮下植入L-NAME缓释泵或腹腔内注射,30~60mg/d,孕鼠可出现血压增高及蛋白尿、胎儿生长受限、血小板减少。

【模型特点】

L-NAME是NOS抑制剂,可导致NO合成减少,导致血管阻力增加、血压升高,在妊娠大鼠可诱导出剂量依赖性高血压,并能维持至分娩。该模型重复性好。

【模型应用】

慢性NOS抑制模型重复性很好,但应用价值有限,常用于研究NO缺乏在妊娠期高血压疾病发病中的作用。

三、寒冷刺激诱导法

【造模机制】

妊娠期高血压疾病流行病学调查资料表明,寒冷是诱发妊娠期高血压疾病的高危因素,子痫发作与气温突变密切相关,以及寒冷刺激可诱发高血压的动物模型作为依据,是一种无创性的请起行、非侵袭性的造模方式。

【造模方法】

1. 实验动物 选择清洁级成年Wistar大鼠,在室温25℃、相对湿度40%~70%的屏障系统内饲养。

2. 每晚按雌雄2:1合笼,次晨取阴道分泌物镜检,发现精子为妊娠第0日。实验方法:低温环境是用市售的冰柜改制而成(200L),经精心调节将温度控制在较稳定的范围内(4℃±2℃)。将大鼠于妊娠第1天至妊娠第19天每天上午置于冷室(4℃±2℃)4小时。

3. 实验结果证实,反复寒冷刺激可诱发孕鼠血压升高及尿蛋白,同时出现血细胞比容升高、胎鼠宫内发育迟缓等症状,与人类妊娠期高血压疾病的表现极为类似。Kanayama等采用局部寒冷刺激孕鼠足底(0℃)2周,以局部慢性冷刺激来兴奋交感神经,结果大鼠血中去甲肾上腺素浓度升高,发生高血压和蛋白尿,病理检查发现滋养细胞侵袭能力下降,胎盘局部充血、纤维素性坏死。胎死数增加和胎仔发育受阻。

【模型特点】

本方法根据气温突变时子痫易发作的流行病学资料,采用寒冷刺激的方式以达到实验的目的,符合人类在寒冷环境中的生活方式。虽然寒冷刺激法由于诱因的单一性,不能非常完美地模拟人类妊娠期高血压疾病的发生发展过程,但为妊娠期高血压疾病的动物模型制作提供了一种非侵袭性的方法,对于特定的研究目的来说还是有很大的利用价值。

【模型应用】

寒冷刺激动物模型主要应用于妊娠期高血压疾病的病因学研究,尤其对探讨环境因素对妊娠期高血压疾病发病的影响及作用机制的研究还是有一定的价值。

(李力 俞丽丽 韩新美)

参考文献

[1] Drenkhahn M,Gescher DM,Wolber EM,et al. Expression of angiopoietin 1 and 2 in ectopic endometrium on the chicken

chorioallantoic membrane [J]. Fertil Steril, 2004, 81 [Suppl 1]: 869-875.

[2] Laschke MW, Elitzsch A, Vollmar B, et al. Combined inhibition of vascular endothelial growth factor (VEGF), fibroblast growth factor and platelet-derived growth factor, but not inhibition of VEGF alone, effectively suppresses angiogenesis and vessel maturation in endometriosis lesion [J]. Hum Reprod, 2006, 21 (1): 262-268.

[3] Becker CM, Rohwer N, Funakoshi T, et al. 2-methoxyestradiol inhibits hypoxia-inducible factor-1{alpha}and suppresses growth of lesions in a mouse model of endometriosis [J]. Am J Pathol, 2008, 172 (2): 534-544.

[4] Falconer H, Mwenda JM, Chai DC, et al. Treatment with anti-TNF monoclonal antibody (c5N) reduces the extent of induced endometriosis in the baboon [J]. Hum Reprod, 2006, 21 (7): 1856-1862.

[5] Lin YJ, Lai MD, Lei HY, et al. Neutrophils and macrophages promote angiogenesis in the early stage of endometriosis in the mouse model [J]. Endocrinology, 2006, 147 (3): 1278-1286.

[6] Bruner-Tran KL, Zhang Z, Eisenberg E, et al. Down-regulation of endometrial matrix metalloproteinase-3 and-7 expression in vitro and therapeutic regression of experimental endometriosis in vivo by a novel nonsteroidal progesterone receptor agonist, tanaproget [J]. J Clin Endocrinol Metab, 2006, 91 (4): 1554-1560.

[7] Nagabukuro H, Berkley KJ. Influence of endometriosis on visceromotor and cardiovascular responses induced by vaginal distention in the rat [J]. Pain, 2007, 132 [Suppl 1]: S96-103.

[8] Masuda H, Maruyama T, Hiratsu E, et al. Noninvasive and real - time assessment of reconstructed functional human endometrium in NOD/SCID/gamma c (null) immunodeficient mice [J]. Proc Natl Acad Sci US A, 2007, 104 (6): 1925-1930.

[9] Patton DL, Kuo CC, Wang SP, et al. Chlamydial infection of subcutaneous fimbrial transplants in cynomolgus and rhesus monkeys [J]. J Infect Dis, 1987, 155: 229-235.

[10] 赵广兴，王春田，马宝璋，等．大鼠输卵管炎性不孕症模型的建立[J]. 中国比较医学杂志，2004，14 (1): 23-26.

[11] Lichtenwalner AB, Patton DL, Van Voorhis WC, et al. Heat Shock Protein 60 Is the Major Antigen Which Stimulates Delayed-Type Hypersensitivity Reaction in the Macaque Model of *Chlamydia trachomatis* Salpingitis [J]. Infection and Immunity, 2004, 72 (2): 1159-1161.

[12] Shah AA, Schripsema JH, Imtiaz MT. Histopathologic Changes Related to Fibrotic Oviduct Occlusion After Genital Tract Infection of Mice With Chlamydia muridarum [J]. Journal of American Sexually Transmitted Diseases Association, 2005, 32 (1): 49-56.

[13] Sander V, Luchetti CG, Solano ME, et al. Role of the N, N'-dimethylbiguanide metformin in the treatment of female prepuberal BALB/c mice hyperandrogenized with dehydroepiandrosterone [J]. Reproduction, 2006, 131 (3): 591-602.

[14] Elisabet SV, Rie K, Orie W, et al. Effect of electro-acupuncture stimulation of different frequencies and intensities on ovarian blood flow in anaesthetized rats with steroid-induced polycystic ovaries [J]. Reprod Biol Endocrin, 2004, 2: 16-25.

[15] Kafali H, Iriadam M, Ozardl I. Letrozole-Induced Polycystic Ovaries in the Rat: A New Model for Cystic Ovarian Disease [J]. Archives of Medecal Research, 2004, 35 (10): 103-108.

[16] Singh KB. Persistent estrus rat models of polycystic ovary disease: an update [J]. Fertility and sterility, 2005, 84 (2): 1228-1234.

[17] Manneras L, Cajander S, Holmang A, et al. A new rat model exhibiting both ovarian and metabolic characteristics of polycystic ovary syndrome [J]. Endocrinology, 2007, 148 (8): 3781-3791.

[18] Molskness TA, Stouffer RL, Burry KA, et al. Circulating levels of free and total vascular endothelial growth factor (VEGF)-A, soluble VEGF receptors-1 and-2, and angiogenin during ovarian stimulation in non-human primates and women [J]. Human Reproduction, 2004, 19 (4): 822-830.

[19] Ozcakir H T, Giray S G, Ozbilgin M K, et al. Immunohistochemical detection of transforming growth factor-α, epidermal growth factor, and vascular endothelial growth factor expression in hyperstimulated rat ovary [J]. Acta Obstet Gynecol Scand, 2005, 84 (9): 887-893.

[20] Bandyopadhyay S, Chakrabarti J, Banerjee S, et al. Galactose toxicity in the rat as a model for premature ovarian failure: an experimental approach readdressed [J]. Hum Reprod, 2003, 18: 2031-2038.

[21] Yucebilgin MS, Terek MC, Ozsaran A, et al. Effect of chemotherapy on primordial follicular reserve of rat: an animal model of premature ovarian failure and infertility [J]. Aust N Z J Obstet Gynaecol, 2004, 44: 6-9.

[22] 李彩霞，王凤英，李玉艳，等．小鼠卵巢早衰动物模型的构建[J]. 第三军医大学学报，2008，30 (6): 506-509.

[23] Simon AM, Goodenough DA., Li E. et al. Female infertility in mice lacking connexin 37 [J]. Nature, 1997, 385 (6616): 525-529.

[24] Dong J, Albertini DF, Nishimori K, et al.Growth differentiation factor-9 is required during early ovarian foliculogenesis [J]. Nature, 1996, 383 (6600): 531-535.

[25] Knudson CM, Tung KS, Tourtellotte WG, et al.Bax-deficient mice with lymphoid hyperplasia and male germ cell death [J].

Science, 1995.270(5233): 96-99.

[26] Johnson J, Bagley J, Skaznik-Wikiel M, et al. Oocyte generation in adult mammalian ovaries by putative germ cells in bone marrow and peripheral blood [J]. Cell, 2005, 122(2): 303-315.

[27] 颜耀华,李力,俞丽丽,等. 阻断子宫动脉建立 FGR 大鼠模型的研究[J]. 中国实验动物学报, 2007, 15(1): 43-46.

[28] Fu Q, McKnight RA, Yu X, et al. Growth retardation alters the epigenetic characteristics of hepatic dual specificity phosphatase 5 [J]. FASEB J, 2006, 20: 2127-2129.

[29] Saito A, Matsui F, Hayashi K, et al. Behavioral abnormalities of fetal growth retardation model rats with reduced amounts of brain proteoglycans [J]. Exp Neurol, 2009, 219(1): 81-92.

[30] Van Der Sterren S, Ågren P, Zoer B, et al. Morphological and Functional Alterations of the Ductus Arteriosus in a Chicken Model of Hypoxia-Induced Fetal Growth Retardation [J]. Pediatric Research, 2009, 65(3): 279-284.

[31] Qiu XS, Shen ZY, Huang TT, et al. Improvement of leptin and insulin sensitivity due to early nutritional intervention in rats born with intrauterine growth retardation [J]. Chin J Endocrinol Metab, 2004, 20(2): 161-164.

[32] Ke X, Lei Q, James SJ, et al. Uteroplacental insufficiency affects epigenetic determinants of chromatin structure in brains of neonatal and juvenile IUGR rats. Physiol [J]. Genomics, 2006, 25: 16-28.

[33] Zenclussen AC, Gerlof K, Zenclussen ML, et al. Abnormal T-Cell Reactivity against Paternal Antigens in Spontaneous Abortion [J]. Am J Pathol, 2005, 166(3): 811-822.

[34] 马红霞,尤昭玲,王若光. 菟丝子总黄酮对大鼠流产模型血清 P、PR、Th1/Th2 细胞因子表达的影响[J]. 中药材, 2008, 31(8)8: 1201-1204.

[35] Salmon JE, Girardi G. Antiphospholipid antibodies and pregnancy loss: a disorder of inflammation [J]. J Reprod Immunol, 2008, 77(1): 51-56.

[36] Redecha P, Tilley R, Tencati M, et al. Tissue factor: a link between C5a and neutrophil activation in antiphospholipid antibody-induced fetal injury [J]. Blood, 2007, 110(7): 2423-2431.

[37] Kerr K, Entrican G, McKeever D, et al. Immunopathology of *Chlamydophila abortus* infection in sheep and mice [J]. Research in Veterinary Science, 2005, 78(1): 1-7.

[38] 周英,罗颂平,许丽绵,等. 助孕 3 号方对肾虚黄体不健流产大鼠 TCRγδT 细胞的影响[J]. 广州中医药大学学报, 2007, 24(5): 404-407.

[39] 丁隽,潘振业. 基质金属蛋白酶抑制剂引起大鼠流产的实验模型[J]. 中国比较医学杂志, 2005, 15(4): 224-226.

[40] Sasaki Y, Otsuki K, Hasegawa A, et al. Preventive effect of recombinant human lactoferrin on lipopolysaccharide-induced preterm delivery in mice [J]. Acta Obstet Gynecol Scand, 2004, 83: 1035-1038.

[41] Koscica KL, Ananth CV, Placido J, et al. The effect of a matrix metalloproteinase inhibitor on inflammation-mediated preterm delivery [J]. Am J Obstet Gynecol, 2007, 196(6): 551-553.

[42] Sadowsky DW, Adams KM, Gravett MG, et al. Preterm labor is induced by intraamniotic infusions of interleukin-1beta and tumor necrosis factor-alpha but not by interleukin-6 or interleukin-8 in a nonhuman primate model [J]. Am J Obstet Gynecol, 2006, 195(6): 1578-1589.

[43] Fortson W, Beharry KD, Nageotte S, et al. Vaginal versus oral indomethacin in a rabbit model for non-infection-mediated preterm birth: an alternate tocolytic approach [J]. Am J Obstet Gynecol, 2006, 195(4): 1058-1064.

[44] 王凤英,俞炽阳,张睍宇,等. 兔宫内感染模型地塞米松处理后母 - 胎组织的形态学改变[J]. 重庆医学, 2004, 33(10): 1496-1499.

[45] 刘云梅,李立国,熊淑杰,等. Eotaxin 在大鼠羊水栓塞发病机制中的实验研究[J]. 中国实验诊断学, 2008, 12(6): 717-720.

[46] 黄神姣,余艳红,盛超,等. 不同动物羊水栓塞种属差异性探讨[J]. 南方医科大学学报, 2006, 26(11): 1658-1659.

[47] 李成博,唐慧君. 大鼠羊水栓塞时的内皮素 -1 的含量及其作用的研究[J]. 大连医科大学学报, 2006, 26(1): 21-24.

[48] Petroianu GA, Altmannsberger SH, Maleck WH, et al. MeconUm and amniotic fluid embolism: effects on coagulation in pregnant mini-pigs [J]. Crit Care Med, 1999, 27(2): 348-355.

[49] 张琴,李俊男,陈黎,等. 人绒毛膜滋养层细胞的分离培养及 DC-SIGN 的表达[J]. 中华围产医学杂志, 2006, 9(4): 245-247.

[50] Fisher S, Genbacev O, Maidji E, et al. Human cytomegalovirus infection of placental cytotrophoblasts in vitro and in utero: implications for transmission and pathogenesis [J]. J Virol, 2000, 74: 6808-6820.

[51] Maidji E, Percivalle E, Gerna G, et al. Transmission of human cytomegalovirus from infected uterine microvascular endothelial cells to differentiating/invasive placental cytotrophoblasts [J]. Virology, 2002, 304: 53-69.

[52] Leslie K K, Reznikov L, Simon F R, et al. Estrogens in intrahepatic cholestasis of pregnancy [J]. Obstet Gynecol, 2000, 95(3):

372-376.
[53] Geier A, Dietrich C G, GERLOFF T, et al.Regulation of basolateral organic anion transporters in ethinylestradio-induced cholestasis in the rat [J].Biochim biophys Acta, 2003, 1609(1): 87-94.
[54] Jenkins JK, Boothby LA.Treatments of itching associated with intrahepatic cholestasis of pregnancy [J].AM Phaimacother, 2002, 36(9), 1462.
[55] Yip DM, baker AL.liver diseases in pregnancy [J]. Clin Perinatol, 1985, 12: 683-694.
[56] Williamos C, Gorelik j, Eaton B M, et al.The bile acid taurocholate imparis rat cardiomyocyte function: a proposed mechanism for intra-uterine fetal death in obstetric cholestasis [J].Clin Sci (Lond), 2001, 1000(4): 363-369.
[57] 冯丽霞,李力,孕兔妊娠肝内胆汁淤积症模型的构建[J]. 第三军医大学学报,2005,27(10):994-996.
[58] 吴献群,赵君,滕婧,等.单味茵陈蒿对雌孕激素诱导的肝内胆汁淤积孕鼠血生化指标、肝脏病理及血清雌三醇的影响[J]. 中国妇幼保健,2008,23(10):1405-1406.
[59] 刘红,刘建,李金艳.熊脱氧胆酸对抗乙炔雌二醇诱发妊娠期肝内胆汁淤积症的作用机制[J]. 现代妇产科进展,2005,14(3):229-232.
[60] 徐先明,庄依亮,杨幼明,等.乙炔雌二醇诱发孕鼠肝内胆汁淤积[J]. 中华围产医学杂志,2003,3(2):112-115.
[61] Woods LL. Importance of prostaglandins in hypertension during reduced uterop lacental perfusion pressure [J]. Am J Physiol, 1989, 257(6): R1558-1561.
[62] Cavanagh D, Rao PS, Knuppel RA, et al. Pregnancy-induced hypertension: development of a model in the pregnant primate [J]. Am J Obstet Gynecol, 1985, 151(7): 987-999.
[63] Zhou Y, Chiu K, Brescia RJ, et al. Increased depth of trophoblast invasion after chronic constrict ion of the lower aorta in rhesus monkeys [J]. Am J Obstet Gynecol, 1993, 169(1): 224-229.
[64] Olson GL, Saade GR, Buhimschi I, et al. The effect of an endothelin antagonist on blood pressure in a rat model of preeclampsia [J]. Am J Obstet Gynecol, 1999, 181(3): 638-639.
[65] 俞丽丽,李力,陈鸣,等.寒冷刺激诱发孕鼠妊娠高血压综合征动物模型研究[J]. 第三军医大学学报,2001,23(4):419-421.
[66] Kanayama N, T sujimura R, She L, et al. Cold induced stress stimulates the sympathetic nervous system, causing hypertension and proteinuria in rats[J]. Hypertension, 1997, 15(4): 383-389.

(谭毅 刘宇 整理编辑)

第七章　男性生殖系统疾病动物模型

Chapter 7　Animal models of male reproductive diseases

男性生殖系统疾病的种类较多，比较常见和普遍的有前列腺炎、前列腺增生、勃起功能性障碍、精索静脉曲张、无精子症、隐睾、尿道下裂等。由于生殖系统发生疾病往往导致不育，或者在发育早期死亡，因此，目前几乎没有自发突变或通过遗传工程手段建立并保存下来相应疾病的动物品系，绝大多数生殖系统疾病模型是采用药物、化学品诱发或手术方案制备，男性生殖系统疾病动物模型（animal models of male reproductive diseases）成模后的动物失去生育能力，寿命缩短。

第一节　自发性前列腺增生动物模型

Section 1　Animal models of spontaneous benign prostatic hyperplasia

随着国民生活水平的提高和平均寿命的延长，前列腺增生的发病率迅速增长，41~50 岁、51~60 岁、61~70 岁年龄组的发病率分别为 20%、40%、70%。犬与人类一样可发生自发性前列腺增生（spontaneous benign prostatic hyperplasia），发生率随增龄而增加，是公认的人类前列腺增生的理想动物模型。自发性前列腺增生模型（animal models of spontaneous benign prostatic hyperplasia）的建模方法如下。

【造模机制】

犬的前列腺增生程度与犬龄相关，1~3 岁龄犬前列腺重量为（14.7±6.4）g，增生的前列腺组织占 25%；5~10 岁龄犬前列腺重量为(23.6±10.5)g，增生的前列腺组织占 88%。前列腺重量低于 12.8g 者，无组织增生，大于 18g 者均有组织增生，12~18g 者则为正常与增生组织并存。

【造模方法】

10~18kg（7~15 岁）的雄性老龄犬。B 超仪、导尿管、双脚游尺、穿刺针、常用手术器械等。麻醉药（如戊巴比妥钠）、灭菌生理盐水等。先经直肠指诊，发现前列腺明显增大者，可再经 B 型超声检查或剖腹实测以测定前列腺体积大小，证实前列腺明显增大者为可以应用的模型。

1. 超声检查　在麻醉下，经导尿管向犬膀胱内注入 200ml 灭菌生理盐水，用 B 超仪的电子尺分别准确测量前列腺的最大横径、纵径及厚径，三径相乘即为前列腺体积的近似值（cm^3），以体积大于 18cm^3 者为前列腺增生的合格模型。

2. 剖腹实测　经下腹正中切口暴露前列腺，用双脚游尺测量前列腺的横径、头尾径及背腹径。手术时可对腺体左半球穿刺作活组织形态学检查，观察前列腺上皮细胞、乳头、腺腔内容物、腺体间结缔组织，用形态计量方法测量腺上皮细胞高度及腺腔直径。手术后 1 周可开始药物研究。

【模型特点】

犬前列腺的解剖特点是前列腺位于或接近耻骨前缘，呈球形，环绕膀胱颈及尿道的起始部，前列腺的体积较大，色黄，坚实，有一正中沟将腺体分为两叶。当膀胱空虚时，腺体全部位于盆腔内，当膀胱充盈时，腺体前移至耻骨前方。犬增生的前列腺主要形态改变为，腺腔扩大，腺上皮细胞增生活跃，形成多数长而分支茂密、凸向腺腔的乳头，其分支常为 2~3 级或以上，以致腺腔内充满乳头，少数腺腔内有嗜伊红分泌物，有的已形成结石。腺上皮呈高柱形，胞质极为丰富，有的甚至呈倒梨形。核卵圆形，与细胞长轴平行，位于基底部。腺体间纤维平滑肌组织较少，腺体多而形成“背靠背”现象。

【模型应用】

犬前列腺的超声检查与人类略有不同，必须由有经验的人员操作，经过预测取得经验后方能正式实验。用超声或剖腹实测的方法都能测定前列腺的体积，剖腹实测的难度较大，但结果更为准确。此模型与人类前列腺增生最为接近，认为是迄今研究抗前列腺增生药物的合适动物模型。

第二节 良性前列腺增生动物模型

Section 2 Animal models of benign prostatic hyperplasia

良性前列腺增生(benign prostatic hyperplasia，BPH)是一种组织学诊断，表现为前列腺间质的组织增生，临床 BPH 通常表现为解剖学或者影像学证实的前列腺增大。BPH 的发病机制目前尚不明了，常用的造模方法有雌雄激素联用法、丙酸睾酮注射法、尿生殖窦植入法等，选用的实验动物为犬。良性前列腺增生模型(animal models of benign prostatic hyperplasia)的建模方法如下。

一、雌雄激素联用法

【造模机制】

现代研究认为中、老年男性前列腺增生与体内雌激素 / 雄激素比值失调有关，采用雌雄激素联用可致前列腺增生。

【造模方法】

1. 实验动物 犬。

2. 常规手术器械一套、B 型超声诊断仪、电子天平、游标卡尺等。麻醉用品(如速眠新)、5α- 雄甾烷 -3α、17β- 雌二醇、甘油三酯等。麻醉和无菌操作下，手术切除双侧睾丸，经 1 周自然恢复后，每只每次肌内注射 1ml 含 5α- 雄甾烷 -3α(25mg)、17β- 雌二醇(0.25mg)的甘油三酯，每周 3 次。连续注射 6 个月。观察前列腺体积、重量、病理观察、间质上皮比例等。

【模型特点】

前列腺体积、重量、与间质上皮的比例等症状与老年犬(前列腺自发性增生)无明显差别，光镜下和电镜下组织变化基本相似。

【模型应用】

该模型复制出的前列腺增生与自发性前列腺增生相似，是比较理想的抗前列腺增生药物筛选及药效评价动物模型。此外，还有以下几种方法。

二、丙酸睾酮注射法

根据双氢睾酮(DHT)学说，前列腺增生与双氢睾酮有关，降低双氢睾酮水平可以缩小前列腺体积，达到治疗前列腺增生的目的。基于此学说，通过给予动物超生理剂量丙酸睾酮可以增大前列腺体积，制造前列腺增生动物模型。

三、体外细胞模型

将前列腺间质 / 上皮细胞共培养，然后模拟前列腺增生的病理生理条件，向培养液中加入雄激素和多肽生长因子等，刺激前列腺细胞增生，是研究前列腺间质 / 上皮关系的理想模型。

四、转基因法

将 Int-2(成纤维细胞生长因子家族成员之一)导入小鼠受精卵中可以引起前列腺腺体及膀胱增生，但未观察到前列腺间质增生。催乳素转基因小鼠，也可发展为前列腺增生，前列腺细胞数量增长 4~5 倍，重量约为正常前列腺组织的 20 倍，形态学方面也类似于人前列腺增生。

第三节　细菌性前列腺炎动物模型

Section 3　Animal models of bacterial prostatitis

有关前列腺炎的定义存在较大分歧，目前认为它不是一个独立的疾病，而是具有各自独特形式的综合性疾病。细菌性前列腺炎（bacterial prostatitis）的病因比较明确，是细菌对前列腺感染所引发的急性或慢性炎症反应。致病菌主要是大肠埃希菌、变形杆菌、克雷伯菌，其中大肠埃希菌的感染占 80%。目前，细菌性前列腺炎模型（animal models of bacterial prostatitis）的建立最常见的是前列腺内注射大肠埃希菌和经尿道灌注大肠埃希菌两种方法。常用的实验动物有家兔、大鼠、小鼠。

【造模机制】

细菌侵入前列腺的途径主要是由于下尿道炎症、水肿或梗阻引起尿道压增高，导致含菌尿液反流入前列腺导管和腺泡。

【造模方法】

1. 前列腺内注射大肠埃希菌法　以乙醚麻醉大鼠或小鼠后，无菌条件下沿腹正中线剖开下腹壁，用镊子轻轻提起膀胱及两侧精囊，暴露附于精囊内侧的前列腺背叶（相当于人的前列腺外周区），于两侧分别注入大肠埃希菌（ATCC 25922）液各 0.1ml，缝合腹壁肌肉皮肤，消毒纱布包扎，放回鼠笼，均自由饮食。该模型所致的急性前列腺炎症在 1~3 天最为明显。

2. 经尿道灌注大肠埃希菌法　标准致病菌大肠埃希菌，用前置 37℃培养箱内培养 18 小时，无菌生理盐水配成 1.5×10^8cfu/ml 浓度的菌液。将实验动物家兔背位固定，在无菌条件下将三腔双囊尿管插入膀胱，引流尿液后膀胱气囊注水 5ml，并向外牵拉气囊堵住膀胱出口，尿道气囊注水 2ml，然后灌注菌液 2.5ml。感染 72 小时后，即可形成急性细菌性前列腺炎模型。若反复灌注，则实验初 3 天每日 1 次，以后分别于第 10、20、30、40、55 天灌注。

【模型特点】

对于单次灌注菌液，前 3 天表现为急性炎症，随后的 7 周，约有 50% 的动物会自发清除前列腺内细菌而不会发展为慢性前列腺炎，而反复灌注菌液 2 周内前列腺呈急性炎症反应，8 周后前列腺表现为慢性炎症病变。急性炎症表现为前列腺充血水肿，慢性期病理学观察表现为腺上皮呈扁平、立方与高柱状混杂，腺腔分泌物减少，间质内可见大量的淋巴细胞浸润和成纤维细胞增生。前列腺液中白细胞数与卵磷脂小体数均超出正常范围。

【模型应用】

注意根据实验动物选择合适的大肠埃希菌的菌量；如果前列腺液难以直接取得，可以测定前列腺组织内白细胞数与卵磷脂小体数来代替，即在无菌条件下剖取前列腺并剪碎，取 50mg 加入 200μl 白细胞稀释液和 200μl 生理盐水中，充分混匀，记录镜下白细胞数及卵磷脂小体密度。

第四节　非细菌性前列腺炎动物模型

Section 4　Animal models of nonbacterial prostatitis

除细菌性前列腺炎外，免疫异常、神经内分泌异常、物理与化学因素刺激、精神心理因素等可导致非细菌性前列腺炎（nonbacterial prostatitis）的发生。目前，有通过局部注射化学或生物制剂等多种制备非细菌性前列腺炎模型（animal models of nonbacterial prostatitis）的方法，常用实验动物是大鼠和小鼠。

【造模机制】

前列腺局部注射化学制剂，造成化学性炎症或者利用生物制剂，刺激模型动物产生免疫应答，在前列腺组织内产生免疫性炎症。作为细胞无氧代谢的产物，频繁射精后肌肉产生乳酸，因局部静脉回流不畅形成高乳酸环境，诱导前列腺等邻近组织的非细菌性炎症。

一、化学法

【造模方法】

大鼠。常规手术器械一套、无菌微量加样器。麻醉用品、化学致炎剂如甲醛 - 巴豆油、甘油和 2% 琼脂等。大鼠在麻醉和无菌条件下作下腹正中切口开腹，提取膀胱及两侧精囊，暴露前列腺，根据实验需要，用微量加样器向前列腺内注入适量的致炎剂，然后缝合腹壁。观察指标包括：肉眼观察侧叶前列腺病变状态；称取侧叶前列腺湿重并计算相对重量；前列腺液计数白细胞总数和卵磷脂小体密度；前列腺病理切片检查，包括前列腺间质中炎症细胞浸润、成纤维细胞增生程度、前列腺腺腔大小、腺腔内分泌物多少等指标。

【模型特点】

大鼠前列腺间质水肿并有大量淋巴细胞、单核细胞和中性分叶核白细胞等炎症细胞浸润，腺腔内分泌物减少或消失，有大量炎症细胞及脱落的腺上皮细胞。

【模型应用】

此类动物模型的发病机制是一种急性化学性炎症，炎症病理反应急促而剧烈，甚至出现前列腺组织的大范围坏死，这些表现与临床表现不大一致，病理表现具有很大差异，缺乏病理特异性。

二、免疫法

【造模方法】

C57BL/6 小鼠。弗氏完全佐剂（CFA）、百白破疫苗。小鼠腹腔注射 0.5ml CFA（3mg/ml），第二天多点皮下注射 1mg 纯化前列腺抗原蛋白，同时腹腔注射百白破疫苗 0.1ml，8 周即可形成前列腺炎。观察指标同上。

【模型特点】

前列腺明显增重，镜检可见前列腺组织结构遭到不同程度破坏，有不均匀组织增生或萎缩，导管扩张或损毁，部分基膜被破坏，分泌物增多或减少，单核粒细胞、巨噬细胞及淋巴细胞等慢性炎症细胞浸润。

【模型应用】

此类动物模型表现为慢性炎症反应，适合用于药效学观察。

三、乳酸盆底注射法

【造模方法】

昆明小鼠。0.1mol/L 的乳酸 0.1ml 单次或者 0.03mol/L 的乳酸 0.1ml 多次注射。采取耻骨上偏右侧进针，进针后针头方向微偏内下，将试剂注射于盆底腔隙内。

【模型特点】

前列腺炎症浸润从间质开始，随后向腺泡内发展，但腺泡内炎症细胞数量较少，这与临床上很多前列腺患者的前列腺液中白细胞不增高或白细胞增高与症状不呈正比的现象一致，提示人类前列腺炎的发生也可来源于腺体周边环境的影响，而非经逆行感染所致。除炎症反应外，小鼠前列腺上皮出现增生改变，与人类的前列腺上皮内瘤（PIN）样变非常类似。

【模型应用】

验证各种非细菌性前列腺炎的致病机制。

此外，还有小鼠前列腺内尿逆流、小鼠新生期去胸腺自身免疫法等制作非细菌性前列腺炎动物模型的方法。

第五节　无精子症动物模型

Section 5　Animal models of azoospermia

性腺组织特别是迅速分裂的二倍体精原细胞对放射线、一些化学物质较为敏感。男性不育多数是因为不能提供足够数量的活性精子。无精子症（azoospermia）是指射出的精液离心沉淀后，经显微镜检查仍不见精子，一般有两类原因，一是睾丸有正常生精功能，由于输精管梗阻，使睾丸生成的精子不能排出体外；另一类是因为各种原因导致的睾丸本身生精功能障碍。常用实验动物为小鼠。无精子症动物模型（animal models of azoospermia）的建模方法如下。

【造模机制】

本实验采用抗癌药物、放射线来破坏雄性小鼠睾丸的生精能力，使之不能生成有功能的精子。

【造模方法】

化疗法采用白消安（Sigma）和环磷酰胺粉针剂（上海华联制药有限公司），生理盐水稀释，分别按 10mg/kg 和 120mg/kg 腹腔注射。分别在第 4、12、20 周取出附睾和睾丸，称取重量，观察睾丸的组织病理学改变。放疗法将小鼠麻醉后置于直线加速器下照射睾丸局部，面积约 2cm×2cm，深度约 1cm。照射剂量为 1400~1600Gy，照射时间为 10 分钟。

【模型特点】

化疗后 20 周，小鼠睾丸重量显著性降低，生精小管内仍然保持无生精状态，没有明显恢复迹象。但是，化疗往往导致动物死亡率偏高，剂量选择不当，有时甚至有生精功能部分恢复的弊端。照射后，睾丸组织凋亡细胞数量明显增加，生精小管萎缩，未见各级生精细胞，仅见支持细胞，各生精小管间腔隙扩大，间质细胞减少。采用放射线照射法时，若剂量过小，一段时间后会恢复生育能力，达不到不育的目的，若剂量过大，则可能导致小鼠死亡。

【模型应用】

观察中西医改善睾丸生精功能障碍药物的效果。

第六节　尿道下裂动物模型

Section 6　Animal models of hypospadias

尿道下裂（hypospadias）是一种因前尿道发育异常而致尿道开口达不到正常位置的尿道畸形，常并发阴茎下曲、剥皮发育异常、疝等，是男性泌尿系统常见的先天性畸形。鼠和人类尿道的发育显示了很强的相似性，例如，两个上皮边缘的融合，一个上皮缝中线的闭合以及接下来的细胞再塑，所以，通常选用小鼠作为尿道下裂的实验动物模型。尿道下裂动物模型（animal models of hypospadias）的建模方法如下。

【造模机制】

尿道下裂的病因及发病机制尚不清楚，流行病学调查发现，大量释放环境中的人工合成化学物干扰正常激素的调节过程，从而对野生动物、实验动物、人类的生殖发育产生影响，这些环境污染物绝大部分具有拟雌激素的作用。流行病学调查发现，胚胎期接触雌激素可导致泌尿生殖系统出现缺陷，如隐睾、尿道下裂、成年后生育力下降、附睾囊肿等。苯甲酸雌二醇在体内很快转化成 17β- 雌二醇，它是动物体内天然存在的活性最高的雌激素。

【造模方法】

小鼠雌雄按 2∶1 配对，观察到阴栓为孕第 1 天。另选母性好、有喂养经验的作为代乳鼠。代乳鼠怀孕较试验组孕鼠早 2~4 天。孕鼠在孕 12~16 天连续每天 8:30~9:00 皮下注射苯甲酸雌二醇 5mg/(kg·d)，母鼠于孕 21 天脱颈椎处死后剖宫产，将存活的仔鼠交代乳鼠喂养。立体显微镜下观察新生雄性小鼠的阴茎包皮、尿道口位置、排尿情况、乳头发育情况，称体重和测量肛生殖节距离。取雄性仔鼠，出生后当日解剖，观察睾丸的位置、前列腺发育、乳头退化延迟情况。存活的仔鼠出生后4周，观察有无尿道下裂及隐睾，同时进行畸形判定。

【模型特点】

出生4周时，根据小鼠阴茎体分离、阴茎弯曲、包皮皱襞未融合、尿道开口异常来判定尿道下裂。根据在较高温度下(32~35℃，30分钟)睾丸不能坠入阴囊判定为隐睾。

【模型应用】

尿道下裂在男性新生儿中的发病率达1/125~1/250，我国的发病率为3/1000，近30年来，尿道下裂发病率不明原因地增加了1倍。由于生殖器外观和排尿方式的异常，造成患者生理及心理发育障碍，因此，该模型是研究尿道下裂发病机制和发育过程的工具。

第七节　隐匿阴茎动物模型

Section 7　Animal models of concealed penis

隐匿阴茎(concealed penis)是指各种原因所致的阴茎藏匿于耻骨联合下的软组织中，外观见阴茎短小，主要包括埋藏阴茎、隐匿阴茎、蹼状阴茎等，其病因和病理改变是先天性的。隐匿阴茎是小儿泌尿外科常见疾病，在我国儿童的发病率为0.67%，仅次于包茎和包皮过长。目前，临床上隐匿阴茎手术治疗方式较多，应根据可能病因、具体临床特征、患者年龄等来进行。隐匿阴茎模型以大鼠为宜。

【造模机制】

以手术方法将阴茎隐匿在皮下。

【造模方法】

1. 阴茎根部内荷包缝合法　0.3%苯巴比妥钠腹腔内注射麻醉大鼠。取大鼠阴茎根部胸膝位6点钟方向，作一3~5mm长的横切口，用小号无创缝合针带3-0普通缝合线，从切口内一侧进针绕阴茎根部一圈，切口另一侧出针，线结打在切口内。打结时双手将缝线两端上提，助手帮助将阴茎干向下推送，使整个阴茎干位于缝线平面以下，然后收紧缝线，调整松紧，打结。

2. 阴茎包皮折叠缝合法　0.3%苯巴比妥钠腹腔内注射麻醉大鼠。用小号无创缝合针带3-0普通缝合线，从阴茎冠状沟相当于2点钟处进针，垂直向下，贴阴茎白膜表面走行，从阴茎根部出针；在缝线另一端穿针，从冠状沟相当于4点钟处进针，阴茎根部出针；再经皮下隧道穿到前一出针孔处出针，收紧缝线后，打结于针孔内。在阴茎冠状沟8点和10点处进行相同的操作。

【模型特点】

对动物每周检查包埋情况2次，向腹侧推包皮，同时在阴茎根部向外推挤阴茎干，不能露出或只能露出前端阴茎头的为包埋成功。但手术操作时要注意力度，若损伤过大，局部肿胀致使尿道封闭，或直接伤及尿道，则会导致尿潴留。

【模型应用】

此模型用于隐匿阴茎的临床治疗，同时为研究阴茎包埋对阴茎海绵体结构和功能的影响提供实验基础。

第八节　勃起功能障碍动物模型

Section 8　Animal models of erectile dysfunction

勃起功能障碍(erectile dysfunction，ED)是指阴茎持续不能到达或维持足够的勃起以完成满意的性交。ED分为原发性和继发性两类，从未成功性交的为原发性ED；原先性生活正常，后来出现勃起障碍的为继发性 ED。ED 的发病率随年龄增长而升高，55 岁以下的为 7%，60 岁以上的为 18.6%~75%。ED 的病因主要分为心源性和器质性两大类，器质性 ED 又分为神经性、血管性、内分泌性、医源性和药物抑制等。ED 研究中用来制作模型的动物根据研究者的目的、经济条件和各种动物的特点而有所不同，常被选用的动物有大鼠和小鼠，因为它们的阴茎解剖及勃起时海绵体内生理变化与人类阴茎非常相似。

一、血管性 ED 模型

【造模机制】

阴茎勃起的基本血流动力学特征提示：阴茎海绵体动脉供血不足可以导致血管性 ED，因此结扎双侧髂内动脉或阴部内动脉可以复制出血管性 ED 的急性模型。

【造模方法】

隐匿阴茎动物模型（animal models of concealed penis）的建模方法如下：选取雄性大鼠。通过腹部正中切口暴露血管，在手术显微镜下仔细分离髂静脉直至显露髂内动脉，然后予以结扎，制作成双侧髂内动脉结扎的大鼠血管性 ED 模型。观察自主行为及体重、性器官指数和病理改变、性活动(嗅舔次数、爬背次数、累计爬背时间、首次爬背时间)。

二、肝气郁结症小鼠 ED 模型

【造模机制】

肝郁是 ED 发病的主要病理特点。通过建立大鼠肝郁症模型，检测勃起功能相关指标，验证肝郁可以引起勃起功能障碍并揭示其发病机制。

【造模方法】

体重 23~25g 的昆明小鼠。自制用硬塑料特制的束缚筒，该筒呈管状，筒口内径 2.8cm，长约 10cm（可调节)，筒内前端以钢丝网固定封口，后端为插入式镀锌铁片开关闸门。将肝郁组小鼠固定于以上束缚盒中，并塞入脱脂棉球减少小鼠活动空间，逐日增加棉球量加大束缚强度；第 1~2 天束缚 60 分钟，每 2 天增加束缚 10 分钟，通过增强束缚强度和时间消除小鼠对应激的耐受性。造模时间为 10 天。在实验前 3 天，早晨和晚间小鼠活跃期取出挡板，合笼各 2 小时，培养小鼠性经验，促进其性行为的成熟，第 4~10 天以挡板隔离合笼饲养。观察指标同上。

三、内分泌性 ED 模型

【造模机制】

目前研究较多的内分泌性 ED 模型是糖尿病大鼠 ED 模型，经典的方法是用链脲佐菌素诱导生成糖尿病大鼠模型。之后用阿扑吗啡 100μg/kg 观察糖尿病大鼠的阴茎勃起情况。不勃起则为糖尿病大鼠 ED 模型。阿扑吗啡是一种多巴胺受体而引起阴茎勃起、打呵欠综合征。在大鼠颈部背侧皮下注射阿扑吗啡可引起正常大鼠 100% 的阴茎勃起、打呵欠。

【造模方法】

用 SD 雄性大鼠制备糖尿病模型。之后将大鼠放在观察箱中，适应环境 10 分钟，室内保持安静，灯光调暗，仅够观察即可，然后大鼠颈部背侧皮下注射 0.5mg/kg 阿扑吗啡，每只大鼠于注射后立刻观察 30 分钟，不勃起则为糖尿病大鼠 ED 模型。动物阴茎勃起的诱导方式通常有 4 种：电刺激诱导勃起、药物诱导勃起、雌性动物诱导勃起以及反射性勃起。阿扑吗啡 100μg/kg 观察糖尿病大鼠的阴茎勃起情况，若不勃起则认为造模成功。

【模型特点】

大鼠是在 ED 研究中应用最多的动物，而且其阴茎解剖结构与人有较强的相似性。

【模型应用】

链脲佐菌素诱导的模型应用价值最大，操作相对简单，相对于基因模型，其神经病理改变要明显，因而得到广泛应用，最近还用于女性性功能障碍的研究，取得了较多有意义的资料。

第九节　去势动物模型

Section 9　Animal models of castration

除了大脑灰质、下丘脑等性中枢在性欲中扮演重要角色外，对男子性欲起主要作用的激素是来自睾丸的雄激素，疾病、外伤或先天性畸形等损伤了睾丸功能，就会引起性腺功能低下，若发生在青春期之前，就会影响性征和生殖器官的发育，并丧失性欲。若发生在成人，可造成性欲减退，甚至完全失去性欲。去势动物模型（animal models of castration）多采用大鼠或者小鼠。

【造模机制】

手术摘除睾丸。

【造模方法】

雄性大鼠在戊巴比妥钠麻醉下行双侧睾丸切除术，术后肌注青霉素 2 万 U/kg，连续 3 天，然后分组给药，每日 1 次，连续 15~30 天，末次给药后 1 小时，将电刺激仪的刺激电极置于大鼠阴茎部位（一电极放于尿道外口，另一电极置于阴茎皮肤），给予电刺激，频率 50Hz，波宽 1mm，电流强度 4mA，记录自刺激开始至阴茎勃起的时间（勃起潜伏期）。可同时观察药物对去势大鼠性功能的影响，将 1 只雄鼠与 2 只雌鼠合笼，观察 20 分钟内雄鼠对雌鼠的嗅舔和爬跨次数。最后将动物处死，取血测定血浆睾酮、雌二醇的水平及对前列腺，精液囊，皮包腺、肛提肌的重量及形态学影响。

【模型特点】

模型组雄性大鼠的阴茎勃起潜伏期显著延长，对雌鼠的嗅舔和爬跨次数较正常对照组减少，生殖器官重量降低。术后动物无明显衰老现象。

【模型应用】

性欲障碍包括精神性和器质性，对于器质性性欲障碍的治疗，多采用外源性雄激素的替代疗法。成年雄性大鼠去势，可造成肾阳虚模型，用于观测药物对去势大鼠的壮阳作用以及对性功能、性激素、生殖系统的影响。

第十节　精索静脉曲张动物模型

Section 10　Animal models of varicocele

精索静脉曲张（varicocele）是指精索静脉回流受阻或静脉瓣膜失效血液反流导致蔓状静脉丛的扩张、迂曲，形成了许多静脉窦。精索静脉曲张患者的蔓状静脉丛直径可达到正常人的 3 倍。多见于青壮年男性，发病率为 5%~20%，占男性不育人群的 35%，尤其见于经常增加腹压的男性，例如呼吸困难、经常便秘、长时间站立工作者。多种实验动物可用于精索静脉曲张模型（animal models of varicocele）的制备，以大鼠和犬较多。

【造模机制】

精索静脉曲张通常以左侧发病为多，临床上占 81%，双侧仅占 19%，这是因为在人类，左侧精索静脉比右侧精索静脉长，呈直角回流至左肾静脉，造成血液回流的阻力增大；左侧精索静脉下段位于乙状结肠后面，容易受到压迫；左侧精索静脉进入的入口处有瓣膜防止反流，若静脉瓣膜发育不良，可能导致静脉曲张的发生。

【造模方法】

5% 水合氯醛腹腔麻醉 6~7 周雄性大鼠（6ml/kg），部分结扎左肾静脉。腹部正中切口，分离左肾静脉，在左肾上腺静脉和精索静脉内侧、下腔静脉外侧，置一根直径约为 0.55mm 的金属杆，与左肾静脉一起结扎，借此使左肾静脉直径缩小约一半。结扎后将金属杆拔出，可见结扎后大鼠左肾静脉迅速扩张。假手术显露左肾静脉过程相同,但不结扎,作为对照。

【模型特点】

于手术后 8 周麻醉大鼠,剖腹观察,若出现左侧精索内静脉扩张且两个肾脏重量相似,左侧和右侧的精索静脉直径有显著差异,则表明手术成功。

【模型应用】

本实验所采用的精索静脉曲张动物模型是目前国内外公认的成熟的疾病模型,为研究曲张病理生理以及曲张不育机制提供了有用的工具。

(谭毅 张倩)

参考文献

[1] 蔡瑞芬,崔毓桂,华立新,等 . 老年犬自发性前列腺增生的实验研究[J]. 中华男科学,2003,9(9):651-657.

[2] Mahapokai W,Sluijs FJ,JA Schalken JA.Models for studying benign prostatic hyperplasia [J]. Prostate Cancer and Prostatic Diseases,2000,3:28-33.

[3] 吴建辉,孙祖越,彭许梅,等 . 犬前列腺体积与重量的关系及腹壁超声测量法的应用[J]. 上海实验动物科学,2003,23(4):218-220.

[4] 肖向茜,袁庆东,王永明,等 . 大鼠前列腺间质增生模型的建立[J]. 南开大学学报(自然科学版),2006,39(4):91-95.

[5] Mahapokai W,Van Sluijs F J.Models for studying benign prostatic hyperplasia [J].Prostate Cancer Prostatic Dis,2000,3(1):28-33.

[6] 孙祖越,吴建辉,朱焰,等 .Beagle 犬前列腺增生症筛药模型的建立[J]. 中国药理通讯,2003,20(1):59-61.

[7] 陈晖,刘修恒,金化民 . 雌雄激素联用制作犬前列腺增生动物模型[J]. 临床泌尿外科杂志,2005,20(1):44-46.

[8] Habib FK, Ross M, Bayne CW.Development of a new in vitro model for the study of benign prostatic hyperplasia [J].Prostate (Supplement),2000,9:15-20.

[9] 金帆,宋波,熊恩庆 . 尿生殖窦间质诱导的鼠前列腺增生模型的制备[J]. 第三军医大学学报,1999,21(2):131-132.

[10] Elkahwaji JE, Ott CJ, Janda LM,et al. Mouse model for acute bacterial prostatitis in genetically distinct inbred strains [J]. Urology,2005,66(4):883-887.

[11] Nickel JC,Olson ME,Barabas A,et al. Pathogenesis of chronic bacterial prostatitis in an animal model [J]. Br J Urol,1990,66:47-54.

[12] Nickel JC,Olson ME,Costerton JW. Rat model of experimental bacterial prostatitis [J]. Infection,1991,19(3Suppl):127-130.

[13] 刘海石,姜凤良,吴延龄,等 . 家兔细菌性前列腺炎的实验观察[J]. 上海实验动物科学,1999,19(1):47-48.

[14] 叶伟成,薛慈民,徐兆东,等 . 免疫佐剂法制作慢性非细菌性前列腺炎小鼠模型的方法[J]. 中国男科学杂志,2001,15(1):29-33.

[15] Keetch DW,Humpherey P,RatLiff TL. Development of a mouse mode for nonbacterial prostitis [J].Urol,1994,152(1):247.

[16] 魏武然,张唯力,戴君勇 . 大鼠慢性非细菌性前列腺炎模型的建立[J]. 中国男科学杂志,2006;20:22-24.

[17] Takechi S,Yokoyama M,Tanji N,et al. Nonbacterial prostatitis caused by partial urethral obstruction in the rat [J]. Urol Res,1999,27:346-350.

[18] 陈琦,彭洪英,杨戎,等 . 乳酸盆底注射诱导小鼠非细菌性前列腺炎及前列腺上皮瘤样变[J]. 第三军医大学学报,2007,29(13):1308-1310.

[19] 张茨,王玲珑,宋超,等 . 昆明白小鼠间同种生精干细胞移植[J]. 中华男科学,2003,9(6):417-420.

[20] Brinster R L,Zimmermann J W. Spermatogenesis following male germ cell ransplantation [J].Proc Natl Acad Sci USA,1994,91(24):l1298-11302.

[21] Wellejus A,Bornholdt J,Vogel UB.Cell-specific oxidative DNA damage induced by estrogen in rat testicular cells in vitro [J]. Toxicol Lett,2004,150(3):317-323.

[22] Paulozzi U,Erickson JD,Jackson RJ.Hypospadias trends in two US surveillance systems [J].Pediatrics,1997,100(5):831-834.

[23] Yamada G,Satoh Y,Baskin Ls,et al.Cellular and molecular mechanisms of development of the external genitalia [J]. Diferentiation,2003,71(8):445-460.

[24] 贺厚光,张炜,朱佳庚 . 小鼠尿道下裂动物模型的建立[J]. 中华男科学,2004,10(3):172-175.

[25] Fisher JS.Environmental anti-androgens and male reproductive health:focus on phthalates and testicular dysgenesis syndrome [J].Reproduction,2004,127(3):305-315.

[26] J Riva8 A, McKinnell C, Fisher JS, et al.Neonatal coadministration of testosterone with diethylstilbestrol prevent diethylstilhestrol induction of most reproductive tract abnormalities in male rats [J].J Androl, 2003, 24(4): 557-567.
[27] Maizels M, Zaontz M, Donovan J.surgical correction of buried penis: description of a classification system and a technique to correct the disorder [J].J Urol, 1986, 136(111): 268-271.
[28] Joseph VT.A new approach to the surgical correction of buried penis [J].J Pediatr Surg, 1995, 30(5): 727-729.
[29] Hemdon CDA, Casale AJ, Cain MP, et al.Long term outcome of the surgical treatment of concealed penis [J].J Urol, 2003, 170 (411): 1695-1697.
[30] Wollin M, Daffy PG, Malone PS, et al.Buried penis: A novel approach [J].Br J Urol, 1990, 65(1): 97-100.
[31] 程帆，余伟民，葛名欢，等．大鼠隐匿阴茎动物模型的建立[J]. 中华实验外科杂志，2006，23(7): 869-870.
[32] 王涛．勃起功能障碍动物模型的研究进展[J]. 中华男科学，2003，9(8): 604-606.
[33] 张立侠，王慧．肝气郁结证勃起功能障碍小鼠模型建立的实验研究[J]. 中华男科学杂志，2006，12(10): 949-951.
[34] 陈卫国，严春寅，侯建全，等．糖尿病性勃起功能障碍大鼠模型的建立[J]. 苏州大学学报，2005，25(5): 822-823，826.
[35] 施新猷，顾为望．人类疾病动物模型[M]. 北京：人民卫生出版社，2008: 217-218，220-221，225-226.
[36] 陈亚琼，杨海燕，黄燕红，等．中药佳蓉片与雌激素对生殖系统作用的异同[J]. 第四军医大学学报，2001，22(10): 896-897.
[37] 范红霞，范宏宇，王志华．更年安怡片治疗绝经后骨质疏松症的临床研究[J]. 天津中医药，2004，21(1): 20-21.
[38] 刘建军，杨宇如，董强．实验性精索静脉曲张模型的建立及其对睾丸的影响[J]. 华西医学，2006，21(3): 538-539.
[39] 张长城，周安方，曹继刚．实验性精索静脉曲张对大鼠睾丸生精细胞凋亡的影响[J]. 中华男科学杂志，2003，9(7): 507-511.
[40] 张秋养，马晓年．青春期大鼠实验性精索静脉曲张模型的建立及其对睾丸的影响[J]. 西安交通大学学报，2002，23(4): 369-372.

（谭毅　刘宇　整理编辑）

第八章　神经系统疾病及损伤动物模型

Chapter 8　Animal models of neurological diseases and traumatic injuries

神经系统疾病动物模型(animal models of neurological diseases and traumatic injuries)主要用于研究疾病的发病机制、病理过程和治疗方法。常用的疾病动物模型有脑血管病模型、阿尔茨海默病、帕金森病、癫痫、脑外伤、脊髓损伤等。

第一节　脑血管疾病动物模型

Section 1　Animal models of cerebral vascular disorders

脑血管疾病主要指脑动脉系统病变引起的血管痉挛,闭塞或破裂,造成急剧发展的脑局部循环和功能障碍,可分为缺血性与出血性两大类。缺血性脑血管病可分为:①短暂性脑缺血发作(transient ischemic attack):是指脑动脉病变所致的短暂性局部缺血引起的功能障碍(<24 小时)。②脑血栓形成(cerebral thrombosis):通常是指脑动脉的主干或其皮层支因动脉粥样硬化及各类动脉炎等血管病变,导致血管狭窄或闭塞,并进而发生血栓形成,造成局部供血区血流中断,发生脑组织缺血、缺氧、软化坏死,出现相应的神经系统症状和体征。③脑栓塞(cerebral embolism):是指各种栓子随血流进入颅内动脉系统使血管腔急性闭塞,引起相应供血区脑组织缺血坏死及脑功能障碍。④腔隙性梗死(lacunar infarct):是指发生在大脑半球深部白质及脑干的缺血性微梗死,因脑组织缺血、坏死、液化并有吞噬细胞移走而形成腔隙。出血性脑血管病常见的有:①脑出血,指非肿瘤、非外伤性脑实质内出血,主要发生于高血压、脑动脉粥样硬化以及脑血管淀粉样变患者,起病急,病情重,死残率高。②蛛网膜下腔出血,主要指脑底部或脑表面血管破裂,血液进入蛛网膜下腔,脑动脉瘤及血管畸形是其最常见的病因。

脑的血液供应有颈内动脉系统与椎 - 基底动脉系统。颈内动脉由颈总动脉分出,经颅底颈动脉管入颅,主要分支有眼动脉、后交通动脉、脉络膜前动脉、大脑前动脉和大脑中动脉,供应眼球、基底节、内囊和大脑半球前 3/5 的血液。椎动脉起于锁骨下动脉,双侧椎动脉穿行于颈椎横突孔,经枕大孔入颅,在脑桥下缘会合成基底动脉,到脑桥上缘又分成 2 条大脑后动脉,供应脑干、小脑、部分间脑和大脑半球后 2/5 的血液。颈内动脉的左、右后交通动脉与基底动脉的分支大脑后动脉相连,左、右大脑前动脉由前交通动脉互相连结,形成脑底动脉环(Willis 环),对脑血流的调节及代偿起重要作用。一侧的脑血管发生阻塞时,通过 Willis 环可从对侧获得血液供应,同时沟通颈内动脉和基底动脉之间的联系。脑功能的维持有赖于充分的血液供应,不断提供足够的氧和葡萄糖,脑血流减少到一定程度时突触传递受阻,脑电活动消失,脑功能出现障碍,此时的脑血流值为功能性损伤值,增加血流量后,脑功能可以恢复,损害是可逆转的。若脑血流继续减少,引起神经细胞缺血、缺氧、水肿、坏死等一系列病理变化,此时的脑血流值为形态损伤值。局灶性脑缺血中心区脑血流严重不足、治疗药物难以达到为不可逆损伤区;周边的缺血半影区(ischemic penumbra)内,神经元仍可获得一定血液供应,只要轻度增加血液供应,就有可能恢复其功能,故半影区在治疗中有重要意义。若脑缺血后超过一定时间窗恢复血液供应,可导致脑水肿加重等病理改变,称为再灌注损伤(reperfusion injury)。

脑血管疾病动物模型(animal models of cerebral vascular disorders)常用实验动物的脑血液供应与人有一定的差异。犬的颈内外动脉之间有较多的吻合,脑可以通过许多侧支循环得到血液供给,故对血流阻断有较强的耐受力。猫的大部分血液由颈总动脉通过硬膜动脉网与脑底动脉吻合来供应。蒙古沙鼠

(Mongolian gerbil)大脑前、中、后动脉都起始于颈内动脉,没有后交通动脉,约1/3动物脑底未形成动脉环。兔与大鼠的脑血液供应和血管类型接近于人类。因此,大鼠、沙鼠和兔常作为研究脑缺血的动物模型。

一、脑缺血模型

(一)家兔大脑中动脉缺血模型

【造模机制】

家兔脑的主要供血动脉为颈内动脉,颅内外血管间没有吻合网,其大脑中动脉主干阻断后,其他侧支循环对缺血区脑组织的代偿性供血作用很小,有利于梗死灶重复稳定地建立。

【造模方法】

经许多学者的改进,经眼眶入颅阻断大脑中动脉法最为常用。具体方法为:"十"字切开眼球,吸除晶状体及玻璃体,眼球塌陷后沿眶上缘作弧形切口,自骨膜下分离达视神经孔,在其上缘以微型磨钻磨开直径5~8mm的骨窗,切开硬膜及蛛网膜,即可见大脑中动脉主干横过嗅束,可采用电凝或结扎法阻断大脑中动脉,若结扎时在中动脉旁置0.8mm柱状弹性胶粒,在胶粒托上结扎中动脉,在预定的再灌注时间可方便地剪断结扎线,恢复灌流。

【模型特点】

约10%的家兔有两支中动脉,阻断时需注意。该法对颅骨破坏不大,较少影响邻近脑组织,仅引起一过性脑脊液漏,失血少,梗死灶大小较为一致。缺点为视神经有损伤。

【模型应用】

手术需在显微条件下进行,长时间的操作可诱发血管痉挛而影响循环,难以适用于慢性实验。

(二)大鼠大脑中动脉闭塞模型

【造模机制】

自颈内动脉插入单纤维线,直至将供应大脑中动脉的血流全部阻断,形成大脑中动脉区域缺血性梗死灶。

【造模方法】

暴露左侧颈总动脉、颈外动脉、颈内动脉,结扎并剪断颈外动脉的分支甲状腺上动脉和枕动脉。在距离颈外动脉根部约5mm处两点结扎并剪断,将断端拉向心脏方向使其与颈内动脉基本成直线,并在其根部放置结扎线打活结备用。分别在颈总动脉近心端和颈内动脉远心端置动脉夹,在颈外动脉残端剪一小口,将备好的"线栓"从小口插入,轻轻扎紧备线。移开颈内动脉上的动脉夹,将线栓缓慢推入。当距"线栓"端1.6~1.9cm处到达颈总动脉分叉处时,注意用力轻柔,当插线遇阻力时,停止插线,此时"线栓"的前端已越过大脑中动脉起始部,阻断大脑中动脉血液供应,制成大脑中动脉闭塞模型,记录时间。扎紧备线,移去颈总动脉处的动脉夹,逐层缝合切口,"线栓"尾部留在切口外1cm。如制作短期闭塞模型,可于闭塞3小时后将"线栓"从尾部轻轻拉出,感觉到阻力为止,剪断,此时"线栓"膨大的头端已退回颈外动脉切口处,完成再灌注。

【模型特点】

是目前应用最为广泛的制作脑缺血动物模型的方法,重复性好,且可以再灌注。通过调整纤维线的形状、直径及长度,可选择性闭塞大脑中动脉分支血管、后交通动脉、颈内动脉或颈总动脉。

【模型应用】

适用于研究神经保护治疗措施,特别是缺血早期。不足在于:易造成血管破裂和蛛网膜下腔出血,动物低体温,大脑中动脉闭塞不完全。

二、脑出血模型

(一)大鼠尾状核自体血注入脑出血模型

【造模机制】

尾状核是大鼠脑内最大核团,易于立体定位,且尾状核属基底节,是人类高血压脑出血最好发的部位,故大鼠等动物脑出血模型多选择尾状核区。

【造模方法】

①大鼠麻醉后，固定，左股部切开，分离暴露股动脉，用经拉制的细 PE 管行股动脉插管。②大鼠俯卧固定于定向仪上，调整立体定向仪，使门齿沟平面低于耳间线平面 2.4mm，前囟与后囟在同一平面上。③头皮正中切开，分离骨膜，30% 过氧化氢溶液止血，暴露前囟及冠状缝，按大鼠立体定向图谱所示尾状核中心坐标，在前囟前 0.5mm，中线旁开 3mm 处，颅骨垂直钻孔，保留硬膜完整。④从股动脉抽血 0.2ml，用微量注射器抽血 50~60μl 后固定于定向仪微推进器上，从颅骨表面垂直穿刺约 6mm 即达尾状核，缓慢注入 50μl 动脉血入脑，并留针 3~5 分钟后退针，骨蜡封闭骨孔。大鼠脑容量约 2ml，注血 5μl 即相当于人脑 40ml 的出血量，较接近临床实际。

【模型特点】

自体血注入稍快时，血流易顺针道反流进入蛛网膜下腔或硬膜下腔，且血肿易破入脑室，血肿形态及大小重复性稍差，故控制注血速度在本模型制备上极为重要。

【模型应用】

可以用于模拟高血压脑出血的发病机制、病理过程及药物研发。

(二) 大鼠胶原酶诱导脑出血模型

【造模机制】

胶原酶是一种金属蛋白酶，可以分解细胞间质及血管膜上的胶原蛋白，使血管壁受损引起渗血，进而血液逐渐积聚融合，形成血肿。

【造模方法】

①麻醉大鼠。②大鼠俯卧固定于定向仪上，调整立体定向仪，使门齿沟平面低于耳间线平面 2.4mm，前囟与后囟在同一平面上。③头皮正中切开，分离骨膜，30% 过氧化氢溶液止血，暴露前囟及冠状缝，按大鼠立体定向图谱所示尾状核中心坐标，在前囟前 0.5mm，中线旁开 3mm 处，颅骨垂直钻孔，保留硬膜完整。④抽取胶原酶为 0.25~0.5μl，溶入 0.9% 氯化钠液 2μl 中，用微量注射器抽取固定于定向仪微推进器上，从颅骨表面垂直穿刺约 6mm 即达尾状核，缓慢注入脑，并留针 3~5 分钟后退针，骨蜡封闭骨孔。

【模型特点】

血肿的大小及形成速度由胶原酶的注入量决定，国内任泽光等对传统的 Rosenberg 法进行了改良，用胶原酶加微量肝素联合注射诱导脑出血。

【模型应用】

可以用于模拟高血压脑出血的发病机制、病理过程及药物研发。

(三) 大鼠微气囊充胀模型

【造模机制】

利用微气囊充气，模拟脑出血后的机械性占位效应，充胀一定时间后，再使微气囊去充胀，模拟外科手术清除血肿。

【造模方法】

将 50μl 体积的微气囊通过立体定向仪置入尾状核后，在 20 秒内使气囊充胀，模拟脑出血后的机械性占位效应，充胀一定时间后，再使微气囊去充胀，模拟外科手术清除血肿。

【模型特点】

该法与临床脑出血仍有一定差异，主要是仅机械性地模拟了脑出血的占位效应，对出血灶的代谢效应无法反映，但有不需股动脉插管，制备简单、快速、重复性好、易标准化的特点。

【模型应用】

脑出血占位效应及清除占位后继发性损害研究的有效模型。

三、蛛网膜下腔出血动物模型

自发性蛛网膜下腔出血 (subarachnoid hemorrhage，SAH) 主要并发症是脑血管痉挛，近年研究显示，创伤性 SAH 也是影响严重颅脑损伤患者预后的重要因素之一。一般认为蛛网膜下腔出血模型应符合以下原则：①动物出血后症状与人类似；②制作容易，费用低廉；③所用动物血管变异少，尽可能接近人类；④可控制诱发的脑血管痉挛情况；⑤有动脉壁的器质性损害；⑥有急性颅内压增高；⑦蛛网膜下腔应有足够的血凝块；⑧有较恒定的脑特定部位的损害；⑨可进行慢性实验。目前尚缺乏较为理想的模型，使用的动物种属较多，制备方式多种多样，有单次出血也有多次出血。一般认为，急性实验可采用大鼠，而慢性实验多利用大中型动物。

（一）大鼠枕大池自体血注入模型

【造模机制】

在枕大池注入自体血，血液可流入蛛网膜下腔，模拟蛛网膜下腔出血。

【造模方法】

①股动脉插管；②大鼠俯卧固定于立体定向仪上；③纵行切开头颈部皮肤，分离枕大孔及环枕筋膜；④用可限制穿刺深度的细针穿刺枕大池，抽出脑脊液 0.1ml 左右；⑤缓慢注入自体动脉血 0.2~0.3ml；⑥用 TH 医用胶，封闭穿刺孔并缝合切口；⑦动物头低尾高位 20~30 分钟。

【模型特点】

枕大池注血法在大鼠、兔、猫、犬、猪、猴及狒狒等多种动物采用，方法简单，可随意控制出血速度及注血量，效果确切，重复性好，动物死亡率低，利用大动物可通过脑血管造影观察血管痉挛情况，必要时可两次注血，诱发慢性血管痉挛。本法关键在于枕大池穿刺的深度、注血量及注血速度。

【模型应用】

适用于发病机制的探讨以及神经保护药物的研发。

（二）家兔蛛网膜下腔出血后症状性血管痉挛模型

【造模机制】

在枕大池注入自体血，血液可流入蛛网膜下腔，模拟蛛网膜下腔出血。

【造模方法】

预先结扎兔双侧颈总动脉，以减少基底动脉痉挛后前循环的代偿作用。2 周后，无神经功能障碍者通过枕大池 2 次注入自体动脉血。

【模型特点】

大部分家兔出现了程度不等的神经功能障碍，饮食量减少，尤以出血后 4~5 天为重。

【模型应用】

用于蛛网膜下腔出血后症状性脑血管的研究。

（胡胜利　冯华　胡荣）

第二节　阿尔茨海默病转基因小鼠模型

Section 2　Transgenic mouse models of Alzheimer's disease

阿尔茨海默病（Alzheimer's disease，AD）是老年痴呆最常见的病因，以进行性的记忆损害并最终严重影响患者的日常生活为特征。流行病学资料显示，全球约有 2400 万痴呆患者，其中大部分为 AD 患者。随着人口寿命的逐渐延长、社会老龄化以及 AD 检出率增高，AD 患病率呈上升趋势。由于阿尔茨海默病患者目前尚难以获得有效治疗，其漫长的护理需求与对症治疗对于患者家庭以及社会保障都是十分沉重的负担，故在各国均受到高度重视。目前单一的 β- 淀粉样蛋白（Aβ）学说和神经纤维缠结 /Tau 学说尚不能满意解释 AD 患者神经元丧失和痴呆的发生原因，治疗方面亦缺乏能够干预 AD 病理进程的有效药物。多种 AD 转基因小鼠遗传性模型的问世，为综合应用各种现代生物学技术开展 AD 研究打下了实验基础，而建立与临床疾病相关性更好的阿尔茨海默病转基因小鼠模型（transgenic mouse models of Alzheimer disease）是未来深入研究 AD 病理机制和研制高效药物的必要基础。

一、AD的遗传与病理

迄今为止，研究过的AD发病候选基因已近百种，但已确定的基因仅有4个。其中3个基因突变可导致家族型(或早发型)AD，包括淀粉样蛋白前体蛋白(amyloid precursor protein，APP)基因、早老蛋白1(presenilin 1，PS1)基因和早老蛋白2(presenilin 2，PS2)基因，分别位于第21、14和1号染色体上。APP、PS1及PS2蛋白参与一个共同的生化过程，即APP酶切和Aβ生成，这些基因突变可能是通过增加Aβ(尤其是Aβ42)水平而致病。第4个基因ApoE位于19号染色体上，其基因型多态性被认为是迟发型或特发型(散发型)AD的一个危险因子。载脂蛋白E(ApoE)是脑中主要的胆固醇载体，ApoE基因包括3个等位基因型ε2、ε3和ε4，人群中以ε3最常见。已经确定ApoE基因多态性是迟发型AD的易感因素，基因型为ε4的个体AD发病风险增加，发病年龄提前；ε2则起保护作用，降低AD的发病风险，推迟发病年龄。对应的载脂蛋白E4第112位为精氨酸，不同于E2或E3的半胱氨酸。神经元ApoE4可差异调节Aβ的产生与清除、其酶切片段也可导致神经元变性等。应当指出，由APP、PS1、PS2基因突变引起的早发型FAD仅占所有AD病例的5%~10%，而基因型ε4与载脂蛋白E4并非是迟发型AD发病的充分或必要条件，因而迟发型AD的主要病因目前仍然不清楚。

以往AD的基础研究大多数集中在该病的两个特征性病理，β-淀粉样蛋白斑块和神经纤维缠结。近年来，AD的其他病理表型如神经突触异常、神经炎症和神经元丧失也受到更多重视。

二、AD转基因小鼠模型基本情况

目前应用的AD转基因小鼠模型通常可以模拟AD患者某些方面的神经病理特征，如β-淀粉样蛋白斑块、神经纤维缠结或者兼具这两类病理。通常，这些AD转基因小鼠模型也存在其他病理或功能缺陷表型，但程度各不相同(参见图9-8-4)。

(一) β-淀粉样蛋白斑块病理模型

小鼠与人类APP蛋白(hAPP)有17个氨基酸的差异，其中3个差异位于Aβ序列之内(Arg 5Gly，Tyr10 Phe，His 13 Arg，前一个氨基酸是人APP)。增加小鼠的APP水平并不能产生β-淀粉样蛋白斑块沉积，制备斑块病理小鼠模型需要表达突变的人APP基因。APP突变基因通常改变APP处理和Aβ生成，如APP瑞典(Swedish)双位点突变(KM670/671NL)影响β-分泌酶酶切位点，印第安纳(Indiana)突变(V717F)影响γ-分泌酶酶切位点。某些突变如北极(Arctic)突变(E693G)则直接改变Aβ序列。

1. APP单转基因模型

目前β淀粉样蛋白斑块单转基因小鼠模型已有30种以上。较常用或较重要的β-淀粉样斑块单转基因模型有PDAPP、Tg2576、APP23、APP Dutch小鼠等。

(1) PDAPP小鼠

【模型基因】

第一个成功复制β-淀粉样蛋白斑块的转基因小鼠模型为PDAPP模型，由美国加利福尼亚的Athena神经科学公司研制。这一模型表达最长的人APP770基因，携带印第安纳突变(V717F)，并加入APP内含子6~8。转基因表达由人血小板衍生生长因子(PDGF-β)启动子控制。第7和8外显子可变剪接产生APP695，751和770三种亚型表达，通常外源性人APP过表达水平较内源性APP高10倍以上。PDGF-β启动子引导的转基因表达在脑内有神经元特异性，但在外周器官如心、肺也有低水平表达。

【模型特点】

PDAPP小鼠脑内Aβ沉积呈月龄依赖性，无神经纤维缠结。β淀粉样蛋白斑块沉积最早出现在6月龄，至7~8月龄趋于一致，至18月龄在内嗅皮层、扣带皮层和海马呈现大量的Aβ沉积，占据20%~50%的面积。沉积的β淀粉样斑块以Aβ1-42为主。另外，PDAPP模型小鼠的海马β-淀粉样蛋白浓度在8月龄较4月龄升高17倍，至18月龄升高500倍。Aβ沉积伴随星形胶质细胞和小胶质细胞激活以及突触数目减少。在多种学习记忆功能测试中，PDAPP小鼠在3-4月龄呈现轻至中度记忆损害，出现时间早于斑块。场景恐惧忆功实验PDAPP小鼠至11月龄才呈现异常。PDAPP模型由于初期未商品化，因而在本领域未获得广泛应用。

(2) Tg2576 小鼠

【模型基因】

Tg2576 模型由美国明尼苏达大学 Karen Hsiao Ashe 实验室研制，表达人 APP695 携带 Swedish 双位点突变，由仓鼠 prion 启动子控制转基因表达。由于该模型很早即由美国 Taconic 公司商品化供应，Tg2576 小鼠曾经是应用最为广泛的 AD 模型。

【模型特点】

Tg2576 模型也表现为月龄依赖性 Aβ 升高和斑块沉积。初期以 Aβ40 升高为主，中后期 Aβ42 也显著升高。Tg2576 小鼠 9~10 月龄在皮层和海马仅出现少量斑块，至 18 月龄才出现大量的 Aβ 沉积。相对于其他转基因小鼠 AD 模型，Tg2576 小鼠的斑块密度虽低，但单个斑块面积较大，多数为有核斑块。Tg2576 小鼠也表现为年龄依赖性神经元内 Aβ42 升高，最早出现在 4 月龄。Tg2576 小鼠 Aβ 沉积也伴随胶质细胞激活和神经毡萎缩，但无明显的神经元丧失。有报道 Tg2576 小鼠在脑片电生理突触可塑性检测和整体学习记忆功能测试中表现异常，在 4~5 月龄（<6 月龄）即已出现，早于 Aβ 沉积，但该月龄段学习记忆异常较轻且不稳定，尚存争议。也有报道 Tg2576 小鼠在 12 月龄后才逐渐呈现学习记忆功能损害。

Tg2576 模型在研究初期应用最为广泛。然而它作为 AD 模型却有明显的缺点，例如 Tg2576 小鼠惊厥发生率高，幼年死亡率高达 30% 或以上；斑块出现少而迟，因而作为斑块模型常需饲养至 15 月龄以上。另外，Tg2576 小鼠学习记忆功能损害波动大，不同实验室的结果有较大差异。

(3) APP23 小鼠

【模型基因】

APP23 小鼠模型由诺华制药有限公司（Novartis Pharma）研制，表达人 APP751 携带 Swedish 双位点突变，由小鼠 Thy1.2 启动子控制转基因表达。然而，由人 Thy-1 启动子控制同样的转基因表达却无病理表型。

【模型特点】

APP23 小鼠自 6 月龄在皮层和海马开始出现少量斑块沉积，而后斑块数量和面积呈月龄依赖性增加，斑块数量通常多于同月龄 Tg2576 小鼠，至 24 月龄出现大量的 Aβ 斑块。Aβ 沉积也伴随胶质细胞激活和斑点状高磷酸化 Tau，但无神经纤维缠结。APP23 小鼠的空间学习记忆和探究行为异常始于 3 月龄，也早于 Aβ 沉积和 Aβ42 升高，这点与 Tg2576 小鼠类似。

APP23 小鼠另一个病理特点是 Aβ 大量沉积于脑内微血管，并引起微出血，可用于脑淀粉样蛋白血管病（cerebral amyloid angiopathy，CAA）的研究。

(4) TgCRND8 小鼠

【模型基因】

TgCRND8 小鼠模型由加拿大 David Westaway 实验室研制，表达人 APP695 携带 Swedish 双位点突变（KM670/671NL）和印第安纳突变（V717F），由仓鼠 prion 启动子控制转基因表达。

【模型特点】

TgCRND8 小鼠为较凶猛的斑块模型，自 3 月龄即开始出现斑块沉积，5 月龄在皮层和海马已经出现高密度斑块和神经毡萎缩，但无神经纤维缠结，亦无明显的神经元退变。斑块进展快与高 Aβ42 浓度以及高 Aβ42/Aβ40 比例有关。TgCRND8 小鼠斑块形成伴随明显的胶质细胞激活。TgCRND8 小鼠脑细胞也呈现自噬功能缺陷，异常发生于自噬小泡 - 溶酶体融合与溶酶体降解阶段，组织蛋白酶 cathepsin B 活性升高，自噬小泡大量增加。TgCRND8 小鼠于 3 月龄 Morris 水迷宫检测到空间学习获得和记忆次序功能异常(false recognition)，Aβ42 免疫治疗可逆转该异常。触摸屏式行为自动检测系统可检查小鼠非记忆性认知功能，结果显示 TgCRND8 小鼠尚有注意力和反应抑制能力损害。

(5) APP 荷兰突变小鼠

【模型基因】

APPDutch 小鼠由德国图宾根大学 Mathias Jucker 实验室研制，表达人 APP751 携带荷兰突变（E693Q）位点，由小鼠 Thy1.2 启动子控制转基因表达。

【模型特点】

APPDutch 小鼠的特点是随着月龄增高，Aβ40/Aβ42 比例高（Aβ40>>Aβ42），Aβ 沉积于脑内微血管，引起脑淀粉样蛋白血管病（CAA），表现为血管平滑肌细胞变性、脑内出血和神经炎症，脑实质基本上无 Aβ 沉积。APPDutch 小鼠通过杂交导入突变的早老蛋白基因（PS1，G384A），Aβ40/Aβ42 比例降低，产生脑实质 Aβ 沉积，同时脑血管 Aβ 沉积减少。

2. APP/PS1 双转基因模型

APP/PS1 双转基因小鼠模型的显著特点为 β- 淀粉样斑块形成加速。此类双转基因模型主要包括 $APP_{SW}/PS1_{\Delta E9}$、$APP_{SL}/PS1_{M146L}$、$APP_{L}/PS1_{A246E}$ 以及 $APP_{SL}\times PSl_{KI}$ 小鼠模型等。

(1) $APP_{SW}/PS1_{\Delta E9}$ 小鼠

【模型基因】

$APP_{SW}/PS1_{\Delta E9}$ 小鼠模型为目前应用最广泛的 AD 双转基因斑块模型之一，由美国佛罗里达大学 David Borchelt 实验室研制，不久即由 The Jackson Laboratory 商品化供应。这一模型共同表达人鼠嵌合型 APP695 基因和突变的人 PS1 基因，APP695 携带 Swedish 双位点突变，PS1 携带第 9 个外显子缺失突变，由小鼠 prion 启动子控制转基因表达。

【模型特点】

$APP_{SW}/PS1_{\Delta E9}$ 小鼠为较稳定的 β- 淀粉样斑块病理模型，大约于 6 月龄在大脑皮层与海马出现 β- 淀粉样蛋白斑块沉积，随月龄增加斑块数量不断增多，斑块分布于大脑皮层、海马、脑干和丘脑，但很少出现在小脑和下丘脑。电镜下斑块内存在大量的自噬小泡（图 9-8-1）。此外，$APP_{SW}/PS1_{\Delta E9}$ 小鼠单个斑块面积通常较"5X FAD"小鼠的斑块大，在大脑皮层各亚层分布相对均匀。一部分较大的 β- 淀粉样蛋白斑块内出现斑点状高磷酸化 Tau。然而，仅用 $APP_{SW}/PS1_{\Delta E9}$ 双转基因小鼠作为 AD 模型也有明显的缺陷：缺乏神经纤维缠结病理；无明显的神经元丧失；即使饲养至 24 月龄，也不出现明显的脑萎缩（未发表观察）；9~12

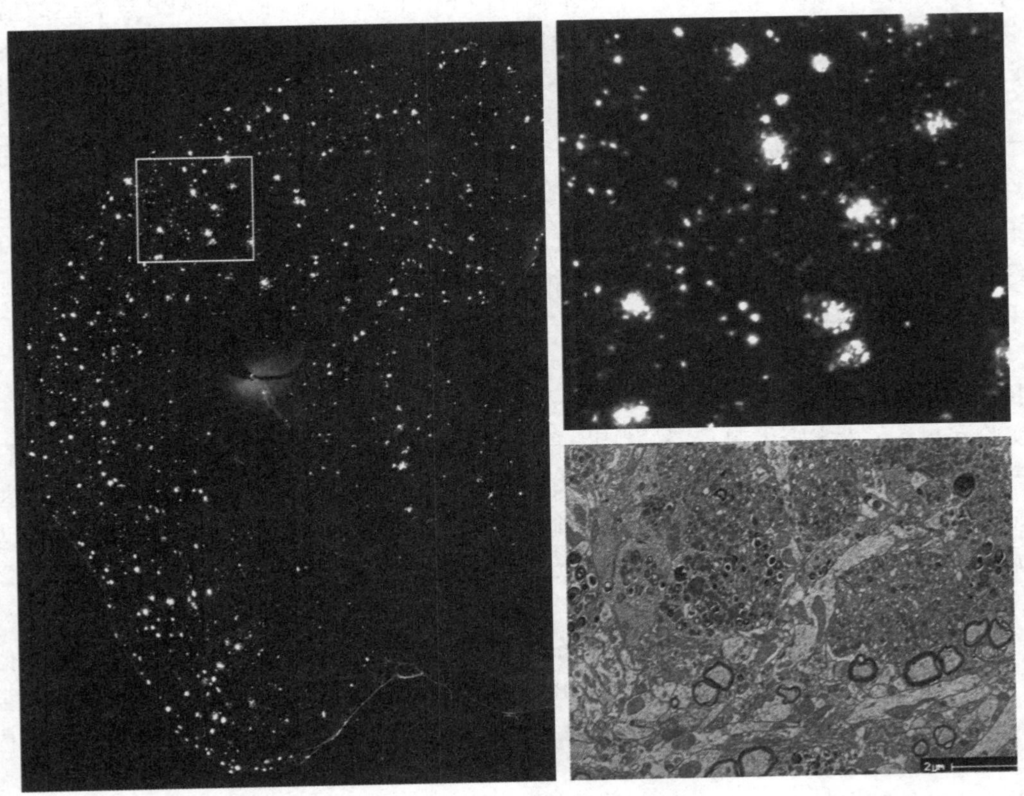

图 9-8-1　$APP_{SW}/PS1_{\Delta E9}$ 双转基因小鼠模型神经病理光镜与电镜特征

左图和右上图，Aβ 蛋白免疫组化。11 月龄 $APP_{SW}/PS1_{\Delta E9}$ 双转基因小鼠大脑皮层和海马等脑区出现大量的 β- 淀粉样蛋白沉积，斑块大小不一。右下图，电镜研究显示斑块内存在大量的自噬囊泡小体

月龄小鼠仅有轻度学习记忆功能损害，且随月龄增加进行性加重的特点不明显。另一方面，也有一部分 $APP_{SW}/PS1_{\Delta E9}$ 小鼠发生惊厥，尤其在3~6月龄，死亡率为10%~15%。

(2) 5×FAD 小鼠

【模型基因】

“5X FAD”小鼠由美国西北大学 Bob Vassar 实验室研制。”5X FAD”小鼠也为 APP/PSl 双转基因模型，表达5种家族性 AD 突变（APP：Swedish K670N/M671L+Florida I716V+London V717I；PSl：M146L+ L286V），由小鼠 Thy1 启动子控制转基因表达。这些多位点突变改变 APP 蛋白酶切，显著增加 Aβ42 的生成。

【模型特点】

相对于其他 AD 小鼠模型，本模型斑块病理出现较早，1.5月龄即出现神经元内 Aβ42 浓度升高；3~4月龄开始产生斑块沉积，首先出现在海马下脚和大脑皮层4~5层，同时伴随神经元内 Aβ（尤其是 Aβ42）进一步升高；至7月龄斑块数量显著增多，并产生脑区特异性的神经元退变。”5X FAD”小鼠以小斑块为主，除大脑皮层外，较多斑块出现于丘脑。在大脑皮层，斑块主要分布于4~5层，较少出现在1~2层。5月龄在皮层和海马已经出现高密度斑块和神经毡萎缩，但无神经纤维缠结，亦无斑块进展快与高以及高 Aβ42/Aβ40 比例有关。

体视学研究显示，9月龄小鼠海马下脚和大脑皮层第Ⅴ层大锥体神经元丧失，且与淀粉样蛋白斑块形成的主要区域相同。于4月龄之后检测到空间学习记忆功能异常。高架十字迷宫检测显示，”5X FAD”小鼠焦虑水平降低。在某些 AD 小鼠模型，神经元胞内 Aβ 被质疑是 Aβ 抗体与 APP 的非特异性交叉反应，但在”5X FAD”小鼠，经与 APP 无交叉反应的 Aβ 特异性抗体证实，确实存在神经元胞内 Aβ。神经元胞内 Aβ42 与溶酶体以及胞内体标志物共存。此外，”5X FAD”小鼠还产生运动障碍以及轴突病理，运动障碍可能与脊髓和丘脑的 Aβ 病理有关。

3. Aβ 与 ApoE 转基因小鼠

BRI-Aβ42 转基因小鼠将 Aβ42 融合于受体膜蛋白 BRI 的 C 末端，在无 hAPP 过表达的情况下特异表达和酶切分泌 Aβ42。该模型产生的淀粉样蛋白斑块首先出现在小脑，与 AD 的病理特征不符。ApoE 小鼠模型已有 apoE3 和 apoE4 转基因或 knock-in 小鼠，这些小鼠 apoE 表达部位及表型因模型而异，其中 apoE4 knock-in 小鼠有记忆和突触可塑性损害，与 hAPP 转基因小鼠交配可促进斑块沉积。

（二）Tau 转基因小鼠模型

神经纤维缠结形成也是 AD 神经病理特征之一。目前 Tau 单转基因小鼠模型已有20种以上。Tau 转基因小鼠采用过度表达野生型或突变型人 Tau 蛋白的途径。然而，表达野生型 Tau 仅产生轴突病理，并不产生神经纤维缠结；表达突变型 Tau 才可能产生神经纤维缠结以及神经元变性。近期研究还发现，Tau 的沉积可与 Tau 的神经毒性相分离。

1. 野生型 tau 转基因小鼠

【模型基因】

多个实验室制备了人类野生型 tau 转基因小鼠。宾夕法尼亚大学 Virginia Lee 实验室制备了人类野生型 tau 最短的亚型 3R-Tau 和最长的亚型（T40）转基因小鼠，由小鼠 prion 启动子控制转基因表达。比利时 Van Leuven 实验室和英国 Michel Goedert 实验室则制备了人类野生型 tau 最长的亚型 4R-Tau 转基因小鼠，分别由小鼠 Thy1 和 Thy1.2 启动子控制转基因表达。

【模型特点】

这几种野生型 tau 转基因小鼠表达外源性 tau 水平为内源性 tau 的5~10倍，产生一些类似的表型：①神经元内 Tau 蛋白球点状沉积，约1月龄开始出现于脊髓和脑干神经元，6月龄出现于大脑皮层神经元，6月龄后 tau 沉积不再增加，电镜下 tau 沉积表现为10~20nm随机排列的直丝紧密聚集在胞质内；②轴突病变，包括形态和快速运输的异常；③运动神经元空泡变性和星形胶质细胞增生；④神经源性肌萎缩、平衡和运动障碍。美国杜克大学 Hana Dawson 实验室也制备了另一种野生型 tau 转基因小鼠表达人类 tau 基因全长或片段，由人 Tau 启动子控制转基因表达。这种野生型 tau 转基因小鼠品系表达外源性 tau 水平较低，不足内源性 tau 的3倍，因而表型较轻，主要为 tau 免疫活性异位于胞体树突房室，无 tau 聚集物产生。

以上人类野生型 tau 转基因小鼠均不产生神经纤维缠结和 AD 相关的神经病学症状，即使同时转入 APP/PS1 基因也难以驱动神经纤维缠结形成。

2. 突变 Tau 转基因小鼠

(1) P301L Tau 转基因小鼠

【模型基因】

第一个成功的神经纤维缠结模型为 P301L Tau 转基因小鼠(JNPL3 品系)，由梅奥医学中心(Mayo Clinic) Michael Hutton 实验室研制，目前由 Taconic 公司提供给研究者。这个 Tau 转基因小鼠品系表达人类最短的 4R-Tau，携带 P301L 突变，由小鼠 prion 启动子控制转基因表达。Jürgen Götz 制备的另一品系 P301L Tau 转基因小鼠则采用小鼠 Thy1.2 启动子。prion 启动子对于神经元表达仅有相对特异性，在胶质细胞和外周器官如肝脏也有低水平表达。另外，prion 启动子引导的转基因表达虽然广泛，但在后脑(hindbrain)如脑干以及脊髓通常有显著水平。Thy1(或 Thy1.2)启动子引导的转基因表达对于神经元有较好的特异性，在胶质细胞和外周器官无表达。Thy1 启动子引导的转基因表达也较广泛，但常在海马和杏仁核有显著水平。

【模型特点】

该小鼠在内嗅皮层、杏仁核、海马和脑干可形成一定数量的神经纤维缠结，脊髓出现前角神经元丧失和轴突变性。初期的研究报道，在纯合子小鼠 4.5 月龄，杂合子小鼠 6 月龄出现病理和行为损害，至 10 月龄大约 90% 的转基因小鼠出现运动障碍。然而，后期的研究表明，Taconic 公司提供的该品系小鼠表型出现时间较迟且有差异，雌性小鼠 7~10 月龄出现表型，雄性小鼠 12~15 月龄出现表型。7~15 月龄小鼠脑内也可出现大量的高磷酸化 Tau，不同位点磷酸化出现时间有所不同，pT231 出现早于 pT212，而 pS422 出现较迟。

P301L Tau 转基因小鼠作为 AD 的神经纤维缠结模型也有明显的缺点：首先，该小鼠海马的神经纤维缠结病理数量不多，成熟度明显低于 AD 患者的 Tau 病理。其次，该模型鼠在幼年反而呈现学习记忆功能优于野生鼠的矛盾性改变，而成年鼠学习记忆损害轻微或不稳定。另外，在成年后期脊髓出现大量的 Tau 病理，伴随肌萎缩和后肢瘫痪，将干扰行为测试的实施。若将 prion 启动子改变为 Thy1.2 启动子，可减少运动障碍的发生。

(2) P301S Tau 转基因小鼠(PS19 小鼠)

【模型基因】

P301S 突变 tau 小鼠为美国宾夕法尼亚大学 Virginia Lee 实验室研制。这一模型表达人 tau 基因 1N4R 亚型 cDNA，包含外显子 1~13(外显子 3 除外)，携带 P301S 突变，转基因表达由小鼠 prion 启动子控制。

【模型特点】

P301S 突变 tau 小鼠脑内可溶性和不可溶性 tau 呈月龄依赖性增加，不可溶性 tau 从 1 月龄仅占总 tau 的 0.1% 逐步增高，至 6 月龄增加到总 tau 的 10%。由于大部分 tau 仍然为可溶性，仅有少量神经元形成神经纤维缠结。海马 tau 水平高于其他脑区，至 9~12 月龄海马和内嗅皮层出现萎缩与神经元丧失，但海马萎缩存在个体差异。7 月龄 P301S 突变 tau 小鼠出现行为异常，在开场实验、高架十字迷宫实验、恐惧场景实验等测试中表现活动过多和脱抑制。此月龄小鼠脑内也出现氧化应激和线粒体酶活性异常，这些表现早于 tau 神经纤维缠结病理。P301S 突变 tau 小鼠的缺点包括 tau 神经纤维缠结病理的数量和成熟度较低，行为异常特异性不高，后期脊髓 Tau 病理也产生运动障碍，干扰行为测试。一部分 P301S 突变 tau 小鼠海马极度萎缩。另外，AD 分子病理标记物之一 tau 酶切在 P301S 突变 tau 小鼠脑中含量也很低。

(3) rTg4510 小鼠

【模型基因】

可调节性 Tau 转基因小鼠模型(rTg4510 小鼠)条件性表达人 tau 基因 4R0N 亚型 cDNA，携带 P301L 突变。四环素操纵子置于巨细胞病毒(cytomegalovirus，CMV)最小启动子之前，构成 Tet-off 系统，喂饲四环素可关闭外源性 Tau 基因表达。根据实验设计需要，选择性关闭 rTg4510 小鼠外源性 Tau 基因表达，对于研究神经纤维缠结形成、神经元丧失和认知功能损害之间的关系提供了非常有价值的信息。

【模型特点】

该 rTg4510 小鼠表达的 Tau 蛋白水平很高，是内源性 Tau 水平的十多倍，因而 Tau 病理进展较其他 Tau 小鼠模型快。rTg4510 小鼠在 2 月龄开始出现神经纤维缠结前期病理（pre-tangles），在 4 月龄皮层开始出现神经纤维缠结样病理；在 3~5.5 月龄脑内过度磷酸化 Tau 快速升高，伴随空间学习记忆功能异常；6 月龄在皮层和海马出现大量的神经纤维缠结，伴随的神经元丧失；12 月龄呈现前脑广泛性萎缩。rTg4510 小鼠 Tau 表达水平虽然无明显的性别差异，但雌性小鼠的 Tau 病理进展时程和脑功能损害明显快于雄性小鼠。

由于 rTg4510 小鼠的 Tau 病理进展较快，近年利用 rTg4510 小鼠开展 AD 研究呈现快速增长趋势。波士顿大学 Rocher 等采用离体脑片比较研究了 rTg4510 小鼠与野生型小鼠大脑皮层锥体神经元形态和电生理特性的差别。转基因小鼠神经元静息膜电位趋向去极化水平（+8mV），因而诱发的重复动作电位发放频率明显提高，单个动作电位的时程增加，均提示 tau 转基因小鼠神经元处于高兴奋性状态。生物细胞素电极注射显示，转基因神经元电生理特性改变也伴随形态改变，包括顶束明显萎缩或丧失，树突的复杂性和长度下降以及树突棘减少。转基因小鼠神经元电生理特性改变始于 4 月龄之前，早于后来的形态改变；电生理和形态改变与胞内是否有神经纤维缠结形成无关。胞内神经纤维缠结形成也不影响环境刺激诱导的即早基因表达，因而认为是可溶性 tau 而非神经纤维缠结干扰神经功能的完整性。在整体上，磁共振也用于脑萎缩和脑室扩大的动态研究，锰增强磁共振研究显示，rTg4510 小鼠与学习记忆功能有关的脑区杏仁核和海马神经活动下降，而大脑皮层、小脑、纹状体等部位变化不大。数个实验室采用 rTg4510 小鼠研究了神经炎症对于 AD 病理进展影响。脑实质注射 LPS 诱导神经炎症标志物 CD45、精氨酸酶Ⅰ、YM1 的激活，同时加重磷酸化 Tau 病理。Dave Morgan 实验室则报道，过表达可溶性 fractalkine 在 rTg4510 小鼠减少小胶质细胞激活、减轻 Tau 病理，但不改变 APP/PS1 小鼠淀粉样蛋白病理。这些结果与化学趋化因子 fractalkine 受体 CX3CR1 基因敲除的结果有所差别。

rTg4510 模型虽然成功地复制了大量的神经纤维缠结病理，但无 AD 特征性病理——鬼影神经纤维缠结（“ghost” tangles）。另外，大量的神经纤维缠结病理并非由 β- 淀粉样蛋白病理驱动。其次，过早出现的 Tau 病理也可能干扰模型鼠的脑发育。

（三）LaFerla 三转基因小鼠模型

【模型基因】

三转基因小鼠的主要目的是同时模拟淀粉样蛋白斑块和神经纤维缠结两类 AD 病理。目前应用较广泛的三转基因小鼠模型为美国加利福尼亚大学欧文分校 Frank LaFerla 所建。该模型将突变的 APP（Swedish）和 Tau（P301L）基因作为单一转基因，共同注射于突变的 PS1（M146V）knock-in 小鼠纯合子胚胎细胞，转基因表达由小鼠 Thy1.2 启动子控制。

【模型特点】

LaFerla 模型小鼠自 2~3 月龄即可在大脑皮层和海马检测到 APP 蛋白表达和胞内 Aβ，在 6 月龄后也可检测到 tau 蛋白在海马神经元广泛表达。即使饲养至 15 月龄，仍然仅一部分小鼠在海马（尤其是海马下脚）和大脑皮层检测到一些的胞外斑块；至 20 月龄 Tau 磷酸化升高，但主要表现为早期病理位点 Thr231（pT231），缺乏成熟 Tau 病理成分——特征性成对螺旋细丝（paired helical filaments，PHFs）。另外，LaFerla 实验室尚报道此小鼠模型在 4 月龄可检测学习记忆功能缺陷，但多个实验室未能证实此报道。LaFerla 模型小鼠无运动障碍，便于开展行为检测实验，是其优点之一。

LaFerla 模型由于 AD 型成熟病理形成很迟，常需长期饲养至 20 月龄以上。即使生长至 24 月龄也不出现明显的脑萎缩。另外，不同模型鼠之间病理表型个体差异较大，学习记忆功能损害不稳定。LaFerla 实验室曾经用该模型研究 Aβ 与 Tau 的相互作用，他们报道海马注射 Aβ 抗体可消除下游 tau 磷酸化病理。然而，近期的研究却不支持 LaFerla 实验室的早期结果：该三转基因模型合并 β- 分泌酶基因敲除并不阻碍 tau 病理发展，提示 LaFerla 模型 Aβ 对 Tau 的促进作用不明显，两类病理相对独立发展。

（四）作者研制的新型三转基因小鼠模型

最早的 Aβ 斑块和神经纤维缠结复合模型由上述 Tg2576 小鼠与 P301L Tau 转基因小鼠（JNPL3 品系）

交配所得，即 TAPP 小鼠，目前已由 Taconic 公司商品化供应。我们实验室用同样方法制备了 TAPP 小鼠，在该模型上 12 月龄前未观察到 Aβ 对 Tau 病理产生显著的促进作用（未发表观察）。我们用 $APP_{SW}/PS1_{\triangle E9}$ 小鼠与 P301L Tau 转基因小鼠（JNPL3 品系）交配，制备了另一种 $APP_{SW}/PS1_{\triangle E9}/Tau_{P301L}$ 三转基因小鼠（图 9-8-2）。在这个三转基因小鼠模型上观察到 Aβ 对 Tau 病理有一定的促进作用，Tau 病理增加主要在内嗅皮层和杏仁核等脑区。这些结果进一步提示，Aβ 与 Tau 的相互作用具有模型依赖性，选择合适的动物模型对于 AD 的病理和药物研究非常重要。

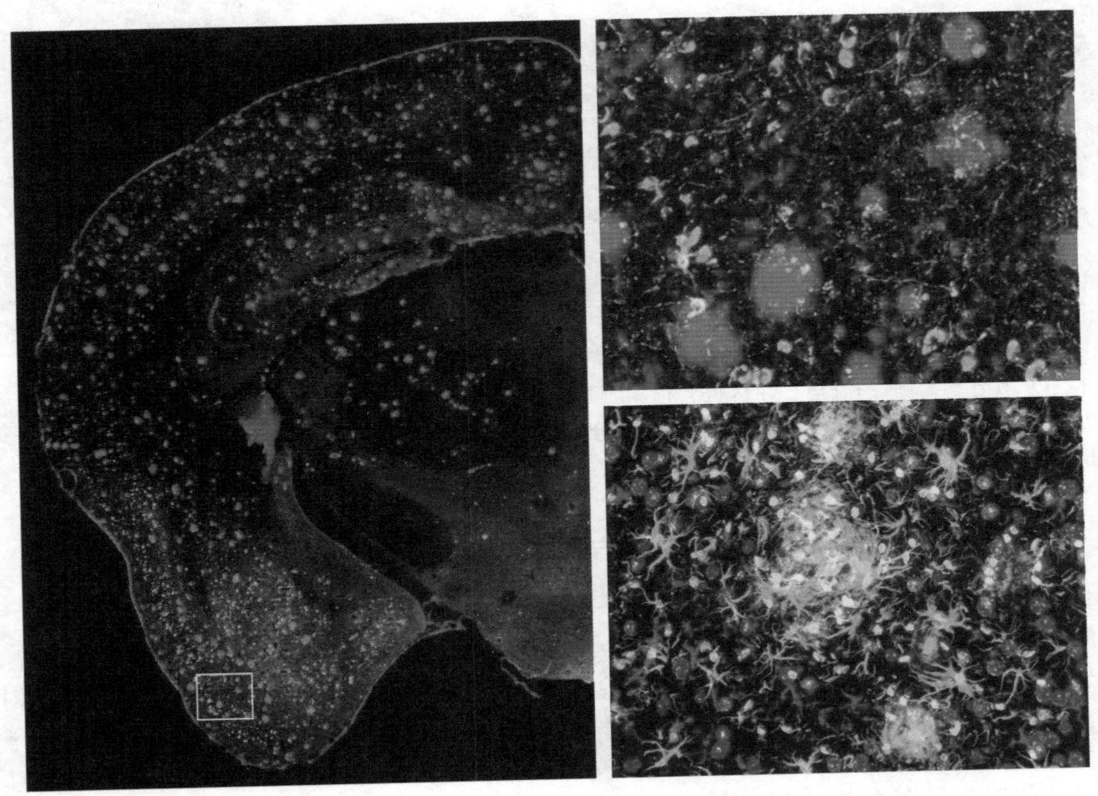

图 9-8-2 $APP_{SW}/PS1_{\triangle E9}/Tau_{P301L}$ 三转基因小鼠模型的神经病理特征

左图和右上图，聚集的 Aβ（紫红色）与高磷酸化 tau 蛋白（绿色）免疫荧光双标记。在 $APP_{SW}/PS1_{\triangle E9}/Tau_{P301L}$ 三转基因小鼠（14 月龄），大脑皮层、海马和丘脑出现大量 β- 淀粉样蛋白斑块；高磷酸化 tau 阳性神经元主要位于梨状皮层、内嗅皮层和杏仁核，而海马部位成熟的 tau 病理较少。右下图，多重标记显示 Aβ 斑块及细胞成分，包括 Aβ 沉积（青色）、小胶质细胞（紫红色）、星形胶质细胞（绿色）和神经元细胞核（蓝色，大而圆，可见核仁）

$APP_{SW}/PS1_{\triangle E9}/Tau_{P301L}$ 三转基因小鼠虽然同时具有淀粉样蛋白斑块和神经纤维缠结两类 AD 病理，但是海马与前脑皮层成熟的 tau 病理数量较少。我们在此三转基因小鼠模型的基础上整合不同剂量的加速老化遗传背景，制备了加速老化的三转基因小鼠模型，即 SAT 小鼠（senescence accelerated triple models）。SAT 小鼠表现为下丘脑 tau 病理明显增加，AD 分子病理标记物之一 tau 酶切也增加，但海马成熟的 tau 病理数量仍然有限，学习记忆功能损害的表型不够显著。鉴于以上模型仍然存在表型缺陷，我们再设计实验，将不同特点的斑块模型与不同突变和（或）不同启动子的 Tau 转基因小鼠交配，制备出若干种新型三转基因小鼠模型，并从中筛选出与 AD 患者的神经病理特征较为接近的 FADT 模型。该 FADT 模型初期即具有突出的海马 Tau 病理，并逐步进展至大脑皮层等部位（图 9-8-3）。此外，FADT 模型也具有选择性和进行性神经元丧失、学习记忆功能损害等 AD 临床特征。目前，我们仍基于其临床相关性继续优化 AD 小鼠模型，并将之用于 AD 分子病理机制和治疗药物的研究。例如，我们发现将 FADT 小鼠的细胞死亡相关分子 *Rip3* 基因敲除后 Tau 病理进展加快，并出现其他新表型。

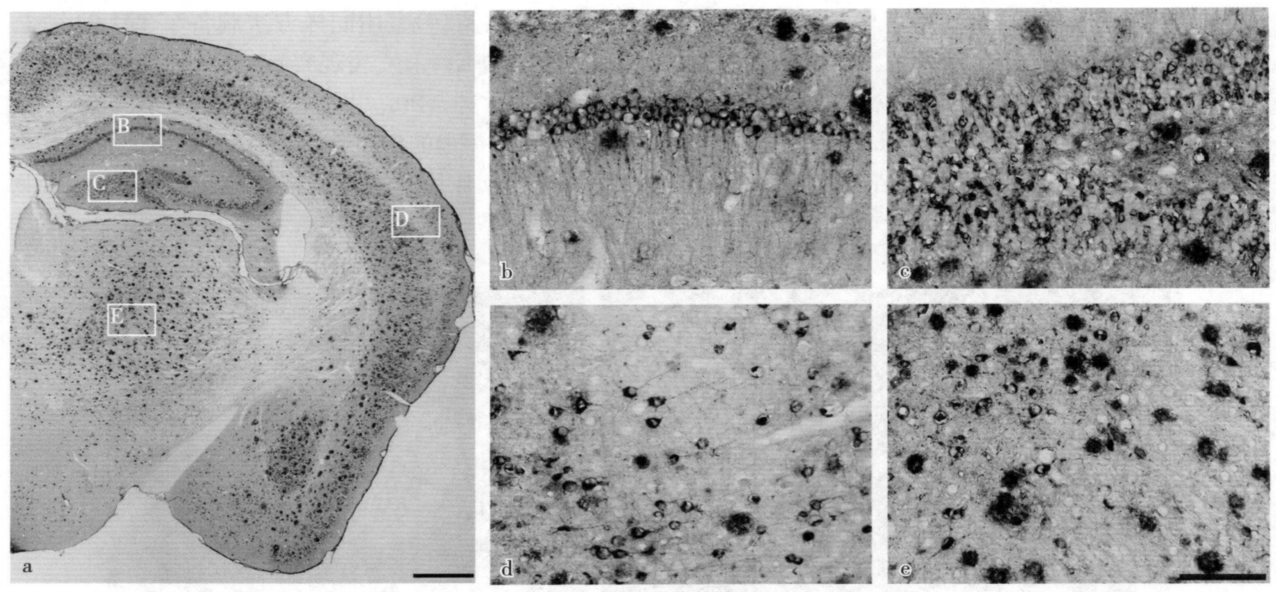

图 9-8-3　新型三转基因模型 FADT 小鼠的神经病理

FADT 小鼠（以 10 月龄为例）的海马 CA1 区（B）和齿状回（C）、大脑皮层（D）、丘脑（E）等脑区出现大量 β- 淀粉样蛋白斑块（棕黄色）和高磷酸化 tau 病理（紫蓝色），其中相当一部分 tau 病理已进展为 Gallyas 银染阳性的神经纤维缠结。标尺：a 为 500mm，b-e 为 100mm

三、AD 模型常用的病理和生化检测方法

【Aβ 病理】

检测 β- 淀粉样蛋白斑块的早期传统方法为刚果红染色，但因其检测灵敏度低和需要偏振光观察等缺陷，已基本被淘汰。目前最常用的 Aβ 病理检测方法为 Aβ 抗体免疫组化染色，所使用的 Aβ 抗体包括 4G8、6E10、1E11 或聚集 Aβ 的抗体等。抗体 4G8 检测 Aβ17-24，6E10 检测 Aβ1-16，1E11 检测 Aβ1-8，这些抗体通常也与表达的 hAPP 存在一定的交叉反应；聚集 Aβ 的单克隆抗体（Sigma）或多克隆（Cell Signaling）抗体用于 β- 淀粉样蛋白斑块检测具有较高的灵敏度和特异性。小鼠脑适宜固定后，可根据实验需要采用冠状切片、矢状切片或两者相结合，染色后采集完整的脑切片图像。后期图像分析可选用特定软件（如 Image J），以获取斑块数量或密度资料，并计算斑块累计面积占组织总面积的比例。值得注意的是，不同脑区 AD 病理可能有明显差异，获得完整脑切片图像甚至全脑病理资料对于药物比较性研究尤为重要。其他斑块化学染色方法尚有 Thio-S 染色和 Campbell 银染。Thio-S 染色主要显示 Aβ 斑块核心，因其具有快速简便的优点，目前仍有较多应用。

检测 β- 淀粉样蛋白的组织水平常采用 ELISA 方法（Millipore 或 Invitrogen 等公司有试剂盒供应）。采用二乙酰胺（diethylamide，DEA）提取法和蚁酸（formic acid，FA）提取法分别检测 β- 淀粉样蛋白可溶性和不可溶性组分。一些实验室尚采用梯度胶（如 4%~12%）免疫印迹方法检测 Aβ 单体、二聚体和多聚体，需要注意的是，有报道蛋白样品制备和检测过程中 SDS 可能促进 Aβ 二聚体形成。

【Tau 病理】

Tau 病理检测通常采用不同位点的 Tau 磷酸化抗体免疫组化和免疫印迹方法。迄今已报道的 Tau 磷酸化位点有 40 个左右，常用于 Tau 病理检测的位点包括 pS199、pS202、pT212、pT231、pS262、pS396、pS404、pS422 等。改良的 Gallyas 银染法是检测神经纤维缠结病理的经典方法，信噪比很高；改良的 Bielschowsky 银染法可同时检测神经纤维缠结和斑块，但信噪比及特异性相对较低。改良的 Thio-S 染色也能用于检测神经纤维缠结病理，并且在 AD 患者脑组织可获得优质信号，但在多数转基因小鼠 AD 模型，因为神经纤维缠结病理成熟度较低，故信号较弱，也常与免疫荧光标记结合使用。

Tau 病理可溶性检测采用不同的神经组织多组分分离（fractionations）方法，如 Sarkosyl 可溶性组分和

Sarkosyl 不可溶性组分、RAB/RIPA/FA 多组分分离。

【其他异常】

AD 病理一般伴随炎症反应，直观表现为胶质细胞激活与迁移。小胶质细胞和星形胶质细胞可用 Iba1 和 GFAP 抗体免疫组化和免疫印迹分别检测。激活的小胶质细胞可用 CD68 抗体（ED1）或Ⅱ型 MHC 抗体（OX-6）检测。炎症因子和抗炎因子水平可用 ELISA 和 RT-PCR 方法检测，通常包括 IL-1、IL-10 和 TNF-α 等因子。

神经元退变与丧失可用神经元 NeuN 免疫组化染色等方法检测。退变机制的分析可根据具体实验情况选用 Caspases 分子激活、Fluoro-Jade 染色、Tau 酶切片段、亚细胞水平电镜观察等方法。选择性胆碱能神经元退变的检测包括：①免疫组化检测前脑中胆碱乙酰转移酶（ChAT）阳性神经元的数量；②组织化学方法检测胆碱酯酶阳性的神经元和神经纤维；③生化测定脑组织乙酰胆碱酯酶的活性等。

神经突触的生化和功能缺陷的检测可选用突触组分精细分离及生化分析、轴突形态与不同层级树突棘亚型和密度分析（Golgi 银染或 GFP 复合小鼠）、突触亚型电镜分析、脑片或在体电生理分析等。小鼠学习记忆功能缺陷可用多种行为检测方法，如 Morris 水迷宫、八臂（水）迷宫、场景恐惧记忆实验等。

四、模型评价与未来方向

（一）存在问题

目前 AD 转基因小鼠模型从微观角度比较成功地复制了特定类型的 AD 病理，如 β- 淀粉样斑块和神经纤维缠结。但是，转基因小鼠的神经病理（尤其是 Tau 病理）在解剖分布、发展次序、病理亚型、密度与成熟度上仍与临床 AD 患者的情况有相当差异。大多数模型主要模拟疾病早期阶段，功能缺陷表型微弱，并不能完整地复制 AD 患者病理发展的动力学谱。另外，目前的转基因小鼠模型未能很好地复制 AD 患者的基底前脑胆碱能神经元丧失、特征性神经化学与分子病理标志物改变。

临床 AD 患者的神经病理通常始于认知功能产生明显损害之前若干年，存在漫长的无症状期。目前所用的转基因小鼠模型为不完整模型（incomplete models），大多数模型可能仅模拟了疾病的无症状期。许多 APP 单转基因模型（如 APP23 和 Tg2576 模型）学习记忆功能损害的出现却远早于 AD 型病理，这一点也不同于 AD 患者的临床特征。APP 单转基因模型的共同缺陷除了无神经纤维缠结形成，绝大多数模型也无明显的神经元丧失。这些不同甚至导致一些学者提出：APP 单转基因模型是否真正属于 AD 模型？ APP/PS1 双转基因模型虽有大量 β- 淀粉样蛋白斑块形成，但大多数模型学习记忆功能损害仍较轻微，不能很好地复制临床 AD 患者后期严重的认知功能损害。另一方面，Tau 转基因小鼠模型虽有神经纤维缠结形成，但其病理数量和成熟度明显低于临床 AD 患者。可以理解，目前所用的模型鼠由于较少或较轻的神经元病理损害可被强大的脑功能储备所代偿，因而难以出现与 AD 患者类似程度的认知功能损害。

AD 患者病程中期即呈现选择性脑萎缩，突出表现在海马回，后期出现大脑皮质萎缩。现有的大多数转基因小鼠模型尚不能模拟 AD 患者选择性和进行性脑萎缩的特点。有一些转基因模型虽然出现脑萎缩，但萎缩的部位和发展模式也与临床 AD 患者的特征有所差异。例如，PDAPP 模型可出现明显的穹隆和内囊萎缩，但这种萎缩在小鼠 3 月龄即出现，随鼠龄增加并无进行性加重，可能与该转基因小鼠存在某种脑发育障碍有关。临床 AD 患者神经病理常伴随特征性神经化学改变，如烟碱型胆碱能受体 α2β4 的丧失。目前使用的 LaFerla 三转基因小鼠虽有 α7 胆碱能受体的密度下降，但无 α2β4 胆碱能受体的丧失。另外，AD 患者神经病理通常有多种特征性分子标志物，如内嗅皮层、海马及新皮层出现大量的 Tau 酶切产物，而目前的 Tau 转基因小鼠模型仅有散在的神经元呈现 Tau 酶切片段阳性。多数 AD 转基因小鼠模型复制了患者的神经炎症反应。例如，人和转基因小鼠淀粉样斑块内都出现激活的小胶质细胞和星形胶质细胞，但转基因小鼠神经炎症反应在强度上明显不及 AD 患者。常用 AD 转基因小鼠模型的表型差异总结于图 9-8-4，读者可根据特定的研究目的，选择适宜的 AD 动物模型。

（二）未来方向

鉴于目前所用的 AD 转基因小鼠模型存在一些缺陷，尤其是应用这些模型进行药物试验其预测价值

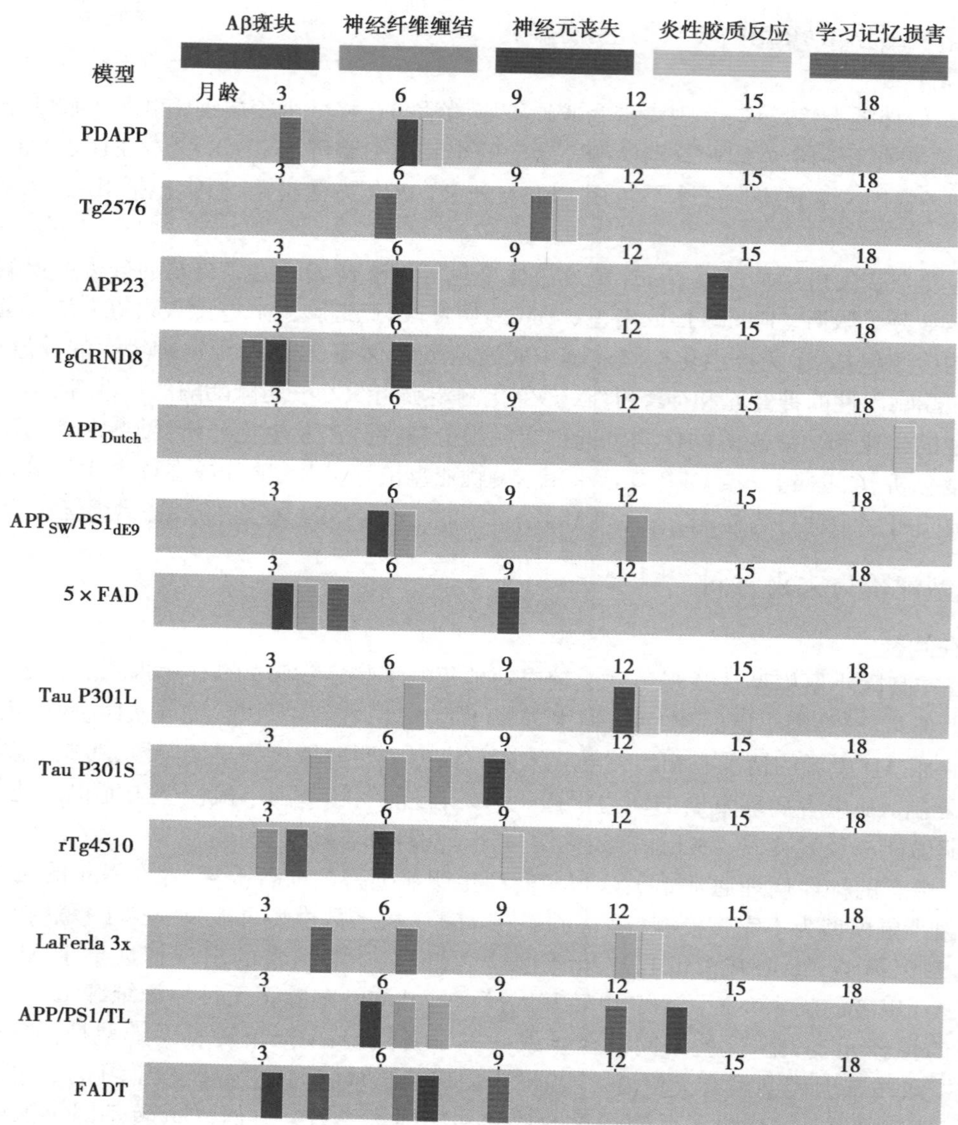

图 9-8-4　常用的阿尔茨海默病转基因小鼠模型表型比较

AD 的重要表型包括 β- 淀粉样蛋白斑块、神经纤维缠结、神经元丧失、炎性胶质细胞反应、学习记忆功能损害等，用不同的颜色表示。AD 转基因小鼠模型的表型出现时间（月龄）各不相同；有些小鼠模型仅出现其中一部分表型，但缺乏另一些表型。图中同一种颜色的不同深浅反映该小鼠的表型强度或严重程度，浅色表示表型较弱

尚不理想，促使更多研究者认识到，目前 AD 分子病理和药物试验迫切需要更好的动物模型。未来理想的 AD 转基因小鼠模型应尽可能多地符合以下特点：①同时具有 AD 的两大病理特征（胞外 β- 淀粉样斑块和胞内神经纤维缠结）仅为基本要求；②神经病理空间分布及发展次序与 AD 患者类似，尤其是海马须出现显著且成熟的神经纤维缠结病理；③稳定可重复的学习记忆功能损害；④病理后期出现明显的神经元丧失，并伴随选择性和进行性脑萎缩；⑤具有类似于 AD 患者的神经化学缺陷（如胆碱能神经元退变）和分子病理标志物（如大量的 Tau 酶切产物）；⑥模型动物对临床已用药物（如美金刚）的药效应与临床 AD 患者的反应类似。另外，特发型 AD 并无家族性 AD 的分子突变，随着对特发型 AD 病因和机制研究的深入，有可能出现不通过 APP/PS1/Tau 这三个分子突变来制备新的 AD 动物模型。

（孙安阳）

第三节　阿尔茨海默病其他动物模型

Section 3　Other animal models of Alzheimer's disease

AD是引起中、老年痴呆的主要原因，占整个痴呆症的2/3，而我国尚缺乏可靠的神经流行病学资料。其发病具有年龄特异性趋势，临床表现为进行性记忆减退，语言和行为障碍，病理特征为神经元缺失，细胞外淀粉样蛋白沉淀和神经纤维缠结，且主要位于前脑基底区、海马和大脑皮质。大量的研究显示AD与中枢神经介质失调、淀粉样蛋白、神经细胞内钙离子与兴奋性氨基酸失调、免疫异常等综合因素有关。建立理想的AD模型对研究其病因、病理及治疗药物的筛选至关重要，但目前仍缺乏理想的模型。转基因动物模型虽可出现AD特有的病理改变，但是否能采用转基因技术建立可靠的符合临床的模型还有争议。阿尔茨海默病其他动物模型（other animal models of Alzheimer disease）的建模方法如下。

一、大鼠侧脑室注入选择性胆碱能毒剂模型

【造模机制】

大鼠前脑基底区含有大量胆碱能神经元，前端起自隔区，尾端至丘脑底核，且动物与人较为相似，AD脑内神经元缺失主要位于胆碱能神经元分布区，而且其胆碱能标志（胆碱乙酰化酶、胆碱酯酶、乙酰胆碱合成酶）也显著减少。神经生理研究证实胆碱能系统在学习与记忆中起重要作用，支持AD的胆碱能神经元损害学说。本模型的基本原理为侧脑室注射选择性胆碱能神经毒剂AF64A（ethylcholine mustard aziridium ion）损伤大鼠前脑基底胆碱能神经元，制备AD模型。

【造模方法】

1. 大鼠麻醉后固定于立体定向仪上。
2. 纵行切开头皮，双侧脑室置管坐标为前囟后0.5mm，中线旁1.5mm，硬膜下2.5mm。
3. 分别缓慢从一侧脑室注入2.5μl新鲜配制的7.5nmol或1.5nmol AF64A（全脑共约15或30nmol），注入速度约为0.5μl/min。
4. 留针2~5分钟后拔管，骨蜡封闭颅骨孔后缝合切口。

【模型特点】

该法可致动物的认知功能障碍，但同时对动物运动功能有较明显影响，缺乏AD的特征性病理改变。

【模型应用】

研究其病因、病理及对治疗药物的筛选。

二、大鼠侧脑室注入β-淀粉样蛋白（Aβ）模型

【造模机制】

目前认为老年斑是AD的病理改变之一，β-淀粉样蛋白是老年斑的主要成分，其在浓度很小（≥1.0μg/μl）时即对神经元产生毒性作用。将β-淀粉样蛋白不同的片段Aβ1-42或Aβ1-40注入脑室或海马等部位，大鼠出现学习和记忆功能损害，海马神经元坏死或缺失凋亡相关基因表达增加。将Aβ25 355μl注射于大鼠侧脑室基本模拟了AD学习记忆能力减退、胶质细胞炎症反应、老年斑等病理学特征。

【造模方法】

1. 大鼠麻醉后固定于立体定向仪上。
2. 纵行切开头皮，双侧脑室内置管坐标为前囟后0.8mm，中线旁1.1mm，硬膜下3.6mm。
3. 分别向一侧侧脑室内缓慢注入5μl新鲜配制的40pmol/μl的Aβ1-40，全脑共约400 pmol，注入速度为1μl/min，每次注射间隔2小时。
4. 留针约2分钟后拔管，骨蜡封闭颅骨孔后缝合切口。
5. 注射过程中，出血量较大的动物判定为失败，排除在实验之外。

【模型特点】

该模型的缺点在于β-淀粉样蛋白本身对脑组织存在局灶性损伤，且存在β-淀粉样蛋白局部聚集的情况，目前有报道利用微泵微灌注，可较为有效地解决局部聚集情况。

【模型应用】

研究AD的病理发生发展过程及药物研发。

第四节　帕金森病动物模型

Section 4　Animal models of Parkinson's disease

PD好发于老年人，以严重运动障碍为特征，发病机制直接同黑质-纹状体投射系统的多巴胺神经元退行性变致神经递质多巴胺减少有关，此外还与其他的神经递质如蓝斑的去甲肾上腺素能神经元、迷走神经背核与脑干中缝核5-羟色胺神经元、下丘脑与无名质的乙酰胆碱纤维的退行性病变等有关。临床服用左旋多巴有一定疗效，纹状体内多巴胺能神经元移植治疗早期也有一定疗效，但长期疗效并不满意。帕金森病动物模型（animal models of Parkinson disease）的建模方法如下。

一、旋转大鼠模型

【造模机制】

利用神经毒剂6-羟基多巴胺破坏黑质的多巴胺神经元。

【造模方法】

1. 大鼠麻醉后固定于立体定向仪。
2. 确定黑质坐标　前囟后4.4mm，中线旁开1.1mm，硬膜下7.5mm。
3. 以微量注射器向上述坐标点注入6-羟基多巴胺10μg（溶于5μl含0.2mg/ml维生素C的生理盐水中，用前临时配制），注药速度0.5μl/min，注药后留针1~5分钟。
4. 缝合伤口后抗感染治疗3天。
5. 两周后大鼠皮下注射阿扑吗啡（apomorphine）0.25mg/kg，诱发大鼠旋转，3~5分钟动物出现旋转，记录40分钟总的旋转次数及方向，以后每周观察一次。
6. 确定旋转鼠模型成功的标准：连续两周测试平均转速>7次/分，持续旋转>40分钟。

【模型特点】

该模型具有操作简单、成功率较高、观察方便等特点，故应用广泛，但与灵长类动物模型相比，还不能比较完整、准确地反映PD的特征。本模型复制成功率为60%~70%。技术关键如下。

1. 黑质靶点的确定，应根据所用的定向图谱及立体定向仪认真调整验证。
2. 选用Wistar大鼠的体重为150~160g。
3. 6-羟基多巴胺应新鲜配制，颜色以橙红色为准。
4. 注药速度与留针也很重要。

【模型应用】

用于Parkinson病病理机制和治疗方法的研究。

二、灵长类动物Parkinson病模型

【造模机制】

N-甲基-4-苯基-1,2,3,6-四氢吡啶（MPTP）本身没有神经毒性，但进入脑中后在神经胶质细胞及5-羟色胺神经元内，经单胺氧化酶B催化，转变为MPP^+后进入多巴胺能及去甲肾上腺素能神经元，抑制线粒体ATP的合成，从而导致神经元的慢性死亡。

【造模方法】

1. 体重 6~10kg,猴龄 8~10 岁,健康雄性恒河猴。

2. 麻醉后,颈部切开暴露一侧颈总动脉并细针穿刺。

3. 将 MPTP 0.7mg/kg 溶于 10ml 生理盐水中,缓慢注入颈总动脉(1.0ml/min)。

4. 压迫止血后缝合伤口。

5. 注射 MPTP 后 3~8 天,动物出现强直或震颤症状,表现为注药对侧肢体运动减少,动作缓慢,上肢明显,经常出现向注药侧旋转,仅能用注药同侧上肢抓取食物。

6. 动物出现症状后,观察服用左旋多巴能否缓解症状以验证模型。

7. 在进一步实验前 1 周,肌注阿扑吗啡 0.1μg/kg,进一步确定模型。并定量观察动物旋转次数。

【模型特点】

该模型虽然接近临床,但价格高昂,难以进行广泛的研究。

【模型应用】

用于 Parkinson 病病理机制和治疗方法的研究。

三、基因转染动物模型

【造模方法】

普通狨猴麻醉后固定于立体定向仪,将 29 号针头插入右侧黑质坐标点,以 0.25μl/min 速度注射 3μl 编码 α-synuclein 的重组腺病毒载体(rAAV[1]),注射完毕后留针 4 分钟,缝合伤口后预防感染环境饲养,注射重组腺病毒后 16 周,可见神经元细胞肿胀、萎缩、核质碎裂等形态学变化,同时可观察到纹状体多巴胺神经元标志物酪氨酸羟化酶(TH)含量明显降低,尼氏染色可见黑质细胞减少。

第五节 癫痫动物模型

Section 5 Animal models of epilepsy

WHO 对癫痫的定义是由先天或后天不同因素所引起的慢性脑疾病,其特征是由于脑细胞的突触过度放电所引起的反复性发作,伴随不同的临床表现和脑电图改变,是一类反复发作的临床综合征。美国的一项神经流行病学调查显示,癫痫患病人数占总人口的 0.5%~1%,其中 25% 的患者难以用抗癫痫药物控制,10% 用药无效。我国的资料显示,癫痫患病率为 4.4%,现有癫痫患者 440 万,每年每 10 万人口中有 35 位新患病者。癫痫的分类十分复杂,国际抗癫痫联盟先后于 1981 年及 1985 年提出了癫痫发作的国际分类(ICES)和癫痫及癫痫综合征的国际分类(ICE),这两种分类是从不同角度对癫痫进行了描述并规定了诊断标准,国际抗癫痫联盟反复强调,今后无论在临床上还是在科研中,应统一使用 ICES 及 ICE 两种分类法。

由于癫痫患者的病因、年龄、遗传、文化和社会背景因人而异,是一种相当复杂的多因素临床综合征,癫痫形成和发作的机制比动物实验所能提供的资料更复杂、更多样化,但由于技术方法及伦理学等因素,迄今研究人类癫痫的发病机制仍主要依靠动物实验,目前已有数 10 种动物模型用于癫痫的研究,1989 年 Fisher 对其进行了详细地综述。实际应用时选择哪种动物模型取决于研究者所需类型与临床发作的近似性以及是否简单可行,但由于癫痫的遗传及后天因素十分复杂,远非任何一种动物模型所能代表,故在评价实验结果时,务必谨慎。癫痫动物模型(animal models of epilepsy)的建模方法如下。

一、大鼠部分简单性癫痫模型

【造模机制】

通过电极刺激产生癫痫波及癫痫症状。

【造模方法】

①大鼠麻醉后固定于立体定向仪上,切开头皮,于冠状缝后 2mm,中线旁 3mm 处,钻直径 2~3mm 颅骨

孔，放射状切开硬膜；②将含有100mmol/L的$FeCl_3$液，用直径0.5mm的PE管固定于定向仪微推进器上，PE管远端恰好接触脑皮层表面；③ 100μA直流电泳仪正极接PE管内$FeCl_3$液，负极通过针灸针接同侧额肌，通电电泳10分钟；④分别在冠状缝前1mm，单侧中线旁0.5mm以及人字缝前1mm，中线两侧3mm各钻0.5mm骨孔，此三孔分别旋入直径0.5mm，长5mm的平头螺丝钉接触硬膜表面，作为脑电（EEG）记录电极；⑤电泳完毕立即记录EEG 3小时，为急性期EEG；⑥电泳完后15天及30天记录EEG为慢性期EEG。急性期ECG癫痫样放电率约75%，电泳后0.5小时致癫侧出现癫痫波，逐渐加剧，电泳后1小时癫痫波波及对侧，约在1.5小时到达高峰，2小时左右癫痫波趋于停止。慢性期观察所有动物EEG均可出现痫样放电。

【模型特点】

该模型相当于急性或慢性部分简单性发作，与外伤性癫痫的发病及病理改变类似。

【模型应用】

用于部分简单性发作型癫痫的病理生理及药物研发。

二、大鼠复杂部分性癫痫模型

【造模机制】

其发病机制仍未完全阐明。

【造模方法】

①大鼠麻醉后固定于立体定向仪上；②根据大鼠海马CA 1区坐标，冠状缝后3.8mm，中线旁2.0mm，双侧颅骨钻孔，用立体定向仪将尖端裸露的直径0.5mm的漆包线所制的电极置入双侧海马CA1区，并用牙科水泥妥善固定，也可选择双侧杏仁核团；③术后经7天恢复期后，通过所置入的电极每日给予电刺液，参数为双向方波，波宽1mm，频率50~60Hz，强度0.2~1.0mA，刺激持续2~6秒；④刺激数日后可记录到对该刺激反应的后放电，随着刺激天数的增加，后放电逐渐延长并复杂化，直至出现癫痫样放电并伴癫痫发作；⑤刺激30~50天，这种痫样放电及癫痫发作开始稳定，说明动物已被点燃，以后不予刺激也有自发性癫痫发作。

【模型特点】

可以制作自发性癫痫发作模型，分为5级，Ⅰ级：面部阵挛；Ⅱ级：Ⅰ级加节律性点头；Ⅲ级：Ⅱ级加前肢阵挛；Ⅳ级：Ⅲ级加后肢站立；Ⅴ级为Ⅳ级加跌倒。Ⅳ、Ⅴ级可作为继发性全身性癫痫模型。

【模型应用】

目前被公认为研究脑兴奋性、可塑性及长时程增强最实用的模型，哺乳类动物均可建立该类模型，广泛用于抗癫痫药物的药效研究。

三、大鼠最大电休克发作（maximal electroshock seizure，MES）模型

【造模机制】

在动物两耳或眼球部位放置电极，以强电流通过电极对脑部进行短时间刺激，使动物产生双后肢强直性惊厥。

【造模方法】

用电休克仪或药理生理实验多用仪，导线引出交流电，将输出线上连接鳄鱼夹，以生理盐水湿润后，分别夹于大鼠双耳，或用稍凹圆盘状角膜电极接触双角膜（角膜用丁卡因麻醉），随即通电，即可使大鼠发生典型的前肢屈曲，后肢伸直的强直性惊厥。电刺激参数150mA，60Hz，80~180V，刺激时间为0.2~0.3秒。惊厥过程可分为潜伏期、强直期、阵挛期及惊厥后抑制期。

【模型特点】

该模型是目前使用最多、研究最透彻的大发作模型之一，以动物是否出现后肢强直为观察指标。

【模型应用】

用于抗癫痫药物的研发，若某种药物能阻止其发生，说明该药具有抗MES作用。

四、大鼠失神动物模型

【造模机制】

Γ-羟基丁酸盐(GHB)是GABA的代谢产物,腹腔注射可引起棘波和4~6Hz的棘波发放(spike wave discharges,SWDs)及失神样行为。Γ-丁内酯(GBL)在体内水解生成GHB,且作用迅速、持久,因此常用GBL来完成失神发作的GHB造模。

【造模方法】

1. 选取出生后3~4周的SD大鼠。
2. 将大鼠麻醉后固定于立体定向仪上。
3. 按坐标AP 2~2.8mm,ML 2.8mm,颅骨钻孔,将单极EEG记录电极埋入大鼠额顶叶表面。
4. 植入电极5天后,予大鼠腹腔注射GBL 100mg/kg。

【模型特点】

1. 脑电图与行为改变和人类失神发作相似,为双侧同步伴活动停止、点头与眼球震颤等表现。
2. 模型易于重复,可预见其发展过程。
3. 模型可标准化及量化。
4. 可被丙戊酸、乙琥胺及苯二氮䓬类等药物阻断或减弱。
5. 可被包括GABA转氨酶抑制剂和GABA-A与GABA-B激动剂在内的γ-氨基丁酸能药物增强。
6. SWDs起源于丘脑/皮层。
7. 海马不参与失神发作活动过程。
8. 独特的发生发展过程。

【模型应用】

此模型中动物的痫性行为和EEG的发生发展及药物学证据与人类临床失神发作很相似,是公认的失神发作的化学模型。应用于失神发作机制及抗癫痫药物的筛选、疗效评价等方面研究。

五、大鼠癫痫持续状态(status epilepticus,SE)及自发发作模型

【造模机制】

Pilocarpine/Lithium-Pilocarpine模型,Pilocarpine(毛果芸香碱)为胆碱能肌肉激动剂,全身给药可引起癫痫发作。氯化锂可提高机体对Pilocarpine的敏感性。

【造模方法】

1. 大鼠腹腔注射东莨菪碱1mg/kg,以减轻外周症状。
2. 注射东莨菪碱后30分钟,按125mg/kg腹腔注射氯化锂。
3. 18~24小时后,Pilocarpine 30mg/kg腹腔注射。

【模型特点】

其发生发展过程可分为急性期、静止期、慢性期。

(1) 急性期:表现为癫痫持续状态,持续24小时。惊厥行为反应级别采用Racine分级标准。

(2) 静止期:发作完全停止,恢复正常进食与活动,体重回升,部分易激惹,有攻击行为,EEG正常,持续4~44天。

(3) 慢性期:出现反复自发性的癫痫发作,相当于点燃模型的4~5级,持续数秒至数十秒,2~3次/周。

Pilocarpine/Lithium-Pilocarpine模型与年龄具有高度相关性,在成年鼠诱导SE后,100%可出现自发性的癫痫发作,潜伏期为(14.8±3.0)天,神经元损害主要位于海马、丘脑、梨状核、新皮层;在18~24天龄大鼠诱导SE后,22%可出现自发性的癫痫发作,潜伏期为(36.5±24.8)天,神经损害的形态学改变与成年鼠相同;在7~11天龄大鼠诱导SE后,无自发性的癫痫发作,SE没有造成神经损害。

【模型应用】

Pilocarpine/Lithium(锂)-Pilocarpine模型是目前应用最多的癫痫持续状态模型,其发生发展过程与人

类颞叶癫痫高度相似，具有相同的病理学基础（神经元丢失、胶质细胞增生、苔藓纤维丝状芽生等），是研究颞叶癫痫的理想工具。

第六节　脑外伤动物模型

Section 6　Animal models of traumatic brain injury

随着国民经济和交通的发展，我国颅脑损伤的死亡率、致残率逐年增高。创伤性脑损伤（traumatic brain injury，TBI）是由于意外性或非意外性创伤所引起的持续性脑损伤。主要包括头皮血肿、头皮裂伤、头皮撕脱伤构成的头皮损伤和颅盖、颅底骨折构成的颅骨损伤以及由脑震荡、弥漫性轴索损伤、脑挫伤、脑挫裂伤等原发性脑损伤和硬膜外血肿、硬膜下血肿、脑内血肿、脑水肿、脑疝形成等继发性脑损伤。近年来，研究者们建立起多种脑外伤动物实验模型，以实现机械力可控、可重复、可度量地研究颅脑损伤的机制和损伤后脑组织病理、生理改变及其后合理有效的治疗措施。创伤性脑损伤严重程度主要与外力大小、作用时间及脑组织形变程度有关。脑外伤动物模型（animal models of traumatic brain injury）有很多种，现将使用较多的的动物模型介绍如下。

一、自由落体冲击模型

【造模机制】

根据自由落体原理，使下落物体撞击置于硬膜上的金属垫片造成局限性脑损伤，改变重物质量和下落高度可控制致伤程度。

【造模方法】

按自由落体原理做成打击器，由撞杆、下落撞击锤、外周套管三部分组成。撞杆头端直径4.5mm，头端高度3mm，撞击锤重量和高度根据脑损伤程度调节，大鼠腹腔注射麻醉，麻醉后将大鼠头部三点固定于立体定向仪上，碘酒、乙醇消毒后铺无菌巾，沿头皮中线矢状位切开皮肤约2cm，然后逐层切开皮下筋膜，分离骨膜至颅骨，以前囟尾侧2mm、矢状缝左侧2mm的左侧大脑皮质后肢运动区域为中心，开一直径为5cm的圆形骨窗，硬膜保持完整。撞击锤沿一定高度的外周套管下落撞击已置于骨窗硬膜上的撞杆，撞击后牙托粉封闭骨窗，缝合头皮。目前已有很多改良方法，如采用材料力学原理对自由落体模式脑损伤进行定量分级；采用电磁铁释控开关，对模型的稳定性进行加工改制。

【模型特点】

1. 与临床脑外伤力学机制最相似，充分模拟临床局灶性创伤性脑损伤及脑水肿，对损伤机制、生物学效应及相关疾病的生理药效学研究有重要价值，适合于定性研究。

2. 装置简单，操作简便，实用经济且稳定性及重复性较好，致伤力准确，适合于定量研究。

3. 局灶性脑损伤及脑水肿性质与临床上创伤性脑损伤相似，病理变化特点符合脑损伤患者的临床表现。

4. 实验对象广泛，便于定量研究和长时间观察。但颅骨开窗后不能观察到骨折，且人为减压措施对急性脑水肿形成、硬膜外血肿占位效应的观察有一定影响，与临床闭合性脑损伤发生机制有所不同。

【模型应用】

自由落体脑损伤是一种机械性损伤，其致伤机制与临床中常见的闭合性颅脑加速伤类似，由于损伤部位局限和所造成的局部脑损伤性质与临床上见到的脑挫裂伤相似，被国内外大多数研究者用于脑损伤的分子机制研究。

二、加速或减速伤模型

【造模机制】

头部加速或者减速运动时导致脑组织损伤，方向不同，机制相同。加速度使全脑组织承受惯性负荷作用，产生剪应力/牵张力，使神经元/神经纤维受到牵拉，临床上闭合性颅脑损伤如DAI、脑挫裂伤或硬膜下血肿都与这种作用机制有关。

【造模方法】

脑弥散性轴索损伤模型装置，由驱动弹簧、扳机和旋转角限位孔等组成，使用时装置固定在一个稳固的实验台上，将麻醉动物置放于此装置上，躯干与实验台成20°角俯卧其上，选定旋转角度；当动物麻醉苏醒（以动物在装置上挣扎为标志）后，选择挣扎间歇期按动扳机，致头颅旋转受伤。该装置主要用于大鼠，部件适用于大鼠的固有参数为：横向杆间距5cm，驱动弹簧（钢丝直径4mm，内径32mm，弹簧圈数6）；驱动体重0.3kg以下大鼠头颅在冠状面旋转90°，用时小于2.09毫秒；脑表面线速度5.649m/s，线加速度1354.1m/s，脑角速度753.1m/ms，角加速度1.806×10^{5}m/ms。

【模型特点】

优点：模型简单、易于操作、致伤特殊；不足：麻醉刚清醒即进行致伤，由于此时麻药的作用还未完全消失，动物的心血管功能、应激性等尚未完全恢复。

【模型应用】

可特异地用于弥散性轴索损伤的病理机制、发展过程及治疗药物研究。

三、液压冲击伤模型

【造模机制】

直接利用液压冲击致脑损伤。

【造模方法】

大鼠液压颅脑损伤模型由圆形液柱、打击架、示波器及压力传感器构成，圆柱两端分别连接活塞和压力传感器，在密闭的管道系统内充满37℃生理盐水，液体将打击力传递给脑组织，打击力大小由打击锤高度调节并显示于示波器上。

【模型特点】

主要特点是受外界影响因素小、客观定量、可重复性好，能复制出较理想的分级脑损伤，在峰压≥3.0ATM时可复制出脑干损伤模型。但液压颅脑损伤模型的致伤机制与人类受伤机制不尽一致，易导致下位脑干和颈髓上段损伤。

【模型应用】

该法的外力作用于整个颅腔内容，由于液体流变特性受颅腔几何形态和脑异质性影响，冲击液体的力学特点变异大，不适合于颅脑损伤的生物力学研究，最常用于直接脑变形损伤的模型，可用于病理学、生理学、药理学等研究。

四、可控皮质撞击模型

【造模机制】

通过高速运动的空气产生的冲击力作用于脑组织，造成一定程度的损伤。

【造模方法】

将动物麻醉后固定，于头顶部开一骨窗，硬脑膜保持完整，紧贴硬脑膜垂直安装一压缩气击装置，通过压缩气击器产生高速运动的空气冲击硬脑膜下的脑皮质，引起皮质损伤。

【模型特点】

脑损伤的程度可通过精确控制气流速度和形变大小两个参数来衡量，由于该方法参数可控，重复性较高，可较精确地复制分级脑损伤，因此较液压冲击伤模型更具有潜在的优势。此模型的应用范围较广泛。受个体差异因素影响较小，可复制临床上伴随颅骨变形的脑外伤及皮质压缩。不足之处是实验同时需要高速摄像技术，且其致伤机制与实际不尽一致，还需进一步的实验研究。

【模型应用】

广泛应用于神经元细胞死亡的复杂分子及基因机制分析以及改善脑外伤的治疗措施研究。

第七节　脊髓损伤动物模型

Section 7　Animal models of spinal cord injury

脊髓损伤(spinal cord injury,SCI)具有高发生率和高致残率,是一种严重危害人类生命健康和生存质量的疾病。建立理想的SCI动物模型是进行SCI及再生研究的前提。理想的脊髓损伤模型应具备以下几个条件:①临床相似性:即制作的脊髓损伤模型应与临床相近似,动物模型能模拟发生人类脊髓损伤特殊的病理过程,尽量接近人类情况。②可调控性:即可根据实际需要,调整损伤强度,复制不同损伤程度的脊髓损伤模型。③可重复性和可操作性:即可对脊髓损伤模型的关键步骤客观化、定量化,模型操作技术简单,易于掌握,便于推广。目前,大鼠和小鼠是最常选用的脊髓损伤动物模型(animal models of spinal cord injury),这是由于大鼠对剧烈损伤耐受力最强,病理改变与人接近,形成空洞,术后易管理,感染率低,应用最多。而小鼠体形小不易操作,术后多形成致密结缔组织,病理改变与大鼠及人类有所区别,应用受到一定限制,但因小鼠具有基因被改造的潜能,近年来被国内外学者用于研究脊髓损伤后继发性损伤及其修复机制。

SCI发生复杂,现人们已研制出多种SCI模型,如挫伤、夹压伤、低温伤、热损伤、切割伤、化学损伤、激光损伤、电磁装置损伤及缺血性损伤等,但各种模型各有优劣,仅侧重反映SCI的某一方面的特点,采用何种动物模型还应取决于实验目的。下面介绍几种常用的机械性SCI动物模型。

一、脊髓横断模型

【造模机制】

用锐利尖刀片,选择性地横断或半横断动物脊髓,选择性切除部分传导束,切除一段脊髓或负压吸除部分脊髓,造成脊髓横断性损伤或缺损,失去解剖连续性及生理上的联系。

【造模方法】

1. 脊髓半横断模型制作方法　大鼠麻醉后俯卧位妥善固定大鼠,务必使大鼠棘突处于正中位置。切开皮肤,分离双侧棘突旁肌肉,暴露棘突和椎板,血管钳固定椎板,小号持针器切除右侧椎板至右侧关节突内侧面,再切除棘突,至暴露出少许左侧脊髓为止。此后的操作在放大10倍的手术显微镜下进行。用显微刀、剪沿后正中线纵向打开硬膜(此时可见清亮的脑脊液流出),并向右侧剪开到关节突内侧。脊髓半切分3步。第一步,定位中线,轻柔地分离出后正中沟。此步骤应避免损伤粗大的脊髓后正中静脉。第二步,脊髓横旋切,虹膜刀刀背位于后正中沟,刀锋向右向脊髓内垂直刺入,随即与脊髓垂直方向向右侧横行切断脊髓。横切时前方刀尖应紧抵住前方硬膜。横切应缓慢轻柔进行,避免造成对左侧脊髓的牵拉损伤。横切到外侧时顺着椎管外侧的弧度作旋转式切断。如仍有部分脊髓在轻柔横旋切的情况下难以切断,可用显微剪紧抵前(外)方硬膜剪断之。第三步,确认半切,再用角膜刀自中线向外侧作一次横旋切,以确认半切完全。如有少量出血,用明胶海绵轻轻压迫止血。最后在暴露的脊髓表面覆以小块明胶海绵,分层缝合肌肉和皮肤。

2. 脊髓全横断模型制作方法　大鼠麻醉,俯卧位,切开皮肤,紧贴棘突骨面纵形分离椎旁肌,直达椎板表面,用小乳突牵开器向两侧牵开椎旁肌,显露椎板和棘突。然后将大鼠固定在可用于脊髓的立体定向仪上,咬骨钳咬除棘突,在显微镜下用高速牙科钻沿上下椎间关节内侧纵向磨开椎板,用显微镊小心移除椎板,避免撕破血管。在显露的脊髓中间位置横向剪开硬脊膜和蛛网膜,将刮胡刀片掰成极窄的锐角三角形状,用其锐利的尖端在显露出的脊髓背静脉和两侧脊髓背动脉之间分别横向切开软膜和脊髓实质,并于软膜下尽可能横断脊髓,切口处以外的软膜要保持完整。然后将吸引器伸入切口内,于软膜下吸断未横断的脊髓组织,保留脊髓背静脉、两侧的脊髓背动脉和脊髓腹动脉。显微缝合线缝合硬脊膜和蛛网膜,缝合肌肉、皮肤。

【模型特点】

该法对实验器材要求不高、伤口清楚、出血少、继发反应轻。缺点在于损伤了硬脊膜，破坏了中枢神经系统相对独立的环境，相关性差，可重复性较差，难以保证一致性，且动物较难护理，死亡率非常高，难以得到整批实验数据。

【模型应用】

可以为神经轴突的再生提供有价值的资料，能够准确判定损伤所涉及的轴突为何种类型的神经，同时也可以观察神经递质、神经营养因子、神经组织、细胞移植对这一过程的影响及作用，评价神经再生。

二、撞击损伤模型

【造模机制】

根据自由落体原理，使下落物体撞击置于硬膜上的金属垫片造成局限性脊髓损伤，改变重物质量和下落高度可控制致伤程度。

【造模方法】

麻醉大鼠，俯卧位固定，无菌操作下在背部显露椎骨棘突并切除，暴露硬脊膜。将大鼠固定于立体定位器上，使脊柱处于水平位。在脊髓背侧面放置一金属垫片作为打击板，在打击板上垂直放置一有刻度的塑料管，将一定质量的砝码从一定的高度垂直下落打击至打击板上，造成大鼠脊髓损伤，缝合各层肌肉与皮肤。以大鼠尾巴痉挛性摆动，双下肢躯体回缩样扑动，双下肢弛缓性瘫痪作为成功标志。目前有较多改良，制作电脑控制装置如美国纽约大学的 NYU 撞击装置，保证脊髓只受一次撞击，保证了模型的一致性和实验操作的客观性。

【模型特点】

较为接近人类脊髓损伤的病理生理特点及变化规律，早期组织水肿、出血、坏死，随后阶段性部分修复、组织重建，最后过渡到特征性的慢性坏死囊腔形成、实质细胞萎缩、胶质瘢痕形成，其组织损伤的时空效应与人类脊髓损伤有较好的一致性。同时，该法保持了硬脊膜完整性，可有效防止外源性成分侵入脊髓损伤区域，并防止脊髓外漏出脑脊液。此外，该法脊髓损伤节段可以限定，撞击量可以调控。缺点：当重物下落撞击脊髓时，重物不能及时移开而压迫脊髓造成新的损伤，同时，重物打击的瞬间，脊柱脊髓的偏移常常造成致伤结果的不一致性，而且同样的势能造成的损伤程度往往相差很大。

【模型应用】

研究神经元、胶质细胞的病理变化以及再生规律和相互作用，探索神经保护策略。

三、钳夹模型

【造模机制】

使用特制夹子，垂直钳夹于开放的脊髓上，通过调节钳夹时的压力大小与时间长短而得到不同程度的脊髓损伤模型。

【造模方法】

大鼠麻醉，俯卧位固定于立体显微镜台板上，切开皮肤，分离肌肉，暴露椎骨，咬除棘突及相应椎板并打开椎管，充分暴露脊髓背面及两侧，用持夹器将动脉瘤夹打开（标定力量为 50g）并跨过脊髓，然后突然释放动脉瘤夹，使脊髓受到突然的暴力打击，1 分钟后将动脉瘤夹取下，仔细止血后，逐层缝合肌肉、皮下组织和皮肤。

【模型特点】

夹伤模型操作简单，可以精确反映损伤的程度和钳夹的关系。制作该模型的关键是钳夹的部位及压力大小是否一致。缺点是夹伤模型并不能准确反映大多数 SCI 患者的状况。

【模型应用】

由于该法能保持硬脊膜的完整性，且脊髓损伤后的解剖结构和神经功能的变化与撞击损伤型非常相似，因此，在研究脊髓损伤后急性期的病理生理变化、解除钳夹压迫的时机及神经保护性干预等方面具有重要作用。

四、静力性压迫慢性损伤模型

【造模机制】

用一个小气囊连接导管，置于椎管板与硬膜之间，在术后 24 小时动物完全恢复时，向气囊中充气或加入造影剂造成脊髓压迫伤，其损伤程度主要取决于压力的大小和受压时间的长短。

【造模方法】

经 L_5 椎板间孔将导管胶囊逆行插入硬膜外腔达 L_3 水平，尾端留置皮外，分次小量注入不同体积的 76% 泛影葡胺或水，达预定总量后 24 小时放出液体，拔除导管胶囊。

【模型特点】

该方法重复性好，操作简便，可准确、定量地造成轻、中、重不同程度的 SCI。

【模型应用】

临床上主要模拟退行性病变、肿瘤等占位性病变造成的脊髓损伤，如临床常见脊柱转移性肿瘤，常单发于椎体的某一部位，如椎体或椎弓，以单方向压迫脊髓，并且以单节段常见。

目前脊髓损伤的实验研究中，多种动物模型各有其优缺点。每种模型仅能代表脊髓损伤的某一侧面，由于存在多种变异因素，如动物间个体差异，手术操作熟练程度以及损伤装置的精密程度等，现有的动物模型还无法准确地控制脊髓损伤的范围和程度。在实验过程中，应综合考虑多种影响因素，根据实验目的选择一种或多种动物模型。

（胡胜利　冯华　胡荣）

参考文献

[1] 顾兵，程翔，金建波，等．脑缺血动物模型及其实验治疗学应用[J]. 中国临床药理学与治疗学，2010，15(9)：1074-1080.

[2] Ginsberg MD. Adventures in the pathophysiology of brain ischemia：penumbra，gene expression，neuroprotection：the 2002 Thomas Willis Lecture [J]. Stroke，2003，34(1)：214-223.

[3] Dijkhuizen RM，Singhal AB，Mandeville JB，et al. Correlation between brain reorganization，ischemic damage，and neurologic status after transient focal cerebral ischemia in rats：a functional magnetic resonance imaging study[J]. J Neurosci，2003，23(2)：510-517.

[4] Hattori K，Lee H，Hurn PD，et al. Cognitive deficits after focal cerebral ischemia in mice [J]. Stroke，2000，31(8)：1939-1944.

[5] 闫峰，吉训明，罗玉敏．多种实验动物脑出血模型的制作[J]. 实验动物科学，2009，26(1)：38-40.

[6] 李俐涛，尹静，张祥建．脑出血模型[J]. 河北医科大学学报，2006，27(5)：498-499.

[7] Qureshi AI，Ling GS，Khan J，et al. Quantitative analysis of injured，necrotic，and apoptotic cells in a new experimental model of intracerebral hemorrhage [J]. Crit Care Med，200，29(1)：152-157.

[8] Rosenberg GA，Mun-Bryce S，Wesley M，et al. Collagenase-induced intracerebral hemorrhage in rats [J]. Stroke，1990，21(5)：801-807.

[9] 高成，陈会荣，刘相轸，等．三种方法制作大鼠蛛网膜下腔出血模型[J]. 中国微侵袭神经外科杂志，2008，13(9)：409-411.

[10] Prunell GF，Mathiesen T，Diemer NH，et al. Experimental subarachnoid hemorrhage：subarachnoid blood volume，mortality rate，neuronal death，cerebral blood flow，and perfusion pressure in three different rat models [J]. Neurosurgery，2003，52(1)：165-176.

[11] Ballard C，Gauthier S，Corbett A，et al. Alzheimer's disease [J]. Lancet，2011，377(9770)：1019-1031.

[12] Games D，Adams D，Alessandrini R，et al. Alzheimer-type neuropathology in transgenicmice overexpressing V717F beta-amyloid precursor protein [J]. Nature，1995，373(6514)：523-527.

[13] Johnson-Wood K，Lee M，Motter R，et al. Amyloid precursor protein processing and A beta42 deposition in a transgenic mouse model of Alzheimer disease [J]. Proc Natl Acad Sci USA，1997，94：1550-1555.

[14] Dodart JC，Mathis C，Saura J，et al. Neuroanatomical abnormalities in behaviorally characterized APP(V717F) transgenic mice [J]. Neurobiol Dis，2000，7：71-85.

[15] Hsiao K, Chapman P, Nilsen S, et al. Correlative memory deficits, Abeta elevation, and amyloid plaques in transgenic mice [J]. Science, 1996, 274 (5284): 99-102.

[16] Takahashi RH, Milner TA, Li F, et al. Intraneuronal Alzheimer abeta42 accumulates in multivesicular bodies and is associated with synaptic pathology [J]. Am J Pathol, 2002, 161: 1869-1879.

[17] Sturchler-Pierrat C, Abramowski D, Duke M, et al. Two amyloid precursor protein transgenic mouse models with Alzheimer disease-like pathology [J]. Proc Natl Acad Sci USA, 1997, 94 (24): 13287-13292.

[18] Van Dam D, D'Hooge R, Staufenbiel M, et al. Age-dependent cognitive decline in the APP23 model precedes amyloid deposition [J]. Eur J Neurosci, 2003, 17: 388-396.

[19] Beckmann N, Schuler A, Mueggler T, et al. Age-dependent cerebrovascular abnormalities and blood flow disturbances in APP23 mice modeling Alzheimer's disease [J]. J Neurosci, 2003, 23 (24): 8453-8459.

[20] Chishti MA, Yang DS, Janus C, et al. Early-onset amyloid deposition and cognitive deficits in transgenic mice expressing a double mutant form of amyloid precursor protein 695 [J]. J Biol Chem, 2001, 276 (24): 21562-21570.

[21] Dudal S, Krzywkowski P, Paquette J, et al. Inflammation occurs early during the Abeta deposition process in TgCRND8 mice[J]. Neurobiol Aging, 2004, 25: 861-871.

[22] Lai AY, McLaurin J. Inhibition of amyloid-beta peptide aggregation rescues the autophagic deficits inthe TgCRND8 mouse model of Alzheimer disease [J]. Biochim Biophys Acta, 2012, 1822 (10): 1629-1637.

[23] Romberg C, Horner AE, Bussey TJ, et al. A touch screen-automated cognitive test battery reveals impaired attention, memory abnormalities, and increased response inhibition in the TgCRND8 mouse model of Alzheimer's disease [J]. Neurobiol Aging, 2013, 34 (3): 731-744.

[24] Herzig MC, Winkler DT, Burgermeister P, et al. Abeta is targeted to the vasculature in a mouse model of hereditary cerebral hemorrhage with amyloidosis [J]. Nat Neurosci, 2004, 7 (9): 954-960.

[25] Herzig MC, Eisele YS, Staufenbiel M, et al. E22Q-mutant Abeta peptide (AbetaDutch) increases vascular but reduces parenchymal Abeta deposition [J]. Am J Pathol, 2009, 174 (3): 722-726.

[26] Jankowsky JL, Fadale DJ, Anderson J, et al. Mutant presenilins specifically elevate the levels of the 42 residue beta-amyloid peptide in vivo: evidence for augmentation of a 42-specific gamma secretase [J]. Hum Mol Genet, 2004, 13 (2): 159-170.

[27] Langui D, Girardot N, El Hachimi H, et al. Subcellular topography of neuronal A-beta peptide in APPxPS1 transgenic mice [J]. Am J Pathol, 2004, 165: 1465-1477.

[28] Minkeviciene R, Rheims S, Dobszay MB, et al. Amyloid beta-induced neuronal hyperexcitability triggers progressive epilepsy[J]. J Neurosci, 2009, 29 (11): 3453-3462.

[29] Oakley H, Cole SL, Logan S, et al. Intraneuronal beta-amyloid aggregates, neurodegeneration, and neuron loss in transgenic mice with five familial Alzheimer's disease mutations: potential factors in amyloid plaque formation [J]. J Neurosci, 2006, 26 (40): 10129-10140.

[30] Eimer WA, Vassar R. Neuron loss in the 5XFAD mouse model of Alzheimer's disease correlates with intraneuronal Aβ42 accumulation and Caspase-3 activation [J]. Mol Neurodegener, 2013, 14 ; 8: 2.

[31] Jawhar S, Trawicka A, Jenneckens C, et al. Motor deficits, neuron loss, and reduced anxiety coinciding with axonal degeneration and intraneuronal Aβ aggregation in the 5XFAD mouse model of Alzheimer's disease [J]. Neurobiol Aging, 2012, 33 (1): 196. e29-40.

[32] Winton MJ, Lee EB, Sun E, et al. Intraneuronal APP, not free Aβ peptides in 3xTg-AD mice: implications for tau versus Aβ-mediated Alzheimer neurodegeneration [J]. J Neurosci, 2011, 31 (21): 7691-7699.

[33] Youmans KL, Tai LM, Kanekiyo T, et al. Intraneuronal Aβ detection in 5xFAD mice by a new Aβ-specific antibody [J]. Mol Neurodegener, 2012, 7: 8.

[34] Ishihara T, Hong M, Zhang B, et al. Age-dependent emergence and progression of a tauopathy in transgenic mice overexpressing the shortest human tau isoform [J]. Neuron, 1999, 24 (3): 751-762.

[35] Zhang B, Higuchi M, Yoshiyama Y, et al. Retarded axonal transport of R406W mutant tau in transgenic mice with a neurodegenerative tauopathy [J]. J Neurosci, 2004, 24 (19): 4657-4667.

[36] Spittaels K, Van den Haute C, Van Dorpe J, et al. Prominent axonopathy in the brain and spinal cord of transgenic mice overexpressing four-repeat human tau protein [J]. Am J Pathol, 1999, 155 (6): 2153-2165.

[37] Probst A, Götz J, Wiederhold KH, et al. Axonopathy and amyotrophy in mice transgenic for human four-repeat tau protein [J]. Acta Neuropathol, 2000, 99 (5): 469-481.

[38] Boutajangout A, Authelet M, Blanchard V, et al. Characterisation of cytoskeletal abnormalities in mice transgenic for wild-type human tau and familial Alzheimer's disease mutants of APP and presenilin-1 [J]. Neurobiol Dis, 2004, 15 (1): 47-60.

[39] Lewis J, McGowan E, Rockwood J, et al. Neurofibrillary tangles, amyotrophy and progressive motor disturbance in mice expressing mutant (P301L) tau protein [J]. Nat Genet, 2000, 25 (4): 402-405.

[40] Götz J, Chen F, Barmettler R, et al. Tau filament formation in transgenic mice expressing P301L tau [J]. J Biol Chem, 2001, 276 (1): 529-534.

[41] Zhang QP, Zhang XG, Sun AY. Truncated tau at D421 is associated with neurodegeneration and tangle formation in the brain of Alzheimer transgenic models [J]. Acta Neuropathol, 2009, 117 (6): 687-697.

[42] Morgan D, Munireddy S, Alamed J, et al. Apparent behavioral benefits of tau overexpression in P301L tau transgenic mice [J]. J Alzheimers Dis, 2008, 15 (4): 605-614.

[43] Schindowski K, Bretteville A, Leroy K, et al. Alzheimer's disease-like tau neuropathology leads to memory deficits and loss of functional synapses in a novel mutated tau transgenic mouse without any motor deficits [J]. Am J Pathol, 2006, 169 (2): 599-616.

[44] Yoshiyama Y, Higuchi M, Zhang B, et al. Synapse loss and microglial activation precede tangles in a P301S tauopathy mouse model [J]. Neuron, 2007, 53 (3): 337-351.

[45] Dumont M, Stack C, Elipenahli C, et al. Behavioral deficit, oxidative stress, and mitochondrial dysfunction precede tau pathology in P301S transgenic mice [J]. FASEB J, 2011, 25 (11): 4063-4072.

[46] Delobel P, Lavenir I, Fraser G, et al. Analysis of tau phosphorylation and truncation in a mouse model of human tauopathy [J]. Am J Pathol, 2008, 172 (1): 123-131.

[47] Santacruz K, Lewis J, Spires T, et al. Tau suppression in a neurodegenerative mouse model improves memory function [J]. Science, 2005, 309 (5733): 476-481.

[48] Berger Z, Roder H, Hanna A, et al. Accumulation of pathological tau species and memory loss in a conditional model of tauopathy [J]. J Neurosci, 2007, 27 (14): 3650-3662.

[49] Yue M, Hanna A, Wilson J, et al. Sex difference in pathology and memory decline in rTg4510 mouse model of tauopathy [J]. Neurobiol Aging, 2011, 32 (4): 590-603.

[50] Rocher AB, Crimins JL, Amatrudo JM, et al. Structural and functional changes in tau mutant mice neurons are not linked to the presence of NFTs [J]. Exp Neurol, 2010, 223 (2): 385-393.

[51] Crimins JL, Rocher AB, Luebke JI. Electrophysiological changes precede morphological changes to frontal cortical pyramidal neurons in the rTg4510 mouse model of progressive tauopathy [J]. Acta Neuropathol, 2012, 124 (6): 777-795.

[52] Fox LM, William CM, Adamowicz DH, et al. Soluble tau species, not neurofibrillary aggregates, disrupt neural system integration in a tau transgenic model [J]. J Neuropathol Exp Neurol, 2011, 70 (7): 588-595.

[53] Yang D, Xie Z, Stephenson D, et al. Volumetric MRI and MRS provide sensitive measures of Alzheimer's disease neuropathology in inducible Tau transgenic mice (rTg4510) [J]. Neuroimage, 2011, 54 (4): 2652-2658.

[54] Perez PD, Hall G, Kimura T, et al. In vivo functional brain mapping in a conditional mouse model of human tauopathy (taup301l) reveals reduced neural activity in memory formation structures [J]. Mol Neurodegener, 2013, 8 (1): 9. Brownlow M, Guang-Yu Yang C, Savalia M, et al. Fractalkine overexpression suppresses tau pathology in a mouse model of tauopathy [J]. Neurobiol Aging, 2013, 34 (6): 1540-1548.

[55] Bhaskar K, Konerth M, Kokiko-Cochran ON, et al. Regulation of tau pathology by the microglial fractalkine receptor [J]. Neuron, 2010, 68 (1): 19-31.

[56] Ludvigson AE, Luebke JI, Lewis J, et al. Structural abnormalities in the cortex of the rTg4510 mouse model of tauopathy: a light and electron microscopy study [J]. Brain Struct Funct, 2011, 216 (1): 31-42.

[57] Oddo S, Caccamo A, Shepherd JD, et al. Triple-transgenic model of Alzheimer's disease with plaques and tangles: intracellular Abeta and synaptic dysfunction [J]. Neuron, 2003, 39: 409-421.

[58] Mastrangelo MA, Bowers WJ. Detailed immunohistochemical characterization of temporal and spatial progression of Alzheimer's disease-related pathologies in male triple-transgenic mice [J]. BMC Neurosci, 2008, 9 (81): 1-31.

[59] Oddo S, Billings L, Kesslak JP, et al. Abeta immunotherapy leads to clearance of early, but not late, hyperphosphorylated tau aggregates via the proteasome [J]. Neuron, 2004, 43 (3): 321-332.

[60] Lewis J, Dickson DW, Lin WL, et al. Enhanced neurofibrillary degeneration in transgenic mice expressing mutant tau and APP [J]. Science, 2001, 293 (5534): 1487-1491.

[61] Zhang QP, Zhang XG, Chen J, et al. Role of caspase-3 in tau truncation at D421 is restricted in transgenic mouse models for tauopathies [J]. J Neurochem, 2009, 109 (2): 476-484.

[62] Pastorino L, Sun A, Lu PJ, et al. The prolyl isomerase Pin1 regulates amyloid precursor protein processing and amyloid-beta production [J]. Nature, 2006, 440 (7083): 528-534.

[63] Sun A, Nguyen XV, Bing G. Comparative analysis of an improved thioflavin-s stain, Gallyas silver stain, and immunohistochemistry for neurofibrillary tangle demonstration on the same sections [J]. J Histochem Cytochem, 2002, 50(4): 463-472.

[64] Zahs KR, Ashe KH. 'Too much good news'-are Alzheimer mouse models trying to tell us how to prevent, not cure, Alzheimer's disease [J] Trends Neurosci, 2010, 33(8): 381-389.

[65] Howlett DR, Richardson JC. The pathology of APP transgenic mice: a model of Alzheimer's disease or simply overexpression of APP [J] Histol Histopathol, 2009, 24: 83-100.

[66] Kitazawa M, Medeiros R, Laferla FM. Transgenic mouse models of Alzheimer disease: developing a better model as a tool for therapeutic interventions [J]. Curr Pharm Des, 2012, 18(8): 1131-1147.

[67] Talesa VN. Acetyl cholinesterase in Alzheimer's disease [J]. Mechanisms of Ageing and Development, 2001, 122(16): 1961-1969.

[68] UraniA, Romieu P, Roman FJ, et al. Enhanced anti-depressant efficacy of signal receptor agonists in rats after chronic intracerebroventricular in fusion of beta-amyloid(1240) protein [J]. Eur J Pharmacol, 2004, 486(2): 151-154.

[69] Stein TD, Anders NJ, Decarl IC, et al. Neutralization of transthyretin reverses the neuroprotective effects of secreted amyloid precursor protein (APP) in APPSW mice resulting in tau phosphorylation and loss of hippocampal neurons: support for the amyloid hypothesis [J]. Neuroscience, 2004, 24(35): 7707-7717.

[70] 陈生弟, 王刚. 帕金森病的实验研究进展[J]. 中华老年医学杂志, 2004, 23(7): 447-449.

[71] Fornai F, Schluter OM, Lenzi P, et al. Parkinson-like syndrome induced by continuous MPTP infusion: Convergent roles of the ubiquitin-proteasome system and α-synuclein [J]. Proc Natl Acad Sci USA, 2005, 102(9): 3413-3418.

[72] Tatton NA, Kish SJ. In situ detection of apoptotic nuclei in the substantia nigra compacta of 1-methy-4-pheny-12, 36-tetrahydropyridine-treated mice using terminal deoxynuceotidyl transferase labeling and acridine orange staining [J]. Neuroscience, 1997, 77(4): 1037-1048.

[73] Przedborski S, Levivier M, Jiang H, et al. Dose-dependent lesions of the dopaminergic nigrostratal pathway induced by intrastriatal injection of 6-hydroxydropamine [J]. Neuroscience, 1995, 67: 631-647.

[74] Debeir T, Ginestet L, Francois C, et al. Effect of intrastriatal 6-OHDA lesion on dopaminergic innervation of the rat cortex and globus pallidus [J]. Exp Neurol, 2005, 193(2): 444-454.

[75] Truong L, Allbutt H, Kassiou M, et al. Developing a preclinical model of Parkinson's disease: a study of behaviour in rats with graded 6-OHDA lesions [J]. Behav Brain Res, 2006, 169(1): 1-9.

[76] 付林, 傅峻峰. 实验性癫痫动物模型的研究进展[J]. 重庆医学, 2008, 37(19): 2237-2239.

[77] Jefferys JG. Models and mechanisms of experimental epilepsies [J]. Epilepsia, 2003, 44(suppl 12): 44-50.

[78] André V, Dubé C, Franois J, et al. Pathogenesis and pharmacology of epilepsy in the lithium-pilocarpine model [J]. Epilepsia, 2007, 48(suppl 5): 41-47.

[79] Grticke I, Hoffmann K, Lscher W. Behavioral alterations in the pilocarpine model of temporal lobe epilepsy in mice [J]. Exp Neurol, 2007, 207(2): 329-349.

[80] 陈风华, 万新, 方加胜, 等. 大鼠液压冲击脑外伤模型的病理学分级研究[J]. 湖南医科大学学报, 2000, 25(2): 194-196.

[81] Lighthall JW, Dixon CE, Anderson TE, et al. Experimental model of brain injury [J]. J Neurotrauma, 1989, 6: 83-94.

[82] Dixon CE, Lyeth BG, Povlishock JT, et al. A influid percussion model of experimental brain injury in the rat [J]. J Neurosurg, 1987, 67: 110-119.

[83] 李力仙, 王天佑, 钟震宇, 等. 自由落体和液压致大鼠脑损伤的对比研究[J]. 中华实验外科杂志, 1999, 16(5): 447-448.

[84] Feeney DM, Boyeson MG, Linn RT, et al. Responses to cortical injury: I. Methodology and local effects of contusions in the rat [J]. Brain Res, 1981, 211(1): 67-77.

[85] 王清华, 徐如祥, 李良平, 等. 大鼠不同程度脑损伤模型的建立[J]. 创伤外科杂志, 2000, 2(1): 42-44.

[86] 夏永智, 林江凯, 冯华. 啮齿类动物脊髓损伤模型的研究现状[J]. 创伤外科杂志, 2006, 8(2): 89-91.

[87] Iseda T, Nish io T, Kawaguchi S, et al. Spontaneous regeneration of the corticospinal tract after transection in young rats: a key role of reactive astrocytes in making favorable and unfavorable cond it ions for regeneration [J]. Neuroscience, 2004, 126(2): 365-374.

[88] Yick LW, Wu W, So KF, et al. Chondroitinase ABC promotes axonal regeneration of Clarkes' neurons after spinal cord injury [J]. Neuroreport, 2000, 11(5): 1063-1067.

[89] Gruner JA. A monitored contusion model of spinal cord injury in the rat [J]. J Neurotrauma, 1992, 9(2): 123-136.

[90] Pearse DD, Lo TP, Cho KS, et al. Histopathological and behavioral characterization of a novel cervical spinal cord displacement contusion injury in the rat [J]. J Neurotrauma, 2005, 22(6): 680-702.

[91] Borgens RB. Cellular Engineering: molecular repair of membranes to rescue cells of the damaged nervous system [J].

Neurosurgery,2001,49(2):370-379.

[92] Joshi M,Fehlings MG. Development and characterization of a novel graded model of clip compressive spinal cord injury in the mouse:Part 1. Clip design,behavioral outcomes,and histopathology [J]. J Neurotrauma,2002,19(2):175-190.

[93] Vanicky I,Urdzikova L,Saganova K,et al. A simple and reproducible model of spinal cord injury induced by epidural balloon inflation in the rat [J]. J Neurotrauma,2001,18(12):1399-1407.

（孙安阳　刘宇　整理编辑）

第九章　造血系统疾病动物模型

Chapter 9　Animal models of hematopoietic system diseases

造血系统疾病是指原发于造血系统或主要累及造血系统的疾病。一般分为红细胞疾病、白细胞疾病和出凝血疾病。由于涉及血液的多种成分，近年来有学者建议，可将造血系统疾病进一步分为：造血干细胞疾病、红细胞疾病、粒细胞疾病、淋巴/组织细胞疾病和血小板病等。造血系统疾病动物模型（animal models of hematopoietic system disease）一般是以化学（如白消安、环磷酰胺、苯等化学物质）、物理（如电离辐射）、生物（免疫介导、逆转录病毒等）以及转基因等方法建立，为研究造血系统疾病的发病机制、探索新型治疗技术和新药研究提供了基本工具。目前已建立动物模型的造血系统疾病包括贫血、白细胞增多症、白细胞减少症、白血病、出血性疾病及血栓性疾病。

第一节　贫血动物模型

Section 1　Animal models of anemia

贫血是造血系统疾病最常见的症状，常见原因为红细胞生成减少，红细胞破坏过多、出血，根据不同发病机制可分为缺铁性贫血、再生障碍性贫血、巨幼细胞贫血和溶血性贫血。目前除巨幼细胞贫血尚未有相应的动物模型外，其他贫血疾病已建立了对应动物模型。贫血动物模型（animal models of anemia）的建模方法如下。

一、缺铁性贫血动物模型（animal models of iron deficiency anemia）

缺铁性贫血（iron deficiency anemia，IDA）是体内用来合成血红蛋白（HGB）的贮存铁缺乏，HGB 合成减少而导致的小细胞低色素性贫血，主要发生于以下情况：①铁需求增加而摄入不足，见于饮食中缺铁的婴幼儿、青少年、孕妇和哺乳期妇女。②铁吸收不良，见于胃酸缺乏、小肠黏膜病变、肠道功能紊乱、胃空肠吻合术后以及服用抗酸和 H_2 受体拮抗剂等药物等情况。③铁丢失过多，见于反复多次小量失血，如钩虫病、月经量过多等。

IDA 是一种多发性疾病，据报道，在多数发展中国家，约 2/3 的儿童和育龄妇女缺铁，其中 1/3 患 IDA，因此，研究 IDA 的预防和治疗具有重要的意义。

【造模机制】

低铁饲料加多次少量放血法造成缺铁性贫血动物模型。

【造模方法】

低铁饲料一般参照美国公职分析化学师协会（AOAC）推荐的低铁饲料配方配制：脱脂奶粉 500g/kg，蛋氨酸 2g/kg，氯化胆碱 2g/kg，玉米油 50g/kg，混合维生素（AIN-76）10g/kg，混合无机盐（AIN-76，不加铁盐）35g/kg，纤维素 5g/kg，葡萄糖（AR）396g/kg。采用 EDTA 浸泡处理以去除饲料中的铁，饲料中的含铁量是诱导 SD 大鼠形成缺铁性贫血模型的关键，现有研究表明，饲喂含铁量 <15.63mg/kg 的饲料 35 天，SD 大鼠出现典型 IDA 表现，而饲喂含铁 40.30mg/kg 的饲料，SD 大鼠出现缺铁，但并不表现贫血症状。建模时一般采用去离子水作为动物饮水，以排除饮水中铁离子的影响。少量多次放血主要用于模拟反复多次小量失血导致的铁丢失，还可以加速贫血的形成。放血一般在低铁饲料饲喂 2 周后进行，常用尾静脉放血法，每次 1~1.5ml，2 次/周。

【模型特点】

模型指标：① HGB≤100g/L；②血象：红细胞体积较正常红细胞偏小，大小不一，中心淡染区扩大，MCV减小、MCHC降低；③血清铁（SI）降低，常小于10μmol/L，血清总铁结合力（TIBC）增高，常大于60μmol/L。

【模型应用】

一般用于防治缺铁性贫血新药药效学研究，适合用于缺铁性贫血发病机制及治疗方面的研究。

二、再生障碍性贫血动物模型（animal models of aplastic anemia）

再生障碍性贫血（aplastic anemia），简称再障，系多种病因引起的造血系统退行性变，红骨髓总容量不断减少，黄骨髓不断增加，造血衰竭，以全血细胞减少为主要表现的一组综合征。再障的发病机制尚未完全阐明，目前存在4种假说：①“种子”学说，有证据表明，再障与患者造血干细胞存在某种内在缺陷有关。②“土壤”学说，有证据表明，再障与患者的造血微环境存在某种缺陷，对造血支持不良有关。③“虫子”学说，有证据表明，免疫反应、药物、病毒损伤造血干细胞可致再障发生。④“遗传”学说，有证据表明再障具有遗传易感性。

（一）化学方法

1. 白消安致骨髓抑制的再障小鼠模型

【造模机制】

利用白消安的骨髓选择性抑制作用，一次性超致死剂量给药或者多次小剂量给药，均可导致造血干细胞、骨髓微环境的抑制，形成再障。

【造模方法】

每天每20g体重1.08mg、0.172mg、0.136mg白消安喂服。并设立对照组，每组小鼠20只，连续喂药后10天作外周血象，CFU-GM和CFU-E体外培养及骨髓、脾、肝、肾的组织学检查。

【模型特点】

该模型小鼠出现进食及饮水量减少、体重减轻，并出现脱水及血液浓缩现象，血小板低于30×10^9/L时易出现内脏出血。出现血细胞减少和骨髓有核细胞降低，建模稳定、实验动物存活率高。

【模型应用】

可供探讨再生障碍性贫血发病机制研究和治疗再生障碍性贫血的新药药效筛选。

2. 苯致骨髓抑制的再障模型

【造模机制】

苯类化学物质进入动物体内后，在骨髓富集（可达血清浓度的20倍），对骨髓有较强的抑制作用，可导致再障。

【造模方法】

纯苯皮下注射，小鼠0.5mg/kg，每日1次，连续2~3周；或大鼠每天置于容积为0.05m^3的密闭罐内，静式吸苯2.5小时，每周6天，共8周，吸入苯的浓度为14.7mg/L。

【模型特点】

造模后，外周血象红细胞、白细胞和血红蛋白均有显著下降；实验动物骨髓粒细胞系均低于正常，幼稚粒细胞比例增高，巨核系也明显下降，骨髓造血细胞增殖能力减弱。

【模型应用】

可供探讨再生障碍性贫血发病机制研究和治疗再生障碍性贫血的新药药效筛选用。

（二）物理方法

【造模机制】

γ射线等高能射线可穿透机体，引起DNA损伤，干扰DNA复制，阻断有丝分裂，对造血干细胞等分裂增殖活跃的细胞有强抑制作用。

【造模方法】

选用8周龄昆明小鼠，雌雄不限。①X射线或^{60}Co-γ射线：小鼠照射剂量3~4Gy，可使造血干细胞数量减少；8~9Gy 可使绝大部分造血干细胞死亡，为致死照射剂量。②^{32}p：小鼠一次静脉 51.8MBq/kg，可造成再生障碍性贫血。

【模型特点】

造模后，外周血象红细胞、白细胞和血红蛋白均有显著下降；实验动物骨髓粒细胞系均低于正常，幼稚粒细胞比例增高，巨核系也明显下降，骨髓造血细胞增殖能力减弱。

【模型应用】

可供探讨放射因素导致的再生障碍性贫血发病机制及防治措施的研究。

(三) 自发性再生障碍性贫血动物模型

【造模机制】

杂交猫具有较高的再生障碍性贫血发生率。

【造模方法】

选用不同种属的猫，将两不同种属的猫进行杂交，其幼仔用于再生障碍性贫血模型的筛选，观察再生障碍性贫血猫的全身表现，外周血象和骨髓造血功能。

【模型特点】

猫的再生障碍性贫血表现为乏力，嗜睡、体重下降；查体时，以贫血症状最为明显，可伴淋巴结和肝脾大；外周血细胞减少，骨髓造血细胞增殖能力减弱。

【模型应用】

由于猫的再生障碍性贫血与人类的相似，可作为自发性再生障碍性贫血的研究模型。同时，猫的再生障碍性贫血可用于骨髓衰竭及其治疗方案机制的研究。

三、溶血性贫血动物模型（animal models of hemolytic anemia）

溶血性贫血（hemolytic anemia）是指红细胞破坏速度超过骨髓造血代偿功能时所引起的一组贫血，具体发生机制有内在缺陷如红细胞膜缺陷，血红蛋白结构或生成缺陷，红细胞酶的缺陷或 O 型的女性与非 O 型男性产下的后代；以及受到化学的、机械的或物理因素、生物及免疫学因素等外来因素影响。目前已建立 β- 地中海贫血和镰状细胞病相应的动物模型。

(一) β- 地中海贫血（β-thalassanemia）鼠模型

β- 地中海贫血是一种常见的造血系统遗传病，β- 珠蛋白基因簇中的缺失或突变导致 β- 珠蛋白肽链合成减少或完全不能合成，从而造成 α- 珠蛋白肽链与 β 肽链的不平衡，出现贫血症状。

【造模机制】

通过基因重组造成小鼠出现 β- 地中海贫血症状。

【造模方法】

在 β654 小鼠受精卵的卵周隙进行显微注射，得到转人类 β- 珠蛋白基因小鼠，通过分析 β654 地中海贫血小鼠的血液学指标和病理学变化，获得 β- 地中海贫血鼠模型。

【模型特点】

该转基因小鼠体内可以合成人类 β- 珠蛋白正常剪接的 mRNA 和蛋白质，并且在 F_0、F_1 和 F_2 三代小鼠间保持稳定的水平。

【模型应用】

慢病毒载体近年来已成功地应用到地中海贫血的基因治疗中，并且被证实能够有效地改善地中海贫血的症状。利用该转基因小鼠模型，观察慢病毒载体介导的基因治疗作用，为临床前的研究提供更多信息。

(二) 镰状细胞病（sickle cell disease，SCD）的转基因小鼠模型

镰状细胞病（SCD）是一个常染色体显性遗传性 Hb 病，因 β- 肽链第 6 位氨基酸谷氨酸被缬氨酸所代替，构成镰状 Hb（HbS），取代了正常的 Hb（HbA）。临床表现为慢性贫血、易感染和再发性疼痛危象以致慢性局部缺血导致器官组织损害。SCD 预后不良，常于儿童期或青春期因并发感染、心衰或脑梗死而致死。

【造模机制】

优势控制区序列(DCR)位于人β-珠蛋白位点侧面，指导人和转基因小鼠红细胞中β-珠蛋白基因的高水平、复制数依赖性表达。当把β-珠蛋白DCR序列与人的α_1-珠蛋白基因连接于转基因小鼠，可得到高水平的表达。因此，有可能通过使用含有β-珠蛋白DCR、人β-和α_1-珠蛋白基因的一种结构，得到比内源性小鼠血红蛋白表达更多的对人血红蛋白(HbA)表达的转基因小鼠系，从而造成α-和β-珠蛋白合成不平衡。

【造模方法】

通过使用人的β-珠蛋白位点优势控制区序列与人的α-珠蛋白基因位点连接于转基因小鼠，可使小鼠红细胞中含有人类HbS。

【模型特点】

小鼠红细胞有83% HbS，但转基因小鼠无溶血性贫血依据，仅有红细胞形态的改变。

【模型应用】

该模型已能对参与了体内镰状细胞形成的因素进行分析，并提供一种临床应用的抗镰状化物质的过筛方法。但小鼠和人类的红细胞大小、循环动力学和微循环的调节不同，如果要建立镰状细胞贫血的动物模型，还有待进一步探索。

第二节 白细胞减少症动物模型

Section 2 Animal models of leukocytopenia

人类白细胞减少症是临床上常见的病症。为了研究该病症的发病规律和筛选有效的升高白细胞药物，可用环磷酰胺、白消安等化学物质，过量X射线、γ射线辐射损伤，细菌、真菌感染和遗传因素来建立白细胞减少症动物模型(animal models of leukocytopenia)。

一、环磷酰胺诱发的白细胞减少症动物模型(animal models of cyclophosphamide induced leukocytopenia)

【造模机制】

环磷酰胺是抗癌药，是实验常用的烷化毒，能使脱氧核糖核酸变性、核分裂停顿，造成白细胞生成减少。

【造模方法】

以小鼠作为实验动物模型，腹腔注射或皮下注射环磷酰胺50~70mg/kg。用生理盐水配成2mg/ml的环磷酰胺溶液，每只小鼠注射0.5ml，即可成功地复制白细胞减少症动物模型。

【模型特点】

早期毒性反应主要有食欲减退、恶心、呕吐、腹泻等胃肠道症状和白细胞下降、免疫抑制等骨髓抑制现象。

【模型应用】

多用于探讨白细胞减少症发病机制，筛选提升白细胞、增强机体免疫作用药物的研究。

二、食物中毒性白细胞缺乏症猫模型(cat models of alimentary toxic aleukia)

【造模机制】

食物中毒性白细胞缺乏症是由于人食用真菌污染的食物引起致死的真菌中毒。人的食物中毒性白细胞缺乏症表现为白细胞进行性减少、贫血、坏死性咽峡炎、发热、出血及脓毒血症。

【造模方法】

用倍半萜(sesquiterpene) T-2毒素(从镰刀菌属的类分支孢菌中分离出来的单端孢菌素)胶囊，每48

小时给健康猫口服 0.08mg/kg，直至发病，建立食物中毒性白细胞缺乏症的猫模型。

【模型特点】

初期伴有轻度白细胞增多，随后是严重的进行性白细胞减少。伴有全身软弱无力、便血、后腿共济失调、呕吐、厌食、脱水、体重减轻。

【模型应用】

猫是一种较大的实验动物，可用来充分评价食物中毒性白细胞缺乏症的药理学、病理学、血液学、生物化学、免疫学及临床方面的问题。但是，小鼠、大鼠、豚鼠、兔、犬、猪、绵羊、家禽、牛、马等均不能建立食物中毒性白细胞缺乏症的动物模型。

三、周期性粒细胞减少症犬模型（dog models of cyclic neutropenia）

人类周期性粒细胞减少患者，病程迁延多年，周期有规律。常隔 21 天（14~25 天）发作一次，每次持续约 1 周，发作时有全身不适、头痛、感染、发热，婴儿患者病死率高。

【造模机制】

犬的周期性粒细胞减少是一种遗传性疾病，为常染色体隐性遗传。骨髓造血细胞周期性成熟受阻。

【造模方法】

通过观察发病犬粒细胞计数的变化及其体表特征来建立周期性粒细胞减少症犬模型。

【模型特点】

犬的红细胞与粒细胞成熟同时受阻，由于周围血红细胞寿命长，其成熟中断期相对较短，因此，不表现为红细胞的减少；犬的中性粒细胞平均寿命仅 10 小时，当骨髓粒系造血细胞成熟中断时，骨髓储存的粒细胞迅速释放入血而耗尽。随后粒细胞严重减少，为 $(0\sim100)\times10^5$/L。每隔 9~13 天发作一次，每次持续 2~5 天。伴严重感染，待粒细胞恢复后 1~3 天感染消失。多数病犬寿命仅 1~2 岁，尸体解剖可见内脏与淋巴组织中有淀粉样物质沉积。

【模型应用】

患犬症状与人相似，但并发症更多、更严重，死亡更早。该模型可以用来更好地研究人周期性粒细胞减少症。

四、^{60}Co-γ 射线辐射建立小鼠白细胞减少症模型

【造模机制】

人类在自然条件下受到天然和辐射的影响常引发白细胞减少等病理现象，在临床上放疗也是治疗肿瘤的主要方法之一，但放疗的主要副反应为骨髓抑制，从而导致外周血白细胞计数下降。

【造模方法】

小鼠 32 只，雌雄各半，分为 4 组：ICR 小鼠雌性组、ICR 小鼠雄性组、C57BL/6J 小鼠雌性组和 C57BL/6J 小鼠雄性组，每组 8 只。自眼眶静脉丛取全血 20μl，测定正常小鼠外周血白细胞总数后，采用 ^{60}Co-γ 射线一次性全身照射小鼠，源皮距为 1.5m，照射剂量为 5Gy，照射后第 3 天测定外周血白细胞总数。

【模型特点】

该模型显示，无论雄性还是雌性 ICR 小鼠的正常白细胞数量均极显著低于 C57BL/6J 小鼠。观察辐射对于不同性别的影响，结果表明雄性 C57BL/6J 小鼠在照射后第 3 天白细胞数量显著高于其雌性小鼠，提示雄性 C57BL/6J 小鼠耐辐射能力可能强于雌鼠。通过动态观察小鼠照射后白细胞数量的变化，发现在 5Gy 的照射剂量下，小鼠的白细胞数量随时间持续降低，而且随时间推移小鼠出现被毛蓬松，活动减少，食欲减退、体重滞长等症状，至第 5 天 ICR 小鼠有死亡现象发生。

【模型应用】

该模型为研究白细胞减少症提供了一个实验动物模型。如仅以白细胞和血小板的减少作为考察指标，3.0Gy 的照射剂量即可达到造模要求，但要从全血细胞减少的角度来看，同时观察药物对 RBC 的影响，照射剂量至少需要 3.5Gy，且动物性别以雄性为宜，采血时间可选取照射后第 3、7、10 和 14 天。

第三节　白细胞增多症动物模型

Section 3　Animal models of leukoblastosis

成人外周血白细胞计数 >10×10^9/L 称为白细胞增多。白细胞的生成、释放和代谢存在一个自身平衡的机制。骨髓内生成、释放的白细胞增多，贴壁白细胞离开血管壁，白细胞进入组织受阻等因素，均可造成循环中白细胞增多。常见的为中性粒细胞增多，其次为淋巴细胞增多，嗜酸性粒细胞和嗜碱性粒细胞增多少见，临床多见于感染、类白血病反应、外伤、急性心脑血管疾病以及药物等多种因素。目前已建立了犬、兔及大鼠白细胞增多症动物模型（animal models of leukoblastosis）。

【造模机制】

给动物皮下注射桂皮酸钠、肾上腺素、己酸羟孕酮、腺嘌呤、鸟嘌呤、脱脂牛奶或口服炔雌醇等时，可使外周血液中白细胞计数明显增高并能维持一定时间。这些药物有升高白细胞作用，一般认为是通过刺激造血组织，使白细胞产生增多，或者使体内血液重新分配，使贮血器官释放出更多的血液，从而致外周血液中白细胞增多。

【造模方法】

1. 犬模型　选正常犬，经一段时间驯养后，于臀部皮下注射 1.5~3.0mg/kg 的桂皮酸钠溶液（苯丙烯酸钠，$C_6H_5CH_2COONa$），每天 1 次，共 5 次。或使犬口服（灌胃）炔雌醇（此药为雌激素，作用比己烯雌酚强 20 倍）。第 1 次给药量为 1.25mg/kg，第 2~4 次给药量为 0.5mg/kg，每天 1 次，共 4 次。

2. 兔模型　在健康家兔身上，以核酸的水解产物双鸟嘌呤间偶氮苯甲酸钠，每天按 1.5mg/kg 的剂量皮下注射，连续 3 天。或按 0.4~0.5mg/kg 的剂量给家兔皮下注射肾上腺素造模。

3. 大鼠模型　按 1ml/100g 的剂量每天给大鼠皮下注射无菌脱脂牛奶，注射次数可根据实验需要进行。

【模型特点】

1. 犬模型　一般在皮下注射桂皮酸钠 1 次后的第 2 天就有白细胞计数升高的趋势，注射 5 次后，可促使白细胞计数显著升高。动物注射桂皮酸钠后，体重及体温无变化，行为也无异常。犬口服炔雌醇 4 次后，可使外周白细胞计数升高 150%~200%，并能维持此水平达 7 天左右。

2. 兔模型　皮下连续 3 次注射双鸟嘌呤后，可使家兔的白细胞急增到原有数的 300%~400%。停止注射后，经过 5~6 天白细胞计数可恢复正常。家兔皮下注射肾上腺素后可使白细胞增加到原有数的 200%~400%，在这些白细胞增多的过程中，可见到有时相性变化。

3. 大鼠模型　皮下注射无菌脱脂牛奶 2~3 次后，便出现白细胞增多，为原来的 5 倍以上，并且经过 20~25 天仍不下降（需继续注射牛奶），但是此时会发生脾脏及肾脏的淀粉样变，尿中出现蛋白，发生腹泻，动物高度消瘦等。

【模型应用】

该模型主要用于探讨白细胞增多症的发生机制，适于造血型放射病和其他白细胞减少症的实验治疗研究。

第四节　白血病动物模型

Section 4　Animal models of leukemia

白血病是一种造血系统的恶性疾病。根据不同分类方法，可有数十种类型。本节根据临床分类法分为急性白血病，慢性白血病。急性白血病又分为急性淋巴细胞白血病和急性非淋巴（髓）细胞白血病（M0-M7）。绝大多数急性白血病可以用化学（如烷化剂）、物理（如电离辐射）、生物（如逆转录病毒）以及转基因方法，在不同动物（小鼠、豚鼠、大鼠、猫、牛、长臂猿等）诱发，从而建立相应动物模型。白血病动物模型（animal models of leukemia）的建模方法如下。

一、急性淋巴细胞白血病动物模型（animal models of acute lymphoblastic leukemia）

急性淋巴细胞白血病是一种进行性恶性疾病，其特征为大量的类似于淋巴母细胞的未成熟白细胞，即原始的淋巴细胞所代替，而正常造血功能受到抑制，表现为贫血，血小板减少和粒细胞减少，同时可出现髓外浸润的表现。主要分为 T 淋巴细胞白血病（T-ALL）和 B 淋巴细胞白血病（B-ALL）。现有急性 T 淋巴细胞白血病小鼠模型和急性 B 淋巴细胞白血病裸鼠模型。

（一）急性 T 淋巴细胞白血病动物模型（animal models of T lymphocytic leukemia）

【造模机制】

该病由白血病病毒诱发。

【造模方法】

1965 年，由中国医学科学院血液研究所用津 638 病毒诱发的昆明小鼠白血病组织的无细胞提取液，皮下注射给新生 615 小鼠，经 81 天潜伏期，取一只患白血病小鼠，用生理盐水制备脾细胞悬液（25%），皮下注射给 4 只成年 615 小鼠，均发生白血病，平均存活时间为 29.7 天，以患病小鼠的脾脏为瘤源，在 615 小鼠连续移植传代，能百分之百发病，且存活时间逐渐缩短，达 30 代后建成稳定的白血病模型，称 L615 白血病。

【模型特点】

L615 小鼠存活时间为（6.7±1.2）天，除皮下接种外，腹腔接种亦可百分之百发病，存活时间稍短，但无腹水形成。L615 小鼠白血病对各类抗肿瘤药物有不同程度的敏感性。在 7 种抗代谢类药物中，6 种有明显疗效，如 6- 巯基嘌呤、5- 氟尿嘧啶和 5- 氟尿嘧啶核苷可使 40% 以上的动物存活 1 个月以上；16 种烷化剂中，14 种有明显疗效，其中环磷酰胺等 9 种药物可使部分动物存活 1 个月以上。

【模型应用】

L615 T 细胞白血病小鼠的脾细胞悬浮体外培养还建立了 L615 T 细胞白血病细胞系，可在体外长期传代培养，亦可长期冷冻保存备用。L615 T 细胞白血病小鼠，亦是我国自己建立的 T 细胞白血病小鼠动物模型。它是人类 T 细胞白血病发病机制、药物筛选及药效、预后等研究的很好的动物模型。在此基础上建立了我国特有的小鼠白血病模型系统，如 L7212、L7710、L7711、L759、L7811 等均为 T 淋巴系统白血病。

（二）急性 B 淋巴细胞白血病动物模型（animal models of B lymphocytic leukemia）

【造模机制】

Nalm-6 是急性人 B 淋巴细胞系白血病细胞株，在普通的 RMPI-1640 培养基中容易生长，繁殖快，恶性度高，能引起弥散性疾病，可移植入裸鼠或 SCID 小鼠。

【造模方法】

（1）用无菌 PBS 液将环磷酰胺浓度调整到 10mg/ml，腹腔注射环磷酰胺每只 2mg，连续注射 2 天；24 小时后，收集处于对数生长期的 Nalm-6 细胞，1000r/min 离心 5 分钟后，悬浮于无菌 PBS 中，调整细胞密度至 2.5×10^7/ml，尾静脉注射 5×10^6 个 / 只（200μl）。

（2）每隔 1~2 天观察小鼠症状，以后肢出现瘫痪为发病标准，记录小鼠发病和死亡日期。

（3）待小鼠濒死时，颈椎脱臼法将其处死，立即取小鼠的肝、脾、肺、心脏、肾、肠、脑组织、骨髓、胰腺、睾丸、卵巢等，经 10% 中性甲醛溶液固定脱水、透明、浸蜡、包埋，制成石蜡切片，H-E 染色后在光镜下观察各组织肿瘤细胞的浸润情况。

【模型特点】

小鼠尾静脉注射 5×10^6 个肿瘤细胞后，（19.4±0.55）天后肢行动迟缓，而且迅速发展为双后肢瘫痪，随着病情进展，小鼠严重消瘦，体重从发病前的 19.8g 下降到 12.7g，并伴有脊柱侧弯、弓背，呈恶病质，直至死亡。平均死亡时间(24.75±0.87)天；与正常小鼠组织切片相比，白血病小鼠的肝、脾、肾、脑膜、脑实质、卵巢、肺都有肿瘤细胞浸润，细胞呈团块状生长，形成结节，有的呈弥漫性生长，其中以肝、脾、脑膜、脑实质浸润最明显，小鼠部分肝脾组织出现坏死，而心肌、胃、小肠、结肠黏膜下层未发现肿瘤细胞。

【模型应用】

该模型可用于抗体治疗、分子靶向治疗及其作用机制的前期实验研究。

二、急性非淋巴(髓)细胞白血病动物模型(animal models of acute myelocytic leukemia)

(一) 粒单核细胞白血病(WEHI-3)小鼠模型(animal models of myelomonocytic leukemia)

【造模机制】

用矿物油注入小鼠体内，造成产生白血病的体内环境。

【造模方法】

7 周龄雄性 BALB/c 小鼠 18 只，腹腔注射医用液体石蜡 0.4ml，11 周龄与 15 周龄时各重复注射一次。在 7 周龄与 14 周龄之间，皮下注射丙酸睾酮 0.01mg(溶于 0.05ml 橄榄油中)，每周 5 次，17 周龄时再皮下注射睾酮 0.25mg 一次。其中 11 只小鼠发生肿瘤，第一批是在 6 月龄时(即停止注射液体石蜡 2 个月后)发生肿瘤，其余是在 9~15 月龄间发生。这种肿瘤称为 WEHI-3。从原代粒 - 单核细胞白血病小鼠取数个实体瘤制备单细胞悬液，移植传代给 8 只受体小鼠。全部发生肿瘤。移植后 17~21 天，取其中的 4 只小鼠脾细胞悬液再移植传代，每种悬液注入 4 只受体小鼠，每组小鼠继续移植传代，头 3 次的移植传代时间为 20 天，以后的传代时间则为 14 天。获得 4 个亚系即为 WEHI-3A、B、C、D。A 亚系：绿色白血病，当粒细胞达 50% 以上时，其绿色是由于髓过氧化物酶与内颗粒结合所致，与原代肿瘤一样，有 40 条染色体。B 亚系：非绿色白血病、39 条染色体，在体外培养能形成集落。C 亚系：非绿色白血病。40 条染色体。D 亚系：绿色白血病，为四倍体核型。其核型在移植传代过程中可发生变化，如 B 亚系，第 2、第 3 次移植传代时，39 条染色体有 1 条具有近端着丝粒的标记染色体，而在第 14~15 次移植传代之间就变成中间着丝粒的标记染色体，在移植过程中患粒 - 单核细胞白血病的 BALB/c 小鼠血象与骨髓象均有变化。

【模型特点】

急性粒 - 单核细胞白血病以骨髓或(和)外周血中同时出现原始髓系细胞分化而来的原幼粒系和单核系两种幼稚细胞为特征。与同龄同体重正常的 BALB/c 小鼠比较，该模型在移植 1~3 代后，每根股骨骨髓有核细胞计数减少 50% 左右，分类计数发现 40%~50% 的粒细胞和单核细胞是大的嗜碱性粒细胞，而小淋巴细胞及有核红细胞所长比例明显减少。此外，血清、尿及肿瘤细胞中溶菌酶的含量都很高，正常小鼠血清溶菌酶含量为(13.8±1.0) μg/ml，尿含量极微；患粒 - 单核细胞白血病的小鼠溶菌酶含量，血清为(146.5±9.4) μg/ml，尿中为(225±4.5) μg/ml，肿瘤细胞悬液的溶菌酶含量，WEHI-3 细胞比其他肿瘤高 40 倍以上。在人类单核细胞白血病和粒 - 单核细胞白血病患者，血清溶菌酶含量为 40~180μg/ml(正常值为 5~7μg/ml)，尿中为 20~180μg/ml(正常值为 0~2μg/ml)，这与小鼠动物模型一致。

【模型应用】

该模型为人类单核细胞白血病和粒 - 单核细胞白血病的研究提供了一个有用的实验动物模型，已用于体外琼脂培养中正常造血细胞集落形成与白血病细胞集落形成的比较研究，也可用于体内脾集落形成的研究。从相应的四个亚系粒 - 单核细胞白血病小鼠，已建立了 WEHI-3A、B、C、D，能在体外培养中长期传代与冷冻保存，至今仍在继续使用。

(二) 人慢性粒细胞白血病小鼠模型

【造模机制】

目前建立人慢性粒细胞白血病动物模型的方法主要有 3 种，包括用慢性粒细胞白血病细胞种植免疫缺陷鼠(SCID 或 NOD/SCID)、用表达 P210bcr/abl 逆转录病毒载体转染小鼠骨髓细胞并移植入正常鼠体内和构建 bcr/abl 转基因鼠。

【造模方法】

免疫缺陷小鼠 - 人慢粒白血病模型：采用人 CML 细胞（1×10^8 细胞 / 只）输入人 GM-CSF 转基因 SCID 鼠体内。

用表达 P210bcr/abl 逆转录病毒载体转染小鼠骨髓细胞并移植正常鼠：分离雌性 BALB/c 小鼠的骨髓细胞，用表达 bcr/abl 融合基因的 MSC 逆转录病毒载体转染，筛选后注入到 5 只 6~12 周龄经致死剂量（900cGy）照射的同源雄性 BALB/c 小鼠体内，小鼠出现 CML 相关症状以及急性淋巴细胞白血病。

bcr/abl 转基因小鼠模型：用小鼠的 Tec 基因的启动子序列（–1948 至 +22）作为调节序列，制备转基因载体。

【模型特点】

免疫缺陷小鼠 - 人慢粒白血病模型：而在转人 GM-CSF 基因的 SCID 小鼠体内 6 周后，CML 细胞数量可达到高峰。

用表达 P210bcr/abl 逆转录病毒载体转染小鼠骨髓细胞并移植正常鼠：外周血白细胞显著增多，脾大，bcr/abl 融合蛋白大量表达。但用这种方法构建的 CML 动物模型与人 CML 还有一些差异，如大多数 CML 模型鼠往往在短期内迅速死亡，没有经历类似于人 CML 的慢性期，而且肺部出血现象很明显，这在人类 CML 很少见。

bcr/abl 转基因小鼠模型：粒细胞异常增生、高血小板血症，经一定时间后部分转基因鼠发生骨髓增殖综合征（MPD），部分表现为急性白血病。

【模型应用】

CML 动物模型的研究发展迅速，分子遗传学和分子生物学技术的进步使我们有可能制备出更加完善的 CML 动物模型，用于对 CML 发病机制的研究和有效治疗方法的探索。

第五节　出血性疾病动物模型

Section 5　Animal models of hemorrhagic disease

出血性疾病种类很多，根据参与止血机制的系统可分为血管因素的异常、血小板因素的异常、凝血系统的异常以及纤溶系统的异常。目前，特发性血小板减少性紫癜，急性弥散性血管内凝血及获得性血友病 A 已有相应的动物模型。出血性疾病动物模型（animal models of hemorrhagic disease）的建模方法如下。

一、特发性血小板减少性紫癜动物模型（animal models of idiopathic thrombocytopenic purpura）

特发性血小板减少性紫癜（ITP）是一种自身免疫性出血性疾病，以广泛皮肤黏膜、内脏出血，血小板减少，骨髓巨核细胞计数正常或增加伴成熟障碍，并缺乏任何原因包括外源性或继发性因素为特征，故又称之为自身免疫性血小板减少性紫癜。现有相应的兔和小鼠模型。

【造模机制】

用含抗血小板抗体的血清注入实验动物，注入的抗血小板抗体与相应抗原发生反应，使动物体内血小板消耗而导致血小板数量减少。

【造模方法】

1. ITP 兔模型

(1) 采用新西兰白兔，雄雌均可，体重 2~4kg；豚鼠，大于 3 月龄均可，雌雄不拘。

(2) 豚鼠抗兔血小板血清的（GP-APs）制备：用苯巴比妥钠（30mg/kg）从耳缘静脉注射麻醉兔，按 6∶1（V/V）从兔颈动脉取全血与酸性枸橼酸右旋糖（acid citrate dextrose，ACD）混合，pH 4.5，经离心，分离血小板并洗涤，用生理盐水稀释制成混悬液。用上述血小板混悬液（10^9 个血小板）注入豚鼠腹腔，此后每间隔

1个月注射一次，连续2次，共注射3次（3×10^9个血小板）。末次注射后的第6天，从豚鼠心脏穿刺取血，离心后取上层血清，随即分别用等量1∶1（V/V）兔压紧红细胞和洗涤过的兔淋巴细胞各吸附血清一次，用生理盐水稀释，即为豚鼠抗兔血小板抗血清，分装后储存于−70℃冰箱待用、按ELISA法和放射免疫沉淀法检测抗血清效价。

（3）兔ITP模型的建立

1）急性短期兔ITP模型：苯巴比妥钠麻醉兔，插入颈动脉套管后。耳缘静脉注射豚鼠抗兔血小板血清（根据抗血清效价与降血小板之间的量效关系，确定抗血清的注射量）。间隔15分钟，从颈动脉套管取全血注入装有EDTA的管内做血小板计数，在注射后的90分钟，再从颈动脉套管取血，置于装有ACD的试管内，测定血小板结合的免疫球蛋白（platelet associated IgG，PA IgG）。

2）慢性持续性兔ITP模型：方法同上，于0、1、2、4、6、8天分别从耳缘静脉注射豚鼠抗兔血小板血清（GP-APS）。在末次注射后分别在15分钟和90分钟取血做血小板计数及检测PA IgG，GP-APS的注射量和次数可根据血小板计数的结果进行调整。

2. ITP小鼠模型

（1）采用BALB/c小鼠，8周龄，体重18~22g，雌雄均可；豚鼠大于3月龄，雄雌不拘。

（2）豚鼠抗小鼠血小板抗血清的制备

1）BALB/c小鼠乙醚麻醉后，从心脏取全血置于EDTA-Na_2抗凝管内，分离血小板并洗涤，用生理盐水稀释成混悬液。

2）取上述血小板混悬液，分别与等量完全弗氏佐剂和不完全弗氏佐剂混合成油包水状。制备抗原，取含弗氏佐剂抗原于0周注射豚鼠足掌、背及腹部皮下至少4点；取含不完全弗氏佐剂抗原，分别于1、2、4周注射于豚鼠足掌、背及腹部皮下，每次至少4点，第5周从豚鼠心脏取不抗凝全血，离心后取上层血清，即为豚鼠抗小鼠血小板抗血清（GP-APS）。随后用BALB/c小鼠红细胞吸附至少两次，用生理盐水稀释成不同浓度的GP- APS。储存于−20℃冰箱待用。

参照ELISA法，可用国产冻干酶联A蛋白纯品代替碱性磷酸酶蛋白A酶标抗体，检测抗血清效价。

（3）ITP小鼠模型的建立

1）急性短期ITP模型：于BALB/c小鼠腹腔内注射抗血清（100μl），造成小鼠一过性血小板减少。

2）慢性持续性ITP模型：于0、1、2、4、6天分别于小鼠腹腔注射APS，每次100μl，造成小鼠慢性持续性血小板减少。

【模型特点】

兔和小鼠免疫性血小板减少性紫癜的共同特征是：①抗血小板血清注入动物后，可引起血小板计数显著减少和PA IgG水平升高，二者呈负相关；②PA IgG升高水平与注入抗血小板血清的量以及血小板减少的严重性在一定范围内呈正相关，即注入的抗血清越多，PA IgG升高越多，血小板减少程度越严重；③血小板的寿命缩短；④伴有发热、紫癜及止血障碍等。这些特征与人类ITP患者是相似的。其他方法如用ADP、白消安、环磷酰胺、γ射线照射等均能引起血小板减少，PA IgG水平正常。

【模型应用】

采用免疫法建立的兔或小鼠的血小板减少模型优于其他方法，这对于人类ITP发病机制的研究、抗血小板减少新药物的筛选更有意义。

二、急性弥散性血管内凝血动物模型（animal models of acute disseminated intravascular coagulation）

【造模机制】

血液系统的凝血功能与抗凝血功能的平衡紊乱是弥散性血管内凝血（DIC）的主要发病机制。临床上，重度感染是导致DIC的常见原因。本实验使用内毒素造成动物的全身性Schwartzman反应，即通过两次注入家兔体内肠伤寒菌的培养液，破坏家兔血液系统的凝血功能与抗凝血功能平衡，诱导DIC发生。

【造模方法】

兔，雌雄不限。①全身性 Schwartzman 反应：按 25~200mg/kg 剂量将大肠埃希菌内毒素(或 100~200mg/kg 剂量的沙门菌内毒素)从耳缘静脉缓慢注入家兔体内，间隔 21~24 小时一次，共 2 次；②内毒素持续注入法：苯巴比妥钠麻醉家兔后，在其耳缘静脉内插入导管，以 30~50μg/(kg·h)速度注入内毒素，连续 10~14 小时。观察家兔 DIC 临床全身表现，外周血小板计数、凝血时间等。

【模型特点】

1. 全身性 Schwartzman 反应　家兔全身各器官的细小血管内一过性地出现血纤维蛋白，所以能够观察到血栓的形成过程和机体的反应变化，即在第一次静脉注射后 3 小时开始在肝、脾、肺出现少量血栓；在第二次注射后 3 小时开始在肾和淋巴结出现大量血栓，其次在脑、消化道、胰腺、生殖器、眼、心脏的小血管里出现程度不同的血栓，自第二次注射后 10 天起，血栓开始减少，肝脏内血栓持续 16 小时左右，其他部位血栓在 4 天内消失。外周血小板计数下降，凝血时间延长。伴有皮下出血。

2. 内毒素持续注入后血栓形成增强　采用此法可使内毒素遍及循环血量少的脏器和处于休克状态的肾小球，与全身性 Schwartzman 反应相比，血栓形成能力增强。在注毒后 6 小时左右出现肾的血纤维蛋白性血栓，终止注射后 24 小时，血栓几乎全部消失，血小板数量直线下降，6 小时左右纤维蛋白原减少 2/3。同时，伴有皮下表现。

【模型应用】

用于探讨 DIC 发病机制及其防治措施和药物的效果评价研究，也可以用于进行菌种和制剂毒性的差异性研究，内毒素对各种属动物致死量、靶器官的研究，以及动物对内毒素感受性的差异性研究。

三、获得性血友病 A 动物模型(animal models of acquired hemophilia A)

血友病 A (hemophilia A)又名甲型血友病，是一种 X 染色体连锁的机体出血紊乱性遗传病。其致病机制是由于编码凝血因子Ⅷ(简称 FⅧ)的基因先天性异常而导致的凝血因子Ⅷ缺乏或功能缺陷。在人群中每 5000~10 000 名男性就有一个血友病 A 患者，且没有种族和地域的差异，其中约 1/3 是由于基因自发突变引起的。血友病 A 患者的临床特点是多数患者自幼即有自发出血、外伤或手术后出血不易停止的倾向。目前临床上治疗血友病 A 患者的方法主要是蛋白替代疗法，即给患者输注新鲜血浆、FⅧ冷沉淀制剂或从血浆中纯化的凝血因子Ⅷ浓缩剂，最近也出现了基因重组 FⅧ产品，用于代替凝血反应时所需的凝血因子。

【造模机制】

输注获得性血友病 A 患者血浆入健康新西兰兔体内。

【造模方法】

1. 兔模型　输注获得性血友病 A 患者血浆入健康新西兰兔体内，测定注射血浆前 30 分钟及注射血浆后 30 分钟、60 分钟、90 分钟、120 分钟时间点兔血浆活化部分凝血活酶时间(APTT)，观察获得性血友病 A 患者体内 FⅧ抑制物对兔血浆 APTT 值的影响，以等量正常人血浆注入新西兰兔作为对照。

2. 小鼠模型　利用构建的含 B 区缺陷的 FⅧ cDNA 腺病毒载体 Av1ALH81 造成凝血因子 FⅧ缺乏形成获得性血友病 A 小鼠模型。

【模型特点】

血浆 APTT 明显延长。

【模型应用】

基因治疗无疑给血友病 A 的治疗带来新的思路和途径，并为彻底治愈带来曙光，将是血友病 A 治疗史上的革命。尽管目前还没有研究报道在较大的动物模型上获得成功，但是已经能够在一些小动物模型上获得持续表达治疗水平的凝血因子 FⅧ。不难想象，在不久的将来，如果能有更有效的动物模型和转移载体，提高转化效率，并最终能进行定点基因修复，基因治疗将成为除输注凝血因子蛋白外的另一种行之有效的治疗血友病 A 的途径。

第六节 血栓性疾病动物模型

Section 6 Animal models of thrombotic disease

血栓性疾病是一类常见的严重疾病。由血栓形成和血栓栓塞两种病理过程所引起的疾病称之为血栓性疾病。按血栓的组成成分可分为白色血栓、红色血栓、混合血栓和透明血栓，按其形成的部位分为动脉血栓、静脉血栓、心房室血栓和微血管血栓。根据其发生方式建立了以下血栓性疾病动物模型（animal models of thrombotic disease）。

一、动 - 静脉旁路血栓形成动物模型

【造模机制】

采用聚乙烯管连接大鼠一侧颈总动脉和对侧颈外静脉形成旁路血流。在聚乙烯管中段放置一段丝线或铜圈，当血流通过时，血小板接触丝线或铜圈粗糙面即贴附于丝线上，发生脱颗粒反应，释放内容物 ADP、5-HT、TXT_2 等活性物质，促进血小板聚集于丝线表面，先形成血小板血栓，后有纤维蛋白形成，网罗大量红细胞则形成红色血栓。

【造模方法】

选用 SD 大鼠，雌雄不限，体重 200~250g。

1. 动 - 静脉旁路丝线法　20% 乌拉坦腹腔注射麻醉动物（1.2g/kg），将大鼠背部固定于 37℃恒温解剖台上。分离右颈总动脉和左颈外静脉，在 3 段聚乙烯管中段放一根长 5cm 的 4 号手术丝线，将肝素生理盐水溶液（50U/ml）充满聚乙烯管管腔，将管两端分别插入右颈总动脉和左颈外静脉以形成瘘管，立即放开动脉夹，准确计时 15 分钟，中断血流，迅速取出丝线称重，总重量减去丝线重量即血栓湿重，按公式［抑制率 =（对照组血栓重 – 给药组血栓重）/ 对照组血栓重 ×100%］计算血栓重量形成抑制率。也可以迅速取出丝线除掉浮血后，以精密电子天平称重，减去丝线重量即为血栓湿重。将血栓放入平皿，置于 60℃烘箱中干燥 4 小时，冷却后称重，即为血栓干重。

2. 动 - 静脉旁路铜圈法　戊巴比妥钠（30~40mg/kg），腹腔注射麻醉大鼠，仰卧外固定，分离右颈总动脉和左颈外静脉。在聚乙烯管中段放一长 8cm 已称重的铜丝，铜丝一段绕成 5 小圈。以肝素生理盐水溶液（50U/ml）充满聚乙烯管。聚乙烯管的一端插入左颈外静脉后，由聚乙烯管准确注入肝素抗凝，后再将聚乙烯管另一端插入右颈总动脉。开放血流 15 分钟后中断血流，迅速取出铜丝称重，总重量减去铜丝重量即得血栓湿重。

【模型特点】

放置一段丝线或铜圈，先形成血小板血栓，后有纤维蛋白形成，网络大量红细胞形成红色血栓。

【模型应用】

通过检测血栓干重和湿重，血栓形成抑制率可探讨血栓形成机制和评价抗血栓形成与溶栓药物的药效和作用机制研究。

二、电刺激血栓形成动物模型

【造模机制】

用电刺激大鼠颈总动脉，造成局部血管内膜损伤，激活内源性凝血系统，同时释放组织凝血因子，从而激活外源性凝血系统，导致血栓形成。用 1.5mA 的直流电连续刺激颈总动脉，使血管内膜损伤，胶原组织暴露。同时受损伤的血管内皮前列环素 I_2（PGI_2）的合成和释放减少，致使血小板在损伤部位聚集，逐渐形成混合型血栓。当血栓堵塞颈总动脉血流时，则颈动脉远心端温度突然下降，此时安放在远心端血管的传感器感受到血管表明的温度变化，仪器自动报警。时间显示出从刺激开始到温度突然下降所需时间，称为闭塞时间 OT 值，即血栓形成时间。

【造模方法】

选用 SD 大鼠，雌雄不限，体重 250~350g。将大鼠用戊巴比妥钠（50mg/kg）腹腔注射麻醉，仰卧位固定，颈部切口，分离右侧颈总动脉，在动脉近心端放温度传感器。打开仪器开关，以 1.5mA 的直流电刺激动脉 7 分钟使该部位动脉内皮受损，动脉管腔内血栓逐渐形成。当血流完全阻断时，远端温度突然下降，仪器报警，同时显示动脉阻塞时间，即 OT 值。OT 值越短表示越容易形成血栓。如做溶栓药物筛选实验，待血栓形成后，消毒缝合，清醒后给药，连续给药 3~4 天，末次给药 1 小时后，将大鼠麻醉，手术分离被刺激侧颈总动脉，动脉放血后小心完整剪下含血栓部位动脉段，放入 50% 甲醛溶液中固定并测定血栓长度和血栓重量。血栓重量 = 血栓和血管壁的总重 − 同样长度的血管壁重。实验主要观察指标为血栓形成时间（OT 值）、血栓重量、血栓长度或血栓横切面占血管腔面积的百分比。

【模型特点】

凡有抗血栓形成作用的药物，无论作用于任何环节，均可使 OT 值延长。溶栓实验则观察血栓重量、长度或血栓横切面占血管腔面积的百分比。

【模型应用】

用于研究血栓形成机制和评价抗血栓与溶栓药物的药效和作用机制研究。

三、急性肺血栓栓塞症动物模型

【造模机制】

静脉注射胶原蛋白与肾上腺素的混合血栓诱导剂，可致动物血液黏度增加，并处于应激状态，促使肺血栓形成；或将自体血加凝血酶后形成的纤维蛋白原制备的自体血栓，由股静脉输入，可致急性肺栓塞，临床上称肺血栓栓塞症。

【造模方法】

1. 小鼠 PET 模型　尾静脉注射胶原蛋白（每只 225μg）与肾上腺素（每只 9μg）的混合诱导剂，注射后观察 5 分钟内小鼠死亡数。

2. 家兔 PET 模型　体重 2.5~3.0kg，雌雄不限。在无菌条件下，自耳缘静脉取血 2ml，加入 20U 凝血酶后于 5ml 注射器内混匀，室温下静置过夜，形成牢固血栓。将其制成直径 2~4mm，长 7~10mm 的圆柱形栓子后备用。静脉缓慢推注戊巴比妥钠（30mg/kg）麻醉动物，仰卧位固定，颈部剪毛后，碘酒乙醇局部消毒，再切开一长约 2cm 的横向切口。暴露并切开左侧颈静脉，插入 5F 导管，深度 4~5cm 或直至右心房，经导管注入栓子后快速推注生理盐水 5ml 以防栓子滞留于导管或颈静脉内，栓子数量以两个为宜。结扎颈静脉并缝合切口后，持续密切观察家兔的体征变化。观察实验所需时限后，无菌条件下麻醉家兔，打开胸腔腹腔后，迅速取出肺、心脏、肝、主动脉和脂肪等器官和组织。沿其走行剥离肺动脉树。因肺组织失血变白，可很快找到注入栓子，再以其为标志，区分并获取所需栓塞或非栓塞的肺动脉及其相应肺组织。

3. 犬 PET 模型　实验组在消毒平皿内预先加入胶原蛋白 20mg，后采犬自体静脉血 10ml 置于消毒平皿内，并加入凝血酶 200U，静置 2 小时后，切成约 5mm×5mm×5mm 的凝血块，将其悬浮于 10ml 生理盐水中备用。用 3% 戊巴比妥钠 1ml/kg（30mg/kg）肌注麻醉犬，经股静脉注入血栓，随后给予 10ml 生理盐水快速推入，建立急性 PET 模型。

【模型特点】

1. 小鼠 PET 模型　尾静脉注射胶原蛋白与肾上腺素混合诱导剂后，小鼠出现呼吸急促，5 分钟内小鼠死亡。

2. 家兔 PET 模型　注入栓子后 10~20 分钟，家兔均出现呼吸急促，口唇发绀和肺内干湿啰音等肺栓塞体征，解剖检查肺内血栓形成。家兔体积比鼠大，有利于做肺的数字减影检查和查找栓子。

3. 犬 PET 模型　该模型在血流动力学变化显示：栓塞后，心率明显增快，肺毛细血管楔压（PAWP）基本不变，肺动脉平均压（PAMP）、肺动脉收缩压（PASP）、肺动脉舒张压（PADP）栓塞后即刻明显升高，栓塞约 1 小时上述指标下降。血管造影、CT 检测呈现肺栓塞典型阳性表现。病理检测大体标本可见肺膨胀不均匀，顶部指向肺门的楔形梗死灶，胸膜及切面可见散在出血点灶，显微镜下可见多出肺动脉血栓栓塞。D-二聚体检测在栓塞后约30分钟明显升高，1~2小时达到高峰，48小时左右开始下降，7天左右恢复正常。

【模型应用】

用于探讨急性肺血栓栓塞症发病机制研究及其防治措施和药物疗效的评价研究。

四、急性脑血栓动物模型

【造模机制】

采用绿光光照诱导建立大鼠脑血栓模型，这种光化学诱导大脑中动脉血栓形成的机制主要是四碘四氯荧光素钠（虎红B）在绿色单光作用下产生并释放单态氧，使血管内皮细胞膜上的多种不饱和脂肪酸发生脂质过氧化，不仅使细胞膜的通透性改变，Ca^{2+}内流增加，而且可促进血小板聚集与黏附，血栓形成。凝血过程活化产生大量血管活性物质及神经毒性物质，破坏脑细胞及血脑屏障，同时光化学诱导大脑中动脉闭塞导致脑组织缺血性损害。

【造模方法】

选用SD雌性大鼠，体重250~300g，12周龄。1%戊巴比妥钠（30mg/kg）腹腔注射麻醉动物，经左侧颞部入路，在实验鼠的左耳至左眼外眦连线近眼外眦1/3处做一垂直的长约2cm的弧形切口，分离颞肌，拉开下颌关节，于卵圆孔前上方用牙科钻做一直径约为5mm的骨窗，切开硬脑膜可见大脑中动脉（MCA），选择MCA起始部，经股静脉注入光敏剂，1.5%四碘四氯荧光素钠（2ml/kg），5分钟后，持续光照10分钟；再将光纤移至嗅束至大脑下静脉段的MCA血管表面，再注入半量的四碘四氯荧光素钠，持续照射10分钟，光照结束后，依次缝合肌肉及皮肤，模型制作完毕，单笼饲养。观察指标：

1. 神经行为学检测　造模后0.5天、1天、2天、5天，根据Berdson评分分级法，分别观察其神经和行为变化。

(1) 动物一般情况差，活动减少，蜷曲为1分。

(2) 将动物置于平面上，推其双肩，使其向对侧移动。如双侧阻力对等且有力记0分，不对称则根据轻、中、重不同程度分别记为1分、2分、3分。

(3) 提鼠尾，使其前肢伸展爬行，观察两肢屈曲情况，如腕屈曲，肘屈曲，肩内旋，每出现一项记1分，三项均出现记3分。

2. 将鼠置笼壁上，向后拉，观察其两前肢抓握笼壁能力大小，从而判定两前肢的肌张力，若双侧肌张力对等且有力为0，若不对称，根据手术对侧前肢肌张力下降程度轻、中、重记为1分、2分、3分。

3. 观察动物有无自发不停地向一侧转圈运动，出现者记2分。以上4项满分12分，分数越高，则损伤越重。

4. 病理形态学改变（光镜和电镜）　于造模后1天断头取脑，迅速进行肉眼观察后，去除嗅脑、小脑、低位脑干，在视交叉前后等分间隔2mm连续做6个脑冠状切片，将其放入提前预热的37℃，2% TTC生理盐水溶液中，保温15分钟后翻片，染色30分钟，染色后白色区域为脑梗死部，脑片再浸入10%甲醛固定，石蜡包埋，HE染色光镜观察。造模后1天时，先在实验侧脑表面滴加4%戊二醛固定液后，于顶叶皮质病灶部取$1mm^3$脑组织，浸泡电镜固定液中，制备超薄切片，在透射电镜下观察脑组织超微结构的改变。

5. 脑组织中脂质过氧化产物及自由基和抗氧化系统检测　如丙二醛（MDA）、一氧化氮（NO）和超氧化物歧化酶（SOD）等含量变化。

【模型特点】

模型组造模清醒后出现神经行为学改变，TTC染色脑冠状切面出现明显的梗死灶，HE染色及透射电镜可见神经元细胞呈不同程度的缺血性血栓形成的典型改变、脑组织中脂质过氧化物及自由基增加和抗氧化酶活性变化。

【模型应用】

适于急性脑血栓形成机制与康复理疗等防治措施疗效评价的实验研究。

五、多发性脑血栓动物模型

【造模机制】

采用复合血栓诱导剂诱导大鼠多发性脑血栓形成方法制模。血栓形成经多种途径产生，其中以血小板聚集，血管壁损伤和收缩，血液凝固系统启动等因素占主导地位。本法采用ADP、凝血酶和肾上腺素复合血栓诱导剂制备大鼠脑血栓模型，从病因病理上符合血栓形成的复杂过程。在此3种成分中，ADP为天然血小板聚集剂，ADP使血小板内储Ca^{2+}释放，与钙调蛋白结合，促进血小板产生脱颗粒反应，释放活性物质，Ca^{2+}激活磷脂酶A_2而促进内源性花生四烯酸（AA）释放，促进血栓素A_2（TXA_2）的合成。凝血酶可使纤维蛋白原转变成纤维蛋白，加速凝血过程；同时能激活磷脂酶C，进一步促进Ca^{2+}释放。肾上腺素促进血管收缩，并增强ADP和凝血酶对血小板的激活作用。三者合用产生协同作用，采用此种复合血栓诱导剂能更好地模拟血栓形成的病理过程。

【造模方法】

选用SD大鼠，雌雄不限，体重为250~350g。戊巴比妥钠40~50mg/kg腹腔注射麻醉，仰位固定，手术分离右侧颈总动脉和颈外动脉，夹闭颈总动脉近心端，暂时结扎颈外动脉，用头皮针向颈总动脉头端注射复合血栓诱导剂（含ADP12.5mmol/L，凝血酶1.25U/ml，肾上腺素1mg/ml，按100：200：5比例混合均匀，现配，冰箱保存）0.1ml/100g，注射后用凝胶局部止血，3~5分钟后松开颈外动脉，缝合伤口。观察指标：

1. 伊文思蓝的通透性　造模时，当血栓诱导剂注入5分钟后，注入0.2%伊文思蓝0.5ml/100g，再过5分钟后迅速断头，取两侧大脑半球，称重，加入0.5% Na_2SO_4 3ml及丙酮7ml，制成匀浆，密封，放置60分钟以上，3000r/min离心10分钟，取上清液，以生理盐水调零点，在60μm处比色，以吸收度与脑重的比值表示伊文思蓝的含量。

2. 记录皮质脑电图　于造模前，首先在枕颞部钻孔安装脑电极，准备描记皮质脑电图用。缓慢推注血栓诱导剂，直到脑电频率减慢，振幅降低至给药前的10%~20%时，停止注射。

3. 测定血小板聚集性。

4. 测定TXB_2/6-keto-$PGF_{1\alpha}$　用放射免疫分析法测定血栓烷B_2（TXB_2）和6-酮-前列腺素$F_{1\alpha}$（6-keto-$PGF_{1\alpha}$）在贫血小板血浆（PPP）中的含量。模型组TXB_2/6-keto-$PGF_{1\alpha}$比值升高，如药物能使其比值降低，则说明其有抗血栓形成作用。

5. 病理形态学改变（光镜和电镜）。

【模型特点】

造模后，由于血栓形成引起脑缺血，血管通透性增加，上清液中伊文思蓝含量增加，比值加大；皮质脑电图记录显示随着血栓诱导剂缓慢推注，脑电频率减慢，振幅降低；血小板聚集性增强；TXB_2/6-keto-$PGF_{1\alpha}$比值升高；出现明显的脑血栓病理改变：模型组右侧大脑可见小动脉被红细胞充盈、毛细血管被无定形物阻塞，扩张，蛛网膜有瘀血，细胞间质有水肿，脑细胞有散在的卫星现象。左侧大脑改变不明显，说明血栓形成主要位于同侧大脑半球。

【模型应用】

适于多发性脑血栓形成机制研究，防治脑血栓措施和药物疗效评价的实验研究。

（蒋天伦　王世春）

参考文献

[1] 施新猷，顾为望．人类疾病动物模型[M]．北京：人民卫生出版社，2008：242-259.

[2] 杨真，罗海吉，卢晓翠，等．大鼠缺铁性贫血模型建立及各指标观察研究[J]．热带医学杂志，2006，6(3)：284-287.

[3] 杨水友，乔崇年，楼基余．小鼠口服马利兰建立造血功能低下动物模型[J]．浙江预防医学，2002，14(5)：73-74.

[4] 董文吉，刘德培．病毒载体介导的β-地中海贫血基因治疗研究进展[J]．国外医学·输血及血液分册，2001，24(5)：380-383.

[5] Pászty C，Brion CM，Manci E，et al. Transgenic Knockout Mice with Exclusively Human Sickle Hemoglobin and Sickle Cell

Disease [J]. Science, 1997, 278 (5339): 876-878.
[6] 邵义祥 . 医学实验动物学教程[M]. 南京：东南大学出版社, 2003: 302-305.
[7] 万军梅, 吴巍, 曹华, 等 . 升白丸对环磷酰胺致小鼠白细胞减少症的影响[J]. 时珍国医国药, 2002, 13 (9): 513-514.
[8] 刘剑毅, 黄崇刚, 罗先钦, 等 . ^{60}Co-γ 照射制备小鼠白细胞减少症模型研究[J]. 中药药理与临床, 2008, 24 (4): 66-68.
[9] 李丽霞, 汤永民, 顾伟忠, 等 . 急性 B 淋巴细胞白血病动物模型的建立[J]. 浙江大学学报(医学版), 2008, 137 (5): 511-514.
[10] 刘伟, 季明春, 李厚达 . 人慢性粒细胞白血病动物模型研究进展[J]. 中国比较医学, 2005, 15 (1): 55-58.
[11] 左文丽, 张广森, 刘国文 . 获得性血友病 A 动物模型的建立及应用评价[J]. 血栓与止血, 2008, 14 (1): 15-17.

（谭毅　刘宇　整理编辑）

第十章　内分泌与代谢性疾病动物模型

Chapter 10　Animal models of endocrine and metabolic diseases

内分泌系统疾病可由多种病理或者病理生理改变引起，表现为功能亢进、减退或者正常。根据病变部位可发生在下丘脑、垂体或者周围靶腺。常见内分泌系统疾病包括甲状腺、肾上腺疾病等。代谢性疾病是营养物质在体内合成和分解代谢过程中某个环节出现障碍所引起。三大营养物质中以糖代谢障碍为常见，如糖尿病。建立内分泌代谢性疾病的动物模型，对深入了解该类疾病的发病机制、病理过程意义重大，可加快实验治疗学发展，促进新药筛选造福患者。本章对常见内分泌与代谢性疾病动物模型（animal models of endocrine and metabolic diseases）进行介绍。

第一节　甲状腺功能减退动物模型

Section 1　Animal models of hypothyroidism

甲状腺功能减退症（简称甲减）是由于各种不同的疾病累及下丘脑 - 垂体 - 甲状腺轴功能，以致甲状腺素缺乏，或由于甲状腺素受体缺陷所造成的临床综合征。先天性甲状腺功能减退症是由于甲状腺激素合成不足所造成的一种疾病。先天性甲状腺功能减退症如诊断延迟，会造成儿童智力减退或低下，导致终身智力异常。根据病因不同可分为两类：①散发性：系先天性甲状腺发育不良、异位或甲状腺激素合成途径中酶缺陷所造成。②地方性：多见于甲状腺肿流行的山区。根据造模方法及原理的不同可分为：抗甲状腺药物诱导甲减模型、先天性甲减模型、甲状腺切除甲减模型等，其中多数学者采用抗甲状腺药物诱导甲减模型。选用的实验动物主要是大鼠，因大鼠的甲状腺功能以及下丘脑 - 垂体 - 甲状腺轴与人类基本相似，且其价格低廉、分布广、繁殖快、体积小、易于饲养管理。另外其他的实验动物有马、羊、土拨鼠等。甲状腺功能减退症动物模型（animal models of hypothyroidism）的建模方法如下。

一、抗甲状腺药物诱导甲减模型

【造模机制】

用来造模的抗甲状腺药物主要有甲硫氧嘧啶（methylthiouracil，MTU）及丙硫氧嘧啶（propylthiouracil，PTU），两种药物都可以被甲状腺逆浓度差“捕获”而聚集在甲状腺内，通过抑制甲状腺球蛋白及酪氨酸残基的碘化，抑制一碘或二碘酪氨酸的偶联缩合反应而抑制甲状腺激素的合成。抗甲状腺药物通过腹腔注射、灌胃、溶入饮用水的方法导入大鼠体内。

【造模方法】

PTU 溶入饮用水最常用，经 2~4 周制模成功。给成年 Wistar 大鼠喂 0.05% PTU，3 周后制模成功。饲料中混入 0.15% 的 PTU 喂养大鼠，4 周后模型成功。抗甲状腺药物还可以选择 MTU，实验动物选择 Wistar 大鼠，清洁级，雌雄各半，体重 180~220g。每日给大鼠腹腔注射溶于生理盐水的 MTU（1mg/100g），连续 4 周后可成模。

【模型特点】

抗甲状腺药物诱导法最常用的动物是大鼠。最大优点在于初步模拟了药物引起的原发性甲减，但仍存在耗时、耗资、不能较好地模拟由于亚急性甲状腺炎、桥本病、产后甲状腺炎及 Graves’ 病 ^{131}I 治疗等引起的甲减的病因学变化和自然病程等缺点。

【模型应用】

对于原发性甲减和甲状腺激素(thyroid hormone,TH)抵抗综合征的研究,抗甲状腺药物诱导法致甲减的动物模型是较好的选择。此外,也可用于甲状腺激素作用原理、药物药理作用等研究。

二、先天性甲减模型

【造模机制】

在胚胎期切除甲状腺或用抗甲状腺药物引起动物甲状腺素合成或(和)释放减少,甲状腺功能低下,造成以中枢神经系统发育落后为主的先天性障碍,可产生以智力障碍、发育落后为主的一系列临床症状。常用的模型动物有鼠、羊等,最常用的是大鼠和绵羊。

先天性甲减模型多选择抗甲状腺药物诱导法,机制同抗甲状腺药物诱导甲减模型,不同之处在于所选动物为怀孕雌鼠,孕前和(或)孕期服用抗甲状腺药物,所产胎鼠通常可成为先天性甲减模型。也可通过低碘诱导先天性甲减模型,但胎鼠甲状腺仅有轻度变化,此处不再赘述。

【造模方法】

1. 用地方性克汀病重病区粮食低碘饲料　玉米、谷子、黄豆按 73 : 20 : 7 的比例,加入适量的添加剂(每 100g 饲料添加 $CaCO_3$ 0.5g,Na_2HPO_4 0.15g,$MnSO_4$ 50mg,维生素 B_6 6mg,维生素 B_{12} 0.05mg,泛酸钙 5.5mg,叶酸 0.1mg,$CoCl_2$ 4.95μg,宝力维他 20mg,酵母粉 1g),其碘含量为 20μg/kg,同时喂 1% 高氯酸钠。喂养成年健康纯系大鼠(雌雄比例 3 : 1),饮用去离子水,4 个月后交配产仔,仔鼠即可用于实验。

2. 用抗甲状腺药物复制动物模型

(1) 以甲硫氧嘧啶(MTU)为例,在健康纯系妊娠大鼠孕第 15 天起经胃灌注 1%MTU 或生理盐水 2.5ml/d,于出生 0、14、21、45 天称重,0、14 天仔鼠断头取血,21、45 天仔鼠股动脉取血,3500r/min 离心,取血清用于检查血甲状腺素水平,开颅取脑,-80℃保存,用于中枢神经系统实验。

(2) 以丙硫氧嘧啶(PTU)为例,给妊娠大鼠饮用 0.1% 或 0.04% PTU 饮用水直至分娩后 13 天,即诱导先天甲减模型。Gilbert 取怀孕 18 天鼠服用 PTU 直至妊娠结束和整个喂乳期,PTU 能明显降低甲状腺素水平,体重减轻。Dong 给妊娠鼠饮用 0.1% 或 0.04%PTU 饮用水直至分娩后 13 天,即诱导先天性甲减模型。Barakat Walter 取怀孕 1 天的 Wistar 雌鼠,饮用 0.05%PTU 饮用水,幼鼠断奶后,继续以上饮食,4 个月后模型成功。如果妊娠前 3 天或妊娠时即开始服用 0.1%PTU,甲状腺增大,被膜不完整,X 线发现骨骼发育不全。

3. 传统方法　至今仍用的是对健康妊娠 111~124 天母绵羊在腰麻下施行胎羊甲状腺完整切除术,待母羊足月分娩后 1 个月内仔羊即可用于实验研究。

【模型特点】

以上介绍的几种方法均是以哺乳动物为研究对象,其中以胚胎期为最理想。常用于克汀病动物脑、甲状腺等器官发育和智力发育的观察,也见于脑神经递质和其受体及酶的活性及其代谢状况的研究,在神经内分泌学的研究应用很广,是营养学、神经生理学及内分泌学研究的重要的常用动物模型。先天性甲减模型的最大优点在于初步模拟疾病发展的自然状态,但仍存在耗时长、耗费高等缺点。

【模型应用】

先天性甲减模型应用于呆小病的病因、诊断、治疗、预防等方面的研究。

三、甲状腺切除甲减模型

【造模机制】

甲状腺切除甲减模型是经典的甲减模型,切除绝大部分甲状腺必定造成甲减。实验动物可以选择大鼠,也可以选择羊。

【造模方法】

Wistar 大鼠,麻醉消毒后,切开颈部皮肤,钝性分离结缔组织和胸骨舌骨肌,切断双侧甲状腺肌,摘除两侧和峡部甲状腺。

【模型特点】

甲状腺切除甲减模型的特点是简单易操作、造模成功率高达 100%。

【模型应用】

甲状腺切除甲减模型应用于普遍意义上甲减的研究。

（陈兵 刘宝英 邓武权 桂芹）

第二节 甲状腺肿动物模型

Section 2 Animal models of thyrocele

1907—1908 年，Marin 用羊、猪、犬、牛复制了饲以低碘饲料所致的动物模型，阐明了碘和甲状腺肿的关系，证实碘缺乏可造成甲状腺的胶样肿和增殖。此后，有人分别用大鼠、鸡、小鼠、兔复制了低碘动物模型。动物模型的重要性取决于它和人类罹患疾病条件的相关性。已证实碘缺乏在各种种属致病的重要性是一致的。然而，各种动物模型都有其优点和局限性。学者们多采用羊和大鼠。羊体型较大，适于孕期研究，便于施行手术，但其胎盘结构不同于大鼠及人类。大鼠来源方便，价格便宜，但由于碘需要量低，复制碘缺乏比羊困难。Mano 等于 1985 年用狨猴复制了低碘动物模型，狨猴是小形体的非人类灵长类动物，比恒河猴等易于饲养和管理。此外，过量碘也可引发高碘性甲状腺肿，1981 年，王连方等在新疆奎屯垦区发现地方性高碘性甲状腺肿，高碘区居民饮水碘含量与甲状腺肿呈正相关关系。多位学者就过量碘对动物影响开展了动物实验研究，分别以豚鼠、小白鼠为实验动物建立了高碘甲状腺肿动物模型（animal models of thyrocele）。

一、低碘性甲状腺肿模型

【造模机制】

碘是甲状腺合成甲状腺激素的重要原料之一，碘缺乏时合成甲状腺激素不足，反馈性引起垂体分泌过量的促甲状腺素（TSH），刺激甲状腺增生肥大。甲状腺在长期 TSH 刺激下出现甲状腺上皮细胞增生，形成甲状腺肿大。

【造模方法】

选用 4 周龄 Wistar 大鼠，体重 90~110g，雌雄各半，随机分为 2 组，即非缺碘组和缺碘组。所有大鼠均食用由缺碘地区粮食配制的低碘饲料，碘含量为 60μg/kg。非缺碘组饮用碘浓度为 200μg/kg 的碘酸钾溶液，碘摄入量相当于大鼠生理碘需要量。缺碘组饮用去离子水。喂养 3 个月，低碘组甲状腺组织光镜下表现为增生性甲状腺肿：滤泡变小、变形，甚至闭锁，上皮细胞增生肥大，呈高柱状复层排列，有时形成乳头状向滤泡腔内突起，滤泡和滤泡之间界限不清，滤泡腔内胶质稀薄。电镜下可见内质网明显扩张，线粒体肿大，嵴明显。

【模型特点】

低碘性甲状腺肿模型的特点是能够很好地模拟疾病自然病程，操作简易，但有耗时较长等缺点。

【模型应用】

碘缺乏病是世界上分布最广泛和侵犯人数最多的一种地方病。国际权威组织推荐普遍食盐加碘策略解决这一重要的公共卫生问题。但是普遍食盐加碘带来的碘摄入量增加甚至碘过量导致了甲状腺疾病谱的改变，日益引起内分泌学界的重视。可靠的缺碘性甲状腺肿动物模型，应用于研究补碘对基础是碘缺乏的甲状腺疾病的影响。

二、高碘性甲状腺肿模型

【造模机制】

在高碘环境下，机体为尽可能多地贮蓄碘，便把碘合成胶体（无机碘在体内不能贮存）贮蓄在甲状腺滤泡腔内。当这种胶质堆积时就会引起甲状腺显著增大，即高碘性甲状腺肿。

【造模方法】

选用NIH断乳健康小白鼠,体重18~22g,将碘酸钾用自来水配制成含碘500μg/L的饮用水。分别供实验组小鼠自由饮用,对照组饮用清洁自来水,自来水含碘2. 6μg/L,各组均饲标准饲料,喂养180天时,实验组小鼠出现甲状腺肿大,甲状腺病理改变表现为滤泡数量增多、体积增大、滤泡壁上皮细胞增生、胶质增多、间质毛细血管扩张、间质水肿等。

【模型特点】

高碘性甲状腺肿模型的特点是简单易操作、造模成功率较高,缺点是耗时、耗资等。

【模型应用】

高碘性甲状腺肿模型应用于高碘地区甲状腺疾病的研究。

第三节 自身免疫性甲状腺炎动物模型

Section 3 Animal models of autoimmune thyroiditis

自身免疫性甲状腺炎(autoimmune thyroiditis,AT)是一种器官特异性自身免疫性疾病。由于AT患者机体对甲状腺组织自身抗原产生抗体而发生细胞免疫和体液免疫反应,目前AT的病因和发病机制尚未完全阐明,应用实验动物进行AT的研究建立了实验性AT动物模型,以便更好地认识AT的发病机制,探寻有效的防治措施。成功的实验性AT模型的指标包括两方面:①血清中以TGAb和TPOAb为代表的高水平甲状腺自身抗体的存在。②甲状腺组织中滤泡上皮细胞嗜酸性变、坏死及大量淋巴细胞浸润。下面就建立实验性自身免疫性甲状腺炎动物模型(animal models of autoimmune thyroiditis)的方法分述如下。

一、完全佐剂联合应用诱导自身免疫性甲状腺炎

【造模机制】

利用甲状腺特有的自身抗原成分:甲状腺球蛋白(TG)、甲状腺过氧化物酶(TPO)、促甲状腺激素受体(TSHR)、甲状腺激素(T_3,T_4)、甲状腺细胞膜及甲状腺胶质等,均可不同程度地诱发出AT。

【造模方法】

TH1纯系小鼠,体重20~25g,6~8周龄,均为雌性,甲状腺球蛋白(Tg)与CFA等量混合,乳化后,注射于小鼠两后足跖和腹股沟皮下(Tg为每只150μg),间隔12天后,再重复免疫1次。免疫4周后,观察小鼠甲状腺的病理改变和Tg自身抗体的生成。

【模型特点】

此方法比较简单,为研究AT的发病机制提供了一种较好的实验动物模型,但该方法对小鼠的品系要求较高。尽管某些种系动物因自身遗传缺陷可自发形成AT,但特定的遗传背景使其实际应用受到限制。然而,利用甲状腺自身抗原成分如TG、TPO和TSHR单独或加用佐剂(如LPS、CFA等)来免疫动物,依然是公认的经典造模途径。

【模型应用】

完全佐剂联合应用诱导自身免疫性甲状腺炎动物模型主要用来研究AT的发病机制。

二、Tg致敏树突状细胞诱导自身免疫性甲状腺炎

【造模机制】

树突状细胞是激活和调节免疫反应的最有效的专职性抗原呈递细胞。利用甲状腺特有的自身抗原成分预刺激树突状细胞,由此增强免疫反应强度。

【造模方法】

从BIOBR小鼠身上提取纯化的树突状细胞,用猪TG致敏,然后将致敏的树突状细胞在无佐剂情况下转染同源的BIOBR小鼠,可诱导发生实验性AT。被注入致敏树突状细胞的小鼠,其甲状腺炎的发生与用

于致敏树突状细胞的猪 TG 的量呈正相关，其甲状腺炎的严重程度与小鼠血中的抗猪 TG 的 IgG 抗体滴度有关。

【模型特点】

Tg 致敏树突状细胞诱导自身免疫性甲状腺炎在利用甲状腺自身抗原成分诱导 AT 的基础上采用 TG 预刺激树突状细胞，由此增强免疫反应强度。

【模型应用】

该模型为研究 AT 的发病机制提供了一种较好的实验动物模型。

三、自发性遗传性自身免疫性甲状腺炎

【造模机制】

(obese strain，OS) 鸡发生 AT 的机制在于 TG 抗体可以通过蛋黄转入鸡胚和新孵小鸡体内，这些抗体能介导抗体依赖细胞介导的细胞毒作用 (ADCC)，继而导致 AT。

【造模方法】

OS 鸡出现自发性自身免疫性甲状腺炎，伴甲状腺功能减退，与实验引起的 AT 相比更接近于人类的 AT。OS 鸡是由甲减发生率小于 1% 的 Cornell C 系白色来亨鸡通过选育而成，开始时仅母鸡发病，以后公鸡母鸡发病率相近，均超过 90%。OS 鸡出生后 3 周内其甲状腺即被淋巴细胞浸润，约 7 周龄达高峰。甲状腺内出现大量生发中心，并在局部可见到淋巴细胞所产生的抗 TGAb。由于甲状腺被严重地浸润，OS 鸡可出现甲减症状：体型小，腹部及皮下脂肪沉积，高脂血症、羽毛细长、温度耐受差、产蛋能力差。内分泌方面检查：总 T_3 (TT_3)、总 T_4 (TT_4) 很低甚至完全缺乏，甲状腺 I 吸收率降低，但 OS 胚胎的 ^{131}I 吸收率却显著升高。应用甲状腺素可纠正甲减症状。

【模型特点】

OS 鸡临床表现及甲状腺浸润的组织学表现与人类 AT 相似，最初母鸡的患病率较高这一点也非常类似人类女性 AT 患病率的情况，体内同样形成 TGAb。与人类 AT 唯一不同点是 OS 鸡形成的遗传性 AT 缺乏抗微粒体抗原的抗体和抗甲状腺第二胶质抗原的抗体。

【模型应用】

本模型可用于研究自身免疫性疾病的发生机制；可作为一种甲状腺依赖高脂血症的动物模型；可作为研究人 Hashimoto 甲状腺炎的动物模型。

（邓武权　陈兵　刘宝英）

第四节　Graves 病动物模型

Section 4　Animal models of Graves disease

Graves 病 (Graves disease，GD) 是一种以甲状腺功能亢进为主要特征的器官特异性自身免疫性疾病。在环境与遗传因素的相互作用下，机体免疫系统产生了针对促甲状腺激素受体 (thyrotropin receptor，THSR) 的抗体 (TRAb)。其中，刺激性抗体 (TSA b) 可模拟 TSH 功能，导致甲状腺激素过度分泌。90% 以上初诊 Graves 患者的血清中存在 TSAb，标准化符合临床实际的 GD 动物模型，有助于研究 TSAb 产生的免疫机制。早期的研究者们做了诸多的探索，如免疫可溶性 TSHR 抗原肽、肌注 TSHR 裸 cDNA、甲状腺组织异体移植、原核细胞重组 TSHR 多肽等。上述方法存在的共同问题为，无法维持 TSHR 抗体滴度、不能激发和保持 TSHR 在动物体内的生物活性，距离理想的 GD 动物模型仍有差距。常见的 Graves 模型如下。

一、核酸免疫法致 Graves 病动物模型

【造模机制】

TSHR 是导致 GD 的最重要自身抗原之一，通过构建原核或真核表达载体，将编码目的抗原 TSHR 的

基因以重组表达载体的形式，经各种基因转移途径转入机体细胞，借用宿主细胞的表达加工机构合成抗原，以 MHC2 Ⅰ和（或）MHC2 Ⅱ类分子抗原处理和输送途径将抗原信息呈递 T 淋巴细胞，从而激发体液免疫和细胞免疫。

【造模方法】

将 TSHR cDNA 克隆到某一真核表达载体中，将载体注射到动物体内，通常采用腹腔注射或肌内注射方式，载体感染宿主细胞后，在宿主细胞表面表达 cDNA 编码的蛋白。近年来，随着腺病毒载体不断改进完善，以其装载容量大、可在宿主细胞中大量增殖等特点，被广泛用于科学研究。Nagayama 等构建了编码 TSHR 全长的腺病毒载体，肌注 BALB/c（H-2d）、C57BL/6（H-2b）、CBA/J（H-2k）、DBA/1J（H-2q）和 SJL/J（H-2s）品系的小鼠，每隔 3 周免疫 1 次，共免疫 3 次。8 周后监测发现，5% 雌性、33% 的雄性 BALB/c 和 25% 雌性 C57BL/6 小鼠的血清 T_4、TSI、TB Ⅱ水平升高。

【模型特点】

如何维持免疫后动物体内 TSH 受体抗体滴度、激发并保持 TSH 受体在动物体内的生物学活性，是目前面临的主要问题。

【模型应用】

应用于普遍意义上 Graves 病的研究。

二、表达 TSHR 的细胞免疫致 Graves 病动物模型

【造模机制】

TSHR 是导致 GD 的最重要自身抗原之一，通过转染细胞后免疫实验动物，增强动物对 TSHR 的免疫反应。

【造模方法】

通过皮下注射表达 TSHR 的 M12 细胞（一种 B 淋巴细胞）免疫动物。Kaithamana 等分别用表达小鼠 TSHR 的 M12（mM12）细胞和表达人 TSHR 或人 TSHR 胞外区域的 M12（hM12）细胞免疫 BALB/c 小鼠。结果显示，全部实验组小鼠都表现为体重明显下降伴血甲状腺激素水平明显升高。用小鼠血清刺激中国仓鼠卵细胞（CHO），可使其 cAMP 水平明显升高。甲状腺组织学检查发现甲状腺肿大，部分有淋巴细胞浸润。该实验表明小鼠 TSHR 和人 TSHR 在引发 GD 的能力上并没有区别，且 TSHR 的胞外区域足以诱发免疫，导致甲亢。

【模型特点】

表达 TSHR 的 M12 细胞免疫动物 Graves 病发生率高，原因在于 M12 细胞不仅能作为一种抗原呈递细胞，而且其表面还表达 MHC2 Ⅱ类分子和 B27，B27 能提供第二信号加强免疫反应。

【模型应用】

应用于 Graves' 病发病机制及探索新的治疗方法的研究。

三、转基因动物模型

【造模机制】

在以上谈及的各种方法中，虽然实验小鼠出现不同程度的甲亢表现，但这种免疫应答是暂时性的，所产生的 TSAb 都是针对外来 TSHR。为了克服上述问题，转基因方法被用于建立 Graves 病动物模型（animal models of Graves disease）。

【造模方法】

从 GD 患者的外周血中提取表达 TSAb 的 B 细胞克隆 B6B7，EB 病毒转染 B 细胞，使其永生化后，从中分离出 TSA b 重链（H）和轻链（L）可变区（V）的 cDNA。经过 PCR 扩增，依次连接 5.7kB 的轻链、3.7kB 含 5′ 非编码区的 VDJ 片段和 4.7kB 的重链。在此片段上游 500bp 处加入 ATG 启动密码子，同时还包括一些增强子及附件。14.1kB 的片段微注射入 C57BL/6J 小鼠的受精卵中，观测时间设定在小鼠出生后 12~20 周。结果如下：与对照组不同，转基因组小鼠血清 FT_4 升高、TSH 水平下降，伴有基础体温升高、体重下降、

吸碘率升高和甲状腺组织增生表现；ELISA 法检测血清 IgM 升高，与 FT_4 水平正相关。

【模型特点】

转基因动物模型的优点在于只要转基因成功，动物都能发病、需时短，但同时存在操作过程复杂、技术性强、成功率低等缺点。TSAb 转基因动物模型发育过程中伴随了自身免疫的某些机制，如克隆敲除、对抗原无反应以及对自身抗原耐受的突破，并且转基因模型可进行传代，避免了研究过程中需反复构建模型的麻烦。

【模型应用】

应用于普遍意义上 Graves 病的研究。

（陈兵　邓武权　刘宝英　宋大宇）

第五节　糖尿病动物模型

Section 5　Animal models of Diabetes

糖尿病实验动物种类较多，啮齿类动物用量最大，如大鼠、小鼠、地鼠、豚鼠等，以药物筛选和血液生化、病理改变等方面的使用为主。家兔主要用于糖尿病高脂血症和药物研究。灵长类动物恒河猴主要用于病因学、遗传学、神经系统、细胞生化及药物鉴定等方面的研究，结果比较理想，但因价格昂贵，难以得到，国内较少使用。近年来，进化程度及器官功能更接近于人类且具有自发性糖尿病倾向的小型猪如尤卡坦（Yucatan）小型猪，为研究糖尿病的病因学及并发症带来了方便。

迄今为止，已建立了多种糖尿病动物模型（animal models of diabetes）的方法，主要有：①诱发性糖尿病动物模型：手术切除胰腺模型，化学药物诱导模型；②自发性糖尿病动物模型；③转基因技术糖尿病动物模型。

一、诱发性糖尿病动物模型

诱发性糖尿病动物模型是指运用各种方法损伤动物胰脏或胰岛细胞导致胰岛素缺乏，或运用各种拮抗剂对抗胰岛素的作用所引起的糖尿病。

（一）外科手术糖尿病模型

【造模方法】

1. 胰腺切除法　1890 年，Minkowski 和 Von Mehring 首创用切除犬胰腺的方法建立糖尿病，是最早的糖尿病动物模型复制方法。一般选用较大的实验动物，如犬、家兔等，其次用大鼠。全部切除胰腺，可制成无胰性糖尿病动物模型，需补充外源性胰酶。也可行胰腺大部切除（80%~90%）后，残存的胰岛受到高糖饮食刺激后使胰岛 B 细胞功能衰竭，形成永久性糖尿病。缺点是有部分造模动物会出现十二指肠坏死，肝、肾组织中毒性损害等并发症，死亡率较高。此方法可用于 1 型糖尿病造模，但在病因上如自身免疫等因素，不能很好地模拟，无法检出 1 型糖尿病相关自身抗体。

2. 结扎胰管加高糖饮食　结扎动物胰管加高糖饮食 12~15 天后，胰岛出现明显的退变，A、B 细胞均减少 1/2 以上而形成糖尿病。此方法用于 1 型糖尿病造模。

（二）化学药物诱导模型

【造模机制】

1. 链脲佐菌素（STZ）造模法　链脲佐菌素（streptozotocin，STZ）是一种广谱抗生素，具有抗菌、抗肿瘤和致糖尿病的副作用，进入体内通过自由基损伤 B 细胞，使 B 细胞功能受损，胰岛素合成减少，引发糖尿病。STZ 是目前使用最广泛的糖尿病动物模型化学诱导剂，它对一些种属的动物胰岛 B 细胞有选择的破坏，可以使猴、犬、羊、兔、大鼠、小鼠等实验动物产生糖尿病，常用大鼠造模。

2. 四氧嘧啶（alloxan）造模法　四氧嘧啶主要通过产生氧自由基破坏 B 细胞结构，导致细胞的损伤及坏死，从而阻碍胰岛素的分泌，使血清胰岛素水平降低。四氧嘧啶引起的血糖反应分 3 个时相，开始血糖升高，持续约2小时，继而因B细胞残存的胰岛素释放引起低血糖约6小时，12小时后开始持久的高血糖。

【造模方法】

1. 链脲佐菌素（STZ）造模法　可采用一次大剂量或多次小剂量腹腔或静脉注射STZ制备1型糖尿病模型。一次大剂量注射所致速发型糖尿病系胰岛B细胞直接受损所致，多次小剂量注射引起的迟发型糖尿病模型可能与T淋巴细胞介导的免疫机制有关。STZ制备2型糖尿病动物模型可选择小剂量STZ注射加特殊膳食诱导、STZ处理新生大鼠或STZ处理新生自发性高血压大鼠等方法，但在病因学和病程上还不能完全模拟2型糖尿病发生发展的自然过程。以上方法STZ均需临用前配制。

配制STZ溶剂的选择：郑里祥、刘学政等用灭菌的pH4.2的枸橼酸钠缓冲液，将STZ配制成1%~2%溶液；刘健等用pH4.5的枸橼酸-枸橼酸钠缓冲液，均成功制作了糖尿病模型。近年来一般采用pH4.5的0.1mol/L枸橼酸-枸橼酸钠缓冲液或pH4.0的酸化生理盐水作溶剂。

(1) 大剂量STZ注射法

1) 大鼠：Wistar大鼠禁食10小时，将用STZ溶于0.1mol/L枸橼酸-枸橼酸钠缓冲液（pH4.5，4℃），配成1.0%溶液，按50mg/kg单次腹腔注射。5天后尾静脉血糖≥16.7mmol/L为成模标准。朱向红等选用2天龄雄性Wistar大鼠，STZ溶于0.1mol/L枸橼酸-枸橼酸钠缓冲液（pH4.4，4℃），按90mg/kg剂量一次性给药，继续饲养至第10周，成模率约90%。

2) 小鼠：6~8周C57BL/6J小鼠，禁食12小时后，一次性腹腔注射STZ 100mg/kg（0.1mol/L枸橼酸钠稀释，pH4.5），1周后空腹血糖≥16.7mmol/L作为成模标准。用于制备1型糖尿病动物模型。

3) 食蟹猴：雄性成年食蟹猴，禁食16小时后一次性静脉注射STZ（临用前用0.1mmol/L、pH 4.2~4.5的枸橼酸缓冲液配成10mg/L），剂量为45mg/kg，继续饲养7周。猴糖尿病的诊断标准为：①空腹血糖≥8.0mmol/L且持续3周以上（空腹指至少8小时未进食）；②葡萄糖耐量试验中，葡萄糖负荷后2小时血糖≥10.9mmol/L。具有以上2条之一皆可视为动物已患有糖尿病，同时结合C肽下降、GAD-Ab阳性为1型糖尿病模型。

4) 恒河猴：5年龄恒河猴，饲喂全价营养颗粒料和青饲料，枸橼酸缓冲液（pH 4.3）稀释溶解STZ，采用中等剂量（45mg/kg）或者高剂量（60mg/kg）一次性静脉注射，8~10天后成模。

(2) 多次小剂量STZ注射法

1) Wistar大鼠：STZ溶于0.1mol/L枸橼酸-枸橼酸钠缓冲液（pH4.4，4℃），配成1.25%的溶液，按30mg/kg剂量给药，每周腹腔注射1次，连续4周，成模率约90%。用于1型糖尿病模型制备。

2) SD大鼠：纯种雄性SD大鼠，STZ溶于0.1mol/L枸橼酸-枸橼酸钠缓冲液（pH4.5，4℃），配成2.0%的溶液，按每日30mg/kg腹腔注射，连续3天。成模判定标准：注射后72小时及1个月末，随机血糖>16.65mmol/L，尿糖强阳性，作为糖尿病鼠建模成功标准。

3) ICR小鼠：5天龄ICR小鼠，按100mg/kg腹腔注射STZ（0.1mol/L枸橼酸钠稀释，pH4.5），5天后再补注STZ 60mg/kg，待小鼠断乳后，给予正常饲料饲养4周后剪鼠尾采血，空腹血糖10~15mmol/L为造模成功。

4) 恒河猴：5年龄恒河猴，饲喂全价营养颗粒料和青饲料，枸橼酸盐缓冲液（pH 4.3）稀释溶解STZ，采用30mg/kg静脉注射，15天后再次注射1~2次，12~15天后成模。

(3) 高脂饲料联合单次小剂量腹腔注射法

1) SD大鼠：给予高脂饲料（碳水化合物40%，蛋白质13%，脂肪40%，其他7%）饲养4个月后，按30mg/kg腹腔注射STZ，并继续给予高脂饲料饲养10天。用于2型糖尿病模型制备。

2) Wistar大鼠：给予高脂饲料（配方是在标准全价混合饲料的基础上添加10%猪油和10%豆油，热能含量为22.8kJ/kg），饲养4周后按30mg/kg腹腔注射STZ，然后继续给予高脂饲料饲养4周。成模判定标准：非空腹血糖>16.7mmol/L作为成模标准。用于2型糖尿病模型制备。

(4) 高脂饲料联合多次小剂量腹腔注射

1) Wistar大鼠：给予高脂饲料饲养4周后，按30mg/kg腹腔注射STZ（每周1次，连续2周），并继续给予高脂饲料饲养至20周。成功率约为75%，雄性比雌性成功率高。为2型糖尿病模型。

2）高脂高糖饲料由基础饲料加蔗糖、炼猪油、淀粉等混合而成，总热量为44.3kJ/kg（蛋白质5%，碳水化合物60%其中蔗糖为30%，脂肪32%其中炼猪油为30%）。基础饲料总热量为25kJ/kg（蛋白质13%、碳水化合物53%、脂肪6%）。

2. 四氧嘧啶（alloxan）造模法 动物禁食对四氧嘧啶诱发高血糖较为敏感。给药剂量依动物及给药途径不同而异（均需临用前配），大鼠150~200mg/kg（腹腔注射），40~60mg/kg（静脉注射）；小鼠200mg/kg（腹腔注射），85~100mg/kg（静脉注射）。豚鼠具有抗药性。部分采用四氧嘧啶制造的糖尿病动物模型可自发缓解，同时因四氧嘧啶也造成肝、肾组织中毒性损害，故目前应用较少。

（1）大鼠：80日龄SD大鼠尾静脉一次性注射60mg/kg0.9%无菌生理盐水稀释四氧嘧啶，自由进食、饮水，继续饲养15天。以尿糖++~++++，血糖≥6.1mmol/L者为糖尿病模型制作成功。

（2）小鼠：6~8周昆明小鼠，禁食12小时后，以100mg/kg一次性尾静脉注射0.9%无菌生理盐水稀释四氧嘧啶。1周后血糖处于高水平者作为糖尿病模型。

（3）大白兔：雄性成年大白兔，临用前2分钟加0.9%无菌生理盐水配成0.05g/ml四氧嘧啶生理盐水。禁食、禁水24小时后称兔体重，按125mg/kg经耳缘静脉在30秒内注射完毕，继续喂食喂水。糖尿病判断标准以注射四氧嘧啶后48小时、72小时血糖大于10mmol/L确定为糖尿病。成功率为76.2%。

【模型特点】

1. 链脲佐菌素（STZ）造模法 研究资料显示大鼠正常血糖水平为2.8~7.1mmol/L，贾雪梅等研究报道正常小鼠血糖为6.9~7.7mmol/L。但关于糖尿病成模标准，各文献报道不一致。Lynch等的标准为注射STZ 3~4周后，大鼠的血糖>13.9mmol/L确定为糖尿病模型。杨竹林等从10周龄开始观察非肥胖性糖尿病（NOD）鼠是否有糖尿病症状出现的情况，当有多饮、多尿、消瘦等糖尿病症状时，断尾取血测定血糖值，若连续两次>11.1mmol/L确定为成模标准。近年来，通过国内外学者的深入研究，已经基本倾向于糖尿病动物空腹或非空腹的成模血糖标准为11.1~16.7mmol/L。而行葡萄糖耐量试验的诊断标准为连续2次空腹血糖（FBG）≥7.8mmol/L或葡萄糖负荷后2小时血糖≥11.1mmol/L。

2. 四氧嘧啶（alloxan）造模法 四氧嘧啶化学性质极不稳定，易与-SH基（主要是半胱氨酸）发生反应，而胰岛B细胞中的-SH基含量较其他组织多，故四氧嘧啶只选择性地损害胰岛B细胞。同时，由于四氧嘧啶的血浆半衰期仅1~2分钟，故静脉注射时，给药速度亦影响实验结果，注射越快越容易引起糖尿病，通常应在30秒内将四氧嘧啶溶液注入。由于四氧嘧啶溶液易分解，故应现配现用。由于B细胞有自身修复的功能，故剂量过小不能达到明显破坏B细胞的有效浓度，使其在短期内修复至正常，从而导致模型失败。因此，制模采用小剂量是不可取的。

此外，还有水合阿脲造模法：给尤卡坦小型猪一次静脉注射水合阿脲（200mg/kg），可产生典型的急性糖尿病，临床表现为高血糖、剧渴、多尿、酮尿。

（三）手术及药物联合制作糖尿病模型

通过手术切除实验动物较易切除的胰腺钩突及体尾部，然后局部或全身应用胰腺B细胞毒性药物，以破坏残留胰腺B细胞，使其丧失功能，造成实验动物体内胰岛素缺乏，从而诱发实验动物出现糖尿病的临床症状。克服了全胰切除所致的严重创伤和胰腺外分泌障碍的缺点，也避免了大剂量应用胰腺B细胞毒性剂给其他组织器官带来的严重损伤。

（四）病毒诱导方法

柯萨奇病毒（Coxsackie virus）多感染儿童，主要经肠道传播，引发胰腺炎，导致淋巴细胞浸润，B细胞坏死，可使新生的小白鼠、田鼠等致病，对成年鼠不致病。

选用DBA/2雌性小鼠，皮下接种脑炎、心肌炎病毒M型变异株，4~7天后出现明显的高血糖，伴有血中及胰腺中胰岛素含量降低。其高血糖为特发性，伴有明显低胰岛素血症。在某些小鼠中可自然缓解，但糖耐量异常及高血糖在恢复期中仍将存在。

此外，特殊膳食诱导、催肥以及拮抗胰岛素因子（如糖皮质激素、生长激素、甲状腺激素、胰高血糖素等）等方法亦可用于制备糖尿病模型。

二、自发性糖尿病动物模型

【造模机制】

自发性糖尿病动物模型(spontaneous diabetes animal models)是未经过任何有意识的人工处置,动物自然发生的糖尿病,与人类糖尿病有相似之处。通过遗传育种培养而保留下来的糖尿病动物模型。

【造模方法】

该模型绝大多数采用有自发性糖尿病倾向的近交系纯种动物,包括啮齿类自发性糖尿病动物模型,如BB(Biobreeding)鼠、NOD(non-obesity diabetes)小鼠、db/db 小鼠等,以及猫科动物自发性模型、猪自发性模型、非人类灵长类自发性动物模型等。

1. 啮齿类自发性糖尿病动物模型

(1) 大鼠

1) BB 糖尿病大鼠是 1974 年在加拿大渥太华的 Bio Breeding 实验室首次发现而命名,是从 Wistar 大鼠中筛选出来的一种自发性,遗传性的 1 型糖尿病动物模型。其发病和自身免疫性毁坏胰腺 B 细胞引发胰腺炎及胰岛素缺乏有关。糖尿病在 60~140 日龄时发病,起病快,3~5 日内出现多饮、多食、多尿和体重迅速减轻,并出现严重的高血糖,低胰岛素和酮症。

2) Zucker fa/fa 大鼠是典型的高胰岛素血症肥胖模型。隐性基因名称为 fa,动物有轻度糖耐量异常,高胰岛素血症和外周胰岛素抵抗,无酮症表现,类似人的 2 型糖尿病,血糖正常或轻度升高。该鼠同时伴有肥胖、高血糖、高胰岛素血症、高血脂、中度高血压,可作为 2 型糖尿病伴有高血压的动物模型。可自广东省医学实验动物中心购买。

3) GK 大鼠是一种自发的 2 型糖尿病模型,其特征有:葡萄糖刺激的胰岛素分泌受损,B 细胞数目减少,肝糖生成过多,肌肉和脂肪组织中度胰岛素抵抗。Goto-kakizaki(GK)糖尿病大鼠自上海斯莱特实验动物有限责任公司购买。

(2) 小鼠

1) 非肥胖型糖尿病(NOD)小鼠:是 1980 年 Tochino 等通过近亲交配选择繁殖,从 JCL-ICR 品系小鼠衍生的 CTS(白内障易感亚系)糖尿病小鼠近亲杂交而来,是自发性自身免疫 1 型糖尿病的典型模型,是由 T 细胞(包括 CD4 和 CD8 细胞)介导的,其发展受控于一系列 T 细胞的调节。B 细胞损伤继发于自身免疫过程,引起低胰岛素血症。NOD 小鼠的糖尿病发病率与性别有关,雌性鼠发病率显著高于雄性鼠,且发病早。NOD 小鼠多发病突然,表现明显多饮、多尿、消瘦,血糖显著升高,不用胰岛素治疗,动物多于 1 个月内死亡,通常死于酮血症。NOD 鼠可从澳大利亚 WEHI 医学研究中心引进,杨竹林等从 10 周龄开始观察非肥胖型糖尿病(NOD)鼠是否有 DM 症状出现的情况,当有多饮、多尿、消瘦等 DM 症状时,断尾取血测定血糖值,若连续两次 >11.1mmol/L 确定为 DM。

2) db/db 小鼠:是单隐性突变基因引起,自发于 Jackson 实验室的近交小鼠 C57BL/KS。属 2 型糖尿病模型,也是糖尿病肾病常用的模型。糖尿病基因(db)编码瘦素(leptin)受体 G 到 T 的点突变,呈常染色体隐性遗传。该突变导致贮脂细胞分泌的激素 - 瘦素的异常拼接、信号传导缺失,导致摄食过量、肥胖、高瘦素血症、高胰岛素血症。

3) 自发性糖尿病 ob/ob 小鼠模型:ob/ob 小鼠是 leptin 受体基因缺陷导致的先天肥胖型 2 型糖尿病小鼠,具有高血糖、高血脂、胰岛素抵抗等特性。ob/ob 小鼠出生约 1 个月后逐渐出现肥胖、高血糖、高胰岛素血症。其发病过程与人类 2 型糖尿病非常相似,是国际上广为采用的研究 2 型糖尿病和糖尿病肾病的动物模型。目前国内实验用的这种小鼠一般从美国动物中心引进。

4) NSY(Nagoya-Shibata-Yasuda)小鼠:是一近交系自发性糖尿病模型,是从远交 JCL-ICR 小鼠中选择糖耐量异常株繁殖而成。其糖尿病发生具有年龄依赖性,24 周龄时胰岛素分泌功能严重受损,48 周的累计发病率雄性为 98%,雌性为 31%。此鼠在任何年龄阶段都不表现严重肥胖和显著的高胰岛素血症,胰岛也无肿大或炎性变化。胰岛 B 细胞分泌胰岛素功能受损和胰岛素抵抗可能是 NSY 小鼠发生 2 型糖尿病的机制,与人的 2 型糖尿病发病机制相似。

5) KK小鼠：是日本学者培育的一种轻度肥胖型2型糖尿病动物。后与C57BL/6J小鼠杂交，并进行近亲繁殖，得到Toronto-(T-kk)小鼠。将黄色肥胖基因(即A^y)转至KK小鼠，得KK-A^y鼠，与KK小鼠相比，有明显的肥胖和糖尿病症状。从5周龄起，血糖、血液循环中的胰岛素水平以及HbA1c水平逐步升高。B细胞有脱颗粒和糖原浸润，随后出现胰岛肥大和中心气泡，肝脂肪化和脂肪组织增多，脂肪组织的胰岛素敏感性降低比KK小鼠明显，且到16周龄时完全丧失。肾脏病变发生早，发展迅速，肾小球基底膜增厚。用KK-A^y鼠可评价抗糖尿病药物的胰腺外作用。KK小鼠可自日本CLER公司购买，KK-A^y鼠可自四川简阳简城比尔动物养殖场(由美国Jackson动物中心引进)购得。

(3) 地鼠：中国地鼠的自发性遗传性糖尿病最早是由美国的Meier和Yerganian报道的，它是将健康的中国地鼠通过近亲繁殖而获得。国内山西医学院制成的这种模型以轻至中度高血糖为特征，动物为非肥胖型，血清胰岛素表现多样，胰岛病变不一，类似于人类的2型糖尿病。

(4) 其他的啮齿类自发性糖尿病动物模型还有OLETF大鼠、eSS大鼠、嗜沙肥鼠、裸鼠等。

2. 猫科动物自发性糖尿病模型　Feldhahn等研究发现，T2DM猫其胰岛素敏感性为正常猫的1/6，猫科动物自发性糖尿病与人类T2DM的临床症状相似，好发于中老年阶段，以胰岛素抵抗和肥胖作为糖尿病发生的早期症状。

3. 猪自发性糖尿病模型　自发的猪T2DM模型，主要有2个品种，尤卡坦小型猪和哥廷根小型猪。其中尤卡坦小型猪的一种品系表现为糖耐量增高，另一品系则表现为糖耐量受损。哥廷根小型猪给予高脂高能食物后，成为代谢综合征的理想模型。

4. 非人灵长类自发性动物模型　自发性的糖尿病在食蟹猴、恒河猴、冠毛猴、台湾猴、豚尾猴、西伯里斯岛猴、非洲绿猴以及狒狒等非人灵长类动物中均有发现和报道。王艳静等通过糖耐量测试以及尿糖测定，从100只>8岁的中老年猕猴中筛选到的3只自发性糖尿病猕猴均属中老龄，筛选比例为3%，发生率与人类糖尿病患病率非常近似，目前尚未开发出非人灵长类自发性糖尿病动物品系。

【模型特点】

自发性糖尿病动物模型减少了人为因素，更接近人类疾病的发病过程，是较理想的模型，但此类动物价格昂贵，数量也极其有限，且对饲养和繁殖的条件要求较高，在近交系中常出现变异，繁殖后代的个体差异大，需要专用的动物房及专人管理，其发病需要一定的时间。

【模型应用】

啮齿类自发性糖尿病动物模型可用于1型或2型糖尿病的研究，亦可用于糖尿病并发症(肾病、心血管病)的研究。自发性糖尿病猪模型主要的应用领域是进行糖尿病并发症的研究，如心血管、肾脏以及眼病等。在非人灵长类动物模型中所观察到的血糖规律、病理特征与在人类糖尿病患者中所观察到的临床特征最为相似，所以病原、病理学方面的研究外，利用灵长类动物进行糖尿病研究的另外一个重要优势在于研究糖尿病并发心血管和大血管疾病，如动脉粥样硬化。

三、转基因技术糖尿病动物模型

【造模机制】

转基因技术糖尿病动物模型是研究者按照自己的意愿，利用转基因技术，将人类糖尿病基因转移给动物，以获得相应动物模型或借助实验手段将胰岛素信号转导通路中的某个基因敲除，从而得到理想的糖尿病动物模型。此外，用Cre-loxP系统与基因打靶技术相结合，可以得到组织或细胞特异性靶基因被敲除的糖尿病动物模型。

【造模方法】

1. 2型糖尿病模型　GK/IRS-1双基因敲除小鼠，$IR^{+/-}$/$IRS\text{-}1^{+/-}$双基因敲除杂合体小鼠，$IRS\text{-}2^{-/-}$小鼠均为较成功的2型糖尿病动物模型。

(1) GK/IRS-1双基因敲除小鼠：$IRS\text{-}1^{-/-}$小鼠表现为胰岛素抵抗，但由于B细胞代偿性增生，胰岛素分泌增多，糖耐量正常。B细胞特异GK表达降低的小鼠，显示轻度糖耐量异常。两者杂交产生的GK/IRS-1双基因敲除小鼠，表现2型糖尿病症状，既有胰岛素抵抗又有糖耐量异常。

(2) $IR^{+/-}$/IRS-$1^{+/-}$ 双基因敲除杂合体小鼠：$IR^{+/-}$ 和 IRS-$1^{+/-}$ 单个基因敲除的杂合体小鼠无明显的临床症状。而 $IR^{+/-}$/IRS-$1^{+/-}$ 小鼠肝和肌肉中 IR 与 IRS-21 表达水平下降 60%，由胰岛素介导的 IR 自动磷酸化，IRS21 和 IRS22 的酪氨酸磷酸化，PI3- 激酶的 p85 亚基与 IRS-1 的结合都减少。4~6 个月前血糖正常，2 个月时胰岛素水平升高，4~6 个月时发生明显的胰岛素抵抗（表现为血胰岛素水平显著升高和对外源性胰岛素不敏感），6 个月时，40% 的杂合体双突变鼠表现糖尿病症状。

(3) IRS-$2^{-/-}$ 小鼠：IRS-$2^{-/-}$ 小鼠表现为胰岛素抵抗和胰岛素分泌不足（不能引起 B 细胞代偿性增生，无法对抗胰岛素抵抗），从而引发 2 型糖尿病。但 IRS-$2^{-/-}$ 小鼠单个 B 细胞胰岛素分泌正常甚至升高。

(4) GK（肝脏特异性葡萄糖激酶）小鼠：该模型的建立基于 Cre-loxP 条件性基因打靶技术：首先将两个同方向的 loxP 序列插入到目的基因 GK 外显子的两侧，构建打靶载体。将整合有打靶载体且发生正确同源重组的 ES 细胞显微注射入小鼠囊胚，移植入假孕雌鼠，获得 F_1 代嵌合体小鼠。嵌合体小鼠进一步杂交后得到条件打靶小鼠。将该打靶小鼠与肝脏特异性表达 Cre 重组酶（Alb-Cre）的转基因昆明小鼠杂交，得到肝脏特异性葡萄糖激酶基因敲除小鼠。

(5) MODY 模型：MODY 即青幼年发病的成年型糖尿病，是 2 型糖尿病的一个亚型。Bali 等将小鼠葡萄糖激酶（GCK）基因外显子Ⅱ用新霉素抵抗基因取代，制成目标载体杂合入正常小鼠，制得 $GK^{+/-}$ 鼠，发现该鼠糖耐量减退，肝细胞和胰岛 B 细胞葡萄糖敏感性低下，此胰岛 B 细胞和肝细胞 GCK 活性减退所引起的疾病与人 MODY 相似，可作为 MODY 的动物模型。

2. 线粒体糖尿病　B 细胞 Tfam（mitochondrial transcription factor A）突变的小鼠，大约 5 周龄时发生糖尿病，表现为严重的 mtDNA 耗竭，氧化磷酸化不足和 7~9 周时胰岛内观察到异常的线粒体。

【模型特点】

哺乳动物和人的基因组有很大的同源性；哺乳动物繁殖很快，克服了人作为研究对象的局限性；体内实验更能反映基因作用的真实性。

【模型应用】

运用转基因动物可研究胰岛素分泌调节、肝葡萄糖产生、胰岛素分子结构、胰岛素受体敏感性及受体后水平缺陷，并可用于研究新的糖尿病防治药物作用靶点，但是来源于人的外源蛋白在动物体内由于作用环境的差异，可能会造成功能的差异而导致没有出现相应的表型性。另外还需构建合适的载体，选择合适的动物种属。

四、妊娠糖尿病模型

妊娠合并糖尿病是妊娠期最常见的并发症之一，包括孕前患有糖尿病者妊娠（PGDM）和妊娠期糖尿病（GDM），国内目前报道的 GDM 发病率为 1%~5%。母亲孕期糖代谢异常可导致胎儿发育异常，导致自然流产、巨大儿、胎儿宫内发育迟缓、胎死宫内，先天畸形发生率高达 7.5%~12.9%，较正常妊娠高 7~13 倍。

（一）STZ 造模法

【造模方法】

SD 大鼠雄雌比例为 1∶2 合笼过夜，次晨发现阴道黏液栓或镜检精子者记为妊娠 0 天，标记孕鼠计算孕期。孕鼠空腹 12 小时后，给予 2%STZ 新鲜溶液（用枸橼酸钠缓冲液现配：0.1mol/L，pH4.4），按 40mg/kg 一次性腹腔注射，4 小时后正常饮食。以母鼠血糖水平≥8.12mmol/L 且 <14mmol/L，尿糖 >++ 为标准。

【模型特点】

1 型糖尿病妊娠模型因胰岛素绝对缺乏引起母鼠代谢症状明显紊乱，不但不能怀孕，而且母鼠死亡率极高。2 型糖尿病妊娠模型即使在 STZ 剂量小于 40mg/kg 的情况下，大鼠的受孕也相当困难，如时间长则有恢复的可能。最终选择采用 GDM 模型。血糖过高可致两个与 GDM 模型建立不利的后果，一是母鼠死亡率高，二是胚胎不能发育成形。一次大剂量可致胰腺破坏过重导致血糖过高而不利于研究，孕鼠血糖超过 16.7mmol/L 时子鼠均不能发育或液化，而多次小剂量使用药时间过长而影响胚胎发育故不能采用，所以确定在孕初期一次性给药方案，且这种破坏胰腺作用为部分性，可有效模拟 GDM 的病程及发病机制，并降低动物模型的死亡率。

(二) 四氧嘧啶造模法

【造模方法】

Wistar 大鼠雄雌比例为 1∶2 合笼过夜，次晨阴道分泌物镜检发现精子者记为妊娠 0 天。孕鼠空腹 24 小时后，给予 2%STZ 新鲜溶液（用枸橼酸钠缓冲液现配：0.1mol/L，pH4.4），按 40mg/kg 一次性尾静脉注射，自由进食及饮水。成模标准：妊娠 4 天开始孕鼠空腹血糖 >11.1mmol/L，随机血糖 >17.92，尿糖（++）或以上。动物成模后又转阴的标准：每日 3 次尿糖，1 次空腹血糖，有 3 次孕鼠空腹血糖 <7.0mmol/L，尿糖持续阴性。

【模型特点】

四氧嘧啶制作的糖尿病动物模型与给药剂量和给药途径有关。剂量过大容易造成模型动物死亡及流产，剂量过小容易造成造模失败，同时部分动物成模后因 B 细胞有自身修复功能而出现糖尿病自然缓解的转阴现象。因此在保障成模的前提条件下，减少死亡率、流产率和转阴率是造模的难点。多数资料显示，静脉注射 40mg/kg 较腹腔注射具有较好的成模率、较低的死亡率和转阴率。

总之，糖尿病动物模型种类繁多，为研究人类的糖尿病提供了有力的工具，但尚无一种公认最理想的方法。所有的模型均存在一定的缺陷：①糖尿病发病机制尚不清楚，动物模型制备多种多样，缺乏统一的操作规范。②衡量动物模型成模与否的标准参差不齐。③动物模型与临床患者的病理生理变化相差较大。因此在选择糖尿病模型时，应根据实验研究的需要进行选择。

（陈兵　邓武权　曾俊　宋大宇）

第六节　非酒精性脂肪性肝病动物模型

Section 6　Animal models of nonalcoholic fatty liver disease

非酒精性脂肪性肝病（nonalcoholic fatty liver disease，NAFLD）是指无明确过量饮酒史和其他明确的致病因素，以肝脏内脂肪过度堆积为主要特征的临床病理综合征。其发展过程一般包括单纯性脂肪肝（simple steatosis，NAS）、非酒精性脂肪性肝炎（non-alcoholic steatohepatitis，NASH）、脂肪性肝纤维化（liver fibrosis）、肝硬化（liver cirrhosis）和肝癌（cancer of the liver）。单纯性脂肪肝是指肝脏的脂质含量超过 5%，或显微镜下单位面积 30% 以上的肝细胞有脂肪滴。非酒精性脂肪性肝炎除了上述单纯性脂肪肝变化外，还出现中等程度以上的大泡性脂肪变（macrovascular steatosis）、肝细胞损伤（气球样变性、凋亡 / 坏死、Mallory 小体 / 麦氏小体、巨大线粒体等）、炎症（中性粒细胞浸润）及不同程度的纤维化（肝窦及窦周隙内）。长期的 NASH 往往进展为肝硬化，甚至肝细胞癌（hepatocellular carcinoma，HCC）。NAS 及 NASH 的典型的组织病理学改变如图 9-10-1 所示。

NAFLD 与胰岛素抵抗密切相关，被认为是代谢综合征在肝脏的表现，常伴随肥胖、2 型糖尿病的发生。全球流行病学调查研究表明，NAFLD 的发病率日趋增加，发病人群范围也从成年人向未成年人扩展，成人的 NAFLD 发病率为 20%~33%，肥胖或 2 型糖尿病患者中 NAFLD 发病率达到 75%。近年来，我国的 NAFLD 发病率明显上升，已成为仅次于病毒性肝炎的第二大肝病。其中，2 型糖尿病患者从单纯性脂肪肝发展到 NASH 的风险是正常人群的 2.6 倍。高发病率的 NAFLD 严重影响了人类的生活健康，给社会造成沉重的经济负担。

非酒精性脂肪性肝病动物模型（animal models of nonalcoholic fatty liver disease）大体上分为两大类：基因改变引起的遗传性 NAFLD 动物模型（转基因及敲除）和饮食诱导 / 药物处理形成获得性 NAFLD 动物模型。近年来，遗传性与获得性相结合形成的 NAFLD 动物模型被应用，其病理特征和病程进展进一步缩小与人类 NAFLD 的差距。

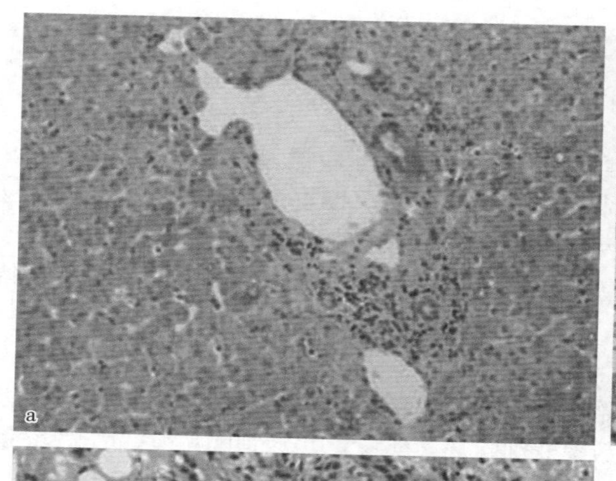

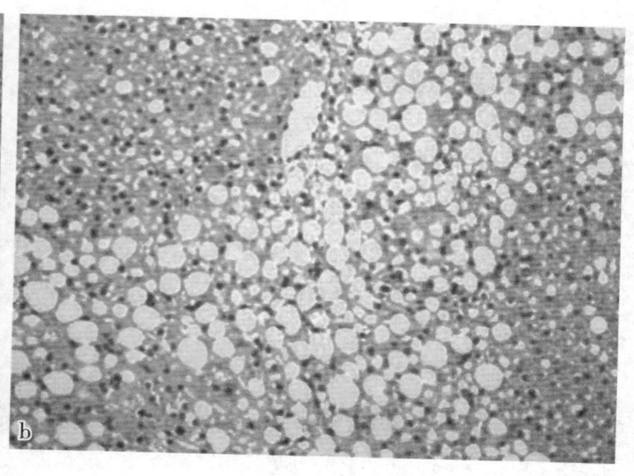

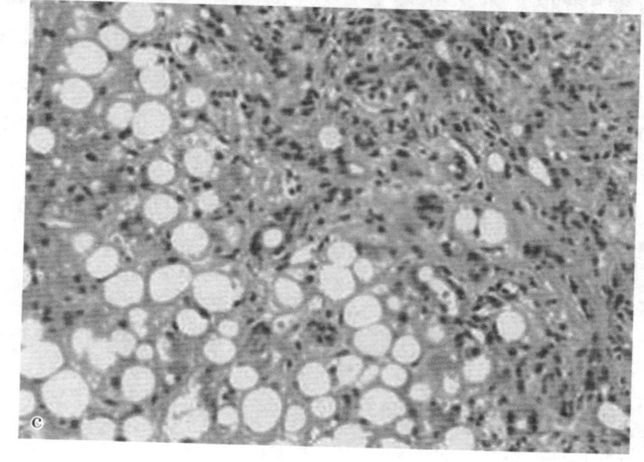

图 9-10-1　人非酒精性脂肪性肝病组织病理学改变
a. 正常人肝脏；b. 单纯性脂肪肝，主要发生大脂肪泡性脂肪变，未发生脂肪性肝炎；c. 非酒精性脂肪性肝炎，肝细胞出现气球样变，炎症反应及胶原沉积（纤维化表现）

一、基因改变引起的 NAFLD 动物模型

基因改变引起的 NAFLD 动物模型按相关基因的作用可以分为：影响脂代谢途径、影响胰岛素敏感性、诱发氧化应激以及免疫途径等多种类型。随着 NAFLD 相关基因的不断发现，上调或敲除相关基因后引起的 NAFLD 动物模型种类日益增多。本节选取其中几种进行介绍。

（一）SREBP-1c 转基因小鼠

【造模机制】

建立核基因 SREBP-1c（nuclear sterol regulatory element-binding protein 1c）转基因小鼠，自发形成 NAFLD 小鼠模型。

【造模方法】

将 7.1kB 大小的 paP2-SREBP-1c436 Not Ⅰ-Cla Ⅰ 片段微注射入 C57BL/6J×SJL F_2 小鼠受精卵细胞核中。将进入分裂期的受精卵移植到假妊娠雌性 C57BL/6J×SJL F_2 的输卵管中，繁殖后进行基因鉴定得到 SREBP-1c 脂肪组织高表达小鼠。SREBP-1c 转基因小鼠给予正常饲料（含能量 1450kJ/100g，含蛋白 24.9g/100g，脂肪 4.6g/100g），自由饮食饮水。

【模型特点】

该模型是一种遗传获得性脂质代谢障碍动物模型，具有自发的进行性的脂肪性肝炎、胰岛素抵抗等特点。SREBP-1c 转基因小鼠在出生后第 8 天即可观察到肝脏脂肪变性，肝细胞内脂滴增多。20 周龄的 SREBP-1c 转基因小鼠肝脏出现单核细胞浸润，肝窦及窦周纤维化，肝细胞气球样变性、Mallory 小体形成等典型的 NASH 病理特征。同时，该模型常合并胰岛素抵抗、低瘦素血症、低脂联素血症甚至高血糖等代谢紊乱。

【模型应用】

SREBP-1c 转基因小鼠模型不需要特殊饲料喂养即可自发形成非酒精性脂肪性肝炎，方便可行。但该模型不具有临床上典型的内脏脂肪升高、瘦素升高和肥胖等特点，在应用方面有一定的局限性。

(二) CD36$^{-/-}$ 小鼠

【造模机制】

脂肪酸转位酶 CD36(fatty acid translocase CD36,FAT/CD36)是一种外周组织表达的脂肪酸转运体，对长链脂肪酸摄取及胞内转运氧化代谢具有重要作用。敲除该基因，对脂肪酸的利用降低，导致体内脂质堆积及脂肪肝发生。

【造模方法】

对小鼠进行 CD36 基因敲除，建立 CD36$^{-/-}$ 小鼠模型。

【模型特点】

CD36$^{-/-}$ 小鼠血清游离脂肪酸(FFA)升高，FFA 流向肝脏，导致肝脏 β 氧化增加，甘油三酯存储增加，从而发生 NAS。该模型小鼠肝脏发生明显的胰岛素抵抗，但未发现整体及肌肉组织的胰岛素抵抗，与临床上 NAFLD 患者的病理特征不太相符合。

【模型应用】

可用于 NAFLD 的病因及其发病早期单纯性脂肪肝病因学和治疗药物的研究。

(三) Adiponectin$^{-/-}$ 小鼠

【造模机制】

脂联素(adiponectin)是一种脂肪细胞因子。机体脂联素水平降低导致炎症因子 TNF、IL6 水平升高，促使炎症的发生，可能是 adiponectin$^{-/-}$ 小鼠 NASH 发生的机制。adiponectin$^{-/-}$(adiponectin-knockout)小鼠通过胆碱缺乏 - 特殊氨基酸(choline-deficient L-amino acid-defined,CDAA)饮食诱导，能够发展为肝硬化及肝癌。

【造模方法】

对小鼠进行 adiponectin 基因敲除，进行特殊饮食诱导(如 HFD、CDAA 等)或者四氯化碳等特殊药物处理，建立 adiponectin$^{-/-}$ 小鼠 NAFLD 模型。

【模型特点】

经过 CDAA 饮食诱导 1 周后，adiponectin$^{-/-}$ 小鼠即发生单纯性脂肪变；经过 24 周后，模型小鼠肝硬化及肝脏肿瘤的发病率明显升高，作为对照组的同期野生型小鼠只发生肝脏单纯脂肪变性。说明 adiponectin$^{-/-}$ 小鼠对 CDAA 的诱导更为敏感，更易发生肝硬化及肝脏肿瘤。

经过 HFD 饮食(脂肪热量占 60%)诱导后，adiponectin$^{-/-}$ 小鼠可发生纤维性肝炎，肝细胞气球样变，肝组织点灶状坏死，中央静脉周围纤维化。

【模型应用】

adiponectin$^{-/-}$ 小鼠经 CDAA 饮食诱导后，较野生型小鼠更易发展为肝硬化、肝癌，因此，可以作为研究 NAFLD 中晚期病程的动物模型。且 adiponectin$^{-/-}$ 小鼠低脂联素血症与代谢综合征患者血脂联素水平降低也相一致，符合其临床特征。该模型提示脂联素在 NASH 进展过程中具有重要作用，可能通过抑制 TNF-α 的表达而抑制肝脏炎症和纤维化，是 NASH 进展为肝硬化及肝癌的关键因子之一。

(四) *ob/ob* 小鼠

【造模机制】

ob/ob 小鼠是瘦素(leptin)基因自发性突变导致体内瘦素缺乏，发展成为脂肪肝的小鼠模型。

【造模方法】

ob/ob 小鼠为先天性基因缺陷的动物模型，体内低瘦素水平使机体处于一种饥饿状态，从而过度饮食，导致肥胖、胰岛素抵抗、高脂血症和脂肪肝病。给予蛋氨酸胆碱缺乏饮食(methionine and choline deficient, MCD)或高脂饮食(high fat diet,HFD)，可加速其脂肪肝等病理改变。

【模型特点】

ob/ob 小鼠具有与人类代谢综合征类似的特征，食欲增加、活动减少、肥胖、高胰岛素血症、肝脏脂肪变以及 NASH。与临床 NAFLD 发病过程不同的是，*ob/ob* 小鼠不能自发性地由单纯性脂肪肝发展为脂肪性

肝炎，需要给予“第二次打击”进行诱导。常见的“第二次打击”方法包括给予脂多糖内毒素或肝缺血 - 再灌注损伤处理，导致 *ob/ob* 小鼠发生严重的 NASH，往往死亡率较高。饮食诱导，如 MCD 饮食，或者高脂饮食也能够诱导其发展为 NASH，但很难进一步发展成为肝硬化。

【模型应用】

ob/ob 小鼠具有与人类代谢综合征类似的特征，被应用于 NAFLD 的发病机制及药物防治研究中。该模型需要进行诱导才能形成非酒精性脂肪性肝炎，且很难进展为肝纤维化及肝硬化，以往被认为仅适用于单纯性脂肪肝及 NASH 早期的研究。但近年来该观点有所改变，该模型不能自发进展为肝纤维化及肝硬化，提示瘦素可能在 NAFLD 进展过程中特别是肝纤维化过程中发挥重要作用。因此，该模型也适用于对 NASH 进程特别是肝纤维化的机制研究及治疗策略的探讨。

（五）*db/db* 小鼠

【造模机制】

db/db 小鼠因瘦素受体基因（*Ob-Rb*）变异造成瘦素抵抗的动物模型，其血清瘦素水平正常或升高，但瘦素的生理效应受到抑制。

【造模方法】

db/db 小鼠为先天性基因缺陷的动物模型，体内瘦素抵抗，导致肥胖、胰岛素抵抗、高血糖、高脂血症和脂肪肝病。给予 MCD 饮食，可加速其脂肪肝等病理改变。

【模型特点】

db/db 小鼠具有与人类代谢综合征类似的特征，如肥胖、胰岛素抵抗、糖尿病，并进展为大泡性肝细胞脂肪变性。给予 MCD 饮食诱导后，*db/db* 小鼠肝脏发生 NASH。与 *ob/ob* 小鼠不同的是，给予 MCD 饮食诱导后，*db/db* 小鼠肝脏 NASH 能够进展为肝纤维化。

【模型应用】

db/db 小鼠具有与人类代谢综合征类似的特征，对 NAFLD 的发病机制及药物防治研究具有重要意义。但是与 *ob/ob* 小鼠相似，该模型不能自发形成非酒精性脂肪肝炎或肝纤维化，需要进行 MCD 饮食诱导。

（六）*KKAy* 小鼠

【造模机制】

KKAy 小鼠是糖尿病 *KK* 小鼠与 *lethal yellow*（*Ay*）小鼠杂交系，第 2 染色体上 agouti（a）基因发生突变，agouti 相关蛋白能够与黑素皮质素受体 -4 结合，在控制食欲和体重稳态中起关键作用。

【造模方法】

KKAy 小鼠为先天性基因缺陷的动物模型，给予 MCD 饮食诱导，可加速其脂肪肝等病理改变。

【模型特点】

KKAy 小鼠特点是肥胖、高胆固醇血症、高甘油三酯血症、高血糖、胰岛素抵抗和瘦素抵抗。与 C57BL/6 小鼠相比，*KKAy* 小鼠对 MCD 饮食更为敏感，其肝脏脂肪变性、炎症浸润及纤维化程度都更为明显。此外，该模型脂联素（adiponectin）水平与同样饮食诱导的 C57BL/6 小鼠相比明显降低，与临床上代谢综合征相关 NASH 患者的脂肪因子（adipokine）水平改变非常相似。

【模型应用】

KKAy 小鼠具有与人类代谢综合征类似的病理生理特征，在 MCD 饮食诱导下很容易发展为 NASH；并且其脂联素水平明显降低，提示脂联素可能对代谢综合征型 NASH 的发展具有重要作用。该模型对 NAFLD 的病因、发病过程及药效学评价研究都具有重要意义。

二、饮食诱导 / 药物处理形成获得性 NAFLD 动物模型

饮食诱导 / 药物处理形成获得性 NAFLD 动物模型是指动物给予特制饲料或者特殊药物进行诱导，形成 NAFLD 动物模型。特制饲料包括以下几种：高脂或高热量饲料，引起肝脏摄入脂类增加引起脂质堆积；特殊成分改变饲料，如胆碱缺乏等，引起肝脏脂类输出障碍以及脂质氧化障碍，导致脂质堆积；或者特殊药物处理，导致肝脏氧化应激及炎症的发生。

(一) 高脂饮食诱导的 NAFLD 模型

【造模机制】

肝脏是脂肪代谢的主要场所，长期大量摄入的脂肪在肝脏蓄积到一定程度即形成脂肪肝。由于脂肪肝与代谢综合征高度相关，高脂饮食等代谢综合征的致病因素也被认为是非酒精性脂肪肝的诱导因素。

【造模方法】

大鼠或小鼠经灌胃被动或自由饮食主动摄入高脂饲料（high fat diet，HFD），形成肥胖、肝脏损伤及胰岛素抵抗等病理改变。高脂饲料的热能主要来自脂肪，包括猪油、反式脂肪、胆固醇等，占饲料总热能的45%~75%。

【模型特点】

(1) SD 大鼠给予高脂饮食（含 71% 脂肪，11% 碳水化合物，18% 蛋白）诱导 3 周，可发生肝脏脂肪变性，肝脏脂肪含量与同期正常饲料喂养组相比升高 1 倍，肝细胞脂质堆积明显。通常模型动物的血清胰岛素水平升高，发生胰岛素抵抗。该模型仅发生单纯肝脂肪变性，炎症反应并不明显，也很难继续发展成肝硬化。

(2) C57BL/6J 小鼠经过高脂饲料喂养后，具有肥胖、脂肪肝、高胰岛素血症、糖耐量减低等代谢综合征特征，被认为是研究人类代谢综合征的一个可靠模型。C57BL/6J 小鼠灌胃给予流质高脂饲料（热能的 37% 来自脂肪，24.5% 来自蛋白质，38.5% 来自碳水化合物），每天 1 次，连续 9 周后，模型组小鼠可见明显的脂肪肝 NAS、白色脂肪组织增加、血清胰岛素及瘦素水平升高、糖耐量降低。约 46% 的模型小鼠可发展为非酒精性脂肪肝炎 NASH，血清 AST 明显升高，肝脏组织切片显示中性粒细胞浸润，纤维化发生。

【模型应用】

高脂饮食被广泛应用于NAS及NASH动物模型的诱导中。但不同动物种属对高脂饮食的敏感性不同，而且高脂饮食的组成成分也多样化，因此，其诱导的模型动物的肝脏脂肪变、炎症及纤维化程度也不一。单纯高脂饮食诱导的动物模型一般容易发生单纯性肝脂肪变性（NAS）。如果要发展为脂肪性肝炎（NASH）则需要较长时间，而且脂肪性肝炎的发生率较低，发展程度也不严重。因此，适用于单纯性脂肪变及脂肪性肝炎早期的机制研究及防治药物的筛选。

(二) 高脂饮食 - 药物联合诱导的 NAFLD 模型

【造模机制】

被广为接受的 NAFLD 发病机制是“二次打击”学说。“第一次打击”是由肝脏中脂质堆积造成的。脂肪变性后的肝细胞比正常肝细胞更容易受到“第二次打击”的损伤，导致肝细胞的一系列损伤，包括炎症、凋亡、纤维化和癌变等。启动“第二次打击”的主要因子包括氧化应激、脂质过氧化、促炎症因子、线粒体功能障碍、肝脏微循环障碍等。模拟“二次打击”学说，在高脂饮食的基础上进行诱导炎症和氧化应激的药物刺激，建立 NAFLD 模型。四环素是常用的刺激药物，能够通过损伤线粒体功能引起机体氧化应激的发生。

【造模方法】

高脂饮食喂养 C57BL/6J 小鼠 10 周后，腹腔注射四环素[30mg/(kg·d)]，10 天后即可形成非酒精性脂肪性肝炎 NASH 小鼠模型。

【模型特点】

该模型小鼠肝内甘油三酯含量显著增加，多种炎症细胞因子基因表达增强，血清 ALT 水平增高，肝组织学观察见多灶性炎症细胞浸润。

【模型应用】

以往研究中单纯的药物刺激（如四氯化碳等）可以在较短时间内建立 NASH 模型，具有简便、快速的优点，但其发病机制、病理生理改变与人类常见脂肪肝类型差异较大，且实验动物死亡率较高，目前一般不予采用。高脂饮食 - 药物联合诱导 NAFLD 模型病理改变较单纯药物刺激缓和，且与人类 NAFLD 较为接近，可以作为 NAFLD 机制研究及药物筛选的模型应用。

(三) 蛋氨酸胆碱缺乏饮食诱导的 NAFLD 模型

【造模机制】

蛋氨酸胆碱缺乏（methionine and choline deficient，MCD）饲料中蔗糖（约 40%）和脂肪（约 10%）含量较

高，但蛋氨酸和胆碱含量较低（正常鼠料蛋氨酸含量约为 3g/kg、胆碱含量约为 2g/kg）。蛋氨酸是一种必需氨基酸，在体内提供甲基合成胆碱。蛋氨酸和胆碱都对肝脏 β- 氧化具有重要作用。胆碱是卵磷脂、乙酰胆碱等物质的组成成分。当缺少胆碱时，肝脏合成磷脂减少，不能有效地合成脂蛋白，特别是极低密度脂蛋白（VLDL）；而 VLDL 是运输内源性甘油三酯出肝的主要形式，导致甘油三酯在肝脏内积聚形成脂肪肝。此外，MCD 饮食胆碱和蛋氨酸缺乏，导致活性甲基缺乏，使肝脏内严重缺乏抗氧化物，因此 MCD 饮食使抗氧化屏障机制受损并增加氧化应激，氧化应激可以导致多种细胞功能和结构损伤，还可以诱导 TNF-α 等促炎症细胞因子活化，导致炎症的发生。

【造模方法】

采用 MCD 饲料喂养 Wistar 大鼠 3 周以上，形成 NAFLD 动物模型。HE 染色和 Masson 染色的肝组织病理切片可观察到肝脏脂肪变性、炎症和纤维化。

【模型特点】

使用 MCD 饮食诱导的 NASH 模型是国内外进行非酒精性脂肪性肝炎研究常用的方案，可在较短时间内形成脂肪性肝炎，其肝脏病变与人类 NASH 类似。MCD 饮食诱导 Wistar 大鼠脂肪性肝炎发展迅速，诱导 3 周左右可见明显的脂肪性肝炎病变，诱导 10 周可见明显的肝纤维化。

MCD 饮食诱导较难形成机体的胰岛素抵抗和肥胖状态。MCD 模型动物的血清甘油三酯和胆固醇水平降低，与临床上大部分肥胖合并脂肪肝患者的病理状态不相符。此外，MCD 模型动物的血清胰岛素、瘦素、血糖水平降低，外周胰岛素敏感性升高，与临床上的代谢综合征患者的胰岛素抵抗状态不符。但 MCD 模型动物肝脏的胰岛素敏感性降低。

【模型应用】

使用 MCD 饮食诱导建立 NASH 模型是国内外进行非酒精性脂肪性肝炎研究常用模型之一，与高脂饮食诱导模型相比发病迅速，炎症反应及纤维化等病理改变更为明显。虽然 MCD 饮食模型是否存在全身性胰岛素抵抗尚有争议，但肝脏的局部胰岛素抵抗是存在的。因此，本模型是研究 NASH 的发病机制及筛选防治药物的良好实验工具。

（四）HFD 合并 MCD 饮食诱导小鼠形成 NAFLD 模型

【造模机制】

结合 HFD 以及 MCD 饮食诱导的优势，使模型动物既具有高脂饮食诱导的代谢综合征特征，又具有 MCD 饮食诱导的 NASH 特点。

【造模方法】

根据 HFD 饲料和 MCD 饲料的特点，配制改良的高脂饲料（modified high-fat diet，mHFD）诱导 C57BL/6 小鼠，形成 NAFLD 模型。该 mHFD 饲料的能量比例为 60% 脂肪（主要来自猪油）、14% 蛋白质（主要是酪蛋白）、26% 碳水化合物。其中，胆碱含量为 0.6g/kg，蛋氨酸的含量为 1.5g/kg，明显低于正常鼠料中胆碱和和蛋氨酸的含量。

【模型特点】

采用 mHFD 饮食诱导 C57BL/6 小鼠发生明显的 NASH，同时具有肥胖、胰岛素抵抗和脂代谢紊乱等代谢综合征特征。模型小鼠肝脏组织病理学结果显示明显的脂肪变、炎症、纤维化（图 9-10-2）。同时，肝脏甘油三酯水平和血清 ALT 水平明显升高。此外，该模型小鼠肝脏 PPARγ mRNA 和蛋白表达都显著增高，PPARγ 在脂肪肝发生发展中具有重要作用。同时 PPARα mRNA 水平明显降低，PPARα 在肝脏线粒体脂肪酸氧化过程中具有重要作用。

【模型应用】

该模型不仅具有典型的 NASH 病理学改变，还具有与临床代谢综合征相似的发病过程。因此，不仅能够应用于 NASH 的机制研究，也可应用于能量代谢相关疾病的研究。

（五）CDAA 饮食诱导的 NAFLD 动物模型

【造模机制】

胆碱缺乏 - 特殊氨基酸（cholinedeficient，Lamino acid defined diet，CDAA）饮食与 MCD 饮食类似，两者

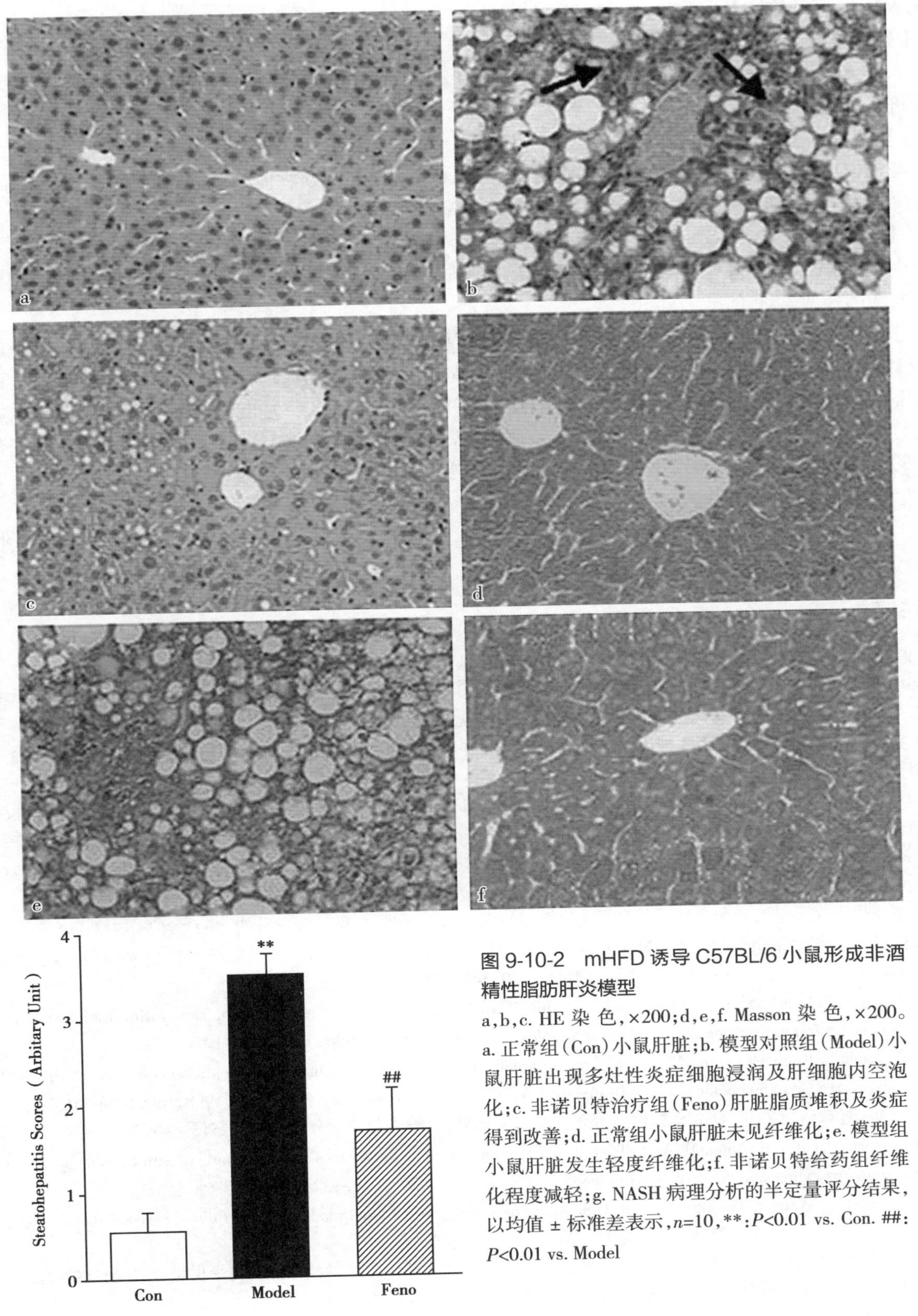

图 9-10-2　mHFD 诱导 C57BL/6 小鼠形成非酒精性脂肪肝炎模型

a,b,c. HE 染色,×200;d,e,f. Masson 染色,×200。a. 正常组(Con)小鼠肝脏;b. 模型对照组(Model)小鼠肝脏出现多灶性炎症细胞浸润及肝细胞内空泡化;c. 非诺贝特治疗组(Feno)肝脏脂质堆积及炎症得到改善;d. 正常组小鼠肝脏未见纤维化;e. 模型组小鼠肝脏发生轻度纤维化;f. 非诺贝特给药组纤维化程度减轻;g. NASH 病理分析的半定量评分结果,以均值 ± 标准差表示,n=10,**:P<0.01 vs. Con. ##:P<0.01 vs. Model

区别在于蛋氨酸的含量。CDAA 含有蛋氨酸,仅缺乏胆碱。CDAA 可上调微粒体脂质氧化,促进炎症、氧化应激和脂质合成。此外,CDAA 的降体重作用与 MCD 饮食相比相对缓和,能够长时间对动物进行诱导,形成 NASH、肝纤维化及肝癌。

【造模方法】

采用 CDAA 饮食喂养大鼠 / 小鼠,形成 NAFLD 动物模型。对肝脏脂肪变性、炎症和纤维化及肝细胞癌变进行观察。

【模型特点】

与 MCD 饮食诱导的脂肪肝动物模型相比,CDAA 饮食诱导的动物模型所需时间更长。模型动物常伴体重降低,不发生胰岛素抵抗,长时间诱导易发生 NASH,肝纤维化及肝癌。

【模型应用】

由于 CDAA 饮食诱导 NAFLD 动物模型常用于肝纤维化、肝硬化、肝癌等 NAFLD 晚期的机制研究及防治药物的药效学评价。

总之,NAFLD 动物模型包括基因变异的动物模型及饮食诱导 / 药物处理的动物模型,被广泛应用于 NAFLD 的病因、发病机制的研究和药物的药理及药效学评价中。随动物种属、靶基因或诱导方式、诱导时间的不同,NAFLD 动物模型种类繁多,其病理学改变各不相同。迄今为止还没有一种动物模型能完全模拟人类 NAFLD,要根据研究目的进行选择。随着 NAFLD 相关基因的发现、动物诱导方法和病理变化评价手段的不断改进,应用动物模型对 NAFLD 发生发展的探讨也不断深入,并为临床不同发展阶段 NAFLD 的治疗提供新的思路和策略。

(张晓琳 叶菲)

参考文献

[1] 赵文德,陈祖培 . 胚胎中期羊甲状腺切除复制先天性甲低动物模型[J]. 中国地方病学杂志,1993,12(1):19-21.

[2] 沈绍群,李林 . 甲状腺机能减退症动物模型研究进展[J]. 华西医学,2006,21(2):416-417.

[3] 崇巍,陈威,滕卫平,等 . 缺碘性甲状腺肿动物模型的建立及评价[J]. 中国医科大学学报,2005,34(2):111-113.

[4] 田恩江,赵树君,孙富军,等 .3 种诱导自身免疫性甲状腺炎动物模型的效果比较[J]. 中国地方病学杂志,2003,22(6):488-491.

[5] Vasicek D,Vasickova K,Kaiser P,et al. Analysis of genetic regulation of chicken spontaneous autoimmune thyroiditis [J]. Immunogenetics,2001,53:776-785.

[6] Braley-Mullen H,Sharp GC.A thyroxine-containing thyroglobulin peptide induces both lymphocytic and granulomatous forms of experimental autoimmune thyroiditis [J].J Autoimmun,1997,10:531-540.

[7] 唐伟,贾悦 . 实验性自身免疫性甲状腺炎动物模型的建立[J]. 国外医学·免疫学分册,2003,26(4):211-214.

[8] 余毅恺,张木勋,胡蜀红,等 . 基因枪注射 BALB/c 小鼠制备 Graves 病模型[J]. 中国免疫学杂志,2008,24(8):737-741.

[9] Weetman AP. Graves' disease [J]. N Engl J Med,2000,343:1236-1248.

[10] Shimojo N,Kohno Y,Yamaguchi K,et al. Induction of Graves-like disease in mice by immunization with fibroblasts transfected with the thyrotropin receptor and a class Ⅱ molecule [J]. Med Sciences,1996,93:11074-11079.

[11] Costagliola S,Rodien P,Many MC,et al. Genetic immunization against the human thyrotropin receptor causes thyroiditis and allows production of monoclonal antibodies recognizing the native receptor [J]. J Immunol,1998,160:1458-1465.

[12] 顾雪疆,赵咏桔 . Graves 病的动物模型研究进展[J]. 国外医学·内分泌学分册,2005,25(5):344-346.

[13] Nagayama Y,Kita-Furuyama M,Ando T,et al. A novel murine model of Graves' hyperthyroidism with in tramuscular injection of adenovirus expressing the thyrotrop in receptor [J].J Immunol,2002,168:2789-2794.

[14] Kim-Saijo M,Akamizu T,Lkuta K,et al. Generation of a transgenic animal model of hyperthyroid Graves' disease [J]. Eur J Immunol,2003,33:2531-2538.

[15] 杜冠华,李学军,张永祥,等 . 药理学实验指南 - 新药发现和药理学评价[M]. 北京:科学出版社,2001:698-712.

[16] 胡绍文,郭瑞林 . 实用糖尿病学[M]. 北京:人民军医出版社,1998:135-139.

[17] Van Zwieten PA,Kam KL,Pijl AJ,et al. Hypertensive diabetic rats in pharmacological studies [J].Pharmacal Res,1996,33:95-105.

[18] Like AA, Rossini AA. Streptozotocin-induced pancreatic insulitic: new model of diabetes mellitus [J]. Science, 1976, 193: 415-417.
[19] 郑里祥 .STZ 和 Alloxan 联合使用复制实验性糖尿病大鼠模型[J]. 中国病理生理杂志, 1999, 15(8): 758-759.
[20] 刘学政, 郭凤芸, 萧鸿, 等 . 实验性糖尿病大鼠视网膜毛细血管变化规律 Ⅰ . 血管铺片形态学观察[J]. 锦州医学院学报, 1999, 20(1): 8-12.
[21] 刘健, 王克模, 曹东元, 等 . 大鼠糖尿病痛过敏模型的建立[J]. 西安医科大学学报, 1996, 17(2): 136-139.
[22] 于德民, 吴锐, 尹潍, 等 . 实验性链脲佐菌素糖尿病动物模型的研究[J]. 中国糖尿病杂志, 1995, 3(2): 105-109.
[23] 朱向红, 红心蕊, 吴家祥, 等 .NIDDM 大鼠模型的建立及其病理学观察[J]. 临床与实验病理学杂志, 1995, 15(6): 541-542.
[24] 肖梅芳, 张学梅, 白香, 等 . 不同糖尿病模型小鼠糖原代谢变化的研究[J]. 中国临床药理学与治疗学, 2005, 10: 613-616.
[25] 徐传磊, 陈艳明, 徐志勇, 等 . 建立食蟹猴糖尿病模型的研究[J]. 广州中医药大学学报, 2009, 26(1): 91-94.
[26] 蒋绿芝, 代解杰, 孙晓梅, 等 . 糖尿病猴建立前后的血糖、胰岛素和 C 肽变化[J]. 中华内分泌代谢杂志, 2001, 17(5): 322-323.
[27] 刘霆, 张桂珍, 卜丽莎, 等 .STZ 小剂量多次注射诱导大鼠胰岛素依赖性糖尿病动物模型探讨[J]. 白求恩医科大学学报, 2001, 27(6): 578-580.
[28] 冯烈, 罗璐, 卢筱华 . 福辛普利对糖尿病大鼠肾脏的保护作用[J]. 暨南大学学报(医学版), 2001, 22(4): 35-39.
[29] 杨架林, 李果, 刘优萍, 等 . 长期高脂饮食加小剂量链脲佐霉素建立人类普通 2 型糖尿病大鼠模型的研究[J]. 中国实验动物学报, 2003, 11(3): 138-141.
[30] 郭啸华, 刘志红, 李恒, 等 . 实验性 2 型糖尿病大鼠模型的建立[J]. 肾脏病与透析肾移植杂志, 2000, 9(4): 351-355.
[31] 白秀平, 赵宝珍, 李兴, 等 .2 型糖尿病大鼠肾脏病变中血小板 CD62P 的变化及意义[J]. 中国微循环, 2004, 8: 157-159.
[32] 贾雪梅, 齐易祥, 王惠珠, 等 . 实验性糖尿病对小鼠肝脏酶组织化学和超微结构的影响[J]. 解剖学杂志, 1995, 18(5): 451-454.
[33] Lynch JJ, Jarvis MF, Kowaluk EA, et al. An adenosine kinase inhibitor attenuates tactile allodynia in a rat model of diabetic neuropathic pain [J]. Eur J Pharmacol, 1999, 364(2-3): 141-146.
[34] 杨竹林, 伍汉文, 周智广, 等 .CFA 对 NOD 鼠胰岛素和糖尿病的预防机制研究[J]. 湖南医科大学学报, 1999, 24(5): 411-414.
[35] 谢明智, 刘海帆, 张凌云, 等 . 实验性肥胖及糖尿病大鼠模型[J]. 药学学报, 1985, 20(11): 801-806.
[36] 何学令, 尹海林 . 四氧嘧啶剂量和给药途径对制作大鼠糖尿病模型的影响[J]. 四川动物, 2003(4): 255-257.
[37] 李晶, 张春元, 张宝珍, 等 . 四氧嘧啶诱发大白兔糖尿病模型的实验研究[J]. 中国校医, 1999, 13(1)30-31.
[38] 叶燕丽, 王辉云, 王莲桂, 等 . 四氧嘧啶制作大鼠糖尿病模型[J]. 实验动物科学与管理, 2001, 18(2): 53-55.
[39] 徐叔云, 卞如濂, 陈修, 等 . 药理实验方法学 . 第 3 版[M]. 北京: 人民卫生出版社, 2002: 1066-1067.
[40] 王开富, 李明真, 叶望云, 等 . 四氧嘧啶剂量和家兔性别对制作糖尿病模型的影响[J]. 同济医科大学学报, 1994, 23(3): 223-225.
[41] 施新猷 . 医用实验动物学[M]. 西安: 陕西科学技术出版社, 1989: 66-116.
[42] 汪谦 . 现代医学实验方法[M]. 北京: 人民卫生出版社, 1997: 926-931.
[43] 关子安, 孙茂欣, 关大顺, 等 . 现代糖尿病学[M]. 天津: 天津科学技术出版社, 2001: 63-68, 56-591
[44] 施新猷 . 现代医学实验动物学[M]. 北京: 人民军医出版社, 2000: 482-484.
[45] 孙子林, 葛祖恺 . 糖尿病动物模型及其进展[J]. 中国糖尿病杂志, 1999, 7(4): 227-228.
[46] Eisenbarth GS. Type Ⅰ diabetes mellitus. a chronic autoimmune disease [J]. N Engl J Med, 1986, 314(21): 1360-1368.
[47] 张均田 . 现代药理学实验方法[M]. 北京: 北京医科大学中国协和医科大学联合出版社, 1998: 981-988.
[48] 冉建民, 劳干诚, 张扬, 等 . 两种不同胰岛素抵抗状态的大鼠高脂联素血症产生的机制研究[J]. 中国病理生理杂志, 2009, 25(3): 529-535.
[49] Picarel-Blanchot F, Berthelier C, Builbe D, et al. Impaired insulin secretion and excessive hepatic glucose production are both early events in the diabetic GK rat [J]. Am J Physiol, 1996, 271(4Pt 1): E755-E762.
[50] 王聿杰, 张世光, 郑晓伟, 等 . 慢性氯化钴处理对 GK 糖尿病大鼠缺氧诱导因子 1 的表达及心梗面积的影响[J]. 生物化学与生物物理进展, 2008, 35(6): 712-718.
[51] Atkinson MA, Leiter EH. The NOD mouse model of type 1 diabetes: as good as it gets [J]. Nat Med, 1999, 5: 601-604.
[52] Chen H, Charlat O, Tartaglia L A, et al. evidence that the diabetes gene encodes the leptin receptor: identification of a mutation in the leptin receptor gene in db/db mice [J]. Cell, 1996, 84(3): 491-495.
[53] Coleman DL. Diabetes-obesity syndromes in mice [J]. Diabetes, 1982, 31[S1]: 1-6.

[54] Ueda H, Ikegami H, Yamato E, et al. The NSY mouse: a new animal model of spontaneous NIDDM with moderate obesity [J]. Diabetologia, 1995, 38(5): 503-508.
[55] 王济, 薄家璐. 中国地鼠自发的遗传性糖尿病模型[J]. 中国病理生理杂志, 1988, 5: 262.
[56] Feldhahn JR, Rand JS, Martin G. Insulin sensitivity in normal and diabetic cats [J]. J Feline Med Surg, 1999, 1(2): 107-115.
[57] Larsen MO, Rolin B, Wilken M, et al. High-fat high-energy feeding impairs fasting glucose and increases fasting insulin levels in the G ü ttingen minipig: results from a pilot study [J]. Ann NY Acad Sci, 2002, 967: 414-423.
[58] Bellinger DA, Merricks EP, Nichols TC, et al. Swine models of type 2 diabetes mellitus: insulin resistance, glucose tolerance, and cardiovascular complications [J]. ILARJ, 2006, 47(3): 243-258.
[59] Tigno XT, Gerzanich G, Hansen BC. Age-related changes in meta-bolic parameters on nonhuman primates [J]. J Gerontol, 2004, 59(11): 1081-1088.
[60] 王艳静, 叶华虎, 邵军石. 猕猴自发性糖尿病动物模型的初步探讨[J]. 中国比较医学杂志, 2004, 14(1): 13-15.
[61] Kadowaki T. Insights into insulin resistance and type 2 diabetes from knockout mouse models [J]. J Clin Invest, 2000, 106(4): 459-465.
[62] Hagenfeldt-Johansson KA, Herrera PL, Wang H, et al. Beta-cell-targeted expression of a dominant-negative hepatocyte nuclear factor-1 alpha induces a maturity-onset diabetes of the young (MODY) 3-like phenotype in transgenic mice [J]. Endocrinology, 2001, 142(12): 5311-5320.
[63] Bali D, Svetlanov A, Lee HW, et al. Animal model for maturity-onset diabetes of the young generated by disruption of the mouse glucokinase gene [J]. J Biol Chem, 1995, 270(37): 21464-21467.
[64] Silva JP, Kohler M, Graff C, et al. Impaired insulin secretion and beta-cell loss in tissue-specific knockout mice with mitochondrial diabetes [J]. Nat Genet, 2000, 26(3): 336-340.
[65] 王毅, 骆惠均, 王芳, 等. PC-1 转基因小鼠的建立及其与 2 型糖尿病发病关系[J]. 中华内分泌代谢杂志, 2005, 12(6): 554-556.
[66] 孙以方, 白德成, 张文慧. 医学实验动物学教程[M]. 郑州: 河南医科大学出版社, 1998: 278-289.
[67] 杨玉芳, 丁彦青. 转基因小鼠技术在肿瘤研究中应用与发展[J]. 医学综述, 2004, 10(1): 1-2.
[68] 朱禧星. 现代糖尿病学[M]. 上海: 上海医科大学出版社, 2000: 389.
[69] 柳国胜, 赵立华, 刘海英, 等. 链脲霉素致大鼠妊娠糖尿病影响子鼠发育的实验模型研究[J]. 中国新生儿科杂志, 2008, 23(1): 26-30.
[70] 梁建华, 杨尚武, 文梦灵, 等. 四氧嘧啶建立糖尿病妊娠大鼠模型的研究[J]. 中国妇幼健康研究, 2006, 17(6): 454-456.
[71] Angulo P. Nonalcoholic fatty liver disease [J]. N Engl J Med, 2002, 346: 1221-1231.
[72] Hubscher SG. Histological assessment of non-alcoholic fatty liver disease [J]. Histopathology, 2006, 49: 450-465.
[73] Kleiner DE, Brunt EM, Van Natta M, et al. Nonalcoholic Steatohepatitis Clinical Research Network. Design and validation of a histological scoring system for nonalcoholic fatty liver disease [J]. Hepatology, 2005, 41: 1313-1321.
[74] Cohen JC, Horton JD, Hobbs HH. Human fatty liver disease: old questions and new insights [J]. Science, 2011, 332: 1519-1523.
[75] Machado M, Cortez-Pinto H. Non-alcoholic steatohepatitis and metabolic syndrome [J]. Curr Opin Clin Nutr Metab Care, 2006, 9: 637-642.
[76] Neuschwander-Tetri BA. Nonalcoholic steatohepatitis and the metabolic syndrome [J]. Am J Med Sci, 2005, 330: 326-335.
[77] Perumal Nagarajan, M Jerald Mahesh Kumar, Ramasamy Venkatesan, et al. Genetically modified mouse models for the study of nonalcoholic fatty liver disease [J]. World J Gastroenterol, 2012, 18(11): 1141-1153.
[78] 汪天湛, 王文健. 非酒精性脂肪性肝病小鼠模型的研究进展[J]. 中西医结合肝病杂志, 2009, 19(1): 63-65.
[79] Nakayama H, Otabe S, Ueno T, et al. Transgenic mice expressing nuclear sterol regulatory element-binding protein 1c in adipose tissue exhibit liver histology similar to nonalcoholic steatohepatitis [J]. Metabolism, 2007, 56: 470-475.
[80] Shimomura I, Hammer RE, Richardson JA, et al. Insulin resistance and diabetes mellitus in transgenic mice expressing nuclear SREBP-1c in adipose tissue: model for congenital generalized lipodystrophy [J]. Genes Dev, 1998, 12: 3182-3194.
[81] Miquilena-Colina ME, Lima-Cabello E, Sánchez-Campos S, et al. Hepatic fatty acid translocase CD36 upregulation is associated with insulin resistance, hyperinsulinaemia and increased steatosis in non-alcoholic steatohepatitis and chronic hepatitis C [J]. Gut, 2011, 60: 1394-1402.
[82] Hajri T, Han XX, Bonen A, et al. Defective fatty acid uptake modulates insulin responsiveness and metabolic responses to diet in CD36-null mice [J]. J Clin Invest, 2002, 109: 1381-1389.
[83] Febbraio M, Abumrad NA, Hajjar DP, et al. A null mutation in murine CD36 reveals an important role in fatty acid and lipoprotein metabolism [J]. J Biol Chem, 1999, 274: 19055-19062.

[84] Goudriaan JR, Dahlmans VE, Teusink B, et al. CD36 deficiency increases insulin sensitivity in muscle, but induces insulin resistance in the liver in mice [J]. J Lipid Res, 2003, 44: 2270-2277.

[85] Kamada Y, Matsumoto H, Tamura S, et al. Hypoadiponectinemia accelerates hepatic tumor formation in a nonalcoholic steatohepatitis mouse model [J]. J Hepatol, 2007, 47: 556-564.

[86] Asano T, Watanabe K, Kubota N, et al. Adiponectin knockout mice on high fat diet develop fibrosing steatohepatitis [J]. J Gastroenterol Hepatol, 2009, 24: 1669-1676.

[87] Uji Y, Yamamoto H, Maeda K, et al. Adiponectin deficiency promotes the production of inflammatory mediators while severely exacerbating hepatic injury in mice with polymicrobial sepsis [J]. J Surg Res, 2010, 161: 301-311.

[88] Ohashi K, Parker JL, Ouchi N, et al. Adiponectin promotes macrophage polarization toward an anti-inflammatory phenotype [J]. J Biol Chem, 2010, 285: 6153-6160.

[89] IA Leclercq, GC Farrell, R Schriemer, et al. Leptin is essential for the hepatic fibrogenic response to chronic liver injury [J]. J Hepatol, 2002, 37: 206-213.

[90] Diehl AM. Lessons from animal models of NASH [J]. Hepatol Res, 2005, 33: 138-144.

[91] Wortham M, He L, Gyamfi M, et al. The transition from fatty liver to NASH associates with SAMe depletion in db/db mice fed a methionine choline-deficient diet [J]. Dig Dis Sci, 2008, 53: 2761-2774.

[92] Sahai A, Malladi P, Pan X, et al. Obese and diabetic db/db mice develop marked liver fibrosis in a model of nonalcoholic steatohepatitis: role of short-form leptin receptors and osteopontin [J]. Am J Physiol Gastrointest Liver Physiol, 2004, 287: G1035-1043.

[93] Okumura K, Ikejima K, Kon K, et al. Exacerbation of dietary steatohepatitis and fibrosis in obese, diabetic KK-A(y) mice [J]. Hepatol Res, 2006, 36: 217-228.

[94] Masaki T, Chiba S, Tatsukawa H, et al. Adiponectin protects LPS-induced liver injury through modulation of TNF-alpha in KK-Ay obese mice [J]. Hepatology, 2004, 40: 177-184.

[95] Collins S, Martin TL, Surwit RS, et al. Genetic vulnerability to diet-induced obesity in the C57BL/6J mouse: physiological and molecular characteristics [J]. Physiol Behav, 2004, 81: 243-248.

[96] Lieber CS, Leo MA, Mak KM, et al. Model of nonalcoholic steatohepatitis [J]. Am J Clin Nutr, 2004, 79: 502-509.

[97] Deng QG, She H, Cheng JH, et al. Steatohepatitis induced by intragastric overfeeding in mice [J]. Hepatology, 2005, 42: 905-914.

[98] Ito M, Suzuki J, Sasaki M, et al. Development of nonalcoholic steatohepatitis model through combination of high-fat diet and tetracycline with morbid obesity in mice [J]. Hepatol Res, 2006, 34(2): 92-98.

[99] Rinella ME, Green RM. The methionine-choline deficient dietary model of steatohepatitis does not exhibit insulin resistance [J]. Journal of Hepatology, 2004, 40: 47-51.

[100] 钱晓武，范竹萍，汪晓红，等. 改良蛋氨酸胆碱缺乏饮食喂养的非酒精性脂肪性肝炎大鼠模型的建立[J]. 世界华人消化杂志，2007，15(28)：2983-2989.

[101] Cong WN, Tao RY, Tian JY, et al. The establishment of a novel non-alcoholic steatohepatitis model accompanied with obesity and insulin resistance in mice [J]. Life Sci, 2008, 82: 983-990.

[102] Denda A, Kitayama W, Kishida H, et al. Development of hepatocellular adenomas and carcinomas associated with fibrosis in C57BL/6J male mice given a choline-deficient, L-aminoacid-defined diet [J]. Jpn J Cancer res, 2002, 93: 125-132.

[103] Denda A, Kitayama W, Kishida H, et al. Expression of inducible nitric oxide (NO) synthase but not prevention by its gene ablation of hepatocarcinogenesis with fibrosis caused by a choline-deficient, L-amino acid-defined diet in rats and mice [J]. Nitric Oxide, 2007, 16: 164-176.

[104] Kodama Y, Kisseleva T, Iwaisako K, et al. c-Jun N-terminal kinase-1 from hematopoietic cells mediates progression from hepatic steatosis to steatohepatitis and fibrosis in mice [J]. Gastroenterology, 2009, 137: 1467-1477.

（谭毅 刘宇 整理编辑）

第十一章　眼科疾病动物模型

Chapter 11　Animal models of ophthalmology diseases

人类从外界获取信息的 80% 以上来自视觉系统。近年来，世界卫生组织（WHO）三个大样本的流行病学调查资料显示，眼病已成为继肿瘤、心血管疾病之后第 3 位影响人们生存质量的疾病。目前最常见的致盲性眼病包括白内障、角膜病、青光眼和视网膜变性疾病（包括老年性黄斑变性，视网膜色素变性，糖尿病视网膜病变和高度近视导致的视网膜变性），其中占首位致盲原因（60%）的为白内障。眼科疾病严重影响人类生存质量，开展眼科疾病的研究是我国经济和社会的重大需求。眼科疾病的研究离不开良好的动物模型。本章就常见眼病动物模型（animal models of ophthalmology diseases）的造模原理、造模方法、模型特点和该动物模型在眼科研究中的应用做一详细描述。

第一节　常见的视网膜变性动物模型

Section 1　Animal models of retinal degeneration

由于视网膜在生物体视觉形成中具有特殊的重要作用，因此对于其遗传学、发育学、功能学的研究在眼科研究中显得尤其重要。每种生物体的眼尤其独特的大小、形状，眼的多样性决定了其在研究中阐明复杂问题的局限性，因此多种类的视网膜动物模型的开发对于我们研究复杂的视网膜生理及病理过程至关重要。近几年来，随着基因工程的飞速发展，出现了转基因动物模型，应用于视网膜疾病研究的转基因动物最主要是转基因鼠，其携带某种致视网膜变性的目的基因过表达或缺失，从而建立视网膜变性转基因动物模型。这一类动物的出现，一方面为某一特定基因的突变而致细胞功能缺陷终致感光细胞的死亡提供了良好的研究手段，另一方面在广泛兴起的基因治疗中有着良好的应用前景。常见的视网膜变性动物模型（animal models of retinal degeneration）的建模方法如下。

（一）rd1 小鼠

【造模机制】

视网膜退行性变（retinal degeneration，RD）小鼠是被人们广泛研究的一种视网膜色素变性小鼠模型，致病基因被确定为 Pde6b。序列分析显示 rd1 小鼠基因突变由发生在编码该蛋白 β 亚基的 7 号外显子上的突变引起。

【造模方法】

Pde6b 基因自然突变。

【模型特点】

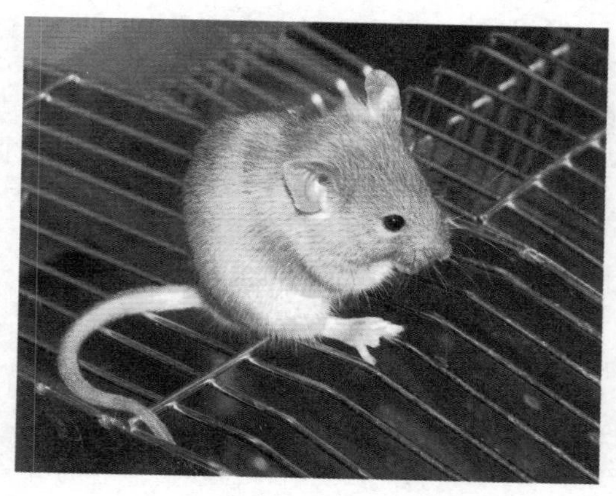

图 9-11-1　rd 小鼠大体图

rd1 小鼠（图 9-11-1）常作为实验室科研用鼠，品系名称是 B6.C3-Pde6brd1 Hps4le，它属于突变种，交配方式为纯合杂交，背景鼠品系名称是 C57BL/6J，供体鼠是 C3H/HeJ，外观表型为耳朵黑色，尾巴、脚趾颜色较浅，常用对照实验鼠：C57BL/6J；C57 Black；B6；B6J；Black 6。一般交配年龄 4~6 周龄，建议淘汰周期为 6 个月。rd1 小鼠品系主要的遗传表型有：①细胞表型：溶酶体酶分泌减少，细胞驻留而非分泌溶酶体酶，在细胞培养中酶水平升高，肝脏和脾脏的酶水平少量增加。②泌尿系统表型：蛋白排泄降低；睾酮诱导的 β- 半乳糖苷酶水平仅为对照组的 1/3，肾中的水平为对照组的 4 倍，溶酶体酶聚集在肾脏的近端小管。③视力表型：异常的脉络膜色素沉积，巨大黑素颗粒呈现出异常的黑素体形态，未成熟细胞比例增大形成异常的视网膜色素上皮细胞形态，黑色体数量减少，剩余的黑色体色素含量减少（图 9-11-2）。④造血系统表型：血小板病理状态：产生 4.5 倍 5- 羟色胺；摄取缺陷；凝血酶刺激后溶酶体酶过多分泌。异常血小板体积：大的致密颗粒数目减少代谢，血小板呈病理状态；产生 4.5 倍 5- 羟色胺；摄取缺陷；凝血酶刺激后溶酶体酶过多分泌。出血时间延长：在相对正常血小板数量的条件下出血时间延长。

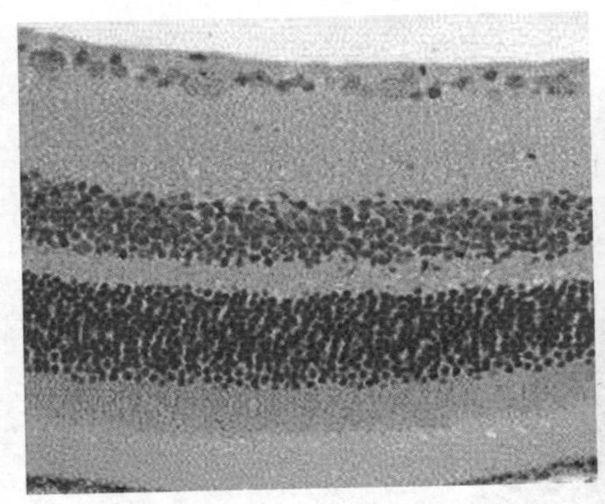
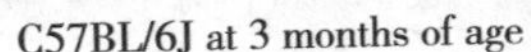
C57BL/6J at 3 months of age

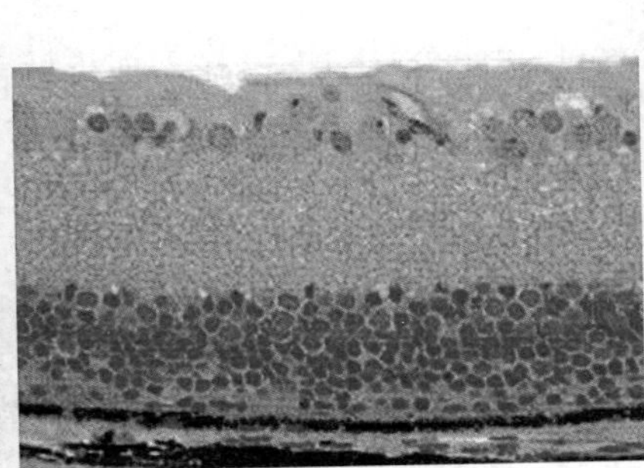
rd1/rd1 at 21 days of age

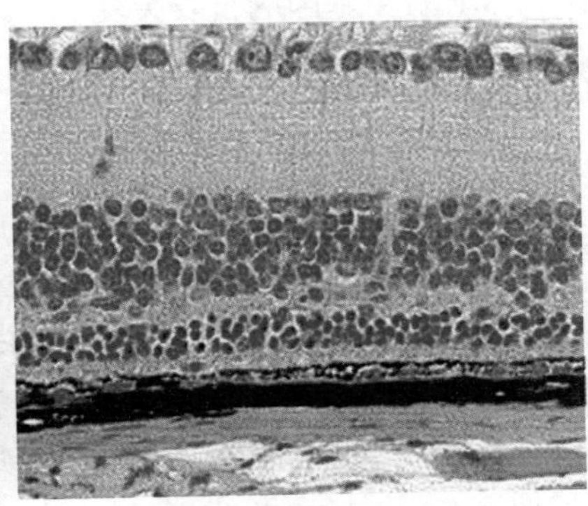
rd10/rd10 at 24 days of age

图 9-11-2　rd1、rd10 小鼠视网膜垂直切面 HE 染色图

【模型应用】

视觉神经研究：视网膜变性；Hps4le 相关；血管研究：饮食引起的动脉粥样硬化，血管缺损（血小板缺损）；皮肤病学研究：色斑和白斑；血液学研究：血小板缺损（血小板贮存缺陷）；组织研究：肾脏缺损（溶酶体酶异常）；人 / 鼠基因同族体（Hermansky-Pudlak 症）。该 rd1 小鼠主要涉及的病变有视网膜变性（退行性病变），动脉粥样硬化，血小板缺损，相关的基因表现为：Pde6b，Hps4。

（二）rd10 小鼠

【造模机制】

致病基因被确定为 Pde6brd10，序列分析显示 rd10 小鼠基因突变由发生在编码该蛋白 β 亚基的 13 号外显子上的错义突变引起。

【造模方法】

rd10 突变种是 Jackson 实验室约 1998 年于 CXB1/TyJ 小鼠中选育的一种分离型突变种，通过选择性培育方法，从 CXB1/TyJ 基因重组近交系中选育出来，与背景鼠 C57BL/6J 逆交 5 代之后获得纯合体杂交种。

【模型特点】

实验室科研用鼠，品系名称是 B6.CXB1-Pde6brd10，属于自发突变系突变种，繁育方式为纯合子杂交，背景鼠品系名称是 C57BL/6J，供体鼠是 CXB-1/By，外观表型为黑色，其参考对照鼠为 C57BL/6J。rd10 小鼠主要的遗传表型为：①视觉表型：视觉电生理和正常鼠相比，rd10 小鼠在暗适应和光适应条件下视锥视杆细胞反应降低，30 天老龄鼠，一个小的 a 波仅出现在最强光强度闪射时，表明缺乏暗适应敏感性，与暗适应相比，视锥功能的缺乏不能通过光适应后 b 波的反应快速验证，与牛磺脱氧胆酸实验组相比较，小鼠 ERG a 波和 b 波的波幅更大。②视杆细胞变性：视杆细胞在小鼠 16 天大小开始在中央视网膜退化，到了 20 天周边视网膜开始退化，60 天左右小鼠就没有感光细胞存活。③视网膜脉管系统：硬化的视网膜血管在四周大小可以看见。④视网膜变性：外核层细胞核数量反应视网膜退化，内核层不受影响，暗饲养小鼠证实到 24 天龄时视网膜退化，随着胞核的消失，到 30 天表现明显，牛磺脱氧胆酸延缓了视网膜外核层细胞和光感细胞退化；视网膜外核层退化。⑤神经系统表型：视杆细胞退化，视杆细胞在 16 天龄开始在中央视网膜退化，到 20 天扩散到周边视网膜，到 60 天就不存在光感细胞。

【模型应用】

感觉神经研究和视网膜变性研究。rd10 相关视网膜色素变性模型的视网膜变性比 rd1 变性更温和，缓慢。

(三) RCS 大鼠

【造模机制】

受体酪氨酸酶的 MERTK 基因 409 碱基对的缺失，使 RPE 细胞一种参与结合脱落膜盘的蛋白产物功能发生改变，丧失吞噬感光细胞外节膜盘的能力。该基因突变也存在于人类 RP 中。

【造模方法】

MERTK 基因的自发突变。

【模型特点】

皇家外科学院大鼠(Royal college of surgeon rat，RCS)作为遗传性 RP 的经典模型，首先在英国皇家外科学院种系鼠中发现，是第一种被发现具有人类视网膜变性主要特征的动物模型(图 9-11-3)。RCS 大鼠分为 4 个基因品系：RCS(无色素眼，有 RP)，RCS-rdy^{+}(无色素眼，无 RP)，RCS-p^{+}(有色素眼，有 RP)，RCS-rdy^{+}-p^{+}(有色素眼，无 RP)。RCS 大鼠属于常染色体隐性遗传。鼠体特征为：粉眼，全身多为白色，颈、背部有深棕色不规则花斑图案。RCS-p^{+} 大鼠视网膜有色素，眼睛为黑色，其头部、颈部、腰背部为黑色，其他部位为白色(图 9-11-4)。发育特征：正常大鼠视杆细胞外节膜盘在出生后的发育过程中，在每日高峰时(光照开始后 1~2 小时)吞噬体数量稳定增加，直到出生后第 35 天时达到最高水平。而营养障碍的 RCS 大鼠在出生 15 天后未见吞噬体数量明显增加。

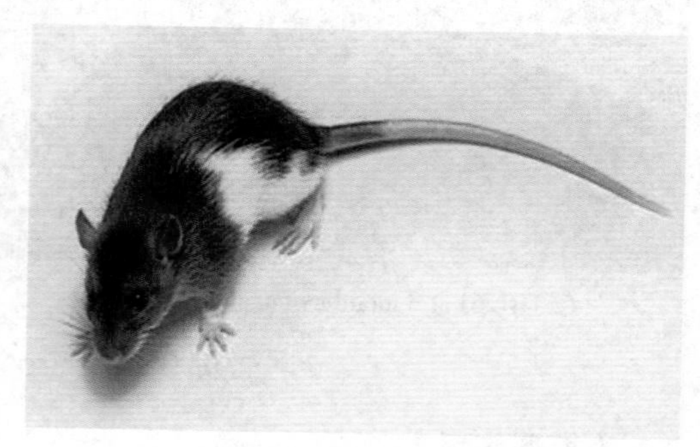

图 9-11-3　RCS 大鼠的大体图

【模型应用】

视网膜变性疾病的研究。

(四) rds 小鼠

【造模机制】

盘膜边缘蛋白(Peripherin)/rds(retinal degeneration slow)是脊椎动物视网膜感光细胞上的跨膜糖蛋白，它位于感光细胞外节盘膜的边缘，可能与光感受器的发生有关，并且维持其外节盘缘的结构及稳定性。编码此蛋白的基因突变与 ADRP 和各种黄斑营养不良的发病有关。

【造模方法】

rds/Peripherin 基因发生自然突变的鼠，与人类 RP 家族中发现的基因突变相似。

【模型特点】

rds 小鼠是一种缓慢的视网膜变性模型。rds 小鼠是感光细胞层保持原始状态，外节不发育，而其他视网膜各层在生后头 2 周表现出正常的发育趋势。此后，外核层、外丛状层开始变薄，在出生 2 周后逐渐显著。到 2~3 个月时，变性的速度逐渐加快，外核层减少到正常厚度的一半，之后，变性速度逐渐减慢。到 9 个月时，周边视网膜的感光细胞丧失，到 12 个月时，整个视网膜的感光细胞完全丧失。内层视网膜包括内核层、内丛状层、节细胞层在形态上未受影响，直到感光细胞完全丧失后才出现不规则的血管化。

【模型应用】

视网膜变性疾病。

(五) Rho$^{-/-}$ 小鼠

【造模机制】

视紫红质(rhodopsin)是视杆细胞中重要的视色素，基因敲除该基因导致视杆细胞发育障碍。

【造模方法】

基因工程的方法。

【模型特点】

该动物模型是常染色体显性遗传性视网膜色素变性(autos omal dominant retintitis pigmentosa，ADRP)

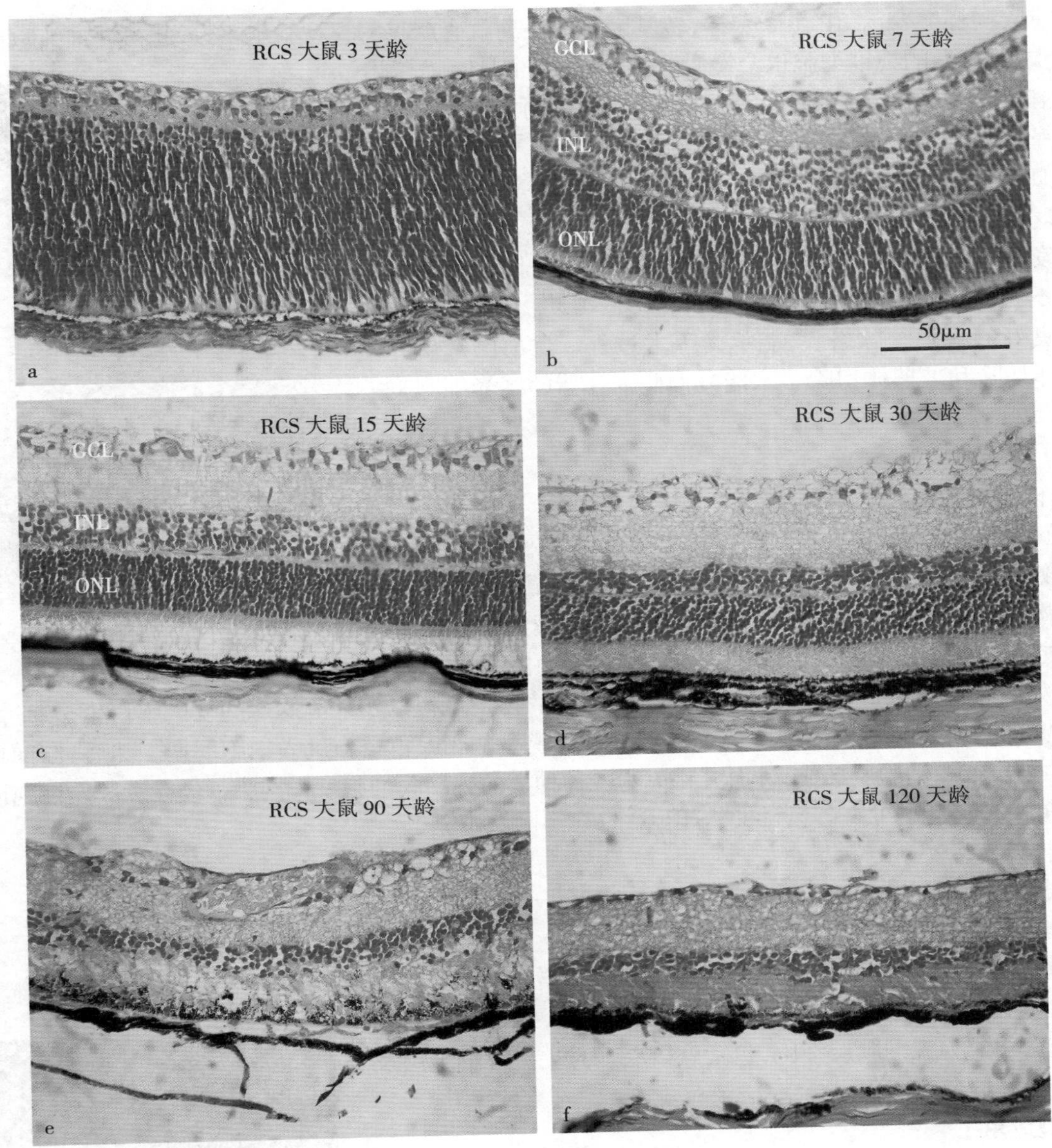

图 9-11-4 RCS 大鼠视网膜垂直切面 HE 染色图

的动物模型。Humphries 等培育出了这种视紫红质基因敲除小鼠：$Rho^{-/-}$ 鼠的视杆细胞外节不能发育完全，整个感光细胞层在生后 3 个月完全丧失，8 周龄的小鼠没有视杆细胞 ERG 反应；$Rho^{+/-}$ 鼠感光细胞内外节的结构异常，但大部分感光细胞仍存在。

【模型应用】

视紫红质基因敲除小鼠为表达其他的突变视蛋白基因提供了一个有用的遗传背景，也可评价重新导入功能性的视紫红质基因到变性的视网膜组织后的治疗潜力。

(六) Pro22372Leu 转基因猪

【造模机制】

表达视紫红质 Pro237Leu 突变基因，使视紫红质无法正常表达，导致模型的感光细胞发育障碍。

【造模方法】

基因工程的方法。

【模型特点】

与有着同样突变的 RP 患者一样，转基因猪的早期就有严重的视杆细胞丧失；起初视锥细胞相对不受影响，但之后存活的视锥细胞也会慢慢变性。到 20 个月时，只剩下一层形态不正常的视锥细胞，且视锥细胞 ERG 也明显减低。视紫红质转基因猪的视网膜与人类 RP 患者的视网膜有着许多细胞学上的相似特点(图 9-11-5)。

【模型应用】

为发现感光细胞变性的早期变化提供了机会，因为这在人类是观察不到的。猪眼在很多方面类似于灵长类动物的眼：它有一层结构良好的巩膜和脉络膜，能承受手术过程。目前已有研究发现晶状体切除和玻璃体切除手术能减慢此变性猪的感光细胞丧失速度。

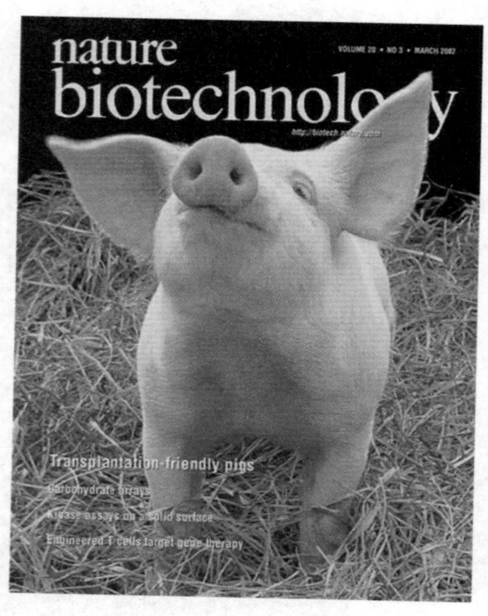

图 9-11-5　转基因视网膜变性猪

(七) 蝾螈

【造模机制】

从鱼类到哺乳动物，很多有机体体内都可见视网膜再生现象。在大多数的这些物种中，再生似乎大多发生在早期胚胎或幼体的视网膜色素上皮细胞的转移分化过程中。分化转移被定义成细胞改变特性成为一种特定细胞类型的过程。在某些生物中，通过眼内特定区域(如睫状缘区域)的前体细胞的分化，视网膜的再生可得以实现。蝾螈的视网膜再生是通过色素上皮细胞的分化转移，色素上皮细胞失去色素沉着并脱离基底膜再重新进入细胞周期。然后具有前体细胞样状态的神经上皮细胞层形成，进而分化成为各种种类的视网膜细胞。视网膜神经元和胶质细胞形成，进而形成功能性神经视网膜。与此同时，rRECs 也在不断增殖。

【造模方法】

视网膜切除术。

【模型特点】

蝾螈视网膜切除术后 5 天，rRECs 的去分化和增殖开始了。术后 14 天，神经上皮层形成并继而出现了组成再生视网膜的细胞。再生过程中的第 30 天，神经上皮层的细胞已经分化成为视网膜层细胞，包括外核层、内核层、节细胞层及已经重新更新的色素上皮。

【模型应用】

蝾螈是研究视网膜干细胞及视网膜再生的动物模型(图 9-11-6)。作为自体器官能够再生的唯一脊椎动物，蝾螈理所当然成为再生生物学领域研究的热门对象。对于蝾螈这种令人惊喜的再生能力，我们还有很多尚未解决的基础问题。我们应该用蝾螈进一步学习并且同其他策略比较，比如干细胞。只有这样，才能用再生生物学和再生医学达到研究目标。

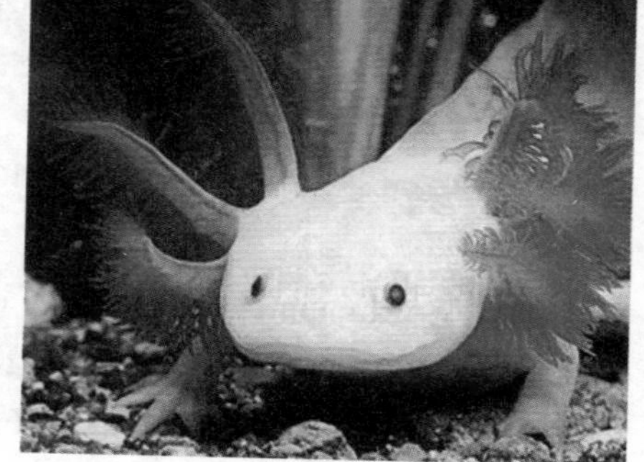

图 9-11-6　视网膜再生蝾螈

(八) 鸡

【造模机制】

用鸡进行研究的一个很大优势是，如果视网膜被损坏或移除，其能被修理或替换。对胚胎进行显微手术的可用性及在鸡模型中分子工具的有效性，使得鸡成为学习和研究视网膜再生过程中分子活动的良好模型(图 9-11-7)。

【造模方法】

鸡的胚胎眼视网膜切除。

【模型特点】

鸡胚可通过两种方式进行视网膜再生。一种需要激活睫状体边缘区造血干/祖细胞，而另一种涉及使用转分化的经典方法。

【模型应用】

鸡基因组最近完成了测序，为研究早期阶段的视网膜再生，也为运用基因芯片技术来确定调节鸡视网膜再生的关键基因提供了一个很大的可能性。最近研究发现，其他的信号通路，包括 hedgehog（HH）和骨形态发生蛋白（BMP）信号通路均参与视网膜再生过程的调节。鸡的动物模型将有助于我们研究视网膜再生的调节机制。

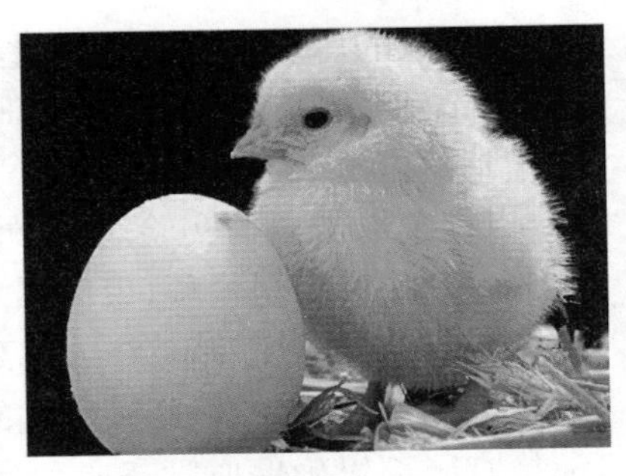

图 9-11-7　视网膜再生鸡

（徐海伟　段平）

第二节　青光眼动物模型

Section 2　Animal models of glaucoma

青光眼的发生机制及有效治疗等诸多问题尚待明确，对其病理、生理、遗传、药理等的研究需要进行动物实验。早在 1870 年，人们就开始试用各种不同的方法来诱导产生实验性青光眼。比如，1954 年 Voronina 把 1% 高岭土注射到兔眼前房，3 年后 Skotnicki 用棉线环绕眼球结扎，使兔眼压升高并且出现视乳头凹陷。1959 年 Flocks 等采用橡皮带环绕兔眼球结扎，1962 年 Kupfer 在兔前房角插入聚乙烯管，同年，Samis 在前房注入 0.5% 甲基纤维素溶液，1974 年 Sears 等在兔的后房注入 α_2- 胰凝乳蛋白酶（150U/0.15ml）。近几年来，转基因鼠青光眼动物模型（animal models of glaucoma）等得到迅速发展，现简介如下。

一、激光诱导的青光眼

【造模机制】

联合用蓝、绿色波长的氩激光，单面房角镜，聚焦于小梁网中部的灰色带，激光发射后见到灰色小梁网变白和形成小气泡，引起小梁网瘢痕伴有 Schlemm 管消失，导致慢性眼压升高，视网膜神经节细胞丧失和视网膜神经纤维层变薄，筛板后凹等。

【造模方法】

用改良的 Koeppe 房角镜，将激光瞄准猴眼小梁网中间，每眼激光光凝约 200 个点，光斑直径 50μm，时间 0.2~0.5 秒，功率 0.4~0.8W。如眼压仍处于正常，在前房无炎症后 2 周再光凝。最后一次激光光凝后观察 4~12 周，所有实验眼均光凝 2 次。10 只猴眼有 7 眼眼压升高，其中 4 眼在光凝后 8 天时眼压开始升高。眼压升高范围为 24~50mmHg 或以上，7 眼中有 6 眼产生视乳头凹陷。所有激光光凝眼房水 C 值由正常的 0.33~0.75 降为 0.02~0.11。或采用不同参数的激光能量光凝猴眼：时间从 0.1、0.2、0.5 到 1.0 秒，功率从 0.5、0.75、1.0 到 1.5W，分单次和多次进行。单次 0.5~1.0 秒和总能量至少 50J 的激光光凝眼获得满意的持续眼压升高。

【模型特点】

激光光凝小梁网在猴眼能够获得类似人眼原发性开角型青光眼的慢性眼压升高。具有非侵入性，炎症反应轻（前房水轻度或中度闪辉）、持续时间短（<2 周），原发改变在房水流出通道等特点。

【模型应用】

该模型与人的青少年性青光眼特征有共同之处，可用于深入研究青光眼发病机制及评价新的抗青光眼治疗。

二、高渗盐水诱导的青光眼

【造模机制】

鼠房水通过小梁网进入 Schlemm 管，然后通过多个集液管进入静脉丛。采用轻微硬化剂——高渗盐水注入鼠眼的房水流出路径，以造成眼压升高而不影响睫状体。组织病理显示急性眼压升高，小梁炎症细胞浸润，早期瘢痕；慢性眼压升高眼有选择性神经节细胞和轴索丧失。

【造模方法】

以棕色挪威鼠为实验对象，外眦部剪开，在眼球赤道部植入一内直径 5.5mm，内表面有 1mm 切槽，并有 1mm 宽缺口的塑料环（聚丙烯），该缺口内容一条放射状房水静脉以便于在此注入高渗盐水，其他静脉均被塑料环阻塞以限制被注入的高渗盐水在整个角膜缘血管内。用一直径为 50μm 的玻璃微针连接到鼠眼房水静脉内，注入 50μl 微滤过的高渗盐水，注射量以见到角膜缘动脉苍白为准。注射完成后去除塑料环，检查眼部以确保血管苍白和高渗盐水逆向进入角膜缘血管网的程度。以 1.80~1.85mol/L 的高渗盐水诱导的鼠高眼压模型最为理想：中等度眼压升高并可持续 90 天。

【模型特点】

在这种青光眼模型中，视神经构造和功能的变化与峰值眼压有高度相关性。

【模型应用】

这种鼠眼的慢性高眼压动物实验模型可通过控制注入高渗盐水的浓度来预见产生慢性高眼压的眼压升高程度和维持时间，有利于压力性视神经损害的研究。

三、皮质类固醇诱导的青光眼

【造模机制】

皮质类固醇诱导了酸性黏多糖在房角组织内异常积聚和葡糖胺聚糖在眼前段组织内的分布改变，造成房水流出阻力增加，导致眼压升高。

【造模方法】

对 8 周龄的新西兰白兔滴用皮质类固醇眼液：0.1% 地塞米松，每次 1 滴，3 次 / 天。结果显示用药后 19~24 天眼压开始上升，多在 28~35mmHg，但大多数保持 7~12 天后眼压回降到正常。其中一些兔眼眼压 >40mmHg 且一直持续而无回降。此外，有报道用结膜下注射方法：倍他米松每周 1 次连续 3 周，在 96% 的兔眼获得持续性眼压升高。

【模型特点】

兔眼表面点滴皮质类固醇虽可获得眼压升高的模型，但不够稳定，尤其是有些实验尽管持续滴药，但眼压升高后又返回至原来的正常水平。

【模型应用】

作为一种慢性青光眼建模手段，更接近原发性开角型青光眼的自然病程。皮质类固醇诱导的高眼压模型对了解人眼皮质类固醇性青光眼、原发性开角型青光眼的发病机制以及小梁细胞功能、小梁网细胞外间质的生化成分改变、房水流出阻力变化等的研究有着实验应用价值。

四、甲基纤维素诱导的青光眼

【造模机制】

前房内注入 1% 和 2% 甲基纤维素溶液，可获得长期中等度高的眼压升高，造成视网膜神经节细胞的逆向轴浆流转运阻滞和细胞密度的降低。

【造模方法】

用 0.5% 甲基纤维素注入兔眼前房后再抽出，剩余的甲基纤维素阻滞房角 5 分钟后即可见到眼压升高，如未见眼压升高，可反复注入，最高眼压达 50mmHg。

【模型应用】

用 2% 甲基纤维素溶液注入前房诱导的新西兰白兔青光眼模型，在青光眼的组织病理学研究中得到支持。甲基纤维素诱导的高眼压模型，可用于研究人眼白内障等有关手术后引起的继发性青光眼发病机制的研究，适于评价降眼压药物效果的实验研究。

五、血细胞诱导的青光眼

【造模机制】

在猴眼和兔眼注入自体固定的红细胞或血影细胞，这些细胞和巨噬细胞以及小梁网内皮细胞的肿胀直接降低房水外流易度，产生慢性高眼压。利用血细胞阻塞房角引起眼压升高的青光眼动物模型实验，源于临床上对一种继发性青光眼的病理机制的探讨。

【造模方法】

从兔心脏和猴颈静脉穿刺取血离心后纯化红细胞，用5%戊二醛固定，制成固定的红细胞液；将纯化红细胞加入10倍的蒸馏水溶出血红蛋白后提纯，再同样固定制成血影细胞液。兔眼内分别注入0.1ml、0.2ml和0.3ml的固定红细胞液或血影细胞液，猴眼注入0.15ml的同样细胞液。

【模型特点】

该动物模型的眼压升高没有炎症反应。

【模型应用】

血细胞诱导的高眼压模型可用于人眼眼内出血后引起的血影细胞性青光眼、晶状体溶解性青光眼等继发性青光眼的发病机制，小梁网解剖生理，小梁内皮细胞吞噬功能等的研究，适于评价降眼压药物效果的实验研究。

六、烧灼巩膜上静脉诱发的青光眼

【造模机制】

从眼球外部来妨碍房水正常引流。

【造模方法】

全麻下，切开大鼠眼结膜，用小肌肉钩在眼球赤道部钩起上巩膜静脉，再用眼科烧灼器对静脉进行烧灼，使之闭塞。每只鼠的一只眼闭塞3根上巩膜静脉。

【模型应用】

用该青光眼模型研究视网膜神经节细胞（RGCs）在高眼压下早期变化的特点，研究治疗青光眼的神经保护药物。

七、自然青光眼模型

【造模机制】

通过特定基因突变使小鼠发生青光眼，突变的基因通常选择与人类青光眼发病密切相关的基因。目前发现相关基因有MYOC、OPTN、WDR36等。

【造模方法】

利用Cre-loxP系统构建时间特异性TIGR、OPTN基因打靶载体，获得时空特异性基因打靶小鼠，利用Cre重组酶，使小鼠在发育的特定阶段、在眼组织特定部位（小梁网、视网膜）发生TIGR、OPTN基因精确突变，从而保持其他组织细胞处于正常状态，不受这一灭活基因的影响，模拟原发性开角型青光眼发生、发展的自然病程，从而获得自然发生的开角型青光眼小鼠模型。

【模型特点】

与人类青光眼最接近，目前这种模型尚在研究探索中。

【模型应用】

转基因小鼠青光眼模型对于研究青光眼发病机制具有很好的潜力。

理想的高眼压性青光眼动物模型是指：方法简单、成本低廉、易于操控、眼压升高稳定且维持的时间足够长，与人青光眼病理过程相似，干扰因素少。方法包括从眼球外部来妨碍房水正常引流、从前房阻断房水外流、眼球钝挫伤等。大多数的动物房角解剖结构都明显不同于人眼的房角，但它们的房水外流通道却和人眼的一样，最理想的是猴，最常用的是兔。上述各种方法诱导产生的青光眼高眼压模型各具特色，都适用于寻找和筛选有效的降眼压药物的实验研究，但在评价药物的药理作用和药动学，以及观察药物的不良反应时，则要求建立的高眼压动物模型在除眼压以外尽可能减少炎症性因素的影响，较为理想的还是通过激光产生的青光眼动物模型。高眼压性青光眼动物模型主要用于青光眼发病机制、降眼压治疗和视神经损害这三大方面的研究。建立长期慢性高眼压的动物模型，有助于研究青光眼病理状态下的视乳头形态学改变、视网膜神经节细胞损害、视神经轴浆流运输的干扰阻滞等病理生理过程，缺血机制，创伤修复以及药物保护治疗等方面的研究。近年来，利用基因打靶技术构建的自然青光眼模型，为人们寻找更理想的青光眼模型带来了希望。

（秦伟）

第三节 葡萄膜炎动物模型

Section 3 Animal models of experimental autoimmune uveoretinitis

葡萄膜炎是一组累及葡萄膜、视网膜、视网膜血管及玻璃体的炎症性疾病，多发生于青壮年，易反复发作，治疗棘手，常因不可逆转的并发症而导致患者视力下降甚至盲目。据报道，在西方国家盲目者中，由葡萄膜炎所致的盲目者占 10%~15%，其中在美国至少有 200 万葡萄膜炎患者，在我国葡萄膜炎在致盲眼病中占第 4~7 位。由此可见，葡萄膜炎是一类严重危害人类健康的常见致盲眼病。葡萄膜炎的发病原因及机制十分复杂，已报道的病因和类型已达 100 余种，外伤、感染、自身免疫、手术等均可引起葡萄膜炎，其中以自身免疫反应引起的最为常见。

实验性自身免疫性葡萄膜炎（experimental autoimmune uveoretinitis，EAU）是一种器官特异性的、T 细胞介导的自身免疫性疾病，可由弗氏完全佐剂（complete Freund adjuvant，CFA，一种添加了热灭活结核杆菌的矿物油）乳化的视网膜抗原免疫多种哺乳动物所得，也可将视网膜特异抗原化的 T 细胞或树突状细胞（dendritic cells，DCs）过继转移至天然鼠所得，是研究人类葡萄膜炎的经典动物模型。多种视网抗原，如视网膜抑制蛋白（可溶性抗原），视网膜 S 抗原、光感受器维生素 A 类结合蛋白（interphotoreceptor retinoid-binding protein，IRBP）均可诱导出 EAU，且诱导的 EAU 发生的免疫机制近似，其中由 IRBP 诱导小鼠的葡萄膜炎动物模型（animal model of experimental autoimmune uveoretinitis）是最为经典和最为广泛使用的实验性葡萄膜炎动物模型。本节就上述抗原诱导法和过继转移法两种方法进行介绍。

一、IRBP 视网膜抗原诱导法

【造模机制】

感染、免疫、遗传等因素是导致葡萄膜炎的最主要原因。葡萄膜炎的发病常与眼内视网膜抗原触发的免疫反应有关。IRBP 是存在于光感受器间基质的一种糖蛋白，具有很强的抗原性和致葡萄膜炎活性，可联合病原体引起动物机体的免疫应答，产生葡萄膜炎。

【造模方法】

取 1mg/ml 的 IRBP 溶液与 CFA 按 1∶3 比例混合，待充分混匀制成乳剂后，取 200μl 分别免疫 B10.RⅢ小鼠双足部皮下，然后经腹腔注射 0.01μg/μl 百日咳毒素（pertussis toxin，PTX）100μl。免疫后第 7 天至 28 天隔日进行临床裂隙灯显微镜眼前段检查和直接检眼镜眼底部检查，大体观察评价小鼠眼组织临床表现和炎症的严重程度。在免疫小鼠后第 8 天、14 天、21 天、28 天取小鼠眼球，固定、脱水、包埋，病理组织切片，HE 染色，评价玻璃体、脉络膜和视网膜病理组织改变。

【模型特点】

此模型的眼部临床特点主要表现为结膜充血，角膜浑浊，前房闪辉，前房细胞、前房大量渗出以及视网膜和脉络膜的损害。HE 染色后可见视网膜结构紊乱，炎症可损伤至神经节和光感受器层，视网膜折叠，视网膜下可见炎性渗出和血管炎，局部甚至可损伤至视网膜色素上皮。免疫后第 8~9 天炎症出现，14 天时达到高峰，随后炎症迅速消退，21 天炎症明显减轻，28 天时在临床和病理上未见炎性改变。

【模型应用】

此模型是由含病原体成分的弗氏佐剂乳化的致葡萄膜炎活性眼组织抗原诱导的葡萄膜炎动物模型，其病理组织学改变表现为炎症浸润至玻璃体、视网膜和脉络膜，甚至损伤累及光感受器细胞层，由于其临床表现能模拟人类葡萄膜炎的主要特征，适合人类葡萄膜炎的发病机制研究。

二、过继转移诱导法

【造模机制】

葡萄膜炎的发生与专职呈递抗原树突状细胞（dendritic cells，DCs）刺激 Naïve T 细胞或效应性 T 细胞的过度激活有关。源于诱导的 EAU 模型动物的效应性 T 细胞，能够将疾病过继转移给遗体背景一致的 Naïve 动物，从而诱导出葡萄膜炎，也可将经由病原体脉冲成熟后的 DCs 注射至遗体背景一致的动物引起 Naïve 动物的葡萄膜炎。下面叙述以 DCs 诱导方法建立 EAU 模型。

【造模方法】

分离 7 天龄的 B10.RⅢ鼠脾脏单个细胞，红细胞裂解液裂解红细胞后，加入 Fc 阻断抗体孵育以阻断 Fc 的干扰，然后应用抗 $CD11c^+$ 免疫磁珠阳性筛选并纯化 $CD11c^+$ 细胞，使之纯度达 99% 以上，将纯化的 $CD11c^+$ 细胞应用 100μg/ml 的 $IRBP_{161\text{-}180}$ 抗原肽联合 1μg/ml 的 LPS 诱导 DC 成熟。最后，取诱导成熟后的 $(1\sim2)\times10^6$ 个 DC 注射至 B10.RⅢ鼠足垫部皮下，免疫后 4 天再重复注射一次。

【模型特点】

DC 诱导的 EAU 模型炎症程度较轻，临床评分为 2 级，动物免疫 DC 后 7~11 天开始发病，在 14~18 天时，炎症达到高峰，之后逐渐消失。检眼镜检查出现局灶性浸润和脉络膜视网膜白色损伤，组织学病变特点表现为后极部炎症、包括以粒细胞为主的炎症细胞浸润，视网膜折叠以及少量浆液性脱落。

【模型应用】

此模型是将经特异性抗原脉冲成熟的 DC 注射至遗传背景兼容的敏感动物体内建立的 EAU 模型，是由单一的效应机制所驱动，因此适用于疾病的效应性机制研究；另外，此模型的效应表型受免疫系统首次识别的自身抗原所影响，因此可模拟遗传背景一致患者的不同临床特征和免疫表现，为人类葡萄膜炎的异质性研究提供新的思路。

（陈飞兰）

第四节　视神经损伤动物模型

Section 4　Animal models of optic nerve injury

视神经损伤系指视神经受到冲击伤后，视功能部分或完全受损的外伤性病变。视神经损伤按照受伤原因分为车祸伤、坠落伤和打击伤等，其中最常见的是车祸伤。由于解剖结构和生理学特点，大部分视神经损伤是视神经管段的间接性损伤（约占 66%）。锐器刺伤视神经引起的直接损伤以及视神经其他部位的直接损伤在临床上比较少见。间接性视神经损伤是闭合性脑外伤的主要并发症，发生率为 0.7%~5%，一般指额骨或颧骨受到撞击，外力通过颅骨传递至视神经管，引起视神经管变形或骨折，造成视神经损伤，引起的视力、视野障碍甚至无光感。

完整的、重复性较好的视神经损伤模型可以较好地模拟临床表现，对临床治疗方案的制订有极高的指导意义，但制作较为困难；另一种较为简便的损伤模型则是在充分暴露或在体游离视神经的情况下，采用挤压或切割的方式造成视神经损伤，在此基础上研究神经保护和再生的相关机制。

完整的视神经损伤模型应满足以下条件：①视神经损伤系颅骨或者眼球受外力撞击后，力量传导至视神经的间接损伤；②传入性瞳孔受损（afferent pupillary defect）是诊断模型的"金标准"；③受伤眼的闪光视觉诱发电位（flash visual-evoked potential，fVEP）潜时延长，波型明显降低直至呈不可记录型。

在模式动物的选择中，王一等曾经做过动物眼眶的比较学研究，发现眼眶的形态及受力点是模型成功的关键。猫的眶缘位于前方，而视神经孔则位于眼眶后内侧壁，其颅顶圆突，对其眶缘施加打击力，难以使力量传导至视神经孔部位造成视神经损伤，而若对其颅顶施加打击，则可能直接对大脑造成重伤。犬的眼眶形态与猫很相似；此外，犬的眶内壁与颅底形成约 85° 夹角，而其视神经管则在颅底走行较水平，若在犬的颅顶施力，力的传导将在这一夹角处受力最大，而这一位点距视神经管口尚有一定距离。而兔有相对完整的骨性眶壁，半球状的形态有利于力向眶底（视神经孔位）传导；两侧眶缘较颅顶稍高，两上眶缘间的距离较近，有利对上眶缘施力而不致对颅顶产生重损；两眼后眦间的连线正好对应于眼眶的视神经孔，大体标志也明显。因此，从综合因素考虑，兔用于制作间接性视神经损伤动物模型（animal models of optic nerve injury）较为适宜。

一、眼眶钝挫伤冲击模型

【造模机制】

临床常见的间接视神经损伤主要由头部钝挫伤引起，冲击力经眶骨传导，集中于视神经孔，导致视神经损伤。

【造模方法】

1. 致伤设备　装置如图 9-11-8 所示，由以下几部分构成：致伤管（长 2m、内径 25mm）、致伤球（45g）、致伤卡头（上方直径 30mm 圆盘，下方为直径 5mm、长 40mm 圆杆，杆的顶端为 3mm 方形头，中央为宽 1.5mm、深 1mm 槽），致伤冲量为重量乘以管的长度，本实验致伤冲量为 0.09kg·m。

2. 动物模型制作　质量浓度为 30g/L 的戊巴比妥钠（30mg/kg）耳缘静脉注射麻醉。手术显露两侧的眶上缘切迹和眶壁。用咬骨钳经两侧眶上缘切迹处向视神经管方向咬除部分眶壁骨板（深 7~8mm、宽 6mm），保持硬脑膜和眶骨膜及视神经管的完整性。兔头放在致伤管下，将致伤卡头卡在一侧视神经孔上方的眶板上，调整卡头和兔头角度（兔头右侧斜 15°），使卡头与致伤管成一线，球从管上端自由落下击于卡头。对侧不打击作为对照，缝合伤口，喂养观察。

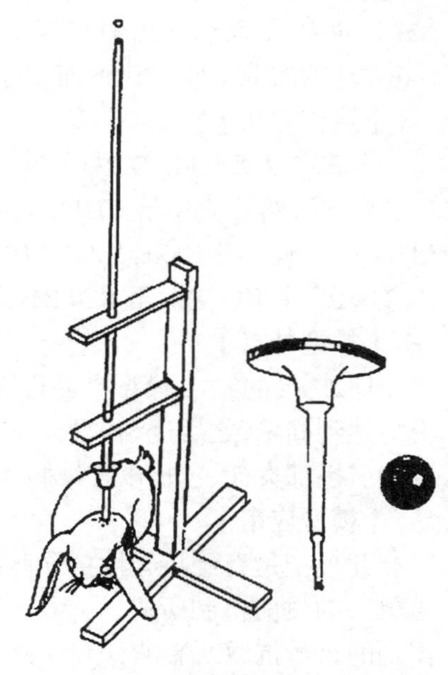

图 9-11-8　眼眶钝挫伤致视神经损伤模型示意图

【模型应用】

眼眶钝挫伤冲击模型对 30 只兔进行致伤实验，成功率达 76.7%。骨折率为 80%，视神经鞘出血和鞘膜下血肿分别为 53.3% 和 26.7%，与临床间接视神经损伤中的神经鞘出血率为 87%，骨折率为 50% 比较接近。

【模型特点】

1. 视神经损伤的同时保持了其完整性。
2. 致伤设备简单、操作方法易行。
3. 有明显临床视神经损伤判定征象（瞳孔散大，直接光反射消失）。
4. 伤情稳定、重复性好，又可大致定量。总之，该方法由于咬除部分眶壁，使其打击力量更加集中，方向性更好，以低致伤强度能稳定地、高成功率地致视神经损伤。与其他视神经损伤模型相比，更接近临床间接视神经损伤特征。

二、眼球钝挫伤冲击模型

【造模机制】

部分视神经损伤系由眼球钝挫伤引起，眼球壁受到外力撞击后，球后视神经受到移位挫伤。

【造模方法】

该模型由 Yan 等报道，基于冲击伤（force percussion injury，FPI）原理制作，方法如图 9-11-9 所示，冲量由弧形振动锤产生，其冲击力可调。力量由传送轴（主体直径 5mm，开口端直径 1mm）传送至大鼠眼球表

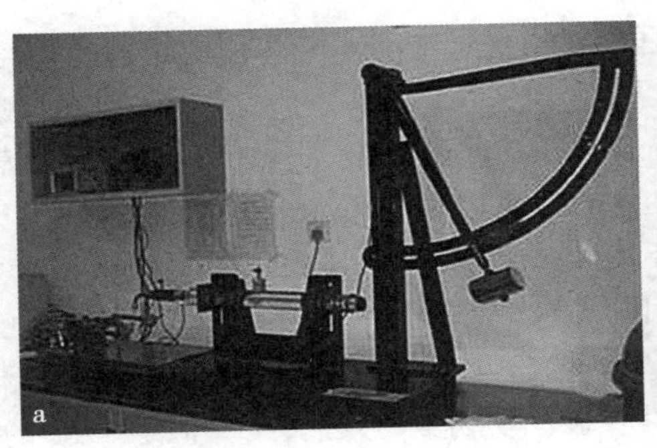
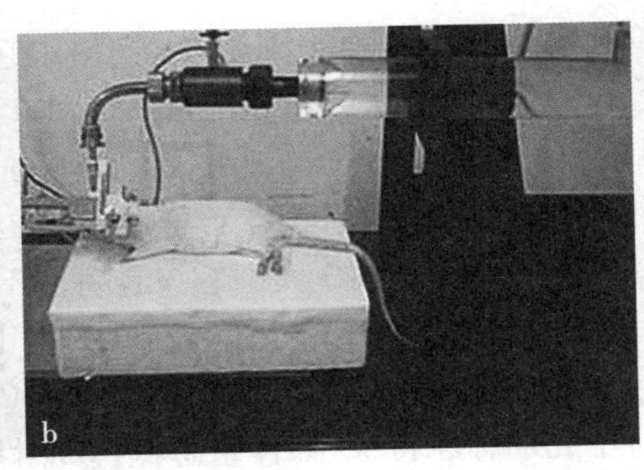

图 9-11-9　眼球钝挫伤致视神经损伤动物模型

面，传送轴末端深入眼睑内 2mm 以集中打击力量。

【模型应用】

眼球钝挫伤冲击模型对 66 只大鼠进行致伤实验，成功模拟出中等程度视神经损伤和重度视神经损伤两种级别的模型。

【模型特点】

1. 可以模拟不同程度的视神经损伤。
2. 由于受力位置恒定，冲击力可调，模型的稳定性和可重复性较强。
3. 损伤后的形态学（如眼眶磁共振，视神经纤维数量检测）和功能学（如 fVEP）有很好的相关性，利于今后处理因素的观察。其主要问题在于：由于是眼球直接受力，会导致视网膜及眼内组织的损伤，而不利于损伤后的额眼底直接观察。

三、简易视神经损伤模型

【造模机制】

简易的视神经损伤模型主要有切割伤及挤压伤，直接通过外力造成视神经机械性损伤。

【造模方法】

切割伤可以造成视神经完全或部分损伤，模式动物可以选择大鼠或者小鼠，采用手术方法暴露视神经，在球后 2.5~4.0mm 处，用锋利的刀片切割视神经直径的 1/3，可以造成部分视神经损伤；完全切割，则可以造成横断伤。

挤压伤模型则是在暴露视神经后，采用各种钳夹设备，夹持视神经约 20 秒，造成视神经轴索的挤压，该模型制作简便，但最大的问题是钳夹设备的损伤力量难以精确控制，模型稳定性欠佳。

【模型特点】

简易视神经损伤模型操作容易，创伤较小，术后动物存活率高。

【模型应用】

视神经切割伤主要用于视神经损伤后的节细胞改变及神经再生研究，而挤压伤主要用于观察视神经损伤后的轴浆运输及药物干预后的视神经修复。

第五节　甲状腺相关眼病动物模型

Section 5　Animal models of thyroid-associated ophthalmopathy

近年来，随着对甲状腺相关眼病（thyroid-associated ophthalmopathy，TAO）研究的深入，人们对其免疫病理机制有了进一步的认识，但其确切的病因和发病机制至今仍是一个难解的谜。以前，许多学者通过种种方法试图建立甲状腺相关眼病动物模型（animal models of thyroid-associated ophthalmopathy），但成功率均不高。如早在 1936 年，Smelser 就采用垂体提取物联合甲状腺切除术诱发豚鼠突眼，实验组 26 只豚鼠中

23只发生严重的突眼，与对照组比较，实验组鼠眼眶内容物重量增加40%。但由于该模型与TAO发病患者一般甲状腺完整或部分甲状腺功能正常不符，难以用于进一步的研究。后来采用的TAO制模途径包括：①同源的促甲状腺激素受体（thyroid-stimulating hormone receptor，TSHR）肽免疫；②TSHR肽转染的原核细胞免疫、真核细胞免疫；③TSHR基因免疫；④TSHR和G2s基因联合免疫；⑤免疫细胞转导免疫及激活的T细胞转导免疫等。理想的TAO模型应该具备如下几个或所有特征：①血清甲状腺激素水平升高和（或）促甲状腺激素（TSH）水平降低；②存在有活性的促甲状腺受体（TSHR）抗体，至少有促甲状腺激素结合抑制性免疫球蛋白（TBII），最好是甲状腺刺激性抗体（TSAb）；③甲状腺有相应的病理改变；④淋巴细胞性甲状腺炎；⑤具有甲亢的临床特征，如体重降低；⑥雌性较雄性动物更易发病；⑦类似于TAO的眼部改变，如眼外肌（EOM）结构的破坏、水肿、淋巴细胞浸润和眶脂肪堆积。

一、TSHR基因转染的腺病毒免疫建立Graves眼病的动物模型

【造模机制】

以腺病毒为载体，将TSHR基因转染到小鼠体内，造成自身免疫反应，导致眼眶和甲状腺病变。

【造模方法】

1. 主要材料和试剂　含TSHR的A亚单位的穿梭质粒pHMCMVTSHR289；骨架质粒pAdHM4；293E细胞；DH5α感受态细菌，*E.coli* BJ5183电感受态菌；酶Ⅰ-Ceu，PI-SceⅠ，PacⅠ；小量抽提试剂盒与凝胶回收试剂盒。

2. 实验技术路线与方法

(1) 利用含TSHR的A亚单位的穿梭质粒构建腺病毒表达的TSHR的A亚单位。穿梭质粒pHMCMVTSHR289用常规$CaCl_2$法转化DH5α大肠埃希菌感受态细胞。

(2) 重组质粒pAdHM4CMVTSHR构建：穿梭质粒pHMCMVTSHR和骨架质粒pAdHM4均由酶Ⅰ-Ceu/PI-Sce双酶切后，转入*E.coli* BJ5183中，使两者在其中重组。挑选、抽提质粒，得到腺病毒重组质粒pAdHM4CMVTSHR289，用酶切鉴定。

(3) 重组腺病毒的包装、扩增及纯化：腺病毒重组质粒pAdHM4CMVTSHR289经PacⅠ酶切后，用凝胶回收试剂盒纯化线性化pAdHM4CMVTSHR289。准备293E细胞，行感染扩增重组病毒，并行鉴定。

(4) 甲状腺相关眼病动物模型的构建：实验动物采用同系6~8周大小雌性BALB/c小鼠，将$1*10^{11}$AdCMVTSHR289抗原颗粒溶于50μl的PBS液中，分别于0，3，6，9周行BALB/c小鼠胫前肌内注射，所有小鼠在免疫前及每一次免疫后2周从尾静脉采血。

3. 观察指标　16周时处死BALB/c小鼠，从心脏取血，同时摘取甲状腺和眼眶组织进行病理学组织检查，甲状腺和眼眶组织分别采用冷冻以及石蜡切片，并检测相关指标。所有采出的血液用ELISA法检测血清指标检测。

【模型特点】

雌性动物发病率比雄性动物明显高，与人类TAO类似；模型的眼眶病理改变和人类似，同时也可以检测出激素水平及自身抗体的抗体。

【模型应用】

在所有的模型中，采用含有TSHR基因的质粒转染的腺病毒免疫鼠的成模率最高，应用最为广泛。

二、TSHR活化的脾细胞免疫建立Graves眼病的动物模型

【造模机制】

在前述模型的基础上，从脾脏取出活化的免疫细胞，再次进行免疫注射造模，其免疫特征呈放大效应。

【造模方法】

1. 主要材料和试剂

(1) 实验动物采用6~8周龄的雌性BALB/c小鼠。

(2) 主要试剂及仪器：质粒pcDNA311 和重组质粒pcDNA311/hTSHR，宿主菌均为DH5a，-20℃保

存。质粒抽提试剂盒，总甲状腺素（total tetraiodothyronine，TT_4）放射免疫试剂盒，促甲状腺激素（thyroid stimulating hormone，TSH）免疫放射试剂盒，促甲状腺激素受体抗体（TSH receptor antibody，TRAb）酶联免疫吸附法试剂盒，淋巴细胞分离液。

2. 实验技术路线与方法

(1) 质粒抽提及定量：大量扩增宿主菌 *E.coli* DH5a，用质粒抽提试剂盒提取足量质粒 DNA，经紫外分光光度计纯度鉴定及定量后，用磷酸盐缓冲液调整为 100μg/200μl。

(2) 基因免疫：免疫前 5 天行预处理，在小鼠胫前肌分 3 点注射 PBS 液 100μl，然后在小鼠胫前肌相应部位分别注射 100μg 重组质粒 pcDNA311/hTSHR，免疫后第 3、6 周加强免疫两次。18 周后处死所有小鼠。

(3) 分离脾细胞：基因免疫后 18 周，所有小鼠分别用颈椎脱臼法处死，75% 乙醇消毒皮毛。无菌取出脾脏，用 RPMI 1640 液冲洗，摘除脂肪及其他结缔组织。将脾脏剪碎、匀浆、过滤，制成脾细胞悬液，调整细胞浓度为 10^6/100μl。

(4) 脾细胞转移：在小鼠尾静脉注入活化脾细胞，脾细胞注射量均为 10^6。4 周后处死所有小鼠。

3. 观察指标　摘取甲状腺和眼眶组织进行病理学组织检查，甲状腺和眼眶组织分别采用冷冻以及石蜡切片，并检测相关指标。所有采出的血液用 ELISA 法检测血清指标检测。

【模型特点】

该模型最大限度地模拟了人 TAO 的病理机制。甲状腺相关眼病的免疫应答过程包括细胞免疫和体液免疫，以前普遍认为其为抗体介导的免疫应答反应，免疫反应类型以 Th2 型反应为主。但随着动物模型研究的深入，人们开始质疑这种说法。首先，人们发现不同遗传背景的鼠种会出现不同类型的免疫反应。用不同细胞作为抗原呈递细胞反应类型也不同，用成纤维细胞诱导动物模型时就以 Th2 型反应为主，而以脾细胞诱导时则以 Th1 型反应为主。

【模型应用】

由于该模型涉及了体液和细胞免疫，因此在免疫机制研究中有明显优势。

三、TSHR 质粒免疫建立 Graves 眼病的动物模型

【造模机制】

通过质粒为载体，将 TSHR 转染到动物体内。

【造模方法】

1. 主要材料和试剂　实验动物采用 6~8 周龄的雌性 BALB/c 小鼠。主要试剂包括：质粒 pcDNA311 和重组质粒 pcDNA311 /hTSHR，宿主菌均为 DH5a，-20℃保存。质粒抽提试剂盒，各种甲状腺激素的放射免疫试剂盒。

2. 技术路线和方法

(1) 质粒抽提及定量：大量扩增 DH5a，用质粒抽提试剂盒提取足量质粒 DNA，经紫外分光光度计纯度鉴定及定量后用磷酸盐缓冲液调整为 100μg/100μl。

(2) 质粒 DNA 免疫：在小鼠胫前肌相应部位分别注射 100μg 重组质粒 pcDNA311 /hTSHR，免疫后第 3、6 周加强免疫两次。18 周后处死所有小鼠。

3. 观察指标　摘取甲状腺和眼眶组织进行病理学组织检查，甲状腺和眼眶组织分别采用冷冻以及石蜡切片，并检测相关指标。所有采出的血液用 ELISA 法检测血清指标检测。

【模型特点】

成功率低于腺病毒转染，但是操作简便，利于推广。

【模型应用】

以 TSHR 质粒免疫的动物模型成模率不高，但只有在这种建模方法中才出现了明显的甲状腺淋巴细胞浸润以及眼眶组织结构的病理改变。因此，在研究 TAO 病理改变的试验中仍有应用。

（刘勇　王一）

第六节 眼表及角膜病动物模型

Section 6 Animal models of ocular surface & corneal disease

眼表(ocular surface)及眼表疾病(ocular surface disease,OSD)是近年来提出的新概念。眼表由结膜、角膜、眼睑、泪器及泪道五部分组成,凡是能造成角膜、结膜、泪膜和眼表正常结构与功能的疾病统称为眼表疾病。由于眼表面的健康与眼表面的泪膜极为相关,因而在临床上常将眼表疾病与泪液疾病综合起来,统称为眼表泪液疾病(ocular surface & tear disease)。在欧美国家,大约15%的老年人患有不同程度的眼表疾病,50岁以下者患病率为5.7%。我国军队人员眼表疾病患病率高达39.9%。因此,眼表疾病在所有眼病中的发生率应排在首位。眼表疾病的病因十分复杂,除了结膜和角膜疾病表现的典型临床症状之外,眼睑、泪器和泪道疾病的临床表现均与干眼有关。因此,本节将眼表及角膜病动物模型(animal models of ocular surface & corneal disease)按结膜病动物模型、角膜病动物模型和干眼动物模型三部分表述。

一、结膜病动物模型

结膜炎(conjunctivitis)是眼科最常见的疾病之一,根据其致病原因可分为微生物性和非微生物性两大类。最常见的是微生物感染(常见的有细菌、病毒和衣原体等,也可见真菌、立克次体和寄生虫等)、物理性刺激(如风沙、烟尘、紫外线等)和化学性损伤(如药品、酸碱或有毒气体等)、免疫性病变(过敏性)、邻近组织的炎症刺激等。

变应性结膜炎(allergic conjunctivitis)也称为过敏性结膜炎。它是由眼部组织对变应原产生超敏反应所引起的炎症。实验性变应性结膜炎可通过给大鼠或豚鼠腹腔注射卵白蛋白使其产生IgE抗体,该抗体可与结膜组织中肥大细胞的Fc受体结合而致敏。还可用豚草粉(ambrosia artemisiaefolia)反复接触豚鼠或小鼠鼻黏膜及结膜,刺激结膜组织产生特异性IgE抗体,致附着于结膜的肥大细胞Fc受体使之主动过敏。

(一) 卵白蛋白诱导变应性结膜炎

【造模机制】

将卵白蛋白给大鼠腹腔注射,使其产生IgE抗体,IgE与结膜组织中肥大细胞的Fc受体结合而致敏。当用抗原局部攻击时,引起激活的肥大细胞脱颗粒释放过敏介质,从而使局部血管的通透性增加和局部嗜酸性粒细胞浸润。DL-二巯基苏糖醇(DDT)是黏液溶解剂,它可以破坏结膜黏液的屏障功能,使卵白蛋白这种大分子物质能够穿透入结膜,与组织内的IgE抗体结合,增加眼部变态反应。

【造模方法】

给大鼠腹腔注射卵白蛋白磷酸缓冲液(PBS)1ml(含卵白蛋白100μg,硫酸铝钾10~20mg,pH7.4)免疫。14天后各眼滴1mol/L DDT 10~20μl,以消除结膜黏液屏障,提高攻击效果。15分钟后,对于判断血管通透性变化的动物静脉注射0.125%伊文思蓝(1.25mg/100g)1ml,并立即用5%卵白蛋白PBS液10μl滴眼攻击。对于判断临床及组织学改变的动物,仅用5%卵白蛋白PBS液10μl滴眼攻击即可,不注射伊文思蓝。

【模型特点】

1. 此模型的眼部临床观察 局部抗原攻击后30分钟,裂隙灯显微镜下判定组织反应,用以下计分法对反应定量评估(每眼最多10分)。

(1) 充血(睑结膜和球结膜)

0:正常;1:结膜轻度充血,呈粉红色;2:结膜呈红色;3:结膜呈暗红色,有瘀点或瘀斑。

(2) 水肿

0:无;1:仅下眼睑水肿;2:上下眼睑均水肿,眼睑部分闭合;3:眼睑外翻,水肿明显,眼睑至少半关闭;4:上下眼睑及睑缘均水肿。

分泌物

0:无;1:稀黏液状;2:眼睑及周围的毛发潮湿;3:眼睑及周围的毛发潮湿,稠黏液状。

2. 血管通透性判断　抗原攻击后20~30分钟，处死动物，摘除眼睑、结膜和眼球，去除脂肪组织，称重。将组织分别置于0.5%硫酸钠和丙酮液（3：7混合）内5~10ml，室温下振荡，24小时后将溶液于300r/min离心10分钟，取上清液用分光光度计在620nm处测定光密度，依组织称重换算为伊文思蓝含量（μg/g）。

3. 组织学检查　抗原攻击30分钟后，切除上方球结膜制备光镜标本，将组织固定在Karnovsky固定液中，乙醇梯度脱水，异丁烯酸乙二醇包埋，切片厚2μm，HE，PAS及Giemsa染色，光镜观察。用网格为0.25mm×0.025mm的网状计数尺在3个不同的视野内对结膜上皮、上皮下组织及基质组织中的肥大细胞和嗜酸性粒细胞计数。阳性组结膜上皮内及基质内嗜酸性粒细胞大量浸润，脱颗粒的肥大细胞明显增多，脱颗粒肥大细胞与肥大细胞总数之比值明显增高。

【模型应用】

此模型是抗Ⅰ型变态反应药物常用的筛选方法，此方法具有客观、简便、快速（攻击后10分钟即出现明显的结膜炎症状，30分钟达高峰，1小时后消失）、可定量等特点，筛选的效果与临床效果基本一致。

（二）空气携带抗原法诱导变应性结膜炎

【造模机制】

用豚草粉反复接触豚鼠或小鼠鼻黏膜及结膜，刺激结膜组织产生特异性IgE抗体，致附着于结膜的肥大细胞Fc受体使之主动过敏。当抗原攻击时，抗原-抗体结合，引起局部肥大细胞脱颗粒释放过敏物质，从而使局部血管的通透性增加，引起结膜充血及水肿，并伴有局部嗜酸性粒细胞浸润。根据结膜充血的程度、嗜酸性粒细胞浸润及肥大细胞脱颗粒程度，判定结膜变态反应程度。

【造模方法】

选用雌性Hartley豚鼠或SWR/J雌性小鼠，用10μl微量移液管将豚草粉1.25mg喷入动物鼻孔和结膜下穹隆部，每日1次，连续5天，豚鼠在第8~12天再加强1次。在第15天对豚鼠或第8天对小鼠进行抗原攻击，将豚草粉1.25mg喷入结膜下穹隆部。

【模型特点】

实验室症状观察：抗原攻击20分钟后，裂隙灯显微镜下判断结膜充血水肿情况，判断标准同卵白蛋白诱导变应性结膜炎。

组织学检查：同卵白蛋白诱导变应性结膜炎。

【模型应用】

1. 此模型所引起的变应性结膜炎与人眼的枯草热性结膜炎的致病方式和临床表现十分相似，因为：①所用抗原是最常见的空气携带抗原；②给药方式是最自然的变应原接触方式；③未加佐剂；④动物可产生高水平的抗豚草IgE及明显的变应性结膜炎的临床和组织学表现。

2. 此方法重复性好、经济实用、快速、容易操作。

二、角膜病动物模型

角膜病是主要的致盲性眼病之一。炎症、外伤、变性、营养不良和肿瘤等均可导致角膜疾病的发生，其中感染性疾病最为多见，约20%的盲人是由眼部感染而失明的。造成角膜感染的病原微生物主要以细菌、病毒和真菌最为常见。

（一）病毒性角膜炎动物模型

【造模机制】

单纯疱疹病毒性角膜炎（herpes simplex keratitis，HSK）是一种由单纯疱疹病毒（herpes simplex virus，HSV）感染所致的严重危害患者视功能的致盲性眼病。其临床主要表现为病程长、反复发作，最终导致角膜白斑、角膜新生血管增生、角膜溃疡甚至穿孔等严重危害患者的视功能。有关HSK的临床基础研究，目前主要通过建立HSK动物模型来进行。采用角膜划痕法接种和紫外线B光照射法可以建立不同时期的小鼠动物模型。

【造模方法】

1. HSK原发感染小鼠模型　用10g/L水合氯醛（0.04ml/10g）腹腔注射麻醉小鼠，显微镜下用11号手术刀片背面尖端于角膜中央划痕呈“#”,以穿透角膜上皮达前弹力层为宜,再用吸管将 5μl 含 2×10^6 空斑单位(plague forming unit,PFU)HSV-1 病毒的 DMEM 培养液滴于角膜表面,闭合眼睑后轻轻按摩 30 秒,以使病毒溶液充分接触角膜。于造模后次日连续 3 天,每天用 10g/L 荧光素钠染色后在裂隙灯显微镜下观察角膜病变的发生情况,用棉拭子取角膜表面泪液接种 HEK293T 细胞检测有无病毒复制。如病毒接种眼在接种后角膜出现点状、树枝状或地图状病灶,而且 HEK293T 细胞出现细胞病理学改变(cell pathological effects,CPE),即 HEK293T 细胞形态变大、变圆、呈葡萄状聚集,并使原来贴壁生长的细胞部分脱离漂浮在 DMEM 溶液中,则判定为 HSK 原发感染模型制作成功。

2. HSK 复发感染小鼠模型 取接种病毒后 7 周并经角膜和三叉神经节样本 PCR 检测证实为 HSV 潜伏感染期的小鼠模型,用丁卡因滴眼液表面麻醉后,暴露在 302nm 紫外线下照射 3 分钟。紫外线透射仪功率为 $1.4MW/cm^2$,照射强度为 $250MJ/cm^2$。紫外线 B 光照射后次日开始,连续 7 天,每天用 10g/L 荧光素钠染色并在裂隙灯下观察角膜是否再次出现点状、树枝状或地图状病灶,并用蘸有 DMEM 的棉拭子擦拭角膜后进行 HEK293T 细胞培养,观察细胞病理学改变(CPE),以判定模型小鼠角膜擦拭液中是否有 HSV 存在。如果在紫外线B光照射后角膜再次出现点状、树枝状或地图状病灶,且角膜擦拭液培养出现CPE者,即确定为 HSK 复发期模型建立成功。

【模型特点】

1. HSK 原发感染模型特点 小鼠在接种后的第 1~3 天全部出现上皮性结膜炎表现,首先表现为少量点状上皮浸润,继而整个上皮呈弥散性点状缺损,部分出现了树枝状、地图状浸润。接种后 7 天,角膜缘局部出现少量新生血管。角膜擦拭液 HEK293T 细胞培养结果显示,HSV-1 接种动物均于培养后 24~72 小时 HEK293T 细胞出现 CPE 改变。

2. HSK 复发感染模型特点 所有 HSK 潜伏感染期模型小鼠经紫外线 B 光照射后,1 周内全部出现了以基质型角膜炎为主要临床表现的角膜病变。即原来光滑、透明的角膜再次出现不同程度的角膜基质层水肿和灶状角膜基质浑浊,部分模型鼠还可出现局部结膜新生血管增生。同时,角膜擦拭液 HEK293T 细胞培养病毒检测呈阳性。

【模型应用】

HSK 原发感染期的临床表现主要是急性上皮型结膜炎,角膜病变位于上皮的浅层。而 HSK 复发感染期的角膜病变则以基质型和内皮型结膜炎症为主,其主要临床表现为角膜基质浑浊、水肿、胶原纤维断裂、甚至角膜新生血管增生等,此模型角膜病变的表现特征与人类原发和复发 HSK 的特征基本相符。

采用小鼠角膜划痕法和紫外线 B 光照射法可以成功地制作出原发感染期、潜伏感染期和复发感染期的 HSK 模型。此建模操作具有方法简单、方便可靠,成模率高等特点。

(二)细菌性角膜炎动物模型

【造模机制】

在所有感染性角膜病中,细菌性角膜炎是最常见的疾病之一,其中尤以金黄色葡萄球菌和铜绿假单胞菌感染引起的角膜炎最为严重而且预后不佳。在此,介绍一种用角膜环钻制作的家兔细菌性角膜炎建模方法。

【造模方法】

在丁卡因滴眼液局麻下,用开睑器充分撑开眼睑,可选用 4 号或 6 号角膜环钻以顺时针方向轻轻按压角膜,使角膜造成环形损伤,深度以达到前弹力层为佳。1ml 注射器吸取 2×10^9/ml 菌液滴于角膜上,每眼 0.1ml,感染单眼。建模后 24 小时,开始对眼部症状进行观察。症状评分:0 级,眼明亮无分泌物;0.5 级,无分泌物覆盖,眼稍有红肿;1 级,分泌物覆盖小于 6mm;2 级,分泌物覆盖充满 6mm;3 级,分泌物覆盖 >6mm。连续观察 7 天,第 8 天摘除眼球,HE 染色,病理学检查。分别于感染后第 1、3、5 天用无菌棉签取分泌物涂营养琼脂培养皿,36℃培养 24 小时,判定细菌培养结果。

【模型特点】

铜绿假单胞菌感染 24~48 小时后,模型眼出现大量微黄绿色分泌物,眼结膜严重充血,角膜浑浊,脓性分泌物使眼睑粘连,轻轻拉开眼睑,分泌物覆盖全眼球。到第 5 天,除少数眼评分为 2.0 级外,余均达 3.0 级。

于造模后第1、3、5天，采集眼分泌物细菌培养均100%阳性。组织病理学表现为角膜高度水肿、浑浊，前1/3基质层可见大量中性粒细胞、淋巴细胞、成纤维细胞和坏死组织。角膜基质中可见新生血管，部分角膜穿孔，前房积脓。虹膜血管扩张、充血并伴有大量炎症细胞浸润。

【模型应用】

除了环钻法之外，还有角膜划痕法和角膜内注射法成功建立了兔眼细菌性角膜炎动物模型的报道。该方法还可用于金黄色葡萄球菌和链球菌性角膜炎动物模型的建立。该模型适用于临床眼科抗菌药物的筛选等。

(三) 真菌性角膜炎动物模型

真菌性角膜炎（fungal keratitis，FK）也叫角膜真菌病（keratomycosis），它是由真菌感染引起的一种严重威胁视力的眼部化脓性疾病，常发生于植物性角膜外伤后。近年来，其发病率在我国明显升高，该病预后差，可引起角膜浑浊、溶解甚至穿孔，不仅可严重损害患者视力，还可导致眼球丧失。

【造模机制】

真菌性角膜炎建模方法很多，目前常用的有：角膜基质注射法、角膜接触镜法、针刺法、感染角膜植片法、角膜划痕法和准分子激光角膜上皮磨镶术法等。其原理均不外乎先造成模型眼角膜表层的损伤，再将培养的真菌接种于损伤部位，造成真菌性角膜炎模型。现将两种比较经典的真菌性角膜炎造模方法介绍如下。

【造模方法】

1. 基质层注射法真菌性角膜炎模型　速眠新1ml/kg肌内注射全麻家兔，同时丁卡因滴眼3次局麻，开睑器开睑，用角膜基质注射器角膜基质层间注射10μl茄病镰刀菌菌液（1.5×10^6CFU/ml），同时结膜下注射10μl地塞米松注射液，术毕眼内涂妥布霉素眼膏。检测指标：接种后2天，角膜刮片真菌培养并吉姆萨染色致病菌形态学观察。每天裂隙灯眼前节检查，并分别在接种后第1、2、6、8、14、20和30天做角膜溃疡等级评分。第30天处死家兔，取角膜片，HE染色，光镜下观察组织病理学变化；PAS染色，观察角膜基质层真菌菌丝。

2. 角膜划痕法真菌性角膜炎模型　可根据需要选用大鼠或小鼠造模。氯胺酮：甲苯噻嗪：乙酰丙嗪按5：2.5：1比例配制，按照1ml/kg剂量腹腔注射全麻+丁卡因滴眼液局麻，用11号手术刀片以刀背对着角膜，在角膜中央以“#”字形划痕。以100×10^6CFU浓度的茄病镰刀菌悬液滴眼后，闭合眼睑并轻揉20次，结膜囊注射地塞米松注射液10μl，涂妥布霉素眼膏。造模后2天，角膜刮片真菌培养，KOH涂片检查及吉姆萨染色观察致病菌形态，确认模型建立情况。接种后第2、4、7和14天观察角膜溃疡情况并做角膜溃疡等级评分。1级：溃疡面积1%~25%，角膜轻度浑浊，虹膜纹理尚清，瞳孔可见，溃疡轻度不规则；2级：溃疡面积26%~50%，角膜较浑浊，可见虹膜及瞳孔轮廓，溃疡形态不规则，轻度水肿；3级：溃疡面积51%~75%，角膜不均匀浑浊，虹膜不可见，溃疡重度水肿，龛样溃疡或后弹力层膨出；4级：溃疡面积76%~100%，角膜均匀重度浑浊，穿孔或后弹力层膨出。分别于造模后第2、4、7和14天处死模型，取1/2角膜行HE染色和PAS染色，光镜下观察角膜组织学变化；1/2角膜片行真菌培养鉴定。

【模型特点】

1. 基质层注射法真菌性角膜炎模型　接种后2天，角膜刮片真菌培养可见典型茄病镰刀菌菌落，呈棉花状，早期为白色，最终呈粉红色，刮片菌丝发现率100%。吉姆萨染色可见镰刀菌菌丝成90°出芽生长。KOH涂片可见成熟孢子呈典型镰刀形散布。在接种后第3天，可见角膜全层水肿，溃疡，干燥致密，粗糙不平，局部隆起并有典型菌落生长。接种后8天，溃疡面积进一步扩大，感染达到最高峰，角膜缘有新生血管长入。接种后第15天，溃疡面积不再扩大，并有逐渐缩小的趋势，溃疡周围被大量新生血管包绕。接种后30天，角膜白斑形成，白斑周围无浸润，边界清，角膜周围有新生血管。HE染色可见角膜溃疡处上皮浅基质层缺损，周边组织水肿，角膜基质纤维组织排列紊乱，角膜基质层中可见少量中性粒细胞，基质层内可见较多新生血管。PAS染色显示真菌菌丝于角膜基质层内，呈平行生长。

2. 角膜划痕法真菌性角膜炎模型　接种后2天，可见角膜全层水肿，溃疡形成，干燥致密，粗糙不平，稍隆起；角膜刮片菌丝检出率为100%。接种后5~7天，溃疡面进一步扩大，感染达最高峰，角膜缘开始出现新生血管长入。接种后10~12天,溃疡面积开始缩小,其周围完全被新生血管包绕。第14天角膜白斑形成,白斑周围无浸润,边界清,角膜周边有少量新生血管。接种后2天HE染色,角膜上皮层及基质层均有大量炎症细胞浸润,溃疡处角膜上皮及浅基质层缺损,溃疡周围角膜上皮肿胀,角膜基质纤维排列紊乱,基质内散在局灶性坏死。过碘酸-雪夫(PAS)染色可见角膜上皮层散在孢子及菌丝,且菌丝向基质层长入。接种后4天,HE染色角膜基质层可见大量新生血管,前房内可见中性粒细胞。接种后7天,角膜基质层出现吞噬细胞。接种后14天,溃疡部位角膜上皮及浅基质层修复,基质内较多成纤维细胞,基质内可见较多新生血管。接种后4~7天,PAS染色角膜全层可见镰刀菌,菌丝平行或斜行于角膜,呈板层生长,有分隔,圆形孢子散在生长,部分标本前房可见菌丝和孢子。

【模型应用】

1. 基质层注射法真菌性角膜炎模型　用家兔角膜基质层注射法建立真菌性角膜炎模型的特点:①可以不受资源的限制;②基质注射法可以相对准确地控制接种的量和角膜接种的深度;③模型眼比较大,对溃疡指标容易观察,比较适合抗真菌药物的筛选等研究。

2. 角膜划痕法真菌性角膜炎模型　真菌性角膜炎动物模型研究显示,啮齿类为多种真菌的易感动物,与家兔等相比,啮齿类与人类的基因更相近。因此,用啮齿类动物作真菌性角膜炎动物模型无论是临床症状还是真菌感染的形态学改变都等接近于人类的自然感染状况。唯一不足的是,动物眼睛较小不易临床观察。

(四)异种角膜移植动物模型

角膜损伤是致盲的主要原因之一,角膜移植是治疗角膜盲的唯一有效方法。虽然目前在美国及某些西方发达国家,角膜移植供体材料来源紧缺问题尚不明显,但是就世界范围而言,可用于移植的人角膜需求量远远大于供给,尤其像中国、韩国和日本等亚洲国家。异种角膜移植有望解决角膜供体材料来源紧缺问题。

在异种移植中,由于供体和受体动物不属于同一品系甚至不是同一物种的动物,供体和受体角膜在厚度和曲率等参数上就会存在一定的差别。在角膜移植时,为了保证移植手术的成功,这就需要保证供体和受体角膜在厚度和曲率等方面尽可能一致。一般来说,在移植前要对供体角膜进行适当的修剪或切削。由于在移植过程中,免疫排斥反应主要以角膜内皮细胞为主。因此在异种移植前,一般应首先考虑将内皮细胞削除,以角膜基质层作为异种移植供体角膜的基本组织。

【造模机制】

实验性异种角膜移植动物模型的建立是开展异种角膜移植的基本需要。目前有关异种角膜移植模型的报道很多,本文仅就2种比较经典的造模方法做一介绍。

【造模方法】

1. 猪-大鼠异种角膜移植模型　用11号手术刀片的刀背刮除猪眼角膜的上皮层细胞至前弹力层,用3.0mm角膜环钻钻至基质层与后弹力层处,将环钻钻得的角膜片用刀片轻轻剖取大约150μm厚度作为供体植片,弃角膜内侧基质层、后弹力层和内皮层。按大鼠3mg/kg,用2%戊巴比妥钠腹腔注射全麻+0.5%盐酸丁卡因滴眼液表面麻醉。用2.5mm角膜环钻钻去麻醉状态大鼠全层角膜,1%硝酸毛果芸香碱滴眼液缩瞳,将猪供体植片放入大鼠受体植床内,用10-0尼龙线间断缝合8~10针,至水密。无菌生理盐水形成前房。滴加1%硫酸阿托品滴眼液扩瞳,结膜下注射硫酸庆大霉素注射液和地塞米松磷酸钠注射液各0.05ml,0.5%红霉素眼膏涂眼,4-0尼龙线缝合眼睑。术后72小时拆除眼睑缝线并行裂隙灯显微镜检查,剔除浅前房、白内障、虹膜前粘连及术后前房消失等手术并发症鼠。

2. 猪-猴异种角膜移植模型　用手术刀片的刀背刮除猪眼角膜的上皮层细胞至前弹力层,用6.0mm角膜环钻钻至基质层与后弹力层处,将环钻钻得的角膜片用刀片轻轻剖取大约600μm厚度作为供体植片,弃角膜内侧基质层、后弹力层和内皮层。恒河猴以氯胺酮10mg/kg+2%戊巴比妥25mg/kg+阿托品0.5ml进行全身麻醉,同时0.5%盐酸丁卡因滴眼液滴眼表面麻醉。用5.75mm角膜环钻钻去麻醉状态恒河猴全层角膜,1%硝酸毛果芸香碱滴眼液缩瞳,将猪供体植片放入恒河猴受体植床内,用10-0尼龙线间断缝合8~10针,至水密。无菌生理盐水形成前房。滴加1%硫酸阿托品滴眼液扩瞳,结膜下注射硫酸庆大霉素注射液和地塞米松磷酸钠注射液各 0.05ml，0.5% 红霉素眼膏涂眼，4-0 尼龙线缝合眼睑。术后 72 小时拆除眼睑缝线并行裂隙灯显微镜检查，剔除浅前房、白内障、虹膜前粘连及术后前房消失等手术并发症猴。

【模型特点】

此模型建成后，由于研究目的的不同，会存在是否使用抗免疫排斥反应药物、所用药效的强弱以及药物使用时间的长短等，眼前节检查临床的表现会有明显不同。

【模型应用】

1. 猪 - 大鼠异种角膜移植模型　与家兔等小型动物相比，大鼠与人类的基因更相近。因此，用大鼠建异种角膜移植动物模型，其临床表现会更接近人异种角膜移植的临床表现情况。

2. 猪 - 猴异种角膜移植模型　与其他动物相比，猴子与人类基因最为接近。因此，用猴子构建的异种角膜移植动物模型，其临床表现与人异种角膜移植的临床表现情况应基本一致。由于猴子是国家二类保护动物，每只价格非常昂贵，使用灵长类进行实验应非常慎重。

三、干眼动物模型

干眼（dry eye）是指由于泪液的量或质的异常引起的泪膜不稳定和眼表面损害的一类疾病的总称。其中包括干眼症及干眼病。干眼症：指患者具有干眼的症状但无干眼的各种体征的情况，尤其是无眼表的损害，无引起干眼的局部及全身性原因。干眼病：是指患者不仅具有干眼的症状及体征，且有引起干眼的局部及全身性原因。临床上一般将干眼分为“泪液不足型”及“蒸发过强型”干眼。前者主要指泪液生成不足，后者除了包括脂质层泪液不足（如睑板腺功能障碍，meibomian gland dysfunction，MGD）外，也包括瞬目不全引起的泪液蒸发增加等情况。在美国，65~84 岁的人群中有 14.6% 即 430 万人患干眼。日本为 17%，澳大利亚为 10.3%，我国至今虽无明确的流行病学调查结果，但是基于我国的卫生条件和环境状态，其发病率可能较美国更高。可见，干眼是一类发生极为普遍的疾病，干眼的发病原因十分复杂，感染、外伤、自身免疫、角膜接触镜等均可引起干眼。

（一）泪液分泌不足型干眼动物模型——阿托品药物性干眼模型

【造模机制】

由于副交感神经兴奋可以使泪液分泌增加，如果阻断该神经兴奋，就可以降低泪液分泌，阿托品是一种常用的副交感神经阻断剂。用阿托品滴眼液连续滴眼，可以引起泪液分泌不足型干眼。

【造模方法】

用 1% 阿托品滴眼液给实验兔点眼，4 次 / 天，分别于造模后第 1、3、5、7、11、14 天，检查角膜荧光素染色、Schirmer Ⅰ试验。在点眼后第 14 天处死家兔，取哈氏腺、泪腺及角膜制备病理标本，HE 染色，评价组织病理学改变。

【模型特点】

在点眼给药后第 3 天出现泪流量减少，第 7 天达到最低点，以后泪流量逐渐增加，用药第 11 天，角膜荧光素染色评分增加，第 14 天，泪流量已恢复到用药前水平。组织学检查泪腺无明显萎缩。

【模型应用】

用阿托品滴眼液干预泪液分泌制造的干眼动物模型具有经济、快速的优点，但模型不能持久。

（二）蒸发过强型干眼模型——睑板腺功能障碍性干眼模型

【造模机制】

由于泪膜长时间暴露在外界环境中，气流、温度、湿度等因素均会影响泪液蒸发的速度，眨眼可把睑板腺分泌的脂质均匀分布于水液层的表面，它会阻止泪液的过快蒸发。采用破坏睑板腺功能的方法来制作蒸发过强型兔干眼模型，在一定程度上可以反映睑板腺功能障碍对眼表的影响。

【造模方法】

用 3% 戊巴比妥钠 40mg/kg 腹腔注射麻醉，局部用丁卡因滴眼液滴眼 2 次。眼睑手术区用 75% 乙醇消毒，使用眼科手术用烧灼器逐个烧灼模型眼上下睑缘处所有睑板腺开口，每一开口烧灼时间大约 2 秒，烧灼后摘除兔的第三眼睑。术毕涂红霉素眼膏。术后第 2 天检查睑板腺开口情况，未封闭者可重新烧灼。

【模型特点】

术后第 1 天，术眼上下睑缘肿胀，大量黄色痂皮附着，结膜反应性充血。第 3 天，眼表荧光素染色积分开始升高，并随着时间的推移呈稳步上升趋势。Schimer Ⅰ试验已下降至 10mm[(9.0±27)mm]。术后 1 周，睑缘圆钝，睑板腺口全部封闭。在术后第 4 周左右模型趋于稳定。模型眼结膜杯状细胞数量减少，上皮细胞排列紊乱，结膜上皮层数增加，有炎症细胞浸润。角膜上皮连续性破坏，上皮细胞排列紊乱呈多形性。

【模型应用】

此模型在一定程度上反映了睑板腺功能障碍对眼表的影响，是研究干眼发病机制和治疗方案的重要途径。如果该实验能在温度、湿度、气流等因素均得到很好控制的环境中进行，就会更好地反映临床状况，因为泪液蒸发的速度与温度、气流、湿度等因素密切相关。

第七节　白内障动物模型

Section 7　Animal models of cataract

白内障（cataract）是发生在眼球内晶状体上的一种疾病，任何原因引起的晶状体浑浊均称为白内障。目前世界上大约 50% 的盲人是白内障。我国目前约有 6000 万白内障患者，白内障盲人高达 700 万，并且随着我国人口老龄化逐渐逼近，可以预见白内障患病人数将会急剧增加。白内障的发病原因非常复杂，大致可分为年龄相关性、外伤性、并发性、代谢性、中毒性、辐射性、发育性和后发性等白内障等，其中以年龄相关性白内障最为常见。在白内障动物模型（animal models of cataract）中，实验动物以大鼠造模最为多见。

一、亚硒酸盐诱导白内障模型

亚硒酸钠诱导的白内障与年龄相关性白内障等其他类型的白内障及其发病机制存在某些共同性，如氧化损伤等，故亚硒酸钠诱导的白内障是研究预防和治疗白内障药物常用的经典动物模型。

【造模机制】

亚硒酸盐经体液循环到达眼晶状体，氧化晶状体中（特别是上皮）的巯基，导致还原型谷胱甘肽丧失，晶状体上皮细胞受损，Ca^{2+}-ATP 酶被抑制，膜对 Ca^{2+} 的通透性增加，引起 Ca^{2+}-ATP 酶在晶状体核纤维中堆积，导致核纤维中钙蛋白酶被激活，以及 β- 晶状体蛋白和其他晶状体蛋白被水解，部分水解的晶状体蛋白变成了不溶性蛋白。另外，亚硒酸盐还可以和房水中的微量 H_2O_2 反应，生成各种活性氧，这些活性氧进攻晶状体蛋白和多种氨基酸，从而损伤晶状体蛋白，使之交联，形成不溶性的高分子量产物聚集在晶状体上，由此导致晶状体浑浊。

【造模方法】

1. 幼鼠造模法　选用 10 天龄未睁眼 Wistar 大鼠，雌雄不限，用无菌生理盐水将亚硒酸钠粉配制成 3mmol/L 的溶液，按 0.1ml/10g 剂量一次性腹腔注射造模。所有动物睁眼后(出生后 14~16 天，即实验第 7 天)，用裂隙灯显微镜观察晶状体浑浊情况。

2. 成鼠造模法　选用体重 50~60g 的健康 Wistar 大鼠，雌雄不限，将大鼠固定，在大鼠颈背部皮下注射 2mmol/L 亚硒酸钠溶液 6ml/kg，隔日一次，共注射 8 次。

【模型特点】

两种造模方法均简单可靠，成模率高，为晶状体浑浊型的核型白内障。

【模型应用】

用于年龄相关性白内障相关性实验研究。

二、半乳糖性白内障模型

虽然糖尿病与白内障形成之间的相关性目前并不能充分阐明，但一个不容忽视的事实是，在糖尿病患者中，老年性白内障发病率更高，发病年龄更为提前，而且成熟更为迅速。在同一年龄段中，糖尿病老年性白内障摘出率数倍于非糖尿病者。半乳糖性白内障形成的基本病理过程同糖尿病性白内障。

【造模机制】

D-半乳糖诱发的大鼠半乳糖性白内障动物模型与半乳糖代谢异常有关，尿苷转移酶或半乳糖激酶缺乏，阻碍半乳糖衍生物向葡萄糖衍生物正常转化，同时在醛糖还原酶催化作用下，通过旁路代谢形成甜醇。甜醇不能透过晶状体囊膜，在晶状体内大量积聚，使晶状体内渗透压增加、吸收水分，引起晶状体纤维渗透性肿胀、崩解及坏死，从而导致晶状体水化、浑浊，出现空泡、空泡液化、继而出现点状、条状、楔状甚至片状沉淀-白内障形成。

【造模方法】

1. 高半乳糖饮食法　选用出生 30~40 日龄，体重 50~60g 的 SD 雄性大鼠。用含有 50% D-半乳糖的饲料喂养大鼠，连续喂养 14 天，所有大鼠几乎可同时形成核性白内障。

2. 腹腔注射半乳糖法　选用出生 30~40 日龄，体重 50~60g 的 SD 大鼠，雌雄兼用。D-半乳糖生理盐水溶液(50% 半乳糖)，使用前配制，常规灭菌后使用。每日腹腔注射 2 次，连续注射 14 天。同时，自由摄食(标准饲料)，饮用 5% 半乳糖水。

3. 球后注射半乳糖法　选用体重 460~900g 豚鼠，雌雄不拘。将半乳糖粉剂配制成 0.4% D-半乳糖生理盐水溶液。球后注射，即固定豚鼠体位及头部，用 2ml 注射器，安装皮试针头，在眶下缘外、中 1/3 交界处，结膜面进针，深度 2~4mm，徐徐推入含有 0.4% 浓度的药液 0.2ml，注毕快速拔出针头，点氯霉素眼药水 1 滴。每天给药 1 次，同时用 1% 新福林滴眼液散瞳，用检眼镜和裂隙灯显微镜观察晶状体变化情况。注射 10 次后 40% 的动物可产生环形浑浊，注射 26 次后，全部动物出现晶状体环形浑浊。

【模型特点】

用 D-半乳糖诱导的动物成模率高，可以大批量进行模型的制备，具有良好的重复性。该动物模型与糖尿病性白内障极为相似，与年龄相关性白内障也相似，其主要改变是晶状体皮质水电解质平衡失调而导致晶状体内水分聚集引起的晶状体纤维水肿、液化等病理性变化。

【模型应用】

适宜进行人类半乳糖性白内障和年龄相关性白内障机制与药物等相关性研究。

三、外伤性白内障动物模型

外伤性白内障主要可分为钝挫伤白内障和穿通伤白内障。钝挫伤白内障多由拳击、球类或其他物体撞击所致；穿通伤白内障则是由眼球穿通伤同时使晶状体囊膜破裂导致的白内障。

【造模机制】

1. 钝挫伤白内障　外伤使晶状体上皮功能受到破坏，引起浅层皮质晶状体纤维水肿、变性，最终产生局限且永久的薄层空泡区。随着时间的延长，新的正常晶状体细胞形成，受伤的上皮层被压缩并包埋，从而进入深层皮质，最后形成浑浊。

2. 穿通伤白内障　外来物体导致晶状体囊膜破裂，房水进入晶状体内，引起纤维水肿，变性和浑浊。

【造模方法】

1. 钝挫伤白内障　选用出生 4 周龄，体重 45~55g 的雌性 SD 大鼠。用 10% 水合氯醛溶液，按 3ml/kg 腹腔注射全麻。用 20g 重量的小球从 20cm 高度落下连续打击大鼠的造模眼 100 下，1 次 / 周，可根据实验需要连续进行 1~5 周。

2. 穿通伤白内障　选择健康新西兰成年家兔，体重 2.5~3.0kg，雌雄不限。家兔静脉注射 10% 乌拉坦(1ml/kg) 全麻后，用 5 号针头自角膜缘穿刺进入前房，划破晶状体前囊膜约 5mm，制成双眼外伤性白内障动物模型。家兔造模成功后，双眼均滴用普通抗生素眼药水清洁结膜囊，3 次 / 天。

【模型特点】

1. 钝挫伤白内障　在第 1 次打击 3 天后，实验眼可见晶状体前囊散在点状及片状浑浊，第 6 天晶状体前囊散在点片状浑浊已完全消失，而晶状体前囊近中央瞳孔区环状及树枝状浑浊无明显改变。反复打击(第 2~5 次)，晶状体前囊反复出现散在点状、片状浑浊，而晶状体前囊近中央瞳孔区环状及树枝状浑浊在第3次打击后开始逐渐局限固定，未进一步发展。

2. 穿通伤白内障　在用针头划破晶状体前囊膜后，即可一次造模形成外伤性白内障。

【模型应用】

电镜研究发现，晶状体在外力作用下上皮细胞核膜破损、内陷，染色质凝缩；线粒体结构破坏，呈空泡样改变，数量减少；内质网扩张，符合细胞凋亡的形态表现。以上外伤性白内障模型可用于抗白内障药物筛选，白内障成因等研究。

四、紫外线辐射性白内障动物模型

紫外线（ultraviolet，UV）是波长为100~400nm的电磁波。它又分为：近紫外线UV-A（315~380nm）、远紫外线UV-B（290~315nm）和超短紫外线UV-C（<290nm）三部分。紫外线引起白内障的现象已在许多流行病学调查和实验研究中得到证实。研究表明，紫外线对晶状体上皮细胞的损伤作用随波长不同而不同，UV-A不能直接引起DNA的损伤，而UV-B作用较强。长期遭受慢性紫外线辐射，亦被认为是老年性白内障形成的重要因素。

【造模机制】

紫外线对晶状体损伤的主要机制是光氧化损伤。光氧化损伤首先发生于晶状体上皮细胞。紫外线光子与上皮细胞膜蛋白如Na^{+}-K^{+}-ATP酶，Ca^{2+}-ATP酶以及离子通道中的色氨酸残基反应，使其光降解，破坏其维持平衡的能力。此外，氧化剂与膜脂质反应生成脂质过氧化物如共轭二烯、三烯和丙二醛等，使膜通透性增加，离子渗漏，加重离子平衡紊乱。离子平衡紊乱通过细胞间偶联蔓延至上皮下的纤维细胞，并最终延至整个晶状体。晶状体内渗透压增高，肿胀破裂。

【造模方法】

选用出生后6周，体重大约180g的雄性SD大鼠，按0.35ml/100g剂量腹腔注射100g/L水合氯醛全麻，用双星明滴眼液和新福林滴眼液扩瞳后，置于300nm紫外线灯下辐射15分钟，每日辐射双眼1次，累计照度为每天9kJ/m^2，连续7天）。

2天后即有少数大鼠发生轻度晶状体浑浊，7天后可成功制作紫外线白内障动物模型，绝大多数白内障为皮质性白内障。

【模型特点】

紫外线辐射2天，实验大鼠即可发生轻度晶状体浑浊，7天造模成功，几乎100%发生皮质性白内障，可以观察到晶状体体积增大，皮质明显浑浊，少数核轻度浑浊。

【模型应用】

该模型可用于高海拔地区白内障的成因学研究，老年性白内障的防治研究，抗白内障药物的筛选等。方法具有操作简单，成功率高，不易造成动物死亡，造模重复性好等特点。

五、辐射性白内障动物模型

辐射性白内障是指由γ射线、X射线、质子、中子、电子、高能β射线、微波等造成的晶状体浑浊。辐射性白内障的形成速度和程度与射线剂量呈正相关，在辐射性白内障晶状体内，可溶性α-、β-晶状体蛋白质表达减少，对辐射性白内障形成起关键作用。

【造模机制】

辐射性白内障的形成机制主要包括两方面：射线的直接损伤作用和射线产生的自由基对晶状体的氧化损伤作用。电离辐射作用于机体的水分子可形成活性氧（reactive oxygen species，ROS），后者在细胞代谢过程中进一步反应，最终转化为羟自由基（hydroxyl free radical，HO·）。约90%低传能线密度（LET）照射引起的DNA损伤是由HO·所致。

X射线照射造成晶状体蛋白的氧化损伤，诱发体内水分子分解而产生自由基，从而攻击生物膜上的不饱和脂肪酸引起脂质过氧化反应，导致晶状体浑浊。

【造模方法】

选用3~5周龄健康SD大鼠，雌雄不限。3.6%水合氯醛(1ml/100g大鼠)腹腔注射麻醉后用双星明滴眼液充分散瞳，将大鼠俯卧于照射台上，各大鼠之间用铅块隔开，上面覆盖隔离罩露出双眼。照射野前界位于双眼前眦连线，后界位于双眼后眦连线，源皮距100cm，剂量率为196mV/min。双眼1次性照射X射线剂量为25Gy。

【模型特点】

大约于照射后30天，后囊即开始出现点状浑浊，此后病变迅速发展，到45天~3个月时晶状体全部浑浊。

【模型应用】

放射线损伤导致白内障的形成是一个复杂的过程。氧化损伤、某些氨基酸残基的改变、α-、β-晶状体蛋白伴侣活性的丧失只是其发病过程中的某个环节而已，具体的、系统的损伤机制以及它们之间的相互关系还有待于进一步的研究。该模型可用于探讨辐射性白内障形成过程及相关性研究。

六、先天性白内障动物模型

先天性白内障是指出生前后即存在、或出生1年内逐渐形成的晶状体部分或全部浑浊。先天性白内障的发病机制复杂，大体可分为遗传因素、环境因素和原因不明三大类。先天性白内障动物模型多以大鼠造模，在此介绍两种造模方法。

(一) 手术造模法

【造模机制】

通过暂时阻断妊娠期Wistar大鼠子宫动脉血供的方法，建立因子宫缺血引起胎鼠产生先天性白内障的动物模型。

【造模方法】

选用成年发情期雌性Wistar处女鼠24只，体重200~220g，雄性Wistar大鼠16只，体重260~280g。随机抽取雄性大鼠4只，雌性大鼠6只，以雌雄比为3∶2同笼饲养在普通级饲养室，平均室温23℃，噪声控制在60dB以下，为大鼠提供足量、清洁的食物及饮用水，实验室用具及器械定期消毒。第2天观察母鼠，将阴道内发现阴栓或显微镜下发现精子者标记为怀孕0天，以后顺延，记录受孕日期。受孕雌鼠分笼饲养，饲养条件同前。

造模大鼠腹部常规消毒，100g/L水合氯醛0.5ml腹腔注射，3~5分钟后实验大鼠即达麻醉状态。孕鼠取仰卧位并固定四肢，沿腹正中线切开皮肤，切口长2.5~3.0cm。分离皮下组织及肌肉，切开腹膜，轻轻拨开肠管，探查并暴露双侧子宫动脉。用止血钳钳夹双侧子宫动脉，根据实验需要10~20分钟后恢复血流，依次缝合腹膜，皮下组织及皮肤，待母鼠清醒后分笼饲养。子鼠出生后由母鼠或代母鼠喂养。

【模型特点】

将出生后3天仍存活的幼鼠记入存活例数中，随子宫动脉阻断时间的延长，胎鼠死亡率增高。将实验鼠分成A，B，C三组，各组分别阻断子宫动脉的时间为5分钟，10分钟，20分钟组，其出生后乳鼠死亡率分别为11%，19%和39%。作者认为以阻断子宫动脉10分钟为建立胎鼠先天性白内障模型的最佳时间。

【模型应用】

该模型可用于人类先天性白内障的发生、发展等相关性研究。本实验方法操作简单，费用低，可行性高，胎鼠宫内缺氧时间易于掌握，重复性好。

(二) 药物致畸法

【造模机制】

5-溴脱氧尿苷(bromodeoxyuridine，BRDU)是一嘧啶类药物，通过置换DNA链上的胸腺嘧啶(thymine)，使正常基因调控功能发生改变。

【造模方法】

取100日龄Wistar大鼠，雌鼠体重270~300g，雄鼠体重330~360g，按雌∶雄=2∶1的比例合笼交配，自合笼后次日晨查雌鼠有无阴道栓，同时做阴道涂片，气干法制片，碱性亚甲蓝染色5分钟，显微镜下检查有无精子，以镜检精子和查阴道栓作为雌鼠受孕的判断指标，依此估计雌鼠受孕时间，在随后的3~5天如雌鼠体重增加明显，可确定雌鼠已受孕。

将受孕雌鼠挑出并分成4个不同剂量组。一次性给予雌鼠腹腔注射不同浓度的BRDU(0.1、0.2、0.3、0.4g/kg)，待仔一代鼠出生后第1~10天及第30、50天分别检查晶状体的透明情况，挑出用于实验的白内障鼠或用于建立遗传性白内障大鼠模型的母鼠(仔一代鼠)。

取一定数量患不同程度晶状体浑浊的仔一代大鼠饲养，待其至100日龄雌鼠体重为250~300g，雄鼠体重为300~350g，按雌：雄=(2~3)：1合笼交配，但不再给药。仔二代大鼠生后第10、30、50天分别检查晶状体透明情况。

【模型特点】

不同剂量的BRDU诱发仔一代大鼠形成先天性白内障的程度也不同。当BRDU剂量为0.1g/kg时，仅在雌鼠受孕后第15~17天给药才能使仔一代大鼠晶状体轻度浑浊；当BRDU剂量为0.2~0.4g/kg时，在雌鼠受孕后第13~17天给药均能使仔一代大鼠晶状体浑浊，且随BRDU剂量增加，晶状体浑浊程度也加重。BRDU剂量不同，仔一代大鼠出现晶状体浑浊的时间也不同。当BRDU剂量为0. 1g /kg时，在仔鼠生后第10天才有晶状体浑浊，而当其剂量为0.4g/kg时，仔鼠生后第4天即可见晶状体浑浊，仔鼠先天性白内障出现的时间与BRDU剂量呈正相关。同时还发现，在母鼠受孕后不同时间给药，仔鼠出现白内障的时间也不同。母鼠受孕后第13~17天给药均能使仔鼠出现晶状体浑浊，但以第15天为最佳期。

但是部分母鼠在接受了较大剂量(如0.4g/kg)给药后，食仔现象明显，行为异常，部分母鼠腹腔内出现有大小不等的肿块，部分母鼠在生下仔鼠后1~2周后死亡，对仔一代和仔二代大鼠作全身检查除晶状体浑浊外，无其他系统病变，仔鼠的神态和行为也未见异常。

【模型应用】

该造模方法可用于致畸类化学药物的筛选，人类遗传性白内障发病机制的探讨以及对遗传性白内障的防治等相关研究。

(鲍玉洲)

参考文献

[1] Bowes C, Li T, Danciger M, et al. Retinal degeneration in the rd mouse is caused by a defect in the beta subunit of rod cGMP-phosphodiesterase [J]. Nature, 1990, 347(6294): 677-680.

[2] Wimer RE, Wimer CC, Alameddine L, et al. The mouse gene retinal degeneration (rd) may reduce the number of neurons present in the adult hippocampal dentate gyrus [J]. Brain Res, 1991, 547(2): 275-278.

[3] Delprato A, Raghavan S, Lyerla TA. An established light ear mutant (C57BL/6J-Pdeb (rd1) le) mouse cell line exhibits a block to secretion of lysosomal enzymes [J]. Exp Cell Res, 2000, 256(1): 315-320.

[4] Hackam AS, Strom R, Liu D, et al. Identification of gene expression changes associated with the progression of retinal degeneration in the rd1 mouse [J]. Invest Ophthalmol Vis Sci, 2004, 45(9): 2929-2942.

[5] Germain F, Istillarte M, Gómez-Vicente V, et al. Electroretinographic and histologic study of mouse retina after optic nerve section: a comparison between wild type and rd1 mice. Clin Experiment Ophthalmol. 2012, 20. doi: 10.1111/ceo.12046.

[6] Gargini C, Terzibasi E, Mazzoni F, et al. Retinal organization in the retinal degeneration 10 (rd10) mutant mouse: a morphological and ERG study [J]. J Comp Neurol, 2007, 500(2): 222-238.

[7] Barhoum R, Martinez-Navarrete G, Corrochano S, et al. Functional and structural modifications during retinal degeneration in the rd10 mouse [J]. Neuroscience, 2008, 155(3): 698-713.

[8] Pang JJ, Dai X, Boye SE, et al. Long-term retinal function and structure rescue using capsid mutant AAV8 vector in the rd10 mouse, a model of recessive retinitis pigmentosa [J]. Mol Ther, 2011, 19(2): 234-242.

[9] Cronin T, Lyubarsky A, Bennett J. Dark-rearing the rd10 mouse: implications for therapy [J]. Adv Exp Med Biol, 2012, 723: 129-136.

[10] Goldman AI, O'Brien PJ. Phagocytosis in the retinal pigment epithelium of the RCS rat [J]. Science, 1978, 201(4360): 1023-1025.

[11] Edwards RB, Szamier RB. Defective phagocytosis of isolated rod outer segments by RCS rat retinal pigment epithelium in culture [J]. Science, 1977, 197(4307): 1001-1003.
[12] Tamai M, O'Brien PJ. Retinal dystrophy in the RCS rat: in vivo and in vitro studies of phagocytic action of the pigment epithelium on the shed rod outer segments [J]. Exp Eye Res, 1979, 28(4): 399-411.
[13] Gal A, Li Y, Thompson DA, et al. Mutations in MERTK, the human orthologue of the RCS rat retinal dystrophy gene, cause retinitis pigmentosa [J]. Nat Genet, 2000, 26(3): 270-271.
[14] Vollrath D, Feng W, Duncan JL, et al. Correction of the retinal dystrophy phenotype of the RCS rat by viral gene transfer of Mertk [J]. Proc Natl Acad Sci U S A, 2001, 98(22): 12584-12589.
[15] Inoue Y, Iriyama A, Ueno S, et al. Subretinal transplantation of bone marrow mesenchymal stem cells delays retinal degeneration in the RCS rat model of retinal degeneration [J]. Exp Eye Res, 2007, 85(2): 234-241.
[16] Machida S, Raz-Prag D, Fariss RN, et al. Photopic ERG negative response from amacrine cell signaling in RCS rat retinal degeneration [J]. Invest Ophthalmol Vis Sci, 2008, 49(1): 442-452.
[17] Demant P, Ivanyi D, van NR. The map position of the rds gene on the 17th chromosome of the mouse [J]. Tissue Antigens, 1979, 13(1): 53-55.
[18] [Travis GH, Groshan KR, Lloyd M, et al. Complete rescue of photoreceptor dysplasia and degeneration in transgenic retinal degeneration slow (rds) mice [J]. Neuron, 1992, 9(1): 113-119.
[19] Wright AF. New insights into genetic eye disease [J]. Trends Genet, 1992, 8(3): 85-91.
[20] [Salinas RY, Baker SA, Gospe SM 3rd, et al. A single valine residue plays an essential role in peripherin/rds targeting to photoreceptor outer segments [J]. PLOS ONE, 2013, 8(1): e54292.
[21] Claes E, Seeliger M, Michalakis S, et al. Morphological characterization of the retina of the CNGA3(-/-)Rho(-/-) mutant mouse lacking functional cones and rods [J]. Invest Ophthalmol Vis Sci, 2004, 45(6): 2039-2048.
[22] Campbell M, Humphries M, Kennan A, et al. Aberrant retinal tight junction and adherens junction protein expression in an animal model of autosomal dominant Retinitis pigmentosa: the Rho(-/-) mouse [J]. Exp Eye Res, 2006, 83(3): 484-492.
[23] Campbell M, Humphries M, Kenna P, et al. Altered expression and interaction of adherens junction proteins in the developing OLM of the Rho(-/-) mouse [J]. Exp Eye Res, 2007, 85(5): 714-720.
[24] Lem J, Krasnoperova NV, Calvert PD, et al. Morphological, physiological, and biochemical changes in rhodopsin knockout mice [J]. Proc Natl Acad Sci U S A, 1999, 96(2): 736-741.
[25] Humphries MM, Rancourt D, Farrar GJ, et al. Retinopathy induced in mice by targeted disruption of the rhodopsin gene [J]. Nat Genet, 1997, 15(2): 216-219.
[26] Petters RM, Alexander CA, Wells KD, et al. Genetically engineered large animal model for studying cone photoreceptor survival and degeneration in retinitis pigmentosa [J]. Nat Biotechnol, 1997, 15(10): 965-970.
[27] Li ZY, Wong F, Chang JH, et al. Rhodopsin transgenic pigs as a model for human retinitis pigmentosa [J]. Invest Ophthalmol Vis Sci, 1998, 39(5): 808-819.
[28] Mahmoud TH, 2nd MBW, Hao Y, et al. Lensectomy and vitrectomy decrease the rate of photoreceptor loss in rhodopsin P347L transgenic pigs [J]. Graefes Arch Clin Exp Ophthalmol, 2003, 241(4): 298-308.
[29] Reyer RW. Morphological evidence for lens differentiation from intra-ocular implants of lens epithelium in Ambystoma maculatum [J]. Exp Eye Res, 1977, 24(5): 511-522.
[30] Jones GJ, Crouch RK, Wiggert B, et al. Retinoid requirements for recovery of sensitivity after visual-pigment bleaching in isolated photoreceptors [J]. Proc Natl Acad Sci U S A, 1989, 86(23): 9606-9610.
[31] Grogg MW, Call MK, Okamoto M, et al. BMP inhibition-driven regulation of six-3 underlies induction of newt lens regeneration [J]. Nature, 2005, 438(7069): 858-862.
[32] McHedlishvili L, Epperlein HH, Telzerow A, et al. A clonal analysis of neural progenitors during axolotl spinal cord regeneration reveals evidence for both spatially restricted and multipotent progenitors [J]. Development, 2007, 134(11): 2083-2093.
[33] Pittack C, Jones M, Reh TA. Basic fibroblast growth factor induces retinal pigment epithelium to generate neural retina in vitro[J]. Development, 1991, 113(2): 577-588.
[34] Coulombre JL, Coulombre AJ. Influence of mouse neural retina on regeneration of chick neural retina from chick embryonic pigmented epithelium [J]. Nature, 1970, 228(5271): 559-560.
[35] Haynes T, Gutierrez C, Aycinena JC, et al. BMP signaling mediates stem/progenitor cell-induced retina regeneration [J]. Proc Natl Acad Sci U S A, 2007, 104(51): 20380-20385.
[36] 李平余,王宁利．兔、鼠青光眼模型[J]．眼科,2004,13(2):116-119.
[37] 张宗端,段俊国．实验性高眼压动物模型研究进展[J]．眼视光学杂志,2001,12;3(4):247-249.

[38] Gaasterland D, Kupfer C. Experimental Glaucoma in the Rhesus Monkey [J]. Invest Ophthalmol, 1974, 13: 455.

[39] Lam TT, Kwong JM, Tso MO. Early glial responses after acute elevated intraocular pressure in rats [J]. Invest Ophthalmol, Vis Sci, 2003, 44(2): 638.

[40] Hayreh S S, Pe'er J, Zimmerman M B. Morphologic changes in chronic high-pressure experimental glaucoma in rhesus monkeys [J]. J Glaucoma, 1999, 8(1): 56-71.

[41] 郝燕燕，范璐璐，付蓉，等．大鼠慢性高眼压模型的构建[J]. 郑州大学学报(医学版)，2008，43(5)：898-900.

[42] Zhu M D, Cai F Y. Development of experimental chronic intraocular hypertension in the rabbit [J]. Aus N Z J Ophthalmol, 1992, 20(3): 225-234.

[43] 王晓蕾，张秀兰．青光眼动物模型研究进展[J]. 实验动物科学，2010，2；27(1)：45-51.

[44] 刘学丽，余黎．实验性高眼压动物模型[J]. 眼科新进展，1998，18(3)：178-180.

[45] 胡峥，蒋炜，邱敏，等．急性高眼压动物模型研究进展及评价[J]. 西南军医，2007，9(5)：74-76.

[46] Wood DC. Response of rabbits to corticosteroids [J]. Am J Ophthalmol, 1967, 63: 841.

[47] Knepper PA, Breen M, Weinstein HG, et al. Intraocular pressure and glycosaminoglycan distribution in the rabbit eye effect of age and dexame thasone [J]. Exp Eye Res, 1978, 27: 567-575.

[48] Samis WD. An experimental method to produce angle black in rabbits [J]. Am J Ophthalmol, 1962, 54: 10891.

[49] 孙河，张慧，黄春娟，等．建立兔慢性高眼压模型方法的研究[J]. 中国中医眼科杂志，2005，15(4)：208-210.

[50] Lambrou FH Jr. The Production and Mechanism of Ghost Cell Glaucoma in the Cat and Primate [J]. Invest Ophthalmol Vis Sci, 1985, 26: 893.

[51] 范海燕，倪卫杰．鼠青光眼模型[J]. 眼视光学杂志，2001，27(3)：243-246.

[52] 段晓明，王宁利，徐冬冬，等．大鼠慢性高眼压模型的实验研究[J]. 东南大学学报，2011，30(3)：422-426.

[53] Rezaie T, Child A, Hitchings R, et al. Adult-onset primary open-angle glaucoma caused by mutations in optineurin [J]. Science, 2002, 295: 1077-1079.

[54] Monemi S, Spaeth G, Da Silva A, et al. Identification of a novel adult onset primary open angle glaucoma (POAG) gene05q22[J]. Hum Mol Genet, 2005, 14: 725- 733.

[55] Zhuo Y H, Wei Y T, Bai Y J, et al. Pro370Leu MYOC gene mutation in a large Chinese family with juvenile-onset open angle glaucoma: correlation between genotype and phenotype [J]. Mol Vis, 2008, 14: 1533-1539.

[56] Kim B S, Savinova O V, Reedy M V, et al. Targeted Disruption of the Myocilin Gene (Myoc) Suggests that Human Glaucoma Causing Mutations Are Gain of Function [J]. Mol Cell Biol, 2001, 21(22): 7707-7713.

[57] 葛坚．我国近五年青光眼临床与基础研究进展[J]. 中华眼科杂志，2005，41(8)：710-716.

[58] Emre M, Org ü l S, Haufschild T, et al. Increased plasma endothelin-1 levels in patients with progressive open angle glaucoma [J]. J Ophthalmol, 2005, 89(1): 60-63.

[59] Burgoyne C F, Downs J C, Bellezza A J, et al. Three dimensional reconstruction of normal and early glaucoma monkey optic nerve head connective tissues [J]. Invest Ophthalmol Vis Sci, 2004, 45: 4388-4399.

[60] 陈晔，崇晓霞．慢性高眼压动物模型的研究进展[J]. 内蒙古医学杂志，2008，40(5)：519-522.

[61] Gritz DC, Wong IG. Incidence and prevalence of uveitis in Northern California; the Northern California Epidemiology of Uveitis Study [J]. Ophthalmology, 2004, 111(3): 491-500.

[62] 杨培增．葡萄膜炎诊断与治疗[M]. 北京：人民卫生出版社，2009：50-300.

[63] Mochizuki M, Kuwabara T, McAllister C, et al. Adoptive transfer of experimental autoimmune uveoretinitis in rats. Immunopathogenic mechanisms and histologic features [J]. Invest Ophthalmol Vis Sci, 1985, 26(1): 1-9.

[64] Caspi RR, Roberge FG, McAllister CG, et al. T cell lines mediating experimental autoimmune uveoretinitis (EAU) in the rat[J]. J Immunol, 1986, 136(3): 928-933.

[65] Gregerson DS, Obritsch WF, Fling SP, et al. S-antigen-specific rat T cell lines recognize peptide fragments of S-antigen and mediate experimental autoimmune uveoretinitis and pinealitis [J]. J Immunol, 1986, 136(8): 2875-2882.

[66] Tang J, Zhu W, Silver PB, et al. Autoimmune uveitis elicited with antigen-pulsed dendritic cells has a distinct clinical signature and is driven by unique effector mechanisms: initial encounter with autoantigen defines disease phenotype [J]. J Immunol, 2007, 178(9): 5578-5587.

[67] Wang BH, Bradley CR, Girotto JA, et al. Traumatic optic neuropathy: a review of 61 patients [J]. Plast Reconstr Surg, 2001, 107(7): 1655-1664.

[68] Kline LB, Morawetz RB, Swaid SN. Indirect injury of the optic nerve [J]. Neurosurgery, 1984, 14(6): 756-764.

[69] 王一，刘勇，周继红．猫、狗、兔视神经管及眼眶形态的比较研究[J]，第三军医大学学报，1998，14(5)：397.

[70] 王一，周继红，许立军，等．间接视神经损伤动物模型的研制[J]. 中华创伤杂志，1999，15(4)：287-289.

[71] Tsai HH, Jeng SF, Lin TS, et al. Predictive value of computed tomography in visual outcome in indirect traumatic optic neuropathy complicated with periorbital facial bone fracture [J]. Clin Neurol Neurosurg, 2005, 107: 200-206.

[72] Hsieh CH, Kuo YR, Hung HC, et al. Indirect traumatic optic neuropathy complicated with periorbital facial bone fracture [J]. J Trauma, 2004, 56: 795-801.

[73] H Yan, FL Li, LL Zhang. A New and Reliable Animal Model for Optic Nerve Injury [J]. Current Eye Research, 2012, 37(10): 941-948.

[74] Schuettauf F, Rejdak R, Thaler S, et al. Citicoline and lithium rescue retinal ganglion cells following partial optic nerve crush in the rat [J]. Exp Eye Res, 2006, 83(5): 1128-1134.

[75] Levkovitch-Verbin H, Quigley HA, Martin KR, et al. A model to study differences between primary and secondary degeneration of retinal ganglion cells in rats by partial optic nerve transection [J]. Invest Ophthalmol Vis Sci, 2003, 44(8): 3388-3393.

[76] Smelser GK. Experimental production of exophthalmos resembling that found in Gtraves' disease [J]. Proc Soc Exp Biol Med, 1936, 35: 128-130.

[77] Hidaka Y, Guimaraes V, Soliman M, et al. Production of thyroid stimulating antibodies in mice by immunization with T cell epitopes of human receptor [J]. Endocrinology, 1995, 136: 1642-1647.

[78] Costagliola S, Many MC, SalmansFalys M, et al. Recombinant thyrotropin receptor and the induction of autoimmune thyroid-disease in BALB/c mice-a new animal model [J]. Endocrinology, 1994, 135: 2150-2159.

[79] Wagle NM, Dallas JS, Seetharamaiah GS, et al. Induction of hyperthyroxinemia in BALB/c but not in several other strains of mice [J]. Autoimmunity, 1994, 18: 103-112.

[80] Vlase H, Weiss M, Graves PN, et al. Characterization of the murine TSH receptor antibodies [J]. Clinical and Experimental Immunology, 1998, 113: 111-118.

[81] Costagliola S, Many MC, Denef JF, et al. Genetic immunization of outbred mice with thyrotrpin receptor cDNA provides a model of Graves' disease [J]. The Journal of Clinical Investigation, 2000, 105(6): 803-811.

[82] Costagliola SP, Rodien MC, Many M, et al. Genetic immunization against the human thyrotropin receptor causes thyoiditis and allows production monoclonal antibodies recognizing the native receptor [J]. J Immunol, 1998, 160(3): 1458-1465.

[83] Yamada M, Audrey WL, Kenneth AW, et al. Experimental Model for Ophthalmopathy in BALB/c and Outbred (CD-1) Mice Genetically Immunized with G2s and the Thyrotropin Receptor [J]. Autoimmunity, 2002, 35(6): 403-413.

[84] Kita M, Ahmad L, Marians R.C, et al. Regulation and transfer of a murine model of thyrotropin receptor antibody mediated Graves disease [J]. Endocrinology, 1999, 140: 1392-1398.

[85] Shimojo N, Kohno Y, Yamaguchi K, et al. Induction of Graves like disease in mice by immunization with fibroblasts transfected with the thyrotropin receptor and a class Ⅱmolecule [J]. Proc Natl Acad Sci USA, 1996, 93: 11074-11079.

[86] Costagliola S, MC Many, M Stalmans-falys, et al. Transfer of Thyroiditis with Syngeneic spleen cells sensitized with the human thyrotropin receptor to native BALB/c and NOD mice [J]. Endocrinology, 1996, 137: 4637-4643.

[87] Marian Ludgate. Animal models of Graves'disease [J]. European Journal of Endocrinology, 2000, 142: 1-8.

[88] Ludgate M, Baker G. Inducing Graves' ophthalmopathy [J]. J Endocrinol Invest, 2004, 27: 211-215.

[89] 赵堪兴、杨培增. 眼科学. 第7版[M]. 北京:人民卫生出版社, 2011.

[90] Schein OD, Tielsch JM, Munoz B, et al. Relation between signs and symptoms of dry eye in the elderly. A population-based perspective [J]. Ophthalmology, 1997, 104(9): 1395-1401.

[91] Moss SE, Klein R, Klein BE. Prevalence of and risk factors for dry eye syndrome [J]. Arch Ophthalmol, 2000, 118(9): 1264-1268.

[92] Schaumberg DA, Sullivan DA, Buring JE, et al. Prevalence of dry eye syndrome among US women [J]. Am J Ophthalmol, 2003, 136(2): 318-326.

[93] 司艳芳, 关娟, 周历, 等. 军队人员眼表疾病的发生率及其危险因素的Logistic回归分析[J]. 医学临床研究, 2007, 24(2): 227-229.

[94] 徐岩. 变应性结膜炎动物模型[J]. 眼科研究, 2001, 19: 181-183.

[95] Calonge MC, Pastor JC, Herreras JM, et al. Pharmacologic modulation of vascular permeability in ocular allergy in the rat [J]. Invest Ophthalmol Vis Sci, 1990, 31(1): 176-180.

[96] Mehta MC, Calonge MC, Levene RB, et al. Effect of topical dexamethasone on the ocular allergic reaction in passively sensitized guinea pigs [J]. Ophthalmic Res, 1990, 22(6): 351-358.

[97] Khosravi E, Elena PP, Hariton C. Allergic conjunctivitis and uveitis models: reappraisal with some marketed drugs [J]. Inflamm Res, 1995, 44(1): 47-54.

[98] Baudouin C, Khosravi E, Pisella PJ, et al. Inflammation measurement and immunocharacterization of cell proliferation in an

experimental model of proliferative vitreoretinopathy [J]. Ophthalmic Res, 1998, 30 (6): 340-350.
[99] Kamei C, Izushi K, Nakamura S. Effects of certain antiallergic drugs on experimental conjunctivitis in guinea pigs [J]. Biol Pharm Bull, 1995, 18 (11): 1518-1521.
[100] Kamei C, Izushi K, Adachi Y, et al. Inhibitory effect of epinastine on the type Ⅱ-Ⅳ allergic reactions in mice, rats and guinea pigs [J]. arzneimittel-forschung-drug research, 1991, 41 (11): 1150-1153.
[101] Merayo-Lloves J, Calonge M, Foster CS.Experimental model of allergic conjunctivitis to ragweed in guinea pig [J]. Curr Eye Res, 1995, 14 (6): 487-494.
[102] Merayo-Lloves J, Zhao TZ, Dutt JE, et al. A new murine model of allergic conjunctivitis and effectiveness of nedocromil sodium [J]. J Allergy Clin Immunol, 1996, 97 (5): 1129-1140.
[103] 聂爱芹, 席蕾, 席兴华, 等 . 单纯疱疹病毒性角膜炎小鼠模型的建立及鉴定[J]. 国际眼科杂志, 2012, 12 (11): 2059-2061.
[104] Kaye A, Choudhary A. Herpes simplex keratitis [J]. Prog Retin Eye Res, 2006, 25 (4): 355-380.
[105] 肖毅, 李晨, 梅其炳, 等 . 家兔眼损伤型细菌性角膜炎动物模型的建立[J]. 陕西医学杂志, 2003, 32 (2): 187-188.
[106] 鲍玉洲, 韩秀娴, 陈祖基, 等 . 家兔细菌性角膜炎动物模型的建立[J]. 眼科研究, 1991, 9 (2): 71-74.
[107] O'Brien TP, Sawusch MR, Dick JD, et al. Topical Ciprofloxacin treatment of Pseudomonas keratitis in rabbits [J], Arch Ophthalmol, 1988, 106 (10): 1444-1446.
[108] 董贤慧, 高维娟, 贺小平 . 真菌性角膜炎基础研究进展[J]. 承德医学院学报, 2011, 28 (1): 75-77.
[109] Garcia ML, Herreras JM, Dios E, et al. Evaluation of lectin staining in the diagnosis of fungal keratitis in an experimental rabbit model [J]. Mol Vis, 2002, 8 (1): 10-16.
[110] Wu TG, Wilhelmus KR, Mitchell BM. Experimental keratomycosis in a mouse model [J]. Invest Ophthalmol Vis Sci, 2003, 44 (1): 210-216.
[111] Kim MK, Wee WR, Park C, et al. Xenocorneal transplantation [J]. Curr Opin Organ Transplant, 2011, 16: 231-236.
[112] Pan Z, Sun C, Jie Y, et al. WZS-pig is a potential donor alternative in corneal xenotransplantation [J].Xenotransplantation, 2007, 14: 603-611.
[113] 鲍玉洲, 江雯, 安慧娟, 等 . 异种移植术后新生血管长入特点与免疫排斥反应的关系研究[C]. 第十八次全国眼科学学术大会, 中国, 厦门 2013, 9 月 19-22.
[114] Kaercher T, Bron AJ.Classification and diagnosis of dry eye [J].Dev Ophthalmol, 2008, 41: 36-53.
[115] 肖启国, 刘祖国 . 干眼模型的建立方法及评价[J]. 眼科研究, 2004, 22 (4): 438-440.
[116] Burgalassi S, Panichi L, Chetoni P, et al. Development of a simple dry eye model in the albino rabbit and evaluation of some tear substitute [J]. Ophthalmic Res, 1999, 31 (3): 229-235.
[117] Jester JV, Nicolaides N, Kiss-Palvolgyi I, et al. Meibomian gland dysfunction. Ⅱ. The role of keratinization in a rabbit model of MGD [J]. Invest Ophthalmol Vis Sci, 1989, 30 (5): 936-945.
[118] Thylefors B. The World Health Organization's programme for the prevention of blindness [J]. Int Ophthalmol, 1990, 14 (3): 211-219.
[119] 胡立文, 刘扬 . 我国人群白内障与高血压关系: 基于 3247 例白内障患者的荟萃分析[J]. 国际眼科杂志, 2013, 13 (2): 267-270.
[120] 赵堪兴、杨培增 . 眼科学[M]. 第 7 版 . 北京: 人民卫生出版社, 2011.
[121] 尹沂, 阴正勤 . Long Evans 和 Wistar 大鼠亚硒酸钠诱导白内障模型的比较[J]. 西南国防医药, 2009, 19 (6): 573-575.
[122] Shearer TR, Ma H, Fukiage C, et al. Selenite nuclear cataract: review of the model [J]. Mol Vis, 1997, 3: 8.
[123] 余琛琳, 蔡丽萍, 徐晨, 等 . 大鼠半乳糖性白内障动物模型制备方法的改良及其机制[J]. 中国比较医学杂志, 2010, 20 (10): 23-27.
[124] Datiles M, Fukui H, Kuwabara T, et al. Galactose cataract prevention with sorbinil, an aldose reductase inhibitor: a light microscopic study [J]. Invest Ophthalmol Vis Sci, 1982, 22 (2): 174-179.
[125] 韩秀娴, 陈集敏, 王翔, 等 . 探讨氧化应力与半乳糖诱导白内障之间的关系[J]. 眼科研究, 1999, 17 (1): 34-37.
[126] 王淑秀, 王淑媛, 刘海亮, 等 . 每天一次半乳糖球后注射诱发豚鼠白内障形成[J]. 山西医药杂志, 1980, 9 (2): 4-5.
[127] 杨瑶华, 姚克, 章征, 等 . 大鼠钝挫伤白内障模型的建立及其晶状体上皮细胞的超微结构观察[J]. 眼科研究, 2004, 22 (3): 247-250.
[128] Tang S, Du B, Huang L, et al. Dynamic changes of cytokine in aqueous humor of rabbits after traumatic cataract [J]. 中国组织工程研究与临床康复, 2007, 11 (2): 383-386.
[129] Dong X, Lofgren S, Ayala M, et al. Maxmium to lerable dose for avoidance of cataract induced by ultraviolet radiation B for 18 to 60 week old rats [J]. Exp Eye Res, 2005, 80 (4): 561-566.

[130] 崔蓓,付清,柳林,等. 紫外线辐射致大鼠白内障模型的建立[J]. 国际眼科杂志,2009,9(5):836-838.
[131] 杨焕,徐国旭,刘东伟,等. α B- 晶体蛋白与放射性白内障的关系[J]. 苏州大学学报(医学版),2009,29(2):330-332.
[132] 白洁,罗丹,刘平. 阻断子宫动脉供血可建立先天性白内障大鼠模型[J]. 国际眼科杂志,2008,8(9):1781-1782.
[133] 李根林,陈翠真. 先天性遗传性白内障动物模型建立的实验研究[J]. 眼科,1994,3(1):41-44.

（谭毅　刘宇　整理编辑）

第十二章　口腔疾病动物模型

Chapter 12　Animal models of Oral diseases

口腔疾病动物模型是指用于开展口腔科学研究的动物实验对象。通过建立多种口腔疾病的动物实验模型，从而对各类口腔疾病的发生、发展、治疗方法、影响因素、预后、转归等方面进行系统的研究。随着口腔医学研究的进步，除了常规诱发性动物模型的发展，近年来又开展了以转基因、基因敲除等模式生物技术建立的口腔疾病动物模型，为研究基因功能和口腔疾病的发生机制奠定了基础。本章主要简单介绍口腔科常见疾病的口腔疾病动物模型(animal models of oral diseases)。

第一节　龋病动物模型

Section 1　Animal models of caries

龋病是含糖食物(特别是蔗糖)进入口腔后，在牙菌斑内经致龋菌的作用，发酵产酸，这些酸(主要是乳酸)从牙面结构薄弱的地方侵入，溶解破坏牙的无机物而产生。由于其发病率高，WHO将其与癌症和心血管疾病并列为人类三大重点防治疾病。龋病是一种慢性细菌性疾病，在人体上进行实验研究受到许多限制。龋病动物模型(animal models of caries)能真实地模拟口腔环境，控制实验条件，缩短实验周期，客观反映龋齿的发生过程，能重复结果，为龋病学的研究提供了重要的方法。因此，利用动物实验研究龋病发生发展过程中各种因子的相互关系、细菌的致病力及食物的致病性具有重要意义。

【造模机制】

龋病是一种以细菌感染导致牙破坏为主的多因素疾病，通常其致病因素包括细菌、食物和宿主。细菌中变形链球菌、唾液链球菌和发酵链球菌起着主要作用；食物中重要的是淀粉和蔗糖，一方面它是宿主动物的营养来源，另一方面它能给口腔微生物提供营养；宿主因素中牙的发育状况及唾液量和性质对龋病的发生影响显著。因此，龋病动物模型主要围绕这三大因素复制。

【造模方法】

用于龋病动物模型的动物多为鼠类啮齿动物和灵长类动物，常用的有大鼠、仓鼠、小鼠等。最经典的致龋模型是以变形链球菌(*Streptococcus mutans*)作为主要的致龋菌，以Keyes 2000#(56%蔗糖、6%全麦粉、28%精炼奶粉、3%苜蓿粉、1%脱水全肝粉、4%酵母、2%盐)食谱为致龋饲料制作大鼠龋病模型。现以大鼠为例，介绍建立龋病定菌鼠模型的方法：选取18~20日龄Wistar大鼠(雌雄均可)，随机分组。适应性喂养2天，鼠龄20~22日在饮水和饲料中分别加入氨苄西林(浓度分别为4000U/ml和4mg/g)，或复合抗生素(氯霉素、氨苄西林、羧苄西林各1g/L和1g/kg)的致龋饲料Keyes 2000#。3天后在大鼠牙面连续接种新鲜培养18小时的变形链球菌，浓度为2×10^9CFU/ml，每只鼠口腔用棉签涂拭菌液0.2ml，涂拭后1小时内禁食禁饮，间隔30分钟后再接种1次。致龋饲料Keyes 2000#喂养并持续至实验结束。细菌接种前后，用无菌棉签采集大鼠口腔内牙菌斑样本，经MSB固体培养基以确定细菌接种成功。

鼠龄56~64天时处死大白鼠，断颈。分离上、下颌骨，于2%氢氧化铵中浸泡30分钟，清洗后干燥，置于0.4%紫脲酸铵染液12小时，清水冲洗后室温自然干燥，避光保存。根据Keyes经典评分标准，在体视显微镜下分别记录每只鼠釉质龋(E)、牙本质浅龋(Ds)、牙本质中龋(Dm)的情况并进行评分。金刚砂片沿上、下颌磨牙颌面近远中向矢状片切，用清水洗净残屑，室温下自然干燥。根据Keyes评分标准评价邻面和咬合面。

根面龋齿模型的建立可以清楚地反映根面龋齿发病的真实状况，阐明根面龋的病因和设计预防措施。

根面龋动物模型：用大鼠作为实验动物，在 Keyes 2000# 致龋饮食中加入 1% 的碎断鼠毛，于 23 日龄时两次分别接种 0.2ml（10^5CFU）变形链球菌和黏性放线菌，63 天结束实验，可见大鼠牙槽骨萎缩、根面龋大量形成。

由于唾液腺的外伤、疾病、某些药物的副作用、肿瘤患者的放射治疗等因素，可导致人类口腔唾液减少症，其口腔自洁作用和唾液抑菌功能大大受到限制，容易造成牙齿的广泛龋坏或猖獗龋。口腔唾液减少症的动物龋齿模型可以阐明猖獗龋发生过程中唾液减少的作用和唾液减少对口腔细菌的影响。口干症动物龋病模型：取 30 日龄的 SPF 级大鼠，利用外科手术方法摘除其颌下腺和舌下腺并结扎腮腺导管，连续 5 天感染变形链球菌、血链球菌和唾液链球菌。同时饲以 Keyes 2000# 致龋饮食，于 84 日鼠龄结束实验，大鼠大部分磨牙均产生严重龋坏。

【模型特点】

啮齿动物体积小，便于大量地用于实验、重复性好；同时，形成龋损速度相对较快，近似模拟人类龋病。猴类的生理结构特征和人类非常接近，最为理想。但是，由于数量少、价格高，其广泛应用受到限制。

猫和犬类动物因其呼吸特征、饮食习惯、唾液组分、牙齿形态和咬合习惯的特殊性，这类动物对龋病不敏感，不宜用作龋病的实验研究。食草类动物如牛、羊也有类似于龋齿样损害，但食草类动物龋损表浅，不像人类龋损那么严重；再者，这类动物体积庞大、饮食特殊及有独特的反刍习惯，一般不用作龋病研究。我国有学者用小型猪作为牙体疾病病因和治疗的研究，由于小型猪饲养简单、便于操作，也可用于龋病动物实验模型。

实验表明，无菌条件下饲养的动物不产生龋齿，对感染变形链球菌的无菌大鼠给予蔗糖为主的饮食，即可诱发龋齿产生。多数学者认为致龋食物中除了要求足够含量的糖及蛋白质外，对促进实验动物生长发育需要的各种维生素及微量元素亦要求非常高。在实验过程中，由于使用的模型动物种类不同以及同一种动物有着不同的种系，各种系动物的生理特性、饮食习惯亦不同，而且实验所要形成的龋损类型不一，从而要求设计不同的食物组成和不同的喂养方式来适应不同的实验需要。同时，在实验性动物龋病形成过程中，何时以何种比例接种何种细菌显得相当重要。在大鼠龋齿模型研究中发现，在牙齿始萌期或者断奶期接种致龋细菌效果最佳，此时的鼠磨牙对龋病最为敏感，龋坏会很快累及鼠磨牙的所有牙面。根据微生物的定植情况可将实验动物分成不同的感染状态：无菌动物、定菌动物、抗生素抑制动物及常规动物。用无菌鼠作龋病实验不能导致龋齿的发生，但是单一感染某种致龋微生物的定菌鼠很快就可见磨牙龋齿的形成。因此，定菌动物最常用于龋齿模型实验。

【模型应用】

实验性龋病动物模型是研究龋病病因、病理特征的有效手段，也是观察活体口腔内龋病动态变化的工具。龋病动物模型在龋病的研究中具有十分重要的地位，与人工口腔及其他体外模型不同，它能在真实的生物环境中模拟人类龋病的自然进程，从而真实、客观地反映龋病，人类对龋病病因、病变进展、龋病过程复杂性的理解以及确定龋病预防措施在很大程度上得益于应用龋病动物模型研究。在过去的半个世纪中，该模型广泛用于研究龋病的发生机制、各种龋病因素间的相互关系、龋病的各种长短期预防措施和各种预防方法进行评价等。这些研究涉及评价食物、氟化物、疫苗等相关因素对龋病的影响，有助于揭示龋病多因素病因学，确定促进龋病形成及发展的诸多重要因素，评价预防或减少龋病形成的因子和方法。

（刘开云）

第二节 牙周病动物模型

Section 2 Animal models of paradentosis

牙周病是牙周组织（牙骨质、牙周膜、牙槽骨和牙龈）的一种慢性炎症性疾病。其病因以牙菌斑为始动因子，包括外源性因素（口腔卫生、牙结石、食物嵌塞等）和内源性因素（免疫缺陷、内分泌失调、代谢紊乱等）。在造模过程中，通过外物植入或刺激所形成的菌斑，起决定性外源性刺激作用，诱发早期的炎症反应，而口腔卫生不良、食物嵌塞等局部因素以及内分泌障碍、免疫状态等全身因素，影响牙周病的发展进程。

【造模机制】

动物模型所选择的动物本身的牙周组织应与人类相似，能够较好地反映或模拟人类牙周病的变化过程。目前通常以大鼠、犬、小型猪以及灵长类动物作为牙周病研究的实验动物。单纯局部结扎、接种致病微生物、喂食高糖黏性食物、改变免疫状态、扰乱内分泌以及多种因素联合作用，均能构建相应的牙周病动物模型（animal models of paradentosis）。

【造模方法】

1. 结扎线法　以丝线、棉线、弹性皮圈、正畸用结扎丝等材料局部结扎实验动物的磨牙或前磨牙牙颈部，造成局部菌斑的持续聚集、炎症细胞持续浸润，造成牙周结缔组织破坏和牙槽骨吸收，从而建立牙周病动物模型。

动物麻醉后，将结扎线结扎于动物牙齿的牙颈部，注意确保结扎线位于牙龈下。为防止结扎线滑脱，可以在磨牙的近远中各磨出一浅切迹，或用丝线结扎牙颈部并在牙龈上缝 2 针固定，每周观察结扎线情况 3~4 次，若结扎线滑脱需立即再放置。如使用正畸弹性皮圈，则需要每隔 2 周更换橡皮圈 1 次，以保证其弹性和防止断裂。

结扎线法是较为成熟且广泛应用的建立牙周病动物模型的方法，此法操作简单，且能在短期内造成牙周病，但这种模型只被推荐用作短期观察实验研究。

2. 喂食高糖黏性食料　利用高糖黏性软食易黏附牙面，从而促使动物口腔中自然菌群的黏着滋生，以达到菌斑堆积的目的。给予动物的高糖食谱，也称致牙周病食谱，该食谱配方为 100g 食物中包含蔗糖 56g、全脂奶粉 28g、全麦粉 6 克、酵母粉 3g，肝粉 1g、食盐 2g、蔬菜 4g。动物 4~6 周即可出现牙龈炎的各种表现，3 个月后可观察到重度牙周病症状。

3. 单纯局部接种致病菌　通常选择人类口腔中与牙周病致病相关的细菌，如伴放线放线杆菌和牙龈卟啉单胞菌等，可以接种单种细菌或是混合菌。通常在接种致病菌前，给实验动物使用抗生素，抑制杂菌滋生，然后用单一菌株或是复合菌株，通过在食物中添加细菌、牙龈局部反复涂抹或在龈沟局部直接注入接种细菌。每天接种 1 次，连续 3~7 天，致使细菌在局部滞留、堆积。也可采用以细菌菌液浸湿的棉线结扎于前磨牙或磨牙颈部，每天更换 1 次。还可采用细菌龈沟接种加局部剥离的方法，将新鲜培养的细菌直接接种于磨牙龈沟内，同时剥离接种区牙龈，降低牙周结合上皮对致病菌的抵抗能力。上述各种方法中，接种后 6 周至 4 个月左右，可出现牙龈红肿以及牙槽骨吸收等牙周病的症状。

4. 注射激素　经肌内注射激素（醋酸泼尼松龙、糖皮质激素）联合丝线结扎方法建立的牙周病动物模型，激素注射后动物会出现进食下降、少动倦怠等表现，会加快牙周病发展的进程。

5. 多种方法联合应用　丝线结扎法、接种牙周可疑致病菌和高糖饲料喂养是较为成熟的建立牙周病模型的方法。目前常采用多种方法联合应用，以缩短建立实验性牙周病模型所需的时间，从而快速建立符合实验要求的模型标本。

评价牙周病动物模型建立的诊断标准：①牙龈指数：检测牙龈的炎症程度；②龈沟出血指数：了解牙龈的炎症情况；③菌斑指数：检测龈上菌斑以及牙龈边缘菌斑的量；④牙周袋深度；⑤龈沟液渗出水平；⑥组织病理学检测：必须形成牙周袋以及出现牙槽骨吸收，才能确定牙周病的形成。

【模型特点】

1. 临床表现　牙龈肿胀、边缘圆钝，呈暗红色，牙周探诊可探及深浅不一的牙周袋，且探诊后出血，随着症状加重，牙龈退缩至釉牙骨质界以下，牙龈糜烂、坏死，牙根暴露，有时可见到根面牙结石形成。

2. 组织病理学改变　早期牙龈上皮钉突增长、数目增多，结合上皮水肿，结缔组织内出现炎症细胞浸润，毛细血管数目增多。后期牙龈组织中结合上皮向根方增殖、延伸，形成牙周袋，纤维结缔组织显著增生，龈沟壁处有大量炎症细胞浸润，以中性粒细胞居多，牙周膜胶原变性，降解，牙周膜间隙增宽。牙槽骨出现破骨细胞及骨吸收陷窝，牙槽嵴顶及固有牙槽骨吸收破坏，此为典型的牙周病症状。

【模型应用】

1. 牙周病病因病理学研究　包括牙周病可疑致病菌研究,牙周病全身因素研究及病理学研究。

2. 牙周病的治疗研究

(1) 药物研究:牙周病动物模型常用于评价全身或局部药物对于牙周病破坏是否有治疗或保护作用,通过给已诱发牙周病的实验动物全身或局部用药,与未给药组对比,观察实验动物牙周组织炎症细胞浸润,骨组织丧失高度、胶原纤维丧失面积等多种指标,获得药物治疗牙周炎的信息。

(2) 组织工程:组织工程常用于修复牙周病破坏的骨组织以及诱导性牙周组织再生等领域。在此类实验研究中,通常需要牙周病变相对严重,骨组织已有明显吸收或缺损的动物模型。为了缩短实验周期和实验的可控性,实验通常采用骨开窗等手术方式快速形成骨缺损,然后植入修复材料,通过观测骨组织再生情况、修复材料吸收代谢等指标来评价和筛选适宜的骨组织修复材料。

第三节　正畸牙移动动物模型

Section 3　Animal models of orthodontic tooth movement

【造模机制】

正畸牙移动是牙齿在矫治力作用下发生的生物力学和组织学的改变过程。其主要依赖于牙周组织的改建(包括牙骨质、牙周膜、牙槽骨、牙龈的改建),而其中可塑性最大、改建最为活跃的部分是牙槽骨。当矫治力通过牙齿传递至牙槽骨时,其受压侧发生骨的吸收,张力侧发生骨的增生,不断进行更新和改建,从而使牙齿产生移动。

【造模方法】

在以往的研究中,正畸学者应用猴、犬、兔、鼠等动物,建立了多种正畸牙移动动物模型(animal models of orthodontic tooth movement),从而对牙齿的移动机制、牙齿移动过程中的组织改建及改建组织中的细胞学变化和生化变化、牙齿移动的影响因素及牙齿移动过程中的牙根吸收等问题进行了一系列的研究。其中大鼠、Beagle 犬是最为常用的实验动物,下面分别介绍这两种动物正畸牙移动模型的建模方式。

1. 大鼠正畸牙移动动物模型　选择 8 周龄 Wistar 大鼠,常规饮食固体饲料。模型通常以粗大的上颌切牙作为支抗牙,以上颌第一磨牙为移动实验牙。牙齿的固位装置有多种方式:一是以高速金刚砂针在上颌中切牙、第一磨牙的近远中分别磨出浅切迹,再以正畸用结扎丝分别环绕结扎牙齿作为固位装置;为了防止固位装置的损坏脱落,可用正畸釉质粘接剂将结扎丝包埋粘接于牙齿上;此外,另一种固位装置为先将大鼠麻醉后取牙齿印模,灌制超硬石膏模型,修复技工在模型上制作牙齿的铸造金属全冠或圈形冠,再以玻璃离子粘接剂将金属冠粘接于相应牙齿上。在上颌第二磨牙近中以金刚砂针做测量标记点。模拟正畸临床加力的加力装置包括 0.012inch 镍钛拉簧、弹力线、弹力橡皮等,为了保证持续均衡的加力力量,以镍钛拉簧最为多用。拉力大小通常在 40g 左右。

2. Beagle 犬正畸牙移动动物模型　选择 1~2 年龄成年 Beagle 犬,在建立模型前,需手工或超声清洁牙齿牙面和龈下牙石软垢,氯己定冲洗,如牙龈炎症明显时,可考虑牙周上药,确保模型建立前牙周健康。由于 Beagle 犬前磨牙大小与人类相近,通常作为实验移动牙,而第一磨牙粗大稳固,常做为实验支抗牙。其固位装置与大鼠类似,但由于 Beagle 犬咬合力大,通常以铸造金属全冠或圈形冠为固位装置,此外,可在前后牙槽骨区植入正畸用微种植体钉作为支抗加力装置。模拟正畸临床加力的加力装备通常为 0.012inch 镍钛拉簧,力值大小 50~100g。在一些实验中如需较大力值的加力,可在铸造金属牙冠上焊接螺旋牵张器作为加力装置。

模型建立后,后期需注意口腔牙齿的清洁,进食软食,同时检查加力装置是否损坏以及加力的力值大小,如力值明显衰减需及时调整。模型建立后的检测方法:临床检测包括检测牙龈炎症情况、每 3~7 天测量牙齿移动数据;影像学检测包括局部牙片、咬合片、锥形束 CT、螺旋 CT 等检测牙根及牙槽骨情况,扫描电镜检测牙根表面牙骨质吸收情况;组织学切片检测牙齿移动后牙根及牙槽骨的组织学变化等。

【模型特点】

大鼠的口腔相对于人类来说比较小，加力装置安装比较困难，因此无法使用一些复杂的加力装置。加之大鼠的牙齿不断被磨耗并殆向生长，磨耗越严重生长速度越快，使得上述加力装置容易滑脱，不能在口腔内放置很长时间，矫治器制作要尽可能简单。Beagle 犬的牙齿大小、牙周膜和牙槽骨解剖特点与人类更为相似（牙槽骨密度稍大于人类），且张口大，模型实验建立区域更易于操作，且能使用一些体积较大、更为复杂的加固定装置和力装置，更能模拟正畸临床实际的加力和牙齿移动情况。

【模型应用】

正畸牙移动动物模型的建立对研究牙移动机制、影响牙移动因素等方面具有重要意义，其应用主要包括：

1. 正畸牙移动中牙周组织改建的研究　具体包括牙骨质、牙周膜、牙槽骨、牙龈的改建研究，以及在这一复杂的过程中，多种局部和全身因素对其改建的影响，如肿瘤坏死因子 α（TNF-α）、整合素 -β/（ανβ3）、血管内皮细胞生长因子（VEGF）等对正畸牙移动的影响。

2. 正畸牙移动疼痛模型的研究　正畸牙移动过程中牙周神经纤维变化以及疼痛信息传递的研究，以寻找正畸疼痛发生及变化的规律，探讨如何有效地减轻或防止正畸治疗过程中的疼痛。

3. 正畸牙移动动情周期模型的研究　进行生理周期正畸牙移动的时间生物学研究，以及雌激素、孕酮等对正畸牙移动的影响。

4. 正畸牙根吸收模型的研究　研究不同力值大小、加力方式、加力时间、牙周根管治疗等因素对正畸牙移动过程中牙根吸收的影响。

（张翼　邓锋）

参考文献

[1] 王松灵 . 口腔分子生物学与口腔实验动物模型[M]. 北京：人民卫生出版社，2011：390-394.

[2] 周学东，岳松龄 . 实用龋病学[M]. 北京：人民卫生出版社，2008：9-10.

[3] 冯瑾 . 动物模型在龋病研究中的应用[J]. 国外医学·口腔医学分册，2004，31：19-20.

[4] 汪喻忠 . 实验性龋病动物模型的研究进展[J]. 广东牙病预防，1990，7：381-382.

[5] 史凤芹，于世凤 . 牙周炎动物模型初步研究[J]. 中华口腔医学杂志，1994，(1)：50-52.

[6] 苏军，刘鲁川 . SD 大鼠牙周炎动物模型的建立[J]. 牙体牙髓牙周病学杂志，2006，16(11)：45-47.

[7] Helmut W. Minne. Inflammation-Mediated Osteopenia in the Rat：A New Animal Model for Pathological Loss of Bone Mass [J]. Endocrinology，1984，115(1)：50-54.

[8] B M Levy. Animal model of human disease：chronic destructive periodontitis [J]. Am J Pathol，1976，83(3)：637-640.

[9] 魏鸿 . 医学实验动物学[M]. 成都：四川科学技术出版社，1998.

[10] 段银钟，林珠 . 口腔正畸生物学[M]. 西安：世界图书出版公司，1994.

[11] King GJ，Keeling SD，McCoy EA，et al. Measuring dental drift and orthodontic tooth movement in response to various initial forces in adult rats [J]. Am J Orthod Dentofacial Orthop，1991，99(5)：456-465.

[12] Ren Y，Maltha JC，Kuijpers-Jagtman AM. The rat as a model for orthodontic tooth movement-a critical review and a proposed solution [J].Eur J Orthod，2004，26(5)：483-490.

（谭毅　刘宇　整理编辑）

第十三章 耳科疾病动物模型

Chapter 13 Animal models of ear diseases

耳科学(otology)是研究耳部及听觉与平衡系统诸器官解剖、生理和疾病的一门科学。在耳鼻咽喉科学发展历史中,耳科学是最早形成的二级学科。耳科学领域涉及听觉、平衡觉、面神经等器官的解剖与发育、生理与病理,以及疾病的诊断、治疗和预防。

耳分为外耳(external ear)、中耳(middle ear)和内耳(inner ear)三部分。外耳道的骨部、中耳、内耳和内耳道均位于颞骨内。耳科疾病主要包括先天性疾病、外伤性、炎性以及耳部肿瘤。其中,最典型的疾病包括中耳炎及各种类型的耳聋。

耳聋通常多按病变部位分为传导性聋、感音神经性聋与混合性聋3类。大气中的声波进入外耳道,引起鼓膜振动和听骨链活动,使内耳淋巴液产生液波的过程,为声音或声能在人体内传导的正常途径,称为气传导;大气中的声波直接经颅骨振荡传入内耳的途径,称为骨传导。在声音传导径路上的任何结构与功能障碍,都会导致进入内耳的声能减弱,所造成的听力下降称为传导性聋。由于螺旋器毛细胞、听神经、听觉传导径路或各级神经元受损害,致声音的感受与神经冲动传递障碍以及皮层功能缺如者,称感音性或神经性或中枢性聋。混合性聋发生于既有外耳或(和)中耳病变,又有Corti器毛细胞或听神经病变而引起的同时具有传导性聋与感音神经性聋者。

聋病的基础研究以及临床诊疗是耳科学的重点,在医学与生命科学中,聋病的研究也是关注热点之一。1914年和1961年,Robert Bárány和Georg von Békésy分别因为在阐明前庭终器的生理和病理以及在发现耳蜗听觉生理机制方面的突出贡献,各自荣获诺贝尔生理或医学奖。近30年来,耳科学领域在基础研究和临床医学方面亦取得了许多重大进展,主要表现在如下方面:①耳声发射及毛细胞能动性现象的探讨,提示耳蜗在声能的处理过程中存在主动耗能过程(active process);相关的研究结果促成耳蜗主动微机械观点的建立,补充了Békésy行波学说的被动过程(passive process)之不足,而耳声发射现象的检测应用于临床,为鉴别感音性聋与神经性聋提供了一种有价值的方法。②电子耳蜗言语处理技术的改进及电子耳蜗植入的推广,使成千上万的深度感音神经性聋患者及聋哑儿童不同程度地恢复了听觉及言语功能;电子脑干植入的应用亦为双侧听神经瘤患者恢复听力带来了希望。③耳聋的分子生物学研究已定位50余个遗传性聋基因,某些获得性聋如药物中毒性聋、老年性聋、噪声性聋、自身免疫性聋等疾病研究亦获不同的进展。④听觉与言语病理学研究的建立,为听觉与言语康复工作的规范开展奠定了基础。

毋庸置疑,以上科学成果的取得是建立在科学实验的基础之上,都是经历反复动物实验而应用到人体的,因此耳科疾病动物模型的成功构建是耳科基础研究的前提。本章主要叙述人类常见耳科疾病动物模型(animal models of ear diseases)的构建以及相关问题,主要包括中耳炎与聋病动物模型的构建。

第一节 外耳疾病动物模型

Section 1 Animal models of external ear diseases

外耳是指耳的鼓膜以外部分,包括外耳道、耳郭和耳软骨。外耳的基本功能是传导声音,常见疾病为小耳畸形。现将小耳畸形动物模型简介如下。

对于先天性小耳畸形,目前应用最多的是小鼠动物模型。Juriloff等利用携带有隐性致死性突变基因"far"的BALB/c GaBc小鼠同ICR/Bc小鼠交配出现小耳畸形症状。Rowe等将pact基因敲除,产生了同人类的先天性小耳畸形病理发育非常类似的小鼠。另外,还有利用维A酸诱导先天性畸形的外耳疾病动物

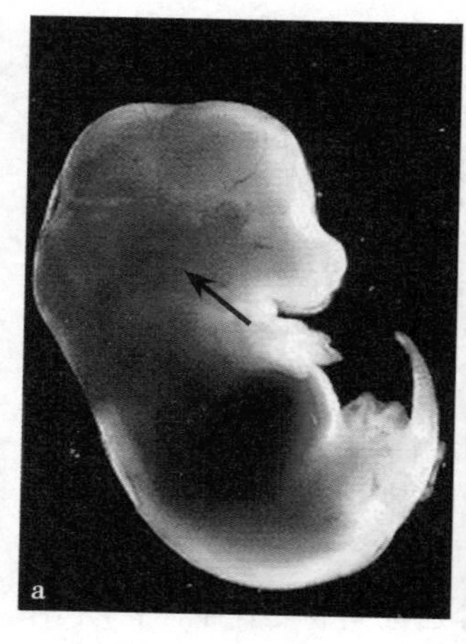

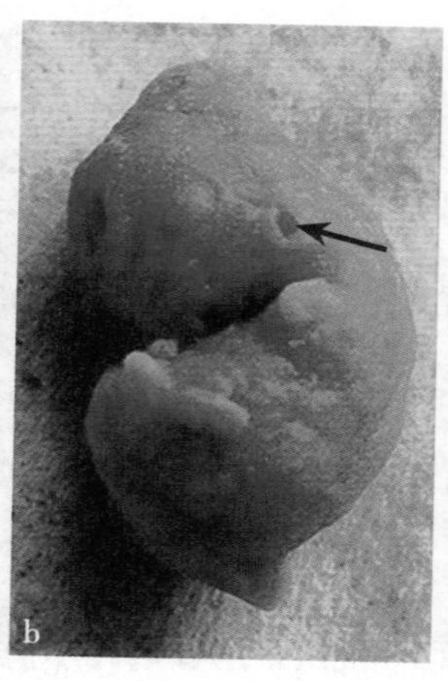

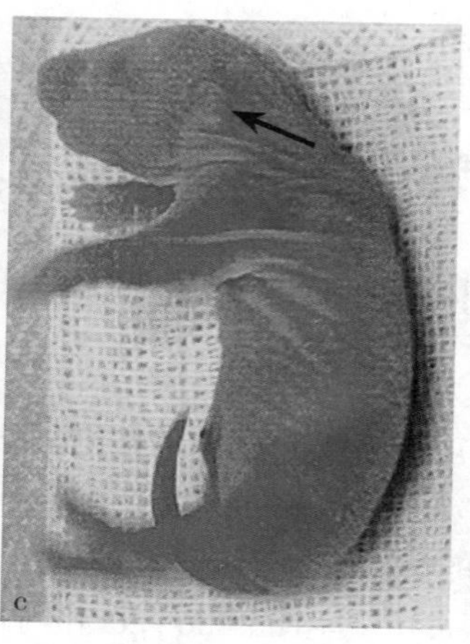

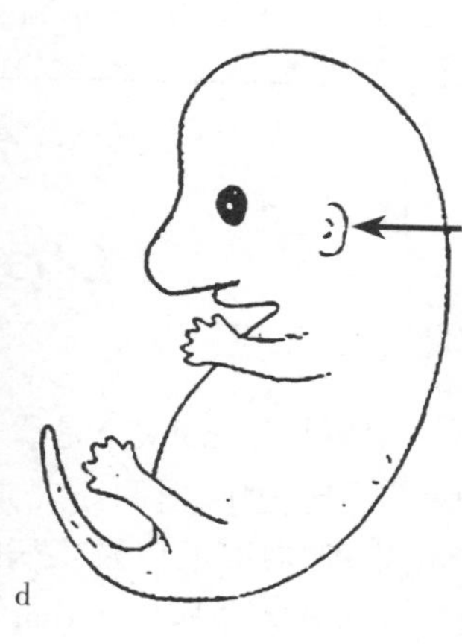

图 9-13-1　维 A 酸干预大鼠胚胎与正常对照

a. 正常孕 14 天胚胎；b. 维 A 酸干预后胚胎；c. 正常 21 天胚胎；d. 正常胚胎示意图。可见维 A 酸干预后胚胎发育不良，显示颅面部、四肢及尾部发育异常，箭头所示为外耳所在位置

模型（animal models of external ear diseases）（图 9-13-1）。

第二节　中耳疾病动物模型

Section 2　Animal models of middle ear diseases

中耳疾病动物模型（animal models of middle ear diseases）的建模方法如下。

一、化脓性中耳炎动物模型

【造模机制】

化脓性中耳炎（suppurative otitis media）是指中耳黏膜、骨膜或者深达骨质的化脓性炎症。病变不仅位于鼓室，还常侵犯鼓窦、乳突与咽鼓管。常见致病菌为金黄色葡萄球菌，铜绿假单胞菌，以及变形杆菌，克雷伯杆菌等。病程较长者，常出现两种以上细菌的混合感染，且菌种常有变化。需氧菌与无芽胞厌氧菌的混合感染正受到关注。中耳的真菌感染很少见。本病的主要病理变化为黏膜充血，增厚，有圆形细胞浸润，杯状细胞及腺体分泌活跃。病变可主要位于鼓室，亦可侵犯中耳的其他部位。如黏膜上皮遭破坏，炎症侵入其下方的骨质，如听小骨、鼓室内壁、鼓沟、鼓窦、乳突，甚至面神经骨管，可发生慢性骨疡（osteitis，erosion），局部有肉芽或息肉生成，少数有硬化灶或组织粘连并存。鼓膜边缘性穿孔或炎症持久不愈的大穿孔，黏膜破坏后可发生鳞状上皮化生，或继发胆脂瘤。

【造模方法】

SD 大鼠，在麻醉情况下将 50μl 肺炎链球菌悬液（1×10^8CFU/ml）经听泡穿刺注入大鼠实验耳侧中耳腔，另侧注入等量生理盐水（对照耳）。

【模型特点】

感染早期（1 天、3 天）为急性化脓期，见鼓膜充血，中耳黏膜部分坏死脱落，中耳腔蓄积以中性粒细胞浸润为主的大量炎症渗出物；感染中期（5 天、7 天）急性化脓性炎症减退，以淋巴细胞、浆细胞浸润为主，黏膜肉芽及纤维增生，中耳积液细菌培养阳性率 100%；感染后期（10 天、14 天）部分实验耳鼓膜色泽恢复正常，听泡内脓液消失，但各有部分耳转归成分泌性中耳炎表现（图 9-13-2）。

【模型应用】

建立了急性中耳炎的大鼠模型，成功率 100%，是研究人类中耳炎较为理想的动物模型，不仅可用于急性化脓性中耳炎的研究，也可用于急性分泌性中耳炎的研究。

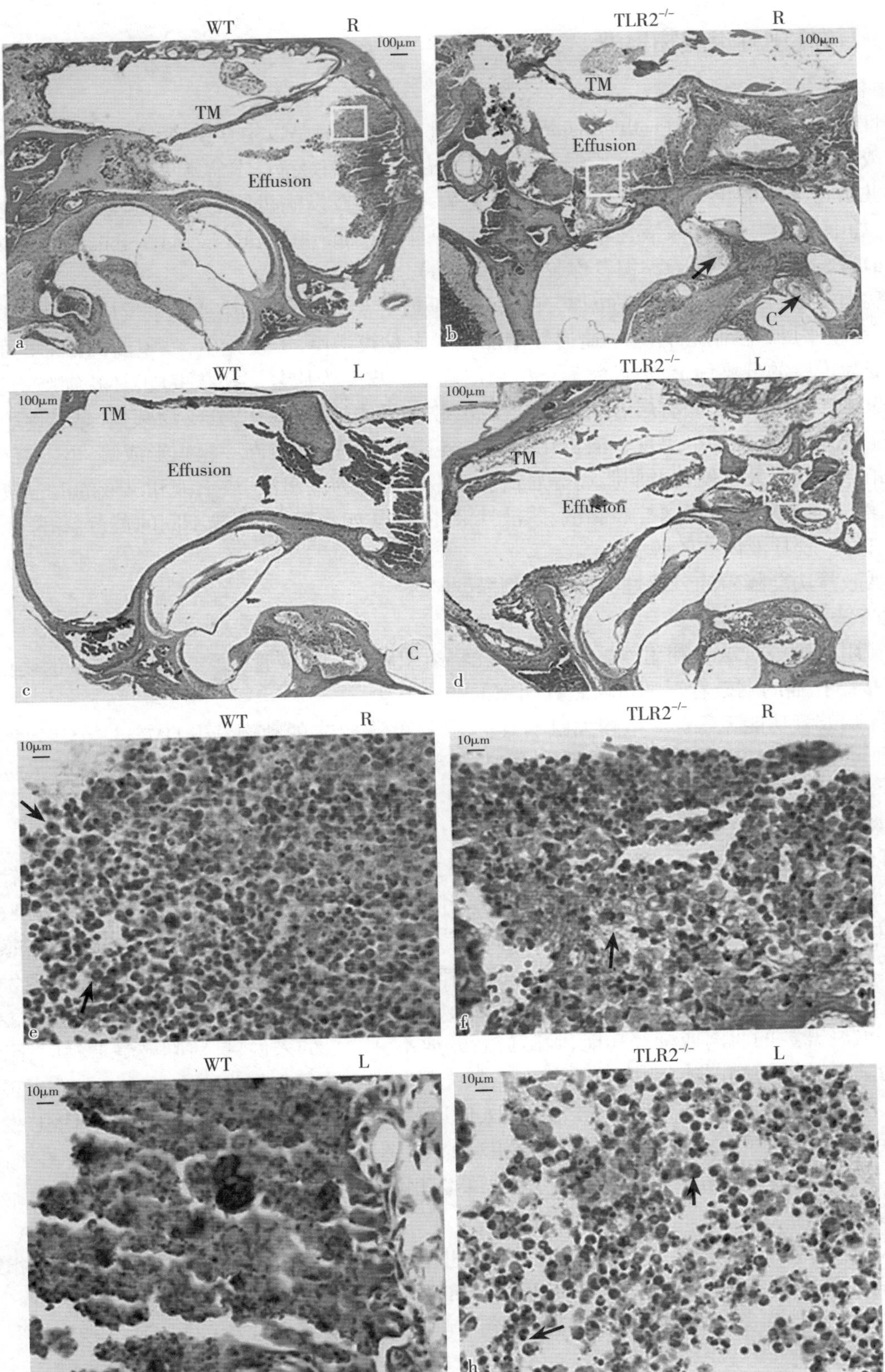

图 9-13-2　WT 和 TLR2$^{-/-}$ 小鼠右耳注射肺炎链球菌 7 天后左、右耳组织 HE 染色比较图

a、b 图所示为右耳，c、d 图所示为左耳，中耳腔均可见大量的炎性积液。b 图中中耳组织溶解及组织碎片释放更加明显，鼓膜增厚。c 图耳蜗中有积液渗入，b 图箭头所示尤其明显。e-h 图是对 a-d 图白色方框中的图像进行放大，以显示中耳积液中的细胞类型。这些炎症细胞主要由中性粒细胞（e-h 中箭头所指）组成，还有一些纤维增生（f 图中箭头所指）。标尺：图 a-d 为 100μm，图 e-h 为 10μm

二、分泌性中耳炎动物模型

【造模机制】

分泌性中耳炎(otitis media with effusion,secretory otitis media)是以中耳积液(包括浆液,黏液,浆-黏液,而非血液或脑脊液)及听力下降为主要特征的中耳非化脓性炎性疾病。本病常见。小儿的发病率比成人高,是引起小儿听力下降的重要原因之一。但病因复杂,病因学及发病机制的研究正在逐步深入。本病的同义词较多,如卡他性中耳炎,浆液性中耳炎,黏液性中耳炎(catarrhal otitis media,serous otitis media,mucoid otitis media)等。中耳积液甚为黏稠者称胶耳(glue ear)。

本病病因复杂,目前看来与多种因素有关,包括咽鼓管功能障碍,感染或免疫反应等。病理改变包括:早期,中耳黏膜水肿,毛细血管增生,通透性增加。继之黏膜增厚,上皮化生,鼓室前部低矮的假复层柱状纤毛上皮变为增厚的分泌性上皮;鼓室后部的单层扁平上皮变为假复层柱状上皮,杯状细胞增多。上皮下有病理性腺体样组织形成,固有层有圆形细胞浸润。恢复期中,腺体退化,分泌物减少,黏膜逐渐恢复正常。如病变未能得到控制,晚期可出现积液机化,或形成包裹性积液,伴有肉芽组织形成等,可发展为粘连性中耳炎,胆固醇肉芽肿,鼓室硬化及胆脂瘤等后遗症。中耳积液为漏出液、渗出液和黏液的混合液体,早期主要为浆液,然后逐渐转变为浆-黏液,黏液。浆液性液体稀薄,如水样,呈深浅不同的黄色。黏液性液体黏稠,大多呈灰白色。胶耳液体如胶胨状。

(一) 咽鼓管功能障碍的分泌性中耳炎动物模型制作

【造模方法】

1. 机械阻塞咽鼓管法　利用沙鼠经听泡钻孔将组织胶注入咽鼓管鼓室口造模,87% 的受试耳造模成功;也有直接结扎猫的咽鼓管近咽口段致其闭塞的造模方法。

2. 诱导咽鼓管功能障碍法　电灼大鼠咽鼓管咽口,可致 81% 的动物发生 OME 并持续至少 3 个月;采用肉毒杆菌毒素注射入猴腭帆张肌诱导咽鼓管功能障碍致使造模成功;通过切断兔的腭帆张肌获得 OME 模型。

【模型特点】

咽鼓管功能不良是最早被认为的导致 OME 的致病原因,因此早期的 OME 动物模型都是针对咽鼓管而设计的,造模方法总体上分为机械阻塞和诱导功能障碍两大类。机械阻塞法主要是利用各种材料填充、阻塞咽鼓管。早期是经咽鼓管咽口填充,由于要切开软腭才能暴露咽口,对动物创伤大,术后感染致死率高,因此,近来有从听泡钻孔、自鼓室口注入填充材料的造模方法,而填充材料也由早期的木塞发展成组织相容性较好、生物毒性小的材料,如明胶海绵、组织胶、古塔胶、聚乙烯、氰丙烯酸丁酯胶等。功能障碍法是破坏支配咽鼓管开放的肌肉或神经功能,致咽鼓管开放不良。总的来说,针对咽鼓管造模时,暴露咽鼓管的操作较为烦琐,易出现手术伤口及中耳的感染,填充材料本身也可能引发变态反应而导致出现假性中耳积液,因此,随着新的造模方法不断出现,尤其是人们逐渐认识到咽鼓管功能不良并不是 OME 发病的必备条件后,近年来,文献中单独采用此法造模者已相对少见(图 9-13-3,图 9-13-4,图 9-13-5 及图 9-13-6)。

(二) 利用细菌及其代谢产物诱发的分泌性中耳炎动物模型

【造模机制】

既往认为分泌性中耳炎为一种无菌性炎症,20 世纪 80 年代以后,由于检测技术的提高,相继有学者从 OME 患者积液中找到细菌、病毒、衣原体等,提示部分分泌性中耳炎仍是细菌等病原微生物感染所致,为建立新的分泌性中耳炎动物模型提供了思路。下例为灭活细菌诱导的分泌性中耳炎模型。

【造模方法】

(1) 所用细菌多为肺炎链球菌或流感嗜血杆菌,与临床中耳积液中检出的细菌种类一致。造模前先用水浴加热法或甲醛灭活法灭活细菌并制备成一定浓度的细菌混悬液[多为(1~3)×10^8CFU/ml],造模时依动物种类、大小不同注入不同量(0.1~0.5ml)的灭活细菌混悬液于中耳腔。注入方法有经鼓膜前下象限穿刺注入法和经听泡钻孔注入法(注入后用骨蜡封闭钻孔)。两种注入法各有优缺点,经鼓膜穿刺法简单、方便,但因穿刺后造成的鼓膜穿孔和鼓膜炎症反应会影响中耳积液的蓄积和对鼓膜颜色的观察;经听泡钻孔

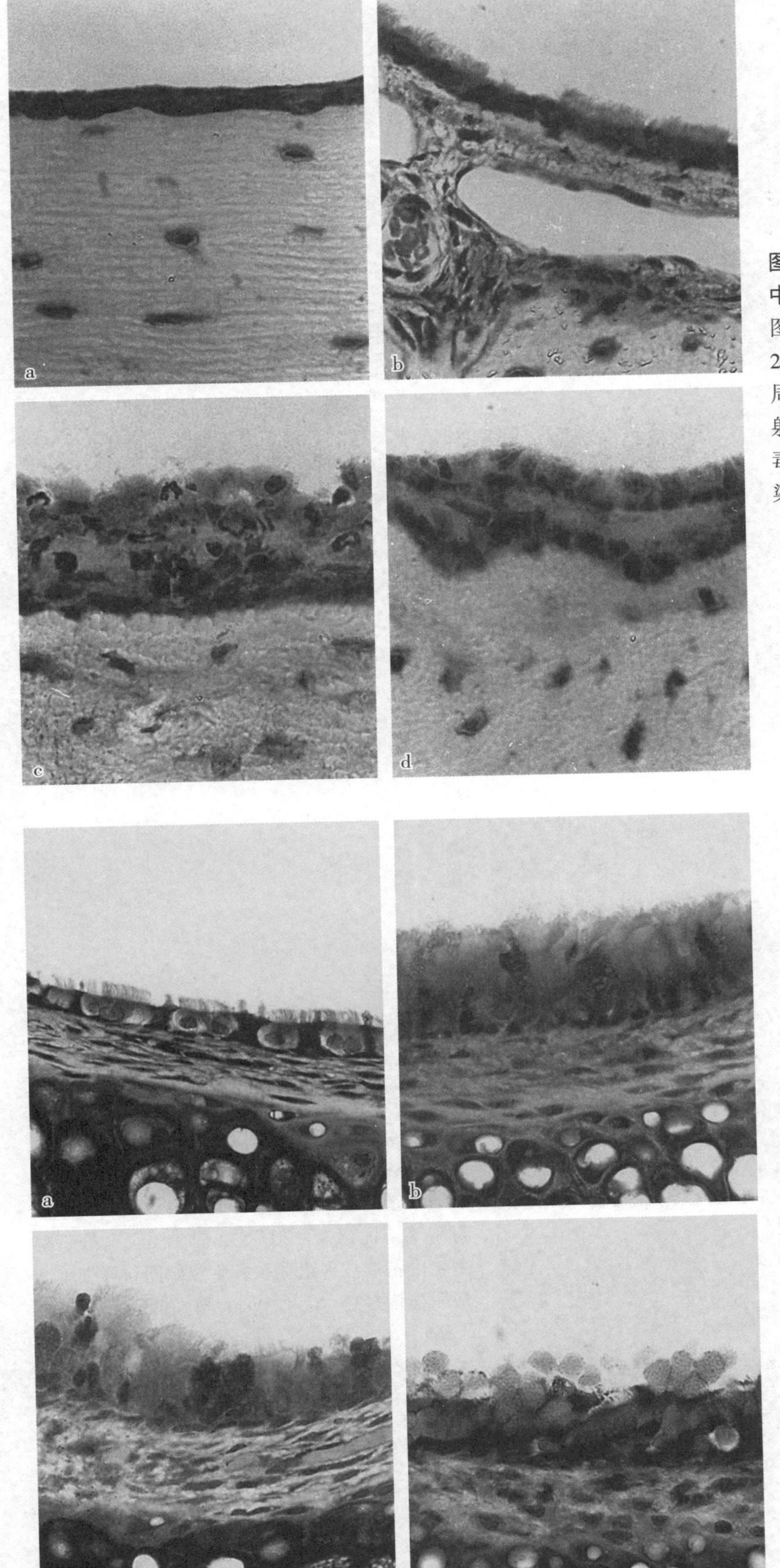

图 9-13-3 咽鼓管阻塞＋内毒素注射后中耳炎模型下鼓室中耳黏膜光镜扫描图

图 a. PBS 注射后 2 周；图 b. 内毒素注射后 2 周；图 c. 咽鼓管阻塞＋内毒素注射后 1 周，图 d. 内毒素注射后 12 周。内毒素注射后 2 周纤毛细胞增多，咽鼓管阻塞＋内毒素注射后炎症细胞明显浸润（甲苯胺蓝染色，×400）

图 9-13-4 咽鼓管阻塞＋内毒素注射后中耳炎模型咽鼓管鼓室口附近中耳黏膜光镜扫描图

图 a. 注射 PBS；图 b. 注射内毒素后 1 周；图 c. 咽鼓管阻塞＋内毒素注射后 1 周；图 d. 内毒素注射后 12 周。与 PBS 注射组相比，其他 3 组可见杯状细胞明显增生（甲苯胺蓝染色，×400）

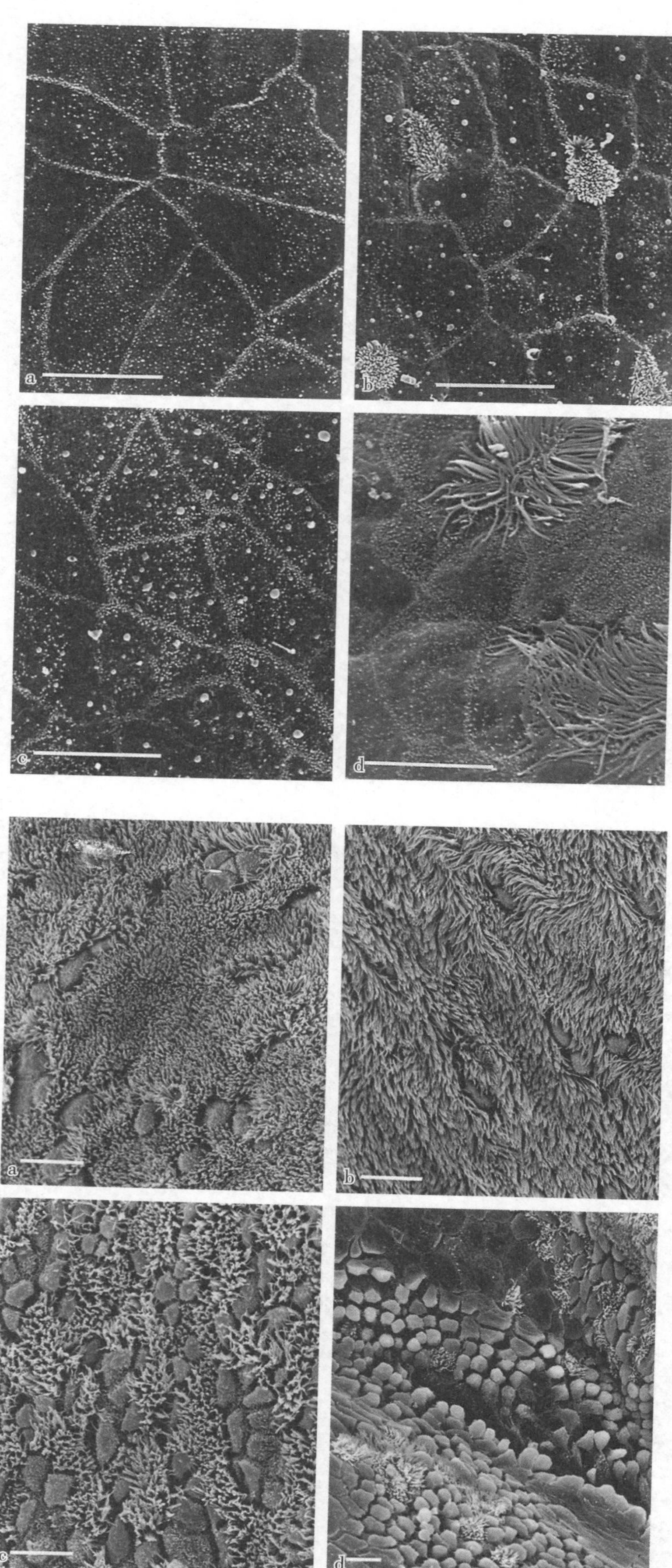

图 9-13-5　咽鼓管阻塞 + 内毒素注射后中耳炎模型中耳下鼓室扫描电镜图

图 a. PBS 注射组；图 b. 内毒素注射后 1 周；图 c. 咽鼓管阻塞 + 内毒素注射后 1 周；图 d. 内毒素注射后 4 周。图示上皮细胞上的微绒毛和肿胀的上皮细胞均增多（标尺为 10μm，×2500）

图 9-13-6　咽鼓管阻塞 + 内毒素注射后中耳炎模型中耳咽鼓管鼓室口黏膜扫描电镜图

图 a. PBS 注射组；图 b. 内毒素注射后 1 周；图 c. 咽鼓管阻塞 + 内毒素注射后 1 周；图 d. 咽鼓管阻塞 + 内毒素注射后 12 周。图示咽鼓管阻塞 + 内毒素注射组杯状细胞及鹅卵石样细胞形成明显增多（标尺为 10μm，图 a、b、c×1250，图 d×680）

注入法保持了鼓膜的完整性，但需手术暴露听泡，对动物创伤大，且易感染。

(2) 还可以利用细菌代谢产物（细菌内毒素）、细胞因子及炎症介质（组胺、血管内皮生长因子、血小板活化因子、肿瘤坏死因子、白三烯 D_4 等）以及利用免疫反应诱导 OME 模型。

【模型特点】

灭活细菌可作为一种抗原刺激中耳黏膜产生炎症反应，因此可利用灭活细菌诱导 OME 模型。该方法最早由 Lowell 于 1980 年建立，一直沿用至今。造模成功后，实验耳表现为听力下降，以低频为主，鼓膜呈浅黄色，病理改变主要在中耳腔，有不同程度的渗出，以浆液性为主，符合分泌性中耳炎的临床特点（图 9-13-7）。

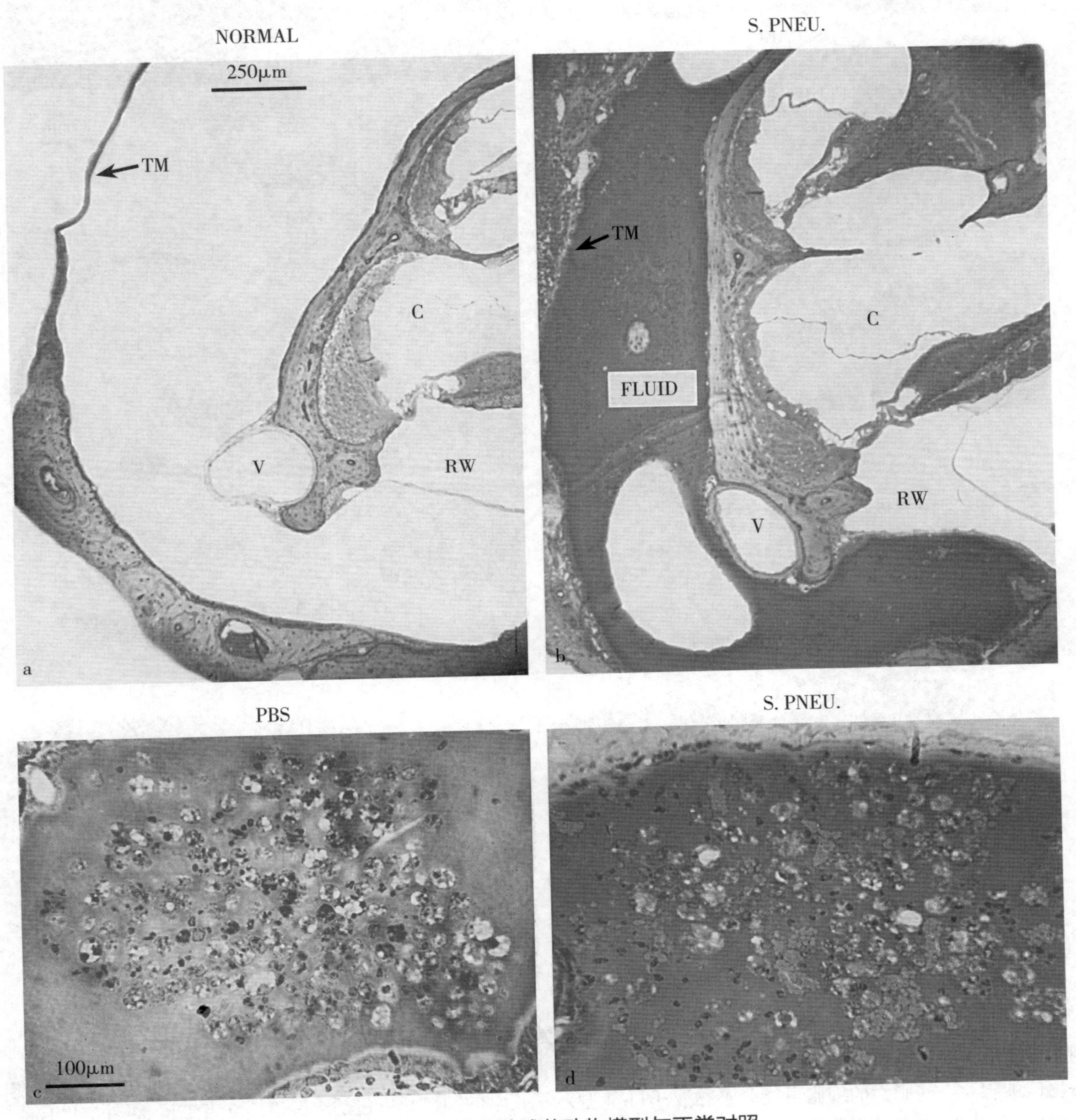

图 9-13-7　肺炎链球菌动物模型与正常对照

图 a. 未予处理的 BALB/c 小鼠中耳正常的鼓膜（TM）、镫骨动脉（V）、由耳蜗（C）上分离出的圆窗膜（RW）表现。中耳腔位于鼓膜和耳蜗之间，通常无细胞、液体和组织碎片。图 b. 中耳注射了热灭火的肺炎链球菌后 5 天，出现广泛的炎症反应和积液。整个中耳腔充满了渗出液（液体和渗出细胞），鼓膜也发生炎性增厚。圆窗膜含有中耳积液，并防止其继续向耳蜗内渗出。图 c 和 d 为分别注射了 PBS 和肺炎链球菌后，中耳产生显著的炎性积液及细胞渗出（图 9-13-8）

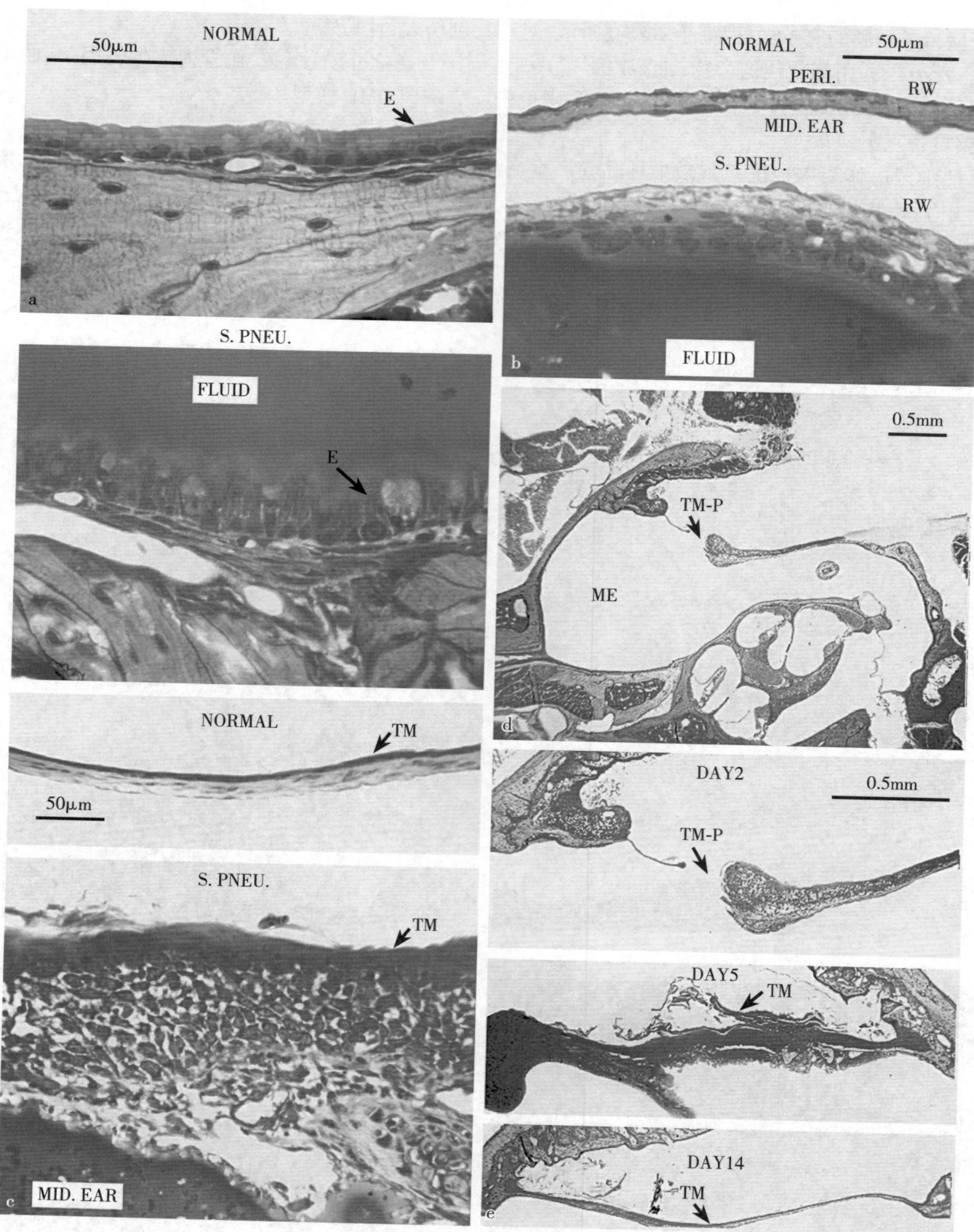

图 9-13-8　肺炎链球菌动物模型与正常对照

图 a 上显示典型的正常中耳上皮层(E)包括 1~2 层低立方上皮；图 a 下为注射了肺炎链球菌后，上皮细胞肥大并变成分泌性细胞。一些肥大的细胞可能分泌黏液；图 b 上显示了正常的圆窗膜仅包括 1 层单层立方上皮，将外淋巴（peri）和中耳(mid ear)的结缔组织组织隔开；图 b 下示在注射了肺炎链球菌之后，圆窗膜增厚，这主要是由于中耳侧的细胞增殖。这一增生反应是由于中耳的积液及炎性成分不断冲刷圆窗膜造成的；图 c 上示正常的鼓膜包括外侧一层薄薄的上皮层，中间的纤维层和内侧一个细胞厚的黏膜层；图 c 下示在注射细菌后，由于大量纤维化和炎症细胞浸润，造成鼓膜水肿增厚，外侧上皮层细胞的脱落也很常见；图 d 和 e 为细针穿刺后鼓膜愈合；图 d 为注射细菌后 2 天，鼓膜穿孔（TM-P）仍然存在，与内耳（ME）相通；图 e 为图 d 的放大图像；图 e 上为鼓膜的纤维化和增厚；穿孔间隙可见上皮桥形成；图 e 中为第 5 天鼓膜愈合，然而鼓膜各层增厚，表面纤维物质覆盖；图 e 下为第 14 天，随着炎症反应消退，鼓膜恢复正常外观

（三）联合造模方法

【造模机制】

用以上单一的造模方法所得到的 OME 模型，其中耳积液的持续时间较短，一般 1~3 天达高峰，7~14 天基本消失，适合急性 OME 的研究。研究表明，咽鼓管功能障碍对延长 OME 的病理状态起重要作用，咽鼓管功能正常，OME 病程就短，反之病程延长。

【造模方法及特点】

(1) 为获得持久的 OME 模型，不少学者采用联合造模法，即在阻塞、诱导咽鼓管功能障碍的基础上同时联合其他方法造模。如可经大鼠听泡钻孔注入古塔胶阻塞咽鼓管并联合鼓室内注入肺炎链球菌造模(第 2~7 天给动物肌注敏感抗生素以杀灭中耳活菌)，成功率达 94%，且大部分模型持续 6 个月之久。

(2) 也可经大鼠鼓膜注入肿瘤坏死因子并联合行咽鼓管电灼造模，出现黏液性中耳积液者占 43%。可见，联合造模的方法不仅提高了造模成功率，而且延长了中耳积液的持续时间，所产生的中耳积液也由浆液性向黏液性转变，更适合慢性 OME 的研究。

【模型应用】

可用于各种分泌性中耳炎的基础研究。

第三节　内耳疾病动物模型

Section 3　Animal models of inner ear diseases

内耳(inner ear)又称迷路(labyrinth)，位于颞骨岩部内，由复杂的管道组成，含有听觉与位置觉等重要感受装置。内耳常见疾病主要是各种类型感音性耳聋以及眩晕症，与临床疾病相对应的内耳疾病动物模型(animal models of inner ear diseases)介绍如下。

一、药物性耳聋动物模型

药物引起耳聋现象早已经引起人们的注意，耳聋性药物的分类涉及许多药物种类，诸如氨基糖苷类药物、利尿药、抗肿瘤药、抗原虫药、水杨酸制剂、抗肝素化制剂以及神经性毒剂等。药物损害内耳的前提是药物进入内耳，药物进入内耳的主要途径有 3 种：中耳局部给药、血液循环、椎管给药，药物的清除方式主要是血管纹上皮细胞和耳蜗与前庭的暗细胞吸收后再经过血液循环被排除，但是这些吸收结构一旦被毒性药物或者代谢产物破坏，可能影响到药物从内耳排出的速率。药物在内耳中聚集以后，其攻击的靶点位于耳蜗外毛细胞与内毛细胞、内耳传入与传出神经、支持细胞、血管纹上细胞等，其中不同药物作用的靶点不同。

（一）氨基糖苷类药物造模

【造模机制】

氨基糖苷类抗生素中有的药物对内耳听觉感受器，有的对前庭感受器作用明显，损伤部位是毛细胞，近 30 年来，国内外学者对此类药物的中毒机制研究甚多。一般认为是该类药物直接作用于毛细胞的膜性结构，与膜上的膜蛋白和磷脂类蛋白相结合，破坏了膜的通透性，钠离子内流，且破坏了线粒体的结构，使糖代谢紊乱，导致细胞变性、坏死，另外，由氨基糖苷类抗生素引起的耳聋也可能与某些患者存在的线粒体 DNA 异常有关。其他类药物也有直接损伤毛细胞的，也有的破坏内耳血管纹造成内外淋巴液生化成分改变，引起毛细胞受损。

【造模方法及特点】

中耳灌输或者经圆窗膜渗透给药途径是向耳蜗局部用药的理想途径，其优点是可以避免全身给药对机体其他器官的毒副作用，可以越过血迷路途径，短时间内可以使耳蜗内的药物浓度达到所需标准。造模所用药物一般为氨基糖苷类抗生素类，在临床上时常被用来治疗革兰阴性杆菌感染，主要包括：链霉素、庆大霉素、新霉素、巴龙霉素、妥布霉素、卡那霉素以及阿米卡星等。

(1) 成年南美洲栗鼠以 125mg/kg 剂量，每隔 12 小时肌内注射庆大霉素一次，连续注射 7 天，可以观察到耳蜗底回外毛细胞的受损，连续 10 天注射可以观察到第二回的外毛细胞也会受损。

(2) 用微量注射器向豚鼠圆窗注入 20μl 2mmol/L 庆大霉素，可以看到耳蜗底回与第二回的内外毛细胞在给药后数天内死亡。球囊与后壶腹脊的毛细胞密度有所降低，但是椭圆囊与外上半规管壶腹脊的毛细胞基本没有损伤。

(3) 同时给南美洲栗鼠肌内注射 125mg/kg 依他尼酸钠和 40mg/kg 庆大霉素，可以发现耳蜗毛细胞基本全部丧失，内毛细胞的损害以中回较重。

(4) 按 40mg/kg 的剂量向静脉内缓缓注射依他尼酸钠，注射完毕后轻轻压迫止血或者结扎，同时按照 400mg/kg 的剂量肌内注射卡那霉素。同时注射卡那霉素与依他尼酸钠不仅造成全耳蜗毛细胞死亡，而且对前庭毛细胞不产生任何损害作用。

(5) 解放军总医院耳鼻咽喉研究所利用 100mg/kg 卡那霉素和 200mg/kg 呋塞米联合以后听力严重损失，外毛细胞缺失，支持细胞保存完好，螺旋神经节神经元数目无明显变化。这为基于基因治疗提供了动物模型。

(6) 利用新生啮齿类动物对氨基糖苷类药物较为敏感的特性，以 200mg/kg 的剂量对新生 7 天小鼠连续 7 天注射硫酸阿米卡星，发现耳停药后耳蜗毛细胞全部被破坏，螺旋神经节神经元也随着时间减少。向耳蜗鼓阶内注射 5μl 0.1% 新霉素液体，可以观察到新霉素组大鼠前庭毛细胞出现严重破坏，球囊斑与椭圆囊斑的耳石层消失，半规管壶腹嵴终帽消失，毛细胞纤毛基本消失，残留纤毛融合成球状（图 9-13-9 和图 9-13-10）。

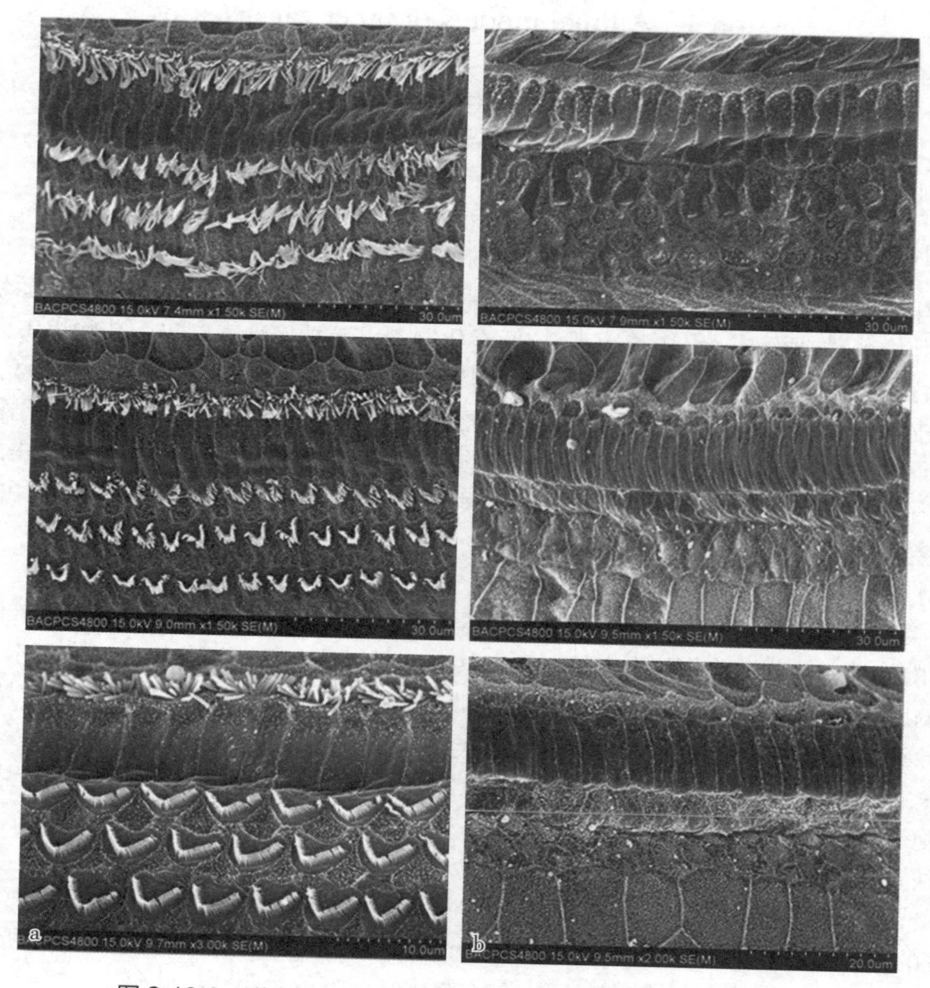

图 9-13-9　联合呋塞米和卡那霉素注射后小鼠毛细胞扫描电镜图

图 a 为对照组（未予处理）；图 b 为实验组［经颈静脉注射呋塞米和（或）肌内注射卡那霉素，呋塞米 200mg/kg、卡那霉素 500mg/kg］；由上而下分别为耳蜗顶、中、底转毛细胞情况

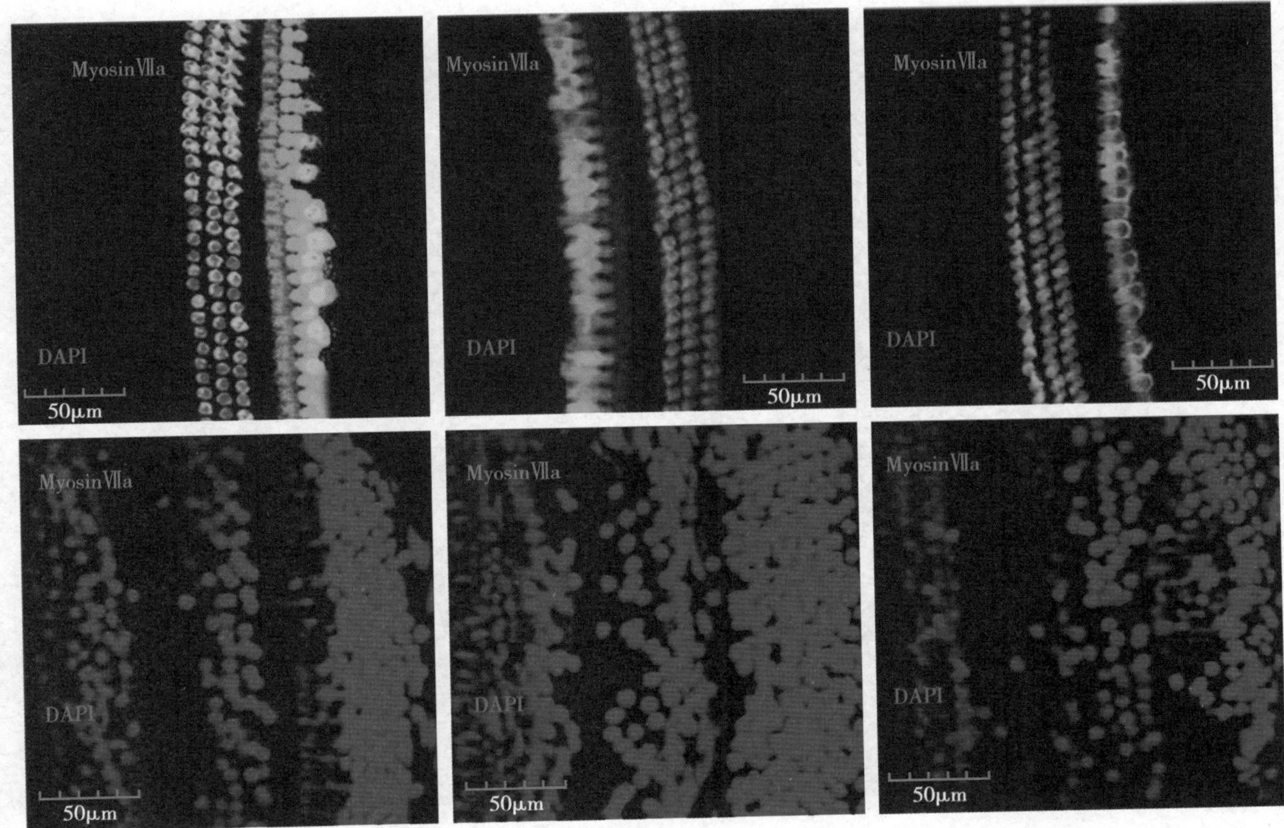

图 9-13-10 联合呋塞米和卡那霉素注射后小鼠全耳蜗基底膜毛细胞 Myosin Ⅶa 染色

由左往右分别为顶、底、中转毛细胞的 MyosinⅦa 染色情况（绿色），蓝色为 DAPI 染色显示细胞核。图示可见实验组（下图）中全耳蜗基底膜铺片免疫荧光染色顶、中、底回，各回内、外毛细胞全部缺失，仅有支持细胞残留

（二）顺铂造模

【造模机制】

顺铂在 20 世纪 70 年代作为抗肿瘤药物应用于临床。后来研究发现大剂量的顺铂可以导致两耳发生进行性感音神经性聋。

【造模方法】

1. 腹腔注射顺铂　按照 2.75mg/kg 的剂量连续 2 天分别在第 1 周与第 2 周向南美洲栗鼠腹腔注射顺铂，结果发现单纯注射顺铂的南美洲栗鼠未发生耳蜗毛细胞缺损，但是如果在注射顺铂的同时再将南美洲栗鼠暴露于 85dB 中心频率在 500Hz 的窄带噪声 3 周，每周连续 5 天，发现仅在 500Hz 左右基底膜对应的区域出现 30% 外毛细胞的损伤，如果降低噪声强度为 70dB 则未发现毛细胞损伤。如若以 2.75mg/kg 连续 3 天腹腔注射，则大多数动物死亡。因此对南美洲栗鼠实施单纯的顺铂快速注射恐怕很难实现内耳损伤的动物模型。对豚鼠按照 2mg/kg 的剂量连续 8 天肌内注射，发现外毛细胞的缺失与听性脑干反应的阈值提高。大鼠按照 2.5mg/kg 的剂量每天静脉注射一次，连续 6 周发现，在某些频率段的耳声发射振幅减小，提示外毛细胞可能受损。小鼠按照 8mg/kg 的剂量腹腔注射顺铂，4 周后螺旋神经节神经元减少 80%。总之，单纯利用顺铂全身用药来造就动物模型比较困难。

2. 圆窗龛注入顺铂　向圆窗龛注入 20μl 2mmol/L 顺铂并且放置 1 小时，随后吸除药物，2 周后发现耳蜗毛细胞在药物放置后数天开始出现缺损，从底回向顶回逐渐加重，外毛细胞重于内毛细胞。向小鼠中耳腔内灌注 2mmol/L 顺铂，可以造成大量外毛细胞与螺旋神经节神经元的缺失。同时按照 40mg/kg 的剂量静脉注射依他尼酸钠，同时按照 0.8mg/kg 剂量肌内注射顺铂，结果造成动物 DPOAE 个个频率段输出曲线的丧失以及几乎 100% 内外毛细胞的损害。顺铂剂量分别降低至 0.4mg/kg 与 0.2mg/kg 可以发现分别造

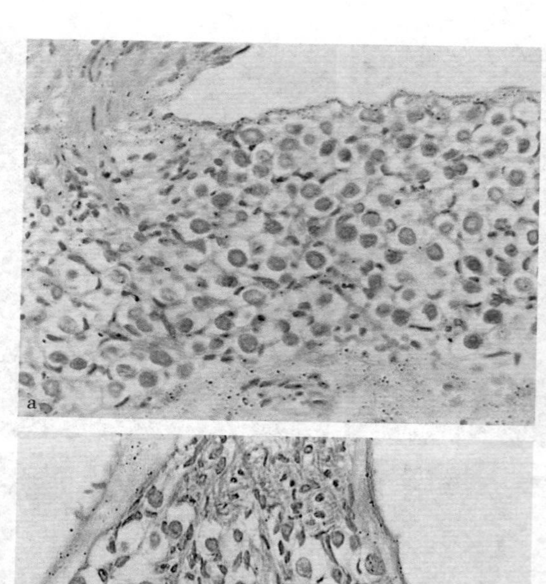

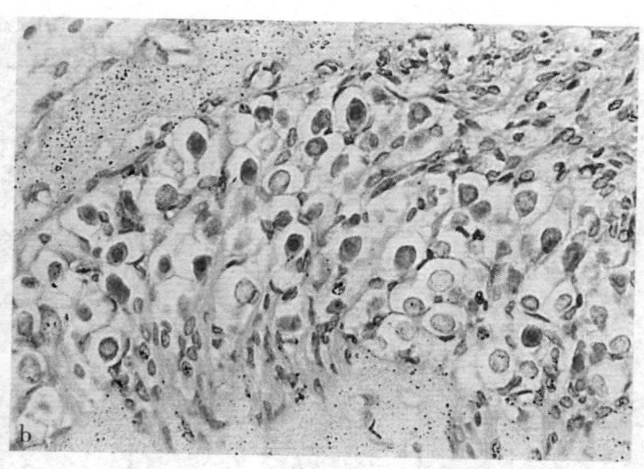

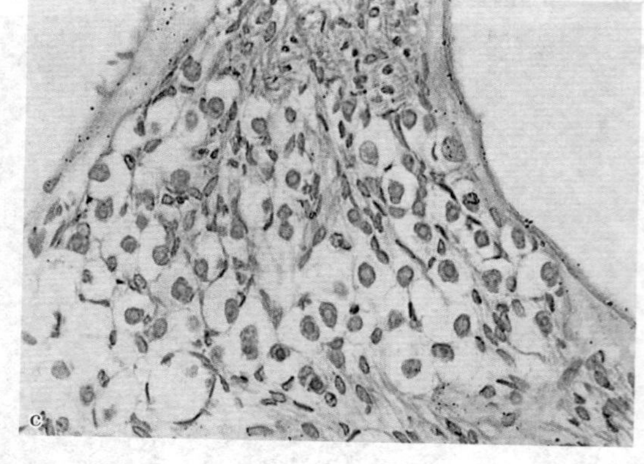

图 9-13-11　HE 染色显示顺铂对大鼠耳螺旋神经节的损害作用图(400×)

a. 正常的大鼠;b. 注药后 3 天的大鼠;c. 注药后 5 天的大鼠

成全频 DPOAE 输出曲线幅度降低、80% 内外毛细胞受损以及高频 DPOAE 输出曲线的幅度降低、50% 内外毛细胞受损,外毛细胞受损大于内毛细胞,底回大于顶回(图 9-13-11)。

3. 卡铂　卡铂是顺铂的第二代衍生物,也被广泛应用于临床抗癌作用,致死量的卡铂(200mg/kg)也不足以损伤 CBA、C57 与豚鼠的内耳毛细胞,然而应用于南美洲栗鼠,可以发现卡铂可以选择性地破坏南美洲栗鼠的耳蜗毛细胞与前庭Ⅰ型毛细胞;此外,耳蜗的Ⅰ型螺旋神经节神经元和前庭器官那些与Ⅰ型螺旋神经节神经元相联系的具有较粗神经纤维终端的神经元也容易受到卡铂的攻击。

(三) 海仁酸造模

【造模机制】

海仁酸是非降解性谷氨酸类似物,它的神经兴奋作用是谷氨酸的 30~100 倍,过量的海仁酸可以导致Ⅰ型螺旋神经节神经元暂时性的损伤。

【造模方法】

将浓度为 60mmol/L 的海仁酸放置于圆窗龛 30 分钟后,即刻处死就可以观察到Ⅰ型螺旋神经节神经元发生明显肿胀,毛细胞下方观察到许多空泡,3 小时后Ⅰ型螺旋神经节神经元末梢小空泡融合成大空泡,随后发现崩解,圆窗放置后的第 2 天,听觉诱发电位开始出现部分恢复。在海仁酸暴露 3 小时后,16kHZ、8kHz 以及 4kHz 的听觉反应阈值为 80dB(SPL),3 天后 16kHZ、8kHz 以及 4kHz 的听觉反应阈值为 50dB(SPL),到第 5 天逐渐恢复到正常水平。上述现象表明,具有兴奋性毒性的谷氨酸与其类似物可以使内毛细胞下方传出神经末梢发生明显肿胀与破坏,并可以造成短暂性听力损失,但是这种损失可以自行修复。

(四) 二甲亚砜造模

【造模机制及方法】

二甲亚砜是一种亲脂类小分子物质,19 世纪曾经广泛应用于木材工业,20 世纪 60 年代才被人们逐渐认识。离体培养时表明 0.5% 浓度培养就可以引起毛细胞的损伤,损伤程度与其浓度呈正比,内毛细胞损伤比外毛细胞大。

(五) 其他药物与物质造模

【造模方法及特点】

(1) 阿霉素又被称为亚德里亚霉素，是一种抗肿瘤抗生素类药物，其主要临床用途是作为抗肿瘤的化学治疗药物。为了模拟听神经疾病中所发生的听神经纤维脱髓鞘病变，手术暴露麻醉南美洲栗鼠的枕骨，经枕后途径暴露南美洲栗鼠内听道。将10μl阿霉素(每升含有37.5μg阿霉素)注射到南美洲栗鼠内听道，实验结果表明耳蜗微音电位的振幅与药物作用以前没有发生改变，耳声发射畸变产物也没有发生改变，但是听性脑干反应阈值提高。病理学指标显示内听道听神经纤维呈现严重的脱髓鞘病变，蜗管内的螺旋神经节细胞也发生严重的病理变化。

(2) 其他一些药物或者因素也可以导致耳聋的发生，比如百草枯、重金属类中的锰、oubain以及高胆红素。郎海南等利用oubain作用于圆窗膜，oubain是Na^{+}-K^{+}-ATP酶抑制剂，一旦该酶被抑制，可以造成胞内Na^{+}增加，增加Na^{+}/Ca^{2+}活性，使胞内Ca^{2+}超载，触发细胞凋亡信号。在1mmol/L的浓度下可以特异性杀死Ⅰ型螺旋神经神经元，而毛细胞与血管纹上细胞不受影响，很好地模拟了听神经病模型。听神经病是儿童期耳聋的重要原因之一，新生儿高胆红素血症是导致听神经病的最重要因素，当血清胆红素浓度达到一定水平时可引起新生儿听觉障碍、神经肌肉不协调、智能发育障碍等严重后遗症，甚至可危及生命，因此高胆红素血症已经成为引起小儿听觉损伤的重要病因之一。2005年，Shaia等建立了高胆红素血症的听神经病动物模型。

【模型应用】

主要用于各种类型药物性聋的基础研究以及验证致聋后的干预措施效果等。

二、听神经病研究动物模型

【造模机制】

听神经病是近年来随着诊断听力学的发展而逐渐认识并正在深入探讨的一种耳聋。其临床表现为不明原因的、以低频听力下降为主的双耳(极少数为单耳)感音神经性聋，听性脑干反应(auditory brainstem response，ABR)引不出或明显异常，而诱发性耳声发射(evoked otoacoustic emission，EOAE)正常。目前国内外在疾病命名，以及病变部位和病因学方面的认识还存在争议。听神经病的确切病变部位尚不清楚，推测可能位于螺旋神经节细胞、内毛细胞与听神经纤维之间的突触(synapse)、耳蜗神经、脑干听觉径路等，对于内毛细胞是否受侵尚有不同观点。目前未见有关病变部位的病检报道。

目前关于听神经病的遗传机制报道还不多，比较公认的是已经有人通过连锁分析及突变检测的手段，证明Otoferlin基因突变是导致非综合征型隐性听神经病家系的致病基因。

【造模方法】

1. 卡铂诱导内毛细胞损伤模型 1998年，Harrison给予南美洲栗鼠颈内静脉注射卡铂，发现内毛细胞广泛损伤，外毛细胞存活；ABR阈值显著升高，CM和OAE正常(图9-13-12，图9-13-13及图9-13-14)。

2. 毒毛旋花甙G诱导Ⅰ型传入神经元损伤模型 2002年，Schmiedt将毒毛旋花苷G灌注于沙鼠圆窗膜表面，结果听神经复合动作电位(CAP)阈值升高甚至消失，DPOAE不受影响；螺旋神经节细胞发生凋亡。

3. 高胆红素血症模型 2001年，Ahofors应用磺胺二甲基嘧啶诱导隐形纯合子Gunn大鼠发生高胆红素血症，发现其耳蜗微音电位(CM)正常，ABR波幅降低。

4. 慢性低氧模型 2002年，Sawada增加南美洲栗鼠肺生理性死腔造成慢性低氧模型，发现ABR阈值升高，瞬态声诱发耳声发射(TEOAE)和DPOAE无改变；扫描电镜显示内毛细胞胞浆外溢、纤毛肿胀、紊乱，外毛细胞正常。

5. 脱髓鞘模型 1999年，Naito报告"black tremor"是一种基因突变大鼠，它的中枢神经系统有脱髓鞘病变，其ABR波型异常，潜伏期延长，CAP的N1潜伏期延长，CM正常。

6. P_0蛋白诱导自身免疫性耳聋模型 1999年，Matsuoka用髓鞘蛋白P_0诱导大鼠产生自身免疫性耳聋，检查ABR潜伏期延长，阈值升高；组织病理学检查发现病变集中在蜗神经和螺旋神经。

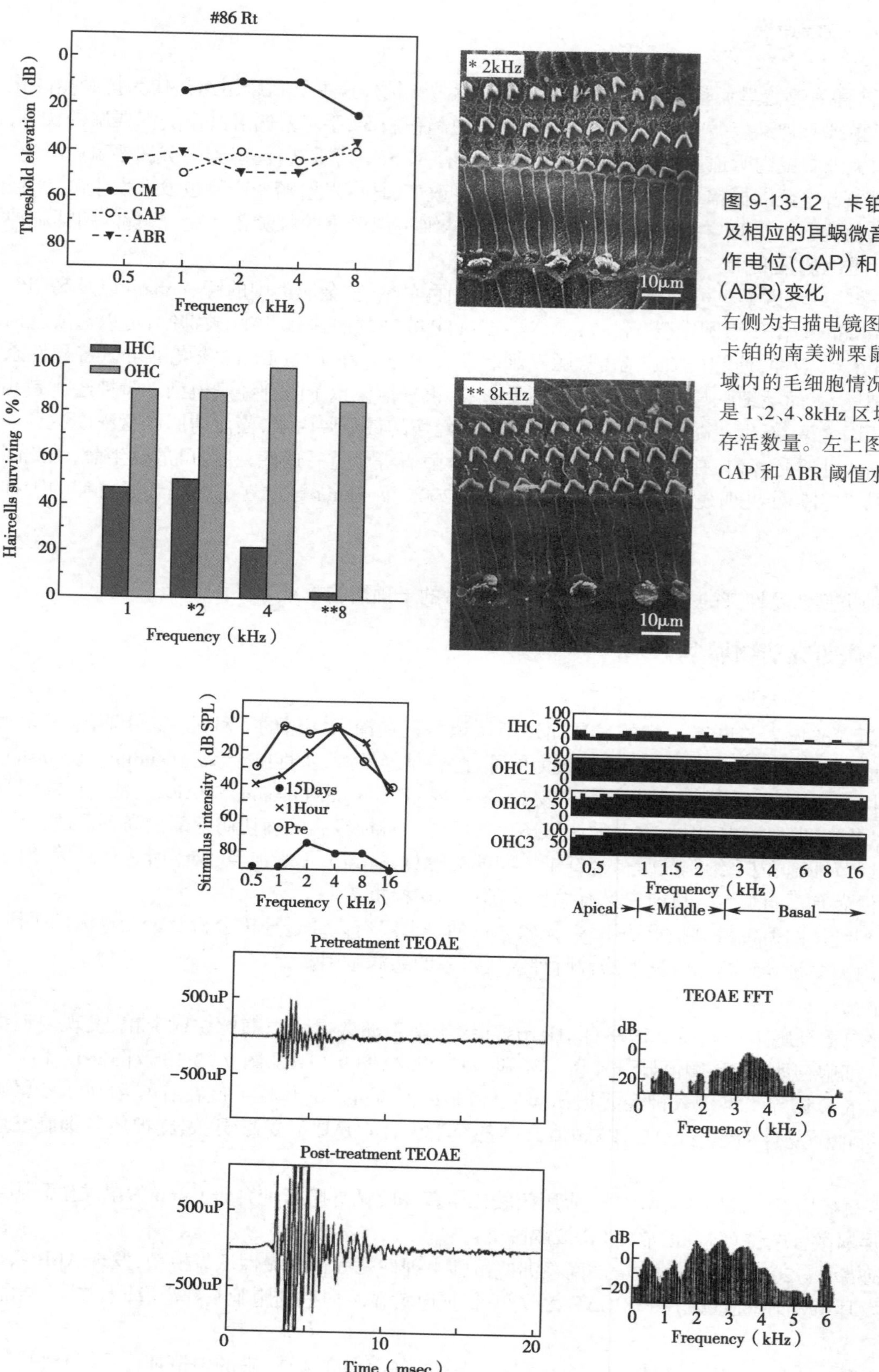

图 9-13-12　卡铂诱导内毛细胞损伤及相应的耳蜗微音电位(CM)、复合动作电位(CAP)和听性脑干诱发电位(ABR)变化

右侧为扫描电镜图片,显示的是注射了卡铂的南美洲栗鼠在 2kHz 和 8kHz 区域内的毛细胞情况。左下图片显示的是 1、2、4、8kHz 区域中内、外毛细胞的存活数量。左上图为不同频段的 CM、CAP 和 ABR 阈值水平

图 9-13-13　内毛细胞损伤在听性脑干诱发电位(ABR)和瞬态诱发耳声发射(TEOAEs)上的不同表现

右上图显示在整个耳蜗上卡铂诱导的毛细胞具体损伤情况。左上图:用药前后 ABR 阈值水平变化。下图:用药前后 TEOAEs 的图形变化(左侧主要表现为时间效应,右侧为快速傅里叶转换)

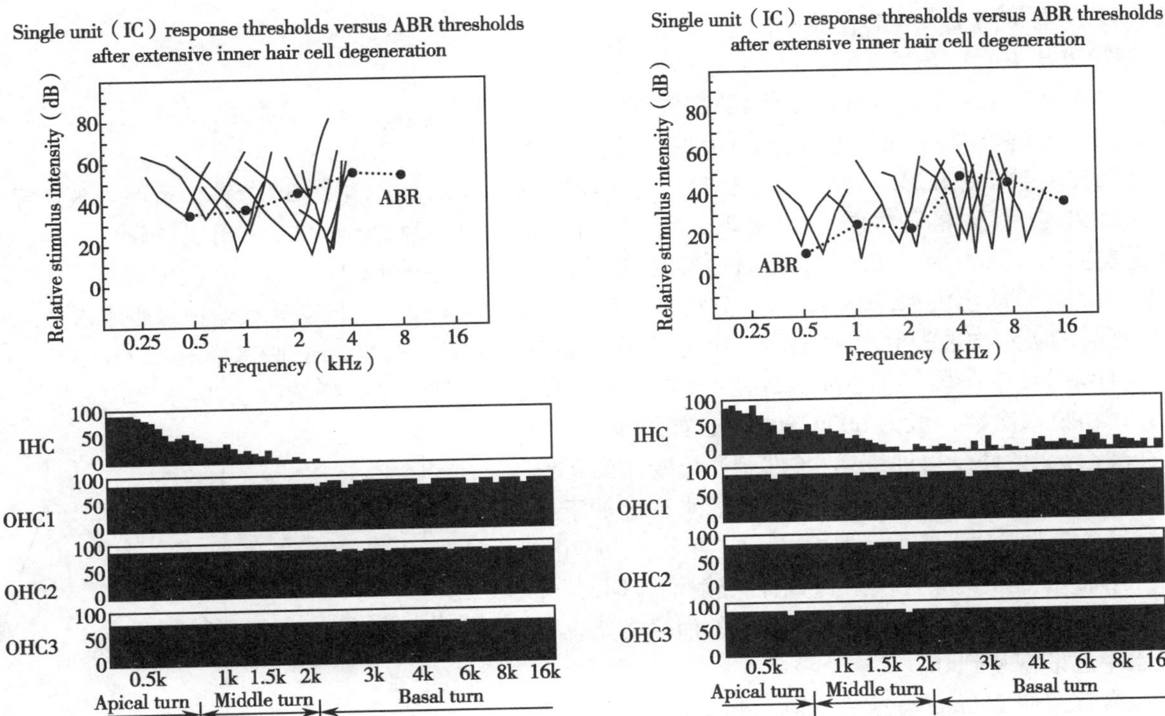

图 9-13-14 听性脑干诱发电位(ABR)和注射卡铂致内毛细胞损失后下丘脑神经电位阈值变化

下图为毛细胞损失的耳蜗图。ABR 图形以黑点虚线表示,下丘脑神经电位以折线表示

7. 谷氨酸介导内毛细胞和传入神经损伤模型 用谷氨酸行豚鼠全耳蜗灌流,发现 DPOAE 和 CM 几乎没有改变,而 ABR 幅度下降、潜伏期延长、甚至无法引出,CAP 阈值升高、幅度下降。透射电镜观察发现内毛细胞及其下方传入神经纤维出现空泡,外毛细胞、传出神经纤维结构完整。

【模型应用】

上述各种听神经病动物模型的建立,为我们研究该病的发病机制提供了初步的认识;但是,我们仍必须清醒地看到,任何一种动物模型都有一定的局限性。换句话说,它不能完全代表临床上听神经病复杂的发病原因及其临床表现。

三、耳鸣动物模型

耳鸣研究也需要动物模型,但以往的耳鸣研究多局限于人类,这大大限制了对耳鸣机制的深入了解。动物不可能用语言表达其主观感觉,人与动物无法用语言来交流,所以只有通过观察动物的某种行为反应或生理反应,才能确定动物是否感觉到了耳鸣。目前的方法多以巴甫洛夫条件反射原理,建立耳鸣的动物模型。水杨酸可以导致耳鸣及听力下降,而且这种现象是可逆的,停药后耳鸣消失,听力也恢复。所以,许多学者用水杨酸作为动物造模的药物。

【造模机制】

水杨酸类药物是一种解热镇痛抗炎药物,包括水杨酸、水杨钠酸、乙酰水杨酸。大量实验证实注射水杨酸盐后,声音刺激诱发的耳蜗微音器电位的振幅有所降低,同时伴有耳声发射畸变产物的信号减弱。由于耳蜗微音电位和耳声发射畸变产物均起源于外毛细胞,因此这些现象说明水杨酸盐很可能对耳蜗外毛细胞具有直接的作用。因为如果水杨酸钠引起耳鸣、耳聋的作用部位仅发生在中枢神经系统,耳蜗微音电位和耳声发射畸变产物则理应保持正常。

实验动物大多选用成年健康大鼠作为受试对象。受试动物首先进行条件反射的训练,通过训练使动物意识到"寂静危险,有声安全"的条件反射。然后按照 250mg/kg 或者 350mg/kg 的剂量皮下注射水杨酸钠诱发大鼠产生耳鸣,当动物产生耳鸣后,因其以为只要有声音存在,饮水就安全,因此在白噪声暂停期间仍然饮水，从而暴露了耳鸣的存在。

【造模方法】

1. 目前只有用豚鼠、大鼠建立耳鸣动物模型的报道，其他动物尚未见文献报道。实际上，犬、猫、小鼠等也能够用作实验动物。特别容易惊恐的动物不适合行为学实验。

2. 条件反射训练在另一间隔声室里进行，每只动物每天训练 1 次，每次 30 分钟。条件刺激是背景声音（55dB SPL 白噪声）的随机停止，共呈现 5 次，分别在第 3、9、17、24、29 分钟左右出现，每次 30 秒。非条件刺激是电击，1.5mA，持续 0.5 秒，在条件刺激出现时的第 9 秒、18 秒或 27 秒给予一次即可。

3. 训练时给动物供水，按 7~10 滴 / 分将供水量控制在 15~20ml。用自动计数器记录吸水次数。条件刺激出现时的吸水次数为 B，条件刺激不出现时每 30 秒的平均吸水次数为 A，吸水率 R=B/（A+B）。

4. 训练分 3 个阶段 ①适应训练期：目的是让动物适应条件刺激并持续吸水，吸水率应该等于或接近 0.5，动物吸水次数一般为 6000~8000 次，如果少于 350 次则被淘汰；②条件反射训练期：条件刺激出现时给予电击，动物因恐惧电击而减少或停止吸水，吸水率应等于或接近 0；经 2~3 天强化训练后，动物建立了“背景噪声停止 - 吸水率下降或停止”的条件反射；③条件反射消除期：条件刺激出现时不再给予电击，观察条件反射的消除或遗忘时间，吸水率逐渐恢复到 0.5。

5. 然后按照 250mg/kg 或者 350mg/kg 的剂量皮下注射水杨酸钠，诱发大鼠产生耳鸣（图 9-13-15，图 9-13-16 及图 9-13-17）。

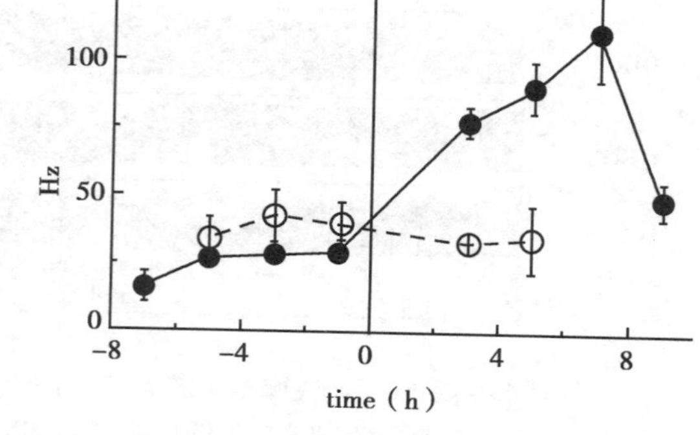

图 9-13-15 由下丘脑记录到的细胞自发性电活动

实心黑点为注射了水杨酸的实验组，空心白点为注射了盐水的对照组。图示注射水杨酸后电活动增加

【模型应用】

一般用于耳鸣基础研究。

四、膜迷路积水动物模型

梅尼埃病（Meniere disease）是临床上常见的一种内耳疾病，其临床症状包括发作性眩晕、恶心、呕吐、

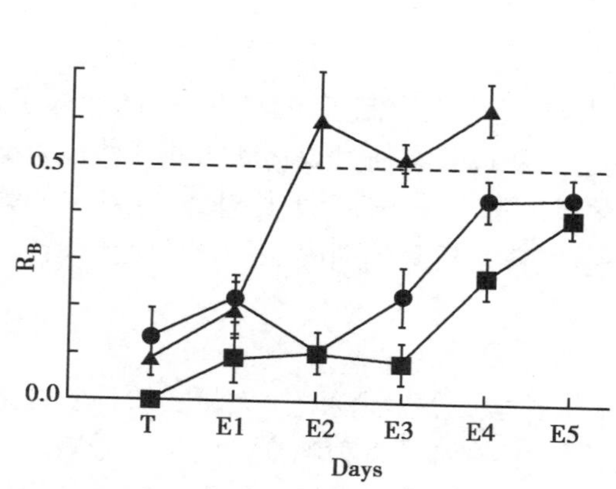

图 9-13-16 各组在接受 Pavolvian 训练试验（T 点）及之后 5 天（E1-E5）的消退现象

记录在巴甫洛夫条件刺激声（conditioned stimulus，CS）下的平均抑制率（suppression ratios，R_B）。●为对照组，■为受试前注射了水杨酸组，▲为受试后注射了水杨酸组。图示可见▲组其抑制率值更高，消退时间更长

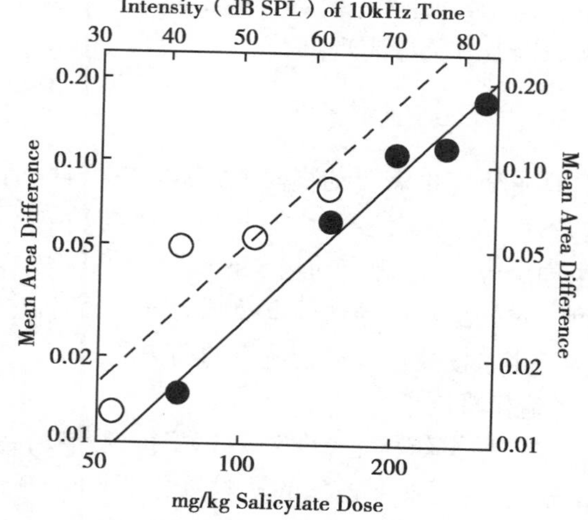

图 9-13-17 估算不同剂量水杨酸诱导大鼠耳鸣的声强图

图中的●点表示给予不同剂量水杨酸前后的平均域差值，○点表示 10kHz 声刺激下的不同反应水平。图示两组结果都表现出线性关系，我们根据两组的结果及大鼠在不同剂量的水杨酸下表现出的行为来估算声强

波动性听力下降以及耳鸣等症状，其主要变化为膜迷路积水。

【造模机制】

手术破坏内淋巴囊的动物实验中，发现手术后10天左右即发生球囊积水和耳蜗蜗管积水，内淋巴囊被破坏后30天，耳蜗膜迷路扩张使前庭膜几乎触及前庭阶的顶壁，从而使蜗管几乎占据整个前庭阶的空间，同时可见球囊积水使球囊膜直接顶在镫骨底板上，但是椭圆囊与半规管未发生明显的积水现象。该模型的建立可以有助于探讨慢性膜迷路积水对听觉功能的影响以及甘油实验的脱水效应。

【造模方法】

以豚鼠为实验动物，沿枕骨大孔做一水平的颞下线，再沿右侧枕骨骨髁做一垂直的假象线，用电钻在这两个假象线的交叉点处钻一直径约1mm的小孔，直到磨去骨松质，用游丝镊掀起枕骨的内侧骨密致骨壁，以暴露乙状窦，从枕骨上钻出直径约1mm的小孔术野的外下方可见颞骨与枕骨连接处的颞骨后缘，在小孔术野内的内上方可以看到乙状窦由上向下再向内的转角，在颞骨后缘与乙状窦拐角处的缝隙中就是内淋巴囊所在的那个颞骨狭缝缝隙，暴露内淋巴囊后，用钢针刺入内淋巴囊所在缝隙，充分破坏内淋巴囊（图9-13-18和图9-13-19）。

【模型应用】

主要用于梅尼埃病的基础研究。

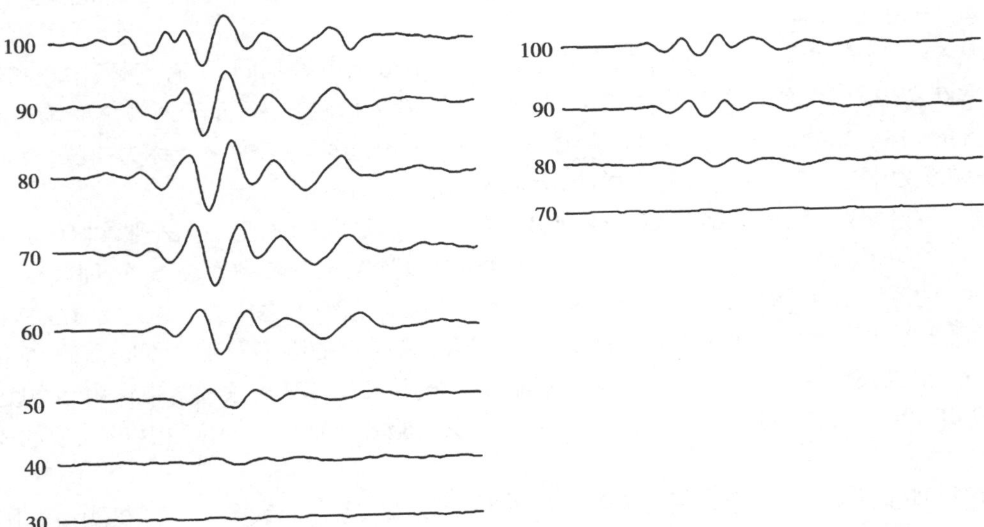

图9-13-18　内淋巴囊阻塞术后28天豚鼠在16kHz声刺激下的ABR图

左耳（未手术）的阈值为30dB SPL，右耳（手术）的阈值为70dB SPL

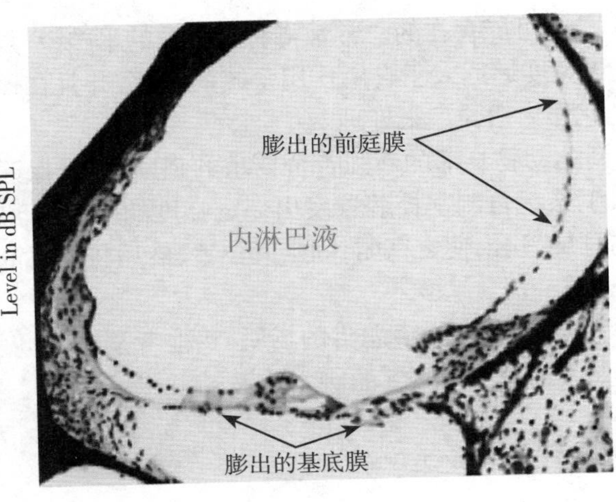

图9-13-19　内淋巴囊积水组织病理图

在一个典型的内淋巴囊积水模型中可见基底膜扩张

五、噪声性聋的动物模型

声学将噪声定义为一种频率与强度无规律随机组合的声波震动。目前建造噪声性聋动物模型所需要的噪声源分为:脉冲噪声、白噪声、窄带噪声以及现场厂房噪声。

【造模机制】

噪声对听器的损伤是多因素的,目前较为认同的有如下几种可能的机制:①机械损伤学说。②血管损伤学说。③代谢损伤学说。内淋巴液及毛细胞中各种离子浓度变化也与继发代谢损伤互为因果。上述几种可能的损伤机制可相互交叉影响。当噪声强度超过 140dB SPL 时,所含脉冲成分增加,强脉冲噪声引起的听力损失以机械损伤为主,强脉冲噪声引起强烈的耳蜗淋巴液流动,加剧盖膜与毛细胞之间的剪切运动,直接导致盖膜 - 毛细胞不同程度的机械损害,可造成内耳基底膜、前庭膜、螺旋器、听神经纤维以及血管的机械损伤,表现为螺旋器从基底膜上撕裂、听毛细胞与神经纤维间的突触连接断离、听毛细胞静纤毛与盖膜脱离等,使听功能损害。而稳态噪声引起的听力损失则以代谢性损伤为主。

【造模方法】

1. 脉冲噪声　脉冲噪声是持续时间短和幅度大的不规则脉冲或者噪声尖峰组成的非稳态噪声,其持续时间小于 1 秒,是日常生活可以引起爆震性耳聋的主要原因。301 医院耳研所利用平均压力峰值级为 156dB SPL、脉宽为 0.25 毫秒的脉冲噪声,每次脉冲噪声暴露次数为 50 次,间隔 6 秒对正常豚鼠进行爆震,爆震后可有 40~60dB 的阈移。

2. 窄带噪声　噪声中含有多种频率的声音,按其主要成分的频率不同,可有高频、中频和低频噪声之分。主要频率在 2kHz 以上的噪声为高频噪声,500Hz 以下者为低频噪声,介于两者之间为中频噪声。如果噪声中所含的频率很广,包含从低频到高频(20Hz~20kHz)的连续均匀的声音称为白噪声(white noise);反之,以某一频率为中心,只包含部分频率的噪声称为带宽噪声(band noise)。

人类可听声音信号的频率范围为 20Hz~20kHz,为了方便起见,人们把 20Hz 到 20kHz 的声频范围分为几个段落,每个频带成为一个频程。若使每一频带的上限频率比下限频率高 1 倍,即频率之比为 2,这样划分的每一个频程称 1 倍频程,简称倍频程。如果上、下限截止频率之比为 $2^{1/3}$,称为 1/3 倍频程。如果上、下限截止频率之比为 $2^{1/2}$,称为 1/2 倍频程。动物实验发现噪声的频率及带宽不同,对耳蜗损伤的部位和范围也不同。根据实验要求或研究目的,动物实验较多采用 4kHz 1/3 倍频程窄带噪声和白噪声,强度一般在 100~120dB SPL,暴露时间为 4 小时至数十小时。视实验要求而定,可用 ABR 的反应阈来大致监测听力损失程度。

3. 白噪声　如上所述,白噪声是指功率谱密度在整个频域内均匀连续分布的随机噪声。用“白”来描述这种噪声,是借用白光的命名,白光是一种由所有不同颜色(频率)的光组合在一起而形成的光,信号在各个频段上的功率是一样的,因而此信号具有平坦功率谱的性质被称作是“白色”。相对而言,其他不具有这一性质的噪声信号被称为有色噪声。

理论上白噪声具有无限带宽,这在现实中是不可能存在的。常常将有限带宽的平整讯号视为白噪声,以利于分析。只要一个噪声过程所具有的频谱宽度远远大于它所作用系统的带宽,并且在该带宽中其频谱密度基本上可以作为常数来考虑,就可以把它作为白噪声来处理。

噪声暴露方式:①多采用声场暴露,声源到达动物耳部的声强符合要求的强度,并且保证动物间以及动物两侧耳朵噪声暴露的条件一致。②用 TDT 系统自制声控装置发出一定强度的噪声,经 ER-10C 型耳塞式耳机探管插入外动物耳道,探管外侧壁与耳屏缝合,使之密闭,固定其位置,然后将耳机的输出软管插入上述探管内形成套管式密闭。

4. 现场厂房噪声　可到如纺织厂、锻造厂车间等环境噪声恶劣的场所,实地考察噪声量(包括强度和工作时间),然后用动物在相同条件下暴露噪声,可获得更为实际的研究结果。

【模型应用】　主要用于噪声性耳聋的研究。

超声对耳聋的影响见图 9-13-20,图 9-13-21 及图 9-13-22。

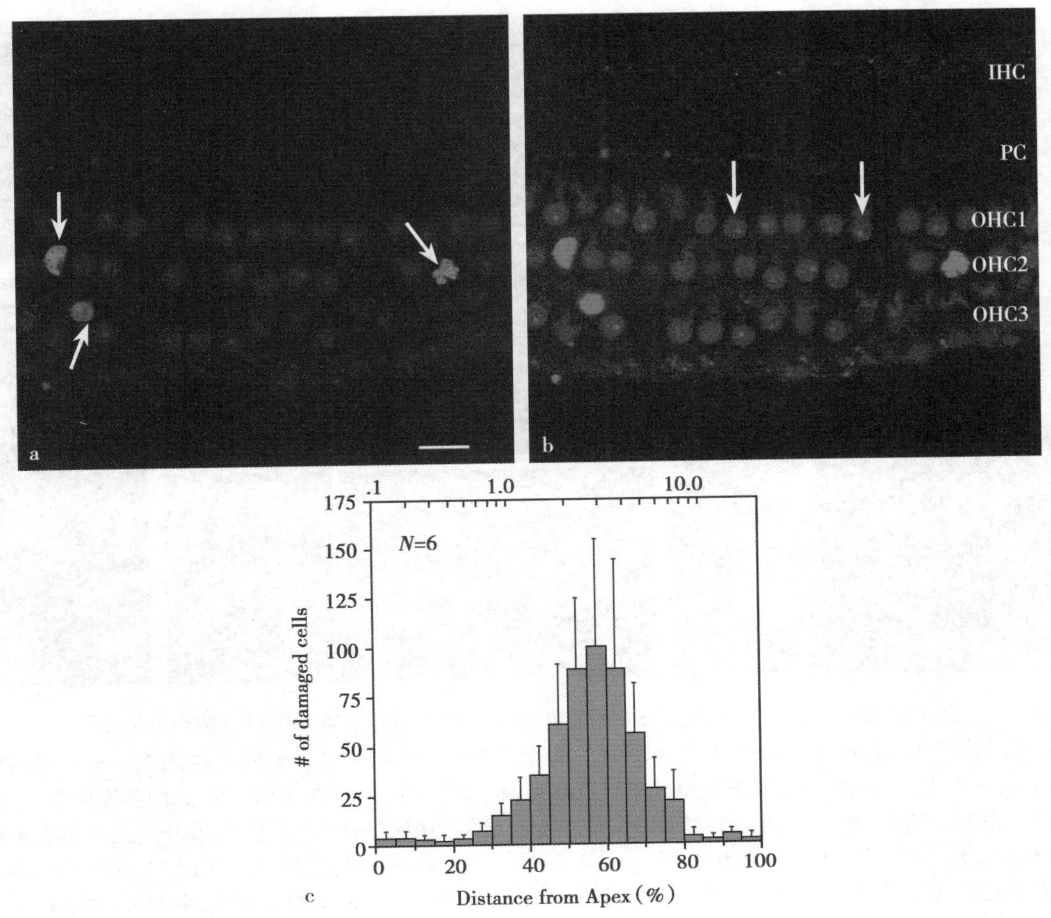

图 9-13-20 噪声对 Corti 器上毛细胞的损害图

图 a. 箭头所示为碘化丙啶染色下毛细胞细胞核团畸形，并在荧光染色下强度增加；细胞核摄取的碘化丙啶量提示细胞活性的下降（标尺 =20μm）。图 b. 箭头所示为图 a 经数字增强后，染色较弱的正常细胞核表现出形态。图 c 所示为受损伤的 Corti 器毛细胞的数量分布。垂直线上的每个标尺表示一个标准差。*N* 表示受检查的耳蜗数量

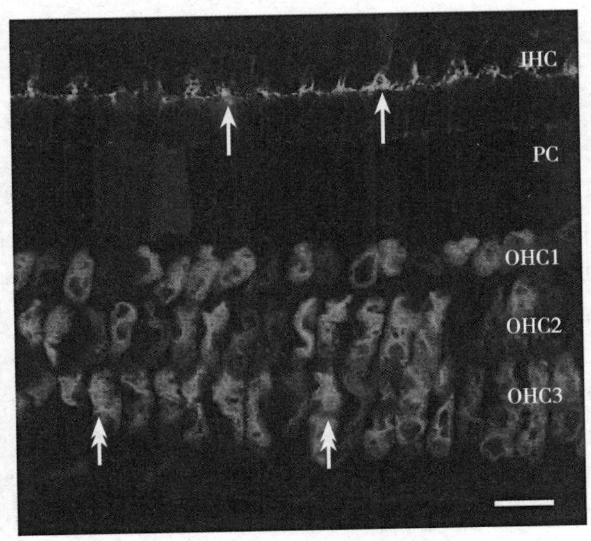

图 9-13-21 一个正常 Corti 器的葡聚糖 -FITC 染色的典型图示

除内毛细胞和内指细胞间连接（箭头所示）外，其他支持细胞与毛细胞之间的细胞连接都不能表现出葡聚糖 -FITC 荧光染色（40kDa）. 外毛细胞的葡聚糖 -FITC 荧光染色较弱（双箭头所示）。标尺为 25μm

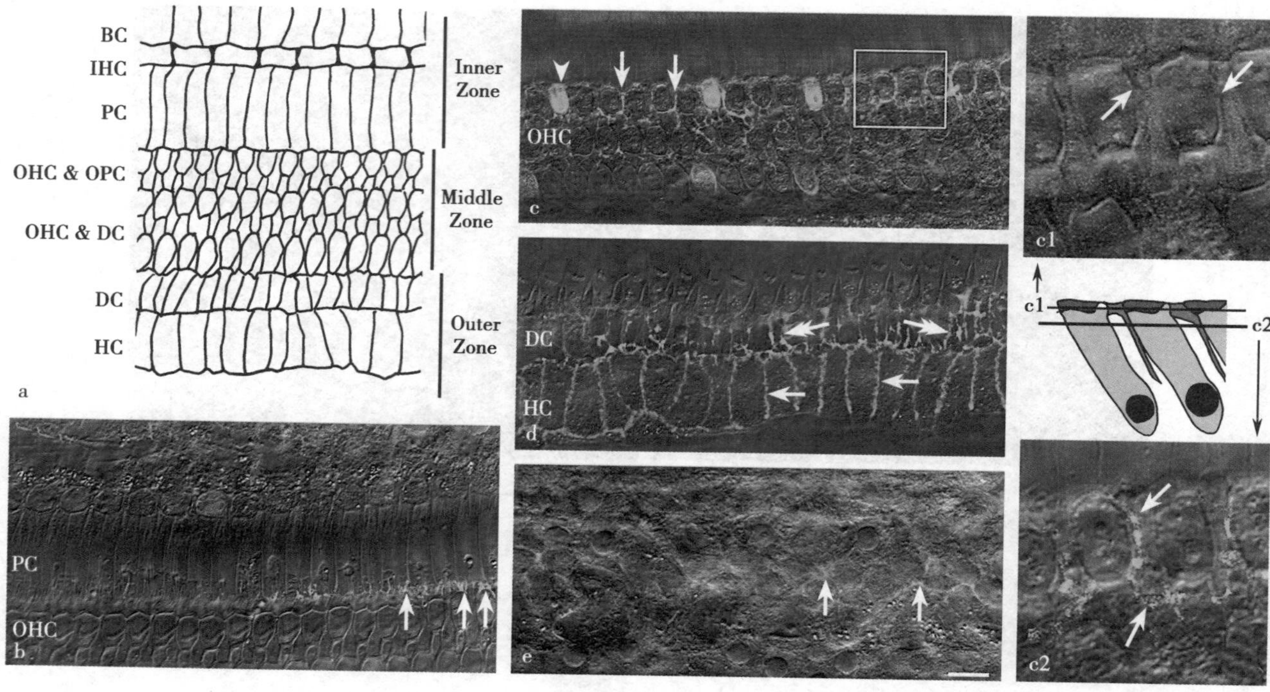

图 9-13-22　噪声性损伤的 Corti 器的葡聚糖 -FITC 荧光染色(40kDa)浓聚显像图

图 a. 一个网状结构图示,分 3 个区:内区、中区和外区。每个区都有一个特有的细胞间连接(BC:border cell,DC:Deiters cell,HC:Hensen cell);图 b. 内区,为了更好地描述该组织结构,显示出葡聚糖 -FITC 荧光(绿色)的图像被叠加到图 a 的图示中,散在的荧光为指细胞和外毛细胞的细胞间连接(箭头所示);图 c. 中区,图中所示的荧光位于毛细胞和指细胞之间,右侧 c1 和 c2 图为放大了的 c 图,c1 图的荧光显示的是外毛细胞和指细胞间的细胞连接(箭头),c2 图的荧光显示的是同一区域,但其水平面较下,该区荧光染色位于外毛细胞和指细胞与外毛细胞和 Deiter 细胞之间(箭头所示);图 d.Hensen 细胞间的细胞连接(箭头所示)和 Deiter 细胞间的细胞连接(双箭头所示);图 e 所示为 Deiters 细胞包体较弱的荧光反应(箭头所示)。标尺为 20μm

第四节　老年性聋动物模型

Section 4　Animal models of presbycusis

老年性聋(presbycusis),也称为年龄相关性耳聋(age-related hearing loss),主要是指随着年龄增长逐渐发生的听力损失。老年性聋动物模型(animal models of presbycusis)的建模方法如下。

【造模机制】

D- 半乳糖致衰老模型是基于衰老的代谢学说而复制的衰老模型,该模型系在一定的时间内给动物连续注射 D- 半乳糖,使其细胞内半乳糖浓度增高,在醛糖还原酶催化下还原成半乳糖醇,后者被细胞进一步代谢而堆积在细胞内,一方面诱导氧自由基的增加,损伤线粒体加速衰老;另一方面影响正常渗透压,导致细胞受损、功能障碍、代谢紊乱,最终机体衰老。

老年性聋的病理改变可发生于外耳、中耳、内耳、耳蜗神经及其中枢传导径路和皮层的整个听觉系统中,但主要改变发生在耳蜗和蜗后,临床表现为高频听力下降为主,言语识别率下降,脑干诱发电位的潜伏期延长、波峰变低或消失。由于结缔组织的退行性变,如弹性纤维的减少,透明变性,钙质沉着,以及肌肉萎缩等,可使鼓膜、鼓室内的韧带和听骨链中的关节等物理特性发生改变,镫骨周围环状韧带的弹性减退,可影响足板的活动,甚至发生固定,而出现传导性听力障碍。同时,基底膜可以增厚,钙化,透明变性,螺旋韧带萎缩;内外毛细胞萎缩,伴支持细胞减少;血管纹萎缩;螺旋神经节细胞退变,耳蜗神经纤维变性,数量减少。内耳血管亦随年龄的增长而出现退化、萎缩。除此之外,在老年性聋的发生过程中,听觉传导通路和皮层中的神经核团亦可发现神经节细胞萎缩,数量减少,核固缩等改变。

【造模方法】

1. 直接动物模型

(1) C57BL/6J 小鼠：C57BL/6J 小鼠耳蜗毛细胞在成年的早期开始退变，随年龄增长，毛细胞退变从耳蜗基底回快速向蜗顶扩展，到 26 月龄时，几乎整个耳蜗的外毛细胞和大部分内毛细胞丧失，BA LB/CBy J 小鼠：耳蜗功能从 8 月龄开始退变，此点符合感音性老年性听力损失的特点，但其毛细胞和听功能的退变较 NMF308 小鼠晚，到 6 月龄才开始出现听力损失。另一种具有快速渐进性年龄相关性听力损失的小鼠是 Fischer 344（F344）小鼠，相对于 C57BL/6J 小鼠而言，它的毛细胞丧失相对少一些。C57 小鼠比 CBA 小鼠对噪声损害敏感。

(2) CBA 小鼠：缓慢听力减退，与人类模式相似。

(senescence-accelerated mouse prone 8/1) SAMP8 小鼠和 SAMP1 小鼠：人类老化模型，用于老年病研究，可用于老年性聋的研究。SAMP8 小鼠特点：有自然衰老的特征，生命周期短，平均 10~17 个月，4~6 个月成熟期后迅速衰老，又在增龄过程中出现学习记忆障碍及情感障碍。

(swiss webster) SW 小鼠：老龄阶段为 32~36 个月。

2. 杂交动物模型　F_1（CBAxC57)：研究老年时外周听力（hearing）正常，中枢神经退化引起的中枢性听力（auditory）改变。

3. 基因突变模型

Cdh23（nmf308/nmf308）小鼠模型：(Cadherin23)CDH23 基因 cdh23 突变所形成，Cadherin23 为一种重要的 Corti 器毛细胞顶端连接的重要组成成分，其基因突变造成渐进性毛细胞丢失，产生特有的形态改变和使毛细胞由低转向顶转出现受损，产生年龄相关性听力丧失模型，即老年性聋。其产生式通过 N- 乙基 -N- 亚硝基脲诱变产生。

4. 另外，可应用人工催老方法建立老年性聋的动物模型。主要有：

(1) D- 半乳糖注射法：予以 5%D- 半乳糖腹腔注射，大鼠的注射剂量多在 150~500mg/（kg·d），也有达 1000mg/（kg·d）；小鼠多在 50~200mg/（kg·d），连续注射 6~8 周。

(2) 臭氧吸入法：臭氧吸入组大鼠放入木制臭氧发生柜内，柜内浓度为 1.9mg/m^3，24 小时照射，大鼠生活其中 21 天每天取出，常规给水、饲料、换垫料。并观察大鼠活动情况。

(3) γ 射线照射：大鼠的辐照吸收剂量为 3.0Gy 较为理想，辐照面积 25cm×25cm，辐照源距动物高度为 80cm，每次辐照为 4 分钟 53 秒，连续辐照 5 天，能快速、有效地建立衰老动物模型。

【模型特点】

其模型特点见图 9-13-23 至图 9-13-28。

【模型应用】

主要用于老年性耳聋的研究。

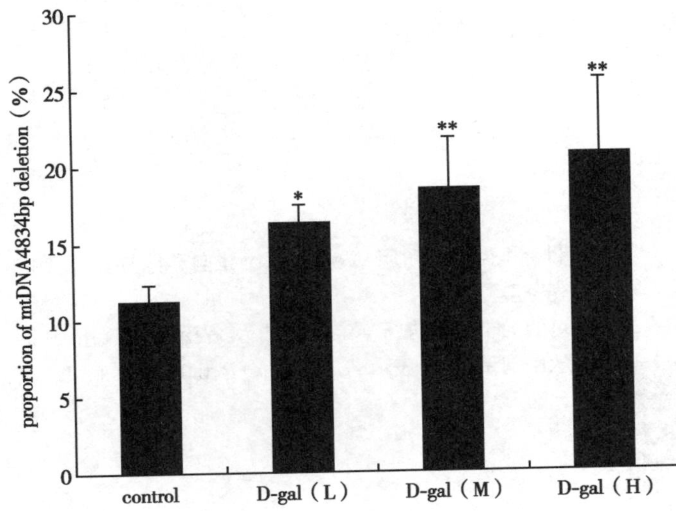

图 9-13-23　实验组中听皮层上 4834 个碱基对的 mtDNA 缺失的数量图

实验组中听皮层上 4834 个碱基对的 mtDNA 缺失的数量。D- 半乳糖诱导的常见缺失突变率较对照组明显升高。$^*P<0.05$，$^{**}P<0.01$

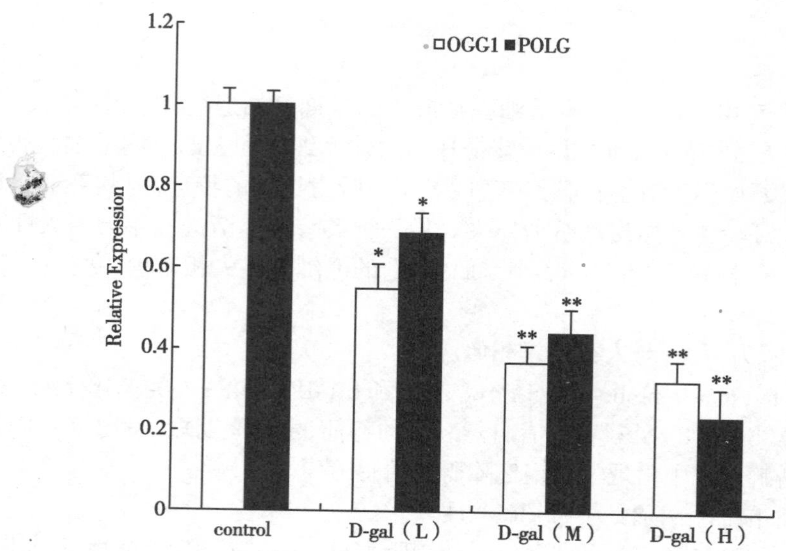

图9-13-24　小鼠听皮层中mRNA上D-半乳糖对OGG1(8-oxoguanine DNA glycosylase，8-羟基鸟嘌呤DNA糖基化酶)和DNA多聚酶γ(poly γ，POLG)表达的影响图

小鼠听皮层中mRNA上D-半乳糖对OGG1(8-oxoguanine DNA glycosylase，8-羟基鸟嘌呤DNA糖基化酶)和DNA多聚酶γ(poly γ)表达的影响。与对照组相比较，二者的表达水平均有显著性下降。L表示低剂量组，M表示中剂量组，H表示高剂量组。$^{*}P<0.05$，$^{**}P<0.01$

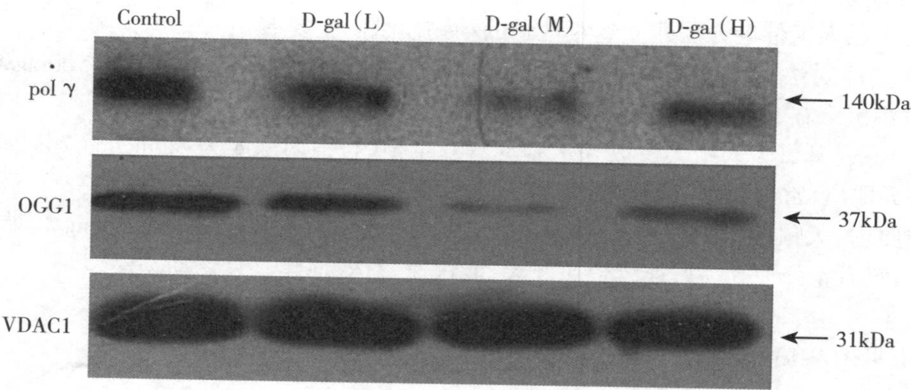

图9-13-25　利用Western blots技术对不同组中的OGG1和DNA pol γ的表达水平进行显像图

L表示低剂量组，M表示中剂量组，H表示高剂量组

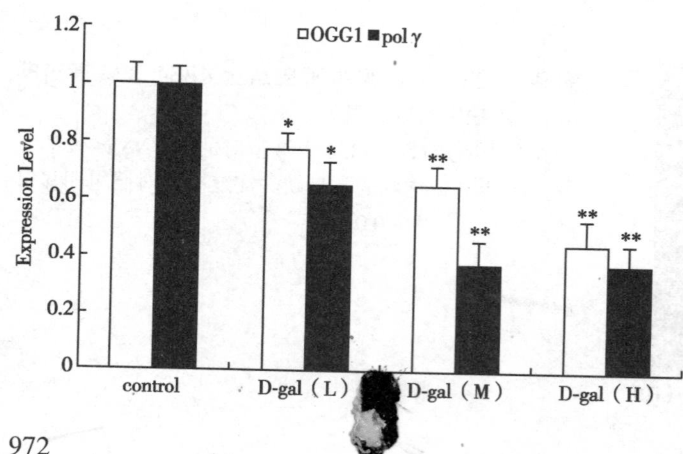

图9-13-26　利用Western blot自动照相技术上的光密度测量图

对酶的丰度值进行半定量测试。L表示低剂量组，M表示中剂量组，H表示高剂量组。$^{*}P<0.05$，$^{**}P<0.01$.

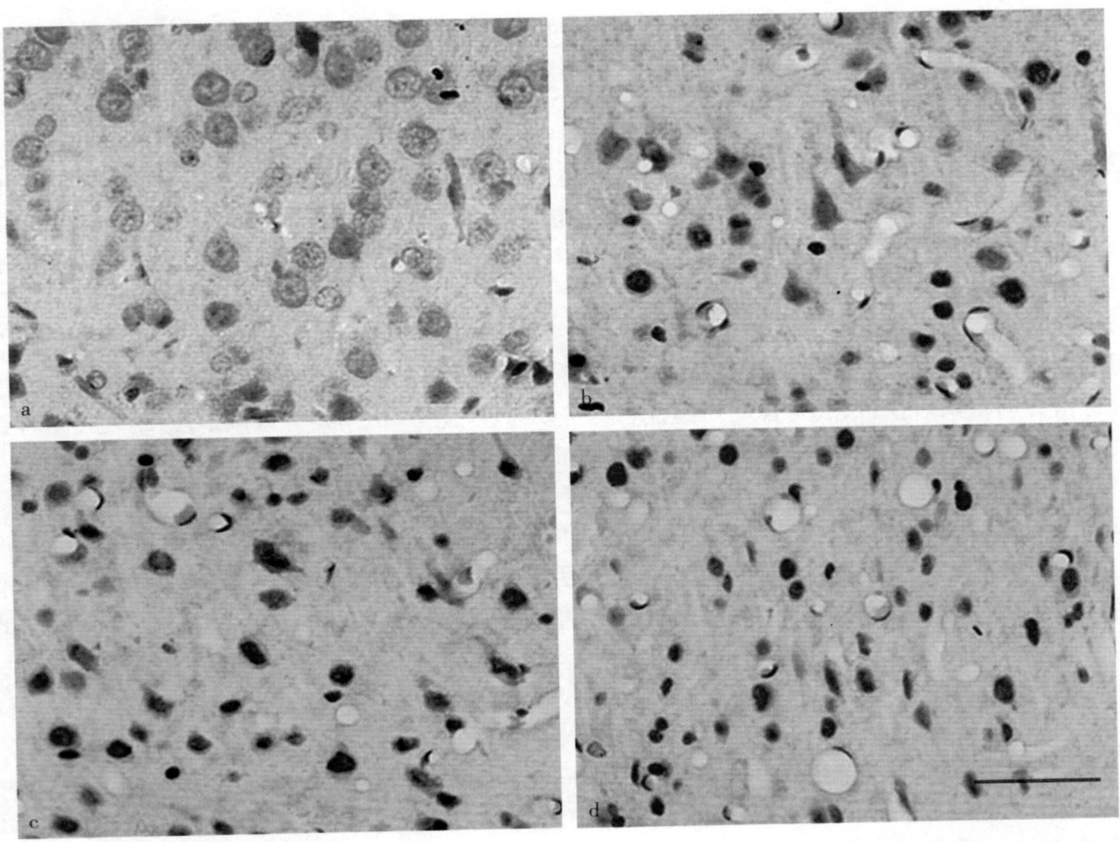

图 9-13-27　不同组听皮层的 TUNEL（terminal deoxynucleotidyltransferase-mediated UTP nick-end labeling，末端脱氧核苷酸转移酶介导的 UTP 缺口末端标记）染色结果图

a. 对照组；b. 低剂量组；c. 中剂量组；d. 高剂量组。标尺为 50μm

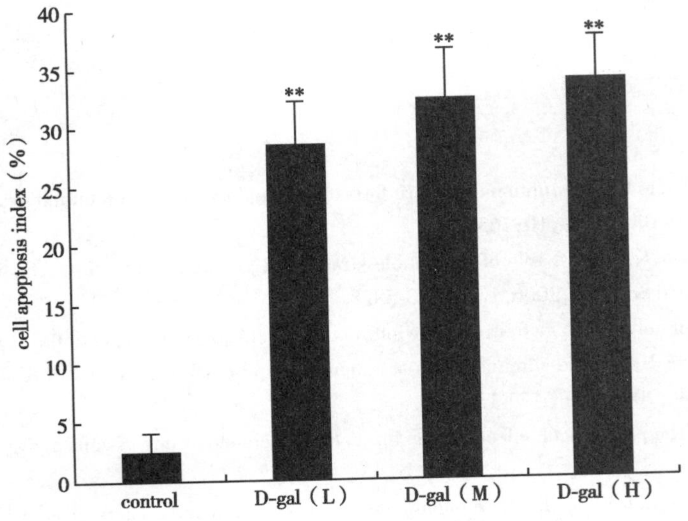

图 9-13-28　不同实验组中听皮层的凋亡指数图

D- 半乳糖诱导的小鼠，其凋亡指数较对照组明显增高。L 表示低剂量组，M 表示中剂量组，H 表示高剂量组。$^{**}P<0.01$.

第五节　遗传性耳聋动物模型

Section 5　Animal models of hereditary deafness

遗传学家们提出:在人类基因组中与听力下降密切相关的基因超过 200 个。在人类已发现的 1800 多种综合征性疾病中,伴有听力下降的综合征有 400 余种,已有 100 个基因被定位,并已克隆了 60 余个相关基因。与非综合征遗传性聋的相关基因也有约 100 个。遗传性耳聋动物模型(animal models of hereditary deafness)的建模方法如下。

【造模机制】

目前获得此类耳聋动物模型的途径有,一是通在自然条件下动物自然产生的基因突变,其症状通过遗传育种保留并遗传给后代,形成耳聋动物模型。二是以物理、化学、生物学等致病手段,诱发产生耳聋性动物模型。如转基因法、基因敲除法(knock out)、基因插入法(knock in)以及化学诱变等方法。

【造模方法】

基因敲除是自 20 世纪 80 年代末以来发展起来的一种新型分子生物学技术,是通过一定的途径使机体特定的基因失活或缺失的技术。通常意义上的基因敲除主要是应用 DNA 同源重组原理,用设计的同源片段替代靶基因片段,从而达到基因敲除的目的。随着基因敲除技术的发展,除了同源重组外,新的原理和技术也逐渐被应用,比较成功的有基因的插入突变和 iRNA,它们同样可以达到基因敲除的目的。

(1) 基因载体的构建:把目的基因和与细胞内靶基因特异片段同源的 DNA 分子都重组到带有标记基因(如 neo,TK 基因等)的载体上,成为重组载体。

(2) 同源重组:将重组载体通过一定的方式导入同源的胚胎干细胞(ES cell)中,使外源 DNA 与胚胎干细胞基因组中相应部分发生同源重组,将重组载体中的 DNA 序列整合到内源基因组中,从而得以表达。

(3) 嵌合体小鼠获得:当确定特定基因序列被敲除之后,通过显微注射将得到的 ES 细胞注入受体胚胎(囊胚期)中,随后将注射好的胚胎移植入代孕小鼠子宫中,最终发育为嵌合体小鼠。

(4) 得到纯合体:将带有突变基因的嵌合体小鼠与野生型小鼠交配,再经过自交得到的后代即可用于表型研究。由于同源重组常常发生在一对染色体上中一条染色体中,所以如果要得到稳定遗传的纯合体基因敲除模型,需要进行至少两代遗传。

(郭维维　谢雅芳)

参考文献

[1] Harris MJ, Juriloff DM, Peters CE. Disruption of pattern formation in palatal rugae in fetal mice heterozygous for First arch (Far) [J]. J Craniofac Genet Dev Biol, 1990, 10: 363-371.

[2] Rowe, TM, Rizzi, M, Hirose, K, et al. A role of the double-stranded RNA-binding protein PACT in mouse ear development and hearing [J]. Proc Natl Acad Sci USA, 2006, 103: 5823-5828.

[3] Ylikoski, J. Guinea-pig hair cell pathology from ototoxic antibiotics [J]. Acta Otolaryngol Suppl, 1974, 326: 5-22.

[4] Nourski KV, Miller CA, Hu N, et al. Co-administration of kanamycin and ethacrynic acid as a deafening method for acute animal experiments [J]. Hear Res, 2004, 187 (1-2): 131-133.

[5] Hangfu M, Zhao J, Din D. The prophylactic effect of thyroxin on kanamycin ototoxicity in guinea pigs [J]. Hear Res, 1992, 61 (1-2): 132-136.

[6] Ding D, Jiang H, Wang P, et al. Cell death after co-administration of cisplatin and ethacrynic acid [J]. Hear Res, 2007, 226: 129-139.

[7] Wang J, Ding D, Salvi RJ. Carboplatin-induced early cochlear lesion in chinchillas [J]. Hear Res, 2003, 181: 65-72.

[8] Ding L, McFadden SL, Salvi RJ. Calpain immunoreactivity and morphological damage in chinchilla inner ears after carboplatin [J]. J Assoc Res Otolaryngol, 2002, 3 (1): 68-79.

[9] Sun H, Salvi RJ, Ding DL, et al. Excitotoxic effect of kainic acid on chicken otoacoustic emissions and cochlear potentials [J]. J

Acoust Soc Am, 2000, 107 (4): 2136-2142.

[10] Sun H, Hashino E, Ding DL, et al. Reversible and irreversible damage to cochlear afferent neurons by kainic acid excitotoxicity [J]. J Comp Neurol, 2001, 430 (2): 172-181.

[11] Qi W, Ding D, Salvi RJ. Cytotoxic effects of dimethyl sulphoxide (DMSO) on cochlear organotypic cultures [J]. Hear Res, 2008, 236 (1-2): 52-60.

[12] Hofstetter P, Ding D, Powers N, et al. Quantitative relationship of carboplatin dose to magnitude of inner and outer hair cell loss and the reduction in distortion product otoacoustic emission amplitude in chinchillas [J]. Hear Res, 1997, 112 (1-2): 199-215.

[13] Hofstetter P, Ding D, Salvi R. Magnitude and pattern of inner and outer hair cell loss in chinchilla as a function of carboplatin dose [J]. Audiology, 1997, 36 (6): 301-311.

[14] Hofstetter P, Ding D, Salvi R. Induction of spontaneous otoacoustic emissions in chinchillas from carboplatin-induced inner hair cell loss [J]. Hear Res, 2000, 150 (1-2): 132-136.

[15] Schmiedt RA, Okamura HO, Lang H, et al. Ouabain application to the round window of the gerbil cochlea: a model of auditory neuropathy and apoptosis [J]. J Assoc Res Otolaryngol, 2002, 3 (3): 223-233.

[16] Fu Y, Ding D, Jiang H, et al. Ouabain-induced cochlear degeneration in rat [J]. Neurotox Res, 2012, 22 (2): 158-169.

[17] Ye HB, Shi HB, Wang J, et al. Bilirubin induces auditory neuropathy in neonatal guinea pigs via auditory nerve fiber damage [J]. J Neurosci Res, 2012, 90 (11): 2201-2213.

[18] Sawada S, Mori N, Mount RJ, et al. Differential vulnerability of inner and outer hair cell systems to chronic mild hypoxia and glutamate ototoxicity: insights into the cause of auditory neuropathy [J]. J Otolaryngol, 2001, 30 (2): 106-114.

[19] Ursick J, Staecker H. An overview of animal models of tinnitus [J]. B-ENT, 2007, 7: 23-25.

[20] Kaltenbach JA. Tinnitus: Models and mechanisms [J]. Hear Res, 2011, 276 (1-2): 52-60.

[21] Llano DA, Turner J, Caspary DM. Diminished cortical inhibition in an aging mouse model of chronic tinnitus [J]. J Neurosci, 2012, 32 (46): 16141-16148.

[22] Nowotny M, Remus M, Kössl M, et al. Characterization of the perceived sound of trauma-induced tinnitus in gerbils [J]. J Acoust Soc Am, 2011, 130 (5): 2827-2834.

[23] Mao JC, Pace E, Pierozynski P, et al. Blast-induced tinnitus and hearing loss in rats: behavioral and imaging assays [J]. J Neurotrauma, 2012, 29 (2): 430-444.

[24] Mao JC, Pace E, Pierozynski P, et al. A mouse model with postnatal endolymphatic hydrops and hearing loss [J]. Hear Res, 2008, 237 (1-2): 90-105.

[25] Takumida M, Akagi N, Anniko M. A new animal model for Meniere's disease [J]. Acta Otolaryngol, 2008, 128 (3): 263-271.

[26] Chi FL, Liang Q. The quantification of endolymphatic hydrops in an experimental animal model with guinea pigs [J]. ORL J Otorhinolaryngol Relat Spec, 2004, 66 (2): 56-61.

[27] Valk WL, Wit HP, Albers FW. Evaluation of cochlear function in an acute endolymphatic hydrops model in the guinea pig by measuring low-level DPOAEs [J]. Hear Res, 2004, 192 (1-2): 47-56.

[28] Dunnebier EA, Segenhout JM, Wit HP, et al., Two-phase endolymphatic hydrops: a new dynamic guinea pig model [J]. Acta Otolaryngol, 1997, 117 (1): 13-19.

[29] McFadden SL, Campo P, Ding D, et al. Effects of noise on inferior colliculus evoked potentials and cochlear anatomy in young and aged chinchillas [J]. Hear Res, 1998, 117 (1-2): 81-96.

[30] Moussavi-Najarkola SA, Khavanin A, Mirzaei R, et al. Temporary and permanent level shifts in distortion product otoacoustic emissions following noise exposure in an animal model [J]. Int J Occup Environ Med, 2012, 3 (3): 145-152.

[31] Le Prell CG. Noise-induced hearing loss: from animal models to human trials [J]. Adv Exp Med Biol, 2012, 730: 191-195.

[32] Roberto M, Zito F, Hamernik R. Interaction between continuous and impulse noise: anatomic and functional evaluation in relation to the intensity of the exposure [J]. Acta Otorhinolaryngol Ital, 1992, 12 (5): 451-459.

[33] Zhong Y, Hu YJ, Chen B, et al. Mitochondrial transcription factor A overexpression and base excision repair deficiency in the inner ear of rats with D-galactose-induced aging [J]. FEBS J, 2011, 278 (14): 2500-2510.

[34] Han C, Someya S. Mouse models of age-related mitochondrial neurosensory hearing loss [J]. Mol Cell Neurosci, 2013, 55: 95-100.

[35] Chen B, Zhong Y, Peng W, et al., Increased mitochondrial DNA damage and decreased base excision repair in the auditory cortex of D-galactose-induced aging rats [J]. Mol Biol Rep, 2011, 38 (6): 3635-3642.

[36] Park SN, Back SA, Park KH, et al. Comparison of cochlear morphology and apoptosis in mouse models of presbycusis [J]. Clin Exp Otorhinolaryngol, 2010, 3 (3): 126-135.

[37] Wang Y, Ren C. Effects of repeated "benign" noise exposures in young CBA mice: shedding light on age-related hearing loss [J].

J Assoc Res Otolaryngol,2012,13(4):505-515.

[38] Liu S,Li S,Zhu H,et al. A mutation in the cdh23 gene causes age-related hearing loss in Cdh23(nmf308/nmf308) mice [J]. Gene,2012,499(2):309-317.

[39] Kane KL,Longo-Guess CM,Gagnon LH,et al.Genetic background effects on age-related hearing loss associated with Cdh23 variants in mice [J]. Hear Res,2012,283(1-2):80-88.

[40] Hultcrantz M.,Anniko M,Borg E.The influence of prenatal gamma irradiation on the ageing of the cochlea [J]. Acta Otolaryngol,1989,108(5-6):414-423.

[41] Rodriguez-dela Rosa L,Fernandez-Sanchez L,Germain F,et al.Age-related functional and structural retinal modifications in the Igf1-/- null mouse [J].Source Neurobiol Dis,2012,46(2):476-485.

[42] Yang SM,Hou ZH,Yang G,et al. Chondrocyte-specific Smad4 gene conditional knockout results in hearing loss and inner ear malformation in mice [J]. Dev Dyn,2009,238(8):1897-1908.

[43] 刘磊.维甲酸导致先天性小耳畸形发病机制研究[D].北京协和医学院,2011,3:26.

[44] 柯朝阳,杨名保,龚桃根,等.大鼠急性中耳炎动物模型的建立[J].中华耳科学杂志,2010,8(3):325-329.

[45] 杨名保,柯朝阳.分泌性中耳炎的动物模型及制作概况[J].听力学及言语疾病杂志,2009,17(3):298-300.

[46] 黄秋红,邱泽恒,陈俊明,等.建立大鼠分泌性中耳炎模型[J].中国耳鼻咽喉头颈外科,2009,16(12):682-684.

[47] 姜鸿彦,郭梦和,黄维国.分泌性中耳炎建模影响因素的实验研究[J].第四军医大学学报,1995,16(2):105-107.

[48] 胡凌翔,吴皓,石复辛.内耳注射药物建立新生鼠耳聋动物模型[J].听力学及言语疾病杂志,2013,21(1):61-65.

[49] 丁大连,张志坚,朱巧英.利尿酸与庆大霉素耳毒作用协同影响的实验研究[J].听力学及言语疾病杂志,1995,3(2):76-79.

[50] 丁大连,朱曦,陈海明.豚鼠卡那霉素耳中毒耳蜗内酸性磷酸酶的研究[J].中华耳鼻咽喉头颈外科,1996,21(2):101-103.

[51] 袁分钱,杨仕明,孙建和,等.速尿与硫酸卡那霉素联合用药对大鼠内耳毒性的实验观察[J].中华耳科学杂志,2011,9(1):66-71.

[52] 丁大连,亓卫东,张梅,等.顺铂及其耳毒性[J].中华耳科学杂志,2008,6(2):125-133.

[53] 丁大连,郑向阳,王坚.卡铂引起的毛细胞四种酶的活性变化[J].听力学及言语疾病杂志,1999,7(4):200-202.

[54] 孙勍,孙建和,单希征,等.谷氨酸对豚鼠畸变产物耳声发射和听性脑干反应的影响[J].中华耳鼻咽喉头颈外科杂志,2005,40(6):435-439.

[55] 魏保龄,张铁民,周彦艳.白噪声对听觉脑干电反应(ABR)和耳蜗电图(ECochG)的影响[J].应用生理学杂志,1985,1(4):239-224.

[56] 丁大连,郑明,郑向阳.卡铂导致毛细胞及其传出神经损害的耳蜗分析图[J].临床耳鼻咽喉科杂志,1999,13(11):510-512.

[57] 丁大连,王坚,郑向阳.卡铂对南美洲栗鼠螺旋神经节的早期损害[J].听力学及言语疾病杂志,1998,6(2):65-67.

(谭毅 刘宇 整理编辑)

第十四章　皮肤疾病动物模型

Chapter 14　Animal modes of dermatological disorders

皮肤覆盖整个体表，是人体最大的器官。皮肤病学是研究皮肤及附属器和各种与之相关疾病的科学。随着健康意识的增强，人们对皮肤疾病给予了越来越多的关注。由于皮肤的外在可视性，皮肤病动物模型（animal modes of dermatological disorders）在皮肤病和相关学科的研究中被重视和广泛应用，主要体现在皮肤病动物模型在探讨皮肤病病因、发病机制、研究新药的药效学、药动学、毒理学等方面发挥了重要作用。

第一节　遗传工程、自发性皮肤疾病动物模型

Section 1　Genetic engineering, spontaneous animal modes of dermatological disorders

遗传工程、自发性皮肤疾病动物模型（genetic engineering，spontaneous animal modes of dermatological disorders）的建模方法如下。

一、系统性红斑狼疮动物模型

系统性红斑狼疮（systemic lupus erythematosus，SLE）是一种病因尚不完全清楚的自身免疫性疾病，在发病过程中有多种免疫功能异常，常造成多器官和系统的损害，被认为是人类自身免疫性疾病的代表。因此，建立 SLE 的动物模型对阐明人类 SLE 的病因、发病机制及其治疗有着极大的价值。近 30 年来，研究人员已建立了自发性和诱发性小鼠系统性红斑狼疮动物模型（animal modes of systemic lupus erythematosus）（诱发性小鼠模型将在本节一同介绍），这些小鼠均可复制出 SLE 的许多免疫学异常和组织病理，与人类 SLE 极为相似。

【造模机制】

现有 NZB/W（杂交 1 代）小鼠、BXSB 小鼠及 MRL/lpr（lpr 为淋巴细胞增殖 lymphoid proliferation 基因的缩写）小鼠 3 个品系。自发性小鼠 SLE 的发生发展需要多基因的参与。在此背景上，一些基因如 Fas-FasL 功能改变的 lpr、gld 基因及 Yaa 基因的存在使得疾病提前出现。在每一品系狼疮小鼠中，至少有 10 个或更多的基因共同决定狼疮小鼠的各种临床表现，只不过某些基因比其他基因提供了更多的疾病易患性。而且，将正常小鼠某几种单个基因的敲除或导入个别基因均会导致狼疮样疾病的发生。这些基因中的大多数改变了 B 细胞或 T 细胞的存活和（或）影响凋亡。

【造模方法】

1. 自发性小鼠 SLE 模型

(1) 选定符合健康标准的双亲品系小鼠，体重要求雌鼠 22g、雄鼠 25g 以上，日龄雌鼠（70±5）天，雄鼠（80±5）天，放入饲养盒内同居，记录同居日期。

(2) 3 天后开始检栓，在阴门或饲料盒内寻找乳白色胶状物，如有乳状物的凝固，说明交配成功，记录交配日期。

(3) 怀孕 18~22 天后每天检查产仔情况并登记产仔数；子鼠 6 周时 18~22g，即可供实验用。

(4) NZB/W 小鼠是由黑色的 NZB 小鼠与白色 NZW 小鼠杂交产生的杂交 1 代鼠，NZB/W 小鼠雌性发生 SLE 样表现较早，半数病死率月龄为 8 个月，雄性发病晚，为 15 个月。BXSB 小鼠是由米黄色雄性 SB/Le 小鼠与黑色雌性 C57BL/6J 小鼠杂交而来，因为 Y 染色体上有加重自身免疫的基因位点，故雄鼠发病早

且重，其半数病死率月龄为 5.5 个月，雌鼠发病晚，半数病死率为 20 个月。MRL/lpr 小鼠的遗传背景较复杂，其基因组成 75% 来源于 LG 小鼠，13% 来源于 AKP 小鼠，12% 来源于 C3H 小鼠，0.3% 来源于 C57BL/6 小鼠，本品系小鼠含有与细胞自发性程序性死亡有关的 Fas 基因隐性突变，出现淋巴细胞增殖异常，全身淋巴结肿大，加速了自身免疫反应，出现侵蚀性关节炎，抗双链 DNA、抗 Sm、高滴度抗核杭体（antinuclear antibody，ANA）、高丙种球蛋白血症、半数出现类风湿因子。肾脏损害为亚急性增生性肾小球肾炎，轻至中度蛋白尿。MRL/lpr 小鼠无论雌雄，均发病较早，半数病死率月龄为 4.5 个月。

2. 同种异体淋巴细胞诱导的小鼠 SLE 模型

（1）用同种小鼠亲代的淋巴细胞输注到 F_1 小鼠体内，使之产生移植物抗宿主病，其病理变化与人类 SLE 极为相似。常在第 3 周即可出现自身抗体，至第 4 周时 SLE 样病变已基本形成。

（2）纯品系 C57BL/10 小鼠与 DBA/2 小鼠杂交，产生 F_1 代小鼠。无菌取出亲代鼠 DBA/2 的脾、淋巴结或胸腺，在尼龙膜上轻轻挤压，制成单个脾细胞、淋巴结细胞或胸腺细胞悬液。脾或胸腺细胞与淋巴细胞按 2∶1 比例混合，每只小鼠静脉注射 1.0×10^7 个淋巴细胞，0 天、7 天各注射 1 次，同时注射 50U 肝素，第 3 周便可出现自身抗体，第 4 周时表现出 SLE 样病变。

（3）虽然 SLE 小鼠遗传标志不同，但具有人类 SLE 样的异常表现，以 B 细胞高活性为基本变化，有多种抗自身抗体的产生，出现低补体血症以及循环免疫复合物等。其血清学异常较为复杂，ANA 是小鼠 SLE 模型重要的特征之一，常常可以检测到多种 ANA，有 dsDNA、抗组蛋白、非组蛋白抗体，还可检测到抗胸腺细胞抗体、抗红细胞抗体、抗 gp70 抗体等，血中含有 gp70 抗原抗体复合物，它与肾小球肾炎明显相关。由于免疫复合物和补体 C3 在各组织内特别是在肾小球基底膜上沉积，造成多器官的损害。组织病理上可见肾小球和间质血管旁有程度不等的单核细胞、淋巴细胞和浆细胞浸润，脾和淋巴结有明显的增生，胸腺萎缩，还可见关节炎、非典型的疣状心内膜炎、心肌间质胶原纤维化等损害。

【模型特点】

自发性小鼠 SLE 模型发病均较晚，周期长，不容易控制实验过程，近来已为实验性诱导的 SLE 小鼠模型所取代。同种异体淋巴细胞诱导的小鼠 SLE 模型出现病变早，易于控制实验过程。

【模型应用】

本模型可用于：

1. 探讨 SLE 的病因及其发病机制　虽然小鼠 SLE 样症状各有不同，从血清、组织病理、病毒、淋巴细胞、性激素等方面的研究结果可以看出，SLE 小鼠免疫系统功能紊乱仍是其发病的基础，Ts 细胞功能缺陷，T-B 细胞间协作异常，B 细胞过度活化，导致多种自身抗体产生，自身抗体通过

2. 药物疗效的评估　本模型对评价 SLE 的药物疗效及其对药物的筛选有重要意义，许多药物如环孢素、环磷酰胺、硫唑嘌呤、糖皮质激素、卡托普利、双氟甲鸟氨酸、KW-3635（血栓素 A_2 受体拮抗剂）以及某些中草药均能对狼疮小鼠进行有效的治疗。随着生物科技的发展，采用胸腺移植或应用胸腺素、抗 T 细胞抗体的独特型抗体、白介素 1（IL-1）受体甚至采用转基因技术将 IL-2 基因导入 SLE 小鼠治疗 SLE，均取得了一定的疗效。

二、银屑病动物模型

银屑病（psoriasis）是一种常见的并易复发的慢性炎症性皮肤病，病因不明，长期以来一直缺乏理想的动物模型，早在 20 世纪六七十年代，人们就用多种方法刺激表皮增生，如紫外线照射、化学刺激剂外搽，造成一个短暂的表皮过度增殖，后来用普萘洛尔涂在豚鼠背侧皮肤，或是用缺乏必需脂肪酸的饲料喂养大鼠，造成一个类似于银屑病的病理改变。虽然这些方法可在短时间内复制出与银屑病患者类似的皮肤组织病理学改变，且具有操作简单、重复性好等优点，在银屑病研究中曾发挥过积极作用。但此类模型仅为表皮过度增殖模型，即通过物理或化学刺激加快动物表皮增生速度，从而诱发银屑病样改变。银屑病动物模型（animal models of psoriasis）所表现出的组织学变化仅是针对表皮损伤的一种迟发反应，与人类自然发生的银屑病还存在较大差异。

【造模机制】

将银屑病患者皮损移植于裸鼠（naked mice）或严重联合免疫缺陷（severe combined immunodeficiency，SCID）鼠后，能存活较长时间，一般不产生排斥反应，能较准确地模拟银屑病的病理生理变化。另外，有的小鼠突变品系，如缺皮脂腺突变鼠，无毛突变鼠，鱼鳞状皮肤突变鼠和鳞片状皮肤突变鼠的组织病理与形态学均与人类银屑病病变极为相似，易出现同形反应。目前，尚可运用转基因技术将外源基因（如 IL-23）导入受体细胞，出现表皮细胞的显著增生和角化过度的特征。

【造模方法】

1. 自发性动物模型　主要有以下几种小鼠突变品系：缺皮脂腺突变鼠、无毛突变鼠、鱼鳞状皮肤突变鼠和鳞片状皮肤突变鼠，后者的组织病理和形态学均与人类银屑病病变极为相似，易出现同形反应。1990年，有学者率先提出可以通过转基因方法使特异性基因在动物体内表达，从而为人类有遗传倾向的皮肤疾病研究提供有价值的动物模型。目前，已有报道将转化生长因子 β、整合素、角蛋白、血管内皮生长因子等基因导入小鼠后，出现表皮细胞的显著增生和角化过度的特征。

2. 异种移植动物模型　取寻常型银屑病患者典型皮损，并经组织学证实，要求 2 周内未经任何治疗。局麻下取下直径为 0.6~0.7cm 的全层皮肤，外观正常皮肤取 0.4cm 大。裸鼠 7~9 周大时用苯巴比妥纳（80mg/kg）或戊巴比妥钠（60mg/kg）麻醉，移植点选在小鼠背部，碘酒乙醇消毒后切除直径为 0.6~0.8mm 的圆形皮肤，曝露至肌肉筋膜层。将皮损修剪成 0.6~0.8mm 大，移植到已准备好的移植点上，间断缝合，移植物在空气中暴露 15~30 分钟，以便更好地黏附，然后用弹力布加压包扎 2~4 周。手术过程必须无菌。

除裸鼠外，严重联合免疫缺陷鼠因 T、B 淋巴细胞缺失，导致其细胞免疫和体液免疫功能严重削弱，可接受异种组织移植而不发生主要排斥反应，亦被广泛应用于异种皮肤移植实验。

异种移植联合 T 细胞注射动物模型：诸多研究均揭示银屑病是与免疫学密切相关的疾病，而活化的 T 细胞则被认为是引起银屑病免疫炎症反应的关键因素。有学者将来源于银屑病患者的未受累皮肤全层移植至 SCID 鼠，同时注射供体血液来源的 T 细胞，多数移植皮肤发生鳞屑样改变并可见皮肤增厚、颗粒层消失、T 淋巴细胞表皮浸润等变化。有研究表明将银屑病患者皮片移植至 SCID 鼠，同时注射来源于患者皮损的 T 细胞，皮片 10 周后仍可见银屑病样表现。

【模型特点】

裸鼠移植模型在皮损移植后大多数仍保持棘层肥厚、角化不全，而且要在病变表皮和真皮同时移植的情况下维持得更久些。自发性模型的组织学表现为显著的棘层肥厚、角化过度伴角化不全，角质层下脓疱，真皮毛细血管扩张和以淋巴细胞为主的多种炎症细胞弥漫浸润。异种移植动物模型的大多数病理特征在移植后不能长久维持，难以进行大批量的移植，饲养条件要求高，费用高，限制了异种移植动物模型的推广应用。转基因动物模型从不同方面模拟了银屑病的病理生理变化，但仍不能完全反映其发生特点，致病基因的不明确和易感因素的多样化可能是制约银屑病转基因模型继续完善的瓶颈所在。

【模型应用】

异种移植联合 T 细胞注射动物模型不仅能表现出银屑病样外观改变，而且能在较长时间内较好地保持复杂的病理生理变化，为研究银屑病的发病机制及活化 T 细胞在该病发生发展中的作用提供了有效模型。虽然每一种模型的建立均在一定程度上推动了银屑病研究的进程，如自发性小鼠模型是具有特定遗传性状的突变品系，对研究银屑病的分子遗传学、病因、发病机制、病理生理及药物筛选均有很大的意义，但是，所有这些模型仅是短暂反映银屑病的部分特征，或者是一种非特异性反应，与自然发生于人类的银屑病相比还有很大差距。所以，建立一种能很好反映银屑病实际发病状况，从全身情况到皮肤病理表现都能特异模拟出银屑病各方面特征且能在较长时间内维持银屑病表型特征的动物模型，已成为目前的迫切需要。

第二节 诱发性皮肤疾病动物模型

Section 2 Provocative animal modes of dermatological disorders

一、麻风动物模型

麻风(leprosy)是由麻风杆菌引起的一类传染性疾病，其动物模型的研制已有百余年的历史了，自1960年在正常小鼠足垫成功接种和繁殖麻风杆菌后，相继建立了免疫抑制小鼠模型、新生期摘除胸腺大鼠模型。20世纪70年代以后建立了犰狳麻风病模型、裸小鼠模型、裸大鼠模型和灵长类动物模型等，现我国已研制成功树鼩麻风动物模型(animal modes of leprosy)。这些模型为研究麻风杆菌生物学特性和麻风病的发病机制、病理过程奠定了基础。

【造模机制】

通过控制接种部位的温度或动物的免疫状态，或选择对麻风杆菌的易感性高的动物，进行麻风杆菌的接种，获得感染模型。

【造模方法】

鼠足垫接种麻风杆菌。菌株取自瘤型或界线类偏瘤型麻风患者的皮肤活体组织或裸鼠传代菌株。皮肤组织用无菌缓冲盐水反复冲洗后剪碎，研磨成菌悬液，低速离心(1000~1500r/min)5~10分钟，取上清计数菌量。每足垫接种菌量为5×10^{3}~1×10^{4}/0.03ml，选所需动物进行足垫接种，也可接种在耳、鼻皮下，或是静脉注射接种。然后定期收获细菌，计数，同时进行病理检查，一般1年收获6~7次。

1. 免疫正常小鼠感染模型　由于麻风杆菌适宜生长温度低于37℃，静脉注射时在内脏是不易繁殖的，提示低体温部位是分枝杆菌的适宜接种部位，因而麻风杆菌接种到小鼠足垫能够存活。一般室温在15~25℃，小鼠足垫温度为30℃，利于麻风杆菌繁殖。

2. 免疫抑制小鼠模型　小鼠出生后6周摘除胸腺，2周后全身照射接近致死量X射线9Gy，并立即输入同种小鼠骨髓，即成T/900R小鼠模型。亦可同时用抗胸腺细胞抗体或免疫抑制剂，为减少动物死亡率，X线照射可分5次，每次2Gy(200rad)，每2周一次。

3. 新生期摘除胸腺大鼠模型(NTLR)正常大鼠对麻风杆菌易感性较低，新生期摘除胸腺和注射抗胸腺细胞抗体，可提高动物易感性，与免疫抑制小鼠模型相比，罕有消耗病出现。

4. 犰狳模型　1971年，Kirchheimer与Storrs应用犰狳(armadillo)接种麻风杆菌成功，建立了犰狳感染模型。目前常用九带犰狳，产于南美，对麻风杆菌的易感性比人高，皮内接种或皮肤表面擦破外涂菌液，或是静脉接种后14个月后，60%以上动物出现播散性瘤型损害，以静脉注射效果最好，阳性率可高达88%。除九带犰狳外，八带犰狳接种后亦产生麻风病变化，轻者类似于结核样型麻风改变，重者为瘤型麻风改变。

5. 裸鼠模型　裸小鼠或者裸大鼠。裸鼠缺乏细胞免疫，麻风杆菌在其体内是一种系统感染，低体温部位如眼睑、耳垂、鼻、尾、足垫可检出少量抗酸杆菌，病理检查可见到瘤型样损害。受侵犯的外周神经内有大量的抗酸杆菌。

6. 树鼩(tree shrews)模型　树鼩足垫表面温度低于32℃，适于麻风杆菌生长。国内学者曾将麻风杆菌接种于树鼩，1年后发现树鼩出现明显的播散性感染，鼻、耳、睾丸、心、肾、肝、脾、肺、淋巴结和坐骨神经中有抗酸杆菌，具有小灶性巨噬细胞浸润。足垫的病变不仅侵犯了神经，而且有大片以巨噬细胞为主的肉芽肿，少数巨噬细胞胞质丰富并有泡沫化趋势。对在树鼩体内繁殖的抗酸杆菌作鉴定，试验结果证实与人麻风杆菌一致。这些结果说明树鼩也有可能成为一种新的、有价值的麻风实验模型，值得进一步研究。

【模型特点】

1. 免疫正常小鼠感染模型　①足垫接种麻风杆菌后肉眼检查无明显变化；②麻风杆菌的繁殖是缓慢而有限的，麻风杆菌有其特定的繁殖生长曲线，增殖到一定数量后不再增加，这与小鼠在感染后期出现了麻风杆菌的细胞免疫有关；③成功率高；④高度可重复性；⑤可以传代，传代菌生物学特性不改变；⑥足垫麻风杆菌繁殖与接种菌性状、数量直接相关，形态指数愈高，成功率愈高，如治疗后形态指数降低，则接种成功率降低；但未经治疗的病例形态指数为零时亦可出现繁殖，接种菌量超过 10^6 则不繁殖。缺点是麻风杆菌生长缓慢而且是有限繁殖，缺乏像人那样严重侵犯神经的损害，缺乏瘤型病变，不是真正的疾病模型；另外小鼠生命周期短，一般小鼠只存活 2 年，难以进行耐药性等方面的研究。

2. 犰狳模型 ①麻风杆菌能大量繁殖，麻风患者瘤型组织一般每克含菌量为 10^7~10^8，犰狳每克组织含菌量是瘤型患者的 10~1000 倍。犰狳感染组织不仅含菌量高，形态指数亦高，内脏菌形态指数一般为 12~38；②犰狳感染后出现广泛而严重的病变，类似于未经治疗的晚期麻风，病变严重，进展快，重者引起死亡，是麻风病研究中较为理想的动物模型。缺点是犰狳无法人工繁殖，仅依靠野外捕获，因而来源有限。

3. 裸鼠模型 ①繁殖菌量高；②裸小鼠的感染能反复传代，有再现性。主要缺点是饲养条件严格，要求高，费用较贵。

4. 树鼩模型 树鼩在系统发生上与人近缘，具有便于饲养和实验操作，繁殖率高，世代交替快等许多优点。

【模型应用】

免疫正常小鼠感染模型由于动物来源方便，饲养简单，实验结果重复性好，成功率高，因而广泛用于麻风病的研究，其应用主要包括以下几方面。

1. 麻风杆菌的鉴定和活力测定。

2. 麻风杆菌耐药菌株的鉴定。

3. 筛选新的抗麻风药物及鉴定实验化疗效果。

4. 麻风杆菌菌苗实验研究。犰狳模型对于麻风的治疗、流行病学、免疫学的研究有很大价值；此外，由于犰狳体内可大量繁殖麻风杆菌，因而可提供大量麻风杆菌，这为抗原分析、菌苗和毒素研究提供了非常有利的条件。而裸鼠模型为研究麻风杆菌生物学特性、免疫原性和麻风病发病机制提供了极为有用的实验模型，也能用于进行药物研究、实验化疗。而且裸鼠是理想的体外和其他实验用麻风杆菌的来源，可用于保存和传代麻风杆菌。

二、变应性及毒性接触性皮炎动物模型

接触性皮炎（contact dermatitis）是由于单次或多次接触某种外源性物质后在皮肤、黏膜接触部位发生的急性或慢性炎症反应。能引起接触性皮炎的物质很多，可分原发性刺激物和接触性致敏物两大类。

【造模机制】

二硝基氯苯（dinitrochlorobenzene，DNCB）是诱导接触性皮炎较为理想的试剂，国内外学者已成功地用它诱导豚鼠产生变应性及毒性接触性皮炎，其组织病理和临床表现与人类接触性皮炎十分相似。

【造模方法】

1. 变应性接触性皮炎模型 豚鼠体重 500g 左右，用 10%DNCB 丙酮液 20μl 涂到豚鼠背部皮肤上，每日 1 次，共 3 次，使豚鼠致敏，2 周后用 0.015%DNCB- 丙酮液 40μl 分别涂到豚鼠背部皮肤上，试验剂量为 DNCB30μg/cm^2。

2. 毒性接触性皮炎模型 DNCB 浓度为 3%，试验剂量为 300μg/cm^2，涂到未经致敏的豚鼠腹部皮肤上。

【模型特点】

本模型简单易行，重复好，结果可靠。变应性接触性皮炎的特点是在再次涂 DNCB 后 6 小时，皮肤出现不同程度的红肿，24 小时达到高峰，表皮出现广泛的细胞内外水肿，网状变性或海绵形成，真皮浅层血管扩张，单一核细胞浸润。毒性接触性皮炎的特点是涂较大剂量的 DNCB 后 6 小时出现表真皮分离，部分表皮细胞坏死，真皮浅层有大量的炎症细胞浸润，以多形核细胞为主，2 小时后表皮坏死更广泛，棘层有水疱形成。

【模型应用】

本模型在药物筛选、疗效判断及发病机制等方面有较大意义。

三、天疱疮动物模型

天疱疮（pemphigus）是一组累及皮肤和黏膜的自身免疫性表皮内大疱病，共同特征是疱壁薄、松弛易破的大疱。由于患者血清中存在大量的抗表皮细胞间物质的自身抗体，导致表皮棘层松解、大疱形成。

【造模机制】

天疱疮是表皮细胞间抗体介导的自身免疫性大疱性皮肤病，天疱疮抗体与天疱疮抗原结合后，通过细胞信号传导途径激活一系列蛋白水解酶，导致细胞间连接结构水解，从而引起表皮棘层细胞互相分离、棘层松解及表皮内水疱形成。通过纯化患者血清中的自身抗体 IgG，注射给小鼠后可产生天疱疮临床和组织病理改变。

【造模方法】

纯化患者自身抗体 IgG，采用饱和硫酸铵沉淀其外周血清中的免疫球蛋白，经透析后采用聚乙二醇浓缩至蛋白浓度为 50mg/ml，然后过 Sephadex G200 柱，Tris 缓冲液洗脱，收集第 2 峰（即 IgG 峰）并测定蛋白浓度。新生的 BALB/c 小鼠 24 小时内按每日 5mg/g IgG 予以腹腔内注射，早晚各 1 次，共 3 天。

【模型特点】

注射患者血清的 IgG 抗体后，18~72 小时出现皮肤水疱，病理检查有棘层细胞松解，表皮内水疱，免疫荧光染色可见细胞间已结合有自身抗体。

【模型应用】

本模型对研究天疱疮的病理、发病机制以及药物治疗和药物筛选等方面具有较高价值。

四、葡萄球菌烫伤样皮肤综合征动物模型

葡萄球菌性烫伤样皮肤综合征（staphylococcal scalded skin syndrome，SSSS）是指由凝固酶阳性、噬菌体Ⅱ组 71 型金葡菌引起的一组皮疹。特征性表现是在大片红斑基础上出现松弛性水疱，尼氏征阳性，皮肤大面积剥脱后留有潮红的糜烂，似烫伤样外观，手足皮肤可呈手套、袜套样剥脱，口角周围可见放射状裂纹。

【造模机制】

模型接种从患者分离培养出的凝固酶阳性、噬菌体Ⅱ组 71 型金葡菌。

【造模方法】

从新生儿葡萄球菌烫伤样皮肤综合征患者皮损处分离培养出金黄色葡萄球菌，选用噬菌体分为第 2 组的细菌，用生理盐水洗成菌液，比浊法计数后，在 24 小时内皮下或腹腔内注射给 2~8 日龄的小鼠，每次注射 0.1ml，菌量以 9×10^6~9×10^7 为宜。2~4 小时内皮下注射处发红，6~12 小时全身皮肤特别是躯干皮肤大片红斑或紫红斑，尼氏征阳性，轻微摩擦去表皮层，并出现松弛大疱，一般 12~24 小时内由于败血症死亡，在大疱部位或皮疹区作活检，均可见到表皮棘层松解，形成表皮内大疱，疱内及真皮层无明显的炎症细胞浸润。

【模型特点】

重复性好，发病与新生小鼠日龄及接种菌量相关，2~8 日龄新生小鼠最易发病，12 天以上难以发病，菌量以 9×10^6~9×10^7 为优。皮下注射较腹腔注射好。

【模型应用】

本模型对研究发病机制、病理过程和临床治疗有一定的意义。

五、痤疮动物模型

痤疮（acne）是一种毛囊皮脂腺的慢性炎症，可形成黑头粉刺、丘疹、脓疱、结节、囊肿，为一种多因素性疾病，与内分泌、皮脂、毛囊微生物等因素有很大关系。

【造模机制】

由于接触各种润滑油及工业焦油类后，油类本身的化学刺激，使毛囊口上皮细胞增生，角化过度。

【造模方法】

选 350~400g 的白色雄兔，将焦油原液隔日一次涂于每只家兔的耳郭内侧，连续涂 10 次后饲养 10 天，共 30 天。实验 3 周时皮肤干燥，粗厚，有明显的痂皮，脱屑，开始相继出现毛囊性改变，主要损害表现为毛孔扩张，毛囊口部位角化过度，随着时间延长，毛囊性角化逐渐明显，皮损高出皮面，触之较硬，似痤疮样。组织病理为角质层增厚，呈明显的角化不全和角化过度，皮脂腺毛囊口部位有皮脂、角化细胞及角化不全细胞组成的栓塞物，严重者毛囊口被角质充塞成袋状，毛囊壁增厚，周围有少许淋巴细胞浸润，符合寻常性痤疮的组织像改变。

【模型特点】

此法简单易行，易于复制，严格意义上说与人类的职业痤疮发病机制有相似之处。

【模型应用】

本模型不适于探讨痤疮的发病机制，但可用于药物筛选及实验治疗观察等。

六、孢子丝菌病动物模型

孢子丝菌病（sporotrichosis）多由外伤后感染了申克孢子丝菌，进而引起的一种慢性肉芽肿，主要侵犯皮肤和皮下组织。现有研究表明从孢子丝菌病患者的病变组织中分离获得的申克孢子丝菌，注射给某些动物后出现类似于人类孢子丝菌的组织病理学改变。

【造模机制】

接种培养的申克孢子丝菌，渐形成感染灶。

【造模方法】

选用家兔或昆明种小鼠（25~30g），也可用大鼠、猫、犬、猴等。将培养 3 周的申克孢子丝菌菌落挑出，用生理盐水制成菌液，消毒脱脂棉过滤，滤液离心，4000r/min，20 分钟，反复 2 次，配成 10^8/ml 孢子，内含少量菌丝，孢子与菌丝之比为（100：1）。接种前 2 天，家兔皮下注射醋酸可的松混悬液（200mg/kg），以后每天注射 100mg/kg，或是接种前 2 天一次性腹腔内注射环磷酰胺 200ml/kg，接种前 1 天腹部两侧剃毛，每侧接种 0.1ml。

【模型特点】

组织内孢子染色与培养标本一致，呈圆形或椭圆形淡蓝色小体，周围均可见明显的环状不着色背景，PAS 阳性，还可见雪茄烟形小体和厚壁孢子。在免疫正常的宿主内菌丝不能存活，但在细胞免疫低下的宿主体内可存活相当时间，并可出芽生成孢子，孢子也可形成菌丝且能生长繁殖。

【模型应用】

本模型对研究孢子丝菌的临床治疗有一定的意义。

七、体癣动物模型

体癣（tinea corporis）是致病性真菌寄生在人体的平滑皮肤上造成浅表性皮肤真菌感染的一类疾病，主要致病菌有红色毛癣菌、许兰毛癣菌、紫色毛癣菌、铁锈色小孢子菌等，其发病与机体抵抗力有关。

【造模机制】

采用致病性的红色毛癣菌等浅部真菌直接涂在擦伤皮肤上，造成一个急性皮肤真菌感染模型。

【造模方法】

豚鼠 300~350g，雌雄不限，将其背部两侧剃毛，面积约 3cm×3cm。然后用砂纸擦伤皮肤，将红色毛癣菌制成的菌液均匀地擦伤的皮肤上，第 5 天直接镜检病发现真菌阳性。

【模型特点】

本方法简单易行，易于成功。

【模型应用】

本模型可用于发病机制、药物治疗等方面的研究。

（陈凌　伍津津）

参考文献

[1] 张小丹,严尚学,王晶晶,等.淋巴细胞活性染色质诱导系统性红斑狼疮样小鼠模型[J].中国药理学通报,2011,27(5):728-732.

[2] 刘文斌,杨秀敏,周宁,等.空肠弯曲杆菌与弗氏完全佐剂诱导系统性红斑狼疮样小鼠模型的建立[J].中国实验动物学报,2009,17(5):341-344.

[3] Silveira PA,Baxter AG.The NOD mouse as a model of SLE [J].Autoimmunity,2001,34(1):53-64.

[4] Bartlett RR,Popovic S,Raiss RX. Development of autoimmunity in MRL/lpr mice and the effects of drugs on this murine disease [J]. Scand J Rheumatol Suppl,1988,75:290-299.

[5] 袁媛,朱健平,陈系古.银屑病动物模型[J].中国实验动物学报,2008,16(1):70-73.

[6] 张开明,牛旭平,李新华.银屑病动物模型[J].中国麻风皮肤病杂志,2006,22(1):58-61.

[7] Sano S,Chan KS,Carbajal S,et al. Stat3 links activates keratinocytes and immunocytes required for development of psoriasis in a novel transgenic mouse model [J].Nature Med,2005,11:43-49.

[8] Elomaa O,Majuri I,Suomela S,et al. Transgenic mouse models support HCR as an effector in the PSORS1 locus [J].Hum Mol Genetics,2004,13(15):1551-1561.

[9] Nakajima K. Critical role of the interleukin-23/T-helper 17 cell axis in the pathogenesis of psoriasis[J].J Dermatol,2012,39(3):219-224.

[10] Wrone-Smith T,Nickoloff BJ.Dermal injection of immunocytes induces psoriasis [J].J Clin Invest,1996,98:1878-1887.

[11] Gilhar A,David M,Ullmann Y,et al. Dependence of psoriatic pathology in human psoriatic skin grafted to SCID mice [J].J Invest Dermatol,1998,110:459-460.

[12] 张伟云,王荷英.灵长类动物麻风模型研究的进展[J].国外医学·皮肤病分册,1998,18(2):83-86.

[13] 薛文昌,韩永高.麻风杆菌已能在树鼩足垫中生长-麻风杆菌又一个新的动物模型[J].皮肤病与性病,1990,12(1):1-5.

[14] 熊俊浩.麻风动物模型的研究动态[J].预防医学情报杂志,1989,5(6):334-337.

[15] 王国江,顾军.小鼠背部变应性接触性皮炎模型的建立[J].中国职业医学,2004,31(1):17-19.

[16] 郭丽芳,范卫新,汤爱民.两种变应原致小鼠变应性接触性皮炎的研究[J].中华皮肤科杂志,2005,38(4):229-231.

[17] 李圆圆,阎春林,马莉,等.变应性接触性皮炎小鼠模型评价指标探讨[J].中国实验动物学报,2008,16(5):353-356.

[18] 陈蕾,樊翌明.变应性接触性皮炎动物模型的研究进展[J].中国热带医学,2008,8(4):683-685.

[19] 聂祝湘,刘荣卿,唐书谦,等.天疱疮的器官培养模型研究[J].临床皮肤科杂志,1992,2:59-60.

[20] Yokoyama T,Amagai M. Immune dysregulation of pemphigus in humans and mice [J]. J Dermatol,2010,37(3):205-213.

[21] 闫璐,曾抗,周再高.天疱疮小鼠模型研究的现状及进展[J].中国皮肤性病学杂志,2011,10:815-817.

[22] Gemmell CG.Staphylococcal scalded skin syndrome [J].J Med Microbiol,1995,43(5):318-327.

[23] 邢月贞,杨蓉娅,樊昕,等.420nm强脉冲光对痤疮动物模型TNF-α和MMP-2表达的影响及疗效观察[J].第三军医大学学报,2010,32(11):1195-1198.

[24] 肖治.痤疮动物模型的建立[J].实用医学进修杂志,1994,22(3):143-145.

[25] 宋宁静,唐宁枫.皮肤病动物模型的复制方法[J].淮海医药,1996,14(2):7-8.

[26] 王东,张振颖,刘晓明.利用小鼠模型筛选孢子丝菌病快速诊断的特异性引物[J].中国真菌学杂志,2008,3(6):329-332.

[27] 易雪梅,温海,徐红.新型酮康唑喷膜对豚鼠体癣模型疗效的观察[J].中国真菌学杂志,2006,1(3):139-142.

[28] 易雪梅,温海,吴建华,等.新型酮康唑喷膜的制备及其对湿疹和体癣豚鼠模型的疗效[J].第二军医大学学报,2006,27(2):146-149.

(谭毅 刘宇 整理编辑)

第十五章　骨骼系统动物模型

Chapter 15　Animal models of skeletal system

骨骼系统动物模型(animal models of skeletal system)是研究骨骼相关疾病、骨折和骨缺损修复以及骨科相关修复材料和内固定器械研究的前提和基础，理想的骨骼实验动物模型应该具备可重复性好、遗传背景一致、容易获取、操作性好并且价格低廉、能很好地模拟人骨骼修复发生和发展机制或材料的降解、药物代谢等。骨科基础研究使得人们对成骨和破骨理论认识更为完善，这使得骨科临床上大量的新产品和新技术得到了广泛应用，其中内固定材料的生物相容性进一步提高和优良人工成骨修复材料的不断涌现，推动了骨折固定和骨缺损修复理论的不断完善。所有这些成果的取得都离不开前期的应用基础研究，其中的动物模型是重要的研究工具。例如骨缺损在骨科临床中发病率高，主要由高能损伤引起，其他先天性畸形、感染引起的骨不连，肿瘤瘤段切除术后等多种因素引起的骨缺损动物模型的建立，是研究骨缺损修复机制研究和组织工程材料相关问题研究的基础和前提。

第一节　骨骼系统动物模型概述

Section 1　Overview on animal models of skeletal system

骨折和骨缺损是骨科学中救治的重点和难点，其修复过程受多种因素影响，而长骨骨折发生率最高，操作影响因素较其他不规则骨和扁骨简单，因此目前对长骨的骨折和骨缺损的模型发展已经比较成熟，出现了小鼠骨折和骨缺损模型、兔桡骨骨折和缺损模型、山羊股骨缺损模型等经大量研究验证了的经典模型。但是，伴随着新的生物材料和新的技术、理论的出现，骨折固定时力学的更多考量在新出现的模型中得到更多体现。组织工程学的兴起也为骨缺损和神经缺损(包括脊髓)的修复带来了革命性的创新，大量的骨缺损和神经缺损模型由此更加关注量化和标准化。目前使用的小鼠近交系动物较多，而兔和山羊等其他实验动物以封闭群居多，但是小鼠操作性难度相对较大，兔和山羊的操作性好，山羊长骨生物力学更接近人。由于每个动物都有自身的优缺点，相互之间暂时还不能相互取代，为此本章主要针对常用的实验动物进行简单介绍。

早期，骨折如何修复、给予骨折何种内固定最有利于骨折恢复是研究者关注的焦点，在此情况下出现了复制骨折的小鼠胫骨或股骨、兔桡骨、大鼠股骨、山羊胫骨或股骨骨折等模型，这些模型着重研究骨折发生、发展及康复的机制，评价骨折固定方式及其有效性，对于生物力学关注不够。近年研究发现，力学刺激能刺激成骨细胞成骨、加快骨折愈合，因此骨折断端的生物应力对骨折的愈合具有重要作用，动物模型和临床实践均出现了弹性固定方式，弹性固定动物模型可以用于观察和评价骨折断端在应力作用下的愈合方式和分子机制，为适应新型的固定理念和固定耗材的研发提供模型。

随着组织工程研究在医学中应用的不断完善和深入发展，大量的骨修复材料需要验证，出现了新的骨缺损模型，尤其是大节段的临界骨缺损(critically sized bone defects，CSBD)的模型。临界骨缺损是指正常情况下依靠自身的修复能力难以修复的最小骨缺损，对于不同的种属，由于其个体大小不一，缺损的大小也不同，具体的尺寸需要骨缺损造模后进行一定愈合周期的观察，目前较为公认的CSBD长度约为缺损骨周长的1.5倍。小鼠需要观察3周，兔需要观察9~12周，犬和猴等大型动物需要观察24周。超过此时间段之后，未愈合的最小骨缺损即被认为临界缺损。此概念主要是用于排除模型自身的成骨修复能力，检测评估修复材料的成骨能力。

骨科除了常用的骨折和骨缺损模型之外，还有很多常见的慢性疾病和退行性疾病的模型。由于人直立行走,而所有的模型均为爬行,生物力学和应力刺激方式不一样,因此在模仿与人行走运动相关的疾病模型时往往造模成功率较低,或是动物模型难以模拟人的骨折修复,包括灵长类动物。此时可能采用其他方式制模,例如椎间盘退变动物模型和骨关节炎动物模型。对于病因未明的疾病模型,主要是根据目前已知的主要致病因素或病变的表现和病损特征进行造模,例如股骨头缺血性坏死模型和类风湿关节炎模型。其他的病因比较明确的疾病模型针对病因进行造模,如裸鼠制备人成骨肉瘤模型和骨质疏松模型。近年来,神经损伤与修复的研究进展迅速,出现了大量促进或诱导神经修复的材料和先进的材料制备手段,围绕着组织工程神经在细胞和支架材料以及接种方式等方面展开了大量的研究;此外,坐骨神经缺损模型和脊髓损伤动物模型得到了广泛的应用,成为评价研究方法和策略先进性的重要基础。

(侯天勇 许建中 李福兵 徐永清)

第二节 常见骨骼系统动物模型

Section 2 Animal models of common skeletal system

骨折影响因素复杂而繁多,目前已知包括全身和局部的多种因素参与其中,而具有成骨能力的干细胞,促进成骨的细胞因子以及生物力学等影响因素是目前研究广泛的领域。根据骨骼分类,骨骼骨折可分为长骨(股骨、胫腓骨、尺桡骨、肱骨)骨折,短骨(指骨、跖骨、趾骨等)骨折,扁骨(颅骨)骨折,不规则骨(颈椎、胸腰椎、舟状骨等)骨折。由于扁骨和其他不规则骨解剖、生物力学以及血供等更为复杂,目前研究较少,是以后模型制备和材料等研究的方向之一。其中长骨干骨折在人类骨折中占据重要作用,长骨不同部位骨折发生和病变概率不同,而长骨干是人类骨折内固定或外固定以及植入等设计最多的部位,本节首先就长骨干骨折动物模型做简单阐述。

除急性损伤的动物模型之外,还存在大量慢性运动损伤的模型。这些疾病发病机制比较复杂,大多为多因素诱发,在造模过程中往往只能根据其中主要的诱发因素制备模型,因此,在使用这些模型的过程中就必须严格按照自己研究的需求进行选择。常见骨骼系统动物模型(animal models of common skeletal system)的建模方法如下。

长骨干骨折动物模型

人骨折的愈合过程一般包括血肿机化期、原始骨痂形成期和骨痂改造塑型期。由于成骨方式的不同,人骨折愈合可分为一期愈合和二期愈合。一期愈合主要是指骨折断端通过哈弗系统重建直接发生连接,通过膜内成骨而愈合,这种愈合方式主要在扁骨(颅骨)中常见,而长骨骨折临床极少见。二期愈合主要指经历血肿炎症机化期,原始骨痂形成期,骨板形成塑型期三个生物学时期,即所谓的软骨内成骨修复方式。然而,实际的骨折愈合却并不完全单纯由某种方式愈合。由于环境影响,机械力学稳定性等影响临床中骨折大多是两种愈合方式混合进行,既有膜内成骨过程也有通过软骨内成骨过程,但可能主要的修复方式不一,因此对于骨折影响因素的研究具有重要的临床现实意义和理论意义。

(一) 小鼠不稳定骨折模型

为研究骨折修复机制,各种生长因子及其受体对骨折修复的影响,多采用遗传背景一致的近交系小鼠为动物模型制备胫骨骨折模型。但是小鼠的骨骼和人类的骨骼有一定差异,为研究骨科内固定器材对骨折的影响,多采用中型和大型实验动物,如兔、猪和山羊等,他们的骨骼和人类类似——含有哈弗系统,但是个体间差异较小鼠大,可重复性差,此外,中、大型实验动物遗传修饰动物不易获得,科研经费需求大和实验平台要求高。为研究不同力学稳定性对骨折修复的影响,可制备外固定或者内固定辅助的稳定股骨骨折或者胫骨骨折;也可以制备兔单纯桡骨骨折,无需内固定或外固定。

【造模机制】

为研究骨折愈合过程中各种细胞因子对骨折愈合的影响,通常利用小鼠制备不稳定骨折。该模型主要是软骨内成骨方式进行修复，先形成血肿，血肿进一步机化形成软骨痂，软骨痂逐渐被硬骨痂替代，最后通过骨痂塑型达到骨性愈合。小鼠骨骼中不含哈弗系统，因此和人的骨折修复有所不同，这种修复方式也是临床中应该尽量避免的。由于近交系小鼠遗传背景基本一致，此外，遗传工程小鼠（转基因小鼠、基因敲除或敲入小鼠、点突变小鼠等）容易获得，这对于骨折修复的分子机制探索具有优势。

【造模方法】

小鼠胫骨不稳定骨折模型：8 周龄 SPF 级 C57BL/6J 小鼠，腹腔注射 0.8% 戊巴比妥钠或阿福汀（avertin）麻醉小鼠，利用三点折断方法制备胫骨骨折，无需外固定和内固定固定。术后 1 周、2 周、3 周、4 周利用钼靶 X 线摄片评估骨折愈合过程，并取标本对其修复的病理生理过程进行研究。此外，国外也有报道直接用手折断胫骨中段的方法。

【模型特点】

不稳定胫骨骨折的特点是在骨折愈合过程中会有大量的软骨痂产生，骨折愈合首先是形成血肿，然后血肿机化，逐渐形成软骨痂，软骨痂对骨折断端的稳定起到非常重要的作用，软骨痂逐渐塑形被硬骨痂所取代，最后完全骨化塑形完毕。在骨折的愈合过程中可以通过体内外干预，研究各分子在骨折愈合过程中的作用。

【模型应用】

本模型主要研究骨折愈合的分子机制，以及不同分子在骨折愈合中的作用，并通过不同的遗传修饰小鼠制备该模型，研究该分子在骨折愈合中的作用，并寻找合适的骨折基因治疗方法，或促进骨折愈合的方向。近交系小鼠遗传背景基本一致，因此可以保证实验的可重复性和实验结果的客观性，为国际学术界所接受，但是小鼠骨折愈合时间短，小鼠骨骼无哈弗系统，因此对于该动物模型不能完全模拟人的骨折愈合。

（二）小鼠稳定骨折模型

为研究骨折修复机制，各种生长因子及其受体对骨折修复的影响，尤其是研究膜内成骨机制，多采用遗传背景一致的近交系小鼠为动物模型制备胫骨或股骨骨折模型。由于小鼠体型小，因此操作有一定难度，而固定多采用髓内针或钢丝固定。此外，也有采用颅骨打孔小鼠骨缺损动物模型研究各种细胞信号通路在膜内成骨中的作用。

【造模机制】

为研究骨折愈合过程中膜内成骨在骨折修复中的调控，以及各种细胞因子对骨折愈合的影响，可利用小鼠制备稳定骨折。该模型愈合方式主要通过膜内成骨方式进行修复，这与临床人类期望的骨折愈合相同，通过骨折的解剖复位后直接通过膜内成骨行修复，无需或减少软骨内成骨修复方式在骨折修复中的作用。针对特定的研究目的，可以采用遗传工程小鼠（转基因小鼠、基因敲除或敲入小鼠、点突变小鼠等）进行相应模型制备，这对于人类认识骨折修复的分子机制探索具有优势。

【造模方法】

小鼠胫骨稳定骨折模型：8 周龄 SPF 级 C57BL/6J 小鼠，腹腔注射 0.8% 戊巴比妥钠或阿福汀（avertin）麻醉小鼠，利用折断法或执笔式磨钻切断胫骨制备骨折模型，然后插入 22G 针头行髓内固定。术后 1 周、2 周、3 周、4 周利用钼靶 X 线摄片评估骨折愈合过程，并取标本对其修复的病理生理过程进行研究。

【模型特点】

稳定胫骨骨折的特点是在骨折愈合过程中直接由膜内成骨行骨折修复，软骨痂生成较少。在骨折的愈合过程中可以通过体内外干预，研究各分子在骨折愈合过程中的作用。

【模型应用】

本模型主要研究骨折愈合的分子机制，以及不同分子在骨折愈合中的作用，并通过不同的遗传修饰小鼠制备该模型，研究该分子在骨折愈合中的作用，并寻找合适的骨折基因治疗方法，或促进骨折愈合的方向。

（三）小鼠胫骨打孔模型

为研究骨损伤愈合的分子机制，同时尽力排除各种外固定或内固定对骨损伤愈合的影响，很多学者采用小鼠胫骨和股骨打孔动物模型研究药物或各种蛋白分子在骨折愈合中的作用。该动物模型和小鼠不稳定骨折模型愈合的主要不同点是本实验动物模型无需内外固定，主要以膜内成骨愈合为主，形成的骨痂少。

【造模机制】

为探讨骨折或骨损伤修复过程中膜内成骨修复对骨修复的影响，可以利用遗传背景相同的近交系小鼠，小鼠胫骨或股骨打孔骨质损伤模型主要通过膜内成骨修复，在此过程中通过加入各种修复干预因子或条件，从而研究骨修复过程中膜内成骨的重要性及其调控机制。也有利用兔或其他动物进行研究的报道，本研究模型无需内固定或者外固定，但是损伤的大小有临界值，有制备单皮质和双皮质缺损的报道。我们在此重点阐述小鼠单皮质胫骨缺损模型。

【造模方法】

小鼠胫骨单皮质缺损模型：8 周龄 SPF 级 C57BL/6J 小鼠，腹腔注射 0.8% 戊巴比妥钠或阿福汀（avertin）麻醉小鼠，75% 乙醇消毒皮肤；用 11 号圆弧形刀片在后肢前外侧离胫骨结节 5mm 处沿胫骨嵴向远端纵行切开皮肤，长 10~15mm；钝性分离肌肉，破坏局部骨膜。利用执笔式牙科打磨钻制备胫骨单侧骨皮质 0.8mm 直径缺损，无需外固定和内固定。钻头垂直骨面钻取单骨皮质，钻取深度为 0.3~0.4mm。钻取过程中用 5ml 注射器连续用生理盐水冲洗打孔处骨碎屑。游标卡尺测定孔径，生理盐水冲洗伤口，7-0 无创缝合线缝合皮下软组织，0 号丝线缝合皮肤，术后无需注射抗生素预防感染，伤口每天换药 1 次，持续 3~5 天，直至伤口无明显渗出和红肿等。术后 1 周、2 周、3 周、4 周利用钼靶 X 线摄片评估缺损愈合过程，并取标本对其修复的病理生理过程进行研究。此外，也有报道直径 1mm 的缺损直径，但是直径 1mm 缺损容易诱发胫骨二次骨折。

【模型应用】

本模型主要研究损伤和缺损愈合过程中膜内成骨修复方式各种分子的作用和作用机制，并通过不同的遗传修饰小鼠制备该模型，研究该分子在骨折愈合中的作用，并寻找合适的骨折基因治疗方法，或促进骨折愈合的方向。近交系小鼠遗传背景基本一致，因此可以保证实验的可重复性和实验结果的客观性，为国际学术界所接受，有不少骨科基础和临床研究利用该动物模型进行研究。

（四）常用中型动物骨折模型

【造模机制】

骨折愈合过程中，维持骨折断端的稳定性是至关重要的，在临床上，骨折断端是否稳定和对位情况常是决定是否手术和手术方式的指征之一。而骨折断端的稳定性受局部生物力学影响，因此，了解骨折愈合过程中骨折端的生物力学特性，对于临床正确使用内、外固定方法有着重要的指导意义。鉴于骨折发生时外部力的多样性、复杂性和难模拟性，通常骨折的造模采用直接将骨组织离断的方法，但是，根据固定模式的不同，可以将其分成骨折无需固定的模型、骨折需固定的模型和微动型骨折固定模型。

【造模方法】

1. 骨折无需固定的模型　成年兔用戊巴比妥钠或乌拉坦静脉或腹腔内麻醉后，暴露桡骨，在桡骨中下 1/3 交界处切除骨膜暴露骨质，再用锯造成 3mm 的标准横行骨折。术毕，关闭切口，术后可以通过放射 X 线予以确认骨折。

2. 骨折需固定的模型　选用成年青山羊、犬或兔。麻醉后于股骨外侧做切口，暴露股骨中段，通过线锯或是骨凿横行截骨，用骨内、外固定装置或用小夹板固定骨折。

3. 微动型骨折固定模型　选用成年青山羊，麻醉暴露胫骨，横行截骨造成胫骨中段 3mm 的骨缺损，用装有微动装置的外固定架固定骨折，手术 1 周后将气动活塞与微动装置相连，可按照生理步频施加轴向载荷，使骨折端产生 1mm 的微动。此外，也可以通过可产生 1mm 微动的交锁髓内钉固定骨折，通过山羊肌肉收缩或是行走即可在骨折断端产生相应的应力刺激。

【模型特点】

1. 骨折无需固定的模型　优点是由于尺骨起主要支撑作用，骨折无需固定，不需要使用内、外固定物，避免不必要外部因素的影响；可直接闭合伤口，操作简便，重复性好。同时，可用兔一侧作实验，另一侧作对照，即可减少个体间差异，又可减少实验动物数量。

2. 骨折需固定的模型　股骨作为人体和动物体内最长的管状骨，它独立存在，周围没有其他附骨协同和辅助。因而研究股骨骨折的愈合，不仅具有代表性，而且具有良好的可重复性。同时，股骨周围丰富的软组织为安放各类内固定器材和防止感染的发生都有良好的保护作用。

3. 微动型骨折固定模型　使用外固定的优势是可调控刺激的频率和大小；内固定的优势是固定牢固，可使山羊早期行走，接近临床。

【模型应用】

1. 骨折无需固定的模型　适用于观察各种非力学因素对于骨折愈合的影响，例如细胞因子 BMPs 注射到骨折局部对骨折的影响等。

2. 骨折需固定的模型　用于研究长骨干骨折愈合过程中的力学性能变化，不同固定方式对骨折愈合的影响，骨折局部微环境的改变对骨折修复的作用等。

3. 微动型骨折固定模型　主要是用于观察应力对于骨折的影响，包括应力的大小、频率和方向等，可以通过调节相关参数，筛选出适合研究需要的多种组合。

第三节　长骨干骨缺损动物模型

Section 3　Animal models of long bone defect

长骨干骨缺损是临床常见的疾病，其中临界骨缺损是现代骨科临床常常遇到而又难以妥善解决的问题之一。近年来，随着骨组织工程研究的深入，取得了近似于自体骨的修复效果，已被认为是修复骨缺损最有希望的策略之一。长骨干骨缺损模型也越来越多地被用于组织工程骨修复骨缺损效果的观察。对于临界骨缺损的定义，主要是指在不施加任何外部因素的干预条件下，所造成的骨不愈合最小尺寸的骨缺损。临床上长骨干骨缺损动物模型（animal models of long bone defect）用于检测植骨材料的成骨活性，是一种非常有价值的模型。

【造模机制】

长骨干骨缺损的发生机制非常复杂，直接暴力、骨感染等是导致骨缺损的常见原因。实验中往往是根据需要直接在长骨干上用线锯或是锐利的骨凿造成骨缺损，必要时可连同骨膜一起切除。由于兔尺桡骨大小基本一样，因此单纯桡骨或者尺骨缺损 1.5cm 不会造成力学的不稳定，有研究表明 1.5cm 是兔桡骨缺损的临界值，缺损 1.5cm 直接会造成骨不愈合。

【造模方法】

1. 骨缺损无需固定的模型　基本方法同“长骨干骨折动物模型”。选用成年健康兔，麻醉后于前肢外侧切口，暴露桡骨，在旋前圆肌止点远端用牙科台锯将桡骨准确切除 1.5cm。用桡骨制作骨缺损的模型，由于患肢有尺骨的支撑，除桡骨缺损外，不会因肢体的短缩而造成骨缺损区的缩短和消失，使其在实验观察过程能持续存在。

2. 骨缺损需固定的模型　基本方法同“长骨干骨折动物模型”。常用动物为山羊、犬、兔等，一般选取后肢的股骨或胫骨。由于缺乏辅助骨支撑或是支撑的辅助骨无法单独实现有效的支撑，因而，为了维持骨组织正常的对位和对线，需要术中给予坚强的内、外固定。截骨位置一般选定骨组织的中段，缺损大小可以根据造模的目的进行调节。

3. 骨缺损微动型固定模型　选用成年青山羊，麻醉后暴露股骨，横行截骨造成股骨中段 2cm 的骨缺损，用可产生 2mm 以内的微动的交锁髓内钉固定，通过山羊肌肉收缩或是行走即可对骨缺损移植物产生相应的应力刺激（图 9-15-1）。

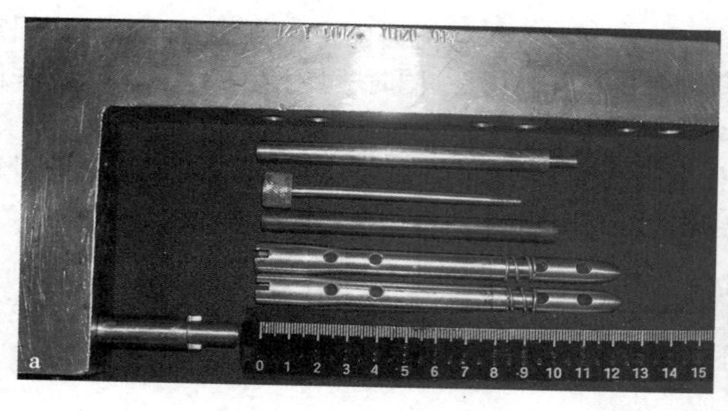

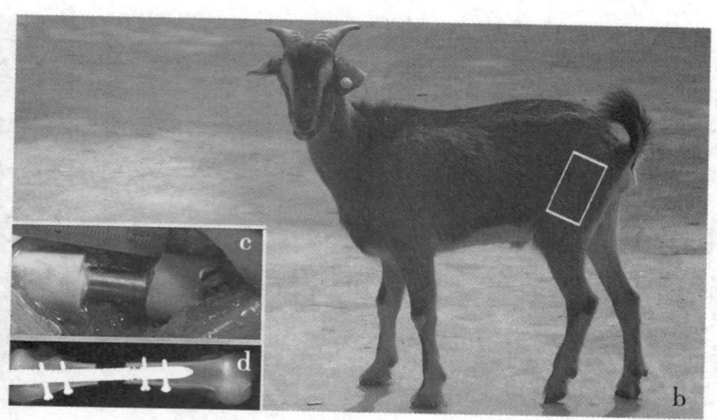

图 9-15-1 微动型交锁髓内钉系统制备山羊股骨缺损模型

a. 固定系统；b. 早期活动的山羊模型；c. 手术中制备股骨缺损的照片；d. 术后 X 线照片，显示股骨缺损

【模型特点】

1. 骨缺损无需固定的模型　由于尺骨的支撑，避免了术后局部外固定的使用，这给术后动物的观察和饲养带来方便。

2. 骨缺损需固定的模型　由于使用了内、外固定系统，骨缺损模型形成后，局部比较稳定，可以应用在较大的动物模型上。缺点是手术操作复杂，制备大量的动物模型比较困难。

3. 骨缺损微动型固定模型　由于内固定后骨缺损的断端仍可进行局部的微动，因而对骨缺损的断端存在持续的应力刺激；同时，对于骨缺损处移植物也存在持续的应力刺激，这是不同于其他模型的独特之处。此外，使用内固定骨折断端相对稳定，由于髓内针的轴向限制，可以保证骨折断端只存在轴向运动，而不存在其他影响骨折愈合的切线力等。

【模型应用】

1. 骨缺损无需固定的模型　可用于组织工程骨，带血管的腓骨、髂骨及骨膜移植修复骨缺损的研究，还可用于各种促骨形成的生长因子与骨松质载体复合移植治疗长骨缺损的研究。

2. 骨缺损需固定的模型　此模型适用情况同上，相比较无需固定的骨缺损模型而言，还可用于观察内、外固定方式对于成骨的影响。

3. 骨缺损微动型固定模型　主要用于骨组织工程应力条件下的成骨观察。

（侯天勇　许建中）

第四节　感染性骨缺损动物模型

Section 4　Animal models of infectious bone defect

骨骼感染容易导致骨髓炎的发生，骨髓炎是骨科疾病中仅次于癌症的疾病，处理棘手，复发率高。为研究感染性骨缺损修复和发生机制，本节主要介绍感染性骨缺损兔动物模型的制备及相关研究。

长期慢性骨感染容易形成骨髓炎。骨髓炎通常由创伤所致，临床上很难彻底治愈，其病理核心是死骨形成，病程一般迁延、顽固，常见于临床。1982—2002 年这 20 年间，骨髓炎发病率增加了 2.8 倍。这可能要归因于存在大量的机动车交通事故和骨科手术及一些枪弹伤。我国由于交通伤和其他高能损伤致伤可达每年 3000 万 ~5000 万人，尤其是开放性骨折急剧增加，由于卫生资源分布不合理及区域发展不平衡，早期处理不规范容易造成大量的创伤性慢性难治性骨髓炎病例。其主要致病菌为金黄色葡萄球菌。

骨髓炎目前的常规治疗方法是在彻底清创的基础上静脉用药或是局部抗生素灌注冲洗。由于耐药和药物不能到达感染靶区，冲洗不彻底等而不能很好治愈。手术清创、肌皮瓣以及外固定架的使用提高了感染性骨缺损的治愈率，但仍有部分患者难以治愈。近年来，抗生素缓释系统被证实有一定效果，但是依然存在耐药和缓释时间不足等问题，并且局部高浓度抗生素可抑制成骨细胞、内皮细胞生长，从而影响骨折愈合。本节主要介绍兔感染性骨缺损动物模型（animal models of infectious bone defect）。

【造模机制】

利用感染性骨缺损常见的金黄色葡萄球菌标准菌株，制备感染性骨缺损模型，然后定期复查X线，缺损感染的形成，观察窦道形成和分泌物，也可以此研究细菌生物膜在体内的抗感染机制。

【造模方法】

选取成年健康兔，自耳缘静脉注射3%戊巴比妥注射液1ml/kg麻醉。兔四肢外展仰卧位固定，头后仰，碘伏消毒，置无菌单。购买扩大培养，麻醉后于后肢外侧膝下1cm切口，暴露胫骨，用1.5mm克氏针在胫骨近端打孔，然后向髓腔内注射适量的5%鱼肝油酸钠，1分钟后再向髓腔内注射5μl金黄色葡萄球菌液（2×10^6CFU），再用0.1ml生理盐水冲洗注射器并注射入髓腔，以确保金黄色葡萄球菌全部进入髓腔。孔洞用无菌骨蜡封闭，同法对侧后肢施术，缝合皮肤。所有兔术后观察4周。植入ATCC金黄色葡萄球菌标准菌株。

【模型特点】

感染性骨缺损模型应用于骨科研究已经有很长时间，本模型是研究金黄色葡萄球菌所致感染性骨髓炎发病机制的重要模型，也是临床诊治骨髓炎方法研究、研究细菌生物膜的重要动物模型，还可以应用于感染性骨缺损救治材料的开发和研究。

【模型应用】

感染性骨缺损一直是临床骨科难题，本模型主要应用于以下几个方面：

1. 金黄色葡萄球菌所致感染性骨髓炎发病机制。
2. 临床诊治骨髓炎方法的创新和疗效检测。
3. 细菌生物膜耐药机制体内研究。
4. 感染性骨缺损救治材料疗效检测，以及感染性植骨材料研发。

因此该模型在感染性骨缺损模型中广泛应用。

（李福兵　徐永清）

第五节　膝关节软骨缺损动物模型

Section 5　Animal models of knee cartilage defect

关节软骨缺损多由关节损伤和疾病所引起，由于关节软骨缺乏血供，其自身修复能力有限，常致关节功能障碍。目前，应用组织工程软骨修复软骨缺损的研究取得了一定的效果，软骨缺损的模型在这方面得到了广泛应用。其中，由于膝关节为全身最大的关节，其活动范围大，软组织覆盖面广，滑膜组织也最为丰富，临床上最易出现软骨缺损。而且，膝关节部位的软组织少，不仅有利于模型的复制，同时也便于暴露和观察，因而常被选择作为膝关节软骨缺损动物模型（animal models of knee cartilage defect），具有较大的实用性和科学性。

【造模机制】

根据实验需要，在膝关节的软骨面选择适当大小的软骨，进行直视或是关节镜下直接切除，造成膝关节软骨组织的缺损。

【造模方法】

选用成年健康兔。用戊巴比妥钠或乌拉坦静脉或腹腔内麻醉后，无菌条件下，取膝内侧弧形切口，将髌骨推向外侧，显露股骨髁关节面，于髌骨相对处，用尖刀造成全层软骨缺损（常规6mm×8mm大小），深度以整个创面均匀主动出血为度。切除的软骨作甲苯胺蓝染色，观察是否为全层缺损。

【模型特点】

使用兔作为模型，大小适宜，方便饲养与术后护理；操作方法简便，模型制备成功率高（几乎 100%），可重复性好，可以用来制备大样本量的动物模型。

【模型应用】

本模型可用于各种软骨组织移植和促软骨或骨形成的生长因子与组织复合体移植治疗软骨缺损的研究。

第六节　胫骨干骺端截骨延长动物模型

Section 6　Animal models of tibial metaphyseal osteotomy extend

肢体长度不等，尤其是下肢长度不等是骨科临床常见的一种疾患，严重影响患者的生活、工作和学习。造成肢体长度不等的原因主要有慢性骨髓炎、骨骺损伤、脊髓灰质炎等。胫骨干骺端截骨延长动物模型（animal models of tibial metaphyseal osteotomy extend）的建模方法如下。

【造模机制】

在缓慢逐渐的牵引力刺激下，骨延长区的骨痂以及血管、神经等软组织将随着牵引的持续而同步生长和延长，最终达到延长区的完全修复。下肢的长骨中，股骨和胫骨常被用作造模的部位，采用的外固定用半环槽式或单边式，前者常用于胫骨，后者多用于股骨。胫骨干骺端常被用来作为截骨平面。

【造模方法】

1. 山羊　选用成年健康青山羊。用速眠新Ⅱ号注射液（0.06ml/kg）肌注麻醉，无菌条件下，取胫骨上段前外侧 4cm 的直切口，纵行切开骨膜并用骨膜剥离器环形剥离骨膜，距胫骨平台 2~2.5cm 处横行截断胫骨。于截骨平面的近远端分别穿一组和两组 2.0mm 交叉克氏针，近端一组有 3 根克氏针，距离截骨平面 1cm 左右；远端每组有 2 根克氏针，上面一组距离截骨平面 2cm 左右，下面一组在胫骨中下 1/3 处，针间夹角为 25°~45°。缝合骨膜和切口，无菌敷料包扎，李起鸿设计的半环槽外固定架固定。术后摄胫骨全长 X 线片，检查截骨部位和截骨端对位对线情况，并在延长过程中定期复查 X 线片，检查延长情况。

2. 兔　本模型所采用的骨延长器是将李起鸿设计的半环槽式外固定器等比例缩小，缩小后的骨外固定器环外径为 55mm，内径为 38mm，螺杆外径为 3.5mm，螺纹距为 2 圈 1mm，即每延长一圈螺杆肢体延长 0.5mm。动物选用新西兰大白兔，术前禁食水，3% 戊巴比妥钠按 1ml/kg 静脉麻醉，手术操作基本同前。术后给予抗生素肌注预防感染。

【模型特点】

羊个体适中，易于安放牵引固定架和确保延长段的稳定性；其次，羊无腓骨，便于手术和延长；另外羊性情温顺，有利于饲养和在无麻醉状态下，每日进行肢体延长和定期的 X 线片检查。选择兔作为替代模型主要是针对山羊个体大、饲养成本高、管理相对困难的缺点。

【模型应用】

本模型可用于肢体延长对延长肢体神经功能及形态变化的研究，也适用于延长速度对延长肢体肌力和肌张力影响的研究，还可用于延长修复肢体大段骨缺损的研究。其中兔模型尤其适合于大样本量、对术后管理控制要求更高的研究。

第七节　股骨头缺血性坏死动物模型

Section7　Animal models of femur head avascular necrosis

目前，临床上引起股骨头坏死的原因可以分成两大类：创伤性和非创伤性。创伤性股骨头坏死主要是因为创伤造成了股骨头血供的突然破坏，再加之股骨头原本血供有限，使之发生了缺血性坏死。造成股骨头非创伤性坏死的主要原因有过量饮酒、长期使用激素及减压病等。股骨头缺血性坏死动物模型（animal models of femur head avascular necrosis）的建模方法如下。

【造模机制】

激素性股骨头坏死的发病机制主要有3种：脂肪栓塞、凝血机制改变和骨质疏松。目前，大多数学者认为激素诱导的股骨头坏死主要是由于脂肪栓塞造成股骨头缺血所致。但是，其具体的病理机制仍旧不明。

【造模方法】

选用成年健康兔，激素诱导组的动物按7.5mg/kg剂量，每周肌内注射醋酸泼尼松龙2次，共注射8周；对照组喂养条件相同，定期注射生理盐水。2、4、6、8周定期摄股骨头X线片检查骨小梁排列及关节面变化情况，以及股骨头内有无骨折、增生硬化和囊性变等。

【模型特点】

激素源性的股骨头坏死多累及整个股骨头颈，其修复能力弱，过程较缓慢。相比较创伤及其他方法形成的股骨头坏死模型，选用激素诱导，给药途径方便，剂量一致，结果稳定，易于复制。本模型在8周时，绝大多数动物属于Ficat分期中的早期，X线片示模型组股骨头骨质疏松，可见囊状透亮区，部分骨小梁模糊不清，但股骨头保持完整，无塌陷。

【模型应用】

此模型可用于研究股骨头缺血性坏死的发生机制、早期临床诊断和治疗。

第八节　类风湿关节炎动物模型

Section 8　Animal models of rheumatoid arthritis

类风湿关节炎是以慢性多关节炎症为主要表现的全身性自身免疫性疾病，病因和发病机制尚未完全清楚。通常认为，类风湿因子可对免疫球蛋白的某些成分如异种免疫球蛋白、同种免疫球蛋白（变形的人IgG）和自体免疫球蛋白（患者自身的IgG）起反应，由此导致一系列的关节滑膜、关节软骨和软骨下骨的病理改变。类风湿关节炎动物模型（animal models of rheumatoid arthritis）的建模方法如下。

【造模机制】

类风湿关节炎动物模型的制备主要是基于以下病理学特征：滑膜的持续性增生和软骨及骨的破坏。类风湿关节炎的多种动物模型就是以上述病理变化为基础，各种模型各有其特点，为类风湿关节炎的研究提供多种选择。类风湿关节炎是由遗传、感染、环境、免疫等多种复杂因素共同作用而致，而动物模型只是在一定条件下，侧重于某一个或某几个因素而建立起来的，不能完全反映类风湿关节炎的所有特点，因此，需要根据各种实验需要来选择最适当的模型。

【造模方法】

1. 佐剂性关节炎模型　选用成年大鼠。先制备弗氏佐剂，取灭活卡介苗200mg加入7ml液体石蜡中搅拌均匀，在46℃水中再加入羊毛脂0.7ml，调匀置4℃冰箱保存备用。于大鼠右后足底皮下注射上述佐剂0.1ml，然后每天观察并测量局部肿胀情况。在造模后3天局部关节明显肿胀。4周，X线检查可见骨膜反应，骨质破坏，软组织肿胀。血清IgG含量显著升高。病理改变为滑膜下组织炎症，滑膜增生，血管翳形成，软骨破坏。

2. 胶原诱导性关节炎模型　选用小鼠作为模型。将Ⅱ型胶原溶于0.1moL/L乙酸中，在4℃条件下搅拌使之充分溶解，质量浓度为2g/L，置4℃冰箱中过夜；再将灭活的卡介苗置于液体石蜡中，配成2g/L弗氏完全佐剂，将二者等体积混合、乳化，制成Ⅱ型胶原乳剂（即每1ml含1mgⅡ型胶原和1mg卡介苗），将该乳剂于每只小鼠的尾根部皮内注射0.1ml致炎，第20天，腹腔注射该乳剂0.1ml作为激发注射。第24天小鼠出现关节肿胀，第36天达最高峰。在发病过程中，动物的毛色失去光泽，轻微脱毛，体重减轻，伴有耳及尾部的炎症病灶。如滑膜增生、血管翳形成及随之出现的软骨及骨破坏，侵犯肢体远端关节，对胶原的体液和细胞的免疫反应等。

3. 卵蛋白诱导的关节炎模型 选用小鼠作为模型。将卵蛋白溶解于生理盐水，配成 20g/L 的溶液，与等量弗氏佐剂混匀，注入动物背部皮下致敏，每次 1ml，每周 1 次，连续 3 周致敏，末次注射后 1 周，于关节内注入 5mg 溶解的卵蛋白，21 天后发病率达 100%。

【模型特点】

1. 佐剂性关节炎模型 采用弗氏完全佐剂制造大鼠类风湿关节炎模型，可引起大鼠典型的关节炎症状，其病理改变与类风湿关节炎相似，而且便于复制和观察。

2. 胶原诱导性关节炎模型 虽然胶原诱导性关节炎是一种实验诱发的疾病，不出现病情的波动和复发情况，也没有类风湿关节炎的皮下结节、浆膜炎、血管炎等表现，不出现类风湿因子及抗核抗体，但是它已是目前公认的类风湿关节炎的最佳模型。

3. 卵蛋白诱导的关节炎模型 该模型的制备主要是基于关节内抗原的持续存在，刺激滑膜细胞分泌抗体，形成抗原抗体复合物，使滑膜炎持续存在，滑膜增生，血管翳形成，与类风湿关节炎在发病机制上有较高程度的类似。

【模型应用】

佐剂性关节炎模型可用于类风湿关节炎的病理过程和实验性治疗研究。胶原诱导性关节炎模型特别适用于类风湿关节炎与治疗机制及免疫反应相关的研究。卵蛋白诱导的关节炎模型可应用于类风湿关节炎的发病机制的研究。

第九节 骨关节炎动物模型

Section 9 Animal models of osteoarthritis

骨关节炎是一组因各种原因导致的以关节软骨退变为主要病理特征的临床疾病。建立适当的骨关节炎动物模型（animal models of osteoarthritis）是研究其发病机制和防治方法的重要途径。研究表明，负重关节生物力学紊乱是骨关节炎的主要病因之一。

【造模机制】

正常关节磨损途径制备骨关节炎模型所需要的时间很长，而通过手术改变某一关节的力学方式，使其产生关节的生物力学紊乱，将可能加快骨关节炎模型的制备速度。选择性臀肌切断骨关节炎动物模型的基本原理是切断维持髋关节稳定的主要肌群之一的臀肌，包括完全切断附着在髂嵴上的臀大肌及深部的臀中、小肌，造成动物髋关节失稳，出现站立行走困难，从而诱发髋关节的骨关节炎。

【造模方法】

选用雄性成年豚鼠，用 1% 戊巴比妥钠（40mg/kg）腹腔内麻醉。无菌条件下，完全切断附着在髂嵴上的臀大肌及其深部的臀中、小肌，切除远侧断端 1cm。术后任其自由活动。术后动物将出现典型的跛行，爪印变轻、变小。组织学检查可发现软骨改变，可形成关节表面致密骨组织。

【模型特点】

此模型采用关节外手术途径制作，克服了关节内手术所致的创伤性滑膜炎等对实验的干扰，使模型更接近于临床实际。同时该模型制作容易，成功率高，易于复制，观察确切。

【模型应用】

该模型可用于骨关节炎早期病理改变的研究，也可用于骨关节炎手术方式的选择和治疗药物的筛选等。

第十节　裸鼠荷人成骨肉瘤模型

Section 10　Nude mice model bearing human osteosarcoma

骨肉瘤作为威胁人类生命最主要的恶性骨肿瘤，其发病率有升高的趋势。建立科学而有效的裸鼠荷人成骨肉瘤模型(nude mice model bearing human osteosarcoma)是攻克这一顽疾最主要的工具之一。

【造模机制】

目前，裸鼠体内的人类肿瘤常位异种移植已作为一种常用的肿瘤模型建立手段，在实验研究中得到广泛应用。通过将人的成骨肉瘤细胞注入裸鼠骨髓内，不仅可以建立稳定的裸鼠荷人成骨肉瘤模型，而且其生物学特征与人类成骨肉瘤接近，因而有较大的研究与应用价值，成为成骨肉瘤最常用的模型之一。

【造模方法】

选用裸鼠作为模型。选用人成骨肉瘤细胞株(MG63)，将含有 3×10^6 细胞的 0.2ml 细胞悬液接种于 4 周龄的裸鼠皮下，待移植瘤增大至约 2cm×1.5cm×2cm，取无坏死瘤组织 $1cm^3$，剪碎，用 Hanks 溶液反复冲洗，离心沉淀后用生理盐水稀释至 $2.5\times10^5/\mu l$。用 7 号注射针头将上述稀释液注入 6~8 周龄裸鼠股骨下端骨髓腔内，每只动物注射 0.2ml。种植 24~26 天后，X 线钼钯摄片提示骨质破坏，并浸及周围软组织。40 天后可出现病理性骨折。

【模型特点】

该模型的肿瘤组织来源于患者，移植瘤保留着人成骨肉瘤的一切生物学特征。同时种植瘤细胞的骨骼表现与人成骨肉瘤相似。

【模型应用】

本模型可用于成骨肉瘤的定位显像诊断、定向靶位治疗的载体和化疗药物敏感性的筛选等方面的研究。

第十一节　骨质疏松动物模型

Section 11　Animal models of osteoporosis

骨质疏松症是一种常见的老年性疾病，其主要特点是骨小梁结构发生改变，骨量减少和骨的力学强度减弱。导致骨质疏松的病因很多，女性绝经后体内激素水平的变化常常是病因之一。骨质疏松动物模型(animal models of osteoporosis)的建模方法如下。

【造模机制】

研究表明，雌性大鼠卵巢切除后，可诱发大鼠全身骨量减少，其病理表现与人类女性绝经后骨丢失相近，因此，可以此作为研究绝经后骨质疏松症的非常理想的模型。

【造模方法】

雌性 Wistar 大鼠，体重 300g 左右，用 3% 戊巴比妥钠(40mg/kg)腹腔内麻醉。无菌条件下，行开腹手术切除双侧卵巢，术后大鼠于室温下分笼饲养，自由摄水和获取食物。双光子骨密度分析提示骨矿物质含量减少；组织学检查提示骨小梁数量减少、骨小梁及骨皮质变薄。

【模型特点】

通过切除卵巢，可造成雌激素分泌水平的改变，在早期可诱发非常明显的骨质疏松。但随着时间的延长，这一过程将逐渐缓慢，最终趋向稳定。

【模型应用】

本模型适用于性腺功能与骨质疏松发生、发展的相互分析研究和骨质疏松早期病理改变及防治措施的研究，尤其是抗骨质疏松药物筛选的理想模型。

第十二节　坐骨神经缺损动物模型

Section 12　Animal models of sciatic nerve defect

周围神经损伤是肢体常见的损伤，常常造成肢体相应功能的丧失。单纯的切割伤可以采取断端直接吻合，但是，对于神经缺损较大、难以直接断端吻合的神经损伤，一直是临床上救治的难点，也是研究中的难题和热点。目前临床上神经缺损修复方法，常取自体感觉神经作为重建材料，因正常神经来源有限，取材后易造成继发损伤，直接限制了其广泛应用。因此，寻找有效的神经替代治疗的材料成为目前神经缺损修复的研究内容之一。坐骨神经缺损动物模型（animal models of sciatic nerve defect）的建模方法如下。

【造模机制】

通过外科手术，在实验动物身上造成一个长段的神经缺损，从而为研究周围神经缺损的修复提供了必备的条件。坐骨神经因其粗大、易于暴露、且损伤后症状典型而常被作为造模部位。

【造模方法】

选用 Wistar 大鼠作为模型，体重 250g 左右，用 3% 戊巴比妥钠（40mg/kg）麻醉，无菌条件下，于股后做一斜形直切口，暴露坐骨神经，在距梨状肌下孔约 1cm 处切除神经约 2cm，造成缺损。术后大鼠分笼饲养。评判标准：以术后同侧肢体神经支配区肌肉瘫痪，肌力 0 级和小腿三头肌诱发肌电图提示去神经性改变作为模型制作成功的标志。

【模型特点】

坐骨神经为全身最大的外周神经，选择坐骨神经进行神经缺损治疗研究，不仅具有普遍性，而且还有其特殊性。此外，坐骨神经走行于大鼠下肢后侧，手术暴露方便，局部血液循环好，术后不易感染。

【模型应用】

本模型可用于周围神经缺损修复的病理生理研究和研究神经组织桥接以及用于基因和组织工程等手段治疗神经缺损的探索性研究。

第十三节　脊髓损伤动物模型

Section 13　Animal models of spinal cord injury

脊髓损伤动物模型（animal models of spinal cord injury）总体上可达到不完全损伤、完全性损伤及横断性损伤的要求，基本能反映临床脊髓损伤的实际情况。根据致伤因素、方法的不同，脊髓损伤模型可分为脊髓挫伤、脊髓压迫损伤（背侧压迫、腹侧压迫和纵向压缩损伤）、可调控的挫伤、缺血再灌注损伤、横断损伤、化学损伤和脊髓火器伤等模型。理想的脊髓损伤模型应该是：①闭合伤；②前脊髓伤；③绝对可重复性；④形态可比性；⑤神经病理和神经功能变化的一致性。这些脊髓损伤模型的制作原理、方法及特点各有不同，应根据具体研究目的的需要作出科学、合理的选择。

一、脊髓挫伤模型

【造模机制】

Allen 采用坠落重物撞击脊髓背侧，首次在动物身上复制出脊髓损伤模型，开创了脊髓损伤的标准化实验研究。进一步的研究显示，这种致伤模型影响因素很多，如技术熟练程度，动物种属及年龄；脊柱未严格固定可使每次撞击部位不一致；撞击锤与脊髓相接触表面的形状与面积不一；可出现撞击锤多次撞击导致的“反弹”损伤（二次打击可致一次打击脊髓变形的 60%）等，从而导致动物的瘫痪程度和持续时间出现较大的差异。

【造模方法】

1. 小鼠 动物模型选用小鼠。10% 水合氯醛(5ml/kg)腹腔注射麻醉,以 T_{10} 棘突为中心,备皮,碘伏消毒后取背部正中切口,长约 2cm,依次切开皮肤、皮下组织,显露棘突。锐性切开椎旁肌并向两侧分离,显露 T_8-L_1 椎体棘突及椎板,纹式钳小心咬除 T_9-T_{11} 棘突及全椎板。以 T_{10} 为中心(定位:通过计数肋骨发现小鼠椎体棘突特点为 T_9 棘突斜向尾侧,T_{11} 斜向头侧,T_{10} 中立),显露直径约 9mm 的圆形区,应用 Impactor model-Ⅱ脊髓致伤仪,采用改良 WD 法制备小鼠 T_{10} 节段脊髓损伤模型。致伤瞬间,小鼠痉挛性摆尾,双下肢及躯体回缩扑动后双下肢瘫痪,为造模成功标志。术后分笼饲养,每日 2 次肌内注射青霉素 2 万 U,每天挤压膀胱 2~4 次以协助排尿,直至小鼠自主排尿反射恢复。

2. 其他动物 主要包括犬、兔、大鼠等其他常用动物。动物用 3% 戊巴比妥钠(40mg/kg)静脉或腹腔内麻醉。无菌条件下,于动物背侧正中切开皮肤,皮下组织。暴露预备损伤段脊髓,固定玻璃管于暴露脊髓表面,使撞杆轻轻接触脊髓。用一定重量砝码从预定高度沿玻璃管自由落下,撞击撞杆,造成脊髓分级损伤,伤力以势能(g·cm)表示(犬 500g·cm;兔 200g·cm;大鼠 100g·cm)。术后动物分笼饲养,可出现明显的截瘫症状,脊髓诱发电位潜伏期延长,波型消失或宽大畸形。

【模型特点】

该模型简便实用,具有致严重截瘫的可重复性,同时具有实验损伤病理改变和功能障碍与临床脊髓损伤的相似性;损伤节段可通过手术限定,撞击力可定量,硬脊膜完整,可防止外源成分侵入损伤区。

【模型应用】

本模型可用于脊髓损伤的病理生理机制和实验性治疗研究。

二、可调控的挫伤模型

【造模机制】

该模型利用气体动力学原理和计算机及精密传感器技术,操纵一个伸缩轴对脊髓实施严格的定量撞击而致脊髓损伤。

【造模方法】

选用小鼠作为模型。10% 水合氯醛(5ml/kg)腹腔注射麻醉,通过选定的椎间隙,用一气体动力学圆筒带上一个可伸缩的轴,以接触脊髓形成撞击界面,圆筒被安装于一个可调的交叉头架上,以便定位和控制脊髓变形的量。当以压迫变形量 10%~75% 和以 0.5~7 次 / 秒速率变化时,可以产生一个高程度的机械重复率,可供选择的压迫时间从 10 毫秒至几秒,输入的空气压力可在撞击界面产生足够大的驱动力,以超过脊髓组织受压时的动态阻力,而使脊髓产生不同程度的变形挤压牵张而致伤。

【模型特点】

该技术可提供准确的可重复选择的损伤参数,独立地控制脊髓的变形量和变形率,并造成相应可靠的不同程度的结果,包括中等程度损伤,但其损害所造成的轴突传导为非完全性阻滞,可跨越损伤部位传导。而且,因通过椎间隙可接近脊膜而不需行椎板切除术,因而可正常地保留脊髓周围的骨性鞘,避免了在脊髓损伤时脊髓血流改变方面的假象,从而更接近于临床实际。缺点是模型制备所需仪器复杂。

【模型应用】

该模型适用于多种脊髓损伤的相关研究,尤其是对脊髓致伤程度要求高度一致的实验研究。

三、压迫损伤模型

【造模机制】

压迫是导致脊髓损伤的重要因素之一,分为静力性压迫和动力性压迫。压迫技术可通过动脉钳夹压、重物压迫、带旋转螺钉的压迫板压迫脊髓、膨胀的气囊和液囊压迫。在静力性压迫过程中,传导障碍的持久性取决于压迫的时间长短,但在动力性压迫中还要考虑压力变化速率。此外,急性压迫和慢性压迫的致伤效果也有区别。这些不同类型压迫所致的脊髓损伤程度和机制是不同的，要根据研究目的的需要进行选择，并对各自的特征与影响因素严格区分和处理。

【造模方法】

1. 背侧压迫损伤模型 用 Wistar 大鼠，暴露预备损伤段脊髓，将一个小气囊连接导管，然后置于椎管中，在术后 24 小时动物完全恢复时，向气囊中充气给脊髓造成压迫伤，其损伤程度主要取决于压力的大小和受压的时间长短，脊髓受压后使血流供给障碍而造成组织缺血缺氧，加之机械压迫的原发作用而致脊髓组织变性坏死。

2. 腹侧压迫损伤模型 脊髓腹侧损伤模型，扩展了创伤性截瘫的研究方式，是对 Allen 打击法及背侧压迫致伤法的补充。以 Wistar 大鼠作为模型，以选定节段椎板开窗，将直角撞击钩置于脊髓前方，钩固定于杠杆的一端，重物坠击于杠杆的另一端，利用杠杆原理，使钩端上翘，钩随之上提，撞击脊髓腹侧而致伤。

3. 纵向压缩损伤模型 大鼠用脑脊髓立体定位仪固定其头颅及 T_{10} 及 L_4 两侧横突，咬除 T_{11-13} 椎板，从 T_{12}-L_4 水平行椎弓、椎体截骨，调节立体定位仪，使脊髓纵轴回缩入椎管内而致伤。经动态血流量、诱发电位等方法检测，观察到压缩大鼠脊髓产生不可逆损伤的临界值为 6.0~6.4mm，绝对值为 8mm。

【模型特点】

1. 背侧压迫损伤模型 该模型可模拟临床椎管内脊髓压迫病变。优点主要包括：闭合性损伤，可在不同脊髓节段压迫致伤，持续时间可控，重复性好，方法简便，通过压力及压力作用时间的改变可准确、定量地造成轻、中、重不同程度的脊髓损伤。

2. 腹侧压迫损伤模型 该模型的优点是脊髓损伤集中于前方，更接近于临床实际。但模型手术操作复杂，器械制备技术高，故目前尚未广泛采用。

3. 纵向压缩损伤模型 制备方法简便，接近于临床实际，拟为临床后凸畸形矫正手术提供安全限度的理论阈值。

【模型应用】

背侧压迫损伤模型适用于进行神经功能和代谢改变的检测，利于进行药物及减压手术的治疗研究。腹侧压迫损伤模型应用范围同脊髓挫伤模型，但目前应用较少。纵向压缩损伤模型结合临床上脊柱后凸畸形矫正过程中，脊柱截骨缩短后脊髓受力情况，脊髓纵向压缩动物实验模型被设计来证实纵向压缩量对脊髓的损伤，为临床后凸畸形矫正手术提供安全限度的理论阈值。根据建立的公式，大鼠脊髓回缩率 = 回缩临界值 / 脊髓全长，由于所有哺乳动物的脊髓形态结构大致相同，间接推测人的脊髓回缩率与大鼠具有一定的相关性。

四、缺血再灌注损伤

【造模机制】

脊髓损伤后脊髓血流改变是引起脊髓坏死和神经功能丧失的重要原因，而灰质与白质中的血管反应又有所不同。无论损伤程度如何，脊髓损伤后灰质在 1~2 小时内迅速出现缺血和坏死；而白质血流的改变似乎受动物种类、血流量测量方法和创伤程度的影响。研究发现，轻度损伤引起血流改变的类型有所不同，而重度损伤均引起出血。引起缺血的脊髓损伤将导致组织坏死，神经功能差。1982 年，Zivin 首次利用兔制作脊髓缺血性损伤模型，以了解脊髓缺血时间与损伤程度的关系，由此促进了脊髓缺血性研究的发展。

【造模方法】

选用日本大耳白兔，体重 2~2.5kg。用 1.5% 戊巴比妥钠静脉麻醉（1.5ml/kg）。无菌条件下，腹正中线切口，暴露分离腹主动脉，紧靠左肾动脉分支下方夹闭腹主动脉，分别夹闭 30 分钟、35 分钟、40 分钟、45 分钟、50 分钟。切口分层缝合。术后 1~2 小时动物清醒。术后动物出现不同程度的截瘫症状，脊髓血流量下降，病理检查，病变主要累及前角及中央管周围，表现为神经元稀少，核固缩。神经元周围有空泡形成，甚至出现液化灶。

【模型特点】

兔脊髓血管解剖法结构简单，呈节段性分布，缺血后病理变化规则，重复性好；临床及病理改变明显、恒定，功能改变易于判断，对于中枢神经系统缺血损伤的治疗效果观察是一种较为理想的动物模型；完全或不完全瘫痪与缺血时间密切相关，损伤程度容易控制；动物术后存活时间长，并发症极少或没有，可用于较长时间的慢性实验研究；手术操作简单，省时省力。

【模型应用】

该模型可用于中枢神经系统的缺血再灌注损伤及创伤后继发损伤机制的研究。

五、横断损伤模型

【造模机制】

脊髓组织在解剖学上的连接中断为横断损伤，见于严重的钝性打击伤、切割伤及火器伤，目前脊髓横断伤多采用切割伤模型。

【造模方法】

大鼠麻醉成功后，无菌条件下逐层切开分离组织至 T_{13}~L_1 椎体，咬除椎板，显示腰膨大，手术显微镜下纵向切开硬脊膜约 0.5cm，借助脑膜镊、虹膜刀沿脊髓后动脉左侧切入，并适度旋转以搅毁局部脊髓，然后用负压吸引器吸取损毁的脊髓组织，从而在半切脊髓的基础上又造成直径约 2mm、深达脊髓腹侧硬脊膜的盲洞损伤。

【模型特点】

半侧损伤易操作、易判断、损伤明显，且有对侧作为对照，便于病理及移植再生效应的观察；重复性好、相对全切损伤要轻、动物死亡率较低，术后易管理，利于较长时间的实验观察。切割伤可根据研究目的不同而选择脊髓全横切和半横切及部分切断损伤（如锥体束切断术）等模型，也可选择块状缺损模型。主要缺点是与临床脊髓损伤相差较大。

【模型应用】

该模型解剖定位准确，功能障碍亦确定，便于进行脊髓损伤的基础理论和神经生物学的研究。已可以用于近年兴起的脊髓组织工程修复脊髓损伤的研究。

六、化学损伤模型

【造模机制】

利用化学物质的神经毒性作用损害脊髓组织细胞而致伤，其方法多采用定位注射或鞘内给药，将不同浓度剂量的毒素直接施予脊髓组织。

【造模方法】

选用成年大鼠，麻醉成功后，在背部下胸段的正中线上切开皮肤 2cm，在定位仪上用微量注射器在 T_{12}-L_3 之间刺入椎管，向腰髓内缓慢推入 5μl 海人藻酸（0.001mol/L），留针 10 分钟后，缝合皮肤。对照组动物在同一部位用同法注入 5μl 生理盐水，通过光镜、电镜检查可见明显的神经元变性坏死。

【模型特点】

该模型作为除撞击、压迫、缺血或横断所致脊髓损伤以外的又一种动物模型，其损伤的病理变化以神经元溃变为主，而脊髓的完整性不受破坏，类似于脊髓灰质炎的病变。

【模型应用】

该模型适用于脊髓损伤后神经元移植治疗的相关研究。

第十四节 椎间盘退变动物模型

Section 14 Animal models of disc degeneration

椎间盘是一种纤维软骨样组织，细胞数量少，细胞外基质丰富，基质主要包括水、蛋白多糖、胶原和非胶原蛋白，构成细胞分布的支架。椎间盘退变是机体退变的一部分，其诱发原因可以归结为：机械负荷对椎间盘基质的影响；椎间盘软骨终板的退变以及髓核纤维化和水化程度的下降，导致椎间盘细胞营养和存活力的下降；基质成分的降解和修饰，致使椎间盘形态和承受负荷能力下降。虽然椎间盘退变性疾病精确的机制过程仍不明确，但最终共同的表现都是椎间盘细胞数量的减少和功能的降低，导致聚合蛋白聚糖和主胶原的进行性减少，出现脊柱源性的疼痛。由于此类动物模型观察的退变过程时间相对较短，在观察过程中很多指标无法监测，并且不能完全模拟人椎间盘退变。此外，人椎间盘与动物椎间盘之间的最大区别是椎间盘大小和细胞类型不一样。椎间盘的大小受椎间盘营养需要和生物力学的影响，并影响其生物学进程。啮齿类动物椎间盘的生物力学特性类似于人类，但这类动物椎间盘面积小，不像人椎间盘需要较多的营养供应，即小动物椎间盘小，需要的营养供给少，不容易发生损伤和退变，容易修复；而人类则相反，椎间盘较大，需要的营养多，损伤后不容易修复。所以，小动物椎间盘退变模型实际上与人椎间盘退变之间始终存在差距。椎间盘退变动物模型（animal models of disc degeneration）的建模方法如下。

一、双后肢大鼠动物模型

【造模机制】

人类椎间盘承受重力是导致椎间盘退变的因素之一。故该模型所致椎间盘退变模型的原因和发展规律与人类相似。由于动物大多采用四肢行走，同人类的直立行走模型完全不同，因此脊柱的受力情况也完全不同。为了模拟直立行走的模式，建立了双后肢大鼠动物模型。

【造模方法】

实验动物采用新生的SD大鼠，在出生后24~48小时内，置4℃冰箱低温处理5分钟后，自肱骨上段用丝线结扎，然后截去双前肢。3周龄后移走母鼠，完全停止哺乳。在此后的饲养过程中，随着大鼠的不断生长而相应改变合适的饲养条件，迫使大鼠养成只有依靠双后肢站立才能进食和饮水的生活习惯，以此训练大鼠的直立活动。18月龄可以获得$L_{2\sim3}$椎间盘变性的椎间盘退变模型。

【模型特点】

在实验中发现，正常老年大鼠髓核中脊索细胞随年龄的增长而逐渐发生退变，双后肢大鼠的退变更严重，髓核细胞的这种退变与人类椎间盘细胞的退变规律完全一致。截肢法是一种比较经济实用、简单科学的直立动物模型。缺点是只能适用于小型动物。

【模型应用】

该模型不仅适用于进行椎间盘和脊柱退行性疾病的研究，还可以对椎间盘摘除、脊柱融合、椎间盘移植等各种手术引起的变化进行系统的研究。

二、脊柱运动节段不稳致椎间盘退变模型

【造模机制】

采用手术方式破坏脊柱的支持组织（如椎旁肌肉、小关节、棘突等），进行椎体内固定和椎间关节融合等手段可使脊柱产生过度运动，产生脊柱不稳。研究证明，椎间盘过度反复运动可促发椎间盘退变，导致纤维环分层破坏、细胞组织变形和凋亡、骨赘形成等。

【造模方法】

1. 颈椎间盘退变模型　选用8月龄SD大鼠。麻醉成功后，横向切断SD大鼠的颈夹肌和头、颈、寰最长肌，切除颈髂肋肌与头半棘肌，然后依次切除$C_{2\sim7}$棘上和棘间韧带，建立运动节段不稳大鼠颈椎间盘退变模型。

2. 腰椎间盘退变模型　健康成年家兔，麻醉成功后，切除家兔所有腰部的棘上和棘间韧带和椎旁肌肉，来制造腰椎间盘退变模型。

【模型特点】

造模3个月后可见颈、腰椎间盘纤维环出现裂隙，排列轻度不规则，髓核出现皱缩或变小，少数椎间盘可见髓核轻度突出；5个月后大鼠椎间盘髓核完全纤维化；7个月后椎间盘突出或骨赘形成。

【模型应用】

这类模型可以通过不同大小的动物制备，用于研究椎间盘退行性变的分子生物学机制变化研究。

三、结构模型

【造模机制】

结构模型分为直接造成椎间盘损伤动物模型和化学方法致椎间盘退变动物模型两种。直接造成椎间盘损伤动物模型的常用制模方法是通过穿刺造成纤维环和终板损伤，引起急性椎间盘突出和髓核压力降低，启动椎间盘突变的级链反应。髓核化学溶解术的原理即是通过选择性破坏蛋白多糖以减少椎间盘体积，其生物力学发生改变。

【造模方法】

1. 纤维环损伤法　将羊常规方法麻醉。暴露腰椎的前外侧纤维环，造成其损伤。损伤方式可以采取刀割裂伤、纤维环开窗术、针刺伤和刮擦伤等。损伤可分为纤维环的部分或全层，可在椎间盘的中央，也可在邻近上位或下位终板。1 周即可引起髓核或纤维环边缘明显变化，1 个月即可出现髓核的纤维替代，6 个月后可出现纤维环裂口形成和细胞构成丢失。

2. 软骨终板损伤法　将羊常规方法麻醉。通过椎体钻一斜行的孔洞直达软骨终板和髓核来制作椎间盘退变模型，急性终板损伤引起髓核压力降低和应力重新分布，从而导致椎间盘退变。

3. 化学方法致椎间盘退变动物模型（animal models of disc degeneration）　选取 3~4kg 的兔作为动物模型。麻醉成功后，仰卧位进行腹部区域的手术准备。消毒、铺单后，采用腹正中切口，经腹膜入路暴露腰部椎间盘。采用 32G 大小的针头，每个椎间盘注射 25μl 的 1μmol/L 的 30kDa 的 N 末端纤维结合素碎片。术后可以观察到髓核被纤维组织替代，纤维环叠层之间出现裂口，外围骨赘形成，整个改变过程类似于人的椎间盘退变。犬和羊等也可被选为动物模型来源。

【模型特点】

1. 纤维环损伤法　需要形体较大的动物，虽然其创伤小，但由于引起退变所需标准、针刺深度不易掌握，容易造成髓核急性突出。

2. 软骨终板损伤法　这种方法破坏终板程度不易掌握，损伤后可立即出现一些变化，如 Schmorl 结节、局部出血及继发周围肉芽组织形成等而影响观察。此法创伤较大，有一定死亡率。

3. 化学方法致椎间盘退变动物模型　髓核化学融解术具有在非开放性手术条件下进行、创伤小、操作简单等优点；其缺点是髓核内注射的药物可影响以后生物化学检测的准确性，而且这些模型均为四肢爬行动物，诱导的椎间盘退变未体现重力在其中起到的重要作用。

【模型应用】

该类模型可以被用于研究椎间盘退变后治疗方式的疗效评价；髓核化学融解术还可以用于研究椎间盘突变的分子机制。

四、自发性椎间盘退变模型

研究发现，沙鼠的椎间盘退行性变化与人类具有相似之处。沙鼠是地中海东部沙漠所特有的一种动物，以含盐量高的灌木为主要食物，其椎间盘退变有明显的遗传倾向，主要表现包括脊索细胞消亡、终板硬化、纤维环破裂、细胞分化及外周骨赘形成。在多数 18~30 月龄的沙鼠椎间盘中可发现纤维环囊变、裂隙及骨赘形成，并有纤维环膨出和髓核突入终板。沙鼠的低水高盐饮食在某种程度上引起代谢变化，进而引起椎间盘尤其是髓核的功能异常。对沙鼠饲以正常饮食研究发现，3 月龄时 10% 的动物发生椎间盘退变，5 月龄时 50% 动物发生退变。

研究还发现，灵长类动物在大于 14 岁时即可出现自发性椎间盘退变，影像学检查显示这种改变类似于人的椎间盘退变。这种动物模型在一定程度上减少了人为因素的影响，可直接对实验对象进行观察。但这些动物数量有限，价格昂贵，难以大量用于科研活动。

（侯天勇　许建中）

参考文献

[1] 李福兵,徐永清,潘兴华,等.小鼠胫骨中段1/3不同缺损直径单层骨皮质缺损模型比较研究[J].中国修复重建外科杂志,2012,26(10):1218-1222.

[2] 李强,何清义,许建中,等.山羊股骨解剖学观测及其骨缺损模型的建立[J].解剖与临床,2006,11(1):18-20.

[3] Hou T,Li Q,Luo F,et al. Controlled dynamization to enhance reconstruction capacity of tissue engineered bone in healing critically sized bone defects:An in vivo study in goats [J]. Tissue Eng Part A,2010,16(1):201-212.

[4] 许建中,李起鸿,杨柳,等.介绍兔肢体延长模型[J].第三军医大学学报,1998,5:454-456.

[5] 白希壮,任继尧.选择性臀肌切断诱发骨关节炎实验模型[J].中华骨科杂志,1994,14(2):118-120.

[6] 伍亚民,廖维宏,王正国.脊髓损伤实验模型的研究概况与应用[J].中国临床康复,2003,7(16):2344-2345.

[7] Allen AR. Surgery of experimental lesion of spinal cord equivalent to crush injury of fractured is location of spinal column. A preliminary report [J].JAMA,1911,57:878-880.

[8] 过邦辅,汤华丰,陆振照,等.实验性外伤性截瘫的研究,第一部分脊髓腹侧打击器及实验方法[J].中华骨科杂志,1984,4(1):50-53.

[9] 高梁斌,廖维宏,胡文辉,等.脊髓纵向压缩过程中脊髓诱发电位、血流量和微循环变化[J].中国脊柱脊髓杂志,1992,2(5):209-211.

[10] 吴靖平,陈统一,陈中伟,等.双后肢大鼠椎间盘退变动物模型的建立[J].中华实验外科杂志,2004,21(1):105-107.

(谭毅 刘宇 整理编辑)

第十六章　外科手术与创伤动物模型

Chapter 16　Animal models of surgical operations and trauma

手术是外科治疗的基本手段。临床实践证明，随着科技进步，医疗设备的现代化，手术方式也随之而改变。近20年来，腔镜技术的发展和应用就是对传统手术的一次技术革命。任何手术方式的改良都必须以病理生理学为基础、动物模拟为前提，经反复实验方可试用于临床，因此，模拟临床手术的外科手术与创伤动物模型（animal models of surgical operations and trauma）的建立是研究手术改良的基础。本章重点介绍常用外科手术动物模型的制作方法与基本原理。

第一节　常见胃肠外科手术动物模型

Section1　Animal models of gastrointestinal surgery

普通外科手术动物模型就是通过手术的方法模拟某种普通外科疾病的病理状态，或探讨其发生、发展、转归或研究某种普通外科疾病治疗效果的动物模型。以下重点介绍普通外科常见胃肠外科手术动物模型（animal models of gastrointestinal surgery）的制作方法。

一、犬高选择性迷走神经切断术模型

【造模机制】

选择性迷走神经切断术是临床治疗胃十二肠溃疡的选择之一，但也存在需要改进的许多问题，对其疗效也有不同的评价，通过动物模型的建立研究手术方法的改良，疗效及并发症等。

【造模方法】

1. 犬只选取　健康杂种犬，雌雄均可，1岁龄，体重10~15kg最佳，避开发情期和孕产期（雌性）。

2. 术前准备　除按常规术前准备外，根据实验设计要求可于术前检查胃酸分泌量，驱除或杀灭肠道或皮毛寄生虫，术前24小时禁食。

3. 麻醉　用犬头专用固定环钳夹持颈部将其固定于地面，注意保持其呼吸通畅，一人手持后肢固定，另一人于大隐静脉推注3%戊巴比妥钠（30mg/kg），先快后慢，直至结膜反射和肌张力消失。

4. 固定和备皮　仰卧固定于手术台，用舌钳将舌头牵于口腔外（用湿纱布包裹，避免舌黏膜干燥坏死形成溃疡）以免舌后坠致窒息死亡，必要时气管插管，既可保持呼吸道通畅，又可观察呼吸频率。腹部备皮，注意勿损伤皮肤。常规消毒铺单。

5. 手术　取上腹正中或经腹直肌切口进腹，探查肝、胆、脾及胃肠道，确定无器质性病变。向左下牵拉胃大弯使胃小网膜紧张，观察位于小弯侧的胃迷走神经前支及其胃窦的终末支（鸦爪支）。从鸦爪支稍上方开始将小网膜的前后叶剪开，沿胃小弯逐一切断结扎胃迷走神经前支向胃的分支及其伴行血管直至贲门上3~5cm。自幽门环前3cm开始，沿胃大弯向左侧分离切断、结扎胃网膜血管向胃壁的分支至无血管区上2个分支，切断迷走神经后支向胃大弯侧的分支和来自腹腔神经丛的分支，注意保留胃窦大弯侧近幽门处的胃网膜右动脉主干及其向胃窦的分支。分离胃后壁，将胃向前上翻起，用切断前胃迷走神经分支相同的方法逐一切断结扎胃迷走神经后支向胃体的分支及其伴行血管。在贲门上方处自右向左环形切开食管浆膜，显露食管肌层3~5cm，切断前后迷走神经的细小分支和向胃大弯的分支，注意保护前、后迷走神经干。缝合胃小弯侧的浆膜，使胃小弯浆膜化。胃大弯侧与分离的大网膜间断缝合，防止术后小肠经此间隙进入小网膜囊形成内疝。检查腹腔无活动性出血，逐层关腹。关腹时可于切口内置洒青霉素或磺胺药粉

以减少切口感染。

【模型特点】

已有研究证实犬胃迷走神经分布和功能特点与人相似，该模型研究人选择性迷走神经切断术的相关问题，其结论可信度较高。

【模型应用】

1. 研究十二指肠溃疡病的发病机制。
2. 研究神经对胃液分泌的调节机制。
3. 研究高选择性迷走神经切断术治疗十二指肠溃疡病的效果。
4. 训练年轻外科医生的手术操作技能。

二、犬高选择性迷走神经切断加胃窦黏膜切除术模型

【造模机制】

与选择性迷走神经切断术相同。

【造模方法】

1. 术前准备、麻醉、固定和备皮按上述方法进行。
2. 手术 经上腹正中或经腹直肌切口进腹，探查肝、胆、脾及胃肠道，确定无器质性病变。

按上述方法完成高选择性迷走神经切断术完成后，距幽门环 7cm 处切断胃，向上(向胃近端)环形切除 5cm 的胃壁浆肌层，注意保护黏膜层和黏膜下层血管。距离幽门环 7cm 处在黏膜下层分离胃窦黏膜至幽门前 2cm，注意保护胃窦浆肌套。裁剪并缝合胃体，保留黏膜的小弯侧使之呈漏斗形与胃窦之浆肌套一致，然后与胃幽门前保留之黏膜缝合，最后将胃窦浆肌套与近端胃浆肌层缝合。逐层关腹。

【模型特点】

与选择性迷走神经切断术相同。

【模型应用】

1. 研究胃部分切除术后胃肠的病理生理变化。
2. 研究十二指肠溃疡病的发病机制。
3. 研究神经体液对胃酸分泌的调节机制。
4. 研究高选择性迷走神经切断加胃窦黏膜切除术的治疗效果，遴选最佳治疗方案。
5. 训练年轻外科医生的手术操作技能。

三、犬保留幽门的胃大部分切除术模型

【造模机制】

幽门具有调节胃内食物进入十二指肠和防止胆汁反流入胃的主要功能，因此胃大部切除术力求保留幽门以防胆汁反流性残胃炎，但其治疗效果尤其是对恶性肿瘤的治疗受到质疑，通过建立动物模型进行深入研究以获取最佳疗效。

【造模方法】

1. 术前准备、麻醉、固定和备皮按上述方法进行。
2. 手术 经上腹正中或经腹直肌切口进腹，探查肝、胆、脾及胃肠道，确定无器质性病变。自幽门环前 2cm 开始，在胃网膜血管弓内，沿胃大弯向左分离切断结扎胃网膜血管向胃的分支至无血管区上 2 个血管分支，从胃小弯切迹上方 2cm 起，向下紧贴胃壁分离结扎。切断胃左动静脉向胃的分支，至幽门前 9cm，避免损伤迷走神经前后支和保护迷走神经的胃窦支。在胃大弯侧无血管区上第 2 分支处水平用小胃钳钳夹 3~4cm 胃壁，在小胃钳远端上大胃钳，在两胃钳间切开胃至小胃钳尖端处，从小胃钳尖端处至胃小弯胃角切迹上 2cm 处用弯有齿血管钳夹住胃小弯侧，在大胃钳和有齿血管钳之间切断胃小弯侧。封闭小弯侧断缘，先行全层交错褥式缝合，再间断缝合浆肌层。在小胃钳近端切开浆肌层，缝扎黏膜下血管止血，并吻合。在胃小弯侧幽门前 9cm 至胃大弯侧幽门前 2cm 处连线切开胃前后壁浆肌层，黏膜下分离至幽门前，

切除其黏膜，保留胃窦部有迷走神经支配的舌型浆肌瓣，完成远端胃大部分切除。残胃近端胃大弯侧与幽门管黏膜间断吻合，最后将带血管神经的胃窦浆肌瓣缝合覆盖在吻合口近端及残胃小弯侧胃壁上，逐层关腹。

【模型特点】

与选择性迷走神经切断术相同。

【模型应用】

1. 研究胃大部分切除术后胃肠的病理生理变化。
2. 研究胃十二指肠溃疡病发病机制。
3. 研究神经体液对胃酸分泌的调控机制及在溃疡形成中的作用。
4. 研究反流性胃炎、倾倒综合征等的发生机制。
5. 研究保留幽门的胃大部分切除术的治疗效果，遴选最佳治疗方案。
6. 训练年轻外科医生的手术操作技能。

四、犬全胃切除模型

【造模机制】

模拟临床胃癌根治术，研究胃癌根治术的相关问题。

【造模方法】

1. 术前准备、麻醉、固定和备皮按上述方法进行。

2. 手术　经上腹正中或经腹直肌切口进腹，探查肝、胆、脾及胃肠道，确定无器质性病变。提起大网膜，在胃大弯边缘大网膜血管弓内无血管处剪开大网膜，先向右侧逐一钳夹、切断，结扎胃网膜右血管向胃的分支至十二指肠球部，结扎胃网膜右动脉；再向左逐一钳夹，切断。结扎胃网膜左血管和胃短动脉分支至胃贲门及食管左侧。将胃大弯向前上翻起，分离胃窦后壁。用两把有齿血管钳钳夹、切断十二指肠球部。轻轻牵拉胃大弯使小网膜拉紧，从十二指肠球部开始向上切断肝胃韧带。逐一钳夹、结扎、切断胃右血管和胃左血管向胃的分支至胃贲门食管右侧。胃右动脉和胃左动脉均需双重结扎或缝扎。在贲门上方切断前后迷走神经干，游离腹腔段食管 3~4cm，在贲门上用两把有齿血管钳钳夹、切断食管，完成全胃切除。然后根据实验设计行空肠代胃术或其他方式进行消化道重建。

【模型特点】

犬胃区局部解剖特点类似于人，手术模型具有高仿真性，研究结果可信度高。

【模型应用】

1. 研究胃癌的手术治疗方法。
2. 研究胃癌手术后并发症（如消化吸收不良、胆汁反流、倾倒综合征等）的产生机制及预防措施。
3. 研究全胃切除术后消化道重建方式。
4. 训练年轻外科医生的手术操作技能。

五、犬短肠综合征模型

【造模机制】

所谓短肠综合征就是因疾病或外伤迫使小肠广泛切除、残留小肠不足 100cm 所引起的小肠消化吸收严重障碍，进而导致一系列病理生理改变，甚至危及生命。通过制作动物模型对其进行系统研究，深入认识该综合征的发展规律，寻求最佳治疗效果，延长患者生命，提高生存质量。

【造模方法】

1. 术前准备、麻醉、固定和备皮按上述方法进行。

2. 手术　经上腹正中或经腹直肌切口进腹，探查肝、胆、脾及胃肠道，确定无器质性病变。因为不同小肠肠段对营养成分的吸收具有一定选择性，所以应根据研究目的选择切除和保留的肠段和长度。常选择保留部分近端空肠、部分远端回肠以及切除或保留回盲瓣手术。保留小肠长度应少于 100cm。切除大部分肠段及相应的肠系膜，妥善结扎肠系膜血管，减少术中失血。小肠两断端开放，尽量清除肠内容物，用1/1000氯己定溶液清洗消毒，然后行端端吻合重建肠道。缝合肠系膜裂口，注意勿损伤肠系膜内血管，确保保留肠段血供正常。术后根据实验目的选择护理和营养支持。

【模型特点】

可以根据研究需要保留小肠长度，模型具有高仿真性特点。

【模型应用】

用于小肠切除术后相关问题研究。

六、小肠缺血再灌注模型

【造模机制】

各种原因导致的肠系膜血管阻塞使供应段肠管血液循环障碍，肠壁血管通透性增加，肠腔内细菌过度繁殖，肠内容物和肠坏死组织分解产生大量毒性物质，当手术祛除阻塞因素以后，肠管血液循环恢复，细菌和“毒素”透过受损的肠黏膜屏障进入血液循环，导致严重毒血症，甚至中毒性休克和多器官功能损害，危及生命。这一系列的病理生理变化称为肠缺血再灌注综合征。通过建立该动物模型，可以较系统地研究其发生机制、预防措施和治疗原则。

【造模方法】

小肠缺血再灌注动物模型可根据实验目的选用犬、兔、大白鼠、小白鼠等。如用犬、兔等大型动物时，一般于模型制作前根据研究目的留取血液、体液标本和检查各主要器官的功能指标等，用于实验前后对照分析研究。用大白鼠、小白鼠等小型动物时，常设正常对照组和假手术对照组进行对比研究。在此以大鼠为例简述模型的制作方法。

选用鼠龄、饲养条件相同的健康成年杂交系大鼠，雌雄不限，在实验条件下适应性饲养5~7天，雌雄分笼。常规术前准备。1%戊巴比妥钠（15mg/kg）腹腔内注射。麻醉成功后仰卧固定于手术台，腹部皮肤常规备皮、消毒、铺单。取中下腹部正中或旁正中切口，进入腹腔后检查肠道有无器质性病变，如有则放弃。将小肠移至腹腔外，展开肠系膜，于肠系膜根部用显微血管夹夹闭肠系膜血管主干，造成相应肠段的小肠缺血，注意勿损伤血管。根据实验设计分组，于不同时相点去除血管夹，使肠管恢复血液循环，完成小肠缺血再灌注模型，即可进行相关研究。

【模型特点】

实验动物的选择面较广，可操作性强，制作方法简单，成本低，可根据研究需要灵活选择实验动物。

【模型应用】

用于小肠缺血再灌注相关问题研究。

第二节　保留脾脏功能手术动物模型

Section 2　Animal models of reserving splenic function

【造模机制】

脾脏是全身最大的免疫器官，也是腹部最常受到创伤的器官之一。对创伤脾传统的治疗方法是行脾切除术，然而，脾切除后的伤者常常表现出不同程度免疫功能下降的临床症状，严重者可发生脾切除后凶险性感染（overwhelming postsplenectomy infection，OPSI）。为了提高患者的生存质量，各种保脾手术应运而生，为了深入认识这些保脾手术的临床应用价值，可通过建立保留脾脏功能手术动物模型（animal models of reserving splenic function）进行较系统的研究。

【造模方法】

1. 犬部分脾切除模型

（1）术前准备、麻醉、固定和备皮按上述方法进行。

(2) 手术：行剖腹术后先探查肝、胆、脾。观察脾脏血管主干、分支及其与脾叶的关系。预实验时可先用无损伤血管钳钳夹欲切除脾脏部分的供应血管如上叶动脉，引起部分脾脏缺血后与正常供血部分脾脏出现明显分界，以判断是否达到按实验设计要求欲切除脾脏的范围。测量正常供血部分脾脏长度以确定切除部分脾脏所占比例。然后游离脾脏上极，切开脾肾韧带和脾胃韧带，双重结扎脾动脉上叶分支，在脾缺血线处切断脾上叶，使脾切断端呈凹陷的鱼口状以便于缝合脾断端，结扎脾断端创面的中央静脉和其他血管分支。用4号丝线水平褥式缝合脾断端，再用大网膜覆盖并缝合于脾创面。检查确无出血后即可关腹。切除的脾脏按实验要求处理后，即可用于研究的自身对照。根据实验目的选用适当抗生素。动物按一般术后护理，喂养普通饲料，观察至伤口愈合。

2. 大鼠脾脏部分或次全切除模型

(1) 术前准备：健康成年 Wistar 大鼠，雌雄不限。1% 戊巴比妥钠腹腔内注射麻醉，剂量为 15mg/kg；或开放式乙醚吸入麻醉。麻醉成功后固定于手术台上，剃除腹部毛发，消毒铺单。

(2) 手术：取腹正中切口入腹，游离脾脏，在脾门处结扎切断脾脏下极血管，然后行脾脏部分切除或次全切除，脾脏断端彻底缝合止血，关闭腹腔完成手术，术后雌雄分笼喂养。

3. 鼠脾切除自体脾组织大网膜移植模型　将 Wistar 大鼠或昆明种小鼠分为假手术组(仅松动脾脏)、全脾切除组、全脾切除后自体脾组织移植组。术前准备同上，按常规方法行脾切除手术，切脾时注意保持脾包膜完整。如有副脾则同时切除。立即将切除的脾脏切成 1cm×1cm×0.5cm 小块。将大网膜展平，按实验设计的移植量，以 0.5cm 的间距均匀平置于大网膜上，将大网膜游离端翻起覆盖脾块，使移植的脾块上下面均有网膜覆盖，适当缝合大网膜固定脾块，将大网膜反复折叠并缝合成袋状，把植入脾块的网膜袋固定于原脾窝处，关腹。术后雌雄分笼喂养。

【模型特点】

实验动物的选择面较广，模型成熟，手术方式已试用于临床，可操作性强，制作方法简单，可根据研究需要灵活选择实验动物。

【模型应用】

用于保留脾脏功能相关术式研究。

（蒋登金　朱志立）

第三节　肝脏移植动物模型

Section 3　Animal models of liver transplantation

一、肝脏移植动物模型实验的历史和进展

肝脏移植动物模型(animal models of liver transplantation)实验研究是从犬肝移植开始的。1955 年，Welch 首先进行犬的异体异位肝移植。此间发现，被移植的供肝必须有充足的门静脉供血。如果植入肝不能得到来自门静脉血中的胰岛素、胰高血糖素等“肝细胞生长因子”，会很快发生萎缩。因此，肝脏移植必须是原位移植。1959 年，Moore 进行了犬的异体原位肝移植。当时的目的是探索出一套术式，为临床研究做准备。我国夏穗生教授早在 1958 年就进行过犬的异位肝移植，1973 年系统地开展 100 余次犬的原位肝移植，也总结出一套可供临床应用的原位肝移植手术方法。20 世纪 70~80 年代，以大鼠为代表的小动物肝移植在移植学科的许多领域内迅速开展。小鼠肝移植最早由我国留美学者钱诗光于 1991 年首先报道。小动物的肝脏移植所研究的领域很广，包括：免疫抑制剂的研究，肝移植的排斥反应，肝移植的免疫耐受，小体积肝移植，肝脏保存，转基因动物的肝脏移植，新的免疫抑制剂的研究等。

1976 年免疫抑制剂环孢素的问世和使用，1992 年他克莫司的诞生，结合外科技术、护理技术的不断进步，接受临床肝移植患者的存活记录不断攀升，已有不少超过 10 年生存期。因等待器官，排队做肝脏器官

移植的患者增多，人类利用异种动物器官做人体器官移植之梦又被唤起。较有回顾意义的是20世纪60年代的人与狒狒交互循环的支持性肝灌注，以及少数几例大动物与人体间的器官移植的可贵的失败经验。近十几年来，异种移植研究的力度迅速加大，作为未来人类器官的新的供体，猪的器官移植研究的热潮已在国际上许多知名中心兴起和开展。猪的器官与人类器官大小接近，适合大量繁殖，通过基因改造，被认为是今后研究异种器官移植和构建人类疾病动物模型的理想材料，有望解决全球可供移植的人体器官极为短缺的难题。2002年，PPL therapeutics 美国分公司和美国匹兹堡大学研究团队克隆出α1,3-半乳糖(α-Gal)基因敲除的大白猪。转α-Gal基因猪为猪→灵长类动物间的异种肝脏移植开辟出了一条新的通路。其中，已有学者提出以转α-Gal基因猪的肝脏对急性重型肝炎患者做异种过渡性体外灌注，帮助患者渡过急性肝病期的观念。我国“生物医学实验用清洁级猪的培育”也在多个基地进行。可见，动物实验在未来的肝脏移植研究领域有着举足轻重的地位。

二、适于肝脏移植的动物实验室

1. 软硬件条件　适于肝脏移植的动物实验室，软、硬件均需要实质性地达到一定的标准。肝脏移植动物实验室从实验动物学的角度而言，应当是符合国家科技部和卫计委实验动物标准的，设施上具备实验动物使用许可证的，从业人员具有上岗证和相应的实际管理经验，有实验动物管理委员会和健全管理制度的，在人、财、物管理上有与实验动物相适应政策的部门。就实验性肝脏移植需要的环境条件，必须是大、小鼠和猪等动物有各自独立的场地。从外科实验室动物手术室的水平而言，应当是配备麻醉机、各种手术器械设备、制冰机、大小动物手术台，以及与临床手术室条件类似的工作场所。

在人员方面，需要了解实验动物有关的规章制度，技术技能训练有素和相对稳定的，能相互密切配合的集体。笔者所在的浙江大学第一医院卫生部多器官联合移植研究重点实验室，对小动物实体器官移植有质量保证规范(试行，2008年5月制定)。其中要求：连续10对同品系大鼠全肝移植中，需有7对有7天以上的存活率，才可参加正规的科研课题。笔者所在实验室大鼠肝移植要求单人独立完成，在开展课题研究时，操作人员已达到8小时可完成3~4对移植手术的熟练程度。

2. 动物养护

(1) 关于用于肝脏移植大鼠的养护，与动物实验室的洁净环境和环境养护关系密切，是值得探讨的课题。实验动物环境及设施(中华人民共和国国家标准，GB 14925—2010)在具体实施中是处于一种静态或接近静态的标准，比较适合于实验动物的生产繁殖。肝脏移植是复杂的外科手术，术前的准备工作多，必需的仪器设备药品多。我们对环境的养护基本上按照外科手术室的环境和环境养护方法进行。其中，直接用于手术的器材、铺垫等物品用高压灭菌的方法“热”消毒，其他“冷”消毒的方法也灵活结合运用。地面、桌面等物品表面以净水为主，结合含氯的消毒剂消毒；由于不少仪器设备长期驻留在肝脏移植手术室内，仅对它们做表面擦抹是不够的，在实验结束后使用紫外线、臭氧等消毒。精密手术器械用75%乙醇浸泡，手术过程中常用75%乙醇消毒。严格区分物品的清洁面和非清洁面，是外科手术与医学物品使用的基本要求和过程。对于免疫功能基本正常的肝移植动物实验，我们要求使用面保持洁净状态，人员的洁净状况与动物的洁净状况相匹配。也是由于肝脏移植的动物实验操作的复杂性，手术室的环境标准是依据“洁净度7级”，和“沉降菌最大平均浓度/(CFU/0.5h·Φ90mm平皿)≤3”而又略有不同于GB，更接近一般外科手术室或一些在病室内进行的医疗操作。

(2) 实验用大鼠饲育在独立通气笼盒(individual ventilated cages，IVC)内，在器官移植后的前3天需要单个独笼饲养，3天后可以2只合笼。将大鼠肝脏移植从大屏障系统的开放场地改为移入超净工作台内是值得提倡的。当大鼠在超净工作台内接受肝脏移植时，通风量不宜过大。

三、肝移植动物实验的外科技术技能

从肝脏移植动物实验的历史和进展，作者认为今后的动物实验研究方向主要可能集中在大鼠→大鼠，小鼠→小鼠，仓鼠→大鼠，猪→猪，以及基因改造猪→灵长类。在技术操作上，小动物间和大动物间各有许多类似的方面。因此，在肝移植动物实验的外科技术技能方面，以大鼠肝移植和猪的肝移植为例进行研讨。

(一) 大鼠肝脏移植

同种及不同品系大鼠个体间的肝脏可以通过手术互相替代。

【造模机制】

大鼠同种异体原位肝移植手术技术——介绍“袖套法”,其中经典Kamada双套管法的应用最广。袖套法明显缩短了手术的“无肝期”时间,短于目前认为的无肝期不超过26分钟的界限。此法能达到95%的手术成功率和90%以上的1周生存率。本中心习惯于应用双套管法。三袖套法国内、外均有应用,将在下一节讨论。

【造模方法】

(1) 大鼠的肝脏解剖如下:左外叶、左中叶、中叶、右上叶、右下叶、乳头状叶和尾状叶。大鼠无胆囊,各叶的胆管在肝门处形成胆总管。胆总管长约3cm,延伸插入十二指肠,在插入的路线上基本全程被胰腺组织包围。大鼠的肝脏解剖一般是以大鼠的正常爬行位置来描述的,与其仰位固定于手术台上的位置相反,如切除肝左叶,实际上切除的是手术操作者右手侧的肝叶。

(2) 动物的选用和准备:根据不同的研究目的选择大鼠品系。本中心在操作练习时常用SD大鼠。在选择免疫有排斥和无排斥做比较时,分别用Dark Agouti(DA)→Lewis 和 Lewis→DA。在研究慢性排斥反应时,使用DA→Brown Norway(BN)大鼠。美国匹兹堡大学医学中心用Lewis(LEW)→BN的大鼠肝移植,在不使用免疫抑制剂时,10个动物的平均生存期为28.5天;在使用他克莫司(tacrolimus)1.0mg/(kg·d)的16天疗法(从第0天至第13天连续14天,以及第20天和27天),或连续14天后每周1次的持续疗法后,10个肝移植大鼠的存活均超过100天。BN→BN的纯种移植存活超过100天。术前准备,供体术前允许自由进食、饮水。受体术前禁食12小时,但不禁水。所用动物体重在250~300g为宜,雄性为好。

(3) 实验器材:常用的物品有动物固定板、自制腹腔拉钩、纱布、棉球、棉签、橡皮条、存冰器等。配备眼科小手术器械,以及显微手术剪、显微持针器、直头显微镊和弯头显微镊。缝合线常用8-0,5-0和3-0的3种,分别用于缝合血管,结扎或管套环扎和关腹。

(4) 麻醉:4%水合氯醛60~70mg/kg腹腔注射或1%戊巴比妥钠40~45mg/kg腹腔注射是较常用的麻醉方法,供、受体均可采用。在使用水合氯醛麻醉前,需肌注或腹腔注射阿托品0.03mg。关于麻醉药物的剂量问题有时还需视实验的情况而定,如同一动物在较短时间内接受第2次手术时,麻醉药量宜再减少1/4。小动物肝移植的麻醉原则是尽可能使动物在手术完毕后尽快恢复苏醒。关于用戊巴比妥钠麻醉,有些资料不用,认为戊巴比妥钠对肝脏有毒性,应尽量避免。也有认为,戊巴比妥钠是一种肝酶代谢竞争剂,不研究酶类代谢时,动物也苏醒较快,应用无妨。如手术全程用吸入气体麻醉,应使用小动物呼吸麻醉机,目前临床上使用的恩氟烷、异氟烷、七氟醚,可以使用。笔者所在实验室摸索尝试过多种方法,目前采用4%水合氯醛60~70mg/kg加阿托品0.03mg腹腔注射的方法进行麻醉。

(5) 供体手术:麻醉达成后,将供者鼠仰位固定于自制大鼠手术台上,胸腹部剃毛,聚维酮碘消毒,取腹部大十字切口进腹。离断镰状韧带,将剑突向头侧翻起,以湿盐水纱布覆盖肠管并推向左侧腹部,游离胃小弯背腹侧的尾状叶盘状乳头突。于胆总管前壁距肝管汇合处3mm作一小切口,向肝侧插入胆道支架管(以硬膜外导管制成,长约5mm,外径1mm,两端剪成斜面),5-0丝线环扎固定。游离右下叶与后腹膜间的联系,从左肾静脉以上水平游离肝下下腔静脉,结扎汇入下腔静脉的腰静脉分支;游离并结扎右肾动脉,右肾颜色随即变白,小心将下腔静脉与右肾动脉分离开,紧贴下腔静脉以8-0血管缝线结扎右肾静脉,于结扎线外侧离断右肾静脉。穿刺下腔静脉远端,注入含100U肝素的生理盐水2ml,完成供鼠肝素化。游离左、右髂总动脉分叉水平以上的肾下段腹主动脉,穿刺该段腹主动脉,并迅速剪开左侧膈肌进胸,钳夹胸主动脉,同时剪开胸段下腔静脉,以便灌洗液流出。开始经腹主动脉用0~4℃林格液10ml(每1ml含12.5U肝素)以2.5ml//min的速度开始灌洗。供肝颜色稍变白后离断左肾静脉水平的肝下下腔静脉。灌洗的同时以0~4℃的冷生理盐水不时浇注供肝表面,这样可使供肝温度迅速下降。约灌洗6ml后,开始分离左三角韧带、左冠状韧带,离断食管与肝左叶之间的交通支,紧贴肝上下腔静脉以8-0血管缝线缝扎左膈下静脉；游离右三角韧带、右冠状韧带，紧贴下腔静脉结扎右肾上腺静脉，于结扎线外离断。分离肝固有动脉与门静脉之间的结缔组织，紧贴第一肝门以5-0丝线结扎肝固有动脉，结扎线远侧离断。分别紧贴门静脉以8-0血管缝线结扎幽门静脉及脾静脉，远侧离断。游离供肝及主要血管时间断经腹主动脉灌注余下的4ml林格液，并不时地以冷生理盐水浇注供肝表面，以保证供肝在游离过程中始终保持低温状态。于脾静脉结扎线以下2mm处离断门静脉，将供肝略下拉，连带肝上下腔静脉周围少许膈肌环（不带膈肌环亦可，在与受体连接时距离更短，不易扭曲）离断肝上下腔静脉，取出供肝置于0~4℃冰水浴中。

(6) 供肝准备：供肝修剪及血管袖套准备均在0~4℃冰水浴中进行。冰水浴由内外两个铝盒组成，内盒装0~4℃林格液及供肝，内外盆之间装满冰块。门静脉及下腔静脉袖套由聚乙烯塑料管制成，包含2mm之套管体及2mm之套管柄，套管体上作数道刻痕，以便结扎牢靠，套管体下缘剪成一排小齿。套管口径大小根据相应血管大小进行选择，一般略大于血管外径。200g左右的大鼠门静脉套管ID 1.8mm，OD 2.1mm；下腔静脉套管ID 2.6mm，OD 2.8mm。先准备门静脉套管。以一把显微镊夹持门静脉袖套柄，另一把显微镊穿过套管腔，轻提门静脉断端通过套管腔，将套管柄连同门静脉一起以一小Bulldog钳夹住，小Bulldog钳以橡皮泥固定于水浴壁上。以两把显微镊配合，将门静脉断端外翻于套管体上，断端静脉壁钩于细齿上，5-0丝线环扎固定。同法准备肝下下腔静脉套管，以一5mm微血管夹夹闭肝下下腔静脉。修剪干净肝上下腔静脉开口周围的膈肌，两侧角分别吊一根8-0显微外科缝线。供肝置于冰箱中保存。成功的肝上下腔静脉在取下后口沿光滑，可以不必修剪，直接用于缝合。

(7) 受体去肝：受体鼠术前15分钟肌注阿托品0.03mg，以减少麻醉引起的呼吸道分泌物增多，可能导致的术后肺炎、肺不张的发生。受体鼠麻醉达成后仰卧位固定于手术台上（与供体相同），胸腹部剃毛，聚维酮碘消毒。取中上腹部直切口进腹，以自制小拉钩将腹壁向两侧牵开，同时以一蚊式钳夹住剑突，向头侧翻起，第一、第二肝门即可获良好暴露。以生理盐水纱布覆盖肠管并推向左下腹。

受者自身肝切除：离断镰状韧带、肝胃韧带，于胃小弯背腹侧游离尾状叶盘状乳头突。游离左三角韧带、左冠状韧带，缝扎剪切或电灼离断左肝与食管间的交通支，远离肝上下腔静脉缝扎左膈下静脉。将肝脏向头侧翻起，于第一肝门肝管汇合处以5-0丝线结扎并离断胆总管，以8-0显微缝线缝扎肝固有动脉。游离右下叶与后腹膜间的联系，游离右肾静脉水平以上的肝下下腔静脉，注意血管床的严密止血。离断右三角韧带、右冠状韧带，远离下腔静脉缝扎右肾上腺静脉丛。于肝上下腔静脉后方套入细橡皮条备牵拉用。小心分离第一肝门门静脉左右分支间的结缔组织，于门静脉右支下方套入5-0丝线，暂不结扎。于右肾静脉水平以上以8mm微血管夹阻断肝下下腔静脉，如用气体麻醉，此时可暂停乙醚等的吸入。于下腔静脉入肝处以一把细直血管钳钳夹阻断，紧贴该钳下方离断肝下下腔静脉，断端以Dextran冲洗后，两侧角分别吊一针8-0显微外科缝线备用。于幽门静脉水平阻断门静脉，开始无肝期。穿刺门静脉分叉处，向肝内缓慢注入2ml常温生理盐水直至肝脏变白。结扎右门静脉分支下方之预置丝线，以肝上下腔静脉后方之橡皮条将受者自身肝轻柔地下拉，以无损伤弯头血管钳，连带约3mm膈肌阻断肝上下腔静脉，贴近肝脏离断肝上下腔静脉，离断下下腔静脉和门静脉，移去受者自身肝。检查后腹膜有无出血点，有则妥善止血。

(8) 供肝植入：将供肝小心从冰水浴中移出，原位置入受者右上腹腔。先在直视下进行肝上下腔静脉的缝合。以供肝肝上下腔静脉两侧角的预置线分别与受者相应位置缝合后打结，然后先从右角开始在腔内连续缝合肝上下腔静脉后壁，至左角与该处的牵引线打结；再以同一线连续缝合前壁至右侧角，以Dextran冲尽血管腔内气泡及血凝块后，与牵引线的短头打结，完成肝上下腔静脉吻合。将供肝向头侧翻起，使肝门区视野清晰。将门静脉阻断夹由幽门静脉水平下移至脾静脉汇入门静脉处，然后将门静脉口用缝线牵开，作"V"字形，用钝头针冲尽血管腔内积血。以一小直角钳夹住供肝门静脉套管柄，在保持血管腔持续冲洗的条件下，将供肝门静脉套管套入受者门静脉腔内，5-0丝线环扎固定。直观下放开肝上下腔静脉阻断钳，立即可见胸段下腔静脉血液回流；缓慢放开门静脉阻断夹，结束无肝期。可见供肝迅速变红，若有局部灌注不良区域可尝试通过调整肝脏位置或按摩等手段来改善。同法用套管吻合肝下下腔静脉，缓慢开放肝下下腔静脉，此时大鼠开始苏醒。经阴茎背静脉缓慢补入林格液或等渗$NaHCO_3$溶液1ml，可见供肝色泽更鲜红，胆汁不断流出，受者肠系膜动脉搏动有力。关于受体胆总管的吻合有 2 种方法：其一是直接将已插好支架的供肝胆道的支架插入受体胆道的远端，环扎；其二是结扎受者胆道的远端，稍做提拉，在近结扎处将受者胆总管前壁作一小切口，以生理盐水冲洗供受体胆总管管腔后，将供肝胆总管支架管插入受者胆总管内，5-0 丝线环扎固定，然后将供受体胆总管结扎线拉拢打结。选择一片血供良好的大网膜组织覆盖于胆道吻合口，结扎固定。查无出血，以生理盐水冲洗腹腔，再经阴茎背静脉补入林格液 1ml，1-0 丝线全层连续缝合腹壁切口（图 9-16-1）。若麻醉深度适当，则除去固定后大鼠即可翻身站起、觅食。

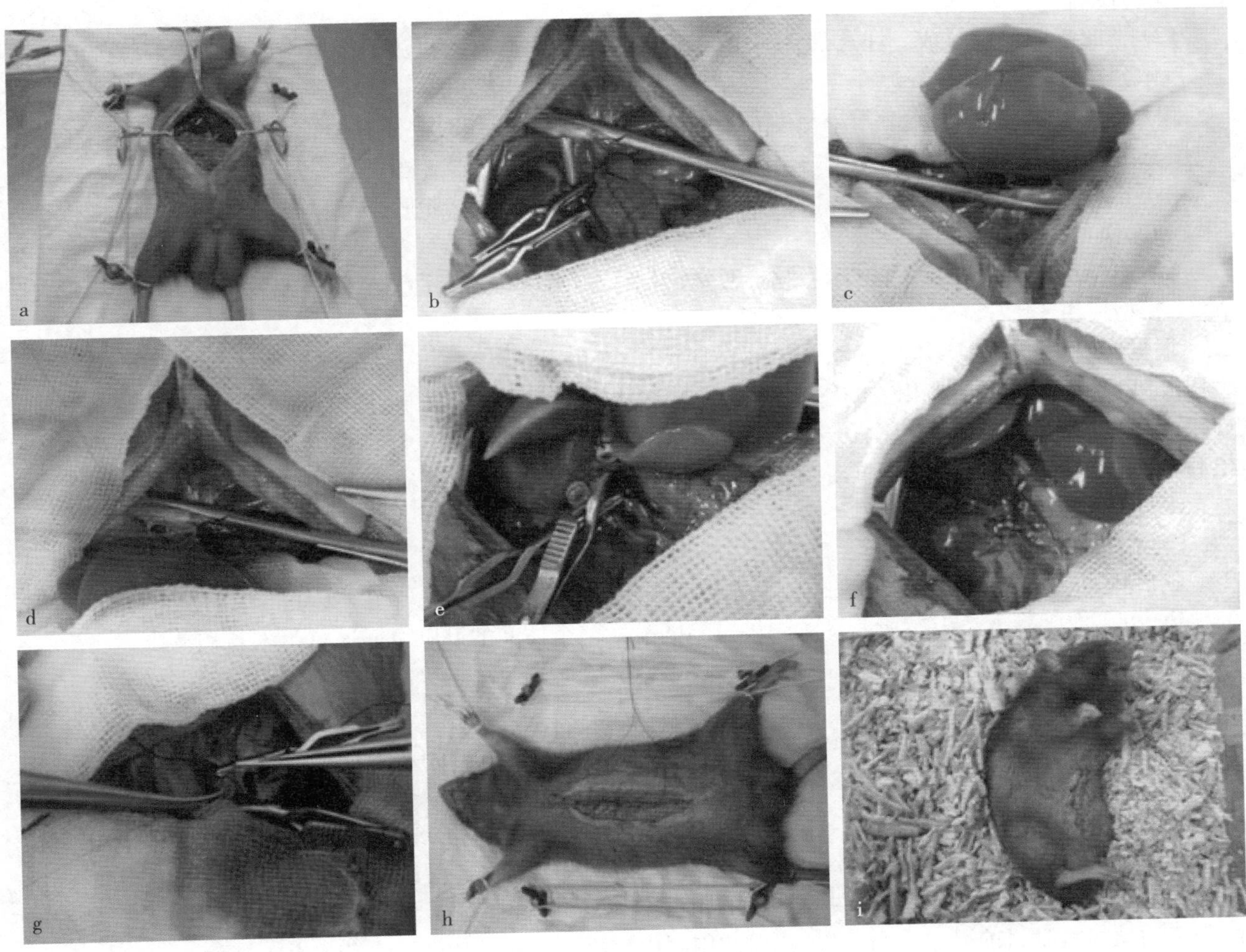

图 9-16-1　大鼠肝脏移植的主要步骤

a. 大鼠的固定开腹；b. 受体鼠自身肝脏的去除；c. 供肝与受体鼠肝的肝上下腔静脉定位缝合；d. 肝上下腔静脉后壁缝合；e. 显示供肝的门静脉和下腔静脉套袖和胆管支架；f. 门静脉套合后，无肝期结束，供肝恢复充血；g. 下腔静脉套合的瞬间；h. 肝脏移植完毕，腹壁缝合；i. 肝脏移植后即将苏醒的大鼠

（9）术后处理：术后大鼠置于鼠笼内单笼饲养，以红外灯或空调加热，以便尽快复温，直至大鼠活动自如。术后 2 小时起恢复饮水，术后 24 小时恢复进食。饲养环境温度保持在 26~28℃，切忌室温偏低。

（10）术后采血：术后采血，动作要轻，将大鼠固定，鼠尾浸入 45℃的清洁水中，3 分钟后用纱布吸干鼠尾，用手的示指和拇指压住鼠尾上的 2 根静脉，剪去末端鼠尾 0.3cm，放松示指和拇指，在试管内接取 0.5ml 血。完成接血后再次压紧示指和拇指，用手术缝线环扎鼠尾末端止血。如此可连续 3 天或 3 天以上，每次取血 0.5ml。正常大鼠 1 次取血超过 2ml，可能造成轻度贫血，对于经过肝移植大手术的大鼠，尤其要注意。如果实验需要的采血量较多，可以采集同种大鼠的全血，在受体鼠完成肝移植后，从雄性大鼠的阴茎背静脉输血 2ml，待动物苏醒后，采取 1ml 或稍多一点的血。

【模型特点】

大鼠个体间的肝脏通过手术互相移植需要有较高的外科技术技能。通过肝脏移植开发出移植免疫和与临床关系比较密切的研究课题。同时大鼠原位肝移植是一种较难掌握的手术,需要长时间的手术的操作训练。手术操作的水平高低直接决定手术后的生存率(这也是各种术式优劣难以比较的原因),训练有素的操作人员,可以基本上不发生大鼠肝脏移植的并发症。

常见并发症如下。

(1) 腹腔内出血。操作熟练人员的经验是上下腔静脉的缝合以 15~20 针为宜,过密过疏或拉线过紧过松均易出血。

(2) 下腔静脉血栓形成。注意套合前用肝素液冲洗血管内口,并排放出少量受体鼠下腔静脉内的血液后,再做套接。

(3) 胆道并发症,以胆道狭窄、梗阻、胆汁性肝硬化为主。操作时需注意胆管内支架管不要沾染血液,要保持支架清洁光滑。

(4) 术后感染,一般少见,手术和处理不当,可发生吸入性肺炎和腹腔感染。必须保持良好的手术室大环境和操作台小环境。

(5) 由于植入肝的位置不佳,门静脉不通畅,可造成肝叶坏死,需注意防止避免各处血管扭曲。

【模型应用】

根据同种大鼠个体及不同品系个体间对器官移植的不同耐受情况,设计器官移植的配对方案。围绕大鼠肝脏移植,可进行许多相关的研究。如,慢性移植物失去功能的机制、移植排斥早期预警体系的建立、移植器官免疫耐受、抗排斥药物联合应用及其毒副作用的预防,以及急性移植物抗宿主病的研究、肝脏移植后原病(肝炎、肝癌)复发预防的临床和基础研究、器官移植并发症防治的问题等。

(二) 猪肝移植

【造模机制】

猪肝同种移植最早见于法国的 Gaenier,以及肝脏移植的另一位先驱 Roy Calne 等于 20 世纪 60 年代的报道,以后在手术方法上有所改良。同种及不同品系猪个体间的肝脏可以通过手术互相替代。

【造模方法】

采用外科手术方法。

(1) 猪的品种和品系:有一些小型猪肝的体积与人较相似,国内已有选育研究达 20 年的品系(如我国的巴马猪,小香猪,版纳猪等)。在一些生物医学实验用清洁级或无特殊病原体(specific pathogen free,SPF)级小型猪培育基地,在有条件的人工管理条件下能保持较纯的品系。现代分子生物技术有望生产出更易被人体耐受的转基因猪。未来的猪肝移植有望解决全球移植可供肝短缺的难题。从另一个更高的、为解决临床上供肝短缺的、寻求异种肝供体器官的角度出发,SPF 猪的实验动物设施也应在考虑之列。猪肝同种移植的动物品系目前可以自由选择,建议使用国内生物医学实验用清洁级猪培育基地的小型猪品种,亦可参照国际研究文献上的品种。

(2) 猪肝脏的解剖:猪肝相当其体重的 2%,分 4 叶,为右外侧叶、中叶和左外侧叶,以及尾状叶。其中,中叶有肝中裂,把中肝又分为右中叶和左中叶,尾状叶很小并与右外侧叶相连。猪的肝脏解剖和其周围的固定韧带与人体相近,有圆韧带、镰状韧带、左右三角韧带、冠状韧带、肝胃韧带、肝十二指肠韧带。胆囊位于右中叶,其对肝脏的压迹较深。以小型巴马猪为例,猪的门静脉由脾静脉和肠系膜上静脉汇合而成,汇合点在胰头和胰颈交界的后方。门静脉在接近肝实质处分出左右两个主要分支,在左右肝叶间门静脉几乎没有交通支,这一结构有利于自肝中裂将猪肝分离为左、右两半。肝总动脉自腹主动脉干发出后,沿途发出胃十二指肠动脉、胃右动脉、肝固有动脉。肝固有动脉分出多个肝动脉分支,分别供应左中肝叶、左外侧叶、右肝和胆囊。4 支来自右外侧叶、右中叶、左中叶和左外侧叶的肝静脉直接汇入下腔静脉(inferior vena cava,IVC)。肝后下腔静脉 IVC 完全行走于尾状叶内。一般而言,每个猪的品系的肝内血管和胆管均有 2~3 个基本模式分型,有时也不乏一些特殊的变异。

(3) 猪的准备和麻醉:猪在手术前禁食 24 小时,禁水 6~12 小时。所用仪器、设备、器械与人体器官移植手术相同。开通耳部静脉或前支静脉(术中阻断下腔静脉,故不用后支静脉)。给予阿托品预防呕吐。采用气管插管下的复合麻醉,用呼吸机进行机械通气,所用麻醉药品与人相同。可选用地西泮或咪达唑仑-芬太尼-丙泊酚类非去极化肌松剂,如维库溴铵,阿曲库铵诱导,继而静脉维持。

(4) 供体手术:供肝猪仰卧固定,术区备皮,取自剑突至耻骨联合的长正中切口,公猪切口略向右偏以防损伤阴茎,以湿盐水巾保护肠管并推向左下腹。显露下腔静脉,自肝下游腔静脉表面腹膜、周围的脂肪结缔组织及下腔静脉与腹后壁的联系,解剖肝十二指肠韧带内的三联结构。小心分离门静脉表面的腹膜,后方置橡皮条备用。猪肝动脉与人的解剖有差异,它较早发出数个分支,故宜从腹腔动脉起始处开始游离。分离腹腔干发出处主动脉周围的淋巴囊,在腹腔干下方的主动脉上置橡皮套带。以一橡皮条将腹腔干轻轻向右侧牵拉,显露并结扎离断脾动脉;沿肝总动脉继续游离结扎胃十二指肠动脉及胃左动脉(注意保留胃左动脉发出的至左肝的分支)直至门静脉左缘。游离胆总管,于十二指肠上方将其离断。游离门静脉主干约 5cm,结扎幽门静脉。最后游离肝脏与周围组织的腹膜联系,离断镰状韧带左、右冠状韧带及三角韧带。在整个游离过程中注意尽可能避免反复翻动肝脏,因为这样极易造成肝组织损伤,局部微血栓形成,影响供肝再灌注。游离肠系膜下动脉远端的主动脉 3~4cm,下置橡皮套带。静脉注射 3000U 肝素后在主动脉分叉位,即左右髂总动脉水平及其上方 2cm 处各上阻断钳一把。切开两钳之间的主动脉前壁,向主动脉近端插入一根 22 号导管,双重结扎固定。于脾静脉汇入门静脉处的脾脏侧阻断门静脉,切开门静脉前壁,置入另一根 22 号导管,结扎固定。开放主动脉插管放血 1000ml,回收血液于含 ACD 的袋中准备输给受体猪。同时开始经门静脉插管原位重力灌注 500ml 4℃改良哈特曼液(Hartmamn)。在肝缘下 2~3cm 即右肾上腺水平离断肝下下腔静脉,以便灌洗液顺利流出,肝表面及肝周置冰屑降温。若供肝不立即移植,还需冷保存,则在灌注 Hartmamn 液后根据需要继续用 UW 液或其他保存液灌注供肝。连带动脉发出处周围腹主动脉 Carrel 袖片离断腹腔动脉,于门静脉插管处肝侧离断门静脉,沿肝上下腔静脉开口环切膈肌,注意在膈环左右后三侧通常有较为明显的 3 支膈静脉,要仔细缝扎,以免开放后出血;于胸腔内膈环上方约 1cm 处离断下腔静脉,迅速将供肝取出,置于 4℃生理盐水袋中。修剪肝上下腔静脉周围膈环(注意预保留 3 支膈静脉结扎线),修剪腹腔干周围之 Carrel 袖片及其他各支待吻合的血管。供肝的肝动脉延长到保留腹腔干动脉至髂动脉分杈处。

(5) 受体手术:受体留置颈静脉导管,供采血和输液用;留置颈动脉导管测量血压。在无肝期内,由于回心血流量大减,维持受体正常的动脉血压和稳定血流动力学至关重要。通过静脉输入 500ml 聚明胶肽,用 1000ml 尿素交联明胶(血浆代用品)等术中监护,术者娴熟的血管外科缝合技术,可以顺利渡过无肝期。用 6-0 Prolene 连续缝合门静脉和 4-0 Prolene 连续缝合肝上下腔静脉,开通血流。以肝下下腔静脉为出口冲洗出肝保存液和带有酸性的肝代谢产物,输注 5mol/10kg 碳酸氢钠纠正代谢性酸中毒,5-0 Prolene 连续缝合肝下下腔静脉。供肝留置的动脉与受体的肾下动脉用 6-0 Prolene 做端侧连续缝合。用鲁氏 Y 环形支架和 4-0 PDSⅡ缝线做胆道空肠吻合。目前认为无肝期应在 35 分钟以内,受体猪可以耐受。

【模型特点】

(1) 有研究在门静脉和肝下下腔静脉的吻合时用“袖套法”可明显缩短无肝期,适合于短期研究。如受体长期生存,袖套套管处不能随着动物个体体重增长而扩张,可引起明显的门静脉吻合部狭窄。如果对小猪做肝脏移植并需要长期存活进行后续研究时,对静脉的吻合可使用连续缝合的方法。

(2) 猪的个体间肝脏通过手术互相移植需要有较高的外科技术技能,猪的肝移植需要配合密切的,有丰富临床经验的研究小组共同完成。

(3) 各种动物术前、术后的饲育场地或空间应足够宽敞,照明柔和,大动物肝移植要做好术后护理,从业人员需要有对猪和大动物照料和手术后护理的经验。

(4) 各种大动物除了应有适合动物特点的设施外,还应有适当的运动场地。其中,部分猪的实验动物设施应考虑今后有必要时可改造/转换成 SPF 或无病原体猪的饲育和实验场地。总之,各种软、硬件从安全到伦理上均需经得起国内外专家的检验和认可,即达到一定的共识。①猪肝移植可用于临床前训练肝移植队伍和进行移植免疫研究。②通过肝脏移植开发出移植免疫和与临床关系比较密切的研究课题。③猪的个体间肝脏移植是外科肝脏移植技术技能训练的重要材料,包括进行活体半肝,双半肝移植等。

④猪肝移植是新型免疫抑制剂和免疫机制研究的活体材料。

(5) 通过猪肝脏移植开发出移植免疫和与临床关系比较密切的研究课题。如:①猪肝移植可用于临床前训练肝移植队伍和进行移植免疫研究。②猪的个体间肝脏移植是外科肝脏移植技术技能训练的重要材料,包括进行活体半肝,双半肝移植等。③猪肝移植是新型免疫抑制剂和免疫机制研究的活体材料。④对离体供肝作技术性灌注,对改善肝脏功能的研究。

(6) 猪的肝脏移植是研究猪与灵长类(猴、狒狒等)间肝脏移植的桥梁,是基因改造猪与其他不同物种的高等动物肝脏移植的基础。

(鱼达　刘宇)

第四节　烧伤动物模型

Section 4　Animal models of mild burn injury

烧伤是一种以皮肤、黏膜等损伤为始发因素的特殊类型创伤,包括热力烧伤、电烧伤、化学烧伤、放射烧伤等。临床上最多见的烧伤种类是热力烧伤,所以本节主要讨论与热力有关的烧伤动物模型(animal models for thermal injury)的选择及制作等相关问题。

一、烧伤研究中实验动物的选择

烧伤实验研究的课题涉及医学和生物学的很多领域,研究和探索的目的众多,加之实验动物种类繁多,各类动物的特点又各不相同,因此,选择好实验动物就成为烧伤科研工作者在实验前必须完成的首要工作。这就要求对实验动物的进化特点、解剖、生理、饲养管理等特点有基本的了解,以确定进行烧伤研究的最佳动物种类。

烧伤实验研究的根本目的是要解决人类烧伤疾病的治疗和预防问题,明确烧伤后动物体内病理学、病理生理学、组织学、免疫学等变化,并要求其变化尽量接近于人类,因此,在选择动物时,实验动物的种系发展阶段应为优先考虑的问题。在可能条件下,尽量选择进化阶段高,其机能、代谢、结构等和人类相似的实验动物。一般说来,实验动物愈高等,进化愈高级、复杂,愈接近人类。除猩猩、长臂猿等灵长类动物外,犬与猪是更接近于人类的实验动物。

犬具有发达的血液循环系统、神经系统,皮肤和呼吸系统也和人类近似,是体表烧伤和呼吸道烧伤实验研究比较理想的实验动物。由于犬的血管弹性适中,心脏结构和人相同,血压稳定,是进行心导管测压,连续观察血流动力学改变的适宜动物。犬的皮肤脱毛后,可根据实验要求随意制造各种烧伤面积和深度的实验动物模型。在观测项目较多时,犬可提供较多的血液、皮肤和内脏器官组织的标本,可以通过一次实验,取得较多的观测指标。由于犬体型大、体表面积大,能为烧伤实验研究的众多目的提供便于操作的手术,如大面积早期切痂的实验研究;特殊实验目的需要的开胸、开腹手术等;也有在犬身上进行同种或异种皮肤移植实验研究。犬有和人基本相同的气管、支气管结构,麻醉后插管能制造蒸汽性烟雾吸入损伤实验研究的模型。犬亦是烧伤营养研究的适宜动物。原产于英国的常见小猎兔犬(Beagle)是相当理想的标准化纯种犬,世界上很多国家都引进了该品种。我国引进Beagle犬已有10多年的历史,目前在北京、上海、四川等地均有繁殖。西北和华北地区的牧羊犬体型高大,作为烧伤实验研究也是比较理想的,曾作为核爆炸时闪光烧伤的实验研究对象。

除犬之外,猪的解剖、生理特点等与人类极为相似,尤其是其皮肤组织结构几乎与人类相同,加之猪较笨拙,便于固定,喂养方便等,作烧伤的慢性实验比较合适。人工皮的黏附力和抗感染的实验研究在猪身上取得了满意的预期效果。烧伤营养的实验研究,要求观测时间较长,猪是很好的实验对象,无论是作胃造瘘术、门静脉或颈静脉置导管以及通过导管补充营养和抽取血标本等,猪都能较好地配合。贵州小型香猪,体重20~30kg,是新开发的一种被认为标准化的实验动物。第三军医大学烧伤研究所在烧伤营养方面的实验研究中有大量应用贵州小型香猪的报道,效果满意。

兔也是研究烫伤、体表烧伤、吸入性损伤的常用动物。兔的皮肤薄嫩，致伤时要控制好致伤时间与温度，否则容易导致伤情过重。兔和豚鼠在烧伤药物的筛选、药物实验、效价测定等都是必不可少的。在烧伤免疫的实验研究中，兔的最大用处是产生抗体，制备高效价和特异性强的免疫血清。目前我国用作实验的兔种有：中国白兔、日本大耳兔、青紫蓝兔和新西兰兔等。

大、小鼠由于容易获得、价格低廉，是烧伤实验研究大批量使用的实验动物。大鼠比小鼠体重重10倍，能够取得比小鼠更多的实验材料，而小鼠比大鼠繁殖率高，可以更大批量地应用，在烧伤免疫、磷烧伤、烧伤感染、放射烧伤等实验研究中，大量选用大鼠和小鼠。不过，火焰烧伤、强热力烧伤（强光照射）等多选用大鼠；热水烫伤、热蒸汽烧伤多选用小鼠；烧伤免疫、放射烧伤、烧伤感染（包括肠源性感染）、磷烧伤等视情况可任意选用，都能满足实验所需要达到的伤情。

烧伤实验研究常用的大鼠品系有：Wistar 大鼠，属封闭群动物，由美国 Wistar 研究所培育，是我国和世界各国使用最广泛，使用数量最多的实验动物。Wistar 大鼠主要特征是纯白色、产仔多，繁殖率高，性早熟、性周期稳定。Sprague-Dawley 即 SD 大鼠，也是封闭群啮齿类动物，是由美国 Sprague 和 Dawley 培育而成，世界各国广泛应用。毛白色，比 Wistar 大鼠生长快，产仔也较多。

烧伤实验研究常用的小鼠品系有：BALB/c 小鼠，属近交系动物，白毛，是目前国内外使用最多的近交系品种，也是烧伤感染研究常用的动物之一。C57 小鼠，系近交系动物，野鼠样毛色，是烧伤免疫常用的动物之一。昆明种小鼠，系封闭群啮齿类动物，毛色白化，其于 1946 年由印度引入昆明，后输送到全国各地，具有抗病力强、适应性强和高产的特点。

随着烧伤研究的发展，越来越多的其他种系动物在烧伤研究中应用。如在烧伤皮肤移植、烧伤免疫等方面的研究中，常应用免疫缺陷动物如 T 细胞缺陷的裸鼠（nude mouse），T 细胞、B 细胞、NK 细胞等同时缺陷的 SCID 小鼠，$Rag^{-/-}$ BALB/c 小鼠（T、B 淋巴细胞缺陷，但 NK 细胞正常），以及其他一些特殊动物。

二、烧伤动物体表面积的测算

烧伤是以皮肤等体表面组织损伤为始发因素的特殊类型创伤，烧伤的严重程度主要与烧伤面积、烧伤深度等相关，所以体表面积的测算在烧伤动物模型研究中占着极其重要的地位。实验动物体表面积测算的方法主要有贴纸法、剥皮测量法、计算法和查表法等。

（一）贴纸法

贴纸法是将动物杀死，犬和猪等大动物用 20% 硫化钠脱毛，兔和鼠动物用 8% 硫化钠脱毛之后，用标准坐标纸剪成不同大小的纸块，用浆糊贴满全身，取下所贴纸块，拼在一个大的坐标纸块上，即可计算出体表总面积，并可计算出动物各部分体表面积的百分数。如测量体重 2.6kg 的 5 只家兔体表总面积平均为 $1942cm^2$。

（二）剥皮测量法

首先把动物的毛剪短，猪和犬等大动物用 20% 硫化钠脱毛，兔和鼠用 8% 硫化钠脱毛。犬用 3% 戊巴比妥钠静脉注射（25~30mg/kg），兔用 1% 戊巴比妥钠（30~35mg/kg）耳缘静脉注射，鼠用 1% 戊巴比妥钠（30~35mg/kg）腹腔注射麻醉。测量动物的颈胸、腹和四肢的周径，杀死动物剥下皮肤，按死前测量的几个主要周径平铺在坐标纸上，画下全身皮的图形，将图内坐标纸格数相加，即为体表总面积。如测量体重 2.8kg 的 5 只家兔体表总面积均为 $1866cm^2$。

（三）公式计算

动物体表总面积计算公式很多，各研究者根据自己的实验结果，提出不同的计算公式，但都有共同之处，即根据动物的体重、身长计算出来，有的公式考虑了动物营养因素。现介绍几种动物及人体表总面积计算公式。

1. 犬体表面积计算

（1）Meeb-Rubner 公式：$S=K\cdot\sqrt[3]{W^2}$

式中，S 表示犬体表面积（cm^2），W 表示犬的体重（g），K 为常数（11.2）。

例如，14kg 重犬的体表总面积是：

$$S=K\cdot\sqrt[3]{W^2}=11.2\times 14\ 000^{0.7}$$
$$\lg S=\lg 11.2+0.7\lg 14\ 000$$
$$=1.049218033+0.7\times 4.14678$$
$$=3.8147821$$

查反对数表，对数尾数 8148 的对应真数为 6527，因为对数的首数是 3，所以真数等于一个有效数字在小数点前 4 位，即 S 等于 6528cm²。

(2) Cowgiell-Drabking 公式：因上述计算公式仅考虑犬的体重，没有考虑犬的营养状况，为了计算精确和方便，Cowgiell-Drabking 提出如下公式：

$$S=K_1\cdot\sqrt[3]{W^2}\cdot\frac{K_2}{Nobs}$$

式中 S 为犬的体表总面积(cm^2)，K_1 为常数(6.67)，W 代表犬的体重(g)，K_2 为第二常数，与动物营养状况有关。营养良好的 K_2 为 0.34；非常消瘦的犬 K_2 为 0.25；一般营养状况的犬 K_2 为 0.29~0.31。Nobs 为 $\frac{W^{1/3}}{L}$，表示观察个体的营养状况，L 为动物身长(cm)，由鼻尖至肛门或者尾根的长度。

例如，计算一条重 8kg，长 70cm，营养状况一般犬的体表总面积是：

$$=6.67\times 800^{0.7}\times\frac{0.3}{\frac{800^{1/3}}{70}}$$
$$=6.67\times 800^{0.7-1/3}\times 0.3\times 70$$
$$\lg S=\lg 6.67+0.367\lg 800+\lg 21$$
$$=3.5776$$

查反对数表即得：$S=3780$(cm^2)

化简：

$$S=K_1\cdot\sqrt[3]{W^2}\cdot\frac{K_2}{Nobs}$$
$$=K_1W^{0.7}\cdot\frac{K_2\cdot L}{W^{1/3}}$$
$$=K_1\cdot W^{0.7}\cdot W^{0.7-1/3}$$
$$=K_1\cdot K_2\cdot L\cdot W^{0.367}。$$

(3) 笔者单位通过实际测算得出表 9-16-1，可方便地计算出实验用犬的体表面积

1) 仅以体重因素估算

表 9-16-1 不同体重范围犬体表面积的计算

体重范围(kg)	体表面积(cm^2)	体重范围(kg)	体表面积(cm^2)
8~10	4493+36×(BW–8)	11.1~12.8	5552+33×(BW–11.1)
10.1~11.0	5249+34×(BW–10.1)	12.9~17.0	5952+31×(BW–12.9)

2) 同时以体重及身长两因素计算，可使用表 9-16-2。

表 9-16-2 不同体重及身长犬体表面积的计算

体重范围(kg)	身长范围(cm)	体表面积(cm^2)
8~12	69~73.4	4235+24×(BW–8.0)
12.1~17.0	73.5~78.5	5251+23×(BW–12.1)

2. 猪体表面积计算

(1) Hogan-Skowby 公式：$S=KW^{0.4}L^{0.6}$

式中，S 表示猪的体表总面积(cm^2)，W 为体重(g)，K 为常数(17.5)。

一只 5kg 重，身长约 40cm 小猪，体表总面积为：

$$S=KW^{0.4}L^{0.6}$$
$$=17.5\times5000^{0.4}\times40^{0.6}$$
$$\lg S=\lg17.5+0.4\lg5000+0.6\lg40$$
$$=1.2430+14796+0.962$$
$$=3.6838$$

查反对数表，即得 $S=4828cm^2$。

(2) 为了计算精确，猪的营养营养也应考虑。所以提出修正公式：

$$S=K_1\cdot\sqrt[3]{W^2}\cdot\frac{\frac{K_2}{W^{1/3}}}{L}$$

式中，S 表示猪的体表总面积(cm^2)，W 为体重(g)，K_1 为常数(10.72)，K_2 为第二常数(0.33)，L 为猪的身长(cm)，即从鼻尖至肛门或尾根。

例如，一只 5.5kg 重，身长约 45cm，营养良好小猪的体表总面积为：

$$S=K_1\cdot\sqrt[3]{W^2}\cdot\frac{\frac{K_2}{W^{1/3}}}{L}$$
$$=10.72\times5500^{2/3-1/3}\times0.33\times45$$
$$=10.72\times5500^{0.347}\times14.85$$
$$\lg S=\lg10.72+0.34\lg5500+\lg14.85$$
$$=3.4998$$

查反对数表，即得 $S=3161cm^2$。

(3) 实验用猪身体各部位体表面积：曾有人用一批小猪实验，小猪处死后，将猪皮和皮下组织一起剥下，然后摊平在纸上进行测量，实验结果见表 9-16-3。

表 9-16-3 小猪身体各部体表面积和占体表总面积的百分数

部位	头	两耳	颈部	躯干	前肢	后肢
体表面积(cm^2)	193	184	104	946	220	310
占体表面积(%)	10.0	9.0	5.0	48.0	12.0	16.0

3. 家兔、小鼠、大鼠、豚鼠、猫等其他动物体表面积的测算仍然常用 Meeb-Rubner 公式，即 $S=K\cdot\sqrt[3]{W^2}$ S 为体表面积(cm^2)；K 值为一常数，不同种属动物有其不同的 K 值；W 为动物体重，但不同动物所用单位不同，具体见表 9-16-4。

表 9-16-4 不同动物体表面积公式中的 K 值及 W 值单位

动物种属	K 值	W 值单位	动物种属	K 值	W 值单位
家兔	10	kg	羊	0.084	kg
小鼠	0.091	kg	牛	0.090	kg
大鼠	12.54	g	马	0.100	kg
豚鼠	9.85	g	猴	0.118	kg
猫	0.100	g	鸟	0.100	kg

(四) 计算板查对法

计算板查对法是根据动物的体重、身长和体表总面积间一定的比例关系绘制成动物体表总面积计算板。知道动物的身长和体重，很容易就可以从计算板上查出动物的体表总面积。如可通过表 9-16-5 直接由大鼠体重查得其体表面积。

表 9-16-5 大鼠体重与体表面积对照表

体重(g)	体表面积(cm^2)	体重(g)	体表面积(cm^2)	体重(g)	体表面积(cm^2)
150	250	240	336	330	407
160	263	250	344	340	414
170	273	260	352	350	422
180	283	270	360	360	429
190	292	280	368	370	436
200	301	290	375	380	443
210	310	300	384	390	450
220	319	310	392	400	457
230	328	320	399		

三、各种烧伤动物模型的制作

烧伤本身是一种以皮肤、黏膜等损伤为始发因素的特殊类型创伤，动物受伤后机体发生一系列复杂的病理生理学、免疫学、营养代谢等变化，由于研究目的有所侧重，所以各有不同烧伤动物模型。具体介绍如下。

(一) 溴钨灯光辐射致大白鼠皮肤烧伤

【造模机制】

通过调节溴钨灯功率、与预烧伤皮肤距离等而达到致动物皮肤不同深度烧伤，本模型操作简单易行，是一种通用的造成动物皮肤烧伤的工具。

【造模方法】

1. 将大鼠称重(体重为 200~250g)，以 1% 戊巴比妥钠(40mg/kg)腹腔注射麻醉。再用 8% 硫化钠脱毛。

2. 按实验设计计算并画出预烧伤面积及部位，其他部位用石棉布屏蔽。

3. 调节 5kW 溴钨灯光源与预烧伤皮肤距离为 70cm、光辐射为 171.627J/(cm^2·min)，调节灯泡与反射镜之间的距离，使光辐射野亮度最强。

4. 光源预热 20 秒后，再直接照射预烧伤部位 12 秒，致大鼠皮肤Ⅲ度烧伤。

(二) 溴钨灯光辐射致犬皮肤烧伤

【造模机制】

同前。

【造模方法】

1. 将健康犬称重(体重 12~14kg)，以 3% 戊巴比妥钠静脉麻醉后，先剪短背部毛发，再用 20% 硫化钠脱毛，并且清水去除残留硫化钠。按实验设计进行相应面积皮肤脱毛。

2. 按实验设计计算并画出预烧伤面积及部位，其他部位用石棉布屏蔽。

3. 调节 5kW 溴钨灯光源与预烧伤皮肤距离为 70cm、光辐射为 171.627J/(cm^2·min)，调节灯泡与反射镜之间的距离，使光辐射野亮度最强。

4. 光源预热 20 秒后，再直接照射预烧伤部位，按表 9-16-6 照射不同时间，造成犬皮肤不同深度度烧伤。

表 9-16-6 溴钨灯致犬皮肤不同深度烧伤

烧伤深度	光作用时间(s)	溴钨灯光冲量(J/cm^2)
Ⅰ度	3~5	8.8~14.2
浅Ⅱ度	5~7	14.2~20.1
深Ⅱ度	10~15	28.5~43.1
Ⅲ度	15~30	43.1~85.8

【模型特点】

动物致伤后应用适当补液。

(三) 闪光粉致犬皮肤烧伤模型

【造模机制】

通过预先配制闪光粉，调节闪光粉的量以及光源与皮肤间的距离造成动物皮肤不同程度烧伤。本模型出适用于其他动物。

【造模方法】

1. 闪光粉配制　由硝酸钡、硝酸钾、镁　粉、铝粉按 40.5 : 13.5 : 19 : 27 比例进行配制。

2. 将健康犬称重(体重 12~14kg)，以 3% 戊巴比妥钠静脉麻醉后，先剪短背部毛发，再用 20% 硫化钠脱毛，并且清水去除残留硫化钠。按实验设计进行相应面积皮肤脱毛。

3. 按实验设计计算并画出预烧伤面积及部位，其他部位用石棉布屏蔽。

4. 致伤　将闪光粉均匀地放在一块白色铁板上，用一根保险丝埋在闪光粉内，将脱好毛的犬背对闪光粉，犬仰卧位，四肢吊在犬架上。犬背与闪光粉之间的距离为 46~52cm。

【模型特点】

1. 不同量的闪光粉可造成不同面积不同深度烧伤，100g 闪光粉可致 15% 浅Ⅱ度烧伤，150g 闪光粉可致 20% 深Ⅱ度烧伤，300g 闪光粉可致 25% 深Ⅱ度烧伤，400g 闪光粉可致 30%Ⅲ度烧伤。

2. 动物致伤后应用适当补液。

(四) 凝固汽油致不同动物皮肤烧伤模型

【造模机制】

凝固汽油量及烧伤时间便于掌握，能较好地达到致皮肤不同深度的烧伤。所以凝固汽油是一种较好的致实验动物烧伤的工具。

【造模方法】

1. 实验动物　犬。

2. 凝固汽油的配制　1000ml 磨口玻璃瓶装凝固汽油粉 150g，加 70 号汽油 5000ml，每天搅拌一次，搅拌结束盖好玻璃瓶盖，放在阴凉安全地方，待凝固汽油粉完全溶解后，1 周左右方可使用。配成的 3% 凝固汽油像浆糊样黏稠。

3. 将实验动物称重，常规以戊巴比妥钠静脉或腹腔注射麻醉后，先剪短背部毛发，再用 20% 硫化钠脱毛，并且清水去除残留硫化钠。按实验设计进行相应面积皮肤脱毛。

4. 取俯卧位，按实验设计计算并画出预烧伤面积及部位，用湿棉垫或湿布保护不烧皮肤。

5. 致伤　将 3% 凝固汽油涂在预烧伤的皮肤上，每 $20cm^2$ 皮肤用 3% 凝固汽油 1ml。通过控制燃烧时间达到控制烧伤深度的目的。因不同动物皮肤厚度不同，所以致相同皮肤烧伤深度所需燃烧时间不完全相同。具体参照表 9-16-7。

表 9-16-7　凝固汽油致不同动物不同烧伤深度所需燃烧时间(s)

烧伤深度	犬	豚鼠	家兔	大鼠	小香猪
Ⅰ度	5	4~5		4~5	10~19
浅Ⅱ度	6~14	6~14	10~14	6~14	20~34
深Ⅱ度	15~17	15~17	15~18	15~17	35~44
Ⅲ度	18~20	18~20	19~30	18~20	45~50

注：凝固汽油涂布量除猪为 $1ml/10cm^2$ 皮肤外，其余均为 $0.4ml/10cm^2$ 皮肤

6. 注意事项　配好的凝固汽油必须放在阴凉安全地方，不要放在冰箱内，因为凝固汽油容易挥发，打开冰箱时其内灯亮时会产生火花，容易发生爆炸；瓶盖须垫上薄纸，否则凝固汽油黏着瓶盖无法打开，如瓶盖被黏着时用温热水慢慢加热，禁用火烤；涂凝固汽油宜快、均匀，迅速点火燃烧以防汽油挥发影响烧伤深度。

【模型特点】

动物致伤后应用适当补液。

（五）动物皮肤热水烫伤模型

【造模方法】

1. 将实验动物称重，常规以戊巴比妥钠静脉或腹腔注射麻醉后，先剪短背部毛发，再用20%硫化钠脱毛，并且清水去除残留硫化钠。按实验设计进行相应面积皮肤脱毛。

2. 按实验设计计算并画出预烧伤面积及部位。

3. 致伤　可通过控制水温及接触时间达到控制烧伤深度的目的。因不同动物皮肤厚度不同，所以致相同皮肤烧伤深度所需时间不完全相同。具体参照表9-16-8。

表9-16-8　热水烫伤致不同动物不同烧伤深度所需时间（s）

烧伤深度	犬	豚鼠	家兔	大鼠	小鼠
浅Ⅱ度	10~20	6~14	10	6~14	6~14
深Ⅱ度	21~30	15~17	11~18	15~17	15~17
Ⅲ度	31~40	18~20	19~20	18~20	18~20

注：除犬模型水温为90℃外，其余动物模型水温为92℃

【模型特点】

致伤后即用干纱布擦干，单笼饲养，常规饮食喂养，保证饮水。

（六）小鼠蒸汽烫伤模型

【造模方法】

1. 将实验小鼠称重，常规以戊巴比妥钠腹腔注射或乙醚吸入麻醉。贴皮肤剃除动物背部毛发。

2. 将小鼠以俯卧位固定于特制木板上，按实验设计用厚橡胶保护不进行烧伤的部位。

3. 蒸汽发生器的制作　将家用高压锅加装压力表及蒸汽管道而成。

4. 致伤　将高压锅内盛水2/3，放在电炉上加热。当锅内压力升高到1.2kg/cm^{2}时放蒸汽，并使压力锅内压力维持在1.0kg/cm^2。将蒸汽喷口对准预烫背部皮肤放蒸汽10秒，造成18%Ⅲ度烫伤。

【模型特点】

伤后立即腹腔补液0.9%氯化钠溶液3ml抗休克。

（七）磷烧伤动物模型的制作

【造模机制】

磷烧伤模型制作分为两类。一类是不同磷量（mg/cm^2）所致不同深度皮肤烧伤模型。这类模型用于研究磷量与烧伤创面深度关系，确定从烧伤创面吸收磷元素的半数致死剂量及全身各系统脏器的中毒效应。第二类是深部组织烧伤模型，主要用于观察黄磷武器、弹药爆炸时，带磷的弹片穿入体内所引起的烧伤及全身变化。

【造模方法】

1. 黄磷剂型制作

（1）黄磷饼制作：由于磷在空气中发和自燃，全部操作必须在15℃水中进行。先将置有直径约3.5in黄磷块的水加热到50℃，使黄磷溶化，然后将熔化的磷收集在瓶盖状模具内，继虚将水温降到15℃，使模具中的磷固化成直径2cm，重10g的圆形磷饼，置水中待用。

（2）黄磷溶剂制作：用二硫化碳作溶剂，制成80%黄磷溶液。

（3）黄磷粉剂制作：置黄磷块于冷水锅内，水加热至50℃。待磷化成薄片时，将水温降低到15℃以下，将固化的磷片分成若干小碎片，再将磷碎片放在高速组织捣碎机盛冷水的玻璃瓶内搅拌制成磷末。搅拌时，电压控制在100V。磷末在15℃水下过100目样品筛，制成细小而均匀的磷粉末，然后置冷水容器内，放阴凉、避光处待用。

2. 猪皮肤磷烧伤模型　将实验用猪麻醉后，直接应用25mg小磷丸在猪的皮肤上燃烧，平均燃烧时间

22 秒，然后立即用清水清洗皮肤。

3. 兔皮肤磷烧伤模型　应用新西兰兔，麻醉条件下将装有直径 2cm，重 10kg 的圆形磷饼直径 3in 的金属圈置于动物背侧部，电动吹风使磷着火，烧伤时间 1 分钟。然后，用冰水把磷火熄灭，并立即清除残余磷粒。在另一背侧部重复同样操作。这样造成相当于整个体表面积 10%~20% 的Ⅲ度烧伤。也有人在涂 80% 二硫化碳黄磷溶液 1ml，直接涂布在家兔背部脱毛后 7cm×12cm 大小面积，，燃烧 30 秒，立即用 2% 硫酸铜灭火，制成Ⅲ度磷烧伤创面。

4. 大鼠皮肤磷烧伤模型　应用 Wistar 大鼠，麻醉后背部脱毛，将不同剂量黄磷涂布于皮肤上，应用电吹风点火并助燃，并使磷燃烧殆尽。其中以磷量为 4~6mg/cm^2 烧伤后，创面深度为浅Ⅱ度；磷量为 10mg/cm^2 以深Ⅱ度为主；磷量为 20mg/cm^2 烧伤后即为Ⅲ度烧伤。

5. 磷烧伤模型制作注意事项　为了保证磷烧伤模型，尤其是皮肤磷烧伤模型的单一性和准确性，排除皮肤烧伤因素的干扰，模型制作必须注意两点：一是致伤区皮肤要保持干燥且完好无损；二是模型制作必须在设有抽风和排烟设备条件下进行。致伤时，立即排除磷燃烧所产生的烟雾，以防磷烟被动物吸入引起呼吸道病变，或被实验操作人员吸入而产生磷中毒。

（八）烧伤休克动物模型

【造模机制】

烧伤休克及缺血缺氧性损害是烧伤后重要的病理生理过程，对烧伤休克的研究是烧伤研究的重要方面。仅当烧伤面积足够大时，动物才会有明显休克表现，所以对烧伤休克的研究，一般采用 30%（Ⅱ、Ⅲ度）左右面积的烧伤模型。如果要进行重度烧伤休克的研究，或观察时间较短，或要研究烧伤休克对内脏功能的影响和严重烧伤休克缺血再灌流损害等，烧伤面积应该增大，一般以 40%~50%（最好是Ⅲ度）的烧伤面积为宜。因烧伤面积越大，烧伤休克发生率越高，休克程度越重，以更有利于达到实验研究的目的。在动物种类的选择上，除应考虑实验目的之外，还应考虑动物的耐受性及观测的指标等因素。如果进行烧伤休克治疗研究，观察某种药物的抗休克效果，应选择对该药物最敏感的动物作为实验对象。如果要较系统地观察血流动力学方面的指标，或因观测指标较多，需采集较多的血液或其他组织标本等，选用较小的动物多难以完成，宜选择较大的动物。小动物多采用定点处死方法收集标本，大动物可连续动态观察，有其优点。但大动物一般需要人力较多，实验观察过程中多需守护。此外，动物的年龄、性别、生理状态（如怀孕、授乳等）和健康情况等对实验研究也有较大影响，这些在选择动物和实验模型时均应加以考虑。

【造模方法】

1. 犬 50%Ⅲ度烧伤休克模型

(1) 选成年健康犬，用 3% 戊巴比妥钠（25~30mg/kg）静脉麻醉后，剪去背部、两侧胸腹毛发，用 20% 硫化钠脱毛，温水洗净后拭干。

(2) 依体重和身长查出犬的体表总面积，然后求出 50% 的体表面积值（cm^2），用记号笔划出标记（拟烧伤区域），用 3% 凝固汽油（1ml/20cm^2）均匀涂布于脱毛区皮肤的标记区域内，点火燃烧 30 秒，用湿棉垫灭火，即造成 50%Ⅲ度烧伤。

2. 家兔 40%Ⅲ度烧伤休克模型　选健康家兔，剪去背部及两侧毛发，并用 10%N_2S 脱毛，计算出总体表面积的 40% 并用记号笔圈出，用 3% 凝固汽油（25ml/100cm^2）涂于圈出部位，点火燃烧 20 秒钟，造成 40%Ⅲ度烧伤。

3. 大鼠 30%Ⅲ度烧伤休克模型

(1) 选健康 Wistar 大鼠，脱去背部毛发，求出总体表面积的 30% 并用记号笔圈出，固定于有固定孔的木架上，将 3% 凝固汽油涂在圈出部位，点火燃烧伤 20 秒，致成 30%Ⅲ度烧伤，即可用于烧伤休克实验研究。

(2) 若将圈出部位浸入 83℃热水中 30 秒，即造成 30%Ⅲ度烫伤休克模型。

4. 小鼠烫伤休克模型　选健康小白鼠，脱毛后紧绑于木架上，计算出总体表面积的 30%，用记号笔划出，将划出部分置于 70℃热水中 5.5 秒，即造成 30%Ⅱ度烫伤。

【模型特点】

1. 犬 50%Ⅲ度烧伤休克模型

(1) 此烧伤模型休克发生率高，休克较重，若不输液治疗，伤后 2 小时休克发生率达 100%，6 小时出现严重休克，大多于 12 小时死亡。

(2) 若伤后 6 小时开始均匀补液，多数动物休克也难以纠正，因并发严重多脏器损害而死亡。

2. 家兔 40%Ⅲ度烧伤休克模型　烧伤后 30 分钟后，即可出现血压下降等休克征象。

3. 大鼠 30%Ⅲ度烧伤休克模型

此模型烧伤休克发生率高，伤后若不立即输液，伤后 2 小时休克发生率 85%，伤后 12 小时死亡率为 40%。若伤后 6 小时开始补液，动物死亡率为 20%。

4. 小鼠烫伤休克模型　24 小时内 90%~100% 可发生休克并因此而死亡。

（九）烧伤感染动物模型

【造模机制】

烧伤后由于体表皮肤完整性及机械屏障的破坏，且严重烧伤后机体免疫功能紊乱，并主要表现为免疫功能抑制，从而使机体极易发生各种微生物的感染。烧伤感染被认为是引起烧伤后死亡的三大原因之一，所以烧伤感染是烧伤研究的重要内容。根据研究目的不同，动物不同等，目前主要有以下几种动物模型。

【造模方法】

1. 大鼠烫伤创面脓毒症模型

(1) 动物选择：选用 SD 品系健康大鼠，体重 180~220g，雌雄不限。

(2) 制备铜绿假单胞菌菌悬液：选用铜绿假单胞菌标准菌株。将单克隆菌种接种于装有 100ml 肉汤培养基的培养瓶内，37℃孵育 24 小时，3000r/min 离心 30 分钟，弃上清液，用无菌生理盐水稀释，比浊法调细胞浓度为 2.5×10^5CFU/ml，4℃冰箱保存，备用。

(3) 动物致伤与创面接种细菌：大鼠用 1% 戊巴比妥钠（30mg/kg）腹腔麻醉，剪去背部毛发，固定在有固定孔的特制木架上，背部浸入 92℃热水中 18 秒，可造成 28%Ⅲ度烫伤。致伤后立即腹腔注射生理盐水（4ml/100g）以抗休克。烫伤创面用无菌纱布擦干后，均匀涂布 1ml 菌液。大鼠单笼饲养，常规饮食，自由饮水。

(4) 观察及取材：按实验设计在相应时相点观察记录动物创面及全身等与感染相关指标的变化。并在相应时相点按实验设计进行创面组织、血液及相关脏器等采样取材进行相应的检测。

2. 家兔严重烧伤早期肺源性感染模型

(1) 动物选择：选择健康日本种家兔，体重 2~3kg，雌雄不限（雌兔为未怀孕者）。

(2) 菌液的制备：同上制备铜绿假单胞菌菌悬液。

(3) 动物致伤：家兔背部剪毛和 10%N_2S 脱毛后，用 3% 凝固汽油以油量 2.5ml/100cm^2，火焰烧伤 20 秒，造成 20%Ⅲ度烧伤，腹腔注射生理盐水（20ml/kg）以抗休克。烧伤时不麻醉，以便动物伤后自由饮水（生理盐水），防止因休克而死亡。

(4) 气管内给菌步骤：用喉头喷物器以 1% 丁卡因作咽喉局部麻醉，抑制咽反射。在婴儿喉镜的引导下，找到声门，插入硅胶管并通过声门进入气管内约 2cm 处。以 0.75ml/kg（10^8/ml）铜绿假单胞菌菌悬液注入气管造成气管内的污染。

(5) 观察及取材：按实验设计在相应时相点观察记录动物肺部及全身等与感染相关指标的变化，如胸部影像学检查、分泌物培养等检查、精神及神志情况、体温、食欲、睡眠等。并在相应时相点按实验设计进行肺部、血液及相关脏器等采样取材进行相应的检测。

3. 烧伤肠源性感染模型

(1) 实验动物：选用 Wistar 健康大鼠，体重 180~220g，雌雄不限，致伤前在实验室喂养 1 周。

(2) 菌液的制备：同上制备铜绿假单胞菌菌悬液。

(3) 应用异硫氰荧光素直接标记铜绿假单胞菌。将已制备好的铜绿假单胞菌菌悬液等量加入碳酸氢二钠 - 枸橼酸缓冲液（PBS），再加入异硫氰荧光素（20μg/ml），4℃搅拌 12 小时，无菌生理盐水清洗 2 次，4℃保存备用。

(4) 动物致伤：大白鼠单笼饲养 1 周，禁食 8 小时，清醒状态下将胃管经口插入胃内，注入 1.5%$NaHCO_3$ 1ml，待 1 分钟后注入菌液（1ml/100g）。自由进食，给菌后 8 小时，在 1% 戊巴比妥钠（3mg/100g）腹腔麻醉下，背部电推剃毛，将大鼠固定在有固定孔的特制木架上，背部浸入92℃水中18秒，造成28%Ⅲ度烫伤，立即腹腔注射生理盐水6ml（4ml/100g），单笼饲养，常规饮食饮水。

（5）观察指标：按实验设计在相应时相点观察记录动物与感染相关指标的变化。并在相应时相点按实验设计进行血液及相关脏器等采样取材进行相应的检测。如采心血2~3ml，注入双相血培养管内，37℃孵育，每天观察，生长者转入普通血琼脂平板，分离鉴定，荧光显微镜下检查，出现标记菌者定为阳性，观察7天，无菌生长者即为阴性。同时在相应时相点活杀动物后，在无菌条件下切取肝、肾组织分别做组织细菌定量培养，荧光显微镜下检测标记的铜绿假单胞菌。

（十）烧伤免疫实验动物模型

【造模机制】

进行免疫学研究应按实验目的选择免疫反应敏感的动物，并尽量选择免疫反应与人类相近的动物，这样既便于观察，又便于解释结果，并与临床实验相联系。如观察细胞介导免疫功能的变化动物选择顺序为：豚鼠＞家兔＞犬＞小鼠＞猫＞青蛙。观察体液免疫反应多选用家兔、犬或豚鼠。为便于观察也常用小鼠。在研究免疫细胞分泌细胞因子的反应时，应选用对内毒素（LPS）敏感的C_3H/HeN小鼠，而不选用对LPS耐受的C_3H/HeJ小鼠。如研究神经内分泌免疫网络中多选用大鼠，因为大鼠的垂体-肾上腺系统功能很发达。在研究烧伤后骨髓免疫细胞生成时，应选用小鼠，因为小鼠易于进行^{60}Co照射和进行体内脾结节的观察和计数。结合各自的研究目的与条件，目前国内进行免疫学研究时，以小鼠为最常用，同时也根据需要选用大鼠或其他动物。以下就是几种常见的烧伤免疫动物模型。

【造模方法】

1. 小鼠烫伤模型

（1）热水烫伤模型：小鼠体重23~25g，按体表面积计算公式$S(m^2)=0.090W(kg)^{2/3}$计算体表面积，制作烫伤的模具。致伤前，小鼠背部去毛，在水温80℃的超级恒温水容器中浸烫10秒，制成面积约15%Ⅲ度烫伤。伤后腹腔注射无菌0.9%氯化钠溶液3ml。

（2）蒸汽烫伤模型 给小鼠称重，背部剪毛固定于特制木板上，热源为家用高压锅产生的蒸汽（压力1.0~1.2kg/cm^2）。致伤距离4cm，时间10秒。清醒状态下造成体表面积18%或16%的背部Ⅲ度烫伤。伤后无菌腹腔补液3ml。

2. 大鼠烧伤模型

（1）凝固汽油烧伤模型：称重，按公式$S(m^2)=0.090W(kg)^{2/3}$计算体表面积。清醒状态下固定大鼠，背部剪毛再用8%硫化钠脱毛、清洗净。致伤时，背部涂9%凝固汽油（0.03ml/cm^2）烧20秒，制作体表面积25%Ⅲ度烧伤。伤后立即腹腔补0.9%NaCl（30ml/kg）。根据欲烧伤面积大小用不同大小的模具控制烧伤面积。体重200g的大鼠补液约6ml。

（2）大鼠烫伤模型：称重后按上述公式计算体表面积，背部剃毛后选好模具，划出致伤面积的标志，于100℃水中致伤15秒制成25%Ⅲ度烫伤。伤后腹腔补液6ml。

以上2种模型均能观察到严重烧伤所引起的免疫功能紊乱，适用于烧伤免疫功能的变化，发生机制及免疫调理等各方面的研究。

（十一）烧伤代谢营养研究的动物模型

烧伤被认为是对营养影响最大的创伤，营养支持是严重烧伤治疗中必不可少的重要措施。所以烧伤营养代谢研究是烧伤研究的重要内容。其有关的研究动物模型如下。

1. 胃肠性持续喂养豚鼠模型

【造模机制】

该模型主要是解决持续均匀的胃肠内灌注和建立一个能使动物在笼内自由活动的灌输管道。我们参照美国Cincinnati Shriners烧伤研究所的方法，结合现有条件，建立了适用烧伤、创伤等研究的胃肠喂养动物模型，此模型可用于豚鼠、大鼠等小动物。现以豚鼠为例，将模型制作要点介绍如下。

【造模方法】

（1）实验动物：豚鼠。一般为400g左右，实验前饲养7~10天，以排除有病豚鼠。

(2) 材料

1) 硅胶管:内径 1~1.5mm,外径 3mm,长度约 50cm,插入胃体的硅胶管端先用硅橡胶围绕管端制成直径 6mm 左右球状体(胶水不能阻塞管腔),以使硅管转入胃腔后不易滑脱。

2) 电子蠕动泵:视动物大小及摄入量多少而选择泵的速度,如以 400g 豚鼠每天摄入 70ml,则电子泵每小时泵入 2.9ml,即每分钟应泵入 0.049ml。

3) 护管弹簧:可以市售 300W 电炉丝代替,用于保护胃造口的硅胶管不被豚鼠咬坏。而鼠则应使用页面素钢等钢丝缠绕成电炉丝状以保护硅胶管。

4) 活动套管:可以自制,所需材料为 14 号、20 号针头,玻璃管及有中心孔的铜球(或金属,其中心孔径略大于 20 号针头横径,以使 20 号针头插入铜球中心孔后能在孔中流利转动)。将 14 号针头插入 20 号针头内,再将 20 号针头插入铜球中心孔内,然后多点磁——玻璃管,再在喷灯上将铜球套封在玻璃管内,玻璃管全长约 7cm。

(3) 胃造口:豚鼠经戊巴比妥钠(35mg/kg 腹腔注射)麻醉后,固定于仰卧位,逐层切开腹壁,于胃体部戳孔插入带有橡胶球的硅管,缝合胃壁、腹壁,硅管另一端自切口旁腹壁穿至皮下潜行至颈背部穿出,穿出皮肤的硅管盘曲后固定在颈背部。胃造口术后的豚鼠单笼喂养,观察 10~14 天待体重恢复至伤前水平,且切口已完全愈合,即可供实验用。

(4) 胃肠持续喂养:胃造口的硅胶管选套以电炉丝(豚鼠)或钢丝(大鼠),再将活动套管的 120 号针头(针尖磨平)插入胃造口的硅胶管内,活动套管另一端 14 号针尾与输注营养液的橡皮管连接,然后将输营养液管道纳入电子蠕动泵,调整输液泵的速度,即能将营养液均匀输入胃肠内。

【模型特点】

(1) 胃造口手术简单,但豚鼠胃小且壁薄,操作要轻、细致,胃造口管保留时间较长,作浆肌层包缝合时不要穿透胃壁,结扎不要过紧,以免造口局部胃壁坏死、感染,引起造口导致脱落,也易将感染扩大至导管的皮下通路,而使模型制作失败。

(2) 由于手术应激及手术影响进食,此模型术后 3 天体重下降可达 10%~13%,手术死亡率一般为 5% 左右。活动套管制作时应注意两点。其一为转动灵活,主要在 20 号针头、针座与铜球之间应能非常流利地滑动,而铜球与玻璃套管间以及 14 号针头与 20 号针座间也应能流利滑动,由于有 3 处转动,这就可以避免豚鼠在笼内活动时胃造口硅胶管与输注营养液导管连接处发生缠绕和扭结,保证输注营养管道的通畅。其二为胃造口硅胶管保留的长度应以豚鼠在笼内能自由转动即可,代谢笼不宜过大,400g 豚鼠的代谢笼直径以 20cm 为宜。

(3) 代谢笼直径加大,势必增加硅胶管在笼内长度,易使硅胶管发生缠绕。持续喂养时应注意控制环境温、湿度。一般保持在 20~26℃,温度不恒定,会影响代谢营养实验的结果。营养液配制应注意无菌操作,一般应在层流台上配制。营养液输注速度要均匀,太快易使胃扩张,太慢则难以完成营养计划。

2. 空肠旷置 - 胃造口 - 烧伤家兔模型

【造模机制】

本模型主要用于探讨烧伤早期肠道喂养保护肠道黏膜的机制。将不接触食物的旷置空肠段与接触食物的空肠段从循环、代谢、损伤、病理等各方面进行比较,以探索食物刺激肠道黏膜而引起的整体性调节因素。

【造模方法】

(1) 动物和材料:①实验动物:家兔,体重(2.0±0.5)kg。②电子蠕动泵。以 75ml/(kg·24h)经胃造口管注入营养液,如为 2kg 家兔,则每小时泵入 6.25ml。③活动套管。制作方法可参照豚鼠模型,唯所用针头、铜球中心孔均可稍大于豚鼠模型。形成一人工瓣,以阻止食物反流入旷置肠段。

(2) 空肠旷置:在屈氏韧带下 5cm 处切断空肠,封闭远端肠道 B,将近端肠管 A 与远端空肠 B 以下 15cm 处 C 行端侧吻合,B 与 C 即为旷置空肠段。再于旷置段近吻合口处间断缝合浆肌层 4 针,形成一人工瓣,以阻止食物反流入旷置肠段。

(3) 胃造口:方法与上述豚鼠模型基本相同,唯胃造口管可稍粗,可用临床的蕈形导尿管作胃造口管。

(4) 致伤：凝固汽油于背部烧伤 20 秒，25%Ⅲ度体表烧伤，伤后即腹腔注入平衡液 50ml/kg。

3. 贵州小型香猪胃造口、颈静脉以及门静脉和肠系膜静脉插管模型

【造模机制】

此模型主要用于研究严重烧伤早期的肠道吸收功能和肠黏膜屏障功能的动态变化，以及探讨肠源性高代谢的机制。笔者所在研究所曾以小动物研究肠道吸收功能，每一时相点均需一批动物，观察吸收功能的动态变化殊感不便。本模型则便于动态观察肠道吸收功能的变化。在相当长一段时间内，对于肠黏膜屏障功能变化的研究，一般均以向肠道内灌饲标记的活菌或内毒素等方法，这从一开始即使肠黏膜遭受一定程度的损害，也使肠道内微生态失衡，影响了观察结果的正确性。至于应用 SPF 动物或无菌动物进行肠道内细菌及内毒素移位问题的研究，也在一定程度上难以反映客观真实状况。本模型则避免了人为附加因素的干扰，可以比较确切地反映烧伤后以及伤后各种处理对肠黏膜屏障功能的影响。

【造模方法】

(1) 实验动物：小型香猪。成年(12±2)月龄香猪体重仅 20~25kg，实验前饲养两周以适应实验环境。

(2) 颈静脉插管：分离出左或右颈内静脉后，向心插入内径 1mm 硅胶管约 12cm 至腔静脉，抽血通畅后将导管固定，通过约 5cm 皮下隧道后引出皮肤，导管末端可接三通开关。

(3) 肠系膜下静脉及门静脉插管：打开腹腔后，顺序拉出小肠，在肠系膜根与结肠连接处找到肠系膜静脉主干及两发支，从其两分支中分别插入两内径 1mm 硅管，其一向肝门方向插入 10~15cm，导管顶端距肝门 3~4cm 或肝门内 1cm 处，另一导管插入肠系膜下静脉主干约 3cm。抽血通畅后固定，二者均可通过皮下隧道引出皮肤，导管末端接三通开关。

(4) 胃造口：胃体中部插入内径约 1cm 蕈形胃管，如拟进行肠道输注营养液，则可在胃管中再套插入较细硅胶管或自制的经鼻肠道营养管(见第四节)至空肠。

(5) 致伤及复苏：术后 10~14 天，待切口愈合及体重基本恢复术前水平，用戊巴比妥钠 20~35mg/kg 静脉麻醉，接身长、体重计算致伤面积，剃毛脱毛后，涂凝固汽油燃烧 45 秒，形成Ⅲ度烧伤。小猪烧伤后固定在笼架中，室温保持 25℃，妥善安置插入的导管，导管抽血后均以肝素(62.5U/ml)充填，以避免凝血，必要时肝素液中加入少量抗生素如 0.2% 阿米卡星。伤后第一个 24 小时静脉输平衡液(2/3 等渗盐液 +1/3 等渗碱液)2ml/kg×% 烧伤面积，再加 5%~10% 葡萄糖液(第一个 10kg 为 100ml/kg，第二个 10kg 为 50ml/kg，第三个 10kg 为 25ml/kg。例如小猪 25kg，则补充 100ml×10+50ml×10+25ml×5=1625ml。

【模型特点】

(1) 门静脉血量测定：关于血流量测定方法不少，再介绍一种比较容易实施的方法，即以对氨马尿酸(para amino hippuric acid，PAH)稀释方法。先从肠系膜下静脉导管快速推注 0.2%PAH 10ml，再用输液泵将 0.2%PAH 以 1ml/min 速度匀速注入，60 分钟后分别从门静脉及中心静脉导管抽取血标本，将血标本离心去蛋白后，用紫外比色法测定 PAH 浓度，由下式推算门静脉血流量。

$$\text{门脉血流量(ml/min)}=\frac{\text{注入 PAH 量(mg/min)}}{[(\text{门脉血 PAH 浓密度}-\text{中心静脉血光密度})/(\text{PAH0.1mg.ml 光密度})]\times 0.1(\text{mg/ml})}$$

(2) 肠道对葡萄糖、氨基酸、脂肪吸收功能测定：按实验设计要求，在伤前及伤后若干时相点(如伤后 1、4、7、10 天)早晨空腹抽取血标本后，将已知葡萄糖、氨基酸、脂肪含量的试验餐从胃造口管注入，进食后 15、30、45、60 分钟同时抽取门静脉、中心静脉、周围动脉血标本，进行门脉血流量测定以及葡萄糖、氨基酸、脂肪糖含量的测定，结合门脉血流量测定，计算吸收入门静脉的营养物质[μmol/(kg·min)]。以葡萄糖为例，肠道吸收葡萄糖进入门脉量可以下式计算。

吸收葡萄糖入门脉量[μmol/(min·kg)]=[门脉血葡萄糖(μmol/L)-动脉血葡萄糖(μmol/L)]×门脉血流量[L/(min·kg)]。

(3) 肠道屏障功能：肠道屏障功能包括解剖、生理、免疫屏障。具体包含内容较广，肠道的运动，肠道微生态平衡，肠道的结构、循环，以及肠道的代谢、分泌、免疫等功能均涉及肠道屏障。供应小肠的血量大部分流入黏膜、黏膜下层，肠黏膜屏障功能在整个肠道屏障中占有重要地位。

具体体现在以下几方面：①肠蠕动：正常肠蠕动功能排出肠腔内有害物质，以防止致病菌在肠道黏膜

的定植。②肠道微生态环境：贴近肠黏膜表面为双歧杆菌、乳酸杆菌等厌氧菌群，在肠黏膜表面形成生物屏障，防止致病菌的定植和入侵。③肠黏膜分泌的黏液：黏液中含有分泌型 IgA（S-IgA）等也构成肠黏膜的屏障。S-IgA 能中和病毒、毒素和酶等生物活性抗原，阻止细菌对肠上皮细胞表面的黏附，与补体、溶菌酶协同还有杀菌作用。S-IgA 是由肠道黏膜下层浆细胞分泌的 IgA 经肠黏膜细胞转运至肠腔。S- IgA 不定期可由胆汁排至肠腔。S-IgA 的分泌量受 IgA 量的限制，而 IgA 的合成和分泌有赖于淋巴细胞、巨噬细胞、库普弗细胞等免疫细胞功能的维护。④门脉血、淋巴液中菌量和内毒素量以及胃肠激素、细胞素含量的变化：通过门静脉插管，可以动态了解菌量、内毒素量的变化，能比较确切地反映肠道屏障功能状况。胃肠激素如胃泌素、胃动素、缩胆囊素等，以及肿瘤坏死因子（TNF）、白介素、前列腺素（如 PGE_2）等均可通过门脉插管了解其在门脉血中含量的变化。⑤肠黏膜、黏膜下血流量及肠黏膜氧耗量：肠黏膜氧耗量可用 304 医院研制的生物组织氧耗量测定仪测得。在全身高代谢期，肠黏膜氧耗量也可增高。肠黏膜、黏膜下血流量测定可用放射性标记法（^{201}Tl）、多普勒血流仪（如天津南开大学 LDF-Ⅱ型微循环多普勒血流仪）以及氢廓清法（如日本远东株式会社末梢组织血流量仪）等。烧伤后早期肠黏膜下血流量明显降低，这与门脉血流量降低是一致的。此外，通过肠黏膜、肠组织及门脉血的次黄嘌呤、黄嘌呤、尿酸（高效液相色谱仪）及丙二醛（硫代巴比妥酸法）的测定，提示烧伤后早期肠组织可发生再灌注损伤。⑥肠黏膜通透性：在人或动物活体上可用测定尿乳酸果糖 / 甘露醇的比率来判断肠黏膜通透性。烧伤成人可予口服或管饲 10g 乳果糖及 5g 甘露醇溶液后，连续收集 6 小时尿液，利用乳果糖、甘露醇酶促反应分别生成 NADPH、甲醛，再分别在波长 340nm、570nm 测定其含量，并计算乳果糖 / 甘露醇比率。正常情况下乳果糖为大分子物质，在肠道仅吸收 0.2%，甘露醇为小分子物质，可经肠黏膜细胞膜水溶性孔道吸收约 10%。严重烧伤后，肠黏膜细胞之间紧密连接的完整性破坏、细胞损伤及小肠绒毛顶端损害，以致乳果糖吸收增加而使尿液乳果糖 / 甘露醇比率增高，应用两者比率可以排除一些与肠壁通透性无关因素的影响。此外，可应用冷冻蚀记技术观察动物脾性黏膜上皮细胞之间紧密连接的状况。还可采用组织化学方法观察小肠黏膜对肠腔中分子量为 4 万的大分子物质辣根过氧化物酶（horse radish perosidase，HRP）通透性改变的情况。正常肠黏膜对肠腔中 HRP 不具有通透性，如肠黏膜细胞间隙增大，则可见 HRP 的沉淀物呈线状排列在肠上皮细胞间，在黏膜细胞损伤部位，HRP 的沉淀物则呈弥散性分布。⑦门脉血中 3- 甲基组氨酸流量以及肠黏膜湿重和蛋白质、DNA、RNA 含量的变化：测出门脉血流量及门脉血中 3- 甲基组氨酸的浓度，即可计算其在门脉中流量［pmol/（min·kg）］= 门脉血流量［L/（min·kg）］× 门脉血 3- 甲基氨酸（pmol/L），流量增加反映胃肠道肌蛋白分解加剧。动物活杀后测定肠黏膜湿重及其蛋白质、DNA、RNA 的含量可反映肠道黏膜的结构状况。⑧肠黏膜厚度，隐窝深度，肠绒毛高度、排列以及有无变性、坏死、脱落。

（十二）吸入性损伤动物模型

吸入性损伤是严重烧伤最常见的合并伤，它被认为是引起烧伤死亡三大原因之一。但由于其动物模型制作难度大，除笔者所在单位外，国内进行相关动物研究较少。

1. 蒸汽吸入性损伤动物模型的制作

【造模机制】

临床上蒸汽吸入性损伤虽较烟雾吸入性损伤少见，但它代表热力致伤的一种吸入性损伤类型，致伤因素较单纯，吸入剂量易于控制，伤情较稳定，利于对比；更由于损伤限于局部，摒除了全身中毒因素的影响，便于对呼吸系统受损后的病理、病理生理发生发展过程和发病机制的观察，以及药物效果的验证等。

【造模方法】

（1）实验动物：因需气管插管，故一般需用较大动物，可选用成年健康犬、山羊、绵羊、小型猪、家兔等，雌雄不拘，根据实验研究需要随机分组。

（2）材料

1）轻便的空气麻醉机。

2）蒸汽发生器：根据条件，可用手提式高压蒸汽消毒器或家用高压锅改装。①手提式高压蒸汽消毒器（YXQ、GOI、280 型）。将其气阀取下，装上蒸汽压力表［量程 0~0.6kg/cm^2（0~58.86kPa）］，最小分刻度 0.01kg/cm^2（0.981kPa），用于确定通入呼吸道的蒸汽压力。在消毒器的放气孔上接一根外径 0.8~1.0cm（内径

0.6~0.8cm)、长 20cm 橡皮管，该管远端通过 Y 形玻璃管分别连接两根同样管径、长 45cm 的橡皮管，其中一根出口处安置一玻璃接头，作为连接气管套管通入蒸汽用；另一根上安置一螺旋夹，用于改变该管口径以调节蒸汽排出量。在旋转螺旋夹的同时，观察蒸汽压力表上数值，使高压蒸汽消毒器内的压力维持在一定范围。整个管道系统可用石棉制包裹，以减少散热和便于操作。于实验前 30 分钟，在高蒸汽消毒器内加水 3L，加盖，用止血钳夹闭连接排气孔上的橡皮管。电炉加热，使消毒器内压力升至 0.5kg/cm^2(49.03kPa)，松开止血钳并旋开螺旋夹排放蒸汽，使消毒器内压力降为零，然后再慢慢旋动螺旋夹，使蒸汽压力表指针保持在 0.01kg/cm^2(0.98kPa)处，备用。此压力适用于家兔蒸汽吸入性损伤。② 24cm 家用高压锅；原锅盖上有两个孔，一为安全阀，另一孔上接一压力表；另再开一孔作蒸汽出口，口上安装阀门和圆盘指示表一个，使表上指针固定在一定位置上，以控制蒸汽流量。蒸汽出口接一根内径 1cm、长 110cm 橡皮管，远端用夹子夹紧。锅内加水约 5L，用调压电炉加热至高于所需温度(110℃)10℃左右备用。

(3) 模型类型、致伤方法及步骤

1) 犬(或羊、猪)蒸汽吸入性损伤模型：静脉注射 1% 戊巴比妥钠(30mg/kg)麻醉，仰卧固定于解剖台上。经口插入气管导管至环状软骨下约 2cm，然后经导管插入铁 - 康铜热电偶于气管内固定位置(导管内口下 0.5cm)，连续记录气管内温度。静脉缓慢注射 0.05% 司可林(氯化琥珀胆碱)，直到自主呼吸完全停止(一般用量 3~5ml)。立即接上空气麻醉机行人工呼吸，频率 12 次 / 分。当压力锅内温度达 120℃时，即松开橡皮和无端夹子，充分预热橡皮管，并用镍铬 - 镍铝热电偶测量橡皮管出口蒸汽温度，不低于 100℃时方可致伤。待高压锅内温度降至 110℃、压力 0.425kg/cm^2(41.68kPa)时，移除呼吸机，迅速将橡皮管出口与气管导管连接，放开夹子灌入蒸汽 3 秒(约 500ml 蒸汽)。关闭夹子，移除橡皮管，重新将呼吸机与气管导管连接，连续行人工呼吸，直至自主呼吸恢复。

2) 家兔蒸汽吸入性损伤模型：为了排除吸入致伤动物对肺的直接损害作用，研究吸入性损伤后神经、体液和细胞等因素在肺损伤中的作用，可采用单侧肺吸入性损伤模型。

选择与家兔支气管直径相当的 Carlens 双腔支气管内导管(或用塑料管自制)，全麻后经气管切开口处插入，封闭气囊，一腔用于单侧通气，一腔用于单侧致伤。待动物呼吸平稳后，缓慢静脉注射司可林(剂量同前)。自主呼吸停止后，立即将排出 0.01kg/cm^2(0.98kPa)压力蒸汽的橡皮管与致伤侧支气管导管连接，通入蒸汽 2 秒。然后迅速拔出 Carlens 管，插入气管套管，连接呼吸机，行人工呼吸直至自主呼吸恢复。③此模型亦可用于犬、羊、猪等大动物，但可经口插入 Carlens 管，而不需气管切开。另外也可用于烟雾吸入性损伤模型。

【模型特点】

(1) 伤情较稳定：以往国外文献报道的蒸汽吸入性损伤动物模型的主要缺点是气管内温度相差较大(温差最大可达 12~15℃)，所致伤情不够稳定，重复性不理想。笔者所在研究所研制的本组模型气管内最高温度平均为(98.4±0.5)℃(最大温差为 2℃)，持续 90℃以上时间为 3 秒，持续 50℃以上时间为(21.0±2.2)秒，从而保证了伤情的稳定性。本模型制定的蒸汽温度和致伤时间是经过反复实验而确定的，所致伤情为中等程度的重度吸入性损伤，不经治疗动物可存活 48 小时以上，适合实验动物对比和疗效的观察。临床上所有动物均在伤后不同时间出现呼吸系统体征，包括呼吸频数、鼻翼扇动、口腔鼻腔分泌物增多、咳嗽、呼吸困难、肺部干温性啰音等。胸部 X 线检查在伤后 2 小时即可见充血水肿样改变，表现为透光度降低、肺纹理增粗模糊，随后出现征状阴影，伤后 24 小时严重者可出现大片肺实变阴影。纵隔增宽，一侧或双侧肺门增大，可出现典型的蝶状阴影。值得注意的是，大多数动物伤后早期 X 线正侧位可见支气管腔影变窄、气管壁黏膜影增宽的典型改变，并由于肺组织水肿的衬托或见透明的小支气管阴影。右侧肺病变较左侧明显，这可能是右支气管与气管成角较大(左侧较小)、蒸汽易于灌入所致。纤维支气管镜检查可见气道黏膜有不同程度的充血、水肿、出血、苍白、坏死脱落；管腔内有血性泡沫样液体，损伤范围达Ⅲ级支气管以远(限于纤维支气管镜所及)。病理见主要病变多限于一或二叶肺(右侧可见)，早期有明显充血、水肿，肺表面有出血点或片状出血，肺水量明显增加。往后则可出现大片出血或肺实质病变。镜检除充血、出血、间质及肺泡水肿外，可见炎症细胞浸润，小支气管内充满炎性渗出物，肺小血管周围有水肿套或血性水肿套。支气管黏膜充血水肿，杯状细胞增多，或空泡变性、坏死脱落。PO_2 逐渐降低，$DA\text{-}aO_2$ 及肺动脉血分流量逐渐增加，肺表面活性物质减少。

(2) 模型制作方法较间易、经济，用一家用或手提式高压锅改装即成。但也存在一些不足与缺点。

1) 需要人手较多，协同动作要好，否则容易产生时间误差。

2) 为了避免动物头面部烧伤和防止灌气时声门闭合，故采用气管插管或气管切开致伤，这样导管出口处温度最高，烧伤最深，可达软骨，而其他部位则相对较浅，深度不够均匀，特别是远处支气管，尽管蒸汽有一定压力，但其温度愈进入气道深处愈低。

3) 由于喉头水肿不明显，无严重阻塞性呼吸困难，可能影响其临床表现及血气分析。

4) 由于动物致伤时的体位难以完全一致，支气管开口的变异（特别是不同种动物）、位置及开口大小，或黏液堵塞等，均影响灌入蒸汽量。一般病变多见于 1~2 肺叶，以右下叶多见，但尚难达到完全定位和定量（即病变程度），有待进一步研制。

(3) 制作时注意事项：致伤时影响因素较多，特别是呼吸的影响较大。为了保证伤情稳定，以下几点值得注意。

1) 必须阻断自主呼吸。因动物对蒸汽的刺激反应差异很大，有时呼吸快，有时呼吸慢，甚至屏气，从而可使伤情不一致。

2) 人工呼吸的次数必须均匀，这对于控制气管内的温度和持续时间，以及致伤范围和深度很重要。

3) 气管内热电偶的位置必须恒定、适当，电偶尖端可用铜丝小网篮包绕，以避免其与气管黏膜紧贴，甚至嵌入黏膜中，影响测量温度的准确性。

4) 灌入蒸汽的温度应恒定，即需排放蒸汽预热管道，使致伤时进入气管蒸汽的温度在 100℃以上。

5) 灌入蒸汽的量也应恒定。通过定蒸汽压力、定蒸汽流出量、阀门和橡皮管管径，使可变因素减少。这样一般只需调整致伤时间，即可控制伤情。

2. 烟雾吸入性损伤动物模型的制作

【造模机制】

烟雾吸入性损伤在临床上更多见，其致伤因素比蒸汽更多。目前已知烟雾的成分达 200 余种，不同物质或同一物质在不同条件(环境、时间等)下燃烧所产生的烟雾成分各异，加之同一条件下(烟雾成分、时间、空间等)由于吸入量不一（如呼吸快慢、深浅等），伤情较难一致，使烟雾吸入性损伤动物模型均存在不同程度的问题。本单位在这方面做了较系统的研究，现将笔者单位应用的烟雾吸入性损伤动物模型介绍如下。

【造模方法】

(1) 材料

1) 自动平衡记录仪：供测定烟雾及气管内温度用。

2) 发烟材料：白松木屑、麦草、棉花按 7∶2∶1 比例混合后晒干或低温烘干，制成发烟饼备用。也可将干燥松木屑与煤油混合使用。

3) 烟雾发生器：系用于提式高消毒锅改装。在锅壁距锅底 2cm 处开直径 1.5cm 孔两个，一为电源线通过用；另一为空气灌入孔，由直径 1cm、长 1.5cm 橡皮管与呼吸机连接。锅盖上原有的安全阀改为烟雾排出孔，外接直径 1cm、长 1m 橡皮管。锅底置一 1200W 电炉。

4) 致伤烟箱：系为家兔、大鼠等小动物致伤所用。烟箱为木制，密闭不漏烟。据情可采用：①体积大小为内径 40cm×23cm×27cm（约 25L），用于单只家兔致伤；两侧壁 2cm 和 2.5cm 孔，为烟雾的出、入口；内装 60W 白炽灯两个，用于控制烟箱内温度和照明；箱顶装有一 18cm×18cm 玻璃窗，供观察致伤时动物情况；动物入口位于箱前壁一侧。②为抽屉式烟箱，体积大小为内径 65cm×30cm×45cm（约 87.8L），可同时致伤 5 只兔或 10 只大鼠；箱顶有 19cm×16cm 玻璃窗；箱前为一无边抽屉，用以装入致伤动物笼；箱后壁及箱顶各开一 2cm 孔，分别为烟雾进、出口；箱内顶部四角装有 4 盏 60W 白炽灯。动物笼为铁丝编制，容积 20cm×30cm×45cm，兔笼分为 5 格，大鼠笼分为 10 格。

5) 动物、药品、常规器械、气管导管、秒表等一般材料同蒸汽吸入性损伤模型。

(2) 犬烟雾吸入性损伤模型：静脉注射戊巴比妥钠麻醉（不阻断自主呼吸），仰卧位固定，经口气管插管。取发烟饼或干燥木屑 100g 置一铝盆中，然后放置电炉上（以免发生明火）。接通电炉电源（稳压在

220V),待发烟材料开始冒烟时,盖上发烟器盖,开动呼吸机向发烟器内灌入空气以助燃,频率 18 次 / 分,每次 320~350ml。连续测定橡皮管出口温度,待升至 42℃时,拔去电炉源,停止加热,但不停止灌入空气。出烟口冒出黄白色浓烟时,立即充盈致伤犬气管插管的气囊,将橡皮管出烟口号气管插管紧密相接,迅速致伤。灌烟持续 5 分钟。

(3) 山(绵)羊烟雾吸入性损伤模型:基本方法同犬烟雾吸入伤方法。因羊较驯服,可不麻醉而在清醒状态下致伤。仰卧位固定后,喉头喷射或经环甲膜穿刺气管内注射 3% 丁卡因 1ml 后行气管插管。经气管插管吸入烟雾 2.5~3.0 分钟,频率 18 次 / 分,每次 320~350ml。致伤后立即拔管。

(4) 单只家兔烟雾吸入性损伤模型:接通烟雾发生器电炉电源,预热 15~20 分钟,使发烟器内温度升至 85~90℃,放入发烟材料(干燥松木屑 100g 加煤油 30ml,均匀混合后置铝盆中)。发烟 5 分钟后,盖紧发烟器盖,连接烟雾发生器与致伤烟箱,启动呼吸机向发烟器内送入空气,并把烟雾驱入烟箱(50 次 / 分,每次 100ml)。5 分钟后烟箱灌烟量 25L,与烟箱容积接近。在此期间打开箱内白炽灯,调节烟箱内温度至 38~40℃。待箱内充满烟雾后,迅速打开烟箱门将家兔按恒定位置送入,使其在清醒状态下自行吸入烟雾 6.75~7.0 分钟致伤。

(5) 成批兔、大鼠烟雾吸入伤模型:基本方法同单只兔致伤法。接通烟雾发生器电炉电源,加盖预热 15~20 分钟,待发烟器温度升至 90℃时,放入发烟材料(干燥松木屑 150g 加煤油 45ml)。发烟 5 分钟后,盖紧发烟器盖,启动呼吸机将烟雾驱入烟箱(20 次 / 分,每次 450ml),10 分钟后烟箱内充满烟雾,同时温度至 38~40℃。将兔放入笼格内,盖紧笼盖,快速拉开烟抽屉放入兔笼,关闭抽屉,使其在烟箱内自然吸入烟雾致伤,同时关闭呼吸机和电炉,停止发烟和送烟。7 分钟后将动物从烟箱内取出呼吸空气,同时再次打开电炉和呼吸机,发烟并重新充烟至烟箱。5 分钟后将兔送入烟箱再次致伤 7 分钟。此步骤简称为"7-5-7"致伤,总吸烟时间 14 分钟。成批大鼠致伤方法相同,但每次致伤时间为 5 分钟,重复 3 次,其间间隙 2 次,每次 5 分钟,即为"5-5-5-5-5"致伤,总吸烟时间 15 分钟。

【模型特点】

(1) 气管内温度、烟雾成分和伤情:犬、羊致伤时气管内温度(环状软骨下 2cm 处)为 36~37℃;家兔、大鼠致伤时烟箱内温度 38~40℃,表明本实验条件下无热力对呼吸道的影响。本实验采用木屑、棉花、麦草、煤油等发烟材料在不完全燃烧时所产生的烟雾中,主要化学成分经分析为 CO、CO_2、甲烷、苯类及醛类等。为此,笔者所在研究所以 CO 为指标,测定了烟雾中氧和 CO 浓度(9SC-3 型气相色谱仪测定,四川仪表九厂产品),以观察烟雾成分的稳定性,便于控制致伤条件。在烟雾吸入性损伤实验中,5 分钟致伤时间内,每分钟采取的 98 份烟雾样品中氧和 CO 浓度基本稳定。致伤过程中有的动物出现憋气、心率减慢,甚至呼吸、心跳停止,这主要是因急性 CO 中毒所致。这种烟雾中 CO 浓度较高,对大动物尚可,而小动物却难以耐受。为此,我们在小动物烟雾吸入伤的发烟材料中加入煤油。煤油主要起助燃和降低烟雾中 CO 浓度的作用。煤油烟雾中 CO 浓度(0.2%)仅为木材烟雾中(2.5%)的 1/12.5,而醛类物质仅为木材的 1/20。采用木屑加煤油作为发烟材料后,我们分别测定于单只兔、成批兔和成批大鼠致伤时间箱内烟雾中氧和 CO 浓度,可见氧浓度较前有所升高,而 CO 浓度明显降低,动物致伤过程中的残疾率为 10%~30%,满足实验需要。

(2) 动物伤后临床及病理表现基本同蒸汽吸入性损伤。但烟雾为化学性质,其损伤作用不像蒸汽那样即刻发生,而是有一过程,但持久而弥散,病变可较广泛。更主要的是有全身中毒,特别是 CO 中毒,动物出现明显缺氧,呼吸增快而费力,甚至呼吸停止。由上述间断吸入烟雾的致伤方法,结果大都为中等程度的重度烟雾吸入性损伤,不经治疗绝大多数动物能存活 24 小时以上,可满足实验需要。

(3) 若模型用于治疗性研究时,要求动物自然死亡率 50% 左右,用于评价治疗成果。因此,如果作为治疗性研究,可将犬烟雾吸入伤模型的致伤方式改为"4-5-2",即将原吸烟时间 5 分钟改为第一次吸烟 4 分钟,间歇 5 分钟后,再次吸烟 2 分钟。这样总吸烟时间增加到 6 分钟,使伤情更严重,但缩短了一次致伤的时间,避免动物因急性 CO 中毒死亡。改进后致伤动物的自然病死率为 47.6%,平均存活时间为 27.5 小时,说明伤情接近半致死数(LD_{50}),适合于实验性治疗研究。

(4) 模型制作的注意事项

1) 防止漏烟:发烟过程中必须卡紧发烟器盖上的全部螺丝口;致伤烟箱应密闭;管道接口处需拧紧,

必要时可用细铁丝拴几圈，为防滑脱漏气。

2）电压稳定在220V，预热、预燃时间不能过长，否则温度过高，材料燃烧过快，致烟雾中CO浓度过高，动物易死亡。

3）犬、羊烟雾吸入伤时，一旦见有黄色浓烟，应立即致伤，否则可因烟雾浓度变化，伤情有差异。

4）致伤中需密切观察，动物出现憋气时可辅以数次人工呼吸。伤后若动物自主呼吸缓慢或停止，可用舌钳将舌拉出，并行胸外按压人工呼吸，有助动物复苏，降低即刻死亡率。

3. 离体肺叶吸入性损伤模型

【造模机制】

为了准确、连续地观察吸入性损伤后肺水肿形成的规律和特点，国内有学者设计了离体犬肺叶吸入性损伤模型，利用该模型不仅可以准确地获知吸入性损伤后肺水肿发生的时间，而且还可连续连续观察肺水量的变化规律。

【造模方法】

(1) 将动物经戊巴经妥钠(30mg/kg)静脉麻醉、气管插管后，静脉注射司可林20mg，以560型Harvard泵维持呼吸。

(2) 经左侧第5肋间开胸，暴露左下肺叶，静脉注射肝素500U/kg。

(3) 左下肺叶动脉插管，经左心房插管进入左下肺静脉，并分别使血液反流充满动、静脉导管。

(4) 显露左下肺支气管，并插入导管。股动脉放血压活杀动物，留取放出的血800ml备作离体灌流用。

(5) 取出左下肺叶，称重。将3个直径6cm的圆形胶垫贴于肺叶表面，用丝线悬挂于连有重换能器的钩上，以备连续测重。

(6) 动、静脉导管分别与压力换能器相连并接灌流装置的输出端和输入端，以输液泵维持灌流速度80ml/min，用37℃水温的循环加热器保持恒定血温。支气管导管连接—Y形管，一端测压，另一端以压力为0.49kPa的氧持续通气，使肺叶保持一定张力。

(7) 将直径12cm，容积1800ml的家用高压锅作为蒸汽发生器，2个出口分别用长1m、直径1cm的橡皮管连接血压计与支气管导管，当蒸汽压力达300mmHg(40kPa)时，橡皮管出口蒸汽温度为99.5℃。

(8) 将肺叶及其导管放置在一塑料薄膜围成的1000L的棚内，内有蒸汽湿化器以防止肺叶表面干燥。致伤前先用血液灌流1小时，以获得各项指标的伤前值。当高压锅内蒸汽压力达40kPa时，放开支气管导管的阀门，将蒸汽通入肺叶5秒造成吸入性损伤。对照组只通以压力为40kPa的氧气。

（罗高兴　吴军）

第五节　复合伤动物模型

Section 5　Animal models of combined injury

复合伤是指机体同时或先后受到两种以上(含两种)不同性质致伤因素作用而发生的复合性损伤。复合伤可发生于战时与平时多种情况，并有多种因素影响复合伤发生的类型、数量和严重程度。如战时核爆炸、贫铀弹、燃料空气炸弹爆炸、核恐怖“脏弹”袭击等所致复合伤；平时为自然灾害(地震)和事故，事故以工矿事故、交通事故、火药和其他化学品、锅炉蒸汽等爆炸事故，尤以核电站事故更为重要。因为核事故是个严重而敏感的问题，往往发生突然，涉及范围广，受累人数多；更因传言众多，众说纷纭，极易造成公众思想混乱，使人们“谈核色变”。为此，国际原子能机构(IAEA)及经济合作与发展组织(OECD)于1990年制定了分级标准，最高级别为7级，最低1级。7级称为特大事故，指核裂变废物外泄在广大地区，具有广泛的长期的健康和环境影响；如1986年发生在前苏联(现乌克兰)的切尔诺贝利核电站事故。6级为重大事故。5级为具有场外危险的事故，指核裂变废物外泄，需要部分实施应急计划，放射性物质向外释放量较大(其量相当于10^{14}~10^{15}Bq的碘-131)，如1979年美国三哩岛核电站事故。2011年3月11日发生在日本东北部地区的9级特大地震引发海啸，导致福岛第一核电站发生爆炸与核泄漏事故，日本原子能安全保安院先将此事故评估为“4级”。当福岛第一核电站2号机组发出爆炸声，反应堆安全壳的压力控制池发生损坏，4号机组也传出爆炸声并起火，且有高浓度放射性物质泄漏到外部；日本3月18日将福岛第一核电站的核泄漏事故等级从4级提高为5级；4月12日又将5级提高到7级，这意味着福岛第一核电站的核泄漏规模达到了与切尔诺贝利核电站同样的等级，属于最高级。在实际应用中，核辐射事故可分为核反应堆事故（核电站事故）、辐照装置事故、放射源丢失事故、临界事故、核武器事故、放射性废物储存事故以及医疗放射事故等。

复合伤通常分为两大类，有放射损伤者称为放射复合伤，如放射损伤复合烧伤（放烧）、放射损伤复合冲击伤（放冲）、放射损伤复合创伤（放创）、放射损伤复合烧伤和冲击伤（放烧冲）等；无放射损伤者称为非放射复合伤，如烧伤复合冲击伤（烧冲）等。各类复合伤均可按伤情的严重程度分为轻度、中度、重度、极重度4级，其分度标准主要以各单伤的伤情为基础，以复合效应（主要是相互加重）为依据加以划分（表9-16-9）。

表9-16-9　复合伤伤情分度

复合伤伤情	分度标准（具备下列条件之一者）
极重度	1种损伤达极重度；2种重度损伤；重度放射损伤加中度烧伤；1种重度损伤加2种中度损伤
重度	1种损伤达重度；3种中度损伤；中度放射损伤加中度烧伤
中度	1种损伤达中度
轻度	2种或3种损伤均为轻度

复制复合伤动物模型（animal models of combined injury），通常先进行单一损伤模型的复制。

一、放射损伤模型

复制放射损伤模型，就是用人工辐射源发出的射线照射实验动物，通过控制受照剂量和照射量率等因素，造成实验动物不同程度的放射损伤。当动物全身一次性受到较大剂量照射后，由于射线的直接和间接作用，可引起动物体内一系列的变化和损害，形成急性放射病。随着照射剂量的增大，可出现许多不同的典型综合征。如照射剂量在1~10Gy，体内最根本的病变为造血组织（特别是骨髓）损伤，一般称为骨髓型（也称造血型）放射病。照射剂量10~50Gy，除造血系统功能及结构严重损伤外，消化系统（胃肠道，特别是小肠）可出现明显的变化，称为肠型（或胃肠型）放射病。照射剂量>50Gy，动物主要出现一些以中枢神经系统（主要是脑）症状为主的综合征，称脑型放射病。但发生骨髓型、肠型和脑型放射病的照射剂量范围在各型之间互有交叉，如在一定剂量范围内，有些发生骨髓型，有些发生肠型。同时，动物种类不同，造成各型放射病所需剂量也有所不同。

【造模机制】

常用的外照射辐射源是γ射线，也可用X射线或中子源。γ射线一般用钴-60（^{60}Co）作为辐射源，X射线可采用X射线机或加速器。实验采用何种辐射源照射，可根据所拥有的实验条件选择，值得注意的是，不同种属的实验动物对γ射线和X射线的穿透能力是不一样的，因而两种射线的生物效应有一定的差别。钴-60是由稳定性元素钴-59被热中子照射而形成。其反应式为 $^{59}Co+n \rightarrow ^{59}Co+\gamma$（俘获的瞬间放出）。放射性同位素钴-60首先放出β粒子而蜕变成同位素镍-60。其反应式为 $^{60}Co \rightarrow ^{60}Ni+\beta$。而β粒子的最大能量是0.3MeV，这种粒子很容易被薄的铝滤器（厚度为0.2mm）所滤掉，得到的镍-60处于受激发状态。在连续发射两个各带有1.17MeV和1.33MeV能量的γ辐射后，达到稳定状态，其γ辐射的平均能量为1.25MeV，复制动物模型时就是应用此γ辐射照射动物，造成各型急性放射病。

在辐射源的辐射场内，单位质量的任何被照射物质吸收任何射线的平均吸收量称为吸收剂量（rad）；而射线与物质发生作用的程度常用剂量来表达。照射量指被照射物所接受的照射总量，也叫辐射剂量。过去辐射剂量常以射线对人体的照射能量值“伦琴”（R）表示。1975年国际辐射单位和测量委员会建议吸收剂量专用单位拉德（rad）改为戈瑞（Gy）作为吸收剂量的国际单位。1Gy等于1kg受照射物质吸收1J的辐射能量，换算关系为：1Gy=1J/kg=100rad。在用钴-60放射源时，要注意吸收剂量、剂量率、吸收剂量分布、照射动物时的相对几何位置等物理条件。钴-60的半衰期是5.27年，电离常数为13.5R/h×mCi×cm，衰变常数 $\lambda=4.439\times10^{-9}(s^{-1})$。

【造模方法】

1. 照射前动物应喂养一段时间，并根据实验需要作有关指标的测定，作为照射前的正常对照值。为避免实验动物（主要是大动物）在照射过程中发生呕吐及污染照射源室，可于照射前让其大小便。同时，测量每只动物肩宽厚度，便于组合肩宽相近的动物同批照射及剂量的计算。

2. 根据实验要求，确定照射剂量。根据核衰变（nuclear decay）公式：$N=N_0e^{-\lambda t}$（λ 为衰变常数，表示核素衰变的相对速度），计算出辐射源距照射动物一定距离时的辐照量（exposure dose，$D_{辐}$）。照射量的国际制单位（SI）按定义为1库仑·千克$^{-1}$（$C\cdot kg^{-1}$），没有专门名称。人们习惯以伦琴（R）为照射量的专用单位。1伦琴就是1kg空气中产生 2.58×10^{-4} 库仑的电荷量（$1R=2.58\times10^{-4}C\cdot kg^{-1}$）。但因观察放射生物效应一般都以组织吸收剂量（absorbed dose，$D_{吸}$）而定，而动物照射时的剂量一般是空气剂量，是两个不同的概念。吸收剂量的国际制单位是戈瑞（Gy），习惯单位是拉德（rad），1rad为1g受照物质吸收100尔格（erg）的辐射能量，即 $1rad=100erg\cdot g^{-1}=10^{-2}J\cdot kg^{-1}=10^{-2}Gy$（即1Gy=100rad或1rad=0.01Gy）。在实际工作中，直接测量生物组织的吸收剂量是有困难的，故通常是根据某一点的照射量，计算出位于这一点上某种物质的吸收剂量，因为1g空气受1伦琴照射所吸收的剂量为86.9尔格，故辐射量与吸收剂量的换算关系为：

$$D_{辐}=\frac{D_{吸}}{0.869\times TAR}$$

式中 *TAR* 为组织与空气的比值。TAR：$e^{-\mu X}B(h\gamma,Z,\mu X)\cong aX^2+bX+c=f(X)$

当对水或生物吸收厚度2~70cm时，则 $a=1.55\times10^{-4}$，$b=-0.025$，$c=1.0755$。

式中 *X* 为被照射半吸收厚度（cm），根据上式可计算出不同半吸收厚度照射物 *TAR* 的值（表9-16-10）。

表9-16-10　不同半吸收厚度照射物 *TAR* 值

半吸收厚度(cm)	3.0	4.0	4.5	5.0	5.5	6.0	6.5	7.0	7.5
TAR	1.001	0.978	0.964	0.954	0.943	0.930	0.916	0.908	0.897
半吸收厚度(cm)	8.0	8.5	9.0	9.5	10.0	10.5	11.0	11.5	12.0
TAR	0.880	0.874	0.863	0.852	0.840	0.820	0.809	0.797	0.785

然后再根据照射时间与剂量关系公式，计算出照射时间后即可进行照射。

$$T=\frac{D}{P}$$

式中 *D* 为照射剂量（伦琴，R），*P* 为剂量率（R/min），*T* 为时间（min）。

3. 将动物随机分组、合理组合后（小动物按一般随机方法分组，大动物随机分组后还要根据实验组与对照组每只动物的肩宽情况，进行合理组合），把被照射的动物放置于照射盒内或固定于动物照射架上。一般犬应固定在照射架上，或用特制的帆布固定带将犬悬吊固定于照射架上。兔固定在木制照射盒内。大鼠和小鼠固定在有机玻璃照射盒内。

4. 把固定于照射架或照射盒内的动物，放在距钴源一定位置，按照预先计算好的照射距离、剂量和剂量率、照射时间进行照射。为了使动物两侧照射的剂量均匀，照射到一半时间时，把动物连同照射架或照射盒在原照射位置翻转到另一侧进行照射。

【模型特点】

1. 复制放射病动物模型时需要注意各种动物对辐射敏感性的差异。可选用成年的猴、猪、羊、犬、兔、豚鼠、田鼠、大鼠、小鼠等动物进行复制，而猴、犬、大鼠、小鼠可能更为理想一些。鉴于不同种属动物对射线的反应性不同，会导致在应用上有一定困难，如豚鼠、家兔、犬、山羊、猪对射线比较敏感，猴、小鼠次之，大鼠、田鼠更次之（表9-16-11）。一般应少用家兔，因家兔对射线非常敏感，常在照射过程中或照射后不久发生放射性休克现象，而且随着照射剂量的不断增加，休克的发生率也随之增加，如不采取抢救措施，动物会很快死去，对实验影响较大。因此应严格掌握动物急性放射病的分型标准，根据实验目的和要求，选择好合适的照射剂量，以便复制成程度适中的急性放射病。表9-16-12到表9-16-19综合了几个单位所做犬、猕猴、家兔、大鼠和小鼠受不同剂量照射与动物存活的实验资料；笔者所在实验室曾对大鼠进行8~12Gy全身照射，发现随照射剂量的增加，死亡时间提前，数据列于表9-16-20，供同行选择照射剂量时参考。

表9-16-11 各种动物半致死剂量比较

动物种类	$LD_{50/30}$		动物种类	$LD_{50/30}$	
	伦琴(R)	戈瑞(Gy)		伦琴(R)	戈瑞(Gy)
兔	750~800	7.51	犬	250~300	2.44
大鼠	600~800	6~7	猪	230~275	2.47
小鼠	400~600	6.38	田鼠	700	……
猴	500~550	5.46	驴	259~300	……
羊	350~500	2.37	人	285±25	……
豚鼠	200~400	4			

表9-16-12 犬受不同剂量全身照射后30天内动物存活比较

照射剂量(Gy)	动物数	30天存活数	死亡数	存活率(%)	平均存活天数
2.5	78	33	45	42.3	16.7
2.65	198	52	146	26.3	14.5
2.75	340	74	266	21.8	15.5
3	29	1	28	3.4	15
3.8	8	0	8	0	14.4

表9-16-13 犬受不同剂量全身照射后死亡动物存活比较

剂量范围(Gy)	动物数	存活天数	剂量范围(Gy)	动物数	存活天数
1.34~1.51	3	19.07±7.86	20.6~29.8	32	3.66±0.53
2~2.69	8	17.01±4.65	30.9~48.9	35	3.78±0.71
3.05~3.9	13	13.11±2.00	54.4~68.8	16	2.67±1.10
4~5.8	10	13.75±4.49	71.9~82.6	23	2.87±0.99
6.47~7.54	5	9.64±1.95	109	9	2.04±0.88
8.29~9.82	12	5.67±2.13	130~135	8	0.99±0.71
12.4~17.6	23	3.61±0.51			

表9-16-14 猕猴受不同剂量全身照射后动物存活比较

照射剂量(Gy)	动物数	30天内死亡数	平均存活小时	照射剂量(Gy)	动物数	30天内死亡数	平均存活小时
2.607	12	1	……	13.035	8	8	190
3.476	5	1	538	17.38	8	8	150
4.345	22	9	359	21.725	8	8	156
4.997	6	2	287	30.415	8	8	143
5.648	6	4	355	43.45	8	8	142
6.083	23	21	……	65.175	5	5	138
6.300	6	6	302	86.9	5	5	48
6.952	8	8	……	130.35	5	5	13.6
7.386	4	4	331	217.25	5	5	6.7
7.821	10	10	……	347.6	5	5	3.9

表 9-16-15　家兔受不同剂量全身照射后 30 天内动物死亡率变化

照射剂量(Gy)	30 天动物死亡率(%)	照射剂量(Gy)	30 天动物死亡率(%)
5.127	26	7.647	62
5.996	40	8.516	70
6.952	50	12.6	93

表 9-16-16　大鼠受不同剂量全身照射后 30 天内动物存活比较

照射剂量(Gy)	动物数	30 天存活数	死亡数	存活率(%)
4.5	21	20	1	95.2
6	13	5	8	38.5
7	47	8	39	17.0
7.65	1131	169	962	14.9

表 9-16-17　大鼠受不同剂量全身照射后死亡动物存活比较

照射剂量(Gy)	动物数	平均存活小时	照射剂量(Gy)	动物数	平均存活小时
14	10	93.6	26	10	79.2
18	10	91.2	100	5	90.5
20	10	86.4	150	5	87.6
22	10	81.6	200	5	16.9
24	10	81.6	300	5	7.12

表 9-16-18　小鼠受不同剂量全身照射后 30 天内动物存活比较

照射剂量(Gy)	动物数	30 天存活数	死亡数	存活率(%)
6.8	30	6	24	20
7.5	27	4	23	14.8
7.8	85	6	79	7.1
8.1	20	0	20	0
7.8~8.3	150	1	149	0.67

表 9-16-19　小鼠受不同剂量全身照射后死亡动物存活比较

照射剂量(Gy)	动物数	平均存活小时	照射剂量(Gy)	动物数	平均存活小时
10~11	8	255	22	20	103
12~14	6	191	24	20	101
16	4	178	26	20	100
18	14	96	28	10	95
20	24	96			

表 9-16-20　大鼠 8~12Gy 全身照射各组动物的死亡情况

照射剂量(Gy)	动物数(只)	死亡时间(d)	死亡期(d)	尸检(主要病变)
8	20	9.5±2.6	5~18	肺及全身性出血、感染
9	20	7.8±2.6	4~13	肠出血、肺水肿、感染
10	20	5.2±1.3	4~8	肠出血、肺水肿、感染
11	20	3.8±0.7	3~5	肠出血、坏死、肺出血
12	18	3.4±0.5	3~4	肠出血、坏死、肺出血

2. 复制放射病动物模型时，需同时注意照射剂量的控制与照射方式的选择。通常情况下，辐射损伤程度与受照剂量间呈正相关量效关系，通过控制受照剂量，可造成不同类型和不同程度的辐射损伤。照射方式可选择全身一次性照射或者分次照射，但应注意其间隔时间；临床放射性治疗或者动物实验模型，可选择局部一次性照射或者局部分次照射；可在体照射或离体照射（动物组织、培养的细胞等）；要按不同研究目的、内容和设计，选择适合的照射方式。局部照射时，还须准备屏蔽模具，严格设计屏蔽层的厚度，如铅对 γ 射线的半削弱层厚度为 2.46cm，可按屏蔽的射线项目确定所需的铅层厚度。

【模型应用】

按实验设计经过一定剂量照射后的动物，即可复制成各型放射病动物模型，然后进行临床观察和治疗。常用观察指标包括：①动物死亡率：电离辐射对动物生命过程是一个非常强烈的刺激，其作用受其他因素的影响较小，故是最普遍应用的指标。②剂量曲线：以各种剂量照射动物，发现当剂量达到一定量时动物才开始发生死亡，以后随剂量加大，死亡率逐渐增加，待剂量增到一定程度，则动物 100% 发生死亡，动物死亡率与作用剂量之间有“S”形曲线关系。③半数致死量：常以引起被照射动物因为哺乳动物照射反应的急剧期到 30 天即结束，故常用 30 天的半数致死的剂量，即 $LD_{50/30}$ 符号来表示。几种常用哺乳动物的 $LD_{50/30}$ 值见表 9-16-11。④平均存活时间：动物受照射的剂量越大，存活时间越短，但随着照射剂量的增大，生命期只能缩短到一定的程度，而后产生较大的剂量间隔。在这种间隔范围内，剂量的增大并不能使被照射动物存活时间相应缩短，只有当进一步增大照射剂量时，生命期才进一步缩短。

二、光辐射灯致伤模型

【造模机制】

光辐射灯，即溴钨灯，是白炽灯的一种，原理与碘钨灯相同，只是用溴化物来代替碘，因为溴比碘活泼，效果更好。钨质灯丝加热蒸发，温度较低的管壁和溴化合成溴化钨，温度高则将溴和钨分解。由于溴的作用，大大减少钨丝蒸发和灯泡的发黑，延长了灯泡的使用时间。该灯适合于强光照明。笔者所在实验室充分利用了溴钨灯的焦点热源，成功模拟了核爆炸情况下的光辐射烧伤。主要采用自动记录式分光光度计进行测量，通过计算溴钨灯的相对能量、溴钨灯所产生的光电流，并与标准灯相比，求出溴钨灯的相对光谱能量。光谱能量指各光线区所占面积，单位为平方厘米（cm^2）；测量所得 5kW 溴钨灯的波长范围在紫外线区（300~400nm）的相对光谱能量为 12；可见光区（400~760nm）为 307；红外线区（760~2500nm）为 1392。用百分数表示，光谱能量最高峰在红外线区占 81.4%；其次是可见光区占 17.9%；紫外线区最少仅占 0.7%。5kW 溴钨灯光辐射的主要波段在 300~2500nμm。

【造模方法】

致伤时选用功率为 5kW 的溴钨灯及直径为 15cm 的聚焦镜，灯芯与烧伤部位距 70cm，在使犬或大鼠烧伤时，烧前先预热灯丝 20~30 秒，然后进行烧伤。在预热期间需要石棉板屏蔽烧伤野，预热完毕立即去掉石棉板。

【模型特点】

致伤选用 5kW 溴钨灯作为强光辐射源，其光谱能量最高峰在红外线区，约占总能量的 81.4%，波长范围 760~2500nm；其原理是利用溴钨灯的焦点热源致伤，故每次烧伤面积有限，只能造成 300cm×400cm 的体表烧伤，动物需要麻醉。但该法操作方便、经济、卫生、容易控制烧伤深度和面积、重复性较好，可通过调节光源与皮肤间隔距离和光照时间，复制不同程度的烧伤（表 9-16-21）。

【模型应用】

溴钨灯作用时间 3~5 秒，光冲量 8.786~14.225J/cm^2（2.1~3.4cal/cm^2），即可造成Ⅰ度烧伤，伤及表皮层，局部红斑，无水肿、软、无痂皮形成。4~6 天红斑消失而痊愈。

溴钨灯作用时间 5~7 秒，光冲量 14.225~20.88J/cm^2（3.4~4.8cal/cm^2），造成浅Ⅱ度烧伤，伤及真皮浅层，形成白色透红的痂皮，软、有水肿、无水泡，4 天内水肿消退，6 天开始痂皮溃破脱落，液体渗出，创面淡红湿润呈细筛状，9 天出现新生上皮生长，15 天左右痊愈。

溴钨灯作用时间 10~15 秒，光冲量 28.45~43.09J/cm^2（6.8~10.3cal/cm^2），造成深Ⅱ度烧伤，伤及真皮深层，

表 9-16-21　5kW 溴钨灯致烧伤模型的复制

动物	致伤部位	光源与皮肤间距(cm)	致伤时间(s)	烧伤深度
大鼠	背	70	12	Ⅲ
犬	背	70	3~5	Ⅰ
	背	70	5~7	浅Ⅱ
	背	70	10~15	深Ⅱ
	背	70	15~30	Ⅲ
	背	40	10	Ⅲ
	背	50	8	Ⅱ
	背	98	15	Ⅱ

痂皮为黄白色，牛皮纸样感，明显水肿。但 2~3 天水肿消退，8 天出现小浓疱，10 天痂皮开始溃破脱落，创面鲜红湿润呈粗筛状，18 天左右创缘长出新生上皮。

溴钨灯作用时间 15~30 秒，光冲量 43.09~85.77J/cm^2(10.3~20.5cal/cm^2)，造成Ⅲ度烧伤，伤及皮肤全层，焦痂为灰黄或灰黑色，呈皮革样感，痂下水肿明显，10 天痂皮开始溃破脱落。创面呈淡红湿润。当光冲量超过 227.6J/cm^2(54.4cal/cm^2)时，被烧伤皮肤呈黑色焦痂，并出现气泡。气泡呈半球形并高出皮肤表面，气泡壁为灰白薄膜，容易破裂。在深Ⅱ度及Ⅲ度烧伤过程中可直观到被烧伤皮肤收缩现象。

三、复合伤动物模型

【造模机制】

复合伤主要发生于核爆炸、核事故、贫铀弹伤害、核恐怖脏弹袭击，以及核设施遭袭击后发生的次生伤害等情况，发病过程比较复杂。一般情况下，两种损伤复合后，伤情更加严重、救治更加困难，显著特点是发生复合效应，关键科学问题主要包括休克发生更早、更多、更重，成为早期死亡的重要原因，使得失去后续救治机会；造血与免疫损伤异常突出，并贯穿病程始终；肠道(包括肠上皮机械屏障和肠黏膜免疫屏障)损害非常严重，引起吸收、分泌功能障碍及其严重的肠源性感染；合并的局部创面或伤口组织修复不良，使愈合显著延缓等。因此，必须加强对复合伤的模型以及复合效应研究。

【造模方法】

复合伤模型选择可以用大鼠、家兔、犬等实验动物。方法基本同各单一伤模型复制方法。但应根据损伤因素的主次、轻重，将其依次排列，重者在前，轻者在后，病程变化亦依主要损伤为主。比如在核爆炸情况下常出现放烧冲、烧放冲、烧冲复合伤，以及核武器损伤再复合化学武器损伤的复合伤。如进行放烧冲研究，应先复制放射病模型，再依次复制烧伤和冲击伤模型。

【模型特点】

1. 以放射损伤为主的复合伤　放射损伤主要用钴 -60γ 射线辐射源或深部 X 线机复制；烧伤可以用光辐射灯烧伤，也可用凝固汽油烧伤；创伤可用特制不锈钢圆形打孔刀或手术剪致伤，创面或创口深达皮下全层。

(1) 重度放烧复合伤模型：采用钴 -60γ 射线辐射源，将犬置于帆布袋内悬吊，单向双侧一次全身照射，总剂量 2~2.5Gy；大鼠可放置于特制的照射盒内，总剂量 5~6Gy，放射源距动物中心距离 1.5~2m，距地面高度 1.2m。照后 30 分钟内用 5kW 溴钨灯光辐射 15~30 秒，造成皮肤Ⅲ度烧伤，烧伤面积一般为 15%~30%。烧伤前应先麻醉动物并计算动物体表面积。

(2) 极重度放烧复合伤模型：用钴 -60 γ 射线辐射源对犬全身一次照射 3.5~4Gy；大鼠为 8Gy 以上；Ⅲ度烧伤面积一般为 15%~30%，光辐射烧伤时间 15~30 秒。

(3) 放创复合伤模型：将大鼠装入特制的有机玻璃盒内，用钴 -60 γ 射线辐射源进行照射，距离 1.5m，全身一次性均匀照射 1~8Gy，照射后 30 分钟内经戊巴比妥钠腹腔麻醉(30mg/kg)，用特制不锈钢圆形打孔刀在大鼠背部切成直径为 22mm 的创面 2 个(占 200g 体重大鼠体表面积的 2.5%)，深达皮下组织全层，创面间隔 15mm 左右。伤后除注射等渗生理盐水抗休克外，不给予任何治疗。结果显示，单纯创伤组与复合 1Gy、2Gy 组动物 30 天全部存活，但随着照射剂量的增加，存活率随之降低，尤其当复合 5Gy、6Gy 时，存活率仅有 62% 和 32%；复合 7Gy 时，20 天存活率仅 8%；复合 8Gy 组则 10 天内动物全部死亡，结果见表 9-16-22。

表 9-16-22　大鼠放创复合伤后 30 天内存活率（%）的变化

组别	动物数	7 天	10 天	15 天	20 天	30 天
单纯创伤	25	100	100	100	100	100
复合 1Gy	25	100	100	100	100	100
复合 2Gy	25	100	100	100	100	100
复合 3Gy	25	100	100	100	96	96
复合 4Gy	25	100	96	92	92	88
复合 5Gy	34	100	88	79	74	62
复合 6Gy	34	82	65	59	41	32
复合 7Gy	25	60	20	8	8	0
复合 8Gy	25	12	0	0	0	0

结合大鼠体重、血象，以及临床观察等综合判定，本实验复合 1Gy、2Gy 者为轻度放创复合伤伤情，复合 3Gy、4Gy 为中度，复合 5Gy、6Gy 为重度，复合 7Gy、8Gy 为极重度。伤后创面残留面积测定，3 天即开始缩少，后逐渐递减，但随照射剂量增加，创面残留面积明显增大，如伤后 15 天，单创组约 7% 的创面未愈合，而复合 4Gy、5Gy、6Gy 组为 17%、28%、38%，差别非常显著（$P<0.01$）。

2. 非放射性复合伤　烧伤可采用 5kW 溴钨灯光辐射 15~30 秒，造成皮肤Ⅲ度烧伤，烧伤面积一般为 30%~40%；冲击伤模型可采用第三军医大学野战外科研究所研制的 BST 系列生物激波管进行复制。如笔者所在实验室用 BST-1 型激波管复制重度冲击伤，动物与激波管膜片距离 26m，致伤超压峰值（429±11）kPa，正压作用时间为 55~60 毫秒，在 191 只大鼠中有 64 只现场死亡，宏观所见速发死亡动物的突出病变为肺脏严重出血和水肿，而存活动物中有中、重度肺出血和充血，部分动物有心肌病变。动物致伤前应先麻醉后再置于特制的铁丝笼内并侧向致伤源。

【模型应用】

1. 放射性复合伤　笔者所在实验室曾对 80 只大鼠进行 5Gy、6Gy、8Gy 放射损伤复合 15%Ⅲ度烧伤及单纯烧伤的实验观察，每组 20 只，结果见单纯烧伤组动物伤后 1~7 天，创面形成焦痂，且较干燥，11~20 天溶痂期时，创面出现溃疡或痂下积脓，有 10% 的动物伴全身性感染致死；5Gy、6Gy 复合伤组动物于伤后 7~20 天出现创面破溃、出血、感染，有 35% 和 70% 的动物伴全身性感染致死；8Gy 复合伤组动物因创面溶痂感染提前，7 天内动物全部死亡。又如，笔者所在实验室对 30 只犬进行放射损伤(4Gy)、烧伤(8%Ⅲ度+12%Ⅱ度)和放烧复合伤实验观察，每组 10 只，结果见放烧复合伤组和放射损伤组动物全部死亡，烧伤组仅 3 只死亡；主要临床表现为放烧复合伤组比两个单伤组为重，如精神差、厌食、体重减轻、感染加重等。

2. 非放射性复合伤　笔者所在实验室曾对 30 只犬进行烧伤（15%Ⅲ度）、冲击伤（犬立姿右侧向爆源，距离 5.85m，置冲击炮管内用 200g TNT 炸药由电雷管引爆）和烧冲复合伤实验观察，每组 10 只，结果见冲击伤组死亡 1 只，伤后便血、发热持续 10 天，第 15 天死于感染，剖检见肺严重感染和结肠出血并发肠炎。烧伤组 30 天内死亡 6 只[死亡动物平均存活（10.3±2.8）天]，均于伤后第 6 天开始发热，持续至死亡；血培养阳性 5 只，均死于严重感染。复合伤组死亡 8 只[平均存活（10.9±6.9）天]，伤后第 5 天至死亡一直发热；血培养阳性 2 只；有 6 只死于严重局部和全身感染，其中 5 只有肺部严重感染，1 只因肺部冲击伤严重在第 3 天死于呼吸衰竭，另 1 只为感染并发代谢性酸中毒。

另几批实验结果显示，各复合伤组动物因致伤条件不同，临床经过也不一样，但总的趋势是复合伤比单一伤表现严重；放烧冲复合伤比烧放冲复合伤严重；放射性复合伤又比非放射性复合伤严重。如 3Gy 放烧冲组犬和2.2Gy放烧冲组犬30天内全部死亡，死亡动物平均存活(9.3±0.88)天和(11.8±2.88)天；1.5Gy烧放冲组犬有2/4(只)死亡，死亡动物平均存活15天；烧冲复合伤组9只犬死亡2只，死亡动物平均存活17天；单纯3Gy和2.2Gy放射损伤组的死亡动物平均存活(14.7±0.63)天和28天；单纯1.5Gy放射损伤犬没有死亡。从死亡动物存活天数看，3Gy放烧冲组早于2.2Gy放烧冲组，也早于3Gy单放组，表明3Gy放烧冲组明显重于后两组；而2.2Gy放烧冲复合伤组，虽然照射剂量少于3Gy单放组，但死亡时间亦早于3Gy单放组，表明复合伤组重于单一伤组。同时见凡是放射性复合伤犬均重于非放射性复合伤犬。如无论是3Gy复合伤组或是2.2Gy及1.5Gy复合伤组都要重于烧冲组，表现为死亡率高，存活天数短。损伤程度还表现在临床方面，如出现精神不振、食欲下降、拒食、发热、出血等症状，除烧冲组及1.5Gy和2.2Gy单放组仅少部分出现外，其他各组动物均有，但出现时间有所不同。如白细胞变化，除单纯放射损伤早期未见明显升高外，所有复合伤组均有早期升高，而烧冲复合伤组升的最高，且在病程中变化不规律。放烧冲复合伤早期有升高，此后多在伤后3天开始下降，放射剂量越大，下降越快，白细胞最低值出现的最早。

从动物死亡及临床表现看，放烧冲复合伤组3Gy及2.2Gy两组全部死于严重的造血障碍及出血感染，表现为血象极度低下，病理解剖显示骨髓空虚，临床高热，创面化脓感染。同时亦可与单放3Gy组比较，2.2Gy复合伤无论是死亡率或临床症状均与单放3Gy组相似。故2.2Gy放烧冲复合伤组为重度复合伤，死亡率为100%。其表现主要是核辐射损伤过程，病程有明显的放射病分期；白细胞呈盆形曲线图形；临床上有出血、感染、造血衰竭等。其主要死因是造血障碍加感染。

此处需要指出的是，复合伤模型复制是两种不同性质致伤因素的复合作用，故必须注意复合后的新变化，比如致伤顺序和伤情分度等。由于复合伤的命名是将主要伤列于前，次要伤列于后，如放烧复合伤，表示放射损伤是主要损伤，烧伤为次要损伤。但这并不意味着复制复合伤时，也应根据这一原则按此先后次序致伤。一般来说，首先复制轻度损伤或是病情发展缓慢、早期死亡率不高的伤类，然后再复制损伤重或者病情发展快、早期死亡率高的损伤，依此先轻后重的原则复制损伤，较易成功地观察到复合伤的整个发生发展过程。否则，伤情重的伤类容易掩盖伤情轻的或次要损伤的临床过程，或者伤后动物过早死亡而不能满足实验需要。特别如核爆炸情况下，造成复合伤的杀伤因素均是瞬间作用于机体，作用时序的差异是非常小的，模拟损伤实验条件下，致伤顺序有先后之分，但间隔时间需尽量缩短，一般为30~60分钟。同时应密切注意复合伤后的伤情变化：复合伤具有复合效应的基本特点，但复合效应不是单一伤的简单叠加，单一伤之间可以相互影响，整体伤情更为复杂。两伤相互加重作用虽然是复合效应的重要表现之一，但有些情况下可以不加重，甚至减轻。必须充分注意复合伤的这些特点，才能模拟出不同程度的复合伤伤情。

四、放射复合伤造血组织DNA含量检测模型

【造模机制】

放射复合伤中的辐射可使机体的物质代谢发生障碍，致使生物大分子发生一系列改变。而细胞的核酸代谢对电离辐射极为敏感，即使很小剂量照射，也能影响DNA的合成代谢。但不同剂量射线对核酸代谢作用机制不同。在低剂量照射时，射线主要抑制了DNA的复制。而在较大剂照射下，射线可对DNA直接作用，产生单(双)链断裂、碱基损伤以至染色体结构等改变。这些改变在对辐射敏感的骨髓、脾脏及淋巴结等造血器官中表现尤为突出。

测定DNA含量，可用紫外光吸收法、定磷法，更可用戊糖测定法获得。其反应原理主要由于通过在强酸环境下加热，DNA的嘌呤碱与脱氧核糖间的核苷糖断裂，酸解后生成嘌呤碱基、脱氧核糖及嘧啶核苷酸；脱氧核糖又在酸性条件下脱水生成ω-羟基-γ-酮基戊醛，然后与二苯胺作用产生蓝色反应，在波长600nm处有最大吸收，DNA含量在40~400μg范围内，光密度(optical density，OD)与DNA浓度呈现较好的线性关系。若在反应液中加入少量乙醛，可显著提高反应灵敏度，故称为改良二苯胺显色定量法。

【造模方法】

1. 剖鼠取脾　将经过钴-60 γ 射线照射的小鼠及正常对照小鼠，于照射后48小时或72小时颈椎脱臼处死，仰卧于解剖固定板上，剪开左侧腹部皮肤及肌肉，用镊子分离并取出脾脏，弃去筋膜。此时应注意观察照射小鼠与正常小鼠脾脏的差别。同时将脾脏置于蜡光纸上称重（应先将蜡光纸称重）。然后从中间部分剪下一小块脾脏组织（以20~30mg为宜）作为待测样本组织称重。

2. 样本制备　将已称重的脾脏组织小块剪碎后，置于盛有5.0ml NaOH溶液（0.01mol/L）的匀浆器内匀浆。研磨时应特别小心，用力勿过猛，以防匀浆器管壁或管底损坏而使样本丢失。最后将样本转至试管内备用。

3. 呈色反应　取干燥试管若干支，编号。分别取正常小鼠、1.5Gy和6.5Gy照射小鼠的脾脏匀浆上清液1.0ml加入试管中，再加蒸馏水1.0ml混合，另取1支试管加入2.0ml蒸馏水作空白对照管，然后各管均加入4.0ml二苯胺乙醛溶液，摇匀。其余呈色反应步骤同标准曲线的制作，最后将测得的光密度值从标准曲线图中查出相应的DNA含量。

4. 计算公式　脾脏DNA含量及照射小鼠脾脏DNA含量减少程度的计算公式，即：

$$\text{脾脏 DNA 含量}(\mu g/mg)=\frac{\text{待测液中测得的 DNA 含量}(\mu g)\times 5}{\text{待测样本重量}(mg)}$$

【模型特点】

为便于观察钴-60γ射线全身一次性均匀照射后造血组织DNA含量的减少程度，实验时可设1Gy照射的低剂量组、6Gy照射的高剂量组，及不照射的对照组，每组动物数至少5只。

模型所需实验器材有精密天平（感量0.1mg）、721-A型分光光度计、恒温水浴锅、匀浆器、镊子、剪刀、鼠固定板、方盘、蜡光纸、试管（10ml）、试管架、吸管（2ml和5ml）、洗耳球、记号笔等。

模型所需试剂有NaOH溶液（0.01mol/L）；DNA标准液（取纯DNA置真空干燥器中干燥后，精确称取20.0mg，并以0.01mol/L NaOH溶液进行溶解且稀释至100.0ml，即1.0ml含DNA200μg，贮存于4℃冰箱内保存备用）；1.6%乙醛溶液（取浓度为40%的乙醛4.0ml，用双蒸水稀释至100ml，贮存于棕色瓶内备用）；二苯胺乙醛溶液（称取1g重结晶二苯胺溶解于100ml分析纯冰乙酸中，加入60%高氯酸10ml混匀。最后再加入1.6%乙醛溶液1.0ml混合。

需要注意的是，显色的二苯胺乙醛溶液应新鲜配制，并要求贮存于棕色瓶中，或4℃保存，7天内有效。所得试剂应为无色。

【模型应用】

模型主要用于观察不同剂量放射复合伤后脾脏、骨髓、淋巴结、血液等造血组织的DNA含量变化特点，掌握不同辐射对脾脏DNA含量影响的机制和用改良二苯胺显色定量检测造血组织DNA含量的实验方法，最后计算出各造血组织DNA含量受辐射后的减少程度，分析不同剂量放射复合伤后所得结果发生的原因及临床意义。下以照射鼠脾脏为例，计算公式为：

$$\text{照射鼠脾脏 DNA 含量的减少程度}(\%)=\frac{\text{正常鼠脾脏 DNA 含量}-\text{照射鼠脾脏 DNA 含量}}{\text{正常鼠脾脏 DNA 含量}}\times 100\%$$

五、放射复合伤造血干细胞检测模型

【造模机制】

造血干细胞对放射复合伤中的辐射因素非常敏感。目前常用的造血干细胞方法，主要有脾结节法和细胞培养法。脾结节法只适用于测定小鼠的造血干细胞，即多向性造血干细胞，简写为CFU-S，并依据造血干细胞来源不同，通常分为内源性或外源性脾结节法。而细胞培养法适用范围较广，可分为体外琼脂培养法和体内扩散盒培养法。体内扩散盒法，是指将造血细胞如骨髓细胞注入预先盛有培养体系的有机玻璃小盒内，随即植入小鼠腹腔进行培养。在腹腔内通过扩散盒上的微孔被膜，交换盒内外的营养物质、造血刺激因子CSF、代谢产物和气体，而造血细胞因不能穿过微孔薄膜，留在盒内，利用小鼠腹腔提供的生物环境如体温、体液、离子、pH等进行自然增殖和分化，逐步形成细胞集落。根据集落生长情况可测定人和其他哺乳动物的各种祖细胞，观察电离辐射对造血干细胞的影响。

【造模方法】

扩散盒制备是用有机玻璃制成的双面扩散小环或单面扩散小盘，内径 11mm，厚 2mm，容量 0.2ml，环上开一小孔，作为加液用。使用前，在环的两个侧面或盘的一个侧面用对细胞无毒性的万能胶如曙光黏合剂，后将 0.3μm 微孔滤膜粘牢，经密闭检查合格者，置于 80℃烤箱中，干热消毒 24 小时后备用，或经钴 -60 γ 射线照射 2.5×10^4Gy 后备用。

骨髓细胞悬液制备包括先断颈处死小鼠，经灭菌后剪开一侧后肢骨附近的皮肤，分离股骨周围肌肉，从股骨大转子和髌骨处截断并取出完整股骨，以消毒纱布抹去股骨上附着的肌肉，然后剪断股骨头和股骨的胫骨端，用注射器套上 6 号针头吸取 5ml 培养液冲出全部股骨骨髓，再经 4 号针头过滤制成单细胞悬液。取细胞悬液 20μl 加到 0.38ml 白细胞稀释液中，混匀后滴在血细胞计数板上，计数每毫升细胞数（细胞数 /ml= 四大格细胞总数 $\times1/4\times20\times10^4$）或每根股骨的细胞总数。

受体动物照射于植入扩散盒前 24 小时，将受体小鼠用钴 -60 γ 射线全身照射 6Gy 或 7Gy。然后将上述制备的骨髓细胞悬液配制成每毫升含 2.5×10^6 个细胞，分装于数只小瓶中，留一瓶做对照，其余分别用作不同剂量的钴 -60γ 射线照射。

培养体系配制要求按比例如马血清 20%，2×RPMI 1640 培养液 20%，细胞悬液 20%，RPMI 1640 培养液 20%，1.5% 琼脂 20%，依次加培养液、马血清和细胞悬液，最后加入在沸水浴中融化的终浓度为 0.3% 的 1.5% 琼脂培养体系中。经充分混匀后，即刻用注射器抽出来，由注入孔缓慢注入扩散盒内，每盒加 0.2ml，内含骨髓细胞 1×10^5 个。每一骨髓细胞照射剂量组所配制的培养体系宜分装 3~4 个扩散盒，待全部扩散盒分装完毕，再用石蜡将注入孔封闭，放于盛有培养液的平皿中备用。

埋盒培养包括将受体小鼠经乙醚麻醉后，在腹部正中作约 1cm 长的切口，将滤膜面朝向腹腔面的扩散盒植入腹腔内。每只小鼠腹腔可植入 1~2 个扩散盒。然后缝合切口，切勿使腹腔内容物外溢。

【模型特点】

为便于观察钴 -60 γ 射线照射后造血干细胞的变化，受体实验剂量一般以 6Gy 或 7Gy 为宜，每组受体数至少 5 只。

造血干细胞集落观察和计数包括经扩散盒体内培养 5 天后，取出扩散盒，擦去盒外的黏液，用刀片剥去滤膜，将琼脂块挑出置于载玻片上，低倍镜下观察，计数扩散盒内生长的全部集落。每个集落系由一个粒 - 单系祖细胞增殖与分化而成，一般以 50 个以上细胞组成的细胞团计为一个集落，不超过 50 个的计为细胞簇。集落可分为密集型（粒系细胞组成）、疏散型（单核 - 巨噬细胞为主）和混合型（两种细胞皆有）3 种。

本模型所需器材和试剂包括手术剪、手术刀片、镊子、1ml 注射器和 4、5、6 号针头，消毒纱布，酒精棉球，血细胞计数板、计数器、小玻璃瓶、载玻片、培养皿、扩散盒、小鼠解剖台、显微镜、净化工作台、白细胞稀释液、血清如马血清或小牛血清，细胞培养液，1.5% 琼脂，乙醚、石蜡等。

【模型应用】

模型主要用于观察不同剂量放射复合伤后造血干细胞的变化特点，掌握电离辐射对造血干细胞增殖的影响，及体内扩散盒培养检测造血祖细胞 - 粒单系祖细胞（CFU-GM）含量变化的方法。最后可将不同剂量组的骨髓细胞 CFU-GM 集落数结果列表，在坐标纸上作图，讨论分析不同剂量放射复合伤后所得结果发生的原因及临床意义。

（冉新泽　王艾平　冉曦）

第六节　交通伤动物模型

Section 6　Animal models of traffic injury

随着科技进步和社会发展，许多疾病虽已逐步得到有效控制，但交通伤却因城市化和交通工具的快速发展，在疾患死亡和伤残中的地位日益突出。而且，交通伤的发生是个非常复杂的过程，受车祸发生形式、人员所处姿势、状态、位置等多种因素的影响，不同的致伤条件会导致不同的损伤类型和伤情。因此，建立各种实验方法开展交通伤的基础研究，对交通的致伤机制研究意义重大。交通伤主要是指人体与车体的某些部位或道路等结构间相互撞击而引起的损伤，其主要伤类是撞击伤，即生物机体与其他物体相互撞击而引起的机体的钝性损伤，因而交通伤动物模型(animal models of traffic injury)的发生机制常常采用撞击实验模型。

一、实验平台

1. 轨道式生物碰撞实验室　2003 年，由第三军医大学交通医学研究所投资近千万元，建立了能完全真实模拟实车碰撞的大型轨道撞击实验室(图 9-16-2)。该实验室能逼真地模拟车内乘员和行人等各种交通伤的发生过程。生物碰撞实验室能满足静态和动态撞击、实车碰撞、大动物和小动物、动物与假人以及尸体碰撞研究，同时能够系统地开展颅脑、胸部、腹部、脊柱等常见部位交通伤的生物力学机制研究，通过研究不同撞击条件下应力在体内的分布规律、致伤物理参数、机体动力学响应及损伤病理学特征三者的量效关系，为交通伤的致伤机制与防护等基础研究提供了很好的实验平台。笔者所在实验室可开展台车碰撞实验和汽车整车碰撞实验(包括正面碰撞、偏置碰撞、侧面碰撞和追尾实验等)；碰撞条件符合美国 FMVSS 及欧洲 EEC 和中国 CMVDR294 等相关法规的基本要求，轨道式生物碰撞实验平台由场地设施、轨道系统、电机牵引及控制系统、测试系统、照明系统和生物台车等部分组成。

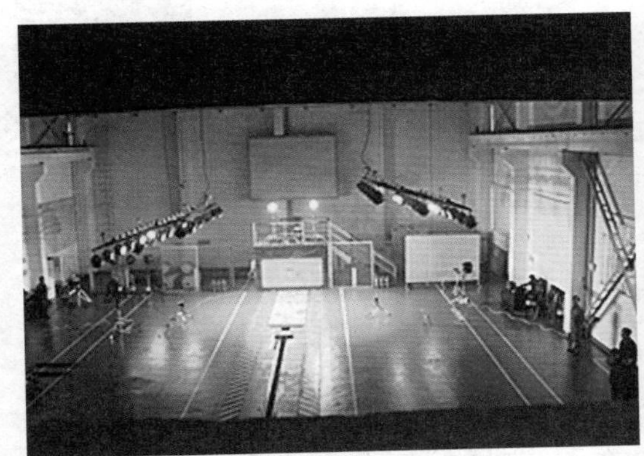

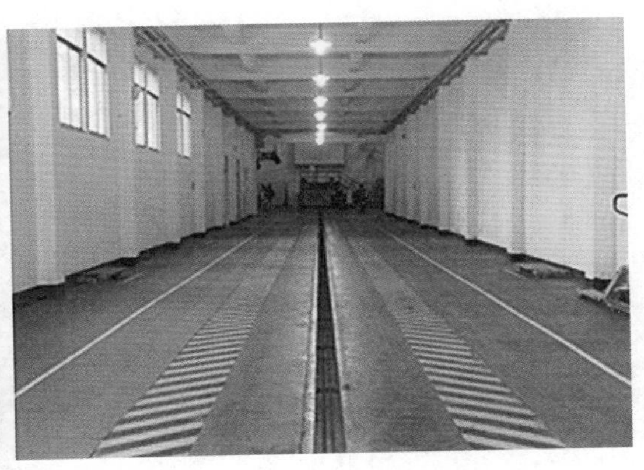

图 9-16-2　轨道式生物碰撞实验室

2. BIM 型系列生物撞击机　交通伤的发生是一个十分复杂的过程，不同的致伤条件会导致不同的损伤类型和伤情，因此，建立交通伤致伤平台是交通伤研究的基础和前提。1988 年，由第三军医大学交通医学研究所自主研制的整套能模拟不同条件下撞击伤的系列生物撞击机如图 9-16-3 所示。

(1) BIM-Ⅰ型竖式生物撞击机：其基本原理是让重锤升高到预定高度，重锤在重力作用下沿垂直导向钢丝自由下落，并撞击二次撞击锤，再通过二次撞击锤撞击动物进行致伤，下落高度在 0.5~30m 可调，可模拟撞击车速 79km/h。BIM-Ⅰ型生物撞击机利用重锤高度可精确控制二次锤撞击动物的能量，动物致伤架可在水平和垂直方向灵活固定动物，实现对撞击部位和撞击压缩幅度的准确控制，同时 BIM-Ⅰ通过设计反弹限位装置，能有效避免动物遭受二次打击。

(2) BIM-Ⅱ型水平式生物撞击机：它是利用压缩空气作为驱动力，活塞在压缩空气的推动下撞击二次锤，再由二次锤撞击动物进行致伤，可模拟撞击车速 150km/h。BIM-Ⅱ通过计算机软件程序对炮膛内的驱动力进行精确控制，二次撞击锤的撞击头可根据动物类型和实验目的进行选择，如铁棒、木棒、梁等，同时 BIM-Ⅱ可根据动物固定方式进行准静态和动态撞击，这种方法可模拟交通伤中行人加速伤合并减速伤的致伤动物模型。

(3) BIM-Ⅲ多功能小型动物撞击机：该机采用空气动力学原理，通过更换撞击头将柔性撞击、刚性撞击

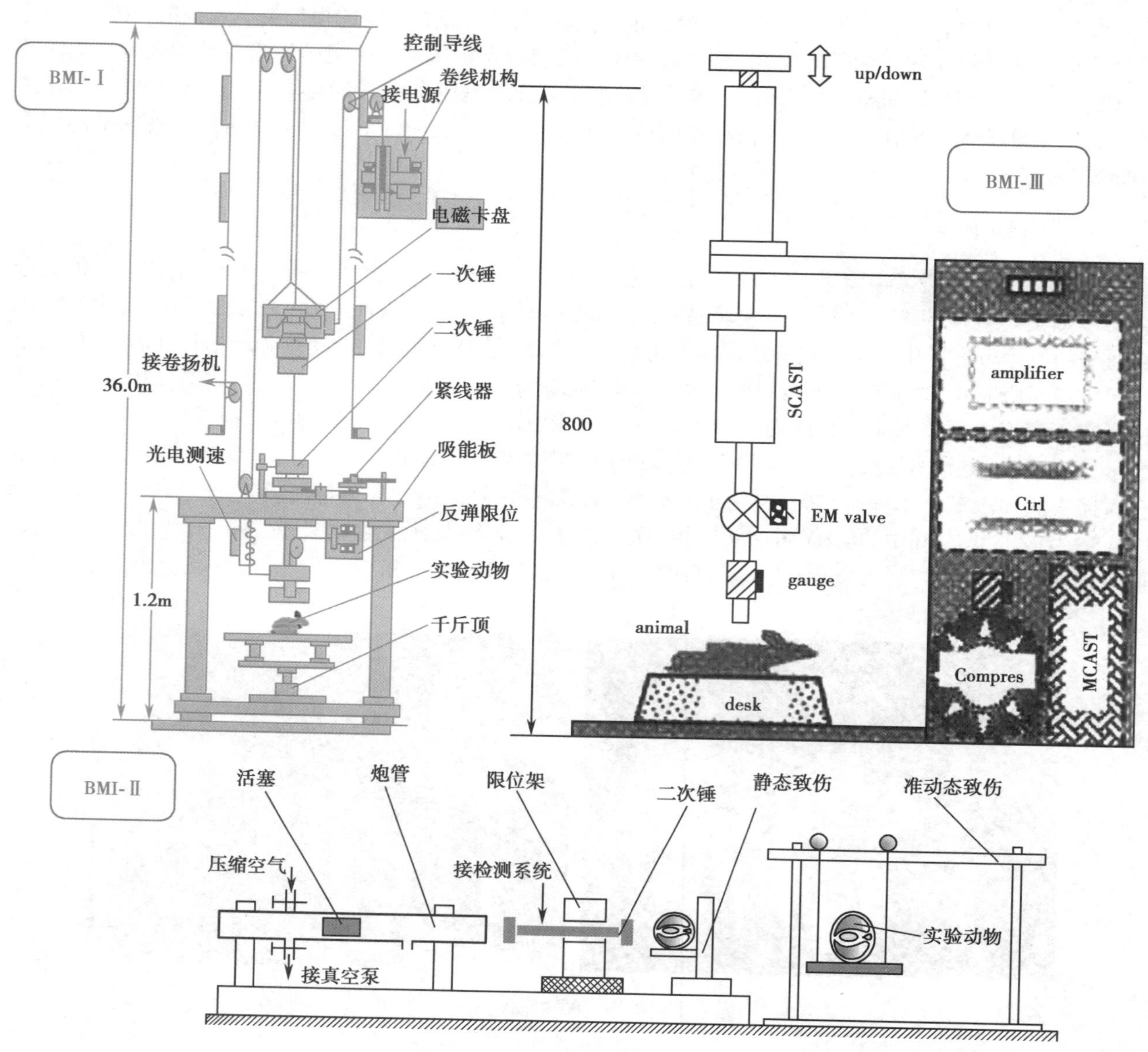

图 9-16-3　系列生物撞击机

和细胞损伤有机结合在一起，主要满足小鼠、大鼠以及培养细胞进行致伤实验的需要。BIM-Ⅲ通过计算机对致伤参数进行精确控制，可实时测试致伤参数，并对损伤前后的神经功能进行评估。其具有操作简便、定量可控、重复性好、应用广泛等特点，可用于复制小动物不同部位，不同种类和不同程度的损伤模型。本系列生物撞击机采用计算机控制系统，该系统主要包括：启动控制模块、机体响应测定模块、神经功能检测模块、文件管理模块等，以确保系统控制盒数据采集的精度，保证撞击时致伤参数精确、定位准确、动物伤情稳定、重复性好，实现撞击过程和致伤参数采集的程控化。

3. CZZ-Ⅱ型人体撞击试验机　该机由南方医科大学临床生物力学实验室在 CZZ-Ⅰ型人体撞击试验机的基础上自行研制，与 CZZ-Ⅰ采用重力摆为撞击动力不同，CZZ-Ⅱ采用弹簧驱动小车在导轨上撞击试验对象进行致伤，撞击速度最高可达 29m/s。CZZ-Ⅱ人体撞击试验机由撞击头载体（小车），导轨及台架、驱动弹簧组、拉伸电动缸，钢丝及滑轮组、缓冲器和测速器等部分组成。小车、弹簧组和拉伸电动缸三者通过钢丝及滑轮组的互相联结，形成一套完整的加力系统。该机通过将具有一定质量和形状的撞击头，以一定的速度撞击实验对象上，可模拟交通事故对人体的损伤。CZZ-Ⅱ型撞击试验机具有结构简单，操作方便，工作可靠，撞击定位精度高（<5mm）等特点，能在较宽广的撞击速度上模拟撞击性损伤。另外，在小车上安放人体标本试件或动物，可以进行加速性或减速性损伤实验研究。

4. 多功能生物撞击实验机 该机由第四军医大学、西北核技术研究所和西安航空发动机公司联合研制，主要结构为水平卧式结构，由固定系统（包括底梁、大小基座）、致伤系统（包括高压气室、一级发射管、二级发射管、一级撞击杆、投射体）、激光测速装置、激发装置、可调载物台、回收桶以及测试系统（电荷放大器、应变仪、计算机和处理软件等）等几部分组成。该装置采用高压氮气驱动，贮气舱实际工作压力 6MPa。测试系统主要用来测试载物台上的生物体受到弹丸（高速）或者撞击体（低速）撞击后，生物体内的力学参量变化情况，并进行相应的处理和分析。其主要测试量为 3 路加速度、3 路压力和 6 路应变，可实现多力学参数的采集，并可根据实际情况进行适当扩充。该机通过直流稳压电源触发自励式快开电磁阀实施实验。装置最大的特点是可根据实验要求的不同，适当调整后，分别作为生物低速撞击实验机和生物高速撞击实验机使用。

生物低速撞击系统（图 9-16-4）采用一级驱动方式。速度范围变化为 3~40m/s，且连续可调。实验中，依动物的固定方式不同同样可将撞击方式分为静态和动态两种。生物高速投射系统（图 9-16-5）采用二级驱动发射装置，可用于模拟高速投射物致伤，与爆炸球、雷管等联合应用可用于模拟面部及身体其他部位的爆炸伤和破片伤。使用时可在动物身上布放传感器，进行多组生物力学指标测试。这种多功能生物撞击机可模拟高、低速碰撞和高速投射物以及爆炸伤的致伤、测量、分析、救治全过程。可用于头颅、颈面部、胸腹部、四肢等部位的直接撞击伤、间接撞击伤以及高低速投射物伤的研究，具有良好的可操作性和可重复性，是一种新型的致伤研究装置。

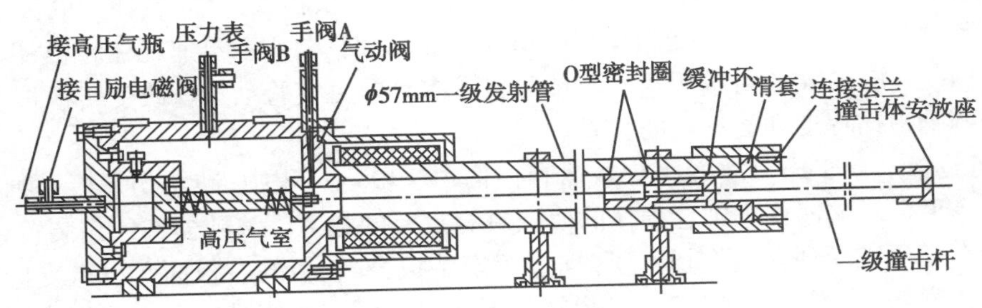

图 9-16-4 生物低速撞击实验装置结构图

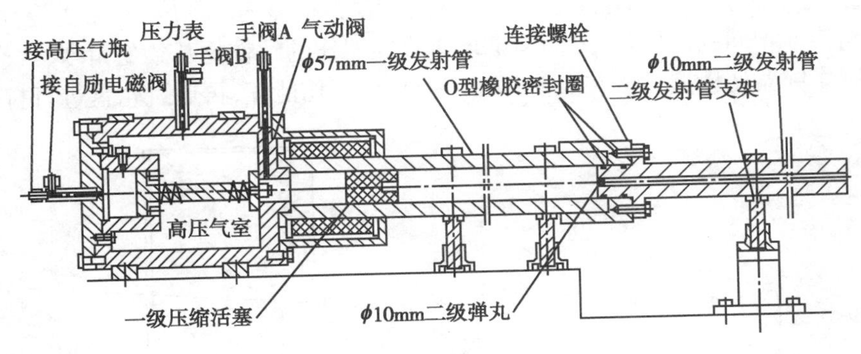

图 9-16-5 生物高速撞击实验装置结构图

5. 减速致伤装置 减速伤在汽车 - 行人交通事故的行人交通伤、正向碰撞事故的车辆前排乘员以及坠落人员中较为常见，且损伤严重。缺乏保护的行人作为道路使用者，在道路交通事故中易受到伤害，在汽车 - 行人交通事故行人在被抛掷后与地面、护栏等发生二次撞击的过程中极易形成减速伤。行驶中的车辆因交通事故瞬间减速的过程中，驾驶员与车内乘员也极易形成减速伤。在绝大多数因交通事故造成的行人或乘员的减速伤中，尤以颅脑减速伤更为常见，且损伤更为严重，是乘员和行人致死、致伤及不良远期预后的主要原因之一。因此，研制减速伤致伤装置，对交通伤中各类减速伤的生物力学机制、伤情特点以及减速伤的致伤机制的研究具有十分重要的意义。

(1) 自由落体致减速伤装置:该装置(图 9-16-6)由第三军医大学交通医学研究所研制,该装置由滑动导轨(A)、动物固定台车(E)、基座(G)、撞砧(C)及支架(B)等部分组成。滑动导轨安装于固定的上下基座之间,由 4 根钢丝组成,其松紧程度由下方基座处的钢丝预紧拉索调节。动物固定台车沿导轨滑动的自由行程为 7.0m,行程高度由标尺(D)标示。台车四周安装的滚动轴承使台车沿滑动导轨自由上下滑动。动物固定在动物台车上,头部由支架托起,使其预定位置正对撞砧。动物随动物固定台车自由下落,然后撞击撞砧进行致伤。致伤装置通过动物坠落高度来调节动物坠落速度。实验原理简单,操作方便,可重复性强,能够复制多种损伤程度的动物减速伤模型,同时也有利于颅脑减速伤的后续研究。

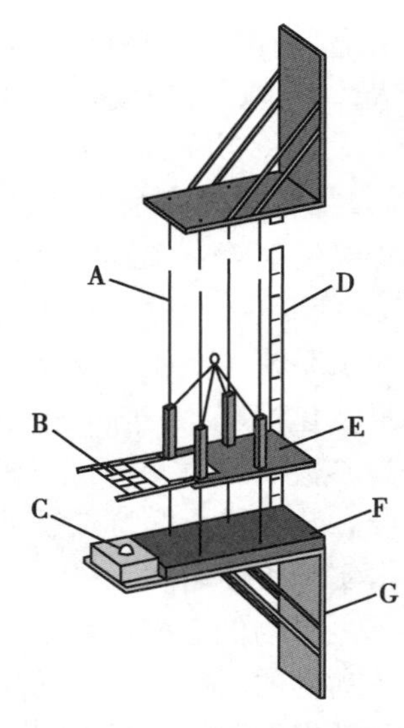

图 9-16-6 自由落体致减速伤装置结构简图

(2) 钟摆致减速伤装置:该装置主要以橡皮筋收缩提供动力设计并用此装置研制了兔颅脑减速伤模型。该装置由转板(A)、转轴(O)、弹力带(F)和支架(B)等 4 部分组成,转板的 2/3 处通过转动轴固定于桌边,转板可 360° 旋转,转板前端开有 40mm×200mm 的凹槽可嵌放动物头部(图 9-16-7)。转板后端系有 600mm 长的弹力带数根。水平位置下,弹力带松弛,转板前端中部安放于缓冲垫(E)上使之处于水平位置,支架上直径为 35mm 的撞砧(C)突入转板凹槽内 5mm。转板转为垂直位时,弹力带拉长处于高张力状态,并通过一拉钩(G)使转板位置固定。松开拉钩,转板即在弹力带拉动下迅速回复至水平位,此时,嵌于转板凹槽中的兔头即受撞于撞砧而致颅脑减速伤,致伤力的大小可通过改变弹力带的根数来调整。撞击后瞬间,转板受阻于缓冲垫而反弹,此时,要用手迅速托住转板,以避免二次致伤。该实验损伤装置简便、实用,实验可选用兔、猫、鼠和猴等多种常见实验动物。改变转板长度可更深入研究致伤力和速度与颅脑损伤程度和类型间的关系。

6. 钝器致伤装置 在交通事故的医疗救治和损伤司法鉴定过程中,钝器伤是极一种其重要的伤类,构建一个钝器致伤平台对交通伤中钝性损伤的研究具有重要的意义。该钝器伤致伤装置(图 9-16-8)由第三军医大学交通医学研究所研制,在基板上竖向设置安装板,安装板的右板面上设有支撑杆;在所述安装板的右边倾斜设置弹簧,该弹簧左低右高,且弹簧的下端通过下连接杆与所述支撑杆连接;所述弹簧的上端设有上连接片,上连接片的左上部与钢丝绳的右端相连,在上连接片的右上端设置安装套,安装套沿弹簧的长度方向设置,且安装套内插接有钝器头。该装置能模拟钝器伤的形成,并使实验对象的需致伤部位形成与受伤者受伤特征相同的钝器伤,进而逆推出造成钝器伤的致伤物及致伤角度、致伤力,同时可利用本致伤模拟装置制作钝器伤模型。该装置使弹簧弯曲提供致伤能量,再通过轮盘进行打击能量的定量确

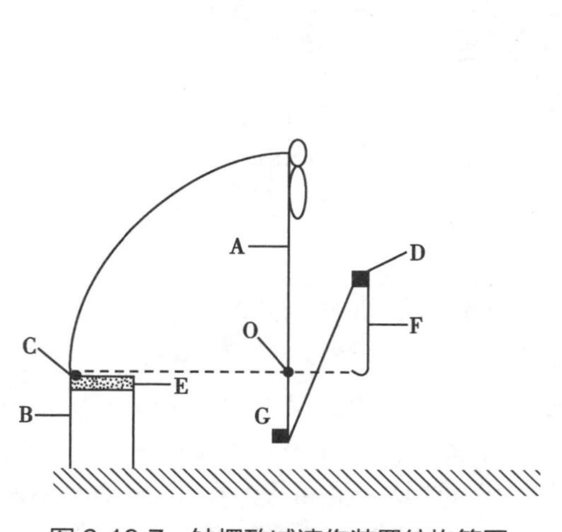

图 9-16-7 钟摆致减速伤装置结构简图

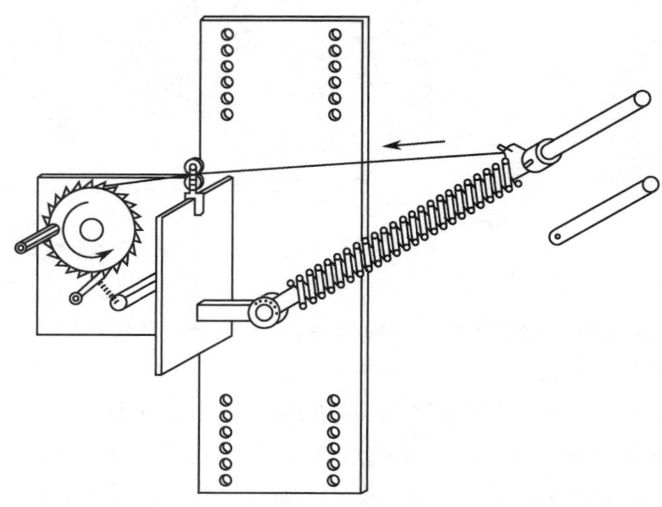
图 9-16-8 钝器致伤装置结构示意图

定，可广泛用于法医学，交通医学等方面的基础研究。

7. 小动物交通伤致伤台车　该平台的重要组成部分是小动物交通伤致伤的生物台车系统，即动力台车和动物固定台车。该台车系统直接使用轨道式生物碰撞实验室电机牵引系统的牵引导轨和牵引钢缆。台车通过滑轮在牵引导轨上自由滑动(图 9-16-9)。动力台车通过机械挂钩与电机牵引系统的钢丝绳扣接以获得动力，达到预定速度后，通过脱钩装置使电机牵引系统的钢缆与挂钩的扣接脱离。动物固定台车可以搭载不同的小动物进行各种类型的交通伤碰撞实验。两台车都可以根据需要来配置质量以模拟不同质量车辆碰撞，并可以模拟正向、侧向和追尾碰撞。

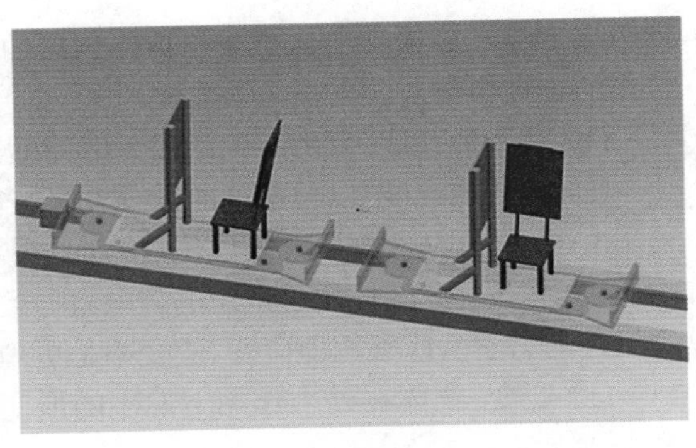

图 9-16-9　小动物致伤台车

二、实验动物的选取

目前实验动物的种类众多，根据不同的实验目的和实验要求正确地选择实验对象是复制好动物模型的基础，同时实验动物的选取应该遵循相似性、可靠性、重复性、可控性和经济性原则，并综合考虑实验方案的可行性。交通伤属于碰撞致伤的一种伤类，故在对交通伤的基础研究过程中，其实验动物的选取可参考生物撞击实验的动物选取方法，大动物与小动物甚至细胞均可作为实验对象，如猩猩、猴、猪、犬、羊、兔、鼠等。但由于交通伤及其继发损伤发生机制与防治、组织修复等基础研究需大量动物实验，选用小动物进行交通伤动物实验，具有实验容易控制、实验成本低和制备模型容易等优点，便于复制大量的交通伤动物模型。

三、致伤参数与检测设备

(一) 致伤参数

衡量交通伤的致伤物理参数需根据实验方法和实验对象来确定，主要的致伤物理参数有 3 类，即撞击物理参数、惯性致伤力学参数和力学响应参数。

1. 撞击物理参数　撞击伤的发生机制是：外力作用下生物组织发生变形，当变形量超过组织的耐受极限时，即可导致组织结构或功能的破坏。衡量撞击的致伤物理参数主要有以下几个。

(1) 撞击速度：指撞击物在与体表接触的瞬间所具有的相对于生物体的运动速度。在实验中多通过高速摄像和激光测速系统进行测定。

(2) 撞击力：即撞击物撞击机体的力，根据牛顿第三运动定律，撞击物撞击机体的力等于机体施加给外界物体的反作用力，其方向与撞击物的运动方向相反。因而，可依据牛顿第三运动定律计算出撞击力

$$F=M\times a$$

式中：F 为撞击力，单位为牛顿(N)；M 为撞击物质量，单位为千克(kg)；a 为撞击物的加速度，单位为 m/s^2。

(3) 撞击能量：指撞击物在与体表接触的瞬间所携带的动能，可由撞击物的质量和该瞬间的速度计算

$$J=\frac{1}{2}Mv^2$$

式中：J 为撞击动能，单位为 J；M 为撞击物质量，单位为 kg；v 为撞击物的瞬时速度，单位为 m/s。

(4) 撞击动量：即撞击物的质量与撞击速度的乘积。

(5) 撞击冲量：撞击力和撞击作用时间的乘积。

$$I=F\times t$$

式中：I 为撞击冲量；F 为撞击力，单位为 N；t 为撞击作用时间，单位为 s。

(6) 撞击物的几何形状及其与机体接触面的几何面积。

(7) 撞击压缩量：指撞击到机体后继续向前运动(压缩机体)的距离。

2. 惯性致伤力学参数　机体受到暴力作用后保持惯性而出现加速、减速或者旋转加速，将出现加速

性损伤。为准确模拟机体遭受暴力作用后的惯性运动，一些致伤装置也将直线加速度或旋转加速度作为致伤的物理参数。

(1) 直线加速度：可由专门的加速度传感器或高速摄像进行测量，其物理量用 m/s^2 或 g 表示。

(2) 旋转加速度：以角速度的微分方法获得，单位为弧度 $/s^2$。

3. 力学响应参数 人体损伤（特别是头部）生物力学研究表明，人体遭受外力作用时，组织将对外力响应发生变形，此变形超过组织的耐限将导致组织结构损坏，由此导致组织的功能性或病理性损伤。因此，用机体的力学响应参数即应变、应变率是更理想的衡量机体是否损伤的指标。

(1) 应变：物体在外力作用下发生的形变称应变。根据物体长度和角度将形变分为线应变和剪应变两种。

1) 线应变——物体在正应力作用下发生的长度变化称为线应变或正应变。物体长度伸长时的线应变称为拉应变，物体长度缩短时的线应变为压应变。

2) 剪应变——物体在剪应力作用下发生的形状改变称剪应变。剪应变以角度变化来表示，其度量单位是弧度。

(2) 应变率：指应变对时间的导数，反映的是变形发生的速度，称线应变率和剪应变率。

（二）测量仪器及软件

1. 高速摄像 能够将实验对象在碰撞过程中的运动记录下来，可以准确观察车体、生物体的变形。

2. 数据采集系统 Messring NA34、Synergy 高速数据采集系统能够采集实验过程中的多种力学参数，如碰撞力、加速度、压力和应力。

3. 光电测速仪 由第三军医大学交通医学研究所自行研制的 CS-1 型光电测速器，其由特性基本一致的 2 只高速光敏三极管作为感光元件与 2 束平行的激光束共同组成，可用于测量碰撞瞬间车辆的速度，同时还可数车 TTL 电平作为同步信号，触发其他测试启动测试过程。

4. 三维红外分析系统 该系统能捕捉到实验对象在运动过程中的三维空间运动，且同时可对多目标进行捕捉。

5. 影像学检测 可以通过 CT、MRI 等设备对实验动物的损伤情况进行评估。

6. 病理观察 通过光电显微镜对实验动物损伤部位的超微结构进行观察。

7. 运动分析软件 TEMA 可对实验对象进入高速摄像记录后的过程进行分析，输出实验对象的位移、速度、减速度等曲线。

四、几种常见交通伤动物模型的制备

交通医学伴随着交通伤研究水平的深入不断向前发展，而交通伤的实验研究技术是随着科学技术的发展而不断完善，经历了由简单到复杂、静态到动态以及局部到整体的发展过程。下面主要介绍几种常见交通伤动物模型的制备。

（一）正碰交通伤动物模型

【造模机制】

机动车乘员因为车辆碰撞类型差异导致伤情差异，汽车正碰导致机动车驾驶员脏器损伤分布最广，伤情也最重，其中损伤常见部位分别是头、四肢和胸腹部。汽车正碰时，机动车驾驶员头、胸腹部和四肢最容易受到伤害，其原因是汽车正碰时，通常在极短的时间内车体速度迅速减为零，驾驶员因惯性继续作用于车内方向盘、中控台、挡风玻璃等物体继续碰撞，导致头、胸、腹、前臂、膝、小腿、踝等部位损伤，同时车内附属设施碰撞还会导致挤压伤。

【造模方法】

该模型的建立借助图 9-16-2 和图 9-16-9 的生物碰撞实验平台进行实验。

1. 实验动物 选用健康家兔 30 只，雌雄不限，体重（2.2±0.5）kg，并按照不同的碰撞初速度平均随机分为 3 组，分别为Ⅰ组（30km/h）、Ⅱ组（40km/h）、Ⅲ组（50km/h）。

2. 待实验动物经耳缘静脉注射 1.5% 戊巴比妥钠（剂量 30mg /kg）进行麻醉后，用自制无纺布束缚背心以坐姿固定家兔于小动物碰撞台车的座椅上，头颈、四肢自然外露，保持自然直立坐姿。

3. 将动力台车与动物固定小车紧靠在一起，两车质量相等。在发车控制室预设碰撞致伤参数即碰撞初速度和牵引加速度，动力牵引系统通过钢缆带动动力台车，设置吸能装置的吸能参数。准备就绪后启动动力牵引系统，动力台车在动力牵引系统的牵引下，从在发车处开始推动动物固定台车加速向前运动，加速滑行 70m 达到预设速度后，脱钩使动力台车与钢缆脱离连接，靠惯性自由滑行约 10m 后正向碰撞液压吸能装置，直至停止。

4. 观察实验动物正碰后的存活情况和大体解剖情况，并运用 AIS 和 ISS 对实验动物的伤情进行创伤评分。实验过程中，采用测速系统和高速摄像系统对正碰速度和整个致伤过程进行记录。

【模型特点】

该动物模型将碰撞速度和减速度引入了交通伤动物实验，在正碰交通伤中胸腹部脏器是常见的损伤部位，并且随着碰撞速度的增加此撞击程度越剧烈，同时通过高速摄像回放，发现兔的胸腹部与模拟转向盘撞击是导致其胸腹部脏器出现严重损伤的原因，这与正碰交通事故中驾驶员的致伤方式和伤情特点基本是一致的。若能在台车上添加挡风玻璃和车内装饰及其附属设施，则较真实地模拟碰撞全过程是完全可行的。

(二) 胸部撞击伤动物模型

【造模机制】

在交通事故中，胸部撞击伤是仅次于颅脑损伤的第二位死亡原因。

【造模方法】

动物模型采用图 9-16-3 所示的 BIM-Ⅱ型生物撞击机进行致伤。

1. 实验动物　选取犬 28 只，分动态致伤组与静态致伤组。动态致伤组动物 17 只，体重（11.47±0.8）kg，以质量浓度为 15g/L 的戊巴比妥钠麻醉（30mg/kg）。

2. Ⅱ型撞击机二次锤质量 1.5kg，撞击面直径 5cm，撞击点为左胸壁第 5 肋间与锁骨中线交汇点处。撞击速度为 7.14~19.05m/s，压缩幅度为呼吸幅度的 50%。

3. 静态致伤组动物 11 只，体重（11.53±0.92）kg，动物侧向固定于挡板前。

4. 二次锤撞击速度为 16m/s，压缩幅度为胸部侧位呼吸幅度 24%，其余致伤条件与动态致伤组相同。致伤成功后，对实验动物的损伤情况进行分析评估。

【模型特点】

通过该模型发现，胸部撞击物理参数与胸部动力学响应参数间存在正相关指数或对数函数关系，且在各种物理参数中，胸部的黏性标准与胸部伤情的相关性最好，二者间呈“S”形曲线关系。当变形量较小而撞击速度相对较高时，损伤类型由撞击伤逐渐演变为冲击型损伤。当撞击速度较低（变形速度也较低）而变形量相对较大时，损伤形式则演变成为挤压型损伤。

(三) 坠落式颅脑减速伤动物模型

【造模机制】

颅脑减速伤在交通伤中车内乘员损伤和行人与地面、护栏等的二次撞击过程中较为常见，且损伤较重，因此开展动物颅脑减速伤实验研究，研究颅脑减速伤的伤情特点，并以此探讨颅脑减速伤的发生机制，其对交通伤中颅脑减速伤的救治有积极意义。

【造模方法】

该动物颅脑减速伤动物模型的致伤装置如图 9-16-6 所示。

1. 实验动物　采用健康家兔 50 只，雌雄不限，体重（2.0±0.5）kg，随机分为对照组（5 只）和致伤组（45 只）。致伤组又按坠落高度随机平均分为 3 组，平均每组 15 只动物，Ⅰ组（2.5m），Ⅱ组（3.5m），Ⅲ组（7.0m）。

2. 实验动物经耳缘静脉注射 1.5% 戊巴比妥钠（剂量 30mg/kg）进行麻醉后，行气管插管。

3. 使兔以仰卧姿态固定在滑车上，用支架托起兔的头部，使兔颅顶部正对砧板，在基座上放置厚为 6.0cm 橡胶缓冲垫，将滑车分别从标尺处的 2.5m、3.5m 和 7.0m 位置坠落，对家兔进行致伤。

4. 观察致伤后动物对刺激的反应、自主呼吸、心率、瞳孔和角膜反射等一般情况，同时对实验动物的头部行 CT 扫描、病理切片观察。

5. 整个实验过程用高速摄像对动物致伤过程进行记录。

【模型特点】

随着坠落高度的增加，实验动物的死亡率和损伤程度不断加重，且Ⅱ组和Ⅲ组出现明显的对冲伤。当发生交通事故时，因头部撞击物体硬度高、质量大，头颅缓冲空间小，单位时间内颅脑吸收的能量多，出现严重损伤的概率也就越大，这可能也是减速性颅脑损伤在颅脑损伤中占很大比例且损伤重的原因。另外，颅脑减速伤除着力部位有直接损伤外，在暴力延续方向及其反方向的脑组织都可能因受到反复多次的冲击而受伤，这可以从该动物模型中的颅脑对冲伤得到证实。

（四）钟摆式颅脑减速伤动物模型

【造模机制】

当今交通事故所致颅脑损伤成为一个突出的公共卫生问题，认识原发性颅脑减速伤损伤机制及损伤后脑继发病理生理变化，并在此基础上探讨合理有效的治疗措施，是该动物模型研究的目的。

【造模方法】

该模型的建立采用图 9-16-7 所述的减速伤致伤装置。

1. 实验动物　用兔 36 只，随机分为对照、轻伤和重伤 3 组，每组各选 2 只分别于伤后 6、24 小时行脑灌注固定，分别取皮质、胼胝体、基底节区、脑干、小脑等处脑组织行常规光镜检查，余 10 只于伤后 6 小时处死做脑含水量测定。

2. 动物称重后，以质量浓度为 50g/L 的氯胺酮肌内注射麻醉（30mg/kg），显露额顶骨，以前囟为中点，放置一倒“T”形圆金属撞垫，撞垫圆突部分露于头皮外。

3. 仰卧位固定动物于转板前端，兔头仰嵌放于转板凹槽中，行右股动脉插管，经耳缘静脉推注伊文思蓝（EB）（2ml/kg）。

4. 固定四道生理记录仪的呼吸测试头于上腹正中。记录呼吸、血压、脉搏，检查兔前肢痛反射正常后，准备行撞击试验。

5. 按实验设计要求调整弹力带，将转板转为垂直位并拉钩固定，再次检查动物头颅位置无误后，松动拉钩致伤。

【模型特点】

该模型能够复制临床颅脑减速伤的许多特征，如脑损伤生理反应、颅骨骨折、脑挫伤（包括冲击伤和对冲伤）、外伤性蛛网膜下腔出血、脑干损伤、硬膜下血肿、脑水肿、颅内压增高等。且实验损伤装置简便、实用，致伤力与颅脑损伤程度关系明确，可复制分级颅脑减速损伤模型。

（五）汽车正向碰撞交通伤动物模型

【造模机制】

车辆正向碰撞极其危险，多发伤发生率高，伤情复杂、严重，多合并重要脏器损伤。应用实车碰撞模拟轿车驾驶员无防护状态下的交通伤，探讨轿车正向高速碰撞交通伤的发生情况和伤情特点。

【造模方法】

该模型采用图 9-16-2 所示的实验室进行实车碰撞实验。

1. 实验动物　选用杂种大白猪 8 只，2~3 月龄；雌雄不限；体重 23.5~34.4kg。实验前 8 小时禁食、禁饮。猪随机分为 4 组，Ⅰ组碰撞速度 49km/h，Ⅱ组碰撞速度 64km/h，Ⅲ组碰撞速度 72km/h，Ⅳ组碰撞速度 80km/h，每组 2 只。实验前检查猪的一般情况是否良好，体温、呼吸、心率，精神状态，有无腹泻。30g/L 戊巴比妥钠 30mg/kg 腹腔注射麻醉。

2. 预设碰撞速度 49~80km/h，通过 80m 长的加速和自由滑行与壁障正向碰撞，模拟驾驶员交通事故。

3. 将猪麻醉后，用无纺布束缚带以坐姿固定于驾驶员座椅上。用于固定的无纺布带确保在车辆碰撞的瞬间能及时断开，使猪能向前自由运动。猪和测试系统准备就绪后，控制系统启动电机牵引系统，汽车按照设置速度沿轨道前进与正前方的壁障相撞，完成碰撞过程。同时触发测试装置记录相应的物理参数，并通过激光测速系统记录车辆碰撞时的瞬间速度，通过高速摄像装置拍摄碰撞过程。

4. 整个实验过程中观察致伤前后猪的意识、活动情况、生命体征及伤后存活情况。同时对实验动物进行解剖和伤情评价，并分别留取损伤与正常交界处组织标本进行病理形态学观察。

【模型特点】

车辆正向碰撞伤情特点如下。

1. 损伤范围广，多器官损伤。伤情具有多发伤特点，多脏器受累，尤以肺、肝为甚。

2. 伤情重，死亡率高。损伤包括肢体离断骨折，心、肺、胃肠、肝脾等脏器破裂出血。损伤程度严重，猪伤后早期死亡。死亡原因主要是失血性休克，颅脑损伤加速其死亡。

3. 损伤类型复杂。损伤类型以挤压伤、撞击伤为主，合并其他损伤。

4. 体表损伤较轻，内脏损伤严重，容易漏诊和误诊。伤后猪体表损伤轻，仅有少许刮蹭，尸体解剖可见严重的内脏损伤。该动物模型证实，伤情严重程度与车辆行驶速度有密切关系，车速越快伤情越重。车辆正向碰撞极其危险，因此控制行车速度可以降低交通事故发生率，减轻患者的损伤程度。

（六）汽车碰撞防护栏致交通伤动物模型

【造模方法】

该动物模型采用图 9-16-2 所示的实验室进行实车碰撞，以 45° 角与右侧防护栏相撞，真实地模拟驾驶员与前排乘员交通伤的发生过程，观察非防护状态下汽车与右侧防护栏相撞致道路交通伤的伤情特点及损伤物理参数和损伤机制。

1. 实验动物　选择重庆本地家养普通白猪 10 只，3~6 月龄，体重 22~32.5kg，雌雄不限。并随机分为驾驶员位置的驾驶员组和前排乘员位置的前排乘员组，每组 5 只。

2. 家猪经氯胺酮基础麻醉后给予 30g/L 戊巴比妥钠（30mg/kg）耳缘静脉注射麻醉。待麻醉满意后，将猪以坐姿分别固定于驾驶员和前排乘员座椅上，用无纺布束缚带将猪妥善固定，头部以细绳固定使其仰靠座椅头枕上。用于固定的无纺布带确保在车辆碰撞的瞬间及时断开，使猪的身体能按惯性规律运动。

3. 碰撞全过程由计算机系统控制速度、加速度。然后预设 49km/h 行驶速度并通过激光测速系统记录车辆碰撞时的瞬间速度，通过置于车辆两侧的高速摄像装置拍摄车辆和动物的运动及碰撞过程。

4. 动物和测试系统准备就绪后，控制系统启动电机牵引系统，汽车按照设置速度沿轨道前进以 45° 角与右侧防护栏相撞。记录观察致伤前后家猪的存活与损伤情况，以及家猪损伤处病理组织学特点。

【模型特点】

汽车以 45° 角与防护栏碰撞致交通伤的伤情特点如下。

1. 前排乘员侧家猪损伤范围更广、伤情更重，器官损伤定级较驾驶员侧家猪重一两个等级。

2. 驾驶员侧家猪主要由于高速运动的机体突然受撞减速而致伤，前排乘员侧家猪不仅存在撞击伤、减速伤，更严重的是致死性挤压伤，多根肋骨骨折致连枷胸和肝脏破裂，伤情重，死亡率高。尸检显示肝、肺损伤严重，胸腹腔积血。其死亡的主要原因是失血性休克、多脏器功能衰竭。

3. 外伤掩盖内脏损伤，容易漏诊和误诊；伤后动物体表损伤仅有少许刮蹭，尸解可见严重的内脏损伤。

（七）颌面部撞击伤动物模型

【造模方法】

该模型的致伤装置采用图 9-16-4、图 9-16-5 所示的生物低速、高速撞击实验机，采用一级驱动方式致伤。

1. 实验动物　选择 12~15 月龄健康犬 10 只，体重 16~18kg，雌雄不限，随机分为两组，撞击伤组和投射物伤组，每组动物 5 只。

2. 麻醉成功后，去毛让动物侧卧于致伤架上，于皮肤表面放置 PVDF 压电应力传感器，下颌角处去骨成骨腔，置入 CA2Y2115 型压电式加速度传感器，自凝塑料固定，取右侧下颌骨体部为撞击部位。

3. 撞击伤组距撞击头 20mm，调节高压气室压力为 1.0MPa，撞击头质量 2kg，连接至撞击杆上，接触面积为 $50mm^2$；抛射物伤组距离二级发射管口 10mm，调节高压气室压力为 1.0MPa，投射物为钢珠，质量 2g。

4. 激光测速仪测速，使用数据标定、采集、处理分析系统软件采集分析生物力学数据。动物致伤 24

小时后处死，观察颌骨损伤情况。

5. 当气室压力 1.0MPa 时，24 小时内撞击伤组合抛射伤组实验动物全部存活，撞击处皮肤均可见不同程度裂伤、皮下出血，以及下颌骨不同程度的骨折。

【模型特点】

该动物模型可操作性和可复制性好，对交通事故中乘员和行人因车辆附件抛掷撞击所致损伤模型的建立具有很好的借鉴意义。

（李奎 尹志勇 赵辉）

第七节 冲击伤动物模型

Section 7 Animal models of blast injury

机体受爆炸冲击波（激波）直接或间接作用而发生的损伤，统称为冲击伤（blast injury），是核武器和常规武器战争中常见的一种损伤。爆炸性武器产生的冲击波是核武器和常规武器的主要杀伤因素之一，如航弹、气浪弹、燃料空气炸弹、导弹、集束炸弹、地雷等，因此，冲击伤发生率很高；而平时的意外爆炸事故，如恐怖事件、矿井、弹药库爆炸等，亦常发生冲击伤。

冲击波主要通过 3 种效应而使人体致伤，即原发、继发和第三冲击波效应。原发冲击效应指冲击波所致环境压力的突然改变而使人体致伤，即超压和负压引起的损伤，又称原发冲击伤，其主要受损部位为含气的肺组织、肠道和听器；继发冲击效应指某些物体接受冲击波的动能后，以投射物的形式打击机体而致伤，或倒塌的建筑物压砸人体而致伤，其主要病变为软组织撕裂、内脏挫伤和骨折等；第三冲击效应指在冲击波动压作用下人体被抛掷或发生位移而致伤，其主要病变为软组织挫伤、内脏破裂和骨折。

一、冲击波特性与致伤

典型的冲击波常是在爆炸过程中形成的，由炸药爆炸或核爆炸产生的冲击波，在空间运行时，其前沿为一层压力值达最高点而厚度不足 0.025mm 的波阵面，随后压力值迅速降至低于原先大气压的水平，并恢复到扰动前的状态。冲击波在这样不断向外扩展的过程中，形成了好似双球形的两个区域：外层为压缩区，内层为稀疏区。压缩区内，因空气被压缩而使粒子密度大为增加，故该区域内的压力超过正常大气压，超过正常大气压的那部分压力称为超压，空气高速流动而产生的冲击力称为动压。波阵面上的超压和动压均为最大时，分别称为超压峰值和动压峰值，即压力峰值；稀疏区内，空气因压缩时所产生的真空作用而高度稀散，该区内的空气压力低于正常大气压，低于正常的那部分压力叫做负压。

单纯超压和负压造成的损伤，称为原发冲击伤或纯冲击伤（primary or pure blast injury），也就是临床上常说的爆震伤。超压和负压的致伤机制主要为内爆效应、剥落（碎裂）效应、惯性效应、血流动力学效应、负压效应、过牵效应等。原发冲击伤主要损伤一些含气脏器，如肺、胃肠道和听器等，其中以肺损伤最为重要，对冲击伤的发生、发展及转归起主要作用。超压还可造成实质脏器出血，强超压瞬间作用于人体，可导致内脏破裂和肋骨与听小骨等骨折，但一般不会造成体表损伤。

二、冲击波主要致伤参数

1. 压力峰值　指冲击波压力（超压、负压或动压）的最高值；单位是千帕（kPa），$1kPa \approx 0.0102kg/cm^2$ 或 0.145psi。通常这是主要的致伤参数。压力峰值愈高，伤情愈重，压力峰值是决定伤情的主要因素。美国国家炸弹资料中心介绍的冲击波压力值与伤情的关系见表 9-16-23。

2. 正压作用时间　指冲击波压缩区通过某作用点（如人的体表）所经历的时间，单位是毫秒（ms）或秒（s）。在一定时限内，正压作用时间愈长，伤情愈重。对于小动物（如家兔、大鼠和小鼠等）来说，正压作用时间的意义较小，但对于人或大动物（犬、猪、牛和羊）来说，其他条件相同时，在一定时限（约数毫秒至数十或数百秒间）内，正压时间愈长，则损伤愈重。见表 9-16-24。

表 9-16-23　压力值与伤情的关系

压力值 kPa（kg/cm^2）	伤情
34.5（0.352）	少数鼓膜破裂
103.6（1.056）	50% 鼓膜破裂
207.2~345.3（2.113~3.521）	轻度肺损伤
552.4~690.6（5.633~7.042）	50% 为严重肺损伤
690.6（7.042）	个别致死
897.8~1243.1（9.155~12.676）	50% 致死
1381.2~1726.6（14.084~17.606）	一般均致死

表 9-16-24　不同正压作用时间造成 6 种动物 LD_{50} 所需的超压值（kg/cm^2）

动物种类	平均体重（g）	不同正压作用时间（ms）LD_{50} 超压值					
		400	60	30	10	5	3
小鼠	22	2.04	2.04	2.04	2.04	2.04	2.04
大鼠	192	2.54	2.54	2.54	2.54	2.54	2.54
豚鼠	445	2.40	2.40	2.40	2.40	2.40	2.40
家兔	1 970	2.35	2.35	2.35	2.35	2.35	2.35
犬	16 500	3.45	3.45	3.45	4.25	5.61	7.48
山羊	22 200	3.75	3.75	3.75	4.80	6.76	9.70

注：LD_{50} 为造成 50% 死亡所需的压力值（kg/cm^2）

水下爆炸时，冲击波超压峰值远较空气冲击波高得多，但持续时间极短，仅为数百微秒级，因此，常采用冲量（压力 P 随时间 t 变化的积分）这一冲击波物理参数来表示与冲击伤伤情的关系。见表 9-16-25。

表 9-16-25　水下爆炸时冲量与伤情的关系（人踩在水中时）

伤情	冲量 kPa·ms（psi·ms）	伤情	冲量 kPa·ms（psi·ms）
无伤	33.79（4.9）	中、重度伤	282.76（41.0）
阈值损伤	68.96（10.0）	1% 致死	427.59（62.0）
轻度伤	137.93（20.0）	50% 致死	600.00（87.0）

3. 压力上升时间　指某作用点从开始受冲击波作用至达到压力峰值所经历的时间，单位是毫秒（ms）或秒（s）。在其他条件相同的情况下，压力上升时间愈短，伤情愈重。例如，在建筑物或坦克内，压力上升缓慢，而在暴露的空气，压力上升时间极短。因此，如两者的压力峰值相同，处在较密闭空间内的人员，其伤情会轻得多。

三、冲击伤分类

冲击伤的分类方法有许多种，如按损伤部位分类，可分为颅脑、胸部、腹部、脊柱四肢和听器等部损伤；如按致伤因素分类，可分为以超压为主的损伤即纯冲击伤，以动压为主的损伤即动压伤；按传导介质分类，可分为气体冲击伤、水下冲击伤和固体冲击伤。在上述分类方法中，最常用的分类是按传导介质分类。

1. 气体冲击伤　由空气冲击波引起的损伤，称为气体冲击伤。一般所说的冲击伤及其临床病理特点即是指此种冲击伤。空气冲击波的形成与冲击波的波长有关。如冲击波的波长较短，呈高频的爆裂音，则单位时间内通过身体的波较多，因而造成内脏破裂或其他内脏损伤的可能性较大。如冲击波的波长较长，呈低频的轰鸣音，则单位时间内传入人体的冲击波仅为单个波，故造成内脏损伤的可能性大为减少。

2. 水下冲击伤　由水雷、深水炸弹和水下核武器等水下爆炸时冲击波引起的损伤称为水下冲击伤。

水下冲击伤的发生机制与气体冲击伤基本相同。但由于水的密度约为空气的 800 倍，无明显的压缩性(可压缩性仅为空气的 1×10^{-4})和稀散性，所以与空气冲击波相比，水下冲击波具有传播速度快(为气体冲击波的 3~4 倍)、传播距离远和无典型的压缩区和稀疏区等特点。因此，同样质量 TNT 水下爆炸与地面爆炸相比，同距离的压力值可相差 200 倍左右，水下冲击波的致死范围为空气冲击波致死范围的 3~9 倍。据有关文献报道，用 1 磅炸药水下爆炸，其致死范围约为自由场空气冲击波致死范围的 3 倍。表现在临床病理特点上，也与气体冲击伤有所不同。主要临床病理特点有：极少发生体表外伤和骨折，含气脏器(肺、胃肠道)损伤重，含液脏器(胆囊、膀胱)损伤轻；头部损伤少见，且较轻微；死亡率较高，为 40%~70%，有的报告甚至达 80%，而气体冲击伤时多在 20% 以内。

3. 固体冲击伤 经固体传导的冲击波叫固体冲击波，由固体冲击波作用而产生的损伤称为固体冲击伤。固体冲击波在性质上与空气冲击波和水下冲击波有所不同，因通常经钢板等坚固物体传导，故其振幅较小，但加速度却很大，作用时间常在数毫秒以内。以舰艇甲板传播的冲击波大多由水雷、深水炸弹所引起，而坦克上经底部钢板传播的冲击波大多为地雷爆炸所致。爆炸后产生的冲击波及随后的一些继发波，作用于附近的舰艇舱壁、甲板或坦克的装甲时，会以曲波(flexion wave)的形式通过，并产生两种形式的运动：其一是瞬间发生的轻微位移和加速度；其二是继之出现的弯曲、振动等明显的宏观运动。前者可引起人员接触部位为主的损伤，常见的是下肢伤，特别是踝部损伤，此种损伤称为原发损伤，即平时所说的固体冲击伤；后者可使人员被抛至空中、水内或碰撞到舱壁、装甲等坚硬的物体上而发生损伤，称之为继发损伤。固体冲击伤的伤情特点为以下肢损伤为主，跟骨骨折较为多见，损伤多偏于一侧，常伴有软组织挫伤和下肢血管伤，脑震荡等颅脑损伤较为多见。

四、冲击伤动物模型(animal models of blast injury)建立

实验动物和场地的选择：根据实验目的不同，选择不同种类动物和实验场地，实验动物为雌雄不限。如果进行新型弹药生物杀伤效应观察，通常选择大动物如犬、猪、牛和羊等，在野外宽阔场地进行实验，其目的在于探讨该爆源爆炸产生冲击波的正压峰值大小以及对生物体的杀伤效应；同样，如果因为实验场地受限，而实验目的主要是探讨冲击波的致伤机制，或观察不同当量爆源(心)产生冲击波对不同爆距内动物的致伤效应，以及脏器损伤发生情况(或发生率)和病理解剖观察，通常选择体积较小的动物如大鼠、豚鼠、鸡、家兔、猫和犬作为致伤实验对象，场地主要是在实验室内进行，采用小当量炸药作为爆源，也可以利用雷管爆炸源对爆炸时的冲击波致伤进行研究。

在此，我们介绍几种主要冲击伤动物模型的建立，旨在探讨冲击波致伤机制和致伤效应，为冲击波防护提供依据。

(一) 爆炸冲击伤动物模型建立

【造模机制】

通常所说的冲击伤是指冲击波超压和负压所致的原发损伤。对于冲击伤及其救治和防护的研究，动物实验是主要的手段。实验目的是观察爆炸冲击波的损伤作用和对实验动物的杀伤力，并对动物的生理功能和内脏器官病理变化进行观察，作为对冲击波损伤机制和防护措施研究工作的参考依据。

【造模方法】

1. 爆炸现场 一般为四周没有人烟而空旷的开阔地带。根据炸药的重量选择平坦草地作为爆炸实验场地。在场地中央竖立一根竹竿并固定，然后将炸药(以 TNT 为例)包好捆紧悬挂在竹竿上距离地面一定距离(如 1m、1.5m、2m 处)，炸源悬高的目的是为了便于推算出爆炸冲击波超压值，并且可以避免炸药爆炸时掀起地面泥土、砂石的附加影响，使实验动物仅受到爆炸冲击波损伤，即纯冲击伤。

2. 超压值计算 据文献记载，用 TNT 炸药进行实验，如果在大气中爆炸，爆炸冲击波的超压值与球形 TNT 炸药重量和爆炸中心(爆心)距离的关系，得出如下经验公式：

$$\Delta P=0.84\frac{\sqrt[3]{C}}{r}+2.7\frac{\sqrt[3]{C^2}}{r^2}+7\frac{C}{r^3} \quad 或 \quad \Delta P=\frac{0.84}{r}+\frac{2.7}{r^2}+\frac{7}{r^3}$$

根据公式即可求出该处的超压值。公式中，ΔP 代表距离为 r 处的冲击波超压值(kg/cm^2)，r 代表与爆

心距离(m),C代表TNT炸药重量(kg)。

如果炸药是在地面爆炸,则常用下述公式计算超压值,式中符号与上式相同。

$$\Delta P=0.84\frac{\sqrt[3]{2C}}{r}+2.7\frac{\sqrt[3]{(2C)^2}}{r^2}+7\frac{2C}{r^3} \quad 或 \quad \Delta P=\frac{1.06}{r}+\frac{4.3}{r^2}+\frac{14}{r^3}$$

以上公式是对TNT炸药而言,如为其他炸药,需把炸药量换算成TNT当量,代入上式。所谓TNT当量,是指一定重量的某种炸药相当TNT的重量数,也即该炸药的重量乘以该炸药的爆热与TNT炸药爆热的比值。如下公式:

$$C_{当}=CQ/Q_{TNT}$$

式中C当为某种炸药的TNT当量(kg);C为某种炸药的重量(kg);Q为某种炸药的爆热(kcal /kg);Q_{TNT}为TNT的爆热(kcal/kg)。

通常爆炸冲击波对有机体致伤超压值为68.65~98.07kPa。因此,分别将实验动物放置在距离爆心不同距离的圆周上,按上式计算,可计算出该处的超压值,距离越远超压值越低。

3. 实验动物固定 较大动物如猪、犬、羊和兔等的固定与一般实验室固定法相似,即将其胸部、腹部和前后肢分别用绳索缚住固定于身体前后方预先楔入地下的木桩上,小动物如大鼠、豚鼠等可置于铁丝笼中不加固定。

4. 引爆 由雷管引爆。由于爆炸是在空中进行的,故声响很大,但通常无明显震动感。爆炸前,工作人员均隐蔽在距爆心足够远的高坡后面的壕沟中。爆炸后立即进入现场,爆心周围的草地被烧焦,固定动物的木桩有的发生断裂,通常距离爆心越近的动物死亡越多,存活的动物中部分也表现为失神和大小便失禁等现象。

5. 观察指标

(1) 记录爆炸时的气象条件,如气温、相对湿度、风向和风速等。

(2) 冲击波对实验动物杀伤效应:记录即刻和其他时相点的死亡动物数,并记录动物距离爆心的距离,计算出死亡率。

(3) 生理指标监测:观察记录呼吸、心律等指标。

(4) 病理观察:对死亡动物采用病理解剖方法进行检查,包括肉眼检查,体腔和脏器检查及重要脏器留取标本(甲醛固定),常规切片,HE染色,显微镜观察。

(5) 血生化指标检查:根据需要,可以留取血标本,用于血气、肝功能和肾功能检查。

(二) 生物激波管冲击伤动物模型建立

【造模机制】

真实冲击波场受环境因素的影响较大,其物理参数的可控性差,动物受伤的稳定性和重复性差;并且不便于用大型精密仪器测定冲击波的参数,也不便于在实验现场对受试动物进行仪器检查。因此,国内外一些研究单位研制了一种特制的冲击波发生器,即激波管,由于激波管所产生的激波冲击波具有与爆炸波相似的波型,利用激波管进行冲击波的动物实验研究,可以建立稳定的冲击伤动物模型,更利于冲击波致伤机制、致伤参数、脏器冲击伤和冲击伤防护的研究,同时,还可以减少人力、物力的消耗。

【造模方法】

1. 第三军医大学野战外科研究所第四研究室已成功研制出更适用的大、中、小(微)型系列生物激波管(bio-shock tubes,BST)。并且对大鼠、豚鼠、家兔、犬和羊进行了数千次模拟爆炸实验,研制的激波管类型和性能已能满足生物研究的需要,主要有以下几种类型用于动物冲击波模型致伤。

(1) Ⅰ型生物激波管(大型生物激波管,BST-Ⅰ):驱动段内径0.35m,长1.136m。驱动段内压缩空气在膜性爆裂瞬间产生平面压缩波,随后形成激波。驱动段末端设有活动挡板,利用该挡板反射稀疏波追赶激波,并在过渡段与激波相遇,则激波迅速衰减,形成与爆炸冲击波相似的指数波,当稀疏波尾压力低于大气压时,则得到负压波。在波型因素和物理参数上,BST-Ⅰ型激波管产生的冲击波与真实冲击波接近,并可控制超压和负压峰值及其作用时间,而且其管端活动挡板设计使之能模拟开阔地或有限空间内的爆炸冲击波。实验动物位于激波管实验段中(内径1.00m),置于固定在管壁上的角钢笼内,距末端挡板15cm。动物实验证明，该型激波管能致大型动物轻、中、重度和当场死亡的冲击伤情，基本满足了炸药、常规军用弹和核弹爆炸冲击波的模拟要求。

(2) Ⅱ型等/变截面组合式生物激波管（中型生物激波管，BST-Ⅱ）：超压致伤时，使用Ⅱa型装配。驱动段内径77mm，长0.5m，压缩空气驱动。扩散段内径100mm，长0.7m，通过0.5m长的锥形段，接内径600mm、长4.0m的实验段。动物位于角钢笼内，距末端挡板约20mm。总压致伤时，基本装配同上，当动物位于实验段内，距管口约1.4m并降低驱动压，防止管口激波反射影响动物所在处流场。动物笼与管壁用4根（直径10mm）钢筋作四点侧向定位，避免抛掷作用影响伤情。此型激波管具有组合方式多，能模拟高原环境爆炸、水下爆炸、爆炸性减压及高速气流撞击效应等情况下冲击波致伤条件，以及使用费用低及操作简便等优点。

(3) Ⅲ型生物激波管（小/微型生物激波管，BST-Ⅲ）：驱动段内径40mm，壁厚20mm，长约500mm，内容积约500ml。被驱动段内径10mm，长80mm，动物位于被驱动段管口前方的旋转靶台上，上缚尼龙网，以防抛掷。该型激波管是利用激波传播出管口后在空气中迅速稀疏而产生点源性爆炸冲击波，通过调节管口防护罩开孔直径和管口与受试动物之间的距离及方位，改变激波的超压峰值P_m、正压时间T_m、负压峰值P_n和负压时间T_n，能进行定距离、定面积和定方位的冲击波致伤研究。但其正压作用时间不够长，适于进行局部冲击伤实验研究。

(4) BST激波管负压模拟装置：该改良装置主要用于探讨冲击波负压成分的致伤作用，适用于中、小动物的冲击波负压致伤模型建立。这种装置根据激波管产生激波的逆向工作原理设计，由真空泵、低压舱、实验舱、破膜机构和压力测量系统构成。通过真空泵的抽吸，低压舱内压力迅速下降，达到所需压力值时，突然刺破隔于低压舱与实验舱之间的膜片，在膜片爆裂瞬间，实验舱内压力急剧下降，使实验舱内的动物暴露于瞬间变化的冲击波负压环境中。压力下降时间、持续时间和压力峰值可由低压舱内压力、实验舱末端的压力调节孔和破膜机构的内径控制。该装置可模拟化爆、核爆以及高空爆炸性减压条件的负压环境，可模拟的参数范围为，峰值压力13~90kPa，下降时间1~9毫秒，持续时间14~2000毫秒，且重复性好，操作方便。动物实验表明，该装置具有明显的致伤作用。

2. 动物选择　用于冲击伤模拟研究的动物几乎没有限制，包括大鼠、小鼠、豚鼠、家兔、犬、绵羊、猪和猴等。大型动物的实验结果有助于推及人体冲击伤及其防护，小型动物的实验有助于致伤机制的研究，豚鼠多用于听器冲击伤的研究。

3. 动物准备　无论进行真实或模拟实验，一般在冲击波作用之前完全麻醉动物，常用静脉或腹腔注射戊巴比妥钠、速眠新等药物进行麻醉。如果让它们保持觉醒状态，则给予安定剂或止痛药，以尽可能减少痛苦。

对于在空阔场地进行冲击波致伤实验，动物被放置在离波源（爆心）不同距离的地方，以控制动物受冲击波作用的强度。受试动物应不相互阻挡，身体的不同部位对着冲击波入射方向。为了保持一定的动物体位和动物与波源的方位关系，需将动物适当固定，例如用弹力纤维悬带套吊小动物，用尼龙网套吊大动物；也可将动物置于与其体积大小相当的铁丝笼内，将相同体侧朝向爆心。

如进行水下冲击波致伤实验，可用漂浮夹具将动物颈部固定，头露出水面，躯干及四肢浸没于水中；也可将动物全身置于水下，由水面供给压缩空气。

在实验室进行冲击波致伤研究时，动物也需适当定位布放。根据所用生物激波管的类型，动物置于实验舱内，或置于管口外一定距离处。用微型激波管可进行局部冲击波暴露研究，例如胸部、腹部、眼部等处。

4. 物理参数测定　冲击伤实验中，可以在动物体外（包括体表）安放压力传感器等装置来测量冲击波场的物理参数，如实验需要，还可以在动物致伤前，经外科手术在动物体内（如颅内、胸内、腹内等）放置相关微型传感器，检测组织器官中冲击波的传播规律和生物力学响应。

（三）点爆源爆炸冲击伤动物模型建立

【造模机制】

无论是开阔场地爆炸冲击波实验，或是生物激波管致冲击伤模拟实验，所需要的实验条件设备都很受限。爆炸冲击波作为爆炸物致伤的一个重要因素，对组织造成的损伤非常广泛、复杂。因此，建立实验室可控条件下的点爆源爆炸伤冲击伤模型，不仅简单、安全、可靠，而且更适用于一般实验室条件下的爆炸伤特点的研究和适用于在实验室进行爆炸冲击伤的定量实验研究，以及局部爆炸冲击伤的研究，如颌面部冲击伤、面神经冲击伤等。

【造模方法】

爆炸性武器的主要致伤因素为高速破片及冲击波。采用不同TNT当量球形炸药作点爆源，按设计爆炸点悬于致伤部位的附近，电触引爆，应用PEVF压阻式应变片及压力数据测试分析系统，测定距离爆源不同距离、不同方位处的冲击波压力峰值及正压作用时间，观察局部组织损伤情况。采用不同TNT当量的球形炸药作爆炸源，建立点爆源爆炸致伤模型，检测爆炸时不同距离下的各向冲击波压力。

【模型特点】

1. 采用球形炸药为中心性起爆，其爆炸冲击波在各方向的传播具有同一性，而且不同装药量、不同距离，冲击波压力测试结果与经验公式计算结果相符。

2. 点爆源的压力稳定地与爆距呈指数关系、同装药量呈正比关系，因此，该模型可通过调整装药量及爆距控制爆炸冲击波强度。

3. 在同等爆距下，组织的损伤程度基本相同，表明利用本模型可方便地预测实验的量效关系。

4. 致伤模型具有简单、可靠、安全等实验室特点，基本满足创伤模型应具备的基本条件。

5. 该模型重复性好，以球形炸药为爆炸源，装药量稳定，爆炸参数明确，爆炸能量可预计，能模拟出有效稳定的伤情，能精确地确定致伤部位，致伤能量测定及指标测试可标准化；此外，爆炸时火药完全燃烧，不产生碎片，无爆炸残余物，能较真实地模拟爆炸冲击波的原发效应。

【模型应用】

可用于实验室进行爆炸冲击伤的定量实验研究。以往，也有学者利用雷管等爆炸源对爆炸时的冲击波致伤进行研究。由于雷管为形状不均一的柱状体，雷管爆炸时产生的冲击波具有方向性，即在雷管的尾端压力最大。因此，其爆炸参数不易确定，爆炸能量不易预计，不能计算出传递给组织的能量；雷管爆炸时产生的冲击波以射流为主，非各向同性，不易标准化，可重复性不佳，爆炸时有碎片产生，及未完全燃烧的火药残渣，不能完全模拟爆炸时的冲击波原发效应。因此，利用雷管爆炸模拟爆炸冲击波具有较大的局限性。

(四) 冲击波负压致伤模型建立

【造模机制】

冲击波负压是指典型冲击波中的低于正常大气压的压力变化成分。现有直接实验证明，单纯冲击波负压具有明显的致伤作用，尤其对含气组织器官易受损，冲击波负压引起肺组织、听器损伤最为多见。

【造模方法】

1. 致伤设备　冲击波负压发生装置的工作原理是利用激波管产生激波的逆向工作原理设计的。当负压驱动舱内空气被真空泵抽吸以后，其中的压力也随之下降，位于负压驱动舱与实验舱之间起隔离作用的膜片发生变形。受压变形的膜片在刀片刺破瞬间发生爆裂，实验舱内的气体在压差作用下迅速向低压舱内流动，膜片附近的气体因向负压舱流动而变得稀疏，以稀疏波的形式向实验舱传播。在与大气相通的实验舱末端，稀疏波与大气相通，两者相互干扰，压力迅速达到平衡状态。

2. 负压发生装置的工作过程为，当开启真空泵时，真空电磁阀也同时打开，负压驱动舱内气体在真空泵的作用下，经真空管、电磁阀门和真空泵排入大气中，而负压驱动舱内的气压也随之迅速下降，这可通过安装于负压驱动舱的真空表观察到。当负压驱动舱内气压达到预定值时，同时关闭电磁阀和真空泵。由于负压驱动舱、真空管和电磁阀的密封性能很好，此时负压驱动舱内的压力保持不变，嵌于破膜结构内的纸膜在负压驱动舱负压的吸引力作用下绷紧并向负压驱动舱方向隆起。用力旋转破膜刀柄，使刀片垂直刺向纸膜，膜片即可瞬间爆裂，实验驱动舱内压力迅速下降，达到峰值后与大气压力平衡，形成典型的冲击波负压。

3. 实验动物选择　如果进行冲击波负压致肺损伤，常选用成年家兔作为实验对象；如果进行听器冲击伤实验，则常选用健康青年或成年豚鼠。将动物置于特制的铁丝笼中并妥善固定后，一并置入实验舱内。

动物处于清醒状态，不给予任何麻醉。为减少动物对实验舱内冲击波负压波传播的干扰，每次均放置1只动物，并固定好铁丝笼。通常铁丝笼的体积大小刚好能容纳一只动物，使动物位于其内而不能调头。

（五）水下冲击伤

【造模机制】

1. 由水雷、深水炸弹和水下核武器等水下爆炸时冲击波引起的损伤称为水下冲击伤。水下冲击伤为岛礁登陆作战时最常见的损伤之一，第二次世界大战中就出现过数千例水下冲击伤伤员。由于水的密度约为空气的800倍，且无明显的压缩性和稀散性，故与空气冲击波相比，水下冲击波具有传播速度快、传播距离远的特点，因此，其致伤效应与空气冲击波有所不同。

2. 水下冲击伤的发生机制与气体冲击伤基本相同。冲击波主要通过超压和动压造成人体损伤，它的负压也有一定致伤作用，如引起含气器官的扩张、组织过度机械性拉伸等。当冲击波传至水底或其他刚性障碍物表面时会引起反射，加强冲击波效应；当水中冲击波传至水与空气的界面时，会在水中形成拉伸波，削减入射波的作用。因此，与空气冲击波相比，水下冲击波的物理参数表现为峰值压力高、压力上升时间和正压作用时间均短得多等特点。故在其他条件相同的情况下，人在水中可承受的超压值较空气中要高一些。

一般说来，冲击波的压力可能与距离呈反比，与装药量的3次方根呈正比。如密度为1.6的TNT球形炸药在水中形成的冲击波超压 P 可按库尔（Cole）经验公式计算：

$$P=533\left(\frac{\sqrt[3]{Q}}{R}\right)1.13$$

式中，P 为冲击波超压（kg/cm^2）；Q 为装药量（kg）；R 为距离爆心位移（m）。

水下冲击波物理参数的特征表现为峰值压力高，但持续时间短，仅为数百微秒级，远较炸药爆炸时空气冲击波持续时间数毫秒至数十毫秒短得多；与化爆冲击波一样，前沿上升时间极快，仅为微秒级。因此在评价水下冲击伤程度和死亡率时，不能单用超压峰值压力这一参数来评定，而采用冲量这一参数可能更为合适。

初步的量效关系分析表明，引起轻度、中度、重度和极重度冲击伤的冲量值分别为121.1~142.0、142.0~214.3、247.8~322.6和322.6~579.8kPa·ms。

3. 冲击波借助于介质如空气、水、固体向周围传播，通常介质的密度愈大，冲击波传播的速度也愈快，传播的距离也愈远。由于水的密度约为空气的800倍，无明显的压缩性（可压缩性仅为空气的 1×10^{-4}），所以与空气冲击波相比，水下冲击波具有传播速度快，为气体冲击波的3~4倍，且传播距离远和无典型的压缩区和稀疏区等特点。因此，同样质量TNT水下爆炸与地面爆炸相比，同距离的压力值可相差200倍左右，水下冲击波的致死范围约为空气冲击波致死范围的3~9倍。据有关文献报道，用1磅炸药水下爆炸，其致死范围约为自由场空气冲击波致死范围的3倍。

【造模方法】

1. 场地　采用现场水下爆炸动物实验法。

2. 实验动物选择、准备和布放　实验动物常有犬、大白鼠、家兔和羊等，大多数实验选用成年雄犬作研究对象。称重，静脉注射1.5%戊巴比妥钠（20~30mg/kg）麻醉后，将动物颈部固定于距爆心两侧一定距离的漂浮夹具，头露出水面，胸腹部及四肢垂直于水面并浸没于水中。

3. 炸药的质量和起爆方式　通常采用TNT炸药，质量根据需要选择（如0.5kg），装药密度为（1.643±0.005）g/cm^3。黑索今（RDX）粉末捣实作为传爆药柱，也可以选用泰安（φ32mm×11mm）作传爆药柱。将TNT炸药放入网兜中并扎紧，其上端系上悬挂用钢丝绳，下端用尼龙丝系上一吊锤，炸药入水深度因实验需要而定，用雷管（24-1-3C）接上起爆电缆，插入雷管套中，再将雷管套插入炸药球预制孔中，使其下端面与传爆药柱起爆面相接触，用高压瞬发雷管（24-1-3C）通过传爆药柱在炸药中心起爆。

4. 冲击波物理参数测试　水下冲击波主要监测冲击波峰值压力（P_m）、正向持续时间（T^+）、正向冲量（I^+）和前沿上升时间（T_r）等主要致伤参数。

通常采用数个压力传感器（如PCBV138M124、PCB138A05、PCB138A01水下爆炸压力传感器）测定物理参数，这些传感器入水深度根据需要而定，分别布放于距离爆心两侧（通常间隔 5~10m 布放一个）5.0、7.5、8.75、10.0、12.0、15.0 和 17.50m，并于数据采集和处理系统［数字示波器（4 路 HP54540）和讯号适调仪（PCBF482A20）］。

【模型特点】

表现在临床病理特点上，也与气体冲击伤有所不同，主要表现如下。

1. 死亡率高，为 40%~70%，有的报道甚至达 80%，而气体冲击伤时多在 20% 以内。

2. 极少发生体表外伤和骨折。因为人员在水下通常不会碰撞到坚硬物体而发生损伤。

3. 含气脏器损伤严重，含液体脏器损伤发生率低且损伤较轻。由于肺组织中含有大量气体，极易发生损伤，肺损伤最为多见，发生率为 84%，是动物早期死亡的主要原因，而胆囊、膀胱、肝、脾、肾等损伤较少。

4. 头部损伤多但较轻。可能与发生水下爆炸时多数人员的头部在水面以上有关。

5. 腹部损伤发生率高且损伤严重。水下或俯卧于水面的人员，腹部与水直接接触，极易发生损伤。如消化道出血与穿孔等，这可能与水下冲击波的反射波和拉伸波有关。

五、冲击伤的主要观察指标

冲击伤的主要观察指标包括生物指标和冲击波物理参数测定。

1. 死亡率观察。

2. 大体病理结构观察　如现场死亡动物应立即作大体解剖观察，存活动物也应于伤后 6 小时、12 小时、24 小时等时间点，用 1.5% 戊巴比妥钠静脉麻醉后，股动脉放血处死作大体解剖。重点观察心脏、肺和胃肠道损伤，并根据冲击伤病理诊断标准确定冲击伤损伤程度。对肺损伤的应进行全肺称重，计算肺体指数。

3. 各损伤重要脏器组织的常规病理检测　部分动物应取损伤与正常之间的心脏、肺和小肠组织分别置于甲醛和戊二醛溶液中固定，常规制片，HE 染色，进行光镜和透射电镜观察。

4. 冲击波物理参数测试　采用压阻式压力传感器测定冲击波的超压和正压持续时间。水下冲击波应检测其峰值压力（P_m）、正向持续时间（T^+）、正向冲量（I^+）和前沿上升时间（T_r）等物理指标。

六、冲击伤动物模型的病理变化

冲击伤通常具伤情复杂、外轻内重以及发展迅速等特点。重要脏器和听器损伤后的主要病理改变如下。

1. 肺冲击伤的主要病理变化　肺是最易受冲击波致伤的靶器官，也是最易致伤的内脏器官。随着超压峰值的增高，肺损伤的发生率和伤情有增高和加重的趋势。

(1) 大体解剖：肺出血是肺冲击伤最主要的病变，其次为肺水肿和肺气肿，有时可发生肺破裂及肺实质内血管破裂而形成的血肿。出血程度和范围因伤情不同而有很大的差异，出血由斑点状至弥漫性不等，轻者仅见肺膜下有浅层斑块状出血，重者可见相互平行的血性肋间压痕及肺实质内血管破裂而形成的血肿。通常肺出血以朝向爆心的一侧和双肺下叶更为明显。水肿常与出血同时存在，轻者为间质性，重者为肺泡性。严重肺水肿者，气管和支气管腔内可见大量血性泡沫样液体。脏层胸膜撕裂可引起血胸或气胸。肺组织撕裂后，肺泡内的气体经破裂的小血管而进入肺静脉可导致气栓。

(2) 光镜：主要见肺泡和间质内出血、水肿和炎症细胞浸润，肺大泡、肺萎陷和肺气肿形成。

(3) 电镜：可见毛细血管内皮肿胀，胞质内有较多的饮液小泡或空泡化，偶见髓样体形成。毛细血管腔内有红细胞相互挤压、变形、血小板黏附和中性粒细胞聚积、附壁、脱颗粒及细胞膜溶解。

单纯冲击波负压是典型冲击波的一部分，一定强度的冲击波负压能产生肺损伤。当冲击波负压作用后，胸壁首先扩张，然后肺扩张，肺的扩张幅度和速度均大于胸壁的扩张量和速度，肺组织主动撞击胸壁，肺表面出现典型的条状出血性压痕。胸内压相应地表现为起始的负压，随后由于肺组织撞击胸壁而出现较小的超压。

2. 听器冲击伤病理改变　冲击波由时相交替的超压和负压组成，一般认为超压是听器冲击伤的主要致伤因素，负压也起到一定作用。在冲击波直接作用下，听器也最易发生损伤。因此，常将听器损伤作为确定冲击波直接杀伤最远边界的主要依据。在炸药或一般炸弹爆炸条件下，造成人员鼓膜穿孔的压力阈值为 0.27~0.56kg/cm^2，平均为 0.35kg/cm^2；造成 50% 鼓膜穿孔的压力值为 1.06kg/cm^2；在核爆炸条件下，超压值达 0.14kg/cm^2，就可使人员发生鼓膜穿孔。

(1) 外耳：原发冲击波通常不伤及外耳，外耳道出血或排液常是中耳损伤引起的。

(2) 中耳：中耳是超压致伤的主要部位，随着超压峰值的增高，中耳创伤的发生率增高，而且伤情程度也加重。

(3) 鼓膜：通常表现为充血，鼓膜内陷，鼓膜点状、片状出血，甚至血肿形成，鼓膜上皮可发生撕裂和剥脱，常伴有较重的出血。

据统计，听器冲击伤伤员中，30%~70% 有鼓膜穿孔或破裂。研究证实：超压峰值约 35kPa 的冲击波，可使人的鼓膜破裂；66.2kPa (6.75kg/cm^2) 的压力可使 50% 成人鼓膜穿孔；超压峰值达到 100kPa 时，几乎所有鼓膜都将破裂。此外，较强的冲击波作用，可使听小骨发生脱位和骨折，脱位多见于槌关节，骨折多发生在槌骨柄。发生听小骨脱位或骨折时，常同时伴有鼓膜穿孔和鼓室出血。

胆脂瘤形成是听器冲击伤最严重的局部并发症。当鼓膜受到冲击波超压作用发生破裂时，鼓膜破碎后形成的微小鳞状角化上皮组织块可散布到整个中耳腔隙，若其仍有活力，则可致胆脂瘤形成。

(4) 内耳：冲击波可同时造成中耳和内耳损伤，弱冲击波可在不损伤中耳的条件下造成内耳损伤。耳蜗损伤表现为血管通透性有所增加，约 24 小时恢复正常。动物研究表明，冲击波造成的内耳伤主要是耳蜗毛细胞不同程度的损害，重者则为节段性听觉毛细胞缺失，且以第 2 转的第 3 排外毛细胞最为明显。

(5) 耳蜗：耳蜗的主要病变是螺旋器 (Corti 器) 的外毛细胞变性坏死、内外指细胞和柱细胞也有变性；整个 Corti 器完全从基底膜上撕脱并悬浮于中阶内淋巴中；基底膜破裂；前庭膜破裂，使得内、外淋巴互相混合；网状板撕裂形成裂孔，使内淋巴流入 Corti 器内；紧密细胞连接撕裂分离；受损区段两端 Corti 器的毛细胞、神经纤维及神经末梢肿胀、退行性变。螺旋神经元可发生继发性改变和消失，神经元总数减少，压力波损伤的好发部位在耳蜗的下半部。耳蜗电位测定表明，动物对 3500~4500Hz 声波的接受力大减；表现在冲击伤伤员对高音的听力减低最为显著；前庭部分损伤相当较轻，但内淋巴囊腔的细胞碎片明显增多。

3. 心脏冲击伤的主要病理变化

(1) 因冲击波直接作用而引起的心脏损伤，其发生率较肺损伤为低，程度亦较轻。主要病变为心壁出血，心肌纤维断裂或坏死。

(2) 出血多发生在心内膜下，重者可累及肌层和外膜下

(3) 坏死多见于右心室

(4) 心肌纤维断裂多见于早期死亡的动物，经一定时间后方可变为心肌坏死。伤后早期的电镜观察，可见一些肌原纤维发生离散；线粒体肿胀，空泡化，嵴断裂；毛细血管内皮细胞肿胀空化；间质水肿。重度冲击伤时常出现右心扩大。这是因为在超压作用下，大循环的静脉血突然流进右心，或是肺出血、肺水肿使肺循环受阻，右心负担突然增加，从而导致急性扩张。

(5) 此外，早期死亡的冲击伤动物，冠状动脉内常可见有气栓。

4. 腹部冲击伤病理改变

(1) 空气冲击波所致的腹部冲击伤，以肝脾损伤最为多见。

(2) 水下爆炸时，肠管等含气的空腔脏器更易发生损伤。

(3) 肝脾破裂的发生率与动压值大小及动物位移的距离有直接关系。核爆炸时，动压值过 98.1kPa (1kg/cm^2) 的条件下，所有暴露动物均发生肝脾破裂。肝脾主要病理改变为被膜下出血、血肿、破裂以致碎裂。动物实验时常见犬的脾脏发生横断，这可能与犬的脾脏呈条索状有关。炸药爆炸试验中看到，肝破裂有两种类型：其一为轻型，仅有数个浅层裂口，表面附有少许纤维蛋白及血凝块，裂口周围的被膜下也常有少量出血，裂口方向不一。其二为重型，破裂口较多较深，有的破裂口呈朵开状，部分肝被膜已撕脱，少部分肝组织呈豆渣样。

(4) 空腔脏器：主要伤及胃肠道 (特别是肠)。常见的病变为浆膜下出血，其次是黏膜层出血、浆膜面撕

裂、浆膜下血肿，以致胃破裂和肠壁多处穿孔。结肠损伤较小肠为多，结肠中以横结肠与乙状结肠的损伤为多。胃损伤的发生率较低。胃肠损伤情况与局部含气状态有关，出血常发生在充气扩张的节段。

(5) 含液脏器（如膀胱、胆囊、肾盂）：远不如含气脏器那样易受到损伤。如充盈时，可能因腹壁直接受压而使膀胱破裂。

(6) 肠系膜：出血相当常见，其他实质脏器（如肾、胰腺、肾上腺等）损伤较少见。其病理改变除包膜下或实质的斑块状出血外，偶见有小的撕裂或梗死。

5. 眼冲击伤病理改变

眼冲击伤在战时和平时均较常见。冲击波可直接作用于眼部而造成眼损伤，也可由爆炸时扬起的泥土、沙石和爆炸物碎片等作用于眼球而造成间接损伤。眼冲击伤可导致眼部多种组织的广泛损伤，如眼睑及结膜组织充血、水肿、出血、撕裂；角膜裂伤、上皮脱落；前房房水浑浊和出血；虹膜根部断裂和出血；晶状体浑浊和破裂；脉络膜血管明显扩张，血细胞瘀滞，重者可见脉络膜破裂出血；视网膜水肿、渗出、出血，重者可发生视网膜脱离，偶尔可见视网膜血管内气栓；视神经可见视盘水肿，重者可造成视神经断裂；严重时可见眼球破裂或自眶内脱出。根据眼冲击伤的损伤程度，临床上可将眼冲击伤分为以下 3 型。

(1) 轻度眼冲击伤：主要表现为轻度结膜充血水肿，房水浑浊，瞳孔缩小及轻度视网膜水肿。

(2) 中度眼冲击伤：主要表现为结膜明显充血水肿，结膜下出血，角膜上皮大片脱落，房水浑浊，瞳孔缩小，眼压下降和明显的后极部及周边部视网膜水肿。

(3) 重度眼冲击伤：主要表现为眼睑皮肤和内外眦结膜破裂、角膜损伤，晶状体浑浊，前房及视网膜出血、脱离，甚至眼球破裂或自眶内脱出。实验研究表明，引起轻、中、重度眼冲击伤的冲击波超压峰值分别为 230kPa、450~660kPa 和 1100kPa。

6. 颅脑冲击伤的主要病理变化

(1) 颅脑大体解剖可见脑充血、脑肿胀和脑出血，脑室内有时含有血性液体。

(2) 一般出血较多发生在间脑、基底动脉环和小脑延髓池等处。

(3) 光镜观察主要可见脑实质内出血；脑含水量显著增加。

(4) 有时可引起脑动脉内空气栓塞。

总之，脑膜和脑实质的血管损伤，表现为充血、灶性出血、水肿及气栓等，尤其是空气栓塞救治中应特别注意。

第八节　高速投射物致伤动物模型

Section 8　Animal models of high velocity projectile injury

高速投射物致伤是指常规武器发射的高速、小质量投射物，主要以撕裂、瞬时空腔以及冲击波的形式迅速将能量传递给机体造成的损伤。在战时，高速投射是战争时期的主要致伤手段，其发生率高达 82.9%~100%；在平时也时有发生，且死亡率较高，尤其是颅脑、胸部、腹部、颌面以及四肢等火器伤多见。

高速投射物伤是以火（炸）药作为动力来发射弹头、钢珠、弹片等投射物所致的机体组织、器官损伤，因此，又统称为火器伤。投射物因初速不同分为低速、中速和高速 3 种：小于 366m/s（1200ft/s）者称为低速，如一般手枪弹，在 366~762m/s（1200~2500ft/s）之间者称为中速，如卡宾枪和冲锋枪弹，大于 762m/s（2500ft/s）者称为高速，如目前所使用的部分步枪弹，其所致的损伤称为高速枪弹伤。

近年来，随着常规杀伤武器研制的迅速进展，表现在杀伤武器的种类有所增多，杀伤因素日趋复杂，杀伤能力显著增强，特别是高速轻武器的发展，使得火器伤情变得更为严重，并出现了一些新的特点。高速轻武器是指弹头或发射碎片初速度大于 762m/s 的枪类和弹类。适于近距离作战，主要包括枪械和手榴弹、枪榴弹、榴弹发射器、火箭发射器和无坐力发射器，此外，还有轻型燃烧武器和单兵导弹等。

建立火器伤实验动物模型是研究投射物致伤的基础，为了得到稳定、重复性好的实验模型，除根据实验需要选择动物以及致伤部位外，常通过改变投射物的种类、发射速度使致伤符合实验要求。

一、高速投射物致伤机制

低速投射物穿入人体时，其作用力沿着弹道的轴线前进，在其前进过程中，直接离断、撕裂和击穿弹道上的组织，形成所谓残留伤道或原发伤道。高速投射物穿入人体时，不仅具有前冲力，形成原发伤道，而且还有一定的侧冲力。这种侧冲力以很大的能量和速度向四周扩展，迫使原发伤道的组织迅速向四周压缩与移位，由此形成一个比原发伤道或投射物直径大数倍至数十倍的椭圆形空腔，即瞬时空腔。空腔压力最高可达 9.81MPa（100kg/cm^2）以上，空腔内压力迅速变化，可使伤道周围组织发生严重而广泛的撕裂、挫伤，并导致伤腔严重污染；而当高速投射物（速度超过 762m/s）击中机体表面时可产生几千个大气压的冲击波，并以近 1500m/s 的速度在体内传播。此时，高速投射物的瞬时空腔和冲击波效应产生的强压力波在血管内传播，导致空腔脏器及远离伤道的脏器 / 组织损伤，如血管内皮细胞、肺、心脏等重要脏器 / 组织损伤，即高速投射物的远达效应。

投射物能够使机体致伤，主要是因为投射物本身具有动能（质量和速度）。动能是机体遭受破坏的先决条件，而传递给机体组织的能量多少则决定了伤情的严重程度。投射物致伤能力可用其动能表示。

$E=mv^2/2$

E 代表动能（J），m 代表投射物的质量（kg），v 代表投射物的速度（m/s）。

投射物的动能依速度的平方增加，而能量释放率却依速度的立方增加，当速度超过一定界限时，其增加的程度更大，显而易见，速度对致伤力的影响最大。因此，投射物速度增大后，释放给组织的能量急剧增大，组织的损伤亦更为严重。投射物在肌组织内每释放出 1J 的能量，就可形成 8.01×10^{-2}cm^3 的空腔。杀伤人体的最低速度为 100m/s，相应的动能为 62J。当铅弹丸的速度为 50m/s，动能为 15J，可使软组织外面的皮肤严重挫伤。19 世纪末，许多国家根据这种计算，制定各自的“有效”杀伤标准，即投射物使一个人丧失战斗力所需的最低能量。法国当时定为 39J，德国和美国定为 78J，目前我国仍采用 78~98J。

但组织实际的损伤程度主要取决于两方面：一是组织吸收的能量，二是组织的特性。组织吸收的能量 $=1/2mv_1-1/2mv_2$，v_1 为枪弹接触体表时的撞击速度，v_2 为枪弹穿透机体后残留的速度。

二、致伤武器和弹药

由于枪管来复线的缘故，弹头在空中飞行时高速旋转，加之弹头的结构不对称和空气动力学原因，弹头在飞行时可产生偏离飞行直线纵轴的运动（偏航）、弹头倒转（翻滚）、围绕枪弹中心的旋转偏航运动（进动），以及呈玫瑰花结构式地向前旋转运动（章动）。弹头撞击体表的角度不同，组织损伤程度和伤道形状也有所不同。制式的步枪和手枪发射的枪弹是火器伤研究常用的武器。常见枪弹规格如表 9-16-26 所示。

表 9-16-26 几种常用枪弹规格[94]

常用武器	口径（mm）	初速（m/s）	枪口动能（J）	弹头质量（g）
51 式手枪弹	7.62	435	519.4	5.5 铅芯
59 式手枪弹	9	315~340	304	6.1 铅芯
53 式步枪弹	7.62	865	3569	9.6
56 式步枪弹	7.62	710~735	1991~2134	7.9
M193 步枪弹	5.56	997	1769	3.56

7.62mm 弹飞行稳定，侵彻力强。小于 6mm 口径枪械发射的枪弹称为小口径枪弹，美军 5.56mm，M193 枪弹为典型的小口径枪弹，该弹为铅芯、钢被甲。由于小口径枪弹初速高、弹体轻，射入组织的弹头易翻转、破碎、流出铅芯，因而组织损伤重。

滑膛枪发射单发的预制球形、圆柱形、方形钢质破片，可模拟各类爆炸物预制弹片的致伤过程。通常将预制破片放置在盛装发射药的弹壳前端的塑料弹托内，发射后弹托与破片分离，可通过改变发射药获取不同的破片速度。球形破片在飞行中无章动、不翻滚、稳定性好，因此在实验中也常采用。

三、投射物致伤参数测定

由于投射物的致伤能力是由投射物所具有的动能决定的，投射物的动能依速度的平方增加，而能量释放率却依速度的立方增加，可见，速度对致伤力的影响最大。测量弹头或破片等投射物的运动速度，特别是弹头碰击靶标和离开靶标以及在靶标内的瞬间速度，对于创伤弹道实验研究来说，具有极大的实际意义和理论意义。根据测定的瞬间速度，可以分析研究弹头在靶标内的运动规律，释放能量与致伤的关系。

1. 速度测定　速度是衡量弹头威力的重要参数之。弹头在介质内部速度可借助高速摄影的方法测量。投射物的初速以及穿过靶物后剩余速度可采用高速摄影、闪光X线照相、区截装置 - 电子测时系统、多普勒靶测速雷达、弹道摆等多种测速装置测定。由于区截装置 - 电子测时系统的仪器较价廉且测定结果准确，为实验室常用测速装置。区截装置又称测速靶，可分为接触式与非接触式，接触式例如铜丝靶，非接触式如激光测速靶、红外线测速靶。测速时精确测定测速靶置于投射物运动的某一弹道段的起点和终点之间的距离（x_1，x_2），当投射物通过时分别产生瞬时区截脉冲信号，电子测时仪及时记录通过两靶行程的时间（t_1，t_2），从而计算出投射物的速度（V）：$V=x_{1,2}/t_{1,2}$。

投射物击中靶物时传递能量可依据下列公式计算：传递能量 $=m(V_1-V_2)/2g$。

式中 m 为投射物重量，g 为重力加速度，V_1 为投射物击中靶物的撞击速度，V_2 为投射物穿过靶物的剩余速度。

2. 压力的测量　投射物在机体中产生的压力是造成远达效应的直接原因，是致伤机制研究的重要因素，因而压力的测量有重要意义。通过压力传感器将压力信号转换成电信号的变化并让记录仪记录下来。

3. 高速摄影　利用高速摄影方法，可以拍摄侵彻过程的瞬间照片，还能直观的记录高速变化过程，从而为研究弹头、破片在靶介质内部的运动状态、参量与致伤关系提供可靠的依据。

四、伤情判定

以伤道出入口面积比值、伤道最大直径、坏死组织清创量为评定组织损伤程度的标准。现代火器伤具有损伤广泛、伤道复杂、多发性损伤以及感染严重等特点。投射物作用于人体后，会产生局部和全身两种效应。局部效应是指伤道及其邻近组织所产生的病理、生化、生理等结构和功能的改变；全身效应是指远离伤道的部位和周身各系统所引起的远达效应和继发效应。为了准确地判定伤情，有针对性地进行治疗，建立稳定标准的实验动物模型是观察投射物致伤后机体局部（脏器、四肢）和全身变化的前提，因此，根据不同的实验目的建立不同的动物模型。

五、高速投射物动物模型（animal models of high velocity projectile injury）的建立

（一）肢体软组织伤实验模型

【造模方法】

1. 实验动物　多选用猪、犬等较大动物，因这些动物腿部肌肉丰厚且发达，通过建立肢体软组织伤实验模型，适于射击后弹道形态观察，以及观察致伤后的全身反应。

2. 动物准备　以犬为例，成年犬（体重 12~14kg）。静脉注射麻醉后（3% 戊巴比妥钠、速眠新），后肢股部剃毛，将双后肢捆绑在一起或后单肢（猪），悬吊。标记射击点（弹着点），弹着点通常选择在股中部肌肉丰满处，避开股骨、股动脉以及坐骨神经。

3. 射击弹药或武器　射击武器可采用各类制式步枪、手枪发射各类枪弹，也可采用滑膛枪发射各类球形、三角形、圆柱形等钢质破片，通过调整发射药量获得不同的发射速度。也可采用各类制式枪弹、不同类型和速度的破片致伤。

4. 物理参数测定　弹药的初速度（m/s）、平均传递能量（J）、伤道周围组织局部压力（MPa）、伤腔最大直径（cm）。

5. 组织取材　切取距离伤道不同距离 0.5~1.0cm。

【模型特点】

1. 伤道的病理分区 投射物穿过人体组织或脏器的通道称为伤道。根据入口和出口形态,可将投射物伤分为贯通伤、盲管伤和切线伤 3 种。既有入口又有出口的伤道称为贯通伤;仅有入口而无出口的称为盲管伤;投射物沿体表切线方向通过,使伤道呈沟槽状,此种称为切线伤。

通常可将伤道由内向外分为 3 个区域,即原发伤道区、挫伤区和震荡区。

(1) 原发伤道区:是投射物直接击穿或切割其径路上的组织而形成的伤腔。肉眼观察,原发伤道内常有多少不一的破碎组织、凝血块以及泥沙、毛发、衣服碎片等异物。光镜下检查,见该区的内表面参差不齐,组织的正常结构已完全消失,大量红细胞和中性粒细胞密布于坏死组织中。伤后 12~24 小时,已可见表面有不少散在性或团状分布的细菌,偶见毛发或纤维样物。

(2) 挫伤区:紧靠原发伤道,是投射物能量侧向传导和瞬时空腔的挤压、牵拉作用而形成的失活组织区。失活组织区在伤后立即观察时难以判定,因为形态上可能和正常组织没有什么区别。伤后数小时或 1~2 天,损伤细胞释放出各种水解酶,使组织发生变性和溶解,此时病变才会逐渐明显地表现出来。肉眼观察,其形态特点可归纳为“4C”,即色调(colour)- 暗紫;致密度(consistency)- 软泥样;毛细血管(capillary bleeding)- 切之不出血;收缩力(contractility)- 夹之不收缩。此即临床判定失活组织的所谓“4C 法”。挫伤区中的坏死组织,经一定时间后可发生脱落而使原发伤道扩大,扩大后的伤道称为继发伤道。一般情况下,挫伤区的宽度 0.5~1.0cm。肉眼判定为挫伤区的部位,光镜下检查,其中一部分常实际为震荡区。

1) 光镜观察:挫伤区最内层为一些无结构的坏死物质和大量破碎的中性粒细胞,稍外层的肌纤维多发生严重的变性、坏死,肌纤维的胞核和横纹消失,肌浆内出现大量空泡或均质状浅染,呈蜡状;部分肌纤维断裂,甚至崩解为碎片;部分肌浆发生溶解性坏死呈蚕食状。于变性坏死的肌纤维之间也可见少数纹理相当清楚的肌纤维。间质血管瘀血、水肿和多量中性粒细胞浸润,扩张的毛细血管腔内有紧密排列呈串珠状的红细胞。伤后 72 小时,挫伤区内的炎症反应进一步加重,并进入化脓阶段。此时,原发伤道区内及挫伤区内层均可见化脓,可见脓细胞或菌落,肌纤维变性坏死较伤后 24 小时更为明显。挫伤区外层,间质内有大量红细胞和中性粒细胞以及少量单核细胞,并可见新生毛细血管,巨噬细胞吞噬坏死物质的活动十分活跃。

2) 电镜观察:伤后 3 小时,即可见部分肌原纤维出现不同程度变性、坏死,变性肌纤维表现为 Z 线排列紊乱,呈锯齿状或阶梯状,I 带消失,M 线模糊不清。局灶性肌原纤维溶解、消失或排列紊乱,其间可见絮状物、空泡和线粒体。肌纤维间有大量大小不一的空泡形成,多为肌膜下扩张的肌浆网,线粒体呈轻至中度肿胀,其嵴减少或断裂,基质电子密度下降。随着观察时间的延长,肌原纤维变性也更为明显,肌原纤维溶解、坏死加重,部分坏死肌原纤维形成团块状的无结构物质,电子密度较高,一些变性细胞器、空泡游离于坏死组织之间。部分肌间隙空泡增多、增大,可见沿肌纤维纵轴成串排列的大小不一的线粒体,线粒体肿胀、空化、气球样变性非常明显,甚至可见髓鞘样变性,其中也可见少量结构、形态、电子密度相对正常的线粒体。伤后 12 小时,形态、结构相对正常的线粒体更为多见,即线粒体增生改变明显。至伤后 24 小时,线粒体变性改变则再度加重,出现空化、髓鞘样变。

(3) 震荡区:震荡区较挫伤区略宽,为数厘米。该区的主要改变为肌纤维变性和血液循环障碍,如充血、水肿、血栓形成、出血等,血液循环障碍为战伤感染的发生发展提供了有利的条件。

1) 光镜观察:该区内的肌纤维出现不同程度的变性,表现为肌纤维轻度肿胀,均质性浅染,或着色浓淡不均,或皱缩呈波浪状,横纹尚存;震荡区的内层,仍可见到肌纤维性溶解性坏死灶;间质水肿,血管瘀血显著,见少量红细胞和炎症细胞。

2) 电镜观察:伤后 3 小时,肌纤维轻度肿胀,肌间隙似增宽,其间可见较多细小空泡、髓鞘样结构、轻至中度肿胀的线粒体。肌原纤维变性,Z 线呈阶梯状排列或错位排列,部分肌原纤维呈波纹状改变。可见少量局灶性肌浆溶解,肌丝离散、溶解或消失。伤后 6 小时,局灶肌浆溶解有所增多,线粒体明显肿胀,部分线粒体嵴减少、断离甚至空化或髓鞘样变,同时可见少量形态结构相对正常的线粒体。伤后 12 小时,主要是线粒体增生改变明显。伤后 24 小时,线粒体肿胀、空化、髓鞘样变加重,肌原纤维的溶解、坏死,较伤后 3 小时有所增加。

【模型应用】

该模型主要应用于创伤弹道学研究，满足终点弹道研究的需要。

(二) 颅脑投射物致伤动物模型

【造模机制】

颅脑投射物伤及颅脑火器伤常由于伤及中枢神经系统而危及生命，因而实验模型较难制作。实验性颅脑火器伤模型的建立，必须满足两个条件：一是能够反映火器性颅脑伤的特点，体现颅脑创伤弹道学特性；二是必须能够生存一段时间以满足一定指标的观察，以便进行研究。由于高速投射物动能大，撞击动物颅脑后损伤严重，往往导致动物迅速死亡。而低速弹由于动能较小，击中颅脑后造成的损伤相对较轻，动物的存活时间相对较长，因而便于进行颅脑火器伤后各种生理、生化指标的检测以及观察动物伤后脑组织学变化。

【造模方法】

1. 实验动物　成年犬、猪等动物。致死后动物通常能存活一段时间，便于伤后观察呼吸、心率、血压以及颅内压等病理生理指标。

2. 弹药选择　高压气枪弹、钢珠弹，钢珠弹在组织内无翻滚，少有变形和破碎，形成的伤道较为一致，重复性好。

3. 动物准备　以成年犬为例，颅脑贯通伤模型可采用体重 12~18kg 的成年犬，应用 3% 戊巴比妥钠或速眠新静脉麻醉动物，气管插管，致伤犬平卧于致伤台。弹着点选择前额或颞部，剃除弹着点处皮肤毛，行右侧股动脉插管，致伤前后测定动脉血压、心率及呼吸。

4. 致伤　以 53 式滑膛枪发射质量 0.15g 钢球，初速 (399.1±16.8) m/s，传递能量 (12.0±1.0) J。致伤后实验犬有短暂的呼吸暂停，平均时间约 15 分钟，经辅助呼吸后恢复自主呼吸，伤后即刻心率减慢，以后逐渐恢复。致伤动物病理解剖显示，钢球穿过颅骨、额叶、颞叶，停留于对侧皮下或肌肉中，脑伤道挫伤范围 2.0~2.5cm，硬膜下血肿以出口侧较重，脑室中可见血凝块，大脑及延髓软膜下可见点状出血。该模型动物 10 小时存活率为 100%，24 小时存活率为 75%，适用于颅脑火器伤的局部病理特点以及早期全身病理生理变化的研究。

【模型特点】

1. 物理参数测定　测定不同枪弹的初速、撞击能量以及组织吸收能量。通常弹速越高，撞击能量和吸收能量越高。

2. 致伤前后生命体征观察　如呼吸、心率及血压变化。颅脑火器伤后最易发生呼吸的改变，动物致伤后即刻均呼吸停止，大部分动物通常在数秒至数分钟恢复自主呼吸，少部分动物需经人工呼吸 10~30 分钟后恢复。恢复后的自主呼吸，节律变慢，部分动物呈叹息样或间歇式呼吸；伤后心率减慢；血压下降及脑血流量 (cerebral blood flow，CBF) 的减少。

3. 大体病理观察及组织学观察，肉眼观察原发伤道及脑组织损伤情况。

(1) 颅骨大体病理变化：投射物穿透颅骨，多致洞形粉碎性骨折，内板较外板损伤重。如为贯通伤则出口处骨折比入口处重，且常伴有周围的线性骨折。投射物垂直于骨面射入时，洞形骨折多为圆形。非垂直射入时多为椭圆形，碎骨片可致脑组织二次损伤。如果子弹动能足够大时可见颅骨破裂。

(2) 脑组织病理变化：高速投射物撞击动能很大，撞击头部后往往造成颅骨粉碎性骨折、硬膜破裂、脑组织破碎和广泛出血，而飞射的碎骨片又会对脑组织产生二次致伤作用，且子弹撞击后易失去稳定性，在脑组织中发生翻滚，迅速传递能量，形成入口小、出口大的伤道特点；子弹击中头部后产生的空腔效应，可促使颅内压力瞬时急骤增高，并经含水分较多的脑组织传递，造成密闭颅腔的变形及脑瞬时疝的形成；伤后广泛的颅内出血和血肿的形成，包括硬膜下血肿、脑室内出血、蛛网膜下腔出血以及脑实质出血等，也是导致伤后颅内压 (intracranial pressure，ICP) 升高的主要因素；严重脑水肿，主要是脑组织的直接损伤，伤后的缺血、缺氧导致细胞代谢障碍加之血脑屏障的破坏引起；原发伤道区是投射物穿越脑组织所致的直接破坏区，组织坏死严重，并混有碎骨片、凝血块及泥沙等异物，有时毁损的脑组织可溢至伤口外。

(3) 光镜观察：可见原发伤道区组织正常结构消失，大量的坏死组织及出血。因脑组织的黏滞性大，弹性差，故颅脑火器伤产生的脑组织挫伤区较其他组织大，该区可见点片状出血，组织水肿，神经元变性，胶质细胞肿胀或坏死等病理改变。震荡区位于挫伤区周围，无明显的病理形态改变，仅有微血管瘀血等循环障碍的表现。

（三）胸部投射物致伤实验模型

【造模方法】

1. 通常以犬为实验动物。称体重（12~18kg），静脉注射麻药麻醉动物后，行气管插管，股动、静脉插管，将犬垂直悬吊在动物固定架上，射击点选择在犬胸中下部（平剑突平面肋间，右锁骨中线外 0.5cm）。

2. 以滑膛枪发射初速为 600~800m/s，质量为 0.4g 的钢球，也可采用制式步枪发射 7.62mm 枪弹。致伤后立即用不透气的敷料封闭胸壁出入口，行右胸第 2 肋间锁骨中线指祥排气，也可立即实施胸腔闭式引流。将气管导管连接呼吸机进行辅助呼吸。

【模型特点】

此类损伤模型主要造成犬右肺中下叶或下叶外带贯通伤，弹着点处肋骨骨折以及肋间动脉断裂。致伤动物存活 4~6 小时，适合于观察致伤后较短时间内的病理生理变化和损伤局部的病理特点。

1. 物理参数测定　测定不同枪弹的初速、撞击能量以及组织吸收能量。以 53 式 7.62mm 步枪子弹初速为（762.5±31.6）m/s 时，通常造成的胸部损伤使犬无法存活。但如果子弹初速在 300~400m/s 时，致犬胸腔枪弹伤后，不伤及大血管，动物可以存活 6~12 小时甚至更长时间，并且伤道恒定，重复性好。所造成的呼吸循环功能和病理生理变化均符合临床所见。

2. 致伤前后生命体征观察及血气分析　如呼吸、心率及血压变化。动态连续观察呼吸、心律、心率变化，检测腹主动脉压、中心静脉压以及动、静脉血气的动态变化。如果击中胸腔大血管，发生大出血，犬动、静脉压迅速进行性下降，心率由伤后短暂增加至迅速减慢而停止。血气分析表现为严重低氧血症和高碳酸血症，并进行性加重。呼吸衰竭往往发生得早而且严重，是早期致死的一个重要原因。呼吸衰竭死亡动物主要表现为呼吸由伤后短暂抑制转而加深加快，而后很快减慢为叹息样呼吸至呼吸停止。

3. 胸部 X 线片　存活动物行正侧位 X 线片。X 线片通常显示少至中量血气胸、皮下气肿，双肺可见小斑片至大片状阴影不等；如果有心包出血，可见心腰变平。

4. 大体病理观察及组织学观察，肉眼观察原发伤道及肺组织损伤情况　大体病理变化以及留取肺、心脏标本甲醛固定，常规 HE 染色，光镜观察。

如果子弹初速在 300~400m/s 时，致犬胸腔枪弹伤后，病理解剖有肺损伤和血气胸，现场或早期死亡率均接近人类胸腔枪弹伤。大体解剖：

胸腔内大出血。胸腔内大血管密集，胸部枪弹伤往往可造成致命的大出血，是胸部火器伤死亡的主要原因之一。避开心脏大血管或肺门血管损伤，仍有 57% 的实验犬因肋间动脉断裂引起胸腔大出血，因此，在实验中采用肋间血管结扎的办法，可有效减少胸腔内出血。肺伤道周围虽有出血，但量不多。

胸腔开放(气胸)。胸部火器伤通常造成开放性气胸，为了延长动物存活时间，应及时作胸腔闭式引流。

肺贯通伤合并血气胸。部分动物可见肋骨断裂，肺内可见骨碎片。如果投射物速度很高，肋骨碎片可呈圆锥状放散，造成胸壁及肺继发性损伤。如果初速度较小，通常子弹出口和入口大小相差不大。胸壁及肺弹道周围有坏死、挫伤和出血区，而高速枪弹伤道直径可达 4~8cm，造成伤道周围肺泡毛细血管出血、水肿和实变。伤肺可出现明显的肝样变，对侧肺可见程度较轻的水肿、片状不张和出血区。

光镜观察：可见肺泡隔破坏、出血、水肿及炎性渗出改变，对侧肺也可见程度较轻的水肿、片状不张和出血区。高速投射物所致靠近心脏区域的胸壁切线伤和胸部穿透伤引起心包切线伤，可发生不同程度的心肌挫伤；同时，其瞬时空腔效应和血液流体力学作用也可以造成严重的心肌组织挫伤和撕裂伤，包括瓣膜、间隔、传导系统、腱索和乳头肌的损伤，此时，动物死亡率高。

5. 胸部火器伤除了弹道周围直接损伤以及血气胸等间接损伤外，还可引起远达效应，即远隔部位的损伤，Sperry 等曾报道 18 例，前胸或侧胸切线伤除造成血气胸、肺及心肌挫伤外，有的还发生小肠和结肠血栓性坏死，甚至出现下肢截瘫、昏迷以及眼底和结合膜出血等；另有实验报道高原胸部枪弹伤犬的心、肝、脾、肾、胃等脏器内均可见出血点。

【模型应用】

该模型可用于胸腔枪弹伤致伤效应和早期救治实验研究。

(四) 腹部投射物致伤实验模型

【造模机制】

腹部枪弹伤具有内脏损伤率高、出血性休克率高、感染率高、MODS(multiple organ dysfunction syndrome，MODS)发生率高、死亡率高等“五高”特点，在平时及战时均可发生。历次战争中腹部战伤占伤病员总数的5%~8%，前苏联卫国战争期间为5%~7%，抗美援朝期间为5.7%~8.1%，对越自卫反击战为5.2%。腹部枪弹伤在平时较少见，一旦发生，即可造成伤员多个脏器破裂、大出血、功能损害等一系列严重的病理改变，可在极短时间内夺走伤员的生命。由于近年来武器的先进性，导致多脏器复杂枪弹伤患者的数量有明显增加，按照腹膜是否被穿透可分为穿透伤和非穿透伤。穿透伤时根据同时有出入口者称为贯通伤，否则为盲管伤。腹部火器伤无论穿透伤或非穿透伤均可发生内脏损伤，依发生率由高到低为小肠→结肠→肝脏→胃。目前，外军以5.56mm、5.45mm为代表的高速、小口径枪弹已广泛应用，这类枪弹初速近1000m/s，弹体轻，击中组织后易翻滚、变形而造成严重损伤。因此，建立高速投射物腹部动物模型，有利于进行投射物的致伤效应、腹部伤后病理和病理生理变化以及救治的研究。

【造模方法】

1. 实验动物　常采用犬(12~18kg)或猪(25~50kg)为实验动物。

2. 动物麻醉后，四肢悬吊于致伤架上；射击点通常选择在下腹部，与身体长轴呈90°，可根据实验需要选择贯通伤(开放性损伤)或切线伤(闭合性损伤)，致伤时应避免投射物直接击中髂骨。射击武器可采用步枪、手枪发射制式枪弹以及滑膛枪发射不同速度和质量的破片和弹丸。

3. 以制式53式7.62mm弹射击犬腹部，造成腹部贯通伤。

4. 观察指标

(1) 物理参数测定：测定不同枪弹的初速、撞击能量以及组织吸收能量。

(2) 致伤前后生命体征观察：如呼吸、心率及血压变化。

(3) 大体病理观察及组织学观察。

【模型特点】

1. 高速投射物致腹部损伤特点为弹道入口小，弹道长，弹道的侧冲力造成广泛的组织损伤，且有异物，容易感染及造成多脏器的损伤。

2. 腹内分布于原发伤道区内的小肠呈多发性穿孔，肠壁血肿，出现肠壁全层广泛出血，尤以黏膜下层明显。

3. 光镜下黏膜上皮明显水肿，部分上皮脱落、变性、坏死；肌层可见部分肌纤维断裂。

(五) 坐骨神经震荡伤致伤实验模型

【造模机制】

随着现代武器，尤其是轻武器精度和威力的大大提高，周围神经火器伤的发生率也呈现逐渐增高的趋势。二战时，美军周围神经火器伤的发生约占伤员总数的3%，占四肢伤伤员的15%，上下肢神经伤的比例为3：1；越战中17 726名美军伤员中，周围神经火器伤者占其总数的6.6%；对越自卫作战中，我军周围神经火器伤伤员占伤员总数的8.3%，占四肢伤伤员的17%，上下肢神经伤的比例为2.6：1；1991年海湾战争期间，五所医疗中心统计的222例多国部队伤员中，周围神经火器伤占44%。

周围神经火器伤的致伤机制与投射物本身的物理因素密切相关。投射物除对神经产生机械性高速撞击和切割而造成直接损伤外，还可在体内产生压力波和瞬时空腔，推动神经迁移牵拉而造成间接伤或震荡伤。利用X线高速摄影技术结合坐骨神经造影，可清晰显示出直径6mm钢球以980m/s的速度射击猪后肢时，虽没有击中坐骨神经，但肌组织内形成的瞬时空腔将位于空腔边缘的坐骨神经牵拉成弓形。而以高速、小质量的5.56mm枪弹射击犬后肢，坐骨神经可伸长12.08%，神经移位的幅度与瞬时空腔的最大容积呈指数关系。一般认为，当神经拉长超过10%即可出现神经功能障碍，达到15%~20%则出现形态学改变。

【造模方法】

1. 实验动物 选择兔或犬作为实验动物。雌雄不限，根据致伤钢珠质量及装药量不同随机可分组。

2. 动物静脉麻醉后，后肢剃毛，将单侧肢体悬吊，仰卧位捆绑固定于致伤架上。

3. 致伤武器通常选用为 53 式 7.62mm 滑膛枪（初速近 1000m/s）。选择后肢外侧坐骨神经体表投影线中点为靶点。

4. 观察指标

（1）物理参数测定：测定不同枪弹的初速、撞击能量以及组织吸收能量（传递能量）。

（2）大体病理观察及组织学观察：伤道入出口大小、神经干出现长度、骨折与血管伤发生情况，损伤坐骨神经光、电镜观察。

【模型特点】

1. 肉眼观察 神经震荡伤清创时可发现神经干肿胀，外膜不光滑或有外膜下弥漫性出血，鞘膜下广泛出血、束膜内严重出血。火器性神经损伤的一个重要病理表现为损伤的不均匀性，即同一神经，有的神经束受损，有的结构正常。

2. 光镜观察 神经外膜和神经束膜下广泛出血，神经束膜和内膜内血管扩张、充血。部分毛细血管发生破裂，形成大片灶状出血。神经内出现撕裂，神经纤维间形成较大间隙，神经纤维排列紊乱，有的多处断裂，甚至形成碎片，部分髓鞘染色变浅，提示变性。无论是火器性神经断裂伤还是震荡伤，神经纤维本身都发生与其他神经损伤类型相同的病理改变，即沃勒变性。神经束内有些轴索变形，髓鞘断裂、轴索发生一系列变性改变。轴浆中线粒体增多、肿胀，有时有线粒体空泡化，轴索可与髓鞘分离，轴索内产生髓样小体。

3. 电镜观察 主要改变为髓鞘板层疏松分层，似洋葱样改变，或板层结构模糊不清，电子密度明显下降，部分髓鞘与轴索剥离，轴索变形；微丝、微管稀疏或断裂，轴索内微管明显减少，常见线粒体肿胀、空化。

4. 周围神经火器伤使中枢神经元所遭受的损伤比其他损伤类型严重得多，与一般性神经切割伤相比，坐骨神经火器伤除造成腰段脊髓小的出血灶和神经元水肿、空泡样变性外，还能导致神经元发生更为严重的凋亡，并使神经元的数量明显减少。

5. 此外，火器伤除造成局部的神经损伤外，还能使远离致伤部位的神经发生病理改变。例如，当射击猪左侧大腿造成坐骨神经火器伤时，对侧坐骨神经虽然肉眼观察没有出血和坏死，但伤后即刻和 48 小时却在镜下发现髓磷脂膨胀进入轴突、轴浆混乱、微管减少、施万细胞肿胀等表现。

（黄宏）

参考文献

[1] 夏穗生，杨冠群，朱文慧，等 .130 次狗原位肝移植手术的分析[J]. 中华外科杂志，1978，5：169-272.

[2] Cherqui D，Emond JC，Pietrabissa A，et al. Segmental liver transplantation from living donors. Report of the technique and preliminary results in dogs [J]. HPB Surg，1990，2 (3)：189-202.

[3] Emre S，Sumrani N，Youngelman D，et al. Orthotopic hepatic transplantation in the dog [J]. J Invest Surg，1992，5 (1)：51-59.

[4] De Jonge J，Madem GC，Terpstra OT，et al. Directing portal flow is essential for graft survival in auxiliary partial heterotopic liver transplantation in the dog [J]. J Pediatr Surg，1999，34 (8)：1265-1268.

[5] Gridelli B，Rossi G，Colledan M，et al. Organ procurement for multivisceral abdominal transplantation in the pig [J]. Transplant Proc，1988，20 (5)：844-845.

[6] Kamada N，Calne R. A surgical experience with five hundred thirty liver transplantation in the rat [J].Surgery，1983，93：64-68.

[7] Engemann R，Ulrichs K，Thiede A，et al. The value of a physiological liver transplant model in the rat[J].Transplantation，1982，3：566-569.

[8] Miyata M，Fisher J，Fuhs M，et al. A simple method for orthotopic liver transplantation in the rat [J].Transplantation，1980，30：335-338.

[9] Baquerizo A. Experimental liver transplantation in small animals//Busuttil RW，Klintmalm GB. Transplantation of the liver [M]. Philadelphia：WB Saunders，1996：23-30.

[10] Settaf A, Gugenheim J, Houssin D, et al. Cuff technique for orthotopic liver transplantation in the rat. A simplified method for the suprahepatic vena cava anastomosis [J]. Transplantation, 1986, 42: 330-331.
[11] Tsuchimoto S, Kusumoto K, Nakajima Y, et al. Orthotopic liver transplantation in the rat: a simplified technique using the cuff method for suprahepatic vena cava anastomosis [J]. Transplantation, 1988, 45: 1153-1155.
[12] Harihara Y, Sanjo K, Idezuki Y. A modified cuff technique for suprahepatic vena cava anastomosis in rat liver transplantation[J]. Transplantation, 1992, 53: 707-708.
[13] 郑树森．肝移植[M]. 第2版．北京：人民卫生出版社，2012：141-162.
[14] 何勇，陈昊，鱼达，等．双套袖法大鼠减体积肝移植模型的改良[J]. 中华实验外科杂志，2009，26(3)：278.
[15] 陈辉，姜骊，王雁，等．三种不同麻醉药对SD大鼠肝移植手术麻醉效果的比较和应用[J]. 实验动物科学，2009，26(4)：57-59.
[16] Rossi G, de Carlis L, Doglia M, et al. Orthotopic transplantation of partially hepatectomized liver in the pig [J]. Transplantation, 1987, 43(3): 362-365.
[17] Balen E, Cienfuegos JA, Pardo F, et al. Multivisceral upper-abdominal allotransplantation in the pig [J]. Transplant Proc, 1992, 24(3): 1211-1213.
[18] Gatti S, Rossi G, Albani AP, et al. Orthotopic liver-small bowel allotransplantation-surgical technique in the pig [J]. Transplant Proc, 1994, 26(3): 1627-1628.
[19] Hayashi S, Katayama A, Negita M, et al. Application of inferior vena cava graft to split liver transplantation of pig [J]. Transplantation, 1995, 60(5): 504-505.
[20] Hayashi S, Namii Y, Nagasaka T, et al. Application of intraoperative intrahepatic portosystemic shunt in split-liver transplantation of the pig [J]. Transplant Proc, 1988, 30(7): 3225-3228.
[21] Oike F, Uryuhara K, Otsuka M, et al. Simplified technique of orthotopic liver transplantation in pigs [J]. Transplantation, 2001, 71(2): 328-339.
[22] 郑树森，梁廷波．经典原位肝移植中的转流与非转流[J]. 消化外科，2002，1(4)：229.
[23] 卿德科，韩立本，董家鸿，等．小型猪原位肝移植模型的建立与评价[J]. 消化外科，2003，2(5)：314-317.
[24] 王爱德．广西巴马小型猪的选育研究[J]. 中国比较医学杂志，2004：14(3)：160.
[25] 冷建军，董家鸿，韩立本，等．巴马小型猪肝脏应用解剖学观察[J]. 消化外科，2004，3(3)：181-184.
[26] 黎鳌，杨宗城，肖光夏，等．实验烧伤外科学[M]. 重庆：重庆大学出版社，1995.
[27] 黎鳌，杨宗城．烧伤治疗学[M]. 北京：人民卫生出版社，1995.
[28] Ran XZ, Shi CM, Zheng HE, et al. Experimental research on the management of combined radiation-burn injury in china [J]. Radiat Res, 2011, 175(3): 382-389.
[29] 冉新泽，程天民，粟永萍．放烧复合伤的造血保护与免疫调节研究[J]. 中华医学杂志，2011，91(12)：855-857.
[30] 冉新泽．魏泓．医学实验动物学．[M]. 第2版．成都：四川科学技术出版社，2004，10：548-566.
[31] 施新猷．医学动物实验方法[M]. 北京：人民卫生出版社，1983：240-250.
[32] 阎永堂，冉新泽，魏书庆．骨髓移植前输血对不同剂量全身照射大鼠的影响[J]. 中华放射医学与防护杂志，1988，8(3)：187-190.
[33] 黄跃生．烧伤科特色治疗技术[M]. 北京：科学技术文献出版社，2004：569-576.
[34] 郭鹞．人类疾病的动物模型(第一辑)[M]. 北京：人民卫生出版社，1982：405-492.
[35] 陈晓红，孙仁山．医学生物学研究生常用实验技术方法[M]. 成都：四川大学出版社，2009：11-20.
[36] 杨宗城．中华烧伤医学[M]. 北京：人民卫生出版社，2008：700-733.
[37] Ran XZ, Yan YT, Wei SQ, et al. Effects of blood transfusion on bone marrow transplantation in rats with radiation-burn combined injury [J]. Chin J Exp Hematol, 1995, 3(1)78-84.
[38] 罗成基，粟永萍．复合伤[M]. 北京：军事医学科学出版社，2006：230-269.
[39] Chen XH, Ran XZ, Sun RS, et al. Protective effect of an extract from Periplaneta americana on hematopoiesis in irradiated rats[J]. Int J Radiat Biol, 2009, 85(7): 607-613.
[40] Ran XZ, Cheng TM, Shi CM, et al. The Effects of total-body irradiation on the survival and skin wound healing of rats with combined radiation-wound injury [J]. J Trauma, 2004, 57(5): 1087-1093.
[41] 阎永堂，冉新泽，魏书庆，等．烧伤、冲击伤及烧冲复合伤对大鼠胸腺和脾脏几种细胞免疫反应的影响[J]. 中华整形烧伤外科杂志，1993，9(4)：280-283.
[42] Ran XZ, Yan YT, Cheng TM, et al. Effects of the combined radiation and thermal burn injury on the survival of skin allograft and immune function in rats [J]. Chin Med J, 1998, 111(7): 634-637.
[43] 王正国．现代交通医学[M]. 重庆：重庆大学出版社，2011.

[44] 王正国. 交通医学[M]. 天津:天津科学技术出版社,1997.
[45] 王正国. 创伤学基础与临床[M]. 武汉:湖北科学技术出版社,2006.
[46] 许洪国. 汽车事故工程[M]. 北京:人民交通出版社,2004.
[47] 王正国. 道路交通伤研究进展[J]. 中华创伤骨科杂志,2002,4(1):2-5.
[48] 王正国,孙立英,刘宝松,等. 生物撞击机的研制与撞击伤发生机制的研究[J]. 中华创伤骨科杂志,1999,15(4):293-297.
[49] 尹志勇,王正国,刘海鹏,等. 多功能小型生物撞击机的研制及应用[J]. 生物医学工程杂志,2000,17(3):309-312.
[50] 田磊. 牵张成骨术修复犬下颌骨高速投射物伤性骨缺损的实验研究[D]. 第四军医大学博士论文,2005.
[51] 赵辉. 颅脑减速伤的发生机制研究[D]. 第三军医大学博士论文,2009.
[52] 郭晓丽,朱佩芳,王正国,等. 汽车正向碰撞所致交通伤的实验研究[J]. 中华创伤杂志,2005,21(5):378-380.
[53] 郭晓丽,朱佩芳,王正国,等. 汽车碰撞防护栏致交通伤的动物实验模型[J]. 中国临床康复,2005,9(30):120-122.
[54] 刘彦普,雷德林,刘桂才,等. 多功能生物撞击机的研制[J]. 实用口腔医学杂志,2003,19(3):269-270.
[55] 黄建松. 水下冲击伤的特点及研究进展[J]. 海军医学杂志,2004,25(2):168-170.
[56] 李铮. 空气冲击波作用下人的安全距离[J]. 爆炸与冲击,1990,10(2):135-144.
[57] 李朝军,刘兆华,朱佩芳. 冲击波对听器的致伤效应研究进展[J]. 重庆医学,2002,31(3):239-240.
[58] 李朝军,刘兆华,朱佩芳. 中国听器冲击伤研究现状与展望[J]. 重庆医学,2007,36(3):193-194.
[59] 李朝军,朱佩芳,刘兆华. 冲击波负压听器创伤动物模型的建立及其评价[J]. 重庆医学,2002,31:1-201.
[60] 王正国. 创伤学基础与临床[M]. 武汉:湖北科学技术出版社,2006.
[61] 王正国. 冲击伤[M]. 北京:人民军医出版社,1983.
[62] 王正国. 外科学与野战外科学[M]. 北京:人民军医出版社,2007
[63] 王昭领,刘彦普,雷德林,等. 点爆源爆炸伤模型建立及颌面部损伤特点[J]. 中国急救医学,2002,22(5):253-254.
[64] 浣石,黄风雷,汪保和. 冲击波致伤作用实验研究进展[J]. 医用生物力学,2006,21(2):163-168.
[65] 杨志焕,狄凤桐,王正国,等. 冲击伤的病理形态学改变[J]. 西南国防医药,2003,13(3):235-237.
[66] 杨志焕,朱佩芳,蒋建新,等. 水下冲击波的生物效应[J]. 爆炸与冲击,2003,23(2):134-139.
[67] 杨志焕,朱佩芳,蒋建新. 水下冲击伤损伤的特点的初步探讨[J]. 中华创伤杂志,2003,19(2):111-114.
[68] 赵文峰,张虎威,向军. 颌面部爆炸伤动物模型的建立及损伤特点观察[J]. 现代口腔医学杂志,1996,10(2):91-93.
[69] 张均奎,王正国,冷华光. 冲击波负压发生装置及其应用[J]. 第三军医大学学报,1992,14(6):551-554.
[70] 张均奎,王正国,冷华光,等. 含气组织器官对冲击波负压的动态响应的高速摄影研究[J]. 中国生物医学工程学报,1997,16(2):122-127.
[71] 张均奎,王正国,冷华光. 冲击波负压与肺损伤[J]. 爆炸与冲击,1994,14(1):84-87.
[72] 张良潮,李曙光,凌峰. 一种爆炸伤致伤实验模型[J]. 第三军医大学学报,1999,21(7):5349-5351.
[73] Philips YY, Zajtchuk J T. Blast injuries of the ear in military operations [J]. Ann Otol Rhinol laryngol Suppl, 1989, 140:3-4.
[74] Sun LY, Wang ZG. Small and miniaturized shock wave generators and their employment in studying blast injury [J]. J Trauma (China), 1990, 6(2 suppl):258-263.
[75] Sperry K. Scleral and conjunctival hemorrhages arising from a gunshot wound of the chest: A case report [J]. J Forensic Sci, 1993, 38(1):203-206.
[76] Suneson A, Hansson HA, Seeman T. Central and peripheral nervous damage following high- energy missile wounds in the thigh [J]. J Trauma, 1998, 28(1 Suppl):S197-S203.
[77] Wang ZG. A newly designed shock tube for biological testing [J]. J Trauma (China), 1990, 6(2 suppl):290-293.
[78] Wang ZG, Sun LY, Yang Z. Development of serial bio-shock tubes and their application [J]. Chin Med J (Engl), 1998, 111(2):109-113.
[79] 黄宏,王正国,赖西南. 海水浸泡弹道伤骨骼肌组织的病理变化[J]. 第三军医大学学报,2001,23(7):753-755.
[80] 黄宏,王正国,周平. 水浸泡弹道伤骨骼肌组织的超微结构改变[J]. 创伤外科杂志,2001,3(3):200-203.
[81] 黄宏,王贵波,王建民,等. 坐骨神经震荡伤动物模型的选择[J]. 第三军医大学学报,2003,25(3):258-259.
[82] 赖西南. 常用的火器伤实验模型[J]. 创伤外科杂志,2003,5(5):400-401.
[83] 刘国伟,段国升,罗毅. 不同能量弹丸致颅脑伤后病理生理研究[J]. 中华神经外科杂志,1998,14(1):19-91.
[84] 朱诚,雷鹏,张光霁. 7.62mm 弹颅脑火器伤实验研究Ⅱ- 大剂量地塞米松防治继发病理损害的作用[J]. 第二军医大学学报,1989,10:209-215.
[85] 张捷,曾凡俊. 颅脑火器伤的动物实验[J]. 中华创伤杂志,1994,10(4):193-195.
[86] 蔡建辉,刘维永,郭建军. 犬胸部枪弹伤模型的建立及早期救治[J]. 第四军医大学学报,2000,21(5):530-532.
[87] 丁盛,赁常文,文自力,等. 子弹初速度与肋间血管缝扎在胸部火器伤动物模型制作中的意义[J]. 西南国防医药,

2000,10(1):1-2.
[88] 李素芝,孙克勤,史书林.高原胸部枪弹伤远隔部位脏器损伤的实验研究[J].高原医学杂志,1998,8(4):12-14.
[89] 岳茂兴.腹部枪弹伤的特点及救治对策[J].伤残医学杂志,2002,10(3):25-28.
[90] 刘荫秋,王正国,马玉缓.创伤弹道学[M].北京:人民军医出版社,1991.
[91] 李兵仓.周围神经火器伤的研究进展[J].中华创伤杂志,2003,19(4):251-254.
[92] 赖西南.周围神经火器伤特集[J].现代康复,2000,4(12):1789-1788.
[93] 王贵波,李兵仓,王建民.兔坐骨神经火器性震荡伤后腰段脊髓病理变化[J].第三军医大学学报,2002,24:756-759.
[94] 王贵波,李兵仓,王建民.兔坐骨神经高速弹丸震荡伤后腰段脊髓运动神经元及胶质细胞凋亡规律[J].中华创伤杂志,2002,18:611-613.

（谭毅　刘宇　整理编辑）

第十七章　感染性疾病动物模型

Chapter 17　Animal models of Infection disease

感染性疾病是指由病原微生物引起的疾病的统称，当病原微生物引起炎症或器官功能障碍的症状时，就称为感染性疾病。根据感染病原微生物的不同，可以分为细菌、病毒、寄生虫、真菌、螺旋体、支原体、立克次体、衣原体感染。人类感染性疾病种类繁多，发生发展十分复杂，以人体作为实验对象来深入探讨疾病发生机制，在道义上和方法上受到限制。借助动物模型的间接研究，可以排除一些自然条件下不能或不易排除的影响因素，更准确地观察模型的实验结果并与人类疾病进行比较研究，有助于认识人类感染性疾病的发生发展规律，研究防治措施。

感染性疾病动物模型（animal models of Infection disease）是以导致感染性疾病的病原微生物感染动物或人工导入病原遗传物质，使动物发生和人类相同或类似的疾病，为系统研究感染性疾病的发生发展机制、病程变化、病理改变、研制及评价抗感染药物和疫苗等提供实验条件。目前已建立的感染性疾病动物模型有肠出血性大肠埃希菌动物模型、幽门螺杆菌感染动物模型、轮状病毒感染动物模型、人乳头瘤病毒感染动物模型、乙型肝炎动物模型和寄生虫病动物模型等。

第一节　肠出血性大肠埃希菌动物模型

Section1　Animal models of enterohemorrhagic *E. coli* infection

肠出血性大肠埃希菌（enterohemorrhagic *E. coli*，EHEC）是一种重要的人畜共患传染病病原，其感染特别是血清型 O157：H7 已成为全球性的公共卫生问题。EHEC 的致病因子繁多，主要包括志贺毒素（Shiga toxin，Stx）、黏附与擦拭损伤（attaching and effacing lesions）相关蛋白，如Ⅲ型分泌系统结构蛋白、Tir、intimin、TCCP 等，抗宿主免疫蛋白如 NleA、EspFu 等。EHEC 感染的临床表现多样，包括轻微的腹泻、出血性肠炎等疾病，严重者出现血小板减少性紫癜、溶血尿毒综合征甚至死亡等并发症。由于 EHEC 致病机制的复杂性引起感染性疾病的多样性，使得 EHEC 感染模型一直是难以攻克的研究课题。目前为止，已经有小鼠、兔、猪、犬、猴等多种动物用作肠出血性大肠埃希菌动物模型（animal models of enterohemorrhagic *E. coli* infection）的研究，这些模型各有优缺点，已经广泛应用于 EHEC 的致病机制研究和疫苗研发等领域。本节介绍其中应用较为广泛的以小鼠、兔、猪、灵长类动物、牛和鸡为 EHEC 感染模型的原理、方法及应用方面。

一、小鼠感染模型

【造模机制】

EHEC 通常不能定植并感染小鼠，所以 EHEC 感染模型所用的小鼠需使用营养障碍、先天性抵抗力低的小鼠或抗生素处理破坏肠道正常菌群的普通小鼠，通过口服途径感染细菌。EHEC 在肠道定植后、释放毒素并引起小鼠病理改变和死亡。

【造模方法】

1. 小鼠预处理　选用 5 周龄的 BALB/c 小鼠，于实验前一周分笼饲养。经一周适应期后称重，所有实验小鼠经口灌胃链霉素溶液，以清除其肠道内的正常菌群。根据人与动物给药剂量换算法计算出每只小鼠的给药剂量约为 12.2mg。用灌胃针经口将链霉素溶液注入小鼠体内，每天分上、下午两次给药，连续进行 3 天。

2. 细菌计数　为保证感染小鼠的细菌数量相同，有必要对细菌数量进行定量计数。将细菌接种到

LB 固体培养基上，37℃培养 18 小时。挑取单个菌落接种到 LB 液体培养基内，37℃、150r/min 摇床上培养过夜。取 100μl 菌液接种于 10ml LB 液体培养基内，37℃、150r/min 摇床上培养，分别在 5 个不同的时间点取 1.5ml 菌液，在 λ=600nm 处测定其吸光度值。取 100μl 菌液加入到 900μl 的无菌 PBS 中，充分混匀后，再取 100μl 稀释后菌液加入到 900μl 的无菌 PBS 中，混匀，如此反复，最后按照 10 倍梯度倍比稀释至 1：100。从每管中各取 100μl 稀释后的菌液加入到 LB 平板上，用无菌 L 玻棒涂抹均匀，放入 37℃孵箱内培养 18 小时后进行平板计数。最后根据光密度值和细菌浓度对数值(lg)之间的对应关系求得线性回归方程。

3. 攻毒细菌液的制备　将 EHEC 接种到 LB 固体培养基上，37℃培养 18 小时。挑取单个菌落接种到 LB 液体培养基内，37℃、150r/min 摇床上培养过夜。取 100μl 菌液接种于 10ml LB 液体培养基内，37℃、150r/min 摇床上培养约 2 小时，使细菌达到对数生长期，在 λ=600nm 处测定其吸光度值。根据线性回归方程求得菌液浓度，吸取一定量的菌液，5000r/min 离心 5 分钟，弃上清。用无菌 PBS 洗涤菌体 2 次后，以 LB 培养液重悬菌体，并调整细菌浓度至 1×10^{10}CFU/ml。

4. 攻毒方法及剂量　试验前 1 天，所有小鼠停止正常的饮水和饮食，将笼子倒扣，防止其饥饿后饮食粪便。用灌胃针吸取制备好菌液，经口灌入到实验组小鼠体内，每只 0.5ml(约含 0.5×10^{10}CFU 的活菌)，间隔 6 小时后再重复灌菌一次，每只小鼠的实际灌菌量约为 1×10^{10}CFU。对照组小鼠用 LB 培养液进行灌胃，其剂量和方法同实验组。所有小鼠在灌菌结束后，经腹腔注射丝裂霉素(2.5mg/kg)，其目的是破坏小鼠体内白细胞，造成小鼠免疫功能下降，易于感染。最后恢复小鼠正常饮食和饮水。

5. 生存状况及病理学检测　每天观察小鼠精神行为，食欲等临床症状，对其生存状况进行记录，并绘制生存曲线。小鼠死亡后，可取结肠及肾脏标本进行病理组织学检查。

【模型特点】

EHEC 感染小鼠模型由于实验动物小鼠体积小、易于控制、实验方便等特征，是目前最为常用的小鼠感染模型。但是在此模型中，EHEC 的感染需要小鼠的肠道菌群的破坏，与自然感染的途径差异较大，此外，EHEC 引起人的典型病理改变如黏附与擦拭损伤都无法在小鼠模型上观察到，所以限制了此模型的应用。

【模型应用】

鉴于模型易于控制、实验方便等优点，EHEC 感染小鼠模型主要应用于菌株毒力基因的评价、EHEC 疫苗免疫原性和免疫保护性的评价以及被动免疫治疗性抗体效果的评价等方面。

二、兔感染模型

【造模机制】

乳兔是最早用于 EHEC 动物模型研究的实验动物。EHEC 通过肠道(盲肠或小肠)直接接种感染乳兔(出生后 3 天)，然后在定植部位引起兔肠道上皮细胞 A/E 损伤典型病例改变、上皮细胞凋亡、中性粒细胞浸润等病理改变，临床上表现为腹泻或者死亡，是典型的出血性肠炎或溶血尿毒综合征模型。此外，可以通过静脉直接注射志贺毒素攻击成年兔，除可引起类似的肠道病理改变外，还可以观察到毒素介导的血脑屏障破坏以及中枢神经系统病变。

【造模方法】

1. 细菌定量方法与小鼠攻毒模型方法类似。

2. 新生新西兰大耳白兔在 SPF 条件下按常规方法饲养至 3~5 天，每 6~8 只子兔和母兔共同饲养于一个笼里。感染前注意观察兔粪便的黏稠度和形状，剔除排便异常子兔。

3. 盲肠接种　使用型号为 15g 的尼龙管经口腔插入，导管末端经过胃、小肠后最后停留在盲肠部。然后在盲肠处接种之前准备好的 EHEC 菌株 1×10^{5}CFU。

4. 结果观察　可以直接观察兔的死亡及排便情况，此外可以根据需要，取肠道组织进行 HE 染色观察及电镜观察 A/E 损伤。

补充造模方法：毒素静脉攻毒模型

在此模型中可以直接使用纯化的志贺毒素模拟 EHEC 感染的部分病理生理过程。具体的方法是先从

EHEC 菌体或培养上清中纯化得到天然的志贺毒素（见灵长类模型），然后通过静脉注射的方法模拟 EHEC 感染的毒素相关症状。

每天观察新西兰大耳白兔的食欲、排便及死亡情况。可取结肠、盲肠部位等标本进行病理组织学检查和激动蛋白荧光染色（fluorescence actin staining，FAS）观察 A/E 损伤的形成情况。

【模型特点】

此模型主要优点在于兔对 EHEC 感染和 Stx 毒素较为敏感，只需要较小剂量（每只 10^3CFU）即可感染成功。此模型上观察到的临床症状与人类临床表现极为相似，如腹泻、出血性肠炎以及溶血尿毒综合征等。然而，由于此模型涉及乳兔的养殖以及盲肠或小肠的接种，对实验人员的操作和实验条件要求较高。此外，在此模型中无法检测到细菌 LPS 相关的病理改变和 DIC 过程。

【模型应用】

由于此模型的优点，兔感染模型主要用于志贺毒素相关的致病机制、疫苗及治疗性抗体的研发方面，如 Stx1 与 Stx2 的毒力差异、Stx 关键毒力氨基酸的确定等，都是从此模型中得到的数据。

三、猪感染模型

【造模机制】

由于猪肠道正常菌群对 EHEC 定植的影响，所以通常用于 EHEC 感染模型的猪都为限菌（悉生动物，gnotobiotic animal）的乳猪，以利于 EHEC 能够顺利定植。EHEC 定植于小肠，在定植部位扩增，引起宿主肠道上皮细胞典型的黏附 / 擦拭损伤，同时释放志贺毒素，引起细胞坏死和毒血症，导致乳猪腹泻、溶血尿毒综合征等症状。

【造模方法】

1. 细菌定量方法与小鼠攻毒模型方法类似，也可以直接收集平板上生长的菌落计数后攻毒。

2. 动物准备　新生乳猪按在无菌条件下饲养至 3~5 天，感染前注意观察猪粪便的黏稠度和形状。

3. 感染　口服灌胃方法给予每只乳猪 EHEC 菌 $(1.0\text{~}1.5)\times10^{10}$CFU。

4. 模型观察　口服细菌后可以观察猪排便情况，同时可对粪便中的细菌进行定量检测，观察 EHEC 对乳猪的定植情况。感染 3~5 天后，处死乳猪，取肠道进行 FAS 染色，透射电镜及扫描电镜等方法检测 A/E 损伤形成的情况。

【模型特点】

EHEC 感染猪模型的主要优点表现在：

1. 猪与人的遗传背景的高度相似性决定了猪感染模型对人体的病理生理过程有良好的体现，同时大量转基因猪的研发成功使得猪模型的应用更为广泛。

2. EHEC 感染猪模型能够很好地模拟 EHEC 引起的人体疾病，包括典型的 A/E 损伤和志贺毒素相关的效应。

3. 猪模型还可很明显地观察到志贺毒素导致的中枢神经系统紊乱和淋巴细胞凋亡等病理过程。

4. EHEC 感染猪模型是目前能唯一观察到肾脏损伤的模型。当然，此模型还存在诸多不足，如虽然猪肠道上皮细胞含有毒素特异性受体 Gb3，然而无法模拟毒素经肠道入血的过程；此外，猪模型的购买、饲养成本较高，限制其大量推广。

【模型应用】

由于此模型的优点，其广泛应用于 EHEC 致病机制的研究，特别是 EHEC 介导的宿主上皮细胞 A/E 损伤的信号分子转导的研究。由其衍生的猪肠组织体外培养已经被公认为 A/E 损伤研究 ex vivo 模型的标准之一。此外，该模型还用于毒素的致病机制以及以毒素为靶点的治疗药物评价等方面。

四、灵长类哺乳动物感染模型（baboon/macaque）

【造模机制】

狒狒（baboon）和恒河猴（macaque）是主要 EHEC 感染导致溶血尿毒综合征的灵长类动物。该模型主要由 Stx 毒素介导。将纯化的毒素直接通过静脉或腹腔注射，毒素入血后与动物肾脏内皮细胞 Gb3 受体结合并导致细胞死亡，最终引起肾衰竭及溶血尿毒综合征。

【造模方法】

1. 毒素的纯化

(1) 细菌上清液的准备：活化培养的 EHEC O157 EDL933 菌液，培养至 4 小时后加入终浓度为 0.4mg/L 的丝裂霉素 C(mitomycin C)，然后继续培养 20 小时，250r/min 离心收集上清液并用 0.45μm 微孔滤膜过滤。

(2) 免疫亲和层析柱制备：将 1g 柱层析填料 CNB r-activated Sepharose 4，放入 1mmol/L HCl 膨胀并充分洗涤。把 Stx 特异性单克隆抗体与溶胀的柱填料混合，用偶联缓冲液洗去多余的抗体分子，抗体 - 填料偶联物先后用两种缓冲液洗涤，分别为 0.1mol/L 醋酸钠缓冲液(含 0.5mol/L NaCl，pH4.0)和 0.1mol/L Tris-HCl 缓冲液(含 0.5mol/L NaCl，pH 8.0)。将准备好的填料装柱，用 Binding Buffer 4℃平衡过夜。

(3) Stx 的纯化：免疫亲和层析柱用 Elution Buffer(0.1mol/L 甘氨酸 - 盐酸缓冲液 +0.5mol/L NaCl，pH 2.7)洗 5 个柱体积，将备用的 Stx2 初提物上样，流速为 1ml/min。用 Binding Buffer(50mmol/L Tris-HCl，pH 7.5)重新平衡，洗至基线。用 5 个柱床体积 Elution Buffer 洗脱，收集洗脱峰。用中和液(1mol/L Tris-HCl，pH 9.0)调节 pH 至 7.0。继续用 Elution Buffer 洗脱 5 个柱体积，用 Binding Buffer 平衡 5 个柱体积，4℃保存免疫亲和层析柱。

(4) Lowry 法和 Western boltting 法测定 Stx 的浓度及免疫反应性。

2. 毒素攻毒　实验开始时狒狒需禁食 24 小时，在次日恢复供水后肌内注射凯特明[(14±0.5) mg/kg]麻醉，2.0μg/kg(高剂量)的纯化 Stx 毒素直接通过静脉注射狒狒。

3. 模型观察　攻毒 48 小时内观察狒狒死亡情况，可以处死动物，取肾脏、大肠、小肠、心脏、肺、脾、脑等组织切片进行 HE 染色或电镜观察 HUS 相关的脏器病例改变，如需测定血压、中心静脉压、心电图等指标，可以通过手术植入遥测芯片，动态实时监测毒素导致的病例改变。

【模型特点】

与猪的遗传背景相比，狒狒和恒河猴的遗传背景与人更相似，具体表现在志贺毒素受体 Gb3 在肾脏、小肠等脏器的分布与人的高度一致性，所以这两种动物特别是狒狒是较为理想的研究毒素以及溶血尿毒综合征的模型。研究发现引起狒狒肾衰竭及 HUS 典型症状的毒素用量与人体用量一致，再次证实了二者的高度相似性。除了毒素效应外，A/E 损伤及肠炎也能在恒河猴感染模型中稳定地观察到。该模型的最大不足就是实验动物购买、饲养及管理成本较高，几乎无法推广。

【模型应用】

EHEC 感染的灵长类哺乳细胞模型主要应用于志贺毒素介导的肾脏病理改变的机制研究、溶血尿毒综合征发病机制研究以及治疗性志贺毒素抗体的临床前研究。

五、反刍动物感染模型

【造模机制】

牛、羊、鹿等反刍动物是 EHEC 的天然宿主，很容易感染 EHEC。此模型的关键是在感染动物前需要对动物是否曾经或正携带有 EHEC 进行系统评价，以排除过继感染对模型的影响。

【造模方法】

1. 细菌的准备方法　同前。

2. 牛的准备　常规实验条件饲养牛，采集牛的粪便进行培养，对粪便中的菌落进行生化鉴定，检测粪便中 EHEC 的排菌情况；静脉采集牛血清，通过 ELISA 方法检测血清中抗 Stx 毒素、intimin 等抗原的特异性抗体，进一步检测实验动物的感染情况。

3. 攻毒　与兔攻毒方法类似，通过胃部插管方法，直接将 1×10^{8}CFU EHEC 细菌直接灌入胃或肠道。

4. 观察　可以观察牛肠道病理改变、粪便性状改变及粪便细菌培养计数，观察动物带菌情况。

【模型特点】

由于反刍动物是 EHEC 的天然宿主，所以 EHEC 感染的易感性容易受到实验动物的年龄、饮食、饲养环境、来源等的影响，所以该模型对实验动物的纳入质量标准要求较高。同时，该模型不容易观察到典型的病理改变，只能通过带菌率、排菌量等间接指标来反映细菌毒力的变化或宿主的抗感染应答水平。此外，反刍动物大都体型较大，成本较高。

【模型应用】

EHEC 感染反刍动物模型主要应用于兽医领域，包括预防性 EHEC 疫苗的效果评价、抗生素对 EHEC 感染携带率的影响观察等方面。

六、鸡感染模型

【造模机制】

鸡同样是EHEC的天然宿主之一，可以作为EHEC感染模型的实验动物。EHEC通过胃肠道感染鸡后，能稳定在鸡肠道定植并引起 A/E 损伤病理改变。

【造模方法】

1. 细菌的准备方法　同前。
2. 鸡的准备　出生 1 天的仔鸡于 SPF 环境下分笼饲养。随时调整笼具大小以适应仔鸡的体型。
3. 攻毒　通过灌胃针（20g）直接将 0.5ml EHEC 细菌悬液（1×10^5CFU）给鸡灌胃。
4. 观察　由于 EHEC 很难引起鸡的临床表现及死亡等情况，所以在鸡的模型中主要以观察病例改变及粪便排菌情况为主。

【模型特点】

鸡作为 EHEC 感染模型的优势在于其对 EHEC 较为敏感，EHEC 很容易并可长时间定植于鸡的肠道，引发特异性的 A/E 损伤病理改变；此外，廉价的成本也是此模型的优势。然而模型的缺点也很明显。其中最为突出的就是很难观察到与人感染相似的临床症状，即使在肠道有 A/E 损伤的发生。此外，鸡也是 EHEC 的天然宿主之一，对饲养环境要求较严格。

【模型应用】

鉴于此模型的缺点，其应用受到很大的局限性。目前主要用于细菌毒力基因的筛选以及鸡用 EHEC 疫苗的评价等方面。

（顾江）

第二节　幽门螺杆菌感染动物模型

Section 2　Animal models of *helicobacter pylori* infection

幽门螺杆菌（*Helicobacter pylori*，Hp）是胃炎、消化性溃疡、胃癌及黏膜相关淋巴样组织（MALT）淋巴瘤的重要致病因素。为了揭示 Hp 在这些疾病发生、发展和转归中的作用，以及为了评价 Hp 疫苗的预防和保护效果，应用动物模型成为当前 Hp 研究中一种重要的实验方法。由于单一的动物模型不能复制出所有 Hp 感染后的表现，所以需要依据所研究疾病的内容来选择不同的幽门螺杆菌感染动物模型（animal models of *Helicobacter pylori* infection）。

【造模机制】

取新鲜培养的 Hp，调整菌液浓度，通过灌胃感染动物。饲养一段时间后检测，处死前禁食禁水，取胃黏膜组织做病理切片、黏膜涂片并分离培养。利用微生物学方法、血清学方法、生化鉴定、形态学方法、基因学等方法检测鉴定 Hp 感染是否成功。

【造模方法】

常规实验动物包括小鼠、大鼠、豚鼠、沙鼠、悉生猪、悉生犬、非人类灵长动物、猫、雪貂等，均被用于 Hp 感染动物模型的研究，并成功建立了各种 Hp 感染动物模型。研究表明，感染成功与否不仅取决于宿主，也取决于感染时 Hp 状态和菌株。

1. 小鼠模型 裸鼠、BALB/c 小鼠、CD1 小鼠和 C57/BL6 小鼠等均可用于模型制作。实验前小鼠先禁食过夜，用新鲜培养的 Hp 菌液（10^8~10^9CFU/0.2ml）经胃管灌胃，感染后 1 小时内禁食禁饮。一般感染 3~5 次。感染后 1~10 周，小鼠胃内可查到程度不同的感染，其胃黏膜的病理变化与人感染 Hp 的变化相似，主要表现为胃腺体消失，上皮细胞脱落，溃疡形成及黏膜固有层炎症细胞浸润。

2. 大鼠模型 正常大鼠胃黏膜不易感染 Hp，而轻微损伤就可使定植，可能是损伤部位黏液性质变化等原因造成了适宜 Hp 生长的环境。感染前一般先用 5% 碳酸氢钠、盐酸等造成大鼠胃黏膜急性损伤，再以多次灌胃菌液方法，以新鲜培养的 Hp 菌液（10^7~10^9CFU/0.2ml）感染大鼠。大鼠单独感染 Hp 不发生溃疡，要联合其他刺激因素方能出现胃炎胃溃疡。缺血再灌注是一种有效导致大鼠急性胃黏膜病变的方法，大鼠腹主动脉夹闭 0.5 小时，再放开让血液灌注，在缺血后血液再灌注 1 小时出现急性胃黏膜糜烂病变，12 小时达到最重，以后 3 天内产生了深溃疡，15 天后溃疡消失。感染 Hp 的大鼠急性损伤延迟愈合，慢性溃疡发展加快，愈合延迟。

3. 豚鼠模型 豚鼠感染方法与小鼠相同，感染后 4~15 周时可检测到 Hp 感染，胃黏膜呈轻至中度多灶性淋巴细胞性胃窦炎，有淋巴滤泡形成，病损分布与人体中相似，血清出现特异抗体。

4. 蒙古沙鼠模型 1991 年，Yokota 等首次报道蒙古沙鼠容易感染 Hp。感染方法与小鼠相同，感染所需菌量小（一般为 10^5~10^7CFU/0.2ml），组织学变化明显。Hp 感染后长期持续定植于胃上皮表面黏液层，仅少数黏附于黏液细胞表面。胃中菌量随感染时间延长而增多，病变主要在胃窦。组织学表现：可出现萎缩、肠化和溃疡。感染 3 周内见黏膜糜烂，黏膜层出现中性粒细胞和单核细胞浸润，6 周黏膜固有层和黏膜下层出现淋巴滤泡，3~6 个月出现萎缩、肠化和溃疡，深部腺体囊状扩张。

5. 灵长类动物模型 许多灵长类动物胃内有其他胃螺杆菌自然感染，在接种前要预先用抗生素，再用法莫替丁或碳酸氢钠调整胃内 pH，然后将新鲜培养的 Hp 菌液调整浓度到 10^9CFU/ml，经内镜散布至胃窦部感染。恒河猴和日本猴在接种第 1~2 周时出现急性胃炎，表现为胃黏膜发红充血、水肿、糜烂和幽门前庭部多形核白细胞浸润，胃炎积分 1~4 周最高，1 个月后肉眼胃炎消失，而组织学胃炎持续存在，肉眼正常不能确定无胃炎，必须通过活检做 Hp 培养和组织学诊断。

6. 其他类动物模型 其他常用于 Hp 感染动物模型的动物还有猪和犬。悉生仔猪经口感染 10^6~10^9CFU 的 Hp；普通实验猪经西咪替丁抑酸处理后给予 Hp 口服感染，每天 3 次，每次 3ml（1.5×10^8CFU/ml）共 4 天，可在胃窦和胃体检测到 Hp，并可产生与人类组织学相同的慢性活动性胃炎。胃黏膜有短暂的中性粒细胞浸润，继之出现单核细胞的弥漫浸润。胃腺黏多糖减少，并且两周后可在血清中查到抗 Hp 抗体。悉生比格犬给予 10^6~10^9CFU 的 Hp 菌液经口感染，可在胃内和胃肠道其他部位检出 Hp。组织学检查胃黏膜可见局灶性或弥漫性淋巴细胞浸润和淋巴滤泡形成，并伴有轻至中度中性粒细胞和嗜酸性粒细胞的浸润，与人的胃炎相似，中性粒细胞是持续存在的。

【模型特点】

1. 小鼠的遗传背景明确，个体差异小，有很多品种品系，容易饲养繁殖，费用低廉，与小鼠相关的鼠免疫球蛋白、细胞类型、细胞因子等试剂较容易购买，可以更好地进行 Hp 感染疫苗的研究，所以目前小鼠在 Hp 感染的研究中是应用较多的动物。但小鼠不适合 Hp 感染的并发症（如溃疡、肿瘤等）的研究。裸鼠模型的缺点是胃炎症很轻；需无菌室特殊环境，感染后观察到 20 周不发生溃疡。因其胸腺免疫极低，也不能用于疫苗研究。

2. 大鼠常用品系为 Wistar 大鼠和 SD 大鼠。Hp 在大鼠胃黏膜中群集繁殖力差，只有在大鼠胃黏膜预先存在损伤时，Hp 才能感染并引起炎症反应。因此，找到适合的感染菌株并增加模型的病理变化程度才是解决大鼠感染模型的关键。长期灌胃 Hp 可诱导出高比例的腺胃癌。Hp 大鼠模型对于研究 Hp 与胃癌的关系，筛选抗菌药物，研究 Hp 的致病机制及溃疡的防治等方面具有重要的辅助作用。

3. 豚鼠模型在模拟人 Hp 感染时更接近人的自然感染状态，对于研究人感染 Hp 后相关疾病的发生、发展以及研究维生素 C 在其中的作用是一种理想的动物模型。缺点是豚鼠对饲养环境要求很高，不易饲养和繁殖，死亡率较高。

4. 蒙古沙鼠模型是一种非常有价值的模型，Hp 感染后，蒙古沙鼠依次出现急性胃炎、慢性胃炎、肠化生和十二指肠溃疡，类似人Hp感染后胃组织的病理演变过程，可用于Hp胃炎、十二指肠溃疡发病机制研究、Hp与肠化生、胃癌的相关性研究及Hp疫苗研究。Hp易定植于蒙古沙鼠胃，引起慢性胃炎和肠化生，因此该模型可用来研究Hp与胃炎、肠化生与胃癌的关系。

5. 灵长类动物容易感染Hp，可以利用胃镜连续观察病变过程，具有较高的使用价值。但许多灵长类动物胃内有其他胃螺杆菌自然感染，如日本猴胃内有尿素酶活性很强的海尔曼螺杆菌存在，往往侵入到壁细胞分泌小管中，妨碍Hp感染成功。在感染前预先要用抗生素处理，再用法莫替丁或碳酸氢钠调整胃内pH，才能感染成功。

6. 猪和犬的优点是可用内镜随访。猪的消化系统与人相近，它是单胃哺乳动物，胃内黏液、饮食习惯和生理特点与人有非常相似之处。Hp感染猪后，可产生与人类组织学相同的慢性活动性胃炎。比格犬易被Hp感染，同笼饲养的未感染犬可交叉感染Hp。Hp感染后，可在胃内和胃肠道其他部位如咽部、食管、十二指肠、空肠检出，结肠也可检出Hp。

【模型应用】

动物模型在Hp感染所致疾病研究中具有重要价值。经过十几年的研究，国内外在Hp感染动物模型建立方面做了大量的工作，先后建立了一系列Hp感染的动物模型，广泛应用于观察Hp感染的致病过程、探讨致病机制、验证致病因子、研究传播途径、筛选新药。在疫苗研制中用于筛选保护性抗原、无毒免疫佐剂以及探讨免疫方法、免疫机制等。

由于螺杆菌菌种不同、不同动物及其免疫反应性与人类存在差异，在Hp相关疾病的动物模型与人类真正Hp感染尚存在一定差距。因此在利用动物模型研究时，务必根据自身研究目的、内容等来选择螺杆菌及动物，并考虑模型的优、缺点，加以分析和选择，才能达到研究目的。

（刘开云）

第三节 轮状病毒感染动物模型

Section 3 Animal models of rotavirus-infection

A组轮状病毒是引起婴幼儿腹泻的主要病原物，迄今尚无特效药，仅有两种重配减毒活疫苗上市，但尚存在保护谱有限、病毒毒力恢复等安全隐患。研究轮状病毒的发病机制以研制有效的疫苗和靶向药物就显得尤为重要。从20世纪80年代起，人们开始探索与人源轮状病毒临床感染表现、组织病理改变等方面与人感染接近的动物实验模型。在研究初期，都是用大型哺乳动物如新生牛、羊、猪等，但是存在着种属限制性、动物遗传背景复杂、繁殖能力弱、无菌性不能保证、实验费用高和特异性动物抗体很难从商业渠道获得等缺点，人们转而将目光转向遗传背景清楚、繁殖能力强的小型哺乳动物，包括家兔、大鼠、小鼠等常用实验动物。这些动物易于获得近交系、SPF级别，易于增加实验样本数、增加了实验数据的可靠性以及大大降低实验费用。但是必须指出，由于轮状病毒存在非常明显的种属限制性，迄今尚未有真正理想的人源轮状病毒动物模型（animal models of rotavirus-infection）。未来可望在了解病毒宿主相互作用机制及病毒受体的前提下，通过转基因动物方面建立理想动物模型。

【造模机制】

轮状病毒腹泻发病机制迄今尚不明确。早期研究表明腹泻是由小肠黏膜的破坏所导致的。轮状病毒感染导致小肠绒毛缩短变平，绒毛顶部的柱状上皮细胞丧失，其正常的刷状缘为隐窝部无刷状缘的立方形细胞所取代。由于新生的上皮细胞功能低下，且吸收面积变小，造成肠吸收不良。其次是乳糖酶的缺乏。Holmes等指出，小肠上皮细胞的乳糖酶最大活性表达位置是绒毛的顶部成熟吸收细胞，因此对绒毛损伤尤为敏感，易造成继发性乳糖吸收不良。由于肠黏膜的破坏，新生的上皮细胞乳糖缺乏更加剧这种作用。同时，由于细菌对乳糖的分解，产物堆积还可造成肠腔渗透压的升高，造成渗透性腹泻。但是对于早期肠道黏膜未出现损伤时，或病理检查无肠道病理损害时出现的腹泻，不能用上述理论加以解释。近年来有研究认为肠上皮细胞坏死不明显，而突出的病理表现是小肠绒毛广泛的空泡样变性。轮状病毒腹泻机制复杂，尚不明确。可能的机制包括肠黏膜损害引起吸收不良，病毒毒素作用，肠神经系统（enteric nervous system，ENS）受到刺激、绒毛缺血、多种细胞因子参与作用等均参与了轮状病毒腹泻的发病机制。

【造模方法】

1. 病毒培养　选择猴肾 MA104 细胞（非洲绿猴胎肾细胞传代细胞系），细胞生长于含 10% 新生牛血清的高糖培养基（DMEM），细胞成单层后用 Hanks 液洗涤 3 次，然后加入经 10U/ml 胰蛋白酶预处理的轮状病毒 SA11，37℃吸附 60 分钟，弃上清液，加含 1U/ml 的胰蛋白酶，继而在无牛血清的 DMEM 液静止培养（37℃，5%CO_2），待细胞病变明显后收取细胞培养物。

2. 病毒浓缩　方法一、细胞培养物经 3 次冻融，4℃ 3000×g 离心 30 分钟，弃沉淀，取上清液分装，100 000×g 离心 3 小时，沉淀加磷酸盐缓冲液（PBS），−70℃冻存备用。采用空斑形成法滴定病毒的感染滴度，待病毒滴度达到 10^7 空斑形成单位（plaque forming unit，PFU）/ml 时进行动物实验。方法二、MA104 细胞感染 48 小时后，收集细胞和上清，反复冻融 3 次后，超滤浓缩病毒，取 10^7PFU 病毒经口感染动物。

3. 病毒感染　选择清洁级健康孕鼠，检测其轮状病毒抗原为阴性，待孕鼠自然分娩后，自然母乳喂养，第 4 天用改良的 1ml 注射器经口灌服 5×10^6PFU 猴轮状病毒 SA11 病毒悬液，以后正常喂养。

4. 临床观察及动物粪便样品收集　乳鼠感染 SA11 后，对其进行连续的临床观察，收集乳鼠粪便样本。每隔 12 小时观察 1 次，每次用手指轻轻按摩乳鼠腹部，观察腹泻产生情况，腹泻的判断参照文献分为 6 级，1 级为无便，2 级为黄色成形便，3 级为黄色糊状便，4 级为黄色水样黏液便，5 级为黄色蛋汤样便，6 级为完全黄色水样便。3 级（黄色糊状便）及以上为腹泻，4~5 级为轻度腹泻，6 级为重度腹泻。腹泻的判断由同一人完成。

5. RV 抗原检测　取适量粪便样品放入容器内，加入 9 倍体积等渗盐水，搅拌混匀 2 分钟，静置或离心后，用 A 群轮状病毒诊断试剂盒检测。

6. 小肠组织光镜及电镜观察　分别在病毒攻击后的第 4 天用颈椎脱臼法随机处死每小组 2 只乳鼠，剪取空肠段约 1cm 制作样本，作病理组织学诊断和透射电子显微镜下观察并拍照。

7. 小肠绒毛高度测量　每小组各取 2 只乳鼠，每只取空肠石蜡切片 4 张，共 8 张。苏木素 / 伊红（HE）染色后，光学显微镜下照相，专业图像分析软件测量其中所有绒毛高度，测量参照长度为血细胞计数板计数池标记线。

【模型特点】

采用新生乳鼠进行轮状病毒感染，经济实用，可操作性强，临床病理特征明显，容易观察。3~5 日龄乳鼠经口接种感染轮状病毒后可有效诱导腹泻，出现明显腹泻，体重增长迟缓，较长的排毒时间，同时小肠组织出现固有层充血、淋巴细胞浸润、肠绒毛萎缩等病理改变；电镜显示细胞内出现大量空泡，细胞核固缩，线粒体肿胀，间质水肿，小肠组织电镜可检测到轮状病毒颗粒。

【模型应用】

研究轮状病毒感染的动物模型一般可分为 2 类，一类是单纯用于感染的模型，常用成年鼠；一类是腹泻模型，感染后动物出现腹泻。由于成年动物对轮状病毒感染的敏感性较低，因此大多数报道的轮状病毒感染研究都是在低龄动物上进行的。新生小鼠是国际上公认的轮状病毒感染最佳的动物模型。

（李晋涛）

第四节　人乳头瘤病毒感染动物模型

Section 4　Animal models of Human papillomavirus infection

人乳头瘤病毒（human papillomavirus，HPV）是一种 DNA 病毒，可以引起人宫颈癌、肛门生殖器癌、尖锐湿疣等多种良性、恶性肿瘤，严重威胁人类健康。迄今已发现 HPV 基因型超过 100 多种，其中至少有 30 种与人类泌尿生殖道肿瘤有关。HPV6、HPV11 主要引起生殖器疣，HPV16、HPV18 和 HPV31 主要引起宫颈癌和上皮细胞肉瘤。由于 HPV 严格的嗜人类上皮组织的特性，自然状态下不感染其他实验动物，因此，给研究 HPV 的感染过程、致病机制以及开发治疗 HPV 感染的药物等带来了困难，目前，常见的人乳头瘤病毒动物模型（animal models of human papillomavirus infection）有移植瘤动物模型和转基因动物模型。

一、移植瘤动物模型

【造模机制】

利用裸鼠无胸腺，T 淋巴细胞功丧失，SCID 小鼠 T，B 淋巴细胞功能不全，因此，裸鼠和 SCID 小鼠对外来物不产生排斥反应，便于异体组织生长。

【造模方法】

1. 用尖锐湿疣组织（含 HPV11）的提取物感染新生儿包皮，然后移植到裸鼠或 SCID 小鼠肾包膜下。

2. 经 PCR 鉴定为 HPV11 阳性的尖锐湿疣皮损组织移植于裸鼠皮下。75% 乙醇消毒局部皮肤，以生理盐水清洗，切取典型疣体组织，用含 25 000U/ml 青霉素和 25mg/ml 链霉素的 Hanks 液冲洗，去除皮下组织、真皮及结缔组织，再分成 0.5~0.8cm 的圆形皮块，37℃浸泡 45 分钟后，于超净工作台内将皮块移植入经戊巴比妥钠麻醉的裸鼠皮下，手术缝合 4~5 针，伤口覆盖凡士林纱布，用绷带卷加压包扎。

【模型特点】

方法 1：移植后 3~5 个月，发展为湿疣性囊肿。

方法 2：在 5 周内能较好地保留其组织免疫学特性，裸鼠仅保留了病理组织，动物本身没被 HPV 感染。

【模型应用】

可应用于 HPV 发病机制及药物评价的初步研究。

二、转基因动物模型

【造模机制】

用分子生物学方法和遗传学原理，将外源基因重组稳定地整合到动物基因组内，并能表达和遗传给后代。

【造模方法】

1. 将 HPV18URR 与 HPV18E6/E7 开放读码框连接进行显微注射。

2. 构建 HPV16 全基因组头尾相连的二聚体，并将其微注射到 CD-1 小鼠。

3. 利用多种启动子与 HPV 基因连接，微注射到小鼠体内。如人角蛋白 14（k14）启动子或 K10 或人外皮蛋白（human involucrin，hINV）或 α-A 晶状体球蛋白启动子与 HPV 基因组相连，再微注射到遗传背景为 C57 和 BALB/c 的动物体内。

4. 构建 CMV-LoxP-HPV16-LoxP-EGFP 和 Ad-hK14-Cre 序列。利用显微注射技术，将 CMV-LoxP-HPV16-LoxP-EGFP 序列注入小鼠受精卵雄原核，然后移入假孕母鼠的输卵管，自然发育、分娩。取仔鼠尾尖，进行 PCR 检测，挑选出转基因阳性小鼠。用 Ad-hK14-Cre 尾静脉注射转基因阳性小鼠并检测。

【模型特点】

1. HPV18E6/E7 基因小鼠 11 个月时，精囊和包皮出现腺增大，12~24 个月时，40% 动物出现宫颈肿瘤。

2. HPV16 全基因组小鼠在 5 个月时发生皮下间隙、胸腔和（或）腹腔发生恶性肿瘤，10~12 个月时死亡。

3. 含启动子的 HPV 转基因小鼠，在 1~6 个月可定向表达 HPV，并引起病变。

4. HPV 可以是整合状态，也可以是定向游离状态，并且可以通过绿色荧光观察 HPV 的表达。

【模型应用】

1. 利用内源性和各种外源性启动子表达 HPV 全基因组或致癌蛋白到特定组织得到的各种转基因动物，尽管与临床症状有一定差距，但对于提示 HPV 致病机制有很大作用。

2. CMV-LoxP-HPV16-LoxP-EGFP 转基因小鼠可探讨整合与游离的 HPV 单拷贝基因组对小鼠的致病性，可用于 HPV16 的致病机制的研究、新药临床前评价。

第五节　乙型肝炎动物模型

Section 5　Animal models of hepatitis B virus infection

乙型肝炎病毒（hepatitis B virus，HBV）感染引起的慢性乙型肝炎（chronic hepatitis B，CHB）以及相关的肝硬化（liver cirrhosis，LC）、肝细胞癌（hepatocellular carcinoma，HCC）和肝衰竭是全球范围内重要的医学和公共卫生问题。乙肝病毒具有种属特异性和组织特异性，可以通过各种体液排至体外，如，血液、精液、阴道分泌物、唾液、乳汁、月经、泪液、尿液、汗液等。目前，乙型肝炎动物模型（animal models of hepatitis B virus infection）有非人灵长类动物、转基因小鼠、转染小鼠及免疫缺陷嵌合肝小鼠模型。

一、啮齿类动物模型

(一) 土拨鼠

【造模机制】

美洲旱獭（俗称土拨鼠）携带土拨鼠肝炎病毒（WHV），WHV 是一种嗜肝病毒，与 HBV 具有相似的形态、基因结构和流行病学等特点。

【造模方法】

10.5 月龄土拨鼠，肌内注射 0.02ml WHV 阳性血清。

【模型特点】

土拨鼠乙肝模型的肝炎表现与人类 HBV 感染过程很相似，慢性感染模型动物的肝、脾中有 WHBV DNA 复制中间体和较多的 WHV RNA。感染的肝炎病毒为 WHV，和 HBV 有一定差异，使对乙型肝炎的发病机制和机体应答的研究受到限制。

【模型应用】

适合于从分子水平研究 HBV 复制过程。临床前评价抗病毒药物，研究药物的药效、药动学以及毒理，也可用作评价免疫治疗的疗效。

(二) 转基因小鼠——显微注射法

【造模机制】

建立在经典遗传学、分子遗传学、结构遗传学和 DNA 重组技术的基础之上，用导入的方法使外源基因在动物染色体基因组内稳定整合，并能遗传给后代的一类动物。

【造模方法】

将重组 HBV DNA 分子以微注射的方式导入单细胞卵的原核（或早期胚胎干细胞或早期胚胎），再将它植入假孕母鼠产生稳定整合 HBV 的小鼠（导入单细胞卵的原核如图 9-17-1 所示）。在目的基因的选取上，可以是 HBV 全长或超过其基因组的 1.3 倍 HBV，也可以是 HBV 片段，如前 s、s、c 和 x 基因。复合 PCR 法在基因组水平筛选 HBx 基因转基因小鼠 founder；免疫组织化学法在蛋白水平检测 X 蛋白在这些小鼠中的表达情况（图 9-17-1）。

【模型特点】

在肝细胞内可以有效完成 HBV 的生活周期，免疫系统背景清晰。HBV 基因组整合至宿主染色体，没有经过和靶细胞受体结合穿透的过程，非自然感染，转基因小鼠模型存在遗传不稳定、对 HBV 免疫耐受、病毒复制过程缺少 cccDNA，不适合用于 HBV 体内复制机制和病毒清除机制的研究。

【模型应用】

HBV 全基因组转基因动物可用于研究 HBV 感染时的病毒清除机制和免疫损伤机制。HBV 特异基因组转基因动物可用于 HBV 特异基因功能研究。

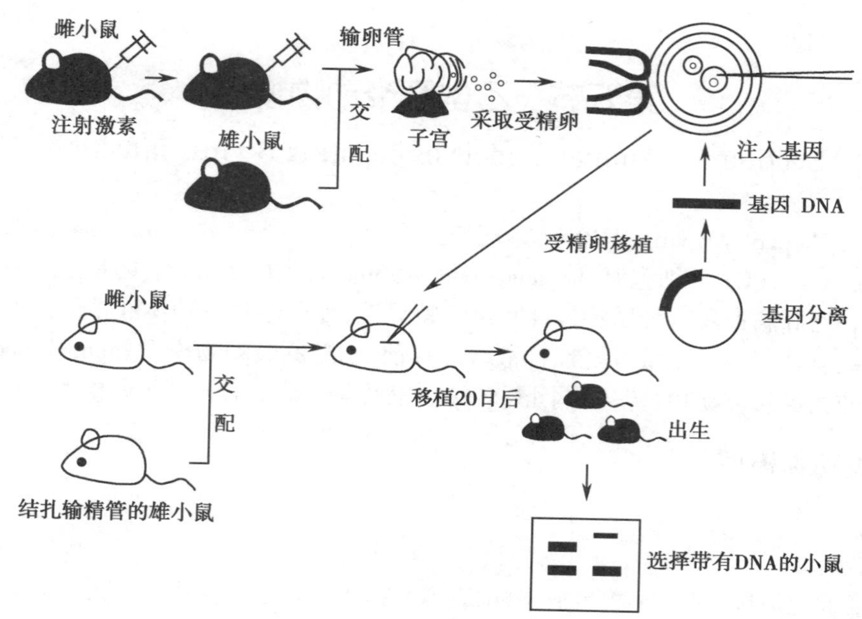

图 9-17-1　转基因小鼠制作法

（三）转染小鼠模型——水动力注射法

【造模机制】

从小鼠尾静脉快速注射大剂量转染的目的基因，使目的基因在小鼠肝脏获得高水平表达，利用腺相关病毒有高嗜肝性，将 HBV 基因组转导入小鼠肝组织，HBV 在小鼠体内表达。

【造模方法】

制备并纯化携带 1.3 拷贝 HBV 基因组（ayw 亚型）的重组腺相关病毒（rAAV-1.3HBV），在 5 秒钟内，按 20μg pAAV-HBV1.3 DNA 或每只 2×10e11vg 注射 C57BL/6 小鼠（viral genome，vg）。利用 pAAV-HBV1.3 质粒，选择 C57BL/6 小鼠建立 HBV 持续感染（图 9-17-2）。

【模型特点】

分泌的 HBV 病毒不能感染健康的小鼠肝细胞，不适合作为 HBV 感染机制、发病机制研究，同时，因为病毒很快就被清除，作为抗病毒药物药效的评价模型也不是很理想。

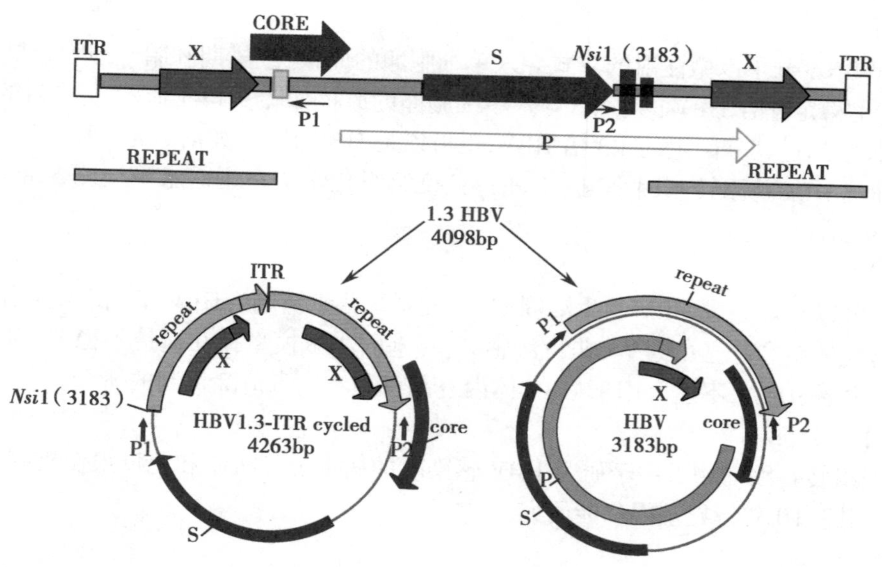

图 9-17-2　pAAV-HBV1.3 DNA 质粒

【模型应用】

可用于 HBV 感染的免疫调节，研究 HBV 感染中天然免疫的作用及药物和疫苗评价。

（四）人肝嵌合小/大鼠模型感染法

【造模机制】

人肝嵌合小鼠模型是将人的肝细胞移植到免疫缺陷小鼠体内，正常的人肝细胞可以在小鼠体内持续生长，因此可感染人 HBV。

【造模方法】

1. 人肝嵌合小鼠模型的建立

（1）Trimere 小鼠模型：正常 BALB/c 小鼠经致死性剂量的辐射处理后，静脉注射 SCID 小鼠的骨髓细胞，再用 HBV 感染的人肝活检细胞植入其体内。

（2）NOD/SCID 小鼠模型：给小鼠注射细胞生长因子 c-Met 的受体酪氨酸激酶拮抗剂（抗体）。

（3）uPA/SCID 小鼠模型：uPA 是一种纤维蛋白酶原激活 RAG-2 基因敲除小鼠剂，它选择性地在肝细胞表达，使肝细胞中的蛋白质水解，造成 uPA 小鼠体内肝细胞持续损伤，产生肝再生刺激信号，有利于外源肝细胞的存活。SCID 小鼠为 T、B 淋巴细胞联合免疫缺陷小鼠。应用显微注射方法建立 uPA/SCID 转基因小鼠。

（4）uPA/Rag-2 小鼠模型：RAG-2 基因敲除小鼠由于缺失重组活化基因 RAG-2，T 细胞和 B 细胞不能成熟，类似 SCID 小鼠，不具备完整的体液和细胞免疫功能，对外源肝细胞不排斥。将 uPA 转基因小鼠与 RAG-2 基因敲除小鼠进行杂交获得杂合子小鼠，其特征与 uPA/SCID 小鼠类似。但其人鼠肝比例低于 uPA/SCID 小鼠模型。

（5）将 HBV 基因组转染永生化的人肝细胞，再植入 RAG-2 基因敲除小鼠，或注射乙肝患者血清或体外 HapG2 细胞产生的病毒上清到 RAG-2 基因敲除小鼠体内。

（6）$Fah^{-/-}Rag2^{-/-}Il\text{-}2rg^{-/-}$ 小鼠模型：体内缺乏延胡索酸乙酰乙酸水解酶（Fah）、重组活化基因 2（Rag-2）和白介素受体的 r 链（Il-2rg）。服用 2-（2 硝基 -4- 三氟 - 甲苯酰基）-1，3- 环己二酮（NTBC）以防止酪氨酸代谢障碍引起毒性物质堆积，导致小鼠死亡。当移植异源肝细胞给小鼠时，撤出 NTBC 药物，利于异源肝细胞在小鼠体内定植和生长。同时，$\text{-}Rag2^{-/-}Il\text{-}2rg^{-/-}$ 可以抑制排斥反应，达到协同异源肝细胞在小鼠体内定植和生长的目的。

（7）诱导胎鼠免疫耐受模型：妊娠 14~48 日龄 Wistar 大鼠进行吸入乙醚麻醉，在无菌条件下暴露孕鼠子宫，用 1ml 注射器将 50μl 人胎肝细胞培养液（含 1×10^7 个细胞）缓慢经过孕鼠子宫注射到胎鼠腹腔内，逐层缝合，术后用青霉素控制感染，置屏障设施饲养，让孕鼠自然生产。

2. 人肝细胞移植　胎鼠出生后 24 小时内，胎鼠置于碎冰 2~5 分钟冷冻麻醉，用 1ml 注射器将 100μl 人胎肝细胞培养液（含 1×10^7 个细胞）经胎鼠皮肤注入胎鼠脾脏。

3. HBV 动物模型制备

（1）人肝嵌合小鼠出生后 7 天，腹腔注射 HBsAg，HBeAg，HBcAb 均为阳性，HBV DNA 为 7.154E+07 患者血清 100μl/ 只。

（2）pAAV-HBV 水动力转染：方法同前。

【模型特点】

1. Trimere 小鼠模型　大约 80% 的移植小鼠可产生病毒血症，持续时间只有 20 天左右，血液中 HBV 病毒滴度仅为 1×10^5copies/ml。病毒血症仅适于短时间的药物抗病毒活性分析。

2. NOD/SCID 小鼠模型　感染 HBV 后，HBV 抗原和 DNA 可以在动物体内存在 5 个月，血清中 HBV DNA 的浓度可达到 2×10^5copies/ml。

3. uPA/SCID 小鼠模型和 uPA/Rag-2 小鼠模型　HBV 抗原和 DNA 可以在动物体内存在 5 个月，血清中 HBV DNA 的浓度可达到 1×10^{10}copies/ml。这种模型非常适合抗病毒药物的评价。但因该模型无免疫功能，不能用于 HBV 致病机制以及 HBV 与宿主免疫系统相互关系的研究。

4. $Fah^{-/-}Rag2^{-/-}Il\text{-}2rg^{-/-}$ 小鼠模型　可克服 uPA/SCID 小鼠死亡率高、繁殖困难的缺点，具有人肝嵌合

率高(96.9%),血清中 HBV DNA 的浓度可达到 1×10^8copies/ml。

【模型应用】

可用于研究 HBV 感染机制、评价抗病毒药物药效学和评估治疗性疫苗。不能作为机体和病毒相互作用特别是免疫清除机制的研究。

二、非人灵长类动物模型

【造模机制】

非人灵长类动物与人的生理、生化功能和基因组等具有相似性。

【造模方法】

1. 黑猩猩　静脉注射黑猩猩 1ml 含乙型肝炎病毒 ayw$10^{7.5}$ 或 adw$10^{7.5}$ 或 adr≥10^6 或 ayr≥10^6 感染剂量(CID_{50})的血清;静脉注射含有 HBsAg 阳性的人的唾液和精液(Alter);皮下接种克隆的 HBV DNA(Will H,1982);乙肝病毒人血浆滴入黑猩猩角膜表面,9 周后动物出现 HBV 感染(Band,1982)。乙肝表面抗原阳性患者的精液注入黑猩猩阴道内。

2. 长臂猿　HBsAg(+)、HBeAg(+)携带者精液,滴度 1∶1000 以上。呼吸道感染,每天皮下注射 2.5ml,连续 2 天,总量 5ml;气溶胶感染,每天 2.5ml,总量 5ml;刷牙后口服,剂量同上(刷牙时必须使牙床出血)。精液接种,皮下注射,每天 0.6ml,总量 1.2ml;或阴道内接种,每天 1.2ml,总量 3.6ml;或用导尿管将精液送入阴道深部,并用指套刺激阴道,使阴道黏膜受损,分泌物带血色。

3. 恒河猴　雄性,体重 2kg,1~2 岁,HAV,HBV,HCV 阴性。接种 HBV 前先用 1~2Gy 剂量 $^{60}C_0$ 全身照射,猴体内 WBC 小于 4×10^9/L,然后,一次性静脉注射人 HBV 阳性血清 2ml。

4. 熊猴　体重 0.8~4kg,年龄 0.5~3 岁,HBV 标志物阴性。新鲜急慢性乙型肝炎患者血清或冻存 2 年的慢性乙型肝炎患者血清 1ml 经静脉或腹腔注射;HBV 阳性血清(3~5ml/kg)一次静脉注射。

5. 树鼩　选用 HBeAg 阳性、HBsAg 阳性、HBcAb 阳性、HBV DNA 拷贝数在 10^7copies/ml 以上的 HBV 感染者的血清作为感染源。1~30 日龄的幼年树鼩经肌注或腹腔注射,每只约 300μl,约含 3×10^6HBV DNAcopies/ml;31 日龄至 4 月龄的树鼩采取股静脉注射,每只约 500μl 血清,约含 5×10^6HBV DNAcopies/ml;成年树鼩首次静脉注射 500μl 血清,3 天后,经腹腔注射 500μl 相同血清。

【模型特点】

1. 黑猩猩　是目前唯一 HBV 自然感染动物模型。但价格昂贵,难以推广。
2. 长臂猿　可产生明显的血清酶学和肝组织学改变。
3. 恒河猴　对感染的 HBV 材料有所选择。感染后,HBsAg 水平低,无生化及肝组织病变。
4. 熊猴　HBV 感染后,肝内能检测到 HBsAg,但信号弱,肝细胞及血清中 HBV DNA 滴度低甚至不能检测。
5. 树鼩　HBV 感染树鼩后,属于一种急性自限性感染。90% 呈急性感染,肝组织中有 HBV DNA 的表达,血液中出现了 HBsAg,接着产生了 HBsAb、HBeAb、HBcAb,病毒很快就被清除。56% 可持续 1 年以上慢性感染,33% 可持续两年以上,肝细胞中 HBsAg 阳性率 80%。

【模型应用】

可用于研究 HBV 感染机制和机体免疫清除病毒机制,而且可作为抗 HBV 新药药效学评价的模型。

三、鸭乙肝动物模型

【造模机制】

DHBV 与 HBV 同属于嗜肝 DNA 病毒科,两者核苷酸序列同源性为 40%。对 DHBV 的易感性与鸭的自身免疫力有关,1~3 日龄雏鸭免疫系统发育不完善,对 DHBV 易感染,可产生高水平的慢性携带病毒状态。

【造模方法】

1~2 日龄麻鸭经肌内、静脉或腹腔注射 HBV DNA 阳性鸭血清,每只 0.1~1ml。或利用 Ad-DHBV1.3 系统,将 293 细胞包装好的病毒颗粒以尾静脉接种小鼠。

【模型特点】

感染 1 周后，雏鸭感染率为 80%~88%。

【模型应用】

适合进行 HBV 的生物特性、致病机制和抗 HBV 药物评价研究。

（赖国旗）

第六节　金黄色葡萄球菌感染动物模型

Section 6　Animal models of Staphylococcus aureus infection

金黄色葡萄球菌（Staphylococcus aureus，SA）为革兰阳性球菌，主要定植在人体皮肤表面，亦可引起各种感染，包括皮肤软组织感染、败血症、心内膜炎、肺炎、肠炎、脑膜炎、骨髓炎及中毒性休克综合征等。耐甲氧西林金黄色葡萄球菌（methicillin-resistant Staphylococcus aureus，MRSA）感染被列为世界范围内三大最难解决的感染性疾患之一。国内外广大学者采用了多种动物、通过不同途径建立了各种形式的金黄色葡萄球菌感染的动物模型。

一、金黄色葡萄球菌 L 型致间质性肺炎动物模型

【造模机理】

细菌在不同程度上丢失细菌壁变为 L 型后，其致病作用表现出不同程度地减弱，但仍具有侵入和破坏组织、细胞的能力。

【造模方法】

1. 造模菌株为金黄色葡萄球菌 L 型，经 0.45μm 滤菌器过滤后配成 10^{12} 个 /L 型菌液。家兔、豚鼠、大鼠、小鼠等均可作为模型动物。

2. 方法为经实验动物尾静脉注入菌液，注射量为 1ml/kg。15 日后，经乙醚麻醉，颈动脉放血处死。立即心内取血做涂片及细菌 L 型培养，并取肺、心、肝、脾、肾和脑组织及淋巴结，10% 甲醛固定，常规石蜡包埋制片，革兰及 HE 染色，光镜观察。

【模型特点】

注射菌液后 3 小时后实验动物体温开始升高，发热期除一般中毒症状外未见明显咳嗽、喘憋及消化道症状。15 天后血涂片和血培养均呈阳性，肺部出现间质及支气管壁淋巴细胞和巨噬细胞浸润、肺水肿、局灶或弥漫性肺泡腔出血等间质性肺炎病变表现，但炎性区没有明显的中性粒细胞浸润。

【模型应用】

该模型制作方法简便、重复性好、价格低廉，且各种动物均可用于建模，为最常见的金黄色葡萄球菌感染性间质性肺炎动物模型。但该方法造模菌株为金黄色葡萄球菌 L 型，而其由于细胞壁的缺失，抗原性在一定程度上减弱，使其致病作用和疾病发生的机理与金黄色葡萄球菌有所区别。

二、金黄色葡萄球菌致败血症和脓毒血症动物模型

【造模机理】

烫伤后腹腔感染金黄色葡萄球菌可致大鼠体内 TNF-α、IFN-γ 和 NO 等炎症介质大量生成，导致全身炎症反应失控和多器官功能损害，表现为脓毒血症、多器官功能衰竭。

【造模方法】

1. 造模菌株选用金黄色葡萄球菌古典 S6，造模动物选用清洁级 Wistar 大鼠，体重 220~300g。

2. 2% 戊巴比妥钠（80mg/kg）腹腔麻醉、20% 硫化钠脱毛后，将大鼠背部浸于沸水中 12 秒造成 20% 总体表面积Ⅱ度烫伤。立即腹腔注射 40ml/kg 生理盐水抗休克，创面予碘酊抗感染。于烫伤后 24 小时内经大鼠腹腔注射金黄色葡萄球菌古典 S6 菌株 4ml/kg（浓度为 8×10^{12}CPU/L）。

【模型特点】

在感染0.5小时后，大鼠血浆中金黄色葡萄球菌肠毒素B水平明显升高，6小时达高峰。肺组织、肝、肾、心脏等组织器官损伤在24小时后出现，同时TNF-α、IFN-γ、NO等炎性介质明显增多并伴各脏器功能的衰竭。

【模型应用】

该建模方法操作简单，可用于金黄色葡萄球菌感染致败血症和脓毒血症的发病机制和药物开发的研究，但存在重复性和对模型的可控性较低的缺点。

三、金黄色葡萄球菌致心内膜炎模型

【造模机理】

通过向心脏插入聚乙烯导管，引起纤维蛋白和血小板在导管处聚集，诱导产生非细菌性血栓性静脉炎，使血流中细菌易于在该处定植而致感染发生。

【造模方法】

1. 造模动物选用SD雄性大鼠，(250±25)g。

2. 具体方法为通过右颈动脉向左心室插入一密封聚乙烯导管(PE10)，在适当的地方缝合作为细菌感染的黏附点。导管植入48小时后，将细菌用无菌生理盐水稀释至10^5cfu/ml，取1ml菌液通过尾静脉注射入大鼠体内。2日后，取大鼠心脏进行匀浆，并经生理盐水倍比稀释后行菌落计数。

【模型特点】

注入金黄色葡萄球菌2小时后血培养阳性，2天后出现心脏杂音，不久出现急性心功能衰竭。

【模型应用】

金黄色葡萄球菌感染是目前已知的引起急性感染性心内膜炎最常见的致病菌，并且其死亡率高。该动物模型可用于金黄色葡萄球菌致心内膜炎的发病机制和药物治疗方案疗效评价的研究。

第七节　铜绿假单胞菌感染动物模型

Section 7　Animal models of pseudomonas aeruginosa infection

铜绿假单胞菌(pseudomonas aeruginosa，PA)为条件致病菌，广泛分布于自然界，常定植于人和动物的上呼吸道、消化道、皮肤及尿道等部位。近年来，PA成为医院获得性肺炎的最重要致病菌之一，故对其所致肺部感染的发病机制、病原学、治疗等方面的研究成为热点。因此，成功构建铜绿假单胞菌感染肺炎动物模型具有重要意义。

一、铜绿假单胞菌感染家兔肺炎模型

【造模机理】

通过经皮气管穿刺或喷雾吸入法构建肺部局部感染病变。

【造模方法】

1. 选用新西兰兔，6~8个月，2~2.3kg。

2. 经耳缘静脉注射2%戊巴比妥钠1ml/kg麻醉后，经皮气管穿刺(2ml一次性无菌注射器吸取1.5×10^8CFU/ml的菌悬液1.5ml)或喷雾吸入接种铜绿假单胞菌至肺部，隔日1次至35天后停止。以无菌生理盐水组作为对照。定期观察其生理状态、体质量、体温及血常规。病理学、影像学、细菌学检测确定模型构建情况。

【模型特点】

早期可见明显寒战、发热、喘息急促、亢奋恐慌、毛发粗糙状况，后期出现反应迟钝、毛发暗淡、营养状态差、且平均体重下降明显。接种菌液致感染后早期死亡动物肺部均有不同程度的水肿、出血、结节样脓肿、

实变表现，镜下可见肺组织内大量中性粒细胞浸润，灶状脓肿形成；感染死亡较晚动物的肺部实变逐渐减少，以局部肺不张、纤维增生、肉芽肿形成、淋巴细胞浸润为主要表现。影像学表现为多发斑片状模糊影，部分可见实变及脓肿灶。经皮气管穿刺者平均生存时间为 25.1 天，经鼻喷雾吸入者平均生存时间为 24.9 天。

【模型应用】

使用经皮气管穿刺法、喷雾吸入法接种铜绿假单胞菌至新西兰兔肺部均可成功构建兔 PA 急慢性病程演变的原发性肺部感染模型。前者可直接有效地将细菌接种至肺内，但其准确定位一定程度依赖于操作者手法娴熟与否，且操作易造成其他病原菌混合感染，此方法建立的模型急性炎症表现出现相对早且多；后者操作较简易，更符合真实的感染途径，但对细菌感染接种量的控制不严格，此模型组相对较多出现急慢性混合炎症或转化期表现。

二、铜绿假单胞菌感染小鼠肺炎模型

【造模机理】

用琼脂糖包埋细菌做成琼脂珠后以富含致病菌的琼脂珠灌注小鼠，使铜绿假单胞菌对呼吸道上皮细胞的反应减弱，不能被有效消除，宿主产生弱免疫应答，引起慢性感染发展。

【造模方法】

1. 实验动物　选用 6~8 周龄雄性昆明小鼠，体重 26~32g，经支气管接种铜绿假单胞菌琼脂糖珠悬液 50μl 构建。

2. 菌株配制　选取经对数生长期的单个铜绿假单胞菌菌落接种至 2ml TSB 中培养过夜（37℃，18 小时）。加入 1ml 50℃ 2% 琼脂糖溶液，并快速移动到 5ml 50℃液状石蜡中。室温下搅拌 6 分钟，容器底放置于碎冰上冷却 10 分钟。低温离心（4℃ 9000 × g）20 分钟。吸去上清，加入 PBS 混匀，洗琼脂糖珠 2 次。所得琼脂糖珠直径在光学显微镜下观察大约 120~200μm。用麦氏比浊管调整菌液浓度至 0.5 个麦氏单位。

3. 具体方法　10% 乙醚纱布薰小鼠 1 分钟麻醉后，将小鼠固定在专用手术台上，颈部前侧做术前准备，剪刀剪一 0.8cm 的横切口，止血钳剥离挑出气管，7 号静脉注射针头插入气管底部，针管与 1ml 注射器相连，注入 50μl 有铜绿假单胞菌琼脂珠悬液。立即竖起小鼠，保持 2 分钟，使菌液流下进入肺内，小鼠有类似呛咳反应。切开伤口不做处理，自然愈合。

4. 检测内容　各时段，经 10% 乙醚麻醉后，经心脏取血，获取血清标本 -80℃储存用于细胞因子等检测；收集肺泡灌洗液进行细菌培养及细胞因子检测；肺组织病理学检测。

【模型特点】

小鼠在接种铜绿假单胞菌菌珠后 1 天即出现炎性细胞反应，至 3 天则形成局限性病灶，至 5~7 天炎症反应明显减轻，但仍可在病理切片中观察到中性粒细胞浸润。支气管肺泡灌洗液检测显示接种菌株 3 天后，TNF-α 和 IL-6 的水平达到峰值，并于 7 天左右恢复至接近正常水平，与肺组织纤维化相关的血清中金属基质蛋白酶 2 在感染后 3 天达峰值。

【模型应用】

该模型真实准确地反映了铜绿假单胞菌肺部感染的体内特性，为铜绿假单胞菌的慢性肺部感染相关研究提供基础。

三、铜绿假单胞菌感染大鼠肺炎模型

【造模机制】

将 PA 包被的硅胶管置入大鼠一侧主支气管，28 天后处死大鼠分离肺组织，进行病理学和细菌学检测。

【造模方法】

1. 无菌硅胶管的包被　将无菌硅胶管（3Fr，直径 1.0mm，长 3.0mm）置入 1.5×10^9cfu/ml 菌液中，充分振荡使其沉入试管底部，置 37℃恒温箱 3 天。置管前计数管壁上的菌落数为 4.65×10^3cfu。

2. 模型构建　选用 7~9 周龄 SD 大鼠，用 50g/L 盐酸氯胺酮注射液以 2mL/kg 腹腔麻醉后固定，张开大鼠口腔暴露会厌，将含有硅胶管的静脉鞘管插入大鼠一侧主支气管，用静脉导管内针将硅胶管推入支气管中，拔出静脉鞘管及静脉导管内针；待大鼠苏醒后放入无菌笼中，自由取食，每日观察进食、毛发、精神状态等一般情况。

【模型特点】

硅胶管置入后 28 天，肺组织培养出野生型铜绿假单胞菌，匀浆菌落计数超过 10^3cfu/g。大体病理表现为纤维增生、肉芽肿形成，镜下表现为淋巴细胞浸润为主的炎症反应。

本实验选用的动物为 SD 大鼠。大鼠较之小鼠能更清晰地暴露会厌部，对铜绿假单胞菌感染的耐受性更强，插管时缺氧耐受性好，故置管的成功率较高，成活率高。同时硅胶管对机体刺激性小，可以减少非特异性炎症反应。在感染过程中，硅胶管于体内不会分解，在肺部大体观察时易于辨认，便于判断硅胶管是否被准确置于一侧支气管内。另外，硅胶管比较容易获得，成本不高。

【模型应用】

此方法同样为构建铜绿假单胞菌慢性肺部感染模型。对于研究铜绿假单胞菌肺部感染的致病机制、抗生素耐药和疫苗开发具有重要价值。

第八节　鲍曼不动杆菌感染动物模型

Section 8　Animal models of Acinetobacter baumannii infection

鲍曼不动杆菌（Acinetobacter baumannii）为不发酵糖类的革兰氏阴性球杆菌，广泛分布于自然界、医院及人体皮肤，属于条件致病菌，可引起肺部感染、泌尿道、皮肤软组织、中枢神经系统等多部位感染及败血症。近年来，其所致院内感染率、包括碳青霉烯类抗菌药物在内的抗菌药物耐药率均呈上升趋势，因此构建鲍曼不动杆菌感染动物模型对探讨其致病及耐药机制具有重要意义。由于鲍曼不动杆菌易侵及肺组织，且对其致病机制的研究主要集中于呼吸道上皮细胞，故感染途径以肺部研究较多，BALB/C、C3H/HeN 等小鼠及大鼠均适用。

一、甲氨蝶呤免疫抑制小鼠鲍曼不动杆菌感染肺炎动物模型

【造模机理】

免疫抑制小鼠运用微量气管注射法或超声雾化构建肺部局部感染性病变。

【造模方法】

1. 造模菌株为常规分离的鲍曼不动杆菌（菌液浓度为 10^8cfu/ml），造模动物选用 4 周龄 BALB/C 清洁级雄性小鼠，体重 13~14g。

2. 小鼠连续 2 日予甲氨蝶呤 0.2mg/d 经腹腔注射。3 日后再经腹腔注射 10% 水合氯醛 0.05ml 麻醉，运用微量气管注射法或超声雾化感染法致肺部鲍曼不动杆菌感染，菌液量均为 0.05ml。

3. 微量气管注射方法　小鼠麻醉后，用眼科手术器械分析暴露气管，然后用微量注射器直接注射细菌或生理盐水，注射完毕后立即垂直悬挂小鼠 10 分钟，然后再缝合创口，正常分笼喂养。

4. 超声雾化感染方法　将小鼠麻醉后，置 1 个有 2 个口的塑料容器中，另将浓度为 10^8CFU/ml 菌液置超声雾化器中，以 2ml/min 雾化速度开启雾化器，雾化管接入塑料容器其中 1 个入口，然后从另外一端的出口排出，雾化 30 分钟，所有操作均在生物安全柜中进行。

5. 监测小鼠感染率、死亡率、细菌清除率及肺部病理变化。

【模型特点】

微量气管注射法、超声雾化法感染免疫力低下的 BALB/C 小鼠的肺部感染率均为 100%（30/30），死亡率分别为 100%(10/10)，33%(3/10)。小鼠肺部细菌感染 12~24 小时后支气管周及肺泡间质内见中性粒细胞、淋巴细胞、巨噬细胞为主的炎症细胞浸润。微量气管注射法感染小鼠部分肺泡组织结构崩解，肺泡腔内可见脓肿形成及较多细菌集落。超声雾化法感染小鼠 24 小时可见肺部部分区域存在细胞变性，但支气管及肺泡组织结构基本正常，肺泡壁血管轻度扩张伴淤血，24~48 小时后可见支气管和支气管周围变性，部分

肺组织血管高度扩张，伴有水肿，48 小时后炎症逐渐恢复。

【模型应用】

微创微量气管直接注射法建立的感染模型以小鼠死亡为主，肺部感染模型成功率高，但不利于鲍曼不动杆菌肺部感染的病理过程和泛耐药菌株感染的抗感染治疗的研究。超声雾化法建立的感染模型可以模拟临床感染性肺炎的整个过程，相似性、重复性、可靠性、适用性和可控性均较高，且操作简单，可以同时大批量操作，实用性强，利于临床用药研究。

二、环磷酰胺免疫抑制小鼠鲍曼不动杆菌感染肺炎模型

【造模机制】

该方法基本机制同上。

【造模方法】

1. 选用 6 周龄清洁级 C3H/HeN 雌性小鼠，18~20g。

2. 细菌接种前第 4 天和第 3 天腹膜内注射环磷酰胺（150mg/kg）。

3. 0.2ml 0.65% 戊巴比妥钠腹腔注射麻醉，经口气管内插入一颗钝针，向气管内慢慢注射 50μl 菌悬液（10^8CFU/ml）造成肺部感染。检测小鼠死亡率、肺组织细菌清除率、病理变化及肺组织、血液中细胞因子动态变化。

【模型应用】

该模型可成功构建鲍曼不动杆菌感染肺炎模型，可用于多重耐药、泛耐药 Ab 感染的致病机制、耐药机制等方面研究。

（辛小娟　黄文祥　尹珍）

第九节　寄生虫病动物模型

Section 9　Animal models of parasitic diseases

寄生虫病是曾经影响我国广大人民健康的严重疾病，新中国成立初期，仅疟疾、血吸虫病和丝虫病患者数就高达 7000 余万。1956 年，国务院下达的《全国农业发展纲要》中提出，要限期消灭严重危害人民健康的日本血吸虫病、疟疾、利什曼病、丝虫病和钩虫病。由于政府重视、群众支持以及专业人员的积极工作，重要寄生虫病的流行范围、受威胁人口及发病人数明显减少，防治成果举世瞩目。1990 年第一次全国人体寄生虫分布调查表明，我国除已重点防治的血吸虫病、疟疾、丝虫病外，还有许多寄生虫病严重影响我国人民身体健康。近年来，随着社会经济的增长、人们生活水平的改善，发生在人群中的食源性、宠物源性、性源性、旅游源性等寄生虫感染有增加的趋势，因此，原卫生部仍然将这些寄生虫列入“2006—2015 年全国重点寄生虫病防治规划”。联合国千年发展目标中，将遏止并开始扭转疟疾和其他主要疾病的发病率增长列为重要目标。

随着国际交往日益频繁，去国外从事劳务、商务、医疗、联合国维和等人员对所在地地方性流行的寄生虫病不了解，很容易受到感染。如赴非洲参与各种援外工作时感染当地流行的利什曼血吸虫病、埃及血吸虫病、盘尾丝虫病、罗阿丝虫病、淋巴丝虫病、锥虫病、疟疾等。

由于寄生虫和宿主的关系是长期进化演变的结果，寄生虫对宿主寄生具有专一性，很多寄生虫没有理想的模型。建立一个适合某种人体寄生虫感染的宿主模型，要根据研究目的选择合适的动物模型。复杂模型更多的是模拟具体自然环境下的寄生虫感染（如寄生虫在宿主个体之间分布格局、特点以及传播动力学）。单一模型常用啮齿类和其他动物；因为复杂模型需要研究某一特定感染的种群动态学各方面，有时候需要用和人类关系密切的动物，如猪或灵长类。小鼠是研究寄生虫病常见的动物模型，具备传代时间较短，繁殖力强的独特优势，具有良好的可操作性，易于在实验室条件下控制和维持。小鼠组织细胞的生理结构、功能特征和生化免疫途径与人类相似，拥有众多的近交系和一些特殊品系，在实验条件下，能够尽

可能排除自然界的宿主在感染寄生虫机会上的不均一性(包括遗传背景差异、接触病原体的机会差异等)。然而,小鼠模型在寄生虫研究中有其自身的缺陷,如宿主的生理特性、对寄生虫大小的限制以及宿主本身的生命周期短等。

目前人疟动物模型的研究取得一定进展,如人恶性疟原虫(*Plasmodium falciparum*)、间日疟原虫(*P.viax*)已在灵长类动物夜猴(*Aotus*)与猩猩(*Chimpanzee*)身上建立相应的人疟动物模型,夜猴和松鼠猴对人疟原虫比较敏感,往往可以保持较长的原虫感染时间。一系列的疟疾候选疫苗未开发成功的原因之一就是缺乏合适的小动物模型,寻找适宜的小动物模型进行疟疾疫苗研发或药物筛选十分必要。近年来,一些科研人员将免疫缺陷动物(immunodeficient animal)用于恶性疟疾的基础性研究,进行了有益的尝试。

2001 年,Moreno 等用 BNX(NIH-Beige-Nude2-XD)小鼠首次成功地建立了人恶性疟原虫啮齿类动物模型。该模型建立的方法为,攻击前先用免疫抑制剂处理 BNX 小鼠以降低其体内中性粒细胞和巨噬细胞含量,将用人红细胞和 RPMI-1640 培养基配制成人恶性疟原虫悬溶液经腹腔注射到 BNX 小鼠体内,然后继续应用一段时间的免疫抑制剂。该模型优点有:①第一个可稳定感染的人恶性疟原虫啮齿类动物模型;②在抗人恶性疟原虫药物筛选中,该模型不需像灵长类动物那样要检测其他大量的参与药物内化的各种复合物;③对抗人疟原虫药物敏感,其药动学和药物毒性具有可测性;④ BNX 小鼠还可以感染其他类型的人疟原虫。不足之处:小鼠模型的虫血率水平较夜猴模型相比较低;模型不稳定,抗体产生率低,不能满足大量提取纯化抗体的需要,而且,抗体活性在人体内能够保持多少、小鼠体内的人淋巴细胞是否具有功能、能否形成原发性或继发性免疫反应等问题尚未解答。但是随着基因工程、转基因小鼠、人源性单抗技术的发展,免疫缺陷动物作为恶性疟的动物模型,将越来越多地应用到恶性疟疾致病机制与治疗的研究中。

淋巴丝虫病动物尤其是班氏丝虫病模型的研究较少,目前所知该虫仅在人体和猴体才可发育为成虫,在大鼠及一般小鼠体内可发育至第 4 期,偶尔经注射感染后可发育至成虫,但不能够获得微丝蚴。一般认为 SCID 小鼠是一种易于感染成功、潜伏期短、微丝蚴密度及成虫回收率高的较理想的实验动物,这种模型的建立将对班氏丝虫的虫体形态、体内移行过程、病理、免疫、药物筛选、宿主 - 寄生虫 - 媒介相互关系开辟新的广阔前景。

有些人类寄生线虫是专性寄生在人类的,这些寄生虫病的实验研究必须借助动物寄生虫来模拟。例如 *Trichuris muris* 的小鼠模型用来模拟人鞭虫(*T.trichiura*)的感染,*Heligmosomoides polygyrus* 的小鼠模型用来模拟人钩虫感染。另外一些人寄生线虫则是人兽共患的,如旋毛虫(*Trichinella spirali*)除寄生于人类也可寄生于鼠类,故其小鼠模型的研究可能更接近人体寄生的情况。如蛔虫(*Ascaris*)是大型的肠道线虫,通常都不能在鼠类动物中完成生活史,然而在其体内建立起幼虫移行模式既可用来研究宿主的易感性,也可用于研究感染早期阶段的小肠免疫。

常见寄生虫病动物模型(animal model of parasitic disease)的建模方法如下。

一、肺孢子虫动物模型(animal model of pneumocystis)

肺孢子虫(*Pneumocystis spp*)是一种机会性病原体,免疫功能低下的宿主感染后能引起肺孢子虫肺炎(pneumocystis pneumonia,PCP)。此种情况主要见于 AIDS、肿瘤放化疗及器官移植术后等免疫力低下的患者。PCP 成为此类患者重要的并发症和致死病因之一。大量的研究资料显示,寄生于不同哺乳动物肺孢子虫的虫种不同,其中感染人体的虫种已更名为 *Pneumocystis jiroveci*(Pj),国内学者将之译为“耶氏肺孢子虫”,感染鼠类的则为卡氏肺孢子虫(*Pneumocystis carinii*,Pc),由不同种肺孢子虫导致的疾病的英文缩写均为 PCP。由于 PCP 临床表现的非典型性,以及缺乏稳定、可靠的体外培养系统,目前动物模型仍然是研究肺孢子虫的基础条件。因为鼠的肺孢子虫与人的肺孢子虫在病原学形态、病理学改变、基因及抗原性方面存在着部分共性,国内外多采用鼠作主要的实验动物。

【造模机制】

建模时给实验动物大鼠或小鼠使用免疫抑制药物。

【造模方法】

常用的免疫抑制药物如下。

1. 醋酸可的松 大鼠 25mg、小鼠 1~2mg 皮下注射，每周 2 次，连续 5~8 周。用药期间，每周测体重 1~2 次，作为实验动物对药物反应的指标。若体重增加，提示药量不足，应适当增加药物剂量；若体重下降过速，则应减少剂量。

2. 地塞米松 作为免疫抑制剂，大鼠每次每只最大用量不超过 6mg，小鼠不超过每只 0.8mg。每次均按动物的实际体重给药，即在实验过程中随着体重下降，药量也随之减少，避免了实验动物免疫力过度降低，这样既保证了实验过程中动物有较高的感染率，也获得了 100% 的存活率。

3. 环磷酰胺 20~40mg/kg 口服，3 次 / 周。

4. 苯丁酸氮芥 8~16mg/kg 口服，3 次 / 周或氨甲蝶呤，0.4~0.8mg/kg 口服，3 次 / 周，同时加小剂量可的松。在使用上述药物的同时，饮水中加四环素（0.5~1.0mg/ml）或其他抗生素，防止细菌感染。

【模型特点】

免疫抑制药物连续应用 5~8 周后，多数实验动物都会发病，用药时间愈长，感染愈重。若以裸鼠为实验动物，可把感染动物肺组织匀浆中的肺孢子虫经鼻腔或经皮穿刺注入肺部，同时在饮水中加氨苄西林（1mg/ml）或四环素（1mg/ml），不用免疫抑制剂即可感染，但感染轻，存活率高。

【模型应用】

该动物模型已用于卡氏肺孢子虫的免疫学，优势免疫抗原蛋白的鉴定及筛选，药物的筛选和作用观察等。此外，还可使用重度联合免疫缺损（SCID）小鼠作肺孢子虫模型。

二、隐孢子虫动物模型（animal models of cryptosporidium）

隐孢子虫感染造成的危害主要在于人或哺乳动物以及禽类，所以研究较多的主要实验动物为禽类和哺乳动物，包括乳牛、乳羊、小鼠等，文献中报道较多的实验动物为小鼠。国内外有不少研究者建立了不同的隐孢子虫动物模型。

【造模方法】

从小牛分离的隐孢子虫（*Cryptosporidium*）卵囊经灭菌处理后，感染金黄仓鼠获得成功。4~5 日龄乳鼠最早于感染后 2 天、在 3.45×10^3 卵囊 /0.1ml 的感染组的 1 只鼠中，查到 2 个卵囊 /200 油镜视野，第 6 天排卵囊达高峰，60 个卵囊 /200 油镜视野。回肠组织标本的卵囊感染情况与粪便中相同，峰值更高，且高峰落后 2 天。接种剂量对肠组织卵囊的密度并无影响，接种后 2 天，鼠肠黏膜表面均查到虫体，第 4 天见到裂殖体，第 8 天肠黏膜出现损害，虫数达高峰，变性的上皮细胞脱落进入肠腔，第 12 天出现大量的第一代裂殖体。在实验过程中，动物一直未出现腹泻。组织检查测得的阳性率高于粪检阳性率，组织检查是确定早期感染的较敏感方法。本实验模型亦用于小牛感染，山羊羔感染等。

【模型特点】

隐孢子虫感染无严格的宿主特异性，但受动物日龄的影响。1~4 日龄小鼠 BALB/c、CBA Nude、C57、CBA 对腹泻小牛粪便中的虫体易感，接种后 3~7 天在粪便中查到卵囊。在受染鼠末段回肠的绒毛及盲肠表面有大量虫体，而十二指肠感染较轻，但肠道任何部位均未发现明显病理变化，而给 21 日以上日龄小鼠接种，感染轻甚至不能被感染。有的用环磷酰胺处理大鼠可建立免疫抑制宿主的隐孢子虫动物模型，50mg/kg 加入饮水中，14 天后接种 10^4 个或以上的感染性卵囊，接种后 18 天，80% 以上获得感染，虫体主要分布在小肠末段的 24cm 处，停药后 7~10 天感染消失。肠黏膜上卵囊消失后，粪中继续排出卵囊 5~7 天，通过免疫抑制建立起鼠类隐孢子虫自然感染的模型。

用孢子虫卵囊攻击 SCID 小鼠可建立慢性感染模型；若用正常 BALB/c 系小鼠的胸腺或骨髓的细胞进行改建，又可消除其感染；但若用人的外周血单位细胞重建，则不能消除其感染。其原因是：缺乏维持其生存的关键性 T 细胞亚系或 B 细胞，缺乏携带人 MHC 分子的抗原呈递细胞对 AT 细胞产生刺激作用或缺乏将人的 T 细胞或 B 细胞导入小鼠适宜组织的关键分子。SCID 小鼠还可作研究宿主的肠道菌群，对抵制隐孢子虫感染作用的模型。无菌型 SCID 小鼠在肠道内先接种已知混合的厌氧菌群，再用小隐孢子虫攻击时，其感染程度就大大减轻，这提示与肠道菌群有关的非特异性机制在宿主的防御能力方面起着关键性作用。目前对人体的小隐孢子虫尚无有效的化学治疗药物，现已用该模型对核糖核酸还原酶的抑制剂羟基脲，铁螯合剂 DHPO 和大环内酯型抗生素的化疗作用进行评估。

隐孢子虫感染肠异种移植的动物模型：将胎兔肠段植入麻醉裸鼠脊柱旁皮下组织，5 周内外科伤口愈合，异种移植肠段成熟可用于感染试验，结果表明异种移植的肠黏膜对部分脱囊的卵囊具有高度敏感性。该模型易于观察。

不同株隐孢子虫对动物的易感性无明显影响。以乳鼠作为模型动物，比较 3 株隐孢子虫（来自自然感染的牛，免疫耐受、具短期霍乱样症状的患者和重症感染的 AIDS 患者）的内芽殖发育过程，经口接种后，各发育期感染部位，出现时间，持续时间及虫体超微结构方面无株间的差异。

此外，还有建立鸟（禽）类、雏鸡、鸭等隐孢子虫动物模型。

三、阿米巴动物模型（animal models of entamoeba histolytica）

阿米巴原虫由于生活环境不同，可分为内阿米巴和自由生活阿米巴，前者寄生于人和动物，后者生活在水和泥土中，偶尔侵入动物机体。现已知内阿米巴属的溶组织内阿米巴会引发阿米巴痢疾和肝脓肿；而自由生活阿米巴的耐格里属和棘阿米巴属主要引起脑膜脑炎、角膜炎、口腔感染和皮肤损伤。

（一）溶组织内阿米巴原虫

多寄生于人和动物的肠道和肝脏，以滋养体形式侵袭机体，引发阿米巴痢疾或肝脓肿。该病分布范围广，易感机体较多，现已呈世界性流行传播。其动物模型一般使用豚鼠及各种鼠类作为肠阿米巴病动物模型，蒙古沙鼠盲肠内接种溶组织阿米巴（*Entamoeba histolytica*）可同时产生肠道（100%）和肝脏（87%）的病变，是较为理想的模型。

【造模机制】

营养状态、遗传、年龄、体重、免疫等因素影响阿米巴的易感性。经仓鼠肝脏传递或在培养时加入胆固醇或铁，可促使其毒力恢复。盲肠接种引起的病变所需的滋养体数在 $(2\sim5)\times10^6$，溶液的体积以不造成肠近扩张为度。

【造模方法】

滋养体的接种方法如下。

(1) 盲肠内接种法：将计数的滋养体混悬液直接接种于盲肠，诱发肠道病变。根据病变程度分级，此法应用最多，手术简单，感染率高，病变较局限，且易于取材观察。

(2) 密闭盲肠袢内接种：将动物麻醉后解剖，游离结扎盲肠，成为密闭的脾肠袢，后用生理盐水冲洗脾肠内容物，接种后 24~48 小时，75% 的动物产生脾肠壁溃疡；本法周期短、病变重，但手术复杂，多用于急性试验。

(3) 肝内注射：将一定数量滋养体注入肝脏，数天后可见肝内脓肿。

【模型特点】

用纯培养的滋养体接种 SCID 小鼠的肝脏或门脉，可形成阿米巴肝脓肿，并可从脓肿内分离出滋养体。用该模型观察到用重组溶组织内阿米巴抗原免疫的沙鼠对阿米巴肝脓肿有保护作用。腹腔接种则不能引起定位性或播散性病变。

【模型应用】

用滋养体接种 SCID 小鼠盲肠，未发现肠道病变，表明宿主肠道对感染有抵抗力，并不依赖于以淋巴细胞为基础的免疫力，决定其易感性的因素可能是巨噬细胞、粒细胞、补体和自然杀伤细胞以及黏液，肠道菌群、渗透压，肠细胞表面受体等未知的微环境因素。

（二）棘阿米巴角膜炎

棘阿米巴角膜炎是一种少见但较为严重的角膜疾患。由于佩戴隐形眼镜的人逐渐增多，该病的发病率也呈逐年增加之势。棘阿米巴原虫对人、中国地鼠和猪的角膜易感，而对小鼠、大鼠和家兔的角膜不易感。

【造模机制】

研究表明，眼局部免疫细胞可抑制棘阿米巴角膜炎的形成，而激素可降低免疫细胞的免疫作用，从而有利于棘阿米巴角膜炎的形成。

【造模方法】

因此，实验前 3 天在家兔结膜下注入地塞米松，同时应用激素点眼，然后将棘阿米巴原虫的滋养体和包囊悬液注入兔角膜基质内，可以成功建立家兔棘阿米巴角膜炎动物模型。

【模型特点】

该模型具有建模快、技术简便、易于操作等优点，是进行棘阿米巴角膜炎实验研究的一个重要工具。

【模型应用】

建立棘阿米巴原虫角膜炎动物模型，不仅可深入研究该病的致病机制及生理病理特征，而且可以验证药物的治疗作用、筛选有效的抗棘阿米巴原虫新药以及进行角膜移植研究等。

四、疟原虫动物模型（animal models of plasmodium）

各种动物疟原虫和人疟模型本身有其自身的生物学特性，在选择应用时必须根据实验条件和不同的研究课题而定。

（一）人疟动物模型

【造模机制】

人对疟具不同程度易感性的实验动物有夜猴（*Aotus lenurinus griseimembra*）、松鼠猴（*Saimiri sciureus*）、狨（*Saguinus geoffroyi*）等，其中以夜猴最佳，已被公认为是恶性疟（*Plasmodium falciparum*）、间日疟（*Plasmodium vivax*）的最佳动物模型。

【造模方法】

血传（将一定量红内期原虫经静脉注入）或蚊传（含有孢子的接蚊直接叮刺或将一定量的孢子经静脉接种）都能成功，一些虫株可通过蚊传猴连续转种传代，并能在人和猴之间相传，但由于夜猴体小、血量少，产在中、南美洲，野生数量有限，饲养较为困难，广泛应用受到限制。松鼠猴也是中、南美洲产的小型猴，对恶性疟和间日疟均易感，是良好的实验宿主。

【模型特点】

夜猴和松鼠猴对人类疟原虫比较敏感，往往可以保持较长的原虫感染时间，常常被用于疟疾的各种研究。但由于其珍稀和昂贵，使其在国内的应用困难较大。猕猴对恶性疟原虫不易感，换入人血的切脾猕猴可使恶性疟原虫在猴体生存，甚至可以达到 46% 的最高原虫感染率（熊猴），但大多数动物的原虫感染率不高，且原虫的存活时间较短，一般为 7~9 天。狨对间日疟原虫易感。黑猩猩对三日疟和卵形疟原虫敏感，切脾后原虫密度较高。

【模型应用】

已用于恶性疟抗原及其诱导的保护性免疫研究，可作为抗间日疟药对间日疟原虫抗氯喹株红内期或肝期效果评价的模型，也是对不同株疟原虫红内期疫苗、子孢子疫苗和传播阻滞疫苗试验较合适的动物模型。

（二）猴疟动物模型

【造模机制】

目前世界上已报道的猴疟原虫（包括猩猩和猿的）约 20 种，疟疾实验研究中最常用的食蟹猴疟原虫（*Plasmodium cynomolgi*）、诺氏疟原虫（*P.knowlesi*）分别与人类的间日疟、恶性疟原虫相近，利用这些灵长类疟原虫进行人疟原虫的生物学和临床等方面研究，不过对结果的解释要慎重些。

【造模方法】

食蟹猴疟原虫红内期裂体增殖周期 48 小时，至少有 20 多种按蚊具有感性。其中以斯氏按蚊、大劣按蚊最为敏感，在 25℃，孢子增殖需要 12 天，在 27~28℃，吸血后第 9 天唾腺中出现子孢子，按蚊的较高感染率出现在宿主原虫血症和配子体高峰期间以及高峰以后的一段时间。

诺氏疟原红内期裂体增殖周期 24 小时，大劣按蚊最为敏感，在吸血后第 12 天唾腺出现了孢子。完成红外期需 5~5.5 天。

【模型特点】

子孢子接种引起的感染有复发现象，红外期 8 天发育成熟。

【模型应用】

是研究疟原虫红外期、复发机制、抗间日疟药物很好的模型，国内已建立了食蟹猴疟原虫 - 斯氏按蚊 - 恒河猴模型、食蟹猴疟原虫 - 大劣按蚊 - 恒河猴模型。

（三）鼠疟动物模型

它是使用最为广泛的模型，对疟疾生物学、免疫、免疫病理、药物筛选和评价、诊断、疫苗的研究提供了重要参考资料。由于鼠疟模型易建立，价格低廉，使用方便，在疟疾实验研究中具有重要的地位。

【造模机制】

1. 伯氏疟原虫（*Plasmodium berghei*）　红内期裂体增殖周期 24 小时左右，嗜网织细胞，在 18~21℃，10~11 天完成孢子增殖，最快 9 天，红细胞外期周期短，为 48~52 小时。

2. 约氏疟原虫（*P.yoelii*）　红内期形态、裂体增殖周期同伯氏疟原虫，酶谱有差异，在 24℃时，子孢子第 10 天进入唾腺，红细胞外期 43 小时可发育成熟。

【造模方法】

1. 伯氏疟原虫（*Plasmodium berghei*）　斯氏按蚊是敏感的实验媒介。经过长期血液转种传代的原虫株，配子体数目逐减少，适力减退直至丧失，一般每血传 3~5 代后要经蚊传一次以保持配子体活力。常用实验动物中对血液接种最为敏感的是小鼠和幼龄大鼠（12~30 天），在接种后 7~14 天多数动物死于高原虫血症。

2. 约氏疟原虫（*P.yoelii*）　斯氏按蚊是敏感的实验媒介，大劣按蚊敏感性较低，常引起卵囊黑化，长期血液转种传代的原虫株，配子体的活动减退直到丧失，一般每血传 3~5 天后要蚊传 1 次，以保持配子体活力，一般小鼠对血液接种都很敏感，反复血传接种动物后，由于高原虫血症、死亡率高。

【模型特点】

1. 伯氏疟原虫（*Plasmodium berghei*）　动物对子孢子的敏感具有明显差异，幼龄大鼠最敏感，而小鼠敏感性较差。目前已建立伯氏疟原虫 - 斯氏按蚊 - 啮齿类动物模型。

2. 约氏疟原虫（*P.yoelii*）　动物对子孢子的敏感性有明显差异，广泛并进行疟原虫子孢子 - 肝细胞相互作用的研究。目前国内已建立约氏疟原虫 - 斯氏按蚊 - 鼠动物模型，应用最为广泛。根据实验需要和条件，在红外期、红内期、孢子增殖期方面进行了广泛研究。

此外，还有文氏疟原虫和夏氏疟原虫。

文氏疟原虫（*P.vinekei*）：红内期原虫嗜成熟红细胞，随感染蚊饲养温度条件（20~26℃）和亚种不同，完成孢子增殖需 11~13 天，红外期发育时间约在 50 小时以上，大鼠和仓鼠血传不敏感，已建立文氏疟原虫 - 斯氏按蚊 - 小鼠模型系统。

夏氏疟原虫（*P.chabaudi*）：红内期原虫嗜成熟红细胞，裂体增殖周期 24 小时，在 25℃，孢子增殖 11 天完成，红外期在小鼠经 52~53 小时发育成熟，大鼠和仓鼠血传不易感，已建立夏氏疟原虫 - 斯氏按蚊 - 小鼠模型系统。

鼠疟原虫的鉴别主要依据是：红外期发育时间与裂殖体大小的关系；孢子增殖的适宜温度；成熟卵囊的平均直径；蚊唾液腺内子孢子长度；经细胞内期原虫的酶谱特征。

此外，SCID 小鼠可作为人间日疟和鼠疟红外期发育的实验模型，先将子孢子与 $HepG_2$、细胞在 37℃培育 5 小时，再将 $HepG_2$ 细胞移植到 SICD 小鼠肾被膜下。

五、布鲁属丝虫动物模型（animal models of brugia）

人丝虫病动物模型仅布鲁属丝虫动物模型获得成功。Ash 和 Riley（1970）用 3 种布鲁属丝虫即彭亨丝虫（*Brugia pahangi*）、亚周期型马来丝虫（*B.malayi*）和派特丝虫（*B.patei*）人工感染长爪沙鼠（*Merione unguiculatus*）获得成功。我国于 1974 年成功地建立了周期型马来丝虫长爪沙鼠动物模型，以后又建立了周期型马来丝虫的猫及小鼠模型和亚周期型马来丝虫的长爪沙鼠模型。我国周期型马来丝虫的媒介可用中华按蚊、东乡伊蚊和棋斑按蚊。

【造模方法】

建立马来丝虫长爪沙鼠动物模型的方法：于夜间从高密度马来微丝蚴血症者抽取3~5ml，加3.8%枸橼酸钠抗凝（0.3~0.5ml）或感染后1~1.5年的高密度微丝沙鼠腹腔灌洗获取微丝蚴，以每微升300~500条微丝蚴的密度感染中华按蚊和东乡伊蚊，但微丝蚴超过200条/20μl时将影响蚊虫的生活力。蚊虫饲养在26~28℃、相对湿度80%~85%的条件下，感染后7~9天以滤集法收集感染期幼虫（回收率为95%左右），每只沙鼠接种感染期幼虫50~400条，方法和部位有皮下查、心血检查法及虫体回收法检查沙鼠的感染情况。有研究表明氢化可的松可提高长爪沙鼠对丝虫的易感性。

此外，SCID鼠也可作为马来丝虫感染的模拟宿主，在皮下接种幼虫6~10周，90%的个体都有雌、雄虫发育，尤其可在淋巴系统检到成虫，并发现有淋巴管炎和淋巴管扩张，产生与人体相似的淋巴系统病变。

【模型应用】

适合于淋巴病理和免疫病理学的研究，并且可应用于抗丝虫药物的筛选和药物作用机制和疗效观察研究。在布鲁属丝虫长爪沙鼠模型建立的基础工上，国外又相继试用多种小型动物，包括纳塔尔多乳头鼠、狂怒臭鼬、金黄仓鼠、SD和LE鼠和BALB/c小鼠等研制马来丝虫动物模型。多乳头鼠用于形态学、生态学、生化、病理生理、化疗和免疫学等研究；利用多乳头鼠为实验动物时发现，侵入孕期或哺乳期的丝虫容易发育为成虫，因免疫力降低引起成虫数增加，必然导致宿主组织较为严重的病理损害。狂怒臭鼬用于免疫学研究；BALB/c小鼠用于保护性免疫、虫苗和单抗等的研究。建立马来丝虫长爪沙鼠动物模型主要用于丝虫病的免疫诊断，如制备马来丝虫成虫抗原、微丝蚴抗原作IFAT和dot-ELISA检测等。

六、日本血吸虫病动物模型（animal models of schistosoma japonicum）

（一）模拟自然感染模型（肝脾模型）

【造模机制】

不同的实验动物对同种血吸虫的易感性不同，同种实验动物对不同种的血吸虫易感性也不有很大差异，主要表现在：①成虫发育率；②感染的时间；③排卵的情况。

【造模方法】

日本血吸虫（*Schistosoma japonicum*）尾蚴一次人工感染动物后，虫体感染率以小鼠和犬为最高，分别为59.4%、59.0%，马和水牛最低，均在1%以下。关于虫体在宿主体内的分布，马、大鼠和褐家鼠分别有30%、50%和95%寄生于肝内血管，其他动物均有83%以上的合抱虫体寄生于门静脉和肠系膜静脉中。在大鼠、褐家鼠和马中，虫卵主要沉积于肝脏，其他动物主要沉积于肠组织。小鼠和家兔粪中排出的虫卵数最多，豚鼠次之，大鼠和多数褐家鼠均未排出虫卵。金黄地鼠及长爪沙鼠人工感染后，不仅虫体感染率高，而且粪中长期排卵。ddy小鼠感染日本山梨品系日本血吸虫后，第28~105天产卵量为（2100±300）个/d，家兔感染日本品系日本血吸虫后排卵量为（289±41）个/d。综合虫体发育和度、易感性、虫卵分布特征及虫卵排出数量、实验方便且经济，中、小鼠及家兔特别是前者是建立日本血吸虫感染模型的理想动物。此外，10种灵长类动物如恒河猴、长尾猴、黑猩猩、黄狒狒、卷尾猴、猪猴也可作为实验感染的动物，过去曾对血吸虫病的免疫学和免疫病理学研究起了重要的作用，现在很少使用。

【模型特点】

目前该模型是一个经常使用的模型，不足之处是由于血吸虫生活史在多阶段，寄生于人体的每个阶段都可引起一定程度的病理变化，多种因素相互干扰，不易认识真正的致病原。

【模型应用】

对于系统观察动物感染后的病理过程及获得性免疫、杀虫机制、逃避机制仍是很有意义的。

（二）肺虫卵肉芽肿模型（肺模型）

【造模机制】

血吸虫卵经末梢静脉注入实验动物体内，观察肺部肉芽肿的形成。

【造模方法】

武忠弼（1950年）首先将日本血吸虫卵500个/只经尾静脉注射给小鼠，观察虫卵肉芽肺细胞反应过程。

Old 等(1981 年)用不同剂量的日本血吸虫卵(10~50 000 个 / 只)皮下注射致敏小鼠,2 周后再静脉注射虫卵 3000 个,在其后不同时间(1~64 天)取肺组织作病理检查,从 50 个虫卵开始,随着剂量增大,肺内肉芽肺面积也增大。2000 个卵致敏,2 周后再静脉注射 3000 个虫卵,可获得最大的肉芽肺面积。国内亦有用虫卵或可溶性虫卵抗原致敏建立肉芽肿肺模型。管晓红、赵慰先利用日本血吸虫肠相关抗原(GAA20)1μg(不加佐剂)皮下致敏 C57BL/6 小鼠,14 天后从眼窝静脉注射活虫卵 2000 个,1 天后,GAA20 致敏组肺面积明显比虫卵致敏组、阴性对照组高,有的已形成嗜酸性脓肿,以巨噬细胞为主,这提示 GAA20 对虫卵肉芽肿的形成有预致敏作用,作者认为这一模型可用于日本血吸虫卵肉芽肿形成机制的研究。

【模型特点】

因不同器官对虫卵肉芽肺的反应有所不同,因此肺模型与自然感染时受累器官中形成的肉芽肺存在着差别。

【模型应用】

肺模型常用于检测各抗原成分是否具有致敏活性。

(三) 肝虫卵肉芽肿模型(肝模型)

【造模机制】

从门静脉注射虫卵,在肝脏形成肉芽肿。

【造模方法】

近年冯振卿等经脾脏注射虫卵法建立成功受染者 C57BL/6 小鼠,肝中虫卵肉芽肿发生率为 100%,其肉芽肿形态、细胞组成、转化发展过程均与自然感染模型相似。裸鼠感染日本血吸虫后,不引起肝细胞坏死或很高的死亡率,而且粪中的虫卵排出数与感染正常鼠相当,但感染裸鼠常是致命的。

【模型特点】

该模型因与自然感染时有些受累器官相似,是一个很有用的模型。

【模型应用】

注射日本血吸虫虫卵或含虫卵抗原的颗粒,对研究肝肉芽肿形成机制、细胞动力学等方面很有价值。

此外,为了阐明激发肉芽肿形成的宿主因素,在用 SCID 小鼠感染实验时发现了两个特性:①在虫卵周围几乎不形成肉芽肿;②成虫产卵明显减少。这说明肉芽肿的产生必须有淋巴细胞存在,很可能需由其产生的细胞因子而引起。如同时补充 TNF-α 就可恢复肉芽肿形成,而且可直接刺激成虫的产卵能力。将单对 3 周龄利什曼或日本血吸虫雌、雄虫植入小鼠肠系膜静脉,可进行产卵和排卵动力学研究。抗 IL-4 减少日本血吸虫病鼠 Th2 细胞因子的分泌并抑制肝硬化。SCID 小鼠被感染后,由虫卵释放的肝毒性蛋白可导致严重发病;若用免疫正常的动物脾细胞进行重建,可恢复肉芽肿形成,并消除肝毒作用。

七、包虫病动物模型(animal models of echinococcosis)

(一) 实验继发性感染动物模型

将原发感染宿主的虫卵、原头节、生发囊等材料用人工方法直接接种于实验动物,现已较少使用。

(二) 同种连续传代动物模型

将实验继发性感染动物得到的包虫材料,接种于同一种属动物,经连续一代又一代地传种而获得的动物模型。其优点是不受原发感染材料来源的限制,能随时提供较大量的动物模型,囊的生长速度较前者为快,感染成功率比较高(一般 95% 以上)。

(三) 异种多次移植动物模型

【造模机制】

先把原发感染材料接种于易感的中间宿主,待其复制成功后,再取出感染材料接种于所需要的另一种中间宿主并能生长发育。如人包虫原头节→小鼠→棉鼠→羊包虫原头节→沙鼠→小鼠,此类模型多用于药物筛选及亚急性毒性试验和免疫试验。

【造模方法】

影响此动物模型建立的因素较多,主要有:

(1) 接种材料：以羊、马的细粒棘球绦虫（*Echinococcus granulosus*）原头节感染小鼠成功率最高，用人与牛的原头节感染成功率较低，而用大角鹿的原头蚴感染则为阴性。用细粒棘球绦虫（*Echinococcus mulitilocularis*）的虫卵、原头节、生发囊作为感染材料，只要量足够且选择易感宿主，一般均获成功。

(2) 接种数量：用羊的细粒棘球绦虫原头节注入6周龄小鼠腹腔内，接种量分别为450个、200个或4000个/只时，感染成功率分别为72.3%、82.7%和92.4%。小鼠经口灌入300个、1000个细粒棘球绦虫卵，感染成功率分别为40%、100%。

(3) 接种途径：常用的有经口感染、皮下注射、腹腔注射和腹腔移植等，一般认为腹腔途径感染的成功率最高。小鼠经皮下注射4000个羊的细粒棘球绦虫卵，感染成功率为70.3%，而经腹腔接种可高达92.4%。

(4) 宿主种类和年龄：每种绦虫都有其适宜和不适宜的中间宿主，在前者只需给予少量虫卵、原头节。多房棘球绦虫卵或原头节感染棉鼠、沙鼠、仓鼠等均可成功，大鼠和小鼠为轻度易感动物，而豚鼠、家兔等则不受感染。从感染大量多房棘球绦虫子的大鼠腹腔中所获得的细胞在体外能快速杀死原头蚴。将原头蚴致敏脾细胞膜同时腹腔接种正常鼠，包囊的大小和数量均明显减少。动物种株不同，其生长发育快慢不一。在C57L株小鼠体内棘球蚴囊发育最快，感染120天后平均囊重达7g，而DBA/I和RF株小鼠发最慢，现在一般认为用纯系小鼠和裸鼠为宜。6周龄的小鼠、大鼠、家兔的感染成功率最高。用相同数量和来源的细粒棘球绦虫原头节通过相同途径接种，5~6周小鼠感染力成功率可高达90%以上，71天以上的小鼠成功率降至65%，表明幼龄小鼠较为敏感。

【模型应用】

这些动物模型应用于宿主反应对棘球蚴生长育的影响、棘球蚴感染破坏宿主免疫平衡以及其可能的免疫逃避机制、免疫预防、免疫病理等方面的研究。Baz(1995)等用小鼠动物模型进行抗独特型抗体调节的研究；用不同剂量的异丙肌苷治疗受染长爪沙鼠和NMRI小鼠，评价药物效果和机制。

（张健　黄复生）

参考文献

[1] 陈萍，冯书章．出血性大肠杆菌O157:H7感染和免疫的动物模型[J]. 中国生物制品学杂志，2007，4(20):310-312.

[2] Gu J，Ning Y，Wang H，et al.Vaccination of attenuated EIS-producing Salmonella induces protective immunity against enterohemorrhagic Escherichia coli in mice [J]. Vaccine，2011，29(43):7395-7403.

[3] Wang H，Gu J，Yu S，et al.Characterization of enterohemorrhagic Escherichia coli O157:H7 00B015:a Shiga toxin producing but virulence-attenuated isolate [J]. Can J Microbiol，2010，56(8):651-656.

[4] Gu J，Liu Y，Yu S，et al.Enterohemorrhagic Escherichia coli trivalent recombinant vaccine containing EspA，intimin and Stx2 induces strong humoral immune response and confers protection in mice [J]. Microbes Infect，2009，11(10-11):835-841.

[5] Mohawk KL，O' Brien AD. Mouse models of Escherichia coli O157:H7 infection and shiga toxin injection [J].J Biomed Biotechnol，2011，258185. doi:10.1155/2011/258185.

[6] Potter ME，Kaufmann AF，Thomason BM，et al. Diarrhea due to Escherichia coli O157:H7 in the infant rabbit [J].J Infect Dis，1985，152(6):1341-1343.

[7] Sherman PM，Johnson-Henry KC，Yeung HP，et al. Probiotics Reduce Enterohemorrhagic Escherichia coli O157:H7-and Enteropathogenic E. coli O127:H6-Induced Changes in Polarized T84 Epithelial Cell Monolayers by Reducing Bacterial Adhesion and Cytoskeletal Rearrangements [J]. Infection and Immunity，2005，73(8):5183-5188.

[8] Panda A，Tatarov I，Melton-Celsa AR，et al.Escherichia coli O157:H7 infection in Dutch belted and New Zealand white rabbits[J]. Comp Med，2010，60(1):31-37.

[9] Pai CH，Kelly JK，Meyers GL. Experimental infection of infant rabbits with verotoxin-producing Escherichia coli [J]. Infect Immun，1986，51(1):16-23.

[10] Baker DR，Moxley RA，Francis DH.Variation in virulence in the gnotobiotic pig model of O157:H7 Escherichia coli strains of bovine and human origin [J].Adv Exp Med Biol，1997，412:53-58.

[11] Hall GA，Chanter N，Bland AP.Comparison in gnotobiotic pigs of lesions caused by verotoxigenic and non-verotoxigenic Escherichia coli [J].Vet Pathol，1988，25(3):205-210.

[12] Donohue-Rolfe A，Kondova I，Mukherjee J，et al.Antibody-Based Protection of Gnotobiotic Piglets Infected with Escherichia coli

O157:H7 against Systemic Complications Associated with Shiga Toxin 2 [J].Infection and Immunity,1999,67(7):3645-3648.

[13] Kang G,Pulimood AB,Koshi R,et al.A monkey model for enterohemorrhagic Escherichia coli infection [J].J Infect Dis,2001,184(2):206-210.

[14] Stearns-Kurosawa DJ,Collins V,Freeman S,et al.Rescue from lethal Shiga toxin 2-induced renal failure with a cell-permeable peptide [J].Pediatr Nephrol,2011,26(11):2031-2039.

[15] Skinner C,McMahon S,Rasooly R,et al.Purification and characterization of shiga toxin 2f,an immunologically unrelated subtype of shiga toxin 2 [J].PLoS One,2013,8(3):e59760.

[16] Dean-Nystrom EA..Bovine Escherichia coli O157:H7 Infection Model [J]. Methods Mol Med,2003,73:329-338.

[17] Sheng H,Davis MA,Knecht HJ,et al.Rectal administration of Escherichia coli O157:H7:novel model for colonization of ruminants [J].Appl Environ Microbiol,2004,70(8):4588-4595.

[18] Schoeni JL,Doyle MP.Variable colonization of chickens perorally inoculated with Escherichia coli O157:H7 and subsequent contamination of eggs [J].Appl Environ Microbiol,1994,60(8):2958-2962.

[19] Beery JT,Doyle MP,Schoeni JL.Colonization of chicken cecae by Escherichia coli associated with hemorrhagic colitis [J]. Applied and Environmental Microbiology,1985,49(2):310-315.

[20] Armstrong GL,Hollingsworth J,Morris JG Jr. Emerging foodborne pathogens:Escherichia coli O157:H7 as a model of entry of a new pathogen into the food supply of the developed world [J].Epidemiol Rev,1996,18(1):29-51.

[21] 郭学军,张永斌,邹移海 . 幽门螺杆菌感染动物模型述评[J]. 广州中医药大学学报,2006,23(1):78-79.

[22] 范钰 . 幽门螺杆菌感染动物模型的实验研究[J]. 国外医学·消化系疾病分册,1999,19(4):198-201.

[23] 康巧珍,段广才 . 幽门螺杆菌感染动物模型的选择应用[J]. 中国人畜共患病杂志,2004,20(12):1096-1097.

[24] 邓朝辉 . 幽门螺杆菌动物模型应用进展[J]. 胃肠病学和肝病学杂志,2000,9(4):244-245.

[25] 刘文忠 . 幽门螺杆菌研究进展[M]. 上海:上海科学技术文献出版社,2001:182-191.

[26] Offit PA,Clark HF,Kornstein MJ,et al.A murine model for oral infection with a primate rotavirus(simian SA11) [J].J Virol,1984,51:233-236.

[27] Offit PA,Clark HF. Protection against rotavirus-induced gastroenteritis in a murine model by passively acquired gastrointestinal but not circulating antibodies [J]. J Virol,1985,54:58-64.

[28] Conner ME,Estes MK,Graham DY. Rabbit model of rotavirus infection [J]. J Virol,1988,62:1625-1633.

[29] Ward RL,McNeal MM,Sheridan JF. Development of an adult mouse model for studies on protection against rotavirus [J]. J Virol,1990,64:5070-5075.

[30] Cordle CT,Schaller JP,Winship TR,et al. Passive immune protection from diarrhea caused by rotavirus or E. coli:an animal model to demonstrate and quantitate efficacy [J]. Adv Exp Med Biol,1991,310:317-327.

[31] Ciarlet M,Conner ME,Finegold MJ,et al.Group A rotavirus infection and age-dependent diarrheal disease in rats:a new animal model to study the pathophysiology of rotavirus infection [J]. J Virol,2002,76:41-57.

[32] Kreider JW,Howett MK,Wolfe SA,et al.Morphological transformation in vivo of human uterine cervix with papillomavirus from condylomata acuminata [J]. Nature,1985,317(6038):639-641.

[33] 张菊,高艳娥,阎小君等 . 建立人乳头瘤病毒 6,11 型感染皮损移植模型的研究[J]. 中国皮肤性病学杂志,2002,16(5):293-295.

[34] Comerford SA,Maika SD,Laimins LA,et al.Oncogene. E6 and E7 expression from the HPV 18 LCR:development of genital hyperplasia and neoplasia in transgenic mice [J].Oncogene,1995,10(3):587-597.

[35] 潘巍巍,徐营,易发平,等 . 人乳头瘤病毒关键基因在裸鼠体内表达的初步研究[J]. 中国病理生理杂志,2009,25(2):209-214.

[36] 潘巍巍,曹利仙,易发平,等 . 人乳头瘤病毒引起裸鼠生殖系统病变的研究[J]. 病毒学报,2009,25(1):35-40.

[37] 潘巍巍,赖国旗,易发平,等 . 构建及鉴定携带角蛋白启动子和人乳头瘤病毒 16 E6/E7 基因的重组腺病毒[J]. 西安交通大学学报(医学版),2006,27(5):421-425.

[38] 潘巍巍,成海恩,赖国旗,等 . 人乳头瘤病毒 E6E7 基因重组腺病毒的构建及鉴定[J]. 第四军医大学学报,2006,27(24):2220-2222.

[39] 潘巍巍,赖国旗,宋方洲,等 . 构建人乳头瘤病毒关键基因的原核重组载体[J]. 中国现代医学,2006,16(21):3201-3204.

[40] Tennant BC,Gerin JL. The woodchuck model of hepatitis B virus infection [J]. ILAR J,2001,42:89-102.

[41] Dandri M,Burda MR,Torok E,et al.Repopulation of mouse liver with human hepatocytes and in vivo infection with hepatitis B virus [J].Hepatology,2001,22:981-988.

[42] Farag MM,Tedjokusumo R,Flechtenmacher C,et al. Immune tolerance against HBV can be overcome in HBV transgenic mice

by immunization with dendritic cellspulsed by HBVsvp [J].Vaccine,2012,30(42):6034-6039.
[43] 胡卫江,余宏宇．乙型肝炎病毒(adr 亚型)转基因小鼠的研究[J]. 第二军医大学学报,1999;20(4):212-215.
[44] 雷章恒,余宏宇．乙型肝炎病毒(ayw 型)转基因小鼠的建立[J]. 第二军医大学学报,1997,18(3):201-204.
[45] 熊俊,訾晓渊,姚玉成,等．乙型肝炎病毒 x 基因转基因小鼠模型的建立及培育[J]. 第二军医大学学报,2002,3(11): 1184-1187.
[46] 孔祥平,吴庆洲,罗显荣,等．复制型 HBV 转基因小鼠遗传稳定性研究[J]. 中国生物工程杂志,2008,28(5):17-20.
[47] Wang G,Dong XY,Tian WH,et al.Study on the differences of two mouse models of hepatitis B virus infection by transduction with rAAV8-1. 3HBV [J]. Bing Du Xue Bao,2012,28(5):541-547.
[48] Xiao-Jun Zhou,Shi-Hui Sun,Peng Wang,et al. Over-expression of uPA increases risk of liver injury in pAAV-HBV transfected mice [J]. World J Gastroenterol,2012,18(16):1892-1902.
[49] 田粉梅．医学微生物学——水动力转染技术及其在肝炎病毒实验动物模型研究中的应用[J]. 中国学术期刊文摘, 2008,14(13):8.
[50] 刘金红,陈志勇,章君杰．嵌合小鼠模型在人乙肝病毒研究中的应用概况[J]. 现代实用医学,2012,24:(6):716-718.
[51] 刘光泽,周笛,范沛,等．人鼠肝组织嵌合体模型的制备[J]. 中国比较医学杂志,2010,20(10):56-57.
[52] Ohashi K,Marion PL,Nakai H,et al. Sustained survival of human hepatocytes in mice:A model for in vivo infection with human hepatitis B and hepatitis delta viruses [J]. Nat Med,2000,6(3):327-331.
[53] Brown JJ,Parashar B,Moshage H,et al. A long-term hepatitis B viremia model generated by transplanting nontumorigenic immortalized human hepatocytes in Rag-2-deficient mice [J]. Hepatology,2000,31(1):173-181.
[54] Tateno C,Yoshizane Y,Saito N,et al.Near completely humanized liver in mice shows human-type metabolic responses to drugs [J]. Am J Pathol,2004,165(3):901-912.
[55] Tsuge M,Hiraga N,Takaishi H,et al.Infection of human hepatocyte chimeric mouse with genetically engineered hepatitis B virus [J]. Hepatology,2005,42(5):1046-1054.
[56] Bissig KD,Wieland SF,Tran P,et al. Human liver chimeric mice provide a model for hepatitis B and C virus infection and treatment [J].J Clin Invest,2010,120(3):924-930.
[57] Barker LF,Maynard JE,Purcell RH,et al. Hepatitis B virus infection in chimpanzees:titration of subtypes [J]. J Infect Dis, 1975,132(4):451-458.
[58] Will H,Cattaneo R,Koch HG,et al. Cloned HBV DNA causes hepatitis in chimpanzees [J]. Nature,1982,299(5885):740-742.
[59] 孟祥瑞．精液和唾液传播乙型肝炎病毒的试验[J]. 国际流行病学传染病学杂志,1981,(4):123-125.
[60] Scott RM,Snitbhan R,Bancroft WH,et al. Experimental transmission of hepatitis B virus by semen and saliva [J]. J Infect Dis,1980,142(1):67-71.
[61] 张涛,王树声．猕猴实验感染人乙型肝炎病毒的研究[J]. 广西预防医学,2000,6(6):329-334.
[62] 王树声,苏建家,冯百芳,等．乙型肝炎动物模型的研究[J]. 医学研究通讯,2001,30(5):7-10.
[63] 王树声,苏建家,冯百芳,等．树鼩、熊猴感染人乙型肝炎病毒肝细胞内感染指征的研究[J]. 中华实验和临床病毒学杂志,2003,17(3):244-246.
[64] 黄果勇,黄达春．熊猴实验感染人 HBV 的血清学检测的初步结果[J]. 预防医学情报杂志,1989,5(1):40-46.
[65] 黄果勇,葛宪民,陈杰,等．熊猴实验感染人乙型肝炎病毒的血清学及分子生物学特性的研究[J]. 中华微生物学和免疫学杂志,1993,13(4):245-248.
[66] 葛宪民,陈杰,黄果勇,等．熊猴实验感染人乙型肝炎病毒的初步研究[J]. 病毒学报,1990,6(1):19-25.
[67] Wang Q,Schwarzenegger P,Yang F,et al.Experimental chronic hepatitis B infection of neonatal tree shrews (Tupaia belangeri chinensis):a model to study molecular causes for susceptibility and disease progression to chronic hepatitis in humans[J].Virol J, 2012,23(9):170-179.
[68] Walter E,Keist R,Niederöst B,et al. Hepatitis B virus infection of tupaia hepatocytes in vitro and in vivo [J]. Hepatology, 1996,24(1):1-5.
[69] 严瑞琪,苏建家,黄定瑞,等．人乙型肝炎病毒在树鼩的实验感染及其与肝癌发生的关系[J]. 中山医科大学学报, 1995,16:1-5.
[70] 周勇,阎少多,闫虎,等．树鼩水动力转染方法的建立及在 HBV 模型探索中的应用[J]. 军事医学,2011,35(10):742-745.
[71] 夏乾峰,谭河林,覃西,等．方格星虫多糖抗乙型肝炎病毒的实验研究[J]. 山东医药,2010,50(7):44-45.
[72] 肖萍,杨彦林,刘逢举．兰州地区鸭乙肝病毒感染动物模型的建立[J]. 兰州医学院学报,1993,19(3):148-149.
[73] Sprinzl MF,Oberwinkler H,Schaller H,et al. Transfer of hepatitis B virus genome by adenovirus vectors into cultured cells and

mice: crossing the species barrier [J].J Virol, 2001, 75: 5108-5118.
[74] 王作仁,戈鲁. 金葡菌L型致间质性肺炎的实验动物模型的建立. 医学创新研究, 2006, 3(7): 47.
[75] 陈业民,彭顺舟. 肺炎动物模型研究现状及进展. 西南军医, 2009, 11(2): 247-249.
[76] 李红云,姚咏明,施治国. 烫伤后金黄色葡萄球菌感染致严重脓毒症大鼠模型的建立. 中国危重病急救医学, 2001, 13(5): 275-279.
[77] Weiss WJ, Lenoy E, Murphy T, et al. Effect of srtA and srtB gene expression on the virulence of Staphylococcus aureus in animal models of infection. Journal of Antimicrobial Chemotherapy, 2004, 53: 480-486.
[78] 李斌. 建立铜绿假单胞菌肺部感染动物模型的两种方法. 第二军医大学学报, 2012, 33(8): 829-832.
[79] 于柏峰. 铜绿假单胞菌肺感染动物模型的建立及相关炎症反应分析. 中华微生物学和免疫学杂志, 2010, 30(8): 717-721.
[80] 杨青梅. 铜绿假单胞菌慢性肺部感染模型的建立及评价. 中国呼吸与危重症监护杂志, 2008, 1(7): 40-56.
[81] Katsunori Y, Kazunori T, Yukihiro K, er al. Role of elastase in a mouse model of chronic respiratory Pseudomonas aeruginosa infection that mimics diffuse panbronchiolitis. J. Med Microbiol, 2003, 52: 531-535.
[82] Yanagihara K, Tomono K, Sawal T, et al. Effect of clarithromycin on lymphocytes in chronic respiratory Pseudomonas aeruginosa infection. Am J Respir Crit Care Med, 1997, 155(1): 337-342.
[83] 余道军,俞云松,方翔,等. 亚胺培南耐药鲍曼不动杆菌小鼠肺部感染模型建立, 中华检验医学杂志, 2010, 33(8): 771-775.
[84] Matthieu Eveillard, Christophe Soltner, Marie Kempf, et al. The virulence variability of different Acinetobacter baumannii strains in experimental pneumonia. Journal of Infection, 2010, 60: 154-161.
[85] Amano T, Oshima T .Granuloma formation around inoculated Sehistosoma japonieum eggs in the livers of ddY mouse [J].Jpn J Parasitol, 1987, 36: 128-134.
[86] Ash LR, Riley JM.Development of subperiodic Brugia malayi in the jird, Meriones unguiculatus, with notes on infections in other rodents [J]. J Parasitol, 1970, 56: 969-973.
[87] Baz A, Hernández A, Dematteis S, et al. Idiotypic modulation of the antibody response to Echinococcus granulosus antigens[J]. Immunology, 1995, 84: 350-354.
[88] Chadee K, Petri WA, Innes DJ, et al.Rat and human colonic mucins bind to and inhibit the adherence lectin of Entamoeba histolytica [J].J Clin Investig, 1987, 80: 1245-1254.
[89] Collins WE, Pye D, Crewther PE, Protective immunity induced in squirrel monkeys with recombinant apical membrane antigen-1 of Plasmodium falciparum [J]. American Journal of Tropical Medicine and Hygiene, 1994, 51(6): 711-719.
[90] Collins WE, Barnwell JW, Sullivan JS, et al. Assessment of transmission-blocking activity of candidate Pvs25 vaccine using gametocytes from chimpanzees [J].Am J Trop Med Hyg, 2006, 74(2): 215-221.
[91] Frevert U, Galinski MR, Hugel FU, et al. Malaria circumsporozoite protein inhibits protein synthesis in mammalian cells [J]. EMBO J, 1998, 17: 3816-3826.
[92] Heine J, Pohlenz JF, Moon HW, et al. Enteric lesions and diarrhea in gnotobiotic calves monoinfected with Cryptosporidium species [J]. J Infect Dis, 1984, 150(5): 768-775.
[93] McKinley L, Logar AJ, McAllister F, et al. Kolls Pneumonia Pneumocystis Model of Inflammation and Lung Injury in an Animal Regulatory T Cells Dampen Pulmonary [J].J Immunol, 2006, 177; 6215-6226.
[94] Laurent F, McCole D, Eckmann L, et al.Pathogenesis of Cryptosporidium parvum infection[J]. Microbes and Infection, 1999, 2: 141-148.
[95] Marcial, MA, Madara JL.Cryptosporidium: cellular localization, structural analysis of absorptive cell-parasite membrane-membrane interactions in guinea pigs, and suggestion of protozoan transport by M cells [J]. Gastroenterology, 1986, 90: 583-594.
[96] Sherwood D, Angus KW, Snodgrass DR, et al. Experimental cryptosporidiosis in laboratory mice[J].Infect Immun, 1982, 38(2): 471-475.
[97] Thulin JD, Kuhlenschmidt MS, Rolsma MD, et al.An intestinal xenograft model for Cryptosporidium parvum infection [J]. Inf Immun, 1994, 62: 329-331.
[98] Yang Cf, CollinsWE, Sullivan JS, et al. Partial Protection against Plasmodium vivax Blood-Stage Infection in Saimiri Monkeys by Immunization with a Recombinant C-Terminal Fragment of Merozoite Surface Protein 1 in Block Copolymer Adjuvant [J]. Infection and Immunity, 1999, 67(1): 342-349.
[99] Zhang Y, Li E, Jackson TF, et al.Use of a recombinant 170 kilodalton surface antigen of Entamoeba histolytica for serodiagnosis of amebiasis and identification of immunodominant domains of the native molecule [J]. J Clin Microbiol, 1992, 30: 2788-2792.

[100] 宋宗臣，韩万柏，况明书．食蟹猴疟原虫B株配子体对大劣按纹感染性的活力周期[J]，寄生虫与医学昆虫学报，1996，3(2)：73-77.
[101] 黄复生，王兴相，张文军，等．接种大剂量约氏疟原虫子孢子对大鼠肝脏超微结构的影响[J]．中国寄生虫学与寄生虫病杂志，1996，14(2)：307-309.

（谭毅　刘宇　整理编辑）

第十八章　肿瘤动物模型

Chapter 18　Animal models of tumor

肿瘤(tumor,neoplasm),尤其是恶性肿瘤(癌症或癌瘤,cancer)是人类的重大疾病。据统计,全世界恶性肿瘤发病率和病死率均呈逐年上升的趋势,它对人类的危害不仅在于其威胁着患者的生命,还在于它给患者带来躯体和精神的痛苦。随着我国经济和社会的快速发展、平均寿命的延长、饮食结构和环境因素的改变,肿瘤发病率和病死率迅速上升,疾病谱也发生了重大变化,目前在农村地区人口死因中肿瘤居第3位(107.1/10万人),而在城市人口死因中已位居第1(126.0/10万人)。因此,加快肿瘤病因和发病机制的研究以及探索有效的肿瘤治疗新方法显得尤为重要。

研究肿瘤的病因学、发病学、肿瘤细胞的生物学特性、肿瘤和宿主的相互关系、肿瘤的诊断预防和治疗等有关肿瘤的一切知识总体称为肿瘤学(oncology)。根据研究对象的不同,可以把它分为两大领域:临床肿瘤学和实验肿瘤学,前者以人为主要对象,主要目的是预防和诊治这一疾病;后者的对象较广泛,主要以实验室手段探索与肿瘤有关的各方面课题,以其各项成果为前者服务。对肿瘤病因、发病机制的研究,不可能完全利用人体材料去完成,必须建立相应的动物模型。肿瘤动物模型(animal models of tumor)对肿瘤发生、发展机制的研究,对肿瘤预防和治疗的探索是最为主要的工具和手段。无论从肿瘤研究的整体水平上,细胞水平上或是分子水平上,都是不可缺少的。

目前,建立肿瘤动物模型的方法很多,但各种方法在不同程度上均有其不足之处,本章主要介绍自发性肿瘤动物模型、诱发性肿瘤动物模型、移植性肿瘤动物模型及转基因肿瘤动物模型。由于不同种属、品系和类型的实验动物其肿瘤学方面的性状各不相同,肿瘤学研究工作者应当熟悉实验动物科学的开发研究成果,对有关的资料有比较全面的了解,才能为自己的课题选到合适的实验动物肿瘤模型。

第一节　自发性肿瘤动物模型

Section 1　Animal models of spontaneous tumor

【造模机制】

实验动物种群中不经有意识的人工实验处置而自然发生的一类肿瘤称之为自发性肿瘤。动物自发性肿瘤发生于近交系动物,不同近交系动物有不同的遗传性状,其自发瘤发生率有明显不同。为了不同肿瘤研究需要,可选用不同遗传性状的近交系动物进行研究。近交系动物自发瘤发生率高低不等,有些高癌系动物只要活到一定的年龄,大多数均可发生自发瘤。由于不同近交系动物的遗传性状各不相同,研究者可以选择不同品系特点的动物进行各项肿瘤研究。研究遗传因素对某种癌症的作用,可选用高癌系动物,并与低癌系动物进行对比研究。研究病毒诱发肿瘤,可选用对某种病毒具有特殊敏感性的近交系动物。如果是为了确定某种可疑致癌物的病因,可选用中等肿瘤发病率的近交系动物加以辨别。为了快速鉴定的需要,应选用高癌发病率的近交系动物。

目前,世界上已有600多种自发性疾病动物模型,用于研究自发性肿瘤动物模型(animal models of spontaneous tumor)主要为哺乳类、鱼类、鸟类和两栖类。

【造模方法】

1. 哺乳类动物

(1) 小鼠自发性肿瘤:由于小鼠自发瘤在组织学结构和来源方面具有与人类肿瘤相似之处,饲养经济方便,因此在实验性肿瘤研究中小鼠使用得最多(是大鼠10倍以上)。不同近交系小鼠的自发瘤各具相对稳定性。相同品系小鼠间具有良好的组织相容性，肿瘤可移植生长。除品系外，小鼠性别和鼠龄对肿瘤发生亦有一定影响，一般6~18月龄发生率最高，以后逐渐降低。有的肿瘤如乳腺癌还与小鼠妊娠史有关。

1）乳腺肿瘤：在各品系小鼠中，其发病率存在很大差异。C_3H系繁殖雌小鼠乳腺癌发生率约95%，处雌鼠80%，雄鼠低于1%；A系繁殖雌小鼠80%，处雌鼠30%；BALB/c雌鼠与DBA/2雄鼠杂交的第一代CD2F1小鼠，它们于生后10个半月可摸到肿瘤（自发乳腺癌），而后生存20~35天死亡，大量繁殖此类小鼠，自发瘤可高达70%。DBA系小鼠中的DBA/1经产母鼠自发乳腺癌发病率为61.5%~75%，DBA/2为50%~60%；DD系7.7月龄生产雌鼠为84%；FM系生产雌鼠达90%以上。此外，SHN小鼠是由兄妹交配维持下来的自发性乳腺癌的一种动物模型，其特点是时间短、癌变率高，一般在出生后4个月开始出现症状，12个月时乳腺肿瘤的患病率可达100%。SHN小鼠已成为乳腺肿瘤多级预防、治疗及研究发病机制的良好模型。而在CC57BR、CC57W、TM、TSI、IF、C57BL等品系小鼠中基本没有乳腺癌或不发生自发性乳腺肿瘤。

2）肺脏肿瘤：A系小鼠出生后18月龄的肺肿瘤发病率为90%；SWR系18月龄小鼠达80%；PBA系经产雌小鼠发生率为77%。小鼠肺自发性肿瘤的病理类型有腺瘤和腺癌，前者为良性肿瘤，多位于肺组织周边部，呈白色结节状，镜下为立方状、柱状或多角形瘤细胞构成的腺管状结构；后者起源于支气管或肺泡上皮，癌细胞有明显异型性，呈腺样或条索状排列，有部分排列呈乳头状，形成乳头状腺癌。

3）肝脏肿瘤：小鼠自发性肝脏肿瘤也常见，不同品系发病率不同。14月龄以上的C_3Hf系雄鼠、C_3H雄鼠和C_3He雄鼠发生率分别为72%、85%和80%；C_3HcB/De的14月龄雄鼠为78%，育种雄鼠为90%，未生育雌鼠为59%，生育雌鼠为30%，多产雌鼠为38%；CBA/J雄鼠发生率为65%。LEC鼠（日本北海道大学实验生物中心于1975年培育出的自发性肝癌实验动物）生存1年以上几乎全部发生肝细胞癌或胆管细胞癌，表现为肝脏肿大，形成红色或白色结节，结节病理改变为肝细胞癌，并伴有胆管纤维化。小鼠自发性肝肿瘤主要为腺瘤和腺癌，前者瘤细胞分化高，但可发生癌变；后者与人肝细胞性肝癌及胆管细胞性肝癌相似。

4）垂体肿瘤：动物自发性垂体瘤的发生率很低，其发生率与动物的品系、性别、年龄有关。F-344大鼠垂体瘤的发生率为20.5%，C57L系老年生育雌鼠为33%，C57BR/cd系老年生育雌鼠为33%，C57BL系求偶素作用后几乎达100%。

5）白血病：AKR小鼠为白血病高发品系。该小鼠出生后1年半内有高于90%的发病率（雌性略高于雄性）。实验用6~12月龄的AKR雄性或雌性小鼠的淋巴结和脾大，血象异常。C58系小鼠12月龄内发病率为95%~97%，一般雌鼠比雄鼠发病率高，所形成的白血病以淋巴瘤性白血病为主。近年有人应用AKR自发性白血病小鼠进行化疗研究，它对药物的治疗反应类似儿童急性淋巴细胞白血病，此肿瘤可用泼尼松和长春新碱诱导缓解，也可以环磷酰胺和甲基-CCNU诱导缓解，再用阿糖胞苷维持缓解，后者疗效最好。

6）淋巴瘤（淋巴肉瘤）：PBA系35周龄鼠发病率为100%，性别无差异；C3H/Fg亚系育成雌鼠为96%，雄鼠为89%。

7）胃肠道肿瘤：I系胃肿瘤自发率达100%；BRS系有自发性胃肿瘤现象，或于注入甲基胆蒽后发生；NZO系十二指肠肿瘤雌鼠发病率为20%，雄鼠为15%。

8）其他自发性肿瘤：小鼠自发瘤还包括血管内皮瘤，HR系有19%~33%的自发率，经致癌剂处理后，发病率升高为54%~76%；皮肤乳头状瘤，HR/De 22月龄无毛小鼠发病率为9%。

(2) 大鼠自发性肿瘤：国际公认的大鼠品系有130多种，常用的是Wistar、Sprague Dawley（SD）和Fischer344（F344）3种，我国常用的是前两种品系的大鼠。大鼠自发瘤在肿瘤研究中的应用仅次于小鼠，发生情况也与品系有关。大鼠自发肿瘤组织学上肉瘤多于癌。

1）Wistar系：自发性乳腺肿瘤以纤维腺瘤最多，约92%；分泌促乳激素的垂体肿瘤和白血病发病率也较高。

2）Sprague-Dawley（SD）系：该系自发性乳腺肿瘤发病率为55%，多数为纤维腺瘤；垂体瘤发生率为47%，雌性SD大鼠发生率达62%。

3）F344系：雌鼠乳腺癌为41%，脑垂体腺瘤为36%，多发性子宫内膜肿瘤为21%，乳腺纤维腺瘤为

9%，雄鼠乳腺癌为 23%，脑垂体腺癌为 24%，睾丸间质细胞瘤为 86%，单核细胞白血病为 24%。

(3) 兔类自发性肿瘤：兔类自发性肿瘤发生率低，仅为 0.8%~2.6%，以乳头状瘤和子宫腺癌最常见，前者常见于美国棉尾兔中，由病毒引起，主要表现为皮肤或口腔黏膜乳头状瘤；后者在 5~6 岁龄家兔的发生率可达 70% 以上，其发生与雌激素水平有关。瘤组织呈灰白色结节状，散在于双侧子宫。

(4) 家犬和猫：家犬自发瘤约 8.5%，其中以外生殖器和乳腺肿瘤最多见（主要为肉瘤）；猫自发性瘤发生率约 3.1%，以癌多见，约 50%；其次为肉瘤，约 26.3%。

2. 灵长类　灵长类动物自发肿瘤几乎见于所有的器官系统，以消化系统、生殖系统、泌尿系统的肿瘤较多见，呼吸系统、心血管系统和神经系统的肿瘤少见。多数灵长类动物的肿瘤流行病学和组织病理特征与人的相近，但灵长类动物的肺癌、胃癌和肝癌等许多恶性肿瘤的发生率比人低。

【模型特点】

自发性肿瘤动物模型通常比用化学物质方法诱发的肿瘤模型与人类所患的肿瘤更为相似，有利于将动物实验结果推用到人，而且这一类肿瘤发生的条件比较自然，有可能通过细致观察和统计分析而发现原来没有发现的环境或其他致癌因素，并可以着重观察遗传因素在肿瘤发生中的作用。但该肿瘤的发生情况参差不齐，不可能在短时间内获得大量肿瘤学材料，且观察时间长，实验耗费大。

【模型应用】

动物自发性肿瘤模型减少了人为因素，因此更接近于自然发生的人类疾病。从肿瘤发生学上看，自发肿瘤与人类肿瘤更相似，因而较适合进行肿瘤病因学和药效学研究，其应用价值很高。但由于不易同时获得大批病程相似的自发瘤动物，又因这种肿瘤生长较慢，实验周期相对较长，所以一般很少用于药物筛选。

当前新药药效学研究中，自发瘤模型应用最多的是小鼠自发乳腺癌，常用高自发率的 C_3H 小鼠，一般于摸到肿瘤块后分组给药，观察其平均生存时间的延长率来评价药物的疗效。C_3H 小鼠出生后有高的乳腺癌发生率，在乳腺左右两侧及乳头部均可发生肿瘤。每只小鼠常见 1 个以上肿瘤。给药方案和给药途径可根据受试药物的特点确定，由于自发性乳腺癌生长缓慢，常用间歇给药或小剂量连续给药较为合适。在实验过程中，选择肿瘤生长数目和大小接近的动物，配对分组（实验对照组，即发生自发性乳腺癌小鼠，给予受试药的相应溶剂）。给药后每天观察实验组和对照组肿瘤生长情况，记录发生时间和位置，当肿瘤长到一定程度，每周用角规测量皮下肿瘤 2 次，测定其最大直径（a）和最小直径（b），肿瘤体积（cm^3）可按 $ab^2/2$ 公式计算，以肿瘤体积的变化对时间绘制生长曲线，由曲线的斜率变化判断受试药物抑制肿瘤的生长效果。还可通过比较两组动物的生存时间，评定药物疗效。

第二节　诱发性肿瘤动物模型

Section 2　Animal models of induced tumor

【造模机制】

诱发性肿瘤动物模型（animal models of induced tumor）是指用化学致癌物（烷化剂、多环芳香烃类、芳香胺类、氨基偶氮染料、亚硝胺类）；射线照射；静脉或局部注射放射性同位素；RNA 和 DNA 肿瘤病毒等，在各类动物中诱发不同类型的肿瘤。在开发新型抗癌药物和探索新的治疗方法之前，必须进行相关的实验研究。目前应用较多的是化学诱导法，在使用化学致癌剂致癌时，要注意各类化学致癌剂对动物致癌的特点。

1. 芳香胺及偶氮染料类致癌物的特点是通常需要长期、大量给药才能致癌，其本身不能直接致癌，可致癌的是其某种代谢产物；肿瘤多发生于远隔作用部位，如膀胱、肝等，有明显的种属差异（表 9-18-1）。

2. 亚硝胺类的致癌性强，小剂量一次给药即可致癌；对多种动物（包括猴、豚鼠等不易诱发肿瘤的动物）的许多器官（包括食管、脑、鼻窦等不易引起癌的器官）能致癌，甚至可以通过胎盘致癌；具有不同结构的亚硝胺有明显的器官亲和性。

3. 黄曲霉毒素的毒性很强，是已知化学致癌物中作用最强者，它能诱发多种动物（从鱼到猴）的肝癌，也可引起肾、胃、结肠的腺癌及肺的鳞状细胞癌等。

表 9-18-1　不同种类动物对芳香胺类致癌物的敏感性

动物 / 致癌物	联苯胺	4- 氨基联苯	2- 萘胺
小鼠	肝	肝	膀胱
大鼠	外耳道、肠	乳腺、肠	无
家兔	膀胱	膀胱	无
犬	膀胱	膀胱	膀胱
猴	无	无	膀胱

【造模方法】

诱发性肿瘤动物模型其数量在诱发性动物模型中占首位。一般是利用致癌物质通过口服、注入、埋藏和涂抹等方式使动物发生肿瘤。诱发动物肿瘤的方式包括原位诱发和异位诱发。原位诱发是指将致癌物直接与动物靶组织或器官接触而诱发组织或器官发生肿瘤，接触方法可通过涂抹、灌注、喂养或埋置等；异位诱发是将与致癌物接触后的动物组织或器官埋置于该动物或另一正常动物皮下而产生的该组织或器官的肿瘤。异位诱发肿瘤具有易于观察和取材的优点。在进行诱发动物肿瘤的实验中，必须注意适当选择致瘤方法、动物种系、致癌物种类与溶剂、给药剂量与途径及观察时间等。应尽量简便可行，有较好重复性，并利于与人类肿瘤比较研究；选择对所用致癌物敏感的方法和种系。致癌物的剂量应能保证动物存活率较高、诱发期短而又可诱发较高频率的肿瘤。现对常见的诱发性肿瘤动物模型进行简介。

1. 鼻咽癌动物模型(animal models of nasopharyngeal carcinoma)

(1) 二甲基胆蒽(MC)法：体重 120g 左右的大鼠，雌雄均可。取直径 2~3mm 的硬质塑料管，在酒精灯上小火拉成锥形，每段长约 3.5cm，管内填以结晶体 MC。小管一端用火封闭，以防药物外溢，尖端用针刺数孔，使 MC 能从小孔溢出。大鼠乙醚麻醉后，由前鼻孔将上述含 MC 的塑料小管插入鼻腔，利用前鼻孔较小管粗端为小的特点，稍加用力，迫使小管全部进入鼻腔内，其尖部可达鼻咽腔。不需另加固定，即可使小管长期留于鼻腔内。待到预定时间(半年以上)，其鼻咽部发癌率可达 60% 以上。

(2) 二乙基亚硝胺(DEN)法：大鼠，体重 120g 左右，雌雄均可，乙醚麻醉后，用磨平针尖的 8 号针头从前鼻孔轻轻插入，针尖可达鼻咽腔。经注射器灌注 1% 吐温 -80 新配的 33.3%DEN 混悬液 0.02ml(含 DEN6.7mg)，每周 1 次，共 15~20 次，可诱发鼻咽癌。

2. 肺癌动物模型(animal models of lung carcinoma)

(1) 焦油沥青(CTP)法：Wistar 大鼠，初断乳，饲养 4 周，体重 150~200g。大鼠乙醚麻醉，固定，轻轻夹出鼠舌放入改制的窥耳镜，暴露声门，插入钝头灌注器，气管内分别注入中温 160g/L 的焦油沥青(CTP)生理盐水悬液或中温 160g/L 的 CTP 玉米油悬液，每次灌注间隔 7~10 天，每次 32mg(生理悬液累计灌注剂量为 192mg，玉米油悬液累计灌注剂量为 256mg)，灌注 3 天内大鼠每天每只肌内注射青霉素 1.6×10^5U。诱导时间越长，癌变越明显。实验 6 个月，诱导率可达 50% 以上，常规切片，光镜观察，可见如下病理变化：鳞状上皮化生；不典型增生；原位癌；鳞癌。

(2) 气管内注入苯并芘、硫酸铵气溶胶、甲基胆蒽等物质法：①大鼠吸入硫酸铵气溶剂，13 个月后 100% 的动物诱发大鼠肺腺癌；②金地鼠气管内注入 0.2% 明胶作悬浮剂的甲基胆蒽，每次 0.1ml(含甲基胆蒽 5mg)，每周 1 次共 6 次，53 周后有 62.5% 动物发生肺癌。

3. 食管癌动物模型(animal models of esophagus carcinoma)

(1) 甲基苄基亚硝胺(MBNA)法：①体重 100g 以上的 Wistar 大鼠，任其食用含 MBNA 的饮水，并将 MBNA 掺入饲料中使每日摄入量达 0.75~1.5mg/kg，80~100 天可诱发成食管癌；②用 0.2% 或 0.005% 的 MBNA 水溶液，给动物经口灌胃，每天 1 次，大鼠灌注剂量为 1mg/kg，至第 27 天即发现一例食管乳头状瘤，154 天发现第一例食管癌，11 个月食管癌的发生率为 53%。

(2) 二氢黄樟素(dihydrosafrole)法：Wistar 大鼠，体重 100g 左右，二氢黄樟素是一种制备啤酒的调味品，在大鼠饲料中加入百万分之二千五百至一万(2500~10 000ppm)黄樟素，就能引起 20%~75% 的大鼠食管癌。

4. 胃癌动物模型(animal models of stomach carcinoma)

(1) 醋酸结合 N- 甲基 -N'- 硝基亚硝基胍(MNNG)法:Wistar 大鼠,雄性,4 周龄。常规饲养 1 周后,乙醚麻醉,打开腹腔暴露胃,将上述 0.052mol/L 醋酸 0.03ml 注射到胃前壁窦体交界处浆膜内,缝合腹壁,手术伤口以青霉素外涂消毒,每天 1 次,连续 3 天。模型组于手术后 5 天以蒸馏水溶解配制的 0.017mol/L MNNG 溶液灌胃 10ml/kg,每天 1 次,每周 5 天,连续 8 周,停止 MNNG 灌胃,继续饲养至 16 周;对照组则在以醋酸致溃疡后不进行 MNNG 灌胃,正常饲养至 16 周。处死动物,取溃疡周围胃黏膜组织,甲醛固定,病检结果显示,模型组胃癌发生率达 40%,而对照组胃组织均为浅表性胃炎或溃疡。

(2) N- 甲基 -N'- 硝基亚硝基胍(MNNG)法:Wistar 大鼠,体重 250g 左右,4 周龄,雄性。大鼠给予浓度为含 100μg/ml MNNG 的 5% 乙醇作为常规饮水,含 MNNG 的饮用水在使用前临时配制以防分解,饮用瓶外用锡铁罐包裹以避光。8 周后,用上述饮用水配制粉状饲料喂养,24 周后改用常规饲料喂养,且 MNNG 水剂改为隔天给予。28 周后停止含 MNNG 的饮水,改为饮用自来水,第 32~40 周进行检查。乙醚麻醉,处死后,暴露并游离胃,并沿胃大弯切开,按照胃底、胃体、小弯、幽门、十二指肠取材。病检结果显示,第 32 周开始出现癌变,到第 40 周癌变超过 63%,大部分为腺癌,接近人体胃癌的组织学改变。

(3) 甲基亚硝基醋酸尿素:BD 大鼠饮水中加 2mg/kg 的甲基亚硝基醋酸尿素,每周 5 次饮用,520 天后全部大鼠均发生了腺胃癌。

(4) 甲基胆蒽(MC):小鼠,体重 20g 左右,无菌手术下,在胃黏膜面穿挂含 MC 的线结。含 MC 的线结是用普通细线在一端打结后,将线结置于盛有 MC 小玻璃试管内,在酒精灯上微微加温,使 MC 液化渗入线结。MC 浓度为 0.05~0.1g 20- 甲基胆蒽内浸入 10~20 根线。手术埋线后 4~8 个月可成功诱发胃癌。

(5) 不对称亚硝胺:昆明种最敏感,A 系次之,615 系小鼠敏感性最差。不对称亚硝胺剂量为 0.25ml/kg,3 个月后全部动物发生前胃乳头状癌,7~8 个月后有 85%~100% 发生前胃癌。

5. 肝癌动物模型(animal models of liver carcinoma)

(1) 二乙基亚硝胺(DENA):SD 大鼠,体重 100~120g,雄性。以 100mg/L DENA 无菌水溶液 25ml/d 放入水瓶中,任其自由饮用,并用普通灭菌水补充饮水不足。共约 18 周诱癌率达 100%,第 8 周以后癌变就逐渐发生。

(2) 4-2 甲基氨基氮苯(DBA):用含 0.06%DBA 的饲料喂养大鼠,饲料中维生素 B_2 不应超过 1.5~2mg/kg,4~6 个月就有大量的肝癌诱发成功。

(3) 黄曲霉素:每日饲料中含 0.001~0.015ppm,混入饲料中喂 6 个月后,肝癌诱发率达 80%。

(4) 亚胺基偶氮甲苯(OAAT):用 1%OAAF 苯溶液(约 0.1ml 含 1mg)涂在动物的两肩胛间皮肤上,隔日一次,每次 2~3 滴,一般涂 100 次。实验后 7~8 周即而出现第一个肝肿瘤,7 个月以上可诱发小鼠肝肿瘤约 55%。或用 2.5mg OAAT 溶于葵花籽油中,给 C_3H 小鼠皮下注射 4 次,每日间隔 10 天,也可诱发成肝癌。

6. 胆管癌动物模型(animal models of cholangiocarcinoma)　在 80℃条件下用植物油溶解 3' Me-DAB 制备成 0.064% 油溶液,然后按比例(50g/kg)与标准饲料混合喂养 3 个月,肝内胆管癌诱发率达 100%,肿瘤组织学特征类似人类肠型胆管癌。

7. 结肠癌动物模型(animal models of colon carcinoma)　给 4 周龄的雄性大鼠,皮下注射二甲基苄肼(dimethlhydrazine,DMH),每周 1 次,连续 21 周,每次 DMH 21mg/kg,最后一次给药后 1~4 周,处死动物。所用之 DMH 先配成每 100ml 含 400mg 的母液,并加 EDTA 37mg,用氢氧化钠(0.1mol/L)将 pH 调至 6.5 备用。

8. 大肠癌动物模型(animal models of large intestine carcinoma)

(1) 二甲基苄肼(DMH):6 周龄,雄性 Wistar 大鼠。以生理盐水将 DMH 配成 8mg/ml 的溶液,现配即用。颈部皮下注射,每周 1 次,连续 10 周,每次剂量(8mg/ml)40mg/kg。本法建立的模型以腺癌为主,在第 12 周后,大肠肿瘤发病率达 100%。

(2) 甲基硝基亚硝基胍(MNNG):Wistar 大鼠,4 周龄。MNNG 用前以 37% 乙醇配成 1.2% 的 MNNG 乙醇溶液,由于该溶液很不稳定,需现配现用。用灌肠器将烧钝尖端缓缓插入大鼠肛门,实验初期(4 周)插入约 4cm,以后随大鼠不断长大插入深度增至 7~8cm,注入 1.2% 的 MNNG 乙醇溶液,每次 0.2ml,隔日 1 次,灌注 2 周后,改为每日 1 次。灌肠剂量逐渐增至 0.5ml,直至 30 周。从灌肠 10 周开始,每 2 周取大鼠,麻醉剖腹观察，病检结果显示，16 周可见局限于黏膜层癌肿；22 周可见黏膜下层癌肿，26 周可见肌层癌肿，30 周时可在剩余大鼠发现不同时期癌肿。癌肿可达 2.1cm，并有表面出血、坏死。

9. 膀胱肿瘤动物模型（animal models of bladder tumor）　将在实验前 1 天放入 4℃冰箱中过夜的 N- 甲基亚硝基脲（MNU）以 pH6.0 的枸橼酸缓冲液为溶剂，配成溶度为 20g/L。大鼠腹腔注射戊巴比妥钠麻醉，1% 苯扎溴铵溶液消毒尿道外口，用硬膜外导管导尿后，膀胱灌注，每次每只 2mg，每 2 周 1 次，共 4 次，于 8~10 周检查，致癌率达 100%。病检结果显示，从开始灌注的第 2 周至第 10 周，经历了从单纯增生—乳头状增生—乳头状肿瘤—非浸润性癌—浸润性癌的典型病理过程。

10. 乳腺癌动物模型（animal models of breast carcinoma）　Wistar 大鼠，2 月龄，雌性。单次灌胃芝麻油溶解制备成的 10mg/ml 二甲基苯蒽（DMBA）1.5ml，间隔 1 周，一共 2 次。14 周后进行检查。乳腺组织和肿块病检，光镜下可见不同程度的不典型增生和癌变，癌变率达 70% 以上。

11. 宫颈癌动物模型(animal models of carvical carcinoma)　取雌性小白鼠，以附有 0.1mg 甲基胆蒽(MC)的棉纱线结在动物不麻醉的状态下，借助于阴道扩张器及磨钝的弯针，将线穿入宫颈。经右宫角背部穿出，使线结固定于宫颈口。线的另一端则固定于背部肌肉，缝合皮肤，挂线以后，同日开始连续注射青霉素 2~3 天，以防术后感染。至半年左右处死动物，取宫颈组织连续切片。

12. 卵巢癌动物模型（animal models of ovarian cancer）　Wistar 大鼠，6~8 周，体重 60~100g，雌性。二甲基苯蒽（DMBA）加温融化后，将备用的细棉线浸入药液中，每根棉线的含药量 0.2mg。将大鼠麻醉后，下腹正中切开腹壁，暴露卵巢，将含药棉线埋入卵巢后，关腹。待动物清醒后，正常喂养。25~50 周卵巢癌发病率最高，达 62%，组织学以腺癌居多，且部分可发生远处转移。

13. 脑肿瘤动物模型（animal models of brain tumor）　用 0.5%~1% 乙基亚硝基脲（ENU）按 60mg/kg 给药于 Wistar 大鼠。给药途径有两种，即经孕鼠胎盘给药致其子代鼠成瘤和经新生幼鼠皮下给药致瘤。前者是选用正常妊娠的健康 Wistar 大鼠(体重 340g 左右)，在妊娠晚期(距预产期前 7 天)经尾静脉一次性缓慢注射 1%EUN 溶液；后者选用 3 天龄健康 Wistar 大鼠(体重约 4g)，于肩胛部或腰骶部一次性皮下注射 0.5%ENU 溶液。观察 12 个月，诱发出脑、脊髓胶质瘤。用此法诱发的胶质瘤在组织学上以混合性少突 - 星形细胞瘤为主，偶伴发肾纤维肉瘤和肺癌。

【模型特点】

诱发性实验肿瘤模型研究的开展，使研究得以有计划、有步骤地观察癌变的整个过程。上述建立肿瘤动物模型，操作容易，靶器官和诱癌剂恒定，诱发形成癌变率高，肿瘤生长较慢，瘤细胞增殖比率低，倍增时间长，更类似于人肿瘤细胞动力学特征，故可用于肿瘤病因学研究、预防性研究以及综合化疗效果评估的研究。但诱导性肿瘤动物模型的建立过程长，不易同时获得病程或癌块大小较均一的动物，成功率多数达不到 100%，实验动物个体差异大，肿瘤细胞的形态特征差别也很大，浸润和转移能力低，恶性行为表达有限。所以该肿瘤动物模型较少用于肿瘤药物筛选。

【模型应用】

目前，该肿瘤动物模型主要用于肿瘤病因学、综合化疗及肿瘤预防方面的研究。现举例说明：用 DMBA 诱发大鼠乳腺癌，取 2 月龄 Wistar 大鼠，单次灌胃麻油溶解 DMBA 20mg，肿瘤自 60 天开始生长，至 120 天癌症发生率达 63%~100%。此时开始分组给药，并每周测瘤大小及记录死亡时间作为疗效指标；用二乙基硝胺（DEN）0.005% 掺入饮水中口服 8 个月诱发大鼠肝癌，可于诱发期肿瘤形成之前观察药物的抗致癌作用等。

注意：对实验者的防护。

凡是能引起动物肿瘤的化学物质，绝大多数可以引起人体肿瘤，至少对人有严重的毒害作用，要注意对实验者的防护。基本措施是：①被试动物所在的房间（饲养室）要经常通风换气，并在通风处设有过滤装置，以免污染室外大气；②给实验动物用药时，要在通风良好的通风橱内进行操作；③实验者需戴口罩和手套。离开有化学致癌物的工作环境前要做好冲洗手及裸露部位的工作，而且至少冲洗 2 次；④严防致癌物进入眼睛，实验者应戴防护眼镜；⑤手及身体裸露部位有外伤者，不要进行诱癌工作，至少要在伤口愈合后才可以进行；⑥妊娠妇女不应该从事诱癌研究。

第三节 自发性或诱发性肿瘤细胞株(系)的移植性肿瘤动物模型

Section 3 Animal models of spontaneous or induced tumor cell lines

肿瘤移植实验在肿瘤研究中具有重要作用。移植性肿瘤动物模型(animal models of transplanting tumors)是指将动物或人体肿瘤移植到同种或异种动物体内连续传代而形成的肿瘤。肿瘤移植于健康动物相当于活体组织培养,可长期保存瘤种,供实验所用。移植性肿瘤动物模型是目前抗肿瘤药物筛选最常用的体内方法,在肿瘤研究中具有重要作用。此模型比前述的自发性和诱发性肿瘤动物模型省时省力,更易实施。现有移植性肿瘤接种成功率接近 100%,可在同一时间内获得大量(数十至数百只动物)生长均匀的肿瘤,且无自发缓解。移植性肿瘤常用的动物为小鼠、大鼠和裸鼠。

复制移植性肿瘤动物模型需要使用肿瘤细胞株(瘤株,tumor strain)或细胞系(cell line)。细胞株就是将动物自发性或诱发性肿瘤移植到同系、同种或异种动物体内生长并经传代后组织学类型稳定,生长特性(包括接种成活率、生长速度、宿主寿命与宿主反应等)已趋稳定;其侵袭和转移生物学特性,以及对化疗药物的敏感程度均已稳定;能在同种或异种动物体内继续形成可移植性肿瘤。原代培养物经首次传代成功后即为细胞系,由原先存在于原代培养物中的细胞世系组成。移植瘤株的稳定性至关重要。为达到可靠的稳定性,通常需要连续传代 15~20 代。

常用的动物移植性肿瘤株或细胞系有:肉瘤 S180 腹水型或实体型,肝癌腹水型(HepA)或实体型(H22),小鼠白血病 L1210、P338 及 L615,小鼠黑色素瘤(B16),小鼠 Lewis 瘤肺癌、肉瘤 S37、结肠癌 C38、结肠癌 C26、子宫颈癌(U14)及大鼠 Walker 癌肉瘤 256(W256)。

【造模机制】

移植瘤动物模型的建立方法一般选用自发瘤或诱发瘤组织块在无菌条件下放入组织碾磨皿内制成瘤细胞悬液,或培养细胞悬液移植入同种/系大鼠或小鼠体内。常用部位为腋窝皮下,此处皮肤松弛,能允许肿瘤生长得较大,相应宿主寿命较长,便于研究和观察。对于腹水型肿瘤,其接种于腹腔。此外,根据研究需要,还可进行原位移植。

常用动物自发瘤移植瘤株见表 9-18-2。

表 9-18-2 常用动物自发瘤移植瘤株

肿瘤名称	移植瘤株
小鼠可移植性乳腺癌	MA-737;Ca615;MC-615;Ca759;Ca763;Ma-782/5S;B0;B9;MAC887;MAC-891;SCC-891;ZMB-902
小鼠可移植性肺腺癌	P615;HP615;LA-795
小鼠可移植性肝癌	H615
小鼠可移植性宫颈癌	U14;U615
小鼠可移植性食管癌	SGA-73
小鼠可移植性胃肿瘤	GS-741;FC;S-784
小鼠可移植性脑胶质母细胞瘤	B22;G422

【造模方法】

1. 实体瘤

(1) 肿瘤组织块接种法:选取接种后 7~10 天、生长状态良好的瘤源动物,处死后,消毒接种部位皮肤,切开皮肤,剥离出接种的瘤块,选取生存良好而无坏死的瘤组织,在装有灭菌 PBS 放置于冰块上的平皿内将瘤组织剪成 $2mm^2$ 的小块。用无菌套管针抽吸瘤块,接种于同种受体动物腋窝皮下。

(2) 瘤细胞悬液接种法:无菌取出瘤块,将瘤块尽可能剪成小块,在无菌玻璃匀浆器中加无菌生理盐水朝一个方向研磨，经滤网过滤后，加生理盐水稀释成瘤细胞悬液（1∶3~1∶5），台盼蓝染色计数活细胞数，用1ml 注射器接种 0.2ml 瘤细胞液（含 1×10^6~1×10^7 个细胞）。

(3) 培养细胞接种法：将对数生长期瘤细胞用 0.25% 胰蛋白酶消化脱壁后，用 PBS 以 1000r/min 离心10 分钟，洗涤 2 次，洗掉细胞中的胰蛋白酶和培养基中的血清等成分，台盼蓝染色计数活细胞数，用 PBS将肿瘤制成一定浓度的细胞悬液，用 1ml 注射器接种 0.2ml 瘤细胞液（含 1×10^6~1×10^7 个细胞）。

(4) 种原位移植：以 C6 细胞，Wistar 大鼠为例（图 9-18-1）：用 1% 戊巴比妥钠（60mg/kg）腹腔注射麻醉大鼠后，将大鼠头部固定在脑立体定向仪上，剪去头顶部毛发，碘酒、乙醇消毒后铺洞巾。内眦连线与头部正中矢状面交点向后纵向切开头皮约 1cm，分离暴露颅骨。在立体定位仪引导下，根据 Batker 法确定右尾状核靶点，于冠状缝后 1mm，中线右旁开 3mm，用牙科钻钻一小孔，勿损伤硬脑膜。25μl 微量注射器抽取 C6 细胞悬液 10μl（1×10^6C6 细胞），沿骨孔缓慢垂直进针至硬脑膜下 6mm，再回退 1mm（距硬脑膜下5mm）。注射速度为 1μl/min，共注射 10 分钟，注射完毕后留针 5 分钟，缓慢拔针。骨孔用牙托粉封闭。生理盐水冲洗手术野，4 号线缝合切口后消毒皮肤。整个接种过程在层流超净工作台进行，术后无需抗感染治疗，单笼饲养。

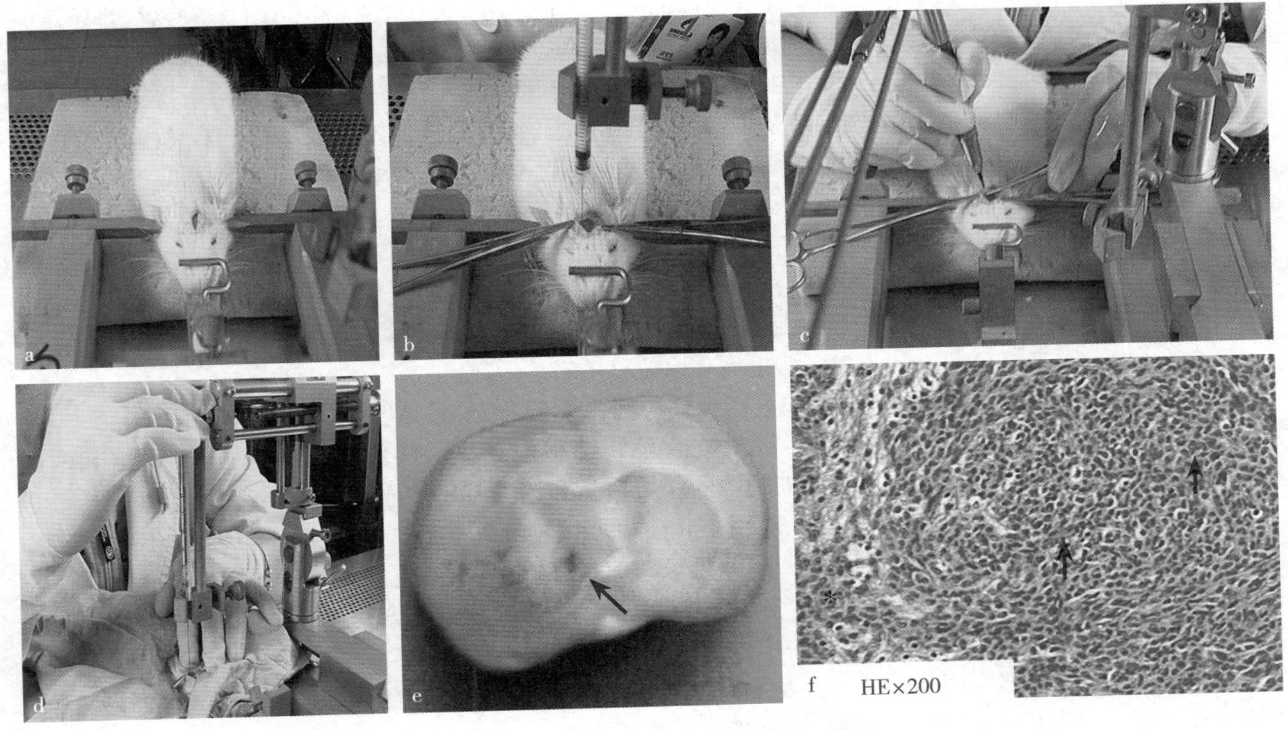

图 9-18-1　大鼠颅内同种原位移植瘤模型

a. 固定鼠颅；b. 定位；c. 钻孔；d. 注射细胞；e. 原位移植瘤（箭头示）；f. HE 染色（* 交界区；↑移植瘤）

2. 腹水型肿瘤　选取接种后 5~7 天、生长状态良好的瘤源动物，处死后，仰卧位固定，消毒腹部皮肤，剪开腹部皮肤，用无菌注射器刺入腹腔抽取腹水，抽出的腹水以乳白色黏稠液体为佳，若为黄色或含有大量红细胞应弃去。台盼蓝染色计数活细胞数，用 PBS 将肿瘤制成一定浓度的细胞悬液，抽取腹水用 PBS稀释至适当浓度，每只鼠腹腔注入 0.1ml（含 1×10^5~1×10^7 个细胞）腹水。

【模型特点】

应用移植性肿瘤动物模型的优点是其周期短、成本低、实验动物均带有同样的肿瘤，瘤体生长速度较为一致、成功率可达到 100%，并且可在实验动物中连续移植，长期保留供实验之用。但值得注意的是此类肿瘤的生长速度快，增殖比率高，体积倍增时间短，这些特点与人体肿瘤生物学特性是显著不同的。

【模型应用】

目前该模型主要应用于抗癌药物筛选和药效学研究。在抗肿瘤药物筛选时，每批实验动物来源一致，每批实验必须用同一性别动物。此外，还需根据实验瘤株特点选用动物，如乳腺癌、宫颈癌、卵巢癌必须用雌性动物。在抗肿瘤药物药效学研究时，需选用 3 种或 3 种以上的小鼠或大鼠进行实验研究；小鼠体重 20g 左右，大鼠体重 60g 左右，每组至少 10 只动物。瘤株或细胞系的选择应尽量与临床拟研究的肿瘤性质相似，如拟研究乳腺癌的治疗，应首选乳腺癌瘤株，如 MA-737，Ca615 或 MC-615 等。

第四节　人体肿瘤异种移植性动物模型

Section 4　Animal models of human tumor xenograft

【造模机制】

异种动物移植始于 Leidy(1834 年)，由于免疫排斥反应，其难度大。近 50 年来，异种移植常用下列方法，①动物肿瘤移植入鸡胚尿囊膜，易于存活，但人肿瘤尚无成功报道；②人类肿瘤接种于大鼠、兔等的前房，但细胞不能传代；③人类肿瘤接种于裸鼠或严重联合免疫缺陷（severe combined immunodeficiency，SCID）小鼠体内。人体异种移植性肿瘤动物模型（animal models of human tumor xenograft）由于异种移植排斥反应常导致移植失败，故选择合适的移植宿主是移植成功的关键。1969 年，Rygaard 首次报道人体肿瘤移植于裸鼠获得成功；20 世纪 70 年代初，Gioanella 等也相继将体外培养的人癌细胞系成功移植于裸鼠。移植入裸鼠体内的人体肿瘤在裸鼠体内仍保持其原有的组织学形态、特有的染色体组型及对化学、放射治疗的原有特性。随着方法的成熟，使人体肿瘤 / 裸小鼠系统成为研究人体肿瘤较为理想的模型。

【造模方法】

动物来自 SPF 级条件下饲养、繁殖的 BALB/c 裸小鼠（T 淋巴细胞缺损）或 SCID 小鼠（缺乏 T、B 淋巴细胞，同时存在自然杀伤细胞功能缺陷），6~8 周龄，体重约 22g。移植的人体肿瘤细胞来源于人肿瘤细胞系及人体肿瘤组织块瘤细胞。人肿瘤细胞系可以从细胞库或其他实验室得到，人体肿瘤组织块从手术或活检标本获得。根据移植部位分为皮下移植瘤和原位移植瘤。

现以人恶性胶质瘤细胞系 U87，BALB/c 裸小鼠为例。

1. 皮下移植瘤　在超净工作台内，将对数生长期细胞用 0.25% 胰蛋白酶消化脱壁后，用 PBS 以 1000r/min 离心 10 分钟，洗涤 2 次，洗掉细胞中的胰蛋白酶和培养基中的血清等成分，台盼蓝染色计数活细胞数，用 PBS 制成一定浓度的细胞悬液，用 1ml 注射器接种 0.2ml 瘤细胞液（含 1×10^5~1×10^7 个细胞）于裸小鼠右（左）侧腋窝皮下（图 9-18-2）。接种后于 SPF 级环境中饲养，定期观察裸鼠精神、饮食、排便情况及肿瘤结节大小。根据瘤结节的长度（a）、宽度（b）、高度（c），按公式计算其近似体积（V），$V=\Pi/6(abc)$，单位 cm^3。

2. 颅内原位移植瘤　以 1% 戊巴比妥钠腹腔麻醉动物，在层流超净台内用鼠脑立体定位仪头架固定裸鼠头部，校正定位仪坐标“0”点后，在内眦连线与头矢状中线交汇处行纵向切口约 1cm，分离暴露颅骨，根据文献报道确定钻孔位置，于冠状缝后 1mm、矢状线右 2.5mm 以牙科钻小心钻穿颅骨，深度以达硬膜而

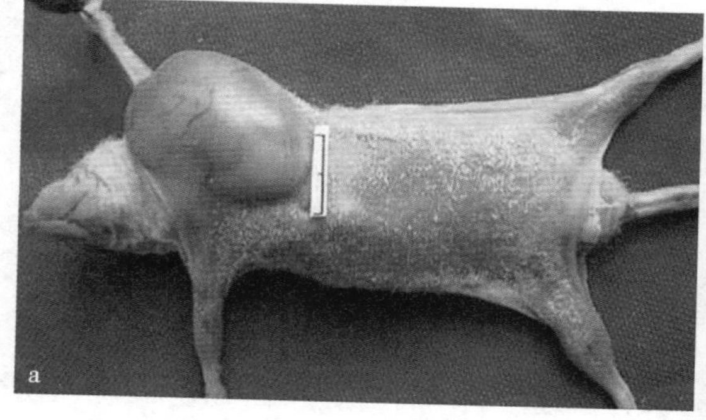

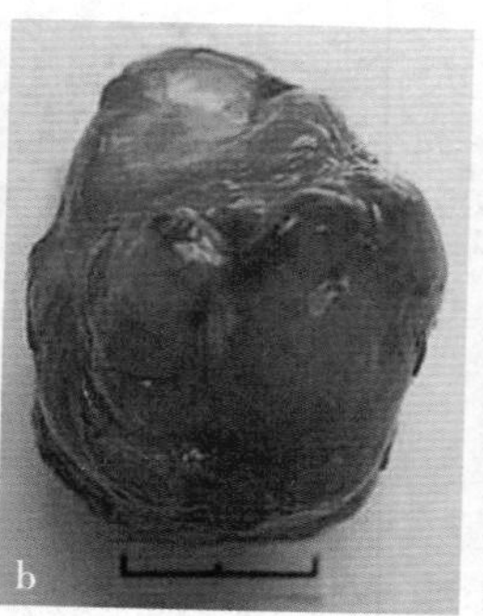

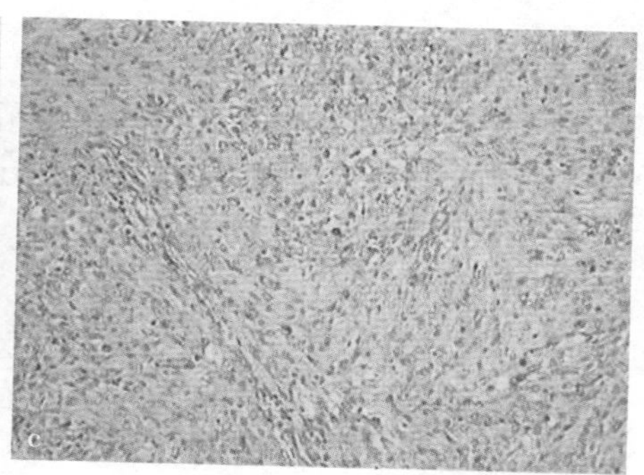

图 9-18-2　U87 细胞裸鼠皮下移植瘤

a，b. 裸鼠皮下移植瘤；c. HE 染色 ×200

不刺破硬膜为准；将吸有5μl瘤细胞悬液的微量进样器固定于立体定向仪横杆上，经钻孔垂直进入脑实质中，进针深度为距颅骨表面3.5mm左右，注射前略微退回0.5~1mm，将瘤细胞悬液缓慢、匀速注入裸鼠右脑尾状核；除针前停留2分钟，缓慢拔针。术后骨蜡封闭骨孔，缝合切口，剩余细胞进行回培养以检测细胞活力及污染与否。接种后动物全部饲养于SPF级环境中，于接种后14~20天或裸鼠出现明显运动失调、弓背、激惹、偏瘫等神经症状时终止观察。

注意：用人体肿瘤进行异种移植，宿主必须对移植物不产生排斥反应，故裸小鼠作为宿主较为适宜。但裸小鼠费用昂贵，饲养条件和实验条件要求高，使用的笼具、饮水、饲料均需高压灭菌消毒，全部实验过程应达到SPF级。而且肿瘤模型形成时间较长，需30~40天甚至更长。

【模型特点】

裸鼠异种移植肿瘤模型的应用日益广泛，且是目前研究最多的肿瘤模型。容易人为操作，免疫排斥反应弱；肿瘤移植后生长良好，能保持肿瘤细胞的原有形态和生物学特性，周期短，成瘤稳定，成功率常可达到100%，均一性好，患病率高；成瘤时间差异不大，容易施加干扰因素等。且该移植瘤以浸润性生长为主，有包膜，外周有明显增粗的血管，肿瘤直径大于1cm时，中间常有坏死，故其对成瘤、治疗、浸润和转移、药物敏感性等研究非常有用。但这种模型也存在一些缺点：如，该模型费用高，寿命短，生长环境要求无菌，食物和水都需要严格的消毒；它缺乏人类肿瘤组织的间质细胞，缺少对瘤细胞的免疫反应。因此，该模型不能用于病因学、癌前病变和癌变的研究。实际上，部分移植物仍会在裸鼠体内出现排斥，而使其不能存活。常采用免疫抑制预处理作用于各种细胞因子，中断它们的级联反应，但该处理方式同时会对肿瘤基质中的各种类型细胞产生强烈影响，而这些细胞与肿瘤实质细胞又存在密切的关系，因此这样的处理容易影响到肿瘤的生物学行为，也限制了该模型的应用。

【模型应用】

此种模型使用人的肿瘤细胞，病理组织形态和遗传特征等方面均与人体肿瘤相同，用这种模型可以比较直接地研究人类肿瘤的生物学特性。此外，该模型广泛应用于体外培养细胞株的鉴定；研究肿瘤在体内的生物学行为，探讨肿瘤与宿主免疫间的相互关系；人体肿瘤浸润及生物学特征及调控机制的研究；等。

第五节　转基因肿瘤动物模型

Section 5　Animal models of transgenic tumor

转基因肿瘤动物模型（animal models of transgenic tumor）将产生某些肿瘤的基因作为外源基因，构建出的人类肿瘤转基因动物模型能帮助人们研究癌基因活性及肿瘤的发生机制和发展过程，并为肿瘤治疗提供实验依据。

【造模机制】

由于外源基因可改变宿主的基因型，并在动物体内得以表达，转基因动物已成为研究肿瘤分子生物学发生机制的有力武器。目前构建转基因肿瘤动物模型主要采用以下途径：直接将癌基因及促进肿瘤发生、发展的基因转入到动物体内，使这种基因能够在特定的组织表达或非特异性表达；转入肿瘤血管生成调控基因，从基因水平来调控肿瘤血管生成，利用肿瘤血管生长因子促进或抑制肿瘤形成及生长；转入肿瘤转移促进基因，主要是金属基质蛋白酶类；转入肿瘤细胞耐药相关基因等。制备转基因肿瘤动物的步骤是：获得和改建目的基因，将目的基因向生殖细胞高效转移，受精卵或胚胎组织在合适的环境中的发育，筛选、鉴定稳定的转基因动物（表9-18-3）。

【造模方法】

1. 显微注射法　利用显微操作仪将体外构建的目的基因用极细的微吸管直接注射到处于原核时期的受精卵原核中，再将它植入假孕母鼠，当受体胚胎在进行DNA合成或修复时，把外源基因整合到基因组中。这种方法的外源DNA整合率高，可达30%，被转移基因可长达50kb，甚至100kb。

2. 逆转录病毒感染法　将外源DNA插入逆转录病毒的基因组中，制成高浓度病毒颗粒，通过病毒感

表 9-18-3 转基因动物模型

肿瘤类型	致癌基因	启动子
鳞状上皮细胞癌 TG_AC 鼠	v-Ha-Ras	Zem 球蛋白
	E2F-1	K5
	HPV16-E6/7	K14
黑色素瘤	v-Ha-Ras	Tyr
乳腺癌	Py-Mt,c-myc+,v-Ha-Ras,TGFα,CyclinD1	MMTV
	Neu	Neu
	T 抗原	WAP
肺癌	T 抗原,c-Myc+EGF	SPC
肝癌	SV40	抗凝血酶Ⅲ
	TGFα/c-myc	—
	TGFβ1	—
视网膜母细胞瘤	T 抗原	RBP

染早期胚胎细胞,把外源基因整合到受体基因组中;还可以把载体病毒注入囊胚腔获得转基因动物;也可直接将胚胎与能释放逆转录病毒的单层培养细胞共育。

3. 胚胎干细胞介导法 胚胎干细胞(stem cell,ES)是从早期胚胎内的细胞团经体外培养建立起来的多能细胞系。当 ES 被注入囊胚后,可参与包括生殖腺在内的各种组织。通常利用一定方法如脂质体介导、电击或反转录病毒感染等,将外源基因导入干细胞中,再移入胚泡期的宿主胚胎,最后将宿主胚胎移植到假孕母鼠子宫内,便可获得由胚胎干细胞介导的转基因动物。

4. 精子载体法 将成熟的精子与外源 DNA 进行预培养后,通过电穿孔或脂质体介导等方法,使精子有能力携带外源 DNA,并进入卵中使之受精,使外源 DNA 整合到染色体中。该技术是利用精子的自然属性,减少人为机械操作所引起的损伤且整合率高,其缺点是结果不稳定。

5. 体细胞核移植技术 将外源目的基因通过脂质体介导等方法转染动物体细胞,选择整合有外源目的基因的体细胞作为核供体,将供体核移植入去核卵母细胞。

6. 基因敲除技术 该技术是根据同源重组原理,将外源 DNA 转入细胞与内源染色体上的一段特定的同源序列发生重组,达到改造基因组的目的。

【模型特点】

与传统化学致癌物诱导的肿瘤动物模型相比,利用转基因技术将肿瘤形成相关基因直接转入动物体内进行表达,其建立的动物模型的致癌过程和病理表现更接近人体。而且该模型能更好地模拟体内的生理、病理环境,与所要研究肿瘤的发生过程具有较好的一致性,还可显示各种癌前病变阶段,从而便于进行肿瘤形成的研究,同时为肿瘤的基因治疗提供依据。

【模型应用】

由于转基因肿瘤模型具有上述特点,目前已建立了多种转基因肿瘤动物模型。乳腺癌的转基因小鼠模型是相对成熟的一种。在由鼠乳腺肿瘤病毒(MMVT)感染所致的小鼠乳腺癌中,通过激活 Wnt-1 在乳腺上皮细胞中的表达,建立了 MMTV-Wnt-1 转基因小鼠。此模型的处女鼠在 6 月龄时有 50% 发生乳腺肿瘤,成年转基因雄鼠 1 年龄时有 15% 发生乳腺肿瘤,它是研究乳腺癌发病机制及抗乳腺癌药物良好的高发乳腺癌动物模型。对于胶质瘤的转基因动物的研究发现,将 S-100β 增强子注射于转基因鼠脑内,可生成低级别神经胶质瘤;应用 S-100β 促进 v-erbB 因子(EGFR 类似物)建立的转基因动物模型可发展为少突胶质细胞瘤;将突变的 k Ras、Akt 基因转移入神经胶质祖细胞中后,Ras 和 Akt 同时激活 GBM 信号传导通路,可诱发胶质母细胞瘤动物模型的发生。乙型肝炎病毒(HBV)是人类肝癌发生的重要原因,应用 HBV X 基因建立的 HBV 转基因小鼠可发生原发性肝细胞癌。转基因动物还用于肿瘤血管形成的研究,目前建立了 3 种转基因鼠模型:即,由癌基因 SV40Tag 诱导的 RIP2Tag 转基因鼠、由乳头状瘤病毒基因组诱导的

BPV1169 转基因鼠和 K142HPV16 转基因鼠。随着转基因肿瘤动物模型的应用,它可能为探讨肿瘤病因、发病机制、发病过程及转移等生物学行为的研究提供可靠手段。

(姚小红 卞修武)

参考文献

[1] Kawano K,Hiroshima T,Mori S,et al. Pathological and laboratory findings in L EC/Otk rats that spontaneously develop hepatic injury [J]. J Gastroenterol Hepatol,1991,6:377-382.

[2] Masuda R,Yoshida MC,Sasaki M,et al. High susceptibility to hepatocellular carcinoma development in LEC rats with hereditary hepatitis [J].Jpn J Cancer Res,1998,79:828-835.

[3] 李才 . 人类疾病动物模型的复制[M]. 北京:人民卫生出版社,2007:82.

[4] 吴逸明,李卫民,李卓炜,等 . 大鼠肺癌发生发展动物模型的构建[J]. 河南医科大学学报,2000,35:232-235.

[5] 秦川 . 常见人类疾病动物模型的制备方法[M]. 北京:北京大学医学出版社,2007:268.

[6] 刘红耀,刘春,米振国,等 .MNU 诱导的大白鼠膀胱肿瘤动物模型[J]. 肿瘤防治研究,2000,27:241-243.

[7] 徐承平,卞修武 . 人 CHG-5 胶质瘤细胞裸鼠原位移植模型的建立及其生物学特性分析[J]. 第三军医大学学报,2003,25(4):287-290.

[8] Lal S,Lacrolx M,Tofilon P,et al. An implantable guide-screw system for brain tumor studies in small animals [J].J Neurosurg,2000,92:326-331.

[9] 刘薇,卢光琇 . 转基因动物技术的研究进展[J]. 遗传,2001,23:289.

[10] Wall RJ,Seidel GJr. Transgenic farm animal:a critical review [J]. Theriogenology,1992,38:337.

[11] Chalberg W,Vankov A,Molnar FE,et al. Gene transfer to rabbit retina with electron avalanche transfection [J]. Invest Ophthalmol Vis Sci,2006,47:4083.

[12] Hosokawa Y,Papanikolaou A,Cardiff RD,et al. In vivo analysis of mammary and non mammary tumorigenesis in MMTV cyclinD 1 transgenic mice deficient in p53 [J].Transgenic Res,2001,10(5):471-478.

[13] Rao GN,Ney E,Herbert RA,et al. Effect of melatonin and linolenic acid on mammary cancer intransgenic mice with cneu breast cancer oncogene [J].Breast Cancer Res Treat,2000,64(3):287-296.

[14] Weiss WA,Bums MJ,Hackett C,et al. Genetic determinants of malignancy in a mouse model for oligodendroglioma [J]. Cancer Res,2003,63(7):1589-1595.

[15] Holland EC,Celestinon J,Dai C,et al. combined activation of Ras and Akt in neural progenitors induces glioblastoma formation in mice [J]. Nat Genet,2000,25(1):55-57.

[16] Kim CM,Koike K,Saito I,et al. HBx gene of hepatitis B virus induces liver cancer in transgenic mice [J]. Nature,1991,351(6324):317-320.

[17] Hanahan D. Heritable formation of pancreatic beta cell tumors in transgenic mice expressing recombinant insulin P simian virus 40 oncogenes [J]. Nature,1985,315(6015):115-122.

[18] Kandel J,Bossy Wetzel E,Radvanyi F,et al . Neovascularization is associated with a switch to the export of bFGF in the multistep development of fibrosarcoma [J]. Cell,1991,66(6):1095-1104.

[19] Arbeit JM. Transgenic models of epidermal neoplasia and multistage carcinogenesis [J]. Cancer Surv,1996,26:7234.

(谭毅 刘宇 整理编辑)

第十九章　儿科疾病动物模型

Chapter 19　Animal models of important pediatric diseases

儿科疾病的发病率和病死率均高于成年人，研究儿童疾病对于提高人类的生存率和生命质量非常必要，整个儿童期发病与死亡又与新生儿疾病诊断、治疗的成功密切关联，对儿童常见疾病的发病机制、治疗效果及预防的研究，动物实验是必不可少的重要手段。本章将介绍建立儿科重要疾病（包括新生儿疾病、儿童营养性疾病、儿童感染性疾病、儿童过敏性疾病、儿童代谢性及中毒性疾病等）的儿科疾病动物模型（animal models of important pediatric diseases），以供研究人员参考。

第一节　新生儿胎粪吸入综合征动物模型

Section 1　Animal models of newborn meconium aspiration syndrome

胎粪吸入综合征（meconium aspiration syndrome，MAS）是指胎儿在宫内或产时吸入胎粪污染的羊水，发生气道阻塞、肺内炎症和一系列全身症状，以呼吸窘迫为主要表现的一组综合征，多见于足月儿和过期产儿。在中国，MAS 占住院新生儿呼吸系统疾病的 3.6%，占新生儿呼吸衰竭的 9.5%，是导致新生儿呼吸衰竭及死亡的主要疾病之一。新生儿胎粪吸入综合征动物模型（animal models of newborn meconium aspiration syndrome）的制备，通常选用新生猪、羊和犬。

【造模机制】

临床上，声门下吸出胎粪样物即可诊断 MAS。胎粪吸入通过不均匀的气道阻塞、肺表面活性物质（PS）功能障碍、化学性肺炎、肺动脉高压等 4 种主要效应引起通气 - 血流灌注比例失衡，导致缺氧。

【造模方法】

选择日龄 7 天以内新生猪为实验动物，腹腔内注射 3% 戊巴比妥钠 1ml/kg 麻醉，于肺动脉、颈总动脉、颈外静脉插管；气管切开、插管，机械通气维持动脉血氧分压（PO_2）正常水平，气管插管内匀速缓慢注入 20% 胎粪生理盐水 4~6ml/kg，动物出现明显发绀（严重低氧血症：PO_2<60mmHg）。

【模型特点】

胎粪注入动物下呼吸道后，动物出现气促、发绀，严重低氧血症和肺动脉高压。大体解剖显示各级气管内有胎粪，双肺粉红色、暗红色混杂，质偏硬，可见水肿、出血、肺不张；光镜下可见终末气道内胎粪物质分布，肺实质出血、炎症渗出及肺泡不张。

【模型应用】

本实验推荐的是国内外常用的重症 MAS 模型，多用于胎粪吸入导致的严重肺实质病变、持续肺动脉高压的病理生理及抢救治疗研究，如机械通气、一氧化氮吸入、肺表面活性物质灌洗等。

第二节　新生儿胆红素脑病动物模型

Section 2　Animal models of newborn bilirubin encephalopathy

新生儿黄疸是新生儿时期常见的临床现象，胆红素脑病是其严重的并发症，具有较高的病死率（10%）、再入院率（71.7%）及后遗症率（70%），幸存者常遗留听力损伤、学习障碍、智力低下、脑瘫，甚至“核黄疸四联症”等严重神经系统后遗症。由于早期新生儿出院后随访不及时，部分医护人员对新生儿黄疸的危害性认识不足，新生儿病理性黄疸未能及时诊治，近年来，胆红素脑病的发生有回升趋势。因此，积极防治胆红素脑病，对于提高围生医学水平，保障优生优育的政策实施有重要意义。国内多采用新生豚鼠经腹腔注射胆红素溶液制作胆红素脑病模型，由于腹膜吸收不稳定、血脑屏障功能等影响，该方法引出异常神经行为活动的稳定性欠佳。因此，香港大学张璧涛教授等采用经小脑延髓池注射胆红素溶液制作新生儿胆红素脑病动物模型（animal models of newborn bilirubin encephalopathy），常用新生大鼠及豚鼠。

【造模机制】

新生儿发生严重高胆红素血症时，脂溶性的未结合胆红素通过血脑屏障，沉积于基底神经核、丘脑、小脑、延髓、大脑皮质、脊髓等部位，进入神经细胞，使其变性、死亡，以致脑损伤，即胆红素脑病。因此，经小脑延髓池注射使胆红素直接进入脑脊液循环，在中枢神经系统沉积，导致脑损伤。

【造模方法】

1. 避光称取晶体胆红素 5mg 溶于 50μl 0.5mol/L 氢氧化钠中，加入双蒸水 450μl，用 0.5mol/L 盐酸调节 pH 至 8.5。

2. SD 孕鼠足月自然分娩，母鼠喂养至第 7 天。新生鼠称重后，吸入乙醚麻醉后俯卧，消毒颈后并使之拱起，使用注射器，从枕外粗隆和颈椎最高点之间的中点进针，向两耳连线中点方向穿刺，当穿破寰枕筋膜有突破感时，回抽有少量脑脊液，即穿刺成功，经小脑延髓池注射胆红素 2μg/g，观察其神经行为改变。

【模型特点】

注射后，模型鼠即出现不同程度的神经行为异常，如呼吸不规则、活动减少、吃奶困难、反应差、俯伏、侧卧、爬行不稳、转圈、四肢颤动、甚至抽搐，与新生儿胆红素脑病的临床表现相似。大体解剖证实无明显出血损伤灶，光镜下可见脑组织胆红素黄染，海马神经细胞发生不同程度的凋亡和坏死。

【模型应用】

该方法受血脑屏障功能状态的影响较小，可更直接地用于胆红素神经毒性的研究。

（华子瑜　余加林）

第三节　新生儿缺氧缺血性脑病动物模型

Section 3　Animal models for hypoxic ischemic encephalopathy in neonate

新生儿缺氧缺血性病（hypoxic-ischemic encephalopathy，HIE）是指由于围生期缺氧窒息导致脑的缺氧缺血性损伤，患儿生后出现一系列脑病的表现，是新生儿期常见的临床疾病。建立 HIBD 动物模型的经典方法是 Rice-Vannucci 模型，大鼠脑的血液供应与人类相似，颈内动脉和椎动脉在大脑底部形成 Willis 环。在研究中最常用的新生儿缺氧缺血性脑病动物模型（animal models for hypoxic ischemic encephalopathy in neonate）为新生鼠。

【造模机制】

通过先结扎模型动物的单侧颈总动脉以减少脑血流，然后再通过吸入低浓度氧来诱导形成缺氧缺血性脑损伤。

【造模方法】

1. 造模最常用的方法为 Vannucci 和 Rice 建立的 Rice-Vannucci 模型法。选取 7 日龄、10~15g 新生鼠，1% 水合氯醛（0.15~0.2ml）经新生鼠腹腔注射，麻醉后固定于手术板，眼科剪在颈部靠近中线的位置将皮肤剪开，眼科镊钝性分离皮下脂肪，于胸锁乳突肌内侧深部分离左颈总动脉，确定有血流通过及有搏动感时用 5-0 丝线结扎后缝合颈部皮肤，术中用明胶海绵止血。每只手术时间为 6~10 分钟。手术后恢复 3~4 小时，再置于 37℃、8% 氧气、92% 氮气的缺氧舱，密封环境下缺氧 2 小时，然后送回母鼠喂养。饲养环境温度为（22±2）℃，湿度 50%±20%，昼夜周期为 12/12 小时，自由取食和饮水。

2. 此外，制作该模型的方法还有：Sola 等建立的局部短暂脑缺血及再灌注模型，Hagberg 等的脑室周围白质软化模型，Gonzalez 等的胚胎羊脐带结扎法以及可逆性大脑中动脉闭塞模型等。

【模型特点】

1. 行为特点 入低氧舱后3~10分钟出现躁动不安、反复翻滚、呼吸加深加快，40~60分钟后呼吸转为浅慢，全身皮肤发绀、苍白，活动明显减少，随后逐渐出现肌肉颤动、翻身不能、自发或夹尾左旋、甚至抽搐、躯体僵直等，与意识障碍（如嗜睡、昏睡，部分出现昏迷）交替出现。部分新生鼠会在缺氧环境中死亡，存活大鼠恢复正常氧供1~2小时后活动逐渐增加，4小时后神经异常行为多消失，但自发或夹尾左旋可持续1天以上。

2. 左侧脑组织肉眼观察特点 左侧大脑半球在处理后1天和7天出现明显肿胀，颜色苍白，以额顶叶为主，14天时大脑半球稍缩小，21天时大脑半球明显萎缩，皮质变薄，海马变形，脑室扩大，少数有空洞形成。

3. 脑组织HE染色特点 大鼠左侧大脑半球于处理后第1天可见明显的急性缺氧缺血性改变，皮质各层神经元，海马部锥体细胞均发生大片变性或坏死，表现为细胞核浓缩，浓染甚至溶解消失，仅残留细胞的轮廓或痕迹，胞质尼氏小体边集或消失，以海马CA1区最为明显；7天病灶周围可见较多增生的星形胶质细胞；14、21天神经元大量丢失，皮质、海马、丘脑等部位形成胶质瘢痕。

4. 神经功能评价 短期神经功能评价指标如趋地反射、悬崖逃避反射，以及长期神经功能评价指标如空间学习记忆能力均有明显异常。

【模型应用】

该模型可用于探讨缺氧缺血性脑病的发病机制、分子机制、临床症状、机体功能康复和药物治疗等研究。

（李禄全 余加林）

第四节 早产儿视网膜病变动物模型

Section 4 Animal models of retinopathy of prematurity

早产儿视网膜病变（retinopathy of prematurity，ROP）原称晶状体后纤维增生症，是一种增殖性视网膜病变。其特征是早产儿视网膜血管发育异常，新生血管形成，纤维增殖及视网膜脱离，可导致包括终身失明在内的多种严重并发症。在胚胎早期视网膜没有血管，由玻璃体动脉供应营养。胎龄4个月时视网膜血管由视盘开始发育，逐渐向周边发展。胎龄8月时血管发育到达鼻侧周边部分，直至胎儿足月，视网膜颞侧血管才发育成熟。因此，早产婴儿其周边视网膜血管尚未发育，存在着血管未发育区域。是早产儿视网膜病的发病基础。

早产儿视网膜病变动物模型（animal models of retinopathy of prematurity）的造模方法如下。

【造模机制】

对0~7日龄的小鼠玻璃体动脉消退和视网膜血管形成的研究表明，7日龄的小鼠视网膜血管发育最接近早产儿视网膜血管的特点，将这种小鼠置于高氧环境中会出现视网膜血管增生等类似ROP的表现。

【造模方法】

1. 模型制备 清洁级Wistar鼠仔及其哺乳母鼠置入密闭的氧箱内，接100%湿润医用纯氧，调节气体流量0.5~0.75L/min，每天3次（9am，2pm，6pm）用测氧仪监测出气管中的氧浓度使其保持在75%±1%；温度保持22~25℃，湿度50%~70%。2天1次更换箱内垫料、饲料及母鼠，开箱约0.5小时。在此环境中饲养5天后，从氧箱中取出，在常氧环境中饲养。

2. 检查方法

（1）网膜铺片：生后第12天（P12）、14和17天分别进行视网膜铺片（ADP酶染色法）。具体方法：1%水合氯醛腹腔麻醉（1ml/kg），断头取出眼球，眼科剪去除角膜，眼科镊夹住视神经根部，用小毛刷由视神经根部轻轻向前挤压，去除晶状体和玻璃体，剥离视网膜，固定于4%多聚甲醛过夜，用Tris-马来酸缓冲液漂洗，置于37℃反应液中孵育15分钟，在10%硫化铵中反应1分钟，在光学显微镜下观察视网膜血管形态、分布及数量。视网膜血管形态异常为合格模型。

(2) 网膜组织切片制作及观察：鼠仔颈椎脱臼处死，摘取眼球。将眼球浸泡在4%多聚甲醛固定液中，固定48小时后常规脱水，石蜡包埋，平行于角膜至视盘的矢状位连续切片，贴片，厚度4~6μm，每只眼球选取20张切片（去掉有视神经的切面）用于检查。苏木素-伊红（HE）染色切片，在显微镜下计数突破视网膜内界膜的血管内皮细胞核数量。正常视网膜血管不会突破内界膜，故突破内界膜进入玻璃体腔的血管应视为新生血管，突破内界膜的内皮细胞核数目可反映视网膜血管的增殖。

【模型特点】

正常组鼠视网膜血管自视盘发出，向四周呈放射状均匀分布，管径较粗，分支较少但结构清晰，周边部视网膜血管网结构尚未形成，可见到少量无灌注区，第14天时血管发育进一步成熟，分支良好，周边部视网膜血管网结构清晰，周边部无灌注区进一步减少，能分辨出深浅两层血管网。第17天时血管基本成熟，可见两层血管网状结构通过螺旋形的交通动脉互相连接。

持续高浓度氧实验组第12天时自视盘发出的大血管管径变细，分支减少，走行僵直，视网膜中央可见大片无灌注区，周边部仍可见部分小血管结构。第14天时大血管明显扩张、迂曲，中央仍可见大片无灌注区，周边部血管密度增高，在视网膜中周部开始出现新生血管，但是这些血管结构紊乱。第17天时大血管更加扩张、迂曲，视网膜中周部有大量新生血管形成，血管密度更加增高，但这些新生血管网结构及分布极其紊乱，丧失了正常的放射状及多角形结构，而且浅层血管网及大部分深层血管网广泛闭塞，可见血管渗漏现象。

【模型应用】

持续高浓度氧使鼠仔视网膜血管收缩变窄甚至闭塞，视网膜中央部大片无灌注区，相对缺氧使视网膜大血管明显扩张、迂曲，大量结构异常的新生血管形成。本模型是研究早产儿视网膜病新生血管发生机制及相关治疗的合适模型。

第五节　新生儿坏死性小肠结肠炎动物模型

Section 5　Animal models of necrotizing enterocolitis of newborn

坏死性小肠结肠炎（necrotizing enterocolitis，NEC）是新生儿尤其是早产儿最常见的胃肠道急症，发生率及病死率高，治疗较为困难，已经引起新生儿学家的广泛关注。目前认为：早产、缺氧窒息、感染等是NEC发病的高危因素。选用新生大鼠，给予根据上述独立危险因素可建立新生儿坏死性小肠结肠炎动物模型（animal models of necrotizing enterocolitis of newborn）。

【造模机制】

NEC的发病常常不是单一因素，而是早产后窒息缺氧、感染及喂养不当共同作用的结果。因此，根据NEC发病特点，选用新生SD大鼠，使用“人工喂养+缺氧复氧冷刺激+LPS”三因素联合干预的造模方法，更接近NEC发病的临床特征。

【造模方法】

1. 实验动物及处理　新生SD大鼠于出生当日与母鼠分离，置于新生鼠保育箱内进行以下处理。

(1) 人工喂养：新生SD大鼠于出生当日与母鼠分离，置于新生鼠保育箱内进行人工喂养，用清洁无菌1.9F硅胶管每4小时经口插管喂养一次，喂养前分别用生理盐水及75%医用乙醇清洁新生鼠口腔周围皮肤，喂养完毕硅胶管立即清洗消毒后，浸泡于盛放75%医用乙醇的密闭容器中备用，并于下次使用前取出用灭菌生理盐水彻底清洗。实验过程中每只硅胶管消毒后仅应用于1只新生鼠。首次喂养量为0.1ml，以后每24小时增加0.1~0.3ml。

(2) 缺氧复氧冷刺激：测氧仪调零后，将探头连接于密闭缺氧箱顶端缺口处，胶布封闭，入气孔中充入纯氮，控制氮气流量为15L/min，箱内氧气浓度降至零后迅速将新生鼠置入，持续通入氮气，维持100% N_2 10分钟后打开箱盖取出新生鼠，随即将其置于100%氧气环境之氧舱中，保持10分钟后立即将其置于4℃

冰箱中刺激10分钟。每日3次,处理后送回保育箱或母鼠笼中喂养,连续3天。

(3) LPS灌胃:LPS以10mg/kg稀释于0.1ml灭菌水中,每日1次灌胃,连续3天。所有实验动物于第4天开始空腹24小时后断头处死。出现肠道坏死则为合格动物模型。

2. 观察指标

(1) 生长情况及一般情况观察:模型组出现活动减少,倦怠、嗜睡,对刺激反应迟钝、喂养困难,吐奶,奶量下降、排便改变或肉眼血便等。

(2) 肠组织大体改变观察:实验大鼠处死后,打开腹腔,眼科镊仔细分离肠系膜及血管后,取出十二指肠下端至回盲部肠管。冰生理盐水轻柔漂洗后,肉眼观察是否有肠管色泽,体积改变,是否有肠管积气发生。

(3) 肠组织病理学检查及评分:取回盲部近端肠管1~2cm立即固定于4%多聚甲醛/0.1mol PBS溶液中,再经乙醇梯度脱水、二甲苯透明、浸蜡、石蜡包埋处理后制成组织切块,在石蜡切片机上行冠状切片,切片厚度4~5μm连续切片,裱片于经多聚赖氨酸反复处理过的载玻片上,常规HE染色,光镜下观察。肠道组织病理评分参考Nadler标准进行双盲法评分:0分:肠道绒毛及上皮完整,组织结构正常;1分:轻微黏膜下或固有层肿胀分离;2分:中度黏膜下和(或)固有层分离,黏膜下和(或)肌层水肿;3分:重度黏膜下和(或)固有层分离,黏膜下和(或)肌层水肿,局部绒毛脱落;4分:肠绒毛消失伴肠坏死。

【模型特点】

1. 正常对照组生长发育良好,皮下脂肪丰满,体重稳定增长,活动度及对刺激反应好,进食及排便正常,大便为金黄色颗粒状,无腹胀及胃潴留发生。造模后,NEC组大鼠可出现不同程度的生长发育迟缓,体重增长缓慢,皮下脂肪减少,皮肤松弛。实验过程中,各模型组新生鼠相继出现活动减少,倦怠,嗜睡,反应迟钝,进而可见大便颜色性状发生改变,均不同程度排黄绿色或黑色稀便或肉眼血便。

2. 正常对照组肠管色泽粉嫩,呈黄色,弹性佳,无积气出现。模型组病变严重,回盲部以上近端肠管呈黑红色。肠腔均可见到不同程度积气,严重者呈串珠样。

3. 正常鼠肠道结构完好,组织结构清晰正常。上皮完整连续,腺体排列规则,绒毛高耸整齐,黏膜层、黏膜下层、固有层无充血水肿甚至断裂分离。实验组肠道组织坏死严重,肠壁绒毛参差不齐,变性水肿,部分绒毛坏死,脱落消失,腺体排列紊乱消失,肌层变薄甚至断裂,固有层与黏膜下层重度水肿,部分血管扩张充血,绒毛变性明显,排列紊乱。可见炎症细胞浸润,双盲法病理学评分均为3~4分。

【模型应用】

本研究建立的新的动物模型综合了早产、低出生体重、窒息缺氧、缺血再灌注损伤、快速超量人工喂养、肠道致病菌感染等多种致病危险因素,在病因学上更符合NEC的病理生理机制;采用NEC模型的经典评价方法Nadler病理评分标准进行评分,分级明确清晰,结果客观可靠;且模型制作简单易行,对设备器材要求不高,是研究新生儿坏死性小肠结肠炎较为理想的一种动物模型,明显优于国内外其他方法。

第六节 支气管肺发育不良动物模型

Section 6 Animal models of bronchopulmonary dysplasia

支气管肺发育的主要病理特征为肺泡和肺血管发育受阻,表现为肺泡数目减少、体积增大、肺泡结构简单化。越来越多的动物实验和临床研究表明,高氧是导致新生儿支气管肺发育不良(bronchopulmonary dysplasia,BPD)发生、发展的一个重要因素,因此常用高氧暴露的动物模型来研究BPD的发生机制。虽然目前大多研究选用高浓度氧暴露(≥90%),但由于高浓度氧暴露所引起的为急性肺损伤,而中浓度长时间高氧暴露(≤60%)所引起的损伤为慢性肺损伤,其病理特征与新型BPD更接近。新型支气管肺发育不良动物模型(animal models for bronchopulmonarydysplasia)的造模方法如下。

【造模机制】

大鼠的肺发育过程具有与人类相似的时序性,不同的是其肺发育的最后一个阶段肺泡化期于生后3天开始,新生鼠出生时的肺发育程度相当于人类28周龄的胎肺,生后两周大鼠肺泡方基本发育成熟。予新生鼠 60% 氧暴露干预其肺泡化过程，可建立 BPD 动物模型。

【造模方法】

1. BPD 动物模型的建立　将高氧各组新生鼠 10~12 只每窝连同代母鼠一起置入温度为 25~26℃，湿度 60%~65% 的自制氧箱内。以测氧仪控制氧浓度，使氧箱中的氧浓度维持在 60%；箱内放入钙石灰吸收 CO_2，防止箱内 CO_2 浓度过高。空气组置于同一室内空气中，饲养条件同高氧组。每天开箱 1 小时，新生鼠称重，将氧箱中的母鼠与空气对照组互换防止母鼠氧中毒，并更换饲料、水和垫料。密切观察各组大鼠的存活情况、活动度、呼吸频率、唇色等，通氧 4 天、14 天后进行检查，出现氧依赖，肺组织表现肺泡结构紊乱，肺泡增大，间隔增厚（4 天）或肺泡腔扩大、结构简化，间隔增厚，肺泡数量减少（14 天）判为合格 BPD 模型。

2. 肺组织大体形态改变　通氧 4 天、14 天后分别从各组随机抽取 10 只大鼠，腹腔注射 10% 水合氯醛（0.3ml/g）麻醉。剖开胸腔，气管插管保持肺充气状态，观察肺组织色泽变化、体积大小，是否有出血、坏死及水肿发生。

3. 肺组织镜下形态学改变　剖开大鼠胸腔，生理盐水灌注全肺后，从左支气管注入预冷的 4% 多聚甲醛至肺膨胀至肺尖，取左肺放入多聚甲醛固定液中固定 24 小时后，梯度乙醇脱水，石蜡包埋，制作石蜡切片（厚度 4μm）。每例标本取连续的石蜡切片 3 张，苏木素 - 伊红（HE）染色，光镜下观察各组鼠的肺组织病理学改变。每张切片随机取不重叠的 5 个视野（×200），以 15 个视野的相应指标均值作为该例标本的 RAC 测定值。RAC 测定参照文献从呼吸性细支气管中心至最近纤维隔或胸膜引垂线，计数该垂线上的肺泡数即辐射状肺泡计数。

【模型特点】

1. 大鼠高氧暴露 4 天后开始出现死亡，存活鼠活动度下降，离氧后出现呼吸加快，唇色苍白等氧依赖的表现；氧暴露 14 天后反应差，皮毛无光泽，离氧后呼吸急促，唇周、鼻尖发绀。

2. 大鼠氧暴露 4 天后双肺饱满呈鲜红色，可见点片状出血灶，并见少量胸腔积液；暴露 14 天后双肺苍白，可见少量暗红色实变灶，肺体积略缩小。

3. 氧暴露 4 天后肺泡结构紊乱，肺泡增大，间隔增厚，间质轻度充血、水肿，少量炎症细胞浸润；氧暴露 14 天后肺泡腔扩大、结构简化，间隔增厚，肺泡数量减少。随暴露天数增加 RAC 亦逐渐增加。

【模型应用】

本模型可见大鼠肺组织出现典型的肺发育停滞的病理表现：肺泡增大、结构简化，肺泡间隔增厚。评价肺泡发育程度的重要指标 RAC 在氧暴露 4 天后即比空气对照组明显减少，随鼠龄增加，RAC 反而减少，间接证明肺泡数目减少，进一步证实高氧暴露可致肺发育停滞。此模型与早产儿 BPD 病理改变接近，为研究 BPD 合适的动物模型。

（韦红　余加林）

第七节　静脉置管感染及干预动物模型

Section 7　Animal models of venous catheter infection and intervention

感染性疾病是新生儿期重要疾病之一，也是引起新生儿死亡的主要原因。目前在我国，感染性疾病的发生率及病死率占新生儿疾病首位。随着医疗技术的提高，植入性医疗器械如中心静脉导管（central venous catheter，CVC），外周置入中心静脉导管（peripherally inserted central catheters，PICC），气管插管，医疗支架的使用率日渐增加。

随着生物材料被广泛应用于临床，以生物材料为中心的感染成为令人棘手的常见医院内感染。目前静脉置管感染动物模型（animal models of venous catheter infection and intervention）最常见的是颈静脉置管和股静脉置管两种方法。常用的实验动物为家兔。

【造模机制】

静脉置管感染是由于细菌黏附于生物材料表面形成细菌生物被膜，而生物被膜内的细菌能有效抵御机体的防御反应和抗生素治疗，是导致生物材料植入感染难以控制的根源。将导管在体外培养好生物膜，并植入家兔体内即可建立导管感染模型，应用药物对其干预，并检测干预效果。

【造模方法】

家兔(雌雄不限)。常规手术器械一套，导管，一次性输液器，肝素帽。菌种，培养基。麻醉药(水合氯醛)，无菌生理盐水等。

1. 颈静脉置管　在颈正中部切开颈部皮肤，见颈部皮下，胸骨乳突肌外缘的颈外静脉。沿血管走向分离静脉。靠近远心端处剪口，将导管插入。

2. 股静脉置管　在腹股沟触及股动脉搏动处做一斜行切口切开皮肤，逐层分离腹外斜肌，游离与股动脉伴行的股静脉。靠近远心端处剪口，将导管插入。

模型建立后，即可用药物(如抗生素等)在动物体内对颈静脉及股静脉植入导管进行干预。观察指标包括：植入导管表面生物被膜的定性(电镜)和定量(超声振动)检测；耳缘静脉取血涂板细菌计数；重要脏器(如心脏、肝、肾)病理切片检查。

【模型特点】

该模型是建立股静脉 / 颈静脉置管，以家兔为载体，更接近于人体体内环境。与体外试验相比更有验证性。

【模型应用】

该模型可用来检验在体内情况下抗生素对细菌生物膜是否有清除作用，以及清除效率。为临床治疗细菌生物膜及细菌耐药提供了新思路。

(李军帅　余加林)

第八节　气管导管相关性细菌生物膜感染动物模型

Section 8　Animal models of tracheal tube associated infection caused by bacterial biofilm formation

近年来，在呼吸机相关性肺炎的发病机制研究中，发现气管导管细菌生物被膜与呼吸机相关性肺炎之间存在密切相关性。细菌生物被膜是细菌黏附于活性或惰性材料表面形成的与浮游细胞相对应的生长方式，由细菌和自身分泌的胞外基质组成，导致体内感染难以清除。目前，气管导管相关性生物被膜感染的动物模型主要有以下两种：一是将灭菌的导管插入气管后，将一定量菌液通过导管注入肺内；另一种是将带菌的导管经口插入气管，留置导管于气管内。气管导管相关性细菌生物膜感染动物模型(animal models of tracheal tube associated infection caused by bacterial biofilm formation)常用的实验动物有家兔、大鼠。

【造模机制】

细菌在气管导管上定植，形成生物膜，导致细菌耐药性增加，感染难以清除，从而成为一个持续存在的感染源，是导致慢性感染的一个重要原因。

【造模方法】

1. 菌液通过灭菌导管注入肺内　挑取铜绿假单胞菌临床分离株单菌落接种于 L-Broth 培养液中，37℃、200r/min 振荡培养过夜。分光光度计测定菌液 OD_{600} 值，调整 OD_{600} 值至 0.5。取 10% 水合氯醛 0.3ml/100g 麻醉大鼠。固定大鼠四肢和头，将颌下至两前腿之间的皮毛剪掉，用碘酒从中间向外周消毒，再用乙醇脱碘。用镊子提起皮肤，用小剪刀剪开一个小口，再在消毒范围的正中，从颌下至胸部剪一个长约 1.5cm 的小口。用剪刀剪开浅筋膜，直至暴露肌肉，用弯钳从中央钝性分离肌肉直至暴露气管。分离气管周围组织，将小管垫放到气管下。用小剪刀垂直剪开气管一个长约 0.5cm 的小口。将灭菌导管放入气管内，再用小缝线针穿过气管切口远端最近的软骨间肌肉，并穿过导管，从切口近段最远的软骨间肌肉穿出。先拉紧缝线，观察大鼠呼吸情况，如平稳即可结扎。将菌液通过导管缓慢注入肺内，然后将皮下组织理顺盖好，将皮肤缝合后用乙醇消毒伤口。在不同时间点处死大鼠取出导管，研究肺部变化。

2. 长有生物膜的导管留置气管　挑取铜绿假单胞菌临床分离株单菌落接种于 L-Broth 培养液中，37℃、200r/min 振荡培养过夜。分光光度计测定菌液 OD_{600} 值，调整 OD_{600} 值至 0.5。接种菌液于预先放置无菌导管（约 1cm，作为 BF 生长的载体）的 24 孔细胞培养板中，每孔 1ml，隔日换液，7 天后得到成熟 BF。取 10% 水合氯醛 0.3ml/100g 麻醉大鼠。固定大鼠四肢和头，将颌下至两前腿之间的皮毛剪掉，用碘酒从中间向外周消毒，再用乙醇脱碘。用镊子提起皮肤，用小剪刀剪开一个小口，再在消毒范围的正中，从颌下至胸部剪一个长约 1.5cm 的小口。用剪刀剪开浅筋膜，直至暴露肌肉，用弯钳从中央钝性分离肌肉直至暴露气管。分离气管周围组织，将小管垫放到气管下。用小剪刀垂直剪开气管一个长约 0.5cm 的小口。将长有 BF 的导管放入气管内，再用小缝线针穿过气管切口远端最近的软骨间肌肉，并穿过导管，从切口近段最远的软骨间肌肉穿出。先拉紧缝线，观察大鼠呼吸情况，如平稳即可结扎。将皮下组织理顺盖好，将皮肤缝合后用乙醇消毒伤口。在不同时间点处死大鼠取出导管，研究肺部变化。

【模型特点】

菌液通过灭菌导管注入肺内，操作简单易行，但与临床上气管导管相关性生物被膜感染的实际形成过程不相符合，且主要反映的不是气管内，而是肺内细菌生物被膜形成情况。通过将体外培养的附着细菌生物被膜的导管固定在实验动物如大鼠的气管内，有效地模拟了体内气道微环境，使得导管上的细菌生物被膜能够在气管微环境中稳定地形成和发展，获得的细菌生物被膜的生理形态与实际相似。

【模型应用】

用于研究生物膜体内致病机制，开发研究抗气管导管相关性细菌生物被膜的药物及其药物的筛选等。

（李芳　余加林）

第九节　维生素 A 缺乏动物模型

Section 9　Animal models of Vitamin A deficiency

维生素 A 缺乏症是因体内缺乏维生素 A 而引起的以眼和皮肤病变为主的全身性疾病，多见于 1~4 岁小儿；最早的症状是暗适应差，眼结合膜及角膜干燥，以后发展为角膜软化且有皮肤干燥和毛囊角化，故又称夜盲症、干眼病、角膜软化症。维生素 A 缺乏对心脏同样有致畸作用，母体维生素 A 缺乏可导致胚胎心血管产生多种畸形。为研究维生素 A 缺乏复制了各种维生素 A 缺乏动物模型（animal models of Vitamin A deficiency），如大鼠、小鼠、兔等，其中以大鼠最常见。此模型具有形成期短、模型稳定、可行性及重复性强等特点。

【造模机制】

通过喂养动物去除了维生素 A 的饲料，来诱导形成机体的维生素 A 缺乏。

【造模方法】

1. 通常采用 21 日龄初断乳 SD 级或 Wistar 清洁大鼠，实验室适应性喂养 1~2 周，饲料采用生长期啮齿类动物纯化饲料配方（AIN-93G）基础上，去除维生素 A 含量（表 9-19-1）。

表 9-19-1　维生素 A 缺乏饲料配方（由 AIN-93G 修改制定）

成分	含量	成分	含量
玉米淀粉	52.95%	AIN-93G 混合维生素 a（不含维生素 A）	3.50%
酪蛋白（不含维生素 A）	20.00%	AIN-93G 混合矿物质 b（不含维生素 A）	1.00%
葡萄糖	10.00%	蛋氨酸	0.30%
大豆油	7.00%	胆碱	0.25%
粉末状纤维素	5.00%		

动物自由进食及饮用蒸馏水，实验期 8 周，血清维生素 A 测定采用高效液相色谱法。

2. 若需孕鼠与乳鼠建模 母鼠缺维生素A饲料喂养3周，与正常饲养雄鼠交配，第2天清晨查阴栓，阳性时确定为孕第0天，继续缺维生素A饲料喂养，20天雌鼠予颈椎离断，剖腹取胚胎鼠肝脏组织及心脏组织，出生1天乳鼠(孕期平均22天)剖取乳鼠肺脏组织。

【模型特点】

维生素A缺乏对大鼠的影响：约5周开始出现维生素A缺乏症状，表现为少食少动、反应淡漠、胡须脱落、个别甚至出现后肢麻痹，尤以眼部症状比较明显，出现双眼畏光、眼睑半合、眼分泌物增多，并伴有感染，严重者眼周出现血性分泌物甚至失明。母鼠出现流产、不孕、易激惹、食仔等情况，说明维生素A缺乏已经引起了生殖及神经方面的异常，证实维生素A缺乏模型构建成功。而缺乏维生素A的乳鼠血清维生素A水平降低，体重更轻，身长、尾长更短，肺泡间隔的小气道弹力纤维明显减少；胎鼠出现室间隔缺损、房间隔缺损等心血管系统畸形。

【模型应用】

采用以上方法建立的维生素A缺乏大鼠模型，症状表现明显，检测指标敏感且稳定可靠，复制模型简单易行。主要用于维生素A缺乏对机体器官发育及孕期缺乏维生素A对胎儿的影响等方面的研究。

(王雅婷　程茜)

第十节　维生素D缺乏动物模型

Section 10　Animal models of Vitamin D deficiency

维生素D(vitamin D，VD)的主要功能是调节体内钙、磷代谢，维持牙齿和骨骼的正常生长发育。近年来对维生素D缺乏的研究越来越深入。维生素D的缺乏不仅可以导致维生素D缺乏性佝偻病，还与免疫性疾病、癌症、心脑血管疾病、哮喘、精神疾病等有关。维生素D的供给可以通过皮肤日照合成，也可以通过饮食补充。儿童缺乏维生素D，多因日照不足、维生素D摄入不足及(或)吸收、代谢障碍发生。

【造模机制】

通过减少维生素D摄入和皮肤合成的维生素D，从而建立维生素D缺乏动物模型(animal models of vitamin D deficiency)。

【造模方法】

用于建立维生素D缺乏动物模型比较多，如大鼠、小鼠、鸡、猪、猴等，其中以Wistar大鼠、BALB/c小鼠较常用。

1. Wistar大鼠模型 选用21日龄断奶的Wistar幼鼠，雌雄各半，喂饲缺乏维生素D饲料。避光饲养，用不锈钢塑料笼单笼喂养30天。通过测定大鼠血生化变化和X线表现证实造模成功。血清碱性磷酸酶(AKP)增高，血钙和血磷降低，骨X线片显示早期钙化带模糊，骨质软化，骨骼明显细小，骨密度降低，骨小梁变细、模糊、骨皮质变薄。骨组织光镜下，肥大软骨细胞层增加，细胞柱扭曲，软骨岛突向干侧呈灶性分布，使骨化线不规则。

2. BALB/c小鼠模型 选用怀孕2周的BALB/c小鼠喂饲缺乏维生素D饲料、自由饮水，单笼饲养，将鼠笼放入超净工作台，工作台四周内部用门板遮盖，外部用不透光布帘遮盖，12小时通风一次，用不含紫外线黄光灯白天12小时照射，夜间熄灯。孕鼠6天左右产子鼠，子鼠出生3周断奶，饲养环境同母鼠。测量4~10周、12周小鼠体重，6周时开始出现活动量下降，并且贴地行走。12周时处死小鼠。剪尾取血，测定血清维生素D水平明显下降，即造模成功。

3. 缺乏维生素D饲料配方 玉米粉76 %、麦麸20 %、碳酸钙3%，含碘盐1%，赖氨酸0.5%以及各种B族维生素。

【模型特点】

上述模型具有方法简便易行、成本低、体积小、基因与人同源性强、维生素D来源易控制，结果可靠、周期短、成功率高、重复性好等特点。

【模型应用】

主要用于维生素 D 缺乏及其相关的各种疾病研究。

第十一节　食物过敏动物模型

Section 11　Animal models of food allergy

食物过敏是儿科常见疾病，其中牛奶、鸡蛋、大豆、花生、坚果、小麦、鱼、贝类等食物为主要的过敏原。由于食物过敏发病机制复杂，有关其发病机制探讨、治疗评价以及新药研发等在很大程度上要借助动物实验的进行，故成功的食物过敏动物模型(animal models of food allergy)对食物过敏发病机制以及防治研究具有重要的意义。

食物过敏包括过敏原特异性 IgE 与非 IgE 介导的以及混合型食物过敏。在食物过敏中主要以Ⅰ型变态反应为主，婴幼儿胃肠道的免疫功能尚未发育成熟，导致食物抗原容易通过肠道黏膜进入体内后，通过 IgE 抗体与肥大细胞和嗜碱性粒细胞上的 FcεRI(高亲和力受体)结合，诱导组胺、IL-4 等炎症因子的释放，从而介导炎症的发生。研究表明，75% 的鸡蛋过敏是由 IgE 介导的速发型变态反应，食物特异性 IgE 在尚未出现临床症状前就已经产生，因此测定食物特异性 IgE 是一种重要的食物过敏诊断方法。

【造模机制】

通过灌胃、腹腔注射、皮下注射过敏原等方法使动物致敏，产生肠道症状如腹泻等，同时血清特异性 IgE 也会升高。致敏原常用卵清蛋白，因其为异种蛋白，具有很强的免疫原性，致敏效果较好。

【造模方法】

目前用于制备食物过敏模型的动物主要有小鼠、大鼠、犬、幼猪、豚鼠等，常选用 BALB/c 小鼠和 BN 大鼠模型。

1. BALB/c 小鼠模型　给予 BALB/c 小鼠分笼 SPF 级饲养，自由饮用去离子水与进食。动物房温度为 19~25℃，湿度为 55%~65%，光照 10~12h/d，鼠笼每周清洗消毒两次。以特殊饲料(不含鸡蛋)饲养。基础致敏：实验第 1 日用含 10μg OVA(Grade Ⅴ)及 1mg $Al(OH)_3$ 的无菌生理盐水 0.5ml 腹腔注射，进行基础致敏；强化致敏：第 15 天对 OVA 组小鼠腹腔再次注射只含 10μg OVA(Grade Ⅴ)的生理盐水 0.5ml，强化致敏；激发肠道过敏反应：实验第 20 日起以 OVA(Grade Ⅱ)生理盐水溶液 0.4ml(OVA 浓度 250g/L)对 OVA 组隔日进行灌胃激发，直至第 42 日。

2. BN 大鼠模型　健康 4 周龄雌性 BN 大鼠以不含 OVA 的标准饲料喂养，饲养温度(23±3)℃，湿度 70%~78%，12 小时自动昼夜循环，适应性喂养 1 周。用 0.1mol/L 无菌 PBS 稀释的 OVA 1mg 灌胃 6 周。6 周后从大鼠尾静脉取血，采用 ELISA 法检测组外周血特异性 OVA-IgE 的表达明显增高，由此确定建模成功。

3. 羊模型　将羊分开饲养，分别对前后腿皮下注射致敏原，前 3 次每次间隔 2 周，第 4 次时与前一次间隔 4 周。每次注射时，将 100μg 花生(PN)或者 100μg 卵清蛋白(OVA)溶解到 1ml 无菌生理盐水与 50μl 商业铝佐剂混合剂中(PN 于前腿注射，OVA 于后腿注射)。或者 PN 抗原和每针 50μg 的灰尘(HDM)过敏原，配于 1ml 生理盐水和铝制剂中注射，在前后腿同时注射。结束注射后的第 4、7、14、21 日，测血清 PN-、OVA-、HDM-IgE 水平上升，提示建模成功。

【模型特点】

1. BALB/c 小鼠模型中，OVA 隔日激发 3~4 次后，可见 BALB/c 小鼠在灌胃 OVA 20~30 分钟内出现烦躁不安及腹泻表现，之后在每次激发后都会出现急性腹泻现象；HE 染色显示过敏小鼠小肠固有层血管充血肿胀，绒毛上皮细胞局灶性坏死、脱落，固有层中淋巴细胞、浆细胞等炎症细胞浸润；甲苯胺蓝染色显示固有层肥大细胞聚集，多数肥大细胞胞膜破裂，轮廓不清，并向外排出颗粒；测定小鼠血清中 OVA 特异性 IgE 水平明显增高。

2. BALB/c 小鼠具有针对致敏原易产生反应性和高滴度 IgE 的特点，所以是国内外食物过敏研究中最常用的品系。而BN大鼠模型也有特异性高、易感性高、对无致敏史的食物不过敏等优点。

【模型应用】

BALB/c小鼠和BN大鼠模型是研究食物过敏发病机制的理想模型动物。除此之外，也可以用于研究食物过敏对机体皮肤、呼吸道、消化道等器官的影响。

第十二节　营养不良动物模型

Section 12　Animal models of malnutrition

蛋白质、能量营养不良(protein-energy malnutrition，PEM)常发生于5岁以下的儿童，临床可表现为消瘦、水肿等，体内物质代谢的变化也引起生化指标的改变，如血中总蛋白降低、血浆氨基酸的变化等。PEM威胁着儿童健康，可导致儿童生长发育障碍、机体抵抗力降低，重者死亡。在胎儿期营养不良发多与母孕期营养状况、早产和双胎、宫内感染等有关，而婴幼儿期的营养不良也受到机体能量及蛋白质摄入、吸收利用情况、消耗影响。营养不良动物模型（animal models of malnutrition）的造模方法如下。

【造模机制】

喂以低蛋白或去蛋白饮食，导致摄入蛋白或能量降低，或以轮状病毒感染动物，减少其对蛋白质、能量的吸收利用，影响动物体重增长、血清总蛋白、白蛋白水平。

【造模方法】

1. 昆明鼠模型　选择4~6周龄昆明鼠，体重20~25g，20~25℃室温饲养，以去蛋白饲料饲养，自由进食水，每日测定体重、血清总蛋白和白蛋白。

去蛋白饲料配方：每100g饲料含超级生粉17g，其蛋白质含量为1%(凯氏定氮法)，脂肪5g，维生素A 1000U、维生素D_3 200U、维生素E 4.1mg、维生素B_1 1.2mg、维生素B_2 1.4mg、维生素B_6 1.3mg、维生素B_{12} 3.2mg，泛酸3.0mg，烟酸12.4mg，叶酸0.2mg，胆碱250mg，钙1.6mg，磷0.96g，镁0.26g，钠0.28g，钾0.77g，铁32.5mg，铜0.11mg，锌4.84mg。

Wistar大鼠模型：从母鼠交配前开始直至哺乳期一直用Labina® 标准饲料喂养，子鼠断乳后用RBD饲料3个月，自由饮水，生后90天测体重低于正常大鼠，提示建模成功(表9-19-2)。

表9-19-2　RBD饲料及标准饲料成分

成分(g%)	蛋白质	碳水化合物	脂肪	矿物质	钠	纤维素	kcal/100	是否添加维生素
RBD饲料	9	78	1.1	4	0.37	7	356	否
标准饲料	23	41	2.5	8	0.37	9	278	是

2. 猪模型　用2日龄的出生体重为(1.21±0.24) kg的猪仔分开饲养，用2ml轮状病毒接种液感染猪后予以充足配方奶喂养(成分模仿猪乳，蛋白质300g/kg，脂肪360g/kg，碳水化合物251g/kg，水40g/kg，维生素和矿物质49g/kg，可代谢能量为22.8MJ)，或者稀释了50%的配方奶，均通过胃管进行喂养，并严格定量[第1天300ml/(kg·d)，第2天240ml/(kg·d)，2~12天逐渐上升到240~480ml/(kg·d)]，每日监测每只猪体重，对奶量称重2次。在感染后2天测量猪体重出现明显下降，在后期体重增长中出现增长缓慢，提示建模成功。

【模型特点】

昆明鼠模型操作简便，而猪仔模型在消化系统、心血管系统、骨骼发育和营养消化代谢等方面与人类极其相似，且生长性能稳定，血液生化指标也与人类相近。

【模型应用】

该模型可应用于营养不良与相关疾病关系的研究，猪仔模型还适用于婴幼儿营养代谢问题和婴儿食谱研究。

（石丹　程茜）

第十三节　肥胖动物模型

Section 13　Animal models of obesity

肥胖是全球面临的重要医学和公共健康问题，虽然最高的儿童肥胖增长率存在于发达国家，但发展中国家的儿童肥胖问题也同样在逐年增长。目前，肥胖的发生机制尚未清楚，普遍认为与遗传和环境因素有关。儿童是肥胖的高发人群，儿童时期的肥胖易引起成年后的肥胖，同时，随着儿童肥胖患病率增加，儿童和青少年 2 型糖尿病的患病率也相应增长。肥胖儿童中血脂异常的危险增加，表现为 HDL、胆固醇降低。在青春期，肥胖与高雄激素血症和高胰岛素血症相关，这些异常使得青春期肥胖女孩易患多囊卵巢综合征。肥胖还会增加儿童高血压、肾小球硬化、脂肪肝、胆石症、心理异常等问题的风险，同时也成为成人期心血管疾病、糖尿病、高血压及部分部位癌症的重要危险因素。肥胖动物模型（animal models of obesity）主要有大鼠、小鼠等。

【造模机制】

谷氨酸钠（MSG）、金硫葡萄糖（GTG）、食物均可诱导肥胖动物模型。

1. 谷氨酸钠（MSG）诱导的肥胖动物模型　与代谢相关，可用于内分泌失调在肥胖中的作用，特别是对肥胖合并糖尿病的研究具有重要意义。

2. 金硫葡萄糖（GTG）致肥胖动物模型　因摄食中枢受损所致的肥胖，临床上此类肥胖患者较少，加上金硫葡萄糖价格昂贵，其应用价值不大，可用于探讨中枢性肥胖机制。

3. 食物诱导的肥胖动物模型（营养性肥胖动物模型）　是最理想的肥胖动物模型，与人所产生的肥胖最为相近，应用最为广泛，但在应用中发现明显存在食物诱导肥胖易感与抵抗动物的差别。可用于营养性肥胖的发生机制及对肥胖的防治。

【造模方法】

营养性肥胖动物模型的建立：断乳 Wistar 雄性大鼠，予以高脂饮食：普通饲料 60%、猪油 12%、蔗糖 5%、奶粉 5%、花生 5%、鸡蛋 10%、麻油 1%、食盐 2%。（或高糖高脂饮食：基础饲料 68.8%，蔗糖 10%，蛋黄粉 10%，猪油 10%，胆固醇 1%，胆盐 0.2%），自由进食和饮水，房间温度保持在 20~25℃，湿度 40%~60%。观察大鼠摄食量、饮水量、尿量、粪便质地和量。体重（W）、体长（H）、Lees 指数。高脂喂养 8~16 周，体重超过普通饲料喂养大鼠体重的 20% 作为实验肥胖大鼠。

【模型特点】

给予高脂饮食后，动物体脂指数明显增高，摄食量、体重、Lees 指数、肝肾重量增高明显。总胆固醇、甘油三酯、低密度脂蛋白增高。同时，肥胖还可以引起大鼠神经系统的退行性病变。

【模型应用】

本模型主要用于研究肥胖发生的原因，肥胖与高脂血症、糖尿病等代谢性疾病、心血管疾病及癌症等的关系以及对减肥药物的研究。

（程茜　王雅婷）

第十四节　铅中毒动物模型

Section 14　Animal models of lead intoxication

铅及其化合物对人体各组织均有毒性，中毒途径可由呼吸道或消化道进入。铅中毒对机体的影响是多器官、多系统、全身性的。铅可以使形象化智力、视觉运动功能、记忆、反应时间受损，语言和空间抽象能力、感觉和行为功能改变，出现疲劳、失眠、烦躁、头痛及多动等症状。铅可以抑制血红素的合成与铁、锌、钙等元素拮抗，诱发贫血。铅直接作用于平滑肌，抑制其自主运动，并使其张力增高而引起腹痛、腹泻、便秘、消化不良等胃肠机能紊乱,同时可致肝细胞受损。儿童处于生长发育时期,各脏器、器官尚未成熟,是铅中毒的易感人群,尤其对其智力、认知和注意力等方面的损害已引起世界广泛关注。铅中毒动物模型(animal models of lead intoxication)包括家兔、小鼠、大鼠、猕猴、长爪沙鼠等。

【造模机制】

采取含铅饲料饲养、铅溶液灌胃、腹腔注射铅剂等方法均可导致血铅升高,导致铅中毒。

【造模方法】

1. 饲料建模　以家兔为例:断乳雄性家兔单笼饲养于 12 小时明暗交替,相对湿度 40%~60%,温度 18~25℃的动物房内。适应性喂养 1 周。上午 8 时,饲料中加入醋酸铅 5mg/(kg·d)喂养,下午 2 时给予正常饲料,喂养 6 周。每周第 7 天取尿,次日清晨耳中动脉采血。第 6 周采血后取海马、心脏、睾丸、肾、脾,称湿重,并测脏器铅含量。

2. 铅溶液灌胃建模　以小鼠为例:清洁级昆明种小鼠,体重 18~22g,22~25℃,湿度 45%~55% 环境喂养,自由饮食、饮水。以不同浓度的醋酸铅溶液(0.05%、0.1% 和 0.2%)灌胃,0.2ml/(10g·d)。试验 20 天后,小鼠以眼球后静脉丛取血法取血。

3. 腹腔注射建模　以家兔为例:隔日予家兔腹腔注射 $Pb(Ac)_2$ 1.57mg/kg,共 20 天,饮用无铅高纯水,喂食常规饲料。实验前及第 5、10、15、20 天,分别收集每组各只家兔 24 小时尿液。取肝、肾、脑、骨组织,匀浆烘干,测铅含量。

【模型特点】

1. 给予醋酸铅饲料喂养 4~5 周后,动物出现皮肤损伤,尾间坏死,脱落,尾部红肿,并出现四肢苍白出血情况。实验室检查测血铅、尿铅,各脏器铅水平均不同程度升高。

2. 喂饲法操作简便,工作量比较小,适合亚慢性或慢性实验的长时间染毒,但由于是让动物自由饮用或摄食,在一定程度上难以确保动物染毒量的恒定。灌胃法和注射法按动物的体重确定染毒量,可以使每只动物的染毒最相同,所复制的模型准确性好,但在需要长时间染毒的实验中工作量较大。

【模型应用】

模型可用于对铅中毒的治疗和预防。新西兰兔具有血铅水平本底低和自身排铅能力较低的优点,国外常用于对铅毒性和铅中毒治疗的研究。

(王雅婷　程茜)

第十五节　缺锌动物模型

Section 15　Animal models of zinc deficiency

锌是人体重要的必需微量元素之一。儿童缺锌的主要表现为食纳差,生长发育减慢、免疫功能低下。青春期缺锌可致性成熟障碍。缺锌动物模型(animal models of zinc deficiency)的造模方法如下。

【造模机制】

饲料锌是动物体内锌的主要来源,予动物饲以缺锌饲料后,动物体内锌将耗尽,表现出摄食减少,体重增长缓慢,随着缺锌时间延长,出现皮毛改变、出血、贫血、腹泻及易感染死亡等一系列与人类缺锌表现一致的症状,同时,机体内血清锌及组织锌含量降低,免疫功能低下。

【造模方法】

一般认为:饲料锌含量低于 1mg/kg,可使动物严重缺锌;4mg/kg 时造成动物临界性锌缺乏;100mg/kg 能满足动物生长需要。超过 240mg/kg 可导致过量锌。

1. 饲料参照美国营养协会报告的 AIN276 配方配制而成的半合成饲料,自由饮用去离子水。饲料配方见表 9-19-3、表 9-19-4 和表 9-19-5。

表 9-19-3 饲料配方

成分含量	(g/100g 饲料)	成分含量	(g/100g 饲料)
酪蛋白	20.0	玉米油	5.0
DL- 蛋氨酸	0.3	氯化胆碱	0.15
玉米淀粉	15.0	无机盐混合物	3.5
蔗糖	50.05	维生素混合物	1.0
纤维素	5.0		

表 9-19-4 无机盐混合物组成

成分含量	(g/kg 饲料)	成分含量	(g/kg 饲料)
$CaHPO_4$	4500	$ZnCO_3$	1.6
NaCl	170	$NaSeO_3 \cdot 5H_2O$	0.01
$K_3C_6H_5O_7 \cdot H_2O$	220	$CrK(SO_4) \cdot 12H_2O$	0.55
K_2SO_4	52	KIO_3	0.01
MgO_2	4	$CuCO_3$	0.3
$MnCO_3$	3.5	蔗糖磨碎后加至 1000g	
$FeC_6H_5O_7 \cdot XH_2O$	6		

注:缺锌饲料无机盐中不加 $ZnCO_3$

表 9-19-5 维生素混合物组成

成分含量	(mg/kg 饲料)	成分含量	(mg/kg 饲料)
盐酸硫胺素	600mg	D_2 生物素	20mg
核黄素	600mg	维生素 B_{12}	1mg
盐酸吡哆醇	700mg	维生素 A	400 000U
烟酸	3000mg	维生素 D	100 000U
D_2 泛酸钙	1600mg	维生素 K	5mg
叶酸	200mg	蔗糖磨碎后加至 1kg	

2. 缺锌饲料配制参照 Avery 等资料有改进,大豆蛋白经 0.5%EDTA 纯水去锌,其组成(g/10kg)为:蔗糖 6500g,纯化大豆蛋白 1900g,植物油 1000g,混合盐 584g(584g 混合盐中含:$CaHPO_4$272g,$CaCO_3$ 98g,$NaHPO_4$ 69g,NaCl 38g,KCl 69g,$MgSO_4$ 29g,KIO_3 0.1g,$CuSO_4 \cdot 5H_2O$ 0.1g,$MnSO_4$ 2.0g,$FeSO_4 \cdot 7H_2O$ 2.5g),复合维生素 16g(16g 复合维生素中含:$B_1$4mg,B_2 60mg,B_6 30mg,泛酸钙 200mg,肌醇 1000mg,烟酸 400mg,生物素 20mg,叶酸 20mg,B_{12} 0.2mg,维生素 K 100mg,胆碱 10 000mg,维生素 E 600mg,维生素 A 20 万 U,维生素 D 4 万 U)。

3. 选用较多的动物有:Wistar 大鼠、小鼠、恒河猴、鸡、家兔,而普遍选用的动物为刚断乳的雄性纯系 Wistar 大鼠。

4. 选择断乳 1~3 天的雄性纯系 Wistar 大鼠,饲以缺锌饲料 4~8 周,严格控制饲料、饮水及饲养环境中锌污染,动物房洁净无尘,室温 25℃左右,光照,昼夜人工控制各 12 小时。在缺锌饲料基础上可加入 $ZnSO_4 \cdot 7H_2O$ 或 $ZnCl_2$,使饲料中含锌量达到所需浓度。

【模型特点】

1. 缺锌对大鼠一般状况的影响 缺锌组大鼠喂养 3~4 天后即出现食欲减退,精神委靡,活动减少并出现不同程度的腹泻、口周皮炎、糙毛、逐渐出现脱毛、毛发稀疏、干枯无光泽、生长迟缓、趾间炎症等缺锌症状。配饲组因食量被控制,呈明显饥饿状态,体重增长受到明显抑制。

2. 采用以上方法建立的大鼠缺锌模型,缺锌症状表现明显,检测指标敏感且稳定可靠,复制模型简单易行。

【模型应用】

主要用于缺锌对机体生长发育及免疫功能影响等方面的研究。

第十六节 新生儿败血症动物模型

Section 16 Animal models of neonatal septicemia

新生儿败血症是指病原体侵入新生儿血液循环，并在其中生长、繁殖、产生毒素而造成的全身性反应。新生儿败血症是新生儿的常见疾病，同时仍然是威胁新生儿生命和健康的重要疾病。

采用静脉注射活菌、皮下注射活菌和外科手术破坏消化道正常屏障等方法，均可复制新生儿败血症动物模型（animal models of neonatal septicemia）。

（一）静脉注射活菌复制新生儿败血症动物模型

【造模方法】

常用大肠埃希菌、铜绿假单胞菌或金黄色葡萄球菌活菌通过颈静脉或股静脉注射，常用动物为新生犬或新生兔，10^9~10^{11} 个活菌 / 千克。

【模型特点】

本方法可导致动物迅速出现低血糖、血压降低和死亡，但是由于骤然的数目巨大的活菌静脉注射，动物机体防御机制未能充分体现。本实验适用于观察细菌清除动力学，不同时间 - 剂量关系下的发热反应，白细胞变化以及内源性介质的作用等。

（二）皮下注射活菌复制新生儿败血症动物模型

【造模方法】

常用铜绿假单胞菌、克雷伯肺炎杆菌、金黄色葡萄球菌、B 族链球菌等动物背部皮下注射，常用动物为 0 日龄或 10 日龄新生大鼠，每只新生大鼠 10^7~10^{10} 个活菌。

【模型应用】

本方法更符合临床新生儿败血症的病程，可以连续观察多日，特别适合于研究内源性介质反应以及治疗干预手段的效果等。

（三）盲肠结扎穿孔复制新生儿败血症动物模型

【造模方法】

常用新生犬等动物在常规消毒皮肤后，腹部正中切口，在盲肠之回盲瓣下位置以 3.0 丝线结扎，而后在盲肠之系膜游离部以 18 号针头穿孔 2 次，分层缝合腹部切口，一般在盲肠结扎穿孔后 16 小时左右，实验动物表现出全身炎症反应症状并且血培养呈阳性。

【模型特点】

本方法为一优良而稳定的新生儿败血症模型，比较符合临床新生儿败血症的病程经过。

除了以上 3 种方法之外，尚可采用静脉注射细菌内毒素、腹腔注射活菌、阑尾结扎穿孔等方法复制新生儿败血症动物模型，但较少应用。

（四）肺炎球菌败血症模型的制作

肺炎球菌侵入机体的途径是呼吸道，以往复制动物模型多采用静脉及腹腔注射，与实际感染途径不符。

【造模方法】

1. 先将大鼠分为假手术组、脾切除组和几种不同比例的自体脾移植组。
2. 术后 6 个月用乙醚麻醉大鼠，消毒颈部，显露气管并注入肺炎球菌菌液。

【模型特点】

1. 各组动物于 4 小时后开始出现精神差，活动及食欲减少，毛发竖立，呼吸急促，呈典型肺炎性“蛙叫样”呼吸。
2. 脾切除组发病最早，病情重，病死率高，48 小时内大半死亡，尸检大鼠呈典型肺炎改变。
3. 假手术组和脾移植组病情较轻，出现败血症和死亡时间较晚，存活率高于脾切除组，肺组织学检查见肺泡壁充血、出血，肺间质有支气管周围炎。
4. 此种动物模型的攻击途径符合实际，在直视下气管操作简便易行，剂量易掌握，效果较好。

5. 优良的新生儿败血症模型应该具备以下要点

(1) 在观察和研究时,血培养应该重复阳性而且细菌种类与局部炎症相一致。

(2) 实验动物应该表现出相应的临床症状,无症状菌血症。

(3) 实验模型应该具有充分可靠的重复性。

(4) 实验动物之败血症的发生发展过程应该具有一定的时间,便于机体产生相应的反应。

(5) 应该记录动物的血糖、血乳酸和其他代谢指标。

(6) 新生鼠败血症模型的鉴定:新生鼠抽血做血培养,有细菌生长为合格 。

(桂芹)

参考文献

[1] 中华医学会儿科学分会新生儿学组. 中国住院新生儿流行病学调查[J]. 中国当代儿科杂志,2009,11(1):15-20.

[2] Qian LL,Liu CQ,Zhuang WZ,et al. Neonatal respiratory failure: a 12 month clinical epidemiologic study from 2004 to 2005 in China[J]. Pediatrics,2008,121(5):e1115-1124.

[3] Barrington KJ,Finer NN,Peliowski A,et al. Inhaled nitric oxide improves oxygenation in piglets with meconium aspiration[J]. Pediatr Pulmonol,1995,20:27-33.

[4] 华子瑜,王丹华,张宏,等. 吸入一氧化氮治疗胎粪吸入综合征的实验研究[J]. 中华儿科杂志,2000,38(11):692-695.

[5] Ip S,Chung M,Kulig J,et al. American Academy of Pediatrics Subcommittee on Hyperbilirubinemia. An evidence-based review of important issues concerning neonatal hyperbilirubinemia[J]. Pediatrics,2004,114(1):e130-e153.

[6] Sgro M,Campbell D,Shah V. Incidence and causes of severe neonatal hyperbilirubinemia in Canada[J]. CMAJ,2006,175(6):587-590.

[7] Johnson L,Bhutani VK,Karp K,et al. Clinical report from the pilot USA Kernicterus Registry (1992 to 2004)[J]. J Perinatol,2009,29(Suppl 1):S25-45.

[8] 陈舜年,贲晓明,李佩红. 胆红素脑病动物模型制作与鉴定[J]. 新生儿科杂志,1997,12(4):166-168.

[9] 胡影,田巧红,华子瑜,等. 小脑延髓池注射胆红素溶液建立新生大鼠胆红素脑病模型的评价[J]. 重庆医科大学学报,2008,33(2):177-181.

[10] Rice JE,Vannucci RC,Brierley JB. The influence of immaturity on hypoxic-ischemic Brain damage in the rat[J]. Ann Neuro,1981,9(2):131-134.

[11] Sola A,Rogido M,Lee BH,et al.Erythropoietin after focal cerebral ischemia activates the Janus kinase-signal transducer and activator of transcription signaling pathway and inproves brain injur in postnatal day 7 Rats [J].Pediatr Res,2005,57(4):481-487.

[12] Hagberg H,Peebles D,Mallard C. Models of white matter injury: comparison of infections,hypoxic-ischemic and excitotoxic insults[J]. Ment Retard Dev Disabil Res Rev,2002,8(1):30-38.

[13] Gonzalez H,Hunter CJ,Bennet L,et al. Cerebraloxygenation during postasphyxial seizures in near-term fetal sheep[J]. Cereb Blood Flow Metab,2005,25(7):911-918.

[14] Smith LEH,Wesolowski E,McLellan A,et al.Oxygen-induced retinopathy in the mouse [J].Invest Ophthalmol Vis Sci,1994,35(1):101.

[15] 张惠蓉. 视网膜临床和基础研究[M]. 太原:山西科学技术出版社,1995:323.

[16] 韦红,张琴. 早产儿视网膜病变动物模型的简易制备[J]. 重庆医科大学学报,2008,33(5):588-591.

[17] Nadler EP,Dickinson E,Knisely A,et al.Expression of inducible nitric oxide synthase and interleukin-12 in experimental necrotizing enterocolitis [J].J Surg Res,2000,92:71-77.

[18] 李金纯,韦红,贾盛华,等. 新生儿坏死性小肠结肠炎动物模型建立方法改进与比较[J]. 重庆医科大学学报,2009,34(3):313-317.

[19] Mund SI,Stampanoni M,Schittny JC. Developmental alveolarization of the mouse lung[J]. Dev Dynamics,2008,17(8):2108-2116.

[20] Manji JS,O' Kelly CJ,Leung W I,et al. Timing of hyperoxic exposure during alveolarization influences damage mediated by leukotrienes[J]. Am J Physiol Lung Cell Mol Physiol,2001,281(4):L799-L806.

[21] 张钰,韦红,王小玲,等. 姜黄素对高氧致新生鼠支气管肺发育不良的保护作用[J]. 中国实验动物学报,2011,19(2):120-123.

[22] Costerton J W,Stewart P S,Greenberg E P.Bacterial biofilms: a common cause of persistent infections [J].Science,1999,284(5418):1318-1322.

[23] Donlan RM, Costerton JW. Biofilms: survival mechanisms of clinically relevant microorganisms [J]. Clin Microbiol Rev, 2002, 15(2): 167-193.
[24] 郑先科,李国华,黄碧兰. 机能实验科学[M]. 北京:北京大学医学出版社,2005:312.
[25] Effect of Ambroxol on Pneumonia Caused by Pseudomonas aeruginosa with Biofilm Formation in an Endotracheal Intubation Rat Model [J]. Chemothrapy, 2011, 57: 173-180.
[26] 李芳,余加林,刘官信,等. 氨溴索对铜绿假单胞菌生物膜结构的影响[J],第三军医大学学报,2008,30(1):60-63.
[27] Yanagihara K, Tomono K, Imamura Y, et al. Effect of clarithromycin on chronic respiratory infection caused by Pseudomonas aeruginosa with biofilm formation in an experimental murine model [J]. Journal of Antimicrobial Chemotherapy, 2002, 49: 867-870.
[28] Nagata T, Mukae H, Kadota J, et al. Effect of Erythromycin on Chronic Respiratory Infection Caused by Pseudomonas aeruginosa with Biofilm Formation in an Experimental Murine Model [J]. Antimicrobial Agents and Chemotherapy, 2004, 48(6): 2251-2259.
[29] 许春阳,郭锡熔. 轻度维生素 A 缺乏对大鼠肺发育中肺组织血小板源性生长因子 A 表达的影响[J]. 实用临床儿科杂志,2011,26(19):1477-1780.
[30] Schuster GU, Kenyon NJ, Stephensen CB. Vitamin A deficiency decreases and high dietary vitamin A increases disease severity in the mouse model of asthma [J]. J Immunol, 2008, 180(3): 1834-1842.
[31] 喻青,桂永浩,肖虹蕾,等. 维生素 A 缺乏胎鼠作为先天性心脏病动物模型的实验研究[J]. 中国实验动物学报,2000,8(4):231-234.
[32] 常正奇,张泽华,罗飞,等. 维生素 D 缺乏动物模型的建立[J]. 重庆医学,2011,40(11):1041-1043.
[33] Yang SL, SmithC. Vitamin D deficiency suppresses cell Mediated immunity in vivo [J]. Arch Biochem Biophys, 1993, 303(1): 98-106.
[34] Rupa P S J, Wilkie BN. Porcine allergy and IgE [J]. Veterinary Immunology and Immunopathology, 2009, 132(1): 41-45.
[35] 曹燕娟. 食物过敏大鼠肠道屏障功能的变化[D]. 郑州大学 2011,3-61.
[36] 吕相征,刘秀梅,郭云昌,等. BALB/c 小鼠食物过敏动物模型的实验研究[J]. 卫生研究,2005,34(2):211-213.
[37] 吕相征,刘秀梅,杨晓光 .BN 大鼠食物过敏动物模型的实验研究[J]. 中国食品卫生杂志,2005,17(2):103-105.
[38] Van Gramberg JL, de Veer MJ, O' Hehir RE, et al. Induction of allergic responses to peanut allergen in sheep [J]. PLOS ONE, 2012, 7(12): e51386. doi: 10.1371/journal.pone.0051386. Epub 2012 Dec 19.
[39] 吴秋珏,吕佳琪,王恬. 营养不良对宫内胎儿发育迟缓动物模型影响的研究进展[J]. 中国畜牧兽医,2011,38(2):232-235.
[40] 吴信,孔祥峰,林波,等. 猪——研究人类营养代谢和医药的新宠[J]. 现代生物医学进展,2007,7(10):1574-1577.
[41] Nieto N, Mesa MD, López-Pedrosa JM, et al. Contribution of Polyunsaturated Fatty Acids to Intestinal Repair in Protein-Energy Malnutrition [J]. Dig Dis Sci, 2007, 52(6): 1485-1496.
[42] Zijlstra RT, Donovan SM, Odle J, et al. Protein-energy malnutrition delays small-intestinal recovery in neonatal pigs infected with rotavirus [J]. J Nutr 1997, 127(6): 1118-1127.
[43] 郑纪山,唐祖明,唐瀚满. 蛋白质营养不良对小鼠血淋巴细胞的影响[J]. 苏州医学院学报,1997,17(5):836-837.
[44] 唐祖明,郑纪山. 蛋白质能量营养不良小鼠腹腔巨噬细胞膜结构及吞噬功能的研究[J]. 苏州医学院学报,1995,15(1):37-39,74.
[45] 桂明辉,凌雁,高鑫. 儿童肥胖的预防和治疗:美国内分泌学会根据专家共识制定的临床指南[J]. 中华内分泌代谢杂志,2009,25(2):215-217.
[46] 赵捷,王慧媛. 儿童肥胖症的病理机制及防治策略[J]. 首都医药,2008,15(24):14.
[47] 谭正怀,莫正纪. 三种肥胖动物模型研究概况[J]. 中国实验动物学杂志,2001,11(3):176-179.
[48] 孙志,张中成,刘志诚. 营养性肥胖动物模型的实验研究[J]. 中国药理学通报,2002,18(4):466-467.
[49] Zhang L, Dasuri K. Prolonged diet induced obesity has minimal effects towards brain pathology in mouse model of cerebral amyloid angiopathy: Implications for studying obesity-brain interactions in mice [J]. Biochim Biophys Acta, 2013, online pii: S0925-4439(13)00005-7.
[50] 李小强,张渝美. 四君子汤对慢性铅中毒幼鼠血铅浓度的影响[J]. 检验医学与临床,2010,7(22):2439-2440.
[51] 盛凯,张国成. 银苓Ⅰ号对铅中毒小鼠非特异免疫功能的影响[J]. 中国误诊学杂志,2007,7(18):4200-4202.
[52] 余高妍,颜崇淮. 儿童慢性中度铅中毒幼兔动物模型的建立[J]实用儿科临床杂志,2007,22(19):1484-1486.
[53] 张伟,梁冰. 大蒜油对亚慢性铅中毒家兔排铅作用的研究[J]. 四川大学学报(工程科学版),2001,33(4):71-73.
[54] Soldatovic D, Vujanovic D, Matovic V, et al. Compared effects of high oral Mg supplements and of EDTA chelating agent on chronic lead intoxication in rabbits [J]. Magnes Res, 1997, 10(2): 127-133.

(谭毅 刘宇 整理编辑)

第二十章　中医证候动物模型

Chapter 20　Zheng animal models in traditional Chinese medicine

中医证候动物模型(Zheng animal models in traditional Chinese medicine)是指在中医药理论指导下，在动物身上复制的具有人类证候表现的动物实验对象和相关材料，如肾虚证、脾虚证、血瘀证等证候动物模型。

本章主要介绍中医证候动物模型的研究现状、思路方法和常用中医证候动物模型的复制方法。

第一节　中医证候动物模型概述

Section 1　Overview on Zheng animal models in TCM

一、中医证候动物模型的研究现状

(一) 造模方法不断增加

中医证候动物模型的造模方法多，设计范围广。早在唐·陈藏器《本草拾遗》中就有“黍米及糯，饲小猫、犬，令脚屈伸不能行”的记载，明·李时珍《本草纲目》亦有用马观察糯米致脚气的造模方法。1960 年，我国著名内分泌学家邝安堃教授等发现，小鼠使用过量肾上腺皮质激素将出现中医肾阳虚证的类似症状，并于 1963 年报道了用肾上腺皮质激素建立小鼠肾阳虚证动物模型的方法，从而拉开了现代中医证候动物模型研究的序幕。目前，用物理、化学、生物、心理和多因素的造模方法 300 多种，建立了肾虚证、脾虚证、肺虚证、心虚证、血瘀证、血虚证、肝郁证、寒证、热证、痹证、厥脱证、温阻证等 60 多类证候动物模型；用 600 多种造模方法，建立了中医内科、外科、妇科、儿科、骨科、皮肤科、五官科、男科等 130 多种疾病和 100 多种病证结合动物模型。

(二) 建模理论不断完善

随着现代科学实验方法的融入和中医药特色动物实验方法的建立，中医证候动物模型的科学内涵、建模原则和操作规范必须进行深入研究和归纳总结。为此，1984 年，原卫生部科教司编写的《医学实验动物模型和细胞系研制与应用》，首次收录了 11 种中医证候动物模型；1987 年，成都中医学院中医实验研究组编著了《中医证候动物模型实验方法》，介绍了几十种中医证候动物模型，并论述了证候动物模型的定义、研究原则、动物选择、制作思路和方法；1989 年，成都中医学院彭成对中医证候动物模型的研究技术、建模方法进行了总结归纳；1993 年，中国中医研究院陈小野主编了《实用中医证候动物模型学》，对中医证候动物模型学的定义、进展、思路、评价、复制方法等进行了总结和论述；1993 年、1995 年、1998 年和 2001 年在北京召开了中医证候动物模型专题研讨会，就中医证候动物模型的最新进展进行了交流，模型的研究技术进行了规范；2008 年成都中医药大学彭成主编了《中医药动物实验方法学》，对中医药动物实验方法学的概念与内容、地位与作用等进行了论述，对中医药动物实验的思维原理、实验动物与中医药动物实验、实验材料准备与实验室操作规范、常用实验动物的选择、动物实验基本技术方法、实验设计及数据分析、动物实验的影响因素及控制、实验动物管理法规和中医药动物实验的局限性进行了阐释，对中医证候动物模型的具体实验方法和中医药病证动物模型在中医药基础理论研究、中医临床各科实验、中医方药研究、中医非药物疗法研究中的应用进行了整理和总结。

(三) 证候模型广泛应用

中医证候动物模型一建立，就在中医药基础、应用基础和开发研究领域中得到应用。如：1984 年陈可冀院士应用脾虚动物模型研究清宫八仙糕的药效作用；1991年上海中医学院李仪奎主编的《中药药理实验方法学》，将血瘀证动物模型用于活血化瘀治法的研究，将阴虚、阳虚、肾虚、脾虚、血虚等证候动物模型用于扶正固本药的研究等；1993年江西中医学院陈奇主编的《中药药理研究方法学》，分上、中、下三篇，其中，下篇专门论述了证的动物模型和中药药理实验方法；1994年，原中华人民共和国卫生部药政管理局发布了《中药新药药理学研究指南》，在"中药新药药效学研究基本要求"中明确提出"动物模型应首选符合中医病或证的模型，目前尚有困难的，可选用与其相近似的动物模型和方法进行试验，以整体动物体内试验为主，必要时配合体外试验，从不同层次证实其药效"，并对48种中医常见病（证）中药新药药效试验进行了规范；从而促进了中医证候动物模型在中药创新药物开发、中医证候本质研究、中药复方物质基础和作用原理揭示、中医药重大疾病防治机制等领域中的应用。

二、中医证候动物模型的研究思路

（一）造模方法符合中医理论

造模方法是否符合中医理论是中医证候动物模型成立的关键。坚持中医特色，以中医病因病机学说为指导，选择符合中医致病因素的方法建立证候动物模型，如热性中药"阴虚"动物模型、苦寒泻下"脾虚"动物模型、肥甘过度"脾虚"动物模型、食酸"脾虚"动物模型、劳役过度"脾虚"动物模型、房劳过度"肾虚"动物模型等，动物实验方法的选择与动物模型的建立符合中医药理论。面对药物滥用、噪声、辐射、三废污染所致的新疾病，老龄化所致的慢性疾病，以及病死率很高的心脑血管疾病、恶性肿瘤、艾滋病等，不仅是现代医学面对的难题，也是中医药面对的挑战。在中医和中兽医理论指导下，选择或建立相对应的证候或病证结合动物模型，如肾上腺皮质激素所致肾阳虚，甲状腺素、利血平所致肾阴虚，乙酰苯肼所致血虚，噪声、辐射所致肾虚，废气（氨、SO_2等）所致肺虚等，把药害、噪声、辐射、三废污染与中医的证结合起来，丰富了中医病因学，为中医药治疗新生疾病提供了依据。

（二）实验指标符合中医临床

实验指标是否符合中医临床，是中医证候动物模型成立的核心。中医证候动物模型指标的选择，包括宏观辨证指标和微观实验指标。宏观辨证指标应参考中医界和中兽医界公认的统一的证候诊断辨证标准，结合动物的生理、病理特征，尽量客观、准确地建立宏观指标体系，如脾虚模型宏观辨证指标，应参考国家食品药品监督管理总局颁布的脾虚诊断标准，结合动物的生理、病理特征，选择体重、体温、摄食量、活动计数或疲劳实验、大便性状（大便小干、大便软、大便溏、大便如水），作为主要的宏观辨证指标，使其定量化，并作统计分析；口色、眼眯、拉尾排便、竖毛、拱背等作为次要宏观辨证指标。微观指标的选择应按照中医证的特点，结合临床，选择与该证相关性高的微观指标，如脾虚证模型的微观实验指标，就应选择与脾主运化、主统血、主四肢肌肉等相关性比较高的微观指标，临床发现唾液淀粉酶活性测定、小肠木糖吸收实验是比较有意义的指标，就应在模型上重复实验，并排除肾虚、心虚、胃肠湿热等证候的特异性变化，从而确定为微观实验指标。

（三）方药复健治疗能够佐证

相对应的方药是否能够复健治疗是中医证候动物模型成立的佐证。建立基本稳定的中医证候动物模型后，就应该运用治疗该动物模型相对应的基础方药进行复健治疗，以反证该中医证候动物模型造模方法是否成立。如，脾虚动物模型用四君子汤复健治疗，肾阳虚动物模型用肾气丸复健治疗，心阳虚心衰用参附注射液复健治疗等。如果复健治疗能纠正该动物模型的病变，就佐证了该动物模型的实验方法成立。

（四）稳定模型建立操作规程

模型是否稳定是中医证候动物模型成立的基础。中医证候动物模型实验方法的现状是新的方法不断、新的模型不断、新的检测指标不断，而稳定、可靠、可重复的方法不多。为确保中医药动物模型实验方法的稳定性，中医药动物模型动物实验时主要应注意一个选择、一个摸索、两个控制。具体如下。

1. 实验动物的选择　实验动物的选择应注意以下方面：①所用实验动物的遗传背景或来源应清楚，品种、品系及亚系的名称应确切，并根据中医药动物实验的要求，选择对中医药动物实验研究敏感的品种、品系，如发热实验宜用家兔，脾虚动物模型可用昆明种小鼠、Wistar或SD大鼠。②所用动物有完整的微生物检测资料，确保动物健康、无病原体，避免动物本身的疾病影响实验结果。③注意动物的个体差异，选择性别、体重、生理状态适宜的动物。如脾虚证动物模型研究，性别上，小鼠多用雄性；体重上，Wistar 大鼠一般是 180~220g，太小造模易死，太大不易造模；生理状态方面，不宜选用怀孕、授乳的动物，因其与不怀孕、不授乳动物的生理状态有较大差异。如复制血瘀证动物模型，有孕动物的红细胞沉降率较正常为大，在造模时，产生血瘀的机会多、成功率大，而结果却不准确、不稳定。

2. 实验方法的量化　中医药动物模型的实验方法主要包括物理因素、化学因素和生物因素 3 方面。实验时，应根据不同的方法、不同的动物采用相应的指标定量。如：劳倦伤脾法，中国中医研究院采用大鼠在振动机内振动的方法，则大鼠在振动机内振动的时间、次数，频率、振幅，都应定量化。化学刺激因素，应根据预试实验定量。如，食酸“脾虚”模型，食醋是造模因子，则食醋的生产厂家、出厂批号、pH 等都应详细记录，给动物的食醋量应高度定量。我们通过反复实验，发现昆明种小鼠的最佳刺激量为 15ml/kg，Wistar 大鼠为 10ml/kg，否则量大，动物将大批死亡，量少则不易造模。而生物刺激因素，应根据生物致病因子的特点与动物模型的要求、实验动物的生物学特征进行定量。如，肺结核、疫毒痢，使用结核杆菌、痢疾杆菌造模时，应高度定量。首先应注意选择菌株，为活菌苗还是死菌苗；其次应进行无菌操作，以免混入其他微生物；再者应通过预试实验，摸清不同种属、品系动物的给药量、给药途径、给药方法。

3. 实验相关时间探索　实验因素定量后，就应探索在实验因素持续作用下，实验成功所需要的最佳时间，实验成功后持续多长时间动物会自然恢复或实验成功后施加因素的处理时间。如偏食脾虚动物模型，造模时间为 10 天，自然恢复时间为 7~10 天，反证治疗时间为 5~7 天。

4. 环境条件控制　温度一般控制在 20~25℃，湿度 55%±15% 为佳，气流 0.18m/s，氨浓度 14mg/m^3 以下，噪声 <60dB，自然采光，饮水符合卫生标准，排泄物、垫料应及时消毒、清除，否则会影响动物的生长发育、繁殖、抗病能力。建立虚弱动物模型，以上条件改变，会造成动物大批死亡，模型控制不稳定。

5. 饲料营养控制　实验动物饲料应符合营养要求，进行饲料配方，使用全价颗粒饲料或混合饲料。否则，动物的体质、抗病能力均会受到影响，从而影响动物模型的稳定性。如建立脾虚动物模型，不用全价颗粒饲料，营养素没有达到标准，蛋白质含量少于 20%，就不能排除饥饿因素造成脾虚营养不良的可能，使其脾虚造模方法的可靠性受到质疑。

6. 应用模型进行重复实验　中医药动物模型建立后，还应使用两种或两种以上不同品种或不同品系的动物进行重复实验，或反复实验、广泛应用，以明确新建实验方法的技术特点和应用范围。20 世纪 60 年代初，国内著名的内分泌专家邝安堃教授建立氢化可的松肾阳虚动物模型以后，上海第一医学院、上海第二医学院、上海中医学院等单位相继用小鼠、大鼠、豚鼠、家兔成功复制了氢化可的松肾阳虚动物模型，并应用该模型研究了肾阳虚证的病理表现、发病机制，研究了右归丸、肾气丸、补肾壮阳液、二仙汤、附子、锁阳、仙茅苷、人参皂苷、苁蓉总苷等方剂、中药及中药有效部位的药效作用。成都中医药大学建立食醋脾虚动物模型后，成都中医药大学、香港大学、上海中医药大学、广州中医药大学等相继用小鼠、大鼠、家兔成功复制了食醋脾虚动物模型，并应用该模型研究了脾气虚证的病理机制，研究了四君子汤、小西洋参汤、参术胶囊、人参、黄芪、白术、人参皂苷等方剂、中药及中药有效部位的药效作用和作用原理。进一步证实模型稳定可靠。

（彭成）

第二节　中医心系证候动物模型

Section 2　Animal models of heart-Zheng in TCM

中医心系证候是指心主血脉或主神志功能失常的证候表现。常用小鼠、大鼠、家兔、犬等动物复制心气虚证、心血虚证、心阴虚证、心阳虚证、心气虚血瘀及心血瘀阻证等中医证候动物模型。目前中医心系证候动物模型尚不能完全表现心主神志等意识思维活动方面的情况，对其研究也具有较大的难度，可以结合实验心理学与实验精神病学的方法进行研究；心主血脉研究方面，应进一步完善心脉功能及各证候的鉴别诊断指标。中医心系证候动物模型(animal models of heart-Zheng in TCM)的造模方法如下。

一、心气虚证动物模型

心气虚证是以心悸,精神疲倦,或有自汗,面白舌淡,脉弱等为常见症的证候。目前常见的造模方法有睡眠剥夺法、高胆固醇性免疫损伤加慢性放血法、控食、游泳及大剂量普萘洛尔灌胃法、睡眠剥夺加腹腔注射垂体后叶素复合方法、强迫跑步、控食以及大剂量普萘洛尔复合造模法、心肌细胞缺氧再给氧损伤法(细胞模型)等。常用的动物有大鼠、小鼠、家兔等。

(一) 睡眠剥夺法

【造模机制】

采用小站台水环境技术剥夺大鼠睡眠,耗伤心神;因站台窄小,动物以固定的姿态久立于站台上则"劳",劳则气耗。大鼠被持续反复剥夺睡眠的情况下,导致心气虚证产生。

【造模方法】

1. 动物 大鼠或小鼠。
2. 采用小站台水环境技术剥夺动物睡眠,将其置于略高出水平面的小站台上,当其困倦进入睡眠阶段时,因肌肉松弛骤然坠入水中,动物惊醒后再次爬上小站台,动物以固定姿态久立于小站台上则"劳",如此反复。

【模型特点】

模型动物在睡眠剥夺 24 小时后收缩压即明显降低,降低程度随睡眠剥夺时间的增加而愈甚,至剥夺 96 小时,平均血压由基线水平下降到睡眠剥夺前的 60%。睡眠剥夺 48 小时和 72 小时能引起动物平均心率由基线水平明显加快,但睡眠剥夺 96 小时其平均心率又恢复到剥夺前心率的波动范围。

本造模方法符合中医的理论,方法简便易行,比单纯使用药物或手术的方法,更能符合中医"证"的概念,可考虑为心气虚证,在实验研究中有推广价值。

【模型应用】

目前该模型主要应用于心气虚证证候研究和相关方药研究。实验时,动物体重(W)与站台面积(A)的比值 W/A 需≥6.4 时,才能得到满意的睡眠剥夺;而对照组 W/A≤1.73 时方可允许自由睡眠;造模时间长短要严格控制,否则会影响模型动物的一般表现和病理指标的变化;整个造模过程中应注意保持环境的安静,室温及水温的恒定。

(二) 睡眠剥夺加垂体后叶素注射法

【造模机制】

《素问·举痛论》曰"惊则心无所倚,神无所归,虑无所定,故气乱矣";"劳则气耗"。在"惊"、"劳"两种致病因素持续作用下,再给予大剂量的垂体后叶素造成心肌缺血,耗竭心气,多种因素结合造成心气虚证动物模型。

【造模方法】

1. 动物 昆明种小鼠。
2. 药物 垂体后叶素(5U/ml)。
3. 在自然光照条件下,采用小站台水环境技术剥夺小鼠睡眠。模型组小鼠小站台直径为 2cm,每天置于台上 2 次,每次 30 分钟,连续 15 天,末次站立后每只腹腔注射垂体后叶素 0.2ml,进行造模。

【模型特点】

造模后小鼠表现精神紧张、易受惊,毛稀松、竖立,呼吸急迫,心率明显减慢,耐缺氧时间显著缩短,戊巴比妥钠诱导的睡眠时间也有所减少。

通过剥夺动物睡眠及腹腔注射垂体后叶素复合方法建立心气虚证动物模型,造模方法简便,模型重复性好,便于操作应用。

【模型应用】

目前该模型主要应用于心气虚证证候研究和相关方药研究。每天将造模动物置于台上的时间及间隔时间均应固定，且保持环境安静。

(三) 控食、力竭及大剂量普萘洛尔复合因素法

【造模机制】

《灵枢·五味》:“谷不入半日则气衰，一日则气少矣”，《素问·举痛论》:“劳则喘息汗出，外内皆越，故气耗矣。”采用力竭与控食的方法能促使动物在疲劳、饥饿的干预下达到气虚的状态，长期则可使心肌处于低能量代谢状态，造模后期使用大剂量普萘洛尔将抑制心功能，造成心气虚证动物模型。

【造模方法】

1. 动物　Wistar 大鼠。

2. 大鼠于实验全过程连续按基础进食量进食，每天以 35m/min 的速度强迫跑步，以翻正反射消失为疲劳标准。实验 16 天后，第 17 天起每日灌服普萘洛尔溶液 24mg/kg，连续 4 天。

【模型特点】

大鼠大多在造模后 3~5 天出现觅食现象，体重增长减缓；10 天左右开始精神委靡，少动，皮毛蓬松，无光泽，鼻尾色淡，有缩肩拱背的现象，行动迟缓。连续灌服普萘洛尔 4 天后，精神委靡加重，尤以强迫活动后为甚。用插管法测定模型大鼠左心室收缩和舒张功能均下降。cAMP 有降低的趋势，MDA 有上升的趋势，cGMP、SOD 值明显低于正常组。电镜观察模型动物心肌细胞超微结构受到损害，肌纤维排列紊乱，线粒体肿胀，结构模糊，嵴有溶解现象。

本模型复制符合中医理论。

【模型应用】

目前该模型主要应用于心气虚证证候研究和相关方药研究。实验时，每只大鼠每日喂大鼠精饲料 50g/kg。力竭的方法除跑步外，还可以采用游泳的方法。游泳缸直径 30cm，高 50cm，水温 25~27℃，大鼠尾部缚以自身体重 5% 的铅条，单独游泳至力竭为止；若采用两次游泳法，前后相隔 10 分钟，以最大限度地耗竭动物的体能为佳。力竭标准为动作明显失调、慌张，鼻部在水面上下游动 10 秒。

(四) 控食、力竭、大剂量普萘洛尔和垂体后叶素法

【造模机制】

采用控食、力竭、大剂量灌服普萘洛尔和注射垂体后叶素等综合方法，造成小鼠心气虚证动物模型。

【造模方法】

1. 动物　NIH 小鼠。

2. 模型动物实验全过程连续控食 24 天，每日喂小鼠精饲料 75g/kg，每日强迫负重连续游泳 10 分钟，实验 20 天后，每日每只灌服普萘洛尔溶液 0.5mg，连续用药 4 天，第 23 天每只腹腔注射垂体后叶素 1U。

【模型特点】

经过 20 天的控食饥饿和强迫负重游泳力竭后，表现出精神不振，活动减少，皮毛枯槁，鼠尾淡白，缩肩拱背，行动迟缓，体重减轻，耐力下降。日进水量、体表温度无明显变化。

模型小鼠的一般状态和微观检测指标基本符合心气虚证的诊断标准，造模获得了成功。本模型复制符合中医理论。

【模型应用】

目前该模型主要应用于心气虚证证候研究和相关方药研究。造模时，造模动物需预先进行游泳训练 2~3 次；造模小鼠负重量按自身重量的 5% 计算；腹腔注射垂体后叶素时防止误注入肠道。

(五) 高脂性免疫损伤加慢性放血法

【造模机制】

参考动脉粥样硬化模型，在造成动物心血管慢性损伤的基础上，根据“气血相依”“气为血帅”“血为气母”的中医理论，结合多次少量放血以耗气，复制家兔心气虚血瘀证模型。

【造模方法】

1. 动物　日本大耳白兔。

2. 将动物随机分为正常对照组和造模组。造模组采用以下方法：①高脂饮食：进口胆固醇结晶，拌入

基础饲料中，清晨喂服，每只1g/d，连续8周。②免疫定向损伤：牛血清白蛋白溶液，于高脂饮食开始后第3周第1天，按250mg/kg的剂量，一次性耳缘静脉注射。③多次少量放血：于高脂饮食开始后第3周起，经耳动脉放血(采用抽血法)，每次每只放血10ml，每周2次，持续6周。

【模型特点】

造模动物蜷缩懒动，对音响惊吓反应迟钝，捕捉时不逃窜或挣扎不强烈；造模2个月后，模型动物普遍表现活动减退，舌淡或舌边(尖)有瘀点，且心搏出量明显降低，血液流变学多项指标异常，血清胆固醇水平明显升高，为造模前的8.7倍。模型动物还见不同程度的主动脉粥样硬化，内膜斑块多占血管腔面积的1/2以上。

本方法复制的动物模型与心气虚血瘀证患者的临床表现有相似之处，造模动物的一般状态和舌象的变化比较明显，在一定程度上反映了心气虚血瘀证的特点。本模型复制符合中医理论。

【模型应用】

目前该模型主要应用于心气虚证证候研究和相关方药研究。造模时要注意把握模型动物的放血量，也可选择造模动物耳缘静脉放血，首次放血20ml，延长造模时间至8周；实验操作应规范，减少动物死亡。

(六) 心气虚血瘀证动物模型

【造模机制】

大鼠冠状动脉被阻断而发生急性心肌梗死和血瘀证，导致心肌坏死和血瘀长久而伤正，造成心气虚血瘀动物模型。

【造模方法】

1. 动物　Wistar大鼠，雄性。

2. 造模大鼠经1%戊巴比妥钠50mg/kg腹腔麻醉，背位固定。气管插管、接呼吸机，以80次/分、潮气量0.7~0.8ml行人工呼吸。于左胸第3-4肋间备皮、消毒、切皮15cm长，钝性分离肌层、开胸。以开胸器扩大手术视野，剪开心包。造模组大鼠在动脉圆锥与左心耳之间下约1mm处结扎左冠状动脉。当心电图Ⅰ导联显示ST段显著抬高后，重置心脏于胸腔，并立即分层缝合胸壁。待观察动物心律、呼吸平稳后，停止人工呼吸。连续3天注射青霉素预防感染。假手术组大鼠手术过程同上，但不结扎左冠状动脉。

【模型特点】

造模动物活动减少，精神委靡呈蜷缩状，毛发枯槁倒竖呈黄白色，抓取时反抗少。在手术后模型组呼吸频率、心率明显加快，力竭性游泳时间明显缩短，心功能参数SV、CO、CI明显降低。模型组动物ST段升高和异常Q波的发生个数明显多于同期假手术组，继之，随术后时间延长而减少，血浆纤维蛋白原含量和血小板最大聚集率分别在手术后早期有较大升高。

采用冠状动脉结扎法建立Wistar大鼠心气虚血瘀证动物模型，再现了正常大鼠→以血瘀为主要损伤→形成心气虚证的过程，具有时相性、功能性和与功能相关的组织结构物质性改变的特点。为研究心气虚病证动物模型及其评价体系的构建，移植心肌梗死致心力衰竭大鼠的制作模型。

【模型应用】

目前该模型主要应用于心气虚血瘀证证候研究和相关方药研究。本模型制作24小时后成活率为69.67%，假手术组动物无死亡，经阻抗法检测判定符合心衰者占手术动物的86%。

(七) 心气虚小鼠心肌细胞模型

【造模机制】

心肌的缺血、缺氧常可导致心功能损害，以缺氧作为心气虚证的模拟病因，采用心肌细胞缺氧再给氧损伤的方法建立心气虚证细胞模型。

【造模方法】

1. 动物　NIH小鼠乳鼠。

2. 选用生后2~4天的NIH小鼠乳鼠，用75%乙醇消毒皮肤，用虹膜剪剪开胸腔，用组织镊夹取乳鼠心脏，置于Hanks液中洗涤后，剪去心房，再用Hanks液反复冲洗，洗净残留积血。将乳鼠心室置于离心管的侧壁上，每个心室用虹膜剪剪碎，加入0.1%胰蛋白酶10ml，37℃水浴中振动消化10分钟，自然沉淀后弃去上清液，再加入胰蛋白酶10ml，又置于37℃水浴中振动消化10分钟，吸管吹打组织1分钟后，让其自然沉淀。将上清液移至另一无菌离心管中，加入2ml培养基终止消化。沉淀物继续按前法加胰蛋白酶进行消化，并按前法收集上清液，如此重复6次。上清液用离心机5000r/min连续离心5分钟，弃去上清液后，再加培养基重复离心1次。将细胞悬液置于培养瓶中于37℃恒温培养箱中静置1.5小时后，小心吸出心肌细胞悬液，用白细胞计数器计数后，接种于美国Costar公司24孔培养板上，每孔接种心肌细胞2.5×10^5个，每孔加含20%小牛血清的1640培养基各1ml，培养板四周用透明胶密封后置于37℃恒温培养箱中培养，2天后换培养基1次。取培养3天后的心肌细胞单层进行实验，将培养板置于一容器中，用99.99%高纯度氮气向容器中充气1分钟后密闭容器口，确保无氧环境1~3小时后，打开容器口，向内充入氧气($95\%O_2$，$5\%CO_2$)1分钟，37℃静置30分钟后收集细胞上清液进行生化检查。实验共分为4组，模型Ⅰ、Ⅱ、Ⅲ组采用上述方法分别缺氧1小时、2小时、3小时后再给氧造模。

【模型特点】

采用缺氧再给氧损伤后，造模Ⅰ、Ⅱ、Ⅲ组培养心肌细胞培养上清液中LDH(乳酸脱氢酶)、CK(肌酸激酶)、MDA(丙二醛)明显增高，SOD活性降低，尤以造模Ⅲ组更为明显。结果表明，心肌细胞的损伤、部分坏死及脂质过氧化损伤等是心气虚证细胞模型形成的重要因素。

本方法建立的心气虚证细胞模型，避免了一般整体模型受神经、体液等因素的影响，可人为控制、干预各种影响因素，弥补体内实验之不足，在心气虚证造模方法上是一种新的探索。

【模型应用】

本模型可结合心气虚证整体动物模型直接反映体内的病理状态，体现中医特色。实验时应注意细胞培养操作的一般注意事项。

二、心血虚证动物模型

心血虚证是以心悸、头晕、多梦、健忘、面色淡白或萎黄、唇舌色淡、脉细等为常见症的证候。明确提出心血虚证的动物模型国内未见报道，而日本学者通过放血及喂饲缺铁饲料法建立了该模型，并用于药效研究与评价。

【造模机制】

根据心血虚证的病因有"失血过度心血减少，水谷失养血源不足"的理论，通过放血及喂饲缺铁饲料，复制心血虚证的动物模型。

【造模方法】

1. 动物　Wistar大鼠，雄性，7周龄。

2. 给造模大鼠喂饲缺铁饲料(铁含量<5.5μg/g)及蒸馏水，连续3周；在非麻醉状态下从造模大鼠颈静脉采血，1次放血量为体重的0.64%(相当于全血液量的8%)。

【模型特点】

从处理开始第19天起，模型大鼠单位容积的RBC、Hb、Ht降为正常大鼠的50%，呈明显的贫血状态。随着贫血的进展，动物体重减轻、毛发蓬松枯槁、自主活动减少、躯干紧张性降低，但未见死亡。

【模型应用】

本模型可应用于心血虚证证候研究和相关方药研究。造模时，缺铁饲料的制备应参考有关标准，严格控制饲料中铁含量<5.5μg/g；防止造模动物从饲养环境中通过其他途径获得铁；严格控制采血量。

三、心阴虚证动物模型

近年来对心阴虚证的临床研究比较活跃，主要涉及自主神经功能、血液流变学及甲皱微循环、内分泌功能、血浆环核苷酸、血清酪氨酸、免疫功能、微量元素、心功能等方面的内容。但相关动物实验开展较少，心阴虚证动物模型未见报道，值得引起重视和加强这方面的研究。

四、心阳虚证动物模型

在心气虚证的基础上，出现虚寒证候即为心阳虚证，目前单纯心阳虚证动物模型报道较少。主要造模方法有普罗帕酮法、高脂饮食加脑垂体后叶素法等。主要采用大鼠造模。

（一）普罗帕酮法

【造模机制】

采用盐酸普罗帕酮大量注射，抑制心肌收缩力，降压和减慢心率，复制心阳虚证心衰动物模型。

【造模方法】

1. 动物　大鼠，雄性。

2. 造模药物　盐酸普罗帕酮注射液，规格：70mg/20ml。

3. 将造模大鼠用乌拉坦（1300mg/kg）腹腔注射麻醉，仰卧固定四肢，于颈部腹侧偏右纵向切开皮肤。在胸锁乳突肌内侧分离右颈总动脉 1.5cm，动脉夹夹住近心端，经颈动脉朝远心端方向注入肝素钠生理盐水，立即结扎远心端，然后再经颈动脉插入已准备好的充满肝素的左室导管，松紧度应以切口处不漏血，导管又能自由进出为度。左手用镊子夹住颈总动脉及导管，右手将导管插入左室腔，当感到导管随心脏搏动而明显抖动时，则应减慢插进速度（这时通常已插入 4cm 左右）。当显示器上的波形由血压波变成下沿达 0mmHg 附近具有明显舒张期而峰顶平坦的波形时，表明导管已经通过主动脉瓣进入左室腔内，再送入导管 0.2~0.3cm，若还保持同样波形则固定导管于胸锁乳突肌上。记录左心室收缩压（LVSP）、左心室舒张末期压（LVEDP）、左心室内压最大上升和下降速率（$\pm LVdp/dt_{max}$）；皮下针状电极记录心电图 ECG（Ⅱ）及心率（HR）。所有信号均同步记录在四道生理记录仪上，记录一段正常值后，于舌下静脉注射盐酸普罗帕酮注射液（10.5mg/kg），当 $+LVdp/dt_{max}$ 降到正常值的 2/3 以下并维持 5 分钟以上，即视为心阳虚心衰模型形成。

【模型特点】

模型大鼠出现四肢不温、尾部发冷、毛蓬松、呼吸微弱等形寒肢冷的“阳虚”表现，左心室内压最大上升速率 $+LVdp/dt_{max}$ 明显降低，左心室内压最大下降速率 $-LVdp/dt_{max}$ 明显降低，左心室内压明显降低，心率明显减少。

【模型应用】

本模型可应用于心阳虚证证候研究和相关方药研究。国内报道心阳虚心衰的动物模型不多，而本造模方法容易成功。也可用戊巴比妥钠、普萘洛尔、维拉帕米等药物复制犬、猫、大鼠心阳虚心衰动物模型。

（二）高脂饮食加脑垂体后叶素法

【造模机制】

阳气不足，无以温煦全身，表现出虚寒症状。采用高脂饮食造成高血脂，通过垂体后叶素注射造成心肌缺血，动物模型出现的证候表现与临床心阳虚相似。

【造模方法】

1. 动物　Wistar 大鼠。

2. 造模药物　脑垂体后叶素（pit），高脂饮食。

3. 将造模大鼠喂饲高脂饮食（2% 胆固醇，10% 猪油，0.2% 甲氧硫嘧啶，其余为基础饲料），同时灌胃生理盐水 10ml/（kg·d），连续 42 天，同时将大鼠置于 −4~−2℃的冰柜 2h/d，于造模开始后第 35 天多点皮下注射脑垂体后叶素 10U/kg。

【模型特点】

模型大鼠体形消瘦，拱背蜷曲，扎堆，疲惫尾凉，不欲睁眼，活动迟缓，动则气喘，体毛枯槁，缺少光泽，背温下降，舌青紫等心阳虚证的表现，且非脾阳虚（通过生化指标来排除，如脾阳虚公认指标血清胆碱酯酶下降）、肾阳虚（肾脏功能正常）。

本造模方法简便，易于重复。

【模型应用】

本模型可应用于心阳虚证证候研究和相关方药研究。实验时，高脂饲料配方要准确；垂体后叶素的注射剂量要准确。

五、心血瘀阻证动物模型

心血瘀阻证是以胸闷心悸,心痛如刺,痛引肩背内臂,唇舌紫暗,脉细涩或结代等为常见症的证候。常见的造模方法有犬冠状动脉结扎法等。

犬冠状动脉结扎法

【造模机制】

《素问·藏气法时论》云:"心病者,胸中痛,胁支满,肋下痛,膺背肩甲间痛,两臂内痛;……",与临床冠状动脉供血不足所表现的症状相似。以线结扎或用气囊压迫犬或大鼠等动物冠状动脉某一分支,造成实验性心肌梗死或心肌缺血,可作为中医心血瘀阻证动物模型。

【造模方法】

1. 动物　犬。

2. 取犬用戊巴比妥钠麻醉后,仰位固定,切开气管,连接人工呼吸机进行人工呼吸。在左第4肋间开胸,暴露心脏,切开心包膜,在左冠状动脉前降支(LAD)的上1/3(离前降支起点1~2cm处)或1/2,或下1/3(心尖支上方)选一结扎点穿一丝线结扎,造成心肌梗死,此为一期结扎法。为减少动物发生心律失常致死,多采用二期结扎法,即在一个结扎点穿两根丝线,将5号针头放在线结内与冠状动脉平行位置,结扎第一根丝线(第一结扎),将针头与冠状动脉前降支一起结扎,抽出针头。30分钟后再将第二根丝线结扎(第二结扎)。此时左冠状动脉前降支完全结扎。如不进行心外膜电极,可缝合心包膜,缝合胸壁,让其恢复自然呼吸,连接心电示波器,观察心电变化。

【模型特点】

模型动物心电图显示一系列反映心肌损伤的典型变化,以S-T段移位和心率变化最为突出。病理改变以心肌病变为主,光镜下心肌变性、间质水肿、伴少量炎症细胞浸润,心肌坏死。电镜下梗死区中心大多数心肌细胞明显坏死,结构亦发生明显变化。

本方法实为结扎动物冠状动脉分支,造成实验性心肌缺血动物模型,能够动态观察模型动物心肌缺血、损伤的变化过程,可重复性较强。

【模型应用】

本模型可应用于心血瘀阻证证候研究和相关方药研究。实验时,根据失血情况,可从股静脉或颈外静脉滴注生理盐水;须注意结扎部位离冠状动脉起源处愈远,所结扎冠状动脉血管愈细,造模动物的死亡率愈低,但损害范围小,损害区可因吻合支和侧支循环而自行缩小或消失。

第三节　中医肝系证候动物模型

Section 3　Animal models of liver-Zheng in TCM

中医肝系证候主要指肝主疏泄、肝藏血的功能失常的证候表现。目前常用大鼠、小鼠、鸭、家兔等动物复制肝郁证、肝血瘀证、肝血虚证、肝阴虚证、肝火上炎证、肝阳上亢证等中医证候动物模型。其中肝郁证动物模型较多,较为成熟。但肝系证候动物模型的实验研究主要围绕现代医学肝脏的生化、血液学、形态学和组织化学等方面开展工作,与中医临床证候有一定差距。中医肝脏证候包括现代医学的大脑皮质、自主神经、消化、代谢、血液循环、机体解毒和运动功能失调等方面的内容,故建议建立不同的中医肝系证候动物模型(animal models of liver-Zheng in TCM),从不同的侧面揭示中医肝脏的证候变化。

一、肝郁证动物模型

肝郁证是中医情志致病的代表证候,主要指肝失疏泄,气机郁滞,以情志抑郁,喜叹息,胸胁或少腹胀闷串痛,妇女乳房胀痛,月经不调,脉弦等为常见症的证候。主要造模方法有四氯化碳和艾叶注射法、钳夹大鼠尾部激怒刺激束缚法肝郁法等。

(一) 夹尾激怒法

【造模机制】

通过低强度反复夹尾刺激,间接激怒动物,使其达到“怒伤肝,久则郁”;同时注射肾上腺素模拟激怒时动物内分泌状况以加强激怒效果,造成肝郁证动物模型。

【造模方法】

1. 动物 大鼠,雄性。

2. 将动物群养于大笼中,先将攻击组大鼠每笼放 1 只,用尖端包扎胶布的止血钳钳夹攻击大鼠尾部,使之保持激怒、争斗状态,大鼠暴怒,令其与其他大鼠厮打,间接激怒全笼大鼠,以间接激怒大鼠为模型鼠,每次刺激 30 分钟,每日 3 次,以不破皮流血为度。同时每周皮下注射 0.1% 肾上腺素 0.2ml 一次。造模时间 30 天。取胃、肾上腺,做组织病理学和超微结构观察。

【模型特点】

模型动物易怒撕咬,从第 1 天至第 30 天均能保持这一状态。病理变化见胃浆膜色红、血管粗大瘀血,肾上腺重量显著增加。电镜下见胃黏膜被覆上皮细胞及腺上皮细胞增大,胞质饱满,腺体挺直有僵硬感。肾上腺皮质束状带明显脱脂,束状带和网状带明显增生。

本方法是夹尾法急性激怒肝郁证动物模型的改进,属于慢性肝郁证模型,具有更接近临床发病病因的特点,造模方法简便,易于重复。

【模型应用】

本模型可应用于慢性肝郁证证候研究和相关方药研究。实验时,大鼠须在同一环境、相同饲养条件下进行造模;灌胃、夹尾时间(30~45 分钟)及夹尾刺激次数均要固定。

(二) 枷锁模具激怒法

【造模机制】

中医理论认为肝主疏泄,调畅气机,疏泄不及为肝气郁,疏泄太过为肝气逆。动物模具限制其理毛、挠痒等行为动作,可引起情志变化而郁怒。

【造模方法】

1. 动物 大鼠。

2. 将大鼠随机分为正常对照组、造模 1 周组、造模 4 周组。将造模大鼠单笼喂养,自由饮食。各组大鼠佩戴有机玻璃枷锁模具,限制大鼠日常理毛、挠痒等行为,使其“郁怒而不得发”,但不影响其正常进食、饮水。

【模型特点】

带枷大鼠在造模初期表现为烦躁不安,抓咬模具,碰撞笼具,易激惹,但无直立、嘶叫等过激反应。1 周以后,活动逐渐减少,精神委靡不振,蜷卧,嗜睡,反应迟钝。造模 1 周组大鼠各脑区 DA、NE 含量减少,5-HT 无显著变化,造模 4 周组大鼠各脑区的 DA、5-HT 含量显著升高,NE 含量均减少。

本造模方法更接近于临床肝郁证的发病特点,造模方法简便,易于重复。建议造模时间为 1 周。

【模型应用】

本模型可应用于慢性肝郁证证候研究和相关方药研究。造模时,注意自制大鼠模具的规格、重量等,并可根据动物大小调整,以不影响动物摄食、饮水、行走为度;自制模具亦可用两块厚 0.2cm,直径 4cm 的红色有机玻璃组成类似颈部枷锁形模具,可根据动物大小调整。

(三) 限动水浸郁怒法

【造模机制】

采用铁筒加水浸限制活动会引起动物“郁怒”,造成肝气郁结证动物模型。

【造模方法】

1. 动物 SD 大鼠。

2. 将造模大鼠禁食 24 小时后,置于自制铁筒中限制活动,然后将大鼠连同限制铁筒一起置于盛水不锈钢水箱中(水温 18~22℃),以水深至大鼠剑突为度,使大鼠于水中直立 4 小时,1 次 / 天,连续造模 10 天。

【模型特点】

模型动物初期表现为烦躁不安,用力啃咬铁筒。造模第 3 天后,大鼠一般状态较差,被毛蓬松、枯萎,叫声尖细,贴边,喜好扎堆,反应迟缓,抓取时挣扎无力,啃咬铁桶声由强变弱,24 小时摄食量、自发活动、体重均减少,腹围指数变大,大便稀软,甚至溏泻,肛周污秽;模型大鼠胃残留率增加、小肠推进率减慢,胃电振幅和胃肠肌条张力明显降低,下丘脑和空肠中 5-HT 明显升高,血中胃肠激素水平紊乱,胃肠组织与胃肠细胞超微结构病理损害明显。

本造模方法根据中医传统病因理论设计,方法简便,易于操作,模型动物表现基本符合肝郁证型,模型稳定,成功率较高,值得推广与借鉴。

【模型应用】

本模型可应用于慢性肝郁证证候研究和相关方药研究。注意保持室温恒定,水温控制在 18~22℃,水深以浸至大鼠剑突为度。动物水浸取出后应擦干,防止动物死亡。

(四) 慢性应激程序法

【造模机制】

采用多种应激方法(包括冰水游泳、热环境、断食、断水、昼夜颠倒等)随机组合起来的慢性不可预知应激程序,使动物不能预知未来的刺激,更好地避免适应现象的发生,可以更好地模拟临床情志异常引发肝郁证的过程。

【造模方法】

1. 动物 大鼠,雄性。

2. 单笼饲养,每日腹腔注射和灌胃生理盐水各 1ml,并按程序施加造模刺激;处理时间为 21 天。造模按照不可预知的慢性应激刺激方法进行,主要包括:断食 24 小时共 3 次;断水 24 小时共 3 次;冰水游泳 5 分钟共 3 次;45℃热环境 5 分钟,共 3 次;160 次 / 分水平振荡 30 分钟,共 3 次;夹尾刺激 1 分钟,共 3 次;24 小时明暗颠倒,共 3 次。上述刺激每日 1 种,随机安排,使动物不能预知次日的刺激,刺激时间共 3 周。

【模型特点】

大鼠实验全过程中体重均明显下降;血浆促肾上腺皮质激素(ACTH)浓度明显升高,在第 2、3 周的 1% 蔗糖水摄取量明显减少。利用慢性不可预知的多种应激随机组合的方法,模型大鼠在实验第 2 周后持续出现对美味食物(1% 蔗糖水)摄取量减少,表现了对奖赏的低敏感,较好地模拟了抑郁症的核心症状——快感缺失,也支持该模型作为肝郁证模型的合理性。形成病程较长,比较符合中医临床实际。而且操作简便,重复性好,在本模型中也较为敏感。就快感缺失这一核心症状的行为表现而言,慢性可变的应激程序优于单一的束缚应激程序。

【模型应用】

本模型可应用于慢性肝郁证证候研究和相关方药研究。此造模方法应该均衡随机设计,避免两次相同的刺激连续发生;刺激程序须经过统计学处理,而不能随意组合刺激顺序。

(五) 艾叶注射法

【造模机制】

艾叶性温,味苦,辛,入肝经,《本草图经》云:"然亦有毒,其毒发则热气冲上,狂躁不能禁……"《本草纲目》亦云:"服艾不辍,助以辛热,药性久偏,致使火燥,是谁之咎欤, ……"。艾叶大量可引起肝郁证候表现。

【造模方法】

1. 动物 小鼠。

2. 小鼠腹腔注射艾叶注射液 0.6ml,隔日 1 次。

【模型特点】

模型动物表现为活动增加、兴奋、易撕咬。造模 45 天,肝脏肉眼观察可见暗红、粗糙;造模 60 天,可见灰黄、粗糙;光镜下,肝细胞肿胀,胞质疏松出现颗粒,门区有嗜酸性粒细胞浸润,中央静脉充血。皮层、丘脑、肝脏的 cAMP 含量、cAMP/cGMP 升高。

本方法建立的模型动物所出现的症状及病检结果,有近似肝郁证及情志“怒”的表现,但过量应用艾叶引起的中毒性肝炎与中医临床肝郁证有一定的差异,造模时应注意。

【模型应用】

本模型可应用于慢性肝郁证证候研究和相关方药研究。造模时,可用 100% 的艾叶注射液大鼠腹腔注射造模;检测指标的确定应根据研究者的实验目的进行选择;造型组 45 天后,皮层、丘脑、肝的 cAMP、cAMP/cGMP 改变均高于 60 天组,而肝的病理改变比 60 天组轻。

(六) 电刺激加噪声干扰法

【造模机制】

肝主疏泄,调畅气机机制与下丘脑神经内分泌功能有关。采用电刺激及噪声干扰能够导致下丘脑神经内分泌功能紊乱,建立肝郁证动物模型。

【造模方法】

1. 动物 大鼠。

2. 模型大鼠依次编号装入造模鼠笼,连接脉冲电刺激仪和噪声干扰仪给予刺激,造模 4~5 天。刺激条件:脉冲电压 400~800V,电击时间 5~15 秒,脉宽:白天 15~30 分钟,夜间 30~60 分钟;噪声音频 400~800Hz,间隔 40~80 分钟,夜间使用。

【模型特点】

模型动物一般状态、行为学发生改变,激惹刺激反应明显,下丘脑中去甲肾上腺素(NE)、肾上腺素(E)、多巴胺(DA)显著升高,5- 羟色胺(5-HT)有升高的趋势。模型组动物 5-HT 变化无显著性差异,表明该项指标变化对肝气逆证模型大鼠不呈现主要作用,而 NE 含量明显升高可能与 NE 和 E 的代谢率降低有关,则较好地解释了肝气逆证模型大鼠情志亢奋易怒、纳少、眠差的整体表现。

【模型应用】

本模型可应用于肝郁证证候研究和相关方药研究。注意掌握好刺激的时间和强度;保持环境安静;观察应仔细量化,最好采用摄像系统进行观察。

二、肝血瘀阻证动物模型

肝血瘀阻证是指肝气郁结,血行不畅,血脉阻滞所致表现的证候。肝血瘀阻证动物模型的研究报道较少,多采用病毒造模。

【造模机制】

雏鸭脏腑未坚,易为邪毒侵袭。鸭乙型肝炎病毒(DHBV)属于中医“邪毒”范畴,其侵入肝脏,扰乱气机,血行受阻,可致血瘀。模拟中医邪毒的致病过程,采用鸭乙型肝炎病毒(DHBV)反复攻击诱发鸭肝血瘀阻证动物模型。

【造模方法】

1. 动物 鸭,体重 50~60g,1 日龄。

2. 病毒株 病毒为 DHBV 阳性血清,每 1ml 血清中约含 3.0×10^9 个 DHBV 颗粒。

3. 取 1 日龄鸭于当日胫静脉注射 DHBV 阳性血清每只 0.1ml,第 10 天自颈静脉采血 1ml 分离血清,检测 DHBsAg 以证实感染成功率为 98%,除去未感染动物,并继续自胫静脉注射 DHBV 阳性血清每只 0.1ml,1 次 / 周,自第 10 周起加大剂量为每只 0.2ml,1 次 / 周,直至实验结束,共 112 天。

【模型特点】

实验开始 1 周后,模型动物饮食量减少,羽毛疏松,无光泽,易脱落,体积较小,体重减轻。实验结束时可见肝脏肿大,肝重 / 体重比增大。造模动物具有明显的球结膜微循环障碍,血液流变学改变,丙蛋白(Alb)降低和 G、MDA 升高以及血清 PCⅡ、HA、LN 和肝组织 Hyp 含量升高。肝组织切片可见肝内有大量纤维组织增生等病理改变。电镜观察见肝细胞内脂滴大量堆积,胞质疏松化,线粒体肿大,嵴消失,粗面内质网脱颗粒等超微结构改变。从组织病理学观察和 DHBV 的嗜肝性上表明病位在肝,病因为 HDBV 感染,从病因、病位、症状、相关因素、客观指标等方面均可证实此肝血瘀阻证动物模型造模成功。

【模型应用】

本模型可应用于肝血瘀阻证证候研究和相关方药研究。造模动物常因幼小溺水、挤伤或操作不慎而易死亡，造模时应注意。

三、肝血虚证动物模型

肝血虚证是全身性血虚证的一组特殊表现，以肝血的调节功能失常、某些相关脏器失养为证候特点，具有血虚证的一般表现，如面色无华、爪甲、唇舌色淡，脉细等症状，或兼见视物模糊、雀盲、手足麻木等症，其致病因素包括生血乏源、失血过多及肾精亏损等。明确提出肝血虚证的动物模型国内未见报道，但国内血虚证动物模型研究文献报道较多，可以借鉴。而动物模型研究者应加强血虚证、肝血虚证与心血虚证的对比研究，揭示它们之间的联系与区别。

四、肝阴虚证动物模型

肝阴虚证是指阴液亏虚，肝失濡养，以头晕眼花，两目干涩，视力减退，颧红，或胁肋灼痛，五心烦热，舌红少苔，脉细数等为常见症的证候。慢性四氯化碳肝损伤动物模型已被国内外公认并广泛采用，温热中药易伤津耗液，用附子、肉桂、干姜复方灌胃可制作大鼠阴虚虚热证动物模型。在大鼠慢性四氯化碳肝损伤模型的基础上，结合温热中药附子、肉桂、干姜复方灌胃制作肝阴虚证动物模型，基本符合肝阴虚证的病因理论。

(一) 四氯化碳加甲状腺素法

【造模机制】

四氯化碳进入机体后在肝内活化成自由基，后者可直接损伤质膜，启动脂质过氧化作用，破坏肝细胞的膜性结构等，造成肝细胞变性坏死。然而甲状腺素造成阴虚证候，所以采用复合因素造成肝肾阴虚证。

【造模方法】

1. 动物　SD 大鼠。

2. 造模药物　四氯化碳、甲状腺素片。

3. 造模大鼠皮下注射 50% 四氯化碳花生油 3ml/kg，每 3 天 1 次；同时灌胃甲状腺素片 0.5mg/(kg·d)。造模共计 21 天。

【模型特点】

造模 1 周后大鼠体重下降，身体消瘦，食欲较好，饮水量增加，躁动不安，腹胀。2 周后消瘦，行动迟缓，少数死亡。病理组织学检查可见，肝小叶结构大部分破坏，并有不同程度纤维结缔组织增生，假小叶形成，肝细胞大小不等，肿胀，水样变，气球样变及脂肪样变。坏死区见少量新生肝细胞。汇管区间质轻度瘀血及炎症细胞浸润。

本模型具有简便、易行、价廉且耗时短、病变典型的特点，值得推广应用。但动物死亡率较高，停止造模给药后，有一定自然恢复趋势的缺点。

【模型应用】

本模型可应用于肝阴虚证证候研究和相关方药研究。控制好给予四氯化碳和甲状腺素的时间和剂量。

(二) 四氯化碳加温热中药法

【造模机制】

在大鼠慢性四氯化碳造成肝损伤模型的基础上，结合温热中药附子、肉桂、干姜复方灌胃以伤津耗液，导致阴虚虚热证候，二者结合建立肝阴虚证动物模型。

【造模方法】

1. 动物　大鼠。

2. 造模药物　附子(先煎)、肉桂、干姜复方(含生药 1.2g/ml)；四氯化碳，普通食用花生油溶解(经灭菌处理)。

3. 大鼠每周皮下注射 40% 四氯化碳花生油 2 次，每次 3ml/kg，6~8 周改为每周 1 次，从第 7 周起各组大鼠灌胃温热中药复方[含生药 18g/(kg·d)]，连续 14 天。

【模型特点】

大鼠出现被毛疏松无光泽，消瘦，烦躁不安，饮水量增加，大便干结，体温升高，心率增快，舌质红绛等阴虚症状和体征。ALT、ALD、Na^+-K^+-ATP 酶活性均明显升高，ALB 明显下降，PGE_2 含量与 $PGE_2/PGF_{2\alpha}$ 比值明显升高，光镜下可见明显肝实质损伤视网膜细胞变性等病理改变。

本造模方法符合引起肝阴虚证的病因理论，模型动物基本具有肝阴虚证的特征，肝脏及视网膜病理损害明显并出现了阴虚证候，相关实验指标均可作为判断肝阴虚证动物模型的依据。

【模型应用】

本模型可应用于肝阴虚证证候研究和相关方药研究。注意动物药物注射局部的消毒与护理，防止感染。

五、肝火上炎证动物模型

肝火上炎临床证候常见目赤肿痛，头胀头痛，暴聋暴鸣或吐衄，烦躁易怒，口干口苦，大便结与尿黄短，舌质红，苔燥，脉弦数。流行病学调查发现急性虹膜睫状体炎最能反映肝火证病变。将部分证候观测指标量化，造模后动物具有目赤、烦躁易怒、口干多饮、脉数、便秘、尿黄等肝火证候，其临床表现、病理变化与人类肝火证近似。

【造模机制】

急性虹膜睫状体炎模型动物临床表现、病理变化与人类肝火上炎证近似，故采用急性虹膜睫状体炎动物模型代替肝火上炎证模型。

【造模方法】

1. 动物 日本大耳白兔，雄性。
2. 造模药物 大肠埃希菌内毒素（使用前用生理盐水配制成 400μg/ml 溶液）。
3. 模型组动物两后足掌肉垫皮下注入内毒素溶液，每只 0.5ml。

【模型特点】

模型动物 24 小时饮水量增多，易激惹（表现为木棍触碰兔鼻唇部后，兔出现踢咬木棍，并发出“咕咕”怒吼声），尿黄量少，皮肤温度升高，心率和呼吸增快，血清晶体渗透压呈增高趋势，与造模前比较有高度显著性差异；眼科裂隙灯显微镜下观察发现模型动物虹膜血管扩张扭曲，球结膜充血，房水浑浊，虹膜颜色深暗，且纹理模糊；组织病理学观察，睫状突充血明显，血浆渗出严重，部分可见出血；电镜观察上述组织超微结构显示虹膜的双层上皮细胞表面有多个膜的反折，虹膜睫状体组织细胞胞质内粗面内质网扩张形成多个空泡，毛细血管内皮可见许多小泡，血管内的血浆同血管周围之渗出液电子密度一致，并可见单核细胞浸润。

急性虹膜睫状体炎与中医肝火上炎证的眼病局部表现相似，建议将急性虹膜睫状体炎动物模型作为中医肝火上炎证眼病动物模型。

【模型应用】

本模型可应用于肝火上炎证证候研究和相关方药研究。实验时，注意对家兔的固定；造模药物时手法宜轻巧，注射后以无菌棉棒轻轻按压针孔，防止药液泄漏。

六、肝阳上亢证动物模型

肝阳上亢证型主要有情绪急躁易怒、毛细血管充盈、皮肤潮红、心率加快等客观表现，以及头晕、目眩、口苦咽干、失眠等主观症状，类似于临床上高血压患者的症状。目前，大多数学者选用高血压模型作为肝阳上亢证动物模型。

（一）多巴胺注射法

【造模机制】

多巴胺为体内合成肾上腺素的前体，具有 β 受体激动作用，也有一定的 α 受体激动作用，静脉注射能使动物出现类似肝阳上亢证型的表现。

【造模方法】

1. 动物　中国家兔。

2. 造模动物静脉注射多巴胺注射液 3mg/(kg·d),连续 5 天。

【模型特点】

造模 5 天后,动物皮肤出现潮红,毛细血管充盈程度加重,心率明显加快,血浆 PR-A、AngⅡ明显升高,停药 4 天后恢复正常。

多巴胺静脉注射法基本上能模拟出本证型的主要客观表现,且具有简便、易行、可靠的特点。

【模型应用】

本模型可应用于肝阳上亢证证候研究和相关方药研究。实验期间尽量保持周围环境安静,并绝对避免对动物的人为刺激;多巴胺注射用量为 2~3mg/(kg·d)。

(二) 肾动脉狭窄加灌附子法

【造模机制】

肝阳上亢证主要病机为肝肾阴虚,阴不制阳而致肝阳偏亢,附子为辛热温阳助热之品。采用双肾双夹加灌附子汤的方法可以诱发动物肝阳上亢,其外观状态和客观指标与人类肝阳上亢证相似。

【造模方法】

1. 动物　大鼠。

2. 将大鼠腹腔注射戊巴比妥钠麻醉,仰卧位固定。无菌条件下操作,沿腹正中线纵行剖开,依次钝性分离双侧肾动脉,用内径为 0.20~0.23mm 的特制银夹钳夹双侧肾动脉起始部。并在腹腔内注射 4 万 ~8 万 U 青霉素预防感染,然后逐层缝合。术后 2 周,伤口愈合后用附子汤灌胃 20ml/kg,每日 1 次,连续 4 周。

【模型特点】

动物造模后,毛色逐渐失去光泽,消瘦,饮水量增加,性情变化,激惹程度增加,血压升高,血浆 NE、E、AngⅡ明显升高。

本法基本上能模拟出本证型的主要客观表现,且具有简便、易行、可靠的特点。

【模型应用】

本模型可应用于肝阳上亢证证候研究和相关方药研究。造模时,手术操作应尽量减少损伤,并注意防止感染;肾动脉的强度应适中,达到既能减少肾血流量,又不致使肾缺血坏死的目的。

第四节　中医脾系证候动物模型

Section 4　Animal models of spleen-Zheng in TCM

中医脾系证候是指脾主运化、升清与统血功能失常的证候表现。目前常用小鼠、大鼠、豚鼠、地鼠、家兔、犬、驴、猪等动物复制脾气虚证、脾阴虚证、脾阳虚证、脾不统血证等中医证候动物模型。中医脾虚证动物模型(animal models of spleen-Zheng in TCM)的研究在中医证候模型中研究得较为全面和深入,成为中医证候实质研究的突破口之一。目前已有数十种脾虚证造模方法见诸报道,分别从不同角度揭示了脾虚证的部分实质,也为其他证型模型的研究提供了借鉴。但脾虚证模型的诊断仍明显显示敏感性高,特异性低的特点。同一证型不同造模方法之间、不同证型之间、不同物种之间比较研究不够,有待深化。

一、脾气虚证动物模型

脾气虚证是以食少纳呆,食后脘腹胀满,大便溏薄,少气懒言,四肢倦怠,面色萎黄,舌淡苔薄,脉缓弱等为常见症的证候。目前脾气虚证动物模型包括苦寒泻下类、耗气破气类、饮食失节类、偏食五味类、劳倦伤脾类、化学药物损伤类、复合因素造模类。与其他中医证候动物模型相比,脾气虚证动物模型造模的方法多,观测指标多,研究具有深度和广度,为其他证型模型的研究提供了借鉴。但脾气虚证动物模型不同造模方法之间、不同物种之间的比较研究有待加强。

（一）苦寒泻下法

【造模机制】

根据李时珍对大黄“其性苦寒，能伤元气耗阴血”及李杲“大忌苦寒之药损其脾胃”的论述，大黄、芒硝、番泻叶等苦寒之品，能损伤脾胃而致脾气虚证。

【造模方法】

1. 动物　昆明种小鼠。

2. 造模动物灌胃大黄水浸煎剂，每次每只1ml/d。

【模型特点】

自造模第2天起，模型动物相继出现便溏、脱肛、纳呆、腹胀、消瘦、四肢不收、毛枯槁、畏寒、体温偏低、耐寒力低、体重下降；脾虚动物能量代谢降低，肠道敏感性增高，肝脏内核糖核酸及单胺氧化酶的组织化学反应减弱，小肠绒毛变短，绒毛上皮细胞更迭加快。

【模型应用】

大黄脾虚模型是我国最早报道的苦寒泻下法脾虚模型，应用时间长，研究报道多，积累了较多的实验研究资料，重复性好。造模药物大黄不可久煎，否则其泻下作用减弱；大黄的应用时间不宜过长，否则易导致便秘。大黄水煎剂应浓缩，建议生药2g/ml，以减少灌胃用量，以免影响摄食和生长发育。

（二）耗气破气法

【造模机制】

1. 青皮耗气破气法　临床过用耗气破气药物常见脾胃虚弱证候。而青皮性微温，味苦辛，能破气，《本草经疏》云：“青皮，性最酷烈，削坚破滞是其所长，然误服之，立损人真气，为害不浅。”故以青皮水煎剂灌胃破气可以造成动物脾气虚证。

2. 厚朴三物汤耗气破气法　厚朴三物汤属耗气破气之品，长期运用将造成脾气虚证。

【造模方法】

1. 青皮耗气破气法

(1) 动物：大鼠或小鼠。

(2) 造模组灌胃青皮水煎剂10ml/(kg·d)，连续给药造模15天。

2. 厚朴三物汤耗气破气法

(1) 动物：Wistar大鼠，雄性。

(2) 造模动物灌胃厚朴三物汤20ml/(kg·d)，连续42天。

【模型特点】

1. 青皮耗气破气法　模型动物食欲减退，食量减少，体重下降，蜷缩，眯眼，四肢无力，动作迟缓，毛枯槁，体温降低，肌肉协调差，游泳耐力下降，与造模时间呈负相关，D-木糖吸收率下降，胸腺及脾指数下降，血红蛋白下降，白细胞影响不大。

本方法实由苦寒泻下法演变而成，主要是为了延长造模时间，避免伤阳、伤阴和导致中气下陷。

2. 厚朴三物汤耗气破气法　期间模型动物精神委靡，倦怠懒动，拱背消瘦，乏力畏寒，毛色粗糙无光泽，体重增长减慢，但无便溏。血清IgG含量明显下降，外周血T淋巴细胞百分数降低，外周血白细胞发光强度显著下降，肺巨噬细胞百分数降低，外周血超氧化物歧化酶(SOD)含量下降。扫描电镜下胃黏膜上皮细胞表面有糜烂破溃灶出现，肠黏膜上皮细胞界限不清楚，排列不整齐，有糜烂破溃灶出现。

此模型虽然不会出现便溏，但将出现倦怠乏力等气虚证候。

【模型应用】

1. 青皮耗气破气法　本模型可应用于脾气虚证证候研究和相关方药研究。造模时，应控制好青皮水煎剂的制备工艺；注意模型动物的症状表现，注意造模时间和自然恢复时间的探索。本方法也可选用大鼠造模。

2. 厚朴三物汤耗气破气法　本模型可应用于脾气虚证证候研究和相关方药研究。造模药物厚朴三物汤制备时，各药等分，大黄应后下。

（三）饮食失节法

【造模机制】

饮食失节、饥饱无度、过食肥甘等易于损伤脾胃，致使脾气虚衰。

【造模方法】

1. 动物　小鼠或豚鼠。

2. 造模组动物喂饲甘蓝，每 2 天加喂猪脂 1 次，数量不限，连续喂养 9 天。

【模型特点】

造模动物纳呆、泄泻、脱肛、消瘦、畏寒蜷缩、四肢不收、委靡不振、毛色枯槁、耐寒力降低；体重、体温下降明显；胃肠推进率下降，游泳时间缩短。

本造模方法符合中医理论，操作简单，是比较可靠的造模方法。模型动物除脾虚症状外，尚见明显的中气下陷和阳虚之象。

【模型应用】

本模型可应用于脾气虚和脾阳虚证证候研究和相关方药研究。造模期间饲养笼具内最好不放垫料，如有动物死亡及时清理，防止动物因饥饿吞食；造模动物宜定量灌胃猪脂、定量饲喂甘蓝。可选用豚鼠造模。

（四）偏食五味法

【造模机制】

1. 偏食酸味法　根据《素问·生气通天论》"味过于酸，肝气以津，脾气乃绝"和《灵枢·五味》"脾病禁酸"的理论，偏食酸味是损伤脾胃的重要因素，采用灌胃食醋的方法造成脾虚证动物模型。

2. 偏食苦味法　黄连苦寒、杏仁苦温，苦味之品直接损伤脾胃，造成脾气虚衰，偏食苦味是损伤脾胃的重要因素，采用黄连、杏仁作为造模因素造成脾虚证动物模型。

【造模方法】

1. 偏食酸味法

(1) 动物：大鼠。

(2) 将造模大鼠禁食 24 小时后，第 1 天按 15ml/（kg·d），第 2~10 天灌胃山西白醋 10ml/（kg·d）。

2. 偏食苦味法

(1) 动物：昆明种小鼠。

(2) 将昆明种小鼠随机分为苦寒造模组、苦温造模组。①苦寒造模组：第 1~15 天，灌胃给 100% 的黄连液 25ml/（kg·d）；②苦温造模组：第 1~15 天，每日喂饲 100% 杏仁液 25ml/（kg·d）。

【模型特点】

1. 偏食酸味法　模型大鼠于造模第 3 天起，出现竖毛，被毛失去光泽，拱背，活动减少，腹胀。续之，被毛枯槁，蜷卧，嗜睡，自发活动次数减少，24 小时摄食量减少，腹胀明显，便小干或便溏，肛周污秽，体重减轻，血清 D- 木糖、血清淀粉酶含量、E- 玫瑰花环率、T 淋巴细胞转换率明显下降。血清总蛋白、白蛋白含量、血液红细胞、血红蛋白、白细胞、血小板呈下降趋势。脾虚模型组大鼠胃、十二指肠、空肠充血、水肿，尤其空肠炎变明显，肠胀气，有部分大鼠胃内出血，脾虚模型组大鼠胃黏膜上皮细胞表面微绒毛脱落。

本造模方法根据中医传统病因理论设计，方法简便，易于操作，模型动物表现符合脾气虚证型，并建立了较为规范、系统的评价体系，模型成功率高，稳定性及可重复性较强，值得推广与借鉴。

2. 偏食苦味法　脾虚造模组小鼠于造模第 3 天起，出现竖毛，被毛失去光泽，拱背，活动减少，大便小干，继之，被毛枯槁，蜷卧，嗜睡，自发活动减少，爬杆时间缩短，体重减轻，体温下降，24 小时食量减少，大便软或便溏，肛周污秽。胃黏膜萎缩，黏膜下层水肿及炎症细胞浸润，空肠黏膜萎缩，脱落，黏膜下层水肿，胸腺皮质萎缩。

本造模方法根据中医传统病因理论设计，方法简便，易于操作，模型动物表现符合脾虚证型，模型成功率高，稳定性及可重复性强，值得推广与借鉴。

【模型应用】

1. 偏食酸味法　本模型广泛应用于脾气虚证证候研究和相关方药研究。造模时，食醋的酸度必须注意控制，食醋首次用量要增加，以后剂量恒定为 10ml/kg；脾气虚证定量和半定量的宏观症状判断指标为体重减轻，自发活动次数减少，24 小时摄食量减少，腹胀明显，便小干或便溏，肛周污秽；脾气虚证比较特异性的微观判断指标为 D- 木糖吸收，淀粉酶活性，胃肠细胞保护。

2. 偏食苦味法　本模型可应用于脾气虚证证候研究和相关方药研究。造模时，应掌握好苦味药的给予剂量和时间；注意观察指标应定量或半定量。

（五）劳倦伤脾法

【造模机制】

张景岳说“劳倦最能伤脾”，指的是身体和精神上的过度劳累都会损伤脾气，脾气虚，则气血生化无源、肢体失养，出现神疲乏力等中气不足的症状。因此，采用劳倦法可造成脾虚证动物模型。

【造模方法】

1. 动物　大鼠，雄性。

2. 将造模大鼠采用游泳消耗体力法，置于 22℃水温中，动物游泳至连续“冒泡”5 次终止。2 次 / 天，两次间隔 5 小时，连续 12 天。

【模型特点】

模型大鼠胸腺湿重、胸腺指数显著降低。脾脏 T 淋巴细胞增殖功能、脾脏自然杀伤细胞杀伤功能和脾脏巨噬细胞吞噬功能均下降。

本造模方法根据中医传统病因理论设计，方法简便，易于操作，模型动物表现符合脾虚证型，并建立了较为规范、系统的评价体系，模型成功率高，稳定性及可重复性强，值得推广与借鉴。

【模型应用】

本模型可应用于脾气虚证证候研究和相关方药研究。造模时，应掌握好游泳的时间和力竭的标准。

（六）化学药物法

【造模机制】

1. 利血平注射法　慢性给予利血平可以耗竭动物体内的去甲肾上腺素，有降低脑内和外周神经中单胺介质含量、降低交感肾上腺素能神经的功能，使副交感神经功能偏亢，一定剂量的利血平能使动物出现类似中医脾虚证的表现。

2. 秋水仙碱胃饲法　秋水仙碱为肿瘤化疗药物，长期应用可导致患者出现吸收不良综合征，还可引起肌无力和肌病，以及血小板减少而见各种出血，类似脾气虚弱证候。

【造模方法】

1. 利血平注射法

（1）动物：昆明种小鼠。

（2）给动物皮下注射利血平生理盐水 0.15mg/（kg·d），连续 10 天。

2. 秋水仙碱胃饲法

（1）动物：Wistar 大鼠。

（2）将造模大鼠单笼饲养，灌胃给予秋水仙碱水溶液 1.2mg/（kg·d），连续 25 天。

【模型特点】

1. 利血平注射法　造模小鼠体重下降或增长缓慢，活动减少，畏寒，体温下降，便溏等症状表现，脑内去甲肾上腺素（NE）、多巴胺（DA）、5- 羟色胺（5-HT）含量明显下降。

本方法实质上是使动物慢性利血平化，某些学者认为此方法属西药的毒副作用，不宜作为脾气虚证动物模型。但动物所表现的一系列症状和体征（全身疲乏、四肢无力、纳差、便溏等胃肠功能紊乱及交感神经功能低下、副交感神经功能偏亢等一系列指征）与中医脾气虚证有相似之处，且可以把此模型的造模方法作为脾气虚证新生疾病的造模因素，从而扩大中医药研究的范围。

2. 秋水仙碱胃饲法　大鼠造模后出现倦怠嗜卧、拱背、腹泻、肛周污秽、竖毛、毛色枯槁等症状，体重减轻，食量下降，拉尾排便率增高，悬空拉尾抵抗力下降；血清胃泌素、D- 木糖含量和血小板、纤维蛋白原含量明显下降，血清肌红蛋白、肌酸激酶含量增高；胃肠黏膜水肿或糜烂、点状出血、溃疡，胃黏膜中性和酸性黏液增多，黏膜萎缩，固有层水肿，炎症细胞浸润，小肠绒毛变性脱落，肠上皮细胞萎缩，绒毛间质水肿。

本造模方法是根据近年来新病因、新情况（化疗形成的脾虚状态）创立的，反映了服用抗肿瘤药后造成脾虚状态时大鼠体内病理改变的物质基础。但此模型只能说明脾气虚证的一种情况，不代表脾虚证的全部。

【模型应用】

1. 利血平注射法　本模型可应用于脾气虚证证候研究和相关方药研究，特别是研究中医药治疗新生疾病的作用机制。造模时，给动物皮下注射部位最好预先脱毛处理，常规消毒，以防反复注射引起局部感染；注意利血平用量，以免动物死亡。也可以给小鼠皮下注射 0.3mg/(kg·d)，连续 10~14 天，造模成功。

2. 秋水仙碱胃饲法　本模型可应用于脾气虚证证候研究和相关方药研究。造模时，秋水仙碱配制时应以适宜浓度的水溶液溶解，防止结晶析出；注意造模药物用量，以免动物死亡。

（七）X 射线照射法

【造模机制】

本方法是根据临床患者腹部 X 线照射可致类似脾气虚证的现象，采用大鼠腹外照射的方法建立脾气虚证动物模型。

【造模方法】

1. 动物　Wistar 大鼠。

2. 造模大鼠单笼饲养，按 250rad/min 照射剂量进行腹外照射，照射第 1 次后的 7 天进行第 2 次加强，造模时间为 7 天，对造模动物观察 32 天。

【模型特点】

造模组大鼠从第 10 天黏膜水肿或糜烂，点状出血，部分可见大小不一的溃疡；胃黏膜中性和酸性黏液增多，黏膜萎缩，固有层水肿，炎症细胞浸润，小肠绒毛变性脱落，肠上皮细胞萎缩，绒毛间质水肿。

本造模方法简便，易于操作，可重复性较好，模型动物可出现类似脾气虚证的系列证候，在对放射性损伤的研究中具有一定的意义，但其采用的造模因素——X 线照射是否符合传统中医病因，尚值得探讨。

【模型应用】

本模型可应用于脾气虚证候研究和相关方药研究。造模时，X 线照射的区域大小、照射剂量及时程均须固定；注意血象的变化及脾气虚与血虚、气血两虚之间的关系和区别。

（八）复合因素法

【造模机制】

1. 苦寒泻下加饥饱失常法　苦寒伤脾，饥饱失常伤脾，过用苦寒泻下之品、过饥过饱均可损伤脾胃受纳运化功能，使脾气虚弱，复制脾气虚证动物模型。

2. 苦寒泻下加劳倦过度法　苦寒之品克伐脾胃，劳倦过度损伤脾胃，《景岳全书》：“盖脾胃之伤于外者，惟劳倦最能伤脾。”《脾胃论》：“形体劳役则脾病，病脾则怠惰嗜卧，四肢不收，大便泄泻。”苦寒泻下与劳倦过度可造成脾气虚证。

3. 苦寒泻下加饥饿法加力竭法　苦寒之品克伐脾胃，饥饱失常、劳倦过度损伤脾胃，苦寒泻下加饥饱失常和劳倦过度可造成脾气虚证动物模型。

4. 耗气破气加饥饱失常法　厚朴三物汤属耗气破气之品，长期运用将造成脾气虚证；而饥饱失常（过饥过饱）可损伤受纳运化功能，使脾气益虚，故而造成脾气虚证动物模型。

5. 劳倦过度加饮食失节法　中医理论认为：“劳则气耗”，“形体劳役则脾病，病脾则怠惰嗜卧，四肢不收，大便泄泻”，以及“若饮食失节，寒温不适，则脾胃乃伤”。劳倦过度、过食肥甘可造成脾气虚证。

6. 劳倦过度加寒冷加噪声干扰加限量营养法　劳倦过度、寒冷刺激、噪声干扰及限量营养综合方法可造成动物脾胃虚弱。

7. 水杨酸钠加饥饱失常加劳倦过度法　用水杨酸钠造成大鼠胃黏膜损伤的同时，再用饥饱失常、劳倦过度损伤脾胃，由此造成脾气虚证动物模型。

【造模方法】

1. 苦寒泻下加饥饱失常法

(1) 动物：Wistar 大鼠，雄性。

(2) 造模动物每天上午（10:00）灌饲大承气汤煎剂 20ml/kg，半量进食，随意饮水，连续 15 天。

2. 苦寒泻下加劳倦过度法

(1) 动物：Wistar 大鼠，雄性。

(2) 将大鼠单笼饲养，每日喂饲大黄、芒硝药化饲料（大黄、芒硝和普通料面比例为 0.85 : 0.15 : 9.0），自由进食，实际药物摄入量为 15~20g/（kg·d）。每天将大鼠置于改制的康氏振荡器（设定振荡频率为 243 次 / 分，幅度 36mm）上振荡 4 小时，每振荡 20 分钟停 10 分钟。造模天数为 21 天。

3. 苦寒泻下加饥饿法加力竭法

(1) 动物：Wistar 大鼠。

(2) 将造模大鼠每天上午每只灌胃大黄煎液 3ml；每天下午将动物负重游泳（水槽水深 50cm，水温 20℃），以力竭为度；同时每天控制饮食，每天上午 8:00 喂饲料，晚上 8:00 撤掉饲料；造模时间 21 天。

4. 耗气破气加饥饱失常法

(1) 动物：驴，Wistar 大鼠。

(2) 将驴隔日灌胃给予厚朴三物汤 1.5g/kg。灌胃当日禁食，次日给足量饲料，共造模 42 天。将大鼠隔日灌胃给予厚朴三物汤 23.3g/kg。灌胃当日禁食，次日喂饲不限量，共造模 42 天。

5. 劳倦过度加饮食失节法

(1) 动物：Wistar 大鼠。

(2) 将 60 只大鼠随机分为正常对照组、模型组。造模大鼠隔天在跑步机上跑步 30 分钟，造成过劳损伤；再佐以饮食失节，甘肥过度，于单日以精炼猪油灌胃 3ml，每日 2 次；双日喂大白菜，不限量，自由进水，连续 20 天。

6. 劳倦过度加寒冷加噪声干扰加限量营养法

(1) 动物：SD 大鼠。

(2) 劳倦过度：每天爬自制机械滚筒 1 次，每次 30 分钟；寒冷：每日将动物置于 8~10℃环境内 1 次，每次 30 分钟；噪声干扰：每晚将鼠笼置于通风柜内，以定时钟每隔 5 分钟响闹一次，翌日清晨结束；限量营养：以生大米与普通饲料交替喂养，饲量约 44.4g/（kg·d），另加青菜叶每只 5g/d，饮水不限。造模时间为 22 天。

7. 水杨酸钠加饥饱失常加劳倦过度法

(1) 动物：Wistar 大鼠，体重 160~200g。

(2) 将造模大鼠灌胃 2% 水杨酸钠溶液 10ml/（kg·d），灌胃前后各 1 小时禁食禁水，自第 5 周开始灌胃水杨酸钠的同时，每天温水游泳 10 分钟使其疲劳，自由进水，单日禁食，双日喂饲足量饲料，使其饥饱失常。

【模型特点】

1. 苦寒泻下加饥饱失常法　模型大鼠神疲，乏力，倦怠，便溏，能见到胃黏膜细胞的损伤，尤对壁细胞更为明显，如细胞皱缩、胞膜出现局部缺损和胞质嗜酸性降低，由红色转为浅或暗红色，严重损伤的壁细胞显出空泡化、核浓密。胃泌素含量降低，胃动素、胰高血糖素含量升高。

本造模方法符合传统中医理论，方法简单，易于重复，可作为脾气虚证动物模型。

2. 苦寒泻下加劳倦过度法　造模后动物出现泄泻，委靡倦怠、拱背、少动、眯眼，耳色淡白，皮毛疏松而乱，消瘦等症状，体重不增或下降，摄食减少；骨骼肌纤维呈均匀的体积变小，线粒体面数密度降低并体积密度增加，肌原纤维体积密度减少等，比目鱼肌超微结构正常，肌原纤维粗细均匀，间隙变小。骨骼肌线粒体面数密度增加并体积密度减少，肌原纤维体积密度增大等。

本方法造模因素符合中医“苦寒伤脾”、“劳则气耗”理论，模型动物外观症状符合中医临床，可作为脾气虚证动物模型。

3. 苦寒泻下加饥饿法加力竭法　造模大鼠于第 2、3 天开始泄泻，多为便溏；第 6、7 天出现食量减少；10 天以后出现明蜷缩，扎堆，拱背，精神倦怠，嗜卧，懒动，四肢无力，反应迟钝，排便次数增多，同时出现毛发枯槁，甚至稀少；到 18、19 天，多数动物肛门脱垂，明显消瘦，饮食量减少，体重、胸腺指数下降，血清木糖浓度、血清肌酸激酶（CK）活性、血清胃泌素、G 细胞数、脾指数明显下降。胃窦 G 细胞的分布和形态结构特点：免疫组化染色 G 细胞为深棕色，主要分布于胃窦黏膜腺体的中下 1/3，或散布于黏膜上皮细胞之间，细胞分布不均匀，常单个或几个夹在腺细胞之间。细胞形态各异，呈圆形、柱状、菱形或不规则，有的连续在一起形成团状。胞质内分泌免疫反应颗粒粗大，着色较深，棕黄色或淡棕色或棕褐色颗粒，有的细胞有突起，伸入到其他腺细胞之间，或基膜之间，或到腺腔。各造模组大鼠胃黏膜组织受损，胃窦 G 细胞胞质内分泌免疫反应颗粒细小，着色变浅，数量减少，甚至缺如。

本模型重复性好，操作简便。造模因素符合中医"苦寒伤脾""劳则气耗""饥饱失常"理论，模型动物外观症状符合中医临床，可作为脾气虚证动物模型。

4. 耗气破气加饥饱失常法　造模后驴出现粪便粗糙或稀，毛色粗乱，口色淡，脉虚弱，换毛迟，食量减少，肚肷凹陷等症状，体重减轻；造模后大鼠出现拱背，溏便脏尾，竖毛，毛枯不泽，尾色灰白，懒动，体瘦等症状，夜间活动减少，活动频率减慢，体重增长较慢，或有死亡。两种动物多个脏器重量下降、体积缩小，血液学检查多项指标异常；胃肠黏膜、骨骼肌、心肌纤维等病理变化显著。

本造模方法简单，易于重复，造模时间较长，符合临床脾虚证慢性发病的过程。

5. 劳倦过度加饮食失节法　造模后动物出现被毛疏松，枯槁无光泽，足蹼及鼻尖苍白，乏力、倦怠、闭目、喜扎堆等症状；体重下降，体温降低，游泳时间明显缩短；血浆皮质酮、肝糖原含量下降，红细胞总数、血红蛋白含量及 E- 玫瑰花环形成率降低；脾脏和胸腺萎缩较明显，重量下降，胸腺细胞和 T 细胞区淋巴细胞的减少和消失，肝线粒体嵴大部分或全部消失。

本法所建立的脾气虚证动物模型除未见便溏外，其他见证基本上符合临床脾气虚证的判断标准。造模时间约 3 周，较一般泻下法造模时间为长。

6. 劳倦过度加寒冷加噪声干扰加限量营养法　造模第 3 天后动物出现倦怠，拱背，少动，嗜睡症状，体重下降；至 20 天出现四肢无力，懒动，毛发枯槁竖立，喜聚堆等症状，体温将低。多种因素综合造模的方法符合临床脾气虚证多因素致虚的情况，但各因素的最佳刺激量需要固定，各因素的作用需要解析。

7. 水杨酸钠加饥饱失常加劳倦过度法　造模大鼠出现精神委靡，被毛蓬松，24 小时食量减少，体重减轻，消瘦，腹泻脱肛，动作迟缓无力，成群蜷卧，毛疏散竖立等脾虚表现。胃黏膜 ATPase 反应呈棕色网状沉淀（沿腺体纵轴观察）；SDH 主要为壁细胞内显色，呈蓝紫色颗粒沉淀，颗粒形状不定，以胃腺中上部反应为强，另外尚有少量扁长细胞着色；CA 主要分布于壁细胞，酶反产物在细胞内呈黑色沉淀，胃腺底部壁细胞此酶反应强烈但较稀疏，胃腺中上部反应多于下部。造模反应减弱，着色较浅。

本方法造模因素符合中医"苦寒伤脾""劳则气耗""饥饱失常"理论，模型动物外观症状符合中医临床，可作为脾气虚证动物模型。本方法重复性好，操作简便。

【模型应用】

1. 苦寒泻下加饥饱失常法　本模型可应用于脾气虚证证候研究和相关方药研究。造模时，应严格按照动物体重计算给药量，准确给药，每周称体重并及时调整造模药物用量；采用半量饮食造成饥饱失常。另外，动物容易死亡，造模时应增加动物数量。

2. 苦寒泻下加劳倦过度法　本模型可应用于脾气虚证证候研究和相关方药研究。造模时，大黄、芒硝动物日摄入量应固定，建议每日先给动物喂食大黄、芒硝饲料，动物摄入完全后，再给予正常饲料；动物应单笼饲养，并有特制的饲料盒以保证大黄、芒硝饲料的摄入；造模时康氏振荡器的振荡频率、幅度、时间均应固定；康氏振荡器应固定，以防止动物逃逸。

3. 苦寒泻下加饥饿法加力竭法　本模型可应用于脾气虚证证候研究和相关方药研究。造模时，大黄日摄入量应保持准确，同时按照规定摄入饲料以造成动物苦寒泻下与饥饱失常；判断力竭的标准应保持一致（以大鼠鼻尖没入水面 10 秒为准）；大鼠负重采用尾根部缠绕体重 10% 的保险丝。

4. 耗气破气加饥饱失常法　本模型可应用于脾气虚证证候研究和相关方药研究。造模药物厚朴三物汤的配伍比例、煎煮方法、生药含量应固定；因造模时间长，造模过程中有个别动物死亡，应适当增加样本量。

5. 劳倦过度加饮食失节法　本模型可应用于脾气虚证证候研究和相关方药研究。造模时，应先适当训练造模动物在跑步机上跑步，必要时应适当给予刺激，防止其停止跑步。

6. 劳倦过度加寒冷加噪声干扰加限量营养法　本模型可应用于脾气虚证证候研究和相关方药研究。注意合理安排各造模因素的施加顺序，严格控制刺激量。

7. 水杨酸钠加饥饱失常加劳倦过度法　本模型可应用于脾气虚证证候研究和相关方药研究。注意水杨酸钠日摄入量应固定，按照规定摄入饲料以造成动物饥饱失常；判断力竭的标准应保持一致（以大鼠鼻尖没入水面10秒为准）。

二、脾阴虚证动物模型

脾阴虚证是以食少，食后作胀，消瘦，乏力，大便秘结或溏而不爽，口燥唇干，口渴而饮水不易解渴，舌红少津，或舌光无苔，苔或腻或薄，脉细数等为常见症的证候。主要造模方法有劳倦过度、饮食失节、甲状腺激素和利血平多因素法，番泻叶、甲状腺素片灌胃法等。多采用大鼠造模。

（一）番泻叶、甲状腺素片法

【造模机制】

甲状腺素可导致动物细胞代谢持续亢进，出现阴虚症状；番泻叶苦寒泻下，将导致水谷精微耗散过多；两者合用可造成脾阴虚证动物模型。

【造模方法】

1. 动物　SD大鼠，体重190~220g。

2. 造模大鼠喂饲造模药物1.5ml/d（含番泻叶0.8g，甲状腺素片80mg），上下午各给药1次，连续12天。

【模型特点】

模型动物大便逐渐变稀烂，肛周污染，腹部均稍有鼓起，被毛散乱、毛色无泽现象，活动增多逐渐烦躁不安，用手触摸时挣扎反抗，尖叫抵抗明显，食量及体重下降，饮水量增多，皮肤温度和肛温升高，血清总蛋白、白蛋白明显下降，呈A/G倒置现象，光镜下小肠有轻度炎症改变。

本方法易于操作，重复方便，符合脾阴虚证的表现，可作为脾阴虚证动物模型。

【模型应用】

本模型可应用于脾气虚证证候研究和相关方药研究。甲状腺素片需研极细末溶入番泻叶水煎液中，摇匀后给动物灌胃造模。

（二）劳倦过度加饮食失节加甲状腺和自主神经功能改变法

【造模机制】

以劳倦过度加饮食失节损伤脾气，加甲状腺激素和利血平伤阴导致阴虚，造成脾阴虚证动物模型。

【造模方法】

1. 动物　大鼠，雄性，体重160~180g。

2. 造模动物单日喂饲甘蓝每只10~15g，并在自制跑台上跑步5分钟；双日灌胃猪脂2ml加甲状腺素100mg、利血平注射液每只0.25ml（第6天开始使用甲状腺素和利血平），连续造模15天。

【模型特点】

动物造模第3天起，体重逐日下降，懒动，大便时软时干，偶有便溏。用甲状腺素和利血平第3天起，逐渐出现易激惹、咬斗、啮鼠笼，体重下降，喜饮水但量不多。动物肛门、阴囊温度升高1~2℃。胃肠胀气，肠系膜色鲜红，运动后血乳酸值显著升高；LP反应加重，抗LP反应能力下降。肠微绒毛排列有中度异常改变，绒毛顶端糖衣膜溶解，数目减少；肝细胞线粒体数目增多，基质变空，嵴的数目减少，且排列紊乱；骨骼肌Z线排列不整齐，肌原纤维轻、中度排列疏松，线粒体部分基质变空。

本模型可能与怒伤肝模型以及甲状腺和自主神经功能改变所致的肾虚证动物模型相混淆，应从评价体系、造模刺激量等方面区别开来。

【模型应用】

本模型可应用于脾气虚证证候研究和相关方药研究。实验时，应防止跑步时动物静止不动，使其处于运动状态造成疲劳；防止动物因互相撕咬而死亡。

三、脾阳虚证动物模型

脾阳虚证是以脘腹疼痛而喜温喜按，畏寒怯冷，面色苍白，神疲乏力，四肢欠温，大便清稀，或肢体浮肿，小便不利，或反复便血，或白带清稀而多，舌质淡胖，苔白滑，脉沉细或迟弱为常见症的证候。主要造模方法有饮食失节加劳倦过度加苦寒泻下法、伤湿法、化学药物法、泻剂结肠法等。

（一）饮食失节加劳倦过度加苦寒泻下法

【造模机制】

采用苦寒伤脾、劳倦伤脾、饮食失节伤脾造成脾阳虚证动物模型。①劳倦因素：《景岳全书》："盖脾胃之伤于外者，惟劳倦最能伤脾。"《脾胃论》："形体劳役则脾病，病脾则怠惰嗜卧，四肢不收，大便泄泻。"②饥饱失常因素：《素问·痹论》云："饮食自倍，肠胃乃伤"。《难经·四十九难》有："饮食劳倦则伤脾"，现代流行病学调查也说明劳倦和饥饱失常是脾虚证的重要致病因。③过用苦寒之品会损伤脾胃。

【造模方法】

1. 动物 SD大鼠，雄性，体重190~210g。

2. 在造模前5天，采用饮食失节与劳倦过度因素损伤脾气的方法，单日喂饲甘蓝10g，双日喂饲精炼猪脂每只2ml，同时每天将大鼠置于自制游泳池（100cm×50cm×50cm）中游泳至力竭（疲劳的标准为全身下沉至没顶，不能坚持游泳）；在造模第6~21天，除施加饮食失节及劳倦过度因素外，还加上苦寒泻下伤脾阳的方法，每天每只灌胃番泻叶水浸液2ml。

【模型特点】

模型大鼠均出现食欲减退，便溏，肛周污秽，蜷卧懒动，喜扎堆，被毛枯槁无泽；体重下降，肛温及阴囊皮温下降；模型动物胃肠胀气，小肠壁变薄或易破碎，有充血点；模型大鼠TXB_2、6-keto-$PGF_{1\alpha}$比例失调。

本方法符合中医理论和临床脾阳虚证的致病因素，模型动物的外观状态类似脾阳虚证，本方法造模时间长达21天，较单纯泻下法为优。

【模型应用】

本模型可应用于脾阳虚证证候研究和相关方药研究。造模时观察大鼠游泳状态，疲劳下沉至没顶后立即从游泳池中取出，以防溺水死亡；精炼猪脂在临用前置于温水中融为液态。

（二）伤湿法

【造模机制】

根据"湿盛则内攻于脾胃"的理论，久居潮湿之地，气候潮湿均易引发外湿犯脾，导致脾虚湿困、运化失职，脾阳虚衰。

【造模方法】

1. 动物 Wistar大鼠，雄性，体重90~110g。

2. 将大鼠随机分为正常对照组与造模组。将铺设潮湿碎刨花的鼠笼置于造模箱的隔板上，箱底部的磁盘中盛满水，箱顶部有通气孔，隔板周边放置冰块，顶部两端有通风窗口，记录温、湿度。将造模动物置于造模箱内，对照组动物在正常环境下饲养，连续9天。

【模型特点】

模型动物表现类似脾阳虚证候，饮水量明显减少，多数动物便软或肛周污浊；胃酸分泌量、血清淀粉酶活力，D-木糖排泄量及胃泌素水平、DNA、SDH、ATP酶含量降低。

本造模方法符合中医脾阳虚证病因，方法简单可行，易于重复。动物模型出现消化道功能、形态、分子水平各层次的脾气虚损，并由此而产生全身衰弱症状和水湿内停的倾向，但模型动物未出现明显的虚寒象，应进一步探索。

【模型应用】

本模型可应用于脾阳虚证证候研究和相关方药研究。造模时，造模箱应保持恒定的温、湿度（温度15~17℃，相对湿度92%~98%）；鼠笼每天更换垫料一次。

（三）化学药物法

【造模机制】

更生霉素为抗核酸代谢药，能与DNA形成复合物，选择性地抑制RNA合成，与染色体相结合，从而阻止蛋白质合成，抑制细胞生长，为周期非特异性药物，对G_1期相对较敏感，有骨髓抑制作用；使用更生霉素是为了加强利血平脾虚模型的症状，阻断部分适应恢复能力，以便复制脾阳虚证动物模型。

【造模方法】

1. 动物　小鼠，雌性，体重24~28g。

2. 将模型动物腹腔注射利血平注射液0.3mg/（kg·d），连续8天，然后继续灌胃更生霉素74mg/（kg·d），连续7天。

【模型特点】

模型动物出现安静少动，闭眼，蜷缩，厌食、消瘦、被毛蓬松、拱背、排稀软便等变化；皮肤温度显著下降，十二指肠、大肠、肝组织蛋白质合成能力明显降低。

本造模方法实际上是在利血平脾虚模型的基础上进一步强化造模因素而建立的脾阳虚动物模型，方法简单，重复性好。还可采用家兔静脉注射甲基硫酸新斯的明的方法建立脾阳虚证动物模型。

【模型应用】

本模型可应用于脾阳虚证证候研究和相关方药研究。造模时，应熟练掌握腹腔注射技术，防止误注射入肠道、膀胱或其他脏器；掌握好给药的时间和剂量。

（四）泻剂结肠法

【造模机制】

给大鼠长期喂饲大黄，将导致结肠肠神经系统失调和相应功能紊乱，使结肠动力障碍，对泻剂反应性降低，从而导致动物对泻剂形成依赖性的一种状况，形成“泻剂结肠”，造成脾阳虚证动物模型。

【造模方法】

1. 动物　大鼠，体重180~220g。

2. 造模分2期。第1期：饲料中含大黄粉，起始剂量为0.3g/（kg·d），每3天按0.3g/（kg·d）加药1次，递增至2.7g/（kg·d）时约半数动物出现粥样便，维持此剂量直到粥样便消失，再按0.3g/（kg·d）递增，如此保持半数以上动物有泻下作用，饲养3个月，最终用量为5.7g/（kg·d）。第2期：饲料中添加有大黄粉，开始剂量为0.2g/（kg·d），以后每3天加药1次，直至出现半数大鼠粪便变稀，然后每天保持此剂量直至80%的大鼠稀便消失，再在此基础上加倍给药，又有近半大鼠粪便变稀。如此程序循环3次，待最后1次80%大鼠稀便消失1周后停止给药，饲以普通软饲料，待处理。首次出现半数粥样便时大黄粉用量为2.6g/（kg·d），最后1次调整的剂量为7.6g/（kg·d）。饲养时间为6个月。

【模型特点】

造模动物出现脾阳虚症状，且活性炭推进长度及百分比明显缩短。

该模型能够很好地模拟泻剂顽固性便秘，与临床相符。该模型的肠道传输减慢，长期使用泻剂是诱发或加重便秘的因素之一。

【模型应用】

本模型可应用于脾阳虚证证候研究和相关方药研究。造模时，应控制好大黄粉的给予时间和剂量；单笼饲养，以确保动物对大黄饲料的摄入量。

四、脾不统血证动物模型

脾不统血证是出血性疾病中较为常见和重要的一种证型，是在脾气虚证的基础上出现血管、血液、血液流变等血液循环、血凝的障碍，而具有自身特点的出血症状。主要造模方法有偏食酒醋加阿司匹林喂饲法、水蛭番泻叶加游泳法等。

(一) 偏食酒醋加阿司匹林喂饲法

【造模机制】

酒为燥烈之品"少饮则和血行气，壮神御风，消愁遣兴。痛饮则伤神耗血，损胃忘精，生痰动火"(《本草纲目》)。"……酒以发之，乱其清明，劳其脾胃"(《食物本草》)。"醋为味酸之剂，味过于酸，肝气以津，脾气乃绝"(《素问·生气通天论》)，"欲令脾实……食勿太酸"(《素问·刺法论》)。酒醋是损伤脾胃的重要因素，而阿司匹林容易导致胃溃疡、胃出血，造成脾不统血证动物模型。

【造模方法】

1. 动物　Wistar 大鼠，体重 160~180g。

2. 造模动物第 1 天灌胃 50 度白酒 10ml/(kg·d)，第 2~11 天灌胃保宁醋 10ml/(kg·d)，第 12~25 天灌胃 1% 阿司匹林 10ml/(kg·d)。

【模型特点】

模型大鼠出现竖毛、腹泻、摄食量下降，体重减轻，体温下降，自发活动降低，大便隐血试验阳性，出凝血时间延长。剖检大鼠见胃、十二指肠有点状或片状出血。模型大鼠胸腺皮质明显变薄，皮质淋巴细胞数减少，胸腺髓质 PAS 阳性网状上皮细胞显著降低，脾脏 T 细胞区和 B 细胞区明显缩小，白细胞、红细胞、血小板、RBC-C_3b 受体花环率、RBC-IC 花环率均降低。

本模型在研究方法上进行了创新，符合中医病因学说的理论，建立了偏食法脾气虚证动物模型的生物学特性。并客观、准确地建立了脾不统血证模型的宏观指标体系，选用摄食量、大便性状、腹形、自发活动、体重、体温六项作为脾气虚证的宏观判断指标。确定脾不统血证动物模型诱发因素之后，对造模因子进行了定量、造模环境进行控制、造模时间进行探索、自然恢复时间进行摸索，使脾不统血证动物模型各项指标定量，模型稳定可靠。

【模型应用】

本模型可应用于脾不统血证证候研究和相关方药研究。造模时，动物乙醇灌胃后注意保暖；醋的酸度不能超过 5%(pH 3~4)，否则动物容易死亡；阿司匹林不可选用肠溶制剂。

(二) 水蛭、番泻叶加游泳法

【造模机制】

水蛭具有破血逐瘀的作用，含有水蛭素、肝素、抗血栓素等成分，具有抗凝血、抑制血小板聚集、溶解血栓等多种功效。番泻叶加游泳法造成脾气虚证动物模型。采用复合因素造成脾不统血证动物模型。

【造模方法】

1. 动物　Wistar 大鼠，雌性，体重 200~250g。

2. 实验在室温 18~22℃中进行，模型大鼠每天予以水蛭粉番泻叶水浸剂 3ml 灌胃并游泳 15 分钟，水深约 75cm，水温 20~22℃。连续造模 14 天。

【模型特点】

模型大鼠鼠毛色泽枯燥，发黄略呈直立状，粪便稀软发黄不成形，呈眯眼状、困倦、懒动，眼周围部及眼内皆有明显充血，凝血时间及凝血酶原时间明显延长，全血中纤维蛋白原的含量明显减少。

本方法系复合因素造模法，比单纯服用水蛭粉、泻下加劳倦因素(番泻叶加游泳)的造模方法更好。

【模型应用】

本模型可应用于脾不统血证证候研究和相关方药研究。造模时，必须严格控制 3 种造模因素的刺激量；造模大鼠游泳时防止溺水死亡，游泳疲劳至没顶时及时取出。

第五节 中医肺系证候动物模型

Section 5 Animal models of lung-Zheng in TCM

中医肺系证候是指肺的主气、司呼吸、通调水道、宣发肃降及朝百脉、主治节功能失常的证候表现。目前常用小鼠、大鼠、家兔等动物复制肺气虚证、肺阴虚证、肺阳虚证、肺热证、寒饮蕴肺证等中医证候动物模型。其中以肺气虚证和肺热证报道较多。但各证候研究并不深入,中医肺系证候动物模型(animal models of lung-Zheng in TCM)的造模方法也较为局限,某些模型是移植现代医学急慢性气管炎等病理模型的造模方法,造模思路和原理的中医药特色体现不够。另外,肺气虚、肺阴虚、肺阳虚、肺阴阳两虚等证候模型与临床证候特点之间应加强比较研究。

一、风寒犯肺证动物模型

风寒犯肺证是指由于风寒之邪侵袭肺表,肺卫失宣所表现的证候。风寒是六气中最为常见的气象性致病因素。寒为阴邪,易伤阳气,风为百病之长,常与寒邪并见,并通过风冷力作用而在低温环境中加强寒冷效应。常见的造模方法有风扇冰块法等。常用小鼠、大鼠、猪等动物造模。

风扇冰块法

【造模机制】

根据中医“肺朝百脉”的生理特点及“重寒伤肺”的病理学观点,采用风寒刺激箱(空调机、冰块控制温度,风扇控制风力)复制风寒犯肺的动物模型。

【造模方法】

1. 动物 NIH 小鼠,18~22g。

2. 将造模动物置于风寒箱内,连续刺激 10 小时。风寒刺激箱内用空调机、冰块控制温度,风扇控制风力(温度为:7~13℃,风速为:25m/s)。

【模型特点】

造模动物出现蜷卧、拱背、竖毛,胸腺萎缩、脾脏减轻、胸腺组织 cAMP 含量及 cAMP/cGMP 比值升高,外周淋巴细胞 ANAE 阳性率下降以及脾细胞分裂原反应性降低,血浆皮质酮、去甲肾上腺素、肾上腺素均升高。本造模方法符合中医病因学说,可反映风寒犯肺的病理表现。

【模型应用】

本模型可应用于风寒犯肺证候研究和相关方药研究。造模时应注意风寒箱的温度、风速要符合要求,防止冰块冻伤动物。

二、寒饮蕴肺证家兔动物模型

寒饮蕴肺证是与呼吸功能相关的肺行水功能失常而致水饮停积肺形成的证候,以胸闷憋气、咳嗽喘息、痰多清稀或呈泡沫样、遇寒即发或加重为主,或伴见面部虚浮,或下肢水肿,或畏寒肢冷等,舌苔白腻或白滑,脉多沉弦。常见的造模方法有寒冷刺激加生理盐水输液法、烟熏加寒冷刺激加控气加生理盐水输液法等。常用家兔造模。

(一) 寒冷刺激加生理盐水输液法

【造模机制】

《灵枢·邪气脏腑病形》云:“形寒寒饮则伤肺”。“重寒伤肺”。根据肺主行水和呼吸功能失常病因,以控制低流量通气、生理盐水输液和置于寒冷环境中的方法,建立寒饮蕴肺证动物模型。

【造模方法】

1. 动物 青紫兰兔,雄性,体重 2.0~2.8kg。

2. 造模动物在实验前禁食不禁水 14~18 小时,作气管插管、耳缘静脉生理盐水输液[0.5ml/(kg·min),

至实验结束］和置于寒冷环境及输尿管插管、十二指肠插管等处理。稳定 0.5~1 小时，待动物尿量平稳后，自十二指肠插管一次缓慢推注 38℃的生理盐水 8ml/kg。

【模型特点】

模型动物在气管插管后，出现呼吸困难、频率减少、幅度加大、呈憋气胸突状、呼吸时间延长，呼吸道内有大量的水样分泌物，并伴有尿量减少，四肢发凉，以及球结膜边缘增厚，泪液增多等。呼吸、心率、血压、颈动脉血的血气和酸碱度及肺组织的形态学均有不同程度的改变。

本造模方法符合中医传统理论，模型动物病理改变与临床较接近，但对实验操作要求较高。

【模型应用】

本模型可应用于寒饮蕴肺证候研究和相关方药研究。造模时应保持寒冷环境，控制室内温度在 10~15℃；手术、低流量通气、输液应规范。

（二）烟熏加寒冷刺激加控气加生理盐水输液法

【造模机制】

根据肺主行水和呼吸功能失常病因，采用锯末烟熏、控制低流量通气、生理盐水输液和置于寒冷环境中的方法，建立寒饮蕴肺证动物模型。

【造模方法】

1. 动物　青紫兰兔。

2. 在寒冷的气温条件下，将模型组家兔置于烟熏箱内，点燃刨花、锯末 100g 烟熏，每天 30 分钟；烟熏后 15 分钟，将兔置于气温为 0~4℃的环境中加强寒冷刺激，1 次 / 天，每次 2 小时，连续 28 天。对照组不作任何处理。14 天后在寒冷环境中（控制室内温度 10℃左右）对各组兔实行气管插管术、十二指肠插管术及膀胱漏斗插管术。待稳定后，对照组、模型组给予十二指肠缓慢推注生理盐水 8ml/kg。15 分钟后对模型组进行控制通气量，即夹闭气管插管外的一侧皮管口，另一侧保留直径约 1.1mm 的口径。对照组不予控气处理。同时，各组兔均给予耳缘静脉生理盐水输液［0.5ml/（kg·min）］。

【模型特点】

造模动物出现眼泪增多、咳嗽、消瘦、竖毛、肢冷、拱背、舌青紫、蜷卧、唇鼻苍白等症状；尿量减少，气管插管内有大量水样分泌物；血 pH、AB、SBE、PO_2、SaO_2 降低，PCO_2 升高；肺组织 TNFα mRNA 的表达增强；肺泡及间质充血水肿，肺泡隔变宽并见大量炎症细胞浸润，部分支气管内可见炎性分泌物，个别动物出现支气管肺炎改变。①该模型是一种比较理想的研究寒饮蕴肺证内在机制的动物模型。②本造模方法符合中医传统理论，模型动物病理改变与临床较接近，但对实验操作要求较高。

【模型应用】

本模型可应用于寒饮蕴肺证候研究和相关方药研究。造模时，为保持寒冷环境，需控制室内温度为 8~12℃，建议在 12 月份做此实验；烟熏、控气和寒冷刺激环节需规范。

三、肺热证动物模型

肺热证是温病临床常见的证候类型，主要表现为发热、咳嗽、气喘、咳痰、胸闷胸痛、舌红苔黄、脉数等症状。目前多采用肺炎双球菌、大肠埃希菌以及仙台病毒气管接种的方法建立家兔肺热证模型，然而临床肺热证病因病机并不局限于此，尚可拓宽思路。

（一）仙台病毒气管滴入法

【造模机制】

仙台病毒属副流感病毒Ⅰ型，啮齿类动物是其主要的自然宿主。病毒性肺热证临床较多，选择了仙台病毒为造模因子，仙台病毒感染，以发热、肺部炎症及实变为特征，造成肺热证动物模型。

【造模方法】

1. 动物　日本大耳白兔，雌兔未孕。

2. 所有家兔均于实验前测肛温 3 次，取平均值作为基础体温，并自心脏采血 6ml 检测有关指标。24 小时后，将造模家兔固定于兔台上，在自然清醒状态下，造模动物取注射器抽取仙台病毒原液，经皮肤由环状软骨下注入气管，剂量为 0.6ml/kg。

【模型特点】

造模家兔攻毒后 1 小时开始发热，并见耸毛、蜷缩等症状，继之家兔表现为壮热、烦躁、呼吸急促、口渴喜饮、进食减少、耳郭发热发红、舌面干燥、舌质红绛、排尿明显减少、大便干燥。在实验 48 小时内造模家兔的发热高峰值（ΔT）与体温反应指数（TRI）明显升高。攻毒后第 2~3 天，造模家兔胸片见肺纹理增加，第 3~4 天，可见点、片状阴影。LPO 浓度、全血比黏度及血清特异性抗体水平显著升高，SOD 活力、C3b 受体花环率及免疫复合物花环率明显降低。造模家兔肺大体观察见明显充血暗红色病灶，呈斑、片状，光镜下形态符合病毒性肺炎改变。球结膜微循环可见毛细血管明显充血、扭曲，血液流态呈粒缓流，红细胞有聚集现象，部分静脉出现血液断流。

本造模方法属于外邪犯肺而致肺热证，符合中医临床，方法简单，易于操作，模型成功率较高。

【模型应用】

本模型可应用于肺热证证候研究和相关方药研究。造模时，仙台病毒原液注入位置在家兔气管环状软骨下，定位要准，勿伤及近旁组织；应采用无菌操作技术进行心脏采血。

（二）仙台病毒鼻腔滴入法

【造模机制】

“温邪上受，首先犯肺”，“肺开窍于鼻”，温病学认为温邪侵袭人体具有从鼻而入的特点。采用从鼻腔滴入病毒的方式进行造模，造模后短期内就可导致肺部的炎症病变，造成肺热证动物模型。

【造模方法】

1. 动物　ICR 小鼠，体重 18~20g。

2. 造模小鼠乙醚麻醉后，定量从鼻腔滴入仙台病毒液（感染病毒的鸡胚尿液）50μl，连续 24 天。

【模型特点】

小鼠造模第 2 天起出现耸毛、蜷缩、少食、少动、饮水增加，大便干燥，呼吸急促，体重减轻。造模第 4 天见动物肺重量和肺指数增加，切开有红色液体流出，肺表面有明显充血和大块瘀血，镜下可见肺泡大小不一，有缺损及融合，泡内见轻重不一的浆液渗出，红细胞渗出和细胞核碎片，并有淋巴细胞、巨噬细胞和中性粒细胞浸润，泡间隔变宽充血，终末及细小支气管黏膜上皮细胞脱落，炎症细胞浸润，管周有片状和弥漫性的以淋巴细胞为主的炎症细胞浸润区。造模第 14 天，肺重量和肺指数均逐渐降低，肺充血明显减轻，肺表面仍可见点状溶血，镜下可见终末细支气管上皮增生，淋巴细胞浸润并伴有纤维组织增生，管内有较多吞噬细胞，偶见巨细胞，胞质内有包涵体样结构，肺泡腔萎缩，肺泡大小略有不一，上皮稍有增生，泡间隔增宽，充血显著，吞噬细胞增多并有少量淋巴细胞浸润，偶见灶性红细胞渗出。造模第 24 天，肺外观和肺重量、肺指数已基本恢复正常。

本造模方法符合温邪上受、由口鼻而入的中医理论，能较好地反映肺热证的演变过程，在本质上是一个病毒性肺炎的动物模型。

【模型应用】

本模型可应用于肺热证证候研究和相关方药研究。造模时，小鼠乙醚麻醉不可过深，操作时应轻巧捉持固定；小鼠鼻腔滴入微量仙台病毒液可用移液枪吸取液体准确滴入。

四、肺气虚证动物模型

肺气虚证为肺系病的常见证候，以肺的功能减退为主的全身性病变，以咳喘无力，气少不足以息，动则益甚，痰液清稀，声音低怯，面色淡白或㿠白，神疲体倦，或有自汗，畏风，易于感冒，舌淡苔白，脉虚等为常见症的证候。目前复制肺气虚证动物模型的方法较多见，如烟熏法、二氧化硫熏法、油酸应用法及多种复合法等方法。肺气虚动物模型在造模上应注意观察肺气虚证动物模型的全身性气虚指征。

（一）风寒和二氧化硫综合刺激法

【造模机制】

风寒外邪是许多呼吸系疾病的诱发因素，常由皮毛而入，耗损肺气致虚；二氧化硫是刺激性有毒气体，吸入将损伤肺；综合刺激可造成肺气虚证动物模型。

【造模方法】

1. 动物　Wistar 大鼠。

2. 造模采用风寒和二氧化硫综合刺激法，每次在二氧化硫刺激结束后即进行风寒刺激。二氧化硫刺激量为 200~250ppm，每天刺激 1 小时；风寒刺激采用低于大鼠生活环境温度 5℃的冷风，每天刺激 15 分钟，持续造模 13 天。

【模型特点】

模型大鼠出现少动、反应迟钝、精神委靡、毛发零乱、脱落、缺少光泽等表现；每分钟咳嗽次数、呼吸次数、气管感染率和气管匀浆组织细菌培养的菌落数均明显增多，负重游泳时间明显缩短，饮水量、体重、体表温度明显下降，血清 IgG 含量和 T 淋巴细胞转化率明显下降；气管和支气管上皮细胞脱落，纤毛减少，腺体肥大，导管扩张，杯状细胞增生，气管、支气管壁及肺间质性炎症细胞浸润，管壁血管扩张充血等病理变化。

本方法造模时间短、成功率高、重复性好，既符合中医有关理论，又与临床实际情况相近。

【模型应用】

本模型可应用于肺气虚证证候研究和相关方药研究。造模时，二氧化硫刺激量为 200~250ppm，每天刺激 1 小时，刺激量过大易造成动物死亡；实验操作者注意采取自身防护措施以防感染。

（二）烟熏刺激法

【造模机制】

长期大量的香烟烟熏使小鼠的呼吸系统受到高强度的不断刺激，久咳久喘耗伤肺气，造成肺气虚证动物模型。

【造模方法】

1. 动物　ICR 小鼠。

2. 采用香烟烟雾刺激，刺激量为每次每 10 只小鼠 2 支香烟，把点燃的香烟固定在一自制的透明玻璃钟罩内，将造型小鼠放入其中，2 次 / 天，每次刺激 12 分钟，持续 15 天。

【模型特点】

造型小鼠表现神情困顿、呼吸无力，动作迟缓，毛发松散少光泽，检测表明小鼠肺功能衰弱，免疫功能降低、微循环障碍。病理学检查结果表明模型小鼠的气管、支气管和肺组织有广泛的病变，与肺气虚临床见证相同。

采用香烟烟雾刺激造型，小鼠肺气虚模型成立，具有简单易行、操作方便、致虚快、重复性好的特点，值得推广。

【模型应用】

本模型可应用于肺气虚证证候研究和相关方药研究。造模时，自制透明玻璃钟罩应封闭性好，防止气体泄漏；香烟要选择合适焦油含量的品牌。

（三）脂多糖加烟熏刺激法

【造模机制】

采用两次气管内注入脂多糖（LPS）和熏香烟的复合刺激法复制肺气虚证大鼠模型。

【造模方法】

1. 动物　Wistar 大鼠。

2. 第 1 天、14 天气管内注入 LPS 200μg（200μl），第 2~13 天和第 15~28 天，在容积为 72L 的熏烟箱内熏 5% 大前门牌香烟（焦油量为 15mg，烟气烟碱量为 1.3mg），每天上午 0.5 小时。

【模型特点】

造模后动物除出现肺气虚证一般表现外，还可见肺细胞超微结构出现异常，肺组织细胞凋亡，Fas、Fas L 蛋白在肺组织中的表达明显上调。

采用 LPS 加熏香烟复合因素建立的肺气虚模型能够模拟临床病理状态，具有简单易行、操作方便、重复性好的特点。

【模型应用】

本模型可应用于肺气虚证证候研究和相关方药研究。造模时，应保证熏烟箱的密封性，防止气体泄漏；香烟要选择合适焦油含量的品牌。

五、肺阴虚证动物模型

肺阴虚证是指肺阴不足，虚热内生，以咳嗽无痰或痰少而黏，口干咽燥，形体消瘦，午后潮热，五心烦热，盗汗，甚至痰中带血，声音嘶哑，舌红少津，脉细数等为常见症的证候。造模方法主要有甲状腺功能亢进加 SO_2 熏法等。

甲状腺功能亢进加 SO_2 熏法

【造模机制】

采用甲状腺粉和利血平灌胃法与二氧化硫熏法，此两种方法可导致动物出现甲状腺功能亢进和慢性支气管炎的主要病理改变，造成肺阴虚证动物模型。

【造模方法】

1. 动物　昆明种小鼠。

2. 将造模小鼠灌胃给予甲状腺粉 3.3g/(kg·d) 和利血平 6.6mg/(kg·d)，连续给药 10 天。然后于玻璃熏箱中用浓度 $0.09mg/cm^3$ 的二氧化硫熏 15 分钟，每天 1 次，连续 15 天。

【模型特点】

动物灌胃甲状腺粉及利血平给药后，出现躁动不安，进食量和饮水量明显增加，耐热能力降低。甲状腺滤泡高度扩张，胶质减少，滤泡上皮扁平化，呈典型的内源性甲状腺功能抑制的形态学改变，二氧化硫熏后呈慢性支气管炎病变。

本模型出现了类似临床肺阴虚证的病理表现，造模方法简单，易于重复。

【模型应用】

本模型可应用于肺阴虚证证候研究和相关方药研究。造模时，实验者应注意自身防护，以免二氧化硫吸入损伤；严格控制玻璃熏箱中二氧化硫浓度，浓度过高可造成动物很快死亡，浓度过低易造成造模失败。

六、肺阳虚证动物模型

“肺阳虚”又称肺虚寒，它是肺阳不足，功能衰退及一系列温煦失职的临床表现的概称。主要造模方法有烟熏和寒冷刺激法等。

烟熏和寒冷刺激法

【造模机制】

根据肺气虚弱，寒邪犯肺致“肺阳虚”的理论，对动物分别给予烟熏和寒冷刺激，造成肺阳虚证动物模型。

【造模方法】

1. 动物　Wistar 大鼠。

2. 将造模大鼠置于烟熏箱内处理，刨花 50g 烟熏，每天 30 分钟。烟熏后 15 分钟，再将大鼠置于可调寒冷箱内(0~2℃)，每日 2 次，每次 2 小时，给予寒冷刺激，连续 6 周。

【模型特点】

模型大鼠第 10 天出现咳痰涎清稀，于第 6 周出现咳嗽、喘鸣、呼吸急促，并先后出现少动、反应迟钝、精神委靡、毛发凌乱、脱落、缺少光泽、扎堆、舌青紫、畏寒等症状和体征，体重、饮水量、背部体表温度下降较明显，外周血 T 淋巴细胞转化率和呼吸道 SIgA 均明显下降，全血比黏度、血浆比黏度、血细胞比容，红细胞变形指数升高，cGMP 含量明显升高，cAMP/cGMP 比值明显下降。气管、支气管黏膜、肺组织存在广泛严重的缺损性病变，气管和支气管上皮细胞脱落、纤毛减少、腺体肥大、导管扩张、杯状细胞增生，气管、支气管壁及肺间质性炎症细胞浸润，管壁血管扩张充血等病变。

本造模方法操作简单，易于重复，较好地模拟出肺气虚弱，寒邪犯肺致肺阳虚证的过程。

【模型应用】

本模型可应用于肺阳虚证证候研究和相关方药研究。造模时，应注意背部体表温度取大鼠弓背时背部最高点，每天在同一时间测定；刨花应暗燃，且尽量保持产生烟雾量一致，防止烟熏箱气体泄漏。

七、肺阴阳两虚证动物模型

中医基础理论表明，肺阴虚与阳虚证候后期均可能发展为肺阴阳两虚证，因此在将来的模型复制研究中，应考虑到证候模型的动态传变性，并将可否传变作为诊断模型复制成功的指标之一。造模方法主要有氢化可的松加利血平加甲状腺药物法加刨花烟熏法等。

氢化可的松加利血平加甲状腺药物法加刨花烟熏法

【造模机制】

采用氢化可的松肌内注射、利血平和甲状腺素灌胃、刨花烟熏法复合造模法，动物出现类似肺阴阳两虚证的表现，其病理改变为肾上腺皮质功能减退、甲状腺功能亢进和慢性支气管炎，造成肺阴阳两虚证动物模型。

【造模方法】

1. 动物　大鼠，体重 200g。

2. 将造模大鼠肌内注射醋酸氢化可的松 20mg/(kg·d)，同时灌胃利血平 0.5mg/(kg·d)和甲状腺素 50mg/(kg·d)，连续 10 天，然后刨花烟熏，每日 10g 熏 30 分钟，连熏 26~40 天。

【模型特点】

模型动物出现食欲缺乏，精神委靡，活动极差，竖毛怕冷，舌色变淡，口腔、眼、足、黏膜均见溃疡及糜烂等症状；体重减轻；上、下呼吸道严重炎症改变，胃肠黏膜慢性炎症；肝细胞高度肿胀；脾脏轻度纤维化；淋巴组织及颌下腺细胞萎缩；心、肾、子宫、卵巢、睾丸、肾上腺、甲状腺也发生不等程度的病变。

本造模方法复制的肺阴阳两虚证动物模型应注意与氢化可的松肾虚证、利血平脾虚证模型等相区别。

【模型应用】

本模型可应用于肺阴阳两虚证证候研究和相关方药研究。造模时，应注意造模时给药量须准确；刨花应暗燃，且尽量保持产生烟雾量一致，防止烟熏箱气体泄漏。

八、肺气虚血瘀证动物模型

肺气虚血瘀证是指慢性支气管炎、肺气肿反复发作，病情日久，导致肺气亏虚，血运不畅，瘀阻于肺的证候。主要造模方法有超声波雾化法。

超声波雾化法

【造模机制】

肺主气，朝百脉，助心气而行血，肺气虚必致血脉瘀阻，而血瘀亦可耗伤肺气，形成肺气虚证血瘀。弹性酶可引起肺泡损伤、肺血管阻塞，形成肺气虚血瘀证。

【造模方法】

1. 动物　豚鼠。

2. 模型动物在动物清醒状态下用超声波雾化器经气管喷入弹性酶溶液 1.0ml。

【模型特点】

模型动物早期即出现咳嗽，继而转为呼吸喘促，甚至呼吸困难；可见枯槁、竖毛、甚至大量斑块、斑片状脱毛，精神委靡，行动迟缓，反应迟钝，蜷伏不动，食欲减退，便溏，口唇发绀，四爪凉甚，舌色紫暗；体重明显下降，体温下降；肺脏体积显著增大，边缘钝，肺置换水容量增大；肺泡扩大、融合，肺泡壁变窄、变少和断裂，肺泡壁毛细血管床显著减少、缺失，肺小动脉平滑肌痉挛，管壁变厚，肺小动脉内有血栓形成和机化，使管腔径变小、狭窄或闭塞。

本模型复制方法简单，易于重复，但不能全面体现中医的病因病机特点。

【模型应用】

本模型可应用于肺气虚血瘀证证候研究和相关方药研究。造模时,要增加动物量以确保模型动物满足数理统计需要。另可将动物置于玻璃钟罩内,采用雾化气体动物自然吸入法。

九、肺虚痰阻证模型

肺虚痰阻证是以咳嗽、咳痰、喘促等症状为临床表现的一类证候,常反复发作,缠绵难愈。主要造模方法有硫黄烟熏法、SO_2 烟熏合并风寒刺激法等。

(一) 硫黄烟熏法

【造模机制】

以硫黄粉长期烟熏动物,久则耗伤肺气,更易为外邪所伤,导致痰浊阻滞于肺,造成肺虚痰阻证模型。

【造模方法】

1. 动物 ICR 小鼠,雄性;SD 大鼠,体重 140~200g。
2. 将 6g 硫黄粉均匀撒布于艾条中,点燃后烟熏 10 分钟,连续造模 30 天。

【模型特点】

模型动物出现咳嗽气急、食少、逆毛、精神委靡、拱背蜷卧及生长缓慢;酚红排泄量均明显增多,血细胞比容显著下降;两肺均有不同程度气肿及瘀血,气管、支气管黏膜红肿,有较多黏液性分泌物;肺泡扩大融合,数量减少,肺泡毛细血管床减少,并有灶性纤维化,肺泡壁吞噬细胞增多,部分肺泡壁毛细血管扩张瘀血,肺泡腔内有水肿液,细支气管内有积液。本实验方法延长造模时间(烟熏 15 分钟),可得到更为理想的结果。

【模型应用】

本模型可应用于肺虚痰阻证证候研究和相关方药研究。造模时,应注意保持室内空气流通,控制烟熏时间和烟熏量。

(二) SO_2 烟熏合并风寒刺激法

【造模机制】

“肺主行水”、“肺为水之上源”,若肺气虚,或肺受邪侵,失去宣发和通调水道功能,就会影响水液的运行和排泄,从而停蓄为痰。以硫黄粉长期烟熏动物,久则耗伤肺气,更易为外邪所伤,加上风寒侵袭肺脏,导致痰浊阻滞于肺,造成肺虚痰阻证模型。

【造模方法】

1. 动物 Wistar 大鼠。
2. 将造模大鼠放入造模箱,然后将硫黄粉均匀撒布于刨花中,点燃放入造模箱。大鼠用 6g 硫黄粉,20g 刨花烟熏 30 分钟,烟熏之后,每天用低于大鼠生活环境温度 5℃的冷风刺激 10 分钟,连续 30 天。

【模型特点】

模型动物普遍出现口鼻分泌物增多、咳嗽、气喘、食少、精神委靡、少动、粪便减少、拱背蜷睡、反应迟钝、毛发零乱、脱落、缺少光泽等肺虚痰阻表现。血浆 TXB_2 显著升高,6-keto-$PGF_{1\alpha}$、脾淋巴细胞增殖指数明显下降。

本造模方法操作简单,易于重复,较好地模拟了肺虚痰阻证。

【模型应用】

本模型可应用于肺虚痰阻证证候研究和相关方药研究。造模时,应注意保持室内空气流通,控制烟熏时间、寒风刺激时间和烟熏量。

第六节 中医肾系证候动物模型

Section 6 Animal models of kidney-Zheng in TCM

中医肾系证候是指肾主藏精、生长、发育与生殖,主骨生髓,主水液代谢及主纳气等功能失常的证候表现。中医肾系证候动物模型（animal models of kidney-Zheng in TCM）的研究起步较早，目前已有恐伤肾、房劳伤肾、外伤及肾、胎儿宫内发育迟缓、慢性悬吊应激法、肾上腺皮质功能改变、甲状腺功能改变、生理衰老法、腺嘌呤应用法等多种造模方法。常用小鼠、大鼠、猫、犬等动物复制肾气虚证、肾阴虚证、肾精不足证及肾阳虚证等中医证候动物模型，以肾阳虚证动物模型较为多见。但仍存在许多急需解决的问题，如有些造模方法仍不够理想，动物死亡率高，与临床有一定差别。又如环磷酰胺肾虚模型、缺铁饲料肾虚模型、雷公藤总苷肾虚模型、X线深度照射睾丸肾虚模型等，尽管其出现了肾虚证的一些证候表现，但对模型归属于何种肾虚仍存在分歧。如何选择合适的方法作为研究工具，既能把实验顺利完成，又能得到理想结果，是研究者应该慎重考虑的问题。

一、肾气虚证动物模型

肾气虚证是指肾气亏虚，以腰膝酸软，听力减退，咳喘呼多吸少，动则喘息益甚，小便频数而清，余沥不尽，滑精早泄等为常见症的证候。常见造模方法有恐伤肾法、慢性悬吊应激法等，并进行了较为系统、深入的研究。但在肾气虚证动物模型的复制研究中，未能明确提出其与肾阳虚证动物模型的鉴别标准。

（一）恐伤肾法

【造模机制】

1. 猫吓鼠致恐伤肾模型　依据《素问·阴阳应象大论》“恐伤肾”的理论，利用自然界中猫是鼠的“天敌”的生物现象，模拟猫抓鼠的恐怖情景，当鼠看见猫时就会产生一种难以名状的恐惧，而且从程度上讲这种恐惧是非常强烈的，造成肾气虚证动物模型。

2. 人吓猫致恐伤肾模型　猫有回避陌生人的本能，特别当人恐吓猫时更是如此。造模采用固定时间、固定人员对猫进行恐吓的方法，使猫处于一种高度惊恐的状态，造成肾气虚证动物模型。

3. 爆竹吓犬致恐伤肾模型　犬天性敏锐，易惊，当采用人为地放爆竹恐吓时，可以使犬惊恐，再加上特制的木笼围圈，更加重犬恐惧的状态，造成肾气虚证动物模型。

【造模方法】

1. 猫吓鼠致恐伤肾模型

（1）动物：昆明种小鼠，雄性，体重30~40g；成年猫1只。

（2）将小鼠同猫关在同一大套笼里，小鼠被关在小套笼里与猫仅一网之隔，使猫与鼠相对而视。造模小鼠每天上、下午各放入套笼内2小时，分别各拿1只活鼠喂猫，连续造模1周。

2. 人吓猫致恐伤肾模型

（1）动物：成年健康雄性猫。

（2）将猫随机分为模型组和正常组。正常组不采取任何处理，正常饲养。模型组采用饲养员对猫进行恐吓实验，每天上、下午各恐吓一次，每次30分钟，连续30天。

3. 爆竹吓犬致恐伤肾模型

（1）动物：成年健康犬，体重8~10kg。

（2）将造模犬放在只能伸头转身的木圈里，前后左右四周木板上均钉上长锐钉，锐钉间距为10cm，每天下午2时在木圈上方放300响鞭炮。连续30天。

【模型特点】

1. 猫吓鼠致恐伤肾模型　猫有抓鼠的行为时，模型小鼠表现惊慌失措、上窜下跳或争相躲藏，约10分钟之后才稍平静，但神态紧张，大喘粗气；当用活鼠喂猫时，每当小鼠被猫抓到时，常发出濒死的尖叫声，致使造模小鼠惊恐万分，相互挤做成一团，全身颤抖；平均体重明显下降，睾丸、脑垂体等组织形态上有不同程度的损伤，小鼠睾丸的精子成熟过程受阻，脑垂体促性腺激素细胞等均有胞质内细胞器变性、坏死，细胞核固缩、核溶、坏死等表现。

本方法简单，易于重复，体现了中医病因病机特点。

2. 人吓猫致恐伤肾模型　造模1~20天，猫每次见到饲养员后立即惊恐万分，上窜下跳，大喘粗气，不得安宁，直到饲养员离开现场为止；造模20~30天，猫见饲养员后表现为抑制的木僵状态，甚至饲养员用木板抽打，亦毫不动弹，最后1周基本拒水、拒食，已奄奄一息；睾丸体积略小，肺有部分陈旧性出血斑块及部分气肿和肺不张；精曲小管上皮腐脱及结构紊乱而严重，上皮层次减少，管腔内成熟精子数量减少，部分精曲小管管腔缩小，生精上皮层次明显减少，Sertoli细胞相对增生等病理表现。

3. 爆竹吓犬致恐伤肾模型　造模之初，犬拼命吼叫或拼命躲藏；3天后，饮水、摄食量开始下降；2周后造模动物睾丸精曲小管上皮脱落、结构紊乱，成熟精子数量减少，生精细胞内空泡形成，间质轻度水肿，个别动物胃有陈旧性渗血现象。

【模型应用】

1. 猫吓鼠致恐伤肾模型　本模型可应用于肾气虚证证候研究和相关方药研究。造模时，注意大小套笼的比例要适中，使动物有自由活动的余地；小套笼的网孔大小要合适，以防止猫对小鼠造成躯体伤害；选用野性强的猫。另外，本造模方法也可改为用相同方法将猫与小鼠24小时共处，以加强刺激强度。

2. 人吓猫致恐伤肾模型　本模型可应用于肾气虚证证候研究和相关方药研究。造模时，应注意对猫进行恐吓刺激时，防止损害其躯体；要选用野性较强的猫；由于惊吓刺激时间较长（30天），为避免对刺激的适应性，建议经常更换饲养人员和恐吓手段。

3. 爆竹吓犬致恐伤肾模型　本模型可应用于肾气虚证证候研究和相关方药研究。造模时，应注意防止木圈长锐钉对犬造成的躯体损害，实验前可在木圈内对动物进行适应性饲养3~5天；注意调节爆竹的高度，以免爆竹爆炸造成对犬身体的损害。

（二）慢性悬吊应激法

【造模机制】

"久病及肾"，长期将小鼠悬吊，使动物处于较恐惧、紧张、过劳状态而无明显肉体损伤，产生类似肾虚证的病理变化表现，造成肾气虚证动物模型。

【造模方法】

1. 动物　小鼠，5~6月龄，体重18~22g。

2. 造模前准备　①雄鼠性功能测定：准备2~3只已发情雌鼠（用雌激素和孕激素催情）放入交配箱。5~10分钟后放入待测雄鼠一只，记录雄鼠首次跨骑雌鼠行为发生的时间、10分钟内次数及插入次数。经4~5次训练后，淘汰没有或仅偶有跨骑行为的动物，其余动物按跨骑及插入次数多少平均分配到实验组（应激对照组及各给药组）。②雌鼠性功能测定：用阴道上皮细胞角化实验测定应激前的性周期，选用周期较规律的动物作实验。

3. 造模方法　每天上午用跳台法和避暗法进行学习记忆功能测定，下午给予悬吊应激刺激。将鼠尾部距肛门1.5~2cm处用胶布固定在长木条上，使其头向下悬吊一定时间。其下放置一缸水，使鼠鼻恰及水面，以迫使其处于抬头和四肢不断活动状态。

【模型特点】

动物在应激状态持续期间体温逐渐下降，但重复应激后则每天应激期体温下降变慢。雄性动物性行为受抑，M和I次数减少，学习记忆能力降低，1周后更为显著。雌性动物性周期紊乱。肾上腺明显增大及肾上腺和下丘脑酪氨酸羟化酶活性增加，但动物体重、睾丸、前列腺重及血糖、血清蛋白质、雄激素等无明显改变。

悬吊应激方法只引起紧张、恐惧等强烈的神经精神刺激和一定的体力疲劳而无明显肉体损伤，模型动物出现类似临床肾虚证的某些病理变化。

【模型应用】

本模型可应用于肾气虚证证候研究和相关方药研究。造模时，进行雌性性功能实验应选用性周期较规律的品系；悬吊应激期间动物体温逐渐下降，可作为动物对应激反应和耐受情况的主要参考指标；由于出现应激耐受，应逐渐延长悬吊应激时间。

二、肾阴虚证动物模型

肾阴虚证是指肾脏阴液不足，以腰膝酸痛，眩晕耳鸣，失眠多梦，遗精，形体消瘦，潮热盗汗，五心烦热，舌红少津，脉细数等为常见症的证候。主要造模方法有甲状腺素加利血平法，促肾上腺皮质激素造模法等。

多用大鼠、小鼠造模。

(一) 甲状腺素加利血平法

【造模机制】

甲状腺功能亢进的表现和利血平所致自主神经功能紊乱的副作用与肾阴虚证相似,故采用大剂量使用甲状腺素和利血平,造成动物外源性甲状腺素水平升高和自主神经功能紊乱,复制肾阴虚证动物模型。

【造模方法】

1. 动物　ICR 小鼠,雄性。

2. 造模组动物灌胃给予利血平 0.8mg/(kg·d) 和 T_4 120mg/(kg·d),连续 10 天。

【模型特点】

模型动物出现眼眯小,消瘦,反应迟钝,体重下降;肝、脾重量下降,胸腺重量增加,肝脾 DNA、RNA 合成率下降,肝糖原减少,血清 IgG 含量下降,脾脏 H^3-Thy 标记体内淋转率下降,痛阈降低。

本方法建立的肾阴虚证动物模型具有类似甲状腺功能亢进和交感神经兴奋性增强两个显著特点。

【模型应用】

本模型可作为甲状腺功能亢进和自主神经紊乱研究的肾阴虚证动物模型。造模时,应注意控制好甲状腺素片和利血平的用量,注意与脾阳虚证、脾阴虚证动物模型的区别。

(二) 促肾上腺皮质激素造模法

【造模机制】

给动物过量使用促肾上腺皮质激素(ACTH),促进肾上腺皮质激素的合成和释放,减慢降解的程度,造成肾阴虚证动物模型。

【造模方法】

1. 动物　SD 大鼠,雄性。

2. 将造模动物采用腹腔注射 ACTH 16μg/(kg·d),连续 4 天。

【模型特点】

模型动物除出现肾阴虚外观状态外,尿中 NE、E、DA 排量及肾上腺 NE 含量显著增加,尿中 DOPAC/DA 比值下降,下丘脑 DA、NE 含量降低。

本造模方法操作简便,易于重复。

【模型应用】

本模型可作用肾上腺皮质功能亢进肾阴虚证的研究模型。造模时,应注意腹腔注射操作应熟练,防止药液注入肠道或膀胱;控制好 ACTH 的剂量。

三、肾阳虚证动物模型

肾阳虚证是指肾脏阳气虚衰,以腰膝酸痛,畏寒肢冷,头目眩晕,精神委靡,面色㿠白,舌淡胖苔白,脉沉弱等为常见症的证候。常见造模方法有房事不节劳倦过度法、生理衰老法、氢化可的松肌内注射法、腺嘌呤法、苯甲酸雌二醇法、羟基脲法、氨鲁米特法、锁阳灌胃法等。

(一) 房事不节劳倦过度法

【造模机制】

房事不节,必耗肾精,日久则伤阴损阳,导致肾阳虚。雄性动物在短时间内与同一动情期雌性动物连续交配数次,当出现呆滞疲劳状态时,再放入另一只新的动情期雌性动物,又可立即兴奋起来而进行交配,称为 Colldege 效应,同时采用游泳以造成劳倦过度。如此多次造成肾阳虚证动物模型。

【造模方法】

1. 动物　昆明种小鼠,雄性。

2. 将动情期的雌性小鼠诱发雄性小鼠“房事不节”。将健康雌性昆明种小鼠皮下注射长效避孕针剂 0.05ml,3 天左右雌鼠就进入动情期,以阴道涂片检查角化细胞程度确证。每只雄鼠与 5 只动情期雌鼠同笼,次日取出已完成交配的雄鼠(雌鼠有阴道栓),置于游泳玻璃缸(圆形,直径 24cm,水深 25cm,水温

15℃）内，每次至无力继续游动即将下沉时捞出，每天上、下午各游泳一次，并记录游泳时间，连续 4 周。

【模型特点】

造模动物逐渐出现委靡不振，畏寒怕冷，拱背少动，反应迟钝，拥挤在一起，皮毛无光泽，竖毛现象明显，腹部皮毛潮湿，阴囊皱缩，睾丸回升等肾虚症状，体重、睾丸重、胸腺重、睾丸 LDH 总活性、LDH-X 相对活性皆明显减小。本实验的动物造模根据啮齿类动物交配 Colldege 效应，加上全身消耗性负重游泳，造成肾阳虚证动物模型，更接近中医“房劳伤肾”的观点。

【模型应用】

本模型可应用于肾阳虚证证候研究和相关方药研究。造模时，注意及时更换动情期雌鼠；进行皮下注射时，针以与皮肤约成 15° 角进针 1cm 左右，回抽无血时即可注射。

（二）生理衰老法

【造模机制】

肾为先天之本，肾气虚衰会出现一系列未老先衰的症状，老年人多表现为生理性肾虚证，特别是肾阳虚证。

【造模方法】

1. 动物　昆明种小鼠，C57BL/6J，常用老年小鼠 18~24 月龄，老年前期小鼠 12~18 月龄，正常青年小鼠 2 月龄。

2. 将小鼠分为青年小鼠和老年小鼠，将动物饲养在 20~25℃，通风及光照条件良好的环境中。生理性肾虚证动物无需特殊处理。

【模型特点】

与青年期动物比较，老年或老年前期动物表现为耐寒力下降，生殖器官萎缩退化，胸腺、脾脏重量减轻，肝脏过氧化脂质、脑组织 MAO、大脑皮层 NA、下丘脑 NA 含量增高，GH 细胞、LH 细胞数量减少。老年性肾虚动物模型形成自然，病理改变与临床较为符合。

【模型应用】

本模型可应用于肾阳虚证证候研究和相关方药研究。但应注意肾阳虚证、肾阴虚证、肾气虚证或肾精虚证之间的关系。选取老年鼠时最好是同一批次、同窝动物。还可选用 Wistar 或 SD 大鼠，雌雄不拘。常用老年前期大鼠 18~24 月龄；老年期 24 月龄以上，正常青年大鼠选 2~3 月龄。动物还可选用早衰小鼠，或用 O_3 等方法建立此类模型。

（三）氢化可的松肌内注射法

【造模机制】

用外源性糖皮质激素使垂体前叶的 ACTH 释放抑制，转而使肾上腺皮质分泌类固醇激素的释放减少，动物出现一系列的“耗竭”现象类似肾阳虚证候，造成肾阳虚证动物模型。

【造模方法】

1. 动物　昆明种小鼠，雄性。

2. 将造模小鼠每日臀部肌内注射氢化可的松 40mg/（kg·d），连续 10 天。

【模型特点】

模型动物出现明显的委靡不振，竖毛，毛不光洁，拱背少动，扎堆怕冷，反应迟钝，不规则的深迟呼吸，肢冷，体温下降，体重减轻；游泳时间缩短；重者前肢以上颈头部粗大，胸腰椎明显后突，严重时爬行困难，类似肢体瘫痪，不能行动，甚者死亡。

本模型动物的外观病态表现符合中医肾阳虚证，造模方法操作简便，稳定可靠。

【模型应用】

本模型可应用于肾阳虚证证候研究和相关方药研究。动物在造模过程中要严格把握氢化可的松剂量为 20~50mg/（kg·d），如剂量过大则动物衰弱、死亡，过小则动物不出现明显证候。在肌注时应避免损伤肢体，否则将影响动物活动状态，以致影响实验结果。

(四) 腺嘌呤法

【造模机制】

当动物体内摄入大剂量腺嘌呤时，其代谢产物对睾丸生殖细胞及间质细胞有直接毒性作用，影响睾丸生精功能及雄性激素的产生功能，而出现类似肾阳虚的证候表现。

【造模方法】

1. 动物　SD 大鼠，雄性。

2. 造模组动物定时灌胃腺嘌呤混悬液每只 1.50g，连续给药 12 天，第 12~24 天隔日给药。

【模型特点】

模型动物于给药第 12~15 天出现多尿，多饮，精神委靡，逐渐出现食少，体重减轻，毛色干枯，耳郭苍白，目色淡红，眯眼，眼睑浮肿，尾巴湿冷，活动度减少，竖毛，蜷缩，多尿，外阴周围潮湿等一般状态；出现慢性肾衰竭中期尿毒症常见生化指标改变；肾脏病理改变涉及肾小球、肾小管及肾间质，出现炎性病变，而肾小球、肾小管上皮细胞内及浸润肾间质的单核细胞内可见特征性病变——腺嘌呤的针状或晶状结晶。

本造模方法操作简便，造模效果稳定，病理改变重复性好。定量灌胃给药克服了饲料喂饲法给药量不准确的缺点，模型表现符合中医肾阳虚的典型证候，也可作为肾阳虚型慢性肾衰竭的动物模型。

【模型应用】

本模型可应用于肾阳虚证证候研究和相关方药研究。动物灌胃腺嘌呤混悬液须定量、定时，在第 12 天后注意隔日给药。

(五) 苯甲酸雌二醇法

【造模机制】

模拟临床上老年男性患者雌、雄激素改变的趋势，给动物腹腔注射苯甲酸雌二醇可导致肾阳虚证候的出现，造成肾阳虚证动物模型。

【造模方法】

1. 动物　Wistar 大鼠，雄性。

2. 将造模大鼠腹腔注射苯甲酸雌二醇注射液 2mg/(kg·d)，连续 10 天。

【模型特点】

模型动物出现竖毛，毛无光泽，消瘦，拱背，反应迟钝，阴囊皱缩，睾丸回升，蜷缩扎堆。睾丸重量减轻，包皮腺重量减轻，肾上腺重量下降，睾丸 LDH 总活性、LDH-X 活性降低。用雌激素模拟肾阳虚动物模型，动物将出现肾虚证的一般证候，同时将出现性功能异常，故本模型属于肾阳虚性功能障碍模型。

【模型应用】

本模型可应用于肾阳虚证证候研究和相关方药研究。造模时，动物腹腔注射操作要熟练，防止误注入肠道或膀胱等脏器。

(六) 羟基脲法

【造模机制】

羟基脲为治疗肿瘤常用药物，能抑制核苷酸还原酶，从而抑制 DNA 合成，影响蛋白质代谢，出现一系列肾阳虚证候，可造成肾阳虚证动物模型。

【造模方法】

1. 动物　昆明种小鼠，雄性。

2. 给小鼠灌胃羟基脲混悬液每只 0.5ml/d，连续 15 天。

【模型特点】

造模动物在给药 15 天前后出现消瘦，弓背蜷缩，活动迟缓，体毛枯疏，甚至成片状脱毛，尾巴发凉，眼睁不开等症状。体重明显下降，睾丸重量明显下降，小鼠自然死亡率升高(22.7%)，耐冻时间缩短，冰水游泳时间缩短。肝脾 DNA(脱氧核糖核酸) 合成率下降，白细胞计数呈下降趋势，尿 17- 羟皮质类固醇、17- 酮皮质类固醇排量均减少，睾丸激素分泌减少。

模型动物出现明显慢性虚损证候，符合中医“阳虚则外寒”的理论，有一定优势。

【模型应用】

本模型可应用于肾阳虚证证候研究和相关方药研究。造模时，羟基脲用药剂量越大，动物各项改变越明显，掌握用药量是造模的关键问题，结果显示每只 7.5mg/d 为适宜剂量。

(七) 氨鲁米特法

【造模机制】

氨鲁米特能使类固醇激素合成受阻，导致垂体 - 肾上腺皮质和垂体 - 性腺轴功能减退，可造成肾阳虚证动物模型。

【造模方法】

1. 动物 新西兰兔，雌性，3~4 月龄，体重 1.8~2.2kg。

2. 将动物适应环境饲养 2 周，待动物体温相对恒定，外阴部出现动情周期样变化后开始造模。模型动物上午定时给予氨鲁米特 6mg/(kg·d)，每次给药均以蒸馏水调整体积为 20ml，连续 15 天。

【模型特点】

模型组动物出现体重减轻、体温下降，出现拱背，毛发卷曲、稀疏而无光泽，摄食减少，对外界刺激反应迟钝，活动减少、委靡不振等症状，子宫内膜组织学观察示卵巢无成熟卵泡，子宫内膜菲薄，阴道上皮角化细胞指数低，血浆 β-EP 含量显著下降。

本实验模型家兔的表现兼备了阳虚和肾虚证共有的证候，表现出的全身功能减退，尤其是内分泌功能低下的征象，可以作为肾阳虚动物模型。

【模型应用】

本模型可应用于肾阳虚证证候研究和相关方药研究。造模时，家兔灌胃须用开口器，为防止药液误灌入肺和气管，宜先将胃管外置端置于水杯内，观察无气泡冒出，确认插管是否成功。

(八) 锁阳灌胃法

【造模机制】

锁阳为辛热壮阳之品，过量将造成肾阳虚衰，故本实验选用锁阳作为复制肾阳虚证动物模型的造模药物。

【造模方法】

1. 动物 昆明种小鼠，雄性。

2. 给造模小鼠灌胃锁阳水提物 10ml/(kg·d)，连续 9 天(或延长至 18 天)。

【模型特点】

模型小鼠体重增长率、胸腺和睾丸湿重、游泳存活时间均明显下降；血浆睾酮及皮质醇浓度显著降低；睾丸曲精细管近基底部的精母细胞分裂相明显减少，包皮腺组织切片显示，成熟腺细胞明显减少。

锁阳模型小鼠显示出下丘脑 - 垂体 - 肾上腺皮质轴功能受损的病理特征，具备了阳虚证病理模型的基本特点，从耐受性强、造模死亡率低等优势来看，优于其他肾阳虚动物模型。

【模型应用】

本模型可应用于以下丘脑 - 垂体 - 肾上腺皮质轴功能指标为观察指标的肾阳虚证证候研究和相关方药研究。家兔灌胃须用开口器，为防止药液误灌入肺和气管，宜先将胃管外置端置于水杯内，观察无气泡冒出，确认插管是否成功。

第七节 中医六腑病证动物模型

Section 7 Disease and Zheng animal models of six Fu-organs in TCM

中医六腑病证动物模型(disease and Zheng animal models of six Fu-organs in TCM)的研制起步较晚，研究报道较少，文献散见于中医基础理论六腑生理、病理研究，温病湿热证和其他病证结合模型研究，主要是通过模拟中医传统病因症状，结合化学、生物因素建立动物模型，根据客观指标和药物反证为依据评价造模的成败，这类动物模型的研制，已经获得一些成功的经验，且为腑病学说的研究提供了一些新的实验方法。但在有些方面还有待进一步完善和提高，如在模型方法的设计上应尽可能靠近中医传统病因，在症状诊断上要制定符合动物特性的统一的病证诊断标准，在客观指标的确定上应根据中医理论选择与腑病学说相关性更高、特异性更强的实验指标，在反证方药的选择上应力求标准化。目前关于中医胆腑、小肠、三焦的动物模型复制方法尚未见报道。六腑病证动物模型研究技术的改进，对于揭示腑证理论的本质，探索腑病学说的新理论，寻求腑病治疗的新方法，将发挥重要作用。

第八节　中医脏腑兼证动物模型

Section 8　Animal models of organ-combined Zheng in TCM

人体各脏腑之间是一个有机联系的整体，凡两个或两个以上脏腑同时发病者，称为脏腑兼病。脏腑兼病在临床上甚为多见，证候也较为复杂，但有关其在中医病证动物模型方面的研究则起步较晚，大约始于20世纪70年代末，文献报道相对较少。脏腑兼证动物模型并不等同于两个或两个以上脏器证候造模方法的简单相加，而应理解其在病理上存在的内在联系和相互影响的规律，如具有表里关系的脏腑之间，脏与脏之间的生克乘侮关系等。因此，在复制中医脏腑兼证动物模型（animal models of organ-combined Zheng in TCM）时，应当注意脏腑之间有无先后、主次、因果、生克等关系，采取恰当的造模方法，才能模拟出比较接近临床证候的动物模型。在各脏腑兼证动物模型中，以肝郁脾虚证动物模型研究较多，自1979年湖南医学院第一附属医院中医基础理论研究室首次采用四氯化碳皮下注射法建立肝郁脾虚证动物模型后，相继报道了饮食偏嗜与四氯化碳注射结合法、夹尾激怒加苦寒泻下法、灌胃食醋加限制动物活动加水浸应激法大鼠肝郁脾虚证动物模型。

（一）心肾阳虚证动物模型

心肾阳虚证是心肾两脏阳气虚衰，阴寒内盛所表现的证候。常见造模方法有甲状腺切除与多柔比星腹腔注射法等。

甲状腺切除与多柔比星腹腔注射法

【造模机制】

多柔比星（ADR）可造成心肌的氧自由基（OFR）损伤，对心肌组织的亲和力明显高于其他组织，甲状腺切除可导致能量代谢障碍、血流动力学改变、交感肾上腺髓质系统激素分泌增加等。通过切除大鼠双侧甲状腺致肾阳虚后，再持续注射ADR以造成大鼠亚急性心肌损伤，以复制心肾阳虚证动物模型。

【造模方法】

1. 动物　SD大鼠。

2. 将造模动物以1%异戊巴比妥钠10ml/kg腹腔注射麻醉后，切开皮肤，剥离肌肉，仔细分离双侧甲状腺并切除，缝合肌肉、皮肤，术后10天，腹腔注射0.02%多柔比星10ml/kg，每周2次，共3周。

【模型特点】

模型动物出现精神欠佳，动作迟缓，蜷缩，毛疏松，无光泽，且随多柔比星注射次数的增多、时间的延长，动物心率变快，呼吸困难，部分动物出现稀便。左心室收缩压（LVSP）、左心室压力上升和下降最大速率（$\pm dp/dt_{max}$）均显著降低，总T_3、总T_4显著下降，TSH增高；心肌纤维颗粒变性且部分横纹不清，部分肺泡壁瘀血，含铁血黄素沉着，肺泡壁内有心衰细胞；心肌纤维轻、中度肿胀，线粒体轻度肿胀，嵴有断裂，个别线粒体膜破裂，细胞间质轻度肿胀。

本造模方法简单，易于操作，可重复性强，并将模型动物表现出的左心室功能减退体征及肾阳虚证所伴有的甲状腺功能低下表现等相结合，建立了类似临床心肾阳虚证动物模型。

【模型应用】

本模型可应用于心肾阳虚证证候研究和相关方药研究。造模时，腹腔注射须熟练操作，避免药液误注入肠道、膀胱等脏器；盐酸多柔比星注射剂量须准确，动物造模给药时间须固定；手术应采取无菌微创操作技术。

（二）肝郁脾虚证动物模型

肝郁脾虚证是指因肝失疏泄而影响脾胃气机升降和运化功能所表现出的以胸胁痛、腹胀、便溏等为主症的证候。常见造模方法有灌胃食醋、铁筒限制动物活动加水浸应激法，高脂饲料加四氯化碳注射法，夹尾激怒加苦寒泻下法，四氯化碳皮下注射法等。

【造模机制】

1. 灌胃食醋、限制活动加水浸应激法　根据"味过于酸，肝气以津，脾气乃绝"，灌胃食醋造成动物脾虚，以铁筒限制加水浸使动物不能随意运动造成肝郁。食醋、限制活动加水浸应激法可造成肝郁脾虚证动物模型。

2. 高脂饲料加四氯化碳注射法　采用饮食偏食结合经典四氯化碳注射损伤肝脏的方法，建立肝郁脾虚证动物模型。

3. 夹尾激怒加苦寒泻下法　大黄苦寒泻下，耗伤脾气造成脾虚，同时用慢性夹尾激怒法造成肝郁，施加两种因素造成肝郁脾虚证动物模型。

4. 四氯化碳皮下注射法　四氯化碳毒性较强，可造成肝脏损伤，类似临床肝郁脾虚的主要证候，故以四氯化碳皮下注射建立肝郁脾虚证动物模型。

【造模方法】

1. 灌胃食醋、限制活动加水浸应激法

(1) 动物：SD 大鼠。

(2) 将造模大鼠禁食 24 小时后，按 20ml/kg 灌胃山西白醋，1 次 / 天，然后将大鼠置于自制铁筒中限制活动，将大鼠连同限制铁筒一起置于盛水铁箱中，以水深至大鼠剑突为度，使大鼠于水中直立 4 小时，1 次 / 天，造模时间为上、下午交替进行，连续造模 10 天。

2. 高脂饲料加四氯化碳注射法

(1) 动物：SD 大鼠。

(2) 将造模大鼠喂饲普通饲料 1 周后，改投高脂饲料和 30% 乙醇，每日皮下注射 50% 四氯化碳蓖麻油 3ml/kg，连续 12 天，从第 13 天起每周 2 次，共 8 次。

3. 夹尾激怒加苦寒泻下法

(1) 动物：Wistar 大鼠。

(2) 先将攻击组大鼠每笼放 1 只，用尖端包裹纱布的大弯止血钳夹住攻击大鼠的尾巴，该大鼠暴怒与其他大鼠撕打，间接激怒全笼大鼠，以间接激怒大鼠为实验用鼠，每次刺激 30 分钟，每天 3 次，以不破皮流血为度；3 天后加用大黄浸液 1.5ml 灌胃，每天 2 次，夹尾改为每天 2 次，每次 15 分钟，连续 10 天；造模阶段共 13 天。

4. 四氯化碳皮下注射法

(1) 动物：SD 大鼠。

(2) 实验第 1 天及第 4 天腹部皮下注射纯四氯化碳花生油溶液，每次剂量 5ml/kg（也可腋窝皮下注射，每周 2 次，共 4 周，首次剂量加倍）。

【模型特点】

1. 灌胃食醋、限制活动加水浸应激法　模型大鼠出现一般状态较差，被毛蓬松、枯萎、叫声尖细、贴边、扎堆、反应迟缓，抓取时挣扎无力，啃咬铁筒声由强减弱，摄食量、自发活动、体重减少，腹围指数变大，大便稀软，甚至溏泻，肛周污秽，胃残留率增加、小肠推进率减慢。模型大鼠胃电振幅和胃肠肌条张力明显降低，下丘脑和空肠中 5-HT 明显升高，血中胃肠激素水平紊乱，胃肠组织与胃肠细胞超微结构病理损害明显。

本造模方法根据中医传统病因理论设计，方法简便，易于操作，模型动物表现符合肝郁脾虚证型，并建立了较为规范、系统的评价体系，模型成功率高，稳定性及可重复性强，值得推广与借鉴。

2. 高脂饲料加四氯化碳注射法　模型动物出现便溏、纳呆、少动、毛色枯涩、消瘦等证候；血清丙氨酸氨基转移酶（ALT）、羟脯氨酸（HYP）含量明显升高，白蛋白（Alb）明显下降；肝小叶结构异常，肝细胞普遍变性、坏死，细胞质内脂点集聚，少数细胞胞质疏松、肿胀或气球样变；肝细胞体积增大，细胞核固缩，边缘出现凹陷，肝细胞内结构紊乱，染色质稀疏散在，核仁不明显，线粒体肿胀变性，嵴平坦，粗面内质网扩张，汇管区有明显的成纤维细胞增生，并见大量胶原纤维。

本方法为复合造模，模型较为稳定，可重复性较强。

3. 夹尾激怒加苦寒泻下法　造模动物于夹尾 3 天内兴奋、激惹、厮打或嘶叫。加灌胃大黄浸液后自第 2 天起模型大鼠除纳食减少、活动减少、挣绊减弱，且呈递增之势；至造模 13 天大鼠均出现纳食少、活动少、扎堆、嗜睡、蜷卧、拱背、毛发枯而蓬乱不泽、淡漠、对外界刺激基本较少兴奋，偶则烦躁不宁、抓耳乱窜、情绪不稳定、肛门污秽、体重减轻等肝郁脾虚之状；动物血清 NO 降低，内皮素 -1（ET-1）值升高。

本方法采取先肝郁后脾虚的造模中医病因方法建立肝郁脾虚证动物模型，方法操作简单，易于重复，但是未能反映出肝病及脾的自然发病传变过程。

4. 四氯化碳皮下注射法　模型动物体毛干燥，眼睛常闭，食欲降低，体重减轻，大便变软、色变浅；肝细胞坏死不明显，有显著的脂肪性变，此区域细胞中 RNA 反应阴性，糖原减少，结缔组织增生，轻度炎症细胞浸润；肠道黏膜表面多数溃疡，黏膜下层明显水肿及炎症细胞浸润，微绒毛水肿，黏膜上皮细胞内 RNA 细胞顶端碱性磷酸酶活性降低，脂肪小粒明显减少，肌层无明显变化。肝脏灌流速度明显延长，血清 BSP 潴留增高。

本方法以四氯化碳皮下注射建立肝郁脾虚证动物模型出现类似的主要证候，但是模型动物肝细胞损伤明显又与临床肝郁脾虚证有一定差距。

【模型应用】

1. 灌胃食醋、限制活动加水浸应激法　本模型可应用于脾虚肝郁证证候研究和相关方药研究。造模时，食醋的酸度必须注意控制，食醋首次用量加倍，以后减量为 10ml/kg；水温控制于 18~22℃；注意保持室温恒定，动物水浸取出后应擦干，防止动物死亡。

2. 高脂饲料加四氯化碳注射法　本模型可应用于脾虚肝郁证证候研究和相关方药研究。造模时，注意高脂饲料的准确配方比例及控制乙醇浓度；注意动物皮下注射处消毒，注射前最好脱毛处理，防止多次注射感染。

3. 夹尾激怒加苦寒泻下法　本模型可应用于脾虚肝郁证证候研究和相关方药研究。造模时，钳夹的攻击大鼠易造成躯体损伤，不能作为模型动物；对造模大鼠的刺激时间和次数必须相对固定。

4. 四氯化碳皮下注射法　本模型可应用于脾虚肝郁证证候研究和相关方药研究。造模时，动物皮下注射 10% 四氯化碳花生油溶液的剂量、部位均须固定，注射后轻压针孔处，防止溶液溢出；掌握好四氯化碳的注射时间。

（三）肝肾亏虚证动物模型

肝肾亏虚是指肝肾两脏亏虚，以头晕目眩、失眠多梦、腰膝酸软、男子遗精、女子经少等为主症的证候。造模方法主要有左旋谷氨酸单钠注射加肝部分切除法、运动性疲劳法等。

【造模机制】

1. 左旋谷氨酸单钠注射加肝部分切除法　肝肾精血相互化生，在肾阴亏虚肝失所养、肝血不足的病理基础之上，再切除大部分肝脏，必然导致肝脏精血在短时间内大量亏损，反过来又进一步导致肾精亏虚，形成恶性病理循环，导致肝肾精血亏虚证的发生，造成肝肾亏虚证动物模型。

2. 运动性疲劳法　运动训练超过一定程度就会导致疲劳，“劳则伤气，气伤必及精”，强力运动后精、气、血的耗损必将导致肝功能下降，从而导致肝肾亏虚证，造成肝肾亏虚证动物模型。

【造模方法】

1. 左旋谷氨酸单钠注射加肝部分切除法

（1）动物：Wistar 新生大鼠。

（2）大鼠于出生后第 2、4、6、8、10 天皮下注射左旋谷氨酸单钠每次 4mg/kg。28 天后离乳，分笼饲养，光照时间 12 小时，温度 24℃左右，动物自由饮水摄食。

2. 运动性疲劳法

(1) 动物:日本大耳白兔,体重 3.0~3.5kg,10~12 月龄。

(2) 将造模动物放在由两根不同极性的金属条构成的面积为 85cm×160cm 的金属栅栏上,电刺激器向金属栅栏放电,动物为了逃避电刺激产生跳跃和奔跑而引起剧烈运动。动物放入电刺激笼,训练量为 15 秒刺激一次,刺激时间为 0.2~0.5 秒,动物受刺激后沿刺激笼跑跳数步并转弯。每天训练 120 分钟,每组训练 60 分钟后休息 20 分钟,每周训练 6 天,连续训练 3 周。

【模型特点】

1. 左旋谷氨酸单钠注射加肝部分切除法 模型大鼠出现神疲乏力,活动量明显减少,口唇、耳郭和尾巴苍白,爪甲枯燥,雄性大鼠睾丸萎缩,雌性大鼠阴道迟开等,肝再生度、肝细胞分裂指数(%)、肝重 / 体重比值、骨髓有核细胞增生度、外周血红细胞计数和血红蛋白均显著下降;下丘脑弓状核神经元明显减少,星状胶质细胞明显增多;神经元核染色质边集、核浓染、核固缩、细胞核膜不规整和胞质浓缩。本模型出现了肝肾亏虚证的主要证候,可作为肝肾亏虚证动物模型。

2. 运动性疲劳法 模型动物体重、血中睾酮含量、血红蛋白含量明显下降,血液流动性降低,骨和腱慢性劳损,骨骼变形加大,产生疲劳性骨膜炎;肌腱韧带应力松弛明显增加,关节软骨平衡剪切模量下降,表明疲劳已累及肝肾,造成了“肝肾亏虚”。

【模型应用】

1. 左旋谷氨酸单钠注射加肝部分切除法 本模型可应用于肝肾亏虚证证候研究和相关方药研究。造模时,注意初生乳鼠的喂养和护理;坚持无菌操作,并于上午 8~12 时进行手术,以避免昼夜节律对肝再生的影响。

2. 运动性疲劳法 本模型可应用于肝肾亏虚证证候研究和相关方药研究。造模时,注意电刺激强度的控制,防止造成动物躯体损伤。

(四) 肝肾阴虚证动物模型

肝肾阴虚证是指由于肝肾阴液亏虚,阴不制阳,虚热内扰所表现的证候。主要造模方法有长期束缚激怒结合铃声刺激法、化学药物法、温燥药物法等。

【造模机制】

1. 长期束缚激怒结合铃声刺激法 通过长期束缚激怒大鼠结合铃声刺激法耗伤动物肝肾阴液,造成肝肾阴虚证模型。

2. 化学药物法 通过四氯化碳造成肝损伤,通过甲状腺素和利血平造成肾阴虚证,从而造成肝肾阴虚证。

3. 温燥药物法 通过温燥药物造成阴液亏虚,从而造成肝肾阴虚证。

【造模方法】

1. 长期束缚激怒结合铃声刺激法

(1) 动物:SD 大鼠,雄性,体重 200~220g。

(2) 将造模大鼠用宽布条束缚双后肢,立式固定于网笼底盖上,每两只一笼,以引起明显激怒(表现为粗叫,站立对峙和扭打、撕咬等),首次维持应激 20 分钟,以后隔日增加 10 分钟,共 20 天。于实验第 21、22 天上午间断给予铃声刺激 20 分钟,每次 2 分钟,作为新的刺激。

2. 化学药物法

(1) 动物:SD 大鼠,雄性,体重 200~240g。

(2) 第 3 天按 5ml/kg 皮下注射 10% CCl_4 花生油 1 次,每日按 10ml/kg 灌服甲状腺素和利血平混悬液 1 次,共 20 天。

3. 温燥药物法

(1) 动物:SD 大鼠,雄性,体重 200~240g。

(2) 服温燥药浓缩液(熟附片、吴茱萸、肉桂、细辛按 2∶2∶1∶1 的比例混合,15g/kg,共 20 天。

【模型特点】

1. 长期束缚激怒结合铃声刺激法　造模大鼠体重明显减轻，皮毛干燥无泽，饮水量有所增加；小便短黄，大便干结，肛温有上升趋势；FT_3、FT_4均显著降低，血清rT_3水平显著增高，血清、垂体TSH均显著降低，下丘脑TRH水平明显升高。

束缚双后肢以引起动物激怒，避免了大剂量给药造成的急性肝损伤和肝中毒，使动物模型制作更接近于临床情志失调而致病的特点。

2. 化学药物法　大鼠明显消瘦，活动减少，竖毛少泽，弓背，大便虽成形，但有较多水分，2周后转为正常或偏干；食量1周以内微多，2周后则微少。血浆cAMP水平下降，E_2/T值升高。

本模型临床表现与肝肾阴虚一致，但造模机制与中医病因无关。

3. 温燥药物法　大鼠活动增多、急躁，大便正常，1周以后食量偏多。从造模第1天饮水量明显减少。血浆cAMP水平下降，E_2/T值升高。

本模型临床表现与肝肾阴虚一致。

【模型应用】

1. 长期束缚激怒结合铃声刺激法　本模型可应用于肝肾阴虚证证候研究和相关方药研究。造模时，用宽布条束缚大鼠双后肢的松紧度要适宜，以免造成动物后肢坏死；铃声刺激时间及分贝高低应当量化。

2. 化学药物法　本模型可应用于肝肾阴虚证证候研究和相关方药研究。

3. 温燥药物法　本模型可应用于肝肾阴虚证证候研究和相关方药研究。

(五) 脾肾阳虚证动物模型

脾肾阳虚证是指脾肾阳气亏虚，温化失权，表现以泄泻或水肿为主症的虚寒证候。主要造模方法有苦寒泻下法等。

苦寒泻下法

【造模机制】

用中药大黄的苦寒泻下作用损伤脾胃阳气，“泄泻不愈，必自太阴传于少阴”，久泻必由脾传肾，造成脾肾阳虚证动物模型。

【造模方法】

1. 动物　昆明种小鼠，雄性。

2. 将造模动物采取每只小鼠单独喂养法，每日分次定时供给造模饲料3g(含相当于1g生大黄的煎出液)，连续7~9天。

【模型特点】

模型小鼠出现懒动嗜卧，行动迟缓无力，形体蜷缩，甚至发抖，毛色枯槁，腰脊疲惫，便泻脱肛，纳呆及腹胀，形体日渐消瘦，体重明显减轻，耐寒力降低，机体免疫力降低。腹壁变薄，肌肉薄瘦，皮下与大网膜脂肪减少，胃肠充气扩张，黏膜充血水肿，小肠绒毛变短、甚至脱落。本模型造模方法简单，易于重复，早期属于脾胃虚证，后期动物又出现形寒畏冷、耐寒力低下、毛色枯槁及腰脊无力等肾阳虚证，反映出本模型的动态变化过程。

【模型应用】

本模型可应用于脾肾阳虚证证候研究和相关方药研究。造模时，个别动物在造模后期因衰竭死亡，注意适当增加样本量；造模饲料必须准确给予。

(六) 肾虚肝郁证动物模型

肾虚肝郁证是指肾元不足，造成肝气郁结所表现的证候。主要有氢化可的松加夹尾刺激法。

氢化可的松加夹尾刺激法

【造模机制】

采用经典氢化可的松致肾虚，结合夹尾刺激致肝郁，建立肾虚肝郁证动物模型。

【造模方法】

1. 动物　Wistar大鼠，雄性。

2. 将动物严格消毒后，大鼠臀部肌内注射氢化可的松 2mg/d，连续 15 天；自第 16 天起改为以大弯止血钳夹尾刺激，3 次 / 天，每次 30 分钟，连续 7 天。

【模型特点】

模型大鼠出现体毛竖立、喜扎堆、大便稀或不成形，兼见急躁易怒、对外界刺激敏感等表现；精囊腺、前列腺和包皮腺湿重降低，阴茎勃起潜伏期延长，射精时间缩短，TXB_2 水平及 6-keto-$PGF_{1\alpha}/TXB_2$ 比值升高。

本模型用氢化可的松造肾阳虚，夹尾激怒造肝郁证，复合运用两种因素建立的肾虚肝郁证动物模型。

【模型应用】

本模型可应用于肾虚肝郁证证候研究和相关方药研究。造模时，大鼠臀部肌内注射部位应严格消毒，防止感染；钳夹鼠尾刺激法可能导致动物躯体损伤，应予注意。

第九节 中医伤寒证候动物模型

Section 9 Animal models of exogenous febrile Zheng in TCM

中医伤寒证候动物模型（animal models of exogenous febrile Zheng in TCM）主要是指根据六经辨证体系确定的六种病证及其主要常见证候的动物模型。目前常用大鼠、家兔等动物复制胸胁苦满证、土燥水竭证、蓄血证、太阴病证、少阴病心肾阳虚水停证等中医证候动物模型。但太阳病证、少阳病证和厥阴病证动物模型复制的方法有待探索，建议中医表证动物模型及解表方药药理研究动物模型作为太阳病证动物模型的补充，中医肝郁证、肝郁脾虚证及疟病等动物模型作为少阳病证动物模型的补充，蛔虫病及某些危重病证的造模方法作为厥阴病证动物模型的补充。

一、胸胁苦满证动物模型

胸胁苦满为《伤寒论》中记载的一个重要证候，是由于肝气郁结，肝失疏泄，气机不畅而致肝经所过之胸胁部位发生胀闷疼痛，其发生机制主要为邪气入于少阳，经气不利。主要造模方法有局部注射四氯化碳、苯肼、氢氧化钠、盐酸及留针法等。

局部注射四氯化碳、苯肼、氢氧化钠、盐酸及留针法

【造模机制】

根据临床胸胁苦满证多见于弥漫性肝炎及膈肌炎症的特点，采用局部注射四氯化碳、苯肼、氢氧化钠、盐酸及留针法等造模因素，复制家兔胸胁苦满证的动物模型。

【造模方法】

1. 动物 中国家兔。

2. 将家兔采用以下方法进行造模：方法一：分别于左膈肌边缘及中央、肝右叶被膜及肝右叶(作 45° 角)等部位刺入两根针(粗 0.5mm、长 4mm)，并留针两周。方法二：皮下注射四氯化碳 0.3ml，隔日 1 次，连续 4 次。方法三：连日皮下注射苯肼。方法四：肝左叶注入 10% 氢氧化钠及肝右叶注入 10% 盐酸等。

【模型特点】

造模后动物季肋部出现浮肿带，严重者膈肌边缘部发生病变，局部组织纤维化，肝脏出现损害，类似于伤寒论胸胁苦满证表现。本造模方法针刺造模具体位置难以把握，须多次预实验摸索才能掌握。

本造模方法报道较早，模拟了临床弥漫性肝炎及膈肌炎症即间叶系统的免疫性炎症，具有一定的代表意义。

【模型应用】

本模型可应用于胸胁苦满证证候研究和相关方药研究。皮下注射四氯化碳、苯肼等方法与肝郁证动物模型等较为相似，须建立鉴别评价体系。

二、土燥水竭证动物模型

土燥水竭证是指体内糟粕阻滞，热邪、阴津严重耗伤出现的证候。主要造模方法有碱式碳酸铋、呋塞米和大肠埃希菌内毒素联合造模法等。

碱式碳酸铋、呋塞米和大肠埃希菌内毒素联合造模法

【造模机制】

碱式碳酸铋为收涩之品，服用后造成动物腑气不通，同时采用大肠埃希菌内毒素攻毒造成动物热毒炽盛，呋塞米导致阴津耗伤。采用碱式碳酸铋、呋塞米和大肠埃希菌内毒素联合造模的方法，可复制土燥水竭证动物模型。

【造模方法】

动物　青紫兰家兔，雌兔未孕。

【实验方法】

模型动物于实验前48小时将碱式碳酸铋粉末2g/(kg·d)分2次拌入饲料中，喂养2天；禁水24小时，然后在自然状态下耳缘静脉注射呋塞米注射液13.33mg/kg，1小时后同法注入等量呋塞米，2小时以后，再由耳缘静脉注射大肠埃希菌内毒素，剂量为20μg/kg。

【模型特点】

家兔出现腹部灼热胀满而硬，大便硬结或无大便，呼吸急促，口渴，眼结膜充血明显，眼球转动不灵活，甚至眼闭不睁，精神委靡，反应迟钝，腰大肌至臀部皮下可见点、片状出血灶，舌面干燥而红；在基础体温基础上体温升高1.6~2.2℃，腹围增加2.3~3.5cm；心、肺、肝、脾和胃肠出现瘀血、出血、坏死等病理改变。

本造模方法报道较早，模拟了临床弥漫性肝炎及膈肌炎症即间叶系统的免疫性炎症，具有一定的代表意义。

【模型应用】

本模型可应用于土燥水竭证证候研究和相关方药研究。造模时，注意内毒素攻毒剂量和攻毒次数，攻毒剂量过大或次数增加动物易死亡，攻毒剂量过小则不能复制出土燥水竭证模型；实验前连续2次测定基础体温，并应随机分组。

三、蓄血证动物模型

蓄血证是指太阳之邪化热内传或阳明邪热与瘀血互结，出现口渴喜饮、少腹胀满等热瘀互结的症状。主要造模方法有内毒素注射法等。

内毒素注射法

【造模机制】

采用内毒素作为致毒因子，诱发动物出现外感热病发展过程中的病理变化，造成蓄血证大鼠动物模型。

【造模方法】

1. 动物　SD大鼠，体重180~220g。
2. 按Schwartzman反应原理，采用间隔24小时重复致毒的方法，两次注入内毒素(剂量为40.0~50.0μg/kg)。

【模型特点】

造模后大鼠出现发热，体温升高1.0℃以上，同时出现眼结膜充血等“热象”。全血黏度、血浆黏度、血细胞比容、纤维蛋白原含量明显增高，PT、APTT明显缩短。

【模型应用】

本模型可应用于土燥水竭证证候研究和相关方药研究。本造模方法与温病卫气营血系列造模方法有相似之处，应从中医病因、攻毒因素的使用等方面加以鉴别。造模时，造模大鼠注入内毒素量须准确；不同内毒素需要进行预实验。

四、太阴病证动物模型

太阴病属里虚寒湿证型，临床主要表现为腹满、食不下、自利、口不渴，时腹自痛等症状。主要造模方法有苦寒泻下法等。

苦寒泻下法

【造模机制】

根据太阴病的形成特点，大承气汤苦寒攻下可严重损伤动物太阴脾胃阳气，灌胃零度冰水重伤中阳，造成太阴病证动物模型。

【造模方法】

1. 动物　Wistar 大鼠，雄性。

2. 造模大鼠前 2 天每次每只灌胃 200% 大承气汤煎液 2ml，2 次 / 天，第 3~9 天改为上午灌胃大承气汤 2ml，下午灌胃 0℃冰水每只 2ml，造模时间共 9 天。

【模型特点】

造模动物出现腹泻、伏卧、闭目、竖毛、饮水摄食减少、肠胀气，体温、足趾温度及耐寒能力明显下降，小肠推进功能降低，血清淀粉酶活性及腹腔巨噬细胞吞噬功能降低。

本模型在特定条件下，集中反映了太阴病的病变特点和本质，基本符合太阴“脏有寒”病变特点。

【模型应用】

本模型可应用于太阴病证证候研究和相关方药研究。造模时，应注意造模因素——大承气汤的浓度、剂量及冰水的容量，维持模型稳定；模型动物存在自愈倾向，在造模中应注意。

五、少阴病心肾阳虚水停证动物模型

少阴病属于全身性虚寒证，临床主要见恶寒、四肢冷、下利清谷，但欲寐、脉微细等症状。心肾阳虚水停证是其主要证型之一。主要造模方法有寒凉药灌胃加冠状动脉结扎法。

寒凉药灌胃加冠状动脉结扎法

【造模机制】

给动物灌服过量的寒凉药损伤太阴脾胃阳气，通过延长造模时间，使太阴病不愈转为少阴病，同时采用冠状动脉结扎法复制充血性心力衰竭，从而建立少阴病阳虚水停证动物模型。

【造模方法】

1. 动物　新西兰兔，体重 2.5~3.5kg。

2. 将家兔在实验室内适应性饲养 3~10 天，自由进食与饮水。将造模家兔灌服寒凉药石膏、知母水煎液 7ml/(kg·d)，连续 7 天。第 8 天在无菌条件下操作，沿胸骨左缘切开皮肤、肌肉，剪断第 2、3 根肋骨，用开胸器撑开，暴露出心脏，夹住心耳，稍提起，暴露冠状动脉，在冠状动脉起始部下 0.5cm 处，用丝线结扎左冠状动脉前降支，为防止存在侧支循环，再在结扎处的下方约 1cm 处再行结扎，然后用血管分离钳分离主动脉，用自制升主动脉缩窄环套住主动脉，使两端相接，环的长度较升主动脉周径的 2/3 长 1~2mm，关闭心包膜，缝合切口。

【模型特点】

动物在造模过程中死亡约 1/3，其余 2/3 动物在造模 7~10 天后出现蜷卧，活动减少，毛发枯燥，嘴及耳部发绀，足部水肿，四肢皮肤温度明显下降。剖检模型动物见结扎处心肌坏死，其他处心肌肥厚，肝脏出现瘀斑。左心室、心重 / 体重指数均有所升高。有创心功能检测发现造模动物左心室内压明显上升，左心室内压最大上升速率明显增加。

本动物模型的症状表现和客观指标变化与少阴病阳虚水停证相似，可作为少阴病阳虚水停证动物模型。

【模型应用】

本模型可应用于少阴病证证候研究和相关方药研究。造模时，要求技术熟练和多次预实验摸索；应降低死亡率，防止动物感染。

第十节　中医温病证候动物模型

Section 10　Animal models of epidemic febrile diseases in TCM

温病证候动物模型主要包括卫、气、营、血证候，厥脱证候，湿热证候等动物模型。目前常用大鼠、家兔、猕猴等动物复制卫分证、气分证、营分证、血分证、气营两燔证、气血两燔证、温病厥脱证、湿热证等中医证候动物模型。但其造模方法与传统温病理论和临床实际存在一定差距，应加强研究，尤其在复制中医温病证候动物模型（animal models of epidemic febrile diseases in TCM）时应积极考虑复合因素的影响，如气象因素、饮食因素、生物性致病因子、动物体质差别等不容忽视。

一、卫分证动物模型

卫分证是指温邪初犯人体肌表，导致卫气功能失调而引起的证候。主要造模方法有肺炎双球菌注射法等。

肺炎双球菌注射法

【造模机制】

《温热经纬·外感温热篇》“温邪上受，首先犯肺”，肺炎双球菌液滴入动物鼻内模拟外邪袭肺，可复制卫分证动物模型。

【造模方法】

1. 动物　日本大耳白兔。

2. 菌液配制　将肺炎双球菌标准株接种于血清肉汤培养基中增菌培养，37℃ 16~18 小时后取出培养液少许，转种于血液琼脂培养基上，37℃孵育 16~18 小时后取出，用生理盐水将菌落洗下，收集于无菌试管中，与麦氏比浊计数，筛选出最佳浓度 12×10^9/ml，配制菌液 20ml 备用。接种：用 3% 丁卡因 0.2ml 滴鼻，1 分钟后检查麻醉情况，若喷嚏反射消失，造模动物在无菌条件下，用吸管按每千克体重吸收 0.4ml 菌液滴入鼻内。

【模型特点】

造模动物感染细菌后 2 小时体温开始升高，4 小时后升高到 39.8℃，并出现典型的卫分证候，见蜷卧、耸毛、舌面湿度降低、懒动、食少、耳血管收缩、舌边尖红、脉浮数，以后体温维持在 40℃上下，卫分证的症状有不同程度减轻或消失。淋巴细胞转化率和溶菌酶均显著升高。模型动物气管黏膜及黏膜下有多量炎症细胞浸润，气管及肺轻至中度充血、出血，肺泡壁水肿变厚，肺泡腔内有少量浆液性渗出和少量变性坏死的脱落细胞。

本模型不仅具备卫分证的基本特征，且使其病程时间延长，为进行气分证的实验研究创造了条件。

【模型应用】

本模型可广泛应用于卫分证及相关方药研究中。动物接种菌苗前，一定要麻醉动物致喷嚏反射消失；菌液接种剂量要准确。

二、气分证动物模型

气分证是温热病邪浸入脏腑，正盛邪实，正邪剧争，阳热亢盛的里热证，常见发热不恶寒反恶热，口渴、心烦、尿赤，舌红苔黄、脉数等表现。常见造模方法有内毒素注射法、细菌注射法等。

（一）内毒素注射法

【造模机制】

采用大肠埃希菌内毒素作为致毒因素，诱发动物出现外感热病发展过程中的病理变化，造成气分证动物模型。

【造模方法】

1. 动物　健康大耳白兔。

2. 将造模动物 1 次性耳缘静脉注入大肠埃希菌内毒素液 1ml/kg。

【模型特点】

模型动物体温升高，WBC 升高，RBC 下降，PLT、RBC、WBC、MPAG、PT、KPTT、PLg、3P 各项实验指标均有显著变化。

【模型应用】

造模动物可广泛应用于气分证及相关方药研究中。造模后，大肠埃希菌内毒素给药剂量须准确；应注意大肠埃希菌内毒素所致家兔发热具有双峰现象，从而确定气分证造模时间。本模型症状表现属温病气分证，但卫气营血证之间的转变应高度重视。

（二）细菌注射法

【造模机制】

采用肺炎双球菌作为致毒因素，诱发动物出现外感热病发展过程中的病理变化，造成气分证动物模型。

【造模方法】

1. 动物　中国家兔。

2. 将造模动物 1 次性耳缘静脉注射菌液 0.25ml/kg。

【模型特点】

造模动物接种肺炎双球菌 4 小时后，体温开始上升，出现耸毛、懒动、畏寒、蜷曲、呼吸加快、舌边尖红、脉搏增速；8 小时体温继续升高，表现为喘促气急、鼻翼扇动、躁动不安、拒食、痰鸣音、湿啰。

本模型基本符合温病邪热壅肺证的辨证要点，采用气管内接种法造模，便于控制菌液的浓度及数量，简便易行，模型持续时间较久。

【模型应用】

造模动物可广泛应用于气分证及相关方药研究中。造模菌液量应准确；气管内接种应注意方法，避免阻塞动物气道。

三、气营两燔证动物模型

温病的发展具有卫、气、营、血的层次特点，营分证往往由气分证演变而来，温病气营传变是气分证向营分证转变的病理演变和证型转化过程。气营两燔证是指温病邪传气分，又内陷营分，以致形成气分邪热未解、营分热毒又盛的证候。

（一）内毒素注射法

【造模机制】

采用大肠埃希菌内毒素作为致毒因素，诱发动物出现外感热病发展过程中的病理变化，造成气营两燔证动物模型。

【造模方法】

1. 动物　日本大耳白兔。

2. 将造模动物于实验前 2 小时放入人工造模箱中，每隔 1 小时测直肠温度，取 3 次平均值为基础体温。每只家兔由耳缘静脉注射内毒素（2μg/kg）生理盐水溶液 1ml，攻毒 2 小时后测温一次；攻毒 8 小时后，家兔直肠温度超过基础体温 1.5℃时，心脏取血并抽取脑脊液检测相应指标；攻毒 16 小时后家兔再次取血及脑脊液检测相应指标，同时空气注射法处死动物。

【模型特点】

注射内毒素 30 分钟左右，家兔开始发热，并出现耸毛、蜷缩，2 小时后体温升高较明显，呼吸急促，部分家兔出现稀便。8 小时左右，体温升高最为显著，兔耳从根部逐渐发热，血管扩张充血，耳郭发红，球结膜轻度充血，皮肤、四肢触之灼热，躁动，渴喜饮水，心率加快，呼吸急促；16 小时后动物出现营分症状。体温反应指数（TRI）、PGE_2 含量、C_3b-YC 结合率等指标变化显著。

该模型在病理过程及症状表现方面符合中医临床，反映了温病发病过程的动态过程，在攻毒 8 小时后为气分证，攻毒 16 小时后为营分证，攻毒 8~16 小时后为气营传变过程。

【模型应用】

本模型可广泛应用于气营传变证及具有透气转营等功效的方药研究中。造模家兔宜适应环境饲养稳定 3~5 天，体温相对恒定后再攻毒造模。攻毒造模所用的大肠埃希菌内毒素给药量应准确。

（二）细菌注射法

【造模机制】

采用巴氏杆菌或金黄色葡萄球菌作为致毒因素，诱发动物出现外感热病发展过程中的病理变化，造成气营两燔证动物模型。

【造模方法】

1. 动物　日本大耳白兔、青紫兰兔，体重 2.0~2.6kg，雌兔未孕。

2. 造模家兔按攻毒方法不同，分别称为巴氏杆菌造模组或金黄色葡萄球菌造模组。在攻毒前测肛温 2~3 次（每次间隔至少 1 小时），取其平均值作为基础体温。然后作第一次心脏采血 8~10ml，抽取脑脊液 0.4ml 以测定相应指标。间隔 24~48 小时后进行攻毒。用巴氏杆菌按 1ml/kg 剂量注入大耳白兔颈部皮下，或用金黄色葡萄球菌按 1ml/kg 剂量注入家兔耳缘静脉内。以后每小时测肛温 1 次。

【模型特点】

巴氏杆菌造模组在攻毒后 5 小时，金黄色葡萄球菌造模组在攻毒后 3 小时，耸毛消失，耳郭血管扩张发红，眼结膜充血，心率加快，呼吸急促，摄食停止，但饮水增多。上述表现持续到巴氏杆菌造模组攻毒后 18 小时，金黄色葡萄球菌造模组攻毒后 36~48 小时，又出现精神委靡不振，反应较迟钝，部分家兔眼结膜有出血点或发生软瘫。其后家兔体温逐渐下降，可突然全身抽搐死亡。模型动物出现高热，体温升高 1.5℃以上，心率、呼吸加快明显，血液指标显示高凝状态，血液黏度增高，皮内侧、肌肉或内脏有出血征象，组织细胞亦有明显损害，脑脊液 LDH 升高，免疫功能下降等。

本模型具有较好的典型性、稳定性和实用性，选用巴氏杆菌或金黄色葡萄球菌造模，材料易于获得，培养条件较简单，可以作为气营两燔证研究的动物模型。

【模型应用】

该模型可广泛应用于气营两燔证证候研究及相关方药研究中。造模家兔宜适应环境饲养稳定 3~5 天，体温相对恒定后再攻毒造模。攻毒造模大肠埃希菌内毒素给药量应准确。

四、气血两燔证动物模型

气血两燔证是温病邪传气分又内陷血分以致形成气分邪热未解、血分热壅又盛的证候。主要造模方法有内毒素注射法、D- 氨基半乳糖注射法等。

（一）内毒素注射法

【造模机制】

采用大肠埃希菌内毒素作为致毒因素，诱发动物出现外感热病发展过程中的病理变化，造成气血两燔证动物模型。

【造模方法】

1. 动物　日本大耳白兔雌性未孕。

2. 筛选出合格家兔，定时定量给颗粒饲料及青饲料，自由饮水。将造模家兔均耳缘静脉缓慢注入内毒素 500ng/kg。

【模型特点】

造模动物攻毒后 30 分钟开始升温，60 分钟后达高峰。血中白细胞计数升高，血小板计数下降，全血比黏度升高，红细胞电泳延长，血浆 cAMP 显著升高，cGMP 下降，二者比值增大。肺组织广泛瘀血、出血，肺泡壁增厚，毛细血管扩张、充血，伴白细胞浸润，肺泡内充满红细胞，心、肝、脾、肾等脏器亦见类似病理变化。本造模方法简单,易于重复,但应注意与气营两燔证动物模型的区别。

【模型应用】

气血两燔证动物模型内毒素注射法较适合观察以全身脏器损伤为主要表现的气血两燔证证候研究及相关方药研究。攻毒造模内毒素给药量要准确,一般范围在250~500ng/kg,正式实验前需要摸索剂量;应注意观察动物有无出血现象。

(二) D-氨基半乳糖注射法

【造模机制】

急性黄疸在临床上较多出现气血两燔证,作为肝毒剂的D-氨基半乳糖给大鼠腹腔注射,导致大鼠急性肝衰竭,出现类似气血两燔证的表现。

【造模方法】

1. 动物 Wistar大鼠,雌性,体重180~220g。

2. 将盐酸D-氨基半乳糖以无菌生理盐水配制成10%的溶液,再用1mol/L NaOH将其pH调至7.0,在造模动物自然清醒状态下,一次性腹腔注射D-氨基半乳糖溶液1g/kg。

【模型特点】

造模动物初期拒食、活动明显减少、委靡、耸毛、嗜睡或昏睡状态,痛觉反应迟钝,也有呈激惹状态,刺激时引起尖叫、暴躁等乖戾表现;继之发高热、全身皮毛为汗液浸湿,尿失禁、色深黄,上下眼睑及尿道肛门周围白毛黄染,肢体全身抽搐、眼球震颤,口腔、泌尿、生殖道出血或尾部取血创口出血不止。模型动物肝功能及肝脏组织形态学观测呈现衰竭病理改变。有个别动物体温突然下降,皮肤冰冷,翻正反射消失,严重者因角膜反射消失而死亡。注射D-氨基半乳糖后48小时,动物肝损伤达高峰。

本造模方法较为简单,易于重复,但是动物死亡率较高。

【模型应用】

气血两燔证动物模型D-氨基半乳糖注射法属于急性药物性肝中毒而导致肝衰竭,较适合观察以肝功能损伤为主要表现的气血两燔证证候研究及相关方药研究。

五、营分证动物模型

营分证是热毒深入营分阶段劫灼营阴、扰乱心神而产生的证候类型。其病理表现为邪热亢盛、脏腑气血功能失调和实质损害,病机演变有转出气分而解或深陷血分而危重两种趋势。热灼营阴证则是营分证中重要而又常见的证型之一。主要造模方法有内毒素注射法、大肠埃希菌内毒素加地塞米松加呋塞米联合造模法、呋塞米加大肠埃希菌内毒素注射法等。

(一) 内毒素注射法

【造模机制】

动物静脉注射内毒素后,可致高热不退,耗伤机体阴液,造成营分证动物模型。

【造模方法】

1. 动物 日本大耳白家兔,雄性,4~4.5月龄,体重2~2.5kg。

2. 将造模动物一次性由耳缘静脉缓缓注入内毒素生理盐水溶液1ml,剂量为2μg/kg。

【模型特点】

模型家兔注射内毒素后30分钟出现耸毛、蜷缩不动、耳血管收缩变细、耳壳苍白发凉耳郭苍白发凉,体温上升。注射2小时后兔耳从根部逐渐变热,血管扩张充血,耳郭发红,球结膜轻微充血;皮肤、四肢、耳部触之灼热。兔躁动,渴喜饮水。心率加快,呼吸急促,但反应较灵活,此状态在体温达峰值有峰值发热持续阶段,至注射内毒素后5小时。此后,发热幅度逐渐下降,直至24小时仍较基础体温平均高0.6℃,球结膜充血,耳郭转温,部分动物耳缘静脉周围有少量黯紫色瘀点或斑片,界线隐约模糊。模型家兔红细胞膜Na^+-K^+-ATP酶活力造模24小时明显降低。

本模型采用静脉一次性注射法造模,操作简便易行。

【模型应用】

本模型可应用于营分证研究和相关方药研究。造模时,大肠埃希菌内毒素给药剂量须准确。

(二) 大肠埃希菌内毒素加地塞米松加呋塞米联合造模法

【造模机制】

注射大肠埃希菌内毒素前先给实验动物肌注 1 周大剂量皮质激素地塞米松,可使动物处于高凝和阴虚状态;在攻毒前注射 1 次大剂量呋塞米,可增强动物的伤阴情况,然后注射大肠埃希菌内毒素,造成营热伤阴动物模型。

【造模方法】

1. 动物　日本大耳白兔,体重 2~2.5kg。

2. 选择肛温 38.5~39.0℃的家兔。模型组在后肢肌内注射地塞米松 2.5mg/(kg·d),连续 7 天,第 7 天晚喂饲后禁食禁水,第 8 天造模动物由后肢肌内注射呋塞米 2.5ml/kg,2 小时后经耳缘静脉注射精制大肠埃希菌内毒素 15μl/kg。

【模型特点】

注射地塞米松 7 天后,模型家兔基础体温升高,体重略有减轻;注射 LPS 30 分钟左右开始发热,并出现耸毛、蜷缩,2 小时后体温升高较明显,呼吸急促,部分家兔出现稀便,3 小时左右,体温升高最为显著,大部分家兔出现呼吸困难,口唇发绀,结膜充血,精神委靡,瘫卧或抽搐惊跳,舌质欠润色深红或紫暗,但结膜及皮下未见出血点及瘀斑,耳缘注射处也未见出血。剖检可见模型家兔的内脏,特别是肺脏均有不同程度的出血点,在血液流变学表现为高凝、高聚、高黏的同时存在纤溶系统的代偿性激活,血清中 K^+、Na^+、SOD、tPA 活性明显降低,血清中 PAI 活性、MDA 含量及脑脊液中 CK 含量显著增高。

采用地塞米松、呋塞米和大肠埃希菌内毒素联合造模的方法,制作营热伤阴证家兔动物模型,病理过程及症状表现与营热阴虚证具有相似性。

【模型应用】

本模型可应用于营分证研究和相关方药研究。注意地塞米松、呋塞米和大肠埃希菌内毒素的给药量、给药途径及给药时间。

(三) 呋塞米加大肠埃希菌内毒素注射法

【造模机制】

模型动物在长时间禁水禁食后,再 2 次给予呋塞米利尿脱水,造成"阴津亏虚"状态,再注射大肠埃希菌内毒素以致"热盛",造成阴虚热盛证动物模型。

【造模方法】

1. 动物　健康日本大耳白兔,雌兔未孕。

2. 模型实验前 18 小时开始禁水禁食,然后在自然清醒状态下,用呋塞米注射液由耳缘静脉注射,剂量 2.5ml/kg,1 小时后同法注入等量呋塞米,2 小时后耳静脉注射大肠埃希菌内毒素 0.5μg/kg。

【模型特点】

模型动物注射呋塞米后动物排尿次数及尿量增加,于攻毒 0.5 小时后体温开始升高,出现耸毛、蜷缩等症状,1 小时左右体温达高峰,动物表现烦躁、呼吸急促、大便干燥、耳郭红热、舌面干燥而红;体外血栓干重、湿重及长度明显增加,全血比黏度、血浆比黏度及血小板聚集性明显增高,红细胞变形能力下降,血清钾含量降低,LPO 含量增加。

本方法为复合因素造模法,操作方法简单易行,成功率高,模型动物发病过程及证候表现等符合临床阴虚热盛证的基本特征。

【模型应用】

本模型可应用于营分证研究和相关方药研究。造模动物给予呋塞米注射液、大肠埃希菌内毒素的剂量要准确,操作者注意自身防护。

六、血分证动物模型

温病血分证是温病阶段性动态发展的后期阶段，动物模型同卫分、气分、营分证候的建立既有不同也有相似，可以采用大肠埃希菌内毒素 1 次、2 次或多次注射法结合其他复合致病因素可能会更为接近临床实际。

内毒素注射法

【造模机制】

大肠埃希菌感染动物可出现类似温病热毒邪入血分阶段的危重证候，造成血分证动物模型。

【造模方法】

1. 动物　中国家兔，体重 1.8~2.2kg。

2. 大肠埃希菌感染造模动物前应进行传代以增强毒力，传代后的细菌接种于普通营养琼脂培养基上，培养 18 小时，然后用生理盐水洗下，摇匀后用麦氏比浊管比浊计数，细菌浓度为 24 亿 / 毫升。在造模动物自然清醒状态下，按菌液 0.5ml/kg，在无菌条件下经兔耳缘静脉缓慢推注(0.5ml/min)。

【模型特点】

造模动物在攻毒后 10~20 小时均出现耳血管充血、周围渗血、眼结膜充血或出血，神昏甚至昏聩不醒，或见肢体抽搐，体温升高，剖检见多脏器水肿、瘀血或出血，血液流变学指标异常，细菌培养阳性。

本造模方法简单，易于操作和重复，造模动物还出现耳血管充血、周围渗血、眼结膜充血或出血，类似体表斑疹、出血等临床证候。

【模型应用】

本模型可应用于血分证研究和相关方药研究。造模后，大肠埃希菌内毒素给药剂量须准确；选择肛温 38.5~39.0℃的家兔。

七、温病厥脱证动物模型

厥证是由阴阳失调、气血逆乱所造成的，以突然昏倒、不省人事或伴四肢厥冷为主要表现的病证。脱证为阴阳气血严重耗损的综合表现，症见汗出如珠，四肢厥冷，口开目合，手撒遗尿，脉微欲绝等。厥脱证主要与现代医学休克、多脏器衰竭相关。主要造模方法有内毒素注射法等。

内毒素注射法

【造模机制】

用小剂量递增静脉注射大肠埃希菌内毒素的方法，制备家兔感染性休克热厥气脱证模型。感染性休克属中医厥脱的范畴，往往要经历几个阶段和证型，即休克早期多表现为热厥证，休克期为热厥气脱证，休克晚期则为元气外脱证。

【造模方法】

1. 动物　日本大耳白兔，雄性。体重 2.1~2.7kg。

2. 选择肛温 38.5~39.0℃的家兔，用无创性耳动脉测压法测定血压。用大肠埃希菌内毒素粗制品，经耳静脉每小时注射一次，剂量从 0.1ml/kg 开始，1 小时后重复前次剂量，以 0.1ml/kg 为增量，逐步增加(即 0.1、0.1、0.2、0.2、0.3、0.3ml/kg，均用生理盐水稀释成 1ml)，直至动物死亡。

【模型特点】

1. 热证　动物身热，口渴喜饮，喜食青菜，耳立毛光，神清，呼吸平稳稍促，两耳发热发红，舌质淡红，舌面有津，脉搏有力。

2. 热厥证　动物胸腹甚热，鼻尖、耳尖发凉；拒食拒饮，时而蹬足，躁动，球结腥充血发红，呼吸深大微促，可见鼻翼扇动，舌面干燥，脉搏变弱。

3. 热厥气脱证　动物胸腹热甚，两耳发凉，耳垂毛耸，神志淡漠，眼喜闭流泪，鼻尖湿冷，鼻内有白色分泌物，呼吸浅促，舌面干燥，色紫，脉搏微弱。

4. 元气外脱证　动物委靡不振，对刺激反应迟钝，四肢瘫卧，多不能自立，耳垂毛耸，两耳冰冷，眼闭不睁，泪多，呼吸有困难，频率减慢，喉有痰声，鼻内白色分泌物增多，舌淡紫，脉搏极弱或消失，最后多发抽搐而死亡。

另外各证候模型的体温、心率、血压、尿量、微循环亦伴随有不同变化。

本造模方法采用了小剂量递增静脉注射大肠埃希菌内毒素的方法，造模过程较长；模型动物由内热证 - 热厥证 - 热厥气脱证 - 元气外脱证，基本符合临床热厥气脱证形成的病程特点。

【模型应用】

本模型可应用于温病厥脱证研究和相关方药研究。造模后应注意各阶段标准：①热证的标准：各部位体温同步上升；心率、尿量与正常基础值相比变化不大。②热厥证：肛温、胸温仍上升或持续高热，趾温、耳温开始下降；心率增快但不超过基础值的 15%；血压开始下降，但不低于 90mmHg（收缩压）；尿量明显减少，但不少于基础值的 1/2。③热厥气脱证的标准：温差大于基础值的 30%，趾温、耳温明显下降；心率增快大于基础值的 30%；血压（收缩压）70~90mmHg；尿量明显减少但不低于基础值的 1/5。④元气外脱证的标准：温差大于基础值的 50%；心率开始减慢但仍快于基础值；血压（收缩压）低于 70mmHg；尿量极少或无。

八、热毒伤络细胞模型

中医学中所认识"络"的概念在形态和功能上都和现代医学微小血管的概念有相通之处，丰富了传统络病理论。主要造模方法有大肠埃希菌内毒素损伤内皮细胞法。

大肠埃希菌内毒素损伤内皮细胞法

【造模机制】

中医学络病与微小血管的病变关系密切，血管内皮细胞的损伤可能是络病发生的物质基础之一，内毒素是温病卫气营血证候表现及传变的重要因素之一，故运用 LPS 攻击血管内皮细胞以复制热毒伤络细胞模型。

【造模方法】

血管内皮细胞培养方法：无菌条件下取新生儿脐带 20~30cm，D-Hanks 液（pH7.3~7.4）反复灌洗脐静脉，直至将余血冲洗干净。然后向静脉内注入 0.25% 的胰蛋白酶 5~10ml，在 37℃下孵育 10 分钟。收集脐静脉腔内的消化液，然后迅速注入适量（5ml）含 20% 小牛血清的培养液以终止酶消化作用并收集入刻度离心管中。收集细胞的全过程应在 2 分钟内完成。室温下 1000r/min 离心 10 分钟，倒尽上清液，吸取 1ml 培养液于离心管中，吹打成悬液，用 0.4% 台盼蓝染色少量细胞悬液，计数活细胞在 95% 以上，再加入 RPMI-1640 培养基，调整细胞浓度为 5×10^7/L，将此浓度的原代 HUVEC 200μl 移入 96 孔培养板中进行培养。置于 5%CO_2 培养箱内培养。第 1 个 24 小时更换培养液的 1/2，以后每隔 24 小时换液 1 次。细胞长满后可用常规胰蛋白酶消化法传代培养，确定培养细胞为内皮细胞。将培养已融合的人脐静脉内皮细胞（HUVEC）分为正常对照组、内毒素致伤 A 组（加入浓度为 100μg/ml 的内毒素）、内毒素致伤 B 组（加入浓度为 10μg/ml 的内毒素）、内毒素致伤 C 组（加入浓度为 1μg/ml 的内毒素）、内毒素致伤 D 组（加入浓度为 0.1μg/ml 的内毒素）。上述各组在加入处理因素 48 小时后，收取培养液，留取标本，-20℃贮藏，待测。检测方法为 MTT 法：原代 HUVEC 培养的第 68 小时从 96 孔培养板中吸取培养液 100μl，空白对照组加入 RPMI-1640 培养液 100μl，LPS 各组加入各浓度 LPS100μl，37℃培养 48 小时后，吸出 100μl 上清培养液，再加入 MTT 20μl/ 孔（5g/L），37℃、5%CO_2 条件下孵育 4 小时，各孔加入二甲亚砜（DMSO）100μl，室温振荡 10 分钟，以酶标仪测定 490nm 波长处 OD 值。

【模型特点】

在用 LPS 攻击血管内皮细胞以后，最小浓度 0.1μg/ml 即可造成血管内皮细胞的损伤，LPS 攻击 HUVEC 各组 OD 值均较正常组明显降低，培养液中 MDA 与 LDH 浓度均较正常组明显增加，证实 LPS 确实可对 HUVEC 造成损伤，且损伤程度与 LPS 浓度呈正相关。浓度为 0.1μg/ml 的 LPS 可造成血管内皮细胞的明显损伤，培养液中有毒物质的增加，证实了热毒伤络模型复制是成功的。

【模型应用】

本模型可应用于热毒伤络的证候研究和相关方药研究。造模后，应注意细胞培养环境的严格控制；严格按照标准操作规程操作；内皮细胞中加入内毒素的量必须准确。

九、湿热证动物模型

温病湿热证是中医急性热病中一类具有特殊性规律的证候群，中医认为是湿热病邪侵入人体，与气候、饮食内伤及体质有关，常累及脾胃等多脏器。主要造模方法有高糖高脂饲料加高温高湿外湿加大肠埃希菌复合造模法、痢疾杆菌注射法、高脂饮食，高温高湿环境及生物因子复合造模法、脾胃湿热中阻证模型等。

（一）高糖高脂饲料加高温高湿外湿加大肠埃希菌复合造模法

大肠湿热证是指由于湿热侵犯肠道，传导失职，表现为以泄泻或下痢为主的证候。

【造模机制】

高糖高脂饲料造成动物内生湿邪，高温舱模拟高温高湿外湿环境，结合大肠埃希菌灌胃共同模拟湿热因素造模。

【造模方法】

1. 动物 SD 大鼠，体重 180~220g。

2. 造模动物先以高糖高脂饲料喂养 10 天，然后将大鼠置于高温舱（温度 35℃，相对湿度 85%）连续 3 天，每天持续 8 小时；然后用大肠埃希菌（10^9/ml）灌胃（每只 2ml），24 小时后再灌 1 次。

【模型特点】

模型动物入高温舱后肛温有一定升高，注射大肠埃希菌 4 小时后肛温达 39.7℃，随之下降，大部分动物出现食欲缺乏，肛门红肿充血，模型组动物 2/3 出现便溏，血清 IL-1、IL-2、IL-6 含量升高。

本造模方法简单，易于操作，可重复性强，但是需要专门设备高温舱。

【模型应用】

本模型可应用于大肠湿热证证候研究和相关方药研究。造模环境温、湿度须严格控制；动物灌胃给予大肠埃希菌须按体重准确计算。

（二）痢疾杆菌灌胃法

【造模机制】

以福氏Ⅲ型痢疾杆菌灌胃猕猴，可造成动物菌痢模型，证候表现和病机均类似临床大肠湿热证。

【造模方法】

1. 动物 猕猴，体重 4~10kg。

2. 将动物置于 18~20℃的光亮、通风的铁笼内隔离饲养。将造模动物在空腹状态下从笼中抓出，以铁链将头部、四肢捆缚于固定板上，使头部可以充分后仰，仰卧位。在喉镜监护下，用小儿导尿管鼻饲。先以 10%$NaHCO_3$ 溶液灌胃 4ml/kg，5 分钟后再将培养 24 小时的福氏Ⅲ型痢疾杆菌制成的生理盐水混悬液，按 450 亿 ~750 亿 / 千克（活菌量 150 亿 ~250 亿 / 千克）灌胃。

【模型特点】

猕猴经造模后 6~8 小时出现精神委靡，伏卧抱腹，少动，极少进食、进水。24 小时后可见恶心、呕吐、精神更差。48 小时内普遍频繁出现黏液脓血便，甚者可有肛门扩张或脱肛，伴有体温升高，四肢口唇冰凉，血压下降，体重减轻等。粪便镜检可见大量红细胞及脓细胞，92.86% 粪便培养为福氏Ⅲ型痢疾杆菌阳性。

本模型从临床表现及辅助检查综合分析，可辨证为猕猴大肠湿热证菌痢模型。

【模型应用】

本模型可应用于大肠湿热证证候研究和相关方药研究。菌痢的发病条件除与易感机体有关，也与细菌的数量、菌株的毒力及侵袭的部位密切相关，均应注意安排好；猴菌痢是人兽共患疾病，操作者应做好防护和隔离工作。

(三) 高脂饮食，高温高湿环境及生物因子复合造模法

【造模机制】

"湿"与"热"二因素的综合作用，湿热之邪毒多与病原微生物致病有关，施加多种因素造模。模拟湿热病发病的因素，对大鼠施加高脂饮食，高温高湿环境及生物因子，建立符合中医证候特征的动物模型。

【造模方法】

1. 动物　Wistar 大鼠，体重 180~220g。

2. 大鼠饲以高糖高脂饲料，10 天后放入造模箱，96 小时后，灌胃给予鼠伤寒沙门菌 10ml/kg，120 小时后再加强感染一次(5ml/kg)，然后将动物从造模箱移出，置于自然环境。

【模型特点】

造模动物放入造模箱后体温开始升高，经灌胃鼠伤寒沙门菌 10 小时左右体温达高峰，约维持 1 周。随造模时间延长，多数动物出现嗜卧，食欲缺乏，饮水少，行动呆滞，毛发蓬松，部分出现黄腻苔。模型大鼠红细胞超氧化物歧化酶(SOD)活性显著降低，而丙二醛(MDA)含量显著升高，与临床报道结果相符合。模型大鼠红细胞免疫功能显著改变，大鼠红细胞 C3b 受体数降低，而免疫复合物花环数升高。大鼠红细胞免疫功能显著降低，表现为 E-C3bR 水平降低，而 E-ICR 显著升高。本方法模拟湿热病发病条件，采用多因素同时作用所诱发的模型比较符合临床湿热证型，具有操作简单，重复性好等优点，有一定的实用价值。

【模型应用】

本模型可应用于湿热证证候研究和相关方药研究。造模时，造模箱宜控制温度 35℃、相对湿度 95%；鼠伤寒沙门菌为人兽共患疾病的菌株，操作者应做好防护和隔离工作。

(四) 脾胃湿热中阻证模型

【造模机制】

采用饮食、苦寒泻下药、改变环境加生物因子的综合造模法，可以导致动物出现类似脾胃湿热中阻的证候，造成脾胃湿热中阻证模型。

【造模方法】

1. 动物　新西兰家兔，体重 1.8~2.2kg。

2. 选择肛温 38.5~39.0℃的家兔，将造模动物灌服油脂加大黄粉末 10 天后，放入人工造模箱 3 天(温度 36℃，相对湿度 95%)后，再由兔耳静脉注射大肠埃希菌 2ml/kg。

【模型特点】

模型动物的体温变化、血 K^+、红细胞 SOD 明显降低，血 Na^+、血浆 MDA 明显升高。镜下观察结果肝细胞未见明显变性，但肝小叶内可见散在的小灶性坏死，汇管区静脉轻度充血，并因明显的淋巴细胞浸润而增宽。

本造模方法符合中医理论，造模方法简单，易于重复。

【模型应用】

本模型可应用于脾胃湿热证证候研究和相关方药研究。造模时，注意各造模因素的施加时间和刺激量及各因素在造模中的应用。

(五) 湿热证湿重于热动物模型

【造模机制】

根据温病湿热证的发病学特点"太阴内伤，湿饮停聚，客邪再至，内外相引，故病湿热"。在动物体上模拟出中气虚状态，再采用改变饮食、气候因素及生物因子等方法模拟"内、外湿"，经两次造模复制温病湿热证湿重于热动物模型。

【造模方法】

1. 动物　SD 大鼠，体重 180~220g。

2. 造模动物均于造模前禁食 12 小时，自由饮水，测定肛温、体重。造模动物先给 200% 大黄煎剂 3ml 灌胃，每日 1 次，持续 10 天；然后置入造模环境(温度 29~31℃，相对湿度 90%~94%)，喂饲高脂高糖饲料，4 天后灌胃给予鼠伤寒沙门菌 10ml/kg，5 天后再加强感染 1 次(5ml/kg)，然后移出置于自然环境。

【模型特点】

模型动物于造模第 2 天，出现大便溏泄、黏滞，渐见肛周污秽，甚至脱肛，成群蜷缩，反应迟钝，毛色枯槁且竖散。置入造模箱后则肛温升高，多数动物出现体温升高，便软烂，有黏液，饮水少，肛门红肿，雄性动物阴囊部位肤色变红，皮温高，睾丸下垂。经灌胃鼠伤寒沙门菌 10 小时左右，肛温达到高峰，约维持 1 周。模型动物血清 D - 木糖排泄率及淀粉酶活力下降，细胞内液 Na^{+} 下降，细胞外液 K^{+} 则升高。

本造模方法符合中医理论，造模方法简单，易于重复。

【模型应用】

本模型可应用于湿热证湿重于热证证候研究和相关方药研究。造模时，注意造模因素的施加时间和刺激量及各因素在造模中的作用。

第十一节　中医血瘀证动物模型

Section 11　Animal models of blood stasis in TCM

血瘀证是由瘀血内阻引起的病变，以痛有定处，拒按，唇舌爪甲紫暗，脉涩等为常见症的证候。

目前常用大鼠、小鼠、家兔等动物复制气滞血瘀证、寒凝血瘀证、热毒血瘀证、痰浊血瘀证、外伤血瘀证、气虚血瘀证、血虚血瘀证、阴虚血瘀证、阳虚血瘀证、衰老型血瘀证等中医证候动物模型。中医血瘀证动物模型（animal models of blood stasis in TCM）的实验研究起步早，研究深入；但借用现代医学疾病动物模型的情况较多，不同方法、不同证型血瘀证模型的比较研究不够，“血瘀证”动物模型脉证方药研究有待加强。

一、气滞血瘀证动物模型

气滞血瘀证是气机郁滞而致血行瘀阻所出现的证候，以胸胁胀闷，性情急躁，胁下痞块，刺痛拒按，舌紫暗，脉涩为常见症状的证候。

（一）电针刺激激怒法

【造模机制】

中医认为怒伤肝、怒则气上，气机紊乱可以导致血瘀。以电针刺激激怒动物，而致气滞血瘀。另外，电针刺激超过动物疼痛耐受阈，致动物疼痛，“痛则不通”，导致血液瘀滞。

【造模方法】

1. 动物　雄性健康家兔，体重 2.5kg。

2. 将动物随机分为 5 组，即疼痛刺激 1 小时、5 天、10 天、15 天、20 天组。于造模家兔双耳之下分别刺入针灸针，然后用导线连接到 G-6805 型电针仪上，采用断续波，每隔 10 分钟刺激一次，每次持续 0.5 分钟，使家兔突然疼痛出现惊叫逃跑，蹬足等惊恐现象。

【模型特点】

刺激前家兔血浆 NE 平均含量疼痛刺激 1 小时后增加，家兔从行为上表现惊叫逃跑、咬断导线等抗伤害反应十分强烈。刺激 5 天、10 天后，其含量仍然很高，随着疼痛刺激时间延长，血浆 NE 含量逐渐降低，受刺激的家兔往往经常蹬足，咬破舌头，以示十分气怒。家兔受疼痛刺激 5 天后 SOD 活力较刺激前平均下降 21%，刺激 10 天后平均下降 31%。淋巴细胞内 ANAE 阳性百分率，在受刺激的 5 天稍有上升，当刺激 10 天后 ANAE 阳性百分率明显下降。家兔受疼痛刺激 5 天，半数以上的动物眼球结膜微血管轮廓模糊，管径轻度扩张，血流均匀减退而渐呈线粒状，血色变得暗红甚至有渗出。家兔受疼痛刺激 10 天，上述变化更加明显。家兔受疼痛刺激 5~10 天，其血浆黏度、全血黏度、纤维蛋白原含量增加，红细胞变形能力变差，且呈逐渐加重趋势。家兔受疼痛刺激 5 天，1/3 动物在脑膜、肺、胃黏膜及舌表面已部分出现水肿，小血管瘀血、表面有紫褐色斑点、斑块等病理改变；刺激 10 天后，有 2/3 以上的动物出现上述改变。镜检：脑实质、胃黏膜、舌间质均有毛细血管扩张，小静脉瘀血，肺毛细血管扩张、瘀血并有散在性出血和血栓形成。应用间歇突然疼痛刺激家兔，停止刺激后还不断蹬足以示气怒之极。家兔受疼痛刺激后出现的种种表现，符合血瘀证判断标准。

【模型应用】

本模型适用于以血流动力学改变为主要特点的气滞血瘀证证候和相关方药研究。造模后，用弹性橡胶带子固定动物，松紧适度；造模家兔双耳下刺入针灸针的位置、方法力求一致。

(二) 四氯化碳损伤法

【造模机制】

四氯化碳损伤肝脏，使肝失疏泄，气机郁滞，累及脾胃的运化升清，导致气虚。气虚则推动血液运行无力，加重了血瘀。

【造模方法】

1. 动物　SD 大鼠、雌雄各半。

2. 动物实验第一天皮下注射四氯化碳(40% 的棉籽油溶液)0.5ml/100g，后每隔 4 日皮下注射 0.3ml/100g，共 10 次。用玉米面为食料(前 2 周为 80% 玉米面，20% 肠猪油)，并混以 0.5% 胆固醇，以 10% 乙醇作饮料。

【模型特点】

模型动物肝脏纤维组织增生和肝细胞结节状再生，肝内门静脉循环受阻，形成门静脉高压；继而阻止脾静脉血的回流，导致脾脏瘀血肿大、重量增加。动物肝细胞呈片、带状坏死，致使血清丙氨酸氨基转移酶升高。肝细胞中线粒体数量明显减少；同时体积肿胀增大(平均体积增大)，结构模糊不清、极度稀疏、甚至消失缺如。表现出典型的退行性改变；膜面积的减少(面密度的减少)及数量的减少。

【模型应用】

本模型适用于以肝脏病理改变为主要特点的气滞血瘀证证候和相关方药研究。

二、寒凝血瘀证动物模型

寒凝血瘀证是指寒邪凝滞气机，血行瘀阻，以畏寒冷痛，得温痛减，肢冷色青，妇女月经后期、痛经、经色紫暗夹块，舌紫暗，苔白，脉沉迟而涩等为常见症的证候。

(一) 大鼠冷冻法

【造模机制】

《素问·调经论》云："寒独留，则血凝泣，凝则脉不通……"。寒性凝滞，血得寒凝则成瘀，故寒邪可致寒凝血瘀证。

【造模方法】

1. 动物　SD 大鼠。

2. 将造模大鼠腹腔注射 3% 戊巴比妥钠 1ml/kg 进行麻醉。然后将大鼠背位固定在小木板上，用高灵敏度力 - 电换能器置于大鼠胸部，通过心血管功能测试仪和心电描记检测呼吸频率，记录实验数据。正常大鼠呼吸频率测定后，将其置于罩有铁网罩的瓷盘上，放入低温冰箱(箱内温度调至 –16~–14℃)，4 小时后造模成功。

【模型特点】

数小时后，造模大鼠逐渐出现呼吸微弱，寒战停止，畏寒喜暖，蜷缩竖毛，朦胧欲睡，尿清便溏，唇周发黑，舌、耳、爪、尾部黯淡等症状，冷冻后大鼠呼吸频率和肛温明显低于冷冻前。耳部微循环、血液流变学异常，血浆 ET 升高，NO 降低。

【模型应用】

本模型适用于以血流动力学改变为主要特点的寒凝血瘀证证候和相关方药研究。造模过程中，大鼠寒冷强度与受冻时间一般要在 –15℃的冷环境中持续约 4 小时；应视大鼠的表现来判断是否造成寒凝血瘀证，防止受寒太过而致死亡。

（二）小鼠冷冻法

【造模机制】

寒性凝滞，血得寒凝则成瘀，故寒邪可致寒凝血瘀证。

【造模方法】

1. 动物 昆明种小鼠，雄性，体重 24~31g。

2. 采用双侧后肢低温冷冻法，用 3 份冰加 1 份结晶氯化钙粉碎混合，制成冰袋，用退毛剂将小鼠双侧后肢被毛除去。再用冰袋围置后肢，温度降至 -20℃，分别冷冻 0.5 小时或 1 小时。

【模型特点】

当小鼠后肢暴露在寒冷环境时，由于冷的刺激，局部小动脉收缩，血流显著减少，而致皮肤苍白、冰冷；复温后局部发生明显的炎症反应，表现为红、肿和剧烈疼痛。这时，局部小动脉扩张，流入的血量增多，由于损伤组织释放出组胺类物质，使毛细血管通透性升高、大量血浆渗出，局部血液浓缩而发生瘀血、肿胀、血栓形成，造成"脉不通，血不流"的情况。与此同时，血液系统也发生了相应的改变，出现血细胞比容增高、血浆容量降低，血小板减少及血液黏滞性增高等变化。另外，在强烈的冷刺激下，引起了动物的应激反应，免疫功能降低、主要表现为细胞免疫功能降低，单核 - 吞噬细胞系统的吞噬功能降低，这些变化是肾上腺皮质激素增加的结果，与生长素、盐皮质激素可能也有一定的关系。

【模型应用】

利用寒凝血瘀证小鼠模型，采用上述检测指标，探讨血瘀证实质、发生机制及研究活血化瘀方药和治法。造模过程中，控制冷冻的温度和时间；实验前应有足够的样本量。

（三）家兔冷冻法

【造模机制】

局部冷冻刺激后，使交感神经兴奋，引起反射性血管收缩，影响到肢体微小动静脉舒缩功能障碍，局部血流减少，导致"脉不通，血不流"，造成寒凝血瘀证动物模型。

【造模方法】

1. 动物 青紫兰家兔，体重 2~2.5kg。

2. 剪掉家兔两侧后腿足的毛，用 70% 乙醇消毒，上、下、左、右围置冰袋（3 份冰加 1 份结晶氯化钙，粉碎混合，温度降至 -20~-25℃）。冷冻 1.5 小时，在 45℃温水中复温 5 分钟。

【模型特点】

实验兔两侧后腿足局部冷冻后，精神委靡不振，两后肢匍匐伏，瘫而跛行。冻后 1 天后肢足背肿胀，皮肤呈紫色，出现耸毛，不活动，蜷缩少动，反应迟钝，心跳加快，呼吸急促，冻后 3~5 天足背肿胀，紫色。多数兔足背、脚趾见有大小不等的水泡，趾间皮温升高。血液流变和凝血指标的观察：在冻后 3~5 天血沉加快、血细胞比容下降明显，纤维蛋白原、血浆黏度明显增加。兔的眼球结膜毛细血管微循环障碍。血栓素在冻后 1~3 天有明显增加。肢体血流缓慢，流量减少。光镜、电镜检查示肾、肝、脾、脑等脏器瘀血和足背皮肌细胞的损伤。

【模型应用】

本模型适用于以血流动力学和凝血指标改变为主要特点的寒凝血瘀证证候和相关方药研究。造模时动物须用宽布条固定，松紧适度；动物冷冻位置、时间及室温均须固定。

三、热毒血瘀证动物模型

热毒血瘀证是温病营（血）分证中常见的一个证候类型，类似于现代医学的弥散性血管内凝血（DIC），或 DIC 的前期、败血症，是温病发展到营（血）分阶段而出现的火热毒邪与瘀血相搏的病理状态。《医林改错》："血受热则煎熬成块。"姜春华："热壅血瘀"。外感热毒的致病特点是发病急，传变迅速，并且容易伤津、扰神、动血，出现吐血、咳血、衄血、便血、尿血、脑出血和皮肤斑疹、瘀斑。目前可以运用铜绿假单胞菌、大肠埃希菌、啤酒酵母菌对家兔进行血行感染，造成菌毒血症性的热毒血瘀模型。

细菌注射法

【造模机制】

采用铜绿假单胞菌静脉注射导致家兔血行感染，造成菌毒血症性的热毒血瘀证模型。铜绿假单胞菌血行感染后菌体裂解，将大量内毒素释放入血液循环，即可立即与体液成分和细胞成分起作用，产生有毒的中间代谢产物或使细胞黏附、聚集，导致膜损伤和细胞溶解。因此内毒素与血液、体液成分的相互作用，导致炎症损伤、微循环障碍，表现出血瘀证的形成。

【造模方法】

1. 动物　青紫兰兔，雄性，体重 2~2.5kg。

2. 给家兔静脉注射感染铜绿假单胞菌 1 亿 / 千克。菌种处理方法：经琼脂培养基转种 14 小时的铜绿假单胞菌菌落，生理盐水洗脱。以 1% $BaCl_2$ 和 1%H_2SO_4 配成梯度比浊管，用 721 型分光光度计在 λ=520nm 处测 OD 值，制作标准曲线并经回归方程检验。再将洗脱菌落液测 OD 值。从标准曲线得知所含菌数，再稀释成 1 亿 / 毫升铜绿假单胞菌菌液备用。

【模型特点】

动物造模后 5~72 小时体温明显上升，均保持在 40℃左右水平；白细胞总数在 5~72 小时先降后升，并维持在较高水平；淋巴细胞百分比减少，中性多核白细胞百分比值明显增加；微循环检测示微血管形态、微血流流态、微血管周围变化与对照组比较均有显著性差异；示血浆黏度和血沉明显增加，红细胞变形能力下降，血液系统促凝作用亢进；造模后 24~72 小时超氧化物歧化酶（SOD）升高，前列腺环素（6-keto-$PGF_{1\alpha}$）减少，酯酶（ANAE）则先升后降；病理形态学改变在注射铜绿假单胞菌后 24、48、72 小时中，以 48 小时病变最为显著，大体观察、光镜及电镜检查心、肝、脾、肺、肾、肾上腺和脑等脏器均显示有明显病变。

【模型应用】

本模型可应用于以菌毒血症为表现的热毒血瘀证证候和相关方药研究。获得较佳铜绿假单胞菌感染量为 1 亿细菌 / 千克，既能达到致病造模的目的，又能保证绝大多数动物存活下来，以观察血瘀证各项指标动态变化的过程。

四、痰浊血瘀证动物模型

痰浊血瘀证是指痰浊瘀血相互搏结，以局部肿块刺痛，或肢体麻木、胸闷痰多，或痰中带紫暗血块，舌紫暗或有斑点，苔腻，脉弦涩等为常见症的证候。目前痰浊血瘀证的动物模型研究较少，一般采用高脂血症的造模方法。

高脂血症造模法

【造模机制】

《证治准绳》曰："污秽之血为瘀血。" 高脂血症患者的血有 "污血" 特点，采用家兔喂饲胆固醇、猪油，形成高脂血症和动脉粥样硬化，模拟痰浊血瘀，造成痰浊血瘀证动物模型。

【造模方法】

1. 动物　家兔，体重 2.5~3.0kg。

2. 实验前根据心电图和血脂筛选合适动物后，将造模动物每只喂饲胆固醇 1g/d，猪油 3g/d，每周 6 天，连续 7 周，然后胆固醇减至 0.5g/d，猪油减至 1.5g/d，再饲养 1 周，然后恢复原剂量，继续饲养 4 周。

【模型特点】

模型动物血胆固醇、甘油三酯含量明显升高，高密度脂蛋白含量下降，红细胞变形能力明显下降。模型动物主动脉壁及冠脉内膜粥样硬化面积、厚度和数目增加。

【模型应用】

本模型可应用于以高脂血症为表现的痰浊血瘀证证候和相关方药研究。复制高脂血症和动脉粥样硬化动物模型，动物如选用大鼠、小鼠或犬造模不易成功，而选用家兔、鸽、鹌鹑等经数周就可产生明显高脂血症，经数个月就能形成早期动脉粥样硬化病变。如果为了促进病变的形成，可在造模高脂饲料中加入蛋黄、胆酸、猪油、甲硫氧嘧啶、丙硫氧嘧啶、卡比马唑、苯丙胺、维生素 D、烟碱或蔗糖等，但需确定饲料配方。

五、外伤血瘀证动物模型

外伤血瘀证的含义(外伤血瘀证是指由外伤引起的体内血流不畅,经脉受阻,血液瘀滞,以局部疼痛如针刺,痛有定处,或有肿块,或见出血为临床表现的证候)。主要造模方法有挤压法等。

挤压法

【造模机制】

《灵枢·贼风》篇云:"若有所堕坠,恶血在内而不去……则血气凝结……"。肌肉丰厚部位受到较长时间的挤压,处于高度紧张及疼痛的应激状态,引起了局部及全身的双重反应,导致动物气血阻滞瘀结,造成外伤血瘀证动物模型。

【造模方法】

1. 动物　家兔,雄性,体重 2~2.5kg。
2. 将动物固定于兔台上,应用杠杆压力器在右后肢大腿内侧肌肉上加压 75kg,持续 1.5 小时。

【模型特点】

实验兔在右后肢压伤过程中出现挣扎、嘶叫等疼痛性反应,继之精神委靡不振,耸毛,神疲乏力,蜷缩少动,反应迟钝,心跳加快,呼吸急促。动物压伤后局部高度肿胀,皮下肌肉出血,瘀血水肿,伤侧局部的肌肉温度比健侧降低,大腿周径及厚度增大,伤侧股动脉血流量也明显降低。示压伤后动脉狭窄、充盈差,静脉变粗,毛细血管床增加,后肢软组织瘀血。球结膜微循环障碍明显,血流变血检查明显异常。镜下检查示大量中性粒细胞浸润,肌纤维肿胀变性坏死,横纹模糊不清,有的肌纤维断裂。在肾上腺、肺、肝等脏器均见到相应血管扩张瘀血及局灶性出血。超氧化物歧化酶(SOD)与酯酶(ANAE)含量均明显降低,血栓素(TXB_2)及前列腺环素(6-keto-$PGF_{1\alpha}$)均升高。3 天后局部肿胀及部分指标有明显恢复(也有部分指标继续加重)。

本造模方法简单,易于操作,模型多数指标与血瘀证临床相符,较好地再现了血瘀证的各种特点,为外伤血瘀研究提供了一种理想的工具。

【模型应用】

本模型可应用于外伤血瘀证证候研究和相关方药研究。造模动物加压部位应一致、压力大小一致。勿压伤骨骼,以免造成骨折。

六、气虚血瘀证动物模型

气虚血瘀证是指气虚运血无力,血行瘀滞,以面淡而晦暗,身倦乏力,少气懒言,疼痛如刺,痛处不移,舌质淡紫,或有紫斑,脉沉涩等为常见症的证候。主要造模方法有强迫游泳加限食法等。

强迫游泳加限食法

【造模机制】

《灵枢·五味》曰:"谷不入半日则气衰,一日则气少矣。"《素问·举痛论》曰:"劳则气耗","寒气入经而稽迟,泣而不行,……客于脉中,则气不通……"。本实验使大鼠在凉水中疲劳游泳模拟过劳及寒凉因素,加之摄入不足,使生化之源匮乏且过度劳累,则《素问·太阴阳明论》"气日以衰,脉道不利……","脉不通,则血不流",造成气虚血瘀证动物模型。

【造模方法】

1. 动物　Wistar 大鼠,体重 280~320g。
2. 将造模组动物第 1 周控制饮食,每日只摄正常食量的 1/3(约 33g/kg),第 2 周在控制食量的基础上,又强迫大鼠在凉水(14~16℃)中游泳,疲劳时捞出水面,每日 1 次,连续 3 周。

【模型特点】

模型大鼠表现出倦怠少动,活动无力,过劳(游泳)后,气短喘息,长时间不能恢复,毛色枯槁、杂乱或脱落,大多数大鼠尾绀稍凉,甚可见皮下瘀斑,体重明显下降。模型大鼠耐疲劳时间缩短,细胞免疫功能显著降低，血液流变性呈低黏状态改变，SOD 活性降低并与衰老改变相近。

本造模方法根据中医传统复合病因造模，造模方法简单可行，易于操作，模型证候表现与临床证候相符，是较为成功的气虚血瘀证动物模型。

【模型应用】

本模型可应用于气虚血瘀证证候研究和相关方药研究。造模过程中，应严格控制大鼠摄食量；游泳疲劳标准以大鼠第 1 次自然下沉为度；水温不可过低。

七、血虚血瘀证动物模型

血虚血瘀证是指血虚而又有瘀血内阻，以面色萎黄或淡白，头晕眼花，心悸多梦，刺痛固定，妇女月经量少色紫暗，或有血块、经痛经闭，舌淡紫或有斑点，脉细涩等为常见症的证候。常见造模方法有股动脉放血法、放血加冷冻法等。

（一）股动脉放血法

【造模机制】

通过股动脉放血造成动物血虚亏少，脉道不能充盈，血液运行无力而致血虚血瘀证候的出现，建立血虚血瘀证动物模型。

【造模方法】

1. 动物　青紫兰家兔，雄性，体重 2.5~3.0kg。

2. 股动脉放血的方法制备血虚模型，分 2 次放血，总放血量为体重的 3% 或者家兔自身总血量的 50% 左右。

【模型特点】

模型家兔红细胞数、血红蛋白量明显减少，网织红细胞数、红细胞内黏度、红细胞变形能力下降，凝血酶时间（TT）、凝血酶原时间（PT）缩短，纤维蛋白原（Fb）增多。血栓素 B_2（TXB_2）/6- 酮 - 前列腺素（6-keto-$PGF_{1\alpha}$）比值升高，去甲肾上腺素（NE）、超氧化物歧化酶（SOD）活性降低，酸性 α- 萘乙酸酯酶（ANAE）在 24~120 小时先升后降，球结膜微循环障碍。心、肺、肝、肾、肾上腺和脑等脏器细胞有明显损伤或瘀血。

本造模方法操作较为简单，易于重复，是一种较好的血虚血瘀证动物模型，但应与放血法血虚模型加以区别。

【模型应用】

本模型可应用于血虚血瘀证证候研究和相关方药研究。造模过程中，操作者采血时注意防护，防止股动脉血液喷射；放血时注意观察动物反应，注意控制速度和及时压迫止血。

（二）放血加冷冻法

【造模机制】

血虚寒凝证见于张仲景《伤寒论》厥阴篇第 351 条："手足厥寒，脉细欲绝者，当归四逆汤主之。"在失血血虚状态下施以寒冷刺激，造成局部组织和血管损伤引起的全身性反应，表现出高黏滞血症和微循环障碍的病理变化，建立了血虚血瘀证动物模型。

【造模方法】

1. 动物　中国家兔，体重 2.0~3.0kg。

2. 将造模家兔固定，剃去胸前兔毛，75% 乙醇消毒，用 5 号注射针头按总血量的 1/20 心脏穿刺抽血，1 小时后将家兔放入兔笼中，在室温 25℃的条件下用冰块前、后、左、右围置在兔笼周围，使笼内温度为 0 ℃左右，冷冻 30 分钟，然后取出家兔在室温下自然回温 20 分钟，血虚寒凝证模型制作完成。

【模型特点】

造模后家兔出现寒战，反应迟钝，唇周青紫，双耳苍白，眼中无神，呼吸减弱，爪甲紫黯，闭目静卧，兔毛有"倒竖"现象，饮食减少。模型动物全血黏度、血浆黏度、红细胞变形能力、红细胞计数都有明显的改变，表明家兔血液处于高凝、高黏状态。

采用放血造成血虚，冷冻造成寒凝的方法复制动物模型，动物表现为高黏滞血症和微循环障碍的病理特点，较为符合中医血虚寒凝证型病因特点。

【模型应用】

本模型可应用于血虚血瘀证证候研究和相关方药研究。心脏取血操作应熟练，部位须准确，取血后须压迫穿刺部位止血，偶可出现动物死亡。

八、阴虚血瘀证动物模型

阴虚血瘀证是指阴液亏虚，兼有瘀血，以五心烦热，口燥咽干，午后低热，局部刺痛，或出血挟块、色紫暗，或舌有斑点，脉细涩等为常见症的证候。常用造模方法有肾上腺皮质激素加高盐饮食法、地塞米松法、肾上腺素加肾上腺皮质激素法等。

（一）肾上腺皮质激素加高盐饮食法

【造模机制】

应用大剂量糖皮质激素可导致实验动物机体的耗损，出现一系列虚损症状，且早期以阴虚证候为主。"咸走血，多食之令人渴"（《灵枢·五味》），"盐者胜血"（《素问·异法方宜论》），中医理论认为多食盐有凝涩血液之弊，故采用大剂量泼尼松龙肌内注射配合高盐饮食，快速复制阴虚血瘀证动物模型。

【造模方法】

1. 动物　日本大耳白兔，重量 2.0~3.0kg。
2. 将造模动物用 125mg/ml 的泼尼松龙，肌内注射 2ml/kg，每日 1 次，喂饲以高盐饮食，连续 5 天。

【模型特点】

模型动物均有食欲缺乏，精神委靡、畏寒蜷卧等，体重轻微下降（下降 0.1~0.2kg）现象，血细胞比容上升，血浆黏度增加。该模型无论是病因、外在表现，还是客观指标都符合阴虚血瘀证的条件。

【模型应用】

本模型可应用于阴虚血瘀证证候研究和相关方药研究。造模家兔肌内注射泼尼松龙应定时、定量；高盐饮食应按配方要求配制。

（二）地塞米松法

【造模机制】

张锡纯曰："故阴虚之甚者，其周身血脉津液，皆就枯涸……"。用肾上腺皮质激素致阴虚，阴虚生内热而致血瘀。糖皮质激素大剂量应用可使血液红细胞和血小板增多，增高纤维蛋白原的浓度，缩短凝血时间，造成阴虚血瘀证动物模型。

【造模方法】

1. 动物　SD 大鼠，雌性，200~240g。
2. 将造模动物用地塞米松注射液肌内注射，用药量 1.5mg/（kg·d），连续 8~10 天。

【模型特点】

从造模第 4 天起大鼠出现毛发枯槁，舌质瘀紫，全血黏度（比）、血浆黏度（比）、全血还原黏度（比）、血细胞比容、血纤维蛋白、甘油三酯、β- 脂蛋白含量均明显增高。

【模型应用】

本模型可应用于阴虚内热血瘀证证候研究和相关方药研究。给造模大鼠肌内注射地塞米松应定时、定量。

（三）肾上腺素加肾上腺皮质激素法

【造模机制】

皮质激素可使肝细胞线粒体膜的单胺氧化酶活性下降，从而使儿茶酚胺降解减少。阴虚火旺患者尿中儿茶酚胺排泄量增多。儿茶酚胺堆积使能量代谢增强，形成火旺。故用肾上腺皮质激素加肾上腺素致阴虚火旺，煎熬血液成瘀，造成阴虚血瘀证。

【造模方法】

1. 动物 Wistar 大鼠，雄性，体重 250~300g。

2. 氟氢可的松水混悬液肌内注射，加肾上腺素注射液皮下注射。用药量氟氢可的松 0.73mg/(kg·d)，连续 13 天，然后肾上腺素 0.36mg/(kg·d)，用药 1 天。

【模型特点】

动物离体血栓长度加长，干重、湿重增加，红细胞变形能力明显下降，红细胞电泳速度减慢，血细胞比容增加。本模型属阴虚火旺慢性血瘀模型。

【模型应用】

本模型可应用于慢性阴虚血瘀证证候研究和相关方药研究。造模大鼠氟氢可的松水肌内注射和肾上腺素皮下注射均应定时、定量，并注意防治注射局部感染；肾上腺素剂量应较急性血瘀证模型所用剂量低 50%。

九、阳虚血瘀证动物模型

阳虚血瘀证是指阳气亏损，瘀血阻滞，以畏寒肢凉，肢体麻木，或痿废不用，或局部固定刺痛，肢体紫斑，出血紫暗夹块，舌淡胖或有斑点，脉沉迟而涩等为常见症的证候。主要造模方法有低温法等。

低温法

【造模机制】

阳气虚衰则脉道拘急，血行不畅而寒凝血瘀。将大鼠置于低温的环境中，意在模拟中医病因病机—寒邪伤阳，最终造成阳虚血瘀的大鼠模型。

【造模方法】

1. 动物 SD 大鼠，雄性，体重 120~160g。

2. 将大鼠放在罩有铁网罩的小瓷盘上，置于低温冰箱，在 -15℃的冷环境中，持续受冻 4 小时。

【模型特点】

大鼠出现寒战，畏寒蜷缩，朦胧欲睡，反应迟钝，呼吸微弱，被毛蓬松无光泽，小便色清，大便湿烂，耳后暗红，爪尾部紫暗，舌暗红，体温下降和心跳减慢等症状，大鼠耳郭微循环发生障碍。病理检查示肺、肝、肾出现瘀血改变，舌被覆鳞状上皮，下血管轻、中度扩张瘀血。

【模型应用】

此种模型将模拟病因(寒邪伤阳)，模拟症状、血小板检查和病理形态学检查四者融为一体，所建立的动物模型为研究阳虚血瘀证的本质和温阳活血化瘀作用的原理及其药物的筛选，为指导临床和充实中医实验教学内容，提供了又一新的、成功的动物模型。动物模型的最佳阶段应在兴奋减弱期(阳气已虚)，要使动物处于这一阶段，一般要在 -15℃的冷环境中，持续 4 小时左右。

十、肾虚血瘀证动物模型

肾虚血瘀证是指肾虚而瘀血阻滞于肾，以腰膝酸软，腰脊刺痛、拒按，耳鸣，舌淡紫，脉细涩等为常见症的证候。主要造模方法有烟熏孕鼠法等。

烟熏孕鼠法

【造模机制】

从胎儿宫内发育迟缓(IUGR)的基本病理改变如母体血液稀释不良、血液浓黏聚集，凝血机制调节紊乱，血管痉挛或硬化及子宫螺旋动脉无扩张等造成子宫胎盘灌流不足，绒毛可因缺血缺氧发生一系列改变，与现代医学对"血瘀"的认识有许多吻合之处。采用烟熏孕鼠法建立肾虚血瘀证动物模型。

【造模方法】

1. 动物 SD 大鼠，雌性，体重 210~260g。

2. 用阴道涂片法确定孕龄(涂片发现精虫之日为妊娠第 1 天)，于妊娠第 4~20 天每天置于烟气环境中 4 次，两次间隔时间为 2~2.5 小时，第 4~10 天每次接触烟气 10 分钟，燃烟量约 1.5 支(长乐牌香烟)；第

11~20 天每次接触烟气 15 分钟，燃烟量约 2 支。

【模型特点】

孕鼠妊娠增重值、胎仔平均体重、胎仔身长、肝重、体重 / 身长、肝重 / 脑重等均明显下降。孕鼠血 Hb、血细胞比容、平均红细胞体积（MCV）、平均红细胞血红蛋白含量（MCH）、红细胞脆性均明显升高。胎仔平均出生体重与 DI（红细胞滤过指数）呈密切正相关，与全血黏度、Hb、血细胞比容、MCV、MCH 之间呈密切负相关。红细胞扫描电镜观察见表面有树突状隆起，大小不一，异常红细胞数明显增多。胎盘目检见多数胎盘周缘有程度不同的苍白带，镜下见各区带可出现不同程度结构改变，血管内皮具多量形态不一的舌样突起。胎仔出生体重与胎盘病理分级呈显著负相关。

本造模方法简单，易于操作和重复。

【模型应用】

本模型可应用于肾虚血瘀证证候研究和相关方药研究。造模时，每次造模所动物所处的烟气环境均要一致，环境密闭。

十一、 衰老型血瘀证动物模型

衰老型血瘀证是指机体到了自然衰老阶段时气血亏虚，脉络不通所致气虚血瘀，脉络阻塞，以面淡而晦暗，身倦乏力，少气懒言，痛处不移，舌质淡紫，或有紫斑，脉沉涩等为常见症的证候。多采用自然衰老血瘀证动物模型。

自然衰老法

【造模机制】

《灵枢·天年》云："六十岁，心气始衰，苦忧悲，血气懈惰，故好卧。"《灵枢·天年》曰"血气虚，脉不通……"。临床常见老年病多在更年期后发病，多属血瘀证范畴，说明血瘀与衰老有关。

【造模方法】

动物 Wistar 大鼠，鼠龄 2 年以上。

【模型特点】

相比于青年鼠，模型动物血液黏度升高，血浆黏度升高，血细胞比容增大，红细胞电泳时间延长，红细胞膜表面皱缩，红细胞变形性降低，红细胞膜渗透脆性增大，红细胞膜微黏度增高。老年雄鼠血浆纤维蛋白原含量显著增高，血浆胆固醇明显增高。

该模型的突出优点是指标的变化以自然化为基础。但该模型动物来源有限，且价格较贵。自然衰老模型在生理衰老过程中比较符合人类衰老的特点，但饲养周期长、个体差异大、干扰因素多。

【模型应用】

本模型适合于老年性血瘀证及相关方药研究。为使实验结果一致，最好能选择同一性别、同一批次生产的衰老动物进行实验。

十二、血凝块腹腔埋置致瘀动物模型

【造模机制】

如果血不循经，溢于脉外，则为瘀血。《血证论》云："离经之血为瘀血。"因此人工将血凝块或鲜血置入动物体内，可造成血瘀模型。

【造模方法】

1. 动物 日本大耳白兔，雌性，体重 2.3~3.0kg。

2. 取家兔自身血凝块腹腔埋置。心脏取血 10ml/kg，以 20ml 注入小烧杯内静置，待其凝固。20 分钟后，动物在局麻下剖腹，将血凝块放置于结肠下，缝合关腹。

【模型特点】

8 天后血凝块残余量约 2.08cm^3，12 天后约 1.77cm^3。病理研究：腹腔内 8 天或 12 天残存血凝块有约 1/4 与大网膜或肠系膜紧密粘连，其他呈游离状态。镜检见血凝块周围有不等量腹膜包绕，包括剖检所见的游离血凝块。血凝块周围腹膜下有成堆巨噬细胞，巨噬细胞内往往吞噬有红细胞、含铁血黄素及其他细胞破碎产物。多数血凝块周边部均有毛细血管，全部血凝块周边部均见嗜酸性粒细胞。

本造模方法简单，可重复性强。

【模型应用】

本模型适合于血瘀证及相关方药研究。造模时，因模型受动物个体状况、凝血块放置部位及术后饲养条件等因素影响，须引起充分重视；造模家兔缝合创口后，可局部使用青霉素钠等预防感染。

十三、药物注射致血瘀证动物模型

血瘀证动物模型还可以采用药物注射的方法，如兔脑粉注射法、高分子右旋糖酐注射法、胎儿羊水静脉注射法等。

(一) 兔脑粉注射法

【造模机制】

兔脑粉能激活外源性凝血系统，因此注入体内后可引起 DIC。

【造模方法】

1. 动物　日本大耳白兔，雌性，体重 2.3~3.0kg。

2. 给造模家兔耳缘静脉注射兔脑粉浸出液 1~4ml/kg(相当于兔脑粉 20~80mg/kg)，注入速度控制在 2ml/min，同时静脉注射 0.025mol/L $CaCl_2$ 4ml。

【模型特点】

动物造模后 5~15 分钟后可检测出血液流变学变化和微循环障碍，包括微血管血流缓慢，微血管内红细胞聚集，微血管周围的液体渗出及出血，红细胞沉降率增高，血小板计数进行性减少，血浆纤维蛋白原含量降低，凝血酶原时间延长，并出现以肺组织为主的多脏器病理学改变。

本造模方法简单，可重复性强。

【模型应用】

本模型适合于血瘀证及相关方药研究。必要时可在注射液中加少量乳酸，因酸性环境易引起高凝状态。

(二) 10% 高分子右旋糖酐注射法

【造模机制】

10% 高分子右旋糖酐液静脉注射可引起动物机体血液流变学和微循环障碍，类似临床血瘀证候。

【造模方法】

1. 动物　中国本兔，体重 2.0~2.5kg。

2. 取家兔由耳缘静脉注射 10% 高分子右旋糖酐液 15ml/kg，每周一、周五 2 次注射，连续 10 周。

【模型特点】

家兔造模 3 周后，球结膜微循环微血管血流速度缓慢，血液流态呈虚线状或絮状甚至呈“淤泥”状，毛细血管开放数目明显减少，血细胞凝聚，随造模时间延长而加重。光学显微镜和电子显微镜下见脑组织微血管扩张、瘀血、出血，血管内皮细胞增生肥大，管壁增厚，部分血管腔变窄，脑实质及脑膜的血管腔内、管壁充满凝聚的红细胞，脑组织毛细血管周围有水肿间隙。

【模型应用】

本模型为慢性血瘀模型，适合慢性病和相关方药研究。造模时，因造模时间较长，家兔耳缘静脉注射时应由远端及近端，注意保护血管；造模家兔须固定，防止注射时挣扎，药液溢出。

(三) 兔脑粉加高分子葡聚糖注射法

【造模机制】

快速形成的血瘀大多系外来病邪所致，如六淫时疫及犬咬蛇伤等原因。采用兔脑粉加高分子葡聚糖注射法造成血瘀证动物模型。

【造模方法】

1. 动物　中国本兔，体重 2.0~2.8kg。

2. 将造模兔耳缘静脉注射含有兔脑粉（30mg/kg）的 10% 高分子葡聚糖（20ml/kg），平均在 5.5 分钟内注射完毕。

【模型特点】

造模后兔委靡不振、耳色紫蓝，剖检见肺、肾、肝、肾上腺、心外观多呈瘀紫，肺、肾、肝见有明显出血点。肺、肾、肝、肾上腺、心的病理切片有血栓形成、血流瘀滞和出血，以肺为多见。肺血管特别是肺动脉系血管血栓形成及红细胞大量破坏，血液凝结而形成崩解性血栓。造模后兔血小板数迅即明显下降，持续 6 小时，抗凝血酶Ⅲ明显缩短，白陶土部分凝血活酶时间明显延长，纤维蛋白原、血氧分压和血氧饱和度明显降低。血小板形态扫描电镜观察示血小板大多崩解为碎片，未崩解的血小板呈多个紧密聚集，伪足明显增多。

【模型应用】

本模型为良好的急性血瘀证动物模型，适合急性病和相关方药研究。注意造模药物静脉注射速度不宜过快。

（四）胎儿羊水静脉注射法

【造模机制】

给动物静脉注射胎儿羊水可引起 DIC，形成以微循环障碍为特征的血瘀证。羊水中的颗粒物质能激活凝血因子Ⅶ，启动内源性凝血系统，激活血小板，促进凝血。

【造模方法】

1. 动物　家兔，体重 2.5~3.0kg。

2. 将家兔耳缘静脉注射 20% 乌拉坦 5ml/kg 进行麻醉，在耳缘静脉注入新鲜羊水，0.5 小时后即可见到不同程度的微循环和血液流变学障碍。

【模型特点】

动物模型主要见脏器微血管中有纤维蛋白性微血栓形成，并有羊水栓塞表现，肺脏见水肿、局灶性出血、局灶性急性肉芽肿、纤维蛋白微血栓以及急性动脉炎和血管硬化等。

【模型应用】

本方法属于急性血瘀证动物模型，不适于慢性实验。动物造模注射羊水 1 小时左右，可出现大部分血流停止或因栓塞而致动物死亡。

第十二节　中医血虚证候动物模型

Section 12　Animal models of blood deficiency in TCM

血虚证是中医临床常见的证候群之一，多因失血过多，或脾胃虚弱，或血液生化乏源，或瘀血阻滞新血不生等原因引起，以面色苍白、唇舌、指甲色淡无华、头晕、心悸失眠、手脚发麻、脉细弱无力等为常见症的证候。目前常用小鼠、大鼠、家兔等动物复制失血性、溶血性、缺铁性、放射性、药物性中医血虚证候动物模型（animal models of blood deficiency in TCM）。复制血虚证动物模型的常用方法有射线照射、药物诱发、放血和营养不良等，主要集中在外周血、骨髓、造血祖细胞、干细胞以及血发生调控因子等方面进行了系列的研究。

一、失血性贫血法血虚证动物模型

失血性贫血法血虚证是指机体大量出血时，身体内的血液会大量减少，以呕血与黑便、皮肤苍白厥冷、头晕、乏力、出汗、心悸、脉搏细弱、呼吸加快等为常见症的证候。

【造模机制】

人工造成动物失血，使动物血液中红细胞（RBC）减少，血红蛋白（Hb）含量降低，出现类似中医血虚证候，形成失血性贫血法血虚证动物模型。

【造模方法】

1. 动物　大鼠或小鼠。

2. 将动物用乙醚轻度麻醉，经心脏采血，或酒精擦拭尾尖后减去尾尖，造成失血；失血量为动物用血量的25%（用血量按体重的6%计算）。

【模型特点】

模型动物体重减轻，精神委靡，蜷卧少动嗜睡，皮毛蓬松枯槁，呈浅黄色，眼睛淡白无神，鼻唇淡白失泽，耳尾苍白而凉，团缩拱背，明显消瘦，食欲下降，饮水增多。红细胞数量和血红蛋白含量明显降低。本造模方法简单，指标明确，无需特殊设备，能观察到以红细胞为主要观察指标的血象变化，但造血系统变化不大。

【模型应用】

本模型适合于以红细胞为主要观测指标的证候研究和相关方药研究。造模时，注意大鼠尾巴的清洁、消毒，所用器具也应用75%乙醇擦洗消毒，以免引起鼠尾感染，影响放血及取血。

二、综合放血法血虚证动物模型

综合放血法血虚证是指采用多种方法造成血虚，以面色无华、头晕眼花、心悸怔忡、失眠健忘、月经量少、舌淡苔白、脉沉细弱等为症状的证候；现代医学是指单位容积的血液内血红蛋白量和红细胞数以及血细胞比容低于正常值的一种病证。目前多采用失血性贫血加限量营养、失血性贫血加限量营养加劳倦法等方法的综合造模因素造成血虚证动物模型。

(一) 失血性贫血加限量营养法

【造模机制】

《灵枢·决气》云："血脱者，色白，夭然不泽，其脉空虚，此其候也。"故采用慢性放血使其"有形之血不能速生"，配合饥饿法伤其中焦脾胃，使血液生化不足而复制出血虚证动物模型。

【造模方法】

1. 动物　日本大耳白兔，体重2.2~3.3kg。

2. 将兔耳背静脉常规消毒，在其耳根部以1.5%普鲁卡因1.5ml局麻，使血管扩张，然后用干燥注射器从兔耳中央动脉、静脉及耳缘静脉抽血，间日1次，共计7次，每次放血量为全血容量的10%，自造模之日起，改变正常喂养规律，给予半量饲料。

【模型特点】

造模家兔出现明显精神委靡、蜷卧少动、毛枯蓬松、拱背消瘦、唇色淡白、睑结膜苍白、食欲下降、体重减轻，且RBC、Hb、超氧化物歧化酶（SOD）及RBC变形性明显降低，血浆丙二醛（MDA）含量增高。

本造模方法符合血虚证候形成理论，方法简单，易于操作，模型动物出现较为典型的血虚证候表现，是一种较为理想的血虚证动物模型。

【模型应用】

本模型可应用于血虚证证候研究和药物研究。造模时，应注意穿刺部位的消毒处理，采血后宜压迫止血；采血穿刺部位先取远心端渐至近心端，注意尽量防止损伤动物血管。

(二) 失血性贫血加限量营养加劳倦法

【造模机制】

《灵枢·决气》云："血脱者，色白，夭然不泽，其脉空虚，此其候也。"故采用慢性放血使其"有形之血不能速生"，配合饥饿、疲劳之法损伤脾胃，使血液生化不足而造成血虚证小鼠模型。

【造模方法】

1. 动物　BALB/c小鼠，6~8周龄，体重16~18g。

2. 放血　用左手固定小鼠并轻轻对颈部施加压力，使头部静脉瘀血，在突出的眼球旁分辨出后眼眶静脉，然后用少量10%可卡因滴入动物眼内，使眼部局部麻醉；右手持消毒过的毛细吸管从内侧眼角由鼻侧眼眶平行地向喉头方向轻压至后眼眶静脉丛，血液自然吸入管内，放血 6~8 滴(约 0.5ml)；隔日重复 1 次，直至模型成功。控制饮食：自造模之日起改变其正常饮食量，控制在每日 50g/kg，自由饮水。劳倦：实验组小鼠每天在温水池中强迫游泳 2 次，每次时间不定，以第 1 次没顶为准，持续 15~20 天。

【模型特点】

一般在制模的第 15 天起，则显现出血虚证症状：精神委靡，蜷卧少动嗜睡，皮毛蓬松枯槁，呈浅黄色，眼睛淡白无神，鼻唇淡白失泽，耳尾苍白而凉，团缩拱背，明显消瘦，食欲下降，饮水增多。红细胞计数明显下降，白细胞系、血小板系则无明显改变，骨髓有核细胞计数显著增多，胸腺明显萎缩。该模型所需时间则相应较长，程度相对较轻，预后较好，较少出现濒死状态。

【模型应用】

本模型可应用于血虚轻证及相应方药研究。造模时，造模小鼠眼眶静脉放血量不易控制，注意及时止血和预防感染；动物容易死亡，实验时应适当增加样本量。

三、喂饲缺铁饲料法血虚证动物模型

缺铁性贫血(iron deficiency anemia，IDA)是指体内可用来制造血红蛋白的贮存铁已被用尽，红细胞生成障碍所致的贫血，特点是血清铁蛋白、血清铁浓度和血清转铁蛋白饱和度均降低。主要采用缺铁饲料法造成血虚证动物模型。

【造模机制】

EDTA-Na_2 能与铁离子及低铁离子形成稳定性较强的络合物，故用 1%EDTA-Na_2 浸泡法去除饲料主要组分中的铁，并以此饲料喂饲动物，人工造成造血物质的缺乏，建立缺铁性贫血动物模型。

【造模方法】

1. 动物　SD 大鼠，雄性，体重 140~160g。
2. 将 SD 大鼠饲养于不锈钢笼内，采用 1%EDTA-Na_2 浸泡法去除饲料中的铁，制成低铁饲料，再以低铁饲料喂饲动物大鼠，饮用去离子水，光照 12 小时。

【模型特点】

模型大鼠体重减轻，精神委靡，蜷卧少动嗜睡，皮毛蓬松枯槁，呈浅黄色，眼睛淡白无神，鼻唇淡白失泽，耳尾苍白而凉，团缩拱背，明显消瘦，食欲下降，饮水增多。血红蛋白值和血清铁含量均达到缺铁性贫血水平(≤10g/100ml)。

【模型应用】

本模型可应用于缺铁性血虚证证候研究及相应方药研究。造模时，实验动物应饲养在不锈钢笼内，保证动物处于无经口摄入铁可能的环境中；在处理饲料过程中要注意防止铁的污染；在用 EDTA-Na_2 浸泡除铁过程中为避免其他离子的损失，需调节浸泡液至 pH 1~2，因为此时其他离子的络合力大为降低。

四、药物损伤法血虚证动物模型

以药物损伤法复制血虚证动物模型包括乙酰苯肼皮下注射法，环磷酰胺腹腔注射法，丝裂霉素法，马里兰、顺铂及苯中毒法以及环磷酰胺和乙酰苯肼联用法等，其中以乙酰苯肼皮下注射法和环磷酰胺腹腔注射法较为常用。

(一) 乙酰苯肼皮下注射法

【造模机制】

乙酰苯肼(APH)是一种强氧化剂，对 RBC 有缓慢的进行性氧化性损伤作用，尤其是干扰 RBC 内的葡萄糖 -6- 磷酸脱氢酶，促进血红蛋白变性形成海氏小体，最终造成机体内溶血性贫血，导致肌肤、黏膜、毛发、脏器的失养，出现中医血虚证候，造成血虚证动物模型。

【造模方法】

1. 动物　Wistar 大鼠，雄性，体重 180~230g。
2. 用 2% 乙酰苯肼生理盐水溶液给大鼠皮下注射，剂量为 10ml/kg。实验分一次给药和实验 1、4、7 天三次给药两种方法，后者第2、3次给药剂量减半。

【模型特点】

造模大鼠注射APH后第2天开始出现面色、毛色无华，口唇或黏膜淡白失泽，四肢无力，精神委靡，行动迟缓，蜷缩，闭目嗜睡，耳、尾苍白而凉，血色呈暗红，饮水增多。前述症状逐渐加重，至第3次注射后，模型大鼠形体消瘦，体重下降，呼吸急促，行动摇晃。多数动物在末次注射后第4天开始恢复，第7天基本恢复正常。模型大鼠血红蛋白、红细胞急剧下降，出现中毒性海氏小体，网织红细胞增多，白细胞数量代偿性增高，其他如动物的血液学、血细胞化学、肝和脾脏及组织化学等均呈现出与临床溶血性贫血（血虚）较为相似的变化。但对骨髓细胞影响不明显。

本造模方法操作较为简单，动物模型可维持2周，仍属于急性动物模型。

【模型应用】

本模型较适合观察血虚证血象变化情况和相关器官指标变化及相关方药的造血机制研究，故应用较广。但不适合用于观察血虚证骨髓变化。注意造模动物注射局部严格消毒，防止多次注射造成感染。

（二）环磷酰胺腹腔注射法

【造模机制】

环磷酰胺（CTX）是细胞毒制剂，是常用的抗肿瘤药物和免疫抑制剂，其毒副作用是骨髓抑制，使造血细胞的生成减少，一次或多次给予小鼠CTX能够造成血虚证动物模型。

【造模方法】

1. 动物　C57BL/6小鼠，雌性，体重18~22g。

2. 动物随机分为小剂量组、大剂量组。小剂量组小鼠用100mg/kg的CTX腹腔注射，隔日1次，连续3次，复制血虚证模型——小剂量CTX造模。大剂量组小鼠用250mg/kg的CTX腹腔注射，1次完成，复制血虚证模型——大剂量CTX造模。

【模型特点】

注射CTX后，$CD34^+$细胞在骨髓有核细胞中的比例下降后迅速上升，然后又下降。注射CTX后骨髓细胞增殖受抑制，然后动员骨髓细胞增殖，但药后10天细胞增殖又受抑。与$CD34^+$细胞在骨髓有核细胞中比例的变化规律有一致性。环磷酰胺的给药剂量、途径及次数，均可灵活选用，但各剂量CTX对外周血中的红细胞和血红蛋白的作用不如白细胞和血小板明显，且持续时间较短，如受试药物显效较慢，模型动物的血象即自然恢复甚至出现反跳现象。

【模型应用】

本模型适用于观察白细胞变化情况的证候研究和方药研究，但不适合长期观察。环磷酰胺注射后动物因体质衰弱，易于感染和死亡，应适当增加样本量。

五、放射线损伤法血虚证动物模型

利用射线诱导复制实验性血虚证小鼠模型，已对γ射线照射诱发的血虚证模型小鼠的骨髓细胞进行了较为系统的研究，结果表明血虚证小鼠$CD34^+$细胞在骨髓有核细胞中的比例降低，骨髓细胞凋亡，骨髓细胞周期紊乱，骨髓中粒系、红系、巨核系、混合系造血祖细胞的数量下降，外周血细胞数量下降。

【造模机制】

^{60}Co-γ射线照射动物全身可使动物造血干细胞和祖细胞减少，骨髓造血功能受到抑制，从而使全血细胞下降，出现类似临床再生障碍性贫血的血虚证候，造成血虚证动物模型。

【造模方法】

1. 动物　C57BL/6小鼠，雌性，体重18~22g。

2. 将造模小鼠采用^{60}Co-γ射线全身一次照射，照射剂量为5.5Gy，照射率1.30Gy/min，照射时间为250秒，照射距离为4m。

【模型特点】

照射后2~3天，小鼠即开始表现为懒动，皮毛干燥，缺乏光泽等血虚症状。血虚证小鼠骨髓中$CD34^+$

细胞的比例降低、小鼠骨髓细胞凋亡、小鼠骨髓细胞周期紊乱，小鼠骨髓中粒系、红系、巨核系、混合系造血祖细胞的数量下降，外周血细胞数量下降。

【模型应用】

本模型较接近临床再生障碍性贫血，但需要特殊设备，辐射剂量难以控制，过小达不到损伤要求，过大则会导致动物死亡，有时药物的作用难以观察。

六、免疫介导法血虚证动物模型

本造模方法的机制在于 BALB/c 小鼠经亚致死量照射后，机体的免疫功能严重受损，再输入同基因 H-2，但 Mls 抗原不同的 DBA/2 小鼠的胸腺、淋巴结混合细胞，这些免疫活性细胞得以在宿主体内生存，并通过某种未明的机制，使宿主体内出现造血抑制细胞和血浆 CFU-GM 抑制活性，从而导致造血干细胞数量明显减少并出现缺陷，使自身复制的速率低于分化率，最终引起全血细胞减少。

【造模机制】

免疫介导法可出现机体造血系统病理改变、类似临床血虚证候，造成小鼠血虚动物模型。

【造模方法】

1. 动物　BALB/c 小鼠、DBA/2 小鼠。

2. 取 DBA/2 小鼠断颈处死，95% 乙醇浸泡消毒 5 分钟后，无菌条件下取出胸腺及颈、腋下、腹股沟淋巴结，加 RPMI 1640 培养液，除去表面血污及黏附的结缔组织，再次清洗后，用手术刀、剪刀反复剪切组织，直至成糊状，再轻轻辗碎，用 200 目尼龙网过滤，使之成为单细胞悬液，计数后配成 1×10^6/ml 浓度，其胸腺细胞：淋巴细胞 =1：2，取 1 滴台盼蓝滴入玻片上，鉴定细胞活性应在 95% 以上。BALB/c 小鼠经 X 射线 20Gy/3min 亚致死剂量照射后，立即经尾静脉注入上述细胞悬液，每只小鼠 0.2ml。

【模型特点】

免疫介导法制作的血虚证小鼠模型，在处理后的第 8 天即出现明显的血虚证表现：精神委靡，毛色枯黄蓬松，眼、唇鼻苍白无华，鼠尾色淡而血管难以辨认，体重明显减轻等，全血细胞减少，骨髓有核细胞显著减少，胸腺、脾脏器官的反应尤其敏感，表现为萎缩、重量明显下降。于第 15 天起，即出现濒死状态，小鼠陆续死亡，反映出其骨髓造血功能衰竭、免疫器官严重受损的病理特点。

【模型应用】

在以往的血虚证模型中，缺乏以机体造血系统病理改变为基础的血虚证模型，并对其进行相应的研究，故引进较为先进的免疫介导法模拟血虚证小鼠模型，其症状体征的表现十分符合中医血虚证的特点，尤其在骨髓造血系统上有着十分稳定的病理变化，将其用于观察血虚证模型的骨髓造血功能状态和补血方药的作用机制，有着切实的应用价值。造模时，制备造模用单细胞悬液时注意无菌操作。造模小鼠 X 射线照射剂量须控制准确。

（彭成　余成浩　敖慧）

参考文献

[1] 邝安堃，吴裕，丁霆，等．某些助阳药对于大剂量皮质素所致耗竭现象的影响[J]. 中华内科杂志，1963，(2)：113.

[2] 彭成．建立中医实验动物学模式之我见[J]. 四川动物，1989，(3)：42-44.

[3] 彭成，曹小玉．试论中医证候动物模型的研究技术[J]. 成都中医学院学报，1989，(3)：44-46.

[4] 陈小野．实用中医证候动物模型学[M]. 北京：北京医科大学中国协和医科大学联合出版社，1993.

[5] 彭成．中医药动物实验方法学[M]. 北京：人民卫生出版社，2008.

[6] 陈可冀．清宫八仙糕治疗脾虚证的临床观察及实验研究[J]. 中医杂志，1984，25(6)：37.

[7] 李仪奎．中药药理实验方法学[M]. 上海：上海科学技术出版社，1991.

[8] 陈奇．中药药理研究方法学[M]. 北京：人民卫生出版社，1993.

[9] 彭成，雷载权．四君子汤抗脾虚动物胃肠细胞损伤的机理研究[J]. 中药药理与临床，1996，12(1)：1-4.

[10] 林立佳．小西洋参汤治疗脾气虚证的实验研究[J]. 中国中医基础医学杂志，2004，10(12)：22-23.

[11] 孙福立,李德明．试用睡眠剥夺方法建立心虚证的动物模型[J]. 中西医结合杂志,1987,7(1):35-37.
[12] 龙子江,王桐生,吕晓英,等．心气虚动物模型的研制[J]. 中国中医药科技,2003,10(2):67-68.
[13] 袁肇凯．中医诊断动物实验方法[M]. 北京:科学出版社,2003:341-342.
[14] 程志清,吴玉芙,唐烨霞,等．SD 大鼠心气虚证动物模型的建立与评价[J]. 实验动物科学与管理,2003,20(3):1-5.
[15] 金雁．心气虚证动物模型研制[C]. 全国中西医结合基础理论研究新思路研讨暨讲习会,1990,28
[16] 张富杉,陆芷青．舒心宝治疗心气虚证的实验研究[J]. 浙江中医杂志,1991,(6):267-258.
[17] 李绍芝,朱文锋,余皓．心气虚细胞模型的研制[J]. 中国中医基础医学杂志,1998,4(11):53-54.
[18] 贺玉琢．汉方药补益作用的研究[J]. 国外医学·中医中药分册,1996,18(2):3-5.
[19] 查涛．心阴虚证研究进展[J]. 现代中西医结合杂志,1999,8(9):1387-1388.
[20] 展海霞,彭成．附子与干姜配伍对心衰大鼠血流动力学的影响[J]. 中药药理与临床,2006,22(1):42-44.
[21] 张明雪,曹洪欣．冠心病心阳虚证动物模型的制作[J]. 中国中医基础医学杂志,2002,8(4):71.
[22] 袁肇凯．中医诊断实验方法学[M]. 北京:科学出版社,2003:342-343.
[23] 须惠仁,傅湘琦,向丽华,等．肝郁证的动物实验研究—激怒刺激对大白鼠血液流变学的影响[J]. 中医杂志,1991,32(6):44-47.
[24] 毛海燕,叶林,叶向荣．肝郁证大鼠中枢神经递质变化的观察[J]. 福建中医药,2002,33(2):17-18.
[25] 彭延娟．大鼠肝郁脾虚证胃肠运动功能障碍动物模型的实验研究[D]. 成都中医药大学 2001 级硕士学位论文,2004,6-20.
[26] 金光亮,南睿,郭霞珍．慢性应激肝郁证大鼠模型的建立[J]. 北京中医药大学学报,2003,26(2):18-21.
[27] 陈国林．艾叶小鼠“肝郁”模型．艾叶所致肝郁模型初探[C]. 中医基础理论研究资料肝实质研究专辑,1980:30.
[28] 吴栩,王海军,高冬梅,等．肝气逆证模型大鼠下丘脑中单胺类神经递质变化研究[J]. 山东中医药大学学报,2005,29(4):304.
[29] 聂广,曾常春,朱清静,等．邪毒致鸭肝血瘀阻证动物模型的初步研究[J]. 中西医结合肝病杂志,2001,11(2):88-91.
[30] 周爱香,田甲丽,郭淑英,等．不同品种鳖甲的主要药效学比较[J]. 中药材,1998,21(4):197-201.
[31] 欧阳取长．肝阴虚证大鼠模型的初步研究[J]. 湖南中医学院学报,1999,19(2):25-27.
[32] 张海男,黎杏群,李学文．清肝泻火汤对内毒素诱发家兔肝火证的疗效和机理[J]. 中国中西医结合杂志,1996,16(2):95-98.
[33] 黄文权,肖鸿,袁林贵．肝阳上亢证型实验动物模型研究初探[J]. 中国中医急症,1996,5(1):36-37.
[34] 肖纯,金益强,胡随瑜,等．潜阳方对高血压肝阳上亢证大鼠模型的实验研究[J]. 湖南中医学院学报,1999,19(2):8-10.
[35] 北京师范大学生物系消化生理科研组．中医脾虚证动物模型的造型[J]. 中华医学杂志,1980,60(2):83-86.
[36] 北京市中医研究所,北京中医医院．有关脾气虚实质的临床观察和实验研究[J]. 中华医学杂志,1982,62(1):22.
[37] 阚甸嘉,腾静茹,傅湘琦,等．用耗气破气理论塑造脾气虚动物模型[J]. 吉林中医药,1990,(2):32,34.
[38] 黄柄山,毛翼楷,范隆昌,等．饮食失节所致的脾虚动物模型及中药治疗观察[J]. 中西医结合杂志,1983,3(5):295-296.
[39] 彭成,罗亮．过食酸味所致脾虚机理的实验研究[J]. 山东中医学院学报,1989,13(6):13-14.
[40] 彭成,罗光宇,欧芳春,等．偏食苦味所致脾气虚证动物模型研究[J]. 四川中医,1990,(12):14-15.
[41] 周永生,樊雅莉,陈小野,等．脾气虚证动物模型规范化的初步研究——部分免疫功能方面[J]. 实验动物科学与管理,2003,20(2):1-5.
[42] 胡彩钦,陈祥贵,李春梅,等．四君子汤对利血平化小鼠脑内单胺介质的影响[J]. 中医杂志,1981(11):63-64.
[43] 刘士敬,杜宁．大鼠胃饲秋水仙碱塑造脾气虚模型的研究[J]. 辽宁中医杂志,1999 年,23(8):378.
[44] 刘士敬,朱倩．X 射线照射大鼠腹部塑造脾气虚模型的研究[J]. 中国中医基础医学杂志,1997,24(7):331-333.
[45] 易崇勤,叶百宽,金敬善,等．四君子汤对脾虚大鼠胃黏膜细胞酶组织化学及血浆胃肠激素的影响[J]. 北京中医药大学学报,1997,20(6):31-34.
[46] 郑小伟,王颖,宋红．三种脾气虚证模型大鼠血清胃泌素及胃窦 G 细胞的比较研究[J]. 中华中医药杂志,2006,21(6):338-340.
[47] 修宗昌,陈群,尚文璠．脾气虚证小肠运动异常的 VIP/NO 信号转导机制初探[J]. 上海中医药杂志,2006,40(2):44-46.
[48] 谢仰洲,陈琦涛,谢宗岑,等．用过劳和饮食失节法塑造大白鼠脾气虚证模型的研究—生理免疫病理和超微结构观察[J]. 中医杂志,1987,(5):57-60.
[49] 王雪萍,刘旺根,王玎玎．黄芪建中汤对脾虚大鼠胃黏膜组织代谢的影响[J]. 河南中医学院学报,2003,18(3):25-26.
[50] 陈德珍,魏睦新．大鼠脾阴虚证病理模型的建立[J]. 新消化病学杂志,1997,5(1):8-10.
[51] 易杰．脾阳虚证大白鼠脂质过氧化一级引发作用及其抗氧化酶变化的实验研究[J]. 辽宁中医杂志,1993,(10):43-44.
[52] 王昕,张永志,孙跃余．伤湿所致大白鼠脾阳虚证动物模型及其机理研究[J]. 辽宁中医杂志,1995,22(4):187-188.

[53] 郑晨果,金纯,金定国. 大鼠泻剂结肠模型的再探讨[J]. 浙江中西医结合杂志,2006,16(11):687.
[54] 彭成,罗光宇. 脾气虚脾不统血证动物模型的研究思路[J]. 中医杂志,1996,37(4):241-242.
[55] 陈易新,陈家旭,季绍良. 脾不统血证中脾气虚状态与出血因素关系的研究[J]. 中医药研究,2001,17(1):38-40.
[56] 陈新,区永欣,陈洁文. 人工风寒环境对小鼠单核巨噬细胞系统吞噬功能的影响[J]. 中国中西医结合杂志,1993,13(12):739.
[57] 孙广仁,陈德溯,张庆祥,等. 寒饮蕴肺证家兔病理模型的初步研究[J]. 山东中医药大学学报,2000,24(2):143.
[58] 沈承玲,孙塑伦,高颖,等. 寒饮蕴肺证家兔病理模型的建立及评价[J]. 辽宁中医杂志,2004,31(12):982.
[59] 龚婕宁,杨进,陆平成. 家兔病毒性肺热证模型的建立[J]. 中国中医基础医学杂志,1995,1(3):46-48.
[60] 陆平成,龚婕宁,杨进,等. 仙台病毒小鼠肺热证模型的实验研究[J]. 南京中医药大学学报,1996,12(3):22-24.
[61] 徐锡鸿,孔繁智,虞小霞,等. 大鼠肺气虚"证"模型的建立[J]. 中医杂志,1994,35(4):230-232.
[62] 杨明华,陈婉姬,金祖汉,等. 小鼠肺气虚证简易模型的复制及护肺冲剂对其的作用[J]. 中国中医药科技,2000,7(5):275-276.
[63] 李泽庚,张念志,彭波,等. 肺气虚证模型大鼠肺组织细胞凋亡及 Fas、FasL 蛋白表达变化[J]. 安徽中医学院学报,2004,23(3):33.
[64] 文小敏,王鹏,刘青,等. "肺阳虚"动物模型的探索[J]. 中国中医基础医学杂志,1998,4(4):45-47.
[65] 解建国,何建成,吴宗群. 中医证候实验动物学研究[M]. 兰州:兰州大学出版社,1994:173-175.
[66] 王九林,姜惟,卞慧敏,等. 肺虚痰阻病理模型的研制[J]. 中国中医基础医学杂志,1996,1(4):44-45,56.
[67] 姜瑞雪. 肺虚痰阻证诊断标准的实验研究[J]. 江苏中医药,2004,25(8):52-54.
[68] 沈雁,匡调元,张伟荣,等. "恐伤肾"的实验研究[J]. 中国医药学报,1991,6(1):13.
[69] 包天桐. 应激致"肾虚"动物模型介绍[J]. 药学学报,1998,33(9):717-718.
[70] 王文建. 现代中医药应用与研究大系[M]. 上海:上海中医药大学出版社,1995,259-260.
[71] 严惠芳,马居里. 对肾阴虚证动物实验研究现状分析与思考[J]. 陕西中医学院学报,2003,26(6):65-68.
[72] 郑平东. 腺嘌呤诱发睾丸功能损害肾阳虚模型的研究[J]. 中国医药学报,1989,4(3):67-69.
[73] 傅晓晴,武一曼,陈振彬,等. 腺嘌呤制作肾阳虚型慢性肾功能衰竭大鼠模型的电镜病理学研究[J]. 福建中医学院学报,2002,12(3):41-43.
[74] 蔡连香,李宏广,魏袁琳,等. 养血补肾片对阳虚证动物模型卵巢功能的影响[J]. 中国中西医结合杂志,1998,18(10):620,622.
[75] 延自强. 对锁阳小鼠与氢可小鼠模拟肾阳虚病理模型的评价[J]. 北京实验动物科学与管理,1994,11(3):53-56.
[76] 吴向东,邓继红. 大鼠心肾阳虚证动物模型实验研究[J]. 基层中药杂志,2002,16(6):21-23.
[77] 郭振球,赵晓威. 肝纤宁对肝郁脾虚大鼠的保肝抗纤作用[J]. 湖南中医学院学报,1998,18(2):10-12.
[78] 韩秋艳. 肝郁脾虚证动物模型的建立[J]. 贵阳中医学院学报,2001,23(3):59-61.
[79] 湖南医学院附属第一医院基础理论研究室. 肝郁脾虚的理论与实验研究[J]. 湖南医学院学报,1979,4(3):131.
[80] 李瀚旻,张六通,梅家俊,等. "肝肾精血亏虚"大鼠动物模型的建立[J]. 中国中医基础医学杂志,2001,2(4):51-54.
[81] 刘波,邹明,马建,等. 运动性形体疲劳"肝肾亏虚"动物模型的实验研究[J]. 中国中医骨伤科杂志,2001,9(4):20-23.
[82] 任小巧,卢跃卿,邓伟,等. 加味一贯煎对实验性肝肾阴虚证大鼠下丘脑 - 垂体 - 甲状腺轴的影响[J]. 中国中药杂志,2000,25(3):172-174.
[83] 樊蔚红,岳广欣,李素香,等. 长期激怒致肝肾阴虚证动物模型研制[J]. 中国中医基础医学杂志,2001,7(9):67-69.
[84] 张永华,姚念宏,李炳绪,等. 脾肾阳虚证动物模型造型初步实验观察[J]. 山东医药,1982,(1):2-4.
[85] 周安方,孙洁,张茂林,等. 补肾疏肝汤对肾虚肝郁大鼠性活力影响的研究[J]. 中国实验方剂学杂志,2004,10(1):41-44.
[86] 有地滋. 史载祥节译. 胸胁苦满的现代医学探讨——间叶系统炎症现象[J]. 国外医学·中医中药分册,1981,(4):7.
[87] 张喜奎,李淼. 土燥水竭证动物模型研制[J]. 福建中医学院学报,2004,14(2):35-40.
[88] 何赛萍,徐晓东,楼正青,等. 论蓄血证及动物模型的制作[J]. 浙江中医学院学报,2002,26(6):13-14.
[89] 于文明,张丰强,杨锦堂,等. 太阴病模型的建立[J]. 中国中医基础医学杂志,1996,2(6):41-44.
[90] 龙新生,熊曼琪,朱章志,等. 充血性心力衰竭少阴病阳虚水停证动物模型的建立[J]. 中医杂志,1998,39(3):177-179.
[91] 刘国强. 温病卫气营血证候动物实验研究[M]. 西安:陕西人民教育出版社,1992:18.
[92] 陈扬荣,江明,陈锦芳,等. 清气养阴治疗温病气分证的实验研究[J]. 山东中医药大学学报,1999,23(2):150-151.
[93] 张剑勇. 温病邪热壅肺证的动物实验研究[J]. 甘肃中医学院学报,1990,7(1):47.
[94] 马健. 凉营法阻断气营传变的动物实验研究[J]. 中国医药学报,1991,4(2):12-13.
[95] 吕文亮,刘玲,高清华,等. 凉营透气顾阴法对气 - 营传变模型的作用研究[J]. 中医药学刊,2002,20(1):72-73.
[96] 谢恬,凌一揆. 清瘟败毒饮对内毒素诱发家兔温病气血两燔证的疗效和机理[J]. 中国中现代医学结合杂志,1993,13

(2):94-97.
[97] 曹丽英.养阴清热注射液对高热伤阴动物模型影响的实验研究[J].中国中医基础医学杂志,1998,4(9):27-30.
[98] 翟玉祥,卞慧敏,杨进,等.温病营热伤阴动物模型的建立[J].中国中医基础杂志,1998,4(4):42-44.
[99] 王秋.家兔"温病阴虚热盛证"动物模型的实验研究[J].辽宁中医杂志,1995,22(9):427-428.
[100] 曹一鸣,赵智强,吴勉华,等.凉血化瘀方对动物血分证模型红细胞及巨噬细胞 C_3b 受体的影响[J].中西医结合杂志,1990,(特集):123.
[101] 张文选.大肠杆菌内毒素家兔温病邪入血分之热瘀气脱证模型建立的初步研究[J].中国医药学报,1990,5(4):70.
[102] 李民,朱平,张旭,等.热毒伤络模型的复制[J].国医论坛,2003,18(3):39-40.
[103] 王瑾,陈宜鸿,赵志玲.中医温病湿热证动物模型实验的研究[J].解放军药学学报,2002,18(4):209.
[104] 延自强.菌痢猕猴模型在针灸治痢免疫功能研究中的应用[J].中国中医基础医学杂志,1995,1(4):43.
[105] 吕文亮,程方平,黄廷荣.燥湿运脾汤对脾胃湿热中阻证作用的实验研究[J].湖北中医杂志,2002,24(4):8-9.
[106] 郭明阳,阎翔.温病湿热证湿重于热动物模型的研究[J].成都中医药大学学报,2003,25(1):33.
[107] 卢振初,周淑英,罗宇慧.疼痛所致家兔"血瘀证"模型研究[J].南京中医学院学报,1991,7(3):149-150.
[108] 任宏义,任周新."气滞血瘀"证动物模型的建立.北京实验动物科学与管理,1994,11(3),29-31.
[109] 郑小伟.寒凝血瘀证"呼吸缓弱"动物模型的实验研究[J].浙江中医杂志,1999,(5):218.
[110] 王学江,丰平.寒凝血瘀证动物模型的实验观察[J].北京中医,2000,(5):44-45.
[111] 吴垦莉,张姗姗.寒凝血瘀证模型的研制[J].中国中医基础医学杂志,1996,2(2):49-51.
[112] 王殿俊,刘小浩,金辉,等.热毒血瘀证动物模型的研制[J].南京中医学院学报,1992,(1):18-21.
[113] 陈可冀,史载祥.实用血瘀证学[M].北京:人民卫生出版社,1999:99.
[114] 华兴邦,庄康,孙晓进,等.外伤血瘀证动物模型的研制[J].南京中医学院学报,1992,8(1):16-18.
[115] 庞树玲,高金亮.中年大鼠气虚血瘀证的模拟及其机制探讨[J].天津中医学院学报,1997,16(3):28-31.
[116] 常复蓉,王殿俊,刘小浩,等.血虚血瘀证动物模型的研制[J].南京中医学院学报,1992,8(1):23-25.
[117] 贺明,潘立,张雅丽.血虚寒凝证造模方法初探[J].贵阳中医学院学报,2001,23(1):59-60.
[118] 黄河清.耳针"心"穴对阴虚瘀血动物模型血液流变学影响的实验观察[J].江苏中医,1991,(8):19-21.
[119] 李玉玲,舒沪英,叶望云,等.活血化瘀方药防治不均称型胎儿宫内发育迟缓的实验研究[J].中西医结合杂志,1988,8(10):611.
[120] 史荫绵,郑惠民,田桂琴,等."血瘀"动物实验模型的初步研究[J].中医杂志,1982,(8):64-66.
[121] 鲍军,洪允祥,楼建国,等.家兔急性血瘀模型的研究[J].中西医结合杂志,1986,6(6):357-359.
[122] 夏洪生,张永锋,刘立昌,等.归蓉补血片对血虚证动物模型作用的实验研究[J].白求恩医科大学学报,2001,27(3):334-336.
[123] 欧敏,陈如泉.血虚家兔模型红细胞变形性与 SOD、LPO 变化的实验研究[J].辽宁中医杂志,1996,23(3):139-140.
[124] 梁毅,方碧琴,鲁新华.血虚证小鼠模型的制作及评价[J].湖北中医杂志,2001,23(9):3-5.
[125] 刘秀红,龚书明,陈景元,等.低铁饲料的配制与缺铁性贫血动物模型的建立[J].解放军预防医学杂志,1995,13(3):198-200.
[126] 贲长恩."血虚"动物模型的创建及实验研究[J].北京实验动物科学与管理,1994,11(3)5-11.
[127] 马增春,高月,刘永学,等.环磷酰胺所致血虚证小鼠骨髓 CD_{34}^{+} 细胞的变化[J].中国中医基础医学杂志,2001,7(7):42-44.
[128] 刘永学,高月,陶来宝,等.造血细胞凋亡在射线诱发小鼠血虚证中的作用[J].深圳中西医结合杂志,2000,10(1):14-16.
[129] 梁毅,方碧琴,鲁新华.血虚证小鼠模型的制作及评价[J].湖北中医杂志,2001,23(9):3-5.

（谭毅　刘宇　整理编辑）

第二十一章　人源化动物模型

Chapter 21　Humanized animal models

利用动物研究人类疾病发生发展及预防控制是目前医学生物学常用的实验方法，但由于人类和动物之间存在的客观差异，在特殊疾病尤其是免疫系统相关的疾病研究中，现有的动物无法直接作为模型动物，或者利用其作为模型获得的结果与临床试验的结果之间存在较大差异，因此需要对实验动物进行人源化改造，向动物体内导入人类细胞或人类基因片段，使其获得与人类更为接近的生理病理特性。本章重点讲述利用基因工程技术和细胞嵌合技术制备免疫系统相关的几个人源化动物模型（humanized animal models）实例。

第一节　TCR 人源化动物模型

Section1　TCR humanized animal models

人类和小鼠的基因和蛋白质序列还是存在不少差异的。许多人类蛋白质不能与鼠的同源蛋白质结合而产生生物活性。许多临床试验的结果也与小鼠动物实验的结果不相符。用人类正常或突变基因置换小鼠同类基因，可在小鼠体内建立更接近人类的基因体系或疾病模型。

免疫系统人源化小鼠在生物医药研发中有重要的应用前景。免疫系统由体液免疫和细胞免疫组成。体液免疫用抗体识别抗原，而细胞免疫用 T 细胞受体（T cell receptor，TCR）识别抗原。人单克隆抗体和 T 细胞受体都可用作治疗性分子。多年前已经开始小鼠免疫系统基因人源化的研究，以探索用小鼠产生人单克隆抗体和 T 细胞受体。TCR 人源化动物模型（TCR humanized animal models）的造模方法如下。

【造模机制】

TCR-MHC T 细胞抗原识别系统：主要组织相容性复合物（major histocompatibility complex，MHC）分子能与经过蛋白酶体或溶酶体处理的 9~14 氨基酸残基抗原肽结合，将抗原肽呈递到细胞表面，供 T 细胞识别；T 细胞通过 TCR 识别 MHC 分子呈递的抗原肽。HLA 为人类的抗原呈递分子，小鼠的 MHC 分子称为 H2。近十多年来，对 TCR 和 MHC 的分子结构与功能有深入的了解，有助于设计更好的 TCR-HLA 人源化小鼠。抗原加工和呈递系统在人类和小鼠细胞相当保守，只有细微的差异，通常不需要将抗原加工和呈递系统的基因人源化，这有利于 HLA 人源化小鼠的研发。

人类抗原呈递分子 MHC 的结构：MHC 分子有Ⅰ类和Ⅱ类。Ⅰ类分子呈递 $CD8^{+}$T 细胞识别的抗原（9-11 AA 肽段），Ⅱ类分子呈递 $CD4^{+}$T 细胞识别的抗原（14 AA 肽段）。MHCⅠ类分子由非共价键连接的两条多肽链组成，其中重链由 MHCⅠ类基因编码；轻链为 β_2- 微球蛋白（β_2m），由 B2M 基因编码。重链又称 α 链，为跨膜蛋白；α 链可分为肽结合区和免疫球蛋白样区组成的胞膜外区，穿膜区以及胞质区。α 链胞膜外区可细分为肽结合区（peptide-binding region）（α_1 和 α_2 结构域），CD8 分子结合区（α_3）。α_1 和 α_2 结构域远离细胞膜位于分子的顶部，所组成的空间结构是与抗原结合部位和被 T 细胞受体（TCR）识别的部位。与抗原结合部位的构象呈深槽状，可容纳 8~20 个氨基酸残基，其大小和形状适合于已加工处理的抗原片段。MHCⅠ类抗原分子的多态性主要位于形成两侧面的 α 螺旋结构上，与Ⅰ类抗原呈递抗原的功能相关；形成深槽内部氨基酸的侧链主要通过盐键、氢键与抗原多肽结合。位于深槽外部和表面氨基酸是 TCR 识别的部位。MHC α_3 结构域和 β_2m 蛋白靠近细胞膜，位于分子的底部。CD8 分子与 MHCⅠ类分子 α_3 结构域结合。TCR 的亲和力相对于抗体而言是相当低的，CD8 分子与 α_3 结构域结合有助于 T 细胞识别抗原。非常重要的一点是，小鼠的 CD8 分子与人的 MHCⅠ类分子不匹配。这意味着如果使用小鼠 CD8 分子，在设计 HLA 转基因鼠时人的 HLA α_3 结构域应该改为小鼠 α_3 结构域。

TCR 基因位点的结构：TCR α 基因位点（TRA）位于 7 号染色体，TCR β 基因位点（TRB）位于 14 号染色体。在胚系中，编码 TCR 链的 DNA 是由多个分隔开的基因片段组成；TRA 有 127 个基因片段，而 TRB 有 82~85 个基因片段。每一个 TCR 胚系基因包括可变区（V 区），结合区（J 区）和恒定区（C 区）等基因片段，在 TCRβ 基因中还包含多样区（D 区）。在 TCR 基因位点的 5' 端包含不同数量的 V 区基因片段，可根据相似性将其分成多个亚家族。TRAV 基因又分为 29 个亚家族，而 TCR β 基因所含 24 个亚家族；在 TCR 基因位点的 3' 端包含不同数量的（D）J 基因片段和 C 基因片段。TRA 含有 61 个 J 基因（50 个有功能）；TRB 有 2 个 D 基因和 12 个 J 基因。在胸腺细胞发育过程中，TCR 胚系基因 V（D）J 和 C 基因片段重排后，形成编码一条完整肽链的基因。

【造模方法】

1. HLA 人源化小鼠　自 1981 年转基因技术发明后不久，第一代 HLA 转基因小鼠就诞生了。这一代 HLA 转基因小鼠使用人类的 HLA-A2 或 HLA-B27 分子，小鼠的 MHCⅠ类分子没有敲除。研究发现小鼠 T 细胞偏向使用小鼠的 MHC 分子如 Db 和 Kb 分子；病毒感染时，只产生 H2 限制的 CTL 反应。第二代 HLA 转基因小鼠用 HLA 和 CD8 双转基因，或将 HLA 的 α_3 置换为小鼠的 α_3（A2/Db，A2/Kb），以匹配 CD8 分子（图 9-21-1a 和 b）。第三代 HLA 转基因小鼠（HHDⅡ），除了有 A2/Db 转基因，还用基因敲除的方法去除小鼠的 MHC 分子。第 2~3 代 HLA 转基因小鼠改进了 HLA 限定的细胞免疫反应。但是，第 2~3 代 HLA 转基因小鼠，外周血 CD8 细胞数明显低于正常小鼠。在 HHDⅡ转基因小鼠，使用人的基因表达调控原件，但人的转基因 HLA-A2 表达水平低。

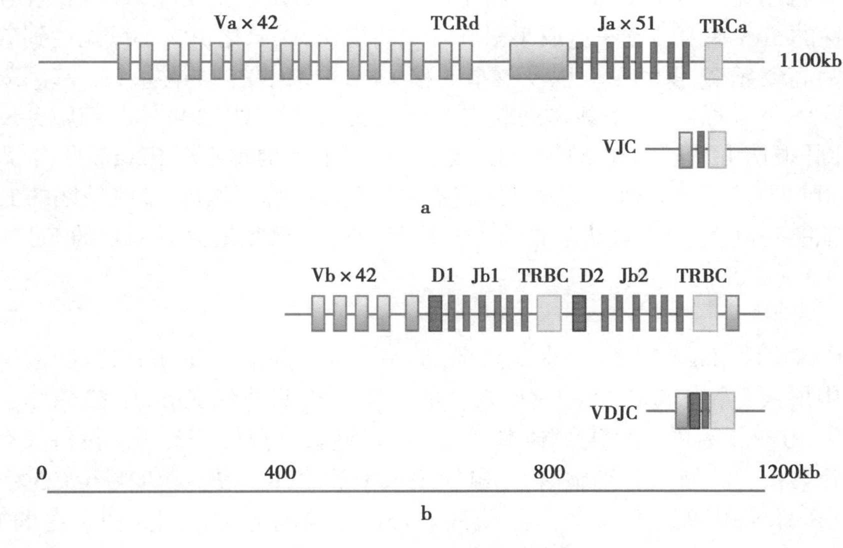

图 9-21-1　TCR 基因位点结构示意图

2. TCR-HLA 人源化小鼠　细胞免疫系统在抗病原和抗肿瘤免疫中起重要作用，小鼠细胞免疫系统基因人源化是非常重要的研究方向。李亮平等在德国 Max-Delbrueck 分子医学中心（MDC）利用先进技术建立了非常复杂的人源化 T 细胞抗原识别系统小鼠：通过构建人 T 细胞受体基因 alpha 和 beta 位点人工酵母染色体（Yeast artificial chromosome，YAC）转基因鼠，并与第三代 HLA-A2（HLA，human leukocyte antigen 人类白细胞抗原）转基因鼠和 Db/β_2m 基因敲除鼠（HHDⅡ品系）交配，然后再与 TCR-α/-β 基因敲除鼠交配产生人源化 T 细胞抗原识别系统小鼠。此小鼠模型可用于产生人单克隆 T 细胞受体，可广泛用于肿瘤及病毒免疫治疗等重要领域的研发。

【模型特点】

小鼠的免疫系统与人类极为相似，但小鼠许多肿瘤抗原的蛋白质序列与人类不同，因此小鼠胸腺不会对与人体蛋白质非同源（non-homologous）序列产生耐受，而基因敲除鼠对整个敲除的蛋白质都不会产生耐受,因而为诱导和分离高活性肿瘤抗原特异性 T 细胞提供了条件。我们用肿瘤抗原肽加 CpG 和 IFA 免疫 TCR-HLA 人源化小鼠,已成功地诱导肿瘤抗原免疫反应,分离到了肿瘤抗原如 Melan-A 和 tyrosinase 的特异性 T 淋巴细胞,然后制备其 TCR 的 cDNA。再将 TCR cDNA 序列克隆于逆转录病毒载体。实验证实这些 TCR 能识别肿瘤抗原。用这些 TCR 载体转染原代人 T 淋巴细胞,将这些细胞转变成了抗肿瘤的 T 淋巴细胞,可杀伤靶细胞。

【模型应用】

此小鼠模型可用于产生人单克隆 T 细胞受体,可广泛用于肿瘤及病毒免疫治疗等重要领域的研发。

(李亮平)

第二节 人源化乙肝感染小鼠模型

Section 2 Humanized mice models of hepatitis B infection

乙肝是严重危害人类健康的重大传染性疾病,全世界有超过 3.5 亿人感染 HBV,每年至少有 100 万人死于与 HBV 感染相关的疾病,如肝硬化、肝细胞癌。由于 HBV 感染具有严格的人肝细胞嗜性,长久以来一直面临缺乏稳定可操作的感染细胞模型和动物模型,严重阻碍了对其致病机制、抗病毒药物筛选及疫苗研究的研究进展。人源化乙肝感染小鼠模型(humanized mice models of hepatitis B infection),是为了在体研究人的复杂生命过程而发展起来的重要研究工具,为研究人的病原体如 HBV、HCV,HIV 提供了绝佳的动物模型。人源化小鼠常用免疫缺陷的肝损伤动物模型。其中,uPA 小鼠模型采用白蛋白启动子控制下肝细胞靶向表达高毒性的uPA基因的方法造成小鼠肝组织的损伤,人源化uPA小鼠能达到70%的人肝嵌合,但该小鼠的应用因为高致死率、低繁殖率以及狭窄的移植时间窗而受到局限。Fah 基因敲除小鼠(模拟人类酪氨酸代谢缺陷疾病小鼠)是近年来新发展起来的肝损伤动物模型,其自体肝细胞会发生进行性、不可逆转的损伤,且这种肝损伤可通过药物 NTBC 进行选择性控制;同时 $Rag2^{-/-}Il2rg^{-/-}$ 联合缺陷的小鼠,其 T、B 细胞及自然杀伤细胞发育受阻,对植入的人肝细胞不发生免疫排斥。因此,免疫缺陷的 $Fah^{-/-}Rag2^{-/-}Il2rg^{-/-}$ 小鼠移植的人肝细胞能获得生长优势,人肝嵌合率可高达 95%。已报道人肝嵌合的 $Fah^{-/-}Rag2^{-/-}Il2rg^{-/-}$ 小鼠能感染 HBV 和 HCV。

【造模方法】

雄性 $Fah^{-/-}$ 小鼠与雌性 $Rag2^{-/-}$ $Il2rg^{-/-}$ 小鼠杂交,基因型分析筛选 $Fah^{-/-}Rag2^{-/-}Il2rg^{-/-}$ 小鼠。小鼠自出生起每天在饮用水中加入药物 NTBC,以控制肝损伤的发生。50 只成年 $Fah^{-/-}Rag2^{-/-}Il2rg^{-/-}$ 小鼠准备进行人肝细胞移植。收集 10 个供者的人肝组织样本,分离人肝细胞,低温保存备用。按每只小鼠 $(3{\sim}5)\times10^6$ 个人肝细胞的剂量经脾移植。移植人肝细胞后,小鼠饮用水中的 NTBC 浓度逐步减少(25%,12%,6% 7.5mg/ml,每种浓度间隔 2 天)。每周采血检测人肝细胞的嵌合度。检测方法采用人白蛋白的 ELISA 检测。从 HBV 慢性感染患者的血清中分离 HBV 病毒,选择人肝嵌合度 70% 以上的 $Fah^{-/-}Rag2^{-/-}Il2rg^{-/-}$ 小鼠,按每只小鼠 1×10^8GE 的病毒滴度尾静脉注射 HBV 病毒。QPCR 定量感染小鼠血清中 HBV DNA 及 cccDNA,验证 HBV 感染人源化肝小鼠模型,准备后续研究。

【模型特点】

人源化 $Fah^{-/-}Rag2^{-/-}Il2rg^{-/-}$ 小鼠模型的人肝嵌合度可达 90% 以上,且能感染乙肝病毒,是用于乙肝病毒研究的理想动物模型,已在一些前沿研究工作中展示了巨大优势。但由于该模型建模的技术难度高、模型维持成本高且无法繁殖,限制了其大规模的应用。

【模型应用】

人源化 $Fah^{-/-}Rag2^{-/-}Il2rg^{-/-}$ 小鼠模型可用于 HBV 感染的致病机制、药物筛选及治疗性疫苗研究。

(李健)

第三节　人源化抗体转基因小鼠模型

Section 3　Transgenic mice models of production of humanized antibody

人源化抗体转基因小鼠是指将小鼠自身的免疫球蛋白基因(重链和轻链)进行失活(基因敲除,gene target,gene silence),然后向小鼠基因组中转入人免疫球蛋白重链和轻链基因,这种转基因动物针对某种抗原进行抗体反应时,所使用的抗体基因将是转入的人源化抗体基因而非原来的动物基因。因此,人源化抗体转基因小鼠模型(humanized antibody mouse model)是研究人类抗体反应和生产全人源化抗体的重要工具动物。

【造模机制】

编码抗体的基因包括免疫球蛋白重链基因和轻链基因,轻链基因又分为κ轻链和λ轻链,在小鼠中,Igλ/Igκ 在血清中比例为 5/95,而在人类血清中,Igλ/Igκ 的比例为 40/60。理论上,只要在小鼠体内导入人的免疫球蛋白重链和轻链基因,就能在小鼠中表达出人类抗体,但小鼠内源性免疫球蛋白基因的存在会抑制人免疫球蛋白基因的重排和表达,因此培育人源化抗体转基因小鼠至少需要对动物基因组进行 4 种修饰:即小鼠 IgH 和 Igκ 基因座的基因敲除,人 IgH 和 Igκ 基因座的转基因表达。此外,尽管小鼠 Igλ 在血清中仅占 5%,但如果要排出这部分抗体的干扰,也必须对小鼠 Igλ 基因座进行基因灭活,而人的 Igλ 占血清抗体的 40%,因此要在小鼠中表达人的 Igλ,则必须在人源化抗体转基因小鼠中同时转入人 Igλ 基因座。

【造模方法】

首先利用基因打靶技术分别培育出免疫球蛋白重链和轻链基因敲除小鼠,再利用转基因技术培育出转人免疫球蛋白重链和轻链的转基因小鼠,最后将上述小鼠进行杂交,通过基因检测和抗体表达类型检测筛选出敲除了小鼠内源性抗体重链和轻链基因、同时导入了人免疫球蛋白重链和轻链基因的小鼠,即为人源化免疫球蛋白转基因小鼠。制备人源化抗体转基因小鼠与制备常规基因敲除和转基因小鼠技术类似,相关内容可参考本书相关章节,不同之处在于为保证抗体的多样性,需要尽可能导入完整长度的人免疫球蛋白基因,而人免疫球蛋白重链和轻链基因的各个基因座都长达 1000kb 左右,需要用 YAC 或 BAC 进行克隆,同时由于基因长度太大,基因操作过程容易使遗传物质发生断裂和丢失,因此对试验操作者的技术要求较高。

【模型特点】

人源化抗体小鼠能表达全人源化抗体,是目前生产人类疾病治疗和预防用全人源化抗体的重要工具动物,依托该动物模型,已成功开发多个临床治疗用的全人源化单克隆抗体。但由于该模型建模的技术难度高,目前全球仅有少数几家单位培育出这一工具动物。

【模型应用】

此小鼠模型的作用有二;一是用作工具动物,生产疾病预防治疗用全人源化单克隆抗体,广泛用于肿瘤、免疫等重大疾病的预防控制;二是作为模型动物,用于研究人类抗体反应的作用机制。

(蔄良鹏)

参考文献

[1] Jakobovits A, Moore AL, Green LL, et al. Germ-line transmission and expression of a human-derived yeast artificial chromosome [J]. Nature, 1993, 362: 255-258.

[2] Li LP, Lampert JC, Chen X, et al. Transgenic mice with a diverse human T cell antigen receptor repertoire [J]. Nat Med, 2010, 16: 1029-1034.

[3] Rudolph MG, Stanfield RL, Wilson IA. How TCRs bind MHCs, peptides, and coreceptors [J]. Annu Rev Immunol, 2006, 24: 419-466.

[4] Pascolo S, Bervas N, Ure JM, et al. HLA-A2.1-restricted education and cytolytic activity of CD8(+) T lymphocytes from beta2 microglobulin (beta2m) HLA-A2.1 monochain transgenic H-2Db beta2m double knockout mice [J].J Exp Med, 1997, 185:2043-2051.
[5] Pascolo S.HLA class I transgenic mice: development, utilisation and improvement [J]. Expert Opin Biol Ther, 2005, 5:919-938.
[6] Dandri M, Burda MR, Zuckerman DM, et al. Chronic infection with hepatitis B viruses and antiviral drug evaluation in uPA mice after liver repopulation with tupaia hepatocytes [J]. J. Hepatol, 2005, 42:54-60.
[7] Dandri M, Burda MR, Török E, et al. Repopulation of mouse liver with human hepatocytes and in vivo infection with hepatitis B virus [J].Hepatology, 2001, 33:981-988.
[8] Azuma H, Paulk N, Ranade A, et al. Robust expansion of human hepatocytes in Fah(-/-)/Rag2(-/-)/Il2rg(-/-) mice [J].Nat Biotechnol, 2007, 25(8):903-910.
[9] Bissig KD, Le TT, Woods NB, et al. Repopulation of adult and neonatal mice with human hepatocytes: a chimeric animal model[J]. Proc Natl Acad Sci USA, 2007, 104(51):20507-20511.
[10] Zou XG, Lan GC, Osborn MJ, et al. The Generation of Transgenic Mice Expressing Human Antibody Repertoires [J].Antibody Engineering, 2010, 235-254.
[11] Lonberg N. Human antibodies from transgenic animals [J].Nat Biotechnol, 2005, 23:1117-1125.
[12] Nicholson IC, Zou X, Popov AV, et al. Antibody repertoires of four-and five-feature translocus mice carrying human immunoglobulin heavy chai, n and kappa and lambda light chain yeast artificial chromosomes [J]. J Immunol, 1999, 163:6898-6906.
[13] Lonberg N, Taylor LD, Harding FA, et al. Antigen-specific human antibodies from mice comprising four distinct genetic modifications [J]. Nature, 1994, 368:856-859.

（谭毅　刘宇　整理编辑）

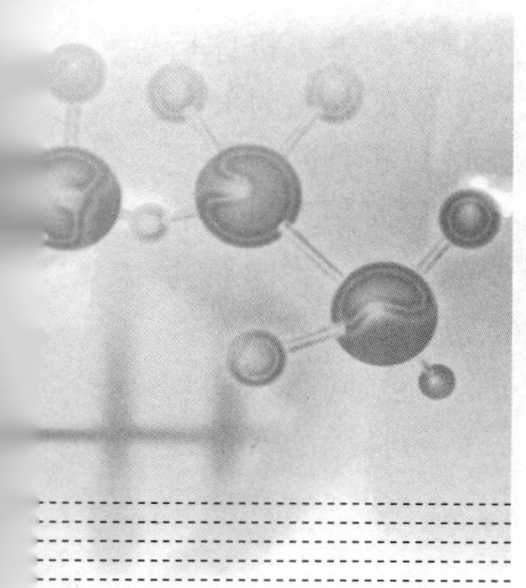

第十篇

药品医疗器械评价及检定动物实验技术

Part 10 Animal experiment technology of drugs and medical devices evaluation and control

动物实验是药品和医疗器械临床前评价的重要组成部分，药品和医疗器械的动物实验分别遵循各自的注册管理办法，二者既有共同点，也有区别，本篇内容分别阐述了药品和医疗器械从研发、产品注册到出厂检定的动物实验技术。

第一章 药物安全性评价动物实验方法

Chapter 1 Animal experiments for drug safety evaluation

药物(主要是指各类新药)临床前安全性评价(safety evaluation)主要是研究和评价各种药物通过不同途径进入机体后所产生的毒性反应、产生毒性反应的最小剂量、严重中毒剂量/或最小致死剂量、毒性反应的起始时间和结束时间，从而判断其量-毒关系和时-毒关系；通过一系列生理、生化和病理指标测试，分析判断毒作用的靶器官、中毒性质和可能作用机制。为了药物临床前安全性资料数据可靠、结论可信，实验过程中遵从良好实验室规范(GLP)的要求，按照药物临床前安全性评价指导原则开展实验，确保实验动物的福利和提高实验人员的质量控制水平。本章从总体考虑、实验原理和要求、实验设计、具体的操作步骤、主要的关注点或注意事项、实验结果的解释与分析、最新进展等方面，全面系统地介绍了临床前安全性评价实验中的急性毒性试验(acute toxicity tests)、长期毒性试验(long-term toxicity tests)、遗传毒性试验(genetic toxicity tests)、生殖毒性试验(reproductive toxicity tests)、致癌试验(carcinogenicity bioassay)、特殊毒性试验(special toxicity tests)、毒动学试验(toxicokinetics tests)和安全药理学试验(safety pharmacology tests)；并简要描述了化学药物免疫毒性试验、生物技术药物免疫原性试验的要求，以供从事药物毒理学和药物临床前安全性评价研究相关人员参考。

第一节 导 言

Section 1 Introduction

药物毒理学(drug toxicology)是研究药物可能对机体造成的毒作用、作用机制及防治对策的一门科学；分为药物的描述毒理学、机制毒理学和管理毒理学三个分支，其中描述毒理学就是指药物的临床前和临床安全性评价。

药物(主要是指各类新药)临床前安全性评价主要是研究和评价各种药物通过不同途径进入机体后所产生的毒性反应、产生毒性反应的最小剂量、严重中毒剂量/或最小致死剂量、毒性反应的起始时间和结束时间,从而判断其量-毒关系和时-毒关系;通过一系列生理、生化和病理指标测试,分析判断毒作用的靶器官、中毒性质和可能作用机制;为申报临床试验提供实验依据和在临床出现毒副作用时采取有效的相应的防治措施。在药物毒理学和药物安全性评价研究中,动物实验发挥着极其重要的作用。我国新药审批办法规定,任何一种药物和制剂在推荐临床试用前必须进行动物毒性试验。当然,新药临床前安全性评价研究中也包括某些并非以动物为实验系统的评价项目,如Ames试验、哺乳动物细胞染色体畸变试验、Herg细胞Q-T间期评价试验、体外溶血试验等,均不在本章的论述范围之列。在开展新药临床前安全性评价动物实验的过程中,需要符合以下几方面的基本要求。

一、遵从良好实验室规范(GLP)的要求

GLP是开展药物临床前安全性评价研究首先需要遵从的质量管理规范,在GLP条件下获得的药物临床前安全性资料才数据可靠、结论可信。因为在GLP条件下,每项实验都按规范要求实施并有质量保证部门对所研究项目的全过程进行监督与核查,从而保证了实验资料的科学性、可靠性和真实性。我国于2007年1月1日起已明确规定,我国创新药物必须在符合GLP规范的实验室进行临床前安全性评价研究。

二、按照药物临床前安全性评价指导原则开展实验

20世纪90年代初,由美国、欧盟和日本三大地区的药物管理当局和制药企业共同发起的“人用药物注册技术要求的国际协调会议(ICH)”,旨在协调对药物研究技术要求的国际统一,缩短研究与开发周期,节约资源,造福世界。主要内容包括对毒理学试验要求的协调,内容涉及急性毒性试验、长期毒性试验、遗传毒性试验、生殖毒性试验、致癌试验和毒动学试验等。这一系列协调文件反映了当今药物毒理学的发展现状,对于指导药物临床前安全性评价研究具有重大的指导意义。

我国食品药品监督管理总局(CFDA)根据ICH文件内容,并与我国具体要求相结合,制定了一系列有关药物临床前安全性评价研究指导原则,使我国药物临床前安全性评价研究达到了一个新的水平。

三、确保实验动物的福利

新药临床前安全性评价动物实验的研究报告需要用于新药申报过程中风险评估和审核,并受到药政管理部门的监管;与此同时,研究过程中的动物福利问题不仅要反映整个社会对动物保护的要求和呼声,而且也直接影响到实验的质量、结果与解释。故此,开展新药临床前安全性评价动物实验时,既需要遵循GLP的要求,又需要确保实验动物的福利;GLP实验室因此要积极开展GLP认证和动物福利认证(如AAALAC认证等)。

四、提高实验人员的质量控制水平

GLP规范要求,由质量保证部门(QAU)负责检查或审核新药临床前安全性评价动物实验的过程和报告,以确保研究的质量和GLP依从性;但是,也需要确保参与GLP研究项目的全体人员自觉地实行研究过程的全程质量控制(QC)。QA的目的在于独立地检查,以确保质量体系内各项过程符合要求,其度量指标为检查报告。质量管理程序的目标是将过程的持续完善、具体化。QA和QC的目标虽然相同,但达到目的的手段则各不相同。QC涉及由工作环境所限定的、与操作对错有关的、一系列标准和限制。相反,QA则主要与目标有关,其职责是限定何种操作是可以接受的。

在本章中,主要参考GLP规范要求、ICH文件内容,并结合我国CFDA颁布的药物临床前安全性评价一系列指导原则,重点介绍药物临床前安全性评价中各类动物实验的方法,以供从事药物毒理学和药物临

床前安全性评价研究相关人员参考。

（廖明阳）

第二节　急性毒性试验

Section 2　Acute toxicity tests

一、概念和原理

急性毒性试验，又称单次给药（single dose）毒性试验，是指在24小时内一次或多次给予动物受试物后所产生的毒性反应。包括一般行为和外观改变、大体形态变化以及死亡效应。

（一）急性毒性试验的目的

急性毒性试验通常在药物毒理研究的最早阶段完成，是认识和研究药物对机体毒效应的第一步。通过观察动物中毒表现、毒作用强度和死亡情况，根据各种反应在不同剂量下出现的时间、发生率、剂量-反应关系、不同种属动物及实验室的历史背景数据、病理学检查的结果以及同类药物的特点，判断所出现的反应与药物作用的相关性，对阐明药物的毒性作用、剂量-反应（效应）关系和了解其毒性靶器官具有重要意义。总结受试物的安全范围、出现毒性的严重程度及可恢复性；根据毒性可能涉及的部位，综合大体解剖和组织病理学检查的结果，初步判断毒性作用靶器官。急性毒性试验所获得的信息对长期毒性试验剂量的设计和某些药物Ⅰ期临床试验起始剂量的选择具有重要参考价值，并能提供一些与人类药物过量急性中毒相关的信息。急性毒性试验的结果可作为后续毒理研究剂量选择的参考，也可提示一些后续毒性研究需要重点观察的指标。此外，根据不同途径给药时动物的反应情况，初步判断受试物的生物利用度，为剂型开发提供参考。

（二）急性毒性概念中需要注意的问题

1. 急性接触的次数　关于一次或24小时内多次接触，“一次”在经口、经注射途径染毒是指瞬间给予实验动物染毒，经呼吸道与经皮肤染毒时，则是指在一段规定的期间内使实验动物持续接触毒物的过程。而“多次”的概念是指当受试物毒性很低，一次最大染毒给予实验动物后还不能达到充分了解该毒物急性毒性作用的目的，从而在24小时内分次染毒，即为“多次”。

2. 中毒效应出现的时间　急性毒性效应一般是指机体接触化学物后，在较短时间内观察到的毒性症状。有的化学毒物在实验动物接触数分钟内即可产生严重中毒症状，甚至瞬间死亡；而有些化学毒物几天、十几天后动物才产生明显的中毒症状和死亡，呈现迟发的毒效应或死亡。有的化学毒物在出现快速和剧烈的毒效应后很快恢复；有的化学物早期仅有较轻微症状，很快恢复，但在几天后又出现严重中毒症状甚至死亡。因此不能仅以接触毒物后毒性症状出现的时间来判定该毒物的某种毒性效应是否属于急性毒性，主要应以接触毒物的时间，即上述定义中所规定的“一次或24小时内多次接触”后所产生的毒性效应。在实际工作中，大部分毒物的急性毒性症状在短期内出现，国内外许多毒理学安全性评价程序中对急性毒性的观察时间有规定，一般为7~14天，如有必要可延长至14天以上。

3. 中毒效应的强度　与亚慢性、慢性中毒相比，急性毒性的症状常常是很剧烈的，机体在急性或一次性大剂量接触毒物后所表现出的一般行为，外观、大体形态的改变十分明显，中毒症状严重，常常发生死亡。

二、动物的选择和要求

急性毒性试验选择动物的主要原则是：尽量选择急性毒性反应与人近似的动物；易于饲养管理、试验操作方便的动物；繁殖生育力较强，数量较大能够保障供应、价格较低、易于获得的动物。实验动物的选择包括种属和品系、年龄和体重、性别、数量等方面。

（一）动物的种属和品系

实验动物的种属很多，如大鼠、小鼠、豚鼠、兔、犬、猫、猴等，不同种属的动物对化学物的反应可能有很大的差别。除非特殊要求，急性毒性试验一般首选哺乳动物，其中又以大小鼠为最常用。尤其是大鼠，几乎占全世界所报道的研究化学物急性毒性所用实验动物的一半，其次是小鼠。也有使用豚鼠、兔、犬、猴及其他实验动物的。相比较而言，大、小鼠基本符合选择的原则。急性毒性试验所用大鼠的品系以 Sprague-Dawley（SD）、Wistar 为主，小鼠则以昆明种、NIH 为多。

不同种属的动物各有其特点，对同一药物的反应会有所不同。啮齿类动物和非啮齿类动物急性毒性试验所得的结果，无论是质还是量上均会存在差别。从充分暴露受试物毒性的角度考虑，应从啮齿类动物和非啮齿类动物中获得较为充分的安全性信息。因此，急性毒性试验应采用至少两种哺乳动物。一般应选用一种啮齿类动物加一种非啮齿类动物进行急性毒性试验。啮齿类多选用小鼠和大鼠，非啮齿类一般选用犬或猴。若未采用非啮齿类动物进行急性毒性试验，应阐明其合理性。

（二）动物的年龄和体重

除特殊要求外，急性毒性试验选用的实验动物的年龄和体重通常要求刚成年的动物，过大过小均不适宜，且为健康、未曾交配或受孕的动物。如果受试物拟用或可能用于儿童，建议必要时采用幼龄动物进行实验。在适当的饲养条件下，小动物的年龄与体重相关性较好，所以一般按体重来选择购买。通常大鼠 180~240g、小鼠 18~25g、家兔 2~2.5kg、豚鼠 200~250g、比格犬 4~6kg、杂种犬 8~15kg。《化学药物急性毒性试验技术指导原则》中规定：动物初始体重不应超过或低于平均体重的 20%，旨在尽量保持实验动物基本条件的一致性，减少试验误差。

（三）动物性别

通常雌雄各半。但如果有资料或预试验发现供试品对雌、雄动物毒效应存在明显的性别差异，则应分别开展雌性和雄性动物实验，并求出各自的 LD_{50} 值。如果试验仅是为一些特殊的试验研究做准备，也可仅作单一性别的急性毒性试验，如雄性生殖方面的毒理学研究，可仅作雄性动物的急性毒性试验；用于设置致畸试验的剂量时，可仅作雌性动物的急性毒性试验。

（四）动物分组与数量

急性毒性试验所用的动物数，应根据动物的种属和研究目的来确定。动物数应符合试验方法及其结果分析评价的需要。应在获得尽量多信息的前提下，使用尽量少的动物数。不同的 LD_{50} 计算方法对动物组数的要求有所不同，一般为 4~6 组。大、小鼠等小动物每组数量通常为 10 只，犬等大动物为 6 只（均为雌雄各半）。由于实验动物本身的差异和对化学毒物毒效应个体敏感性差异，因此在动物分组时应严格遵循随机化的原则，提高每组动物间的均衡性，尽可能减少非处理因素对试验结果的影响。

（五）动物检疫

选择和购买实验动物后，应先进行动物的给药前检疫观察。大鼠、小鼠、豚鼠、兔的检疫期为 1 周，犬、猴的检疫期分别为 2 和 4 周。设定检疫期有 2 个主要目的，一是让外购的实验动物在本实验室条件下适应一段时间，减少环境和生理条件变化可能对试验结果的影响；二是筛检不符合试验要求的动物。在检疫期内出现临床异常者应予放弃，不可用于实验。犬、猴等大动物还应检查或补做疫苗接种和驱虫等检疫预防工作。检疫期内雌雄必须注意分笼饲养，防止交配和受孕。如有动物生病，小动物一般不作治疗，直接处死弃去，大动物可做适当治疗，痊愈后可继续用于实验。

（六）动物给药前的禁食

如采用经口途径染毒，实验动物胃肠道内食物存留量对化学毒物毒性可产生较明显的干扰，因此在试验给药前应禁食。大鼠主要在夜间进食，所以要求染毒前应隔夜禁食，一般在前一天傍晚下班时或晚间撤食。小鼠和大鼠基本类似，但由于其消化吸收和代谢速度较快，既可隔夜禁食，也可仅禁食 4 小时以上。大动物常在上午染毒，前一天正常给食，染毒前不喂食即可。禁食期间均正常给予饮水。染毒 2 小时后提供饲料。经口多次染毒，可不禁食。

（七）给药途径

给药途径不同，受试物的吸收速度、吸收率和暴露量也会有差异，因此需要采用不同给药途径进行急性毒性试验。另外,通过对不同途径给药所得结果进行比较,可以获得一些初步的生物利用度信息。通常,给药途径应至少包括临床拟用途径和一种能使原形药物较完全进入循环的途径(如静脉注射)。如果临床拟用途径为静脉给药,则仅此一种途径即可。

不同给药途径对受试物急性毒性的大小影响很大,通常取决于不同途径的吸收量和吸收速率。不同途径的吸收速率依次排列为:静注 > 吸入 > 肌注 > 腹腔注射 > 皮下注射 > 经口 > 皮内注射 > 经皮。

1. 经口(胃肠道)给药 经口途径可分为灌胃、喂饲、吞咽胶囊等方式。一般来说,新的化学物均先进行经口染毒途径的急性毒性试验,求出 LD_{50} 值。通常以经口途径的 LD_{50} 值来比较不同化学物急性毒性大小。经口灌胃染毒是急性毒性试验中最常用的染毒途径。灌胃时将受试物配制成溶液或混悬液,以注射器经导管注入胃内。因灌胃量大小可影响毒性,急性毒性试验最好是利用等容量灌胃法,即受试物按不同剂量组配制成不同浓度,实验动物单位体重的灌胃容量相同。大、小鼠常使用灌胃针灌胃给药,兔、猫、犬、猴等大动物通常以导尿管为灌胃导管,经开口器插入胃内给药。灌胃法优点是剂量准确,缺点是工作量大,并可能误入气管和伤及食管。吞咽胶囊常用于犬、猴的给药。将一定剂量的受试物装入胶囊中,放至舌后部,迫使动物咽下。此法适用于有异味、易挥发、易水解的受试物。喂饲是将受试物掺入动物饲料或饮水中供实验动物自行摄入。喂饲法符合人类接触许多化学物的实际情况,染毒方便,但缺点较多,给药量误差较大,适口性差,影响动物摄食和生长发育。胶囊和喂饲法一般不用于急性毒性试验,在实际工作中灌胃是最常用的方法。

2. 经注射途径给药 注射制剂需注射染毒。在了解毒动学或生物利用度时,也常采用注射途径。注射途径可分为静脉推注或滴注、腹腔注射、肌注、皮下和皮内注射、椎管内注射等。使用注射途径染毒时需注意控制注射量、注射速度。应调整受试物的 pH 及渗透压,pH 一般应为 5~8,用等渗溶液。

3. 经皮肤染毒 给药前 24 小时对给药区(通常在背部)进行脱毛处理(可剪毛、剃毛或使用适当脱毛剂脱毛)。去毛范围原则上均为动物体表面积的 10%。给药时将受试物均匀涂于动物脱毛区。进行破损皮肤研究时,在脱毛部位用砂纸磨或划“井”字并以渗血为度,然后涂抹药物。应保证受试物与给药部位具有良好接触。可用纱布等敷料覆盖或包裹并用无刺激胶布固定。如果是液体制剂,则应将受试物涂于敷料上,再贴于脱毛或破损皮肤区,并用半封闭的外罩固定敷料。涂抹 24 小时后,除去敷料,用温水或适宜的溶剂除去残留的受试物及赋形剂。

三、毒性观察

急性毒性试验不应简单地理解为 LD_{50} 测定,实际上急性毒性试验的内涵和目的均很丰富。在急性毒性试验过程中,要全面观察动物的各种反应和变化,仔细分析实验动物在染毒后出现的中毒表现、剂量效应、时间分布等,这对于了解新化学物的毒性作用特征,获取尽可能多的毒性信息非常重要,可以补充 LD_{50} (LC_{50})表示急性毒性的不足。只有这样,才是一个成功、完整的急性毒性试验。

急性毒性试验的观察和记录内容主要包括 4 方面:中毒症状及发生过程、死亡情况和时间分布、体重和病理形态学变化。

(一) 中毒症状及发生过程

应详细观察和记录动物出现的中毒症状、发生时间和症状发展的经过。机体对毒作用的反应可以表现出各系统的特征。不同系统的毒性表现可不一样,也有一些中毒症状和行为的改变是多系统的毒性反应。应注意仔细观察和记录。记录毒性症状要避免使用不规范的或自撰的术语。表 10-1-1 为啮齿类动物急性中毒时各器官系统的主要中毒表现。毒性表现因受试物而多种多样,有些表现也很难归入某一系统和器官,可能是由多系统病变所引发。急性毒性试验通过观察到的毒性表现可初步确定受试物的急性毒性靶器官。

动物的毒性表现常常显示出某种规律性,如染毒后出现兴奋→抑制→死亡,或者抑制→死亡的现象。最高剂量组和高剂量组动物的中毒症状常常进展迅速,以致在从容观察中毒症状前动物即很快地死亡。能否充分、全面地观察急性毒性表现需要多方面的准备和长期的经验积累。不同的化学物引起的具体毒性表现常有所不同,正是这种差异可提供毒性机制的信息。

表 10-1-1　急性毒性的指征和可能涉及的组织、器官、系统

观察	指征		可能涉及的组织、器官、系统
Ⅰ. 鼻孔呼吸阻塞，呼吸频率和深度改变，体表颜色改变	A.	呼吸困难：呼吸困难或费力，喘息，通常呼吸频率减慢	
		腹式呼吸：隔膜呼吸，吸气时腹部明显塌陷	呼吸中枢，肋间肌麻痹，胆碱能神经麻痹
		喘息：用力深吸气，有明显的吸气声	呼吸中枢，肺水肿，呼吸道分泌物蓄积，胆碱功能增强
	B.	呼吸暂停：用力呼吸后出现短暂的呼吸停止	呼吸中枢，肺心功能不全
	C.	发绀：尾部、口和足垫呈现蓝紫色	肺心功能不足，肺水肿
	D.	呼吸急促：呼吸快而浅	呼吸中枢刺激，肺心功能不全
	E.	鼻分泌物：红色或无色	肺水肿，出血
Ⅱ. 运动功能：运动频率和特点的改变	A.	自发活动、探究、梳理毛发、运动增加或减少	躯体运动，CNS
	B.	困倦：动物出现昏睡，但易警醒而恢复正常活动	睡眠中枢
	C.	正常反射消失，翻正反射消失	CNS，感官，神经肌肉
	D.	麻醉：正常反射和疼痛反射消失	CNS，感官
	E.	僵住：保持原姿势不变	CNS，感官，神经肌肉，自主神经
	F.	运动失调：动物活动时运动不协调，但无痉挛、局部麻痹或僵直	CNS，感官，自主神经
	G.	异常运动：痉挛，足尖步态，踏步、忙碌、低伏	CNS，感官，神经肌肉
	H.	俯卧：不移动，腹部贴地	CNS，感官，神经肌肉
	I.	震颤：包括四肢和全身的颤抖和震颤	神经肌肉，CNS
	J.	肌束震颤：背部、肩部、后肢和足部肌肉的运动	神经肌肉，CNS，自主神经
Ⅲ. 惊厥（抽搐）：随意肌明显的无意识收缩或惊厥性收缩	A.	阵挛性抽搐：肌肉收缩和松弛交替性痉挛	CNS，呼吸衰竭，神经肌肉，自主神经
	B.	强直性抽搐：肌肉持续性收缩，后肢僵硬性伸展	CNS，呼吸衰竭，神经肌肉，自主神经
	C.	强直性 - 阵挛性抽搐：两种类型抽搐交替出现	CNS，呼吸衰竭，神经肌肉，自主神经
	D.	昏厥性抽搐：通常是阵挛性抽搐并伴有喘息和发绀	CNS，呼吸衰竭，神经肌肉，自主神经
	E.	角弓反张：僵直性发作，背部弓起，头抬起向后	CNS，呼吸衰竭，神经肌肉，自主神经
Ⅳ. 反射	A.	角膜眼睑闭合：接触角膜导致眼睑闭合	感官，神经肌肉
	B.	基本反射：轻轻敲击外耳内侧，导致外耳扭动	感官，神经肌肉
	C.	正位反射：翻正反射	CNS，感官，神经肌肉
	D.	牵张反射：后肢从某一表面边缘掉下时收回的能力	感官，神经肌肉
	E.	对光反射（瞳孔反射）；见光瞳孔收缩	感官，神经肌肉，自主神经
	F.	惊跳反射：对外部刺激（如触摸、噪声）的反应	感官，神经肌肉
Ⅴ. 眼检指征	A.	流泪：眼泪过多，泪液清澈或有色	自主神经
	B.	缩瞳：无论有无光线，瞳孔缩小	自主神经
	C.	散瞳：无论有无光线，瞳孔扩大	自主神经
	D.	眼球突出：眼眶内眼球异常突出	自主神经
	E.	上睑下垂：上睑下垂，刺激后动物不能恢复正常	自主神经
	F.	血泪：眼泪呈红色	自主神经，出血，感染
	G.	上睑松弛	自主神经
	H.	结膜浑浊，虹膜炎，结膜炎	眼睛刺激（激惹）

续表

观察	指征		可能涉及的组织、器官、系统
Ⅵ. 心血管指征	A.	心动过缓：心率减慢	自主神经，肺心功能低下
	B.	心动过速：心率减慢	自主神经，肺心功能低下
	C.	血管扩张：皮肤、尾、舌、耳、足垫、结膜、阴囊发红，体热	自主神经、CNS、心输出量增加，环境温度高
	D.	血管收缩：皮肤苍白，体凉	自主神经、CNS、心输出量降低，环境温度低
	E.	心律不齐：心律异常	CNS、自主神经、肺心功能低下，心肌损伤
Ⅶ. 唾液分泌	A.	唾液分泌过多：口周毛潮湿	自主神经
Ⅷ. 竖毛	A.	毛囊竖毛肌收缩	自主神经
Ⅸ. 痛觉丧失	A.	对痛觉刺激（如热板）反应性降低	感官，CNS
Ⅹ. 肌张力	A.	张力降低：肌张力普遍降低	自主神经
	B.	张力增高：肌张力普遍增高	自主神经
Ⅺ. 胃肠指征			
排便（粪）	A.	干硬固体，干燥，量少	自主神经，便秘，胃肠动力
	B.	体液丢失，水样便	自主神经，腹泻，胃肠动力
呕吐	A.	呕吐或干呕	感官，CNS，自主神经（大鼠无呕吐）
多尿	A.	红色尿	肾脏损伤
	B.	尿失禁	自主感官
Ⅻ. 皮肤	A.	水肿：液体充盈组织所致肿胀	刺激性，肾脏功能衰竭，组织损伤，长时间静止不动
	B.	红斑：皮肤发红	刺激性，炎症，过敏

（二）死亡情况和时间分布

急性毒性试验中实验动物的死亡数是计算 LD_{50} 值的依据，死亡动物数每增加或减少一只均会对 LD_{50} 值产生明显影响，因此应认真观察和记录。分析中毒死亡时间的分布规律，也可以提供重要信息。

（三）体重

实验动物体重变化情况可以综合反映动物中毒后的整体变化趋势，是一种相对客观、简便的量化指标。因此在观察实验动物中毒症状的同时，对存活动物应定期（一般为每周 1 或 2 次）称重，了解体重的变化趋势。体重降低或增长缓慢的原因也多种多样，如果毒物影响动物食欲或导致消化系统功能受累而厌食或拒食，也可改变其体重。毒物影响食物的吸收和利用时，也能导致体重改变。影响摄水或导致急性肾功能损伤时，在体重上也可能有所反映。因此，对体重指标的变化要仔细观察和分析。

（四）病理检查

所有的实验动物均应进行大体解剖，包括实验过程中因濒死而处死的动物、死亡的动物以及实验结束时仍存活的动物。进行大体解剖时，肉眼仔细观察大体病理变化，如脏器外观、大小、色泽的变化，有无充血、出血、水肿或其他改变；如存在大体病理改变，须取材作组织病理学检查。急性毒性试验中，根据需要可进一步扩大观察项目，如体温、心电图和一些生化指标的测定。

四、急性毒性试验常用的方法

受试物的化学结构、活性成分各异，毒性反应的强弱也不尽相同；可根据受试药物的特点，选择适当的实验方法进行试验。

（一）限度试验（limit test）

对于毒性较低的受试物可采用此法，一般使用 10~20 只动物，连续观察 14 天。限度试验是在假设较高剂量下得出的信息无实际意义而设计的一种特定的给药试验。因此限度剂量应根据受试物或赋形剂的化学或物理特性而设置的安全界限。若制剂 pH<3，由于酸性很大，大剂量静脉给药可引起全身酸中毒和局部刺激性，但其毒性的产生是由于其物理化学性质所致，所以限度剂量应相应减少。一般情况下，化学药物的剂量很少超过 5g/kg，超过 3g/kg 剂量的情况也比较少见。

限度试验结果有三种可能。①如果没有动物死亡出现，结论是该药物的最小致死剂量（MLD）值大于限度剂量；②如果死亡动物率低于 50%，结论是 LD_{50} 值大于限度剂量；③如果动物死亡多于 50% 时，应重新设置限度剂量并重复研究，或用其他设计方案评价急性毒性或致死性。最大给药量法是限度试验的特例，在合理的最大给药浓度及给药容量的前提下，以允许的最大剂量单次给药或 24 小时内多次给药（剂量一般不超过 5g/kg），观察动物出现的毒性反应。

（二）固定剂量法

固定剂量法（fixed dose procedure）最初由英国毒理学会于 1984 年提出，不以死亡作为观察终点，而是以明显的毒性反应作为终点进行评价。主要用于提供化学物质分类所需信息而进行急性毒性评价。试验选择 5mg/kg、50mg/kg、500mg/kg 和 2000mg/kg 4 个固定剂量进行实验，特殊情况下可增加 5000mg/kg 剂量。实验动物首选大鼠，给药前禁食 6~12 小时，给药后再禁食 3~4 小时。采用一次给药的方式进行。如无资料证明雄性动物对受试物更敏感，首先用雌性动物进行预试。根据受试物的有关资料，从上述 4 个剂量中选择一个作为初始剂量；若无有关资料可作参考时，可用 500mg/kg 作为初始剂量进行预试，如无毒性反应，则用 2000mg/kg 进行预试，此剂量下如无动物死亡即可结束预试。如初始剂量出现严重的毒性反应，即降低一个剂量档次进行预试，如此时动物存活，就在此两个固定剂量之间选择一个中间剂量实验。每个剂量给一只动物，预试一般不超过 5 只动物。每个剂量实验之间至少应间隔 24 小时。给受试物后的观察期至少 7 天，如动物的毒性反应到第 7 天仍然存在，尚应继续观察 7 天。在上述预试的基础上进行正式实验。每个剂量至少用 10 只动物，雌雄各半。根据预试的结果，在上述 4 种剂量中选择一个可能产生明显毒性，但又不引起死亡的剂量进行试验，如预试结果表明 5mg/kg 引起死亡，则降低一个剂量档次进行试验。给受试物后至少应观察 2 周，根据毒性反应的具体特点可适当延长。对每只动物均应仔细观察并详细记录各种毒性反应出现和消失的时间。受试物给药当天至少应观察记录 2 次，以后可每天 1 次。观察记录的内容包括皮肤、毛色、眼睛、呼吸、循环、自主活动及中枢神经系统行为表现等。动物死亡时间的记录要准确。给予受试物前后各 1 周、动物死亡及试验结束时应称取动物的体重。所有动物包括死亡或处死的动物均应进行尸检，尸检时发现异常的器官应进行组织病理学检查。固定剂量法所获得的结果，可参考表 10-1-2 进行评价。

表 10-1-2　单次口服固定剂量法实验结果评价标准

剂量 mg/kg	实验结果		
	存活数 <100%	100% 存活，毒性表现明显	100% 存活，无明显毒性表现
5	高毒（LD_{50}≤25mg/kg）	有毒	用 50mg/kg 进行试验
50	有毒或高毒 用 5mg/kg 进行试验	有害 LD_{50}200~2000mg/kg	用 500mg/kg 进行试验
500	有害或有毒 用 50mg/kg 进行试验	LD_{50}>200mg/kg	用 2000mg/kg 进行试验
2000	用 500mg/kg 进行试验	该化合物无严重急性毒性的危险性	

该方法的优点是使用动物的数量明显减少。应用固定剂量法和经典的 LD_{50} 测定方法，由 11 个不同国家的 33 个实验室，对 30 个不同化合物进行的经口急性毒性评价方法验证研究中，证明实验室之间不存在显著差异，两方法取得的结果一致（一致率为 80.2%）。

（三）上下法

上下法（up and down method）由 Dixon 和 Mood 首次提出，1985 年 Bruce 又对其进行了改进，目前是 OECD 和 EPA 推荐的方法之一。其最大的特点是节省实验动物，同时，不但可以进行毒性表现的观察，还

可以估算 LD_{50} 及其可信区间，适于能引起动物快速死亡的药物。该方法分为限度试验和主试验。限度试验主要用于有资料提示受试物毒性可能较小的情况，可以从与受试物相关的化合物或相似的化合物获得相关毒性信息。在相关毒性信息很少时，或预测受试物有明显毒性时，应进行主试验。

1. 限度试验　最多使用 5 只动物进行试验。试验剂量为 2000mg/kg，特殊情况下也可使用 5000mg/kg。

(1) 2000mg/kg 剂量水平的限度试验：将受试物给予 1 只动物。如果该动物死亡，则进行主试验；如果该动物存活，依次将受试物给予另外 4 只动物，动物总数为 5 只。如果 1 只动物在实验后期死亡，而其他动物存活，应停止对其他动物给药，对所有动物进行观察，是否在相似的观察期间也发生死亡。后期死亡的动物应与其他死亡的动物同样计数，对结果进行如下评价：有 3 只或 3 只以上动物死亡时，LD_{50}<2000mg/kg；有 3 只或 3 只以上动物存活时，LD_{50}>2000mg/kg；如果有 3 只动物死亡，则进行主试验。

(2) 5000mg/kg 剂量水平的限度试验：特殊情况下，可考虑使用 5000mg/kg 的剂量。将受试物给予 1 只动物。如果该动物死亡，则进行主试验；如果该动物存活，将受试物给予另外 2 只动物。如果这 2 只动物都存活，则 LD_{50}>5000mg/kg，停止实验(即不再对其他动物给药，观察 14 天)。如果这 2 只动物中有 1 只死亡或者 2 只均死亡，将受试物给予另外 2 只动物，一次 1 只。如果 1 只动物在实验后期死亡，而其他动物存活，应停止对其他动物给药，对所有动物进行观察，是否在相似的观察期间也发生死亡。后期死亡的动物应与其他死亡的动物同样计数，对结果进行如下评价。有 3 只或 3 只以上动物死亡时，LD_{50}<5000mg/kg；有 3 只或 3 只以上动物存活时，LD_{50}>5000mg/kg。

2. 主试验　主试验由设定的给药程序组成，即每次仅给药 1 只动物，间隔至少 48 小时。给药间隔期取决于毒性发作时间、持续时间和毒性的严重程度。在确信前一只动物给药后能存活时，再按下一剂量对下一只动物给药。时间间隔也可适当调整，但使用单一时间间隔时，实验会更简便。

第一只动物的给药剂量应低于 LD_{50} 的估计值。如果该动物存活，第二只动物给予高一级剂量；如果第一只动物死亡或出现濒死状态，第二只动物给予低一级剂量。剂量级数因子应选定为 1/(剂量 - 反应曲线斜率估计值)的反对数(对应于斜率 2 的级数因子为 3.2)，并应在整个实验过程中保持不变。当没有与受试物斜率有关的数据时，使用 3.2 为剂量级数因子。使用默认级数因子时，剂量应从以下序列中选择：1.75mg/kg、5.5mg/kg、17.5mg/kg、55mg/kg、175mg/kg、550mg/kg、2000mg/kg(或有特殊要求时：1.75mg/kg、5.5mg/kg、17.5mg/kg、55mg/kg、175mg/kg、550mg/kg、1750mg/kg、5000mg/kg)。如果缺乏受试物的致死剂量估计值，应从 175mg/kg 开始. 如果预测动物对该受试物的耐受程度变化很大(估计斜率小于 2.0)，开始实验前应考虑增加剂量级数因子，超过按对数剂量计算的默认值 0.5(级数因子为 3.2)。同样，对于已知斜率很陡的受试物，应选择小于默认值的级数因子。

在决定是否及如何对下一只动物给药之前，对每只动物均应认真观察 48 小时以上。当满足停止实验标准之一时，停止给药，同时根据终止时所有动物的状态计算 LD_{50} 估计值和可信区间。用最大似然法计算 LD_{50} 值(美国 EPA 开发了相应计算软件 AOT425StatPgm，免费下载地址：http://www.epa.gov/oppfead1/harmonization/)。

当满足下列任一项停止实验标准时，即停止实验：①连续 3 只动物存活；②任意连续 6 只动物中，有 5 只连续发生存活 / 死亡转换；③第一只动物发生存活 / 死亡转换之后至少有 4 只动物进入实验，并且其 LD_{50} 估算值的范围超出临界值 2.5 倍(首次转换的第 4 只动物之后，对每次给药进行计算)。

对于 LD_{50} 和斜率的各种组合，在动物发生死亡 / 存活转换之后，用 4~6 只动物即可满足停止实验标准(C)。但在一些情况下，化合物的剂量 - 反应曲线的斜率较小，可能另外还需要增加动物(总共可达 15 只)。

3. 累积剂量设计法(金字塔法)　在非啮齿类动物进行急性毒性试验可采用此方法。经典的试验设计需要 6~8 只物，分对照组和给药组，每组 2~4 只动物，雌雄各 1~2 只。剂量的设计可以是 1mg/kg、3mg/kg、10mg/kg、30mg/kg、100mg/kg、1000mg /kg、3000mg/kg，也可以采用 10mg/kg、20mg /kg、40mg/kg、80mg/kg、160mg/kg、320mg/kg、640mg /kg、1280mg/kg，通常隔日给予下一个高剂量，剂量逐渐加大，直到出现动物死亡时或达到剂量上限时为止。

当没有动物死亡时，最小致死剂量(MLD)和 LD_{50} 大于最高剂量或限度剂量。当某一剂量下所有动物均死亡时，MLD 和 LD_{50} 应在最后两个剂量之间。当在某一剂量下仅部分动物死亡，部分死亡出现在后续的下一个高剂量，此时，MLD 位于首次出现死亡的剂量和前一低剂量之间，LD_{50} 则应在首次出现动物死亡的剂量和动物全部死亡的剂量之间。若未见动物死亡，常常以最高剂量给予动物 5~7 天，以帮助确定后续重复给药实验中高剂量的选择。

累积剂量设计的缺点是不能产生一个致死性曲线，不能计算 LD_{50}，也不能发现迟发性毒性反应。此外，如果受试物的半衰期非常长，药物蓄积可能导致低估急性致死剂量。若需要证实在最高剂量给药时所观察到的毒性，可应用两只未做过试验的动物在同样剂量给药，以确证不存在假性结果。因为这种设计的特征，完成全部动物给药的时间可能长达 3 周。但一般不需要 1~2 周的给药后观察时间，实际的研究可能不比大多数传统设计花费更多的时间。值得注意的是，这种设计的目的主要是获得致死性和总耐受性信息。对于非啮齿类动物（尤其是猴），如果既未出现动物死亡，也未出现明显的毒性体征，处死和尸检动物仅能获得很少信息；经过适当的药物清洗期之后，就可继续保留动物，并用于其他的研究。

4. 半数致死剂量法　经典半数致死剂量法（LD_{50}）试验方法起源于 Trevan 的报道，标准方法是应用 4~6 个剂量，每个剂量 10 只动物，动物的总使用量为 80 只以上。以往各国颁布的各种新药注册管理要求中，要求急性毒性试验包含计算 LD_{50} 的足够数据。目前国际上已不再要求计算精确的 LD_{50} 值。LD_{50} 计算法以概率单位法和平均移动法最常用。一般情况下，如果采用均衡设计（剂量组之间的剂量间距相等，每组动物数相等），所有计算法得出的 LD_{50} 值就更精确。概率单位法首先由 Bliss 提出，后来由 Finney 改良，是最精确的计算法。但是它要求至少有两组动物产生部分反应（死亡率 >0，<100%），这种情况可能要求多于 3 个组的动物，一直到满足这个标准为止。具有 0 或 100% 死亡率的组作为无效组对待（对于这些组最常见的修正是对死亡率为 0 组减去 0.1%，而对 100% 组减去 99.7 %）。平均移动法由 Thompson 和 Weil 建立，不要求部分反应，能有效地处理全部的反应。因此，它应用少至 3 组，每组 5 只动物。平均移动方法也能用于设计实验。与金字塔研究一样，剂量组能连续给药。实验的各步骤由平均移动法规定。一旦观察到毒性、终止进一步给药。该方法要求剂量呈等比级数（如 2mg/kg、4mg/kg 和 8mg/kg），每组的动物数相等。

5. 近似致死剂量法　该方法主要用于非啮齿类动物的试验。试验方法如下。

一般采用 6 只健康的比格犬或猴。犬的年龄一般为 4~6 月龄，猴的年龄一般为 2~3 岁，选用其他动物时应说明理由。根据小动物的毒性试验结果、受试物的化学结构和其他有关资料，估计可能引起毒性和死亡的剂量范围。按 50% 递增法，设计出含数个剂量的剂量序列表。

根据估计，由剂量序列表中找出可能的致死剂量范围，在此范围内，每间隔一个剂量给一只动物，测出最低致死剂量和最高非致死剂量，然后用二者之间的剂量给一只动物。如果该剂量下动物未发生死亡，则该剂量与最低致死剂量之间的范围为近似致死剂量范围；如果该剂量下动物死亡，则该剂量与最高非致死剂量间的范围为近似致死剂量范围。

6. 最大给药量法　对于某些低毒的受试物可采用该方法。在合理的最大给药浓度及给药容量的前提下，以允许的最大剂量单次给药或 24 小时内多次给药（剂量一般不超过 5g/kg），观察动物出现的反应。一般使用 10~20 只动物，连续观察 14 天。

7. 急性系统毒性试验　此试验的设计是为了更全面地确定药物的急性毒性。共有 3 种，即最低急性毒性试验、完全急性毒性试验和补充的急性毒性试验。

在剂量设计上应注意，一般设三个剂量组、一个溶剂对照组。最高剂量应有明显的毒性（包括死亡），但不需要全部动物死亡。如果受试物毒性很低可仅设一个限量组和一个对照组。每组 10 只大鼠或小鼠，雌雄各半。最高剂量超过 3g/kg 体重几乎不会得到更多的毒性资料，最高剂量不应大于人临床拟用剂量的 100~300 倍，剂量间距应较大（如 3~10 倍）。

（1）最低急性毒性试验：在染毒当天（0 天）测体重后染毒，染毒后多次（如每小时 1 次，共 4 次）观察临床体征，此后每天 1 次观察体征和死亡率，于第 7 天和 14 天测体重，第 14 天处死。对观察期死亡和试验结束处死的动物进行尸体解剖。

(2) 完全急性毒性试验：目的是发现靶器官，每组20只大鼠或小鼠、雌雄各半，除最低急性毒性试验的要求外，于第0、1、2、3、4天测定体重和饲料消耗，于第3天和第14天各处死50%动物进行解剖、临床实验室检查并收集器官（脑、心、肝、脾、肾、胃、胸腺、睾丸）进行组织病理学检查。

(3) 补充急性毒性试验：较少进行，主要是有特殊的目的，如毒动学研究、靶器官毒性的特殊研究等。

8. 探针剂量法（dose probing protocol） 在探针剂量法中，以较大间距设3个剂量，最高剂量通常是最大给药量，每剂量1只动物。剂距最好是固定倍数，如剂量设为3000mg/kg，300mg/kg 和30mg/kg。以探针剂量的反应决定以后的剂量选择。如没有动物死亡，则不进行限量试验，最高剂量再加2只动物以证实此剂量。

如有1或2只动物死亡，然后在致死和非致死剂量之间选择2个附加剂量，每个剂量3只动物。选择的剂量一般为最高剂量分数或是低剂量的倍数。初始致死和非致死剂量每组加2只动物和在2个新剂量每组3只动物。结果应是4个组，每组3只动物，应该能提供充分的数据计算曲线的 LD_{50} 和斜率。在大部分的情形下，此设计产生足够数据，并最多使用18只动物。探针剂量法有两个缺点：迟发死亡可引起判断困难，故所有的动物应观察至少7天；如果后续剂量产生了矛盾反应，下个决定点就不清楚，可能需要增加动物数。此两个缺点在其他替代性急性毒性试验中也存在，如上下法。

（杨保华 廖明阳）

第三节 长期毒性试验

Section 3 Long-term toxicity tests

长期毒性试验又称反复给药（repeated dose）毒性试验，是药物非临床安全性评价的核心内容，是药物从药学研究进入临床试验的重要环节。药物开发的背景和基础研究资料各不相同，在进行长期毒性试验之前应对药物的已有资料进行综合分析，判断是否可以通过已有资料达到长期毒性试验的目的，为临床试验和临床用药提供支持。原则上，如果已有资料尚不能达到长期毒性试验的目的，从保证临床用药安全的角度考虑，就应该进行长期毒性试验；反之，则可以不必进行长期毒性试验。

一、实验原理

长期毒性试验是研究动物连续给予受试物后而对机体产生的毒性反应，与单次给药毒性、生殖毒性、致癌性等其他毒性试验研究关系密切。目的是通过重复给药的动物实验表征受试物的毒性作用，预测其可能对人体产生的不良反应，降低临床受试者和药品上市后使用人群的用药风险。具体包括以下五方面：①预测受试物可能引起的临床不良反应，包括不良反应的性质、程度、剂量-反应关系和时间-反应关系、可逆性等；②判断受试物反复给药的毒性靶器官或靶组织；③推测临床试验的起始剂量和重复用药的安全剂量范围；④提示临床试验中需重点监测的指标；⑤还可以为临床试验中的解毒或解救措施提供参考。

长期毒性试验要遵循的基本原则如下：

1. 整体性原则 新药研发是一个连续的、渐进的、复杂的系统工程，长期毒性试验是其中一个有机组成部分。它不能与药理学、药动学和其他毒理学研究割裂，实验设计应充分考虑其他药理毒理研究的实验设计和研究结果。其结果应力求与其他药理毒理试验结果互为印证、说明和补充。

2. 具体问题具体分析（case by case）原则 长期毒性试验的设计应该在对受试物的认知基础上，遵循"具体问题具体分析"的原则进行。实验设计应根据化合物的结构特点和理化性质、同类化合物在国内或国外的临床使用情况、临床适应证和用药人群、临床用药方案、相关的药理学、药动学和毒理学研究信息等综合考虑。

3. 随机、对照、重复原则 随机是指每个实验单位分入各处理组的机会必须是均等的，否则会给实验结果带来偏性。要求分配到各组的动物必须性别相同、体重相近、健康状况基本类似，使各处理组非实验因素的条件均衡一致，以抵消这些非实验因素对实验结果的影响。当然，这里的随机化是指在各种实验设计的定义下所要求的随机化：它可能受到某些条件的限制。换句话说，随机化不一定都是完全的。对照是比较，有比较才能有鉴别。一般要设空白对照，必要时还要设阳性对照，使结果判断依据更科学、可靠和准确。重复是指每组动物要有一定数量，符合统计要求。做好预试也是重复的一种体现。

二、实验动物

（一）动物种属或品系的选择

一般化学药物的长期毒性试验采用两种实验动物，一种为啮齿类，另一种为非啮齿类。理想的动物应具有以下特点：

1. 对受试物的生物转化与人体相近。
2. 对受试物敏感。
3. 已有大量历史对照数据。

基于目前国内的现状，在大多数长期毒性试验开始时，尚未判断不同种系实验动物和人体对受试物的生物转化的一致性，通常要在两种动物上进行，一种是啮齿类，首选大鼠，也有用豚鼠或地鼠的；另一种是非啮齿类，最常用的是比格犬。目前基因工程生物制品一般用猴。还有用猫和小型猪等，后者更宜用于皮肤科用药的长期毒性试验，因为一般认为猪皮的结构、性能和功能和人更相似。在长期毒性试验前可采用体外试验体系对实验动物的种属或品系进行选择。

（二）动物的质量控制

长期毒性试验一般选择正常、健康和未孕的动物，动物体重应在平均体重的20%之内。动物的质量应符合国家有关规定的等级要求，并具有动物合格证。应根据研究期限的长短和受试物临床应用的患者群确定动物的年龄。一般大鼠为4~9周龄，比格犬为4~9月龄，猴2~3岁，小型猪4~8月龄。此年龄段的动物不仅对受试物较敏感，且可观察对其生长发育的影响。如受试物是用于儿童的，则应根据具体情况采用幼年动物。

（三）动物的性别和数量

一般情况下，长期毒性试验中每个实验组应使用相等数量的雌、雄动物。每组动物的数量应能够满足实验结果的分析和评价需要，一般大鼠为雌雄各10~30只，比格犬或猴为雌雄各3~6只。一般应选择雌、雄两性动物，单性别用药可仅选择单一性别动物进行实验。

（四）动物的饲养管理

饲料应写明供应单位，若自己配制的应提供配方及成分含量的检测报告；各种实验动物均应在符合GLP要求的动物房内饲养。不同动物饲养间的室内温度、湿度、光照和通风条件应符合实验动物设施环境标准；笼养大鼠每笼不宜超过5只，雌雄分开，有条件时可单笼饲养，实验前至少适应观察1周。犬等大动物宜单笼饲养，定量喂食，比格犬实验前至少驯养2周，标准饲料喂养。猴实验前驯养1个月，标准饲料喂养。动物长期毒性试验时动物的饲养应在取得动物实验合格证的动物房内进行。

三、实验方法

（一）对受试物的要求

长期毒性试验应采用制备工艺稳定、符合临床试验用质量标准规定的样品。受试物应注明名称、来源、批号、含量（或规格）、保存条件及配制方法等，并附有研制单位的自检报告。所用辅料、溶媒等应注明批号、规格和生产厂家，并符合实验要求。

（二）剂量设计

1. 剂量设计原则　长期毒性试验一般至少设高、中、低三个剂量给药组和一个赋形剂对照组，必要时还需设立正常对照组或阳性对照组。因为理论上群体中毒性反应的发生率随暴露量的增加而增加，所以高剂量原则上应使动物产生明显的毒性反应；低剂量原则上应高于同种动物药效学实验的有效剂量或预期临床治疗剂量的等效剂量，并不使动物出现毒性反应。为考察毒性反应的量 - 效关系，应在高剂量和低剂量之间设立中剂量。

剂量应以 mg（ml，U）/kg 或 mg（ml，U）/m^2 为单位。一般以不等浓度等容量给药。设低剂量组的目的是寻找动物安全剂量范围，为临床剂量设计作参考，一般应高于整体动物有效剂量，此剂量下应不出现毒性反应；中剂量组应使动物产生轻微的或中等程度的毒性反应；设高剂量组的目的是为寻找毒性靶器官、毒性反应症状及抢救措施提供依据，也为临床毒副反应监测提供参考，故应使动物产生明显的或严重的毒性反应，或个别动物死亡。空白对照组给予溶剂或其他赋形剂，若所用溶剂或赋形剂有毒性时则增加正常对照组。

2. 剂量设计方法　长期毒性试验的剂量设计是实验能否成功的关键之一。在选择剂量时，不仅要参考急性毒性和药效学实验的结果，有条件时还应参照药动学结果和国外同类药物的毒性资料，另外还要参考拟推荐临床试用剂量，临床拟用频率等综合起来最后又通过预试，才能较有把握选准剂量。

(1) 根据急性毒性 LD_{50} 值：大鼠高、中、低三个剂量分别用 1/10LD_{50}、1/50LD_{50}、1/100LD_{50}，犬则应用更小的剂量，一般可相应地用大鼠的一半剂量。

(2) 根据最大耐受量（MTD）推算：根据大鼠急性毒性的最大无症状剂量（MTD）、1/3 MTD 和 1/10 MTD 分别为高、中、低三个剂量为大鼠长期毒性的剂量；犬和猴可以考虑用大鼠剂量的一半左右。或者用大鼠的高剂量为最大剂量依次降低几个组给犬单次口服，测定犬单次口服的 MTD，然后也以 MTD、1/3 MTD 和 1/10MTD 为高、中、低三个剂量进行实验。

(3) MBS（metabolic body size）推算：主要根据药动学结果，了解最大有效浓度（C_{max}）和半衰期（$t_{1/2}$）来设计高、中、低三个剂量，一般以最大有效浓度的剂量为低剂量组，中、高剂量分别往上增加若干倍。半衰期可考虑给药间隔时间的长短。

(4) 拟用临床剂量推算：根据同类型药物或国外资料的药物临床剂量，结合急性毒性，预测新药可能用的临床剂量。一般 3 个月大鼠实验低剂量选用临床剂量的 10~20 倍（6 个月用 5~10 倍），中剂量用 30~50 倍（6 个月用 15~25 倍），高剂量用 50~100 倍（6 个月用 30~50 倍），犬低、中、高剂量组则分别用 2~5 倍（6 个月用 2~3 倍）、15~30 倍（6 个月用 15~20 倍）、30~50 倍（6 个月用 15~25 倍）。此法较常用。

(5) 体重和体表面积换算：体表面积的计算公式一般有 3 种计算方法。一是经验公式为 $S=KW^2/S$（S- 体表面积，K- 系数，W- 体重）；二是通用公式为 $\lg S=0.8762+0.698\lg W$；三是按照 mg/kg 的固定倍数。经验公式中不同文献对于同一动物的 K 值不尽相同，如犬有的 K 值定为 0.104，有的为 0.112；小鼠有的 K 值定为 0.06，有的为 0.0913，利用经验公式计算剂量就会造成剂量计算的误差；利用 mg/kg 的固定倍数计算时，在动物体重较小时尚可，但在动物体重变化较大时，不合理性也越大。如将小鼠、大鼠和犬的 mg/kg 分别扩大为 3 倍、6 倍、20 倍，就分别成为小鼠、大鼠和犬的 mg/m^2。而用通用公式推导，20g 小鼠、200g 大鼠和 10kg 犬的体重和体表面积之比分别为 3.3、6.6 和 21.5。而大鼠 120g 时比值为 5.5，3 个月时（雄）可达 400g，其比值就达 12 倍。可以设想以固定倍数给药既是不准确、不合理的，也是不科学的。因此，以体表面积给药时，建议用通用公式计算体表面积。只有按照体重增长的实际面积给药，才有可比性和参考价值。

3. 长期毒性研究高剂量的设计　长期毒性试验的高剂量设计一直是毒理学研究中比较重点的问题，同时也是比较困惑的问题。该剂量水平设计需遵循毒理学的常规研究目的，但同时也要结合临床试验目的和具体情况来考虑。

(1) 长期毒性试验高剂量设计的基本原则

1) 从长期毒性试验的目的来看，高剂量应充分暴露受试物的毒性反应，包括毒性的性质、程度、量效和时效关系、可逆性等，提供临床试验中需重点监测的安全性指标。因此毒性试验中应尽量提高给药剂量，以充分暴露受试物的潜在毒性反应。

2) 从临床试验目的来看，高剂量可以提示出现某一严重毒性的剂量与有效剂量（建议用暴露量来表示）间有多大的窗口，从而评估临床研究的安全性风险，少数情况下也可为临床试验起始剂量设计提供支持。

3）长期毒性试验高剂量设计也要考虑可行性和临床研究目标。对于毒性相对较小的药物，需考虑给药量、给药成本、动物敏感性、临床拟订用药量、拟用临床适应证、同类药物的临床用药量和不良反应等信息。但试验中动物暴露量应高于人体最大暴露量的合理倍数。

总之，长期毒性试验的高剂量应尽量提高药物体内暴露量（结合毒动学研究），以暴露其毒性及其毒性靶器官，甚至出现少量实验动物的死亡。高剂量设计在满足毒理学研究目的前提下，尚需结合临床研究的实际需要，品种具体特点，人体与动物间安全性评价的相关性等来考虑，以尽可能设计出合理的长期毒性试验高剂量。

（2）长期毒性试验高剂量设计的阶段性：长期毒性试验的高剂量设计是一个分阶段的过程，随着临床开发阶段的推进，需用不同给药期限长期毒性试验来分别支持各期临床研究，此时长期毒性试验中动物能耐受的高剂量往往可能会随着给药期限的不同而发生改变。早期的长期毒性试验高剂量应参考药效学剂量、急性毒性试验结果、临床拟订剂量等综合考虑，研究结果尽可能观察到动物的严重毒性或死亡。后续的长期毒性试验高剂量应密切结合已有毒性试验结果和临床试验中用药方案（如剂量探索研究的剂量设计）来考虑，为临床研究服务。

（3）长期毒性试验高剂量设计的几种参考方法：长期毒性试验高剂量设计目的明确后，在具体剂量设计中可参考上面所述的设计方法进行量化，主要参考药效学剂量、急性毒性结果（有的药物的参考性不是非常大，比如毒性蓄积性药物）、药动学 / 毒动学研究结果、临床拟用剂量等，重点还是根据预试验的研究结果参考比较好。

1）药效学剂量：根据人和动物的等效剂量比值，按一定倍数设计。

2）急性毒性剂量：可根据大鼠急性毒性试验 LD_{50} 或 LD_{10} 来考虑高剂量，犬可用大鼠试验的一半剂量。

3）药动学 / 毒动学：根据最佳有效浓度（从体外和动物实验所得）来设计高剂量，高剂量下体内暴露量应高于最佳有效浓度的 20 倍左右，以尽可能地充分暴露其毒性。毒性试验中应通过考察毒性特征和动力学特征来进一步确证，如有无药物的吸收饱和、非线性动力学。后续的长期毒性试验中动物暴露量应高于人体暴露量的合理倍数，并结合受试物的具体情况和临床开发目的等来考虑。

4）拟订临床用药剂量：若有类似化合物的临床试验信息，可考虑将高剂量设计为临床用药剂量的合适倍数（通常至少为 50~100 倍）。此外，长期毒性试验也可能是在获得部分临床试验数据后进行的非临床研究，因此可根据临床试验中的暴露量进行设计。

5）预试验：根据新药初期毒性试验的毒性反应性质和程度，不同的给药期限（用药方案），逐步探索出不同阶段长期毒性试验的高剂量。预试验方法是对长期毒性试验高剂量选择的直接证据。

长期毒性试验高剂量原则上应尽可能暴露其毒性及性质，同时需结合临床试验的实际需要，为临床试验提供安全性信息，特别是 I 期临床耐受性研究。设计中应同时兼顾必要性和可行性。可根据药效学、急性毒性、药动学 / 毒动学、临床需要等综合考虑高剂量的设计，但预试验是验证剂量设计合理性的有效手段。长期毒性试验高剂量设计应体现分阶段的思路，逐步探索出符合毒理学研究目的和临床研究需要的合适剂量水平。

（三）动物给药

1. 给药途径　原则上应与临床用药途径一致，否则应说明原因。

（1）口服给药：3 个月的长期毒性试验时，临床口服给药，动物可直接灌胃；3 个月以上，因考虑到长时间连续反复不断灌胃可能对食管黏膜有损伤，可以考虑将药物加入饲料或饮用水中，大多数是加入饲料中，但必须保证药物加入饲料后的稳定性、均匀性和食量消耗称量的准确性。要充分熟悉药物的理化性质，还要注意饲料或饮水中混杂物对实验的影响。药品加入饲料中的量一般不能超过 10%，以保证营养供应充足，OECD 和日本规定不超过 5%。一般不宜将药品加入饲料或饮水中，确有需要则要说明并有依据可行。

（2）静脉给药：注射剂要考虑溶液的 pH、刺激性及渗透压等，以免造成注射局部损伤或坏死。长期毒性大鼠给药周期在 3 个月以上时，静注可改用腹腔注射，肌注或皮下注射可采用多点轮流注射。

静滴时如药物毒性不大，大动物可考虑用静注代替，反之则不然。毒性较大的药物静滴时要注意给药浓度和滴速等。一般采用不等浓度等容量给药，注意滴速均匀。高渗治疗药可采用等浓度不等容量匀速滴注。

(3) 经皮给药：将受试物均匀地涂敷于动物背部脱毛区，并用适宜方法固定，每日一次，每次至少接触6小时，按临床用药疗程的3倍以上时间连续给药。若出现毒性反应，部分动物应于停药后继续观察1~2周，以便确定受试物毒性的可逆反应程度。

(4) 其他途径给药：特殊情况下可改变给药途径，如临床上的给药途径在动物上很难或根本无法做到，此时应允许用别的给药途径，尽量靠近，最好还有药动学比较资料，即药物代谢方面对这种取代是否有相应性。如：①胆道给药溶解胆结石；②肿瘤局部注射给药（肝瘤注射）；③舌下给药（认为可用口服代替）；④腔道给药（阴道、关节腔注射、硬膜或脊髓腔给药、滴耳药等）；⑤雾化吸入；⑥抗肝癌导向药物动脉注射；⑦眼球后注射治疗；⑧肠溶衣胶囊给药等。

2. 给药频率　原则上长期毒性试验中动物应每天给药，给药期限等于或大于3个月的实验，每周至少应给药6天。特殊类型的受试物由于其毒性特点和临床给药方案等原因，应根据具体药物的特点设计给药频率。

3. 给药期限　长期毒性试验的给药期限通常与拟订的临床疗程、临床适应证和用药人群有关。给药期限为1个月的长期毒性试验通常可支持临床疗程不超过2周的药物进行临床试验和生产。临床疗程超过2周的药物，可以在临床前一次性进行支持药物进入Ⅲ期临床试验（生产）的长期毒性试验；也可以根据具体情况，以不同给药期限的长期毒性试验来分别支持药物进入Ⅰ期、Ⅱ期或Ⅲ期临床试验（生产）。通过给药期限较短的毒性试验获得的信息，可以为给药期限较长的毒性试验设计提供给药剂量、给药频率等方面的参考；同时，临床试验中获得的信息有助于给药期限较长的动物毒性试验方案的设计，降低新药开发的风险。

对于临床疗程超过2周的药物，一般1个月的长期毒性试验可支持用药时间不超过2周的Ⅰ期临床试验；通过给药期限不同的长期毒性试验来分别支持Ⅱ期或Ⅲ期临床试验的具体要求见表10-1-3。

表10-1-3　支持临床疗程超过2周的药物Ⅱ期和Ⅲ期临床试验所需动物长期毒性试验最短给药期限

药物临床疗程	长期毒性试验给药期限		可以支持的临床研究阶段
	啮齿类动物	非啮齿类动物	
2周~1个月	1个月	1个月	Ⅱ期
	3个月	3个月	Ⅲ期（及生产）
≤3个月	3个月	3个月	Ⅱ期
	6个月	6个月	Ⅲ期（及生产）
≤6个月	6个月	6个月	Ⅱ期
	6个月	9个月	Ⅲ期（及生产）
>6个月	6个月	9个月	Ⅱ期
	6个月	9个月	Ⅲ期（及生产）

以不同给药期限的长期毒性试验来分别支持药物进入Ⅰ期、Ⅱ期或Ⅲ期临床试验（生产）时，不同给药期限的长期毒性试验的内容是相同的。无论采用何种模式，长期毒性试验的内容应完整、规范，对结果的分析评价应科学、合理。对于一些临床疗程较长的药物，申报单位可以根据药物开发的实际情况，选择在Ⅰ期临床前、Ⅱ期临床前或Ⅲ期临床前报送支持不同阶段临床研究的长期毒性试验资料。

4. 恢复期　长期毒性试验应在给药结束后对部分动物进行恢复期观察，以了解毒性反应的可逆程度和可能出现的延迟性毒性反应。应根据受试物的代谢动力学特点、靶器官或靶组织的毒性反应和恢复情况确定恢复期的长短。一般在最后一次给受试物后24小时每组活杀1/2~1/3动物检测各项指标，留下1/3~1/2动物在恢复期继续观察2~4周，再活杀检查，了解毒性反应的可逆程度和可能出现的延迟性毒性反应。在此时间，除不给受试物外，其他观察内容与给受试物期间相同。引起不可逆损伤者要慎重考虑临床试验问题。

（四）指标测定

1. 常规指标检测

（1）检测项目：长期毒性试验必须检测的指标详见原SFDA于2005年修订的《化学药物长期毒性试验技术指导原则》。除必需的检测指标外，长期毒性试验应根据受试物的特点，有针对性地增加相应的检测指标。

实验前，动物至少应被驯养观察1~2周，应对实验动物进行外观体征、行为活动、摄食量和体重检查，非啮齿类动物还至少应进行2次体温、心电图、有关血液学和血液生化学指标的检测。此外，实验动物相关指标的历史数据在长期毒性试验中也具有重要的参考意义。

实验期间，应对动物进行外观体征、行为活动、摄食量、体重、粪便性状、给药局部反应、血液学指标、血液生化学指标等的观测。非啮齿类动物还应进行体温、心电图、眼科检查和尿液分析。应根据实验周期的长短和药物的特点确定检测时间和检测次数。原则上应尽早发现毒性反应，并反映出观测指标或参数的变化与给药时间的关系。

给药结束后，应对动物进行全面的系统尸解，主要脏器应称重并计算脏器系数。组织病理学检查对判断动物的毒性靶器官或靶组织具有重要的意义，病理学检查报告应经检查者签字，如发现的异常变化与受试物有关时，应附有相应的组织病理学照片。非啮齿类动物对照组和各给药组主要脏器组织均应进行组织病理学检查；啮齿类动物对照组和高剂量给药组动物以及尸检异常者应进行详细检查，如某一组织发生病理改变，其他剂量组动物也应进行相应组织的病理学检查。

（2）血液学指标检测意义：血液学指标的检测，要综合分析研究的数据，并对于单个明显改变的个体数据进行个体数据分析。如血液学检查中不能只注意红细胞计数而忽视网织红细胞的检查。因为RBC计数无论在反映溶血或红系造血抑制上都不灵敏，特别是对实验期限不长的长期毒性试验来说，红系的变化单靠RBC计数不易被发现，RBC寿命很长，平均120天。在此期限内，骨髓红系造血即使受到抑制，外周血也表现不出来。在溶血的情况下，机体可以从储存库中将RBC动员出来，使外周血的RBC也不致明显下降。但血液网织RBC计数却是一个很敏感的指标，其计数下降提示红系造血障碍，增高提示溶血现象。因此，外周血网织红细胞的计数应受到重视。引起血液学指标变化的可能情况见表10-1-4。

表10-1-4 引起血液学指标变化可能的情况

指标	升高	降低
红细胞	血管性休克，利尿过度，慢性缺氧，肾上腺皮质功能亢进	贫血、出血、溶血、红细胞生成过少
血细胞比容	RBC升高、应激反应、休克（创伤性、手术性）、红细胞增多症	贫血、怀孕、过多水合作用
血红蛋白	红细胞增多症	贫血，铬中毒
平均红细胞体积	贫血、维生素B_{12}缺乏	铁缺乏
平均红细胞血红蛋白含量	网织红细胞增多	铁缺乏
白细胞	细菌感染 骨髓刺激	骨髓抑制，脾功能失调、癌症化疗化学物中毒
血小板		免疫紊乱、骨髓抑制
中性粒细胞	急性细菌感染、组织坏死、剧烈运动、惊厥、心动过速、急性大出血	病毒感染
淋巴细胞	白血病、营养不良、病毒感染	
单核细胞	原虫感染	
嗜酸性粒细胞	过敏、照射、恶性白血病、寄生虫感染	
嗜碱性粒细胞	铅中毒	

（3）血液生化指标检测意义：同血液学指标的检测一样，既要综合分析研究的数据，又要对于单个明显改变的个体数据进行分析。如：ALT、AST、ALP和TBill为肝功能指标。ALT是肝功能敏感指标；AST受标

本溶血影响大；ALP 受动物年龄影响，生长迅速期年轻大鼠 ALP 可比性成熟大鼠高 2~3 倍，故应强调组间对照；另外 ALP 和 AST 非肝脏特异性酶，也可来自机体其他器官，在分析结果时要注意；TBill 对肝功能的意义，对大鼠和犬来说不如对人那样意义大。因为犬和大鼠的胆红素肾阈都较低；可大量从尿排出，正常动物尿内胆红素可达(++)，而血胆红素不会升到很高水平，一般在 0~10μmol/(0~0.6mg/100ml)之间，超过 17.1μmol/(1mg/100ml)者极少；犬的血尿素氮在天热时升高，32℃以上可升高 30%~50%。此外，肾功能有很大储备量，肾脏轻度损伤时，病理可发现异常，但血中 BUN 及 Cr 仍可正常；TP 和 ALB 在营养不良或肝、肾功能长期损害时可降低，当免疫功能增强(感染)或自身免疫功能亢进时，球蛋白增高，相反则偏低；血糖不仅与胰岛功能有关，而且与甲状腺、肾上腺皮质和垂体有关，当后者功能亢进时血糖升高。血液生化指标变化与靶器官损害之间可能的关系见表 10-1-5。

表 10-1-5　血液生化指标变化与靶器官损害之间的关系

指标	器官								说明
	血液	心脏	肺	肾脏	肝脏	骨骼	肠	胰腺	
白蛋白(ALB)				↓	↓				肝脏合成。明显下降则表明肝脏损伤
总蛋白				↓	↓				肝脏合成数量下降或肾脏丢失量增加
天冬氨酸氨基转移酶(AST)		↑		↑	↑			↑	主要存在于骨骼肌和心肌中，且常与这些组织的损害相关
丙氨酸氨基转移酶(ALT)					↑				最常用于评价肝脏损害或肝脏疾病
碱性磷酸酶(ALP)					↑	↑	↑		升高常与胆汁淤积有关。未成年动物中骨碱性磷酸酶通常较高
乳酸脱氢酶(LDH)		↑	↑	↑	↑				通常由于骨骼肌、心肌和肝损伤而导致升高。如不检测其同工酶则特异性不高
总胆红素(TBill)	↑				↑				通常由于胆汁淤积导致升高。也可由于梗阻或肝脏疾病引起
肌酸激酶(CK)		↑							最常见于骨骼肌损伤，也可由心肌损害引起。并可能比病理学检查更敏感
肌酐(Cr)				↑					与 BUN 一样是评价肾脏过滤能力的指标。比 BUN 更具特异性
血清尿素氮(BUN)				↑	↓				评估肾脏血液过滤能力的指标。肾脏功能减少 60%~75% 以前，不会出现明显升高
葡萄糖(Glu)								↑	其升高少数情况由应激反应所致。主要反映对于胰岛的效应或是厌食
γ-谷氨酰基转移酶(γ-GT)					↑				胆汁淤积时升高；这是一种微粒体酶，其升高通常是微粒体酶诱导所致
甘油三酯(TG)					↑				主要由肝脏和脂肪组织合成
总胆固醇(TCH)					↑				主要由肝脏合成，也可从食物中吸收
钙(Ca^{2+})				↑					能威胁生命并导致急性死亡
钾(K^+)	↑			↑					溶血、肾功能不全时升高
钠(Na^+)				↓					肾小管病变时降低
氯(Cl^-)			↓	↑或↓					低蛋白血症、肾功能不全时升高 急性肺炎、肾炎时下降
胆碱酯酶				↑	↓				存在于血浆、脑和红细胞中
山梨糖醇脱氢酶(SDH)					↑或↓				十分特异的肝脏酶，但相当不稳定。样品必须尽可能快的进行检测
羟基丁酸脱氢酶(HBDH)		↑			↑				最主要存在于心肌组织中

(4) 尿液检查意义：尿常规检查包括颜色、pH、相对密度、蛋白定性、糖定性、潜血、尿胆原和胆红素检查等，这些检查主要对肝、肾和胰岛功能损害有一定参考价值。但应特别注意假阳性和假阴性结果的分析。

2. 特异性检测指标 一般包括免疫毒性检测指标和神经毒性检测指标。

免疫毒性检测指标用于检测免疫毒性试验中的相关指标可结合长期毒性试验同时观测。FDA 推荐进行的能在长期毒性试验中诱导发生的Ⅰ型免疫毒性试验检测指标见表 10-1-6。

表 10-1-6 FDA 推荐在长期毒性试验中诱导发生的Ⅰ型免疫毒性试验检测指标

血液学： 白细胞计数 白细胞分类计数 淋巴细胞增多 淋巴细胞减少 嗜酸性细胞增多	临床化学： 血清总产物 白蛋白 白球比 血清转氨酶
组织病理学： 淋巴组织 脾 淋巴结 胸腺 肠 Peyers （Peyers 结是黏膜下层淋巴组织集中的地方） 骨髓 细胞学（视需要进行）* 巨噬细胞激活率 组织淋巴细胞浸润率和位置 B 细胞生发中心迹象 T 细胞生发中心迹象 淋巴组织坏死或增生改变	

注：* 除非从正在进行的检测中找到潜在的免疫毒性的证据，否则无需进行更进一步的细胞学检查

ICH S8 指导原则提出了一种推荐评价具有潜在免疫毒性化合物的非临床试验方法和按照重要性选择免疫毒性试验方法的指南。其中的评价方法变更标准毒性研究（STS）和附加免疫毒性研究。STS 中与免疫毒性相关的数据包括：①血液学改变。如白细胞减少症 / 白细胞增多症、粒细胞减少症 / 粒细胞增多症、淋巴细胞减少症 / 淋巴细胞增多症。推荐采用总白细胞计数和白细胞绝对分类计数来评价免疫毒性。②免疫系统器官重量和组织学改变。例如，胸腺、脾、淋巴结和（或）骨髓的变化。③血清球蛋白的变化。附加免疫毒性研究包括 T 细胞依赖性抗体反应（TDAR）、免疫细胞表型分析、NK 细胞功能、宿主抵抗试验、巨噬细胞和中性粒细胞功能试验以及迟发型变态反应（DTH）等。

对于生物技术药物，与免疫毒性有关的检测则常常是免疫原性的评价。在非临床研究中评价免疫原性，主要目的在于考察生物技术药物的免疫原性强弱和免疫原性对安全性评价可能的影响。检测抗体反应对证实毒性试验的有效性至关重要，因为药物引起的抗体反应会影响药动学、药效学和（或）生物学活性，从而使毒性试验得到的资料不能真实反映受试药物的暴露水平和活性。免疫原性的评价项目包括抗体滴度和抗体的特点、抗体的中和活性、免疫复合物沉积、对药动学的影响、过敏反应的发生、补体激活等。其中最为重要的检测抗药抗体（ADA，包括结合抗体和中和抗体）的检测。抗体检测方法有：①包被药物、用标记药物检测的 ELISA- 桥法；②包被药物、用标记抗体检测的 ELISA- 直接法；③包被单抗或生物素，再加药物的 ELISA- 间接法；④放射免疫沉淀法；⑤表面等离子体共振法；⑥电化学发光法。检测药物诱导产生的抗体的方法，均需要通过筛选、验证并标准化，检测方法要有一定特异性和灵敏度，能检测到低滴度抗体和针对线性表位或构象型表位的抗体。

有依赖倾向的受试物依赖性试验中的相关指标也可结合长期毒性试验同时观测，神经毒性指标检测见表 10-1-7。

表 10-1-7　FDA 神经毒性检测执行标准

对神经系统进行组织病理学检查应包括脑、脊髓和周围神经系统
通过定量的观察和操控的实验去发现神经病学、行为学和生理学上的功能障碍。包括：一般表现、体位
发作的频率和严重程度
震颤、麻痹和其他功能障碍的发作频率和严重程度
运动力和觉醒的水平
对刺激的反应水平
运动的协调性
力量（强度）
步态
对初级感觉刺激的感觉运动反应
过度流泪或流涎
竖毛
腹泻
上睑下垂
其他认为合适的神经毒性症状、毒动学

（五）实验结果分析

只有通过对研究结果的科学分析和评价，才能够清楚地描述动物的毒性反应，并推断其与人体的相关性。分析长期毒性试验结果的目的是判断动物是否发生毒性反应，描述毒性反应的性质和程度（包括毒性发作时间、程度、持续时间以及可逆性等）和靶器官，确定安全范围，并探讨可能的毒性作用机制。

1. 正确理解实验数据的意义　啮齿类动物长期毒性试验中组均值的意义通常大于实验中单个动物数据的意义，历史数据和文献数据可以为结果的分析提供参考。非啮齿类实验动物数量少、个体差异大，因此单个动物的实验数据往往具有重要的毒理学意义。此外，非啮齿类动物实验结果必须与给药前数据、对照组数据和历史数据进行多重比较，但文献数据参考价值有限。

在分析长期毒性试验结果时，应综合考虑数据的统计学意义和生物学意义。正确利用统计学假设检验的结果有助于确定实验结果的生物学意义，但具有统计学意义并不一定代表具有生物学意义。在判断生物学意义时，应考虑到参数变化的剂量 - 反应关系、其他相关参数的改变以及与历史对照的比较。

此外，在对长期毒性试验结果进行分析时，应对异常数据进行合理的解释。

2. 正确判断毒性反应　给药组和对照组之间检测参数的差异可能来自与受试物有关的毒性反应、动物对药物的适应性改变或正常的生理波动。在分析实验结果时，应关注参数变化的剂量 - 效应关系、组内动物的参数变化幅度和性别差异，同时综合考虑多项毒理学指标的检测结果，分析其中的关联和作用机制，以正确判断药物的毒性反应。单个参数的变化往往并不足以判断化合物是否引起毒性反应，此时可能需要进一步进行相关的研究。此外，毒动学研究可以为毒性反应和毒性靶器官或靶组织的判断提供重要的参考依据。

（六）实验综合评价

长期毒性试验是新药非临床安全性研究的一个有机组成部分，是新药非临床毒理学研究中综合性最强、获得信息最多和临床指导意义最大的一项毒理学研究。对其结果进行评价时，应结合受试物的药学特点，药理学、药动学和其他毒理学研究的结果以及已取得的临床研究结果，进行综合评价。对于长期毒性试验结果的评价最终应落实到受试物的临床不良反应、临床毒性靶器官或靶组织、安全范围、临床需重点检测的安全性指标以及必要的临床监控或解救措施。

实验结果的分析应结合进行长期毒性试验实验室的背景资料、实验的原始记录、实验的具体操作过程、与受试物类似品种的文献、中药处方中每味药的文献进行全面分析，而这些资料只有实验者最清楚。

在出现毒性反应时，①应详细分析实验结果与受试物的相关性。首先应考虑排除该结果与受试物的相关性证据是否充分，其次，也应考虑该结果与受试物的相关性证据是否充分。②应考虑该结果在动物与人之间的相关性，分析出现这种毒性反应的组织器官在动物和人之间的差异，如犬的呕吐中枢十分发达，有许多药物在进行犬长期毒性试验时会出现明显的恶心呕吐现象，而在进行临床研究时，这种现象并不像动物实验时那么严重。③应结合毒性产生的早晚、恢复期结果、动物毒动学的结果进行分析。在进行Ⅰ期临床研究后，还应结合人体药动学分析对人体可能存在的毒性。④应结合临床适应证及质量可控性进行综合分析，权衡利弊，考虑其开发前景。

因此，长期毒性试验的设计、试验以及对结果的分析和评价都应围绕其目的而进行。通过长期毒性试验，应该能够对受试物的临床不良反应、临床毒性靶器官或靶组织、安全范围、临床需重点检测的指标以及必要的临床监控或解救措施作出合理的预测和判断。

四、注意事项

（一）试验设计应重视预试验

预试验是剂量设计的主要依据。预试时主要根据国外同类产品的临床前及临床药理资料，若是相同药物的资料则更有参考价值；若没有文献资料，则根据急性毒性、药效学或药动学或拟推荐临床的剂量，估测一大剂量进行预试，预试时间最好同正式试验一致，但一般4周左右即可见分晓。高剂量确定后，低剂量和中剂量则较易确定了。

（二）剂量设计应该注意的问题

剂量设计还会遇到由于溶解度（注射剂）小而无法再增加剂量时，也应允许以最大可溶浓度和最大允许容量设计给药。如雾化吸入等。

还有一些腔道用药等的高剂量也应采用上述类似方法处理。

1. 注意种属差异　剂量设计不合理还有一个原因，就是在药效实验未完成前匆匆进行长期毒性试验，而又忽视了种属特异性，仅从临床剂量倍数考虑满足要求。

2. 阳性对照组的添加　有些特殊的受试物，若能增加阳性对照组会有利于结果的评价。当然这里重点是比较毒性大小和对毒性靶器官的影响，其他可简略些。

3. 剂量限度问题　必须要综合考虑。所谓综合考虑就是要掌握文献相关毒性剂量，实际测定的急性毒性剂量，药效学剂量，药动学剂量和相关参数，尤其是半衰期、达峰浓度和时间等。以上均要考虑动物种属的差异，不能硬搬乱套，更要考虑文献或该药临床推荐剂量。只有全面综合衡量，最主要的是还要通过预试，才能找到一个科学合理可行的高、中、低剂量。

4. 皮肤用药剂量的设计　皮肤用药的剂量-效应关系的剂量改变如果简单地从给药的浓度和重量或体积去确定是不妥当的。一个定量的制剂涂于皮肤表面后的真实剂量取决于透入皮肤的药量，而后者又取决于下列诸多因素，如：①不同种系、不同体位、不同疾病下的皮肤角质层状态；②药物的物理、化学性质；③基质的性状、特性和成分；④制剂的浓度，接触面积和时间、使用状态等。如果上述条件均固定，那么药物从制剂基质中的释放度在线性范围内的制剂不同浓度才代表一种相对剂量，后者经皮穿透形成的皮内浓度才能与血药浓度和组织浓度一样可以作为剂量-效应的可靠指标。体外试验的有效浓度也只有与皮内浓度对应才能被认为有意义。

5. 局部用药安全性评价中存在的问题

(1) 简单地以增加浓度来增加剂量，制剂不合乎药剂学制备要求。

(2) 简单地以使用的重量或体积表示剂量，忽视单位皮肤面积的承受量。

(3) 以千克体重给药量表示剂量。

(4) 不能保证排除动物经口自舔及互舔。

(5) 未估计长期毒性试验使用正常动物、完整皮肤进行实验的可能偏差，如大分子药物临床可通过破损皮肤而基本不透过正常皮肤等。

（三）血液学和血液生化检测指标注意事项

指标的增加与重点观察：一般情况下，满足指导原则所规定的检测指标即能说明药物的毒性反应，但在进行安评工作中，要充分利用已掌握的文献及实验资料和药理毒理学知识或其他有关科学知识，主动分析所试新药可能具有哪些毒性特点，在实验设计或观察内容及方法上既突出重点又照顾一般，可以适当增加适合此药物评价，说明此药物毒性特点的检测指标，以便尽量利用这一实验动物模型，力求对所试新药作出正确的毒理学评价。比如细胞毒类抗肿瘤药物除常规观测指标外，长期毒性试验应根据受试物特点、文献报道和同类药物已知的临床不良反应(如骨髓毒性、神经毒性、胃肠道毒性、心脏毒性等)，设计具有针对性的观测指标或进行进一步的研究。

长期毒性试验的主要目的是找到安全剂量范围，发现毒性反应，了解毒性反应的性质和毒性的靶器官。如果是一个已知药，尤其是国外有毒理学评价的详细资料或已明确其毒性靶器官时，如进行长期毒性试验时应允许重点详细对已知毒性反应及靶器官的观察，而不必苛求已证明无影响的一些指标的检测。如对于氟康唑抗真菌药就可以重点观察其对肝脏的毒性并和酮康唑比较，而对于促红细胞生成素 EPO 就可以重点观察其对血液系统和骨髓造血功能的影响，而不必苛求多测一项无关的生化指标，或少看一个意义不大的组织器官，这样既有利于毒理学评价水平的提高，也可真正体现了新药评价的意义所在。任何机械照搬文件要求并不是最有意义的科学评价。

(四) 病理学检查注意事项

病理学检查是评价药物毒性的重要依据之一。先从宏观的一般肉眼观察，继而用光镜详细检查，必要时用电镜观察，结合生理、生化结果，综合分析下结论。实验期间死亡的动物要及时剖检，一时有困难时应低温保存，以免时间过久组织自溶。对于病理检查的结果分析，尸检器官重量降低，表示该器官萎缩或发育不良，器官重量增加可能有充血、肥大、酶诱导变化或新生物等，大动物发情期子宫卵巢重量明显增加。称重时尽量剔除脂肪组织和结缔组织，尤其是肾上腺、甲状腺、前列腺等较小的组织器官，要新鲜称重，防止器官干燥失水而重量减轻，心脏内血宜流干净。病理变化最好半定量。无病理变化(-)为 0 分，可疑(±)为 0.5 分，轻度(+)为 1 分，中度(++)为 2 分，重度(+++)为 3 分。病理检查一般可见灶性炎症、炎症细胞浸润、灶性出血、瘀血及可疑细胞变性等均可能与药物无关，可因自身感染、宰杀方法等造成，但要如实描写，不能仅写"未见病理改变"了事。

(王全军　廖明阳)

第四节　遗传毒性试验

Section 4　Genetic toxicity tests

遗传毒性试验是指用于检测通过不同机制直接或间接诱导遗传学损伤的化合物的体外和体内试验，可用于检出 DNA 损伤及其损伤的固定。以基因突变、较大范围染色体损伤、重组和染色体数目改变形式出现的 DNA 损伤的固定，一般认为是可遗传效应的基础，且是恶性肿瘤发展过程的环节之一。在药物开发的过程中，遗传毒性试验的目的是通过一系列试验来预测受试物是否有遗传毒性，在降低临床试验受试者和药品上市后使用人群的用药风险方面发挥重要作用。

遗传毒性试验方法有多种，但没有任何单一试验方法能检测出所有的遗传毒性物质，因此，通常采用体外和体内遗传毒性试验组合的方法，以减少遗传毒性化合物的假阴性结果。本书介绍动物实验技术，故本节主要介绍遗传毒性试验中的整体动物体内研究，其中包括应用范围较广的哺乳动物骨髓细胞染色体畸变试验、哺乳动物骨髓细胞微核试验，评价种质细胞致突变性的哺乳动物精原细胞 / 初级精母细胞染色体畸变试验和小鼠精子畸形试验，以及新近建立显性致死试验和转基因动物致突变试验。

一、显性致死试验

(一) 原理

精子或卵细胞经受试物作用后导致染色体损伤或基因突变，不影响受精作用，但是会导致受精卵或发育中的胚胎死亡。一般以受试物处理雄性啮齿动物，然后与雌性动物交配，经适当时间后，处死雌性动物检查子宫内容物，以确定植入数、活胎数、早死胎数和晚死胎数。如与对照组比较，处理组平均活胎数有统计学意义的减少或增加，并有剂量 - 反应关系，则可认为该受试物为哺乳动物性细胞的致突变物。

（二）材料与方法

1. 主要器材　相应的给药器材（注射器、灌胃针等）、解剖刀、解剖剪、镊子等。

2. 实验动物　要求用 8~10 周龄、体重 30~40g 的小鼠或 200g 以上的大鼠。通常每组选用 25~40 只雄鼠、500~600 只雌鼠。

3. 给药方式　原则上采用与推荐临床使用相同的给药途径，经口给药时应用灌胃法。应连续给药 5 天，每天一次。

4. 剂量设计与实验分组

（1）试验组：至少设三个试验剂量组。试验中高剂量应为最大耐受剂量（MTD），MTD 应不会减少交配成功率或引起动物死亡，仅对受精雌鼠数量有轻微影响。也可根据已知受试物的急性 LD_{50} 来确定剂量，剂量组的剂量间距以 2~4 倍为宜。对照组除不接触受试样品外，其他条件应与染毒组完全相同。必要时可设赋形剂对照组，以研究赋形剂的影响。对照组中赋形剂的浓度可采用高浓度组的赋形剂用量。如染毒后出现严重的中毒症状，则应降低受试品的剂量。受试品毒性较低时，最高剂量一次染毒可达 5g/kg，多次染毒可达 1g/kg。

（2）阳性对照：应该使用已被证明在较低剂量水平即对显性致死敏感的阳性对照物，常用的阳性对照药有：

1）环磷酰胺，40mg/kg（ip）。

2）环磷酰胺单水合物，50~100mg/kg（ip）。

3）三亚乙基嘧胺，0.3mg/kg（ip）。

4）甲磺酸乙酯，400mg/kg 单次或 100mg/kg 5 次（ip）。

（3）阴性对照：阴性对照由溶剂或载体组成。当所使用的溶剂没有文献资料或历史背景资料证明其无有害作用或无致突变性作用时，还应设未处理对照组。

小鼠或大鼠显性致死试验设计流程见图 10-1-1，在不同周次交配的雌鼠发生胚胎显性致死可判断受试物遗传毒性作用于精子的发育阶段。

（三）操作步骤

1. 给药　连续给药 5 天，每天一次。

2. 交配　在最后一次给药的当天，将雄鼠与雌鼠按 1∶2 同笼，第 5 天取出雌鼠，间隔 2 天后再放入新的雌鼠。如此需要连续 8~12 周（大鼠）或 6~8 周（小鼠）。查出阴栓的当天为妊娠第 0 天，未查出者以同笼第 4 天为妊娠第 0 天。

3. 胎仔检查　雌鼠在妊娠后第 13 天（大鼠）或第 12 天（小鼠）处死，剖腹检查，取出子宫，检查两侧子宫内的着床数、早死胎、晚死胎及活胎数，并计数卵巢中的黄体数。每只雌鼠分别进行记录。实验流程如图 10-1-1 所示。

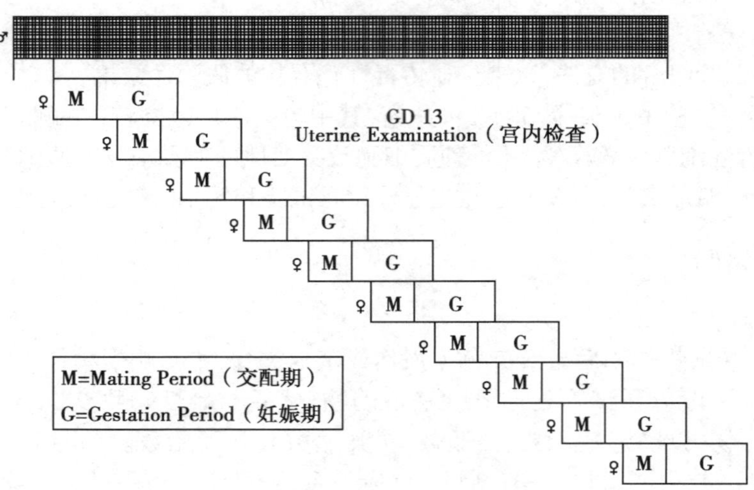

图 10-1-1　小鼠或大鼠显性致死试验设计流程图

（四）结果观察与评价

1. 结果观察

(1) 活胎：完整成形、色鲜红，有自然运动，机械刺激后有运动反应。

(2) 早死胎：胚胎形体较小，外形不完整，胎盘较小或不明显。最早期死亡胚胎会在子宫内膜上隆起如一小瘤。如已完全被吸收，仅在子宫内膜上留一隆起暗褐色点状物。

(3) 晚死胎：成形、色泽暗淡，无自然运动，机械刺激后无运动反应。

活胎有肉色光泽和活动力，对机械刺激有反应。早死胎为受精卵着床后不久即死亡，残留一个褐色或黑色团块，为坏死物和瘀血，无肉眼可见的胚胎。晚死胎有着床点，胎鼠比正常小，肢体已形成，有完整的胎鼠形状，呈白色或灰白色，胎盘小，颜色苍白。

2. 结果评价及统计学分析

(1) 雌性生育力指数（female fertility index）：反映雌鼠的怀孕能力，一般在72%~100%。

$$\text{雌性生育力指数(\%)}=\frac{\text{每组孕鼠数}}{\text{每组同笼雌鼠总数}}\times 100$$

(2) 平均着床率（average implantation index）、着床前丢失率（preimplantation loss）、着床后丢失率（postimplantation loss）、平均着床前丢失率（average preimplantation loss）

$$\text{平均着床率}=\frac{\text{总着床数}}{\text{受孕母鼠总数}}$$

$$\text{着床前丢失率(\%)}=\frac{\text{每组早期胚胎死亡数}}{\text{每组总着床数}}\times 100$$

$$\text{着床后丢失率(\%)}=\frac{\text{每组晚期胚胎死亡数}}{\text{每组总着床数}}\times 100$$

$$\text{平均着床前丢失率(\%)}=\frac{\text{每组早期胚胎死亡数}}{\text{每组受孕雌鼠数}}\times 100$$

(3) 显性致死指数（Dominant Lethal Index，DL）：

$$\text{DL(\%)}=\left(1-\frac{\text{试验组妊娠鼠的组均存活胎仔数}}{\text{阴性对照组妊娠鼠的组均存活胎仔数}}\right)\times 100$$

各受试组每批交配动物的各项指标和对照组进行比较，判断是否有显著性差异。小鼠的受孕率及着床率呈正态分布，可用t检验进行显著性检验。胚胎死亡数呈负二项分布，应按负二项分布统计模式进行显著性检验。显性致死指数比较采用t检验进行统计学分析。不同组别之间用χ^2检验或Fisher精确检验。

受试样品组雌性生育力指数或着床数明显低于阴性对照组；着床前丢失率、着床后丢失率明显高于阴性对照组，并有明显的剂量-反应关系和统计学意义时，即可确认为阳性结果。若统计学上差异有显著性，但无剂量-反应关系，则须进行重复试验，结果能重复者可确定为阳性。如果死亡胎仔数增加，胚胎着床数减少，未着床胚胎数增加，生存胎仔总数减少，这些结果具有统计学意义并有剂量反应关系时记为阳性显性致死反应，表明在试验条件下受试样品对所用动物生殖细胞的具有遗传毒性。

（五）注意事项

1. 动物　每组每周交配最好有30~50只雌鼠怀孕。为保证试验结果的重现性，应用近交系或近交系之间杂交的F1代。雌、雄鼠不能来自同一杂交群。所有试验动物都应达到性成熟，雌鼠应未交配过。

2. 剂量选择　剂量大小是实验成败的重要因素之一。如果剂量太小，药物阳性结果暴露的可能性降低；剂量太大，会降低雄鼠交配能力或使其死亡。可通过预试验选择合适剂量。

3. 实验条件　应满足SPF级饲养条件。本实验最好在春秋季进行，以提高动物交配受孕率。如雌鼠受孕率低于30%~40%，则应重做。

4. 给药与交配　不同化学物可于精子发育的不同时期发挥其毒作用。为检测化学物对精子发育全过程的影响，并检出精子受遗传毒物作用时的发育阶段，在试验时，每周更换一批新的雌鼠与染毒雄鼠交配，小鼠持续6~8周，大鼠8~10周。表10-1-8中列出了大、小鼠精子分化阶段与染毒后交配周次的关系。

表10-1-8　小鼠、大鼠精子分化阶段与交配周次的关系

给予受试物时精子所处的分化阶段	交配周次		给予受试物时精子所处的分化阶段	交配周次	
	小鼠	大鼠		小鼠	大鼠
精子	第1周	第1,2周	精母细胞(第二次减数分裂)	第4周	第6~8周
精细胞(后期)	第2周	第3周	精母细胞(第一次减数分裂)	第5周	
精细胞(前期)	第3周	第4,5周	精原细胞	第6周	第9周

二、转基因动物致突变试验

(一) 原理

转基因小鼠基因突变试验是以转基因动物为检测模型，在染毒后抽提不同器官或组织的基因组DNA，然后把纯化的基因组DNA与噬菌体体外包装抽提物混合，而将导入的基因载体包装入噬菌体中，然后让其感染大肠埃希菌，通过噬菌斑颜色变化进行突变判断的一种实验方法。该法可在整体状态下检测基因突变，比较不同器官、组织(包括生殖细胞)的突变率，确定靶器官，对诱发的遗传改变作精确分析等。

转基因动物指在基因组中整合有成倍的染色体完整质粒和携带报告基因的噬菌体穿梭载体，并能遗传给后代的一类动物。目前，用于致突变作用研究的转基因动物主要有Muta^{TM}小鼠(以大肠埃希菌LacZ为靶基因)，Big Blue小鼠和大鼠(以大肠埃希菌LacI为靶基因)，LacZ质粒小鼠和gpt delta小鼠(表10-1-9)。

表10-1-9　载体与转染动物表

携带转基因的载体	转染的动物	携带转基因的载体	转染的动物
lacZ-λgt10载体	BALB/c-DBA2	LacZ-pUR288载体	C57BL/6
LacI-λLIZα载体	C57BL/6	λEG10噬菌体DNA	C57BL/6J

(二) 材料与方法

1. 器材　相应的给药器材(注射器、灌胃针等)、解剖刀、解剖剪、镊子、培养皿等。

2. 试剂　蛋白酶、苯酚、氯仿、乙醇、X-Gal、胰蛋白胨、琼脂。

3. 实验动物　要求用7~8周龄的转基因小鼠或大鼠，雌雄均可，每组5~10只动物。

4. 给药方式　原则上采用与推荐临床使用相同的给药途径。应连续给药5天，每天一次。

5. 剂量设计与实验分组　一般设三个试验剂量组，一个阴性对照组。试验中高剂量应为50%的最大耐受剂量(MTD)，也可根据已知受试物的急性LD_{50}来确定剂量，高、中、低三个剂量可以分别取LD_{50}的1/2，1/6，1/20。对于溶解度低的受试物，可以取其最大溶解度为最高剂量。

(三) 操作步骤

1. 转基因小鼠的构建　构建携带某种基因的载体，然后采用显微注射法注射到小鼠或大鼠的受精卵内，待该受精卵发育成熟后即成为转基因小鼠。

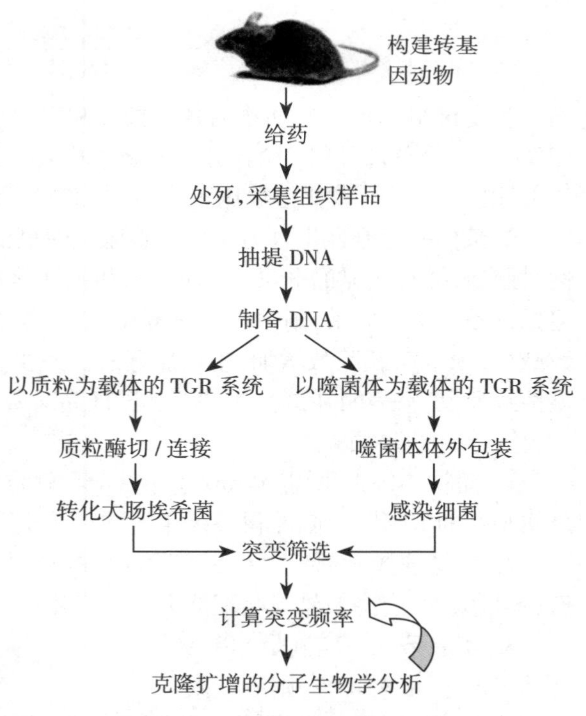

图10-1-2　转基因动物致突变试验

2. 给药 连续给药5天,每天一次。

3. 摘取器官 在最后一次给药后的15~20天处死动物,于无菌条件下取其器官,并迅速冻存于液氮中,直到分离基因组DNA。

4. 检测突变频率 先用蛋白酶消化各器官,然后用苯酚-氯仿抽提法和乙醇沉淀法制备基因组DNA,加入λ噬菌体体外包装抽提物(Transpack™或Gigapack™包装抽提物),基因组DNA中的λ穿梭载体导入噬菌体,用这些噬菌体与相应的大肠埃希菌共培育,然后接种于含X-gal的胰蛋白胨琼脂平板,于37℃培养过夜,分别计数阳性和阴性噬斑的数量,计算突变频率(mutant frequency,MF)。

5. 突变的序列分析 挑取阳性噬斑,并用缓冲液洗脱,然后低密度接种于胰蛋白胨琼脂平板,于25℃培养2天,从而确定突变表型。然后用根据报告基因设计的引物进行PCR,然后用另外的引物进行测序,计算突变率。

实验流程如图10-1-2所示。

(四) 结果观察与评价

1. 根据表10-1-10所示标准,判断阴性和阳性菌落(突变菌落),计数并计算突变频率。

$$MF=\frac{\text{突变菌落数}}{\text{菌落总数}}\times 100\%$$

表10-1-10 转基因小鼠基因突变试验判断标准

转基因小鼠	突变基因	选择方法	转染的大肠埃希菌	结果判断	
				阳性	阴性
Muta™ 小鼠	lacZ	比色选择法	*E. coli* C(△ lacZ⁻)	白斑	蓝斑
		阳性选择法	*E. coli* G1225(hfl⁻) *E. coli* G1250(hfl⁻)	噬斑较少(25℃,2d)	噬斑较多(37℃,1d)
Big Blue® 小鼠	LacI	比色选择法	*E. coli* SCS-8(lacZ △ M15⁻)	白斑	蓝斑
		阳性选择法	*E. coli* G1225(hfl⁻) *E. coli* G1250(hfl⁻)	噬斑较少(25℃,2d)	噬斑较多(37℃,1d)
LacZ 质粒小鼠	lacZ	阳性选择法	*E. coli* C(△ lacZ, galE⁻)	噬斑较少	噬斑较多
gpt delta 小鼠	gpt	阳性选择法	*E. coli* YG6020(gpt⁻, cre⁺)	菌落较少	菌落较多
			E. coli XL1 Blue	噬斑较少	噬斑较多

2. 根据测序结果计算各基因突变类型的突变率。

$$\text{突变率}=\frac{\text{该类型的基因突变数}}{\text{基因突变总数}}\times 100\%$$

基因突变的类型主要有两种:

(1) 碱基对的置换(base substitution)

1) 转换(transition):指两种嘧啶之间互换,或两种嘌呤之间互换。

2) 颠换(transversion):又名易位,指在嘌呤与嘧啶之间,或嘧啶与嘌呤之间的互换。

(2) 移码突变(frameshift mutation):指一个或多个非三整倍数的核苷酸对插入或缺失,而使编码区该位点后的三联体密码子阅读框架改变,导致后向氨基酸都发生错误。

(五) 统计学分析

实验组与对照组突变频率进行比较,采用单侧 t 检验,当 $P\leqslant 0.05$ 时,表明有统计学意义。试验组与阴性对照组之间比较,基因突变率采用 χ^2 检验和Fisher精确检验。

(六) 注意事项

1. 在该突变试验中,平板效率尤为重要。在LacI突变系统中,一个 $625cm^2$ 的平皿中菌落个数不应超过 15 000 个，而在 LacZ 突变系统中，菌落密度要更低，因为在该系统的蓝色背景下，分辨突变菌落更为困难。

2. X-gal 浓度、平皿的干燥度以及底层琼脂的厚度都会对实验结果产生影响。

三、哺乳动物骨髓细胞染色体畸变试验

（一）原理

哺乳动物骨髓细胞染色体畸变试验指制备骨髓细胞分裂中期相染色体标本，在光镜下直接观察染色体的数目和形态的改变。为收集足够的中期细胞相，在收获细胞前，用秋水仙素或乙酰甲基秋水仙素处理，以阻断微管蛋白的聚合，抑制细胞分裂时纺锤体的形成，使分裂间期和前期的细胞停留在中期相，收获细胞、制片、染色、分析染色体畸变。

（二）材料与方法

1. 试剂

(1) 0.1% 秋水仙素，置于棕色瓶中，冰箱保存。

(2) 2.2% 柠檬酸钠。

(3) pH7.4 磷酸盐缓冲液

1) 1/15mol/L 磷酸氢二钠溶液：磷酸氢二钠（Na_2HPO_4）9.47g 溶于 1000ml 蒸馏水中。

2) 1/15mol/L 磷酸二氢钾溶液：磷酸二氢钾（KH_2PO_4）49.07g 溶于 1000ml 蒸馏水中。

3) 将磷酸氢二钠溶液 80ml 与磷酸二氢钾溶液 20ml 混合，用 pH 计测定并调节 pH 至 7.4。

(4) 0.075mol/L 氯化钾溶液。

(5) 甲醇与冰醋酸以 3：1 混合，临用时现配。

(6) 吉姆萨溶液

1) 吉姆萨储备液：取吉姆萨染料 3.8g，置研钵中，加少量甲醇研磨，逐渐加甲醇至 375ml。溶解后再加 125ml 纯甘油，于 37℃温箱保温 48 小时，期间摇动数次，放置 1~2 周过滤备用。

2) 吉姆萨应用液：取 1ml 储备液加入 10ml pH7.4 的磷酸盐缓冲液。

2. 器材　实验室常用设备、恒温水浴锅、离心机、显微镜、解剖剪、镊子、离心管、载玻片、吸水纸、注射器、灌胃针头、小平皿、吸管、滴管、试管架、擦镜纸等。

3. 实验动物　要求用健康成年的小鼠或大鼠，每组至少 10 只，雌雄各半，购买后适应环境至少 3 天。

4. 给药方式　原则上采用与临床推荐使用相同的给药途径。

5. 剂量设计与实验分组　受试物至少应设 3 个剂量组。高剂量组原则上为“动物出现严重中毒表现”和（或）“个别动物出现死亡”的剂量，一般可取 1/2 LD_{50}。分别取 1/4 LD_{50} 和 1/8 LD_{50} 作为中、低剂量。急性毒性试验中给予受试物最大剂量而无动物死亡，求不出 LD_{50} 时，高剂量组则以 5g/kg 或相当人拟用剂量的若干倍，在此基础上再设中、低剂量组。另设溶剂对照组和阳性对照组，阳性对照药可用丝裂霉素 C（1.5~2.0mg/kg）或环磷酰胺（40mg/kg）经口或腹腔注射给药。

（三）操作步骤

1. 受试物配制　溶剂首选蒸馏水，如果受试物不溶于水，也可采用其他溶剂。受试物应在临用前新鲜配制，除非有资料表明此溶液具有良好的稳定性。

2. 实验动物的处理　每只动物给药 2~4 次，每次间隔 24 小时，在末次给药后 18~24 小时取材。必要时，可先用一个剂量的 3 只动物，于给药后 6 小时、24 小时、48 小时分别处死动物取材，以选择处死动物的最适时间。处死动物前 2~4 小时，按 4mg/kg 腹腔注射秋水仙素。大鼠断头处死，小鼠颈椎脱臼。

3. 标本制备

(1) 取材：取股骨，去掉附着的肌肉，剪去两端骨骺，用带针头的注射器吸取 2~4ml 2.2% 柠檬酸钠溶液，将骨髓冲洗入 10ml 离心管中，反复冲洗数次直至股骨断面由红色变粉色，然后以 1000~1500r/min 离心 10 分钟，弃去上清液。

(2) 制片：离心后的沉淀物加入 4ml 0.075mol/L 氯化钾溶液，混匀后在 37℃水浴或温箱中放置 10~20

分钟，再以1000~1500r/min离心10分钟，弃去上清液。

将新配制的甲醇-冰醋酸固定液4ml沿管壁加入受试物中，10~15分钟后，用吸管将细胞团块打碎继续固定10~15分钟，以1000r/min离心8分钟，弃去上清液。再加固定液4ml静置20分钟后离心，弃去上清液，用吸管混匀制成0.5~1.0ml细胞悬液。

先将洗净的载玻片保存于冰水中备用。自冰水中取出载玻片，倾斜30°放置，立即吸取细胞悬液在玻片的1/3处滴3滴，轻吹细胞悬液使之扩散。每个标本制2~3张玻片，空气中自然干燥，或在酒精灯上方快速从火焰中通过数次慢慢烘烤。

(3) 染色：取吉姆萨储备液与磷酸盐缓冲液以1∶9的比例混合，充分混匀后置于染色缸中，然后将玻片浸于染色液中染色15~30分钟，取出玻片用水冲洗，于空气中自然晾干。

(四) 结果观察与评价

1. 结果观察

(1) 阅片要求：先在低倍镜下检查制片质量，制片应为全部染色体较集中，而各个染色体分散、互不重叠、长短收缩适中，两条单体分开、清楚地显示出着丝点的位置、染色体呈紫红色、用油镜进行细胞中期染色体分析。每只动物分析100个中期相细胞，每个剂量组不少于1000个中期相细胞。

(2) 染色体畸变类型

1) 染色体数目的改变：非整倍体、多倍体、内复制。

2) 染色体结构的改变：断裂、缺失、染色体易位、双着丝点、环、断片、微小体、裂隙和非特定性型变化(如粉碎化、着丝点细长化、黏着等)。

(3) 计数方法：凡出现上述数目和结构变化的细胞，即可记为畸变细胞，计算各剂量组及对照组发生畸变细胞。

2. 结果评价　空白对照组中，细胞多倍体的百分率通常低于2%，结构畸变率低于3%。而受试物所诱发的染色体畸变数的增加与剂量有关，结果可参照表10-1-11。

表10-1-11　染色体畸变数判定标准

畸变率	≤5%	5%~10%	10%~20%	20%~50%	≥50%
结果判定	阴性(-)	可疑(±)	阳性(+)	阳性(++)	阳性(+++)

(五) 统计学分析

各剂量组间染色体畸变率采用χ^2检验对各剂量组间染色体畸变率进行分析。如果畸变率在10%以上或染色体畸变率呈现剂量依赖关系并有显著统计学意义，则可判定阳性。如畸变率小于5%或染色体畸变率无统计学意义，则可判定为阴性。

(六) 注意事项

1. 低渗时间对实验结果有重要影响，所以可先通过预试验确定最佳的低渗时间。
2. 固定液要现配现用。
3. 一个细胞中出现几种类型的畸变或一种类型的畸变在一个细胞中出现几次仍记为一个畸变细胞。
4. 裂隙、核内复制和整倍体改变一般不作为畸变类型。

四、哺乳动物精原细胞/初级精母细胞染色体畸变试验

(一) 原理

不同周期的雄性生殖细胞对化学物质的敏感性不同，诱变剂诱发染色体畸变多发生于DNA复制期，故在给药后12~14天采样，以观察睾丸中精原细胞/初级精母细胞染色体畸变情况。

(二) 材料与方法

1. 试剂

(1) 0.1%秋水仙素，置于棕色瓶中，冰箱保存。

(2) 1.0% 柠檬酸三钠：取 1g 柠檬酸三钠加蒸馏水至 100ml。

(3) pH7.4 的磷酸盐缓冲液

1）1/15mol/L 磷酸氢二钠溶液：磷酸氢二钠（Na_2HPO4）9.47g 溶于 1000ml 蒸馏水中。

2）1/15mol/L 磷酸二氢钾溶液：磷酸二氢钾（KH_2PO4）49.07g 溶于 1000ml 蒸馏水中。

3）将磷酸氢二钠溶液 80ml 与磷酸二氢钾溶液 20ml 混合，用 pH 计测定并调节 pH 至 7.4。

(4) 0.075mol/L 氯化钾溶液

(5) 固定液：甲醇与冰醋酸以 3∶1 混合，临用时现配。

(6) 吉姆萨溶液

1）吉姆萨储备液：取吉姆萨染料 3.8g，置研钵中，加少量甲醇研磨，逐渐加甲醇至 375ml。溶解后再加 125ml 纯甘油，于 37℃温箱保温 48 小时，期间摇动数次，放置 1~2 周过滤备用。

2）吉姆萨应用液：将吉姆萨储备液与磷酸盐缓冲液按 1∶9 比例混合，临用前现配。

(7) 60% 冰醋酸：取 60ml 冰醋酸，加去离子水至 100ml，现配现用。

2. 器材　实验室常用设备、恒温水浴锅（37℃ ± 5℃）、离心机、显微镜、解剖剪、镊子、注射器、灌胃针头、小平皿、离心管、吸管、滴管、试管架、载玻片等。

3. 实验动物　要求用健康成年的雄性小鼠或中国仓鼠，每组 10 只，雌雄各半，购买后适应环境至少 3 天。

4. 给药方式　原则上采用与临床推荐使用相同的给药途径。

5. 剂量设计与实验分组

(1) 受试组：受试物至少应设 3 个剂量组。

1）精原细胞：应进行预试验以选择最高剂量，只要在试验中能证明有阳性效应，则剂量范围偏大也可以接受。如果受试样品具有毒性，应在第一个采样时间点设置三个可供分析的剂量，这些剂量应包括从最大毒性至低毒性或无毒性的范围；第二次采样时间点仅需设置最高剂量。最高剂量应是能使动物出现严重中毒反应的剂量，即最大耐受剂量。而有特异生物学活性的物质，如毒性很低（如激素和丝裂原）可另循其他剂量设置标准。最高剂量也可是使精原细胞产生明显毒性的剂量（如精原细胞有丝分裂中期相与第一次和第二次减数分裂中期相的比率降低，但这种比率的降低不应超过 50%）。也可选急性经口 LD_{50} 的 50%~80% 设为高剂量组。按等比级数 1/2 向下设置中、低剂量组。

2）初级精母细胞：应进行预试验以选择最高剂量，只要在试验中能证明有阳性效应，则剂量范围偏大也可接受。如果受试样品具有毒性，应设置 3 个可供分析的剂量，这些剂量应包括从最大毒性至小毒性或无毒性的范围。最高剂量的定义是能使动物出现严重中毒反应的剂量，即最大耐受剂量。按等比级数 1/2 向下设置中、低剂量组。

3）限量试验：如果试验在不低于 2000mg/kg 剂量水平，用同一日内进行一次或两次处理的方式没有产生可观察到的毒性效应，并且根据结构相关物质的资料不能推断受试样品有遗传毒性，则可不必考虑在整个试验中设置 3 个剂量水平。若受试样品毒性很低，应以 5000mg/kg 剂量水平进行限度试验，外推到人群暴露的阈剂量试验可能需要采用更高的剂量水平。

(2) 对照组：另设溶剂对照组和阳性对照组，阳性对照药可用丝裂霉素 C（1.5~2.0mg/kg）或环磷酰胺（40mg/kg）经口或腹腔注射给药。

（三）操作步骤

1. 受试物配制　溶剂首选蒸馏水，如果受试物不溶于水，也可采用其他溶剂。受试物应在临用前新鲜配制，除非有资料表明此溶液具有良好的稳定性。

2. 实验动物的处理　每只动物给药，每天 1 次，连续给药 5 天。

(1) 精原细胞：高剂量组动物分为 A、B 两个亚组，分两次采集样品，A 组于末次染毒后 24 小时采集样品。B 组于末次染毒后 48 小时采集样品；中、低剂量组均于末次染毒后 24 小时采集样品。

(2) 初级精母细胞：于第一次染毒后的第 12~14 天采集样品。

处死动物前 4~6 小时，按 4mg/kg 腹腔注射秋水仙素。用颈椎脱臼法处死小鼠。

3. 标本制备

(1) 取材：取出两侧睾丸，去净脂肪，放入盛有适量预温的1%柠檬酸三钠或0.075mol/L氯化钾溶液的小平皿中，于低渗液中洗去毛和血污，转入另一小平皿中。

(2) 制片

1) 低渗处理：①精原细胞：用眼科镊子撕开并去除睾丸被膜，轻轻分离曲细精管。加入预温(37℃)的1%柠檬酸三钠溶液5ml。倒入10ml离心管，加低渗液至10ml，用滴管吹打混悬曲细精管，静止2分钟，使曲细精管下沉。将含有许多精子和减数分裂的上清液仔细吸去，留下的曲细精管，重新用10ml低渗液处理，不超过10分钟。②初级精母细胞：用眼科镊子撕开并去除睾丸被膜，轻轻分离曲细精管。加入1%柠檬酸三钠溶液10ml。用滴管吹打混悬曲细精管，室温下静止20分钟。

2) 固定：用滴管尽量吸去上清液，加入10ml固定液混匀，固定30分钟(如在0~4℃冰箱过夜固定则更好)，然后以1000r/min速度离心10分钟。

3) 软化：用滴管吸尽上清液。加入60%冰乙酸2ml，滴管吹打至不透光。加入2ml新鲜固定液，用细口滴管充分混匀，移入离心管，以1000r/min速度离心10分钟。

4) 制片：弃去大部分上清液，留下0.5~1.0ml，充分混匀制成细胞悬液，将细胞悬液均匀地滴于冰水玻片上，每个样本制2~3张玻片，在酒精灯上微热烘干。

4. 染色 将制备好的标本片放入吉姆萨应用液中染色10~30分钟(根据室温调整：冬天长些、夏天短些)，用蒸馏水冲洗、晾干。

5. 阅片 在低倍镜下寻找背景清晰、分散良好、染色体收缩适中的中期分裂象，在油镜下注意选取细胞膜形态完整、邻近无游离染色体或中期相的进行观察。

(四) 结果观察与评价

1. 结果观察

(1) 染色体畸变类型

1) 精原细胞：①染色体数目的改变：多倍体。正常精原细胞中期分裂象中常可见到多倍体，这是因为精原细胞至少两次有丝分裂和它们子细胞的减数分裂常同步进行。可以有两个或四个中期分裂象彼此极靠近，看来像一个中期象。因此阐明生殖细胞多倍体的意义时必须很慎重，仅在第一次减数分裂中，四倍体生殖细胞有一个被确认为四价体时才有意义。②染色体结构的改变：断裂、断片、微小体、无着丝点环、环状染色体、双或多着丝点染色体、单体互换等。

2) 初级精母细胞：除观察裂隙、断片、断裂、微小体外，还应观察：①相互易位：相互易位涉及非同源染色体间末端断片的交换。它需要两次断裂和修复。有常染色体间的易位和性染色体与常染色体间的易位。常染色体易位时能产生环状的多价体或链状多价体。如一次易位可形成环状四价体(RⅣ)、链状四价体(CⅣ)、三价体加上一个单价体(CⅢ+Ⅰ)；若二次、三次或四次易位，则可观察到六价体、八价体或十价体。性染色体与常染色体的易位，可以有X染色体或Y染色体与常染色体易位。在对照成年动物中自发易位率极低，低于0.01%。老年动物可稍许增加。②X-Y和常染色体的单价体：亦称早熟分离。对照动物X-Y单价体较常见，有0~10%。因X和Y染色体是长臂的远端，非同源的片段相接。常染色体的单价体是由于不联会(同源片段间配对合子的缺失)，或联会消失(由于交叉失败而分离)而造成的，它们在对照动物中较少见，因为交叉双线期形成，正常配对的联合一直到中期Ⅰ末。常发生于最小一对常染色体中。③多倍体：初级精母细胞的多倍体有四倍体，甚至超四倍体，但仅在第一次减数分裂中，四倍体初级精母细胞有一个被确认为四价体时才有意义。多倍体发生率为3%~6%。

(2) 计数方法：确定有丝分裂指数(仅限于精原细胞)：包括所有处理组、阴性对照组和阳性对照组(每只动物计数1000个细胞)。用双盲法阅片。每只动物做两侧睾丸，每侧睾丸至少分析50个精原细胞/初级精母细胞中期分裂象，即每个剂量组至少观察500个中期分裂象。当观察到的畸变细胞数量较多时，可以减少观察的细胞数。在阅片时应记录每一观察细胞染色体畸变的数目和类型以及显微镜视野的坐标位置。

2. 结果评价

(1) 每一实验动物作为一个观察单位。精原细胞试验每组动物分别计算染色体结构畸变细胞百分率。

一般用 χ^2 检验方法进行统计学分析。初级精母细胞受试样品组与对照组的断片、易位、畸变细胞率、常染色体单价体、性染色体单价体等分别按 χ^2 检验或 Kastenbaum 和 Bowman 所述方法进行统计分析。两种细胞染色体畸变的裂隙都应分别记录和报告，但一般不计入总的畸变率。

(2) 受试样品组染色体畸变率与阴性对照组相比，统计学意义上有显著性差异，并有明显的剂量 - 反应关系或在一个受试样品组出现染色体细胞畸变数明显增高时，即可认为精原细胞 / 初级精母细胞染色体畸变试验阳性。若统计学上差异有显著性，但无剂量 - 反应关系，则须进行重复试验，结果能重复者可确定为精原细胞 / 初级精母细胞染色体畸变试验阳性。

(3) 多倍体的增加提示受试样品具有潜在的诱导精原细胞染色体数目畸变的作用。

五、小鼠精子畸形试验

(一) 原理

精子畸形（sperm malformation）主要是指精子形态的异常改变，是由染色体基因突变造成的。精子形态的改变提示有关基因及其蛋白产物的改变。小鼠精子畸形试验可检测受试物对精子生成、发育的影响，而且对已知的生殖细胞致突变物有高度敏感性，故本试验可用作检测受试物在体内对生殖细胞的致突变作用。

(二) 材料与方法

1. 试剂

(1) 1% 伊红染色液：称取伊红 1g 溶于 100ml 蒸馏水中。

(2) 生理盐水、甲醇（A.R）

2. 器材 生物显微镜、解剖剪、镊子、表面皿、离心管、小漏斗、吸管、滴管、载玻片、擦镜纸等。

3. 实验动物 常规使用动物是雄性小鼠 6~8 周龄。

4. 剂量设计 受试样品至少应设 3 个剂量组。分别取 1/2、1/5、1/10 或 1/20LD_{50} 剂量。当受试样品的 LD_{50} 大于 5g/kg 时，可取 5g/kg 为最高剂量。另外设阴性（溶剂）对照组和阳性物对照组。常用溶剂为水、生理盐水、植物油（玉米油、花生油）等。阳性对照组可采用环磷酰胺 40mg/（kg·d）。每组至少有 5 只存活动物。

5. 给药方式 原则上采用与临床推荐使用相同的给药途径。

(三) 操作步骤

1. 给药 受试样品各剂量组、阴性对照组和阳性物对照组的动物，均连续染毒 5 天，每日 1 次。一般于首次染毒后的第 35 天处死动物。

2. 制片 用颈椎脱臼法处死小鼠，剖开腹腔，暴露睾丸，分离两侧附睾，放入有适量生理盐水（约 1ml）的小烧杯中或放入盛有 2ml 生理盐水的平皿中。用眼科剪剖开附睾组织，静止 3~5 分钟，轻轻摇动。用四层擦镜纸或合成纤维网袋过滤，吸滤液涂片，室温晾干。

3. 固定 待涂片干燥后，放入甲醇液中固定 5 分钟，取出晾干。

4. 染色 将涂片于 1% 伊红染液中染色 1 小时，然后用蒸馏水轻轻冲洗，晾干。

(四) 结果观察与评价

在低倍镜下选择背景清晰、精子分布均匀、重叠较少的区域。然后在高倍镜下观察结构完整的 1000 个精子，计数其中畸形的精子。精子畸形主要表现在头部。按 Wyrobeks 的分类标准，主要类型有：无钩、香蕉形、无定形、胖头、尾折叠、双头及双尾。无尾精子、头部重叠的或整个与另一个重叠的精子均不计数。判断双头、双尾精子时，要注意与两条精子的部分重叠相区分。

(五) 统计学分析

每只动物应按精子畸形类型分别记录，以便计算各实验组的精子畸形发生率和精子畸形类型的构成比。

利用 Wilcoxon 秩和检验法与适当的统计学方法，将受试样品各剂量组精子畸形发生率分别与阴性对照组进行比较。

精子畸形试验阳性的判断标准是畸形发生率至少为阴性对照组的倍量或经统计学处理有显著性差异，并存在剂量 - 反应关系者。

一般正常小鼠的精子畸形率为 0.8%~3.4%，但每个实验室应有自己稳定的精子自发畸形率。

（六）注意事项

1. 通常处于精母细胞阶段的生精细胞对化学诱变剂较敏感，故在受试物染毒后 3~5 周时精子畸形率最高。

2. 最好结合动态实验结果对受试物的毒性作较全面的评价。

3. 注意由于感染、体温变化、缺血等因素造成的假阳性结果。

六、哺乳动物骨髓细胞微核试验

（一）原理

微核试验是致断剂或有丝分裂毒物的有效检测方法。在细胞有丝分裂过程中，染色体结构损伤所产生的染色体断片或因纺锤体功能障碍而形成的滞后染色体，它们均因失去纺锤体的牵引动力而留在细胞质中，形成与细胞核染色一致的染色小体，称之为微核。微核直径一般小于细胞核的 1/5，性状多为圆形。

（二）材料与方法

1. 试剂

（1）磷酸盐缓冲液（pH6.8）：取 1/15mol/L 磷酸氢二钠 49.6ml 和 1/15mol/L 磷酸二氢钾 50.4ml，混匀，用其中一种调节 pH 至 6.8。用于吉姆萨染色液的配制。

（2）小牛血清：将市售小牛血清用青霉素小瓶分装，–20℃冻存。使用前取一小瓶在室温下融化。若发现污染则弃之，另取新品使用。

（3）甲醇：化学纯或分析纯。用于骨髓片的固定。

（4）环磷酰胺：阳性对照剂，临用前用无菌蒸馏水或生理盐水配制。母液 4℃冰箱保存，可贮存 1~2 周。

（5）吉姆萨染色液

1）吉姆萨储备液：取吉姆萨染料 3.8g，置研钵中，加少量甲醇研磨，逐渐加甲醇至 375ml。溶解后再加 125ml 纯甘油，于 37℃温箱保温 48 小时，期间摇动数次过滤后，放置 2~3 周后备用。试剂瓶置于干燥阴凉处避光保存。

2）吉姆萨应用液：将吉姆萨储备液与磷酸盐缓冲液按 1∶9 比例混合，临用前现配。

2. 器材　生物显微镜、解剖剪、镊子、恒温水浴箱、载玻片、干净纱布、滴管、擦镜纸等。

3. 实验动物　实验动物通常选用小鼠和大鼠，如需要也可选用其他动物。采用健康性成熟的动物，多使用雄性，每组至少 6 只动物。

4. 剂量分组及原则　通常设高、中、低三个剂量组。也可多于三个剂量组。单次给药或一天内多次给药达 2000mg/（kg·d）仍无毒性的化合物，无需设 3 个剂量组。

根据相关毒性试验或预试验的结果确定高剂量，高剂量组应产生一定的毒性症状或骨髓毒性（如嗜多染红细胞在红细胞总数中的比例降低），最高可达受试品的 1/2 LD_{50}；也可是该受试品临床拟用剂量或有效剂量（ED_{50}）的 30、50、100 倍等；或有其他适当的设计理由。对于低毒性化合物，给药时间≤14 天的最高剂量为 2000mg/（kg·d），给药时间 >14 天的最高剂量为 1000mg/（kg·d）。

低剂量的设置通常应以该受试品临床拟用剂量作为基本依据，低于此剂量无意义；一般即以拟用量或高于此剂量 3~5 倍作为低剂量；或有其他适当的设计理由。中间剂量通常根据高、低剂量来确定，当剂量组距跨度太大时，也可多设 1~2 个中间剂量。

应设平行阴性［空白对照和（或）溶媒对照］与阳性对照。阴性对照组的动物一般不加任何处理；当药物溶媒为水溶性时，也可将其作为阴性对照。当溶媒为有机溶剂或“复合”溶剂时，应另设溶媒对照。

阳性对照通常使用环磷酰胺，给药剂量在 40~80mg/kg，视给药途径不同而异。灌胃给药时可用 80mg/kg，肌内注射、腹腔注射或静脉注射时多用 40mg/kg。

5. 给药方式　根据具体情况选择合适的给药方案，可采用单次给药（或 24 小时内多次给药）或重复给药。受试物的给药途径应尽可能与临床拟用途径相同，阴性对照物必须与受试物给药途径一致，阳性对照物的给药途径可以不同于受试物。

（三）操作步骤

1. 受试物配制　根据受试物的理化性质选用合适的溶剂，一般首选蒸馏水，如受试物不溶于水，也可用其他溶剂，现配现用。

2. 给药及骨髓采样时间　一般情况下，采用一次给药法（或24小时内多次给药）。单次给药至少应采样2次，骨髓采样时间应在给药后24~48小时，受试物第一个采样点应至少包括3个剂量组，第二个采样点可仅包括高剂量组。重复给药可只采样一次，骨髓采样时间应在末次给药后18~24小时。

3. 标本制备　颈椎脱臼法处死小白鼠，用剪刀剪开皮肉，暴露股骨，将粘连的肌肉和筋络去除，取出一侧股骨，剔净肌肉，用湿纱布擦净附在股骨上的血污和零星的肌肉，剪去股骨头骨髓少的一端，暴露骨髓腔。用止血钳夹紧股骨另一端将骨髓挤出，均匀涂抹在滴有一滴小牛血清的载玻片上，用推玻片推片，推片时推玻片与载玻片成45°，匀速推向片尾。涂片形状应以舌状为最佳，在尾部计数嗜多染红细胞。推片后，在空气中晾干（若立即染色，可在酒精灯上稍加烘烤）。

将玻片标本放在甲醇中固定5~10分钟，晾干。每张玻片标本应注明剂量、取材时间、动物编号和性别。

4. 阅片　在油镜下选择细胞分散均匀，形态完整、染色良好的部分，按一定顺序进行嗜多染红细胞及微核计数。吉姆萨染色标本在普通显微镜下，嗜多染红细胞含有核糖体，染色是灰蓝色，正常成熟红细胞的核糖体已溶解，被染成橘红色，微核则呈深蓝色。但每一批标本由于各种因素的影响，染色深浅不完全一致，在计数前必须按照每张片子染色的深浅，正确区分嗜多染红细胞及正常成熟红细胞。

嗜多染红细胞中典型的微核呈圆形，边缘光滑、整齐，其直径通常为红细胞直径的1/20~1/5，偶尔可呈椭圆形、肾形、马蹄形或环形。嗜多染红细胞中微核多为一个，也可能有两个或两个以上，此时仍按一个有微核的嗜多染红细胞计。

（四）结果观察与评价

每只动物至少计数2000个嗜多染红细胞中出现微核的细胞数，最后以千分率表示（‰）。每只动物应同时计数200个红细胞中嗜多染红细胞和正常成熟红细胞的比率（PCE/NCE）。可先计数高剂量组PCE/NCE比值，与阴性对照进行比较，若无统计学差异，中、低剂量组PCE/NCE比值可以不用计数。

受试物所诱发的微核率出现有剂量依赖性的升高，或某一剂量组在某一测试点呈现可重复性的明显升高，可判定为阳性结果。结果判定时应首先考虑试验结果的生物学意义，统计学方法有助于对结果的评价，但是统计学意义不是阳性反应的唯一标准。

（五）统计学分析

判断试验有效的标准：溶媒对照组微核率应小于4‰；阳性对照组微核率与溶剂对照组微核率比较应具有显著增加（$P<0.05$）。采用Dunnett-t检验程序，比较处理组与溶剂对照组间的显著性。

（六）注意事项

体内试验更能模拟受试物在体内的转化过程，因此，在国内外药物、食品及化学品的遗传毒性评价指导原则等法规性文件中，多将体内微核试验作为遗传毒性评价的实验组合之一。

尽管骨髓微核试验能比较有效地检测断裂剂，但在检测基因突变剂方面，其具有局限性。因此与多种实验结果综合评价具有重要意义。另外，也不应忽视体内试验和体外试验结果的差异，如体外形成的代谢产物未必在体内形成，在体内形成的代谢产物可迅速解毒或清除，而体外则不能等。

（马华智　廖明阳）

第五节　生殖毒性试验

Section 5　reproductive toxicity tests

外源化学物对生殖发育的影响具有如下特点：①生殖发育过程较为敏感；②对生殖发育过程影响的范

围广泛和深远。近年来随着毒理学和生命科学的深入发展，外源化学物对生殖发育损害作用的研究又进一步分为两方面：①对生殖过程的影响，即生殖毒性的探讨；②对发育过程的影响，即发育毒性研究。两方面都逐渐发展成为毒理学的分支科学；前者称为生殖毒理学，后者称为发育毒理学。生殖毒理学主要涉及外源化学物对生殖细胞发生、卵细胞受精、胚胎形成、妊娠、分娩和哺乳过程的损害作用及其评定，评定方法即为生殖毒性试验。

完整生命周期过程分成以下几个阶段：A. 从交配前到受孕；B. 从受孕到着床；C. 从着床到硬腭闭合；D. 从硬腭闭合到妊娠终止；E. 从出生到离乳；F. 从离乳到性成熟。在开展药物的生殖毒性试验时，常用的生殖毒性试验方案即相当于以上生命周期阶段不同阶段影响的联合研究：包括生育力和早期胚胎发育、胚胎-胎仔发育、围生期发育（包括母体功能）的研究（即所谓的三段试验方案）。对大多数药物而言，三段试验方案通常比较合适，能够识别有可能发生损害的生殖发育阶段。但根据具体药物情况的不同，也可选择其他能充分反映受试物生殖毒性的试验方案，如单一试验设计或两段试验设计等。无论采用哪种试验方案，各段试验之间的给药处理不应留有间隔，并可对生殖过程的各阶段进行直接或间接评价。联合进行多项生殖毒性试验时，应注意在动物成年期和从受孕到幼仔性成熟的发育各阶段给药。为发现给药所致的速发和迟发效应，试验观察应持续一个完整的生命周期，即从某一代受孕到其下一代受孕间的时间周期。

一、胚胎胎仔发育毒性试验

致畸敏感期生殖毒性试验旨在为母体孕期接触新药可能对胎儿造成的影响提供临床前的试验依据。此外，因新药临床试验一般均不包括孕妇，致畸敏感期生殖毒性试验结果往往是绝大多数新药发育毒性评价的唯一数据来源。

（一）基本原理

某些化合物具有干扰胚胎的发育过程、影响正常胚胎、胎仔发育的作用，即发育毒性。发育毒性的具体表现可分为：①生长迟缓，即胚胎的发育过程在有害环境因素影响下，较正常的发育过程缓慢。②致畸作用，由于外源化学物的干扰，胎仔出生时，某种器官表现形态结构异常。致畸作用所表现的形态结构异常，在出生后可被发现。③功能不全和异常，即胎仔在出生后一定时间出现生化、生理、代谢、免疫、神经活动及行为的缺陷或异常。④胚胎致死作用，某些外源化学物在一定的剂量范围内、可在胚胎发育期间对胚胎具有损害作用，并使其死亡。具体表现为自然流产或死产，死胎率增加。在一般情况下，引起胚胎死亡的剂量较致畸作用的剂量为高，而造成发育迟缓的剂量往往低于胚胎毒性作用的剂量，但高于致畸作用的剂量。

（二）动物模型

理想的致畸实验动物对化学物质的代谢过程应与人相近，产仔多、孕期短、廉价，便于饲养管理和试验操作；选择已在其他毒理学研究中采用的动物种属和品系可避免进行过多的预试验。若已有的动力学或药物毒理学资料说明某一种属与人体试验相关，则应选用此种属，且仅用一种动物即可。

致畸试验常用动物为大鼠、小鼠、地鼠和家兔。但所有种属均具有各自的优缺点。①大鼠受孕率高，易于得到足够标本数，而且大鼠对大多数外源化学物的代谢过程基本与人类近似。但不足之处是大鼠对一般外源化学物代谢速度很高，对致畸物耐受性强、易感性低，有时出现假阴性结果。例如，锥虫蓝可以干扰大鼠卵黄囊胎盘对胚胎的正常营养过程而导致畸胎，出现阳性结果。人类胎盘不具有卵黄囊胎盘阶段，所以有时此种结果对人类为假阳性。此外，大鼠对性激素敏感，早期妊娠维持所需的主要激素为催乳素，故不适合多巴胺拮抗剂的研究；妊娠后期对甾体类抗炎药高度敏感。②小鼠自然畸形发生率较高，应激敏感性强，同窝畸形发生率高，胎仔体形较小，对形成腭裂的致畸物更为敏感。③家兔为草食动物，与人类代谢功能差异较大，妊娠期不够恒定，自然发生率也较高；此外，家兔常缺乏动力学和其他毒理学方面的资料，对消化道功能紊乱和抗生素敏感，某些临床表现难以解释。④豚鼠也常缺乏动力学和其他毒理学方面的资料，对消化道功能紊乱和抗生素敏感，胎儿发育期长，历史背景资料很少。⑤鸡胚也可用于致畸试验，可同时得到大量鸡胚，胚胎发育条件也较易控制。但鸡胚不是哺乳动物，缺乏受试物与母体的相互作用。⑥非人灵长类动物尽管在动物分类学与人类相近，但其代谢动力学与人仍有较大的差异；缺乏相关的历史资料；常因例数太少而难以进行风险评价。由此可以看出，非人灵长类动物比较适合于确定已知生殖毒物的作用特征，而不适用于风险评价。

致畸试验需选用两种哺乳动物，一般首先考虑大鼠，此外为小鼠或家兔。ICHS5a 要求采用啮齿类和非啮齿类各一种动物评价新药的发育毒性，一般选用大鼠和兔。

在动物年龄、体重及数目方面，一般选用性成熟、未交配过的年轻雌性动物。大鼠和小鼠一般在 50 日龄性成熟，致畸试验选用的大、小鼠的鼠龄应为 8~12 周龄，大鼠体重雌性 200~250g，雄性 300~400g；小鼠雌性 20~22g，雄性 30~35g。家兔一般在 4~6 月龄性成熟，致畸试验选用的家兔体重大致为雌性 2~3kg，雄性 3~5kg。大鼠、小鼠每剂量组最少用孕鼠 20 只，家兔 12 只，目的是为了获得足够数量的胎仔，以满足结果评价的统计学要求。

（三）实验步骤

1. 动物交配　雌雄鼠每日 16∶00 以 1∶1 同笼交配，次日 8∶00 开始检查雌鼠阴道内或垫板上有无阴栓；大鼠阴栓为黄色、透明的胶状颗粒，易脱落。如果发现阴栓说明已交配受精，将已交配的雌鼠称重。发现阴栓之日定为妊娠第 0 天（GD0），第 2 天为妊娠期第 1 天（GD1），依此类推。

2. 受精动物的分组　致畸敏感期生殖毒性试验一般采用交配后分组法，将已交配的受精动物分配到各实验组。动物分配既可采用完全随机法（计算机随机化、随机排列表、计算器随机数），也可采用体重分层分组法（即按体重将受精动物分为区组，同区组动物随机分配到各实验组中）。

3. 受精动物的给药　致畸敏感期生殖毒性试验的给药途径应与人体实际接触情况一致。对于其他外源化学物，一般多采用灌胃方式给予。通常在器官分化期染毒，大鼠受孕第 6~15 天，小鼠第 6~15 天，家兔第 6~18 天，或怀孕第 6~20 天全程染毒。

4. 受精动物的剖宫观察　于自然分娩前 1~2 日（大鼠受孕第 20 天，小鼠受孕第 18 天，家兔受孕第 29 天）将受孕动物处死，以防自然分娩后，母体吞食畸形幼仔。开始解剖前用 70% 乙醇将受孕动物腹部浸湿，以防掉毛影响子宫切除。然后沿腹中线剖腹，暴露子宫和卵巢，首先进行受孕动物腹腔脏器的宏观大体检查，发现任何内脏异常都应记录，所有受累组织都要切下来，做好标记，放入 10% 甲醛溶液中固定，并注明受孕动物号，以便将来进一步做组织病理学检查。切除子宫，称重子宫连胎重，以便计算妊娠期增重，确定有无母体毒性。计数两侧黄体数目，以确定动物的排卵数，并计算着床前丢失率。从左侧卵巢末端开始沿两侧子宫角背面纵向切开子宫，暴露植入体，计数活胎数、吸收胎数和死胎数和总着床数。宫内未发现着床点时，应用 5ml 2% 硫化铵染色，确认有无早期吸收胎。

采用适当的方法处死胎仔，活胎则按其在子宫内的着床顺序（从右子宫角至左子宫角）编号，死胎和吸收胎记录着床位置，不编号。活胎经标记后逐个称重，并根据肛门与生殖器之间的距离鉴定大、小鼠胎仔的性别。家兔通过观察内生殖器以判定胎仔的性别。胎仔身长和尾长的测量，既可以选择剖宫检查时完成，也可选择乙醇固定后进行。

最后，从头到尾依次进行胎仔的外观畸形检查，包括①四肢检查：观察四肢的大小、长短、形状和位置、指和趾的分离情况，有无多指（趾）、少指（趾）、并趾、无趾、足内外翻和短肢等畸形。②躯干检查：观察有无脐疝、腹裂（内脏膨出）、脊髓膨出、脊柱裂和脊柱侧凸。③尾部检查：注意尾巴的长短，有无短尾、卷尾、无尾。④外生殖器和肛门检查：观察外生殖器形状、大小、位置有无异常、有无肛门闭锁等。

5. 胎仔骨骼的检查　大、小鼠等小型动物的胎仔一般取半数进行骨骼检查，家兔胎仔较大，一般采用新鲜标本内脏的显微解剖检查，骨骼检查对象应该为全部胎仔。

胎仔骨骼单染法：【固定】将胎仔放入 75% 或 80% 乙醇中固定 3~5 天，乙醇的用量为胎鼠体积的 2 倍。固定后倒掉乙醇，自来水冲洗，加 1%KOH 溶液腐蚀 2~3 天，待皮肤和肌肉组织完全腐蚀掉为止。【去脂和掏腹】用小镊子将经处理的胎仔平放在滤纸上，左手固定头部，右手持刀片轻轻将背部和两肩胛间脂肪切除，脂肪组织处理完后，接着用一把带钩的小弯摄子从脐下腹部伸进腹腔，将内脏掏出来，直至将腹腔和胸腔脏器全部掏出来为止。然后将胎仔放入新换的 1%KOH 液中浸泡 1~2 天。【染色】将胎仔从 1%KOH 液中取出，自来水冲净，放入茜素红 S 应用液染色 3~5 天，胎鼠骨骼完全着色（桃红色）为止。【透明】将染色后的胎仔，用自来水冲净，在滤纸上吸干胎仔，去掉染液，移至透明液Ⅰ和Ⅱ中各透明 1~2 天。然后进行检查,需要长期保存的标本放入100%甘油中,加几滴氯仿或麝香草酚防腐。

胎仔骨骼双染法:【去皮】将胎仔放入70℃水浴约7秒,剥去外表皮肤,再将其浸泡95%乙醇中过夜。【软骨染色】第2天改用阿利新蓝染液染色24小时,之后再用95%乙醇浸泡24小时。【骨骼染色】放入茜素红S应用液染色1~2天,再换用1%KOH溶液腐蚀24小时。【透明】将染色后的胎仔移至透明液Ⅰ和Ⅱ中各透明1~2天。已骨化的骨骼染成红色或紫红色,软骨染成蓝色。

骨骼标本的检查:①检查颅骨包括上颌骨、颌骨、鼻骨、额骨、顶骨、顶间骨、上枕骨、外枕骨、颧骨和鳞状骨。上枕骨和外枕骨形成颅腔的后壁,大鼠胎仔上枕骨于GD19融合,家兔为GD28,小鼠为GD18。顶间骨构成颅顶和颅腔的前半部。②检查上枕骨骨化程度;0级:上枕骨呈片状或哑铃状,两侧骨化点完全融合,融合处宽度大于两侧的1/3。Ⅰ级:上枕骨两侧骨化点相连,相连处宽度小于两侧的1/3。Ⅱ级:上枕骨两侧骨化点不相连,但可清楚地见到两个较大的骨化点。Ⅲ级:上枕骨两侧骨化点不相连,仅见小骨化点(或仅见一侧骨化点)。Ⅳ级:无上枕骨骨化点。③检查胸骨,按第1(胸骨柄)-第6(剑突)的顺序记录每一胸骨节是否存在如下异常:未骨化、变小、骨化不良、单侧骨化、双叶或分叉、分支。此外,观察有无额外的胸骨节,确定是否有胸骨节融合以及是否有分支融合。④检查肋骨,观察有无融合、分叉,肋骨的形状、长度或数目异常。⑤检查脊椎骨形状和椎体、椎弓的骨化情况,有无双叶、分叉或数目异常。⑥检查带骨、四肢骨,注意耻骨是否骨化或骨化不良,前后肢骨是否出现融合或形状异常。

6. 胎仔内脏检查　胎仔内脏检查常见的方法主要有3种。第1种为Staples新鲜胎仔解剖法,胎仔所有软组织除头部外,不经固定立即于剖杀后作内脏检查。该法的主要优点为保持内脏的色泽和质地,易于发现内脏的细微畸形或变异;缺点为对操作者的技术熟练程度要求高及母鼠剖杀当日无足够时间进行检查。第2种为Wilson固定后胎仔连续切片解剖法,胎仔经Bouin液固定2周左右后,通过头部和胸腹腔的连续切片作内脏检查。该法的主要优点为较为简单,但存在明显的不足;如用Bouin液固定后各脏器外观、大小、形状均由于收缩等受到影响,切片位置稍有差异,可能漏检某些畸形。此外,该法还要求操作者有丰富的实践经验,尤其是能在想象中将切片的二维结构图像转变为完整胎仔的三维结构形象。相反,Staples的方法可克服Wilson方法的不足,另外该法检查过的胎仔又可用于骨骼检查,这样所有胎鼠可同时进行内脏和骨骼的检查,增加了检查数据,提高实验结果的可靠性。第3种为Barrow-Taylor固定后胎仔显微解剖观察法,胎仔经Bouin液固定2周左右后头部作连续切片检查,而胸腔和腹腔进行显微解剖检查。该法的主要优点为操作较简单,易于发现并描叙各种内脏畸形或变异,缺点为操作者应技术熟练灵巧并拥有丰富的解剖知识。Barrow-Taylor法中胸腔和腹腔的解剖检查过程与Staples法大体相似,以下介绍该种解剖检查方法。

首先,将剖宫产取出的胎仔用Bouin液固定3周以上。之后再用水冲洗固定的胎仔标本,将胎仔仰卧在橡胶板上固定,用双面刀片切断头部。头部检查采用5刀法切片,第1刀由嘴开始经两耳作水平切片,暴露舌、腭、上唇和下颌,检查舌有无异常,有无腭、唇裂。第2刀从眼睛前面纵切,暴露鼻中隔、鼻窦,观察鼻腔是否畅通。第3刀平眼纵切,暴露脑鼻叶,鼻中隔后区的大部分及鼻咽腔、眼组织、视网膜、玻璃体、晶状体和角膜,检查上述组织结构有无异常。第4刀从眼后纵切,暴露大脑半球和侧脑室,注意有无畸形和扩张。第5刀横切大脑半球,暴露间脑的第Ⅲ脑室、侧脑室、脉络膜、视神经、蝶底骨、三叉神经等,检查这些部位有无异常。

其次,用眼科剪沿正中线切开胸壁,扩开胸壁,在胸腔内脏器完全暴露的状态下用固位针把胸壁固定在橡胶板上。将立体显微镜的倍率置于8~10倍,检查胸腔内脏器的位置关系和方向等。①胸腺有两个叶,伸向心脏的前方,表面光滑。为便于观察心脏和主要血管,操作者检查完毕胸腺双叶的形态和大小后,用镊子仔细取下胸腺,再观察气管和食管的相互关系,食管应在气管之后,并略偏气管之左;然后轻轻地分离气管和食管,观察有无异常连接,如气管食管瘘;检查横膈膜的形态和有无疝。②检查肺脏,啮齿类右肺有四叶,分三个正常肺叶和一个底叶,左肺只有一叶。家兔右肺三叶,左肺二叶。计数肺叶数目,如果缺少一个或几个肺叶,应确定是真正的肺叶缺失,还是二或三个肺叶融合所致;轻轻移去胸腺,暴露大血管。③检查前主静脉、后主静脉的走向。检查主动脉弓有无狭窄、缺损和重复。从动脉弓开始按头臂动脉、左颈总动脉、左锁骨下动脉的顺序分支,将头臂动脉分成右颈总动脉和右锁骨下动脉。检查这些血管的分支是否正确。另外，检查从主肺动脉分支的左、右肺动脉的位置和粗细程度。用镊子夹住胸部标本尾侧端的降主动脉和食管断端，向颈部抬起，从背侧检查血管的走向。用眼科剪切断主动脉和主肺动脉的起始部，摘除心脏。④心脏检查，用镊子固定心脏，用双面刀片在紧靠心脏底部的下方进行环切，把心脏切断为心脏底部和心脏尖部。在心脏尖部，用双面刀片切除左右心室壁，使心室中隔残留，检查肌肉部有无中隔缺损。从外侧面及内侧面检查主动脉和肺动脉的位置关系、粗细、瓣膜数、瓣膜形状、左心室和右心室的大小、左房室口和右房室口的大小等。在右心室侧用眼科剪切除左室壁，残留心室中隔。再切除主动脉起始部的左侧壁。将立体显微镜的倍率提高到 20 倍左右，从左室侧观察心室中隔，检查有无中隔缺损。检查主动脉起始部所存在的左、右冠状动脉口。

最后，检查胎仔腹腔；用镊子或眼科剪切除腹壁，暴露出腹内的器官。检查肝脏、胰脏、脾脏、胃、肠管的形态、位置、有无缺损和粘连。检查肾脏、肾上腺、输尿管、膀胱、内生殖器的形态、位置、有无缺损和粘连。用双面刀片将肾门部环切，检查肾盂的扩张程度和乳头、实质的发育程度。观察膀胱的两侧，检查脐动脉的位置。

（四）结果的判定及解释

异常胎仔数或异常类型，应按母体或组别将检查结果汇总，并进行选择性差异检定和数据评价。在检查数据的评价中，必须注意下列几点：第一，把所发现的异常分类为畸形和变异；第二，探讨研究中所发现的异常和受试物给药时期的关系，即诱发异常的关键期；第三，探讨研究中所发现的变异是否可用作致畸指标；第四，探讨研究骨化状态、骨化迟延和发育的关系，骨化指标之间有无差异等。

相对于其他体内毒性试验而言，致畸试验在统计分析方面具有一系列的特点。①窝效应：同一窝别的胎仔比不同窝别的胎仔反应更为相似。胚胎 / 胎仔终点统计分析应以窝为试验单位。以胎仔作为试验单位就不能考虑窝内相关性，增加 I 类错误的概率，降低实验的有效性。②窝大小差异：每窝的胎仔数存在较大的差异，以窝为试验单位不能考虑到窝大小差异。同时，窝大小差异还影响胎仔出生时体重及出生后的生长与发育。③同时存在多种统计资料：连续性计量资料，计数资料，两分类资料；统计分析比较复杂。

妊娠期母本体重、增重及摄食量：Bartlett 方差齐性检验在 5% 显著性水平分析各组间方差是否均等。①若各组间呈方差齐性，采用单因素方差分析比较妊娠期母本每日体重、摄食量和妊娠期增重，若各组间差异显著，采用 Tukey 检验进行组间两两比较。并采用重复测量方差分析法分析母本妊娠期体重及摄食量的变化趋势。重复测量方差分析模型为混合模型，以组别、时间、窝别及组别 × 时间为参数，窝为随机效应。②若各组间方差不齐，采用 Kruskal-Willis 非参数检验确定各组间有无显著性差异；③若各组间经非参数检验发现有显著性差异，采用 Wilcoxon 秩和检验比较对照组与处理组间有无显著差异。最后用 Jonckheere-Terpstra 检验比较各处理组与对照组间的反应有无递增或递减趋势。

母本交配率，受孕率和死亡率：χ^2 检验，组间两两比较采用单侧 Fisher 精确检验。每窝黄体数、着床数、活胎数及子代雄雌性别比：若 Bartlett 方差齐性检验表明各组间呈方差齐性，采用单因素方差分析比较各组间有无显著性差异，组间两两比较采用 Tukey 检验。胎仔体重、身长及尾长：先计算每窝胎仔均数，再以窝均数计算每组均数。统计检验采用嵌套设计方差分析，其中胎仔嵌套于窝，窝嵌套于组。若各组间差异显著，采用 Dunnett 检验比较各处理组与对照组间有无显著性差异。每窝活胎率，吸收胎率，死胎率及外观、内脏和骨骼畸形发生率：经 Freeman-Tukey 百分率反正弦平方根变换后，采用 Kruskal-Willis 非参数方差分析比较各组间有无显著性差异；对照组与处理组间两两比较采用 Wilcoxon 秩和检验，剂量反应关系分析采用 Cochran-Armitage 趋势检验。

上枕骨骨化程度：Kruskal-Willis 非参数方差分析比较各组间有无显著性差异，对照组与处理组间两两比较采用 Wilcoxon 秩和检验。

二、围生期生殖毒性试验

围生期生殖毒性试验旨在观察在围生期和哺乳期给予受试物时，对胎仔出生之后生长发育的影响，检测受试物是否可通过胎盘和乳汁到达新生儿。

(一) 基本原理

围生期生殖毒性试验是为了检测从着床到断乳这段时间给药对母本妊娠、哺乳以及胚胎和仔代发育的不良影响。由于此阶段所造成的影响可能延迟,故此试验应持续观察至仔代性成熟阶段。围生期生殖毒性具体表现可分为:①妊娠动物对毒性的敏感性增加;②在仔代出生前后导致其死亡;③仔代生长发育的改变;④仔代的功能缺陷,包括行为、成熟和生殖。

(二) 实验动物

Ⅲ段生殖毒性试验至少需使用一种动物,一般都选用啮齿动物;推荐用大鼠。所选择的动物来源应具有较好的商业信誉,动物质量控制程序及遗传背景检测系统。为使试验的历史对照数据稳定可靠,历次试验最好选用同一供货商。同时应选用性成熟、未交配过的年轻雌性动物。大鼠和小鼠一般在50日龄性成熟,所选用的大、小鼠的鼠龄应为8~12周龄,大鼠体重雌性200~250g,雄性300~400g;小鼠雌性20~22g,雄性30~35g。

(三) 实验步骤

1. 动物交配、分娩与窝别调整　雌性动物与雄性同笼交配后,于妊娠后期开始染毒,之后自然分娩并哺育仔代直到断乳。仔代出生当天定为出生后第0天。断乳时,每窝选出部分雄性与雌性仔代继续喂养到性成熟并交配,以评价仔代的生殖能力。与此同时,每窝各取雌雄仔代各1只,进行行为功能或脑组织组织病理学评价。有关是否进行窝别大小的调整目前尚有争议,也未标准化,因实验室各异。有学者认为,每窝于出生后第4天调整窝大小,剔除多余仔鼠(保留为每窝8只,尽可能雌雄各半),有利于排除窝大小的影响。

2. 母本动物的观察　试验期间至少每天观察母本的临床体征和死亡情况,每周至少测量2次体重和摄食量,同时还应观察其他毒理学试验中已证实的观察指标。分娩至断乳阶段应重点观察母本的孕程长短、分娩状况和授乳能力。

正常分娩的母鼠于断乳日处死,超过预产期未生产的雌鼠以及死亡或濒死雌鼠也应及时处死剖杀。检查着床数,明显未孕的大鼠应进行硫化铵染色,已证实有无胚胎着床前死亡。肉眼大体检查可能的内脏结构异常或病理改变,尤其要注意生殖器官的病变。必要时,应进行相应的组织学检查。

母鼠分娩及哺乳情况的观察:从妊娠20天开始,每天检查母鼠有无分娩的体征(包括频频采取前倾体位、腹部波浪似地有规则收缩等),一旦发现母鼠开始分娩,即记录分娩开始时间。一般而言,大鼠的产程为90~110分钟,并与产仔数无关。母鼠生产过程中的产仔间隔时间不定,分娩首个胎仔后,要休息一段时间,其后产仔的间隔慢慢变短。在产仔间隔期,可见母鼠吃胎膜或胎盘。当母鼠嗅闻胎仔的频度增高,并开始整理垫料(筑窝)并集中仔鼠时,则预示着分娩已经结束,分娩结束最明确的标志是哺乳。记录分娩时间(从第一个胎仔分娩到确认哺乳的时间),观察有无胎仔从产道娩出时间过长(难产)、产道血液或血样液体分泌过度、子宫内过夜存留胎仔(不全产)等异常分娩体征。记录仔代的出生时活仔数、死仔数、畸形仔数等。

母鼠分娩以后,每天定时观察其哺育状态,如是否筑窝和整理窝,是否照料或虐待仔鼠,乳头是否突出,仔鼠的奶斑(透过腹壁可以看到的乳白色部分)的大小等。

3. 仔代动物的观察与检查　应每日笼旁观察1次仔鼠的体征及死亡情况。并于PND0、4、7、11、14、21称量仔鼠体重。断乳后则一般每1~2周称量1次仔鼠体重。哺乳期的体重,可以窝为单位统一测定;在断乳后,则需以只为单位测定。

(1) 仔代的身体、反射发育标志(Milestones)的检查:在标准塑料实底动物笼的底部铺一层木屑垫料,再在笼底的前半部放置一个防水、医用级加热垫。调整加热垫的温度使垫温达到32~34℃,笼内温度为22~24℃(测试笼)。从每一窝动物中随意选择受试动物,并将其放于测试笼内。动物应逐只检测,但应在同窝测试完毕后同时放回饲养笼(home cage)。记录每只仔鼠身体发育、反射标志的表现和得分。若需要重复检测,应采用合适的标记方法(如不褪色记号笔)标记仔鼠。

各种身体发育标志的测试方法和检查时间如下:①耳郭分离:观察仔鼠的双侧耳郭是否完全与耳背分离,检查时间:PND3和PND4。②下门齿萌出:用拇指和中指拨开仔鼠双唇,观察下门齿是否长出齿龈,检查时间:PND3和PND4。③睁眼:仔鼠出生后眼睑紧闭,被一层薄膜覆盖,观察仔鼠双眼的覆盖膜是否消失,双眼是否均已睁开,检查时间:PND14 和 PND15。④张耳:仔鼠出生后第 16 天开始耳郭直立、无皱褶、逐渐显出耳孔,观察仔鼠两个外耳道的外口是否张开、耳郭是否有皱褶,检查时间:PND19 和 PND20。⑤睾丸下降:仔鼠出生后阴囊内无睾丸,至出生后 15 天睾丸开始落入阴囊内,观察仔鼠两侧睾丸是否有睾丸,检查时间:PND21、PND25 和 PND30。⑥包皮分离:轻轻翻开仔鼠阴茎外皮,察看阴茎龟头是否与包皮分开,检查时间:PND42、PND44 和 PND46。⑦阴道张开:雌仔鼠出生后阴道口一直紧闭,直到出生后 25 天阴道口开始松开,有时流出分泌物;至出生后 35 天时大部分雌鼠阴道口开口(指阴道处被膜消失,出现一个小孔)。检查时间:PND35、PND40、PND45 和 PND50。

各种反射标志的测试方法和检查时间如下:①平面翻正反射:将仔鼠仰卧,观察仔鼠翻转、四肢着地的能力。检查时间:PND5 和 PND7。②空中翻正反射:双手抓住仔鼠颈背部,四肢及腹部朝上,距地 30cm,地面铺垫料;让仔鼠四肢贴近一离地 30cm 物体底面。松手让动物自由下落,落地时四肢着地即为阳性。每个仔鼠测试 3 次。检查时间:PND16 和 PND19。③听觉惊愕反射:测试时保持室内安静。待仔鼠安静后,在离仔鼠头部 15cm 处敲击音叉,施加 0.2 秒 65dB、110Hz 的噪声刺激,然后观察仔鼠对惊愕刺激的反应情况。阳性反应为身体突然蜷缩、提起或急剧一跳。检查时应注意区分阳性反应与随意运动。每个仔鼠测试 2 次,检查时间:PND16 和 PND18。④负趋地性反射:仔鼠头朝下放在一块 30°倾斜度的三合板上,60 秒内倒转 180°者为达标。每个仔鼠测试 1 次。检测年轻的仔鼠时应非常小心,因其可能在转身过程中从斜坡上跌落。故此斜坡的表面应覆盖一层防滑金属网,同时在斜坡的底部铺放软质的垫料。斜坡的倾斜度应为 30°,但实验者可根据动物品系的不同调整斜坡的倾斜度。检查时间:PND10 和 PND12。⑤视觉定位反射:抓住仔鼠尾部使其悬空,慢慢使鼠眼水平移近一个物体,注意勿使触须碰及被抓物体。阳性反应为前爪尚未触到被抓物前,动物便抬头并用前肢抓住物体,一般每天至少试验 2 次。检查时间:PND16、PND20。⑥断崖回避反射:将动物放在桌子(或其他平面物体)的边缘,观察在 1 分钟内出现的反应。阳性反应为动物从桌子边缘退回或转身,全窝动物均呈阳性反应为达标。断崖回避反射与视觉感知无关,故可在睁眼前检测。检查时间:PND6、PND8;⑦触须定位反射:抓住仔鼠躯干并使其悬空,取一根金属棒慢慢水平移近触须,当触须碰及金属棒时,观察动物是否抬头,并伸出前肢抓住金属棒。每天试验 2 次。检查时间:PND8、PND11。

(2) 仔鼠生殖能力的检查:仔鼠繁殖适龄期(约为 10 周龄)之后,在避免雌雄仔鼠兄妹交配的情况下,同一组内进行交配,检查包括交配能力及受孕能力在内的生殖能力。

(3) 其他指标:其他功能评价项目,如平衡协调能力、运动能力、学习记忆的检测,目前未规定专门的试验方法,可参考本书有关章节所介绍的方法进行。

(四) 结果的判定及解释

围生期生殖毒性试验的主要统计指标包括母鼠的体重、饮水量、摄食量、妊娠分娩时间、产仔数、受孕率、死亡率等。仔鼠的出生率、外观畸形率、出生存活率、哺乳成活率、性别比、生长指数等。

在统计学分析方面,受孕率、生育率、死胎率、着床率、胎鼠畸形率、胎鼠性别、窝平均活胎数等计数资料用 χ^2 检验,体重等计量资料用 t 检验;着床前死亡率或以着床数为单位的死胎率作反正弦变换后进行 t 检验;以孕鼠为观察单位时,平均死胎率用负二项分布统计;各组孕鼠平均增重、各组胎鼠平均体重用方差分析,如果各组均数差别有显著性,则进一步用 Dunnett t 检验分析;各组试验仔鼠断乳前以窝为单位统计,断乳后以个体为单位统计。

围生期生殖毒性试验提供仔鼠出生前后反复接触某一受试物后对子代生长发育影响的信息。对试验结果分析时,应与亚慢性毒性试验、致畸试验及其他试验结果相结合进行综合分析。试验结果能提供无作用剂量水平和人体安全接触水平,但试验结果外推至人时仍存在一定的局限性。

三、生育力及早期胚胎发育毒性试验

生育力及早期胚胎发育毒性试验又称为一般生殖毒性试验或Ⅰ段生殖毒性试验,在交配前给药,目的是评价生殖细胞接触药物后对受胎能力、生殖系统及子代有无不良影响。

（一）基本原理

生育力及早期胚胎发育毒性试验是根据精子、卵子、受精、着床和胚胎的形成机制而设计的一种检测新药是否具有损害生殖系统的试验方法。

雄性配子的发生过程即精子发生。精子发生是指精原细胞经过一系列分裂增殖、分化变形，最终形成完整精子的过程。该过程是在雄性生殖腺即睾丸的曲细精管中进行，可大致分为有丝分裂期、减数分裂期和精子形成期3个阶段。在啮齿类动物4代细胞同步发育，导致特殊的、以严格顺序排列的细胞群体关联(组合)，其中每一重复单位的一系列细胞群体关联称之为生精上皮周期，简称生精周期。整个精子发生过程一般均包含4~5个生精周期，故各种动物的精子发生期也存在较大的差异。在Ⅰ段生殖毒性试验中，为评价受试物对精子发生的影响，需在整个精子发生期（包括雄性生殖细胞的分裂、生长、发育及成熟）给药；此外，为评价受试物对雄性动物交配、受精的影响，雄性动物应从未性成熟期起至交配结束时为止连续给药。

雌性卵子发生是指雌性配子的形成、发育和成熟，包括卵原细胞的增殖、卵母细胞的生长发育和成熟。卵泡发育则是指卵泡由原始卵泡发育成为初级卵泡、次级卵泡、三级卵泡和成熟卵泡的生理过程。在哺乳动物每个动情周期中，有多个原始卵泡发育成为初级卵泡，但在促性腺激素和卵巢激素作用下，最终只有一个初级卵泡发育为成熟卵泡，其他的卵泡都发生闭锁。成熟卵泡在促性腺激素峰作用下排卵，进入输卵管，同时壁层颗粒细胞留在卵巢内，并与周围的膜细胞发育成黄体。从初级卵泡到最后阶段的黄体，大约需要3个完整的动情周期。对Ⅰ段生殖毒性试验常用动物小鼠和大鼠而言，一个动情周期（从卵细胞，经排卵、黄体形成、退化等）需要4~5天。雌性动物应从性成熟开始连续给药14天即3个动情周期，才能使新药作用于整个交配期所排出的卵子。此外，为评价受试物对雌性动物交配、受精和受精卵着床的影响，雌性动物应在交配期和妊娠初期（着床结束，GD6）继续给药。

（二）实验动物

通常选用大鼠，但小鼠也可使用。所选择的动物来源应具有较好的商业信誉，动物质量控制程序及遗传背景检测系统。为使试验的历史对照数据稳定可靠，历次试验最好选用同一供货商。选用性成熟、未交配过的年轻动物。雄鼠采用50日龄以上的动物经饲养1周后再给药。雄性大鼠开始给药时体重为80~100g，雌性大鼠开始时体重为180~200g。

（三）实验步骤

1. 同笼交配　雄性给药4周、雌性给药2周后开始按1∶1比例同笼交配，交配时间为2~3周。同笼后每日上午定时采用阴道涂片法或阴栓观察法检查雌鼠是否交配，受精日计为GD0，次日为GD1，以此推算孕龄。

2. 动物的观察和检查　在整个实验期间应每天观察动物的活动、步态、行为和对外界的反应等一般状态，并作好记录。每周称体重1~2次，详细记录体重增长情况。每周测定1~2次摄食量，必要时测定饮水量。

3. 动情周期分析　大、小鼠的动情周期为4~5天，通过阴道涂片镜检可确定动情周期处于哪一阶段。啮齿类动情周期依细胞学变化可分为动情间期、动情前期、动情期和动情后期四个时期。

动情周期检查至少应涵盖雌性交配前染毒期（2周），每天检查时间应统一（一般为上午）。检测时用滴管吸0.05~0.1ml生理盐水或等量的自来水，缓慢注入雌性阴道。将阴道冲洗液吸回点滴管，滴在已做好标记的载玻片上，晾干后存放于干燥处。所用的载玻片应预先用油性记号笔划为7个分区，供每个雌性连续1周检测。单只动物取样完毕后洗净点滴管（防止精子交叉污染），然后再检查下1只；全部动物检查完毕后，将全部载玻片一起凉干。之后在低倍镜（40×）下观察细胞的类型，然后换高倍镜（100×）进一步确认，必要时可加点甲苯胺蓝以提高反差，使细胞核清晰易辨。根据阴道冲洗液的细胞种类确定雌性动物每日所处的动情周期分期。

4. 终末处死　雄性动物一般于交配结束后1周左右、并证实已使与其配对的雌性受孕时处死检查。首先进行雄性内脏器官的肉眼大体解剖检查，之后再摘除睾丸、附睾和精囊腺、前列腺等附属性器官，称量脏器重量；取单侧睾丸、附睾进行病理组织学检查。另一侧睾丸、附睾进行精子分析。

雌性动物一般在孕中期的第 13~15 天终止妊娠，并剖宫检查雌性内脏器官，着重检查卵巢和子宫是否正常。计数雌性的黄体数、着床数、吸收胎数、死胎数和活胎数。取单侧卵巢和子宫进行组织病理学检查。保存雌、雄动物中肉眼发现改变的脏器，以便作必要的组织学检查，并保留足够的对照组的相应脏器，以便于比较。

由于雄性生殖器官组织结构的特殊性，应采用适当的组织处理技术，进行组织病理学检查，如 Bouin 液固定、石蜡包埋、PAS 和苏木素染色等，以便对雄性生育力和精子发生提供有价值的补充信息。

5. 精子分析 精子分析包括睾丸精子头计数，睾丸精子的运动性、数目和形态学分析两方面的检测。睾丸精子头计数是一种简便、敏感、重复性好的定量评价生精毒性效应的方法。由于生精过程中长形精细胞的核蛋白具高度浓缩性和广泛交联性，从而可抵抗匀浆的物理剪切作用。当睾丸匀浆后，唯一可计数并具有细胞形态的细胞为长形精细胞和成熟的精子。其他细胞对匀浆较敏感，从而被破坏。睾丸精子头计数值下降表示长形精细胞数减少，既可能是由于毒物对长形精细胞的直接损伤，也可能是由于早期细胞损伤所导致的延续效应。附睾精子分析操作简便，可采用计算机辅助精子分析（CASA）系统和镜检两种方法检查精子的运动性、数目和形态。

操作步骤为：①精子样品的制备；依据实验当日所剖杀的动物数，制备 10mg/ml 的牛血清白蛋白磷酸盐缓冲液（BSA/PBS，pH7.2）若干毫升（每只雄鼠 5ml），每平皿吸取 5ml 置 36℃水浴箱孵育备用。同时准备适量的 1ml Eppendroff 管，每管加入 900μl 的 10mg/ml BSA/PBS，用于精子样品的稀释。取单侧附睾尾并称重，之后将附睾尾放入含 5ml BSA/PBS 的平皿中，用针头在附睾尾刺 5~6 个小孔，静置 5~8 分钟，使精子从附睾尾游出；小心摇晃平皿，使精子悬液均匀，取 100μl 加入到已预温的 Eppendroff 管中，制成 1∶9 稀释的精子样品。取 15μl 样品，并将其注入载玻片的计数池内。②精子运动性的 CASA 检测；将血细胞计数板置于 37℃的显微镜载物台上，显微镜采用 ×4 物镜，选择合适的视野，用显微摄像机和录像机记录精子运动图像，分析精子运动参数。③精子形态学分析；取 1~2 滴精子悬液滴于洁净的载玻片上，均匀推片，待载玻片晾干后用 4% 甲醛（40% 甲醛 1∶9 稀释）固定 5 分钟。每只雄鼠应推 2~3 张玻片，以防染色效果不好影响分析。在高倍镜下观察精子形态，并注意区分 2 条精子部分重叠所造成的假双头 / 尾精子，每只鼠计数 200 个精子，计算畸形精子的百分率。大鼠精子畸形包括：无钩、钩弯曲过度、无定形头、针尖形头、短头等头部畸形，卷尾、弯曲尾、尾尖弯曲等尾部畸形，钩缩短、断尾、钝钩等其他畸形。

（四）结果解释与判定

本试验统计指标包括雌鼠的食物消耗量、体重、动情周期、交配率、受孕率等。雄鼠的精子活动度、精子数量、精子畸形率、睾丸（附睾）重量、睾丸（附睾）重量系数、睾丸病理检查结果等。孕鼠的妊娠率、着床前丢失率、着床后丢失率、平均着床数。

数据统计处理方法方面：交配率、受孕率、生育率、胚胎丢失率等采用单侧 Fisher 精确 χ^2 检验；胎鼠性别比采用双侧 Fisher 精确 χ^2 检验；妊娠期母鼠体重及增重、摄食量等计量资料经 GD0 体重校正后，按协方差分析进行统计处理；胎鼠体重、母鼠器官重按单因素方差分析进行统计分析，对照组与处理组间两两比较采用双侧最小显著性差异（LSD）检验；每窝吸收胎、死胎数采用 Fisher 精确检验；活胎率、吸收率、死胎率、着床前死亡率经 Freeman-Turkey 反正弦变换后进行单因素方差分析，对照组与处理组两两比较采用单侧 LSD 检验，其剂量反应关系分析采用 Cochran-Armitage 趋势检验；精子畸形率以等级秩和检验法统计处理。

第六节 动物致癌试验

Section 5 Animal carcinogenicity bioassay

外源性化学物致癌性的评价方法与模型，大致可分为以下几类：①短期致突变性和致癌性筛选试验；主要通过评价化合物的致突变性而预测其致癌性，采用的试验系统包括微生物、昆虫和哺乳动物细胞，检测的参数则包括基因突变、染色体效应和 DNA 修复。尽管并非所有的致突变剂都是致癌剂或所有的致癌剂都是致突变剂，但是致癌与致突变仍存在紧密的联系，致突变性试验可作为致癌性的预试验。为提供试验的预测性，致突变性评价一般采用组合测试。②体外转化试验：以体外诱发细胞恶性转化（细胞形态、细胞生长能力、生化表型及动物体内成瘤）的能力为终点，评价化合物致癌活性。一般认为，细胞转化实验比其他短期测试更可靠。③促癌剂与共致癌剂评价：此类试验采用啮齿动物的皮肤、结肠、乳腺、肝脏、胰腺和膀胱等器官为模型，通过在遗传毒性致癌剂处理动物之前、同期或之后用促癌剂或共致癌剂处理动物，确定是否增加肿瘤的发生率，并以此评价化合物的促癌或协同致癌能力。④有限致癌试验：此类试验的终点为肿瘤形成或癌前病变，试验时间比长期致癌试验要短得多，如小鼠的皮肤瘤、A系小鼠的肺肿瘤、雌性大鼠的乳腺癌和啮齿类肝脏变异性病灶。⑤转基因动物模型：随着分子生物学和转基因技术的发展，现已建立多种转基因或基因敲除动物模型用于评价外源性化合物的致癌性。所转入或敲除的目的基因常为致癌基因或与基因修复有关的基因，目前使用较多的有 $p53^{+/-}$ 杂合子敲除小鼠模型，TgAC 转基因小鼠（经口或经皮给药），rasH2 转基因小鼠，XPA 敲除小鼠。⑥长期致癌试验：是至今为止最具说服力的致癌性评价模型，也是判断其他模型或方法敏感性和特异性的"金标准"。

一、基本原理

啮齿类致癌试验（rodent carcinogenicity bioassay，RCB）是在受试物的结构活性关系、多种体外致突变试验与短期动物致癌试验等多种试验的基础上进行的致癌试验，是判断化学物是否为动物致癌物的唯一依据。但要判断是否为人体致癌物，应根据流行病学调查结果。

RCB 基本试验步骤为：每日经一定途径给各组动物一定剂量的受试物，接触期为动物预期寿命的大部分时间。接触期间每天观察各种症状并间隔一定时间称量体重和做必要的试验检查。试验结束时处死动物，进行大体解剖及适当的组织病理学检查，观察其肿瘤发生情况。

在 RCB 中，一方面因为肿瘤发生是一个长期、多步骤且稀见的事件，要求在动物绝大部分存活期内经适当途径给予各种剂量受试物，才能检出肿瘤发生率的改变，而且动物的给药剂量不应太高，非肿瘤因素不能对动物的寿命产生较大的影响；另一方面，为评价低剂量下的低肿瘤发生率，需采用高剂量外推法在更高的剂量下开展试验。两方面综合考虑，试验的高剂量应为最大耐受剂量（maximum tolerated dose，minimal toxic dose，MTD）或最低毒性剂量。在 RCB 中，所谓最大耐受剂量是指为建立慢性致癌试验的染毒剂量，在 3 个月的预试验中，为动物体重下降不超过 10% 的剂量，也为动物致癌试验的最高剂量。

RCB 对实验动物的要求甚高，通常采用 Fisher344、SD 大鼠，A 系、CD-1 系和 B6C3F1 小鼠，动物供货商必须提供 5 年内该品系动物的自发肿瘤发生率的数据。

二、实验动物

动物种属与品系选择的原则是寿命相对较短，维持费用较低，易诱发癌瘤，而自发肿瘤率较低，在毒理学与药理学研究领域里应用广泛，有丰富的历史本底资料。目前，大鼠与小鼠是动物致癌试验中应用最为广泛的 2 种啮齿类动物，其次是仓鼠与豚鼠。

在考虑动物品系时，应充分了解其特异敏感性和自发肿瘤情况，金黄地鼠易于诱发呼吸道、膀胱和乳腺癌；诱发皮下肿瘤则大鼠比小鼠更为容易；小鼠虽比大鼠更易诱发肝癌，但其自发肝癌率也很高；对局部皮肤涂抹诱发肿瘤，小鼠和家兔要比大鼠和地鼠更为敏感。同一种属的不同品系对致癌试验的敏感性有很大差异。例如 7，12- 二甲基苯蒽在 SD 及 Wistar 系大鼠中易诱发乳腺癌，在 Long Evans 系中不易诱发；2- 乙酰氨基芴在 Wistar 及 Fisher 大鼠中易诱发肝脏肿瘤，而在 Long Evans 系中难以诱发；脲酯在小鼠 A、C3H、BALB/c 及 Swiss 等品系中易诱发肺癌，而在 FA 系中不能诱发。A 系小鼠宜用作诱发肺、皮肤及乳腺肿瘤；C3H 系小鼠宜用作诱发皮下、乳腺及肝脏肿瘤；BALB/c 系小鼠用作诱发肺、皮肤肿瘤及淋巴瘤；C57BK 系小鼠宜用作诱发淋巴瘤。非啮齿类动物，尤其是犬和灵长类，由于难以应用大数量动物，维持费用高，观察期长，在致癌试验中，应用较少。原则上，纯系、远系繁殖或杂交动物皆可应用，但重要的是选用已充分了解其本底资料且健康的品系。为减少遗传因素的不同影响，实验动物以采用近交系为好。为使动物具有两个品系的特性，可采用两个近交系交配后出生的第一代杂交动物如 C57BL×C3H/F1。杂交动物的特点是对致癌剂敏感、自发性肿瘤发生率低、寿命较长。就动物品系的使用情况来看，美国环保局NTP主要使用Fisher 344大鼠和B6C3F1小鼠，而FDA所接受的药物致癌试验报告大都采用SD系大鼠和CD-1小鼠。

对某一活性不明的化学物进行致癌试验，应在两种动物进行。如果在一种动物就有确切的致癌效应，即可认为该化学物为动物致癌物，也即潜在人体致癌物。

动物的性别与数目一般定为每组雌雄各50只。若设3个受试物剂量组，另加对照组1~2组，则每一致癌试验至少需要500~600只。如研究计划准备在试验中期处死部分动物观察，则各组应增加相应的动物数。

动物年龄与染毒持续时间方面，长期致癌试验应从动物断奶后开始染毒，这样可使动物寿命的大部分时间都接触受试物，最大限度地提高诱发癌瘤的可能性。近年来，虽然有些试验用新生动物与胎仔染毒进行致癌研究，某些结果也表明新生动物的敏感性较高，特别是其神经系统对致癌的敏感性很高，但至今，常规的动物致癌试验仍未采用新生动物或胎仔，其确切意义尚有待进一步阐明。

小鼠或地鼠致癌试验期限为18个月，大鼠为24个月；如果所用品、系确实寿命很长和（或）自发肿瘤发生率很低，则小鼠与地鼠可延长至24个月，大鼠30个月。无论动物死亡率如何，大鼠不能持续130周以上，小鼠不能持续120周以上，地鼠不能持续100周以上。

三、实验步骤

（一）受试物剂量的选择

如果要求进一步进行风险评定，则应设计至少3个剂量组与适当的对照组；如果试验目的仅为了阐明受试物对动物的致癌性，则设2个剂量组也可以。

RCB高剂量的选择是决定试验成败的最重要因素之一。高剂量组应能充分显示受试物的最低毒性，但又不致产生由非肿瘤因素造成的正常寿命的明显改变。毒性可表现为某些血清酶水平的改变，或体重增加受到轻度抑制。高剂量选择一般根据与长期致癌试验同种给药途径和方法的90天亚慢性试验结果，同时兼顾其他几方面的终点来综合考虑和选择。

RCB的中、低剂量的选择应提供有助于评价与人相关的试验结果。低剂量组不应显示任何毒性，也不应干扰动物的正常生长、发育与寿命，也不应低于高剂量的1/10。中剂量组应处于高剂量与低剂量之间，如有可能，可根据受试物的毒动学资料确定。

（二）染毒途径

长期动物致癌试验的常用染毒方法有3种：经皮、经口与吸入。方法的选择主要考虑人群接触方式，其次应考虑受试物的理化性质。选择经皮染毒受试物有两种依据：一是模拟人的接触方式；二是为了诱发皮肤肿瘤。经皮染毒方法可参考经皮动物实验。

（三）实验动物的饲养

为了保证试验结果的高度可靠，良好的饲养条件与管理是重要的先决条件；反之，低劣的饲养条件与管理将导致动物死亡率增加，从而使试验结果不可靠，甚至无法将试验进行到底。动物饲料应能满足动物的营养需求，不含可能会影响试验结果的杂质。对某些已明确能影响致癌的成分（如抗氧化物、硒与不饱和脂肪酸等），其含量不应达到能起干扰作用的浓度。啮齿类动物自由进食与饮水。每周至少更换饲养料一次。

（四）临床观察与检查

至少要每天1次逐个检查每组动物，详细记录毒性产生的日期与表现，特别注意动物身体各部位肿物产生情况，详细记录出现肿物的部位与日期、大小及生长情况。患病动物应及时隔离并单笼饲养，一旦发现死亡或濒死，应立即处死并进行大体解剖及保留必要的脏器标本。体重是反映动物健康状况的一个灵敏指标。在试验前13周，应每周称量与记录体重1次，之后每4周称量与记录1次。在试验前13周，应每周称量1次饲料消耗量，之后每3个月称量1次。

（五）病理学检查

病理学检查（包括大体解剖与病理组织学检查两部分）是动物致癌研究的核心，必须予以足够的重视，病理学检查详细所见及其诊断皆应写于报告内。

1. 大体解剖　规范化操作的大体解剖能为病理组织学检查提供很多有用的信息；再好的病理组织学检查也不能代替大体解剖。所有动物皆应进行大体解剖，进行大体解剖时应有病理学家在场指导。进行大体解剖时，同时应对脏器与组织进行称重。

原则上所有动物（包括试验期中死亡动物）的所有脏器与组织，特别是经大体解剖发现有肿瘤或怀疑有肿瘤的器官和（或）组织均应保存，以便进行病理组织学检查。保存的脏器与组织应为脑、脑下垂体、甲状腺（包括副甲状腺）、胸腺、肺（包括气管）、心脏、唾液腺、肝、脾、肾（二侧）、肾上腺、食管、胃、十二指肠、空肠、盲肠、直肠、结肠、子宫、膀胱、淋巴结、胰腺、性腺、副性器官、雌性乳腺、皮肤、肌肉、外周神经、脊髓、胸骨（带骨髓）、股骨（及其关节）和眼。在吸入致癌试验，包括鼻腔、咽和喉在内的整个呼吸道都应保存。

2. 病理组织学检查　病理组织学检查在动物致癌试验中起着至关重要的作用。最低限度应进行下列病理组织学检查。

(1) 全部在大体解剖中发现的肿瘤或怀疑为肿瘤。

(2) 在试验结束前死亡或处死的动物。

(3) 高剂量组与对照组动物。

(4) 如高剂量组与对照组之间，在组织增生、肿瘤前期与肿瘤期的病理损伤存在明显差异，则该试验中所有动物的该特定器官或组织皆应进行病理组织学检查；如高剂量组存活动物明显少于对照组，则应以中剂量组代替。

(5) 如果试验能证明受试物改变动物的正常寿命，或所诱发的毒作用能影响肿瘤发生，则中剂量组应予以检查。

(6) 为了更好地评价受试物诱发问题，应有历史对照，即在同一实验室条件下，同一品系健康动物在过去若干年的肿瘤或疑似肿瘤检出率。

脏器病理学检查应与动物解剖过程同时进行。检查内容包括脏器的位置、形状、大小、重量、色泽、外覆被膜、硬度、有无分泌物、出血、肿物、破溃和切面异常改变等。将所观察和测量的结果进行详细记录，作为以后取材、光镜检查和最终结果分析的重要依据。在致癌试验中，对肿物的个数、大小、重量、形状、发生器官等异常变化要分别记录，必要时绘图表示或拍照保留原始资料。

3. 组织病理学评价　组织病理学评价是长期致癌试验最为关键的环节。评价时，病理学应配有每种器官病理异常的诊断清单，以确保整个病检评价过程的统一。若病理评价未发现大体尸检所观察到的异常，且认为是组织修切及切片不当所致，应通知组织学技师重新制作玻片标本。检查时，病理学家应对所检查的组织和大体损伤作出明确的诊断。同时，病理学家还应确定组织的采样是否恰当，组织样品是否齐全，制片的质量是否符合标准等。为提高组织病理评价的质量，必要时应建立同行评议阅片制度。同行评议阅片既可以是实验室内非正式的小组阅片，也可以是不同单位之间正式的阅片评议。

4. 病理检查报告

(1) 对每只动物均应文字描述其大体尸检发现，叙述组织肿块的数量及特征，若无法计数，也应同时注明。

(2) 对于每种组织病理学诊断，应描述其各实验组的分布情况。

(3) 所有组织病理学诊断均应包括器官、性质、组织来源、细胞构成等。如肝细胞癌、肝癌的肺转移、慢性间质性肾炎等。

5. 试验结果的汇总与统计分析　用表格按性别列出各组动物的全部原始数据，内容应包括动物编号、性别、染毒剂量、体重、各种体征及程序、死亡或存活状况、血液化验结果、大体解剖及病理组织诊断。分别计算各组各性别动物的体征发生、死亡、存活、大体解剖及病理组织检查各类病变发生的频数、发生率、脏器系数、不同时间体重均值、各项化验结果均值。

Cox 检验、广义 Kruskal-Wallis 检验和 Tarone 趋势检验为分析各组生存率是否存在显著性差异的几种常见检验方法。

四、结果判定

(一) 阳性试验结果

出现下述情况中的一种或几种时可认为试验结果为阳性。

1. 试验组与对照组发生相同种类的肿瘤(一种或数种)时,试验组肿瘤检出率显著高于对照组;或肿瘤检出率虽未增加,但试验组肿瘤发生时间早于对照组。

2. 试验组出现对照组没有的肿瘤类型。

3. 与对照组相比,试验组动物的平均肿瘤数显著增加。

(二) 阴性试验结果

满足下列条件才能评价为试验阴性结果:

1. 由于组织自溶、自食或管理不当所造成任何一组动物损失不超过 10%。

2. 小鼠和地鼠试验满 18 个月,大鼠满 24 个月时,所有组动物存活率不低于 50%。

3. 在两个种属、两种性别进行的试验中,未出现能评价为阳性结果的情况。

第七节　特殊毒性试验

Section 7　Special toxicity tests

药物刺激性、过敏性和溶血性是指化学药物制剂经眼、耳、鼻、口腔、呼吸道、关节腔、皮肤、直肠、阴道、静脉、动脉、肌内、皮下、静脉旁和鞘内等非口服途径给药,对用药局部产生的毒性(如刺激性和过敏性等)和(或)对全身产生的毒性(如过敏性和溶血性等)。它是临床前安全性评价的组成部分。药物的活性成分及其代谢物、辅料、有关物质及理化性质(如 pH、渗透压等)均有可能引起刺激性和(或)过敏性和(或)溶血性的发生,因此药物在临床应用前应研究其制剂在给药部位使用后引起的局部和(或)全身毒性,以提示临床应用时可能出现的毒性反应、毒性靶器官、安全范围、临床研究监测指标并为临床解毒或解救措施提供参考,保障临床用药的安全、有效。

本节主要介绍药物过敏性和刺激性实验的试验和评价方法,溶血性研究一般结合长期毒性试验评价评估,或采用血液样品进行体外试验,不在本节讨论之列。

一、被动皮肤过敏试验(passive cutaneous anaphylaxis,PCA)

(一) 基本原理

将致敏动物的血清(内含丰富的IgE抗体)皮内注射于正常动物。IgE与皮肤肥大细胞的Fc ε 受体结合,使之被动致敏。当致敏抗原激发时,引起局部肥大细胞释放过敏介质,从而使局部血管的通透性增加,注入染料可渗出于皮丘,形成一个蓝斑。根据蓝斑范围或分光光度计法测定,判定过敏反应程度。

(二) 操作步骤

1. 实验动物　PCA 反应常用的动物是大鼠,亦用小鼠,有时根据试验需要用家兔。因这些动物 PCA 反应是由 IgE 介导的。

2. 实验分组　设立阴性、阳性对照组和受试物不同剂量组。阴性对照组应给予同体积的溶媒,阳性对照组给予卵白蛋白或天花粉或已知致敏阳性药物。每组动物数至少 4 只。

3. 致敏途径及方式　按临床拟给药途径。隔日致敏一次,共 5 次。末次致敏后 10 天左右采血,2000r/min 离心 10 分钟,分离血清,-20℃保存,2 周内备用。

4. 激发　上述各组抗血清用生理盐水稀释成 1∶2,1∶8,1∶32。在动物背部预先脱毛 3cm×4cm 的皮内注射各对应组的抗血清 0.1ml。经 24 小时或 48 小时后,各组静脉注射与致敏剂量相同的激发抗原加等量的 0.5%~1% 伊文思蓝染料共 1ml。

(三) 结果判定

30 分钟后麻醉处死各组动物，剪取背部皮肤，测量皮肤内层的斑点大小，直径大于 5mm 者判定为阳性。

二、全身主动过敏试验(active general anaphylaxis，ASA)

(一) 基本原理

对致敏成立的动物体内静脉注射抗原，观察抗原与 IgE 抗体结合后导致肥大细胞、嗜碱性粒细胞脱颗粒、释放活性介质而致的全身性过敏反应。旨在观察受试物经全身给药后对动物引起的过敏性反应。

(二) 操作步骤

1. 实验动物　通常选用体重为 300~400g 的 Hartley 种雄性豚鼠。

2. 剂量组别　一般设立阴性对照组，阳性对照组，低剂量组和高剂量组。每组动物至少 4 只。

3. 致敏

(1) 致敏途径：按临床给药途径进行致敏处理。

(2) 致敏次数：隔日一次，共 5 次。

(3) 致敏剂量：阴性对照组给予同体积溶解药物的溶媒。阳性对照组每只给予 1~5mg 牛血清白蛋白或卵白蛋白或已知致敏阳性物质。低剂量组给予临床最大剂量(按体重或体表面积计算)。高剂量组为低剂量的倍量。

4. 激发　激发途径通常为静脉注射。激发次数为末次注射后第 10~14 日进行一次激发。激发剂量通常为致敏剂量的 2~5 倍。

5. 观察指标　致敏期应每日观察每只动物的症状。初次，最后一次致敏和激发当日测定每组每只动物的体重。激发期应在静脉注射后立刻至 30 分钟，按表 10-1-12 症状详细观察每只动物的反应，症状的出现及消失时间。最长应观察 3 小时。

(三) 结果判定

按表 10-1-13 判断过敏反应发生程度，计算过敏反应发生率。根据过敏反应发生率和发生程度进行综合判断。激发注射后，若发现有过敏反应症状时，可取健康未致敏豚鼠 2 只，自静脉注射激发剂量的受试物，观察有无由于受试物作用引起的类似过敏反应症状，以供结果判断时参考。

表 10-1-12　过敏反应症状

0 正常	7 呼吸急促	14 步态不稳
1 不安宁	8 排尿	15 跳跃
2 立毛	9 排粪	16 喘息
3 发抖	10 流泪	17 痉挛
4 搔鼻	11 呼吸困难	18 横转
5 喷嚏	12 啰音	19 潮式呼吸
6 咳嗽	13 紫癜	20 死亡

表 10-1-13　全身致敏性评价标准

0	–	过敏反应阴性
1-4 症状	+	过敏反应弱阳性
1-10 症状	++	过敏反应阳性
1-19 症状	+++	过敏反应强阳性
20	++++	过敏反应极强阳性

三、豚鼠最大化试验(GPMT)和 Buehler 试验(BT)

(一) 基本原理

实验动物皮内或涂皮给予诱导剂量，经过 10~14 天的诱导期，此时免疫反应发生，然后给予激发剂量，以观察是否出现了过敏反应。在诱导期和攻击期的皮肤反应及其程度均应进行对比，并与伪处理组进行比较。试验旨在观察受试物经皮给药后对动物引起皮肤过敏反应的可能性。

(二) 操作步骤

1. 实验动物　选择年轻成年的豚鼠，选择实验室常用的种系。动物房温度为(20 ± 3)℃，相对湿度

30%~70%，如为人工照明，应该12小时白天与12小时黑夜交替，给予常规的实验室饮食，不限制饮水，豚鼠应该给予足量维生素C。

动物数量和性别取决于所选择的试验方法，两种性别均可使用。如果使用雌性动物，应选择未产和未孕的动物。Buehler试验的试验组不少于20只、对照组不少于10只。GPMT试验的试验组不少于10只、对照组不少于5只，如果试验结果不能提示受试物为致敏剂，则应继续进行试验研究，其中试验组不少于20只、对照组不少于10只。

此外，每6个月应用已知的轻-中度阳性物质检测方法的灵敏性和可靠性，轻-中度的致敏剂在加佐剂的试验中至少30%和不加佐剂试验中至少15%应有反应。推荐的阳性物质有巯基苯并噻唑，苯佐卡因，二硝基氯苯，331环氧树脂等，也可以使用其他阳性对照物。

为了确保激发反应源于过敏性而非刺激性，应设立只有溶剂的伪处理组，所选择的溶剂应不干扰或改变试验结果的判断。

2. 试验剂量 取决于所选择的方法。在Buehler试验中，致敏剂量应当足够高，以产生轻微的刺激性，激发剂量为不产生刺激性的最高剂量。在GPMT试验中，致敏剂量应足够高以产生轻-中度的皮肤刺激性且能很好地全身耐受，激发剂量为不产生刺激性的最高剂量。

3. 动物的观察 皮肤反应应分级并在方法学所确定的激发时间进行判定和记录，一般为24小时和48小时。对于异常的反应，应相应地调整时间。同时应称量实验开始和结束时的动物体重。

4. 试验步骤

(1) Buehler试验：在第0天，6~8天和13~15天用封闭片局部给药以诱导，第27~28天在未给药的肋腹部贴6小时以局部激发。去除封闭片24小时和48小时后读取结果。如果结果难以判定，一周后再次激发，可采用原来的对照组或新的对照组。

(2) GMPT试验：采用皮内注射给药，使用或者不使用佐剂进行诱导，局部诱导5~8天后，第20~22天给予激发剂量24小时，在去除激发剂量24小时和48小时后读取结果。同Buehler试验一样，如果结果难以判定，一周后再次激发，如果初试选择的动物数量只有10只而结果难以判断时，应再增加10只试验动物和5只对照动物。

(3) 结果观察：试验组和对照组均在致敏后1小时和24小时及激发后24小时和48小时采取盲法读取结果，观察皮肤红斑、水肿和其他异常反应，按表10-1-14对红斑和水肿进行评分。必要时可根据毒性反应情况适当调整观察时间。此外，用水或适当溶剂去除受试物，不应改变已经存在的皮肤反应和表皮的完整性。

(4) 必要时，可用剪、刮或脱毛的手段去除试验部位的毛发。

(5) 试验开始和结束时，称量动物体重。

(三) 结果判定

计算过敏反应发生率。根据表10-1-15判断过敏反应发生程度。此外，该试验系统比人皮肤过敏反应敏感，在豚鼠身上强过敏者在人身上引起过敏反应的可能性很大，而在豚鼠身上弱过敏者有可能或不可能在人身上引起过敏反应。

表10-1-14 皮肤过敏反应评分标准

皮肤反应强度	分值	皮肤反应强度	分值
红斑		水肿	
无红斑	0	无水肿	0
轻微可见红斑	1	轻度水肿	1
中度红斑	2	中度水肿	2
严重红斑	3	严重水肿	3
水肿性红斑	4		

表10-1-15 皮肤过敏性评价标准

过敏反应发生率(%)	分级	过敏反应强度
0~8	Ⅰ	弱致敏
9~28	Ⅱ	轻度致敏
29~64	Ⅲ	中度致敏
65~80	Ⅳ	强致敏
81~100	Ⅴ	极强致敏

四、皮肤刺激性试验

(一) 基本概念

刺激性是指非口服给药制剂给药后对给药部位产生的可逆性炎症反应，若给药部位产生了不可逆性的组织损伤则称为腐蚀性。刺激性试验是观察动物的血管、肌肉、皮肤、黏膜等部位接触受试物后是否引起红肿、充血、渗出、变性或坏死等局部反应。包括单次或多次皮肤刺激试验，完整皮肤或破损皮肤刺激试验。

(二) 动物的选择和要求

皮肤刺激性试验首选家兔，也可选用小型猪、豚鼠或其他种属的动物。选择家兔和小型猪以外的动物应阐明合理性，因为这两种动物的皮肤相对比较敏感。应选用成年、健康、皮肤无损伤的动物，每组动物数4~8只，一般雌、雄各半。在选择和购买实验动物后，应先进行动物的给药前检疫观察。检疫期为1~2周，设定检疫期的目的为，一是让外购来的实验动物在本实验室条件下适应一段时间，减少环境和生理条件变化可能对试验结果的影响；二是筛检不符合试验要求的动物。在检疫期内出现临床异常者应予放弃，检疫期内雌雄必须注意分笼饲养，防止交配和受孕。

试验中应设赋形剂或溶媒对照，采用同体左右侧自身对比法。试验前24小时对给药区（通常在背部）进行脱毛处理（可剪、剃或用适宜的脱毛剂）。去毛范围左、右各3cm×3cm。给药前应检查去毛皮肤是否因去毛而受损伤，有损伤的皮肤不宜进行试验。进行破损皮肤的刺激性研究时，在用药部位用砂纸磨或划“井”字并以渗血为度。

(三) 试验方法

1. 给药方法　取受试物0.5ml直接涂布于一侧已去毛的皮肤上，然后用二层纱布（2.5cm×2.5cm）和一层玻璃纸或类似物覆盖，再用无刺激性胶布和绷带加以固定；另一侧涂布赋形剂或溶媒做对照。贴敷时间至少4小时。贴敷结束后，除去受试物并用温水或无刺激性溶剂清洁给药部位。多次给药皮肤刺激性试验应连续在同一部位给药，每次给药时间相同，贴敷期限一般不超过4周。

2. 结果观察　在自然光线或全光谱灯光下观察皮肤反应。按表10-1-15给出的评分标准对皮肤红斑和水肿进行评分。

单次给药皮肤刺激性试验，在去除药物后30~60分钟、24小时、48小时和72小时肉眼观察，并记录涂敷部位有无红斑和水肿等情况。如存在持久性损伤，有必要延长观察期限以评价上述变化的恢复情况和时间。但延长期一般不超过14天。对出现中度及中度以上皮肤刺激性的动物，应在观察期结束时对给药局部进行病理组织学检查，并提供病理照片。

多次给药皮肤刺激性试验，在每次去除药物后1小时以及再次贴敷前观察及记录红斑及水肿、涂敷部位是否有色素沉着、出血点、皮肤粗糙或皮肤菲薄情况及其发生时间及消退时间，并对红斑及水肿进行评分。末次贴敷后，在去除药物后30~60分钟、24小时、48小时和72小时肉眼观察并记录涂敷部位有无红斑和水肿等情况。如存在持久性损伤，有必要延长观察期限以评价上述变化的恢复情况和时间。但延长期一般不超过14天。对出现中度及中度以上皮肤刺激性的动物，应在观察期结束时对给药局部进行组织病理学检查，并提供病理照片。

3. 结果评价　单次给药皮肤刺激性试验，计算每一观察时间点各组受试物及赋形剂或溶媒皮肤反应积分的平均分值，按表10-1-16进行刺激强度评价。多次给药皮肤刺激性试验，首先计算每一观察时间点各组积分均值，然后计算观察期限内每天每只动物刺激积分均值，按表10-1-17进行刺激强度评价。

表 10-1-16　皮肤刺激反应评分标准

刺激反应	分值
红斑	
无红斑	0
轻度红斑(勉强可见)	1
中度红斑(明显可见)	2
重度红斑	3
紫红色红斑到轻度焦痂形成	4
水肿	
无水肿	0
轻度水肿(勉强可见)	1
中度水肿(明显隆起)	2
重度水肿(皮肤隆起 1mm,轮廓清楚)	3
严重水肿(皮肤隆起 1mm 以上并有扩大)	4
最高总分值	8

表 10-1-17　皮肤刺激强度评价标准

分值	评价
0~0.49	无刺激性
0.5~2.99	轻度刺激性
3.0~5.99	中度刺激性
6.0~8.00	重度刺激性

(吴纯启　廖明阳)

第八节　毒动学试验

Section 8　Toxicokinetics Tests

随着医药工业的快速发展,我国的创新药品种逐渐增多。根据国际上新药研究的总体情况,绝大多数新化合物可能因为安全性或有效性问题而在研发过程中被淘汰。尤其是在安全性方面,只有对新化合物进行了充分的临床前安全性研究,才可能根据利弊权衡思路考虑药物向临床试验推进。新化合物的临床前毒理学研究可根据常规的毒理学试验要求来进行。但为了评价毒理学试验间的关联性,毒理学试验与药效学试验的关联性,毒理学研究结果对临床试验特别是临床Ⅰ期耐受试验的支持作用,创新药的毒理学研究需进行毒动学的试验研究。

一、实验原理

(一) 基本定义

毒动学(toxicokinetics,TK)是由毒理学(toxicology)和动力学(kinetics)两个词组成的复合词,又称“毒物动力学”或“毒物代谢动力学”,是研究化学物质在体内量变规律的科学。它从速度论的观点出发,研究化学物质在吸收、分布、生物转化和排泄过程中随时间发生的量变规律,用数学模式系统地分析和阐明化学物质在体内的位置、数量与时间的关系,探讨这种动力学过程与毒作用强度和时间关系。也可以理解为是药动学在全身暴露评价中的延伸,为非临床毒性研究的一个组成部分,或为某一特殊设计的补充研究。研究结果可用于阐明毒理学发现及其与临床安全性的关系。毒动学测定通常是结合于毒性研究中,故又被称为“伴随毒动学”。毒性试验的试验程序有助于获得受试动物多剂量的毒动学数据。如果在毒性试验中测定了合适的指标或参数,毒动学研究可避免重复的毒性试验。有时,模拟毒性试验的支持研究也可获得相应的毒动学数据。获取数据的优化设计可以减少实验动物数。

(二) 毒动学研究在药物临床前毒理学研究的主要目的

药物临床前毒理学研究是评价药物安全性的基础。由于实验动物与人体在解剖、生理、生化代谢等方面存在不同程度的差异,因此,将动物实验安全性研究结果外推到人类是一项十分复杂的工作。传统的方法是在动物实验中找到阈剂量或无毒性效应剂量,然后根据安全系数外推人类的安全剂量。鉴于动物间的生物复杂性和多样性,使得安全系数的确定十分困难,在大多数情况下,确定的安全系数不十分理想,造成在临床研究中发生一系列问题。为了解决这个难题，增加结果外推的可靠性，在临床前安全性研究阶段，进行药物毒性反应发生原因、机制及其在种属间的差异研究，愈来愈引起人们的关注。其中一个重要内容是定性和（或）定量地研究药物在体内的吸收、分布、代谢、排泄随时间动态变化的规律。

药物的毒理学反应与特定毒性靶器官或组织的药物浓度相关性较好。直接测定毒性靶部位的药物浓度可能有一定难度，但如果靶部位是高渗透性的，该部位的药物浓度应该与血液中的药物呈动态平衡和一定的比率，我们可以采用测定血浆中的药物浓度。毒动学研究指导原则描述了毒动学研究的意义和应用，并提供了毒动学研究的试验策略。此外，它有助于建立动物毒动学与人体药动学资料的内在联系。

药物的安全范围一般以动物非毒性剂量（NOAEL）与临床人用剂量的比率来估计。如果药物的安全范围很窄，这个药物可能被终止研究。传统上这种以动物给药剂量 mg/kg 换算得出的人体用药剂量的计算方法具有一定局限性，如毒性反应的产生可能是因为药物在动物体内转化生成毒性代谢物，但在人体中却不会形成毒性代谢物。毒动学研究有助于发现药物毒性产生的机制，也有助于评价药物在不同种属、性别、年龄、身体状态如疾病或怀孕的毒性反应。

在非临床安全性评价早期阶段进行单剂量或短期剂量探索试验的毒动学研究，可为后续的重复剂量和其他毒性试验提供十分有价值的信息。毒动学提供了大剂量给药后毒性反应的标准，用于推断药物的安全范围。此外，毒动学可引导出新的试验策略，如 FDA 建议采用高剂量进行致癌试验的策略。

毒动学研究在药物临床前毒理学研究的主要目的，具体可概括为以下几点：①描述在动物身上造成的全身暴露及其与毒性剂量和时程的关系；②了解药物大剂量和吸收率之间的关系及性别间的不同表现；③明确重复给药对药动学的影响；④确定药物在体内蓄积的部位和蓄积程度，预测毒性作用的靶器官（组织），通过对暴露、时间依赖性靶器官剂量与毒性作用关系的研究来阐明毒作用机制；⑤确定是原药还是某种代谢产物引起毒性反应，进一步明确毒性反应种属差异之间的关系；⑥毒动学的给药情况与毒理学研究的实际情况相同或相似，故其结果有助于动物毒理学研究方案的设计（如动物种属、剂量选择和给药方案的设计）；⑦通过比较动物与人的全身暴露来解释毒理实验数据的价值，确定毒性研究剂量与临床剂量之间的关系，为临床安全用药提供依据；⑧指导设计新药，避免原药或代谢产物中出现毒性基团。

毒动学研究已经成为新药毒理学研究的重要手段之一。国外在新药非临床研究的各项试验中均可能进行毒动学研究，如急性毒性试验、长期毒性试验研究、生殖毒性试验、致癌试验，ICH 制定了相应的试验研究技术指导原则。我国在新的药品注册管理办法中也明确提出“属注册分类 1 的新药，一般应在重复给药毒性试验过程中进行毒动学研究”，这说明了毒动学研究在新药研究中具有重要作用。毒理学试验结合毒动学研究可为非临床研究提供更充足的信息支持，如临床Ⅰ期剂量选择，剂量探索试验，毒性反应及其严重程度分析等。某些情况下，短期的亚急性毒性试验（1~3 个月）伴随毒动学研究更能支持药物进入早期临床试验，有助于降低临床试验安全性风险，有助于缩短药物研发周期。

（三）毒动学研究的基本原则

1. 按照临床前研究质量管理规范（GLP）实施　毒动学是临床前安全性评价的重要组成部分，作为伴随毒理学研究的毒动学也必须在 GLP 实验室，按照 GLP 的要求进行。

2. 符合临床前研究的科学性要求　应达到实验目的明确，实验设计合理，分析方法可靠，所得参数满足评价要求，对实验结果进行综合分析与评价，遵循具体问题具体分析的原则。

（四）毒动学与药动学的关系

毒动学的研究剂量通常高于药理剂量或人体用药剂量。我们很难区分药动学和毒动学的不同，因为它们本是密切联系的。药动学研究的是无毒性反应动力学特征，而毒动学研究的是毒性反应的毒理学特征，可引起不可逆的严重的疾病，甚至死亡。

毒动学研究关注的是毒性剂量下药物在体内处置的时间过程。对新药开发而言，这种研究是鼓励进行的，有时甚至是强制性的。毒性剂量有时要高于药效剂量几个数量级，而药理学剂量的药物处置通常符合线性动力学。

母体药物及其代谢物的动力学在体内通常被认为是未饱和的，这依赖于体内的药物浓度。药物在药理剂量的动力学特征（药动学）多是这样的，但毒性剂量时动力学特征（毒动学）可能发生改变。在毒性研究剂量时，药物在各系统的处置可能是过饱和的，因此说现代毒动学与传统的药动学是不同的。毒性反应的研究可采用传统的药动学方法研究，但有些情况下，如致癌试验，必须采用不可逆的药动学方法。虽然毒动学被看作是药动学的延伸，但我们必须认识到药物在高剂量时动力学特征可能会改变。毒动学研究的重点在于解释毒理学发现，而不是对化合物的药动学参数进行描述。

二、实验动物

（一）动物种属

根据研究的需要和受试物的作用特点、研究目的、药物浓度测定方法、样本的种类和数量等多项实验需要选择适宜的实验动物。常用的实验动物有小鼠、大鼠、犬、猴和兔等。理想的动物应具有以下特点：①对受试物的生物转化与人体相近；②对受试物敏感；③已有大量历史对照数据。首选动物尽量与药效或毒性研究所用动物一致。

（二）动物年龄、性别和体重

根据不同的研究目的选择不同年龄的动物，应根据研究期限的长短和受试物临床应用的患者群确定动物的年龄。一般无特殊要求时多选择成年、健康动物。一般选择两种性别的动物，每个实验组使用相等数量的雌、雄动物。对于特定性别用药，比如妇科用药、男性病用药或一些性别差异对药动学变化有影响的药物，可在特定性别动物中进行实验。一般情况下，动物体重的变化应在平均体重的 ±20% 范围之内。

（三）动物饲喂养

对于经胃肠道给药的药物，动物的摄食情况对药物的吸收速度、吸收程度常有较大的影响。一般在给药前应禁食 12 小时以上或保持动物间摄食程度的一致，以排除食物对药物吸收的影响。另外在实验中应注意根据具体情况统一给药后的禁食时间，以避免由此带来的数据波动及食物的影响。

（四）动物的数量

所用动物数量至少应能获得适当的毒动学数据。最好从同一动物多次采样，尽量避免多只动物合并样本，以减少个体差异。每只动物多次采样时，动物数要保证在每一剂量每个时间点至少有 3 个数据。如果一只动物不能满足多次取样需要时，可采用多只动物合并样本，但此时应增加动物数，每个时间点应至少有 5 只动物的数据。在毒动学研究与毒性研究同时进行的实验，毒动学数据可以来自毒性实验的全部动物，也可以来自部分动物。如果毒动学采样影响毒性研究时，应设卫星组，以专门用于毒动学研究。对于大动物的毒动学样本通常采自毒性研究所用的动物，而卫星组常用于啮齿类小动物的毒动学研究。

（五）饲养条件

实验动物房室温控制在 20~25℃，湿度 40%~70%，12 小时照明，12 小时黑暗。进行代谢和排泄实验时，应将每只动物各自置于单独的代谢笼中，以便分别收集尿和粪。一般选用常规的实验室饲料，饮水不限。但是，无论采用何种饲料，应给出饲料的配方，并应注意各组分对受试物毒动学影响的可能性。

三、实验方法

（一）受试物

药物临床前安全性评价所研究的受试物主要为药物，包括化学药物、生物技术药物和中药等。受试物应采用制备工艺稳定，纯度、活性和稳定性等质量标准应该与药效学或其他毒理学研究所用受试物的质量标准一致，并符合临床试验用质量标准规定的样品。应用和临床相同的药物剂型，应确认已知的或可能存在的杂质，因为各杂质的研究对于毒性反应的预测、评价以及对其进行质量控制具有重要意义。

对于化学药物，若没有特殊要求，通常没有必要提供含量为 0.1% 以下的杂质的鉴定资料，然而，对那些含量低于 0.1%，但可能产生不寻常功效或毒性、药理作用的杂质，应力求给予鉴定。

（二）生物样品的分析方法

1. 分析方法　生物样品的药物分析方法包括光谱法、色谱法、放射性核素标记法、免疫学和生物学方法。色谱法包括高效液相色谱法（HPLC）、气相色谱法（GC）和色谱 - 质谱联用法（如 LC-MS，LC-MS/MS，GC-MS，GC-MS/MS 方法）等。

在需要同时测定生物样品中多种化合物的情况下，LC-MS/MS 和 GC-MS/MS 联用法在特异性、灵敏度和分析速度方面有更多的优点。

对于前体药物或有活性（药效学或毒理学活性）代谢产物的药物，建立方法时应考虑能同时测定原形药和代谢物，以考察物质平衡，阐明药物在体内的转归。在这方面，放射性核素标记法和色谱 - 质谱联用法具有明显优点。

应用放射性核素标记法测定血药浓度可配合色谱法，以保证良好的检测特异性。如某些药物难以用上述的检测方法，可选用免疫学或生物学方法，但要保证其可靠性。放射免疫法和酶标免疫法具有一定的特异性，灵敏度高，但原药与代谢产物或内源性物质常有交叉反应，影响其特异性。在应用时需提供实验依据，说明其特异性。

生物学方法能反映药效学本质，但由于药物的药效指标受多种因素影响，一般生物学方法特异性差，如使用生物学方法，应尽可能用特异性高的方法（如色谱法）进行平行检查，证明方法的可靠性，否则要做选择生物学方法理由的说明。

2. 生物样品分析方法的建立和确证　生物样品测定的关键是方法学的确证，方法学确证是整个毒动学研究的基础。所有毒动学研究结果都依赖于生物样品的测定，只有可靠的方法才能得出可靠的结果。通过准确度、精密度、特异性、灵敏度、重现性、稳定性等研究建立了测定方法，得到了标准曲线后，在检测过程中还应进行方法学质控，制备随行标准曲线并对质控样品进行测定，以确保检测方法的可靠性。

分析方法确证分为全面确证和部分确证两种情况。对于首次建立的生物样品分析方法、新的药物或新增代谢物定量分析，应进行全面方法确证。在其他情况下可以考虑进行部分方法确证，如生物样品分析方法在实验室间的转移、定量浓度范围改变、生物介质改变、稀少生物介质、证实复方给药后分析方法的特异性等。

应考察方法的每一步骤，确定从样品采集到分析测试的全过程中，环境、介质、材料或操作上的可能改变对测定结果的影响。

对每种生物介质都要进行考核，对这种生物介质中的每一种分析物也都要进行考核。评价指标如下：特异性，标准曲线及其线性范围，精密度、准确度和回收率，质控样品，分析物在样品中的稳定性。

(1) 特异性：特异性是指样品中存在干扰成分的情况下，分析方法能够准确、专一地测定分析物的能力。这些干扰成分可能包括代谢物、杂质、分解产物、介质组分等。

必须证明所测定的物质是预期的分析物，内源性物质和其他代谢物不得干扰样品的测定。对于色谱法至少要考察 6 个不同个体空白生物样品色谱图、空白生物样品外加对照物质色谱图（注明浓度）及用药后的生物样品色谱图。对于以软电离质谱为基础的检测方法（LC-MS、LC-MS/MS 等），应注意考察分析过程中的介质效应，如离子抑制等。

(2) 标准曲线与定量范围：标准曲线反映了分析物浓度和仪器响应值之间的关系。样品中每种分析物都应制备标准曲线。向生物基质中加入药物标准品，配成药物浓度已知的标准生物样品，然后与样品同时测定，最后用标准药物浓度对响应值建立标准曲线。标准曲线不包括空白点和零点，二者主要用于评价干扰。

定量范围包括定量上限（ULOQ）和定量下限（LLOQ）的浓度范围，在此范围内采用浓度 - 响应关系能进行可靠的、可重复的定量，其准确度和精密度可以接受。一般根据所测定物质的浓度与响应的相关性，用回归分析方法（如用加权最小二乘法）获得标准曲线。用至少 5 个浓度建立标准曲线，应使用与待测样品相同的生物介质，定量范围要能覆盖全部待测浓度，不允许将定量范围外推求算未知样品的浓度。

建立标准曲线应满足以下 4 点要求：①LLOQ 和已知浓度的偏差≤20%；②除 LLOQ 外的其他标准浓度和已知浓度的偏差≤15%；③ 6 个非零标准品至少 4 个满足上述标准，这 4 个点包括 LLOQ 和标准曲线的最高浓度点；④相关系数（r）≥0.95。

(3) 精密度与准确度：精密度是指同一均质样品多次分析结果的符合程度。精密度可进一步细分为：日内精密度、批内精密度或重现性；日间精密度、批间精密度或重现性。前者考察了分析同一批样品的方法精密度，而后者考察了不同时间、不同分析人员、不同要求、不同试剂和不同实验室情况下方法的精密度。

要求选择 3 个浓度的质控样品同时进行方法的精密度和准确度考察。低浓度选择在定量下限附近，其浓度在定量下限的 3 倍以内；高浓度接近于标准曲线的上限；中间选一个浓度。每一浓度每批至少测定 5 个样品，为获得批间精密度，应至少连续 3 个分析批合格。

精密度用质控样品的批内和批间相对标准差（RSD）表示，相对标准差一般应小于 15%；在定量下限附近相对标准差应小于 20%。

准确度是指用特定方法测得的生物样品浓度与真实浓度的接近程度。重复测定已知浓度分析物样品可获得准确度。在可能的浓度范围内至少选择 3 个浓度，每个浓度至少测定 5 次。一般应在 85%~115%，在定量下限附近应在 80%~120%。

(4) 灵敏度和定量下限：灵敏度是指生物样品分析方法的灵敏度通过标准曲线来表征，主要包括定量下限和浓度 - 响应函数。

定量下限是标准曲线上的最低浓度点，要求至少能满足测定 3~5 个半衰期时样品中的药物浓度，或 C_{max} 的 1/10~1/20 时的药物浓度，其准确度应在真实浓度的 80%~120%，RSD 应小于 20%。应由至少 5 个标准样品测试结果证明。

(5) 样品稳定性：稳定性是指一种分析物在确定条件下，一定时间内在给定介质中的化学稳定性。

根据具体情况，对含药生物样品在室温、冷冻或冻融条件下以及不同存放时间进行稳定性考察，以确定生物样品的存放条件和时间。还应注意储备液的稳定性以及样品处理后的溶液中分析物的稳定性。

生物样本中药物的稳定性取决于储存条件、药物的性质、基质以及容器系统。药物在一种基质或容器系统中的稳定性只与这种基质和容器系统有关，不能外推到其他基质和容器系统。稳定性试验包括：长期储存（冻存在某一特定的温度和条件下）的稳定性，短期储存（桌面、室温的情况下）的稳定性，经过冷冻 - 解冻周期和分析过程后的稳定性。此外，还应考核分析物在储备液中的稳定性。

(6) 提取回收率：提取回收率是指分析过程的提取效率；以样品提取和处理过程前后分析物含量百分比表示。

应考察高、中、低 3 个浓度的提取回收率，其结果应精密和可重现。

(7) 质控样品与质量控制：质控样品即 QC 样品，系指在生物介质中加入已知量分析物配制的样品，用于监测生物分析方法的重复性和评价每一分析批中未知样品分析结果的完整性和正确性。一般配制高、中、低 3 个浓度的质控样品。

应在生物样品分析方法确证完成之后开始测试未知样品。每个未知样品一般测定一次，必要时可进行复测。每批生物样品测定时应建立新的标准曲线，并随行测定高、中、低 3 个浓度的质控样品。

要建立一个生物样品的分析方法，所建方法需经过充分验证，证明符合如下基本要求，方可用于正式实验。①特异性强；②回收率高；③精密度与准确度高；④灵敏度高；⑤稳定性好；⑥标准曲线相关性好与线性范围宽。

(8) 免疫学和生物学法：上述分析方法确证的很多参数和原则适用于光谱法、色谱法、放射性核素标记法、免疫学和生物学法等生物样品的药物分析方法，但在方法确证中应考虑到生物学或免疫学分析的一些特殊之处。生物学或免疫学分析的标准曲线本质上是非线性的，所以尽可能采用比化学分析更多的浓度点来建立标准曲线。结果的准确度是关键的因素，如果重复测定能够改善准确度，则应在方法确证和未知样品测定中采用同样的步骤。

应用生物样品分析方法时，每个分析批应建立标准曲线（组织分布实验时，可视具体情况而定），随行测定高、中、低 3 个浓度的质控样品，每个浓度至少双样本，并应均匀分布在未知样品测试顺序中。当一个分析批中未知样品数目较多时，应增加各浓度质控样品数，使质控样品数大于未知样品总数的 5%。质控样品测定结果的偏差一般应小于 15%，低浓度点偏差一般应小于 20%，最多允许 1/3 质控样品的结果超限，但不能在同一浓度中出现。如质控样品测定结果不符合上述要求，则该分析批样品测试结果作废。

浓度高于定量上限的样品，应采用相应的空白介质稀释后重新测定。对于浓度低于定量下限的样品，在进行药动学分析时，在达到 C_{max} 以前取样的样品应以零值计算，在达到 C_{max} 以后取样的样品应以未检出（not detectable，ND）计算，以减小零值对 AUC 计算的影响。

（三）给药途径

所用的给药途径和方式，应尽可能与临床用药一致。如有特殊情况或要求而未能采用临床用药的途径，则应说明理由。对于改变给药途径，毒动学采用的方案应根据受试物拟给药途径的药动学特点确定。在此情况下，必须确定改变临床给药途径是否会明显缩小安全范围。该过程可能包括比较人体现有的和拟订给药途径下获得的进入人体的母体化合物和（或）其相关代谢产物（AUC 和 C_{max}）的全身暴露情况。如果新途径导致 AUC 和（或）C_{max} 的增加或代谢途径的改变，则应考虑继续进行动物毒理学和动力学研究以保证安全性。对于推荐采用新的临床给药途径的受试物，例如，从最初口服途径开发为静脉给药途径，如果新的给药途径与现有途径相比，全身暴露剂量无明显的增大或不同，那么，临床前毒性研究可集中于局部毒性试验。

（四）剂量设置

在毒性研究中，全身暴露应通过适当数量的动物和剂量组进行测定，为安全性评价提供依据。

比较药物全身暴露程度与毒性之间的关系，应设计低、中、高 3 种剂量组。剂量的设计多根据毒理学的反应和动物种属的药效学反应确定，可参考以下原则。

1. 低剂量最好选择无毒性效应剂量。毒性研究和毒动学研究中的动物暴露量，理论上应等于或大于患者拟用的（或已知的）最高剂量。但是应认识到这种理想状态并非总能完全达到，低剂量通常按毒理学的原则而定，但应确定全身暴露的程度。

2. 中剂量的选择根据实验目的，通常为低剂量（或高剂量）的适当倍数（或分数）。

3. 高剂量选择，一般从毒理学角度考虑确定。但所用剂量应达到可评价暴露的水平。当毒动学数据表明，由于吸收速率受限而限制了原药和（或）代谢产物的暴露时，该药物能达到最大暴露的最低剂量作为高剂量。

（五）给药期限

给药期限通常与拟订的临床疗程、临床适应证和用药人群有关。一般与长期毒性研究一致。

通过给药期限较短的毒动学研究获得的信息，可以为给药期限较长的毒性研究设计提供给药剂量、给药频率等方面的参考。

（六）生物样品和采样时间点的确定

血浆、血清和全血是毒动学研究常用的生物样品。药物在血液中不同程度地和血浆蛋白形成可逆结合，血药浓度包括了游离型和结合型两部分，游离药物浓度和效应间的关系更密切。因为药物不和血浆纤维蛋白结合，在血浆和血清中的浓度基本一致，为避免抗凝剂与药物间可能发生的化学反应及对测定过程的干扰，常以血清为检测标本。但对于蛋白结合率高的药物最好测定血浆药物浓度。在某些情况下，也采集组织或其他生物样品。

采样点的确定对毒动学研究结果有重大影响，若采样点过少或选择不当，得到的血药浓度 - 时间曲线可能与药物在体内的真实情况有较大差异。为获得给药后的一个完整的血药浓度 - 时间曲线，采样时间点的设计应兼顾药物的吸收相、平衡相（峰浓度附近）和消除相。一般在吸收相需要 2~3 个采样点；在 C_{max} 附近至少需要 3 个采样点；消除相需要 4~5 个采样点。在每项研究中，时间点的数量应满足暴露评价的要求，要有 7~9 次或以上。在伴随毒动学研究中，采样点应尽量达到所需的频度，但不可过于频繁以至于干扰正常研究的进行并引起动物过度的生理应激反应。每只动物总采血量不能超过其总血量的 15%~30%，否则会对动物生理及药物的体内过程有影响。

目前主要采用两种采血方案，即连续采样法（serial-sampling）和稀疏采样法（sparse-sampling）。在较小的啮齿类动物中重复采血次数过多可能影响动物健康和毒理学评价，而一种保守方法可避免这种缺点，即设立卫星动物组进行连续采样，卫星动物组与主体动物组保持平行，其处理和饲养条件与主体研究动物相同，但不需监测其毒性效果而主要为 TK 研究所用；后一种方法则不需设立卫星动物组而直接从主体动物中进行稀疏采样。

给药后采血时间点应合理安排，并需要足够长时间。如果两次给药间隔允许，整个采样时间至少应持续到 3 个半衰期，或持续到血药浓度为 C_{max} 的 1/10~1/20。为保证最佳采样点，在正式实验前，选择 2~3 只动物进行预试验，摸索出三个时相的时间分布，然后根据预试验的结果，参考早期毒性研究、剂量探索毒性研究以及在相同动物模型或可以合理外推的其他动物模型上获得的动力学数据，审核并修正原设计的采样点。

（七）药物测定和毒动学参数

通常选择测定血浆（血清或全血）中的原药和（或）代谢产物的浓度。对于某些药物，若受试物为一前体药物，经转化后的代谢物是主要活性物；或受试物毒性为一个或多个具有药理学或毒理学活性的代谢物，这些活性产物对组织 / 器官反应起明显的作用；或受试物被广泛代谢，给药后主要代谢产物的血浆或组织浓度测定是唯一可行的测定全身暴露剂量的方法时，测定血浆或其他体液中的代谢物尤为重要。当有较集中的代谢产物产生，往往测量主代谢产物来估计暴露。在某些情况下，可测定组织浓度。测定组织浓度时，血浆中的游离药物是最相关的间接测定方法。对于某些化合物，根据（血浆蛋白）非结合浓度计算全身暴露量更恰当。

在全身给药的毒性实验中，评价药物暴露的最常用参数是血浆（血清或全血）药时曲线下面积（*AUC*）、峰浓度（C_{max}）、达峰时间（T_{max}）。上述参数中，*AUC* 是最重要的参数，C_{max} 则特别适用于毒性试验开始阶段尚没有完整的血药浓度 - 时间曲线时。与 *AUC* 和 C_{max} 相比，T_{max} 的参考价值有限，但当将群体药动学的方法应用于毒动学研究时，将显著提高其应用价值。

计算药动学参数，最好用国内国际公认的药动学程序。

（八）数据处理和统计分析

所提供的数据应对暴露能作出代表性的评价。但由于动力学参数的个体内和个体间可出现很大的波动，而且一般毒动学资料涉及的动物数较少，所以，通常不要求高精密度的统计。一般考虑计算平均值或中位值及其变异性。在某些情况下，个体动物的数据比经过处理的整组数据的统计分析具有更重要的价值。数据处理中，如果作了数据转换，例如取对数，则应提供数据转换的理由。

（九）研究报告

毒动学研究报告应包括摘要、目的、实验设计、分析方法的建立及认证、生物样品测定的原始数据、浓度 - 时间曲线、毒动学参数、数据统计分析、结果、讨论和结论等内容。

一份完整的毒动学报告应包括对结果的评价以及毒理学结果的解释等有关内容。研究报告在新药申报资料中的作用大小取决于毒动学资料是针对某一毒性研究，还是支持所有的毒性实验。

（十）开展毒动学研究的实验研究

1. 单剂量研究中的毒动学　单剂量毒性研究中的毒动学研究有助于选择实验剂量方案，有助于预测给药期间的药物全身暴露的速度和程度以及持续时间。

2. 剂量探索研究中的毒动学　在传统的剂量范围确定实验中加入毒动学的部分内容，可以建立剂量与血液药物浓度的数量关系，定量评价毒性反应与血液药物浓度的关系。这样得出的结果，对剂量选择确定才有较大的指导意义。在剂量探索研究中进行毒动学研究时，每一次剂量递增都应求出 C_{max} 和 T_{max}。当受试物被给予最大耐受剂量并持续一定时间，应监测血药浓度并计算近似的 C_{max} 和 *AUC* 值。

3. 长期毒性研究中的毒动学　毒动学研究可以提供长期毒性研究中是否连续暴露于药物及其暴露的水平，确定实验的有效性，明确多次给药是否可能出现药物蓄积和异常毒性反应。血药浓度可以用于毒性结果的定量化监测，尤其当动物出现异常毒性时。多次给药毒性研究的设计原则一般是实验方案和实验动物的选择应与药效学研究和药动学研究相符合。多剂量毒动学研究应纳入于整个毒性研究设计中，如果对药物全身暴露难以预测时，应在长期毒性研究之前进行多剂量给药的毒动学研究，观察第一天给药和最后一天给药的浓度差异、确定稳态浓度和 *AUC* 的变化。如能与长期毒性试验结合进行毒动学研究，在实验前期，对适宜剂量水平的全身暴露过程进行检测，在后期要依前期实验的结果确定测定方案，一般在长期毒性试验的第一天和最后一天给药后测定药物浓度，观察 *AUC* 和稳态浓度变化，以保证测定结果能解释毒性实验的结果。

4. 最大耐受量试验和致癌试验中的毒动学　最大耐受量(MTD)是指动物不产生明显毒性的最大给药剂量。MTD 在判断药物有效剂量和毒性剂量之间的安全范围以及致癌试验中剂量选择方面发挥重要的作用。在最大耐受量试验中监测血药浓度十分重要。因为对大多数药物来讲,不同剂量的药动学表现会截然不同,吸收、代谢、分布和排泄都会出现饱和。

在致癌试验中,选择足够大的剂量是最关键的因素之一。在美国,以 MTD 作为致癌试验中的高剂量。对于毒性较小的药物,MTD 很大,必须给予动物很大的剂量,不切实可行。在这种情况下,欧洲和日本就以治疗剂量的 100 倍作为致癌试验的最大剂量。ICH 建议的致癌试验高剂量可以按毒性试验的最大耐受量确定,或者按药(毒)动学实验的有关动力学参数(如 AUC)、代谢率和血浆蛋白结合率确定,或者按吸收饱和度实验确定,还有按药效学和最大可行剂量确定。其中前三者都与毒动学密不可分。致癌试验毒动学研究中所得的数据有助于致癌试验合理地选择动物、给药方法和给药剂量。在致癌试验的不同阶段,对适当剂量水平原形药物或其代谢物达到全身药物暴露程度进行评价。毒动学数据对于缺乏临床资料的情况下,有助于剂量的选择,也有助于理解非线性动力学过程所致的毒性解释。

5. 重复给药后肝代谢酶的研究　肝脏混合功能氧化酶(MFO)活性的诱导或抑制研究是毒动学的内容之一,在临床前安全性评价中有重要意义。多次用药后酶活性的变化可引起毒性改变,酶活性的诱导使血中药物浓度降低或代谢产物浓度升高而影响药物或代谢产物的毒性。在一些情况下,酶的诱导是发生肝毒性的直接原因。虽然仅凭 MFO 的结果不能淘汰或接受一个药物,但可说明有必要进一步研究药物的肝脏毒性。MFO 的诱导常常与剂量有关,在高剂量发生肝酶活性升高,而在低剂量时则无。具有该性质的药物可能在低剂量时出现的毒性比高剂量还大。如果没有毒动学的肝酶研究资料,对毒性的解释就会陷入困境。偶尔也会发生药物抑制肝酶的活性,使血中原药浓度过高,而导致毒性发生。

6. 种属异同性的研究　种属异同性研究在毒性研究中动物种属给药途径选择及将毒性研究结果从动物外推到人的过程中发挥重要作用。传统的毒理学研究一般选择大、小两种动物(非啮齿类和啮齿类),至于具体选择何种动物,经验成分较大,其理论依据不足。种属差异表现为多样性,种属不同的毒动学表现在药物吸收、分布、代谢、排泄等各方面。根据毒动学的结果,选择药物代谢与人相近的动物进行毒性研究,对结果外推至人有较大的参考价值。

7. 遗传毒理学研究中的毒动学　对于体外遗传活性试验为阳性的化合物,应通过不同方法证明体内药物水平。通过测定血浆或全血的药物和相关物质的浓度水平,测定骨髓药物,用自显影评价组织药物暴露情况。体外阴性的化合物(无遗传毒性)体内系统的药物暴露实验用于论证药物靶器官组织的暴露水平。在体内遗传毒性出现阴性结果时,毒动学可以较好地描述所用动物种属的药物全身暴露水平和特定组织药物暴露情况。

8. 生殖毒理学研究中的毒动学　妊娠动物在妊娠期和授乳期的药动学过程与正常动物有差异,在生殖毒性试验中,对具有胚胎毒性和子代毒性的药物,进行毒动学是有价值的,所提供的资料对解释这类毒性有重要意义。在实验中应采集母体、不同天数的胎仔和新生仔标本,测定药物或活性代谢物的浓度变化过程,获得全身暴露数据。

在生殖毒理学研究中,毒动学资料可以提供靶器官(组织)的暴露水平,尤其在结果为阴性的情况下,组织暴露数据可以说明其阴性结果是否是暴露不足所致,为正确评价结果提供有力的依据。

在标准致畸试验中,通常在整个器官形成期间(大鼠在妊娠第 6~15 天,兔在妊娠第 6~18 天)每天给药。但是为了揭示特殊的致畸效应,在器官形成期的特定时间单次给药比重复多次给药更有效。

9. 重复给药的组织分布研究　组织分布研究对提供化合物和(或)代谢产物的分布和蓄积的资料是必要的,尤其对潜在的作用部位更显重要;该资料可能有助于毒理学和药理学研究设计及解释这些实验结果。以下情况应考虑进行重复给药的组织分布研究。

(1) 药物的组织分布研究提示,受试物和(或)代谢物在器官或组织的表观半衰期明显超过其血浆消除相的表观半衰期,并同时超过毒性研究两倍的剂量间隔,可能需要进行重复给药的组织分布研究。

(2) 在重复给药的药动学或毒动学研究中,如果循环中的化合物 / 代谢产物的稳态水平明显高于单次给药动力学预期的水平，那么应考虑进行重复给药的组织分布研究。

(3) 在短期毒性研究、单次给药的组织分布研究和药理学研究观察到未预料的，而且对安全评价该受试物有重要意义的组织病理学改变，重复给药的组织分布可能有助于解释这些发现。这些损伤的器官或组织应是该研究的重点。

(4) 开发作为定位靶向释放的药物，重复给药的组织分布研究可能是需要的。

重复给药的组织分布研究设计与实施时，可使用放射性标记化合物或足够灵敏和特异的替代方法达到该研究的目的。剂量和动物种属的选择应重点考虑进行重复给药的组织分布研究的问题。

药动学和毒动学研究的早期资料可用于选择重复给药组织分布实验的给药时间，通常至少给药一周。当化合物和(或)其代谢产物的血液/血浆浓度未达到稳态时，应选择一个较长的给药时间。通常认为，给药没有必要超过 3 周。

当原形化合物和(或)代谢产物在器官和组织中大量蓄积，或认为这些数据可以阐明器官毒性机制时，应考虑测定组织或器官内的原形化合物和(或)代谢产物。

10. 毒动学与其他毒性试验的关系　毒动学研究在不同毒性试验中的关注重点不同。①对单剂量和重复剂量的毒性试验而言，毒动学研究的目的是获知毒性反应的最大暴露，并确定暴露量和给药剂量与时间的关系。②对遗传毒性研究而言，毒动学研究的目的是确定阴性试验结果时的体内暴露量。③对于致癌试验研究而言，毒动学研究是评估更长时间用药引起的毒性反应与暴露量的关系。但指导原则指出，全身暴露的评价一般不超过 12 个月。④对生殖毒性试验而言，毒动学研究的目的是确定母体动物对胎儿的毒性暴露(如透过胎盘屏障的药物暴露量)。

(十一) 结果分析

毒动学研究的主要目的是通过不同毒性实验中的毒动学研究，确定在毒性实验条件下药物所达到的全身暴露与毒性的内在联系，并与不同的毒性研究结果一起为药物的安全性评价提供依据。

全身暴露的定量可评价受试动物的负荷量，并有助于解释种属间、剂量组间和性别间毒性的相似性和差异性。暴露程度可用原形化合物或其代谢产物的血浆(血清或全血)浓度或 *AUC* 来表示。在某些情况下，可设计测定组织浓度。在进行动物毒性研究时，为使动物毒性研究的不同剂量能达到相应的暴露，应考虑人体治疗剂量(预期的或已采用的)的整体暴露和剂量依赖性，还应考虑受试动物在该物质药效学(定性或定量的)上可能存在的种属差异性。

在某些情况下，药效作用或毒性也能为暴露提供支持性证据，在某些情况下，甚至可替代药动学参数。

毒动学监测或毒性实验的特征描述应确定毒性研究中已达到暴露的程度，并且提醒毒理学研究者注意在暴露中可能出现的非线性动力学和与剂量相关的变化。毒动学资料可能使种属间比较优于简单的剂量/体重(或剂量/体表面积)的比较。

当选择的剂量其结果出现非线性动力学时，应特别注意对所有毒性研究中毒理学结果的解释。然而，非线性动力学并非必然导致毒性研究中的剂量限制或使实验的结果无效，在此情况下，毒动学将非常有助于评价剂量与暴露间的相关性。

四、注意事项

毒动学实验最终的评价是建立在对各结果分析的基础上，应提供对所获毒动学数据的分析和结果的评价，并对毒理学的发现作出解释。特别应考虑的因素如下。

许多药物有种属差异性。代谢产物的药理活性和毒理学作用以及生物技术产品的抗原性也可能成为复杂的影响因素。即使在相对较低的血药浓度下，特殊的组织或器官也会有较高水平的受试物和(或)代谢产物的存在。药物代谢产物是否具有药效学活性或毒性，在动物研究中是否可找到与人体一样的代谢产物。性别和年龄的影响。存在非线性动力学的情况。例如，由于消除过程的饱和或较长的血浆半衰期而导致暴露增加；或由于代谢酶的诱导而导致暴露减少。

当药物剂量增加，但 *AUC* 因动力学饱和而无明显增加时，毒性反应的程度可能变得更严重(如蛋白质的结合和代谢)，这可能导致一个估计之外的有效全身暴露。例如，随剂量增加游离药物也增加，但 *AUC* 却无明显变化;或者吸收增加与消除率增强相抵消。与之相反,也可能随着剂量增加,可观察到的毒性反应没有了,暴露也不增加,可能是无毒药物不能代谢成活性形式或是吸收达到饱和。假如能找到好的暴露也不限,药物进一步开发中很可能采用这种最高但又不会使 *AUC* 增加的剂量,虽然也可能采用不同的给药途径、处方或剂型。

靶器官的确定应结合临床观察和检测的指标、毒动学和组织脏器的病理组织学改变等综合分析而得。

(王全军 廖明阳)

第九节 安全药理学试验

Section 9 Safety Pharmacology Tests

安全药理学是研究评价与药物预期治疗作用无关的药理学效应的学科。广义的一般药理学是指对主要药效学作用以外进行广泛的药理学研究,包括安全药理学(safety pharmacology)和次要药效学研究。安全药理学作为新药临床前安全性评价领域中的一个重要组成部分,主要是应用实验动物体内和体外的方法,研究药物在治疗范围内或治疗范围以上的剂量时,潜在的不期望出现的对生理功能的不良影响,即观察药物对中枢神经系统、心血管系统和呼吸系统的影响。根据需要可能进行追加和(或)补充的安全药理学研究。

一、安全药理学试验的试验设计

应根据药物的特点和临床使用的目的,合理地进行试验设计。选用国内外公认的方法,包括科学而有效的新技术和新方法。某些安全药理学研究可根据药效反应的模型、药动学的特征、实验动物的种类等来选择实验方法。试验可采用体内和(或)体外的方法。生物材料可选用整体动物、离体器官及组织、体外培养的细胞、细胞片段、细胞器、受体、离子通道和酶等。整体动物常用小鼠、大鼠、豚鼠、家兔、犬、猫和猴等。动物选择应与试验方法相匹配,同时还应注意品系、性别及年龄等因素。生物材料选择应注意敏感性、重现性和可行性,以及与人的相关性等因素。体内研究建议尽量采用清醒动物。如果使用麻醉动物,应注意麻醉药物的选择和麻醉深度的控制。

(一) 安全药理学试验中动物的选择和要求

安全药理学试验选择动物的主要原则是:尽量选择反应与人近似的动物;易于饲养管理、试验操作方便的动物;繁殖生育力较强,数量较大,能够保障供应;价格较低,易于获得的动物。实验动物的选择包括种属和品系、年龄、体重、数量等方面。

1. 实验动物的种属和品系　除有特殊需要外,安全药理学试验一般首先选择哺乳动物,不同种属的动物各有其特点,对同一药物的反应会有所不同。中枢神经系统多选用啮齿类动物,包括小鼠和大鼠,心血管系统试验多选用非啮齿类,一般选用犬或猴,也可选用豚鼠或鼬等小动物进行筛选试验,呼吸系统试验可根据不同的试验方法选择啮齿类或者非啮齿类动物。

2. 实验动物的年龄和体重　除特殊要求外,安全药理学试验所选用实验动物的年龄和体重通常要求刚成年动物,健康、未曾交配或受孕。

3. 实验动物的性别　动物一般要求雌雄各半。必要时,也考虑仅作单一性别的安全药理试验。

4. 实验动物分组与数量　试验组的组数及每组动物数的设定,应以能够科学合理地解释所获得的试验结果,恰当地反映有生物学意义的作用,并符合统计学要求为原则。小动物每组一般不少于 10 只,大动物每组一般不少于 6 只。

5. 对照组设定　一般可选用溶媒和(或)辅料做对照。如为了说明受试物的特性与已知药物的异同,也可选用阳性对照药。

6. 给药频率　一般采用单次给药。但是若主要药效学研究表明,该受试物在给药一段时间后才能起效，或者重复给药的非临床研究和(或)临床研究结果出现令人关注的安全性问题时，应根据具体情况合理设计给药次数。

7. 观察时间　结合受试物的药效学和药动学特性，受试动物、临床研究方案等因素选择观察时间点和观察时间。

(二) 剂量或浓度的选择原则

1. 要确定不良效应的剂量反应关系，如果可能也应对时效关系进行研究。

2. 剂量应包括超过主要药效学的有效剂量或治疗范围。

3. 如果安全药理学研究中缺乏不良反应的结果，试验的最高剂量应设定为相似给药途径和给药时间的其他毒理试验中产生中等强度不良反应的剂量。

4. 毒性剂量范围内产生的毒性作用可能会影响和混淆对安全药理学不良反应的观察时，限制了剂量水平的升高。在安全药理学的检测指标未产生不良反应时，在限制剂量的情况下可以采用单一剂量。

二、中枢神经系统

安全药理学的核心组合试验的目的是研究受试物对重要生命功能的影响。中枢神经系统、心血管系统、呼吸系统通常作为重要器官系统考虑，也就是核心组合试验要研究的内容。

中枢神经系统方面，需定性和定量评价给药后动物的运动功能、行为改变、协调功能、感觉/运动反射、与镇静药物的协同/拮抗作用和体温等的变化。最常用的动物是小鼠和大鼠，根据受试药物的特点和试验条件选择合适的试验，可参照行为药理学试验中自发活动试验和与巴比妥类药物协同作用等试验方法，下面介绍几种常用的试验。

(一) 转棒试验

1. 基本原理　采用特定转棒装置，如 DXP-2 型大小鼠转棒仪，水平转杆以一定的转速旋转，动物经过训练后能够在转动的棒上爬行以保持平衡，四肢协调运动，影响动物协调平衡或者肌肉紧张度的药物能够使动物运动失调，从而使动物从转棒上落下，或者是不能抓住爬杆，以此判断受试物是否对动物的协调能力产生影响。

2. 操作步骤　采用大鼠或小鼠，每组至少 10 只，大鼠转杆直径 7cm，转速 8r/min，小鼠转杆直径 3cm，转速 10r/min。实验前动物先训练 3 天，每天 2 次，每次约 10 分钟。或者每天 1 次，每次约 15 分钟。实验前选择在转杆上 10 分钟内不落下(或落下次数少于 2 次)的大鼠进行试验。记录给药后大鼠自转杆上跌落的次数，3 分钟内落下 2 次以上(含 2 次)者为阳性，测量时间点根据药物的给药途径和药效持续时间而有所调整。

3. 结果判定　数据采用 χ^2 检验或者 Fisher 精确检验对照组和给药组阳性动物之间的差别，$P<0.05$ 则表示该剂量的受试药物对实验动物的协调平衡能力有影响作用。

(二) 爬杆试验

1. 操作步骤　选用小白鼠，每组至少 10 只。用一根表面光滑的金属棒(直径约 0.5cm，长度约 80cm)垂直竖立，于给药前及给药后不同时间点将小白鼠头朝下放在棒的顶端，任小鼠自由向下爬行，以观察其协调运动情况。测量时间点根据药物的给药途径和药效持续时间而有所调整。

2. 结果判定　协调运动障碍评分标准：0.0 分：一步一步向下爬行；0.5 分：一步一步向下滑行或跳下长度 <20cm；1.0 分：向下滑行；1.5 分：向下滑行，不能抓住杠 <20cm；2.0 分：不能抓住杠；2.5 分：不能抓住杠，翻正迟钝；3.0 分：翻正反射消失。数据采用非参数秩和检验。$P<0.05$ 则表示该剂量的受试药物对实验动物的协调平衡能力有影响作用。

3. 注意事项和评价　在爬杆试验以及转棒试验中均可能存在动物主动往下跳的情况，在试验前尽可能剔除此类动物，在试验中也应该注意观察动物是否是主动下杆，结合统计学分析综合评价。

(三) 小鼠睡眠协同试验

1. 基本原理　将戊巴比妥钠和受试药物合用，以翻正反射消失为指标，观察有无睡眠作用。使用戊巴比妥钠阈下催眠剂量，使 90%~100% 的小鼠翻正反射不消失的最大剂量(25~30mg/kg，腹腔注射)。

2. 操作步骤 选用小白鼠，每组不少于 10 只。预先给予受试药，在药后合适的时间（一般是药物血药浓度达峰前 10~15 分钟），小鼠腹腔注射最大阈下催眠剂量的戊巴比妥钠，凡是 30 分钟内翻正反射消失 1 分钟以上者，表明已发生了睡眠。也可同时记录动物睡眠持续时间，进行组间比较。动物空腹状态下给予戊巴比妥钠可能使睡眠发生率增加，可根据具体情况进行调整。

3. 结果判断 用 χ^2 检验或者 Fisher 精确检验对照组和给药组入睡动物之间的差别，$P<0.05$ 则表示该剂量的受试药物具有镇静催眠作用。动物睡眠持续时间统计方差分析，如果 F 值有显著性差异，则进行 dunnet t 检验。

（四）自发活动试验

1. 基本原理 利用双盲、对照和随机的原则，观察给予受试物后动物的自主活动以及活动类型。

2. 操作步骤 采用大白鼠或者小白鼠，每组最少 10 只。例如，使用动物自发活动视频分析系统，该系统共有 9 个活动室，每室内一次放 1 只动物，动物的活动轨迹可通过视频系统记录，动物以适当途径给予受试药物，记录给药前和给药后动物自发活动情况，记录时间点和记录时间根据药物的给药途径和药效持续时间调整。

3. 结果判断 根据需要采用所需指标数据，统计时先进行正态性分布检验，如果数据呈正态性分布，用方差分析，如果 F 值有显著差别（$P\leq0.05$），则用 Dunnet t 检验或 SNK 法进行组间比较，$P<0.05$ 有显著性差异；如果数据不是正态性分布，则用秩和检验。

（五）功能观测组合试验（functional observation battery，FOB）

1. 基本原理 目前国际上最常用的是改良的 Irwin 方法或者功能观测组合试验，包括笼内和开放场地的观察，神经肌肉和感觉运动检测，行为学和神经系统的检测。以此综合评价受试物对中枢神经的影响，此处介绍的神经行为功能观测组合试验包括 59 个观察或者检测指标，每个神经行为指标都给予详细的评分。指标存在低于正常值的情况时，正常值定为 4，评分范围为 0-8，对于不存在低于正常值的指标，正常值为 0，评分范围按照严重程度为 0-4 或者 0-8。具体评分标准见操作步骤。对于无法进行程度水平评分的指标，未出现标为 0，出现标为 1。

2. 操作步骤 采用大鼠或小鼠，每组至少 10 只，应设定阳性对照组。大鼠观测开放场地规格为 $L\times W\times H$：70cm×70cm×40cm，小鼠开放场地规格为 40cm×40cm×40cm，给药前 24 小时至少测定 1 次基础值，观察时间点根据药物的给药途径和药效持续时间而有所调整，具体观察指标有 60 多项，其操作步骤可参见有关文献。

3. 结果判定 非评分的观察指标的数据采用 Fisher 精确检验，其他指标采用非参数秩和检验，和对照组动物进行比较。

4. 注意事项和评价 为了避免观察者的主观差异，所有指标按照特定的顺序观察，简单操作的在前，需要复杂操作最后操作，以避免环境和抓取等因素对动物行为的影响。观察时间最好是上午 8：00~12：00，以避免时辰对动物行为的影响。随着观察时间的延长和动物对环境的熟悉，即使是对照组动物观察指标前后也会出现差异，试验结果要结合给药前基础值和对照组同期试验数据进行综合评价。

三、心血管系统和呼吸系统

心血管系统测定给药前后动物血压（包括收缩压、舒张压和平均压）、心电图（包括 Q-T 间期、P-R 间期、ST 段和 QRS 波等）和心率等的变化。如药物从适应证、药理作用或化学结构上属于易于引起人类 Q-T 间期延长类的化合物，应进行深入的实验研究，观察药物对 Q-T 间期的影响。呼吸系统测定给药前后动物的呼吸频率、节律和呼吸深度等的变化。

心血管和呼吸系统试验常同时进行，常用动物为大鼠、豚鼠、犬和猴等，试验方法包括麻醉动物实验、植入式清醒动物遥测技术和马甲式清醒动物遥测技术。以下简单介绍麻醉犬试验和植入式清醒动物遥测系统。

（一）麻醉犬心血管和呼吸系统试验

1. 基本原理 核心组合试验中的心血管系统试验是血压和心电图测定的组合，血压通常采用直接测压法，心电图测定采用在体动物体表心电图法，详见循环系统药物的药理实验方法中相关介绍。常用仪器为多导生理记录仪，如 BioPAC MP150 数据采集系统。呼吸系统测定常用气管插管连接呼吸换能器或者是将呼吸绑带固定于动物胸廓进行测定。

2. 操作步骤

(1) 动物麻醉：采用 3%(30mg/ml) 戊巴比妥钠溶液，以约 30mg/kg 剂量静脉推注麻醉犬，麻醉剂用量可依动物反应适量调整，以动物角膜反射消失为准。

(2) 用止血带或者合适的布带等分别固定犬的四肢，使动物呈侧仰卧位固定，拉直颈部，拉出舌头，四肢不可束缚过紧，以免影响呼吸循环。

(3) 气管插管：方法为手术野剪毛后，从颈部正中线皮肤，钝性分离出颈部气管，如出血过多则需要进行止血，切割气管成合适切口，插入气管插管，手术线固定。插管连接呼吸流量传感器，犬可以经鼻孔直接连接呼吸流量传感器，描记呼吸波形、计算呼吸频率和潮气量。

(4) 动脉插管：一般选用颈动脉或者股动脉进行插管，颈动脉插管时，沿胸锁乳突肌内膜将筋膜剪开，可见颈总动脉迷走神经混合干，将动脉和神经分开，分离颈总动脉一段(2~4cm)，下穿两根手术线，用一根线结扎血管远心端，动脉夹夹住动脉近心端，然后在血管上剪一小口，插入动脉插管(插管内预先充满 0.1% 肝素钠生理盐水溶液，排出气泡，使三通阀动脉插管端关闭)，固定插管，剪去多余的线头。股动脉插管时在犬大腿内侧手术野剪毛，在中部找出动脉大概位置，在其表面做股动脉走向的皮肤切口，钝性分离动脉血管，约 2cm(在不影响动脉插管的情况下应尽量减小创口)。在血管下穿两根线备用，一根线在动脉远心端结扎动脉血管，以动脉夹夹住动脉近心端，用眼科剪在血管上剪一小口(开口可以插管即可，不宜太大，勿剪断血管)，将充满 0.1% 肝素钠生理盐水溶液的动脉导管插入动脉，适度固定导管，松开动脉夹并将导管继续适度插入，固定导管，将压力换能器固定于操作台上，以免因挪动而影响试验结果。转动三通阀，使动脉插管与压力换能器相通，信号经放大后记录于计算机上。记录血压，可换算出收缩压、舒张压、平均动脉压及心率。

(5) 心电图测定：右上肢(负极)、右下肢(地线)及左下肢(正极)皮下插入针状电极，记录Ⅱ导联心电图。

(6) 数据采集：记录给药前后各种数据，记录时间点视给药途径和药效持续时间调整，每个时间记录 1 分钟左右。

(7) 体温测定：将体温探头(如 TSD202E 型)插入动物直肠内，测量肛温。

(8) 数据分析：采集数据后，使用分析软件取每个时间点内各指标平均值。Acq 软件中方法为点击窗口中的记事本按钮，窗口下方出现记事本，用鼠标选定各时间点 60 秒内各通道记录波形和计算波形，在记事本内按键盘上的[Ctrl+M]键，数据转换在记事本内，复制后在 Excel 文档中粘贴，进行各种数据处理。

3. 结果判定　各给药组数据与给药前基础值及同期对照组数据进行比较，统计方法采用方差分析，如果 F 值有显著差别($P\leq0.05$)，则用 Dunnet t 检验或 SNK 法进行组间比较，$P<0.05$ 有显著性差异。

4. 注意事项与评价

(1) 麻醉时，一定要正确掌握用药剂量，根据不同的动物适当调整药量。在麻醉过程中注意保暖，静脉注射需缓慢，浓度适中，应将药液加温到体温温度。

(2) 麻醉浓度不够时，必须经过一定时间才能补足麻醉剂，补加剂量不宜超过原注射量的 20%~25%。

(3) 试验进行过程中，呼吸流量传感器要交替加热，约 30 分钟一次，每次 10 分钟左右为宜，以免水汽影响传感器的灵敏性。

(4) 动脉插管完成后，往动脉内推入肝素钠溶液时，一定要少量。测量过程中，发现脉压突然明显降低(20mmHg 以下)，可能为插管堵塞所致，可推入少许肝素钠生理盐水(如无效，不宜多次采用)。

(5) 试验在进行过程中，动物出现非正常死亡或血压明显低于正常值(收缩压 <100mmHg)，如果排除是药物影响的条件下，认为可能是麻醉不当或手术创伤所致，可适当补充动物，重复试验，以观察是否为药物作用所引起。

(6) 压力换能器和体温探头在使用前应校准，可用水银血压计进行校准。动脉导管和压力换能器之间整个系统的空气必须排净，微小气泡的存在将影响血压波形和血压值的真实性。

(7) 本法用于急性试验，缺点为麻醉剂种类和麻醉深浅可影响试验结果，故在试验中应保持麻醉深度平稳。

（二）植入式清醒动物遥测系统（Telemetry）的心血管和呼吸系统试验

1. 基本原理 采用 Telemetry 技术，在动物清醒状态下，记录其生物电信号，包括血压、心电图、呼吸和体温等指标。系统主要包括植入体、信号接收器、生理信号采集系统及各种数据分析模块。植入体由植入体主体和压力导管组成，主体为硅胶包被体，包括生物电测定电极——用于测定生物电；压力传感器——接收来自液柱导管的压力波动，并将此信号传入电子模块；可重复使用的电子模块——将压力波动信号转化为数字信号，并发送至对应的接收器；同时主体内也包含一个磁性开关。电池为电子模块提供电源。缝线固定脊附着在主体外部，便于手术医生将主体固定在植入位置。压力导管为由聚亚氨酯制成的导管，由植入体主体中延伸出来。导管中包含以下部分：①非压缩性液体：传递压力波动至主体内的传感器。②薄壁部分：位于导管的前端，用于传感压力波的动态变化；它可完全插入血管或者腔体内以测量目标的压力，在薄壁部分的顶端，生物兼容性凝胶可以避免导管中的流体泄漏，也避免血液凝结在顶端。③导管（顶端保护）盖：由硅胶管制成，用于导管植入前保护导管的顶端。

2. 操作步骤 植入式清醒动物遥测系统常选用 4 只或 8 只动物，试验设计采用拉丁方设计，动物重复应用，给药之间的洗消期为给予的受试药物 5 个半衰期以上，在进行试验前需要进行手术操作，将植入体植入动物相应的植入点，不同型号的植入体和实验动物选择不同手术操作方式，主要包括压力导管的植入、电极的植入和植入体主体的植入。以 D70-PCT 植入体为例说明，大概包括以下几个步骤。

（1）手术环境和器械的消毒，动物麻醉和手术野剃毛和消毒，麻醉方法的选择需要基于外科手术医生的经验与试验不同选择不同的麻醉剂，可用兽医常用的异氟烷（isoflurane）。它适用于各种属动物，可方便控制麻醉时间，并且动物可在手术后迅速恢复清醒。

（2）打开植入体的无菌包装。用消毒过的镊子取出植入体，然后将植入体放入灭菌后的生理盐水中浸泡至少 15 分钟。

（3）植入体主体的植入：正确安置已消毒的手术遮布。在动物侧腹部剪开一个大小适中的切口，切口大小以能放入植入体为宜。皮下分离形成一个开口于切口的袋状腔。皮下腔的尺寸应略大于植入体主体，这样能避免植入后植入体对该处皮肤施加的张力。将植入体植入皮下腔内。

（4）在腹股沟股动脉处剪开一个切口，在剪开切口前需确定股动脉的位置，并且保证切口于股动脉区域。用钝器小心地将股动脉与周围附着的脂肪和连接组织分离。从目标动脉上清除残留的组织，以确保在接下来的导管插入术中能顺利进行止血操作。将两条固定线（不可吸收缝合线）松散地置于脉管下。用大号套管从皮下引出一条通路：通路从腹股沟切口处穿入，经过皮下从侧腹切口处穿出。小心地将压力导线穿过套管，并引入至腹股沟处。轻柔地牵引出保护套，在到达薄壁部分的末端停住，小心地旋出保护套，并截断随着保护套流出的凝胶。

（5）导管植入，首先使用大号针头，将其尖端斜面一侧弯折 90° 确保斜面的内凹一侧向下在血流已被暂时阻断的脉管段，用已弯折的尖端部分穿破。成功穿破动脉后，以穿刺针头为引导（或用一种导线引导器），让导管顺着针头从后部轻轻插入血管。向头部方向深入。当导管深入至血管结扎处时，松开固定线结头，让导管继续深入。在保证导管完全妥善地插入股动脉的同时，请注意确保留有足够的导线于腹股沟处形成一个适中的回路（loop），以便动物在术后的自由活动而不会产生牵绊等影响。用固定带将导管固定。为了加固导管定位，先将固定线与导管缝合，然后再将远端与近端两条固定线的线头缝合以纵向定位。导管植入后的验认：止血后，打开 AM 收音机，调至 550kHz（AM 收音机的最低频段）。将收音机靠近植入体。如果发出的音调变化频率接近心动周期的频率，则说明导管已被正确插入。用不可吸收手术线分层次缝合伤口，以确保清除所有的坏死区域。

（6）电极植入，正电极的放置：在动物胸左侧部位开一个小口，位于最后一根肋骨处。大号通路管从皮下引出一条通路：通路管从胸侧面的切口处穿入，经皮下从侧腹切口处穿出。将两根电极线都经套管穿出。确定电极线长度，正电极的长度以比从侧腹切口至侧胸切口的距离长 10~15cm 为宜。将电极端头的硅胶套用已消毒灭菌的锋利的刀片轻轻切开，然后轻轻拔出露出 10~15cm 不锈钢电极线。小心不要切断电极线，将裸露的电极线用工具绕成一个紧实的线圈，并用不可吸收的手术线缝好。用钝器（钝性剪刀或是止血钳）在胸部的肌肉组织中开创一个钝口。将电极线圈植入该钝口中。如果有需要的话，用可吸收手术线将电线圈固定于其中。负电极放置在动物胸右侧部位剪开一个切口，位置大概在胸腔入口处。用大号通路管从皮下引出一条通路：通路管从胸左侧面的切口处穿入，经过皮下从右胸切口处穿出。让负电极（透明的）穿过套管从胸右侧切口处引出。接下来参考"正电极的放置"过程中放置负电极。

(7) 缝合伤口。

(8) 动物恢复：将术后动物单独饲养于温度适宜的环境中。在动物完全清醒前密切关注动物的恢复状态。如有需要，在术后 7~10 天给予动物抗生素，如有需要，在术后给予动物止痛剂。大动物恢复 2 周以后可进行试验，啮齿类动物恢复 7 天以后。

(9) 动物采用给药顺序拉丁方设计，通过生理信号采集系统采集动物的生理信号，数据模块进行相应分析，获得动物的血压、心电图、呼吸频率、体温和活动度等指标。

3. 结果判定　根据采集的生理信号来判定植入手术是否成功，可采用阳性药进行系统验证如，各给药组数据与给药前基础值及同期对照组数据进行比较，统计方法采用方差分析，如果 F 值有显著差别（$P\leqslant0.05$），则用 Dunnet t 检验或 SNK 法进行组间比较，$P<0.05$ 有显著性差异。

4. 注意事项和评价　本试验中手术操作是试验成败的关键，手术中所用的器材要进行严格的消毒，手术后动物要给予抗生素抗感染以及止痛剂，本试验中动物是在清醒自由活动的状态下采集信号，更接近其真实值，其缺点是需要手术操作对动物有一定的创伤，需要恢复期，试验费用较高。新发展的马甲式遥测系统能够克服这个问题。

（王青秀　吴纯启）

参考文献

[1] 李风奎．实验动物和动物实验方法学[M]. 郑州：郑州大学出版社，2007.

[2] 孙敬方．动物实验方法学[M]. 北京：人民卫生出版社，2001.

[3] 徐叔云，卞如濂，陈修．药理实验方法学[M]. 第 3 版．北京：人民卫生出版社，2002.

[4] 袁伯俊，廖明阳，李波．药物毒理学实验方法与技术[M]. 北京：化学工业出版社，2007.

[5] 周宗灿．毒理学基础[M]. 第 3 版．北京：北京大学医学出版社，2006.

[6] 医药品非临床试验研究会．单回投于毒性试验 // 日本临床前研究指导原则解说．东京：药事日报社，2002：11-14.

[7] CDER，FDA. Guidance for industry：single dose acute toxicity testing for pharmaceuticals (Final). 1996.

[8] European Union. Single dose toxicity. European Union Medicinal Products for Human Use Guidelines (3BS1a), 1987.

[9] Cordier A. Single dose toxicity：Industry perspectives//P.F. D'Arcy，D.W.G. Harron.Proceedings of the First International Conference on Harmonization [M]. Brussels：1991，189-191.

[10] Louis C D，Hayes A W. Acute toxicity and eye irritancy//Hays A W. Principles and methods of toxicology [M]. 4th ed.Boca Raton：CRC Press；2001：853-916.

[11] OECD. Acute oral toxicity-fixed dose procedure. OECD guideline for testing of chemicals. 2001.

[12] British Toxicology Society Working Party on Toxicity (1984). Special report：a new approach to the classification of substances and preparations on the basis of their acute toxicology [J]. Human Toxicol，1984，(3)：85-92.

[13] OECD. Guideline 425：Acute Oral Toxicity-Up and Down Procedure. OECD Guidelines for testing of chemicals. 2001.

[14] EPA. EPA OPPTS Harmonized Test guideline 870.1100 Acute Oral Toxicity.1998

[15] 国家药品监督管理局．化学药物长期毒性研究技术指导原则 .2005.

[16] Lorrene A Buckley，Michael A Dorato. High dose selection in general toxicity studies for drug development：A pharmaceutical industry perspective [J]. Regul Toxicol Pharmacol，2009，54：301-307.

[17] OECD. OECD SERIES ON TESTING AND ASSESSMENT：Number 32，Guidance Notes for Analysis and Evaluation of Repeat-Dose Toxicity Studies. 2001

[18] Harry Olson，Graham Betton，Jeffrey Stritar，et al. The predictivity of the toxicity of pharmaceuticals in humans from animal data：an interim assessment [J]. Toxicol Lett，1998，102-103：535-538.

[19] 霍艳，李波．ICH 免疫毒性评价指导原则介绍[J]. 中国药事，2006，20(10)：634-636.

[20] 吕秋军．生物技术药物免疫原性的评价及面临的挑战[J]. 中国新药杂志，2007，16(3)：181-188.

[21] 药品监督管理局．药物遗传毒性研究技术指导原则．2007.

[22] Heddle JA. Handbook of Mutagenicity Test procedure [M]. Ameterdam: Elsevier, 1984.
[23] ICH Steering Committee. Haronised Tripartite Guideline S2B: Genotoxicity: A standard battery for genotoxicity testing of pharmaceuticals. 1997.
[24] ICH Steering Committee. Haronised Tripartite Guideline M3: Non-clinical safety studies for the conduct of human clinical trails for pharmaceuticals. 2000.
[25] Lambert I B, Singer TM, Boucher S E, et al. Detailed review of transgenic rodent mutation assays [J]. Mut Res, 2005, 590: 1-280.
[26] Quillardet P, Arrault X, Michel V, et al. Organ-targeted mutagenicity of nitrofurantoin in Big Blue transgenic mice [J]. Mutagenesis, 2006, 21(5): 305-311.
[27] Mirsalis JC, Monforte JA, Winegar RA. Transgenic animal models for detection of in vivo mutations [J]. Ann Rev Pharmacol Toxicol, 1995, 35: 145-164.
[28] OECD Guideline for testing of Chemicals.474 Mammalian erythrocyte micronucleus test.1997.
[29] Hood RD. Developmental and reproductive toxicology [M]. Taylor and Francis Group, 2006.
[30] FDA. Guidance for industry and review staff: Recommended approaches to integration of genetic toxicology study results. 2006.
[31] 袁伯俊 . 新药临床安全性评价与实践[M]. 北京：军事医学科学出版社，1997.
[32] Hood RD, Handbook of developmental toxicology [M]. Boca Raton: CRC Press, Inc.1997.
[33] ICH 指导委员会. 周海钧主译. 药品注册的国际技术要求—安全性部分[M]. 北京：人民卫生出版社，2001.
[34] Maines MD, Costa LG, Reed DJ, et al. Current protocols in toxicology [M]. Newark NJ: John Wiley & Sons, Inc. 2003
[35] 李勇，张天宝. 发育毒理学研究方法和实验技术[M]. 北京：北京医科大学出版社，2000.
[36] Williams GM et al. Principles of testing for carcinogenic activity//Hayes AW. Principles and Methods of Toxicology [M]. 4th ed. Philadelphia Taylor & Francis, 2001: 959-1000.
[37] CDER. Guidance for industry: Statistical aspects of the design, analysis, and interpretation of chronic rodent carcinogenicity studies of pharmaceuticals. Rockville, FDA.2001.
[38] Lin KK. Carcinogenicity studies of pharmaceuticals//Chow SC. Encyclopedia of biopharmaceutical statistics [M]. New York: Marcel Dekker, 2000: 88-103.
[39] 国家药品监督管理局 . 化学药物刺激性、过敏性和溶血性研究技术指导原则 .2005.
[40] FDA Guidance for Industry Photosafety testing. 2004.
[41] 国家药品监督管理局. 化学药物长期毒性试验技术指导原则. 2005.
[42] 袁伯俊. 新药评价基础与实践[M]. 北京：人民军医出版社，1998: 98.
[43] OECD. Guideline for Testing of Chemicals--Toxicokinetics. Paris: OECD, 1984.
[44] 中国国家药品食品监督管理局. 化学药物非临床药代动力学研究技术指导原则. 2005.
[45] 徐叔云. 药理学实验方法[M]. 第 3 版 . 北京：人民卫生出版社，2001.
[46] Shayne C.Gad. 药物安全性评价[M]. 范玉明，李毅民，张舒等译 . 北京：化学工业出版社，2006.
[47] FDA (2000). Toxicological Principles for the Safety of Food Ingredients, Redbook 2000, Center for Food Safety and Applied Nutrition, FDA, Washington, D.C.
[48] 国家药品监督管理局 . 中药、天然药物一般药理学研究技术指导原则 .2005.
[49] 国家药品监督管理局 . 化学药物一般药理学研究技术指导原则 .2005.
[50] ICH S7A: Safety Pharmacology Studies for Human Pharmaceuticals. The ICH guideline reached Step 4 of the ICH process in November 2000.
[51] Irwin S. Comprehensive observational assessment: 1a. A systematic quantitative procedure for assessing the behavioural and physiologic state of the mouse [J]. Psychopharmacologia, 1968, 13: 222-257.
[52] Moscardo E, Maurin A, Dorigatti R, et al. An optimized methodology for the neurobehavioral assessment in rodents [J]. J Pharmacoll Toxicoll Met, 2007, 56(3): 239-255.
[53] William S Redfern, Isobel Strang, Sharon Storey, et al. Spectrum of effects detected in the rat functional observational battery following oral administration of non-CNS targeted compounds [J]. J Pharmacol Toxicol Met, 2005, 52(1): 77-82.
[54] Bowlby MR, Peri R, Zhang H, et al. hERG (KCNH2 or Kv11.1) K^+ channels: screening for cardiac arrhythmia risk [J]. Curr Drug Metab, 2008, 9(9): 965-970.
[55] Hammond TG, Carlsson L, Davis AS, et al. Methods of collecting and evaluating non-clinical cardiac electrophysiology data in the pharmaceutical industry: results of an international survey [J].Cardiovasc Res, 2001, 49(4): 741-750.
[56] Lindgren S, Bass AS, Briscoe R, et al. Benchmarking safety pharmacology regulatory packages and best practice [J]. J Pharmacol Toxicol Met, 2008, 58(2): 99-109.

（吴纯启　商海涛　整理编辑）

第二章　药理学动物实验技术

Chapter 2　Animal experimental techniques of pharmacology

药理学（pharmacology）作为一门实验科学，其发展和进步都离不开药理学实验获得的结果；同时，药理学理论的形成也离不开实验的验证。其中，药理学动物实验是药理学实验的重要组成部分。药理学动物实验阐明药物与机体相互作用的规律和作用机制，主要研究两方面的内容：①药物对机体作用的研究，即药效学，包括药物的作用和效应、作用机制及临床应用；②机体对药物的处置过程及其规律研究，即药动学，包括药物在体内的吸收、分布、代谢和排泄过程，影响药物疗效的因素等。本章主要介绍药理学动物实验中重要的技术环节和部分典型的药理学动物实验。

第一节　药理学实验给药剂量设计

Section 1　The dosage design in pharmacology experiments

药理学研究中关注在一定范围内药物的剂量（或浓度）与药物效应的关系，即量 - 效关系。确定动物的给药剂量时，要考虑给药动物的年龄大小和体质强弱。确定的给药剂量一般是指成年动物，对于幼小动物剂量应减小。

一、实验动物给药量的计算方法

（一）给药体积计算

动物的给药剂量一般按体重 g/kg 或 mg/kg 计算。固体药物或液体药物都须配制成一定浓度的液体，以便给药。此时，要求根据药液浓度和给药剂量，换算出给药体积。

例：小白鼠体重 22g，腹腔注射可待因 10mg/kg，药液浓度为 0.1%，应注射多少量（ml）？

计算方法：0.1% 的溶液每毫升含药物 1mg，剂量为 10mg/kg 相当的容积为 10ml/kg，小白鼠体重 22g 换算成千克为 0.022kg，故 10ml×0.022=0.22ml。

小白鼠常以 mg/10g 计算，换算成容积时也以 ml/10g 计算较为方便，上例 22g 体重小鼠注射 0.22ml，相当于 0.1ml/10g，再计算给其他小白鼠药量时很方便。如 25g 体重小白鼠给药 0.25ml，依此类推。

（二）给药浓度计算

在动物实验中，有时须根据给药剂量和某种动物某一给药途径的给药容量，来配制相当的给药浓度。

例：兔静脉注射戊巴比妥钠 30mg/kg，注射量为 1ml/kg，应配制戊巴比妥钠的浓度是多少？

计算方法：30mg/kg 相当于 1ml/kg，因此 1ml 药物应含 30mg 药物，现换算成百分浓度 1 : 30=100 : X，X=3000mg=3g，即 100ml 含 3g，故应配成 3% 的戊巴比妥钠。

二、人和动物的剂量换算方法

（一）按体重计算

按每千克体重的用量换算，如 20g 小白鼠对 50kg 体重的人，即 1 : 2500。此种剂量换算方法比较粗略，往往只做估算使用。

（二）按体表面积计算

按体表面积计算给药剂量，相对按体重计算较合理，特别适用于药物作用具有个体化特点的药物，如抗肿瘤药物。用体表面积比值,推算人与动物的给药量或动物之间的给药量(表 10-2-1)。

表 10-2-1 常用动物与人的体表面积比例表

	20g 小白鼠	200g 大白鼠	400g 豚鼠	1.5kg 兔	2kg 猫	4kg 猴	12kg 犬	70kg 人
20g 小白鼠	1.0	7.0	12.5	27.8	29.7	64.1	124.2	387.9
200g 大白鼠	0.14	1.0	1.74	3.9	4.2	9.2	17.8	56.0
400g 豚鼠	0.08	0.57	1.0	2.25	2.4	5.2	10.2	31.5
1.5kg 兔	0.04	0.25	0.44	1.0	1.08	2.4	4.5	14.2
2kg 猫	0.03	0.23	0.41	0.92	1.0	2.2	4.1	13.0
4kg 猴	0.016	0.11	0.19	0.42	0.45	1.0	1.9	6.1
12kg 犬	0.008	0.06	0.10	0.22	0.24	0.52	1.0	3.1
70kg 人	0.0026	0.018	0.031	0.07	0.076	0.16	0.32	1.0

[举例说明]

(1) 由动物用量推算人的用量:已知某药给家兔静脉注射的最大耐受量为 5mg/kg,推算人的最大耐受量是多少?

由表 10-2-1 第 5 行最后一格,得知一个体重 70kg 的人的体表面积相当于 1.5kg 家兔的 14.2 倍。1.5kg 兔的最大用量(绝对量)为 5×1.5=7.5mg,换算成人的最大耐受量为 7.5mg×14.2=106.5mg,即 1.52mg/kg 的给药剂量。若为 50kg 体重的人,即得最大耐受量为 1.52×50=76.1mg。

(2) 用人的用量推算动物用量:已知某药成人每次口服 1g 有效,如想用犬观察其作用,应用多少量?

由表 10-2-1 得知 12kg 犬的体表面积是 70kg 人的 0.32 倍。换算成犬的用量为 1×0.32=0.32g,即 0.027g/kg。

(3) 不同种属动物间的推算:已知 20g 小白鼠对某药的最大耐受量为 0.06g,现换用兔做实验,可用多大剂量?

查表 10-2-1 可见 1.5kg 兔的体表面积相当于 20g 小白鼠的 27.8 倍。换算成兔的用量为 27.8×0.06=1.668g,即 1.112g/kg。

以上两种方法,以按体表面积计算方法较好。但任何推算方法不是绝对的,人和动物的用量还取决于人和动物对药物的不同敏感性。

三、不同给药途径之间的剂量换算

同一药物,不同给药途径之间的剂量换算,需采用药物的绝对生物利用度(bioavailability,F)进行换算,生物利用度是指药物活性成分从制剂释放吸收进入血液循环的程度和速度。

$$F(\%)=AUC_{ev} \div AUC_{iv} \times 100$$

通常,吸收程度用 AUC 表示。以静脉给药的生物利用度为 100%,其他途径给药能达到静脉给药后吸收程度为绝对生物利用度。通常把口服生物利用度估计为 30%~40%,肌注相当于静脉的 80%,皮下相当于静脉的 50%。除此之外,在动物实验中,还有一种重要的给药途径腹腔注射,吸收一般可达静注的 80%~85%。将上述结果列于表 10-2-2。

表 10-2-2　不同给药途径之间剂量换算估计值表

给药途径	静脉	口服	皮下注射	肌内注射	腹腔注射
估计生物利用度	100%	25%~30%	40%~50%	约 80%	80%~85%
与静脉给药剂量之比	1 倍	3.3~4 倍	2~2.5 倍	约 1.25 倍	1.18~1.25 倍
与口服给药剂量之比	0.25~0.33	1	0.5~0.6	0.32~0.4	0.3~0.35

在利用表 10-2-2 进行剂量换算时，需要注意以下几点：第一，简表中所示只是多数情况下的估计，然而每种药物的生物利用度不一，在参照经验的基础上还需有预试验支撑。第二，各组间保持同一给药途径，以便于各给药组间对比。尤其是口服和静注之间有时按上述折算给药时，血药浓度相差太大。主要是由于口服影响因素多。第三，实验操作熟悉程度对给药影响大，如小鼠的尾静脉注射。而口服途径一般来说，较易实现，且给药相对准确。

四、毒性实验剂量与药效学实验剂量的换算

面对一个全新的化合物，在无任何资料可参照的情况下，如何去设置药效学研究的给药剂量？首先需进行受试药物的急性毒性实验。在急性毒性实验中，可以得到指标半数致死量（median lethal dose，LD_{50}），或者是最大耐受量（maximally tolerated dose，MTD）。这可成为药效学实验选择剂量的一个重要依据。测出药物或化合物的 LD_{50} 以后，可取其 1/30，1/10，1/3 的剂量作为药效学研究的低、中、高剂量。初次药效学低、中、高剂量的设计可以遵循约 3 倍递增的原则。正式药效学实验的剂量设计需要根据预试验结果进行研究剂量的调整。

对于蛋白质类药物、核酸药物和中药而言，毒性很低，很多时候无法测到 LD_{50}，而是采用 MTD 来表示毒性剂量。往往是在 MTD 时，仍然没有出现动物死亡。此时，该药的 LD_{50} 理论上大于 MTD。因此，从理论来上说，药效学的最高剂量可以达到 MTD。这种剂量设计的前提是，在这个剂量点基本上还没有动物出现严重的毒性反应，但没有死亡不能就推定没有毒性。因此实际操作中，通常以 MTD 的 1/2 或 1/3 来确定药效学剂量。在实践中观察效果之所以可以这样进行，是因为当剂量达到 MTD 时，可能药效早已达到了最高点。从量 - 效曲线的规律也可知道。

第二节　药理学实验给药途径选择

Section 2　the administration route design in pharmacology experiments

给药的途径和方法是多种多样的，给药途径按吸收部位可分为消化道给药和非消化道给药。经消化道给药方式主要包括经口给药和直肠给药，非消化道给药包括注射、吸入和经皮给药。不同的给药途径因药物的吸收速度及吸收程度的差异而影响药物的起效时间、作用强度和作用维持时间。除静脉注射和静脉滴注给药外，其他血管外给药途径存在吸收过程，不同给药途径药物吸收快慢顺序依次为：吸入 > 舌下 > 直肠 > 肌内注射 > 皮下注射 > 口服 > 透皮。不同给药途径还可以影响药物的作用性质，如口服硫酸镁为导泻药；外敷硫酸镁可消肿止痛；静脉注射硫酸镁可以抗惊厥。因此，药理学动物实验的给药途径的选择，可根据实验目的、实验动物种类和药物剂型等情况确定。同时要考虑以下原则：一致性原则，动物实验的给药途径，首先应考虑与临床拟用途径一致。如果有多个临床拟用途径时，分别采用相应的给药途径；可操作性原则，如需多次小鼠静脉注射，其操作难度较大，也可采用腹腔注射的给药方法。

一、经消化道给药途径

经消化道给药存在药物的首过消除作用（fist-pass elimination），其进入体循环的药量减少，药物疗效差。此外，胃肠蠕动和排空、胃肠液酸碱度、胃肠内容物、血流量均会影响药物的吸收。

(一) 经口给药

经口给药是最常见的给药途径。具有刺激性的药物不适于皮下、肌肉和腹腔注射,只能经口给药或静脉注射;粗制剂或水不能溶解的药物经口给药较适宜,但如果存在消化道破坏或不易吸收的药物则应注射给药;具有催吐作用的药,不宜经口给猫、犬和猴,因为动物呕吐时将部分药物吐出,影响给药的精确性,这时可采用注射途径;鼠和兔不会呕吐,所以可经口给药。

经口给药有灌胃与口服两种方法。灌胃主要适用于中、小体型的动物,如小鼠、大鼠、豚鼠、兔、犬。口服法主要适用于不便于灌胃的大型动物,可将药物放入饲料或溶于饮水中令动物自由摄取。若为保证剂量准确,应该尽量应用灌胃法。

1. 小鼠 以左手捉持小鼠,使腹部朝上,右手持灌胃器(1~2ml 注射器上连接特制灌胃针或大号注射针头磨钝制成),灌胃管长 4~5cm,直径 1mm。先从小鼠口角插入口腔内,然后沿着上颚壁轻轻插入食管,稍感有阻力时(大的灌胃管插入 1/2),相当于食管过膈肌的部位,此时即可推进注射器进行灌胃。若注射器推进困难,应重插;若插入气管给药,可使小鼠死亡。注药后轻轻抽出灌胃管,一次投药量为 0.1~0.3ml/10g。

2. 大鼠 两人合作时,助手捉持大鼠,用右手抓住后肢和尾巴;若一人操作,用左手以捉持法握住大鼠,灌胃方法与小鼠相类似,灌胃器为安装在 5~10ml 注射器上的金属灌胃管(长 6~8cm,直径 1.2mm,尖端为球状的金属灌胃管)。一次投药量为 1~2ml/100g。

3. 豚鼠

(1) 口服(适用于固体剂型药物):把豚鼠放在金属网上,以左手掌从背部握住豚鼠的头颈部而固定之,以拇指和示指压迫其口角部使口张开。用镊子夹住药物,放进豚鼠舌根部的凹处,使其迅速闭口而咽下。当证实药物被咽下后即可放开豚鼠。

(2) 灌胃(适用于液体剂型药物):①助手以左手从动物的背部把后腿伸开,并把腰部和后腿一起固定,用右手的拇指和示指捏住两前腿固定之。实验者以右手所持的豚鼠用灌胃管沿动物上颚壁滑行插入食管,进而插入胃内给药。②应用木或竹制开口器,把导尿管或直径 1mm 的尼龙管通过开口器中央的孔插入胃内给药。

上述两种方法均需稍回抽一下注射器的内栓,证实注射器内无空气时,再慢慢注入药液。最后注入生理盐水 1~2ml,冲尽管内药液,保证剂量的准确。

4. 猫

(1) 口服(适用于固体剂型药物):将猫固定,扒开上下颚的齿列,启开猫嘴,用镊子夹住药物,放在舌根部,迅速封合上下颚,即可咽下药物。特别驯服的猫,轻轻固定全身,将头部向上方拉,张开口,用镊子把药物放到舌根部即可。凶暴的猫必须用固定袋固定后给药。无臭味的能溶于水的药物,也可溶于饮水中,不溶于水的药物混入饮料中,任其自己摄取。

(2) 灌胃(适用于液体剂型药物):在轻度麻醉下把导尿管或直径 1mm 的尼龙管从鼻腔或口腔插入食管内给药。

5. 兔 固体剂型药物口服法与豚鼠基本相同。液体剂型药物灌胃法需两人合作,一人坐好,两腿将兔身夹住,右手抓住双耳,固定头部,左手抓住双前肢。另一人将木或竹制开口器压下舌头,以导尿管经开口器中央小孔慢慢沿上颚壁插入食管 5~6 寸长,将导尿管一端置于一杯清水中,若无气泡冒出,说明导尿管没有插入气管,这时即可用注射器抽取需要量药液从导尿管灌入兔胃,然后用 3~5ml 清水冲洗导尿管,取出开口器。

6. 犬

(1) 口服(适用于固体剂型药物):其口服给药法与猫相似,但犬较易伤人,因此,先用铁制犬夹夹住头颈部,以绳栓住嘴,一人以双手抓住犬的双耳,两腿夹住犬身固定,解开栓嘴绳,由另一人用木制开口器将犬舌压住,用镊子夹住药物从开口器中央孔置于犬的舌根部后,迅速取开开口器,使犬吞下药物。给药前若先以水湿润口腔内部,更易吞下药物。

(2) 灌胃(适用于液体剂型药物):与兔灌胃法相似,以口服给药的固定方法固定犬以后,从木制开口器的中央孔插入导尿管于食管，以清水试之证明未插入气管后，即可用注射器抽取需要量药物，从导尿管灌胃，并用清水冲洗导尿管中的余物，然后取出导尿管，取开开口器。

（二）直肠内给药

此种给药方法常用于动物麻醉。家兔直肠内给药时，取灌肠用的胶皮管或用14号导尿管代替。在胶皮管或导尿管头上涂上凡士林，由助手使兔蹲卧于桌上，以左臂及左腋轻轻按住兔头及前肢，以左手拉住兔尾，露出肛门，并用右手轻握后肢，实验者将橡皮管插入家兔肛门内，长度7~9cm，如为雌性动物，注意避免误插入阴道（肛门紧接尾根）。橡皮管插好后，将注射器与橡皮管套紧，即可灌注药液。

二、非消化道给药途径

非消化道给药途径包括各类注射给药、吸入和经皮给药。要求药物的作用出现快的时候可采用注射途径（腹腔、静脉）。要使药物的作用相对延长时，可注射油溶液或混悬液。

（一）淋巴囊内注射

采用蛙及蟾蜍进行实验，可选用淋巴囊内注射。蛙及蟾蜍皮下有多个淋巴囊，对药物易吸收。可将药物注射于胸、腹或股淋巴囊。因其皮肤较薄，为避免药液从针眼中漏出，故作胸部淋巴囊注射时，针头由口腔底部穿下颌肌层而达胸部皮下（图10-2-1）；作股淋巴囊注射时，应从小腿皮肤刺入，通过膝关节而达大腿部皮下。注入药液量一般为每只0.25~1.0ml。

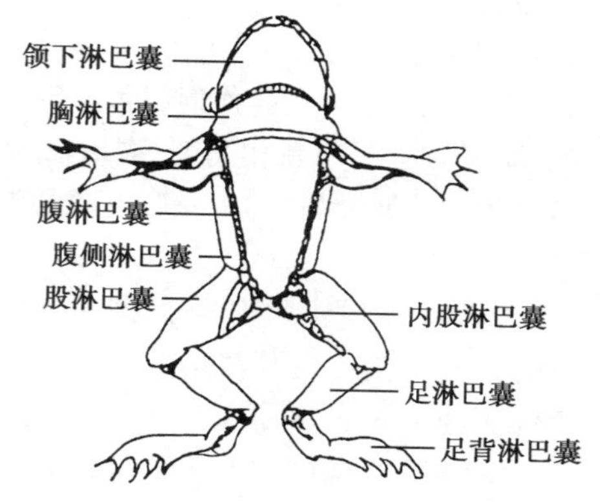

图10-2-1 蛙淋巴囊

（二）皮下注射

1. 小鼠 通常在背部皮下注射。一般两人合作，一人将头和尾巴牵向两端固定小鼠，另一人将皮肤轻轻拉起，注射针刺入皮下，把针尖轻轻向左右摆动，易摆动表示已刺入皮下，然后注射药物。拔针时，以手指轻捏住针刺部位，防止药物外漏。注射药量为0.1~0.3ml/10g。大批动物注射时，可将小鼠放在粗糙平面上，左手拉住尾部，小鼠自然向前爬动，此时右手持针刺入背部皮下推注药液。

2. 大鼠 以捉持法握住大鼠，于背部或大腿拉起皮肤，将注射针刺入皮下。一次注射药量为小于1.0ml/100g。

3. 豚鼠 注射部位选用大腿内侧面、背部、肩部等皮下脂肪少的部位。通常在大腿内侧面注射。一般需两人合作，一人固定豚鼠，一人进行注射。

4. 兔 左手将兔背部皮肤提起，右手持注射器，针尖刺入皮下后松开左手，进行注射。

5. 猫 将臀部皮肤拉起，将注射针刺入皮肤与肌肉之间，注入药液。

6. 犬 于犬的颈部或背部皮肤拉起，注射针刺入皮下进行注射。

（三）皮内注射

皮内注射是将药液注入皮肤的表皮和真皮之间，可用于大鼠接种、豚鼠过敏实验。大鼠、豚鼠一般选背部或腹壁部皮内。先将注射部位剪去毛，酒精消毒。提起注射部位的皮肤，注射针沿皮肤表浅层刺入注射药液，这时注药处出现白色小皮丘。

（四）肌内注射

肌内注射是体型较大动物的常用给药方式，兔、猫、犬选择两侧臀部或股部肌肉。油溶液如需注射时，一般可用肌内注射，小鼠可采用皮下注射，但要注意给药部位是否完全吸收。在固定动物后，注射器与肌肉成60°角，一次刺入肌内注射，但应注意避免针刺入肌肉血管内，可采用回抽的方法检查是否刺入血管。注射完毕后轻轻按摩注射部位，以助药物吸收。小鼠、大鼠、豚鼠因肌肉较小，较少采用肌内注射，若有必需，以股部肌肉较适。用药量不宜过大，特别是小鼠，每侧不宜超过0.1ml。

（五）腹腔注射

腹腔注射是实验动物给药的常用给药途径，大多数药液均可通过腹腔注射方式给药。

1. 小鼠和大鼠　以左手捉持小鼠，腹部向上，右手将注射器针头刺入皮肤，其部位是距离下腹部腹白线稍向左或右，与腹股沟夹角的位置。向前推进 3~5mm，接着使注射针与皮肤面呈 45°角刺入腹肌，继续向前刺入，通过腹肌进入腹腔后抵抗消失，回抽无尿液和血液，这时即可轻轻注入药液。小鼠的一次注射量为 0.1~0.2ml/10g（图 10-2-2）。大鼠腹腔注射与小鼠相同。注射量为 1~2ml/100g。

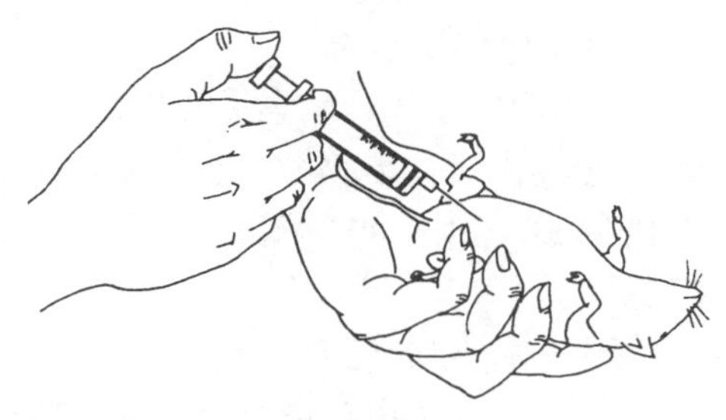

图 10-2-2　小鼠腹腔注射法

2. 豚鼠、猫、犬、兔等　豚鼠、猫腹腔注射部位同小鼠。兔在下腹部近腹白线左右两侧约 1cm 处，犬在脐后腹白线侧边 1~2cm 处注射为宜。进针后，注意回抽，如无血液和尿液再注射给药。犬的腹腔注射容易刺进血管或膀胱，一定注意回抽检查进针情况。

（六）静脉注射

1. 小鼠和大鼠　一般采用尾静脉注射，事先将小鼠置于固定的筒内或铁丝罩内，或扣于烧杯内，使尾巴露出，用 75% 乙醇棉球擦之或在 45~50℃的温水中浸泡，使血管扩张。选择尾巴左右两侧静脉，从尾尖部注射，注射时若出现隆起的白色皮丘，说明未注入血管，应重新向尾根部位移动注射。一次注射量小鼠为 0.05~0.1ml/10g。大鼠还可采用舌下静脉注射，大鼠静脉注射前可使用乙醚麻醉。

2. 豚鼠　一般用前肢皮下头静脉注射，也可以后肢小隐静脉注射。接近下部比较容易刺入静脉。豚鼠凝血时间较长，需在注射完后用干棉球压迫止血 3~4 分钟。注射量一般不超过 2ml。

3. 兔　一般采用耳缘静脉注射。可用 75% 乙醇棉球涂搽耳缘静脉，或用电灯泡烘烤兔耳使血管扩张。以左手指在兔耳下作垫，右手持注射器，针头经皮下进入血管。注射时如无阻力或发生隆起现象，说明针头在血管内，注射完毕，压住针眼，拔去针头，继续压迫数分钟止血。

4. 猫　一般采用前肢皮下头静脉注射。注射前先将猫装入固定袋或笼内，左手抓住前肢，酒精消毒后，从前肢的末梢端将注射器针头刺入静脉。证实针在静脉内后，即可注射。

5. 犬　可选用前肢皮下头静脉或后肢小隐静脉注射。以手或橡皮带把静脉向心端扎紧，使血管充血。酒精消毒后，针向近心端刺入静脉，回抽针栓，倘有回血即可推注药液。

（七）椎管内注射

可进行此方法注射的动物主要有兔和犬。在腰骶部位剪去毛，酒精消毒。以左手肘关节及肋夹住兔头部及其身体固定之，再以左手掌将兔臀部向腹侧弯曲，使腰骶部凸出，以增大脊突间隙。右手持注射器，将针头自第一骶骨前面正中轻轻刺入，当刺到椎管时有似刺透硬膜感觉，此时兔尾巴随针刺而动，或后肢有跳动，则证明刺入椎管，即可注射。一般一只兔注射的药量为 0.5~1.0ml。犬的方法与兔相似，但需两人合作。

（八）脑内注射

此法常用于观察作用于大脑病变部位的药物作用。小鼠脑内给药时，选择套有塑料管、针尖露出 2mm 深的 5（1/2）针头，由鼠正中额部刺入脑内，注入药物或接种物。给豚鼠、兔、犬等进行脑内注射时，须先用穿颅钢针穿透颅骨，再用注射器针头刺入脑部，再徐徐注入被检物。注射速度一定要慢，避免引起颅内压急骤升高。如需精确进针位置和深度，可采用脑立体定位仪进行辅助注射（图 10-2-3）。

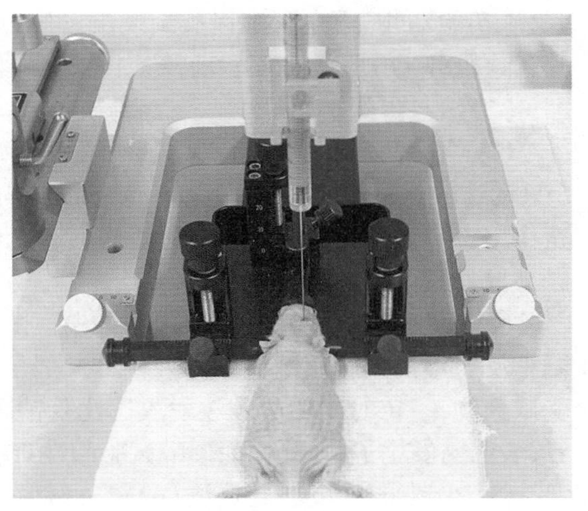

图 10-2-3　脑立体定位注射

（九）关节腔内注射

此种方法常用于关节炎的动物模型复制。兔给药时，将兔仰卧固定于兔固定台上，剪去关节部被毛，用碘酒或酒精消毒，然后用手从下方和两旁将关节固定，把皮肤稍移向一侧，在膑韧带附着点处上方约 0.5cm 处进针。针头从上前方向下后方倾斜刺进，直至针头遇阻力变小，然后针头稍后退，以垂直方向推到关节腔中。针头进入关节腔时，通常可有刺破薄膜的感觉，表示针头已进入膝关节腔内，即可注入药液。

（十）呼吸道给药

呈粉尘、气体、蒸气或雾等症状存在的药物或毒气，均需要通过动物呼吸道给药。如一般实验时给动物乙醚作吸入麻醉，给动物吸一定量的氨气、二氧化碳等观察呼吸、循环等变化；给动物定期吸入一定量的SO_2，锯末烟雾等可造成慢性气管炎动物模型等。呼吸道给药，尤其在毒物学实验中应用更为广泛。

（十一）皮肤给药

为了鉴定药物或毒物经皮肤的吸收作用、局部作用、致敏作用和光感作用等，均需采用经皮肤给药方法。如家兔和豚鼠常采用背部一定面积的皮肤脱毛后，将一定药液涂在皮肤上，药液经皮肤吸收。

第三节　药理学实验常用实验动物选择与应用

Section 3　the selection and application of laboratory animals in pharmacology experiments

药理学实验常用的实验动物有蛙、蟾蜍、小白鼠、大白鼠、豚鼠、家兔、猫和犬等。根据实验目的和要求选用不同的实验动物。由于不同的动物具有不同的特点，故所选用的动物应能较好地反映试验药物的选择性作用，并符合节约的原则。

一、啮齿类动物

（一）小鼠（mouse；Musculus）

在各种药理学实验研究中，以小白鼠最为常用，有英国种、法国种、德国种和瑞士种等，而以瑞士种最著名。目前我国各生物制品、医学研究单位繁育的小白鼠为昆明种，该品系为封闭种群，易于大量繁殖，且价廉，适用于需要大量动物的实验，如药物筛选、各种毒性试验（急性毒性试验、亚急性和慢性试验、半数致死量的测定等）、药物效价比较、抗感染、抗肿瘤药物及避孕药物的研究等。

1. 小鼠在一般药理学实验中的应用　广义的一般药理学（general pharmacology）是指对主要药效学作用以外进行的广泛药理学研究，包括安全药理学（safety pharmacology）和次要药效学（secondary pharmacodynamic）研究。本文所指的一般药理学，仅限于安全药理学研究的内容。安全药理学研究主要是研究药物在治疗范围内或治疗范围以上的剂量时，潜在的不期望出现的对生理功能的不良影响，即观察药物对中枢神经系统、心血管系统和呼吸系统的影响。可以采用小鼠评价药物对中枢神经系统的影响。

【实验动物】 选择啮齿类封闭群动物，如昆明种小鼠，4~6周龄，体重（20±2）g，每组一般不少于10只，雌、雄各半。动物在实验前需禁食12小时，按随机分组的方法进行分组。

【方法与步骤】

(1) 自主活动影响试验：观察给予受试药后，小鼠一般行为、活动次数的变化。按Irwin行为分级法，将3只动物放入一圆形玻璃缸（23cm×5cm×15cm）中，记录动物活动，用图示的方法记录其级别，4-8表示兴奋作用，4-0表示无抑制作用。同时观察有无流涎、瞳孔散大、缩小等指标。在给药后一定时间段观察并记录小鼠一般行为自主活动变化。

(2) 延长戊巴比妥钠催眠时间：首先预试戊巴比妥钠阈下催眠剂量，阈下催眠剂量即90%~100%小鼠翻正反射不消失所用的戊巴比妥钠最大剂量。从而确定戊巴比妥钠峰作用时间；小鼠预给予一定剂量的受试药物，一定时间后腹腔注射戊巴比妥钠阈下催眠剂量，凡30分钟内动物翻正反射消失达1分钟以上者，表明已发生了睡眠，记为催眠试验阳性（图10-2-4）。

(3) 小鼠平衡实验：转棒法（rotating rods method）。

给予受试药，让动物停留在可转动的木棒上，木棒为长60cm，直径为0.8cm的水平棒，在给药后一定

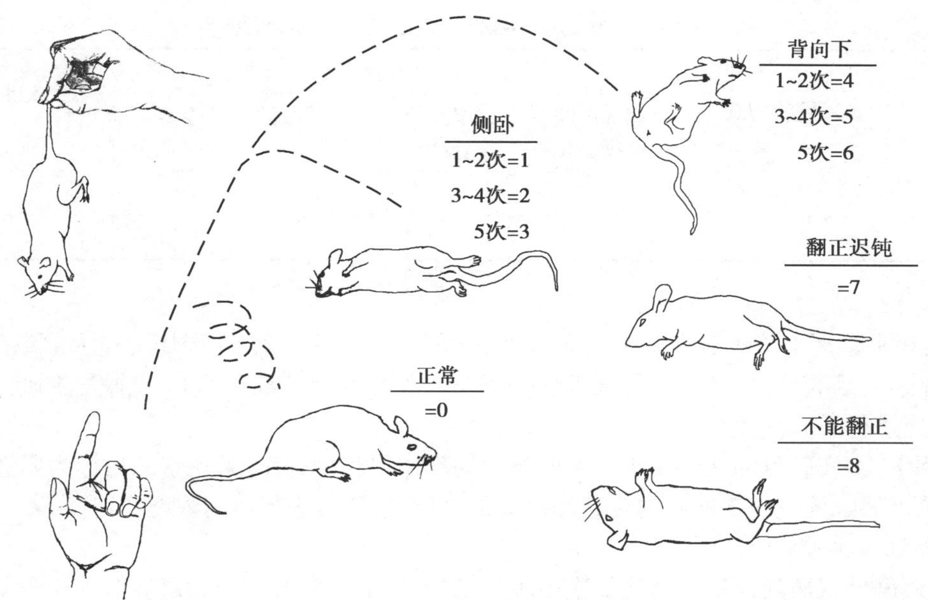

图 10-2-4　药物对翻正反射影响的分级法

根据药物作用程度可分为 0~8 级，方法：提着尾巴转圈 2~3 次，适度抛出后观察动物落地的异常姿势，进行 5 次测试，按图定级数

时间段，观察记录各组动物在可转动木棒上的停留时间或 3 分钟内从棒上跌落的百分率。动物凡 3 分钟内落下 3 次以下或虽 3 分钟内落下 4~6 次，但落下次数不变或减少者，均视为平衡实验结果阴性，反之，则为平衡实验阳性。

2. 小鼠在药效学实验中的应用　小鼠可用于大多数的药效学实验，如中枢神经系统药物、内脏系统药物、抗炎药物和化学治疗药物等。下面将列举部分小鼠用于药效学的实验。

(1) 药物的局部作用和全身作用

【原理】 药物在吸收入血液之前，在用药部位直接作用叫做局部作用，如口服硫酸镁在肠道内不易吸收，有导泻作用；局麻药注射于神经末梢或神经干可阻断神经冲动的传导等。药物进入血液循环后分布到机体各部位发挥作用称之为全身作用，如药物从胃肠道吸收后由肠系血管膜经门静脉进入肝脏，再进入血液循环；少数药物可用舌下给药或直肠给药，分别通过口腔、直肠和结肠黏膜直接吸收入血液；皮下或肌内注射，药物先沿结缔组织扩散，再经毛细血管或淋巴内皮细胞进入血液；静脉注射，药物不经吸收，直接进入血液循环。口服和注射给药分别属于消化道和注射部位的吸收。局部用药主要是引起局部作用，例如涂搽、撒粉、喷雾、含漱、湿敷、洗涤、滴入等，灌肠、吸入、植入、离子透入、舌下给药、肛门阴道给药等方法，虽用于局部，目的多在于引起吸收作用。

【实验动物】 小鼠体重 18~22g，每组不少于 5 只，雌雄不限。

【实验材料】 鼠笼，烧杯，玻璃平皿，止血钳等。氯乙烷喷射剂(或瓶装氯乙烷试剂)。

【方法与步骤】 小鼠随机分成 2 组，标记编号，观察两组鼠的活动情况和尾部皮肤色泽。分别以止血钳夹该鼠的尾部和后肢，观察其痛反应，然后再作下列处置。甲组鼠，以氯乙烷喷其尾部或尾部滴加氯乙烷约 1ml，观察尾部皮肤的色泽变化，立即用止血钳夹该鼠的尾部和后肢，观察其痛反应，活动能力有无改变，并与用药前的情况作比较。乙组鼠，将该鼠放入烧杯内，放入吸有氯乙烷约 1ml 的棉球，用玻璃皿盖上，如见小鼠麻醉翻倒，即将它从烧杯中取出，检查其尾部是否有与甲组鼠相似的色泽变化，并以止血钳夹该鼠的尾部和后肢，观察其痛反应。

【结果处理】 将观察到的现象填入表 10-2-3。

表 10-2-3 氯乙烷局部作用和全身作用的实验结果

小鼠编号	用氯乙烷的方式	用药后反应				是局部作用还是全身作用
		尾部皮肤色泽变化	夹尾部的痛反应	夹后肢的痛反应	全身活动能力	

【注意事项】

1）以止血钳夹鼠尾部或后肢测试痛反应，必须轻重适度，前后一致，不要用力过大以致夹伤组织。

2）密切观察小鼠的反应，氯乙烷的局部作用和全身作用在停止给药后均易消失，因此检查小鼠用药后的反应须迅速进行。

【方法说明】 本实验目的在于初步了解药物的局部作用和全身作用，观察的指标为阳性或阴性反应，实验简单，结果可靠。为进一步准确说明其作用类别，可在给药后进行血药浓度测定。

(2) 镇静催眠药实验

【原理】 镇静催眠药随剂量的递增依次表现为镇静、催眠及麻醉作用。镇静催眠药合用则作用加强，且可对抗中枢兴奋药引起的惊厥行为。

【实验动物】 小鼠 5 只，体重 18~22g，性别不限。

【实验材料】 注射器、天平、钟罩。0.04% 地西泮、0.2% 戊巴比妥钠、0.04% 二甲弗林。

【方法与步骤】 取性别相同、体重相近的小鼠 5 只，编号、称重，然后作下述处置：甲鼠腹腔注射 0.04% 地西泮 8mg/kg(即 0.2ml/10g)。乙鼠皮下注射 0.2% 戊巴比妥钠 40mg/kg(即 0.2ml/10g)。丙鼠先腹腔注射 0.04% 地西泮 8mg/kg(即 0.2ml/10g)，10 分钟后再皮下注射 0.2% 戊巴比妥钠 40mg/kg(即 0.2ml/10g)。丁鼠皮下注射 0.04% 二甲弗林 8mg/kg(即 0.2ml/10g)。戊鼠先腹腔注射 0.04% 地西泮 8mg/kg(即 0.2ml/10g))，10 分钟后再皮下注射 0.04% 二甲弗林 8mg/kg(即 0.2ml/10g)。将 5 鼠分别置于钟罩内，比较所出现的药物反应及最终结果。观察小鼠预先注射地西泮对于戊巴比妥钠和二甲弗林的药理作用各有何影响。

【结果处理】 按表 10-2-4 记录实验结果。

表 10-2-4 药物协同作用和拮抗作用实验结果

鼠号	性别	体重(g)	第一次给药		第二次给药		两药相互作用类型
			药名与剂量(mg/kg)	给药后反应	药名与剂量(mg/kg)	给药后反应	

【注意事项】

1）注射药物比较多，每次注射之前应充分洗净注射器，以免药物相互作用而影响实验结果。

2）镇静催眠药均属于中枢抑制药，故动物实验时其作用往往不能区分。镇静作用的指标主要是自发活动减少；催眠作用的指标是动物的共济失调，当环境安静时可以逐渐入睡。翻正反射的消失可以代表催眠作用，又可以反映巴比妥类催眠药的麻醉作用。

3）实验环境需安静，室温以 15~20℃为宜。

【方法说明】 镇静催眠药的初筛方法常用行为学实验，如与阈下剂量的戊巴比妥合用，可以促使小鼠入睡。常以翻正反射消失的小鼠数作为指标来衡量药效。另外，也可以用减少中枢兴奋药所致的过度活动来筛试，或以对抗中枢兴奋药的毒性、提高半数致死量的幅度来衡量药效。但这些方法特异性均不高，难以区分药物的作用性质。常用来初筛，进行定性分析。

(3) 抗癫痫病和抗惊厥药实验

【原理】 二甲弗林是直接兴奋呼吸中枢的中枢兴奋药，剂量过大时可引起惊厥反应。药物对二甲弗林所致惊厥反应的保护作用可用来初筛抗惊厥药和抗癫痫药。

【实验动物】 小鼠 2 只，体重 18~22g，雌雄不限。

【实验材料】 0.04% 二甲弗林溶液、2% 丙戊酸钠溶液、钟罩、天平、注射器、生理盐水。

【方法与步骤】

1）取小鼠 2 只，编号，称重并记录体重。

2）分别腹腔注射 2% 丙戊酸钠 600mg/kg（即 0.3ml/10g）和生理盐水 0.3ml/10g。

3）30 分钟后，再皮下注射 0.04% 二甲弗林溶液 8mg/kg（即 0.2ml/10g）。观察各鼠反应的快慢和强度（痉挛、跌倒、强直或死亡）。

【注意事项】 条件许可时最好以戊四氮代替二甲弗林，戊四氮的惊厥反应较典型，所用剂量为 120mg/kg 皮下注射。

【方法说明】 化学物质引起惊厥法操作简单，不需要特殊仪器设备，这种方法可以在一定程度上进行作用原理分析。目前将戊四氮惊厥发作试验作为筛选癫痫小发作有效药物的常用方法。

（4）抗精神病药物实验

【原理】 小鼠足部持续受到一定强度电刺激后可出现激怒行为，即逃避、吱吱叫、格斗、对峙、互咬。用抗精神病药后可抑制此种激怒状态。

【实验动物】 雄性小鼠 4 只，体重 20~24g，异笼喂养。

【实验材料】 药理生理多用仪附激怒刺激盒、注射器、针头、天平。0.08% 盐酸氯丙嗪溶液。

【方法与步骤】

1）调节刺激器，刺激参数为：工作状态——激怒；输出电压——最小；刺激方式——连续 B；时间——1 秒；频率——8Hz。把交流电压输出线插入后面板的“交流电压输出”插座中，另一端的两个鳄鱼夹分别夹在附件盒的红、黑接线柱上。

2）选择激怒的小鼠：放 2 只雄性异笼小鼠于附件盒内。接通电源，调节交流电压输出强度，逐渐由小增大，直至小鼠出现激怒反应为止（激怒反应指标：两鼠竖立，对峙，互相撕咬）。如小鼠不互相撕咬，则弃去。选 2 对有明显激怒反应的小鼠，记录阈电压（图 10-2-5）。

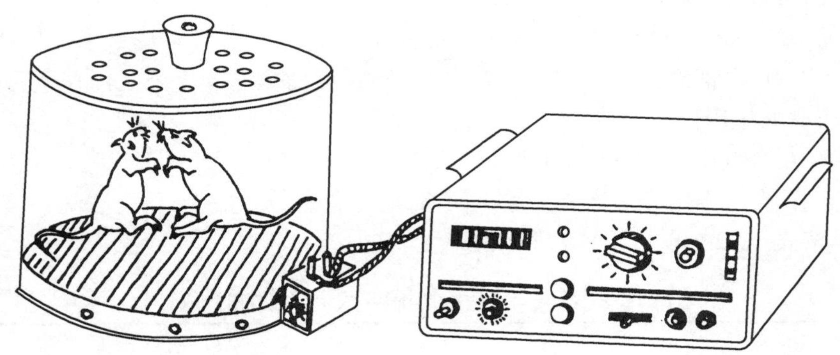

图 10-2-5　小白鼠电激怒试验装置

3）一对腹腔注射 0.08% 盐酸氯丙嗪 8mg/kg（即 0.1ml/10g），另一对腹腔注射生理盐水 0.1ml/10g。

4）给药后 20 分钟，分别再以给药前的阈值电压进行刺激，观察 2 对小鼠给药前后的反应差异。

【结果处理】 按表 10-2-5 记录实验结果。

表 10-2-5　氯丙嗪对小鼠激怒反应的影响

组别		激怒阈值电压（mV）	潜伏期（S）
生理盐水组	给药前		
	给药后		
氯丙嗪组	给药前		
	给药后		

【注意事项】

1）在3分钟内每对鼠典型格斗不少于3次者选做实验。给药后以原刺激参数刺激，典型格斗少于3次者称抑制。

2）刺激盒应保持干燥，随时擦净小鼠尿液和粪便，以免引起短路，影响正常电压输出。

3）出现典型格斗反应后应立即关闭电源，取出刺激盒中小鼠时应仔细检查有无电压输出，以免发生意外。

【方法说明】 由于抗精神病药作用于脑内多巴胺能系统，因此出现许多与多巴胺能系统有关的行为反应，如僵直症、抗呕吐反应、抗吗啡等作用。这些反应虽然是抗精神病药的副作用或次要作用，但是许多实验证明它们与治疗作用有一定的平行关系。抗精神病药对实验性诱发激怒行为的作用具有重要的临床意义。该法简单，适用于大量初筛。如有条件者可进行放射配基受体结合分析与行为试验相结合的方法来筛选抗精神病药。预测抗精神病药的作用强度主要依赖于以上两项实验结果。

(5) 中枢兴奋药物实验

【原理】 Y形迷宫装置内设起步区、电击区和安全区。给动物电击刺激，由于非条件反射的存在，使它逃避并获得找到安全区的记忆力，由此来观察药物对这种记忆力的影响。

【实验动物】 小鼠8只(18~22g)。

【实验材料】 鼠笼、注射器、小鼠Y形电迷宫实验装置。0.1%尼莫地平溶液、生理盐水。

【方法与步骤】

1）连接好仪器，固定起步点后对每只实验小鼠分别进行训练。训练时将小鼠放入规定的起步区，使之适应环境1分钟，打开闸门并按下电击按钮给小鼠以电刺激。根据小鼠反应调节电压，以能引起小鼠奔跑、逃避为度(如鼠吱吱嘶叫表示电压过高，如鼠无运动反应说明电压太低)。如小鼠在奔跑中最后窜到安全区(无电击)，让其在此停留10秒钟以巩固记忆。

2）将小鼠从安全区取出放回起步点，休息1分钟后再给予第二次电击刺激，鼠又逃到安全区，如此反复训练。以小鼠在电击后能从起步点直接进入安全区的反应为“正确”，通过其他区域或乱窜后再进入安全区为“错误”，直至小鼠在连续10次电击中有9次“正确”为训练成功(或称获得记忆)。记录小鼠达9/10次正确反应时所需电击总次数。

3）将已训练成功的小鼠4只给予尼莫地平(10mg/kg，腹腔注射)，另4只给予生理盐水后再连续给予电击，直至小鼠出现9/10次正确反应。记录此时电击刺激的总次数，计算记忆保存率，并将实验结果与给药前比较，从而对药物的作用作出评价。

A. 给药前连续10次电击中有9次“正确”时所需电击总次数

B. 给药后连续10次电击中有9次“正确”时所需电击总次数

【实验记录】 按表10-2-6项目统计实验结果。

表10-2-6 尼莫地平对小鼠学习记忆能力的影响

组别	剂量(mg/kg)		动物数(只)		电击总数(次)				记忆保存率(%)	
					给药前		给药后			
生理盐水组	1									
	2									
	3									
	4									
尼莫地平组	1									
	2									
	3									
	4									

【注意事项】

1）一般用成年鼠进行实验，并测量两前肢皮肤电阻，电阻为150~300kΩ比较合适。

2) 电刺激以快速断续为宜,不能持续通电。

3) 每次电击后,不要将小鼠从安全区经迷路赶回起步点,而须从安全区取出,直接放回起步点。

4) 实验室要安静,光线不宜太强,室温最好为 18~30℃。

5) 亦可以吡啦西坦代替尼莫地平进行实验,其剂量为 20~40mg/kg 灌胃给药。

【方法说明】 学习和记忆是脑的重要功能之一。但人和动物的内部心理过程无法直接观察到,只能通过可观察到的刺激反应来推测脑内发生的过程。对脑内记忆过程的研究只能从人类或动物学习或执行某项任务后间隔一定时间,测量他们的操作成绩或反应时间来衡量。学习记忆的主要实验方法有跳台法、避暗法、穿梭箱法和迷津法等。啮齿类动物是空间辨识学习中的高手,它们通常只需几次训练即可掌握,而迷津法中的 Y 形迷宫法属最简单的、一次性训练的空间辨别反应试验,常作为促智药的初步筛选方法。但动物的行为反应易受体内各种生理因素的影响而发生改变,因此这种实验仅是以一种非特异指标来评价药物对动物全身生理功能的综合作用。同时,实验结果又易受多种外界因素的干扰,所以实验时一定要严格控制实验条件以减少实验误差。需与其他学习记忆实验结果一起综合评价一种药物的促智作用。

(二) 大鼠(rat;*Rattus norvegicus*)

药理学实验中较多使用的为非近交系 Wistar 大鼠。此种大鼠白色,相当于小鼠的瑞士(Swiss)种。一些在小白鼠身上不便进行的实验可选用大白鼠,如药物抗炎作用的实验常选用大白鼠踝关节制备关节炎模型。此外,也可用大白鼠直接记录血压、作胆管插管,或用大白鼠观察药物的亚急性或慢性毒性。大鼠血压和血管阻力对药物反应敏感,最适合于筛选新药和研究心血管药理。

1. 抗炎药物实验

【原理】 局部应用角叉菜胶引起的炎症,前列腺素合成明显增加,并与血管活性胺类和激肽类一起诱发水肿。吲哚美辛对前列腺素为主要介质介导的炎症反应有良好的抑制作用。

【实验动物】 大鼠 8 只,体重 120~150g,雄性。

【实验材料】 0.2% 吲哚美辛(不溶于水的药物可用 1%CMC 混悬)、1% 角叉菜胶(Sigma,λ 型,用无菌生理盐水配制,冰箱过夜)。足跖容积测量仪。

【方法与步骤】

(1) 取大鼠 4 只,随机分为用药组与对照组,用药组大鼠灌胃 0.2% 吲哚美辛(20mg/kg),对照组灌胃等量的 CMC。

(2) 30 分钟后,在大鼠右后足跖用记号笔标记位置,采用足跖容积测量仪测量大鼠右后足跖的容积,然后皮下注射 1% 角叉菜胶 0.1ml 致炎。

(3) 致炎后 30 分钟,60 分钟,120 分钟,180 分钟,240 分钟分别测定致炎足跖的容积。

【结果处理】 以致炎后减去致炎前足跖容积为肿胀度,然后计算在某一时间的肿胀度均值与标准差,进行统计检验。以时间为横坐标,肿胀度为纵坐标,画出时程反应图。

【注意事项】

(1) 1% 角叉菜胶需在临用前一天配制,置 4℃冰箱内贮存。

(2) 测定足跖容积的部位要一致。

(3) 体重 150~180g 的大鼠对致炎剂最敏感,肿胀度高,差异性小。

【方法说明】 本法是应用最广泛的炎症性水肿模型,具有差异性小、敏感和重复性高等优点,但特异性低,不少非抗炎药也有效。肿胀的测定方法除可用足跖体积外,也可用外径千分尺测定肿胀厚度和用特制软带尺测定肿胀部位周长。这些方法各有可取之处,目前尚无最合适的统一测定方法。用本模型所获得的某些抗炎药的效价与临床经验基本一致,故初步验证为阳性的药物,可进一步利用本模型测定效价。

2. 消化系统药物实验

【原理】 将大鼠胃的幽门结扎以后,胃液在胃内停滞,对胃壁产生消化作用,可以造成溃疡。此外,手术前禁食 48 小时也是生成的重要因素。此法于 1945 年由 Shay 等首先报道,以后被广泛用于抗溃疡药物的筛选。

【实验动物】 大鼠 9 只,体重 200~250g。性别相同。

【实验材料】 铁丝鼠笼，大鼠手术板、手术刀、手术剪、镊子、外科缝针、丝线、纱布、大鼠灌胃针头、注射器、量筒、pH 试纸、漏斗、显微镜。1% 氢氧化铝凝胶、2% 西咪替丁。

【方法与步骤】

(1) 大鼠 6 只，标记，禁食不禁水 48 小时，然后进行手术。

(2) 取大鼠用乙醚浅麻醉，仰位固定于手术板上，剪去腹部被毛，用 2% 碘酊及 75% 乙醇消毒皮肤。自剑突下切开腹壁约 1.5cm，用钝头的镊子将胃引出腹腔，避开肠系膜血管，在幽门和十二指肠的交接处作结扎。将胃放回原位，缝合腹壁，将大鼠放于铁丝鼠笼内，禁食、禁水。

(3) 做完手术的大鼠分为 3 组，每组 3 只，甲组大鼠每只灌服 1% 氢氧化铝凝胶 5ml；乙组每只皮下注射 2% 西咪替丁 6mg/100g；丙组每只灌服生理盐水 5ml。

(4) 于手术后 18 小时，断头处死大鼠，剪开腹壁，在贲门部结扎，取出胃，立即泡于 1% 甲醛溶液中 5 分钟，取出用滤纸吸干。在大弯处切一小口将胃内容物经漏斗移入量筒内，沿大弯切开胃，用清水轻轻漂洗胃体，平铺于玻璃板上，在显微镜下观察并计算溃疡面积及整个腺体胃的总面积。测量胃液体积及用 pH 试纸测胃液的酸度。

【结果处理】 计算溃疡面积，测量胃液体积、胃液 pH，汇集全班结果，将 3 组不同给药组的以上 3 个指标进行比较。

【注意事项】

(1) 手术前的绝对饥饿是造成溃疡的必要条件。应将大鼠关在架空的铁丝鼠笼内，以防其吞食粪粒及铺垫物。

(2) 结扎幽门时应避开血管，以免妨碍胃肠道的血液循环。

(3) 用镊子夹取胃部时动作要柔和，以免损伤组织器官。

【方法说明】 幽门结扎法诱发的胃溃疡发生率为 85%~100%，常与水浸拘束法配套应用。幽门结扎法诱发的胃黏膜病损程度，与动物手术前的禁食情况和结扎后经历的时间有关，该模型还可用胃内滞积的胃液分析测定其体积、胃液酸度、总酸度以及胃蛋白酶活力，用于观察药物对以上各指标的影响作用。

3. 抗心律失常药实验

【原理】 结扎动物的冠状动脉后，由于心肌缺血，代谢产物积聚，心肌细胞膜对离子的通透性发生改变，缺血区和非缺血区心肌电生理特性不均一，功能紊乱导致心律失常。冠脉结扎后数分钟内即可发生室性期前收缩，室性心动过速，甚至室颤。与急性心肌梗死患者发病早期发生心律失常的过程相似。缺血心肌再灌注时，由于氧自由基的生成和钙离子的内流加重心肌损伤和电生理紊乱，更易发生室速、室颤等严重室性心律失常。

【实验动物】 雄性大鼠 6 只，体重：180~250g。

【实验材料】 心电图机、小动物人工呼吸机、气管插管、手术器械、小动脉夹、小段硅胶管（内径 2~3mm）、注射器。0.5% 美西律、1.5% 戊巴比妥钠、生理盐水。

【方法与步骤】

(1) 取大鼠称重，用 1.5% 戊巴比妥钠（45mg/kg）腹腔注射麻醉。仰卧位固定于手术台上。

(2) 颈部正中切开皮肤，做气管插管接呼吸机进行正压人工呼吸（频率 50 次 / 分，潮气量每分钟 1000ml/kg），颈外静脉插管准备给药用。

(3) 连接心电图机，记录标准Ⅱ导联心电图。

(4) 从左胸第 4，5 肋间开胸，暴露心脏，用左手挤压胸廓或用环形镊将心脏提出胸外，用无损伤缝合线（5/0）在距左冠脉根部 2~3mm 处围绕冠脉穿线，迅速将心脏放回胸腔。将缝线头穿过一小段硅胶管后引出，用于阻断冠脉。

(5) 稳定 10~15 分钟后，拉紧缝线，并用小动脉夹固定，使硅胶管压迫冠脉，完全阻断其血流。观察记录心电图，是否有明显的心肌缺血表现（J 点抬高）及有无心律失常，如有及时记录。

(6) 缺血 10 分钟后放开结扎线，造成缺血心肌复灌，并观察记录 0~30 秒，1 分钟，1.5 分钟，2 分钟，3 分钟，4 分钟，5 分钟的心电图。一般在再灌注后 1 分钟内最易发生室速，室颤等心律失常，如 5 分钟内未出现心律失常，则以后很少再出现心律失常。将整个实验分两组进行，一组在冠脉阻断前给美西律（5mg/kg），另一组给同量生理盐水作为对照组。

【结果处理】 根据心电图结果计算室速（VT），室颤（VF）的发生率和持续时间以及死亡率和再灌注30秒内室性期前收缩次数。还可采用等级记分法测定室性心律失常的严重程度分数。等级划分可参考下列标准：

0级：无室性心律失常；

1级：偶发室性期前收缩（<5%）；

2级：频发期前收缩，二联律，三联律；

3级：短时阵发室性心动过速；

4级：持续室性心动过速；

5级：室扑，室颤；

6级：死亡。

心律失常分数的组间显著性差异检验不能用参数统计，可用Ridit检验或等级序值法。最后根据整理结果对药物的抗心律失常作用进行评价。

【注意事项】

(1) 阻断冠脉后，心电图应有明显的缺血改变，否则很可能未扎住冠脉。

(2) 再灌注心律失常必须一次缺血再灌成功：多次缺血后一般不再出现心律失常。

(3) 温度可明显影响动物的心律失常发生率，所以在温度较低时要采取保温措施。

(4) 血液pH对心律失常发生也有明显影响，要严格按体重调整潮气量。

(5) 阻断冠脉时缝线拉得不能太松，但是也不能太紧，以免勒断冠脉而不能进行再灌注。

(6) 再灌注前的缺血时间对再灌注心律失常的发生率有显著影响。麻醉大鼠缺血5~10分钟后再灌注的室颤发生率最高。

(7) 冠脉结扎位置对心律失常的发生有很大影响，要求结扎部位保持一致。

【方法说明】

(1) 大鼠冠脉结扎-再灌注心律失常方法可靠，重复性好，与临床的发病机制相近，是研究抗心律失常药物的常用方法之一。

(2) 冠脉结扎要求位置准，动作快，因而操作者要求经过一段时间的操作训练。

(3) 麻醉大鼠缺血-再灌注心律失常的发生率比清醒大鼠低，但后者实验难度更高。

（三）豚鼠（guinea-pig；*Cavia porcellus*）

豚鼠对组胺很敏感，容易致敏，常用于平喘药物和抗组胺药物的实验研究；对结核菌亦敏感，故也用于抗结核药的研究。此外，还用于离体心脏及平滑肌实验，其乳头肌和心房常用于电生理特性及心肌细胞动作电位实验，研究抗心律失常药物的作用机制。

平喘药物实验

【原理】 乙酰胆碱和组胺等，以气雾法给药，可引起豚鼠支气管痉挛、窒息，导致其抽搐而跌倒。这种动物模型可用于观察支气管平滑肌松弛药的平喘作用。

【实验动物】 幼年豚鼠，6只，150~200g，雌雄不限。

【实验材料】 喷雾装置，玻璃喷雾箱，注射器，秒表，1%磷酸组胺溶液，2%氯乙酰胆碱溶液，2.5%氨茶碱溶液，0.1%盐酸肾上腺素溶液，生理盐水。

【方法与步骤】 实验前一天，取幼年豚鼠，置于喷雾箱（长20cm，宽13cm，高14cm，可用有机玻璃制作）内（图10-2-6），以2%氯乙酰胆碱和1%磷酸组胺

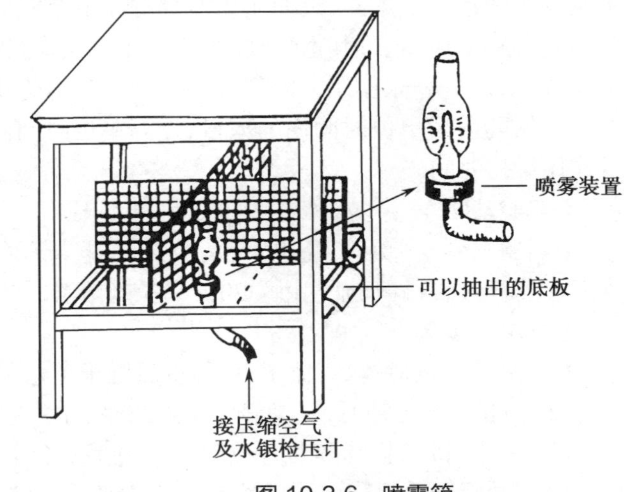

图10-2-6　喷雾箱

混合液(2∶1)恒压喷雾30秒,选用2分钟内翻倒的豚鼠。

实验时,1组腹腔注射2.5%氨茶碱溶液0.8ml/100g,另1组腹腔注射等容量生理盐水。半小时后,将两只豚鼠置于喷雾箱内,以2%氯乙酰胆碱和1%磷酸组胺混合液喷雾30秒,观察并记录5分钟内各豚鼠是否抽搐翻倒。

【实验结果】

组别	喷雾混合液后反应(5分钟鼠抽搐翻倒否)
2.5%氨茶碱溶液组	
生理盐水组	

【注意事项】

(1) 豚鼠必须选幼鼠,体重不超过250g,引喘潜伏期不超过150秒。

(2) 判断药物有无平喘作用的指标:用药后引喘潜伏期明显延长或用药后动物不会因呼吸困难而跌倒,一般观察时间约6分钟,不跌倒者引喘潜伏期以6分钟计算。

(3) 多次重复接触组胺,部分豚鼠可能出现“耐受”现象,因此在实验安排上要注意各鼠接受喷雾的机会均等。

【方法说明】 喷雾引喘药物从呼吸道吸入,吸入量受呼吸量的影响;刺激性供试药由腹腔给药,若引起疼痛可能抑制呼吸,使引喘药吸入减少,而造成引喘潜伏期延长的假阳性。此外,引喘药浓度、喷雾压力、喷雾头结构等因素也会产生影响。

(四) 家兔(rabbit;*Oryctolagus cuniculus*)

家兔常用于观察药物对心脏、呼吸的影响及农药中毒和解救的实验。亦用于研究药物对中枢神经系统的作用、体温实验、热原检查及避孕药实验。还可选用家兔作失血性休克、肠毒素引起的休克、微血管缝合、离体肠段和子宫的药理学实验、阻塞性黄疸实验、兔眼球结膜和肠系膜微循环观察实验、卵巢和胰岛等内分泌实验以及进行离体兔耳和兔心的各种分析性研究等。

1. 利尿药和脱水药物实验

【原理】 呋塞米属高效利尿药,又称呋喃苯胺酸、速尿,主要作用于髓袢升支粗段的上皮细胞,抑制此段管腔膜上Na^+-K^+-$2Cl^-$同向转运系统。抑制Cl^-的主动转运,Na^+的重吸收也随之减少,导致管腔内Na^+、Cl^-浓度增高,降低肾对尿液的稀释功能。同时,由于从髓袢升支重吸收到髓质间液Na^+、Cl^-的量减少,影响其高渗透压状态的形成,使肾浓缩尿的功能降低,肾小管对Na^+、Cl^-重吸收减少,Mg^{2+}、Ca^{2+}等二价阳离子重吸收也减少,由于大量Na^+转运到远曲小管和集合管,促进Na^+-K^+交换,故K^+排出也增多,而Cl^-不受离子交换影响,因而尿中Cl^-多于Na^+。因此,排出大量的电解质和水分而产生强大的利尿作用。高渗葡萄糖为渗透性利尿药,近曲小管对葡萄糖的重吸收是有一定限度的,该限度即肾糖阈,当一次大量静注50%葡萄糖溶液,超过其重吸收的极限,便可在管腔液中形成高渗透压,多余的葡萄糖随尿排除,同时带走大量的水,产生利尿作用。因部分葡萄糖可从血管中扩散到组织中,且易被代谢利用,故作用弱而短。通过收集给药前后单位时间内的尿量,计算单位时间内尿量增加毫升数,可分析各药的起效时间、作用强度及作用维持时间。

【实验动物】 家兔,体重2~3kg,雌雄不限。

【实验材料】 兔箱、兔手术台、兔开口器、导尿管(灌胃用)、婴儿秤、量筒、烧杯、注射器、聚乙烯管、手术刀、组织剪、眼科剪、血管钳。20%乌拉坦溶液、1%呋塞米溶液、50%葡萄糖注射液、生理盐水。

【方法与步骤】

(1) 给予水负荷:取家兔1只,称重后置于兔箱中,灌胃给温水40ml/kg。

(2) 麻醉:20分钟后,耳缘静脉注射20%乌拉坦溶液1.0g/kg。

(3) 手术:待动物麻醉后背位固定于兔手术台上,剪去下腹部毛,于耻骨联合上方切开皮肤4~5cm,沿腹白线剪开腹壁及腹膜,暴露膀胱,在膀胱底两侧找出输尿管,稍加分离后在输尿管下各穿两根线,一线结扎近膀胱端，在结扎线上方用眼科剪朝肾脏方向剪一小口插入聚乙烯导管，用另一线结扎固定。将两根导管的游离端一并放入量筒内，收集记录正常尿量（ml/5min）。

（4）给药：自耳缘静脉注射50%葡萄糖（5ml/kg），每隔5分钟收集并记录一次尿量，连续6次。给予生理盐水以补充排出的尿量，待尿量恢复正常后，再静脉给予1%呋塞米（4mg/kg），同样每隔5分钟收集并记录一次尿量，连续6次。

（5）计算单位时间内尿量增加毫升数：给药后单位时间内尿量毫升数－给药前单位时间内尿量毫升数＝尿量增加毫升数。

【结果处理】

（1）报告实验动物的种类、性别、体重、给水负荷经过及所给药物的名称、剂量和途径。

（2）收集全部实验室数据，计算各单位时间内尿量增加毫升数的均数（$\bar{x}$）和标准差（s），以尿量增加毫升数为纵坐标，给药后不同时间为横坐标作直方图，比较呋塞米和高渗葡萄糖的作用高峰时间和作用持续时间。

【注意事项】

（1）乌拉坦静脉麻醉时需缓慢推注，边注射边观察角膜反射、呼吸和肌肉松弛情况。

（2）沿腹白线打开腹腔时应小心，切勿损伤腹腔脏器：分离两侧输尿管时应注意避开血管进行钝性分离。

（3）家兔的输尿管较纤细脆弱，插管时动作应细致轻巧，切忌将输尿管插穿。

（4）静注高渗葡萄糖和呋塞米溶液后，一般在1~2分钟和3分钟即发挥利尿作用，如届时无尿滴出，应检查导管内是否凝血或输尿管扭曲。

（5）须等前一药物作用基本消失，尿量恢复正常后方可注入后一药物。

（6）实验过程中，应用温生理盐水纱布覆盖手术野，以保持动物腹腔温、湿度。

【方法说明】 输尿管插管法是较为理想的急性利尿实验方法之一，实验可在较短时间内完成，成功的把握性较大，受外界环境影响较小，与膀胱中余尿的量无关，结果较准确，但动物是处于麻醉状态下，与清醒动物的机体状况有所不同。与该法相类似的还有膀胱插管法，该法动物麻醉、固定、开腹方法同前，找到膀胱后，将膀胱顶上翻暴露膀胱腹面，在腹侧面避开血管作一荷包缝合，在荷包中间剪一小口，插入膀胱套管（套管内预先充满水，排掉空气），套管漏斗口需对准两输尿管，收紧荷包即可。

欲进行清醒动物的利尿实验，可采用膀胱造瘘法，即预先给动物进行膀胱造瘘手术。2周后切口愈合，再将动物固定于特殊支架上收集尿液进行实验。该法可避免麻醉药物的干扰，但实验过程较繁杂。

此外，也常采用导尿法，此法简便并可避免实验动物的手术创伤，但雌性动物易误插到子宫腔内而造成实验失败。现将其方法简要介绍如下：通常选用雄性动物，先将导尿管尖端用液体石蜡润滑，再自尿道轻而慢地插入，导尿管通过膀胱括约肌进入膀胱后即有尿液滴出，再插入1~2cm即可。插入总深度视动物大小而定，一般家兔8~12cm，犬22~26cm。最后用胶布将导尿管与动物体固定，最初5分钟滴出的尿液弃去不计，待滴数稳定后，在导尿管下接一量筒，开始收集和记录尿量。观察尿量的方法除计毫升数外，还可连接记滴器，记录单位时间内尿液滴数。

2. 有机磷药物的中毒

【原理】 阿托品是M受体阻断药，能迅速对抗体内乙酰胆碱（ACh）的M样作用，表现为松弛多种平滑肌、抑制多种腺体分泌、加快心率和扩大瞳孔等；解磷定为胆碱酯酶复活药，属于肟类化合物，其带正电荷的季铵氮可与磷酰化的胆碱酯酶（AChE）的阴离子部位以静电引力相结合，形成磷酰化胆碱酯酶与解磷定的复合物，此复合物可进一步裂解为磷酰化解磷定使胆碱酯酶游离出来，恢复其水解乙酰胆碱的活性，两种药物在有机磷中毒的解救效果不同。

【实验动物】 家兔，体重2~3kg，雌雄不限。

【实验材料】 兔固定箱，60W白炽灯泡，注射器（5ml），加有草酸钾的试管，试管架，秒表，测瞳孔尺，刀片，玻片，干棉球，橡皮圈，标准色板。3%精制敌百虫溶液，0.2%硫酸阿托品溶液，2.5%解磷定溶液。

【方法与步骤】

（1）取兔2只，称重并编甲、乙号，观察下列指标：活动情况、呼吸（频率、深度、节律是否均匀）、瞳孔大小、心跳次数、唾液分泌、大小便、肌张力及有无肌震颤等，分别记录之。

(2) 将两兔分别固定于箱内，以白炽灯泡烤热耳壳，使血管充血扩张。用刀片切割耳缘静脉(切口不要过大、过深)，让血液自然流出，滴入预先置有少量草酸钾结晶的试管内，立即轻轻摇匀，供测定血液胆碱酯酶活力之用。取血后切口用干棉球按压止血。

(3) 两兔分别经另一侧耳缘静脉注入 5% 敌百虫溶液 2ml/kg。注毕，立即记录时间并密切观察上述各项指标的变化，加以记录(如 20 分钟后尚未出现中毒症状，可追补 1/3 剂量)。中毒症状明显后，再按上法取血，供胆碱酯酶活力测定。

(4) 立即给甲兔静脉注射 0.2% 硫酸阿托品溶液 1ml/kg，给乙兔静脉注射 2.5% 解磷定溶液 2ml/kg，然后每隔 5 分钟再检查上述各项指标一次，观察比较两兔中毒症状消除的情况及两药解毒作用的特点。中毒症状明显减轻后，再次由两兔的耳静脉取血，测定血液胆碱酯酶活力。

(5) 实验结束时，给甲、乙两兔分别补充注射解磷定与阿托品，以防兔死亡。

【结果处理】 按表 10-2-7 记录实验结果。

表 10-2-7　家兔有机磷药物的中毒表现及解救

兔号	体重	观察阶段	活动情况	呼吸情况	心率（次 / 分）	瞳孔（mm）		唾液分泌	大小便次数及性状	肌张力及震颤	血液胆碱酯酶活力
						左	右				
甲		给药前									
		给 5% 敌百虫溶液后									
		给 0.2% 阿托品溶液后									
乙		给药前									
		给 5% 敌百虫溶液后									
		给 2.5% 解磷定溶液后									

【方法说明】 本实验中，可利用纸片法进行全血胆碱酯酶活力的比色测定法。

有机磷药物中毒后，体内胆碱酯酶活力受抑制，乙酰胆碱蓄积，引起一系列症状。全血胆碱酯酶活力抑制的程度，可相对地反映中毒程度和治疗效果。在正常生理情况下，胆碱酯酶使乙酰胆碱水解生成醋酸和胆碱。利用酸碱指示剂溴麝香草酚蓝的颜色变化，测定醋酸的生成量，即可反映胆碱酯酶活力高低。酶活力越高，分解乙酰胆碱越多，生成醋酸也越多，pH 也越低；反之，酶活力越低，分解乙酰胆碱就越少，生成醋酸也少，pH 就高。

本法使用的纸片是由指示剂溴麝香草酚蓝和乙酰胆碱配成乙醇溶液浸在滤纸上制成的。当纸片遇血液时，血斑开始显蓝色，以后逐渐由蓝变红，这是因为血液本身的 pH 是 7.4 左右，起初指示剂变蓝，将血液红色掩盖，随着酶反应的进行，产生醋酸，使 pH 下降，指示剂颜色逐渐变化，蓝色被血液红色掩盖，所以观察为红色。

纸片的制备：称取溴麝香草酚蓝 0.14g，溴化乙酰胆碱 0.23g，加无水乙醇 20ml 溶解，再加 0.4mol/L NaOH 约 0.57ml 调节 pH 到 8.0 左右，将新华滤纸切成 1cm×30cm 大小条状，浸入溶液内待全部浸湿后取出，悬挂晾干剪成 $1cm^2$ 大小，置棕色瓶内避光、防潮、忌酸碱保存。

酶活力测定：取纸片一小块在玻片中央，用小玻棒或注射针头蘸一小滴全血滴在纸片中央，立即盖上另一玻片，压紧，两端再用橡皮圈扎紧，使血滴均匀扩散成一圆形斑点(注意：血直径在 0.6~0.8cm 为宜，血量太少易干，失去酶反应活性，过量则纸上出现 3 个圈，不易观察)，置腋下保温 20 分钟取出，然后与标准色板比色[注意：比色时，标准色板要平视观察，血片应透视观察其中央部分颜色变化。若在灯光下观察时，血片不宜离灯过近（更不要直接对准光源）]，判断酶活力之百分数。

标准色板颜色	蓝	灰蓝	棕褐	棕	红棕
胆碱酯酶活性（%）	0	20	50	80	100

测定酶活性在60%以下时，即为中毒

二、非啮齿类动物

（一）猫（cat；*Felis catus*）

与家兔比较，猫对外科手术的耐受性强，血压较稳定，故常用于血压实验。用脑室灌流法研究药物的作用部位，药物如何通过血脑屏障。此外，猫也常用于心血管药物及中枢神经系统药物的研究。

1. 传出神经系统药物实验

【原理】 传出神经系统中的自主神经系统有以乙酰胆碱为递质的副交感神经系统和以去甲肾上腺素为递质的交感神经系统，它们互相协调，互相对抗，维持机体的正常生理功能。药物影响副交感和交感神经系统的作用环节主要是递质和受体，通过对动物血压、平滑肌舒缩和腺体分泌的影响，间接地定性分析药物的作用性质。

【实验动物】 猫，体重6~10kg，雌雄不限。

【实验材料】 手术台、手术器械、生理压力监测仪、平衡记录仪、压力换能器、滴定管、注射器。肝素生理盐水、生理盐水、3%戊巴比妥钠溶液，试验用药物。

【方法与步骤】

（1）麻醉：猫称重后，前肢皮下头静脉注射3%戊巴比妥钠30mg/kg，使之麻醉，背位固定于手术台上。

（2）手术分三部分进行。

1）颈部：剪去颈部的毛，正中切开颈部皮肤，分离气管，在气管上做一“⊥”形切口，插入气管插管，结扎固定。分离一侧颈总动脉，插入与压力换能器相连的动脉插管（内充满肝素化生理盐水），待生理压力监测仪之零点和量程调试好后，打开动脉夹，记录正常血压。

2）腹部：剪去腹部的毛，于剑突下正中切开上腹部皮肤5~8cm，沿腹白线切开腹肌，暴露腹腔，找到十二指肠与空肠，在空肠处做一荷包缝合，在待缝合处做一小切口，向十二指肠方向插入水囊（预先抽去空气），收紧荷包，于水囊中充满水，将水囊出口连接于平衡记录仪相连的另一生理压力监测仪及滴定管，记录正常肠蠕动情况。

3）腹股沟：在任意侧的腹股沟部位，用手触得股动脉搏动处，剪去毛，纵切皮肤3~4cm，分离出股静脉，结扎远心端，向近心端插入与输液装置相连的静脉插管，检查静脉插管是否畅通。

（3）给药：上述手术完成后，先描记一段正常血压和肠蠕动曲线，观察腺体分泌情况，然后依次注射下列药物，每次给药后立即由输液管中滴入生理盐水2ml，使药液全部进入血液循环，观察血压、肠蠕动和腺体分泌情况，待上述情况恢复正常或平稳后，再给下一药物。

A. 观察拟肾上腺素药对血压、肠蠕动及腺体分泌的影响

1）盐酸肾上腺素：10μg/（0.1ml·kg）（10^{-4}，w/v）

2）重酒石酸去甲肾上腺素 10μg/（0.1ml·kg）（10^{-4}，w/v）

3）盐酸异丙肾上腺素 50μg/（0.1ml·kg）（5×10^{-4}，w/v）

B. 观察α受体阻断药对拟肾上腺素药作用的影响

4）酚妥拉明 5mg/（0.2ml·kg）（2.5×10^{-2}，w/v）

5）重复1）

6）重复2）

7）重复3）

C. 观察β受体阻断药对拟肾上腺素药作用的影响

8）盐酸普萘洛尔 0.1mg，/（0.1ml·kg）（10^{-3}，w/v）

9）重复 1）

10）重复 2）

11）重复 3）

D. 观察拟胆碱药对血压、肠蠕动及腺体分泌的影响及 M 受体阻断药对拟胆碱药作用的影响

12）毛果芸香碱 0.1mg/(0.1ml·kg)（10^{-3}，w/v）

13）乙酰胆碱 1μg/(0.1ml·kg)（10^{-5}，w/v）

14）阿托品 0.5mg/(0.1ml·kg)（5×10^{-3}，w/v）

15）重复 13）

16）乙酰胆碱 10μg/(0.1ml·kg)（10^{-4}，w/v）

【实验结果】 复制血压、肠蠕动曲线，标明血压值，所给药物的名称和剂量，分析各药的相互作用，解释给药前后出现的各种生理现象的变化。

【注意事项】

(1) 颈部手术部位不宜靠近甲状腺部位，否则易出血，切勿损伤颈部迷走神经和交感神经。

(2) 当血压较低时，应夹闭动脉插管，以防过多抗凝剂倒流入动物体内。

(3) 本实验中如果药物的剂量按盐类计算，可根据实际情况作适当调整。

【方法说明】 血压、腺体分泌实验是检验传出神经药物极其敏感的方法，一般多采用犬、猫、兔和大鼠的急性试验。用猫做实验优点较多，如血压恒定，较大鼠、家兔等小动物更接近人体；对药物反应灵敏，并与人体基本一致；血管和神经较粗，管壁弹性强，便于手术操作；心搏动力量强，能描绘出较好的血压曲线；适用于分析药物对循环系统的作用机制；用作药物筛选试验可反复应用。缺点是成本较高，不适用于需要动物数量较多的实验（表 10-2-8）。

表 10-2-8 传出神经药物对麻醉猫血压、肠蠕动和腺体分泌的影响

动物		体重		性别		麻醉	
药品	剂量	血压		肠蠕动		腺体分泌	
		用药前	用药后	用药前	用药后	用药前	用药后
肾上腺素	10μg/(0.1ml·kg)						
去甲肾上腺素	10μg/(0.1ml·kg)						
异丙肾上腺素	50μg/(0.1ml·kg)						
酚妥拉明	5mg/(0.2ml·kg)						
肾上腺素	10μg/(0.1ml·kg)						
去甲肾上腺素	10μg/(0.1ml·kg)						
异丙肾上腺素	50μg/(0.1ml·kg)						
普萘洛尔	0.1g/(0.1ml·kg)						
肾上腺素	10μg/(0.1ml·kg)						
去甲肾上腺素	10μg/(0.1ml·kg)						
异丙肾上腺素	50μg/(0.1ml·kg)						
毛果芸香碱	0.1mg/(0.1ml·kg)						
乙酰胆碱	1μg/(0.1ml·kg)						
阿托品	0.5mg/(0.1ml·kg)						
乙酰胆碱	1μg/(0.1ml·kg)						
乙酰胆碱	10μg/(0.1ml·kg)						

2. 抗高血压药物实验

【原理】 交感、副交感神经中的传出神经纤维要经过神经节换元至节后神经才能到达效应器起作用，两种神经节前纤维均释放乙酰胆碱。交感、副交感神经的节后神经末梢分别释放去甲肾上腺素和乙酰胆碱，兴奋心脏和血管的相应受体而引起血压的变化，外周血管的舒缩以交感神经调节为主，神经节阻断剂阻断神经节中的神经冲动传递而产生药理作用。根据用药后能否阻断刺激交感、副交感神经节前纤维及直接使用神经递质引起的血压变化，可推测该药是否阻断神经节。

【实验动物】 猫，2~3kg，雌雄不限。

【实验材料】 药理生理多用仪、猫手术台、手术器械、测压装置、动脉插管、动脉夹、小儿头皮针、刺激电极、注射器等。2.5% 六甲溴铵、3% 戊巴比妥、0.01% 重酒石酸去甲肾上腺素、0.001% 氯化乙酰胆碱、0.2% 肝素（或 5% 枸橼酸钠）、生理盐水。

【方法与步骤】

(1) 动物称体重，耳缘静脉缓慢注射 3% 戊巴比妥（1ml/kg）麻醉。

(2) 麻醉后，将猫背位固定于手术台上，剪去颈部被毛，正中切开颈部皮肤，在胸锁乳突肌与气管之间分离出左、右颈总动脉及右侧迷走神经，于右侧颈总动脉下穿一线用于阻断血流，于右侧迷走神经下穿二线靠近头端结扎，保留近心端迷走神经结扎线，以备电刺激时提起。

(3) 将充满抗凝剂（0.2% 肝素）的动脉插管插入左颈总动脉，与测压装置相连，以便记录血压。

(4) 自一侧耳缘静脉插入充有生理盐水的头皮针，用胶布固定，以备注射给药。

(5) 待血压平稳后，描记一段正常血压曲线，然后按下列顺序进行实验：

1) 阻断右侧颈总动脉血流 15 秒钟，观察血压的变化。

2) 电刺激迷走神经近心端，找出引起血压反应的最低刺激强度，观察刺激引起的血压变化。电刺激参数：方波 8Hz、波宽 2ms、120% 阈电压（3~4V），刺激 15 秒。

3) 静脉注射去甲肾上腺素（10μg/kg），观察血压变化。

4) 静脉注射乙酰胆碱（1μg/kg），观察血压变化。

5) 静脉注射 2.5% 六甲溴铵（0.1mg/kg），观察血压变化。

6) 待血压降至最低点后，迅速重复上述 1)、2)、3)、4)，观察血压变化。

【结果处理】 测量、计算血压变化的数值，根据实验步骤所用药物及刺激等对应记录，并分析实验结果。

【方法说明】 兔来源容易，动物温顺，体形大小适中，适合于一般实验及进行基本操作训练。由于兔血压不够稳定，在进行降压药筛选时一般不选用它，而多选猫、犬和大鼠等动物。猫的瞬膜受颈上交感神经节后纤维支配，故也可通过观察瞬膜的收缩反应来了解药物对交感神经节的阻断作用。

（二）犬（dog；*Canis familiaris*）

药理实验需大动物时常用犬。常用于观察药物对心脏泵血功能和血流动力学的影响，心肌细胞电生理研究，降压药及抗休克药的研究等。犬还可以通过训练，用于慢性实验研究，如条件反射、高血压的实验治疗、胃肠蠕动和分泌实验、慢性毒性实验。

1. 药物对呼吸、循环系统的影响实验

【原理】 该实验属于一般药理学实验内容，主要通过犬观察药物对呼吸及循环系统的影响。

【实验动物】 动物种属与品系选择：比格犬 4~6kg 或中华田园犬 8~12kg，不少于 6 只，雌雄各半。

【实验仪器】 电脑，RM6240C 型生理实验系统及配套的 YP100 型压力感受器、HX101 型呼吸换能器、心电图及导联线。

【方法与步骤】 动物禁食 12 小时后，腹腔注射 3% 戊巴比妥钠 30mg/kg（1ml/kg）麻醉，固定。行颈总动脉插管术，连接压力感受器和三通管；心电图电极连于四肢（按绿 - 右前，黑 - 右后，红 - 左后方式连接）；HX101 型呼吸换能器用弯针垂直悬于剑突下 1~2cm；RM6240B/C 生理实验系统记录犬血压（BP）、心电图（ECG）生物波各参数指标以及呼吸（R）频率和深度。给药前先观察并记录各组动物血压、心电图生物波各参数指标以及呼吸频率和深度后，给予受试药后在不同时间点观察并记录犬各项指标的变化，电脑记录实验结果。

【注意事项】 观察时间根据药物的体内过程进行,一般在 1 小时内可多观察几个时间点,超出 1 小时后可每小时观察一次。

【方法说明】 该实验也可采用大鼠进行。

2. 抗心肌缺血实验

【原理】 临床上心肌梗死的常见原因是冠心病。当冠状动脉粥样硬化导致动脉严重狭窄或闭塞时,产生心肌缺血或心肌梗死,结扎冠状动脉后可使心肌长时间缺血引起心肌梗死。结扎冠脉后产生的血流动力学,心肌代谢改变及心律失常等,与冠心病产生心肌梗死时的改变有相似之处。冠状动脉结扎后梗死发展快,缺血范围大致固定,可进行组织切片染色、心电图 ST 段标测和血清酶学检查等指标测定,从而确定心肌缺血 / 梗死范围和损伤程度。测定药物对这些指标的影响可评价药物抗心肌缺血和缩小梗死范围的作用。犬心前区心包膜与胸膜容易分开,因此可在不破胸膜的情况下剪开心包膜,结扎冠脉。

【实验动物】 犬 1 只,12~15kg,雌雄不限。

【实验材料】 犬手术台、心电图机、手术器械、小开胸器。3% 戊巴比妥钠、2% 碘酊、75% 乙醇、甲紫、庆大霉素针剂。

【方法与步骤】

(1) 取犬 1 只,称体重,仰位固定,用 3% 戊巴比妥钠 30~45mg/kg 静脉麻醉,手术前去毛。局部用 2% 碘酊消毒,75% 乙醇脱碘。

(2) 心电图标测:以胸骨左缘旁开 1cm 第 4 肋间为中心,上下左右各 1cm 范围,用甲紫标记 9 个点,记录结扎前该 9 点的胸前导联的心电图。

(3) 从胸骨中线切开皮肤,暴露胸骨,沿胸骨左缘剪断第 1~3 肋软骨,用小开胸器轻轻撑开胸腔切口,可见心包及跳动的心脏。

(4) 提起心包膜,用眼科剪小心将心包膜前部剪开,注意不要弄破胸膜。用止血钳将左心耳轻轻提起,用持针器持无损伤缝针在冠状动脉前降支根部下约 1cm 处穿线结扎。为减少侧支循环,增大心肌梗死范围,可在结扎线下约 0.5cm 处再穿线进行冠脉结扎。

(5) 关胸后,再次记录胸前 9 个标测点的心电图,观察 ST 段的变化,注射庆大霉素 4 万 U,预防感染。

(6) 一天后,再次记录标测点的心电图。处死动物,取出心脏进行硝基四氮唑蓝(NBT)染色,估计梗死范围。

(7) 如要测定血清肌酸激酶或其 M 型同工酶的变化,则应在手术前及梗死后分别取血清进行酶活力测定。

【结果处理】

(1) 心电图 ST 段和 Q 波标测胸前多导联标测的心电图 ST 段一般在结扎后 2 小时明显抬高,1 天达高峰,3 天内持续抬高,3 天后逐渐自发缓解。胸前任一导联的 ST 段变化不能定量反映心肌梗死的范围,但一般认为胸前多导联的 ST 段抬高总 mV(∑ST)可以定量代表心肌梗死范围。ST 段异常抬高或降低的导联数(NST)和平均每导联 ST 段移位的 mV 值(即∑ST 除以全部标测点)也可作为表示梗死范围的参考指标。此外,Q 波深度的总 mV 即∑Q 与出现 Q 波的导联数(NQ)也可作为反映心肌梗死范围的指标。

(2) 硝基四氮唑蓝大体标本染色(参见硝基四氮唑蓝染色法)测量心肌梗死范围。

(3) 肌酸激酶(CK)或乳酸脱氢酶(LDH)的测定以结扎前和结扎后 1 小时,3 小时,6 小时和 24 小时做比较。

【注意事项】

(1) 开胸和结扎冠状动脉时要注意保持胸膜的完整,这样可不用人工呼吸。

(2) 剪开肋软骨时,要靠着胸骨边缘下剪,以免剪破乳内动脉,引起大出血。

(3) 此法产生的心肌梗死范围在 3 天内较稳定,3 天后有自发缓解的趋势,实验时应加以注意。

【方法说明】 该实验可采用兔进行,如用兔实验,可不破胸膜结扎冠状动脉,方法简便,而且家兔耐受力较犬强,冠脉结扎后较少发生致命性心律失常,成功率较高;可用大体标本染色或组织切片和酶学检查来估计梗死范围,还可进行心电图标测。其价格也比犬便宜。

三、其他动物

蛙和蟾蜍属于两栖类动物,也常用于药理学实验的研究,如离体心脏能较持久地有节律地搏动,常用于观察药物对心脏的作用;坐骨神经和腓肠肌标本可用来观察药物对周围神经、神经肌肉或横纹肌的作用;蛙的腹直肌还可以用于鉴定胆碱能药物的作用。

【原理】 两栖类动物由于能生活在水中,其心脏较能耐受缺氧的环境,在给予合适营养液的情况下,其心脏能较长时间地存活并维持心肌收缩。将药物加入到灌流液中可观察药物直接对心脏的作用。采用低钙任氏液造成心衰模型,可较明显地显示药物的强心作用。

【实验动物】 蛙或蟾蜍 2 只,体重 70g 以上,雌雄不限。

【实验材料】 手术器械、毁髓针、蛙板、八木 -Hartung 蛙心插管、蛙心夹、描记装置(肌力换能器和平衡记录仪)、烧杯、注射器、滴管;5% 洋地黄、任氏液、低钙任氏液(Ca^{2+} 含量为正常任氏液的 1/4)。

【方法与步骤】

1. 取蛙或蟾蜍 1 只,用毁髓针捣毁脑及脊髓,仰位固定在蛙板上。依次剪开胸前区皮肤,胸骨和心包膜,充分暴露心脏(图 10-2-7)。

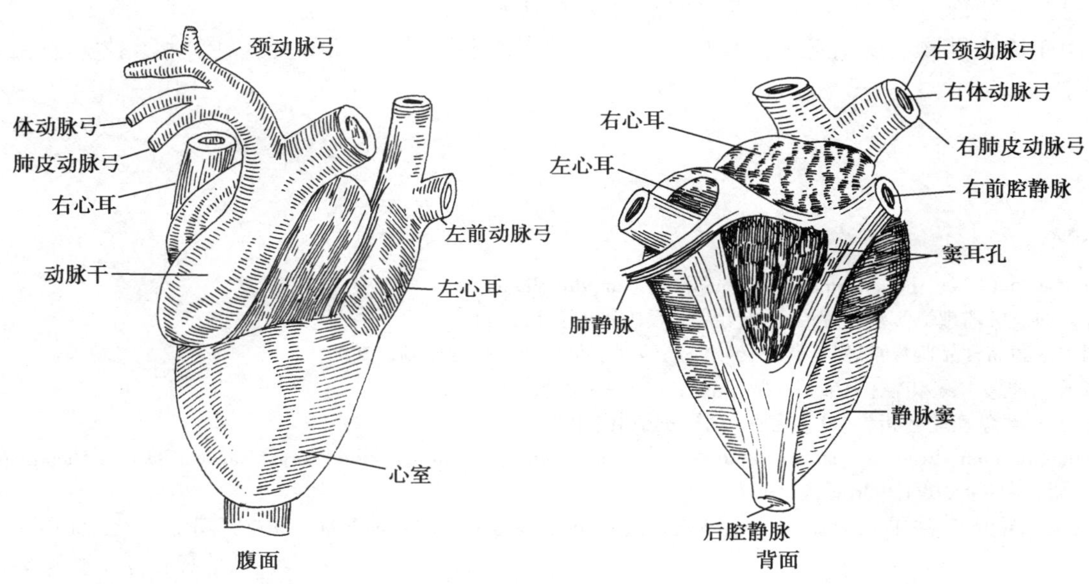

图 10-2-7　蛙心解剖图

2. 在左、右主动脉下穿二线,然后将心尖翻向头侧;暴露出静脉窦和后腔静脉。小心分离两侧肝脏与肝间的韧带,游离后腔静脉后,在其下面穿一线,在穿线处的下方剪一小口,把盛有任氏液的静脉插管从此口插入,用线结扎固定,立即用任氏液从静脉插管冲洗心脏,洗净余血。

3. 翻正心脏,在左主动脉远端剪口,向心脏方向插入动脉插管,如灌流液从动脉插管流出通畅,则用预置的一根线连同右主动脉一起将动脉插管扎紧。用剪刀将心脏从周围组织中游离出来,调整好方向、角度,将动、静脉插管固定在一起。用主动脉下另一丝线结扎除主动脉和后腔静脉以外的所有血管。制成蛙心标本(图 10-2-8)。

4. 用任氏液反复冲洗心脏,直至动脉流出液无色为止。调节静脉插管液面 1.5~2cm,在整个实验过程中液面高度应保持不变。用蛙心夹夹住心尖,连接好记录装置。

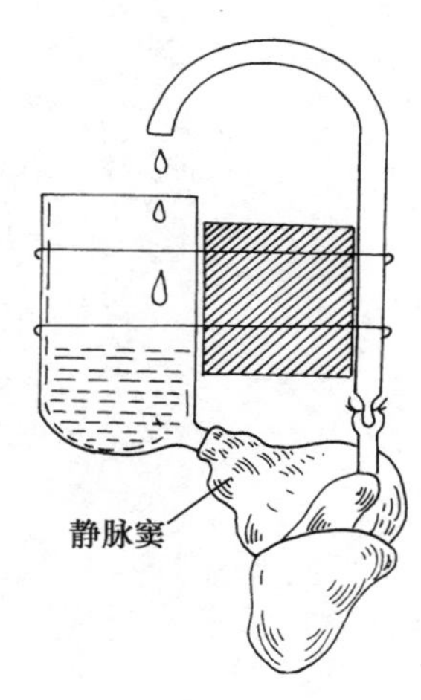

图 10-2-8　八木氏法离体蛙心制备

5. 描记一段正常曲线，观察心脏收缩幅度、心率、心输出量（滴 / 分）。然后按下列步骤实验：

（1）换用低钙任氏液，待收缩明显减弱后描记曲线，观察上述指标。

（2）向静脉管内加 5% 洋地黄 1~2 滴，作用明显后，观察记录各项指标。

6. 比较给药前后心脏收缩强度，频率，节律以及从动脉管中搏出液体的流速（滴 / 分）。

【结果处理】

1. 剪贴或复制心脏收缩曲线，并作注明。

2. 给出用药前后心输出量。

【注意事项】

1. 在手术和实验过程中不可损伤静脉窦，并要防止标本漏液。

2. 动脉插管位置应离动脉球远些，以保证动脉流出通畅。

3. 每次换药前后，静脉插管中液面高度应尽可能一致。

4. 加洋地黄时应逐滴加入，以免药量过大造成中毒。

5. 离体心脏要经常保持湿润。

【方法说明】

1. 本实验为一经典方法，取材容易，仪器设备简单，对实验要求低，成功率高。

2. 可同时评价药物对离体心脏的收缩幅度，心输出量和心率的影响。

3. 由于冷血动物心脏对药物的反应与温血动物有许多差异，一般在教学中作为示教实验，在实验研究中使用较少。

（岑彦艳　周红）

参考文献

[1] Annu Rev Pharmacol. http://arjournals.annualreviews.org/loi/pharmtox

[2] 周红，陈晓红. 药理学实验教程[M]. 北京：人民卫生出版社，2011.

[3] 中国国家药品食品监督管理局. 化学药物一般药理学研究技术指导原则. 2005.

[4] 徐叔云. 药理学实验方法[M]. 第 3 版. 北京：人民卫生出版社，2001.

[5] 钱之玉. 药理学实验与指导[M]. 北京：中国医药科技出版社，2003.

[6] Laurence Brunton，Bruce A Chabner，Bjorn Knollmann.Goodman and Gilman's the Pharmacological Basis of Therapeutic [M]. 第 12 版 . 北京：人民卫生出版社，2010.

[7] H G Vogel，W H Vogel. Drug Discovery and Evaluation—Pharmacological Assays [M]. 北京：科学出版社，2001.

（商海涛　整理编辑）

第三章　药动学动物实验方法

Chapter 3　Animal experimental method of pharmacokinetics

药动学(pharmacokinetics, PK)是研究药物在体内的吸收、分布、代谢和排泄过程的一门学科，其核心是考察药物在机体各组织器官中暴露量的经时变化及其规律。药动学性质直接决定药物的有效性与安全性。药物在整体水平的表观药动学行为实际取决于两大基本属性，即药物自身属性及生物系统属性。药物自身属性包括药物的水溶性、膜穿透能力、组织亲和力、蛋白结合率、代谢稳定性等性质，生物系统属性包括血流量、脂肪含量、白蛋白含量、代谢酶及转运蛋白表达量及功能状态等，后者受动物种属、个体差异、生理及病理等多种因素影响。完整的药动学研究体系包括体外、在体和整体实验。首先借助体外实验阐明药物的基本药动学性质，比较种属差异，选择适宜的模式动物，继而借助动物整体药动学参数向人体药动学参数的放大技术，体外向体内参数的外推技术及基于生理的药动学模型等技术，最终实现人体药物代谢清除行为的预评判。在新药研发过程中，药动学研究是临床前期成药性评价的重要组成部分。

第一节　概　　述

Section 1　Overview

进入21世纪以来，随着生命科学及相关技术的迅猛发展，新药研发更注重多学科、多技术的融合及协作，新药研发的发展趋势已从以药物化学家引领的传统模式转变成以生物学家引领、多学科间交叉合作的新模式，即以药物理性设计为指导，药效、安全性及药动学三大属性共同优化、基础研究迅速应用转化为产业成果的创新药物研究模式。药物代谢作为机体处置药物最重要的方式，它不仅是药物在体内最主要的消除方式，同时也是许多药物的体内激活方式，进而导致药物的有效性和安全性发生质的转变。药动学研究及基于代谢酶抑制的药物 - 药物相互作用评估已成为当前新药发现领域的重要组成部分。近年来，美国食品药品管理局(FDA)及欧洲药品质量管理委员会(EDQM)都已相继发布并不断更新药动学研究相关的指导原则和实施细则。

药物进入机体后，会历经吸收、分布、代谢及排泄(absorption、distribution、metabolism、excretion, ADME)等过程，方可到达药效或毒效靶点发挥其效应。药动学(pharmacokinetics, PK)是研究药物进入机体后的ADME过程及其经时变化规律的一门学科，旨在揭示给药剂量(dose)与机体暴露量(exposure)间的关系及其经时变化规律与机制，从而指导药物研发和临床合理应用。在创新药物研制过程中，药动学研究与药效学、毒理学研究处于同等重要的地位，已成为药物临床前研究和临床研究的重要组成部分。传统PK研究基于整体论和经验论的研究策略，主要以整体动物实验为核心技术，仅以获取表观PK参数为研究目标，数据处理方式主要采用经典的房室理论，开展表观PK参数的种属间放大和向人体外推和预测。这种基于整体论及经验论的传统研究模式存在诸多缺陷，如实验手段单一、体内进程及内在因素与机制不清晰、实验动物需求量大及无法实现高通量等。更为重要的是，由于忽视了种属间存在生理结构上的差异，采用房室模型及非等容放大(allometric scaling)的参数外推往往导致人体PK参数预测的失败率较高，从而影响到药物临床使用的安全性和有效性。

当代PK研究表明，药物在整体水平的表观PK行为取决于两大属性：药物自身属性(drug-specific properties, DSP)及生物系统属性(biological system-specific properties, BSSP)。DSP(如药物水溶性、膜穿透能力、组织亲和力、蛋白结合率、代谢稳定性等性质)取决于药物自身，为药物专属性参数；而BSSP(如个体脏器大小、体表面积、血流量、脂肪含量、酶及转运蛋白表达量、功能状态及分布等)则受动物种属、个体差异、生理及疾病状态、环境等多种因素影响。药物的表观 PK 行为及参数只是表观现象,并不是导致药物安全性和有效性不良的根本原因,决定药物 ADME 和 PK 性质的 DSP 和 BSSP 两大属性才是导致其安全性和有效性不良的本质因素。因此,建立药物自身属性及生物体系特异性的评价技术以及评价目标化合物的这两大类性质是当代药动学研究的重要组成部分。

国外制药巨头近十年来的新药创制实践已表明,完整的药动学研究体系需要体外、离体与整体实验的有机结合;同时还需借助体外向体内参数的外推与放大(IVIVE)技术、动物整体 PK 参数向人体 PK 参数的推导与转化技术。以系统论为指导的当代 PK 研究通过整合药物体外实验参数(DSP 和 BSSP 性质)及动物整体 PK 参数,采用基于生理的药动学(PBPK)的研究模式,通过开展候选药物在不同实验动物整体 PK 参数的种属间推导、放大和验证,建立可信的参数外推模型;进而结合人体生理参数,建立向人整体 PK 性质预测和过渡技术。其通过体外实验与离体、整体实验的有机结合,扬长避短,既实现了药物发现早期的高通量筛选,又可为离体和整体实验选择与人更为相似的实验动物,达到体内 ADME 进程的一致性,进而实现参数的可预测性。

本章将顺应近年来国外及国内药动学研究趋势及研究热点,重点围绕药动学研究涉及的 DSP 和 BSSP 两大类关键因素,系统介绍药物体外代谢及体内 PK 研究的实验设计、实验操作技术以及数据处理与 PK 参数的外推和放大技术。全章主体内容设置依照药物代谢的实验流程分为体外实验、离体实验、整体实验及药动学参数的种间放大四部分,旨在通过介绍药动学相关技术揭示药物的体内外代谢路径研究、种属差异及基于种属差异的模式动物选择、整体 PK 研究,以及体外与在体、整体药动学参数的关联。编者希望通过本书的介绍,使更多国内同行了解药物代谢研究领域的最新研究进展,以及国外先进的研究理念、新技术及新策略,并将这些技术快速融入整个药物研发体系。

(葛广波 杨凌)

第二节 体外代谢研究及模式动物的选择

Section 2 In vitro metabolic studies and choice of animal models

由于伦理的限制,新药研发过程中药动学性质研究以动物实验为主,常用的实验动物包括啮齿类(小鼠、大鼠)和非啮齿类(比格犬、小型猪、猴等),由此获得的临床前药动学(PK)参数直接外推至人体的首次给药剂量。肝脏代谢和肾脏排泄是药物从体内清除的两大主要途径,对于以代谢为主要清除途径的化合物,在临床前 PK 研究中,代谢酶的种属间差异不容忽视(表 10-3-1),明确药物代谢酶的种属间差异,选择与人的代谢酶具有相似基因型和表型的模式动物(表 10-3-2)尤为重要。以下将基于体外代谢研究,着重从化合物在各种属的代谢物谱、代谢酶谱和抑制剂谱三方面来阐述。

表 10-3-1 主要 CYP 酶家族在人、小鼠、大鼠、犬及猴的种属差异性

家族	亚家族	人	小鼠	大鼠	犬	猴	小型猪
CYP1	A	1A1,1A2	1A1,1A2	1A1,1A2	1A1,1A2	1A1,1A2	1A1,1A2
	B	1B1	1B1	1B1	1B1	1B1	1B1
CYP2	A	2A6,2A7,2A13	2A4,2A5,2A12,2A22	2A1,2A2,2A3	2A13,2A25	2A23,2A24	2A19
	B	2B6,2B7	2B9,2B10	2B1,2B2,2B3	2B11	2B17	2B?
	C	2C8,2C9,2C18,2C19	2C29,2C37,2C38,2C39,2C40,2C44,2C50,2C54,2C55	2C6,2C7,2C11*,2C12*,2C13*,2C22,2C23	2C21,2C41	2C20,2C43	2C42
	D	2D6,2D7,2D8	2D9,2D10,2D11,2D12,2D13,2D22,2D26,2D34,2D40	2D1,2D2,2D3,2D4,2D5,2D18	2D15	2D17#,2D19#,2D29#,2D30#	2D25
	E	2E1	2E1	2E1	2E1	2E1	2E1

续表

家族	亚家族	人	小鼠	大鼠	犬	猴	小型猪
CYP3	A	3A4,3A5,3A7,3A43	3A11,3A13,3A16,3A25,3A41,3A44	3A1/3A23,3A2*,3A9*,3A18*,3A62	3A12,3A26	3A8	3A22,3A29,3A39,3A46

*Gender difference, #Strain specific. 注:引自 Martignoni M, et al. *Expert Opin. Drug Metab. Toxicol*, 2006, 2(6): 875-894; http://www.ncbi.nlm.nih.gov/genbank/.

表 10-3-2　基于代谢酶基因型和表型的模式动物选择

代谢酶	适宜的动物模型	代谢酶	适宜的动物模型
CYP2D	犬	CYP1A	小鼠
CYP2C	猴	CYP2E1	多个种系,尤其以大鼠为宜
CYP3A	小鼠、大鼠、小型猪		

一、体外代谢实验方法

(一) 肝微粒体的制备方法

【实验原理】

肝微粒体是由肝组织匀浆经超速离心得到的内质网碎片形成的小泡,适合代谢酶催化的生物转化反应和抑制研究。微粒体的制备和保存技术简单,价格相对低廉,酶活性较长时间仍能保持稳定。通过向孵育体系中添加不同的辅因子,可以研究或区分细胞色素 P450(CYP)、黄素单加氧酶(FMO)、尿苷二磷酸葡萄糖醛酸转移酶(UGTs)。

【实验材料】

1. 仪器设备　实验所用仪器主要包括内切式匀浆机,高速离心机,超速离心机,表面皿数个,冰袋数个,碎冰,烧杯,匀浆用玻璃管,不锈钢剪刀、(双光束)紫外分光光度计、CO 通气设备。

2. 试剂　实验所用试剂耗材主要包括新鲜人肝脏;0.15mol/L KCl 的 100mmol/L 磷酸钾缓冲液(pH 7.4);100mmol/L 磷酸钾缓冲液(pH 7.4);2% 碳酸钠溶液(用 0.1mol/L NaOH 配制);0.5% 硫酸铜(用 1% 酒石酸钾配制);牛血清白蛋白(BSA)标准液 500μg/ml(用 0.1mol/L NaOH 配制);酚试剂;连二亚硫酸钠溶液(0.1g/ml)。

【操作步骤】

1. 组织用含 0.15mol/L KCl 的 100mmol/L 磷酸钾缓冲液(pH 7.4)内切式匀浆机匀浆。
2. 9000 ×g 离心 20 分钟,取上清,即得 S9。
3. 超速离心机 105 000 ×g 超速离心 60 分钟。
4. 取沉淀重悬于 100mmol/L 磷酸钾缓冲液(pH 7.4)中,105 000×g 超速离心 60 分钟取沉淀(即微粒体)。人肝微粒体中底部的油状物质与上层的蛋白质分开储存。
5. 将微粒体重悬于少量磷酸钾缓冲液(pH 7.4,100mmol/L)中。
6. 临用时取 2% 碳酸钠溶液 50ml,加 0.5% 硫酸铜 1ml,混匀(甲液),放 50℃水浴 10 分钟(或室温 30 分钟),冷却后,680nm 比色,计算每 1ml 中蛋白含量,将各管微粒体贮存液稀释成等浓度蛋白悬液(测定管和标准管均平行做两个)。按照表 10-3-3 建立蛋白浓度标准曲线。
7. 微粒体悬液在 0.1mol/L 磷酸缓冲液(pH 7.4)中稀释至 0.5mg/ml。各取 3ml 加入两比色杯中,于(双光束)紫外分光光度计 500~400nm 波长区间扫描并做基线校正,各杯中加入连二亚硫酸钠溶液(0.1g/ml)20μl。迅速向测定管内充 CO 30~60 秒(充气速度要慢,防止起泡沫),稳定 5 分钟后,在 500~400nm 波长区间再次进行扫描测定,得到还原型细胞色素 P450 的吸光度(OD)值。以式(10-3-1)计算细胞色素 P450 含量:

表 10-3-3　蛋白浓度测定方法（Lowry 法）

	空白管	测定管	标准管	
			（蛋白液）	H_2O
H_2O（ml）	1	0.99	0.1	0.9
微粒体悬液（μl）	0	10	0.2 0.3 0.4 0.5 0.6	0.8 0.7 0.6 0.5 0.4
甲液（ml）	3	3	3	
混匀，放置 10 分钟				
酚试剂（ml）	0.8	0.8	0.8	

$$\text{P450nmol/mg 微粒体蛋白} = \frac{\Delta A_{450\text{-}490\text{nm}}}{91nM^{-1}cm^{-1}} \times \frac{1000}{\text{蛋白含量}(0.5mg/ml)} \qquad \text{式(10-3-1)}$$

【控制指标】

1. 在微粒体制备过程中每步操作均须在冰浴或低温下进行。

2. 每克人肝应制备出 40~45mg 肝微粒体。

3. FDA 相关规定指出，在代谢研究中应使用混合肝微粒体（n>10）。

4. 每次制备的人肝微粒体均要进行活力标定并与已制备的微粒体进行活性比较。

5. 每次反应的时间不能控制一致，所以每次测定蛋白浓度都应重新建立标准曲线。

6. 肝微粒体体外代谢模型在应用过程中需要注意以下问题：①游离药物浓度需要取决于化合物本身性质，例如碱性亲脂的药物与血浆蛋白或微粒体蛋白结合率较强，从而造成实际有效浓度较低；②底物和代谢产物容易与代谢酶相接触，与体内实际情况不符；③微粒体富含 CYPs 和 UGTs，缺少其他酶的竞争作用，造成测得的代谢反应速率比完整细胞体系快；④缺少其他代谢酶以及胞质辅因子，而一个完整的细胞体系有可能生成更多的代谢产物；⑤需要添加多种辅因子来实现代谢反应的进行。

（二）酶反应体系及反应条件的建立

【实验原理】

当代谢酶介导的生物转化反应占目标化合物总清除的 30% 以上时，就非常有必要利用体外代谢研究体系对化合物体外代谢途径进行表征，这也是传统整体 PK 研究手段无法进行的研究内容之一。一般情况下，体外代谢实验测定的是代谢产物的生成速率，为了保证酶动力学参数的准确，实验条件要确保反应速率对时间和酶浓度的线性关系。

【实验材料】

1. 仪器设备　实验所用仪器主要包括 LC-10AVP 高效液相色谱系统：SCL-10AVP 系统控制器，LC-10ATVP 双泵，SPD-10AVP 紫外 - 可见光检测器，SIL-10ADVP 自动进样器，CLASS-VP 色谱工作站（日本岛津）；Himac CR21G 高速离心机（日立，日本）；JHN-4F 超声波清洗仪（上海杰恩普超声设备有限公司）。色谱柱为 Diamonsil™ C_{18} 柱（150mm×4.6mm，5μm）；柱温为室温。

2. 试剂　实验所用试剂耗材主要包括：睾酮购自美国 Acros 公司；葡萄糖 -6- 磷酸、葡萄糖 -6- 磷酸脱氢酶购自 Sigma；香豆素、双氯芬酸钠购自 ICN；6β- 羟基睾酮购自美国 Sigma 公司；氧化型辅酶Ⅱ（$NADP^+$）购自 Roche；乙腈为色谱纯，磷酸氢二钾和磷酸二氢钾为分析纯。

【操作步骤】

1. 500μl 酶反应体系，由 100mmol/L 磷酸钾缓冲液（pH7.4）包括 0.5mg/ml 微粒体蛋白、NADPH 生成系统（1mmol/L $NADP^+$、10mmol/L 葡萄糖 -6- 磷酸、1U/ml 葡萄糖 -6- 磷酸脱氢酶，4mmol/L 氯化镁）及睾酮（50μmol/L）组成。睾酮预先溶于甲醇中，反应体系中甲醇终浓度为 1%（v/v）。

2. 37℃预孵2分钟，加入 $NADP^+$(1mmol/L)，启动反应。

3. 反应5，10，20，30，40，50分钟后加入500μl乙腈终止反应，并加入内标(皮质酮，终浓度10μmol/L)。

4. 20 000×g离心20分钟。

5. 取50μl上清用于HPLC分析，以反应时间与6β-羟基睾酮峰面积作图，得到反应时间线性区间。

【控制指标】

1. 在反应体系准备过程中每步操作均须在冰浴或低温下进行。

2. 确定的反应时间及微粒体蛋白浓度线性区间范围内，底物消耗量不能超过20%。

3. FDA相关规定指出，在代谢研究中应使用混合肝微粒体(n>10)。

(三) 分析方法的建立

【实验原理】

利用HPLC，建立了肝微粒体中代谢反应活性的快速、简单、准确的体外检测方法。通过溶解度和洗脱条件的优化，底物及其代谢物能够快速分离并准确定量，显示了良好的线性、准确性、精密度和重复性，并应用于药物代谢的体外酶促反应动力学研究。

【实验材料】

1. 仪器设备　实验所用仪器主要包括LC-10AVP高效液相色谱系统：SCL-10AVP系统控制器，LC-10ATVP双泵，SPD-10AVP紫外-可见光检测器，SIL-10ADVP自动进样器，CLASS-VP色谱工作站(日本岛津)；Himac CR21G高速离心机(日立，日本)；JHN-4F超声波清洗仪(上海杰恩普超声设备有限公司)。色谱柱为Diamonsil™ C_{18}柱(150mm×4.6mm，5μm)；柱温为室温。

2. 试剂　实验所用试剂耗材主要包括：睾酮购自美国Acros公司；葡萄糖-6-磷酸、葡萄糖-6-磷酸脱氢酶购自Sigma；香豆素、双氯芬酸钠购自ICN；6β-羟基睾酮购自美国Sigma公司；氧化型辅酶Ⅱ($NADP^+$)购自Roche；乙腈为色谱纯，磷酸氢二钾和磷酸二氢钾为分析纯。

【操作步骤】

1. 1%甲醇-磷酸钾缓冲液中睾酮溶解度的测定　配制10mmol/L睾酮甲醇溶液，在4℃左右贮存。用甲醇稀释成各种浓度的工作液。以5个浓度(1，3，5，8和10μmol/L)制备睾酮的标准曲线，线性关系以线性回归方程 $y=ax+b$ 表示(x为睾酮的量，y为睾酮的峰面积)。以3个浓度(2，4和6μmol/L)来评价标准曲线。用100mmol/L磷酸钾缓冲液(pH7.4)制备含1%甲醇的睾酮过饱和溶液，用0.45μmol/L孔径的微孔滤膜过滤，取50μl滤液以HPLC分析。

2. 将6β-羟基睾酮溶于甲醇，制成50mmol/L的溶液，存于4℃。用甲醇稀释成各种浓度的原液(250，500，750，1000，1250，1500，2000，2500和32 500μmol/L)备用。

3. 取不同浓度原液，加入100mmol/L磷酸钾缓冲液(pH7.4)，制成含1%甲醇的6β-羟基睾酮(2.5，5，10，15，20和32.5μmol/L 6个浓度)的工作液。

4. 加入等体积的乙腈和内标物(皮质酮，终浓度10μmol/L)，混匀，20 000×g离心10分钟，离心两次。

5. 取50μl上清用于HPLC分析来制备6β-羟基睾酮(2.5~32.5μmol/L)的标准曲线，线性关系以线性回归方程 $y=ax+b$ 表示(x为6β-羟基睾酮的浓度，y为6β-羟基睾酮与内标的峰面积之比)；定量限(limit of quantitation，LOQ)定义为信噪比(S/N)为10时对应的样品浓度。以同样方法制备7.5，12.5和25μmol/L验证样品溶液。

6. 该方法的精密度和准确度以各浓度6β-羟基睾酮的日内及日间差的精密度和准确度来评价。利用峰面积之比与回归方程计算出样品浓度，精密度用相对标准偏差表示(relative standard deviation，RSD＝SD/Mean×100%)，准确度用计算浓度与加入浓度的相对标准误来表示[relative mean error，RME＝(计算浓度－加入浓度)/计算浓度×100%]。以6β-羟基睾酮高、中、低3个浓度(7.5，12.5和25μmol/L)来验证。

【控制指标】

1. 在反应体系准备过程中，每步操作均须在冰浴或低温下进行。

2. 确定的反应时间和微粒体蛋白浓度线性区间范围内，底物消耗量不能超过20%。

3. FDA相关规定指出，在代谢研究中应使用混合肝微粒体(n>10)。

二、代谢酶鉴定实验方法

药物在动物体内的代谢是由酶介导的生物化学反应，不同物种，不同个体，不同组织含有酶的种类、多少都不一样，这种差异导致了药物代谢依赖于不同物种、不同个体及不同组织。所以阐明介导药物代谢的酶在研究药动学上具有重要的意义。这一部分实验主要包括3方面的内容：特异性抑制剂实验、重组单酶筛选及相关性分析实验。下面以醋酸甲羟孕酮在人肝微粒体中的CYP代谢酶鉴定为例，分别介绍这3方面的实验操作。

（一）特异性抑制剂实验

【实验原理】

特异性抑制剂是一类可以特异阻断由一种CYP酶催化的代谢反应，而对其他亚型CYP酶催化的反应没有显著影响的化合物。通过检测特异性抑制剂能否减少目标化合物代谢物的生成来判断该亚型CYP酶是否参与所研究化合物的代谢。

【操作步骤】

在加入NADPH⁻产生体系前，先向含有目标化合物（10μmol/L）孵育体系中加入不同的CYP抑制剂。CYP的选择性抑制剂（或底物）及其浓度分别为：呋拉茶碱（10μmol/L，CYP1A2），8-甲氧补骨脂素（2.5μmol/L，CYP2A6），thioTEPA（50μmol/L，CYP2B6），孟鲁司特（2μmol/L，CYP2C8），磺胺苯吡唑（10μmol/L，CYP2C9），奥美拉唑（20μmol/L，CYP2C19），奎尼丁（10μmol/L，CYP2D6），氯美噻唑（50μmol/L，CYP2E1），及酮康唑（1μmol/L，CYP3A4）。8-甲氧补骨脂素为基于机制的抑制剂，所以它与人肝微粒体（HLMs）、缓冲液和NADPH⁻产生体系在37℃时孵育3分钟后，加入目标化合物起始反应。孵育体系微粒体蛋白浓度为0.3mg/ml，孵育时间为30分钟。

（二）单酶筛选

【实验原理】

重组单酶即是利用分子生物学技术表达出的某一亚型CYP酶，利用检测在不同重组单酶孵育体系里的代谢产物生成量，可以判断出哪一种亚型的CYP酶参与了所研究化合物的代谢。

【操作步骤】

采用的CYP亚型包括从杆状病毒中cDNA-重组表达CYP1A2，CYP2A6，CYP2B6，CYP2C9，CYP2D6，CYP2E1和CYP3A4，以及从大肠埃希菌中表达的CYP2C8，CYP2C19。MPA（100μmol/L）分别与各个重组CYP亚型（40~80pmol CYP/ml）在37℃下孵育30分钟，检测可能的代谢产物。采用了相对较高的底物浓度是为了检测代谢产物的方便。

（三）相关性分析

【实验原理】

对一个特定亚型的CYP酶，不同个体在人肝中因表达量不同等因素，会表现出不同的催化能力。利用已有的探针底物，比较所研究化合物在不同人肝微粒体中代谢产物生成量与探针底物的代谢产物生成量之间的相关性，也能判断出哪一种亚型的CYP酶催化了所研究化合物的代谢。

【操作步骤】

采用9个人的肝微粒体（0.3mg/ml）分别与MPA（10μmol/L，接近K_m值）孵育10分钟，并与其中各个CYP活性进行相关性分析。CYP特异的探针反应分别为：非那西丁O-脱乙基（CYP1A2），香豆素7-羟化（CYP2A6），紫杉醇6α-羟化（CYP2C8），双氯芬酸4'-羟化（CYP2C9），*S*-美芬妥英4'-羟化（CYP2C19），右美沙芬O-脱甲基（CYP2D6），氯唑沙宗6-羟化（CYP2E1），睾酮6β-羟化（CYP3A4）和紫杉醇3'-p-羟化（CYP3A4）。相关性的参数表示为线性拟合系数（*r*）。

三、药物代谢酶的抑制研究

（一）研究意义

药物进入机体后，通过各种不可逆途径进行排出的过程，称为药物消除（drug elimination）。针对200

种临床常用药物的统计结果表明，约有 75% 的药物需要通过代谢的方式来进行消除。另有 25% 不经过代谢消除的药物，即所谓的硬药，主要通过肾脏经尿液以原形排出，也包括通过胆汁、汗液、唾液、乳汁等其他体液排泄。因此，代谢是机体对外源性化合物进行处置的重要组成部分。

随着越来越多新药的上市，以及临床中联合用药的趋势，药物 - 药物相互作用越来越受到药物研发人员以及临床医生的广泛关注。在大多数情况下，药物 - 药物相互作用导致一个或者多个药物药动学（例如代谢清除）及药效学（拮抗或增强活性）行为方面的改变。近期统计数据表明，基于药动学的药物 - 药物相互作用方面，40%~50% 的临床案例是由对 CYP 酶的抑制而引发的。因此，采用酶动力学和体外向体内外推的方法描述药物与代谢酶之间相互作用的类型和强度，以及临床发生药物 - 药物相互作用的可能性，是非常重要的。

（二）体外代谢酶抑制实验

【实验原理】

区分 CYP 酶的抑制类型对于基于 CYP 酶的药物 - 药物相互作用的定量预测是非常重要的。按照对 CYP 酶选择性的不同，CYP 酶介导的抑制可以分为选择性抑制和非选择性抑制。咪唑和一些肼类化合物与 CYP 的血红素部分结合而产生的抑制就是非选择性抑制，可以抑制所有的 CYP 亚型。例如西咪替丁引起的对 CYP 的非选择性抑制就是由于其咪唑环上的氮与 CYP 血红素部分结合。在选择性抑制中，根据酶和抑制剂结合情况的不同，又可分为可逆抑制和基于机制的抑制。

可逆抑制又可以再分为竞争性抑制（competitive inhibition）、非竞争性抑制（noncompetitive inhibition）、反竞争性抑制（uncompetitive inhibition）和混合性抑制（mixed inhibition）。抑制剂存在时，酶促反应速率分别可用式（10-3-2）到式（10-3-5）表示。

竞争性抑制： $V_i=V_{max}S/[K_m(1+I/K_i)+S]$ 式（10-3-2）

非竞争性抑制： $V_i=V_{max}S/[K_m(1+I/K_i)+(1+I/K_i)S]$ 式（10-3-3）

反竞争性抑制： $V_i=V_{max}S/[K_m+(1+I/K_i)S]$ 式（10-3-4）

混合抑制： $V_i=V_{max}S/[K_m(1+I/K_i)+(1+I/\alpha K_i)S]$ 式（10-3-5）

其中，V_i 代表反应速率，S 代表底物浓度，I 代表抑制剂浓度，K_m 为底物的反应动力学常数，K_i 为抑制剂的抑制动力学常数。

竞争性抑制是指两个化合物竞争酶的同一个位点而产生的抑制现象，与不加抑制剂相比，代谢反应的 K_m 增加而 V_{max} 不变；非竞争性抑制是指抑制剂既能和游离的 CYP 酶，又能和底物 - 酶复合物结合，但抑制剂结合位点不在 CYP 酶的活性空腔，与不加抑制剂相比，代谢反应的 K_m 不变而 V_{max} 减少。当抑制剂只和底物 - 酶复合物相结合时，称为反竞争性抑制。与不加抑制剂相比，代谢反应的 K_m 和 V_{max} 都减小，这种抑制类型在 CYP 酶抑制中比较罕见。

基于机制的抑制（mechanism-based inactivation，MBI）是指在 CYP 的催化下，形成的亲电活性中间体与酶结合，造成的不可逆失活。目前主要发现有 3 种 MBI 机制：①活性中间体与活性空腔内的氨基酸结合；②与卟啉环上的氮原子发生结合；③与亚铁血红素上的铁配位结合而形成中间复合物。MBI 在动力学上主要表现为：①抑制能力表现出时间依赖性的行为；②CYP 酶失活速率符合米氏方程；如式（10-3-6）：

$$k_{obs}=\frac{k_{inact}\times[I]}{K_I+[I]} \quad 式（10-3-6）$$

其中 k_{obs} 为表观失活速率常数，k_{inact} 为最大失活速率常数，K_I 为最大失活速率常数一半时的抑制剂浓度。

对于可逆抑制作用来说，当抑制剂消除以后，酶的抑制作用就会消失，酶活就会恢复；而对于基于机制的抑制，由于酶是处于失活的状态，所以在抑制剂被消除以后抑制作用仍然存在，酶活的恢复需要蛋白的从头合成，因此基于机制的抑制会引发更加严重的药物 - 药物相互作用。

【实验材料】

1. 仪器设备　实验所用仪器主要包括内切式匀浆机，高速离心机，超速离心机，表面皿数个，冰袋数个，碎冰，烧杯，匀浆用玻璃管，不锈钢剪刀、（双光束）紫外分光光度计、CO 通气设备。

2. 试剂　实验所用试剂耗材主要包括新鲜人肝脏；0.15mol/L KCl 的 100mmol/L 磷酸钾缓冲液（pH 7.4）；100mmol/L 磷酸钾缓冲液（pH 7.4）；2% 碳酸钠溶液（用 0.1mol/L NaOH 配制）；0.5% 硫酸铜（用 1% 酒石酸钾配制）；牛血清白蛋白（BSA）标准液 500μg/ml（用 0.1mol/L NaOH 配制）；酚试剂；连二亚硫酸钠溶液（0.1g/ml）。

【操作步骤】

1. HLMs 的孵育体系　孵育体系总体积为 200μl，其中包括磷酸钾缓冲液（pH 7.4，100mmol/L），NADPH 生成系统（1mmol/L $NADP^+$、10mmol/L 葡萄糖 -6- 磷酸、1U/ml 葡萄糖 -6- 磷酸脱氢酶，4mmol/L 氯化镁），HLMs，探针底物和 MPA（或阳性对照抑制剂）。进行预实验以保证所有的实验都在反应时间和微粒体浓度的线性区间内进行。右美沙芬溶于水中，其他的底物、抑制剂和待测化合物均溶解在甲醇中，甲醇的终浓度为 1%（v/v）。在 37℃下预孵 3 分钟，加入 NADPH 生成系统启动反应。孵育一定时间后，加入 100μl 乙腈（对 CYP2A6 孵育体系加入 10% 三氯乙酸）终止反应，并置于冰上。在 4℃下 20 000×g 离心 10 分钟，取上清进行 HPLC 分析。

对 CYP2C8 进行活性测定，紫杉醇(10μmol/L)与 0.5mg/ml 微粒体蛋白孵育 30 分钟；流动相为甲醇：水 = 65 : 35，检测波长为 230nm，流速为 1ml/min。其他 CYP 的孵育体系包括底物和微粒体蛋白浓度，孵育时间，内标和 HPLC 分析条件已进行了报道。

2. 对 CYP 各个亚型的可逆抑制作用　在上述的孵育体系，包括 HLMs，NADPH 生成系统，探针底物（浓度在 K_m 值附近），反应启动前加入待测化合物（或阳性对照抑制剂），来考察化合物对各个 CYP 亚型的抑制作用。CYP 各亚型的阳性对照抑制剂及其浓度分别为：呋拉茶碱（10μmol/L，CYP1A2），反苯环丙胺（10μmol/L，CYP2A6），孟鲁司特（2μmol/L，CYP2C8），磺胺苯吡唑（10μmol/L，CYP2C9），奎尼丁（10μmol/L，CYP2D6），氯美噻唑（50μmol/L，CYP2E1），及酮康唑（1μmol/L，CYP3A4）。因为呋拉茶碱为基于机制的抑制剂，所以它与 HLMs、缓冲液和 NADPH 生成系统在 37℃下孵育 10 分钟后，加入底物启动反应。若抑制程度超过 50%，通过进一步实验计算出半抑制浓度（IC_{50}）。通过探针底物与化合物共孵育，根据抑制动力学分析求得 K_i 值。

3. 时间依赖性抑制的测定　采用单点失活实验方法测定化合物对 CYP 各个亚型是否存在时间依赖性和 NADPH 依赖性抑制。如图 10-3-1 所示，在第一个离心管中加入 $NADP^+$，葡萄糖 -6- 磷酸，葡萄糖 -6- 磷酸脱氢酶，人肝微粒体（1mg/ml）和化合物（浓度为 10 倍的 IC_{25} 值，或采用 50μmol/L）。预孵反应 30 分钟后，取 20μl 加到另一个离心管中（包括 $NADP^+$，葡萄糖 -6- 磷酸，葡萄糖 -6- 磷酸脱氢酶，和探针底物），用 NADPH 生成系统启动第二管的反应，反应一定时间后用终止液进行终止。

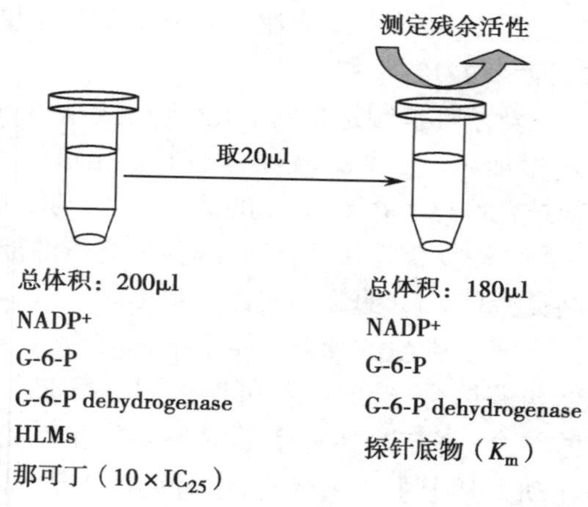

图 10-3-1　单点失活实验

进一步测定时间依赖性动力学参数，多个浓度的化合物与 HLMs（1mg/ml）分别预孵 0，2，5，8，10，20 分钟后，进行残余活性的测定，采用的探针底物的浓度为 4 倍 K_m 值。首先用残余活性的自然对数值对预孵时间作图，计算出每个化合物浓度下对应的表观抑制动力学常数 k_{obs}。按照式（10-3-7），表观失活动力学参数 k_{obs} 和 K_I 对那可丁浓度作非线性回归，计算出失活动力学常数。

$$k_{obs}=\frac{k_{inact}\times[I]}{K_I+[I]}\qquad \text{式(10-3-7)}$$

式（10-3-7）中的物理量含义如下：$[I]$是化合物的浓度，k_{obs} 为表观失活动力学参数，k_{inact} 为最大失活动力学常数，K_I 为达到最大失活动力学常数一半时的化合物浓度。

4. 数据分析　孵育实验都平行做两次，结果取其平均值，标准偏差通常小于 10%。探针反应的动力学参数（即 V_{max} 和 K_m）通过反应速率对底物浓度的双倒数作图（Lineweaver-Burk）获得。抑制常数（K_i）根据抑制动力学公式[式(10-3-8)至式(10-3-11)]拟合求得。

$$V=\frac{V_{max}\times[S]}{K_s\left(1+\frac{[I]}{K_i}\right)+[S]\left(1+\frac{[I]}{K_i}\right)} \quad \text{式(10-3-8)}$$

$$V=\frac{V_{max}\times[S]}{K_s\left(1+\frac{[I]}{K_i}\right)+[S]\left(1+\frac{[I]}{\alpha K_i}\right)} \quad \text{式(10-3-9)}$$

$$V=\frac{V_{max}\times[S]}{K_s+[S]\left(1+\frac{[I]}{K_i}\right)} \quad \text{式(10-3-10)}$$

对于时间依赖性抑制,式(10-3-11)进行拟合:

$$k_{obs}=\frac{k_{inact}\times[I]}{K_I+[I]} \quad \text{式(10-3-11)}$$

5. 由体外数据预测体内DDI的可能性 对于可拟抑制,预测与抑制剂服用后,药物的稳态浓度的变化可采用下述公式:

$$\frac{C_{ss,I}}{C_{ss}}=\frac{AUC_I}{AUC}=\frac{CL_{int}}{C_{int,I}}=1+[I]/K_i \quad \text{式(10-3-12)}$$

其中,C_{ss} 为药物的稳态浓度,AUC 为药物的曲线下面积,CL_{int} 为药物的清除率。$C_{ss,I}$,AUC_I 和 $CL_{int,I}$ 分别是指共服用抑制剂的情况下的相应量。[I]为抑制剂在肝脏中的浓度,K_i 为抑制常数。根据[I]/K_i 比值的大小,DDI的可能性分为三种可能性:①很可能([I]/K_i>1);②可能(0.1< [I]/K_i<1);③可能性不大([I]/K_i<0.1)。

对于时间依赖性抑制:

$$\frac{AUC}{AUC_i}=\frac{F_{G'}}{F_G}\times\frac{1}{1+\frac{f_m}{\frac{[I]\times k_{inact}}{k_{degrad}\times(K_I+I)}}}+(1-f_m) \quad \text{式(10-3-13)}$$

式(10-3-13)中的物理量所代表的含义如下:AUC 为不加抑制剂时药物的血药浓度经时曲线下面积,AUC_i 为加抑制剂后药物的血药浓度经时曲线下面积,F_G 和 $F_{G'}$ 为分别在无抑制剂和有抑制剂情况下共服药物穿过肠道的部分,f_m 为该药物代谢酶亚型催化的药物代谢在总清除中占的比例,k_{degrad} 为药物代谢酶的降解速度常数,该模型已经广泛地应用于时间依赖性抑制的体外向体内外推中。

(葛广波 张延延 房中则 朱亮亮 杨凌)

第三节 器官灌流实验

Section 3 Organ perfusion experiments

器官灌流技术(perfused organ techniques)在药物研发中已有较长的应用历史,尤其在研究化学异物与机体特定脏器(如小肠、肝脏和肾脏)之间相互作用领域中的应用十分广泛(表10-3-4)。随着药物早期的吸收、分布、代谢和排泄(ADME)性质研究越来越多地受到人们的关注,体外代谢研究体系,从重组单酶、亚细胞水平至细胞、组织切片及完整器官,研究体系由简单到复杂,各具优缺点(表10-3-5)。

表 10-3-4　器官灌流在药物研发中的应用

器官体系	应用
小肠	① 估测药物吸收程度 ② 评价药物吸收机制 ③ 评价不同干扰因素对药物吸收的影响 ④ 评价药物的小肠代谢
肝脏	① 估测肝清除率从而预测体内给药剂量 ② 评价药物的肝脏首关效应 ③ 评价药物的肝脏代谢及鉴定代谢产物 ④ 评价药物相互作用 ⑤ 评价药物的跨膜转运及胆汁排泄 ⑥ 评价血流量及蛋白结合对药物肝清除的影响因素
肾脏	① 估测肾脏清除率 ② 评价肾清除机制（主动分泌和重吸收） ③ 肾脏转运蛋白参与药物排泄的鉴定 ④ 评价药物相互作用 ⑤ 评价药物的肾脏代谢

注：引自 Stretch G，et al.Drug Development Research，2003，46：292-301

本节将着重阐述药物肝脏代谢研究。肝脏灌流模型作为最接近体内状态的体外研究体系，具有不可替代的优势，其在保留了完整细胞和组织结构的基础上，可以单独考察化学异物的肝胆处置，并能综合考察影响肝清除的包括血流速度、蛋白结合率、代谢和转运等诸多因素的相互作用，再结合快速发展的液相色谱 / 质谱联用等分离分析技术，将极大地提高药物研发的效率。

表 10-3-5　体外代谢研究体系一览表

体外体系	优点	缺点
重组单酶	① 只有一种同工酶 ② 表征不同酶亚型 ③ 高酶活性	数据很难放大至肝微粒体及体内
肝微粒体	① 易获取 ② 可评价不同个体、性别和种属特异性的生物转化	① 不适合定量评价 ② 仅包含 CYP 和 UGT 酶
肝 S9	① 包含 Ⅰ 和 Ⅱ 酶 ② 可评价不同个体、性别和种属特异性的生物转化	酶活性相对较低
肝细胞系	① 易培养 ② 酶表达水平相对稳定 ③ 酶活性可诱导	酶活性相对较低
转基因细胞系	① 易培养 ② 高酶表达水平 ③ 可研究一种同工酶或多种酶的组合	① 不能完全反映体内情况 ② 只能表达部分同工酶
原代肝细胞	① 可评价酶诱导 ② 可评价药物的跨膜转运	① 分离细胞复杂且耗时 ② 分离过程细胞易受损 ③ 酶活性随培养时间延长而骤降
肝切片	① 具有完整的细胞间连接 ② 可评价组织形态 ③ 可评价个体间差异	① 细胞摄取不充分 ② 边缘处细胞受损 ③ 活性保持时间有限
肝脏灌流	① 模拟体内的最佳模型 ② 胆汁可被收集和分析 ③ 具有三维结构 ④ 包含各种细胞类型	① 技术要求高 ② 活性保持时间有限 ③ 重复性欠佳 ④ 人体肝脏不可用

注：引自 Brandon E，et al.Toxicol Appl Pharmacol，2003，189：233-246

肝脏灌流可用于许多动物如犬、家兔、豚鼠、大鼠及小鼠，目前最常用的是大鼠，这是因为大鼠具有良好的物种背景资料；价格低廉且易获得；无胆囊，胆汁在灌流过程中可连续流出。但在进行药物代谢研究时，还必须考虑到代谢酶的种属间差异，以便选择合适的模式动物，通常选择与人的代谢酶具有相似基因型和表型的动物作为模式动物（见本章第二节）。

肝脏灌流实验

【实验原理】

肝脏灌流主要在大鼠进行，是在麻醉状态下用外科手术使肝脏形成体外循环，由蠕动泵将含有低分子量葡萄糖、并用 O_2 与 CO_2(95∶5) 气体饱和的 Krebs-Henseleit 或 Krebs-Ringer 溶液恒速泵入循环管道，流经过滤装置、加温装置、门静脉套管、肝，最后从上腔静脉或下腔静脉流出，流出液可取样进行分析或再流回贮液池进行再循环，使肝脏能在一段时间内维持其正常的生理和生化功能。在人工控制剂量和排除整体影响的条件下，动态地研究化学异物在肝脏中的代谢变化及其对肝功能的影响。

【实验材料】

1. 灌流装置　实验所用仪器主要包括恒温磁力搅拌水浴锅、蠕动泵、灌流仪、气体混合器、流量计、加热器等，由此而构成离体肝脏灌流的三大系统：恒温循环系统、灌流液循环系统和气体交换系统（图 10-3-2）。

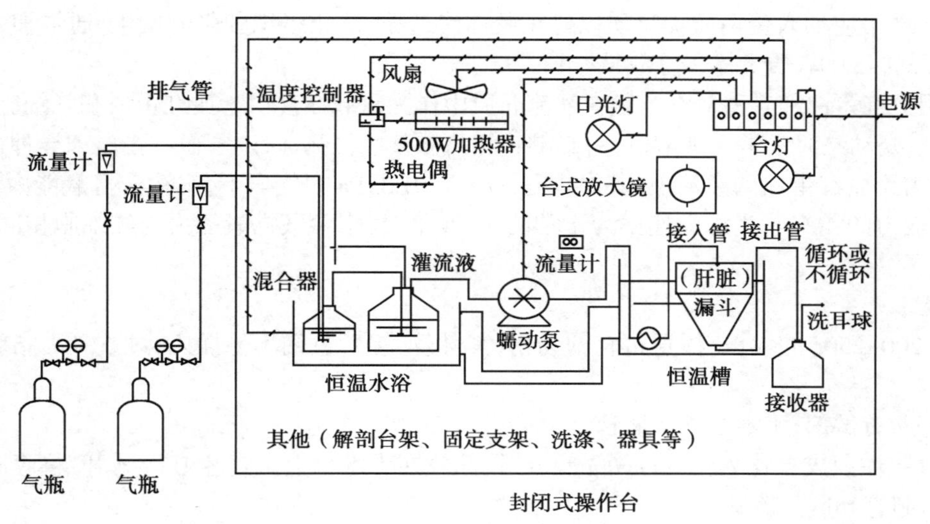

图 10-3-2　肝脏灌流系统

(1) 气体交换系统：是保证灌流液中充入 O_2 和 CO_2(95/5，V/V) 的装置。O_2(0.95L/min)、CO_2(0.05L/min) 分别经流量计进入一个作为气体混合器的玻璃双球内，依靠局部产生的涡流作用将 O_2 和 CO_2 充分混合，然后通入贮液池的灌流液内，贮液池中的灌流液在磁力搅拌棒的不断搅拌下与混合气体充分接触，迅速达到饱和状态。

(2) 灌流系统：由蠕动泵将贮液池中灌流液泵入蛇形冷凝管内，冷凝管外密封通恒温循环水。灌流液在冷凝管重新温育后进入门静脉，从下腔静脉流出的灌流液由漏斗接收，于不同时间收集流出液进行分析（非循环式灌流）。也可把流出管与贮液池相连，这样流出液又回到贮液池经通气饱和后再次进入肝脏（循环式灌流）。由有机玻璃制作的灌流仪为一夹层的长方体，分上、下两部分。中央放置一带孔的有机玻璃板，作为肝脏平台以放置肝脏。在灌流仪的底部右侧留一通道，作为肝脏胆汁分泌的引流管出口，随时检测灌流过程中肝脏的胆汁分泌量。

(3) 恒温系统：恒温系统和灌流系统互不相通。来自超级恒温水浴锅的恒温水(37℃) 由下部前右下角的进口泵入灌流仪的下部外层，通过孔胶管连通进入灌流仪的上部和蛇形冷凝管，再通过上部右上角出口回到超级恒温水浴锅内，反复循环，从而保持灌流液温度的稳定和维持离体肝脏处于恒温的环境中。

2. 灌流介质 灌流液或称灌流介质的作用是在肝脏处于离体期间供给适当的氧、营养物质和其他底物，以保持离体肝脏处于存活状态。因此，灌流液是由正常的电解质和蛋白质组成，理论上除了体循环系统中的激素、血管收缩因素外，灌流液的性质应与全血或去纤维素的血液一致，从而保证生理状态下的渗透压、pH 和缓冲能力。

一般灌流液采用 Krebs-Hensenleit 溶液，其中所含各组分见表 10-3-6，溶液配制完成后 pH 约为 7.4。

表 10-3-6 Krebs-Hensenleit 溶液的主要成分

组分	终浓度(mmol/L)	分子量(Da)	组分	终浓度(mmol/L)	分子量(Da)
NaCl	120	58.44	$CaCl_2$	2.2	110.99
KCl	4.8	74.55	$NaHCO_3$	25	84.01
KH_2PO_4	1.0	136.09	Glucose	10	180.2
$MgSO_4$	1.2	246.27			

在配制溶液过程中，待 $CaCl_2$ 完全溶解后再加入 $NaHCO_3$，防止出现沉淀。此外，灌流液中应考虑补加以下物质：

(1) 补加牛磺胆酸钠，以促进胆汁形成。

(2) 在灌流介质中需加入抗凝剂，防止在微循环中形成凝块，通常用肝素和柠檬酸盐。

(3) 灌流介质中应加入蛋白质类物质以修正胶体渗透压，防止组织肿胀的发生，通常加入小牛血清白蛋白，浓度为 2.5%~5.0%(质量体积分数)即可。

(4) 通常用血红蛋白和异种血红细胞在灌流介质中作为氧载体。由于血红蛋白和红细胞的某些不足，如红细胞在经过蠕动泵时常常出现溶血，将影响转氨酶和某些检测，限定了血红蛋白和异种血红细胞的使用。目前多使用无血红蛋白的灌流液，其原理是 37℃，101.3kPa 大气压下，水溶液携氧能力为 2.8%，相当于红细胞携氧能力的 46%。当灌流速率为正常的 7~10 倍时，水溶液携氧能力与红细胞相同，可满足被灌流器官的需要。

【操作步骤】

一般选用 200~250g 的大鼠，体重过轻的动物，其脉管、胆管过细不易插入，过重又因脂肪太多不易游离导管。

(1) 准备好所有试剂、手术器械及插管。

(2) 大鼠腹腔注射戊巴比妥钠 50mg/kg 麻醉后，仰放在手术台上。腹腔 U 形剪开，将腹腔内脏器移向躯体左侧，暴露胆管和肝门静脉。

(3) 分离胆管，插入胆管导管，固定。

(4) 分离门静脉，结扎肝脾分支，在门静脉近肝端与幽门静脉分支之间穿入手术丝线并打活套，做门静脉插管，迅速固定后开始灌流。

(5) 剪断下腔静脉腹腔段，迅速打开胸腔，在靠横膈一侧剪断下腔静脉胸腔段，冲去肝内残血。

(6) 将肝脏完整无损地分离出来，转移到灌流仪的脏器托盘上，或置于原位。

1) 先用预温(37℃)的灌流介质冲洗肝内残存血液(从肝外观和流出液颜色掌握是否洗净)。

2) 先用不含红细胞等添加剂及受试药物的灌流介质平衡肝脏 10~20 分钟，然后换至含有受试药物及其他添加剂的灌流介质中，调整灌流速度开始实验。

【评价指标】

(1) 外观观察及肝重：插好导管的肝脏应完整无损，色泽浅黄，质地柔软。如出现肝叶破损，肝表面有红色斑点等可认为灌流手术失败。灌流后肝脏重量应为大鼠体重的 3%~4%。

(2) 分泌功能：灌流过程中，每小时收集一次胆汁，其量为 5~15μl，借此判断灌流肝脏分泌胆汁的功能。

(3) 灌流液的 pH 和钾离子测定：灌流过程中 pH 应维持 7.40，至少不低于 7.35。如灌流液中钾离子浓度升高，可认为是肝脏细胞受损所致。

(4) 肝脏氧耗：肝脏氧耗可直接反映肝活性情况，正常情况下氧耗为 2.3μmol/min，需专门的测氧仪。

(5) 灌流液中生化指标:测定灌流液中 ALT、AST、LDH、ATP/ADP 和蛋白质含量,也能较好地反映肝脏的功能。此外还可测定乳酸和丙酮酸含量,判断离体肝脏的呼吸状态。

(6) 组织学检查:光镜或电镜检查,可证实在灌流期间离体的肝脏组织细胞是否受损。

(吴敬敬 梁思成 杨凌)

第四节 整体药动学实验

Section 4 Pharmacokinetics experiments

一、前言

受伦理道德的限制,实验动物常被代替人用于药物代谢相关实验。受试药物在进入临床研究前,根据该药物体内、外代谢参数可初步推断出其在人体内可能的代谢途径及清除快慢。结合多种动物的整体药动学参数还可通过种间放大的方法定量估计受试药物在人体的药动学参数。同时,动物整体药动学参数也常常是预测人体最初受试剂量的重要信息。因此,动物整体药物代谢在药物的开发及毒性评估中均占有重要的地位。

二、药物体内代谢实验

【实验动物的选择】

药动学研究中动物以犬为主,也可用大鼠,多数情况不采用兔。基于种属间存在的固有差异,许多药物的代谢和毒性也表现出相应的种属依赖性。因此,通过体外实验(包括代谢产物鉴定,代谢酶鉴定以及种属间代谢酶的评价)选择和评价与人体代谢路径相似的模式动物是代谢研究的基础。该部分内容请参照本章第二节内容。

【给药方式的选择】

在动物实验中,为观察药物在体内的吸收,分布和消除变化,常需要将药物注入动物体内。这时便需要我们选择合适的给药途径进行代谢实验。给药的途径和方法多种多样,一般需根据实验目的、实验动物种类和药物剂型、剂量等情况确定。比如:生物利用度测定时常需结合注射和口服给药等。下面主要介绍注射给药法和经口给药法在药物代谢研究中的运用。

1. 注射给药法 主要分为皮下注射,皮内注射,肌内注射,腹腔注射和静脉注射。需要指出的是,采用静脉注射时小鼠、大鼠一般选择尾静脉;兔一般选择外耳缘静脉;豚鼠一般选择前肢皮下头静脉;犬多采用前肢外侧静脉或后肢外侧的小隐静脉。

2. 经口给药法 主要分为口服法和灌胃法两种。口服法优点在于简单方便,缺点是不能保证剂量准确。而灌胃法则克服了口服法剂量不准确的缺点。

【给药剂量的选择】

选择合适的药物剂量可充分阐明和揭示药物自身代谢动力学性质。剂量太小可能在体内检测不到,剂量太大又可能引起动物中毒致死。一般可按下述方法确定剂量:

1. 取致死量的若干分之一作为应用剂量,一般可取 1/10~1/5。

2. 参考化学结构相似的已知药物的应用剂量。

3. 确定动物给药剂量时,要考虑因给药途径不同,所用剂量也不同。如口服量为 100 时,皮下注射量为 30~50,肌内注射量为 20~30,静脉注射量为 25。

4. 动物剂量可参考人体用量进行换算。人用药量为 1 时,小鼠、大鼠用药量为 5~10;兔、豚鼠用药量为 3~8;犬、猫用药量为 2~5。以上系按单位体重口服用药量换算。如给药途径为静脉、皮下、腹腔注射,换算比例应适当减小些。

【样品前处理方法的建立】

为准确测定药物在动物体内的浓度随时间变化,建立简单、高效的样品前处理方法及灵敏、可靠的分析方法十分必要。分析方法的建立在前面章节中已有介绍，下面主要讨论样品前处理方法的建立。为尽量完整地从复杂的生物样品中收集目标代谢物，液液萃取法和固相萃取法是常用的样品前处理方法。其中粪便及血浆品多采用液液萃取法，而胆汁、尿液多采用固相萃取法。下面以乙酸乙酯萃取法和 SPE 柱富集法（C_{18} 固相萃取柱）说明两种常见的样品前处理方法在血浆和尿液样品处理中的应用。

A. 液液萃取法

100μl 血浆 —3ml 乙酸乙酯，涡旋混匀→ 收集上清液 —氮气吹干→ 残渣样品 —流动相复溶→ 进样检测

B. 固相萃取法

SPE 柱 —甲醇活化纯水平衡→ 加入血浆 / 尿液 —低比例有机相淋洗→ 柱上样品 —高比例有机相淋洗→ 洗脱液 —氮气流下吹干→ 残渣样品 —流动相复溶→ 进样检测

【实验操作步骤】

口服给药和静脉给药是药动学研究中常见的两种给药途径。下面以口服给药方式介绍相关的实验操作。首先，选用 200~250g 的大鼠 30 只，6~10 只一组，雌雄各半。给药前 12 小时禁食不禁水。实验过程中动物最好不麻醉。

(1) 准备好所有药品（一般为高、中、低三浓度）、试剂、离心管（预先肝素附壁管抗凝）、7~10cm 硬质玻璃取血管，并用记号笔标记离心管。

(2) 给药前取血：用 1% 肝素溶液处理干燥后的玻璃插管插入内眼角与眼球之间，轻轻向大鼠眼底方向刺入，当感到有阻力时即停止刺入，旋转取血管以切开静脉丛，血液即流入取血管中。采血结束后，拔出取血管，放松左手，出血即停止。一次可采血 0.5~1.0ml。

(3) 给药：灌胃给药（<4ml），计时。

(4) 给药后取血：于给药 1 分钟、5 分钟、10 分钟、15 分钟、30 分钟、45 分钟、60 分钟、90 分钟、120 分钟同(2)法取血，分别放入离心管中，混匀。

(5) 将离心管放入离心套管中，两两配平后，对位放入离心机中，以 3000×g 离心 5 分钟停转后取出离心管。将上清液（血浆）从离心管移至对应的 5ml 试管中。

(6) 采用四倍体积的乙酸乙酯与血浆涡旋，20 000×g 离心 10 分钟，氮气挥干后甲醇复溶，20 000×g 离心 10 分钟后进 HPLC 分析。

【数据分析和处理】

血药浓度等数据经过样品前处理和分析后，需要选择合适的房室模型对所得数据进行拟合和评价。一般可通过血药浓度的对数值与时间曲线作图进行房室的初步选择。图 10-3-3 展示出静脉给药中 3 种

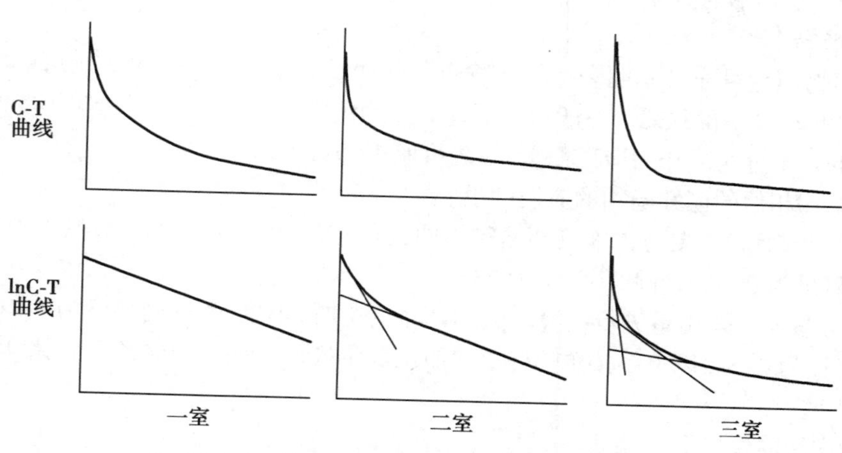

图 10-3-3　静脉给药不同房室模型的药时曲线规律

常见房室模型的血药浓度对数值与时间曲线的变化规律，同理口服给药则可根据药物消除相的血药浓度对数值与时间曲线进行房室模型的选择。在选择房室模型后，需对选择的模型进行评价，常用的评价指标包括：残差平方和及加权残差平方和最小原则；*AIC* 估计最底原则及测定值随机、均匀分布在拟合曲线两侧等。

此外，也可通过 WINOLIN、NOMEM、3P87、3P97、NDST21、DAS 及 APK 等软件对数据进行分析。通常而言，多数药物满足二室模型，内源性化合物多出现三室，一室模型较为少见。

（吴敬敬　梁思成　杨凌）

第五节　药动学参数的种间放大

Section 5　Interspecies scaling of pharmacokinetic parameters

一、前言

新药开发是一个周期长、投资大、风险高的行业，为了尽可能提高新药研发的成功率，开发出安全有效的药物，在进行人体的临床试验之前，必须进行大量不同种属的动物实验。如何利用这些在动物身上获得的药动学数据，预测该化合物在人体中可能的吸收、分布、代谢、排泄等情况（即药动学情况），帮助确定首次在人身上的剂量等，成为现代药动学研究的重要组成部分。药物的药动学性质与其安全性和有效性密切相关，并列为药物最重要的三大属性之一。然而由于伦理的限制，新药研发必须以体外和动物实验为过渡，如何解决体外向体内、动物向人体的参数预测和外推，是制约当今 PK 研究的重大难题和瓶颈。

放大（scaling）是一个工程术语，系指一个功能系统在不同生产规模下的适应性改变，主要通过增加功能单元的数量和尺寸、增加流经功能元件的流量（包括或不包括流程的改动）以及重新设计整个功能系统等方式来实现。非等容放大（allometric scaling），即研究大小与其结果，生物功能系统的放大可由类比公式进行数学描述和研究。“Allometry”这一词汇起源于希腊语“alloios”，意为差别，用于将非等容放大与等容放大（isometric scaling）区别开。等容放大是指体系功能与体系大小呈正比，而非等容放大则是指体系功能是其体积大小的函数。在药物研发过程中，由于伦理方面的原因，活性化合物的相关药理和毒理学研究需要在动物实验中进行，从动物中获得的数据进行预测人体药动学参数十分重要。在药动学发展中期，候选药物的安全有效剂量，即人体首次使用剂量，必须通过在其他物种所得到的信息进行种间放大和剂量外推，这种策略至今仍被广泛采用。剂量外推法的目的即是得到合适的药物暴露量以保证药效以及使用安全。种间放大的基本假设是生命体基础代谢率与体积之间存在幂律关系，即忽略种属差异，可以将动物实验获得的药物 PK 参数向人体 PK 参数进行放大。非等容方法的简单易操作性，使其在新药研发中发挥重要作用。药动学参数种间放大常用的方法有非等容放大和基于生理的药动学（PBPK）模型两种方法。

二、非等容放大

（一）非等容放大的理论基础

Kleiber 1/4 幂定律：生命可以看作宇宙中最复杂最多样性的存在，不同物种的质量跨度可以达到 27 个数量级，而有机物从最小的微生物（10^{-13}g）到最大的动植物（10^{8}g）跨越了 21 个数量级。尽管具有如此的多样性和复杂性，当把某些重要的生命比如代谢速率，心率等过程看成是尺寸（size）的函数时，这些过程都表现出了极其简单的函数关系，如果通过质量来缩放，基本的函数关系如式（10-3-14）：

$$Y=Y_0M^b \qquad 式（10\text{-}3\text{-}14）$$

Y 是一些基本的生物量，*M* 代表有机体的质量，*b* 代表指数。更为简单的是，通过大量的统计数据表明，*b* 一般是 1/4 的倍数。这就是生物界 1/4 非等容放大定律。其中比较出名的就是 1932 年 Kleiber 展示的哺乳动物和鸟类的基础代谢速率和体重的关系 $M^{3/4}$ 关系（图 10-3-4）。1/4 幂率为种属间药动学参数的转

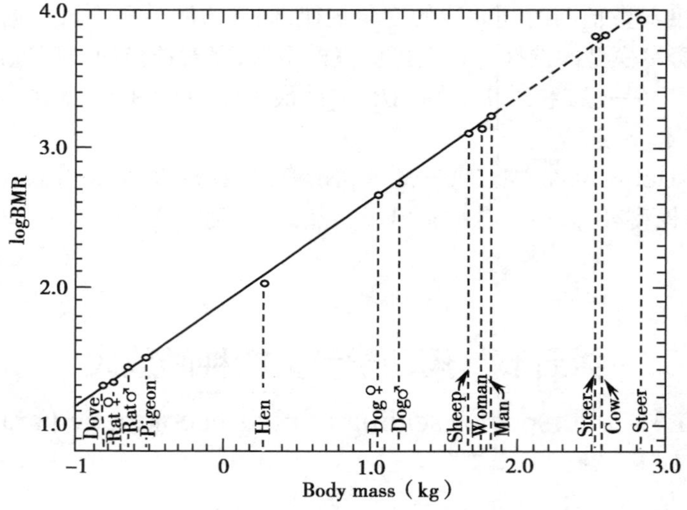

图 10-3-4 Kleiber 关于哺乳动物和鸟类的代谢速率和质量的 log-log 作图

最佳拟合斜率为 0.74，可以认为代谢速率 $=M^{3/4}$。图中圆圈的直径代表 10% 的估计误差范围

化提供了基础。

（二）非等容放大预测药动学参数方法

常用的药动学参数

1. 生物半衰期（biological half-life，$t_{1/2}$）：又称消除半衰期，指药物在体内的量或血药浓度下降一半所需要的时间。

2. 表观分布容积（apparent volume of distribution，V_d）：指药物在体内达到动态平衡时，按测得的血浆药物浓度计算时所需的体液总容积（即理论上药物均匀分布所占有的体液容积）。

3. 清除率（clearance，*CL*）：指单位时间从体内消除的含药血浆体积或单位时间从体内消除的药物表观分布容积，其单位为 L/h 或 L/(h·kg)。

（1）简单的种属间放大：通过简单的种属间放大来预测人的药动学参数。通过至少 3 个种属的药动学参数求得缩放系数，进而外推人的主要药动学参数，见图 10-3-5。

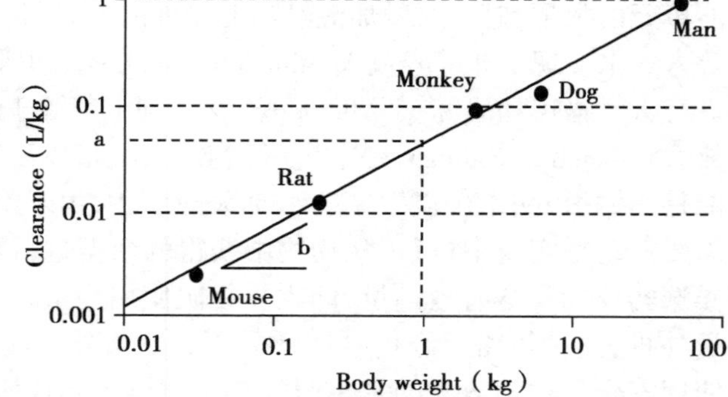

图 10-3-5 简单种属间放大方法预测人体清除率

$$Y=a\times W^b \qquad 式(10\text{-}3\text{-}15)$$

$$\log Y=\log a+b\log W \qquad 式(10\text{-}3\text{-}16)$$

（2）通过最大生命周期校正（maximum life-span potential，MLP）：在清除率的预测时，大量的研究发现经常存在 30% 的预测误差，所以研究人员尝试着采用不同的校正方法，而采用不同种属的最大生命周期就是其中之一。主要方法如下：

$$CL=\frac{a(MLP\times Clearance)^b}{8.18\times10^5} \qquad 式(10\text{-}3\text{-}17)$$

其中 8.18×10^5（小时）是人的生命周期值，a，b 是非等容放大方程中的系数，而 MLP 是通过 Sacher 提出的公式来计算的，

$$MLP(year)=185.4(BW)^{0.636}(W)^{-0.225} \qquad 式(10\text{-}3\text{-}18)$$

其中 BW=brain weight，W=body weight（单位：kg）

(3) 基于体重和大脑重量的双指数方程

$$CL_{u,\mathrm{int}}=X(W)^a(BW)^b$$ 式(10-3-19)

(4) 利用清除率和大脑重量的乘积

$$CL\times BW=aW^b$$ 式(10-3-20)

如何根据指数选择合适的放大方法(rule of exponents,ROE),见表 10-3-7。

表 10-3-7 放大指数的选择

指数	放大公式	指数	放大公式
$0.55<b<0.7$	$CL=a\times W^b$	$1<b<1.3$	$CL\times MLP=a\times W^b$
$0.71<b<1$	$CL\times BrW=a\times W^b$		

注:引自 Pascal E,et al.*Drug Metabolism Reviews*,2009,41(3):391-407

(5) 通过体表面积(body surface area,BSA)来预测清除率:研究表明在种间放大的过程中用体表面积代替体重放大结果或有所提高。

$$BSA(\mathrm{m}^2)=1.85(W/70)^{2/3}$$ 式(10-3-21)

其中 W 为体重(kg)

但是通过对表 10-3-8 中用两种方法预测清除率的比较发现,体表面积法并没有明显的优势。

表 10-3-8 部分药物的清除率观测值和用体表面积法预测值(L/H)

药物	*CL* 实测值	体重		体表面积	
		指数	*CL* 预测值	指数	*CL* 预测值
阿西维辛	2.9	0.595	3.06	0.89	3.0
安沙可林	21.1	0.422	13.8	0.631	12.6
顺铂	6.0	1.002	23.2	1.521	23.5
环孢素	16.4	1.146	43.1	1.733	42.8
乙琥胺	0.7	0.509	0.6	0.771	0.6
甲氨蝶呤	8.8	0.645	9.4	0.977	9.3

注:引自 Mahmood I,Balian JD. *Clin Pharmacokinet*,1999,36(1):1-11.

三、基于生理的药动学

(一) 生理学药动模型构建的意义

用传统的种间放大方法来获得人体药动学参数应用十分广泛,但是通过对生物体的深入研究发现,动物和人虽然在解剖结构上存在相似性,但是在很多方面存在差异,如代谢酶的表达,导致一些药物的药动学参数或毒性数据预测不准。而基于生理的药动学模型(physiologically based pharmacokinetic modeling,PBPK),把药物特异性的数据叠合到必需的独立的结构模型之中(图 10-3-6),这个独立的结构模型由一些整体的组织或者器官组成,这些组织和器官被血管系统连接和灌注。独立的生理参数包括:组织结构、体积、组成、相关的血流量,所有数据在解剖学上都是正确的。这种模型很吸引人的一个优点是,所有的哺乳动物种属的结构都很类似,因此种属间的缩放很容易。此外,随着各种生理学和形态学上的数据不断丰富,以及药物与系统中成分的相互作用日渐清楚,使我们有可能利用有限的药物特异性数据对特殊化合物的药动学性质作出合理的预测,无论是种内还是种属间,或者是不同情况下。所以 PBPK 是一种具有远大前景的药动学预测方法。

(二) PBPK 模型的构建方法

建立一个 PBPK 模型一般遵循如下步骤:①搜集资料,包括实验动物或人体生理数据,组织血浆分配系数,代谢过程和速率,体内血浆药时曲线等资料;②确定模型结构,如包括哪些房室等;③模型运算,各房

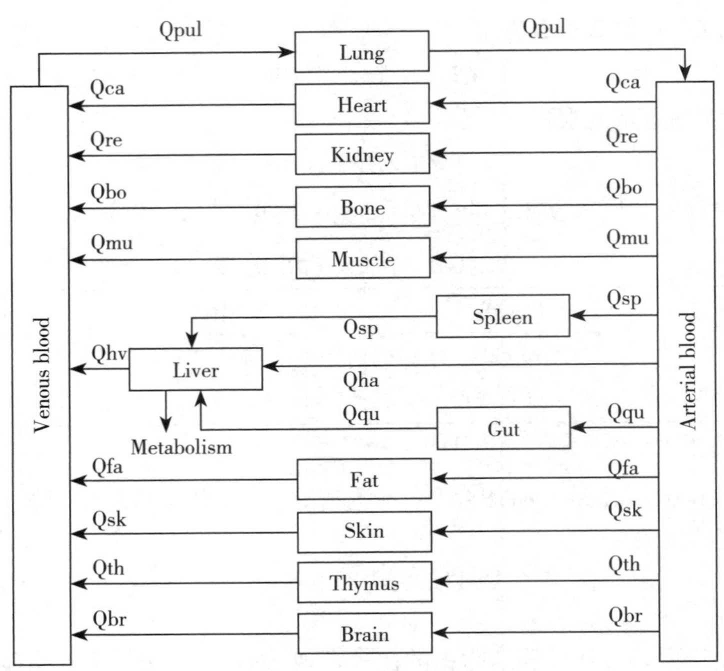

图 10-3-6 典型的整体 PBPK 模型

室内物质质量变化可用质量守恒(mass balance)微分方程表示,因而一个模型就简化为一个微分方程组,后者可以用商用软件求解;④比较模型的模拟药动学和实验药动学资料,决定模型是否需要改进;⑤根据具体情况或要求进行其他操作,如参数优化(parameter optimization)、灵敏度分析(sensitivity analysis)等;⑥验证模型,观察模型能否成功模拟同一物质的其他药动学资料。一个 PBPK 模型建立并被验证后可用于药动学外推,即预测不同暴露条件下的物质处置过程。

1. 资料搜集

(1) 药物特异性参数:包括组织器官分配系数、代谢参数、吸收参数等。药物经呼吸进入血液并由此扩散至组织器官的主要因素之一是分配系数(partition coefficient),包括血气分配系数和组织血液分配系数。这些系数常可由实验确定。作为物质消除的一种重要方式,代谢过程被包括在绝大多数 PBPK 模型里。如无需追踪特定代谢产物或因资料不足无法追踪时,代谢过程一般可用一个一级或饱和代谢方程表示。

$$\frac{dAM}{dt}=\frac{V_{max}\times CVL}{K_m+CVL} \qquad 式(10\text{-}3\text{-}22)$$

其中 dAM/dt 表示代谢速率(质量 / 时间或摩尔 / 时间),CVL 为离开肝脏的静脉血药浓度,亦通常被视为可被进行肝内代谢的浓度。很多物质经胃肠道吸收后直接进入肝脏,因此 PBPK 模型中常用向肝脏输入一定质量的物质来粗略代表该过程。此过程中的参数是胃肠道吸收速率常数,由于实验确定该参数比较困难,其值往往通过参数优化(即让模型预测的时间 - 浓度曲线尽可能地和实验数据相符)确定。化学物胃肠道吸收过程极为复杂。传统的把胃肠道视为性质均一的“黑盒子”方法往往不能表述组织器官时间 - 浓度过程,因而出现把胃肠道分为两室甚至多室的复杂模型。

(2) 生物系统特异性参数:PBPK 模型所需的生理数据主要为体重、脏器重量、肺通气量(I)、心输出量(I)以及脏器血流量。目前已有人总结了从实验获得的主要实验动物(大鼠、小鼠、犬)和人类的生理解剖资料。在实际操作中,除易测的体重值和某些特殊情况外,人们往往直接引用这些经过总结和同行评议的数据。研究显示,哺乳动物生理指标和体重存在如下相关关系:

$$Y=a\times BW^{b} \qquad 式(10\text{-}3\text{-}23)$$

其中 Y 是生理指标,BW 为体重,a、b 均为常数。a 和 b 的值是对多种动物相关资料进行回归分析得出的经验值。尽管不同研究者报道的 a 和 b 的取值有所差异，在 PBPK 模型领域，对于脏器重量，a 的取值为 0~1，而 b 等于 1；对于心输出量和肺通气量，a 和 b 分别等于 14.1 和 0.75（但稍微不同的值如 15 和 0.74 也见诸文献）。常数 b 没有单位，而 a 的单位由 Y 和体重的单位共同确定。利用经验式（10-3-23），可根据体重方便地推算出常用生理指标的取值（该过程亦称“种间异速推算”，allometric scaling）。这种推算毕竟只是一种近似手段，它不能完全取代实验测量，尤其在诸如运动或体力活动时，心输出量和肺通气量不能用如上公式推算。

一般情况下，脏器的重量和血流量被视为分别占体重和心输出量的特定百分比。在一个 PBPK 模型内，所有房室的重量之和占体重的 91%，余下的 9% 代表指甲、毛发和骨骼等一般对物质药动学过程没有影响故不必进入模型的组织；所有房室的血流量之和则恰好等于心输出量。

2. 模型结构　PBPK 模型的结构主要由它要描述的物质的药动学特征和建模目的来决定。物质从血液扩散进入房室的过程可分为血流限制型（flow-limited）和弥散限制型（diffusion-limited）。前者中，物质分子迅速透过细胞膜并达到血液 - 房室分布平衡；而后者中，物质分子的扩散受细胞膜限制，需要较长时间达到分布平衡。

3. 模型运算

(1) 质量守恒微分方程：根据质量守恒原则，单位时间内各房室物质变化量 = 进入该室的质量 - 离开该室的质量 + 通过代谢在该室产生的质量 - 通过代谢在该室减少的质量。对于化学异物，绝大多数情况下不需考虑“通过代谢在该室产生的质量”项。

其中静脉室的物质平衡方程为：

$$\frac{dx_v}{dt}=-Q\frac{x_v}{V_v}+Q_{Br}\frac{x_{Br}}{V_{Br}}+Q_H\frac{x_H}{V_H}+Q_M\frac{x_M}{V_M}+Q_K\frac{x_K}{V_K}+Q_L\frac{x_L}{V_L}+Q_A\frac{x_A}{V_A}+Q_S\frac{x_S}{V_S}+Q_r\frac{x_r}{V_r}+Q_O\frac{x_O}{V_O}$$

式（10-3-24）

$$V\frac{dC}{dt}=\frac{dA}{dt}=QX\times(CA-CVX) \quad \text{式（10-3-25）}$$

其中 V 表示某室体积，$V\times dC/dt$ 和 dA/dt 表示某室内物质质量变化速率，QX 为该室的血流量，CA 为动脉血药物浓度，CVX 为离开该室的静脉血浓度。在肝脏室中，因肝脏接受从胃肠道吸收的 TCA 并代谢该物质，其质量守恒方程需有相应的项表示这些过程：

$$V\frac{dC}{dt}=\frac{dA}{dt}=QL\times(CA-CVL)-\frac{V_{max}\times CVL}{K_m+CVL}+K_a\times AGI \quad \text{式（10-3-26）}$$

其中 L 表示这些参数或变量与肝脏（liver）有关，AGI 表示经口给药后残留在胃肠道待吸收量。

与如上各室计算方法不同，动静脉血药物浓度可用代数方程求解。总静脉血浓度（CV）由离开各室（用 z 表示）的静脉血浓度加权平均而得：

$$CV=\frac{\sum(QZ\times CVL)}{QC} \quad \text{式（10-3-27）}$$

其中 Qc 为心输出量。假设药物能快速达到肺内血气分配平衡，动脉血浓度（CA）可用如下方程近似计算

$$CA=\frac{(QC\times CV+OP\times CIN)}{QC+QP/PB} \quad \text{式（10-3-28）}$$

其中 QP 为肺通气量，CIN 为吸入 TCA 浓度，PB 为血气分配系数。

(2) 计算软件和计算代码编译：根据物质质量转运过程确定各房室的质量守恒微分方程简单易行，而求解这些方程则必须借助计算软件才能完成。目前在 PBPK 模型方面常用的计算软件有 ACSL（包括最新版 Acsl Xtreme），Berkeley MadonnaT，Matlab 等。

4. 比较模型模拟药动学和实验药动学资料　PBPK 模型包含大量参数，多数可事先从实验获得，而那些无法从实验获得的则来自参数优化，也就是让模型模拟药动学曲线最大限度地逼近实验曲线。必须有至少一套药动学资料服务于此目的。参数优化过程借助统计检验手段（如最大似然法）和计算软件如 ACSL 自带的参数优化功能（ACSL Math/Optimize）。必须注意的是，优化参数时要兼顾取值的统计意义和

生物意义,统计意义上最优的值若无生物意义也不应采用。如果模拟药动学曲线总是和实验曲线相去甚远,则需考虑改善模型结构,包括增减房室、改变代谢方程(如从一级方程调整为 Michaelis-Menten 方程)或房室摄取物质的过程(如从血流限制型调整为弥散限制型)。

5. 模型验证　经过参数优化后,即使模型能够成功模拟用于优化的实验资料,建模过程也并未结束。该模型还需经过其他药动学资料的检验,即模型验证(model validation/verification)。如果能够预测同一物质在其他实验条件下的药动过程,则表明该模型通过验证并可使用。否则,仍需考虑改善模型结构,或审视某些参数依赖于实验条件的可能。

(董佩佩　侯洁)

参考文献

[1] Danhof M, de Lange EC, Della Pasqua OE, et al. Mechanism-based pharmacokinetic-pharmacodynamic (PK-PD) modeling in translational drug research [J]. Trends pharmacol sci, 2008, 29(4): 186-191.

[2] Martignoni M, Groothuis G, Kanter R. Species differences between mouse, rat, dog, monkey and human CYP-mediated drug metabolism, inhibition and induction [J]. Expert Opin Drug Metab Toxicol, 2006, 2(6): 875-894.

[3] Li J, Liu Y, Zhang JW, et al. Characterization of hepatic drug-metabolizing activities of Bama miniature pigs (Sus scrofa domestica): comparison with human enzyme analogs [J]. Comp Med, 2006, 56: 286-290.

[4] Lowry O, Rosebrough N, Farr A, et al. Protein measurement with the Folin phenol reagent [J]. J Biol Chem, 1951, 193: 265-275.

[5] Omura T, Sato R. The carbon monoxide-binding pigment of liver microsomes. Ⅰ. evidence for its hemoprotein nature [J]. J Biol Chem, 1964, 239: 2370-2385.

[6] Bjornsson T, Callaghan J, Einolf H, et al. The conduct of in vitro and in vivo drug-drug interaction studies: a PhRMA perspective [J]. J Clin Pharmacol, 2003, 43(5): 443-469.

[7] Zhang JW, Liu Y, Zhao JY, et al. Metabolic profiling and cytochrome P450 reaction phenotyping of medroxyprogesterone acetate [J]. Drug Metab Dispos, 2008, 36: 2292-2298.

[8] Liu Y, Ramirez J, House L, et al.Comparison of the Drug-Drug Interactions Potential of Erlotinib and Gefitinib via Inhibition of UDP-Glucuronosyltransferases [J]. Drug Metab Dispos, 2010, 38: 32-39.

[9] Zhou ZW, Zhou SF. Application of mechanism-based CYP inhibition for predicting drug-drug interactions [J]. Expert Opin Drug Met, 2009, 5(6): 579-605.

[10] Walsky RL, Obach RS, Gaman EA, et al. Selective inhibition of human cytochrome P4502C8 by montelukast [J]. Drug Metab Dispos, 2005, 33(3): 413-418.

[11] Ko J, Sukhova N, Thacker D, et al. Evaluation of omeprazole and lansoprazole as inhibitors of cytochrome P450 isoforms [J]. Drug Metab Dispos, 1997, 25(7): 853-862.

[12] Zhang JW, Liu Y, Cheng J, et al. Inhibition of human liver cytochrome P450 by star fruit juice [J]. J Pharm Pharm Sci, 2007, 10(4): 496-503.

[13] Stretch G, Nation R, Evans A, et al. Organ Perfusion Techniques in Drug Development [J]. Drug Develop Res, 2003, 46: 292-301.

[14] Curtis C, Chien B, Bar-Or D, et al. Organ perfusion and mass spectrometry: a timely merger for drug development [J]. Current Topics in Medicinal Chemistry. 2002, 2: 77-86.

[15] Brandon E, Raap C, Meijerman I, et al. An update on in vitro test methods in human hepatic drug biotransformation research: pros and cons [J]. Toxicol Appl Pharmacol, 2003, 189: 233-246.

[16] 袁伯俊.药物毒理学实验方法与技术[M].北京:化学工业出版社,2007.

[17] Shizuka T, Yo S, Masanobu S, et al.Dietary 5-Campestenone (Campest-5-en-3-one) Enhances Fatty Acid Oxidation in Perfused Rat Liver [J]. J Nutr Sci Vitaminol, 2006, 52: 127-133.

[18] Durowicz S, Olszewski WL. A liver perfusion model for studies of selective adherence and transient halting of portal blood leukocytes in sinusoids [J]. J Immunol Methods, 2003, 272: 117-124.

[19] 曾苏.药物代谢学[M].杭州:浙江大学出版社,2008.

[20] 苏业成,韩国柱.临床药物代谢动力学[M].北京:科学出版社,2003.

[21] 王广基.药物代谢动力学[M].北京:化学工业出版社,2005.

[22] 孙瑞元.定量药理学[M].北京:人民卫生出版社,1987.

[23] Lin JH, Lu AY. Role of pharmacokinetics and metabolism in drug discovery and development[J]. Pharmacol Rev, 1997, 49(4): 403-449.

[24] Mahmood I, Balian JD. The pharmacokinetic principles behind scaling from preclinical results to phase Ⅰ protocols[J]. Clin Pharmacokinet, 1999, 36(1): 1-11.

[25] West GB, Brown JH. The origin of allometric scaling laws in biology from genomes to ecosystems: towards a quantitative unifying theory of biological structure and organization[J]. J Exp Biol, 2005, 208(9): 1575-1592.

[26] da Silva JKL, Garcia GJM, Barbosa LA. Allometric scaling laws of metabolism[J]. Physics of Life Reviews, 2006, (3): 229-261.

[27] Espie P, Tytgat D, Sargentini-Maier ML, et al. Physiologically based pharmacokinetics (PBPK)[J]. Drug Metab Rev, 2009, 41 (3): 391-407.

[28] Mahmood I. Application of allometric principles for the prediction of pharmacokinetics in human and veterinary drug development[J]. Adv Drug Deliver Rev, 2007, 59(11): 1177-1192.

[29] Mahmood I. Allometric issues in drug development[J]. J Pharm Sci, 1999, 88(11): 1101-1106.

[30] Ritschei W, Banerjee P. Physiological pharmacokinetic models: principles, applications, limitations and outlook[J]. Methods Find Exp Clin Pharmacol, 1986, 8(10): 603-614.

[31] Rowland M, Balant L, Peck C. Physiologically based pharmacokinetics in Drug Development and Regulatory Science: a workshop report[J]. AAPS J, 2004, 6(1): 56-67.

（杨凌　葛广波　商海涛　整理编辑）

第四章　药品生物制品成品出厂检定动物实验方法

Chapter 4　Animal experiment methods of pharmaceutical and biological final products

动物实验（animal experiment）是药品生物制品出厂检验的重要手段之一。实验动物相关法规和标准规范了动物实验操作行为。《中国药典》和国家相关法规对药品生物制品的动物实验方法和要求作出明确的规定。在此基础上，本章总结国内外学者对动物实验技术的最新研究成果，详细论述了药品生物制品动物实验的具体操作技术。

第一节　药品生物制品成品检定动物实验方法概述

Section 1　Overview of animal experiment methods about pharmaceutical and biological final products

药品生物制品质量好坏直接关系到人民群众的身体健康和生命安全。为保证药品生物制品质量，产品出厂销售前必须进行质量检验，动物实验是药品生物制品出厂检验的重要手段之一。

一、药品的概念

2001 年 12 月 1 日起施行的《中华人民共和国药品管理法》规定："药品，是指用于预防、治疗、诊断人的疾病，有目的地调节人的生理功能并规定有适应证或者功能主治、用法和用量的物质，包括中药材、中药饮片、中成药、化学原料药及其制剂、抗生素、生化药品、放射性药品、血清、疫苗、血液制品和诊断药品等。"

从上面的定义可知，一般将药品分为中药、化学药品和生物制品，按照我国《药品注册管理办法》规定，对新药的注册分类分为中药天然药物、化学药品和生物制品，人们在习惯上将中药天然药物和化学药品称为药品，所以本章的题目"药品生物制品"指的是法律层面上的药品，之所以分成药品和生物制品是因为二者的动物实验存在不同。

按照《中国药典》三部，生物制品是应用普通的或以基因工程、细胞工程、蛋白质工程、发酵工程等生物技术获得的微生物、细胞及各种动物和人源的组织与体液等生物材料制备的，用于人类疾病的预防、治疗和诊断的药品。包括疫苗、抗毒素及免疫血清、血液制品、细胞因子、诊断制品，以及其他制品。

二、药品生物制品的质量控制

药品质量管理是从事药品科研、生产、经营、使用、进出口企业和单位对确定或达到质量所必需的全部职能和活动的管理，包括对药品质量和药品工作质量的管理。对药品质量的管理依据是药品标准，方法是药品检验。

药品必须符合国家药品标准，国务院药品监督管理部门颁布的《中国药典》和药品标准为国家药品标准。国务院药品监督管理部门组织药典委员会，对国家药品标准进行制定和修订。

《中国药典》是国家为保证药品质量、确保人民用药安全有效而制定的技术法典，是执行《药品管理法》、监督检验药品质量的技术法规，是药品研制、生产、检验、经营、使用等各个环节都必须严格遵守的法定依据。现行的 2010 年版《中国药典》包括三部，一部收载药材及饮片、植物油脂和提取物、成方制剂和单味制剂等，二部收载化学药品、抗生素、生化药品、放射性药品以及药用辅料等，三部收载生物制品。药典内容包括凡例、通则、正文、附录、索引等部分，其中凡例、通则、附录对药典以外的其他药品国家标准具同等效力。

药品成品的检验包括药品生产企业对自己药品的质量检验、国务院药品监督管理部门指定的检验机构的注册检验、药品在销售前或进口时的强制检验、药品监督管理部门对药品质量的抽查检验、仲裁性检验等。

《中国药典》详细规定了在我国生产、销售的药品生物制品质量检验的基本原则和方法。这些检验方法中，涉及药理药效和安全方面的检验项目，多采用动物实验方法，与理化实验相比，动物实验方法对实验结果潜在的影响因素较多，如：实验动物质量、动物实验环境、实验操作、实验期管理、人员资质等。所以，规范的实验管理是保障实验结果准确性和可重复性的重要条件。

三、药典等对动物实验的规定

《中国药典》2010年版一部关于动物实验的规定："动物试验所使用的动物应为健康动物，其管理应按国务院有关行政主管部门颁布的规定执行。动物品系、年龄、性别、体重等应符合药品检定要求"。

《中国药典》2010年版二部关于动物实验的规定："动物试验所使用的动物及其管理应按国务院有关行政主管部门颁布的规定执行"；"动物品系、年龄、性别等应符合药品检定要求"；"随着药品纯度的提高，凡是有准确的化学和物理方法或细胞学方法能取代动物试验进行药品质量检测的，应尽量采用，以减少动物试验"。

《中国药典》2010年版三部关于生产及检定用动物的规定："检定用动物，除另有规定外，均应用清洁级或清洁级以上动物，小鼠至少应来自封闭群动物。应尽量采用准确的化学方法、物理方法或细胞学方法取代动物试验进行生物制品质量检定，以减少动物使用"。

《中国药典》中提到的国务院有关行政主管部门颁布的规定是指，所有与动物实验相关的法律法规，如动物防疫、野生动物保护、产品质量、实验室管理、实验动物等。直接涉及实验动物及其管理的法规有：《实验动物管理条例》（科技部，1988年11月施行）、《国家实验动物种子中心管理办法》（科技部，1998年5月施行）、《实验动物质量管理办法》（科技部、质检总局，1997年12月施行）、《实验动物许可证管理办法（试行）》（科技部、原卫生部、教育部、农业部、质检总局、中医药管理局、总后卫生部，1997年12月施行）等。这些法律法规从各个角度对动物试验相关的实验动物保种、生产、质量检测、使用等方面进行了规定。

原国家食品药品监督管理局于2001年1月1日颁布的《药品检验所实验室质量管理规范（试行）》中对实验动物质量、动物实验设施、实验动物饲养管理人员的要求也有明文规定，该规定与我国现行实验动物相关法规和现状相适应。

需要说明的是，《中国药典》2010年版三部中"小鼠至少应来自封闭群动物"的表述不妥。实验动物质量控制包括两方面：一是微生物和寄生虫控制，二是遗传控制。根据对微生物和寄生虫的控制程度，我国将实验动物划分为4个等级：普通级、清洁级、无特定病原体级（SPF级）和无菌级。根据遗传特点不同，实验动物又分为：近交系（inbred strain）、封闭群（closed colony）和杂交群（hybrids）。近交系动物个体基因组中99%以上的等位基因为纯合，动物个体的基因型和表现型一致，不同近交系称为不同的品系（strain）。封闭群也称远交群（outbred stock），封闭群动物按品种（stock）分类，品种是动物种以下的分类概念，一般指具有一些容易识别和人们所需要的性状且具有稳定遗传特性的动物群体，品种是人工选择的结果；"封闭群"的定义是"以非近亲交配方式进行繁殖生产的一个实验动物种群，在不从外部引入新个体的条件下，至少连续繁殖4代以上的群体"，同一品种可由于不同保持者而形成不同封闭群；封闭群动物繁殖能力和抗病能力强于近交系，动物个体间存在差异。杂交群是由两个不同近交系杂交产生的后代群体，子一代简称F1。近交系、封闭群和杂交群是3种不同遗传类型的动物，根据目的不同而分别适用于不同的实验研究项目中，三者不存在像微生物和寄生虫控制方面的等级排序，所以，使用某种遗传类型的动物不存在像"至少"所表达的程度轻重问题。

四、动物实验的标准化

规范化的动物实验管理要求在实验动物质量、动物实验环境、动物实验操作技术、动物实验管理认证方面有统一的技术标准。

实验动物质量标准化包括两方面，一是遗传质量控制，二是微生物、寄生虫控制。国家标准《实验动物 哺乳类实验动物的遗传质量控制（GB14923）》、《实验动物 微生物学等级及监测（GB14922.2）》、《实验动物 寄生虫学等级及监测（GB14922.1）》中规定了动物实验中使用实验动物的质量要求。

动物实验环境控制包括营养（饲料、饮水）、气候（温度、湿度、气流、风速等）、理化（噪声、照明、有害气体等）、居住（设施、笼具、垫料）、生物（微生物、寄生虫等）等5方面的因素，《实验动物 环境及设施（GB14925）》和实验动物配合饲料系列国家标准（GB14924）对此进行了规定。

动物实验操作技术方面没有相应的国家标准，但是，对于常规的动物保定、标记、注射、体液采集、麻醉、解剖、手术、处死等实验操作技术，已形成完整、系统、普遍认可的方式方法，按照我国实验动物法规，实验人员在被准许试验前必须接受实验动物和动物实验相关知识的培训，获得“实验动物从业人员岗位证书”，通过对人员的资质要求来规范动物实验操作。各单位的实验动物管理（伦理福利审查）委员会通过对动物实验项目的审查，指导和规范使用适当的动物种类和动物数量、适宜的实验操作方式方法。动物实验管理部门的兽医负有监督和指导动物实验操作的职责。2006年9月科技部发布的《关于善待实验动物的指导性意见》，从善待实验动物的角度出发，对实验动物饲养管理、应用、运输等操作作出原则性规定。

动物实验管理认证是动物实验管理标准化的体现，我国实行的是许可证制度管理制度，凡是开展动物实验的单位必须取得实验动物使用许可证，接受地方实验动物管理部门的监督和管理。我国制药企业必须遵守《药品生产质量管理规范》（GMP），通过GMP认证，这样企业的动物实验作业也纳入到该管理规范之中。药物非临床安全性评价研究机构则必须遵守《药物非临床研究质量管理规范》（GLP），通过GLP认证，该规范从人员、设施、设备、操作、档案、监督等方面对药物非临床研究动物实验作出了详细的规定。作为检测实验室的一部分，动物实验部门也可获得实验室认可（CNAS）。另外，动物实验机构还可自愿申请国际实验动物管理评估及认证协会（AAALAC）认证和ISO9000：2000认证。

五、药品生物制品成品检定动物实验方法概述

如前所述，药品生物制品成品检定动物实验所依据的标准是现行版《中国药典》，根据不同的分类方法，可将《中国药典》中的药品成品检定动物实验分成多种类别。

按照检定药品的种类，可将动物实验分为中药动物实验、化药动物实验、生物制品动物实验。中药、化药动物实验与生物制品动物实验的某些实验项目在《中国药典》规定中存在细微的区别，如：热原试验、异常毒性试验。

按照检定药品是否属于放射性药品，可将动物实验分为放射性药品动物实验和非放射性药品动物实验。按照实验中是否使用活的病原微生物，可将动物实验分为涉及生物因子动物实验和非涉及生物因子动物实验。放射性药品动物实验，必须在专门的动物实验室进行，人员的防护和放射性废弃物的处理必须按照国家相关规定执行。涉及生物因子的动物实验必须在动物生物安全实验室进行，根据病原微生物的生物危险程度在相应级别的生物安全实验室进行，动物生物安全实验室分为四级，分别是ABSL-1、ABSL-2、ABSL-3、ABSL-4，所有实验活动必须遵守国家生物安全相关法律法规。有些疫苗的效价测定需要使用活的、具有一定生物危险性的毒株作为攻击毒株，如狂犬病疫苗、百日咳疫苗。

按照实验使用的动物种类，可将动物试验分为小鼠实验、大鼠实验、豚鼠实验、家兔实验等，使用不同种类动物的实验，不能在同一房间进行。

按照实验目的，可将动物试验分为鉴别实验、有效性实验、安全性实验和稳定性实验。一些生物制品的鉴别实验需使用动物，如：双价肾综合征出血热灭活疫苗、结核菌素纯蛋白衍生物、锡克试验毒素等的鉴别实验。有效性实验是《中国药典》成品检定动物实验中种类最多的一类，如：激素类药物的生物测定、生物制品的效价测定等。安全性动物实验多用于注射剂的成品检定，一般包括热原试验、异常毒性试验、过敏试验，有些药品还需做特异性毒性试验。稳定性动物实验测试疫苗毒性是否稳定，如：毒性逆转试验、乳鼠传代返祖试验等。

六、药品生物制品成品检定动物实验对实验动物质量的要求

《中国药典》一、二部规定：动物试验所使用的动物应为健康动物，其管理应按国务院有关行政主管部门颁布的规定执行；动物品系、年龄、性别、体重等应符合药品检定要求。《中国药典》三部规定：检定用动物，除另有规定外，均应用清洁级或清洁级以上动物。《中国药典》中少部分动物试验明确规定出所使用动物的品种、品系，多数试验仅规定动物种名。

《中国药典》的规定与我国实验动物产业水平相适应，我国目前实验动物国家标准已取消大鼠和小鼠普通级，使得市场上大鼠和小鼠的质量明显提高，其他实验动物还存在普通级。在药品检验中普通级豚鼠和家兔确实存在质量不稳定的问题，使用清洁级以上级别动物是发展趋势。另外，药品成品检验中使用的猫、鸽子动物等目前还没有国家标准，也没有能充足供应实验用动物的繁殖种群，试验使用时一般从宠物市场购买，这也是一个亟需解决的问题。

《中国药典》中多数试验没有明确规定出所使用动物的品种、品系，使用何种遗传特质的动物如近交系、封闭群还是杂交群，使用哪一个具体的品种或品系，有时让实验人员很是困惑，如：同样是异常毒性试验，不同的实验人员可能会使用不同遗传特质的动物。在一些明确指出使用动物的品种、品系的动物试验中，个别试验在使用指定动物品种时也会出现同一检品不同结果的情况，如：乙型肝炎疫苗效价测定使用NIH小鼠，可能会出现同一检品使用NIH不同封闭群动物产生不同试验结果的现象，其原因是不同封闭群间H-2q或H-2d型基因所占比例不同。

所以，在满足《中国药典》规定的前提条件下，要根据历史文献和之前的实验数据来确定使用何种遗传特质的动物。如常用的选择条件有："抗原剂量 - 反应呈显著斜率"，"携带适宜的组织相容性复合体（MHC）基因类型"，"对检测目的物敏感"等。

第二节　药品生物制品成品检定常用动物实验概述

Section 2　Discussion of common animal experiment about pharmaceutical and biological final products

药品成品检定使用的动物实验方法随药品的原料来源、生产方法、使用方式、适应证、所含成分等不同而不同，国家药典委员会和中国食品药品检定研究院根据现行版《中国药典》编写的《中国药品检验标准操作规范》中，对药品成品检定的各种动物试验操作方法有详细的规定。热原试验、乳鼠试验和异常毒性试验是药品成品检定中最常用到的动物试验，本节将对这三类试验在操作上的一些基础环节做概要性描述。

一、热原试验（pyrogen test）

临床上因使用的输注药液或医疗器材导致患者出现发热、冷感、寒战、恶心、呕吐、头痛、腰及四肢关节痛、肤色灰白、白细胞计数下降、血管通透性增强、昏迷甚至休克、死亡等症状，称为热原反应，所有引起热原反应的物质称为热原质，热原质包括细菌、病毒、真菌和寄生虫的某些组成成分、类固醇、聚核苷酸和某些加到药品制剂中的合成性添加剂等。热原质的检查方法包括体内法和体外法，体内法即家兔检测法，体外法有细菌内毒素检测法、人或动物血液或细胞法、细胞模型等。目前《中国药典》、美国药典、欧洲药典、日本药典等收载的热原检查法定方法为家兔热原检查法和细菌内毒素检查法。

虽然家兔热原检查法存在不能定量和标准化、重复性差、灵敏度低、存在动物个体间和品种间差异、应用范围有限、费用高等缺点，但是，该方法能直观地反映出各种热原在机体中的表现，与临床反应最为接近，是药品生物制品热原质检查的主要手段。家兔热原检查法是将一定剂量的供试品静脉注入家兔体内，通过观察一定时间内家兔体温升高的情况，判断供试品中所含热原的限度是否符合规定。《中国药典》、美国药典、欧洲药典、日本药典等对家兔热原检查法的规定在家兔选择、试验过程、结果判断方面存在不同。

生物体温变化是一个受中枢神经支配的自主调节的复杂过程，影响这一过程的因素较多，主要有：家

兔质量、实验设备、实验环境、实验技术等。所以,对试验的各个环节进行严格控制是减小实验误差、提高实验结果准确性的前提。高质量的家兔应是健康、遗传背景明确、高(微生物和寄生虫控制)等级的实验用动物;多次使用会使家兔对热原质的敏感度下降;家兔对细菌内毒素应保持适度的敏感性。与供试品接触的器皿,必须无热原;测温仪温度探头应定期校验;家兔运输、饲养设备应符合动物福利要求。实验环境应按《实验动物 环境及设施(GB14925)》和《中国药典》中规定控制,实验环境有普通环境和屏障环境。实验操作如动物的抓取、固定、注射等应尽可能轻柔,减小对动物的刺激。

对某些能影响家兔正常生理尤其是体温的制品如细胞因子、病毒制品、抗生素、致泻药、镇静剂 / 止痛剂、胞质蛋白和放射性药物等不宜使用家兔法检查热原质。

二、乳鼠试验

乳鼠试验是指使用小鼠(*Mus musculus*)尚未离乳幼鼠进行的一类动物试验。乳鼠因其机体发育尚未完善,被广泛应用于病原体致病性和毒理学等实验中,特别在药品检验检定和相关科研中,乳鼠试验是一个重要的实验类别。《中国药典》(2010 年版)三部中使用乳鼠的实验有:不耐热毒素试验、乳鼠传代返祖试验、病毒外源因子检查乳鼠试验法、鼠源性病毒检查乳鼠试验法、细胞基质病毒外源因子检查和致瘤性检查。其中,乳鼠传代返祖试验和鼠源性病毒检查乳鼠试验法用于生物制品的成品检定,其他试验用于生物制品生产中种子批、细胞基质、原液等的检定。之所以将乳鼠试验集中在一起论述,是因为乳鼠的生理功能不同于成年鼠,针对乳鼠特点的试验技术和管理是乳鼠试验成败的关键。

实验动物、动物实验环境严格按照国家相关标准的规定执行,动物实验操作人员应受过专业培训,并具有丰富的实践经验。除此之外,乳鼠试验成功的关键是防止动物非实验原因死亡,所以在实际中应围绕这一目的进行操作和管理。以下重点介绍乳鼠试验中共用的试验技术和管理手段。

1. 动物选择 遗传因素会影响母鼠的杀子行为或乳鼠存活率,实验小鼠不同品系之间的杀子频率不同,通过许多突变系、基因敲除和转基因小鼠观察到一些与母鼠杀子或养育后代能力有关的基因。所以,乳鼠试验除特殊规定外,一般使用 KM 或 NIH 等远交系小鼠,远交系小鼠群基因容量大,繁殖能力和母鼠哺育能力均强于近交系,离乳率一般在 80% 以上。

头胎和年轻母鼠的食子和母性不强比较常见,6 胎以后的母鼠因哺育能力下降一般予以淘汰,所以,使用母鼠第 2~6 胎生产的乳鼠用于试验。

当食物受限或者是人为增加仔数时,雌鼠会减少哺育幼仔的数量,杀子行为是哺乳期母鼠所带仔数超过它能养育量的正常反应,实验动物不存在食物受限问题,人为增加仔数也是实验小鼠繁殖中正常的操作方式,一般母鼠不会排斥非己所生幼仔。增加仔数时应注意,加入的幼仔与原有幼仔同龄,母鼠所带幼仔为 10 只左右。

动物在试验前需要适应动物实验室环境,如果使用 1~5 日龄的乳鼠试验,订购动物时直接要求 1~5 日龄的乳鼠,会使乳鼠和母鼠没有足够的适应时间,所以,应订购怀孕一定时间的孕鼠,使其能在动物实验环境适应至少 1 周时间。

2. 动物运输 动物运输时,不应使用一次性纸质运输盒,应使用母鼠一直居住的标准饲养盒,运输时不应更换垫料,标准饲养盒外罩较大的运输盒。动物进入实验室后,不应更换垫料并继续使用该标准饲养盒直到实验结束。母鼠有做幼仔养育窝的习性,使用运输盒运输,将意味着对母鼠在孕期精心准备的(交配 4 天后到生产前一天共约 15 天)哺育窝的破坏,幼仔出生后 2~3 周内是变温的、缺乏体温调节能力,所以养育窝对于成功养育幼仔非常重要。

3. 适应时间 对于啮齿动物,如果供应商提供的资料能确定引进动物的健康状况,生产繁殖环境和动物实验环境相似,运输过程中采取了与病原体隔离的措施,可不用适应。但是,乳鼠试验涉及母鼠和乳鼠,试验操作时正处于乳鼠生理功能不完善期和母鼠心理敏感期,延长适应时间使动物充分适应新环境就显得尤为重要。特别是直接订购乳鼠的情况下,母鼠和乳鼠正因运输、笼盒变化、环境变化等刺激处于应激状态,再加上实验操作的刺激,母鼠母性能力减弱和乳鼠的反应能力减弱,导致乳鼠死亡率增加。

4. 实验环境和试验操作 紧张会导致母鼠忽视、杀死或吃掉自己的后代。听觉干扰、换窝操作、人员频繁走动等刺激因素可引起母鼠紧张。试验操作也应尽可能减小对动物的干扰,如噪声、异味、照度频繁变化等。所以,乳鼠试验最好使用专门的实验室,实验人员和管理人员应接受专门的培训。

5. 内环境丰富 提高动物饲养环境丰富度对动物福利和实验准确性的正面意义在国外已获得广泛共识,实验动物管理者普遍已将环境丰富纳入到动物的日常管理中。这一理念在国内尚在普及之中。一般小鼠饲养盒内除垫料外没有其他物品,对于怀孕期或哺乳期的母鼠来说,没有做窝材料使其做窝的天性受到抑制,没有庇护所使其更易受到人类活动的惊扰;对于初生乳鼠来说,没有温暖的哺育窝,爬出同窝兄妹的集中区后如得不到母亲的照顾,会生病并可能死亡。

做窝材料应该无毒性、不能引起动物损伤、蓬松、轻而易于搬运,一般选用干草、碎纸、纸条和卫生纸等材料。

6. 换窝 动物实验日常饲养管理中,实验小鼠在满足国家标准规定居住空间条件下,一般每周换窝1~2次,但是对于母鼠带乳鼠的笼盒,有研究表明换窝过频会影响乳鼠的存活率。在实验室环境下,人类在房间里移动可以看作是小鼠潜在的掠食者,特别是当清洁笼具时对母鼠和幼仔的直接操作,对窝和做窝点的干扰可能减少幼仔存活的机会。考虑到乳鼠实验中一般一窝动物居于一个标准盒,粪尿并不多,换窝频率可定为每2~3周一次,换窝时不换饲养盒,保持哺育窝的完整(不换)。

三、异常毒性检查法

异常毒性试验不是检查药品本身的毒性,而是检查药品生产过程中可能污染的外源性毒性物质或其他意外的不安全因素,主要和生产工艺水平有关。异常毒性检查法是将一定剂量的供试品注入动物体内或口服给药,在规定时间内观察动物有无异常,以判断供试品是否符合规定。药品和生物制品的异常毒性检查法不同。

异常毒性检查法检查的是药物的生产工艺水平,由于GMP和化学控制试验的应用,也由于动物与人的反应性之间的相关性较低,以及疫苗等生物制品本身引起的毒性反应不易与异常毒性区别,我国及国外发达国家药典的许多药品已取消异常毒性检查。随着我国药品的研究发展和GMP的强制执行,药品生产的工艺水平正在逐步提高,过程也更加可控和规范,化学药品中进行异常毒性检查的品种将越来越少,但是中药注射剂、生化药品及生物制品,由于其原料来源、生产工艺和质量可控性的提高还需要一个过程,尤其对各过程中具体成分的了解还很有限,所以在这类药品的质量标准中,异常毒性检查还作为保证临床用药安全的一个重要项目。

《中国药典》一部和二部规定的异常毒性检查以受试动物死亡作为观察指标,但对于生产厂家来说,动物的一些异常反应,如体重减轻、呼吸困难等原本产品不应产生的毒性反应的出现,可能更具有参考价值,美国药典就将异常反应列入判断标准中。异常毒性检查的限值设置一般考虑药品的LD_{50}和LD_1,应低于该注射剂的正常毒性剂量(最低致死量),并应高于人临床剂量。注射速度0.1ml/s,有些药品如注射用头孢吡肟,注射太快会导致动物死亡,应注意控制注射速度。

对于新的生物技术药物来说,异常毒性试验注射量和注射途径要根据药物的生物学特性确定,因为这类药物本身具有很强的生物活性,注射量过大会出现由药物本身的生物活性引起的毒性反应,如重组水蛭素按《中国药典》规定的剂量进行试验可导致小鼠不规律死亡,同样剂量腹腔注射可能会出现与剂量无关的死亡,而采用尾静脉注射则不出现死亡。

(范文平)

第三节 药品生物制品成品检定动物实验技术

Section 3 Animal experiment technology monographs of pharmaceutical and biological final products

本节将以实用、可操作为目的,对药品生物制品成品检定动物试验技术作出具体论述。

一、肉毒抗毒素效价测定法（小鼠试验法）

（一）试剂

1. 标准品溶液的制备

（1）将中国食品药品检定研究院提供的肉毒抗毒素标准品用生理盐水溶解后，与中性甘油（经 116℃、10 分钟高压灭菌）等量混合，稀释至一定浓度，于 2~8℃避光保存。

（2）使用前用稀释液稀释至每 1ml 含效价如测定参数表（表 10-4-1）所示。肉毒抗毒素标准品原倍溶液的 1 次吸取量应不低于 0.5ml。

表 10-4-1　肉毒抗毒素效价测定参数表

抗毒素种类	毒素试验量	稀释		混合			注射				
		毒素试验量 /ml	抗毒素 / IU. ml	抗毒素 / ml	试验毒素 / ml	稀释液 / ml	抗毒素 / IU	毒素试验量	剂量 / ml	动物只数	途径
A	1/5L+	5	1.0	1.0	1.0	0.5	1/5	1	0.5	4	腹腔
B	1/10 L+	5	0.5	1.0	1.0	0.5	1/10	1	0.5	4	腹腔
C	L+	5	5.0	1.0	1.0	0.5	1	1	0.5	4	腹腔
D	L+	5	5.0	1.0	1.0	0.5	1	1	0.5	4	腹腔
E	1/50L+	5	0.1	1.0	1.0	0.5	1/50	1	0.5	4	腹腔
F	1/20L+	5	0.25	1.0	1.0	0.5	1/20	1	0.5	4	腹腔

2. 肉毒毒素溶液的制备

（1）肉毒毒素由中国食品药品检定研究院提供，亦可自备。

（2）试验用的肉毒毒素须以中国食品药品检定研究院提供的肉毒抗毒素标准品准确标定其试验量（见表 10-4-1），并每 3 个月复检 1 次。

（3）使用前，将肉毒毒素用稀释液稀释至每 1ml 含 5 个毒素试验量。

3. 稀释液

（1）1.2% 明胶磷酸盐缓冲盐水配制：称取磷酸二氢钾 0.7g，磷酸氢二钠（12 分子结晶水）2.4g，氯化钠 6.8g。

（2）用注射用水溶解并稀释至 1000ml，加明胶 2.0g，溶解后过滤。灭菌后 pH 应为 6.2~6.8。

（二）实验动物

体重 14~16g 清洁级小鼠。

（三）测定方法

1. 供试品稀释　用稀释液将供试品稀释成数个稀释度，使每 1ml 约含测定参数表所示单位。稀释度之间间隔为 5%~10%。

2. 溶液混合

（1）精密量取肉毒抗毒素标准品 0.8ml、1.0ml、1.2ml 分别加入小试管中，再依次分别补加稀释液 0.7ml、0.5ml、0.3ml。

（2）再精密量取不同稀释度的供试品溶液各 1.0ml 分别加入小试管中，每管补加稀释液 0.5ml。

（3）以上各管分别加入肉毒毒素稀释液 1.0ml，混合均匀，加塞，37℃结合 45 分钟，立即注射。

3. 动物选择　取体重 14~16g 清洁级小鼠。

4. 动物处置　按上述测定参数表所示剂量与途径，每个稀释度注射小鼠 4 只。

5. 观察　每天上、下午各观察实验动物 1 次，并记录发病及死亡情况，连续 4 天。

（四）结果判定

1. 以标准品组动物的 50% 保护终点，推算供试品的效价。

2. 有下列情况之一者予以重试：

(1) 标准品组动物无死亡或全死亡，或死亡极不规律而无法计算 50% 死亡终点。

(2) 供试品组动物无死亡或全死亡，或死亡极不规律而无法计算 50% 保护终点。

(3) 每个稀释度注射的动物中有 2 只以上属非特异死亡。

二、白喉抗毒素效价测定法（家兔皮肤试验法）

(一) 试剂

1. 白喉抗毒素标准品溶液的制备

(1) 取中国食品药品检定研究院提供的白喉抗毒素标准品适量，稀释至每 1ml 含 1/15IU，立即与毒素等量混合后每 0.1ml 注射量中含 1/300IU。

(2) 白喉抗毒素标准品原倍液的一次吸取量应不低于 0.5ml。

2. 白喉毒素溶液的制备

(1) 白喉毒素由中国食品药品检定研究院提供，亦可自备。

(2) 试验用的毒素须以中国食品药品检定研究院提供的白喉抗毒素标准品准确标定其试验量（Lr/300），并每 3 个月复检 1 次。

(3) 毒素应保存于 2~8℃避光处，并加入甲苯或其他适宜防腐剂。

3. 稀释液

(1) 硼酸盐缓冲盐水配制，称取氯化钠 8.5g，硼酸 4.5g，四硼酸钠（10 分子结晶水）0.5g。

(2) 加注射用水溶解并稀释至 1000ml，过滤，灭菌后 pH 应为 7.0~7.2。

4. 溶液混合

(1) 定量吸取稀释后的白喉抗毒素标准品溶液及不同稀释度的供试品溶液分别加入小试管中，每管加入等量的稀释毒素溶液，混合均匀。

(2) 加塞，37℃结合 1 小时后，立即注射。

(二) 实验动物

体重 2000~3000g 的健康白皮肤实验家兔。

(三) 测定方法

1. 动物选择　取体重 2000~3000g 的健康白皮肤实验家兔。

2. 动物处置

(1) 背部脱毛：试验前一天用适宜方法进行背部脱毛，凡皮肤有发炎或大量斑点现象者不应使用。

(2) 注射：①每份供试品溶液注射 2 只家兔，每只家兔不能超过 4 份供试品溶液。②每稀释度注射 0.1ml 于家兔皮内（应在近背脊两侧）。③每只家兔至少应包括 3 个不同注射部位（前、中、后）的对照试验。

注意：标准品溶液与供试品溶液不得用同一支注射器注射。

3. 观察　试验家兔于注射后 48 小时及 72 小时各观察 1 次，并测量反应面积。

(四) 结果判定

1. 以 48~72 小时结果作最后判定。注射对照部位一般于 48~72 小时内轻度发红，其直径应为 10~14mm。供试品的效价应以与多数对照的反应强度相同的最高稀释度判定之，但反应强度不得超过对照。

2. 有下列情况之一者应予重试：

(1) 对照反应不符合规定标准。

(2) 供试品的稀释度过高或过低。

(3) 反应不规则。

三、破伤风抗毒素效价测定法（小鼠试验法）

(一) 试剂

1. 破伤风抗毒素标准品溶液的制备

(1) 取中国食品药品检定研究院提供的破伤风抗毒素标准品适量，用稀释液稀释至每 1ml 含 0.5IU，即与毒素等量混合后每 0.4ml 注射量中含 1/10IU。

(2) 破伤风抗毒素标准品原倍液的一次吸取量应不低于 0.5ml。

2. 破伤风毒素溶液的制备

(1) 破伤风毒素用稀释液稀释至每 1ml 含 5 个试验量(1/10L+),即与抗毒素等量混合后每 0.4ml 注射量中含 1 个试验量(1/10L+)。

(2) 试验用的毒素须以中国食品药品检定研究院提供的破伤风抗毒素标准品准确标定其试验量(1/10L+),并每 3 个月复检 1 次。

3. 稀释液

(1) 硼酸盐缓冲盐水配制,称取氯化钠 8.5g,硼酸 4.5g,四硼酸钠(10 分子结晶水)0.5g。

(2) 加注射用水溶解并稀释至 1000ml,过滤,灭菌后 pH 应为 7.0~7.2。

4. 供试品溶液制备　用稀释液将供试品稀释成数个稀释度,使每毫升含抗毒素约 0.5IU,即与毒素等量混合后每 0.4ml 注射液含抗毒素约 1/10IU。稀释度的间隔约为 5%。

5. 混合

(1) 定量吸取稀释后的破伤风抗毒素标准品溶液及不同稀释度的供试品溶液分别加入小试管中,每管加入等量的稀释毒素溶液,混合均匀。

(2) 加塞,37℃结合 1 小时后,立即注射。

(二) 实验动物

体重 17~19g 的清洁级小鼠。

(三) 测定方法

1. 动物选择　取体重 17~19g 的清洁级小鼠。

2. 动物处置

注射:①每个稀释度的标准品和供试品各注射至少 3 只小鼠;②每只小鼠腹部或大腿部皮下注射 0.4ml;③注射供试品和标准品不得使用同一支注射器;④注射时应从高稀释度向低稀释度依次进行;⑤更换稀释度时应用下一稀释度溶液洗 2~3 次。

3. 观察　每日上、下午至少观察试验小鼠 1 次,连续观察 5 天,并记录发病和死亡情况。

(四) 结果判定

1. 对照小鼠应在 72~120 小时内全部死亡。

2. 供试品的效价为与对照小鼠同时死亡或出现破伤风神经毒症状最重者的最高稀释度。

3. 有下列情况之一者应予重试:

(1) 供试品的稀释度过高或过低。

(2) 对照试验小鼠在 72 小时前或 120 小时后死亡。

(3) 死亡不规则以及在同一稀释度的小鼠有 2 只以上属特异性死亡。

四、气性坏疽抗毒素效价测定法(小鼠试验法)

(一) 试剂

1. 气性坏疽抗毒素标准品溶液制备

(1) 气性坏疽(威氏、水肿、脓毒、溶组织)抗毒素标准品由中国食品药品检定研究院提供,于 2~8℃处避光保存。

(2) 使用时,将气性坏疽抗毒素标准品用稀释液稀释至每 1ml 含测定参数表所示效价。气性坏疽抗毒素标准品原倍液的一次吸取量应不低于 0.5ml。

2. 气性坏疽毒素溶液制备

(1) 气性坏疽毒素由中国食品药品检定研究院提供,亦可自备。

(2) 试验用的气性坏疽毒素须以中国食品药品检定研究院提供的气性坏疽抗毒素标准品准确标定其试验量(表 10-4-2),并每 3 个月复检 1 次。

表 10-4-2　气性坏疽抗毒素效价测定参数表

抗毒素种类	毒素试验量	稀释		混合			注射				
		毒素试验量 /ml	抗毒素 /IU. ml	抗毒素 / ml	试验毒素 /ml	稀释液 / ml	抗毒素 IU	毒素试验量 /ml	剂量 / ml	动物只数	途径
产气荚膜	1/5L+	5	1.0	1.0	1.0	0.5	1/5	1	0.5	4	静脉
败毒	L+	5	5.0	1.0	1.0	0.5	1	1	0.5	4	静脉
溶组织	1/2L+	5	2.5	1.0	1.0	0.5	1/2	1	0.5	4	静脉
水肿	1/50L+	20	0.2	1.0	0.5	0.5	1/50	1	0.2	4	肌内

(3) 使用前将气性坏疽毒素用稀释液稀释至每 1ml 含 5 个(水肿型为 20 个)毒素试验量。

3. 稀释液

(1) 硼酸盐缓冲盐水配制，称取氯化钠 8.5g，硼酸 4.5g，四硼酸钠(10 分子结晶水)0.5g。

(2) 加注射用水溶解并稀释至 1000ml，过滤，灭菌后 pH 应为 7.0~7.2。

4. 溶液混合

(1) 精密量取已稀释后的气性坏疽抗毒素标准品溶液 0.8ml、1.0ml、1.2ml 分别加入小试管中。

(2) 依次分别补加稀释液 0.7ml、0.5ml、0.3ml。

(3) 精密量取不同稀释度的供试品溶液各 1.0ml 分别加入小试管中，每管补加稀释液 0.5ml(可在抗毒素之前加入)。

(4) 以上各管分别加入稀释后的气性坏疽毒素溶液 1.0ml(水肿型为 0.5ml)，混合均匀；

(5) 加塞，20~25℃结合 1 小时，按测定参数表(表 10-4-2)所示剂量与途径，立即注射。

(二) 实验动物

体重 17~19g 清洁级小鼠。

(三) 测定方法

1. 动物选择　取一定数量的体重 17~19g 清洁级小鼠。

2. 动物处置　按测定取参数表所示剂量与途径，每个稀释度注射小白鼠 4 只。

3. 观察　每天上、下午各观察实验动物 1 次，并记录发病及死亡情况，连续 3 天。

(四) 结果判定

1. 标准品组动物在 3 天之内，注射气性坏疽抗毒素量最少(即 0.8ml)的 4 只中应有 2 只以上死亡。对比标准品组与供试品组动物死亡情况，推算供试品的效价。

2. 有下列情况之一者应予重试：

(1) 标准品组动物在 3 天之内全部死亡或者全无死亡，或者注射气性坏疽抗毒素量最少的 4 只动物死亡不足半数，注射气性坏疽抗毒素量最多的 4 只动物死亡超过半数。

(2) 待检组动物在 3 天内全部死亡或者全无死亡。

(3) 动物死亡数极不规则，以致无法进行判定。

(4) 每个稀释度注射的动物中有 2 只以上属非特异死亡。

五、吸附破伤风疫苗效价测定法

(一) 试剂

1. 标准品溶液制备

(1) 用生理氯化钠溶液将破伤风类毒素标准品以适当比例稀释成 3~5 个稀释度。

(2) 居中的稀释度必须在攻毒后能保护约半数动物。

2. 供试品溶液制备

(1) 用生理氯化钠溶液将供试品以适当比例稀释成 3~5 个稀释度。

(2) 居中的稀释度必须在攻毒后能保护约半数动物。

（二）实验动物

体重 14~16g 清洁级 NIH 小鼠或 250~350g 清洁级豚鼠。

（三）测定方法

1. 动物选择　取一定数量的体重 14~16g 清洁级 NIH 小鼠或 250~350g 清洁级豚鼠。

2. 动物处置

（1）免疫：用每一稀释度的破伤风类毒素标准品溶液和供试品溶液分别免疫体重 14~16g 同性别或雌雄各半的 NIH 小鼠至少 14 只（或 250~350g 豚鼠至少 10 只）。

（2）注射：每只小鼠皮下注射 0.5ml（或每只豚鼠皮下注射 1ml）。另外 10 只未注射的小鼠作为对照（或另外未注射的 5 只豚鼠作为对照）。

（3）攻击：攻击用破伤风毒素使用 0.2% 明胶磷酸盐缓冲液稀释，免疫 4 周后，每只免疫小鼠皮下注射 $50LD_{50}$ 破伤风毒素 0.5ml（或每只免疫豚鼠皮下注射 100 LD_{50} 破伤风毒素 1.0ml）。对照组每只小鼠皮下注射 $1LD_{50}$ 破伤风毒素 0.5ml（或对照组每只豚鼠注射 $1LD_{50}$ 破伤风毒素 1.0ml）。

3. 观察　攻击后观察 5 天，每日记录结果。根据第 5 日存活率的剂量反应曲线，用平行线法计算结果。95% 可信限应不大于效价的 50%~200%，否则 95% 可信限的低限应大于相应品种中要求的效价规格。

（四）结果判定

1. 供试品的最低稀释度能保护半数以上动物。

2. 供试品的最高稀释度能保护半数以下动物。

3. 供试品和标准品的剂量反应曲线在平行性及直线性上的差异无显著意义。

4. 对照组动物应部分死亡而不全部死亡。

具备以上条件则试验结果成立。

六、吸附白喉疫苗效价测定法

（一）试剂

1. 标准品溶液制备

（1）用生理氯化钠溶液按等比间隔将白喉毒素标准品稀释成 3~5 个稀释度。

（2）居中的稀释度必须在攻毒后能保护约半数动物。

2. 供试品溶液制备

（1）用生理氯化钠溶液按等比间隔将供试品稀释成 3~5 个稀释度。

（2）居中的稀释度必须在攻毒后能保护约半数动物。

（二）实验动物

体重 250~350g 清洁级豚鼠。

（三）测定方法

1. 动物选择　取一定数量的体重 250~350g 清洁级豚鼠（同性别或雌雄各半）。

2. 动物处置

（1）免疫：用稀释后的白喉毒素标准品溶液和供试品溶液分别免疫体重 250~350g 同性别或雌雄各半豚鼠；每个稀释度至少免疫 10 只豚鼠，另取 5 只豚鼠不免疫，作为对照组。

（2）攻击：免疫 4 周后，每只免疫豚鼠皮下注射 100 LD_{50} 白喉毒素 1.0ml；对照组豚鼠注射经 100 倍稀释的上述毒素，每只皮下注射 1.0ml。

3. 观察　攻击后观察 5 天，每日记录动物死亡情况。根据第 5 日存活率，以标准品的效价为标准，用平行线法计算供试品效价。95% 可信限应在效价的 50%~200%，否则 95% 可信限的低限应大于相应品种中要求的效价规格。

（四）结果判定

1. 供试品的最低稀释度能保护半数以上动物。

2. 供试品的最高稀释度能保护半数以下动物。

3. 供试品和标准品的剂量反应曲线在平行性及直线性上的差异无显著意义。

4. 对照组动物应部分死亡而不全部死亡。

具备以上条件则试验结果成立。

七、人用狂犬病疫苗效价测定法（NIH 法）

（一）试剂

1. 稀释液（PBS）配制

(1) 量取 0.9% 磷酸二氢钾溶液 75ml，2.4% 磷酸氢二钠（$Na_2HPO_4 \cdot 12H_2O$）溶液 425ml，8.5% 氯化钠溶液 500ml。

(2) 混合后加水至 5000ml，调 pH 至 7.2~8.0。

2. 攻击毒株 CVS 制备

(1) 启开毒种，稀释成 10^{-2} 悬液，接种 11~13g 小鼠，不少于 8 只，每只脑内接种 0.03ml，连续传 2~3 代。

(2) 选择接种 4~5 天有典型狂犬病症状的小鼠脑组织，研磨后加入含 2% 马血清或小牛血清制成 20% 悬液，经 1000r/min 离心 10 分钟，取上清液经病毒滴定（用 10 只 18~20g 小鼠滴定）及无菌检查符合规定后作攻击毒用。

3. 参考疫苗的稀释　参考疫苗用 PBS 稀释成 1∶25，1∶125 和 1∶625 等稀释度。

4. 供试品溶液的制备

供试品用 PBS 做 5 倍系列稀释。

（二）实验动物

体重 12~14g 清洁级小鼠

（三）测定方法

1. 动物选择　取一定数量的体重 12~14g 清洁级小鼠。

2. 动物处置

(1) 免疫：用不同稀释度的供试品及参考疫苗分别免疫 16 只，每只小鼠腹腔注射 0.5ml，间隔 1 周再免疫 1 次。

(2) 攻击：小鼠于第一次免疫后 14 天，用经预先测定的含 5~100 个 LD_{50} 的病毒量进行脑内攻击，每只 0.03ml。同时将攻击毒稀释成 10^0、10^{-1}、10^{-2} 和 10^{-3} 进行毒力滴定，每个稀释度均不少于 8 只小鼠。

3. 小鼠攻击后逐日观察 14 天，并记录死亡情况，统计第 5 天后死亡和呈典型脑症状的小鼠。

（四）结果判断

1. 计算供试品和参考疫苗 ED_{50} 值。

2. 计算相对效力

公式 $P=T/S \times dT/dS \times D$，$P$ 为供试品效价（IU/ml），T 为供试品 ED_{50} 的倒数，S 为参考疫苗 ED_{50} 的倒数，dT 为供试品的一次人用剂量（ml），dS 为参考疫苗的一次人用剂量（ml），D 为参考疫苗的效价（IU/ml）。

注意：(1) 动物免疫时应将疫苗保存在冰浴中。

(2) 各组动物均应在同样条件下饲养。

(3) 攻击毒原病毒液（100）注射的小鼠应 80% 以上死亡。

八、热原检查法

（一）试剂

供试品溶液。

（二）实验动物

体重 1700~3000g 健康实验家兔。

（三）测定方法

1. 动物选择　按每组供试品取 3 只体重 1700~3000g 健康实验家兔，雌兔应无孕。

2. 动物处置

(1) 预测体温:①预测体温前7天内应饲喂同一种饲料,在此期间内体重应不减轻,精神、食欲、排泄等不得有异常现象。②未曾用于热原检查的家兔,应在检查供试品前3~7天预测体温,进行挑选。挑选试验的条件与检查供试品相同,仅不注射药液,每隔30分钟测量体温1次,共测8次,8次体温均在38.0~39.6℃,且最高与最低体温相差不超过0.4℃的家兔,方可供热原检查用。③用于热原检查后的家兔,如供试品判定为符合规定,至少应休息48小时后再供热原检查使用,对血液制品,抗毒素和其他同一过敏原的供试品在5天内可再供热原检查使用1次,如供试品判定为不符合规定,则组内全部家兔不得再使用。

(2) 试验前准备:①热原检查前1~2天,供试用家兔应尽可能处于同一温度的环境中,实验室和饲养室的温度相差不得大于3℃,且应控制在17~25℃。②在热原检查全过程中,室温变化不得大于3℃,应保持室内安静,避免强光照射,防止噪声干扰和引起动物骚动。③家兔在试验前至少1小时开始停止给食,并置于宽松适宜的装置中,直至试验完毕。④所有与供试品接触的器皿,如注射器、针头等应无菌、无热原。去除热原通常采用干热灭菌法(250℃、30分钟),也可采用其他适宜的方法除热原。

(3) 测量体温:①应使用精密度为 ±0.1℃的测温装置。②测温探头或肛温计插入肛门的深度和时间各兔应相同,深度一般约6cm,时间不得少于1.5分钟。③每隔30分钟测量体温1次,一般测量2次,两次体温之差不得超过0.2℃,以此两次体温的平均值作为该兔的正常体温。④当日使用的家兔,正常体温应在38.0~39.6℃,同组各兔间正常体温之差不得超过1℃。

(4) 注射:①注射前供试品或热原稀释液应预热至38℃。②供试品的注射剂量按各品种的规定,但家兔每1kg体重注射体积不得少于0.5ml,不得大于10ml。③给选取的3只家兔测定体温,若体温正常则在15分钟以内,自耳静脉缓缓注入规定剂量并温热至38℃的供试品溶液。④每隔30分钟按前法测量其体温1次,共测6次。⑤以6次体温中最高的一次减去正常体温,即为该兔体温的升高温度(℃)。⑥若3只家兔中有1只体温升高0.6℃或0.6℃以上,或3只家兔体温升高均低于0.6℃,但体温升高的总和达1.4℃或1.4℃以上,应另取5只家兔复试,检查方法同上。

(四) 结果判断

以下情况可判供试品的热原检查符合规定:

1. 初试的3只家兔中,体温升高均低于0.6℃,并且3只家兔体温升高总和低于1.4℃。
2. 在复试的5只家兔中,体温升高0.6℃或0.6℃以上的家兔不超过1只。
3. 初试、复试合并8只家兔的体温升高总和为3.5℃或3.5℃以下。

以下情况可判供试品的热原检查不符合规定:

1. 初试的3只家兔中,体温升高0.6℃或0.6℃以上的家兔超过1只。
2. 复试的5只家兔中,体温升高0.6℃或0.6℃以上的家兔超过1只。
3. 初试、复试合并8只家兔的体温升高总和超过3.5℃。

注意:当家兔升温为负值时,均以0℃计。

九、异常毒性检查法

(一) 试剂

供试品溶液。

(二) 实验动物

1. 体重18~22g的清洁级小鼠。
2. 体重250~350g的清洁级豚鼠。

(三) 测定方法

1. 动物选择

(1) 按每组供试品取5只体重18~22g的清洁级小鼠。

(2) 按每组供试品取2只体重250~350g的清洁级豚鼠。

(3) 取一定数量的小鼠或豚鼠作为对照组动物。

2. 动物处置

(1) 动物称重：注射前对每只小鼠和豚鼠称重。

(2) 注射：①将供试品温度平衡至室温；②按每只小鼠腹腔缓慢注射供试品 0.5ml；③按每只豚鼠腹腔缓慢注射供试品 5.0ml。

3. 观察　注射后观察试验小鼠和豚鼠 7 天。

(四) 结果判断

1. 小鼠试验结果

(1) 7 日内小鼠应全部健存，且无异常反应，每只小鼠体重应增加，则供试品判为合格。

(2) 如不符合上述要求，可用 10 只小鼠复试一次，判定标准同前。

2. 豚鼠试验结果

(1) 7 日内豚鼠应全部健存，且无异常反应，每只豚鼠体重应增加，则供试品判为合格。

(2) 如不符合上述要求，可用 4 只豚鼠复试一次，判定标准同前。

十、葡萄糖酸锑钠毒力检查法

(一) 试剂

1. 标准品溶液的配制

(1) 精密称取葡萄糖酸锑钠标准品适量，按含锑量计算，加适量温水，搅拌使溶解。

(2) 加热(约 70℃，15 分钟)，补足水至一定量，于 50℃恒温条件下加温 30 分钟(避免水分蒸发)，放冷至室温。

(3) 用下述规格的小鼠按每 1g 体重自尾静脉注入 0.02ml 标准品溶液，调节浓度，应能使约半数的小鼠死亡，死亡率 20%~80% 即为适宜浓度。

2. 供试品溶液的配制

(1) 如为粉末，按标准品溶液的配制方法配制。

(2) 如为注射液，用水稀释，于 50℃恒温条件下加温 30 分钟(避免水分蒸发)，放冷至室温，供试品溶液的浓度，应为标准品溶液浓度的 83%。

(二) 实验动物

体重 17~25g 清洁级小鼠。

(三) 测定方法

1. 动物选择　取体重 17~25g 的清洁级小鼠 40 只或 20 只，每次试验各小鼠间体重相差不得超过 3g。

2. 动物处置

(1) 动物分组：将小鼠随机分为两组，每组 20 只或 10 只，一组为标准品组，一组为供试品组。

(2) 注射：分别按小鼠体重每 1g 自尾静脉注入 0.02ml 标准品溶液或供试品溶液，每只应在 4~5 秒钟内匀速注射完毕。

(3) 观察：立即观察 15 分钟，记录小鼠死亡数。

(四) 结果判断

1. 用 40 只小鼠检查

(1) 若供试品组小鼠死亡数较标准品组小鼠死亡数少或两组小鼠死亡数相同，则判供试品的毒力符合规定。

(2) 若供试品组的小鼠死亡数较标准品组小鼠死亡数多，则判供试品的毒力不符合规定。

2. 用 20 只小鼠检查

(1) 若供试品组小鼠死亡数较标准品组小鼠死亡数少 2 只或 2 只以上，则判供试品的毒力符合规定。

(2) 若供试品组小鼠死亡数较标准品组小鼠死亡数多2只或2只以上，则判供试品的毒力不符合规定。

3. 若两组小鼠死亡数相同或仅相差 1 只，须另取小鼠 20 只重新试验，将前后两次试验结果合并计算，按上述使用 40 只小鼠的判断方法处理结果。

十一、绒促性素生物检定法

(一) 试剂

1. 标准品溶液的配制

(1) 试验当日，按绒促性素标准品的标示效价加0.9%氯化钠溶液配成每1ml中含10U的溶液，充分溶解。

(2) 用0.5%羧甲基纤维素钠溶液按高、中、低剂量组(ds<［3］>、ds<［2］>、ds<［1］>)配成3种浓度的稀释液，相邻两浓度之比值(r)应相等，且不得大于1∶0.5。一般高浓度稀释液可配成每1ml中含0.3~0.8U。

(3) 调节剂量使低剂量组子宫较正常子宫明显增重，高剂量组子宫增重不致达到极限。稀释液置4~8℃贮存，可供3日内使用。

2. 供试品溶液的配制

(1) 按供试品的标示量或估计效价(A<［T］>)，参照标准品溶液的配制法配成高、中、低(dT<［3］>、dT<［2］>、dT<［1］>)3种浓度的稀释液，相邻两浓度之比值(r)应与标准品相等。

(2) 供试品与标准品各剂量组所致反应平均值应相近。

(二) 实验动物

日龄17~23天，体重9~13g清洁级雌性小鼠。

(三) 测定方法

1. 动物选择 取17~23日龄、体重9~13g的清洁级雌性小鼠90只，小鼠的日龄相差不得超过3天，体重相差不得超过3g。

2. 动物处置

(1) 分组：按体重随机分成6组，每组15只。

(2) 注射：每日于大致相同的时间分别给每只小鼠皮下注入一种浓度的标准品或供试品稀 释液0.2ml，每日1次，连续注入3次。

(3) 摘取子宫：最后一次注入24小时后，将动物处死，称体重，解剖，于阴道和子宫交接处剪断，摘出子宫，剥离附着的组织，去掉卵巢，挤干子宫内液。

(四) 结果判断

1. 直接称重子宫(精密至0.5mg)，并换算成每10g体重的子宫重。

2. 参照生物检定统计法中的量反应平行线测定法计算效价及实验误差。本法的可信限率FL(%)不得大于25%。

十二、生长激素生物测定法(大鼠体重法)

(一) 试剂

1. 标准品溶液的配制

(1) 试验当日，取标准品，按标示效价用含0.1%牛血清白蛋白的0.9%氯化钠溶液，配制成高、低两种浓度的标准品溶液。

(2) 一般高浓度标准品溶液配成每1ml含0.1~0.2U，低浓度标准品溶液配成每1ml含0.025~0.05U，高、低两浓度比值(r)一般为1∶0.25。

(3) 标准品溶液分装成每天剂量并密封于-15℃以下保存。

2. 供试品溶液的配制 按供试品的标示效价或估计效价(AT)，参照标准品溶液的配制及保存方法配制和保存。

(二) 实验动物

日龄26~28天，体重60~80g清洁级雌性大鼠(同性别)。

(三) 测定方法

1. 动物选择 取同一品系，相同性别，26~28日龄，体重60~80g的清洁级大鼠32只。

2. 动物处置

(1) 摘除垂体：试验前 2~3 周手术摘除垂体，手术后于清洁级以上动物室饲养使其恢复。

(2) 称重分组：取去垂体手术后 2~3 周，体重变化小于手术前 ±10% 的大鼠，按体重均匀分成 4 组，每组至少 8 只，每只编号并记录体重。

3. 注射　分别自颈部皮下注射一种浓度的标准品溶液或供试品溶液 0.5ml，每日 1 次，连续 6 日。

4. 尸检　在最后一次给药后 24 小时，处死大鼠，称重，必要时实验结束后可进行尸检，切开蝶鞍区，肉眼检查有无垂体残留，剔除有垂体残存的大鼠。

(四) 结果判断

1. 每只动物给药后体重增加的克数作为反应值。

2. 供试品与标准品各剂量组所致反应的平均值应相当，低剂量组应较正常动物体重有明显的增加，高剂量组体重增加不致达极限。

3. 参照生物检定统计法中的量反应平行线测定法计算效价及实验误差。本法可信限奉 FL(%) 不得大于 50%。

十三、升压素生物测定法

(一) 试剂

1. 标准品溶液的配制

(1) 迅速精密称取垂体后叶标准品适量，避免吸潮。

(2) 加少量 0.25% 醋酸溶液，仔细研磨，移置硬质大试管中。

(3) 精密加入 0.25% 醋酸溶液使成每 1ml 中含升压素 1U 的溶液，管口轻放一玻璃塞，浸入沸水浴中，时时振摇，加热(煮沸)5 分钟取出，迅速冷却，滤过。

(4) 滤液分装于适宜的容器中，4~8℃贮藏，如无沉淀析出，可在 3 个月内使用。

2. 标准品稀释液的配制

(1) 试验当日，精密量取标准品溶液适量。

(2) 加氯化钠注射液制成两种浓度的稀释液，高、低剂量的比值(r)一般不得大于 1∶0.6，调节剂量使低剂量能引起血压升高，高剂量应不致使血压升高达到极限。

3. 供试品溶液与稀释液的配制

(1) 按供试品的标示量或估计效价(A<[T]>)，参照标准品溶液与稀释液的配制法配成两种浓度的稀释液，其比值(r)应与标准品相等。

(2) 标准品与供试品高、低剂量所致的反应均值应相近。

(二) 实验动物

体重 300g 以上的清洁级雄性大鼠。

(三) 测定方法

1. 动物选择　取体重 300g 以上的清洁级成年雄性大鼠。

2. 动物处置

(1) 麻醉：用适宜的麻醉剂(如腹腔注射乌拉坦 1g/kg)麻醉后，固定于保温手术台上，分离气管，必要时插入气管插管，以使呼吸畅通。

(2) 静脉插管：在一侧颈静脉或股静脉插入静脉插管，供注射药液用，按每 100g 体重注入肝素溶液 50~100U。

(3) 动脉插管：然后剥离另一侧颈动脉，插入与血压计相连的动脉插管，在血压计与插管通路中充满氯化钠注射液，并于动脉插管中注入适量肝素(200~400U)抗凝。

(4) 记录血压：全部手术完毕后，将血压计调节到与动物血压相当的高度，开启动脉夹，记录血压。

3. 注射

(1) 缓慢注入适宜的交感神经阻断药(如酚妥拉明)，按大鼠每 100g 体重注入 0.1mg，每隔 5~10 分钟用相同剂量再注射一次。

（2）待血压稳定后，即可进行药液注射，各次药液的注射速度应基本相同，并于每次注射后立即注入氯化钠注射液 0.3~0.5ml。

（3）每次注射应在前一次注射的反应基本稳定以后进行，相邻两次注射的间隔时间应相同（10~15 分钟）。

（4）标准品稀释液和供试品稀释液各取高、低两个剂量（ds<［1］>、ds<［2］>，dT<［1］>、dT<［2］>）为一组，按随机区组设计的次序轮流注入，每组 4 个剂量，重复 4~6 组。

（四）结果判断

1. 测量各剂量所致血压升高的高度，照生物检定统计法中的量反应平行线测定法计算效价及实验误差。

2. 本法的可信限率 FL（%）不得大于 20%。

十四、升压物质检查法

（一）试剂

1. 标准品溶液的配制

（1）参照缩宫素生物测定法标准品溶液的配制法，按垂体后叶标准品升压素单位计算，配成每 1ml 中含 1U 的溶液。

（2）分装于适宜的容器内，4~8℃贮存，如无沉淀析出，可在 3 个月内使用。

2. 标准品稀释液的配制　临用前，精密量取标准品溶液适量，用氯化钠注射液配成每 1ml 中含 0.1U 的稀释液。

3. 供试品溶液的配制　按品种项下规定的限量，配成适当浓度的供试品溶液；试验时，供试品溶液与标准品稀释液的注入体积应相等。

（二）实验动物

体重 300g 以上的清洁级雄性大鼠。

（三）测定方法

1. 动物选择　取体重 300g 以上的清洁级成年雄性大鼠。

2. 动物处置

（1）麻醉：用适宜的麻醉剂（如腹腔注射乌拉坦 1g/kg）麻醉后，固定于保温手术台上，分离气管，必要时插入插管，以使呼吸通畅。

（2）静脉插管：在一侧颈静脉或股静脉插入静脉插管，供注射药液用，按每 100g 体重注入肝素溶液 50~100U。

（3）动脉插管：然后剥离另一侧颈动脉，插入与测压计相连的动脉插管，在插管与测压计通路中充满含适量肝素钠的氯化钠注射液。

（4）记录血压：全部手术完毕后，将测压计的读数调节到与动物血压相当的高度，开启动脉夹，记录血压。

（5）缓慢注入适宜的交感神经阻断药（如甲磺酸酚妥拉明），按大鼠每 100g 体重注入 0.1mg，隔 5~10 分钟用相同剂量再注射一次，待血压稳定后即可进行药液注射。各次注射速度应基本相同，并于注射后立即注入氯化钠注射液 0.5ml，相邻两次注射的间隔时间应基本相同（一般为 5~10 分钟），每次注射应在前一次反应恢复稳定以后进行。

（6）选定高、低两剂量的垂体后叶标准品稀释液（ml），高低剂量之比约为 1∶0.6，低剂量应能使大鼠血压升高 1.33~3.33kPa，将高低剂量轮流重复注入 2~3 次。

（四）结果判断

1. 若高剂量所致反应的平均值大于低剂量所致反应的平均值，可认为该动物的灵敏度符合规定。

2. 在上述高低剂量范围内选定标准品稀释液的剂量（ds），供试品溶液按品种项下规定的剂量（d<［T］>），参照下列次序注射一组 4 个剂量：ds、d<［T］>、d<［T］>、ds，然后以第一与第三、第二与第四剂量所致的反应分别比较；如 d< [T]> 所致的反应值均不大于 ds 所致反应值的一半，即认为供试品的升压物质检查符合规定。

3. 按上述次序继续注射一组 4 个剂量，并按相同方法分别比较两组内各对 ds、d< [T]> 所致的反应值；若 d< [T]> 所致的反应值均不大于 ds 所致的反应值，则认为供试品的升压物质检查符合规定，若 d< [T]> 所致的反应值均大于 ds 所致的反应值，则认为供试品的升压物质检查不符合规定；否则应另取动物复试。如复试的结果仍有 d< [T]> 所致的反应值大于 ds 所致的反应值，即认为供试品的升压物质检查不符合规定。

十五、缩宫素生物测定法

(一) 试剂

1. 标准品溶液的配制

(1) 迅速精密称取垂体后叶标准品适量，注意避免吸潮，先加少量 0.25% 醋酸溶液，仔细研磨，移置硬质大试管中。

(2) 精密加 0.25% 醋酸溶液使成每 1ml 中含缩宫素 1U 的溶液。管口轻放一玻璃塞，浸入沸腾的水中，时时振摇，加热煮沸 5 分钟取出，迅速冷却，滤过。

(3) 滤液分装于适宜的容器内，4~8℃贮存，如无沉淀析出，可在 3 个月内使用。

2. 标准品稀释液的配制

(1) 试验当日，精密量取垂体后叶标准品溶液适量或取合成缩宫素标准品，按标示效价加入 0.9% 氯化钠溶液配成每 1ml 中含缩宫素 1U 的溶液。

(2) 按高低剂量组（ds< [2]>，ds< [1]>）加 0.9% 氯化钠溶液配成两种浓度的稀释液，一般高浓度稀释液可配成每 1ml 中含 0.01~0.02U，高低剂量的比值（r）一般不得大于 1∶0.7。

(3) 调节剂量使低剂量能引起子宫收缩，一般在 20~50mm；高剂量应不致使子宫收缩达到极限，记录仪指针一般为 50~85mm，且高低剂量所致子宫的收缩应有明显差别。

3. 供试品溶液与稀释液的配制

(1) 按供试品的标示量或估计效价（A< [T]>），参照标准品溶液与其稀释液的配制法配成，高低两种浓度的稀释液，其比值（r）应与标准品相等。

(2) 供试品和标准品高低剂量所致的反应均值应相近。

4. 子宫肌蓄养液的配制

(1) 试验当日，取氯化钠 9g、氯化钾 0.42g、氯化钙（按无水物计算）0.06g 与葡萄糖 0.5g，加水 700ml 使溶解。

(2) 取碳酸氢钠 0.5g，加水约 200ml 溶解后，缓缓倾注于前一溶液中，随加随搅拌，最后加水适量至 1000ml。

(二) 实验动物

体重 300g 以上的清洁级雌性大鼠。

(三) 测定方法

1. 动物选择　取体重 300g 以上的清洁级雌性大鼠，断乳后即与雄鼠隔离，出生后不超过 3 个月，体重 160~240g。

2. 动物处置

(1) 阴道涂片：试验当日，选择阴道涂片在动情前期的大鼠，也可用雌性激素处理，使子宫涂片为动情前期或动情期的动物。

(2) 摘取子宫：将选定的大鼠迅速处死，剖腹取出子宫，仔细分离附在子宫肌上的结缔组织，注意避免因牵拉使子宫肌受损。

3. 离体子宫试验

(1) 在子宫分叉处剪下左右 2 条，取一条将其下端固定于离体器官恒温水浴装置的浴杯底部，上端用线与记录装置相连，以描记子宫收缩；浴杯中加入一定量的子宫肌蓄养液（30~50ml），连续通入适量空气。

(2) 蓄养液应调节至 32~35℃并保持恒温（±0.5℃），子宫放入浴杯后，静置约 15 分钟，按次序准确注入等体积的标准品或供试品两种浓度的稀释液(0.3~0.8ml)，待子宫肌收缩至最高点开始松弛时(60~90 秒)，放去蓄养液并用蓄养液洗涤一次，再加入等量蓄养液，静置；相邻两次给药的间隔时间应相等(3~5 分钟)，每次给药应在前一次反应恢复稳定以后进行。

(3) 标准品稀释液和供试品稀释液各取高低两个剂量（ds<［2］>、ds<［1］>、d<［T］><［2］>、d<［T］><［1］>）为一组，按随机区组设计的次序轮流注入每组 4 个剂量，重复 4~6 组。

（四）结果判断

1. 测量各剂量所致子宫收缩的高度，照生物检定统计法中的量反应平行线测定法计算效价及实验误差。

2. 本法的可信限率 FL（%）不得大于 1。

十六、洋地黄生物检定法

（一）试剂

1. 标准品溶液的配制

(1) 迅速精密称取洋地黄标准品适量，避免吸潮，置玻璃容器内，按标示效价计算。

(2) 每 1U 精密加入 76% 乙醇 1ml，密塞，连续振摇 1 小时，静置片刻。

(3) 用干燥滤器迅速滤过，防止乙醇挥发，滤液即为每 1ml 中含 1U 的溶液，4~8℃贮存，如无沉淀析出，可在 1 个月内使用。

2. 标准品稀释液的配制

(1) 试验当日，精密量取标准品溶液适量，用 0.9% 氯化钠溶液稀释。

(2) 稀释液浓度（IU/ml）应调节适当（一般可用 1→30），使鸽的平均最小致死量为 25~34ml。

3. 供试品溶液和稀释液的配制

(1) 供试品如为粉末，精密称取适量，按标示量或估计效价（A<［T］>），照标准品溶液及其稀释液的配制法配制。

(2) 供试品如为片剂，取 20 片以上，精密称重，求出平均片重，迅速研细，再精密称取不少于 20 片的粉末，按称重及标示量（A<［T］>）计算，照标准品溶液及其稀释液配制法配制。

(3) 供试品稀释液和标准品稀释液的鸽平均最小致死量（ml）应相近。

（二）实验动物

健康合格体重 250~400g 鸽子。

（三）测定方法

1. 动物选择　体重 250~400g 的鸽子。

2. 动物处置

(1) 分组：将鸽子分成两组，每组 6 只，一组为标准品组，一组为供试品组，两组间鸽子的情况应尽可能相近。

(2) 称重：试验前禁食 16~24 小时，但仍给予饮水，临试验前准确称重，每次试验所用鸽子的体重相差不得超过 100g。

(3) 注射：①将鸽仰缚于适宜的固定板上，在一侧翼静脉处拔除羽毛少许，露出翼静脉；②插入与最小刻度不大于 0.02ml 的滴定管相连的注射针头；③缓缓注入标准品稀释液或供试品稀释液，开始时，一次注入 0.5ml，然后以每分钟 0.2ml 的等速连续注入，至鸽中毒死亡立即停止注入；④瞳孔迅速放大、呼吸停止为终点。

（四）结果判断

1. 记录注入稀释液的总量（ml），换算成每 1kg 体重致死量（ml）中所含效价（U/kg）。

2. 取其10倍量的对数值作为反应值,参照生物检定统计法中的直接测定法计算效价及实验误差。

3. 本法的可信限率FL(%)不得大于15%。

十七、精蛋白锌胰岛素注射液延缓作用检查法

(一) 试剂

1. 标准品溶液的配制　精密称取胰岛素标准品适量,加入每100ml中含有苯酚0.2g并用盐酸调节pH为2.5的0.9%氯化钠溶液,使溶解成每1ml所含效价(单位)与供试品相同的溶液。

2. 供试品直接注射,不稀释。

(二) 实验动物

体重2000~3000g的健康实验家兔。

(三) 测定方法

1. 动物选择　取体重2000~3000g的健康家兔若干只,雌兔须无孕。

2. 动物处置

(1) 禁食:将家兔分置笼中,每笼1只,实验前禁食18~20小时,但仍给予饮水。

(2) 分组:将家兔均分为两组,一组为胰岛素标准品组,一组为供试品组;两组间家兔的性别和体重的分配情况应尽可能相同。

(3) 采血样:在实验过程中,应停止饮水,注意避免惊扰,分别自各兔耳静脉取血样(不得多于1.5ml),供测定正常血糖值用。

(4) 注射:分别在各兔相同部位精确皮下注射相同体积的胰岛素标准品溶液或供试品溶液,一般剂量为每兔1.2IU。

(5) 测血糖:胰岛素标准品组于注射后2小时及6小时,供试品组于注射后6小时及9小时,再分别自各兔取血样,用适宜的血糖测定法精密测定各血样的血糖值,以每100ml血液中所含葡萄糖的重量(mg)表示。

(四) 结果判断

1. 各次测定所得血糖值均不低于正常血糖值90%的家兔,或实验中途死亡的家兔,其记录均作废,不参加计算;参加计算的家兔,每组不得少于6只,计算每兔在注射后的血糖值相当于该兔在注射前的正常血糖值的比率(%)(简称血糖百分数),然后算出每一组内每一时间各兔血糖百分数的平均值。

2. 用于胰岛素标准品组的所有家兔,发生痉挛或实验中途死亡的动物数,不得超过1/5;胰岛素标准品组于注射后2小时的血糖百分数平均值应不高于65%,注射后6小时的血糖百分数平均值应不低于95%,否则均应适当调整剂量,复试。供试品组于注射后6小时或9小时的血糖百分数平均值中较低的值不得大于75%。

十八、卵泡刺激素生物检定法

(一) 试剂

1. 生理盐水的配制　称取氯化钠适量,加水配成0.9%的溶液。

2. 牛血清白蛋白生理盐水配制　称取牛血清白蛋白适量,加入到生理盐水中,配成1mg/ml的牛血清白蛋白溶液,并用1mol/L氢氧化钠溶液调节pH至7.2±0.2。

3. 氢氧化钠溶液的配制　称取氢氧化钠适量,加水配成1mol/L氢氧化钠溶液。

4. 标准品溶液配制

(1) 取尿促性素标准品,放置至室温。

(2) 割开安瓿(注意勿使内容物损失)立即用溶媒将内容物洗出按FSH的标示效价配成10IU/ml或20IU/ml标准品溶液,亦可直接配成相当于高剂量ds3浓度的溶液。

5. 标准品溶液的稀释

(1) 根据动物品系、来源、季节,按《中国药典》附录卵泡刺激素生物鉴定法的要求,选择标准品高、中、

低3组剂量。

(2) 一般高剂量为2~4IU/ml，剂距(r)不得大于1 : 0.5。分别精密量取10IU/ml或20IU/ml标准品溶液适量，各精密加入一定量溶媒，配制成高、中、低三组标准品稀释液。

(3) 稀释液至4~8℃保存，供3日内使用。

6. 供试品溶液配制

(1) 按供试品FSH的标示效价或估计效价，同标准品溶液的配制。

(2) 粉末放置至室温，迅速精密称取适量。将称得的毫克数乘以标示单位数或估计效价，得总单位数。用溶媒配成10IU/ml或20IU/ml的供试品溶液，亦可直接配成相当于高剂量dT3浓度的溶液。

(3) 注射用粉针按标准品溶液配制方法操作，供试品溶液的稀释、保存、使用同标准品溶液。

(二) 实验动物

日龄19~23天，体重36~50g清洁级雌幼大鼠。

(三) 测定方法

1. 动物选择　取同一品系，19~23日龄，体重36~50g清洁级雌幼大鼠；其出生日期相差不得超过3日，体重相差不得超过10g。

2. 动物处置

(1) 分组：按体重将大鼠随机分组，每组不得少于8只动物。

(2) 注射：按组分别给予标准品或供试品3种浓度稀释液，每只大鼠皮下注射0.5ml，每天1次，连续3天，每天应安排在相同的时间内注射或3次注射的间隔时间(约22小时)应相同。

(3) 摘取卵巢：最后一次注射后24小时，处死大鼠。将死亡的大鼠仰卧固定手术板上，剪开腹肌，推开肠管暴露卵巢，将双侧卵巢剪下取出，把卵巢置于用生理盐水湿润的滤纸上，剥离附着的脂肪组织，并去除输卵管，用滤纸片吸去附着的水分，立即称重，并记录在与体重相对应的栏中。

(四) 结果判断

1. FSH法的可靠性测验应为剂间、回归变异非常显著，偏离平行、二次曲线、反向二次曲线不显著，否则实验结果不成立，对实验结果不成立者应做以下检查：

(1) 检查实验操作包括溶液配制、注射、实验动物的饲养等是否符合要求。

(2) 剂间、回归不显著，S、T或U的反应不在对数剂量-反应直线范围内，应根据反应结果重新调整剂量复试。

2. 可靠性测验通过，实验结果成立。若供试品间变异显著时，可根据S和T各剂量组的反应情况调整剂量以减小实验误差：

(1) T或U各剂量组反应值明显低于高于S剂量组时，可调低T或U的剂量，或提高T或U的估计效价。

(2) T或U各剂量组反应值明显低于低于S剂量组时，可调高T或U的剂量，或降低T或U的估计效价。

3. 实验误差(FL%)的判断按药典规定，FL%超过者，可做以下处理：

(1) 检查实验操作和动物饲养管理等是否符合要求。

(2) 重复实验。

(3) 按规定将几次实验结果合并计算，求得合并计算的效价及实验误差应符合规定。

十九、过敏反应检查法

(一) 试剂

供试品溶液制备：按各品种规定浓度制备。

(二) 实验动物

体重250~350g的清洁级豚鼠。

(三) 测定方法

1. 动物选择　取体重250~350g的清洁级豚鼠6只，雌性应无怀孕；

注意：做过本试验的豚鼠不得重复使用。

2. 动物处置

(1) 称重:将每只豚鼠进行称重,并记录其体重。

(2) 分组:将6只豚鼠分为2组,每组3只豚鼠。

(3) 致敏:隔日每只豚鼠腹腔注射供试品溶液0.5ml,一共3次,进行致敏。

(4) 激发:首次致敏注射后第14日和第21日,由静脉注射供试品溶液1ml进行激发。

3. 观察　激发后30分钟内豚鼠有无过敏反应症状。

(四) 结果判断

1. 静脉注射供试品30分钟内,不出现过敏反应,则判供试品符合规定。

2. 出现下述症状之一则判供试品不符合规定:

(1) 在同一只豚鼠上出现竖毛,发抖,干呕,连续喷嚏3声,连续咳嗽3声,发绀,呼吸困难等现象2种或2种以上。

(2) 出现二便失禁,步态不稳或倒地,抽搐,休克死亡现象之一者。

(夏放　范文平)

参考文献

[1] 王军志.生物技术药物研究开发和质量控制[M].第2版.北京:科学出版社,2007:101.

[2] 王晓杰,胡红杰.药品质量管理[M].北京:化学工业出版社,2008:1-9.

[3] 中国药典[S].一部,二部,三部,2010.

[4] 范文平,贺争鸣.从遗传学角度看药典中实验动物相关描述的规范性[J].中国药事,2013,27(5):471-474.

[5] 邢瑞昌,宋珍珠,刘双环,等.用于乙肝疫苗效力检定的NIH-q小鼠种群的建立[J].中国实验动物学杂志,1991,(1):9-14.

[6] 马丽颖,钟曦,贺争鸣,等.两个NIH小鼠种群对不同种类的乙肝疫苗免疫应答效应的比较[J].中国比较医学杂志,2009,19(04):52-55.

[7] 中国药品生物制品检定所,中国药品检验总所.中国药品检验标准操作规范[M].2010:306-309.

[8] 秦媛媛,吴彦霖,刘倩,等.三类体外热原检测方法的研究[J].中国药事,2012,26(5):507-512.

[9] 谭德讲,任珺,杜颖,等.热原和热原检测方法的研究进展[J].药物分析杂志,2004,24(6):653-659.

[10] 范文平,张潇,贺争鸣.生物制品热原实验用家兔胃肠道疾病的原因探讨和相应对策[J].中国药事,2012,26(8):834-837.

[11] 贺争鸣,邢瑞昌.热原质的检测方法(一)[J].中国实验动物学杂志,2001,11(3):156-157.

[12] 李冠民,黄清泉.热原检查的研究进展及有关问题的探讨[J].中国实验动物学杂志,2002,12(4):232-235.

[13] Reeb-Whitaker C K, Paigen B, Beamer W G, et al. The impact of reduced frequency of cage changes on the health of mice housed in ventilated cages [J]. Lab Anim, 2001, 35:58-73.

[14] Weber E M, Olsson A S, Algers B. High mortality rates among newborn laboratory mice - is it natural and which are the causes? [J]. Acta Veterinaria Scandinavica, 2007, 49 (Suppl 1): S8.

[15] Ehret G, Bernecker C. Low-frequency sound communication by mouse pups (Mus musculus): wriggling calls release maternal behaviour [J]. Anim Behav, 1986, 34:821-830.

[16] Branchi I, Santucci D, Vitale A, et al. Ultrasonic vocalizations by infant laboratory mice: a preliminary spectrographic characterization under different conditions [J]. Dev Psychobiol, 1998, 33:249-256.

[17] 李湛军,徐康森.浅谈生化药质量标准中的异常毒性等安全性检查[J].中国药品标准,2006,7(5):17-18.

[18] 余洋,王秀英,刘彤.异常毒性检查法国内外药典之比较与思考[J].中国药品标准,2010,11(5):391-393.

[19] 中国药典[S].三部,附录ⅪA,B,C,D,E,F,G,H;附录Ⅻ F. 2010.

[20] 中国药典[S].二部,附录ⅪF,K;附录Ⅻ A,E,F,H,K,L,M,P. 2010.

(范文平　商海涛　整理编辑)

第五章　医疗器械生物学评价中的动物实验

Chapter 5　Animal test for biological evaluation of medical devices

医疗器械生物安全性评价有着特定的评价程序和方法。我国的医疗器械生物安全性评价系按照ISO10993系列国际标准及其在我国的等同采用标准IDT GB/T16886系列标准规定的程序和方法进行。评价的项目选择、样品的制备、实验动物福利都有着严格的要求。本章根据医疗器械材料的特点，从试验样品的制备和各具体的试验技术方法等方面进行介绍。重点介绍医疗器械生物学评价动物实验技术，该系列动物实验技术包括遗传毒性动物试验、全身毒性试验、刺激与迟发型超敏反应试验、植入后局部反应试验等内容。口腔材料试验技术包括根管内应用试验、牙髓牙本质试验、盖髓试验、吸入毒性试验、显性致死试验等。

第一节　医疗器械生物学评价试验样品的制备

Section 1　Test sample preparation for Biological evaluation of medical devices

试验样品的制备是进行医疗器械生物学评价非常关键和重要的一环，液体材料和部分粉状材料可按说明书要求直接进行试验，固体材料因为材质及形状千差万别，因此很多时候对医疗器械进行生物安全性评价时需要用制作样品浸提液的方式来进行评价。所谓浸提，是指将医疗器械材料在一定的条件下（如温度、时间、浸提比例）浸泡于极性或非极性介质中的过程。其目的是使材料中的物质溶出便于评价。由试验材料浸提而得到的液体称为浸提液。

医疗器械评价过程中制作浸提液的目的是提供适宜的试验样品，以测定生物系统中可溶出物的生物学反应，从而证实可溶出物的潜在危害（危害识别），用于可溶出物导致人体健康风险性评价。当制备器械浸提液时，所用的浸提介质和浸提条件应该既与最终产品的性质和用途相适应，又要与试验方法的可预见性（如试验目的、原理、敏感性等）相适应。因此，理想的浸提条件和试验系统浸提液的应用既要反映产品的实际使用条件，还要反映试验的目的和预测性。

生物学试验是在与试验系统细胞/生物环境接触的材料表面上进行的，将从器械、器械自身部件切取的材料作为试验材料或将其制备浸提液。

为了识别危害和评估危害的风险，生物学采用加严浸提或实际使用条件。不同的试验目的采用不同的浸提条件，加严浸提适用于危害识别，模拟使用浸提适用于人体健康风险评价中得出安全系数。浸提时间应充分，以使材料的浸提量达到最大。应按标准推荐的时间和温度来制备浸提液。另外，也可通过反复浸提后浓缩获取足够的浸提物质，这一过程一般适用于危害识别目的才会使用。不同的供试试验材料可以采用不同的浸提温度，温度选择的原则是浸提时不应使材料发生明显降解，比如聚合物浸提温度应选择在玻璃化温度下，如果玻璃化温度低于使用温度，浸提温度应低于熔化温度。

应用器械的浸提液进行试验时，所用浸提介质和浸提条件应与最终产品的特性和使用以及试验目的相适应，浸提应在洁净、化学惰性的封闭容器中进行，该容器顶部空间应尽量小，如玻璃试管或其他惰性浸提容器。

常规操作浸提条件如下：(37 ± 1)℃，(24 ± 2)小时；(37 ± 1)℃，(72 ± 2)小时；(50 ± 2)℃，(72 ± 2)小时；(70 ± 2)℃，(24 ± 2)小时；(121 ± 2)℃，(1 ± 0.1)小时。

一般情况下，制作浸提液可按规定的标准面积、质量和溶剂体积比进行，同时也需要满足下列要求：对于生物学试验（剂量体积在生理学限度内）或化学分析，浸提物质的量在适宜的剂量体积范围内达到最大量;能证明器械用于人体的潜在危害;材料被溶剂浸没。

浸提之前应将材料切成小块,以使材料浸没在浸提介质中。聚合物宜切成 10mm×50mm 或 5mm×25mm 的小块。由于完整表面与切割表面存在潜在的浸提性能差异,因此对于弹性体、涂层材料、复合材料、层状薄片等,应尽量完整地进行试验。

标准表面积包括样品两面连接处的面积,不包括不确定的表面面积。当由于样品外形不能确定其表面积时,可按照质量 / 浸提介质体积的浸提方式进行浸提(如 0.2g/ml)。浸提条件的选择参见表 10-5-1。进行浸提液制备时,应注意以下问题。选择浸提温度时,熔点和软化点低于(121 ± 2) ℃的材料应在低于该熔点的一标准温度下浸提(如密度很低的聚乙烯);受水解的材料,应在使水解量最小的温度下浸提(如聚酸胺采用 50℃ ± 2℃浸提);经过蒸汽灭菌且在贮存期内含有液体的材料和器械,应采用(121 ± 2)℃浸提(如预充液的透析器);只在体温下使用的材料,应在能使溶出物质达最大量而不使材料降解的温度下进行,如胶原可采用 37℃ ± 1℃浸提,而陶瓷植入物可采用(121 ± 2)℃浸提;37℃,24 小时浸提条件只在细胞毒性试验、染色体畸变、TK 基因突变试验等体外评价试验用培养基作为浸提介质制作浸提液时适用,其他情况下不应考虑使用这种浸提条件。

表 10-5-1 样品制备时浸提条件选择表(引自 GB/T16886.12)

厚度 /mm	浸提比例(表面积或质量 / 体积)±10%	材料形态
<0.5	$6cm^2/ml$	膜、薄片、管壁
0.5~1.0	$3cm^2/ml$	管壁、厚板、小型模制件
>1.0	$1.25cm^2/ml$	大型模制件
不规则形状固体器械	0.2g/ml	粉剂、球体、泡沫材料、非吸收性材料、模制件
不规则形状多孔器械(低密度材料)	0.1g/ml	薄膜
现在尚无测试吸收剂和水胶体的标准化方法,推荐下面一个方案:测定材料“吸收容量”,即每克材料所吸收的浸提液总量。试验样品除材料的“吸收容量”外,应以 0.1g /ml 比例进行浸提		

选择标准极性和非极性溶剂浸提溶剂时,应注意浸提溶剂能适用于特定生物学试验系统;能模拟器械临床使用条件的浸提,能使浸提液的量最大。常用的浸提介质有极性介质和非极性介质。极性介质:水、生理盐水、无血清培养基;非极性介质:各国药典中规定的新鲜精制植物油(如橄榄油、棉籽油或芝麻油);其余介质:乙醇 / 水、乙醇 / 生理盐水、聚乙二醇 400(稀释至生理渗透压)、二甲亚砜和含血清培养基。液体浸提液应在制备后立即使用,以防止吸附在浸提容器上或成分发生其他变化。浸提液如存放超过 24 小时,则应确认贮存条件下浸提液的稳定性和均一性。不应调整浸提液的 pH,除非给出理由。浸提液一般不应采用过滤、离心或其他方法来去除悬浮的粒子,如果必须进行时,应说明其理由。

医疗器械产品为液体或者粉体的材料相对来说很少,绝大部分为固体材料,而且形状不规则,绝大部分生物学评价试验均需在制作浸提液的情况下进行,因此样品浸提液的制作是一个非常重要而且具体的问题,进行试验的时候需要认真对待,以保证医疗器械安全性评价试验时的适合性和有效性。

第二节 医疗器械生物学评价动物实验

Section 2 Animal test for Biological evaluation of medical devices

生物学评价动物实验是模拟医疗器械在临床的应用情况而进行的实验。这些试验结果可以从实验动物外推到人类。动物实验项目是根据材料与器械在体内的作用情况进行选择的。微核试验和染色体畸变试验用于评价材料在动物体内的遗传毒性作用情况。植入后局部反应试验用于评价材料对局部的组织学反应。迟发型超敏反应和刺激试验用于评价材料与机体局部作用引起的迟发型超敏反应及刺激反应情况。其中刺激试验包含的试验项目较多。全身毒性试验用于评价材料对全身的毒性作用情况,其中热原试验作为毒性试验的特例，单独列出。

一、遗传毒性试验(genetic toxicity test)

遗传毒性试验是指采用哺乳动物或非哺乳动物的细胞、细菌、酵母菌或真菌测定实验样品是否会引起基因突变、染色体结构畸变以及其他 DNA 或基因变化的实验。由于有些遗传毒性试验并非得到了很好的发展，而且在医疗器械测试中的有效性也未能得到充分确认，因此医疗器械和生物材料遗传毒性试验的全面开展受到了一定的限制。目前遗传毒性试验被广泛接受的动物试验有骨髓微核试验和哺乳动物染色体畸变试验。

(一) 骨髓微核试验

由于大量新的化合物的合成，原子能的应用，各种各样工业废物的排出等都存在污染环境的可能性，欲了解这些因素对机体潜在的遗传危害，需要有一套高度灵敏，技术简单易行的测试系统来监测环境的变化。只有真核类的测试系统更能直接推测诱变物质对人类或其他高等生物的遗传危害，在这方面，微核试验是一种比较理想的方法。目前国内外不少部门已把微核测试用于辐射损伤、辐射防护、化学诱变剂、新药试验、食品添加剂的安全评价，以及染色体遗传疾病和癌症前期诊断等各方面。医疗器械生物材料也是应用了上述的微核试验方法来检测材料的遗传毒性危害。

微核是在细胞有丝分裂后期染色体有规律进入子细胞形成细胞核时，仍然留在细胞质中的染色单体或染色体的无着丝粒断片或环(图 10-5-1)。微核(micronucleus，简称 MCN)，也叫卫星核，是真核类生物细胞中的一种异常结构，是染色体畸变在间期细胞中的一种表现形式。与染色体损伤有关，是染色体或染色单体的无着丝点断片或纺锤丝受损而丢失的整个染色体，在细胞分裂后期遗留在细胞质中，末期之后，单独形成一个或几个规则的次核，包含在子细胞的胞质中，比主核小，故称微核。微核往往是各种理化因子，如辐射、化学药剂对分裂细胞作用而产生的。微核试验能检测化学毒物或物理因素诱导产生的染色体完整性改变和染色体分离改变这两种遗传学终点。

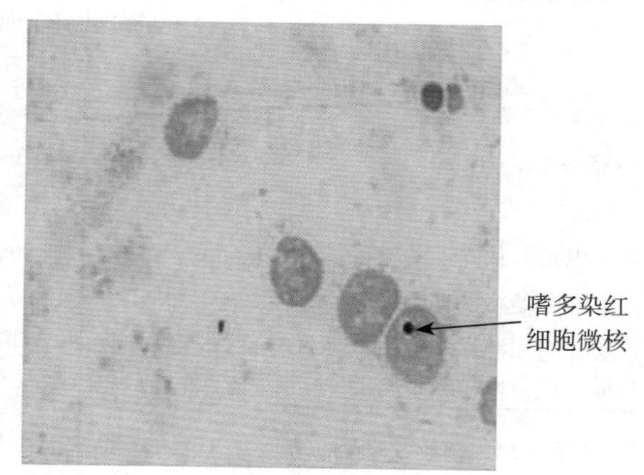

图 10-5-1　嗜多染红细胞微核示意图吉姆萨染色(1000×)

在细胞间期，微核呈圆形或椭圆形，游离于主核之外，大小应在主核 1/3 以下。微核的折光率及细胞化学反应性质和主核一样，也具合成 DNA 的能力。一般认为微核是由有丝分裂后期丧失着丝粒的染色体断片产生的。有实验证明，整条染色体或几条染色体也能形成微核。这些断片或染色体在分裂过程中行动滞后，在分裂末期不能进入主核，便形成了主核之外的核块。当子细胞进入下一次分裂间期时，它们便浓缩成主核之外的小核，即形成了微核。已经证实，微核率的大小是和作用因子的剂量或辐射累积效应呈正相关，这一点与染色体畸变的情况一样。所以许多人认为可用简易的周期微核计数来代替繁杂的中期畸变染色体计数。

20 世纪 70 年代初，Matter 和 Schmid 首先用啮齿类动物骨髓细胞微核率来测定疑有诱变活力的化合物，建立了微核测定法，凡能使染色体发生断裂或使染色体和纺锤体联结损伤的化学物，都可用微核试验来检测。各种类型的骨髓细胞都可形成微核，但有核细胞的胞质少，微核与正常核叶及核的突起难以鉴别。嗜多染红细胞是分裂后期的红细胞由幼年发展为成熟红细胞的一个阶段，此时红细胞的主核已经排出，因胞质内含有核糖体，吉姆萨(Giemsa)染色呈灰蓝色，成熟红细胞的核糖体已消失，被染成淡橘红色(图 10-5-2)。骨髓中嗜多染红细胞数量充足，微核容易辨认，而且微核自发率低，因此，骨髓中嗜多染红细胞成为微核试验的首选细胞群。

【试剂和材料】

全部试剂除注明外，均为分析纯。试验用水为蒸馏水。小牛血清：无菌包装的市售小牛血清，通常储存于4℃冰箱里。吉姆萨染液：称取吉姆萨染料3.8g，加入375ml甲醇（分析纯）研磨，待完全溶解后，再加入125ml甘油，置37℃恒温箱保温48小时振摇数次，过滤，两周后用。吉姆萨应用液：取1份吉姆萨染液与6份磷酸盐缓冲液混合而成，临用时配制。1/15mol/L磷酸盐缓冲液（pH6.8）：磷酸二氢钾（KH_2PO_4）4.50g，磷酸氢二钠（$Na_2HPO_4 \cdot 12H_2O$）11.81g，加蒸馏水至1000ml。甲醇（分析纯）。

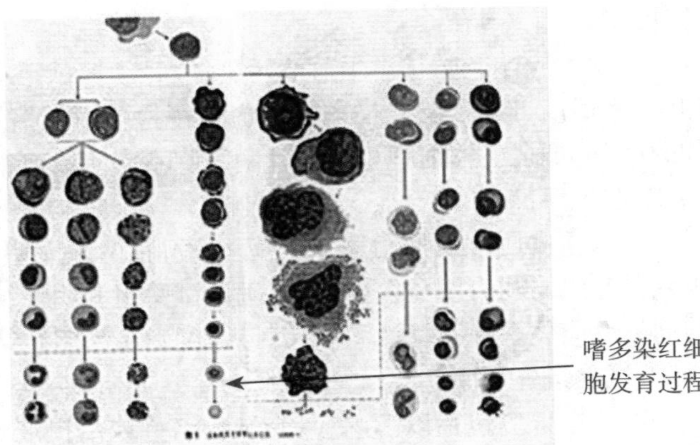

图10-5-2 红细胞发育成嗜多染红细胞示意图

【仪器和器械】

生物显微镜（需要放大倍数为10×100的目镜和物镜）、解剖剪、镊子、止血钳、1ml注射器、载玻片、盖玻片（24mm×50mm）、塑料吸瓶、纱布、滤纸等。

【实验动物】

小鼠是微核试验的常规动物，也可选用大鼠。试验前使动物适应环境至少5天。通常选用24~30只，7~12周龄，体重25~30g的近交系小鼠，也可用体重150~200g的大鼠。雌雄各半，完全随机分为3组，试验组、阴性对照组和阳性对照组，每组8~10只。各组动物分别做好标记后置于鼠笼中饲养，每笼动物不多于5只。

【试验样品】

阳性对照材料：环磷酰胺水溶液。阴性对照材料：生理盐水或相同的浸提液介质。

剂量分组。口腔材料宜通过经口途径直接应用。原则上以动物出现严重中毒症状和（或）个别动物出现死亡为最高剂量。一般可取1/2LD_{50}，低剂量组分别取1/4LD_{50}和1/8LD_{50}。急性毒性受试物最大给予量无死亡时，则以受试物最大给予量或10g/kg为最高剂量，以下设2个低剂量组。液体状态的医疗器械材料材料可直接应用静脉或者腹腔途径来进行微核试验，须按材料的浓度设3个剂量组。需要制作浸提液的医疗器械材料，浸提液可按以下的方法分为3组进行试验：浸提原液（未稀释的浸提液）为一组，浸提液用浸提介质稀释为浸提原液的1/2浓度为一组，浸提液用浸提介质稀释为浸提原液1/5浓度的为一组。

【操作步骤】

1. 标本制备 采用两次给药法，两次给受试物或浸提液间隔24小时。经口材料进行灌胃操作。液体材料或浸提液经腹腔或静脉注射。

阴性对照组小鼠，注射等体积的浸提介质。

阳性对照组小鼠，注射环磷酰胺溶液，静脉注射40mg/kg，腹腔注射60mg/kg。

第一次注射后24小时，以相同剂量的浸提液、阴性和阳性对照液分别给每只小鼠再次注射。观察记录注射后小鼠的异常反应。

第二次给受试物后6小时，以颈椎脱臼法处死动物。立即取出股骨，去除软组织并剪去股骨两端部分组织，用带针头的注射器滴5~6滴小牛血清在载玻片上，然后剪碎股骨与血清混合均匀，用一张推片匀速推片制得涂片。每只动物至少做两张涂片，用记号笔在涂片的一端写明标本编号，标本编号应与动物编号一致。涂片自然干燥后放入甲醇中固定5~10分钟。当日固定后保存。将固定好的涂片放入吉姆萨应用液中染色10~15分钟，立即用水冲洗，晾干，写好标签后放入片盒中保存。镜检，每只动物计数1000个嗜多染红细胞数中含有微核的细胞数，各组动物的微核率结果以千分率表示（表10-5-2）。

2. 阅片 选择细胞完整、分散均匀，着色适当的区域，在油镜下观察。以有核细胞形态完好作为判断制片优劣的标准。本试验观察的指标为嗜多染红细胞的微核。用吉姆萨染色法，嗜多染红细胞呈灰蓝色，成熟红细胞呈粉红色。典型的微核多为单个的、圆形、边缘光滑整齐，嗜色性与核质一致，呈紫红色或蓝紫色，直径通常为红细胞的1/20~1/5。

数据处理一般采用χ^2检验、泊松分布、或双侧t检验等统计方法进行数据处理，并按动物性别分别统计。

试验时应注意防止小牛血清污染；股骨须擦拭干净，以免影响结果；涂片不要过厚或过薄；选择分布均匀、疏密适度、形态完整、染色好的区域镜检。由低倍镜到高倍镜，并按一定顺序镜检；注意微核与颗粒异物的区分，嗜多染红细胞与其他骨髓细胞不同阶段血细胞区分。

【结果评价】

试验组和阴性对照组微核率应 <3‰，且两组无明显差异，阳性对照组微核率应 >10‰，且与阴性对照组或试验组之间有明显差异，即可确认试验组为阴性结果。试验组与对照组相比，试验结果微核率有明显的剂量反应关系并有统计学意义时，即可确认为阳性结果。

【试验报告】

试验报告应包括以下内容：受试物名称或浸提液的制备方法，理化性状、配制方法、所用溶剂；动物种属和品系、体重、数量、性别、来源（注明合格证号和动物级别）；实验动物饲养环境，包括饲料来源、室温、相对湿度、实验动物合格证号；剂量分组，接触途径和方式；试验方法：简述操作步骤，所用统计学方法，结果判定标准；结果：以列表方式报告受试物对动物骨髓细胞微核发生率（表 10-5-2）；结论。

表 10-5-2　××× 对动物骨髓嗜多染红细胞微核发生率

组别	剂量	动物数（只）	受检细胞数（个）	含微核细胞数（个）	微核率（‰）	P 值
受试物						
溶剂对照						
阳性物对照（mg/kg）						

（二）染色体畸变试验

变异是生物界一种普遍现象，环境变化引起的变异不能真实遗传。基因的分离、重组（自由组合及连锁互换）可引起遗传的变异，但这种变异（新性状的产生）都是它们祖先中原来就有的，遗传物质无新变化，并不是真正的新性状，不是产生新的遗传基础的变化。

真正的遗传物质的改变是突变。突变是指遗传物质的改变而导致的变异，包括基因突变和染色体畸变。

在正常情况下，一个物种（species）染色体的数目、形态和结构都是相对稳定的。细胞分裂时，染色体准确地复制和分配到子细胞中去，保证了物种的遗传稳定性。

随着遗传学研究的对象越来越多，涉及面越来越广，偏离规律的异常现象日益增多。最初，将这些异常现象一律用突变来解释。随着细胞学研究逐步深入到遗传学领域，人们才认识到，除了基因突变以外，染色体的结构和数目也会产生变异，从而导致偏离遗传规律的异常结果。

染色体畸变是指染色体结构和数目的异常变化及其所导致的遗传性状的变异。包括染色体结构变异和染色体数目变异。其特点是在显微镜下可见其变异。

染色体试验原理为，染色体是细胞核中具有特殊结构和遗传功能的小体，当化学物质作用于细胞周期 G_1 期和 S 期时，诱发染色体型畸变，而作用于 G_2 期时则诱发染色体单体型畸变。给试验的大、小鼠腹腔注入秋水仙素，抑制细胞分裂时纺锤体的形成，以便增加中期分裂象细胞的比例，并使染色体丝缩短、分散，轮廓清晰。在显微镜下观察染色体数目和形态。

【仪器与试剂】

全部试剂除注明外均为分析纯。

试验用水为蒸馏水。0.1% 秋水仙素：置于棕色瓶中，冰箱保存。2.2% 柠檬酸钠。pH 7.4 磷酸盐缓冲液配制，即 1/15mol/L 磷酸氢二钠溶液：磷酸氢二钠（Na_2HPO_4）9.47g 溶于 1000ml 蒸馏水中；1/15mol/L 磷酸二氢钾溶液：磷酸二氢钾（KH_2PO_4）49.07g 溶于 1000ml 蒸馏水中；将磷酸氢二钠溶液 80ml 与磷酸二氢钾溶液 20ml 混合，用 pH 计测定并调节 pH 至 7.4。0.075mol/L 氯化钾溶液。甲醇(分析纯)∶冰乙酸(分析纯)以 3∶1 混合，临用时现配。吉姆萨溶液分储备液和应用液配制。吉姆萨储备液：取吉姆萨染料 3.8g，置玛瑙乳钵中，加少量甲醇研磨，逐渐加甲醇至 375ml。溶解后再加 125ml 纯甘油，于 37℃温箱保温 48 小时，在此期间摇动数次，放置 1~2 周过滤备用；吉姆萨应用液：取 1ml 储备液加入 10ml pH7.4 的磷酸缓冲液。

【试验器材】

实验室常用设备、恒温水浴锅 37℃ ±5℃、离心机、生物显微镜、解剖剪、镊子、止血钳、1ml 注射器、载玻片、盖玻片（24mm×50mm）、塑料吸瓶、纱布、滤纸等。

【实验动物】

常用健康年轻的成年大鼠或小鼠。每组用两种性别的动物至少各 5 只。动物购买后适应环境至少 5 天。动物的饲养和管理须符合相关标准的要求。

【试验样品制备】

受试物应设 3 个剂量组，最高剂量组原则上为动物出现严重中毒表现和（或）个别动物出现死亡的剂量，一般可取 1/2 LD_{50}，低剂量组应不表现出毒性，分别取 1/4LD_{50} 和 1/8LD_{50} 作为中、低剂量。急性毒性试验给予受试物最大剂量（最大使用浓度和最大灌胃容量）动物无死亡而求不出 LD_{50} 时，高剂量组则以以下顺序：① 10g/kg；②人的可能摄入量的 100 倍；③一次最大灌胃剂量进行设计，再下设中、低剂量组。

医疗器械材料浸提液受试物样品可按以下的剂量浓度试验。采用 3 个剂量，分别为 100% 浓度（浸提液原液），50% 浓度和 25% 浓度。OECD 建议的浓度为 2~3.16 倍增长。

另设溶剂对照组和阳性对照组，阳性对照物可用丝裂霉素 C（1.5~2.0mg/kg）或环磷酰胺（40mg/kg）腹腔或者静脉注射给予。

【操作步骤】

1. 口腔材料配制　一般用蒸馏水作溶剂，如受试物不溶于水，可用食用油、医用淀粉、羧甲基纤维素等配成乳浊液或悬浊液。受试物应于灌胃操作前新鲜配制，除非有资料表明以溶液（或悬浊液、乳浊液等）保存具有稳定性。

需制作浸提液的医疗器械材料，浸提液的制备可参考本章第一节有关内容的描述。

2. 实验动物的处理　经静脉给予受试物或材料浸提液 3 次，每次间隔 24 小时，在末次给受试物后 18~24 小时取材。必要时可先用一个剂量的 3 只动物，于给受试物后 6 小时、24 小时、48 小时分别处死动物取材，以选择处死动物的最适时间。在一次给受试物时也可每个剂量组用 15 只动物，于 6 小时、24 小时、48 小时后分别各处死 5 只动物取材。处死动物前 2~4 小时，按 40mg/kg 腹腔注入秋水仙素。大鼠、小鼠颈椎脱臼处死。

3. 标本制备　取材。取股骨，去附着的肌肉，剪去两端骨骺，用带针头的注射器吸取 2~4ml 2.2% 柠檬酸钠溶液，将骨髓洗入 10ml 离心管中，反复冲洗数次直至股骨断面由红色变粉色，然后以 1000~1500r/min 离心 10 分钟，弃去上清液。

4. 制片　离心后的沉淀物加入 4ml 0.075mol/L 氯化钾溶液，混匀后在 37℃水浴或恒温箱中放置 10~20 分钟，再以 1000~1500r/min 离心，弃去上清液。

将新配制的甲醇 - 冰乙酸固定液 4ml 沿管壁加入受试物中，10~15 分钟后，用吸管将细胞团块打碎继续固定 10~15 分钟，以 1000r/min 离心 10 分钟弃去上清液，再加固定液 4ml 静置 20 分钟后离心，弃去上清液，用吸管混匀制成 0.5~1.0ml 细胞悬液。

先将洗净的载玻片保存于水中备用。自来水中取出载玻片，倾斜 30°放置，立即吸取细胞悬液在玻片的 1/3 处滴 3 滴，轻吹细胞悬液扩散平铺于玻片上。每个标本制 2~3 张玻片，空气中自然干燥。临用时取吉姆萨储备液 1ml，磷酸盐缓冲液 10ml，置染色缸中，将涂片浸于染液中染色 15 分钟左右，取出玻片用水冲洗，空气中自然干燥。

阅片要求。在低倍镜下检查制片质量，制片应为全部染色体较集中，而各个染色体分散、互不重叠、长短收缩适中、两条单体分开、清楚地显示出着丝点位置、染色体呈红紫色。用油镜进行细胞中期染色体分析。每只动物分析 100 个中期相细胞,每个剂量组不少于 1000 个中期相细胞。主要观察染色体数目改变和染色体结构变异两种情况。

【染色体数目改变】

染色体数目的改变,对于同一物种来说,基因组是相对恒定的,因为一个物种细胞内染色体的数目是恒定的,如人有 46 条、果蝇 8 条、猪 38 条、小鼠 40 条等,这是不同物种的重要特征之一,这对于维持物种的遗传稳定性有着重要的意义。虽然有时两种生物会有相同的染色体数目,如鸡有 78 条,而犬也是 78 条,但是染色体在形态、大小、着丝粒的位置以及基因结构和功能上却存在着很大的差异。

非整倍体染色体数目在 $2n$ 的基础上,以染色体为单位增加或减少一条至几条的个体。亚二倍体染色体数 $<2n$ 或超二倍体染色体数 $>2n$。

多倍体指以染色体组为单位染色体成倍增加。

内复制指包膜内的特殊形式的多倍化现象。

【染色体结构变异】

染色体结果变异是指染色体片段的丢失、附加及位置改变的任何结构变化。自然辐射、温度、营养、生理环境等因素的异常变化,都可能使染色体发生断裂。人为地用某些物理因素(如 UV、x-ray、γ-ray、中子等)或化学试剂处理生物体、细胞,染色体断裂的频率还会大大提高。另外,自身生理异常也会导致染色体结构的改变。包括以下几种情况。断裂:损伤长度大于染色体的宽度。微小体:较断片小而呈原形。有着丝点环:带有着丝点部分,两端形成环状结构并伴有一双无着丝点断片。无着丝点环:成环状结构。单体互换:形成三辐体,四辐体或多种形状的图像。双微小体:成对的染色质小体。裂隙:损伤的长度小于染色单体的宽度。非特定性型变化:如粉碎化、着丝点细长化、黏着等。

【数据处理及结果判定】

统计学处理用 χ^2 检验。试验组与对照组相比,试验结果染色体畸变率有明显的剂量反应关系并有统计学意义时,即可确认为阳性结果(见示例图 10-5-3,图 10-5-4)。若统计学上差异有显著性,但无剂量反应关系时,则须进行重复试验。结果能重复者可确定为阳性。

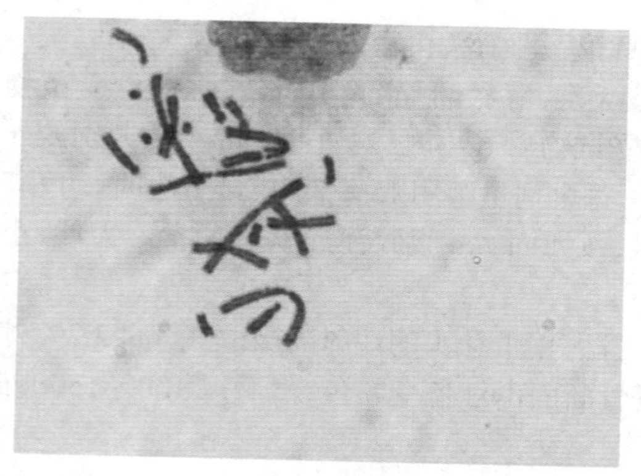

图 10-5-3 染色体畸变阴性结果示例图吉姆萨染色(1000×)

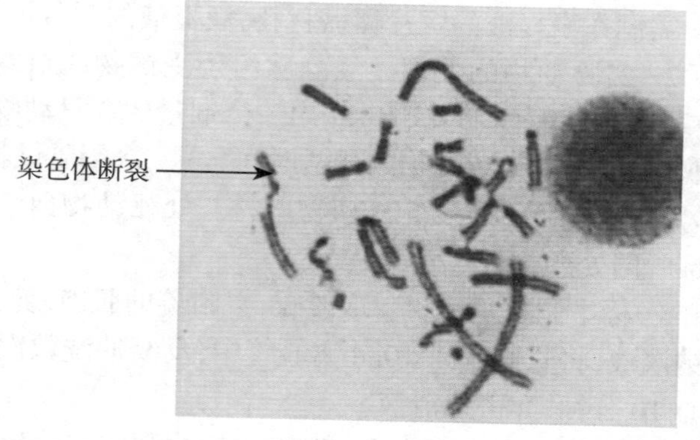

图 10-5-4 染色体畸变阳性结果示例图吉姆萨染色(1000×)

【试验报告】

试验报告应包括以下内容:受试物名称、理化性状、配制方法或浸提液的制备方法、所用溶剂或浸提介质;动物种属和品系、体重、数量、性别、来源(注明合格证号和动物级别);实验动物饲养环境,包括饲料来源、室温、相对湿度、实验动物室合格证号;剂量分组,染毒途径和方式;试验方法及试验操作步骤,所用统计学方法,结果判定标准;以列表方式报告受试物对动物染色体显微镜观察结果(表 10-5-3,表 10-5-4);结论。

表 10-5-3 ××× 对染色体的显微镜观察结果

剂量组	观察细胞数	畸变细胞数	细胞畸变率	各畸变类型数目								
				断裂	双着丝粒	断片	微小体	有着丝点环	单体互换	无着丝点环	双微小体	核碎裂
阴性对照组	1000											
25% 剂量组	1000											
50% 剂量组	1000											
100% 剂量组	1000											
阳性对照组	1000											

表 10-5-4 染色体 χ^2 统计分析

组别	与阴性对照比较		与阳性对照比较	
	χ^2 值	P 值	χ^2 值	P 值
阴性对照组	——	——		
25% 剂量组				
50% 剂量组				
100% 剂量组				
阳性对照组				

二、植入后局部反应试验(tests for local effects after implantation)

植入后局部反应试验是用外科手术方法，将医疗器械或材料样品植入活的动物体内某一组织，如骨组织、肌肉组织或皮下组织，在肉眼观察和光学显微镜下，观察活体组织与样品的局部病理作用，用于评价医疗器械材料与组织的相容性。植入试验要求单纯评价植入物与周围组织的反应情况，植入物本身不是使用状态下的医疗器械，因而植入过程中不承受机械或功能负荷。局部反应的评价系根据试验样品引起的组织反应，与已经临床确认可接受的医疗器械材料引起的组织反应进行比较并作出判定。对植入材料局部组织反应评价时，分为短期试验(12 周以内)和长期试验(12 周以上)两种。选择的试验周期应能使相应的生物学反应达到一稳定状态。植入材料的局部生物反应与材料的理化特性、样品形状、样品尺寸及手术创伤有关。术后植入物周围组织结构的改变随时间而变化。通常情况下，由于外科手术的原因，一周观察期内发现细胞活性增高，此时炎症反应较重，2~3 周过后，接着转入过渡期。在 9~12 周后肌肉和结缔组织中细胞群呈稳定状态，以上各时期组织反应特点随动物品种的不同而异。骨内植入与皮下及肌肉植入稍有不同，骨组织的稳定需要较长时间，因此可能需要较长的观察期。口腔材料作为医疗器械材料的一种，其皮下植入试验和骨植入试验方法是一样的，只是植入周期有部分不同。皮下植入周期为 4 周和 12 周，实验动物为大鼠、家兔等。骨植入周期为 4 周和 26 周，一般选用体重大于 2.5kg 的健康兔 8 只，每个时期 4 只。具体应用时可参考 ISO7405 标准，该国际标准对此有专门的规定和要求。

(一) 骨植入试验

该方法系将植入物样品植入实验动物的骨组织内，对试验材料植入物与准许临床使用的对照材料植入物的组织学反应进行比较的生物学评价试验方法。

【实验动物】

根据植入试验样品的大小、试验周期、动物寿命，以及种属间硬组织和软组织生物反应的差异等因素选择实验动物。骨内的短期试验一般可选用大鼠、家兔，长期试验一般选择家兔、犬、绵羊、山羊、猪或其他寿命较长的动物中的一种。家兔因为饲养方便，费用低廉，试验时操作方便，故实际应用时常选家兔作为骨植入实验动物。宜选择健康日本大耳白兔或新西兰兔，其中每一植入时期 4~5 只。试验前使动物适应环境5天。饲养环境、饲料、饮水均应符合实验动物饲养法规的要求。短期骨植入试验周期:2周、4周、12周,长期骨植入试验周期为2周、4周、12周、26周、52周或者更长的试验周期。

动物麻醉。通常可应用戊巴比妥钠静脉注射麻醉动物,实验兔剂量为40mg/kg,一般用生理盐水配制为2%的质量比浓度。可配合速眠新(846)进行肌内注射。配合麻醉时根据具体情况而定,一般肌内注射速眠新0.1~0.3ml。实验犬使用戊巴比妥钠剂量为30mg/kg,麻药配制质量比浓度一般为3%。也可选用其他适宜的麻醉药麻醉实验动物。

【手术器械】

骨钻(一般可选用ϕ2~4mm规格)、小型电动钻机、手术剪、组织剪、止血钳、拉钩、巾钳、平镊、齿镊、骨膜剥离器、手术刀柄、钻头、戊巴比妥钠、生理盐水、洞巾、缝针、一次性口罩帽子、碘伏、医用纱布、青霉素、生理盐水、30ml注射器、5ml注射器若干、橡胶手套。

【试样制备】

固体材料(不包括粉剂)注意材料形状、密度、硬度、表面光洁度,每一植入物都应经过与最终产品相同的制造、处理、污物清除及灭菌过程。植入样品制备并灭菌后,应特别注意在植入前或植入过程中不使其受到擦伤、损坏或任何污染。

非固体材料包括液体、糊状物和颗粒状物,其形状与固体材料不同,可在使用前将其成分调合并在材料固化后种植(如骨水泥、齿科材料)。这些材料也可以装入管内做植入试验,常用的有聚乙烯(PE),聚丙烯(PP)或聚四氟乙烯管,试验前将装样管用70%乙醇(v/v)和蒸馏水清洗,并经高压蒸汽或其他临床使用的适当的方法灭菌。材料装入管中时,管端部须充填平整,应防止试验材料管外表面受到污染,避免管内存有气泡,确保管内填充材料端部表面及管子端部光滑。

对照样品的尺寸、形状,特别是表面条件,应尽可能与试验样品一致。如试验材料装在管内,对照样品则应为与管子同样材料的杆状体,且其直径与管子外径相同。对照样品所采用的处理、清洗及灭菌方法应与试验样品相同的处理方法。

骨植入样品可以加工成螺纹状或刻有螺纹的样品,以使植入物在骨内能保持最初的稳定性。如无法加工成螺纹状,可制成圆柱形。试验样品的尺寸根据所选用的实验动物及其骨组织的大小来决定,可采用下列尺寸。家兔,直径2mm,长6mm的柱状植入物;犬、绵羊和山羊,直径4mm,长12mm的柱状植入物;样品为矫形外科骨内螺纹式植入物时,样品直径2~4.5mm,实验动物为家兔、犬、绵羊、山羊和猪。

样品植入动物股骨或胫骨内(较常用的为股骨植入法),试验和对照样品应植于相同的解剖部位,通常分别植入对侧股骨,家兔每只最多6个植入部位,3个试验样品和3个对照样品。犬、绵羊、山羊或猪每只最多12个植入部位,6个试验样品和6个对照样品,通常每侧植入部位植入4~5个样品。任何一只动物的植入量不应多于12个。

【植入试验步骤】

以实验家兔为例。将实验动物在手术台上固定,除去股部外侧被毛,常规碘伏消毒去毛区皮肤,铺盖手术巾,手术区域约5cm×5cm。

在动物股部沿股骨长轴作一切口,长3~4cm。钝性分离皮下组织,沿两肌束间钝性分离,暴露股骨,用骨剥推开骨膜,为避免过热使局部组织坏死,用低速钻在喷水条件下(示例图10-5-5,图10-5-6),在股骨外侧,远、中、近端、钻孔ϕ2mm各一个,将试验与对照样品植入孔内。轻轻用手加压,使样品平孔口或略突出孔口。手术应在无菌状态下进行,并采用对植入部位损伤最小的方法。关闭切口并分层缝合肌肉、皮下组织和皮肤。碘伏消毒伤口。样品及对照材料植入部位如图10-5-7所示。试验周期为2周、4周、12周和26周或者52周。

在植入期内适当的间隔期观察每只动物,并记录任何异常现象,包括局部、全身和行为异常。分别在植入后2周、4周、12周和26周后取样,各取4~5只试验兔,经过量戊巴比妥钠静脉注射或其他无痛方法处死实验动物后,沿股骨作纵向切口,分离皮下和肌肉组织(图10-5-8)。分离并取股骨,置于20%甲醛溶液内固定,固定1周后,再切取试样及周围骨组织,进行脱钙后的软组织处理或者直接进行硬组织处理,制备切片和染色观察。若进行软组织处理,样品须置有机酸和无机酸混合脱钙液中脱钙,陶瓷类产品随着脱

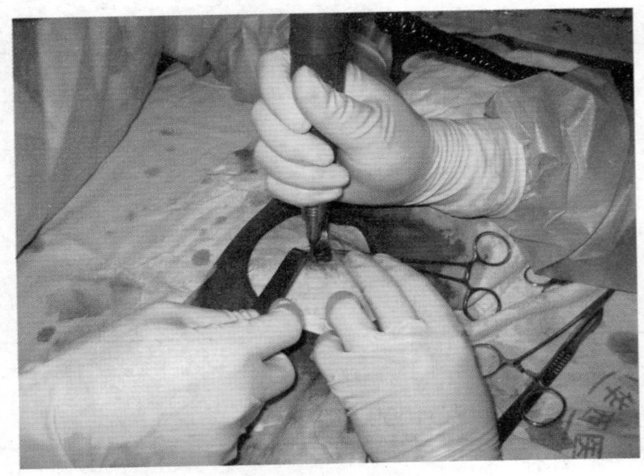

图 10-5-5　试验兔骨植入操作示意图

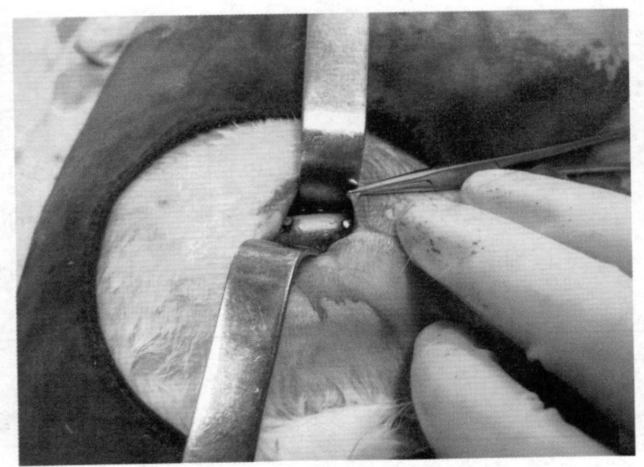

图 10-5-6　股骨植入金属样品示意图

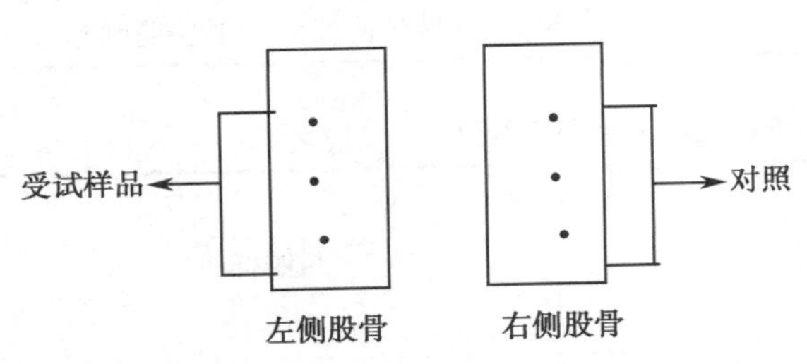

图 10-5-7　试验与对照样品植入位点示意图

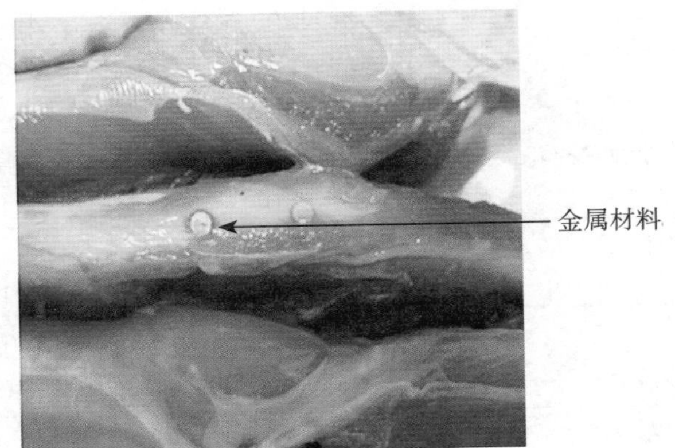

图 10-5-8　家兔股骨植入后取材示例图

钙的进行样品逐渐被混合酸脱去而消失。高分子聚合材料、钛金属或者不能被脱钙液脱去的样品在骨内无机物被脱去后可直接将样品从植入部位取出，然后进行软组织切片处理。在植入样品取出的过程中，会造成植入样品与骨组织界面破坏，操作时需要特别小心。上述样品也可以直接进行硬组织包埋切片染色处理，而无需进行脱钙后的软组织处理。

【试验观察指标及试验结果】

肉眼观察试验与对照动物一般状态，体重变化。试验与对照样品植入后创口愈合情况，各时期动物的创口有无发红、水肿或出血等改变。

显微镜观察的生物反应指标包括：纤维化 / 纤维囊腔和炎症程度；由组织形态学改变而确定的变性；材料 / 组织界面炎症细胞类型，即中性粒细胞、淋巴细胞、浆细胞、嗜酸性粒细胞、巨噬细胞及其他多核细胞的数量和分布；根据核碎片和(或)毛细血管壁的破裂情况确定是否存在坏死；其他指标，如材料碎片、脂肪浸润、肉芽肿等；对于多孔植入材料，定性、定量测定长入材料内的组织，观察指标见表 10-5-5 和表 10-5-6，观察指标的处理方法见表 10-5-7，组织反应程度分级判定方法见表 10-5-8。

表 10-5-5　组织反应计分系统 - 炎症细胞(引自 ISO10993-6)

细胞分类 / 反应	计分				
	0	1	2	3	4
中性白细胞	0	极少，1~5/phf	5~10/phf	重度浸润	满视野
淋巴细胞	0	极少，1~5/phf	5~10/phf	重度浸润	满视野

续表

细胞分类 / 反应	计分				
	0	1	2	3	4
浆细胞	0	极少，1~5/phf	5~10/phf	重度浸润	满视野
巨噬细胞	0	极少，1~5/phf	5~10/phf	重度浸润	满视野
巨细胞	0	极少，1~5/phf	5~10/phf	重度浸润	满视野
坏死	0	极少	轻微	中度	重度

phf= 每高倍（400×）视野

表 10-5-6 组织反应计分系统 - 组织反应（引自 ISO10993-6）

细胞分类 / 反应	计分				
	0	1	2	3	4
毛细血管增生	0	极少量的毛细血管增生，呈灶状分布	4~7 呈团状的毛细血管增生，伴有成纤维细胞结构	较大范围的毛细血管增生，伴有成纤维细胞结构	广泛的毛细血管增生，伴有成纤维细胞结构
纤维化	0	局限性	中等厚度	厚	非常厚
脂肪浸润	0	极少量脂肪，伴纤维变性	数层脂肪，伴纤维变性	植入部位脂肪细胞聚集，区域延伸扩大	植入物周围完全被脂肪细胞包绕

表 10-5-7 半定量计分评价系统（引自 ISO10993-6）

	植入周期：					
	试验样品			对照样品		
动物号						
炎症计分（×2） 中性粒细胞						
淋巴细胞						
浆细胞						
巨噬细胞						
巨细胞						
坏死						
组织反应计分 纤维组织形成						
纤维化						
脂肪浸润						
总分（炎症计分和组织反应计分之和）						
各组总分						
平均计分 *	试验样品平均值 – 对照样品平均值					

* 试验样品组织学反应平均计分为炎症和纤维增生两组合计分值总分除以动物总数，用于确定组织反应程度

表 10-5-8 组织反应分级表（引自 ISO10993-6）

平均计分	反应程度	平均计分	反应程度
0.0~2.9	无刺激	9.0~15.0	中度刺激
3.0~8.0	轻度刺激	15.1	重度刺激

特别注意要观察组织与材料的界面处。应评价植入物与骨的接触面积和植入物周围骨的数量以及其间的非钙化组织，界面处有无非矿化组织存在，有无骨吸收及骨形成，骨植入后组织切片观察参见示例图 10-5-9，图 10-5-10，图 10-5-11。

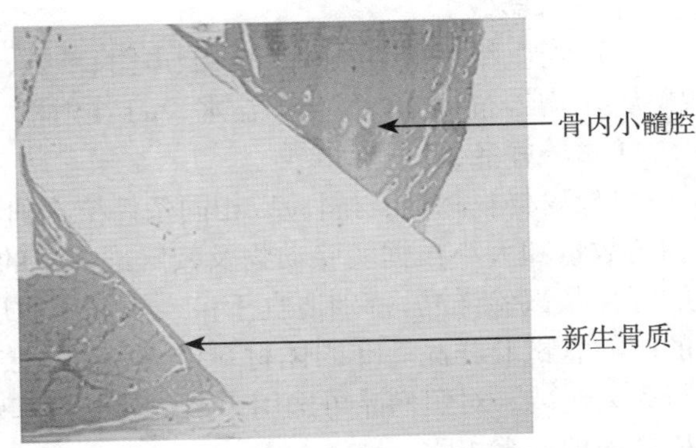

图 10-5-9 股骨植入脱钙切片示例图(一)HE 染色(100×)

材料 / 骨界面处新骨形成明显，靠界面处骨质内可见小的新生的骨内小髓腔，材料 / 髓腔界面处纤维包囊薄且致密，未见炎症细胞浸润

【试验报告】

试验报告应包括详细的数据资料，以能够对结果作出独立的评价，报告应有下列各项内容。

描述试验和对照材料制备，表面条件，试验样品的外形与尺寸。选择对照材料的理由。报告中应写明样品的制备过程。报告所采用的清洗、处理和灭菌技术。

应报告动物的来源、年龄、性别和品系，检测期间的环境条件、动物饮食及动物状况，动物健康状况的评价，以及包括意外死亡在内的所有观察发现。报告植入技术，以及每只动物、每一部位和每一观察期的植入物数量。

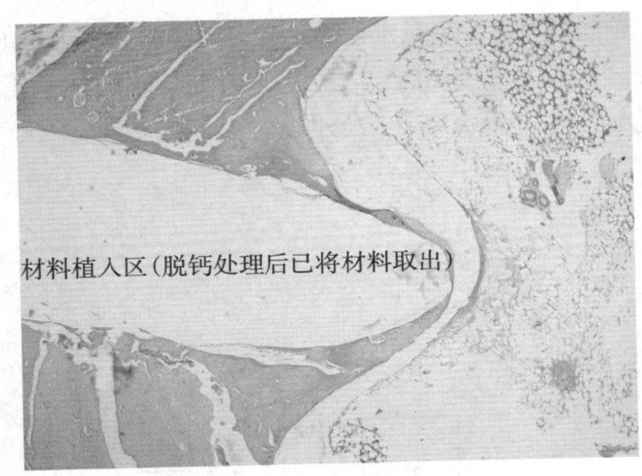

图 10-5-10 股骨植入脱钙切片示例图(二)HE 染色(100×)

材料与髓腔界面处纤维层可见新生骨质生成，新生骨质与髓腔界面处可见薄层纤维层，未见炎症细胞浸润，髓腔内偶可见脂肪浸润

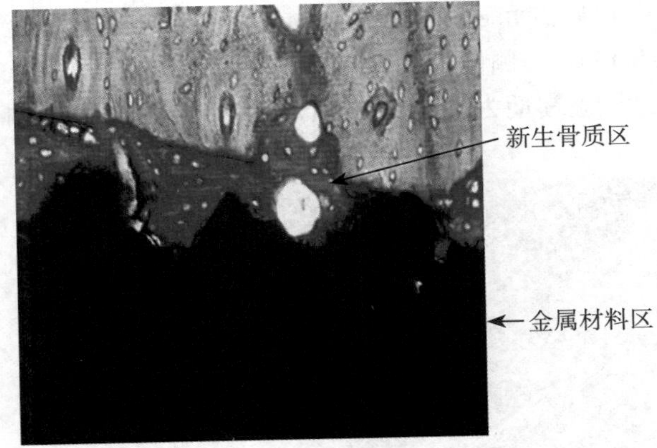

图 10-5-11 硬组织切片示例图，甲苯胺蓝染色(40×)

材料与老骨之间的界面处可见蓝色淡染的新生骨质，绝大部分新生骨质与材料及老骨结合紧密，材料与新骨结合处偶可见腔隙

取样与组织学制备，报告应包括所采用的取样技术，记录每只动物、每一观察期植入物取到的数量，所有样品都应作为试验的一部分。所采用的组织学切片固定和制备技术在报告中应予以说明。

评价肉眼观察的每一植入物及植入物周围组织的状况，报告每一组织学检查的结果。最终评价包括试验与对照材料生物学反应的比较评价，以及生物学反应情况的详细描述，试验的结论。

(二) 皮下植入试验

该方法系将植入物植入实验动物的皮下组织，对试验材料植入物与准许临床使用的对照材料植入物的生物学反应进行比较的生物学评价试验方法。

【实验动物】

根据植入试验样品的大小、试验周期、动物寿命，以及种属间软组织生物反应的差异等因素选择实验动物。皮下植入的短期试验，一般常选用大鼠和家兔。皮下植入的长期试验，一般可选用上述较小的实验动物外，还可选择较大的实验动物如犬、绵羊、山羊、猪等实验动物。每种材料和每植入期至少采用 3 只动物，植入 10 个样品。

【手术器械】

手术剪、组织剪、止血钳、拉钩、巾钳、平镊、齿镊、手术刀柄、戊巴比妥钠、洞巾、缝针、一次性口罩帽子、碘伏、医用纱布、青霉素、生理盐水、2ml 注射器、5ml 注射器若干、医用橡胶手套。

【试验样品】

样品材料与对照材料应以相同条件植入到同一年龄、性别，同一品系同种动物的相同解剖部位。植入物的数量和大小根据实验动物及其解剖部位的情况而定。片状材料制成直径 10~12mm、厚度 0.3~1.0mm 的圆片状试验样品，特别适宜于植入浅筋膜肌层的部位。块状材料制成直径 1.5mm、长 5mm 两端为球面的圆柱状试验样品。非固体材料（包括粉末）装入直径 1.5mm、长 5mm 的圆柱形管内，采用适当的方法进行灭菌包装。对照样品可选用灭菌包装的羟基磷灰石、纯钛、高分子聚乙烯。样品尺寸和灭菌方法与试验样品处理程序相同。

【试验步骤】

以实验大鼠为例。使用健康大鼠 20 只左右，其中每一植入时期 3~4 只。试验前使动物最少适应环境 5 天。

戊巴比妥钠腹腔注射麻醉大鼠，剂量为 40mg/kg，麻药配制质量比浓度一般为 1%。麻醉时应注意实验动物的保温，防止因温度过低导致动物死亡。将实验动物在手术台上固定，除去脊柱两侧被毛，常规消毒去毛区皮肤，手术区域约 4cm×4cm。按植入要求，在动物脊柱两侧每一植入位点作一皮肤切口，长约 1cm，单侧点间距离至少 1cm。钝性分离皮下组织，深至浅筋膜肌层，每只动物每一侧作 2~3 个皮下囊（图 10-5-12）。一侧植入试验物，另一侧植入对照物 3 个。关闭切口并分层缝合皮下组织和皮肤。碘伏消毒伤口。试验周期为 2 周、4 周和 12 周。样品及对照材料植入部位如图 10-5-13 所示。

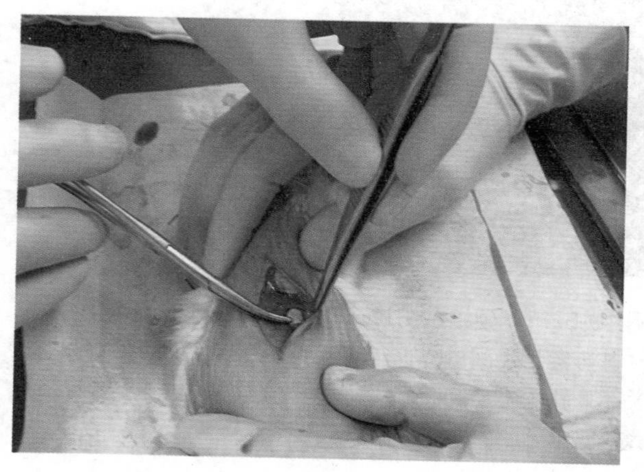

图 10-5-12 试验大鼠皮下植入手术操作示意图

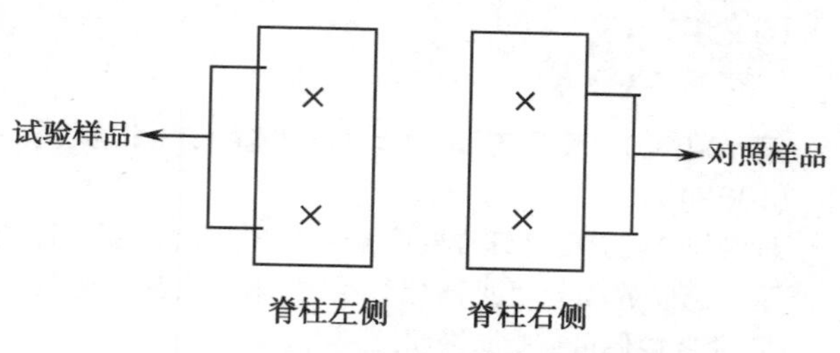

图 10-5-13 皮下植入试验与对照样品植入位点示意图

分别在植入后 2 周、4 周和 12 周后取样，每一时期各取 3~4 只大鼠，无痛处死后，沿脊柱中线切开皮肤，仔细分离皮下组织，使植入材料位于皮肤上，切取试验材料及其周围组织（图 10-5-14）。置 10%~20% 甲醛溶液内固定 1 周后，陶瓷类样品置有机酸和无机酸混合脱钙液中脱钙，脱钙期间，用小的针头轻刺样品所在部位，判断陶瓷样品的脱钙程度，直至较硬的钙组织全部脱去后以梯度乙醇脱水，石蜡包埋，切片，HE 染色。非陶瓷类较硬的样品如纯钛需将样品小心地取出后（防止样品与组织界面遭到破坏），将样品所在处的皮肤组织脱水包

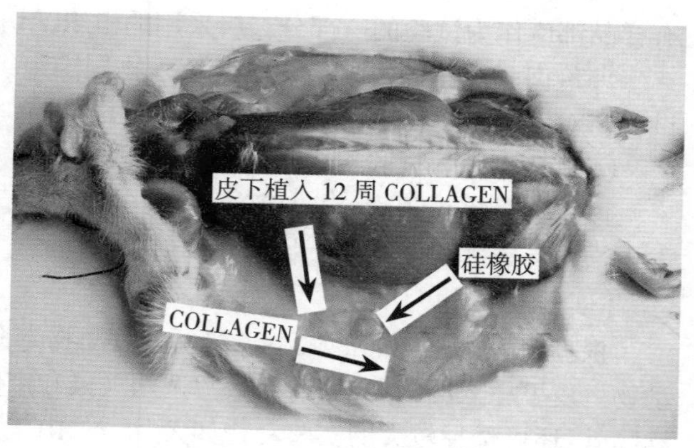

图 10-5-14 皮下植入取样示意图

埋、切片处理。部分较软的组织工程支架类样品无需脱钙处理，可在固定后直接进行脱水包埋切片处理。

【试验结果】

肉眼观察。实验动物一般状态观察，记录体重增长情况等。试验与对照样品植入后，观察各时期动物的创口有无发红、水肿或出血，以及创口愈合情况等。

显微镜观察。观察的生物反应观察指标见表 10-5-5，表 10-5-6，数据处理方法见表 10-5-7。包括：纤维化 / 纤维囊腔和炎症程度；由组织形态学改变而确定的变性；材料 / 组织界面炎症细胞类型，即中性粒细胞、淋巴细胞、浆细胞、嗜酸性粒细胞、巨噬细胞及其他多核细胞的数量和分布；根据核碎片和（或）毛细血管壁的破裂情况确定是否存在坏死；其他指标，如材料碎片、脂肪浸润、肉芽肿等。

各植入时期每张切片分别观察，然后对每一植入时期的切片进行综合分析。综合考虑各时期组织反应的变化情况后，一般以最长时期的切片观察结果来判断样品植入的组织反应程度，皮下植入后组织切片观察参见示例图 10-5-15，图 10-5-16。

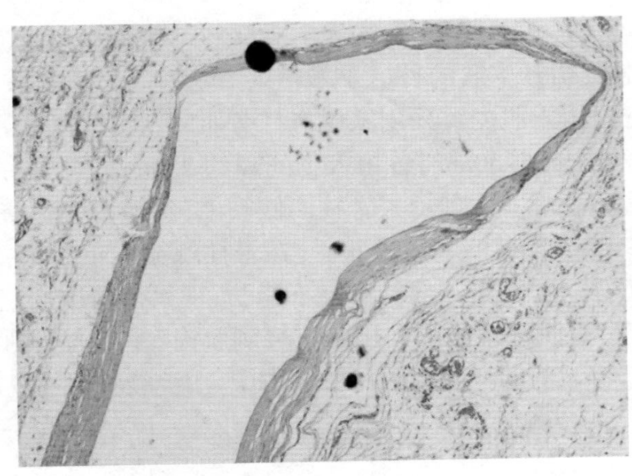

图 10-5-15　试验大鼠皮下植入组织切片示例图（一）HE 染色（100×）

图片说明：空白处为材料所在的区域（材料在进行组织处理前已取出），较致密的条带为纤维包囊层，纤维层规则完整，厚薄不均，纤维层内未见炎症细胞浸润，未见毛细血管生成

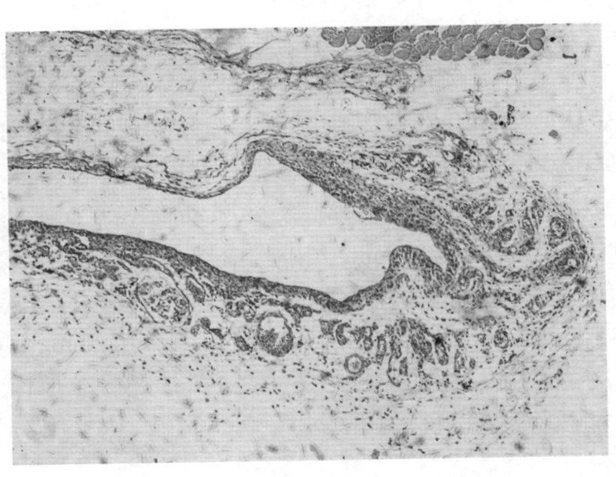

图 10-5-16　皮下植入组织切片示例图（二）HE 染色（100×）

图片说明：纤维包囊层稍厚，纤维层中可见巨噬细胞、淋巴细胞、粒细胞等炎症细胞浸润，并可见多量的毛细血管存在。偶可见极小的坏死区域

【试验报告】

报告应有下列各项内容。描述试验和对照材料状况、制备、表面条件、植入物的外形与尺寸，选择对照材料的理由。写明样品的制备过程。报告所采用的清洗、处理和灭菌技术。

应报告动物的来源、年龄、性别和品系，检测期间的环境条件、动物饮食及动物状况，动物健康状况的评价，以及包括意外死亡在内的所有观察发现。报告植入技术，如采用的是手术植入方式还是套管针植入，以及每只动物、每一部位和每一观察期的植入物数量。

取样与组织学制备，报告应包括所采用的取样技术，记录每只动物、每一观察期植入物取到的数量，所有样品都应作为试验的一部分。所采用的组织学切片固定和制备技术在报告中应予以说明。

评价肉眼观察到的每一植入物及植入物周围组织的状况，报告每一组织学检查的结果。最终评价包括试验与对照材料生物学反应的比较评价，以及生物学反应情况的详细描述。给出试验的结论。

（三）肌肉植入试验

该方法系将植入物植入实验动物的肌肉组织，对试验材料植入物与准许临床使用的对照材料植入物的生物学反应进行比较。适用于评价肌肉组织对植入材料的生物学反应。

【实验动物】

可使用大鼠、家兔、犬、绵羊、山羊和猪等实验动物中的一种。实验动物用于评价生物材料植入后局部反应已有很长的历史。相关的国际标准和国家标准均建议采用家兔等实验动物评价医用材料肌肉植入后局部反应。

试验已经证明，生物相容性良好的产品或生物材料，一般在植入后12周，组织反应能够达到稳定状态。每一植入期至少采用3只动物，在充足的植入部位植入10个试验样品和10个对照样品。

【试验样品】

试验和对照样品需保持灭菌状态，植入物表面不得有损伤，植入物尺寸根据选用的肌肉群的大小来决定。较小的植入物如宽1~3mm、长约10mm的植入物可采用套管针植入的方法，样品应制成圆形边缘，两端为光滑球面，选用家兔脊柱旁肌作为植入部位。长度大于10mm，直径大于3mm的样品须采用外科植入的方法。可选用家兔脊柱旁肌、大鼠臀肌或家兔大腿肌作为植入部位。

【手术器械】

手术剪、组织剪、止血钳、拉钩、巾钳、平镊、齿镊、手术刀柄、戊巴比妥钠、洞巾、缝针、一次性口罩帽子、碘伏、医用纱布、青霉素、生理盐水、30ml注射器、5ml注射器若干、橡胶手套。

【试验步骤】

对于较大的植入样品，可用试验犬(图10-5-17)，通过切开皮肤的外科手术植入方法进行试验。较小的样品可采用套针植入法。植入样品沿肌纤维长轴方向植入肌内。采用家兔脊柱旁肌时，将4个试验材料样品植入每只家兔脊柱一侧肌内，应平行于脊柱，离中线25~50mm，各植入物间隔约25mm。同法在脊柱另一侧植入对照材料样品。每只动物植入方式见图10-5-18。术前剪去脊柱两侧被毛，勿损伤皮肤。去毛区域约50mm×100mm大小。戊巴比妥钠常规麻醉，碘伏消毒植入区皮肤后，在脊柱棘突线正中位置，切开动物皮肤，分离皮下脂肪(试验兔一般无皮下脂肪，试验犬、猪一般均有皮下脂肪，视具体情况而定)，暴露出一侧背部肌肉，在距脊柱正中线约2.5cm的位置，沿肌纤维的方向用刀口轻刺肌肉，在肌肉上刺出一小口，然后用止血钳钝性分离肌肉，形成一个肌肉囊，将无菌的样品放入此肌肉囊中，用缝线将肌肉囊闭合，防止试验材料移位或脱出。

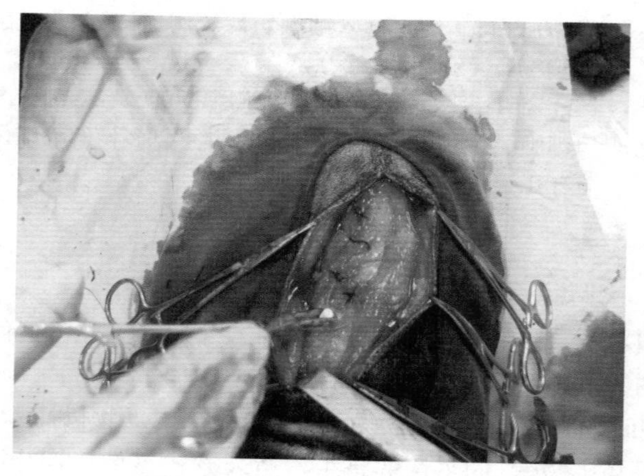

图10-5-17 试验犬肌肉植入示例图

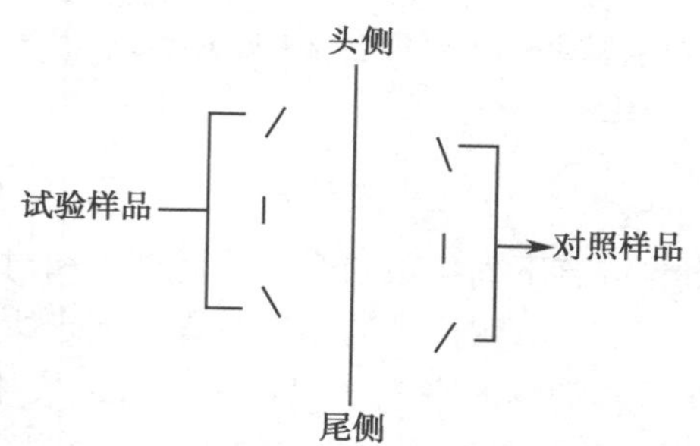

图10-5-18 每只动物肌肉植入位点示意图

在整个植入过程中，注意观察动物出血的情况。术后加强动物护理。

【结果观察】

观察实验动物一般状态，体重增长情况。试验与对照样品植入后，观察各时期动物的创口有无发红、水肿或出血以及创口愈合等情况。

组织学显微镜观察。观察的生物反应观察指标见表10-5-5，表10-5-6，数据处理方法见表10-5-7。指标包括：纤维化/纤维囊腔和炎症程度；由组织形态学改变而确定的变性；材料/组织界面炎症细胞类型，即中性粒细胞、淋巴细胞、浆细胞、嗜酸性粒细胞、巨噬细胞及其他多核细胞的数量和分布；根据核碎片和(或)毛细血管壁的破裂情况确定是否存在坏死；其他指标，如材料碎片、脂肪浸润、肉芽肿等；对于多孔植入材料，定性、定量测定长入材料内的组织。肌肉植入后组织切片观察参见示例图 10-5-19，图 10-5-20，图 10-5-21。

【试验报告】

描述试验和对照材料状况、制备、表面条件、植入物的外形与尺寸。选择对照材料的理由。写明样品的制备过程。报告所采用的清洗、处理和灭菌技术。

报告动物的来源、年龄、性别和品系，检测期间的环境条件、动物饮食及动物状况，动物健康状况的评价，以及包括意外死亡在内的所有观察发现。报告植入技术，以及每只动物、每一部位和每一观察期的植入物数量。

记录所采用的取样技术，记录每只动物、每一观察期植入物取到的数量，所有样品都应作为试验的一部分。所采用的组织学切片固定和制备技术在报告中应予以说明。

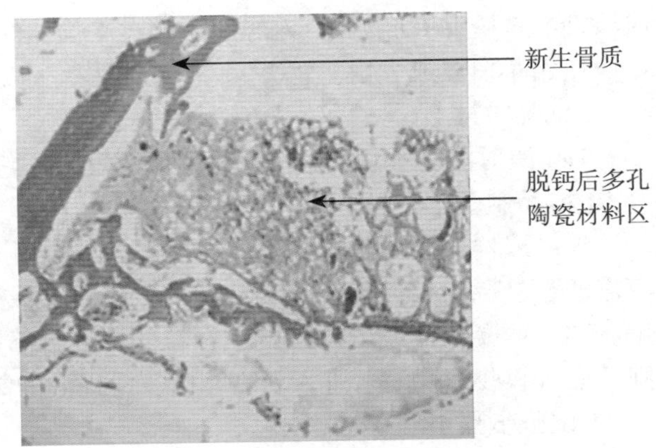

图 10-5-19　肌肉植入组织切片示意图（一）HE 染色（200×）

材料区域周围可见较多量的新生骨小梁及新生骨质，少量的纤维结缔组织生长进入材料区域，未见炎症细胞浸润，偶可见新生毛细血管

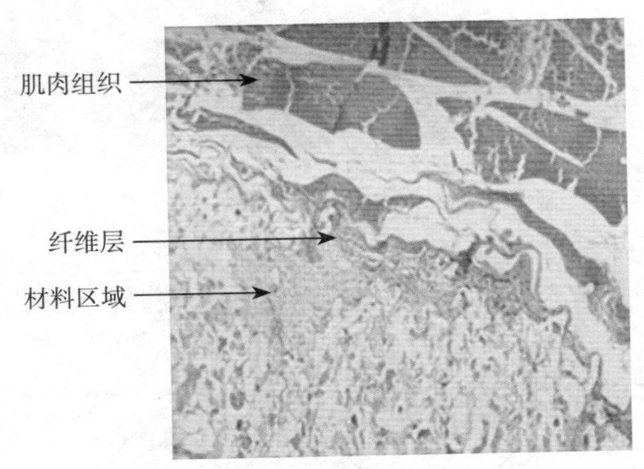

图 10-5-20　肌肉植入组织切片示意图（二）HE 染色（100×）

材料区域与肌肉组织之间的界面处可见纤维包囊，包囊内有少量的炎症细胞浸润，包囊较薄，材料区域有结缔组织生长进入，并可见红色深染的骨基质

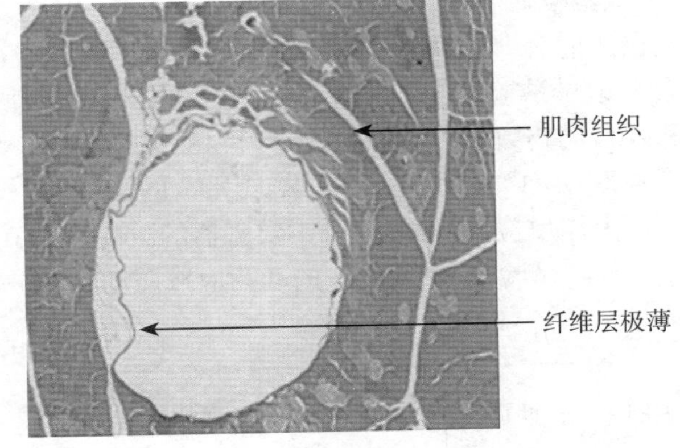

图 10-5-21　肌肉植入组织切片示意图（三）HE 染色（40×）

可见极薄的纤维层，未见炎症细胞和脂肪浸润，材料 / 肌肉组织界面生物相容性良好

肉眼观察每一植入物及植入物周围组织的状况，报告每一组织学检查的结果，试验与对照材料生物学反应的比较评价，以及生物学反应情况的详细描述。给出试验的结论。

三、全身毒性试验（systemic toxicity test）

（一）全身急性毒性试验（静脉 / 腹腔途径）

急性全身毒性是指在 24 小时内一次、多次或持续接触试验样品后在任何时间发生的不良作用。该试验的目的是通过单次腹腔内注射试验样品或样品浸提液来评价试验样品对小鼠的全身急性毒性反应。试验原理是以材料或材料浸提液对实验动物在剂量范围内对反应观察项目（如不良临床症状、体重变化、大体病理学发现）以及死亡等造成的全身系统的变化来确定材料或者材料浸提液的毒性程度等级。

【实验动物】

一般情况下，宜使用已知来源并符合规定微生物健康状态的健康、初成年的繁殖动物。在研究的开始阶段，同一性别的动物体重差异应不超过平均值的 ±20%，如使用雌性动物，宜未育并无孕，急性毒性试验一般使用小白鼠或大鼠。

【试验器材】

1ml 注射器若干，酒精棉球，标签纸，苦味酸，广口瓶，烧杯，冬青油，医用生理盐水，电子天平。

【样品制备】

样品或样品浸提液的应用途径根据材料的预期使用情况决定，如果样品接触血液，则样品或样品浸提液需通过静脉途径注射进入动物体内。若样品或样品浸提液不适合通过静脉，如具有一定黏度并具有一定流动性的凝胶体或者具有微小颗粒的不适合静脉注射的浸提液，以及用植物油浸提介质制备的浸提液则需通过腹腔途径注射进入动物体内。浸提液的制备方法参见本章第一节样品的制备。

【试验步骤】

取制好的样品浸提液，在注射前强烈摇动浸提液，以保证浸提的物质分布均匀，如果有颗粒清楚地存在，改用腹腔内注射浸提液(图 10-5-22)。取实验小鼠 10 只，其中 5 只注入样品或样品浸提液，另 5 只注射空白浸提液。对所有小鼠称重，并作记录，对每 5 只一组的小鼠进行打号标记。若静脉血管细小不易操作时可使用温水或者冬青油扩张血管，待血管扩大时注射。

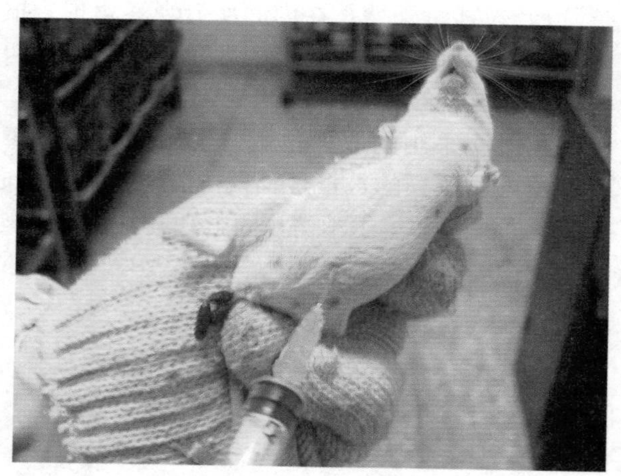

图 10-5-22 腹腔注射示意图

【试验结果】

在注射后即刻、4 小时、24 小时、48 小时和 72 小时观察和记录试验组和对照组小鼠的一般状态、毒性表现和死亡动物数，在给药后 24 小时、48 小时和 72 小时后观察对应动物并称量体重，发现死亡的动物应对内脏进行大体尸检，观察并记录主要脏器的改变(表 10-5-9)。急性全身毒性试验观察周期应至少 3 天，必要时可延长。试验完成后，所有的动物应按照动物保护和使用审查委员会批准的程序处理动物。

表 10-5-9 试验数据记录表

组别	性别	动物号	给样前体重(g)	给样后体重(g)			临床症状
				24h	48h	72h	
试验组	雄性	1					
		2					
		3					
		4					
		5					
	雌性	1					
		2					
		3					
		4					
		5					
对照组	雄性	1					
		2					
		3					
		4					
		5					

续表

组别	性别	动物号	给样前体重(g)	给样后体重(g)			临床症状
				24h	48h	72h	
对照组	雌性	1					
		2					
		3					
		4					
		5					

【结果评价】

对急性全身毒性试验中的发现应结合以前的研究信息进行评价,并分析毒性作用及大体尸检发现。评价应包括试验物质剂量与发病率和异常症状严重性之间的关系,如举止和临床异常症状、一般症状、体重变化、致死作用以及其他一般性或特异性作用。

对于美国试验材料协会(ASTM)F750 标准,按以下的方法进行试验结果判断,观察动物皮肤与被毛、眼与黏膜的改变,以及呼吸、循环、自主和中枢神经系统、躯体运动神经活动性以及举止表现等状况。

正常:注射后小鼠未出现异常反应。轻微毒性:出现运动功能减退,呼吸困难,腹部下垂,腹泻,体重下降。显著毒性:小鼠出现虚脱,发绀,震颤,严重腹部下垂,腹泻,呼吸困难。体重下降明显,迅速。死亡:小鼠死亡。

对于药典方法试验,不对数据进行统计分析。在急性全身毒性试验观察期间,如接触试验样品浸提液的动物生物学反应不大于试剂对照组动物,则试验样品符合试验要求。采用 5 只动物,如两只或两只以上出现死亡、或两只或两只以上出现抽搐或俯卧、或 3 只或 3 只以上出现体重下降超过 10%,则试验样品不符合试验要求。如试验组动物仅显示轻微生物学反应,而且不多于 1 只动物出现一般生物学反应症状或死亡,应采用 10 只动物为试验组重复进行试验。重复试验时,如全部 10 只接触试验样品的动物在观察阶段显示,没有大于试剂对照组动物的科学上有意义的生物学反应,则试验样品符合试验要求。

对于非药典方法急性全身毒性试验,可采用更大范围的方法进行评价,包括临床和解剖病理学检查,这样可以排除重复试验的必要。急性接触试验如出现与平行对照组不确定的差异可进行再评价,应解释差异性,适宜时再用 5 只动物扩展试验。

【最终报告】

适当时,急性全身毒性试验最终试验报告应包括下列信息:试验样品制样描述,试验时所用的试剂情况说明;实验动物,所用动物种属、品系;动物数量、年龄和性别;来源,包括微生物学状况(如屏障饲养、常规情况),动物饲养室条件(温度、湿度、笼具、光照、饲料等),试验开始时的体重;试验条件,剂量选择说明,达到的浓度,稳定性和同质性,试验物质接触的详细说明,饲料、水和垫料质量的详细说明;试验结果可以表格形式摘要给出数据,包括试验开始时每一对照组和试验组的动物数量、出现不良临床反应的动物数量、出现体重变化的动物数量,体重 / 体重变化;结果讨论;结论。

(二) 热原试验

热原试验的目的是通过将一定剂量的供试品(包含材料浸提液)静脉注入家兔体内,在规定的时间内观察家兔体温升高的情况,以判定样品或样品浸提液中所含热原的限度是否符合规定。当前推荐采用家兔热原试验检验材料介导致热性,可测定宽范围的致热活性。兔热原试验方法可参见《中国药典》、美国药典、欧洲药典和日本药典。

热原系指能引起恒温动物体温异常升高的致热物质。它包括细菌性热原、内源性高分子热原、内源性低分子热原及化学热原等。致热性是某种化学制剂或其他能产生发热反应物质的一种特性,致热性反应可能是由材料介导、内毒素介导或其他物质所介导,比如革兰阳性细菌产生的内毒素和真菌成分都能引起实验动物致热。

细菌性热原是由蛋白质和磷脂多糖(LPS)组成的高分子物质,LPS 是热原的致热活性中心,其分子量

为 10^5~10^7，存在于细胞外膜与固体膜之间，当菌体细胞裂解时才能释放出来。LPS 为磷脂多糖，故具有耐热性。革兰阴性杆菌产生的热原致热性最强，革兰阳性菌、真菌、病毒等也能产生热原，但致热活性较弱，也不耐热。LPS 由三部分组成：0- 特性侧链；核心多糖；磷脂 A。后两者即 LPS，是热原的致热活性中心。磷脂 A 为亲脂性基团，能与血管壁细胞膜结合，改变血管通透性，使血压下降导致休克。

内源性高分子热原。1984 年 Beeson 等首先发现家兔腹腔无菌性渗出白细胞培育于无菌生理盐水溶液中，能产生释放致热原，并称之为白细胞致热原（leucocytic pyrogen，LP）。为表示其来自体内，又称之为内生致热原（endogenous pyrogen，EP）。现在已经证明，白细胞中的单核细胞是产生 LP 的主要细胞。此外，组织巨噬细胞，包括肝星状细胞、肺泡巨噬细胞、腹腔巨噬细胞和脾巨噬细胞等，以及某些肿瘤细胞，均可产生并释放 LP。近年来对 LP 的系统研究中，发现它除引起发热外，还引起许多疾病急性期反应，表明其生物活性与白细胞介素 -1（interleukin-1，IL-1）一致，现已公认 LP 就是 IL-1。干扰素（interferon，IFN），肿瘤坏死因子（tumor necrosis factor，TNF，巨噬细胞炎症蛋白 -1（macrophageinflammatory protein-1，MIP-1）等也是内源性致热原。另外干扰体温调节中枢的物质（如可卡因、吗啡），神经传递素（如去甲肾上腺素、血清素）等也是内源性热原。

化学性热原包括氧化磷酸化解偶联剂（如 4,6- 二硝邻甲酚、二硝基酚、苦味酸），苯基 -β- 萘基胺和 2- 羟基丁醛 -α- 萘胺（发热机制未知），某些应用情况下的金属，如镍盐等化学物质。

从目前的检测评价现状看，组织工程骨，胶原，海藻酸盐等组织工程类材料因为含有生物蛋白大分子，在进行热原试验时有存在致热反应的风险。临床研究时需要特别注意。

测定家兔温度的可使用灵敏度为 0.1℃的肛温计或者微机热原测温仪（图 10-5-23）测温。肛温计或微机热原测温仪的准确性须通过技术监督管理部门的技术检定。

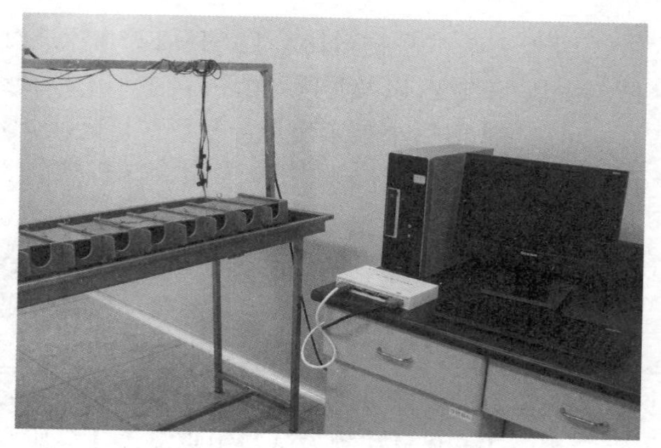

图 10-5-23　微机热原测温仪

【实验动物】

家兔体温变化十分灵敏，最易产生发热反应，发热反应典型、恒定。因此常选用家兔进行这方面的研究。使用远交系家兔（*Oryctolagus cuniculus*），对动物性别无特殊要求，注射样品或样品浸提液时的体重范围为 1.7~3.0kg，至少适应环境 7 天，供试品初试时 3 只，复试时 5 只。家兔用于评价生物材料或材料浸提液的热原已有很长的历史，相关国际标准和国家标准均建议采用家兔耳缘静脉注射试验材料浸提液评价医用材料。

【样品制备】

为液体试验材料或者材料浸提液。浸提液应采用通用的浸提液制备方法进行制备。

【试验器材】

微机热原测温仪（带电脑及热原测温程序）或肛温计、凡士林、无热原注射器若干、电子秒表、试验兔固定装置、酒精棉球、干棉球、烘箱、120ml 广口瓶等。

【试验步骤】

热原试验要求供试验用的家兔健康合格，雌兔应无孕。预测体温前 7 日即应用同一饲料饲养，在此期间内体重应不减轻，精神、食欲、排泄等不得有异常现象。未曾用于热原检查的家兔；或样品判定为符合规定，但组内升温达 0.6℃的家兔；或 3 周内未曾使用的家兔，均应在检查供试样品前 3~7 日预测体温，进行挑选。挑选试验的条件与检查供试样品时相同，但不注射药液，每隔 30 分钟测量体温 1 次，共测 8 次，8 次体温均在 38.0~39.6℃，且最高体温与最低体温相差不超过 0.4℃的家兔，方可供热原检查用。

用于热原检查后的家兔，如供试品判定为符合规定，至少应休息 48 小时方可再供热原检查用。如供试品判定为需要重复试验 1 次，不符合要求的家兔不再使用。如供试品判定为不符合规定，则组内全部家兔不再使用。每一家兔的使用次数，最多为 10 次。

给药方法和途径。家兔在试验前至少 1 小时开始停止给食并置于热原试验台上将家兔进行固定，直至试验完毕。在给药前 3 只家兔应标记、称量体重和测量体温。当日使用的 3 只家兔，试验前应分别测定家兔的体温 2 次，30 分钟测一次，每兔 2 次体温之差不超过 0.2℃，各兔正常体温应在 38.0~39.6℃，美国药典规定家兔体温最高不能超过 39.8℃，对体温下限则未作规定。且各兔间正常体温之差不得超过 1℃，以 2 次测温的平均值作为该兔的正常体温（基础体温）。在测定其正常体温后 15 分钟内，自耳缘静脉缓缓注入温热至 38℃的供试品溶液，注射剂量为 10ml/kg。

注射完毕后，每隔 30 分钟测量家兔体温 1 次，共测 6 次，以 6 次体温中最高的 1 次减去正常体温，即为该兔体温的升高温度（℃）。《中国药典》规定如 3 只家兔中有 1 只体温升高 0.6℃或 0.6℃以上，或 3 只家兔体温升高均低于 0.6℃，但体温升高的总和达 1.4℃或 1.4℃以上，应另取 5 只家兔复试，检查方法同上。美国药典则规定每只动物体温升高不能超过 0.5℃。若超过 0.5℃，另取 5 只兔进行复试，合并 8 只兔温升之和不能超过 3.3℃。否则热原试验不合格。

【试验结果】

选定试验兔时测得的体温结果见表 10-5-10 和表 10-5-11。

表 10-5-10　试验选兔体温记录表

兔号	体重(kg)	温度(℃)							
		0h	0.5h	1h	1.5h	2.0h	2.5h	3.0h	3.5h

表 10-5-11　实验动物体温记录表

探头号	兔号	体重(kg)	剂量(ml)	注射浸提液前温度			注射浸提液后温度							
				0h	0.5h		0.5h	1h	1.5h	2h	2.5h	3h		
				温度 1（℃）	温度 2（℃）	均温（℃）	温度 3（℃）	温度 4（℃）	温度 5（℃）	温度 6（℃）	温度 7（℃）	温度 8（℃）	升温（℃）	降温（℃）

【结果评价】

在初试的 3 只家兔中，体温升高均低于 0.6℃，并且 3 只家兔体温升高总和低于 1.4℃；或在复试的 5 只家兔中，体温升高 0.6℃或 0.6℃以上的家兔不超过 1 只，并且初试、复试合并 8 只家兔的升温总和为 3.5℃或 3.5℃以下，均判为供试品的热原检查符合规定。

在初试的 3 只家兔中，体温升高 0.6℃或 0.6℃以上的家兔超过 1 只；或在复试的 5 只家兔中，体温升高 0.6℃或 0.6℃以上的家兔超过 1 只；或在复试合并 8 只家兔的升温总和超过 3.5℃，均判为供试品的热原检查不符合规定。

当家兔升温为负值时，均以 0℃计。

【试验报告】

应包括以下内容：试验样品名称、理化性状、配制方法、所用溶剂；动物种属和品系、体重、数量、性别、来源（注明合格证号和动物级别），实验动物饲养环境，包括饲料来源、室温、相对湿度；简述操作步骤，结果判定标准；以列表方式报告实验动物体温变化结果；最后应报告试验结论，试验样品符合或者不符合相关国家标准或者药典的要求。

（三）重复接触全身毒性（亚急性、亚慢性和慢性全身毒性）

为了保证长期使用医用材料的患者，以及长期接触这些材料的生产者的安全性，对材料进行全身毒性试验的研究是非常必要的。虽然材料对人的作用不完全能在动物身上表现出来，但动物试验数据对一个新材料来说仍是一个很有用的参考数据。因此，为保证患者的安全，新材料在临床应用前一定要进行毒性试验。毒性试验的类型，可根据材料的性质及使用途径、方法和时间等加以选择。如有的材料接触后则很快产生中毒症状，有的材料需长期接触才能产生毒性症状。因此，材料的毒性试验，应由该材料的特点来决定。根据材料与人体的接触情况，可将材料与人体接触的重复接触全身毒性试验分为亚急性、亚慢性和慢性全身毒性试验。

亚急性全身毒性（subacute systemic toxicity）是指在 24 小时 ~28 天内多次或持续接触试验样品后发生的不良作用。由于该术语在语义上不确切，在该限定时间周期内发生的不良作用也可称为短期重复性接触全身毒性研究。国际规范性导则大多选择 14~28 天的周期，并考虑合理的方法。亚急性静脉研究一般规定接触时间大于 24 小时，但小于 14 天。

亚慢性全身毒性（subchronic systemic toxicity）是指反复或持续接触试验样品后在动物寿命期的某一阶段发生的不良作用。啮齿动物亚慢性毒性研究一般为 90 天，其他种属动物在不超过其寿命期的 10% 的阶段内。亚慢性静脉研究一般规定接触时间为 14~28 天。

慢性全身毒性（chronic systemic toxicity）是指观察动物反复给予受试材料或材料浸提液后，对机体产生的毒性反应及其严重程度，主要的毒性靶器官及其损害的可逆性，为材料毒性安全性判断提供参考。对于啮齿类动物的慢性毒性研究试验周期一般为 6~12 个月。

【实验动物】

重复接触毒性试验可使用啮齿类动物和非啮齿类动物，并且应设定不同的剂量组梯度来反应材料的重复接触毒性。全身毒性试验的精确度取决于每一剂量水平所采用的动物数量的多少，所要求的试验精确程度，或者说要求的每剂量组动物数量系根据研究的目的来确定。对于较长期试验，最好包括至少 3 种剂量水平和适当的对照组。剂量组大小和实验动物数目见表 10-5-12。剂量组应根据试验周期而增加动物数量，这样在试验终结时每组能有足够的动物进行有效的生物学评价。

表 10-5-12　推荐的最少动物数量（引自 ISO10993-11）

试验类别	啮齿动物	非啮齿动物
急性[a]	5 只	3 只
亚急性	10 只（每种性别各 5 只）[a]	6 只（每种性别各 3 只）[a]
亚慢性	20 只（每种性别各 10 只）[a]	8 只（每种性别各 4 只）[a]
慢性	40 只（每种性别各 20 只）[b,c]	—

注：[a] 也可采用单一性别动物进行试验。如预期器械仅用于一种性别时，试验宜在该性别动物体上进行。

[b] 单剂量组试验可参考该推荐数量，对于其他加严剂量组可减少至每种性别各 10 只。

[c] 建议与统计学专家商讨慢性试验剂量组的动物数量，实验动物的数量宜根据能提供有效数据所需的最少动物数来确定，试验终结时必须有足够的动物以保证能对结果进行适当的统计学评价

实验动物的环境条件和设施应达到标准的要求。实验动物房温度和湿度宜适合动物种属，如大白鼠需（22±3）℃、40%~70% 湿度的环境条件。典型的人工照明宜设置为 12 小时开启、12 小时关闭。

饲养方面，可采用标准商业实验室饲料，无限制性供应饮用水。适当时，动物可按性别群养或单独饲养，群养时每一笼具不应多于 5 只动物。

试验接触途径应尽可能与器械的应用具有临床相关性。医疗器械或其可溶出物可通过多种接触途径进入人体，实验动物接触材料或材料浸提液途径应与人体接触途径相类似，如血液接触器械应通过静脉途径给药，口腔接触材料应通过口腔途径等。因而实验动物接触材料或材料浸提液的可包括以下途径：皮下、皮内、经口、静脉、腹腔等途径。

【样品制备及剂量体积】

材料的临床接触途径一般多为腹腔、静脉、经口途径，故试验样品须为液体样品或材料浸提液。浸提液制作方法参考本章第一节。给予实验动物的浸提液量的多少需参考各种给药途径能应用的剂量体积。剂量体积是指人道主义动物实验准则要求应采取合理措施以最大限度地降低或消除任何不良生理或病理作用而应用的浸提液体积或样品体积。采用一种适宜的试验样品剂量进行单剂量组试验可判定是否存在毒性危害(即限度试验)，但其他多剂量或剂量反应试验要求采用多个剂量组来判定毒性反应。如准备采用加严剂量，可增加剂量组。加严剂量宜考虑下列参数，临床接触表面积的倍数、浸提分数或具体化学物的倍数、24 小时接触期的倍数、接触周期的倍数。表 10-5-13 中列出的剂量体积值为文献中报告的最大限值，这些剂量值不宜作为本试验方法的推荐值，但试验人员可在考虑诸如体重 / 表面积、接触速率、试验样品物理化学与生物学特性以及动物品系等因素时采用上限值，在考虑到这些调整因素的情况下尽量降低剂量体积。啮齿动物肌内注射时一般推荐每一注射点不超过 0.1ml(小白鼠)和 0.2ml(大白鼠)。

表 10-5-13　试验样品接触最大剂量体积(引自 ISO10993-11)

动物种属	皮下 ml/kg	肌内 ml/kg	腹腔 ml/kg	经口 ml/kg	静脉 ml/kg
小鼠	50	2	50	50	50
大鼠	20	1	20	50	40
家兔	10	1	20	20	10
犬	2	1	20	20	10
猴	5	1	20	15	10

根据试验目的，宜结合试验样品状态、接触途径来设置阴性对照、试剂对照、或模拟对照来进行全身毒性试验，对照品应模拟试验样品制备和处置步骤。短期试验在试验周期内实验动物应每周 7 天接触试验样品，较长期重复接触试验可以每周 5 天接触试验样品。

【试验器械】

生物学显微镜、组织学处理设备和试剂、剪刀、镊子、止血钳、一次性注射器若干(一般应有 2ml，10ml，30ml 规格)、电子天平、生化分析仪器、抗凝血真空采样管、促凝血真空采样管、纱布等。

【试验步骤】

体重称量，试验接触前以及试验终结时宜即刻测量体重，第一次接触后根据试验周期长短，在需要时每周测量一次。短期重复剂量全身毒性试验的临床观察阶段应与试验周期相适应，每天应至少一次采用实验室通用临床反应术语记录观察到的动物存活情况和明显的临床反应(表 10-5-14)。长期重复接触试验每天应至少两次观察记录动物的发病率和死亡率，可考虑至少每周一次观察记录更大范围内的临床不良反应。无论何种情况，观察次数和采取的适宜方式应能最大限度降低实验动物的损耗，如对死亡动物进行尸检或冷藏，隔离或处死病弱或垂死动物。

表 10-5-14　常见临床症状与观察项目(引自 ISO10993-11)

观察项目	观察结果
皮肤	水肿、红斑
呼吸	呼吸困难(腹式呼吸、气喘)、呼吸暂停、发绀、呼吸急促、鼻流液等现象
运动肌活动性	嗜睡减轻或加重，扶正缺失，感觉缺乏、共济失调、震颤、肌束异常抽搐
痉挛	阵挛、强直、强直性阵挛、晕厥、角弓反张
反射	角膜、修正、牵张、光照、惊跳反射均正常、流涎正常、立毛被毛光顺、痛觉反应无降低现象
眼症状	流泪、瞳孔缩小 / 散大、眼球突出、上睑下垂、虹膜炎、结膜炎、瞬膜松弛等
肌肉状态	肌肉张力减退、张力亢进
胃肠	软便，腹泻、呕吐、多尿、鼻液溢等症状
立毛	被毛粗糙

临床病理学检查包括血液学指标、生化指标、组织病理学检查等，必要时考虑尿液检测指标。在试验开始前、试验中期及试验终结时测定血液学指标，如凝血（PT、APTT），红细胞容积，血小板计数，红细胞计数，血红蛋白浓度，白细胞计数，白细胞分类等血液学检查项目。

在试验终结时测定临床化学指标，如白蛋白，ALP，ALT，AST，钙，氯化物，胆固醇，肌氨酸酐，GGT，葡萄糖，无机磷，钾，钠，总胆红素，总蛋白，甘油三酸酯、尿氮等临床生化、血液方面的项目。根据试验周期考虑增加检验次数。适合所有重复接触试验的测定项目包括电解质平衡、碳水化合物代谢，以及肝和肾功能。具体检验项目的选择还要根据样品材料作用模式方面的观察。

尿液检验不作为常规检验项目，仅在预期或观察到这方面的毒性反应的情况下才考虑进行。一般情况下仅考虑血液学和临床化学指标检测。

正常值的历史数据有利于建立基线水平，并可用于与当前试验对照进行比较。如历史基线数据不充分时，可考虑从同一年龄、性别、品系和来源的动物中采集该类信息，最好在同一实验室内进行。下面列出常用的实验动物大、小鼠、实验兔和试验犬的正常生理生化值（表 10-5-15 至表 10-5-18），以供试验时参考。

表 10-5-15　小鼠正常生理生化值（引自医学实验动物学：人民卫生出版社，2004）

指标	正常值	指标	正常值
成年体重	♂ 20~40	全血容量	5.85ml/100g
	♀ 18~35	血小板	600（100~1000）× 10^3
寿命	2~4 年	血细胞比容	43%（42%~44%）
染色体数	2n=40	红细胞计数	9.3（7.7~12.5）× 10^3
体温	37.0~37.5℃	血红蛋白	134（122~162）g/L
呼吸频率	163（84~230）次 / 分	一次放血最大容积	5ml/kg
耗氧量	1530mm^3/g 活体重	血凝固时间	2~10 分钟
通气量	24（11~36）ml/min	PTT	55~110 秒
潮气量	0.15（0.99~0.23）ml	凝血酶原激活时间	7~19 秒
心率	625（470~780）次 / 分	葡萄糖	133~256mg/100ml
心搏量	1.3~2ml/ 每搏	血尿素氮	9.6~27.5mg/dl
收缩压	14.79（12.67~18.40）kPa	肌酸酐	0.23~0.7mg/100ml
舒张压	10.80（8.93~11.99）kPa	总蛋白	4.14~6.22g/100ml
血浆容量	3.15ml/100g	白蛋白	2.77~4.37g/100ml
血浆		总胆红素	0.06~0.82mg/100ml
pH	7.2~7.4	钙	8.3~12.5mg/100ml
CO_2	21.9mol	无机磷	6.0~10.2mg/100ml
CO_2 分压	（5331.6 ± 719.8）Pa	碱性磷酸酶	45~199U/L
白细胞计数		谷丙转氨酶	25~74U/L
总数	8.4（5.1~11.6）× 10^3/μl	钠	115~191mmol/L
中性	17.9%（6.7%~37.2%）	钾	5.2~9.7mmol/L
淋巴	69%（63%~75%）	氯	8.5~11.4mmol/L
单核	1.2%（0.7%~2.6%）	血清胆固醇	97mg/100ml
嗜碱性	0.5%（0~1.5%）	胆固醇脂 / 总胆固醇	61%~81%

表 10-5-16　大鼠正常生理生化值(引自医学实验动物学:人民卫生出版社,2004)

指标	正常值	指标	正常值
成年体重	♂ 200~280g	白细胞计数	
	♀ 180~250g	总数	12.5(8.7~18)× 10^9/L
寿命	3~5 年	中性	22%(9%~34%)
染色体数	2n=42	淋巴	73%(65%~84%)
体温	38.2(37.8~38.7)℃	单核	2.3%(0~5%)
呼吸频率	85.5(66~114)次 / 分	嗜碱性	0.5%(0~1.5%)
耗氧量	2000mm³/g 活体重	嗜酸性	2.2%(0~6%)
通气量	73(50~101)ml/min	血葡萄糖	121(86~149)mg/100ml
潮气量	0.86(0.6~1.25)ml	血浆尿素氮	43(26~60)mg/100ml
心率	475(370~580)次 / 分	血浆非蛋白氮	20~40mg/100ml
心输出量	47ml/min	血浆总蛋白	7.2(6.9~7.6)g/100ml
收缩	13.07(10.93~15.99)kPa	血浆白蛋白	3.1(2.6~3.5)g/100ml
舒张	10.1(7.99~11.99)kPa	血浆球蛋白	4.0(3.3~5.0)g/100ml
全血容	6.41(5.75~6.99)ml/100g	血钾	23(20~26)mg/100ml
血浆容量	4.04(3.63~4.53)ml/100g	血钠	343(330~359)mg/100ml
血浆 pH	7.35(7.26~7.44)	血钙	10(9.4~10.7)mg/100ml
红细胞总数	8.9(7.2~9.6)× 10^{12}/L	血氯	382(365~408)mg/100ml
血细胞比容	46%(39%~53%)	碱性磷酸酶(ALP)	61(40~95)U/L
血红蛋白	148(120~175)g/L	谷丙转氨酶(ALT)	30~52U/L
血小板	(787~967)× 10^9/L	血清胆固醇	128(90~150)mg/100ml
		谷草转氨酶(AST)	0~31U/L

表 10-5-17　家兔正常生理生化值(引自医学实验动物学:人民卫生出版社,2004)

指标	正常值	指标	正常值
成年体重	♂ 2500~3000g	白细胞计数	
	♀ 2000~2500g	总数	9.0(5.5~12.5) × 10^3/mm³
寿命	5~12 年	中性粒细胞	46%(38%~54%)
染色体数	2n=44	淋巴细胞	39%(28%~50%)
体温	38.5~39.7℃	单核细胞	8.0%(4%~12%)
呼吸频率	51(38~60)次 / 分	嗜碱性粒细胞	5.0%(2.5%~7.5%)
耗氧量	640~850mm³/g 活体重	嗜酸性粒细胞	2.0%(0.5%~3.5%)
通气量	1070(800~1140)ml/min	血葡萄糖	135(78~155)mg/100ml
潮气量	21.0(19.3~24.6)ml	血浆尿素氮	19.2(13.1~29.5)mg/100ml
心率	205(123~304)次 / 分	血浆非蛋白氮	40(28~51)mg/100ml
收缩压	14.66(12.66~17.33)kPa	血浆总蛋白	6.9(6.0~8.3)g/100ml
舒张压	10.66(8.0~12.0)kPa	血浆白蛋白	3.39(2.24~4.05)g/100ml
全血容量	5.73(4.78~6.95)ml/100g	血浆球蛋白	3.5(1.75~5.9)g/100ml
血浆容量	3.88(2.78~5.14)ml/100g	血钾	16(11~20)mg/100ml
血浆 pH	7.58	血钠	363(350~375)mg/100ml
红细胞总数	5.7(4.5~7.0)× 10^{12}/L	血钙	14(11~16)mg/100ml
血细胞比容	35.2%(28.6%~41%)	血氯	365(333~402)mg/100ml
血红蛋白	119(80~150)g/L	碱性磷酸酶	10.4(4.1~16.2)U/L
血小板	480(304~656)× 10^9/L	谷丙转氨酶	65.7(48.5~78.9)U/L
		血清胆固醇	46(27~63)mg/100ml

表 10-5-18　犬正常生理生化值（引自医学实验动物学：人民卫生出版社，2004）

指标	正常值	指标	正常值
成年体重	♂ 13~18kg	白细胞计数	
	♀ 12~16kg	总数	(14.79 ± 3.48) × 10^9/L
寿命	10~20 年	中性	68%（62%~80%）
染色体数	2n=78	淋巴	21%（10%~28%）
体温	38.5~39.5℃	单核	5.2%（3%~9%）
呼吸频率	18（15~30）次 / 分	嗜碱性	0.7%（0~2%）
耗氧量	580mm^3/g 活体重	嗜酸性	5.1%（2%~14%）
通气量	5210（3300~7400）ml/min	血葡萄糖	85（64~100）mg/100ml
潮气量	320（251~432）ml	血浆尿素氮	30（15~44）mg/100ml
心率	80~120 次 / 分	血浆非蛋白氮	30（20~40）mg/100ml
收缩压	15.99（12.66~18.15）kPa	血浆总蛋白	7.1（6.3~8.1）g/100ml
舒张压	7.99（6.39~9.59）kPa	血浆白蛋白	4.0（3.4~4.5）g/100ml
全血容量	9.41（7.65~10.7）ml/100g	血浆球蛋白	4.0（3.4~4.5）g/100ml
血浆容量	5.52（4.37~7.30）ml/100g	血钾	18（15~19）mg/100ml
血浆 pH	7.36（7.31~7.42）	血钠	360（340~380）mg/100ml
红细胞总数	6.8（5.5~8.5）× 10^{12}/L	血钙	11（9.5~12）mg/100ml
血细胞比容	44%（35%~54%）	血氯	394（372~408）mg/100ml
血红蛋白	148（110~180）g/L	碱性磷酸酶	17（14~28）U/L
血小板	(280~402) × 10^9/L	谷丙转氨酶	25（12~38）U/L
		血清胆固醇	161（90~194）mg/100ml

组织病理学检查包括，①对对照组和高剂量组动物的器官和组织进行完整的组织病理学检查。②检查所有大体损害。③如设有低、中剂量组，宜对动物肺脏进行组织病理学检查是否有感染迹象，因为这种检查便于判定动物的健康状态。还宜考虑对低、中剂量组进行肝和肾的组织病理学检查，其他组织病理学检查可不必常规进行，但高剂量组如显示损害迹象则必须进行器官的组织病理学检查。④如设有附加组，可根据剂量组动物出现的反应来确定需进行的组织和器官病理学检查。⑤慢性试验一般设有预警动物来监控感染性因子的产生，必要时可对预警动物进行血清学和组织学检查。如怀疑试验样品导致特异性器官毒性时，进行其他科学适宜性的试验（通常要求冷冻样品采集。进行组织病理学评价的器官包括肾上腺 *、全部大体损害（包括试验位置）、附睾 *、食管、心脏 *、小肠、肾 *、肝 *、肺、淋巴结（接触局部位置和远端全身作用的淋巴结）、肌肉（骨骼）、鼻甲骨（用于吸入试验）、神经（坐骨神经或胫骨神经，最好贴近肌肉）、卵巢 *、胰腺、甲状旁腺、精囊、脾 *、胃、胸腺 *、子宫 *（包括子宫颈和输卵管）、阴道、睾丸 * 等。参见示例图 10-5-24，图 10-5-25。标 * 号的器官、组织在进行组织病理学评价时宜称重。临床和其他发现可显示检查其他组织的必要性，应根据已知的试验物质特性保存可能的靶器官。

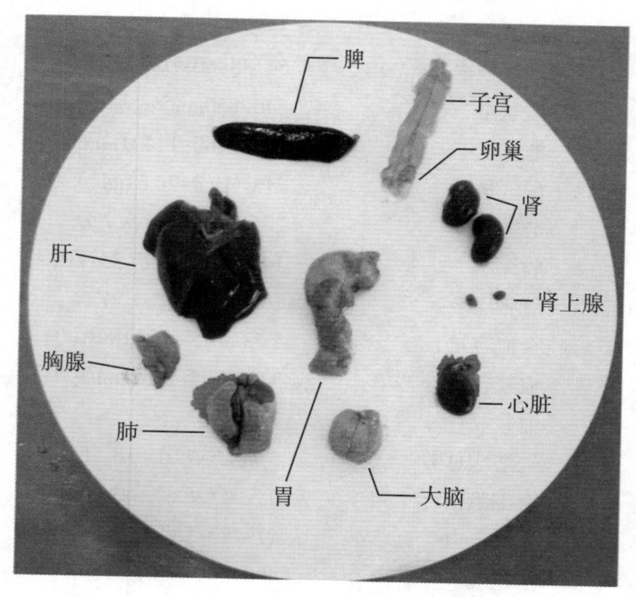

图 10-5-24　部分组织器官大体病理学观察及称重

对照组和最高剂量组全部动物的保存器官和组织宜进行完整的组织病理学检查。如最高剂量组观察到相关接触改变，此类检查和必要的靶器官 / 组织、特异性器官/组织检查须扩展至其他全部剂量组。

全部动物宜进行完整的大体尸检，包括检查体表、体表孔口、头部、胸（腹）腔及内脏等。肾上腺、附睾、心脏、肾、肝、卵巢、脾、睾丸、胸腺和子宫在取出后宜尽快称量其湿重，以防止干燥以及由此造成的重量减轻。将上述已列出的组织病理学应检查器官和组织置于适宜的固定液中保存，以进行下一步组织病理学检查。

以表格形式摘要给出数据，包括试验开始时每一试验组动物数量、出现损害迹象的动物数量、损害的类型以及出现每种损害类型动物的百分率（表 10-5-19 至表 10-5-23）。应进行统计学评价，但首先要考虑生物学相关性。可采用任何可接受的常用统计学方法，在设计试验时选择统计学方法。

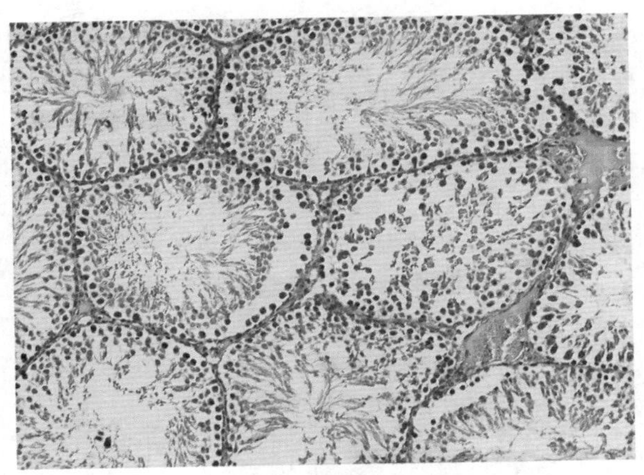

图 10-5-25　组织病理学切片观察（示例睾丸）HE 染色（40×）

表 10-5-19　各剂量组和对照动物的临床症状

组别	呼吸	运动肌活动性	反射	心血管症状	肌肉状态	被毛	胃肠	皮肤
高剂量组								
中剂量组								
低剂量组								
对照组								

表 10-5-20　各剂量组和对照组动物体重纪录表（单位：g，±*S*，以试验周期 12 周为例）

组别	第 1 周	第 2 周	第 3 周	第 4 周	第 5 周	第 6 周	第 7 周	第 8 周	第 9 周	第 10 周	第 11 周	第 12 周
高剂量组												
中剂量组												
低剂量组												
对照组												

表 10-5-21　各剂量组和对照组动物不同时期血液学指标检测结果（±*S*）

组别	时期	中性粒细胞百分率（%）	红细胞压积（L/L）	血红蛋白（g/L）	淋巴细胞百分率	中值细胞百分率	血小板（$\times10^9$/L）	红细胞（$\times10^{12}$/L）	白细胞（$\times10^9$/L）
高剂量组	给药前								
	中期								
	最终								
中剂量组	给药前								
	中期								
	最终								
低剂量组	给药前								
	中期								
	最终								
对照组	给药前								
	中期								
	最终								

表 10-5-22　各剂量组和对照组动物不同时期生化指标检测结果（±S）

组别	时期	白蛋白	碱性磷酸酶	丙氨酸转氨酶	天冬氨酸转氨酶	尿素氮	肌酐	甘油三酯	总蛋白	尿酸
高剂量组	给药前									
	中期									
	最终									
中剂量组	给药前									
	中期									
	最终									
低剂量组	给药前									
	中期									
	最终									
对照组	给药前									
	中期									
	最终									

表 10-5-23　试验完成时各剂量组和对照组动物的脏体系数

		心脏	肺	肝	脾	肾脏	肾上腺	胸腺	胃
高剂量组	湿重								
	脏体系数 /100g								
中剂量组	湿重								
	脏体系数 /100g								
低剂量组	湿重								
	脏体系数 /100g								
对照组	湿重								
	脏体系数 /100g								

【结果评价】

对重复接触试验中的发现宜结合以前的研究发现、毒性作用方面的考虑及尸检与组织病理学方面的发现进行评价。评价应包括试验物质剂量与发病率和异常症状严重性之间的关系，包括举止和临床异常症状、大体损害、显微镜改变、靶器官判定、致死作用以及其他一般性或特异性作用。

仅列出部分参数，应用时可根据实际要求对部分参数进行增加或减少，供试验时参考。

【试验报告】

适当时，急性全身毒性试验最终试验报告应包括下列信息：试验材料的相关理化信息；使用试剂情况的描述；实验动物；所用动物种属、品系；动物数量、年龄和性别；来源，包括微生物学状况（如屏障饲养、常规情况），动物房条件（温度、湿度、笼具、光照、饲料等），试验开始时的体重；试验条件，剂量选择说明，达到的浓度，稳定性和同质性，试验物质接触的详细说明，饲料、水和垫料质量的详细说明；以表格形式摘要给出数据（见表 10-5-19 至表 10-5-23），包括试验开始时每一对照组和试验组的动物数量、出现不良临床反应的动物数量、出现体重变化的动物数量，体重变化，性别和剂量水平的毒性反应数据，包括毒性迹象，临床观察情况、严重程度和持续时间（是否为可逆性），神经行为性评价，所采用的血液学试验和结果以及相关基线数据，所采用的临床生化学试验和结果以及相关基线数据，最终体重和器官重量数据，尸检发现，组织病理学检查详细描述，所采用的结果统计学评价及其生物学意义讨论，结论。

四、刺激与迟发型超敏反应试验(stimulation and delayed type hypersensitivity test)

(一) 皮肤致敏试验

超敏反应(hypersensitivity)是指致敏机体再次接触同一抗原的刺激时,发生的组织损伤和(或)功能紊乱的免疫应答。即抗原与抗体或致敏淋巴细胞反应,在排除抗原的同时,造成了机体的免疫损伤,是一类异常的病理性免疫应答,又称变态反应(allergy),其结果对机体不利,可引起多种临床疾病,称为变态反应性疾病。

1963年,Coombs和Gell根据反应速度、发病机制和临床特点将超敏反应分为Ⅰ、Ⅱ、Ⅲ和Ⅳ型。Ⅰ、Ⅱ、Ⅲ超敏反应为抗体介导的,可由血清被动转移,而Ⅳ型超敏反应为T细胞介导,可由细胞被动转移。引起超敏反应的抗原称变应原(allergen)。某一变应原刺激机体产生何种应答产物,引起何种类型超敏反应,与致敏作用的抗原种类、佐剂、致敏途径,不同个体及动物种属有关。

Ⅳ型亦称迟发型超敏反应。Ⅳ型超敏反应是抗原诱导的一种细胞性免疫应答。效应T细胞与特异性抗原结合作用后,引起的以单个核细胞浸润和组织损伤为主要特征的炎症反应。此型超敏反应发生慢,通常在接触抗原后24~72小时出现炎症反应。Ⅳ型超敏反应的发生与抗体、补体无关,而与效应T细胞和吞噬细胞及其产生的细胞因子或细胞毒性介质有关,属于细胞免疫,细胞免疫缺陷者不发生Ⅳ型超敏反应。其特点可归纳为,T细胞介导(无抗体、补体参与);发生迟缓,48~72小时达高峰;以单个核细胞浸润为主的炎症。

迟发型超敏反应的抗原主要有胞内寄生菌、病毒、寄生虫和化学物质。效应细胞为$CD4^+$Th1细胞、$CD8^+$CTL。抗原刺激后,经抗原呈递细胞处理呈递,T细胞活化、增殖,产生特异性致敏淋巴细胞,机体形成致敏状态。致敏淋巴细胞包括$CD4^+$(TDTH)和$CD8^+$(CTL)两个亚群,在再次接触相同的变应原时,通过识别抗原呈递细胞(APC)或靶细胞表面抗原肽-MHC-Ⅱ或Ⅰ类分子复合物而被活化,并发生反应。由迟发型超敏反应T细胞(TDTH)介导可造成炎症损伤,$CD4^+$Th1效应细胞释放趋化因子、IFN-γ,TNF-β,IL-2等细胞因子,产生以单核细胞和淋巴细胞浸润为主的免疫损伤效应。趋化因子招募单核-巨噬细胞聚集在抗原存在的部位。IFN-γ激活单核-巨噬细胞,使之释放溶酶体等炎症介质引起组织的损伤。TNF-β刺激巨噬细胞产生TNF-α,TNF-α对局部的细胞产生细胞毒作用。在抗原被清除后,迟发型超敏反应(delayed type hypersensitivity DTH)能自行消退。若抗原持续存在,可致单核-巨噬细胞呈慢性活化状态,局部组织出现纤维化和肉芽肿。而由CTL(细胞毒性T淋巴细胞)介导细胞毒作用,$CD8^+$效应性CTL在识别抗原性物质后,通过释放穿孔素和颗粒酶等介质导致靶细胞的破坏;也通过Fas配体诱导靶细胞的凋亡。临床常见机体对胞内感染的病原体(如胞内寄生菌、病毒、某些寄生虫和真菌等)产生细胞免疫应答。但在清除病原体或阻止病原体扩散的同时,可因产生DTH而致组织炎症损伤。另外,某些个体接触油漆、染料、化妆品、农药、药物或某些化学物质,可发生接触性皮炎。一次或多次接触表皮后,在免疫系统的引发和诱导下,人体会出现致敏反应。

迟发型超敏反应发生的关键是半抗原(化学物)必须存在于皮肤并能向里渗透,然后与皮肤蛋白质结合后才形成免疫原性复合物。存在于表皮/真皮接缘处的朗格汉斯细胞将抗原传递给特异性淋巴细胞,而后致敏的淋巴细胞引发免疫反应。这些淋巴细胞中有一小部分为长寿命的记忆细胞,它们在激发阶段作为原始活性因子,这样以后再次接触同一抗原时,致敏的淋巴细胞释放淋巴因子,吸引其他炎症细胞至反应局部,从而导致一系列有害反应。1895年,Jadassohn采用斑贴试验揭示了一例汞接触过敏症临床病例。这一创新的方法为以后的诊断和预测人及动物接触过敏反应试验提供了科学基础。Landsteiner和Chase等推荐使用豚鼠测试迟发型超敏反应,评价化学物潜在致敏性的预期性/预言性试验的发展即是沿续了他们开创性的实践。

Magnusson和Kligman等探索研究了很多不同的豚鼠试验方法,提出的一种试验方法是豚鼠最大剂量法(guinea pig maximization test,GPMT),首先进行皮内注射(用或不用弗氏佐剂),然后在同一部位局部应用试验材料。最初的方法要求试验材料是非刺激性的,应对试验部位预处理。根据该方法的定义,可检验出微弱致敏物。这是一灵敏的试验并已被广泛使用。

弗氏完全佐剂的应用提高了试验方法的敏感性，但也有争论称在某些情况下，这种应用可能会导致过高估计化合物的致敏潜力。

Buehler 在 1965 年提出封闭斑贴法为首选接触方法，该法产生封闭性，使接触加严来模拟人体使用过程（人体重复损害斑贴试验：HRIPT）。有人提出封闭性斑贴试验具有敏感性，能准确地预测出中度至重度致敏物，这样使 HRIPT 试验中检验有害反应的受试者得以避免接触该类物质。这种方法没有使用佐剂刺激免疫系统，目前已作为一项被认可的技术，具有足够的敏感性，能检测出大部分微弱致敏物，而且在风险性评价过程中显示出充分的灵活性。但是，封闭式贴敷试验（Buehler 试验）的敏感性比 GPMT 低。这两种试验在安全性评价中使用率最高，美国常用封闭性贴敷试验，欧洲则使用 GPMT。在当前的经济合作组织（Organization for Economic Co-operation and Development，OECD）化学物质试验导则（Guidelines For Testing of Chemicals）和 EU 试验指南中，这两种试验也是优选的方法。

豚鼠致敏试验结果取决于许多动物相关因素和有关实验室间试验结果差异性解释的技术因素，如动物品系、性别、年龄、试验环境条件、动物试验部位除毛（剪毛或剃毛）或化学脱毛方法、敷贴片设计型式、试验材料剂量、封闭程度、接触时间和组织反应读数。下面就迟发型超敏反应中的最大剂量法和封闭贴敷试验进行简单介绍。

1. 迟发型超敏反应试验 - 最大剂量法　适用于评价生物材料和制品及其组成对机体的致敏作用。

最大剂量试验为最敏感的方法，首选用于单一化学物。本试验法也适用于浸提液的评价，但其主要的价值还是在于已被充分证实适用于检验单一化学物，可对材料在试验条件下使豚鼠产生皮肤致敏反应的潜在性作出评价。最近，国际已接受鼠科动物局部淋巴结测定（LLNA）作为豚鼠试验的唯一替代试验用于检验单一化学物。

用通用溶剂制备的未稀释的浸提液不需要进行预试验。材料本身为液体样品或可直接注射应用的流体，如水凝胶，软膏体物质等需进行预试验。

【实验动物】

该试验首选动物为豚鼠。豚鼠（guinea pig，*Cavia porcellus*）的祖先原产于南美洲平原，作为食用动物而驯养，16 世纪作为观赏动物传入欧洲，现广泛应用于医学生物研究中的各领域。豚鼠容易过敏，注射马血清很容易复制过敏性休克动物模型。迟发型超敏反应性与人类相似，最适合进行这方面的研究。常用实验动物接受致敏物质的反应程度不同，其顺序为：豚鼠 > 兔 > 犬 > 猫。医疗器械生物学评价选用豚鼠作为迟发型超敏反应的首选动物。短毛英国型远交品系 Dunkin-Hartely 最常见用于研究。

选用同一品系、健康、初成年的白化豚鼠 20 只，体重 300~500g，雌、雄各半，完全随机分为 3 组，其中试验组 10 只，阴性对照组 5 只，阳性对照组 5 只。各组动物分别做好标记后置于鼠笼中饲养，每笼 5 只。对检测实验室来说，每次试验时都必须使用阴性对照组，而阳性对照组因为对实验动物的损伤比较厉害，为了保护实验动物，一般需半年时间左右作一次阳性对照组试验，以此验证试验系统的可靠性。

【试剂及器械】

小研钵 3 个，30ml 广口瓶 3 只，2ml 注射器若干只，5 号针头至少 10 只，条状 1cm×1000cm 医用胶带，标签纸，块状 26cm×500cm 医用胶带，保鲜膜，吸水滤纸，纱布，硫化钡，淀粉，滑石粉，市售完全弗氏佐剂（FCA），1% 2，4- 二硝基氟苯（DNFB）丙酮溶液或 1% 的 2，4- 二硝基氯苯（DNCB）丙酮溶液，医用生理盐水，十二烷基磺酸钠。

完全弗氏佐剂应用液配制。取乳化好的灭菌完全弗氏佐剂与无菌生理盐水按 1∶1 的比例进行完全乳化后，即制得完全弗氏佐剂应用液。

豚鼠皮肤脱毛可用理发所用的推毛剪或者化学脱毛剂。一般来说，进行皮内诱导时，可用毛剪剪毛；激发时，为了便于对激发区域的皮肤进行观察，这一阶段一般需用化学脱毛剂来进行脱毛，因为剪毛时留下的毛根使皮肤并不光洁，容易干扰对试验结果的观察。化学脱毛剂配方如下，可溶性淀粉 6g，滑石粉 6g，硫化钡 27g，水 100ml。用 100ml 水溶解淀粉和滑石粉，搅拌下加热至沸腾后，加入研磨成粉状的硫化钡搅拌均匀成糊状即可。使用前配制。

【试样准备】

试验材料应取自最终产品或最终产品的组件。试验材料为液体时，可选用材料本身或按使用说明书制备试验样品。试验材料为固体材料，可根据实际情况选用材料浸提液作试验物。

试验对照材料如下，阳性对照材料：1% 2,4- 二硝基氟苯（DNFB）丙酮溶液或 1% 2,4- 二硝基氯苯（DNCB）丙酮溶液。阴性对照材料为生理盐水或相同的浸提液介质。

【试验方法及步骤】（最大剂量耐受法）

(1) 预试验：预试验是为了确定主试验中所用试验样品的浓度。用通用溶剂制备的未稀释的浸提液不需要进行预试验。

为了对主试验期间可能发生的皮肤激发状况进行评价并对读数进行解释，应考虑对全部预实验动物，一般至少 3 只，进行试验样品和弗氏完全佐剂（FCA）等体积乳化后注射的预处置。再将试验样品的系列稀释物局部应用于动物腹侧部位。24 小时后除去封闭性包扎带和敷贴片，按表 10-5-24 给出的 Magnusson 和 Kligman 分级标准评价贴敷部位的红斑与水肿反应程度。

进行试验样品浓度选择时，应注意选择的最高浓度在主试验的局部诱导阶段可导致动物皮肤产生轻度红斑，但不对动物产生其他有害作用，并且在激发阶段不致使动物因皮肤刺激反应产生红斑。这样的选择使得既可在诱导阶段使浸提物易于进入动物皮肤，又不致在激发阶段因皮肤刺激反应产生的红斑而干扰试验结果的观察。

(2) 主试验：试验前，称量并记录每只豚鼠体重。在制备浸提液的同时，20ml 完全弗氏佐剂、30ml 生理盐水（阴性对照）同时经 121℃ 1 小时灭菌。

配制试样。完全弗氏佐剂应用液：用注射器分别吸取等体积的完全弗氏佐剂和生理盐水，放入小研钵中充分研磨成均匀的乳化液后，转移到注射器中备用。

浸提液 + 完全弗氏佐剂应用液：用注射器分别吸取 4ml 浸提液和 4ml 弗氏佐剂应用液，放入小研钵中充分研磨成均匀的乳化液后，转移到注射器中备用。

生理盐水 + 完全弗氏佐剂应用液：用注射器分别吸取 4ml 生理盐水和等量的 4ml 完全弗氏佐剂应用液，放入小研钵中充分研磨成均匀的乳化液后，转移到注射器中备用。

1%DNFB+ 完全弗氏佐剂应用液：用注射器分别吸取 3ml 2,4- 二硝基氟苯（DNFB）和 3ml 完全弗氏佐剂应用液，放入小研钵中充分研磨成均匀的乳化液后，转移到注射器中备用。

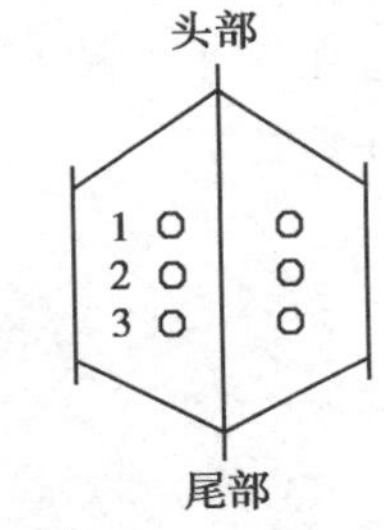

图 10-5-26 超敏试验皮内注射点示意图

(3) 皮内诱导：试验前将每只动物颈肩胛处的被毛剪去 30mm×40mm。在每只动物的除毛处进行 75% 乙醇常规皮肤消毒，然后作三对 6 点皮内注射试样（图 10-5-26），每个点注射 0.1ml 试样。各组试样分别为：

试验材料组

第 1 对　完全弗氏佐剂应用液

第 2 对　浸提液

第 3 对　浸提液 + 完全弗氏佐剂应用液

阴性对照组

第 1 对　完全弗氏佐剂应用液

第 2 对　生理盐水

第 3 对　生理盐水 + 完全弗氏佐剂应用液

阳性对照组

第 1 对　完全弗氏佐剂应用液

第 2 对　1% DNFB 丙酮溶液

第 3 对　1% DNFB 丙酮溶液 + 完全弗氏佐剂应用液

观察记录注射后动物的异常反应。

若浸提介质为极性介质，如橄榄油，则将以上步骤中所用生理盐水替换为橄榄油即可。

(4) 局部诱导阶段：皮内诱导阶段后 7 天（±1 天），制备新鲜浸提液，试验前应对每只动物局部诱导部位的皮肤再次剪毛。

按注射的试验样品中选定的浓度或试验样品浸提液，采用封闭式斑贴法，滴加试样于约 8 层 2.5cm×2.5cm 擦镜纸上作为敷贴片，待浸透擦镜纸后使之覆盖诱导注射点（图 10-5-27），依次覆盖 3cm×3cm 大小的塑料薄膜和纱布，再粘贴块状和条状医用胶布，使敷贴片固定不脱落。各组试样分别为，试验组：浸提液；阴性对照组：生理盐水；阳性对照组：1% DNFB 丙酮溶液。如按最大浓度未产生刺激反应，应在局部敷贴应用前（24±2）小时，试验区用 10% 十二烷基硫酸钠进行预处理，按摩导入皮肤，以便产生轻微的炎性刺激，便于样品或样品浸提液被皮肤吸收。

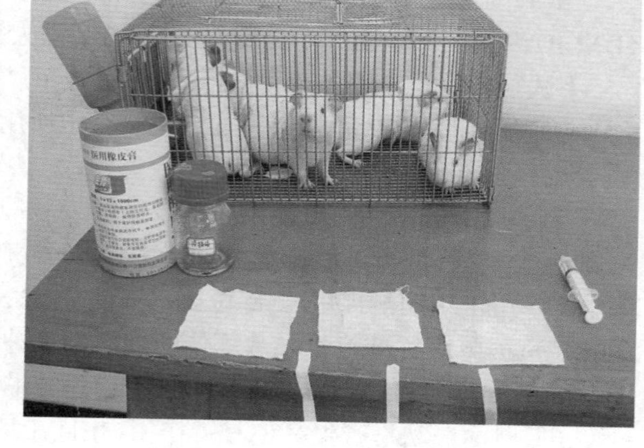

图 10-5-27　封闭式包扎示意图

观察记录敷贴后动物的异常反应，并于（48±2）小时后除去敷贴片和包扎物。

(5) 激发：局部诱导（14±1）天后对动物进行激发。激发试验的前一天，对每只动物进行脱毛。配制脱毛剂涂在动物的侧腹背部白毛处，待动物皮毛颜色变成黄绿色后，用温水冲净残留脱毛剂，擦干动物身体。采用封闭式斑贴法，脱毛后 24 小时在脱毛区皮肤处试验，方法和试样同局部诱导。做阳性对照组的激发试验时，DNFB 丙酮溶液的浓度应降低，使阳性结果能够出现且对实验动物的损害不致太过厉害，如浓度可调至 0.5% 或 0.1% 甚至 0.05%。观察记录激发后动物的异常反应，并于 24 小时后除去敷贴物。除去敷贴片后 24 小时和 48 小时，观察试验组和对照组动物激发部位皮肤情况（图 10-5-28，图 10-5-29），按表 10-5-24 规定的分类计分系统描述每一激发部位和每一观察时间的皮肤反应情况（表 10-5-25）。

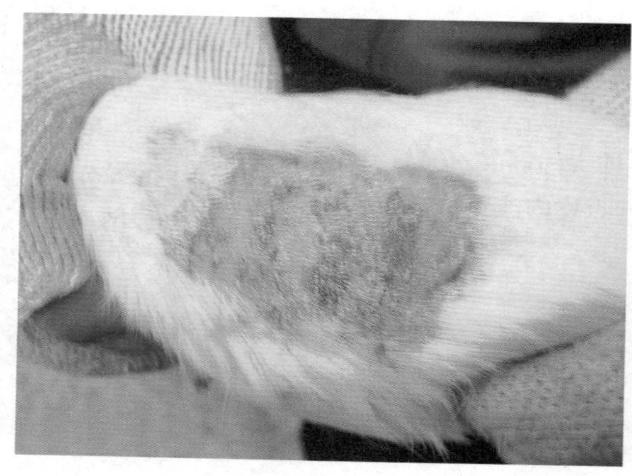

图 10-5-28　皮肤致敏试验阳性结果示意图

图片说明：DNFB 阳性对照组动物皮肤激发区域可见明显的红斑和水肿，部分区域有焦痂出现，计分等级为 3

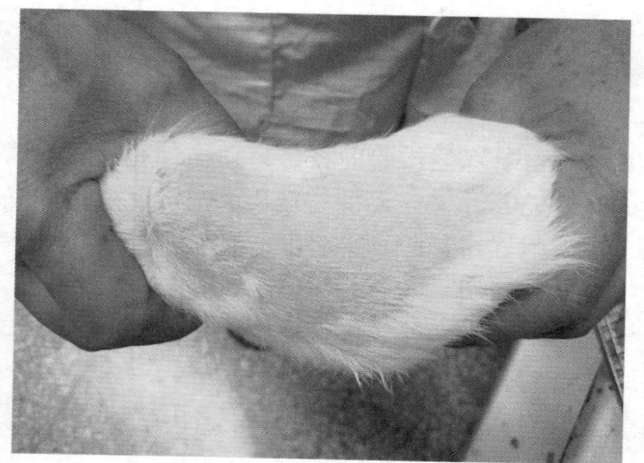

图 10-5-29　皮肤致敏试验阴性结果示意图

图片说明：生理盐水阴性对照组动物皮肤未见红斑和水肿，计分等级为 0

表 10-5-24　Magnusson 和 Kligman 分级

敷贴试验	反应等级	敷贴试验	反应等级
无明显改变	0	中度融合性红斑	2
散发性或斑点状红斑	1	重度红斑和水肿	3

表 10-5-25　试验组与对照组动物激发后 Magnusson 和 Kligman 分级表

组别	动物号	分级情况		组别	动物号	分级情况	
		24 小时	48 小时			24 小时	48 小时
试验组	1			阴性对照组	11		
	2				12		
	3				13		
	4				14		
	5				15		
	6			阳性对照组	16		
	7				17		
	8				18		
	9				19		
	10				20		

【结果评价】

阴性对照组和试验组中所有动物的计分 <1 时，可确认为阴性结果。

阴性对照组中动物计分 <1，试验组中动物计分 >1 时；或对照组中动物计分≥1，试验组中动物反应超过对照组中最严重的反应时，可确认为阳性结果。

阴性对照组中动物计分 <1，试验组中有 1/10 的动物计分等于 1 时；或试验组中产生反应的动物数量多于对照组反应动物数，但反应强度并不超过对照组时，则需要再次激发以明确判定其反应。再次激发应在首次激发后约 7 天进行，方法与首次激发相同，应在动物的另一侧腹部未接触过试样的皮肤上进行。

试验组经再次激发后仍出现 1/10 动物计分为 1，阴性计分均 <1，则应判为阳性。

为了避免出现假阳性或假阴性结果，对任何检验法的阳性和阴性试验结果均宜进行严谨的核查。可通过与其他信息来源进行比较以对试验结果进行确认。

【试验报告】

试验报告应包括，试验材料或器械的描述；试验材料或器械的预期用途 / 应用；制备试验样品和材料所用方法的详细描述；实验动物描述；试验部位接触方法；试验部位如何标记和读数；观察记录；结果评价；结论。

2. 迟发型超敏反应试验 - 封闭贴敷试验　对材料在试验条件下产生豚鼠皮肤致敏反应的潜在性作出评价。

【试验样品制备】

粉剂或液体试验材料可直接贴敷，局部应用器械（如皮肤电极）在试验样品形状和尺寸适宜的情况下，亦可原样贴敷。材料如不能直接贴敷，应参照本章第一节的规定制备极性和非极性浸提液。

【实验动物】

应使用健康、初成年的白化豚鼠，雌雄不限，同一远交品系，试验开始时体重为 300~500g。雌鼠应未产并未孕。应使动物适应环境，并按 GB/T16886.2 的规定饲养。为了确定理想的试验浓度，需用几只动物进行预试验。

应至少使用 10 只动物，对照组至少使用 5 只动物。必要时另取动物用于预试验。测试浸提液时，每种试验样品应至少使用 10 只动物，对照组至少使用 5 只动物。必要时另取动物用于预试验。

10 只实验动物和 5 只对照动物如全部呈阴性反应，则再进行试验也未必会出现阳性反应。但是，如出现任何疑似反应时，应进行再激发，如仍有疑似反应，则要重新进行试验，最少采用 20 只实验动物和 10 只对照动物。

【试剂及器械】

30ml 广口瓶 3 只，2ml 注射器若干只，条状 1cm×1000cm 医用胶带，块状 26cm×500cm 医用胶带，标签纸，保鲜膜，吸水滤纸，纱布，硫化钡，淀粉，滑石粉，1% 2,4- 二硝基氟苯（DNFB）丙酮溶液，医用生理盐水。

【试验步骤】

在试验开始之前彻底剪除或脱除动物试验部位被毛。将适当尺寸的敷贴片（滤纸或吸收性纱布）浸透试验材料或浸提液，局部贴敷于动物的除毛部位，再用封闭性包扎带固定 6 小时。

（1）预试验：预试验是为了确定主试验中所用试验样品的浓度。预期局部使用的医疗器械和采用通用溶剂制备未经稀释的浸提液不需要进行预试验。每种试验样品局部贴敷采用 4 种浓度，使用合适的敷贴片贴敷于至少 3 只动物的两腹侧部。6 小时后除去包扎带和敷贴片。除去敷贴片后 24 小时和 48 小时，按表 10-5-24 给出的 Magnusson 和 Kligman 分级标准评价试验部位皮肤红斑和水肿反应程度。应选择最高浓度在主试验的诱导阶段仅出现轻微红斑，但不对动物产生其他有害作用；或最高浓度在主试验的激发阶段不出现红斑的样品浓度进行试验。

（2）主试验：诱导阶段。按选定的试验样品浓度或样品浸提液，将合适的敷贴片浸透试验样品，局部贴敷于每只动物的左上背部位。6 小时后除去固定胶带、封闭包扎带和敷贴片。1 周中连续 3 天重复该步骤，同法操作 3 周。对照动物仅使用生理盐水浸透的滤纸片或者 0.5% DNFB 丙酮溶液同法操作。

（3）激发阶段：最后一次诱导贴敷后（14 ± 1）天，用试验样品或样品浸提液对全部实验动物和对照动物进行激发。按选定的试验样品浓度，将合适的敷贴片浸透试验样品单独局部贴敷于每只动物去毛的未试部位。6 小时后除去固定胶带、封闭包扎带和敷贴片。对照组动物用合适的敷贴片将载有对照液的敷贴片敷贴在对照组动物腹背部脱毛区同法操作。

（4）动物观察：首次激发后或再次激发接触后（24 ± 2）小时，按表 10-5-24 给出的分级标准对试验部位评分，并在除去激发敷贴片后（48 ± 2）小时再进行评分。为了将结果评价偏差降至最低限度，特别推荐在不知试验处置信息的情况下进行读数。

【结果评价】

对照组动物等级 <1，而试验组中等级 ≥1 时一般提示致敏。如对照组动物等级 ≥1 时，实验动物反应超过对照动物中最严重的反应则认为致敏。推荐进行再激发以确认首次激发结果。试验结果表现为试验和对照动物中的阳性激发结果的发生率。偶尔，试验组中出现反应的动物数量多于对照组，但反应的强度不超过对照组。在此情况下，可能有必要进行再次激发以明确判定其反应。再次激发应在首次激发后 1~2 周进行，方法与首次激发相同，只是应贴敷于动物腹侧未试验部位，推荐采用初次试验对照组。试验记录同表 10-5-25。

【试验报告】

试验报告应包括，试验材料或器械的描述；试验材料或器械的预期用途；制备试验样品和材料所用方法的详细描述；实验动物描述；试验部位接触方法；试验部位如何标记和读数；观察记录；结果评价；结论。

（二）刺激试验

家兔皮肤对刺激反应敏感，其反应近似于人。常选用家兔背部皮肤进行毒物对皮肤局部作用的研究，兔耳也可进行试验性芥子气损伤和冻伤烫伤的研究以及化妆品对皮肤影响的研究，耳朵内侧特别适宜作皮肤的研究。

在小动物体上进行的皮肤刺激试验有助于鉴别出人体皮肤和黏膜组织的潜在刺激物。原发性刺激物是一种能导致皮肤炎症病变的材料，即一种以炎症为特征的直接损害反应，或是重度刺激、皮肤水泡或坏死症状。

在有关研究中，大量使用家兔的皮肤刺激试验资料证实，家兔为首选实验动物。在超过 2000 例的试验结果中，有 85% 使用家兔，7.5% 应用于人，4% 使用小鼠，3% 使用豚鼠。因此在公开文献中，大多数有效数据都是由家兔试验所得。试验部位无需擦伤，因为有迹象表明擦伤部位与未擦伤部位之间的反应性是相同的。

皮肤刺激试验结果会由于许多与试验相关因素的变化而发生改变，诸如宿主、试验剂量、敷贴片尺寸、封闭程度、接触时间、介质、读数时间和读数质量等因素。因此，在人体皮肤刺激试验中包括已知的阳性和阴性对照材料是很重要的，这样可将试验材料与对照材料进行比较得出相应的结果。纯度 ≥99% 的十二烷基硫酸钠(SDS)是首选的阳性对照材料,SDS 是临床研究中应用最广泛的对照刺激物,容易获取并且无其他不良作用。

这样比起使用纯净材料更适宜的方式是采用 SDS 的最低水平作为一参照点,目前至少有一个区域性组织(欧盟)将 20%(质量浓度)的 SDS 水溶液看作明显的急性皮肤刺激物,由于体外方法的发展和更多地应用于志愿者,实验动物用于皮肤刺激试验正在减少。生物工程或无创性客观测定方法被用来定量检验刺激反应,因此对过于主观的目视读数计分的依赖性有所减少。不过 Draize 白化兔皮肤刺激试验已具有 10 多年的经验(参见 OECD404)。Draize 皮肤刺激试验是在白化兔体上进行的斑贴试验。试验材料置于纱布并敷贴于 3 只已除毛家兔的背部,用胶带固定敷贴物并用半透气性包扎带缠绕动物整个躯体 4 小时,4 小时后除去敷贴物并清洁试验部位,对出现的红斑和水肿反应进行评分。同样对 24 小时,48 小时和 72 小时的反应进行评分。

用于检验眼刺激作用的体外替代方法尚在发展中,但仍未得到确认和国际认可。外推性人体皮肤刺激数据主要来源于研究机构,如见于已出版的《食品与化妆品毒理学》中的有关香料油和其他芳香族化合物芳香材料的专题文献。OECD 指南中的志愿者急性皮肤刺激研究给出了其他背景信息。本部分拟就刺激相关的试验进行介绍,与实验动物有关的刺激试验包括动物皮肤刺激试验、皮内反应试验、口腔黏膜刺激试验、眼刺激试验、阴茎刺激试验、阴道刺激试验、直肠刺激试验。

1. 动物皮肤刺激试验　目的是采用相关动物模型对材料在试验条件下产生皮肤刺激反应的潜在性作出评价。为了证实试验的敏感性,每只动物最好设有阴性对照和阳性对照。每只动物体上分别有两个试验材料区域和两个对照材料区域,试验材料和对照材料的试验剂量和所用的浸提介质应相同。

【实验动物】

应使用健康、初成年的白化兔,雌雄不限,同一品系,体重不低于 2kg,使动物适应环境,并按相关实验动物法规、标准的规定饲养。如预期有刺激反应,初试应考虑使用 1 只动物。如没有出现明显的阳性反应[红斑或水肿计分 >2(表 10-5-26)]时,应至少再使用 2 只动物进行试验。如预期无反应,初试可使用 3 只动物。在使用了至少 3 只动物后,如仍为疑似反应或不明确,应考虑进行复试。动物的皮肤状况是试验的关键因素,只能使用皮肤健康无损伤的动物。

【材料与器械】

生理盐水、2ml 注射器、纱布、酒精棉球、压力蒸汽灭菌器、毛剪、条状 1cm×1000cm 医用胶带、块状 26cm×500cm 医用胶带、30ml 广口瓶。

【试验步骤】

在试验前 4~24 小时,将动物背部脊柱两侧被毛除去(约 10cm×15cm 区域),作为试验和观察部位。为了便于观察和再次试验,可能需反复除毛。如需反复接触,按以上步骤进行,时间最长为 21 天。

粉剂或液体样品应用时,将 0.5g 或 0.5ml 的试验材料直接置于图 10-5-30 所示的皮肤部位。固体和疏水性材料无需湿化处理,粉剂使用前宜用水或其他适宜的溶剂稍加湿化,并用 2.5cm×2.5cm 透气性好的敷料(如吸收性纱布块)覆盖接触部位,然后用绷带(半封闭性或封闭性)固定敷贴片至少 4 小时。接触期结束后取下敷贴片,用持久性墨水对接触部位进行标记,并用适当的方法除去残留试验材料,如用温水或其他适宜的无刺激性溶剂清洗并拭干。

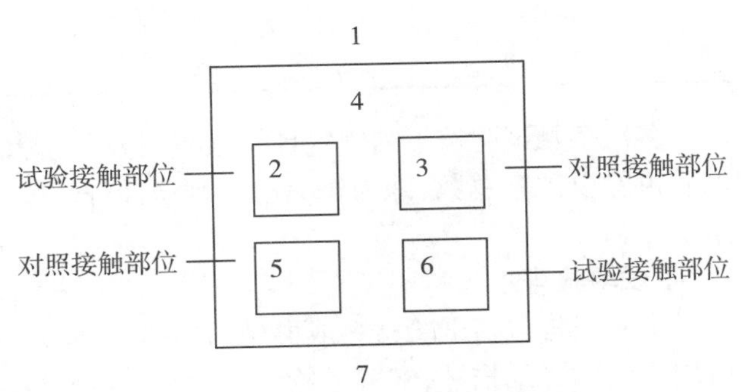

图 10-5-30　试验敷贴块放置示意图

1. 头部;2. 试验部位;3. 对照部位;4. 去毛的背部区域;5. 对照部位;6. 试验部位;7. 尾部

应用浸提液和浸提介质时,将相应的浸提液或浸提介质滴到 2.5cm×2.5cm 大小的吸收性纱布块上,浸提液的用量以能浸透纱布块为宜,一般每块纱布滴 0.5ml,按图 10-5-30 所示部位敷贴于动物背部两侧。将滴有浸提介质的纱布块敷贴在对照接触部位。

固体样品应用时,按图 10-5-30 所示,将试验材料样品直接接触兔脊柱两侧的皮肤。对照样品同法应用。检测固体物时(必要时可研成粉末),试验材料可用水或选择一种溶剂充分湿化,以保证与皮肤良好的接触性(一般可用生理盐水)。如使用溶剂,应考虑溶剂本身对皮肤的刺激作用,这种影响应与试验材料所致的皮肤反应相区别。用2.5cm×2.5cm透气性好的敷料(如吸收性纱布块)覆盖接触部位,然后用绷带(半封闭性或封闭性)固定敷贴片至少4小时。接触期结束后取下敷贴片,用持久性墨水对接触部位进行标记,并用适当的方法除去残留试验材料,如用温水或其他适宜的无刺激性溶剂清洗并拭干。

在自然光线或全光谱灯光下观察皮肤反应。单次接触试验时,在除去敷贴片后1小时,24小时,48小时和72小时记录各接触部位情况。如存在持久性损伤时有必要延长观察时间,以评价这种损伤的可逆性或不可逆性,但延长期不必超过14天。多次接触试验应仅在急性单次接触试验完成后进行(至少在观察72小时后)。

多次接触试验时,每次在除去敷贴片后1小时以及再次接触前记录接触部位情况。接触次数可不限。末次接触后,除去敷贴片后1小时,24小时,48小时和72小时记录各接触部位情况。如有持久性损伤可能需要延长观察时间,以评价这种损伤的可逆性或不可逆性,但不必超过14天。

【结果评价】

单次接触皮肤试验按下列规定确定原发性刺激指数(PII)。仅使用24小时,48小时和72小时的观察数据进行计算。试验之前或72小时后的恢复观察数据不用于计算。将每只动物在每一规定时间试验材料引起红斑与水肿的原发性刺激计分相加后,再除以观察总数之和(每一试验部位算一个观察数据,1个观察数据包括红斑和水肿两个计分,见表10-5-26)。当采用空白溶液或阴性对照时,计算出对照原发性刺激计分,将试验材料原发性刺激计分减去该计分,即得出原发性刺激计分。该值即为原发性刺激指数,刺激反应级别判定见表10-5-27。

表10-5-26 皮肤反应计分表(引自GB/T16886.10标准)

原发性刺激	计分	原发性刺激	计分
红斑和焦痂形成		水肿形成	
无红斑	0	无水肿	0
极轻微红斑(勉强可见)	1	极轻微水肿(勉强可见)	1
清晰红斑	2	清晰水肿(肿起,不超出区域边缘)	2
中度红斑	3	中度水肿(肿起约1mm)	3
重度红斑(紫红色)至焦痂形成	4	重度水肿(肿起超过1mm,并超出接触区)	4
		刺激最高计分	8

表10-5-27 家兔皮肤刺激反应类型(引自GB/T16886.10标准)

平均计分	反应类型	平均计分	反应类型
0~0.4	极轻微	2.0~4.9	中度
0.5~1.9	轻度	5.0~8.0	重度

多次接触试验按下列规定计算累积刺激指数。将每只动物在每一规定时间的红斑和水肿刺激计分相加后再除以观察总数,即为每只动物刺激计分。全部动物刺激计分相加后再除以动物总数即得出累积刺激指数。

【试验报告】

试验报告包括试验材料或器械的描述;试验材料或器械的预期用途/应用;制备试验样品或试验材料所用方法的详细描述;实验动物的描述;试验部位接触方法和绷带材料类型(半封闭或封闭式);试验部位标记方式和读数;观察记录;接触量和接触周期,多次接触时每次均记录;结果评价;结论等。

2. 皮内反应试验 本试验适用于评价生物材料或制品及其组成对皮肤的潜在刺激作用。任何显示为皮肤、眼、黏膜组织刺激物的材料,或是pH≤2或≥11.5的材料,不应进行皮内试验。

【实验动物】

选用健康、年轻的或成年的白色家兔2只，体重2.0~2.5kg，雌、雄均可，雌性动物应无孕。实验动物的环境条件和设施应达到标准的要求。实验动物房温度和湿度宜适合动物种属，如试验兔需(19~26)℃、40%~70%湿度的环境条件。典型的人工照明宜设置为12小时开启、12小时关闭。饲养方面，可采用标准商业实验室饲料，无限制性供应饮用水。适当时，动物可按性别群养或单独饲养。

【试验材料】

液体材料或材料浸提液。阴性对照样品需同时使用极性和非极性浸提介质，如生理盐水和芝麻油。试验材料浸提液制备应用极性和非极性浸提介质进行浸提。极性浸提液，浸提溶剂一般为生理盐水，浸提温度、浸提时间等条件根据样品的实际情况进行选择。非极性浸提液，浸提溶剂为芝麻油或橄榄油，浸提条件采用同极性溶剂相同的条件进行浸提。

【材料与器械】

酒精棉球、2ml注射器若干、医用生理盐水、橄榄油、30ml广口瓶3个、推毛剪、烘箱、立式压力蒸汽灭菌器、标签纸。

【试验方法及步骤】

试验前24小时，剪去家兔背部脊柱两侧被毛。试验时，用酒精棉球常规消毒皮肤去毛区。按图10-5-31所示，在极性浸提液注射点每一试验位点用5#针头皮内注射0.2ml材料的生理盐水浸提液，极性溶剂对照液注射部位则注射0.2ml生理盐水；非极性浸提液注射点注射0.2ml材料的橄榄油浸提液，非极性溶剂对照液注射点注射0.2ml橄榄油。于注射后即刻、24小时、48小时、72小时观察纪录各注射部位的红斑和水肿情况，按照皮肤反应分类计分系统进行计分。自脊柱左侧头端开始作皮内注射样品极性溶剂浸提液，右侧皮内注射非极性浸提液，各5点，每点注射0.2ml，间隔10~20mm。

脊柱左侧中部开始作皮内注射极性溶剂对照液，右侧注射非极性溶剂对照液，各5点，每点注射0.2ml，间隔10~20mm。如图10-5-31所示。

	左		右		
注射0.2ml极性浸提液	1	×	1	×	注射0.2ml非极性浸提液
	2	×	2	×	
	3	×	3	×	
	4	×	4	×	
	5	×	5	×	
注射0.2ml极性溶剂对照	6	×	6	×	注射0.2ml非极性溶剂对照
	7	×	7	×	
	8	×	8	×	
	9	×	9	×	
	10	×	10	×	

图10-5-31　皮内注射部位示意图

【结果观察】

注射后即刻、24小时、48小时和72小时观察并记录注射部位的皮肤反应。按表10-5-28格式记录皮肤注射部位及其周围的组织红斑和水肿计分(图10-5-32，图10-5-33)。

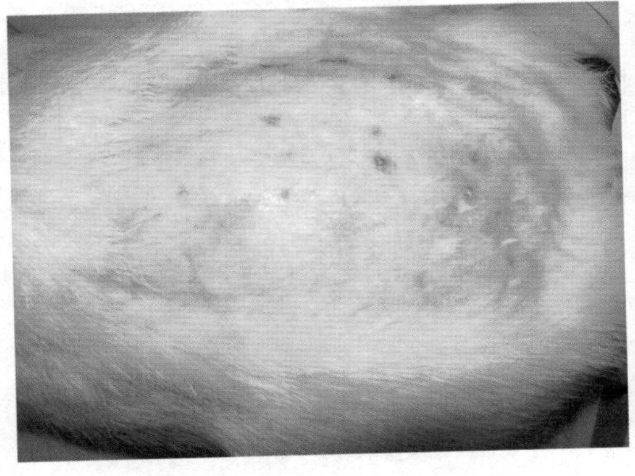

图10-5-32　皮内试验阳性结果示意图

图片说明：皮内注射点可见明显的红斑和水肿，对照材料注射区域未见红斑和水肿反应，试验结果显示为阳性

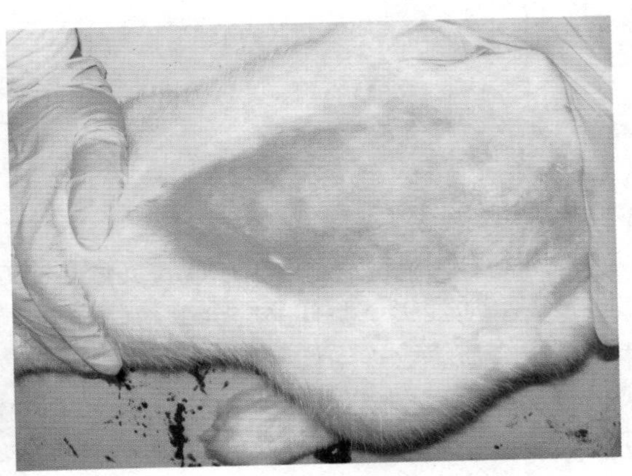

图10-5-33　皮内试验阴性结果示意图

图片说明：实验动物皮肤完整，未见红斑水肿现象出现，试验结果阴性

【试验结果评价】

在72小时评分后，分别将每一试验样品和溶剂对照的每一皮内注射点的红斑与水肿计分相加，再除以12［2(动物数)×3(观察期)×2(计分类型)］，计算出每一试验样品和每一溶剂对照的每一皮内注射点的平均计分。然后将5个注射点的计分相加再除以5，分别得到样品组和对照组的综合平均计分。将样品组的综合平均计分－对照组的综合平均计分，就得到试验样品和溶剂对照平均计分之差。如试验样品和溶剂对照平均计分之差不大于1.0，则符合试验要求。在任何观察期，如试验样品一般反应疑似大于溶剂对照反应，应另取家兔重新进行试验，试验样品与溶剂对照平均计分之差不大于1，符合试验要求。按表10-5-26分别计其24小时、48小时和72小时的皮内刺激计分。试验结果记录见表10-5-28。

表10-5-28 试验结果记录表

注射后即刻观察结果									
动物编号	体重	非极性				极性			
		试验		对照		试验		对照	
		红斑	水肿	红斑	水肿	红斑	水肿	红斑	水肿
1号兔									
2号兔									
24小时后观察结果									
动物编号	体重	非极性				极性			
		试验		对照		试验		对照	
		红斑	水肿	红斑	水肿	红斑	水肿	红斑	水肿
1号兔									
2号兔									
48小时后观察结果									
动物编号	体重	非极性				极性			
		试验		对照		试验		对照	
		红斑	水肿	红斑	水肿	红斑	水肿	红斑	水肿
1号兔									
2号兔									
72小时后观察结果									
动物编号	体重	非极性				极性			
		试验		对照		试验		对照	
		红斑	水肿	红斑	水肿	红斑	水肿	红斑	水肿
1号兔									
2号兔									

以24小时，48小时，72小时的数据，按标准的方法计算试验样品与对照溶剂综合平均计分

极性浸提介质浸提试验样品综合平均计分为：

极性浸提介质综合平均计分为：

极性浸提介质浸提试验样品与浸提介质综合平均计分差为：

非极性浸提介质浸提试验样品综合平均计分为：

非极性浸提介质综合平均计分为：

非极性浸提介质浸提试验样品与浸提介质综合平均计分差为：

极性试验样品综合平均计分差与非极性试验样品综合平均计分差之和为：

【试验报告】

试验报告应包括试验材料或器械的描述；试验材料或器械的预期用途 / 应用；制备试验样品所用方法的详细描述；实验动物描述；注射方法；注射点计分；观察记录；结果评价。

3. 口腔黏膜刺激试验　该试验的目的是通过试验材料或浸提液接触金黄地鼠口腔黏膜以评价试验样品对金黄地鼠口腔黏膜的刺激性。

【样品制备】

口腔黏膜刺激试验适用于对预期用于口腔的材料或者材料浸提液进行评价。对照样品可选用空白对照，未经处理的颊囊黏膜；不含有试验材料的浸提介质，按试验样品浸提相同的方法和相同的时间制备；或者阴性对照可采用已知的无口腔黏膜刺激性的牙胶。

【实验动物】

使用同一品系的金黄地鼠 3 只，体重 60~90g，对动物性别无特殊要求，对实验动物年龄也无特殊要求，适应环境最少 7 天。金黄地鼠门齿终生生长，口腔两侧各有一个很深的颊囊，深度 3.5~4.5cm，直径 2~3cm，主要功能是储备食物与搬运筑巢材料。因为其口腔具有的颊囊，因此金黄地鼠被选作口腔材料刺激的实验动物。

金黄地鼠用于评价生物材料或材料浸提液已有很长的历史。国际标准和国家标准均建议采用金黄地鼠颊黏膜贴敷试验材料或材料浸提液评价医用材料。

【材料与器械】

戊巴比妥钠、生理盐水、30ml 广口瓶 3 个、手术剪、镊子 3 把、缝针、小号缝线、电子天平、酒精棉球、一次性橡胶手套、烘箱、立式压力蒸汽灭菌器、生物学显微镜、组织处理试剂、切片装置。

【试验步骤】

使用 3~4mm 的合适项圈，使动物能维持正常进食和呼吸，且又能防止动物口腔内棉球移出。试验期每天称重，连续 7 天。在此期间，检查每只动物的体重下降情况，必要时可调整项圈。除掉动物项圈，翻转颊囊用生理盐水冲洗后，检查有无异常。

对于固体试验材料，可将样品（直径不大于 5mm）放入颊囊内。液体试验材料或浸提液样品则可用棉球浸透试验材料或浸提液，记录所用的体积，放入动物的一侧颊囊内。也可将适宜体积的样品直接灌注入颊囊。另一侧颊囊不放样品作为对照。

必要时重新给动物带上项圈放回笼中。接触时间应尽可能与材料实际使用时间一致，但最少不能少于 5 分钟。接触后除去项圈和棉球，用生理盐水冲洗颊囊，应注意不要污染另一侧颊囊。对于急性接触，重复上述步骤每小时 1 次，共 4 小时。

多次接触试验时，应根据预期临床应用情况确定试验用量、接触次数、时间和间隔期。取出试验材料后肉眼观察颊囊，并且在每次接触前（如需多次接触时）检查颊囊。如动物体重持续下降，应将其从试验中淘汰。

初试应至少使用 3 只动物评价试验材料。初试反应若疑似或不明确，应考虑进行复试。除掉动物项圈，翻转颊囊用生理盐水冲洗后，检查有无异常。

【评价和统计】

按表 10-5-29 给出的肉眼观察计分系统，判定动物每一观察期颊囊表面红斑反应计分。

表 10-5-29　口腔和阴茎反应计分系统（引自 GB/T16886.10 标准）

反应（红斑和焦痂形成）	计分	反应（红斑和焦痂形成）	计分
无红斑	0	中度红斑	3
极轻微红斑（勉强可见）	1	重度红斑（紫红色）至焦痂形成	4
红斑清晰	2		

末次接触后 24 小时，肉眼观察颊囊，无痛处死地鼠，取颊囊有代表性部位的组织样品放入 4% 甲醛溶液中固定后制作组织切片。组织切片按表 10-5-30 的组织学观察指标进行组织学评价。

表 10-5-30　口腔、阴茎、直肠和阴道组织反应显微镜计分系统(引自 GB/T16886.10 标准)

皮肤反应	计分	皮肤反应	计分
上皮		血管充血	
正常,完好无损	0	无	0
细胞变性或变扁平	1	极少	1
组织变形	2	轻度	2
局部糜乱	3	中度	3
广泛糜乱	4	重度伴血管破裂	4
白细胞浸润(每个高倍视野)		水肿	
无	0	无	0
极少(少于 25)	1	极少	1
轻度(26~50)	2	轻度	2
中度(51~100)	3	中度	3
重度(>100)	4	重度	4

肉眼观察后,比较空白对照侧颊囊与对侧颊囊,每一观察计分相加后再除以观察总数,得出每只动物平均计分。试验材料首次接触前的初始观察结果不包括在平均计分中。

组织学评价参见口腔黏膜颊囊组织学切片(图 10-5-34,图 10-5-35),按表 10-5-30 规定的显微镜观察计分系统对每一组织进行评分。试验组中所有动物的显微镜评价计分相加,再除以观察总数,得出试验组平均计分。对照组同法计算。最大计分为 16。空白对照颊囊的显微镜评价总分大于 9 时,需进行复试。

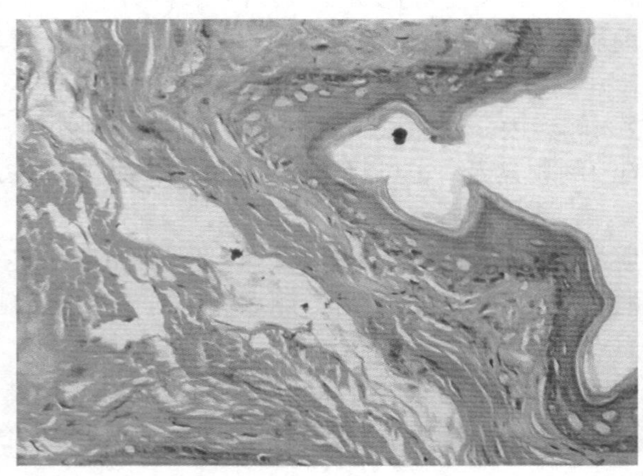

图 10-5-34　金黄地鼠口腔颊囊黏膜组织切片示例图(一)HE 染色(200×)

上皮层完整,未见粒细胞等炎症细胞浸润,未见充血和出血,未见水肿

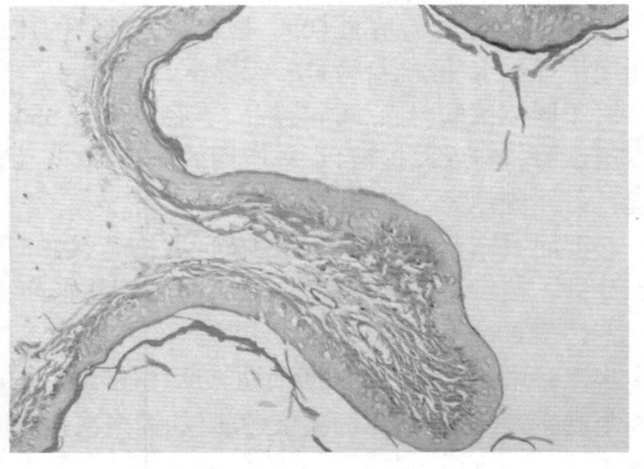

图 10-5-35　金黄地鼠口腔颊囊黏膜组织切片示例图(二)HE 染色(100×)

可见部分上皮角质层脱落,未见粒细胞等炎症细胞浸润,未见充血和出血和水肿

试验组平均计分减去对照组平均计分得出刺激指数。算出刺激指数后,按照表 10-5-31 来判断口腔黏膜刺激反应的分级程度。

表 10-5-31　刺激指数(引自 GB/T16886.10 标准)

平均计分	反应程度	平均计分	反应程度
0	无	9~11	中度
1~4	极轻	12~16	重度
5~8	轻度		

对于多次接触试验，可将表 10-5-30 修改为适合于对有关慢性刺激组织反应的评价。

【试验报告】

试验报告包括试验样品描述；试验样品预期应用；制备试验样品所用方法的详细描述；实验动物描述；接触方法；试验部位计分；观察记录；组织学评价；结果评价；结论。

4. 眼刺激试验 该试验的目的为对材料在试验条件下产生眼刺激反应的潜在性作出评价。在皮肤试验中已证实有明显腐蚀性或有重度刺激性的材料和最终产品不应再进行眼刺激试验。任何显示为皮肤刺激物或 pH<2 或 pH>11.5 的材料也不应再进行试验，这些材料被认定为眼刺激物。

【试验材料及制备】

预期用于眼科的液体材料、固体材料或者材料浸提液。固体材料或者颗粒材料应碾成细粉。若需要制作浸提液，浸提液的制备方法可参考通用浸提液的制备方法。

【实验动物】

家兔的眼球大，几乎呈圆形，体积 5~6cm^3，便于进行手术操作和观察，是眼科研究中最常用的动物。应使用健康、初成年的白化兔，雌雄不限，同一品系，体重为 2~3kg。应使动物适应环境，并按符合标准要求的实验动物环境、设施、饲料、饮水的规定饲养实验动物。初试应使用 1 只动物评价试验材料。如预期无反应，初试可采用 3 只动物。如 1 只动物出现清晰的阳性反应（表 10-5-32）时则不必再进行试验。固体或液体材料如没有出现清晰反应时，应至少再使用两只动物进行试验。对于浸提液，每种浸提液也应至少再使用两只动物。使用了至少 3 只动物后，如试验反应仍然疑似或不明确，应考虑进行复试。

表 10-5-32 反应 - 计分（引自 GB/T16886.10 标准）

	计分
1. 角膜	
浑浊程度	
透明	0
云翳或弥散浑浊区，虹膜清晰可见	1*
易识别的半透明区，虹膜清晰可见	2*
乳白色区，看不见虹膜，勉强可见瞳孔	3*
浑浊，看不见虹膜	4*
角膜受累范围	
>0，≤1/4	0
>1/4，<1/2	1
>1/2，<3/4	2
>3/4 直至整个虹膜区域	3
2. 虹膜	
正常	0
超出正常皱襞，充血水肿，角膜缘充血，仍有对光反射（对光反射迟钝为阳性）	1*
无对光反射，出血性严重结果破坏（其中一种或全部）	2*
3. 结膜	
充血（累及睑结膜和球结膜，不包括角膜和虹膜）	
血管正常	0
血管明显充血	1
弥散性充血，呈深红色，血管纹理不清	2*
弥散性充血，呈紫红色	3*
4. 水肿	
无水肿	0
轻微水肿（包括瞬膜）	1
明显水肿伴部分睑外翻	2*

续表

眼睑水肿使眼呈半闭合状	3*
眼睑水肿使眼呈半闭合乃至全闭合状	4*
5．分泌物	
无分泌物	0
超过正常分泌量(不包括正常动物眼内眦少量分泌物)	1
分泌物浸湿眼睑及眼睑邻近睫毛	2
分泌物浸湿眼睑、睫毛和眼周围区域	3

【材料与器械】

2ml 注射器若干、医用生理盐水、30ml 广口瓶 3 个、2% 荧光素钠灯、检眼镜。

【试验步骤】

试验前 24 小时内检查每只家兔的双眼是否有异常现象,如发现异常应淘汰该兔。检眼时可使用 2% 荧光素钠检查角膜损伤,也可使用检眼镜、裂隙灯显微镜或其他适宜的器械。试验材料如是液体,将 0.1ml 未稀释液直接滴入动物一只眼的下结膜囊内。试验材料如是固体或颗粒状制品,应碾成细粉,混合后取 0.1ml 体积容量(重量不超过 100mg)滴入动物 1 只眼的下结膜囊内。如将试验材料装入泵中喷射,可像液体样喷射滴入 0.1ml。

如试验材料只能用其浸提液进行试验,应按本章第一节的方法制备浸提液,将 0.1ml 的浸提液滴入动物 1 只眼的下结膜囊内。在上述同等条件下不加试验材料,用极性和非极性溶剂制备空白液。滴注后闭眼约 1 秒,检验浸提液时,每只动物的对侧眼作为对照滴入空白液。

如材料预期要反复接触人体,并且在急性试验中未发现有显著反应时,可进行多次接触试验。多次接触试验只能在急性接触试验完成后进行(至少在 72 小时后)。接触期应与试验材料或器械临床使用期相似。

对一次滴入试验材料的动物,在滴注后约 1 小时,24 小时,48 小时和 72 小时检查每只动物的双眼。如有持续性损伤存在,应延长观察时间,以确定损伤的进展性和可逆性,但延期最多为 21 天。对有严重损伤的动物,延期观察则没有任何意义。按表 10-5-32 规定的眼损伤计分系统,对观察到的反应计分并记录。

【结果及评价】

对多次滴入试验材料的动物,在每次滴注前和滴注后约 1 小时检查每只动物的双眼。如末次滴注后有刺激现象,应延长观察时间。如有持续性角膜受累症状或其他眼刺激反应,也应延长观察时间,以确定损伤的进展性和可逆性。

按表 10-5-32 规定的眼损伤分级系统,对观察到的反应计分并记录。动物如出现下列症状之一时,应立即从试验中淘汰并无痛处死:极重度眼损伤(结膜腐痂或溃疡、角膜穿孔、前房内有血和脓液等);有血污或脓液排出;明显的角膜溃疡。

动物如显示表 10-5-32 中分级系统的最大反应时也应从试验中淘汰。这种反应有,对光反射消失(虹膜反应计分 2)或角膜浑浊(计分 4)并在 24 小时内无可逆迹象;或是结膜炎(球结膜水肿计分 4,并伴发充血计分 3)并在 48 小时内无可逆迹象。淘汰动物应用过量麻醉药无痛处死。

试验眼与对照眼之间的差异性应按表 10-5-32 中的计分系统进行判定与解释。

急性接触,如果有 1 只以上动物试验眼在任何观察阶段呈阳性反应(表 10-5-32 中打 * 者),即认为该材料为眼刺激物,不必进一步试验。如 3 只动物试验眼中仅有 1 只呈中度反应或是反应疑似,应另取动物进行复试。复试中如动物试验眼在任何观察阶段半数以上呈阳性反应(表 10-5-32 中打 * 者),则认为该试验材料为眼刺激物。仅有 1 只动物出现严重反应已足以证实该材料为眼刺激物。

对于多次接触,如试验组中半数以上动物在任何观察阶段呈现阳性反应(表 10-5-32 中打 * 号者),即认为该试验材料为眼刺激物。

【试验报告】

试验报告包括如下内容：受试物名称、理化性状、配制方法和用量，必要时说明受试物的 pH；实验动物的种属、品系和来源（注明合格证号和动物级别）；实验动物饲养环境，包括饲料来源、室温、相对湿度、实验动物房合格证号；列表显示每只动物在每一观察时点（如给予受试物后 1 小时，24 小时，48 小时和 72 小时）的刺激反应（建议的表格形式见表 10-5-33），将试验条件不冲洗和 30 秒冲洗的结果分别列表；具体描述除眼部以外的其他作用；描述在各观察时点积分时的检查方法（如手持裂隙灯显微镜、用荧光素钠）；结论。当角膜、虹膜、结膜积分为 0 时，可判为无刺激性。

表 10-5-33　××× 对家兔眼睛刺激性试验结果

动物编号	部位	眼刺激性反应计分											
		1 小时		24 小时		48 小时		72 小时		4 天		7 天	
		样品	对照	样品	对照	样品	对照	样品	对照	样品	对照	样品	对照
1	结膜 虹膜 角膜												
2	结膜 虹膜 角膜												
3	结膜 虹膜 角膜												
刺激反应分级													

5. 阴茎刺激试验　阴茎刺激试验只有在用其他方法不能得到安全性数据的情况下才考虑进行，并且仅适用于预期与阴茎组织接触的材料。其目的为对材料在试验条件下产生阴茎皮肤刺激反应的潜在性作出评价。

【实验动物】

选用同一品系、健康、初成年的白化雄性兔 6 只，体重不低于 2kg，或者豚鼠体重为 300~500g。应使动物适应环境，按照规定环境条件和饲养条件饲养动物。使用 3 只动物评价试验材料，另取 3 只动物作为对照组。供试验接触的阴茎应至少为 1cm。首次试验前应观察动物，包皮阴茎出现红斑计分大于 2 或者严重变色的动物不能用于试验。

【材料与器械】

润滑剂 1 瓶，灭菌生理盐水 1 瓶，5ml 注射器 3 只，灭菌饭盒 1 个，镊子 3 把，止血钳 2 把，酒精灯 1 只、组织处理试剂、组织处理装置、手术剪 3 把，5ml 注射器 3 支，50cm 长的绳子 24 段，标签、缝针、缝线、固定液。

【试样准备】

试验材料应取自最终产品或最终产品的组件。试验材料为液体时，可选用材料本身或按使用说明书制备试验物。试验材料若为固体材料，材料制作浸提液浸饱无菌纱布后作试验物。按本章第一节中介绍的方法制备浸提液，本试验需要制备 10~15ml 浸提液。按比例加入已灭菌的浸提介质（通常用生理盐水），按选定的浸提时间和温度进行浸提。制备浸提液的同时制备阴性对照样，通常用相同的浸提介质做阴性对照。浸提液制备后应在 24 小时内使用。

【试验方法及步骤】

试验前，称量并记录每只动物体重。

固定动物，使动物保持仰卧姿势。用示指和中指轻压外阴部使阴茎伸出。阴茎伸出后，施用足够的样品（约 0.2ml）以确保覆盖阴茎。放置样品后，使阴茎缩回包皮中，防止实验动物舔试验部位。重复上述步骤每小时 1 次，共 4 小时。

每次接触后 1 小时，观察阴茎状况，末次接触后 1 小时，24 小时，48 小时观察记录动物状况。按表 10-5-29 中规定的肉眼观察计分系统对动物每一间隔期阴茎表面红斑计分。每一观察期最高计分为 4 分。

将实验动物与对照动物的阴茎和包皮进行比较。计算实验动物的平均计分。48 小时后无痛处死动物，切下阴茎和包皮末端放入固定液中固定。

肉眼观察评价。将试验阴茎和包皮与对照动物阴茎进行比较。将每次观察计分相加后再除以观察次数得出每只动物的平均计分。

组织学评价。对阴茎组织的刺激反应进行评价，按表 10-5-30 的组织学观察计分系统对每一组织进行评分。

试验组动物的显微镜评价计分相加后除以观察总数即得出试验组平均计分。最大计分为 16。对照组同法计算。对照动物中出现显微镜评价总计分大于 9 时，表明可能有操作损伤。如其他试验或对照动物显示同样的高分时，可能有必要进行复试。试验组平均计分减去对照组平均计分即得出刺激指数。算出刺激指数后，按照表 10-5-31 规定的标准来判断阴茎刺激反应的分级程度。

【试验报告】

试验样品描述；试验样品预期用途 / 应用；制备样品所用方法的详细描述；实验动物描述；接触方法；试验部位计分；观察记录；组织学评价；结果评价；结论。

6. 直肠刺激试验　该试验的目的是评价材料在试验条件下产生直肠组织刺激反应的潜在性。

【实验动物】

应使用健康、初成年的白化兔，雌雄不限，同一品系，体重不低于 2kg。如使用其他种属应经过认可。应使动物适应环境最少 3 天。试验组与对照组每组至少使用 3 只动物，选择健康的以前没有用于试验的动物，每次试验操作前应检查动物直肠排液、水肿和其他感染、刺激和(或)损伤情况。应符合按实验动物保护和使用规范制定的标准操作规范进行。在试验中应按兽医的良好规范特别注意不要导致动物受伤、疾病和濒临死亡。从人道主义的原则考虑，应对动物实施安乐死。

【样品制备】

样品材料为液体、膏体时可直接将材料用于试验，若需制作浸提液时按本章第一节介绍的浸提液制备方法进行制备。直肠刺激试验只有在用其他方法不能得到安全数据的情况下才考虑进行，并且仅适用于预期与直肠组织接触的材料 / 医疗器械。

【材料与器械】

50ml 烧杯 3 只、连接套管、5ml 注射器、凡士林、灭菌饭盒一个、镊子 3 把、手术剪 3 把、生理盐水、50cm 长的绳子 24 段，标签纸、缝针、缝线、固定液、组织处理试剂、组织处理装置。

【试验步骤】

将一短软管(6cm)或一钝头插管与一容量大于 2ml 的注射器连接，注射器和导管注满后可使动物能接受 2ml 试验样品；应为每只动物分别准备一套注射器和连接套管。将动物置于固定器中固定，暴露会阴部位，导管插入前用对照液或润滑剂湿润处理，然后将湿润过的导管轻柔的插入直肠，用注射器注入 1ml 试验液，同法对照组给予 0.9% 氯化钠溶液。每次间隔 24 小时连续重复上述步骤，连续 5 天。

在初次接触后 24 小时和每次试验操作前注意记录会阴溢液、红斑和刺激状况。末次接触后 24 小时，完整切下直肠后纵向切开，检查上皮组织刺激、损伤以及坏死情况，并将直肠和大肠的末端放入适当的固定剂中固定后进行组织学评价。试验完成后，所有的动物应按照动物保护和使用审查委员会批准的试验机构的程序处理动物。

【试验记录和结果评价】

肉眼观察评价。末次接触后 24 小时，无痛处死动物，完整切下直肠后，纵向切开，检查上皮组织层的刺激、损伤以及坏死情况，记录并描述肉眼观察下试验兔与对照兔直肠组织的状况；同时对直肠组织的刺激反应进行组织学评价。

可按表 10-5-30 规定的组织学观察分类系统对每一组织进行评分。试验组动物显微镜评价计分相加后再除以观察总数即得出试验组平均计分。最大计分为 16。对照组同法计算。

对照组动物中出现显微镜评价总分数大于 9 时，表明试验操作中可能造成损伤。如其他试验或对照动物出现同样的高分时，可能有必要进行复试。

试验组平均计分减去对照组平均计分即得出刺激指数，算出刺激指数后，按照表 10-5-31 规定的标准来判断直肠刺激反应的分级程度。

【试验报告】

试验报告包括试验样品描述；试验样品预期用途 / 应用；制备样品所用方法的详细描述；实验动物描述；接触方法；试验部位计分；观察记录；组织学评价；结果评价。

7. 阴道黏膜刺激试验　阴道黏膜刺激试验用于评价试验材料对阴道组织的刺激反应情况。

【实验动物】

选用同一品系、健康、初成年的白化雌性兔 6 只，体重不低于 2kg，如使用其他种属应经过确认。动物分别做好标记后置于兔笼中饲养，每笼 1 只。应使动物适应环境，符合实验动物相关的法规和标准的规定饲养。使用 3 只动物评价试验材料，另取 3 只动物作为对照组。

【试样准备】

试验材料应取自最终产品或最终产品的组件。试验材料为液体时，可选用材料本身或按生产厂家使用说明书制备试验物。试验材料为固体材料，制成直径不超过 5mm 的管状材料。若材料不能直接用于试验，需制作材料浸提液。本试验需要制备 10~15ml 浸提液，按本章第一节的要求，按质量或者面积的比例来制作试验材料浸提液。必要时在浸提前可将固体材料分解成条、片、颗粒、粉状，使得浸提介质能够浸没试验材料。

非无菌包装的试验材料在浸提前应先进行清洗。试样放在烧杯中，分别用肥皂水清洗表面、自来水冲洗、去离子水或蒸馏水摇洗 2 次，最后用生理盐水摇洗 1 次。

若采用 121℃浸提条件，则将试验材料放入带塞玻瓶中，按比例加入浸提介质(通常用生理盐水)，放入高压蒸汽锅内 121℃ 1 小时浸提，冷至室温后备用。

对非无菌包装材料进行浸提时应使用无菌技术。将已消毒试验材料放入无菌、带塞玻瓶中，按比例加入已灭菌的浸提介质(通常用生理盐水)，按所选定的浸提时间和温度进行浸提。

制备浸提液的同时制备阴性对照样品，通常用相同的浸提介质做阴性对照。阴性对照材料一般可用生理盐水。

浸提液制备后应在 24 小时内使用。

【试验材料及器械】

润滑剂 1 瓶，灭菌生理盐水 1 瓶，手术剪 3 把，5ml 注射器 3 只，灭菌饭盒一个，镊子一把，止血钳 2 把，酒精灯一只，50cm 长的绳子 24 段，标签、缝针、缝线、固定液、组织学处理试剂、组织学处理装置。

【试验方法及步骤】

试验前，称量并记录每只兔体重。

固体材料应制成 φ5mm×25mm 的棒状，外表面涂布润滑油；液体材料或膏体材料应使用一短软管与一容量大于 1ml 的注射器连接，注射器和导管注满后可使动物能接受 1ml 试验样品。

将实验动物固定后暴露出阴道，便于试验操作。将润滑过的试验物轻柔地插入阴道，插入深度为 25mm(参见示例图 10-5-36)。每次间隔 24 小时连续重复上述步骤，至少连续 5 天。对于长期多次接触试验，应根据预期临床应用情况确定试验用量、接触次数、时间和间隔期。

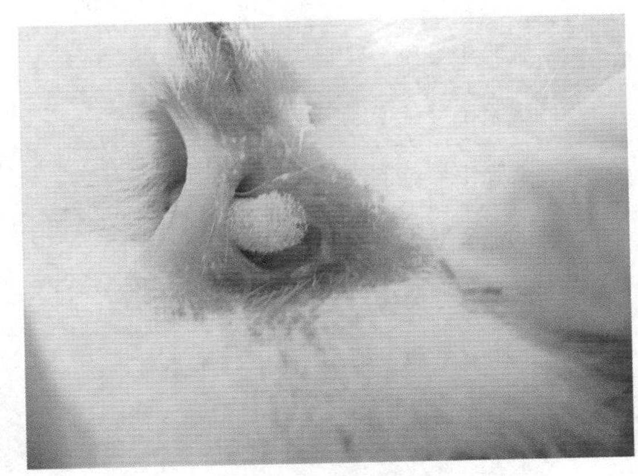

图 10-5-36　阴道黏膜刺激试验示意图(实验动物：家兔)

初次接触后24小时和每次试验操作前注意记录阴道口和会阴溢液、红斑和水肿情况。末次接触后24小时，无痛处死动物，完整切下阴道后纵向切开，检查上皮组织的刺激、损伤以及坏死情况，将实验动物与对照动物的阴道部位进行比较。记录并描述肉眼观察下每只动物阴道组织的状况，注意试验组与对照组的区别。

取下的阴道组织放入甲醛固定液中固定后进行组织学评价。每块阴道组织应取其上段、中段和下段3部分。

组织学评价。对阴道组织的刺激反应进行评价，按表10-5-30的组织学观察计分系统对每一组织进行评分。阴道黏膜刺激组织学观察示例图片见图10-5-37，图10-5-38。

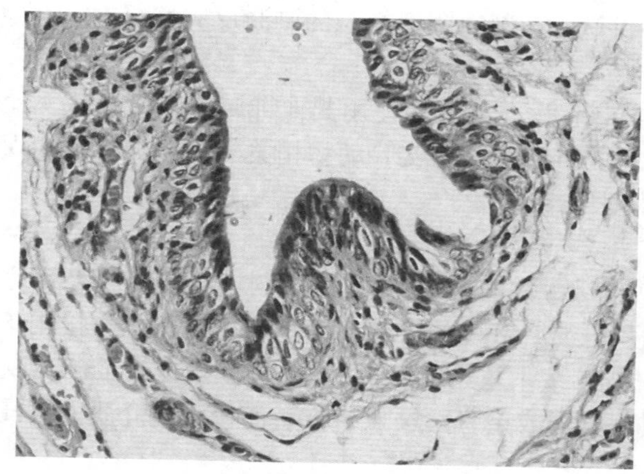

图 10-5-37　阴道黏膜刺激组织切片(一)HE 染色(400×)

图片说明：阴道上皮细胞完整，无细胞变性、变薄，未见白细胞浸润，毛细血管充血较少，无水肿发生

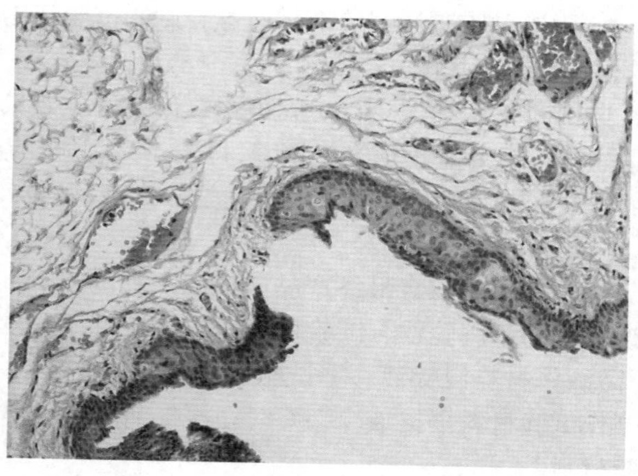

图 10-5-38　阴道黏膜刺激组织切片(二)HE 染色(400×)

图片说明：阴道上皮细胞不完整，上皮层出现断裂，变薄，少量的白细胞浸润，毛细血管充血严重，无水肿

试验组动物的显微镜评价计分相加后除以观察总数即得出试验组平均计分，对照组同法计算。试验组评价计分减去对照组计分即得出刺激指数(计分的表格见表10-5-34，表10-5-35)，即刺激指数=试验组平均计分－对照组平均计分。由刺激指数可判断刺激反应的出程度(见表10-5-31)。据此可判断×××号试验样品对试验兔阴道有无刺激反应。

表 10-5-34　试验组组织刺激评分记录表

观察部位	计分			
	上皮反应	白细胞浸润	血管充血	水肿
试验1号兔上段				
试验1号兔中段				
试验1号兔下段				
试验2号兔上段				
试验2号兔中段				
试验2号兔下段				
试验3号兔上段				
试验3号兔中段				
试验3号兔下段				

表 10-5-35　对照组组织刺激评分记录表

观察部位	计分			
	上皮反应	白细胞浸润	血管充血	水肿
对照 1 号兔上段				
对照 1 号兔中段				
对照 1 号兔下段				
对照 2 号兔上段				
对照 2 号兔中段				
对照 2 号兔下段				
对照 3 号兔上段				
对照 3 号兔中段				
对照 3 号兔下段				

【试验报告】

试验报告包括试验样品描述；试验样品预期用途 / 应用；制备样品所用方法的详细描述；实验动物描述；接触方法；试验部位计分；观察记录；组织学评价；结果评价；结论等。

第三节　口腔材料生物学评价动物实验

Section 3　Animal test for Biological evaluation of dental materials

口腔材料（dental materials）是用于人体口腔疾病治疗，与人体组织相接触的医用材料，因此要求材料应对人体无毒性，无刺激性，无致癌性和致畸变等作用。在体内正常代谢作用下，保持稳定状态，无生物退变性。代谢或降解产物对人体无害，且易被代谢。任何用于人体的材料在临床应用前均应进行生物安全性检测。口腔材料作为生物医用材料的一种，其分类方法与医疗器械材料的分类方法基本相同。

对口腔材料进行生物学评价的试验分为 3 组。

第一组：体外细胞毒性及遗传毒性试验。细胞毒性采用体外组织细胞培养的方法，观察材料对细胞生长繁殖及形态的影响。基因突变、染色体畸变试验采用细胞培养的方法来观察材料对体外培养细胞的遗传毒性。AMES 试验采用细菌培养的方法来评价材料的遗传毒性。以上均为用体外试验方法来评价材料的细胞毒性及遗传毒性试验。

第二组：主要检测材料对机体的全身毒性作用、刺激与致敏作用以及植入后对局部植入部位的组织反应。这组试验需要使用实验动物来进行试验评价研究。

第三组：为临床应用前试验。主要检测材料对拟使用部位组织的毒性作用。包括牙髓牙本质试验、根管内应用试验、盖髓试验。这组试验需使用实验动物来进行评价研究。

第一组组试验为体外生物学评价试验，评价方法与 GB/T16886 系列体外试验评价方法基本相同，不需要使用实验动物，故不作介绍。第二组试验大部分与 GB/T16886 系列试验相同，吸入毒性、显性致死试验则稍有不同，在本节中加以介绍。第三组试验主要为针对口腔材料进行生物学评价的试验，也需要使用实验动物，有一定的特殊性，也在本节中予以介绍。

牙髓牙本质刺激试验用于评价牙髓和牙本质对试验材料的反应。将材料充填于实验动物或人体已备好的牙齿窝洞中一定时间，观察牙髓和牙本质的组织病理反应，评价材料的刺激性。

盖髓试验用于评价牙髓对盖髓材料的反应。将试验材料充填于实验动物已备好的牙齿穿髓窝洞中一定时间，观察牙髓的组织病理学反应。

根管内应用试验用于评价牙髓及根周组织对根管内材料的反应。将试验材料充填于根管预备后的实验动物牙齿根管内一定时间，观察牙组织的病理反应。

进行牙科试验前，研究者必须对牙齿的构造及牙齿窝洞有清楚的了解，对相关的基础知识有所了解。故在此对牙齿的构造和窝洞的制备情况作一个简单的介绍。

从外部形态上观察，每个牙齿都分为牙冠、牙根两部分（图10-5-39）。牙冠是牙齿显露在口腔的部分，也是发挥咀嚼功能的主要部分。前牙的牙冠有唇面、舌面、近中面和远中面，后牙的牙冠有颊面、舌面、近中面、远中面和𬌗面。

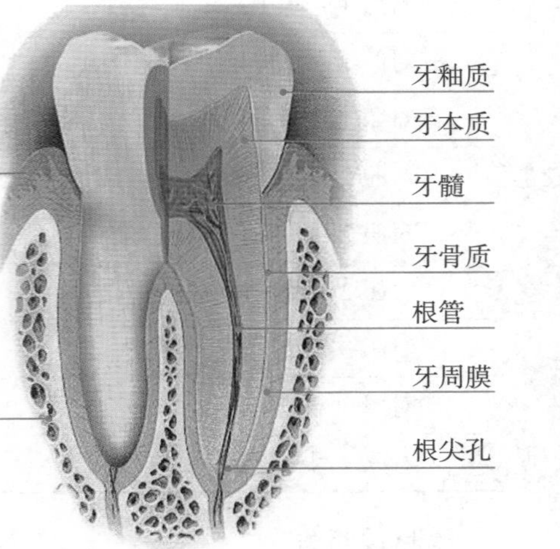

图10-5-39　牙齿结构示意图

牙根是牙齿固定在牙槽窝内的部分，也是牙齿的支持部分，其形态与数目随着功能而有所不同。功能较弱而单纯的牙齿多为单根；功能较强而复杂的牙齿，牙冠外形也比较复杂，其牙根多分叉为两个以上，以增强牙齿在颌骨内的稳固性。

牙釉质位于牙冠表层，半透明的乳白色硬组织，是牙体组织中高度钙化的最坚硬的组织，牙釉质中96%为无机物，其余为水和有机物。

牙本质是构成牙齿主体的物质，位于牙釉质和牙骨质的内层，不如牙釉质坚硬。其所含矿物质为65%~70%，其余是有机物，而且主要是蛋白质和水。

牙骨质是构成牙根表层的钙化组织。其硬度与身体其他骨组织一样。牙骨质含有75%的无机物。23%的有机物和2%的水。

牙髓是位于牙齿内部牙髓腔中的疏松结缔组织，牙髓中含神经纤维、血管、淋巴管、成牙本质细胞和成纤维细胞。

在进行口腔材料第三组评价试验时，为了模拟临床时因龋齿而形成的窝洞，必须人为地在实验动物牙齿上制造出窝洞。临床上，窝洞是龋洞经过手术去除龋坏组织并制备成特定形状而形成的。窝洞形成的方式和窝洞形成的质量，直接影响到试验的效果和对材料评价的结果。窝洞的分类是G.V.Black根据龋损所在牙面的部位，从治疗的观点出发，于1908年提出的。Black把窝洞分为5类，目前仍作为充填治疗的基础分类，被广泛应用。窝洞的分类方法如下。

Ⅰ类洞：为发生于所有牙齿的发育窝、沟内的龋损所制备的窝洞，称为Ⅰ类洞。包括磨牙颌面窝沟洞，磨牙颊（舌）面的颊（舌）沟洞，前磨牙的颌面窝沟洞，上前牙的腭面窝沟洞。以磨牙颌面洞最具典型性。

Ⅱ类洞：为发生于后牙邻面的龋损所制备的窝洞，称为Ⅱ类洞。包括磨牙和前磨牙的邻面洞、邻颌面洞和邻颊（舌）面洞，以磨牙邻颌面洞为典型代表。

Ⅲ类洞：为发生于前牙邻面未损伤切角的龋损所制备的窝洞，称为Ⅲ类洞。包括切牙、尖牙的邻面洞、邻腭（舌）面洞、邻唇面洞。以切牙的邻腭面洞为典型代表。

Ⅳ类洞：为发生于前牙邻面并损伤切角的龋损所制备的窝洞。包括切牙和尖牙的邻唇、邻腭（舌）面洞。目前，Ⅳ类洞含义已延伸，包括因牙外伤引起切角缺损的洞。

Ⅴ类洞：为发生于所有牙齿的颊（唇）、舌（腭）面近龈1/3牙面的龋损所制备的窝洞。

窝洞的分类也可按洞形涉及的牙面数分类：单面洞，只累及1个牙面的窝洞；双面洞（复面洞），累及2个牙面且连为一个整体的窝洞；复杂洞，累及2个牙面以上且连为一个整体的窝洞。

介绍了相关的背景知识后，下面就牙科材料的应用前试验评价研究分别作介绍。

一、根管内应用试验（endodontic usage test）

牙髓坏死及根尖周病的患牙需要作根管治疗。根管治疗术是通过清除根管内的坏死物质，进行适当的消毒，充填根管，以去除根管内容物对根尖周围组织的不良刺激，防止发生根尖周病变或促进根尖周病变愈合的一种治疗方法。牙髓坏死、慢性牙髓炎(包括根尖周肉芽肿、根尖周脓肿、根尖周囊肿)、牙髓牙周综合征和有系统性疾病不宜拔牙又需要治疗或暂时保留患牙者均为根管治疗术的适应证。在实施根管治疗术时,有两种方法。二次或多次法,首先制洞开髓,冲洗髓腔,去除坏死、坏疽的牙髓,扩大根管,再次冲洗洁净根管,吸干后封入消毒药物 2~7 日;复诊如无明显反应,即去除封料,充填根管;若有明显反应,可重新封入消毒药物,下次再充填根管。一次法,制洞开髓,冲洗、扩大根管,随即充填根管,一次完成。在众多保存患牙的治疗方法中,根管治疗术的远期疗效最佳。因此,对于残冠残根牙,根管治疗术是唯一可以选择的治疗方法。

根管治疗术的过程是医生用根管治疗专用的器械通过彻底去除感染的牙髓以及感染的牙本质和毒性分解产物,严密填塞根管,隔绝细菌进入根管再感染,防止根尖周病变的发生或促进根尖周病的愈合。根管治疗术通常包括 3 个基本步骤:根管预备、根管消毒、根管充填。一般将根管清理和成形合并称为根管预备。根管预备时,去除根管系统内的细菌和残余牙髓,造成一个根管口处直径最大,距根尖 1mm 处直径最小的,平滑的锥形根管。根管预备完成后须进行根管消毒,最后是根管充填,用生物相容性好,不溶解的材料充填根管。严密填塞根管,隔绝细菌进入根管再感染,防止根尖周病变的发生或促进根尖周病的愈合。

根管内应用试验操作过程基本同根管治疗术,其目的在于评价根尖区牙髓组织及根尖周组织对用于根管内的材料的生物学反应。

【材料与器材】

牙科高速窝轮钻机、载玻片、牙科调拌刀、H_2O_2、戊巴比妥钠、洗必泰、生理盐水、酒精棉球、系列根管锉、拔髓针、齿科氧化锌丁香酚、根管探针、组织处理试剂及设备、橡皮障。

【试验材料】

试验材料,按照材料的使用说明书来调和制备材料。

阴性对照材料,符合标准要求的齿科氧化锌丁香酚根管充填材料。应用时,在无菌调和板上调和成均匀的糊剂。

【实验动物】

可从非啮齿类动物猴、犬、小型猪中任选一种。每种至少 4 只动物,每个周期至少 2 只动物,所用牙齿应是完整的恒牙,最好是切牙、尖牙及(或)前磨牙,根尖完全形成。试验周期为(28 ± 3)天及 6 个月。选择足够的动物,以便每个试验周期至少有 10 颗牙含试验材料,5 颗牙含阴性对照材料。

【试验步骤】

1. 牙齿制备　用合适的麻醉剂对动物实行全身麻醉。去除牙面结石及菌斑。用浓度为 30%(v/v)的过氧化氢之后,用碘伏清洁牙面术区并干燥。上橡皮障。

无菌条件下用高速钻开髓,注意用连续的无菌生理盐水冲洗开髓孔,防止高温对牙组织的损害。用生理盐水清洗暴露的牙髓,并用消毒棉球擦干。确定试验工作长度,用新的无菌拔髓针按此长度拔除牙髓。用洗必泰清洗根管。

用无菌根管锉按试验工作长度扩大根管,使根管内空间达到 35~40 号根管锉粗细的程度。清除根管内牙本质碎屑,以防其堵塞根尖而妨碍根管内材料与根尖周组织接触。机械预备完成后,用洗必泰清洗液将根管冲洗干净,并用无菌棉球及大而钝的无菌纸捻擦干根管。

每一试验周期用试验材料充填至少 10 颗牙齿,阴性对照材料充填至少 5 颗牙齿。试验与对照牙齿随机分布。按试验工作长度将试验材料或对照材料充填入根管。用硬氧化锌丁香酚水门汀封闭根管口及充填牙齿窝洞,6 个月组加用银汞合金充填牙齿窝洞。

2. 术后观察　在观察期内观察动物的变化,如饮食习惯及术区是否有炎症反应等。(28 ± 3)天及 6 个月后,用过量麻醉剂处死动物。检查充填体、牙齿及其支持组织,记录异常表现。

取下包含牙齿及其周围软硬组织的组织块,用中性甲醛缓冲液固定。如在处死前加用血管内灌注法固定,可获得更好的固定效果。

固定后,对组织块拍摄 X 线片,观察根尖区组织有无改变。用合适脱钙剂脱钙[如 10%(v/v)甲酸或 pH 为 7.4 的 0.5mol/L 乙二胺四乙酸(EDTA)或 5%(v/v)硝酸],石蜡包埋,连续切片。切片厚度为

5~10μm，沿牙齿长轴经根管及其分叉处切片。用HE染色，观察材料与牙髓界面及根尖周组织状况。记录牙齿根尖区牙髓、根尖周组织、牙本质和牙骨质的全部组织学变化(图10-5-40)。

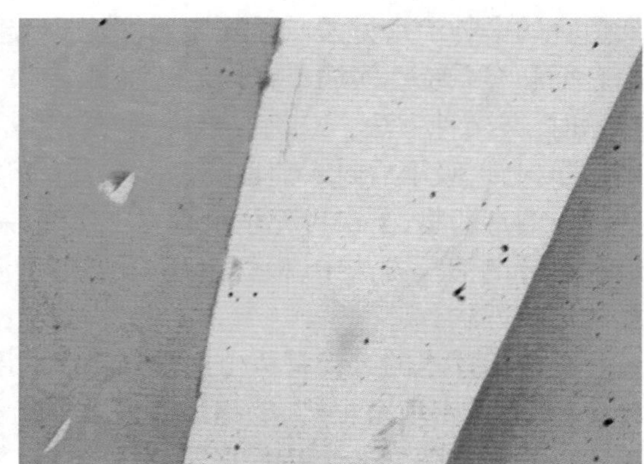

图10-5-40　根管内应用脱钙组织HE染色(40×)
图片说明：牙齿根尖区牙髓、根尖周组织、牙本质和牙骨质，无炎症细胞浸润，组织无坏死，未见残存的牙髓及(或)根尖周组织的结构破坏

【结果评价】

评价指标。0级：无炎症；1级：轻度炎症，炎症细胞呈散在浸润，主要是慢性炎症细胞，残存的牙髓结构仍可分辨出来；2级：中度炎症，炎症细胞呈灶性浸润，组织无坏死，残存的牙髓及(或)根尖周组织可能发生结构破坏；3级：重度炎症，炎症细胞广泛浸润，分布于残存的牙髓及根尖周组织，或有脓肿形成。

在评价时应考虑所有异常发现，尤其是试样与对照样的差异。试样引起的反应与对照应无明显区别。

6个月时，对照组出现2级反应者，需重新试验。在任一观察期出现重度反应者均认为该材料不合格。6个月时，2级反应的试样为3个或3个以上，则认为该材料不合格。除上述情况外，均认为该材料合格。

【试验报告】

应包括详细的数据资料，以能够对结果作出独立的评价，报告应有下列各项内容。

根管内应用样品的描述，包括试验和对照材料、材料状况、制备、表面条件。报告选择对照材料的理由。

根管内应用试验中实验动物及实验动物相关的管理情况，包括动物的来源、年龄、性别和品系，检测期间的环境条件、动物饮食及动物状况，动物健康状况的评价，以及包括意外死亡在内的所有观察发现。报告手术操作技术，以及每只动物、每一部位和每一观察期的牙齿数量。

取样与组织学制备，应包括所采用的取样技术，记录每只动物、每一观察期牙齿取到的数量，所有样品都应作为试验的一部分。所采用的组织学切片固定和制备技术在报告中应予以说明。

评价肉眼观察牙及牙周围组织的状况，以及报告每一组织学检查的结果。最终评价报告应包括试验与对照材料生物学反应的比较评价，以及生物学反应情况的详细描述。

二、牙髓牙本质试验(pulp and dentine usage test)

临床上因龋齿导致牙釉质及牙本质受损，有可能深及牙髓，为了修复龋齿，必须对受损的牙本质用牙科材料进行修复，以防止龋齿的进一步发展。口腔材料牙髓牙本质应用试验就是在模拟修复龋齿的过程中用于评价牙科材料与牙本质及牙髓的生物相容性情况。

为了更好地理解口腔材料生物学评价的牙髓牙本质试验，在这里首先对龋齿发生、发展相关的知识作一个简单介绍。虽然早在釉质龋时，牙髓就开始出现反应，但直到龋损前端到达距牙髓约2mm内的牙本质区，牙髓才出现明显的病理改变，这种因龋病刺激出现的牙本质-牙髓反应，在临床上受到多因素的影响，表现为不同类型、不同程度的保护和破坏反应。

急性龋的有效修复反应较少，主要是破坏反应，脱矿区较宽，再矿化牙本质的修复性透明区较窄，微生物可以存在于脱矿区，甚至在再矿化的透明区内，有引发牙髓炎的潜在可能性。

急性龋持续的过程越长，则牙本质-牙髓复合体的破坏越大。而慢性龋持续的过程越长，则更具充裕的修复时间。龋越深，越近髓，则威胁性越大。龋损在牙本质的外层1/3部分时，急性龋或慢性龋都可能开始产生修复反应。龋损累及牙本质的中1/3层时，急性龋可以确认开始有牙髓反应发生，慢性龋则都可能开始产生修复反应。龋损到牙本质内层1/3时，急性龋有明显的牙髓病变，甚至破坏。慢性龋有修复和轻度破坏性反应。

影响牙本质-牙髓复合体反应的因素，一方面是微生物的种类、数量和毒性致病力；另一方面是机体抵抗力，如牙本质的厚度，即微生物及其代谢产物等引起破坏反应通过的厚度。此外，牙本质的结构和组成、钙化程度、牙本质内氟和其他一些微量元素含量，都会影响到破坏因子，如有机酸在牙本质内的渗透程度，从而影响牙齿的抗龋能力。

修复性牙本质的形成状况与深龋洞底的牙本质有效厚度有关，有效厚度为龋洞底与牙髓组织之间正常牙本质的厚度。临床上用X线片即可测得。牙本质有效厚度≥2mm时，牙髓可以产生完全正常的修复性牙本质。有效厚度为0.8~2mm时，牙髓可能产生不完全的修复性牙本质。有效厚度为0.3~0.8mm，牙髓功能可能受到破坏而没有或极少修复性牙本质。

牙髓牙本质试验的原理就是模拟临床上因龋齿而形成的窝洞而人为地在实验动物牙齿上制造出V类窝洞，在窝洞内填充试验材料后，观察试验材料对牙髓及牙本质的生物学反应，以评价牙科材料的生物相容性情况。

【试验材料】

试验材料，按照材料的使用说明书来调和制备材料。

阴性对照材料，齿科氧化锌丁香酚水门汀。

阳性对照，在未暴露的牙髓上所用的充填材料或技术能引起牙髓的中-重度反应者是合适的阳性对照(如硅水门汀)。

【实验动物】

可从猴、犬或小型猪中任选一种。每一试验周期至少用1只动物。动物应有完整的恒牙(除M3外的所有恒牙均已萌出)且牙根尖完全形成。实际应用时，常选用健康成年家犬6只，体重15~24kg，每一试验时期2只，以保证每个试验周期中至少有7颗牙齿含试验材料，4颗牙齿含阴性对照材料。如有必要，每一试验周期还应有4个阳性对照窝洞。试验前检查实验动物是否已有完整恒牙，根尖是否已完全形成。试验前使动物适应环境7天。牙髓牙本质试验周期为(7±2)天，(28±3)天及(70±5)天3个观察周期。

【试验器材】

高速窝轮钻机、牙科钻、载玻片、牙科调拌刀、H_2O_2、戊巴比妥钠、生理盐水、酒精棉球、组织处理试剂及设备。

【试验步骤】

采用腹腔注射3%戊巴比妥钠溶液对试验犬施行麻醉术，剂量为30mg/kg。

将实验动物在手术台上固定，用碘伏、75%乙醇溶液清洗、消毒动物口周等方法进行备牙操作。清除牙面的牙石恒钙斑。用3% H_2O_2清洗牙冠、牙龈和软组织。再用0.1%洗必泰消毒牙面和手术区。

备洞操作。在牙齿颊面或唇面牙颈部下方牙釉质部位，用涡轮机在水喷雾条件下用倒锥钻低速制备V类洞，洞底剩余牙本质厚度小于1mm，不暴露牙髓。用灭菌生理盐水冲洗窝洞，无菌棉球擦干洞壁。

按随机原则放置试样，每一试验周期试验材料7个窝洞，对照材料4个窝洞。在消毒调和板上调和受试材料和对照材料，用调拌刀挑取适量的试验材料分别放置于试验窝洞内。再用调拌刀挑取适量的氧化锌丁香酚水门汀充填对照窝洞。注意需完全充填窝洞，勿留气体空腔。75%乙醇棉球修饰表面。

如有必要，每一试验周期还应有4个阳性对照窝洞。对于以前有阳性对照数据库的实验室，不必再做阳性对照试验，除非有时需验证阳性反应。在阴性对照氧化锌丁香酚水门汀上，可用粘接技术充填复合树脂或充填玻璃离子水门汀(尤其是长期组)。

定期观察动物的一般状态，体重变化，进食情况，口腔组织红、肿、流涎或化脓等改变。

于手术后7天、28天和70天，分别无痛处死实验动物取样。取样时切取其上、下颌骨和牙齿，置20%中性甲醛缓冲液内固定1周。切取所需要的牙齿及部分颌骨(包括牙根尖组织)，将试验牙与对照牙分别置于有机酸和无机酸脱钙液内脱钙。以梯度酒精脱水，石蜡包埋，沿牙纵轴并通过露髓孔作组织切片，厚度5~10μm，HE染色(脱钙及制片方法参见本章第三节植入后局部反应试验切片制作方法)。

【评价方法】

盲法检查切片(事先不知是试验切片或对照切片)。对每一连续切片，详细描述并记录牙本质、牙髓及根周组织的全部组织学特点，包括任何可能由窝洞制备所引起的组织学变化(包括：表层及深层牙髓组织中炎症细胞的数量及密度；切割的牙本质小管牙髓端的成牙本质细胞层的变化，如细胞数目的减少及移位进入牙本质小管的细胞数量；牙髓充血及出血情况；修复性牙本质的有无及数量；窝洞壁的变色情况等)。牙髓的炎症反应表现较常见，可从连续切片中，通过窝洞等间距地选择至少 5 张切片(参见示例图 10-5-41，图 10-5-42)。按下列分级方法对牙髓组织炎症浸润进行分级。

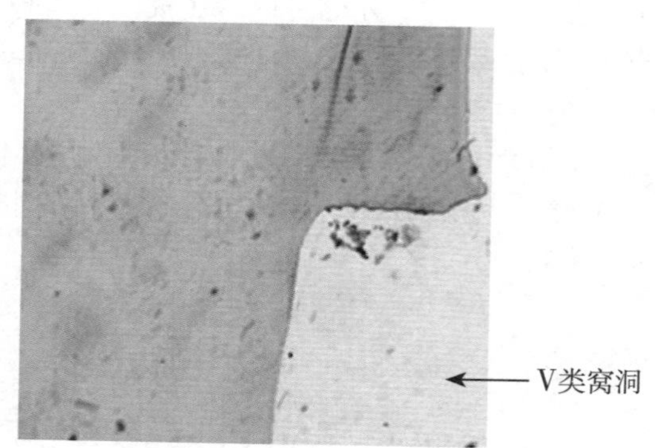

图 10-5-41　V 类窝洞示意图

图片说明：窝洞处颜色观察正常，窝洞与髓腔厚度小于 1mm，未见其他异常

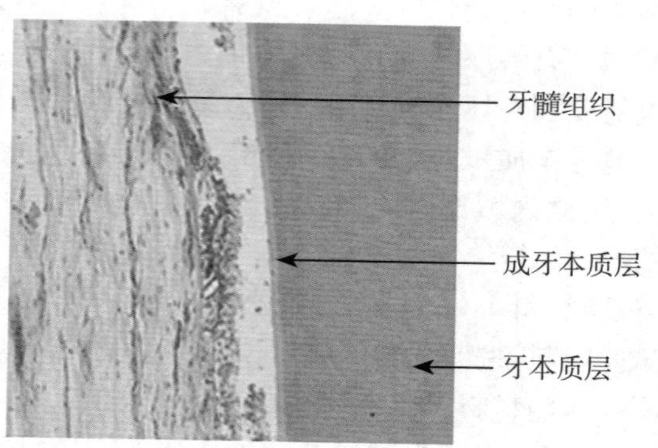

图 10-5-42　脱钙牙组织结构图

图片说明：材料充填部位下的牙髓组织结构基本完整，未见明显炎症细胞浸润，窝洞下牙髓腔可见充血、出血，成牙本质层细胞结构完整，未见细胞脱落，未见修复性牙本质层

分级观察。0，无炎症；1，轻度炎症；2，中度炎症；3，重度炎症(包括脓肿形成或炎症扩散至窝洞底以外的组织区)。对分级的每一切片，记录剩余牙本质的最小厚度。

计算每一试验周期的炎症反应指数，即将各切片所得分级的分数相加之后除以所观察的总切片数。

只有剩余牙本质厚度≤1mm 的牙齿才参与上述反应指数的计算。如果同一试验周期中有 3 个含试验材料牙齿的最小剩余牙本质厚度 >1mm，且该牙齿的反应分级 <2，则应补做试验。若 70 天时阴性对照组牙髓的平均炎症反应指数 >1，则应重新试验。应分别报告用试验材料包括推荐使用的洞衬材料或窝洞处理剂充填的窝洞、用阴性对照充填的窝洞及阳性对照窝洞的数据(后者数据可从以前的试验中来)。另外，记录每一试验周期平均剩余牙本质厚度。按每一试验周期牙髓的平均炎症反应指数评判试验材料对牙髓的反应。

【结果评价】

试验中的所有信息在结果评价时均应考虑，尤其是试验与对照组间结果的任何差异。

任一周期试验材料牙髓出现重度反应，则认为该材料对牙髓有重度刺激。

70 天时，试验材料牙髓出现中度反应，则认为该材料对牙髓有中度刺激。

70 天时，有 2 个或 2 个以上试验材料牙髓出现轻度反应，则认为该材料对牙髓有轻度刺激。

70 天时，全部试验材料牙髓无反应，则认为该材料对牙髓无刺激。

70 天时，有 1 个试验材料牙髓出现轻度反应，则认为该材料虽对牙髓可能有轻度刺激，但临床是可接受的。

【试验报告】

应包括详细的数据资料，以能够对结果作出独立的评价，报告应有下列各项内容。

牙髓牙本质应用样品的描述，包括试验和对照材料、材料状况、制备调和条件等。报告选择对照材料的理由。

与牙髓牙本质应用试验相关的实验动物及管理情况，包括动物的来源、年龄、性别和品系，检测期间的环境条件、动物饮食及动物健康状况的评价，以及包括意外死亡在内的所有观察发现。报告手术操作技术，以及每只动物、每一部位和每一观察期的牙齿数量。

取样与组织学制备，应包括所采用的取样技术，记录每只动物、每一观察期牙齿取到的数量，所有样品都应作为试验的一部分。所采用的组织学切片固定和制备技术在报告中应予以说明。

评价肉眼观察试验牙牙周围组织的状况，以及报告每一组织学检查的结果。最终评价报告应包括试验与对照材料生物学反应的比较评价，以及生物学反应情况的详细描述。

三、盖髓试验(pulp capping test)

盖髓试验其目的在于观察盖髓材料与牙髓接触后所产生的生物学反应，根据生物学反应的程度，评价盖髓材料的生物相容性。材料在临床应用中所需的操作过程亦包含在此评价中。盖髓术(pulp capping)是使用药物覆盖于近髓的牙本质上或露髓的牙髓创面上，使牙髓病变恢复以保存生活牙髓的治疗方法。目前常用的盖髓剂首选氢氧化钙类制剂。盖髓治疗与盖髓评价试验具有一定的相似性，故将盖髓治疗术作一简单的介绍，以促进我们对盖髓评价试验的了解和认识。

盖髓治疗术分为间接盖髓术和直接盖髓术。间接盖髓术(indirect pulp capping)主要应用于深龋近髓或外伤牙冠折断近髓无明显牙髓炎症的患牙和症状轻微的轻度牙髓充疵的患牙。首先去龋、制备洞形，其次盖髓，生理盐水冲洗，棉球拭干，覆盖盖髓剂。垫底后充填。如果不能明确牙髓状况而需要观察牙髓反应时，也可以用氧化锌丁香油糊剂暂时充填观察，4~6周后若无症状再去除表层暂时的充填材料，垫底后永久充填。

直接盖髓术(direct pulp capping)应用于备洞时的意外穿髓，露髓孔直径小于1mm的患牙；外伤冠折露髓的患牙。首先隔湿，露髓的患牙立即用橡皮障或用消毒棉卷隔离唾液，其次消毒手术区，然后覆盖盖髓剂，最后氧化锌丁香油糊剂或聚羧酸水门汀垫底后充填。也可以用氧化锌丁香油糊剂暂时充填观察，4~6周后若无症状，再行常规充填。

盖髓材料评价试验操作基本同盖髓治疗术。现将盖髓试验简单介绍如下。

【试验材料】

按说明书要求调制试验材料。若说明书要求用其他冲洗剂或试剂进行止血或用特殊的牙髓伤口处理方法，则按说明书要求操作，材料须灭菌包装。

对照材料，灭菌包装的氢氧化钙和医用生理盐水，应用前将二者调和成糊状。

【试验器材】

高速窝轮钻机、牙科钻、载玻片、牙科调拌刀、H_2O_2、戊巴比妥钠、生理盐水、酒精棉球、组织处理试剂及设备、橡皮障。

【实验动物】

选用健康成年家犬2只，体重15~25kg，每一试验时期1只。试验前检查实验动物已有完整恒牙，根尖已完全形成。试验前使动物适应环境7天。动物麻醉采用3%戊巴比妥钠腹腔注射麻醉动物，剂量为30mg/kg。盖髓试验周期为(7±2)天及(70±5)天。

【试验步骤】

将实验动物在手术台上固定，用碘伏、75%乙醇溶液清洗、消毒动物口周进行备牙操作。清除牙面所有的牙石及菌斑。用3% H_2O_2清洗牙冠、牙龈和软组织。放置橡皮障以隔离所用牙齿。再用0.1%洗必泰消毒牙面和手术区。

备洞。在牙齿颊面或唇面牙颈部下方牙釉质部位，用涡轮机在水喷雾条件下用倒锥钻低速制备V类洞，深至牙本质，再用2号球钻扩大钻孔至牙本质窝洞底部显粉红色或钻穿牙本质，勿损伤牙髓。用灭菌生理盐水冲洗窝洞使窝洞中央底部出现孔径大约1mm的小孔，用生理盐水冲洗窝洞至出血停止。用其他冲洗剂或试剂进行止血。无菌棉球擦干洞壁。

按随机原则放置试样，每一试验周期用试验材料盖髓至少7个窝洞，对照材料盖髓至少5个窝洞。在消毒调和板上调和受试材料和对照材料，用调拌刀挑取适量的试验样品糊剂与氢氧化钙糊剂分别放置于窝洞内露髓孔上。再用调拌刀挑取适量的氧化锌丁香酚水门汀覆盖试验与对照材料。最后挑取少量的牙釉质黏合剂覆盖，75%乙醇棉球修饰表面。

试验组共制备7~8颗牙，对照组制备5~6颗牙。

大体观察。观察动物的一般状态，体重变化，进食情况，特别是术后3~5天。观察并记录进食、口腔组织红、肿、流涎或肿胀、化脓等改变。

切片制备。于手术后 7 天和(70 ± 5)天，分别无痛处死实验动物。切去其上、下颌骨和牙齿，除去皮肤，仔细观察充填物、牙和其周围组织，置 20% 甲醛溶液内固定 1 周。切取所需要的每一包含牙齿及其周围软硬支持组织的组织块及部分颌骨(包括牙根尖组织)，进行 X 线检查影像改变。将试验牙与对照牙分别置有机酸和无机酸脱钙液[如 10%(v/v)甲酸或 pH 7.4 的 0.5mol/L 乙二胺四乙酸(EDTA)溶液]内脱钙。以梯度酒精脱水，石蜡包埋。切片沿牙纵轴并通过露髓孔作组织切片，厚度 5~10μm。HE 染色。

【观察指标】

检查切片，描述组织学特点。盲法检查切片。对每一连续切片，详细描述并记录牙本质、牙髓及根尖周组织的全部组织学特点(炎症浸润的程度和范围、炎症细胞类型、成牙本质细胞的改变、充血、牙髓变性、牙髓坏死的性质及范围、牙本质桥形成等)，包括任何可能由窝洞制备所引起的组织学变化。按下列分级方法并分别对牙髓表层组织(成牙本质细胞层、无细胞层及多细胞层)及深部牙髓组织的炎症浸润程度进行分级。组织病理学观察的数目为试验组 7 个组织块，对照组 5 个组织块。

根据炎症反应程度进行分级。无炎症，0 分；轻度炎症，1 分；中度炎症，2 分；重度炎症，3 分；脓肿形成或扩散至根尖周组织区，4 分。计算炎症反应指数：炎症反应指数 = 各切片计分之和 / 观察切片数之和。

必要时记录每一试验周期含细菌的窝洞数目。

【结果评价】

试验中的所有信息在结果评价时均应考虑，尤其是试验与对照组间结果的任何差异。根据试验组与对照组的比较，对结果进行判断。

试验周期(70 ± 5)天时，试验组的反应指数与对照组无明显差异，深部牙髓无炎症，则认为试验材料盖髓试验符合盖髓试验的要求。

【试验报告】

应包括详细的数据资料，以能够对结果作出独立的评价，报告应有下列各项内容。

盖髓应用样品的描述，包括试验和对照材料、材料状况、制备。报告选择对照材料的理由。

盖髓实验动物及动物管理情况，包括动物的来源、年龄、性别和品系，检测期间的环境条件、动物饮食及动物状况，动物健康状况的评价，以及包括意外死亡在内的所有观察发现。报告手术操作技术，以及每只动物、每一部位和每一观察期的牙齿数量。

取样与组织学制备，应包括所采用的取样技术，记录每只动物、每一观察期牙齿取到的数量，所有样品都应作为试验的一部分。所采用的组织学切片固定和制备技术在报告中应予以说明。

评价肉眼观察牙及牙周围组织的状况，以及报告每一组织学检查的结果。最终评价报告应包括试验与对照材料生物学反应的比较评价，以及生物学反应情况的详细描述。

四、短期全身毒性试验经口途径(short term systemic toxicity test oral route)

短期全身毒性试验是口腔材料急性毒性试验评价的试验方法，该方法同 GB/T16886.11 中的急性全身毒性试验基本相同，但是其试验周期相对较长，需要接触 7 天，并且观察 7 天，而急性全身毒性试验接触时间在 24 小时内一次或多次接触，观察时间在 72 小时内，最长不超过 5 天。口腔材料需要同口腔接触，进行毒性试验时，其接触途径为经口途径。由于具有以上的不同点，故口腔材料短期全身毒性试验单独列出，以便于适应口腔材料评价的需要。

【实验动物】

选用 SD 大白鼠 20 只，雌、雄各半。体重 130~160g，完全随机分组，每组 10 只，每笼 5 只。实验动物的环境条件和设施应达到标准的要求。实验动物房温度和湿度宜适合动物种属，如大白鼠需(22 ± 3)℃、40%~70% 湿度的环境条件。典型的人工照明宜设置为 12 小时开启、12 小时关闭。饲养方面，可采用标准商业实验室饲料，无限制性供应饮用水。适当时，动物可按性别群养或单独饲养，群养时每一笼具不应多于 5 只动物。

【试验材料】

试验材料制备，将材料或制品磨成或切成粒度约 200μm 的颗粒。糊状或橡皮状材料，取一定量的材料放入分散介质中高速搅拌。水溶性材料，用生理盐水或蒸馏水制备成 20% 水溶液。难溶性材料，用适宜的介质（2% 可溶淀粉）配制成 20% 的混悬剂或乳浊溶液。浸提液制备方法本章第一节描述的方法进行制备。

【材料与器械】

立式压力蒸汽灭菌器，5ml 注射器若干，灌胃器，电子天平，标签纸，广口瓶 3 个，烘箱，医用生理盐水等。

【试验方法步骤】

体重增长数（g）用体重相对增长率来表示，

$$体重相对增长率=\frac{体重增长数(g)}{原始体重(g)}\times 100\%$$

给药前称量并记录每一只动物的体重。灌喂前应禁食，但不禁饮水。实验动物灌胃操作，以带有塑料管的 16 号灌胃针头灌胃浸提液或混悬剂，按 5ml/kg 每日灌胃 1 次，连续给药 7 天。对照组动物灌胃生理盐水或淀粉溶液，按 5ml/kg 每日灌胃 1 次，连续给服 7 天。每天称重和记录试验组与对照组动物体重，每天消耗的食物重量、在试验完成后计算各组动物体重增长率和食物利用率。

【结果及结果判断】

给予受试物后观察动物的一般状态，毒性表现。每日称量每一动物的体重，记录动物死亡数。实验连续观察 14 天。试验期间若动物发生死亡，即时进行尸检观察。每日定量加入饲料每笼 200g，第 2 日称量剩余饲料量，应注意防止食物的洒漏。计算每笼动物每吃 100g 饲料动物体重增长的克数，试验与对照组动物的体重相对增长率。

一般状态和毒性表现包括运动功能减退、腹泻、上睑下垂、震颤、虚脱、呼吸困难、管状尾等。按毒性症状和体征的程度分为无、轻、中、重和死亡。记录每只动物的症状和体征时以最重者分级。

如有必要，须病理解剖，宏观观察动物心、肺、消化道、肝、脾、膜、肾、肾上腺、生殖腺等重要脏器。观察有无充血、出血、水肿或其他变化。如有异常应进行常规组织病理切片观察。

试验组与对照组动物相比，无异常，则认为被试材料无经口全身毒性。对记录的试验组和对照组动物体重、食物消耗量、体重增长率、食物利用率等这些数据进行统计学分析和比较，根据分析的结果判断材料的毒性程度和等级。

【最终报告】

适当时，急性全身毒性试验最终试验报告应包括下列信息，试验样品制样描述；试验时所用的试剂情况说明；实验动物，所用动物种属、品系；动物数量、年龄和性别；来源，包括微生物学状况（如屏障饲养、常规情况），动物房条件（温度、湿度、笼具、光照、饲料等），试验开始时的体重；试验条件，剂量选择说明，达到的浓度，稳定性和同质性，试验物质接触的详细说明，饲料、水和垫料质量的详细说明；结果可以表 10-5-36 至表 10-5-40 和图 10-5-43 的形式摘要给出数据，包括试验开始时每一对照组和试验组的动物数量、出现不良临床反应的动物数量、出现体重变化的动物数量，体重 / 体重变化；结果讨论；结论。

表 10-5-36　经口急性毒性试验毒性程度分级表

毒性表现程度	症状
无	未见毒性表现
轻度	轻微运动功能减退、腹部刺激征、呼吸困难
中度	运动功能减退、上睑下垂、腹泻、腹部刺激征、呼吸困难
重度	严重腹泻、上睑下垂、震颤、虚脱、呼吸困难、发绀、死亡

表 10-5-37　××× 材料经口急性毒性实验动物体重记录表(单位:g)

组别	动物号	实验动物体重													
		给药周							观察周						
		1天	2天	3天	4天	5天	6天	7天	1天	2天	3天	4天	5天	6天	7天
试验♂	1														
	2														
	3														
	4														
	5														
试验♀	1														
	2														
	3														
	4														
	5														
对照♂	1														
	2														
	3														
	4														
	5														
对照♀	1														
	2														
	3														
	4														
	5														

表 10-5-38　实验动物每天消耗的食物重量记录表(单位:g)

组别	食物消耗量													
	给药周							观察周						
	1天	2天	3天	4天	5天	6天	7天	1天	2天	3天	4天	5天	6天	7天
试验♂														
试验♀														
对照♂														
对照♀														

表 10-5-39　××× 材料经口毒性试验食物利用率记录表(单位:g)

组别	食物利用率													
	给药周							观察周						
	1天	2天	3天	4天	5天	6天	7天	1天	2天	3天	4天	5天	6天	7天
试验♂														
试验♀														
对照♂														
对照♀														

表 10-5-40　××××× 经口急性毒性实验动物体重增长率记录表

组别	体重增长率(%)													
	给药时间(d)							观察时间(d)						
	1	2	3	4	5	6	7	8	9	10	11	12	13	14
试验♂														
试验♀														
对照♂														
对照♀														

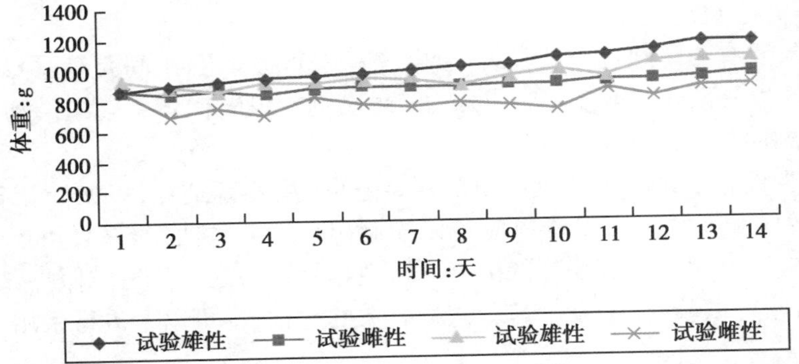

图 10-5-43　××× 材料经口急性毒性试验实验动物体重变化示例图

五、吸入毒性试验(inhalation toxicity test)

评价可吸入受试物，如气体、挥发性物质、气溶胶或颗粒物可否经呼吸道吸收及其急性毒性。

首先了解有关吸入毒性相关的几个概念。急性吸入毒性(acute inhalation toxicity)是指在短期内(24小时或少于24小时)，一次连续吸入被试物质后引起的不良反应。半数致死剂量 LD_{50}(median lethal dose，LD_{50})是指某一物质在试验总体动物中，引起50%动物死亡的剂量。半数致死浓度 LC_{50}(median lethal concentration，LC_{50})是指某一物质在试验总体动物中，引起50%动物死亡的浓度。半数致死时间 LT_{50}(median lethal time，LT_{50})是指某一物质在试验总体动物中，引起50%动物死亡的时间。

将实验动物分成几个染毒剂量组及对照组，每组动物放置于一个有适当空间的染毒柜中染毒。染毒结束取出动物，移至空气清洁的室内。需观察染毒期间及终止染毒后实验动物中毒体征与严重程度。死亡动物应及时进行大体解剖，观察期结束时处死存活动物并作大体解剖。大体解剖发现病变的组织、器官应尽可能作病理组织学检查。

吸入毒性试验受试样品应具备确切的来源，严格的质量规格和准确的理化性质。受试物为口腔用生物材料，其必备资料包括：物态(气态、挥发性物质、气溶胶或颗粒物)，纯度(杂质)，液态受试物的蒸气压和沸点，气溶胶或颗粒受试物的粒子大小、形状和分散度。根据以上资料，在染毒时受试物在空气中保持一定浓度，必要时加入适当的介质。介质本身无毒性，不与受试物反应并不影响受试物的吸收。

依据受试物的理化性质调试染毒装置，包括确定受试物的气化和配气方法，载气种类，气流速度，排放的废气处理方法等。

【实验动物】

使用ICR种小鼠或近交系小鼠，体重(22±3)g。如须重复试验，必须使用第2种动物。可用体重150~200g豚鼠或体重(200±20)g的Wistar大鼠10只。雌、雄各半。在一次试验中，动物之间或各组间的体重差异应不得超过实验动物体重平均值的 ±20%。

动物房的室温控制在(22±3)℃，相对湿度40%~70%。每个浓度组动物按性别分笼饲养，每笼动物数以不干扰动物个体活动及观察反应为度。动物房应具备良好的采光、通风设施。动物食用常规饲料，自由饮水。

分组与对照，将动物随机分配到试验组与对照组中，试验组至少分为高、中、低档浓度3组。对照组除不接触受试物外，其他条件应与试验组完全相同。必要时可设介质对照组，以研究介质的影响。

【器具与设备】

流量计(100L/h或250L/h)，分析天平；气相色谱，染毒装置等。

【试验剂量】

最大耐受量试验，按照本试验方法进行试验，用试验材料能够达到的最大浓度或用大于5000mg/m^{3}的剂量染毒4小时，若实验动物未出现明显的毒性反应或死亡，则可认为试验材料为低毒物质，该材料符合本标准要求。不需再进行 LC_{50} 测定。

受试物剂量选择，要有一定数量的试验组，至少应有3个剂量组，组间要有适当的组距。除低剂量组外，各剂量组动物应产生一系列的毒性反应或死亡。最高剂量组应有90%以上的动物死亡。每一剂量组应有10只动物(5只雄性和5只雌性)。

受试物浓度，至少设置3个不同浓度的试验组，组间浓度距离适当，以便能在各浓度组的实验动物中发生一定程度毒效应和死亡。所得资料应足以绘制出浓度死亡曲线，并在可能情况下求出 LC_{50} 值。受试物具爆炸性时，应注意避免造成爆炸的浓度。可通过预试验建立适宜的限度试验，如果以5mg/L的浓度吸入4小时进行限度试验时，未发生与受试物有关的死亡，则可以不进行采用3个剂量水平的完整试验。

吸入染毒至少持续4小时(在染毒柜浓度达到平衡之后)，依特殊研究的要求可延长或缩短吸入时间。

【试验装置】

染毒装置可分为静式吸入染毒和动式吸入染毒两种方式，静式吸入染毒，把动物放在一定容积的密闭容器内，使受试物浓度较为稳定，使动物吸入染毒。为保证动物在染毒期间内有足够的氧气供应，应当根据实验动物的品、系、染毒时间和呼吸通气量等来确定染毒容器所需的体积。一般小鼠最低需气量为4.35L/h，大鼠为30.5L/h。动式吸入染毒系采用机械通风装置，连续地将新鲜空气与受试物按比例送入染毒柜，同时抽出等量的污染气体，使毒物浓度相对稳定。采用动式染毒时，染毒柜应每小时至少换气3次以上，以维持柜中氧气不低于19%和受试物浓度基本恒定，但气流速度不可过大。染毒柜内应稍呈负压，以防有毒空气外溢。每个染毒柜中放置的动物的总体积以不超过染毒柜总体积的5%为宜。

【试验步骤】

以动式染毒为例进行简单介绍。取已在实验室环境至少适应5天的健康年轻动物，称重，然后在染毒装置中以设计的浓度染毒4小时。染毒期间应禁食。染毒过程中应进行染毒柜中气流流速、温度、湿度、受试物浓度、颗粒物粒度、分散度的测定，并保持上述因素稳定。

染毒步骤，将实验动物(10只)放入染毒室内。密闭染毒室和毒物发生室，仅保持进、出气口和管道通畅。开启气泵和阀门，调整流量计，并测定进气流量，使之符合试验要求，记录开始时间。调整染毒室和毒物发生室的温度，以保证试验材料浓度的稳定。

观察并记录实验动物的反应。严密监视并注意控制整个动式染毒装置，随时加以调整，以保持试验条件染毒室内试验材料的浓度、气流速度和温度的稳定。

达到预定时间(4小时)染毒结束时，让通风系统继续运转，以排出染毒室内的残留毒物。打开染毒室取出动物。

将阴性对照组小鼠放入染毒室内，开启气泵，使压缩空气通过无材料的毒物发生室进入染毒室。重复上述步骤。

测定可采用气相色谱或其他适当的分析技术测定染毒室内试验材料的浓度。也可采用称量法测定，即染毒前称量毒物发生室，染毒结束时再次称量毒物发生室，试验期间试验材料的重量损失除以通过毒物发生室的空气体积(以L表示)，即为试验期间染毒室内试验材料的浓度。

每次染毒后，仔细观察并作详细、系统的记录，记录动物死亡率，并观察存活动物的毒性反应，观察期限最少7天，但不做硬性规定。可依据毒性反应、体征发生的速度和恢复期长短而定。如有必要可适当延长观察时间。除在给毒当天需十分仔细观察毒性的效应外，以后每日均应定时认真观察。观察内容为皮毛变化，眼和黏膜、呼吸系统、循环系统、神经系统变化，特别是肢体活动和行为的改变。要注意有无震颤、惊厥、流涎、腹泻、嗜睡、昏睡等症状。中毒体征出现和消失的时间及死亡时间都十分重要，特别是在有死亡延迟趋势时。对这些应注意观察和记录。应分别在染毒前、染毒后(每周1次)、处死前称量动物体重。观察期间应采取措施使动物的损失减到最低。如发现死亡动物应及时解剖或冷冻，体弱或濒死动物应迅速隔离或处死。

病理学检查，所有实验动物皆应做大体解剖，应特别注意呼吸道的改变。对存活24小时的动物肉眼观察有病变的组织脏器及靶器官，并尽可能进一步做病理组织等检查。

【试验数据处理】

计算和结果处理，用表格列出试验中获得的各染毒组及对照组两种性别的动物的全部原始数据，内容应包括动物编号、性别、染毒剂量、体重、各种体征的有无及程度、死亡或存活状况、大体解剖及病理组织学检查(如有)时各病变的有无及程度。计算不同组、不同性别动物上述各项的发生率及不同时间的体重均值。

用适宜的统计学方法对上述数据进行统计学分析。可能的情况下计算剂量-效应与剂量-反应关系。可能时选用适宜方法计算吸入的LC_{50}值。应用本方法评价一个材料的毒性时，由于被试物的气体是混合在输入染毒室的空气中，因此染毒室内试验材料的浓度不可能立刻达到所需平衡浓度。一只8.75L容积的染毒室，以2L/min的空气流速，染毒室内的材料浓度要达到95%平衡大约需要13分钟，若要达到99%平衡，大约需要20分钟。因为染毒室内材料的起始浓度为0，几小时能达到LT_{50}的化合物，在染毒的前几分钟，化合物的浓度呈抛物线上升，所以，在前13分钟或20分钟，吸入毒物的总量过低，需要在停止输入毒物后延长13分钟或20分钟来补偿吸入总量的不足。对LT_{50}为数分钟到1小时的试验材料，评价应该谨慎。

【结果评价】

对受试物能否经呼吸道吸收及毒性作用特点作出初步评价。受试物对试验组动物的效应水平与对照组有无显著性差异，或能得到剂量 - 效应、剂量 - 反应曲线时对经呼吸道急性毒作用阈值作出初步评价。若可求出 LC_{50} 时，应对受试物的急性毒性级别作出初步评价。

若最大耐受量试验合格，则可认为试验材料为低毒物质，该材料符合要求。

若试验材料的 $LC_{50}>5000mg/m^3$，则可认为试验材料为低毒物质，该材料符合要求。

若试验材料的 $LC_{50}\leq 5000mg/m^3$，试验材料为中等毒性以上的物质，则认为该材料不符合要求。

【试验报告】

应包括下列内容：试验开始时间、结束时间、实验室名称、试验负责人姓名；受试物及介质有关理化特性、受试物的配制方法；实验动物品、系、来源、饲养条件，在实验室适应环境的情况；试验中所用设备及其他条件的介绍；各组动物染毒开始时间、结束时间、染毒方法介绍、染毒过程的描述、染毒剂量的选择；观察次数及持续时间，观察中体征出现及消失的时间。对体征特点的文字描述，动物死亡及剖检的时间，大体解剖及病理组织学检查（如有）所见病变特点的文字描述；报告全部原始数据表格；各种效应的频数、发生率或均值及标准差；所用的统计学分析方法及计算结果；有可能时绘出剂量 - 效应或剂量 - 反应曲线；LC_{50} 及其 95% 可信限计算方法及计算结果；结果的评价；试验结论等。

六、显性致死试验（dominant lethal test）

显性致死试验是检测受试物诱发哺乳动物性细胞染色体畸变所致胚胎或胎儿死亡的遗传毒性试验方法。显性致死是染色体结构异常或染色体数目增加或减少的结果，但也不能排除基因突变和毒性作用。一般以受试物处理雄性啮齿动物，然后与雌性动物交配，经适当时间后，处死雌性动物后检查子宫内容物，以确定活胎或死胚胎数。如与对照组比较，试验组平均活胎数有统计学意义的减少或增加，并有剂量 - 反应关系，则可认为该受试物为哺乳动物性细胞的致突变物。

显性致死是指发生于配子（精子或卵子）的一种遗传结构改变，这种改变导致由这一配子所产生的合子或由这一合子发育而成的胚胎死亡。

该试验的原理为致突变物可引起哺乳动物生殖细胞染色体畸变，以致不能与异性生殖细胞结合或导致受精卵在着床前死亡，或导致胚胎早期死亡。

早死胚胎是指着床后早期死亡的胚胎，不具备完整的胚胎外形，也称为胎块。最早期死亡胚胎会在子宫内膜上隆起如一小瘤，如已完全被吸收，仅在子宫内膜上留一个隆起的暗褐色点状物，也称为着床腺。

晚死胎是指胚胎发育到一定程度后具有完整胚胎外形的死亡胚胎。

半数致死量 LD_{50} 为某一物质在试验全体动物中引起 50% 动物死亡的剂量。

【实验动物】

选用健康动物，符合试验规格，且有合格证号。经生殖能力预试，受孕率应在 70% 以上者。雄性成年小鼠（性成熟，体重 30g 以上）或大鼠（性成熟，体重 200g 以上），预先接触受试物，再进行交配。交配用的成年雌鼠，不接触受试物。雌性鼠为雄性鼠的 5~6 倍量。每组雄鼠一般不少于 15 只，雄鼠与雌鼠交配，使每组产生至少 30 只受孕雌鼠。

试验使用性成熟的小鼠。雌鼠为 8~10 周龄，雄鼠为 10~12 周龄。使用未接受过任何试验的动物，雌鼠未交配过。雄鼠在给予试验材料后直接使用。

【试验材料与对照材料】

试验材料制备前进行剂量分组。在初期的显性致死评价中，可采用单一剂量，但进一步评价至少需要 3 个剂量组。高剂量组应引起动物生育力轻度下降。各组受试物剂量可在 1/10~1/3LD_{50}，急性毒性试验给予受试物最大剂量（最大使用浓度和最大灌胃容量）求不出 LD_{50} 时，则以 10g/kg、人的可能摄入量的 100 倍或受试物最大给予剂量为最高剂量，再下设 2 个剂量组，另设溶剂对照组和阳性对照组。雌性动物每组不少于 30 只受孕鼠。一般应同时做阳性和溶剂对照组。

阴性对照可使用试验材料的溶剂，分散介质或浸提介质。例如，当试验材料用 0.5% 吐温 80 制备成混悬液使用时，则阴性对照给予 0.5% 吐温 80，剂量为 10ml/kg。

阳性对照可用甲基磺酸乙酯水溶液 100mg/kg 或环磷酰胺水溶液 200mg/kg。在试验交配前一天，给雄鼠腹腔注射一次。

【试验步骤】

在接触试验材料前应进行生育试验，以便选择具有生育能力的雄鼠进行显性致死评价。可用 20 只雄鼠，从中获得 15 只具有生育能力的雄鼠。随机分配到各试验组中进行试验。用 1 只雄鼠与 2 只未交配过的雌鼠合笼 7 天，交配大多数发生在合笼后 2~3 天。在胚胎发育的第 13 天，即雄、雌合笼后的第 15~16 天，处死雌鼠，检查子宫内活胎数和早、晚期死胎数，以此作为显性致死率的评价基础。经生殖能力预试，能使受孕率在 70% 以上的雄鼠为合格雄鼠。

试验材料接触已选出的雄鼠。可采用一次给药或多次（5 次）给予受试材料，即每日 1 次，连续 5 天。经口、腹腔注射或者静脉注射。

于最后一次给予受试材料后的 1~2 天开始交配，第一周用 1 只经给予受试材料的雄鼠与 2 只未交配过的雌鼠合笼 5 天，休息 2 天。以后每周更换一批新雌鼠，让雄鼠与 2 只未交配过的新雌鼠交配，连续 6~8 周，重复这一步骤。以便评价精子生成前，减数分裂前、后阶段的遗传毒性。在合笼期每日检查雌鼠阴道内有无阴栓或阴道涂片检查精子。查出阴栓或精子的当天为妊娠 0 天，未查出的以合笼的第 4 天定为妊娠 0 天。

于妊娠的第 13 天，或以雌雄鼠同笼日算起第 15~17 天，采用颈椎脱臼法处死雌鼠后，立即剖腹取出妊娠子宫，放置在铺有白纸的解剖板上，仔细检查、计数，分别记录每一雌鼠的活胎数、早期死亡胚胎数与晚期死亡胚胎数。

胚胎鉴别。活胎，完整成形，色鲜红，有自然运动，机械刺激后有运动反应；早期死亡胚胎，胚胎形体较小，外形不完整，胎盘较小或不明显，最早期死亡胚胎会在子宫内膜上隆起如一小瘤，如已完全被吸收，仅在子宫内膜上留一隆起暗褐色点状物；晚期死亡胚胎，成形，色泽暗淡，无自然运动，机械刺激后无运动反应。

【结果及结果判断】

以染毒剂量组和交配周次为单位计算下列指标：受孕率（%）= 孕鼠数 / 交配雌鼠数 ×100；总着床数 = 活胎数＋早期胚胎死亡数＋晚期胚胎死亡数；平均着床数 = 总着床数 / 受孕雌鼠数；早（晚）期胚胎死亡率（%）= 早（晚）期胚胎死亡数 / 总着床数 ×100；平均早期胚胎死亡数 = 早期胚胎死亡数 / 受孕雌鼠数。

按试验组与对照组动物的上述指标分别用 χ^2 检验、单因素方差分析或秩和检验法，进行统计分析，以评定受试物的致突变性。

根据以上计算出的受孕率、总着床数、早期和晚期胚胎死亡率予以评价。试验组与对照组相比，受孕率或总着床数明显低于对照组；早期或晚期胚胎死亡率明显高于对照组，有明显的剂量反应关系并有统计学意义时，即可确认为阳性结果。若统计学上差异有显著性但无剂量反应关系时，则须进行重复试验，结果能重复者可确定为阳性。

若死胎数增加，活胎数减少；胚胎着床总数减少或未着床胚胎数增加，这些结果具有统计学意义，并有剂量效应关系时，可记为显性致死阳性。

结果评价。若试验材料结果阳性，并有剂量效应关系，则可认为该材料对实验动物生殖细胞有遗传毒性，试验材料不符合要求。

（邹文）

参考文献

[1] 国家质量监督检验检疫总局．GB/T16886.1—2001 医疗器械生物学评价：第 1 部分：评价与实验[S]. 北京：中国标准出版社，2001.

[2] ISO 10993-1:2009 International Organization for Standardization [S]. Biological evaluation of medical devices Part 1: Evaluation and testing within a risk management process. Geneva, Switzerland, 2009.
[3] 国家质量监督检验检疫总局 .GB/T16886.12—2005 医疗器械生物学评价:第 12 部分:样品制备与参照样品[S]. 北京:中国标准出版社,2005.
[4] ISO 10993-12:2007 International Organization for Standardization [S]. Biological evaluation of medical devices Part 12: Sample preparation and reference materials, Geneva, Switzerland, 2007.
[5] 国家食品药品监督管理局 . 医疗器械监管技术基础[M]. 北京:中国医药科技出版社,2008.
[6] 中华人民共和国卫生部 .GB15193.5—2003 骨髓细胞微核试验[S]. 北京:中国标准出版社,2003.
[7] 中华人民共和国卫生部 .GB15193.6—2003 哺乳动物骨髓细胞染色体畸变试验[S]. 北京:中国标准出版社,2003.
[8] ISO 10993-6:2007 International Organization for Standardization [S]. Biological evaluation of medical devices Part 6: tests for local effects after implantation. Geneva, Switzerland, 2007.
[9] 国家质量监督检验检疫总局 .GB/T16886.6—1997 医疗器械生物学评价:第 6 部分:植入后局部反应试验[S]. 北京:中国标准出版社 .
[10] 中华人民共和国药典编写委员会 . 中华人民共和国药典(二部)附录Ⅺ D [M]. 北京:化学工业出版社,2005.
[11] 国家质量监督检验检疫总局 .GB/T16886.11 医疗器械生物学评价:第 11 部分:全身毒性试验[S](征求意见稿). 北京:中国标准出版社 .
[12] ISO 10993-11:2006 International Organization for Standardization [S]. Biological evaluation of medical devices Part 11: Tests for systemic toxicity. Geneva, Switzerland, 2006.
[13] 刘恩岐 . 医学实验动物学[M]. 北京:人民卫生出版社,2004.
[14] ISO10993-10:2010 International Organization for Standardization [S]. Biological evaluation of medical devices Part 10: Tests for irritation and skin sensitization.Geneva, Switzerland, 2010.
[15] 国家质量监督检验检疫总局 .GB/T16886.10—2005 医疗器械生物学评价:第 10 部分:刺激与迟发型超敏反应试验[S]. 北京:中国标准出版社,2005.
[16] ISO 7405:2008, International Organization for Standardization [S]. Dentistry — Evaluation of biocompatibility of medical devices used in dentistry.Geneva, Switzerland, 2008.
[17] http://www.med66.com/html/2009/1/raoyua89067613161190021582.html
[18] http://www.med66.com/new/52a242aa2009/200952zhangf14837.shtml
[19] 国家医药管理局 .YY/T0127.3-1998 口腔材料生物学评价 第 2 单元:口腔材料生物试验方法 根管内应用试验[S]. 北京:中国标准出版社,1998.
[20] 国家医药管理局 .YY/T0127.7-1999. 口腔材料生物学评价 第 2 单元:口腔材料生物试验方法 牙髓牙本质应用试验[S]. 北京:中国标准出版社,1999.
[21] 国家医药管理局 .YY/T0127.11-2001 牙科学用于口腔的医疗器械生物相容性临床前评价第 2 单元:口腔材料生物 试验方法盖髓试验[S]. 北京:中国标准出版社,2001.
[22] 国家医药管理局 .YY/T0244-1996 口腔材料生物实验方法 短期全身毒性试验:经口途径[S]. 北京:中国标准出版社,1996.
[23] 国家医药管理局 .YY/T0127.5-1998, 口腔材料生物学评价 第 2 单元:口腔材料生物试验方法 吸入毒性试验[S]. 北京:中国标准出版社,1998.
[24] 国家医药管理局 .YY/T0127.6-1999 口腔材料生物学评价 第 2 单元:口腔材料生物试验方法显性致死试验[S]. 北京:中国标准出版社,1999.
[25] 中华人民共和国卫生部 .GB15193.9-2003 显性致死试验[S]. 北京:中国标准出版社,2003.

(邹文 曾苏 商海涛 整理编辑)

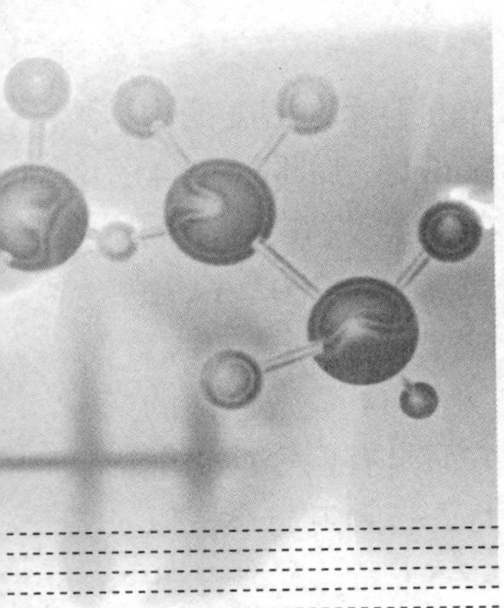

第十一篇

实验动物比较基因组学

Part 11 Experimental animal comparative genomics

基因组学(genomics)研究是近年来发展最快的领域之一。继人类基因组测序完成后,小鼠、大鼠、犬、兔、家猪、黑猩猩、猕猴、红毛猩猩和大猩猩等实验动物也已经完成了全基因组测序。全基因组测序的完成为实验动物学的发展提供了新的契机,使人们能从基因组的层面,更系统、全面地对实验动物的遗传信息进行解析。在这一过程中,比较基因组学(comparative genomics)发挥着极其重要的作用,是一把利用基因组信息来理解基因功能和进化的"金钥匙",从事实验动物研究的人员有必要掌握比较基因组学的相关知识。

第一章 比较基因组学概述

Chapter 1 Comparative genomics overview

基因组中的海量信息解读,是人们面临的一大挑战。为了更好地解读基因组序列,比较基因组学作为一门新兴的学科应运而生,主要通过比较物种间和物种内基因组序列的相似性和差异,获得基因组结构、基因功能、物种进化以及生物多样性等多方面的信息,为寻找疾病候选基因、筛选药物治疗靶基因以及构建疾病模型等研究提供基础。

第一节 种间比较基因组学研究

Section 1 Comparative genomic research among species

基因组 DNA 是遗传信息的载体,其中绝大部分区域为非编码区,只有极小部分为编码区。例如,人类基因组中的编码区仅占了不到3%。虽然基因组序列在进化的过程中会发生变异,但是有功能的区域,尤其是编码区,由于受到功能的限制,在物种间会保留一定的序列相似性。两个物种间的亲缘关系越近,它们在基因组结构和序列方面的相似性程度越高,这点是种间比较基因组学研究的基础。通过在全基因组水平上进行比较,可以利用一个物种已知的基因组结构和功能信息来推测另外一个物种中的情况,甚至获得一些未知的信息,为下一步的基因功能和表达调控研究提供参考。种间比较基因组学的主要应用如下。

一、基因组结构比较

在基因组测序开展前，人们只能借助遗传图谱来比较不同物种间的基因组结构。由于标记密度的限制，只能进行局部信息的比较，不能获得详细的信息。例如，Joseph H. Nadeau 和 Benjamin A. Taylor（1984）比较了小鼠和人的遗传学图谱，发现它们间具有一定的相似性。然而得到的信息非常有限，仅在 83 个同源位点中发现了 13 个保守的片段。详细的基因组结构比较在基因组测序完成后得以实现。2002 年，小鼠基因组测序联盟完成了小鼠基因组测定，发现小鼠与人类的基因组在核苷酸水平上相似性达到了 40%，超过 90% 的基因组区域具有同线性关系（synteny）。图 11-1-1 是小鼠 12 号染色体与人类 14 号染色体的比较结果，这一结果说明小鼠和人在基因组结构上的相似性，两者在基因位置和顺序方面具有保守性。继人类与小鼠之后，大鼠的基因组也于 2004 年被成功破译。从公布的测序结果来看，大鼠基因组与小鼠以及人类的基因有 90% 的相似度。另外，它们染色体上的碱基对也十分相近，大鼠有 27.5 亿个，人类有 29 亿个碱基对。

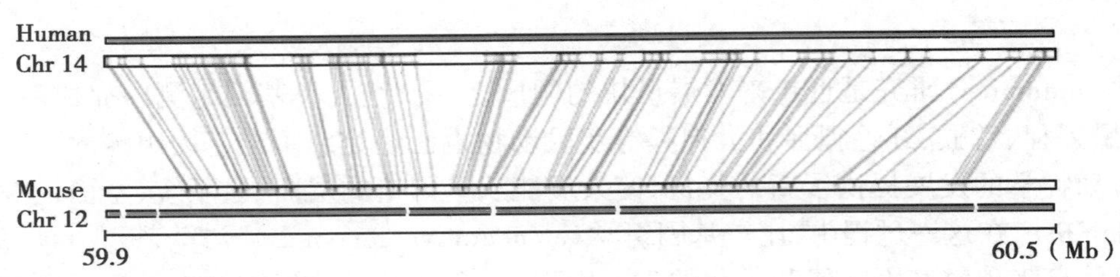

图 11-1-1　人和小鼠基因组的同线性关系

2009 年，Claus Kemkemer 等采用基因共线性方法对大鼠、小鼠、犬、牛、负鼠、人和鸡的基因组序列进行了比较研究。共计识别出了 526 个进化断点区间，中位数解析度为 120kb。采用基因共线性方法可以大大降低比较基因组序列分析的复杂度。通过对上面 7 种脊椎动物的基因组共线性分析，不仅肯定了之前分子细胞遗传学研究的结论，而且还能够推断出真兽亚纲类动物祖先的染色体结构。2011 年，Alexander S Graphodatsky 等通过整合目前的研究成果，对哺乳动物的核型进化做了一个总结。他们认为比较染色体涂色及其相关技巧是比较基因组研究最有力的方法。而且通过细胞遗传学的分析肯定了之前建立的核型进化模型，产生的新数据也有助于找出最合理的进化树或者进一步分析各分支的基因进化、断点进化，以及性染色体和超数染色体的进化。

此外，研究人员通过对人、黑猩猩、小鼠、大鼠和犬的全基因组进行基因家族的进化分析发现，存在于哺乳动物祖先中的 9990 个基因家族中，超过半数至少在一个进化分支上扩张或者收缩。也就是说，有大量基因家族逐渐从某个或者某些哺乳动物基因组中完全消失，同样也有大量的基因家族逐渐登上历史的舞台，出现在一些哺乳动物祖先的基因组中。如图 11-1-2 表示的是哺乳动物在进化过程中基因的获得和丢失的分布。沿着人类进化的过程可以发现，自从人类和黑猩猩分家以后，人类基因组中获得了 689 个基因，丢失了 86 个基因。小鼠和大鼠分家后，小鼠基因组中获得了 1405 个基因，丢失了 562 个基因。当然其中原因有很多，比如自然选择。2007 年，Matthew W. Hahn 等又利用 12 只果蝇的全基因组分析了它们基因家族的进化，发现了大量的基因获得和丢失，其中超过 40% 的基因家族大小差异很大。而且发现每一百万年大约有 17 个基因被复制和固定在基因组中，这一比率与之前在酵母菌和哺乳动物基因组研究中发现的比率差不多。

二、基因识别（gene identification）和功能预测

基因是基因组中一段具有独立遗传信息的 DNA 分子，可以在个体间进行重新组合，并传递给后代。基因识别是人们完成基因组测序后的一项重要任务。基因在进化过程中由于受到功能限制，与无功能的非编码区相比进化较慢，在序列方面具有保守性，尤其是编码的蛋白质序列保守性更高。因此，可以通过

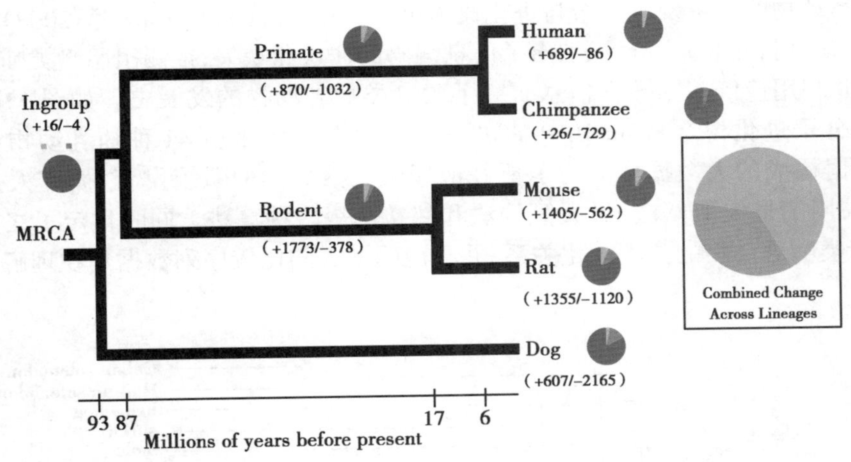

图 11-1-2　哺乳动物在进化过程中基因的获得和丢失的分布

比较不同物种基因组中的保守区域，帮助人们进行基因识别，发现新基因。目前，人们已经开发出了很多算法来进行基因预测。其中 GeneMark，Glimmer，FGENESB 和 MED 适合原核生物；HMMgene，GENSCAN，FGENESH 和 TwinScan 适合真核生物。

除此之外，还可以利用基因序列的保守性来进行基因功能预测（gene function prediction）。但需要注意的是，具有序列相似性的基因不一定具有相同的功能，这是因为相似序列分为两种：直系同源（ortholog）和旁系同源（paralog）。直系同源基因是在物种分化过程中形成的，它们位于不同物种，但来源于共同的祖先基因。而旁系同源基因是同一物种中通过基因复制而产生的。一般认为，直系同源体通常具有相同或相似的功能，旁系同源基因在进化的过程中可能由于变异获得新的功能。

三、调控元件（regulatory element）分析

基因组中绝大部分是非编码区，以前人们认为这些区域为“垃圾 DNA”（junk DNA），但是越来越多的证据支持这些区域是有功能的，尤其是在调控基因表达中起着重要作用。调控元件一般是一些比较短的 DNA 序列，包括启动子、增强子、沉默子、绝缘子等，能调控基因在不同时间和空间中表达。与编码区域相比，调控区域的变异程度一般较大。但是为了保留类似的功能，调控元件仍然受到约束。因此，可以通过比较不同物种非编码序列中的保守区域来鉴定调控元件。2011 年，一个国际小组通过比较分析包括人、大鼠、小鼠在内的 29 种哺乳动物的基因组序列，找到了的保守元件约占到了人类基因组的 4.2%。越来越多的研究表明，基因调控的改变比基因本身的改变在形态进化上起到的作用更大。基因调控在很大程度上依赖于转录因子结合位点。2012 年，研究人员又以 29 个哺乳动物的基因组为研究对象。在人类基因组中发现了超过 28 万个假定的调控基因，共计约 7Mb。这些发现为科学家们解释成千上万种与人类疾病相关的遗传变异提供了重要的研究数据。

四、分子系统发生和进化研究

重建地球上所有生物的进化历史是许多生物学家的梦想，传统的策略是利用比较形态学和比较生理学的方法进行，由于形态和生理性状的复杂性，造成这两种方法应用的范围极为有限。随着基因组计划的开展，日渐丰富的基因组数据使得在基因组水平上进行分子系统发生分析变成可能，这种方法具有不可比拟的优势：首先 DNA 是所有生物遗传信息的载体，基因组中包含了全部的遗传信息；其次是所有基因组都是由“A”、“T”、“C”和“G”四种碱基所组成，利于不同物种间进行比较；基因组中保留了丰富的生物进化信息。通过比较不同物种的基因组数据，可以从基因组水平理解和诠释生物起源和进化，同时，还能研究新基因的产生和功能衍化。

哺乳动物是一类在地球上占主导地位的动物类群，随着越来越多物种全基因组测序的完成，在基因

组水平上探讨该类动物的系统发育关系与进化成为可能。William J. Murphy 等(2007)通过对人、犰狳、大象和负鼠基因组序列装配的分析,识别出了信息编码的插入和缺失,推测出胎盘类哺乳动物在很久以前的遗传变化。并利用遗传基因数据信息研究了胎盘类哺乳动物的发展史。如图 11-1-3 表示的是有胎盘类哺乳动物分子进化树。Arjun B. Prasad 等(2008)分析了来自 41 种哺乳动物和 3 种脊椎动物的高质量遗传数据构成的大数据集。为了更好地理解大数据集的系统发育,研究人员以多种方法分割数据集,并且采用了最大似然法、最大简约法和邻接法等多种算法。同时肯定了之前一些分子进化的结论,如有胎盘类哺乳动物的分子进化关系;并且说明了大的比较序列数据集在理解脊椎动物进化关系时非常有效。

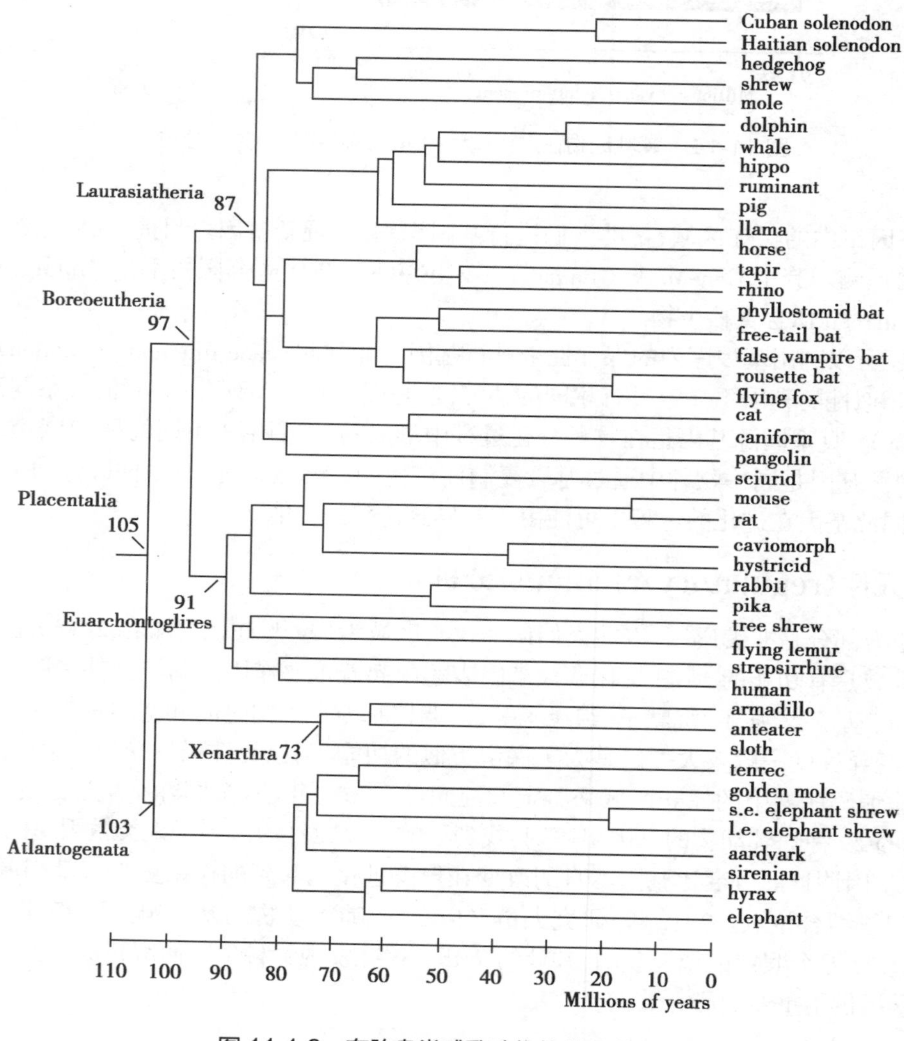

图 11-1-3 有胎盘类哺乳动物的分子进化树

第二节 种内比较基因组学研究

Section 2 Comparative genomic research in same species

在进化过程中,物种内的差异要比物种间的差异小得多,但同一物种内的不同个体间仍然存在着丰富的多态性,没有两个个体是完全一致的。正是这种差异造成了不同人群和个体具有不同的疾病敏感性和抗性,对药物与环境因子也有不同反应。通过种内比较基因组研究,不仅能筛选疾病相关基因,建立多态性位点与致病基因间的关系，还能阐明造成疾病易感性个体差异的分子机制。目前，种内比较基因组学的研究主要集中在单核苷酸多态性和拷贝数变异研究等方面。

一、单核苷酸多态性

单核苷酸多态性（single nucleotide polymorphism），即 SNP，是指基因组上单个核苷酸的变异，包括置换和颠换。SNP 位于基因的编码区或非编码区内，部分 SNP 位点会影响基因的功能，导致生物性状改变甚至致病。SNP 位点在基因组中的分布较广，例如，人类基因组中约有 1500 万个 SNP 位点，平均每 200~300bp 就存在一个 SNP 位点。王俊等（2008）采用新一代的 Solexa 测序技术完成了首例中国人的基因组测序，该计划命名为“炎黄一号”。与白种人相比，这张黄种人的基因组中至少存在 300 万个 SNP 位点，其中 13.6% 的位点为新发现的。这说明黄种人和白种人的基因组 SNP 位点存在较大的差异，与遗传背景和生活环境存在较大差异吻合。由于存在这些 SNP 位点的差异，可能导致黄种人和白种人具有不同的疾病易感性和药物敏感性。另外，有些 SNP 位点虽然不直接导致疾病，但是可能与某些疾病基因相邻，可以借助这些 SNP 位点作为分子标记帮助人们筛选疾病相关基因。2008 年初，由中、美、英、德等国的研究人员组成的科研小组启动了一项名为“国际千人基因组”的计划。这一计划的目的是绘制迄今为止最详尽的、最有医学应用价值的人类基因组遗传多态性图谱。2010 年，*Nature* 杂志上发布了“国际千人基因组计划”的首个成果。即在高通量平台上进行全基因组测序，主要完成了 3 个项目：来自 4 个人类种群中的 179 人的低覆盖深度的全基因组测序；来自两个家庭（父母和孩子，共计 6 人）的高覆盖深度测序；来自 7 个人类种群中 697 人的基因组外显子测序。描述了大约 1500 万个 SNP 的位置、等位基因频率、局部单体型结构；100 万个短的插入和删除；以及 2 万个结构变异。2012 年，“国际千人基因组计划”的最新研究成果公布了高分辨率的人类基因组遗传变异整合图谱。研究采用低覆盖度全基因组和外显子组相结合的测序方法，获得来自非洲、亚洲、欧洲和美洲 14 个种群的 1092 个个体的基因组信息。通过对一些算法进行整合并利用多种数据资源间信息，提供了一张包含 3800 万个 SNP；140 万个短插入和缺失以及超过 1.4 万个更大缺失的单倍体图谱。

二、拷贝数变异

拷贝数变异（copy number variations，CNV）也是一种重要的基因组变异，是指大片段 DNA（一般 >1kb）的插入、缺失、重复等。拷贝数变异能通过剂量效应或改变基因的调控元件来影响基因表达。早期由于缺乏高通量检测手段，观察到的拷贝数变异非常少。随着芯片技术和高通量测序技术的发展，人们才逐渐认识到拷贝数变异的普遍性。2009 年，*Nature* 杂志上发表了一篇关于基因拷贝数变异的文章。研究表明很多与人类有关的复杂疾病都和拷贝数变异有密切关系。该研究团队利用寡核苷酸芯片，包含 4200 万个探针，绘制成了一张包含 11 700 个 CNV 的全面的人类基因组图谱。对于其中 4978 个 CNV，产生了欧洲人、非洲人或者东亚人的 450 个个体的参照基因型。此外，通过与已知特征相关的 SNP 联系，研究人员还识别出了 30 个具有影响疾病易感性的 CNV 位点。Wellcome Trust Case Control Consortium 于 2010 年进行了一项 CNV 的全基因组关联研究，研究内容是常见的 CNV 与 8 种常见人类疾病之间的联系。通过关联检验和后续重复分析证实了 3 个 CNV 位点与疾病相关。例如：IRGM 和克罗恩病有关；HLA 和克罗恩病、类风湿关节炎以及 1 型糖尿病有关；TSPAN8 和 2 型糖尿病有关。此外，这项研究表明可以利用现有平台检测到的基因组中常见 CNV，在常见疾病的遗传基础中扮演主要角色的可能性不大。

（王绪敏　段军　宋利璞）

参考文献

[1] Nadeau JH, Taylor BA. Lengths of chromosomal segments conserved since divergence of man and mouse [J]. Proceedings of the National Academy of Sciences, 1984, 81: 814-818.

[2] Chinwalla AT, Cook LL, Delehaunty KD, et al. Initial sequencing and comparative analysis of the mouse genome [J]. Nature,

2002,420:520-562.

[3] Gibbs RA,Weinstock GM,Metzker ML,et al. Genome sequence of the Brown Norway rat yields insights into mammalian evolution [J]. Nature,2004,428:493-521.

[4] Kemkemer C,Kohn M,Cooper DN,et al. Gene synteny comparisons between different vertebrates provide new insights into breakage and fusion events during mammalian karyotype evolution [J]. BMC evolutionary biology,2009,9:84.

[5] Graphodatsky AS,Trifonov VA,Stanyon R. The genome diversity and karyotype evolution of mammals [J]. Mol Cytogenet, 2011,4:22.

[6] Demuth JP,De Bie T,Stajich JE,et al. The evolution of mammalian gene families [J]. PloS one,2006,1:e85.

[7] Hahn MW,Han MV,Han S-G. Gene family evolution across 12 Drosophila genomes [J]. PloS Genetics,2007,3:e197.

[8] Borodovsky M,J M. GeneMark:parallel gene recognition for both DNA strands [J]. Computers & Chemistry,1993,17:123-133.

[9] Lukashin AV,Borodovsky M. GeneMark. hmm:new solutions for gene finding [J]. Nucleic acids research,1998,26:1107-1115.

[10] Delcher AL,Harmon D,Kasif S,et al. Improved microbial gene identification with GLIMMER [J]. Nucleic acids research, 1999,27:4636-4641.

[11] Frigaard N-U,Martinez A,Mincer TJ,et al. Proteorhodopsin lateral gene transfer between marine planktonic Bacteria and Archaea [J]. Nature,2006,439:847-850.

[12] Zhu H,Hu G-Q,Yang Y-F,et al. MED:a new non-supervised gene prediction algorithm for bacterial and archaeal genomes[J]. BMC bioinformatics,2007,8:97.

[13] Krogh A,Mian IS,Haussler D. A hidden Markov model that finds genes in E. coli DNA [J]. Nucleic acids research,1994,22: 4768-4778.

[14] Burge C,Karlin S.Prediction of complete gene structures in human genomic DNA [J]. Journal of molecular biology,1997, 268:78-94.

[15] Salamov AA,Solovyev VV. Ab initio gene finding in Drosophila genomic DNA [J]. Genome research,2000,10:516-522.

[16] Korf I,Flicek P,Duan D,et al.Integrating genomic homology into gene structure prediction [J]. Bioinformatics,2001,17: S140-S148.

[17] Lindblad-Toh K,Garber M,Zuk O,et al. A high-resolution map of human evolutionary constraint using 29 mammals [J]. Nature,2011,478:476-482.

[18] Lowe CB,Haussler D.29 Mammalian Genomes Reveal Novel Exaptations of Mobile Elements for Likely Regulatory Functions in the Human Genome [J]. PloS one,2012,7:e43128.

[19] Murphy WJ,Pringle TH,Crider TA,et al. Using genomic data to unravel the root of the placental mammal phylogeny [J]. Genome research,2007,17:413-421.

[20] Prasad AB,Allard MW,Green ED. Confirming the phylogeny of mammals by use of large comparative sequence data sets [J]. Molecular Biology and Evolution,2008,25:1795-1808.

[21] Wang J,Wang W,Li R,et al. The diploid genome sequence of an Asian individual [J]. Nature,2008,456:60-65.

[22] Abecasis G,Altshuler D,Auton A,et al. A map of human genome variation from population-scale sequencing [J]. Nature, 2010,467:1061-1073.

[23] Autosomes Chromosome X:An integrated map of genetic variation from 1,092 human genomes [J]. Nature,2012,491:1.

[24] Conrad DF,Pinto D,Redon R,et al. Origins and functional impact of copy number variation in the human genome [J]. Nature, 2009,464:704-712.

[25] Craddock N,Hurles ME,Cardin N,et al. Genome-wide association study of CNVs in 16 000 cases of eight common diseases and 3000 shared controls [J]. Nature,2010,464:713-720.

(商海涛 整理编辑)

第二章　实验动物基因组相关数据库资源

Chapter 2　Experimental animal genome databases

实验动物的生理状况与人类接近，因此是人类疾病研究的理想模型。在开展人类基因组计划的同时，一些实验动物的基因组计划也相继开展。小鼠、大鼠、犬、斑马鱼、家猪、猕猴等实验动物已经完成了全基因组测序。除了在NCBI、EMBL、DDBJ等国际公用综合数据库中能访问到这些数据资源外，人们还建立了小鼠、大鼠等的基因组数据库网站，提供数据的存储、检索和分析等服务。合理地利用这些数据库，可以为实验研究提供参考和指导，有利于加速实验动物基因功能研究的进程。

第一节　国际公用数据库 NCBI

Section 1　International public database NCBI

目前，国际上主要有三大公用数据库：美国国立生物技术信息中心的NCBI数据库（http://www.ncbi.nlm.nih.gov）、欧洲分子生物学实验室的EMBL数据库（http://www.ebi.ac.uk/embl/）和日本的DNA数据库DDBJ（http://www.ddbj.nig.ac.jp/）。这三大数据库间已经建立了合作机制，每日交换数据，使这三个数据库的数据保持同步。其中，NCBI已经发展成为世界上最权威、使用最频繁的分子生物学数据库。下面我们以NCBI数据库为例，介绍国际公用数据库的使用。

NCBI是一个综合性的数据库，包括了很多子库，如GenBank数据库、Genome Database（基因组数据库）、GEO（gene expression omnibus，基因表达数据库）、PubMed文献数据库、Protein Database（蛋白质数据库）、Structure Database（结构数据库）、Taxonomy Database（物种分类数据库）、SNP（单核苷酸多态性数据库）、Structure（大分子三维结构数据库）等。数据库中提供了一个整合的Web界面检索系统Entrez（http://www.ncbi.nlm.nih.gov/Entrez/index.html），可以检索各个字库。同时，NCBI中还提供了在线的序列比对工具BLAST（http://www.ncbi.nlm.nih.gov/blast），方便用户对序列数据库进行检索。主要的数据资源如下。

GenBank数据库中收集的数据是核酸序列及其注释信息。包含26万多种生物的核苷酸序列。GenBank数据库的序列来源主要有3种途径：①直接来源于测序工作者提交的序列；②与其他数据库协作交换的数据；③美国专利局提供的专利数据。截至2013年6月，GenBank中收录的核酸序列超过了1.65亿条，序列总长度超过了1525亿个碱基。另外还有超过1.12亿条WGS基因组测序序列，总长度超过了4538亿个碱基（图11-2-1）。

GenBank中的核酸序列包括EST序列、基因组序列、STS序列、GSS序列、Unigene序列、SRA数据等。其中EST为表达序列标签序列；STS（sequence tagged sites）叫做序列标签位点，是基因组序列标记位点，来源于随机位点序列、表达基因序列、遗传标记序列等。STS能提供染色体定位信息，对基因作图、基因定位具有重要意义；GSS（genome survey sequences）叫做基因组筛查序列，是对基因组DNA的克隆进行单次测序而获得的序列，包括随机基因组序列、cosmid/BAC/YAC末端序列、通过外显子捕捉获得的基因组序列、转座子标签序列（transposon tagged）等；Unigene序列是对EST序列进行拼接而获得的非冗余序列；SRA（Short Read Archive）叫做小片段序列集，是通过454、Solexa等新一代测序技术测序而获得的高通量数据。

Taxonomy是NCBI中的物种分类数据库，至少含有1条核酸或蛋白序列的物种都在这个数据库中有记录，并且每个物种在该数据库中都有一个唯一的编号。表11-2-1中列出了常用实验动物的物种分类号，例如，小鼠的物种分类号是10090，可以通过该编号检索到小鼠的序列资源，截至2013年8月，GenBank中

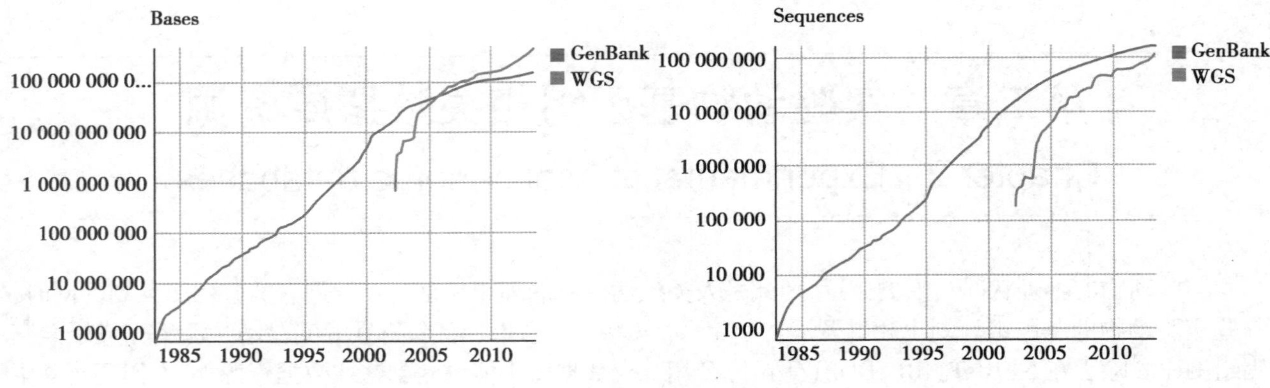

图 11-2-1　GenBank 和 WGS 统计

登录的小鼠核酸序列有 134.5 万条，另外还有 EST 序列 485.4 万条，GSS 序列 444.8 万条，Unigene 序列 8.0 万条，UniSTS 序列 6.5 万条，SRA 数据 20 033 条记录。

表 11-2-1　NCBI 数据库中常用实验动物的物种分类号

物种名	拉丁名	NCBI 物种分类号
小鼠	*Mus musculus*	10090
大鼠	*Rattus norvegicus*	10116
犬	*Canis familiaris*	9615
斑马鱼	*Danio rerio*	7955
家猪	*Sus scrofa*	9823
猕猴	*Macaca mulatta*	9544

PubMed（http://www.nlm.nih.gov/PubMed）是由美国国立卫生研究所（NIH）下属美国国立医学图书馆（NLM）开发的文献检索系统。该系统建立在 NCBI 平台上，能通过网页进行查询。PubMed 已经成为世界上最权威的生物医学类文献数据库，搜集的文献数已超过了 2.2 亿篇。可以利用 NCBI 中的 Entrez 工具在 PubMed 中进行查询，从而获得文献的题目、摘要、全文链接等信息。以家猪“*Sus scrofa*”为关键词进行检索，检索出的家猪相关文献为 12 314 篇。

GEO 数据库（http://www.ncbi.nlm.nih.gov/geo/）始建于 2000 年，主要提供基因芯片数据的查询和下载服务，如单通道或双通道芯片表达谱数据、SNP 芯片数据、aCGH 比较基因组杂交芯片数据、microRNA 芯片数据、ChIP-chip 芯片数据等。此外，GEO 数据库中也包含一些非芯片类型的数据，如基因表达系列分析 SAGE 数据、利用高通量测序技术获得的数据等。

第二节　实验动物基因组数据库

Section 2　Experimental animal genome database

随着小鼠、大鼠、犬、斑马鱼、家猪、猕猴等实验动物基因组测序的完成，人们构建了一些专门的基因组数据库来存放这些数据资源。下面我们介绍下几种常用的实验动物基因组进展及相关数据库。

一、小鼠基因组

小鼠（*Mus musculus*）的遗传背景清楚，品系较多，一直都被作为一种重要的实验动物。1990 年人类基因组计划启动时，小鼠就被确定为准备测序的 5 大模式生物之一。2002 年，小鼠基因组测序协会成功绘制了小鼠基因组草图，这是继人类基因组后完成的第 2 种哺乳动物。测序选择的样本来源于雌性小鼠，品种是 C57BL/6J，简称 B6。小鼠仅拥有 20 对染色体，人类拥有 23 对染色体。小鼠基因组大小为 2.5Gb，比人类基因组小 14%，人类基因组的大小为 2.9Gb。小鼠基因组中的重复序列比较丰富（占 38%），人类基因组中重复序列也高达 46%。在核苷酸水平上，小鼠基因组与人类基因组相似程度为 40%，95% 的小鼠基因都能在人类基因组中找到相应的同源基因。

小鼠基因组信息数据库 MGI（http://www.informatics.jax.org/）是由美国 Jackson 实验室负责开发和维护的一个综合性数据库，包括小鼠基因组数据库 MGD、基因表达数据库 GXD、小鼠肿瘤生物学 MTB 等，其中最核心部分是 MGD 数据库。数据库中存放了基因组序列、基因序列、基因功能注释、表型信息、遗传图谱、物理图谱、SNP 数据、比较基因组信息、表型数据、代谢途径等大量数据。MGI 数据库中提供了多种检索和浏览方式，可以通过关键词、编号等对基因、基因表达、表型等信息进行检索，也可以通过序列比对软件对数据库中的序列进行检索。

除了 MGI 数据库外，Ensembl 数据库（http://www.ensembl.org/index.html）是由 EMBL-EBI 和 Wellcome Trust Sanger 研究所共同维护的一个脊椎动物基因组自动注释平台。也提供了小鼠基因的组装和注释信息。最新的组装信息 GRCm38 是由“基因组参考序列合作体”于 2012 年 1 月发布的，数据库版本号是：72.38。其中组装中的编码基因数为 23 139 个；非编码基因数为 9511 个；假基因数为 5833 个。可选序列中编码基因数为 56 个；非编码基因数为 12 个；假基因数为 10 个。

另外，小鼠基因组及相关注释也可以在国际公用数据库 NCBI 中访问和下载，相关网址为：http://www.ncbi.nlm.nih.gov/genome/guide/mouse。

二、大鼠基因组

大鼠（*Rattus norvegicus*）是生理学和药理学研究中的一种重要实验动物。2004 年，大鼠基因组框架图绘制完成，使其成为第 3 个完成全基因组测序的哺乳动物。测序的样品来自棕色挪威鼠（Brown Norway），简称 BN。基因组数据来自雌性个体，组装数据中不包含 Y 染色体。大鼠的基因组大小为 2.75Gb，比人的基因组（2.9Gb）小，但是比小鼠基因组（2.5Gb）大。大鼠的大片段重复约为 3%，介于小鼠的 1%~2% 和人的 5%~6%。采用 Ensembl 基因预测流程预测的大鼠基因数为 20 973 个，其中约 90% 的基因在小鼠和人类中都存在，几乎所有的人类疾病基因在大鼠中都可以找到相应的直系同源基因。

大鼠基因组数据库 RGD 是由美国威斯康星大学负责维护，存放了大鼠的基因组、基因信息、QTL 数据、突变品系等数据，其访问地址是：http://rgd.mcw.edu/。除此 RGD 数据库之外，Ensembl 数据库也提供了大鼠基因的组装和注释信息。最新的注释信息 Rnor_5.0 是由“大鼠基因组参考序列合作体”于 2012 年 5 月发布的，数据库版本号是：72.5。其中编码基因数为 22 941 个；非编码基因数为 1713 个；假基因数为 1751 个。组装的方法是基于曾用于小鼠基因组的 6X WGS 序列法以及曾用于人类基因组的 BAC 克隆法。

另外，我们还可以在国际公用数据库 NCBI 中访问到大鼠的基因组信息，其网址信息是：http://www.ncbi.nlm.nih.gov/genome/guide/rat/。

三、犬基因组

犬是一种重要的实验动物。我们之所以对犬（*Canis familiaris*）感兴趣，不仅因为犬具有丰富的遗传多样性，而且因为经过长期的家养繁殖，犬的很多易感疾病，例如：癌症、心脏病、聋哑、失明、癫痫等都与人类相似，所以若要设计新的遗传病治疗方法或者开发治疗遗传病的新药物，可以先用犬做实验。犬的基因组由 38 对常染色体和 1 对性染色体组成。2003 年，Ewen F. Kirkness 等完成了覆盖度为 1.5 倍的犬基因组草图，已经测序的部分覆盖率为 78%。犬序列中超过 6.5 亿个碱基对，即约 25%，与人类基因组中的部分相同，包括已经注释的 24 567 个人类基因中的 18 473 个假定同源的片段。2005 年，Kerstin Lindblad-Toh 等绘制出了一张犬的高质量的基因序列草图，覆盖率约为 99%，以及一张不同品种的犬之间的高密度的单核苷酸多态性（SNP）图谱。通过与灵长类动物、啮齿类动物的比较，表明选择压力导致了哺乳动物基因组的差异，比如：犬的平均转座子插入率最低；小鼠的删除率最高；人类的核苷酸替代率最低。比较还发现,约5.3%的人类基因组中包含功能元件,而几乎所有这些功能元件在小鼠的基因组中也可以找到。另外,通过对高密度的SNP图谱的研究也使得能够在全基因组的框架下去识别那些导致犬类在形态特征和易感疾病等方面产生差异的基因,这些基因的发现对改善人类健康状况或许会有很重要的作用。

Ensembl数据库提供了犬基因的组装和注释信息。目前的版本CanFam 3.1于2011年9月发布,数据库版本号是:72.31。其中编码基因数为19 856个;非编码基因数为3774个;假基因数为950个。CanFam 3.1利用了标准的Ensembl哺乳动物基因构建原则,并合并了由Broad研究所提供的RNA-Seq数据后注释的。犬基因组的大小为2.31~2.47Gb,比小鼠和大鼠的基因组小。基因组中重复序列占了31%。利用重复序列进行DNA突变率分析,发现犬和人的突变率类似。

另外,犬基因组及相关注释都可以在国际公用数据库中访问和下载,相关网址为:http://www.ncbi.nlm.nih.gov/genome/guide/dog/。

四、斑马鱼基因组

斑马鱼(*Danio rerio*)是一种常见的热带鱼。由于其繁殖周期短,产卵量大,养殖非常方便,而且胚胎在体外受精发育,胚体透明,逐渐成为研究人类基因功能的重要模式生物。2013年,Wellcome Trust Sanger研究所等在*Nature*杂志上发表了两篇有关斑马鱼的文章。其中一项研究给出了斑马鱼参考基因组序列,并分析它与其他脊椎动物基因组的关系。斑马鱼有26 206个蛋白质编码基因,比人类、小鼠或鸡拥有更多的种特异性基因。与人类蛋白质编码基因相比,71.4%的人类基因在斑马鱼中至少有一个直系同源基因;反之,69%的斑马鱼基因中至少有一个人类直系同源基因。另外,研究发现,斑马鱼对于研究人类常见的或者罕见的遗传疾病都是非常有意义的,是研究人类基因功能理想的模式生物。另外一项研究利用已经注释好的斑马鱼参考基因组序列、高通量测序技术和有效的化学诱变等,对超过38%的斑马鱼蛋白质编码基因上的破坏性突变进行识别和表型分析。通过一种多重等位基因表型策略,可以有效评估每个等位基因在胚胎发育过程中的效果,并且已经得到了超过1000个等位基因的表型结果。这项研究为识别特发性遗传病或病原体易感性的候选基因提供了丰富的资源。

斑马鱼模式物种数据库ZFIN(zebrafish model organism database),原名为Zebrafish Information Networks,是斑马鱼的核心数据库。由美国俄勒冈大学维护,通过合作和广泛的网络搜索、交换,收集整理了包括斑马鱼基因、突变体的表型、基因型、基因转移、基因表达、核苷酸、抗体、解剖结构和文献等相关内容。最近又增加了斑马鱼突变体和转基因品系。因此,ZFIN是一个集合斑马鱼基因、染色体组、表型及研究进展的核心数据库。

Ensembl数据库也提供了斑马鱼的基因组装和注释信息。目前更新到的Zv9还是2010年4月发布的版本72.9。其中编码基因数为26 241个;非编码基因数为6097个;假基因数为236个。

同样,斑马鱼基因组及相关注释也都可以在国际公用数据库中访问和下载,相关网址为:http://www.ncbi.nlm.nih.gov/genome?term=danio%20rerio。

五、家猪基因组

家猪(*Sus scrofa*)作为人类最早驯化的动物之一,遍及世界各地。作为杂食动物,它们的消化过程类似于人类。由于其生理结构也类似于人类,家猪身上也会发生一些人类常见的复杂遗传病,如糖尿病、心脏病和皮肤病等。因此,家猪就成为研究人类疾病的理想动物模型。家猪的基因组由18对常染色体和1对性染色体组成。2005年,中国科学院北京基因组研究所和丹麦家猪育种生产委员会联合公布了家猪基因组序列。研究人员以5个不同的家猪品种(ErHuaLian、Duroc、Landrace、Yorkshire和Hampshire)为研究对象,公布的基因组序列信息包括平均剪辑长度为543个碱基的384万个片段,共21亿个碱基对,相当于猪基因组31.5亿碱基对的0.66倍的覆盖度。此外,通过同源数据的比较说明,比起小鼠,家猪的基因更接近人类。纯化选择在家猪和人类的比较中也比在小鼠和人类的比较中更有效。2012年,一篇关于猪基因组的文章被选为*Nature*杂志封面。该研究提供了一个雌性家养杜洛克猪的基因组序列的组装和分析,并与多头来自欧洲和亚洲的野猪和家养猪的基因组做比较。结果说明了欧洲野猪和亚洲野猪之间的进化关系，以及自然选择作用于RNA加工和调控相关基因，参与免疫反应和嗅觉感应的基因都表现出快速进化。同时，研究人员还在家猪蛋白质中发现了112个特殊位点，这些位点具有与人类疾病相关的相同氨基酸。而且一些在人类身上发现的与帕金森病和阿尔茨海默病有关的蛋白质变异，在猪的身上也可以找到，这进一步说明了猪对于研究人类疾病的价值。

NAGRP Pig Genome Coordination Program是由欧洲多国共同参与组建和维护的一个项目。网址为：http://www.animalgenome.org/pigs/。这是一个家猪基因组序列数据库的集合。其中PGD，Ensembl，NCBI等都可以在该项目中找到链接。但每个网站的更新速度不尽相同，比如：Ensembl更新到2011年8月，Sscrofa10.2，版本号为：72.102，其中编码基因数为21 630个；非编码基因数为3124个；假基因数为568个。

六、猕猴基因组

猕猴（*Macaca mulatta*）属于灵长类动物，适应性强，容易驯养繁殖，在组织结构、生理和代谢功能等方面与人类很相似，因此猕猴是生物学、心理学、医学等基础研究和临床前研究的理想动物模型。2007年，"猕猴基因组测序和分析联合体"的研究人员宣布他们成功破译出了猕猴的基因组，这是继2001年人类基因组和2005年黑猩猩基因组之后，第3种被破译的灵长类动物基因组。研究选用了一只来自印度的雌性猕猴。猕猴的基因组是由42条染色体组成。结果表明，猕猴基因与黑猩猩及人类的基因相似度没有黑猩猩与人类的基因相似度高。这可能是因为猕猴和我们的祖先在大约2500万年前就分开进化了，而黑猩猩则是在大约600万年前才与人类产生分歧的。因此，这项研究也可以帮助我们更好地理解灵长类的进化路径。2011年，我国科学家发表了中国猕猴全基因组序列多态数据。测序的猕猴基因组具有11.56倍的覆盖度，识别出了包括256万个纯合和294万个杂合的总计550万个SNP位点。另外，还发现有125 150个结构变异。其中123 610个具有中位数长度为184bp的缺失，63%的缺失位于基因间区，35%的缺失位于内含子区域。进一步在猕猴同源序列中分别注释了人类疾病相关的5187个非同义替换的SNP和药物靶基因相关的962个非同义替换的SNP。

2012年，中国的研究人员创建了一个猕猴基因组知识库RhesusBase（http://www.rhesusbase.org/）。研究人员根据基因组框架图，对近百个数据来源的基因功能信息进行整合，最终构建了一个包含基因结构、表达、调控、遗传变异、疾病、功能及药物开发等信息及56亿条独立注释信息的猕猴基因组知识库。

Ensembl数据库也提供了猕猴基因的组装和注释信息。目前更新到的版本Mmul_1于2006年2月发布，数据库版本号是：72.10。主要是对印度猕猴基因组的组装。其中编码基因数为21 905个；非编码基因数为6579个；假基因数为1762个。

另外，猕猴基因组及相关注释都可以在国际公用数据库NCBI中访问和下载，相关网址为：http://www.ncbi.nlm.nih.gov/genome/?term=rhesus+macaque。

七、兔基因组

兔（*Oryctolagus cuniculus*）包括野生品种和驯化后的品种，它们都具有重要的经济意义。兔也是一种重要的实验动物，在医学研究以及诸如药品和化妆品等消费产品的安全测试中有重要意义。兔基因组的测序和组装是由Board研究所主持的，兔的基因组估计大小为3500Mb，基因组由21条常染色体和2条性染色体组成。兔基因组不仅大大有助于免疫学和生物医学的研究，对人类基因组的注释很有很大贡献。

兔基因组及相关注释都可以在国际公用数据库中访问和下载，相关网址为：www.ncbi.nlm.nih.gov/genome/guide/rabbit，www.ensembl.org/Oryctolagus_cuniculus。

八、猫基因组

猫（*Felis catus*）作为重要的实验动物，可以提供很多有价值的传染病模型，诸如艾滋病模型。随着人们认定的品种越来越多，猫也逐渐成为表型多样性和进化关系研究的重要资源。因此，猫的基因组将对出现在人类及流行宠物身上的一些罕见疾病的研究起到促进作用。猫的基因组是在2007年完成了首个装配、注释和比较分析，并将成果发表在 *Genome Research*。猫的基因组大小约为 2.5G，由 18 条常染色体和 2 条性染色体组成。猫的基因组中共含有 22 460 个基因，其中与人、黑猩猩、小鼠、大鼠、犬和牛同源的基因有 20285 个，在同源比较中还找到了数百个染色体重排序列。利用猫的基因组序列，研究人员还鉴定出数百个基因组变异体（包括 SNP，DIP 和 STPs），这些发现可用于确定常见遗传疾病的遗传基础。

猫基因组及相关注释都可以在国际公用数据库中访问和下载，相关网址为：http://www.ncbi.nlm.nih.gov/genome/guide/cat/ 或 http://www.ensembl.org/Felis_catus/。

九、牛基因组

牛（*Bos taurus*）是世界上最重要的家畜之一，同时也是作为反刍动物的研究模型。在哺乳动物中，牛与人的基因组相似度最高，因此牛基因组更适合于作为哺乳动物的研究模型来研究哺乳动物的营养、代谢生产和疾病，以及作为研究诸如脂肪沉积、肥胖、内分泌等相关复杂疾病的动物模型。牛的基因组由 29 条常染色体和 2 条性染色体组成。2009 年，多家单位合作完成了牛基因组草图框架的绘制，基因组大小为 2.86G，测序的覆盖率为 91%。牛共有约 22 000 个基因，其中有大约 14 000 个基因是哺乳动物中共有的。牛与人的基因组中共有基因占总基因数的 80% 左右，是哺乳动物中与人类共有基因数目最多的动物，但其共有基因的数目要小于啮齿动物与人的共有基因数目。在测序过程中还有大量的基因组变异被挖掘，这为牛品种改良以及种质资源的保护和利用提供了更丰富的研究资料。

牛基因组数据库 BGD 是由美国农业部负责维护，存放了牛的基因组、基因信息、基因注释、QTL 数据等数据，其访问地址是：http://bovinegenome.org/。除此之外，牛基因组及其相关注释都可以在国际公共数据库中访问和下载，相关网址为：http://www.ncbi.nlm.nih.gov/genome/guide/cow/。

（王绪敏　段军　宋利璞）

参考文献

[1] Benson DA, Karsch-Mizrachi I, Lipman DJ, et al. GenBank [J]. Nucleic acids research, 2010, 38: D46-D51.

[2] http://www.ncbi.nlm.nih.gov/genbank/statistics

[3] http://www.ncbi.nlm.nih.gov/Taxonomy/Browser/wwwtax.cgi

[4] http://www.ncbi.nlm.nih.gov/pubmed/?term=Sus+scrofa

[5] Kirkness EF, Bafna V, Halpern AL, et al. The dog genome: survey sequencing and comparative analysis [J]. Science, 2003, 301: 1898-1903.

[6] Lindblad-Toh K, Wade CM, Mikkelsen TS, et al. Genome sequence, comparative analysis and haplotype structure of the domestic dog [J]. Nature, 2005, 438: 803-819.

[7] Howe K, Clark MD, Torroja CF, et al. The zebrafish reference genome sequence and its relationship to the human genome [J]. Nature, 2013, 496(7446): 498-503.

[8] Kettleborough RN, Busch-Nentwich EM, Harvey SA, et al. A systematic genome-wide analysis of zebrafish protein-coding gene function [J]. Nature, 2013, 496(7446): 494-497.

[9] Wernersson R, Schierup MH, Jørgensen FG, et al. Pigs in sequence space: a 0.66 X coverage pig genome survey based on shotgun sequencing [J]. BMC genomics, 2005, 6: 70.

[10] Groenen MA, Archibald AL, Uenishi H, et al. Analyses of pig genomes provide insight into porcine demography and evolution [J]. Nature, 2012, 491: 393-398.

[11] Gibbs RA, Rogers J, Katze MG, et al. Evolutionary and biomedical insights from the rhesus macaque genome [J]. Science, 2007, 316: 222-234.

[12] Fang X, Zhang Y, Zhang R, et al. Genome sequence and global sequence variation map with 5.5 million SNPs in Chinese rhesus macaque [J]. Genome Biol, 2011, 12: R63.

[13] Xie C, Zhang YE, Chen J-Y, et al. Hominoid-specific de novo protein-coding genes originating from long non-coding RNAs [J]. PloS Genetics, 2012, 8: e1002942.

[14] Zhang S-J, Liu C-J, Shi M, et al. Rhesus Base: a knowledgebase for the monkey research community [J]. Nucleic acids research, 2013, 41: D892-D905.

[15] Pontius JU, O'Brien SJ. Genome annotation resource fields—GARFIELD: a genome browser for Felis catus [J]. Journal of Heredity, 2007, 98: 386.

[16] Elsik CG, Tellam RL, Worley KC, et al. The genome sequence of taurine cattle: a window to ruminant biology and evolution [J]. Science, 2009, 324: 522-528.

（商海涛　整理编辑）

第三章　比较基因组常用分析方法

Chapter 3　Analysis method of comparative genomics

随着基因组测序的完成，研究重点已经由结构基因组学过渡到了功能基因组学。比较基因组学作为一种重要工具，在功能基因组研究中发挥着重要作用，利用好这个工具可以帮助人们发现基因组序列中蕴含的生物学信息。下面介绍下比较基因组中的常用分析方法。

第一节　序列比对

Section 1　Sequence alignment

序列比对是比较基因组分析中的一项常规分析，目的是分析序列间的差异，获得序列间的相似度、相似区段等信息，为推断序列的功能、结构和进化等方面的信息提供参考。

常用的序列比对工具有 BLAST、FASTA 等。

首先介绍一下关于 BLAST 的知识。1990 年，Stephen F. Altschul 等发布了一款序列检索工具，名为：BLAST(Basic Local Alignment Search Tool)。它采用了局部比对算法，能快速地在序列库中找寻出同源序列，可以用于氨基酸或核苷酸序列间的序列相似性分析。因为它具有检索速度快、灵敏、准确的特点，目前已经成为很多国际公用数据库中的序列检索工具。2009 年，Christiam Camacho 等在 *BMC Bioinformatics* 上发表了一篇名"BLAST+：architecture and applications"的文章。文中提到的 BLAST+ 使用了 BLAST 的核心算法，延续了 BLAST 的优势功能，发展并改进了一些已有程序，而且还新增了诸如 update_blastdb.pl 等这样的程序。因而，BLAST+ 实质上是 BLAST 的升级版。

目前很多网站都提供在线的 BLAST 分析服务。例如：NCBI 中 BLAST 页面的地址为：http://blast.ncbi.nlm.nih.gov/Blast.cgi。然而在分析大规模数据时，为了提高分析效率，可以安装本地 BLAST 版本，NCBI 提供了 BLAST 程序的下载地址，目前最新的版本是"ncbi-blast-2.2.31+"，有 Windows 和 Linux 两个版本可供下载，适合 32 位和 64 位的操作系统。下载地址为：ftp://ftp.ncbi.nlm.nih.gov/blast/executables/blast+/LATEST。

下面我们简单介绍一下本地运行 BLAST+ 程序的步骤。

1. 解压程序　首先创建文件夹，如：D:\ blast +。将 ncbi-blast-2.2.28+-ia-win32.tar.gz 放入该文件夹，解压产生 bin、doc 两个目录以及一些文件。bin 目录中存放的文件是已经编译好的 BLAST+ 程序，doc 目录中存放的是帮助文档。

2. 设置程序环境变量　有多种方法可以让系统知道 BLAST+ 程序的位置。一种方法是将 BLAST+ 程序放置到当前工作目录下。第二种方法是在 Dos 中用 path 命令设置 BLAST+ 程序的路径。方法是：点击"开始"，选择"运行"，输入"cmd"，回车后就可以进入 DOS 窗口。然后输入：path d:\blast+\ncbi-blast-2.2.28+\bin。这种方法的缺点是关闭 DOS 窗口后需要进行重新设置。第三种方法是在 Windows 的环境变量中进行设置，这种是推荐的方法。方法是：在"我的电脑"上点击右键，进入属性，点击"高级"→"环境变量"，双击系统变量 Path，在变量值的后面增加 BLAST+ 程序所在路径 d:\blast+\ncbi-blast-2.2.28+\bin，此时点击"新建" 一变量名"BLASTDB"，变量值为"D:\blast+\db"(即数据库路径)(图 11-3-1)。

启动 Windows 命令行界面，进入到当前 bin 目录，输入 blastn-version 命令，即可查看版本，若如图 11-3-2 所示，则说明程序完好，可以运行。

3. 本地数据库的构建

(1) 数据的获取：一种方法是直接从 NCBI 或者其他数据库网站下载所需序列，或者用自己已有的测

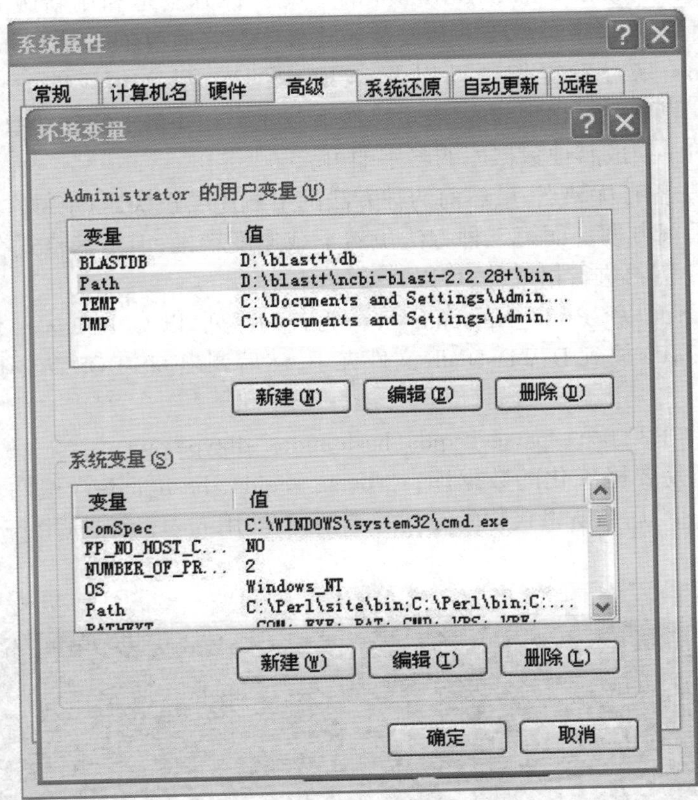

图 11-3-1　设置 Windows 系统下 BLAST+ 软件环境变量

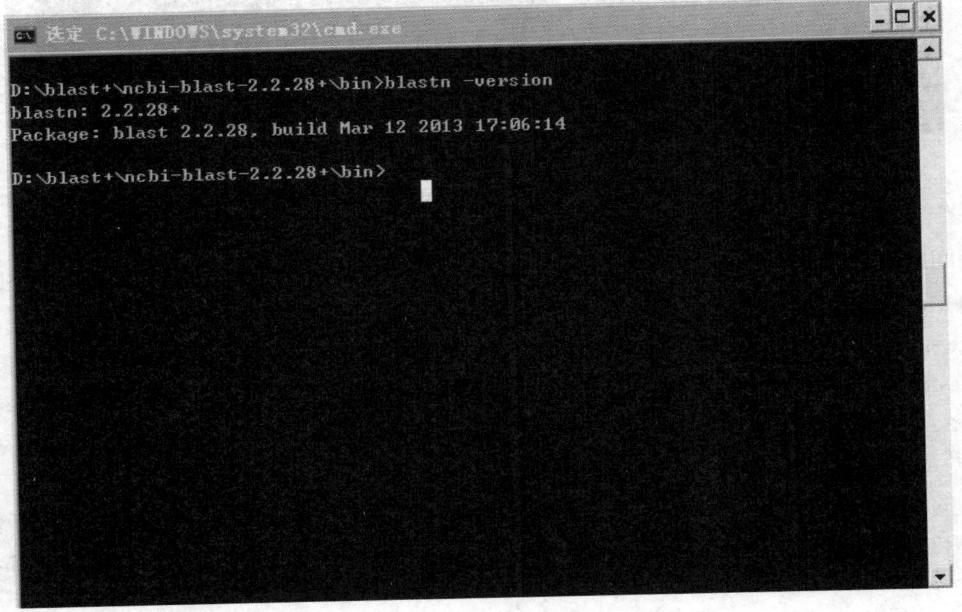

图 11-3-2　检查 BLAST+ 软件安装是否完成

序数据,做成数据库,数据必须是 fasta 格式。第二种方法是从 NCBI 中的 ftp 库下载所需要的某一个库或几个库,其链接为:ftp://ftp.ncbi.nlm.nih.gov/blast/db/。第三种方法是利用新版 BLAST+ 自带的 update_blastdb.pl 进行下载,在用这个程序时需要下载安装 perl 程序。之后可依次输入下述命令:perl up_blastdb.pl;perl up_blastdb.pl -show 来查看操作帮助以及 NCBI 中的库;键入相应的命令,如:perl up_blastdb.pl vector 即可下载载体库。直到后面出现 done 表示已经下载完毕。如果下载其他数据库,可将上面 perl up_blastdb.pl vector 中的 vector 换成其他数据库的名字即可。

以上提到的三种方法各有优缺点,虽然前两种方法的下载速度较快,但是每次进行检索都需要对数据库进行格式化,所以不是很方便。而第三种方法虽然下载速度较慢,但是其格式在 NCBI 中已经做好了,因此在进行本地检索时不需再进行格式化,可以直接使用。

(2) 数据的格式化:下面以 GPR32_Human.fasta 作为查询序列,以 GPR32.fasta 作为数据库文件为例进行讲解。首先将 GPR32.fasta 放到 D:\blast+\db 文件夹下,然后调出 MS-DOS 命令行,转到 D:\blast+\db 文件夹下运行以下命令:

makeblastdb.exe -in GPR32.fasta -parse_seqids -hash_index -dbtype prot

其中"-in"参数后面是要格式化的数据库,"-parse_seqids,-hash_index"这两个参数是为 blastdbcmd 取子序列时使用,"-dbtype"后是所格式化的序列的类型,核酸用 nucl,蛋白质用 prot;如图 11-3-3 所示。

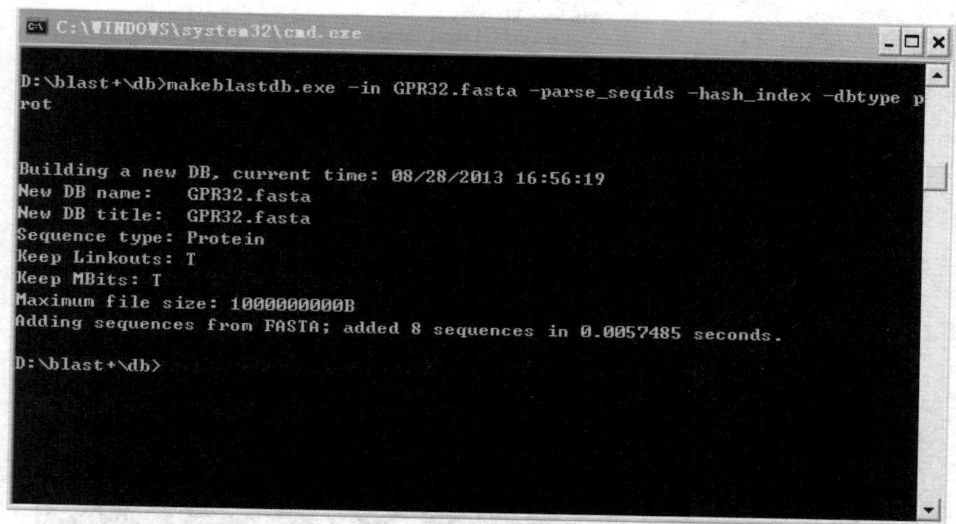

图 11-3-3 makeblastdb.exe 程序运行界面

(3) 序列间的相似性检索:将 GPR32_Human.fasta 放到 D:\blast+ 文件夹下,然后调出 MS-DOS 命令行,转到 D:\blast+ 文件夹下运行以下命令:

blastp.exe -task blastp -query GPR32_Human.fasta -db GPR32.fasta -out outtext.txt

其中"blastp.exe"表示程序执行命令,"exe"之前的程序可根据自己的需要而更换;"-task"后面是你所要用的程序,如:blastn,blatp,tblastx 等;"-query"后面接查询序列的文件名称;"-db"后面接格式化好的数据库名称;"-out"后面是要输出的文件名称及格式。结果如图 11-3-4 所示。

BLAST+ 的结果信息比较丰富,从这个结果可以看出 GPR32 在黑猩猩和人类中表现出很高的相似性,黑猩猩的 GPR32 与人类的 GPR32 在 1~356 基本一致,得分是 715,期望值是 0.0,一致性(Identities)高达 99%。

对于核酸序列的比对,它与蛋白质序列的比对过程基本相似,可用 blastn.exe。具体用法可用 blastn -help 来查询。值得一提的是,新版 blastn 中还有一个可以定制输出结果的参数 -outfmt,这个参数也使得 BLAST+ 变得非常方便。

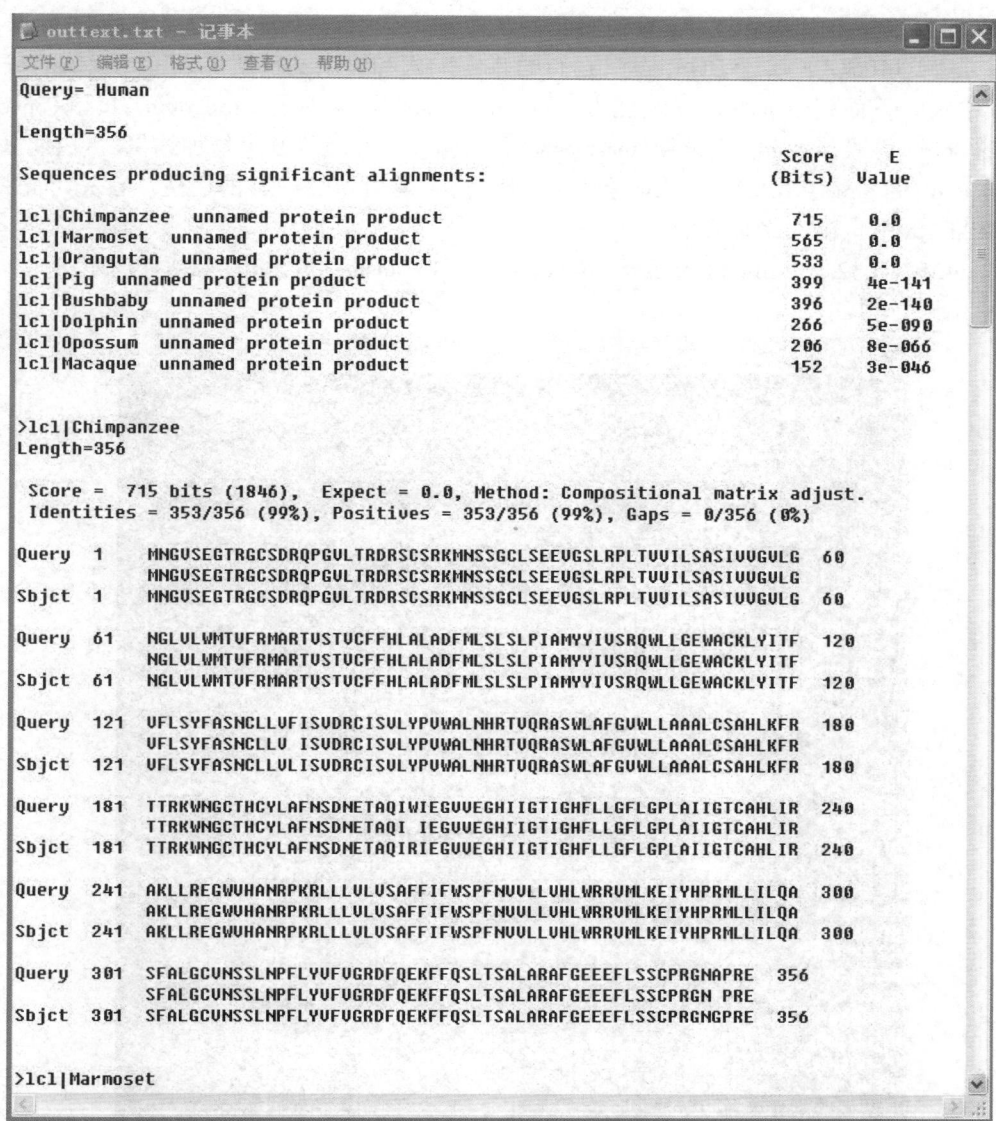

```
outtext.txt - 记事本
文件(F) 编辑(E) 格式(O) 查看(V) 帮助(H)
Query= Human

Length=356
                                                                  Score     E
Sequences producing significant alignments:                      (Bits)  Value

lcl|Chimpanzee  unnamed protein product                            715     0.0
lcl|Marmoset  unnamed protein product                              565     0.0
lcl|Orangutan  unnamed protein product                             533     0.0
lcl|Pig  unnamed protein product                                   399     4e-141
lcl|Bushbaby  unnamed protein product                              396     2e-140
lcl|Dolphin  unnamed protein product                               266     5e-090
lcl|Opossum  unnamed protein product                               206     8e-066
lcl|Macaque  unnamed protein product                               152     3e-046


>lcl|Chimpanzee
Length=356

 Score =  715 bits (1846),  Expect = 0.0, Method: Compositional matrix adjust.
 Identities = 353/356 (99%), Positives = 353/356 (99%), Gaps = 0/356 (0%)

Query  1    MNGVSEGTRGCSDRQPGVLTRDRSCSRKMNSSGCLSEEVGSLRPLTVVILSASIVVGVLG  60
            MNGVSEGTRGCSDRQPGVLTRDRSCSRKMNSSGCLSEEVGSLRPLTVVILSASIVVGVLG
Sbjct  1    MNGVSEGTRGCSDRQPGVLTRDRSCSRKMNSSGCLSEEVGSLRPLTVVILSASIVVGVLG  60

Query  61   NGLVLWMTVFRMARTVSTVCFFHLALADFMLSLSLPIAMYYIVSRQWLLGEWACKLYITF  120
            NGLVLWMTVFRMARTVSTVCFFHLALADFMLSLSLPIAMYYIVSRQWLLGEWACKLYITF
Sbjct  61   NGLVLWMTVFRMARTVSTVCFFHLALADFMLSLSLPIAMYYIVSRQWLLGEWACKLYITF  120

Query  121  VFLSYFASNCLLVFISVDRCISVLYPVWALNHRTVQRASWLAFGVWLLAAALCSAHLKFR  180
            VFLSYFASNCLLV ISVDRCISVLYPVWALNHRTVQRASWLAFGVWLLAAALCSAHLKFR
Sbjct  121  VFLSYFASNCLLVLISVDRCISVLYPVWALNHRTVQRASWLAFGVWLLAAALCSAHLKFR  180

Query  181  TTRKWNGCTHCYLAFNSDNETAQIWIEGVVEGHIIGTIGHFLLGFLGPLAIIGTCAHLIR  240
            TTRKWNGCTHCYLAFNSDNETAQI IEGVVEGHIIGTIGHFLLGFLGPLAIIGTCAHLIR
Sbjct  181  TTRKWNGCTHCYLAFNSDNETAQIRIEGVVEGHIIGTIGHFLLGFLGPLAIIGTCAHLIR  240

Query  241  AKLLREGWVHANRPKRLLLVLVSAFFIFWSPFNVVLLVHLWRRVMLKEIYHPRMLLILQA  300
            AKLLREGWVHANRPKRLLLVLVSAFFIFWSPFNVVLLVHLWRRVMLKEIYHPRMLLILQA
Sbjct  241  AKLLREGWVHANRPKRLLLVLVSAFFIFWSPFNVVLLVHLWRRVMLKEIYHPRMLLILQA  300

Query  301  SFALGCVNSSLNPFLYVFVGRDFQEKFFQSLTSALARAFGEEEFLSSCPRGNAPRE  356
            SFALGCVNSSLNPFLYVFVGRDFQEKFFQSLTSALARAFGEEEFLSSCPRGN PRE
Sbjct  301  SFALGCVNSSLNPFLYVFVGRDFQEKFFQSLTSALARAFGEEEFLSSCPRGNGPRE  356


>lcl|Marmoset
```

图 11-3-4 blastp.exe 程序运行结果文件

第二节 多序列比对

Section 2 Multiple sequence alignment

与双序列比对不一样，多序列比对（multiple sequence alignment）的目的是发现多条序列的共性，对于研究分子结构、功能及进化关系极为有用。目前的方法还在不断地发展中，大多数算法都是基于渐进的比对的思想，在序列两两比对的基础上逐步优化多序列比对结果。目前常用的多序列比对程序有 MUSCLE、MAFFT、Clustal、COBALT、T-Coffee 等，它们都可以用于核酸或蛋白序列的比对。

首先介绍 MUSCLE 的安装和使用方法。

MUSCLE 的下载地址是：http://www.drive5.com/muscle/downloads.htm。网页中提供了 Windows、Linux 和 Mac 操作系统下的版本，这里我们下载最新的 Windows 版 muscle3.8.425_binaries.tar.gz。

1. 解压程序　建立 MUSCLE 安装目录，如：D:\muscle。将 MUSCLE 安装包解压到该目录。

2. 设置环境变量　将 MUSCLE 安装目录添加到环境目录中。这个步骤可以省略，但是设置后可以为使用带来方便。方法和上面 BLAST+ 中提到的设置方法一样。

3. 使用方法　MUSCLE 属于 DOS 程序，运行时指定输入和输出文件就可以了。默认的输入、输出格式也是 fasta 格式。下面就以人(human)、黑猩猩(chimpanzee)、红毛猩猩(orangutan)、负鼠(opossum)、丛猴(bushbaby)、猪(pig)、猕猴(macaque)、狨猴(marmoset)和海豚(dolphin)等 9 个物种的"G 蛋白偶联受体 32(G Protein-Coupled Receptors GPR32)"为例进行多序列比对，来说明 MUSCLE 的用法。首先可先将这些序列放置于 GPR32.fasta 中。输入比对命令：

muscle3.8.425_win32.exe -in GPR32.fasta -out outputGPR32.fasta -clw，如图 11-3-5 所示。

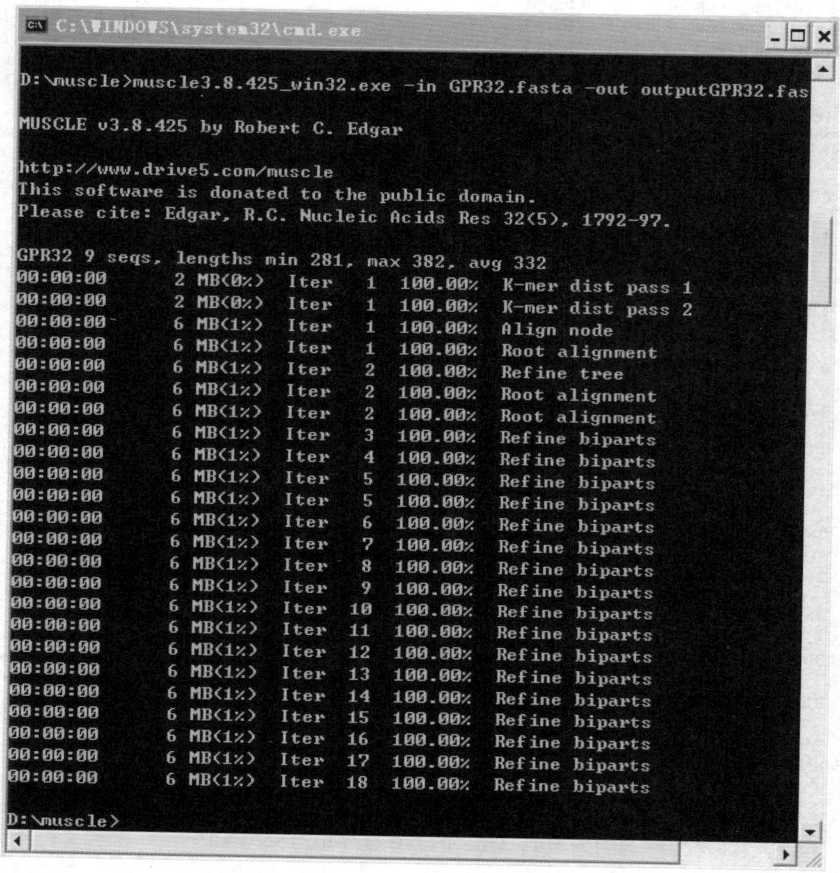

图 11-3-5　muscle3.8.425_win32.exe 程序运行界面

GPR32 的多序列比对结果如下，结果中以特定的符号代表每个位点的保守性，比如："*"号表示保守性高的位点，如图 11-3-6 所示。

其次介绍 Clustal 的安装和使用方法。

Clustal 是一个基于渐进比对的多序列比对工具，包括 ClustalX 和 ClustalW。其中前者是图形化界面版本，是 Clustal 多重序列比对程序的 Windows 版本；后者是命令界面，是 Clustal 多重序列比对程序的 Linux 版本。它的原理是先将多个序列进行两两比对构建距离矩阵，然后计算距离矩阵，产生系统进化指导树，而对关系密切的序列进行加权，之后从最紧密的两条序列开始，逐步引入邻近的序列并不断重新构建比对，直到所有序列都被加入为止。

Clustal 的官方下载地址为：http://www.clustal.org/download/current/。网页中提供了 Windows、Linux 和 Mac 操作系统下的版本，这里我们下载 Windows 版 clustalx-2.1-win.msi，如图 11-3-7 至图 11-3-9 所示。

1. 安装　将 clustalx-2.1-win.msi 程序安装在 D:\clustal 下。

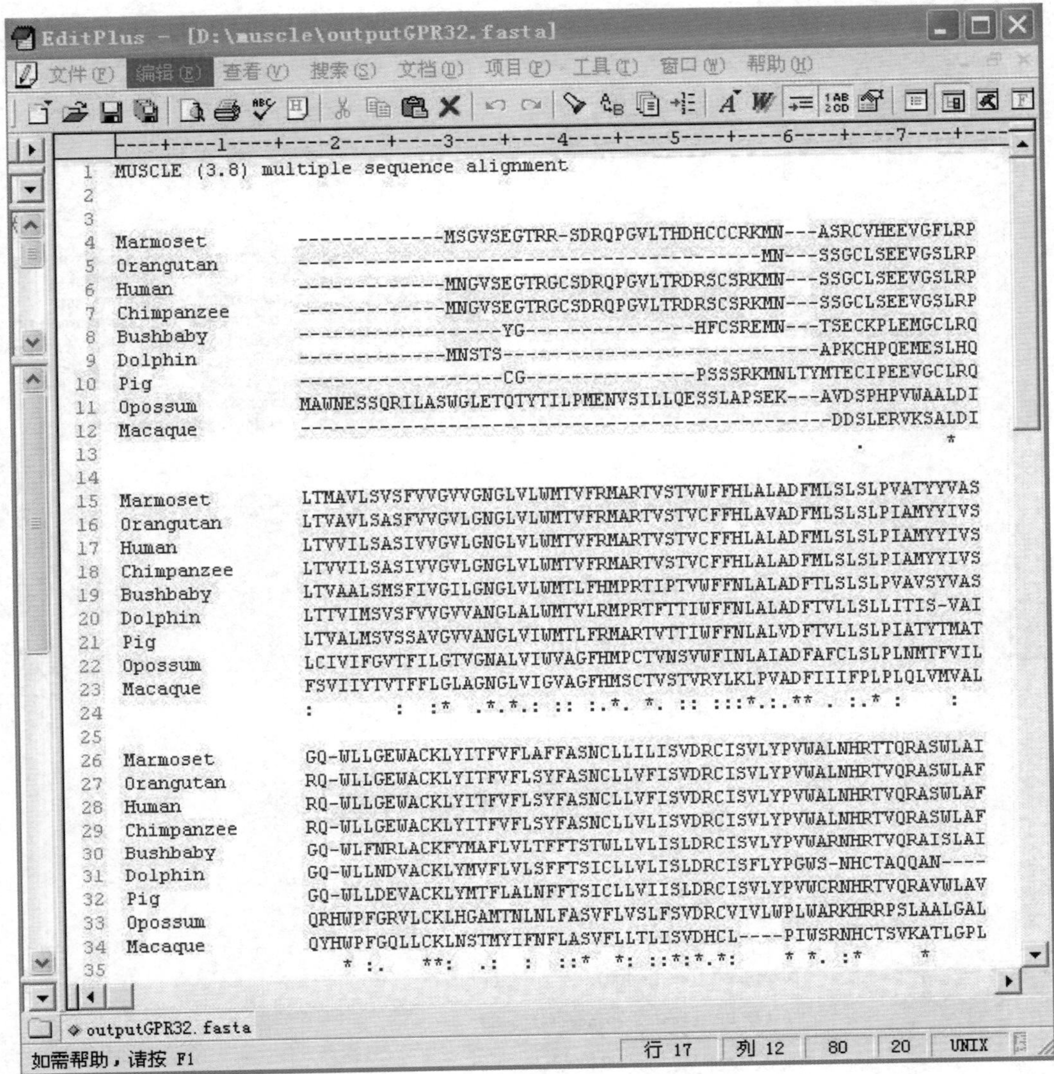

图 11-3-6 muscle3.8.425_win32.exe 程序运行结果文件

Index of /download/current

Name	Last modified	Size	Description
Parent Directory		-	
CHANGELOG	17-Nov-2010 11:59	9.0K	
COPYING	17-Nov-2010 11:59	34K	
COPYING.LESSER	17-Nov-2010 11:59	7.5K	
Readme	17-Nov-2010 11:59	2.0K	
clustalw-2.1-linux-x86_64-libcppstatic.tar.gz	17-Nov-2010 11:59	2.4M	
clustalw-2.1-macosx.dmg	17-Nov-2010 11:59	6.5M	
clustalw-2.1-win.msi	17-Nov-2010 11:59	1.9M	
clustalw-2.1.tar.gz	10-Dec-2010 07:40	343K	
clustalx-2.1-linux-i686-libcppstatic.tar.gz	17-Nov-2010 11:59	4.7M	
clustalx-2.1-macosx.dmg	17-Nov-2010 11:59	12M	
clustalx-2.1-win.msi	13-Jan-2011 09:36	4.7M	
clustalx-2.1.tar.gz	10-Dec-2010 07:40	334K	

图 11-3-7 Clustalx 软件下载界面

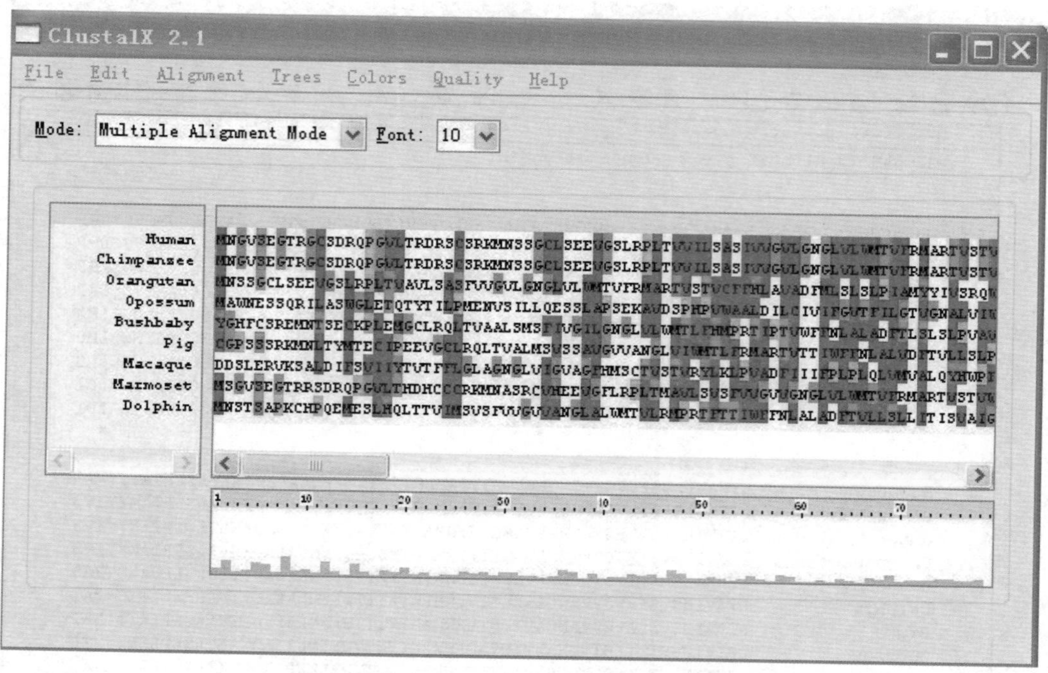

图 11-3-8　ClustalX 软件主界面

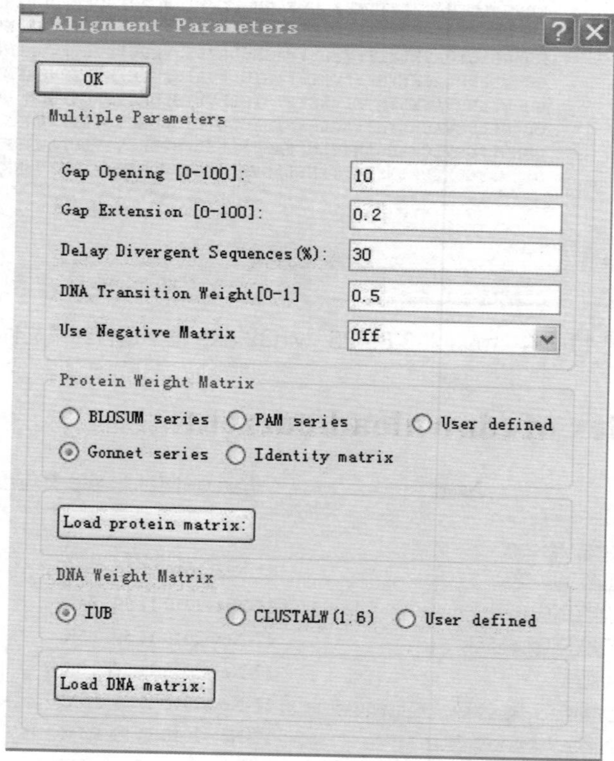

图 11-3-9　ClustalX 软件参数设置

2. 使用方法　仍然以人(human)、黑猩猩(chimpanzee)、红毛猩猩(orangutan)、负鼠(opossum)、丛猴(bushbaby)、猪(pig)、猕猴(macaque)、狨猴(marmoset)和海豚(dolphin)等 9 个物种的 GPR32 序列为例,进行多序列比对,来说明 ClustalX 的用法。

首先,可先将这些序列放置于 GPR32.fasta 中。输入序列的格式比较灵活,可以是 FASTA 格式,还可以是 PIR、SWISS-PROT、GDE、Clustal、GCG/MSF、RSF 等格式。主界面窗口如图 11-3-8 所示。

其次,对标尺上方的序列进行编辑操作。设定比对的一些参数。通常情况下,我们可以使用默认参数。比对参数主要有 6 个,分别是:Reset New Gaps before Alignment, Reset All Gaps before Alignment, Pairwise Alignment Parameters, Multiple Alignment Parameters, Protein Gap Parameters 和 Secondary structure Parameters。这里我们选择 Multiple Alignment Parameters 这一项,如图 11-3-9 所示。

再其次,返回菜单栏选择"Do Complete Alignment"标签,此时会弹出输出文件路径的设置窗口,设置 Output Guide Tree 和 Output Alignment Files 的保存路径,点击"OK"按钮程序自动开始序列的完全比对,比对所需时间因序列文件的大小、长度和计算机性能的不同而会有些差别,如图 11-3-10 所示。

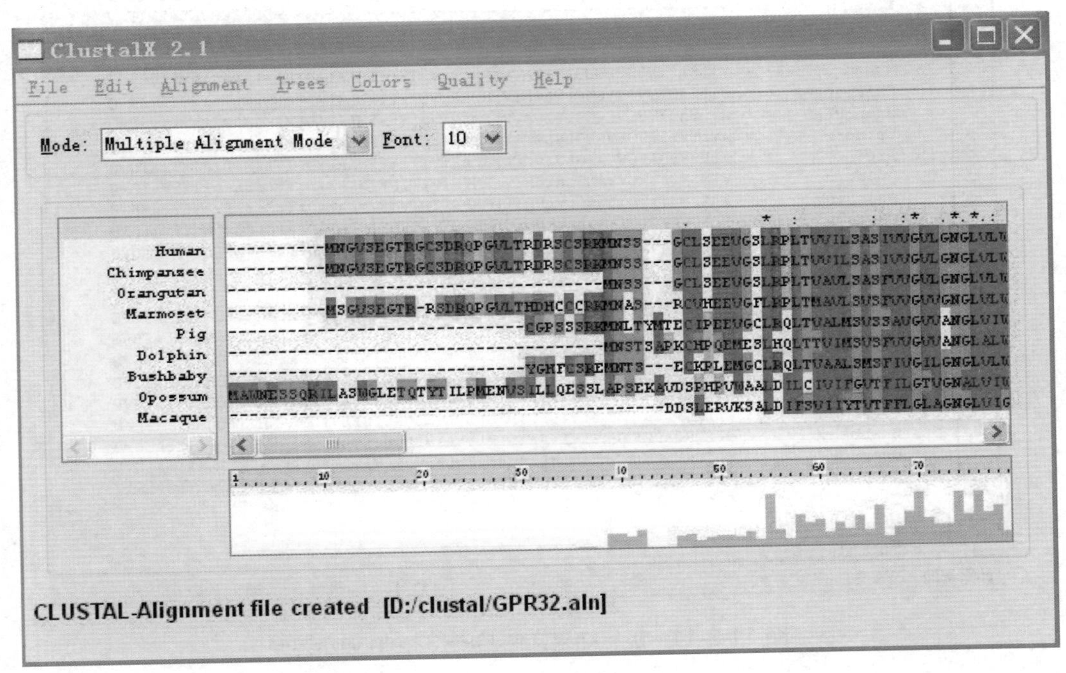

图 11-3-10 ClustalX 软件的序列比对结果

当左下方状态栏提示"CLUSTAL-Alignment File created [D:/clustal/GPR32.aln]"时说明序列比对已经完毕,这时在文件保存位置的目录下会生成两个文件,即 GPR32.aln 和 GPR32.dnd,其中 aln 是序列比对的文件,可进一步用于构建系统发育树,而 dnd 是向导树文件。如图 11-3-11 和图 11-3-12 所示。

最后,比对完成后的输出格式可以有多种选择,如 ALN、GCG、PHYLIP 和 NEXUS 等,用户可以根据自己的需要选择合适的输出格式,如图 11-3-13 所示。

下面再简单介绍在 Linux 环境下使用 ClustalW 的基本步骤:

1. 进入 ClustalW 目录,按屏幕提示选择 1,输入序列文件,如图 11-3-14 所示。

2. 选择比对的形式,设置参数和输出文件的保存格式,按提示选择,然后开始比对。如图 11-3-15 所示。

比对时会生成两个文件,即 GPR32.aln 和 GPR32.dnd,其中 aln 是序列比对的文件,可进一步用于构建系统发育树,而 dnd 是向导树文件。

实质上,我们也可以在 web 上使用 ClustalW,比如:EBI 就提供了 ClustalW 的在线服务,网址为:http://www.ebi.ac.uk/Tools/msa/clustalw2/。在线使用 ClustalW 是很简单的,只要我们按照提示做相应的操作即可完成。如图 11-3-16 所示。

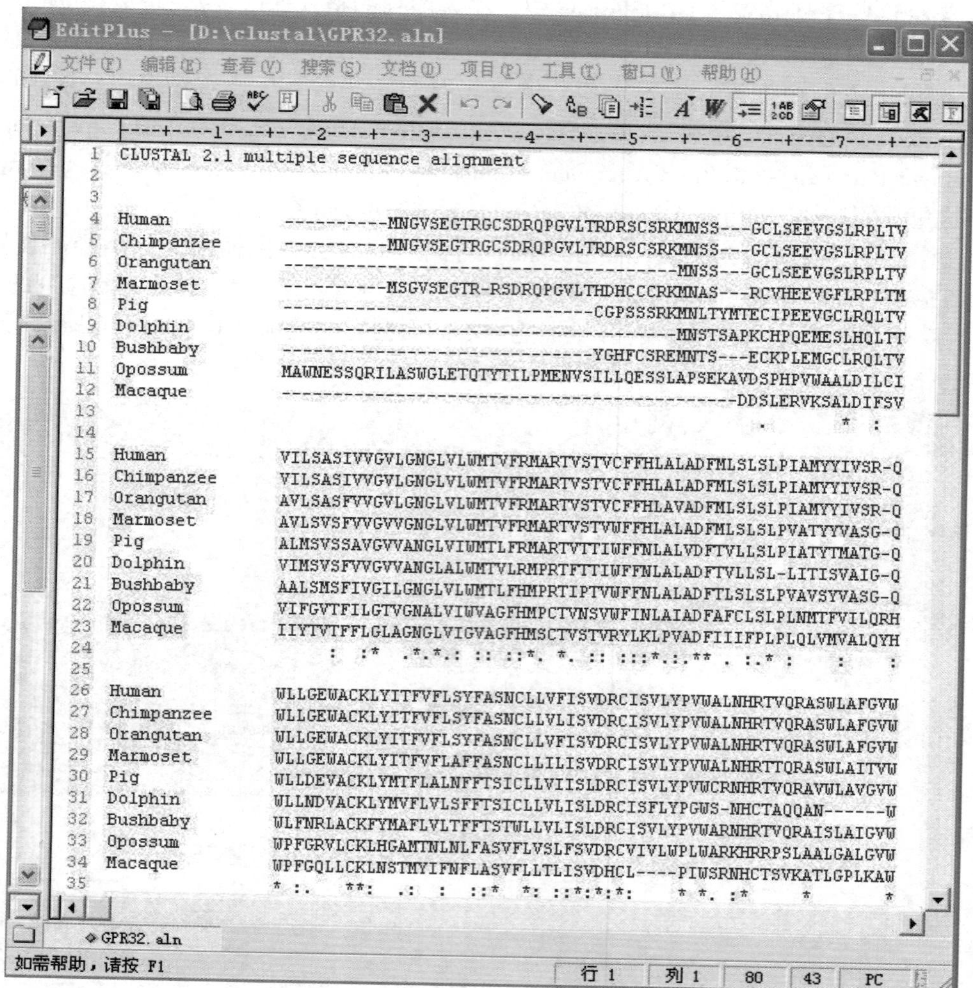

图 11-3-11　运行结果文件 GPR32.aln 显示界面

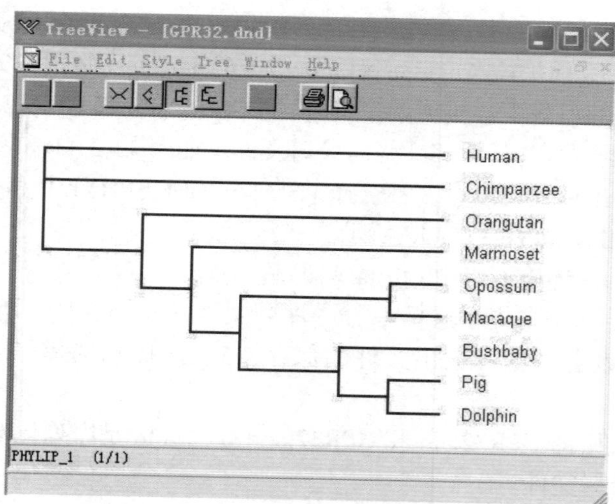

图 11-3-12　运行结果文件 GPR32.dnd 显示界面

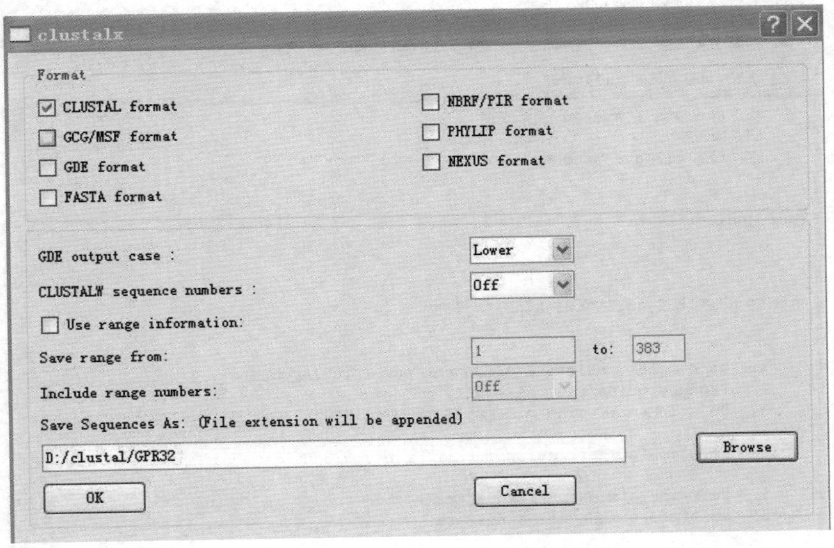

clustalx

Format

☑ CLUSTAL format　☐ NBRF/PIR format

☐ GCG/MSF format　☐ PHYLIP format

☐ GDE format　☐ NEXUS format

☐ FASTA format

GDE output case :　Lower

CLUSTALW sequence numbers :　Off

☐ Use range information:

Save range from:　1　to:　383

Include range numbers:　Off

Save Sequences As: (File extension will be appended)

D:/clustal/GPR32　Browse

OK　Cancel

图 11-3-13　ClustalX 软件输出结果格式选择界面

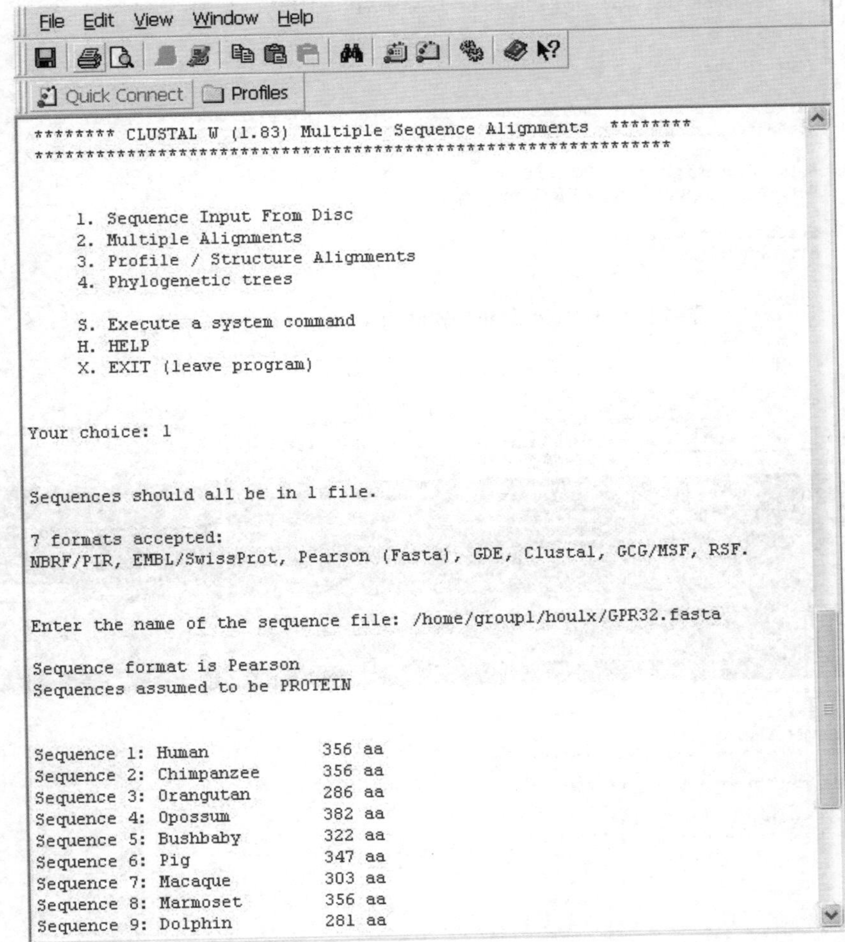

图 11-3-14　ClustalW 软件主界面

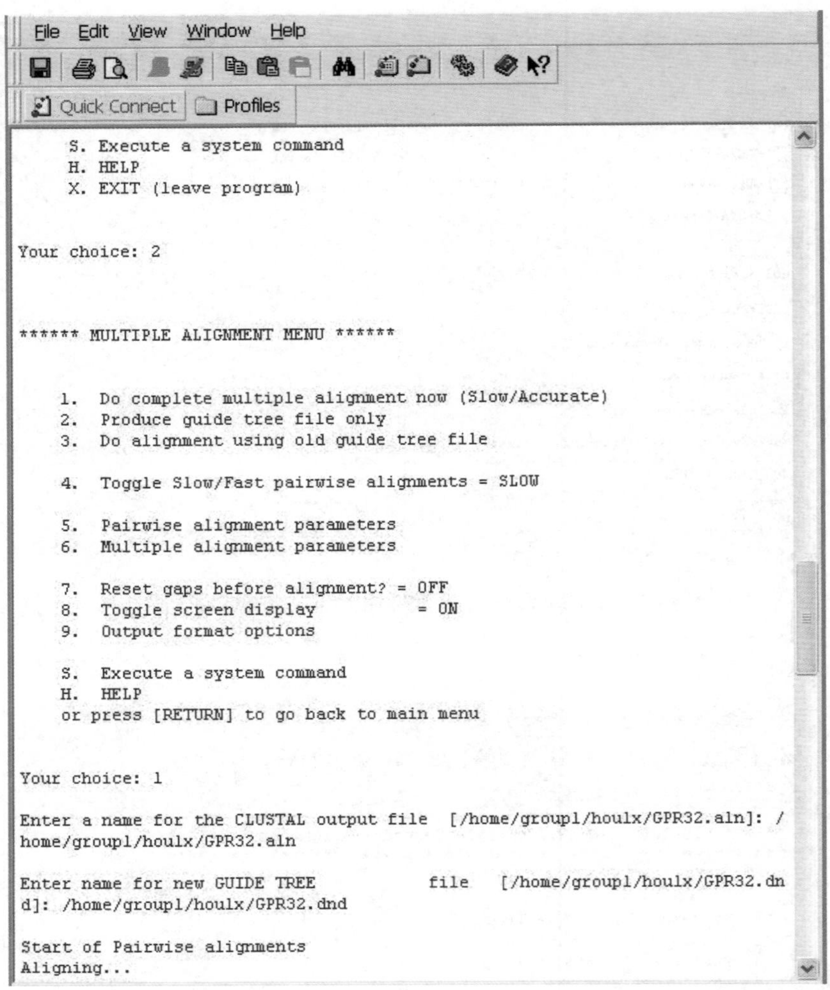

图 11-3-15 ClustalW 软件的序列比对参数选择界面

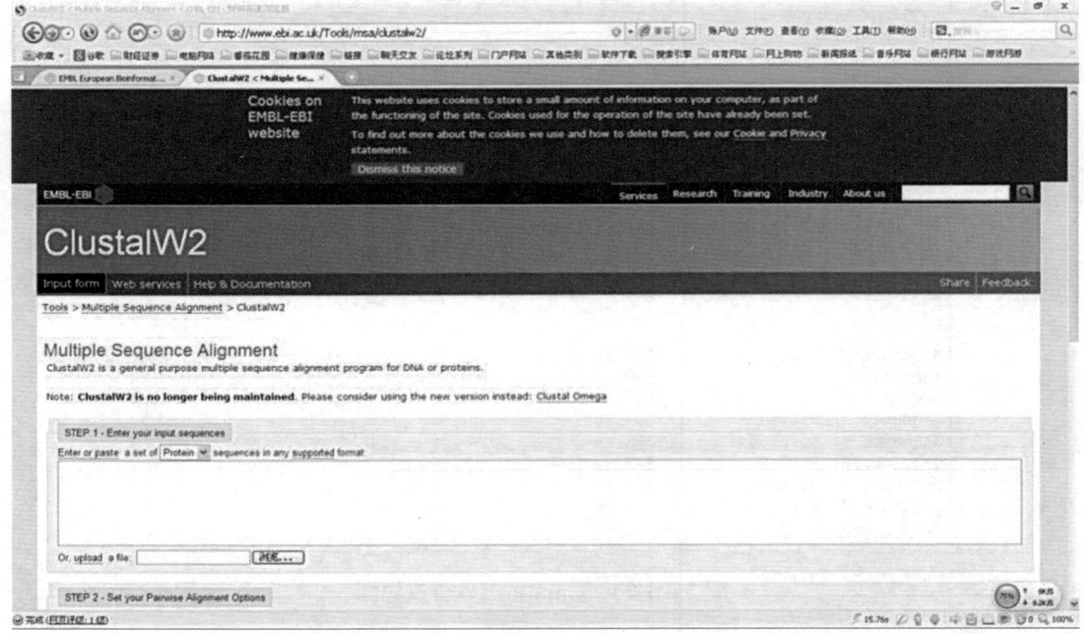

图 11-3-16 ClustalW 软件在线使用界面

现在我们简单介绍一下 COBALT,它是一个蛋白的多序列比对工具,是 NCBI 在线 Blast 功能的一个延伸。用法与 ClustalW 很像。可以通过 NCBI 的 Blast 主页或用下面的网址:www.ncbi.nlm.nih.gov/tools/cobalt/ 都可以打开。如图 11-3-17 所示,与 Blast 的界面很类似。

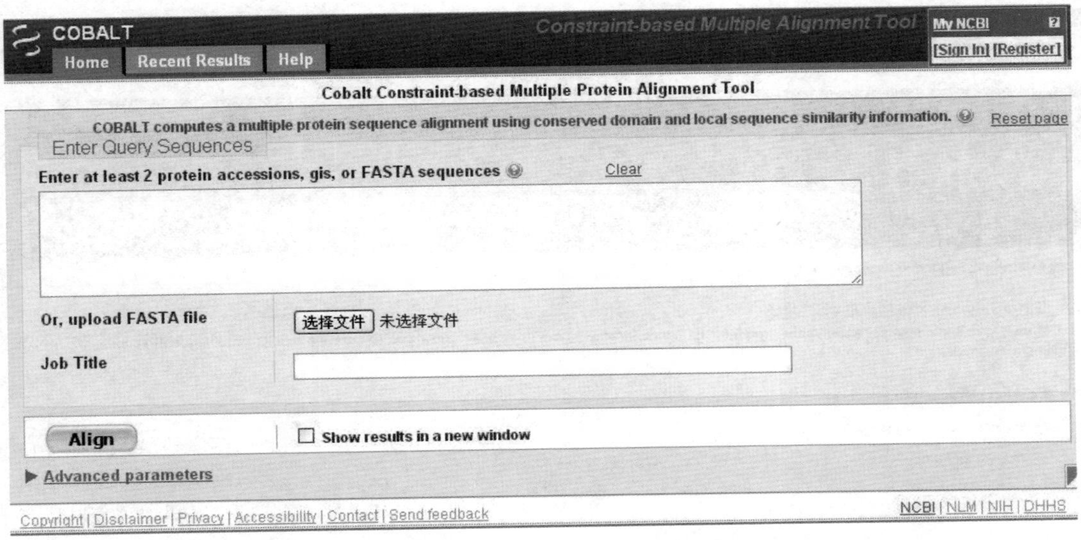

图 11-3-17　COBALT 软件在线使用界面

最下面的"Advanced parameters"也可以设置比对的参数,一般选择默认的参数,因为默认的参数可以保证结果的质量和比对速度,乱改的话反而会使比对的性能下降。

另一种方法是先在线 blast,再接着运行 COBALT。点击"Multiple alignment"就可以链接到 COBALT 接着做多序列比对。这样子可以更容易地收集同源蛋白。COBALT 的结果也可以直接生成系统进化树,点击"Phylogenetic tree"就能显示进化树。COBALT 运行的结果还会生成一个 Cobalt RID 值,并且这个结果会在 NCBI 保存一天多时间,如果需要重新回看这个结果,可以根据这个值找回 COBALT 运行的结果。保存的结果可通过点击"Recent Results"进入,在 COBALT 页面最顶端的左边,如图 11-3-18 所示。

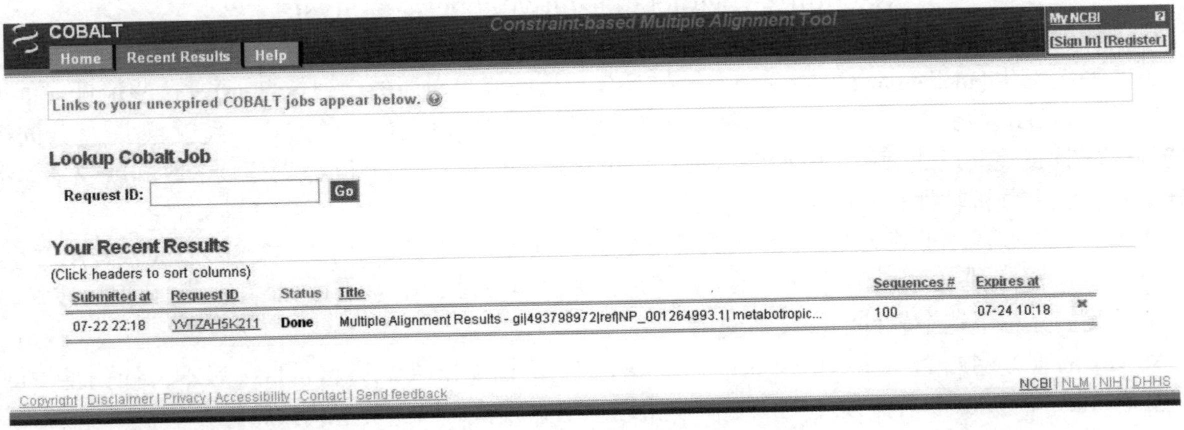

图 11-3-18　COBALT 软件运行结果界面

最后,再简单介绍一下 T-Coffee 这个多序列比对程序。2000 年,Cédric Notredame 等提出了一种新的多序列比对算法,它的特点是准确度高以及能够整合很多信息用于序列比对,如结构信息、实验数据等。基本原理是通过生成基本信息库、扩展信息库、生成指导树,渐近式比对等来完成多序列的比对。与传统的多序列比对算法相比,T-Coffee 综合了全局和局部比对信息,并增加了序列的位置信息,这大大提高了序列比对的敏感性和准确率。但是正是因为T-Coffee考虑的因素比较多,所以它的缺点是速度非常慢,因此适合较小的数据集。近些年来,又有很多人改进T-Coffee的算法,比如:将原来的串行算法改成并行算法,很明显地改善了T-Coffee的性能,提高了运行速度。

T-Coffee程序同样可以在多种平台上运行。例如:UNIX或者UNIX-like platforms(Linux,cygwin and MacOSX)。同时EBI还提供了T-Coffee的在线服务。如图11-3-19所示。

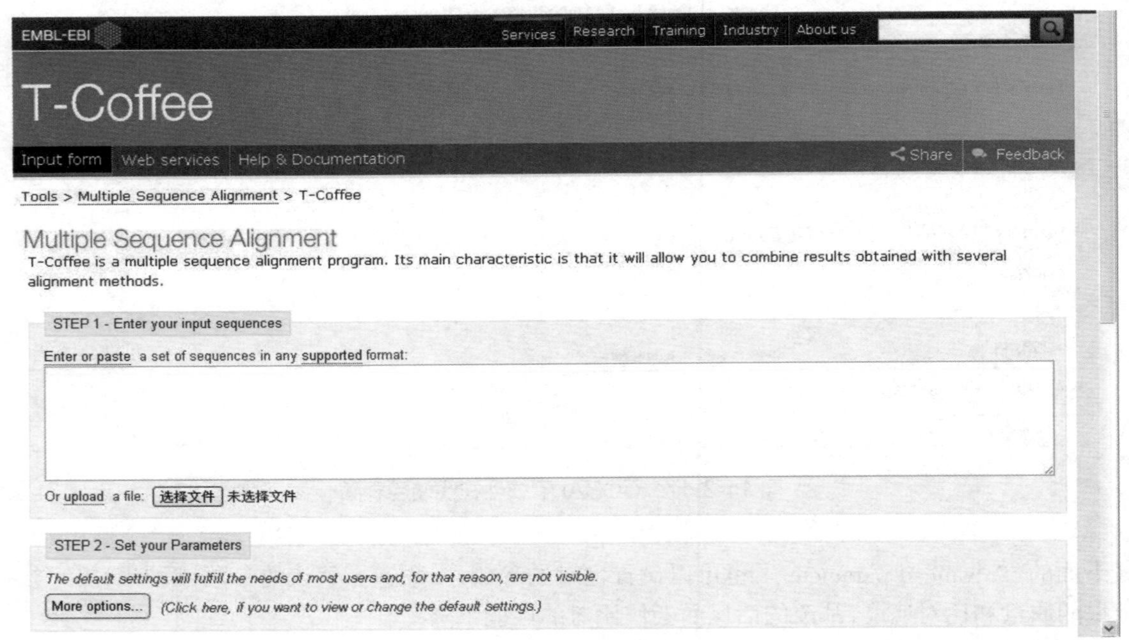

图11-3-19　T-Coffee软件在线使用界面

第三节　分子系统发生分析

Section 3　Molecular phylogenetic analysis

分子系统发生(molecular phylogenetic)分析是基于核酸或蛋白质的序列信息,通过这些信息来重建系统发育关系,推断生物进化历史。如果两条序列间相似程度越高,它们间的进化距离就越小,从共同祖先分歧的时间就越晚。反之,两条序列间差异越大,进化距离也越大,从共同祖先分歧的时间就越早。常用的分子系统发生分析软件有MEGA、Phylip等。

MEGA的操作界面非常友好,使其成为最受欢迎的软件之一。该软件能进行序列比对、构建进化树、进化速率估算、进化假设检验等分析。MEGA还可以通过网络(NCBI)进行序列的比对和数据的搜索。

下面我们介绍下这个软件的安装与使用。

MEGA的官方网站为:http://www.megasoftware.net/。最初MEGA只有Windows版本,目前最新的版本已经拥有Mac和Linux操作系统下的版本。填写用户信息后就可以免费下载该软件。

我们以版本号5.22为例,说明MEGA的安装和使用。首先从MEGA官网上下载文件MEGA5.22_Setup.exe。运行此文件,按照默认的提示进行安装,如图11-3-20所示。

MEGA中可以通过不同的方法构建进化树,如UPGMA、最小进化法ME、邻接法NJ、最大简约法MP等。

我们以人(human)、黑猩猩(chimpanzee)、红毛猩猩(orangutan)、负鼠(opossum)、丛猴(bushbaby)、猪(pig)、猕猴(macaque)、狨猴(marmoset)和海豚(dolphin)等9个物种的GPR32序列为例,说明利用MEGA构建NJ树的方法。

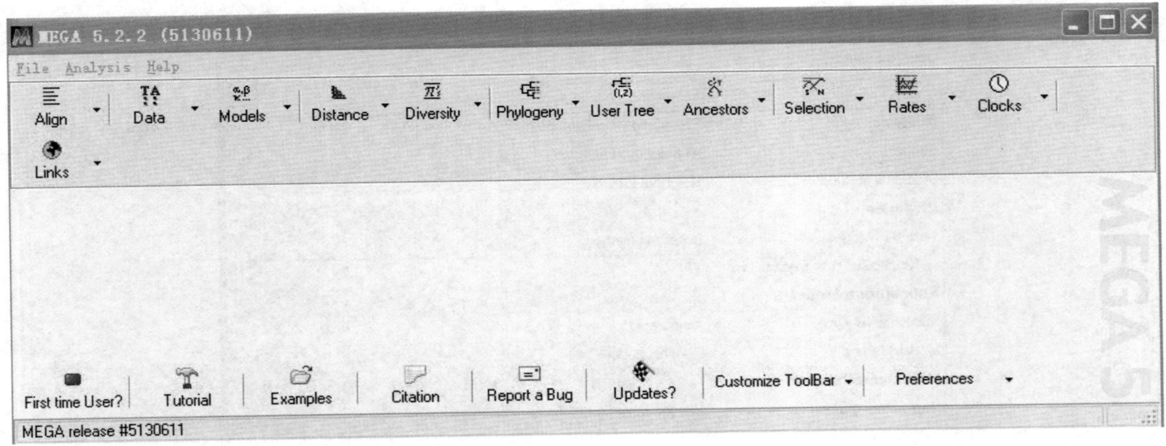

图 11-3-20　MEGA 软件主界面

1. 输入文件格式准备　构建进化树的第一步是进行多序列比对，比对后的结果导入 MEGA 中才能进行分析。MEGA 支持的输入文件格式为 meg，可以通过 MEGA 菜单 File 中的"Convert File Format to MEGA..."将 aln、phylip、nexus 等其他格式的文件转换为可用的 MEGA 格式，如图 11-3-21 所示。

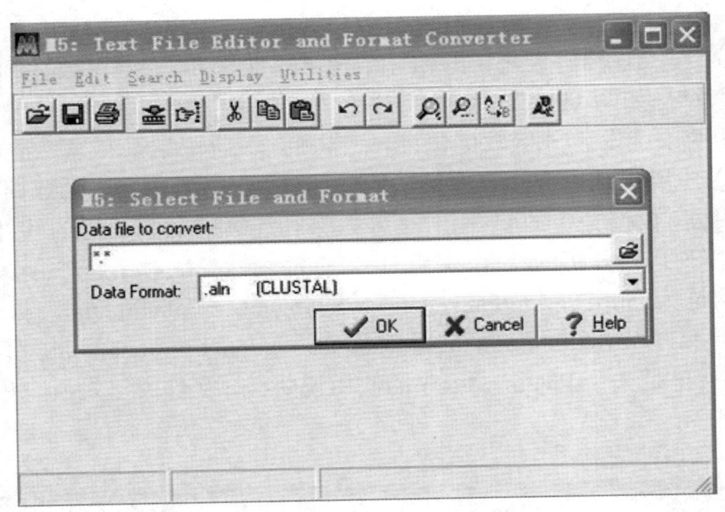

图 11-3-21　MEGA 软件文件导入界面

MEGA 中也整合了多序列比对软件 ClustalW，可以直接进行比对，并保存为 meg 格式。方法如下：点击"Align"→"Edit/Build Alignment"，打开"Alignment Editor"对话框，选择"Creat a new alignment"。点击"OK"后出现"Datatype for alignment"对话框，选择相应的按钮。例如：上例中应该选择"Protein"按钮，进入"Alignment Explorer"后，选择"Data"→"open"→"Retrieve Sequences from Files"，打开序列文件"GPR32.fasta"。选择"Alignment"→"Align by ClustalW"，并按默认参数进行比对。选择文件菜单中的"Export Alignment"→"MEGA Format"，将结果保存为"GPR32.meg"。通常情况下应该对多序列比对的结果进行检验，因为序列自动比对的结果通常会存在错误，所以进一步的检验，编辑或是提炼，有助于找出一个最合理的结果。

2. 构建 NJ 树　通过菜单打开"GPR32.meg"文件。选择"Phylogeny"→"Construct/Test Neighbor-Joining(NJ) Tree..."。弹出参数窗口后，可以根据需要对替换模型、gap 处理方法等以及参数进行修改，如图 11-3-22 所示。

在参数窗口中还可以选择进行 Bootstrap 验证。Bootstrap 验证是对进化树进行统计验证的一种方法，

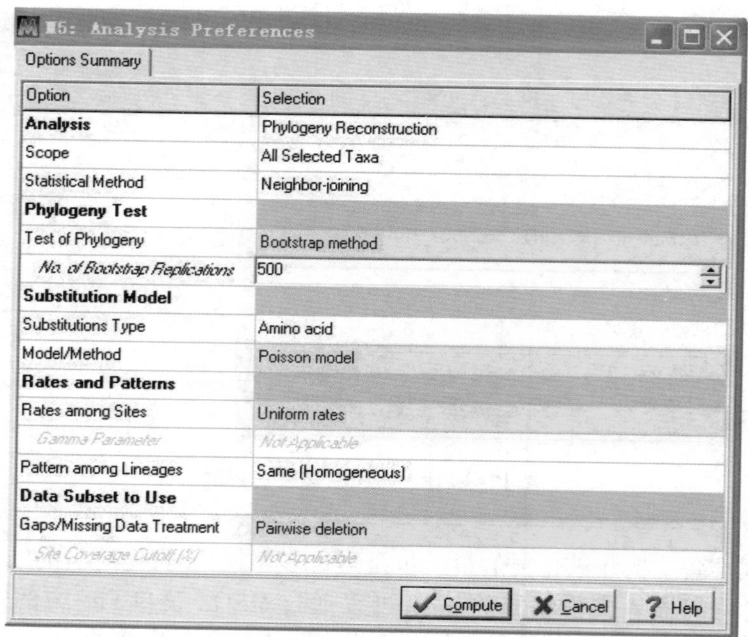

图 11-3-22 MEGA 软件参数设置界面

可以评估进化树的可靠性。值越高，进化树的拓扑结构可靠性越高。这里我们将重复验证的抽样次数选择为 500。点击计算后，结果如图 11-3-23 所示。

Phylip 是一个免费的系统发生分析软件包，由华盛顿大学遗传学系开发。适合绝大多数操作系统。Phylip 的功能极其强大，主要包括以下几方面的功能软件：DNA 和蛋白质序列数据的分析软件；序列数据转变成距离数据后，对距离数据分析的软件；对基因频率和连续的元素分析的软件；把序列的每个碱基/氨基酸独立看待时，对序列进行分析的软件；按照 DOLLO 简约性算法对序列进行分析的软件；绘制和修改进化树的软件。官方网址为：http://evolution.genetics.washington.edu/phylip.html。目前的最新版为 PHYLIP 3.695，它的下载地址为：http://evolution.genetics.washington.edu/phylip/getme.html。下载 Windows 版的压缩包之后，解压，doc 文件夹里是关于 Phylip 子程序的使用说明，src 文件夹里是所有程序的源文件，exe 文件夹里为所有的可执行程序。

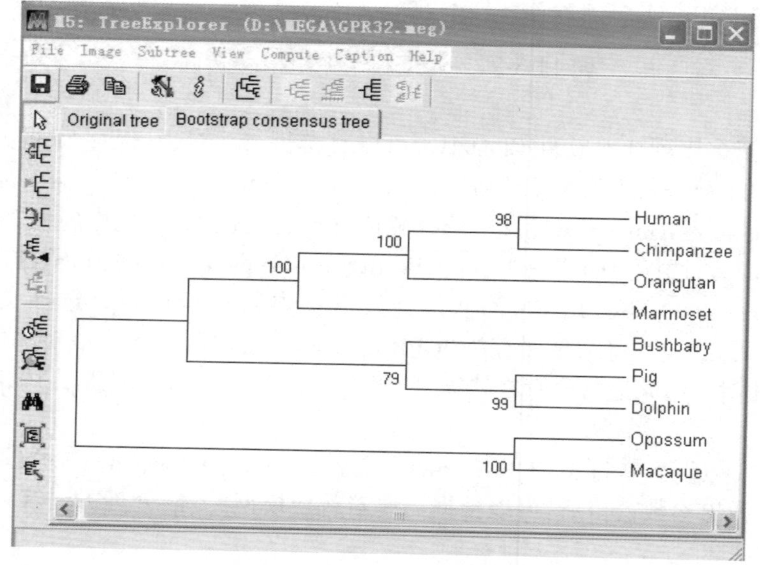

图 11-3-23 MEGA 软件运行结果界面

使用方法：依然以人（human）、黑猩猩（chimpanzee）、红毛猩猩（orangutan）、负鼠（opossum）、丛猴（bushbaby）、猪（pig）、猕猴（macaque）、狨猴（marmoset）和海豚（dolphin）等 9 个物种的 GPR32 序列为例，对这 9 个序列进行进化树分析，首先用 ClustalX 排列序列，在 output format option 选定 PHY 格式。打开如图 11-3-24 所示。

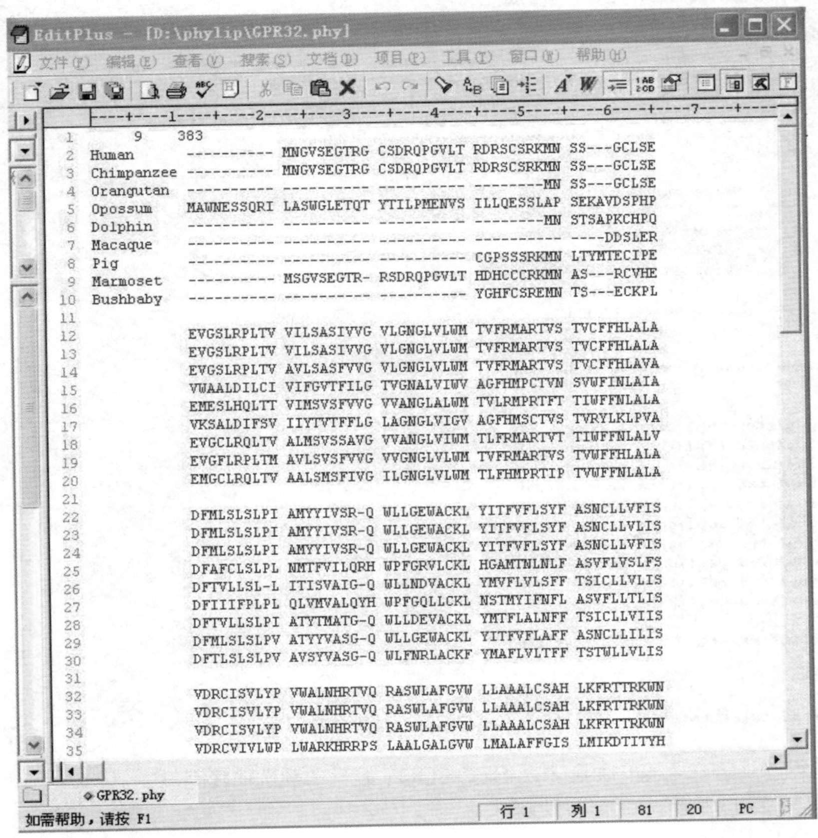

图 11-3-24　利用 ClustalX 生成 PHY 格式比对文件

图 11-3-24 中的 9 和 383 分别表示 9 个序列和每个序列有 383 个氨基酸。然后，打开软件 SEQBOOT，如图 11-3-25 所示。

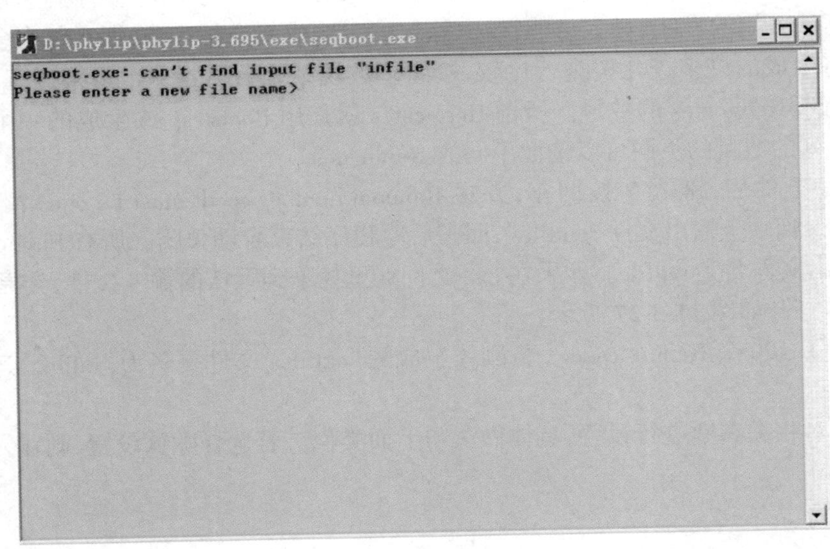

图 11-3-25　SEQBOOT 软件的显示界面

按路径输入刚才生成的 GPR32.phy 文件后，会出现一些设置选项，输入 Y 并回车代表你接受所有默认设置，否则你可以输入相应字母来更改设置，如图 11-3-26 所示。

```
D:\phylip\phylip-3.695\exe\seqboot.exe
Bootstrapping algorithm, version 3.695

Settings for this run:
  D      Sequence, Morph, Rest., Gene Freqs?  Molecular sequences
  J  Bootstrap, Jackknife, Permute, Rewrite?  Bootstrap
  %    Regular or altered sampling fraction?  regular
  B      Block size for block-bootstrapping?  1 (regular bootstrap)
  R                     How many replicates?  100
  W              Read weights of characters?  No
  C                Read categories of sites?  No
  S     Write out data sets or just weights?  Data sets
  I             Input sequences interleaved?  Yes
  0       Terminal type (IBM PC, ANSI, none)?  IBM PC
  1        Print out the data at start of run  No
  2      Print indications of progress of run  Yes

  Y to accept these or type the letter for one to change
y

Random number seed (must be odd)?
5

completed replicate number   10
completed replicate number   20
completed replicate number   30
completed replicate number   40
completed replicate number   50
completed replicate number   60
completed replicate number   70
completed replicate number   80
completed replicate number   90
completed replicate number  100

Output written to file "outfile"

Done.

Press enter to quit.
```

图 11-3-26　SEQBOOT 软件参数选择界面

“Settings for this run”下面第一列中的 D、J、% 等代表可选的参数。可通过键入相应的字母来改变这些参数。例如：J 选项有四种条件可以选择，分别是 Bootstrap、Jackknife、Permute 和 Rewrite。默认用 Bootstrap 法对进化树进行评估，所谓 Bootstrap 法就是从整个序列的碱基或氨基酸中任意选取一半，剩下的一半序列随机补齐组成一个新的序列。这样，一个序列就可以变成许多序列。一个多序列组也就可以变成许多个多序列组。根据最大简约性法、最大可能性法、除权配对法或邻位相连法，那么每个多序列组都可以生成一个进化树。将生成的许多进化树进行比较，按照多数规则就会得到一个最接近真实情况的进化树。R 选项让使用者输入 Replicates 的数目。所谓 Replicates 就是用 Bootstrap 法生成的一个多序列组。根据多序列中所含的序列的数目的不同可以选取不同的 Replicates。

当我们设置好条件后，键入 Y 按回车，并在 Random number seed（must be odd）？ 的下面输入一个“4N+1”的数字后，得到一个输出文件“outfile”，回车后原程序结束自动关闭。所有 Phylip 程序默认的输入文件名为 infile，输出文件名为 outfile。如果在 exe 文件夹里找不到默认的输入文件，会提示 can’t find input file “infile”。outfile 打开如图 11-3-27 所示。

这个文件包括了 100 个 Republicates。将刚才生成的“outfile”文件更名为“infile”，运行 protpars，如图 11-3-28 所示。

根据具体情况对相关参数进行设置，具体做法与上面类似。若选择默认设置，则输入 Y，回车即可，如图 11-3-29 所示。

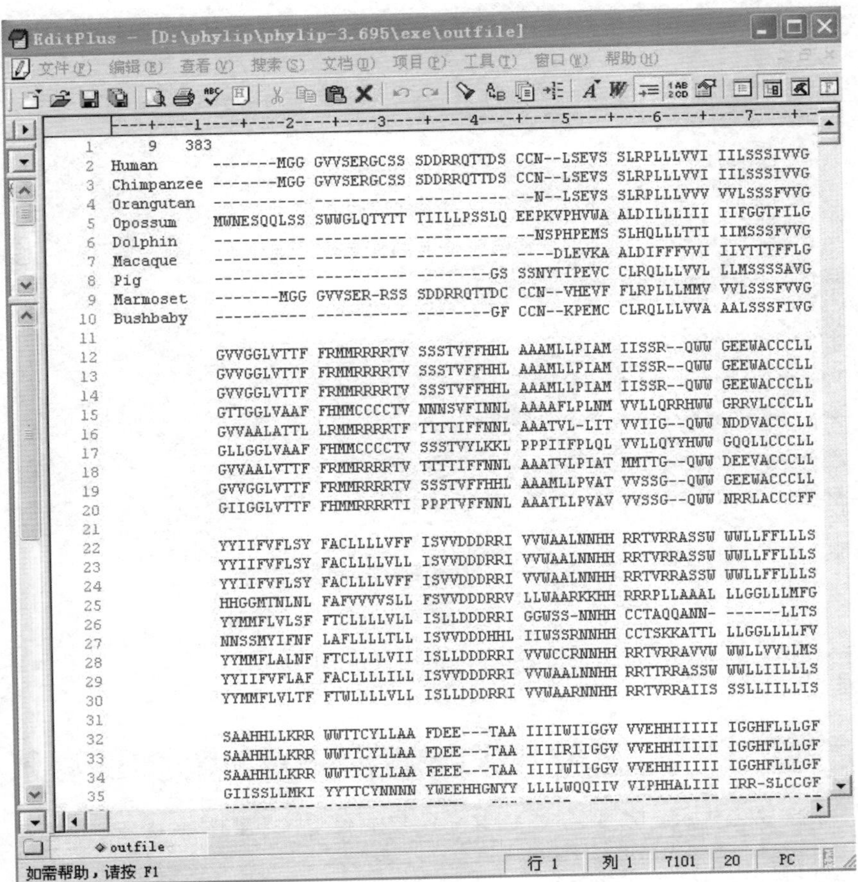

```
EditPlus - [D:\phylip\phylip-3.695\exe\outfile]
    9   383
Human       -------MGG GVVSERGCSS SDDRRQTTDS CCN--LSEVS SLRPLLLVVI IILSSSIVVG
Chimpanzee  -------MGG GVVSERGCSS SDDRRQTTDS CCN--LSEVS SLRPLLLVVI IILSSSIVVG
Orangutan   ---------- ---------- ---------- --N--LSEVS SLRPLLLVVV VVLSSSFVVG
Opossum     MWNESQQLSS SWWGLQTYTT TIILLPSSLQ EEPKVPHVWA ALDILLLIII IIFGGTFILG
Dolphin     ---------- ---------- ---------- --NSPHPEMS SLHQLLLTTI IIMSSSFVVG
Macaque     ---------- ---------- ---------- ----DLEVKA ALDIFFFVVI IIYTTTFFLG
Pig         ---------- ---------- --------GS SSNYTIPEVC CLRQLLLVVL LLMSSSSAVG
Marmoset    -------MGG GVVSER-RSS SDDRRQTTDC CCN--VHEVF FLRPLLLMMV VVLSSSFVVG
Bushbaby    ---------- ---------- --------GF CCN--KPEMC CLRQLLLVVA AALSSSFIVG

            GVVGGLVTTF FRMMRRRRTV SSSTVFFHHL AAAMLLPIAM IISSR--QWW GEEWACCCLL
            GVVGGLVTTF FRMMRRRRTV SSSTVFFHHL AAAMLLPIAM IISSR--QWW GEEWACCCLL
            GVVGGLVTTF FRMMRRRRTV SSSTVFFHHL AAAMLLPIAM IISSR--QWW GEEWACCCLL
            GTTGGLVAAF FHMMCCCCTV NNNSVFINNL AAAAFLPLNM VVLLQRRHWW GRRVLCCCLL
            GVVAALATTL LRMMRRRRTF TTTTIFFNNL AAATVL-LIT VVIIG--QWW NDDVACCCLL
            GLLGGLVAAF FHMMCCCCTV SSSTVYLKKL PPPIIFPLQL VVLLQYYHWW GQQLLCCCLL
            GVVAALVTTF FRMMRRRRTV TTTTIFFNNL AAATVLPIAT MMTTG--QWW DEEVACCCLL
            GVVGGLVTTF FRMMRRRRTV SSSTVFFHHL AAAMLLPVAT VVSSG--QWW GEEWACCCLL
            GIIGGLVTTF FHMMRRRRTI PPPTVFFNNL AAATLLPVAV VVSSG--QWW NRRLACCCFF

            YYIIFVFLSY FACLLLLVFF ISVVDDDRRI VVWAALNNHH RRTVRRASSW WWLLFFLLLS
            YYIIFVFLSY FACLLLLVLL ISVVDDDRRI VVWAALNNHH RRTVRRASSW WWLLFFLLLS
            YYIIFVFLSY FACLLLLVFF ISVVDDDRRI VVWAALNNHH RRTVRRASSW WWLLFFLLLS
            HHGGMTNLNL FAFVVVVSLL FSVVDDDRRV LLWAARKKHH RRRPLLAAAL LLGGLLLMFG
            YYMMFLVLSF FTCLLLLVLL ISLLDDDRRI GGWSS-NNHH CCTAQQANN- ------LLTS
            NNSSMYIFNF LAFLLLLTLL ISVVDDDHHL IIWSSRNNHH CCTSKKATTL LLGGLLLLFV
            YYMMFLALNF FTCLLLLVII ISLLDDDRRI VVWCCRNNHH RRTVRRAVVW WWLLVVLLMS
            YYIIFVFLAF FACLLLLILL ISVVDDDRRI VVWAALNNHH RRTTRRASSW WWLLIILLLS
            YYMMFLVLTF FTWLLLLVLL ISLLDDDRRI VVWAARNNHH RRTVRRAIIS SSLLIILLIS

            SAAHHLLKRR WWTTCYLLAA FDEE---TAA IIIIWIIGGV VVEHHIIIII IGGHFLLLGF
            SAAHHLLKRR WWTTCYLLAA FDEE---TAA IIIIRIIGGV VVEHHIIIII IGGHFLLLGF
            SAAHHLLKRR WWTTCYLLAA FEEE---TAA IIIIWIIGGV VVEHHIIIII IGGHFLLLGF
            GIISSLLMKI YYTTCYNNNN YWEEHHGNYY LLLLWQQIIV VIPHHALIII IRR-SLCCGF
```

图 11-3-27　Phylip 软件的序列比对结果

```
D:\phylip\phylip-3.695\exe\protpars.exe

Protein parsimony algorithm, version 3.695

Setting for this run:
  U                 Search for best tree?  Yes
  J   Randomize input order of sequences?  No. Use input order
  O                        Outgroup root?  No, use as outgroup species  1
  T              Use Threshold parsimony?  No, use ordinary parsimony
  C               Use which genetic code?  Universal
  W                       Sites weighted?  No
  M           Analyze multiple data sets?  No
  I          Input sequences interleaved?  Yes
  0   Terminal type (IBM PC, ANSI, none)?  IBM PC
  1    Print out the data at start of run  No
  2  Print indications of progress of run  Yes
  3                        Print out tree  Yes
  4          Print out steps in each site  No
  5  Print sequences at all nodes of tree  No
  6         Write out trees onto tree file?  Yes

Are these settings correct? (type Y or the letter for one to change)
```

图 11-3-28　protpars 程序参数选择界面

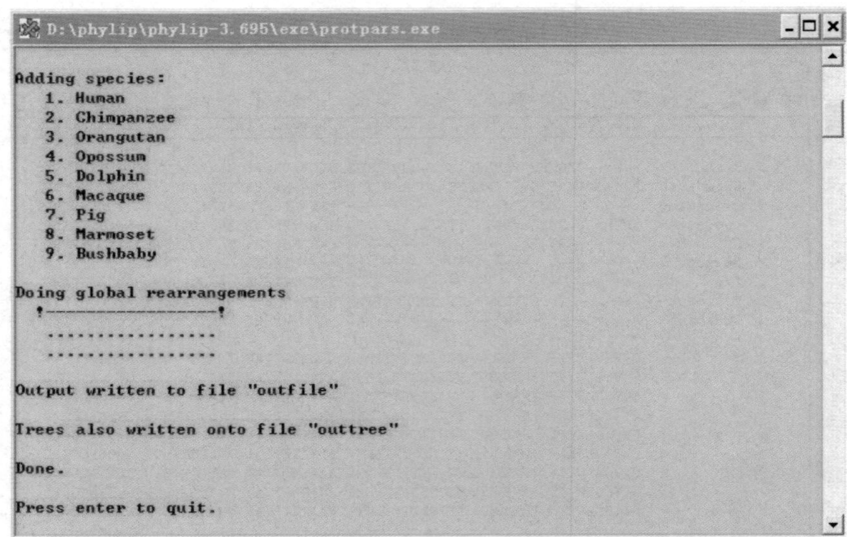

图 11-3-29　protpars 程序运行界面

生成两个文件 outfile 和 outtree。如图 11-3-30 和图 11-3-31 所示：

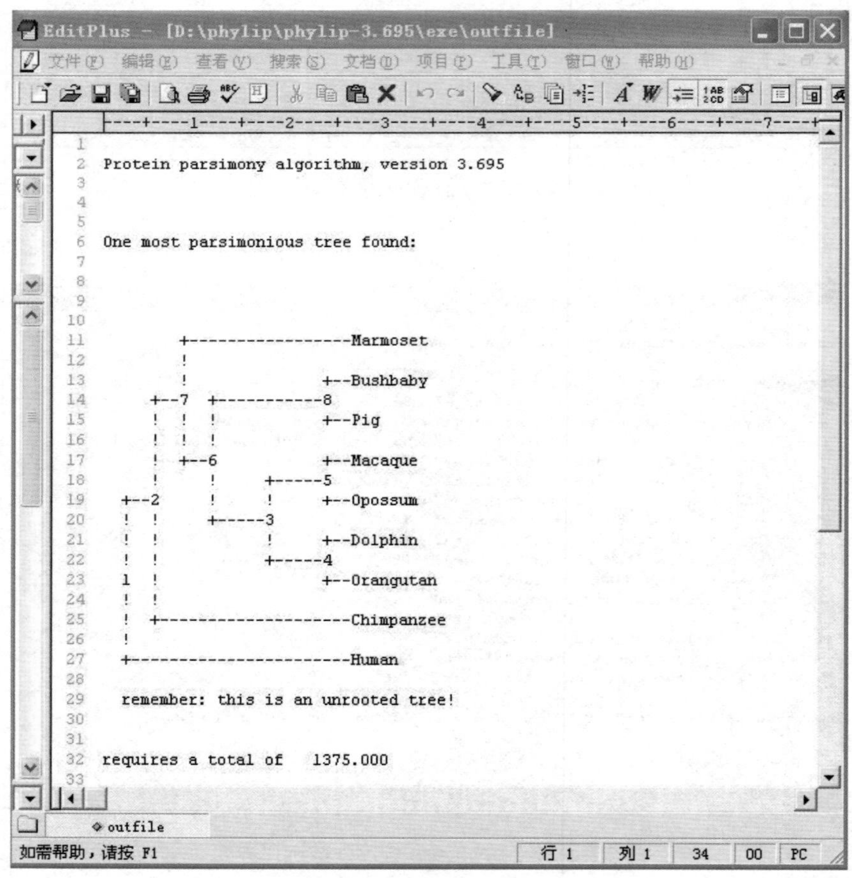

图 11-3-30　生成文件 outfile 显示界面

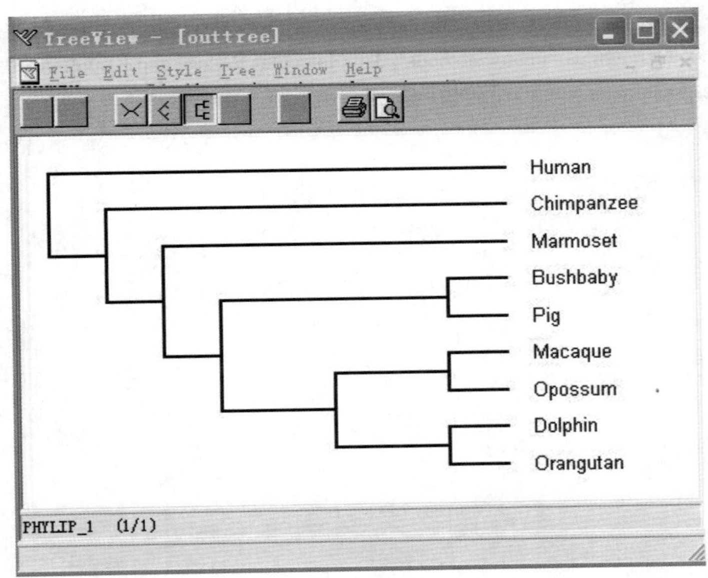

图 11-3-31 生成文件 outtree 显示界面

可以看出两个树是一样的。但在 outfile 的树上的数字表示该枝条的 Bootstrap 支持率。到现在 9 个序列的进化树分析已经完成。

若利用 DNA 序列构建进化树，具体步骤与上面大同小异，同样可以选择简约法（DNAPARS）、似然法（DNAML，DNAMLK）、距离法（DNADIST）等。选择好程序后，执行，读入分析数据，选择适当的参数，进行分析，结果自动保存为“outfile”、“outtree”。

从上述过程可以看出，由于没有大家熟悉的图形界面，Phylip 使用起来有点复杂，操作不太方便。但 Phylip 广泛地收集了当今进行系统发育分析的几乎所有方法，是其他类似程序所无法比拟的。因而，我们还是很有必要掌握的。事实上，Phylip 的各个算法的操作步骤比较类似，熟悉了其中一种方法，其他方法也就相对比较容易掌握了。

要了解更加详细的操作，可以参照 Phylip documentation 文件，其网址为：http://evolution.genetics.washington.edu/phylip/phylip.html。

（王绪敏　段军　宋利璞）

参考文献

[1] Altschul SF, Gish W, Miller W, et al. Basic local alignment search tool [J]. Journal of molecular biology, 1990, 215: 403-410.

[2] Camacho C, Coulouris G, Avagyan V, et al. BLAST+: architecture and applications [J]. BMC bioinformatics, 2009, 10: 421.

[3] Edgar RC. MUSCLE: multiple sequence alignment with high accuracy and high throughput [J]. Nucleic acids research, 2004, 32: 1792-1797.

[4] Edgar RC. MUSCLE: a multiple sequence alignment method with reduced time and space complexity [J]. BMC bioinformatics, 2004, 5: 113.

[5] Larkin M, Blackshields G, Brown N, et al. Clustal W and Clustal X version 2.0 [J]. Bioinformatics, 2007, 23: 2947-2948.

[6] Thompson JD, Higgins DG, Gibson TJ. CLUSTAL W: improving the sensitivity of progressive multiple sequence alignment through sequence weighting, position-specific gap penalties and weight matrix choice [J]. Nucleic acids research, 1994, 22: 4673-4680.

[7] Papadopoulos JS, Agarwala R. COBALT: constraint-based alignment tool for multiple protein sequences [J]. Bioinformatics, 2007, 23: 1073-1079.

[8] Notredame C, Higgins DG, Heringa J. T-Coffee: A novel method for fast and accurate multiple sequence alignment [J]. Journal of molecular biology, 2000, 302: 205-217.

[9] Tamura K, Peterson D, Peterson N, et al. MEGA5: molecular evolutionary genetics analysis using maximum likelihood, evolutionary distance, and maximum parsimony methods [J]. Molecular Biology and Evolution, 2011, 28: 2731-2739.
[10] http://evolution.genetics.washington.edu/phylip/phylip.html.

（商海涛　整理编辑）

第四章 比较基因组学的发展

Chapter 4 The development of comparative genomics

基因组学研究有很多不同领域，如全基因组测序、转录组、宏基因组、蛋白组和表观基因组等。受益于基因组测序技术的发展，基因组学各个领域产生的基因组数据信息已非常庞大，而且未来还会进一步呈指数倍增长，这将有力地推动比较基因组学的发展。

第一节 模式动物基因组学

Section 1 Model animal genomics

随着高通量测序技术被 *Science* 杂志评为 2007 年十大科技进展第一位，第二代的测序技术一个反应在几天的时间内就能完成，可以获得若干 Gb 的测序通量，测序成本随之也大大降低，现在第二代的测序仪器主要是，来自 ABI 公司的 SOLiD，Illumina 公司的 Solexa/Hiseq 和罗氏公司的 454 life 等。

测序技术的进步大大促进了全基因组序列的增加，这日益成为基因组和比较基因组学研究的发展趋势之一。自从人类基因组公布之后，陆续有大量动物基因组公布发表出来，除本章第二节中提到的几个物种以外，还有鸡，牛，家蚕，猫，马等。2010 年，火鸡的基因组数据也在 *PLOS biology* 杂志上发表了。2011 年，Aaron R. Jex 等在 *Nature* 杂志上对猪蛔虫（Ascarissuum）的基因组进行了分析，该物种是人猪共致病的寄生虫，基因组草图为 273Mb，重复序列很少。Wellcome Trust Sanger 研究所等于 2012 年又破译了大猩猩的全基因组序列，这标志着被称为“人科四属”的四个物种，即人类、黑猩猩、大猩猩及红毛猩猩的全基因组序列被全部测定完毕。研究发现人类和黑猩猩在遗传关系上最接近，相似基因高达 99%；其次是大猩猩，基因组与人类基因组相似度约为 98%；最后是红毛猩猩，其基因组与人类基因组相似度约为 97%。我们知道约在 1400 万年前，红毛猩猩最早与人类分家；随后在约 1000 万年前，大猩猩又与人类分离；最晚分离的是黑猩猩，大约 600 万年前才与人类分开。因此，全基因组序列相似性的高低也从侧面说明了如果两个物种序列间相似程度越高，它们间的进化距离就越小，从共同祖先分歧的时间就越晚。反之，两个物种序列间差异越大，进化距离也越大，从共同祖先分歧的时间就越早。当然并非所有的序列都如此，例如：有一部分人类基因组序列更接近于大猩猩的而非黑猩猩，还有一部分黑猩猩的基因组序列则更接近于大猩猩的而非人类。这一发现对于进化过程中一些难以理解的问题提供了新的思路。因此，比对物种的全基因组序列信息有助于我们以新的视角去研究人类的起源、进化，甚至一些疾病的发病原因。2013 年，*Nature Genetics* 杂志发表了一篇关于鸭子（*Anas platyrhynchos*）基因组序列的文章。该研究选用了一只 10 周大小的北京母鸭为研究对象，利用新一代测序技术绘制了第一张水禽基因组序列草图。并通过鉴定鸭子对禽流感免疫的潜在遗传基因，说明鸭子为什么能够作为禽流感病毒的宿主以及这类水禽对于流感病毒免疫的保护机制是什么。因此，这类研究对于理解某些疾病的发病原因以及寻找治疗这些疾病的方法和药物都是非常有帮助的。目前随着对大量模式动物基因组的获得，使得进行比较基因组学研究成为了可能。

第二节 模式动物转录组学

Section 2 Model animal transcritome

模式动物转录组学是指研究一个特定基因组表达 RNA 转录特征的学科。现在已经发明了多种方法来研究转录组,如 EST、Microarray 和 SAGE 等。如今 RNA-Seq 成了研究转录组的主要方法,可以提供基因表达、可变剪切和融合基因等信息。

在哺乳动物中,通过 RNA-Seq 和物种间的对比,新转录本不断地被鉴定出来。2004 年,Paul Bertone 等在人肝脏组织中发现了 10 596 个新转录序列。2005 年,P. Carninci 等指出,哺乳动物基因组大部分基因是转录的,并报道了 16 247 个小鼠的蛋白质新转录本。2010 年,Cole Trapnell 等在小鼠中获得了 3724 个未注释的转录本,其中 62% 有表达数据或者在其他物种中有同源基因。2011 年,*Nature* 杂志上发表了一篇关于哺乳动物器官基因表达差异进化的文章。研究人员主要以人类、黑猩猩、倭黑猩猩、大猩猩、红毛猩猩、猕猴、小鼠、负鼠、鸭嘴兽和鸡的 6 个器官,即皮层、小脑、心脏、肾脏、肝脏和睾丸中的多聚腺苷酸 RNA 序列为对象来研究哺乳动物转录组的演化动态。发现基因表达进化速度在器官、物种和染色体 3 个维度的变化与选择压力差异程度有关。例如:转录组在神经系统中的改变很慢,但是在睾丸中却很快。在啮齿动物中的进化速度要比在猿类和单孔目动物中慢一些。在 X 染色体正确形成之后进化速度也更快一些。同时,他们还识别出许多潜在的选择性驱动表达开关,而这些开关可能决定了特定器官的生物学特征。2012 年,一个国际研究小组对脊椎动物选择性剪接的进化进行了研究。以青蛙、鸡、灵长类和人类为研究对象,通过高通量测序,结果发现大部分脊椎动物的特异性剪接模式是由顺式作用元件决定的,而一部分显著的剪接变化则是由于反式作用因子参与的蛋白质互作方式发生改变决定的。此外,在以上所研究的几种动物中,灵长类动物的选择性剪接最复杂。因此,这个结果表明 mRNA 剪接的模式和复杂性与物种的类别显著相关而不是它们所处的器官。

对于已知基因组序列的物种,需要通过比较基因组学技术来鉴定新转录本。新转录本的功能验证主要是通过比较基因组学的手段,利用其他物种中已知功能的基因信息,提供一些转录本可能具有的功能,比如转录本上游是否有转录因子结合位点、5' 和 3' 端调控信息、RNA 聚合酶Ⅱ识别位点和组蛋白修饰位点等。这就需要对转录组进行物种间和物种内的比较,即进行多样本之间的基因差异表达分析。通过基因差异表达分析可以研究基因的功能,从而揭示出特定生物学过程或者现象。对于没有基因组序列的物种而言,转录本在拼接组装之后,其功能的鉴定也依赖于与相近物种的同源基因进行比较。

与 mRNA 相比,miRNA 长度较短,范围一般为 18~35bp,通过鉴定新的 miRNA,检测不同样品中 miRNA 表达丰度的变化和低水平特异表达的 miRNA,可以比较研究基因表达调控上的差异。

(王绪敏 段军 李欣刚)

参考文献

[1] Hillier LDW, Miller W, Birney E, et al. Sequence and comparative analysis of the chicken genome provide unique perspectives on vertebrate evolution [J]. Nature, 2004, 432: 695-716.

[2] Xia Q, Guo Y, Zhang Z, et al. Complete resequencing of 40 genomes reveals domestication events and genes in silkworm(Bombyx) [J]. Science, 2009, 326: 433.

[3] Wade C, Giulotto E, Sigurdsson S, et al. Genome sequence, comparative analysis, and population genetics of the domestic horse [J]. Science, 2009, 326: 865-867.

[4] Dalloul RA, Long JA, Zimin AV, et al. Multi-platform next-generation sequencing of the domestic turkey (Meleagris gallopavo): genome assembly and analysis [J]. PLoS Biology, 2010, 8: e1000475.

[5] Jex AR, Liu S, Li B, et al. Ascaris suum draft genome [J]. Nature, 2011, 479: 529-533.

[6] Scally A, Dutheil JY, Hillier LW, et al. Insights into hominid evolution from the gorilla genome sequence [J]. Nature, 2012, 483: 169-175.

[7] Huang Y, Li Y, Burt DW, et al. The duck genome and transcriptome provide insight into an avian influenza virus reservoir species [J]. Nature genetics, 2013, 45 (7): 776-783.

[8] Bertone P, Stolc V, Royce TE, et al. Global identification of human transcribed sequences with genome tiling arrays [J]. Science, 2004, 306: 2242-2246.

[9] Carninci P, Kasukawa T, Katayama S, et al. The transcriptional landscape of the mammalian genome [J]. Science, 2005, 309: 1559-1563.

[10] Trapnell C, Williams BA, Pertea G, et al. Transcript assembly and quantification by RNA-Seq reveals unannotated transcripts and isoform switching during cell differentiation [J]. Nature biotechnology, 2010, 28: 511-515.

[11] Brawand D, Soumillon M, Necsulea A, et al. The evolution of gene expression levels in mammalian organs [J]. Nature, 2011, 478: 343-348.

[12] Barbosa-Morais NL, Irimia M, Pan Q, et al. The evolutionary landscape of alternative splicing in vertebrate species [J]. Science, 2012, 338: 1587-1593.

（商海涛 整理编辑）

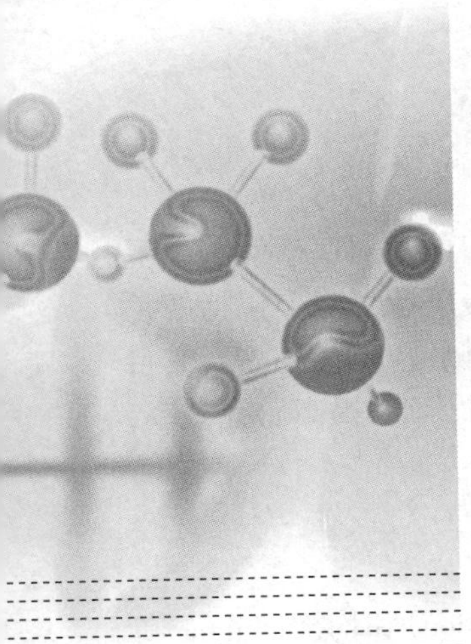

第十二篇

动物实验设计与统计分析、专利申报、论文写作

Part 12 Animal experimental design and statistical analysis; application of patent, thesis writing

动物实验设计是动物实验的关键环节，实验实施前应进行科学、严谨的实验设计；实验结束后应将实验所产生的数据进行收集、整理、统计分析，形成对分析结果的正确解释和表达。因此，严谨的实验设计和科学的实验数据分析是得出科学可靠结论的重要前提，是保证高质量研究论文的基本保障。

对于科研单位来说，专利是科研能力的名片，可以作为申请后续课题的科研基础或指明课题研究方向，同时专利能够作为科研成果被国家所认可，一份具有应用价值的专利还可以带来经济效益，科研单位应该树立及时申报专利的意识，通过法定程序确定发明创造的权利归属关系，从而有效保护发明创造成果。

动物实验论文指以动物实验为研究主题或以动物实验为实验内容一部分的研究论文。动物实验论文属于学术论文。学术论文是发表在国内外专业期刊上的介绍某一学科领域的研究进展的独特文体；它是对科学研究成果的真实记录，反映着学科发展水平。学术论文是记录、交流和传播科学信息的主要手段，也是进行科学研究的依据和基础。

第一章 医学动物实验设计与统计分析

Chapter 1 Experimental design and statistical analysis of animal experiments

动物实验设计是动物实验的关键环节，是继研究问题提出后的首要工作。良好的实验设计是保证高质量的研究实施与统计分析的重要前提，是得出科学可靠结论的基本保障。通常，将获得的动物实验数据输入到计算机以供统计分析及总结的过程称为数据管理。但事实上，广义的数据管理贯穿于动物实验的全过程，包括实验实施、数据收集及实验总结等各环节，是医学研究过程的核心。数据的真实性是动物实验研究的灵魂。统计分析报告是将实验所产生的数据进行收集、整理、统计分析，形成对分析结果的正确解释和表达，是实验研究报告的重要组成部分。需要强调的是，实验开始前应进行科学严谨的统计设计，需要克服的较普遍的错误做法是在实验实施完成后，研究人员才向统计专业人员咨询或寻求帮助分析已经获得的数据。本章通过对动物实验研究各基本步骤的描述，重点阐明动物实验设计，数据管理及统计分析。

第一节　动物实验设计

Section 1　Animal experimental design

动物实验是指有人为干预因素施加给实验动物的科学研究。动物实验的根本目的是对医学实践中提出的研究假设进行科学验证，实验设计就是紧紧围绕这一目的而进行的。动物实验设计实际上包括两种内容的设计：专业设计与统计设计。两者的侧重点不同，但又有交叉融合，专业设计侧重于选题立题，其目的是保证实验的先进性、创新性及实用性；统计设计是通过控制非实验因素对结果的影响，提高研究效率，以保障研究质量及研究结果的可靠性。本节涵盖的主要内容为统计设计。

一、实验设计的基本原则

实验设计的四个基本原则为：对照（control）、随机化（randomization）、重复（replication）和均衡（balance）。

（一）对照原则

对照是指对受试对象不施加处理因素或施加处理因素之前的状态。在确定接受处理的实验组时，应同时设立对照组。因为只有正确设立了对照，才能平衡非处理因素对实验结果的影响，从而把处理因素的效应充分暴露出来，这是控制各种混杂因素的基本措施。

根据有无对照，实验研究可分为两大类：有对照的实验研究和无对照的实验研究。无对照的实验研究有时也叫做类实验或半实验。在条件许可的情况下应尽量采用有对照的研究设计。设立对照的目的是将实验组与对照组做比较，排除或控制非实验因素对观察结果的影响。对照的正确设立关系到科研结论的正确性，其设立应满足以下 3 个条件。

1. 均衡性　除研究（处理）因素不同外，对照组和实验组的其他可控制的，特别是可能影响实验结果的非处理因素应保持均衡一致。

2. 同期性　应设立同期对照（concurrent control）或平行对照（parallel control），在整个实验过程中，对照组和实验组处于同一时间、同一空间、同一环境。

3. 特定性　每一个对照组都是为相应的实验组设定的，不宜采用文献报道或其他的研究资料作为研究的对照。

常用的动物实验对照主要有以下几种类型。

1. 空白对照（blank control）　指对照组不接受任何处理。例如研究活菌苗预防菌痢的效果，选择某部队作现场试验，一部分人服药，另一部分数目相近的人不服药，一定时间后，观察这两部分人菌痢的发病情况。又如在生化实验中，常常根据实验的性质设立试剂空白、血样空白、无酶解空白、底物空白等，都属于空白对照。

2. 实验对照（experimental control）　指在对照组内给研究对象施加某种与处理因素有关的实验因素。当实验组处理伴随其他可能影响实验结果的因素时，应设立实验对照。例如，在研究胰腺干细胞移植治疗糖尿病的实验中，实验组为将含有胰腺干细胞的溶液多点注射于糖尿病大鼠胰腺实质内，对照组为将与实验组相同的不含胰腺干细胞的等体积溶液多点注射于糖尿病大鼠胰腺实质内。

3. 标准对照（standard control）　指用现有标准方法或常规方法作为对照，常用于某种新方法是否能代替传统方法的研究。在药物研究中通常采用阳性对照（active control），即选择公认有效的药物作为对照。

4. 潜在对照（potential control）　是不专门设立对照组，而以过去的研究结果作为对照，又称历史对照（historical control）。有些试验研究可能只有几例，甚至是一例报告，例如断手再植第一次成功的报告，公认是一项了不起的医学成就。它之所以有意义，就在于此前的众多病例中无一例成功，该事实就成为这一例成功手术的对照，我们称之为潜在对照。如果现在有一种药物确实能治疗艾滋病，那么过去未用该药治疗而死亡的成千上万艾滋病患者，就是这种药物服用者的潜在对照。

5. 相互对照（mutual control）　是指不专门设立对照组，各实验组间互为对照。这种设计在临床上较多见，例如几种镇咳药物疗效观察，事先已知这几种药物均有效果，目的是比较其疗效的高低、快慢或持续时间长短的差别。此时不必另设对照，各实验组间互为对照比较既可。

其中剂量对照(dose control)用于研究实验药物或处理因素的剂量 - 效应关系(dose response relationship)。如将实验药物设计为几个剂量，将研究对象随机分配至其中一个剂量组。

6. 安慰剂对照(placebo control) 是指对照组采用一种无药理作用的物质，但其剂型或处置上不能为受试者识别，这种物质称为安慰剂。使用安慰剂的目的在于防止对照组患者产生与实验组患者不同的心理作用。此法使用时一定要慎重，应以不损害患者健康为前提。

(二) 随机化原则

随机化是各种传统统计分析方法的应用基础。随机化用于控制已知或未知的非处理因素，使实验组和对照组除了处理因素不同外，其他因素尽可能保持均衡。随机化主要有两个层面的含义：①随机抽样，即采用随机的方式，使每个符合条件的研究对象有相同的机会进入实验。一般操作是从符合条件的所有研究对象中随机抽取一定数量的个体作为研究对象。随机抽样保证所得样本具有代表性，使实验结论具有普遍性。②随机分配，使每个研究对象均有相同的机会被分配到实验组和对照组。进行随机分配可使一些难以控制的非处理因素在组间尽可能保持均衡，以提高组间的可比性。通常采用适当的技术如随机数字表或计算机程序产生随机号，将研究对象按照规定的比例随机分配到实验组和对照组。

(三) 重复原则

重复是指实验组与对照组的受试单位应具有一定的数量，即要求有一定的样本含量(sample size)。重复的意义在于避免将个别情况误认为普遍情况，把偶然性或巧合当做必然规律，以致将实验结果错误地推向群体。另外，实验误差是客观存在的，只有在同一实验条件下对同一观测指标进行多次重复测定，才能估计出随机误差的大小；只有实验单位足够多时才能获得随机误差比较小的统计量，对随机误差进行控制。

已知标准差与标准误的关系是 $\sigma_{\bar{x}}=\dfrac{\sigma}{\sqrt{n}}$，当标准差固定的情况下，抽样误差的大小与重复次数(样本含量)的平方根成反比，也就是说重复得多，抽样误差就小。但若认为重复越多越好，也是不符合设计原则的，因为无限地增加样本含量，将加大实验规模，延长实验时间，浪费人力物力，反而增加系统误差出现的可能性。因此，正确估计一个实验的观察例数，是实验设计的重要内容，必须保证在实验结果具有一定可靠性的前提下，确定较少的样本含量以节约人力和经费。

重复也指在相同实验条件下进行多次实验或观察，使实验具有重现性，降低随机误差，从而提高实验的真实性和可靠性，保证实验结果的科学可靠。重复主要体现在以下两方面。

1. 采用多个研究对象 用多个研究对象进行实验，即实验的样本含量应达到一定的要求，不能将单一或极少数个体的结果随意推广到群体，因为个别的观察结果有可能只是偶然或巧合造成的。统计推断的基本思路是运用样本的结果推断总体，多个研究对象的结果提供所研究指标的分布特征，如集中趋势和变异程度，为统计推断提供基础。

2. 针对同一研究对象 对同一研究对象同一指标的重复观察，如重复测量一只大鼠的血白细胞3次，以3次的均数作为该大鼠白细胞的最终结果。这种重复的主要目的是减少随机误差，保证观察结果的精确度。

(四) 均衡原则

均衡是指对照组及各实验组非处理因素的条件应均衡一致，以消除非处理因素对实验的影响。例如，在动物实验中，为达到均衡的目的，分配到各组的动物要在种属、窝别、性别、体重等方面保持基本一致。在临床试验中，要求各治疗组的患者在年龄、性别、病情等非实验因素上应保持基本一致。因此，在受试对象条件一致的前提下，再遵守随机和重复的原则，就可以较好地避免偏性，减少误差，有效地提高实验的精确度。

二、实验设计的基本内容

医学实验包括3个基本组成部分，即受试对象(subject)、处理因素(treatment)和实验效应(experimental effect)。例如，观察某种降压药的疗效，该降压药为处理因素，高血压患者为受试对象，服药前后的血压差值为实验效应，这三部分内容构成了完整的实验基本要素，缺一不可。因此任何一项实验研究在进行设计时首先要明确这三个要素，再根据它来制订详细的研究计划。实验设计围绕受试对象、处理因素和实验效应3个基本要素进行，主要包括以下十方面的内容。

（一）研究问题与统计假设

研究者根据专业知识对某研究提出问题，确定研究目的，形成研究假设，并将研究假设表达为所要研究解决的具体问题。例如，我们可能对某处理因素的效果感兴趣，如均数（mean）的不同，比值比（odds ratio，OR），风险比（relative risk，RR）等。应当注意的是，不能试图通过一次实验回答太多的问题。

当确定希望解决的问题后，应将研究问题转化为统计假设（statistical hypothesis），以备统计分析时进行假设检验（hypothesis test）。检验假设包括一个无效假设（null hypothesis）通常用 H_0 表示，和一个备择假设（alternative hypothesis）通常用 H_1 表示。无效假设通常是所研究问题的反面，常见的例子有：均数 $\mu=0$。备择假设与无效假设相反，通常是研究者想证明的，如均数 $\mu\neq0$。

以医学研究中常见的两组总体均数（μ_1 与 μ_2）的比较为例，无效假设通常是两总体均数相等，备择假设是两总体均数不等或某一总体均数大于（或小于）另一总体均数。当没有前期证据证明其中一组更有效时，采用双侧检验。检验假设表达为：

$$H_0: \mu_1 = \mu_2$$

$$H_1: \mu_1 \neq \mu_2$$

若有前期证据证明其中一组更有效或研究者只对一侧感兴趣，则采用单侧检验。例如要检验总体均数 μ_1 是否大于总体均数 μ_2，检验假设表达为：

$$H_0: \mu_1 = \mu_2$$

$$H_1: \mu_1 > \mu_2$$

（二）受试对象

确定实验动物选择的依据及实验动物的识别方法。阐明纳入标准（inclusion criteria）和排除标准（exclusion criteria），例如应包括实验动物的种、系、窝别、年龄、性别、体重范围和来源等。

受试对象（subject）是处理因素作用的客体，实质上他（它）所代表的就是根据研究目的而确定的观察目标总体。医学研究的对象一般分为人、动物和生物材料，在实验进行前必须对研究对象的条件作严格的规定，以保证他（它）们的同质性。

1. 动物的选择　研究课题不同，对动物的要求也往往不同。如果选用动物恰当，将使方法简化、时间缩短，给实验成功提供有利条件。动物选择除种类和品系外，动物个体的选择也不容忽视，如年龄、性别、体重、窝别和营养状态等。

2. 病例选择　病例选择最基本的要求是正确诊断、正确分期以及病情的正确判断，必须规定受试者的选入标准和排除标准。例如对慢性支气管炎患者的细胞免疫与机体防卫功能的研究，除按诊断标准选择慢性支气管炎患者外，应排除近期应用过免疫制剂、免疫抑制剂及其他持续时间较长疗法的患者，还应排除合并有肺源性心脏病、支气管扩张、肺结核、矽肺等慢性肺疾患的患者。预防医学的人群试验大多数受试对象是正常人，应注意其性别、年龄、民族、职业、文化程度和经济状况等混杂因素的一致性。

3. 离体组织作实验对象时，应规定采取部位、大小、采取条件、新鲜程度、保存方法和培养条件等。

在医学科研中，受试对象应满足两个基本条件：①对处理因素敏感；②反应必须稳定。例如，观察药物对高血压的疗效，一般情况Ⅲ期高血压患者对药物不够敏感，而Ⅰ期患者本身血压波动较大，因此宜选择Ⅱ期高血压患者为受试对象。

（三）处理因素

处理因素（treatment）是研究者施加给研究对象的，可能引起研究对象产生某种效应的措施。因素在实验中所处的状态称为因素的水平（level）。处理因素可为单个或多个，但一次实验中处理因素不宜过多。如在比较4种饲料对小白鼠体重增加量影响的实验中，处理因素只有“饲料”这一个，它有4个水平即4种饲料；若4种饲料是由蛋白和脂肪复合组成，研究的目的是比较4种饲料的蛋白含量高低、脂肪含量高低对小鼠体重的影响，此时处理因素有蛋白含量和脂肪含量两个，每个因素有两个水平即营养素的高低。同时，也应阐明确立处理因素的依据及具体的实施方法，例如实验药物的剂量及其设计依据和具体用法，所设对照组的处理因素确定依据及其合理性和具体用法。

在实验过程中特定的处理因素应保持一致，如实验药物的含量、浓度、纯度、组分、批号、给药途径、使用方法、使用次数、使用及储藏条件等都应保持一致，手术或其他操作均采用统一的标准操作规程。

(四) 观察指标

实验效应（experimental effect）是处理因素作用于受试对象的反应和结果，实验效应通过研究对象的反应或某种结局来体现，研究者采用观察指标来描述实验效应。根据实验因素的作用机制和研究目的确定观察指标，以及观察指标的测定时间、次数安排、检测方法等，并明确研究终点。根据实验目的确定 1~2 个主要指标，其他与研究目的相关的指标作为次要指标。如果存在多个主要指标时，应该考虑控制 I 类错误的方法。

观察指标应能客观、有效、准确地反映实验因素效应，通过对指标的分析，能够回答研究假设所提出的问题。

1. 观察指标的客观性　观察指标可分为客观指标与主观指标，客观指标是采用仪器等对实验动物或从动物体内收集的标本进行测量，得到客观的结果；主观指标是研究者通过对研究动物的主观判断来描述结果。主观指标易受研究者心理因素的影响，因此，应尽可能采用客观指标作为主要观察指标。

2. 观察指标的有效性　观察指标应能有效地反映实验效应，以及应具有良好的灵敏度与特异度。指标的灵敏度（sensitivity）反映当某实验因素确实存在期望的实验效应时，指标检出该效应的能力。特异度（specificity）反映当某实验因素确实没有实验效应时，指标检出无此效应的能力。

3. 观察指标的准确可靠性　观察指标的测量应具有良好的准确度与精密度。准确度反映实际观察值与真实值之间的接近程度，主要受系统误差的影响。观察值与真实值越接近，准确度越高，反之，准确度越低。精密度反映在相同条件下对同一研究对象的某指标进行多次测定时，每个观察值与多次测定值均数的接近程度，主要受随机误差的影响。

(五) 设计类型及样本含量

实验的总体设计，如平行设计、交叉设计等，详见本节三（实验设计的常见类型）。应根据研究目的、现有资源及可操作性等选择合理的设计类型。

样本含量一般根据主要观察指标及设计类型来确定，详见本节五（样本含量的估算）所描述的样本含量的具体计算方法、计算过程以及计算过程中所用到的统计量的估计值及其来源依据。

(六) 随机方法

随机方法指为了贯彻随机化的原则而采取的方法，常用的方法有查随机数字表和计算机程序生成随机数字表。

随机数字表内数字相互独立，各种顺序均是随机的。使用时可从任一个数字开始，向左右或上下读取均可。计算机程序通过设定随机数发生器的种子数（seed）以产生的随机数，当种子数相同，随机数具有重现性。目前推荐使用计算机进行随机化。

根据实验设计可选取不同的随机化的类型，常用的有简单随机化、区组随机化、分层随机化等。

1. 简单随机化（simple randomization）　指每个研究对象随机分配入组的可能性相等。其优点是操作简单，缺点是组间研究对象数量或分配趋势可能有些不平衡，两组研究对象的分布特征可能会有所不同。

2. 区组随机化（block randomization）　是指将研究对象分为若干区组，每个区组内实验对象的比例保持稳定。优点是可以使不同分组中研究对象的数量一直接近平衡。例如，实验组与对照组比例 1∶1，区组长度为 4，只要样本量为 4 的倍数就可以实现平衡。以 T 代表实验组，C 代表对照组，下列序列：

CCTT CTTC TCTC TTCC

就是区组长度为 4，对 16 个样本进行随机分配的分组序列。可见，每 4 个样本中，两种处理出现的次数是相等的。并且，即使实验提前终止，组间最大不平衡也不超过 2 例。

3. 分层随机化（stratified randomization）　即先对可能影响实验结果的主要因素进行分层，然后在每一层内进行简单随机化或区组随机化。分层随机化能保持重要特征的平衡，常见的分层因素有性别。

（七）实验流程

描述实验各阶段的顺序和持续时间，尽量采用流程图的方式以直观表示时间安排情况、对实验动物的处理、各项指标检查的次数及测定时间等。

（八）质量控制和质量保障

任何实验研究的结果除受到处理因素的影响外，还可能受到各种非处理因素的影响。研究者必须采取相应的措施，控制各种非处理因素对实验结果的干扰，以真正揭示处理因素的作用。

误差(error)泛指实际观测值与真实值之差，可以分为随机误差和非随机误差两大类。随机误差是一类随机变化的误差，是不可避免的，一般假定其服从正态分布。非随机误差也叫偏倚(bias)，通常是可以避免的，可以分为系统误差与非系统误差。系统误差是实验过程中产生的遵循一定规律变化的误差，例如仪器未校正，操作不规范等造成一批数据均偏大或均偏小。可通过采用适宜的随机化方法，规范操作流程，对相关研究人员进行培训，制定标准操作规程(standard operation procedure，SOP)，并严格按照标准操作规程进行操作，对评估结果的研究人员尽量采用盲法(masking)等方法来消除或减少系统误差；非系统误差亦称为过失误差，是在实验过程中由于研究者的偶然失误造成的，例如误读检验结果，记录错误等。非系统误差可通过完善实验的质量控制环节予以消除。

（九）数据管理

制订数据管理计划，完整保存实验结果，对保证指标的测量结果达到准确、可靠的质量控制过程进行描述。实验中的观察和测量结果均应及时、准确、完整、规范、真实地记录在原始记录中，对极端值加以核实，作任何更正时应保持原记录清晰可辨，由更正者签署姓名和时间。建立数据传递、管理、核查程序。所有涉及数据管理的各种步骤均需记录在案，以便对数据质量及实验实施进行检查。

（十）统计分析

制订统计分析计划，描述统计分析软件全名及版本、统计描述的内容、对检验水准的规定，以及进行假设检验和建立可信区间的统计学方法的选择。明确各种主要和次要指标的定义及其统计分析方法。

即使是非常完善的实验设计，也很难保证研究结果不受任何偏倚的影响。因此在统计分析时可采用标准化法、协方差分析、多元线性回归等统计方法控制混杂效应以减少偏倚，提高统计精度。

三、实验设计的常见类型

本部分介绍常用的设计方案：完全随机设计、配对设计、随机区组设计、交叉设计及析因设计。

（一）完全随机设计

完全随机设计(completely randomized design)是常见的一种研究单因素作用的实验设计方法。采用简单随机化的方法将符合纳入标准的研究对象分配到各处理组，然后观察各组的实验效应。各组样本含量可以相等，也可不等。完全随机设计的优点是设计简单，易于实施。缺点是样本量小时，组间均衡性可能较差。

完全随机化分组的具体步骤可分为三步：首先将研究对象按一定顺序编号，如可按实验动物体重从小到大编号；其次采用查随机数字表或计算机程序生成随机分配表，如采用 SAS Proc Plan 语句生成随机分配数字；最后根据事先设定的规则，按照研究对象获得的随机数确定研究对象的组别。

（二）配对设计

配对设计(paired design)是将研究对象按拟订的条件配成对子，再将每个对子中的两个研究对象随机分配到不同的处理组。配对的因素应为可能影响实验结果的主要非处理因素，如窝别、性别、体重等。配对设计的优点是可增强处理组间的均衡性，效率较高。其缺点是配对条件不易严格控制，当配对失败时，反而会降低效率。配对设计主要有以下四种情形。

1. 将两个条件相同或相近的研究对象配成对子。

2. 同一研究对象的两部分(如左眼与右眼)配成对子。例如为研究黄斑变性，研究者采用黄斑下脉络膜新生血管的猕猴动物模型，将研究药物注射于猕猴一只眼，另一只眼注射不含研究药物的空白液体作为对照，随访观察，进行荧光素眼底血管造影，以评价封闭脉络膜新生血管及视网膜损伤。

3. 自身前后对照。

4. 同一受试对象接受两种不同处理。

(三) 随机区组设计

随机区组设计(randomized block design)通常是将研究对象按非处理因素相同或相近分为多个区组(block)，再将每个区组中的一个或多个研究对象随机分配到不同处理组。随机区组设计的优点是每个区组内的研究对象有较好的同质性，因此处理组之间的均衡性较好。

随机区组设计采用区组随机化的方法分配研究对象。例如利用随机区组设计研究 3 种不同剂量抗肿瘤药物对小鼠肿瘤的影响，将 18 只小鼠按窝别配成 6 个区组，每组 3 只，分别随机分配到 3 个不同的剂量组。

(四) 交叉设计

交叉设计(cross-over design)是实验分几个阶段(period)，按照预先设计好的处理顺序(sequence)，将实验对象在各阶段逐一实施相应的处理，是自身对照设计的一种。根据实验阶段可分为两阶段交叉设计和多阶段交叉设计。

交叉设计的适用条件是：①各种处理作用效应持续时间短，即研究对象在接受下一种处理时，不能有前一种处理的剩余效应(carry-over effect)；②每一处理前后研究对象各种状态没有变化；③两次处理之间有适当的时间间隔，即清洗期，其长短取决于处理效应持续的时间，如处理因素为药物，通常要求清洗期不短于药物的 5~7 个半衰期。

交叉设计的优点：①节约样本含量，交叉设计所需的样本比平行设计的样本少；②能够控制个体差异和时间对处理因素的影响。

交叉设计的缺点：①剩余效应对结果的潜在影响。实验前一般不知道特定处理措施的清洗期需要设为多长，清洗期过短，剩余效应影响实验结果。另外，某些处理改变了研究对象的状态，无论清洗期有多长，前一阶段的某些效应仍然存在。②同一研究对象接受多种处理，可能因处理时间过长或清洗期过长而导致整个实验周期过长。③当研究对象死亡时，后一阶段的实验则无法继续进行。

在实际工作中应用较多的是两阶段两处理交叉设计，称为 2×2 交叉设计。在 2×2 交叉设计的实验里，实验对象所经历的实验过程如图 12-1-1 所示。其中，同一实验对象不同阶段分别接受不同的处理。交叉设计可以采用完全随机化或分层随机化的方法进行随机分配。

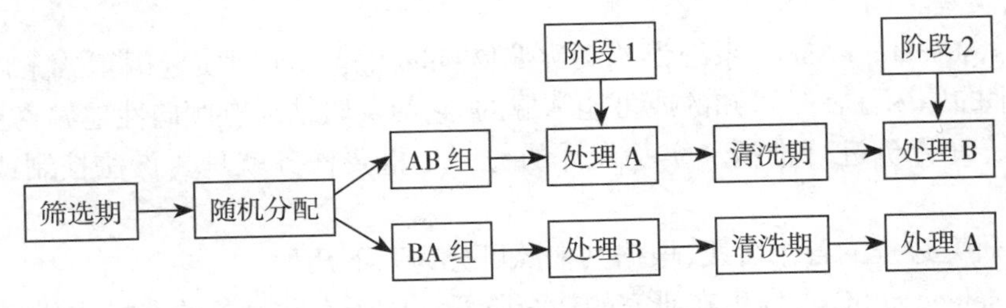

图 12-1-1 2×2 交叉设计流程图

例如，某研究者研究 A、B 两药对糖尿病大鼠模型的治疗效果，采用交叉设计法，将 18 只体重相近的大鼠随机分为两组，每组 9 只。第一组受试大鼠为 A→B 顺序，即第一阶段给予 A 药，第二阶段给予 B 药；第二组为 B→A 顺序，即第一阶段给予 B 药，第二阶段给予 A 药。

在上述设计模式中，每个研究对象都接受了两种处理，并且使两种处理先后实验的机会均等，平衡了实验顺序的影响，能够分别分析不同处理之间的差别及时间顺序的影响。

(五) 析因设计

需要研究多个因素多个水平的各种组合的效应，可采用析因设计(factorial design)。它可以检验各个因素的主要效应(main effect)，也可检验因素间是否存在交互作用(interaction)。

以两因素的研究为例，若两因素间存在交互作用，则两因素不独立，一个因素的水平改变时，另一个因素的效应随之改变;若无交互作用,两者是相互独立的,一个因素水平的变化不影响另一个因素的效应。当研究药物时,若两药物无交互作用,其治疗效果相互独立,则在采用联合方案时,不会影响各自的疗效。若两者有交互作用,两药并用将会比单独使用时的疗效更好或更差。

例如,某研究者欲研究甲、乙两种抗肿瘤药物,探讨两种药物的单独效应,联合效应及其交互作用。本例可以采用 2×2 析因设计。将 40 只大鼠随机分为 A、B、C、D 四组,分别接受以下四种处理方式:A:不给予任何药物;B:给予甲药;C:给予乙药;D:给予甲药和乙药。见表 12-1-1。

表 12-1-1 2×2 析因设计

药物甲	药物乙	
	不使用	使用
不使用	A	B
使用	C	D

析因设计可采用完全随机化的方法分配研究对象,即将各因素所有水平的全部组合均看成不同的组,然后直接将研究对象分配到不同的组。

析因设计的优点:全面地研究多个因素多个水平的作用,探讨各因素不同水平的效应,获得各因素间的交互作用,在一个实验中可以同时检验多个假设。

析因设计的缺点:当因素或水平较多时,实验的组别较多,工作量大,实验费用较高,对交互作用的解释困难。

四、实验中误差来源及其特点

在实验研究中,由于受试对象本身的变异,加上各种主客观因素的干扰,使得实验结果与真实值之间产生差异,这种差异就是实验误差。实验误差可以分为两类:随机误差、系统误差。

1. 随机误差(random error) 随机误差是由大量的偶然因素引起的不易控制的误差,具有随机性和规律性的特点。实验设计的任务之一就是要控制和缩小随机误差,便于进行统计推断。

此外,还要注意到在测量过程中引入的随机干扰因素越多,则测定值就越分散,随机误差越大。比如由同一名医生多次测定同一名患者的血压所产生的随机误差就要小于由多名医生同时测定一名患者的血压时所产生的随机误差。

2. 系统误差(systematic error) 系统误差又称偏倚(bias),是由于对实验因素或条件控制不严而发生的一种误差,其产生的原因往往是可知的或可能掌握的,它使实验结果有倾向性地偏离真值。这类误差没有规律,无法运用统计分析进行推断。实验设计的另一个重要任务就是要设法控制或消除实验结果的偏倚。

偏倚可来源于研究过程的各个阶段,根据其来源可分为以下几种。

(1) 选择偏倚(selection bias):发生在研究的初级阶段。由于实验对象的选择或分组不当,各对比组缺乏可比性,使研究结果发生偏倚。例如,受试者抽样不均匀,分配不随机。应力求通过周密的实验设计和严格的技术措施加以消除或控制。

(2) 信息偏倚(information bias):又称测量偏倚,发生在对研究结果进行观察时,在实验过程中由研究者偶然失误而造成的误差。例如,仪器失灵、非标准仪器,实验者感官或操作上的某种偏差、医生掌握疗效标准偏高或偏低,抄错数字、点错小数点、写错单位等。这类误差应当通过认真检查核对予以清除,否则将会影响研究结果的准确性。

(3) 混杂偏倚(confounding bias):简称混杂。由影响实验结果的非处理因素在各对比组中分配不均匀引起的偏倚。例如,疾病的转归除了药物的治疗作用外,还与疾病的自然过程、辅助治疗及患者的体质因素等有关。如果只注意药物与疾病间的联系而忽略了其他因素在各对比组中的均衡问题,就会发生混杂偏倚而导致错误的结论。

五、样本含量的估算

样本含量估算取决于整个实验设计。在此我们介绍两种样本含量估算的基本公式：两个不同总体间计量数据的均数检验，以及两组总体比率之间差异性检验的样本含量估算。对于设计复杂的研究，建议查阅相关样本含量计算的文献及咨询统计专家。在讨论样本含量的计算之前，首先了解相关统计学术语。

（一）相关统计学术语

样本含量的计算需要确定显著性水平（significance level）α，检验效能（statistical power）$1-\beta$，专业上有意义的差值 δ，以及总体方差 σ^2。当总体方差 σ^2 未知时，可采用文献报道数据或样本方差作为估计值。在做假设检验时，可能会犯两种类型的错误。当拒绝本来真实的无效假设，可能犯的错误，称为Ⅰ类错误，也叫假阳性，用 α 表示，$\alpha=P$（拒绝了 H_0，H_0 是真实的），该表达式的含义是：当 H_0 为真实时，拒绝 H_0 的概率，这个概率值称为实验的显著性水平。例如当大白鼠的总体平均体重真的是 50g，拒绝大白鼠总体平均体重为 50g 这个无效假设的可能性为 α。

当备择假设（H_1）为真时，不拒绝无效假设，可能犯的错误，称为Ⅱ类错误，也叫做假阴性，用 β 表示。在假设检验中需要权衡Ⅰ类错误和Ⅱ类错误的发生率。α 或 β 哪一个更重要呢？这取决于研究所要阐明的问题，在新药研究中，药物监管部门更关注Ⅰ类错误。通常统计学上的假设检验是基于确保犯Ⅰ类错误的概率很小，在很多实验中通常定为不大于 0.05，即 $\alpha=0.05$。

检验效能是指当备择假设（H_1）为真时拒绝无效假设（H_0）的能力，检验效能等于 1 减去犯Ⅱ类错误的概率，即检验效能 $=1-\beta$。检验效能受到很多因素的影响，它取决于备择假设的真实值、研究的样本含量、结局的变异即方差、被检测的差别大小以及所选取的显著性水平。一项好的研究应该有足够的检验效能，如不低于 0.8 来发现科学上有意义的效应。在其他条件相同时，方差越小、显著性水平越大、被检测的差别越大，检验效能越大；单侧检验比双侧检验效能大。

（二）两个正态分布总体均数比较的样本含量估算

1. 配对设计　例如在动物高血压模型的降压药实验中，我们要计算每个研究对象给药前后观测数据的差值 d，假设 d 服从正态分布 $N(0,\sigma^2)$，其统计假设为：

$$H_0:\mu_d=0$$

$$H_1:\mu_d\neq 0$$

所需样本大小可用式（12-1-1）计算：

$$n=\frac{(Z_{1-\alpha/2}+Z_{1-\beta})^2\sigma^2}{\delta^2} \qquad \text{式(12-1-1)}$$

式（12-1-1）中 α 为显著性水平，$1-\beta$ 为检验效能，$Z_{1-\alpha/2}$ 和 $Z_{1-\beta}$ 分别为标准正态分布上对应的 Z 值（附表 12-1-1），σ^2 为差值 d 的方差（当总体方差未知时，可参考相关文献，由样本方差代替），δ 为配对数据的差异（通常是专业上有意义的差值）。

【例 12-1-1】 一研究者想了解环境温度对雌性 Wistar 大鼠产仔数的影响，研究者将 Wistar 大鼠按周龄和体重配成对，比较不同环境温度下平均产仔数是否有差别。拟定的参数为 $\alpha=0.05$，$\beta=0.2$，专业上有意义的差值 $\delta=3$ 只，同类实验的标准差为 $S=2.2$ 只，问需要受试大鼠多少只？

本例计算如下：

$$n=\frac{(Z_{1-\alpha/2}+Z_{1-\beta})^2\sigma^2}{\delta^2}=\frac{(1.960+0.841)^2\ 2.2^2}{3^2}=4.216\approx 5$$

因此，本研究需要 5 对受试大鼠。

注意在样本含量计算中，当 n 为非整数时，总是向上取整。

2. 完全随机设计的两样本均数比较，两组样本大小相等

(1) 两组数据的方差相等：设两个正态总体的均值分别为 μ_1 和 μ_2，方差均为 σ^2，两组数据所需样本均按式（12-1-2）计算：

$$n=\frac{2\,(Z_{1-\alpha/2}+Z_{1-\beta})^2\sigma^2}{\delta^2}\qquad\text{式(12-1-2)}$$

其中 α 为显著性水平，$1-\beta$ 为检验效能，$Z_{1-\alpha/2}$ 和 $Z_{1-\beta}$ 分别为标准正态分布上对应的 Z 值(附表 12-1-1)，σ^2 每组观测值的方差，δ 为待测总体均值的差值($\mu_1-\mu_2$)。

【例 12-1-2】 为研究某种药物对白细胞的影响，研究者拟设计随机平行对照实验，将大鼠随机分为两组，分别给予实验药和空白对照，观察白细胞的变化。拟定的参数为 α=0.05，β=0.1，学术上有意义的差值 $\delta=0.5\times10^9$/L，假设实验组与对照组标准差均为 $S=0.5\times10^9$/L，问两组分别需要多少大鼠？

本例计算如下：

$$n=\frac{2\,(Z_{1-\alpha/2}+Z_{1-\beta})^2\sigma^2}{\delta^2}=\frac{2\,(1.96+1.282)^2\,(0.5\times10^9)^2}{(0.5\times10^9)^2}=21.02\approx22$$

因此，本研究两组分别需要 22 只大鼠。

(2) 当两组数据方差不齐时按式(12-1-3)估算：

$$n=\frac{(Z_{1-\alpha/2}+Z_{1-\beta})^2(\sigma_1^2+\sigma_2^2)}{\delta^2}\qquad\text{式(12-1-3)}$$

其中 σ_1^2 和 σ_2^2 分别为两组各自的方差。

3. 完全随机设计的两样本均数比较，两组样本量不等 如想要设计两组的样本量不等，以 n_1 和 n_2 分别代表两组的样本量，可以指定两组的比值 $\lambda=n_2/n_1$，样本量 n_1 计算由式(12-1-4)：

$$n_1=\frac{(Z_{1-\alpha/2}+Z_{1-\beta})^2(\sigma_1^2+\sigma_2^2/\lambda)}{\delta^2}\qquad\text{式(12-1-4)}$$

(三) 两个总体率比较的样本量估算

以样本率 p_1 和 p_2 分别代表两组总体率的估计值，当两组二项分布数据具有独立性时，则各组所需样本量计算公式为：

$$n=\frac{(Z_{1-\alpha/2}+Z_{1-\beta})^2[p_1(1-p_1)+p_2(1-p_2)]}{(p_1-p_2)^2}\qquad\text{式(12-1-5)}$$

【例 12-1-3】 某研究者欲比较实验药与对照药局部治疗小鼠腹部肿瘤的有效率，拟设计随机平行对照实验，将小鼠随机分为两组，一组采用实验药局部注射，另一组采用对照药局部注射，一个疗程后观察结果。拟定的参数为 α=0.05，β=0.2，学术上有意义的差值 δ=0.2，文献报道的 p_1=0.8，则 p_2=0.6，问两组分别需要多少小鼠？

本例计算如下：

$$n=\frac{(Z_{1-\alpha/2}+Z_{1-\beta})^2[p_1(1-p_1)+p_2(1-p_2)]}{(p_1-p_2)^2}$$

$$n=\frac{(1.96+0.841)^2[0.8(1-0.8)+0.6(1-0.6)]}{(0.8-0.6)^2}=78.5\approx79$$

因此，本研究两组分别需要 79 只小鼠。

(冯萍 伍亚舟)

第二节 动物实验数据管理

Part 2 The data management of animal experiments

当动物实验设计完善后，我们进行实验实施，获得实验数据。在本章序言中提到数据管理贯穿于动物实验的全过程，包括实验实施，数据收集及实验总结等各环节，是动物实验研究过程的核心。动物实验研究数据管理及统计分析过程见图 12-1-2。

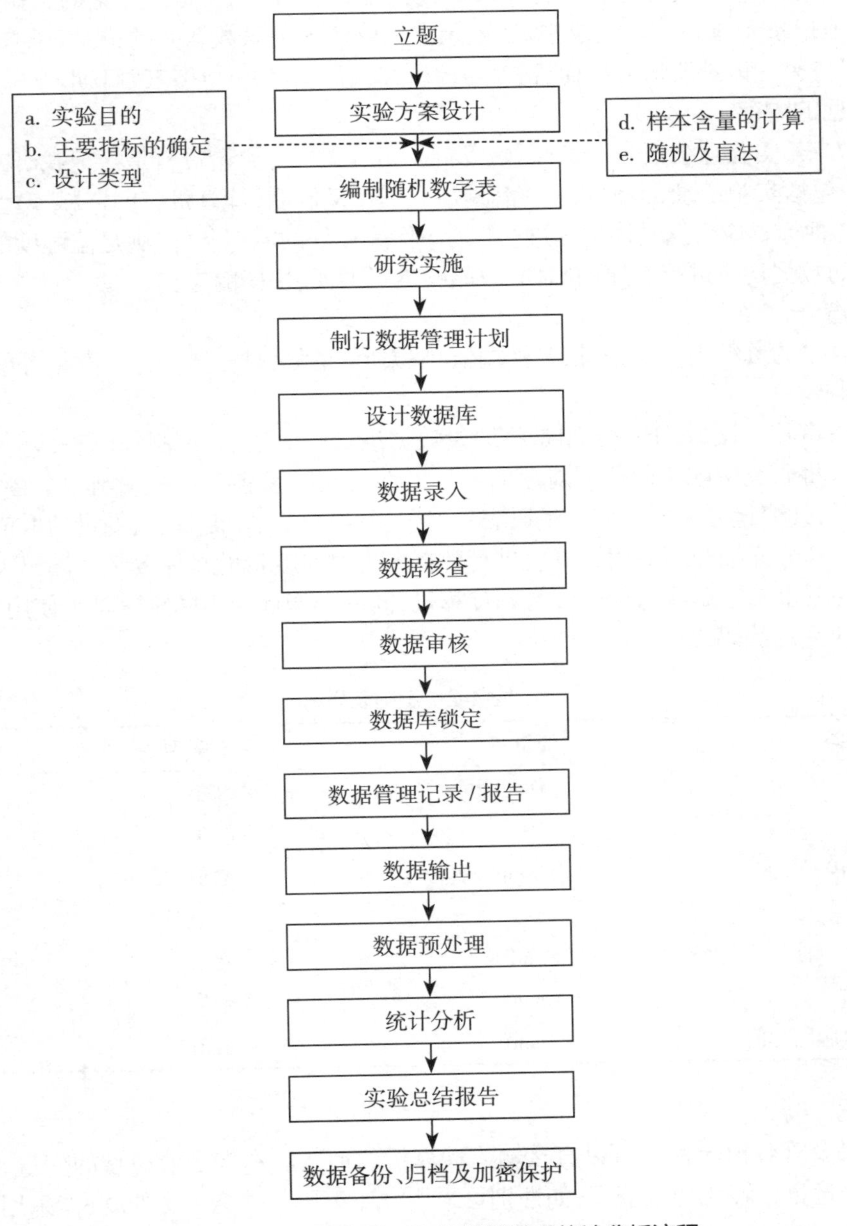

图 12-1-2 动物实验研究数据管理及统计分析流程

一、动物实验数据管理

(一) 实验数据的记录

1. 原始记录本 每一本实验记录本应由一位固定的研究人员使用,记录本应保持连续的页码,每一页不应留空白,如果希望从新的一页开始,应该将前一页未记录的空白用线条划掉。原始记录本不能使用铅笔,应保持字迹清晰,缩写和代码有详细的说明,记录结果的研究人员应及时签名。当一本记录本使用完毕且不再使用后,应按照该实验室的管理进行归档保存。

2. 原始记录(表)的设计 根据实验方案设计详细的原始记录格式或表格,原始记录应包括实验日期,研究人员姓名,实验动物的种类,动物合格证号及签发单位,动物日(月、年)龄、性别及体重,随机分组的方法,各组的处理方法,动物标记的方法,给药途径和方法(如适用),观察时间,收集的标本类别及采集方法,观察指标的测定，使用的仪器名称型号，检查方法及计量单位等。

3. 实验数据的记录　在实验过程中将全部研究数据（自动化电子系统收集的数据除外）及时、准确、完整、规范、真实地记录于原始实验记录中，在记录本上要体现记录数据时的记录日期。如发现有错误和遗漏，修改时需保持原有记录清晰可见，改正处需经研究人员签名并注明修改日期。

（二）实验数据的贮存

应保存研究方案，实验总结报告，所有原始资料及相关文档。原始资料是指记载研究工作的原始观察记录和有关材料，包括实验记录、各种照片、缩微胶片、缩微复制品、计算机打印资料、磁性载体和自动化仪器记录材料等。各种标本应根据具体情况进行保存。保障良好的储存条件，满足温湿度的要求，能够防火。纸质版或电子版的数据均应进行有序的归档，并能够进行方便、快捷的查找。

（三）数据审查

研究者对所收集的资料进行审查，核实极端值，缺失值，重复数据，错误标识数据等的检查和修正。

（四）编码表制定

一旦原始记录审核无误后，下一步则是将原始数据进行归纳整理，编制编码表，以便于将需要的信息转录到电子文件。将研究中收集的研究对象的某种属性（特征）及各项指标编制一个特定的代码，即变量名，使每一项指标与其变量名一一对应。编码表一般包括：变量标签、变量名、变量的取值范围及变量的类型。在第三节第六部分详细介绍应用计算机进行数据管理时对变量的具体要求。编码表应根据实验设计及统计分析计划的要求确定哪些指标应转录到计算机，同一个指标在不同阶段是否使用不同的变量名等。表 12-1-2 显示某研究的编码表。

表 12-1-2　编码表样本

变量标签	变量名	数据类型	取值范围
研究日期	Date	文本	-
研究对象编号	ID	数值	1-200
组别：1. 实验组；0. 对照组	Group	数值	0，1
年龄	Age	数值	8~20
性别：0. 雌性；1. 雄性	Gender	数值	0，1
基线血胆固醇值	Chol00	数值	0~4
研究 3 个月时血胆固醇值	Chol03	数值	0~4

（五）数据编码

将变量的结果及观察值转换成可以直接输入计算机的形式。本来是数值型的变量，可直接录入。有些使用文本型的变量也可转化为数值型，如性别可采用 0，1 编码。注意一个原则：能采用数值型的变量则尽可能采用数值型，数据编码样本见表 12-1-2。

（六）数据库建立

现有很多的数据库可供选择，选择时应优先考虑通用的数据库系统，特别要注意数据库的安全性。设计数据结构时，考虑实验设计及各指标的关系。当数据结构简单，数据量较少时，也可采用统计软件本身建立数据库。但统计软件自带的数据管理功能可能不具有某些专用的数据库管理系统所含有的功能，且对变量类型限制较多。参见本章第三节第七部分“统计分析中计算机的应用”。

（七）数据录入

数据录入是根据编码表将研究数据输入到计算机的过程。为减少录入错误，应采用同一数据双份录入以保障录入的准确性。

（八）数据核查

数据录入后，需要对输入的数据进行核查，以确保输入的数据与原始记录是一致的。常用的方法有：①利用数据管理系统提供的软件将双录的两份数据文件进行逐项对比；②编写统计程序对数据库中的数据作进一步的检查与核对。检查的主要内容有：是否有重复记录，输入值是否在编码表规定的范围内，缺失值是否与原始记录一致，是否有极端值，数据逻辑性检查，即同一记录输入信息相互之间是否有矛盾等。如果发现不一致，对照原始记录找出原因，作出修改。通常，如果错误率超过1%，则应全部重新录入。

(九) 数据审核

当数据核查完成后，研究人员应再次审核原始记录及电子数据库，核实完成实验例数及分组情况；是否有极端值，缺失值及逻辑错误值，审核具体指标及处理方法等。

(十) 数据库锁定

当数据审核完成，研究人员确认无误后，锁定数据库，即数据不应再做更改。数据库的数据可以进行数据加密保护及数据归档备份等。需要特别指出的是，所有涉及数据管理的各种步骤均需记录在案，以便对数据质量及实验实施过程进行检查。绝不能在统计分析时因得不到预期结果而修改数据。

二、动物实验数据的预处理

在数据库中存储的数据有时还不能直接用于统计分析，常常需要进行统一的整理、计算、分类汇总等，称为数据预处理。下面介绍几种常见的预处理。

(一) 数据合并

一些研究可能在不同的时间、地点由不同的研究人员完成，需要按照一定的规范将数据进行合并。但要注意合并的合理性以及数据是否有可比性。

(二) 计算新的变量

有的指标不能直接测量得到，例如体表面积、体重指数等，需要采用已有的数据计算得到。

(三) 重新分类

如果观察到的原始数据不便直接利用，需要按照某种标准划分成不同的类别。例如，将体重按照一定的标准划分为低、中、高3类。

(四) 数据变换

当资料不满足选定的统计分析方法时，如不服从正态分布或方差齐性时，可将原始数据X变换为Y，将变换后的数据Y用于分析。常见的数据变换(data transformation)形式有对数变换(logarithmic transformation)，平方根变换(square root transformation)，倒数变换(reciprocal transformation)，以及平方根反正弦变换(arcsine square root transformation)等。具体如下。

1. 对数变换　适用于变量经过对数变换后呈正态分布或近似正态分布的资料，如血清抗体滴度，其变换形式为

$$Y=\ln(X) \quad 式(12\text{-}1\text{-}6)$$

如果原始数据中包含0时，可加上一个常数a

$$Y=\ln(X+a) \quad 或 \quad Y=\lg(X+a) \quad 式(12\text{-}1\text{-}7)$$

2. 平方根变换　适用于样本的均数与方差成正相关时，即方差随均数的增大而增大，变换后达到方差齐的要求。其变换形式为

$$Y=\sqrt{X} \quad 式(12\text{-}1\text{-}8)$$

如果原始数据中包含0时，可加上1

$$Y=\sqrt{X+1} \quad 式(12\text{-}1\text{-}9)$$

3. 倒数变换　适用于有极端值的变量，目的是减少极端值对结果的影响。其变换形式为

$$Y=\frac{1}{X} \quad 式(12\text{-}1\text{-}10)$$

4. 平方根反正弦变换　适用于率和百分比变量。其变换形式为

$$Y=\sin^{-1}\sqrt{X} \quad 式(12\text{-}1\text{-}11)$$

注意应在统计分析报告中说明数据变换的原因及具体方式以及在描述结果与结论时采用的是数据的哪种形式。

（冯萍）

第三节　动物实验数据统计分析

Part 3　The statistical analysis of animal experiments

一、概述

本节首先介绍假设检验和统计推断的基本概念，然后着重介绍常用的定量资料分析方法 t 检验和方差分析及分类资料的 χ^2 检验。本节拟采用一些假设的例子以说明各种方法的应用条件。

统计量是从样本数据中计算得到的描述性指标，例如，样本均数、样本标准差。参数是从总体中计算得到的描述性指标，例如，总体均数、总体标准差。

统计推断是利用概率论的原理与方法，通过样本信息对总体的参数作出推断，是一个基于总体中抽出样本的某些特征，对总体作出推断的过程。

统计推断可以分为两大部分：参数估计和假设检验。参数估计关注的是用某个值或范围对某总体参数作出最优估计，而假设检验关注的是研究的数据在某个检验水平下是否与某个特定的总体参数一致，假设检验参见本章第一节第四部分。

统计估计可以分为两种类型。第一种是点估计，如用样本均数推断总体均数。第二种是区间估计，如均数的 95% 可信区间，着重于量化估计的偏差性。这种方法是对点估计的补充，因为它为点估计的可靠性提供了重要的信息。我们可以用频率论的方式来解释 95% 可信区间：多次用相同方法构建的可信区间，有 95% 的可能性会包含真值。

假设检验通常给出的值是 P 值（概率值）。P 值是指无效假设成立时，获得比现有样本更加极端的样本的概率，取值在 0 和 1 之间。单侧检验中的 P 值只包含备择假设一个方向上的概率，而双侧检验所计算的 P 值包括两个方向上的概率。

二、实验数据的统计描述

实验数据可以分为两大类，定量数据（quantitative data）与定性数据（qualitative data），定性数据也叫分类数据（categorical data）。下面分别介绍这两类数据的统计描述方法。

（一）定量资料的统计描述

1. 用图形展示数据分布　最直观的数据展现方式是图形，常见的图形有直方图（histogram），箱图（box-plots）及茎叶图（stem-leaf plots）等。直方图的具体做法是首先将数据按照某种标准划分成不同的组别，可以采用等距分组或不等距分组，统计不同组别内的观察值个数，即频数（frequency）。频数反映观察值在各组出现的频繁程度。然后以横轴表示变量分组，纵轴表示频数或频率作成直方图。箱图需要用到后面讲到的四分位数（Q_L，中位数，Q_U）及最大值、最小值。在图形的中间用长方形表示四分位数间距，长方形的长边的中线为中位数，长方形的长边分别向两边延伸至最大值和最小值。茎叶图则是将每个原始数据都划分为茎与叶，茎一般包括除了最末数位上的数字，叶是最末数位上的数字，然后再做图。通过图形可以：①初步判断数据的分布类型（对称分布或不对称分布）；②揭示集中趋势和离散趋势；③检测极端值。

【例 12-1-4】 某研究者测得 25 只 8 周龄雄性大鼠的体重结果见表 12-1-3。

只罗列数据很难看出数据分布的规律，若用直方图表示（图 12-1-3），则很容易初步判断数据的分布情况。

2. 集中趋势的描述　平均数（average）描述定量变量的集中趋势，说明数据的平均水平。常用的平均

表 12-1-3 25 只 8 周龄雄性大鼠的体重测量结果(单位:g)

编号	体重	编号	体重	编号	体重	编号	体重	编号	体重
1	357	6	360	11	410	16	365	21	318
2	314	7	340	12	378	17	358	22	373
3	368	8	326	13	374	18	342	23	320
4	349	9	345	14	336	19	351	24	361
5	385	10	363	15	342	20	358	25	392

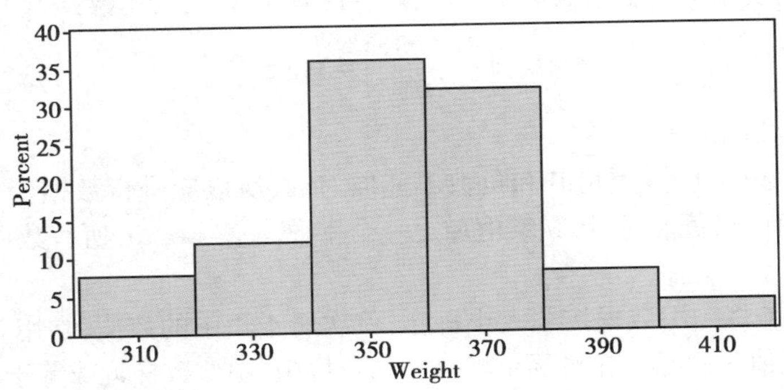

图 12-1-3 25 只 8 周龄雄性大鼠的体重分布(单位:g)

数有算术均数(arithmetic mean)、几何均数(geometric mean)和中位数(median)。

(1) 均数:均数是算术均数的简称,常用希腊字母 μ 表示总体均数,用 $\bar{x}$ 表示样本均数。以 i 代表观察个体的编号,n 代表观察值的个数,均数的计算公式如下:

$$\bar{x}=\frac{X_1+\cdots+X_n}{n}=\frac{1}{n}\sum x_i \qquad 式(12\text{-}1\text{-}12)$$

【例 12-1-5】 8 只大白鼠的体重(g)分别为 150,160,126,130,180,200,220,190,平均体重为:

$$\bar{x}=\frac{150+160+\cdots+190}{8}=169.5\text{g}$$

均数适用于单峰对称分布的数据,如正态分布或近似正态分布的数据。当数据中存在极端值时,易将均数拉至有极端值的一侧,因此,均数不适用于描述偏态分布数据的集中位置。

(2) 几何均数:对于实际观察值呈偏态分布,但经过对数变换后呈正态或近似正态分布的数据,如血清抗体滴度,可采用几何均数描述其集中趋势。用 G 表示几何均数,其计算方法为用 n 个观察值的连乘积开 n 次方,即

$$G=\sqrt[n]{x_1\cdot x_2\cdot\cdots\cdot x_n} \qquad 式(12\text{-}1\text{-}13)$$

在实际运用中,常常利用对数运算的性质,取实际观察值的对数,计算其对数值的算术均数,再取反对数

$$G=\lg^{-1}\left(\frac{1}{n}\sum \lg x\right) \qquad 式(12\text{-}1\text{-}14)$$

【例 12-1-6】 为了观测某种疫苗的有效性,测得 20 只比格犬血液抗体滴度见表 12-1-4,计算其平均滴度。

表 12-1-4　20 只比格犬平均抗体滴度计算表

抗体滴度	频数 f	滴度的倒数 X	$\lg X$	$f*\lg X$
1：8	2	8	0.9031	1.8062
1：16	3	16	1.2041	3.6124
1：32	5	32	1.5051	7.5257
1：64	8	64	1.8062	14.4494
1：128	2	128	2.1072	4.2144
合计	20	—	—	31.6081

本数据呈偏态分布，观察值间呈倍数关系，按式(12-1-14)计算几何均数：

$$G=\lg^{-1}\left(\frac{31.6081}{20}\right)=38.05$$

20 只比格犬平均抗体滴度为 1：38。

特殊情况下几何均数的计算：因为 0 和负数不能取对数，所以应进行数据变换以使所有数据均为正数。数据中有 0 或同时有正、负值时，将观察值加上一个常数 a，使 $x+a>0$；所有数据均为负值时，先将负号去掉，得出结果后再还原。

(3) 中位数：中位数是将一组数据按照大小排序，位次居于正中的数值，常用 M 表示。中位数可用于各种分布的资料，对极端值不敏感。在对称单峰分布的数据中，中位数接近或等于均数。

当 n 为奇数时，计算方法为：

$$M=X_{\left(\frac{n+1}{2}\right)} \qquad \text{式(12-1-15)}$$

当 n 为偶数时，计算方法为：

$$M=[X_{\left(\frac{n}{2}\right)}+X_{\left(\frac{n}{2}+1\right)}]/2 \qquad \text{式(12-1-16)}$$

上述两式中，$X_{\left(\frac{n+1}{2}\right)}$、$X_{\left(\frac{n}{2}\right)}$及$X_{\left(\frac{n}{2}+1\right)}$为将观察值按从小到大顺序排列后，相应第$\frac{n+1}{2}$，$\frac{n}{2}$，及$\frac{n}{2}+1$位次上的观察值。

【例 12-1-7】 例 12-1-5 中 8 只大白鼠的体重(g)从小到大排序后为 126，130，150，160，180，190，200，220，计算中位数。

$$M=[X_{\left(\frac{n}{2}\right)}+X_{\left(\frac{n}{2}+1\right)}]/2=(160+180)/2=170(\text{g})$$

3. 离散程度的描述　要全面反映资料的分布规律，只有集中趋势的描述还不够，还需要了解数据分布的离散程度即各观察值之间的变异程度。

【例 12-1-8】 某研究者记录了乌拉坦在某剂量水平时对犬和家兔的麻醉维持时间(min)，结果见表 12-1-5。

表 12-1-5　两种动物的麻醉维持时间

动物	麻醉时间(min) 个体数据									均数	中位数
犬	109	111	114	118	121	121	139	143	149	125	121
家兔	63	96	103	109	121	121	155	161	196	125	121

两种动物例数均为 9，均数与中位数相等，但凭直观可以发现这两组时间长短变异程度不同，因此，还需要进一步描述数据分布的离散程度。

描述离散程度的常用指标有极差(range)、四分位数间距(inter-quartile range)、方差(variance)、标准差(standard deviation，SD)、均数的标准误(standard error of sample mean)和变异系数(coefficient of variation，CV)。

(1) 极差：极差是所有数据中最大值(maximum)与最小值(minimum)之差，常用符号 R 表示。极差是最简单且粗略的变异指标，用于初步了解数据的变异程度，适用于各种分布的资料，样本含量相差悬殊时不宜通过此法去比较差异的大小。极差大，变异程度大；反之变异程度小。

【例 12-1-9】 计算例 12-1-8 中犬、家兔麻醉维持时间的极差。

犬：R=149−109=40(min)

家兔：R=196−63=133(min)

(2) 四分位数间距：百分位数(percentile)是将一组数据从小到大排序，位于第 x 百分位上的数值，一般用符号 P_x 表示，其中 P_{50} 为中位数。

用 $Q_{L(\text{lower quartile})}$ 表示 P_{25}，$Q_{U(\text{upper quartile})}$ 表示 P_{75}，位于 P_{25} 和 P_{75} 分位点上的数值称为四分位数(quartile)。四分位数间距为 Q_U 与 Q_L 之间的差值。四分位数间距大，变异程度大；反之变异程度小。

(3) 方差：方差描述观察值相对于均数的离散程度，总体方差用 σ^2 表示，总体含量用 N 表示，样本方差用 S^2 表示，样本含量用 n 表示。总体方差计算公式为：

$$\sigma^2 = \frac{\sum (x-u)^2}{N} \quad 式(12\text{-}1\text{-}17)$$

样本方差计算公式为

$$S^2 = \frac{1}{n-1}\sum (x-\bar{x})^2 = \frac{1}{n-1}\left(\sum x^2 - \frac{1}{n}\left(\sum x\right)^2\right) \quad 式(12\text{-}1\text{-}18)$$

式(12-1-17)和式(12-1-18)中，$(x-u)$与$(x-\bar{x})$为各观察值与均数的差，称为离均差。$n-1$ 是自由度(degree of freedom)，是取值不受限制的变量值的个数。

【例 12-1-10】 计算例 12-1-8 中犬和家兔麻醉维持时间的方差。

$$犬：S^2 = \frac{1}{n-1}\sum (x-\bar{x})^2$$

$$= \frac{(109-125)^2+(111-125)^2+\cdots+(149-125)^2}{9-1} = 218.75$$

$$家兔：S^2 = \frac{1}{n-1}\sum (x-\bar{x})^2$$

$$= \frac{(63-125)^2+(96-125)^2+\cdots+(196-125)^2}{9-1} = 1586.75$$

(4) 标准差：标准差是将方差开平方，方差与标准差在实际工作中最常用。总体标准差用 σ 表示，样本标准差用 S 表示，计算公式如下：

$$\sigma = \sqrt{\frac{\sum (x-u)^2}{N}} \quad 式(12\text{-}1\text{-}19)$$

$$S = \sqrt{\frac{1}{n-1}\sum (x-\bar{x})^2} = \sqrt{\frac{1}{n-1}\left(\sum x^2 - \frac{1}{n}\left(\sum x\right)^2\right)} \quad 式(12\text{-}1\text{-}20)$$

标准差反映各观察值离开均数的分布情况。标准差大，数据变异程度大；反之，数据变异程度小。

【例 12-1-11】 计算例 12-1-8 中犬和家兔麻醉维持时间的标准差。

$$犬：S = \sqrt{\frac{1}{n-1}\sum (x-\bar{x})^2}$$

$$= \sqrt{\frac{(109-125)^2+(111-125)^2+\cdots+(149-125)^2}{9-1}} = 14.79(\text{min})$$

家兔：$S=\sqrt{\frac{1}{n-1}\sum(x-\bar{x})^2}$

$$=\sqrt{\frac{(63-125)^2+(96-125)^2+\cdots+(196-125)^2}{9-1}}=39.83(\text{min})$$

(5) 均数的标准误(standard error of sample mean)：常用 SE 表示，它表示多次测定的均数与总体均数的离散程度，指在同一总体中反复抽样，各样本均数的标准差。标准误反映各样本均数代表总体均数时的可靠程度。计算标准误的公式为：

$$SE=\sigma/\sqrt{n} \quad \text{式(12-1-21)}$$

一般 σ 未知，则用样本标准差估计

$$SE=S/\sqrt{n} \quad \text{式(12-1-22)}$$

(6) 变异系数：采用不同计量单位的变量或在均数相差很大情况下，不能直接用标准差比较其离散程度。因此，需要一个相对指标比较其离散程度，变异系数为标准差与均数之比，是一个相对离散指标，变异系数没有单位，计算公式为：

$$CV=\frac{S}{\bar{X}}\times100\% \quad \text{式(12-1-23)}$$

变异系数常用于以下两种情况离散程度的比较。

1) 计量单位不同的资料离散程度的比较

【例 12-1-12】 某实验得到 20 只犬的心率的均数与标准差分别为 110 次 / 分与 14 次 / 分，血红蛋白的均数与标准差分别为 14.5g/100ml 与 2.2g/100ml，比较心率与血红蛋白的离散程度。

心率 $CV=\frac{14}{110}\times100\%=12.7\%$

血红蛋白 $CV=\frac{2.2}{14.5}\times100\%=15.2\%$

可见，该 20 只犬的血红蛋白的变异大于心率的变异。

2) 计量单位相同但均数相差悬殊的资料离散程度比较

【例 12-1-13】 某实验得到 30 只豚鼠外周血白细胞介素 -5 浓度的均数与标准差分别为 120ng/L 与 25ng/L，白细胞介素 -10 浓度的均数与标准差分别为 500ng/L 与 40ng/L。比较白细胞介素 -5 与白细胞介素 -10 的离散程度。

白细胞介素 -5 $CV=\frac{25}{120}\times100\%=20.8\%$

白细胞介素 -10 $CV=\frac{40}{500}\times100\%=8\%$

可见，该 30 只豚鼠外周血白细胞介素 -5 的变异大于白细胞介素 -10 的变异。

(二) 定性资料的统计描述

在医学实验研究中，有一些资料不能定量，只能定性，如性别、动物是否有某种病毒感染等，这些数据是按照事物的属性进行分类的，称为定性资料，也称分类资料。

1. 用图形展示数据　常用的图形有柱状图(bar chart)和饼图(pie chart)。柱状图横轴表示分类，纵轴表示各分类的频数。饼图则可直观地描述整体的构成情况，但注意应包括所有的分类。

【例 12-1-14】 已知某动物实验中心饲养了 5 个品系的大鼠，中心工作人员为了了解该中心大鼠品系的构成，收集数据如表 12-1-6 所示。

采用柱状图和饼图如图 12-1-4 和图 12-1-5 展示数据。

2. 常用相对数及其应用　对于定性资料，有时图形还不如数据直观。但对于这类资料，其绝对数往往不便于直接进行比较，需要采用相对数指标进行统计描述。常用的相对数指标有率(rate)、构成比(proportion)和相对比(ratio)。

表 12-1-6　某动物实验中心大鼠各品系构成情况

大鼠品系	例数	大鼠品系	例数
LOU	36	SD	149
Wistar	94	F344	52
Nude	56	合计	387

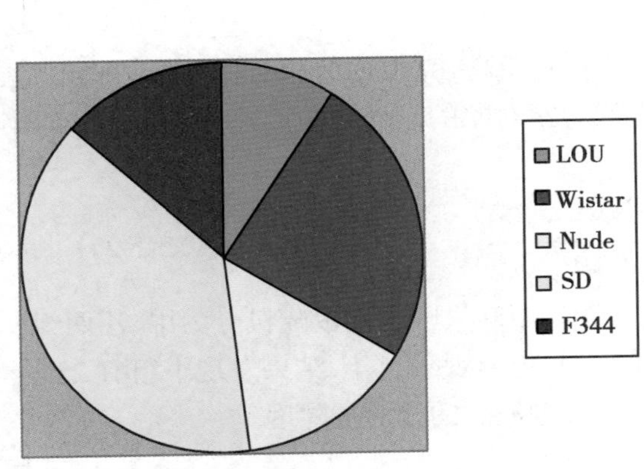

图 12-1-4　某动物实验中心大鼠各品系构成的饼图

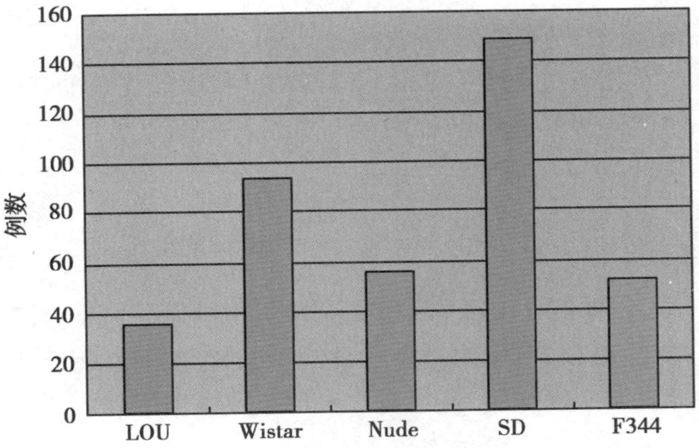

图 12-1-5　某动物实验中心大鼠各品系构成的柱状图

(1) 常用的率指标为频率(frequency),如发病率,分子是分母的一部分,其取值为 0~1。频率说明某事件发生的频率或强度,计算公式为:

$$\text{频率}=\frac{\text{某事件在某时期实际发生的观察单位数}}{\text{某事件在某时期可能发生的观察单位总数}}\times k \qquad \text{式(12-1-24)}$$

式(12-1-24)中,k 为比例基数,可以是 100%、1000‰等。

【例 12-1-15】 某研究者将一实验动物精子冷冻保存,冷冻前计数为 650 000/ml,1 个月后使用时计数为 590 000/ml,计算保存 1 个月时精子存活率。

$$\text{精子存活率}=\frac{590\ 000}{650\ 000}\times 100\%=90.8\%$$

(2) 构成比显示事物内部各组成部分所占的比例,常用百分数表示,计算公式为:

$$\text{构成比}=\frac{\text{事物某组成部分的观察单位数}}{\text{同一事物各组成部分的观察单位总数}}\times 100\% \qquad \text{式(12-1-25)}$$

【例 12-1-16】 某实验测得一大白鼠白细胞分类构成比见表 12-1-7。

表 12-1-7　大白鼠白细胞分类构成情况

白细胞分类	细胞数($\times 10^9$/L)	构成比(%)
中性粒细胞	3.1	22.3
淋巴细胞	10.2	73.4
嗜酸性粒细胞	0.2	1.4
嗜碱性粒细胞	0.1	0.7
大单核细胞	0.3	2.2
合计	13.9	100

注:中性粒细胞构成比 =3.1/13.9 × 100%=22.3%

构成比具有以下特点：①分子是分母的一部分；②取值为 0~1；③当其中某一组成部分构成比增大，其他组成部分构成比会随之变化以满足各组成部分的构成比数值之和等于 1 的特性。

(3) 相对比：相对比是两个有关联的指标的比值，例如定量指标的离散程度里描述的变异系数。相对比的分子和分母可以性质相同，也可以性质不同，可以是绝对数，也可以是相对数。相对比的计算公式为：

$$相对比=\frac{甲指标}{乙指标}(或\times 100\%) \qquad 式(12\text{-}1\text{-}26)$$

【例 12-1-17】 例 12-1-16 中大单核细胞与嗜碱性粒细胞之比为：$\frac{0.3\times 10^9/L}{0.1\times 10^9/L}=3$，即大单核细胞数是嗜碱性白细胞数的 3 倍。

相对危险度(relative risk, *RR*)和比值比(odds ratio, *OR*)是动物实验研究常用的相对比指标。相对危险度是指暴露于某种因素的观察对象的发病危险度与非暴露的观察对象的发病危险度之间的比值，常用式(12-1-27)估计：

$$相对危险度(RR)=\frac{暴露组发病率(P_1)}{非暴露组发病率(P_2)} \qquad 式(12\text{-}1\text{-}27)$$

【例 12-1-18】 为研究应激对中国地鼠血糖的影响，某研究者将 100 只中国地鼠随机分为甲、乙两组，每组 50 只，对甲组地鼠每日给予某特定刺激，对乙组地鼠不予刺激，连续观察半年，结果发现甲组有 22 只地鼠发生糖尿病，乙组有 8 只地鼠发生糖尿病。试估计应激地鼠患糖尿病的相对危险度。

实验结果总结为表 12-1-8。

表 12-1-8　应激对中国地鼠糖尿病发病的影响

项目	发病	无发病	合计	发病率
有应激	22	28	50	44%
无应激	8	42	50	16%
合计	30	70	100	—

$$相对危险度(RR)=\frac{应激组发病率(P_1)}{非应激组发病率(P_2)}=\frac{44\%}{16\%}=2.75$$

因此，应激地鼠患糖尿病的危险是非应激地鼠的 2.75 倍。

比值比是指病例组有无暴露于某因素的比值与非病例组有无暴露于某因素的比值之比，其计算公式为：

$$比值比(OR)=\frac{病例组有无暴露于某因素的比值}{非病例组有无暴露于某因素的比值}=\frac{a/c}{b/d}=\frac{ad}{bc} \qquad 式(12\text{-}1\text{-}28)$$

式(12-1-28)中，a 为病例组中暴露的人数；b 为非病例组中暴露的人数；c 为病例组中未暴露的人数；d 为非病例组中未暴露的人数。

【例 12-1-19】 若已知发生糖尿病的地鼠共 50 只，其中有 22 只暴露于实验刺激，未发生糖尿病的地鼠共 50 只，其中 8 只暴露于实验刺激，见表 12-1-9。估计糖尿病发病与实验刺激的比值比。

表 12-1-9　病例组与非病例组地鼠实验刺激的暴露情况

项目	病例组	非病例组	合计
有应激	a=22	b=8	30
无应激	c=28	d=42	70
合计	50	50	100

$$比值比(OR)=\frac{病例组暴露的比值}{非病例组暴露的比值}=\frac{22/28}{8/42}=4.125$$

因此，病例组暴露于实验刺激与未暴露于实验刺激的比值与非病例组的比值之比为 4.125。

3. 应用相对数的注意事项

(1) 计算相对数应有足够的观察单位总数：计算相对数，特别是率时，应注意观察的单位数不能太小。当观察单位总数太小时，观察值的微小变化即可引起率的极大变化，从而导致观察指标的不稳定，结论的不可靠。

(2) 区分构成比和率：构成比与率的含义是不同的，构成比说明事物内部各组成部分所占总体的比例，而率表明某现象发生的频率或强度大小。在实际应用中，如果错误地将构成比当成率来分析，则会导致一些不合理的推论。

(3) 合并率的计算：当需要计算两组或多组样本的合并率时，不能简单地计算各组率的平均数，而应分别将分子和分母相加，再计算合并率。

(4) 相对数的比较应注意其可比性：对相对数进行比较时，应注意比较的指标的可比性，如观察指标是否同质，研究方法及适用条件是否相同。除了欲对比的因素之外，影响结果的其他因素应尽可能相同或相近。

三、*t* 检验

t 检验（*t* test）是 *Student's t* 检验的简称，它以 *t* 分布为基础，是定量资料分析中常用的假设检验方法。*t* 分布呈单峰对称分布，分布图形状与自由度有关，当自由度趋近于无穷大时，*t* 分布是标准正态分布。

t 检验可用于多种情形，本节介绍①单样本 *t* 检验（one sample *t* test）；②两独立样本的 *t* 检验（independent two-sample *t*-test）；③ *t'* 检验；④配对 *t* 检验（paired samples *t*-test）。

（一）单样本 *t* 检验

单样本 *t* 检验适用于推断样本均数代表的未知总体均数 μ_1 与已知总体均数 μ_0 有无差别。应用条件为：①样本来自正态分布总体；②总体标准差 σ 未知且样本含量较小（$n<50$）时。

在 $H_0:\mu_1=\mu_0$ 成立的条件下，检验统计量 *t* 的计算公式为：

$$t=\frac{\bar{x}-\mu}{S_{\bar{x}}}=\frac{\bar{x}-\mu_0}{S/\sqrt{n}},\quad \nu=n-1 \qquad \text{式(12-1-29)}$$

式(12-1-29)中，$\bar{x}$ 为样本均数，$S_{\bar{x}}$ 为均数的标准误，S 为样本标准差，ν 为自由度。*t* 值服从于自由度为 $n-1$ 的 *t* 分布。

【例 12-1-20】 已知某学校动物中心某种 90 日龄小白鼠的体重均数为 28g。从该中心某实验室随机抽取 30 只 90 日龄小白鼠，测得其平均体重为 26g，标准差为 2.5g，问该实验室小白鼠体重是否与该动物中心小白鼠平均体重不同？

1. 建立检验假设，确定检验水准

$H_0:\mu=28$，该实验室小白鼠体重与该动物中心小白鼠平均体重相同

$H_1:\mu\neq 28$，该实验室小白鼠体重与该动物中心小白鼠平均体重不同

$$\alpha=0.05$$

2. 计算检验统计量

$$t=\frac{\bar{x}-\mu}{S_{\bar{x}}}=\frac{\bar{x}-\mu_0}{S/\sqrt{n}}=\frac{26-28}{2.5/\sqrt{30}}=-4.38$$

$$\nu=n-1=30-1=29$$

3. 确定 *P* 值，作出统计推断 根据自由度 29 和 $t=-4.38$ 的绝对值，查 *t* 界值表(附表 12-1-2)，$P<0.001$，则按 $\alpha=0.05$ 的检验水准，拒绝 H_0，差别有统计学意义，故认为该实验室小白鼠体重与该动物中心小白鼠平均体重不同，该实验室小白鼠体重较低。

（二）两独立样本的 *t* 检验

两独立样本的 *t* 检验又称成组 *t* 检验，适用于完全随机设计的两样本均数的比较。应用条件为：两样

本均来自正态分布总体，且两样本总体方差相等。

两独立样本的 t 检验与单样本 t 检验相比，稳健性更好。稳健性好指当检验的假设条件不满足时，如不符合正态分布时，结果的变化不是太大。

1. 两样本均数的比较　在假设 $H_0:\mu_1=\mu_2$ 成立的条件下，检验统计量的计算公式如下：

$$t=\frac{\bar{x}_1-\bar{x}_2}{S_{\bar{x}_1-\bar{x}_2}},\quad \nu=n_1+n_2-2 \qquad \text{式(12-1-30)}$$

式(12-1-30)中，$\bar{x}_1$与$\bar{x}_2$分别为两样本的均数，$S_{\bar{x}_1-\bar{x}_2}$ 为两均数之差的标准误，n_1 与 n_2 分别为两样本的样本含量。t 值服从于自由度为 n_1+n_2-2 的 t 分布。$S_{\bar{x}_1-\bar{x}_2}$ 的计算公式为：

$$S_{\bar{x}_1-\bar{x}_2}=\sqrt{S_c^2\left(\frac{1}{n_1}+\frac{1}{n_2}\right)} \qquad \text{式(12-1-31)}$$

S_c^2 为两组的合并方差，其计算式为

$$S_c^2=\frac{\sum x_1^2-(\sum x_1)^2/n_1+\sum x_2^2-(\sum x_2)^2/n_2}{n_1+n_2-2}=\frac{(n_1-1)S_1^2+(n_2-1)S_2^2}{n_1+n_2-2}$$

式(12-1-32)

式(12-1-32)中，S_1^2 与 S_2^2 分别为两样本的方差。

【例 12-1-21】 为研究某种药物对白细胞的影响，将 112 只大鼠随机分为两组，每组 56 只，分别给予实验药和对照药，测定其白细胞总数，得到的结果见表 12-1-10，问该实验组与对照组相比，白细胞是否有不同？

表 12-1-10　两种药物处理后大鼠白细胞总数（$\times 10^9$/L）

组别	例数	均数	标准差
实验组	56	6.2	1.60
对照组	56	4.8	1.25

(1) 建立检验假设，确定检验水准

$H_0:\mu_1=\mu_2$，实验组与对照组大鼠白细胞均数相同

$H_1:\mu_1\neq\mu_2$，实验组与对照组大鼠白细胞均数不同

$$\alpha=0.05$$

(2) 计算检验统计量

$$n_1=56,\quad \bar{x}_1=6.2,\quad S_1=1.60$$

$$n_2=56,\quad \bar{x}_2=4.8,\quad S_2=1.25$$

$$S_c^2=\frac{(n_1-1)S_1^2+(n_2-1)S_2^2}{n_1+n_2-2}=\frac{(56-1)1.60^2+(56-1)1.25^2}{56+56-2}=2.06$$

$$S_{\bar{x}_1-\bar{x}_2}=\sqrt{S_c^2\left(\frac{1}{n_1}+\frac{1}{n_2}\right)}=\sqrt{2.06\left(\frac{1}{56}+\frac{1}{56}\right)}=0.27$$

$$t=\frac{\bar{x}_1-\bar{x}_2}{S_{\bar{x}_1-\bar{x}_2}}=\frac{6.2-4.8}{0.27}=5.16$$

$$\nu=n_1+n_2-2=56+56-2=110$$

(3) 确定 P 值，作出统计推断

根据自由度 110 和 t=5.16，查 t 界值表（附表 12-1-2），$P<0.001$，则按 $\alpha=0.05$ 的检验水准，拒绝 H_0，差别有统计学意义，故认为实验组与对照组大鼠白细胞不同，实验组较高。

2. 两样本几何均数的比较　有些资料（如抗体滴度）不服从正态分布，不适用于直接比较两样本均

数，此时可以考虑采用两样本几何均数的 t 检验。以 x 表示原始观测值，若 $\lg x$ 服从正态分布，则可以对数变换后的数据为基础数据，再使用两样本均数的比较的 t 检验。

【例 12-1-22】 为比较两种流感疫苗的结果，将 100 名患者随机分为两组，分别注射疫苗 A 和疫苗 B，测定 1 个月后两组的流感病毒抗体滴度，结果见表 12-1-11，问两种流感疫苗的效果有无差别？

表 12-1-11　两种流感疫苗病毒抗体滴度的比较

疫苗类型	抗体滴度					合计
	1∶10	1∶20	1∶40	1∶80	1∶160	
疫苗 A	4	7	15	16	8	50
疫苗 B	2	14	19	5	10	50
合计	6	21	34	21	18	100

(1) 建立检验假设，确定检验水准

H_0:$\mu_1=\mu_2$，两种流感疫苗所致的病毒抗体滴度几何均数对数值相同

H_1:$\mu_1\neq\mu_2$，两种流感疫苗所致的病毒抗体滴度几何均数对数值不同

$$\alpha=0.05$$

(2) 计算检验统计量

将两组抗体滴度变换为对数值，如 1∶10 变换为 1.00，1∶20 变换为 1.30。用 $\bar{x}_1$ 表示疫苗 A 组变换后的结果，用 x_2 表示疫苗 B 组变换后的结果，计算 $\bar{x}_1$，$\bar{x}_2$，S_1，S_2，计算过程略，得出如下结果：

$$n_1=50,\quad \bar{x}_1=1.70,\quad S_1=0.35$$

$$n_2=50,\quad \bar{x}_2=1.64,\quad S_2=0.35$$

$$S_c^2=\frac{(n_1-1)S_1^2+(n_2-1)S_2^2}{n_1+n_2-2}=\frac{(50-1)0.35^2+(50-1)0.35^2}{50+50-2}=0.12$$

$$S_{\bar{x}_1-\bar{x}_2}=\sqrt{S_c^2\left(\frac{1}{n_1}+\frac{1}{n_2}\right)}=\sqrt{0.12\left(\frac{1}{50}+\frac{1}{50}\right)}=0.07$$

$$t=\frac{\bar{x}_1-\bar{x}_2}{S_{\bar{x}_1-\bar{x}_2}}=\frac{1.70-1.64}{0.07}=0.86$$

$$\nu=n_1+n_2-2=50+50-2=98$$

(3) 确定 P 值，作出统计推断

根据自由度 98 和 t=0.86，查 t 界值表（附表 12-1-2），P>0.05，则按 α=0.05 的检验水准，不拒绝 H_0，差别无统计学意义，故尚不能认为两种流感疫苗所致的病毒抗体滴度几何均数对数值不同。

（三）t' 检验

实际上，前述两独立样本的 t 检验的统计量 t 并不服从 t 分布，只是近似服从 t 分布，确切的分布随总体方差的改变而改变。当数据满足两样本均来自正态分布总体，且两样本总体方差相等时，分析结果较好。若两总体方差不相等，可对原数据进行适当的转换，满足条件后再做 t 检验。但可能经过数据转换后仍不满足要求，可使用 t' 检验，t' 检验又称校正 t 检验。方差不齐时的校正 t 检验有多种，在此介绍一种较为常用的 Satterthwaite 近似法（Satterthwaite's method），这也是目前统计软件通常采用的方法。统计量 t' 计算式如下：

$$t'=\frac{\bar{x}_1-\bar{x}_2}{\sqrt{\dfrac{S_1^2}{n_1}+\dfrac{S_2^2}{n_2}}}\qquad 式(12\text{-}1\text{-}33)$$

自由度的校正公式：

$$\nu=\frac{(S_{\bar{x}_1}^2+S_{\bar{x}_2}^2)^2}{\frac{S_{\bar{x}_1}^4}{n_1-1}+\frac{S_{\bar{x}_2}^4}{n_2-1}}$$ 式(12-1-34)

式中，n_1、$\bar{x}_1$、S_1^2 与 n_2、$\bar{x}_2$、S_2^2 分别为两样本的样本含量、均数及方差，$S_{\bar{x}_1}^2=S_1^2/n_1$，$S_{\bar{x}_2}^2=S_2^2/n_2$。

自由度 ν 的计算结果采用四舍五入取整，ν 总是大于较小的 n，小于 n_1+n_2-2。最后查 t 界值表(附表 12-1-2)，确定 P 值。

(四) 配对 t 检验

配对 t 检验用于配对设计均数的比较。主要适用于以下 3 种情形：①配对的两个研究对象分别接受两种不同处理之后的数据；②同一研究对象分别接受两种不同处理获得的数据；③同一研究对象处理前后的数据。

检验统计量 t 为：

$$t=\frac{\bar{d}}{S_{\bar{d}}}\quad \nu=n-1$$ 式(12-1-35)

式(12-1-35)中，d 为每对数据的差值，$\bar{d}$ 为差值的样本均数，S_d 为差值的标准差，$S_{\bar{d}}$ 为差值的标准误，$S_{\bar{d}}=\frac{S_d}{\sqrt{n}}$，n 为对子数。

【例 12-1-23】 某研究者为了研究当归 - 川芎对家兔体外凝血时间(TT)的影响，观察了 15 只家兔血液样本 TT 和当归 - 川芎处理后 TT，如表 12-1-12 所示。问当归 - 川芎是否有抗凝作用？

表 12-1-12　15 只家兔处理前后 TT 及二者差值(S)

动物编号	处理前 TT	处理后 TT	差值 d
1	13.3	15.8	2.5
2	15.2	18.5	3.3
3	13.8	17.6	3.8
4	14.2	16.8	2.6
5	11.5	15.2	3.7
6	15.1	15.7	0.6
7	14.3	19.5	5.2
8	12.7	17.4	4.7
9	13.6	17.5	3.9
10	16.1	18.1	2.0
11	13.1	16.7	3.6
12	11.2	15.6	4.4
13	13.4	15.0	1.6
14	12.6	17.3	4.7
15	14.9	18.4	3.5

1. 建立检验假设，确定检验水准

H_0:μ_d=0，处理前后 TT 的均数相同

H_1:$\mu_d\neq$0，处理前后 TT 的均数不同

$$\alpha=0.05$$

2. 计算检验统计量 t 值　首先计算差值 d，见表 12-1-12，S_d 可由下式计算：

$$S_d=\sqrt{(\sum d^2-(\sum d)^2)/(n-1)}$$

计算得 $\bar{d}$=3.08，S_d=1.73，详细计算略。

$$t=\frac{\bar{d}}{S_{\bar{d}}}=\frac{3.34}{1.27/\sqrt{15}}=10.18$$

3. 确定 P 值，作出统计推断　查 t 界值表(附表 12-1-2)，得 $t_{0.001/2,14}$=4.14，而 10.18>4.14，故 P<0.001。按 α=0.05 水准，拒绝 H_0，差异具有统计学意义，可认为当归 - 川芎可以延长家兔 TT，有抗凝的作用。

(五) 正态性检验与方差齐性检验

前面讲到一些方法的适用条件是样本来自正态总体及两样本总体方差相等。那么，怎样判断数据是否满足这些条件呢？判断数据是否来自正态分布的总体需要根据专业知识或进行正态性检验。两总体方差齐性的粗略判断是两样本标准差之比($S_{大}/S_{小}$)小于 2。下面简要介绍正态性检验及方差齐性检验。多数统计软件均有该类检验，在此不举例说明。

1. 正态性检验　正态性检验(test of normality)的目的是判断资料是否来自正态总体。常用的正态性检验有两种，图示法和统计检验法。图示法用于粗略了解数据是否成正态分布，常用的图示法有 P-P 图法，P-P 图是以实际累计概率为横坐标，服从正态分布时累计概率的期望值为纵坐标的散点图。在 P-P 图中，如数据分布在左下到右上的对角线上，则数据为正态分布。统计检验有 W 检验，D 检验及距法检验等，其中 W 检验较为常用。当 $P\leqslant\alpha$ 时，判断为非正态分布。

2. 方差齐性检验　两样本的方差齐性检验要求两样本来自正态分布的总体。统计假设为：

H_0：两总体方差相等

H_1：两总体方差不等

$$\alpha=0.1$$

检验统计量 F 的计算公式为：

$$F=\frac{S_1^2(较大)}{S_2^2(较小)},\quad \nu_1=n_1-1,\quad \nu_2=n_2-2$$

若 $P\leqslant0.1$，则判断为两样本方差不等。

四、方差分析

方差分析(analysis of variance，ANOVA)是对资料的方差进行分析，即通过对数据变异的分析来比较两个或多个样本均数所来自的总体均数是否不同。方差分析可用于多种类型的设计，如完全随机设计，析因设计；可用于一种处理因素，也可用于两种处理因素。

方差分析的基本思想是把所有观察值间的总变异分解成两个或多个组成部分，各部分变异由特定的因素导致。不同设计类型的总变异分解有所不同，但其中都包括随机误差部分，然后分别将各部分的变异与随机误差构建检验统计量 F，根据 F 值及相应的 P 值来判断各部分的变异是否具有统计学意义。统计量 F 的基本计算公式为：

$$F=\frac{MS_{实验因素}}{MS_{误差}} \qquad 式(12\text{-}1\text{-}36)$$

统计量 F 服从 F 分布，F 分布为单峰偏态分布。

进行方差分析时，数据应满足以下 3 个基本条件：①各个样本来自正态总体；②各样本是相互独立的随机样本；③各样本来自的总体方差相等，即方差齐性(homogeneity of variance)。多样本的方差齐性检验(homogeneity of variance test)常用的方法有 Bartlett 检验和 Levene 检验等。

(一) 完全随机设计的多个样本均数比较的方差分析

完全随机设计是将研究对象随机分配到两个或多个不同处理组，是最常见的研究单因素的实验设计方法。该实验设计只有一个因素不同，该类资料方差分析也叫单因素方差分析(one-way ANOVA)。

【例 12-1-24】 选择 30 只雄性同龄豚鼠制成高胆固醇血症模型，测定血中胆固醇的浓度，并随机分为 3 组，分别给予 A、B、C 三种降血脂药物，用药后 8 周再次测定其血中胆固醇的浓度，8 周后血胆固醇降低值结果如表 12-1-13 所示，问：三种降脂药的作用是否不同？

表 12-1-13　三种降血脂药物处理后的豚鼠血脂降低值（mmol/L）

组别	血脂降低值	组别	血脂降低值	组别	血脂降低值
A	1.10	B	0.34	C	1.56
A	0.94	B	1.08	C	2.18
A	2.10	B	0.10	C	1.95
A	3.05	B	0.32	C	1.24
A	0.94	B	0.62	C	0.66
A	3.47	B	1.87	C	2.47
A	0.54	B	2.95	C	3.08
A	0.65	B	2.26	C	2.20
A	0.89	B	2.24	C	2.51
A	2.31	B	2.48	C	0.98

1. 总变异与自由度的分解　完全随机设计方差分析的总变异分为组间变异和组内变异（误差）两部分。总变异为 30 只豚鼠血脂降低值不同，组间变异（variation between groups）指 A、B、C 三组平均值不同，组内变异(variation within group)指各组内的 10 个观察值之间不同。以 i 代表观察个体编号，j 代表处理组别，X_{ij} 代表第 j 组第 i 例个体数据，N 代表样本总含量，K 代表总处理组别数，n_j 代表第 j 处理组的样本含量，$\bar{x}$ 表示所有样本测量值的均数，$\bar{x}_j$ 表示第 j 处理组的样本测量值的均数，方差分析计算公式见表 12-1-14，其中 $(\sum X_{ij})^2/N$ 叫做校正数，通常以 C 表示。

表 12-1-14　完全随机设计方差分析

变异来源	SS	ν	MS	F
总变异（$SS_{总}$）	$\sum(X_{ij}-\bar{x})^2=\sum X_{ij}^2-(\sum X_{ij})^2/N$	$N-1$		
组间变异（$SS_{组间}$）	$\sum_j\frac{(\sum_i X_{ij})^2}{n_j}-(\sum X_{ij})^2/N$	$K-1$	$SS_{组间}/\nu_{组间}$	$F=\frac{MS_{组间}}{MS_{误差}}$
组内变异（$SS_{误差}$）	$SS_{总}-SS_{组间}$	$N-K$	$SS_{误差}/\nu_{误差}$	

2. 方差分析的基本步骤

(1) 建立检验假设，确定检验水准

H_0：3 个总体均数相等，即 3 种药物降低胆固醇的作用相同

H_1：3 个总体均数不全相等，即 3 种药物降低胆固醇作用不全相同

$$\alpha=0.05$$

(2) 计算检验统计量

1) 根据表 12-1-14 计算离均差平方和 SS，具体计算过程略。

$$SS_{总}=26.18\quad SS_{组间}=1.06\quad SS_{误差}=25.12$$

2) 求自由度 ν

$$\nu_{总}=N-1=30-1=29$$

$$\nu_{组间}=K-1=3-1=2$$

$$\nu_{误差}=N-K=30-3=27$$

3）计算均方 MS

$$MS_{组间}=SS_{组间}/\nu_{组间}=1.06/2=0.53$$
$$MS_{误差}=SS_{误差}/\nu_{误差}=25.12/27=0.93$$

4）计算 F 值

$$F=\frac{MS_{组间}}{MS_{误差}}=0.53/0.93=0.57$$

(3) 确定 P 值，作出统计推断：根据分子自由度 $\nu_{组间}$、分母自由度 $\nu_{误差}$，查 F 界值表［附表 12-1-3(1)］得 P 值。本例 $\nu_{组间}=2$，$\nu_{误差}=27$，$F<F_{0.05(2,27)}=3.35$，$P>0.05$，不拒绝 H_0，差别无统计学意义，尚不能认为 3 种药物降低胆固醇的作用不同。

(二) 随机区组设计资料的方差分析

随机区组设计通常是将可能影响实验结果的主要非处理因素（如动物的窝别、相同疾病的不同亚型、性别等）组成多个区组，再将每个区组中的研究对象分别随机分配到多个处理组中去。随机区组设计中有两个因素，处理与区组，该类资料的方差分析又称两因素方差分析（two-way ANOVA）。随机区组设计方差分析的总变异分为处理组变异、区组变异和误差三部分。

【例 12-1-25】 利用随机区组设计研究不同剂量抗肿瘤药物对小鼠肿瘤的影响，将 18 只小鼠按窝别配成 6 个区组，每组 3 只，分别随机分配到 3 个剂量组中，剂量 1、2、3 分别为 1mg/kg，2mg/kg，5mg/kg，测量小鼠的肿瘤体积，结果如表 12-1-15 所示，分析 3 种剂量处理后小鼠肿瘤体积变化是否不同？

表 12-1-15 不同剂量抗肿瘤药物对小鼠肿瘤体积的影响（mm^3）

区组	剂量 1	剂量 2	剂量 3
1	0.51	0.52	1.12
2	0.25	0.61	1.00
3	0.19	1.81	2.53
4	0.40	1.41	1.12
5	0.83	1.33	2.00
6	0.13	0.30	2.25

1. 总变异与自由度的分解　随机区组设计方差分析的总变异分为处理组变异、区组变异和误差三部分。总变异为 18 只小鼠肿瘤体积变化各不相同，即每个个体体积变化与总均数的不同。该变异来自 3 方面：处理即剂量的影响、区组即窝别的影响和随机误差。处理组变异（variation between treatment）为 3 种剂量下小鼠肿瘤体积变化的样本均数各不相同，与总均数也不相同。区组变异（variation between block）为 6 个不同窝别小鼠肿瘤体积变化值的样本均数各不相同，与总均数也不同。总变异中减去处理组变异和区组变异后剩余的变异为误差变异。

以 j 代表处理组别，k 代表区组，X_{jk} 代表第 j 处理组第 k 区组个体数据，N 代表样本总含量，T 代表总处理组别数，B 代表区组总数，方差分析计算公式见表 12-1-16，其中校正数 $C=(\sum X_{jk})^2/N$。

表 12-1-16 随机区组设计方差分析

变异来源	SS	ν	MS	F
总变异（$SS_{总}$）	$\sum(X_{jk}-\bar{x})^2=\sum X_{jk}^2-C$	$\nu_{总}=N-1$		
处理组间变异（$SS_{处理}$）	$\sum_j \frac{(\sum_k X_{jk})^2}{B}-C$	$\nu_{处理}=K-1$	$SS_{处理}/\nu_{处理}$	$F=\frac{MS_{处理}}{MS_{误差}}$
区组变异（$SS_{区组}$）	$\sum_k \frac{(\sum_j X_{jk})^2}{T}-C$	$\nu_{区组}=B-1$	$SS_{区组}/\nu_{区组}$	$F=\frac{MS_{区组}}{MS_{误差}}$
误差（$SS_{误差}$）	$SS_{总}-SS_{处理}-SS_{区组}$	$\nu_{误差}=\nu_{总}-\nu_{处理}-\nu_{区组}$	$SS_{误差}/\nu_{误差}$	

2. 方差分析的基本步骤

(1) 建立检验假设，确定检验水准

当检验处理组间的区别：

H_0:3 个总体均数相等，即 3 种抗肿瘤药物剂量处理后小鼠肿瘤体积变化相同

H_1:3 个总体均数不等或不全相等，即 3 种抗肿瘤药物剂量处理后小鼠肿瘤体积变化不同或不全相同

$$\alpha=0.05$$

当检验区组间的差别：

H_0:6 个总体均数全相等，即不同窝别小鼠肿瘤体积变化相同

H_1:6 个总体均数不全相等，即不同窝别小鼠肿瘤体积变化不全相同

$$\alpha=0.05$$

(2) 计算检验统计量

1) 根据表 12-1-16 计算离均差平方和 SS

$$SS_{总}=9.34;\quad SS_{处理}=4.96;\quad SS_{区组}=1.93;\quad SS_{误差}=2.45$$

2) 求自由度 ν

$$\nu_{总}=N-1=18-1=17\quad \nu_{处理}=K-1=3-1=2$$
$$\nu_{区组}=B-1=6-1=5\quad \nu_{误差}=17-2-5=10$$

3) 计算均方 MS

$$MS_{处理}=SS_{处理}/\nu_{处理}=4.96/2=2.48$$
$$MS_{区组}=SS_{区组}/\nu_{区组}=1.93/5=0.39$$
$$MS_{误差}=SS_{误差}/\nu_{误差}=2.45/10=0.25$$

4) 计算 F 值

$$F=\frac{MS_{处理}}{MS_{误差}}=2.48/0.25=9.92$$

$$F=\frac{MS_{区组}}{MS_{误差}}=0.39/0.25=1.56$$

(3) 确定 P 值，作出统计推断：查 F 界值表[附表 12-1-3(1)]，$F_{0.05(2,10)}=4.1$，$F=9.92>F_{0.05(2,10)}$，拒绝 H_0，差异具有统计学意义，可以认为 3 种剂量处理后小鼠肿瘤体积不全相同，即处理组 3 个总体均数中至少有 2 个不同。至于 3 个总体均数中具体有哪些不同，还需要运用多个均数间的两两比较方法进一步分析；区组 F 值的分子的自由度 5，查 F 界值表[附表 12-1-3(1)]，$F_{0.05(5,10)}=3.33$，$F=1.56<F_{0.05(5,10)}$。按 $\alpha=0.05$ 水准，对于不同区组间，不拒绝 H_0，即尚不能认为不同窝别小鼠肿瘤体积变化不同。

(三) 多个样本均数的两两比较

如果经方差分析后得到不同处理组间总体均数不全相等，若要了解具体哪两个总体均数不等则需进一步作两两比较。多个样本均数两两比较不能直接用前面讲过的 t 检验，最主要的原因是两两之间进行 t 检验会增大犯 Ⅰ 类错误的概率。多个均数多重比较的方法较多，有 Tukey 法，Scheffé 法，S-N-K 法(Student-Newman-Keuls)，Tamhane 法及 Dunnett 法等。本节介绍常用的两个方法，即 S-N-K 法和 Dunnett 法，在此不详细描述计算过程，SAS 方差分析程序提供这两种方法计算的结果。

1. S-N-K 法　S-N-K 法用于比较多个样本中每两个样本均数所来自的总体均数是否不同。S-N-K 法检验统计量为 q，其计算公式为：

$$q=\frac{\overline{X}_A-\overline{X}_B}{S_{\overline{X}_A-\overline{X}_B}}=\frac{\overline{X}_A-\overline{X}_B}{\sqrt{\frac{MS_e}{2}\left(\frac{1}{n_A}+\frac{1}{n_B}\right)}},\quad \nu=\nu_e \qquad 式(12\text{-}1\text{-}37)$$

式(12-1-37)中，$\overline{X}_A$ 与 $\overline{X}_B$ 为对比的两组的样本均数，$S_{\overline{X}_A-\overline{X}_B}$ 是两样本差值均数的标准误，n_A 与 n_B 分别是两组的例数，MS_e 是方差分析中计算得出的误差均方。

【例 12-1-26】 对例 12-1-25 中三个组别进行两两比较

(1) 建立检验假设，确定检验水准

H_0：任意两对比组小鼠肿瘤体积变化相同

H_1：任意两对比组小鼠肿瘤体积变化不同

$$\alpha=0.05$$

(2) 计算检验统计量

(3) 确定 P 值，作出统计推断

SAS 结果总结（详细结果此处略）提示剂量 1 组与剂量 3 组，剂量 2 组与剂量 3 组小鼠肿瘤体积变化差别有统计学意义，而剂量 1 组与剂量 2 组小鼠肿瘤体积变化差别无统计学意义。

2. Dunnett-*t* 检验　在研究的设计阶段，根据专业需求或者是研究目的确定的某几个组之间均数的两两比较，比如不同处理组与对照组的比较等。*Dunnett-t* 检验统计量的计算公式为：

$$t_D=\frac{\overline{X}_T-\overline{X}_C}{S_{\overline{X}_T-\overline{X}_C}}=\frac{\overline{X}_T-\overline{X}_C}{\sqrt{MS_e\left(\frac{1}{n_T}+\frac{1}{n_C}\right)}},\quad \nu=\nu_e \qquad \text{式(12-1-38)}$$

式(12-1-38)中，$\overline{X}_T$ 与 $\overline{X}_C$ 分别为处理组与对照组的样本均数，$S_{\overline{X}_T-\overline{X}_C}$ 是两样本差值均数的标准误，n_T 与 n_C 分别是两组的例数，MS_e 是方差分析中计算得出的误差均方。

【例 12-1-27】 对例 12-1-25 中三个组别进行两两比较。

(1) 建立检验假设，确定检验水准：该检验要先确定对照组，本例采用剂量 1 组为对照组。

H_0：剂量 2 组和剂量 3 组与剂量 1 组小鼠肿瘤体积变化相同

H_1：剂量 2 组或剂量 3 组与剂量 1 组小鼠肿瘤体积变化不同

$$\alpha=0.05$$

(2) 计算检验统计量

(3) 确定 P 值，作出统计推断：SAS 结果提示剂量 1 组与剂量 3 组小鼠肿瘤体积变化差别有统计学意义，而剂量 1 组与剂量 2 组小鼠肿瘤体积变化差别无统计学意义。

(四) 交叉设计资料的方差分析

交叉设计是实验分几个阶段，按照预先设计好的处理顺序，将实验对象在各个阶段逐一实施各项处理。可分为两阶段交叉设计和多阶段交叉设计，是一种自身对照设计方法。在实际工作中应用较多的是两阶段两处理交叉设计的方差分析。

【例 12-1-28】 某中心研究一氧化氮（A）与氦氧混合气（B）对哮喘的作用，采用交叉设计法，采用向气管内注入醋甲胆碱的方法制备成犬的重症哮喘模型。将 18 名雄性杂种犬随机分为两组，每组 9 只。第一组为 A→B 顺序，即第一阶段吸入一氧化氮，第二阶段吸入氦氧混合气；第二组为 B→A 顺序，即第一阶段吸入氦氧混合气，第二阶段吸入一氧化氮，清洗期为 72 小时。观察两种处理方法、两个阶段的肺动脉压的下降（kPa），结果见表 12-1-17。

表 12-1-17　交叉设计研究一氧化氮（A）与氦氧混合气（B）对哮喘的作用

顺序	患者（ID）	时期（S）	处理（T）	肺动脉压的下降（kPa）
AB	1	1	A	0.21
AB	1	2	B	0.13
AB	2	1	A	0.15
AB	2	2	B	0.12
AB	3	1	A	0.12
AB	3	2	B	0.12
AB	4	1	A	0.18
AB	4	2	B	0.17

续表

顺序	患者(ID)	时期(S)	处理(T)	肺动脉压的下降(kPa)
AB	5	1	A	0.11
AB	5	2	B	0.17
AB	6	1	A	0.13
AB	6	2	B	0.13
AB	7	1	A	0.09
AB	7	2	B	0.12
AB	8	1	A	0.07
AB	8	2	B	0.10
AB	9	1	A	0.12
AB	9	2	B	0.12
BA	10	1	B	0.14
BA	10	2	A	0.09
BA	11	1	B	0.10
BA	11	2	A	0.12
BA	12	1	B	0.09
BA	12	2	A	0.08
BA	13	1	B	0.11
BA	13	2	A	0.08
BA	14	1	B	0.11
BA	14	2	A	0.12
BA	15	1	B	0.10
BA	15	2	A	0.09
BA	16	1	B	0.12
BA	16	2	A	0.10
BA	17	1	B	0.20
BA	17	2	A	0.22
BA	18	1	B	0.23
BA	18	2	A	0.16

1. 总变异的分解　本资料的总变异可分解为处理变异、时期变异、个体变异和误差四部分。

2. 交叉设计资料方差分析的基本步骤

(1) 建立检验假设，确定检验水准

处理

H_0：A、B 两种方法对哮喘作用相同

H_1：A、B 两种方法对哮喘作用不同

阶段

H_0：两阶段两种方法对哮喘作用相同

H_1：两阶段两种方法对哮喘作用不同

个体

H_0：个体间两种方法对哮喘作用相同

H_1：个体间两种方法对哮喘作用不同

$$\alpha=0.05$$

(2) 计算检验统计量:交叉设计的方差分析计算较为复杂,SAS 统计软件分析结果归纳见表 12-1-18。

表 12-1-18　两时期两处理交叉设计的方差分析结果

变异来源	*SS*	*ν*	*MS*	*F*	*P*
处理组间变异($SS_{处理}$)	0.0005	1	0.0005	0.77	0.3945
时期变异($SS_{时期}$)	0.0005	1	0.0005	0.81	0.3809
个体	0.0471	17	0.0028	4.25	0.0029

(3) 确定 *P* 值,作出统计推断:由表 12-1-18 可知,按 α=0.05 水准,处理与阶段不拒绝 H_0,尚不能认为两处理因素间、两阶段间的总体均数不同;个体间拒绝 H_0,可以认为个体间肺动脉压下降有差异。

(五) 重复测量资料的方差分析

对同一研究对象的同一观察指标在不同时间进行多次测量时,可获得一系列重复测量资料(repeated measurement data)。多次测量数据之间存在一定的相关性,对于这类资料,可采用重复测量资料的方差分析,用来分析比较的组间以及同一观察指标在不同时间点上的变化。重复测量资料的方差分析既可分析处理组别的效应,又能判别不同时间指标是否随时间的变化而变化。重复测量资料的方差分析需满足的特殊条件为:协方差矩阵(covariance matrix)的球对称性(sphericity/circularity),简称球性。球对称性通常采用 Mauchly 检验(Mauchly's test)来判断。如资料不满足球对称性,应对结果进行校正,常用的校正方法有 Greenhouse Geisser(G-G)法和 Huynh Feldt(H-F)法。

【例 12-1-29】 在研究按某药的不同剂量水平亚慢性毒性实验对大鼠摄食量影响的实验中,研究者将 4 周龄雄性大鼠 18 只随机分为两组,A 组接受的剂量水平为 300mg/kg,B 组接受的剂量水平为 900mg/kg,分别在接受处理的第 1 周(T_0)、第 4 周(T_1)、第 8 周(T_2)和第 12 周(T_3)测量其摄食量,结果见表 12-1-19。

表 12-1-19　平行设计重复测量大鼠摄食量结果(mg)

组别	测量时点			
	T_0	T_1	T_2	T_3
A	119.3	90.4	64.8	52.4
A	108.5	84.3	61.0	49.4
A	118.4	85.9	61.6	53.4
A	121.8	91.4	62.7	54.7
A	124.9	90.7	63.7	55.5
A	119.9	85.3	61.3	52.8
A	109.9	83.1	63.1	51.1
A	118.4	86.6	65.3	53.9
A	117.9	84.9	63.0	51.6
B	118.9	90.4	69.0	50.5
B	121.8	89.0	60.4	52.5
B	111.4	86.5	60.8	53.9
B	109.6	88.6	69.3	59.1
B	124.5	89.1	64.3	56.6
B	118.2	85.9	66.4	55.6
B	117.9	87.4	69.7	58.0
B	119.0	88.4	64.4	51.9
B	118.4	89.0	68.9	57.5

需要回答两个主要问题:①两个剂量组间有无差异?②各个时间点有无差异?

1. 总变异与自由度的分解　重复测量资料的总变异包括两部分，一部分为各研究对象间的变异，另一部分为同一研究对象内部的变异。研究对象间的变异包含处理因素（不同剂量水平）的变异和个体间误差两部分；研究对象内部的变异包含时间因素的变异、处理因素和时间因素的交互作用以及个体内误差三部分。

2. 重复测量资料方差分析的基本步骤

(1) 建立检验假设，确定检验水准

处理因素

H_0：不同剂量水平对摄食量的影响作用相同

H_1：不同剂量水平对摄食量的影响作用不同

时间因素

H_0：不同时间（第 1、4、8、12 周）摄食量相同

H_1：不同时间（第 1、4、8、12 周）摄食量不同

处理与时间交互作用

H_0：大鼠接受处理和时间无交互效应

H_1：大鼠接受处理和时间有交互效应

$$\alpha=0.05$$

(2) 计算检验统计量：采用 SAS（GLM）程序结果输出总结见表 12-1-20。Mauchly 球性检验结果显示该资料各时间点的总体协方差阵不具球性，需要对结果作调整，P_{G-G} 和 P_{H-F} 为调整后的值。

表 12-1-20　例 12-1-29 重复设计的方差分析结果

变异来源	SS	MS	F	P	P_{G-G}	P_{H-F}
处理组间变异（$SS_{处理}$）	49.83	49.83	2.61	0.1256	—	—
时间变异（$SS_{时间}$）	43 188.25	14 396.08	1703.02	<.0001	<.0001	<.0001
处理 × 时间（$SS_{处理\times时间}$）	21.44	7.15	0.85	0.4759	0.4261	0.4419

(3) 确定 P 值，作出统计推断：根据表 12-1-20 的 P 值，时间项有统计学意义，可认为在不同时间点上的摄食量不同，尚不能认为该药物两组剂量对摄食量影响不同，尚不能认为不同药物与时间有交互作用。

五、χ^2 检验

χ^2 检验（卡方检验，chi-square test），是基于 χ^2 分布（chi-square distribution）而建立的用于分类数据的检验方法，是一种应用范围很广的统计方法。χ^2 检验有多种运用情形，本节主要介绍一般 χ^2 检验，配对设计的 χ^2 检验及线性趋势 χ^2 检验。

χ^2 检验的基本公式为：

$$\chi^2=\sum\frac{(A-T)^2}{T}\qquad 式(12\text{-}1\text{-}39)$$

式(12-1-39)中，T 为理论频数（theoretical frequency），A 为实际频数（actual frequency），是从样本观察到的频数。在四格表资料的 χ^2 检验里将详细阐述 χ^2 检验的基本思想及理论频数的计算方法。

（一）两独立样本率比较的 χ^2 检验（四格表资料的 χ^2 检验）

1. χ^2 检验的基本思想

【例 12-1-30】 某研究者欲比较实验药与对照药局部治疗小鼠腹部肿瘤的效果，将 60 只小鼠随机分为两组，一组采用实验药局部注射，另一组采用对照药局部注射，一个疗程后观察结果，见表 12-1-21。问两药治疗小鼠腹部肿瘤的有效率是否有差别？

表 12-1-21　某实验药与对照药治疗小鼠肿瘤的疗效结果

组别	有效例数	无效例数	合计	有效率(%)
实验组	24	6	30	80.00
对照组	20	10	30	66.67
合计	44	16	60	73.33

在表 12-1-21 中，24、6、20、10 这 4 个数据是原始观察数据，其余数据都可根据这四个数据计算出来，这种两组两分类的资料的四个数据构成 2×2 列联表，又称为四格表(four-fold table)。通常以 a、b、c、d 分别代表这四个格子中的实际观察数 A，T 代表理论频数，其下标代表行(row)列(column)数，见表 12-1-22。

表 12-1-22　四格表基本形式

组别	分类 1	分类 2	合计
1	$a(T_{11})$	$b(T_{12})$	$n_{1.}$
2	$c(T_{21})$	$d(T_{22})$	$n_{2.}$
合计	$n_{.1}$	$n_{.2}$	n

理论频数 T 是在无效假设 $H_0: \pi_1=\pi_2$ 成立的基础上，可以推算每个格子的期望频数，即理论频数，其计算公式如下：

$$T_{RC}=\frac{n_R.n._C}{n} \qquad \text{式(12-1-40)}$$

式(12-1-40)中，T_{RC} 为第 R 行第 C 列格子的理论频数，$n_{R.}$ 为该格子相应的行合计数，$n_{.C}$ 为该格子相应的列合计数，n 为总例数。

按式(12-1-40)计算表 12-1-21 中 4 个格子的理论频数，分别为：

$$T_{11}=\frac{30\times44}{60}=22$$

$$T_{12}=\frac{30\times16}{60}=8$$

$$T_{21}=\frac{30\times44}{60}=22$$

$$T_{22}=\frac{30\times16}{60}=8$$

最后，根据公式(12-1-39)计算 χ^2 统计量。

2. χ^2 检验的步骤

(1) 建立检验假设，确定检验水准

$H_0: \pi_1=\pi_2$，即两种药物治疗小鼠肿瘤的有效率相同

$H_1: \pi_1\neq\pi_2$，即两种药物治疗小鼠肿瘤的有效率不同

$$\alpha=0.05$$

(2) 计算检验统计量

$$\chi^2=\sum\frac{(A-T)^2}{T}=\frac{(24-22)^2}{22}+\frac{(6-8)^2}{8}+\frac{(20-22)^2}{22}+\frac{(10-8)^2}{8}=1.36$$

(3) 确定 P 值，作出统计推断：查附表 12-1-4，$\chi^2_{0.05,1}=3.84$，现 $\chi^2=1.36<3.84$，则 $P>0.05$，按 $\alpha=0.05$ 水准，不拒绝 H_0，尚不能认为两种药物治疗小鼠肿瘤的有效率不同。

3. 四格表计算 χ^2 值的专用公式

$$\chi^2=\frac{(ad-bc)^2n}{(a+b)(c+d)(a+c)(b+d)},\quad \nu=1 \qquad \text{式(12-1-41)}$$

式(12-1-41)中,$n=a+b+c+d$

χ^2 值服从自由度为 1 的 χ^2 分布。

【例 12-1-31】 采用四格表计算 χ^2 值的专用公式:

$$\chi^2=\frac{(ad-bc)^2 n}{(a+b)(c+d)(a+c)(b+d)}=\frac{(24\times10-20\times6)^2\times60}{30\times30\times44\times16}=1.36$$

与 χ^2 检验基本公式结果一致。

4. 四格表 χ^2 统计量的连续性校正　χ^2 分布是一种连续型分布,而四格表的检验统计量只是近似于连续型的自由度为 1 的 χ^2 分布。当上述四格表所有格子的 $T\geqslant5$,且 $n\geqslant40$ 时这种近似较好,但当 $n\geqslant40$,且 $1\leqslant T<5$ 时,这种近似较差,需要做连续性校正(correction for continuity)。校正的 χ^2 计算公式为:

$$\chi_c^2=\frac{\left(|ad-bc|-\frac{n}{2}\right)^2 n}{(a+b)(c+d)(a+c)(b+d)} \qquad \text{式(12-1-42)}$$

$$\chi_c^2=\sum\frac{(|A-T|-0.5)^2}{T} \qquad \text{式(12-1-43)}$$

因此,在分析独立样本四格表资料时,需根据具体情况作不同处理:

(1) 当 $n\geqslant40$,且 $T\geqslant5$ 时,用式(12-1-39)或式(12-1-41)计算 χ^2 值。

(2) 当 $n\geqslant40$,且 $1\leqslant T<5$ 时,用式(12-1-42)或式(12-1-43)计算校正的 χ^2 值,或用四格表的确切概率法。

(3) 当 $n<40$ 或 $T<1$ 时,用四格表的确切概率法。

(二) $R\times C$ 列联表资料的 χ^2 检验

行数或列数大于 2 的资料,可列出 $R\times C$ 列联表。$R\times C$ 列联表 χ^2 检验的统计量计算的通用公式如下:

$$\chi^2=n\left(\sum\frac{A_{RC}^2}{n_{R.}n_{.C}}-1\right),\quad \nu=(R-1)(C-1) \qquad \text{式(12-1-44)}$$

式(12-1-44)中,n 为观察总例数,A 为实际观察值,R 为横行总数,C 为纵列总数,$n_{R.}$ 为 A 所在横行 R 观察值合计,$n_{.C}$ 为 A 所在纵列 C 观察值合计,ν 为自由度。

1. 多个样本率的比较

【例 12-1-32】 欲比较 A、B、C 三种麻醉药物在某一剂量的麻醉效果,选取 150 只大鼠随机分为 3 组,每组 50 只,分别采用 3 种麻醉药物处理。处理后结果见表 12-1-23,问 3 种麻醉药物的有效率有无差别?

表 12-1-23　三种麻醉药物的有效率

麻醉药物	有效例数	无效例数	合计	有效率(%)
A	38	12	50	76
B	29	21	50	58
C	35	15	50	70
合计	102	48	150	68

(1) 建立检验假设,确定检验水准

H_0: $\pi_1=\pi_2=\pi_3$,即 3 种麻醉药物的有效率相同

H_1: π_1,π_2,π_3 不全相同,即 3 种麻醉药物的有效率不全相同

$$\alpha=0.05$$

(2) 计算检验统计量

$$\chi^2=150\left(\frac{38^2}{50\times102}+\frac{12^2}{50\times48}+\frac{29^2}{50\times102}+\frac{21^2}{50\times48}+\frac{35^2}{50\times102}+\frac{15^2}{50\times48}-1\right)=3.86$$

$$\nu=(R-1)(C-1)=(3-1)\times(2-1)=2$$

(3) 确定 P 值,作出统计推断:查附表 12-1-4,$\chi^2_{0.05(2)}=5.99$,现 $\chi^2=3.86<5.99$,则 $P>0.05$,按 $\alpha=0.05$ 水准,

不拒绝 H_0，即尚不能认为3种麻醉药物的有效率不同。

2. 两个或多个构成比的比较

【例 12-1-33】 某研究者欲比较某次实验所用的120例健康SD大鼠的急性心肌缺血再灌注损伤动物模型的制备方法分布是否相同，已知实验组和对照组各60只大鼠，所使用的制备方法有A、B、C、D四种，结果见表12-1-24，问两组制备模型所使用方法分布有无差异？

表 12-1-24　120 只大鼠模型制备方法的构成

分组	制备方法				合计
	A	B	C	D	
实验组	13	21	18	8	60
对照组	14	18	13	15	60
合计	27	39	31	23	120

(1) 建立检验假设，确定检验水准

H_0：实验组与对照组模型制备方法的构成相同

H_1：实验组与对照组模型制备方法的构成不同

$$\alpha=0.05$$

(2) 计算检验统计量

$$\chi^2=120\left(\frac{13^2}{60\times27}+\frac{21^2}{60\times39}+\frac{18^2}{60\times31}+\frac{8^2}{60\times23}+\frac{14^2}{60\times27}+\frac{18^2}{60\times39}+\frac{13^2}{60\times31}+\frac{15^2}{60\times23}-1\right)=3.20$$

$$\nu=(R-1)(C-1)=(2-1)\times(4-1)=3$$

(3) 确定 P 值，作出统计推断：查附表12-1-4，$\chi^2_{0.05(3)}=7.81$，现 $\chi^2=3.20<7.81$，则 $P>0.05$，按 $\alpha=0.05$ 水准，不拒绝 H_0，尚不能认为实验组与对照组模型制备方法的构成不同。

(三) 配对设计四格表的 χ^2 检验

配对设计且实验结果为"二分类"的资料，配对的结果仅有四种情况，称为配对四格表或配对2×2列联表，如表12-1-25所示。

表 12-1-25　配对四格表

乙	甲		合计
	+	−	
+	a	b	$a+b$
−	c	d	$c+d$
合计	$a+c$	$b+d$	n

配对四格表形式上与前述独立样本的四格表相似，都有 a、b、c、d 四个格子，但其内容和检验方法都不一样。在独立样本的四格表资料中，甲组和乙组的数据是相互独立的，每个格子里的数目表示一个观察值的结果；但在表12-1-25中，研究对象先按某种方式配成对，或观察同一研究对象的甲、乙两种处理结果，所得结果不是相互独立的，每个格子的数目表示1对结果。

配对设计四格表的 x^2 检验公式为：

$$\chi^2=\frac{(b-c)^2}{b+c},\quad \nu=1 \qquad 式(12\text{-}1\text{-}45)$$

本检验又称作McNemar检验（McNemar's test）。

注意到在计算公式中，只有 b 和 c，因为甲、乙属性相同的对子数 a 与 d 在比较两种属性的差异时没有提供有用的信息，只需利用甲、乙属性不同的对子数 b 与对子数 c。

当 $b+c<40$ 时，需作连续性校正，校正公式为：

$$\chi^2=\frac{(|b-c|-1)^2}{b+c} \qquad 式(12\text{-}1\text{-}46)$$

特别注意当反映甲、乙两种属性一致的对子 a、d 很大，而 b、c 很小时，若得到差异有统计学意义，应结合两样本率差异的大小进行分析。

【例 12-1-34】 某研究者欲比较两种检测 HIV 的新方法，将确诊为艾滋病患者的血清采用两种方法进行检测，结果见表 12-1-26，问两种方法的检测结果是否不同？

表 12-1-26　两种方法检测 HIV 的结果

乙	甲		合计
	+	–	
+	190	20	210
–	32	178	210
合计	222	198	420

1. 建立检验假设，确定检验水准

H_0：两种方法的总体检出率相同，即四格表中的 B=C

H_1：两种方法的总体检出率不同，即四格表中的 B≠C

$$\alpha=0.05$$

2. 计算检验统计量

$$\chi^2=\frac{(b-c)^2}{b+c}=\frac{(20-32)^2}{20+32}=2.77$$

$$\nu=(R-1)(C-1)=(2-1)\times(2-1)=1$$

3. 确定 P 值，作出统计推断　查附表 12-1-4，$\chi^2_{0.05(1)}=3.84$，现 $2.77<3.84$，则 $P>0.05$，按 $\alpha=0.05$ 水准，不拒绝 H_0，尚不能认为两种方法的总体检出率不同。

（四）线性趋势 χ^2 检验

对于单向有序的 $R\times C$ 列联表，以多个样本率的比较为例，一般 χ^2 检验只能回答各样本率是否来自同一总体，欲了解不同级别或分层的率间是否存在递增或递减的趋势时，需要采用 χ^2 趋势检验（cochran armitage trend test）以分析率随该分层因素变化的线性趋势，公式如下：

$$\chi^2=\frac{N(N\sum tZ-T\sum nZ)^2}{T(N-T)(N\sum nZ^2-(\sum nZ)^2)},\quad \nu=1 \qquad 式(12\text{-}1\text{-}47)$$

式(12-1-47)中，N 是总例数，n 是各级别例数，T 是总阳性数，t 是各级别组阳性数，Z 是各级别组的评分，按性质分等级组的资料，评分的原则是 1，2，3，…；如果是按数量分组的资料，评分的原则根据分组间隔而变。

【例 12-1-35】 某研究者在研究中国地鼠糖尿病模型时，总结不同级别基础血糖对地鼠糖尿病发病率的影响见表 12-1-27，问地鼠糖尿病发病率是否有随基础血糖增加而增高的趋势？

表 12-1-27　不同基础血糖的地鼠糖尿病发病率

基础血糖级别	例数	糖尿病发病例数	糖尿病发病率（%）
轻	15	4	26.7
中	20	8	40.0
重	25	19	76.0
合计	60	31	51.7

1. 建立检验假设,确定检验水准

H_0:该地鼠糖尿病发生率无随基础血糖级别增加而增高的趋势

H_1:该地鼠糖尿病发生率有随基础血糖级别增加而增高的趋势

$$\alpha=0.05$$

2. 计算检验统计量　首先计算各等级有关的量见表 12-1-28。

表 12-1-28　χ^2 趋势检验的等级有关的量的计算

基础血糖级别	例数(n)	糖尿病发病数(t)	Z	tZ	nZ	nZ^2
轻	15	4	1	4	15	15
中	20	8	2	16	40	80
重	25	19	3	57	75	225
合计	60	31	–	77	130	320

$$\chi^2=\frac{N(N\sum tZ-T\sum nZ)^2}{T(N-T)(N\sum nZ^2-(\sum nZ)^2)}=\frac{60\ (60\times 77-31\times 130)^2}{31(60-31)(60\times 320-130^2)}=10.10$$

$$\nu=1$$

3. 确定 P 值,作出统计推断　查附表 12-1-4,$\chi^2_{0.05(1)}=3.84$,现 10.10>3.84,则 $P<0.05$,按 $\alpha=0.05$ 水准,拒绝 H_0,可以认为该地鼠糖尿病发生率有随基础血糖级别增加而增高的趋势。

六、非参数检验

在统计推断方法中,凡推断假设是建立在样本来自已知分布的总体,且只有有限个未知参数基础上,对总体参数进行估计或检验的推断方法,称为参数统计(parametric statistics)。如前面学过的总体均数的区间估计、t 检验、方差分析等,理论上要求数据来自正态总体,且总体方差相等,才对总体的均数进行推断。但在实际情况中,有时总体分布不易确定,或分布呈明显偏峰现象而又无适当的正态转换方法,用参数统计会使检验的功效减弱。于是就需要一种推断假设不依赖于总体分布,或推断假设与总体参数无关的推断方法,这就是非参数统计(nonparametric statistics)。

非参数统计的理论和方法非常丰富,本节仅介绍几种常用的基于秩转换(rank transformation)的非参数统计分析方法。秩转换的非参数统计分析方法亦称秩和检验(rank sum test),它是先将数值变量从小到大,或等级从弱到强转换成秩后,再计算检验统计量,推断一个总体表达分布位置的中位数 M(非参数)与已知 M_0、两个或多个总体的分布位置是否有差别。其特点是假设检验的结果对总体分布的形状差别不敏感,只对总体分布的位置差别敏感。

非参数统计的主要优点是不受总体分布的限制,对数据的要求不像参数统计那样严格,适用范围广。主要适用于:①资料不具备参数方法所需条件;②一端或两端是不确定数值(如 <0.5、>0.5 等)的资料,无论是否正态分布;③等级资料当推断组间等级强度差别时。

如果资料符合参数统计的条件(如两样本均数比较时,资料满足正态和方差齐性的条件),而选用非参数统计,因没有充分利用资料提供的信息,检验效能低于参数统计。一般犯第二类错误的概率 β 比参数统计大,若要使 β 相同,非参数统计要比参数统计需要更多的样本例数。因此适合参数统计条件的资料,应首选参数统计。

(一) 配对样本比较的 Wilcoxon 符号秩检验

Wilcoxon 符号秩检验(Wilcoxon signed-rank test)亦称符号秩和检验,用于检验配对样本的差值是否来自中位数为零的总体;也用于单个样本中位数和已知总体中位数的比较。

1. 配对样本差值的中位数与零的比较　目的是考察配对样本差值所代表的总体是否以零为中心分布,即推断配对的两个相关样本所来自的两个总体中位数是否有差别。本部分例子参照相关文献。

2. 单个样本中位数与总体中位数的比较　目的是推断样本所来自的总体中位数 M 和某个已知总体中位数 M_0 是否有差别。本部分例子参照相关文献。

(二) 两独立样本比较的 Wilcoxon 秩和检验

从两个不同的总体中分别获得两个随机样本,当不满足 t 检验所要求两总体为等方差正态分布的前提条件时,可用 Wilcoxon 秩和检验(Wilcoxon rank sum test)以推断两总体分布位置是否存在差异。理论上检验假设 H_0 应为两个总体分布相同,即两个样本来自同一总体。但由于秩和检验对于两个总体分布的形状差别不敏感,对于位置相同,形状不同但类似的两个总体分布,如均数相等,方差不等的两个正态分布,推断不出两个总体分布(形状)有差别,故在实际应用中检验假设 H_0 可写作两个总体分布位置相同,而对立的备择假设 H_1 写作两个总体分布位置不同。

本部分例子参照相关文献。

(三) 完全随机设计的 Kruskal-Wallis H 检验

Kruskal-Wallis H 检验(Kruskal-Wallis H test),用于推断计量资料或等级资料的多个独立样本所来自的多个总体分布是否有差别。理论上检验假设 H_0 应为多个总体分布相同,即多个独立样本来自同一总体。但由于 H 检验对多个总体分布的形状差别不敏感,故在实际应用中检验假设 H_0 可写作多个总体分布位置相同,对立的备择假设 H_1 为多个总体分布位置不同或不全相同。

本部分例子参照相关文献。

(四) 随机单位组设计的 Friedman M 检验

随机单位组设计的核心是平衡区组的影响后比较处理的效应。Friedman M 检验(Friedman's M test)用于推断随机单位组设计的多个相关样本所来自的多个总体分布是否有差别。检验假设 H_0 应为多个总体分布位置相同,对立的备择假设 H_1 为多个总体分布位置不同或不全相同。

本部分例子参照相关文献。

七、统计分析中计算机的应用

随着电子信息化技术的发展及计算机的广泛应用,动物实验中数据分析几乎已离不开电子数据库和统计软件。现简单介绍数据库的基本知识和两种开发较早,国际通用的大型统计软件 SPSS 和 SAS,以及一些基本统计分析方法。

(一) 数据库

常用数据库有 DB2,Oracle,Access,FoxPro,FoxBase,SQL Server 等。当数据结构简单,数据量较少时,可采用统计软件本身建立数据库,但与专门的数据库管理系统的数据管理功能相比要逊色一些,而且不便于进行数据核查。因此,对于数据量较大或对数据管理要求严格的研究,建议使用专用的数据库管理系统。

1. 数据　首先介绍与数据有关的术语:变量(variable)与记录(record)。

(1) 变量:变量是研究个体的任何特征,包括观察个体的基本特征和各项观察指标等。变量具有名称、类型、长度等属性,同一变量不同的个体可能有不同的取值,即变量值。

1) 变量名:数据管理软件或统计软件中,一般规定变量名由字符串组成,可使用英文字母、阿拉伯数字及一些字符,有些在中文环境下可以使用汉字。不同的软件对变量命名有严格的规定,用户应按照使用的软件的要求给变量命名。但要掌握一些基本原则,如命名时用容易识别对应指标或属性的英文单词或中文名称。例如,"分组"可用"GROUP","动物编号"可用"ID"等。

2) 变量类型:因统计分析的需要,大多数统计软件只提供数值型和字符型(文本型)两种变量类型。数值型变量值为数值,可以是整数,也可以是小数,相互之间可以进行数学计算,这是供统计软件进行统计分析时使用的主要变量类型。

3) 变量值:指每一个记录的不同变量对应的具体的观测结果,字符型变量的变量值以字符看待,数值型变量的变量值以数值看待。

4) 变量长度:变量值在计算机中占的长度,常用字节为单位。

(2) 记录:每一个实验对象对应的不同变量及其观测值为数据分析的基本单位,称为记录,有时也叫

case。记录的组成视不同的实验方案而定。例如，实验计划选取40只大鼠，随机分为A、B两组，分别给予A、B两种不同的药物。2周后，测定大鼠的体重和红细胞计数。每只大鼠的数据，包括组别，体重及红细胞计数等构成一个记录。

2. 建立数据库的原则及步骤

(1) 选择通用的和安全有效的数据库系统：选择通用的数据库系统，以便于不同数据库间的转换及统计分析。同时应对数据库的安全性予以高度重视。所使用的数据库系统不只是简单地存取数据，而且应该能够记录所有的数据修改或删除及其时间，并应保留其原始观测数据以供利用。所有这些要求的实现通常需要联合采用各种安全措施来完成，包括限制访问权限、使用用户名与密码，应有日志记录存取什么资料、修改什么、修改人和修改时间。

(2) 制定编码表及数据编码：统计分析要求尽量将详细的文字描述转化为数字或符号，因此，要建立编码表，进行变量编码。对于研究中收集的各项指标编制一个特定的代码，即变量名，使每一项指标与其变量名一一对应。编码表一般包括：指标的全称，变量编码(变量)，变量的取值范围，变量的类型(数值型或文本型等)。需注意编码的唯一性，同一编码不可对应于多种指标。

数据编码提倡数值编码，能采用数值型的变量则尽可能采用数值型，如实验组和对照组可分别以1和2分别进行编码，疾病程度的轻中重分别以1、2、3来表示。有经验的研究人员在设计方案及原始记录时即注意进行数据的编码化。许多统计软件的变量有变量标签，可用于该变量的标识，在输出结果时显示易于理解的标识内容。

(3) 创建数据库的结构：各种数据库系统建立数据库的具体操作方法不同，但其基本原理及过程相似。首先应创建数据库结构，数据库结构是数据库的核心，根据实验方案及结果确定录入的项目，项目应完整，能全面反映研究对象的各种特征。有些项目看似对统计分析无用的，但却可能是数据核查的重要标志，也应保留。同时，数据库还可作为原始数据的记录与保存档案。

(4) 注意缺失值的标定：因不同原因而未能观测到的结果，在建立数据库时应标定为缺失值。不同的数据库对标定缺失值的规定不同。

(5) 数据录入：以表12-1-2的编码表为例，采用电子表格Excel录入数据(图12-1-6)。每一行表示一条记录，每一列表示各个研究对象的某一变量值。

	A	B	C	D	E	F	G	H
1	Date	ID	Group	Age	Gender	Chol00	Chol03	
2	2010/1/1	1	1	8	1	2	4	
3	2010/1/1	2	0	10	0	2	4	
4	2010/1/1	3	0	14	0	2	4	
5	2010/1/1	4	1	12	1	2	4	
6	2010/1/1	5	1	15	1	2	4	
7	2010/1/1	6	0	9	0	2	4	
8	2010/1/1	7	1	10	1	2	4	
9	2010/1/1	8	1	11	1	2	4	
10	2010/1/1	9	0	12	0	2	4	
11	2010/1/1	10	0	15	0	2	4	
12								

图12-1-6　表12-1-2的数据录入

(6) 数据核查。

(7) 数据库锁定。

步骤(5)-(7)详见在本章第二节“动物实验数据管理”，在此不赘述。

(二) SPSS

统计产品与服务解决方案 SPSS（statistical product and service solutions）由美国 SPSS 研究公司开发，从开发至今不断改进更新，目前（2015 年）最新版本为 SPSS 23.0。其特点是菜单操作简单，对其他类别数据文件的兼容性较好。

1. SPSS 窗口及菜单简介

(1) SPSS 窗口：SPSS 共有 3 个主要窗口：数据编辑窗口（Data Editor）、程序编辑窗口（Syntax Editor）、结果浏览窗口（Output）。

1）数据编辑器窗口：SPSS 数据编辑窗口由变量窗口（Variable View）和数据窗口（Data View）组成，变量窗口用于变量的定义、编辑和显示，数据窗口用于数据的录入、编辑和显示，数据文件的扩展名为“.sav”。

2）程序编辑窗口：在程序编辑窗口，用户可进行 SPSS 程序的编辑。通过程序编辑窗口编写程序可以：①避免重复的菜单操作；②可以通过在程序编辑窗口编写命令完成菜单操作不能执行的分析；③可以保存所执行的各项分析以备核查或重复分析使用。程序文件的扩展名为“.sps”。

3）结果浏览窗口：当完成第一项分析后，结果窗口会自动打开，所有统计分析结果均显示在包含“标题窗”与“内容窗”的结果输出窗口之内。输出结果文件的扩展名为“.spo”

输出结果有文本、表格、图形 3 种形式，用户可采用相应的编辑器进行编辑。

(2) SPSS 菜单：SPSS 的菜单栏共有 10 个主菜单，分别为：①文件管理（File）；②编辑（Edit）；③视图（View）；④数据管理（Data），功能包括变量的排序、权重赋予以及数据文件的合并、拆分及行列转换等；⑤数据转换（Transform），包括变量值的计算、重新赋值、缺失值替代等；⑥分析（Analyze），功能为选择各项统计分析；⑦绘图（Graphs），包括各种统计图的制作；⑧用户选项（Utilities），包括查看变量信息、脚本运行和菜单编辑等；⑨视窗（Window）；⑩帮助（Help）。

2. 数据文件的建立　SPSS 的数据文件可以在 SPSS 环境下建立，也可从外部调用。

(1) 定义变量：在变量窗口，根据编码表定义变量。变量的完整定义包括变量名（Name）、变量类型（Type）、变量宽度（Width）、小数点位数（Decimals）、变量标签（Label）、变量值标签（Values）、缺失值（Missing）、数据列宽（Columns）、对齐方式（Align）及变量的测量尺度（Measure）10 方面。

(2) 数据的录入：变量定义完成后，即可在数据窗口完成数据录入。数据录入完成后保存为扩展名为“.sav”SPSS 数据文件。

(3) 数据文件的导入和导出：SPSS 软件通过 File→Open→Data 菜单完成兼容的各类数据文件的调入，通过 File→Save as 菜单实现数据文件导出和存储。SPSS 软件兼容的数据文件包括：①电子表格 Excel 数据文件，扩展名为“.xls”；Lotus 电子表格数据文件，扩展名为“.w*”；②Oracle、SQL Server、Access 及 dBASE 等数据库软件的数据文件；③各种形式的文本文件，扩展名为“.dat”；④SPSS 各种形式数据文件；⑤SYSTAT 数据文件；⑥SAS 数据文件；⑦Stata 数据文件。

3. 数据的整理和转换　在 SPSS 中的 Data 和 Transform 菜单下可以完成数据整理和转换工作。

(1) 常用的数据整理功能

1）数据确认（Validation）该模块包括加载预先设置好的规则、自定义规则和数据确认 3 个过程，主要用于定义变量的名称、类型、变量值的范围，以及确定无效的变量值等。菜单选项为：

Data→Validation

2）识别重复记录（Identify Duplicate Cases）用于识别重复录入的记录。菜单选项为：

Data→Identify Duplicate Cases

3）识别离群值（Identify Unusual Cases）用于数据核查时识别离群值。菜单选项为：

Data→Identify Unusual Cases

4）观测值排序（Sort Cases）用来对所选变量的观测值进行排序。菜单选项为：

Data→Sort Cases

5）数据转置(Transpose)将数据文件的行和列进行互换，自动产生新变量名及变量列表。菜单选项为：

Data→Transpose

6）重建数据结构（Restructure）该过程可以根据重建数据结构向导进行相应的结构调整，包括将变量转换为记录、记录转换为变量及转换所有数据3种方式。菜单选项为：

Data→Restructure

7）合并数据文件（Merge File）包括添加记录（Add Cases）和添加变量（Add Variables）两种方式。通过添加变量方式合并文件时，需要指定一个关键变量（Key Variable）对两个数据库的记录进行匹配。

添加记录菜单选项为：

Data→Merge File→Add Cases

添加变量菜单选项为：

Data→Merge File→Add Variables

8）分类汇总（Aggregate）：该过程可根据某个或多个拆分变量（Break Variables）对其他变量进行分类汇总，产生新的汇总观察值，包括均数、中位数、标准差、最大值、最小值等。菜单选项为：

Data→Aggregate

9）拆分文件（Split Files）：该过程可根据某个或某几个分类变量将数据分拆为几个部分，每个部分都执行相同的分析。菜单选项为：

Data→Split Files

10）选择观察单位（Select Cases）：该过程用于根据需要选择部分观察单位进行分析。菜单选项为：

Data→Select Cases

11）赋予记录权重（Weight Cases）：该过程用于指示某一变量为频数变量，常用于列联表资料或等级资料。菜单选项为：

Data→Weight Cases

(2) 常用的数据转换功能有：

1）计算产生新变量（Compute Variable）：根据一定的运算规则，采用已有变量的计算生成新的变量。菜单选项为：

Transform→Compute Variable

2）重新赋值给相同变量（Recode into Same Variables）：对变量进行重新赋值，但不改变变量名。菜单选项为：

Transform→Recode into Same Variables

3）重新赋值给不同变量（Recode into Different Variables）：根据一定的转换规则，以某变量为基础进行重新赋值，并存为新变量。菜单选项为：

Transform→Recode into Different Variables

4）记录排序（Rank Cases）：根据数值型变量观测值的大小，按一定规则产生秩次，系统自动产生新变量的名称和标签。菜单选项为：

Transform→Rank Cases

5）日期和时间变量的转换（Date and Time Wizard）：该过程可执行日期变量和数字变量、字符变量间的转换，根据系统提供的向导执行即可。菜单选项为：

Transform→Date/Time

6）缺失值的替代（Replace Missing Values）：SPSS提供5种缺失值替代方法：①Series mean：用该变量非缺失值的均数替代；②Mean of nearby points：用缺失值相邻非缺失值的均数做替代，可自定义相邻点；③Median of nearby points：用缺失值相邻非缺失值的中位数替代；④Linear interpolation：用缺失值相邻两非缺失值的线性内插值替代；⑤Linear trend at point：用线性拟合方式确定替代值。菜单选项为：

Transform→Replace Missing Values

7）随机数字生成器（Random Number Generators）：用于产生随机数字。菜单选项为：

Transform→Random Number Generators

4. 统计分析

(1) 描述性统计分析(Descriptive Statistics):常用描述性统计分析模块包括频数(Frequencies)、统计描述(Descriptives)、探索性分析(Explore)、列联表分析(Crosstabs)以及P-P图(P-P plots)和Q-Q图(Q-Q plots)。

1) 频数:描述分类数据的各种统计指标,生成统计图

菜单选项为:

Analysis→Descriptive Statistics→Frequencies

2) 统计描述:统计描述过程主要用于描述定量数据集中趋势和离散程度的各种统计量,对变量进行标准化变换。

菜单选项为:

Analysis→Descriptive Statistics→Descriptive

3) 探索性分析:主要用于计算统计描述指标和绘制统计图,包括茎叶图及直方图等,对数据分布形式进行初步检查,进行正态性检验等。

菜单选项为:

Analysis→Descriptive Statistics→Explore

4) 列联表分析:列联表分析过程可以建立列联表,并为二维表提供多种相关性指标的计算和假设检验方法。

菜单选项为:

Analysis→Descriptive Statistics→Crosstabs

5) P-P图:P-P图用于判断变量是否服从指定分布,如正态分布、t分布。如果变量的分布符合所选分布,散点聚集在对角线周围。

菜单选项为:

Analysis→Descriptive Statistics→P-P plots

或

Graphs→P-P

(2) 统计推断(Statistical inference)

1) 单样本t检验(One-Sample T test):该过程用于检验样本是否来自某特定均数的总体。

单样本t检验菜单选项为:

Analyze→Compare means→One-Sample T test

2) 独立样本t检验:适用于完全随机设计的两样本均数的比较,以推断两总体均数是否不同。

数据要求:需要两个变量,一是比较的定量变量,另一是分组变量。

独立样本t检验菜单选项为:

Analyze→Compare means→Independent-Samples T test

3) 配对样本t检验:用于配对设计均数的比较。

数据要求:对每个配对t检验,需要2个属性相同、观察值一一对应的定量变量。

配对样本t检验菜单选项为:

Analyze→Compare means→Paired-Samples T Test

4) 单因素方差分析(One-Way ANOVA):该过程用于完全随机设计的多个样本均数的比较。同时,单因素方差分析过程还提供多组均数的两两比较,有多种方法可供选择,如Tukey法、Scheffé法、Student-Newman-Keuls法、Duncan法及Dunnett法等。

数据要求:因变量为定量变量,分组变量应为整数。

单因素方差分析菜单选项为:

Analyze→Compare means→One-Way ANOVA

5) 一般线性模型单变量过程(GLM Univariate):一般线性模型单变量过程可用于单变量方差分析,即

1个因变量对应1个或多个自变量的方差分析。适用于随机区组设计的方差分析，可以分析各自变量、协变量的主效应及交互效应。系统默认输出 Type Ⅲ离均差平方和。

数据要求：因变量应为定量变量，为分类变量。协变量是与因变量有关的定量变量。

单变量方差分析菜单选项为：

Analyze→General Linear Model→Univariate

6) 重复测量方差分析（GLM Repeated Measures）：该过程用于对同一观察对象在多个时间点的观察值或测量值进行方差分析。

重复测量方差分析菜单选项为：

Analyze→General Linear Model→Repeated Measures

7) x^2 检验：适用于列联表的一般 x^2 检验，菜单选项为：

Analysis→Descriptive Statistics→Crosstabs

在该菜单拉出的窗口中选择所需的检验方法。

【例 12-1-35】 以本章第三节（动物实验数据统计分析）中例12-1-23为例，说明使用SPSS进行统计分析的最基本的步骤。例12-1-23为一个个体自身处理前后的配对设计，应采用配对设计的 t 检验进行分析。

1) 打开数据编辑窗口的变量视图，根据需要定义变量各个属性，此例中将定义四个变量。变量ID表示实验动物的编号，变量before、after分别代表处理前、后家兔体外凝血时间，变量diff为处理前后家兔体外凝血时间的差值（图12-1-7）。

	Name	Type	Width	Decimals	Label	Values	Missing	Columns	Align	Measure
1	ID	Numeric	8	0	动物编号	None	None	8	Right	Scale
2	before	Numeric	8	1	处理前TT	None	None	8	Right	Scale
3	after	Numeric	8	1	处理后TT	None	None	8	Right	Scale
4	diff	Numeric	8	2	差值d	None	None	8	Right	Scale
5										
6										

图 12-1-7 例 12-1-23 变量视图

2) 按照配对 t 检验对数据的格式要求，输入数据时每个变量（一列）代表一个组，每条记录（一行）代表一对处理前后收集的数据。录入格式见图12-1-8。

	ID	before	after	diff	var
1	1	13.3	15.8	2.50	
2	2	15.2	18.5	3.30	
3	3	13.8	17.6	3.80	
4	4	14.2	16.8	2.60	
5	5	11.5	15.2	3.70	
6	6	15.1	15.7	0.60	
7	7	14.3	19.5	5.20	
8	8	12.7	17.4	4.70	
9	9	13.6	17.5	3.90	
10	10	16.1	18.1	2.00	
11	11	13.1	16.7	3.60	
12	12	11.2	15.6	4.40	
13	13	13.4	15.0	1.60	
14	14	12.6	17.3	4.70	
15	15	14.9	18.4	3.50	
16					

图 12-1-8 例 12-1-23 配对 t 检验数据录入

变量 diff 可由计算新变量得来，根据需要可使用 SPSS 算术表达式及函数，对所有记录或满足条件的记录，计算出一个新结果，并将结果存入一个用户指定的变量中。步骤如下：Transform→Compute Variable

Target Variable 框：diff

Numeric Expression 框：after–before（图 12-1-9）

OK

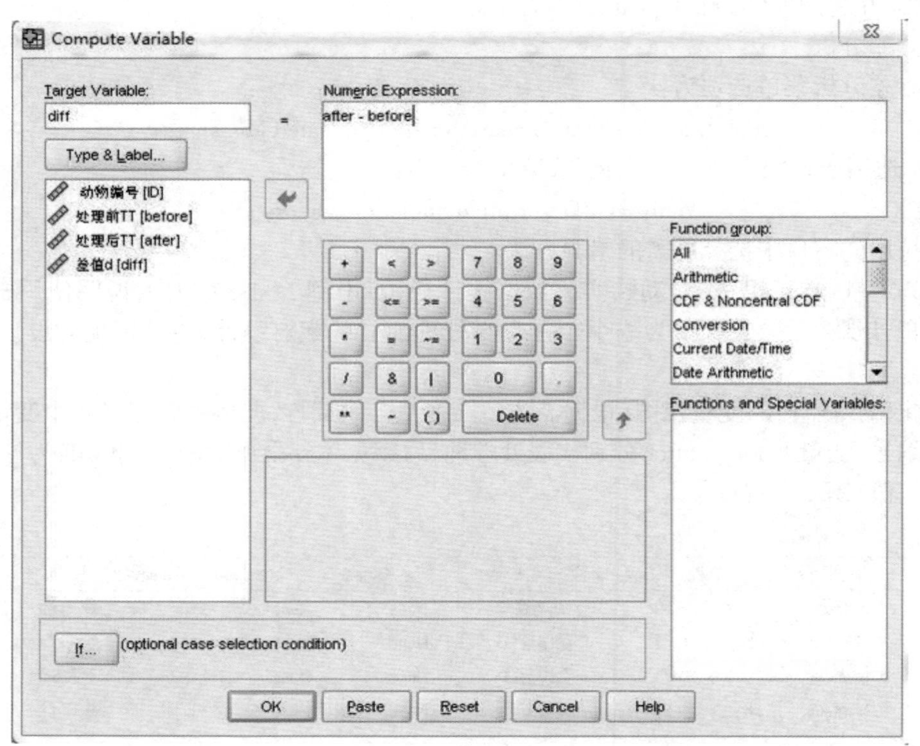

图 12-1-9　例 12-1-23 变量 diff 的计算

3）由于配对 t 检验要检验的是差值的总体均数是否为 0，其本质就是单样本 t 检验。因此，其适用条件的考察为判断差值是否取自正态分布。其正态性分析见图 12-1-10 与图 12-1-11：

Analysis→Descriptive Statistics→P-P Plots

Variables 框：diff（图 12-1-10）

OK

完成该步骤后分析结果将在结果窗口中出现，P-P Plots 见图 12-1-11。可见，途中数据点和对角线基本重合，认为数据呈正态分布，可进行配对 t 检验。

Analyze→Compare means→Paired-Samples T Test

Paired Variables 框：after、before（图 12-1-12）

OK

完成该步骤后检验结果如图 12-1-13 所示，结果表中分别描述了差值的均数、标准差、标准误和可信区间、统计量 t 值、自由度以及 P 值。其中，Sig.（2-tailed）对应值为 0.000，表明 $P<0.0001$，按照 $\alpha=0.05$ 的水准，拒绝 H_0。

（三）SAS

SAS（Statistical Analysis System）是由美国 North Carolina 州立大学 1966 年开发的统计分析软件。1976 年 SAS 软件研究所（SAS institute inc）成立，开始进行 SAS 系统的维护、开发、销售和培训工作。期间经历了许多版本，当前（2015 年）软件最高版本为 SAS 9.4。并经过多年来的完善和发展，SAS 系统在国际上各领域得到广泛应用。

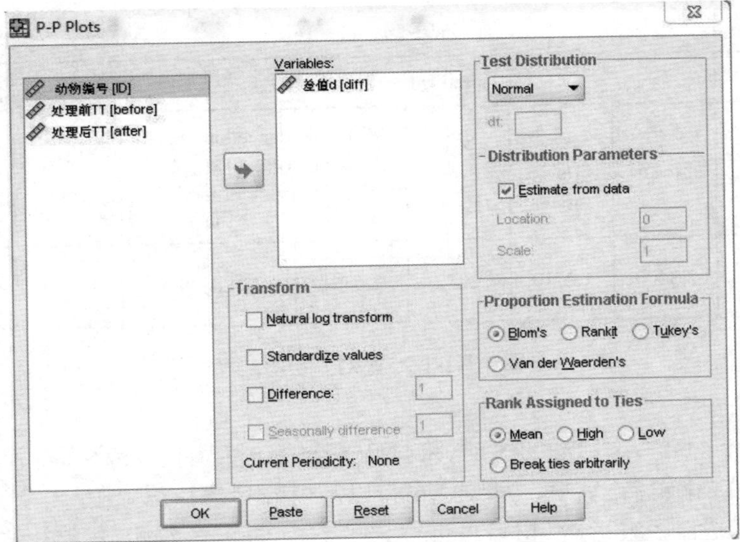

图 12-1-10 例 12-1-23 变量 diff 的 P-P Plots 对话框

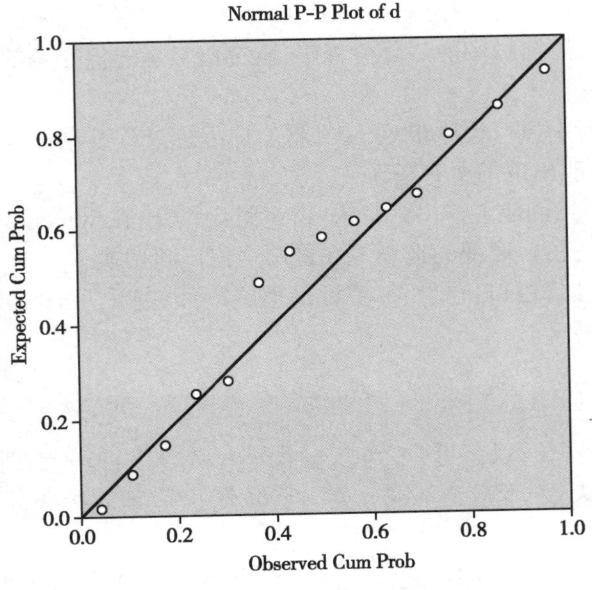

图 12-1-11 差值 d 正态性分析 P-P Plots

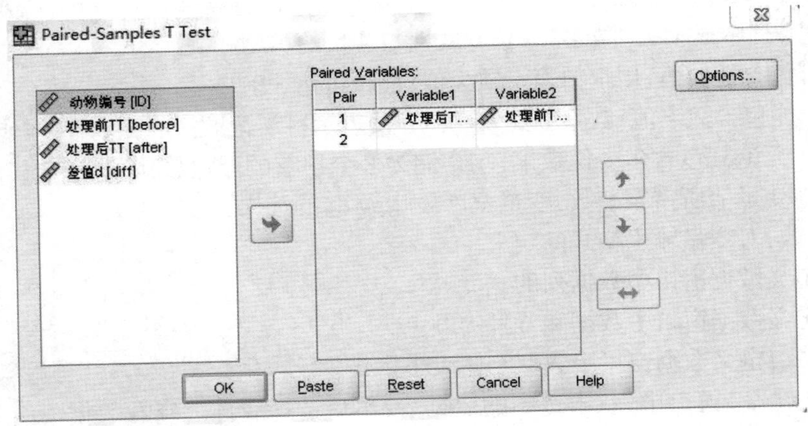

图 12-1-12 配对 t 检验对话框

Paired Samples Test									
		Paired Differences					t	df	Sig. (2-tailed)
		Mea n	Std. Devi ation	Std. Error Mean	95% Confidence Interval of the Difference				
					Lower	Upper			
Pair 1	处理后 TT-处理前 TT	3.3400	1.2710	.3282	2.6361	4.0439	10.178	14	.000

图 12-1-13　配对 *t* 检验结果

1. SAS 主窗口简介　第一次启动 SAS 时，将打开 5 个 SAS 主窗口："SAS 资源管理器"窗口、"结果"窗口、"程序编辑器"或"编辑器"窗口、"日志"窗口以及"输出"窗口。

(1) 程序编辑器：在"程序编辑器"窗口可进行 SAS 命令的输入、编辑，最终生成扩展名为".sas"的可执行程序文件。

(2) 提交程序并查看输出：在"程序编辑器"窗口处于活动状态时，选择运行→提交。提交 SAS 程序后，SAS 将编译并执行代码，然后将所有结果返回到"输出"窗口中。"输出"窗口将在前端显示。

如果只需要提交"编辑器"窗口中的一部分程序，则突出显示要提交的部分，右击该突出显示的区域，然后选择提交选定内容。

(3) 查看"日志"窗口：每次执行程序步时，SAS 将生成处理过程及结果的日志。SAS 日志收集 SAS 程序处理过程中的消息以及可能出现的所有错误。

(4) 使用"结果"窗口：一旦创建了输出，"结果"窗口就会打开，在 Windows 中，"结果"窗口将覆盖"SAS 资源管理器"窗口。可以使用窗口底部的选项卡在这两个窗口间切换。

(5) 使用"SAS 资源管理器"窗口：在"SAS 资源管理器"可以查看"SAS 环境的内容"，如"逻辑库"，"收藏夹"及"我的电脑"等。

2. 数据文件的建立

(1) 定义变量

1) 变量名：1 到 32 个字符长；以字母(A 到 Z，含大小写混合字符)或下划线(_)开头；后面跟以数字、字母或下划线的任意组合；SAS 对变量名不区分英文字母大小写，但它按变量第一次出现的形式将其写入输出。

2) 变量标签：不超过 256 个字符的描述性文本。在有些报表中，用标签取代变量名，在 VIEWTABLE 窗口中标签用作列标题。

3) 变量类型：SAS 软件只有两类变量：字符型和数值型。字符型变量在"类型"列中显示为"文本"，数值型变量在"类型"列中显示为"数字"。长度属性与变量的类型相关。

字符型变量：可包含任何值；用空白表示缺失值；最长可达 32K。

数值型变量：只能包含数字值(数字 0 到 9、+、-、. 及表示科学记数法的 E)；用一个句点表示缺失值；默认长度为 8，数字值(无论其包含多少位数字)均存储为 8 个字节的浮点数，除非指定其他长度。

4) 变量宽度：即变量值所占字节数，变量宽度最宽为 64 个字节。

5) 变量输出格式：对变量输出格式的定义。

6) 数据列宽：定义数据窗口中数据列的宽度。

7) 字体颜色：定义数据窗口中数据和背景的颜色。

8) 字体大小格式：定义数据窗口中数据字体大小格式。

在"SAS 资源管理器"窗口中，右击选中的数据表，然后选择属性。查看数据集的常规属性即可得到上述信息。除了数据集的常规信息，描述符部分还包含数据集中各变量的属性信息，其中包括变量的名称、类型、长度、输出格式、输入格式及标签等。

(2) SAS 数据集：在 SAS 中使用数据之前，它必须以 SAS 数据集的特殊形式存在。从概念上讲，SAS 数据集（亦称“表”）是包含描述变量和相关数据值的文件，该文件是一个以观测为行、以变量为列、SAS 可以处理的表。

SAS 数据集的名称要求：1 到 32 个字符长；以字母（A 到 Z，含大小写混合字符）或下划线（_）开头；后面跟以数字、字母或下划线的任意组合。

SAS 数据集的描述符部分包含关于数据集的信息：数据集的名称；数据集的创建日期和时间；观测数；变量数。

有多种方式可将数据放入 SAS 数据集。通常可以用 VIEWTABLE 窗口直接将数据输入 SAS 数据集；用“导入向导”或 SAS 编程语句将原始数据读入 SAS 数据集；用 SAS 编程语句读取和修改现有数据集；用 SAS/ACCESS 将其他系统的数据文件转换为 SAS 数据集；用 SAS/ACCESS 直接读取其他系统的数据。

如果有 PC 数据库文件，如 Microsoft Excel 电子表格、Lotus 电子表格或 Microsoft Access 文件，则可以使用 SAS 导入这些文件并创建 SAS 数据集。一旦这些数据进入 SAS 数据集后，则可以在 SAS 中根据需要对其进行处理；也可以将 SAS 数据导出为多种 PC 文件格式。要读取 PC 数据库文件，可使用 IMPORT 过程。PROC IMPORT 读取输入的文件，然后将数据写入 SAS 数据集，其中，SAS 变量是基于输入的记录定义的。如果已获得“针对 PC 文件的 SAS/ACCESS 接口”许可，则可以使用 Import Wizard（导入向导）导入 PC 数据库文件：在 SAS 中，点击文件→导入数据。“导入向导”打开后，遵循导入数据的指导说明。

(3) SAS 逻辑库：SAS 逻辑库是存储 SAS 文件的文件夹，它是 SAS 数据集和目录等文件的集合。逻辑库名限长 8 个字符，必须以字母或下划线开头，只能包含字母、数字或下划线。

在“SAS 资源管理器”窗口中，双击逻辑库，共有 3 个逻辑库，这些逻辑库都是每次启动 SAS 时自动指定的。

1) Sashelp 永久逻辑库：包含样本数据及控制 SAS 在您的环境下如何工作的其他文件，它是只读逻辑库。

2) Sasuser 永久逻辑库：包含的 SAS 文件位于存储个人设置的 Profile 目录下，这是便于存储个人文件的逻辑库。

3) Work 临时逻辑库：用于切换会话时不必保存的文件。

定义逻辑库时，需向 SAS 指明 SAS 文件的位置。一旦定义了逻辑库，即可管理其中的 SAS 文件。在工具栏上，点击新建逻辑库工具。“新建逻辑库”窗口即打开；在“名称”框中，键入逻辑库名；选中启动时启用复选框，这样每次启动 SAS 会话时，都将自动指定该逻辑库。

创建好逻辑库之后，SAS 就有权访问该逻辑库中的文件。删除逻辑库时，文件仍在计算机上，但再不能为 SAS 所访问。

3. SAS 程序

(1) SAS 程序特征：SAS 程序由 SAS 语句构成，该语句具有两个重要特征：通常以 SAS 关键字开头；始终以分号结束。

如 DATA 步以关键字 DATA 开头，PROC 步以关键字 PROC 开头。通常，RUN 语句或新的 DATA 或 PROC 步的开始即标志着某一程序步的结束。RUN 语句用于向 SAS 说明要处理当前程序步中该语句之前的所有行。

SAS 语句的格式不受限制：语句可以在某一行上的任意位置开始和结束；一个语句可延续数行；多个语句可位于同一行上。SAS 语句不区分大小写。

(2) DATA 步：DATA 步通常用于创建或修改 SAS 数据集，但也可用来生成定制报表。表 12-1-29 与表 12-1-30 显示常用的 SAS 比较运算符与 SAS 逻辑运算符。

表 12-1-29 SAS 比较运算符

运算符		比较运算	运算符		比较运算
=	eq	等于	<	lt	小于
^=	ne	不等于	>=	ge	大于或等于
>	gt	大于	<=	le	小于或等于

表 12-1-30 SAS 逻辑运算符

运算符	逻辑运算	运算符	逻辑运算
&	与	^或~	非
|	或		

(3) PROC 步：PROC 步通常用来分析和处理 SAS 数据集形式的数据，有时还可创建包含过程结果的 SAS 数据集。PROC 步控制预编写例程（过程）的逻辑库，其中的例程用于对 SAS 数据集执行数据列表、排序和汇总等任务。例如，可以使用 PROC 步执行以下任务：

列显报表

生成描述性统计量

创建表格式报表

生成点 / 线图和图表

3. 统计分析

(1) 描述性统计分析：常用描述性统计分析程序。

1）proc means 主要用于计算描述定量分布资料集中趋势和离散程度的各种统计量。 如下述语句计算各组（GROUP）变量 P2 与 R2 的样本量，均数，标准差，最小值，最大值，中位数。

```
proc means data=mydata n mean std min max median;
var P2 R2;
class GROUP;
run;
```

2）建立频数分布表，列联表分析等，如下述语句建立 CENTER 与 GROUP 的列联表，进行一般 x^2 检验。

```
proc freq;
table CENTER*GROUP/ chisq norow nocol nopercent;
run;
```

(2) 统计分析

1）单样本 t 检验

```
proc univariate;
var varname;
run;
```

2）两独立样本 t 检验

数据要求：拟比较的定量变量（如 weight）在数据文件中应在同一列，另外应有一分组变量 GROUP。

```
proc ttest;
var WEIGHT;
class GROUP;
run;
```

3）配对样本 t 检验

数据要求：定量变量（varname）为两个变量的差值。

```
proc univariate;
var varname;
run;
```

4）单因素完全随机设计的方差分析

```
proc anova;
class group;
model x=group;
means group/dunnett;
run;
```

注:采用 dunnett 法进行两两比较

5）单变量随机区组设计的方差分析

```
proc glm;
class group b;
model x=group b;
means group/snk;
run;
```

注:采用 snk 法进行两两比较。

6）重复测量方差分析:该过程用于对同一观察对象在多个时间点的观察值或测量值进行方差分析。

```
proc glm;
class group;
model x1-x4=group/nouni;
repeated X 4/printe;
run;
```

注:printe 做球性检验。

7）交叉设计的方差分析

```
proc glm;
class ID period treat;
model x=ID period treat/ss3;
means period treat;
run;
```

8）一般 x^2 检验

```
proc freq;
table group*gender/chisq norow nocol nopercent;
run;
```

9）Kappa 一致性检验

```
proc freq;
table a*b/agree noprint;
weight f;
run;
```

10）趋势 x^2 检验

```
proc freq;
table z*t/trend noprint;
weight f;
run;
```

11）非参数检验

```
proc npar1way;
class GROUP;
var grade;
run;
```

（冯萍　伍亚舟）

第四节　动物实验报告的撰写及注意事项

Part 4　The report and thesis writing of animal experiments

动物实验报告是对动物实验过程、结果的总结。本节列出实验报告的结构和内容的整体框架，特别指出报告中应涵盖的基本点，以便研究者整理出内容完整、表述明确、结构良好、易于评价的实验报告。报告应该对实验的整体设计及其关键点给予清晰、完整的阐述；描述实验实施过程；包括必要的数据和分析方法，以便于能够重现对数据和结果的分析。最后，概述动物实验论文的内容及注意事项。

一、动物实验报告的撰写

（一）实验报告的结构与内容

1. 首篇　首篇是每份实验报告的第一部分内容，所有的实验报告均应包含该部分内容。首篇中各标题下的内容均应分页单列。

（1）封面标题：包括课题负责人、统计学负责人、研究开始日期、研究完成日期、报告日期、实验单位名称和地址，进行实验的场所，原始资料保存地点。

（2）目录：列出整个实验报告的内容目录和对应页码。

（3）研究摘要：对所完成的研究的摘要介绍，应以重要的数据体现结果。

（4）实验动物管理：须申明完成的实验严格遵守相关实验动物管理条例。

（5）实验研究人员：列出实验主要研究人员的姓名、单位、统计学分析的负责人、实验报告的撰写人。

（6）缩略语：实验报告中所用的缩略语的全称。

2. 正文内容

（1）研究背景：介绍本研究的立题依据，目前研究情况、方法等，研究意义、已有的研究结果，本研究待解决的问题。

（2）实验目的：本实验所要达到的目的。

（3）实验设计及内容

1）实验总体设计及方案的描述：实验的总体设计和方案的描述应清晰、简洁。主要包括下列方面：处理方法（如药物、剂量和具体方法）、研究设计（平行、交叉）、分组方法（随机、分层等）、设盲方法、受试研究对象及样本量、实验各阶段的顺序和持续时间，尽量采用流程图的方式以直观表示时间安排情况。

2）实验组及对照组选择的考虑：阐明具体干预措施。所设对照的确定依据及合理性，如果研究中不设对照组，应说明原因。

3）研究对象：确定实验动物选择的依据，实验动物的种，系，年龄，性别，体重范围，来源，动物接收日期，动物合格证号及签发单位，实验动物的识别方法，动物饲养设施，如温度、湿度、空气洁净度、通风和照明等环境条件；饲料，饮水，垫料；收集和处置实验废弃物的设施；清洗消毒设施；供试品和对照品含有挥发性、放射性或生物危害性等物质时，相应的饲养设施。

4）研究材料：详细描述实验仪器与试剂在实验中的应用过程及其相关事宜。供试品（包括对照品）的名称、缩写名、代号、含量、浓度、纯度、组分，来源、批号、给药途径、使用方法、使用次数，有关理化性质及生物特性，使用及储藏条件及稳定性等。

5) 随机化和盲法:详细描述随机化分组的方法和操作,说明随机号码的生成方法,应在附件中提供随机表。描述盲法的具体操作方式。

6) 评价指标:包括具体的指标、实验室检查项目、测定时间安排、检测方法、负责人员、流程图、注意事项、各种指标的定义及其检测结果。

如采用的指标是非常规、非标准的特殊指标,应当对其准确性、可靠性和相关性进行说明。样本处理和测量方法应进行方法学确证,特殊情况应加以说明。

7) 数据管理:为保证收集的数据准确可靠进行的数据管理过程,如数据录入的一致性、数值范围和逻辑检查等。

8) 统计处理方案及样本量确定:应明确列出指标的定义、各种指标的统计分析方法(为国内外所公认的方法和软件)、评价方法等。重点阐述如何分析、比较和统计检验以及极端值和缺失值的处理,包括描述性分析、参数估计(点估计、区间估计)、假设检验以及协变量分析。应当说明要检验的假设、统计分析方法以及所涉及的统计模型。处理效应的估计应同时给出可信区间,并说明估计方法。假设检验应明确说明所采用的是单侧还是双侧,如果采用单侧检验,应说明理由。

对各种主要和次要指标的定义应清晰明确,分析时对某些数据的剔除应解释原因并加以详细说明。提供样本含量的具体计算方法、计算过程以及计算过程中所用到的统计量的估计值及其来源依据。

9) 质量控制:对保证测量的数据达到准确可靠的质量控制过程进行简要阐述,如果未采用随机化分组,则应详细解释和说明用以有效克服系统偏倚的技术措施。

(4) 实验结果:以基线特征数据进行实验组间的可比性分析。分析的内容应包括年龄、性别指标和影响效应分析的因素及主要疗效指标的基线值(如适用)。对每项实验室检查值进行描述,对实验过程中每一时间点的每个指标也应描述,提供相应的分析统计表。对影响研究可靠性和造成研究工作偏离实验方案的异常情况进行说明。

(5) 讨论和结论:对研究的结果进行总结。不要简单地重复结果,也不要引出新的结果。结论应清晰明确,对其意义和可能的问题应结合文献加以评述,阐明需注意的问题以及今后进一步研究的意义。应将统计学意义与生物学意义二者结合起来考虑,不要将动物实验结果不加分析地外推到人。注意结论表述的科学性。

(6) 统计分析报告:统计分析报告列于附件中,统计分析报告的内容包括以下几部分:

1) 对整个实验中资料的收集和整理过程的简单描述。包括:实验的目的和研究设计、随机化、盲法、主要指标和次要指标的定义,以及在资料整理过程中对缺失值和极端值的处理等内容。

2) 对统计模型进行准确而完整地描述。包括选用的统计分析软件(注明统计软件全名及版本)、统计描述的内容、对检验水准的规定,以及进行假设检验和建立可信区间的统计学方法的选择及其理由。如果统计分析过程中进行了数据变换,应同时提供数据变换的理由和依据。

3) 各组实验对象的基线特征描述及统计检验结果。

4) 效应的分析包括各组研究对象的各类观察指标(主要指标、次要指标等)的统计描述和假设检验结果。应给出每个观察时间点的统计描述结果。列出假设检验中的检验统计量、P 值。例如,两个样本的 t 检验的结果中应包括每个样本的例数、均值和标准差、最小和最大值、两样本比较的 t 值和 P 值;用方差分析进行主要指标有效性分析时,应考虑处理和分析指标基线值的影响,必要时进行协方差分析;对于交叉设计资料的分析,应包括处理顺序资料、处理顺序中的研究对象数、每个阶段开始时的基线值、洗脱期及洗脱期长度、每个阶段中的脱落情况,以及用于分析处理、阶段、处理与阶段的交互作用方差分析表。以上结果应尽可能采用统计表、统计图表示。统计分析结论应用精确的统计学术语予以阐述,所有统计计算程序应以文件形式保存。

(7) 参考文献:以本专业推荐采用的格式,如温哥华格式(Vancouver style)列出研究报告的有关参考文献,其主要文献的复印件列于附件中。

(二) 动物实验报告撰写的注意事项

1. 动物实验报告常见的问题归纳起来主要有四点:

(1) 报告内容不完整。

(2) 实验设计不严谨，如非随机研究未讲明理由、供试品和对照品的剂量设计依据不足，对照设立欠佳，动物质量未标准化，观察指标单一。

(3) 常常缺乏数据管理这一核心环节。

(4) 统计分析方法不正确。

以上存在的普遍问题将降低大部分动物实验的可靠性，而这些问题往往需要在实验设计阶段开始注意，因此，要写出高质量的动物实验报告，应该从严谨的实验设计开始，及时与相关生物统计学人员沟通，在实验实施阶段及时收集及准确规范地记录原始资料，完善数据管理等环节。

（冯萍）

附表 12-1-1　标准正态分布表

	0.00	0.01	0.02	0.03	0.04	0.05	0.06	0.07	0.08	0.09
0	0.5000	0.5040	0.5080	0.5120	0.5160	0.5199	0.5239	0.5279	0.5319	0.5359
0.1	0.5398	0.5438	0.5478	0.5517	0.5557	0.5596	0.5636	0.5675	0.5714	0.5753
0.2	0.5793	0.5832	0.5871	0.5910	0.5948	0.5987	0.6026	0.6064	0.6103	0.6141
0.3	0.6179	0.6217	0.6255	0.6293	0.6331	0.6368	0.6404	0.6443	0.6480	0.6517
0.4	0.6554	0.6591	0.6628	0.6664	0.6700	0.6736	0.6772	0.6808	0.6844	0.6879
0.5	0.6915	0.6950	0.6985	0.7019	0.7054	0.7088	0.7123	0.7157	0.7190	0.7224
0.6	0.7257	0.7291	0.7324	0.7357	0.7389	0.7422	0.7454	0.7486	0.7517	0.7549
0.7	0.7580	0.7611	0.7642	0.7673	0.7703	0.7734	0.7764	0.7794	0.7823	0.7852
0.8	0.7881	0.7910	0.7939	0.7967	0.7995	0.8023	0.8051	0.8078	0.8106	0.8133
0.9	0.8159	0.8186	0.8212	0.8238	0.8264	0.8289	0.8355	0.8340	0.8365	0.8389
1.0	0.8413	0.8438	0.8461	0.8485	0.8508	0.8531	0.8554	0.8577	0.8599	0.8621
1.1	0.8643	0.8665	0.8686	0.8708	0.8729	0.8749	0.8770	0.8790	0.8810	0.8830
1.2	0.8849	0.8869	0.8888	0.8907	0.8925	0.8944	0.8962	0.8980	0.8997	0.9015
1.3	0.9032	0.9049	0.9066	0.9082	0.9099	0.9115	0.9131	0.9147	0.9162	0.9177
1.4	0.9192	0.9207	0.9222	0.9236	0.9251	0.9265	0.9279	0.9292	0.9306	0.9319
1.5	0.9332	0.9345	0.9357	0.9370	0.9382	0.9394	0.9406	0.9418	0.9430	0.9441
1.6	0.9452	0.9463	0.9474	0.9484	0.9495	0.9505	0.9515	0.9525	0.9535	0.9535
1.7	0.9554	0.9564	0.9573	0.9582	0.9591	0.9599	0.9608	0.9616	0.9625	0.9633
1.8	0.9641	0.9648	0.9656	0.9664	0.9672	0.9678	0.9686	0.9693	0.9700	0.9706
1.9	0.9713	0.9719	0.9726	0.9732	0.9738	0.9744	0.9750	0.9756	0.9762	0.9767
2.0	0.9772	0.9778	0.9783	0.9788	0.9793	0.9798	0.9803	0.9808	0.9812	0.9817
2.1	0.9821	0.9826	0.9830	0.9834	0.9838	0.9842	0.9846	0.9850	0.9854	0.9857
2.2	0.9861	0.9864	0.9868	0.9871	0.9874	0.9878	0.9881	0.9884	0.9887	0.9890
2.3	0.9893	0.9896	0.9898	0.9901	0.9904	0.9906	0.9909	0.9911	0.9913	0.9916
2.4	0.9918	0.9920	0.9922	0.9925	0.9927	0.9929	0.9931	0.9932	0.9934	0.9936
2.5	0.9938	0.9940	0.9941	0.9943	0.9945	0.9946	0.9948	0.9949	0.9951	0.9952
2.6	0.9953	0.9955	0.9956	0.9957	0.9959	0.9960	0.9961	0.9962	0.9963	0.9964
2.7	0.9965	0.9966	0.9967	0.9968	0.9969	0.9970	0.9971	0.9972	0.9973	0.9974
2.8	0.9974	0.9975	0.9976	0.9977	0.9977	0.9978	0.9979	0.9979	0.9980	0.9981
2.9	0.9981	0.9982	0.9982	0.9983	0.9984	0.9984	0.9985	0.9985	0.9986	0.9986
3.0	0.9987	0.9990	0.9993	0.9995	0.9997	0.9998	0.9998	0.9999	0.9999	1.0000
Z	0.00	0.1	0.2	0.3	0.4	0.5	0.6	0.7	0.8	0.9

附表 12-1-2　*t* 界值表

自由度	双侧	0.50	0.20	0.10	0.05	0.02	0.01	0.005	0.002	0.001
ν	单侧	0.25	0.10	0.05	0.025	0.01	0.005	0.0025	0.001	0.0005
1		1.000	3.078	6.314	12.706	31.821	63.657	127.321	318.309	636.619
2		0.816	1.886	2.920	4.303	6.965	9.925	14.089	22.327	31.599
3		0.765	1.638	2.353	3.182	4.541	5.841	7.453	10.215	12.924
4		0.741	1.533	2.132	2.776	3.747	4.604	5.598	7.173	8.610
5		0.727	1.476	2.015	2.571	3.365	4.032	4.773	5.893	6.869
6		0.718	1.440	1.943	2.447	3.143	3.707	4.317	5.208	5.959
7		0.711	1.415	1.895	2.365	2.998	3.499	4.029	4.785	5.408
8		0.706	1.397	1.860	2.306	2.896	3.355	3.833	4.501	5.041
9		0.703	1.383	1.833	2.262	2.821	3.250	3.690	4.297	4.781
10		0.700	1.372	1.812	2.228	2.764	3.169	3.581	4.144	4.587
11		0.697	1.363	1.796	2.201	2.718	3.106	3.497	4.025	4.437
12		0.695	1.356	1.782	2.179	2.681	3.055	3.428	3.930	4.318
13		0.694	1.350	1.771	2.160	2.650	3.012	3.372	3.852	4.221
14		0.692	1.345	1.761	2.145	2.624	2.977	3.326	3.787	4.140
15		0.691	1.341	1.753	2.131	2.602	2.947	3.286	3.733	4.073
16		0.690	1.337	1.746	2.120	2.583	2.921	3.252	3.686	4.015
17		0.689	1.333	1.740	2.110	2.567	2.898	3.222	3.646	3.965
18		0.688	1.330	1.734	2.101	2.552	2.878	3.197	3.610	3.922
19		0.688	1.328	1.729	2.093	2.539	2.861	3.174	3.579	3.883
20		0.687	1.325	1.725	2.086	2.528	2.845	3.153	3.552	3.850
21		0.686	1.323	1.721	2.080	2.518	2.831	3.135	3.527	3.819
22		0.686	1.321	1.717	2.074	2.508	2.819	3.119	3.505	3.792
23		0.685	1.319	1.714	2.069	2.500	2.807	3.104	3.485	3.768
24		0.685	1.318	1.711	2.064	2.492	2.797	3.091	3.467	3.745
25		0.684	1.316	1.708	2.060	2.485	2.787	3.078	3.450	3.725
26		0.684	1.315	1.706	2.056	2.479	2.779	3.067	3.435	3.707
27		0.684	1.314	1.703	2.052	2.473	2.771	3.057	3.421	3.690
28		0.683	1.313	1.701	2.048	2.467	2.763	3.047	3.408	3.674
29		0.683	1.311	1.699	2.045	2.462	2.756	3.038	3.396	3.659
30		0.683	1.310	1.697	2.042	2.457	2.750	3.030	3.385	3.646
31		0.682	1.309	1.696	2.040	2.453	2.744	3.022	3.375	3.633
32		0.682	1.309	1.694	2.037	2.449	2.738	3.015	3.365	3.622
33		0.682	1.308	1.692	2.035	2.445	2.733	3.008	3.356	3.611
34		0.682	1.307	1.091	2.032	2.441	2.728	3.002	3.348	3.601
35		0.682	1.306	1.690	2.030	2.438	2.724	2.996	3.340	3.591
36		0.681	1.306	1.688	2.028	2.434	2.719	2.990	3.333	3.582
37		0.681	1.305	1.687	2.026	2.431	2.715	2.985	3.326	3.574
38		0.681	1.304	1.686	2.024	2.429	2.712	2.980	3.319	3.566
39		0.681	1.304	1.685	2.023	2.426	2.708	2.976	3.313	3.558
40		0.681	1.303	1.684	2.021	2.423	2.704	2.971	3.307	3.551

续表

自由度	双侧	0.50	0.20	0.10	0.05	0.02	0.01	0.005	0.002	0.001
ν	单侧	0.25	0.10	0.05	0.025	0.01	0.005	0.0025	0.001	0.0005
50		0.679	1.299	1.676	2.009	2.403	2.678	2.937	3.261	3.496
60		0.679	1.296	1.671	2.000	2.390	2.660	2.915	3.232	3.460
70		0.678	1.294	1.667	1.994	2.381	2.648	2.899	3.211	3.435
80		0.678	1.292	1.664	1.990	2.374	2.639	2.887	3.195	3.416
90		0.677	1.291	1.662	1.987	2.368	2.632	2.878	3.183	3.402
100		0.677	1.290	1.660	1.984	2.364	2.626	2.871	3.174	3.390
200		0.676	1.286	1.653	1.972	2.345	2.601	2.839	3.131	3.340
500		0.675	1.283	1.648	1.965	2.334	2.586	2.820	3.107	3.310
1000		0.675	1.282	1.646	1.962	2.330	2.581	2.813	3.098	3.300
∞		0.6745	1.2816	1.6449	1.960	2.3263	2.5758	2.8070	3.0902	3.2905

附表 12-1-3(1)　*F* 界值表

P=0.05

ν_2(分母的自由度)	ν_1(分子的自由度)															ν_2(分母的自由度)
	1	2	3	4	5	6	7	8	9	10	12	14	16	18	20	
1	161	200	216	225	230	234	237	239	241	242	224	245	246	247	248	1
2	18.5	19.0	19.2	19.2	19.3	19.3	19.4	19.4	19.4	19.4	19.4	19.4	19.4	19.4	19.4	2
3	10.1	9.55	9.28	9.12	9.01	8.94	8.88	8.85	8.81	8.79	8.74	8.71	8.69	8.67	8.66	3
4	7.71	6.94	6.59	6.39	6.26	6.16	6.09	6.04	6.00	5.96	5.91	5.87	5.84	5.82	5.80	4
5	6.61	5.79	5.41	5.19	5.05	4.95	4.88	4.82	4.78	4.74	4.68	4.64	4.60	4.58	4.56	5
6	5.99	5.14	4.76	4.53	4.39	4.28	4.21	4.15	4.10	4.06	4.00	3.96	3.92	3.90	3.87	6
7	5.59	4.74	4.35	4.12	3.97	3.87	3.79	3.73	3.68	3.64	3.57	3.53	3.49	3.47	3.44	7
8	5.32	4.46	4.07	3.84	3.69	3.58	3.50	3.44	3.39	3.35	3.28	3.24	3.20	3.17	3.15	8
9	5.12	4.26	3.86	3.63	3.48	3.37	3.29	3.23	3.18	3.14	3.07	3.03	2.99	2.96	2.94	9
10	4.96	4.10	3.71	3.48	3.33	3.22	3.14	3.07	3.02	2.98	2.91	2.86	2.83	2.80	2.77	10
11	4.84	3.98	3.59	3.36	3.20	3.09	3.01	2.95	2.90	2.85	2.76	2.74	2.70	2.67	2.65	11
12	4.75	3.88	3.49	3.26	3.11	3.00	2.92	2.85	2.80	2.75	2.69	2.64	2.60	2.57	2.54	12
13	4.67	3.80	3.41	3.18	3.02	2.92	2.84	2.77	2.71	2.67	2.60	2.55	2.51	2.48	2.46	13
14	4.60	3.74	3.34	3.11	2.96	2.85	2.77	2.70	2.65	2.60	2.53	2.48	2.44	2.41	2.39	14
15	4.54	3.68	3.29	3.06	2.90	2.79	2.70	2.64	2.59	2.54	2.48	2.42	2.38	2.35	2.33	15
16	4.49	3.63	3.24	3.01	2.85	2.74	2.66	2.59	2.54	2.49	2.42	2.37	2.33	2.30	2.28	16
17	4.45	3.59	3.20	2.96	2.81	2.70	2.62	2.55	2.50	2.45	2.38	2.33	2.29	2.26	2.23	17
18	4.41	3.55	3.16	2.93	2.77	2.66	2.58	2.51	2.46	2.41	2.34	2.29	2.25	2.22	2.19	18
19	4.38	3.52	3.13	2.90	2.74	2.63	2.55	2.48	2.43	2.38	2.31	2.26	2.21	2.18	2.16	19
20	4.35	3.49	3.10	2.87	2.71	2.60	2.52	2.45	2.39	2.35	2.28	2.22	2.18	2.15	2.12	20
21	4.32	3.47	3.07	2.84	2.68	2.57	2.49	2.42	2.37	2.32	2.25	2.20	2.16	2.12	2.10	21
22	4.30	3.44	3.05	2.82	2.66	2.55	2.47	2.40	2.34	2.30	2.23	2.17	2.13	2.10	2.07	22
23	4.28	3.42	3.03	2.80	2.64	2.53	2.45	2.37	2.32	2.27	2.20	2.15	2.11	2.07	2.05	23
24	4.26	3.40	3.01	2.78	2.62	2.51	2.43	2.36	2.30	2.25	2.18	2.13	2.09	2.05	2.03	24

续表

ν_2(分母的自由度)	ν_1(分子的自由度)															ν_2(分母的自由度)
	1	2	3	4	5	6	7	8	9	10	12	14	16	18	20	
25	4.24	3.38	2.99	2.76	2.60	2.49	2.41	2.34	2.28	2.24	2.16	2.11	2.07	2.04	2.01	25
26	4.23	3.37	2.98	2.74	2.59	2.47	2.39	2.32	2.27	2.22	2.15	2.09	2.05	2.02	1.99	26
27	4.21	3.35	2.96	2.73	2.57	2.46	2.37	2.31	2.25	2.20	2.13	2.08	2.04	2.00	1.97	27
28	4.20	3.34	2.95	2.71	2.56	2.45	2.36	2.29	2.24	2.19	2.12	2.06	2.02	1.99	1.96	28
29	4.18	3.33	2.93	2.70	2.55	2.43	2.35	2.28	2.22	2.18	2.10	2.05	2.01	1.97	1.94	29
30	4.17	3.32	2.92	2.69	2.53	2.42	2.33	2.27	2.21	2.16	2.09	2.04	1.99	1.96	1.93	30
32	4.15	3.29	2.90	2.67	2.51	2.40	2.31	2.24	2.19	2.14	2.07	2.01	1.97	1.94	1.91	32
34	4.13	3.28	2.88	2.65	2.49	2.38	2.29	2.23	2.17	2.12	2.05	1.99	1.95	1.92	1.89	34
36	4.11	3.26	2.87	2.63	2.48	2.36	2.28	2.21	2.15	2.11	2.03	1.98	1.93	1.90	1.87	36
38	4.10	3.24	2.85	2.62	2.46	2.35	2.26	2.19	2.14	2.09	2.02	1.96	1.92	1.88	1.85	38
40	4.08	3.23	2.84	2.61	2.45	2.34	2.25	2.18	2.12	2.08	2.00	1.95	1.90	1.87	1.84	40
42	4.07	3.22	2.83	2.59	2.44	2.32	2.24	2.17	2.11	2.06	1.99	1.93	1.89	1.86	1.83	42
44	4.06	3.21	2.82	2.58	2.43	2.31	2.23	2.16	2.10	2.05	1.98	1.92	1.88	1.84	1.81	44
46	4.05	3.20	2.81	2.57	2.42	2.30	2.22	2.15	2.09	2.04	1.97	1.91	1.87	1.83	1.80	46
48	4.04	3.19	2.80	2.57	2.41	2.29	2.21	2.14	2.08	2.03	1.96	1.90	1.86	1.82	1.79	48
50	4.03	3.18	2.79	2.56	2.40	2.29	2.20	2.13	2.07	2.03	1.95	1.89	1.85	1.81	1.78	50
60	4.00	3.15	2.76	2.53	2.37	2.25	2.17	2.10	2.04	1.99	1.92	1.86	1.82	1.78	1.75	60
80	3.96	3.11	2.72	2.49	2.33	2.21	2.13	2.06	2.00	1.95	1.88	1.82	1.77	1.73	1.70	80
100	3.94	3.09	2.70	2.46	2.31	2.19	2.10	2.03	1.97	1.93	1.85	1.79	1.75	1.71	1.68	100
125	3.92	3.07	2.68	2.44	2.29	2.17	2.08	2.01	1.96	1.91	1.83	1.77	1.72	1.69	1.65	125
150	3.90	3.06	2.66	2.43	2.27	2.16	2.07	2.00	1.94	1.89	1.82	1.76	1.71	1.67	1.64	150
200	3.89	3.04	2.65	2.42	2.26	2.14	2.06	1.98	1.93	1.88	1.80	1.74	1.69	1.66	1.62	200
300	3.87	3.03	2.63	2.40	2.24	2.13	2.04	1.97	1.91	1.86	1.78	1.72	1.68	1.64	1.61	300
500	3.86	3.01	2.62	2.39	2.23	2.12	2.03	1.96	1.90	1.85	1.77	1.71	1.66	1.62	1.59	500
1000	3.85	3.00	2.61	2.38	2.22	2.11	2.02	1.95	1.89	1.84	1.76	1.70	1.65	1.61	1.58	1000
∞	3.84	3.00	2.60	2.37	2.21	2.10	2.01	1.94	1.88	1.83	1.75	1.69	1.64	1.60	1.57	∞

附表 12-1-3(2)　*F* 界值表

P=0.05

ν_2(分母的自由度)	ν_1(分子的自由度)															ν_2(分母的自由度)
	22	24	26	28	30	35	40	45	50	60	80	100	200	500	∞	
1	249	249	249	250	250	251	251	251	252	252	252	253	254	254	254	1
2	19.5	19.5	19.5	19.5	19.5	19.5	19.5	19.5	19.5	19.5	19.5	19.5	19.5	19.5	19.5	2
3	8.65	8.64	8.63	8.62	8.62	8.60	8.59	8.59	8.58	8.57	8.56	8.55	8.54	8.53	8.53	3
4	5.79	5.77	5.76	5.75	5.75	5.73	5.72	5.71	5.70	7.69	5.67	5.66	5.65	5.64	5.63	4
5	4.54	5.53	4.52	4.50	4.50	4.48	4.46	4.45	4.44	4.43	4.41	4.41	4.39	4.37	4.37	5
6	3.86	3.84	3.83	3.82	3.81	3.79	3.77	3.76	3.75	3.74	3.72	3.71	3.69	3.68	3.67	6
7	3.43	3.41	3.40	3.39	3.38	3.36	3.34	3.33	3.32	3.30	3.29	3.27	3.25	3.24	3.23	7
8	3.13	3.12	3.10	3.09	3.08	3.06	3.04	3.03	3.02	3.01	2.99	2.97	2.95	2.94	2.93	8
9	2.92	2.90	2.89	2.87	2.83	2.84	2.83	2.81	2.80	2.79	2.77	2.76	2.73	2.72	2.71	9

续表

ν_2(分母的自由度)	ν_1(分子的自由度)															ν_2(分母的自由度)
	22	24	26	28	30	35	40	45	50	60	80	100	200	500	∞	
10	2.75	2.74	2.72	2.71	2.70	2.68	2.66	2.65	2.64	2.62	2.60	2.59	2.56	2.55	0.54	10
11	2.63	2.61	2.59	2.58	2.57	2.55	2.53	2.52	2.51	2.49	2.47	2.46	2.43	2.42	2.40	11
12	2.52	2.51	2.49	2.48	2.47	2.44	2.43	2.41	2.40	2.38	2.36	2.35	2.32	2.31	2.30	12
13	2.44	2.42	2.41	2.39	2.38	2.36	2.34	2.33	2.31	2.30	2.27	2.26	2.23	2.22	2.21	13
14	2.37	2.35	2.33	2.32	2.31	2.28	2.27	2.25	2.24	2.22	2.20	2.19	2.16	2.14	2.13	14
15	2.31	2.29	2.27	2.26	2.25	2.22	2.20	2.19	2.18	2.16	2.14	2.12	2.10	2.08	2.07	15
16	2.25	2.24	2.22	2.21	2.19	2.17	2.15	2.14	2.12	2.11	2.08	2.07	2.04	2.02	2.01	16
17	2.21	2.19	2.17	2.16	2.15	2.12	2.10	2.09	2.08	2.06	2.03	2.02	1.99	1.97	1.96	17
18	2.17	2.15	2.13	2.12	2.11	2.08	2.06	2.05	2.04	2.02	1.99	1.98	1.95	1.93	1.92	18
19	2.13	2.11	2.10	2.08	2.07	2.05	2.03	2.01	2.00	1.98	1.96	1.94	1.91	1.89	1.88	19
20	2.10	2.08	2.07	2.05	2.04	2.01	1.99	1.98	1.97	1.95	1.92	1.91	1.88	1.86	1.84	20
21	2.07	2.05	2.04	2.02	2.01	1.98	1.96	1.95	1.94	1.92	1.89	1.88	1.84	1.82	1.81	21
22	2.05	2.03	2.01	2.00	1.98	1.96	1.94	1.92	1.91	1.89	1.86	1.85	1.82	1.80	1.78	22
23	2.02	2.00	1.99	1.97	1.96	1.93	1.91	1.90	1.88	1.86	1.84	1.82	1.79	1.77	1.76	23
24	2.00	1.98	1.97	1.95	1.94	1.91	1.89	1.88	1.86	1.84	1.82	1.80	1.77	1.75	1.73	34
25	1.98	1.96	1.95	1.93	1.92	1.89	1.87	1.86	1.84	1.82	1.80	1.78	1.75	1.73	1.71	25
26	1.97	1.95	1.93	1.91	1.90	1.87	1.85	1.84	1.82	1.80	1.78	1.76	1.73	1.71	1.69	26
27	1.95	1.93	1.91	1.90	1.88	1.86	1.84	1.82	1.81	1.79	1.76	1.74	1.71	1.69	1.67	27
28	1.93	1.91	1.90	1.88	1.87	1.84	1.82	1.80	1.79	1.77	1.74	1.73	1.69	1.67	1.65	28
29	1.92	1.90	1.88	1.87	1.85	1.83	1.81	1.79	1.77	1.75	1.73	1.71	1.67	1.65	1.64	29
30	1.91	1.89	1.87	1.85	1.84	1.81	1.79	1.77	1.76	1.74	1.71	1.70	1.66	1.64	1.62	30
32	1.88	1.86	1.85	1.83	1.82	1.79	1.77	1.75	1.74	1.71	1.69	1.67	1.63	1.61	1.59	32
34	1.86	1.84	1.82	1.80	1.80	1.77	1.75	1.73	1.71	1.69	1.66	1.65	1.61	1.59	1.57	34
36	1.85	1.82	1.81	1.79	1.78	1.75	1.73	1.71	1.69	1.67	1.64	1.62	1.59	1.56	1.55	36
38	1.83	1.81	1.79	1.77	1.76	1.73	1.71	1.69	1.68	1.65	1.62	1.61	1.57	1.54	1.53	38
40	1.81	1.79	1.77	1.76	1.74	1.72	1.69	1.67	1.66	1.64	1.61	1.59	1.55	1.53	1.51	40
42	1.80	1.78	1.76	1.74	1.73	1.70	1.68	1.66	1.65	1.62	1.59	1.57	1.53	1.51	1.49	42
44	1.79	1.77	1.75	1.73	1.72	1.69	1.67	1.65	1.63	1.61	1.58	1.56	1.52	1.49	1.48	44
46	1.78	1.76	1.74	1.72	1.71	1.68	1.65	1.64	1.62	1.60	1.57	1.55	1.51	1.48	1.46	46
48	1.77	1.75	1.73	1.71	1.70	1.67	1.64	1.62	1.61	1.59	1.56	1.54	1.49	1.47	1.45	48
50	1.76	1.74	1.72	1.70	1.69	1.66	1.63	1.61	1.60	1.58	1.54	1.52	1.48	1.46	1.44	50
60	1.72	1.70	1.68	1.66	1.65	1.62	1.59	1.57	1.56	1.53	1.50	1.48	1.44	1.41	1.39	60
80	1.68	1.65	1.63	1.62	1.60	1.57	1.54	1.52	1.51	1.48	1.45	1.43	1.38	1.35	1.32	80
100	1.65	1.63	1.61	1.59	1.57	1.54	1.52	1.49	1.48	1.45	1.41	1.39	1.34	1.31	1.28	100
125	1.63	1.60	1.58	1.57	1.55	1.52	1.49	1.47	1.45	1.42	1.39	1.36	1.31	1.27	1.25	125
150	1.61	1.59	1.57	1.55	1.53	1.50	1.48	1.45	1.44	1.41	1.37	1.34	1.29	1.25	1.22	150
200	1.60	1.57	1.55	1.53	1.52	1.48	1.46	1.43	1.41	1.39	1.35	1.32	1.26	1.22	1.19	200
300	1.58	1.55	1.53	1.51	1.50	1.46	1.43	1.41	1.39	1.36	1.32	1.30	1.23	1.19	1.15	300
500	1.56	1.54	1.52	1.50	1.48	1.45	1.42	1.40	1.38	1.34	1.30	1.28	1.21	1.16	1.11	500
1000	1.55	1.53	1.51	1.49	1.47	1.44	1.41	1.38	1.36	1.33	1.29	1.26	1.19	1.13	1.08	1000
∞	1.54	1.52	1.50	1.48	1.46	1.42	1.39	1.37	1.35	1.32	1.27	1.24	1.17	1.11	1.00	∞

附表 12-1-3(3) *F* 界值表

P=0.01

ν_2(分母的自由度)	ν_1(分子的自由度)															ν_2(分母的自由度)
	1	2	3	4	5	6	7	8	9	10	12	14	16	18	20	
1	4052	5000	5403	5625	5754	5859	5928	5981	6022	6056	6106	6142	6169	6190	6209	1
2	98.5	99	99.2	99.2	99.3	99.3	99.4	99.4	99.4	99.4	99.4	99.4	99.4	99.4	99.4	2
3	34.1	30.8	29.5	28.7	28.2	27.9	27.7	27.5	27.3	27.2	27.1	26.9	26.8	26.8	26.7	3
4	21.2	18.0	16.7	16.0	15.5	15.2	15.0	14.8	14.7	14.5	14.4	14.2	14.2	14.1	14.0	4
5	16.3	13.3	12.1	11.4	11	10.7	10.5	10.3	10.2	10.1	9.89	9.77	9.68	9.61	9.55	5
6	13.7	10.9	9.78	9.15	8.75	8.47	8.26	8.10	7.98	7.87	7.72	7.60	7.52	7.45	7.40	6
7	12.2	9.55	8.45	7.85	7.46	7.19	6.99	6.84	6.72	6.62	6.47	6.36	6.27	6.21	6.16	7
8	11.3	8.65	7.59	7.01	6.63	6.37	6.18	6.03	5.91	5.81	5.67	5.56	5.48	5.41	5.36	8
9	10.6	8.02	6.99	6.42	6.06	5.80	5.61	5.47	5.35	5.26	5.11	5.00	4.92	4.86	4.81	9
10	10.0	7.56	6.55	5.99	5.64	5.39	5.20	5.06	4.94	4.85	4.71	4.60	4.52	4.46	4.41	10
11	9.65	7.21	6.22	5.67	5.32	5.07	4.89	4.74	4.63	4.54	4.40	4.29	4.21	4.15	4.10	11
12	9.33	6.93	5.95	5.41	5.06	4.82	4.64	4.50	4.39	4.30	4.16	4.05	3.97	3.91	3.86	12
13	9.07	6.70	5.74	5.21	4.86	4.62	4.44	4.30	4.19	4.10	2.96	3.86	3.73	3.71	3.66	13
14	8.86	6.51	5.56	5.04	4.70	4.46	4.23	4.14	4.03	3.94	3.80	3.70	3.62	3.56	3.51	14
15	8.68	6.36	5.42	4.89	4.56	4.32	4.14	4.00	3.89	3.80	3.67	3.56	3.49	3.42	3.37	15
16	8.53	6.23	5.29	4.77	4.44	4.20	4.03	3.89	3.78	3.69	3.55	3.45	3.37	3.31	3.26	16
17	8.40	6.11	5.18	4.67	4.34	4.10	3.93	3.79	3.68	3.59	3.46	3.35	3.27	3.21	3.16	17
18	8.29	6.01	5.39	4.58	4.25	4.01	3.84	3.71	3.60	3.51	3.37	3.27	3.19	3.13	3.68	18
19	8.18	5.93	5.01	4.50	4.17	3.94	3.77	3.63	3.52	3.43	3.30	3.10	3.12	3.05	3.00	19
20	8.10	5.85	4.94	4.43	4.10	3.37	3.70	3.56	3.46	3.37	3.23	3.13	3.05	2.99	2.94	20
21	8.02	5.78	4.87	4.37	4.04	3.81	3.64	3.51	3.40	3.31	3.17	3.07	2.99	2.93	2.88	21
22	7.95	5.72	4.82	4.31	3.99	3.76	3.59	3.45	3.35	3.26	3.12	3.02	2.94	2.88	2.83	22
23	7.88	5.66	4.76	4.26	3.94	3.71	3.54	3.41	3.30	3.21	3.07	2.97	2.89	2.83	2.78	23
24	7.82	5.61	4.72	4.22	3.90	3.67	3.50	3.36	3.26	3.17	3.03	2.93	2.85	2.79	2.74	24
25	7.77	5.57	4.68	4.18	3.86	3.63	3.46	3.32	3.22	3.13	2.99	2.89	2.81	2.75	2.70	25
26	7.72	5.53	4.64	4.14	3.82	3.59	3.42	3.29	3.18	3.09	2.96	2.86	2.78	2.72	2.66	26
27	7.68	5.49	4.60	4.11	3.78	3.56	3.39	3.26	3.15	3.06	2.93	2.82	2.75	2.68	2.63	27
28	7.64	5.45	4.57	4.07	3.75	3.53	3.36	3.23	3.12	3.03	2.90	2.79	2.72	2.65	2.60	28
29	7.60	5.42	4.54	4.04	3.73	3.50	3.33	3.20	3.09	3.00	2.87	2.77	2.69	2.62	2.57	29
30	7.56	5.39	4.51	4.02	3.70	3.47	3.30	3.17	3.07	2.98	2.84	2.74	2.66	2.60	2.55	30
32	7.50	5.34	4.46	3.07	3.65	3.43	3.26	3.13	3.02	2.93	2.80	2.70	2.62	2.55	2.50	32
34	7.44	5.29	4.42	3.93	3.61	3.39	3.22	3.09	2.98	2.89	2.76	2.66	2.58	2.51	2.46	34
36	7.40	5.25	4.38	3.89	3.57	3.35	3.18	3.05	2.95	2.86	2.72	2.62	2.54	2.48	2.43	36
38	7.35	5.21	4.34	3.86	3.54	3.32	3.15	3.02	2.92	2.83	2.69	2.59	2.51	2.45	2.40	38
40	7.31	5.18	4.31	3.83	3.51	3.29	3.12	2.99	2.89	2.80	2.66	2.56	2.48	2.42	2.37	40
42	7.28	5.15	4.29	3.80	3.49	3.27	3.10	2.97	2.86	2.78	2.64	2.54	2.46	2.40	2.34	42
44	7.25	5.12	4.26	3.78	3.47	3.24	3.08	2.95	2.84	2.75	2.62	2.52	2.44	2.37	2.32	44
46	7.22	5.10	4.24	3.76	3.44	3.22	3.06	2.93	2.82	2.73	2.60	2.50	2.42	2.35	2.30	46
48	7.20	5.08	4.22	3.74	3.43	3.20	3.04	2.91	2.80	2.72	2.58	2.48	2.40	2.33	2.28	48

续表

ν_2(分母的自由度)	ν_1(分子的自由度) 1	2	3	4	5	6	7	8	9	10	12	14	16	18	20	ν_2(分母的自由度)
50	7.17	5.06	4.20	3.72	3.41	3.19	3.02	2.89	2.79	2.70	2.56	2.46	2.38	2.32	2.27	50
60	7.08	4.98	4.13	3.65	3.34	3.12	2.95	2.82	2.72	2.63	2.59	2.39	2.31	2.25	2.20	60
80	6.96	4.88	4.04	3.56	3.26	3.04	2.87	2.74	2.64	2.55	2.42	2.31	2.23	2.17	2.12	80
100	6.90	4.82	3.98	3.51	3.21	2.99	2.82	2.69	2.59	2.50	2.37	2.26	2.19	2.12	2.07	100
125	6.84	4.78	3.94	3.47	3.17	2.95	2.79	2.66	2.55	2.47	2.33	2.23	2.15	2.08	2.03	125
150	6.81	4.75	3.92	3.45	3.14	2.92	2.76	2.63	2.53	2.44	2.31	2.20	2.12	2.06	2.00	150
200	6.76	4.71	3.88	3.41	3.11	2.89	2.73	2.60	2.50	2.41	2.27	2.17	2.09	2.02	1.97	200
300	6.72	4.68	3.85	3.38	3.08	2.86	2.70	2.57	2.47	2.38	2.24	2.14	2.06	1.99	1.94	300
500	6.69	4.65	3.82	3.36	3.05	2.84	2.68	2.55	2.44	2.36	2.22	2.12	2.04	1.97	1.92	500
1000	6.66	4.63	3.80	3.34	3.04	2.82	2.66	2.53	2.43	2.34	2.20	2.10	2.02	1.95	1.90	1000
∞	6.63	4.61	3.78	3.32	3.02	2.80	2.64	2.51	2.41	2.32	2.18	2.08	2.00	1.93	1.88	∞

附表 12-1-3(4)　*F* 界值表

P=0.01

ν_2(分母的自由度)	ν_1(分子的自由度) 22	24	26	28	30	35	40	45	50	60	80	100	200	500	∞	ν_2(分母的自由度)
1	6220	6234	6240	6250	6258	6280	6286	6300	6302	6310	6334	6330	6352	6361	6366	1
2	99.5	99.5	99.5	99.5	99.5	99.5	99.5	99.5	99.5	99.5	99.5	99.5	99.5	99.5	99.5	2
3	26.6	26.6	26.6	26.5	26.5	26.5	26.4	26.4	26.4	26.3	26.3	26.2	26.2	26.1	26.1	3
4	14.0	13.9	13.9	13.9	13.8	13.8	13.7	13.7	13.7	13.7	13.6	13.6	13.5	13.5	13.5	4
5	9.51	9.47	9.43	9.40	9.38	9.33	9.29	9.26	9.24	9.20	9.16	9.13	9.08	9.04	9.02	5
6	7.35	7.31	7.28	7.25	7.23	7.18	7.14	7.11	7.09	7.06	7.01	6.99	6.93	6.90	6.88	6
7	6.11	6.07	6.04	6.02	5.99	5.94	5.91	5.88	5.86	5.82	5.78	5.75	5.70	5.67	5.65	7
8	5.32	5.28	5.25	5.22	5.20	5.15	5.12	5.00	5.07	5.03	4.99	4.96	4.91	4.88	4.86	8
9	4.77	4.73	4.70	4.67	4.65	4.60	4.57	4.54	4.52	4.48	4.44	4.42	4.36	4.33	4.31	9
10	4.36	4.33	4.30	4.27	4.25	4.20	4.17	4.14	4.12	4.08	4.04	4.01	3.96	3.93	3.91	10
11	4.06	4.02	5.99	3.96	3.94	3.89	3.86	3.83	3.81	3.78	3.73	3.71	3.66	3.62	3.60	11
12	3.82	3.78	3.75	3.72	3.70	3.65	3.62	3.59	3.57	3.54	3.49	3.47	3.41	3.38	3.36	12
13	3.62	3.59	3.56	3.53	3.51	3.46	3.43	3.40	3.38	3.34	3.30	3.27	3.22	3.19	3.17	13
14	3.46	3.43	2.40	3.37	3.35	3.30	3.27	3.24	3.22	3.18	3.14	3.11	3.06	3.03	3.00	14
15	3.33	3.29	3.26	3.24	3.21	3.17	3.13	3.10	3.08	3.05	3.00	2.98	2.92	2.89	2.87	15
16	3.22	3.18	3.15	3.12	3.10	3.05	3.02	2.99	2.97	2.93	2.89	2.86	2.81	2.78	2.75	16
17	3.12	3.08	3.05	3.03	3.00	2.96	2.92	2.89	2.87	2.83	2.79	2.76	2.71	2.68	2.65	17
18	3.03	3.00	2.97	2.94	2.92	2.87	2.84	2.81	2.78	2.75	2.70	2.68	2.62	2.59	2.57	18
19	2.96	2.92	2.89	2.87	2.84	2.80	2.76	2.73	2.71	2.67	2.63	2.60	2.55	2.51	2.49	19
20	2.90	2.86	2.83	2.80	2.78	2.73	2.69	2.67	2.64	2.61	2.56	2.54	2.48	2.44	2.42	20
21	2.84	2.80	2.77	2.74	2.72	2.67	2.64	2.61	2.58	2.55	2.50	2.48	2.42	2.38	2.36	21
22	2.78	2.75	2.72	2.69	2.67	2.62	2.58	2.55	2.53	2.50	2.45	2.42	2.36	2.33	2.31	22
23	2.74	2.70	2.67	2.64	2.62	2.57	2.54	2.51	2.48	2.45	2.40	2.37	2.32	2.28	2.26	23

续表

ν_2(分母的自由度)	ν_1(分子的自由度) 22	24	26	28	30	35	40	45	50	60	80	100	200	500	∞	ν_2(分母的自由度)
24	2.70	2.66	2.63	2.60	2.58	2.53	2.49	2.46	2.44	2.40	2.36	2.33	2.27	2.24	2.21	24
25	2.66	2.62	2.59	2.56	2.54	2.49	2.45	2.42	2.40	2.36	2.32	2.29	2.23	2.19	2.17	25
26	2.62	2.58	2.55	2.53	2.50	2.45	2.42	2.39	2.36	2.33	2.28	2.25	2.19	2.16	2.13	26
27	2.59	2.55	2.52	2.49	2.47	2.42	2.38	2.35	2.33	2.29	2.25	2.22	2.16	2.12	2.10	27
28	2.56	2.52	2.49	2.46	2.44	2.39	2.35	2.32	2.30	2.26	2.22	2.19	2.13	2.09	2.06	28
29	2.53	2.49	2.46	2.44	2.41	2.36	2.33	2.30	2.27	2.23	2.19	2.16	2.10	2.06	2.03	29
30	2.51	2.47	2.44	2.41	2.39	2.34	2.30	2.27	2.25	2.21	2.16	2.13	2.07	2.03	2.01	30
32	2.46	2.42	2.39	2.36	2.34	2.29	2.25	2.22	2.20	2.16	2.11	2.08	2.02	1.98	1.96	32
34	2.42	2.38	2.35	2.32	2.30	2.25	2.21	2.18	2.16	2.12	2.07	2.04	1.98	1.94	1.91	34
36	2.38	2.35	2.32	2.29	2.26	2.21	2.17	2.14	2.12	2.08	2.03	2.00	1.94	1.90	1.87	36
38	2.35	2.32	2.28	2.26	2.23	2.18	2.14	2.11	2.09	2.05	2.00	1.97	1.90	1.86	1.84	38
40	2.33	2.29	2.26	2.23	2.20	2.15	2.11	2.08	2.06	2.02	1.97	1.94	1.87	1.83	1.80	40
42	2.30	2.26	2.23	2.20	2.18	2.13	2.09	2.06	2.03	1.99	1.94	1.91	1.85	1.80	1.78	42
44	2.28	2.24	2.21	2.18	2.15	2.10	2.06	2.03	2.01	1.97	1.92	1.89	1.82	1.78	1.75	44
46	2.26	2.22	2.19	2.16	2.13	2.08	2.04	2.01	1.99	1.95	1.90	1.86	1.80	1.75	1.73	46
48	2.24	2.20	2.17	2.14	2.12	2.06	2.02	1.99	1.97	1.93	1.88	1.84	1.78	1.73	1.70	48
50	2.22	2.18	2.15	2.12	2.10	2.05	2.01	1.97	1.95	1.91	1.86	1.82	1.76	1.71	1.68	50
60	2.15	2.12	2.08	2.05	2.03	1.98	1.94	1.90	1.88	1.84	1.78	1.75	1.68	1.63	1.60	60
80	2.07	2.03	2.00	1.97	1.94	1.89	1.85	1.81	1.79	1.75	1.69	1.66	1.58	1.53	1.49	80
100	2.02	1.98	1.94	1.92	1.89	1.84	1.80	1.76	1.73	1.69	1.63	1.60	1.52	1.47	1.43	100
125	1.98	1.94	1.91	1.88	1.85	1.80	1.76	1.72	1.69	1.65	1.59	1.55	1.47	1.41	1.37	125
150	1.96	1.92	1.88	1.85	1.83	1.77	1.73	1.69	1.66	1.62	1.56	1.52	1.43	1.38	1.33	150
200	1.93	1.89	1.85	1.82	1.79	1.74	1.69	1.66	1.63	1.58	1.52	1.48	1.39	1.33	1.28	200
300	1.89	1.85	1.82	1.79	1.76	1.71	1.66	1.62	1.59	1.55	1.48	1.44	1.35	1.28	1.22	300
500	1.87	1.83	1.79	1.76	1.74	1.68	1.63	1.60	1.56	1.52	1.45	1.41	1.31	1.23	1.16	500
1000	1.85	1.81	1.77	1.74	1.72	1.66	1.61	1.57	1.54	1.50	1.43	1.38	1.28	1.19	1.11	1000
∞	1.83	1.79	1.76	1.72	1.70	1.64	1.59	1.55	1.52	1.47	1.40	1.36	1.25	1.15	1.00	∞

附表 12-1-4　x^2 界值表

自由度	概率 P 0.995	0.990	0.975	0.950	0.900	0.750	0.500	0.250	0.100	0.050	0.025	0.010	0.005
1	…	…	…	…	0.02	0.10	0.45	1.32	2.71	3.84	5.02	6.63	7.88
2	0.01	0.02	0.05	0.10	0.21	0.58	1.39	2.77	4.61	5.99	7.38	9.21	10.60
3	0.07	0.11	0.22	0.35	0.58	1.21	2.37	4.11	6.25	7.81	9.35	11.34	12.84
4	0.21	0.30	0.48	0.71	1.06	1.92	3.36	5.39	7.78	9.49	11.14	13.28	14.86
5	0.41	0.55	0.83	1.15	1.61	2.67	4.35	6.63	9.24	11.07	12.83	15.09	16.75
6	0.68	0.87	1.24	1.64	2.20	3.45	5.35	7.84	10.64	12.59	14.45	16.81	18.55
7	0.99	1.24	1.69	2.17	2.83	4.25	6.35	9.04	12.02	14.07	16.01	18.48	20.28
8	1.34	1.65	2.18	2.73	3.49	5.07	7.34	10.22	13.36	15.51	17.53	20.09	21.96

续表

自由度	概率 P												
	0.995	0.990	0.975	0.950	0.900	0.750	0.500	0.250	0.100	0.050	0.025	0.010	0.005
9	1.73	2.09	2.70	3.33	4.17	5.90	8.34	11.39	14.68	16.92	19.02	21.67	23.59
10	2.16	2.56	3.25	3.94	4.87	6.74	9.34	12.55	15.99	18.31	20.48	23.21	25.19
11	2.60	3.05	3.82	4.57	5.58	7.58	10.34	13.70	17.28	19.68	21.92	24.72	26.76
12	3.07	3.57	4.40	5.23	6.30	8.44	11.34	14.85	18.55	21.03	23.34	26.22	28.30
13	3.57	4.11	5.01	5.89	7.04	9.30	12.34	15.98	19.81	22.36	24.74	27.69	29.82
14	4.07	4.66	5.63	6.57	7.79	10.17	13.34	17.12	21.06	23.68	26.12	29.14	31.32
15	4.60	5.23	6.26	7.26	8.55	11.04	14.34	18.25	22.31	25.00	27.49	30.58	32.80
16	5.14	5.81	6.91	7.96	9.31	11.91	15.34	19.37	23.54	26.30	28.85	32.00	34.27
17	5.70	6.41	7.56	8.67	10.09	12.79	16.34	20.49	24.77	27.59	30.19	33.41	35.72
18	6.26	7.01	8.23	9.39	10.86	13.68	17.34	21.60	25.99	28.87	31.53	34.81	37.16
19	6.84	7.63	8.91	10.12	11.65	14.56	18.34	22.72	27.20	30.14	32.85	36.19	38.58
20	7.43	8.26	9.59	10.85	12.44	15.45	19.34	23.83	28.41	31.41	34.17	37.57	40.00
21	8.03	8.90	10.28	11.59	13.24	16.34	20.34	24.93	29.62	32.67	35.48	38.93	41.40
22	8.64	9.54	10.98	12.34	14.04	17.24	21.34	26.04	30.81	33.92	36.78	40.29	42.80
23	9.26	10.20	11.69	13.09	14.85	18.14	22.34	27.14	32.01	35.17	38.08	41.64	44.18
24	9.89	10.86	12.40	13.85	15.66	19.04	23.34	28.24	33.20	36.42	39.36	42.98	45.56
25	10.52	11.52	13.12	14.61	16.47	19.94	24.34	29.34	34.38	37.65	40.65	44.31	46.93
26	11.16	12.20	13.84	15.38	17.29	20.84	25.34	30.43	35.56	38.89	41.92	45.64	48.29
27	11.81	12.88	14.57	16.15	18.11	21.75	26.34	31.53	36.74	40.11	43.19	46.96	49.64
28	12.46	13.56	15.31	16.93	18.94	22.66	27.34	32.62	37.92	41.34	44.46	48.28	50.99
29	13.12	14.26	16.05	17.71	19.77	23.57	28.34	33.71	39.09	42.56	45.72	49.59	52.34
30	13.79	14.95	16.79	18.49	20.60	24.48	29.34	34.80	40.26	43.77	46.98	50.89	53.67
40	20.71	22.16	24.43	26.51	29.05	33.66	39.34	45.62	51.80	55.76	59.34	63.69	66.77
50	27.99	29.71	32.36	34.76	37.69	42.94	49.33	56.33	63.17	67.50	71.42	76.15	79.49
60	35.53	37.48	40.48	43.19	46.46	52.29	59.33	66.98	74.40	79.08	83.30	88.38	91.95
70	43.28	45.44	48.76	51.74	55.33	61.70	69.33	77.58	85.53	90.53	95.02	100.42	104.22
80	51.17	53.54	57.15	60.39	64.28	71.14	79.33	88.13	96.58	101.88	106.63	112.33	116.32
90	59.20	61.75	65.65	69.13	73.29	80.62	89.33	98.64	107.56	113.14	118.14	124.12	128.30
100	67.33	70.06	74.22	77.93	82.36	90.13	99.33	109.14	118.50	124.34	129.56	135.81	140.17

参考文献

[1] 李晓松. 医学统计学[M]. 第2版. 北京:高等教育出版社,2008.

[2] John I Gallin, Frederick P Ognibene. Principles and practice of clinical research [M]. 2nd ed.Burlington: Elsevier Inc, 2007.

[3] 秦川. 医学实验动物学[M]. 北京:人民卫生出版社,2010.

[4] 倪宗赞. 医学统计学[M]. 北京:高等教育出版社,2003.

[5] 易东. 军事医学统计学[M]. 北京:军事医学科学出版社,2009.

[6] Angela Dean, Danel Voss. Design and Analysis of Experiments [M].Springer, 2010.

[7] 方积乾. 生物医学研究的统计分析[M]. 北京:高等教育出版社,2007.

[8] 赵效国. 新编医学动物实验设计与方法[M]. 北京:科学出版社,2009.

[9] Good Laboratory Practice Regulations 21 CFR 58. US Food and Drug Administration.

[10] 苏炳华. 新药临床试验统计分析新进展[M]. 上海:上海科学技术文献出版社,2000.

[11] David S More. The basic practice of statistics [M]. 2nd ed.New York:W.H. Freeman and company,2000.
[12] 刘玉秀,洪立基. 新药临床研究设计与统计分析[M]. 南京:南京大学出版社,1999.
[13] 张文彤,闫洁. SPSS 统计分析基础教程[M]. 北京:高等教育出版社,2004.
[14] 胡良平.SAS 统计分析教程[M]. 北京:电子工业出版社,2010.
[15] 陈平雁.Spss13.0 统计软件应用教程[M]. 北京:人民卫生出版社,2006.
[16] 贺佳、陆建.SAS8.2 统计软件应用教程[M]. 北京:人民卫生出版社,2006.
[17] Sharon Lawner Weinberg,Sarah Knapp Abramowitz.Statistics Using SPSS:An Integrative Approach [M].2nd ed.London:Cambridge University Press,2008.
[18] Reporting of nonclinical laboratory study results. Good Laboratory Practice Regulations 21 CFR 58.185(Revised as of April 1,2010). US Food and Drug Administration.
[19] 刘学旭,丁运萍. 国内口腔医学杂志动物实验论文中某些基本参数的书写规范化的统计分析[J]. 实验动物科学,2008,25(3):65-67.
[20] 药物非临床研究质量管理规范,国家食品药品监督管理局令 第2号,2003.

(周晓杨 整理编辑)

第二章　动物专利申报

Chapter 2　Animal patent filing

专利是通过法定程序确定发明创造的权利归属关系，从而有效保护发明创造成果，独占市场。科研单位应该树立及时申报专利的意识，专利能够作为科研成果被国家所认可。许多科研人员仅通过撰写文章来体现科研成果，没有考虑到以专利形式来展示科研成果。且申请专利不会影响文章的发表，只要在发表论文之前将要保护的发明向知识产权局递交专利申请即可。专利可以作为申请后续课题的科研基础，如果科研人员有相关专利，在申请课题时同等条件下会优先考虑。专利具有经济效益，一份具有应用价值的专利可以通过专利许可、专利权转让收取费用。专利还可以作为技术入股，这样专利就直接变成了数目可观的经济效益。专利是科研能力的名片，申请专利的多与少反映了科研队伍的科研素质和能力。专利能够指明课题研究方向，在课题设计之前进行本领域的专利文献调研，能够清楚别人已经取得的成果，从而避开其保护范围，或在其基础上做进一步工作。通过对专利文献前期调研，指导课题研究方向。

第一节　专利基础知识介绍

Part 1　Introduce basic knowledge of patent

专利制度是鼓励创新、促进科学技术进步的一种制度。人们普遍接受的专利的定义是：专利是由政府机关或者代表若干国家的区域性组织根据申请而颁发的一种文件，这种文件记载了发明创造的内容，并且在一定的期间产生这样一种法律状况，即获得专利的发明在一般情况下只有经专利权人许可才能予以实施。

一、本国专利

我国自 1985 年 4 月 1 日起施行《专利法》，建立了专利制度。

（一）专利的保护对象和种类

1. 专利的保护对象　专利法第一条规定，专利权的保护客体是发明创造。专利法第二条规定，发明创造是指发明、实用新型和外观设计。

2. 专利的种类　世界各国普遍认为专利保护的客体是“发明”，而我国专利保护的客体是“发明创造”，“发明创造”是对发明、实用新型和外观设计的统称，因此，我国的专利分为 3 种类型：发明专利、实用新型专利和外观设计专利。

（1）发明专利：发明是指对产品、方法或者其改进所提出的新的技术方案。因此，发明专利的保护客体要么是产品，要么是方法；产品是指生产制造出来的物品，例如设备、仪器、机器、装置、零件、材料、组合物、化合物等；方法是指产品制造方法、操作使用方法等；而技术方案是由技术特征组成，产品技术方案的技术特征可以是零件、部件、材料、形状、结构、成分等，方法技术方案的技术特征可以是工艺、步骤、参数以及所使用的原料、设备等。

（2）实用新型专利：实用新型是指对产品的形状、构造或者其结合所提出的适于实用的新的技术方案。因此，实用新型的保护客体仅限于有确定形状、构造且占据一定空间的实体。物质的分子结构、组分、金相结构等不属于实用新型专利给予保护的产品的构造。对方法本身提出的改进、对材料本身提出的改进，都不属于实用新型专利保护的客体。

（3）外观设计专利：外观设计专利是指对产品的形状、图案或者其结合以及色彩与形状、图案的结合所作出的富于美感并适于工业应用的新设计。

(二) 专利的特性

1. 专利的独占性　专利的独占性，又称为专利的排他性，即一般情况下任何单位或个人未经专利权人许可，都不得实施其专利。侵犯专利权的行为具体表现为：

(1) 以生产经营为目的制造、使用、许诺销售、销售、进口其专利产品。

(2) 以生产经营为目的使用其专利方法以及使用、许诺销售、销售、进口依照该专利方法直接获得的产品。

(3) 以生产经营为目的制造、许诺销售、销售、进口其外观设计专利产品。

2. 专利的时间性　发明专利权的期限为20年，实用新型专利权和外观设计专利权的期限为10年，均自申请日起计算。

3. 专利的地域性　专利权仅在获得授权的国家或地区有效；中国发明专利、实用新型专利和外观设计专利仅在中国境内有效。

4. 专利的公开性　专利法第二十六条三款规定，说明书应当对发明或实用新型作出清楚、完整的说明，以所属技术领域的技术人员能够实现为准。因此，获得专利权的前提条件是清楚、完整的公开其发明创造的内容，即"以公开换取保护"；需要公开的内容包括文字说明、附图、实验数据、生物材料保藏信息、核苷酸或者氨基酸序列等。

(二) 专利的保护范围

专利法规定了3种专利权，即发明专利权、实用新型专利权和外观设计专利权。其中，发明专利权和实用新型专利权的专利文件包括一个特殊的文件，即权利要求书，其作用就是专门用来确定发明专利权和实用新型专利权的保护范围；外观设计专利权的保护范围主要依靠其图片或者照片所表示的产品的外观设计来确定。

(三) 专利的先申请原则

专利法第九条第二款规定，两个以上的申请人分别就同样的发明创造申请专利的，专利权授予最先申请的人。专利法的该项规定确定了"先申请原则"，目前，包括我国在内的绝大多数国家都实行先申请原则。

先申请原则旨在保护最先提出专利申请的人，因此申请人一旦完成发明创造就应尽早提出专利申请，否则最先作出该发明创造而较后提出申请的申请人非但不能获得专利权，而且还会受到他人抢先申请并获得的专利权的制约。

(四) 专利的申请与审批程序

一项发明创造完成后，并不能自然地获得专利权，要想获得专利权，必须向国家专利局提出申请，经专利局审查后认为符合规定的，才能被授予专利权。专利的申请与审批一般包括如下的程序。

1. 申请　申请发明或者实用新型专利的，应当提交请求书、说明书及其摘要和权利要求书等文件，并应当自申请日起两个月内缴纳申请费、公布印刷费和必要的申请附加费。

发明专利申请包含一个或多个核苷酸或者氨基酸序列的，申请人应当将该序列表作为说明书的一个单独部分提交，并按照专利局的规定提交该序列表的计算机可读形式的副本。

对于涉及生物材料的申请，申请人还应当将该生物材料样品提交至专利局认可的生物材料样品国际保藏单位保藏，并提交保藏单位出具的保藏证明和存活证明。

就依赖遗传资源完成的发明创造申请专利，申请人应当在请求书中对遗传资源的来源予以说明，并填写遗传资源来源披露登记表，写明该遗传资源的直接来源和原始来源。

2. 初步审查与公开　专利局收到发明专利申请后，经初步审查认为符合专利法要求的，自申请日起满十八个月，即行公布。专利局也可以根据申请人的请求早日公布其申请。

专利局受理和审查实用新型专利申请或外观设计专利申请，经初步审查没有发现驳回理由的，作出授予实用新型专利权或外观设计专利权的决定，发给相应的证书，同时予以登记和公告。实用新型专利权或外观设计专利权自公告之日起生效。

3. 实质审查　发明专利申请自申请日起三年内，专利局可以根据申请人随时提出的请求，对其申请进行实质审查。专利局对发明专利申请进行实质审查后，认为不符合专利法规定的，应当通知申请人，要求其在指定的期限内陈述意见，或者对其申请进行修改。

4. 授权或驳回　发明专利申请经申请人陈述意见或者进行修改后，专利局仍然认为不符合专利法规定的，应当予以驳回。发明专利申请经实质审查没有发现驳回理由的，由专利局作出授予发明专利权的决定，发给发明专利证书，同时予以登记和公告。发明专利权自公告之日起生效。

5. 复审　专利申请人对专利局驳回申请的决定不服的，可以自收到通知之日起三个月内，向专利复审委员会请求复审。专利复审委员会复审后，作出决定，并通知专利申请人。专利申请人对专利复审委员会的复审决定不服的，可以自收到通知之日起三个月内向人民法院起诉。

6. 无效　自专利局公告授予专利权之日起，任何单位或者个人认为该专利权的授予不符合专利法有关规定的，可以请求专利复审委员会宣告该专利权无效。对专利复审委员会宣告专利权无效或者维持专利权的决定不服的，可以自收到通知之日起三个月内向人民法院起诉。

（五）专利的权利归属

1. 职务发明与非职务发明　专利法第六条规定，执行本单位的任务或者主要是利用本单位的物质技术条件所完成的发明创造为职务发明创造；职务发明创造申请专利的权利属于该单位；申请被批准后，该单位为专利权人。非职务发明创造，申请专利的权利属于发明人或者设计人；申请被批准后，该发明人或者设计人为专利权人。

因此，职务发明创造申请专利的权利属于单位，发明人或设计人享有一定的经济权利和精神权利：被授予专利权的单位应当对职务发明创造的发明人或者设计人给予奖励；发明创造专利实施后，根据其推广应用的范围和取得的经济效益，对发明人或者设计人给予合理的报酬。发明人或者设计人有权在专利文件中写明自己是发明人或者设计人。

2. 合作与委托发明　专利法第八条规定，两个以上单位或者个人合作完成的发明创造、一个单位或者个人接受其他单位或者个人委托所完成的发明创造，除另有协议的以外，申请专利的权利属于完成或者共同完成的单位或者个人；申请被批准后，申请的单位或者个人为专利权人。

二、向外国申请专利的途径

（一）巴黎公约途径

巴黎公约规定了专利独立原则，申请人要想就同一项发明创造在多个成员国获得专利保护，就必须逐一在各成员国提出专利申请。申请人需要熟悉各国的专利制度，准备各种语言的申请文本，分别向各国申请专利。因此，通过巴黎公约途径向外国申请专利较为烦琐，而通过PCT途径提出专利国际申请已经成为向外国申请专利的主要途径。

（二）PCT（patent cooperation treaty）途径

专利国际申请是指按照专利合作条约（即PCT）提出的国际申请，根据PCT的规定，一件国际申请只要被受理并获得国际申请日，从国际申请日起就等同于申请人在所有成员国提出了专利申请。我国申请人如果通过PCT途径向美国、日本、德国等国家申请专利，一开始只需要向国家专利局提交一件使用中文的国际申请，而不必向这些国家提交使用该国官方语言的申请。

专利国际申请经过国际检索、国际公布、国际初步审查之后，需要在指定国继续申请的，应当在优先权日起30个月届满之前，向各指定国办理进入国家阶段的手续。进入国家阶段以后，各指定国的专利局依照本国专利法的规定继续进行审查，决定是否授予专利权。

第二节　生物医药领域的专利保护

Part 2　Patent protection in the field of biomedicine

生物医药领域的发明专利存在着许多特殊情况，例如：依赖遗传资源完成的发明创造，涉及动物和植物品种的发明，利用人胚胎完成的发明创造、发明创造属于疾病的诊断和治疗方法等，这部分内容可能存在违反法律、行政法规的规定，或者不符合人道主义和社会伦理道德的要求。考虑到国家和社会的利益，专利法及相关法规对生物医药领域的专利保护作了限制性的规定。

一、不授予专利权的生物医药发明

（一）违反国家法律法规的发明创造

专利法第五条第一款规定，对违反法律、社会公德或者妨害公共利益的发明创造，不授予专利权。

1. 违反法律的发明创造　专利法中所称违反法律的发明创造，仅限于发明创造的产品的生产、销售或者使用受到法律的限制和约束，不包括其实施为法律所禁止的发明创造。

下述情况，属于违反法律的发明创造，如：

（1）吸毒的器具。

（2）伪造国家货币的设备。

下述情况，不属于违反法律的发明创造，如：用于国防的枪支、弹药等。

2. 违反社会公德的发明创造　专利法所称违反社会公德是指违反公众普遍认为的伦理道德观念和行为准则，但仅限于中国境内，例如：

（1）克隆的人或克隆人的方法。

（2）人胚胎的工业应用。

（3）人与动物交配的方法等。

涉及人胚胎的工业应用的发明创造，如果在申请日或优先权日以前，所使用的人胚胎干细胞已能通过商业途径获得，无需使用人胚胎，则不属于违反社会公德的发明创造。

案例：衍生自人胚胎干细胞的用于脊髓损伤的再髓鞘化和治疗的少突胶质细胞，采用将未分化的 pPS 细胞在含有促分裂原、甲状腺激素受体的配体和视黄酸受体的配体的培养基中培养的方法获得分化的细胞群，虽然未分化 pPS 细胞系最初来源于人胚胎的细胞系，但是在申请日或优先权日以前早已被广泛接受并能够通过商业途径获得，无需使用人胚胎，因此不属于违反社会公德的发明创造。

3. 妨害公众利益的发明创造　专利法所称妨害公众利益是指发明创造的实施或使用会给公众或社会造成危害，或者影响国家和社会的正常秩序，例如：

（1）其实施或使用严重污染环境。

（2）其实施或使用严重浪费能源或资源。

（3）其实施或使用危害公众健康等。

案例：一种使盗窃者双目失明的防盗装置及方法。由于其使用时可以致人双目失明，危害了公众健康，因此不能被授予专利权。

但是，发明创造本身并没有违反法律，由于被滥用而违反法律的，不属于违反法律的发明创造，属于专利法保护的客体。例如：

（1）以医疗为目的的毒药、麻醉品、镇静剂、兴奋剂等发明创造。

（2）对人体有某种副作用的药物。

4. 违法获得遗传资源的发明创造　专利法第五条第二款规定，对违反法律、行政法规的规定获得或利用遗传资源，并依赖该遗传资源完成的发明创造，不授予专利权。也就是说，利用了人体、动物、植物或者微生物等的遗传功能（包括器官、组织、血液、体液、细胞、基因组、基因、DNA 或 RNA 片段等）完成的发明创造，其获取或利用应该按照我国有关法律、行政法规的规定，事先获得有关行政管理部门的批准或相关权利人的许可。

案例：某发明创造的完成依赖于中国向境外出口的列入中国畜禽遗传资源保护名录的某畜禽遗传资源，需要按照《中华人民共和国畜牧法》和《中华人民共和国畜禽遗传资源进出境和对外合作研究利用审批办法》的规定办理相关审批手续，否则该发明创造不能被授予专利权。

（二）科学发现

专利法第二十五条第一款第（一）项规定，科学发现不能被授予专利权。科学发现，是对自然界中客观存在的物质、现象、变化过程及其特性和规律的揭示。而物质、现象、变化过程及其特性和规律不同于改造客观世界的技术方案，不是专利法意义上的发明创造，因此不能被授予专利权。

1. 下述情况属于科学发现，不能被授予专利权。

(1) 从植物或动物中分离或提取出的基因或DNA片段。

(2) 从自然界中找到一种以前未知的以天然形态存在的物质，如：发现氯元素。

(3) 某种疾病的发病机制或信号通路等，如帕金森综合征的发病机制，钙离子通路等。

但是，将天然形态存在的物质进一步研究并进行了一定的处理，改变了其物理形态和化学结构，使其显示了某些人们不曾认识的性能或用途，以至于可以在产业上得到应用，这样的天然存在的物质能够被授予专利权。

2. 下述情况，属于专利法保护的客体，可以被授予专利权。

(1) 利用卤化银在光照下有感光的特性，制造出感光胶片，制得的感光胶片和感光胶片的制造方法可以被授予专利权。

(2) 利用某疾病的发病机制找到治疗该疾病的药物，则该药物用于治疗疾病的用途可以被授予专利权。

(3) 如果首次从动物或植物中分离或提取出来的基因或DNA片段，其碱基序列是现有技术中不曾记载，并能被确切地表征，且在产业上有利用价值，则该基因或DNA片段属于专利法给予保护的客体。

（三）疾病的诊断和治疗方法

专利法第二十五条第一款第（三）项规定，疾病的诊断和治疗方法不能被授予专利权。专利法中所说疾病的诊断和治疗方法，是指以有生命的人体或者动物体为直接实施对象，进行识别确定或消除病因或病灶的过程。一方面，基于人道主义和社会伦理道德的考虑，医生在诊断和治疗过程中会根据实施对象的具体情况作出相应的调整；另一方面，这类方法的实施对象为有生命的人体或动物体，无法在产业上利用，不属于专利法意义上的发明创造。但是，用于实施疾病诊断和治疗方法的仪器或装置，以及在疾病诊断和治疗方法中使用的物质或材料属于可被授予专利权的客体。

1. 疾病的诊断方法　下述情况，属于疾病的诊断方法，不能被授予专利权。

(1) 血压测量法

(2) 超声诊断法

(3) 患病风险度评估方法

(4) 疾病治疗效果预测方法

(5) 基因筛查诊断法等

案例：一种用于大肠癌诊断的肿瘤标记物COX-2的检测方法，由于该方法检测到的是肿瘤标记物COX-2，该肿瘤标记物COX-2对大肠癌的诊断具有特异性，根据该检测值可筛查大肠癌患者，因此该方法属于疾病的诊断方法。

案例：生物活体内含骨部位骨组织状况的超声定量评估方法，用于判断骨折风险。该方法是以生物活体为对象，其通过超声成像的方式，对获得的超声图像进行分析并评估骨折风险，因此其直接目的是获得疾病诊断结果，因此该方法属于疾病的诊断方法。

下述情况，不属于疾病的诊断方法，属于专利法保护的客体，可以被授予专利权。

(1) 在已经死亡的人体或动物体上实施的病理解剖方法。

(2) 直接目的不是获得诊断结果或健康状态，只是从活体获取中间结果信息的方法。

(3) 对已经脱离人体或动物体的组织、体液或排泄物进行处理或检测以获取作为中间结果信息的方法，或处理该信息的方法。

案例：一种测定唾液中酒精含量的方法，该方法通过检测被测人唾液酒精含量，以反映出其血液中酒精含量。该方法涉及一种离体样本的检测方法，其直接目的是检测该样本主体的血液中的酒精含量，为中间结果,不能获得是否患病的诊断结果,因此该方法不属于疾病的诊断方法。

2. 疾病的治疗方法　下述情况,属于疾病的治疗方法,不能被授予专利权。

(1) 外科手术治疗方法
(2) 药物治疗方法
(3) 为预防疾病而实施的免疫方法
(4) 伤口消毒方法
(5) 包扎方法
(6) 血液透析方法
(7) 药物注射方法
(8) 药物内服方法
(9) 药物外敷方法等

案例:一种基于放热化学反应的肿瘤热疗方法,将产生热反应的化学反应物采用局部微创注射的方式介入至肿瘤靶区。该方法包括对活体注射化学反应物的过程,目的是利用化学反应物在肿瘤靶区内发生化学反应杀灭肿瘤细胞,该方法用于治疗目的,因此它属于治疗疾病的方法。

下述情况,不属于疾病治疗的方法,属于专利法保护的客体,可以被授予专利权。

(1) 动物屠宰方法
(2) 制作标本的方法
(3) 杀灭人体或动物体外部的细菌、病毒、虱子、跳蚤的方法
(4) 制造假肢或假体的方法等
(5) 通过非外科手术方式处理动物体以改变其生长特性的畜牧业生产方法

案例:通过对活羊施加一定的电磁刺激促进其生长、提高羊肉质量或增加羊毛产量的方法。该方法采用电磁刺激,为非外科手术的方法,其直接目的不是为了治疗疾病,而是提高羊肉质量或羊毛产量,因此该方法不属于疾病治疗的方法。

此外,外科手术方法既可以属于治疗目的,也可以属于非治疗目的。根据专利法第二十五条第(三)项的规定,治疗目的的外科手术方法,属于治疗疾病的方法,不能被授予专利权。非治疗目的的外科手术方法,无法在产业上应用,不具备实用性,同样不能被授予专利权。

(四) 动物和植物品种

专利法第二十五条第一款第(四)项规定,动物和植物品种不能被授予专利权。专利法中所说的动物和植物,是指有生命的物体,但人除外。

1. 动物品种　动物品种包括各种分类阶元的动物、动物体以及动物体的各个形成和发育阶段。动物的体细胞以及动物组织和器官(除胚胎以外)不属于动物品种,但是由体细胞经过脱分化形成的全能干细胞,属于动物品种范畴。

下述情况,属于动物品种,不能被授予专利权。

(1) 动物胚胎干细胞
(2) 生殖细胞
(3) 受精卵
(4) 胚胎
(5) 动物模型
(6) 转基因动物等

案例:小鼠干细胞,其源自小鼠肝脏。如果小鼠干细胞具备分化全能性,能够分化生长成为小鼠,则属于动物品种,不能被授予专利权。

案例:一种动物体细胞,其含有如 SEQ ID NO:1 所示序列的表达载体。如果该动物体细胞不具备分化全能性,不能分化生长为完整的动物,则不属于动物品种,可以被授予权利权。

2. 植物品种　植物品种包括处于不同发育阶段的植物体本身,还包括能够作为植物繁殖材料的植物

细胞、组织或器官等。某种植物的细胞、组织或器官是否属于繁殖材料，应当依据该植物的自然特性以及说明书中对该细胞、组织或器官的具体描述进行判断，如果能够诱导分化为完整的植株，则属于植物品种，反之则不然。

案例：一种愈伤组织培养物，其来源于转基因植物 A。如果该愈伤组织培养物能够利用组织培养技术诱导分化最终形成完整的植株，属于植物品种范畴，不能被授予专利权。如果该愈伤组织培养物不能诱导分化为完整的植株，则不属于植物品种。

案例：百合鳞茎，其已通过某种组培方法脱去病毒。百合鳞茎为百合的营养器官，根据百合的繁殖特性，其鳞茎本身可以诱导分化为完整的植株，因此属于植物品种，不能被授予专利权。

但是，植物新品种可以通过专利法以外的其他法律获得保护，如《植物新品种保护条例》。

专利法第二十五条第二款规定了动物和植物的生产方法可以被授予专利权。但是这里的生产方法不包括生产动物和植物主要是生物学的方法，即不包括人的技术介入对该方法达到的目的或效果起了主要的控制作用或者决定性作用的生产方法。

下述情况，不属于动物和植物的生产方法，可以被授予专利权。

(1) 通过特定技术获得某种转基因植物的生产方法。

(2) 采用辐照饲养法生产高产牛奶的乳牛的方法。

关于动物的生产方法，情况较为复杂，如动物模型的生产方法，生产过程中可能涉及外科手术法，如穿刺、注射、剖开、切除等。

案例：一种猴多动症动物模型的构建方法，步骤如下：

(1) 选择健康幼年的猴，麻醉后通过脑外科手术切除皮肤，在颅骨表面确定定位点，然后在其表面涂上一层牙科水泥。

(2) 手术 14 天后，在确定定位点的牙科水泥和颅骨上开小孔，用渗透压泵微量给药。

(3) 在猴身上佩带活动量记录表，记录猴给药前、给药期间和给药后自由状态下 24 小时活动量。

上述方法涉及用于筛选治疗多动症药物、评价治疗多动症方法的猴动物模型的构建方法，这种模型构建方法是以有生命的猴为实施对象，涉及麻醉、皮肤切除、颅面清理、牙科水泥涂敷以及给药时在颅骨上开孔，对动物实施了外科手术，因此不能被授予专利权。

(五) 关于转基因动物在外国的可专利性

转基因动物是指通过基因重组技术，将异源基因植入动物体内，使异源基因在动物体内稳定表达并通过有性生殖将该基因控制的新性状遗传给下一代。对转基因动物的研制，能够为动物育种、新药物的开发和基因治疗等领域提供方便。基于对生命的尊重，现阶段我国对转基因动物的知识产权保护还处于空白，而在欧美国家中，关于是否给予转基因动物的知识产权保护，在不同国家有不同的规定，以下以美国、欧洲、日本和加拿大为例分别进行阐述。

【美国】

美国专利法第 101 条规定：任何新颖、实用的方法、机械、制造品、物之组合的发明或发现，或者上述事项的改进，均可获得专利。在 1987 年，在多倍体独立获得专利保护后，随后美国专利商标局宣告非人类的多细胞生物体都具有可专利性。至此，美国彻底打开了转基因动物可专利性的大门。随后，在 1988 年 4 月 12 日颁发了全世界第一件转基因动物专利，这就是著名的“哈佛鼠”。因此，可以向美国提出转基因动物的专利申请，并可以给予专利保护。

【欧洲】

欧洲专利公约第 53(a) 规定的违反公共秩序与道德的发明不予专利，第 53(b) 规定的动植物品种不予专利。以“哈佛鼠”为例，哈佛大学与 1985 年 6 月将该发明创造向欧洲专利局提出申请，欧洲专利局在 1989 年 7 月作出驳回，经复审后，欧洲专利局于 1991 年 10 月核准授权，且在核准通知中附加了审查意见。但是，核准授权后，该专利遭到政府组织，社会团体，政党及个人提出的异议。最后通过两次上诉，欧洲专利局维持授予“哈佛鼠”专利的决定，但对专利权做了进一步限定，最终限定到“转基因鼠”。由此可见，欧洲专利公约对转基因动物可专利性的态度较为谨慎。

【日本】

日本专利法中条款没有明确规定转基因动物是否具有可专利性。但是，从 1988 年美国授予“哈佛鼠”专利权后，也开放了转基因动物可专利性的大门。仅 2001 年至 2005 年间，日本共授予 34 个转基因动物的专利权。因此，可以向日本提出转基因动物的专利申请，并可以给予专利保护。

【加拿大】

加拿大政府和加拿大公益团体对转基因动物的可专利性大多持反对意见。在 1985 年哈佛大学向加拿大知识产权局提出“哈佛鼠”专利申请，经审查后知识产权局认为国家专利法没有给予转基因动物的可专利性，因此驳回了“哈佛鼠”的专利申请。哈佛大学不服驳回决定，上诉至联邦上诉法院，联邦上诉法院否决了驳回决定。联邦上诉法院判决后 2 个月，加拿大专利局长向最高法院提起诉讼，但是最高法院尚未对此案作出判决。目前，加拿大也有授予转基因动物的专利，但是专利保护范围较美国小。

对于“哈佛鼠”在不同国家的不同遭遇，主要是因为不同国家的专利制度不同。目前，转基因技术的飞速发展，对世界经济社会的发展产生巨大的影响，同时改变国际分工格局和大国间的力量对比。因此，世界各国根据自己的科研实力，制定出最有利自己发展的专利制度。一般而言，转基因技术越发达的国家，就越倾向于建立宽松的专利制度，如美国。

二、可授予专利的生物医药发明

本小节介绍的是在我国哪些生物医药发明可能被授予专利权。可授予专利权的生物医药发明的主题类型众多，可以有两种方式对其类型进行划分。一是按照主题本身的类型进行划分，二是按照主题所属的技术领域进行划分。当然，这些主题要被授予专利权还需要申请文件满足《专利法》和《专利法实施细则》所规定的所有的授权条件。

特别需要指出的是，如果想申请专利的技术既在本小节所介绍的类型中，但是又属于第一小节中规定的不能获得授权的主题，则以第一小节的内容为准。

(一) 以主题类型分类

专利申请的主题在申请文件中是通过权利要求来进行反映的。权利要求有两种基本类型，即指向物的权利要求和指向活动的权利要求，也就是我们平常所说的产品权利要求和方法权利要求两种。产品权利要求和方法权利要求如果获权，就成为人们常说的产品专利和方法专利。而在类型上区分主题的目的是为了确定与之对应的权利要求的保护范围，便于检索和审查，也便于在后期权利的维护过程中采取有针对性的措施。

1. 第一种基本的主题类型是包括由人类技术生产的物，即产品和设备；属于物的主题有物品、物质、材料、工具、装置、设备等。

如化学合成的有机物和高分子材料、西药中的剂型、中药的组方、保健食品、医药活性成分或非活性成分改进后形成的药物产品以及化妆品、改造后的基因和载体、动物实验设施或医疗器械都属于物的主题。

有一类特殊的产品，包括由自然界中首次分离得到的天然活性成分、基因、蛋白质或微生物等虽然不是由人类技术生成的，但是需要利用技术手段才能首次获得，并且也能带来产业上的有益效果的产物，也归于可以专利保护的产品。

案例：一种新分离得到的新的猪链球菌菌株，其微生物保藏号是 CGMCC（China General Microbiological Culture Collection Center）No.XXXX 。

案例：一种新分离的瘦素蛋白，其氨基酸序列如 SEQ ID No.2 所示。

2. 第二种基本主题类型是包括事件过程要素的活动，即方法、用途。属于活动的主题有制造方法、使用方法、检测方法、通信方法、处理方法以及将产品用于特定用途的方法等。

(1) 制造方法：如新产品的制造方法和已知产品改进的制造方法和处理方法，包括提取方法、合成方法、分离方法、繁殖方法等（第一小节中介绍的外科手术方法不能获得专利授权）。

案例：建立急性多型性卟啉病转基因小鼠受精卵的方法，包括以下步骤：

1) 构建一线性转基因序列，该序列从 5’ 至 3’ 依次含有 chicken β-actin 启动子，CMV 增强子，ALAS-E

cDNA 编码序列，终止信号 rabbitβ-globin poly（A）序列。

2）应用显微注射方法将构建的基因序列注入小鼠受精卵。

此案例还涉及近年来转基因动物和动物疾病模型领域的一个有趣的问题。在以往的专利申请中，人们一般会申请一种制备转基因动物的方法，但是由于转基因动物的制备过程中大多需要将转有外源基因的受精卵或者胚胎移植入目标动物体内进行进一步的发育，这样就难以避免进行外科手术操作。于是这类专利申请会被判定为属于非治疗目的的外科手术方法，无法在产业上应用，不具备专利法第 22 条规定的实用性，不能被授予权利权。

由于转基因动物的制备流程比较明显地分为体外操作和体内操作，体内操作部分已经较为成熟，大多数的发明的主要改进之处是在体外操作部分的某一个节点上，因此就出现了本案例中的这种撰写方式，即将申请的主题改为建立转基因动物受精卵的方法，只申请和保护体外流程部分，这到目前为止是一个较为可行的选择。

可以借鉴这种撰写方式的还有动物疾病模型领域的一些发明，尤其是一些移植模型的建立方法，将发明的主题更改为用于建立动物模型的组织和器官材料的体外处理方法，以期避免将建立模型的方法整体申请可能会遇到的包括外科手术步骤而不能被授权的情况。

近年来，有一种趋势认为采用直接往动物体内输注药物、细胞或其他物质的方式建立动物模型的方法不属于外科手术的范畴，是属于能被授予专利权的主题。

（2）检测方法：主要包括对某些目标成分的检测和表征方法、生产过程中的质量检测控制方法、微生物耐药性的检测方法等。

案例：多重耐药葡萄球菌的免疫色谱检测方法和诊断试剂盒；同时测定 5 种 CYP450 酶探针药代谢产物的检测方法；治疗高血压的中药复方制剂的质量检测方法。

（3）用途：即将产品用于特定用途的方法。尤其需要注意的是化合物和组合物的新的制药用途，这是本领域的常见主题。

案例：白藜芦醇、其衍生物、代谢产物或类似物用于制造营养药物组合物的用途，所述营养药物组合物用于改善哺乳动物的健壮状态。

有一点需要注意的是，专利申请的主题类型分为产品和方法两大类，当产品权利要求中的一个或多个技术特征无法用结构特征并且也不能用参数特征予以清楚地表征时，允许借助于方法特征进行表征。方法特征表征的产品权利要求的保护主题仍然是产品，其实际的限定作用取决于方法特征对所要求保护的产品本身带来何种影响。

案例：X 树脂，其特征在于：是由 Y 单体在其 20%~30% 的水溶液中，在 30~50℃下，通过紫外光引发的聚合反应得到。

在此例中，由于 X 树脂的结构难以用结构特征和参数进行清楚的表征，只能使用其制备方法进行限定。如果该制备方法对树脂最终结构和性能具有决定性的影响，是可以使用这种表征方式的。但我们要清醒的认识到，这个权利要求保护的主题仍然是一种树脂产品。

（二）以技术领域进行划分

前述的以主题类型分类能使我们确定与之对应的权利要求的保护范围，也便于科技工作者更清楚新创造的技术可以申请哪些类型的专利。而按技术领域对可专利的主题进行介绍，则是为了能让各个领域的技术人员了解在自身实际工作中有哪些创造出的哪些技术成果可进行专利申请。

1. 医疗器械设备领域的发明创造　包括为诊断和治疗疾病而使用医疗设备、医疗器械、消耗用品以及配件辅料等相关产品，当然，这些产品的生产方法和用途也可以申请专利。

以下例举一些专利申请的主题：

（1）心脏微创手术的经胸穿刺主动脉插管。

（2）复合股骨头部分表面假体。

（3）膀胱截石位操作台。

（4）肺灌洗装置。

(5) 水凝胶组合物构成的防术后粘连材料。

(6) 用于超声检测设备的超声探头。

(7) 输液时不产生负压的自收缩输液瓶袋。

(8) 乙型肝炎病毒检测试剂盒。

2. 实验室装置和设备相关的发明创造 包括动物饲养装置、动物实验装置、实验消耗用品和配件辅料、这些产品的生产方法和用途、实验动物的培育检测方法等。

以下例举一些专利申请的主题：

(1) 通用型灵长类实验动物标准化饲养装置。

(2) 细胞显微注射仪。

(3) 显微注射针磨针器

(4) 实验动物保定笼。

(5) 胚胎肺的离体培养方法。

(6) 实验动物体表微小静脉注射给药装置。

(7) 实验动物空腔脏器及血管耐压力学测试装置。

(8) 阿尔茨海默病动物模型的制备方法。

3. 医药生产设备、检验设备以及生产工艺相关的发明创造 以下例举一些常见的专利申请的主题：

(1) 生物制药废水循环再生设备。

(2) 用于生物制药工厂设备的可视化管理系统。

(3) 自动进瓶式安瓿传送装置。

(4) 胶囊质量检测方法。

(5) 微囊冻干粉制备方法。

(6) 制药 GMP 车间温控加热装置。

4. 西药领域的发明创造 包括化学原料药(药物化合物)、由这些化学原料药制成的药物组合物、由化学原料药和药物组合物制成的各种制剂以及生产方法和用途。

以下例举一些专利申请的主题：

(1) 具有速激肽受体拮抗活性的杂环化合物。

(2) 用于制备喜树碱衍生物 CPT-11 以及相关化合物的新的中间体和制备方法。

(3) 2- 酰基吲哚衍生物及它们作为抗肿瘤剂的用途。

(4) 包括凝血酶抑制化合物和凝血因子Xa 抑制剂的复合产物。

(5) 盐酸非索非那定口腔崩解片及其制备方法。

(6) 基于紫杉醇和氮芥的协同前药及其制备方法。

5. 中药领域的发明创造 包括中药提取物、中药组合物、含多种中药品的中药分装药剂以及生产方法和用途。

以下例举一些专利申请的主题：

(1) 复方丹参滴丸。

(2) 复方鸡骨草胶囊的生产方法。

(3) 祛斑除皱的中草药化妆品。

(4) 植物浸膏贴敷剂及制备方法。

(5) 复方蛇胆陈皮散的质量控制方法。

(6) 中药龙葵果炮制品及其炮制方法和用途。

(7) 铁皮石斛仿原生态栽培大棚。

6. 微生物工程领域生物的发明创造 本领域常见的专利申请的主题类型包括新获得的微生物本身、微生物的培养方法或繁殖方法、发酵产物。

举一案例如下：

(1) 乳球菌菌株，其微生物保藏号是 CGMCC No.XXXX 。

(2) 权利要求(1)所述的乳球菌菌株的培养方法。

(3) 权利要求(2)所述的乳球菌菌株在制备治疗 X 疾病的药物中的用途。

(4) 治疗 X 疾病的药物，是由权利要求(1)所述的乳球菌菌株为主要活性成分制备得到。

7. 生物及遗传工程领域的发明创造　本领域常见的专利申请的主题类型包括涉及 DNA 序列(基因)本身、载体或重组载体、多肽(重组蛋白质)本身、疫苗、杂交瘤和单克隆抗体转化体等。

举例如下：

(1) 一种磷酸变位酶，其特征在于其氨基酸序列为 SEQ ID No.1 所示。

(2) 权利要求(1)所述的磷酸变位酶的编码基因。

(3) 含有权利要求(2)所述的磷酸变位酶编码基因的重组载体。

(4) 含有权利要求(3)所述的重组载体的转化细胞。

(5) 制备权利要求(1)所述的磷酸变位酶的方法。

(6) 权利要求(1)所述的磷酸变位酶在制备治疗 X 疾病的药物中的用途。

(7) 权利要求(1)所述的磷酸变位酶的抗体。

(8) 检测离体样本中权利要求(1)所述的磷酸变位酶含量的试剂盒。

此例还体现出了专利申请中经常出现的单一性问题。所谓单一性是指一件发明或实用新型专利申请应当仅限于一项发明或者实用新型，而一件外观设计专利申请应当仅限于一种产品所使用的一项外观设计。也就是说，如果一件申请包括几项发明或者实用新型，则只有在所有这几项发明或者实用新型之间有一个总的发明构思使之相互关联的情况下才被允许，否则应分别提出专利申请。专利申请应当符合单一性要求的主要原因是：一方面是经济上防止申请人只支付一件专利的费用而获得几项不同发明或者实用新型专利的保护；另一方面是技术上便于专利申请的分类、检索和审查。缺乏单一性不影响专利的有效性，因此缺乏单一性并不是专利无效的理由。

属于一个总的发明构思的两项以上的发明或者实用新型，可以作为一件申请提出。判断两项以上的发明或者实用新型是否属于一个总的发明构思，应当看其在技术上是否相互关联，是否包含一个或者多个相同或者相应的特定技术特征。其中所谓“特定技术特征”是指每一项发明或者实用新型作为整体考虑，对现有技术作出贡献的技术特征。

一般认为，如果某种产品是能够授予专利权的，那么其制备方法和用途都是能够获得授权的，且可以在一件专利申请中提出。从上例来看，假设第(1)项主题磷酸变位酶蛋白能满足专利授权的新颖性和创造性条件，那么，其余的第(2)项～第(8)项主题也可能满足新颖性和创造性的要求。该磷酸变位酶的氨基酸序列则成为第(2)项～第(8)项主题与第(1)项主题之间的相同或者相应的特定技术特征，从而使这些主题能够在一件专利申请中同时提出，以节约专利申请的费用。如果根据需要，将每项主题分别提交一件专利申请也是允许的。

第三节　生物医药领域专利的授权条件

Part 3　Biological medicine field of patent licensing conditions

专利申请要获得专利权，除了需要满足形式条件，还需要满足实质条件。形式条件是指申请文件应当按照专利法及实施细则规定的格式，并且按照法定程序提交符合专利法及其实施细则规定的与专利申请相关的其他文件；实质条件是对发明创造授权的基本要求。专利法第二十二条第一款规定授予专利权的发明和实用新型，应当具备新颖性、创造性和实用性。专利法第二十六条第三款规定说明书应当对发明或者实用新型作出清楚、完整的说明，即说明书应当充分公开，使所属技术领域的技术人员能够实现。

一、新颖性

专利法第二十二条第二款规定新颖性是指该发明或者实用新型不属于现有技术,也不属于抵触申请。

专利法所称的现有技术是指申请日以前在国内外为公众所知的技术。下述情况,为现有技术,导致专利申请不具备新颖性。

1. 同样的发明创造在申请日(优先权日)以前在国内外出版物上公开发表,或者通过口头交谈、报告、讨论会发言、广播、电视、电影等方式公开,使技术内容让公众想得知就能得知。

2. 同样的发明创造在申请日(优先权日)以前在国内公开使用、销售、馈赠等。

但是印有"内部资料"、"内部发行"等字样的出版物,不属于公开发表,不属于现有技术。同样的,产品展示中没有给出任何有关技术内容的说明,本领域技术人员无法得知其结构和功能或材料成分,也不属于现有技术。

专利法所称的抵触申请是指由任何单位或者个人就同样的发明或者实用新型在申请日以前向专利局提出申请,并在申请日以后公布的专利申请文件或者公告的专利文件中。

案例:甲公司于 2010 年 9 月向国家知识产权局提交了发明专利 A,该专利于 2011 年 10 月公开;乙公司就相同的内容于 2010 年 10 月向国家知识产权局提交了发明专利 B,该专利与 2011 年 12 月公开,则专利 A 对专利 B 构成了抵触申请。

专利法第二十四条规定,申请专利的发明创造在申请日以前六个月内,有下列情形之一的,不丧失新颖性:①在中国政府主办或者承认的国际展览会上首次展出的;②在规定的学术会议或者技术会议上首次发表的;③他人未经申请人同意而泄露其内容的。

(二) 创造性

创造性是指与现有技术相比,该发明具有突出的实质性特点和显著的进步,该实用新型具有实质性特点和进步。如果发明是所属领域的技术人员在现有技术的基础上仅仅通过合乎逻辑的分析、推理或者有限的试验可以得到的,则该发明不具备创造性。

以下是生物医药领域创造性的判断方法:

1. 基因的创造性　如果某蛋白质的氨基酸序列是已知的,则编码该蛋白质的基因不具有创造性。

2. 重组载体　如果载体与插入的基因都是已知的,其获得的重组载体不具有创造性。

3. 转化体　如果宿主与转入的基因都是已知的,由它们结合得到的转化体不具有创造性。

4. 融合细胞　如果亲代细胞是已知的,由这些亲代细胞融合所得的融合细胞不具有创造性。

5. 单克隆抗体　如果抗原是已知的,并且很清楚该抗原具有免疫原性,那么由该抗原获得的单克隆抗体不具有创造性。

6. 药物　如果一种药物结构上与已知药物不接近的、有新颖性的药物,并有一定用途或者效果,该药物具有创造性。

结构上与已知药物接近的化合物,必须要有预料不到的用途或效果,如与已知药物的用途不同。

对于已知药物的新用途发明,如果该新用途不能从产品本身的结构、组成、分子量、已知的物理化学性质以及该产品的现有用途显而易见的得出或者预见到,而是利用了该药物新发现的性质,并产生了预料不到的技术效果,可以认为这种已知药物的新用途有创造性。

案例:一种非肠道使用的雌莫司汀磷酸盐和白蛋白制剂,其中含有雌莫司汀磷酸盐和人白蛋白,所述雌莫司汀磷酸盐与人白蛋白的重量比为 1∶5~1∶0.3。并记载了雌莫司汀磷酸盐是雌二醇 -17β- 磷酸盐衍生物,为抗肿瘤剂,能够减小与雌莫司汀磷酸盐静脉内给药有关的不良作用。

现有技术公开了雌莫司汀磷酸盐药物,并公开了雌莫司汀磷酸盐中真正起到杀伤癌细胞作用的是氮芥,给药后的不良作用也是由氮芥引起的。另外一篇技术公开了白蛋白具有降低氮芥对细胞毒性的作用。因此,雌莫司汀磷酸盐与人白蛋白组合后可以作为抗肿瘤剂并能够降低不良反应的效果,是所属领域技术人员可以预见的,不具备创造性。但是,如果雌莫司汀磷酸盐与人白蛋白组合后具有治疗其他疾病的作用,获得了所属领域技术人员意料不到的效果,则具备创造性。

（三）实用性

实用性是指该发明或者实用新型能够制造或者使用，并且能够产生积极效果。

以下给出不具备实用性的几种主要情形。

1. 无再现性，如：由自然界筛选特定微生物的方法，通过物理、化学方法进行人工诱变生产新微生物的方法，通过人工诱变获得特定生物材料的方法。

2. 违背自然规律，如违背能量守恒定律的永动机。

3. 利用独一无二的自然条件的产品。

4. 人体或者动物的非治疗目的的外科手术方法，如为美容而实施的外科手术方法，采用外科手术从活牛身体上摘取牛黄的方法等。

5. 测量人体或者动物体在极限情况下的生理参数的方法，如通过逐渐降低人或动物的体温，以测量人或动物对寒冷耐受度的测量方法。

6. 无积极效果。

案例：一种牙斑净化剂，其中含有 1%~99%（重量）的浓度为 1%~36% 的盐酸和 1%~99%（重量）的过氧化氢溶液。该制剂中包括含 99% 的浓盐酸配方制剂和 99% 的过氧化氢溶液配方制剂。由于浓盐酸会对牙釉质造成不可修复的损伤，并且浓盐酸和过氧化氢溶液都会对人的皮肤和黏膜组织造成严重损伤，所以，可以认为牙斑净化剂对人体有害而无益，不能产生预期的积极效果，因而不具备实用性。

7. 医生处方。

（四）充分公开

所属技术领域的技术人员能够实现，是指按照说明书记载的内容，所属领域技术人员能够实现该发明或实用新型的技术方案，解决技术问题，并且产生预期的技术效果。由于生物医药领域属于实验性科学领域，其发明结果受多种因素影响，有的影响因素甚至是至今未知的，发明能否实施往往难以预测，因此必须借助于实验结果加以证实其技术方案可以实现所述用途或达到预期效果。

以下几种情况是医药生物领域常见的公开不充分情况。

1. 说明书给出了具体的技术方案，但未给出实验证据，而该方案又必须依赖实验结果加以证实才能成立。

案例：发明涉及治疗某种疾病的药物，仅设计出该药物配方，而未给出该药物用于治疗某疾病的给药方法和治疗效果的数据，本领域技术人员无法根据该药物的配方确认该药物具有治疗某种疾病的效果，因此公开不充分。

2. 说明书给出了具体的技术方案，但对所属领域技术人员而言，根据说明书记载的内容无法具体实施。

案例：请求保护一个转化体的制备方法，但是说明书记载的受体细胞现有技术中并没有记载，说明书也没有记载相应的制备方法。因此根据说明书的内容，所属领域技术人员无法获得受体细胞，其技术方案无法实施，公开不充分。

3. 实施发明创造的技术方案涉及新的生物材料，但是未在申请日（优先权日）之前向有关机构提交生物材料保藏，并在申请日 4 个月之内提交保藏证明和存活证明［关于生物材料的保藏详见第（五）小节］。

案例：请求保护一种经紫外线诱变的高产乳酸的乳酸菌突变株，说明书记载了乳酸菌突变株的制备方法，但是未提交生物保藏。所属领域技术人员即使按照说明书记载的方法也无法获得与所要保护的乳酸菌突变株相同的菌株，因此不满足充分公开的要求。

（五）生物材料的保藏

在生物技术领域中，由于文字记载很难描述生物材料的具体特征，即使有了这些描述也得不到生物材料本身，所属领域技术人员仍然不能实施发明。因此专利法实施细则第二十四条规定了申请专利的发明涉及新的生物材料的需要进行生物保藏。而需要保藏的生物材料是指“公众不能得到”，具体为个人或单位拥有的、不是由用于专利程序的保藏机构保藏并对公众不公开发放的生物材料；或者在申请日（优先权日）前公众不能得到的生物材料，例如通过不能再现的筛选、突变等手段新创制的微生物菌种，这样的生物材料需要保藏。

1. 保藏单位　生物材料的保藏需要提交至国家知识产权局认可的保藏单位，即布达佩斯条约承认的生物材料样品国际保藏单位，包括位于我国北京的中国微生物菌种保藏管理委员会普通微生物中心（CGMCC，China General Microbiological Culture Collection Center）和位于武汉的中国典型培养物保藏中心（CCTCC，China Center for Type Culture Collection）。

2. 保藏时间　根据专利法实施细则第二十四条的规定，对于要求优先权的申请，其办理保藏手续的日期应当在优先权日前或者最迟在优先权日当日，否则将视为未保藏。未要求优先权的申请，办理保藏手续的日期应当在申请日以前或最迟在申请日当日。

3. 保藏证明的提交时间　申请时或最迟至申请日起 4 个月内提交保藏单位出具的保藏证明和存活证明。

4. 常见的，需要保藏的情况：

(1) 从自然界筛选的特定生物材料。

案例：一种含有从甲肝患者中分离的甲肝病毒毒株 L-8 的 HAV 抗原和 HBs 抗原的甲型、乙型肝炎联合疫苗。

(2) 通过人工诱变方法获得的特定生物材料，人工诱变包括物理诱变、化学诱变等。

(3) 具有特殊性状的杂交瘤。

(4) 减毒病毒株。将分离的野生病毒株接种到用于病毒株培养和传代的细胞，如地鼠肾细胞、地鼠肝细胞中进行培养后，往往会获得毒力减弱的新病毒株。由于这种毒力减弱是病毒基因组核苷酸的随机变异所致，因而减毒株通常需要进行保藏。

案例：一种毒力减弱的病毒株 L99-ST12，其制备方法是从患流行性出血患者肺组织标本中分离出流行性出血热病毒 L99 株，先在 2~4 日龄乳鼠脑腔中传代适应，然后转种于金黄地鼠肾细胞中培养，获得了减毒病毒株。

以下情况被认为是公众可以得到、不需要进行生物保藏。

(1) 在国内外商业上公众能买到的生物材料，但是应当在说明书中注明购买渠道。

(2) 各国专利局或国际专利组织承认的用于专利程序的保藏机构保藏的，并且在向我国提交的专利申请享有的优先权日或申请日前已在专利公报中公布或已授权的生物材料。

(3) 已在其他用于专利程序的生物材料样品保藏单位保藏，并在申请日（优先权日）之前已经公告或授权。

(4) 专利申请中必须使用的生物材料在申请日前已在非专利文献中公开，在说明书中注明了文献的出处，说明了公众获得该生物材料的途径，并由生物材料持有者提供了保证从申请日起二十年内向公众发放生物材料的证明。

（六）遗传资源来源的披露

专利法第二十六条第五款规定，依赖遗传资源完成的发明创造，申请人应当在专利申请文件中说明该遗传资源的直接来源和原始来源；申请人无法说明原始来源的，应当陈述理由。该款规定是 2008 年修改后《专利法》增加的授予专利权的实质性条件。其目的在于保护我国遗传资源来源并有助于我国执法部门和公众判断遗传资源的获取或利用是否符合专利法第五条第二款的规定。根据上述规定，就依赖于遗传资源完成的发明创造申请专利，应当在请求书中说明，并且提交专利局制定的记载遗传资源直接来源和原始来源信息的遗传资源来源披露登记表。

专利法所称的遗传资源的直接来源，是指获取遗传资源的直接渠道，如从某个机构获得。申请人说明遗传资源的直接来源，应当提供获取该遗传资源的时间、地点、方式、提供者信息等。专利法所称的原始来源，是指遗传资源所属的生物体在原生环境中的采集地。遗传资源所属的生物体为自然生长的生物体的，原生环境为该生物体的自然生长环境；遗传资源所属的生物体为培植或者驯化的生物体的，原生环境为生物体形成其特定性状或者特征的环境。同样申请人说明遗传资源的原始来源，应当提供采集该遗传资源所属的生物体的时间、地点、采集者等信息。

1. 以下情况为需要披露来源的情形：

(1) 从遗传资源中分离出遗传功能单位并加以分析和利用。

案例：某申请涉及精神分裂症关联基因，其是以中国东北地区255个汉族精神分裂症患者和他们健康父母双亲组成的核心家系的血液样品为研究对象，通过基因分型等手段确定出基因组DNA中的PPARD基因的单核苷酸多态性与精神分裂症的易感性相关联。

由于该申请中对人类遗传资源中的遗传功能单位进行了分离、分析和利用，从而完成了发明创造。因此，需要披露该人类遗传资源（即上述血液样品）的来源。

(2) 对遗传资源中的遗传功能单位进行基因修饰以改变遗传性状或满足工业生产的目的。

案例：某申请涉及枯草芽孢杆菌突变株、选育方法和该菌在发酵法生产腺苷中的应用，该突变株是在已保藏的枯草芽孢杆菌出发菌株的基础上经硫酸二乙酯诱变筛选获得突变株用于生产腺苷。

由于该申请对枯草芽孢杆菌出发菌株的遗传功能单位进行了处理，随后对其遗传功能加以利用，从而完成了发明创造，因此，需要披露该出发菌株的来源。

(3) 通过有性或无性繁殖产生具有特定性状的新品种、品系或株系。

某申请涉及一种新型海洋微生物低温碱性金属蛋白酶及产酶菌株，该菌株是从东海海域的海泥中分离得到的。

由于通常认为微生物的特定功能是与其遗传功能单位相关联的，因此确认微生物的特定功能的同时也可以认为是对其遗传功能单位进行了分析和利用。因此，将从自然界中分离的具有特定功能的微生物的发明创造归为依赖于遗传资源的情形，应当披露该微生物的来源。

2. 以下情况，不需要披露来源的情形：

(1) 基因工程操作中常规使用的宿主细胞等，如DH5α。

(2) 现有技术中已公开（无需检索，仅需从说明书公开的信息中判断是否已公开）的基因或者DNA或RNA片段，如GFP基因序列。

(3) 仅在验证发明效果时使用的遗传资源。

案例：某申请涉及从临床血液标本中提取总DNA的方法，该方法的有效性通过对168例细菌感染患者血液培养物提取所得DNA进行PCR检测得到了证实。

该申请中使用患者的血样仅是为了验证发明效果，在此之前，发明创造已经完成，因此，无需披露这些患者血样的来源。

(4) 仅作为候选对象被筛选，继而被淘汰的遗传资源。

案例：某申请涉及柑橘防腐保鲜生防菌株林德纳克勒克酵母菌株34-9，含有该菌株的菌剂及发酵工艺与应用，最后获得的林德纳克勒克酵母菌株34-9是从384个候选菌中筛选出来的。

该申请中使用的除了林德纳克勒克酵母菌34-9之外的383个候选菌株对柑橘没有防腐保鲜的作用，因而被淘汰，这些菌株对于发明创造的完成未起到作用，因此其来源无需披露。但是，林德纳克勒克酵母菌株34-9的来源需被披露。

(5) 发明创造的完成虽然利用了遗传资源，但并未利用其遗传功能。

案例：某申请涉及从绿豆中提取核酸并制备成核酸口服液的方法。

该申请虽然从遗传资源中分离出核酸，但利用的是核酸的化学成分而不是其遗传功能，因此，无需披露其来源。

（七）修改专利申请文件的原则

根据专利法第三十三条的规定，申请人可以对专利申请文件进行修改，但是对申请文件的修改不能超出原始申请文件的记载范围。根据此条的规定，专利法赋予了申请人修改申请文件的权利，同时对申请文件的修改进行了限制。由于我国实施先申请制，为了防止对其他申请人造成不公平，只允许申请人在原始申请的记载范围内进行修改，而不能增加新的技术内容，如补充实验数据。申请人对专利文件的修改包括两种方式，一种是主动修改，另一种是被动修改。主动修改只能在规定的时间点和时间内才能修改，可以在提出实审请求时或者在专利局发出进入实质审查阶段的通知书后的3个月内提出;被动修改只能针对“审查意见通知书”指出的缺陷进行修改。无论主动修改还是被动修改均不能超出原说明书和权利要求书的记载范围。

生物医药领域常见不符合规定的修改方式:

(1) 补入实验数据以说明发明的有益效果,或者补入实施方式和实施案例。

(2) 增加原说明书中未提及的附图,背景技术的附图除外。

(3) 增加不能从原说明书或权利要求书(不包括说明书摘要)直接得到的技术特征。

(4) 补入了所属领域技术人员不能从原说明书或权利要求书直接得到的有益效果。

(5) 由不明确的内容改成具体的内容而引入原说明书和权利要求书中没有记载的内容。

案例:一种动物细胞分离方法中,原申请文件中只记载在低温下高速离心,申请人收到审查员提出的“低温”、“高速”不清楚时,将低温修改为0~4℃,高速修改为10 000~15 000r/min。而所属领域技术人员并不能从原申请文件得到“低温”与“高速”的具体值,因此修改超出了原说明书和权利要求记载的范围。

（张琴　赵荣之　王贵君　梁鑫）

（周晓杨　整理编辑）

第三章　动物实验论文撰写规范

Chapter 3　How to write papers on animal experiments

动物实验论文指以动物实验为研究主题或以动物实验为实验内容一部分的研究论文。动物实验论文属于学术论文。学术论文是发表在国内外专业期刊上的介绍某一学科领域的研究进展的独特文体；它是对科学研究成果的真实记录，反映着学科发展水平。学术论文是记录、交流和传播科学信息的主要手段，也是进行科学研究的依据和基础。不同的学术期刊对所刊登的学术论文的行文要求有所不同，但总体而言，学术论文的基本结构、写作方法等方面都遵循共同的规律、存在许多共同的基本特点。国内专业期刊中的涉及动物实验的论文结构与内容要求较为简单，多在期刊的“投稿要求”中有详细说明，易于掌握，此处不再赘述。国际学术期刊中的动物实验论文多以英文为载体。要写好英文的动物实验论文，尤其是期望发表在英文SCI期刊上的论文，作者必须了解医学专业英语的行文特点和国际学术界对该文体的统一要求。

第一节　论文撰写的基本内容

Part 1　Basic components of the paper

英文SCI生物医学论文最为重要的行文特点即表意明确(clear)和行文简洁(concise)。此外，论文各部分还有相应的行文特点和写作技巧。

一、论文撰写的基本内容

动物实验论文的基本组成部分及其写作特点分述如下：

(一) 题目(Title)

任何一篇论文必须有一个醒目而又确切的题目。看到题目，读者即可对文章的中心内容一目了然。它是整篇论文中被阅读次数最多并且常常也是唯一被阅读的部分。题目可以视为作者为论文贴的一个“标签”，读者可以据此初步判断该论文的价值以及与自己研究的相关性，决定是否继续阅读该论文。题目的写作应遵循以下原则。

1. 题目中应包含以下某个或多个要点：

(1) 研究的核心问题，即研究想解决的难题是什么。例如：Sequence requirements for microRNA processing and function in rat cells(大鼠细胞microRNA加工及发挥功能的序列要求)。

(2) 研究的主要结果，即研究取得的最有价值的结果是什么。例如：Human CYP2D6 and mouse CYP2D6：organ distribution in humanized mouse model(人CYP2D6与小鼠CYP2D6在人源化小鼠模型中的器官分布)。

(3) 研究的主要结论，即从研究的结果得到的核心结论是什么。例如：Porcine CTLA4-Ig prolong islet xenografts in rats by downregulating the direct pathway of T-cell activation(猪CTLA4-Ig通过下调T细胞激活的直接通路延长大鼠胰岛移植物的存活时间)。

2. 题目应力求精炼。不少杂志对题目的字数有严格的限制。题目可以是一个短语，也可以是一个句子，但都必须做到言简意赅，用最少的词把核心内容说清楚，发挥好“标签”的作用。当题目是句子时，结尾不加句号。

3. 题目应使用论文中的重要术语。作为“文眼”的题目，要做到言简意赅，使用重要术语是一个十分重要的原则和技巧。重要术语可以不必与关键词(Key words)重复,而是和关键词互补,从而提供给读者关于论文要义的更多信息。

(二) 作者(Author)

在论文题目之下列出作者姓名。列出作者是为了显示成果的归属,也显示对论文的负责。

论文的作者应该是论文所报道的研究工作的主要完成人,并应参与论文写作过程。在所有作者中,第一作者和通讯作者最为重要。第一作者通常是课题的实施者,即主要实验任务的完成者和论文的撰写者。而通讯作者则是课题的总负责人,确定课题思路,提供实验经费并对论文进行审定。因此,第一作者和通讯作者是论文的最大贡献者和最大责任人。

论文的作者排序应为:第一作者、其他作者、通讯作者。其他作者往往为多人,应根据其贡献大小从前往后排序。作者排序关系到对所有作者的工作重要性的承认,必须由第一作者与通讯作者商定并经其他作者认可。

对于所做工作达不到"作者资格"但对研究的完成提供了重要帮助的人,应该在致谢(Acknowledgements)部分加以感谢。

在发表 SCI 论文时,应根据英美习惯,将名放在前,姓放在后。同时注意根据投稿杂志的要求统一姓、名使用的拼音字母的大小写。在发表 SCI 论文时,对于自己姓名的写法应保持一致,便于同行进行文献检索,全面、系统地了解自己的研究工作。

与作者署名密切相关、同时出现的是作者的研究单位以及通信地址。研究单位指开展本论文所涉及的研究的单位,例如高校、研究所、医院等,应注意保证中文名英译的准确性,做到既符合英文习惯,又贴切地表达中文原意。国际知名研究机构的英文译名应采用长期使用并被国际学术界普遍接受的版本,不要另行翻译,以便同行利用作者单位进行文献检索。

(三) 摘要(Abstract)

摘要(Abstract)是科研论文的缩影,是对科研论文的提炼和总结,它使读者在通读论文之前就可以对该研究解决的核心问题、主要研究方法、重要结论等有概括的了解。好的摘要就是科研论文作者递给读者的一张"名片",读者根据"名片"提供的基本信息,获得对论文的总体印象,判断论文内容与自己的研究工作的相关性,并由此决定是否进一步通读全文。

摘要在科研论文的各个部分中的重要性仅次于标题。它是一篇论文除标题外被阅读次数最多的部分,是生物医学科研工作者利用在线搜索引擎 PubMed 进行文献检索时能够免费阅读到的论文部分。

对于生物医学领域的科研工作者而言,定期通过 PubMed 获取并阅读相关研究的摘要,是紧跟领域进展的一种有效方法,也是"e 时代"的科研工作者普遍具有的科研习惯。PubMed 第一时间提供几乎所有 SCI 论文的标题和摘要。论文一旦被 SCI 收录期刊发表,其标题和摘要等基本信息便会在线发布,供同行检索查阅。

我们在需要了解生物医学领域某一研究方向的最新进展时,会利用 PubMed 找到最近发表的相关论文的基本信息。这些信息包括论文的题目、摘要、发表时间、登载期刊名以及作者的基本信息等。其中有利于我们快速了解文章内容的两大基本信息即题目和摘要。

好的摘要是论文各部分等比例"浓缩"的产物,即对"研究背景与目的"、"主要实验方法"、"结果"、"结论"等各部分的描述在摘要中所占比例均应与相应的各完整部分在论文全文中所占的比例一致。也就是说,摘要即是"微型版"的论文。

摘要的基本写作原则如下:

1. 摘要至少应该体现研究的主要目的和范围、主要方法及主要结果。

2. 摘要通常为一个段落,具有意义和结构上的相对完整性和独立性。

3. 摘要应精炼地展示论文的要点。

4. 摘要对"研究背景与目的""主要实验方法""结果""结论"等各部分的描述与该部分在论文全文中的比例一致。摘要中各部分时态也与其在论文全文中的基本时态一致。例如:"研究背景与目的"部分的时态与"引言"部分的基本时态一致,为一般现在时。"主要实验方法"部分的时态与"材料与方法"部分的基本时态一致，为过去时。

5. 论文的摘要与标题往往同时被检索到，因此可以使摘要与标题“互补”。摘要应提供标题未能表达的重要信息，使读者第一时间就大致了解论文全文内容。

（四）关键词（Key Words）

关键词通常作为摘要的“附属物”与摘要同时发布。多数 SCI 收录的生物医学杂志要求作者提供 5 个左右的关键词。作者选择关键词时，应从能反映论文主旨和研究范围的单词和短语入手，尽量选用最贴近论文主旨和要点的词。有些杂志要求从 MeSH（Medical Subject Heading）中选择词汇作为关键词。

（五）引言（Introduction）

引言（Introduction）是论文正文的第一部分。引言为读者提供理解论文及其重要性的必要背景知识，指明论文研究的主要问题以及研究的理论依据并阐明研究的目的。

引言表明论文与相关研究的联系，并初步阐明论文的意义和价值，对于读者理解论文具有重要的指导作用。同时，引言对于论文研究的主要问题的界定以及研究目的的阐述为读者提供了把握全文脉络的制高点，便于读者理解材料与方法、结果、讨论等正文后续部分。

引言的写作原则如下。

1. 引言应该是“漏斗形”的，从普遍写到特定：从本研究领域的研究现状概述写到面临的研究热点、难点，再进一步写本研究拟解决的问题和（或）研究的目的。

2. 引言作为论文主体部分的引子，应该力求简短。

3. 引言的基本时态是现在时，因为本部分主要表述相关领域的研究现状。

4. 引言应通过对重要文献的评述体现论文的研究背景，因此本部分应引用能体现本领域研究进展、与论文选题角度密切相关的、重要的、有代表性的文献。

（六）材料与方法（Materials and Methods）

科研论文的基本要义是其结果的可重复性。材料与方法（Materials and Methods）部分的基本功能则是通过对主要实验方法的描述体现论文结果的可重复性。本部分也是科研论文科学性的重要体现，是读者评价科研论文价值的重要依据。

材料与方法部分应遵循以下写作原则：

1. 对实验方法的具体细节加以描述。

2. 基本时态为过去时。

3. 可以根据需要插入图和表，使叙述更为简洁。

4. 用种、属名指代实验中所涉及的动物，例如：*D. melanogaster*（果蝇）。

5. 以研究时的实验顺序依次描述各主要实验，并把相关实验放在一起描述。

6. 二、三级标题（Materials and Methods 为一级标题）的写作应做到：参考拟投杂志的作者须知和范文；二、三级标题使用后应该使本部分所叙述的实验材料和方法更有层次；避免使用三级以上的标题，造成层次过于复杂。

7. 注重细节，体现“三原则”：clear，precise，consistent。“Clear”指表意要明确，对于主要实验材料和方法的描述，应力求明确清楚，为读者提供必要而充分的实验参考。“Precise”指行文要精确，对于重要实验细节的表述，应该精确地定性定量。“Consistent”指对同一个概念的表述要做到通篇一致，包括名称、大小写等的一致。

除了上述原则，动物实验论文的写作还应注意：

1. 实验材料（包括试剂、培养基）和实验动物。通常需说明实验动物的名称、种类、品系、分级、数量、性别、年（月）龄、体重、健康状态、分组方法、每组的例数等相关信息。

2. 研究方法。应包括研究过程、研究人员的培训、仪器设备、测试质量控制，实验动物均衡性的控制。此外还应包括动物疾病检验及诊断标准。一般的研究方法可简单说明，特殊的方法或自行设计的方法应作详细描述。

(七) 结果(Results)

结果部分是科研论文的核心,是对一篇科研论文的主要研究成果的集中展示。本部分上承材料与方法部分,是由其得出的必然结果,下接讨论部分,为作者得出主要结论并提出相应观点做好铺垫。因此,本部分既是科研论文研究价值的基石,又是一个承上启下、使论文写作从“实际”上升到“理论”层面的必要桥梁。

结果部分为读者展示了材料与方法部分所述主要实验得出的主要结果。因此打算参考某论文的实验方法的读者,一定会同时参考其材料与方法和结果部分,从而对自己拟开展的相关实验可能得出的实验结果有所预测。同时,重点关注论文主要结论的读者,也会同时参考结果和讨论部分,以便对该论文的学术价值作出准确的判断。结果部分的写作原则如下:

1. 基本时态为过去时。
2. 提及阴性的实验结果时一般不需要给出具体数据。
3. 利用图和表简化本部分的文字叙述。

除了上述几点基本写作原则,结果的重要组成部分图和表是该部分的一个写作重点和难点,有其相应的写作原则:

1. 插入的图和表应该精选,体现科研论文行文简洁明确的特点。
2. 按照图和表在结果部分出现的顺序分别对其进行编号。
3. 设计图和表时,应使其具有相对的独立性,使读者不必参考正文文字便可理解图和表的内容。
4. 图和表是为作者的观点提供支撑的材料和数据,因此在结果部分正文中提及图和表时,不宜将其作为句子主语。例如:“A significant difference in mouse survival was also seen between mice treated with siRNA-expressing plasmids and controls($P<0.0001$)(Fig. 5)”优于“Fig. 5 shows that a significant difference in mouse survival was also seen between mice treated with siRNA-expressing plasmids and controls($P<0.0001$)”。
5. 表的上方应该有标题,而图注则在图的下方。表的标题或图注都应该言简意赅,用极简的文字提供读者理解表和图所必需的信息。避免结果部分的正文和表、图之间的重复、赘述。
6. 图注是否包含标题以及对实验方法的叙述,应该以其是否必要为选择标准,并参考拟投杂志的作者须知。

(八) 讨论(Discussion)

讨论是在对研究过程和研究结果进行评论的基础上对研究意义和价值的提炼。本部分的作用在于使读者获得对研究意义的理性认识。讨论是论文中一个非常重要的部分。如果说摘要的好坏决定了读者是否选择阅读论文,讨论的成败则决定了杂志编辑或论文评阅人是否同意发表论文。讨论写得成功与否,往往直接决定了论文的命运。

同时,讨论通常也是一篇论文中最难写的部分。讨论的写作失误成为相当多的论文被拒稿的原因。其中最常见的写作失误包括:对研究意义的评述不准确或不到位,过多地罗列实验数据,对研究意义的表述过于冗长。讨论的写作原则如下:

1. 回答引言提出的问题。
2. 对研究涉及的相关问题进行讨论而不要简单地复述上文的内容。
3. 论证实验结果并解释其如何与已发表的相关研究一致或相悖。
4. 清楚地表述由研究结果推导出的结论。
5. 与引言相反,讨论的写作应该是“从特异写到一般”,将研究的个体问题得出的结果放到一个大的领域中去考量,得出具有推广借鉴意义的结论,体现研究的价值。

讨论可以按以下思路进行写作:

1. 用一两个自然段对本研究及主要研究结果进行总结。
2. 分析结果并对其加以解释。
3. 将结果与同类研究的结果加以比较;对文献进行综述,进而将本研究的结果放到该领域的大背景里加以评价。

4. 将本研究的结果进行推广，论述研究结果的潜在价值。

5. 指出本研究的局限性。

6. 阐述本研究的结论。

（九）参考文献（References）

引用参考文献的目的在于反映本研究的科研依据与科研基础，为读者判断本研究的价值提供依据。同时，通过列举他人的相关研究成果，作者为读者提供了可供查阅的原始资料作为开展研究的参考。参考文献常常也是期刊编辑或审稿人借以判断论文价值的一个辅助指标。因此，参考文献的质量影响着论文的质量，必须学会选择及正确列举参考文献。

1. 收录参考文献的原则　参考文献的收录应该有选择性，而不是将作者开展研究和论文写作时阅读的所有文献一一列出。选择参考文献时，应先根据拟投杂志的要求确定参考文献的数量，再据此选择文献。

选择相对重要的文献（例如发表在高水平 SCI 期刊上的文献、第一篇文献、关键文献等）。选择较新的文献，体现本领域的研究进展，而避免选择过于陈旧的文献。避免选择未经同行评议的、尚未公开发表的文献（如学术会议报告、摘要）。引用自己通读过的原始文献，避免因二次引用导致的错误。

2. 参考文献的格式　不同期刊对参考文献的格式有不同的要求，因此应该根据目标期刊的具体要求决定参考文献的格式。一般来讲，生命科学类论文中两种比较常见的文献列录系统是顺序号列录系统（alphabet-number system），或称温哥华系统（Vancouver system），以及姓名年代列录系统（name and year system），或称哈佛系统（Harvard system）。

顺序号列录系统又分为两种情况，一是括号内列入文献序号法，指序号按文献在文中被引用的顺序排列，并放入引用文之后的括号内；二是将顺序号放入括号内，再以上标的格式置于引用文的右上角。按照顺序号列录系统，文末的参考文献列表中文献顺序应按顺序号排列。

姓名年代列录系统无需编号，只是在正文中使用作者姓名和出版年代列录文献，文末的参考文献列表中文献顺序按第一作者姓氏的字母顺序排列。

3. 参考文献中英文杂志名称的缩写　杂志名称的缩写可参考美国国家医学图书馆（NLM）网址：www.nlm.nih.gov/tsd/ serials/lji.html。一般的原则是，只含一个单词的杂志名（如：*Cell*，*Gut*，或 *Memory*）不缩写；对于较长的杂志名称，使用公认的缩写，如 *Annals of Internal Medicine* 缩写为 *Ann Intern Med*，*Journal of Clinical Investigation* 缩写为 *J Clin Invest*，*Archives of Toxicology* 缩写为 *Arch Toxicol*。

第二节　论文撰写的常见问题

Part 2　Common problems in writing

一、题目部分的常见写作问题

（一）题目的写作常见两种极端

一是过于宽泛，例如：RNA interference inhibits virus replication（RNA 干扰抑制病毒复制），这一题目虽然包含了研究的重要结论，但缺乏"实验对象"这一基本要素，也缺乏对主语和宾语的必要限定，表意不清。读者无法从题目了解作者是在研究何种细胞或（和）动物时得出这一结论的，因此无法根据题目对作者的研究进行准确的界定。如果能对实验对象加以说明，将上述题目改为 RNA interference targeting VP1 inhibits foot-and-mouth disease virus replication in BHK-21 cells and suckling mice（在 BHK-21 细胞与乳鼠中，靶向 RNA 干扰的 VP1 可抑制口蹄疫病毒复制），则能为读者提供关于论文的最必要的信息，即实验对象和研究结论，帮助读者依据各自的研究兴趣，判断论文的可读性。二是过于拘泥于细节，即过于特异的题目。如果将该标题再加以限定，试图在题目中罗列出若干表达失调的基因，便会显得"过于特异"。

（二）题目中使用不规范的术语、缩写和首字母缩略词

基于题目的功能，即作为论文中被阅读次数最多、读者量最大的部分，最概要地展示论文的核心内容，

题目必须易于理解,使本领域或相关领域读者不必参照论文其他部分便能理解题目包含的所有信息。因此,通常题目中不应出现缩写和首字母缩略词,以免妨碍读者对题目的快速理解。不能为了追求题目的“简炼”,使题目表意不明确。例如:在题目中应使用RNA interference而不是RNAi。

二、摘要部分的常见写作问题

1. 出现缩写、图表或参考文献。为了便于未通读论文的读者尽快了解摘要提供的全部信息,摘要通常不应包含缩写及首字母缩写,不应出现图或表,也不应该引用参考文献。

2. 出现论文正文中未提及的信息。作为科研论文的提炼和总结,摘要所包含的信息应与论文正文一致。

3. 结构不完整。缺乏对“研究背景与目的”“主要实验方法”“结果”“结论”等重要部分的描述。

三、引言部分的常见写作问题

1. 将引言写成一篇小综述。前文提到,引言应通过对重要文献的评述体现论文的研究背景,因此应适度引用能体现本领域研究进展、与论文选题角度密切相关的、重要的、有代表性的文献。但不宜过度扩充文献综述部分,从而冲淡论文主题。

2. 只引用与自己观点相同的文献。为了体现论文的客观性与全面性,引言中不应忽视与自己的研究观点不一致的文献。

3. 专业术语的缩写应在第一次使用时给出全称,并在括号内给出缩写形式。例如:non-obese diabetic/severe combined immunodeficient(NOD/SCID) mice。引言作为正文的第一部分,许多与研究内容相关的重要术语都会在此首次出现。出现的形式应该是:全称(缩写)。

四、材料与方法部分的常见写作问题

1. 将实验结果写入本部分。

2. 细节阐述不够详细,使读者无法重复试验或怀疑试验的真实性。

3. 统计指标及统计方法应用不当。作者在撰写论文时,对基本的统计指标及方法要加以认真考虑。如果统计学方法应用不当,不仅不能准确地反映科研结果,而且还可能带来错误的结论。对统计知识尚不足的作者应请教生物统计学家,或与生物统计学家合作,特别不能把计数资料指标及计量资料指标混用;对计数资料及计量资料的分析方法也不要搞错。统计资料应当充分应用。统计图表则要应用恰当。直条图、直方图及线图的混用在论文中十分常见,应尽量避免。

五、结果部分的常见写作问题

1. 赘述论文其他部分细节。为使行文更具整体感,本部分可概述其他部分(引言或者材料与方法部分)出现过的要点,但不应赘述细节。

2. 不加选择地罗列原始数据。应列出最能体现实验结果的代表性数据,而不是将实验得出的所有原始数据不加选择地悉数列出。对于实验数据的评论则应该集中在讨论部分。

3. 对实验结果的统计学意义进行表述时,使用诸如highly和nearly之类的程度副词修饰significant。Significant前应避免使用此类副词。

4. 研究结果十分丰富,但阐述混乱。应先将研究结果分类,按结果的层次排列先后,然后予以描述。相近内容的结果放在一起描述,不要分得太远。

六、讨论部分的常见写作问题

1. 大而空的结论,即结论没有相应的数据支撑。

2. 论述结果部分没有列举的研究结果,或提及上文未出现的新术语。

3. 过于简单。一些论文几乎没有多少讨论,这显示作者知识面窄,对问题认识不深。在书写论文前必须要有充足的时间查找及阅读文献，将研究结果与国内外已有结果进行比较，并深入思考，要敢于提出自己的见解，善于分析事物的特点。论文中“讨论”的水平反映论文作者的理论深度。

七、语言表述的常见写作问题

学术论文与文学作品不同，用词应清楚、明晰、简练，通常不加很多修饰词。语句应简单，不用太长的长句及过于复杂的复合句。中国作者在撰写 SCI 论文时常见的语言表述错误包括：时态使用错误、在学术文体中误用俚语或口语表达、冠词（A/An/The）使用错误等。因此，写作时应注意科技英语的表达习惯，避免将母语的表达习惯带入译入语。

第三节　论文撰写的注意事项

Part 3　Points to Note

动物实验研究论文不同于其他医学研究论文，除按照一般医学研究论文撰写的要求外，还有一些特殊的要求，特别是有关实验动物和动物实验的描述方法，描述规范与否在一定程度上影响论文的质量。一般动物实验研究论文中有关实验动物和动物实验描述的主要内容包括：动物种系名称、背景资料、性别、规格、动物实验条件与处理方式。背景资料中应包括动物来源、遗传学分类及微生物质量合格证号和饲养环境合格证号。

一、实验动物种系名称

在动物实验论文中，应准确描述实验动物的品种或品系名称。每一品系动物都对应一个标准的科学名称，每一种动物名称都包涵许多自身特有解剖、生理及对刺激反应敏感性等参数。论文中，动物品系名称未交代或交代不准确，会影响实验的科学性、重复性。同时注意名称规范化，避免使用通俗称谓，如 SD 大鼠不能写成 SD 大白鼠，更不能将 C57BL/6 小鼠写成小白鼠。大白鼠、小白鼠的描述均与学术论文不相符的，也是不准确的俗称。我国昆明种小鼠目前已获国际认可，在描述时应使用“KM 小鼠”来表示。

二、动物来源、遗传学背景及微生物学质量

动物从何处获得，属于遗传学分类（近交系、突变系、封闭群、杂交群）中的哪一类，属于微生物学质量分级（普通级、清洁级、SPF 级、无菌级）中的哪一级，必须在论文中交代清楚。同时，实验者还应叙述其所用各级动物的合格证号码及颁发合格证的单位。例如可以这样描述：50 只清洁级近交系 BALB/c 小鼠，由 XX（单位）提供，动物质量合格证号：苏质字 97001。在交代遗传学背景时，应避免类似于将封闭群日本大耳兔或新西兰兔描述为纯种兔等的概念错误。

三、性别、数量、规格等

应准确描述实验中所用动物的雌雄性别比例、数量、体重、年龄等。

四、动物实验条件

应对动物饲养方式（如饲料种类、营养成分、饲喂方式、饮水方式、饲养密度、笼具与垫料种类）、实验观察环境（如温度、湿度、照度、噪声、环境洁净度）、动物自身的因素（如健康状况）、动物饲养环境的级别以及相应级别的动物实验条件合格证号与颁布单位等，作出尽可能的描述。

五、实验动物的处理

使用麻醉剂的种类、剂量与方法、给药途径与方法、动物的处死方法等在论文撰写中尽可能描述清楚。

（廖荣霞　詹小青）

参考文献

[1] Miksys SL, Cheung C, Gonzalez FJ, et al. Human CYP2D6 and mouse CYP2Ds: organ distribution in a humanized mouse model [J]. Drug Metab Dispos, 2005,(10): 1495-1502.

[2] Zhai C, Yu L, Zhu H, et al. Porcine CTLA4-Ig prolong islet xenografts in rats by down regulating the direct pathway of T-cell activation [J]. Xenotransplantation, 2011, 18(3): 40-45.

[3] 廖荣霞. 英文 SCI 生物医学论文写作教程[M]. 北京:科学出版社, 2012.

[4] Thomas Allen Lang. How to Write, Publish, and Present in the Health Sciences: A Guide for Physicians and Laboratory Researchers[M]. Philadelphia: American College of Physicians, 2009.

[5] Chen WZ, Yan WY, Du QY. RNA interference targeting VP1 inhibits foot-and-mouth disease virus replication in BHK-21 cells and suckling mice [J]. J Virol, 2004, (13): 6900-6907.

[6] 刘学旭, 丁运萍. 国内口腔医学杂志动物实验论文中某些基本参数的书写规范化的统计分析[J]. 实验动物科学, 2008, 25(3): 65-67.

[7] 王关嵩, 钱桂生. 研究论文应当重视实验动物应用状况的描述[J]. 中华内科杂志, 1998, 37(4): 220-221.

[8] 寇静波, 李萍. 实验动物标准化与科研论文的关系[J]. 中华医学科研管理杂志, 2000, 13(3): 169.

(周晓杨 整理编辑)

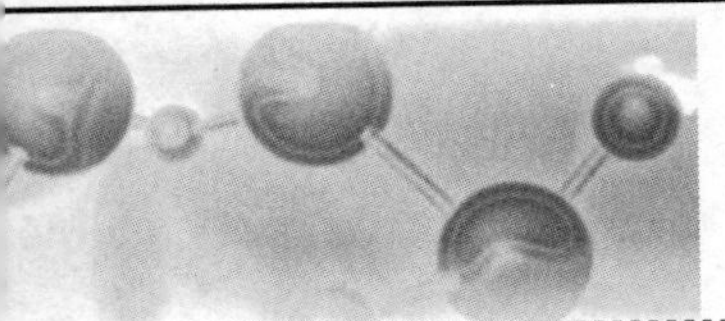

附　录

附录 1　数据库与生物信息检索

一、实验动物信息资源网站

(一) 国内实验动物信息资源网站

1. 国家实验动物种子中心

国家实验动物种子中心主要开展实验动物种质资源的收集、整合、保存，并开展标准化研究，建立种质资源生物学特性数据库，以实现种质资源的共享。

(1) 国家啮齿类实验动物种子中心(北京)

网址：http://www.nicpbp.org.cn/sydw

(2) 国家啮齿类实验动物种子中心(上海)

网址：http://www.slaccas.com

(3) 国家遗传工程小鼠资源库

网址：http://www.nrcmm.cn/

(4) 国家实验小型猪种质资源中心

网址：http://www.iascaas.net.cn

(5) 国家实验用 Beagle 犬种子中心

网址：http://www.gzpiri.com

2. 中国科学院动物研究所

网址：http://www.ioz.ac.cn

3. 中国科学院昆明动物研究所

网址：http://www.kiz.ac.cn

4. 国家实验动物许可证管理信息系统

网址：http://xkz.lascn.com

5. 中国实验动物信息网

网址：http://www.lascn.net

6. 中国医学科学院医学实验动物研究所

网址：http://www.cnilas.org

7. 北京实验动物信息网

网址：http://www.baola.org

8. 北京实验动物研究中心

网址：http://www.blarc.com.cn

9. 上海市实验动物资源信息网

网址：http://www.la-res.cn

10. 黑龙江省科研条件平台

网址：http://kytj.hljkj.cn

11. 吉林省实验动物信息服务平台

网址:http://www.jlla.org.cn

12. 辽宁省实验动物公共服务平台

网址:http://las.lninfo.gov.cn

13. 陕西省实验动物信息网

网址:http://sydwjczx.snstd.gov.cn

14. 实验动物在线(四川)

网址:http://www.sydw.net

15. 河北省实验动物中心

网址:http://shijiazhuang060738.11467.com/

16. 江苏实验动物管理

网址:http://www.jsdw.org

17. 湖北实验动物公共服务平台

网址:http://www.hbsydw.org

18. 湖南省实验动物公共服务平台

网址:http://sydw.hnst.gov.cn/

19. 浙江省实验动物公共服务平台

网址:http://www.sydw.zj.cn

20. 福建实验动物信息网

网址:http://www.fjlas.com

21. 广东省实验动物信息网

网址:http://www.labagd.com

22. 广东省医学实验动物中心

网址:http://www.gdmlac.com.cn

23. 国家自然科技资源平台 - 实验动物资源库

网址:http://www.lasdr.cn/index.jsp

24. 中国食品药品检定研究院

网址:http://www.nifdc.org.cn

(二)国外实验动物信息资源网站

1. The Jackson Laboratory

名称:美国杰克逊研究所

网址:http://www.jax.org

2. Roslin Institute

名称:英国罗斯林研究所

网址:http://www.roslin.ed.ac.uk/

3. Sanger Institute

名称:(英国)桑格研究所

网址:http://www.sanger.ac.uk/

4. Broad Institute(Broad Institute of MIT and Harvard)

名称:美国哈佛 / 麻省理工大学布劳德研究所

网址:http://www.broadinstitute.org/

5. ILAR(Institute for Laboratory Animal Research)

名称:实验动物资源研究所(美国)

网址:http://dels.nas.edu/ilar_n/ilarhome

6. Charles river Laboratory
名称:查理士河实验室
网址:http://www.criver.com
7. Harlan Laboratories
名称:哈兰实验室
网址:http://www.harlan.com
8. Taconic Farms, Inc
名称:美国 Taconic 公司
网址:http://www.taconic.com
9. Harwell Medical Research Council
名称:(英国)哈威尔医学研究委员会
网址:http://www.mrc.ac.uk/
10. MMRRC(Mutant Mouse Regional Resource Centers)
名称:突变小鼠地区资源中心
网址:http://www.mmrrc.org
11. EMMA(European Mouse Mutant Archive)
名称:欧洲小鼠突变资源网
网址:http://strains.emmanet.org/
12. MMHCC(Mouse Models of Human Cancer Consortium)
名称:人类癌症小鼠模型联合会
网址:http://mouse.ncifcrf.gov
13. Rodentia(the Whole Mouse Catalog)
名称:小鼠资源目录
网址:http://www.rodentia.com
14. 日本京都大学医学院实验动物研究所
网址:http://www.anim.med.kyoto-u.ac.jp/
15. 日本东北大学实验动物研究中心
网址:http://www.clar.med.tohoku.ac.jp/
16. 日本熊本大学生命资源分析与发展研究所
网址:http://www.kumamoto-u.ac.jp/e/aboutKU/center/irda.html
17. 日本大阪大学医学研究生院实验动物科学研究所
网址:http://www.med.osaka-u.ac.jp/eng/sisetu/e_doubutu.html
18. 日本长崎大学比较医学中心
网址:http://www.med.nagasaki-u.ac.jp/frontier
19. 美国实验动物科学技术协会(AALAS)
网址:http://www.aalas.org
20. 英国实验动物科学协会(LASA)
网址:http://www.lasa.co.uk/
21. 加拿大实验动物科学协会(CALAS)
网址:http://www.calas-acsal.org/
22. 国际实验动物评估和认可管理委员会(AAALAC)
网址:http://www.aaalac.org/
23. 实验动物管理协会(LAMA)
网址:http://www.animalvillage.com/lama/

24. 澳大利亚和新西兰研究和教学动物管理委员会(ANZCCART)

网址:http://www.adelaide.edu.au/ANZCCART/

25. 医学实验中动物替代基金会(FRAME)

网址:http://www.frame-uk.demon.co.uk/

26. 动物福利大学联合会(UFAW)

网址:http://www.users.dircon.co.uk/

27. 动物行为研究协会(ASAB)

网址:http://www.hbuk.co.uk/akpasab/

28. 英国实验动物兽医协会(BLAVA)

网址:http://www.blava.org.uk/

29. 日本实验动物研究所(IEXAS)

网址:http://hayato.med.osaka.ac.jp/index/iexasl.html

30. 国际实验动物科学委员会(ICLAS)

网址:http://www.iclas.org

二、生物信息数据库及其网址

(一) 核酸结构序列数据库

GenBank、EMBL 和 DDBJ 是国际上三大主要核酸序列数据库。1988 年,GenBank、EMBL 与 DDBJ 共同成立了国际核酸序列联合数据库中心,建立了合作关系。根据协议,这三个数据库分别收集所在区域的有关实验室和测序机构所发布的核酸序列信息,并共享收集到的数据,每天交换各自数据库新建立的序列记录,以保证这三个数据库序列信息的完整性。

1. GenBank

名称:NCBI 核苷酸序列数据库

网址:http://www.ncbi.nlm.nih.gov/Genbank/

2. UinGene(UniGene Resources)

名称:面向基因聚类数据库

网址:http://www.ncbi.nlm.nih.gov/UniGene/

3. EMBL(European Molecular Biology Laboratory)

名称:欧洲核苷酸序列数据库

网址:http://www.embl.org 或 http://www.ebi.ac.uk

4. DDBJ(DNA Data Bank of Japan)

名称:日本 DNA 数据库

网址:http://www.ddbj.nig.ac.jp

5. dbEST(Database of “Expressed Sequence Tags”)

名称:表达序列标记数据库

网址:http://www.ncbi.nlm.nih.gov/dbEST

6. dbSTS(Database of “Sequence Tagged Sites”)

名称:序列标记位点数据库

网址:http://www.ncbi.nlm.nih.gov/dbSTS

7. IMGT(the international ImMunoGeneTics information system)

名称:国际免疫遗传学信息系统数据库

网址:http://www.imgt.org 或 http://www.ebi.ac.uk/imgt

8. EPD(Eukaryotic Promotor Database)

名称:真核生物启动子数据库

网址:http://www.epd.isb-sib.ch

9. TransFac(Transcription Factor Dabase)

名称:基因调控转录因子数据库

网址:http://www.gene-regulation.com/

10. TRRD(transcription regulatory regions Dabase)

名称:转录调控区域数据库

网址:http://wwwmgs.bionet.nsc.ru/mgs/gnw/trrd/

11. dbSNP(Single Nucleotide Polymorphism database)

名称:单核苷酸多态性数据库

网址:http://www.ncbi.nlm.nih.gov/SNP

12. Transterm database

名称:mRNA 序列和翻译调控元件数据库

网址:http://mrna.otago.ac.nz/

13. UTRdb(5' and 3' untranslated regions of eukaryotic mRNAs)

名称:真核生物 mRNA 5' 和 3' 端非翻译区序列和功能元件数据库

网址:http://utrdb.ba.itb.cnr.it/

14. RDP-Ⅱ(Ribosomal Database Project)

名称:核糖体数据库计划

网址:http://rdp.cme.msu.edu

15. Biosino

名称:中国生物信息

网址:http://www.biosino.org

(二) 蛋白质数据库

1. SWISS-PROT 蛋白质数据库

网址:http://www.expasy.org/sprot

2. PIR-PSD(Protein Information Resource -International Protein Sequence Database)

名称:国际蛋白质信息资源 - 序列数据库

网址:http://pir.georgetown.edu

3. TREMBL 数据库

网址:http://www.ebi.ac.uk/trembl/index.html

4. PRINTS- 蛋白家族指纹数据库

网址:http://www.bioinf.man.ac.uk/dbbrowser/bioactivity/protein2frm.html

5. PROSITE(Database of protein domains,families and functional sites)

名称:蛋白质功能位点数据库

网址:http://www.expasy.org/prosite

6. Pfam- 蛋白质序列家族数据库

网址:http://www.sanger.ac.uk/Software/Pfam

7. PDB(Protein Data Bank)

名称:蛋白质结构数据库

网址:http://www.rcsb.org/pdb/home/home.do

8. MMDB(Molecular Modeling Database)-Entrez 的蛋白质三维结构数据库

网址:http://www.ncbi.nlm.nih.gov/Structure/MMDB/mmdb.shtml

9. DSSP(Database of Secondary Structure of Protein)

名称:蛋白质二级结构数据库 DSSP

网址:http://swift.cmbi.ru.nl/gv/dssp/

10. SCOP(Structural Classification of Proteins)

名称:蛋白质结构分类数据库

网址:http://scop.mrc-lmb.cam.ac.uk/scop/

11. CATH(Class ,Architecture ,Topology and Homologous superfamily)

名称:蛋白质分类数据库

网址:http://www.cathdb.info/

12. HSSP(Homelogy-Derived Secondary Structure of Protein)

名称:蛋白质同源序列比对数据库

网址:http://www.sander.embl-heidelberg.de/hssp/

13. COGs(Clusters of Orthologous Groups of proteins)

名称:蛋白质直系同源簇数据库

网址:http://www.ncbi.nlm.nih.gov/COG/

14. DIP 数据库(Database of Interacting Proteins)

名称:蛋白质相互作用数据库

网址:http://dip.doe-mbi.ucla.edu/dip/Main.cgi

15. PANTHER(Protein Analysis Through Evolutionary Relationships)

名称:生物进化蛋白质关系分析库

网址:http://www.pantherdb.org/

16. ENZYME nomenclature database

名称:酶学数据库

网址:http://www.expasy.org/enzyme/ 或 http://www.expasy.ch/enzyme/

17. MEROPS(the peptidase database)

名称:肽酶数据库

网址:http://merops.sanger.ac.uk/

(三) 基因组数据库

基因组数据库是分子生物信息数据库的重要组成部分,内容丰富、名目繁多、格式不一。基因组数据库的主体是模式生物基因组数据库,其中最主要的是各种人类基因组数据库,其次是小鼠、河豚、拟南芥、线虫、果蝇、酵母、大肠埃希菌等各种模式生物基因组数据库。此外,基因信息资源还包括染色体、基因突变、遗传疾病、分类学、比较基因组、基因调控和表达、放射杂交。

1. Genome database-GDB

名称:基因组数据库

网址:http://www.gdb.org

2. NCBI Genome Assemblies and Resources

名称:基因组大会与资源数据库

网址:http://www.ncbi.nlm.nih.gov/genome

3. GSDB(Genome Sequence Data Base)

名称:基因组序列数据库

网址:http://www.ncgr.org

4. The Institute for Genomic Research,TIGR

名称:美国基因组研究所数据库

网址:http://www.jcvi.org 或 http://www.tigr.org/

5. KEGG(Kyoto Encyclopedia of Genes and Genomes)

名称:京都基因和基因组百科全书

网址:http://www.genome.jp/kegg

6. GOLD(Genomes Online Database)

名称:基因组在线数据库

网址:http://genomesonline.org

7. ArkDB(genome databases for farmed and other animals)

名称:养殖及其他动物基因组数据库

网址:http://www.thearkdb.org

8. Livestock Genome Research Projects

名称:(美国)家畜基因研究计划

网址:http://www.animalgenome.org

9. VEGA(Vertebrate Genome Annotation)

名称:脊椎动物基因组注释

网址:http://vega.sanger.ac.uk

10. IGTC(International Gene Trap Consortium)

名称:国际基因陷阱联盟

网址:http://www.genetrap.org

11. Gene Trap Resource

名称:基因陷阱资源

网址:http://www.cmhd.ca

12. HGSC(human genome sequencing center)

名称:人类基因组测序中心项目

网址:http://www.hgsc.bcm.tmc.edu

13. ACeDB(AC.elegans DataBase)

名称:线虫基因组数据库

网址:http://www.acedb.org

14. EUMORPHIA(European Union Mouse Research for Public Health and Industrial Applications)

名称:欧盟公共卫生和工业应用小鼠研究项目

网址:http://www.eumorphia.org

15. MGI(Mouse Genome Informatics)

名称:小鼠基因组信息学

网址:http://www.informatics.jax.org

16. GXD(Gene Expression Database)

名称:(小鼠)基因表达数据库

网址:http://www.informatics.jax.org/mgihome/GXD/aboutGXD.shtml

17. MTB(Mouse Tumor Biology Database)

名称:小鼠肿瘤生物学数据库

网址:http://tumor.informatics.jax.org

18. Mouse Mutant Resource

名称:小鼠突变资源数据库

网址:http://mousemutant.jax.org

19. MPD(Mouse Phenome Database)

名称:小鼠表型数据库

网址:http://www.jax.org/phenome

20. IMR（Induce Mutant Resource）
名称：诱发突变资源库
网址：http://www.jax.org/imr
21. IMSR（International Mouse Strain Resource）
名称：国际小鼠品系资源库
网址：http://www.findmice.org
22. MGD（Mouse Genome Database）
名称：小鼠基因组数据库
网址：http://www.nervenet.org/main/dictionary.html
23. MICER（Mouse Genomics）
名称：诱导突变插入和染色体工程资源库（MICER）
网址：http://www.sanger.ac.uk/PostGenomics/mousegenomics/
24. ORNL（Mutant Mouse Database）
名称：ORNL 突变小鼠数据库
网址：http://mouse.ornl.gov/mmdb
25. Ensembl Mouse
名称：小鼠基因组序列数据库
网址：http://www.ensembl.org/
26. Mouse Genome Resources
名称：小鼠基因组资源库
网址：http://www.ncbi.nlm.nih.gov/genome/guide/mouse/
27. NIH Mouse Initiatives Web site
名称：NIH 小鼠研究计划
网址：http://www.nih.gov/science/models/mouse/
28. GMC（German Mouse Clinic）
名称：小鼠突变表型数据库
网址：http://www.gsf.de 或 http://www.helmholtz-muenchen.de
29. Mouse SNP Database
名称：小鼠 SNP 数据库
网址：http://mousesnp.roche.com/
30. NCI Mouse repository
名称：美国国立癌症研究所小鼠资源库
网址：http://resresources.nci.nih.gov/
31. CMMR（Canadian Mouse Mutant Repository）
名称：加拿大小鼠突变资源库
网址：http://www.cmmr.ca
32. RGD（Rat Genome Database）
名称：大鼠基因组数据库
网址：http://rgd.mcw.edu
33. Rat Genome Resources
名称：大鼠基因组资源库
网址：http://www.ncbi.nlm.nih.gov/genome/guide/rat
34. NIH Rat genomics and genetics
名称：大鼠基因组和遗传学数据库

网址：http://www.nih.gov/science/models/rat

35. Genetic maps of the Rat genome

名称：大鼠基因组遗传图谱

网址：http://www.broadinstitute.org/rat/public/index_main.html

36. RatMap（Rat Genome Database）

名称：大鼠基因组数据库

网址：http://ratmap.gen.gu.se/

37. Dog genome project

名称：犬基因组计划

网址：http://research.nhgri.nih.gov/dog_genome/

（四）菌种细胞库

1. 世界菌种保藏联盟（WFCC）世界微生物数据中心（WDCM）

全称：WFCC World Data Center for Microorganisms

网址：http://www.wfcc.info/wdcmdb/ 或 http://wdcm.nig.ac.jp

2. 中国微生物菌种保藏管理委员会（CCCCM）

英文全称：China Committee for Culture Collection of Microorganisms

网址：http://www.im.ac.cn/database/aboutccccmc.html

3. 中国典型培养物保藏中心（CCTCC）

英文全称：China Center for Type Culture Collection

网址：http://www.cctcc.org

4. 中国科学院细胞库 / 干细胞库

英文全称：Cell/Stem Cell Bank of Chinese Academy of Sciences

网址：http://www.cellbank.org.cn/

5. 中国台湾生物资源保存及研究中心（BCRC）

英文全称：Bioresource Collection and Research Centre

网址：http://www.bcrc.firdi.org.tw/

6. 日本技术评价研究所生物资源中心（NBRC）

英文全称：NITE Biological Resource Center

网址：http://www.nite.go.jp/nbrc/

7. 韩国典型菌种保藏中心（KCTC）

英文全称：Korean Collection for Type Cultures

网址：http://www.brc.re.kr

8. 美国菌种（细胞）保藏中心（ATCC）

全称：The American Type Culture Collection

网址：http://www.atcc.org

9. 美国农业研究菌种保藏中心（NRRL）

全称：Agricultural Research Service Culture Collection

网址：http://nrrl.ncaur.usda.gov/

10. 英国国家菌种保藏中心（UKNCC）

全称：The United Kingdom National Culture Collection

网址：http://www.ukncc.co.uk

11. 英国食品工业与海洋细菌菌种保藏中心（NCIMB）

全称：National Collections of Industrial，Food and Marine Bacterial

网址：http://www.cabri.org

12. 荷兰微生物菌种保藏中心(CBS)
全称:Centraalbureauvoor Schimmelcultures
网址:http://www.cbs.knaw.nl
13. 德国微生物菌种保藏中心(DSMZ)
全称:Deutsche Sammlung von Mikroorganismen und Zellkulturen
网址:http://www.dsmz.de
14. 比利时标准生物品收藏中心(BCCM)
全称:Belgian Co-ordinated Collections of Micro-organisms
网址:http://bccm.belspo.be
15. 新西兰环境科学研究所医学部微生物保藏中心(ESR)
全称:Institute of Environmental Science &Research Limited(ESR)
网址:http://www.esr.cri.nz/
16. 全俄微生物菌种保藏中心(VKM)
全称:All-Russian Collection of Microorganisms-VKM
网址:http://www.vkm.ru/

三、国内外实验动物与比较医学期刊索引

(一) 国内期刊索引

1. 中国实验动物学报(Acta Laboratorium Animalis Scientia Sinica)
2. 中国比较医学杂志(Chinese Journal of Comparative Medicine)
3. 实验动物与比较医学(Laboratory Animal and Comparative Medicine)
4. 实验动物科学(Laboratory Animal Science)
5. 动物医学进展(Progress in Veterinary Medicine)
6. 动物学杂志(Chinese Journal of Zoology)
7. 动物营养学报(Acta Zoonutrimenta Sinica)
8. 医学动物防制(Chinese Journal of Pest Control)
9. 动物学研究(Zoological Research)
10. 动物学报(Acta Zoologica Sinica)
11. 动物分类学报(Acta Zootaxonomica Sinica)

(二) 国外期刊索引

1. LAB ANIM-UK(Laboratory Animals-UK)
2. Lab Anim(Laboratory Animals-AM)
3. EXP ANIM TOKYO(Experimental Animals)
4. ILAR Journal
5. JAALAS(Journal of the American Association for Laboratory Animal Science)
6. CONTEMP TOP LAB ANIM(Contemporary topics in Laboratory Animal Science)
7. Comparative Med(Comparative Medicine)
8. J Comp Pathol(Journal of Comparative Pathology)
9. SCAND J LAB ANIM SCI(Scandinavian Journal of Laboratory Animal Science)
10. Anim Welfare(Animal Welfare Journal)
11. ATLA(Alternatives to Laboratory Animals)
12. JAAWS(Journal of Applied Animal Welfare Science)
13. Primates

四、重要实验动物供应机构及其网址

(一) 国外重要实验动物供应机构

1. B&K Universal Ltd.(邦凯环球有限公司)

网址:http://www.bku.com

2. Charles River Laboratories,Inc.(查尔斯河或查理士河实验室)

网址:http://www.criver.com

3. Harlan Sprague Dawley,Inc.(哈兰实验室)

网址:http://www.harlan.com

4. The Jackson Laboratory(杰克逊实验室)

网址:http://www.jax.org

5. Taconis Farms,Inc.(塔康农场公司)

网址:http://www.taconic.com

6. Ozgene Pty,Ltd.(厄兹根私人有限公司)

网址:http://www.ozgene.com

7. Hilltop Lab Animals,Inc.(显达实验动物公司)

网址:http://hilltoplabs.com

8. Marshall BioResources(马歇尔生物资源)

网址:http://www.marshallbioresources.com

9. Simnonsen Laboratories,Inc.(西蒙森实验室)

网址:http://www.simlab.com

10. Covance Research Products,CRP Inc.(科文斯研究产品公司)

网址:http://www.crpinc.com 或 http://www.covance.com

11. Cedar River Laboratories(雪松河实验室)

网址:http://www.cedarriverlaboratories.com

12. Alpha Genesis Inc(阿尔法创世纪公司)

网址:http://www.alphagenesisinc.com

13. Lab Products(实验室产品公司)

网址:http://www.labproductsinc.com

(二) 中国国家实验动物种子中心

1. 国家啮齿类实验动物种子中心

英文全称:National Resource Center for Rodent Laboratory Animal

网址:http://www.nicpbp.org.cn

2. 国家啮齿类实验动物种子中心上海分中心

英文全称:National Rodent Laboratory Animal Resources,Shanghai Branch.NLARSH

网址:http://www.slaccas.com

3. 国家遗传工程小鼠资源库

英文全称:National Resource Center for Mutant Mice

网址:http://www.nrcmm.cn

五、文献数据库

目前国内外没有实验动物学专题文献数据库,相关研究文献散在于其他生物医学刊物中,因此查找实验动物学研究热点及前沿课题,主要通过 PubMed,BIOSIS Preview,Embase.com 和 CBM 等综合性生命科学与医学文献数据库检索。

(一) PubMed(http://www.ncbi.nlm.nih.gov/PubMed/)

PubMed 是由美国国立医学图书馆生物信息技术中心(National Center for Biotechnology Information, NCBI)开发和维护的基于 Web 的生物医学文献检索系统。该系统于 1997 年开始使用,收录了 80 多个国家和地区的 5000 多种生物医学及相关学科期刊,累计 1950 年至今的 1500 多万篇文献。NCBI 与多家出版商达成协议,出版商在期刊出版之前或在期刊出版的同时,就将期刊论文题录信息提供给 PubMed,通过部分文献链接可到达出版商的网站,获取相应期刊的全文。

PubMed 目前收录了有关动物实验方面文献 60 多万篇,实验动物学的许多核心期刊如 Comparative medicine、Experimental Animals、Laboratory Animals 等均被收录。

(二) BIOSIS Preview

BIOSIS Previews,简称 BP,是由美国生物科学信息服务社(BIOSIS)开发的世界上最大的有关生命科学的文摘和索引数据库。该数据库包括《生物学文摘》(Biological Abstracts),《生物学文摘/综述、报告和会议》(Biological Abstracts/RRM),以及生物研究索引《BioResearch Index》的内容,收录世界上 100 多个国家和地区的 5500 多种期刊和 1650 多个会议的会议记录和报告,以及生命科学方面的图书、专利、软件等信息。收录范围广泛,涵盖所有生命科学内容,数据每个月更新,每年大约增加 50 万条记录。与 PubMed 报道内容偏重临床比较,BP 更偏重于基础和理论研究的报道。国内院校使用的 BP 数据库主要有 ISI 公司和 OVID 公司两种检索平台。

(三) Embase.com

Embase 是由 Elsevier 公司开发的世界上著名的荷兰《医学文摘》(Excerpta Medica)数据库,收录了自 1974 年以来世界上 70 多个国家和地区出版的 5000 多种期刊上发表的 1100 万条生物医学和药学信息。与 PubMed 主要收录北美地区的信息,以临床医学、牙科学、护理学信息为主不同,Embase 主要收录欧洲和亚洲地区的生物医学信息,因此 Embase 和 PubMed 有很好的互补性。各种疾病和药物信息的检索是 Embase 的重要特色。

Embase.com 是 Elsevier 公司于 2003 年推出的基于网络的数据检索服务。Embase.com 将 Embase 自 1974 年以来的 1100 多万条生物医学记录与 700 多万条独特的 MEDLINE(1966 年以来)的记录相结合,囊括了 70 多个国家/地区出版的 7000 多种刊物,1800 多万条 EMBASE 和 MEDLINE 文献记录,且无重复。每日添加 2000 多条记录,每年添加 60 多万条记录,具有强大的疾病检索和药物检索功能。独有的 EMTREE 主题词表,覆盖所有 MeSH 术语。系统覆盖各种疾病和药物信息,尤其涵盖了大量欧洲和亚洲医学刊物,是其他同类型数据库所无法匹敌的,从而真正满足生物医学领域用户对信息全面性的需求。

(四) 中国生物医学文献数据库(CBM)

中国生物医学文献数据库(CBM)是中国医学科学院医学信息研究所开发研制的生物医学文献数据库。该数据库收录了 1978 年以来 1600 多种中国生物医学期刊以及汇编、会议论文的文献题录,总计 350 余万条记录,年增长量约 40 万条。学科范围涉及基础医学、临床医学、预防医学、药学、口腔医学、中医药学、实验动物学等生物医学的各领域。目前收录有关动物实验方面的文献约 7 万篇,以《实验动物与比较医学》《实验动物科学》《中国比较医学杂志》为首,约占全部文献的 27%,其他大量相关文献则散在于其他刊物中。

(王亮　王靖宇　武海东)

(周晓杨　整理编辑)

附录 2　实验动物与比较医学常用数据

一、实验动物环境条件与管理数据

附表 2-1　实验动物生产间的环境技术指标

项目	指标								
	小鼠、大鼠		豚鼠、地鼠			犬、猴、猫、兔、小型猪			鸡
	屏障环境	隔离环境	普通环境	屏障环境	隔离环境	普通环境	屏障环境	隔离环境	屏障环境
温度 /℃	20~26		18~29	20~26		16~28	20~26		16~28
最大日温差 /℃ ≤	4								
相对温度 /%	40~70								
最小换气次数 /（次 /h） ≥	15[a]	20	8[b]	15[a]	20	8[b]	15[a]	20	—
动物笼具处气流速度 /（m/s） ≤	0.20								
相通区域的最小静压差 /Pa ≥	10	50[c]	—	10	50[c]	—	10	50[c]	10
空气洁净度 / 级	7	5 或 7[d]	—	7	5 或 7[d]	—	7	5 或 7[d]	5 或 7
沉降菌最大平均浓度 /（CFU/0.5・Φ90mm 平皿） ≤	3	无检出	—	3	无检出	—	3	无检出	3
氨浓度/（mg/m^3） ≤	14								
噪声 /dB（A） ≤	60								
照度 /（lx） 最低工作照度 ≥	200								
照度 /（lx） 动物照度	15~20					100~200			5~10
昼夜明暗交替时间 /h	12/12 或 10/14								

注 1：表中—表示不做要求。
注 2：表中氨浓度指标为动态指标。
注 3：普通环境的温度、湿度和换气次数指标为参考值，可在此范围内根据实际需要适当选用，但应控制日温差。
注 4：温度、相对湿度、压差是日常性检测指标；日温差、噪声、气流速度、照度、氨气浓度为监督性检测指标；空气洁净度、换气次数、沉降菌最大平均浓度、昼夜明暗交替时间为必要时检测指标。
注 5：静态检测除氨浓度外的所有指标，动态检测日常性检测指标和监督性检测指标，设施设备调试和 / 或更换过滤器后检测必要检测指标。

[a] 为降低耗能，非工作时间可降低换气次数，但不应低于 10 次 / 小时。
[b] 可根据动物种类和饲养密度适当增加。
[c] 指隔离设备内外静压差。
[d] 根据设备的要求选择参数。用于饲养无菌动物和免疫缺陷动物时，洁净度应达到 5 级。

引自：GB 14925—2010 实验动物　环境及设施

附表 2-2　动物实验间的环境技术指标

项目	指标								
	小鼠、大鼠		豚鼠、地鼠			犬、猴、猫、兔、小型猪			鸡
	屏障环境	隔离环境	普通环境	屏障环境	隔离环境	普通环境	屏障环境	隔离环境	隔离环境
温度 /℃	20~26		18~29	20~26		16~26	20~26		16~26
最大日温差 /℃ ≤	4								
相对温度 /%	40~70								
最小换气次数 /（次 /h） ≥	15[a]	20	8[b]	15[a]	20	8[b]	15[a]	20	—
动物笼具处气流速度 /（m/s） ≤	0.20								
相通区域的最小静压差 /Pa ≥	10	50[c]	—	10	50[c]	—	10	50[c]	50[c]
空气洁净度 / 级	7	5 或 7[d]	—	7	5 或 7[d]	—	7	5 或 7[d]	5
沉降菌最大平均浓度 /（CFU/0.5·Φ90mm 平皿） ≤	3	无检出	—	3	无检出	—	3	无检出	无检出
氨浓度 /（mg/m³） ≤	14								
噪声 /dB（A） ≤	60								
照度 /（lx） 最低工作照度 ≥	200								
照度 /（lx） 动物照度	15~20					100~200			5~10
昼夜明暗交替时间 /h	12/12 或 10/14								

注 1：表中—表示不做要求。

注 2：表中氨浓度指标为动态指标。

注 3：温度、相对湿度、压差是日常性检测指标；日温差、噪声、气流速度、照度、氨气浓度为监督性检测指标；空气洁净度、换气次数、沉降菌最大平均浓度、昼夜明暗交替时间为必要时检测指标。

注 4：静态检测除氨浓度外的所有指标，动态检测日常性检测指标和监督性检测指标，设施设备调试和 / 或更换过滤器后检测必要检测指标。

[a] 为降低耗能，非工作时间可降低换气次数，但不应低于 10 次 / 小时。

[b] 可根据动物种类和饲养密度适当增加。

[c] 指隔离设备内外静压差。

[d] 根据设备的要求选择参数。用于饲养无菌动物和免疫缺陷动物时，洁净度应达到 5 级。

引自：GB 14925—2010 实验动物 环境及设施

附表 2-3　实验动物所需居所最小空间

项目	小鼠			大鼠			豚鼠		
	<20g 单养时	>20g 单养时	群养（窝）时	<150g 单养时	>150g 单养时	群养（窝）时	<350g 单养时	>350g 单养时	群养（窝）时
底板面积 / ㎡	0.0067	0.0092	0.042	0.04	0.06	0.09	0.03	0.065	0.76
笼内高度 /m	0.13	0.13	0.13	0.18	0.18	0.18	0.18	0.21	0.21

项目	地鼠			猫		猪		鸡	
	<100g 单养时	>100g 单养时	群养（窝）时	<2.5kg 单养时	>2.5kg 单养时	<20kg 单养时	>20kg 单养时	<2kg 单养时	>2kg 单养时
底板面积 / ㎡	0.01	0.012	0.08	0.28	0.37	0.96	1.2	0.12	0.15
笼内高度 /m		0.18		0.76（栖木）		0.6	0.8	0.4	0.6

项目	兔			犬			猴		
	<2.5kg 单养时	>2.5kg 单养时	群养（窝）时	<10kg 单养时	10~20kg 单养时	>20kg 单养时	<4kg 单养时	4~8kg 单养时	>8kg 单养时
底板面积 / ㎡	0.18	0.2	0.42	0.6	1	1.5	0.5	0.6	0.9
笼内高度 /m	0.35	0.4	0.4	0.8	0.9	1.1	0.8	0.85	1.1

引自：GB 14925—2010 实验动物 环境及设施

附表 2-4　各种实验动物的代谢量和换气量

动物	体重（g）	代谢量（与人等价动物数）	保持良好空气状态所需（只）	
			气流（m^3）	换气量（m^3/h）
小鼠	21	672	0.085	0.85
大鼠	200	110	0.113	1.27
	400	73	—	—
金黄地鼠	—	—	0.226	2.54
豚鼠	410	70	0.170	1.70
兔	2600	21	0.283	3.20
犬	14 000	5	4.25	47.20
猫	3000	16	1.00	17.00
猴	—	16	—	—

引自：施新猷．现代医用实验动物学．北京：人民军医出版社，2000

附表 2-5　不同种动物饲养室与排气口中恶臭物质种类与含量

动物种别		小鼠	大鼠	兔	犬	猫	猴	总排气口
面积（㎡）		9.6	21.6	86.4	21.6	21.6	14.4	n=7
收容只数		340	280	205	24	15	19	
恶臭物质	氨气（ppm）	9.6	1.8	26.7	24.7	15.0	23.7	2.5±0.7
	甲基硫醇（ppb）	0.1	0.1	0.1	2.6	1.7	0.8	0.07
	硫化氢（ppb）	0.1	0.5	0.4	3.7	7.5	3.4	0.45±0.19
	硫化甲基（ppb）	0.2	0.2	0.6	1.6	0.8	0.3	0.06
	三甲胺（ppb）	未检出	未检出	—	—	—	—	—
	苯乙烯（ppb）	未检出	未检出	—	—	—	—	—
	乙醛（ppb）	未检出	未检出	未检出	未检出	未检出	未检出	未检出
	二硫化甲基（ppb）	未检出	未检出	未检出	0.6	0.4	未检出	未检出

注：周一清扫前测定。各室温度均为 22℃±2℃，湿度均为 50%±10%，换气次数均为 10 次 / 小时，各数值取 3 次的平均值；—：未测定

引自：施新猷．现代医用实验动物学．北京：人民军医出版社，2000

附表 2-6 实验动物饲料、饮水要求量和排便排尿量

动物种类	饲料消耗量(g/d)	饮水要求量(ml/d)	排便量 g/d	排尿量 ml/d	发热量(kJ/h)
猕猴	113~907(100~300)	200~950(450)	110~300	110~550	1.06~3.26
马	7.7~16.3kg	19~45.4L	11.3~22.7	1.9~11.4L	8.97~12.24
牛	7.3~12.7kg	38~53L	27.2~40.8	11.4~19.0L	13.05
猪	1.8~3.6kg	3.8~5.7L	2.7~3.2	1.9~3.8L	
山羊	0.7~4.5kg	1~4L	1.4~2.7	0.7~2.0L	5.71~8.97
绵羊	0.9~2.0kg	0.5~1.4L	1.4~2.7	0.9~1.9L	13.05
犬	300~500	250~350	113~340	65~400	1.31~2.45
猫	113~227	100~200	56.7~227	20~30ml/kg	0.41~0.49
兔	28.4~85.1	60~140	14.2~56.7	40~100ml/kg	0.55
豚鼠	14.2~28.4	85~150	21.2~85.0	15~75	0.09
大鼠	9.3~18.7	20~45	7.1~14.2	10~15	0.07
小鼠	2.8~7.0	4~7	1.4~2.8	1~8	0.01
鸽	28.4~85.1	—	170(含尿)	—	0.02~0.03
鸡	96.4	—	113~227(含尿)	—	0.49

引自:施新猷．医用实验动物学．西安:陕西科学技术出版社,1989

二、实验动物的一般生物学数据

附表 2-7 常见实验动物的一般生物学数据参考值

项目	小鼠	大鼠	兔	豚鼠	犬	猴
成年体重(g)	♂20~40 ♀18~35	♂200~280 ♀180~250	♂2500~3000 ♀2000~2500	♂500~750 ♀400~700	♂13 000~18 000 ♀12 000~16 000	♂4500~5500 ♀4000~5000
寿命(年)	2~4	3~5	5~12	5~8	10~20	15~25
染色体	2n=40	2n=42	2n=44	2n=64	2n=78	2n=42
体温(℃)	37~37.5	37.8~38.7	38.5~39.7	37.8~39.5	38.5~39.5	38.3~38.9
呼吸频率(次/分)	163 (84~230)	85.5 (66~114)	51 (38~60)	90 (69~104)	18 (15~30)	40 (31~52)
耗氧量(mm³/g)	1530	2000	640~850	816	580	
通气量(ml/min)	24 (11~36)	73 (50~101)	1070 (800~1140)	160 (100~380)	5210 (3300~7400)	860 (310~1410)
潮气量(ml)	0.15 (0.09~0.23)	0.86 (0.60~1.25)	21.0 (19.3~24.6)	1.8 (1.0~3.9)	320 (251~432)	21 (9.8~29.0)
心率(次/分)	625 (470~780)	475 (370~580)	205 (123~304)	280 (200~360)	80~120	140~200
心搏量(毫升/搏)	1.3~2	47	—	—	—	—
收缩压(kPa)	14.79 (12.67~18.40)	13.07 (10.93~15.99)	14.66 (12.66~17.33)	10.67~12.53	12.66~18.15	18.6~23.4

续表

项目	小鼠	大鼠	兔	豚鼠	犬	猴
舒张压(kPa)	10.80 (8.93~11.99)	10.13 (7.99~11.99)	10.66 (8.0~12.0)	7.33~7.73	6.39~9.59	12.2~14.5
血浆容量 ml/100g	3.15	4.04 (3.63~4.53)	3.88 (2.78~5.14)	4.04 (3.63~4.53)	5.52 (4.37~7.30)	3.64 (3.0~4.84)
全血容量 ml/100g	5.85	6.41 (5.75~6.99)	5.73 (4.78~6.95)	6.41 (5.75~6.99)	9.41 (7.65~10.7)	5.41 (4.43~6.66)
血浆 pH	7.2~7.4	7.35 (7.26~7.44)	7.58	7.35 (7.26~7.44)	7.36 (7.31~7.42)	—
血浆 CO_2 含量(mmol/L)	21.9	—	—	—	—	—
血浆 CO_2 分压(Pa)	5331.6±719.8	—	—	—	—	—

引自:施新猷.医用实验动物学.西安:陕西科学技术出版社,1989

附表 2-8　实验动物繁殖生物学数据(一)

动物种类	性成熟年龄(生后)	繁殖适龄期(生后)	成熟时体重	性周期(天)	发情持续时间
小鼠	♀35~50 天 ♂45~60 天	60~90 天	20g 以上	5(4~7)	12(8~20)小时
大鼠	60 天	80~110 天	♀250g 以上 ♂150g 以上	4(4~5)	13.3(8~20)小时
豚鼠	♀30~45 天 ♂70 天	12~14 周	500g 以上	16.5(12~18)	6(1~18)小时
兔	小型:4 个月 中型:6 个月 大型:8 个月	小:6 个月 中:8 个月 大:10 个月	2.5kg 以上		
犬	♀6 个月 ♂6~8 个月	12 个月	8~20kg	180(126~240)	9(4~13)天
猫	7~8 个月	10~18 个月	2~3kg	15~28	4(3~10)天
猴	♀3.5 年 ♂4.5 年	♀4.5 年 ♂5.5 年	8kg 以上	28(23~33)	4~6 天
绵羊	7~8 个月	8~10 个月	♀80kg ♂75kg	16(14~20)	1.5(1~3)天
山羊	6 个月	1~2 年	♀75kg ♂45kg	21(15~24)	2.5(2~3)天
鸡	4~6 个月	4~6 个月	1.5~3kg		
鸽	6 个月	6 个月			
马	1~2 年	3~5 年		21	

引自:施新猷.医用实验动物学.西安:陕西科学技术出版社,1989

附表 2-9　实验动物繁殖生物学数据（二）

动物种类	发情性质	发情后排卵时间	妊娠期（天）	哺乳期（天）	产仔数（只）	寿命（年）
小鼠	全年、多发性	2~3 小时	19（18~24）	21	6（1~18）	2~3
大鼠	全年、多发性	8~10 小时	20（19~22）	21	8（1~12）	3~4
豚鼠	全年、多发性	10 小时	68（62~72）	21	3.5（1~6）	7
兔	全年均有交配可能	交配后刺激排卵、交配后 10.5 小时	30（29~35）	45	6（1~10）	8
犬	单发情、每年春秋 2 次	1~3 天	60（58~63）	60	2~8	10
猫	季节的多发性、每年 2 次	交配后 24 小时	63（60~68）	60	4	7~8
猴	单发情 11 月~3 月	月经开始后 9~20 天	164（149~180）	8 个月	1	30
绵羊	多发情，秋	12~18 小时	150（140~160）	4 个月	1~2	
山羊	多发情，秋	9~19 小时	151（140~160）	3 个月	1~3	
蟾蜍	4 日~4 周	每年 2 月下旬至 3 月上旬			5000 个	10
青蛙	排卵前数日间（交尾）	每年一次 4~7 月间			1000~4000 个	10

引自：施新猷．医用实验动物学．西安：陕西科学技术出版社，1989

附表 2-10　各种动物的营养需要量

动物名		牛		绵羊		猪		犬	大鼠	鸭	鸡	
状态		生长期	成年期	生长期	成年期	生长期	成年期				0~8 周	产卵期
营养物质＼体重（kg）		45	540	27	65	11	204					
热量[kcal/（kg·d）]		89	45	118	97	290	93	49~141	—	—	120~300	
无机盐	Ca（%）	0.77	0.12	0.21	0.28	0.8	0.6	1.0	0.6	—	1.0	2.25
	P（%）	0.66	0.12	0.19	0.20	0.6	0.4	0.8	0.4	—	0.6	0.6
	Mn（mg）	30	30	30	30	40	40	4.4	2.0	—	55	—
	I（mg）	7	7	7	7	0.22	0.22	1.1	0.02	—	1.0	0.4
	Fe（mg）	20	20	50	50	33	33	48	50	—	20	—
	Cu（mg）	—	—	—	—	4.4	4.4	5.5	20	—	—	—
维生素	A（U）	—	—	570	1300	—	—	1750	300	—	2600	4400
	胡萝卜素（mg）	4.4	4.4	1.3	3.3	1.7	5.5	—	—	—	—	—
	D（U）	330	—	110	140	200	200	260	100	220	200	495
	B_1（mg）	—	—	—	—	1.1	1.1	0.7	0.2	—	1.8	—
	B_2（mg）	—	—	—	—	2.6	2.6	1.8	0.5	4.0	2.9	2.2
	B_6（mg）	—	—	—	—	1.3	—	9.9	0.2	2.6	2.9	2.9
	烟酸（mg）	—	—	—	—	17.6	110	9.0	0.1	55	26.4	—
	B_{12}（μg）	—	—	—	—	15.4	—	22	3.0	—	8.8	—

注：% 和 mg 均为 1kg 饲料中的含量。

引自：施新猷．医用实验动物学．西安：陕西科学技术出版社，1989（略作改动）

附表 2-11 哺乳动物的最长寿命及平均寿命

动物种类	最长寿命(年)	平均寿命(年)	动物种类	最长寿命(年)	平均寿命(年)
猩猩	37	20	豚鼠	7	5
狒狒	24	15	大鼠	5	4
马、驴	50	25	小鼠	3	2
猴	30	10	田鼠	3	2
犬	20	10	猪	27	16
猫	30	12	山羊	18	9
家兔	15	8			

引自:施新猷.医用实验动物学.西安:陕西科学技术出版社,1989(略作改动)

三、实验动物生理学数据

附表 2-12 实验动物血容量、心率、心输出量正常参考值

动物种类	平均体重(kg)	血容量(占体重的%)	心跳频率 次/分	心输出量 min/L	心输出量/体重 [L/(kg·min)]
马	312	6.7		21.4	0.07
牛		7.7		44.0	0.11
猪		2.5~5.0	(55~60)	3.1	
羊	23.7	8.3	(70~80)	3.1	0.13
犬	19.3	5.6~8.3	120(100~130)	2.3	0.12
猫	3.1	6.2	116(110~140)	0.33	0.11
兔	2.6	8.7(7~10)	205(123~304)	0.28	0.11
豚鼠		6.4	280(260~400)		
大鼠	0.18	7.4	328(216~600)	0.047	0.26
小鼠		8.3	600(328~780)		
鸽		10.0	170(141~244)	鸡:0.32	鸡:0.16
青蛙		5.0			

引自:施新猷.医用实验动物学.西安:陕西科学技术出版社,1989

附表 2-13 常见实验动物血液学常规检测正常参考值

	小鼠	大鼠	兔	豚鼠	犬	猴
白细胞总数($\times10^9$/L)	8.4(5.1~11.6)	12.5(8.7~18)	9.0(5.5~12.5)	12.5(8.7~18)	14.79(11.31~18.27)	10.1(5.5~12.0)
中性粒细胞(%)	17.9(6.7~37.2)	22(9~34)	46(38~54)	22(9~34)	68(62~80)	21~47
淋巴细胞(%)	69(63~75)	73(65~84)	39(28~50)	73(65~84)	21(10~28)	47~65
单核细胞(%)	1.2(0.7~2.6)	2.3(0~5)	8.0(2.5~7.5)	2.3(0~5)	5.2(3~9)	0.1~1.5
嗜碱性粒细胞(%)	0.5(0~1.5)	0.5(0~1.5)	5.0(2.5~7.5)	0.5(0~1.5)	0.7(0~2)	0~2
血小板计数($\times10^9$/L)	100~1000	787~967	480(304~656)	787~967	280~402	295~481
血细胞比容(%)	43(42~44)	46(39~53)	35.2(28.6~41)	46(39~53)	44(35~54)	42(32~52)
红细胞数($\times10^{12}$/L)	9.3(7.7~12.5)	8.9(7.2~9.6)	5.7(4.5~7.0)	8.9(7.2~9.6)	6.8(5.5~8.5)	5.2(3.6~6.8)
血红蛋白(g/100ml)	13.4(12.2~16.2)	14.8(12~17.5)	11.9(8~15)	14.8(12~17.5)	14.8(11~18)	32.0
血液凝固时间(min)	2~10	—				
PTT(s)	55~110	—				
凝血酶原激活时间(s)	7~19	—				

引自:施新猷.医用实验动物学.西安:陕西科学技术出版社,1989(略作改动)

附表 2-14　实验动物血压正常参考值

动物种类	动物数与性别	麻醉情况	血压（mmHg）	
			收缩压	舒张压
猴	14	不麻醉	150（137~188）	127（112~152）
马	173♂	不麻醉	98（90~104）	64（45~86）
	43♀	不麻醉	90（86~98）	59（43~84）
	青年 5♂ 3♀	不麻醉	80	50
牛	—	不麻醉	134（124~166）	88（80~120）
	青年 4	—	157（133~177）	
山羊	—	不麻醉	120（112~126）	84（76~90）
绵羊	13	局麻	114（90~140）	
猪	—	不麻醉	169（144~185）	108（98~120）
	13	不麻醉	112（95~136）	56（43~66）
犬	22	戊巴比妥钠	149（108~189）	100（75~122）
	67♂	巴比妥钠	134（85~190）	
	80♀	巴比妥钠	125（60~170）	
猫	5	巴比妥钠或乙醚	120	75
	191♂	氨基甲酸乙酯	129（67~216）	
	208♀	氨基甲酸乙酯	121（62~200）	
兔	32	不麻醉	110（95~130）	80（60~90）
豚鼠	8	乙醚、戊巴比妥	77（28~140）	47（16~90）
大鼠	124	戊巴比妥	129（88~184）	91（58~145）
	100	不麻醉	98（82~120）	—
小鼠	9	氨基甲酸乙酯或乙醚	113（95~125）	81（67~90）
	青年 19	不麻醉	111（95~138）	—
金黄地鼠	—	戊巴比妥钠	（120~170）	

引自：施新猷．医用实验动物学．西安：陕西科学技术出版社，1989

附表 2-15　三种动物心电图正常参考值（波幅电压：mV）

			猴（107 例）	兔（10 例）	大鼠（91 例）
P 波	标准导联	向上	0.12±0.010	0.075	0.15±0.0037
		向下	0.12±0.010	0.14	0.15±0.0037
	加压肢导联	向上	0.10	0.096	0.14±0.0031
		向下	0.080	0.090	0.14±0.0031
QRS 综合波	标准导联	Q		0.12	0.030±0.017
		R	0.61±0.070	0.16	0.78±0.23
		S	0.25±0.070	0.13	0.26±0.15
	加压肢导联	Q	0.41	0.11	0.14±0.096
		R	0.41	0.11	0.35±0.18
		S	0.41	0.13	0.16±0.12
	胸导联 V_1	R	0.48		
		S	0.97		
	V_2	R	0.92		
		S	0.56		
	V_3	R	0.90		
		S	0.20		

续表

			猴(107 例)	兔(10 例)	大鼠(91 例)
T 波	标准导联	向上	0.17±0.020	0.21	0.15±0.055
		向下	0.17±0.020	0.18	0.15±0.055
	加压肢导联	向上	0.14	0.17	0.045±0.075
		向下	0.13	0.25	0.045±0.075
	胸导联	向上	0.35		
		向下	0.11		

引自:施新猷.医用实验动物学.西安:陕西科学技术出版社,1989

附表 2-16 实验动物红细胞总数、血细胞比容、体积、大小和血红蛋白浓度正常参考值

实验动物	红细胞总数($\times10^{12}$/L)	血细胞比容(ml/100ml 血)	单个红细胞体积(μm^3)	单个红细胞大小(μm)(涂片法)	血红蛋白浓度 g/100ml 血	血红蛋白浓度 g/100ml 红细胞	单个红细胞 Hb 含量($\times10^{-12}$g)
牛	8.1(6.1~10.7)	40(33~47)	50(47~54)	5.9	11.5(8.7~14.5)	29.0	~
马	9.3(8.21~10.35)	33.4(28~42)	~	5.5	11.1(8~14)	33.0	~
猕猴	5.2(3.6~6.8)	42(32~52)	~	~	12.6(10~16)	30.0	~
犬	6.3(4.5~8.0)	45.5(38~53)	66(59~68)	7.0(6.2~8)	14.8(11~18)	33(30~35)	23(21~25)
猫	8.0(6.5~9.5)	40(28~52)	57(51~63)	6.0(5~7)	11.2(7~15.5)	28(23~31)	14(12~16)
兔	5.7(4.5~7.0)	41.5(33~50)	61(60~68)	7.5(6.5~7.5)	11.9(8~15)	29(27~31)	21(19~23)
猪	6.4	39.0(38~40)	61(59~63)	~	13.7(13.2~14.2)	35.0	21.5(21~22)
山羊	16.0(13.3~17.9)	33(27~34.6)	19.3	4.0	10.5(8.8~11.4)	3(33~36)	6.7
绵羊	10.3(9.4~11.1)	31.7(29.9~33.6)	31(30~72)	4.8	10.9(10~11.8)	34.5(34~35)	11.0
豚鼠	5.6(4.5~7.0)	42(37~47)	77(71~83)	7.4(7.0~7.5)	14.4(11~16.5)	34(33~35)	26(24.5~27.5)
大鼠	8.9(7.2~9.6)	46(39~53)	55(52~58)	7.0(6.0~7.5)	14.8(12~17.5)	32(30~35)	17(15~19)
小鼠	9.3(7.7~12.5)	41.5	49(48~51)	6.0	14.8(10~19)	36(33~39)	16(15.5~16.5)
金黄地鼠	6.69(3.96~9.96)	49(30~59)	70.0	5.6(5.4~5.8)	16.6(12.0~30)	32.0	23.0
鸽	3.2	42.3	131.0	6.9~13.2	12.8	30.0	40.0
鸡	2.8(2.0~3.2)	35.6(24~43.3)	127(120~137)	6.8~11.2	10.3(7.3~12.9)	29(27~30)	36.6(33~41)
鸭	2.8	39.5	~	6.6~12.8	14.8(9~21)	38.1	51.2(32~71)

引自:施新猷.医用实验动物学.西安:陕西科学技术出版社,1989(略作改动)

四、实验动物生物化学数据

附表 2-17 兔与豚鼠器官与血中转氨酶活性

动物种类	体重(g)	动物数	测定单位	器官	谷丙转氨酶	谷草转氨酶
兔	1.20	20	相对单位伸延	肝	39.60±2.20	40.10±2.60
兔	1.50~2.00	15	mmol/g	肝	30.7±2.90	395±45.80
兔	2.00~3.00	9	mmol/mg 蛋白·10min	肝	0.18±0.010	1.75±0.070
兔	2.00~3.00	9	mmol/mg 蛋白·10min	脑	0.28±0.030	3.80±0.27
兔	2.00~3.00	8	mmol/mg 蛋白	脾	0.16±0.010	0.90±0.70

续表

动物种类	体重(g)	动物数	测定单位	器官	谷丙转氨酶	谷草转氨酶
兔	2.00~2.50	8	mmol/g	肌肉	6.20±1.40	53±6.20
兔	2.00~2.50	8	mmol/ml	血	2.70±0.34	1.10±0.10
兔	1.00~2.00	15	相对单位	血	35.80±1.80	185±6.70
兔	2.00~3.50	15	10~20min 内相对单位	血	4.40±0.20	15.60±0.070
兔	2.00~3.50	40	相对单位伸延	血清	9.80±1.10	28.10±1.20
豚鼠	0.40~0.50	10	mg	肝	37.30±2.40	22.60±1.70
豚鼠	0.40~0.50	10	mmol/(g·h)	肝	48.40±5.20	369±25
	0.40~0.50	10	mmol/(g·h)	脑	14.50±1.60	420±39
	0.40~0.50	10	mmol/(g·h)	肺	2.20±0.40	85.50±6.40
	0.40~0.50	10	μg	肺	4.00±0.40	9.60±1.00
	0.40~0.50	10	μg/ml	血	33.50±4.20	

引自：施新猷．医用实验动物学．西安：陕西科学技术出版社，1989

附表 2-18　实验动物血及器官中碱性和酸性磷酸酶活性

动物种类	性别	体重(g)	动物数	测定单位	组织	碱性磷酸酶	酸性磷酸酶
大鼠	♂	180~230	15	mg/100g	肝	153±25	
大鼠	♂	180~230	38	μgP/mg	肝	0.80±0.30	2.20±0.50
大鼠	♂	180~230	38	μgP/mg	脾	1.50±0.20	2.30±0.30
大鼠	♂	180~230	38	μgP/mg	肾	1.70±0.40	1.30±0.10
大鼠	♂	180~230	15	mg/100g	血清	21.70±1.40	
大鼠	♂	180~230	38	mg/100g	血清	18.50±2.40	
兔		3000~3500	15	mg/100g	血	6.54±0.20	2.86±0.14
兔		1700~2200	5	mg/100g	血清	21.5±0.50	
兔			15	mgP/g	肝	2.20±0.20	
兔	♂		24	μgP/mg	肝	1.40±1.40	1.20±0.10
兔	♂		24	μgP/mg	肾	2.70±0.70	2.10±0.60
兔	♂		24	μgP/mg	脾	2.60±0.50	2.50±0.30

引自：施新猷．医用实验动物学．西安：陕西科学技术出版社，1989(略作改动)

附表 2-19　大鼠器官及血中转氨酶活性

(g)	性别	动物数	器官	测定单位	谷丙转氨酶	谷草转氨酶
180~230	♂	15	肝	μg/g	10 044±552	7228±343
120	♂	16	肝	相对单位 /g	12 740±384	35 000±303
100~120	♂	9	肝	μg/(mg 蛋白·20min)	1321±3.40	79.60±4.60
150~300	♂	17	肝	mmol/g	342±28.70	336±15.70
	♂	12	肝	mmol/(g·min)	11.00±0.90	
250~300	♂	60	肝	mmol/(g·h)	1.728±0.55	1.50±0.61
200~250		30	肝	单位活性	8.1±0.90	25.60±0.90
		70	肝	相对单位伸延	37.8±1.60	52.00±1.60
160~220		10	肌	mmol/g	2.520±0.238	9.35±0.47
		11	肌	g 单位·20min	1.636±0.41	5.77±0.12
170~200	♂	17	肌	mmol/g	14.8±1.20	152±5.1
150~300		17	心	mmol/g	12.4±0.76	784±15

续表

(g)	性别	动物数	器官	测定单位	谷丙转氨酶	谷草转氨酶
150~300	♂	43	心	μg/g	2.693±0.84	8.266±0.13
180~200	♂	10	脑	单位 /g	1.172±0.26	5.731±0.50
160~220	♂	11	脑	g 单位 /30min	944±172	4.144±0.84
170~200	♂	15	血清	μg/ml	22.6±2.85	63.4±5.64
180~230	♂	16	血清	相对单位 /ml	7.60±0.19	14.90±0.74
150~200	♂	22	血清	mmol/ml	1.90±0.18	4.10±0.10
150~300		17	血清	mmol/m	1.70±0.10	3.60±0.16
150		120	血清	相对单位伸延	11.90±1.10	28.10±1.20
150~200	♂	200	血清	mmol/(ml·min)	0.028±0.0020	0.035~0.0030
250~300	♀	60	血清	mmol/(ml·h)	0.24±0.030	0.74±0.080

引自:施新猷．医用实验动物学．西安:陕西科学技术出版社,1989

附表 2-20　实验动物器官中 RNA 和 DNA 含量

动物种类	性别	体重(g)	动物数	测定单位	肝	肾	心	肌	脑	脾
					RNA 含量					
大鼠		160~200	10	mg% 磷	142±16	96±6.6				
大鼠		180~200	10	干组织	249±3.7			30.5±0.18		
大鼠		250~300	8	mg/g 干组织	25.6±0.7					
大鼠	♂	200~280	12	磷 /100g	39.7±1.2			12.2±1.0		
大鼠	♀	160	8	mg/g	6.8±0.07	4.3±0.03				
大鼠	♂	120~150	10	mg/g	4.06±0.2					
大鼠	♂	120~160	20	mg%	569±29.7				106±7.2	
豚鼠	♂	400~500		mg%	27±0.2					
兔	♂	2000~3000	4	mg%	381±9.5					
兔	♂	2000~2500	9	mg/g	3.6±0.3				1.37±0.1	
兔		2500	7	mg/g			1.55±0.05	0.94±0.04		
兔		500~600	10	mg/g			1.60±0.07	0.87±0.04		
					DNA 含量					
大鼠		150~200	10	mg% 磷干组织	78±7.5	75±3.2				
大鼠		180~200	10	mg% 磷干组织	82±0.1					
大鼠	♂	120~180	10	mg% 磷干组织	99±3.1					
大鼠		250~300	9	mg/ 克干组织	2.7±0.5					
大鼠	♀	160~180	8	mg/g	7.6±0.05	3.1±0.1				
大鼠		120~180	10	mg/g					0.98±0.03	12.3±0.5
大鼠	♂	120~150	10	mg/g	2.2±0.8				0.4±0.04	0.4±0.4
		140~160	16	mg 磷 /g	0.13±0.01	0.19±0.2	0.08±0.008			
兔	♂	2000~2500	9	mg/g					0.5±0.05	
兔		2500		mg/g			0.8±0.09			
豚鼠		400~500		mg% 磷	5.7±1.5					

引自:施新猷．医用实验动物学．西安:陕西科学技术出版社,1989

五、实验动物解剖学数据

附表 2-21　实验动物脊椎骨的数量

动物种类	颈椎	胸椎	腰椎	骶椎	尾椎
犬	7	13	7	3	20~23
猫	7	13	7	3	21~23
兔	7	12	7	4~5	15~18
豚鼠	7	13	6	4	6
小鼠	7	12~14	5~6	4	27~30
蛙	7	3	4	1	1

引自：施新猷．医用实验动物学．西安：陕西科学技术出版社，1989

附表 2-22　实验动物肺和肝脏分叶数

动物种类	肺脏			肝脏			
	右肺	左肺	总分叶数	右叶	左叶	后叶	总分叶数
犬	4	3	7	2	2	3	7
猫	4	3	7				
兔	4	2	6	2	1	2	5
豚鼠	4	3	7	2	2	乳头状突起	4
大鼠	4	1	5	2	2	2	6
小鼠	4	1~2	5~6	2	2		4
	有一条不太深的沟，分成 2 叶						

引自：施新猷．医用实验动物学．西安：陕西科学技术出版社，1989

附表 2-23　实验动物各段肠的长度和体长的比例

动物种类	长度（m）				各段肠占总肠长度的 %			体长：肠
	小肠	盲肠	大肠	总长	小肠	盲肠	大肠	
犬	4.14	0.08	0.60	4.82	85	2	13	1：6
猫	1.72		0.35	2.07	83		17	1：4
兔	3.56	0.61	1.65	5.82	61	11	28	1：10
羊	26.20	0.36	6.17	32.76	80	1	19	1：27
猪	18.29	0.23	4.99	23.51	78	1	21	1：14

引自：施新猷．医用实验动物学．西安：陕西科学技术出版社，1989

附表 2-24　实验动物脏器平均重量

动物种类		平均体重	肝脏(%)	脾脏(%)	肾脏(%)	心脏(%)	肺(%)	脑(%)	甲状腺(%)	肾上腺(%)	下垂体(%)	眼球(%)	睾丸(%)	胰脏(%)
小鼠♂		29g	5.18	0.38	0.88	0.5	0.74	1.42	0.01	0.0168	0.0074		0.5989	
大鼠		210~300g	4.07	0.43	0.74	0.38	0.79	0.29	0.0097	♂0.015 ♀0.023	0.0025 0.0041	0.12	0.87	0.34 0.39
豚鼠		361.5g	4.48	0.15	0.86	0.37	0.67	0.92	0.0161	0.0512	0.0026		0.5255	
兔	♂	2900g	2.09	0.31	0.25	0.27	0.60	0.39	0.0310	0.011	0.0017	0.210	0.174	0.106~0.171
	♀	2975g	2.52	0.30	0.25	0.29	0.43	0.35	0.0202	0.0089	0.0010	0.171		

续表

动物种类	平均体重	肝脏(%)	脾脏(%)	肾脏(%)	心脏(%)	肺(%)	脑(%)	甲状腺(%)	肾上腺(%)	下垂体(%)	眼球(%)	睾丸(%)	胰脏(%)
金黄地鼠	120g	5.16	0.46	0.53	0.47	0.61	0.88	0.006	0.02	0.003	0.18	0.81	
犬	13kg	2.94	0.54	0.30	0.85	0.94	0.59	0.02	0.01	0.007 0.008	0.10	0.2	0.2
猫	3.3kg	3.59	0.29	1.07	0.45	1.04	0.77	0.01	0.02		0.32		
猕猴 ♂	3.3kg	2.66	0.29	0.61	0.34	0.53	2.78	0.001	0.02	0.0014		0.5422	
猕猴 ♀	3.6kg	3.19		0.70	0.29	0.79	2.57		0.03				
山羊	28kg	1.90		0.35			0.41				0.11		

引自：施新猷．医用实验动物学．西安：陕西科学技术出版社，1989

附表 2-25　实验动物消化器官的容积

动物种类	消化器官的容积(L)					各消化器官容积占总容积的 %			
	胃	小肠	盲肠	大肠	总容积	胃	小肠	盲肠	大肠
犬	4.33	1.62	0.09	0.91	6.95	62.3	23.3	1.3	13.1
猫	0.341	0.114	—	0.124	0.579	69.5	14.6	—	15.9
猪	8.00	9.20	1.55	8.70	27.45	29.2	33.5	5.6	31.7
羊	第一 23.4 第二 2.0 第三 0.9 第四 3.3	9.0	1.0	4.6	44.2	第一 52.9 第二 4.5 第三 2.0 第四 7.5	20.4	2.3	10.4

引自：施新猷．医用实验动物学．西安：陕西科学技术出版社，1989

六、实验动物遗传学数据

附表 2-26　人类与实验动物染色体数目

动物	学名	英文名	染色体数 2n
人		Human	46
黑猩猩	*Pan troglodytes*	Pan satyrus	48
猕猴	*Macaca mulatta*	Monkeys	42
犬	*Canis familiaris*	Dog	78
猫	*Felis catus*	Cat	38
猪	*Sus scrofa*	Swine	38
兔	*Oryctolagus cuniculus*	Rabbit	44
豚鼠	*Cavia porcellus*	Guinea pig	64
金黄地鼠	*Mesocricetus auratus*	Golden hamster	44
中国地鼠	*Crcetrlus grisuis*	Chinese hamster	20
大鼠	*Ratus norvegicus*	Rat	42
小鼠	*Mus muscles*	Mouse	40
长爪沙鼠	*Meriones unguiculatus*	Milne edwards	44
牛	*Bos Taurus*	Cattle	60
马	*Equus caballus*	Horse	64

续表

动物	学名	英文名	染色体数 2n
山羊	*Capra hircus*	Goat	60
绵羊	*Ovis sp*	Sheep	54
鸽子	*Columba livia*	Pigeon	80
鸡	*Gallus domesticus*	Chicken	78
鸭	*Anas platyrhynchos*	Duck	78
蟾蜍	*Bufo bufo*	Toad	22
青蛙	*Rana nigromculata*	frog	26

附表 2-27　常用近交系大鼠的生化标记基因

生化标记		主要近交系大鼠的标记基因					
生化位点	中文名称	ACI	F344	LEW/M	LOU/C	SHR	WKY
Akp1	碱性磷酸酶 -1	b	a	a	a	a	b
Cs1	过氧化氢酶	a	a	a	a	b	b
Es1	酯酶 -1	b	a	a	a	a	a
Es3	酯酶 -3	a	a	d	a	b	d
Es4	酯酶 -4	b	b	b	b	a	b
Es6	酯酶 -6	b	a	a	b	a	a
Es8	酯酶 -8	b	b	b	b	b	a
Es9	酯酶 -9	a	a	c	a	a	c
Es10	酯酶 -10	a	a	b	a	a	b

引自：GB14923—2001 实验动物　哺乳类实验动物的遗传控制

附表 2-28　常用近交系小鼠生化标记基因

生化标记			主要近交系小鼠的标记基因				
生化位点	染色体	中文名称	A	AKR	C_3H/He	$C_{57}BL/6$	CAN/N
Akp1	1	碱性磷酸酶 -1	b	b	b	a	a
Car2	3	碳酸酐酶 -2	b	a	b	a	a
Ce2	17	过氧化氢酶 -2	a	b	b	!	b
Es1	8	酯酶 -1	b	b	b	a	b
Es3	11	酯酶 -3	c	c	c	a	c
Es10	14	酯酶 -10	a	b	b	a	b
Gpd1	4	葡萄糖 -6- 磷酸脱氢酶 -1	b	b	b	a	b
Gpi1	7	葡萄糖磷酸异构酶 -1	a	a	b	b	b
Hbb	7	血红蛋白 β 链	d	d	d	s	d
Idh1	1	异柠檬酸脱氢酶 -1	a	b	a	a	b
Mod1	9	苹果酸酶 -1	a	b	a	b	b
Pgm1	5	磷酸葡萄糖变位酶 -1	a	a	b	a	b
Trf	9	转铁蛋白	b	b	b	b	a

续表

生化标记			主要近交系小鼠的标记基因					
生化位点	染色体	中文名称	BALB/c	DBA/1	DBA/2	TA1	TA2	615
Akp1	1	碱性磷酸酶 -1	b	a	a	b	b	a
Car2	3	碳酸酐酶 -2	b	a	b	b	a	a
Ce2	17	过氧化氢酶 -2	a	b	b	a	b	b
Es1	8	酯酶 -1	b	b	b	a	b	b
Es3	11	酯酶 -3	a	c	c	a	c	c
Es10	14	酯酶 -10	a	b	b	b	a	a
Gpd1	4	葡萄糖 -6- 磷酸脱氢酶 -1	b	a	b	b	b	b
Gpi1	7	葡萄糖磷酸异构酶 -1	a	a	a	a	b	a
Hbb	7	血红蛋白 β 链	d	d	d	s	d	s
Idh1	1	异柠檬酸脱氢酶 -1	a	b	b	a	a	a
Mod1	9	苹果酸酶 -1	a	a	a	a	b	b
Pgm1	5	磷酸葡萄糖变位酶 -1	a	b	b	a	b	b
Trf	9	转铁蛋白	b	b	b	b	b	b

引自：GB14923—2001 实验动物　哺乳类实验动物的遗传控制

七、人类与实验动物比较生物学数据

附表 2-29　人和实验动物在解剖学、生理学及代谢方面的比较

动物	相似点	相异点
灵长类	脑血管，肠循环（猩猩），胎盘循环，胰管，牙齿，肾上腺，神经分布，核酸代谢，坐骨区（新世界猴），脑（大猩猩），生殖行为，胎盘，精子	止血，腹股沟，坐骨区（旧世界猴）
小鼠	老龄肝变化	脾脏，肝脏
大鼠	脾脏，老龄胰变化，老龄脾变化	网膜循环，心脏循环，无胆囊，肝脏，汗腺
豚鼠	脾脏，免疫	汗腺
猫	脾脏血管，蝶骨窦，表皮，锁骨，硬膜外，脂肪分布，鼓膜张肌	脾脏，对异种蛋白的反应，汗腺，喉部，中隔，性索的发育，睡眠，热调节
犬	垂体血管，肾动脉，脾脏，脾脏血管，蝶骨窦，肾表血管，肝脏，表皮，核酸代谢，肾上腺神经分布，精神变化	心丛，肠道循环，网膜循环，肾动脉，胰管，热调节，汗腺，膈，喉神经，睡眠，淋巴细胞显性
猪	心血管分支，红细胞成熟，视网膜血管，胃肠道，肝脏，牙齿，肾上腺，皮肤，雄性尿道	淋巴细胞显性，脾脏，肝脏，汗腺。丙种球蛋白（新生）
牛	升结肠	淋巴细胞显性，消化，胃，呕吐，丙种球蛋白（新生），乳腺，热调节，汗腺，睡眠，缺胆囊
马	肺血管，胰管，肺脏	
山羊	静脉管	淋巴细胞显性，消化，胃，呕吐，热调节，汗腺，睡眠
绵羊	脾脏血管，汗腺	动静脉吻合，消化，胃，呕吐，热调节，睡眠

引自：施新猷，王四旺，顾为望，等．比较医学．西安：陕西科学技术出版社，2003

附表 2-30　常用实验动物及人的体表面积比例（剂量换算用）

	20g 小鼠	20g 大鼠	400g 豚鼠	1.5kg 兔	2.0kg 猫	4.0kg 猴	12kg 犬	70kg 人
20g 小鼠	1.00	7.00	12.25	27.80	29.00	64.10	124.20	387.90
20g 大鼠	0.14	1.00	1.74	3.90	4.20	9.20	17.80	56.00
400g 豚鼠	0.080	0.57	1.00	2.25	2.40	5.20	10.20	31.50
1.5kg 兔	0.040	0.25	0.44	1.00	1.080	2.40	4.50	14.20
2.0kg 猫	0.030	0.23	0.41	0.92	1.00	2.20	4.10	13.00
4.0kg 猴	0.16	0.11	0.19	0.42	0.45	1.00	1.90	6.10
12kg 犬	0.080	0.060	0.10	0.22	0.24	0.52	1.00	3.10
70kg 人	0.0026	0.018	0.031	0.070	0.076	0.16	0.20	1.00

注：查表方法：例：如犬剂量为 10mg/kg，12kg 的犬总剂量为 12×10mg=120mg。查上表 70kg 人与 12kg 犬相交处为 3.1，所以人（70kg）的剂量 =120mg×3.1=372mg。

引自：施新猷．医用实验动物学．西安：陕西科学技术出版社，1989

附表 2-31　哺乳动物和人的细胞更新速度

细胞种类		时间参数	小鼠	大鼠	家兔	犬	人
中性白细胞骨髓中成熟时间		d	—	2~4	—	—	8~13
红细胞：血中寿命		d	41~50	50~60	50~70	50~70	109~127
红细胞：骨髓中成熟时间		d	—	—	—	2~3	4~7
血小板：血中寿命		d	—	4~5	3~4	—	8~9
血小板：骨髓中成熟时间		d	—	>2	5~6	—	4~4
消化道上皮细胞	胃	d	—	6	—	—	4~6
	十二指肠	d	2	2	—	—	2
	空肠	h	>50	>62	—	—	—
	回肠	h	>42	74	—	—	110~130
	小肠	d	2	1	—	3	3
	大肠	d	1	3	—	—	4~6
	直肠	d	—	6	—	—	6~8
睾丸：生精细胞		d	34	48	—	—	74
角膜上皮		d	4~7	3~7	—	—	7
毛发		d	—	3~4	—	—	120~150

引自：施新猷．医用实验动物学．西安：陕西科学技术出版社，1989（略作改动）

附表 2-32　哺乳动物和人的水代谢期与寿命的关系

	小鼠	大鼠	兔	犬	驴	猴	人
水半代谢期 TB（天）	1.6	2.5	3.0	5.0	6.7	7.3	10~11
寿命（年）	1.6~1.8	3~3.5	4~6	12~18	25~30	30~40	60~70

引自：施新猷．医用实验动物学．西安：陕西科学技术出版社，1989

附表 2-33　犬与人的年龄对应（供动物实验结果过渡到人时参考）

犬的年龄（年）	1	2	3	4	5	6	7	8	9	10	11	12	13	14	15	16
人的年龄（年）	15	24	28	34	36	40	44	48	52	56	60	64	68	72	76	80

引自：施新猷．医用实验动物学．西安：陕西科学技术出版社，1989

附表 2-34　实验动物和人胃肠道各段重量和大小

胃肠道各段名称	参数	小鼠	大鼠	犬	人
胃	P	1.1（1.0~1.2）	0.6（0.55~0.65）	0.9（0.75~1.05）	300
	D	0.6（0.5~0.7）	1.2（1.1~1.3）	6（5~7）	9
	L	1.6（1.4~1.8）	3.6（3.4~3.8）	14（12~16）	30
	S	3.0	13.6	264	850
	ρ	73	90	340	350
小肠	P	5.0（4.8~5.2）	2.0（1.9~2.1）	2.2（1.9~2.5）	800
	D	0.18（0.14~0.22）	0.32（0.30~0.34）	1.8（1.6~2.0）	3
	L	47（43~51）	114（102~126）	300（270~330）	600（±15%）
	S	25	114.5	1700	5600
	ρ	40	37	130	140
盲肠	P	0.5（0.4~0.6）	0.4（0.37~0.43）	0.07（0.055~0.085）	100
	D	0.45（0.35~0.55）	1.05（0.95~1.15）	2.5（2~3）	7
	L	2.2（1.8~2.6）	4.1（3.7~4.5）	5.5（5~6）	7
	S	3.1	13.5	43.3	150
	ρ	32	65	160	670
大肠（不含盲肠）	P	1.2（1.15~1.25）	0.6（0.56~0.64）	0.4（0.35~0.45）	500
	D	0.22（0.18~0.26）	0.4（0.3~0.5）	2.3（2.0~2.6）	5
	L	10.4（9.3~11.5）	18.8（17.8~19.8）	29（27~31）	150
	S	7.2	23.6	210	2350
	ρ	40	60	190	210

注：P：胃肠道各段重量，人用 g 表示，动物用占体重 % 表示；D：直径（cm）；L：长度（cm）；S：面积（cm^2）；ρ：比密度（m/cm^2）。

引自：施新猷．医用实验动物学．西安：陕西科学技术出版社，1989

附表 2-35　人和各种动物肠的长度

种类	单位	全长	小肠	盲肠	大肠
人	m	6.6	2.0	1.6	
犬	m	2.2~5.0	2.0~4.8	0.12~0.15	0.6~0.8
猫	m	1.2~1.7	0.9~1.2	0.3~0.45	
兔	cm	98.2~101.8	60.1~61.7	10.8~11.4	27.3~28.7
豚鼠	cm	98.5~102.7	58.4~59.6	4.3~4.9	35.8~37.2
大鼠	cm	99.4~100.8	80.5~81.1	2.7~2.9	16.2~16.8
小鼠	cm	99.3~100.7	76.5~77.3	3.4~3.6	19.4~19.8
猪	m	18.2~25.0	15~21	0.2~0.4	3.0~3.5
绵羊	m	22.5~39.5	18~35	0.3	4~5
牛	m	37.8~60.0	27~49	0.8	10
马	m	23.5~37.0	19.0~30.0	1.0~1.5	3.5~5.5

引自：施新猷．医用实验动物学．西安：陕西科学技术出版社，1989

（王亮　王靖宇）

（周晓杨　整理编辑）

附录 3 实验动物管理与福利法规

一、国内部分

(一)《实验动物管理条例》(1988 年)
(二)《实验动物质量管理办法》(1997 年)
(三)《实验动物许可证管理办法》(2001 年)
(四)《中华人民共和国动物防疫法》(2007 年)
(五)《中华人民共和国野生动物保护法》(2004 年)
(六)《关于善待实验动物的指导性意见》(2006 年)
(七)《医学实验动物管理实施细则》(1998 年)
(八) 香港《防止残酷对待动物条例》(1999 年)
(九) 台湾《动物保护法》(1999 年)
(十) 台湾《动物保护法实施细则》(1999 年)

二、国外部分

(一)《欧洲议会实验动物法》(1986 年)
(二) 英国《动物保护法》(1911 年)
(三) 英国《动物保护法案》(1954 年修正案)
(四) 英国《动物保护法案》(麻醉) (1954 年)
(五)《英国皇家反虐待动物协会在动物福利方面的方针》(1997 年)
(六) 美国《关于在测试、科研和培训中脊椎动物的管理和使用原则》(1985 年)
(七) 美国《实验动物饲养管理和使用手册》(1996 年)
(八) 泰国《动物实验的伦理准则与指南》
(九) 泰国《动物使用的伦理指南监控》
(十) 菲律宾《动物福利法》(1998 年)
(十一) 澳大利亚《实验动物管理和使用法规》(1969 年)
(十二) 日本《动物爱护及管理法》(1973 年)
(十三) 德国《动物保护法》(2001 年)

一、国内部分

(一)《实验动物管理条例》(1988 年)

第一章 总 则

第一条 为了加强实验动物的管理工作,保证实验动物质量,适应科学研究、经济建设和社会发展的需要,制定本条例。

第二条 本条例所称实验动物,是指经人工饲育,对其携带的微生物实行控制,遗传背景明确或者来源清楚的,用于科学研究、教学、生产、检定以及其他科学实验的动物。

第三条 本条例适用于从事实验动物的研究、保种、饲育、供应、应用、管理和监督的单位和个人。

第四条 实验动物的管理,应当遵循统一规划、合理分工,有利于促进实验动物科学研究和应用的原则。

第五条 国家科学技术委员会主管全国实验动物工作。省、自治区、直辖市科学技术委员会主管本地区的实验动物工作。国务院各有关部门负责管理本部门的实验动物工作。

第六条 国家实行实验动物的质量监督和质量合格认证制度。具体办法由国家科学技术委员会另行制定。

第七条　实验动物遗传学、微生物学、营养学和饲育环境等方面的国家标准由国家技术监督局制定。

第二章　实验动物的饲育管理

第八条　从事实验动物饲育工作的单位，必须根据遗传学、微生物学、营养学和饲育环境方面的标准，定期对实验动物进行质量监测。各项作业过程和监测数据应有完整、准确的记录，并建立统计报告制度。

第九条　实验动物的饲育室、实验室应设在不同区域，并进行严格隔离。实验动物饲育室、实验室要有科学的管理制度和操作规程。

第十条　实验动物的保种、饲育应采用国内或国外认可的品种、品系，并持有效的合格证书。

第十一条　实验动物必须按照不同来源，不同品种、品系和不同的实验目的，分开饲养。

第十二条　实验动物分为四级：一级，普通动物；二级，清洁动物；三级，无特定病原体动物；四级，无菌动物。对不同等级的实验动物，应当按照相应的微生物控制标准进行管理。

第十三条　实验动物必须饲喂质量合格的全价饲料。霉烂、变质、虫蛀、污染的饲料，不得用于饲喂实验动物。直接用作饲料的蔬菜、水果等，要经过清洗消毒，并保持新鲜。

第十四条　一级实验动物的饮水，应当符合城市生活饮水的卫生标准。二、三、四级实验动物的饮水，应当符合城市生活饮水的卫生标准并经灭菌处理。

第十五条　实验动物的垫料应当按照不同等级实验动物的需要，进行相应处理，达到清洁、干燥、吸水、无毒、无虫、无感染源、无污染。

第三章　实验动物的检疫和传染病控制

第十六条　对引入的实验动物，必须进行隔离检疫。为补充种源或开发新品种而捕捉的野生动物，必须在当地进行隔离检疫，并取得动物检疫部门出具的证明。野生动物运抵实验动物处所，需经再次检疫，方可进入实验动物饲育室。

第十七条　对必须进行预防接种的实验动物，应当根据实验动物要求或者按照《家畜家禽防疫条例》的有关规定，进行预防接种，但用作生物制品原料的实验动物除外。

第十八条　实验动物患病死亡的，应当及时查明原因，妥善处理，并记录在案。实验动物患有传染性疾病的，必须立即视情况分别予以销毁或者隔离治疗。对可能被传染的实验动物，进行紧急预防接种，对饲育室内外可能被污染的区域采取严格消毒措施，并报告上级实验动物管理部门和当地动物检疫、卫生防疫单位，采取紧急预防措施，防止疫病蔓延。

第四章　实验动物的应用

第十九条　应用实验动物应当根据不同的实验目的，选用相应的合格实验动物。申报科研课题和鉴定科研成果，应当把应用合格实验动物作为基本条件。应用不合格实验动物取得的检定或者安全评价结果无效，所生产的制品不得使用。

第二十条　供应用的实验动物应当具备下列完整的资料：

一、品种、品系及亚系的确切名称；

二、遗传背景或其来源；

三、微生物检测状况；

四、合格证书；

五、饲育单位负责人签名。

无上述资料的实验动物不得应用。

第二十一条　实验动物运输工作应当有专人负责。实验动物的装运工具应当安全、可靠。不得将不同品种、品系或者不同等级的实验动物混合装运。

第五章　实验动物的进口与出口管理

第二十二条　从国外进口作为原种的实验动物，应附有饲育单位负责人签发的品系和亚系名称以及遗传和微生物状况等资料。

无上述资料的实验动物不得进口和应用。

第二十三条　实验动物工作单位从国外进口实验动物原种，必须向国家科学技术委员会指定的保种、育种和质量监控单位登记。

第二十四条　出口实验动物，必须报国家科学技术委员会审批。经批准后，方可办理出口手续。

第二十五条　进口、出口实验动物的检疫工作，按照《中华人民共和国进出口动植物检疫条例》的规定办理。

第六章　从事实验动物工作的人员

第二十六条　实验动物工作单位应当根据需要，配备科技人员和经过专业培训的饲育人员。各类人员都要遵守实验动物饲育管理的各项制度，熟悉、掌握操作规程。

第二十七条　地方各级实验动物工作的主管部门，对从事实验动物工作的各类人员，应当逐步实行资格认可制度。

第二十八条　实验动物工作单位对直接接触实验动物的工作人员，必须定期组织检查。对患有传染性疾病，不宜承担所做工作的人员，应当及时调换工作。

第二十九条　从事实验动物工作的人员对实验动物必须爱护，不得戏弄或虐待。

第七章　奖励与处罚

第三十条　对长期从事实验动物饲育管理，取得显著成绩的单位或者个人，由管理实验动物工作的部门给予表彰或奖励。

第三十一条　对违反条例规定的单位，由管理实验动物工作的部门视情节轻重，分别给予警告、限期改进、责令关闭的行政处罚。

第三十二条　对违反本条例规定的有关工作人员，由其所在单位视情节轻重，根据国家有关规定，给予行政处分。

第八章　附　　则

第三十三条　省、自治区、直辖市人民政府和国务院有关部门，可根据本条例，结合具体情况，制定实施办法。军队系统的实验动物管理工作参照本条例执行。

第三十四条　本条例由国家科学技术委员会负责解释。

第三十五条　本条例自发布之日起施行。

（二）《实验动物质量管理办法》（1997 年）

第一章　总　　则

第一条　为加强全国实验动物质量管理，建立和完善全国实验动物质量监测体系，保证实验动物和动物实验的质量，适应科学研究、经济建设、社会发展和对外开放的需要，根据《实验动物管理条例》，制定本办法。

第二条　全国执行统一的实验动物质量国家标准。尚未制定国家标准的，可依次执行行业或 地方标准。

第三条　全国实行统一的实验动物质量管理制度。

第四条　本办法适用于从事实验动物研究、保种、繁育、饲养、供应、使用、检测以及动物实验等一切与实验动物有关的领域和单位。

第二章　国家实验动物种子中心

第五条　实验动物品种、品系的维持，是保证实验动物质量和科研水平的重要条件。建立国家实验动物种子中心的目的，在于科学地保护和管理我国实验动物资源，实现种质保证。

国家实验动物种子中心的主要任务是：引进、收集和保存实验动物品种、品系；研究实验动物保种新技术；培育实验动物新品种、品系；为国内外用户提供标准的实验动物种子。

第六条　国家实验动物种子中心是一个网络体系，由各具体品种的实验动物种子中心共同组成。

实验动物种子中心，从有条件的单位择优建立。这些单位必须具备下列基本条件：

1. 长期从事实验动物保种工作；
2. 有较强的实验动物研究技术力量和基础条件；

3. 有合格的实验动物繁育设施和检测仪器；

4. 有突出的实验动物保种技术和研究成果。

第七条 实验动物种子中心的申请、审批，按照以下程序执行。

凡经多数专家推荐的、具备上述基本条件的单位，均可填写《国家实验动物种子中心申请书》并附相关资料，由各省(自治区、直辖市)科委或行业主管部门，报国家科委。国家科委接受申请后，组织专家组对申请单位进行考察和评审。评审结果报国家科委批准后，即为实验动物种子中心。

实验动物种子中心受各自的主管部门领导，业务上接受国家科委的指导和监督。

第八条 国家实验动物种子中心，统一负责实验动物的国外引种和为用户提供实验动物种子 。其国际交流与技术合作需报国家科委审批。其他任何单位，如确有必要，也可直接向国外引进国内没有的实验动物品种、品系，供本单位做动物实验，但不得作为实验动物种子向用户提供。

第三章 实验动物生产和使用许可证

第九条 实验动物生产和使用，实行许可证制度。实验动物生产和使用单位，必须取得许可证。

实验动物生产许可证，适用于从事实验动物繁育和商业性经营的单位。实验动物使用许可证，适用于从事动物实验和利用实验动物生产药品、生物制品的单位。

第十条 从事实验动物繁育和商业性经营的单位，取得生产许可证，必须具备下列基本条件：

1. 实验动物种子来源于国家实验动物保种中心，遗传背景清楚，质量符合国家标准；

2. 生产的实验动物质量符合国家标准；

3. 具有保证实验动物质量的饲养、繁育环境设施及检测手段；

4. 使用的实验动物饲料符合国家标准；

5. 具有健全有效的质量管理制度；

6. 具有保证正常生产和保证动物质量的专业技术人员、熟练技术工人及检测人员，所有人员持证上岗；

7. 有关法律、行政法规规定的其他条件。

第十一条 从事动物实验和利用实验动物生产药品、生物制品的单位，取得使用许可证必须具备下列基本条件：

1. 使用的实验动物，必须有合格证；

2. 实验动物饲育环境及设施符合国家标准；

3. 实验动物饲料符合国家标准；

4. 有经过专业培训的实验动物饲养和动物实验人员；

5. 具有健全有效的管理制度；

6. 有关法律、行政法规规定的其他条件。

第十二条 实验动物生产、使用许可证的申请、审批，按照以下程序执行。

各申请许可证的单位可向所在省(自治区、直辖市)科委提交申请书，并附上由国家认可的检测机构出具的检测报告及相关资料。检测机构，可由各申请单位自行选择。

各省(自治区、直辖市)科委负责受理许可证申请，并进行考核和审批。凡通过批准的，由国家科委授权省(自治区、直辖市)科委发给实验动物生产许可证或实验动物使用许可证。

实验动物生产许可证和实验动物使用许可证由国家科委统一制定，全国有效。

第十三条 取得许可证的单位，必须接受每年的复查。复查合格者，许可证继续有效；任何一项条件复查不合格的，限期三个月进行整改，并接受再次复查。如仍不合格，取消其实验动物生产或使用资格，由发证部门收回许可证。但在条件具备时，可重新提出申请。

第十四条 对实验动物生产、使用单位的每年复查，由省(自治区、直辖市)科委组织实施。每年的复查结果报国家科委备案。

第十五条 取得许可证的实验动物生产单位，必须对饲养、繁育的实验动物按有关国家标准进行质量检测。出售时应提供合格证。合格证必须标明：实验动物生产许可证号；品种、品系和确切名称；级别；遗传背景或来源；微生物及寄生虫检测状况，并有单位负责人签名。

第十六条　实验动物生产单位，供应或出售不合格实验动物，或者合格证内容填写不实的，视情节轻重，可予以警告处分或吊销许可证；给用户造成严重后果的，应承担经济和法律责任。

第十七条　未取得实验动物生产许可证的单位，一律不准饲养、繁育和经营实验动物。未取得实验动物使用许可证的单位，进行动物实验和生产药品和生物制品所使用的实验动物，一律视为不合格。

第四章　检 测 机 构

第十八条　实验动物质量检测机构，分国家和省两级管理。

各级实验动物检测机构以国家标准（GB/T15481）“校准和检验实验室能力的通用要求”为基 本条件。必须是实际从事检测活动的相对独立实体；不能从事实验动物商业性饲育经营活动；具有合理的人员结构，中级以上技术职称人员比例不得低于全部技术人员的 50%；有检测所需要的仪器设备和专用场所。

实验动物质量检测机构必须取得中国实验室国家认可委员会的认可，并遵守有关规定。

第十九条　国家实验动物质量检测机构设在实验动物遗传、微生物、寄生虫、营养及环境设施方面具有较高技术水平的单位，受国务院有关部门或有关省（自治区、直辖市）科技主管部门领导，业务上接受国家科委指导和监督。

第二十条　国家实验动物质量检测机构是实验动物质量检测、检验方法和技术的研究机构，实验动物质量检测人员的培训机构和具有权威性的实验动物质量检测服务机构。其主要任务是：开展实验动物及相关条件的检测方法、检测技术研究；培训实验动物质量检测人员；接受委托对省级实验动物质量检测机构的设立进行审查和年度检查；提供实验动物质量检测和仲裁检验服务；进行国内外技术交流与合作。

第二十一条　国家实验动物质量检测机构申请、审批，按照以下程序执行。

符合上述基本条件的单位，均可填写《国家实验动物质量检测机构申请书》，并附相关资料，由各省（自治区、直辖市）科委或行业主管部门，报国家科委。国家科委接受申请后，组织专家组对申请单位进行考核和评审，评审结果报国家科委批准后，即为国家实验动物质量检测机构。

第二十二条　省级实验动物质量检测机构主要从事实验动物质量的检测服务，依隶属关系受所属主管部门领导。

第二十三条　省级实验动物质量检测机构的申请、审批，按照以下程序执行。

符合上述基本条件的单位，可向省（自治区、直辖市）科委提出申请，填写《实验动物质量检测机构申请书》，并附相关资料。

省（自治区、直辖市）科委委托国家实验动物质量检测机构，对申请单位按实验动物质量检测 机构基本条件进行审查（或考试），并提出审查报告。凡审查合格者，经省（自治区、直辖市）科委批准并报国家科委备案，即为省级实验动物质量检测机构。

第二十四条　国家实验动物质量检测机构每两年要接受国家科委组织的专家组的检查。省级 实验动物质量检测机构每年要接受国家实验动物质量检测机构的检查（或考试）。检查不合格者，限期三个月进行整改，并再次接受复查，如仍不合格，则停止其实验动物质量检测资格。

第五章　附　　则

第二十五条　本办法由国家科委负责解释。

第二十六条　本办法自发布之日起生效实施。

（三）《实验动物许可证管理办法（试行）》（2001 年）

第一章　总　　则

第一条　根据《实验动物管理条例》（中华人民共和国国家科学技术委员会令第 2 号，1988）及有关规定，为加强实验动物管理，保障科研工作需要，提高科学研究水平，特制定本办法。

第二条　本办法适用于在中华人民共和国境内从事与实验动物工作有关的组织和个人。

第三条　实验动物许可证包括实验动物生产许可证和实验动物使用许可证。实验动物生产许可证，适用于从事实验动物及相关产品保种、繁育、生产、供应、运输及有关商业性经营的组织和个人。实验动物使用许可证适用于实验动物及相关产品进行科学研究的组织和个人。

许可证由各省、自治区、直辖市科技厅（科委）印制、发放和管理。同一许可证分正本和副本，正本和副本具有同等法律效力。

第四条　有条件的省，自治区、直辖市应建立省级实验动物质量检测机构，负责检测实验动物生产和使用单位的实验动物质量及相关条件，为许可证的管理提供技术保证。省级实验动物质量检测机构的认证按照《实验动物质量管理办法》(国科发财字[1997]593号)的有关规定进行办理，并按照《中华人民共和国计量法》的有关规定，通过计量认证。尚未建立省级实验动物检测机构的省、自治区、直辖市，应委托其他省级实验动物质量检测机构负责实验动物质量及相关条件的检测，且必须由委托方和受委托方两省、自治区、直辖市科技厅(科委)签定协议，并报科技部备案。

第二章　申　　请

第五条　申请实验动物生产许可证的组织和个人，必须具备下列条件：

1. 实验动物种子来源于国家实验动物保种中心或国家认可的种源单位，遗传背景清楚，质量符合现行的国家标准；
2. 具有保证实验动物及相关产品质量的饲养、繁育、生产环境设施及检测手段；
3. 使用的实验动物饲料、垫料及饮水等符合国家标准及相关要求；
4. 具有保证正常生产和保证动物质量的专业技术人员、熟练技术工人及检测人员；
5. 具有健全有效的质量管理制度；
6. 生产的实验动物质量符合国家标准；
7. 法律、法规规定的其他条件。

第六条　申请实验动物使用许可证的组织和个人，必须具备下列条件：

1. 使用的实验动物及相关产品必须来自有实验动物生产许可证的单位，质量合格；
2. 实验动物饲育环境及设施符合国家标准；
3. 使用的实验动物饲料符合国家标准；
4. 有经过专业培训的实验动物饲养和动物实验人员；
5. 具有健全有效的管理制度；
6. 法律、法规规定的其他条件。

第七条　申请实验动物生产或使用许可证的组织和个人向其所在的省、自治区、直辖市科技厅(科委)提交实验动物生产许可证申请书或实验动物使用许可证申请书，并附上由省级实验动物检测机构出具的检测报告及相关材料。

第三章　审批和发放

第八条　省、自治区、直辖市科技厅(科委)受理申请后，应组织专家组对申请单位的申请材料及实际情况进行审查和现场验收，出具专家组验收报告。对申请生产许可证的单位，其生产用的实验动物种子须按照《关于当前许可证发放过程中有关实验动物种子问题处理意见》进行确认。省、自治区、直辖市科技厅(科委)在受理申请后的三个月内给出相应的评审结果。合格者由省、自治区、直辖市科技厅(科委)签发批准实验动物生产或使用许可证的文件，发许可证。

第九条　省、自治区、直辖市科技厅(科委)将有关材料(申请书及申请材料、专家组验收报告、批准文件)报送科技部及有关部门备案。

第十条　实验动物许可证采取全国统一的格式和编码方法。

第四章　管理和监督

第十一条　凡取得实验动物生产许可证的单位，应严格按照国家有关实验动物的质量标准进行生产和质量控制，在出售实验动物时应提供实验动物质量合格证，并附符合标准规定的近期实验动物质量检测报告。实验动物质量合格证内容应该包括生产单位、生产许可证编号、动物品种系、动物质量等级、动物规格、动物数量、最近一次的质量检测日期、质量检测单、质量负责人签字，使用单位名称、用途等。

第十二条　许可证的有效期为五年，到期重新审查发证。换领许可证的单位需在有效期满前六个月内向所在省、自治区、直辖市科技厅(科委)提出申请。省、自治区、直辖市科技厅(科委)按照对初次申请单位同样的程序进行重新审核办理。

第十三条　具有实验动物使用许可证的单位在接受外单位委托的动物实验时，双方应签署协议书，使用许可证复印件必须与协议书一并使用，方可作为实验结论合法性的有效文件。

第十四条　实验动物许可证不得转借、转让、出租给他人使用，取得实验动物生产许可证的单位也不得代售无许可证单位生产的动物及相关产品。

第十五条　取得实验动物许可证的单位，需变更许可证登记事项，应提前一个月向原发证机关提出申请，如果申请变更适用范围，按本规定第八条至第十三条办理。进行改、扩建的设施，视情况按新设施或变更登记事项办理。停止从事许可范围工作的，应在停止后一个月内交回许可证。许可证遗失的，应及时报失补领。

第十六条　许可证实行年检管理制度。年检不合格的单位，由省(市、自治区)科技厅(科委)吊销其许可证，并报科技部及有关部门备案，予以公告。

第十七条　未取得实验动物生产许可证的单位不得从事实验动物生产、经营活动。未取得实验动物使用许可证的研究单位，或者使用的实验动物及相关产品来自未取得生产许可证的单位或质量不合格的，所进行的动物实验结果不予承认。

第十八条　已取得实验动物许可证的单位，违反本办法第十四条规定或生产、使用不合格的动物，一经核实，发证机关有权收回其许可证，并予公告。情节恶劣、造成严重后果的，依法追究行政责任和法律责任。

第十九条　许可证发放机关及其工作人员必须严格遵守《实验动物管理条例》及有关规定等以及本办法的规定。

第五章　附　则

第二十条　军队系统关于本许可证的印制、发放与管理工作，参照本办法由军队主管部门执行。

第二十一条　各部门和地方可根据行业或地方特点制定相应的管理实验细则，并报科技部备案。

第二十二条　本办法由科学技术部负责解释。

第二十三条　本办法自二〇〇二年一月一日起实施。

(四)《中华人民共和国动物防疫法》(2007年)

第一章　总　则

第一条　为了加强对动物防疫活动的管理，预防、控制和扑灭动物疫病，促进养殖业发展，保护人体健康，维护公共卫生安全，制定本法。

第二条　本法适用于在中华人民共和国领域内的动物防疫及其监督管理活动。

进出境动物、动物产品的检疫，适用《中华人民共和国进出境动植物检疫法》。

第三条　本法所称动物，是指家畜家禽和人工饲养、合法捕获的其他动物。本法所称动物产品，是指动物的肉、生皮、原毛、绒、脏器、脂、血液、精液、卵、胚胎、骨、蹄、头、角、筋以及可能传播动物疫病的奶、蛋等。

本法所称动物疫病，是指动物传染病、寄生虫病。

本法所称动物防疫，是指动物疫病的预防、控制、扑灭和动物、动物产品的检疫。

第四条　根据动物疫病对养殖业生产和人体健康的危害程度，本法规定管理的动物疫病分为下列三类：

(一) 一类疫病，是指对人与动物危害严重，需要采取紧急、严厉的强制预防、控制、扑灭等措施的；

(二) 二类疫病，是指可能造成重大经济损失，需要采取严格控制、扑灭等措施，防止扩散的；

(三) 三类疫病，是指常见多发、可能造成重大经济损失，需要控制和净化的。

前款一、二、三类动物疫病具体病种名录由国务院兽医主管部门制定并公布。

第五条　国家对动物疫病实行预防为主的方针。

第六条　县级以上人民政府应当加强对动物防疫工作的统一领导，加强基层动物防疫队伍建设，建立健全动物防疫体系，制定并组织实施动物疫病防治规划。

乡级人民政府、城市街道办事处应当组织群众协助做好本管辖区域内的动物疫病预防与控制工作。

第七条　国务院兽医主管部门主管全国的动物防疫工作。

县级以上地方人民政府兽医主管部门主管本行政区域内的动物防疫工作。

县级以上人民政府其他部门在各自的职责范围内做好动物防疫工作。

军队和武装警察部队动物卫生监督职能部门分别负责军队和武装警察部队现役动物及饲养自用动物的防疫工作。

第八条 县级以上地方人民政府设立的动物卫生监督机构依照本法规定,负责动物、动物产品的检疫工作和其他有关动物防疫的监督管理执法工作。

第九条 县级以上人民政府按照国务院的规定,根据统筹规划、合理布局、综合设置的原则建立动物疫病预防控制机构,承担动物疫病的监测、检测、诊断、流行病学调查、疫情报告以及其他预防、控制等技术工作。

第十条 国家支持和鼓励开展动物疫病的科学研究以及国际合作与交流,推广先进适用的科学研究成果,普及动物防疫科学知识,提高动物疫病防治的科学技术水平。

第十一条 对在动物防疫工作、动物防疫科学研究中做出成绩和贡献的单位和个人,各级人民政府及有关部门给予奖励。

第二章 动物疫病的预防

第十二条 国务院兽医主管部门对动物疫病状况进行风险评估,根据评估结果制定相应的动物疫病预防、控制措施。

国务院兽医主管部门根据国内外动物疫情和保护养殖业生产及人体健康的需要,及时制定并公布动物疫病预防、控制技术规范。

第十三条 国家对严重危害养殖业生产和人体健康的动物疫病实施强制免疫。国务院兽医主管部门确定强制免疫的动物疫病病种和区域,并会同国务院有关部门制定国家动物疫病强制免疫计划。

省、自治区、直辖市人民政府兽医主管部门根据国家动物疫病强制免疫计划,制订本行政区域的强制免疫计划;并可以根据本行政区域内动物疫病流行情况增加实施强制免疫的动物疫病病种和区域,报本级人民政府批准后执行,并报国务院兽医主管部门备案。

第十四条 县级以上地方人民政府兽医主管部门组织实施动物疫病强制免疫计划。乡级人民政府、城市街道办事处应当组织本管辖区域内饲养动物的单位和个人做好强制免疫工作。

饲养动物的单位和个人应当依法履行动物疫病强制免疫义务,按照兽医主管部门的要求做好强制免疫工作。

经强制免疫的动物,应当按照国务院兽医主管部门的规定建立免疫档案,加施畜禽标识,实施可追溯管理。

第十五条 县级以上人民政府应当建立健全动物疫情监测网络,加强动物疫情监测。

国务院兽医主管部门应当制定国家动物疫病监测计划。省、自治区、直辖市人民政府兽医主管部门应当根据国家动物疫病监测计划,制定本行政区域的动物疫病监测计划。

动物疫病预防控制机构应当按照国务院兽医主管部门的规定,对动物疫病的发生、流行等情况进行监测;从事动物饲养、屠宰、经营、隔离、运输以及动物产品生产、经营、加工、贮藏等活动的单位和个人不得拒绝或者阻碍。

第十六条 国务院兽医主管部门和省、自治区、直辖市人民政府兽医主管部门应当根据对动物疫病发生、流行趋势的预测,及时发出动物疫情预警。地方各级人民政府接到动物疫情预警后,应当采取相应的预防、控制措施。

第十七条 从事动物饲养、屠宰、经营、隔离、运输以及动物产品生产、经营、加工、贮藏等活动的单位和个人,应当依照本法和国务院兽医主管部门的规定,做好免疫、消毒等动物疫病预防工作。

第十八条 种用、乳用动物和宠物应当符合国务院兽医主管部门规定的健康标准。种用、乳用动物应当接受动物疫病预防控制机构的定期检测;检测不合格的,应当按照国务院兽医主管部门的规定予以处理。

第十九条 动物饲养场(养殖小区)和隔离场所,动物屠宰加工场所,以及动物和动物产品无害化处理场所，应当符合下列动物防疫条件：

（一）场所的位置与居民生活区、生活饮用水源地、学校、医院等公共场所的距离符合国务院兽医主管部门规定的标准；

（二）生产区封闭隔离，工程设计和工艺流程符合动物防疫要求；

（三）有相应的污水、污物、病死动物、染疫动物产品的无害化处理设施设备和清洗消毒设施设备；

（四）有为其服务的动物防疫技术人员；

（五）有完善的动物防疫制度；

（六）具备国务院兽医主管部门规定的其他动物防疫条件。

第二十条 兴办动物饲养场（养殖小区）和隔离场所，动物屠宰加工场所，以及动物和动物产品无害化处理场所，应当向县级以上地方人民政府兽医主管部门提出申请，并附具相关材料。受理申请的兽医主管部门应当依照本法和《中华人民共和国行政许可法》的规定进行审查。经审查合格的，发给动物防疫条件合格证；不合格的，应当通知申请人并说明理由。需要办理工商登记的，申请人凭动物防疫条件合格证向工商行政管理部门申请办理登记注册手续。

动物防疫条件合格证应当载明申请人的名称、场（厂）址等事项。

经营动物、动物产品的集贸市场应当具备国务院兽医主管部门规定的动物防疫条件，并接受动物卫生监督机构的监督检查。

第二十一条 动物、动物产品的运载工具、垫料、包装物、容器等应当符合国务院兽医主管部门规定的动物防疫要求。

染疫动物及其排泄物、染疫动物产品，病死或者死因不明的动物尸体，运载工具中的动物排泄物以及垫料、包装物、容器等污染物，应当按照国务院兽医主管部门的规定处理，不得随意处置。

第二十二条 采集、保存、运输动物病料或者病原微生物以及从事病原微生物研究、教学、检测、诊断等活动，应当遵守国家有关病原微生物实验室管理的规定。

第二十三条 患有人畜共患传染病的人员不得直接从事动物诊疗以及易感染动物的饲养、屠宰、经营、隔离、运输等活动。

人畜共患传染病名录由国务院兽医主管部门会同国务院卫生主管部门制定并公布。

第二十四条 国家对动物疫病实行区域化管理，逐步建立无规定动物疫病区。无规定动物疫病区应当符合国务院兽医主管部门规定的标准，经国务院兽医主管部门验收合格予以公布。

本法所称无规定动物疫病区，是指具有天然屏障或者采取人工措施，在一定期限内没有发生规定的一种或者几种动物疫病，并经验收合格的区域。

第二十五条 禁止屠宰、经营、运输下列动物和生产、经营、加工、贮藏、运输下列动物产品：

（一）封锁疫区内与所发生动物疫病有关的；

（二）疫区内易感染的；

（三）依法应当检疫而未经检疫或者检疫不合格的；

（四）染疫或者疑似染疫的；

（五）病死或者死因不明的；

（六）其他不符合国务院兽医主管部门有关动物防疫规定的。

第三章 动物疫情的报告、通报和公布

第二十六条 从事动物疫情监测、检验检疫、疫病研究与诊疗以及动物饲养、屠宰、经营、隔离、运输等活动的单位和个人，发现动物染疫或者疑似染疫的，应当立即向当地兽医主管部门、动物卫生监督机构或者动物疫病预防控制机构报告，并采取隔离等控制措施，防止动物疫情扩散。其他单位和个人发现动物染疫或者疑似染疫的，应当及时报告。

接到动物疫情报告的单位，应当及时采取必要的控制处理措施，并按照国家规定的程序上报。

第二十七条 动物疫情由县级以上人民政府兽医主管部门认定；其中重大动物疫情由省、自治区、直辖市人民政府兽医主管部门认定，必要时报国务院兽医主管部门认定。

第二十八条 国务院兽医主管部门应当及时向国务院有关部门和军队有关部门以及省、自治区、直辖市人民政府兽医主管部门通报重大动物疫情的发生和处理情况；发生人畜共患传染病的，县级以上人民政府兽医主管部门与同级卫生主管部门应当及时相互通报。

国务院兽医主管部门应当依照我国缔结或者参加的条约、协定，及时向有关国际组织或者贸易方通报重大动物疫情的发生和处理情况。

第二十九条 国务院兽医主管部门负责向社会及时公布全国动物疫情，也可以根据需要授权省、自治区、直辖市人民政府兽医主管部门公布本行政区域内的动物疫情。其他单位和个人不得发布动物疫情。

第三十条 任何单位和个人不得瞒报、谎报、迟报、漏报动物疫情，不得授意他人瞒报、谎报、迟报动物疫情，不得阻碍他人报告动物疫情。

第四章 动物疫病的控制和扑灭

第三十一条 发生一类动物疫病时，应当采取下列控制和扑灭措施：

(一) 当地县级以上地方人民政府兽医主管部门应当立即派人到现场，划定疫点、疫区、受威胁区，调查疫源，及时报请本级人民政府对疫区实行封锁。疫区范围涉及两个以上行政区域的，由有关行政区域共同的上一级人民政府对疫区实行封锁，或者由各有关行政区域的上一级人民政府共同对疫区实行封锁。必要时，上级人民政府可以责成下级人民政府对疫区实行封锁。

(二) 县级以上地方人民政府应当立即组织有关部门和单位采取封锁、隔离、扑杀、销毁、消毒、无害化处理、紧急免疫接种等强制性措施，迅速扑灭疫病。

(三) 在封锁期间，禁止染疫、疑似染疫和易感染的动物、动物产品流出疫区，禁止非疫区的易感染动物进入疫区，并根据扑灭动物疫病的需要对出入疫区的人员、运输工具及有关物品采取消毒和其他限制性措施。

第三十二条 发生二类动物疫病时，应当采取下列控制和扑灭措施：

(一) 当地县级以上地方人民政府兽医主管部门应当划定疫点、疫区、受威胁区。

(二) 县级以上地方人民政府根据需要组织有关部门和单位采取隔离、扑杀、销毁、消毒、无害化处理、紧急免疫接种、限制易感染的动物和动物产品及有关物品出入等控制、扑灭措施。

第三十三条 疫点、疫区、受威胁区的撤销和疫区封锁的解除，按照国务院兽医主管部门规定的标准和程序评估后，由原决定机关决定并宣布。

第三十四条 发生三类动物疫病时，当地县级、乡级人民政府应当按照国务院兽医主管部门的规定组织防治和净化。

第三十五条 二、三类动物疫病呈暴发性流行时，按照一类动物疫病处理。

第三十六条 为控制、扑灭动物疫病，动物卫生监督机构应当派人在当地依法设立的现有检查站执行监督检查任务；必要时，经省、自治区、直辖市人民政府批准，可以设立临时性的动物卫生监督检查站，执行监督检查任务。

第三十七条 发生人畜共患传染病时，卫生主管部门应当组织对疫区易感染的人群进行监测，并采取相应的预防、控制措施。

第三十八条 疫区内有关单位和个人，应当遵守县级以上人民政府及其兽医主管部门依法作出的有关控制、扑灭动物疫病的规定。

任何单位和个人不得藏匿、转移、盗掘已被依法隔离、封存、处理的动物和动物产品。

第三十九条 发生动物疫情时，航空、铁路、公路、水路等运输部门应当优先组织运送控制、扑灭疫病的人员和有关物资。

第四十条 一、二、三类动物疫病突然发生，迅速传播，给养殖业生产安全造成严重威胁、危害，以及可能对公众身体健康与生命安全造成危害，构成重大动物疫情的，依照法律和国务院的规定采取应急处理措施。

第五章 动物和动物产品的检疫

第四十一条 动物卫生监督机构依照本法和国务院兽医主管部门的规定对动物、动物产品实施检疫。

动物卫生监督机构的官方兽医具体实施动物、动物产品检疫。官方兽医应当具备规定的资格条件，取得国务院兽医主管部门颁发的资格证书,具体办法由国务院兽医主管部门会同国务院人事行政部门制定。

本法所称官方兽医,是指具备规定的资格条件并经兽医主管部门任命的,负责出具检疫等证明的国家兽医工作人员。

第四十二条　屠宰、出售或者运输动物以及出售或者运输动物产品前,货主应当按照国务院兽医主管部门的规定向当地动物卫生监督机构申报检疫。

动物卫生监督机构接到检疫申报后,应当及时指派官方兽医对动物、动物产品实施现场检疫;检疫合格的,出具检疫证明、加施检疫标志。实施现场检疫的官方兽医应当在检疫证明、检疫标志上签字或者盖章,并对检疫结论负责。

第四十三条　屠宰、经营、运输以及参加展览、演出和比赛的动物,应当附有检疫证明;经营和运输的动物产品,应当附有检疫证明、检疫标志。

对前款规定的动物、动物产品,动物卫生监督机构可以查验检疫证明、检疫标志,进行监督抽查,但不得重复检疫收费。

第四十四条　经铁路、公路、水路、航空运输动物和动物产品的,托运人托运时应当提供检疫证明;没有检疫证明的,承运人不得承运。

运载工具在装载前和卸载后应当及时清洗、消毒。

第四十五条　输入到无规定动物疫病区的动物、动物产品,货主应当按照国务院兽医主管部门的规定向无规定动物疫病区所在地动物卫生监督机构申报检疫,经检疫合格的,方可进入;检疫所需费用纳入无规定动物疫病区所在地地方人民政府财政预算。

第四十六条　跨省、自治区、直辖市引进乳用动物、种用动物及其精液、胚胎、种蛋的,应当向输入地省、自治区、直辖市动物卫生监督机构申请办理审批手续,并依照本法第四十二条的规定取得检疫证明。

跨省、自治区、直辖市引进的乳用动物、种用动物到达输入地后,货主应当按照国务院兽医主管部门的规定对引进的乳用动物、种用动物进行隔离观察。

第四十七条　人工捕获的可能传播动物疫病的野生动物,应当报经捕获地动物卫生监督机构检疫,经检疫合格的,方可饲养、经营和运输。

第四十八条　经检疫不合格的动物、动物产品,货主应当在动物卫生监督机构监督下按照国务院兽医主管部门的规定处理,处理费用由货主承担。

第四十九条　依法进行检疫需要收取费用的,其项目和标准由国务院财政部门、物价主管部门规定。

第六章　动物诊疗

第五十条　从事动物诊疗活动的机构,应当具备下列条件:

(一) 有与动物诊疗活动相适应并符合动物防疫条件的场所;

(二) 有与动物诊疗活动相适应的执业兽医;

(三) 有与动物诊疗活动相适应的兽医器械和设备;

(四) 有完善的管理制度。

第五十一条　设立从事动物诊疗活动的机构,应当向县级以上地方人民政府兽医主管部门申请动物诊疗许可证。受理申请的兽医主管部门应当依照本法和《中华人民共和国行政许可法》的规定进行审查。经审查合格的,发给动物诊疗许可证;不合格的,应当通知申请人并说明理由。申请人凭动物诊疗许可证向工商行政管理部门申请办理登记注册手续,取得营业执照后,方可从事动物诊疗活动。

第五十二条　动物诊疗许可证应当载明诊疗机构名称、诊疗活动范围、从业地点和法定代表人(负责人)等事项。

动物诊疗许可证载明事项变更的,应当申请变更或者换发动物诊疗许可证,并依法办理工商变更登记手续。

第五十三条　动物诊疗机构应当按照国务院兽医主管部门的规定,做好诊疗活动中的卫生安全防护、消毒、隔离和诊疗废弃物处置等工作。

第五十四条　国家实行执业兽医资格考试制度。具有兽医相关专业大学专科以上学历的,可以申请参加执业兽医资格考试;考试合格的,由国务院兽医主管部门颁发执业兽医资格证书;从事动物诊疗的,还应当向当地县级人民政府兽医主管部门申请注册。执业兽医资格考试和注册办法由国务院兽医主管部门商国务院人事行政部门制定。

本法所称执业兽医,是指从事动物诊疗和动物保健等经营活动的兽医。

第五十五条 经注册的执业兽医,方可从事动物诊疗、开具兽药处方等活动。但是,本法第五十七条对乡村兽医服务人员另有规定的,从其规定。

执业兽医、乡村兽医服务人员应当按照当地人民政府或者兽医主管部门的要求,参加预防、控制和扑灭动物疫病的活动。

第五十六条 从事动物诊疗活动,应当遵守有关动物诊疗的操作技术规范,使用符合国家规定的兽药和兽医器械。

第五十七条 乡村兽医服务人员可以在乡村从事动物诊疗服务活动,具体管理办法由国务院兽医主管部门制定。

第七章 监督管理

第五十八条 动物卫生监督机构依照本法规定,对动物饲养、屠宰、经营、隔离、运输以及动物产品生产、经营、加工、贮藏、运输等活动中的动物防疫实施监督管理。

第五十九条 动物卫生监督机构执行监督检查任务,可以采取下列措施,有关单位和个人不得拒绝或者阻碍:

(一) 对动物、动物产品按照规定采样、留验、抽检;

(二) 对染疫或者疑似染疫的动物、动物产品及相关物品进行隔离、查封、扣押和处理;

(三) 对依法应当检疫而未经检疫的动物实施补检;

(四) 对依法应当检疫而未经检疫的动物产品,具备补检条件的实施补检,不具备补检条件的予以没收销毁;

(五) 查验检疫证明、检疫标志和畜禽标识;

(六) 进入有关场所调查取证,查阅、复制与动物防疫有关的资料。

动物卫生监督机构根据动物疫病预防、控制需要,经当地县级以上地方人民政府批准,可以在车站、港口、机场等相关场所派驻官方兽医。

第六十条 官方兽医执行动物防疫监督检查任务,应当出示行政执法证件,佩带统一标志。

动物卫生监督机构及其工作人员不得从事与动物防疫有关的经营性活动,进行监督检查不得收取任何费用。

第六十一条 禁止转让、伪造或者变造检疫证明、检疫标志或者畜禽标识。

检疫证明、检疫标志的管理办法,由国务院兽医主管部门制定。

第八章 保障措施

第六十二条 县级以上人民政府应当将动物防疫纳入本级国民经济和社会发展规划及年度计划。

第六十三条 县级人民政府和乡级人民政府应当采取有效措施,加强村级防疫员队伍建设。

县级人民政府兽医主管部门可以根据动物防疫工作需要,向乡、镇或者特定区域派驻兽医机构。

第六十四条 县级以上人民政府按照本级政府职责,将动物疫病预防、控制、扑灭、检疫和监督管理所需经费纳入本级财政预算。

第六十五条 县级以上人民政府应当储备动物疫情应急处理工作所需的防疫物资。

第六十六条 对在动物疫病预防和控制、扑灭过程中强制扑杀的动物、销毁的动物产品和相关物品,县级以上人民政府应当给予补偿。具体补偿标准和办法由国务院财政部门会同有关部门制定。

因依法实施强制免疫造成动物应激死亡的,给予补偿。具体补偿标准和办法由国务院财政部门会同有关部门制定。

第六十七条 对从事动物疫病预防、检疫、监督检查、现场处理疫情以及在工作中接触动物疫病病原体的人员,有关单位应当按照国家规定采取有效的卫生防护措施和医疗保健措施。

第九章 法律责任

第六十八条 地方各级人民政府及其工作人员未依照本法规定履行职责的，对直接负责的主管人员和其他直接责任人员依法给予处分。

第六十九条 县级以上人民政府兽医主管部门及其工作人员违反本法规定，有下列行为之一的，由本级人民政府责令改正，通报批评；对直接负责的主管人员和其他直接责任人员依法给予处分：

（一）未及时采取预防、控制、扑灭等措施的；

（二）对不符合条件的颁发动物防疫条件合格证、动物诊疗许可证，或者对符合条件的拒不颁发动物防疫条件合格证、动物诊疗许可证的；

（三）其他未依照本法规定履行职责的行为。

第七十条 动物卫生监督机构及其工作人员违反本法规定，有下列行为之一的，由本级人民政府或者兽医主管部门责令改正，通报批评；对直接负责的主管人员和其他直接责任人员依法给予处分：

（一）对未经现场检疫或者检疫不合格的动物、动物产品出具检疫证明、加施检疫标志，或者对检疫合格的动物、动物产品拒不出具检疫证明、加施检疫标志的；

（二）对附有检疫证明、检疫标志的动物、动物产品重复检疫的；

（三）从事与动物防疫有关的经营性活动，或者在国务院财政部门、物价主管部门规定外加收费用、重复收费的；

（四）其他未依照本法规定履行职责的行为。

第七十一条 动物疫病预防控制机构及其工作人员违反本法规定，有下列行为之一的，由本级人民政府或者兽医主管部门责令改正，通报批评；对直接负责的主管人员和其他直接责任人员依法给予处分：

（一）未履行动物疫病监测、检测职责或者伪造监测、检测结果的；

（二）发生动物疫情时未及时进行诊断、调查的；

（三）其他未依照本法规定履行职责的行为。

第七十二条 地方各级人民政府、有关部门及其工作人员瞒报、谎报、迟报、漏报或者授意他人瞒报、谎报、迟报动物疫情，或者阻碍他人报告动物疫情的，由上级人民政府或者有关部门责令改正，通报批评；对直接负责的主管人员和其他直接责任人员依法给予处分。

第七十三条 违反本法规定，有下列行为之一的，由动物卫生监督机构责令改正，给予警告；拒不改正的，由动物卫生监督机构代作处理，所需处理费用由违法行为人承担，可以处一千元以下罚款：

（一）对饲养的动物不按照动物疫病强制免疫计划进行免疫接种的；

（二）种用、乳用动物未经检测或者经检测不合格而不按照规定处理的；

（三）动物、动物产品的运载工具在装载前和卸载后没有及时清洗、消毒的。

第七十四条 违反本法规定，对经强制免疫的动物未按照国务院兽医主管部门规定建立免疫档案、加施畜禽标识的，依照《中华人民共和国畜牧法》的有关规定处罚。

第七十五条 违反本法规定，不按照国务院兽医主管部门规定处置染疫动物及其排泄物，染疫动物产品，病死或者死因不明的动物尸体，运载工具中的动物排泄物以及垫料、包装物、容器等污染物以及其他经检疫不合格的动物、动物产品的，由动物卫生监督机构责令无害化处理，所需处理费用由违法行为人承担，可以处三千元以下罚款。

第七十六条 违反本法第二十五条规定，屠宰、经营、运输动物或者生产、经营、加工、贮藏、运输动物产品的，由动物卫生监督机构责令改正、采取补救措施，没收违法所得和动物、动物产品，并处同类检疫合格动物、动物产品货值金额一倍以上五倍以下罚款；其中依法应当检疫而未检疫的，依照本法第七十八条的规定处罚。

第七十七条 违反本法规定，有下列行为之一的，由动物卫生监督机构责令改正，处一千元以上一万元以下罚款；情节严重的，处一万元以上十万元以下罚款：

（一）兴办动物饲养场（养殖小区）和隔离场所，动物屠宰加工场所，以及动物和动物产品无害化处理场所，未取得动物防疫条件合格证的；

（二）未办理审批手续，跨省、自治区、直辖市引进乳用动物、种用动物及其精液、胚胎、种蛋的；

（三）未经检疫，向无规定动物疫病区输入动物、动物产品的。

第七十八条　违反本法规定，屠宰、经营、运输的动物未附有检疫证明，经营和运输的动物产品未附有检疫证明、检疫标志的，由动物卫生监督机构责令改正，处同类检疫合格动物、动物产品货值金额百分之十以上百分之五十以下罚款；对货主以外的承运人处运输费用一倍以上三倍以下罚款。

违反本法规定，参加展览、演出和比赛的动物未附有检疫证明的，由动物卫生监督机构责令改正，处一千元以上三千元以下罚款。

第七十九条　违反本法规定，转让、伪造或者变造检疫证明、检疫标志或者畜禽标识的，由动物卫生监督机构没收违法所得，收缴检疫证明、检疫标志或者畜禽标识，并处三千元以上三万元以下罚款。

第八十条　违反本法规定，有下列行为之一的，由动物卫生监督机构责令改正，处一千元以上一万元以下罚款：

（一）不遵守县级以上人民政府及其兽医主管部门依法作出的有关控制、扑灭动物疫病规定的；

（二）藏匿、转移、盗掘已被依法隔离、封存、处理的动物和动物产品的；

（三）发布动物疫情的。

第八十一条　违反本法规定，未取得动物诊疗许可证从事动物诊疗活动的，由动物卫生监督机构责令停止诊疗活动，没收违法所得；违法所得在三万元以上的，并处违法所得一倍以上三倍以下罚款；没有违法所得或者违法所得不足三万元的，并处三千元以上三万元以下罚款。

动物诊疗机构违反本法规定，造成动物疫病扩散的，由动物卫生监督机构责令改正，处一万元以上五万元以下罚款；情节严重的，由发证机关吊销动物诊疗许可证。

第八十二条　违反本法规定，未经兽医执业注册从事动物诊疗活动的，由动物卫生监督机构责令停止动物诊疗活动，没收违法所得，并处一千元以上一万元以下罚款。

执业兽医有下列行为之一的，由动物卫生监督机构给予警告，责令暂停六个月以上一年以下动物诊疗活动；情节严重的，由发证机关吊销注册证书：

（一）违反有关动物诊疗的操作技术规范，造成或者可能造成动物疫病传播、流行的；

（二）使用不符合国家规定的兽药和兽医器械的；

（三）不按照当地人民政府或者兽医主管部门要求参加动物疫病预防、控制和扑灭活动的。

第八十三条　违反本法规定，从事动物疫病研究与诊疗和动物饲养、屠宰、经营、隔离、运输，以及动物产品生产、经营、加工、贮藏等活动的单位和个人，有下列行为之一的，由动物卫生监督机构责令改正；拒不改正的，对违法行为单位处一千元以上一万元以下罚款，对违法行为个人可以处五百元以下罚款：

（一）不履行动物疫情报告义务的；

（二）不如实提供与动物防疫活动有关资料的；

（三）拒绝动物卫生监督机构进行监督检查的；

（四）拒绝动物疫病预防控制机构进行动物疫病监测、检测的。

第八十四条　违反本法规定，构成犯罪的，依法追究刑事责任。

违反本法规定，导致动物疫病传播、流行等，给他人人身、财产造成损害的，依法承担民事责任。

第十章　附　　则

第八十五条　本法自2008年1月1日起施行。

（五）《中华人民共和国野生动物保护法》（2004年）

第一章　总　　则

第一条　为保护、拯救珍贵、濒危野生动物，保护、发展和合理利用野生动物资源，维护生态平衡，制定本法。

第二条　在中华人民共和国境内从事野生动物的保护、驯养繁殖、开发利用活动，必须遵守本法。

本法规定保护的野生动物，是指珍贵、濒危的陆生、水生野生动物和有益的或者有重要经济、科学研究价值的陆生野生动物。

本法各条款所提野生动物，均系指前款规定的受保护的野生动物。

珍贵、濒危的水生野生动物以外的其他水生野生动物的保护，适用渔业法的规定。

第三条　野生动物资源属于国家所有。

国家保护依法开发利用野生动物资源的单位和个人的合法权益。

第四条　国家对野生动物实行加强资源保护、积极驯养繁殖、合理开发利用的方针，鼓励开展野生动物科学研究。

在野生动物资源保护、科学研究和驯养繁殖方面成绩显著的单位和个人，由政府给予奖励。

第五条　中华人民共和国公民有保护野生动物资源的义务，对侵占或者破坏野生动物资源的行为有权检举和控告。

第六条　各级政府应当加强对野生动物资源的管理，制定保护、发展和合理利用野生动物资源的规划和措施。

第七条　国务院林业、渔业行政主管部门分别主管全国陆生、水生野生动物管理工作。

省、自治区、直辖市政府林业行政主管部门主管本行政区域内陆生野生动物管理工作。自治州、县和市政府陆生野生动物管理工作的行政主管部门，由省、自治区、直辖市政府确定。

县级以上地方政府渔业行政主管部门主管本行政区域内水生野生动物管理工作。

第二章　野生动物保护

第八条　国家保护野生动物及其生存环境，禁止任何单位和个人非法猎捕或者破坏。

第九条　国家对珍贵、濒危的野生动物实行重点保护。国家重点保护的野生动物分为一级保护野生动物和二级保护野生动物。国家重点保护的野生动物名录及其调整，由国务院野生动物行政主管部门制定，报国务院批准公布。

地方重点保护野生动物，是指国家重点保护野生动物以外，由省、自治区、直辖市重点保护的野生动物。地方重点保护的野生动物名录，由省、自治区、直辖市政府制定并公布，报国务院备案。

国家保护的有益的或者有重要经济、科学研究价值的陆生野生动物名录及其调整，由国务院野生动物行政主管部门制定并公布。

第十条　国务院野生动物行政主管部门和省、自治区、直辖市政府，应当在国家和地方重点保护野生动物的主要生息繁衍的地区和水域，划定自然保护区，加强对国家和地方重点保护野生动物及其生存环境的保护管理。

自然保护区的划定和管理，按照国务院有关规定办理。

第十一条　各级野生动物行政主管部门应当监视、监测环境对野生动物的影响。由于环境影响对野生动物造成危害时，野生动物行政主管部门应当会同有关部门进行调查处理。

第十二条　建设项目对国家或者地方重点保护野生动物的生存环境产生不利影响的，建设单位应当提交环境影响报告书；环境保护部门在审批时，应当征求同级野生动物行政主管部门的意见。

第十三条　国家和地方重点保护野生动物受到自然灾害威胁时，当地政府应当及时采取拯救措施。

第十四条　因保护国家和地方重点保护野生动物，造成农作物或者其他损失的，由当地政府给予补偿。补偿办法由省、自治区、直辖市政府制定。

第三章　野生动物管理

第十五条　野生动物行政主管部门应当定期组织对野生动物资源的调查，建立野生动物资源档案。

第十六条　禁止猎捕、杀害国家重点保护野生动物。因科学研究、驯养繁殖、展览或者其他特殊情况，需要捕捉、捕捞国家一级保护野生动物的，必须向国务院野生动物行政主管部门申请特许猎捕证；猎捕国家二级保护野生动物的，必须向省、自治区、直辖市政府野生动物行政主管部门申请特许猎捕证。

第十七条　国家鼓励驯养繁殖野生动物。

驯养繁殖国家重点保护野生动物的，应当持有许可证。许可证的管理办法由国务院野生动物行政主管部门制定。

第十八条　猎捕非国家重点保护野生动物的，必须取得狩猎证，并且服从猎捕量限额管理。

持枪猎捕的，必须取得县、市公安机关核发的持枪证。

第十九条　猎捕者应当按照特许猎捕证、狩猎证规定的种类、数量、地点和期限进行猎捕。

第二十条　在自然保护区、禁猎区和禁猎期内，禁止猎捕和其他妨碍野生动物生息繁衍的活动。

禁猎区和禁猎期以及禁止使用的猎捕工具和方法，由县级以上政府或者其野生动物行政主管部门规定。

第二十一条　禁止使用军用武器、毒药、炸药进行猎捕。

猎枪及弹具的生产、销售和使用管理办法，由国务院林业行政主管部门会同公安部门制定，报国务院批准施行。

第二十二条　禁止出售、收购国家重点保护野生动物或者其产品。因科学研究、驯养繁殖、展览等特殊情况，需要出售、收购、利用国家一级保护野生动物或者其产品的，必须经国务院野生动物行政主管部门或者其授权的单位批准；需要出售、收购、利用国家二级保护野生动物或者其产品的，必须经省、自治区、直辖市政府野生动物行政主管部门或者其授权的单位批准。

驯养繁殖国家重点保护野生动物的单位和个人可以凭驯养繁殖许可证向政府指定的收购单位，按照规定出售国家重点保护野生动物或者其产品。

工商行政管理部门对进入市场的野生动物或者其产品，应当进行监督管理。

第二十三条　运输、携带国家重点保护野生动物或者其产品出县境的，必须经省、自治区、直辖市政府野生动物行政主管部门或者其授权的单位批准。

第二十四条　出口国家重点保护野生动物或者其产品的，进出口中国参加的国际公约所限制进出口的野生动物或者其产品的，必须经国务院野生动物行政主管部门或者国务院批准，并取得国家濒危物种进出口管理机构核发的允许进出口证明书。海关凭允许进出口证明书查验放行。

涉及科学技术保密的野生动物物种的出口，按照国务院有关规定办理。

第二十五条　禁止伪造、倒卖、转让特许猎捕证、狩猎证、驯养繁殖许可证和允许进出口证明书。

第二十六条　外国人在中国境内对国家重点保护野生动物进行野外考察或者在野外拍摄电影、录像，必须经国务院野生动物行政主管部门或者其授权的单位批准。

建立对外国人开放的猎捕场所，应当报国务院野生动物行政主管部门备案。

第二十七条　经营利用野生动物或者其产品的，应当缴纳野生动物资源保护管理费。收费标准和办法由国务院野生动物行政主管部门会同财政、物价部门制定，报国务院批准后施行。

第二十八条　因猎捕野生动物造成农作物或者其他损失的，由猎捕者负责赔偿。

第二十九条　有关地方政府应当采取措施，预防、控制野生动物所造成的危害，保障人畜安全和农业、林业生产。

第三十条　地方重点保护野生动物和其他非国家重点保护野生动物的管理办法，由省、自治区、直辖市人民代表大会常务委员会制定。

第四章　法 律 责 任

第三十一条　非法捕杀国家重点保护野生动物的，依照关于惩治捕杀国家重点保护的珍贵、濒危野生动物犯罪的补充规定追究刑事责任。

第三十二条　违反本法规定，在禁猎区、禁猎期或者使用禁用的工具、方法猎捕野生动物的，由野生动物行政主管部门没收猎获物、猎捕工具和违法所得，处以罚款；情节严重、构成犯罪的，依照刑法第一百三十条的规定追究刑事责任。

第三十三条　违反本法规定，未取得狩猎证或者未按狩猎证规定猎捕野生动物的，由野生动物行政主管部门没收猎获物和违法所得，处以罚款，并可以没收猎捕工具，吊销狩猎证。

违反本法规定，未取得持枪证持枪猎捕野生动物的，由公安机关比照治安管理处罚条例的规定处罚。

第三十四条　违反本法规定，在自然保护区、禁猎区破坏国家或者地方重点保护野生动物主要生息繁衍场所的，由野生动物行政主管部门责令停止破坏行为，限期恢复原状，处以罚款。

第三十五条　违反本法规定，出售、收购、运输、携带国家或者地方重点保护野生动物或者其产品的，由工商行政管理部门没收实物和违法所得，可以并处罚款。

违反本法规定，出售、收购国家重点保护野生动物或者其产品，情节严重、构成投机倒把罪、走私罪的，依照刑法有关规定追究刑事责任。

没收的实物，由野生动物行政主管部门或者其授权的单位按照规定处理。

第三十六条　非法进出口野生动物或者其产品的，由海关依照海关法处罚；情节严重、构成犯罪的，依照刑法关于走私罪的规定追究刑事责任。

第三十七条　伪造、倒卖、转让特许猎捕证、狩猎证、驯养繁殖许可证或者允许进出口证明书的，由野生动物行政主管部门或者工商行政管理部门吊销证件，没收违法所得，可以并处罚款。

伪造、倒卖特许猎捕证或者允许进出口证明书，情节严重、构成犯罪的，比照刑法第一百六十七条的规定追究刑事责任。

第三十八条　野生动物行政主管部门的工作人员玩忽职守、滥用职权、徇私舞弊的，由其所在单位或者上级主管机关给予行政处分；情节严重、构成犯罪的，依法追究刑事责任。

第三十九条　当事人对行政处罚决定不服的，可以在接到处罚通知之日起十五日内，向作出处罚决定机关的上一级机关申请复议；对上一级机关的复议决定不服的，可以在接到复议决定通知之日起十五日内，向法院起诉。当事人也可以在接到处罚通知之日起十五日内，直接向法院起诉。当事人逾期不申请复议或者不向法院起诉又不履行处罚决定的，由作出处罚决定的机关申请法院强制执行。

对海关处罚或者治安管理处罚不服的，依照海关法或者治安管理处罚条例的规定办理。

第五章　附　　则

第四十条　中华人民共和国缔结或者参加的与保护野生动物有关的国际条约与本法有不同规定的，适用国际条约的规定，但中华人民共和国声明保留的条款除外。

第四十一条　国务院野生动物行政主管部门根据本法制定实施条例，报国务院批准施行。

省、自治区、直辖市人民代表大会常务委员会可以根据本法制定实施办法。

第四十二条　本法自 1989 年 3 月 1 日起施行。

（六）《关于善待实验动物的指导性意见》(2006 年)

第一章　总　　则

第一条　为了提高实验动物管理工作质量和水平，维护动物福利，促进人与自然和谐发展，适应科学研究、经济建设和对外开放的需要，根据《实验动物管理条例》，提出本意见。

第二条　本意见所称善待实验动物，是指在饲养管理和使用实验动物过程中，要采取有效措施，使实验动物免遭不必要的伤害、饥渴、不适、惊恐、折磨、疾病和疼痛，保证动物能够实现自然行为，受到良好的管理与照料，为其提供清洁、舒适的生活环境，提供充足的、保证健康的食物、饮水，避免或减轻疼痛和痛苦等。

第三条　本意见适用于以实验动物为工作对象的各类组织与个人。

第四条　各级实验动物管理部门负责对本意见的贯彻落实情况进行管理和监督。

第五条　实验动物生产单位及使用单位应设立实验动物管理委员会（或实验动物道德委员会、实验动物伦理委员会等）。其主要任务是保证本单位实验动物设施、环境符合善待实验动物的要求，实验动物从业人员得到必要的培训和学习，动物实验实施方案设计合理，规章制度齐全并能有效实施，并协调本单位实验动物的应用者之间尽可能合理地使用动物以减少实验动物的使用数量。

第六条　善待实验动物包括倡导“减少、替代、优化”的“3R”原则，科学、合理、人道地使用实验动物。

第二章　饲养管理过程中善待实验动物的指导性意见

第七条　实验动物生产、经营单位应为实验动物提供清洁、舒适、安全的生活环境。饲养室的内环境指标不得低于国家标准。

第八条　实验动物笼具、垫料质量应符合国家标准。笼具应定期清洗、消毒；垫料应灭菌、除尘，定期更换，保持清洁、干爽。

第九条　各类动物所占笼具最小面积应符合国家标准，保证笼具内每只动物都能实现自然行为，包括：转身、站立、伸腿、躺卧、舔梳等。笼具内应放置供实验动物活动和嬉戏的物品。

孕、产期实验动物所占用笼具面积，至少应达到该种动物所占笼具最小面积的110%以上。

第十条　对于非人灵长类实验动物及犬、猪等天性喜爱运动的实验动物，种用动物应设有运动场地并定时遛放。运动场地内应放置适于该种动物玩耍的物品。

第十一条　饲养人员不得戏弄或虐待实验动物。在抓取动物时，应方法得当，态度温和，动作轻柔，避免引起动物的不安、惊恐、疼痛和损伤。在日常管理中，应定期对动物进行观察，若发现动物行为异常，应及时查找原因，采取有针对性的必要措施予以改善。

第十二条　饲养人员应根据动物食性和营养需要，给予动物足够的饲料和清洁的饮水。其营养成分、微生物控制等指标必须符合国家标准。

应充分满足实验动物妊娠期、哺乳期、术后恢复期对营养的需要。

对实验动物饮食、饮水进行限制时，必须有充分的实验和工作理由，并报实验动物管理委员会（或实验动物道德委员会、实验动物伦理委员会等）批准。

第十三条　实验犬、猪分娩时，宜有兽医或经过培训的饲养人员进行监护，防止发生意外。对出生后不能自理的幼仔，应采取人工喂乳、护理等必要的措施。

第三章　应用过程中善待实验动物的指导性意见

第十四条　实验动物应用过程中，应将动物的惊恐和疼痛减少到最低程度。实验现场避免无关人员进入。

在符合科学原则的条件下，应积极开展实验动物替代方法的研究与应用。

第十五条　在对实验动物进行手术、解剖或器官移植时，必须进行有效麻醉。术后恢复期应根据实际情况，进行镇痛和有针对性的护理及饮食调理。

第十六条　保定实验动物时，应遵循“温和保定，善良抚慰，减少痛苦和应激反应”的原则。保定器具应结构合理、规格适宜、坚固耐用、环保卫生、便于操作。在不影响实验的前提下，对动物身体的强制性限制宜减少到最低程度。

第十七条　处死实验动物时，须按照人道主义原则实施安死术。处死现场，不宜有其他动物在场。确认动物死亡后，方可妥善处置尸体。

第十八条　在不影响实验结果判定的情况下，应选择“仁慈终点”，避免延长动物承受痛苦的时间。

第十九条　灵长类实验动物的使用仅限于非用灵长类动物不可的实验。除非因伤病不能治愈而备受煎熬者，猿类灵长类动物原则上不予处死，实验结束后单独饲养，直至自然死亡。

第四章　运输过程中善待实验动物的指导性意见

第二十条　实验动物的国内运输应遵循国家有关活体动物运输的相关规定；国际运输应遵循相关规定，运输包装应符合IATA的要求。

第二十一条　实验动物运输应遵循的规则

1. 通过最直接的途径本着安全、舒适、卫生的原则尽快完成。
2. 运输实验动物，应把动物放在合适的笼具里，笼具应能防止动物逃逸或其它动物进入，并能有效防止外部微生物侵袭和污染。
3. 运输过程中，能保证动物自由呼吸，必要时应提供通风设备。
4. 实验动物不应与感染性微生物、害虫及可能伤害动物的物品混装在一起运输。
5. 患有伤病或临产的怀孕动物，不宜长途运输，必须运输的，应有监护和照料。
6. 运输时间较长的，途中应为实验动物提供必要的饮食和饮用水，避免实验动物过度饥渴。

第二十二条　实验动物的运输应注意的事项

1. 在装、卸过程中，实验动物应最后装上运输工具。到达目的地时，应最先离开运输工具。
2. 地面或水陆运送实验动物，应有人负责照料；空运实验动物，发运方应将飞机航班号、到港时间等相关信息及时通知接收方，接收方接收后应尽快运送到最终目的地。
3. 高温、高热、雨雪和寒冷等恶劣天气运输实验动物时，应对实验动物采取有效的防护措施。
4. 地面运送实验动物应使用专用运输工具，专用运输车应配置维持实验动物正常呼吸和生活的装置及防震设备。

5. 运输人员应经过专门培训，了解和掌握有关实验动物方面的知识。

第五章　善待实验动物的相关措施

第二十三条　生产、经营和使用实验动物的组织和个人必须取得相应的行政许可。

第二十四条　使用实验动物进行研究的科研项目，应制定科学、合理、可行的实施方案。该方案经实验动物管理委员会（或实验动物道德委员会、实验动物伦理委员会等）批准后方可组织实施。

第二十五条　使用实验动物进行动物实验应有益于科学技术的创新与发展；有益于教学及人才培养；有益于保护或改善人类及动物的健康及福利或有其他科学价值。

第二十六条　各级实验动物管理部门应根据实际情况制定实验动物从业人员培训计划并组织实施，保证相关人员了解善待实验动物的知识和要求，正确掌握相关技术。

第二十七条　有下列行为之一者，视为虐待实验动物。情节较轻者，由所在单位进行批评教育，限期改正；情节较重或屡教不改者，应离开实验动物工作岗位；因管理不妥屡次发生虐待实验动物事件的单位，将吊销单位实验动物生产许可证或实验动物使用许可证。

1. 非实验需要，挑逗、激怒、殴打、电击或用有刺激性食品、化学药品、毒品伤害实验动物的；
2. 非实验需要，故意损害实验动物器官的；
3. 玩忽职守，致使实验动物设施内环境恶化，给实验动物造成严重伤害、痛苦或死亡的；
4. 进行解剖、手术或器官移植时，不按规定对实验动物采取麻醉或其他镇痛措施的；
5. 处死实验动物不使用安死术的；
6. 在动物运输过程中，违反本意见规定，给实验动物造成严重伤害或大量死亡的；
7. 其它有违善待实验动物基本原则或违反本意见规定的。

第六章　附　　则

第二十八条　相关术语

1. 实验动物：是指经人工饲育，对其携带的微生物实行控制，遗传背景明确或者来源清楚的用于科学研究、教学、生产、检定以及其他科学实验的动物。

2. “3R”（减少、替代、优化）原则：

减少（Reduction）：是指如果某一研究方案中必须使用实验动物，同时又没有可行的替代方法，则应把使用动物的数量降低到实现科研目的所需的最小量。

替代（Replacement）：是指使用低等级动物代替高等级动物，或不使用活着的脊椎动物进行实验，而采用其它方法达到与动物实验相同的目的。

优化（Refinement）：是指通过改善动物设施、饲养管理和实验条件，精选实验动物、技术路线和实验手段，优化实验操作技术，尽量减少实验过程对动物机体的损伤，减轻动物遭受的痛苦和应激反应，使动物实验得出科学的结果。

3. 保定：为使动物实验或其它操作顺利进行而采取适当的方法或设备限制动物的行动，实施这种方法的过程叫保定。

4. 安死术：是指用公众认可的、以人道的方法处死动物的技术。其含义是使动物在没有惊恐和痛苦的状态下安静地、无痛苦地死亡。

5. 仁慈终点：是指动物实验过程中，选择动物表现疼痛和压抑的较早阶段为实验的终点。

第二十九条　本意见由科学技术部负责解释。

第三十条　本意见自发布之日起执行。

（七）医学实验动物管理实施细则（1998年）

第一章　总　　则

第一条　为加强全国医学实验动物的科学管理，保证医学实验动物的质量和医学动物实验水平，适应科学研究、教学、医疗、生产的需要，根据国家《实验动物管理条例》制定本细则。

第二条　卫生部主管全国医学实验动物管理工作；卫生部医学实验动物管理委员会在卫生部领导下

负责具体实施。

省、自治区、直辖市卫生厅(局)主管本辖区的医学实验动物管理工作。省、自治区、直辖市医学实验动物管理委员会在卫生厅(局)领导下负责具体实施。

第三条 本细则所称医学实验动物是指来源清楚(遗传背景及微生物控制),用于科学研究、教学、医疗、生产、检定及其他科学实验的动物;医学实验动物管理工作包括对医学实验动物和动物实验的管理。

第四条 本细则适用于从事医学实验动物生产和动物实验的单位和个人。

第五条 卫生部实行医学实验动物合格证认可制度。实验动物合格证分为:医学实验动物合格证;医学实验动物环境设施合格证;医学实验动物技术人员岗位资格认可证。

第六条 根据卫生部医学实验动物质量标准,医学实验动物和实验动物设施分为四级:一级为普通级;二级为清洁级;三级为无特定病原体(SPF)级;四级为无菌级(包括悉生动物)。

第七条 卫生部科研课题立项,科研成果鉴定,发表学术论文,研制新药、生物制品、保健食品、化妆品和由卫生部建立的卫生标准体系的申报单位、审批管理部门,应当严格按照本细则规定执行。将有无医学实验动物合格证书作为申报、审批的基本条件。

第二章 医学实验动物的保种、引种、饲育和供应

第八条 医学实验动物保种

(一) 卫生部医学实验动物保种中心负责全国医学实验动物的保种和种用动物供应。

(二) 卫生部医学实验动物保种中心须经卫生部考核认定批准。中心应具有符合医学实验动物级别要求的保种设施,有高、中级实验动物科研人员,能够定期进行质量检测等基本条件。

(三) 卫生部医学实验动物保种中心所提供的种用动物应当有保种单位负责人签发的标明品种品系、遗传背景、微生物控制的动物等级资料。

(四) 卫生部医学实验动物保种中心有义务根据引种单位的情况提出引种的指导意见。

(五) 卫生部医学实验动物保种中心应当定期向卫生部医学实验动物管理委员会通报全国医学实验动物保种及供应情况。

第九条 医学实验动物引种

(一) 种用实验动物由卫生部医学实验动物保种中心负责统一引进。单位及个人引进的种用实验动物应当报卫生部实验动物保种中心备案。

新发现的实验动物品系,应当向国际实验动物命名委员会申报,被认可后报卫生部实验动物保种中心备案。

(二) 引进种用实验动物应当具备完整的品种、品系名称、遗传背景、微生物控制等有关资料。

(三) 引种单位有义务向供种单位反馈引入种用动物的繁育和生产供应等有关资料。

第十条 医学实验动物饲育

(一) 从事医学实验动物饲育、生产供应的单位,应当取得当地省级相应医学实验动物管理委员会核发的《医学实验动物环境设施合格证书》和《医学实验动物合格证书》。

(二) 医学实验动物饲育、生产人员应当持有《医学实验动物技术人员岗位资格认可证书》。

(三) 医学实验动物饲育、生产供应单位必须建立严格的管理制度、操作规程,并有相应的监督保证措施。

第十一条 医学实验动物生产供应单位提供的实验动物应当具有相应级别的合格证书,保证动物质量。

第三章 医学动物实验的应用

第十二条 医学实验与研究应当根据不同目的,选用相应合格的医学实验动物,并在合格的相应级别动物实验环境设施内进行。

普通实验动物(一级)只能用于教学实验和某些科研工作的预实验。卫生部级课题及研究生毕业论文等科研实验必须应用二级以上的实验动物。

第十三条 从事医学动物实验和药品、生物制品、保健食品、化妆品等安全评价实验的单位,必须取得

相应医学实验动物管理委员会颁发的《医学实验动物环境设施合格证书》。

第十四条　进行动物实验的研究课题在进行动物实验前，应当向同级医学实验动物管理委员会提出研究报告，经专家论证后方可进行。

第十五条　运输医学实验动物的器具应当安全可靠，符合微生物控制的等级要求，不得将不同品系、不同等级的动物混装。

第十六条　进行各种动物实验时，应当按动物实验技术要求进行。要善待动物，手术时进行必要的无痛麻醉。

第四章　医学实验动物检疫

第十七条　引进医学实施动物，应当遵守《中华人民共和国进出境动植物检疫法》和《中华人民共和国进出境动植物检疫法实施条例》。不得从具有人畜共患传染病的疫区引进动物。

第十八条　引进野生动物时，应当遵守《中华人民共和国野生动物保护法》。引进单位在原地进行检疫，确认无人畜共患病并取得当地卫生防疫部门的证明后方可引进。

第十九条　实验动物发生异常死亡时，应及时查明原因并记录在案，分别情况，妥善处理。

（一）发生实验动物烈性传染病时，要立即逐级向有关医学实验动物管理委员会报告，并视具体情况立即采取相应必要的措施

（二）发生人畜共患病时，除立即报有关医学实验动物管理委员会外，还必须立即报当地卫生防疫部门，采取紧急措施，防止疫情蔓延。对有关人员要进行严格检疫、监护和预防治疗。

（三）发生传染病流行时对饲养室内外环境要采取严格的消毒、杀虫、灭鼠措施。同时要封锁、隔离整个饲养区；解除隔离时应当经消毒、杀虫、灭鼠处理后，经检测无疫情发生和超过潜伏期后，方可对外开放。

第五章　医学实验动物工作人员

第二十条　医学实验动物生产、供应单位应当有适当比例的高级、中级和初级科研人员，各类人员都应遵守本细则及各项规章制度。

第二十一条　凡从事医学实验动物饲育和动物实验工作的技术人员实行岗位资格认可制度。从事和参与医学实验动物工作的人员，必须掌握医学实验动物的基础知识，有关法律法规及各种规章制度，并取得《医学实验动物技术人员岗位资格认可证书》。

第二十二条　对全国从事医学实验动物的饲养员、实验员根据国家劳动部、卫生部人事司对全国卫生系统实验动物饲养员、实验员晋级考核标准和对各类医学实验动物技术人员及技术工人的培训考核办法的要求，由有关人事部门和省级医学实验动物管理委员会负责实施。

第二十三条　从事医学实验动物饲育和动物实验的工作人员有权享受相应的劳动保护和福利待遇。

第二十四条　从事医学实验动物饲育和动物实验工作人员，应定期进行身体健康检查，发现患有传染病者，特别是人畜共患传染病者，应及时调换工作。

第六章　医学实验动物监督管理和质量检测

第二十五条　全国医学实验动物工作实行三级管理：卫生部医学实验动物管理委员会、省级医学实验动物管理委员会、单位医学实验动物管理委员会或小组。

第二十六条　卫生部医学实验动物管理委员会主要职责是：

（一）在卫生部领导下，负责指导、协调和监督省、自治区、直辖市医学实验动物管理工作；

（二）在卫生部领导下，负责制定《医学实验动物标准》、《医学实验动物质量监测手册》、《医学实验动物合格证书》、《医学实验动物教学大纲》；

（三）对全国医学实验动物科学的发展、预测、评估、技术政策、组织协调等提供咨询；

（四）参与对卫生部医学实验动物和动物实验科研课题论证和科研成果评审。

第二十七　省、自治区、直辖市医学实验动物管理委员会在卫生厅（局）领导下，负责本辖区的医学实验动物管理工作：

（一）受理本辖区卫生系统各单位对实验动物合格证书的申请；组织检查、验收、核发和收回证书；

（二）指导和监督本辖区内各单位医学实验动物管理委员会或小组业务工作；

(三) 负责向卫生部医学实验动物管理委员会备案所核发的各类合格证书。

第二十八条　各单位医学实验动物管理委员会或小组,负责本单位的实验动物管理工作:

(一) 贯彻落实实验动物管理法规和各项规章制度;

(二) 接受省级医学实验动物管理委员会的指导和监督检查;

(三) 组织专家对医学动物实验课题进行论证;

(四) 组织本单位从事医学实验动物和动物实验人员进行岗位技术培训。

第二十九条　卫生部对医学实验动物质量实行两级管理制度:卫生部医学实验动物质量检测中心和省级医学实验动物质量检测中心。

(一) 卫生部医学实验动物质量检测中心负责全国医学实验动物质量检测工作,不定期对医学实验动物进行抽检;对省级实验动物质量检测中心的工作进行业务指导和技术监督。

(二) 省级医学实验动物质量检测中心负责本辖区医学实验动物质量检测工作。对辖区内医学实验动物和动物实验质量进行定期质量检测和抽查;接受卫生部医学实验物质量检测中心的业务指导和技术监督。

第三十条　医学实验动物质量检测机构应当严格执行卫生部《医学实验动物标准》、《医学实验动物监测手册》,统一医学实验动物质量检测方法,保证质量检测的可靠性、准确性、可比性及公正性。

第七章　奖励与处罚

第三十一条　从事医学实验动物和动物实验的单位和个人在工作中取得显著成绩的应给予表彰、奖励。

第三十二条　应用不合格实验动物或在不合格的医学实验环境设施内进行的科学实验、鉴定或安全评价的结果无效。其研究成果不得上报,科研课题不能申请,论文不予发表,生产的产品不得使用。

第三十三条　对违反本实施细则者,由卫生部或省级以上卫生行政部门视情节轻重予以警告,并责令限期改进。

第八章　附　　则

第三十四条　本细则由卫生部负责解释。

第三十五条　本细则自发布之日起施行。

(八) 香港《防止残酷对待动物条例》(1999 年)

动物(animal)包括任何哺乳动物、雀鸟、爬虫、两栖动物、鱼类或任何其他脊椎动物或无脊椎动物,不论属野生或驯养者。

有关残酷对待动物的罚则:

(1) 任何人

1) 如残酷地打、踢、恶待、过度策骑、过度驱赶任何动物或残酷地使任何动物负荷过重或残酷地将其折磨、激怒或惊吓,或导致或促致任何动物被如此使用,或身为任何动物的拥有人而准许该动物被如此使用,或因胡乱或不合理地作出或不作出某种作为而导致任何动物受到任何不必要的痛苦,或身为任何动物的拥有人而准许如此导致该动物受到任何不必要的痛苦;

2) 如掌管任何被禁闭或被关禁或正由一处地方运送往另一处地方的动物,但疏于对该动物提供充足的食物和清水;

3) 如输送或运载任何动物,或导致或促致任何动物被输送或运载,或身为任何动物的拥有人而准许该动物被输送或运载,而所采用的方式或盛放动物的位置,或盛载动物的箱、篓或篮的构造或过小体积,令该动物承受不必要的痛楚或痛苦;

4) 如将任何动物装上船只或铁路货卡,或将任何动物自船只或铁路货卡卸在另一船只或铁路货卡、码头、岸或月台,而所采用的方式或使用的器具令该动物承受不必要或原可避免的痛苦;

5) 如导致、促致或协助进行动物打斗或动物挑惹,或经营、使用、管理、作出作为以管理或协助管理任何处所或地方作为或部分作为动物打斗或动物挑惹用途,或准许任何处所或地方被如此经营、管理或使用,或因任何人获准进入该等处所或地方而接受金钱或导致或促致任何人因此而接受金钱;

6）如在任何动物因疾病、衰弱、受伤、疼痛或其他原因而不适宜被使用于某种工作或劳动时，仍将其如此使用，或导致或促致其被如此使用，或身为其拥有人而准许其被如此使用；

7）将任何动物带进香港或驱赶、运载、运送或移走，或据有或畜养任何动物，或明知而容受任何动物在其控制下或在其处所内被据有或被畜养，而所采用的方式可能导致该动物受到不必要或原可避免的痛苦，一经循简易程序定罪，可处罚款 \$200 000 及监禁 3 年（由 1950 年第 22 号附表修订；由 1979 年第 53 号第 3 条修订；由 2006 年第 23 号第 2 条修订）。

(2) 为施行本条，拥有人如没有就保护动物免受残酷对待而作出合理的谨慎措施及监管，须当作已准许残酷对待动物：但如拥有人只因没有作出上述的谨慎措施及监管而被裁定犯本条例所指的准许残酷对待动物罪，则在没有给予他罚款选择时不可将他处以监禁。

(3) 本条不适用于在宰杀或预备宰杀动物作人类食物的过程中所作出或不作出的作为，但若如此宰杀或预备宰杀动物为动物带来不必要的痛苦，则属例外。

（九）台湾《动物保护法》(1999 年)

第一章　总　　则

第一条　为尊重动物生命及保护动物，特制定本法。

动物之保护，依本法之规定。但其它法律有特别之规定者，适用其它法律之规定。

第二条　本法所称主管机构：在中央为行政院农业委员会；在直辖市为直辖市政府；在县(市)为县(市)政府。

第三条　本法用词定义如下：

一、动物：指犬、猫及其它人为饲养或管领之脊椎动物，包括经济动物、实验动物、宠物及其它动物。

二、经济动物：指为皮毛、肉用、乳用、役用或其它经济目的而饲养或管领之动物。

三、实验动物：指为科学应用目的而饲养或管领之动物。

四、科学应用：指为教学训练、科学试验、制造生物制剂、试验商品、药物、毒物及移植器官等目的所进行之应用行为。

五、宠物：指犬、猫及其它供玩赏、伴侣之目的而饲养或管领之动物。

六、饲主：指动物之所有人或实际管领动物人。

第二章　动物之一般保护

第四条　中央主管机构应设动物保护委员会，负责动物保护政策之研拟及本法执行之检讨。

前项委员会之委员为无给职，其设置办法由中央主管机构订定之；其中专家、学者及民间动物保护团体不具政府机关代表身份之委员，不得少于委员总人数之三分之二。

第五条　动物之饲主，以年满十五岁者为限。未满十五岁者饲养动物，以其法定代理人或法定监护人为饲主。

饲主对于所管领之动物，应提供适当之食物、饮水及充足之活动空间，注意其生活环境之安全、遮蔽、通风、光照、温度、清洁及其它妥善之照顾，并应避免其所饲养之动物遭受不必要之骚扰、虐待或伤害。

饲主饲养之动物，除得送交动物收容处所或直辖市、县（市）主管机关指定之场所收容处理外，不得弃养。

第六条　任何人不得恶意或无故骚扰、虐待或伤害动物。

第七条　饲主应防止其所饲养动物无故侵害他人之生命、身体、自由、财产或安宁。

第八条　中央主管机关得指定公告禁止饲养、输出或输入之动物。

第九条　运送动物应注意其食物、饮水、排泄、环境及安全，并避免动物遭受惊赫、痛苦或伤害；其运送工具、方式及其它运送时应遵循事项之办法，由中央主管机构定之。

第十条　对动物不得有下列之行为：

一、以直接、间接赌博、娱乐、营业、宣传或其它不当目的，进行动物之间或人与动物间之搏斗。

二、以直接、间接赌博为目的，利用动物进行竞技行为。

三、其它有害社会善良风俗之行为。

第十一条　饲主对于受伤或患病之动物，应给予必要之医疗。

动物之医疗及手术，应基于动物健康或管理上需要，由兽医师施行。但因紧急状况或基于科学应用之目的或其它经中央主管机构公告之情形者，不在此限。

第十二条　对动物不得任意宰杀。但有下列情事之一者，不在此限。

一、为肉用、皮毛用，或喂饲其它动物之经济利用目的者。

二、为科学应用目的者。

三、为控制动物群体疾病或品种改良之目的者。

四、为控制经济动物数量过剩，并经主管机关许可者。

五、为解除动物伤病之痛苦者。

六、为避免伤害人类生命、身体、健康、自由、财产或公共安全者。

七、收容于动物收容场所或直辖市、县（市）主管机关指定之场所，经通知或公告逾七日而无人认领、认养或无适当之处置者。

八、其它依本法规定或经中央主管机关公告之事由者。

宠物不得因前项第一款情事被宰杀。中央主管机关得公告禁止宰杀前项第一款之动物。

依第一项第七款规定准许认领、认养之动物，不包括依第八条公告禁止饲养或输入之动物。但公告前已饲养或输入，并以第三十六条第一项办理登记者，准由原饲主认领。

第十三条　依前条第一项所定之事由宰杀动物时，应以使动物产生最少痛苦之人道方式为之，并遵行下列规定：

一、除主管机关公告之情况外，不得于公共场所或公众得出入之场所宰杀动物。

二、为解除宠物伤病之痛苦而宰杀宠物，除紧急情况外，应由兽医师执行之。

三、宰杀收容于动物收容处所或直辖市、县（市）主管机关指定场所之动物，应由兽医师或在兽医师监督下执行之。

四、宰杀数量过剩之动物，应依主管机关许可之方式为之。中央主管机关得依实际需要订定宰杀动物之人道方式。

第十四条　直辖市或县（市）主管机关应自行或委托民间机构、团体设置动物收容处所或指定场所，收容或处理下列动物：

一、由直辖市或县（市）政府、其它机构及民众捕捉之游荡动物。

二、饲主不拟继续饲养之动物。

三、主管机关依本法留置或没入之动物。

四、危难中动物。

直辖市、县（市）主管机关得订定奖励办法，辅导并协助民间机构、团体设置动物收容场所。动物收容场所或直辖市、县（市）主管机关指定之场所之服务时，得收取费用；其收费标准，由直辖市、县（市）主管机关定之。

第三章　动物之科学应用

第十五条　使用动物进行科学应用，应尽量减少数目，并以使动物产生最少痛苦及伤害之方式为之。

中央主管机关得依动物之种类订定实验动物之来源、适用范围及管理方法。

第十六条　进行动物科学应用之机构应组成动物实验管理小组，以督导该机构进行实验动物之科学应用。

中央主管机关应设置实验动物伦理委员会，以监督并管理动物之科学应用。

前项委员会应含兽医师及民间动物保护团体代表各一名。

动物实验管理小组之组成，任务暨管理办法与实验动物伦理委员会之设置办法，由中央主管机关定之。

第十七条　科学应用后，应立即检视实验动物之状况，如其已失去部分肢体器官或仍持续承受痛苦，而足以影响其生存质量者，应立即以产生最少痛苦之方式宰杀之。

实验动物经科学应用后，除有科学应用上之需要，应待其完全恢复生理功能后，始得再进行科学应用。

第十八条　国民中学以下学校不得进行主管教育行政机构所定课程标准以外，足以使动物受伤害或死亡之教学训练。

第四章　宠物之管理

第十九条　中央主管机关得指定公告应办理登记之宠物。

前项宠物之出生、取得、转让、遗失及死亡，饲主应向直辖市、县（市）主管机关或其委托之民间机构、团体办理登记；直辖市、县（市）主管机关应给予登记宠物身份标识，并得植入芯片。

前项宠物之登记程序、期限、绝育奖励与其它应遵行事项及标识管理办法，由中央主管机关定之。

第二十条　宠物出入公共场所或公众得出入之场所，应由七岁以上之人伴同，并采取适当防护措施。

具攻击性之宠物出入公共场所或公众得出入之场所，应由成年人伴同，并采取适当防护措施。

前项具攻击性之宠物及其所该采取之防护措施，由中央主管机关公告之。

第二十一条　应办理登记之宠物出入公共场所或公众得出入之场所无人伴同时，任何人均可捕捉，送交动物收容场所或直辖市、县（市）主管机关指定之场所。

前项宠物有身份标识者，应尽速通知饲主认领；经通知逾七日未认领或无身份标识者，依第十二条及第十三条规定处理。

第一项之宠物有传染病或其它紧急状况者，得经以人道方式宰杀之。

饲主送交动物收容场所或直辖市、县（市）主管机关指定场所之宠物，准用第二项规定办理。

第二十二条　以营利为目的，经营应办理登记宠物之繁殖、买卖或寄养者，应先向直辖市、县（市）主管机关申请许可，并依法领得营业登照，始得为之。

前项繁殖、买卖或寄养者应具备之条件、设施、申请许可之程序与期限、废止、注销许可之条件及其它应遵行事项之管理办法，由中央主管机关定之。

第五章　行 政 监 督

第二十三条　直辖市、县（市）主管机关应置动物保护检查人员，并得推选义务动物保护员，协助动物保护检查工作。

动物保护检查人员得出入动物比赛、宰杀、繁殖、买卖、寄养、训练、动物科学应用等场所，稽查、取缔违反本法规定之有关事项。

对于前项稽查、取缔，不得规避、拒绝或妨碍。

动物保护检查人员于执行职务时，应出示身份证明文件，必要时得请警察人员协助。

第二十四条　直辖市或县（市）主管机关应对于违反第十五条、第十六条第一项、第十七条或第十八条规定之机构、学校，应先通知限期改善或为不要之处置。

第六章　罚　　则

第二十五条　违反第二十二条第一项规定。未经直辖市或县（市）主管机构许可，擅自经营应办理登记宠物之繁殖、买卖、或寄养者，处新台币五万元以上二十五万元以下罚款，并限期令其改善；届期不改善者，应令其停止营业；拒不停止营业者，按次处罚之。

第二十六条　违反第八条规定，饲养、输入或输出经中央主管机关指定公告禁止饲养、输入或输出之动物者，处新台币五万元以上二十五万元以下罚款。

第二十七条　有下列情事之一者，处新台币五万元以上二十五万元以下罚款。

一、违反第十条规定驱使动物或动物与人搏斗者。

二、前款与动物搏斗者。

三、以直接、间接赌博为目的，利用动物进行竞技者。

四、其它有害社会善良风俗之利用动物行为者。

其涉及刑事责任者，并移送司法机关侦办。

第二十八条　宠物之繁殖、买卖或寄养之经营人违反中央主管机关依第二十二条第二项所定经营应办理登记宠物之繁殖、买卖或寄养管理办法规定应具备之条件及设施者，应处新台币三万元以上十五万元以下罚款，并限期令其改善；届期不改善者，得按次处罚；经处罚三次者，废止其许可。

第二十九条　有下列情事之一者，处新台币二万元以上十万元以下罚款。

一、违反第五条第三款规定弃养动物，致有破坏生态之处者。

二、违反第十五条、第十六条第一项、第十七条或第十八条规定，未依第二十四条规定限期改善或为必要之处置者。

三、违反第二十条第二项规定，无成年人伴同或未采取适当防卫措施，使具攻击性宠物出入公共场所或公众得出入之场所者。

四、违反第二十三条第三项规定，规避、拒绝或妨碍动物保护检查人员依法执行职务者。

第三十条　有下列情事之一者，处新台币一万元以上五万元以下罚款。

一、违反第五条第二项规定，使所饲养动物遭受不必要之骚扰、虐待或伤害者。

二、违反第五条第三项规定，弃养动物者。

三、违反第六条规定，无故骚扰、虐待或伤害动物者。

四、违反第十一条第一项规定，对于受伤或患病动物，饲主未给予必要之医疗，经直辖市或县（市）主管机关通知限期改善，届期未改善者。

五、违反第十三条第一项第一款规定，于公共场所或公众得出入之场所宰杀动物者。

六、违反第十三条第一项第四款规定，未依主管机关许可方法宰杀数量过胜之动物者。

七、违反第十三条第二项，未依中央主管机关所定宰杀方式宰杀动物者。

第三十一条　有下列情事之一者，处新台币二千元以上一万元以下罚款。拒不改善者，得按次处罚之。

一、运送人违反中央主管机关依第九条所定动物运送办法规定之运送工具及方式者。

二、违反第十一条第二款规定，未基于动物健康或管理上之需要实施动物医疗及手术者。

三、违反第十二条第一项、第二项规定，宰杀动物者。

四、违反第十三条第一项第二款规定，未具兽医师资格非因紧急情况宰杀宠物者。

五、违反第十三条第一项第三款规定，未由兽医师或未在兽医师监督下宰杀动物者。

六、饲主未依中央主管机关依第十九条第三项所定宠物登记管理办法规定限期办理宠物之出生、取得、转让、遗失或死亡登记者。

七、饲主违反第二十条第一项规定，使宠物无七岁以上人伴同或未采取适当防卫措施，出入公共场所或公众得出入之场所者。

（十）《台湾动物保护法实施细则》（1999年）

第一条　本细则依动物保护法（以下简称本法）第三十九条之规定订定之。

第二条　依本法第十二条第一项第四款规定，申请宰杀动物者，应于宰杀动物前填具申请书，并检附下列资料，向该管直辖市或县（市）主管机关申请许可：

1. 申请人名称或姓名、住址、身份证明文件。
2. 宰杀动物之种类、数量及理由。
3. 宰杀动物之实施期间。
4. 宰杀动物之场所。

第三条　本法第十六条第一项所称进行动物科学应用之机构如下：

1. 专科以上学校。
2. 动物用药品厂。
3. 弃物工厂。
4. 生物制剂制药厂。
5. 医院。
6. 试验研究机构。
7. 其他经中央主管机关指定之动物科学应用机构。

第四条　本法第二十条第一项所称适当防护措施，指伴同之人应以链绳牵引宠物或以箱、笼携带。

第五条　本法第二十三条第一项所定动物保护检查人员，应经中央主管机关办理专业训练结业；所定义务动物保护员，应经直辖市或县(市)主管机关办理之专业训练结业。

动物保护检查人员及义务动物保护员之身份证明文件，由直辖市或县(市)主管机关核发。

第六条　义务动物保护员协助执行动物保护检查工作，应在动物保护检查人员指导下进行。

第七条　于中央主管机关依本法第八条指定公告前已饲养禁止输入、饲养之动物者，饲主应于公告后六个月内，向饲养地直辖市或县(市)主管机关办理登记。

第八条　饲主繁殖中央主管机关依本法第三十六条第二项指定公告之动物者，应自该动物出生之日起三个月内，向饲养地直辖市或县(市)主管机关办理登记。

第九条　依前二条规定办理登记者，于饲主之住、居所变更或饲养动物之地点变更时，饲主应自事实发生一个月内，向原登记机关办理变更登记；取得或受让已办理登记之动物者，亦同。

第十条　依第七条、第八条规定办理登记之动物死亡，饲主应自动物死亡之日起一个月内，向原登记机关办理注销登记。

依第七条、第八条规定办理登记之动物遗失，饲主应自动物遗失之日起一个月内，向原登记机关办理申报；已申报遗失之动物，于一年内未能寻获者，视同死亡，原登记机关得进行注销。

第十一条　本细则所定各类书、证、表之格式，由中央主管机关定之。

第十二条　本细则自发布日施行。

二、国外部分

(一)《欧洲议会实验动物法》或《欧洲联盟动物管理规范》(1986 年)

第 1 条　本法规的目的是确保在那些为实验目的或其他科学目的而需用动物的地方，依据各成员国动物保护法律、条例或管理条款而制定的条款能彼此接近，以避免影响共同市场的建立和运作，特别是由于曲解贸易竞争或贸易壁垒而影响共同市场。

第 2 条　本法规中将运用下列定义：

(1)“动物”(animal)指的是除人之外的任何活的脊椎动物(除非附加其他说明)，包括自由生活的幼体和(或)刚出生的幼体，但不包括胎儿或胚胎形式；

(2)“实验动物”(experimental animals)指的是在实验中应用的或将被应用的动物；

(3)“育种动物”(bred animals)指的是经权威部门批准或注册的机构内为实验目的而专门育种用的动物；

(4)“实验”(experiment)指的是为了实验目的或其他科学目的使用动物，可能引起动物疼痛、痛苦，不适或持续伤害，包括任何行动过程有意导致(或易于导致)在这种情况下动物的出生，但是不包括现代实践(即“人道”方法)可接受的痛苦最少的处死或标记动物的方法。一旦动物准备就绪，实验就开始；当无需进一步观察时，实验则结束；通过成功使用麻醉、止痛或其他方法消除动物疼痛、痛苦、不适或持续伤害仍属于本定义范畴。任何实验性的农业的或兽医临床实践一概视作实验；

(5)“权威”(authority)是指每一个成员国所指定的权威或权威部门，其职责为按本法规监督实验进行；

(6)“合适人选”(competent person)是指成员国认为有能力执行本法规中所描述的有关功能的任何个人；

(7)“机构”(establishment)是指任何设备、建筑、建筑群或其他地点，可以包括某一不完全封闭的场所，或封闭的可移动设备；

(8)“育种机构”(breeding establishment)是指为了实验目的而育种动物的任何机构；

(9)“供应机构”(supplying establishment)是指除了育种机构外，能提供实验动物的任何机构；

(10)“使用机构”(user establishment)是指使用实验动物的各种机构；

(11)“适宜麻醉”(properly anaesthetized)是指使用兽医实践中那样有效的麻醉方法(局部或全身)，使动物丧失感觉；

(12)“人道的处死方法”(humane method of killing)是指依据动物种类不同，以生理和心理痛苦最少为准则处死动物。

第3条 本法规适于为下列目的而进行的实验中使用动物：

(1) 药品、食品和其他物质或产品的开发、制造、质量、功效和安全试验，其目的：

1) 为避免得病，预防、诊断或治疗疾病、体弱或其他不正常，或者观察上述产品对人类、动物或植物的影响；

2) 为评价、检测、调节或修正人类、动物或植物的各种生理条件。

(2) 为人类或动物的健康、福利而保护自然环境。

第4条 每一成员国应该保证禁止使用濒危动物做实验(按濒危动植物种群国际贸易会议附录1和欧洲经济共同体条例N3626/83(1)的附件C.I.规定)，除非他们遵从上述条例，其实验目的是：研究保护该物种，或该物种被证明是唯一适合进行有重要生物医学目的的研究。

第5条 就动物的照料和食宿而言，成员国应该保证：

(1) 应该为所有实验动物提供住所(即一种至少能自由行动的环境)、食物、水和照料，这些有益于他们的健康和安乐；

(2) 对实验动物生理、生态需求的任何限制应该降到绝对最少程度；

(3) 实验动物繁殖、饲养或使用的环境条件必须每日检查；

(4) 实验动物的安乐和健康状态应该由合适人员观察，以防止疼痛或可避免的痛苦、不适或持续伤害；

(5) 要做出安排确保尽可能快地消除所发现的任何缺陷或痛苦。

第6条

(1) 每一成员国应该指定权威或权威部门负责确认本法规条款的严格执行。

(2) 在本法规执行的框架内，成员国应该采取必要的措施确保上述第(1)款中提及的指定权威可以听到该方面有关专家的意见。

第7条

(1) 实验只能由指定的合适人员或在他们直接领导下进行，或者按照本国立法条款授权进行有关的实验或其他科研项目。

(2) 如果其他科学方法合情合理、行之有效，能获得所寻求的满意结果，而不需使用动物，那么，动物实验就不应该进行。

(3) 当必须进行一项实验时，应该周密考虑选择动物种类，如有必要，应该向权威部门说明此类选择。应该选择这样的实验：使用动物数量最少；使用神经生理敏感性最低的动物；引起最少疼痛、痛苦、不适或持续伤害；最可能提供满意结果的实验。不要用野外捕获的动物做实验，除非用其他动物不能满足此项实验的目的。

(4) 所有实验的设计应避免引起实验动物不适和不必要的疼痛和痛苦。所有实验应服从下列第8条，并采用第9条所述的措施。

第8条

(1) 所有实验应该在全麻或局麻下进行。

(2) 上述第(1)款不适于下列情况：

1) 麻醉会给动物带来比实验本身更多伤害；

2) 麻醉和实验目的不相容。在这样场合下，应该采取适当的立法和(或)行政措施，以确保非必要时绝不进行这类实验。

可能引起剧烈疼痛的严重伤害的情况下，应该使用麻醉。

(3) 如果不可能实施麻醉，那么，应该采用止痛或其他适合的方法，以便尽可能减少疼痛、痛苦、不适或伤害；在任何情况下，动物不应遭受剧烈疼痛、不安或痛苦。

倘若和实验目的不矛盾的话，已经接受麻醉的动物应该及时施以止痛措施，因为一旦麻醉作用消失，动物会相当疼痛；如果没有这种可能，则应以人道方法立即处死。

第 9 条

(1) 任何实验结束时,应该决定该实验动物是死(以人道方法处死)是活,即便其他所有方面都表明实验动物已经恢复到正常健康水平,如果仍然处于持续疼痛或不适,那么,就不应该存活。

(2) 上述第 1 款提及的决定应该由合适人员(最好由兽医)作出。

(3) 在实验结束时,

1) 决定让实验动物存活,则应该接受与健康状态适宜的照料,应该置于兽医或其他合适人员监护下,其生活条件应符合第 5 条所述的要求;然而,这些条件也可以不坚持,只要兽医认为,存活的实验动物不再痛苦;

2) 不让动物生存下去,或不能从第 5 条关于动物安乐条款中受益,就应该尽快地以人道方法处死。

第 10 条　成员国应该确保实验中动物的重复使用与本法条款不相矛盾。在实验中承受极度疼痛、不适或痛苦的实验动物不应使用 1 次以上。

第 11 条　尽管本法规的其他条款中对实验的正当目的作了必要的规定,然而,权威可以允许放生有关动物,只要为了保护动物的安乐,已经采取了最大可能的照料,只要其健康状况允许这样做,并是对公众健康和环境不构成危害。

第 12 条

(1) 成员国应该建立这样程序,即实验本身或进行这类实验的个人细节应该事先报告权威部门。

(2) 当计划用动物做实验,而动物将(或可能)承受长时间剧痛时,该实验必须特别向权威部门申报,由权威部门论证,或权威部门特别受权,如果该实验对满足人类或动物基本需求方面并不显示足够重要,那么,权威部门应该采取适当的司法或行政行动。

第 13 条

(1) 根据收到的授权要求和通知,根据撰写的报告,每一成员国的权威部门应该就下列方面收集利用动物做实验的统计学信息,并尽可能定期向公众公布。

1) 实验中使用动物的数量和种类;

2) 按上述第 3 条提及的实验目的分类列出所使用的动物数量;

3) 按立法要求的实验中所使用的动物种类和数量。

(2) 成员国应该采取所有必要的步骤,以确保遵照本法规所传递的商业敏感信息的秘密性受到保护。

第 14 条　进行实验或参与实验的个人,照料实验动物的个人,包括负责监督工作的个人应该接受适当的教育和培训。特别是进行实验或负责监督实验进行的个人应该曾接受过与正在进行的实验工作有关的科学纪律的指导,具备管理和照料实验动物的能力。他们也应该符合权威部门的要求,即他们已经过培训,足以胜任这类工作。

第 15 条　育种机构和供应机构应该由权威部门批准和登记,应该符合第 5 条和第 14 条的要求,除非按第 19 条第(4)款或第 21 条获准免验。供应机构所得到的动物应该只来自育种机构或其他供应机构,除非是合法进口的动物,而不是野生动物或走失动物。根据第 21 条,在权威部门安排下可给予某一供应机构一般或特殊的免验。

第 16 条　第 15 条中提及的批准或登记应该具体指定合适人员负责该机构,赋予管理任务,换言之,在该机构内安排管理、照料动物繁殖、饲养,确保一切符合第 5 条和第 14 条要求。

第 17 条

(1) 育种机构和供应机构应该记录出售或供应动物的数量、种类、日期,受者的姓名、地址、以及在该育种机构或供应机构濒死动物的数量、种类。

(2) 每一权威部门应该要求这类记录,由第(1)款提到的有关机构中负责这一事务的专人保存;这类记录至少应该保留 3 年,供权威部门官员定期检查。

第 18 条

(1) 任何育种、供应或使用机构内的犬、猫或非人灵长类在断乳前应以尽可能疼痛最小的方式提供个体身份标记。下述第(3)款中提到的一些情况除外。

(2) 已经断乳的没有标记的犬、猫或非人灵长类第一次被带入某一机构内,则应尽快给予标记。

(3) 犬、猫或非人灵长类在断乳前从一个机构转移到另一机构,而事先标记不可行的话(参见上述第(1)款),详细的文字记录(特别应指明该动物的母亲)必须由接受机构保存,直到完成标记。

(4) 每一个犬、猫或非人灵长类的身份、来源等细目应该输入每一机构的记录中。

第 19 条

(1) 使用机构应该由权威部门登记或批准,并作出下列安排:应有适合所使用动物种类的装置和设备,具备在那里进行实验的条件;使用机构的设计、结构和运作方式应该是确保尽可能有效地进行实验,以最少量动物、最小程度的疼痛、痛苦、不适或持续伤害,达到一致的结果。

(2) 在每一使用机构:

1) 应该确定专人负责照料动物和设备的正常运行;

2) 应该配备足够的、经过培训的人员;

3) 应该为倾听兽医意见、接受兽医治疗作出适当安排;

4) 兽医或其他合适人员应该赋予顾问职责,关注动物健康。

(3) 经权威机构授权,实验可以在使用机构外部进行。

(4) 在使用机构中,实验动物只能来自育种机构或供应机构,除非在权威安排下,已经获得一般的或特殊的免验。应该尽可能使用饲养动物。家养种类的走失动物不应用于实验,一般免验不适用于走失犬、猫。

(5) 使用机构应该保留所用动物的全部记录,当权威部门需要时,就能出示。这些记录特别应该包括所需动物的全部数量和种类,来自何处,抵达日期。这类记录至少应该保存 3 年,并上缴权威部门(后者如有要求),使用机构应该接受权威部门的代表的定期检查。

第 20 条　当使用机构在其院内饲养动物用于实验时,按第 15 条和第 19 条需要登记或批准,然而,该机构应该遵循本法规涉及育种机构和使用机构的有关条款。

第 21 条　用于实验的动物应该是饲养动物,除非由权威部门作出安排,得以一般或特殊的免验。

第 22 条

(1) 为了避免实验不必要的重复,为了履行本国家或欧洲共同体健康和安全法律,成员国应该尽可能承认在其他成员国领土内进行实验所产生数据的有效性,除非为了保护公众健康和安全需要进一步试验。

(2) 为此,成员国对欧洲共同体现行法规的要求不带偏见并付诸实践的话,应该把本国有关动物实验的立法和行政管理的信息提供给委员会,包括产品上市前尚需满足的种种需要。成员国也应该提供下列真实信息:在他们领土内所进行的实验,以及有关这些实验的授权或任何其他行政管理细节。

(3) 委员会应该建立一个常设的咨询组织,成员国应该有代表参与其中。该组织将协助委员会进行适当信息交换,并尊重保密需要;该组织也将协助委员会解决由实施本法规而产生的一些其他问题。

第 23 条

(1) 委员会和成员国应该鼓励研究一些替代技术的开发和论证,这些技术可以像动物实验那样,得到同样信息,但是,它涉及动物较少或者痛苦较少。委员会和成员国将采取他们认为合适的其他步骤鼓励这方面的研究,并将密切关注实验方法的趋势。

(2) 鉴于考虑上述第 1 款中提到的目的,委员会在 1987 年底之前,将依据现有共同体法规所规定的实验和指导方针,提出对其作出修改的可行性报告。

第 24 条　本法规将不限制成员国如下权利:应用或采取更严格措施保护实验中所使用的动物,或控制、限制实验动物的使用。依据第 12 条第(1)款,成员国可以对有关实验或工作项目,尤其需要事先授权。

第 25 条

(1) 成员国在 1989 年 11 月 24 日前为遵守本法规制定必要措施,并随即通知委员会。

(2) 成员国将就本国所采取的与本法规涉及领域有关的国家法律条款通报委员会。

第 26 条　在本法规发布后五年,以后每三年,成员国需定期通报委员会领域所采取的措施,并根据第 13 条所收集的信息提供适宜的摘要;委员会将向欧洲共同体委员会和欧洲议会报告。

第27条

本法规发至各成员国。

（二）英国《动物保护法》(1911年)

第一部分　定　　义

除法律另有规定外，对下列术语解释如下：

1. “动物”，指任何家畜或被捕获的动物。

2. “残忍”，意味着“造成不必要的痛苦”，这种痛苦应当是可以避免或消除的。

3. “家畜”，指马、驴、骡、牛、绵羊、犬、猫、家禽以及其它任何已经驯服或正在驯养的为人类某些使用目的而服务的动物。

4. “被捕获的动物”，指人类捕获的任何野生动物，包括一切鸟类、鱼及爬行动物等。

5. “收买和屠宰废马的人”，指其人的买卖生意是杀死马，而并非是为了得到(提供给肉商的)马肉；“收买和屠宰废马的人的院落”是指任何用于进行这种买卖生意的目的，或部分用于此目的的建筑和场所。

6. “扣押地”，扣押或限制动物的场所，包括一切相似性质的容器。

第二部分　残忍及法律责任

1. 残忍

(1) 以踢打等方式虐待动物、激怒或恐吓动物以及使用动物过度驾驭或负荷，造成动物不必要的痛苦；动物主人允许动物被前述方法使用或无故不采取任何保护行为的。

(2) 以会导致动物额外痛苦的方式携带、运输动物；动物主人允许动物被前述方式携带、运输的。

(3) 自行或协助他人挑逗动物或使其搏斗；持有、使用、管理用于或者部分用于挑逗动物、使其搏斗的房屋或场所，或者从中收取井场费用的行为。

(4) 无故给动物服用有毒、有伤害性的药物；主人无合理原因允许动物服用有毒、有伤害性的物质，给动物造成痛苦。

(5) 以使动物受到额外伤害的方式饲养动物。

有前款行为的人，将会被处以6个月以下的监禁或5级(标准尺度)以下的罚款；情节严重的，可以二者并罚。

2. 允许残忍

如果动物受到侵害或骚扰时，动物主人没有给予合理的关心和必要的保护，即是该法所说的“允许残忍”，为此，动物主人将受到审判，承担相应的法律现任；被判罚款或被监禁。

3. 附加刑

如果依据本法令，动物的主人对动物犯有残忍罪，且法庭认为合适，基于对他的有罪判决，作为对其的附加惩罚，法庭有权剥夺该人对动物的所有权；此外，基于让动物在适宜的环境中得以安置的考虑，也可以做出这样的命令。

除非有事实依据，如已有前科，或因主人的特性，或动物留在主人身边很可能遭受进一步的残忍虐待，否则，不能执行前款附加刑。

4. 适用例外

(1) 本章节的任何一部分都不得违背1986年《实验动物法》所允许的合法行为。

(2) 为了人类的食取，不得以宰杀过程中考虑到了避免造成动物不必要的痛苦为理由，实际采用会造成动物额外痛苦的方式杀死该动物。

(3) 不能用猎犬追击或开枪射击被捕获的动物。在猎犬追击或开枪射击的方式不能解脱动物痛苦，或者在动物被再次捕获之后、亦或是受猎人控制之时，即追捕或射击该动物的地方已是该动物无处可逃、无机可乘的封闭区域时，不应再用猎犬追击或开枪射击该动物。

（三）英国《动物保护法案》(1954年修正案)

1. 剥夺罪犯的权力

(1) 根据《动物保护法》(1911年)或《苏格兰动物保护法案》(1912年)，若有人被定虐待动物罪，法庭可以根据他所犯罪行，施以一定的附加惩罚——在一段合理的时间内，剥夺他管理动物的权利。

(2) 判决剥夺了罪犯权利后，法院可以在适当情况下缓期执行。在这段时间内，法庭无权安排他管理其以前所拥有的动物。

(3) 依法被剥夺权利的人，在判决生效之日起满12个月之后，可以向法庭申请撤销罪名。对任何申请，法院均应当正确考虑到申请人的人格，在执行条款时的行为，所犯罪行的种类以及其他一些环境因素，做出批准与否的决定。批准申请——从批准之日起，原罪即已被撤销；驳回申请——假若申请人申请，法庭驳回申请的，自申请之日起12个月内不得再次申请，否则将一律驳回。

2. 违反此条的法律责任

若有人违反此法案而管理动物，他将被处以3级（标准尺度）以下的罚款或3个月以下的监禁，情节严重的，二者同时执行。

(四) 英国《动物保护法案》(麻醉)(1954年)

麻醉是给动物做手术的必要前提

1. 如果给动物做的任何手术没有使用麻醉剂来消除手术中的疼痛，根据1911年的《动物保护法》及其修正案或命令，此手术将被认为不合法和不人道的手术，主要负责人将应承担相应的法律责任。

2. 此条款适用于任何没有使用防止动物组织过敏或防止影响动物骨骼设备的手术，或是用空心针进行注射或抽血的手术。

3. 本法令由农业部、渔业部及苏格兰和威尔士的州秘书院共同执行。

(五)《英国皇家反虐待动物协会在动物福利方面的方针》(1997年)

本文译自：RSPCA Information RSPCA Policies on animal welfare Revised 1997, Amended 1999，即《英国皇家反虐待动物协会在动物福利方面的方针1997年修订，1999年强制执行》。全文共分九部分，本文节选其第四部分。

第四部分　实 验 动 物

1. 实验中的疼痛和痛苦

英国皇家反虐待动物协会（RSPCA）反对所有能够给动物造成疼痛、痛苦或苦痛的实验或程序。

在英国，开展动物实验必须遵守1986年颁布的动物（科学程序）法。只有在得到内政部许可之后，并且在获得许可之前，按照法规的要求，对通过所要开展的工作能够取得的效益（利益）与动物成本作权衡比较，才能实施有关动物实验的程序。

不论什么时候使用动物，都必须尽一切可能避免给动物造成痛苦，这一点非常重要。仅仅采用麻醉或其他痛觉丧失（止痛）的方式不是解决这一问题令人满意的做法。因为这些并不能使动物摆脱恐惧、饥饿和其他形式的精神痛苦。在遵守英国法规的前提下，由官方授权的人员和动物实验人员对动物实验进行不断的审查，这样才能达到避免给动物造成疼痛、减轻痛苦和减少精神苦痛的目的。

2. 不必要的实验

(1) 英国皇家反虐待动物协会（RSPCA）反对以下动物实验，包括不必要的重复，科学价值不大，或已有不用活体动物的替代方法的动物实验。

(2) 英国皇家反虐待动物协会（RSPCA）反对在非必需性物质检验中使用动物，如化妆品，某些家用产品和食品添加剂。

3. 替代

英国皇家反虐待动物协会（RSPCA）支持可实现动物实验替代、减少或优化（"3R"概念）技术的建立。RSPCA把能够完全代替动物、减少使用数量或减少痛苦、或者在其他方面改善动物福利的技术都看作是一种进步。

替代技术包括细胞、组织和器官的培养，利用志愿者，应用人类流行病学调查，使用无生命的模型，在教学中利用电影和电视等手段以及广泛应用的计算机分析技术。在动物替代方面有许多事情可以做，而且这些研究应得到更多政府支持。

减少动物使用量的技术包括建立中心数据库，开展充分的前期文献调研工作，以及完善实验设计，包括使用适当的统计学方法,或者在教学中使用电影或电视手段。

优化包括在一些生物学研究中使用止痛剂、取消死亡和极端的实验终点。RSPCA 认为,优化可在短期内最大限度地减轻动物的痛苦程度。然而这不能实现 RSPCA 用替代技术完全代替动物实验的长期目标。RSPCA 关注那些处于不自由和环境条件差的动物,极力主张为动物提供丰富的环境,使动物能够表现出它们所固有的自然习性。

4. 立法机构和伦理考虑

(1) 英国皇家反虐待动物协会(RSPCA)认为最重要的是在申请许可之前,需要对所有新的实验和实验草案进行全面的伦理审查。RSPCA 鼓励地方设立伦理委员会,它的组成成员应包括来自企业、研究机构和大学中非专业人员和代表动物福利的人员。

(2) 英国皇家反虐待动物协会(RSPCA)支持 1986 年颁布的动物(科学程序)法中的条款,应该任命一个或几个人全面负责在一个科学程序完成中的动物的日常管理,必须任命一个兽医外科医生监控这些动物的健康和福利状况。

英国皇家反虐待动物协会(RSPCA)认为只有关注动物福利,而且官方的动物程序委员会(在动物法下建立)能够运用它的权力去调查实验许可证的申请,并公开报道这些问题,引起公众关心时,动物法才能付诸实效。

对申请许可证者进行严格的培训是必要的,但不能过分强调它的重要性。这是因为,RSPCA 认为必要的培训不仅是会应用相应的技术以识别和减轻动物的疼痛和痛苦(包括痛觉丧失、麻醉和安乐死),还应该包括对动物使用的伦理考虑,这些都应在获得许可之前进行。像在实验中如何使用最少量动物的实验设计,开展这方面的进一步训练也是很重要的。

(3) 英国皇家反虐待动物协会(RSPCA)反对使用从野外捕获的任何动物来做实验研究。

(4) 英国皇家反虐待动物协会(RSPCA)反对使用黑猩猩来做实验研究。

黑猩猩有复杂的行为和社会需求,而在实验室环境中是永远无法满足的。

5. 实验动物供应

(1) 英国皇家反虐待动物协会(RSPCA)反对实验动物的进出口。

(2) 英国皇家反虐待动物协会(RSPCA)反对所有非人灵长类动物的进口。

(3) 英国皇家反虐待动物协会(RSPCA)认为,那些不能完全按照 1986 年动物法要求做的实验动物饲养和供应公司,应该接受 RSPCA 的检查。

(4) 英国皇家反虐待动物协会(RSPCA)鼓励在适当的环境中进行动物的重新自动引导。

当英国皇家反虐待动物协会(RSPCA)认为动物需要被继续使用时,无论在什么地方,只要有可能的话,在不违反动物法的前提下,都应该研究动物重新使用的可行性。RSPCA 承认在这方面可能会遇到许多困难,但仍相信在动物能够适应新环境的地方,应考虑动物重新使用的问题。

(六) 美国《关于在测试、科研和培训中脊椎动物的管理和使用原则》(1985 年)

背景材料:

美国政府《关于在测试、科研和培训中脊椎动物的管理和使用原则》是由美国“部门间研究用动物委员会”制定的。

该委员会成立于 1983 年,作为联邦各级机构讨论涉及生物医学研究和测试中使用的所有动物种类的各种问题的一个中心地点。委员会主要关心的是研究用动物的保护、使用、管理和福利等问题。它的职责包括情报交流、计划协调和致力于制定政策。

正文内容(节选):

为改善人类及动物的保健和福利所需知识的增进,需要使用广泛动物种类进行活体试验。美国政府各级机构制定的涉及使用脊椎动物的测试、研究或培训措施等要求时,要考虑到以下若干原则;当这些机构实施或主持这类措施时,责任研究机构官员要保证这些原则得以遵守:

1. 动物的运输、管理和使用应遵守《动物福利法》(7U.S.C2131)和其他现行的联邦法律、法规和政策。

2. 涉及动物的各种操作的设计和实施都应当充分考虑其与人或动物的保健、知识进步或社会利益的关系。

3. 选用的动物种类和品质应当适宜,并以最小的数量获得可靠结果。应考虑数学模型、计算机模拟和活体外生物学系统等方法。

4. 必须以合理的科学措施,正确使用动物,包括避免和减少动物的不安、痛楚和疼痛。除非已在一定历史条件下相反之例证,科研人员应考虑引起人痛楚或疼痛的操作,同样也能引起其他动物的痛楚和疼痛。

5. 凡是可对动物不只是引起瞬间或轻度疼痛或痛楚的操作,都应当采取适当的镇静、镇痛或麻醉措施。不应对因化学药物麻痹而没有麻醉的动物进行手术或其他引起疼痛的操作。

6. 对于承受严重或慢性疼痛或痛楚而不能解除的动物,应在操作完成后无痛处死或必要时在操作过程中无痛处死。

7. 动物的生活条件应与其他种类相应并有利于其健康和舒适。通常,用于生物医学目的的所有动物的管理,必须由兽医人员或其他经过培训或对用动物的合理饲养、处理和使用有经验的科技人员指导。应尽量按要求提供兽医护理措施。

8. 进行活体动物操作的科研人员和其他工作人员要有适当的资格和经验。应对他们充分安排在职培训,包括对实验动物正确和人道的管理和使用。

9. 对这套原则有例外要求时,不应由直接相关的科研人员作出决定,而应按原则2由合适的审定小组如"研究机构实验动物管理和使用(委员会 IACUC)"来作出。但不应专门为教学或示范的目的而作出这种例外。

(七) 美国《实验动物饲养管理和使用手册》(1996年)

第1章 研究机构的政策和职责(节选)

对于科研、测试和教学方面所用的动物,要求以有关动物所必需的知识以及有关科研、测试和教学计划的具体要求条件为基础,做出合乎科学和专业的判断,进行恰当的管理、使用,并以人道精神来对待。本章所属的各项准则,目的就在于为各研究机构在制定有关动物的管理和使用的各项政策方面提供指导。

研究机构的动物管理和使用委员会

每所研究机构的最高负责人必须委任一个"研究机构的动物管理和使用委员会"(IACUC)(以下称委员会),由其监督和评定研究机构有关动物的计划、操作程序和设施条件,以保证其符合本《手册》、《AWRs》和《PHS 政策》的各项规定。研究机构的职责,就是提出适宜的指导方针、背景材料,拨发相应的财力和物力,必要时可安排专门培训,以协助 IACUC 的成员了解和评定委员会所面临的各类问题。

委员会的组成,应包括下列成员:

1名兽医学博士,持有学位证书,"美国实验动物医学学会"(ACLAM)],或在实验动物科学或医学方面,或在有关动物种类的使用方面受过培训或具有经验的兽医师。

至少1名在涉及动物的科研方面具有经验的实践科研人员。

至少1名公众代表,以反映广大社会对于适当管理和使用动物的关注。公众成员的身份,不应是实验动物的使用者,或是研究机构的属员或其他家族成员。

按本《手册》所述,委员会负责监督和评定动物管理和使用计划及各项内容。其职能是:检查设施条件;对各项计划和动物活动区域进行评定;向研究机构负责官员递呈工作报告;对科研、测试或教学中使用动物的申请(方案)进行审查;以及建立一套接纳和评审涉及研究机构内对动物的管理和使用有关事物的工作机制。

IACUC 必须按其职责所需经行召开会议,至少应每6个月举行一次。会议记录和审议结果应当存档。委员会至少应每6个月评审一次动物管理计划及对动物设施和活动取得检查结果。

动物管理和使用方案

在制定和评审动物管理和使用方案时,应注意下列要点:

1. 申请使用动物的理由和目的。

对申请的动物种类和数量阐明理由,对申请的动物数量应尽可能按统计学方法阐述。

2. 使用较少侵害性的操作措施、其他动物种类、离体器官制品、细胞或组织培养物或计算机模拟等代用方法的可行性或适宜性。

3. 参与实际操作的从业人员有足够的训练和经验。

4. 特殊的饲养管理条件。

5. 适当的镇静、镇痛和麻醉措施。

6. 实验项目不必要的重复。

7. 多项重大手术操作的实施。

8. 预先设想有关适时干预、从研究项目中撤换动物或者因剧痛或精神紧张而采取安乐死术等的判断准则和处理方式。

9. 手术后的护理。

10. 对动物实行安乐死术或处理的方法。

11. 从业人员工作环境的安全。

《方案》有时可包含以往未曾遇到过的或可能会引起无法确切控制的疼痛或压抑的操作措施。这类操作可包括：动物保定、多项重大活体外科手术、饮食限制、佐剂使用、以死亡作为重点的研究、有害刺激物的使用、皮肤或角膜刺激试剂、容留肿瘤过度负荷、心内或眶窦血液采样或异常环境条件的利用。涉及研究项目的操作与目的的有关客观资料，应从文献资料、兽医人员、研究人员及关于对动物作用的其他知识来源查询。如果对某种具体操作不是很了解，较为适宜的方法是，可在 IACUC 的监督下，设计一套有限度的探索性的研究项目，以评定该种操作对动物的影响。本节中将论述对其中若干方法的评定准则，但这类准则并不是在所有情况下都能适用。

第 2 章　动物的环境、饲养和管理（节选）

动物设施的合理营造和管理，对于动物的福利，使用动物的科研数据和教学或测试计划的品质，以及对于工作人员的保健和安全，都是至关重要的。完善的管理计划，要为动物的生长、成熟、繁殖和维持良好的健康状况，提供环境、栖居所和护理条件；为其提供福利条件；以及尽量减少可影响科研成果的各种可变因素。具体的运作措施则随各研究机构在不同情况下所特有的多种因素而定。训练有素而机敏的工作人员，即使在总体布局或装备条件差强人意的情况下，往往也能保证高品质的动物管理工作。

在设计完善适宜的物质的和社会性环境、建筑、场地和经营管理方面，应当估计多种因素。其中包括：

1. 动物的种类、品系、品种及个体的特性，如性别、年龄、体型、行为、经历和健康状况等；

2. 动物在独处或集群的条件下，都可在其同种间通过视觉、嗅觉、可能还有触觉而组成社会群体的能力；

3. 房舍的设计和建造；

4. 丰富生活环境的可行性或适宜性；

5. 课题目标和实验设计（如生产、繁育、科研、测试和教学）；

6. 对动物强制操作和侵害的程度；

7. 有害或致病物质的存在；

8. 拘留动物的时限。

动物关养的目标应当是，尽量发挥其种特异性行为，而尽量减少其压抑性行为。对于社会性动物，通常以配对或组群关养，就可达到这一目标。应由动物管理人员制定一套实现理想关养方法的措施，送交 IACUC 评审批示。IACUC 经咨询研究人员和兽医人员并进行决策，其目的应当是在既适宜于动物的保健和福利，又符合科研目标的前提下，高标准地实现专业饲养管理措施。决策议定后，就应进行客观评定，以完善落实动物的环境布局、饲养管理和营运措施。

安置动物的环境布局，应当与动物种类及其生活史以及其用途相适应。有些种类的动物，其繁育和生存可能要求接近自然环境条件，才能适应。根据实验项目或动物本身的特定要求（例如，使用有害物品、行为学研究，以及免疫功能受损的动物、农畜和非传统性实验动物），还可能要征询专家的意见。

（八）泰国《动物实验的伦理准则与指南》

1. 试验者应该知道（了解、承认）动物生命的价值

只有为了改善人和动物生存（生命、生活）质量，和（或）为了科学进步而又没有其他相等或更好的选择前提之下，才能使用动物进行实验研究。

操作指南：

（1）在不可回避和没有其他方法可以选择的情况下，试验者可以选择使用动物（动物实验）。不能把按照人们的意愿使用动物看成是理所当然的事。在这方面，试验者必须在宗教道德的基础上，知道（了解）动物生命的自身所具有的价值。

（2）在使用动物之前，试验者应对所有资料和有关文件进行详细的研究，并充分利用各方面的资料，尽可能在研究中不使用动物。

（3）在使用动物之前，试验者应该提交他们详细的研究计划书，包括：合理的实验步骤和实验程序；预期在改善人或动物生命质量，和（或）科学进步和科学信息积累方面的意义。在没有证据和理由可以说明其他方法可以替代动物时，我们应该支持使用动物的做法。

（4）在实验结束时，试验者应采用麻醉法处理动物。不能把动物直接扔到外界环境里，在未经许可的情况下，试验者不得将动物遗弃在动物设施内。

2. 试验者应该清楚使用最少数量动物时所获结果的准确性

在选择适宜遗传背景和高质量的实验动物、合理的实验程序以及实验操作技术的基础上，试验者应该知道如何选用最少数量的动物仍能达到科研项目最终目标的方法。

操作指南

（1）试验者应该检查所用动物遗传背景资料以及在动物资源中心时的饲养管理标准。

（2）试验者应该选择适合研究目标的动物品种品系。应使用统计学方法来评估在确保实验结果准确性的前提下，所需要的最少动物数量。

（3）试验者应该从有良好的饲养记录、繁殖计划和遗传检测数据的资源中心获取实验动物。不过，资源中心要有能力保证在各方面的连续性服务，即动物品种、品系、性别、年龄、体重和动物质量。

（4）试验者应该从能够提供动物饲养和管理的资源中心选择实验动物。

1）严格的、卫生的普通级动物

2）SPF 动物

3）GF 动物

（5）遗传背景不清楚的实验动物只能用于那些不受动物遗传背景干扰的研究项目。

（6）在设计和评价研究项目时，应使用最适宜的实验技术和统计学方法。

3. 使用野生动物必须遵守野生动物保护法和有关规定

为了科学的目的而又不能用其他动物替代时，可以使用野生动物。但必须遵守野生动物保护法和有关规定。

操作指南

（1）只有在没有其他方法或动物可以替代而又非常必要的情况下，才能使用野生动物。

（2）为了科学目的而使用野生动物时，必须完全严格遵守野生动物保护法和有关法规。

4. 试验者必须把动物看作和人一样的有机体

试验者应该知道，动物和人一样具有感受疼痛的能力，能够对周围环境作出反应。要为动物的运输和饲养提供最佳条件，改善环境条件，防止疾病发生，在动物实验中采取适宜的实验技术，避免给动物造成应激、疼痛和苦痛。

操作指南

（1）动物运输：运输方式应是安全的，可以将对动物康乐的损害降到最低程度。运输动物应有外包装。要为动物提供适宜的空间、温度和通风，避免引起动物的应激反应。运输箱要有一定的强度，以防止动物逃逸。

(2) 动物设施环境：为防止微生物感染和给动物造成应激，动物设施要安装一定的控制系统，包括过滤系统、温度、湿度、通风换气、照明、噪声，以满足不同种类动物的生长需要。

(3) 动物饲养

1) 动物笼具要有一定的强度，能够防止动物逃逸。根据品种、体重和每一个笼具内饲养动物的数量不同，选择笼具的形状和大小。笼具不能有尖锐的边角或凸出，以免造成动物损伤。笼具应由能够耐受化学物质的耐久性材料制成，并能耐受消毒或灭菌的加热处理。

2) 垫料要有吸水性，在潮湿的状态下仍能保持原有的形状（不易成为粉末状），不能掺有尖锐物，不能含有毒性物质和细菌。

3) 每日要给动物提供无病原菌、毒性物质和致癌物质的饲料和饮水。饲料营养均衡，含有蛋白、脂肪、淀粉、维生素、矿物质和粗纤维，其比例要符合动物需求。

(4) 管理

1) 动物应饲养在有益于动物健康的环境条件下，即：有严格卫生控制的普通环境；SPF 环境和 GF 环境。要保证这些环境的正常运转，以控制微生物感染的发生。

2) 动物设施内要配有实验动物学丰富知识和经验的兽医或受过良好培训的大学生以及饲养人员。

3) 要保存有用于动物饲养管理的所有设备的资料，以确保供应和备件来源的稳定和连续性。要有备用设备和设备维修小组，所有这些需要充足和连续的经费支持作为保证。

4) 动物尸体和废弃物必须根据其污染物类型（放射性物质、感染性因子）进行适宜的处理。

(5) 动物实验技术

1) 在实验计划书中，应该说明实验类型、实验技术和所要使用的物品，要说明试验前期、中期、后期动物的饲养管理。

2) 实验人和饲养员应该爱护动物，要避免动物能够给动物带来疼痛和应激刺激的各种操作程序。如不可避免的话，试验者必须从科学的角度说明这样做的理由。

3) 在实验前，试验者应接受以下动物实验基本技术的培训：

① 动物的抓取和固定

② 动物品种的鉴别

③ 辨别动物的性别

④ 注射和灌药

⑤ 活体动物的取样（血液、粪、尿和组织）

⑥ 麻醉

⑦ 安乐死

⑧ 剖解

5. 试验者必须将所有的动物实验数据和记录详细保存下来。

试验者必须严格按照实验计划书进行实验操作，要将实验过程详细记录下来，有利于发表文章和任何时候的查询。

操作指南

(1) 试验者应该按照实验计划书的规定进行实验。

(2) 试验者应保存所有的资料，包括：动物来源、动物饲养管理的方式以及所有遗传、健康和环境监测的数据。

(3) 试验者应详细记录对动物实施的每一个实验处理（步骤）。

(九) 泰国《动物使用的伦理指南监控》

1. 单位水平的监控

(1) 利用动物进行研究、检验、生物制品生产和教学的单位，应至少设立一个委员会，由它负责管理动物的使用，并对动物使用作出解释和说明，以使伦理准则在实际中得以落实执行。

(2) 委员会的成员是兼职的，来自各方面，包括单位的行政管理者、研究人员和非专业人士

(3) 委员会职责

1) 根据国家研究委员会颁布的动物使用伦理准则,制定详细的标准操作规程(SOP)。

2) 审核所有使用动物进行的研究、检验、生物制品的生产和教学计划。对在本单位动物设施内或其他研究机构进行的实验提出意见和建议,提交计划给本单位的执行委员会以获批准。只有符合动物使用伦理准则的项目才能获得批准实施。

3) 对动物的使用过程进行监控,以便达到动物使用准则的要求。

4) 对动物设施进行管理,以便达到动物实验伦理准则所规定的标准。

5) 对动物设施给予充足的经费支持,推进动物设施达到动物实验伦理准则所提出的标准要求。

6) 为学生、教师、研究人员、科学家和饲养人员提供实验动物科学内容的继续教育、培训以及参加学术会议,使他们能够自觉遵守动物实验伦理准则的要求。

2. 国家水平的监控

(1) 应由国家研究委员会指定的一个委员会负责,根据动物实验伦理准则,监督和促进研究、检验、生物制品生产和教学中的动物伦理使用。

委员会有以下职权:

1) 有权力和责任对受到一般民众、大众媒体、发表的文章、学术刊物和研究基金委员会投诉和指责的单位进行调查,查明违反动物实验伦理准则的内容和行为。

2) 促进和推动动物使用者、官方和私人机构,严格按照动物实验伦理准则的要求饲用动物。

3) 支持和监督使用动物的国家和私人机构制定符合动物实验伦理准则要求的 SOP。

4) 修订动物实验伦理准则,使其符合科学技术进步、社会发展和国家文化背景的要求。

5) 促进使用动物的组织主持召开学术会议,开展动物饲养管理的培训。适应动物实验伦理准则的要求。

6) 向经费预算部门提供那些遵守动物实验伦理准则而开展工作的机构资料,以便向这些单位提供足够的专款经费。

7) 与研究基金组织协调,对单位(机构)伦理委员会批准的项目给予经费支持。

(2) 学术杂志编辑委员会应该要求每一个提交论文的作者,在提供单位审查委员会批准的研究计划说明文件的同时,应附上研究计划的底稿、动物饲养管理技术的计划书(方案)、详细的实验数据记录。在作者提供所有的所需文件之前,文章不予发表。

(十) 菲律宾《动物福利法》(1998 年)

一项促进菲律宾动物福利的法案,也被称为 1998 动物福利法。

第一条 该法是通过监督、管理那些饲养、维持、保存、处理或训练经济动物和宠物的设施的建立和运作,达到保护和促进菲律宾动物福利的目的。由于这个目的,宠物应包括鸟类。

第二条 任何个人、协会、合伙公司、社团、合作团体、政府代理或屠宰场等,在得到动物工业局注册证书前,不应建立、维持和运转宠物商店、动物住所、动物诊所、动物医院、围栏、栅栏、配种站或畜牧场或动物园用于饲养、出售、买卖或训练动物。

在证明了建立的设施适合于动物,且清洁,卫生,还不会引起疼痛和压抑的情况下发给他们证书。证书有效期为一年。在证书到期前除非被动物工业局局长撤销,其可以按照文件下面的附加条件每年更新。工业局应负担这些证书发行或恢复的合理费用。

适宜、清洁、卫生、并且不会引起动物疼痛或难受是运作这些设施一贯的要求。局长可以因条件不合格或其他原因撤销已注册的证书。

第三条 动物工业局局长应监督管理这些机构的运作和维持。包括宠物商店,动物住所、诊所、医院、围栏、栅栏、配种站、动物园和任何其他限制动物的行为或设施。这些行为或设施包括,动物的饲养管理,以贸易或训练为目的的保存,任何公共或私人方式运输设备,目的是在运输中提供最大的舒适。如果不是全部处死的话,应把疾病和死亡发生率减到最小,并防止任何强加给动物的人为虐待。

局长可以邀请任何政府代理机构在其权利、职责、义务范围内给予帮助,保证该法案、法规和下面颁布的法令有效、高效的执行。

这些政府代理机构有义务在局长需要帮助时提供其预算中任何可利用的资金，以达到上述目的。

第四条　任何公共路运、空运、水运设施所有者或使用者运输宠物，野生动物或其他动物时，有责任为其提供足够的笼具，清洁卫生的设施，保证安全运输和交付给收货人。他们应为运输超过 12 小时或任何有需要的动物提供足够的食物和水。

未经动物工业局或其授权代理人书面许可，任何公用事业设施不能运输上述动物。运输中不能残忍地限制和约束动物。

任何残忍的方式应受到处罚，即使运输者已经获得了动物工业局的许可，运输中的残忍方式包括拥挤，将动物放在车辆的箱子里或棚子下面。

第五条　由此产生了一个属于农业部的动物福利委员会，应由农业部部长批准，发行必要的规定和条例使法案条例严格执行，包括限定安全和卫生标准，在批准后 30 日内，这些指导方针应有委员会每 3 年或任何必要时复审一次执行情况。

委员会应由下列有代表性的人员组成：

1. 国家和地方政府部门（DILG）
2. 教育、文化和体育部（DECS）
3. 农业部（DA）的动物工业局（BAI）
4. 环境和自然资源部（DENR）的野生动物和地区保护局（PAWB）
5. 农业部国家肉类检查委员会（NMIC）
6. 农业部农业培训研究所（ATI）
7. 菲律宾兽医药学会（PVMA）
8. 菲律宾兽医从业者学会（VPAP）
9. 菲律宾动物医院学会（PAHA）
10. 菲律宾动物福利团（PAWS）
11. 菲律宾防止虐待动物团（PSPCA）
12. 菲律宾猪业从业者团（PSSP）
13. 菲律宾犬从业者学院（PCCP）
14. 菲律宾动物科学团（PSAS）

委员会应由一个来自独立部门的代表主持，由两个副主席代表 BAI 和另一个独立部分。

委员会应每季度或因需要开会。委员会成员不应接受任何报酬，但有时可接受合理的酬金。

第六条　任何人折磨动物，对动物疏于照料、喂养、保护、虐待动物；或者让犬或马进行斗犬或斗马，杀死或引起动物受虐待；或者不提供足够的照料，食物或保护；或者虐待动物，没有得到动物福利委员会明确授权的情况下，在研究或实验中使用同一动物等行为都是非法的。

杀死任何动物，无论是牛、猪、山羊、绵羊、家禽、兔、水牛、马、鹿、鳄鱼同样视为违法。以下情况除外：

1. 是一个宗教或教派宗教意识的一部分，或者是部落或土著文化社会民族风俗的要求；尽管如此，领导人应保存与动物福利委员会合作的记录；
2. 当宠物被有资格的兽医证实受到不可治愈的传染病折磨时；
3. 由兽医证实需要杀死动物来结束痛苦时；
4. 当这样做可以避免对人生命肢体即将造成危险时；
5. 控制动物的数量时；
6. 动物在用于被批准的研究或实验后被杀死；
7. 任何经兽医证实的类似于上述的其他情况。

上述所有情况，包括牛、猪、山羊、绵羊、家禽、兔、水牛、马、鹿、鳄鱼，处死动物必须始终通过人道的程序进行。

为了这个目的，人道程序应意味着使用经委员会决定和许可的最科学的方法。

只能用经委员会批准的方法处死动物。

第七条 每个人都有责任保护野生动物自然栖息地,对栖息地的破坏应被看作是对动物的残忍行为,对栖息地的保护被看作是保护动物的方式。

第八条 任何人违反该法案规定应被判处六个月以上两年以下监禁,或1000比索以上,5000比索以下罚款,或由法院决定并罚。如果违法的是法人,负责人应接受处罚。如果违法者是外国人,应被立即驱逐出境,判决后不进行任何进一步的诉讼程序。

第九条 所有法律、法案、法令、行政法规、规定和条例与该法案规定下不一致时,应取消或按照该法案变更。

第十条 该法案在至少两家大众报纸刊登后15天生效。

(十一)澳大利亚《实验动物管理和使用法规》(1969年)

第一章 用于科学目的的动物管理和使用总则

目的:是研究者、教师、研究机构、动物伦理委员会(AEC)和所有涉及用于科学目的的动物的管理和使用的指导。

概括这些原则就是在科研和教学活动中要考虑:

1. 用其他方法代替动物
2. 减少动物的使用数量
3. 使用优化技术以减少对动物的影响

合理性和责任

1. 在科研和教学活动中使用动物只有当达到以下目的是必要的时候才可以进行:

1)获得和证实有关了解人或动物的有意义的信息;

2)人或动物健康福利的保持和提高;

3)动物管理或生产的改善;

4)达到教育目的。

2. 只有在权衡科学或教育价值与动物福利潜在影响之后作出合理的判断,使用动物研究才能进行。

3. 为科学目的使用动物的人有责任尊重对待动物,在计划和进行研究时要把它们的福利作为一个必要的因素考虑进去。

4. 在澳大利亚获得、管理和使用实验动物必须按照现行法规和联邦、州、地区的法规。

5. 研究者和教师对他们使用的所有动物的福利问题有直接的和最大的责任。

6. 使用实验动物必须成立实验动物伦理委员会(AEC),保证所有动物的使用都符合该委员会制定的标准。

7. 研究者和教师必须向AEC提出所有动物研究的书面计划,计划必须考虑获得预期的有价值的知识,研究的合理性,和所有动物伦理及福利方面的问题。

8. 在得到AEC的书面批准之前不能开始科学和教学活动。

替代

在使用动物的科研和教学活动中,必须尽可能寻找和使用替代或补充技术。

减少

1. 研究必须是科学的并且有统计学意义,必须使用所需要的最小量动物。

2. 在科研和教学活动中减少使用动物数量的原则不能在增加个体动物痛苦的情况下实现。

3. 涉及动物使用的科研和教学活动不能不必要地重复。

优化

1. 动物的选择必须适合于研究的目的,要考虑到它们的生物学特性,包括行为学、遗传学、体质和营养、微生物、总体健康状况。

2. 只有当被俘饲养不可用或不适合特定的科学目的时,野生生物才能从自然栖息地带走。

3. 研究者必须使用最有效的科学技术并有能力完成整个程序。

4. 研究的设计必须避免动物的疼痛或压抑，如果不能避免，疼痛或压抑要减到最小。

5. 动物的疼痛和压抑不易评估，因此研究者和教师必须假设动物感受疼痛的方式与人相似。有关动物福利的决定必须建立在这种假设的基础上，除非有相反的证据。

6. 如果一个动物某种疼痛或压抑的体征有所发展，在计划中是没有预料到的，那么必须立刻减轻疼痛或压抑，如果不能立刻减轻，动物必须被人道地处死。这种疼痛或压抑的减轻要优先于研究的完成。

7. 在科研和教学活动中引起的某种或某种程度的疼痛或压抑，如果在医学和兽医学实践中通常是经过麻醉的，那么这些科研和教学活动必须采取适当的麻醉方法。

8. 根据动物的种类、实验过程和实验环境提供相应的疼痛处理方法。

9. 止痛药和镇静药的使用至少应和医学或兽医实践中的使用相同。

10. 当不可能使用麻醉或止痛药时，如一些毒理学、动物产品研究或动物疾病模型，实验的终点必须尽可能早，以避免或减少动物的疼痛或压抑。

11. 神经与肌肉阻断剂在没有适当的全身麻醉时不能使用。除非动物的感觉意识已被消除。如果使用这些药剂，必须对瘫痪的动物进行持续或频繁的周期性检测，保证止痛的深度足以防止疼痛或压抑。

12. 无论何时，研究者必须尽可能避免将死亡作为一个实验的终点。

13. 涉及动物使用的科研或教学活动必须尽可能简短。

14. 动物必须在适于饲养的条件下进行运输、安置、饲喂、饮水、抓取和使用。

动物的福利必须在饲养供应中作为首要考虑，它应以该种动物的行为学和生物学需要为基础。

（十二）日本《动物爱护及管理法》（1973年）

第一章　总　　则

（目的）

第1条

此法律是为防止虐待动物，适当地使用动物，保护动物。在国民间提高爱护动物的风气，尊重生命，培养友爱和和平的情操，制定有关动物管理的事项。同时也防止由于动物引起人命、身体及财产的侵害。

（基本原则）

第2条

任何人都不允许随便杀死动物，使动物受伤和虐待动物。必须本着人和动物共生的原则，根据动物的习性适正饲养。

（普及启发）

第3条

国家和地方的公共团体应根据前条的精神互相配合开展爱护动物、适正饲养动物的普及教育和宣传活动。

（动物爱护周）

第4条

(1) 为加深广大国民对有生命的动物的爱护，适正饲养的关心和理解特设定动物爱护周。

(2) 动物爱护周为每年9月20日至9月26日。

(3) 国家及地方公共团体在动物爱护周间应举行与其目的相应的活动。

第二章　动物的适正饲养及保管

第一节　总则（动物的占有者和所有者的责任和义务）

（适正饲养和保管）

第5条

(1) 动物所有者或占有者应自觉地对具有生命的动物负责，适正地饲养和保管动物。在保管动物时要注意动物的健康和安全。同时必须努力避免动物危害人的生命，身体和财产，注意不要侵害他人利益和给他人增加不便。

(2) 动物所有者或占有者必须掌握由于动物引起的传染病的有关知识。

(3) 动物所有者或占有者应办理动物为自己所有的相关手续。

(4) 环境大臣可以与有关行政部门的机关长协议制定动物饲养及保管基准。

(动物贩卖者的责任和义务)

第6条

动物贩卖者应对购买动物者对其购买的动物的饲养管理办法进行必要的说明,努力使购买者理解和明白。

(地方公共团体的措施)

第7条

为保护动物健康与安全,为了防止动物对人生命,身体及财产的侵害,地方公共团体在制定有关条例时,更应对动物所有者或占有者讲授有关动物饲养及保管的知识和措施。

第二节 动物饲养业的规制

(动物饲养业的登录)

第8条

(1) 设置有动物(哺乳类、鸟类、爬虫类,畜产、实验研究及生物制剂制造的动物除外,以下各节相同)饲养及保管设施(以下叫"饲养设施")的业者(动物贩卖、保管、出租、训练、展示业,以下相同)应根据环境省令,将自己的事务所向都道府县知事(地方自治法,昭和22年法律67号第252条的19第1项的批准的都市的长官)申报。

① 名称、地址、法人代表者的姓名

② 设置有饲养设施的事务所的名称和所在地

③ 饲养的主要动物的种类和数量

④ 饲养设施的构造和规模

⑤ 饲养设施的管理方法

⑥ 其他环境省令所定的项目

(2) 在前项内容申报时,应同时附饲养设施配置图和周围环境图及环境省所规定的文件。

(变更的申报)

第9条

(1) 前项第(1)条的申报者(以下称动物饲养业者)在前项③-⑥的内容需要变更时应向都道府县知事申报。

(2) 动物饲养业者在前项①-②的内容需要变更时应及时向都道府县知事申报。

(3) 前条的第(2)项规定是根据第(1)项而定的。

(继承)

第10条

(1) 动物饲养业者在继承和合并时,继承人或合并后的法人可继承此事业。

(2) 前项继承人或合并后的法人应及时向都道府县知事申报。

(基本遵守的义务)

第11条

(1) 动物饲养业者为保护动物健康与安全,其设施和动物的管理规章制度必须符合环境省令的标准。

(2) 都道府县及指定的都市为保护动物健康与安全,依据其自然和社会条件的要求可以制定动物饲养业者应遵守的相应基准。

(劝告及命令)

第12条

(1) 都道府县知事在动物饲养业者未遵守前条第(1)、(2)项时,可以令其限期改造设施和修改管理方法。

(2) 都道府县知事在动物饲养业者未遵守前项劝告时,有权采取和劝告有关的其他具体措施。

（报告和检查）

第 13 条

(1) 都道府县知事根据第 8-12 条规定的条款，可以要求动物饲养业者定期报告其饲养动物的设施状况和管理情况，并教育本部门的职工，允许有关者对其设施进行检查。

(2) 依前项规定进入设施检查的人员必须携带身份证明，并应出示其证明。

(3) 依第(1)项进入检查时，不应认为是进行犯罪搜查。

（条例的措施）

第 14 条

都道府县及指定的都市为保护动物健康与安全，对于具有动物饲养设施的动物经营者可以制定动物饲养业者应遵守的相应规章制度。

第三节　保护周边环境的措施

第 15 条

(1) 都道府县知事当由于饲养动物损坏了周围环境时，根据环境省令所定标准确认为由动物引起时，应限期命令该部门改正。

(2) 都道府县知事在动物饲养业者未遵守前项劝告时，有权采取和劝告有关的其他具体措施。

(3) 都道府县知事在动物饲养业者未遵守前二项劝告时，市、街、村长应协力采取必要的具体措施。

第四节　防止动物侵害人的生命安全的措施

第 16 条

地方公共团体为防止动物侵害人的生命、身体和财产安全，依据有关条例规定动物的所有者或占有者应遵守的事项，对可能侵害人的生命、身体和财产安全的动物进行饲养限制。对该当动物的饲养者进行防止动物侵害的有关教育。在必要时负责人员可以进入饲养设施检查，同时再次宣讲对该动物的饲养和保管方法。

第五节　动物爱护担当职员

第 17 条

(1) 地方公共团体依据有关条例内容规定，为履行第 13 条第(1)项的进入检查和前条规定的进入调查的任务，特设置“动物爱护担当职员”。

(2) 动物爱护担当职员应是该地区公共团体的职员，并应是兽医师，应具有动物适正饲养和保管的知识。

第三章　都道府县的措施

（犬和猫的收养）

第 18 条

(1) 各都道府县(都道府县及指定都市、地方自治法 252 条的 22 第 1 项的中核市及其他政令所设市)，犬和猫的所有者必须负有饲养的责任。在此场合下，各都道府县的知事和市长应指定犬和猫的饲养场所。

(2) 都道府县等在拾得的饲养者不明的犬和猫时可以征求拾得者的意见。

(3) 都道府县知事根据上述规定可以要求所属的市长、村长作必要的协力。

(4) 都道府县知事可以委托对于以动物爱护为目的的公益法人及其他者饲养犬和猫。

(5) 环境大臣可以与有关行政机关长协议，根据第(1)项规定制定饲养的详细的具体措施。

(6) 国家对于都道府县在政令范围内执行第(1)项有关条例时的费用给予部分补助。

（发现负伤动物的通报措施）

第 19 条

(1) 在道路、公园、广场及其他公共场所发现患病、负伤的犬、猫等动物或发现死亡的犬、猫等动物的尸体时，如果能判明所有者时，迅速通报所有者。当不能判明所有者时应通报都道府县知事。

(2) 都道府县等当接到前项通报时，必须收容受伤的动物或动物尸体。

(3) 前条第(5)项的规定适用于前项的规定。

（限制犬和猫的繁殖）

第 20 条

(1) 犬和猫的所有者在这些动物任意繁殖而饲养困难时，为防止其繁殖可以采取绝育的措施。

(2) 都道府县等依据第 18 条第（1）项的规定，对前项的规定应进行必要的指导。

（动物爱护推进员）

第 21 条

(1) 都道府县知事为推进本地区对犬和猫等动物的爱护运动，从爱护动物并熟知动物知识者中选择并任命动物爱护推进员。

(2) 动物爱护推进员应进行下述活动

① 宣传爱护犬和猫等动物和适正饲养的重要性。

② 对于犬和猫的所有者为防止其任意繁殖而采取绝育手术和其他措施进行宣传和必要的帮助。

③ 为了犬和猫等动物能得到适正饲养的机会，对于犬和猫的转让给予必要的支援。

④ 为了犬和猫等动物的爱护和适正饲养，在都道府县施策时给予必要的协助。

（协议会）

第 22 条

都道府县等、以动物爱护为目的的公益法人、兽医等团体及其他爱护和适正饲养动物的团体可以组织协议会。

第四章　杂　　则

（杀死动物的方法）

第 23 条

(1) 在必须杀死动物的时候，应尽可能地采取减少动物的苦痛的方法。

(2) 环境省大臣可以和有关行政机关长协议制定有关必要的具体事项。

（科学需要利用动物时的方法和事后措施）

第 24 条

(1) 在教育、试验研究以及制作生物制剂等场合必须利用动物时，应尽可能地减少动物的苦痛。

(2) 动物在供科学研究利用后如陷入不可恢复状态时，研究者应尽可能快地采取动物无苦痛的方法处分动物。

(3) 环境省大臣可与有关行政机关长协议，制定与第（1）项有关的基准。

（经过和措施）

第 25 条

可以根据此法律制定具体的命令或改废此命令。

（听取审议会的意见）

第 26 条

环境大臣第 5 条第(4)项、第 11 条第(1)项、第 24 条第(3)项基准的设定、第 15 条第(1)项的事态的设定，第 18 项第(5)号(包括第 19 条第(3)项)，或在想制定第 23 条第(2)项时，必须听取中央环境审议会的意见。这些基准在由于事态发生变化需修改、或想废除时同样必须听取中央环境审议会的意见。

第五章　罚　　则

第 27 条

(1) 任意杀死、伤害“爱护动物”者处以一年惩役或 100 万日元以下罚款。

(2) 对“爱护动物”任意停止水、饵供给，使其衰弱的虐待行为，处以 30 万日元以下罚款。

(3) 对遗弃“爱护动物”者处 30 万日元以下罚款。

(4) 前 3 项所提“爱护动物”应包括以下动物。

① 牛、马、猪、绵羊、山羊、犬、猫、家兔、鸡、鸽、鸭。

② 除前记之外，还包括人占有的哺乳类、鸟类动物和爬虫类动物。

第 28 条

根据第 12 条第(2)项的规定，对违反者处以 30 万元以下的罚款。

第 29 条

对违反以下各项者处以 20 万元以下的罚款。

(1) 违反第 8 条第(1)项或第 9 条第(1)项，未申报者或假报者.

(2) 违反第 13 条第(1)项未报告者或假报者，或根据同项规定拒绝妨害检查、逃避检查者。

(3) 违反第 15 条第(2)项命令者。

第 30 条

法人或其代理人、使用人及其他从业人违反前 3 条者除行为者外，对其法人等也处以相应罚金。

第 31 条

违反第 9 条第(2)项或第 10 条第(2)项未申报者或假报者，处以 20 万元以下的罚款。

(十三) 德国《动物保护法》(2001 年)

第一章　基本原则

总第一条

本法的目的是，从人对动物作为同类的职责出发来保护其生命和生活质量。任何人都不允许对动物无正当理由地施加痛苦或损害。

第二章　动物饲养

总第二条

任何饲养或照管动物者

1. 必须根据其品种及需求相适应地进行喂饲，照料及合理安顿。

2. 不允许对其天性所需的活动加以过多限制，以致其痛苦或遭受本可避免的伤害。

3. 必须掌握适用于该动物的饲养，照料及合理安顿的相关知识及技能。

总第二条(一)

1. 当保护动物需要时，联邦粮食，农业及森林资源部有权通过经联邦参议院批准的法规，对于总第二条有关动物饲养的要求作进一步规定，尤其是针对以下条款公布特别的规定。

(1) 鉴于动物的活动可能范围或其合群需求。

(2) 对于房间，笼子，其他容具及安置动物所需的特殊装置，如锁链，食物及饮水装备的获得。

(3) 对于动物安置时的采光条件和空间温度。

(4) 对于动物的照料包括监管。本部可规定，对于其监管结果作记录，保存及在主管部门要求时提交记录。

(5) 对于个人关于动物饲养，照料所需知识与技能及其证明。

1) 当保护动物需要时，本部有权通过经联邦参议院批准的法规，对于有关动物的教育训练的目的，物资及方式作出规定。

2) 当保护动物需要，而作标识的义务不产生于总第十一条第 2 款时，本部有权，通过经联邦参议院批准的法规，颁发有关对于动物，特别是对于犬类及猫类动物作出标识，以及作标识的方式的规定。

2. 当保护动物需要时，本部有权与交通部达成协议，通过经联邦参议院批准的法规，规范有关动物的运输，特别是 1 规定

(1) 关于动物的可运输性的要求。

(2) 对动物运输器材的要求。

1) 对于某些动物的某些运输器材及运送方式，特别是以货到付款方式的运送，施以禁止或限制。

2) 对于某些动物的特定运输器材及运送方式作出规定。

3) 规定某些特殊动物在运输中必须有监护人同行。

3a) 规定个人及运输单位在运输途中必须具备特定的知识技能及其证明。

4) 公布对动物的装载、卸载、安置、喂养及照料的规定。

5）对作为动物运输前提的特定证明，解说或登记及其签发和保管作出规范。

6）规定任何职业动物运输单位必须由主管部门或主管部门登记处许可，并且其运输条件及方式须由该许可或登记授予。

7）规定任何组织或企业在运输过程中有动物喂养，照料或安置意向的，须由主管部门签发许可，并在贯彻欧盟法律文件所需要时规范签发许可的条件和程序。

总第三条

禁止

1. 除意外事件外，向动物索取明显超出其身体状况所允许或力不能及的能力付出。

⑴ 当动物接受掩盖其体力减弱情况的手术和治疗后，向动物索取其身体状况不能力承受的能力付出。

⑵ 对动物在训练，竞赛或类似活动中，施以伴有显著的痛苦，致病或损伤和影响其能力的措施，以及对其在竞赛或类似活动中使用兴奋剂。

2. 当一由家庭或单位饲养或非属此类情况但有人照管的衰弱，患病，人流或衰老的动物的继续生存须承受不可消除的痛苦时，将其以不同于立即无痛的杀死为目的的买卖。当此有病动物直接交付据有依总第八条所发许可，以及如该动物属脊椎动物时，据有依总第九条第 2 款 7 号第 2 句的所发例外许可的个人或组织时，不适用此条。

3. 将家庭，单位饲养或非属此类情况但有人照管的动物遗弃或放留，为摆脱其或为解除自身作为饲养者或照管者的义务。

4. 将驯化或饲养的野生动物放归自然界，而未事先使其适应其在预定生活空间生存的自然摄食及气候条件。狩猎法及自然保护法的规定不受此条影响。

5. 对于动物有巨大痛苦，致病及损伤的教育及训练。

6. 伴有痛苦，致病或损伤的对动物的摄影，展出，广告或参加的类似活动。

7. 用一种动物在另一种动物身上进行严酷的训练或实验。

8. 用一种动物追猎另一种动物，除非为合理合法的专业狩猎所需。

以侵略性的行为来教育或训练动物，此种行为包括：

1）致使其本身痛苦，疾病或损伤。

2）致使其本身或其同伴当他们以其种类固有的自然方式接触时遭受痛苦或本可避免的疾病与损伤。

3）导致它必须在使其痛苦或本可避免的疾病与损伤的条件下饲养。

9. 非健康原因所必需而采用强制方式迫使动物吞食。

10. 给予使动物遭受强烈的痛苦，疾病或损伤的食物。

11. 通过运用直接电力作用的装置，而使动物特有的的行为，特别是使其活动受到强烈限制，或导致其进行强迫性活动或遭受剧烈的痛苦，疾病或损伤。联邦及各州农业法许可的情况除外。

第三章　杀死动物（Toeten von Tieren）

总第四条

1. 脊椎动物只允许在麻痹状态，或者在特定情况允许时以避免其痛苦的方式杀死。如果无麻醉杀死动物是在有关为放牧而狩猎或其他法律框架下进行，或属允许的灭害措施，则不许施加以多于不可避免的痛苦。杀死动物者必须拥有必要的知识和能力。

所有职业或商业性，经常麻痹或杀死脊椎动物者，都必须向有关机构提供专业证明。如果在第一句范畴有一监督者在场麻痹或杀死禽类，则除麻痹或杀死动物者外，此监督者也必须提供专业证明。如果在第一句范畴有一监督者在场麻痹或杀死鱼类，则只需监督者提供专业证明。

2. 屠宰热血动物见总第四条（一）1。

3. 以科研目的杀死脊椎动物见总第八条 B 第九条第二段第二句，如果有关犬，猫，猴和半猴类，另见总第九条第二段第七条。

总第四条(一)

1. 热血动物的屠宰必须在放血前麻痹。

2. 以下情况可例外于 1 不必麻痹。

(1) 当紧急屠宰措施时如条件不允许;

(2) 当有关部门给予非麻痹屠宰例外许可时(祭献)。此类例外许可只可为满足某些宗教的成员因其宗教规定祭献或因其宗教不许享受没祭献过的动物肉之特殊需求而颁发。

总第四条(二)

1. 本部受权通过经联邦参议院批准的法规来

(1) 规范对鱼类和其他冷血动物的屠宰;

(2) 对屠杀和麻痹的方式方法进一步规范,规定,批准或禁止;

(3) 对依照总第四条进行的屠宰所需前提做进一步规范;

(4) 对麻痹或杀死脊椎动物所需知识和能力的种类和范围,以及如何提供专业证明作出进一步规定;

(5) 规定哪些非商业性的行为须提供杀死脊椎动物所需知识和能力的专业证明,借以保证动物不受多于不可避免的痛苦。

2. 对在欧洲 1979 年 5 月 10 日所达成的关于保护被屠宰动物的协议(见民事法 BGBl.1983Ⅱ 第 770 页)规定框架下进行的屠宰做进一步规范。

3. 对屠杀禽类时可例外不必麻痹的情况作出规定。

如果麻痹和杀死动物用到有害物资,或需做化学物资法所说的加工,或涉及该法规定的获取有关专业证明之前提,则需得到联邦劳工及社会事务部、保健部,以及联邦环境、自然保护、建筑和核安全部的认可。

(王亮　王靖宇)

(周晓杨　整理编辑)